Robbins & Kumar
Patologia Básica

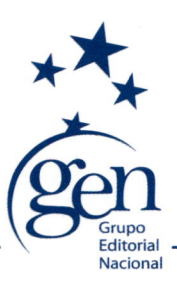

O GEN | Grupo Editorial Nacional – maior plataforma editorial brasileira no segmento científico, técnico e profissional – publica conteúdos nas áreas de ciências da saúde, exatas, humanas, jurídicas e sociais aplicadas, além de prover serviços direcionados à educação continuada e à preparação para concursos.

As editoras que integram o GEN, das mais respeitadas no mercado editorial, construíram catálogos inigualáveis, com obras decisivas para a formação acadêmica e o aperfeiçoamento de várias gerações de profissionais e estudantes, tendo se tornado sinônimo de qualidade e seriedade.

A missão do GEN e dos núcleos de conteúdo que o compõem é prover a melhor informação científica e distribuí-la de maneira flexível e conveniente, a preços justos, gerando benefícios e servindo a autores, docentes, livreiros, funcionários, colaboradores e acionistas.

Nosso comportamento ético incondicional e nossa responsabilidade social e ambiental são reforçados pela natureza educacional de nossa atividade e dão sustentabilidade ao crescimento contínuo e à rentabilidade do grupo.

Robbins & Kumar
Patologia Básica

VINAY KUMAR, MBBS, MD, FRCPath
Lowell T. Coggeshall Distinguished Service Professor of Pathology
Biological Sciences Division and The Pritzker Medical School
University of Chicago
Chicago, Illinois

ABUL K. ABBAS, MBBS
Emeritus Professor
Department of Pathology
University of California San Francisco
San Francisco, California

JON C. ASTER, MD, PhD
Ramzi S. Cotran Professor of Pathology
Brigham and Women's Hospital and Harvard Medical School
Boston, Massachusetts

ANDREA T. DEYRUP, MD, PhD
Professor of Pathology
Duke University School of Medicine
Durham, North Carolina

ABHIJIT DAS, MD
Associate Professor of Pathology
Janakpuri Super Speciality Hospital
New Delhi, India

Revisão Técnica
Luiz Fernando Ferraz da Silva
Graduado em Medicina pela Faculdade de Medicina da Universidade de São Paulo (FMUSP).
Residência Médica em Patologia pela FMUSP. Doutor em Patologia pela FMUSP.
Visiting Researcher no Massachusetts General Hospital, Harvard Medical School.
Docente do Departamento de Patologia da FMUSP.

Nathalie Henriques Silva Canedo
Professora Associada do Departamento de Patologia da Faculdade de Medicina da
Universidade Federal do Rio de Janeiro (UFRJ). Vice-coordenadora do Programa de
Pós-Graduação em Anatomia Patológica da UFRJ. Médica Patologista do Instituto Estadual do
Cérebro Paulo Niemeyer.

Tradução
Anderson de Sá Nunes (Capítulos 3, 8, 11, 20 e 22)
Josiane Betim de Assis (Capítulos 2, 5, 10, 17 e 21)
Silvia M. Spada (Capítulos 1, 4, 6, 7, 9, 12 a 16, 18 e 19)

11ª edição

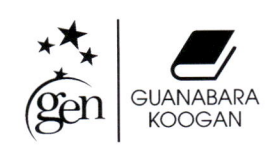

gen | GUANABARA KOOGAN

- Os autores deste livro e a editora empenharam seus melhores esforços para assegurar que as informações e os procedimentos apresentados no texto estejam em acordo com os padrões aceitos à época da publicação. Entretanto, tendo em conta a evolução das ciências, as atualizações legislativas, as mudanças regulamentares governamentais e o constante fluxo de novas informações sobre os temas que constam do livro, recomendamos enfaticamente que os leitores consultem sempre outras fontes fidedignas, de modo a se certificarem de que as informações contidas no texto estão corretas e de que não houve alterações nas recomendações ou na legislação regulamentadora.
- Data do fechamento do livro: 04/10/2024.
- Os autores e a editora se empenharam para citar adequadamente e dar o devido crédito a todos os detentores de direitos autorais de qualquer material utilizado neste livro, dispondo-se a possíveis acertos posteriores caso, inadvertida e involuntariamente, a identificação de algum deles tenha sido omitida.
- **Atendimento ao cliente: (11) 5080-0751 | faleconosco@grupogen.com.br**
- Traduzido de:
ROBBINS & KUMAR BASIC PATHOLOGY, ELEVENTH EDITION
Copyright © 2023 by Elsevier Inc. All rights reserved, including those for text and data mining, AI training, and similar technologies.
Publisher's note: Elsevier takes a neutral position with respect to territorial disputes or jurisdictional claims in its published content, including in maps and institutional affiliations.
Previous editions copyrighted 2018, 2013, 2007, 2003, 1997, 1992, 1987, 1981, 1976, and 1971.
This edition of *Robbins & Kumar Basic Pathology, 11th edition*, by Vinay Kumar, Abul K. Abbas, Jon C. Aster, Andrea T. Deyrup and Abhijit Das, is published by arrangement with Elsevier Inc.
ISBN: 978-0-323-79018-5
Esta edição de *Robbins & Kumar Basic Pathology, 11ª edição*, de Vinay Kumar, Abul K. Abbas, Jon C. Aster, Andrea T. Deyrup e Abhijit Das, é publicada por acordo com a Elsevier Inc.
- Direitos exclusivos para a língua portuguesa
Copyright © 2025 by
GEN | Grupo Editorial Nacional S/A.
Publicado pelo selo Editora Guanabara Koogan Ltda.
Travessa do Ouvidor, 11
Rio de Janeiro – RJ – 20040-040
www.grupogen.com.br
- Reservados todos os direitos. É proibida a duplicação ou reprodução deste volume, no todo ou em parte, em quaisquer formas ou por quaisquer meios (eletrônico, mecânico, gravação, fotocópia, distribuição pela Internet ou outros), sem permissão, por escrito, do GEN | Grupo Editorial Nacional S/A.
- Capa: Bruno Gomes
- Imagem de capa: © Iryna Usachova (iStock)
- Editoração eletrônica: Anthares

Nota
Este livro foi produzido pelo GEN | Grupo Editorial Nacional, sob sua exclusiva responsabilidade. Profissionais da área da Saúde devem fundamentar-se em sua própria experiência e em seu conhecimento para avaliar quaisquer informações, métodos, substâncias ou experimentos descritos nesta publicação antes de empregá-los. O rápido avanço nas Ciências da Saúde requer que diagnósticos e posologias de fármacos, em especial, sejam confirmados em outras fontes confiáveis. Para todos os efeitos legais, a Elsevier, os autores, os editores ou colaboradores relacionados a esta obra não podem ser responsabilizados por qualquer dano ou prejuízo causado a pessoas físicas ou jurídicas em decorrência de produtos, recomendações, instruções ou aplicações de métodos, procedimentos ou ideias contidos neste livro.

- Ficha catalográfica

R545
11. ed.

Robbins & Kumar patologia básica / Vinay Kumar ... [et al.] ; revisão técnica Luiz Fernando Ferraz da Silva, Nathalie Henriques Silva Canedo ; tradução Anderson de Sá Nunes, Josiane Betim de Assis, Silvia M. Spada . - 11. ed. - Rio de Janeiro : Guanabara Koogan, 2025.
28 cm.

Tradução de: Robbins & Kumar basic pathology
Inclui índice
ISBN 978-65-6111-013-6

1. Patologia. I. Kumar, Vinay. II. Silva, Luiz Fernando Ferras da. III. Canedo, Nathalie Henriques. IV. Nunes, Anderson de Sá. V. Spada, Silvia M.

24-93588   CDD: 616.07
              CDU: 616

Meri Gleice Rodrigues de Souza - Bibliotecária - CRB-7/6439

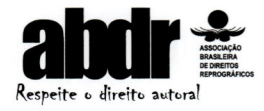

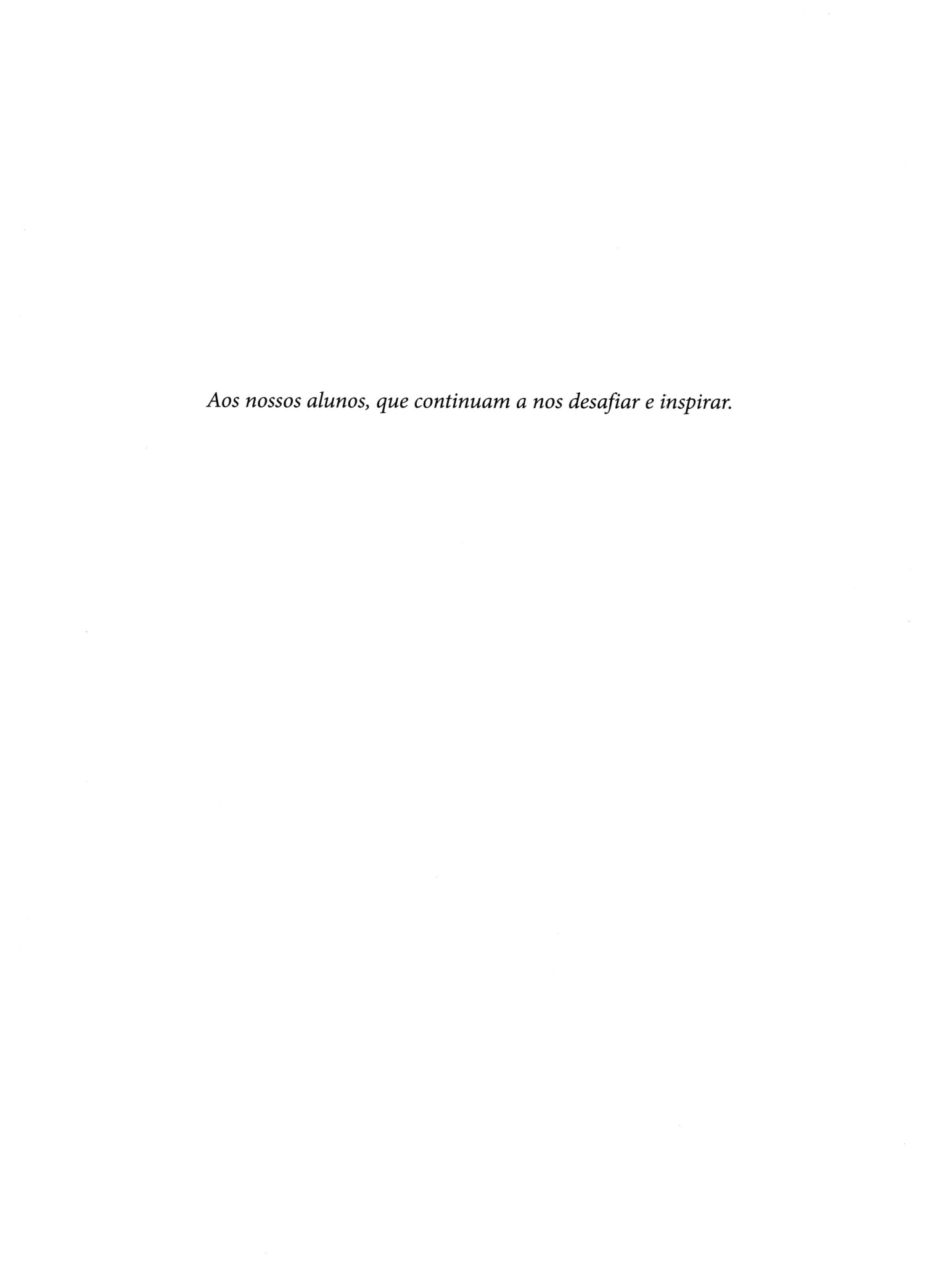

Aos nossos alunos, que continuam a nos desafiar e inspirar.

PREFÁCIO

Stanley Robbins idealizou o *Patologia Básica* como um livro-texto simples e orientado para a clínica, publicado pela primeira vez em 1971. Eram dois autores: Robbins e Angell. Nos 50 anos seguintes, com o objetivo de manter a obra atualizada, a maioria dos capítulos foi escrita por especialistas, o que teve o efeito gradual (e inevitável) de tornar o livro mais complexo. Após criterioso estudo, decidimos que era necessário fazer a correção de todo o processo. A 11ª edição reflete isso de algumas maneiras:

- Todos os capítulos foram escritos e revisados pelos próprios editores
- Houve acréscimo de mais de 150 novos diagramas criados pelo Dr. Abhijit Das (que se uniu a nós como editor) para ilustrar mecanismos patológicos complexos
- Para tornar este livro mais útil para os futuros médicos, em cada capítulo foram acrescentadas tabelas que listam os exames laboratoriais mais utilizados, com a sua fisiopatologia e relevância clínica, uma iniciativa liderada pela Dra. Andrea Deyrup, que se uniu à equipe editorial
- Como "ferramenta" adicional para ajudar os estudantes a se concentrarem nos princípios básicos, criamos a seção *Revisão Rápida* no final de cada capítulo, oferecendo resumos importantes
- Acrescentamos muitas micrografias novas para ilustrar melhor os processos de doença
- Outra importante modificação foi a abordagem das disparidades na saúde e a reformulação de sua relação com os fatores socioeconômicos e a etnia socialmente definida. Para essa realização, contratamos o Dr. Joseph L. Graves Jr., um consultor especializado no papel da etnia na medicina, e incluímos a seção sobre essas disparidades no Capítulo 7. Sempre que possível, foram inseridas fotografias de lesões de pele com pigmentação mais clara e mais escura, para refletir a variedade das apresentações clínicas, além de ilustrações em cores neutras representando o corpo humano.

Embora tenhamos entrado na era da "ômica", as ferramentas já consagradas de análise macro e microscópica continuam sendo essenciais para a compreensão da doença, e as alterações morfológicas são destacadas para pronta referência. A grande ênfase nas correlações clinicopatológicas é mantida, e, sempre que necessário, o impacto da patologia molecular na prática da medicina é ressaltado. Estamos satisfeitos com o fato de que tudo isso foi alcançado com um "refinamento" do texto.

Continuamos a acreditar firmemente que a clareza da redação e o uso correto da linguagem aumentam a compreensão e facilitam o processo de aprendizagem. Os leitores familiarizados com as edições anteriores notarão, em muitos capítulos, uma significativa reorganização do texto para melhorar o fluxo de informações, tornando-o mais lógico.

Para nós, é um privilégio editar este livro, pois sabemos da considerável confiança em nós depositada por estudantes e professores de patologia. Permanecemos extremamente cientes dessa responsabilidade e esperamos que esta nova edição seja valiosa e reforce a tradição de seus antecessores.

VK
AKA
JCA
ATD
AD

AGRADECIMENTOS

Um projeto como este não poderia ser realizado sem a ajuda de muitas pessoas. Primeiramente, e em especial, agradecemos aos autores de vários capítulos das edições anteriores. Os editores desta edição revisaram todos os capítulos, mas as bases foram lançadas pelos colaboradores precedentes, reconhecidos individualmente nos respectivos capítulos. Damos as boas-vindas a dois novos editores – Andrea Deyrup e Abhijit Das, ambos educadores experientes que foram de grande auxílio em nossas tentativas de simplificar o texto e melhorar as ilustrações.

Agradecemos à Seção de Educadores Médicos de Graduação da Association of Pathology Chairs por suas contribuições para a criação de tabelas de exames laboratoriais. Além disso, expressamos nossa gratidão à Mayo Foundation for Medical Education and Research por permitir a publicação dos valores de referência para as tabelas de exames laboratoriais de seu *site* (https://www.mayocliniclabs.com). Muitos outros colegas melhoraram o texto, revisando cuidadosamente esses exames a fim de mantê-los em níveis apropriados para estudantes de medicina. Eles são mencionados individualmente nas respectivas tabelas. Outros forneceram verdadeiras preciosidades fotográficas de seus acervos pessoais e são reconhecidos nos créditos por sua(s) contribuição(ões). Muitas imagens novas foram extraídas de *Robbins and Cotran Atlas of Pathology*, do Dr. Edward Klatt, e de *Histopathology of Tumors*, do Dr. Christopher Fletcher. Somos gratos a esses autores pela generosidade em permitir a utilização dessas imagens. Agradecemos ainda ao Departamento de Patologia da University of Michigan pela permissão para uso das imagens de sua caixa de *slides* virtual (https://www.pathology.med.umich.edu/slides).

Gostaríamos também de agradecer ao Dr. Joseph Graves Jr. por suas recomendações sobre como abordar etnia e ancestralidade no texto. Além disso, somos gratos a todos aqueles que revisaram o conteúdo de cada capítulo, dentre os quais: Dra. Julianne Elofson, Dimmock Center of Roxbury, MA (especialidade médica de dependência química); Dra. Sarah Wolfe, Duke University (dermatologia); Dra. Susan Lester, Brigham and Women's Hospital (patologia da mama); Dr. Thomas Cummings, Duke University (patologia de olhos e cérebro); Dra. Jessica Seidelman, Duke University (doenças infecciosas); e Franca Alphin, Duke University (nutrição). Apresentamos nossas desculpas por quaisquer omissões não intencionais.

Muitas pessoas na Elsevier merecem o reconhecimento por sua atuação na produção deste livro. Felizmente, o texto esteve nas mãos de Rebecca Gruliow (Diretora de Desenvolvimento de Conteúdo), nossa parceira em várias edições. São também merecedores de nossos agradecimentos Jim Merritt (Estrategista Executivo de Conteúdo) e Jeremey Bowes (Editor). Nossa gratidão especial a toda a equipe de produção, em particular Dan Fitzgerald, Gerente Sênior de Projetos, por tolerar nossas exigências, por vezes quase "impossíveis" de atender, e por suportar nossas idiossincrasias durante os momentos de extrema exaustão que afetam todos os autores durante a realização de uma tarefa que parece interminável. Nosso muito obrigado a toda a equipe da Elsevier por compartilhar nosso entusiasmo pela excelência, incluindo Brian Salisbury (*Designer* Sênior de Livros), Muthu Thangaraj (*Designer* Gráfico Sênior), Nijantha Priyadharshini (Coordenador Gráfico), Narayanan Ramakrishnan (Coordenador Gráfico) e Santhoshkumar Iaraju (Produtor Sênior, Mídia Digital). Agradecemos também aos numerosos estudantes e professores espalhados pelo mundo, por levantarem questões sobre clareza de conteúdo e atuarem como "revisores" finais. Seus esforços nos tranquilizam ao sabermos que nosso livro é lido com seriedade.

Iniciativas como essas demandam um alto custo para as famílias dos autores. Obrigado pela tolerância às nossas ausências físicas e emocionais. Somos abençoados e fortalecidos por seu apoio e amor incondicional, compartilhando conosco a convicção de que nossos esforços valem a pena e são úteis. Agradecemos especialmente aos nossos cônjuges, Raminder Kumar, Ann Abbas, Erin Malone, Tony Williamson e Kankana Roy, que continuam a nos dar apoio constante.

Finalmente, nós, os editores, saudamo-nos mutuamente. Nossa parceria prospera pela visão compartilhada de excelência no ensino, apesar das diferenças de opinião e dos estilos individuais.

VK
AKA
JCA
ATD
AD

SUMÁRIO

1 Lesão Celular, Morte Celular e Adaptações, 1
2 Inflamação e Reparo, 25
3 Distúrbios Hemodinâmicos, Tromboembolismo e Choque, 57
4 Doenças Genéticas e Pediátricas, 80
5 Doenças do Sistema Imune, 132
6 Neoplasia, 190
7 Doenças Ambientais e Nutricionais, 242
8 Vasos Sanguíneos, 282
9 Coração, 316
10 Sistemas Hematopoiético e Linfoide, 354
11 Pulmão, 411
12 Rim, 463
13 Cavidade Oral e Trato Gastrintestinal, 497
14 Fígado e Vesícula Biliar, 548
15 Pâncreas, 589
16 Sistema Genital Masculino e Trato Urinário Inferior, 599
17 Sistema Genital Feminino e Mama, 620
18 Sistema Endócrino, 655
19 Tumores dos Ossos, das Articulações e das Partes Moles, 701
20 Nervos Periféricos e Músculos Esqueléticos, 736
21 Sistema Nervoso Central e Olho, 748
22 Pele, 798

Índice Alfabético, 819

Lesão Celular, Morte Celular e Adaptações

VISÃO GERAL DO CAPÍTULO

Introdução à patologia, 1
Visão geral das respostas celulares ao estresse e aos estímulos nocivos, 1
Causas de lesão celular, 2
Sequência de eventos em lesão e morte celulares, 2
  Lesão celular reversível, 3
  Morte celular, 3
  Necrose, 4
    Padrões morfológicos da necrose tecidual, 5
  Apoptose, 7
    Causas de apoptose, 7
    Mecanismos da apoptose, 8
  Autofagia, 9
Mecanismos da lesão celular e morte celular, 10
  Disfunção e dano mitocondriais, 11
  Estresse oxidativo, 11
    Geração e remoção de espécies reativas de oxigênio, 11
    Lesão celular causada por espécies reativas de oxigênio, 13

  Dano à membrana, 13
  Distúrbio na homeostasia de cálcio, 13
  Estresse no retículo endoplasmático, 13
  Dano ao DNA, 14
  Exemplos clinicopatológicos de lesão celular e necrose, 14
    Hipoxia e isquemia, 14
    Lesão por isquemia-reperfusão, 14
    Lesão celular causada por toxinas, 15
Adaptações celulares ao estresse, 16
  Hipertrofia, 16
  Hiperplasia, 17
  Atrofia, 18
  Metaplasia, 18
Deposições intracelulares e extracelulares, 19
  Acúmulos intracelulares, 19
  Depósitos extracelulares: calcificação patológica, 20
Envelhecimento celular, 21

INTRODUÇÃO À PATOLOGIA

O campo da patologia é dedicado à compreensão das causas de doenças e das alterações em células, tecidos e órgãos que estão associadas ao desenvolvimento de uma doença. Assim, a **patologia proporciona um fundamento científico para a prática da medicina**. Há dois importantes termos que os estudantes encontrarão ao longo de seu estudo de patologia e medicina:

- *Etiologia* é a origem de uma doença, e engloba as causas subjacentes e os fatores modificadores. Notavelmente, muitas doenças comuns, como hipertensão, diabetes e câncer, são causadas pela combinação de suscetibilidade genética herdada e vários desencadeadores ambientais. A elucidação dos fatores genéticos e ambientais subjacentes às doenças é o principal objetivo da medicina moderna
- *Patogênese* refere-se às etapas do desenvolvimento da doença, desde o gatilho etiológico inicial até as alterações celulares e moleculares que dão origem às anormalidades funcionais e estruturais específicas que caracterizam qualquer doença em particular. Portanto, etiologia refere-se à *causa* do surgimento de uma doença enquanto patogênese descreve *como* se desenvolve uma doença (Figura 1.1).

A definição de etiologia e patogênese é essencial não apenas para se compreender uma doença, mas também é a base para o desenvolvimento de tratamentos racionais. Atualmente, considera-se que mesmo as doenças que apresentam características morfológicas semelhantes (p. ex., câncer em determinado órgão) mostram importantes diferenças moleculares (p. ex., mutações, alterações epigenéticas) em cada caso. Essa percepção deu início ao campo da *medicina de precisão* (ou *personalizada*), no qual as terapias não são elaboradas para a doença como um todo, mas para a doença de cada indivíduo.

Para estabelecer diagnósticos e guiar a terapia na prática clínica, os patologistas identificam alterações na aparência macro ou microscópica (morfologia) tanto de células como de tecidos e seus constituintes (p. ex., genes e proteínas), assim como alterações bioquímicas dos líquidos corporais (como sangue e urina). A determinação dessas alterações nos tecidos doentes auxilia no diagnóstico, assim como no prognóstico e nas terapias ideais.

VISÃO GERAL DAS RESPOSTAS CELULARES AO ESTRESSE E AOS ESTÍMULOS NOCIVOS

As células interagem ativamente com seu ambiente, ajustando constantemente sua estrutura e sua função para acomodar as mudanças nas demandas e os estresses extracelulares a fim de manter um estado de equilíbrio, um processo denominado *homeostasia*. As células, ao se deparar com estresses fisiológicos ou estímulos nocivos, podem passar por *adaptação*, alcançando um novo estado de equilíbrio e preservando a viabilidade e a função. Se a capacidade adaptativa for excedida ou o estresse externo for intrinsecamente nocivo, ocorre a *lesão celular* (Figura 1.2). Dentro de certos limites, a lesão é *reversível*, e a

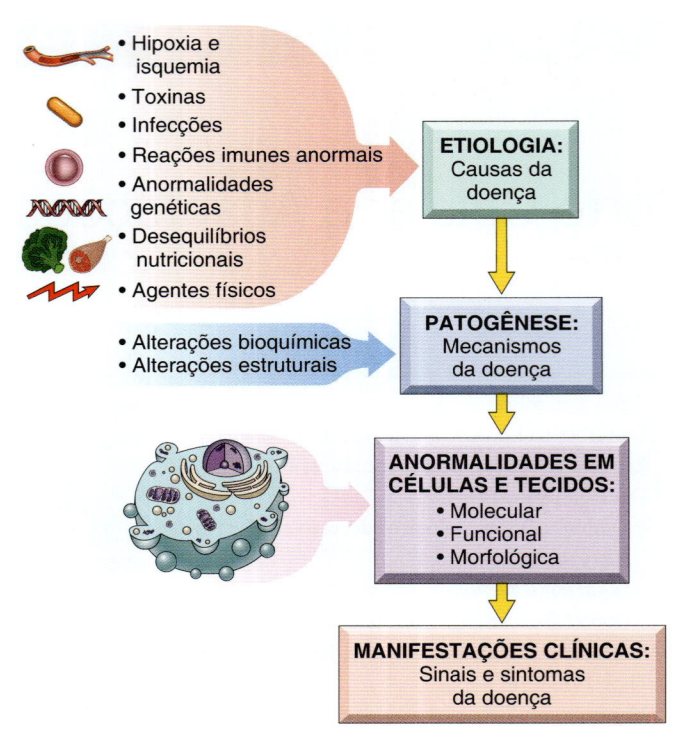

Figura 1.1 Etapas do desenvolvimento de uma doença. São mostradas apenas algumas das principais etiologias.

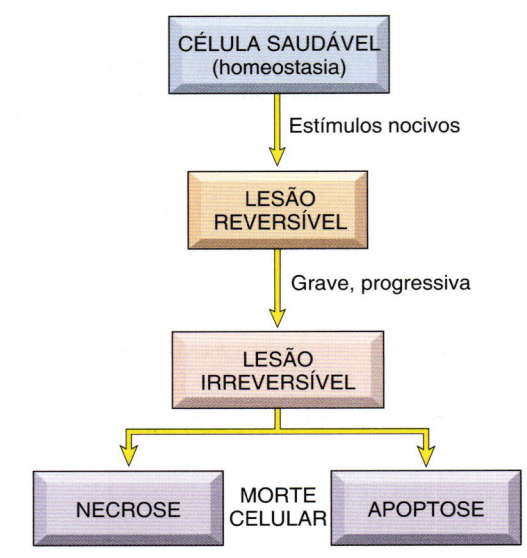

Figura 1.2 Sequência de lesão celular reversível e morte celular.

homeostasia é restaurada; entretanto, se o estresse for intenso ou persistente, resultará em *lesão irreversível* e morte das células afetadas. A *morte celular* é um evento crucial no desenvolvimento de muitas doenças.

A lesão celular é a base de toda doença, e neste capítulo discutiremos as causas, os mecanismos e as consequências da lesão reversível e da morte celular. Serão consideradas, então, as adaptações celulares ao estresse e concluiremos com dois outros processos que afetam células e tecidos: a deposição de substâncias anormais e o envelhecimento celular.

CAUSAS DE LESÃO CELULAR

As principais causas de lesão celular podem ser agrupadas nas seguintes categorias.

- *Hipoxia e isquemia*: hipoxia refere-se à deficiência de oxigênio, e isquemia significa suprimento sanguíneo reduzido. Estas se encontram entre as causas mais comuns de lesão celular. Ambas privam os tecidos de oxigênio, que é a molécula essencial para a geração de energia para a função e a sobrevivência da célula, e a isquemia também reduz o suprimento de nutrientes. A causa mais comum de hipoxia é a isquemia resultante do bloqueio de uma artéria, mas pode também resultar de oxigenação inadequada do sangue, como nas doenças pulmonares, ou da redução da capacidade do sangue de transportar oxigênio, como na anemia de qualquer causa
- *Toxinas*: agentes potencialmente tóxicos são encontrados diariamente no ambiente; dentre estes, encontram-se poluentes do ar, inseticidas, monóxido de carbono, asbestos, fumaça de cigarro, etanol e fármacos. Muitos fármacos terapêuticos podem causar lesão celular ou tecidual em um paciente suscetível, ou se forem usados de maneira excessiva ou inadequada (Capítulo 7)
- *Agentes infecciosos*: todos os tipos de patógenos infecciosos, como vírus, bactérias, fungos e parasitas, podem lesar as células por meio de diversos mecanismos, dentre os quais a liberação de toxinas e a estimulação de respostas imunes nocivas
- *Reações imunológicas*: embora o sistema imunológico defenda o corpo contra microrganismos patogênicos, as reações imunes também podem resultar em lesões celulares e teciduais. São exemplos as reações autoimunes contra os próprios tecidos do indivíduo, as reações alérgicas contra substâncias ambientais e as respostas imunes excessivas ou crônicas aos microrganismos (Capítulo 5). Em todas essas situações, as respostas imunes evocam reações inflamatórias e a inflamação é geralmente a causa do dano às células e aos tecidos
- *Anormalidades genéticas*: algumas anormalidades ou mutações cromossômicas podem resultar em alterações patológicas tão evidentes quanto as malformações congênitas associadas à síndrome de Down, ou tão sutis quanto a substituição de um único aminoácido na hemoglobina que dá origem à anemia falciforme (Capítulo 4). As mutações podem causar lesão celular em consequência da diminuição (p. ex., de enzimas em erros inatos do metabolismo) ou do aumento na função de uma proteína, ou ainda pelo acúmulo de DNA danificado ou de proteínas mal enoveladas, que podem desencadear a morte celular. As mutações também têm um papel central no desenvolvimento de câncer (Capítulo 6)
- *Desequilíbrios nutricionais*: a insuficiência proteico-calórica continua a ser a principal causa de lesão celular, e deficiências de vitaminas específicas ocorrem com frequência até em países com recursos abundantes (Capítulo 7). Por outro lado, a ingestão alimentar excessiva pode resultar em obesidade, que é um importante fator subjacente a muitas doenças comuns, como o diabetes tipo 2 e a aterosclerose
- *Agentes físicos*: trauma, temperaturas extremas, radiação, choque elétrico e mudanças súbitas na pressão atmosférica, todos têm efeitos nocivos sobre as células (Capítulo 7).

Com essa introdução, prosseguiremos com uma discussão sobre o processo e as manifestações morfológicas da lesão celular e, em seguida, sobre os mecanismos bioquímicos de lesão causada por diferentes estímulos nocivos.

SEQUÊNCIA DE EVENTOS EM LESÃO E MORTE CELULARES

Embora os estímulos nocivos causem lesão nas células por meio de diversos mecanismos bioquímicos, todos tendem a induzir uma sequência padronizada de alterações morfológicas e estruturais na maioria dos tipos celulares.

Lesão celular reversível

A **lesão celular reversível** é definida como o distúrbio de função e morfologia do qual as células podem se recuperar se o estímulo nocivo for removido (Figura 1.3). Na lesão reversível, as células e as organelas intracelulares se tornam tumefeitas porque absorvem água em consequência de falha nas bombas iônicas dependentes de energia da membrana plasmática. Em algumas formas de lesão, organelas e lipídios degenerados acumulam-se dentro das células lesadas.

Morfologia

Os dois correlatos morfológicos mais consistentes de lesão celular reversível são a tumefação celular e a alteração gordurosa.

- A **tumefação celular** (Figura 1.4 B) é observada geralmente quando as células sofrem lesão por hipoxia, toxinas e outras causas. Pode ser difícil sua avaliação ao microscópio óptico (pois durante o processamento tecidual é extraído líquido das células); porém, muitas vezes ela é aparente macroscopicamente quando todo o órgão é examinado. Quando muitas células em um órgão são afetadas, pode haver palidez (decorrente da compressão de capilares), aumento do turgor e do peso do órgão. O exame microscópico pode revelar vacúolos pequenos e claros dentro do citoplasma; estes representam os segmentos distendidos e destacados do retículo endoplasmático (RE). Às vezes, esse padrão de lesão não letal é chamado de **alteração hidrópica** ou **degeneração vacuolar**
- A **alteração gordurosa** manifesta-se pelo surgimento de vacúolos lipídicos no citoplasma. É encontrada principalmente em órgãos que estão envolvidos no metabolismo lipídico, como o fígado, e, portanto, é discutida no Capítulo 14.

O citoplasma das células lesadas também se torna mais avermelhado (eosinofílico, ou seja, corado de vermelho pela coloração eosina – o *E* do corante hematoxilina e eosina [H&E]) –, uma alteração que se torna mais pronunciada com a progressão para necrose (descrita adiante). Outras alterações intracelulares associadas à lesão celular, que são mais bem visualizadas por microscopia eletrônica, são: (1) alterações na membrana plasmática, como formação de bolhas, colapso ou distorção de microvilosidades, e enfraquecimento das adesões intercelulares; (2) alterações mitocondriais com tumefação e surgimento de densidades amorfas ricas em fosfolipídios; (3) dilatação do RE com desprendimento de ribossomos e dissociação de polissomos; e (4) alterações nucleares com aglomeração de cromatina. O citoplasma pode conter as chamadas **figuras mielínicas**, acúmulos de fosfolipídios semelhantes a bainhas de mielina que são derivados das membranas celulares danificadas.

Em algumas situações, agressões potencialmente lesivas induzem alterações específicas em organelas celulares, como o retículo endoplasmático (RE). O RE liso está envolvido no metabolismo de várias substâncias químicas, incluindo álcool e fármacos como barbitúricos (Capítulo 7). As células expostas a essas substâncias químicas mostram hipertrofia do RE liso como uma resposta adaptativa que pode ter importantes consequências funcionais. As células adaptadas a um fármaco podem ter maior capacidade de metabolizar outros compostos manipulados pelo mesmo sistema. Assim, se os pacientes que tomam fenobarbital para epilepsia aumentarem sua ingestão de álcool, eles poderão sofrer uma queda do medicamento anticonvulsivante na concentração sanguínea até níveis subterapêuticos, decorrente do aumento da atividade do RE liso em resposta ao álcool.

A lesão persistente ou excessiva faz com que as células lesadas passem para o nebuloso "ponto de não retorno" e sofram morte celular geralmente causada por um processo de necrose. Apesar de não existirem correlatos morfológicos ou bioquímicos definitivos de lesão irreversível, ela pode ser caracterizada de modo consistente por

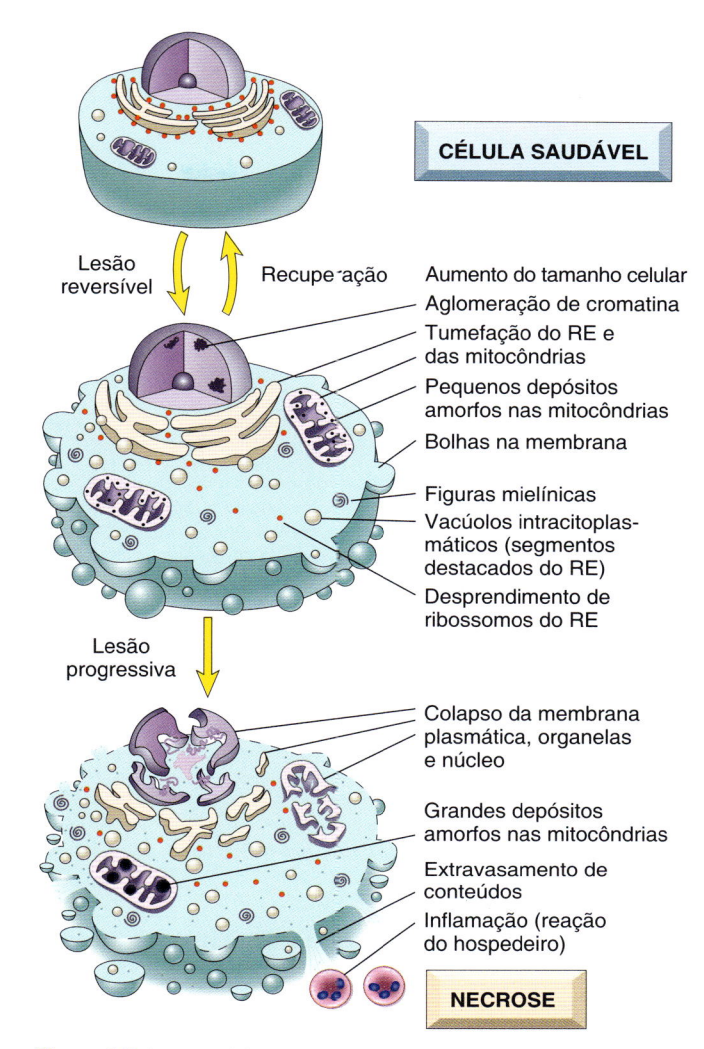

Figura 1.3 Lesão celular reversível e necrose. As principais alterações celulares que caracterizam a lesão celular reversível e a necrose estão ilustradas. Se um estímulo nocivo não for removido, a lesão celular reversível culminará em necrose. *RE*, retículo endoplasmático.

três fenômenos: incapacidade de restaurar a função mitocondrial (fosforilação oxidativa e geração de adenosina trifosfato [ATP]) mesmo após a resolução da lesão original; estrutura alterada e perda de função da membrana plasmática e das membranas intracelulares; perda da integridade estrutural do DNA e de cromatina. Conforme discutido mais adiante, a lesão às membranas lisossomais resulta em digestão enzimática da célula lesada, o que culmina na necrose.

Morte celular

Quando as células sofrem lesão, elas morrem por meio de diferentes mecanismos, o que depende da natureza e da gravidade da agressão (Tabela 1.1).

- *Necrose*: distúrbios graves, como perda de suprimento de oxigênio e nutrientes, além das ações de toxinas, causam uma forma rápida e incontrolável de morte que é chamada de morte celular "acidental". A manifestação morfológica de morte celular acidental é a **necrose** (do grego *necros* = morte). A necrose é a principal via de morte celular em muitas das lesões comuns, como as resultantes de isquemia, exposição a toxinas, várias infecções e trauma. A necrose é considerada o resultado final inevitável de um dano grave não passível de salvamento, além de não se considerar que seja

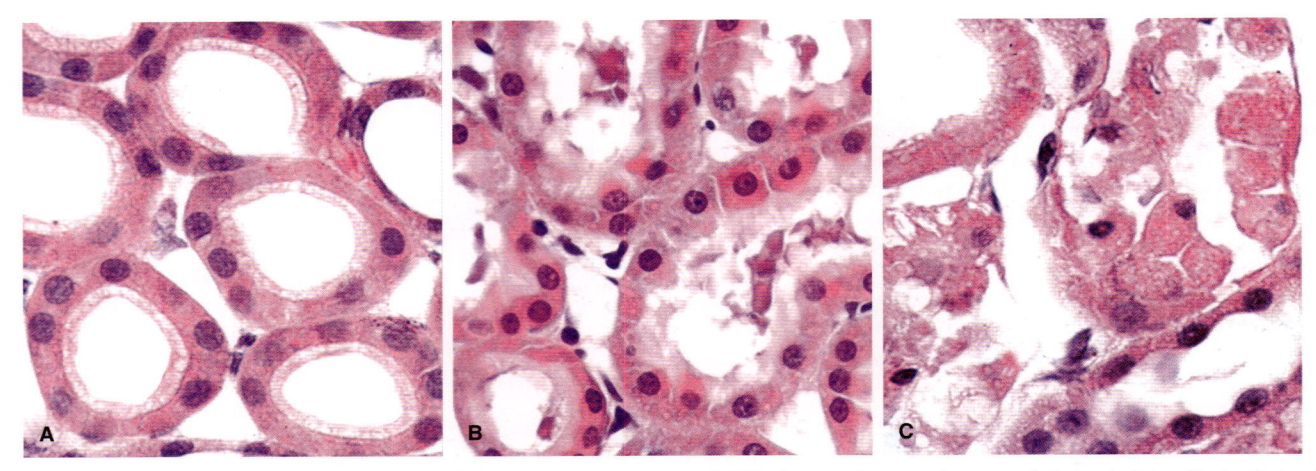

Figura 1.4 Alterações morfológicas na lesão celular reversível e necrose. **A.** Túbulos renais normais com células epiteliais viáveis. **B.** Lesão isquêmica inicial (reversível) mostrando bolhas na superfície, aumento da eosinofilia citoplasmática e tumefação ocasional de células. **C.** Necrose (lesão irreversível) de células epiteliais com perda de núcleos e fragmentação de células e extravasamento de conteúdo. (Cortesia de Drs. Neal Pinckard e M. A. Venkatachalam, University of Texas Health Sciences Center, San Antonio, TX.)

Tabela 1.1 Características da necrose e da apoptose.

Característica	Necrose	Apoptose
Tamanho celular	Aumentado (tumefação)	Reduzido (retração)
Núcleo	Picnose → cariorrexe → cariólise	Fragmentação em pedaços do tamanho de nucleossomos
Membrana plasmática	Rompida	Intacta; estrutura alterada, especialmente a orientação de lipídios
Conteúdos celulares	Digestão enzimática; podem extravasar da célula	Intactos; podem ser liberados em corpos apoptóticos
Inflamação adjacente	Frequente	Ausente
Papel fisiológico ou patológico	Invariavelmente patológico (culminação da lesão celular irreversível)	Geralmente fisiológico; meios de eliminar células desnecessárias; pode ser patológico após algumas formas de lesão celular, especialmente dano a DNA e a proteína

DNA, ácido desoxirribonucleico.

regulada por sinais específicos ou mecanismos bioquímicos; a necrose ocorre porque a lesão atingiu um limite em que a célula é incapaz de se reparar ou sobreviver

- *Apoptose*: em contraste, quando é necessária a eliminação de células sem desencadear uma reação do hospedeiro, um conjunto preciso de vias moleculares é ativado nas células, o qual produz uma forma de morte celular chamada **apoptose** (ver Tabela 1.1). A apoptose conta com genes e vias bioquímicas bem definidos e requer um estrito controle, pois, uma vez iniciada, é irreversível e, portanto, referida como morte celular "regulada". A descoberta da morte celular regulada foi uma revelação, pois mostrou que a morte celular pode ser um processo intencional e altamente controlado. A apoptose serve para eliminar as células com uma variedade de anormalidades intrínsecas e promove a "remoção" dos fragmentos das células mortas sem desencadear uma reação inflamatória. Essa forma "limpa" de suicídio celular ocorre em situações patológicas quando o DNA ou as proteínas da célula são danificados e excedem um limite não passível de reparo, ou quando a célula é privada dos sinais necessários à sobrevivência. **Porém, ao contrário da necrose, que é sempre uma indicação de um processo patológico, a apoptose também ocorre em tecidos saudáveis e não está necessariamente associada à lesão celular patológica.** Por exemplo, ela serve para eliminar células indesejáveis durante o desenvolvimento e para manter números constantes de células. Esse tipo de morte celular fisiológica também é chamado de *morte celular programada*.

É importante reconhecer que a **função celular pode ser perdida muito tempo antes de ocorrer a morte celular e que as alterações morfológicas da lesão celular (ou morte) ocorrem após a perda da função e da viabilidade** (Figura 1.5). Por exemplo, as células miocárdicas se tornam não contráteis após 1 a 2 minutos de isquemia, mas podem não morrer até terem transcorrido 20 a 30 minutos de isquemia. As características morfológicas indicativas de morte dos miócitos isquêmicos aparecem na microscopia eletrônica dentro de 2 a 3 horas após a morte das células, mas não são evidentes por microscopia óptica até 6 a 12 horas depois.

Necrose

Na necrose, as membranas celulares desagregam-se, as enzimas celulares extravasam e acabam por digerir a célula, e ocorre uma reação inflamatória associada (ver Figura 1.3). A reação local do hospedeiro, chamada *inflamação*, é induzida por substâncias liberadas das células mortas e serve para eliminar resíduos e iniciar o processo de reparo subsequente (Capítulo 2). As enzimas responsáveis pela digestão das células mortas são provenientes de leucócitos, que são recrutados como parte da reação inflamatória, e dos lisossomos rompidos das próprias células em processo de morte.

Os mecanismos bioquímicos de necrose variam com os diferentes estímulos nocivos e são descritos adiante.

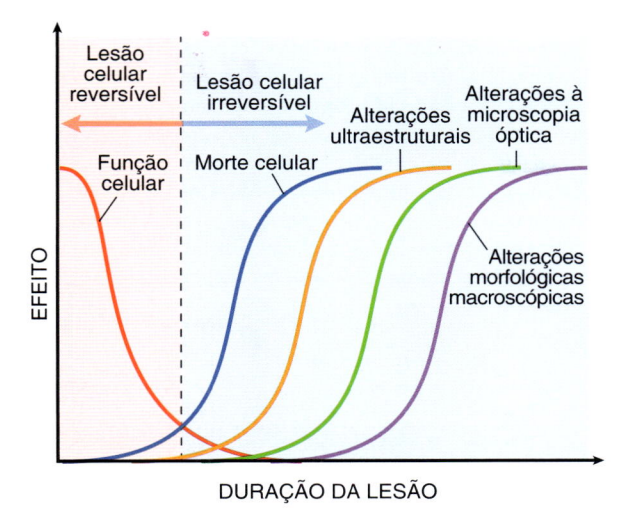

Figura 1.5 Relação entre função celular, morte celular e alterações morfológicas da lesão celular. Note que as células podem rapidamente se tornar não funcionais após o início da lesão, mas ainda serem viáveis, com o dano potencialmente reversível. Com a duração mais longa da lesão, o resultado pode ser lesão irreversível e morte celular. A morte celular normalmente precede as alterações morfológicas ultraestruturais, de microscopia óptica e macroscópicas.

Morfologia

A necrose caracteriza-se por alterações no citoplasma e nos núcleos das células lesadas (ver Figuras 1.3 e 1.4 C).

- **Alterações citoplasmáticas**: as células necróticas mostram aumento da eosinofilia, atribuível, em parte, à maior ligação da eosina às proteínas citoplasmáticas desnaturadas e, em parte, à perda de ácido ribonucleico (RNA) basofílico no citoplasma (a basofilia origina-se da ligação do corante azul hematoxilina, o H em "H&E"). Comparadas às células viáveis, as células necróticas podem ter uma aparência vítrea, homogênea, decorrente principalmente da perda de partículas de glicogênio. Quando as enzimas digerem as organelas citoplasmáticas, o citoplasma se torna vacuolizado e parece "roído de traças". À microscopia eletrônica, as células necróticas caracterizam-se por descontinuidades na membrana plasmática e nas organelas, acentuada dilatação das mitocôndrias associada a grandes densidades intramitocondriais amorfas, ruptura de lisossomos e figuras mielínicas intracitoplasmáticas, que são mais proeminentes nas células necróticas do que em células com lesão reversível
- **Alterações nucleares**: as alterações nucleares assumem um dentre três padrões, todos causados pela quebra do DNA e da cromatina. A **picnose** caracteriza-se por retração nuclear e aumento da basofilia; o DNA condensa-se em uma massa escura retraída. O núcleo picnótico pode, subsequentemente, sofrer fragmentação; essa alteração é chamada **cariorrexe**. Ao mesmo tempo, o núcleo pode submeter-se à **cariólise**, em que a basofilia enfraquece em razão da digestão de ácido desoxirribonucleico (DNA) pela DNase. Em 1 a 2 dias, o núcleo em uma célula morta pode sofrer completa dissolução
- **Destino das células necróticas**: as células necróticas podem persistir por algum tempo ou ser digeridas por enzimas e desaparecer. As células mortas podem ser substituídas por figuras mielínicas, que são fagocitadas por outras células ou, ainda, degradadas em ácidos graxos. Esses ácidos graxos ligam-se a sais de cálcio, que podem resultar em células mortas calcificadas (**calcificação distrófica**, ver adiante).

Padrões morfológicos da necrose tecidual

Algumas lesões graves resultam em morte de muitas ou de todas as células em um tecido ou até de um órgão inteiro. Isto pode ocorrer na isquemia grave, nas infecções e nas reações inflamatórias. Existem vários padrões morfologicamente distintos de necrose tecidual, e eles podem dar indícios sobre a causa subjacente. Embora os termos que descrevem esses padrões não reflitam os mecanismos subjacentes, seu uso é comum e suas implicações são conhecidas por patologistas e clínicos. A maioria dos tipos de necrose tem aparência macroscópica distintiva; a necrose fibrinoide é detectada apenas por exame microscópico.

Morfologia

- Na **necrose coagulativa**, a arquitetura do tecido subjacente é preservada por pelo menos vários dias após a lesão (Figura 1.6). Os tecidos afetados assumem uma textura firme. Presumivelmente, a lesão desnatura não apenas as proteínas estruturais, mas também as enzimas, limitando a proteólise das células mortas; como resultado, as células eosinofílicas, anucleadas, podem persistir por dias ou semanas. Finalmente, as células mortas são digeridas pelas enzimas lisossomais dos leucócitos recrutados e os resíduos celulares são removidos por fagocitose. A necrose coagulativa é característica dos infartos (áreas de necrose causada por isquemia) em todos os órgãos sólidos, com exceção do cérebro
- A **necrose liquefativa** é observada em locais de infecções bacterianas ou, ocasionalmente, fúngicas, porque os microrganismos estimulam o acúmulo de células inflamatórias e as enzimas dos leucócitos digerem ("liquefazem") o tecido. Por motivos ainda não esclarecidos, a morte hipóxica de células dentro do sistema nervoso central geralmente causa necrose liquefativa (Figura 1.7). Nesse tipo de necrose, as células mortas são completamente digeridas, transformando o tecido em um líquido viscoso que, eventualmente, é removido pelos fagócitos. Quando o processo é iniciado por inflamação aguda, como na infecção bacteriana, o material geralmente é amarelo cremoso e é chamado de **pus**. Um acúmulo localizado de pus é chamado de **abscesso** (Capítulo 2)
- Embora a **necrose gangrenosa** não seja um padrão distintivo de morte celular, o uso do termo ainda é comum na prática clínica. Normalmente, o termo refere-se à condição de um membro (geralmente a parte inferior da perna) que perdeu seu suprimento sanguíneo e sofreu necrose coagulativa envolvendo múltiplas camadas teciduais. Quando a infecção bacteriana está sobreposta, a aparência morfológica geralmente é liquefativa em decorrência de uma destruição mediada pelo conteúdo das bactérias e pelos leucócitos atraídos (resultando na chamada **gangrena úmida**)
- A **necrose caseosa** é encontrada com mais frequência em focos de infecção tuberculosa. Caseoso significa "semelhante a queijo", referindo-se à aparência friável amarelo-esbranquiçada da área de necrose (Figura 1.8). Ao exame microscópico, o foco necrótico aparece como um acúmulo de resíduos celulares com aparência rosada granular amorfa nos cortes teciduais corados por H&E. Ao contrário da necrose coagulativa, a arquitetura tecidual é destruída e os contornos celulares não podem ser discernidos. A necrose caseosa geralmente é circundada por acúmulo de macrófagos e de outras células inflamatórias; essa aparência é característica de uma lesão inflamatória nodular chamada **granuloma** (Capítulo 2)
- A **necrose gordurosa** refere-se às áreas focais de destruição gordurosa, que podem ser decorrentes de trauma abdominal ou pancreatite aguda (Capítulo 15), em que as enzimas extravasam das células acinares pancreáticas danificadas e dutos e digerem as células adiposas peritoneais e seu conteúdo, incluindo os triglicerídeos armazenados. Os ácidos graxos liberados combinam-se com cálcio para produzir lesões parecidas com giz, brancas, e macroscopicamente identificáveis (Figura 1.9). Ao exame histológico, os focos de necrose contêm contornos indistintos de células gordurosas necróticas circundadas por depósitos de cálcio basofílico granular e uma reação inflamatória

- A **necrose fibrinoide** é uma forma especial de necrose visível por meio de microscopia óptica. Pode ser observada nas reações imunes em que complexos de antígenos e anticorpos são depositados nas paredes dos vasos sanguíneos, como também na hipertensão grave. Os imunocomplexos e as proteínas plasmáticas depositados que extravasaram para dentro das paredes dos vasos lesados produzem uma aparência rosada brilhante amorfa em preparações com o corante H&E chamada fibrinoide (semelhante à fibrina) pelos patologistas (Figura 1.10). A necrose fibrinoide é vista com mais frequência em certas formas de vasculite (Capítulo 3) e em órgãos transplantados que sofreram rejeição (Capítulo 5).

O extravasamento de proteínas intracelulares através da membrana celular danificada proporciona um meio de detectar a necrose específica do tecido com o uso de amostras de sangue ou de soro. O músculo cardíaco, por exemplo, contém uma isoforma específica da proteína contrátil troponina, enquanto o epitélio do duto hepático biliar contém uma isoforma resistente à temperatura da enzima fosfatase alcalina, e os hepatócitos contêm transaminases. Essas proteínas extravasam das células necróticas para o sangue, onde servem como marcadores clinicamente úteis de dano aos tecidos correspondentes.

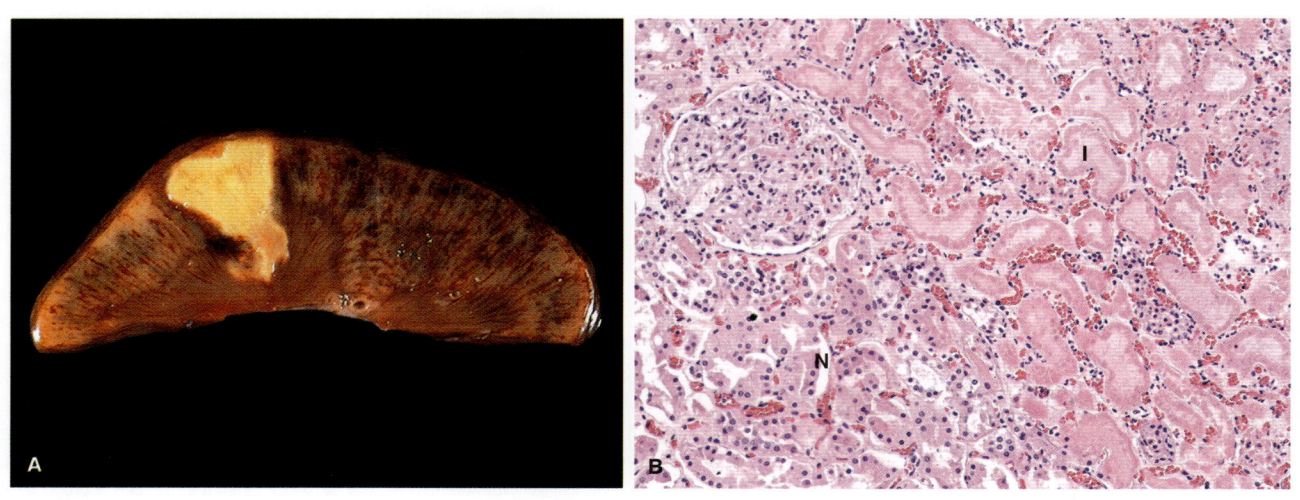

Figura 1.6 Necrose coagulativa. **A.** Infarto renal cuneiforme (amarelo) com margens distintas. **B.** Vista microscópica da margem do infarto com rim normal *(N)* e células necróticas no infarto *(I)*. As células necróticas mostram contornos preservados, com perda de núcleos e presença de um infiltrado inflamatório (com essa ampliação é difícil discernir).

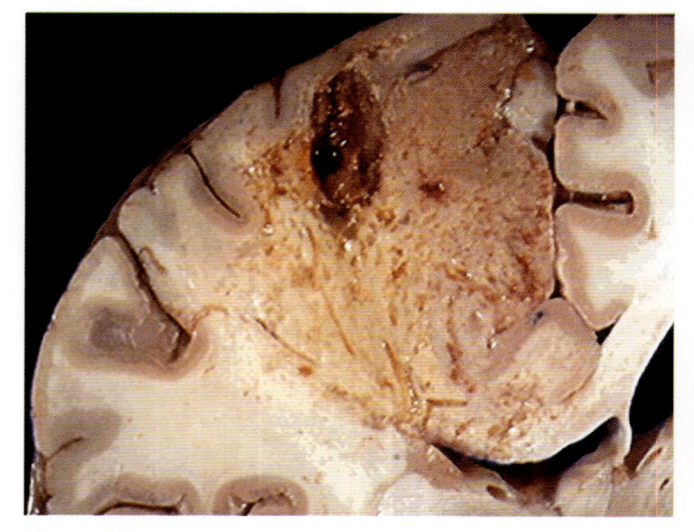

Figura 1.7 Necrose liquefativa. Um infarto no cérebro mostrando dissolução de tecido.

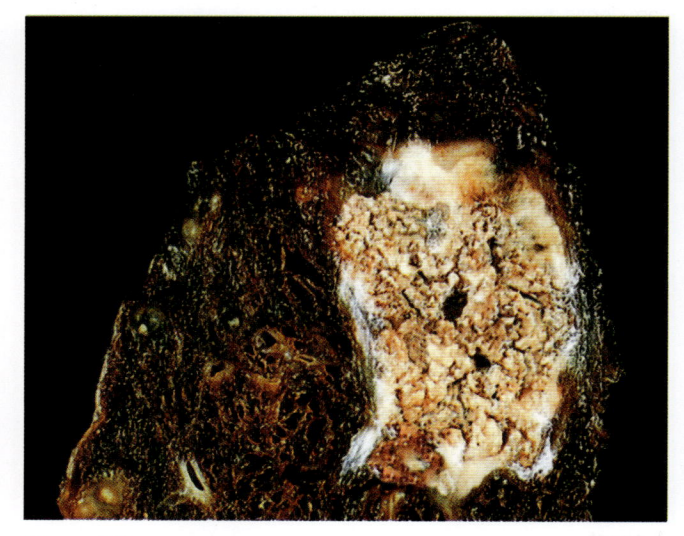

Figura 1.8 Necrose caseosa. Tuberculose pulmonar com uma grande área de necrose caseosa contendo resíduos amarelo-esbranquiçados (caseosos).

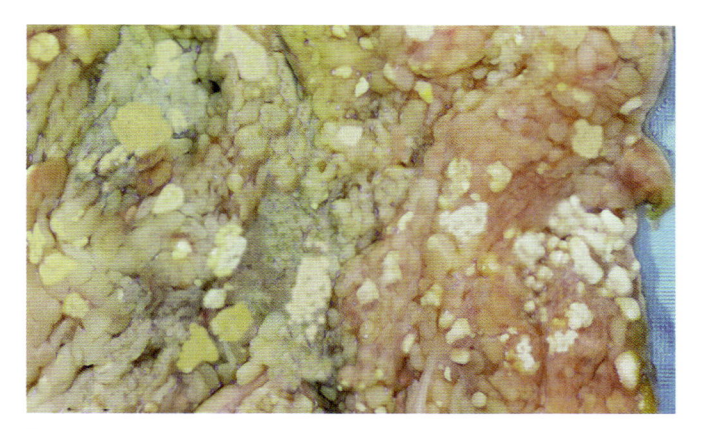

Figura 1.9 Necrose gordurosa na pancreatite aguda. As áreas de depósitos brancos lembrando giz representam os focos de necrose gordurosa com formação de sabão de cálcio (saponificação) em locais de degradação de lipídios no mesentério.

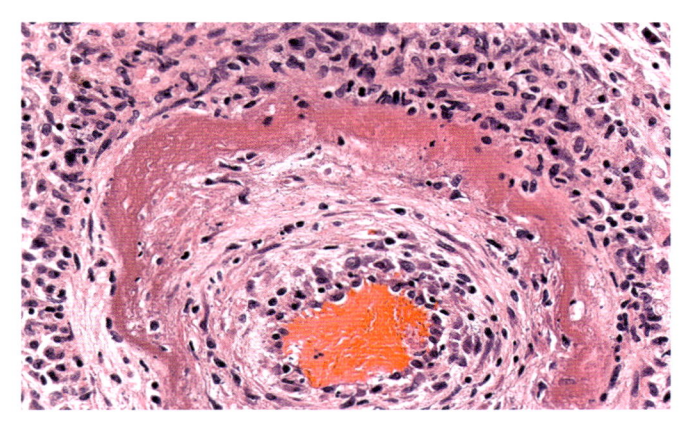

Figura 1.10 Necrose fibrinoide em uma artéria em um paciente com poliarterite nodosa, uma forma de vasculite (Capítulo 3). A parede da artéria mostra uma área circunferencial rosada brilhante de necrose com deposição de proteína e inflamação.

Apoptose

A apoptose é uma via de morte celular em que as células ativam enzimas que degradam o seu próprio DNA nuclear e suas proteínas nucleares e citoplasmáticas (Figura 1.11). Em seguida, os fragmentos das células apoptóticas se desprendem, o que lhes confere a aparência que é responsável pela denominação (apoptose = queda). A membrana plasmática da célula apoptótica permanece intacta, mas ela é alterada de tal forma que os fragmentos, chamados corpos apoptóticos, são reconhecidos e rapidamente fagocitados pelos macrófagos. Diferentemente da necrose (ver Tabela 1.1), a célula apoptótica e seus fragmentos são eliminados antes que os conteúdos celulares extravasem, assim a morte da célula apoptótica não desencadeia uma reação inflamatória no hospedeiro.

Causas de apoptose

A apoptose ocorre em muitas condições fisiológicas e serve para eliminar células potencialmente nocivas e células que ultrapassaram sua vida útil (Tabela 1.2). Ela também ocorre como um evento patológico quando as células sofrem lesões que excedem o limite de sua capacidade de regeneração, especialmente quando a lesão afeta o DNA celular ou as proteínas.

- *Apoptose fisiológica*: durante o desenvolvimento normal de um organismo, algumas células morrem e são substituídas por novas.

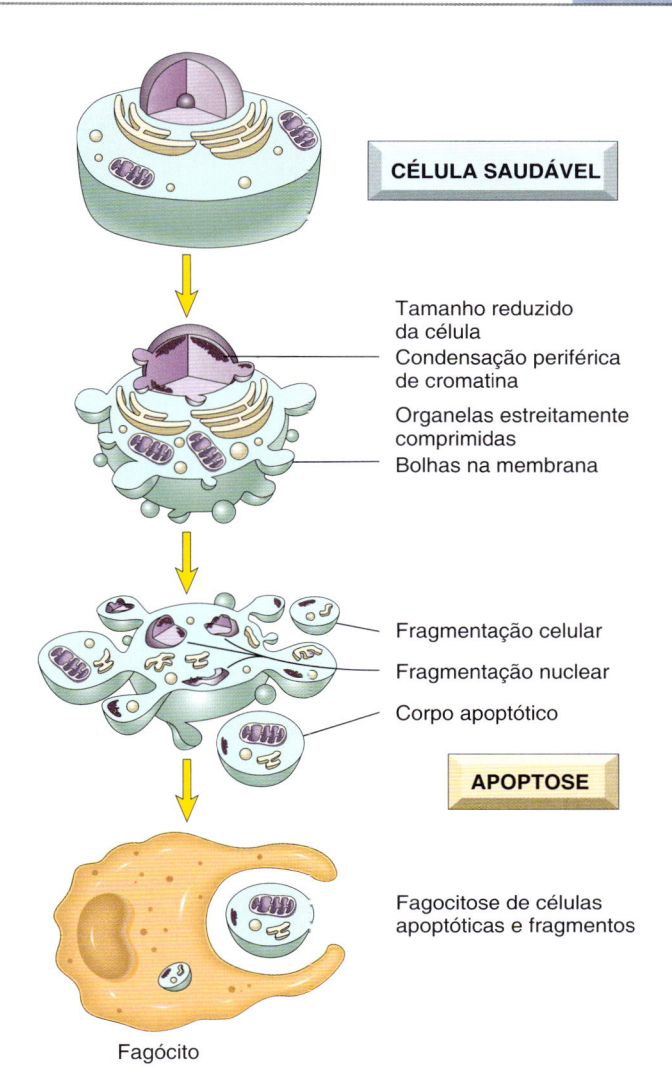

Figura 1.11 Apoptose. As alterações celulares na apoptose estão ilustradas. Contraponha essas alterações àquelas que caracterizam a morte da célula necrótica, mostradas na Figura 1.3.

Nos organismos maduros, os tecidos altamente proliferativos e responsivos a hormônios passam por ciclos de proliferação e de perda celular que, muitas vezes, são determinados pelos níveis dos fatores de crescimento ou pelos sinais de sobrevivência. Nessas situações, a morte celular é sempre por apoptose, o que assegura que as células indesejáveis sejam eliminadas sem desencadear inflamação potencialmente nociva. No sistema imunológico, a apoptose remove o excesso de leucócitos após as respostas imunes, os linfócitos B em centros germinativos que falham em produzir anticorpos de alta afinidade e os linfócitos que reconhecem autoantígenos que poderiam causar doenças autoimunes, se eles sobrevivessem (Capítulo 5)

- *Apoptose em condições patológicas*: a apoptose elimina as células com certos tipos de lesão irreparável, como, por exemplo, dano grave ao DNA após exposição à radiação e a fármacos citotóxicos. O acúmulo de proteínas mal enoveladas também deflagra a morte apoptótica; os mecanismos subjacentes dessa causa de morte celular e seu significado na doença são discutidos posteriormente no contexto de estresse do RE. Certos agentes infecciosos, particularmente alguns vírus, também induzem a morte apoptótica de células infectadas.

Tabela 1.2 Condições fisiológicas e patológicas associadas à apoptose.

Condição	Mecanismo da apoptose
Fisiológica	
Durante a embriogênese	Perda da sinalização do fator de crescimento (mecanismo presumido)
Renovação de tecidos proliferativos (p. ex., epitélio intestinal, linfócitos em linfonodos e no timo)	Perda da sinalização do fator de crescimento ou dos sinais de sobrevivência (mecanismo presumido)
Involução dos tecidos dependentes de hormônio (p. ex., endométrio)	A diminuição dos níveis de hormônio leva à redução dos sinais de sobrevivência
Diminuição do número de leucócitos no fim de respostas imunes e inflamatórias	A perda dos sinais de sobrevivência como estímulo para a ativação de leucócitos é eliminada
Eliminação dos linfócitos potencialmente nocivos e autorreativos	O forte reconhecimento de autoantígenos induz a apoptose tanto pela via mitocondrial como pela via do receptor de morte celular
Patológica	
Dano ao DNA	Ativação das proteínas *BH3-only* pró-apoptóticas
Acúmulo de proteínas mal enoveladas	Ativação das proteínas *BH3-only* pró-apoptóticas, possivelmente ativação direta de caspases
Infecções, especialmente certas infecções virais	Ativação de proteínas pró-apoptóticas ou caspases pelas proteínas virais; destruição das células infectadas pelos linfócitos T citotóxicos (LTCs), que ativam as caspases

Mecanismos da apoptose

A apoptose é regulada pelas vias bioquímicas que controlam o equilíbrio dos sinais indutores de morte e sobrevivência e, por fim, pela ativação de enzimas chamadas *caspases*, assim denominadas por serem *c*isteína prote*ases* que clivam proteínas depois dos resíduos de ácido *asp*ártico. Duas vias distintas convergem na ativação de caspase: a via mitocondrial e a via do receptor de morte celular (Figura 1.12). Apesar de uma possível intersecção entre essas vias, elas geralmente são induzidas sob diferentes condições, envolvem diferentes moléculas e servem a distintos papéis na fisiologia e na doença.

- **A via mitocondrial (intrínseca) é responsável pela apoptose na maioria das situações fisiológicas e patológicas**: as mitocôndrias contêm várias proteínas que são capazes de induzir a apoptose, entre as quais o citocromo c. Quando as membranas mitocondriais se tornam permeáveis, o citocromo c extravasa para o interior do citoplasma, desencadeando a ativação de caspases e a morte apoptótica. A permeabilidade das mitocôndrias é controlada por uma família de mais de 20 proteínas, cujo protótipo é a BCL-2. Nas células saudáveis, a BCL-2 e a proteína a ela relacionada, a BCL-X_L, são produzidas em resposta aos fatores de crescimento e a outros estímulos que mantêm as células viáveis. Essas proteínas antiapoptóticas conservam a integridade das membranas mitocondriais principalmente mantendo sob controle dois membros pró-apoptóticos da família: BAX e BAK. Quando as células são destituídas de fatores de crescimento e de sinais de sobrevivência, são expostas aos agentes que danificam o DNA ou acumulam quantidades inaceitáveis de proteínas mal enoveladas, vários sensores são ativados. Dentre esses sensores, os mais importantes são chamados de proteínas *BH3-only*, pois contêm o terceiro domínio de homologia da família BCL-2. Esses sensores fazem pender a balança em favor de BAK e BAX, que se dimerizam, inserem-se na membrana mitocondrial e formam canais através dos quais o citocromo c e outras proteínas mitocondriais escapam para dentro do citosol. Ao mesmo tempo, a deficiência de sinais de sobrevivência leva à diminuição dos níveis de BCL-2 e BCL-X_L, o que compromete mais a permeabilidade mitocondrial. Uma vez no citosol, o citocromo c interage com certos cofatores e ativa a caspase-9, levando à ativação de uma cascata de caspases

- **A via do receptor de morte celular (extrínseca) da apoptose**: muitas células expressam moléculas de superfície, chamadas receptores de morte celular, que deflagram a apoptose. A maioria desses receptores são membros da família receptora do fator de necrose tumoral (TNF, do inglês *tumor necrosis factor*), que contém em suas regiões citoplasmáticas um "domínio de morte" conservado, assim chamado por mediar a interação com outras proteínas envolvidas na morte celular. Os receptores de morte celular prototípicos são o receptor TNF tipo I e o Fas (CD95). O ligante do Fas (FasL) é uma proteína de membrana expressa principalmente nos linfócitos T ativados. Quando essas células T reconhecem os alvos que expressam o receptor Fas, ocorre a ligação cruzada entre as moléculas Fas pelo FasL e a ligação das proteínas adaptadoras via domínio de morte (ver Figura 1.12). Estas recrutam e ativam a caspase-8, que, por sua vez, ativa as caspases *downstream*. A via do receptor de morte celular está envolvida na eliminação dos linfócitos autorreativos e na destruição de células-alvo por alguns linfócitos T citotóxicos que expressam FasL

- **Fase terminal da apoptose**: a caspase-8 e a caspase-9 ativadas atuam por meio de uma série final comum de reações que primeiramente envolvem a ativação de caspases adicionais, as quais, por meio de numerosos substratos, acabam por ativar enzimas que degradam as proteínas e o núcleo da célula. O resultado final é a fragmentação celular característica da apoptose

- **Remoção das células apoptóticas**: as células apoptóticas e seus fragmentos induzem os fagócitos a produzir vários sinais de "comam-me". Por exemplo, nas células normais, a fosfatidilserina está presente no folheto interno da membrana plasmática; porém, nas células apoptóticas, esse fosfolipídio "se lança" para o folheto externo, onde é reconhecido pelos macrófagos teciduais. As células que estão morrendo por apoptose também secretam fatores solúveis que recrutam fagócitos. Numerosos receptores de macrófagos estão envolvidos na ligação e na absorção de células apoptóticas. Esse processo é tão eficiente que as células mortas desaparecem sem deixar traços, e não há inflamação associada.

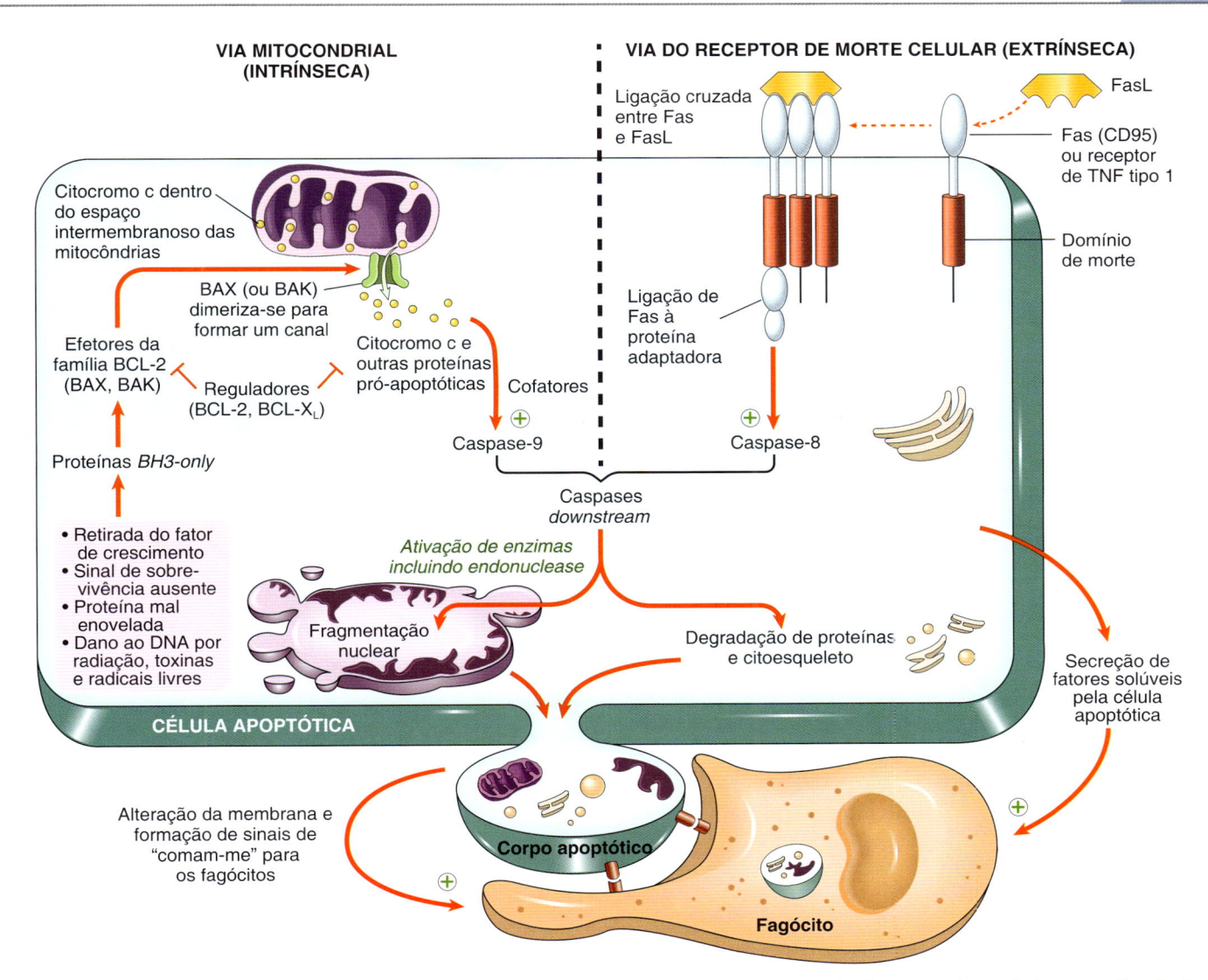

Capítulo 1 Lesão Celular, Morte Celular e Adaptações

Figura 1.12 Mecanismos da apoptose. As duas vias de apoptose diferem em sua indução e regulação, mas ambas culminam na ativação de caspases. Na via mitocondrial, as proteínas *BH3-only* percebem a falta de sinais de sobrevivência, ou o dano ao DNA ou à proteína, e ativam as moléculas efetoras que aumentam a permeabilidade mitocondrial. Em combinação com uma deficiência de BCL-2 e de outras proteínas que se opõem à permeabilidade mitocondrial, as mitocôndrias possibilitam o vazamento de várias substâncias, como o citocromo c, que entram no citosol e ativam as caspases. As caspases ativadas induzem as alterações que culminam em morte celular e fragmentação. Na via do receptor de morte celular, os sinais dos receptores da membrana plasmática levam à montagem de proteínas adaptadoras em um "complexo de sinalização de indução de morte" que ativa as caspases, e o resultado final é o mesmo. *TNF*, fator de necrose tumoral.

Morfologia

Nos cortes teciduais corados por H&E, os núcleos das células apoptóticas mostram vários estágios de condensação e agregação de cromatina e, por fim, cariorrexe (Figura 1.13). Em nível molecular, isso se reflete na fragmentação do DNA em pedaços do tamanho de nucleossomos. As células rapidamente se retraem, formam brotos citoplasmáticos e se fragmentam em corpos apoptóticos que são compostos de pedaços ligados à membrana do citosol e organelas (ver Figura 1.11). Como esses fragmentos se desprendem rapidamente e são fagocitados sem desencadear uma resposta inflamatória, mesmo uma apoptose substancial pode ser histologicamente indetectável.

Foram descritas outras vias de morte celular, além de necrose e apoptose. A *necroptose* é um tipo de morte celular causada pela citocina TNF, que mostra características tanto de necrose como de apoptose, daí o seu nome. A *piroptose* (*pyro* = febre) é induzida pela ativação de inflamassomos (Capítulo 5), que liberam a citocina interleucina-1 (IL-1), a qual causa inflamação e febre. A *ferroptose* depende dos níveis de ferro celular. Os papéis desses mecanismos de morte celular na fisiologia normal e nos estados patológicos não estão claramente estabelecidos e continuam a ser tópicos de investigação.

Autofagia

Autofagia ("autodigestão") refere-se à digestão lisossomal dos componentes da própria célula. É um mecanismo de sobrevivência quando ocorre privação de nutrientes, o que permite à célula em inanição sobreviver digerindo e reciclando seu conteúdo para produzir nutrientes e energia. Nesse processo, organelas intracelulares e porções de citosol são primeiramente sequestradas dentro de uma membrana derivada do RE (fagóforo), que amadurece resultando em um vacúolo autofágico. A formação desse autofagossomo é iniciada pelas proteínas citosólicas que percebem a privação de nutrientes (Figura 1.14).

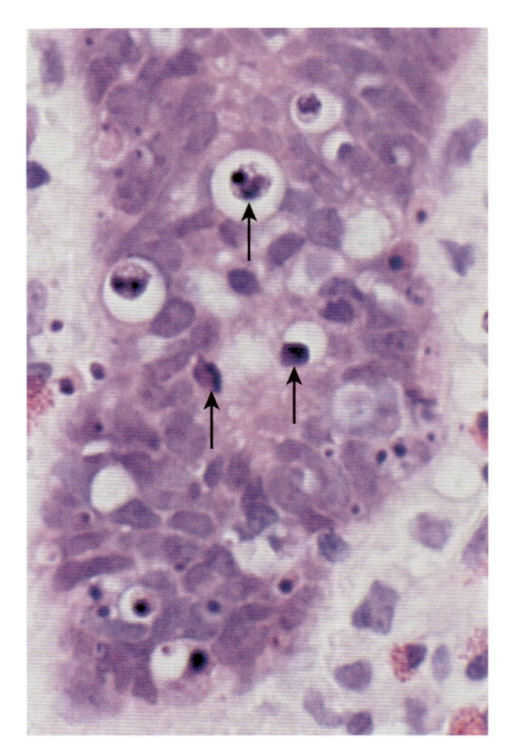

Figura 1.13 Aparência morfológica das células apoptóticas. São mostradas células apoptóticas (algumas indicadas por *setas*) em uma cripta normal no epitélio colônico. (O regime preparatório para colonoscopia geralmente induz a apoptose nas células epiteliais, o que explica a abundância de células mortas nesse tecido normal.) Note os núcleos fragmentados com condensação de cromatina e retração dos corpos celulares com desprendimento de alguns fragmentos. (Cortesia de Dr. Sanjay Kakar, Department of Pathology, University of California San Francisco, San Francisco, CA.)

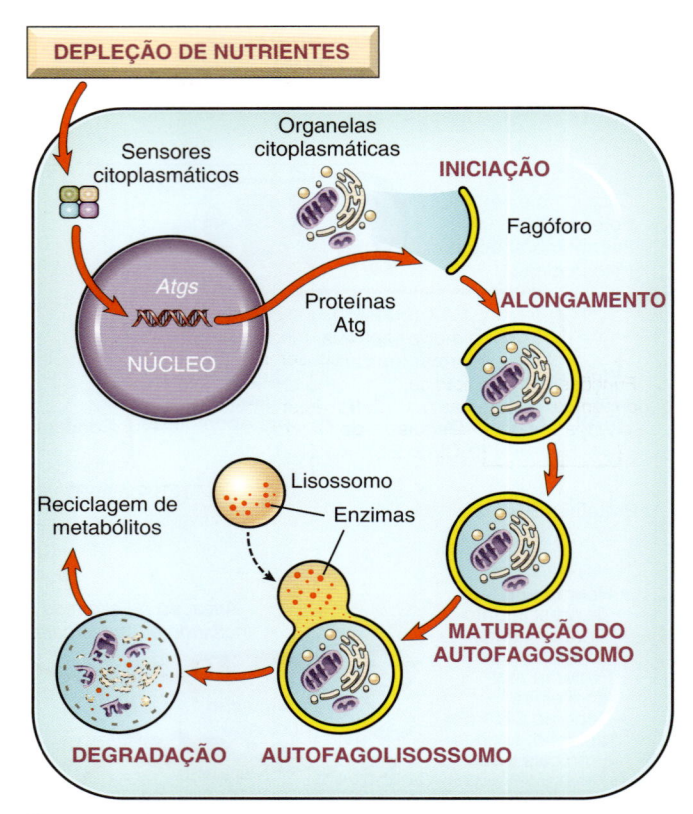

Figura 1.14 Autofagia. Estresses celulares, como a privação de nutrientes, ativam os genes da autofagia (*Atgs*), cujos produtos iniciam a formação de vesículas ligadas à membrana em que as organelas celulares são sequestradas. Esses vesículas se fundem com os lisossomos, nos quais as organelas são digeridas e os produtos são usados para fornecer nutrientes para a célula. O mesmo processo pode deflagrar apoptose por mecanismos que não estão bem definidos.

O vacúolo funde-se com os lisossomos para formar um autofagolisossomo e as enzimas lisossomais digerem os componentes celulares. Em algumas circunstâncias, a autofagia pode estar associada à atrofia dos tecidos (discutida adiante) e representa uma adaptação que ajuda as células a sobreviverem aos períodos de escassez. Se, entretanto, a célula em inanição não conseguir mais devorar seu conteúdo, a autofagia poderá também sinalizar morte celular por apoptose.

Costuma-se observar uma autofagia extensa na lesão isquêmica e em alguns tipos de miopatias. Também podem se formar vacúolos autofágicos ao redor de microrganismos em células infectadas, o que leva à destruição desses patógenos infecciosos. Até em períodos de estresse as células cancerosas adquirem a capacidade de sobreviver sem autofagia (Capítulo 6). Assim, uma via de sobrevivência pouco estimada nas células pode ser comprovada como de extensa atuação na doença humana.

MECANISMOS DA LESÃO CELULAR E MORTE CELULAR

Existem numerosas e diversas causas extrínsecas de lesão e morte celulares; portanto, não surpreende que haja muitas vias bioquímicas intrínsecas capazes de iniciar a sequência de eventos que levam à lesão celular e culminam em morte celular. Antes de discutir as vias individuais de lesão celular e seus mecanismos, alguns princípios gerais devem ser enfatizados.

- **A resposta celular aos estímulos nocivos depende do tipo de lesão, assim como de sua duração e gravidade**. Portanto, baixas doses de toxinas ou a breve duração da isquemia podem levar a uma lesão celular reversível, enquanto doses maiores de toxina ou períodos mais longos de isquemia podem resultar em lesão irreversível e necrose
- **As consequências de um estímulo nocivo também dependem do tipo de célula e de seu estado metabólico, adaptabilidade e composição genética.** Por exemplo, o músculo esquelético na perna pode sobreviver a total isquemia por 2 a 3 horas, enquanto o músculo cardíaco, mais ativo metabolicamente, morre após apenas 20 a 30 minutos. A diversidade geneticamente determinada das vias metabólicas pode contribuir para as diferenças nas respostas aos estímulos nocivos. Por exemplo, quando expostos à mesma dose de uma toxina, os indivíduos que herdam variantes nos genes codificadores do citocromo P-450 podem catabolizar a toxina a diferentes taxas, o que leva a diferentes resultados
- **A lesão celular normalmente resulta de anormalidades funcionais e bioquímicas em um ou mais componentes celulares essenciais** (Figura 1.15). A privação de oxigênio e nutrientes (como na hipoxia e na isquemia) compromete principalmente as funções celulares dependentes de energia, enquanto o dano às proteínas e ao DNA deflagra a apoptose. Como qualquer agressão lesiva pode deflagrar múltiplas vias bioquímicas sobrepostas, comprovou-se ser difícil evitar a lesão celular de qualquer causa visando a uma via individual.

Nas próximas seções, serão discutidos os mecanismos que levam à lesão e à morte celulares. Embora cada um dos mecanismos tenda a causar morte celular predominantemente por necrose ou apoptose,

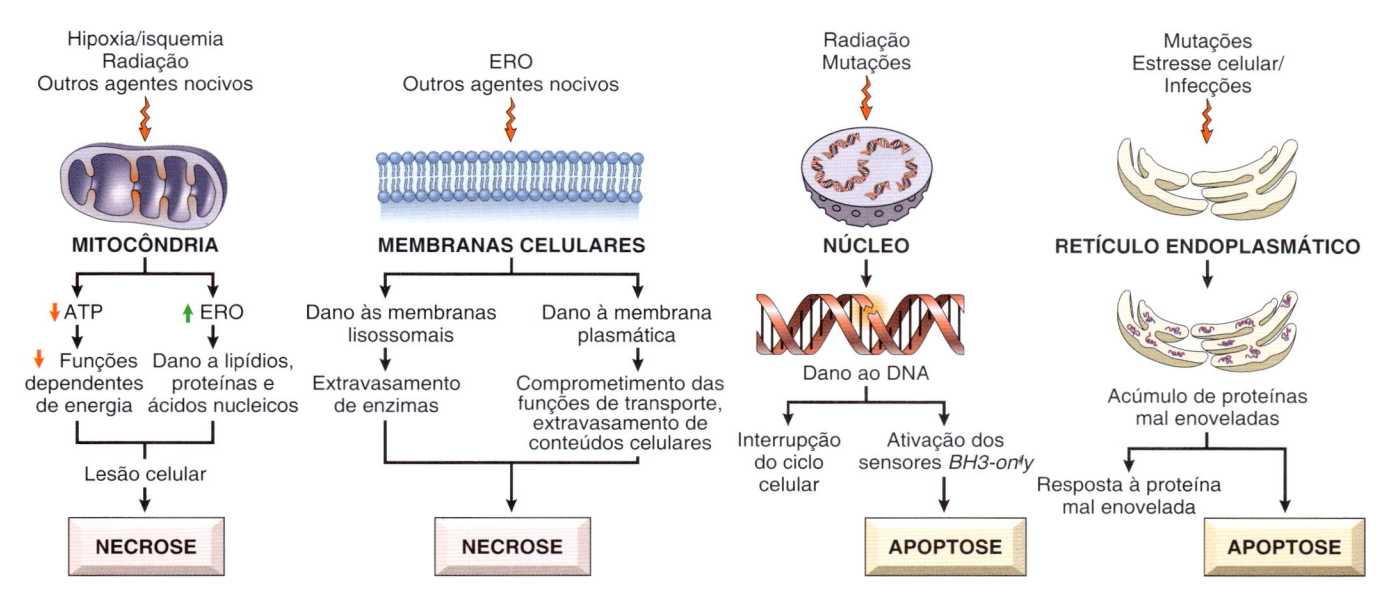

Figura 1.15 Principais mecanismos bioquímicos e locais de dano na lesão celular. Note que as causas e os mecanismos de morte celular por necrose e apoptose são mostrados como independentes, mas pode haver sobreposição; por exemplo, ambos podem ocorrer como resultado de isquemia, estresse oxidativo e morte celular induzida por radiação. *ATP*, adenosina trifosfato; *ERO*, espécies reativas de oxigênio.

pode ocorrer uma intersecção entre duas vias. Por exemplo, a isquemia e a produção de radicais livres estão geralmente associadas à morte celular necrótica, mas também podem deflagrar a apoptose.

Disfunção e dano mitocondriais

As mitocôndrias produzem a energia que sustenta a vida na forma de ATP. Elas podem ser danificadas funcional ou estruturalmente por muitos tipos de estímulos nocivos, incluindo hipoxia, toxinas químicas e radiação. Há duas principais consequências da disfunção mitocondrial.

- **Falha na fosforilação oxidativa levando à diminuição da geração de ATP e à depleção de ATP nas células.** Como ATP é a fonte de energia necessária para praticamente todas as atividades enzimáticas e biossintéticas nas células, a perda de ATP, que muitas vezes é uma consequência da isquemia (discutida adiante), tem efeitos sobre muitos sistemas celulares
  - *A atividade reduzida das bombas de sódio dependentes de ATP na membrana plasmática* resulta em acúmulo intracelular de sódio e efluxo de potássio. O ganho líquido de soluto é acompanhado pelo ganho osmótico de água, causando *tumefação celular* e dilatação do RE
  - O *aumento* compensatório na *glicólise anaeróbica* leva ao acúmulo de ácido láctico, à diminuição do pH intracelular assim como da atividade de muitas enzimas celulares
  - A depleção prolongada de ATP, ou aquela que se agrava, causa a *ruptura estrutural do aparelho de síntese de proteínas*, que é manifestada como desprendimento de ribossomos do RE rugoso e dissociação de polissomos, com a consequente redução na síntese de proteínas
  - Finalmente, ocorre *dano irreversível às mitocondrias e às membranas lisossomais*, e a célula sofre necrose. Embora a necrose seja a principal forma de morte celular causada por hipoxia, acredita-se que a apoptose pela via mitocondrial também contribua.
- A fosforilação oxidativa anormal também leva à formação de *espécies reativas de oxigênio*, descritas adiante

- O dano às mitocôndrias geralmente está associado à formação de um canal de alta condutância na membrana mitocondrial, que é chamado poro de transição de permeabilidade mitocondrial. A abertura desse canal leva à perda do potencial de membrana mitocondrial e a alterações no pH, o que compromete mais a fosforilação oxidativa.

Como discutido anteriormente, as mitocôndrias contêm proteínas, como o citocromo c, as quais, quando liberadas no citoplasma, alertam a célula sobre a lesão interna e ativam a apoptose. O extravasamento dessas proteínas é regulado por outras proteínas e é a resposta à perda dos sinais de sobrevivência e a outros gatilhos pró-apoptóticos. Assim, quando saudáveis, as mitocôndrias são sustentadoras da vida e ainda capazes de ativar numerosas reações protetoras e patológicas quando danificadas.

Estresse oxidativo

Estresse oxidativo refere-se à lesão celular induzida pelo acúmulo de espécies reativas de oxigênio (ERO), uma forma de radical livre. Em muitas circunstâncias, a lesão celular envolve o dano por radicais livres; essas situações incluem lesão química e por radiação, hipoxia, envelhecimento celular, lesão tecidual causada por células inflamatórias e lesão por isquemia-reperfusão (discutida adiante). Os radicais livres são espécies químicas com um só elétron não pareado em uma órbita externa. Essas espécies químicas são extremamente instáveis e reagem prontamente aos compostos inorgânicos e orgânicos, como ácidos nucleicos, proteínas e lipídios. Durante essa reação, as próprias moléculas que são "atacadas" pelos radicais livres muitas vezes se convertem em outros tipos de radicais livres, propagando, assim, a cadeia de danos.

Geração e remoção de espécies reativas de oxigênio

O acúmulo de ERO é determinado por suas taxas de produção e remoção (Figura 1.16). As propriedades e os efeitos patológicos das principais ERO estão resumidos na Tabela 1.3.

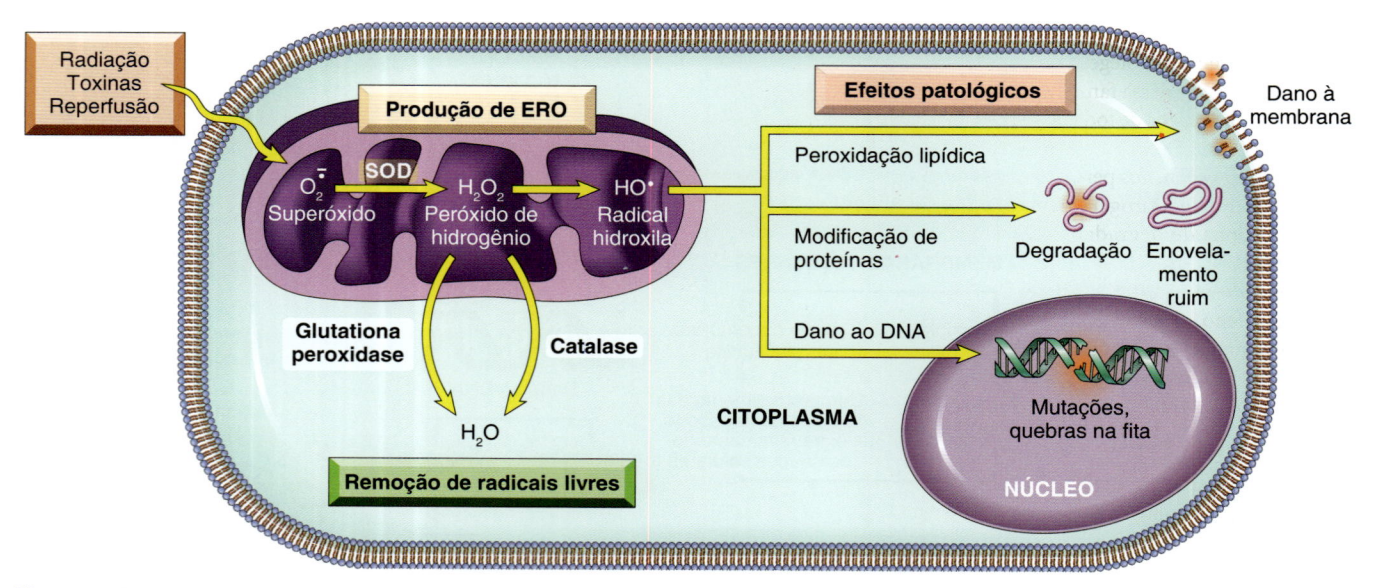

Figura 1.16 Geração, remoção e papel das espécies reativas de oxigênio (ERO) na lesão celular. A produção de ERO é aumentada por muitos estímulos. Esses radicais livres são removidos por uma degradação espontânea e por meio de sistemas enzimáticos especializados. A produção excessiva ou a remoção inadequada levam ao acúmulo de radicais livres nas células, o que pode danificar os lipídios (por peroxidação), as proteínas e o DNA, resultando então em lesão celular. SOD, superóxido dismutase.

Tabela 1.3 Principais radicais livres envolvidos na lesão celular.

Radical livre	Mecanismos de produção	Mecanismos de remoção	Efeitos patológicos
Superóxido (O_2^-)	Redução incompleta de O_2 durante fosforilação oxidativa mitocondrial; pela fagócito oxidase em leucócitos	Conversão em H_2O_2 e O_2 pela superóxido dismutase	Efeito de dano direto sobre lipídios (peroxidação), proteínas e DNA
Peróxido de hidrogênio (H_2O_2)	Principalmente proveniente do superóxido pela ação da SOD	Conversão em H_2O e O_2 pela catalase e pela glutationa peroxidase	Pode ser convertido em •OH e ClO⁻, que destroem microrganismos e células
Radical hidroxila (•OH)	Produzido a partir de H_2O, H_2O_2 e O_2^- por meio de várias reações químicas	Conversão em H_2O pela glutationa peroxidase	Efeito de dano direto sobre lipídios, proteínas e DNA
Peroxinitrito (ONOO⁻)	Interação de O_2^- e NO mediada pela NO sintase	Conversão em nitrito pelas enzimas nas mitocôndrias e pelo citosol	Efeito de dano direto sobre lipídios, proteínas e DNA

ClO⁻, hipoclorito; *NO*, óxido nítrico; *SOD*, superóxido dismutase.

As ERO são normalmente produzidas por meio de duas vias principais.

- **As ERO são produzidas em pequenas quantidades em todas as células durante as reações de oxirredução (redox) que ocorrem durante a geração de energia.** Nesse processo, o oxigênio molecular é reduzido nas mitocôndrias pela adição sequencial de quatro elétrons para produzir água. Entretanto, essa reação é imperfeita; quando o oxigênio está apenas parcialmente reduzido, são produzidas pequenas quantidades de intermediários tóxicos altamente reativos e de vida curta. Dentre esses intermediários, encontra-se o superóxido (O_2^-), que é convertido em peróxido de hidrogênio (H_2O_2) espontaneamente e pela ação da enzima superóxido dismutase (SOD). O H_2O_2 é mais estável do que o O_2^- e pode atravessar membranas biológicas. Na presença de metais, como o Fe^{2+}, o H_2O_2 é convertido em radical hidroxila •OH altamente reativo. Radiação ionizante e altas doses de luz ultravioleta podem aumentar a produção de ERO mediante hidrólise da água em radicais livres de hidroxila (•OH) e hidrogênio (H•).
- **As ERO são produzidas em leucócitos fagocíticos, principalmente neutrófilos,** como uma arma para a destruição dos microrganismos ingeridos e outras substâncias durante a inflamação (Capítulo 2). As ERO são geradas nos fagolisossomos dos leucócitos por um processo similar à respiração mitocondrial que é chamado de *explosão oxidativa* (ou *explosão respiratória*). Nesse processo, a enzima fagócito oxidase, localizada nas membranas dos fagolisossomos, catalisa a geração de superóxido, que é convertido em H_2O_2. O H_2O_2, por sua vez, é convertido em um composto de hipoclorito altamente reativo (o principal componente da água sanitária doméstica) pela enzima mieloperoxidase, que é abundante em leucócitos, especialmente nos neutrófilos. As ERO liberadas dos neutrófilos podem lesar os tecidos.

As células desenvolveram mecanismos que removem os radicais livres e, desse modo, minimizam seus efeitos nocivos. Os radicais livres são essencialmente instáveis e se degradam espontaneamente. Há também sistemas não enzimáticos e enzimáticos, chamados algumas vezes de removedores de radicais livres ("*scavengers*"), que atuam para inativá-los (ver Figura 1.16):

- *Superóxido dismutases* (*SODs*), que são encontradas em muito tipos celulares e convertem superóxido em H_2O_2, que é degradado pela catalase (ver adiante)

- *Glutationa peroxidases*, que formam uma família de enzimas cuja principal função é proteger as células do dano oxidativo. O membro mais abundante dessa família, a glutationa peroxidase 1, é encontrada no citoplasma de todas as células. Ela catalisa a decomposição de H_2O_2 em H_2O
- *Catalase*, presente nos peroxissomos, que catalisa a decomposição de peróxido de hidrogênio em O_2 e H_2O. É altamente eficiente, sendo capaz de degradar milhões de moléculas de H_2O_2 por segundo
- *Antioxidantes endógenos ou exógenos* (p. ex., vitaminas E, A e C e betacaroteno), que podem bloquear a formação de radicais livres ou eliminá-los assim que são formados.

Lesão celular causada por espécies reativas de oxigênio

As espécies reativas de oxigênio causam lesão celular por danificarem múltiplos componentes das células (ver Figura 1.16):

- *Peroxidação dos lipídios da membrana*: as ERO danificam as membranas plasmáticas, assim como as membranas mitocondriais e lisossomais, porque as ligações duplas nos lipídios da membrana são vulneráveis ao ataque dos radicais livres. As interações lipídio–radical produzem peróxidos, os quais, por sua vez, são instáveis e reativos, e segue-se uma reação autocatalítica em cadeia
- *Ligações cruzadas e outras alterações nas proteínas*: os radicais livres promovem reações cruzadas mediadas por sulfidrila nas proteínas, o que resulta em aumento da degradação ou em perda de atividade funcional. As reações por radicais livres podem também diretamente causar fragmentação de polipeptídeos. As proteínas danificadas podem falhar em dobrar-se corretamente, disparando a resposta proteica mal enovelada, que será descrita adiante
- *Dano ao DNA*: as reações com radical livre provocam dano de vários tipos ao DNA, notavelmente mutações e quebras do DNA. Esse dano ao DNA tem sido implicado em morte celular por apoptose, envelhecimento e transformação maligna das células.

Além de seu papel na lesão celular e na destruição de microrganismos, as ERO em baixas concentrações podem estar envolvidas em numerosas vias de sinalização em células e, portanto, em reações fisiológicas.

Dano à membrana

A maioria das formas de lesão celular que culminam em necrose caracteriza-se pelo aumento da permeabilidade da membrana que acaba por levar a um dano evidente à membrana. As membranas celulares podem ser danificadas por ERO, diminuição da biossíntese de fosfolipídios (decorrente de hipoxia e privação de nutrientes), aumento da degradação (p. ex., após ativação da fosfatase por aumento de cálcio intracelular) e anormalidades citoesqueléticas que rompem as fixações da membrana plasmática (Figura 1.17). Os locais mais importantes de dano à membrana são os seguintes:

- *Dano à membrana mitocondrial*, discutido anteriormente
- *Dano à membrana plasmática*, que leva à perda do equilíbrio osmótico e ao influxo de líquidos e íons, assim como à perda de conteúdo celular
- *Lesão às membranas lisossomais*, levando ao extravasamento de enzimas lisossomais para dentro do citoplasma, como as hidrolases ácidas, que são ativadas no pH intracelular ácido da célula lesada (p. ex., isquêmica). Essas enzimas digerem numerosos componentes celulares, causando dano irreversível e necrose.

Distúrbio na homeostasia de cálcio

Os íons cálcio normalmente servem como segundos mensageiros em várias vias de sinalização; porém, se liberados dentro do citoplasma

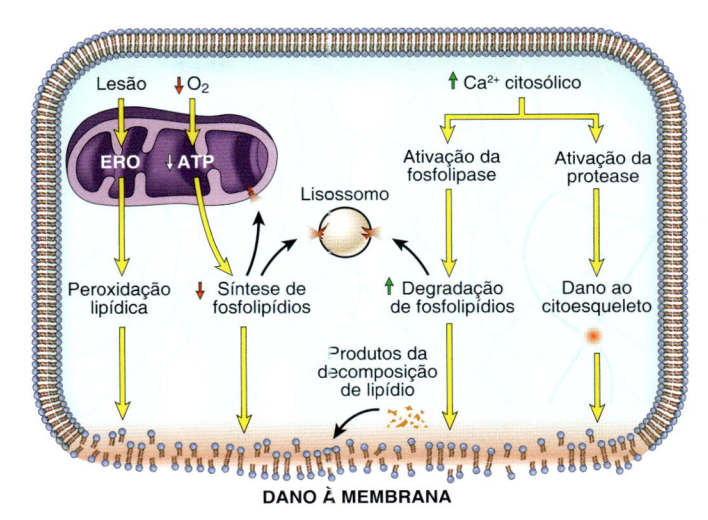

Figura 1.17 Mecanismos de dano à membrana. Diminuição de O_2 e aumento de Ca^{2+} citosólico são normalmente observados na isquemia, mas podem acompanhar outras formas de lesão celular. As espécies reativas de oxigênio (ERO), que geralmente são produzidas na reperfusão de tecidos isquêmicos, também causam danos à membrana (não mostrado). ATP, adenosina trifosfato.

das células em quantidades excessivas, são também uma fonte importante de lesão celular. O Ca^{2+} citosólico livre normalmente é mantido em concentrações muito mais baixas (cerca de 0,1 µmol) do que o Ca^{2+} extracelular (1,3 µmol) e a maior parte do Ca^{2+} intracelular é sequestrada nas mitocôndrias e no RE. Isquemia e certas toxinas aumentam o Ca^{2+} citosólico, inicialmente em decorrência da liberação de reservas intracelulares e posteriormente pelo influxo aumentado através da membrana plasmática disfuncional. O excessivo Ca^{2+} intracelular pode causar lesão celular pela ativação de várias enzimas, por exemplo, proteases e fosfolipases, que danificam os componentes celulares.

Estresse no retículo endoplasmático

O acúmulo de proteínas mal enoveladas em uma célula pode estressar as vias compensatórias no RE e levar à morte celular por apoptose. Durante a síntese de proteínas, as chaperonas no RE aumentam o enovelamento correto das proteínas recém-sintetizadas, mas esse processo é imperfeito, sendo produzidos alguns polipeptídeos mal enovelados, os quais se tornam alvos de proteólise por meio de ubiquitinação. Quando as proteínas mal enoveladas se acumulam no RE, elas induzem uma resposta celular protetora chamada de **resposta à proteína não enovelada** (Figura 1.18). Essa resposta adaptativa ativa as vias de sinalização que aumentam a produção de chaperonas e retardam a tradução da proteína, reduzindo, assim, os níveis das proteínas mal enoveladas na célula. Entretanto, se a quantidade de proteínas mal enoveladas exceder o que pode ser manipulado pela resposta adaptativa, serão gerados sinais adicionais que ativam os sensores pró-apoptóticos, o que leva à apoptose principalmente pela via mitocondrial (intrínseca).

O acúmulo intracelular de proteínas mal enoveladas pode ser causado pelas anormalidades que aumentam a produção dessas proteínas ou reduzem a capacidade para sua eliminação. Isso pode resultar de mutações que levam à produção de proteínas anormais; de envelhecimento, que está associado à diminuição da capacidade de corrigir o enovelamento ruim; de infecções, especialmente as virais, em que as proteínas microbianas são sintetizadas em quantidades tão grandes que ultrapassam o sistema de controle de qualidade que normalmente assegura o correto enovelamento da proteína; e de

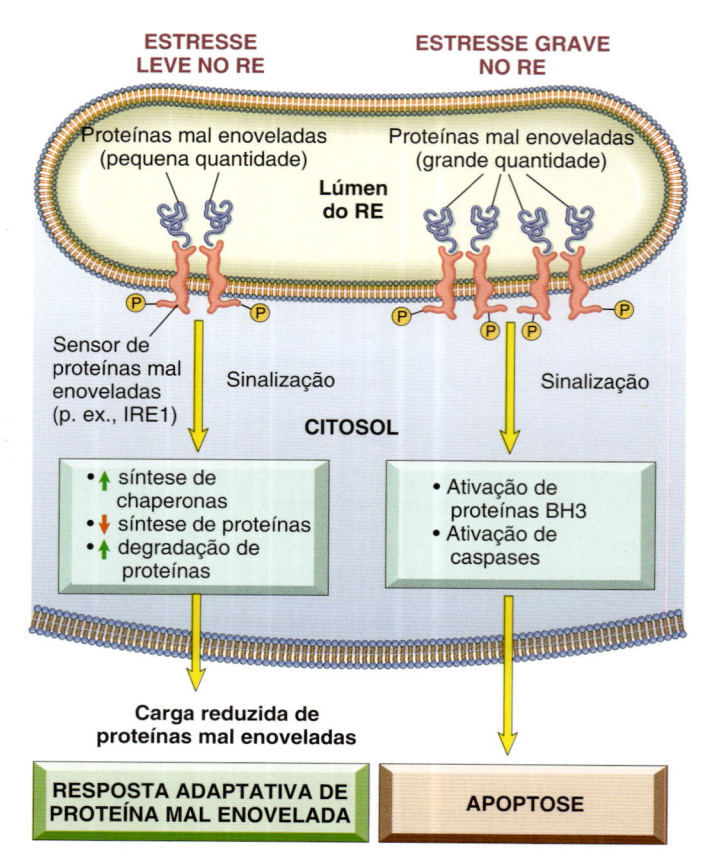

Figura 1.18 Resposta à proteína mal enovelada e ao estresse no retículo endoplasmático (RE). A presença de proteínas mal enoveladas no RE é detectada pelos sensores na membrana do RE, como a quinase IRE1, que formam oligômeros e são ativados por fosforilação (sendo a extensão de ambos proporcional à quantidade de proteínas mal enoveladas). Isso deflagra uma resposta adaptativa à proteína mal enovelada que pode proteger a célula das consequências nocivas das proteínas mal enoveladas. Quando o nível de proteínas mal enoveladas é muito grande para ser corrigido, a via mitocondrial da apoptose é induzida, e a célula, irreparavelmente lesada, morre; isso também é chamado de resposta terminal à proteína mal enovelada. *IRE1*, enzima que necessita do inositol-1.

alterações no pH intracelular e no estado redox. A privação de glicose e oxigênio, como na isquemia e na hipoxia, pode também aumentar a carga de proteínas mal enoveladas.

O enovelamento ruim de proteínas dentro das células pode causar doenças por criar deficiência de uma proteína essencial ou por induzir a apoptose (Tabela 1.4). As proteínas mal enoveladas geralmente perdem sua atividade e são rapidamente degradadas, o que pode contribuir para a perda de função. Se essa função for essencial, segue-se a lesão celular. Um exemplo é a fibrose cística, que é causada por mutações herdadas em um proteína de transporte de membrana e algumas delas impedem seu enovelamento normal. A lesão celular resultante do enovelamento ruim de proteínas é reconhecida como uma característica de várias doenças (ver Tabela 1.4).

Dano ao DNA

A exposição das células à radiação ou a agentes quimioterápicos, a produção intracelular de ERO e a aquisição de mutações podem induzir dano ao DNA, que, se for grave, pode deflagrar a morte por apoptose. O dano ao DNA é percebido pelas proteínas sentinelas intracelulares, que transmitem sinais que levam ao acúmulo da proteína p53. A proteína p53 primeiramente interrompe o ciclo celular (na fase G1) para permitir que o DNA seja reparado antes de se replicar (Capítulo 6). Entretanto, se o dano for excessivo e assim não puder ser reparado com sucesso, a p53 deflagrará a apoptose, principalmente pela via mitocondrial. Quando a p53 está mutada ou ausente (como ocorre em certos cânceres), as células com DNA danificado, que de outra forma sofreriam apoptose, sobrevivem. Nessas células, o dano ao DNA pode resultar em vários tipos de alterações genômicas (p. ex., deleções cromossômicas) que levam à transformação neoplásica (Capítulo 6).

Exemplos clinicopatológicos de lesão celular e necrose

Os mecanismos envolvidos em algumas causas comuns de lesão celular que culminam em necrose estão resumidos a seguir.

Hipoxia e isquemia

A privação de oxigênio é uma das causas mais frequentes de lesão celular e morte celular por necrose em medicina clínica. O oxigênio é necessário para a fosforilação oxidativa e a geração de ATP, a reserva de energia das células. Portanto, as células privadas de oxigênio estão em risco de sofrer falência catastrófica de muitas funções essenciais. Diferentemente da hipoxia, em que o fluxo sanguíneo é mantido e durante a qual a produção de energia por glicólise anaeróbica pode continuar, a isquemia compromete a liberação de substratos para a glicólise. Assim, nos tecidos isquêmicos, não cessa apenas o metabolismo aeróbico, mas também a produção de energia anaeróbica falha após a exaustão de substratos glicolíticos, ou a glicólise é inibida pelo acúmulo de metabólitos, os quais de outro modo seriam removidos pelo fluxo sanguíneo. Por essa razão, a isquemia causa lesões celulares e teciduais mais rápidas e graves que a hipoxia.

As células submetidas ao estresse da hipoxia que não morrem imediatamente ativam mecanismos compensatórios induzidos por fatores de transcrição da família do fator induzível por hipoxia (HIF, do inglês *hipoxia-inducible factor*). O HIF simula a síntese de várias proteínas que ajudam a célula a sobreviver em face de baixo oxigênio. Algumas dessas proteínas, como o fator de crescimento endotelial vascular (VEGF, do inglês *vascular endothelial growth factor*), estimulam o crescimento de novos vasos e, desse modo, aumentam o fluxo sanguíneo e o suprimento de oxigênio. Outras proteínas induzidas pelo HIF causam alterações adaptativas no metabolismo celular por meio da estimulação da captação de glicose e por meio da glicólise. A glicólise anaeróbica pode gerar ATP na ausência de oxigênio usando a glicose derivada da circulação ou da hidrólise de glicogênio intracelular. Os tecidos com maior capacidade glicolítica pela presença de glicogênio (p. ex., o fígado e o músculo estriado) podem sobreviver melhor à perda de oxigênio e à diminuição da fosforilação oxidativa do que os tecidos com limitadas reservas de glicogênio (p. ex., o cérebro).

Hipoxia e isquemia persistentes ou graves levam à depleção de ATP. A perda dessa fundamental fonte de energia resulta na falha da bomba de sódio da membrana plasmática, na diminuição do pH intracelular, causando alterações nas atividades de muitas enzimas, no aumento da geração das ERO e em defeitos na síntese de proteínas (Figura 1.19). Essas alterações foram descritas na discussão sobre o dano mitocondrial.

Lesão por isquemia-reperfusão

Sob certas circunstâncias, **a restauração do fluxo sanguíneo para os tecidos isquêmicos, mas viáveis, resulta, paradoxalmente, em maior lesão celular e necrose.** Esse é um desfecho contrário ao esperado de restauração do fluxo sanguíneo, o que deve resultar na recuperação das células reversivelmente lesadas. Essa chamada *lesão por*

Tabela 1.4 Doenças causadas por proteínas mal enoveladas.

Doença	Proteína afetada	Patogênese
Doenças causadas por proteínas mutantes que são degradadas e ficam deficientes		
Fibrose cística[a]	Regulador de condutância transmembrana da fibrose cística (CFTR, do inglês *cystic fibrosis transmembrane conductance regulator*)	A perda do CFTR leva a defeitos no transporte de íons
Hipercolesterolemia[a] familiar	Receptor de LDL	Perda do receptor de LDL levando à hipercolesterolemia
Doença de Tay-Sachs[a]	Hexosaminidase subunidade α	A falta da enzima lisossomal leva ao armazenamento de gangliosídeos GM_2 em neurônios
Doenças causadas por proteínas mal enoveladas que resultam em perda celular induzida por estresse no RE		
Retinite pigmentosa[a]	Rodopsina	O enovelamento anormal de rodopsina causa perda de fotorreceptor e cegueira
Doença de Creutzfeldt-Jakob	Príons	O enovelamento anormal de PrP^{sc} causa morte celular neuronal
Doenças causadas por proteínas mal enoveladas que resultam de perda celular induzida por estresse no RE e por deficiência funcional das proteínas		
Deficiência de α-1-antitripsina	α-1-antitripsina	O armazenamento de proteínas não funcionais em hepatócitos causa apoptose; a ausência de atividade enzimática nos pulmões causa destruição de tecido elástico, dando então origem a enfisema

[a]O enovelamento ruim é responsável pela disfunção das proteínas e pela lesão celular em uma subpopulação de subtipos moleculares. São mostrados exemplos ilustrativos de doenças nas quais a proteína mal enovelada é um mecanismo de distúrbio funcional ou de lesão celular ou tecidual. *CFTR*, transportador de fibrose cística; *LDL*, lipoproteína de baixa densidade (do inglês *low density lipoprotein*); *PrP*, proteína príon.

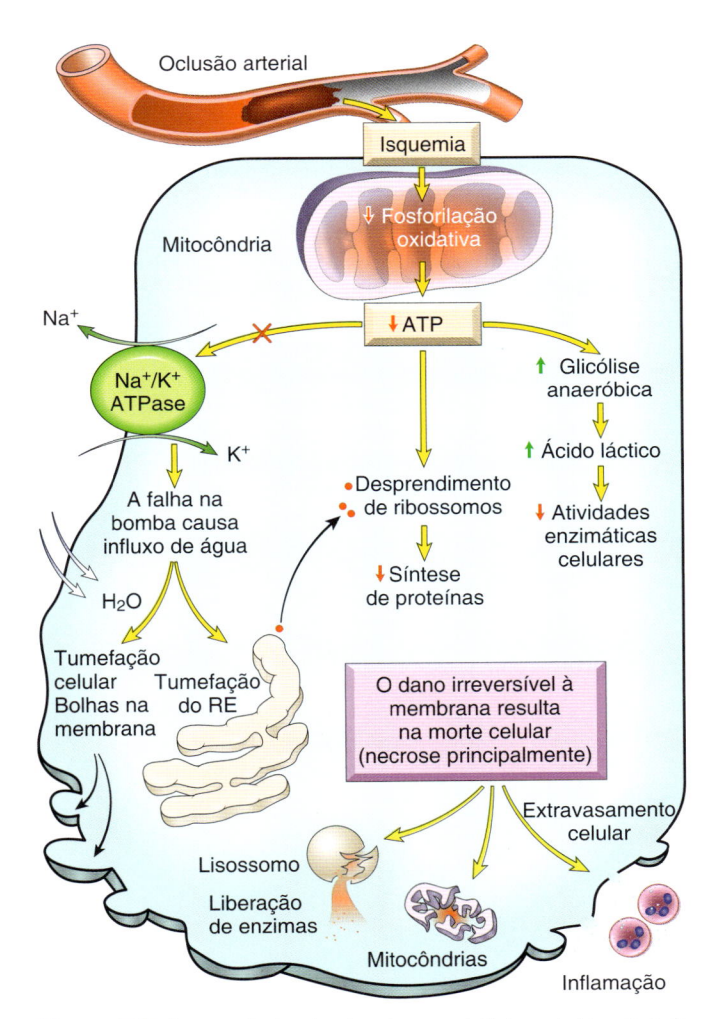

Figura 1.19 Consequências funcionais e morfológicas da hipoxia e da isquemia. Somente a porção esquerda inferior da célula é mostrada como tumefeita, mas a tumefação celular é geralmente uniforme por toda a célula lesada. *ATP*, adenosina trifosfato; *RE*, retículo endoplasmático.

isquemia-reperfusão é um processo clinicamente importante que pode contribuir significativamente para o dano tecidual, em especial após as isquemias miocárdica e cerebral.

Vários mecanismos podem ser responsáveis pela exacerbação da lesão celular por reperfusão dos tecidos isquêmicos:

- Pode ocorrer *aumento na produção de ERO* durante a reoxigenação, exacerbando então o dano (descrito anteriormente). Algumas ERO podem ser geradas pelas células lesadas cujas mitocôndrias danificadas não podem realizar a completa redução de oxigênio, e os mecanismos antioxidantes de defesa das células podem estar comprometidos por isquemia, o que agrava a situação. As ERO geradas pelos leucócitos infiltrativos podem também contribuir para o dano às células lesadas vulneráveis
- O *influxo de cálcio* pode causar lesão pelos mecanismos descritos anteriormente.

A inflamação que é induzida pela lesão isquêmica aumenta com a reperfusão em decorrência do aumento do influxo e da ativação de leucócitos, cujos produtos causam lesão tecidual adicional (Capítulo 2). A ativação do sistema complemento pode também contribuir para a lesão por isquemia-reperfusão.

Lesão celular causada por toxinas

As toxinas, incluindo substâncias químicas ambientais e substâncias produzidas por patógenos infecciosos, induzem uma lesão celular que normalmente culmina em necrose. Diferentes tipos de toxinas causam lesão celular por meio de dois mecanismos gerais:

- *Toxinas de ação direta*: algumas toxinas atuam diretamente pela combinação com um componente molecular crítico ou uma organela celular. Por exemplo, na intoxicação por cloreto de mercúrio (como pode ocorrer pela ingestão de frutos do mar contaminados; Capítulo 7), o mercúrio se liga aos grupos sulfidrila de várias proteínas da membrana celular, inibindo o transporte dependente de ATP e aumentando a permeabilidade da membrana. Muitos fármacos quimioterápicos usados para tratar cânceres induzem a lesão celular, geralmente ao DNA, por meio de efeitos citotóxicos diretos. Também estão incluídas nessa classe as toxinas elaboradas pelos patógenos infecciosos, que muitas vezes causam dano por terem como alvos as proteínas do hospedeiro que são necessárias para as funções essenciais, como a síntese de proteínas e o transporte de íons. Por exemplo, a toxina diftérica produzida por *Corynebacterium diphtheriae* inibe a síntese de proteínas, e diferentes subunidades da toxina antraz produzida por *Bacillus anthracis* promovem o influxo de água para dentro das células e degradam enzimas críticas, como as MAP quinases, que estão envolvidas em muitas funções celulares

- *Toxinas latentes*: outras substâncias químicas se tornam ativas somente após sua conversão em metabólitos reativos, que então atuam sobre as células-alvo. Essa conversão normalmente é realizada pelo citocromo P-450 no RE liso do fígado e de outros órgãos. Embora os metabólitos possam causar dano à membrana e lesão celular por meio de uma ligação covalente direta às proteínas e aos lipídios, o mecanismo mais importante de lesão celular envolve a formação de radicais livres. Dois exemplos clássicos desse tipo de lesão envolvem o solvente tetracloreto de carbono e o fármaco acetaminofeno

  - O *tetracloreto de carbono* (CCl_4) teve uso amplo no passado na indústria de limpeza a seco, mas atualmente está banido. O CCl_4 é convertido no radical livre tóxico $CCl_3\bullet$, principalmente no fígado, e esse radical livre é a causa de lesão celular, principalmente por meio da peroxidação dos fosfolipídios de membranas. Em menos de 30 minutos após a exposição ao CCl_4, ocorre dano suficiente às membranas do RE dos hepatócitos para causar diminuição nas sínteses de enzimas e de proteínas plasmáticas; dentro de 2 horas, ocorrem edema no RE liso e dissociação dos ribossomos do RE rugoso. Em razão da síntese reduzida de proteínas de transporte, ocorre também diminuição da secreção de triglicerídeos, resultando na esteatose da intoxicação por CCl_4. Seguem-se a lesão mitocondrial e a diminuição das reservas de ATP e, consequentemente, o transporte defeituoso de íons e a progressiva tumefação celular, e a membrana plasmática é ainda mais danificada pela peroxidação lipídica. O desfecho pode ser a morte celular
  - *Intoxicação por acetaminofeno*, um fármaco de uso amplo como analgésico e antipirético, é a principal causa de insuficiência hepática aguda nos EUA (Capítulo 14). Se ingerido nas doses recomendadas, as vias metabólicas que convertem o acetaminofeno em produtos não tóxicos serão dominantes; porém, em altas doses, essas vias se tornam saturadas e o fármaco é metabolizado no fígado pelo sistema P-450 em um intermediário altamente tóxico capaz de causar lesão aos hepatócitos.

ADAPTAÇÕES CELULARES AO ESTRESSE

As adaptações são alterações reversíveis em número, tamanho, fenótipo, atividade metabólica ou funções das células em resposta às mudanças em seu ambiente. As *adaptações fisiológicas* incluem as respostas das células à estimulação normal dos hormônios ou dos mediadores químicos endógenos (p. ex., aumento da mama e do útero induzido por hormônio durante a gravidez) ou às demandas do estresse mecânico (no caso de ossos e músculos). As *adaptações patológicas* são respostas ao estresse que permitem às células modularem sua estrutura e sua função e, desse modo, escapar da lesão, mas à custa da função normal. As adaptações fisiológicas e patológicas podem assumir várias formas diferentes, conforme descrito a seguir.

Hipertrofia

Hipertrofia refere-se a um aumento das células que resulta no aumento de tamanho de um órgão. Em contrapartida, hiperplasia (discutida em seguida) é um aumento no número de células. Na hipertrofia pura, não há novas células, apenas células maiores contendo maiores quantidades de proteínas estruturais e organelas. A hipertrofia pura está principalmente confinada aos tipos celulares com limitada capacidade de divisão. Em outros tecidos, a hipertrofia e a hiperplasia podem ocorrer juntas e se combinarem para produzir um órgão maior (hipertrófico).

A hipertrofia pode ser fisiológica ou patológica e é causada pelo aumento da demanda funcional, pelo fator de crescimento ou pela estimulação hormonal.

- A *dilatação fisiológica do útero* durante a gravidez ocorre em consequência da hipertrofia e da hiperplasia do músculo liso estimuladas pelo estrógeno (Figura 1.20). Em contraste, em resposta à carga de trabalho aumentada, as células tanto do músculo esquelético como do coração sofrem apenas hipertrofia, pois estes tipos celulares têm limitada capacidade de divisão
- A *hipertrofia patológica do coração* ocorre com a hipertensão e outras doenças que elevam as pressões intracardíacas, como o estreitamento da valva aórtica (estenose) (Figura 1.21). Nessas situações, as células miocárdicas são submetidas a uma carga de

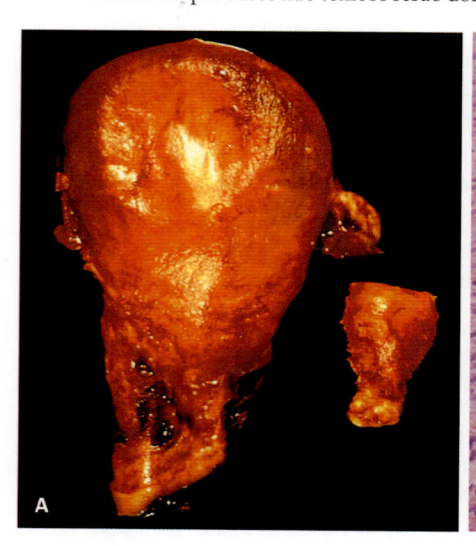

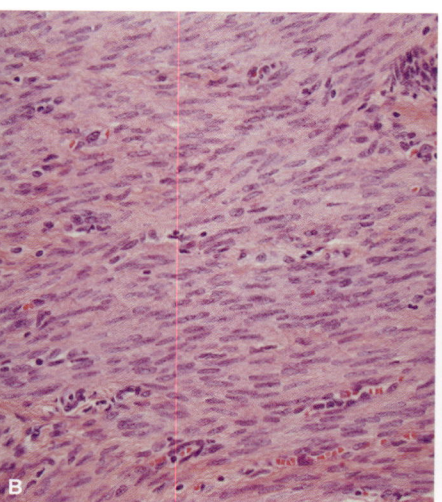

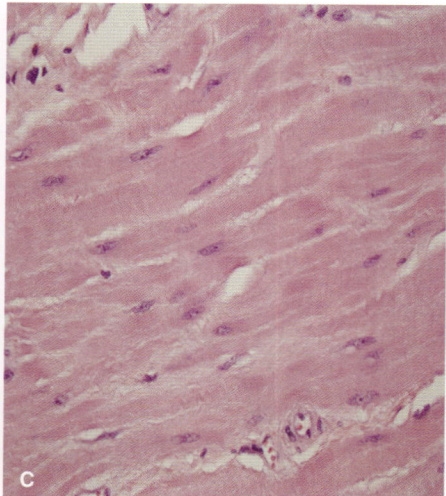

Figura 1.20 Hipertrofia fisiológica do útero durante gravidez. **A.** Aparência macroscópica de um útero não gravídico (*direita*) e de um útero gravídico (*esquerda*) que foi removido por causa de hemorragia pós-parto. **B.** Pequenas células fusiformes da musculatura lisa de um útero não gravídico. **C.** Grandes células roliças e hipertrofiadas da musculatura lisa de um útero gravídico; compare com **B.** (**B** e **C**, mesmo aumento.)

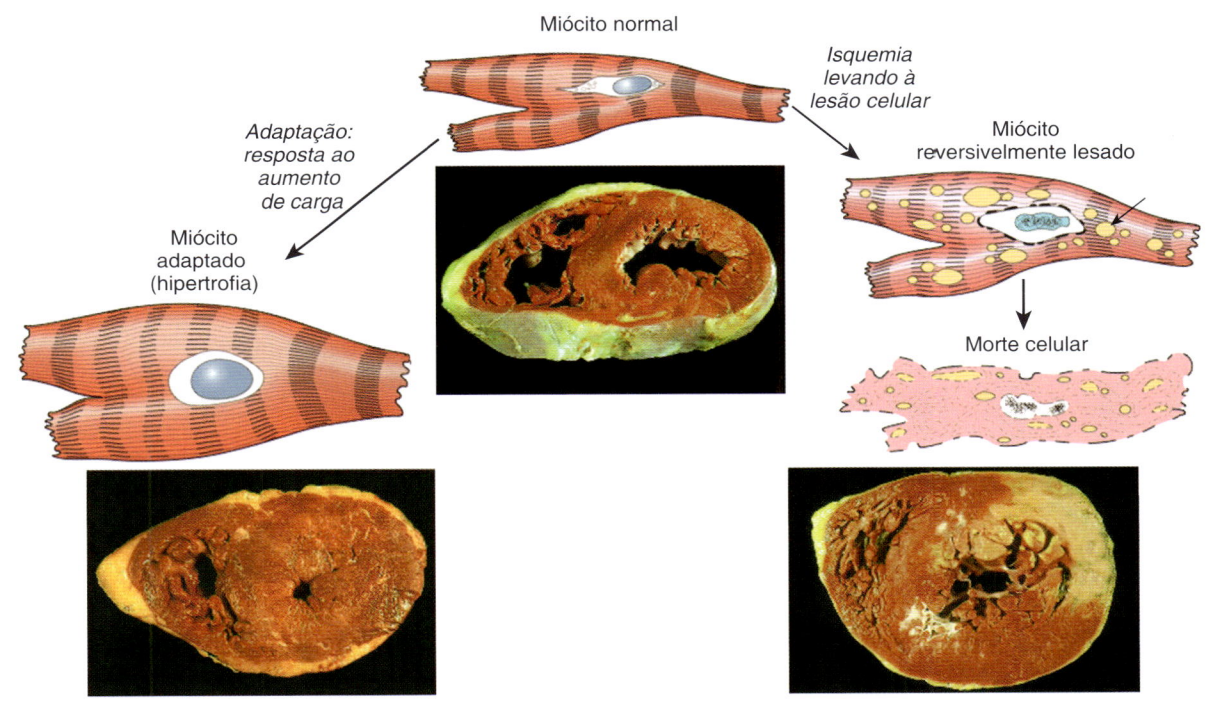

Figura 1.21 Relação entre as células miocárdicas normais, adaptadas, reversivelmente lesadas e mortas. A adaptação celular aqui representada é a hipertrofia, a causa da lesão reversível é a isquemia, enquanto a lesão irreversível é a necrose coagulativa isquêmica. No exemplo de hipertrofia miocárdica (*parte inferior esquerda*), a parede ventricular esquerda é mais espessa que 2 cm (normal: entre 1 e 1,5 cm). O miocárdio com lesão reversível (*parte superior direita*) mostra um comprometimento funcional sem alterações macroscópicas ou microscópicas leves, ou alterações reversíveis como tumefação celular e alteração adiposa (*seta*). Na amostra que exibe necrose (*parte inferior direita*), a área transmural clara no ventrículo esquerdo posterolateral representa um infarto agudo do miocárdio. Os três cortes transversais do miocárdio foram corados com cloreto de trifeniltetrazólio, um substrato enzimático que cora em magenta o miocárdio viável. A falha na coloração se deve à perda de enzimas após a morte celular.

trabalho aumentada de modo persistente e se adaptam por meio do aumento de volume para gerar a força contrátil maior necessária. A hipertrofia pode também ser um prenúncio de lesão celular.

Os mecanismos de hipertrofia têm sido estudados de forma mais completa no coração. A hipertrofia cardíaca ocorre em resposta a gatilhos mecânicos, como o estiramento, com resultante liberação de mediadores solúveis que estimulam o crescimento celular, como os fatores de crescimento e os hormônios adrenérgicos. Esses estímulos ativam as vias de transdução de sinal que induzem a expressão dos genes codificadores de várias proteínas celulares. Um resultado é a síntese de mais miofilamentos por célula, o que aumenta a força gerada a cada contração, possibilitando à célula atender ao aumento das demandas de trabalho. Pode também haver uma mudança nas proteínas contráteis das formas adultas para as formas fetais ou neonatais. Por exemplo, durante a hipertrofia, uma cadeia pesada de α-miosina é substituída pela forma β da cadeia pesada de miosina, que produz contrações mais lentas e energeticamente mais eficientes.

Uma adaptação ao estresse, como a hipertrofia, poderá progredir para lesão celular se o estresse não for aliviado ou se exceder a capacidade adaptativa do tecido. Quando isso acontece no coração em decorrência de hipertensão sustentada, aparecem alterações degenerativas nas fibras miocárdicas, sendo as mais importantes a fragmentação e a perda de elementos contráteis miofibrilares. Não se sabe por que a hipertrofia progride para essas alterações regressivas; pode haver limites finitos na capacidade da vasculatura para suprir adequadamente as fibras aumentadas, assim como na das mitocôndrias para suprir ATP, ou na do mecanismo biossintético para prover proteínas contráteis suficientes ou outros elementos citoesqueléticos. O resultado final dessas alterações degenerativas é a dilatação ventricular e, por fim, a insuficiência cardíaca.

Hiperplasia

Hiperplasia é o aumento do número de células em um órgão que se origina de um aumento na proliferação, seja de células diferenciadas ou, em alguns casos, de células progenitoras. Como discutido anteriormente, a hiperplasia ocorre se o tecido contiver populações celulares capazes de replicação; ela pode ocorrer concomitantemente à hipertrofia e geralmente em resposta aos mesmos estímulos.

A hiperplasia pode ser fisiológica ou patológica; em ambas as situações, a proliferação celular é estimulada por hormônios ou fatores de crescimento.

- Os dois tipos de hiperplasia fisiológica são: (1) *hiperplasia hormonal*, exemplificada pela proliferação do epitélio glandular da mama feminina na puberdade e durante a gravidez; e (2) *hiperplasia compensatória*, em que o tecido residual cresce após remoção ou perda de parte de um órgão. Por exemplo, quando parte de um fígado é ressecada, a atividade mitótica nos hepatócitos remanescentes inicia-se 12 horas depois, eventualmente restaurando o fígado ao seu peso normal. Nesse contexto, os estímulos para a hiperplasia são os fatores de crescimento polipeptídicos produzidos pelos hepatócitos não lesados assim como pelas células não parenquimatosas no fígado (Capítulo 2). Quando o fígado retorna ao seu tamanho normal, a proliferação celular é interrompida pelos vários inibidores do crescimento

- *Desequilíbrios hormonais podem levar à hiperplasia patológica.* Por exemplo, após um período menstrual, há uma eclosão na proliferação epitelial uterina que normalmente é regulada rigorosamente pelos efeitos estimuladores dos hormônios hipofisários e pelo estrógeno ovariano, assim como pelos efeitos inibidores da progesterona. Um distúrbio nesse equilíbrio, que leve a maior estimulação estrogênica, causa hiperplasia endometrial, um precedente comum de sangramento menstrual anormal. A hiperplasia prostática benigna é outro exemplo comum de hiperplasia patológica induzida pelas respostas à estimulação hormonal, neste caso por androgênios e estrógenos.

Um ponto importante é que, em todas essas situações, **o processo hiperplásico permanece controlado; se os sinais que o iniciaram diminuírem, a hiperplasia cessará**. É essa responsividade aos mecanismos normais de controle regulador que distingue a hiperplasia patológica do câncer, no qual os mecanismos de controle de crescimento tornam-se permanentemente desregulados ou ineficazes (Capítulo 6). Entretanto, em muitos casos, hiperplasia patológica constitui um solo fértil em que eventualmente podem surgir cânceres. Por exemplo, os pacientes com hiperplasia do endométrio estão em maior risco de desenvolver câncer endometrial (Capítulo 17).

Atrofia

Atrofia é o tamanho reduzido de um órgão ou tecido causado pela diminuição no tamanho e no número de células (Figura 1.22). Dentre as causas de atrofia, estão a diminuição da carga de trabalho (p. ex., imobilização de um membro para permitir a cura de uma fratura), a perda de inervação, a diminuição do suprimento sanguíneo, a nutrição inadequada, a perda de estimulação endócrina e o envelhecimento (atrofia senil). Embora algumas dessas causas sejam uma parte fisiológica da vida (p. ex., a perda de estimulação hormonal na menopausa) enquanto outras são patológicas (p. ex., denervação), as alterações celulares fundamentais são similares. A atrofia pode ser vista como um retraimento adaptativo a um tamanho celular menor em que a sobrevivência ainda é possível. Porém, com o tempo, à medida que a atrofia se agrava, as células afetadas podem ultrapassar um limiar adaptativo e sofrer apoptose.

A atrofia resulta da combinação da diminuição na síntese de proteínas com o aumento na degradação de proteínas.

- A síntese de proteínas diminui em razão da redução da atividade metabólica
- A degradação de proteínas celulares ocorre principalmente pela via ubiquitina-proteassomo. A deficiência e o desuso de nutrientes podem ativar as ubiquitina ligases, que fixam múltiplas cópias do pequeno peptídeo ubiquitina às proteínas celulares e as tornam seus alvos para degradação no proteassomo
- Em muitas situações, a atrofia também é acompanhada por maior autofagia, com consequentes aumentos dos vacúolos autofágicos. Conforme discutido anteriormente, a autofagia é o processo em que a célula em inanição devora suas próprias organelas na tentativa de sobreviver.

Metaplasia

Metaplasia é uma alteração em que um tipo celular adulto é substituído por outro tipo celular adulto. Neste tipo de adaptação celular, um tipo celular sensível a um estresse específico é substituído por outro tipo celular mais capaz de resistir ao ambiente adverso. Acredita-se que a metaplasia surja normalmente pela reprogramação de células-tronco para se diferenciar ao longo de uma nova via, em vez de pela alteração fenotípica de células diferenciadas (transdiferenciação).

A metaplasia epitelial é exemplificada pela alteração no epitélio respiratório que ocorre com o tabagismo prolongado. Nesse processo, as células epiteliais colunares ciliadas normais da traqueia e dos brônquios, relativamente delicadas, são substituídas por células epiteliais escamosas estratificadas resistentes (Figura 1.23), que são mais bem ajustadas para subsistir às substâncias químicas nocivas do cigarro. Embora o epitélio escamoso metaplásico tenha vantagens de sobrevivência, importantes mecanismos protetores são perdidos, como a secreção de muco e a remoção ciliar de material particulado. A metaplasia epitelial é, portanto, uma "faca de dois gumes".

Em outras situações, por exemplo no refluxo gástrico crônico, o epitélio escamoso estratificado normal da porção inferior do esôfago pode sofrer transformação metaplásica para epitélio colunar tipo gástrico ou intestinal. A metaplasia também pode ocorrer nas células mesenquimais; porém, nessas situações é geralmente uma reação a alguma alteração patológica, e não uma resposta adaptativa ao estresse. Por exemplo, ocasionalmente, forma-se osso em tecidos moles, em especial em focos de lesão.

Os fatores que induzem a alteração metaplásica, se persistentes, irão predispor à transformação maligna do epitélio. Existem muitos desses exemplos. Por exemplo, a metaplasia escamosa do epitélio respiratório constitui um solo rico para o desenvolvimento de cânceres de pulmão, que são compostos de células escamosas malignas. Da mesma forma, a metaplasia intestinal do estômago está associada ao desenvolvimento de câncer gástrico.

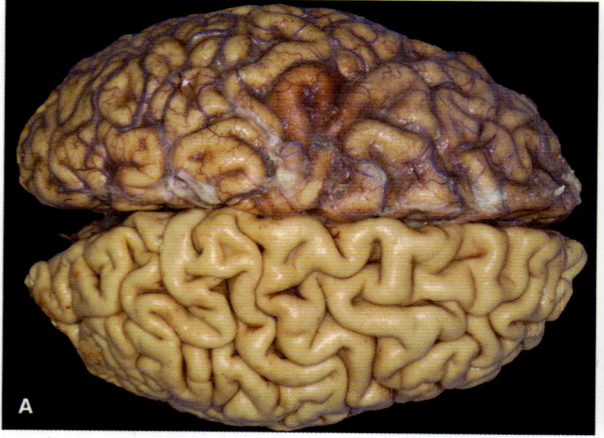

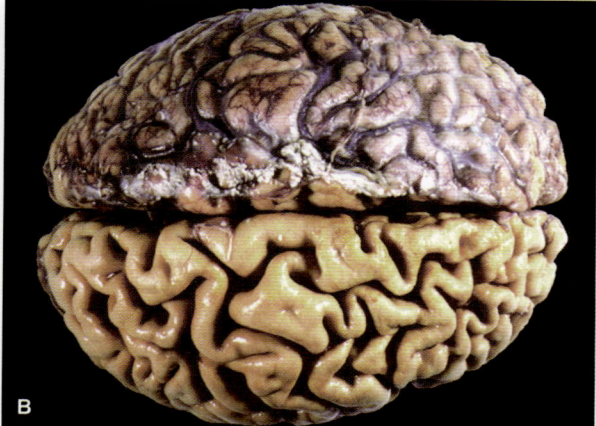

Figura 1.22 Atrofia cerebral. **A.** Cérebro normal de um adulto jovem. **B.** Atrofia cerebral em um homem de 81 anos com doença cerebrovascular aterosclerótica. A atrofia cerebral se deve ao envelhecimento e ao reduzido suprimento sanguíneo. Note que a perda de substância cerebral estreita os giros e alarga os sulcos. As meninges foram retiradas da metade inferior de cada amostra para revelar a superfície do cérebro.

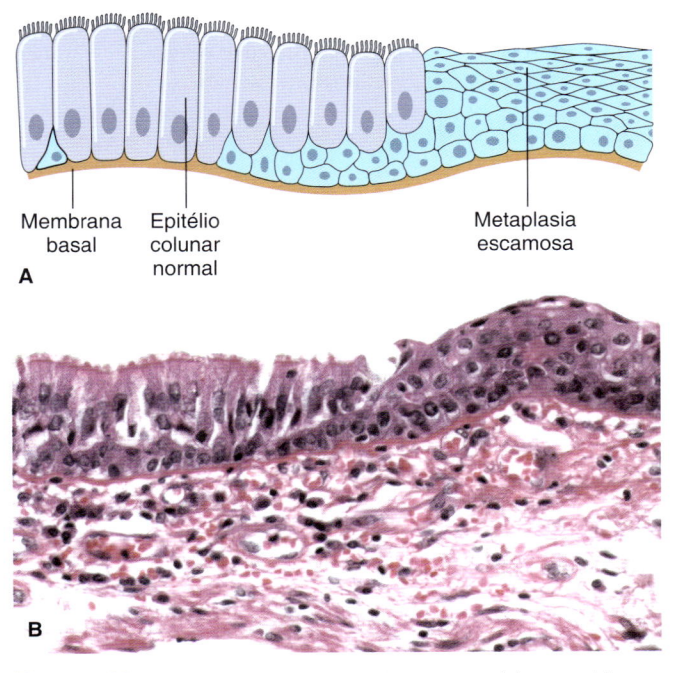

Figura 1.23 Metaplasia de epitélio colunar normal (*esquerda*) para epitélio escamoso em um brônquio (*direita*) mostrada de formas esquemática (**A**) e histológica (**B**).

DEPOSIÇÕES INTRACELULARES E EXTRACELULARES

Sob certas circunstâncias, células ou tecidos acumulam quantidades anormais de várias substâncias, que podem ser inofensivas ou causar lesão.

Acúmulos intracelulares

Os principais mecanismos de acúmulos intracelulares anormais são a remoção e a degradação inadequadas ou a excessiva produção de uma substância endógena, ou ainda a deposição de um material exógeno anormal (Figura 1.24). Os depósitos intracelulares podem estar localizados no citoplasma, dentro de organelas (normalmente lisossomos), ou no núcleo. São descritos exemplos de cada um deles.

Alteração gordurosa (esteatose). Alteração gordurosa refere-se ao acúmulo anormal de triglicerídeos dentro das células parenquimatosas. É observada com mais frequência no fígado, uma vez que este é o maior órgão envolvido no metabolismo da gordura, mas pode também ocorrer no coração, no músculo esquelético, no rim e em outros órgãos. A esteatose pode ser causada por toxinas, desnutrição proteica, diabetes, obesidade ou anoxia. O uso abusivo de álcool e o diabetes associado à obesidade são as causas mais comuns de alteração gordurosa no fígado (esteatose) em países de renda mais elevada. Esse processo é discutido em mais detalhes no Capítulo 14.

Colesterol e ésteres de colesterol. O metabolismo do colesterol celular é rigorosamente regulado para assegurar a síntese normal das membranas celulares (cujo colesterol é um importante componente) sem um significativo acúmulo intracelular. Entretanto, as células fagocíticas podem se tornar sobrecarregadas com lipídios (triglicerídeos, colesterol e ésteres de colesterol) em vários processos patológicos caracterizados por maior ingestão ou diminuição do catabolismo de lipídios. Dentre estes, a aterosclerose é o mais importante. O papel da deposição de lipídios e colesterol na patogênese da aterosclerose é discutido no Capítulo 8.

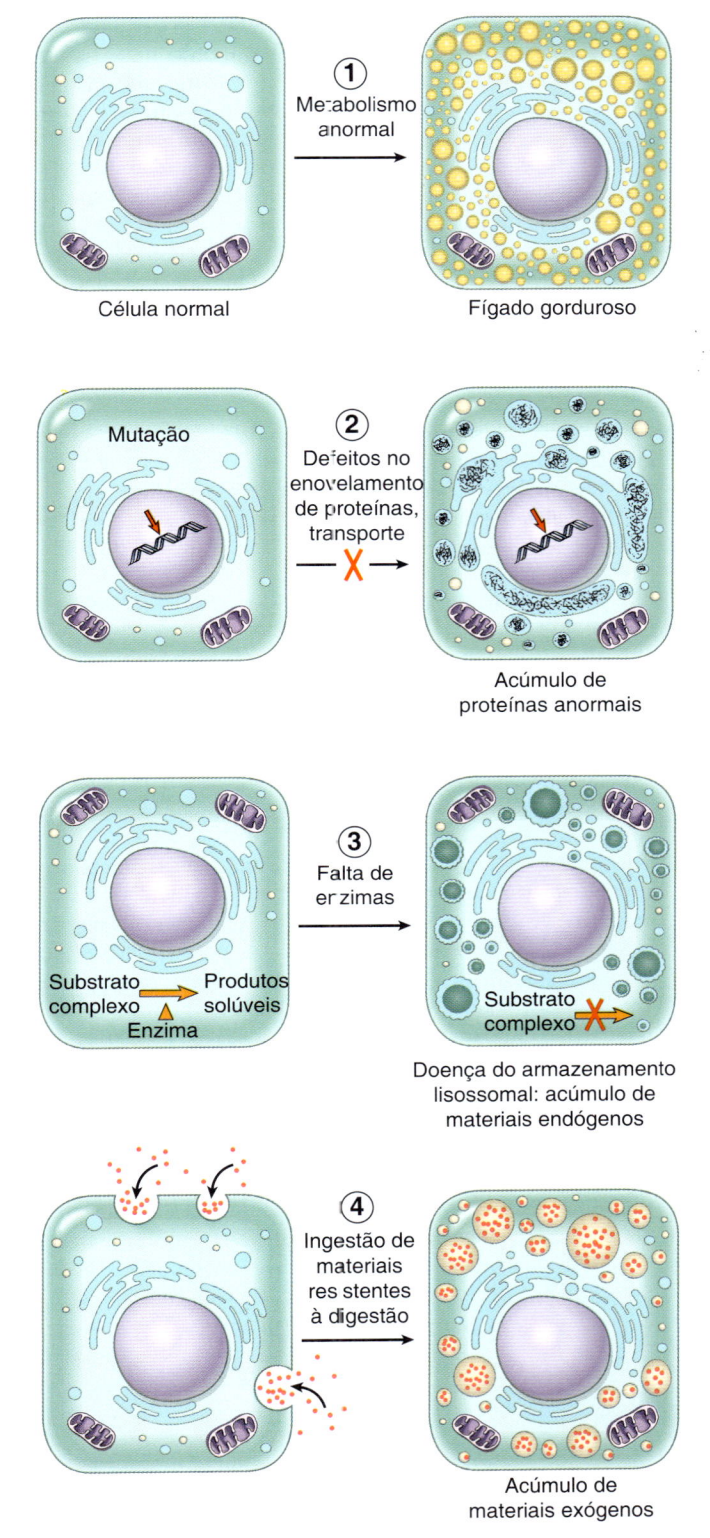

Figura 1.24 Mecanismos dos acúmulos intracelulares.

Proteínas. Os acúmulos morfologicamente visíveis de proteínas são menos comuns que os acúmulos de lipídios; eles podem ocorrer em razão de maior ingestão ou de maior síntese. No rim, por exemplo, quantidades-traço de albumina que se filtraram através do glomérulo são normalmente reabsorvidas por pinocitose nas porções convolutas dos túbulos proximais. Entretanto, nas doenças com extravasamento intenso de proteína através da filtração glomerular (p. ex., síndrome nefrótica; Capítulo 12), uma quantidade muito maior de proteínas extravasa na urina. As quantidades excessivas de albumina reabsorvidas acumulam-se em vesículas nas células epiteliais tubulares, nas quais são observadas como gotículas citoplasmáticas hialinas rosadas. Esse processo é reversível: se a proteinúria diminuir, a proteína será degradada e as gotículas hialinas desaparecerão. Outro exemplo é o acentuado acúmulo de imunoglobulinas que ocorre no RE rugoso de alguns plasmócitos formando corpúsculos de Russell eosinofílicos redondos. Outros exemplos de agregação de proteínas são discutidos em outra parte deste livro, como a degeneração hialina alcoólica no fígado (Capítulo 14) e os emaranhados neurofibrilares nos neurônios (Capítulo 21).

Glicogênio. Os depósitos intracelulares de glicogênio estão associados a anormalidades no metabolismo da glicose ou do glicogênio. No diabetes mal controlado, o principal exemplo de metabolismo anormal da glicose, o glicogênio acumula-se no epitélio tubular renal, nos miócitos cardíacos e nas células β das ilhotas de Langerhans. O glicogênio também se acumula dentro das células em um grupo de transtornos genéticos coletivamente chamados de doenças de armazenamento de glicogênio (Capítulo 4).

Pigmentos. Os pigmentos são substâncias coloridas e podem ser exógenos, provenientes da parte externa ao corpo, ou endógenos, sintetizados no interior do corpo.

- *Carbono*, o pigmento exógeno mais comum, é um poluente urbano onipresente no ar. Quando inalado, é fagocitado pelos macrófagos alveolares e transportado através dos canais linfáticos para os linfonodos traqueobronquiais regionais. Agregados do pigmento enegrecem os linfonodos drenantes e o parênquima pulmonar (*antracose*) (Capítulo 11).
- *Lipofuscina*, ou "pigmento de desgaste", é um material intracelular granular marrom-amarelado insolúvel que se acumula em uma variedade de tecidos (particularmente no coração, no fígado e no cérebro) em função da idade ou de atrofia. A lipofuscina representa complexos de lipídios e proteína produzidos pela peroxidação catalisada por radicais livres de lipídios poli-insaturados das membranas intracelulares. É um marcador de uma lesão progressa por radical livre, mas não é lesivo para a célula. Quando presente em grandes quantidades, o pigmento marrom (Figura 1.25) concede ao tecido atrófico, particularmente o coração, uma aparência denominada *atrofia marrom*.
- *Melanina* é um pigmento endógeno, marrom-escuro, sintetizado pelos melanócitos localizados na epiderme e atua como uma tela protetora contra a nociva radiação ultravioleta. Embora os melanócitos sejam a única fonte de melanina, os queratinócitos basais

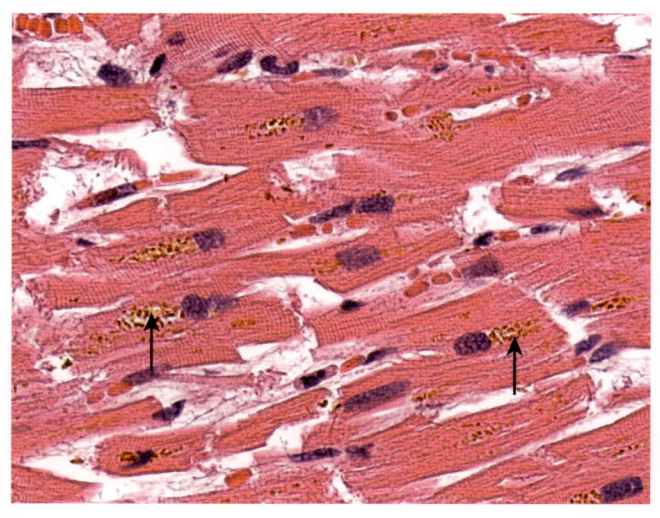

Figura 1.25 Grânulos de lipofuscina nos miócitos cardíacos (depósitos indicados por *setas*).

adjacentes na pele podem acumular o pigmento (p. ex., nas sardas), como também os macrófagos dérmicos

- *Hemossiderina* é um pigmento granular amarelo-dourado a marrom derivado da hemoglobina que se acumula nos tecidos quando há excesso de ferro local ou sistêmico. O ferro é armazenado normalmente no interior das células em associação com a proteína apoferritina, formando micelas de ferritina. O pigmento de hemossiderina representa grandes agregados de micelas de ferritina; estes são prontamente visualizados por microscopias óptica e eletrônica, e o ferro associado pode ser identificado de maneira inequívoca pela reação histoquímica do azul da Prússia (Figura 1.26). Embora o acúmulo de hemossiderina seja geralmente patológico, pequenas quantidades desse pigmento são normais nos fagócitos mononucleares da medula óssea, do baço e do fígado, que fagocitam e degradam as hemácias velhas e reciclam o seu ferro para apoiar a produção das novas (Capítulo 10). A excessiva deposição de hemossiderina, chamada de hemossiderose, e os acúmulos mais extensos de ferro vistos na hemocromatose hereditária são descritos no Capítulo 14.

Depósitos extracelulares: calcificação patológica

A calcificação patológica, que é observada em uma grande variedade de estados patológicos, é o resultado da deposição anormal de sais de cálcio. Pode ocorrer de duas maneiras.

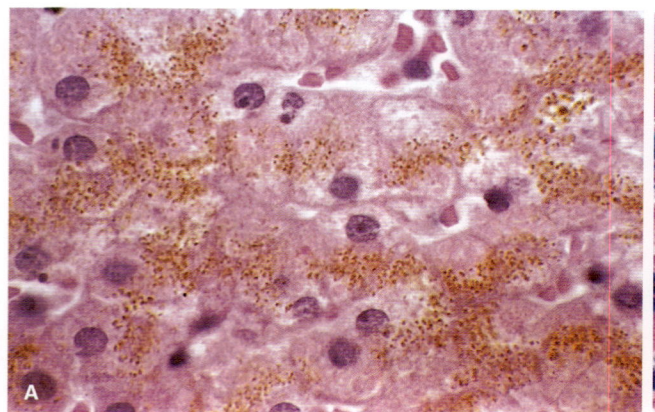

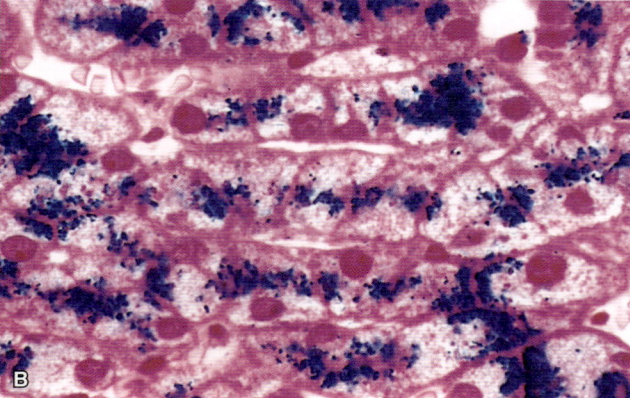

Figura 1.26 Grânulos de hemossiderina em hepatócitos. **A.** Corte corado por hematoxilina e eosina mostrando um pigmento marrom-dourado finamente granular. **B.** Depósitos de ferro revelados por um processo especial de coloração chamado reação de azul da Prússia.

- *Calcificação distrófica*: nessa forma, o metabolismo do cálcio é normal e o cálcio deposita-se em tecido lesado ou morto, como nas áreas de necrose de qualquer tipo. É praticamente sempre visto nas lesões arteriais da aterosclerose avançada (Capítulo 8). Embora a calcificação distrófica possa ser um achado casual que indique uma lesão celular anterior insignificante, ela também pode ser uma causa de disfunção de órgão. Por exemplo, a calcificação pode se desenvolver em valvas cardíacas velhas ou danificadas, resultando em um movimento da valva gravemente comprometido (Capítulo 9).

  A calcificação distrófica é iniciada por deposição extracelular de fosfato de cálcio cristalino na forma de vesículas ligadas à membrana, que podem ser derivadas de células lesadas, ou por deposição intracelular de cálcio nas mitocôndrias de células agonizantes. Acredita-se que o cálcio extracelular fique concentrado em vesículas por causa de sua afinidade pelos fosfolipídios na membrana, enquanto os fosfatos acumulam-se como consequência da ação das fosfatases ligadas à membrana. Os cristais são então propagados, formando depósitos maiores

- *Calcificação metastática*: essa forma está associada à hipercalcemia e pode ocorrer em tecidos que, sob outros aspectos, são normais. As principais causas de hipercalcemia são: (1) aumento da secreção de hormônio paratireóideo decorrente de tumores da paratireoide primários ou de hiperplasia, ou produção de proteína relacionada ao hormônio paratireóideo por neoplasias malignas; (2) destruição óssea em decorrência dos efeitos de renovação acelerada (p. ex., doença de Paget), da imobilização ou de tumores (aumento do catabolismo ósseo associado a mieloma múltiplo, leucemia ou metástases esqueléticas difusas); (3) distúrbios relacionados à vitamina D, incluindo intoxicação por vitamina D e sarcoidose (em que os macrófagos ativam o precursor da vitamina D); e (4) insuficiência renal, em que a retenção de fosfato leva ao hiperparatireoidismo secundário.

> **Morfologia**
>
> Independentemente do local, os sais de cálcio são visualizados ao exame macroscópico como grânulos finos ou agregados brancos, geralmente percebidos como depósitos granulares. A calcificação distrófica é comum em placas de aterosclerose e em áreas de necrose caseosa na tuberculose. Algumas vezes, um linfonodo com tuberculose é quase totalmente convertido em um cálculo radiopaco. Ao exame histológico, a calcificação aparece como depósitos basofílicos, que podem ser extracelulares e intracelulares. Com o tempo, pode se formar osso heterotópico no foco de calcificação.
>
> A calcificação metastática pode ocorrer amplamente por todo o corpo, mas afeta principalmente os tecidos intersticiais da vasculatura, dos rins, dos pulmões e da mucosa gástrica. Os depósitos de cálcio assemelham-se morfologicamente àqueles descritos na calcificação distrófica. Embora geralmente não causem disfunção clínica, calcificações extensas podem ser evidentes nos pulmões em radiografias e produzir déficits respiratórios, enquanto os depósitos massivos no rim (nefrocalcinose) podem levar ao dano renal.

ENVELHECIMENTO CELULAR

Nos animais multicelulares, durante o início da vida, a seleção natural favorece fortemente as variantes genéticas que aumentam a reprodução, pois essas variantes serão transmitidas à prole e servirão para manter a população. Em contrapartida, os mecanismos de reparo do DNA não precisam ser perfeitos, contanto que sejam suficientes para permitir a sobrevivência durante os anos reprodutivos. Como resultado de um reparo imperfeito do DNA, com o tempo, as mutações acumulam-se e aquelas que são deletérias contribuem para o envelhecimento celular. O envelhecimento é mediado pelo declínio progressivo dos mecanismos homeostáticos fisiológicos, celulares e moleculares após os anos reprodutivos.

O envelhecimento tem importantes consequências para a saúde porque a idade é um dos fatores de risco independente mais fortes para muitas doenças crônicas, dentre as quais o câncer, a doença de Alzheimer e a doença cardíaca isquêmica. Talvez uma das descobertas mais surpreendentes sobre os mecanismos de envelhecimento no nível celular é não serem simplesmente uma consequência inevitável de células "que perdem a energia" com a passagem do tempo, mas, na realidade, são a consequência das alterações em genes e vias de sinalização que são evolutivamente conservados desde as leveduras até os mamíferos. De fato, o trabalho experimental tem demonstrado que o envelhecimento pode ser postergado; por exemplo, nos animais, algumas manifestações do envelhecimento podem ser retardadas por meio de manipulações específicas, como restrição de caloria e certos fármacos terapêuticos.

O envelhecimento celular é o resultado da diminuição da capacidade replicativa e da atividade funcional das células. Vários mecanismos contribuem para o envelhecimento celular (Figura 1.27):

- *Dano ao DNA*: o DNA nuclear e o mitocondrial frequentemente sofrem mutações, como substituições em bases, variações no número de cópias e deleções ou inserções. Muitas mutações são produzidas pela desaminação espontânea de resíduos de citosina, um evento (um tanto deprimente) que ocorre como um relógio no decorrer do tempo. O dano ao DNA é acelerado pelos estresses endógenos (p. ex., ERO) e pelas agressões exógenas (p. ex., exposição à radiação UV, agentes quimioterápicos). Embora a maioria das alterações do DNA seja percebida pela célula e corrigida pelas enzimas de reparo do DNA, algumas não são, o que leva a mutações que se acumulam à medida que as células envelhecem. Previsivelmente, várias síndromes herdadas caracterizadas pelo envelhecimento prematuro são causadas pelas mutações em genes codificadores das proteínas de reparo do DNA e, desse modo, mantêm a estabilidade genômica. O dano ao DNA nuclear e ao DNA mitocondrial pode contribuir para o envelhecimento por meio de vários efeitos deletérios:
  - Disfunção do telômero, a ser descrita posteriormente
  - Alterações epigenéticas que alteram a expressão de muitos genes
  - Síntese de proteínas defeituosas que perturbam a homeostasia proteica, também a ser descrita posteriormente
  - Disfunção mitocondrial, que pode deflagrar a morte celular
  - Senescência celular (parada proliferativa) e perda de células-tronco
  - Efeitos sobre as vias de sinalização que regulam o processo de envelhecimento

- *Diminuição da replicação celular*: as células normais (além das células-tronco) têm uma limitada capacidade de replicação e, após um número fixo de divisões celulares, estas são interrompidas em um estado terminal de não divisão conhecido como *senescência replicativa*. O envelhecimento está associado à senescência replicativa progressiva das células. As células das crianças têm a capacidade de se submeter a mais rodadas de replicação do que as células dos indivíduos mais velhos. Em contrapartida, as células dos pacientes com síndrome de Werner, uma doença rara que mimetiza o envelhecimento, têm potencial replicativo substancialmente menor.

  A senescência replicativa ocorre nas células à medida que envelhecem em decorrência do encurtamento progressivo dos telômeros, o que, por fim, resulta na interrupção do ciclo

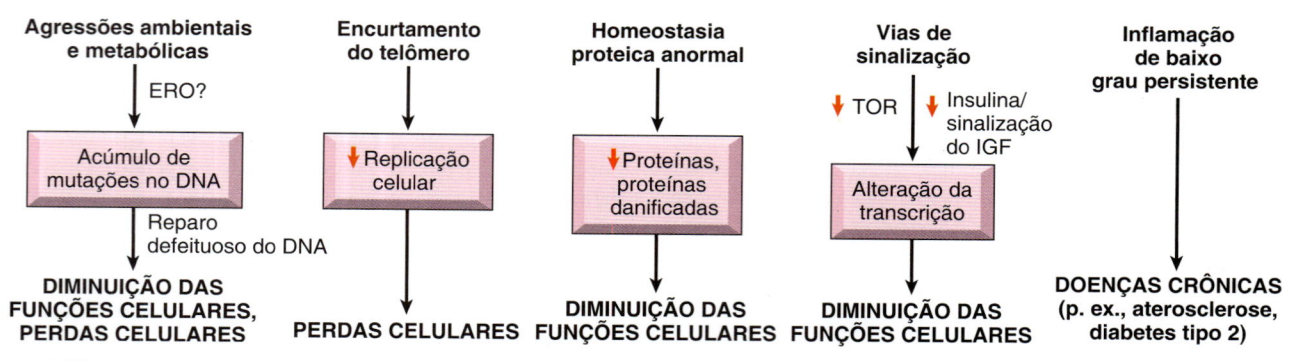

Figura 1.27 Mecanismos do envelhecimento celular. Múltiplos mecanismos contribuem para o envelhecimento celular. Algumas modificações ambientais, como a restrição de calorias, combatem o envelhecimento mediante ativação de várias vias de sinalização e fatores de transcrição (não mostrados). *ERO*, espécies reativas de oxigênio; *IGF*, fator de crescimento semelhante à insulina (do inglês *insulin-like growth fator*); *TOR*, alvo da rapamicina (do inglês *target of rapamycin*).

celular. Os *telômeros* são sequências curtas e repetitivas de DNA presentes nas extremidades dos cromossomos e importantes para assegurar a completa replicação das extremidades do cromossomo e para proteger as extremidades contra a fusão e a degradação. Quando as células somáticas se replicam, uma pequena seção dos telômeros não é duplicada, e os telômeros se tornam progressivamente encurtados. Depois que as extremidades dos telômeros sofrem uma completa erosão, as extremidades dos cromossomos não estão mais protegidas e isso é percebido nas células como quebra do DNA, o que sinaliza a interrupção do ciclo celular. A extensão do telômero é mantida pela adição de nucleotídeos mediada por uma enzima chamada *telomerase*. A telomerase é um complexo proteico especializado do RNA que usa seu próprio RNA como molde para adicionar nucleotídeos às extremidades dos cromossomos. A telomerase é ativa nas células germinativas e está presente em baixos níveis nas células-tronco, mas está ausente na maioria das células somáticas (Figura 1.28). Portanto, à medida que as células somáticas envelhecem, seus telômeros se tornam mais curtos e elas saem do ciclo celular, resultando em incapacidade de gerar novas células em substituição àquelas danificadas. Por outro lado, nas células cancerosas imortalizadas (Capítulo 6), a telomerase geralmente

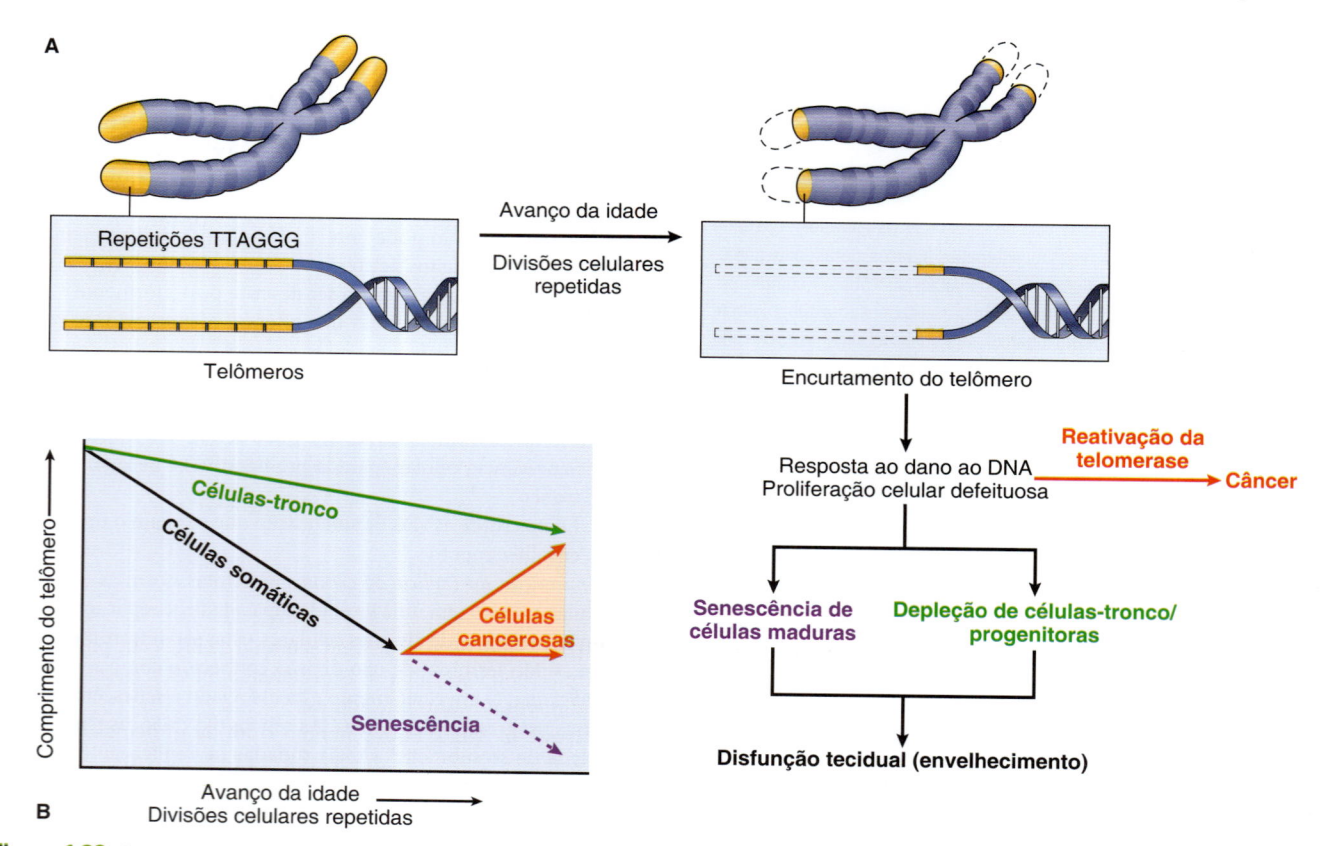

Figura 1.28 O papel dos telômeros e da telomerase na senescência replicativa das células. **A.** Mecanismos e consequências do encurtamento do telômero. A divisão repetida associada ao envelhecimento leva ao progressivo encurtamento dos telômeros, o que deflagra a senescência e a perda de *pools* de células-tronco. **B.** O encurtamento do telômero é característico das células somáticas. As células-tronco mantêm seus telômeros e são, portanto, capazes de uma replicação ilimitada. As células cancerosas geralmente ativam a telomerase e são, portanto, capazes de manter os telômeros.

é reativada e a extensão do telômero é estabilizada, o que permite que as células proliferem indefinidamente. Entretanto, a extensão da relação entre a atividade da telomerase, o comprimento do telômero e o envelhecimento ainda necessita ser completamente estabelecida. As deficiências herdadas nas atividades da telomerase têm sido implicadas em certas doenças, como anemia aplástica (que se acredita ser causada por falha nas células-tronco hematopoiéticas) e fibroses pulmonar e hepática, assim como no prematuro grisalhar do cabelo, na característica pigmentação cutânea e nas anormalidades ungueais. Algumas vezes, esses distúrbios são considerados como "telomeropatias"

- *Alteração da homeostasia proteica*: com o tempo, as células são incapazes de manter a homeostasia normal das proteínas em razão do aumento da renovação e da diminuição da síntese de proteínas, como também em razão da atividade defeituosa das chaperonas (que promovem o enovelamento normal da proteína) e dos proteassomos (que degradam as proteínas mal enoveladas). As anormalidades resultantes na produção de proteínas podem ter muitos efeitos deletérios na sobrevivência, na replicação e nas funções das células, e o concomitante acúmulo de proteínas mal enoveladas pode deflagrar a apoptose
- As *vias de sinalização bioquímicas* podem também ter um papel na regulação do processo de envelhecimento. Certos estresses ambientais, como a restrição de calorias, alteram as vias de sinalização que influenciam o envelhecimento. As alterações bioquímicas associadas à restrição de calorias podem combater o envelhecimento e prolongar o ciclo de vida. Dentre os agentes específicos que reduzem o envelhecimento em modelos experimentais, estão os inibidores do fator de crescimento semelhante à insulina (IGF-1, do inglês *insulin-like growth factor*) e o alvo molecular da rapamicina (mTOR, do inglês *molecular target of rapamycin*), os quais afetam as vias de sinalização que regulam o metabolismo celular. A inibição parcial dessas vias pode desviar as células de seu foco no crescimento e na proliferação para se concentrarem no reparo ao dano. Essas estratégias prolongaram os ciclos de vida dos organismos modelos, mas sua relevância permanece incerta para os seres humanos
- *Inflamação persistente*: à medida que um indivíduo envelhece, o acúmulo de células, lipídios e DNA danificados pode ativar a via do inflamassomo (Capítulo 5), resultando em inflamação de baixo grau. A inflamação sustentada, por sua vez, contribui para doenças crônicas como a aterosclerose e o diabetes tipo 2. As citocinas produzidas durante as reações inflamatórias podem, por si sós, induzir alterações celulares que exacerbam o envelhecimento, e os distúrbios metabólicos crônicos podem acelerar mais o processo.

Observações clínicas e estudos epidemiológicos mostraram que a atividade física e, como mencionado anteriormente, a restrição de calorias retardam o envelhecimento, enquanto muitos tipos de estresse o aceleram. Os mecanismos precisos subjacentes a esses efeitos precisam ainda ser definidos e, por enquanto, todos nós continuamos vulneráveis à destruição do envelhecimento.

Deve estar aparente que os vários tipos de alterações e adaptações celulares descritas neste capítulo cobrem um amplo espectro, desde as formas reversíveis e irreversíveis da lesão celular aguda, as adaptações no tamanho, no crescimento e na função celulares, até as consequências em grande parte inevitáveis do envelhecimento. Faz-se referência a essas alterações ao longo deste livro porque todos os casos de lesão ao órgão e, por fim, toda doença clínica surgem dos desarranjos na estrutura e na função celulares.

REVISÃO RÁPIDA

Padrões de lesão celular e de morte celular

- Causas da lesão celular: isquemia, toxinas, infecções, reações imunológicas, genética, desequilíbrios nutricionais, agentes físicos (p. ex., trauma, queimaduras), envelhecimento
- Lesão celular reversível: tumefação celular, alteração gordurosa, formação de vesículas na membrana plasmática e perda de microvilosidades, tumefação mitocondrial, dilatação do RE, eosinofilia (decorrente de diminuição do RNA citoplasmático), figuras mielínicas
- Necrose: eosinofilia; retração, fragmentação e dissolução nucleares; degradação da membrana plasmática e das membranas das organelas; extravasamento e digestão enzimática de conteúdo celular; desencadeamento de inflamação
- Tipos morfológicos de necrose tecidual: coagulativa, liquefativa, gangrenosa, caseosa, gordurosa e fibrinoide
- Apoptose: mecanismo regulado de morte celular que elimina células desnecessárias e irreparavelmente danificadas sem reação lesiva ao hospedeiro; caracterizada por degradação enzimática de proteínas e do DNA, iniciada pelas caspases, e pelo reconhecimento e remoção das células mortas pelos fagócitos
- Duas principais vias de apoptose:
  - A via mitocondrial (intrínseca) é deflagrada pela perda dos sinais de sobrevivência, pelo dano ao DNA e pelo acúmulo de proteínas mal enoveladas (estresse no RE); associada à liberação de proteínas pró-apoptóticas da membrana mitocondrial no interior do citoplasma, onde deflagram a ativação da caspase; inibida pelos membros antiapoptóticos da família BCL, que são induzidos pelos sinais de sobrevivência incluindo os fatores de crescimento
  - A via do receptor de morte (extrínseca) é responsável pela eliminação de linfócitos autorreativos e linfócitos T citotóxicos; iniciada pela ligação de receptores de morte (membros da família do receptor de TNF) com ligantes nas células adjacentes
- A autofagia é desencadeada pela privação de nutrientes; caracterizada por degradação e reciclagem de conteúdo celular para fornecer energia durante o estresse; poderá deflagrar a apoptose se o estresse não for aliviado
- Outras vias incomuns de morte celular são a necroptose (característica tanto da necrose como da apoptose regulada pelas vias de sinalização específicas) e a piroptose (morte celular associada à liberação de citocinas pró-inflamatórias).

Mecanismos da lesão celular

- Diferentes eventos iniciadores causam lesão e morte celulares por diversos mecanismos
- O dano mitocondrial e o aumento da permeabilidade das membranas celulares geralmente são eventos tardios na lesão celular e na necrose de diferentes causas
- Estresse oxidativo refere-se ao acúmulo de ERO, que podem danificar os lipídios celulares, as proteínas e o DNA, e está associado a numerosas causas iniciadoras
- Estresse no RE: o enovelamento ruim de proteínas depleta as proteínas essenciais e, se as proteínas mal enoveladas se acumularem dentro das células, deflagrarão a apoptose
- O dano ao DNA (p. ex., por radiação) poderá também induzir a apoptose se não for reparado
- Hipoxia e isquemia levam à depleção de ATP e à falha de muitas funções dependentes de energia, o que resulta primeiramente em lesão reversível e, se não corrigidas, em necrose

- Na lesão por isquemia-reperfusão, a restauração do fluxo sanguíneo para um tecido isquêmico exacerba o dano ao aumentar a produção de ERO assim como a inflamação.

Adaptações celulares ao estresse

- Hipertrofia: aumento de tamanho de célula ou órgão, geralmente em resposta a uma carga de trabalho maior; induzida pelos fatores de crescimento produzidos em resposta ao estresse mecânico ou a outros estímulos; ocorre em tecidos incapazes de realizar a divisão celular
- Hiperplasia: aumento do número de células em resposta aos hormônios e a outros fatores de crescimento; ocorre em tecidos cujas células estão aptas a se dividir ou que contêm abundantes células-tronco teciduais
- Atrofia: diminuição de tamanho de célula ou órgão resultante de um reduzido suprimento de nutrientes ou de desuso; associada a menor síntese de blocos de construção celular e a maior degradação de organelas celulares
- Metaplasia: alteração do fenótipo de células diferenciadas, geralmente em resposta à irritação crônica, que torna as células mais aptas a resistir ao estresse; induzida normalmente pela via de diferenciação alterada das células-tronco teciduais; pode resultar em redução das funções ou em maior propensão à transformação maligna.

Deposições e calcificações intracelulares anormais

- Depósitos anormais de materiais em células e tecidos são o resultado de ingestão excessiva ou de transporte ou catabolismo defeituosos
  - Lipídios
    - Alteração gordurosa: acúmulo de triglicerídeos livres em células resultante de ingestão excessiva ou transporte defeituoso (muitas vezes decorrente de defeitos na síntese de proteínas de transporte); manifestação de lesão celular reversível
    - Deposição de colesterol: resulta de catabolismo defeituoso e de ingestão excessiva; em macrófagos e células de músculo liso das paredes do vaso com aterosclerose
- Proteínas: proteínas reabsorvidas em túbulos renais; imunoglobulinas em plasmócitos
- Glicogênio: em macrófagos de pacientes com defeitos em enzimas lisossomais que quebram o glicogênio (doenças do armazenamento de glicogênio)
- Pigmentos: pigmentos normalmente resistentes à digestão, como carbono, lipofuscina (produto da degradação da peroxidação lipídica) ou hemossiderina (normalmente decorrente da sobrecarga de ferro)
- Calcificações patológicas
  - Calcificação distrófica: deposição de cálcio em locais de lesão e necrose celulares
  - Calcificação metastática: deposição de cálcio em tecidos normais causada por hipercalcemia (normalmente em consequência do excesso de hormônio paratireóideo).

Envelhecimento celular

- Resulta da combinação de alterações celulares múltiplas e progressivas
- Acúmulo de dano e mutações no DNA
- Senescência replicativa: capacidade reduzida das células em se dividir secundariamente ao encurtamento progressivo das extremidades do cromossomo (telômeros)
- Homeostasia proteica defeituosa: perda de proteínas normais e acúmulo de proteínas mal enoveladas
- Exacerbado por doenças crônicas, especialmente aquelas associadas a inflamação prolongada, e por estresse; é retardado por restrição de caloria e por exercícios.

2

Inflamação e Reparo

VISÃO GERAL DO CAPÍTULO

Características gerais da inflamação, 25
Causas da inflamação, 27
Reconhecimento de microrganismos e células danificadas, 27
Inflamação aguda, 27
   Reações vasculares na inflamação aguda, 27
   Recrutamento de leucócitos para o local da inflamação, 28
   Fagocitose e remoção do agente agressor, 30
      Fagocitose, 30
      Destruição intracelular de microrganismos e detritos, 32
   Lesão tecidual mediada por leucócitos, 33
Mediadores da inflamação, 33
   Aminas vasoativas: histamina e serotonina, 33
   Metabólitos do ácido araquidônico, 34
      Prostaglandinas, 34
      Leucotrienos, 34
      Outros mediadores derivados do ácido araquidônico, 35
      Inibidores farmacológicos de prostaglandinas e leucotrienos, 35
   Citocinas e quimiocinas, 36
      Fator de necrose tumoral e interleucina-1, 36
      Quimiocinas, 37
      Outras citocinas na inflamação aguda, 37
   Sistema complemento, 37
   Outros mediadores da inflamação, 39
Padrões morfológicos da inflamação aguda, 39
   Inflamação serosa, 40
   Inflamação fibrinosa, 40

   Inflamação purulenta (supurativa), abscesso, 40
   Úlceras, 40
Desfechos da inflamação aguda, 41
Inflamação crônica, 41
   Causas da inflamação crônica, 42
   Características morfológicas, 43
   Células e mediadores da inflamação crônica, 43
      Papel dos macrófagos, 43
      Papel dos linfócitos, 45
      Outras células na inflamação crônica, 45
      Inflamação granulomatosa, 45
Efeitos sistêmicos da inflamação, 46
Reparo tecidual, 47
   Regeneração de células e tecidos, 48
      Regeneração do fígado, 49
   Reparo por cicatrização, 49
      Etapas da formação de cicatriz, 49
      Angiogênese, 50
      Ativação de fibroblastos e deposição de tecido conjuntivo, 50
      Remodelamento do tecido conjuntivo, 52
   Fatores que interferem no reparo tecidual, 52
   Exemplos clínicos de cura de feridas e cicatrização anormais, 53
      Defeitos na cicatrização: feridas crônicas, 53
      Cicatrização excessiva, 53
      Fibrose em órgãos parenquimatosos, 53

A inflamação é uma resposta dos tecidos vascularizados a infecções e dano tecidual que recruta células e moléculas de defesa do hospedeiro a partir da circulação para os locais onde são necessárias com a finalidade de eliminar os agentes agressores. Embora na linguagem médica comum e para os leigos a inflamação sugira uma reação nociva, trata-se de uma resposta protetora essencial à sobrevivência. A inflamação atua para livrar o organismo tanto da causa inicial da lesão celular (p. ex., microrganismos, toxinas) quanto das suas respectivas consequências (p. ex., células e tecidos necróticos) e inicia o reparo dos tecidos lesados. Os mediadores de defesa incluem leucócitos fagocíticos, anticorpos e proteínas do complemento (Figura 2.1). A maioria destes circula normalmente no sangue, onde são sequestrados dos tecidos e incapazes de causar danos. Infecções e células mortas estão tipicamente nos tecidos, fora dos vasos. O processo de inflamação direciona essas células e proteínas (de defesa) para os invasores estranhos, como microrganismos, e para os tecidos lesados ou necróticos, além de ativar as células e moléculas recrutadas, que, então, removem as substâncias indesejadas ou nocivas. Sem inflamação, as infecções não seriam controladas, as feridas nunca cicatrizariam e os tecidos lesados poderiam se manter como feridas purulentas permanentes.

Começamos com uma visão geral de algumas das características mais importantes da inflamação e, então, discutiremos as principais reações da inflamação aguda e as substâncias químicas que mediam essas reações. Continuaremos com uma discussão sobre inflamação crônica e encerraremos com o processo de reparo tecidual.

CARACTERÍSTICAS GERAIS DA INFLAMAÇÃO

A inflamação pode ser aguda ou crônica (Tabela 2.1). A resposta inicial e rápida a infecções e danos teciduais é chamada *inflamação aguda*. Ela desenvolve-se em questão de minutos a horas e persiste por muitas horas a poucos dias. Suas principais características são o extravasamento de líquidos e proteínas plasmáticas (edema) e o acúmulo de leucócitos, predominantemente neutrófilos (também chamados leucócitos polimorfonucleares). Quando a inflamação aguda alcança o objetivo desejado de eliminar os agressores, a reação diminui rapidamente; porém, se a resposta não conseguir eliminar o estímulo, ela poderá progredir para uma fase prolongada chamada *inflamação crônica*. Esta é de duração mais longa e está associada a destruição tecidual contínua e fibrose (deposição de tecido conjuntivo).

Tabela 2.1 Características das inflamações aguda e crônica.

Característica	Inflamação aguda	Inflamação crônica
Início	Rápido: minutos a horas	Lento: dias
Infiltrado celular	Principalmente neutrófilos	Monócitos/macrófagos e linfócitos
Lesão tecidual	Geralmente leve e autolimitada	Pode ser significativa
Fibrose	Nenhuma	Pode ser grave e progressiva
Sinais locais e sistêmicos	Proeminentes	Variáveis, geralmente modestos

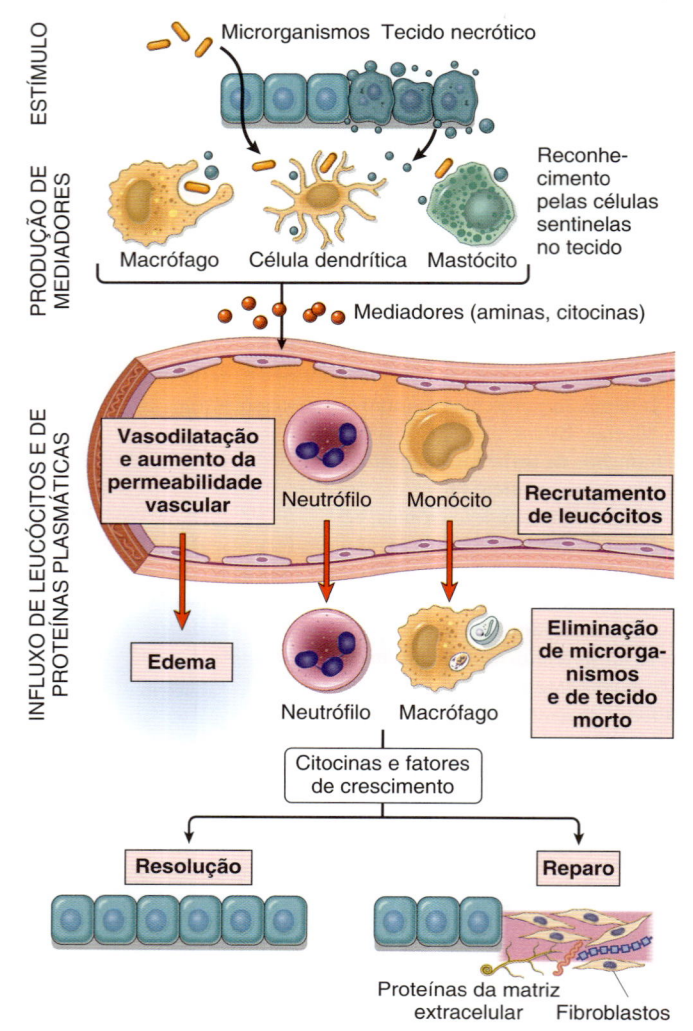

Figura 2.1 Sequência de eventos em uma reação inflamatória. Os macrófagos e outras células nos tecidos reconhecem microrganismos e células danificadas e liberam mediadores, que desencadeiam as reações vasculares e celulares da inflamação. O influxo de proteínas plasmáticas do sangue (não mostrado) acompanha o edema.

Tipicamente, no entanto, essas consequências prejudiciais desaparecem à medida que a inflamação diminui, deixando pouco ou nenhum dano permanente. Por outro lado, existem muitas doenças nas quais a reação inflamatória é mal direcionada (p. ex., contra tecidos próprios em doenças autoimunes), ocorre contra substâncias ambientais geralmente inofensivas (p. ex., em alergias) ou é excessivamente prolongada (p. ex., em infecções por microrganismos que resistem à erradicação, como *Mycobacterium tuberculosis*). Essas reações anormais são a base de muitas doenças crônicas comuns, como artrite reumatoide, asma e fibrose pulmonar (Tabela 2.2). A inflamação também pode contribuir para doenças consideradas primariamente metabólicas, degenerativas ou genéticas, como aterosclerose, diabetes tipo 2 e doença de Alzheimer. Em reconhecimento às amplas consequências prejudiciais da inflamação, a mídia leiga se referiu melodramaticamente a ela como "o assassino silencioso".

Uma inflamação inadequada é tipicamente manifestada pelo aumento da suscetibilidade a infecções. O comprometimento da inflamação é causado pela produção reduzida de leucócitos em decorrência da substituição da medula óssea por cânceres (p. ex., leucemias), agentes imunossupressores usados para tratar a rejeição de enxertos, distúrbios autoimunes e muitas outras condições, como a desnutrição.

As manifestações externas da inflamação, muitas vezes chamadas de sinais cardinais, são calor, **vermelhidão** (*rubor*), **inchaço** (*tumor*), **dor** (*dolor*) e **perda de função** (*functio laesa*). Os primeiros quatro sinais foram descritos há mais de 2 mil anos por um enciclopedista romano chamado Celsus, que escreveu o então famoso texto *De Medicina*; o quinto foi adicionado no fim do século XIX por Rudolf Virchow, conhecido como o "pai da patologia moderna". Essas manifestações ocorrem como consequência das alterações vasculares e do recrutamento e ativação de leucócitos, como ficará evidente na discussão a seguir.

As reações inflamatórias se desenvolvem em etapas (que podem ser resumidas como os cinco R): (1) *reconhecimento* do agente agressor; (2) *recrutamento* de células sanguíneas e proteínas para o local do tecido; (3) *remoção* do agente agressor; (4) *regulação* da reação; e (5) *reparo* do tecido lesado. Cada uma dessas etapas é descrita em detalhes neste capítulo.

Embora normalmente protetora, **em algumas situações, a reação inflamatória torna-se a causa da doença, e o dano que ela produz é a sua característica dominante**. As reações inflamatórias às infecções são frequentemente acompanhadas por dano tecidual local e dor.

Tabela 2.2 Distúrbios causados por reações inflamatórias.

Distúrbios	Células e moléculas envolvidas na lesão
Agudos	
Síndrome do desconforto respiratório agudo	Neutrófilos
Glomerulonefrite, vasculite	Anticorpos e complemento; neutrófilos
Choque séptico	Citocinas
Crônicos	
Artrite reumatoide	Linfócitos, macrófagos; anticorpos?
Asma	Eosinófilos; anticorpos IgE
Fibrose pulmonar	Macrófagos; fibroblastos

Estão listados exemplos selecionados de doenças nas quais a resposta inflamatória desempenha um papel significativo na lesão tecidual. Algumas, como a asma, podem se apresentar como uma doença crônica com crises repetidas de exacerbação aguda. Essas doenças e sua patogênese são discutidas em capítulos pertinentes.

Os distúrbios genéticos hereditários da função dos leucócitos são raros, mas fornecem informações valiosas sobre os mecanismos das respostas dos leucócitos. Essas condições são descritas no Capítulo 5 no contexto das doenças de imunodeficiência.

Uma vez que a inflamação tenha eliminado os agentes agressores, ela diminui e inicia o processo de *reparo tecidual*. Nesse processo, o tecido lesado é substituído por meio da *regeneração* das células sobreviventes e do preenchimento dos defeitos residuais com tecido conjuntivo (*cicatrização*).

CAUSAS DA INFLAMAÇÃO

Das inúmeras causas da inflamação, as seguintes são as mais frequentes:

- *Infecções*, nas quais os produtos de microrganismos são reconhecidos pelo hospedeiro e provocam diferentes tipos de reações inflamatórias
- *Necrose tecidual*, que pode ser causada por *isquemia* (fluxo sanguíneo reduzido, a causa de infarto no coração, no cérebro e em outros tecidos), *trauma* e *lesão física ou química* (p. ex., lesão térmica, radiação e exposição a toxinas). As moléculas liberadas das células necróticas desencadeiam a inflamação mesmo na ausência de infecção (a chamada "inflamação estéril")
- *Corpos estranhos*, como suturas e implantes de tecido, também provocam inflamação estéril
- *Reações imunes* (também chamadas de *hipersensibilidade*), nas quais o sistema imunológico normalmente protetor danifica os próprios tecidos do indivíduo. Conforme mencionado anteriormente, *doenças autoimunes* e *alergias* são doenças causadas por respostas imunes; em ambos os casos, a inflamação é um dos principais contribuintes para a lesão tecidual (Capítulo 5).

RECONHECIMENTO DE MICRORGANISMOS E CÉLULAS DANIFICADAS

O primeiro passo nas respostas inflamatórias é o reconhecimento de microrganismos e células necróticas por receptores celulares e proteínas circulantes. Todos os tecidos contêm células residentes cuja função primária é detectar a presença de invasores estranhos ou células mortas, ingerir e destruir essas causas potenciais de dano, e desencadear a reação inflamatória que recruta células e proteínas do sangue para completar o processo de eliminação. As células sentinelas mais importantes são os macrófagos e as células dendríticas residentes nos tecidos. Essas células expressam receptores para produtos microbianos em múltiplos compartimentos celulares: em sua superfície, onde reconhecem microrganismos no espaço extracelular; nos endossomos, nos quais os microrganismos são ingeridos; e no citosol, onde certos microrganismos podem sobreviver. Os receptores mais conhecidos são os *receptores do tipo Toll* (*TLRs*, do inglês *Toll-like receptors*) (Capítulo 5). A ativação dos TLRs leva à produção de citocinas que desencadeiam a inflamação (discutido posteriormente). Um sistema sensor diferente consiste em receptores citosólicos *do tipo NOD* (*NLRs*, do inglês *NOD-like receptors*), que, após a ativação, recrutam e ativam um complexo multiproteico (o *inflamassomo*; Capítulo 5), que gera a citocina biologicamente ativa interleucina-1 (IL-1). Os NLRs reconhecem uma ampla gama de estímulos, incluindo produtos microbianos e indicadores de dano celular, como vazamento de DNA e diminuição dos níveis de potássio citosólico. A inflamação induzida por citocinas então elimina o estímulo que provocou a reação (microrganismos e restos de células mortas).

Se atravessarem a barreira das sentinelas nos tecidos e entrarem na circulação, os microrganismos são então reconhecidos por várias *proteínas plasmáticas*, como os anticorpos e os membros do sistema complemento. Essas proteínas podem destruir microrganismos circulantes e são recrutadas para os locais de infecção nos tecidos, onde estimulam reações inflamatórias.

Dentro desse contexto, passamos a discutir a inflamação aguda, seus mecanismos subjacentes e como ela age para eliminar microrganismos e células mortas.

INFLAMAÇÃO AGUDA

A inflamação aguda tem três componentes principais: (1) dilatação de pequenos vasos; (2) aumento de permeabilidade da microvasculatura; e (3) migração de leucócitos a partir da microcirculação (ver Figura 2.1). A maioria dessas alterações ocorre nas vênulas pós-capilares no local da infecção ou da lesão tecidual. As paredes desses vasos são capazes de reagir a estímulos e são suficientemente finas para permitir a passagem de líquidos e proteínas. A vasodilatação desacelera o fluxo sanguíneo e prepara o terreno para as reações subsequentes, enquanto o aumento da permeabilidade vascular permite que as proteínas plasmáticas entrem no sítio tecidual. A transmigração move os leucócitos de seu pacífico lar no interior dos vasos para o turbilhão da infecção ou da necrose, onde as células desempenham sua função de destruir agentes nocivos e limpar os danos. Todas essas reações são induzidas por citocinas e outras moléculas (coletivamente chamadas *mediadores inflamatórios*) produzidas no local da infecção ou da necrose (descritas posteriormente).

Reações vasculares na inflamação aguda

A **vasodilatação** é uma das primeiras reações da inflamação aguda e é responsável pela vermelhidão visível externamente (*eritema*) e pelo calor que acompanham a maioria das reações inflamatórias agudas. O mediador químico mais importante da vasodilatação é a histamina, a ser discutida posteriormente.

A vasodilatação é rapidamente seguida pelo **aumento da permeabilidade da microvasculatura** e pelo extravasamento de um líquido rico em proteínas para os tecidos extravasculares. O escape de líquido, proteínas e células sanguíneas do sistema vascular para o tecido intersticial ou as cavidades corporais é conhecido como *exsudação* (Figura 2.2). Um *exsudato* é um líquido extravascular que tem uma alta concentração de proteínas e contém detritos celulares. Sua presença implica um aumento da permeabilidade dos pequenos vasos sanguíneos, que tipicamente ocorre durante uma reação inflamatória. Por outro lado, um *transudato* é um líquido com baixo teor de proteínas (a maioria das quais é albumina), pouco ou nenhum material celular e baixa gravidade específica. Um transudato é essencialmente um ultrafiltrado de plasma sanguíneo que é produzido como resultado de um desequilíbrio osmótico ou hidrostático na parede do vaso sem aumento da permeabilidade vascular, e geralmente não está associado à inflamação (Capítulo 3). O *edema* denota um excesso de líquido no tecido intersticial ou nas cavidades serosas; pode ser um exsudato ou um transudato. O *pus*, um exsudato *purulento*, é um exsudato inflamatório rico em leucócitos (principalmente neutrófilos), restos de células mortas e, em muitos casos, microrganismos.

O principal mecanismo do aumento da permeabilidade vascular é a contração das células endoteliais, que cria aberturas interendoteliais. Esse processo é induzido por histamina, bradicinina, leucotrienos e outros mediadores químicos. Ocorre rapidamente após a exposição ao mediador (entre 15 e 30 minutos) e geralmente é de curta duração. Em casos incomuns (p. ex., em queimaduras), o aumento da permeabilidade vascular pode resultar de lesão endotelial direta. Nesses casos, o vazamento começa imediatamente após a lesão e é sustentado por várias horas até que os vasos danificados se tornem trombosados ou sejam reparados.

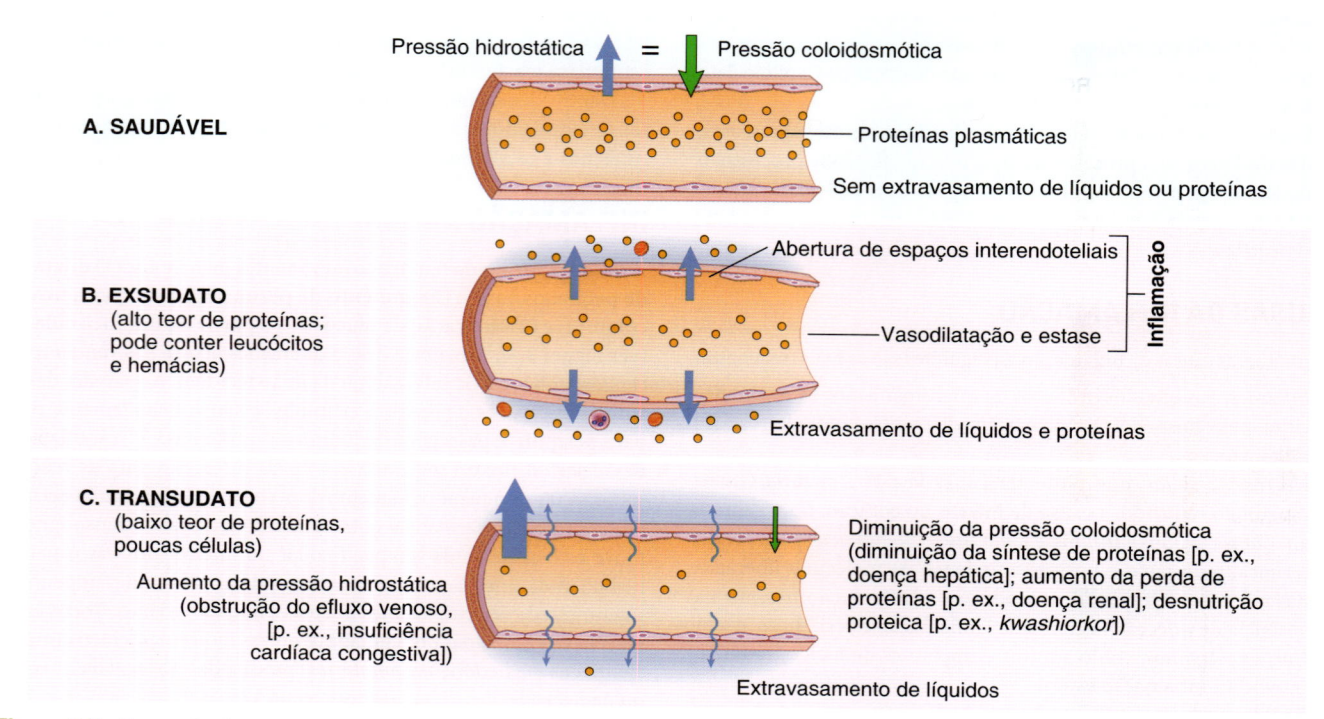

Figura 2.2 Formação de exsudatos e transudatos. **A.** A pressão hidrostática normal (*seta azul*) é de aproximadamente 32 mmHg na extremidade arterial de um leito capilar e 12 mmHg na extremidade venosa; a pressão coloidosmótica média dos tecidos é de aproximadamente 25 mmHg (*seta verde*). Portanto, em condições normais, praticamente não há fluxo de líquido através do leito vascular. **B.** Um exsudato é formado durante a inflamação porque a permeabilidade vascular aumenta como resultado da retração das células endoteliais, criando espaços por onde líquidos e proteínas podem passar. **C.** Um transudato é formado quando o líquido extravasa em decorrência do aumento da pressão hidrostática ou diminuição da pressão osmótica.

A perda de líquido e o aumento do diâmetro dos vasos levam a uma circulação sanguínea mais lenta e a maior concentração de hemácias (eritrócitos) em pequenos vasos, o que eleva a viscosidade do sangue. Os pequenos vasos envolvidos tornam-se ingurgitados com hemácias, uma condição denominada *estase*, que é vista histologicamente como *congestão vascular* e externamente como vermelhidão localizada no tecido afetado.

Além das reações dos vasos sanguíneos, o fluxo linfático é aumentado e ajuda a drenar o líquido do edema que se acumula em decorrência do aumento da permeabilidade vascular. Os vasos linfáticos podem se tornar secundariamente inflamados (*linfangite*), aparecendo clinicamente como estrias vermelhas que se estendem de um foco inflamatório ao longo dos canais linfáticos. O envolvimento dos linfonodos drenantes pode levar ao seu aumento (em decorrência do aumento da celularidade) e à dor. A combinação associada dessas alterações patológicas é denominada *linfadenite reativa* ou *inflamatória* (Capítulo 10).

Recrutamento de leucócitos para o local da inflamação

A jornada de leucócitos do lúmen do vaso para o tecido é um processo de várias etapas que é mediado e controlado por moléculas de adesão e citocinas. Os leucócitos normalmente transitam rapidamente através de pequenos vasos. Na inflamação, eles devem ser detidos e levados ao agente agressor ou ao local da lesão tecidual, fora dos vasos. Esse processo pode ser dividido em fases, consistindo primeiro na adesão dos leucócitos ao endotélio no local da inflamação, depois na transmigração dos leucócitos através da parede do vaso, e, finalmente, no movimento das células em direção ao agente agressor (Figura 2.3).

Quando o sangue flui dos capilares para as vênulas pós-capilares sob condições de fluxo laminar normal, as hemácias concentram-se no centro do vaso, deslocando os leucócitos em direção à parede vascular. Como a taxa de fluxo é reduzida no início da inflamação (estase), os leucócitos, sendo maiores que as hemácias, desaceleram mais e assumem uma posição mais periférica ao longo da superfície endotelial, um processo chamado *marginação*. Ao se aproximarem da parede do vaso, os leucócitos são capazes de detectar e reagir a mudanças no endotélio. Quando as células endoteliais são ativadas por citocinas e outros mediadores produzidos localmente, elas expressam moléculas de adesão às quais os leucócitos se ligam frouxamente. Essas células se ligam, se desprendem e, assim, começam a rolar na superfície endotelial, um processo chamado *rolamento*. As células finalmente param em algum ponto, ao qual *aderem* firmemente (semelhante a seixos sobre os quais um riacho corre sem perturbá-los).

A fraca ligação inicial dos leucócitos e seu rolamento no endotélio são mediados por uma família de proteínas denominadas *selectinas* (Tabela 2.3). As selectinas são receptores expressos em leucócitos e no endotélio que possuem um domínio extracelular que se liga a carboidratos (daí a parte lectina do nome). Os ligantes para selectinas são os oligossacarídeos contendo ácido siálico ligados a estruturas glicoproteicas; alguns são expressos em leucócitos e outros em células endoteliais. As células endoteliais expressam duas selectinas, as E- e P-selectinas, bem como o ligante para a L-selectina, enquanto os leucócitos expressam a L-selectina. As E- e P-selectinas são tipicamente expressas em níveis baixos ou não são expressas no endotélio não ativado, mas são reguladas positivamente após estimulação por citocinas e outros mediadores. Portanto, a ligação dos leucócitos é amplamente restrita ao endotélio nos locais de infecção ou de

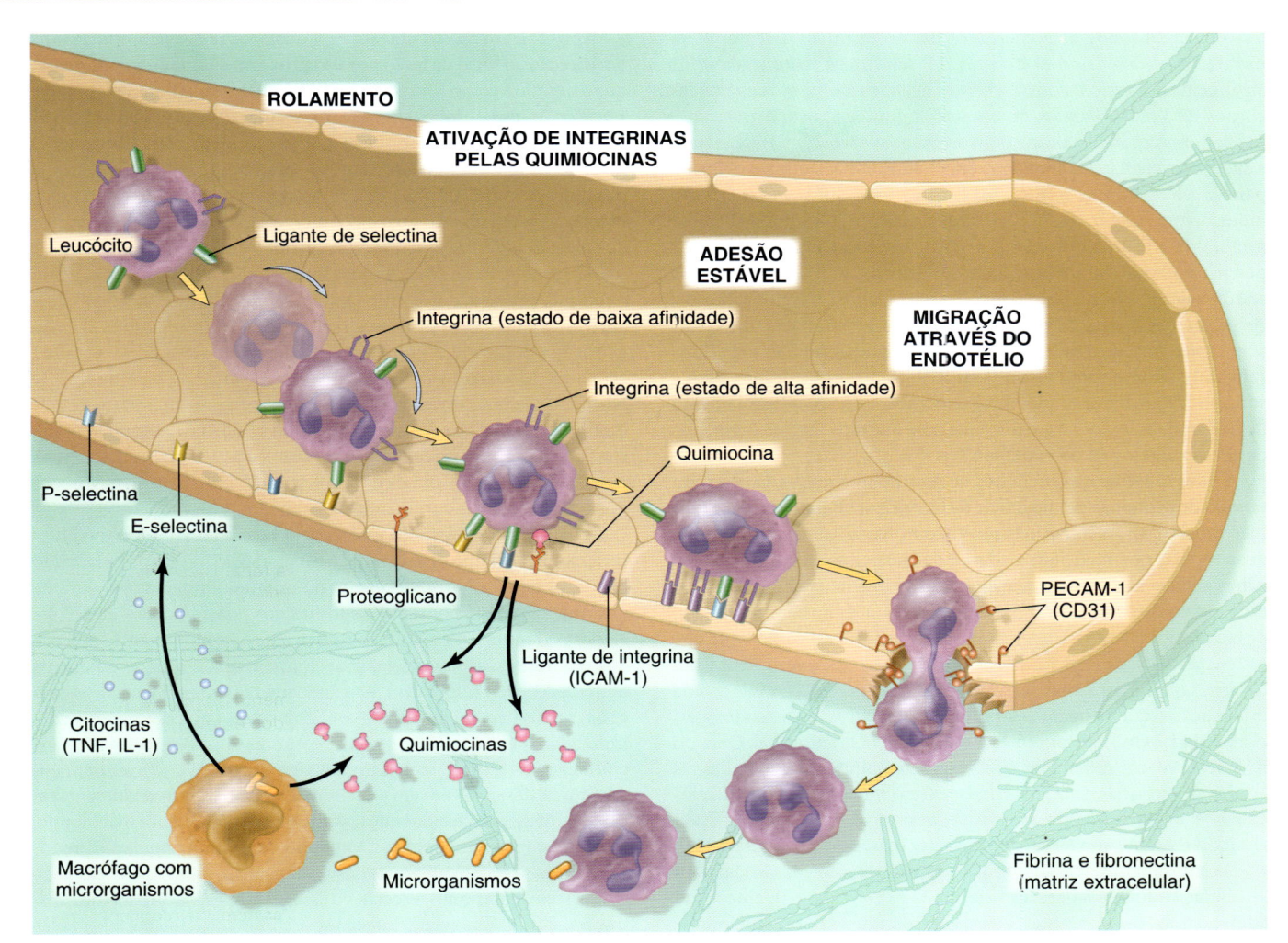

Figura 2.3 As múltiplas etapas do processo da migração de leucócitos através dos vasos sanguíneos, demonstrado aqui no caso dos neutrófilos. Primeiramente, os leucócitos rolam, depois tornam-se ativados e aderem ao endotélio, então transmigram através do endotélio, rompem a membrana basal e se movem em direção aos quimioatraentes que emanam da fonte da lesão. Diferentes moléculas desempenham papéis predominantes em cada etapa desse processo: selectinas no rolamento; quimiocinas (apresentadas ligadas a proteoglicanos) na ativação dos neutrófilos para aumentar a avidez das integrinas; integrinas na adesão firme; e CD31 (PECAM-1) na transmigração. As E- e P-selectinas são expressas em células endoteliais; a L-selectina é expressa em leucócitos (não mostrado). *ICAM-1*, molécula de adesão intercelular-1 (do inglês *intercellular adhesion molecule-1*); *IL-1*, interleucina-1; *PECAM-1* (*CD31*), molécula de adesão de células endoteliais e plaquetas-1; *TNF*, fator de necrose tumoral.

Tabela 2.3 Moléculas de adesão endoteliais e leucocitárias.

Família	Molécula de adesão	Principal tipo celular	Principais ligantes
Selectina	L-selectina	Leucócitos	Sialil-Lewis X em várias glicoproteínas expressas em endotélio
	E-selectina	Endotélio ativado	Sialil-Lewis X em glicoproteínas expressas em neutrófilos, monócitos e linfócitos T
	P-selectina	Endotélio ativado	Sialil-Lewis X em glicoproteínas expressas em neutrófilos, monócitos e linfócitos T
Integrina	LFA-1	Linfócitos T, outros leucócitos	ICAM-1 expressa no endotélio ativado
	MAC-1	Monócitos, outros leucócitos	ICAM-1 expressa no endotélio ativado
	VLA-4	Linfócitos T, outros leucócitos	VCAM-1 expressa no endotélio ativado
	α4β7	Linfócitos, monócitos	MAdCAM-1 expressa no endotélio do intestino e nos tecidos linfoides associados ao intestino

ICAM, molécula de adesão intercelular; *LFA*, antígeno associado à função leucocitária (do inglês *lymphocyte function-associated antigen*); *MAC-1* antígeno de macrófago-1 (do inglês *macrophage antigen-1*); *MAdCAM-1*, molécula de adesão celular à adressina da mucosa-1 (do inglês *mucosal addressin cell adhesion molecule-1*); *VCAM*, molécula de adesão celular vascular (do inglês *vascular cell adhesion molecule*); *VLA*, antígeno muito tardio (do inglês *very late antigen*).

lesão tecidual (onde os mediadores são produzidos). Por exemplo, nas células endoteliais não ativadas, a P-selectina é encontrada principalmente nas vesículas intracelulares ligadas à membrana chamadas corpos de Weibel-Palade; no entanto, minutos após a exposição a mediadores como histamina ou trombina, a P-selectina trafega para a superfície celular. De maneira semelhante, a E-selectina e o ligante para L-selectina, que não são expressos no endotélio normal, são induzidos após estimulação pelas citocinas IL-1 e pelo fator de necrose tumoral (TNF, do inglês *tumor necrosis factor*), que são produzidos por macrófagos teciduais, células dendríticas, mastócitos e células endoteliais após o encontro com microrganismos ou tecidos mortos. As interações mediadas por selectinas apresentam baixa afinidade, com rápida taxa de dissociação, e são facilmente rompidas pelo fluxo sanguíneo. Como resultado, os leucócitos se ligam, se desprendem e se ligam novamente ao endotélio. Essas fracas interações de rolamento desaceleram os leucócitos o suficiente para que reconheçam moléculas de adesão adicionais no endotélio.

A adesão firme de leucócitos ao endotélio é mediada por uma família de proteínas de superfície de leucócitos chamadas *integrinas* (ver Tabela 2.3). As integrinas são glicoproteínas transmembrana de duas cadeias que mediam a adesão de leucócitos ao endotélio e de várias células à matriz extracelular. Normalmente, as integrinas são expressas nas membranas plasmáticas dos leucócitos em um estado de baixa afinidade e não aderem aos seus ligantes específicos até que os leucócitos sejam ativados por *quimiocinas*. As quimiocinas são citocinas quimioatraentes secretadas por muitas células nos locais da inflamação e que se ligam aos proteoglicanos das células endoteliais e são exibidas em altas concentrações na superfície endotelial. Quando os leucócitos em rolamento encontram as quimiocinas exibidas, as células são ativadas, suas integrinas sofrem mudanças conformacionais e se agrupam, convertendo-se, assim, em um estado de alta afinidade. Ao mesmo tempo, outras citocinas, especialmente o TNF e a IL-1 (também secretados em locais de infecção e lesão), ativam as células endoteliais para aumentar sua expressão de ligantes para as integrinas. A combinação da expressão induzida por citocinas de ligantes de integrinas no endotélio com o aumento da afinidade das integrinas nos leucócitos resulta em uma ligação firme, mediada por integrinas, dos leucócitos ao endotélio no local da inflamação. Os leucócitos interrompem o rolamento, e a ligação das integrinas aos seus ligantes envia sinais aos leucócitos que levam a mudanças do citoesqueleto que prendem os leucócitos e os fixam firmemente ao endotélio.

Uma prova reveladora da importância das moléculas de adesão de leucócitos é a existência de mutações que afetam integrinas e ligantes de selectina e que resultam em infecções bacterianas recorrentes como consequência da adesão de leucócitos deficiente e da inflamação defeituosa. Essas deficiências de adesão de leucócitos são descritas no Capítulo 5. Os antagonistas das integrinas estão aprovados para o tratamento de algumas doenças inflamatórias crônicas, como esclerose múltipla e enteropatia inflamatória.

Após a aderência à superfície endotelial, os leucócitos migram através da parede do vaso principalmente se espremendo entre as junções interendoteliais. Esse extravasamento de leucócitos é chamado de *transmigração* ou *diapedese*. A molécula de adesão celular endotelial plaquetária (PECAM-1, do inglês *platelet endothelial cell adhesion molecule-1*), também chamada CD31, é uma molécula de adesão celular expressa em leucócitos e células endoteliais que medeia os eventos de ligação necessários para que os leucócitos atravessem o endotélio. Após cruzarem o endotélio, os leucócitos perfuram a membrana basal, provavelmente ao secretar colagenases, e penetram no tecido extravascular. O direcionamento do movimento dos leucócitos nos tecidos é controlado por quimiocinas produzidas localmente, que criam um gradiente de difusão ao longo do qual as células migram.

Após saírem da circulação, os leucócitos se movem nos tecidos em direção ao local da lesão por um processo chamado *quimiotaxia*, que é definido como a locomoção ao longo de um gradiente químico. Entre os muitos quimioatraentes conhecidos, os mais potentes são os produtos bacterianos, particularmente peptídeos com terminações de *N*-formilmetionina; citocinas, especialmente aquelas da família das quimiocinas; componentes do sistema complemento, particularmente o C5a; e leucotrienos. Esses quimioatraentes, que são descritos em mais detalhes adiante, são produzidos em resposta a infecções, danos teciduais e durante reações imunológicas. Todos eles se ligam a receptores acoplados à proteína G na superfície dos leucócitos. Os sinais iniciados a partir desses receptores ativam segundos mensageiros que induzem a polimerização de actina na borda frontal da célula e a localização de filamentos de miosina na parte de trás. O leucócito se move estendendo filopódios que puxam a parte de trás da célula na direção da extensão, assim como um automóvel com tração dianteira é puxado pelas rodas dianteiras. Como resultado final, os leucócitos migram em direção ao estímulo inflamatório na direção dos quimioatraentes produzidos localmente.

A natureza do infiltrado leucocitário varia com a idade da resposta inflamatória e o tipo de estímulo. Na maioria das formas de inflamação aguda, os neutrófilos predominam no infiltrado inflamatório durante as primeiras 6 a 24 horas e são substituídos por monócitos entre 24 e 48 horas (Figura 2.4). Há várias razões para a predominância precoce dos neutrófilos: são as células mais numerosas no sangue do que os outros leucócitos, respondem mais rapidamente às quimiocinas e podem se ligar mais firmemente às moléculas de adesão que são rapidamente induzidas nas células endoteliais, como as E- e P-selectinas. Após entrarem nos tecidos, os neutrófilos têm uma vida curta; entram em apoptose e desaparecem em poucos dias. Os monócitos se diferenciam em macrófagos nos tecidos que não apenas sobrevivem por mais tempo, mas também podem proliferar, tornando-se, assim, a população predominante nas reações inflamatórias prolongadas.

Existem, entretanto, exceções a esse padrão estereotipado de infiltração celular. Em certas infecções – como aquelas causadas pelas bactérias *Pseudomonas* –, o infiltrado celular é dominado por neutrófilos recrutados continuamente por vários dias; nas infecções virais, os linfócitos podem ser as primeiras células a chegar; algumas reações de hipersensibilidade são dominadas por linfócitos, macrófagos e plasmócitos ativados (refletindo a resposta imune); e em reações alérgicas e infecções por certos parasitas, os eosinófilos podem ser o principal tipo celular.

A compreensão molecular do recrutamento e da migração de leucócitos tem fornecido uma grande quantidade de alvos terapêuticos para controlar inflamações prejudiciais. Conforme discutimos mais adiante, os agentes que bloqueiam o TNF, uma das principais citocinas envolvidas no recrutamento de leucócitos, são extremamente úteis como terapia para doenças inflamatórias crônicas como a artrite reumatoide. Os anticorpos que bloqueiam as integrinas foram mencionados anteriormente.

Fagocitose e remoção do agente agressor

Os neutrófilos e os monócitos que foram recrutados para um local de infecção ou morte celular são ativados por produtos de microrganismos e células necróticas, assim como por citocinas produzidas localmente. A ativação induz diversas respostas, das quais a fagocitose e a destruição intracelular são as mais importantes para a eliminação de microrganismos e a remoção de tecidos mortos.

Fagocitose

Fagocitose é a ingestão de material particulado por células. Os fagócitos mais importantes do corpo são *neutrófilos* e *macrófagos*

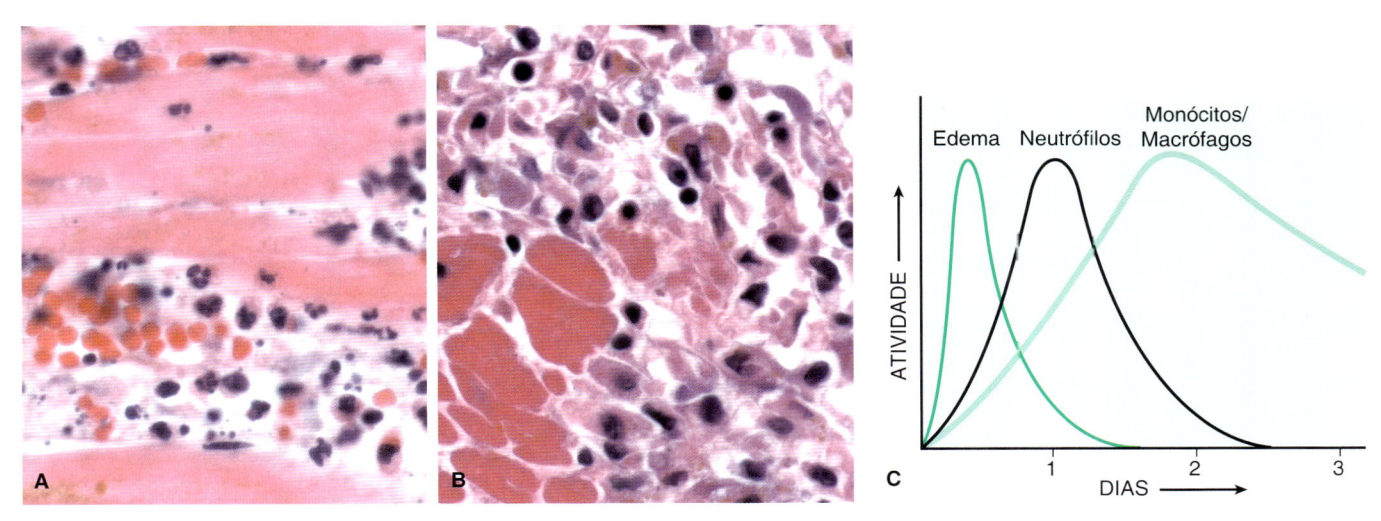

Figura 2.4 Natureza dos infiltrados leucocitários nas reações inflamatórias. As fotomicrografias mostram uma reação inflamatória no miocárdio após necrose isquêmica (infarto). **A.** Infiltrado neutrofílico inicial e vasos sanguíneos congestos. **B.** Infiltrado tardio de células mononucleares (principalmente macrófagos). **C.** Cinética aproximada de edema e infiltração celular. A cinética e a natureza do infiltrado podem variar dependendo da gravidade e da causa da reação.

(Tabela 2.4). Os neutrófilos são mais rapidamente reativos, mas possuem uma vida relativamente curta. Em reações inflamatórias, os macrófagos originam-se dos monócitos sanguíneos e podem viver por dias ou meses. (Como discutiremos mais adiante, alguns macrófagos de vida longa residentes nos tecidos são derivados de precursores embrionários que colonizam os tecidos no início da vida e permanecem por anos.) As respostas dos macrófagos tendem a ser mais lentas, porém de maior duração.

Neutrófilos e macrófagos podem ingerir microrganismos após o reconhecimento por meio de receptores fagocíticos, como o receptor de manose (que reconhece resíduos terminais de manose presentes em glicoproteínas microbianas) e os chamados receptores *scavenger*. A eficiência desse processo é grandemente aumentada se os microrganismos estiverem revestidos (*opsonizados*) por moléculas chamadas *opsoninas*, para as quais os fagócitos também possuem receptores específicos. As opsoninas incluem anticorpos, o produto de clivagem C3b do complemento e certas lectinas plasmáticas. Após a ligação aos receptores fagocíticos, a partícula é ingerida em uma vesícula delimitada por membrana chamada *fagossomo*, que então se funde com os lisossomos, resultando então na liberação de conteúdo lisossômico no *fagolisossomo* (Figura 2.5). Durante esse processo, os neutrófilos também podem liberar o conteúdo de seus grânulos no espaço extracelular.

Tabela 2.4 Propriedades de neutrófilos e macrófagos.

	Neutrófilos	**Macrófagos**
Origem	CTHs na medula óssea	CTHs na medula óssea (em reações inflamatórias) Células-tronco no saco vitelino ou no fígado fetal (no início do desenvolvimento no caso de alguns macrófagos residentes dos tecidos)
Tempo de vida nos tecidos	1 a 2 dias	Macrófagos inflamatórios: dias ou semanas Macrófagos residentes em tecidos: anos
Respostas a estímulos ativadores	Rápidas, de curta duração, principalmente degranulação e atividade enzimática	Mais prolongadas, mais lentas, muitas vezes dependentes de nova transcrição gênica
Espécies reativas de oxigênio	Rapidamente induzidas pela montagem da oxidase de fagócitos (explosão respiratória)	Menos proeminentes
Óxido nítrico	Níveis baixos ou nenhum	Induzido após ativação transcricional de iNOS
Degranulação	Resposta principal; induzida pelo rearranjo do citoesqueleto	Não proeminente
Produção de citocinas	Níveis baixos ou nulos	Principal atividade funcional, requer ativação transcricional de genes de citocinas
Formação de NET	Rapidamente induzida por extrusão do conteúdo nuclear	Pouca ou nula
Secreção de enzimas lisossômicas	Proeminente	Menor

Esta tabela lista as principais diferenças entre neutrófilos e macrófagos. Observe que os dois tipos celulares compartilham muitas características, como fagocitose, capacidade de migrar através dos vasos sanguíneos para os tecidos e quimiotaxia. *CTH*, célula-tronco hematopoiética; *iNOS*, óxido nítrico sintase induzível (do inglês *inducible nitric oxide synthase*); *NET*, armadilhas extracelulares de neutrófilos.

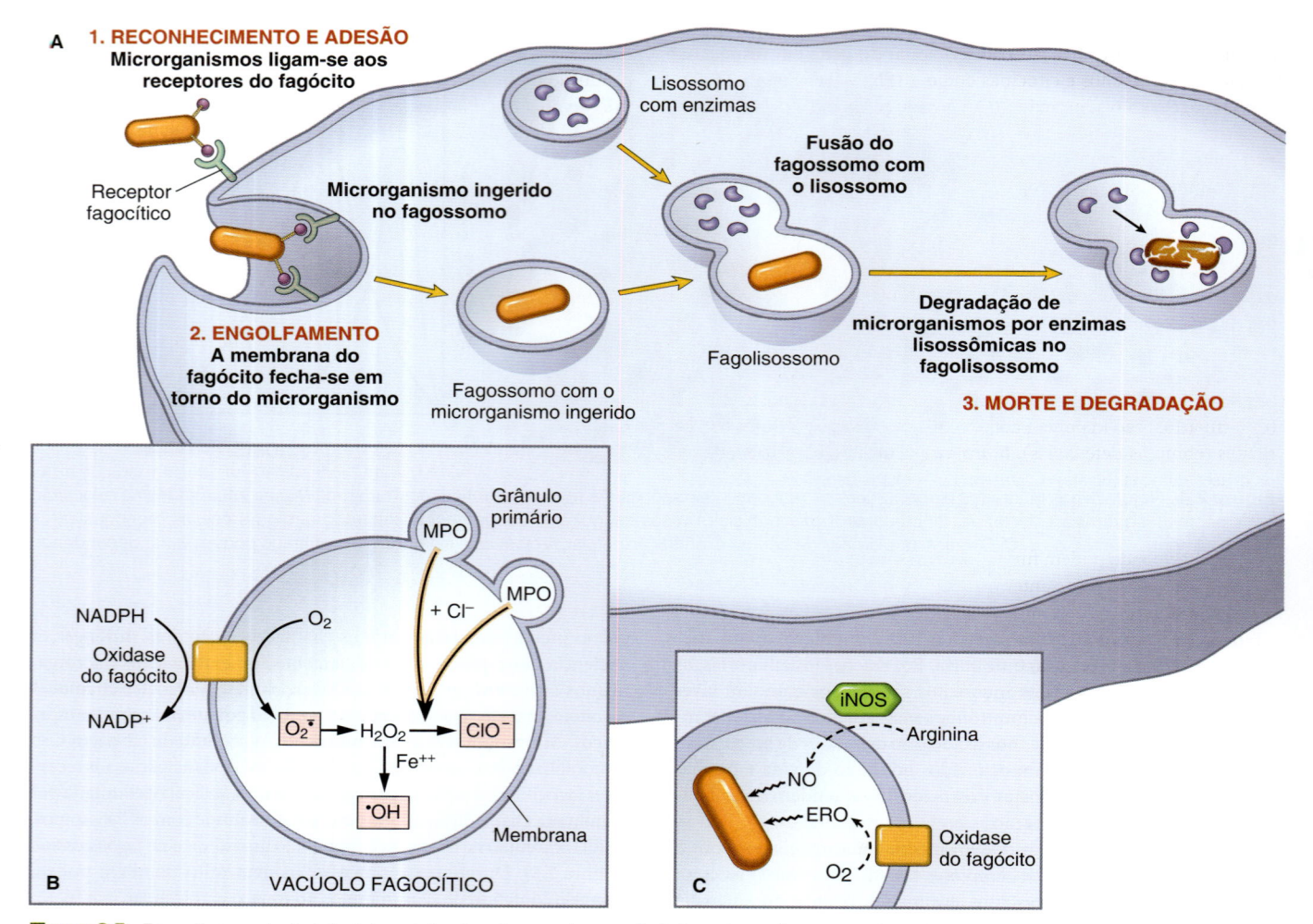

Figura 2.5 Fagocitose e destruição intracelular de microrganismos. **A.** A fagocitose de uma partícula (p. ex., uma bactéria) envolve a ligação a receptores na membrana de leucócitos, o englobamento e a fusão dos vacúolos fagocíticos com lisossomos. Isso é seguido pela destruição das partículas ingeridas dentro dos fagolisossomos por enzimas lisossômicas e por espécies reativas de oxigênio (ERO) e nitrogênio. **B.** Em fagócitos ativados, os componentes citoplasmáticos da enzima oxidase do fagócito se montam na membrana do fagossomo para formar a enzima ativa, que catalisa a conversão de oxigênio em superóxido (O_2^-) e H_2O_2. A mieloperoxidase, presente nos grânulos dos neutrófilos, converte H_2O_2 em hipoclorito. **C.** As ERO e o óxido nítrico (NO) matam os microrganismos ingeridos. Durante a fagocitose, o conteúdo dos grânulos pode ser liberado nos tecidos extracelulares (não mostrado). *iNOS*, óxido nítrico sintase induzível; *MPO*, mieloperoxidase.

Destruição intracelular de microrganismos e detritos

A morte de microrganismos e a destruição de materiais ingeridos são realizadas por espécies reativas de oxigênio (ERO também chamadas *intermediários reativos de oxigênio*), espécies reativas de nitrogênio (principalmente derivadas do óxido nítrico [NO]) e enzimas lisossômicas. Todas essas substâncias estão normalmente sequestradas nos lisossomos, para onde os materiais fagocitados são levados. Assim, substâncias potencialmente prejudiciais são segregadas do citoplasma da célula para evitar danos ao fagócito enquanto ele executa sua função normal.

Espécies reativas de oxigênio. Esses radicais livres são produzidos principalmente nos fagolisossomos dos neutrófilos. Após a ativação dos neutrófilos, uma enzima de múltiplos componentes chamada *oxidase do fagócito* (ou NADPH oxidase) é rapidamente montada na membrana do fagolisossomo (ver Figura 2.5 B). Essa enzima oxida o NADPH (do inglês *nicotinamide-adenine dinucleotide phosphate* ou fosfato de dinucleotídio de nicotinamida adenina reduzido) e, no processo, reduz o oxigênio ao ânion superóxido (O_2^-), que é então convertido em H_2O_2. O H_2O_2 não é capaz de matar eficientemente microrganismos por si só. No entanto, os grânulos azurófilos dos neutrófilos contêm a enzima *mieloperoxidase* (MPO), que, na presença de um halogeneto como Cl^-, converte o H_2O_2 em hipoclorito (ClO^-), um agente antimicrobiano potente que destrói microrganismos por *halogenação* (em que o halogeneto é ligado covalentemente aos constituintes celulares) ou por *oxidação* de proteínas e lipídios (peroxidação lipídica). O sistema H_2O_2-MPO-halogeneto é o bactericida mais eficiente dos neutrófilos. O H_2O_2 também é convertido em radical hidroxila (•OH), outro agente destrutivo poderoso. Conforme discutido no Capítulo 1, esses radicais livres derivados do oxigênio ligam-se aos lipídios celulares e os modificam, como também modificam proteínas e ácidos nucleicos celulares, destruindo, assim, células como os microrganismos. A produção de ERO acoplada ao consumo de oxigênio é chamada de *explosão respiratória*. Os defeitos genéticos na geração de ERO são a causa de uma doença de imunodeficiência chamada *doença granulomatosa crônica*, descrita no Capítulo 5.

Óxido nítrico. O NO, um gás solúvel produzido a partir da arginina pela ação da óxido nítrico sintase (NOS, do inglês *nitric oxide synthase*), também participa na destruição de microrganismos, especialmente em macrófagos. A NOS induzível (iNOS) é regulada positivamente em macrófagos por ativação transcricional do gene em resposta a produtos microbianos e citocinas como a IFN-γ (ver Figura 2.5 C). O NO reage com o superóxido (O_2^-) gerado pela oxidase do fagócito para produzir o peroxinitrito ($ONOO^-$), um produto altamente reativo. Essas moléculas derivadas do nitrogênio, similares às ERO, atacam e danificam os lipídios, as proteínas e os ácidos nucleicos dos microrganismos.

Conteúdo dos grânulos dos leucócitos. Os neutrófilos apresentam dois principais tipos de grânulos contendo enzimas que degradam microrganismos e tecidos mortos, podendo contribuir para o combate ao dano tecidual. Os grânulos *específicos* (ou secundários) são menores e contêm lisozima, colagenase, gelatinase, lactoferrina, ativador de plasminogênio, histaminase e fosfatase alcalina. Os grânulos *azurófilos* (ou primários) são maiores e contêm mieloperoxidase, fatores bactericidas (como as defensinas), hidrolases ácidas e uma variedade de proteases neutras (elastase, catepsina G, colagenases não específicas, proteinase 3). O conteúdo de ambos os tipos de grânulos é liberado quando os neutrófilos são ativados. As vesículas fagocíticas contendo material englobado podem fundir-se com esses grânulos (e com lisossomos, conforme descrito anteriormente), o que permite que os materiais ingeridos sejam destruídos nos fagolisossomos pelas ações das enzimas. De maneira semelhante, os macrófagos possuem lisossomos contendo hidrolases ácidas, colagenase, elastase e fosfolipase, todas capazes de destruir materiais ingeridos e detritos celulares.

Além do conteúdo dos grânulos, neutrófilos ativados liberam componentes de cromatina, incluindo histonas, que formam redes fibrilares chamadas de *armadilhas extracelulares de neutrófilos* (NETs, do inglês *neutrophil extracellular traps*). Essas redes se ligam e concentram peptídeos antimicrobianos e enzimas dos grânulos, formando sítios extracelulares para a destruição de microrganismos. No processo de formação das NETs, os núcleos dos neutrófilos são perdidos, o que leva à morte das células. As NETs também foram detectadas no sangue durante a sepse como consequência da ativação generalizada de neutrófilos.

Lesão tecidual mediada por leucócitos

Os leucócitos são uma importante causa de lesão às células e aos tecidos normais. Isso ocorre durante as reações normais de defesa contra microrganismos, especialmente se os microrganismos forem resistentes à erradicação, como as micobactérias. Também são a base para o dano tecidual quando a resposta é direcionada inadequadamente contra antígenos próprios (como em doenças autoimunes) ou contra antígenos ambientais normalmente inofensivos (como em doenças alérgicas).

O mecanismo da lesão tecidual mediada por leucócitos é a liberação do conteúdo dos grânulos e dos lisossomos. Até certo ponto, isso ocorre normalmente, quando leucócitos ativados tentam eliminar microrganismos e outros agentes agressores. O processo é exagerado se os fagócitos encontrarem materiais que não possam ser facilmente ingeridos, como anticorpos depositados em superfícies planas indigeríveis, ou se substâncias fagocitadas, como cristais de urato e sílica, danificarem a membrana do fagolisossomo. As proteases nocivas liberadas pelos leucócitos são normalmente controladas por um sistema *antiproteases* no sangue e nos líquidos teciduais. O principal dentre elas é a α_1-antitripsina, que é o principal inibidor da elastase de neutrófilos. Uma deficiência desses inibidores pode levar a uma atividade proteásica sustentada, como ocorre nos pacientes com deficiência de α_1-antitripsina (Capítulo 11).

Embora enfatizemos a atuação dos neutrófilos e macrófagos na inflamação aguda, outros tipos celulares também desempenham papéis importantes. Algumas células T, chamadas *células Th17*, secretam citocinas como a IL-17, que recrutam neutrófilos e estimulam a produção de peptídeos antimicrobianos que matam diretamente os microrganismos. Na ausência de respostas eficazes das células Th17, os indivíduos ficam suscetíveis a infecções fúngicas e bacterianas. Os abscessos cutâneos que se desenvolvem não apresentam as características clássicas da inflamação aguda, como calor e vermelhidão. Os eosinófilos são especialmente importantes nas reações a parasitas helmínticos e em alguns distúrbios alérgicos, e os mastócitos e basófilos são células fundamentais nas reações alérgicas.

Uma vez que a resposta inflamatória aguda tenha eliminado o estímulo agressor, a reação diminui, pois não há mais recrutamento de leucócitos, os mediadores têm vida curta e diminuem se não forem mais produzidos, e a vida útil dos neutrófilos é curta.

MEDIADORES DA INFLAMAÇÃO

A reação inflamatória é iniciada e regulada por substâncias químicas produzidas no local da reação. O grande número de mediadores pode ser assustador, mas um entendimento básico das moléculas é importante, pois sua identificação tem sido a base para o desenvolvimento de muitos medicamentos anti-inflamatórios amplamente utilizados e eficazes. Começamos resumindo as propriedades gerais dos mediadores da inflamação e, em seguida, discutiremos algumas das moléculas mais importantes.

- **Os mediadores podem ser produzidos localmente por células no local da inflamação ou podem ser derivados de precursores circulantes que são ativados no local da inflamação**
  - Os *mediadores derivados de células* são rapidamente liberados de grânulos intracelulares (p. ex., aminas) ou são sintetizados *de novo* (p. ex., prostaglandinas e leucotrienos, citocinas) em resposta a um estímulo. **Os principais tipos celulares que produzem os mediadores da inflamação aguda são os macrófagos teciduais, as células dendríticas e os mastócitos**, embora plaquetas, neutrófilos, células endoteliais e a maioria das células epiteliais também elaborem alguns mediadores inflamatórios
  - Os *mediadores derivados do plasma* (p. ex., proteínas do complemento) são produzidos principalmente no fígado e circulam como precursores inativos que entram e são ativados nos locais da inflamação, geralmente por uma série de clivagens proteolíticas.
- **Mediadores ativos são produzidos apenas em resposta a estímulos diversos**, incluindo produtos microbianos e substâncias liberadas de células necróticas, o que garante que a inflamação seja desencadeada somente quando e onde for necessário
- **A maioria dos mediadores tem vida curta**. Eles decaem rapidamente ou são inativados por enzimas, ou então são removidos ou inibidos de outra forma. Esses mecanismos constitutivos de controle evitam reações excessivas.

Os principais mediadores da inflamação aguda são resumidos na Tabela 2.5 e discutidos a seguir.

Aminas vasoativas: histamina e serotonina

A principal amina vasoativa é a *histamina*, que é armazenada como uma molécula pré-formada nos grânulos de mastócitos, basófilos e plaquetas. A histamina é liberada rapidamente quando essas células são ativadas, pois está entre os primeiros mediadores a serem produzidos durante a inflamação. A fonte mais rica de histamina é o mastócito, que normalmente está presente no tecido conjuntivo adjacente aos vasos sanguíneos. A degranulação dos mastócitos e a liberação de histamina ocorrem em resposta a uma variedade de estímulos, incluindo a ligação de anticorpos IgE aos mastócitos, o que é adjacente às reações imediatas de hipersensibilidade (alérgicas) (Capítulo 5);

Tabela 2.5 Principais mediadores da inflamação.

Mediadores	Fonte	Ação
Histamina	Mastócitos, basófilos, plaquetas	Vasodilatação, aumento da permeabilidade vascular, ativação endotelial
Prostaglandinas	Mastócitos, leucócitos	Vasodilatação, dor, febre
Leucotrienos	Mastócitos, leucócitos	Aumento da permeabilidade vascular, quimiotaxia, adesão e ativação de leucócitos
Citocinas (p. ex., TNF, IL-1, IL-6)	Macrófagos, células endoteliais, mastócitos	Local: ativação endotelial (expressão de moléculas de adesão) Sistêmica: febre, anormalidades metabólicas, hipotensão (choque)
Quimiocinas	Leucócitos, macrófagos ativados	Quimiotaxia, ativação de leucócitos
Fator de ativação plaquetária	Leucócitos, mastócitos	Vasodilatação, aumento da permeabilidade vascular, adesão de leucócitos, quimiotaxia, degranulação, explosão oxidativa
Complemento	Plasma (produzido no fígado)	Quimiotaxia e ativação de leucócitos, destruição direta do alvo (complexo de ataque à membrana), vasodilatação (estimulação de mastócitos)
Cininas	Plasma (produzido no fígado)	Aumento da permeabilidade vascular, contração do músculo liso, vasodilatação, dor

IL, interleucina; *TNF*, fator de necrose tumoral.

os produtos do complemento chamados *anafilatoxinas* (C3a e C5a), a serem descritos adiante; e a lesão física induzida por trauma, frio ou calor, ou por mecanismos desconhecidos. Anticorpos e produtos do complemento se ligam a receptores específicos nos mastócitos e desencadeiam vias de sinalização que induzem a degranulação rápida. Neuropeptídeos (p. ex., substância P) e citocinas (IL-1, IL-8) também podem desencadear a liberação de histamina.

A histamina causa dilatação das arteríolas e aumenta a permeabilidade das vênulas. Seus efeitos nos vasos sanguíneos são mediados principalmente pela ligação aos receptores de histamina chamados receptores H_1 em células endoteliais microvasculares. Os fármacos anti-histamínicos comuns que tratam reações inflamatórias como as alergias se ligam e bloqueiam o receptor H_1. A histamina também causa a contração de alguns músculos lisos, mas os leucotrienos, a serem descritos posteriormente, são muito mais potentes e relevantes para causar espasmos do músculo liso brônquico, como na asma.

A serotonina (5-hidroxitriptamina) é um mediador vasoativo pré-formado presente em plaquetas e em certas células neuroendócrinas, como no trato gastrintestinal. A serotonina é um vasoconstritor, mas sua importância na inflamação ainda não está elucidada.

Metabólitos do ácido araquidônico

As *prostaglandinas* e os *leucotrienos* são mediadores lipídicos produzidos a partir do ácido araquidônico (AA) presente nos fosfolipídios das membranas que estimulam reações vasculares e celulares na inflamação aguda. O AA é um ácido graxo poli-insaturado de 20 carbonos que é liberado dos fosfolipídios da membrana por meio da ação das fosfolipases celulares, principalmente a fosfolipase A_2, que é ativada por estímulos inflamatórios, o que inclui citocinas, produtos do complemento e lesões físicas. Os mediadores derivados do AA, também chamados *eicosanoides* (do grego *eicosa*, que significa 20, pois são derivados de ácidos graxos de 20 carbonos), são sintetizados por duas classes principais de enzimas, cicloxigenases (que geram as prostaglandinas) e lipo-oxigenases (que produzem os leucotrienos e as lipoxinas) (Figura 2.6). Os eicosanoides se ligam a receptores acoplados à proteína G em muitos tipos de células e podem mediar praticamente todas as etapas da inflamação (Tabela 2.6).

Prostaglandinas

As prostaglandinas (PGs) são produzidas por mastócitos, macrófagos, células endoteliais e muitos outros tipos de células, e estão envolvidas nas reações vasculares e sistêmicas da inflamação. Elas são geradas pelas ações de duas *cicloxigenases*, chamadas COX-1 e COX-2, que se diferem em sua expressão. A COX-1 é produzida em resposta a estímulos inflamatórios e também é expressa constitutivamente na maioria dos tecidos, onde pode ter funções homeostáticas (p. ex., equilíbrio de líquidos e eletrólitos nos rins, citoproteção no trato gastrintestinal). Em contraste, a COX-2 é induzida por estímulos inflamatórios e, portanto, gera prostaglandinas em reações inflamatórias, mas é pouco expressa ou ausente na maioria dos tecidos saudáveis.

As prostaglandinas são nomeadas com base em características estruturais codificadas por uma letra, como PGD, PGE e outras, e com um numeral em subscrito (p. ex., 1, 2), que indica o número de ligações duplas no composto. As prostaglandinas mais importantes na inflamação são PGE_2, PGD_2, PGF_{2a}, PGI_2 (prostaciclina) e TXA_2 (tromboxano A_2), cada uma derivada da ação de uma enzima específica em um intermediário na via. Algumas dessas enzimas apresentam distribuição tecidual e funções restritas.

- A PGD_2 é a principal prostaglandina produzida pelos mastócitos; junto com a PGE_2 (que está mais amplamente distribuída), causa vasodilatação e aumenta a permeabilidade das vênulas pós-capilares, potencializando a exsudação e o edema resultante. A PGD_2 também é um quimioatraente para os neutrófilos
- As plaquetas contêm a enzima tromboxano sintase, que produz TXA_2, o principal eicosanoide nessas células. O TXA_2 é um potente agente agregante de plaquetas e vasoconstritor
- O endotélio vascular não apresenta tromboxano sintase e, em vez disso, contém prostaciclina sintase, que é responsável pela formação de prostaciclina (PGI_2) e seu produto final estável, a PGF_{1a}. A prostaciclina é um vasodilatador e um potente inibidor da agregação plaquetária, atuando, assim, para evitar a formação de trombos em células endoteliais normais. Um desequilíbrio entre tromboxano e prostaciclina tem sido descrito como um evento precoce na trombose de artérias coronárias e cerebrais (Capítulo 10)
- Além de seus efeitos locais, as prostaglandinas estão envolvidas na patogênese da *dor* e da *febre*, duas manifestações sistêmicas comuns da inflamação (a serem descritas posteriormente).

Leucotrienos

Os *leucotrienos* são produzidos por leucócitos e mastócitos pela ação da lipo-oxigenase e estão envolvidos em reações vasculares e da musculatura lisa, bem como no recrutamento de leucócitos.

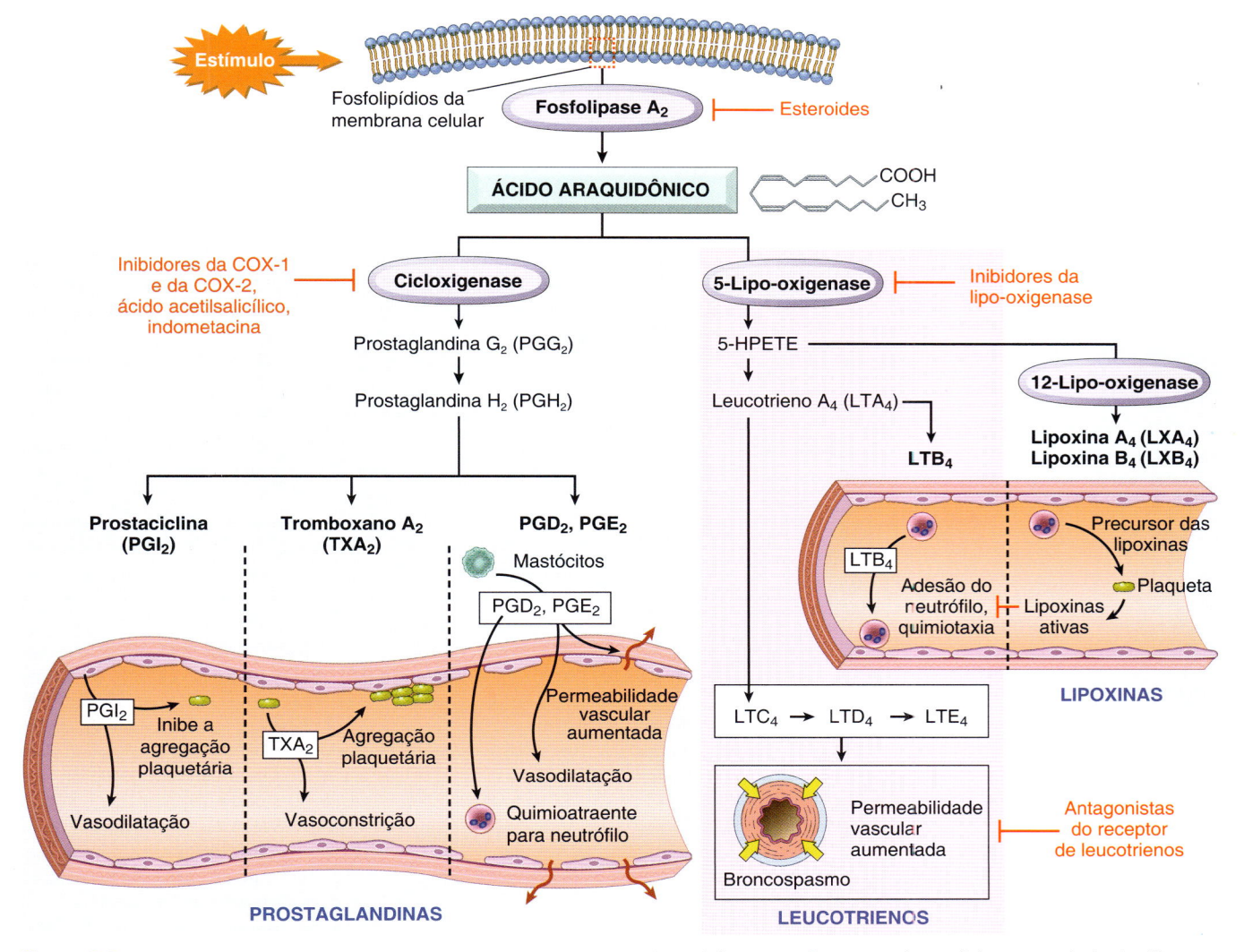

Figura 2.6 Produção de metabólitos do ácido araquidônico e seus papéis na inflamação. Os antagonistas clinicamente úteis de diferentes enzimas e receptores são indicados *em vermelho*. Uma vez que os antagonistas dos receptores de leucotrienos inibem todas as ações dos leucotrienos, eles são usados na clínica para tratar a asma, como mostrado. *COX-1*, *COX-2*, cicloxigenases 1 e 2; *HPETE*, ácido hidroperoxieicosatetraenoico.

Tabela 2.6 Principais ações dos metabólitos do ácido araquidônico na inflamação.

Ação	Eicosanoides
Vasodilatação	Prostaglandinas PGI_2 (prostaciclina), PGE_1, PGE_2, PGD_2
Vasoconstrição	Tromboxano A_2, leucotrienos C_4, D_4, E_4
Aumento da permeabilidade vascular	Leucotrienos C_4, D_4, E_4
Quimiotaxia, adesão de leucócitos	Leucotrieno B_4

A síntese de leucotrienos envolve múltiplas etapas. A primeira produz leucotrieno A_4 (LTA_4), que, por sua vez, dá origem a LTB_4 ou LTC_4. O LTB_4 é produzido por neutrófilos e alguns macrófagos, e é um potente agente quimiotático e ativador de neutrófilos. O LTC_4 e seus metabólitos, LTD_4 e LTE_4, são produzidos principalmente em mastócitos e causam vasoconstrição intensa, broncospasmo (importante na asma) e aumento da permeabilidade das vênulas.

Outros mediadores derivados do ácido araquidônico

As *lipoxinas* também são produzidas a partir do AA pela via da lipo-oxigenase; porém, diferentemente das prostaglandinas e dos leucotrienos, as lipoxinas suprimem a inflamação ao inibir a quimiotaxia de neutrófilos e a adesão ao endotélio e, portanto, o recrutamento de leucócitos. Estes, especialmente os neutrófilos, produzem intermediários na via de síntese de lipoxina que são convertidos em lipoxinas por plaquetas que interagem com os leucócitos.

Vários outros mediadores anti-inflamatórios derivados do AA foram descritos e receberam nomes como resolvinas, pois resolvem a fase ativa da inflamação aguda. O papel desses compostos na resposta inflamatória é um tópico de estudo ativo.

Inibidores farmacológicos de prostaglandinas e leucotrienos

A importância dos eicosanoides na inflamação impulsionou o desenvolvimento de fármacos anti-inflamatórios, incluindo os seguintes:

- *Inibidores da cicloxigenase*: incluem o ácido acetilsalicílico e outros fármacos anti-inflamatórios não esteroides (AINEs), como o ibuprofeno. Os AINEs inibem tanto a COX-1 quanto a COX-2 e, assim, inibem a síntese de prostaglandinas (daí sua eficácia no tratamento da dor e da febre); o ácido acetilsalicílico faz isso inativando irreversivelmente as cicloxigenases. Os inibidores seletivos de COX-2 foram desenvolvidos para terem como alvo as prostaglandinas envolvidas exclusivamente em reações inflamatórias. No entanto, os inibidores de COX-2 podem aumentar o risco de eventos cardiovasculares e cerebrovasculares, possivelmente por comprometerem a produção de prostaciclina (PGI_2) pelas células endoteliais, que é antitrombótica, enquanto mantém intacta a produção de tromboxano A_2 (TXA_2) mediada por COX-1 derivada de plaquetas, que promove a agregação plaquetária. Os inibidores de COX-2 agora são usados principalmente para tratar artrite e dor perioperatória em pacientes sem fatores de risco cardiovascular

- *Inibidores da lipo-oxigenase*: a 5-lipo-oxigenase não é afetada pelos AINEs. A zileutona, um agente farmacológico que inibe a produção de leucotrienos, é útil no tratamento da asma
- *Corticosteroides*: são agentes anti-inflamatórios de amplo espectro que reduzem a transcrição de genes que codificam COX-2, fosfolipase A_2, citocinas pró-inflamatórias (p. ex., IL-1 e TNF) e iNOS
- *Antagonistas dos receptores de leucotrienos*: bloqueiam os receptores de leucotrienos e impedem as ações dos leucotrienos (zafirlucaste). Esses fármacos são usados no tratamento da asma e da rinite alérgica.

Citocinas e quimiocinas

Citocinas são proteínas produzidas por muitos tipos celulares (principalmente linfócitos ativados, macrófagos e células dendríticas, mas também células endoteliais, epiteliais e do tecido conjuntivo) que medeiam e regulam reações imunes e inflamatórias. Por convenção, os fatores de crescimento que atuam sobre células epiteliais e mesenquimais não são agrupados sob o termo citocinas. As propriedades gerais e as funções das citocinas são discutidas no Capítulo 5. Aqui, são abordadas as citocinas envolvidas na inflamação aguda (Tabela 2.7).

Fator de necrose tumoral e interleucina-1

O TNF e a IL-1 desempenham papéis cruciais no recrutamento de leucócitos, promovendo a sua adesão ao endotélio e sua migração através dos vasos. Essas citocinas são principalmente produzidas por macrófagos e células dendríticas ativados; o TNF também é produzido por linfócitos T e mastócitos, enquanto a IL-1 é produzida também por algumas células epiteliais. A secreção de TNF e IL-1 pode ser estimulada por produtos microbianos, células necróticas e uma variedade de outros estímulos inflamatórios. A produção de TNF é induzida por sinais derivados dos TLRs e outros sensores para microrganismos. A síntese de IL-1 é estimulada pelos mesmos sinais, mas a geração da forma biologicamente ativa desta citocina depende da ativação do inflamassomo (Capítulo 5).

As ações do TNF e da IL-1 contribuem para as reações locais e sistêmicas da inflamação (Figura 2.7). Os papéis mais importantes dessas citocinas na inflamação são os seguintes:

- *Ativação endotelial e recrutamento de leucócitos*: tanto o TNF quanto a IL-1 atuam no endotélio para aumentar a expressão de moléculas de adesão endotelial, principalmente E- e P-selectinas e ligantes para integrinas leucocitárias. Essas mudanças são fundamentais para o recrutamento de leucócitos para os locais de inflamação. Elas também estimulam a produção de vários mediadores, incluindo outras citocinas, quimiocinas e eicosanoides, além de aumentar a atividade pró-coagulante do endotélio
- *Ativação de leucócitos e outras células*: o TNF aumenta as respostas dos neutrófilos a outros estímulos, como a endotoxina bacteriana, e estimula a atividade microbicida dos macrófagos. A IL-1 ativa fibroblastos para sintetizar colágeno e estimula a proliferação de células sinoviais e outras células mesenquimais. A IL-1 também estimula respostas Th17, que, por sua vez, induzem a inflamação aguda
- *Resposta sistêmica de fase aguda*: a IL-1 e o TNF (assim como a IL-6) induzem as respostas sistêmicas associadas a infecção ou lesão, incluindo a *febre* (a ser descrita posteriormente no capítulo). Eles também estão implicados na patogênese da síndrome da resposta inflamatória sistêmica (SIRS, do inglês *systemic inflammatory response syndrome*), resultante de infecção bacteriana disseminada e outras

Tabela 2.7 Citocinas na inflamação.

Citocina	Principais fontes	Principais ações na inflamação
Inflamação aguda		
TNF	Macrófagos, mastócitos, linfócitos T	Estimula a expressão de moléculas de adesão endoteliais e a secreção de outras citocinas; efeitos sistêmicos
IL-1	Macrófagos, células endoteliais, algumas células epiteliais	Similar ao TNF; papel maior na febre
IL-6	Macrófagos, outras células	Efeitos sistêmicos (resposta de fase aguda)
Quimiocinas	Macrófagos, células endoteliais, linfócitos T, mastócitos, outros tipos celulares	Recrutamento de leucócitos para locais de inflamação; migração de células em tecidos saudáveis
Inflamação crônica		
IL-12	Células dendríticas, macrófagos	Aumento da produção de IFN-γ
IFN-γ	Linfócitos T, células NK	Ativação de macrófagos (aumento na capacidade de eliminar microrganismos e células tumorais)
IL-17	Linfócitos T	Recrutamento de neutrófilos e monócitos

As quimiocinas são divididas em quatro grupos com base no número de aminoácidos entre duas das cisteínas conservadas na proteína. Como indicado, as quimiocinas desses grupos têm especificidades de células-alvo um tanto diferentes. Estão listadas as citocinas mais importantes envolvidas nas reações inflamatórias, mas muitas outras podem desempenhar papéis na inflamação. Também há uma considerável sobreposição entre as citocinas envolvidas nas inflamações aguda e crônica. Especificamente, todas as listadas em inflamação aguda também podem contribuir para as reações inflamatórias crônicas. *IFN-γ*, interferona gama; *IL*, interleucina; *NK*, células *natural killer*; *TNF*, fator de necrose tumoral.

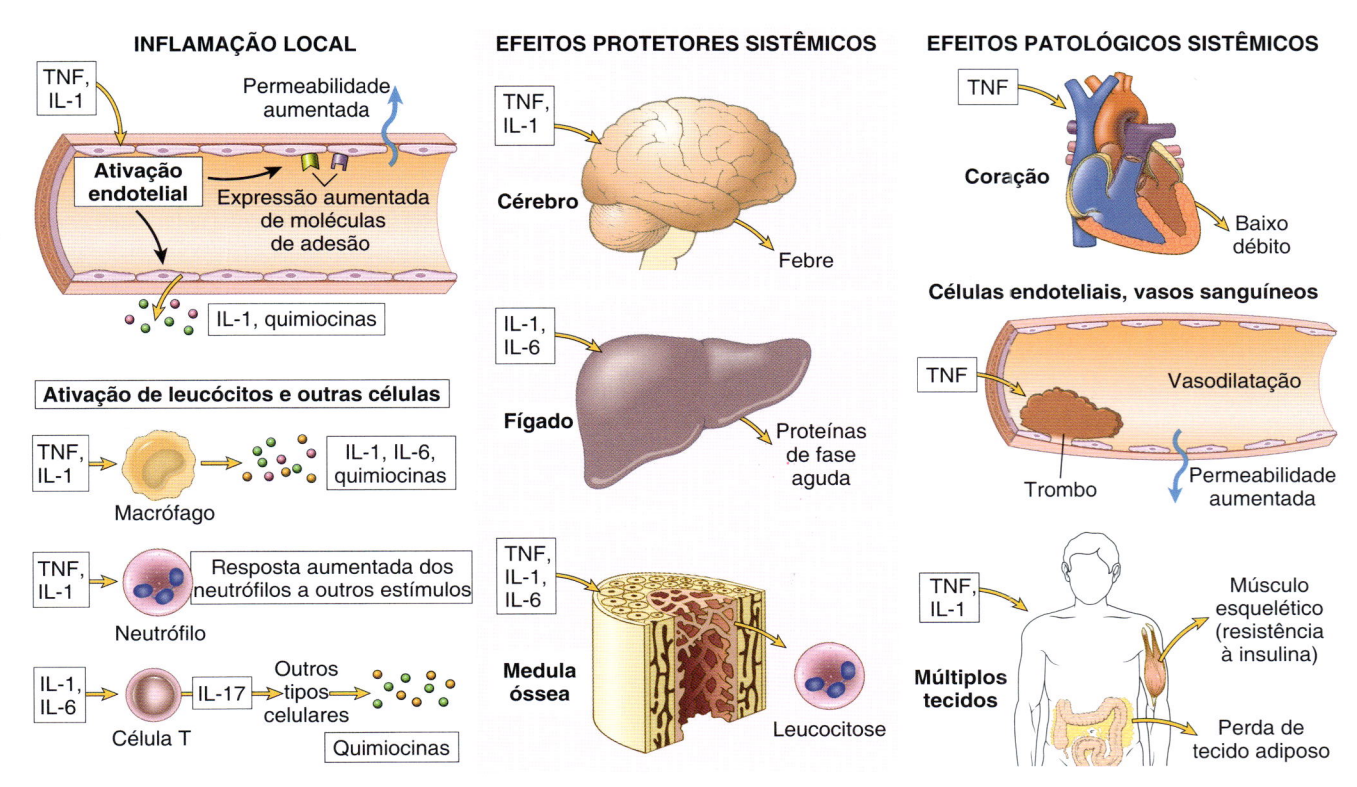

Figura 2.7 Principais papéis das citocinas na inflamação aguda.

condições graves, descritas mais adiante. Em concentrações elevadas, o TNF dilata os vasos sanguíneos e reduz a contratilidade miocárdica, ambos contribuindo para a queda na pressão arterial associada à SIRS. O TNF regula o equilíbrio energético promovendo a mobilização de lipídios e proteínas e suprimindo o apetite. Portanto, a produção sustentada de TNF contribui para a *caquexia*, um estado patológico caracterizado por perda de peso e anorexia que acompanha algumas infecções crônicas e cânceres.

Os antagonistas do TNF têm sido notavelmente eficazes no tratamento de doenças inflamatórias crônicas, especialmente artrite reumatoide, psoríase e alguns tipos de enteropatias inflamatórias. Uma das complicações dessa terapia é que os pacientes se tornam suscetíveis a infecções por micobactérias em decorrência da reduzida capacidade dos macrófagos de eliminar microrganismos intracelulares. Embora muitas das ações do TNF e da IL-1 se sobreponham, por motivos obscuros os antagonistas da IL-1 não são tão eficazes. O bloqueio de qualquer uma das citocinas não afeta o desfecho da sepse (ver mais adiante), talvez porque outras citocinas contribuam para essa reação inflamatória sistêmica grave.

Quimiocinas

As quimiocinas são uma família de proteínas pequenas (8 a 10 kDa) que atuam principalmente como quimioatraentes para tipos específicos de leucócitos. Cerca de 40 quimiocinas diferentes e 20 diferentes receptores para quimiocinas foram identificados. Quimiocinas distintas agem em tipos celulares específicos de acordo com a expressão dos vários receptores de quimiocinas (ver Tabela 2.7). As quimiocinas ligam-se aos proteoglicanos e, dessa forma, são exibidas em altas concentrações na superfície de células endoteliais e na matriz extracelular (ver Figura 2.3). Elas têm duas funções principais:

- *Na inflamação*: a produção de *quimiocinas inflamatórias* é induzida por microrganismos e outros estímulos. Essas quimiocinas se ligam aos receptores dos leucócitos e estimulam tanto a aderência dependente de integrina dessas células ao endotélio, quanto a migração (quimiotaxia) dos leucócitos nos tecidos para os locais de infecção ou de lesão tecidual
- *Manutenção da arquitetura tecidual*: algumas quimiocinas são produzidas constitutivamente por células estromais nos tecidos (*quimiocinas homeostáticas*) e promovem a localização de vários tipos celulares em regiões anatômicas específicas. Os exemplos incluem a capacidade de certas quimiocinas de promover a localização de linfócitos T e B em áreas distintas do baço e dos linfonodos (Capítulo 5).

Embora o papel das quimiocinas na inflamação esteja bem estabelecido, tem sido difícil desenvolver antagonistas que bloqueiem as atividades dessas proteínas.

Outras citocinas na inflamação aguda

A lista de citocinas envolvidas na inflamação é extensa e está em constante crescimento. Além das citocinas mencionadas anteriormente, duas que têm recebido considerável atenção recentemente são a IL-6, produzida por macrófagos e outras células e que está envolvida em reações locais e sistêmicas, e a IL-17, produzida principalmente por linfócitos T e que promove o recrutamento de neutrófilos. Os antagonistas para ambas têm demonstrado eficácia impressionante no tratamento de doenças inflamatórias. As interferonas do tipo I, cuja função normal é inibir a replicação viral, contribuem para algumas das manifestações sistêmicas da inflamação. As citocinas também desempenham papéis importantes na inflamação crônica (ver mais adiante).

Sistema complemento

O sistema complemento é um conjunto de proteínas solúveis e seus receptores de membrana que atuam principalmente na defesa do

hospedeiro contra microrganismos e em reações inflamatórias patológicas. Existem mais de 20 proteínas do complemento, algumas das quais são numeradas de C1 a C9. A ativação e as funções do complemento são delineadas na Figura 2.8.

As proteínas do complemento estão presentes como formas precursoras que são ativadas durante as reações inflamatórias. Elas participam de uma cascata de reações enzimáticas capazes de uma enorme amplificação. **A etapa crucial da ativação do complemento é a clivagem proteolítica do terceiro (e mais abundante) componente, o C3, que pode ocorrer por um dos três caminhos**:

- A *via clássica*, que é desencadeada pela fixação de C1 a um anticorpo (IgM ou IgG) que se ligou ao antígeno
- A *via alternativa*, que é desencadeada por moléculas de superfície microbiana (p. ex., endotoxina ou lipopolissacarídeo [LPS]), polissacarídeos complexos e outras substâncias na ausência de anticorpos
- A *via das lectinas*, na qual a lectina ligadora de manose (MBL, do inglês *mannose-binding lectine*) do plasma se liga a carboidratos em microrganismos e ativa o C1, também sem a participação de anticorpos.

Todas as três vias de ativação do complemento levam à formação de uma enzima chamada *C3 convertase*, que divide o C3 em dois fragmentos funcionalmente distintos: C3a e C3b. O C3a é liberado e o C3b liga-se covalentemente à célula ou à molécula na qual o complemento está sendo ativado. Um C3b adicional então se liga aos fragmentos previamente gerados para formar a *C5 convertase*, que cliva o C5 para liberar o C5a e deixa o C5b ligado à superfície celular. O C5b liga os componentes tardios (C6-C9), culminando na formação do complexo de ataque à membrana (MAC, do inglês *membrane attack complex*), composto por múltiplas moléculas de C9.

O sistema complemento possui três funções principais (ver Figura 2.8):

- *Inflamação*: o *C5a* e, em menor medida, o *C4a* e o *C3a* são produtos de clivagem dos componentes correspondentes do complemento que estimulam o recrutamento de neutrófilos e outros leucócitos. Eles também podem induzir a liberação de histamina a partir dos mastócitos e, assim, aumentar a permeabilidade vascular e causar vasodilatação. São chamados de *anafilatoxinas* porque têm efeitos semelhantes aos mediadores dos mastócitos envolvidos na reação chamada anafilaxia (Capítulo 5)
- *Opsonização e fagocitose*: quando fixado na parede de um microrganismo, o C3b e seu produto de clivagem, o iC3b (C3b inativo), atuam como opsoninas e promovem a fagocitose por neutrófilos e macrófagos, que têm receptores na superfície celular para esses fragmentos do complemento
- *Lise celular*: a montagem do MAC nas células cria poros na membrana celular que permitem a saída de água e íons intracelulares, o que resulta na morte (lise) das células, especialmente microrganismos de parede fina, como as bactérias *Neisseria*. Notavelmente, os indivíduos com deficiências herdadas dos componentes terminais do complemento ou que estão sendo tratados com inibidores do complemento têm alto risco de infecções disseminadas por espécies de *Neisseria* (meningococos e gonococos).

A ativação do sistema complemento é rigorosamente controlada por proteínas reguladoras circulantes e associadas a células. As proteínas reguladoras inibem a produção de fragmentos ativos do complemento ou removem fragmentos que se depositam em células. Esses reguladores são expressos em células normais do hospedeiro e, portanto, impedem que tecidos saudáveis sejam lesados nos locais de ativação do complemento. Essas proteínas podem estar sobrecarregadas quando grandes quantidades de complemento se depositam

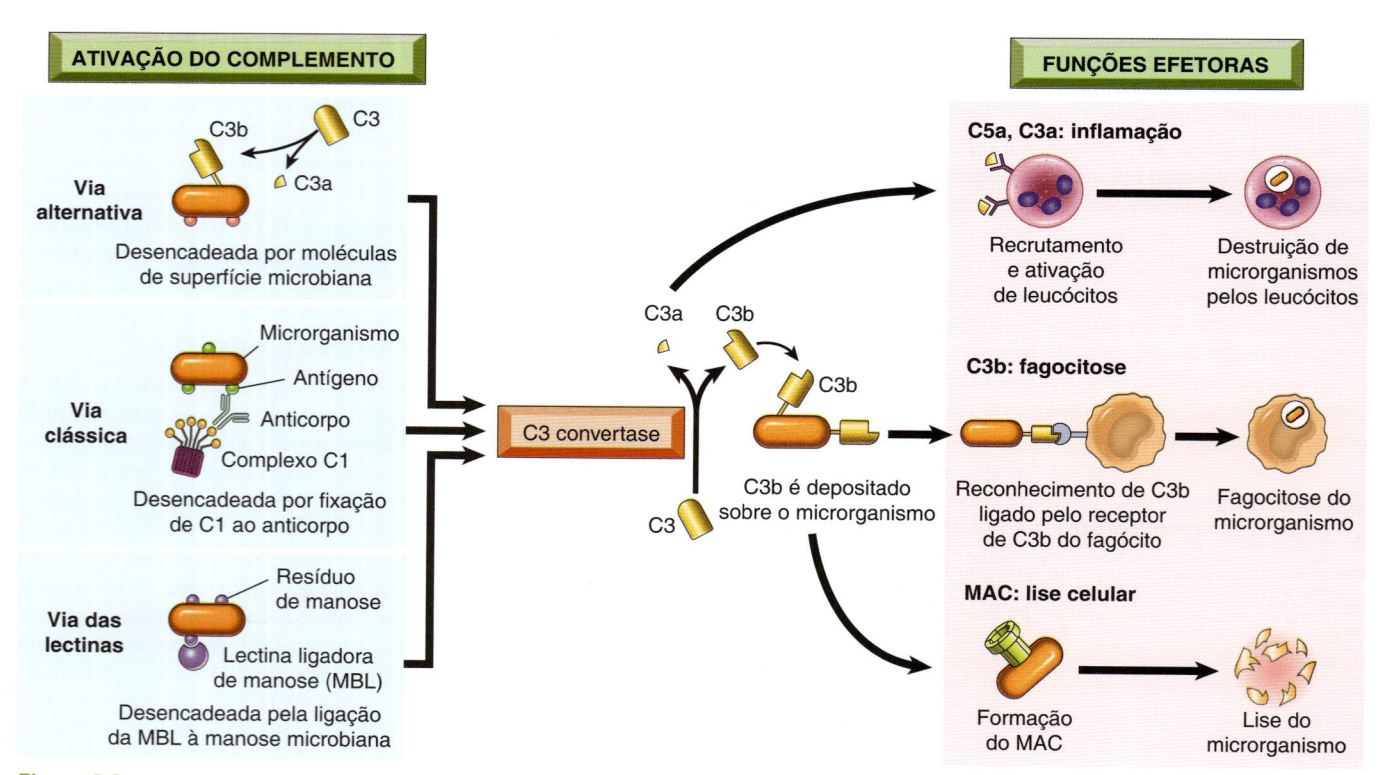

Figura 2.8 Ativação e funções do sistema complemento. A ativação do complemento por diferentes vias leva à clivagem de C3. As funções do sistema complemento são mediadas por produtos de degradação de C3 e de outras proteínas do complemento e pelo complexo de ataque à membrana (MAC).

em células e tecidos do hospedeiro, como nas doenças autoimunes em que os indivíduos produzem anticorpos que fixam o complemento contra seus próprios antígenos celulares e teciduais (Capítulo 5). Os reguladores mais importantes dessas proteínas são os seguintes:

- *O inibidor de C1 (C1 INH,* do inglês C1 *inhibitor)* bloqueia a ativação do C1, a primeira proteína da via clássica do complemento. A deficiência hereditária desse inibidor é a causa do *angioedema hereditário*
- *O fator de aceleração de degradação (DAF,* do inglês decay accelerating factor*)* e o *CD59* são duas proteínas que estão ligadas às membranas plasmáticas por uma âncora de glicofosfatidilinositol (GPI). O DAF impede a formação das C3 convertases e o CD59 inibe a formação do MAC. Uma deficiência adquirida da enzima que cria âncoras GPI leva à perda desses reguladores e à ativação excessiva do complemento e lise de hemácias (que são sensíveis à lise mediada pelo complemento). Isso resulta em uma doença chamada *hemoglobinúria paroxística noturna (HPN)* (Capítulo 10)
- Outras proteínas reguladoras do complemento clivam proteoliticamente os componentes ativos do complemento. Por exemplo, o *Fator H* é uma proteína plasmática que promove a inativação da C3 convertase; sua deficiência resulta em ativação excessiva do complemento. As mutações no Fator H estão associadas a uma doença renal chamada *síndrome hemolítico-urêmica (SHU)* (Capítulo 10) e à *degeneração macular úmida do olho* (Capítulo 21), caracterizada pelo aumento da permeabilidade dos vasos da retina.

O sistema complemento contribui para doenças de várias maneiras. A ativação do complemento por anticorpos ou complexos antígeno-anticorpo depositados em células e tecidos do hospedeiro é um mecanismo importante das lesões celular e tecidual (Capítulo 5). Deficiências hereditárias de proteínas do complemento causam aumento da suscetibilidade a infecções e, como mencionado anteriormente, deficiências de proteínas reguladoras causam diversas doenças. Por fim, por meio de mecanismos que ainda não estão claros, doenças da atividade excessiva do complemento, como a SHU e a HPN, frequentemente estão associadas a um aumento do risco de trombose. Foram desenvolvidos anticorpos que bloqueiam a ativação do complemento para tratar várias dessas doenças.

Outros mediadores da inflamação

- O *fator ativador de plaquetas (PAF,* do inglês *platelet-activating factor)* é um mediador derivado de fosfolipídios que foi descoberto como um fator que causava agregação plaquetária. Uma variedade de tipos celulares, incluindo plaquetas, basófilos, mastócitos, neutrófilos, macrófagos e células endoteliais, podem elaborar o PAF. Além da agregação plaquetária, o PAF causa vasoconstrição e broncoconstrição, e, em baixas concentrações, induz vasodilatação e aumento da permeabilidade vascular. Seu papel nas reações inflamatórias agudas permanece obscuro
- Estudos realizados há mais de 50 anos sugeriram que a inibição de *fatores da coagulação* reduzia a reação inflamatória a alguns microrganismos, levando à ideia de que coagulação e inflamação são processos relacionados. Esse conceito foi apoiado pela descoberta dos *receptores ativados por protease (PARs,* do inglês *protease-activated receptors),* que são ativados pela trombina e são expressos em plaquetas e leucócitos. Entretanto, é provável que o principal papel dos PARs seja na ativação plaquetária durante a coagulação (Capítulo 3). Na verdade, é difícil dissociar coagulação e inflamação, uma vez que praticamente todas as formas de lesão tecidual que levam à coagulação também induzem inflamação, e a inflamação causa alterações nas células endoteliais que aumentam a probabilidade de coagulação anormal (trombose, descrita no Capítulo 3). Ainda não está estabelecido se os produtos da coagulação em si têm um papel significativo no estímulo à inflamação
- As *cininas* são peptídeos vasoativos derivados de proteínas plasmáticas, chamadas *cininogênios,* pela ação de proteases específicas chamadas *calicreínas.* A calicreína cliva um precursor glicoproteico do plasma, o cininogênio de alto peso molecular, para produzir a *bradicinina.* **A bradicinina aumenta a permeabilidade vascular e causa contração da musculatura lisa, dilatação de vasos sanguíneos e dor quando injetada na pele,** efeitos semelhantes aos da histamina. A ação da bradicinina é de curta duração, pois é rapidamente inativada por uma enzima chamada *cininase.* A bradicinina foi descrita como um mediador em algumas formas de reação alérgica, como anafilaxia (Capítulo 5)
- Os *neuropeptídeos* são secretados por nervos sensoriais e por vários leucócitos, e podem desempenhar um papel no início e na regulação das respostas inflamatórias. Esses pequenos peptídeos, como a substância P e a neurocinina A, são produzidos nos sistemas nervosos central e periférico. A substância P tem muitas funções biológicas, que incluem a transmissão dos sinais de dor e o aumento da permeabilidade vascular.

Quando Sir Thomas Lewis descreveu o papel da histamina na inflamação, pensava-se que um único mediador fosse suficiente. Agora, estamos mergulhados neles! Mesmo diante deste amplo compêndio, é provável que alguns mediadores sejam mais importantes para as reações da inflamação aguda *in vivo,* e eles estão resumidos na Tabela 2.8. A redundância dos mediadores e suas ações sinérgicas garantem que essa resposta protetora permaneça robusta e não seja facilmente subvertida.

PADRÕES MORFOLÓGICOS DA INFLAMAÇÃO AGUDA

As características morfológicas das reações inflamatórias agudas são a dilatação dos pequenos vasos sanguíneos e o acúmulo de leucócitos e líquido no tecido extravascular. Embora esses aspectos

Tabela 2.8 Papel dos mediadores em diferentes reações de inflamação.

Reação de inflamação	Principais mediadores
Vasodilatação	Histamina
Aumento da permeabilidade vascular	Histamina C3a e C5a (por meio da liberação de aminas vasoativas por mastócitos e outras células) Leucotrienos C_4, D_4, E_4
Quimiotaxia, recrutamento e ativação de leucócitos	TNF, IL-1 Quimiocinas C3a, C5a Leucotrieno B_4
Febre	TNF, IL-1 Prostaglandinas
Dor	Prostaglandinas Bradicinina Neuropeptídeos
Dano tecidual	Enzimas lisossômicas de leucócitos Espécies reativas de oxigênio

IL, interleucina; *TNF,* fator de necrose tumoral.

gerais sejam característicos da maioria das reações inflamatórias agudas, os padrões morfológicos variam dependendo da gravidade da reação, da etiologia, bem como do tecido e do local específicos envolvidos. Esses padrões distintos de inflamação, tanto macroscópicos quanto microscópicos, frequentemente fornecem pistas valiosas sobre a causa subjacente.

Inflamação serosa

A inflamação serosa é marcada pelo acúmulo de exsudatos semelhantes ao soro e ricos em proteínas em cavidades do corpo revestidas pelo peritônio, pela pleura ou pelo pericárdio, ou em espaços criados por lesões teciduais. Tipicamente, o líquido na inflamação serosa é estéril e não contém um grande número de leucócitos (que tendem a produzir uma inflamação purulenta, a ser descrita posteriormente). Nas cavidades do corpo, o líquido pode ser derivado do plasma (como resultado do aumento da permeabilidade vascular) ou das secreções das células mesoteliais (em decorrência da irritação local); o acúmulo de líquido em uma cavidade revestida por mesotélio é chamado de *efusão*. A formação de bolhas na pele decorrente de queimadura ou infecção viral representa o acúmulo de líquido seroso dentro ou imediatamente abaixo da epiderme danificada (Figura 2.9).

Inflamação fibrinosa

A inflamação fibrinosa é caracterizada pela deposição de fibrina como resultado da ativação local da coagulação. Quando há grandes aumentos na permeabilidade vascular, proteínas de alto peso molecular, como o fibrinogênio, acumulam-se nos exsudatos e, se um estímulo pró-coagulante estiver presente, a fibrina se forma. Exsudatos fibrinosos são característicos da inflamação de revestimentos de cavidades do corpo, como as meninges, o pericárdio (Figura 2.10 A) e a pleura. Histologicamente, a fibrina aparece como uma rede eosinofílica de filamentos ou, às vezes, como um coágulo amorfo (Figura 2.10 B). Os exsudatos fibrinosos podem se resolver por intermédio da quebra da fibrina (fibrinólise) e da sua remoção por macrófagos ou, se não forem resolvidos, podem passar por *organização*, um processo que envolve o crescimento de fibroblastos e vasos sanguíneos, e leva à formação de cicatriz. Isso pode ter consequências prejudiciais. Por exemplo, a conversão de um exsudato fibrinoso em tecido cicatricial (organização) dentro da cavidade pericárdica, se extensa, pode obliterar o espaço pericárdico e resultar em cardiomiopatia restritiva (Capítulo 9).

Inflamação purulenta (supurativa), abscesso

A inflamação purulenta é caracterizada pela produção de pus, um exsudato composto por neutrófilos, detritos liquefeitos de células necróticas e líquido de edema. A causa mais frequente da inflamação purulenta (também chamada de *supurativa*) é a infecção por bactérias que causam uma necrose tecidual liquefativa (p. ex., estafilococos); esses patógenos são chamados de bactérias *piogênicas* (produtoras de pus). Um exemplo comum de inflamação supurativa aguda é a apendicite aguda. **Abscessos são coleções localizadas de pus** causadas por supuração dentro de um tecido, órgão ou espaço confinado. Eles são produzidos pela semeadura de bactérias piogênicas em um tecido (Figura 2.11). A região central de um abscesso é uma massa de leucócitos e células teciduais necróticas. Geralmente, há uma margem de neutrófilos preservados ao redor do foco necrótico, enquanto fora desta região pode haver congestão vascular e proliferações parenquimatosa e fibroblástica, o que indica inflamação crônica e reparo. Com o tempo, o abscesso pode se tornar isolado e ser substituído por tecido conjuntivo.

Úlceras

Uma úlcera é um defeito local, ou escavação, da superfície de um órgão ou tecido produzido pelo desprendimento (descamação) de tecido necrótico inflamado (Figura 2.12). A ulceração ocorre apenas quando a necrose tecidual e a inflamação resultante existem na superfície ou próximo a ela. É mais comumente encontrada na mucosa da

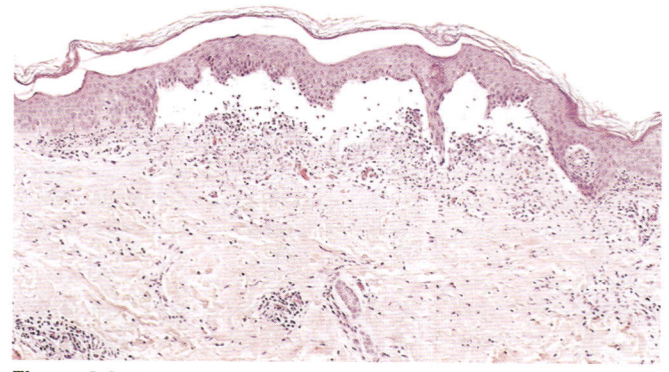

Figura 2.9 Inflamação serosa. Visão em pequeno aumento de um corte transversal de uma vesícula cutânea mostrando a epiderme separada da derme por uma coleção focal de efusão serosa.

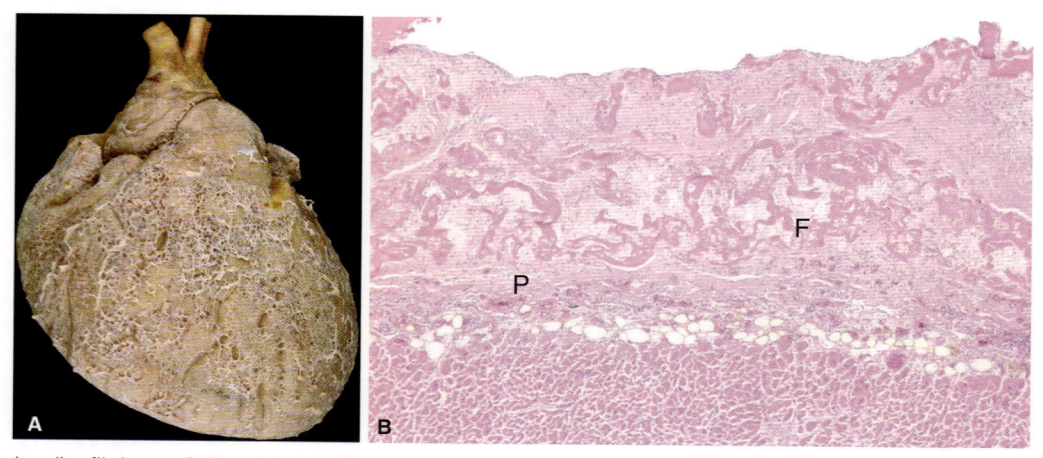

Figura 2.10 Pericardite fibrinosa. **A.** Depósitos de fibrina no pericárdio. **B.** Uma malha rosa de exsudato de fibrina (*F*) recobre a superfície do pericárdio (*P*). (Cortesia do Dr. Joseph J. Maleszewski, Mayo Clinic, Rochester, MN EUA.)

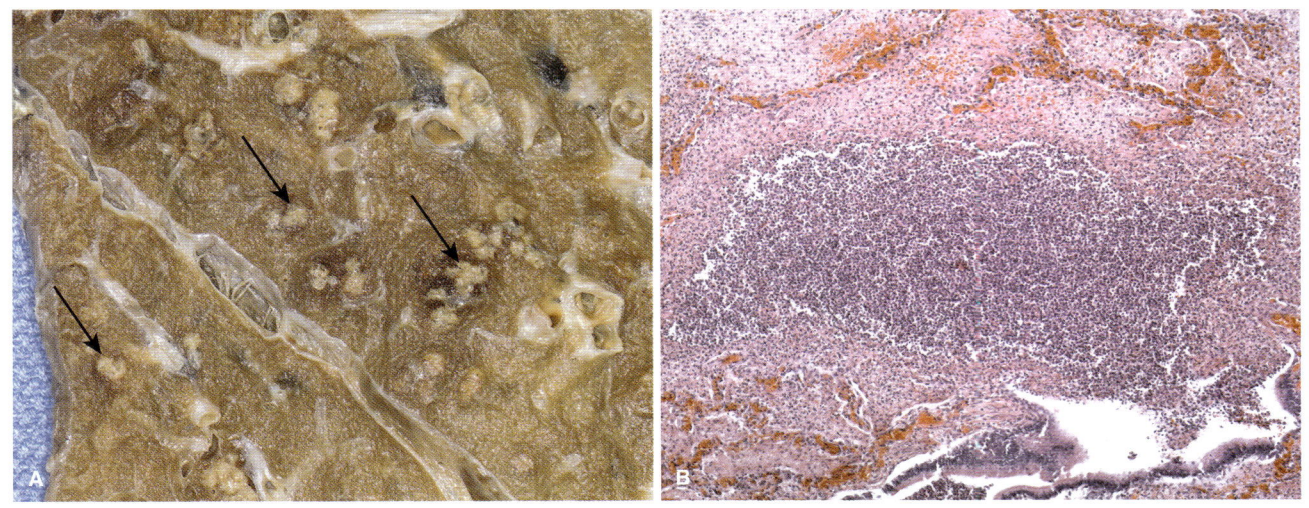

Figura 2.11 Inflamação purulenta. **A.** Múltiplos abscessos bacterianos (*setas*) no pulmão em um caso de broncopneumonia. **B.** O abscesso contém neutrófilos e detritos celulares, e é circundado por vasos sanguíneos congestos.

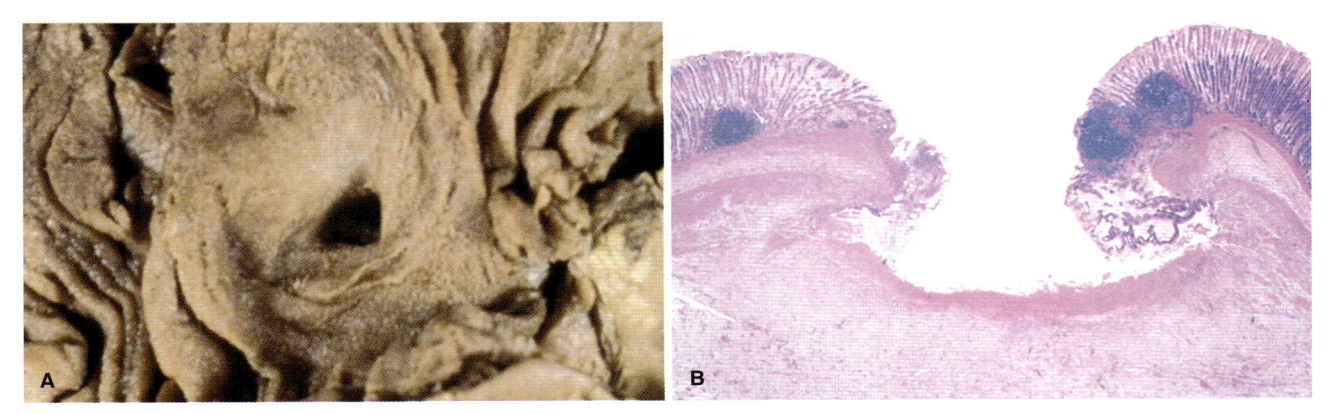

Figura 2.12 Úlcera. **A.** Úlcera duodenal crônica. **B.** Visão em pequeno aumento de corte transversal do fundo de uma úlcera duodenal com exsudato inflamatório na base.

boca, do estômago, dos intestinos ou do trato geniturinário, bem como na pele e no tecido subcutâneo das extremidades inferiores em indivíduos com distúrbios circulatórios que predispõem a uma extensa necrose isquêmica (p. ex., pacientes com doença vascular periférica). Tanto a inflamação aguda quanto a crônica podem coexistir. Durante o estágio agudo, há intenso infiltrado polimorfonuclear e vasodilatação nas margens da lesão. Com o tempo, as margens e a base da úlcera se tornam cicatrizadas e células inflamatórias crônicas (linfócitos, plasmócitos e macrófagos) se acumulam.

DESFECHOS DA INFLAMAÇÃO AGUDA

Embora muitas variáveis possam modificar o processo básico da inflamação, tais como a natureza e a intensidade da lesão, o local e o tecido afetado, e a resposta do hospedeiro, **todas as reações inflamatórias agudas geralmente têm um destes três desfechos** (Figura 2.13):

- *Resolução completa*: em um mundo ideal, todas as reações inflamatórias, depois de eliminarem o agente agressor, deveriam terminar e o tecido deveria voltar à normalidade. Isso é chamado de *resolução* e é o desfecho normalmente observado quando a lesão é limitada ou de curta duração, ou quando houve pouca destruição tecidual e as células parenquimatosas danificadas podem se regenerar. A resolução envolve a remoção de detritos celulares e microrganismos por macrófagos e a reabsorção do líquido de edema principalmente pelos vasos linfáticos
- *Cicatrização via substituição por tecido conjuntivo (cicatrização ou fibrose)*: ocorre após destruição substancial do tecido, quando a lesão inflamatória envolve tecidos que são incapazes de se regenerar ou quando há exsudação abundante de fibrina no tecido ou em cavidades serosas (pleura, peritônio) que não pode ser completamente removida. Em todas essas situações, o tecido conjuntivo cresce na área de dano ou exsudato, convertendo-o em uma massa de tecido fibroso
- *Progressão para inflamação crônica* (discutida a seguir): a transição da inflamação aguda para a crônica ocorre quando a resposta inflamatória aguda não pode ser resolvida em decorrência da persistência do agente lesivo ou de alguma interferência no processo normal de cicatrização.

INFLAMAÇÃO CRÔNICA

A inflamação crônica é uma resposta de duração prolongada (semanas a meses) na qual inflamação, lesão tecidual e tentativas de reparo coexistem em combinações variadas. A inflamação crônica pode seguir-se à inflamação aguda, como descrito anteriormente, ou pode começar insidiosamente como um processo latente, às vezes

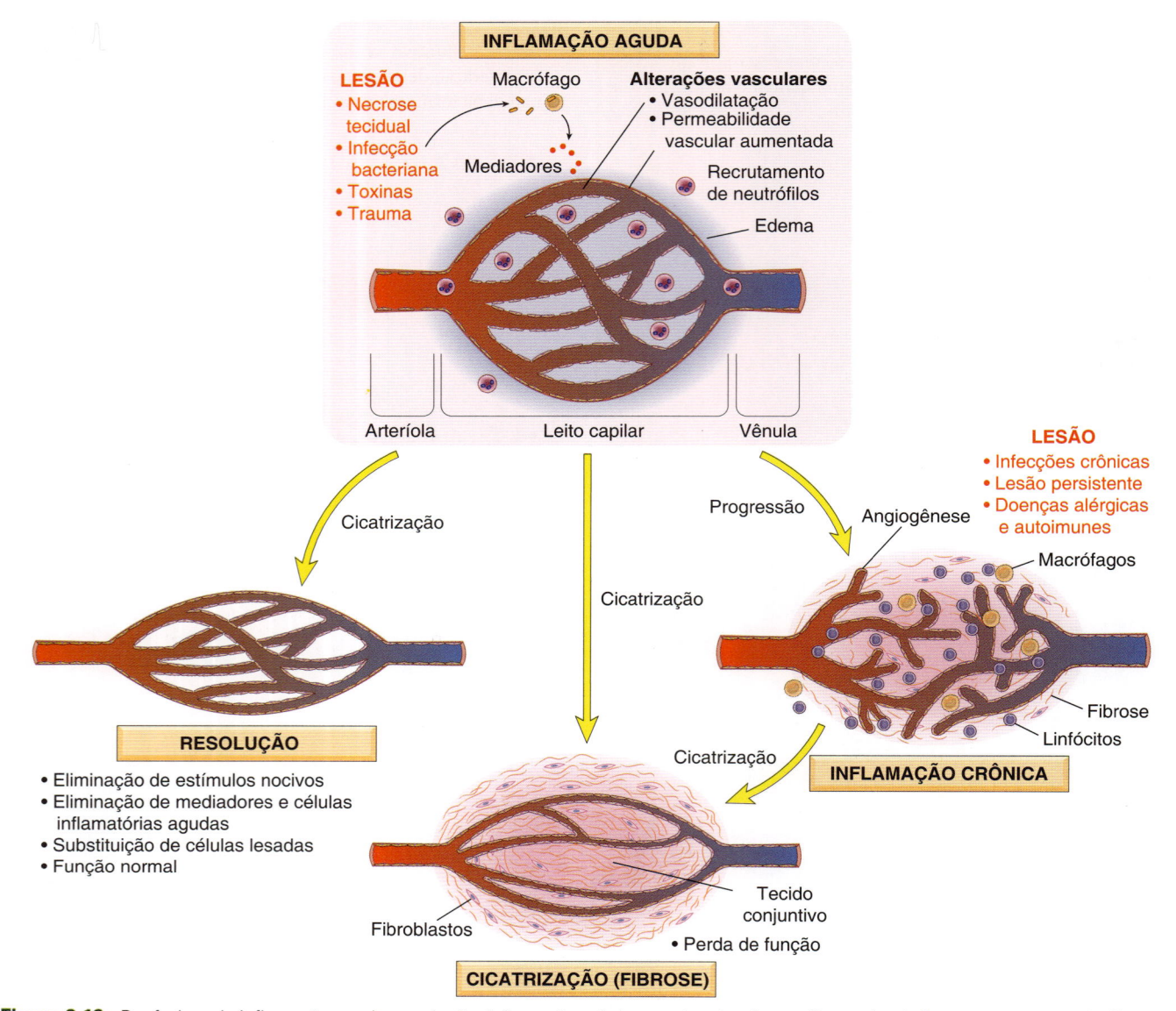

Figura 2.13 Desfechos da inflamação aguda: resolução, inflamação crônica ou cicatrização por fibrose (mais frequentemente o desfecho da inflamação crônica). São indicados os componentes das várias reações e suas consequências funcionais.

progressivo, sem uma reação aguda precedente. Isso pode resultar em considerável dano tecidual e formação de cicatrizes com relativamente pouco infiltrado inflamatório, como observado na cirrose hepática.

Causas da inflamação crônica

A inflamação crônica surge nos seguintes cenários:

- *Infecções persistentes* por microrganismos difíceis de erradicar, tais como micobactérias e certos vírus, fungos e parasitas. Em algumas infecções, a inflamação aguda incompletamente resolvida pode evoluir para inflamação crônica, como na infecção bacteriana aguda do pulmão que progride para um abscesso pulmonar crônico
- *Doenças de hipersensibilidade*: a inflamação crônica desempenha um papel importante em um grupo de doenças causadas pela ativação excessiva e inadequada do sistema imunológico (Capítulo 5). Nas *doenças autoimunes*, autoantígenos evocam uma reação imunológica autoperpetuante que resulta em lesão tecidual crônica e inflamação; exemplos dessas doenças são a artrite reumatoide e a esclerose múltipla. Nas *doenças alérgicas*, a inflamação crônica é o resultado de respostas imunes excessivas contra substâncias ambientais comuns, como na asma brônquica. Tais doenças podem apresentar padrões morfológicos de inflamações aguda e crônica combinadas, pois são caracterizadas por episódios repetidos de inflamação. A fibrose pode predominar nas fases tardias
- *Exposição prolongada a agentes potencialmente tóxicos*, tanto exógenos quanto endógenos. Um exemplo de agente exógeno é a sílica particulada, um mineral não degradável que, quando inalado por períodos prolongados, resulta em uma doença inflamatória pulmonar chamada *silicose* (Capítulo 11). A *aterosclerose* (Capítulo 9) é um processo inflamatório crônico que afeta a parede arterial e é induzido, pelo menos em parte, pela produção excessiva e pela deposição tecidual de colesterol endógeno e outros lipídios
- Como mencionado anteriormente, algumas formas de inflamação crônica podem ser importantes na patogênese de doenças que não são convencionalmente consideradas como distúrbios inflamatórios. Isso inclui doenças neurodegenerativas como a doença de Alzheimer, a síndrome metabólica e o diabetes tipo 2. O papel da inflamação nessas condições é discutido nos capítulos pertinentes.

Características morfológicas

Em contraste à inflamação aguda, que se manifesta por alterações vasculares, edema e infiltração predominantemente neutrofílica, **a inflamação crônica é caracterizada pelos seguintes aspectos:**

- *Infiltração por células mononucleares*, que incluem macrófagos, linfócitos e plasmócitos (Figura 2.14)
- *Destruição tecidual*, que é induzida pela persistência do agente agressor ou pelas células inflamatórias
- *Tentativas de cicatrização* por substituição do tecido lesado por tecido conjuntivo, realizadas com a deflagração da *angiogênese* (proliferação de pequenos vasos sanguíneos) e da *fibrose*, culminando na formação de *cicatrizes*.

Angiogênese e fibrose são discutidas posteriormente, no contexto do reparo tecidual.

Células e mediadores da inflamação crônica

A combinação de infiltração de leucócitos, lesão tecidual e fibrose que caracteriza a inflamação crônica resulta da ativação local de vários tipos celulares e da produção de mediadores.

Papel dos macrófagos

As células predominantes na maioria das reações inflamatórias crônicas são os macrófagos, que destroem invasores estranhos e tecidos, secretam citocinas e fatores de crescimento, e ativam outras células, principalmente linfócitos T. Os macrófagos são fagócitos profissionais cuja função primordial é ingerir e destruir matéria particulada, microrganismos e células mortas. No entanto, como veremos adiante, essas células desempenham muitos outros papéis na defesa do hospedeiro, na inflamação e no reparo. Os macrófagos estão normalmente dispersos difusamente na maioria dos tecidos conjuntivos. As células circulantes dessa linhagem são conhecidas como *monócitos*. Além disso, os macrófagos residentes nos tecidos são encontrados em locais específicos em órgãos como o fígado (células de Kupffer), o baço e os linfonodos (histiócitos sinusais), o sistema nervoso central (células microgliais) e os pulmões (macrófagos alveolares). Juntas, essas células formam o *sistema mononuclear fagocítico*. Os monócitos sanguíneos têm 10 a 15 μm de diâmetro e contêm núcleos em forma de feijão e citoplasma finamente granular (Figura 2.15). Os macrófagos teciduais apresentam um citoplasma abundante contendo vacúolos fagocíticos, muitos deles preenchidos com o material ingerido, além de lisossomos e outras organelas.

Os macrófagos teciduais derivam de células-tronco hematopoiéticas da medula óssea e de progenitores do saco vitelino embrionário e do fígado fetal durante o desenvolvimento inicial (Figura 2.16). Nas reações inflamatórias, os progenitores da medula óssea dão origem aos monócitos, que entram na circulação sanguínea, migram para vários tecidos e se diferenciam em macrófagos. A entrada dos monócitos sanguíneos nos tecidos é administrada pelos mesmos fatores envolvidos na emigração dos neutrófilos, tais como moléculas de adesão e quimiocinas. Devido a sua maior expectativa de vida nos tecidos em comparação com outros leucócitos, os macrófagos frequentemente se tornam a população celular dominante nas reações inflamatórias dentro das 48 horas iniciais. Os macrófagos residentes nos tecidos (p. ex., micróglia e células de Kupffer) originam-se do saco vitelino ou do fígado fetal no início da embriogênese, povoam os

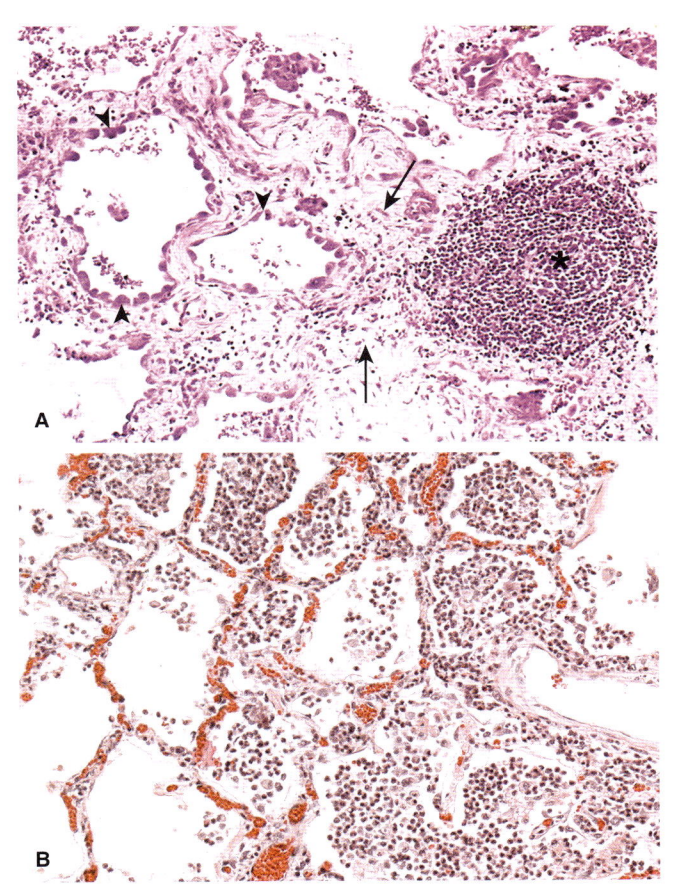

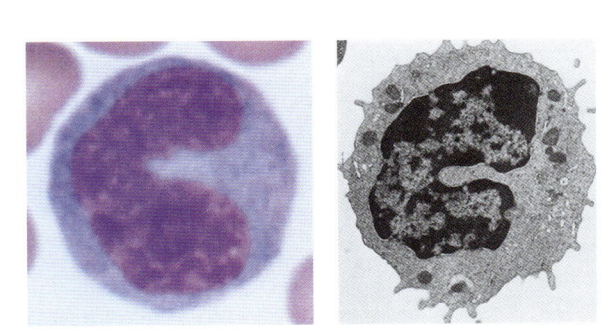

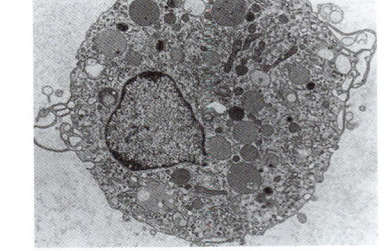

Figura 2.14 Inflamação crônica. **A.** Inflamação crônica no pulmão mostrando todos os três aspectos histológicos característicos: (1) coleção de células inflamatórias crônicas (*asterisco*), (2) destruição do parênquima (os alvéolos normais são substituídos por espaços revestidos por epitélio cúbico, *pontas de seta*) e (3) substituição por tecido conjuntivo (fibrose, *setas*). **B.** Em contraste, na inflamação aguda do pulmão (broncopneumonia aguda), os neutrófilos preenchem os espaços alveolares e os vasos sanguíneos ficam congestos.

Monócito   Macrófago ativado

Figura 2.15 Morfologia de um monócito e de um macrófago ativado.

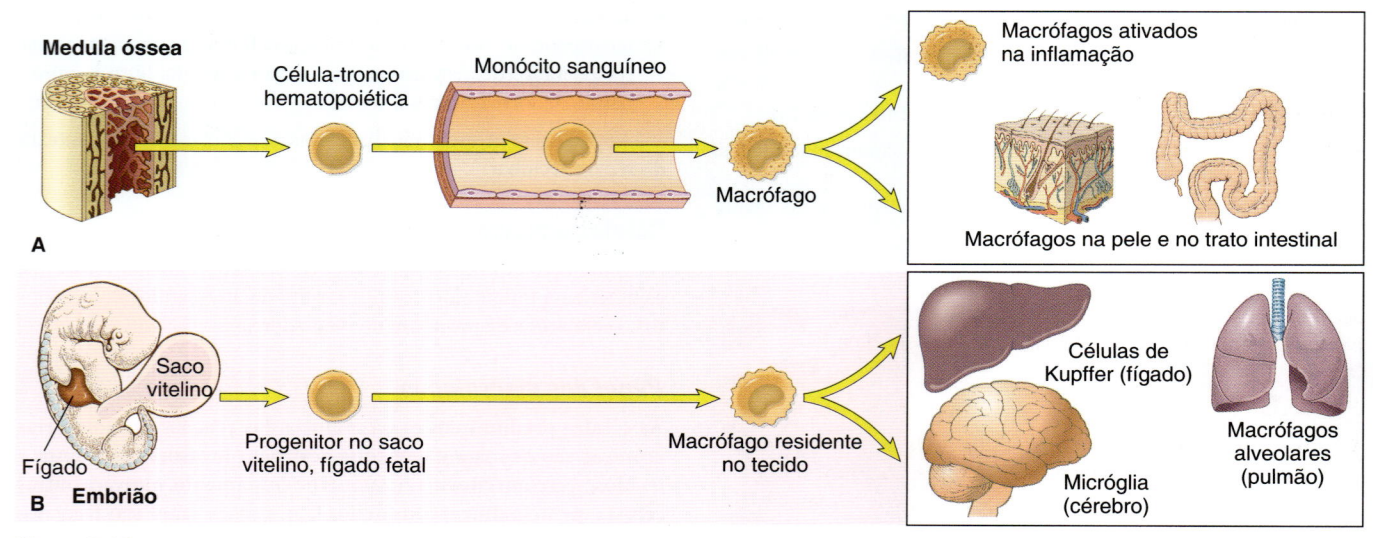

Figura 2.16 Maturação de fagócitos mononucleares. **A.** Durante as reações inflamatórias, a maioria dos macrófagos teciduais deriva de precursores hematopoiéticos. **B.** Alguns macrófagos teciduais residentes de vida longa são derivados de precursores embrionários que se estabelecem nos tecidos no início do desenvolvimento.

tecidos, permanecem por longos períodos e são renovados principalmente pela proliferação de células residentes.

Existem duas vias principais de ativação dos macrófagos, chamadas clássica e alternativa (Figura 2.17). A natureza dos sinais ativadores determina qual dessas duas vias é seguida por um dado macrófago.

- A *ativação clássica dos macrófagos* pode ser induzida por produtos microbianos, como as endotoxinas, que interagem com os TLRs e outros sensores, e por mediadores derivados de células T, especialmente a citocina IFN-γ, em respostas imunes. Os macrófagos classicamente ativados (também chamados de M1) produzem NO e ERO e aumentam a expressão de enzimas lisossômicas, todos os quais aprimoram sua capacidade de eliminar microrganismos ingeridos, além de secretarem citocinas que estimulam a inflamação. Esses macrófagos são importantes para erradicar infecções e predominam em muitas reações inflamatórias. Como discutido anteriormente no contexto da inflamação aguda e da ativação dos leucócitos, os macrófagos ativados são capazes de causar lesões em tecidos normais
- A *ativação alternativa dos macrófagos* é induzida por mediadores diferentes da IFN-γ, como a IL-4 e a IL-13, que são produzidas por linfócitos T e outras células. Esses macrófagos alternativamente ativados (também chamados de M2) não são ativamente microbicidas; ao contrário, sua função principal é o reparo tecidual. Eles secretam fatores de crescimento que promovem a angiogênese, ativam fibroblastos e estimulam a síntese de colágeno, além de inibirem a inflamação. Parece plausível que, em resposta à maioria dos estímulos nocivos, a primeira via de ativação seja a clássica, destinada a destruir os agentes agressores, seguida pela ativação alternativa, que encerra a inflamação e inicia o reparo tecidual. No entanto, ainda não foi bem descrita uma sequência precisa na maioria das reações inflamatórias. Além disso, embora esses tipos de macrófagos forneçam um arcabouço conceitual útil, na realidade muitas subpopulações adicionais foram descritas e representam intermediários entre os fenótipos M1 e M2.

Os produtos dos macrófagos ativados eliminam agentes prejudiciais como microrganismos e iniciam o processo de reparo, mas também são responsáveis por grande parte do dano tecidual na inflamação crônica. Várias funções dos macrófagos são fundamentais para o desenvolvimento e a persistência da inflamação crônica e do dano tecidual associado. Elas incluem:

- Ingestão e eliminação de microrganismos e detritos de tecidos mortos
- Secreção de mediadores da inflamação, como citocinas (TNF, IL-1, quimiocinas e outras) e eicosanoides. Portanto, os macrófagos são essenciais para a iniciação e a propagação de reações inflamatórias.
- Iniciação do processo de reparo tecidual e formação de cicatriz e fibrose (a ser discutido posteriormente)

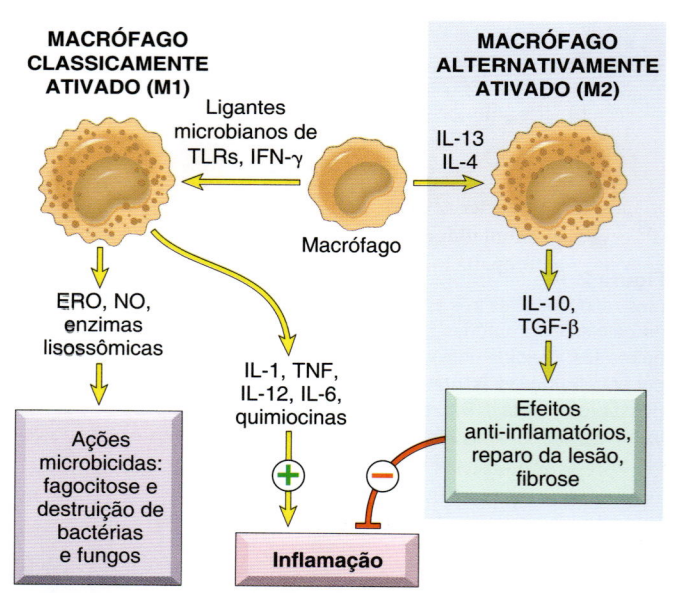

Figura 2.17 Ativações clássica e alternativa de macrófagos. Diferentes estímulos ativam macrófagos teciduais para se desenvolverem em populações funcionalmente distintas. Os macrófagos classicamente ativados (M1) são induzidos por produtos microbianos e citocinas, particularmente a interferona gama (IFN-γ). Eles fagocitam e destroem microrganismos e detritos de tecidos mortos, e podem potencializar reações inflamatórias. Os macrófagos alternativamente ativados (M2) são induzidos por outras citocinas e são importantes no reparo tecidual e na resolução da inflamação. *IL*, interleucina; *TGF-β*, fator de crescimento transformador beta; *TLRs*, receptores do tipo *Toll*; *TNF*, fator de necrose tumoral.

- Apresentação de antígenos aos linfócitos T e resposta a sinais das células T, estabelecendo, assim, um ciclo de retroalimentação essencial para a defesa contra muitos microrganismos por meio de respostas imunomediadas por células. Essas interações são descritas na discussão sobre o papel dos linfócitos na inflamação crônica na próxima seção e em mais detalhes no Capítulo 5, no qual é abordada a imunidade mediada por células.

Geralmente, uma vez que o agente irritante é eliminado, os macrófagos eventualmente desaparecem (morrendo ou se dirigindo via vasos linfáticos para os linfonodos). No entanto, às vezes, o acúmulo de macrófagos persiste em decorrência do recrutamento contínuo a partir da circulação e da proliferação local no sítio da inflamação.

Papel dos linfócitos

Microrganismos e outros antígenos ambientais ativam os linfócitos T e B, que amplificam e propagam a inflamação crônica. Embora o papel principal dos linfócitos seja na imunidade adaptativa, que protege contra infecções (Capítulo 5), essas células muitas vezes estão presentes na inflamação crônica. Quando os linfócitos são ativados, a inflamação tende a ser grave e persistente. Algumas das reações inflamatórias crônicas mais intensas, como a inflamação granulomatosa, a ser descrita posteriormente, dependem das interações de linfócitos e macrófagos. Nas doenças autoimunes e em outras de hipersensibilidade, os linfócitos podem ser a população predominante.

Linfócitos T CD4+ secretam citocinas que promovem inflamação e influenciam a natureza da reação inflamatória. Existem três subpopulações de células T CD4+ que secretam diferentes tipos de citocinas e provocam diferentes tipos de inflamação:

- As células Th1 produzem a citocina IFN-γ, que ativa os macrófagos pela via clássica
- As células Th2 secretam IL-4, IL-5 e IL-13, que recrutam e ativam eosinófilos e são responsáveis pela via alternativa de ativação de macrófagos
- As células Th17 secretam IL-17 e outras citocinas, que induzem a secreção das quimiocinas responsáveis por recrutar principalmente neutrófilos para a reação.

Tanto células Th1 quanto Th17 estão envolvidas na defesa contra muitos tipos de bactérias e vírus, como também na inflamação crônica observada em muitas doenças autoimunes (p. ex., artrite reumatoide, psoríase e enteropatia inflamatória). As células Th2 são importantes na defesa contra parasitas helmínticos e na inflamação alérgica. Essas subpopulações de células T e suas funções são descritas com mais detalhes no Capítulo 5.

Os linfócitos e os macrófagos interagem de maneira bidirecional, e essas interações desempenham um papel importante na propagação da inflamação crônica. Os macrófagos exibem antígenos aos linfócitos T, expressam moléculas de membrana (chamadas coestimuladores) e produzem citocinas (IL-12 e outras) que estimulam as respostas das células T (Capítulo 5). Os linfócitos T ativados, por sua vez, produzem citocinas que recrutam e ativam macrófagos, promovendo mais apresentação de antígenos e secreção de citocinas. O resultado é um ciclo de reações celulares que alimentam e sustentam a inflamação crônica.

Linfócitos B ativados e plasmócitos secretores de anticorpos frequentemente estão presentes em sítios de inflamação crônica. Os anticorpos podem ser específicos para antígenos estranhos persistentes ou próprios no sítio da inflamação ou contra componentes teciduais alterados. No entanto, a especificidade e até a importância dos anticorpos na maioria das doenças inflamatórias crônicas ainda é incerta.

Em algumas reações inflamatórias crônicas, os linfócitos acumulados, as células apresentadoras de antígenos e os plasmócitos se agrupam para formar estruturas linfoides semelhantes aos folículos encontrados nos linfonodos. Essas estruturas são chamadas *órgãos linfoides terciários*; esse tipo de organogênese linfoide é frequentemente observada na sinóvia de pacientes com artrite reumatoide prolongada, na tireoide de pacientes com tireoidite de Hashimoto e no microambiente de alguns cânceres. A importância funcional dessas estruturas ainda não foi estabelecida.

Outras células na inflamação crônica

Outros tipos celulares podem ser proeminentes na inflamação crônica induzida por estímulos particulares.

- Os *eosinófilos* são abundantes nas reações imunes mediadas por IgE e em infecções parasitárias (Figura 2.18). Seu recrutamento é impulsionado por moléculas de adesão semelhantes às utilizadas por neutrófilos e por quimiocinas específicas (p. ex., eotaxina) derivadas de leucócitos e células epiteliais. Os eosinófilos possuem grânulos que contêm a *proteína básica principal*, uma proteína altamente catiônica que é tóxica para parasitas, mas também danifica as células epiteliais. É por isso que os eosinófilos são eficazes no controle de infecções parasitárias, mas também contribuem para o dano tecidual em reações imunes como as alergias (Capítulo 5).
- Embora os *neutrófilos* sejam característicos da inflamação aguda, muitas formas de inflamação crônica continuam apresentando grande número de neutrófilos, que são induzidos por microrganismos persistentes ou por mediadores produzidos por macrófagos ativados e linfócitos T. Na infecção bacteriana crônica dos ossos (osteomielite), um exsudato neutrofílico pode persistir por meses (Capítulo 19). Os neutrófilos também são importantes no dano crônico induzido nos pulmões pelo tabagismo e outros estímulos irritantes (Capítulo 11).

Inflamação granulomatosa

A inflamação granulomatosa é uma forma de inflamação crônica caracterizada por coleções de macrófagos ativados, frequentemente com linfócitos T e, às vezes, associada à necrose central. O nome *granuloma* deriva da aparência granular macroscópica desses nódulos inflamatórios. A inflamação granulomatosa geralmente é uma tentativa de conter agentes agressores difíceis de erradicar e que induzem fortes respostas imunes mediadas por células T, como os microrganismos persistentes. A inflamação granulomatosa também é vista em reação a corpos estranhos indigeríveis na ausência de respostas imunes mediadas por células T. Esses corpos estranhos não são imunogênicos, mas são grandes demais para serem fagocitados por macrófagos, o que resulta em uma ativação persistente das células. As substâncias

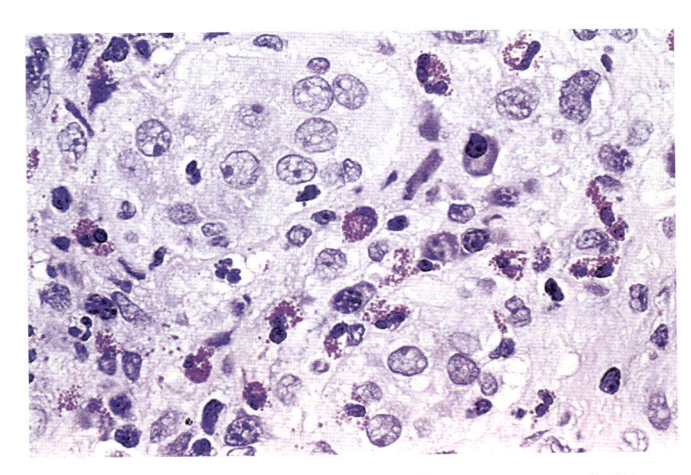

Figura 2.18 Foco inflamatório contendo numerosos eosinófilos.

que induzem granulomas de corpo estranho incluem talco (associado ao uso de drogas intravenosas) (Capítulo 7), suturas e outras fibras. O material estranho geralmente pode ser identificado no centro do granuloma por microscopia, especialmente se o material for refringente em luz polarizada.

O reconhecimento de granulomas em uma reação inflamatória é importante porque apenas um número limitado de condições causa esse tipo de inflamação (Tabela 2.9). **A tuberculose é o protótipo de uma doença granulomatosa causada por infecção e deve sempre ser excluída como causa quando os granulomas são identificados.** Outras infecções, como a sífilis e algumas infecções fúngicas, também podem provocar inflamação granulomatosa. Embora o aspecto morfológico dessas doenças possa ser suficientemente distinto para permitir um diagnóstico razoavelmente preciso (ver Tabela 2.9), é sempre necessário identificar o agente etiológico específico no laboratório clínico usando-se corantes especiais (p. ex., corantes ácido-resistentes para *M. tuberculosis*), cultura microbiana, técnicas moleculares ou estudos sorológicos (p. ex., na sífilis). Os granulomas também podem se desenvolver em algumas doenças inflamatórias mediadas pelo sistema imunológico, especialmente a doença de Crohn (Capítulo 13), um tipo de enteropatia inflamatória, e a sarcoidose (Capítulo 11).

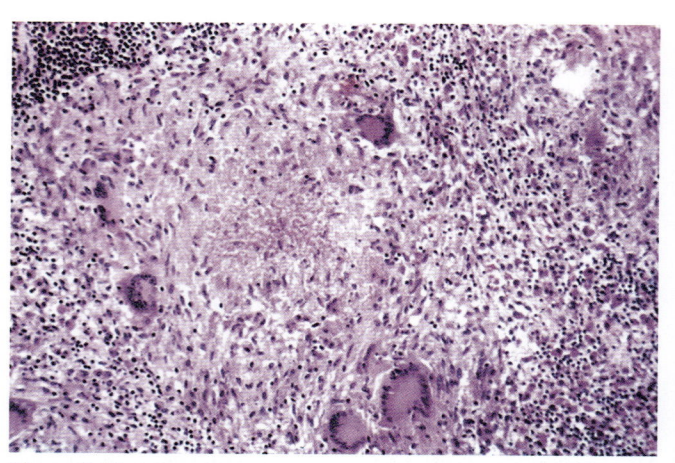

Figura 2.19 Inflamação granulomatosa. Granuloma tuberculoso típico mostrando uma área de necrose central circundada por múltiplas células gigantes multinucleadas, células epitelioides e linfócitos.

Morfologia

Nas preparações usuais de hematoxilina e eosina (Figura 2.19), os macrófagos ativados presentes nos granulomas apresentam citoplasma granular de cor rosa com limites celulares indistintos e são chamados **células epitelioides** em decorrência da sua semelhança com os epitélios. Os agregados de macrófagos epitelioides frequentemente são cercados por um colar de linfócitos. Granulomas mais antigos podem apresentar uma margem de fibroblastos e tecido conjuntivo. Frequentemente, mas não invariavelmente, os granulomas contêm **células gigantes** multinucleadas com 40 a 50 μm de diâmetro (células gigantes de Langhans) que possuem um citoplasma abundante e são formadas pela fusão de numerosos macrófagos ativados. Nos granulomas associados a determinados microrganismos infecciosos (mais tradicionalmente *Mycobacterium tuberculosis*), uma combinação de hipoxia e lesão mediada por radicais livres cria uma zona central de necrose. Macroscopicamente, essa zona tem uma aparência granulada e caseosa e, portanto, é chamada **necrose caseosa**. Microscopicamente, esse material necrótico se apresenta como detritos amorfos e sem estrutura, de coloração eosinofílica e granulares. Os granulomas na doença de Crohn, na sarcoidose e nas reações a corpos estranhos geralmente não apresentam centros necróticos e são considerados *não caseosos*. A cicatrização dos granulomas é acompanhada por fibrose, que pode ser extensa.

EFEITOS SISTÊMICOS DA INFLAMAÇÃO

A inflamação, mesmo que seja localizada, está associada a reações sistêmicas induzidas por citocinas. Qualquer pessoa que tenha passado por um episódio grave de uma doença viral (p. ex., influenza) experimentou as manifestações sistêmicas da inflamação. Essas alterações são reações às citocinas cuja produção é estimulada por produtos bacterianos, como o LPS, e por outros estímulos inflamatórios. **As citocinas TNF, IL-1 e IL-6 são mediadoras importantes da resposta sistêmica, e outras citocinas, principalmente as interferonas do tipo I, também contribuem para a reação.** As reações sistêmicas são tipicamente mais intensas na inflamação aguda do que na crônica, o que reflete os níveis de produção de citocinas.

A resposta sistêmica à inflamação consiste em várias mudanças clínicas e patológicas:

- A *febre*, que é caracterizada pelo aumento da temperatura corporal, geralmente de 1°C a 4°C, é uma das manifestações mais proeminentes da resposta sistêmica, especialmente quando a inflamação está associada à infecção. As substâncias que induzem febre são chamadas *pirógenos*. Nas infecções, produtos bacterianos, como o LPS, estimulam os leucócitos a liberarem as citocinas IL-1 e TNF, que aumentam a produção de prostaglandinas, principalmente a PGE_2, nas células vasculares e perivasculares do hipotálamo. A PGE_2 eleva a temperatura corporal alterando a atividade dos

Tabela 2.9 Exemplos de doenças com inflamação granulomatosa.

Doença	Causa	Reação tecidual
Tuberculose	Infecção por *Mycobacterium tuberculosis*	Granulomas caseosos (tubérculos): foco de macrófagos ativados (células epitelioides) cercado por fibroblastos e linfócitos; ocasionalmente, células gigantes de Langhans; necrose central com detritos granulares amorfos; bacilos álcool-ácido-resistentes
Hanseníase	Infecção por *Mycobacterium leprae*	Bacilos álcool-ácido-resistentes em macrófagos; granulomas não caseosos
Sífilis	Infecção por *Treponema pallidum*	Goma: lesão micro a macroscopicamente visível; parede circundante de macrófagos; infiltrado de plasmócitos; células centrais necróticas sem perda do contorno celular
Doença da arranhadura do gato	Infecção por *Bartonella henselae* (bacilo gram-negativo)	Granuloma arredondado ou estrelado contendo detritos granulares centrais e neutrófilos reconhecíveis; células gigantes incomuns
Sarcoidose	Etiologia desconhecida	Granulomas não caseosos com numerosos macrófagos ativados
Doença de Crohn (enteropatia inflamatória)	Reação imunológica contra bactérias intestinais, possivelmente autoantígenos	Granulomas não caseosos ocasionais na parede do intestino com denso infiltrado inflamatório crônico

neurônios no núcleo pré-óptico do hipotálamo. Os AINEs, incluindo o ácido acetilsalicílico, reduzem a febre inibindo a síntese de prostaglandinas. Embora se postule que a febre tenha um papel protetor, o mecanismo subjacente a isso é desconhecido
- A *leucocitose* é uma característica comum das reações inflamatórias, especialmente aquelas induzidas por infecções bacterianas. A contagem de leucócitos geralmente aumenta para 15.000 ou 20.000 células/μℓ, mas às vezes pode atingir níveis extraordinariamente altos de 40.000 a 100.000 células/μℓ. Essas elevações extremas são chamadas *reações leucemoides*, porque são semelhantes às contagens de células brancas observadas na leucemia e precisam ser distinguidas desta doença (Capítulo 10). A leucocitose decorre inicialmente da liberação acelerada de células da reserva pós-mitótica da medula óssea (causada por citocinas, incluindo TNF e IL-1) e, portanto, está associada a um aumento do número de neutrófilos imaturos no sangue ("bastonetes"), o que, por motivos históricos é conhecido como *desvio à esquerda* (baseado em como as células eram contadas no passado). A infecção prolongada também aumenta a produção de leucócitos, ao estimular a liberação dos fatores de crescimento hematopoiéticos chamados fatores estimuladores de colônias (CSFs, do inglês *colony stimulating factors*), a partir de macrófagos, células estromais, células endoteliais e linfócitos T na medula óssea. A maioria das infecções bacterianas induz um aumento na contagem de neutrófilos no sangue chamado *neutrofilia*. Infecções virais, como a mononucleose infecciosa, a caxumba e a rubéola, causam um aumento absoluto no número de linfócitos (*linfocitose*). Em algumas alergias e infestações parasitárias, os eosinófilos sanguíneos aumentam (*eosinofilia*). Certas infecções (febre tifoide e infecções causadas por riquétsias, determinadas viroses e protozoários) estão associadas a uma diminuição no número de células brancas circulantes (*leucopenia*).
- A *resposta de fase aguda* consiste na produção de proteínas plasmáticas, chamadas proteínas de fase aguda. Essas proteínas são sintetizadas principalmente no fígado e seus níveis no sangue podem aumentar em várias centenas de vezes como parte da resposta a estímulos inflamatórios. Três destas proteínas mais conhecidas são a proteína C reativa (PCR), o fibrinogênio e a proteína amiloide sérica A (SAA, do inglês *serum amyloid A*). A síntese dessas moléculas nos hepatócitos é estimulada por citocinas. As proteínas de fase aguda como a PCR e a SAA se ligam às paredes celulares microbianas e podem desempenhar papéis na defesa do hospedeiro atuando como opsoninas e fixando o complemento. O fibrinogênio neutraliza a carga superficial negativa das hemácias fazendo com que elas formem pilhas de células (chamadas de *rouleaux*) que sedimentam mais rapidamente sob a força da gravidade do que as hemácias isoladas. Essa é a base para medir a *taxa de sedimentação de eritrócitos* como um teste simples para detectar inflamação. As proteínas de fase aguda têm efeitos benéficos durante a inflamação aguda, mas a produção prolongada dessas proteínas (especialmente a SAA) em estados de inflamação crônica pode causar *amiloidose* (Capítulo 5). Níveis elevados de PCR no soro foram propostos como um marcador para aumento do risco de infarto do miocárdio nos pacientes com doença arterial coronariana (Capítulo 9). A inflamação também está associada ao aumento da produção do peptídeo regulador do ferro, a *hepcidina*, que reduz a disponibilidade de ferro e é responsável pela *anemia* associada à inflamação crônica (Capítulo 10)
- Outras manifestações da resposta sistêmica incluem aumento da frequência cardíaca e da pressão arterial; diminuição da sudorese, principalmente em decorrência da redistribuição do fluxo sanguíneo de vasos cutâneos para leitos vasculares profundos para minimizar a perda de calor pela pele; e rigidez (tremores), calafrios, anorexia, sonolência e mal-estar, provavelmente devido às ações das citocinas nas células do cérebro. Nas infecções bacterianas graves (*sepse*), a abundância de bactérias e seus produtos no sangue estimula a produção de enormes quantidades de várias citocinas, especialmente TNF, IL-1 e IL-6. Altos níveis sanguíneos de citocinas causam anormalidades generalizadas, como coagulação intravascular disseminada, hipotensão e distúrbios metabólicos (como resistência à insulina e hiperglicemia). Essa tríade clínica é conhecida como *choque séptico* (Capítulo 3). Uma síndrome semelhante ao choque séptico pode ocorrer como complicação de distúrbios não infecciosos, como queimaduras graves, trauma e pancreatite. Isso é chamado de *síndrome da resposta inflamatória sistêmica* (SIRS, do inglês *systemic inflammatory response syndrome*).

REPARO TECIDUAL

O reparo, às vezes chamado de cicatrização, refere-se à restauração da arquitetura e da função do tecido após uma lesão. A resposta inflamatória a microrganismos e tecidos lesados não apenas serve para eliminar esses perigos, mas também inicia o processo de reparo.

O reparo de tecidos danificados ocorre por meio de dois tipos de reação: regeneração e formação de cicatrizes (Figura 2.20).

- *Regeneração*: alguns tecidos são capazes de substituir os componentes danificados e, essencialmente, retornar a um estado normal; esse processo é chamado de *regeneração*. A regeneração ocorre pela proliferação das células que sobrevivem à lesão e mantêm a capacidade de gerar as células maduras desse tecido. As células responsáveis pela regeneração podem ser células diferenciadas maduras ou mais comumente células-tronco teciduais (discutidas posteriormente)

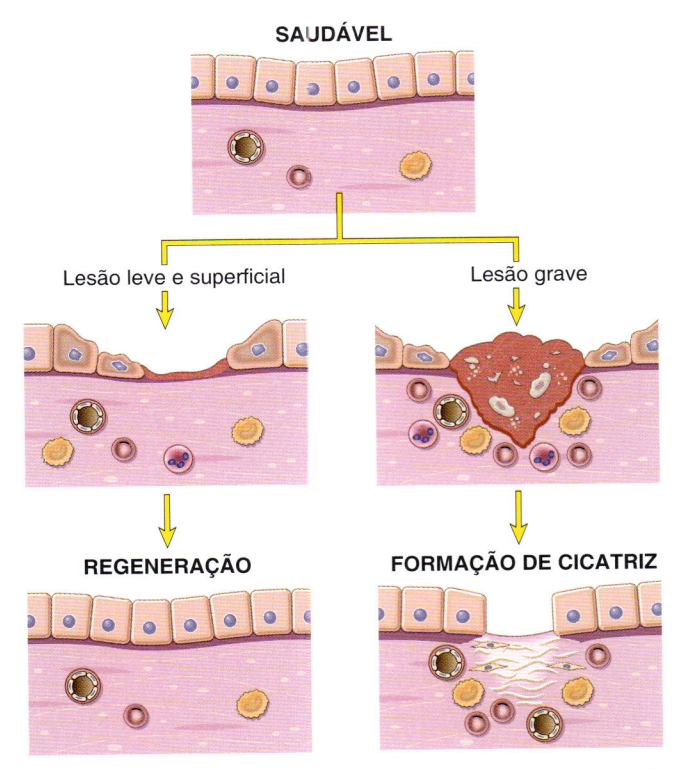

Figura 2.20 Mecanismos do reparo tecidual: regeneração e formação de cicatriz. Após lesão leve, a qual danifica o epitélio, mas não o tecido subjacente, a resolução ocorre por regeneração. Porém, após lesão mais grave, com dano à estrutura do tecido conjuntivo, o reparo ocorre por formação de cicatriz.

- *Formação de cicatriz*: quando os tecidos lesados são incapazes de realizar uma restituição completa ou quando as estruturas de suporte do tecido estão danificadas, o reparo ocorre pela deposição de tecido conjuntivo (fibroso), um processo conhecido como cicatriz. A cicatriz fibrosa proporciona estabilidade estrutural suficiente para que o tecido lesado geralmente seja capaz de funcionar. Quando a cicatriz resultante de inflamação crônica ocorre nos pulmões, no fígado, nos rins e em outros órgãos parenquimatosos, é chamada de fibrose.

- Após muitos tipos comuns de lesões, tanto a regeneração quanto a formação de cicatriz contribuem em graus variados para o reparo. Primeiro discutiremos os mecanismos de proliferação e regeneração celulares; em seguida, a cura pela formação de cicatriz.

Regeneração de células e tecidos

A capacidade dos tecidos de se repararem é determinada, em parte, pela sua capacidade intrínseca de proliferação. Em alguns tecidos, as células estão constantemente sendo perdidas e devem ser continuamente substituídas por novas células derivadas das células-tronco do tecido e das células teciduais maduras remanescentes. Esses tipos de tecidos incluem as células hematopoiéticas na medula óssea e muitos epitélios de superfície, como as camadas basais dos epitélios escamosos da pele e o epitélio colunar do trato gastrintestinal. Esses tecidos podem se regenerar prontamente após uma lesão, desde que o conjunto de células-tronco seja preservado. Outros tecidos são compostos por células que normalmente estão na fase G_0 do ciclo celular e, portanto, não proliferam, mas são capazes de se dividir em resposta a uma lesão ou perda de massa tecidual. Esses tecidos incluem o parênquima da maioria dos órgãos sólidos, como fígado, rim e pâncreas. As células endoteliais, os fibroblastos e as células musculares lisas também estão normalmente em repouso, mas podem proliferar em resposta a fatores de crescimento, uma reação que é particularmente importante na cicatrização de feridas. Alguns tecidos consistem em células não proliferativas terminalmente diferenciadas, como a maioria dos neurônios e das células musculares cardíacas. Uma lesão desses tecidos é irreversível e geralmente resulta em uma cicatriz porque as células não podem se regenerar.

A proliferação celular é impulsionada por sinais fornecidos por fatores de crescimento e pela matriz extracelular. Muitos fatores de crescimento diferentes foram descritos, alguns dos quais atuam em vários tipos de células e outros que são seletivos para células (Tabela 2.10). Os fatores de crescimento são tipicamente produzidos por células próximas ao local da lesão. As fontes mais importantes desses fatores de crescimento são os macrófagos ativados pela lesão tecidual, mas as células epiteliais e estromais também produzem alguns desses fatores. Vários fatores de crescimento se ligam a proteínas da matriz extracelular (MEC) e são exibidos no local da lesão tecidual em altas concentrações. Todos os fatores de crescimento ativam vias de sinalização que estimulam a divisão celular. Além de responder aos fatores de crescimento, as células usam integrinas para se ligar a proteínas da MEC; sinais das integrinas também podem estimular a proliferação celular.

No processo de regeneração, a proliferação de células residuais é complementada pelo desenvolvimento de células maduras a partir de células-tronco. As células-tronco foram descobertas em embriões como células autorrenováveis capazes de dar origem a todas as linhagens de células maduras (totipotentes) e foram chamadas *células-tronco embrionárias* (*ES*, do inglês *embryonal stem cells*). Posteriormente, as células-tronco foram encontradas na maioria dos tecidos adultos e são chamadas *células-tronco teciduais*. Diferentemente das células ES, as células-tronco teciduais têm uma capacidade mais limitada de autorrenovação e geralmente dão origem ao tecido em que residem. Todas as células-tronco têm a importante capacidade de passar por divisão celular assimétrica, que é definida como uma mitose em que uma das células-filhas permanece como célula-tronco (responsável

Tabela 2.10 Fatores de crescimento.

Fator de crescimento	Fontes	Funções
Fator de crescimento epidérmico (EGF, do inglês *epidermal growth factor*)	Macrófagos ativados, glândulas salivares, ceratinócitos e muitas outras células	Mitogênico para ceratinócitos e fibroblastos; promove a migração de ceratinócitos; estimula a formação de tecido de granulação
Fator de crescimento transformador alfa (TGF-α)	Macrófagos ativados, ceratinócitos e muitos outros tipos de células	Estimula a proliferação de hepatócitos e de muitas outras células epiteliais
Fator de crescimento de hepatócitos (HGF) (fator de dispersão)	Fibroblastos, células estromais no fígado, células endoteliais	Aumenta a proliferação de hepatócitos e outras células epiteliais; aumenta a motilidade celular
Fator de crescimento endotelial vascular (VEGF)	Células mesenquimais	Estimula a proliferação de células endoteliais; aumenta a permeabilidade vascular
Fator de crescimento derivado de plaquetas (PDGF, do inglês *platelet-derived growth factor*)	Plaquetas, macrófagos, células endoteliais, células musculares lisas, ceratinócitos	Quimiotático para neutrófilos, macrófagos, fibroblastos e células musculares lisas; ativa e estimula a proliferação de fibroblastos, células endoteliais e outras células; estimula a síntese de proteínas da MEC
Fatores de crescimento de fibroblastos (FGFs, do inglês *fibroblast growth factors*), incluindo o FGF ácido (FGF-1) e o FGF básico (FGF-2)	Macrófagos, mastócitos, células endoteliais, muitos outros tipos celulares	Quimiotático e mitogênico para fibroblastos; estimula a angiogênese e a síntese de proteínas da MEC
Fator de crescimento transformador-β (TGF-β)	Plaquetas, linfócitos T, macrófagos, células endoteliais, ceratinócitos, células musculares lisas, fibroblastos	Quimiotático para leucócitos e fibroblastos; estimula a síntese de proteínas da MEC; suprime a inflamação aguda
Fator de crescimento de ceratinócitos (KGF, do inglês *keratinocyte growth factor*) (ou FGF-7)	Fibroblastos	Estimula a migração, a proliferação e a diferenciação de ceratinócitos

MEC, matriz extracelular.

pela autorrenovação) enquanto a outra célula-filha começa a se diferenciar (responsável pela capacidade das células-tronco de gerar células maduras). As células-tronco teciduais vivem em nichos especializados, e a lesão desencadeia sinais que estimulam sua proliferação e diferenciação em células maduras que repopulam o tecido lesado. Assim, elas podem contribuir para a regeneração dos tecidos lesados, especialmente quando as células diferenciadas que sobrevivem à lesão têm capacidade de proliferação intrínseca limitada ou nula.

A importância da regeneração na substituição de tecidos lesados varia em diferentes tipos de tecidos e conforme a gravidade da lesão.

- Nos epitélios do trato intestinal e da pele, desde que a membrana basal subjacente esteja intacta, as células lesadas são rapidamente substituídas pela proliferação de células residuais e pela diferenciação de células-tronco teciduais
- A regeneração de tecidos pode ocorrer em órgãos parenquimatosos cujas células maduras são capazes de proliferar, mas, com exceção do fígado, esse processo é geralmente limitado. O pâncreas, a adrenal, a tireoide e o pulmão têm alguma capacidade regenerativa. A remoção cirúrgica de um rim provoca uma resposta compensatória no rim remanescente que consiste tanto em hipertrofia quanto em hiperplasia das células do duto proximal. Os mecanismos subjacentes a essa resposta ainda não estão bem definidos. A extraordinária capacidade do fígado de se regenerar o tornou um modelo valioso para o estudo desse processo, que será discutido adiante.

A restauração da arquitetura normal do tecido somente pode ocorrer se o tecido residual estiver estruturalmente intacto: por exemplo, após uma ressecção cirúrgica parcial do fígado. Por outro lado, se todo o tecido, incluindo a estrutura de suporte, for danificado por infecção ou inflamação, a regeneração será incompleta e acompanhada de formação de cicatriz. Por exemplo, a destruição extensiva do fígado com colapso da estrutura de reticulina, como ocorre em um abscesso hepático, leva à formação de cicatrizes, mesmo que os hepatócitos restantes tenham a capacidade de regeneração.

Regeneração do fígado

O fígado apresenta uma notável capacidade de regeneração, como demonstrado por seu crescimento após a hepatectomia parcial, que pode ser realizada para ressecção de tumores ou para transplante hepático de doador vivo. A imagem mitológica da regeneração do fígado é encontrada na história de Prometeus, cujo fígado era comido todos os dias por uma águia enviada por Zeus como punição por roubar o segredo do fogo e crescia de novo durante a noite. A realidade, embora menos dramática, ainda é bastante impressionante.

A regeneração do fígado ocorre pelos mesmos dois mecanismos descritos anteriormente: proliferação dos hepatócitos remanescentes e repopulação a partir de células-tronco. O mecanismo que desempenha o papel dominante depende da natureza da lesão.

- *Proliferação dos hepatócitos após hepatectomia parcial*: nos seres humanos, até 90% do fígado pode ser regenerado pela proliferação dos hepatócitos residuais. A proliferação dos hepatócitos no fígado em regeneração é desencadeada pelas ações combinadas de citocinas e fatores de crescimento polipeptídicos. Inicialmente, citocinas como a IL-6 produzidas principalmente pelas células de Kupffer atuam sobre os hepatócitos para tornar as células parenquimatosas competentes para receber e responder aos sinais dos fatores de crescimento. Na próxima fase, fatores de crescimento como o fator de crescimento de hepatócitos (HGF) e o fator de crescimento transformador alfa (TGF-α), produzidos por muitos tipos celulares (ver Tabela 2.10), atuam sobre os hepatócitos para estimular sua proliferação

- *Regeneração do fígado a partir de células-tronco*: nas situações em que a capacidade proliferativa dos hepatócitos está comprometida, tais como após lesão hepática crônica ou inflamação, as células-tronco do fígado contribuem para a repopulação. Algumas dessas células-tronco residem em nichos especializados chamados *canais de Hering*, onde os canalículos biliares se conectam com os dutos biliares maiores.

Reparo por cicatrização

Se o reparo não puder ser realizado apenas por regeneração, há substituição das células danificadas por tecido conjuntivo, levando à formação de uma cicatriz. Como discutido anteriormente, a formação de cicatriz pode ocorrer quando a lesão tecidual é grave ou crônica com danos às células parenquimatosas e epitélios, bem como ao arcabouço de tecido conjuntivo, ou quando células sem capacidade proliferativa estão danificadas. Em contraste com a regeneração, que envolve a restituição dos componentes do tecido, a formação de cicatriz é uma resposta que "remenda" em vez de restaurar o tecido. O termo *cicatriz* é mais frequentemente usado em relação à cicatrização de feridas na pele, mas também pode ser usado para descrever a substituição de células parenquimatosas em qualquer tecido por colágeno, como no coração após infarto do miocárdio.

Etapas da formação de cicatriz

A formação de cicatriz é mais bem ilustrada pela cicatrização de feridas na pele. Dentro de minutos após uma lesão traumática, um tampão hemostático composto por plaquetas (Capítulo 3) é formado, interrompe o sangramento e fornece uma estrutura para a infiltração de células inflamatórias e a formação de um coágulo estável. As etapas subsequentes são resumidas a seguir (Figura 2.21):

- *Inflamação*: ao longo das 6 a 48 horas seguintes, neutrófilos e depois monócitos são recrutados para o local para eliminar os agentes agressores e eliminar os detritos. **Os macrófagos são os atores celulares centrais no processo de reparo.** Como discutido anteriormente, diferentes populações de macrófagos eliminam microrganismos e tecido necrótico, promovem a inflamação e produzem fatores de crescimento que estimulam a proliferação de muitos tipos celulares na próxima fase de reparo. Conforme os agentes nocivos e as células necróticas são eliminados, a inflamação se resolve
- *Proliferação celular*: na fase seguinte, que leva até 10 dias, diversos tipos celulares, incluindo células epiteliais, células endoteliais e outras células vasculares e fibroblastos, proliferam e migram para fechar a ferida agora limpa. Cada tipo celular desempenha funções únicas:
  - *Células epiteliais* respondem aos fatores de crescimento produzidos localmente e migram para cobrir a ferida
  - *Células endoteliais e outras células vasculares* proliferam para formar novos vasos sanguíneos, um processo conhecido como *angiogênese*, a ser descrito com mais detalhes posteriormente
  - *Fibroblastos* proliferam e migram para o local da lesão e depositam fibras de colágeno que formam a cicatriz
  - A combinação de fibroblastos em proliferação, MEC e novos vasos sanguíneos forma um tipo de tecido único para a cicatrização de feridas chamado *tecido de granulação*. Esse termo deriva de sua aparência macroscópica rosa, macia e granular.
- *Remodelamento*: o tecido conjuntivo depositado é reorganizado para produzir a *cicatriz* fibrosa estável. Esse processo começa em 2 a 3 semanas após a lesão e pode continuar por meses ou anos.

A cicatrização de feridas na pele pode ser classificada em *cicatrização por primeira intenção (união primária)*, referindo-se à regeneração epitelial com cicatrização mínima, como nas incisões cirúrgicas

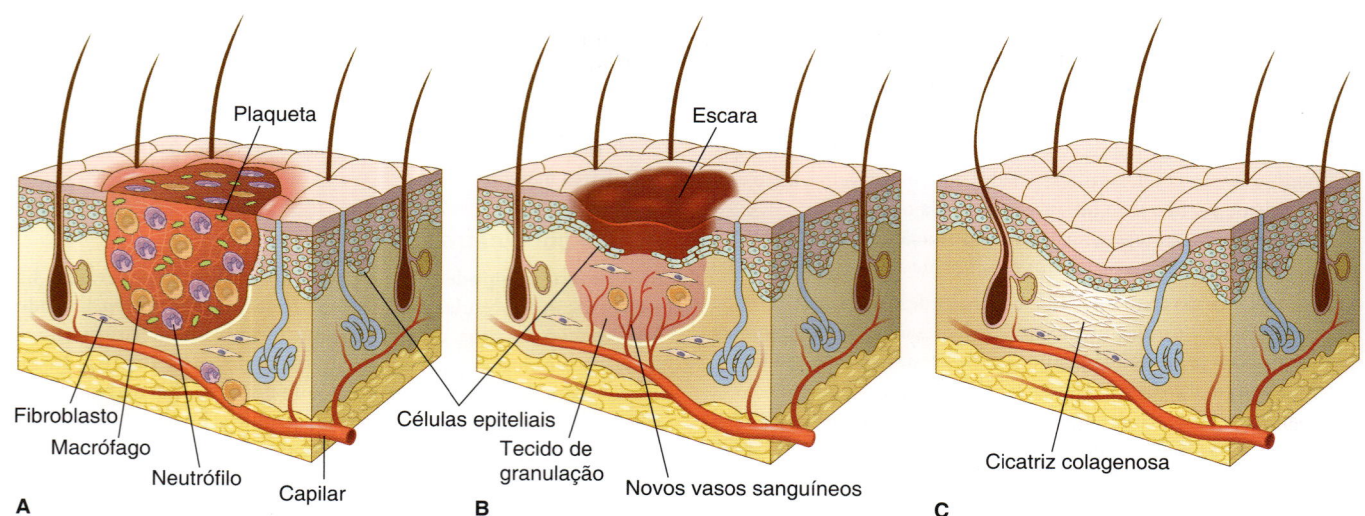

Figura 2.21 Etapas da cicatrização de um ferimento na pele. **A.** Coágulo hemostático e inflamação. **B.** Proliferação de células epiteliais; formação de tecido de granulação por crescimento de vasos e proliferação de fibroblastos. Uma escara é a crosta que se forma sobre a pele lesada. **C.** Remodelamento para produzir a cicatriz fibrosa. Este é um exemplo de cicatrização por segunda intenção.

bem justapostas, e *cicatrização por segunda intenção (união secundária)*, referindo-se a feridas maiores que cicatrizam por uma combinação de regeneração e cicatrização. Os eventos-chave envolvidos em ambos os tipos de cicatrização de feridas são idênticos, por isso não são descritos separadamente. A seguir, discutiremos alguns dos principais eventos no reparo por cicatrização.

Angiogênese

A angiogênese é o processo pelo qual novos vasos sanguíneos se formam a partir dos vasos existentes. É fundamental na cicatrização em locais de lesão, no desenvolvimento de circulações colaterais em locais de isquemia e na promoção do crescimento de neoplasias. Muitos trabalhos têm sido realizados para entender os mecanismos da angiogênese e terapias têm sido desenvolvidas tanto para otimizar o processo (p. ex., para melhorar o fluxo sanguíneo para um coração afetado por aterosclerose coronária) quanto para inibi-lo (p. ex., para frustrar o crescimento tumoral ou bloquear o crescimento patológico de vasos, como na degeneração macular úmida do olho).

A angiogênese envolve o surgimento de novos vasos a partir dos existentes. Embora tenham sido descritos muitos fatores angiogênicos e antiangiogênicos envolvidos na regulação do crescimento vascular durante o reparo tecidual, o fator mais importante é o *fator de crescimento endotelial vascular* (VEGF, do inglês *vascular endothelial growth factor*), que estimula tanto a migração quanto a proliferação de células endoteliais. Nas áreas de lesão, o VEGF é produzido por células como macrófagos em resposta à hipoxia, o que aumenta os níveis do fator induzível por hipoxia (HIF, do inglês *hypoxia inducible factor*), um fator de transcrição que é um regulador importante da produção de VEGF. Em resposta ao VEGF, os vasos intactos próximos se dilatam e se tornam permeáveis, enquanto a membrana basal é digerida por metaloproteinases da matriz, permitindo a formação de um broto. As células endoteliais que lideram a frente (a "ponta") do broto migram em direção à área de lesão tecidual, e as células atrás da ponta proliferam e são remodeladas em tubos vasculares. Em paralelo, pericitos (nos capilares) ou células musculares lisas (nos vasos maiores) são recrutados e remodelados e, eventualmente, produzem um vaso maduro. Com o tempo, ocorre regressão vascular progressiva que transforma o tecido de granulação altamente vascularizado em uma cicatriz pálida e, em grande parte, avascular.

Ativação de fibroblastos e deposição de tecido conjuntivo

A deposição de tecido conjuntivo ocorre em duas etapas: (1) migração de fibroblastos para o local da lesão, onde eles proliferam; e (2) produção e deposição de proteínas da MEC (Figura 2.22). Esses processos são orquestrados por citocinas e fatores de crescimento

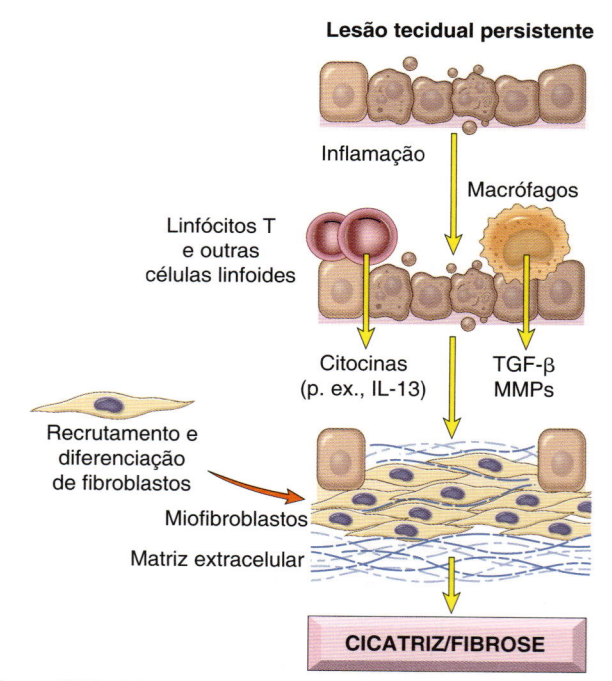

Figura 2.22 Mecanismos da deposição de tecido conjuntivo. Uma lesão tecidual persistente leva à inflamação crônica e à perda da arquitetura tecidual. As citocinas produzidas por macrófagos e outros leucócitos estimulam a migração e a proliferação de fibroblastos e miofibroblastos, bem como a deposição de colágeno e outras proteínas da matriz extracelular. O resultado final é a substituição do tecido normal por tecido conjuntivo. *IL*, interleucina; *MMP*, metaloproteinases de matriz (do inglês *matrix metaloproteinases*; *TGF-β*, fator de crescimento transformador beta.

produzidos localmente, incluindo PDGF, FGF-2 e TGF-β. As principais fontes desses fatores são as células inflamatórias, principalmente os macrófagos que se infiltram nos locais de lesão. Como o principal componente da cicatriz é o tecido conjuntivo, a seguir resumimos brevemente sua composição e propriedades.

O tecido conjuntivo é composto por fibroblastos e um componente acelular, a MEC, que é composta de colágeno e outras glicoproteínas. **As interações das células com a MEC são fundamentais para a cicatrização, bem como para o desenvolvimento e a manutenção da arquitetura normal do tecido** (Figura 2.23). A MEC desempenha várias funções-chave:

- *Suporte mecânico* para ancoragem e migração celulares, além da manutenção da polaridade celular
- *Controle da proliferação celular* por meio da ligação e da apresentação de fatores de crescimento e da sinalização por intermédio de receptores celulares da família das integrinas. A MEC fornece um depósito para uma variedade de fatores de crescimento latentes que podem ser ativados dentro de um foco de lesão ou inflamação
- *Suporte para renovação tecidual.* Como a manutenção da estrutura normal do tecido requer uma membrana basal ou suporte do estroma sobre o qual as células do tecido possam repousar, a integridade da membrana basal (em epitélios) ou do estroma (em órgãos parenquimatosos) é crucial para a regeneração dos tecidos.

A MEC ocorre em duas formas básicas: matriz intersticial e membrana basal (ver Figura 2.23):

- A *matriz intersticial* está presente nos espaços entre as células no tecido conjuntivo, e entre o epitélio e as estruturas vasculares e de musculatura lisa de suporte subjacentes em órgãos parenquimatosos. Seus principais constituintes são os colágenos fibrilares e não fibrilares, bem como a fibronectina, a elastina, os proteoglicanos, o hialuronato e outros constituintes (ver mais adiante)
- *Membrana basal*: a matriz intersticial aparentemente aleatória nos tecidos conjuntivos se torna altamente organizada ao redor de células epiteliais, células endoteliais e células da musculatura lisa, formando então a membrana basal especializada. Seus principais constituintes são o colágeno do tipo IV amorfo não fibrilar e a laminina.

As propriedades das principais proteínas da MEC são resumidas a seguir:

- *Colágeno*: é o principal componente da MEC da matriz intersticial e do tecido cicatricial. Existem mais de 30 tipos diferentes de colágeno, todos consistindo em três cadeias polipeptídicas entrelaçadas em uma tripla hélice. Os colágenos fibrilares (tipos I, II, III e V) são os principais tipos encontrados no tecido cicatricial, nos tendões, nos ossos e na pele. Os colágenos fibrilares obtêm sua resistência à tração por meio da ligação lateral cruzada das triplas hélices por ligações covalentes, uma modificação estrutural que envolve um processo enzimático que requer a vitamina C (ácido ascórbico) como cofator. Essa necessidade explica por que indivíduos com deficiência de vitamina C (*escorbuto*) apresentam cicatrização deficiente de feridas e sangram facilmente
- *Elastina*: a capacidade dos tecidos de se recuperarem e retomarem sua forma após deformação física é conferida pela elastina. A elasticidade é especialmente importante nas valvas cardíacas e nos grandes vasos sanguíneos, que devem acomodar o fluxo pulsátil recorrente, bem como no útero, na pele e nos ligamentos
- *Proteoglicanos e hialuronato* os proteoglicanos formam géis altamente hidratados que conferem resistência a forças compressivas; na cartilagem articular, os proteoglicanos também fornecem uma camada de lubrificação entre superfícies ósseas adjacentes. Além de fornecer compressibilidade aos tecidos, os proteoglicanos também servem como reservatórios para fatores de crescimento secretados (p. ex., FGF e HGF). Alguns proteoglicanos são proteínas integrais de membrana celular que têm papéis na proliferação, migração e adesão celulares, por exemplo, pela ligação e pela concentração de fatores de crescimento e quimiocinas
- *Glicoproteínas adesivas e receptores de adesão*: essas moléculas estruturalmente diversas estão envolvidas em interações

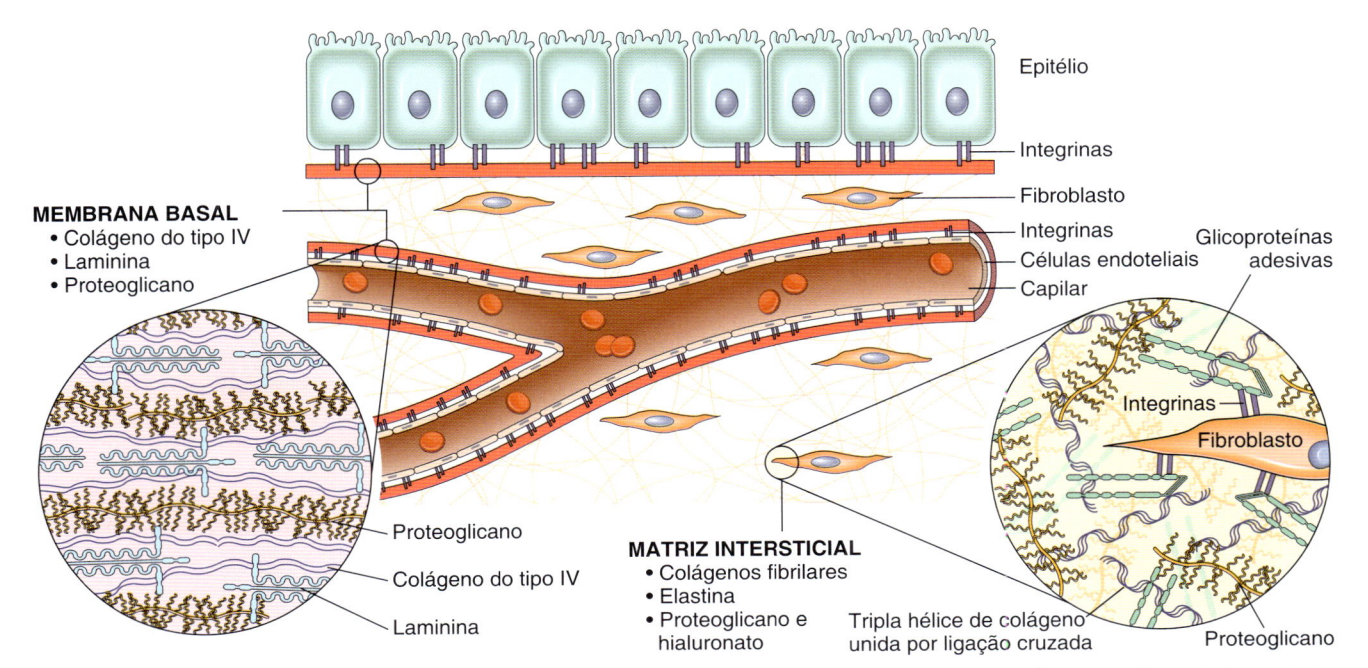

Figura 2.23 Matriz extracelular (MEC). Os principais componentes da MEC incluem colágenos, proteoglicanos e glicoproteínas adesivas. As células epiteliais e mesenquimais (p. ex., fibroblastos) interagem com a MEC via integrinas. As membranas basais e a MEC intersticial têm arquitetura e composição geral diferentes, embora certos componentes estejam presentes em ambas. Muitos componentes da MEC (p. ex., elastina, fibrilina, hialuronato e sindecam) não são mostrados.

célula-célula, célula-MEC e MEC-MEC. As glicoproteínas adesivas prototípicas incluem a fibronectina (um componente importante da MEC intersticial) e a laminina (um dos principais constituintes da membrana basal)

- A *fibronectina* está presente nos tecidos e no plasma, e é sintetizada por várias células, incluindo fibroblastos, monócitos e endotélio. Nas feridas em cicatrização, a fibronectina fornece uma estrutura para a subsequente deposição de MEC, angiogênese e reepitelização
- A *laminina* é a glicoproteína mais abundante na membrana basal. Além de mediar a aderência à membrana basal, a laminina também pode modular proliferação, diferenciação e motilidade celulares.

A adesão de células a constituintes da MEC como laminina e fibronectina é mediada pelas integrinas, que foram discutidas anteriormente no contexto do recrutamento de leucócitos para os tecidos (ver Tabela 2.3). Assim, as integrinas ligam funcional e estruturalmente o citoesqueleto intracelular ao mundo exterior. As integrinas também medeiam interações adesivas célula-célula. Além de fornecer adesão focal a substratos subjacentes, a ligação por meio de integrinas também pode desencadear cascatas de sinalização que influenciam locomoção, proliferação, forma e diferenciação celulares.

Com esse contexto de estrutura e funções da MEC, retornamos à deposição de tecido conjuntivo durante a formação da cicatriz (ver Figura 2.22). Em resposta a citocinas e fatores de crescimento, os fibroblastos entram na ferida pelas bordas e migram em direção ao centro. Algumas dessas células podem se diferenciar em células chamadas *miofibroblastos*, que contêm actina de músculo liso e têm atividade contrátil aumentada; elas ajudam a fechar a ferida puxando suas margens em direção ao centro. Quando fibroblastos e miofibroblastos são ativados, eles aumentam sua atividade sintética e produzem proteínas de tecido conjuntivo, principalmente colágeno e outras proteínas da MEC.

O fator de crescimento transformador-β (TGF-β, do inglês *transforming growth factor-β*) é a citocina mais importante para a síntese e a deposição de proteínas de tecido conjuntivo. É produzido pela maioria das células no tecido de granulação, incluindo macrófagos ativados. O TGF-β estimula a migração e a proliferação de fibroblastos, o aumento da síntese de colágeno e fibronectina, e a diminuição da degradação da MEC em decorrência da inibição de metaloproteinases. O TGF-β está envolvido não apenas na formação de cicatriz após lesões, mas também no desenvolvimento de fibrose nos pulmões, no fígado e nos rins após inflamação crônica. Além disso, o TGF-β é uma citocina anti-inflamatória que limita e termina as respostas inflamatórias. Ele faz isso inibindo a proliferação de linfócitos e a atividade funcional de outros leucócitos.

Conforme a cicatrização progride, os fibroblastos adotam progressivamente um fenótipo mais sintético, o que leva a uma deposição aumentada de MEC. A síntese de colágeno, em particular, fortalece o local de cicatrização da ferida. A síntese de colágeno por fibroblastos começa no início da cicatrização de feridas (dias 3 a 5) e, dependendo do tamanho da ferida, continua por várias semanas. O resultado do acúmulo de colágeno depende não apenas do aumento da síntese, mas também da diminuição da degradação do colágeno (a ser discutida posteriormente).

Remodelamento do tecido conjuntivo

Após a formação da cicatriz, o remodelamento contínuo aumenta sua resistência e diminui seu tamanho. A resistência da ferida aumenta em decorrência da ligação cruzada do colágeno e ao aumento do tamanho das suas fibras. Além disso, o tipo de colágeno depositado muda do colágeno tipo III no início do reparo para o colágeno do tipo I mais resistente. Nas feridas cutâneas bem suturadas, cerca de 70 a 80% da força da pele normal pode ser recuperada em 3 meses.

Com o tempo, a cicatriz se reduz devido à ação das *metaloproteinases de matriz* (*MMPs*, do inglês *matrix metalloproteinases*), assim chamadas porque dependem de íons metálicos (p. ex., zinco) para sua atividade. As MMPs são produzidas por diversos tipos celulares (fibroblastos, macrófagos, neutrófilos, células sinoviais e algumas células epiteliais) e sua síntese e secreção são reguladas por fatores de crescimento, citocinas e outros agentes. Elas incluem colagenases intersticiais, que clivam o colágeno fibrilar (MMP-1, -2 e -3); gelatinases (MMP-2 e -9), que degradam o colágeno amorfo e a fibronectina; e estromelisinas (MMP-3, -10 e -11), que degradam uma variedade de constituintes da MEC, incluindo proteoglicanos, laminina, fibronectina e colágeno amorfo. As MMPs são inibidas por inibidores teciduais de metaloproteinases (TIMPs, do inglês *tissue inhibitors of metalloproteinases*) específicos, que são produzidos pela maioria das células mesenquimais, e o equilíbrio entre a atividade de MMP e TIMP regula o tamanho e a composição final da cicatriz.

> **Morfologia**
>
> - O **tecido de granulação** é caracterizado pela proliferação de fibroblastos e delicados capilares de parede fina em uma matriz extracelular frouxa, frequentemente com células inflamatórias mistas, principalmente macrófagos (Figura 2.24 A). Esse tecido é depositado progressivamente no local da lesão; a quantidade de tecido de granulação formado depende do tamanho do déficit de tecido criado pelo ferimento e da intensidade da inflamação
> - Uma **cicatriz** ou **fibrose** nos tecidos é composta por fibroblastos inativos em forma de fuso, feixes densos de colágeno e outros componentes da MEC (Figura 2.24 B). Os patologistas frequentemente usam corantes especiais para identificar diferentes constituintes proteicos de cicatrizes e tecidos fibrosos. A coloração tricrômica identifica delicadas fibras de elastina, o principal componente do tecido elástico maleável. (A coloração tricrômica contém três corantes — daí seu nome — que colorem as hemácias de laranja, o músculo de vermelho e o colágeno de azul). Outra proteína da matriz extracelular que compõe o estroma de tecido conjuntivo de órgãos normais e está presente em cicatrizes iniciais é a reticulina, que é composta por colágeno tipo III e também pode ser identificada com uma coloração especial.

Fatores que interferem no reparo tecidual

As variáveis que impedem a cicatrização podem ser extrínsecas (p. ex., infecção) ou intrínsecas ao tecido lesionado, bem como sistêmicas ou locais:

- A *infecção* é clinicamente uma das causas mais importantes de demora da cicatrização; ela prolonga a inflamação e pode aumentar a lesão local no tecido
- O *diabetes* é uma doença metabólica que compromete o reparo tecidual por várias razões (Capítulo 18) e é uma causa sistêmica importante de atraso na cicatrização de feridas
- O *estado nutricional* tem efeitos profundos no reparo; deficiências de proteínas e vitamina C inibem a síntese de colágeno e retardam a cicatrização
- *Glicocorticoides (esteroides)* são agentes anti-inflamatórios que inibem a produção de TGF-β, já mencionado como uma citocina que promove a deposição de colágeno. Assim, no cenário pós-cirúrgico, a administração de glicocorticoides pode impedir uma cicatrização adequada. Por outro lado, os glicocorticoides às vezes são prescritos (junto com antibióticos) para os pacientes com

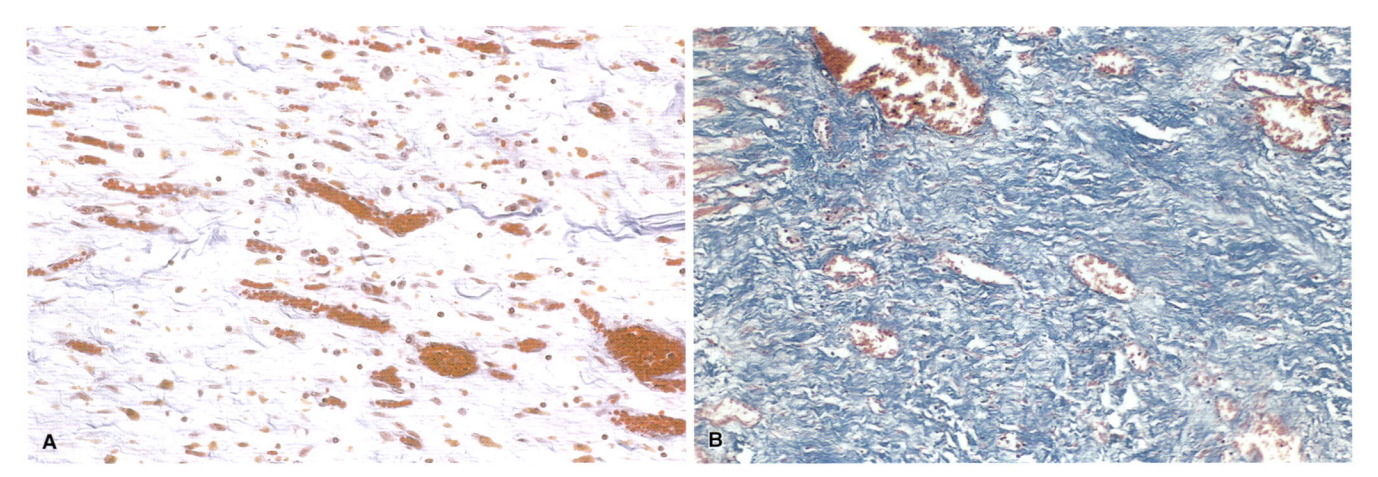

Figura 2.24 Cicatrização de uma ferida. **A.** Tecido de granulação mostrando numerosos vasos sanguíneos, edema e uma matriz extracelular frouxa contendo células inflamatórias ocasionais. O colágeno é corado em azul pela coloração tricrômica; pouquíssimo colágeno maduro pode ser visto nesse momento. **B.** Cicatriz madura mostrando colágeno denso (*azul*, coloração tricrômica) e canais vasculares dispersos.

infecções na córnea para reduzir a probabilidade de deposição de colágeno e perda de visão
- *Fatores mecânicos*, como aumento da pressão local ou torção causada pela mobilidade, podem fazer com que as bordas da ferida se separem
- A *má perfusão* em decorrência tanto da arteriosclerose e do diabetes quanto do bloqueio da drenagem venosa (p. ex., em varizes) também prejudica a cicatrização
- *Corpos estranhos*, como fragmentos de aço, vidro ou até mesmo osso, impedem a cicatrização.

Exemplos clínicos de cura de feridas e cicatrização anormais

As complicações no reparo tecidual podem originar-se de anomalias em qualquer um dos componentes básicos do processo, incluindo formação deficiente de cicatrizes, deposição excessiva dos componentes de reparo e desenvolvimento de contraturas.

Defeitos na cicatrização: feridas crônicas

Esses defeitos são observados em diversas situações clínicas tipicamente associadas a fatores locais e sistêmicos que interferem na cicatrização. A seguir, alguns exemplos comuns.

- As *úlceras venosas nas pernas* (Figura 2.25 A) desenvolvem-se mais frequentemente nos idosos como resultado da hipertensão venosa crônica, que pode ser causada por varizes graves ou insuficiência cardíaca congestiva, resultando na entrega inadequada de oxigênio
- As *úlceras arteriais* (Figura 2.25 B) desenvolvem-se nos indivíduos com aterosclerose de artérias periféricas, especialmente a associada ao diabetes. A isquemia resultante do comprometimento vascular interfere no reparo e pode causar necrose da pele e dos tecidos subjacentes, produzindo lesões dolorosas
- As *úlceras diabéticas* (Figura 2.25 C) afetam os membros inferiores, especialmente os pés. A necrose e a incapacidade de cicatrização resultam de uma doença de pequenos vasos que causa isquemia e neuropatia, bem como infecções secundárias. Histologicamente, essas lesões são caracterizadas por ulceração epidérmica (Figura 2.25 E) e extenso tecido de granulação na derme subjacente (Figura 2.25 F)
- As *feridas por pressão* (Figura 2.25 D) são áreas de ulceração da pele e necrose dos tecidos subjacentes causadas pela compressão prolongada dos tecidos contra um osso (p. ex., em pessoas acamadas). As lesões são causadas por pressão mecânica e isquemia local.

Em algumas situações, a falha na cicatrização pode levar à deiscência ou à ruptura de uma ferida. Embora não seja comum, isso ocorre com maior frequência após uma cirurgia abdominal em decorrência de vômitos, tosse ou íleo (síndrome da oclusão intestinal), que podem gerar estresse mecânico na ferida abdominal, levando à sua ruptura.

Cicatrização excessiva

A formação excessiva de componentes do processo de reparo pode dar origem a cicatrizes hipertróficas e queloides. Cicatrizes hipertróficas contêm miofibroblastos abundantes e muitas vezes crescem rapidamente, mas tendem a regredir ao longo de vários meses. Elas geralmente se desenvolvem após lesões térmicas ou traumáticas que envolvem as camadas profundas da derme. Quando o tecido cicatricial cresce além dos limites da ferida original e não regride, é chamado de *queloide* (Figura 2.26). A formação de queloides parece ser uma predisposição individual.

A contração no tamanho de uma ferida é uma parte importante do processo normal de cicatrização. Um exagero desse processo dá origem a *contraturas* e resulta em deformidades da ferida e dos tecidos circundantes. As contraturas são particularmente propensas a se desenvolver nas palmas das mãos, nas plantas dos pés e na face anterior do tórax. As contraturas são comumente observadas após queimaduras graves e podem comprometer o movimento das articulações.

Fibrose em órgãos parenquimatosos

O termo *fibrose* é usado para denotar a deposição excessiva de colágeno e outros componentes da MEC em um tecido. Os termos *cicatriz* e *fibrose* são frequentemente usados de forma intercambiável, mas fibrose geralmente se refere à deposição anormal de colágeno em órgãos internos em doenças crônicas. Os mecanismos básicos da fibrose são os mesmos da formação de cicatrizes na pele durante o reparo tecidual. A fibrose é induzida por estímulos nocivos persistentes, como infecções crônicas e reações imunológicas, podendo ser responsável por disfunção substancial do órgão e até mesmo falência do órgão. Como discutido anteriormente, a principal citocina envolvida na fibrose é o TGF-β, mas citocinas como IL-13 produzidas por linfócitos T também podem contribuir (ver Figura 2.22).

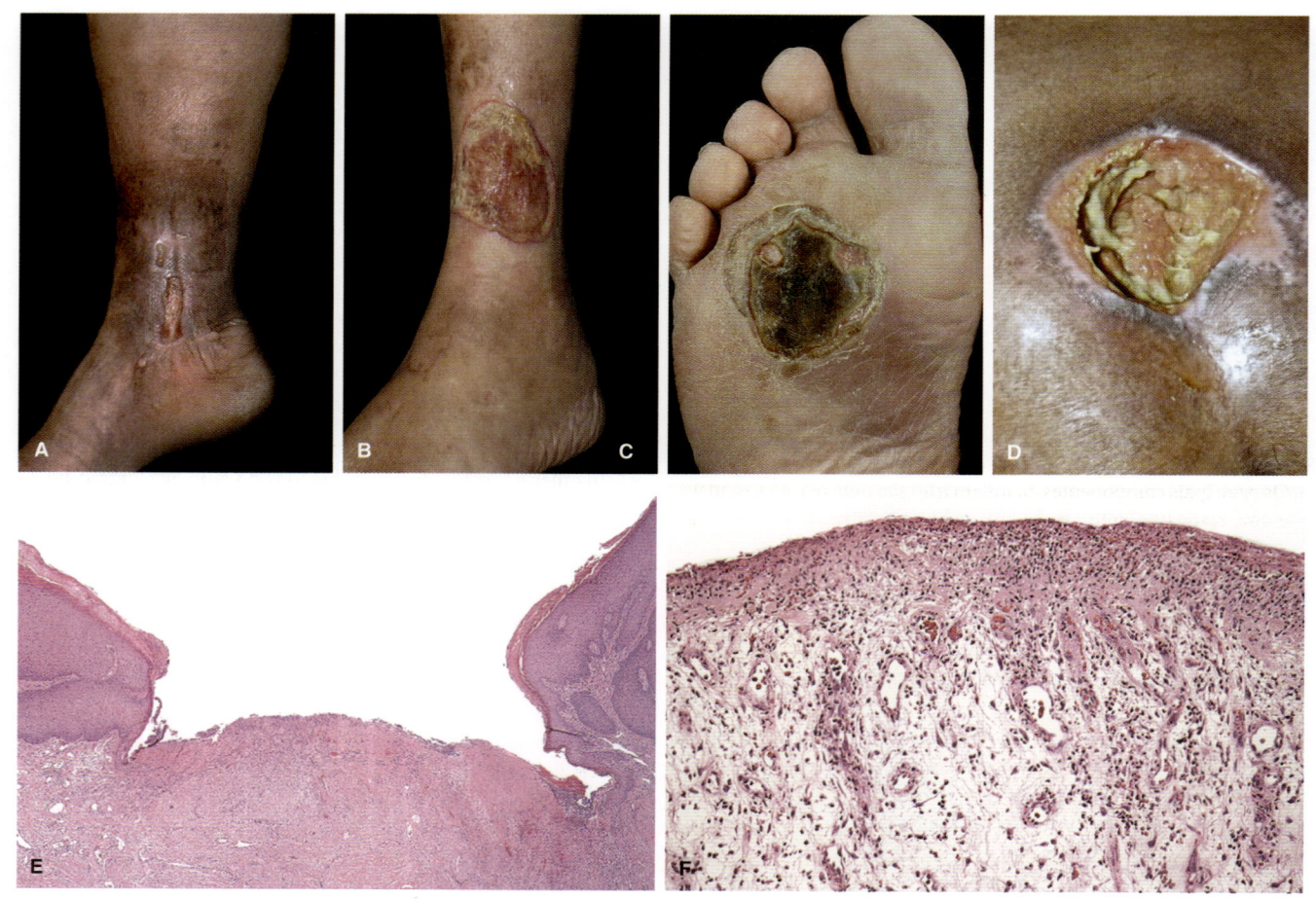

Figura 2.25 Feridas crônicas ilustrando defeitos na cicatrização. **A** a **D.** Aparência externa de úlceras cutâneas. **A.** Úlcera venosa na perna. **B.** Úlcera arterial com necrose tecidual mais extensa. **C.** Úlcera diabética. **D.** Ferida por pressão. **E** e **F.** Aspecto histológico de uma úlcera diabética. **E.** Fundo da úlcera; **F.** inflamação crônica e tecido de granulação. (De Eming SA, Martin P, Tomic-Canic M: Wound repair and regeneration: mechanisms, signaling, and translation. *Sci Transl Med* 6:265, 2014.)

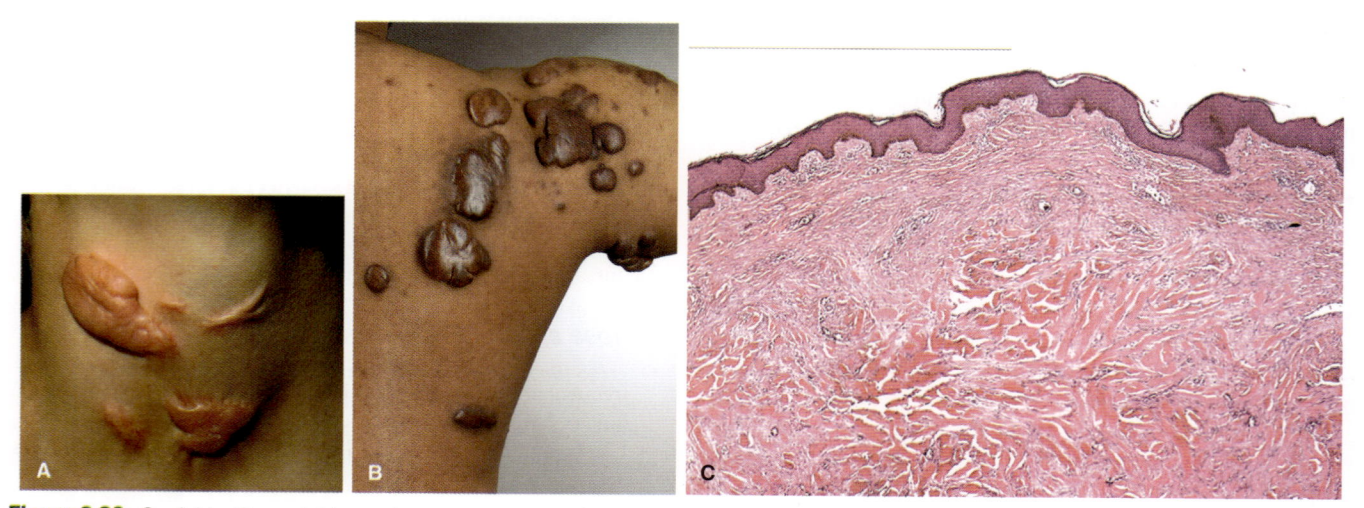

Figura 2.26 Queloide. Os queloides podem apresentar-se eritematosos em tons de pele claros (**A**) ou hiperpigmentados em peles mais escuras (**B**). **C.** Aspecto microscópico de um queloide. Observe o tecido conjuntivo espesso depositado na derme. (**A.** De Zitelli BJ, Davis HW. *Atlas of Pediatric Physical Diagnosis*, ed 5, Philadelphia, 2007, Mosby; **B.** De Eming SA, Martin P, Tomic-Canic M. Wound repair and regeneration: mechanisms, signaling, and translation. *Sci Transl Med* 6:265, 2014.)

Os distúrbios fibróticos incluem diversas doenças crônicas e debilitantes, como cirrose hepática, esclerose sistêmica (esclerodermia), doenças pulmonares fibrosantes (fibrose pulmonar idiopática, pneumoconioses e fibrose pulmonar induzida por fármacos e radiação), doença renal em estágio final e pericardite constritiva. Essas condições são discutidas nos capítulos pertinentes do livro. Em decorrência do grande comprometimento funcional causado pela fibrose nessas condições, há grande interesse no desenvolvimento de medicamentos antifibróticos.

REVISÃO RÁPIDA

Características gerais e causas da inflamação

- A inflamação é uma resposta benéfica do hospedeiro a invasores estranhos e tecido necrótico, mas também pode causar dano tecidual
- Os principais componentes da inflamação são uma reação vascular e uma resposta celular; ambas são ativadas por mediadores derivados de proteínas plasmáticas e de várias células
- As etapas da resposta inflamatória podem ser lembradas pelos cinco R: (1) reconhecimento do agente prejudicial; (2) recrutamento de leucócitos; (3) remoção do agente; (4) regulação (término) da resposta; e (5) reparo
- As causas da inflamação incluem infecções, necrose tecidual, corpos estranhos, traumas e respostas imunes
- Células epiteliais, macrófagos e células dendríticas teciduais, leucócitos e outros tipos celulares expressam receptores que detectam a presença de microrganismos e células necróticas. As proteínas circulantes reconhecem os microrganismos que entraram na corrente sanguínea
- Os desfechos da inflamação aguda são a eliminação do estímulo nocivo seguida do declínio da reação e do reparo do tecido danificado ou uma lesão persistente que resulta em inflamação crônica.

Reações vasculares na inflamação aguda

- A vasodilatação é induzida por mediadores químicos e é a causa de eritema e estase do fluxo sanguíneo
- O aumento da permeabilidade vascular é induzido por histamina, cininas e outros mediadores que produzem espaços entre as células endoteliais, ou por lesões endoteliais diretas ou induzidas por leucócitos
- A permeabilidade vascular aumentada permite que proteínas plasmáticas e leucócitos, os mediadores de defesa do hospedeiro, acessem os locais de infecção ou lesão tecidual. O extravasamento de líquido dos vasos sanguíneos (exsudação) resulta em edema
- Vasos linfáticos e linfonodos também estão envolvidos na inflamação e frequentemente apresentam vermelhidão (nos vasos) e inchaço (nos linfonodos).

Recrutamento de leucócitos para os locais de inflamação

- Os leucócitos são recrutados do sangue para o tecido extravascular, onde patógenos infecciosos ou danos teciduais podem estar presentes, e são ativados para realizar suas funções de defesa
- O recrutamento de leucócitos é um processo de múltiplas etapas que consiste em adesão fraca ao endotélio e rolamento (mediados por selectinas); adesão firme ao endotélio (mediada por integrinas); e migração através de espaços interendoteliais
- Diversas citocinas promovem a expressão de selectinas e ligantes de integrinas no endotélio (TNF, IL-1), aumentam a avidez das integrinas por seus ligantes (quimiocinas) e promovem a migração direcional de leucócitos (também quimiocinas). Muitas dessas citocinas são produzidas por macrófagos teciduais e outras células em resposta a patógenos ou tecidos danificados
- Os neutrófilos predominam no infiltrado inflamatório inicial e são posteriormente substituídos por monócitos, que se diferenciam em macrófagos nos tecidos.

Ativação de leucócitos e remoção do agente agressor

- Os leucócitos podem eliminar microrganismos e restos de células mortas por fagocitose seguida de destruição nos fagolisossomos
- A destruição é causada por radicais livres (ERO, NO) gerados em leucócitos ativados e por enzimas dos grânulos
- Os neutrófilos podem fazer extrusão do seu conteúdo nuclear para formar redes extracelulares que aprisionam e destroem microrganismos
- Enzimas e ERO podem ser liberados no ambiente extracelular e causar lesões teciduais
- Os mecanismos que visam eliminar microrganismos e detritos celulares (o papel fisiológico da inflamação) também são capazes de danificar tecidos normais (as consequências patológicas da inflamação).

Mediadores da inflamação

- Aminas vasoativas, principalmente histamina: vasodilatação e aumento da permeabilidade vascular
- Metabólitos do ácido araquidônico (prostaglandinas e leucotrienos): há várias formas. Eles estão envolvidos em reações vasculares, quimiotaxia de leucócitos e outras reações da inflamação, antagonizados pelas lipoxinas
- Citocinas: proteínas produzidas por muitos tipos celulares; geralmente atuam a curtas distâncias; mediam múltiplos efeitos nas reações inflamatórias, principalmente no recrutamento e na migração de leucócitos; as principais citocinas da inflamação aguda são TNF, IL-1 e quimiocinas
- Proteínas do complemento: a ativação do sistema complemento por microrganismos ou anticorpos leva à geração de múltiplos produtos de degradação, que são responsáveis pela quimiotaxia de leucócitos, opsonização e fagocitose de microrganismos e outras partículas, além de morte celular
- Cininas: produzidas por clivagem proteolítica de precursores; mediam reação vascular e dor.

Padrões morfológicos da inflamação

- Inflamação serosa é o acúmulo de exsudato rico em proteínas em cavidades e espaços do corpo criados por necrose tecidual
- A inflamação fibrinosa é caracterizada pela formação de fibrina, geralmente nas superfícies de órgãos como o coração e os pulmões
- A inflamação purulenta é caracterizada pela formação de pus, que consiste em células mortas, neutrófilos e microrganismos, e é mais frequentemente causada por infecção bacteriana. Um abscesso é uma inflamação purulenta localizada
- Úlcera é uma descontinuidade em um epitélio, com inflamações aguda e crônica subjacentes.

Inflamação crônica

- Inflamação crônica é uma resposta prolongada do hospedeiro a estímulos persistentes
- É causada por microrganismos que resistem à eliminação, respostas imunes contra antígenos próprios e ambientais, e algumas

substâncias tóxicas (p. ex., sílica); constitui a base de muitas doenças medicamente importantes
- É caracterizada pela coexistência de inflamação, lesão tecidual, tentativa de reparo por cicatrização e resposta imune
- O infiltrado celular consiste em macrófagos, linfócitos, plasmócitos e outros leucócitos
- É mediada por citocinas produzidas por macrófagos e linfócitos (especialmente linfócitos T); as interações bidirecionais entre essas células tendem a amplificar e prolongar a reação inflamatória
- Inflamação granulomatosa é um padrão de inflamação crônica induzido pela ativação de células T e macrófagos em resposta a um agente resistente à erradicação. É caracterizada por um agregado de macrófagos que adquire morfologia epitelioide; causada por tuberculose, infecções fúngicas e sífilis.

Efeitos sistêmicos da inflamação

- Febre: citocinas (TNF, IL-1) estimulam a produção de prostaglandinas no hipotálamo
- Leucocitose: causada pela liberação de células da medula óssea; as citocinas (fatores estimuladores de colônias) estimulam a produção de leucócitos a partir de precursores na medula óssea
- Produção de proteínas de fase aguda: proteína C reativa, entre outras; síntese estimulada por citocinas (IL-6 e outras) agindo nos hepatócitos
- Em algumas infecções graves, choque séptico: queda na pressão arterial, coagulação intravascular disseminada, anormalidades metabólicas; induzido por altos níveis de TNF e outras citocinas.

Reparo por regeneração

- Diferentes tecidos consistem em células em constante divisão (epitélios, tecidos hematopoiéticos), células normalmente quiescentes capazes de proliferação (a maioria dos órgãos parenquimatosos) e células sem capacidade proliferativa (neurônios, músculos esquelético e cardíaco). A capacidade regenerativa de um tecido depende do potencial proliferativo de suas células constituintes
- A proliferação celular é estimulada por fatores de crescimento e interações das células com a matriz extracelular
- A regeneração do fígado é um exemplo clássico de reparo por regeneração; desencadeada por citocinas e fatores de crescimento produzidos em resposta à perda de massa hepática e à inflamação; em diferentes situações, pode ocorrer por proliferação de hepatócitos sobreviventes ou diferenciação de células-tronco.

Reparo por formação de cicatriz

- O reparo ocorre pela substituição com tecido conjuntivo e pela formação de cicatriz se o tecido lesado não for capaz de proliferar ou se a estrutura de suporte estiver danificada e não puder sustentar a regeneração
- As principais etapas do reparo por cicatrização são formação de coágulo, inflamação, angiogênese com formação de tecido de granulação, migração e proliferação de fibroblastos, síntese de colágeno e remodelamento do tecido conjuntivo
- Os macrófagos são fundamentais para orquestrar o processo de reparo ao eliminar agentes agressores e produzir citocinas e fatores de crescimento que estimulam a proliferação dos tipos celulares envolvidos no reparo
- O TGF-β é um agente fibrogênico potente; a deposição da MEC depende do equilíbrio entre agentes fibrogênicos, metaloproteinases (MMPs) que digerem a MEC e inibidores teciduais de MMPs (TIMPs).

Aspectos clinicopatológicos do reparo tecidual

- Feridas cutâneas podem se curar por união primária (cicatrização por primeira intenção) ou união secundária (cicatrização por segunda intenção); a cura por união secundária envolve uma cicatrização mais extensa e contração da ferida
- A cicatrização de feridas pode ser alterada por muitas condições, particularmente infecção e diabetes; o tipo, o volume e o local da lesão são fatores importantes que influenciam o processo de cicatrização
- Produção excessiva de colágeno pode causar queloides na pele
- Um estímulo persistente para síntese de colágeno nas doenças inflamatórias crônicas leva à fibrose do tecido, frequentemente com perda extensa do tecido e comprometimento funcional.

Exames laboratoriais

Teste	Valor de referência	Fisiopatologia/relevância clínica
Contagem de células sanguíneas		Ver Capítulo 10
Proteína C reativa (PCR), soro	≤ 8 mg/ℓ	A PCR é um reagente de fase aguda que atua como opsonina. Na inflamação aguda, a IL-6 estimula a produção de PCR a partir dos hepatócitos. A PCR é um marcador sensível, mas não específico, da inflamação. A PCR aumenta em uma variedade de doenças agudas e condições inflamatórias (p. ex., infecção bacteriana, infarto do miocárdio). Níveis plasmáticos mais elevados de PCR estão associados a maior risco de doença cardíaca crônica e acidente vascular cerebral, possivelmente em decorrência da resposta inflamatória associada à aterosclerose
Taxa de sedimentação de eritrócitos (ESR, do inglês *erythrocyte sedimentation rate*); também conhecida como taxa Sed ou teste de Westergren	Homens: 0 a 22 mm/h Mulheres: 0 a 29 mm/h	Em condições saudáveis, a membrana dos eritrócitos negativamente carregada evita a agregação deles. No contexto da inflamação, proteínas de fase aguda (p. ex., protrombina, plasminogênio, fibrinogênio e proteína C reativa) e imunoglobulinas positivamente carregadas ligam-se à membrana da célula e neutralizam a carga negativa, causando o agrupamento em pilhas (*rouleaux*). Esses grandes agregados sedimentam mais rapidamente do que os eritrócitos individuais, o que aumenta a ESR. A ESR pode estar elevada em diversas condições, incluindo infecções, inflamação crônica, gravidez, malignidades, doença renal em estágio avançado e síndrome nefrótica

Valores de referência extraídos de https://www.mayocliniclabs.com com permissão da Mayo Foundation for Medical Education and Research. Todos os direitos reservados. (Adaptada de Deyrup AT, D'Ambrosio D, Muir J et al. Essential Laboratory Tests for Medical Education. *Acad Pathol.* 2022;9. doi: 10.1016/j.acpath.2022.100046.)

3

Distúrbios Hemodinâmicos, Tromboembolismo e Choque

VISÃO GERAL DO CAPÍTULO

Hiperemia e congestão, 57
Edema, 58
   Pressão hidrostática aumentada, 59
   Pressão osmótica plasmática reduzida, 59
   Obstrução linfática, 59
   Retenção de sódio e água, 60
Hemorragia, 60
Hemostasia e trombose, 61
   Hemostasia, 61
      Plaquetas, 62
      Fatores de coagulação, 63
      Endotélio, 65
   Trombose, 66
      Lesão endotelial, 66
      Fluxo sanguíneo anormal, 66

      Hipercoagulabilidade, 67
      Destino dos trombos, 69
   Coagulação intravascular disseminada, 70
Embolia, 70
   Tromboembolismo pulmonar, 70
   Tromboembolismo sistêmico, 70
   Embolia gordurosa, 71
   Embolia de líquido amniótico, 71
   Embolia gasosa, 71
Infarto, 72
   Fatores que influenciam o desenvolvimento do infarto, 72
Choque, 73
   Patogênese do choque séptico, 74
   Estágios do choque, 76

A saúde das células e dos tecidos depende da circulação do sangue, que fornece oxigênio e nutrientes e remove os resíduos gerados pelo metabolismo celular. Em condições normais, à medida que o sangue passa pelos leitos capilares, há pouco movimento efetivo de água e de eletrólitos para os tecidos (discutido posteriormente). Esse equilíbrio é geralmente perturbado por condições patológicas que alteram a função endotelial, aumentam a pressão hidrostática vascular ou diminuem o conteúdo de proteínas plasmáticas, todos os quais promovem *edema* – o acúmulo de líquido nos tecidos resultante de um movimento efetivo de água para os espaços extravasculares. Dependendo de sua gravidade e localização, o edema pode ter efeitos mínimos ou profundos. Nos membros inferiores, pode apenas fazer com que os sapatos pareçam mais justos após um longo dia sedentário; nos pulmões, no entanto, o líquido do edema pode preencher os alvéolos, causando hipoxia potencialmente fatal.

A integridade estrutural dos vasos sanguíneos é frequentemente comprometida por traumas. A *hemostasia* é o processo de coagulação do sangue após um dano aos vasos sanguíneos. Uma hemostasia inadequada resulta em *hemorragia* (sangramento excessivo), a qual pode comprometer a perfusão dos tecidos e, se for rápida e maciça, levar à hipotensão, ao choque e à morte. Por outro lado, a coagulação inadequada (*trombose*) ou a migração de coágulos na vasculatura (*embolismo*) podem levar à obstrução dos vasos sanguíneos e à morte celular isquêmica (*infarto*). É importante ressaltar que o tromboembolismo é a base das três causas principais de morbidade e morte: infarto do miocárdio, embolia pulmonar (EP) e acidente vascular cerebral (AVC).

Dado esse contexto, iniciamos nossa discussão sobre os distúrbios hemodinâmicos com condições que aumentam o volume sanguíneo, seja local ou sistemicamente.

HIPEREMIA E CONGESTÃO

Hiperemia e congestão se referem ao aumento do volume sanguíneo dentro de um tecido, mas essas condições apresentam mecanismos subjacentes diferentes. A *hiperemia* é um processo ativo resultante da dilatação arteriolar e do aumento do influxo sanguíneo; ocorre nos sítios de inflamação e nos músculos esqueléticos durante o exercício. Os tecidos hiperemiados são mais avermelhados do que o normal porque estão cheios de sangue oxigenado. A *congestão* é um processo passivo resultante do efluxo insuficiente de sangue venoso de um tecido. A congestão ocorre de forma sistêmica na insuficiência cardíaca e localmente como consequência da obstrução venosa. Os tecidos congestos apresentam uma cor azul-avermelhada anormal (*cianose*) decorrente do acúmulo de hemoglobina desoxigenada. Nas congestões crônicas de longa duração, a perfusão tecidual inadequada e a hipoxia persistente podem levar à morte das células parenquimatosas e à fibrose tecidual secundária, enquanto as pressões intravasculares elevadas podem causar edema ou rompimento de capilares que resultam em hemorragias focais.

> **Morfologia**
>
> Os cortes na superfície de tecidos hiperemiados ou com congestão parecem úmidos e geralmente exsudam sangue. Microscopicamente, a **congestão pulmonar aguda** é caracterizada por capilares alveolares repletos de sangue e edema alveolar septal variável, além de hemorragia intra-alveolar. Na **congestão pulmonar crônica**, os septos tornam-se espessados e fibróticos, e os espaços alveolares contêm numerosos macrófagos carregados de hemossiderina (**"células de insuficiência cardíaca"**) derivada de hemácias fagocitadas. Na **congestão hepática aguda**, a veia central e os sinusoides estão distendidos com sangue, e os hepatócitos centralmente localizados podem sofrer necrose. Os hepatócitos periportais, que experimentam uma hipoxia menos grave devido à sua proximidade das arteríolas hepáticas, podem desenvolver alteração gordurosa. Na **congestão hepática passiva crônica**, as regiões centrais dos lóbulos hepáticos estão congestas, têm uma cor marrom-avermelhada, são levemente deprimidas (devido à necrose e à perda celular) e acentuadas por zonas circundantes de hepatócitos periportais acastanhados e às vezes gordurosos (**fígado em noz-moscada**) (Figura 3.1).

EDEMA

Aproximadamente 60% do peso corporal magro é composto de água, da qual dois terços são intracelulares. A maior parte da água restante é encontrada nos tecidos na forma de líquido intersticial; apenas 5% da água do corpo está presente no plasma sanguíneo. Como mencionado anteriormente, o edema é um acúmulo de líquido intersticial nos tecidos. O líquido extravascular também pode se acumular nas cavidades do corpo, onde frequentemente é chamado de efusão. Os exemplos incluem efusões na cavidade pleural (*hidrotórax*), na cavidade pericárdica (*hidropericárdio*) e na cavidade peritoneal (*hidroperitônio*, ou *ascite*). A *anasarca* é um edema grave e generalizado marcado por um inchaço profundo dos tecidos subcutâneos e acúmulo de líquido nas cavidades do corpo.

A Tabela 3.1 lista as principais causas do edema. Na inflamação, o edema ocorre devido ao aumento da permeabilidade vascular (Capítulo 2); as causas não inflamatórias são descritas na discussão a seguir.

O movimento de líquido entre os espaços vasculares e intersticiais é principalmente regulado por duas forças opostas: a pressão hidrostática vascular e a pressão osmótica coloidal produzida pelas proteínas plasmáticas. Normalmente, o efluxo de líquido produzido pela pressão hidrostática na extremidade arteriolar da microcirculação é praticamente equilibrado pelo influxo na extremidade venular decorrente da pressão osmótica. O pequeno efluxo de líquido para o espaço intersticial é drenado pelos vasos linfáticos para a corrente sanguínea através do duto torácico, o que mantém os tecidos "secos". A pressão

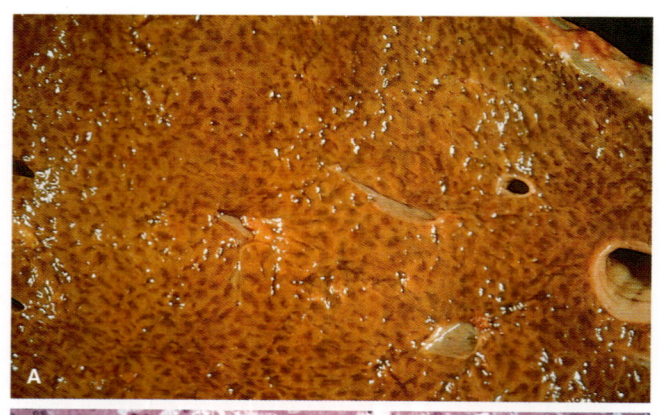

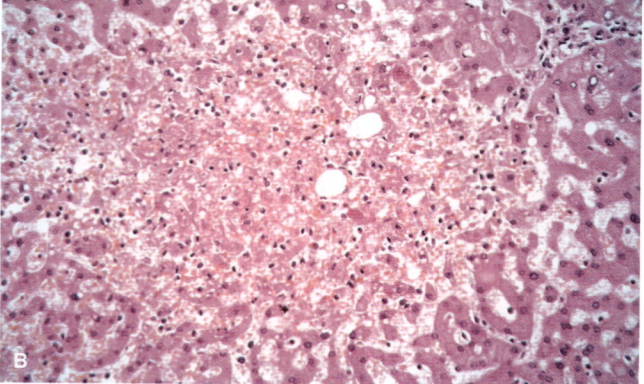

Figura 3.1 Fígado com congestão passiva crônica e necrose hemorrágica. **A.** Nesta amostra de necropsia, as áreas centrolobulares são vermelhas e ligeiramente deprimidas em comparação ao parênquima viável circundante acastanhado, criando um "fígado em noz-moscada" (assim chamado porque se assemelha à superfície cortada de uma noz-moscada). **B.** A preparação microscópica mostra necrose hepática centrolobular com hemorragia e células inflamatórias dispersas. (Cortesia do Dr. James Crawford.)

Tabela 3.1 Causas do edema.

Pressão hidrostática aumentada
Retorno venoso prejudicado
Insuficiência cardíaca congestiva
Pericardite constritiva
Cirrose hepática
Obstrução ou compressão venosas
Trombose
Pressão externa (p. ex., massa)
Inatividade dos membros inferiores com dependência prolongada
Dilatação arteriolar
Calor
Desregulação neuro-humoral
Pressão osmótica plasmática reduzida (hipoproteinemia)
Glomerulopatias com perda de proteínas (síndrome nefrótica)
Síntese reduzida de proteínas (p. ex., doença hepática avançada)
Desnutrição
Gastroenteropatia com perda de proteínas
Obstrução linfática
Inflamatória
Neoplásica
Pós-cirúrgica
Pós-irradiação
Retenção de sódio
Ingesta excessiva de sal com insuficiência renal
Excreção renal de sódio diminuída
Hipoperfusão renal
Secreção de renina-angiotensina-aldosterona aumentada
Inflamação
Inflamação aguda
Inflamação crônica
Angiogênese

Dados de Leaf A, Cotran RS: *Renal Pathophysiology*, ed 3, New York, 1985, Oxford University Press, p 146.

hidrostática aumentada ou a pressão osmótica coloidal reduzida resultarão em um aumento do movimento de água para dentro do interstício (Figura 3.2) e, se a capacidade de drenagem dos vasos linfáticos for excedida, ocorrerá edema.

O líquido do edema que se acumula devido à alta pressão hidrostática ou à baixa pressão coloidal tipicamente é um *transudato* pobre em proteínas; por outro lado, em decorrência do aumento da permeabilidade vascular, o líquido do edema inflamatório é um *exsudato* rico em proteínas. A seguir, discutimos as várias causas do edema.

Pressão hidrostática aumentada

Os aumentos na pressão hidrostática são causados principalmente por distúrbios que prejudicam o retorno venoso. Por exemplo, a trombose venosa profunda (TVP) nos membros inferiores pode causar um edema restrito à porção distal da perna afetada, enquanto a insuficiência cardíaca congestiva (Capítulo 11) leva a um aumento sistêmico na pressão venosa e, frequentemente, a um edema generalizado. A Figura 3.3 ilustra os mecanismos subjacentes ao edema generalizado que pode ser observado no contexto de insuficiência cardíaca, renal ou hepática. Vários fatores aumentam a pressão hidrostática venosa nos pacientes com insuficiência cardíaca congestiva. A redução do débito cardíaco leva ao acúmulo de sangue na circulação venosa e ao aumento da pressão hidrostática capilar. A redução do débito cardíaco também resulta em hipoperfusão dos rins, ativando o eixo renina-angiotensina-aldosterona e induzindo uma retenção de sódio e água (*hiperaldosteronismo secundário*). Nos pacientes com função cardíaca normal, essa adaptação aumenta enchimento e débito cardíacos, resultando em melhora na perfusão renal. No entanto, o coração enfraquecido muitas vezes não consegue aumentar seu débito em resposta ao aumento do enchimento cardíaco, e se estabelece um ciclo vicioso de retenção de líquidos, aumento das pressões hidrostáticas venosas e piora do edema. A menos que o débito cardíaco seja restaurado ou a retenção de água nos rins seja reduzida (p. ex., por restrição de sal

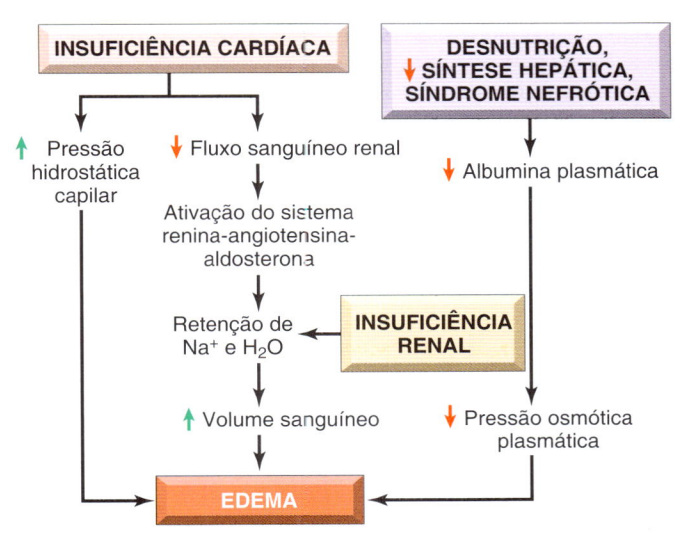

Figura 3.3 Vias que levam ao edema sistêmico resultante de insuficiência cardíaca, insuficiência renal ou pressão osmótica plasmática reduzida que tem várias causas, inclusive a insuficiência hepática.

ou tratamento com diuréticos ou antagonistas da aldosterona), essa espiral descendente continua. O hiperaldosteronismo secundário também é uma característica do edema generalizado não cardíaco, que também pode se beneficiar do tratamento com restrição de sal, com diuréticos e com antagonistas da aldosterona.

Pressão osmótica plasmática reduzida

A redução da albumina plasmática é uma característica comum dos distúrbios nos quais o edema é causado pela diminuição da pressão coloidosmótica. Normalmente, a albumina representa quase metade da proteína plasmática total e é a maior contribuinte para a pressão coloidosmótica. Os níveis de albumina diminuem se a perda urinária aumenta ou a síntese hepática diminui.

- A *síndrome nefrótica* é a causa mais importante de albuminúria. Nas doenças associadas à síndrome nefrótica (Capítulo 12), o dano aos glomérulos permite que a albumina (e outras proteínas plasmáticas) passem para a urina
- A redução da síntese de albumina é observada no contexto de doença hepática grave (p. ex., cirrose) (Capítulo 14) e desnutrição proteica (Capítulo 7).

Independentemente da causa, baixos níveis de albumina levam a edema, redução do volume intravascular, hipoperfusão renal e hiperaldosteronismo secundário. Infelizmente, a retenção aumentada de sal e água pelos rins não somente falha em corrigir o déficit de volume plasmático, mas também exacerba o edema, pois o defeito primário – queda de proteínas séricas – persiste.

Obstrução linfática

O edema pode resultar de uma obstrução linfática que comprometa a reabsorção de líquido dos espaços intersticiais. A drenagem linfática comprometida e o consequente linfedema geralmente resultam de uma obstrução localizada causada por uma condição inflamatória ou neoplásica. Por exemplo, a infecção parasitária *filariose* pode causar um edema maciço nos membros inferiores e na genitália externa (assim chamado "elefantíase") que é secundário à fibrose dos vasos linfáticos e dos linfonodos inguinais. A infiltração e a obstrução dos vasos linfáticos superficiais pelo câncer de mama podem causar edema da pele sobrejacente; a aparência característica finamente perfurada da pele da mama afetada é chamada de *peau d'orange* (casca de laranja).

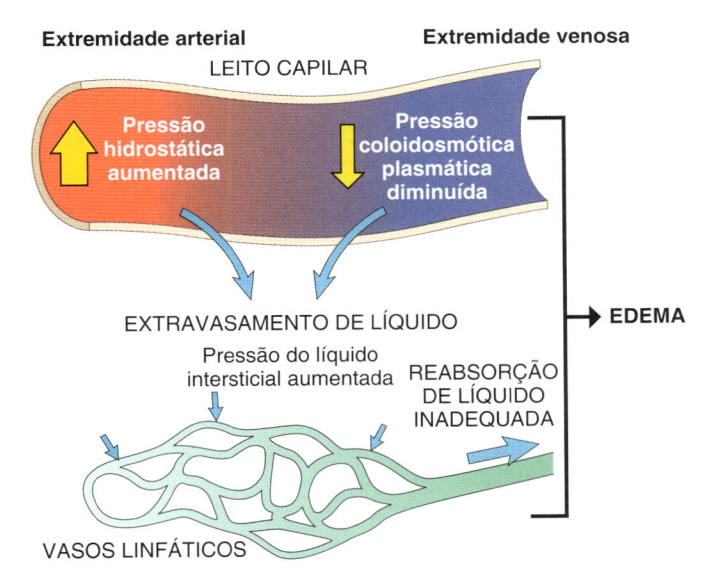

Figura 3.2 Fatores que influenciam o movimento de líquido através das paredes capilares. As forças hidrostáticas e osmóticas capilares são normalmente equilibradas, de modo que há pouco movimento efetivo de líquido para o interstício. Se a pressão hidrostática aumenta ou a pressão osmótica plasmática diminui, o fluxo de líquido para dentro do interstício aumenta. Os vasos linfáticos teciduais drenam grande parte do excesso de líquido de volta à circulação através do duto torácico; no entanto, se o acúmulo de líquido intersticial exceder a capacidade de drenagem linfática, haverá edema tecidual.

O linfedema também pode ocorrer como complicação da terapia, que é o caso das pacientes com câncer de mama submetidas à irradiação e/ou à ressecção de linfonodos axilares; ambas podem perturbar e obstruir a drenagem linfática e causar linfedema grave no braço.

Retenção de sódio e água

A retenção excessiva de sal (e água associada) pode levar ao edema pelo aumento da pressão hidrostática (devido à expansão do volume intravascular) e pela redução da pressão osmótica plasmática (devido à diminuição da concentração de proteínas plasmáticas). A retenção excessiva de sal e água é observada em ampla variedade de doenças que comprometem a função renal, incluindo glomerulonefrite pós-estreptocócica e insuficiência renal aguda (Capítulo 12).

> **Morfologia**
>
> O edema é mais facilmente reconhecido pela inspeção macroscópica; o exame microscópico mostra mais sutilmente um clareamento e uma separação dos elementos da matriz extracelular (MEC). Embora qualquer tecido possa ser afetado, o edema é mais comumente encontrado nos tecidos subcutâneos, nos pulmões e no cérebro.
>
> O **edema subcutâneo** ocorre preferencialmente em partes do corpo posicionadas a maior distância e abaixo do nível do coração, onde as pressões hidrostáticas são mais elevadas. Assim, o edema é mais pronunciado nas pernas quando em posição ereta e no sacro quando deitado, uma relação chamada de **edema dependente**. A pressão dos dedos sobre o tecido subcutâneo edemaciado desloca o líquido intersticial deixando uma depressão no formato do dedo (denominado **sinal de cacifo**). O edema resultante de disfunção renal ou síndrome nefrótica frequentemente se manifesta primeiro nos tecidos conjuntivos frouxos (p. ex., as pálpebras, causando **edema periorbital**). No caso do **edema pulmonar**, os pulmões frequentemente pesam duas a três vezes mais que o seu peso normal e, quando seccionados, exalam um líquido espumoso, por vezes tingido de sangue, composto por uma mistura de ar, líquido do edema e hemácias extravasadas. O **edema cerebral** (Capítulo 21) pode ser localizado (p. ex., devido a abscesso ou tumor) ou generalizado, dependendo da natureza e da extensão do processo patológico ou da lesão. No caso do edema generalizado, os sulcos cerebrais ficam mais estreitos à medida que os giros se expandem e ficam achatados contra o crânio.

Características clínicas. Os efeitos do edema variam de um mero incômodo até a morte rápida. É importante reconhecer o edema subcutâneo, pois muitas vezes isso pode sinalizar doenças cardíacas ou renais subjacentes; nos casos graves, também pode prejudicar a cicatrização de feridas cutâneas e a eliminação de infecções na pele. O edema pulmonar é um problema clínico comum. É observado com mais frequência na insuficiência ventricular esquerda, mas também pode ocorrer no contexto de insuficiência renal, lesão pulmonar aguda (Capítulo 11) e distúrbios inflamatórios e infecciosos do pulmão. Pode causar a morte ao interferir com a função ventilatória normal, e o líquido edematoso alveolar também cria um ambiente favorável para infecções sobrepostas. O edema cerebral é potencialmente fatal: se o inchaço for grave, o cérebro pode sofrer herniação (extrusão) pelo forame magno. Com o aumento da pressão intracraniana, o suprimento vascular do tronco cerebral pode ficar comprometido, levando à morte em decorrência das lesões nos centros bulbares que controlam a respiração e outras funções vitais (Capítulo 21).

HEMORRAGIA

A hemorragia, definida como o extravasamento de sangue dos vasos sanguíneos, resulta de danos nos vasos sanguíneos e pode ser exacerbada por defeitos na coagulação do sangue. Como descrito anteriormente, podem ocorrer sangramentos capilares em tecidos cronicamente congestos. Trauma, aterosclerose ou erosão inflamatória ou neoplásica da parede de um vaso também podem levar a hemorragias, que podem ser maciças se o vaso afetado for uma veia ou uma artéria de grande calibre.

O risco de hemorragia (frequentemente após uma lesão aparentemente insignificante) é aumentado em uma variedade de distúrbios coletivamente chamados de *diáteses hemorrágicas*. Estas têm causas diversas, que incluem defeitos hereditários ou adquiridos nas paredes dos vasos, nas plaquetas ou nos fatores de coagulação, todos os quais devem funcionar corretamente para garantir a hemostasia. Esses defeitos serão discutidos na próxima seção. Aqui, focamos as características clínicas das hemorragias independentemente da causa.

A hemorragia pode manifestar-se com diferentes aparências e consequências:

- Pode apresentar-se como sangramento externo ou acumular-se dentro de um tecido como um *hematoma*. Esses hematomas variam em significado desde triviais (p. ex., uma contusão) até fatais (p. ex., hematoma retroperitoneal maciço causado pela ruptura de um aneurisma aórtico dissecante) (Capítulo 8). Os grandes sangramentos em cavidades do corpo são descritos de acordo com sua localização – *hemotórax, hemopericárdio, hemoperitônio ou hemartrose* (nas articulações). As grandes hemorragias ocasionalmente podem resultar em icterícia, pois as hemácias e a hemoglobina são degradadas pelos macrófagos

- *Petéquias* são hemorragias diminutas (1 a 2 mm de diâmetro) na pele, nas membranas mucosas ou nas superfícies serosas

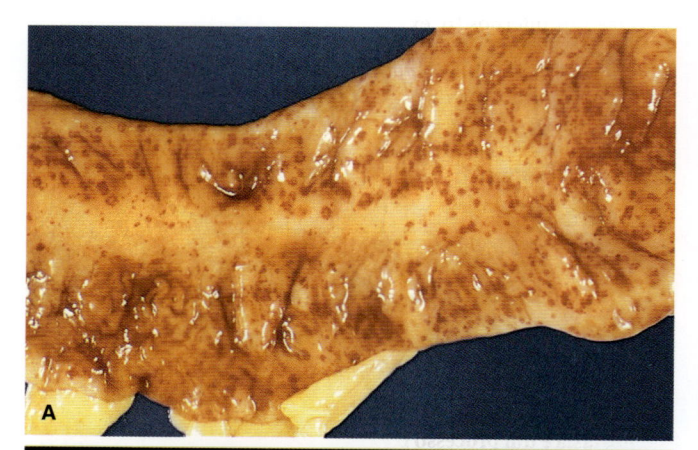

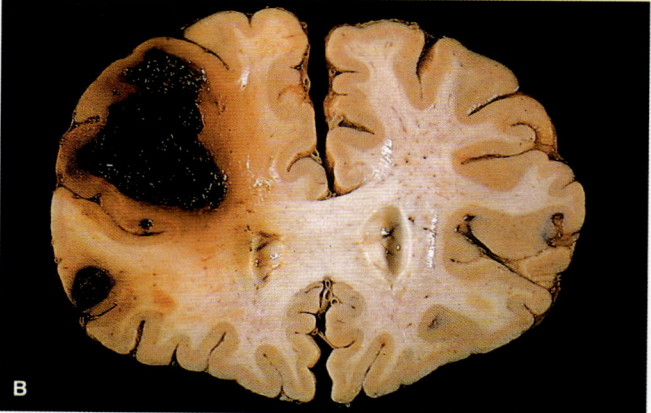

Figura 3.4 **A.** Hemorragias petequiais puntiformes na mucosa colônica como consequência de trombocitopenia. **B.** Hemorragia intracerebral fatal.

(Figura 3.4 A). As causas incluem baixa contagem de plaquetas (trombocitopenia), função plaquetária defeituosa e perda de suporte da parede vascular, como na deficiência de vitamina C (escorbuto, Capítulo 7)
- *Púrpuras* são hemorragias um pouco maiores (3 a 5 mm). Podem resultar dos mesmos distúrbios que causam petéquias, bem como de trauma, inflamação vascular (vasculite) e fragilidade vascular aumentada
- *Equimoses* são hematomas subcutâneos maiores (1 a 2 cm), popularmente chamados de "roxos". As hemácias extravasadas são fagocitadas e degradadas pelos macrófagos; as mudanças de cor características desse hematoma resultam da conversão enzimática da hemoglobina (cor vermelho-azulada) em bilirrubina (cor azul-esverdeada) e, eventualmente, da hemossiderina (cor marrom-dourada).

O impacto clínico de uma hemorragia depende do volume de sangue perdido, da taxa e da localização do sangramento, e da saúde do indivíduo afetado. A perda rápida de até 20% do volume sanguíneo pode ser bem tolerada nos adultos saudáveis, mas pode causar descompensação cardiovascular nos indivíduos com doença cardíaca ou pulmonar subjacentes. Perdas maiores podem causar choque hemorrágico (hipovolêmico) (discutido posteriormente) mesmo nas pessoas saudáveis. Um sangramento que é relativamente trivial nos tecidos subcutâneos pode causar a morte se estiver localizado no cérebro (ver Figura 3.4 B). Finalmente, a perda crônica ou recorrente de sangue para o exterior (p. ex., devido a úlcera péptica ou sangramento menstrual) frequentemente leva à anemia ferropriva decorrente da perda do ferro presente na hemoglobina. Em contraste, o ferro é eficientemente reciclado a partir das hemácias fagocitadas, de modo que sangramentos internos (p. ex., hematomas) não levam à deficiência de ferro.

HEMOSTASIA E TROMBOSE

A hemostasia é um processo iniciado por uma lesão vascular traumática que leva à formação de um coágulo sanguíneo. O equivalente patológico da hemostasia é a trombose, que consiste na formação de um coágulo (trombo) dentro dos vasos que foram danificados por um processo de doença. Esta discussão começa com a hemostasia e sua regulação seguida pelas causas e consequências da trombose.

Hemostasia

A hemostasia é um processo precisamente orquestrado envolvendo plaquetas, fatores de coagulação e endotélio que ocorre no sítio da lesão vascular, leva à formação de um coágulo sanguíneo e serve para evitar ou limitar a extensão do sangramento. A sequência geral de eventos que levam à hemostasia em um local de lesão vascular é mostrada na Figura 3.5.

- A *vasoconstrição arteriolar* ocorre imediatamente e reduz drasticamente o fluxo sanguíneo para a área lesada (ver Figura 3.5 A). Ela é mediada por reflexos neurogênicos e aumentada pela secreção local de fatores como a *endotelina*, um potente vasoconstritor derivado do endotélio. No entanto, esse efeito é transitório, e o sangramento retorna se não houver a ativação de plaquetas e de fatores de coagulação
- *Hemostasia primária – formação do tampão plaquetário*: a disrupção do endotélio expõe o colágeno subendotelial, que se liga ao fator de von Willebrand (vVW), uma molécula que promove a adesão e a ativação das plaquetas. As plaquetas ativadas passam por uma drástica mudança de forma (de pequenos discos arredondados

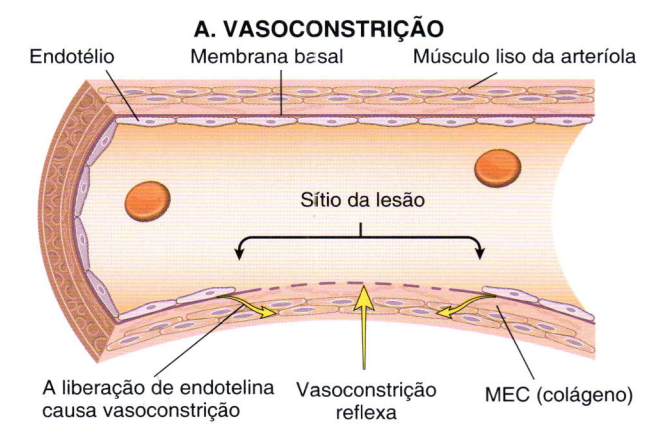

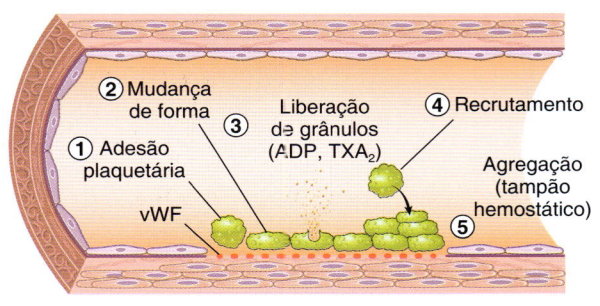

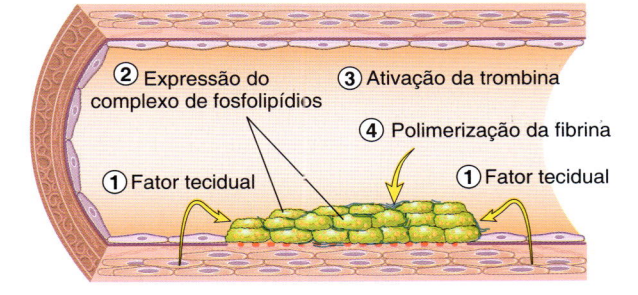

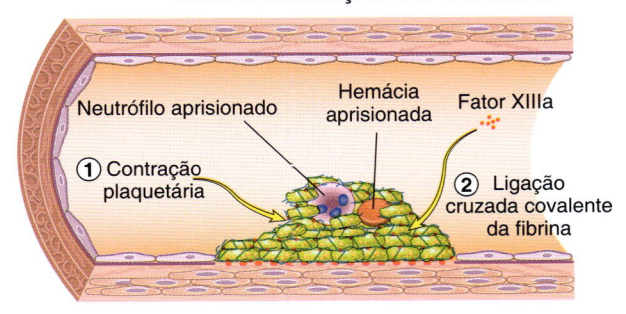

Figura 3.5 Hemostasia normal. **A.** Após uma lesão vascular, fatores neuro-humorais locais induzem uma vasoconstrição transitória. **B.** A exposição do fator de von Willebrand (vWF) na matriz extracelular (MEC) leva à ligação de plaquetas, que aderem e se tornam ativadas ao passar por uma mudança de forma e liberar seu conteúdo granular. A adenosina difosfato (ADP) e o tromboxano A_2 (TXA_2) liberados induzem uma agregação plaquetária adicional por meio de interações de conexões que envolvem o fibrinogênio e o receptor plaquetário GpIIb-IIIa, levando então à formação do tampão hemostático primário. **C.** A ativação da cascata de coagulação resulta na polimerização da fibrina, que "cimenta" as plaquetas em um tampão hemostático secundário. **D.** A contração plaquetária e a ligação cruzada covalente da fibrina estabilizam o coágulo.

para placas planas com projeções pontiagudas que aumentam significativamente sua área superficial) e liberam seus grânulos secretórios. Em minutos, os produtos secretados recrutam plaquetas adicionais, que se agregam para formar um *tampão hemostático primário* (ver Figura 3.5 B).

- *Hemostasia secundária – deposição de fibrina*: a lesão vascular expõe o *fator tecidual* no sítio da lesão. O fator tecidual é uma glicoproteína pró-coagulante ligada à membrana normalmente expressa por células subendoteliais na parede do vaso, como as células musculares lisas e os fibroblastos. O fator tecidual se liga ao fator VII e o ativa (ver mais adiante), iniciando uma cascata de reações que leva à produção de *trombina*. A trombina cliva o fibrinogênio circulante em *fibrina* insolúvel, criando uma trama de fibrina, e é um potente ativador de plaquetas, o que leva a uma agregação plaquetária adicional no local da lesão. Essa sequência, conhecida como *hemostasia secundária*, consolida o tampão plaquetário (ver Figura 3.5 C).
- *Estabilização do coágulo*: a fibrina polimerizada é reticulada covalentemente pelo fator XIII por meio de uma ligação cruzada, enquanto os agregados de plaquetas se contraem, ambos contribuindo para a formação de um sólido *tampão permanente* que evita sangramentos adicionais (ver Figura 3.5 D). O tamanho do coágulo é limitado por mecanismos contrarreguladores (descritos posteriormente) que restringem a coagulação ao local da lesão e, eventualmente, levam à reabsorção do coágulo e ao reparo tecidual.

A integridade e a função das células endoteliais determinam se os coágulos se formam, se propagam ou se dissolvem. Células endoteliais saudáveis expressam uma variedade de fatores anticoagulantes que inibem a agregação plaquetária e a coagulação, além de promoverem a fibrinólise; no entanto, após lesão ou ativação endoteliais, esse equilíbrio se desloca para favorecer a coagulação (discutido posteriormente). O endotélio pode ser ativado por patógenos microbianos, forças hemodinâmicas e vários mediadores pró-inflamatórios, e todos estes podem aumentar o risco de trombose. Voltaremos a abordar as ações pró-coagulantes e anticoagulantes do endotélio após uma discussão detalhada sobre o papel das plaquetas e dos fatores de coagulação na hemostasia seguindo o esquema ilustrado na Figura 3.5.

Plaquetas

As plaquetas desempenham um papel crucial na hemostasia ao formar o tampão primário que inicialmente sela defeitos vasculares e ao fornecer uma superfície que agrega e concentra fatores de coagulação ativados. As plaquetas são fragmentos celulares discoides e anucleados que são liberados dos megacariócitos da medula óssea para a corrente sanguínea. Sua função depende de vários receptores de glicoproteínas, de um citoesqueleto contrátil e de dois tipos de grânulos citoplasmáticos. Os *grânulos-α* têm a molécula de adesão P-selectina em suas membranas (Capítulo 2) e contêm fatores de coagulação como o fibrinogênio e os fatores V e vW, bem como os fatores proteicos envolvidos na cicatrização de feridas, tais como a fibronectina, o fator plaquetário 4 (uma quimiocina que se liga à heparina), o fator de crescimento derivado de plaquetas (PDGF, do inglês *platelet-derived growth factor*) e o fator de crescimento transformador-β. Os *grânulos densos* (ou δ) contêm adenosina difosfato (ADP), adenosina trifosfato (ATP), polifosfato, cálcio ionizado, serotonina e epinefrina.

Após uma lesão vascular traumática, as plaquetas encontram constituintes do tecido conjuntivo subendotelial, como o colágeno e o vWF ligado, que estão normalmente presentes aqui, assim como no plasma. Ao entrar em contato com essas proteínas, as plaquetas passam por uma sequência de reações que leva à formação de um tampão plaquetário (ver Figura 3.5 B).

- A *adesão plaquetária* é mediada, em grande parte, por interações com o vWF, que atua como uma ponte entre o receptor de superfície da plaqueta, a glicoproteína Ib (GpIb) e o colágeno exposto (Figura 3.6). É importante notar que as deficiências genéticas de vWF (doença de von Willebrand; Capítulo 10) ou GpIb (síndrome de Bernard-Soulier) resultam em distúrbios hemorrágicos, o que destaca a importância desses fatores
- As *plaquetas rapidamente mudam de forma* após a adesão, convertendo-se de discos lisos a um formato de "ouriços-do-mar" pontiagudos com grande aumento da área de superfície. Essa mudança é acompanhada por alterações na *glicoproteína IIb/IIIa* que aumentam sua afinidade pelo fibrinogênio (ver mais adiante) e pela translocação de *fosfolipídios carregados negativamente* (particularmente a fosfatidilserina) para a superfície da plaqueta. Esses fosfolipídios se ligam ao cálcio e servem como sítios de nucleação para a montagem de complexos de fatores de coagulação
- A *secreção do conteúdo dos grânulos (reação de liberação)* ocorre juntamente com as mudanças de forma; esses dois eventos muitas vezes são referidos juntos como *ativação plaquetária*. A ativação plaquetária é desencadeada por vários fatores, incluindo o fator de coagulação trombina e a ADP. A trombina ativa as plaquetas clivando proteoliticamente e ativando um receptor especial acoplado à proteína G denominado *receptor ativado por protease* (PAR, do inglês *protease-activated receptor*). A ADP é um componente dos grânulos densos; assim, a ativação plaquetária e a liberação de ADP levam a rodadas adicionais de ativação plaquetária, um fenômeno chamado *recrutamento*. As plaquetas ativadas também produzem a prostaglandina *tromboxano A_2* (TXA_2), um potente indutor de agregação plaquetária. O ácido acetilsalicílico inibe a agregação plaquetária e produz um leve defeito de sangramento ao inibir a cicloxigenase, uma enzima plaquetária necessária para

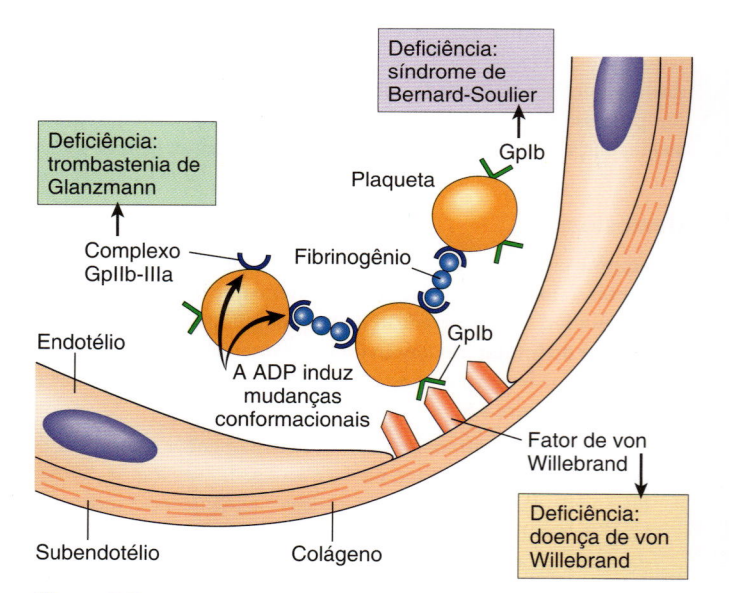

Figura 3.6 Adesão e agregação plaquetárias. O fator de von Willebrand (vWF) funciona como uma ponte de adesão entre o colágeno subendotelial e o receptor de plaquetas glicoproteína Ib (GpIb). A agregação plaquetária é realizada pela ligação do fibrinogênio aos receptores plaquetários GpIIb-IIIa em diferentes plaquetas. Deficiências congênitas nos vários receptores ou nas moléculas de ligação levam às doenças indicadas nos boxes coloridos. *ADP*, adenosina difosfato.

a síntese de TXA$_2$. Acredita-se que os fatores de crescimento liberados das plaquetas, como o PDGF, contribuam para o reparo da parede vascular após a lesão
- A *agregação plaquetária* segue sua ativação. A mudança conformacional na glicoproteína IIb/IIIa que ocorre com a ativação das plaquetas permite a ligação do fibrinogênio, uma grande proteína plasmática bivalente que forma pontes entre as plaquetas ativadas, o que leva à sua agregação. A deficiência hereditária de GpIIb-IIIa resulta em um distúrbio hemorrágico chamado *trombastenia de Glanzmann*. A primeira onda de agregação é reversível, mas a ativação concomitante da trombina estabiliza o tampão plaquetário, causando mais ativação e agregação de plaquetas e promovendo a *contração das plaquetas*, que é irreversível. A contração plaquetária depende do citoesqueleto e consolida as plaquetas agregadas. Em paralelo, a trombina converte o fibrinogênio em *fibrina* insolúvel e ativa o fator XIIIa, que faz a ligação cruzada covalente da fibrina, cimentando as plaquetas no lugar e criando o definitivo *tampão hemostático secundário*. Também são encontrados hemácias e leucócitos aprisionados nos tampões hemostáticos, em parte devido à adesão de leucócitos à P-selectina expressa nas plaquetas ativadas.

Fatores de coagulação

Os fatores de coagulação participam de uma série de reações enzimáticas de amplificação que levam à deposição de um coágulo de fibrina insolúvel. Como será discutido posteriormente, a dependência da formação de coágulo em vários fatores difere no tubo de ensaio de laboratório e nos vasos sanguíneos *in vivo* (Figura 3.7). No entanto, as coagulações *in vitro* e *in vivo* têm os mesmos princípios gerais conforme apresentado a seguir.

A cascata de reações na via pode ser comparada a uma "dança" na qual os fatores de coagulação são passados de um parceiro para o próximo (Figura 3.8). Cada reação envolve uma enzima (um fator de coagulação ativado), um substrato (uma forma de proenzima inativa de um fator de coagulação) e um cofator (um acelerador de reação). Esses componentes são montados na superfície fosfolipídica negativamente carregada das plaquetas ativadas. A montagem dos complexos de reação também depende do cálcio, que se liga aos resíduos de ácido glutâmico γ-carboxilado presentes nos fatores II, VII, IX e X. As reações enzimáticas que produzem ácido glutâmico γ-carboxilado requerem a vitamina K e são antagonizadas por fármacos como a varfarina, que interfere no metabolismo da vitamina K.

Com base nos ensaios realizados em laboratórios clínicos, a cascata de coagulação é dividida em *via extrínseca* e *via intrínseca* (ver Figura 3.7 A).

- O ensaio do *tempo de protrombina* (TP) avalia a função das proteínas da via extrínseca (fatores X, VII, V, II [protrombina] e do fibrinogênio). Resumidamente, o fator tecidual, os fosfolipídios e o cálcio são adicionados ao plasma, e o tempo para formação de um coágulo de fibrina é registrado
- O ensaio do *tempo de tromboplastina parcial ativada* (TTPA) avalia a função das proteínas da via intrínseca (fatores XII, XI, X, IX, VIII, V, II e fibrinogênio). Neste ensaio, a coagulação do plasma é iniciada pela adição de partículas carregadas negativamente (p. ex., vidro moído) que ativam o fator XII juntamente com os fosfolipídios e o cálcio, e o tempo para a formação de um coágulo de fibrina é registrado.

Embora os ensaios de TP e TTPA sejam de grande utilidade na avaliação da função dos fatores de coagulação em pacientes, eles não recapitulam os eventos que levam à coagulação *in vivo*. Esse ponto é mais claramente evidenciado ao se considerarem os efeitos clínicos das deficiências de vários fatores de coagulação. As deficiências dos fatores V, VII, VIII, IX e X estão associadas a sangramentos moderados a graves, enquanto a deficiência de protrombina é incompatível com a vida. Por outro lado, a deficiência do fator XI causa apenas um distúrbio leve de sangramento, e os indivíduos com deficiência do fator XII não têm distúrbio de sangramento algum. O papel fisiológico do fator XII é incerto. Raros indivíduos com atividade excessiva do fator

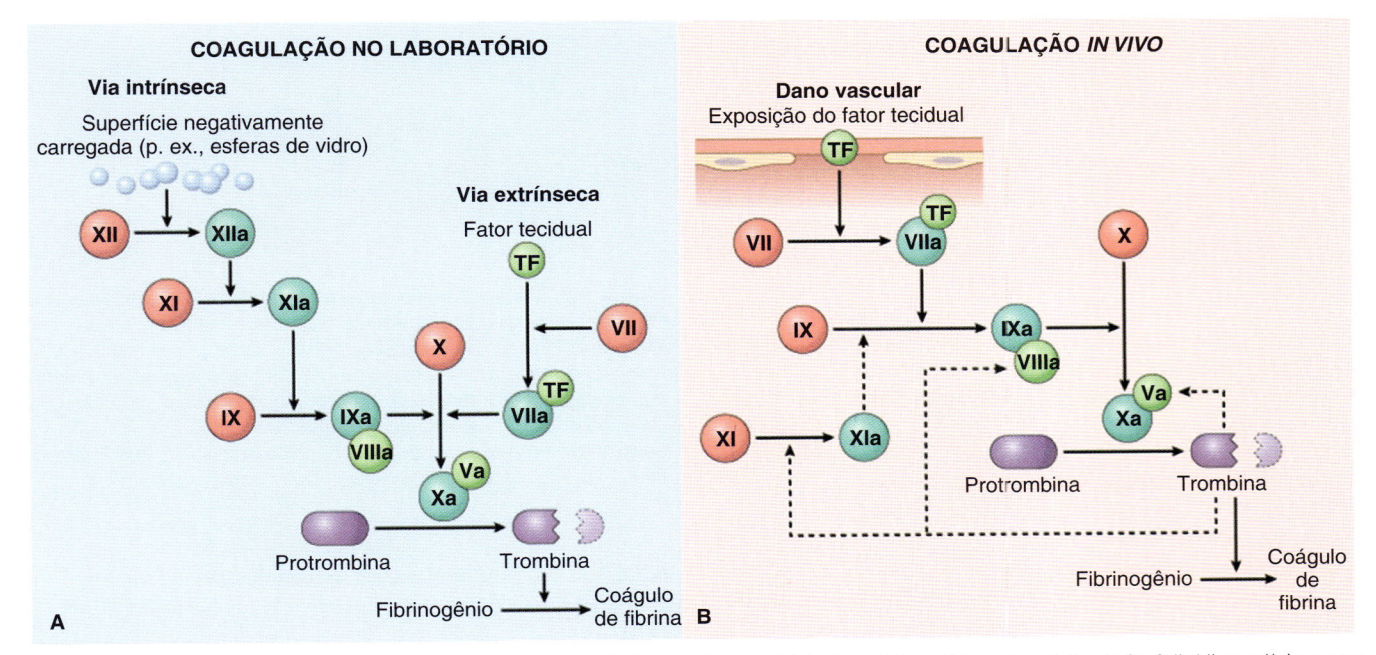

Figura 3.7 Cascatas de coagulação em laboratório e *in vivo*. **A.** A coagulação é iniciada no laboratório pela adição de fosfolipídios, cálcio e uma substância carregada negativamente como esferas de vidro (via intrínseca) ou uma fonte de fator tecidual (via extrínseca). **B.** *In vivo*, o fator tecidual é o principal iniciador da coagulação, que é amplificada por alças de retroalimentação envolvendo a trombina (*linhas pontilhadas*). Os polipeptídeos em *vermelho* são fatores inativos, os polipeptídeos em *verde-escuro* são fatores ativos e os polipeptídeos em *verde-claro* são cofatores. Além da exposição por dano vascular, o fator tecidual também pode ser expresso em células endoteliais lesadas ou inflamadas intactas.

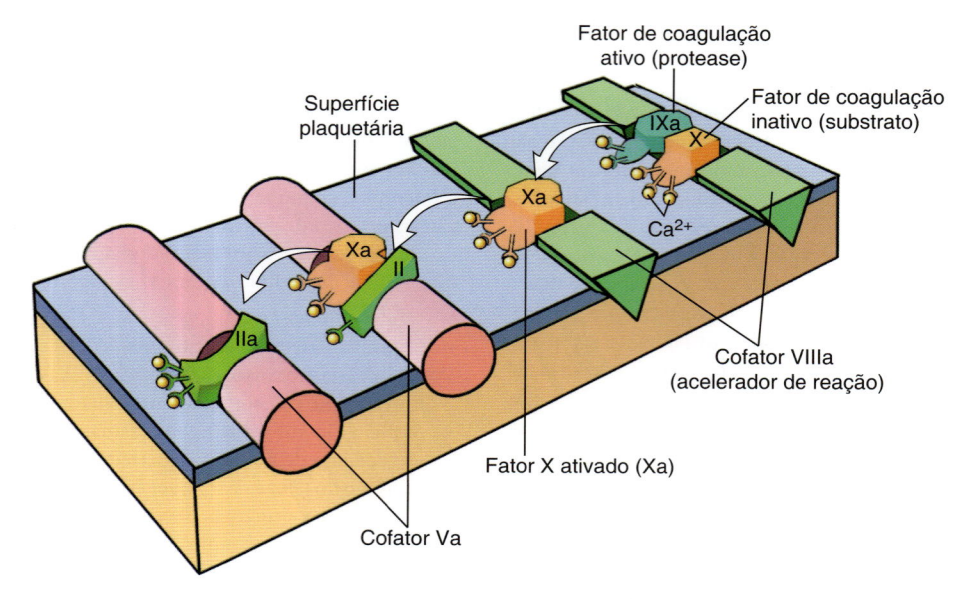

Figura 3.8 Ativação sequencial do fator X e do fator II (protrombina) nas superfícies das plaquetas. O complexo de reação inicial consiste em uma protease (fator IXa), um substrato (fator X) e um acelerador de reação (fator VIIIa) montados em uma superfície fosfolipídica negativamente carregada nas plaquetas. Os íons cálcio mantêm os componentes montados unidos e são essenciais para a reação. O fator Xa ativado torna-se então uma protease para o próximo complexo da cascata ao converter a protrombina em trombina (fator IIa) na presença de um cofator diferente, o fator Va.

XII são propensos ao angioedema, uma condição inflamatória que pode ser desencadeada pela produção de bradicinina pelo fator XII por meio de sua capacidade de clivar o cininogênio de alto peso molecular.

Com base nessas observações, acredita-se que, *in vivo*, o complexo fator VIIa/fator tecidual seja o ativador mais importante do fator IX, e que o complexo fator IXa/fator VIIIa seja o ativador mais importante do fator X (ver Figura 3.7 B). A tendência a um sangramento leve observada nos pacientes com deficiência do fator XI provavelmente é explicada pela capacidade da trombina de ativar o fator XI, um mecanismo de retroalimentação que amplifica a cascata de coagulação.

Entre os fatores de coagulação, a trombina é a mais importante, pois controla diversos aspectos da hemostasia e conecta a coagulação à inflamação e ao reparo. Algumas das principais atividades da trombina incluem:

- *Conversão de fibrinogênio em fibrina reticulada*: a trombina converte o fibrinogênio solúvel em monômeros de fibrina que se polimerizam em uma fibrila insolúvel e amplifica a geração de fibrina ativando os fatores V, VIII e XI. A trombina também estabiliza os coágulos de fibrina ativando o fator XIII, que promove a ligação cruzada covalente da fibrina.
- *Ativação de plaquetas*: a trombina é um potente indutor da ativação, agregação e contração plaquetária por meio de sua capacidade de ativar os receptores ativados por protease (PARs, do inglês *protease-activated receptors*).
- *Efeitos sobre diversos tipos celulares*: os PARs também são expressos nas células inflamatórias, no endotélio e em outros tipos celulares (Figura 3.9). Acredita-se que a ativação desses receptores pela trombina medeie efeitos que contribuem para o reparo tecidual.
- *Efeitos anticoagulantes*: notavelmente, por meio de mecanismos descritos posteriormente, quando entra em contato com o endotélio normal, a trombina passa de um fator pró-coagulante para um anticoagulante; essa reversão de função ajuda a evitar que os coágulos se estendam além do local da lesão vascular.

Fatores que limitam a coagulação. Uma vez iniciada, a coagulação deve ser restrita ao sítio da lesão vascular para evitar consequências

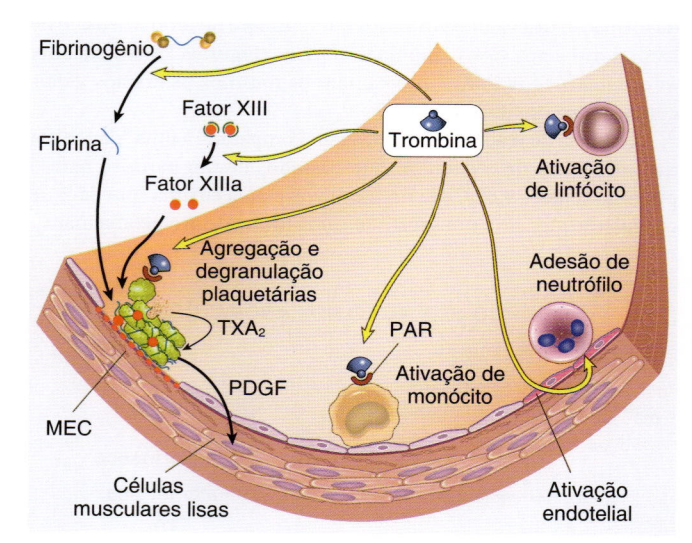

Figura 3.9 Papel da trombina na hemostasia e na ativação celular. Durante a coagulação, a trombina cliva o fibrinogênio e ativa o fator XIII. Além disso, por meio dos receptores ativados por protease (PARs), a trombina ativa: (1) a secreção de TXA_2, a agregação plaquetária e a degranulação plaquetária; (2) o endotélio, que responde gerando moléculas de adesão leucocitárias; e (3) os leucócitos aumentando sua adesão ao endotélio ativado. *MEC*, matriz extracelular; *PDGF*, fator de crescimento derivado de plaquetas; TXA_2, tromboxano A_2.

deletérias. Um fator limitante é a simples diluição: o sangue que flui pelo sítio da lesão remove os fatores de coagulação ativados, que são rapidamente degradados pelo fígado. Outro fator é a necessidade de fosfolipídios carregados negativamente; estes são fornecidos principalmente por plaquetas ativadas, que não estão presentes longe do local da lesão. No entanto, os mecanismos contrarreguladores mais importantes envolvem fatores expressos pelo endotélio intacto adjacente ao local da lesão (descritos posteriormente).

A ativação da cascata de coagulação também desencadeia uma *cascata fibrinolítica* que limita o tamanho do coágulo e contribui para sua dissolução posterior (Figura 3.10). A fibrinólise é realizada, em grande parte, pela atividade enzimática da *plasmina*, que degrada a fibrina e interfere em sua polimerização. Níveis elevados de produtos de degradação do fibrinogênio (geralmente chamados de produtos da degradação da fibrina), especialmente os fragmentos de *dímeros D* derivados da fibrina, são marcadores clínicos úteis para vários estados trombóticos (descritos posteriormente). A plasmina é gerada a partir do *plasminogênio*, um precursor circulante inativo, por clivagem enzimática. O ativador do plasminogênio mais importante é o ativador do plasminogênio tecidual (t-PA, do inglês *tissue plasminogen activator*), que é sintetizado principalmente pelo endotélio e se torna mais ativo quando ligado à fibrina. Essa característica torna o t-PA um agente terapêutico útil, uma vez que sua atividade fibrinolítica está largamente confinada ao local em que há um coágulo. Uma vez ativada, a plasmina é controlada de forma precisa por fatores como o inibidor de α_2-plasmina, uma proteína plasmática que se liga à plasmina livre e rapidamente a inibe.

Endotélio

O equilíbrio entre as atividades anticoagulantes e pró-coagulantes do endotélio frequentemente determina se ocorre formação, propagação ou dissolução do coágulo (Figura 3.11). As células endoteliais normais expressam uma série de fatores que inibem as atividades pró-coagulantes das plaquetas e dos fatores de coagulação e que aumentam a fibrinólise. Esses fatores atuam em conjunto para evitar a trombose e limitar a coagulação aos sítios de dano vascular. No entanto, se forem lesadas ou expostas a fatores pró-inflamatórios, as células endoteliais perdem muitas de suas propriedades antitrombóticas. Aqui, completamos a discussão sobre a hemostasia focando as atividades antitrombóticas do endotélio normal; voltaremos ao "lado sombrio" das células endoteliais mais adiante ao discutir a trombose.

As propriedades antitrombóticas do endotélio podem ser divididas em atividades direcionadas às plaquetas, aos fatores de coagulação e à fibrinólise.

- *Efeitos inibitórios das plaquetas*: um efeito óbvio do endotélio íntegro é servir como uma barreira que protege as plaquetas do vWF subendotelial e do colágeno. Entretanto, o endotélio normal também libera diversos fatores que inibem a ativação e a agregação das plaquetas. Entre os mais importantes, estão a *prostaciclina (PGI$_2$)*, o *óxido nítrico (NO)* e a *adenosina difosfatase*; esta última degrada a ADP, já discutida como um potente ativador da agregação plaquetária. A prostaciclina e o NO também são vasodilatadores e, assim, promovem a remoção dos fatores de

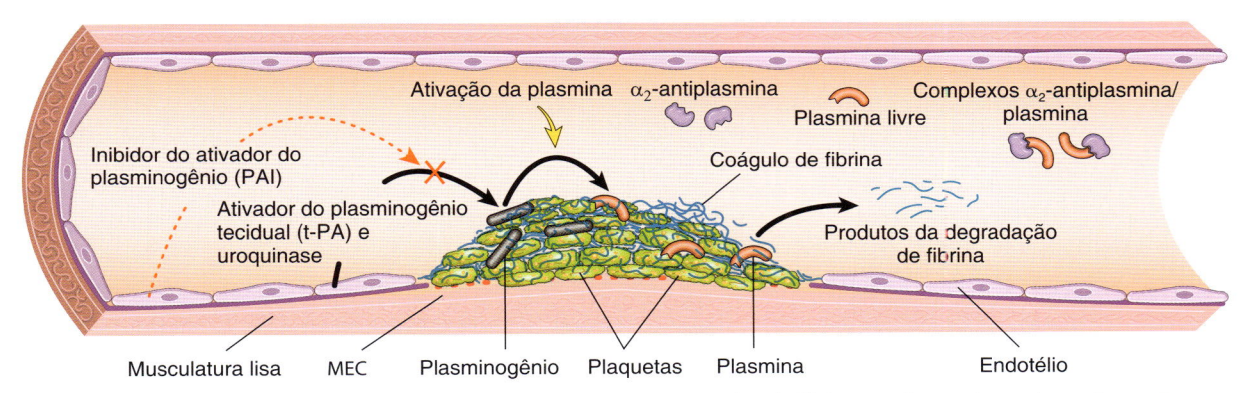

Figura 3.10 Sistema fibrinolítico. O plasminogênio circulante associa-se a coágulos de fibrina e sofre mudança de conformação que o torna suscetível à ativação pelo ativador do plasminogênio tecidual e pela uroquinase. A plasmina ativa degrada a fibrina, que, por sua vez, está sujeita à inativação pela α_2-antiplasmina circulante. O endotélio também é a fonte de inibidores do ativador do plasminogênio, que são reguladores negativos da atividade da plasmina. *MEC*, matriz extracelular.

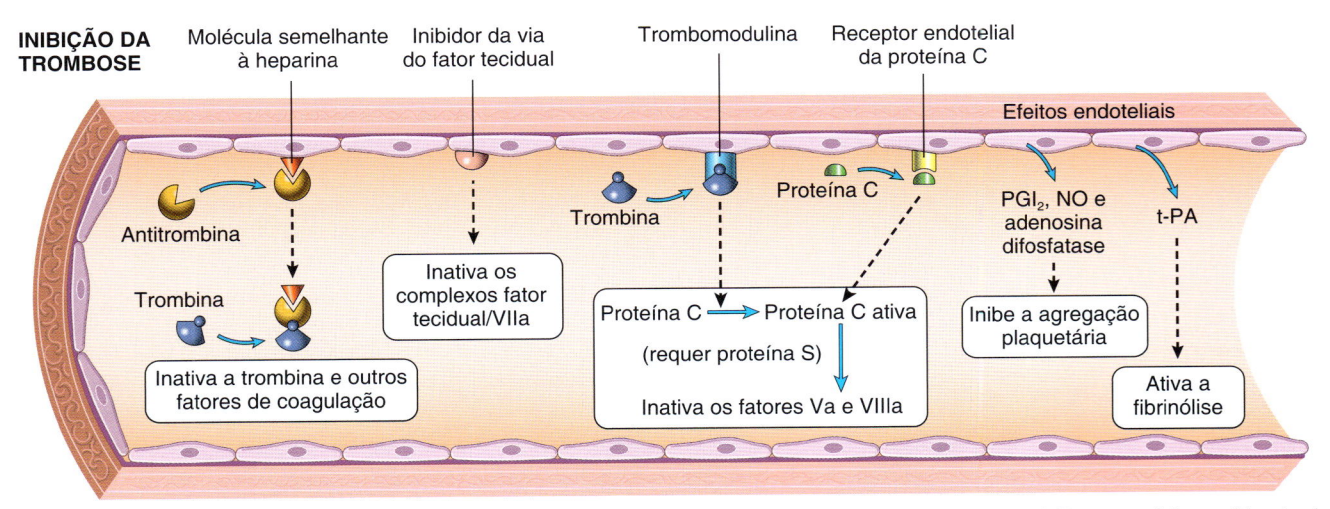

Figura 3.11 Efeitos antitrombóticos do endotélio normal. Ver texto para obter mais detalhes. *NO*, óxido nítrico; *PGI$_2$*, prostaciclina; *t-PA*, ativador do plasminogênio tecidual.

coagulação. Finalmente, as células endoteliais se ligam à trombina e inibem a capacidade desta última de ativar as plaquetas
- *Efeitos anticoagulantes:* o endotélio normal protege os fatores de coagulação do fator tecidual nas paredes dos vasos e expressa múltiplos fatores que bloqueiam ativamente a coagulação, principalmente a trombomodulina, o receptor endotelial da proteína C, as moléculas semelhantes à heparina e o inibidor da via do fator tecidual. A *trombomodulina* e o *receptor endotelial da proteína C* se ligam à trombina e à proteína C, respectivamente, em complexos na superfície da célula endotelial. Quando ligada à trombomodulina, a trombina perde a capacidade de ativar os fatores de coagulação e as plaquetas e, em vez disso, cliva e ativa a *proteína C*, uma protease dependente de vitamina K que requer um cofator, a proteína S. O complexo proteína C ativada/proteína S é um inibidor potente dos fatores de coagulação Va e VIIIa. As *moléculas semelhantes à heparina* na superfície do endotélio se ligam à antitrombina III e a ativam, o que inibe a trombina e os fatores IXa, Xa, XIa e XIIa. O uso clínico da heparina e de fármacos relacionados baseia-se em sua capacidade de estimular a atividade antitrombina. O *inibidor da via do fator tecidual* (TFPI, do inglês *tissue factor pathway inhibitor*), assim como a proteína C, requer a proteína S como cofator e, conforme o nome sugere, liga-se aos complexos fator tecidual/fator VIIa e os inibe
- *Efeitos fibrinolíticos:* as células endoteliais normais sintetizam o t-PA, já discutido como um componente-chave da via fibrinolítica.

Trombose

As principais anormalidades que levam à trombose intravascular formam a chamada "tríade de Virchow": (1) lesão endotelial; (2) estase ou fluxo sanguíneo turbilhonado; e (3) hipercoagulabilidade do sangue (Figura 3.12). A trombose é um dos flagelos do homem moderno, pois está na base das formas mais graves e comuns de doenças cardiovasculares. Aqui, o foco está em suas causas e consequências, enquanto seu papel em distúrbios cardiovasculares é discutido em detalhes nos Capítulos 8 e 9.

Lesão endotelial

A lesão endotelial que leva à ativação das plaquetas está quase inevitavelmente subjacente à formação de trombos no coração e na circulação arterial, onde as altas taxas de fluxo sanguíneo impedem a coagulação. É importante notar que os trombos cardíacos e arteriais são tipicamente ricos em plaquetas, e se acredita que a aderência e a ativação das plaquetas sejam pré-requisitos necessários para a formação de trombos sob alta tensão de cisalhamento, como ocorre nas artérias. Essa proposição fornece parte do raciocínio por trás do uso de ácido acetilsalicílico e outros inibidores de plaquetas na doença arterial coronariana e no infarto agudo do miocárdio.

Obviamente, uma lesão endotelial grave pode desencadear a trombose por exposição do vWF e do fator tecidual. No entanto, a inflamação e outros estímulos nocivos também promovem a trombose ao alterar o padrão de expressão gênica no endotélio para um perfil "pró-trombótico". Essa mudança é às vezes chamada de *ativação* ou *disfunção endotelial* e pode ser produzida por exposições diversas, tais como lesão física, agentes infecciosos, fluxo sanguíneo anormal, citocinas e outros mediadores inflamatórios, anormalidades metabólicas (como hipercolesterolemia ou homocisteinemia) e toxinas absorvidas da fumaça do cigarro. Acredita-se que a ativação endotelial tenha um papel importante no desencadeamento de eventos trombóticos arteriais.

O papel da ativação e disfunção endoteliais na trombose arterial é discutido mais detalhadamente nos Capítulos 8 e 9. Aqui, basta resumir brevemente algumas das principais alterações pró-trombóticas:

- *Alterações pró-coagulantes:* as células endoteliais ativadas regulam negativamente a expressão dos inibidores da coagulação, incluindo trombomodulina, receptor endotelial da proteína C e proteína inibidora do fator tecidual, além de aumentar a expressão do fator tecidual
- *Efeitos antifibrinolíticos:* as células endoteliais ativadas aumentam a secreção de inibidores do ativador do plasminogênio (PAI, do inglês *plasminogen activator inhibitors*), que limitam a fibrinólise antagonizando a atividade do t-PA e da uroquinase.

Fluxo sanguíneo anormal

O turbilhonamento (fluxo sanguíneo caótico) contribui para as tromboses arterial e cardíaca por causar lesão ou disfunção endoteliais, bem como por formar contracorrentes e bolsas locais de estase. A estase é um fator importante no desenvolvimento de trombos venosos. Sob condições de fluxo sanguíneo laminar normal, as plaquetas (e outras células sanguíneas) são encontradas principalmente no centro do lúmen do vaso, separadas do endotélio por uma camada mais lenta de plasma. Em contraste, a estase e o turbilhonamento têm os seguintes efeitos deletérios:

- Ambos promovem ativação das células endoteliais e aumento da atividade pró-coagulante, em parte devido às alterações na expressão gênica endotelial induzidas pelo fluxo
- A estase permite que plaquetas e leucócitos entrem em contato com o endotélio
- A estase também retarda a remoção dos fatores de coagulação ativados e impede o influxo de inibidores dos fatores de coagulação.

O fluxo sanguíneo turbilhonado ou estático contribui para a trombose em várias situações clínicas. Placas ateroscleróticas ulceradas não apenas expõem a MEC subendotelial, mas também causam turbilhonamento. As dilatações aórticas e arteriais anormais, que são chamadas aneurismas, criam uma estase local e, consequentemente, são sítios propícios para a trombose (Capítulo 8). O infarto agudo do miocárdio resulta em miocárdio focalmente não contrátil. O remodelamento ventricular após um infarto mais remoto pode levar à formação de aneurismas. Em ambos os casos, os trombos cardíacos murais são formados mais facilmente devido à estase local (Capítulo 9).

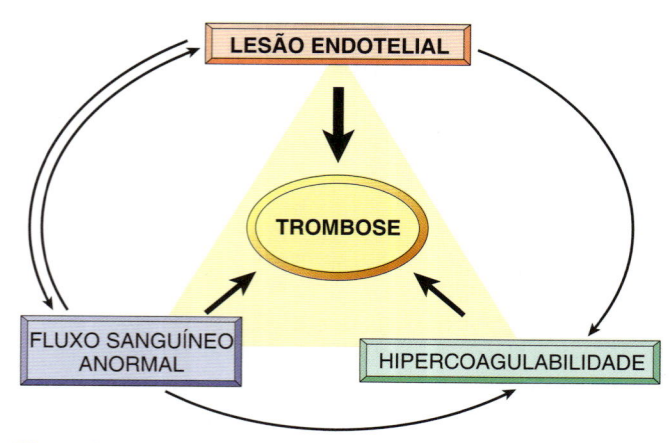

Figura 3.12 Tríade de Virchow na trombose. A integridade endotelial é o fator mais importante. Anormalidades de pró-coagulantes ou anticoagulantes podem fazer pender a balança a favor da trombose. O fluxo sanguíneo anormal (estase ou turbilhonamento) pode levar à hipercoagulabilidade direta ou indiretamente por meio da disfunção endotelial.

A estenose da valva mitral (p. ex., após doença cardíaca reumática) resulta em dilatação do átrio esquerdo. Em conjunto com a fibrilação atrial (que causa fluxo turbilhonado), um átrio dilatado também produz estase e é um local ideal para o desenvolvimento de trombos. As síndromes de hiperviscosidade (como a policitemia vera, Capítulo 10) predispõem à trombose, em parte por aumentar a resistência ao fluxo e causar estase nos pequenos vasos.

Hipercoagulabilidade

A hipercoagulabilidade se refere a uma tendência anormalmente alta do sangue a coagular e é geralmente causada por alterações nos fatores de coagulação. É um fator de risco importante para trombose venosa e ocasionalmente contribui para a trombose arterial ou intracardíaca. As alterações que levam à hipercoagulabilidade podem ser divididas em distúrbios primários (genéticos) e secundários (adquiridos) (Tabela 3.2).

A hipercoagulabilidade primária (hereditária) é mais frequentemente causada por mutações nos genes do fator V e da protrombina:

- A mutação no fator V, chamada mutação de Leiden em referência à cidade holandesa onde foi descrita pela primeira vez, causa a substituição de um aminoácido no fator V que o torna resistente à proteólise pela proteína C. Assim, é perdido um importante mecanismo de contrarregulação antitrombótica. Os heterozigotos para o fator V de Leiden apresentam um risco aumentado em de 3 a 4 vezes para trombose venosa, enquanto os homozigotos têm um risco aumentado em 25 a 50 vezes. Entre os indivíduos com TVP recorrente, a frequência *do fator V de Leiden* chega a 60%. Essa mutação é observada em aproximadamente 2 a 15% das pessoas de ascendência europeia e está presente em graus variados em outros grupos americanos, em grande parte devido à miscigenação populacional

- A substituição de um único nucleotídio na região 3′ não traduzida do gene da protrombina é encontrada em 1 a 2% da população geral. Essa variante resulta em aumento da expressão do gene da protrombina e está associada a um risco aumentado em quase 3 vezes para trombose venosa

- Os estados de hipercoagulação primários menos comuns incluem as deficiências hereditárias de anticoagulantes, como antitrombina, proteína C ou proteína S; os pacientes afetados tipicamente apresentam trombose venosa e tromboembolismo recorrente na adolescência ou no início da idade adulta

- Níveis marcadamente elevados de homocisteína, como nos pacientes com deficiência hereditária de cistationina β-sintetase, estão associados às tromboses arterial e venosa. Os estudos sugerem que elevações mais moderadas de homocisteína, que são observadas em 5 a 7% da população, também podem estar associadas a um risco aumentado de tromboembolismo venoso.

Embora o risco de trombose seja apenas levemente aumentado em portadores heterozigóticos do fator V de Leiden e da variante do gene da protrombina, essas aberrações têm um significado adicional por duas razões. Primeiro, os indivíduos homozigóticos ou heterozigóticos compostos para essas variantes não são incomuns e apresentam alto risco de trombose. Segundo, o risco em indivíduos heterozigóticos é significativamente aumentado quando outros fatores de risco adquiridos, como gravidez, repouso prolongado em leitos e voos longos de avião, também estão presentes. Consequentemente, as causas hereditárias da hipercoagulabilidade devem ser consideradas nos pacientes jovens (< 50 anos), mesmo na presença de fatores de risco adquiridos. Os pacientes heterozigóticos para o fator V de Leiden e que desenvolvem TVP na ausência de um fator de risco controlável são tipicamente tratados com anticoagulantes por toda a vida para evitar a recorrência de TVP e de EP, enquanto os pacientes homozigóticos que desenvolvem uma TVP geralmente são também tratados com anticoagulantes por toda a vida mesmo se um fator de risco controlável estiver presente.

Embora a análise genética de pacientes com TVP tenha se mostrado bastante informativa, vale ressaltar que a maioria desses indivíduos com TVP não apresenta fatores de risco genéticos conhecidos e que a maioria das pessoas com o fator de risco genético mais comum (fator V de Leiden) nunca desenvolve TVP. Portanto, os testes genéticos tipicamente são restritos aos indivíduos com um forte histórico familiar de TVP ou que desenvolvem TVP em idade menos avançada (< 50 anos) na ausência de um fator de risco adquirido.

A hipercoagulabilidade secundária (adquirida) é observada em muitos cenários (ver Tabela 3.2). Em algumas situações (p. ex., trauma ou insuficiência cardíaca), a estase ou a lesão vascular é o fator mais importante. A hipercoagulabilidade associada ao uso de contraceptivos orais e à gestação pode estar relacionada ao aumento da síntese hepática de fatores de coagulação e à redução da síntese de antitrombina. Nos casos de câncer disseminado, a liberação de produtos tumorais pró-coagulantes (p. ex., muco de adenocarcinoma) predispõe à trombose. A hipercoagulabilidade observada com o avanço da idade tem sido atribuída ao aumento da agregação plaquetária e à redução da liberação de PGI_2 do endotélio. O tabagismo e a obesidade promovem a hipercoagulabilidade por mecanismos desconhecidos.

Tabela 3.2 Estados de hipercoagulabilidade.

Primários (genéticos)
Comuns (> 1% da população dos EUA)
Mutação do fator V (variante Arg506Glu; fator V de Leiden)
Mutação da protrombina (variante G20210A)
Níveis elevados de fatores VIII, IX ou XI ou fibrinogênio
Raros
Deficiência de antitrombina
Deficiência de proteína C
Deficiência de proteína S
Muito raros
Defeitos na fibrinólise
Homocistinúria homozigótica
Secundários (adquiridos)
Alto risco para trombose
Repouso prolongado no leito ("acamação") ou imobilização
Infarto do miocárdio
Fibrilação atrial
Lesão tecidual (p. ex., cirurgia, fratura, queimadura)
Câncer
Valvas cardíacas protéticas
Coagulação intravascular disseminada
Trombocitopenia induzida por heparina
Síndrome do anticorpo antifosfolípide
Risco elevado para trombose
Cardiomiopatia
Síndrome nefrótica
Estados hiperestrogênicos (p. ex., gestação e pós-parto)
Uso de contraceptivos orais
Anemia falciforme
Tabagismo

Entre os estados adquiridos de hipercoagulabilidade, dois são particularmente importantes clinicamente e merecem menção especial:

- *Síndrome da trombocitopenia induzida por heparina (TIH)*: essa síndrome ocorre em até 5% dos pacientes tratados com heparina não fracionada (para anticoagulação terapêutica). Ela é marcada pelo desenvolvimento de autoanticorpos que se ligam a complexos de heparina e fator plaquetário-4 (PF4, do inglês *platelet factor-4*) (Capítulo 10). Parece que os complexos anticorpo/PF4/heparina se ligam aos receptores Fc presentes nas plaquetas, levando à sua ativação, agregação e remoção da circulação. O resultado final é um estado pró-trombótico, mesmo em face da administração de heparina e das baixas contagens de plaquetas. As preparações mais recentes de heparina fracionada de baixo peso molecular induzem autoanticorpos com menos frequência, mas ainda podem causar trombose, especialmente se os anticorpos já tiverem se formado devido à exposição prévia à heparina
- *Síndrome do anticorpo antifosfolípide*: essa síndrome (anteriormente chamada de síndrome do anticoagulante lúpico) tem manifestações clínicas variadas, que incluem tromboses recorrentes, repetidos abortos espontâneos, vegetações nas valvas cardíacas e trombocitopenia. Dependendo do leito vascular envolvido, as apresentações clínicas podem incluir EP (devido a TVPs), hipertensão pulmonar (devido a EPs recorrentes), AVC, infarto intestinal ou hipertensão renovascular. A perda fetal não parece ser explicada pela trombose, mas aparenta resultar da interferência mediada por anticorpos no crescimento e na diferenciação dos trofoblastos, o que leva a uma falha na placentação. A síndrome do anticorpo antifosfolípide também é uma causa da microangiopatia renal que resulta em insuficiência renal associada a múltiplas tromboses capilares e arteriais (Capítulo 12).

O nome síndrome do anticorpo antifosfolípide deriva da presença, nos pacientes afetados, de anticorpos que se ligam a fosfolipídios. Entretanto, esse nome é enganoso, pois se acredita que os efeitos patológicos dos anticorpos sejam mediados pela ligação a epítopos de proteínas que são de alguma forma induzidos ou "revelados" pela interação com fosfolipídios. Os prováveis alvos dos anticorpos incluem a β_2-glicoproteína I, uma proteína plasmática que se associa às superfícies de células endoteliais e trofoblastos. *In vivo*, suspeita-se que os anticorpos causadores se liguem à β_2-glicoproteína I e talvez a outras proteínas, induzindo, assim, um estado de hipercoagulabilidade por meio de mecanismos desconhecidos. Contudo, no laboratório clínico, os anticorpos neutralizam os fosfolipídios e interferem nos ensaios de coagulação (*i. e.*, são "anticoagulantes"). Frequentemente, os anticorpos também produzem um teste sorológico falso-positivo para sífilis porque o antígeno usado no ensaio-padrão para sífilis está incorporado à cardiolipina, um fosfolipídio.

A síndrome do anticorpo antifosfolípide apresenta as formas primária e secundária. Os indivíduos com uma doença autoimune bem definida, como o lúpus eritematoso sistêmico (Capítulo 5), são classificados como tendo a síndrome do anticorpo antifosfolípide secundária. Historicamente, devido à associação com o lúpus, esses anticorpos eram chamados de "anticoagulantes lúpicos". Na síndrome do anticorpo antifosfolípide primária, os pacientes exibem apenas as manifestações de um estado de hipercoagulabilidade e não apresentam evidências de outras doenças autoimunes. O tratamento envolve anticoagulação e imunossupressão. Embora os anticorpos antifosfolípide estejam claramente associados à trombose, eles também foram identificados em 5 a 15% dos indivíduos saudáveis, o que implica que são necessários, mas não suficientes, para causar a síndrome completa.

Morfologia

Os trombos podem desenvolver-se em qualquer lugar no sistema cardiovascular. Os arteriais ou cardíacos geralmente se originam em locais de lesão endotelial ou turbilhonamento; os venosos caracteristicamente ocorrem em locais de estase. Os trombos estão ligados focalmente à superfície vascular subjacente e tendem a se propagar em direção ao coração; assim, os trombos arteriais se desenvolvem em sentido retrógrado a partir do ponto de fixação, enquanto os trombos venosos se estendem na direção do fluxo sanguíneo. A porção de um trombo que se propaga tende a ser fracamente ligada; portanto, propensa a fragmentação e migração pelo sangue como um **êmbolo**.

Os trombos podem apresentar macroscopicamente (e microscopicamente) as laminações visíveis chamadas **linhas de Zahn**, as quais representam camadas pálidas de plaquetas e fibrina alternadas com camadas mais escuras ricas em hemácias. Essas linhas são significativas porque são encontradas somente nos trombos que se formam no sangue em movimento; sua presença pode, portanto, distinguir a trombose *ante mortem* dos coágulos macios não laminados que se formam no estado *post mortem*. Embora os trombos formados no sistema venoso de "fluxo lento" se assemelhem superficialmente a coágulos *post mortem*, uma avaliação cuidadosa geralmente mostra laminações mal definidas.

Os trombos que ocorrem nas cavidades cardíacas ou no lúmen aórtico são chamados **trombos murais**. Contrações anormais do miocárdio (p. ex., arritmias, cardiomiopatia dilatada ou infarto do miocárdio) ou lesões endomiocárdicas (p. ex., miocardite, trauma de cateter) promovem trombos murais cardíacos (Figura 3.13 A), enquanto placas ateroscleróticas ulceradas e dilatação aneurismática promovem trombose aórtica (Figura 3.13 B).

Os **trombos arteriais** frequentemente são oclusivos. Eles tipicamente são ricos em plaquetas, uma vez que os processos subjacentes ao seu desenvolvimento (p. ex., lesão endotelial) levam à ativação plaquetária. Eles são mais comumente encontrados anexados a uma placa aterosclerótica rompida, mas outras lesões vasculares (p. ex., vasculite, trauma) também podem desencadear trombose. Os **trombos venosos (flebotrombose)** são quase invariavelmente oclusivos. Eles frequentemente se propagam em direção ao coração, formando um longo molde dentro do lúmen do vaso propenso a originar êmbolos. Como esses trombos se formam na circulação venosa lenta, eles tendem a conter mais hemácias enredadas, daí o apelido de **trombos vermelhos** ou **trombos de estase**. As veias dos membros inferiores são mais comumente afetadas (90% das tromboses venosas); no entanto, os trombos venosos também podem ocorrer nos membros superiores, no plexo periprostático, nas veias ovarianas e periuterinas, e, em circunstâncias especiais, como nos pacientes com estados de hipercoagulabilidade, podem ser encontrados nos seios durais, na veia porta ou na veia hepática.

Na necropsia, os **coágulos *post mortem*** às vezes podem ser confundidos com trombos venosos. No entanto, os coágulos *post mortem* são gelatinosos e, devido ao assentamento de hemácias, apresentam uma porção dependente vermelha-escura e uma porção superior amarela como "gordura de galinha". Além disso, eles geralmente não estão ligados à parede do vaso subjacente. Em contraste, os trombos vermelhos geralmente são firmes e fixados focalmente às paredes dos vasos, como também contêm filamentos cinzentos de fibrina depositada.

Os trombos nas valvas cardíacas são chamados **vegetações**. Infecções bacterianas ou fúngicas transmitidas pelo sangue podem causar danos às valvas, o que leva ao desenvolvimento de grandes massas trombóticas (**endocardite infecciosa**) (Capítulo 9). Vegetações estéreis também podem se desenvolver em valvas não infectadas em estados de hipercoagulabilidade – as lesões da chamada **"endocardite trombótica não bacteriana"** (Capítulo 9). Menos comumente, a **endocardite verrucosa** estéril (**endocardite de Libman-Sacks**) pode ocorrer no contexto do lúpus eritematoso sistêmico (Capítulo 5).

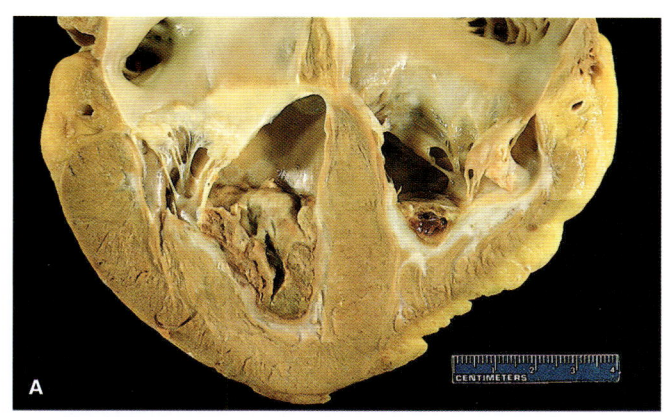

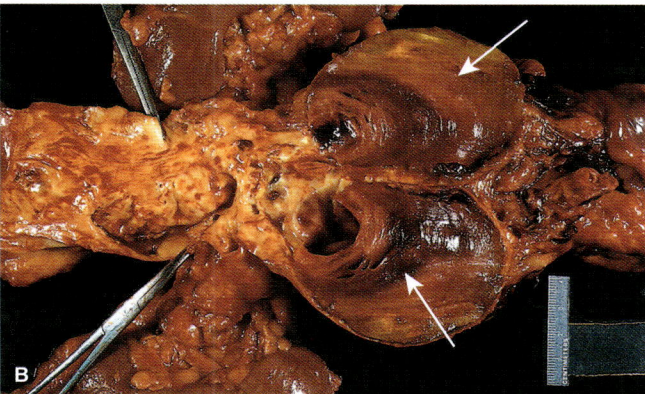

Figura 3.13 Trombos murais. **A.** Trombo nos ápices ventriculares esquerdo e direito sobrejacente a uma cicatriz fibrosa branca. **B.** Trombo laminado (*setas*) em aneurisma dilatado da aorta abdominal. Numerosos trombos murais friáveis também se sobrepõem a lesões ateroscleróticas avançadas da aorta mais proximal (*lado esquerdo*).

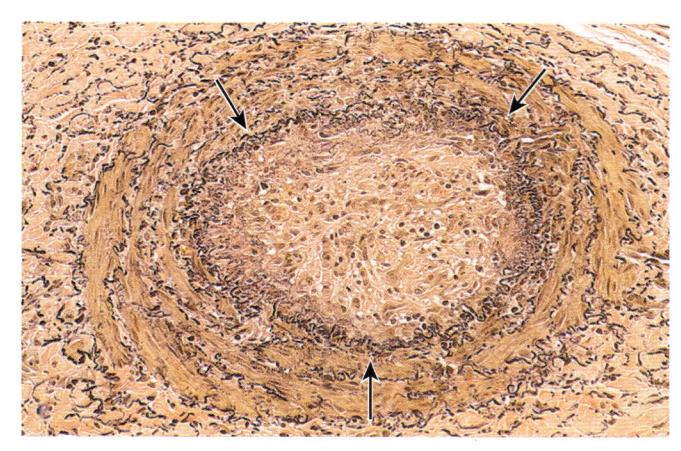

Figura 3.14 Trombo organizado. Visão em baixo aumento de uma artéria trombosada corada para elastina. O lúmen original é delimitado pela lâmina elástica interna (*setas*) e está completamente preenchido por um trombo organizado.

Destino dos trombos

Se um paciente sobreviver a um evento trombótico inicial, durante os dias ou as semanas seguintes o trombo evoluirá por meio da combinação dos quatro processos a seguir:

- *Propagação*: o trombo aumenta de tamanho pelo acréscimo de plaquetas e fibrina adicionais, incrementando as chances de oclusão vascular e embolização
- *Embolização*: parte do trombo ou ele todo é desalojado e transportado para outro local na vasculatura
- *Dissolução*: se um trombo for recém-formado, a ativação dos fatores fibrinolíticos poderá levar à sua rápida redução de tamanho e à completa dissolução. No caso de trombos mais antigos, a extensa polimerização da fibrina tornará o trombo substancialmente mais resistente à proteólise induzida pela plasmina, e a lise irá tornar-se ineficaz. Essa aquisição de resistência à lise tem significado clínico, uma vez que a administração terapêutica de agentes fibrinolíticos (p. ex., t-PA no contexto de trombose coronária aguda) geralmente não é eficaz, a menos que seja realizada dentro de algumas horas após a formação do trombo
- *Organização e recanalização*: trombos mais antigos organizam-se por meio do crescimento de células endoteliais, células musculares lisas e fibroblastos (Figura 3.14). Com o tempo, formam-se canais capilares que – até certo ponto – criam condutos ao longo da extensão do trombo, restabelecendo, assim, a patência do lúmen original. Às vezes, uma recanalização extensa pode converter um trombo em uma massa vascularizada de tecido conjuntivo que eventualmente é incorporada à parede do vaso remodelado.

Ocasionalmente, em vez de organização, o centro de um trombo sofre digestão enzimática, presumivelmente devido à liberação de enzimas lisossômicas de leucócitos aprisionados.

Características clínicas. Os trombos são significativos porque causam a obstrução de artérias e veias, e podem dar origem a êmbolos. O local da trombose determina sua relevância clínica. Assim, embora trombos venosos possam causar congestão e edema em leitos vasculares distais a uma obstrução, são especialmente preocupantes devido ao seu potencial de gerar êmbolos nos pulmões e causar a morte. Por outro lado, enquanto os trombos arteriais também podem se desprender e embolizar, sua tendência a obstruir vasos sanguíneos (p. ex., em vasos coronários e cerebrais) e causar infarto localmente é consideravelmente mais importante.

A maioria dos trombos venosos ocorre nas veias superficiais ou profundas da perna. Os trombos venosos superficiais geralmente surgem no sistema safeno, especialmente nos casos de varicosidades; esses trombos raramente geram êmbolos, mas podem causar dor, congestão local e inchaço devido a um efluxo venoso prejudicado que predispõe a pele sobrejacente ao desenvolvimento de infecções e úlceras varicosas. As TVPs nas veias mais calibrosas da perna, na altura ou acima da articulação do joelho (p. ex., veias poplítea, femoral e ilíaca), são mais graves, pois têm a tendência a se desprender e embolizar. Embora as TVPs possam causar dor local e edema, os canais colaterais frequentemente contornam a obstrução venosa. Consequentemente, as TVPs são completamente assintomáticas em aproximadamente 50% dos pacientes e só são reconhecidas após terem gerado êmbolos pulmonares.

As TVPs dos membros inferiores estão associadas à estase e a estados de hipercoagulabilidade, como descrito anteriormente (ver Tabela 3.2). Os fatores predisponentes comuns incluem insuficiência cardíaca congestiva, repouso no leito ("acamação") e imobilização; esses dois últimos fatores reduzem a ação de "ordenha" dos músculos das pernas, o que diminui o retorno venoso. Trauma, cirurgia e queimaduras não apenas imobilizam o paciente, mas também estão associados a lesões vasculares, liberação de pró-coagulantes, síntese hepática aumentada de fatores de coagulação e produção reduzida de t-PA. Muitos fatores contribuem para a trombose durante a gestação; além da potencial infusão de líquido amniótico na circulação no momento do parto, a pressão exercida pelo aumento de tamanho do feto e do útero produz estase nas veias das pernas, enquanto o fim da gestação e o período pós-parto estão associados a alterações induzidas por hormônios nas proteínas plasmáticas que geram hipercoagulabilidade. A liberação de pró-coagulantes associados a tumores é, em grande parte, responsável pelo risco aumentado de fenômenos tromboembólicos nos casos de cânceres disseminados. Esses fenômenos às vezes são referidos como *tromboflebite migratória* devido à tendência de envolver transitoriamente diferentes leitos venosos, ou como *síndrome de Trousseau*, nomeada em homenagem ao médico que descreveu o distúrbio e sofreu com ele. Independentemente do cenário clínico específico, o risco de TVP aumenta nas pessoas com mais de 50 anos e é maior em homens do que em mulheres.

A *aterosclerose* é uma causa importante de tromboses arteriais, pois está associada à perda da integridade endotelial e ao fluxo sanguíneo anormal (ver Figura 3.13 B). O infarto do miocárdio pode predispor à formação de trombos murais devido à contração miocárdica discinética e à lesão endocárdica (ver Figura 3.13 A), enquanto a doença cardíaca reumática também pode fazer isso ao causar dilatação atrial e fibrilação. Tanto os trombos murais cardíacos quanto os aórticos têm tendência a gerar êmbolos. Embora qualquer órgão possa ser afetado, o cérebro, os rins e o baço são alvos particularmente prováveis devido ao seu rico suprimento sanguíneo.

Coagulação intravascular disseminada

A coagulação intravascular disseminada (CIVD) é uma trombose generalizada dentro da microcirculação que pode ter início repentino ou insidioso. Pode ser observada nos distúrbios que variam de complicações obstétricas a malignidades avançadas. Para complicar a situação, a trombose microvascular disseminada consome plaquetas e proteínas de coagulação (daí o sinônimo *coagulopatia de consumo*) ao mesmo tempo que os mecanismos fibrinolíticos são ativados. O resultado final é que a coagulação excessiva e o sangramento podem coexistir no mesmo paciente. A CIVD é discutida com mais detalhes juntamente com outros distúrbios hemorrágicos no Capítulo 10.

EMBOLIA

Um êmbolo é uma massa intravascular solta, de natureza sólida, líquida ou gasosa, que é transportada pelo sangue desde o seu ponto de origem até um local distante, onde frequentemente causa disfunção tecidual ou infarto. A maioria dos êmbolos é derivada de trombos desalojados, daí o termo tromboembolismo. Menos frequentemente, os êmbolos são constituídos por gotículas de gordura, bolhas de ar ou de nitrogênio, detritos ateroscleróticos (êmbolos de colesterol), fragmentos de tumores, pedaços de medula óssea ou líquido amniótico. Inevitavelmente, os êmbolos se alojam em vasos pequenos demais para permitir a continuidade de sua passagem, o que resulta em oclusão vascular parcial ou completa; dependendo da sua origem, os êmbolos podem se alojar em qualquer lugar da árvore vascular. A consequência primária da embolização sistêmica é a necrose isquêmica (infarto) dos tecidos a jusante, enquanto a embolização na circulação pulmonar mais frequentemente leva a hipoxia, hipotensão e insuficiência cardíaca do lado direito.

Tromboembolismo pulmonar

Os êmbolos pulmonares originam-se de trombos venosos profundos e são responsáveis pela forma mais comum de doença tromboembólica. Estima-se que a embolia pulmonar (EP) cause cerca de 100 mil mortes por ano nos EUA. Os fatores de risco para a EP são os mesmos observados para a TVP (ver anteriormente), uma vez que mais de 95% dos casos de êmbolos venosos originam-se de trombos dentro das veias profundas das pernas proximais à fossa poplítea.

Trombos fragmentados de TVPs são transportados por canais progressivamente maiores e geralmente passam pelo lado direito do coração antes de se alojarem na vasculatura pulmonar. Dependendo do tamanho, uma EP pode ocluir a artéria pulmonar principal, alojar-se na bifurcação das artérias pulmonares direita e esquerda (*êmbolo em sela*) ou passar para as arteríolas menores e ramificadas (Figura 3.15). Frequentemente, ocorrem múltiplos êmbolos, seja sequencialmente ou como uma chuva de êmbolos menores de um único trombo grande; um paciente que teve uma EP está em risco aumentado de ter outras. Ocasionalmente, um êmbolo venoso passa por um defeito atrial ou ventricular e entra na circulação sistêmica (*embolia paradoxal*). Uma discussão mais completa sobre a EP é encontrada no Capítulo 11; as principais características clínicas e patológicas são as seguintes:

- A maioria dos êmbolos pulmonares (60 a 80%) é pequena e clinicamente silenciosa. Com o tempo, eles passam por organização e são incorporados à parede vascular; em alguns casos, a organização dos tromboêmbolos deixa para trás redes fibrosas conectadas
- No outro extremo do espectro, um grande êmbolo que bloqueia uma artéria pulmonar principal pode causar morte súbita
- A obstrução embólica de artérias de tamanho médio normalmente não causa infarto pulmonar porque a área também recebe sangue através de uma circulação arterial brônquica intacta (circulação dupla). No entanto, um êmbolo semelhante no contexto de insuficiência cardíaca do lado esquerdo (e perfusão diminuída da artéria brônquica) pode causar um infarto
- A embolia de pequenos ramos arteriolares pulmonares terminais geralmente causa infarto, que às vezes pode estar associado à ruptura de capilares anóxicos e à hemorragia
- Múltiplos êmbolos recorrentes podem, ao longo do tempo, causar hipertensão pulmonar e insuficiência do ventrículo direito (*cor pulmonale*).

Tromboembolismo sistêmico

A maioria dos êmbolos sistêmicos (80%) se origina de trombos murais intracardíacos; dois terços destes estão associados a infartos do ventrículo esquerdo e outros 25% a átrios esquerdos dilatados (p. ex., secundários à doença da valva mitral). O restante origina-se de aneurismas aórticos, trombos sobre placas ateroscleróticas ulceradas e vegetações valvares fragmentadas ou do sistema venoso (êmbolos paradoxais); 10 a 15% dos êmbolos sistêmicos têm origem desconhecida.

Em contraste com os êmbolos venosos, que se alojam principalmente no pulmão, os êmbolos arteriais podem viajar virtualmente para qualquer lugar; seu local de repouso final depende do ponto de

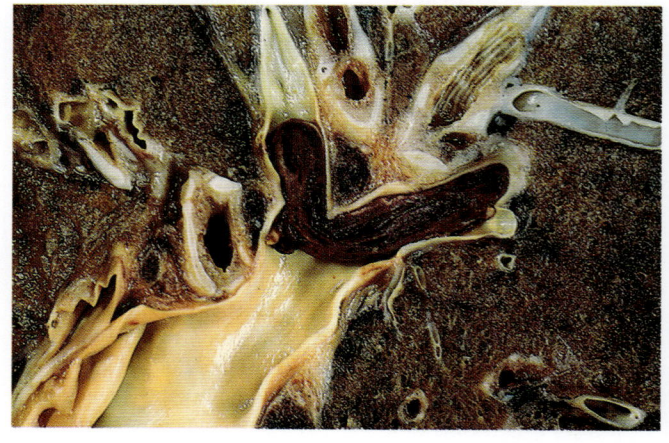

Figura 3.15 Êmbolo derivado de um trombo venoso profundo de membro inferior alojado em um ramo da artéria pulmonar.

origem e das taxas de fluxo relativas do sangue para os órgãos a jusante. Os locais comuns de embolização arterial incluem os membros inferiores (75%) e o sistema nervoso central (10%); os intestinos, os rins e o baço são menos comumente envolvidos. As consequências dependem do calibre do vaso ocluído, da presença ou ausência de um suprimento sanguíneo colateral e da vulnerabilidade do tecido afetado à anoxia, embora o infarto seja comum porque os êmbolos arteriais frequentemente se alojam em artérias terminais.

Embolia gordurosa

As lesões por esmagamento de tecidos moles ou a ruptura de sinusoides vasculares medulares (p. ex., resultante de uma fratura de osso longo) liberam glóbulos de gordura microscópicos e elementos da medula associados na circulação. As embolias gordurosas (Figura 3.16 A) são achados incidentais comuns após uma reanimação cardiopulmonar vigorosa, mas provavelmente têm pouco significado clínico. Em contraste, uma pequena fração de indivíduos com lesões esqueléticas graves desenvolve uma síndrome de embolia gordurosa caracterizada por insuficiência pulmonar, sintomas neurológicos, anemia, trombocitopenia e erupção petequial difusa. Os sinais e os sintomas aparecem em 1 a 3 dias após a lesão como um início súbito de taquipneia, dispneia, taquicardia, irritabilidade e agitação que podem progredir rapidamente para delírio ou coma; a morte ocorre em 10% dos casos. A trombocitopenia é atribuída a adesão das plaquetas aos glóbulos de gordura e subsequente agregação ou sequestro esplênico; a anemia pode resultar da agregação de hemácias e/ou hemólise. A erupção petequial (observada em 20 a 50% dos casos) ocorre devido à trombocitopenia e pode ser uma característica diagnóstica útil.

A patogênese da síndrome da embolia gordurosa envolve tanto obstrução mecânica quanto alterações bioquímicas. Os microêmbolos de gordura ocluem as microvasculaturas pulmonar e cerebral, tanto diretamente quanto ao desencadear a agregação plaquetária. Esse efeito deletério é exacerbado pela liberação de ácidos graxos a partir dos glóbulos de lipídios, que causam lesões endoteliais locais. A ativação plaquetária e o recrutamento de granulócitos (com liberação de radicais livres, proteases e eicosanoides) completam o ataque vascular. Como os lipídios são dissolvidos pelos solventes usados durante o processamento de tecidos, a demonstração microscópica de microglóbulos de gordura (i. e., na ausência de elementos medulares associados) requer técnicas especializadas (p. ex., colorações de gordura realizadas em cortes congelados).

Embolia de líquido amniótico

A embolia de líquido amniótico é uma complicação grave e incomum do trabalho de parto e do período imediato pós-parto causada pela entrada de líquido amniótico (e seus componentes) na circulação materna por meio de rupturas nas membranas placentárias e/ou veia uterina. Ocorre em apenas um em 40 mil partos, mas tem uma taxa de mortalidade próxima de 80%. É responsável por 5 a 10% das mortes maternas nos EUA; 85% das sobreviventes sofrem algum tipo de déficit neurológico permanente. O início é caracterizado por dispneia grave súbita, cianose e choque seguidos de convulsões e coma. Se a paciente sobrevive à crise inicial, geralmente se segue um edema pulmonar e cerca de metade das pacientes desenvolve CIVD secundária à liberação de substâncias trombogênicas do líquido amniótico.

Acredita-se que a morbidade e a mortalidade resultem da ativação do sistema de coagulação e do sistema imunológico inato por substâncias presentes no líquido amniótico, em vez da obstrução mecânica dos vasos pulmonares pelos êmbolos. O exame histológico nos casos fatais mostra células escamosas eliminadas da pele fetal, lanugo, gordura do verniz caseoso, e mucina derivada dos sistemas respiratório ou gastrintestinal fetais na microcirculação pulmonar materna (Figura 3.16 B). Outros achados incluem edema pulmonar acentuado, dano alveolar difuso (Capítulo 11) e trombos de fibrina generalizados gerados pela CIVD.

Embolia gasosa

Bolhas de gás que entram na circulação podem coalescer e obstruir o fluxo vascular, causando lesões isquêmicas distais. Assim, um pequeno volume de ar retido em uma artéria coronária durante cirurgia de *bypass* ou introduzido na circulação arterial cerebral por neurocirurgia realizada na "posição sentada" pode obstruir o fluxo, com consequências terríveis. As pequenas embolias gasosas venosas geralmente não têm efeitos deletérios, mas uma quantidade suficiente de ar pode entrar inadvertidamente na circulação pulmonar durante procedimentos obstétricos ou laparoscópicos, ou como consequência de lesões na parede torácica, e causar hipoxia, enquanto embolias gasosas venosas muito grandes podem se alojar no coração e levar à morte.

Uma forma particular de embolia gasosa chamada doença de descompressão é causada por mudanças súbitas na pressão atmosférica. Praticantes de mergulho livre, trabalhadores de

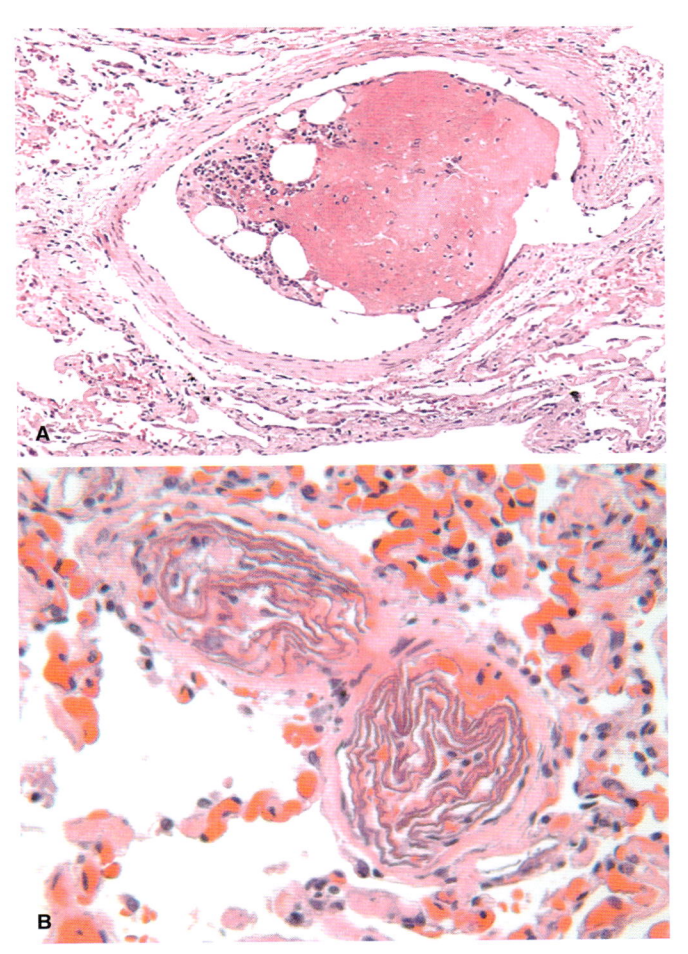

Figura 3.16 Tipos incomuns de êmbolos. **A.** Embolia gordurosa. O êmbolo é composto por elementos hematopoiéticos e células adiposas (*espaços claros*) aderidos a um trombo. **B.** Embolia de líquido amniótico. Duas pequenas arteríolas pulmonares estão preenchidas por espirais laminadas de células escamosas fetais. O pulmão circundante está edematoso e congesto. (Cortesia da Dra. Beth Schwartz, Baltimore, MD.)

construção subaquática e pessoas em aeronaves não pressurizadas que fazem ascensões rápidas estão em risco. Quando o ar é respirado sob alta pressão (p. ex., durante um mergulho profundo no mar), quantidades aumentadas de gás (particularmente nitrogênio) se dissolvem no sangue e nos tecidos. Se o indivíduo então se move muito rapidamente para um ambiente de pressão mais baixa, o nitrogênio se expande nos tecidos e sai da solução em forma de bolhas no sangue formando êmbolos gasosos que causam isquemia tecidual. A formação rápida de bolhas de gás nos músculos esqueléticos e nos tecidos de suporte nas articulações e suas proximidades é responsável pela dolorosa condição chamada "doença da descompressão" ou "doença descompressiva". Bolhas de gás na vasculatura pulmonar causam edema, hemorragias e atelectasia focal ou enfisema, o que leva a dificuldades respiratórias. Bolhas no sistema nervoso central podem causar perda de memória, ataxia, distúrbios visuais e até o início súbito de coma. Uma forma mais crônica de doença da descompressão é chamada "doença do caixão" (nomeada em homenagem às embarcações subaquáticas pressurizadas usadas na construção de pontes), na qual embolias gasosas recorrentes ou persistentes nos ossos levam à necrose isquêmica multifocal; as cabeças dos fêmures, das tíbias e dos úmeros são os locais mais comumente afetados.

Colocar as pessoas afetadas em uma câmara de alta pressão para forçar o gás a voltar à solução trata a doença aguda da descompressão. A descompressão lenta subsequente permite a reabsorção e a exalação graduais do gás de modo que bolhas obstrutivas não se formem novamente.

INFARTO

Um infarto é uma área de necrose isquêmica causada pela oclusão do suprimento vascular do tecido afetado. Infartos no coração e no cérebro são causas comuns e importantes de enfermidade. Aproximadamente 40% das mortes nos EUA são uma consequência de doenças cardiovasculares, sendo que a maioria delas decorre de infartos cerebrais ou do miocárdio. O infarto pulmonar, o infarto intestinal e a necrose isquêmica de extremidades distais (*gangrena*, principalmente a observada nos pacientes com diabetes) também são responsáveis por consideráveis morbidade e mortalidade.

A trombose arterial ou a embolia arterial são causas subjacentes à maioria dos infartos. As causas menos comuns de obstrução arterial incluem vasospasmo; expansão de um ateroma secundário à hemorragia intraplaca; e compressão extrínseca de um vaso como por um tumor, um aneurisma aórtico dissecante ou um edema dentro de um espaço confinado (p. ex., na síndrome do compartimento anterior da tíbia). Outras causas menos comuns de infarto tecidual incluem torção de vasos (p. ex., torção testicular ou vólvulo intestinal), ruptura vascular traumática e aprisionamento em uma hérnia. Embora a trombose venosa possa causar infarto, o desfecho mais comum é simplesmente uma congestão; tipicamente, canais de desvio se abrem e fornecem efluxo suficiente para restaurar o influxo arterial. Os infartos causados por trombose venosa geralmente ocorrem apenas em órgãos com uma única veia eferente (p. ex., testículo ou ovário).

Morfologia

Os infartos são classificados com base em sua coloração (refletindo a quantidade de hemorragia) e na presença ou ausência de infecção microbiana. Assim, os infartos podem ser **vermelhos (hemorrágicos)** ou **brancos (anêmicos)**, como também podem ser **sépticos** ou **assépticos**.

Os **infartos vermelhos** (Figura 3.17 A) ocorrem (1) como resultado de oclusões venosas (como na torção testicular); (2) em tecidos com dupla circulação, como o pulmão e o intestino delgado, nos quais a parcial, embora inadequada, perfusão por suprimentos arteriais colaterais é típica; (3) em tecidos previamente congestos (como consequência do efluxo venoso lento); e (4) quando o fluxo é restabelecido após ocorrência do infarto (p. ex., após angioplastia de uma obstrução arterial).

Os **infartos brancos** ocorrem com oclusões arteriais em órgãos sólidos com circulações arteriais terminais (p. ex., coração, baço e rins) (Figura 3.17 B). Os infartos tendem a ter forma de cunha com o vaso ocluído no ápice e a periferia do órgão formando a base. Quando a base é uma superfície serosa, muitas vezes há um exsudato fibrinoso sobrejacente. As margens laterais podem ser irregulares, refletindo o fluxo a partir dos vasos adjacentes. As margens dos infartos agudos tipicamente são indistintas e ligeiramente hemorrágicas; com o tempo, as bordas se tornam mais bem definidas por uma estreita margem de uma hiperemia atribuível à inflamação.

Os infartos resultantes de oclusões arteriais em órgãos sem circulação dupla tendem a se tornar progressivamente mais pálidos e mais bem definidos com o tempo (ver Figura 3.17 B). Em comparação, os infartos hemorrágicos são a regra no pulmão e em outros órgãos com suprimento sanguíneo duplo (ver Figura 3.17 A). As hemácias extravasadas nos infartos hemorrágicos são fagocitadas por macrófagos, e o ferro do grupo heme é convertido em hemossiderina intracelular. Pequenas quantidades não conferem nenhuma coloração apreciável ao tecido, mas hemorragias extensas deixam um resíduo marrom.

Na maioria dos tecidos, o principal achado histológico associado a infartos é a **necrose coagulativa isquêmica** (Capítulo 1). Uma resposta inflamatória começa a se desenvolver ao longo das margens dos infartos dentro de algumas horas e geralmente torna-se bem definida em 1 a 2 dias. Eventualmente, a inflamação é seguida por reparo (Capítulo 2) que se inicia nas margens preservadas. Em alguns tecidos, pode ocorrer regeneração parenquimatosa na periferia do infarto, onde a arquitetura estromal subjacente foi poupada. No entanto, a maioria dos infartos é finalmente substituída por uma cicatriz (Figura 3.18). O cérebro é uma exceção a essas generalizações; a lesão tecidual isquêmica no sistema nervoso central invariavelmente passa por uma **necrose liquefativa** (Capítulo 1).

Os **infartos sépticos** ocorrem quando vegetações infectadas das valvas cardíacas embolizam ou quando microrganismos colonizam o tecido necrótico. Nesses casos, o infarto se converte em um abscesso com uma resposta inflamatória correspondentemente maior e cicatrização por organização e fibrose (Capítulo 2).

Fatores que influenciam o desenvolvimento do infarto

Os efeitos da oclusão vascular variam de inconsequentes à necrose tecidual que leva à disfunção do órgão e, por vezes, à morte. A gama de resultados é influenciada pelas três variáveis seguintes:

- *Anatomia do suprimento vascular*: a presença ou ausência de um suprimento sanguíneo alternativo é o fator mais importante para determinar se a oclusão de um vaso individual causará danos. O suprimento duplo do pulmão pelas artérias pulmonares e brônquicas significa que a obstrução das arteríolas pulmonares não causará infarto pulmonar, a menos que a circulação brônquica também esteja comprometida. Da mesma forma, o fígado, que recebe sangue da artéria hepática e da veia porta, bem como a mão e o antebraço com seus suprimentos arteriais radial e ulnar paralelos, são resistentes ao infarto. Em contraste, os rins e o baço têm circulações arteriais terminais e a obstrução arterial geralmente leva ao infarto nesses tecidos
- *Taxa de oclusão*: a oclusão de desenvolvimento lento apresenta menor probabilidade de causar infarto, pois garante tempo para

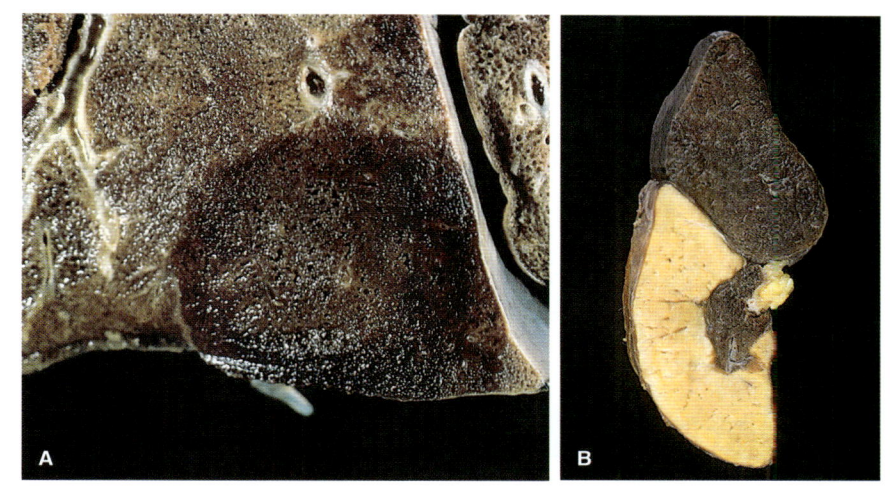

Figura 3.17 Infartos vermelho e branco. **A.** Infarto pulmonar hemorrágico em forma aproximada de cunha (*infarto vermelho*). **B.** Infarto claro nitidamente demarcado no baço (*infarto branco*).

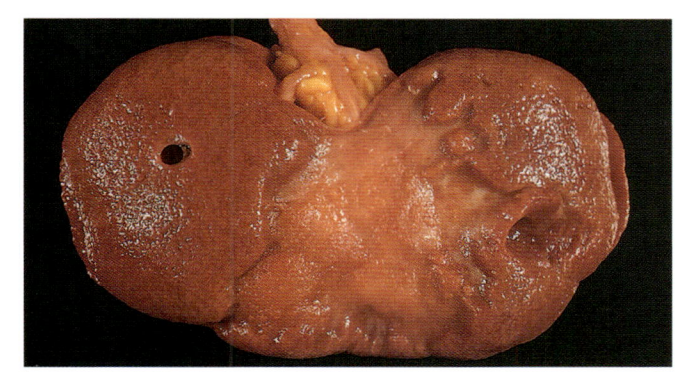

Figura 3.18 Infarto renal antigo, agora substituído por uma grande cicatriz fibrótica.

o desenvolvimento de suprimentos sanguíneos colaterais. Por exemplo, pequenas anastomoses interarteriolares, que normalmente carregam um fluxo sanguíneo mínimo, interconectam as três principais artérias coronárias. Se uma artéria coronária estiver sendo lentamente ocluída (p. ex., por uma placa aterosclerótica invasiva), o fluxo nessa circulação colateral pode aumentar o suficiente para evitar o infarto, mesmo que a artéria original esteja completamente ocluída

- *Vulnerabilidade do tecido à hipoxia*: diferentes tipos celulares variam em sua vulnerabilidade a lesões hipóxicas, principalmente devido às diferenças em suas necessidades metabólicas basais. Os neurônios sofrem danos irreversíveis quando privados de seu suprimento sanguíneo por apenas 3 a 4 minutos. As células do miocárdio, que são um pouco mais resistentes que os neurônios, morrem após apenas 20 a 30 minutos de isquemia. Em contraste, os fibroblastos permanecem viáveis após muitas horas de isquemia.

CHOQUE

O choque é um estado no qual a diminuição do débito cardíaco ou a redução do volume circulante efetivo compromete a perfusão tecidual e leva à hipoxia celular. Inicialmente, a lesão celular é reversível; no entanto, o choque prolongado eventualmente leva a uma lesão tecidual irreversível e é frequentemente fatal. O choque pode complicar os quadros de hemorragia grave, trauma extenso ou queimaduras, infarto do miocárdio, EP e sepse microbiana. Suas causas se enquadram em três categorias gerais (Tabela 3.3):

- O *choque cardiogênico* resulta de um baixo débito cardíaco devido à falha da bomba miocárdica. Pode ser causado por dano no miocárdio (infarto), arritmia ventricular, compressão extrínseca (tamponamento cardíaco) (Capítulo 9) ou obstrução do efluxo (p. ex., EP)

Tabela 3.3 Principais tipos de choque.

Tipo de choque	Exemplos clínicos	Principais mecanismos patogênicos
Cardiogênico	Infarto do miocárdio Ruptura ventricular Arritmia Tamponamento cardíaco Embolia pulmonar	Falha da bomba miocárdica resultante de danos miocárdicos intrínsecos, pressão extrínseca ou obstrução do efluxo
Hipovolêmico	Hemorragia Perda de água (p. ex., vômitos, diarreia, queimaduras)	Volume sanguíneo ou plasmático inadequado

Séptico	Infecções microbianas avassaladoras
	  Sepse bacteriana
	  Sepse fúngica
	  Superantígenos (p. ex., síndrome do choque tóxico)
		Vasodilatação periférica e acúmulo de sangue; ativação/lesão endotelial; dano induzido por leucócitos; coagulação intravascular disseminada; ativação de cascatas de citocinas

- O *choque hipovolêmico* resulta de baixo débito cardíaco devido à perda de sangue ou volume plasmático (p. ex., em decorrência de hemorragia ou perda de líquido causada por queimaduras graves)
- O *choque séptico* é desencadeado por infecções microbianas e está associado à síndrome da resposta inflamatória sistêmica (SIRS, do inglês *systemic inflammatory response syndrome*) grave. Além dos microrganismos, a SIRS pode ser desencadeada por queimaduras, trauma e/ou pancreatite. O mecanismo patogênico comum é uma liberação maciça de mediadores inflamatórios de células imunes inatas e adaptativas que produzem vasodilatação arterial, extravasamento vascular e acúmulo de sangue venoso. Essas anormalidades cardiovasculares resultam em hipoperfusão tecidual, hipoxia celular e distúrbios metabólicos que levam à disfunção de órgãos e, se graves e persistentes, à insuficiência de órgãos e à morte. A patogênese do choque séptico é discutida em detalhes a seguir.

Menos comumente, o choque pode resultar da perda do tônus vascular associada à anestesia ou ser secundária a uma lesão da medula espinal (*choque neurogênico*). O *choque anafilático* resulta de vasodilatação sistêmica e aumento da permeabilidade vascular, sendo desencadeado pelas reações de hipersensibilidade mediadas pela IgE (Capítulo 5).

Patogênese do choque séptico

O choque séptico é responsável por 2% de todas as admissões hospitalares nos EUA. Destas, 50% requerem tratamento em unidades de terapia intensiva. O número de casos nos EUA ultrapassa 750 mil por ano e a incidência está aumentando, principalmente em decorrência das melhorias no suporte de vida para pacientes gravemente enfermos, bem como ao aumento do número de pacientes imunocomprometidos (devido a quimioterapia, imunossupressão, idade avançada ou infecção pelo vírus da imunodeficiência humana) e à crescente prevalência de organismos multirresistentes no ambiente hospitalar. Apesar das melhorias nos cuidados, a taxa de mortalidade permanece em impressionantes 20 a 30%.

O choque séptico é mais frequentemente desencadeado por infecções de bactérias gram-positivas seguidas por bactérias gram-negativas e fungos. Como mencionado no Capítulo 2, macrófagos, neutrófilos, células dendríticas, células endoteliais e componentes solúveis do sistema imune inato (p. ex., complemento) reconhecem e são ativados por várias substâncias derivadas de microrganismos. Após a ativação, essas células e esses fatores iniciam várias respostas inflamatórias que interagem de maneira complexa para produzir choque séptico e falência de múltiplos órgãos (Figura 3.19).

Acredita-se que, dentre os fatores que desempenham papéis importantes na fisiopatologia do choque séptico, estejam os seguintes:

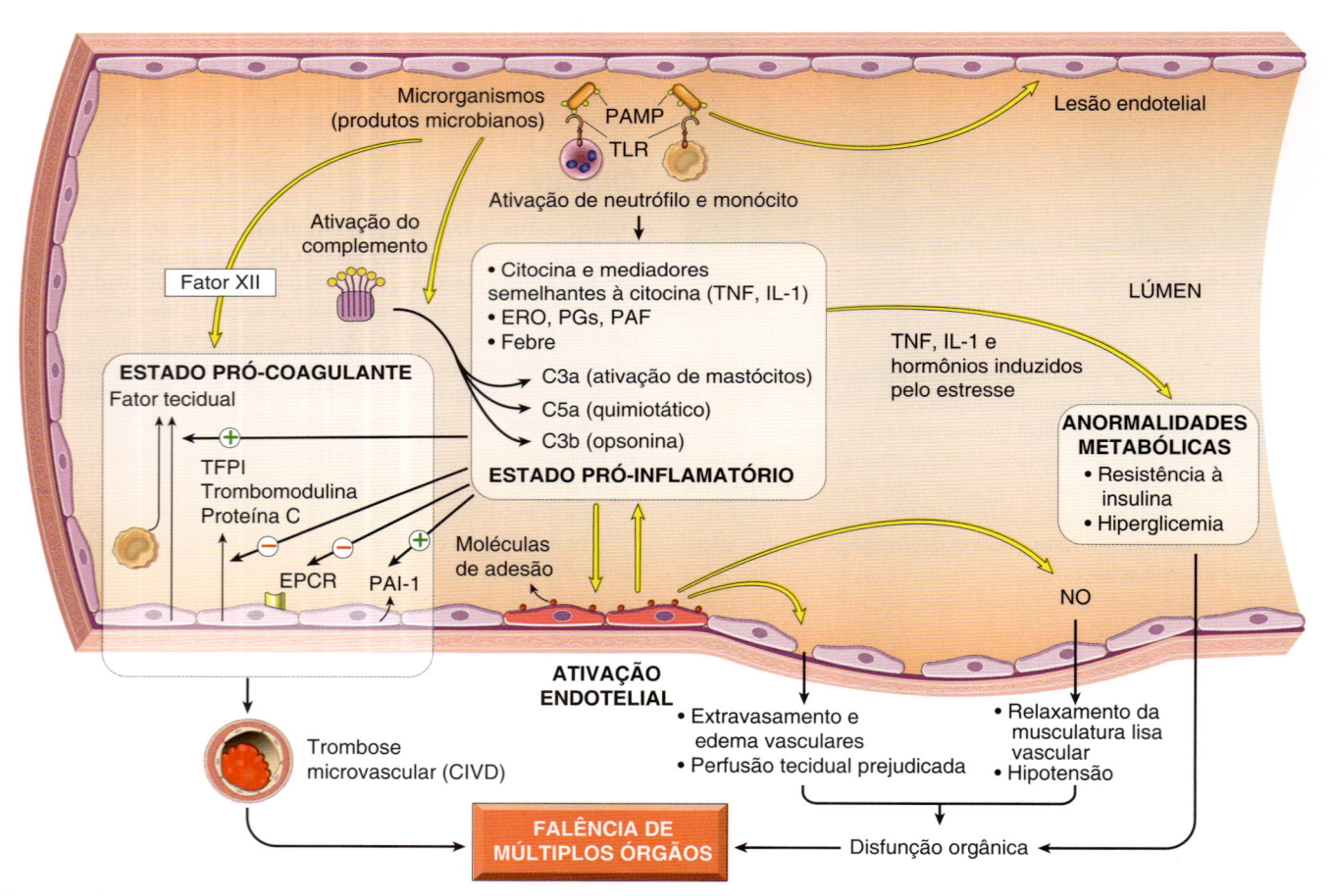

Figura 3.19 Principais vias patogênicas no choque séptico. Produtos microbianos ativam células endoteliais, bem como elementos celulares e humorais do sistema imune inato, iniciando uma cascata de eventos que leva à indução de um estado pró-coagulante e pró-inflamatório acompanhado de alterações metabólicas que, se não controladas, levam à falência de múltiplos órgãos. Detalhes adicionais são fornecidos no texto. *CIVD*, coagulação intravascular disseminada; *EPCR*, receptor endotelial da proteína C; *ERO*, espécies reativas de oxigênio; *IL-1*, interleucina-1; *NO*, óxido nítrico; *PAF*, fator ativador de plaquetas; *PAI-1*, inibidor do ativador do plasminogênio 1; *PAMP*, padrão molecular associado a patógenos; *PGs*, prostaglandinas; *TFPI*, inibidor da via do fator tecidual; *TLR*, receptor do tipo *Toll*; *TNF*, fator de necrose tumoral.

- *Respostas inflamatórias e contrainflamatórias*: na sepse, vários constituintes da parede celular microbiana se ligam a receptores em células do sistema imune inato, desencadeando respostas pró-inflamatórias. Isso inclui:
  - Receptores do tipo *Toll* (TLRs, do inglês *Toll-like receptors*) (Capítulo 5), que reconhecem uma série de substâncias derivadas de microrganismos contendo os chamados "padrões moleculares associados a patógenos" (PAMPs, do inglês *pathogen-associated molecular patterns*)
  - Receptores acoplados à proteína G, que detectam peptídeos bacterianos
  - Receptores de lectina tipo C, como as dectinas, que reconhecem os componentes da parede celular fúngica.

  Após a ativação, as células do sistema imune inato produzem citocinas como TNF, IL-1, interferona tipo I, IL-12 e IL-18, bem como outros mediadores inflamatórios, causando elevação dos níveis de marcadores de inflamação aguda, como a proteína C reativa e a pró-calcitonina. Também são liberados espécies reativas de oxigênio e mediadores lipídicos como as prostaglandinas. Essas moléculas efetoras induzem as células endoteliais (e outros tipos celulares) a aumentar a expressão de moléculas de adesão e estimulam ainda mais a produção de citocinas e quimiocinas. A cascata do complemento também é ativada por componentes microbianos (Capítulo 2), o que resulta na produção de anafilatoxinas (C3a, C5a), fragmentos quimiotáticos (C5a) e opsoninas (C3b), todos contribuindo para o estado pró-inflamatório.

  Além disso, componentes microbianos podem ativar diretamente a coagulação por intermédio do fator XII e indiretamente por meio da função endotelial alterada (discutida posteriormente). A concomitante ativação generalizada de trombina pode aumentar ainda mais a inflamação ao desencadear receptores ativados por protease em células inflamatórias.

  Com o tempo, o estado hiperinflamatório inicial causado pela sepse desencadeia mecanismos imunossupressores contrarregulatórios, que podem envolver tanto células imunes inatas quanto adaptativas. Como resultado, os pacientes sépticos podem oscilar entre estados hiperinflamatórios e de imunossupressão durante seu curso clínico. Os mecanismos propostos para a supressão imunológica incluem mudança de citocinas pró-inflamatórias (Th1) para citocinas anti-inflamatórias (Th2) (Capítulo 5), produção de mediadores anti-inflamatórios (p. ex., receptor solúvel do TNF, antagonista do receptor de IL-1, e IL-10), apoptose de linfócitos e efeitos imunossupressores de células apoptóticas.
- *Ativação e lesão endoteliais*: o estado pró-inflamatório e a ativação das células endoteliais associados à sepse aumentam a expressão de moléculas de adesão e levam a um extravasamento vascular generalizado e ao edema tecidual, que têm efeitos prejudiciais tanto na distribuição de nutrientes quanto na remoção de resíduos. Um efeito das citocinas inflamatórias é afrouxar as zonas de oclusão (*tight junctions*) das células endoteliais, tornando os vasos permeáveis e resultando no acúmulo de um líquido edematoso rico em proteínas por todo o corpo. Essa alteração prejudica a perfusão tecidual e pode ser exacerbada por estratégias de suporte ao paciente com líquidos intravenosos. O endotélio ativado também aumenta a produção de NO e outros mediadores inflamatórios vasoativos, que podem contribuir para o relaxamento da musculatura lisa vascular e para a hipotensão sistêmica
- *Indução de um estado pró-coagulante*: a alteração na coagulação é suficiente para produzir a espantosa complicação da *coagulação intravascular disseminada* em até metade dos pacientes sépticos (Capítulo 10). A sepse altera a expressão de muitos fatores em favor da coagulação. Citocinas pró-inflamatórias aumentam a produção do fator tecidual por monócitos e, possivelmente, também por células endoteliais, além de diminuir a produção de fatores anticoagulantes endoteliais como o inibidor da via do fator tecidual, a trombomodulina e o receptor endotelial de proteína C. Também inibem a fibrinólise ao aumentar a expressão do inibidor do ativador do plasminogênio 1 (ver Figura 3.10). O extravasamento vascular e o edema tecidual diminuem o fluxo sanguíneo no nível dos pequenos vasos, produzindo estase e diminuindo a remoção dos fatores de coagulação ativados. Agindo em conjunto, esses efeitos levam à ativação sistêmica da trombina e à deposição de trombos ricos em fibrina nos pequenos vasos, muitas vezes em todo o corpo, o que compromete ainda mais a perfusão tecidual. Na CIVD completa, a consumpção de fatores de coagulação e plaquetas é tão grande que as deficiências desses fatores aparecem e levam a sangramentos e hemorragias concomitantes (Capítulo 10)
- *Anormalidades metabólicas*: os pacientes com sepse grave exibem resistência à insulina e hiperglicemia. Citocinas como o TNF e a IL-1, hormônios induzidos pelo estresse (como glucagon, hormônio do crescimento e glicocorticoides) e catecolaminas estimulam a gliconeogênese. Ao mesmo tempo, as citocinas pró-inflamatórias suprimem a liberação de insulina enquanto promovem simultaneamente resistência à insulina no fígado e em outros tecidos, provavelmente prejudicando a expressão superficial de GLUT-4, um transportador de glicose. Embora a sepse esteja inicialmente associada a um aumento agudo na produção de glicocorticoides, essa fase pode ser seguida por insuficiência adrenal e um déficit funcional de glicocorticoides. Isso pode resultar da diminuição da capacidade de síntese das glândulas adrenais intactas ou da necrose adrenal (*síndrome de Waterhouse-Friderichsen*) resultante da CIVD (Capítulo 18). Finalmente, a hipoxia celular e a diminuição da fosforilação oxidativa levam ao aumento da produção de lactato e acidose láctica.
- *Disfunção orgânica*: hipotensão sistêmica, edema intersticial e trombose de pequenos vasos diminuem a entrega de oxigênio e nutrientes para os tecidos que, devido à hipoxia celular, falham em usar adequadamente os nutrientes distribuídos. O dano mitocondrial resultante do estresse oxidativo prejudica o uso do oxigênio. Altos níveis de citocinas e mediadores secundários diminuem a contratilidade miocárdica e o débito cardíaco. O aumento da permeabilidade vascular e a lesão endotelial também podem levar à *síndrome do desconforto respiratório agudo* (Capítulo 11). Por fim, esses fatores podem contribuir para causar a falência de múltiplos órgãos, especialmente rins, fígado, pulmões e coração, culminando na morte.

A gravidade e o desfecho do choque séptico são provavelmente dependentes da extensão e da virulência da infecção; do estado imunológico do hospedeiro; da presença de outras comorbidades; além do padrão e do nível da produção de mediadores. A multiplicidade de fatores e a complexidade das interações subjacentes à sepse explicam por que as tentativas de intervenção terapêutica com antagonistas de mediadores específicos não foram eficazes e podem até ter efeitos prejudiciais em alguns casos. O tratamento-padrão permanece sendo a antibioticoterapia para tratar a infecção subjacente e os líquidos intravenosos, e o uso de vasopressores e oxigênio suplementar para manter a pressão arterial e limitar a hipoxia tecidual. Mesmo nos melhores centros clínicos, o choque séptico continua sendo um desafio persistente.

Um grupo adicional de proteínas bacterianas secretadas chamadas de *superantígenos* também causa uma síndrome semelhante ao choque séptico (p. ex., *síndrome do choque tóxico*). Os superantígenos são ativadores policlonais de linfócitos T que induzem a liberação de altos níveis de citocinas, resultando em uma diversidade de manifestações clínicas que variam de erupção difusa até vasodilatação, hipotensão, choque e morte.

Estágios do choque

O choque é um distúrbio progressivo que leva à morte se os problemas subjacentes não forem corrigidos. Os mecanismos exatos da morte relacionada à sepse continuam obscuros; além do aumento da apoptose de linfócitos e enterócitos, a necrose celular é mínima. A morte tipicamente ocorre após a falha de múltiplos órgãos, que geralmente não oferecem pistas morfológicas para explicar sua disfunção. No entanto, nos casos de choques hipovolêmico e cardiogênico, os caminhos que levam à morte estão razoavelmente bem compreendidos. A menos que a agressão seja massiva e rapidamente letal (p. ex., exsanguinação de um aneurisma aórtico rompido), o choque tende a evoluir por meio de três estágios gerais (embora um tanto artificiais). Esses estágios foram documentados com mais clareza no choque hipovolêmico, mas também são comuns às outras formas:

- Um estágio inicial não progressivo, durante o qual os mecanismos compensatórios reflexos são ativados e a perfusão dos órgãos vitais é mantida
- Um estágio progressivo caracterizado por hipoperfusão tecidual e início da piora dos distúrbios circulatórios e metabólicos, incluindo acidose
- Um estágio irreversível no qual as lesões celular e tecidual são tão graves que, mesmo que os defeitos hemodinâmicos sejam corrigidos, a sobrevivência não é possível.

Na fase inicial não progressiva do choque, diversos mecanismos neuro-humorais mantêm o débito cardíaco e a pressão arterial. Esses mecanismos incluem reflexos dos barorreceptores, liberação de catecolaminas e do hormônio antidiurético, ativação do eixo renina-angiotensina-aldosterona e estimulação simpática generalizada. Taquicardia, vasoconstrição periférica e conservação de líquidos renais são os efeitos finais. A vasoconstrição cutânea causa a característica frieza e palidez da pele "em choque" (notavelmente, o choque séptico pode inicialmente causar vasodilatação cutânea, de modo que o paciente pode apresentar pele quente e ruborizada). Os vasos coronarianos e cerebrais tornam-se menos sensíveis aos sinais simpáticos e mantêm calibre, fluxo sanguíneo e fornecimento de oxigênio relativamente normais. Assim, o sangue é desviado da pele para órgãos vitais como o coração e o cérebro.

Se as causas subjacentes não forem corrigidas, a fase progressiva é a próxima a ser observada, a qual é caracterizada por hipoxia tecidual generalizada. No cenário de um déficit persistente de oxigênio, a respiração intracelular aeróbica é substituída pela glicólise anaeróbica com produção excessiva de ácido láctico. A acidose láctica resultante reduz o pH dos tecidos, prejudicando a resposta vasomotora das arteríolas, que dilatam e levam ao acúmulo de sangue na microcirculação. O acúmulo periférico de sangue não apenas reduz o débito cardíaco, mas também coloca as células endoteliais em risco de desenvolver lesões isquêmicas e CIVD subsequente. No caso de uma hipoxia tecidual generalizada, órgãos vitais começam a falhar.

Na ausência de intervenção ou nos casos graves, o processo eventualmente entra em um estágio irreversível. A lesão celular generalizada é refletida no extravasamento de enzimas lisossômicas, o que agrava ainda mais a lesão celular. A função contrátil do miocárdio piora e o intestino isquêmico pode permitir que a microbiota intestinal entre na circulação; assim, o choque séptico bacteriano se sobrepõe. Comumente, ocorre insuficiência renal como consequência da lesão isquêmica dos rins. Apesar das intervenções terapêuticas, essa espiral descendente frequentemente termina em morte.

> **Morfologia**
>
> Os efeitos fisiopatológicos do choque são essencialmente aqueles da lesão hipóxica (Capítulo 1) e são causados por uma combinação de **hipoperfusão** e **trombose microvascular**. Embora qualquer órgão possa ser afetado, o cérebro, o coração, os rins, as glândulas adrenais e o trato gastrintestinal são os mais comumente envolvidos. **Trombos de fibrina** podem se formar em qualquer tecido, mas tipicamente são mais facilmente visualizados nos glomérulos renais. A **depleção lipídica das células corticais adrenais** é semelhante à observada em todas as formas de estresse e reflete o aumento do uso dos lipídios armazenados para a síntese de esteroides. Embora os pulmões sejam resistentes à lesão hipóxica no choque hipovolêmico decorrente de hemorragia, sepse ou trauma podem precipitar o dano alveolar difuso (Capítulo 11), levando ao chamado **"pulmão de choque"**. Exceto pelas perdas neuronal e de cardiomiócitos, os tecidos afetados podem se recuperar completamente se o paciente sobreviver.

Características clínicas. As manifestações clínicas do choque dependem do dano precipitante. Nos choques hipovolêmico e cardiogênico, os pacientes apresentam hipotensão, pulso fraco e rápido, taquipneia e pele fria, pegajosa e cianótica. Como já mencionado, no choque séptico, a pele pode estar quente e avermelhada em decorrência da vasodilatação periférica. A principal ameaça à vida é o evento iniciador subjacente (p. ex., infarto do miocárdio, hemorragia grave, infecção bacteriana). No entanto, as alterações cardíacas, cerebrais e pulmonares agravam rapidamente a situação. Se os pacientes sobreviverem ao período inicial, o agravamento da função renal pode provocar uma fase dominada por oligúria progressiva, acidose e desequilíbrios eletrolíticos.

O prognóstico varia conforme a origem do choque e sua duração. Assim, mais de 90% dos pacientes jovens e outrora saudáveis com choque hipovolêmico sobrevivem com manejo adequado; em comparação, o choque séptico ou cardiogênico está associado a desfechos substancialmente piores, mesmo com os melhores cuidados.

REVISÃO RÁPIDA

Edema

- Causado pelo movimento de líquido da vasculatura para os espaços intersticiais
- O líquido do edema pode ser pobre em proteínas (transudato) ou rico em proteínas (exsudato)
- O edema não inflamatório pode ser causado por aumento da pressão hidrostática (p. ex., insuficiência cardíaca); diminuição da pressão coloidosmótica resultante da redução da albumina plasmática decorrente da diminuição da síntese (p. ex., doença hepática, desnutrição proteica) ou do aumento da perda (p. ex., síndrome nefrótica); obstrução linfática (p. ex., fibrose ou neoplasia); ou retenção de sódio (p. ex., insuficiência renal)
- O edema inflamatório é causado pelo aumento da permeabilidade vascular.

Hemostasia

- Mediada pela adesão, ativação e agregação de plaquetas (hemostasia primária) e pelos fatores de coagulação (hemostasia secundária)
- A hemostasia primária ocorre por meio das seguintes etapas:
    - A lesão vascular expõe o vWF na matriz extracelular
    - As plaquetas aderem ao vWF por intermédio da ligação de seus receptores GpIb

- A adesão leva à ativação das plaquetas associada à secreção do seu conteúdo granular, às mudanças na sua forma e na composição da membrana, bem como às alterações conformacionais nos receptores GpIIb-IIIa, que se ligam ao fibrinogênio, o que leva à agregação plaquetária e à formação do tampão hemostático primário
- A hemostasia secundária ocorre por meio das seguintes etapas:
  - A exposição do fator tecidual nos locais de lesão inicia a cascata de coagulação
  - *In vivo*, os fatores mais importantes na cascata de coagulação são os fatores VII, IX, X, II (protrombina) e o fibrinogênio, bem como os cofatores V e VIII
  - A trombina converte o fibrinogênio em fibrina para formar o tampão hemostático secundário e também estabiliza o coágulo ativando o fator XIII, que reticula a fibrina, além de promover a contração das plaquetas
  - A coagulação excessiva é evitada por vários mecanismos, que incluem a "lavagem" dos fatores de coagulação ativados e sua remoção pelo fígado; a necessidade de superfícies fosfolipídicas fornecidas pelas plaquetas ativadas; a expressão de fatores anticoagulantes no endotélio normal (p. ex., trombomodulina); e a ativação das vias fibrinolíticas (p. ex., ativador do plasminogênio tecidual).

Trombose

- Tipicamente causada por um ou mais componentes da tríade de Virchow, consiste em lesão endotelial (p. ex., por toxinas, hipertensão, inflamação ou produtos metabólicos); fluxo sanguíneo estático ou turbilhonado (p. ex., resultante de aneurismas, placas ateroscleróticas); e hipercoagulabilidade, seja primária (p. ex., fator V de Leiden) ou secundária (p. ex., pessoas acamadas)
- Os trombos podem se propagar, se resolver, se tornar organizados ou formar êmbolos
- A trombose causa lesão tecidual por oclusão vascular local ou por embolização distal.

Embolia

- Um êmbolo é uma massa sólida, líquida ou gasosa transportada pelo sangue para um local distante de sua origem; a maioria é composta de trombos desalojados
- Os êmbolos pulmonares se originam principalmente de trombos venosos profundos nos membros inferiores
- Os efeitos dos êmbolos pulmonares dependem de seu tamanho, número e local de obstrução
- As consequências dos êmbolos pulmonares incluem insuficiência cardíaca do lado direito, hemorragia e infarto pulmonares, e morte súbita
- Os êmbolos sistêmicos surgem mais comumente de trombos cardíacos murais ou valvulares, aneurismas da aorta e placas ateroscleróticas
- O local da embolização e a presença ou ausência de um suprimento sanguíneo alternativo determinam se os êmbolos sistêmicos causarão infarto
- A embolia gordurosa ocorre após lesões por esmagamento dos ossos e pode causar insuficiência pulmonar e danos neurológicos
- A embolia de líquido amniótico é uma complicação rara do parto que frequentemente é fatal devido a manifestações pulmonares e cerebrais
- A embolia gasosa ocorre durante a descompressão rápida, mais comumente em mergulhadores, e resulta da formação repentina de bolhas de gás nitrogênio.

Infarto

- Infarto é uma área de necrose isquêmica que é mais comumente causada por oclusão arterial decorrente de trombose ou embolização, e raramente por oclusão venosa
- Os infartos são hemorrágicos (vermelhos) quando causados por oclusão venosa ou por oclusão arterial em tecidos nos quais a diminuição do fluxo sanguíneo é parcial ou transitória
- Os infartos brancos (não hemorrágicos) ocorrem em tecidos com um suprimento sanguíneo arterial terminal nos quais a obstrução vascular é persistente, de modo que o sangue não pode penetrar no tecido infartado
- A ocorrência de infarto é influenciada pelo suprimento sanguíneo colateral, pela taxa de desenvolvimento da obstrução, pela suscetibilidade intrínseca do tecido à lesão isquêmica e pela oxigenação do sangue.

Choque

- O choque é um estado de hipoperfusão tecidual sistêmica decorrente da redução do débito cardíaco e/ou diminuição do volume sanguíneo circulante
- Os principais tipos de choque são: cardiogênico (p. ex., infarto do miocárdio), hipovolêmico (p. ex., perda de sangue) e séptico (p. ex., infecções), todos os quais podem causar lesão tecidual hipóxica
- O choque séptico é causado pela resposta do hospedeiro a infecções bacterianas ou fúngicas
- A fisiopatologia do choque séptico envolve ativação e lesão das células endoteliais, vasodilatação, edema em muitos tecidos, coagulação intravascular disseminada e distúrbios metabólicos.

Exames laboratoriais

Exame	Valores de referência	Fisiopatologia/Relevância clínica
Tempo de tromboplastina parcial ativada (TTPA), plasma	25 a 37 s	O TTPA avalia os fatores de coagulação da via intrínseca (fatores XII, XI, IX e VIII) e da via comum (fatores X, V, II e fibrinogênio). A deficiência de qualquer um desses fatores pode causar elevações no TTPA. A heparina e os anticorpos antifosfolípide (anticoagulante lúpico) causam elevação isolada do TTPA. Uma vez que o TTPA é um ensaio baseado em coagulação, a terapia anticoagulante pode resultar em aumento do TTPA
Resistência à proteína C ativada (PCa), plasma	Razão ≥ 2,3	A proteína C é um fator de coagulação dependente de vitamina K sintetizado no fígado e que é ativado pela trombina quando esta se liga à trombomodulina no endotélio. A PCa inibe a coagulação clivando o fator Va e o fator VIIIa e inativando o inibidor do ativador do plasminogênio, levando então à fibrinólise. A resistência à PCa é observada principalmente no contexto da mutação do fator V de Leiden (FVL), na qual uma substituição de aminoácidos que afeta o fator V remove seu sítio de clivagem pela PCa
Anticorpos antifosfolípide (AAF; também conhecidos como anticoagulantes lúpicos), soro	Negativo	Os AAFs são autoanticorpos adquiridos que se ligam a fosfolipídios com carga negativa. Eles são frequentemente observados nos pacientes com lúpus eritematoso sistêmico. Os AAFs prolongam o TTPA ao se ligarem aos fosfolipídios, um cofator necessário neste teste. *In vivo*, entretanto, os AAFs podem causar tromboses arterial e venosa, e estão associados à síndrome do anticorpo antifosfolípide (SAF), que é caracterizada por trombose e abortos espontâneos tardios
Atividade da antitrombina (AT), plasma	Adultos: 80 a 130%	A AT é produzida por hepatócitos e ela se liga e inativa os fatores IIa, IXa, Xa, XIa e XIIa. A deficiência de AT é um fator de risco para o tromboembolismo venoso e pode ser herdada ou adquirida (p. ex., síndrome nefrótica, insuficiência hepática fulminante, coagulação intravascular disseminada [CIVD]). Uma vez que a heparina age como um anticoagulante potencializando a atividade da AT, a deficiência de AT provoca resistência à heparina
Dímero D, plasma	≤ 500 ng/mℓ de unidades equivalentes de fibrinogênio (FEU, do inglês *fibrinogen equivalent units*)	Os dímeros D são subprodutos proteolíticos da degradação de fibrina mediada por plasmina e indicam que (1) um coágulo de fibrina foi formado e (2) o coágulo foi reticulado pelo fator XIIIa e posteriormente clivado pela plasmina. Níveis elevados de dímeros D são observados nos distúrbios marcados pelas atividades pró-coagulante e fibrinolítica (p. ex., CIVD, trombose venosa profunda [TVP], embolia pulmonar [EP], cirurgia recente e trauma) e pelos estados de hipercoagulabilidade (p. ex., gestação, doença hepática, inflamação)
Mutação do fator V de Leiden (FVL), sangue	Negativo	O fator V é um cofator essencial na conversão de protrombina em trombina pelo fator Xa. No FVL, uma mutação pontual substitui uma arginina por uma glutamina (R506Q), evitando a clivagem do FVL pela proteína C ativada (PCa); a persistência do fator Va produz um estado de hipercoagulabilidade. Este teste baseado na reação em cadeia da polimerase detecta a mutação. O FVL é a causa mais comum de tromboembolismo venoso hereditário em indivíduos de ascendência europeia, mas também é observado em outros grupos devido à miscigenação populacional. O FVL aumenta o risco de trombose venosa em 25 a 50 vezes em homozigotos e em 3 a 4 vezes em heterozigotos
Ensaio de atividade do fator VIII (FVIII), plasma	55 a 200%	O FVIII é um cofator da coagulação que está ligado ao fator de von Willebrand (vWF) e é estabilizado por ele no soro. É um cofator essencial na ativação do fator X pelo fator IX. Este teste mede a atividade do FVIII no plasma do paciente e é apresentado como uma porcentagem relativa ao plasma normal de referência. A hemofilia A é uma doença recessiva ligada ao X causada por uma profunda deficiência hereditária de FVIII; os pacientes afetados tipicamente têm níveis de atividade do FVIII inferiores a 5% do normal. A doença se manifesta com sangramento prolongado após trauma e hemartroses. Alguns poucos pacientes com a doença de von Willebrand homozigótica podem apresentar níveis baixos de FVIII e um sangramento semelhante ao da hemofilia. Os autoanticorpos contra o FVIII podem inibir sua função, o que resulta em hemofilia adquirida

Exame	Valores de referência	Fisiopatologia/Relevância clínica
Ensaio de atividade do fator IX (FIX), plasma	65 a 140%	O FIX é uma protease que faz parte da via intrínseca da coagulação. Ele é ativado pelo fator XIa ou pelo fator VIIa/fator tec dual. Na presença de cálcio, fosfolipídios e fator VIIIa, o FIXa ativa o fator X, que, por sua vez, gera a trombina a partir da protrombina. A deficiência hereditária de FIX causa a hemofilia B, também chamada de doença de Christmas, uma doença recessiva ligada ao X que é clinicamente indistinguível da hemofilia A
Fibrinogênio, plasma	200 a 393 mg/dℓ	O fibrinogênio (fator I) é essencial para a formação de coágulos estáveis e, portanto, para a hemostasia. O fibrinogênio liga as plaquetas ativadas via receptor GpIIb-IIIa e é clivado pela trombina para formar polímeros insolúveis de fibrina. O fibrinogênio é um reagente de fase aguda sintetizado pelo fígado e pode estar elevado em condições inflamatórias. Os níveis diminuídos de fibrinogênio podem ser decorrentes de subprodução (p. ex., doença hepática intrínseca, desnutrição proteica, distúrbios genéticos raros) ou de "consumpção" exacerbada (p. ex., CIVD)
Anticorpo IgG anti-heparina/PF4, soro	Ausente	Anticorpos contra complexos heparina/fator plaquetário 4 (PF4) se formam em alguns pacientes após a terapia com heparina, causando trombocitopenia induzida por heparina (TIH), que geralmente começa em 5 a 10 dias após o início da terapia. Esses pacientes estão em risco de tromboembolismos venoso e arterial. Embora o teste seja sensível (98 a 100%), sua especificidade é limitada, pois nem todos os anticorpos anti-PF4 ativam ou depletam as plaquetas
Tempo de protrombina (TP), plasma	TP: 9,4 a 12,5 s Razão normalizada internacional (RNI): 0,9 a 1,1	O TP avalia a via extrínseca da cascata de coagulação e, portanto, está elevado quando há uma anormalidade quantitativa ou qualitativa nos fatores VII, X, II (protrombina) ou I (fibrinogênio). Os resultados do TP podem ser padronizados entre laboratórios pela conversão do seu valor em uma razão normalizada internacional (RNI) na qual o valor normal é 1. O TP/RNI é geralmente usado como um teste de triagem ou para monitorar os pacientes em terapia com varfarina
Antígeno do fator de von Willebrand (vWF), plasma	55 a 200%	O fator de von Willebrand (vWF) é sintetizado em células endoteliais e megacariócitos. Na hemostasia primária, o vWF se liga ao receptor de plaquetas GPIb-IX e ao colágeno subendotelial, promovendo, assim, a adesão das plaquetas ao colágeno. Este teste mede a quantidade de vWF e geralmente é combinado com um ensaio funcional de vWF (p. ex., vWF:teste de atividade do cofator da ristocetina). Níveis ou função diminuídos de vWF podem ser observados nas formas herdadas ou adquiridas (autoimunes) da doença de von Willebrand

Valores de referência apresentados em *https://www.mayocliniclabs.com/* com permissão da Mayo Foundation for Medical Education and Research. Todos os direitos reservados. (Adaptada de Deyrup AT, D'Ambrosio D, Muir J et al. Essential Laboratory Tests for Medical Education. *Acad Pathol.* 2022;9. doi: 10.1016/j.acpath.2022.100046.)

4

Doenças Genéticas e Pediátricas

VISÃO GERAL DO CAPÍTULO

Genoma, 81
  DNAs codificante e não codificante de proteína, 81
  Alterações epigenéticas, 82
  Micro-RNA e RNA não codificante longo, 82
  Edição de gene, 83
Doenças Genéticas, 85
Natureza das anormalidades genéticas que contribuem para a doença humana, 85
  Mutações em genes codificadores de proteínas, 85
  Alterações nos genes codificantes de proteínas além de mutações, 85
Distúrbios mendelianos: doenças causadas por mutações monogênicas, 85
  Padrões de transmissão de distúrbios monogênicos, 86
    Distúrbios de herança autossômica dominante, 86
    Distúrbios de herança autossômica recessiva, 87
    Distúrbios ligados ao X, 87
  Doenças causadas por mutações em genes codificadores de proteínas estruturais, 88
    Síndrome de Marfan, 88
    Síndromes de Ehlers-Danlos, 88
  Doenças causadas por mutações em genes codificadores de proteínas receptoras ou canais, 89
    Hipercolesterolemia familiar, 89
    Fibrose cística, 91
  Doenças causadas por mutações em genes codificadores de enzimas, 94
    Fenilcetonúria (PKU), 94
    Galactosemia, 94
    Doenças do armazenamento lisossomal, 95
    Doenças do armazenamento de glicogênio (glicogenoses), 99
Distúrbios multigênicos complexos, 100
Distúrbios citogenéticos, 101
  Anormalidades numéricas, 101
  Anormalidades estruturais, 101
  Características gerais dos distúrbios cromossômicos, 102
  Distúrbios citogenéticos que envolvem os autossomos, 103
    Trissomia do 21 (síndrome de Down), 103
    Síndrome da deleção 22q11.2, 103
  Distúrbios citogenéticos que envolvem cromossomos sexuais, 105
    Síndrome de Klinefelter, 105
    Síndrome de Turner, 105
Distúrbios monogênicos com padrões de herança atípicos, 107
  Mutações de repetição de trinucleotídeos, 107
    Síndrome do X frágil (SXF), 107
    Síndrome do tremor/ataxia associada ao X frágil e insuficiência ovariana primária associada ao X frágil, 108
  Doenças causadas por mutações em genes mitocondriais, 109
  Doenças causadas por alterações de regiões *imprinted*: síndromes de Prader-Willi e de Angelman, 109
Doenças Pediátricas, 110
Anomalias congênitas, 110
Infecções perinatais, 113
Prematuridade e restrição de crescimento fetal, 114
  Prematuridade, 114
  Restrição de crescimento fetal, 114
Síndrome da angústia respiratória neonatal, 114
Enterocolite necrosante, 116
Síndrome da morte súbita do recém-nascido (SIDS), 117
Hidropisia fetal, 118
  Hidropisia imune, 119
  Hidropisia não imune, 119
Tumores e lesões semelhantes a tumores da lactância e da infância, 120
  Neoplasias benignas, 121
  Neoplasias malignas, 122
    Neuroblastoma, 122
    Retinoblastoma, 124
    Tumor de Wilms, 124
Diagnóstico molecular de distúrbios genéticos, 125
  Indicações para análise genética, 125
  Testes moleculares e sua aplicação, 126
    Testes que detectam anormalidades estruturais de cromossomos, 126
  Biopsia líquida, 127
  Testes que detectam mutações monogênicas, 127

Neste capítulo, as doenças genéticas e pediátricas são discutidas em conjunto, pois muitos distúrbios da infância são de origem genética. Entretanto, deve-se ter em mente que nem todos os distúrbios genéticos manifestam-se na infância e, por outro lado, muitas doenças pediátricas não são de origem genética. Nesta última categoria estão incluídas as doenças resultantes da imaturidade dos sistemas orgânicos.

Para facilitar a compreensão da base molecular dos distúrbios genéticos, este capítulo é iniciado com uma visão geral da arquitetura do genoma humano.

Agradecemos as contribuições do Dr. Anirban Maitra, Department of Translational Molecular Pathology, University of Texas, MD Anderson Cancer Center, Houston, Texas, a este capítulo em várias edições anteriores deste livro.

GENOMA

Avanços notáveis foram feitos em nossa compreensão da base genética das doenças humanas hereditárias e adquiridas nos últimos 50 anos. Isso foi possível graças a um conhecimento mais profundo da estrutura do genoma humano e dos fatores que regulam a expressão genética.

O sequenciamento do genoma humano no início do século XXI foi um feito de grande relevância da ciência biomédica. Desde então, a queda rápida no custo do sequenciamento e a capacidade computacional para analisar grandes quantidades de dados revolucionaram nossa compreensão sobre saúde e doença. Ao mesmo tempo, a informação recente também revelou um nível empolgante de complexidade muito além da sequência linear do genoma. O potencial dessas novas ferramentas poderosas para expandir nossa compreensão sobre a patogênese e impulsionar a inovação terapêutica não apenas entusiasma, mas também inspira, tanto os cientistas como o público leigo. Enquanto os primeiros estudos focalizavam a descoberta de genes que codificam proteínas, investigações mais recentes levaram a importantes percepções sobre o papel do DNA não codificante na regulação da expressão genética. Isso é discutido a seguir.

DNAs codificante e não codificante de proteína

O genoma humano contém cerca de 3,3 bilhões de pares de bases do DNA. Ainda, dentro do genoma, há somente pouco mais que 19 mil genes codificadores de proteína, que constituem somente 1,5% do genoma. As proteínas codificadas por esses genes são os constituintes fundamentais das células que atuam como enzimas, elementos estruturais e moléculas sinalizadoras. Embora o número 19 mil subestime o número real de proteínas codificadas (muitos genes produzem múltiplos transcritos de RNA que produzem distintas isoformas de proteína), é surpreendente que vermes compostos por menos de mil células – e com genomas 30 vezes menores – também são montados a partir de cerca de 20 mil genes codificadores de proteína. Talvez ainda mais surpreendente seja que muitas dessas proteínas são homólogas reconhecíveis de moléculas expressas em humanos. O que então separa humanos e vermes? A resposta não é completamente conhecida, mas evidências apoiam a afirmação de que a diferença está nos 98,5% do genoma humano que não codificam proteínas. Atualmente, sabemos que mais de 85% do genoma humano é transcrito, e que quase 80% dele é dedicado à regulação da expressão genética. Segue-se que, enquanto as proteínas fornecem os blocos de construção e o mecanismo necessário para a montagem de células, tecidos e organismos, as regiões não codificantes do genoma é que proporcionam o "planejamento arquitetônico" crucial.

Dentre as principais classes de *sequências de DNA não codificante de proteínas* funcionais encontradas no genoma humano, estão (Figura 4.1):

- Regiões *promotoras* e *potencializadoras* que ligam os fatores de transcrição

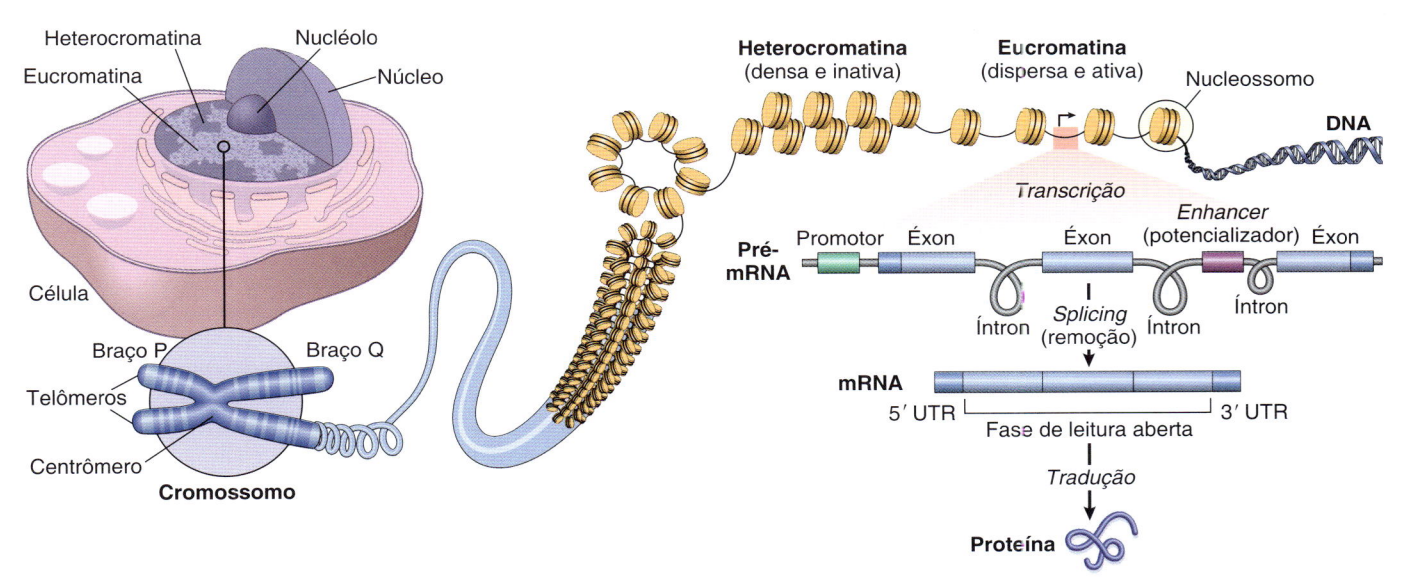

Figura 4.1 Organização do DNA nuclear. No nível da microscopia óptica, o material genético nuclear é organizado em *eucromatina* dispersa e transcricionalmente ativa ou em *heterocromatina* densamente comprimida e transcricionalmente inativa; alguma cromatina é ligada à membrana nuclear e, desse modo, a perturbação da membrana nuclear pode influenciar a transcrição. Os cromossomos (mostrados) podem ser visualizados por microscopia óptica somente durante a divisão celular. Durante a mitose, eles são organizados em cromátides pareadas conectadas aos *centrômeros*; os centrômeros atuam como o *locus* para a formação de um complexo proteico *cinetócoro* que regula a segregação do cromossomo na metáfase. Os *telômeros* são sequências nucleotídicas repetitivas que recobrem as terminações das cromátides e permitem a replicação cromossômica repetida sem perda de DNA nas terminações do cromossomo. As cromátides são organizadas em braços "P" curto ("*petite*") e "Q" longo ("a *letra do alfabeto seguinte ao P*"). O característico padrão em bandas das cromátides foi atribuído ao conteúdo GC relativo (menos conteúdo em bandas GC em relação às interbandas) com a tendência dos genes a se localizarem nas regiões interbandas. As fibras individuais de cromatina são compostas de uma fileira de *nucleossomos* – o DNA envolve os núcleos octaméricos das histonas – com os nucleossomos conectados por meio de ligantes de DNA. *Promotores* são regiões não codificantes do DNA que iniciam a transcrição genética; elas se encontram no mesmo filamento e a montante de seu gene associado. *Enhancers*, ou potencializadores, são elementos reguladores que podem modular a expressão genética ao longo de distâncias de 100 kB ou mais, e que retornam aos promotores e recrutam fatores adicionais que são necessários para impulsionar a transcrição de espécies de pré-RNA mensageiro (mRNA). As sequências de íntrons são subsequentemente removidas do pré-mRNA para produzir mRNA maduro, que inclui éxons que são traduzidos em proteínas e regiões 5' e 3' não traduzidas (UTR, do inglês *untranslated regions*) que podem ter funções reguladoras. Além do *enhancer*, do promotor e das sequências UTR, são encontrados elementos não codificantes por todo o genoma; estes incluem repetições curtas, regiões ligantes de fator regulador, RNAs reguladores não codificantes e transpósons.

- Os locais de ligação para proteínas que organizam e mantêm as *estruturas cromatínicas* de ordem superior
- *RNA reguladores não codificantes.* Dos 80% do genoma dedicados às funções reguladoras, a maioria é transcrita em RNAs – microRNAs e RNAs não codificantes longos (descritos adiante) – os quais nunca são traduzidos em proteína, mas podem regular a expressão genética
- *Elementos genéticos móveis* (p. ex., *transpósons*). Notavelmente, mais de um terço do genoma humano é composto desses "genes saltadores", que podem se mover em torno de vários locais no genoma e estão implicados na regulação genética e na organização da cromatina
- Regiões estruturais especiais do DNA, incluindo os *telômeros* (extremidades do cromossomo) e os *centrômeros* ("constrições" do cromossomo).

É importante destacar que **muitas variações genéticas (*polimorfismos*) associadas a doenças estão localizadas nas regiões não codificantes de proteína do genoma**. Assim, a variação na regulação genética pode se comprovar como a mais importante na causalidade da doença do que as alterações estruturais em proteínas específicas. O sequenciamento do genoma mostrou que, em dois seres humanos quaisquer, o DNA é tipicamente idêntico em mais de 99,5%. Assim, a variação individual, incluindo a suscetibilidade diferencial a doenças e a exposições ambientais, é codificada em menos de 0,5% de nosso DNA.

As duas formas mais comuns de variação do DNA no genoma humano são os polimorfismos de nucleotídeo único (SNPs, do inglês *single-nucleotide polymorphisms*) e as variações no número de cópias (CNVs, do inglês *copy number variations*).

- Os SNPs são variações nas posições do nucleotídeo único e quase sempre são *bialélicos* (existem apenas duas possibilidades em determinado local em dada população; por exemplo, A ou T). Mais de 6 milhões de SNPs humanos foram identificados, muitos dos quais mostram ampla variação na frequência em diferentes populações. As seguintes características são dignas de nota:
    - Os SNPs ocorrem em todo o genoma – dentro dos genes e nas regiões não codificantes
    - Aproximadamente 1% dos SNPs ocorre em regiões codificantes, o que representa mais ou menos o esperado casualmente, pois as regiões codificantes constituem cerca de 1,5% do genoma
    - Os SNPs localizados em regiões não codificantes podem ocorrer em elementos reguladores no genoma, alterando dessa forma a expressão genética; nesses casos, o SNP pode ter uma influência direta sobre a suscetibilidade à doença
    - Os SNPs também podem ser variantes "neutras" sem qualquer efeito sobre a função genética ou o fenótipo
    - Até os SNPs "neutros" podem ser marcadores úteis, caso sejam coerdados com um gene associado à doença como resultado da proximidade física. Em outras palavras, o SNP e o fator genético causal estão em *desequilíbrio de ligação*. Desequilíbrio de ligação refere-se a dois marcadores genéticos que são encontrados juntos em frequências não previstas por sua probabilidade binomial. Pode resultar de uma seleção natural positiva que favorece um marcador genético, aumentando a frequência de todas as variantes genéticas próximas, ou de uma deriva genética (associação aleatória de dois alelos decorrente de eventos fortuitos)
    - O efeito de SNPs individuais sobre a suscetibilidade à doença é fraco, particularmente sobre doenças complexas como diabetes, doença cardíaca ou câncer. Isto porque muitos sistemas genéticos estão em jogo e as contribuições de SNPs individuais são pequenas. Resta saber se a identificação dessas variantes isoladamente ou em combinação pode ser usada para compreender melhor a patogênese ou desenvolver estratégias eficazes para o prognóstico ou a prevenção
- As CNVs são uma forma de variação genética que consiste em diferentes números de grandes trechos contíguos de DNA. Estes podem variar de milhares a milhões de pares de bases. Em alguns casos, esses *loci* são, assim como os SNPs, bialélicos e simplesmente são duplicados ou deletados em um subgrupo da população. Em outros casos, há rearranjos complexos (inversões) de material genômico com múltiplos alelos na população humana. As CNVs são responsáveis por vários milhões de pares de bases e pela diferença de sequências entre dois indivíduos quaisquer. Aproximadamente 50% das CNVs envolvem sequências codificantes de genes; assim, as CNVs podem estar subjacentes a uma grande parte da diversidade fenotípica humana.

É importante notar que *as alterações na sequência de DNA por si sós não podem explicar a diversidade de fenótipos nas populações humanas*. Todos os fenótipos resultam de uma complexa interação de genes, ambiente e casualidade. Além disso, pode-se observar uma variação fenotípica mesmo em gêmeos monozigóticos geneticamente idênticos. E mais ainda, modificações pós-translacionais, como a metilação do DNA e as histonas, geram profundos impactos na expressão genética. Isto será discutido a seguir.

Alterações epigenéticas

Embora praticamente todas as células no corpo tenham a mesma composição genética, células diferenciadas têm distintas estruturas e funções originadas de programas específicos de linhagem da expressão genética. Tais diferenças celulares específicas e determinado tipo na transcrição e na tradução do DNA são regulados por modificações *epigenéticas* de cromatina que influenciam profundamente a expressão genética.

Um mecanismo central da regulação epigenética é a metilação dos resíduos de citosina nos promotores dos genes – promotores fortemente metilados se tornam inacessíveis à RNA polimerase, o que leva ao silenciamento transcricional. A metilação do promotor e o silenciamento dos genes supressores tumorais (Capítulo 6) são observados em muitos cânceres humanos, o que leva ao crescimento celular sem checagem. Outro importante ator na regulação epigenética de transcrição envolve a família das proteínas histonas, que são componentes das estruturas chamadas nucleossomos, em torno das quais o DNA espirala-se. As proteínas histonas passam por uma variedade de modificações reversíveis, como a metilação e a acetilação que afetam as estruturas secundária e terciária do DNA, e, consequentemente, a transcrição genética. Como previsto, as anormalidades na modificação de histonas são observadas em muitas doenças adquiridas, como o câncer, o que leva à desregulação transcricional. A histona desacetilase e os inibidores da metilação do DNA estão sendo usadas no tratamento de certos cânceres. O silenciamento epigenético fisiológico durante o desenvolvimento é chamado de *imprinting*, e os distúrbios de *imprinting* serão discutidos posteriormente neste capítulo.

Micro-RNA e RNA não codificante longo

Outro mecanismo da regulação genética depende das funções dos RNAs não codificantes. Como o próprio nome indica, esses RNAs são codificados por genes que são transcritos, mas não traduzidos. Embora existam muitas famílias distintas de RNAs não codificantes, apenas dois exemplos são aqui discutidos: as pequenas moléculas de RNA denominadas micro-RNA e os RNAs não codificantes longos com mais de 200 nucleotídeos de comprimento.

- Os micro-RNAs (*miRNAs*) são RNAs relativamente curtos (22 nucleotídeos em média) que atuam principalmente na modulação da tradução de mRNAs-alvo em suas correspondentes proteínas. **O silenciamento pós-transcricional da expressão genética pelo miRNA é um mecanismo fundamental da regulação do gene conservado pela evolução e presente em todos os eucariotas.** Até as bactérias têm sua própria versão do mesmo mecanismo geral, que é utilizada por elas para se proteger contra o DNA estranho (p. ex., de fagos e vírus)

- O genoma humano contém quase 6 mil genes que codificam miRNAs, um número apenas 3,5 vezes menor que o número de genes codificantes de proteína. Além disso, miRNAs individuais aparecem para regular os múltiplos genes codificantes de proteína, possibilitando que o miRNA corregule programas inteiros de expressão genética. A transcrição de genes de miRNAs produz um transcrito primário (pri-miRNA) que é processado em segmentos progressivamente menores, incluindo o corte pela enzima *Dicer*, uma endonuclease. Isso gera miRNAs maduros de fita única e de 21 a 30 nucleotídeos que se associam a um agregado multiproteico chamado complexo de silenciamento induzido pelo RNA (RISC, do inglês *RNA-induced silencing complex*) (Figura 4.2). O subsequente pareamento de bases entre a fita de miRNA e o seu mRNA-alvo direciona o RISC para induzir a clivagem do mRNA ou reprimir sua tradução. Desse modo, o mRNA-alvo é *silenciado pós-transcricionalmente*.

  Aproveitando a mesma via, *pequenos RNAs de interferência* (*siRNA*, do inglês *small interfering RNA*), que são pequenas sequências de RNA, podem ser introduzidos nas células. Eles servem como substratos para a *Dicer* e interagem com o complexo RISC de maneira análoga à dos miRNAs endógenos. Os siRNAs sintéticos que podem se direcionar para espécies específicas de mRNA são, portanto, poderosas ferramentas laboratoriais para estudar a função do gene (a chamada tecnologia *knockdown*). Vários siRNAs também estão em uso atualmente para o tratamento de distúrbios como a degeneração macular

- *RNA não codificante longo* (*lncRNA*, do inglês *long noncoding RNA*). Os lncRNAs modulam a expressão genética de muitas maneiras (Figura 4.3); por exemplo, eles podem se ligar às regiões de cromatina, restringindo o acesso da RNA polimerase aos genes codificantes nesta região. O exemplo mais bem conhecido de uma função repressiva envolve XIST, que é transcrito do cromossomo X e tem um papel essencial na inativação fisiológica do cromossomo X. O próprio XIST escapa da inativação do X, mas forma uma "capa" repressiva no cromossomo X, a partir do qual é transcrito, resultando então em silenciamento do gene. Por outro lado, foi avaliado que muitos *enhancers* são locais de síntese de lncRNAs, e estes potencializam a transcrição a partir dos promotores genéticos espacialmente associados por meio de uma variedade de mecanismos (Figura 4.3). Os estudos em andamento estão investigando o papel dos lncRNAs em doenças como aterosclerose e câncer.

Edição de gene

Novos desenvolvimentos empolgantes que possibilitam edição do genoma com precisão específica estão prenunciando uma revolução biomédica. Esses avanços são provenientes de uma fonte totalmente inesperada: as descobertas de conjuntos de repetições palindrômicas curtas regularmente espaçadas (CRISPRs, do inglês *clustered regularly interspaced short palindromic repeats*) e de Cas (ou genes associados aos CRISPRs), como a Cas9 nuclease. Estes são elementos genéticos ligados que dotam os procariotos com uma forma de imunidade adquirida de fagos e plasmídeos. As bactérias usam esse sistema para coletar amostras do DNA dos agentes infecciosos, incorporando-o então ao genoma do hospedeiro como CRISPRs. Os CRISPRs são

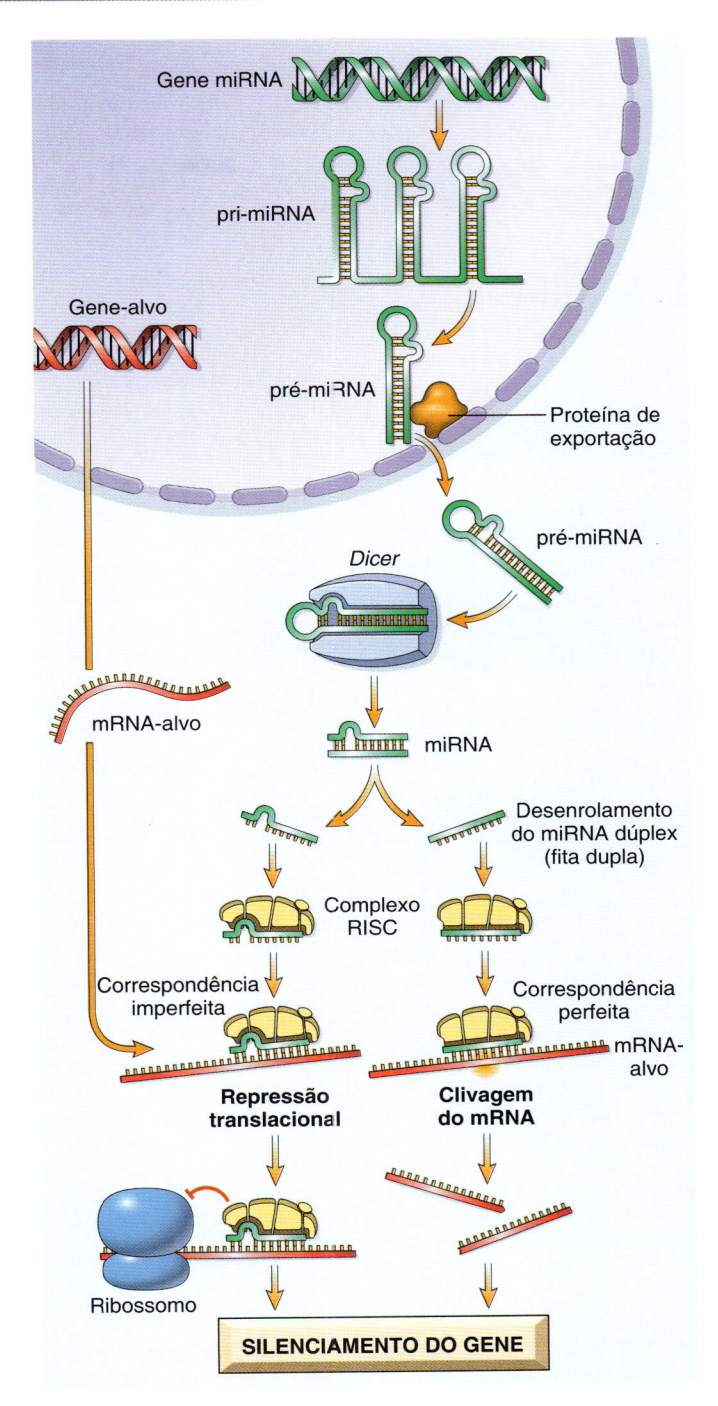

Figura 4.2 Geração de micro-RNAs (miRNA) e seu modo de ação na função reguladora do gene. Os genes miRNA são transcritos para produzirem um miRNA primário (pri-miRNA), que é processado dentro do núcleo para formar miRNA precursor (pré-miRNA), composto de um RNA de fita única com estruturas secundárias em grampo que formam trechos de RNA de fita dupla. Depois que esse pré-miRNA é exportado do núcleo pelas proteínas transportadoras específicas, a enzima citoplasmática *Dicer* corta o pré-miRNA para gerar miRNAs maduros de fita dupla de 21 a 30 nucleotídeos. Subsequentemente, o miRNA se desenrola e as fitas únicas resultantes são incorporadas à multiproteína *RISC*. O pareamento de bases entre o miRNA de fita única e seu mRNA-alvo direciona o RISC para clivar o mRNA-alvo ou para reprimir sua tradução. Em ambos os casos, o gene do mRNA-alvo é silenciado pós-transcricionalmente. *RISC*, complexo de silenciamento induzido pelo RNA.

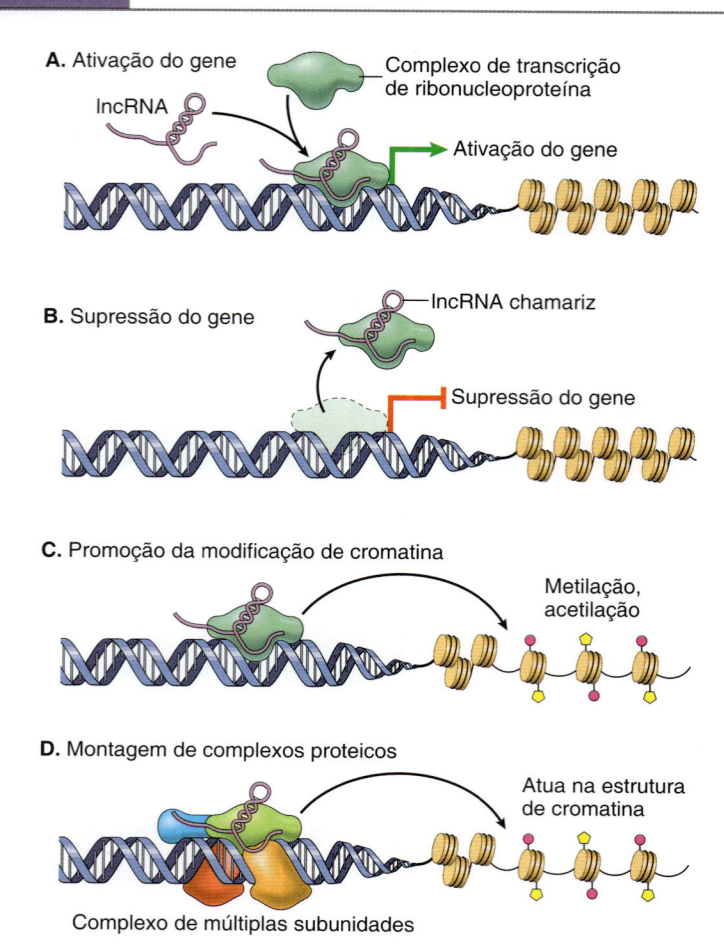

Figura 4.3 Papéis dos RNAs não codificantes longos (lncRNA). **A.** Os lncRNAs podem facilitar a ligação do fator de transcrição e, portanto, promovem a ativação do gene. **B.** Por outro lado, os lncRNAs podem se ligar preemptivamente aos fatores de transcrição e assim evitar a transcrição do gene. **C.** A modificação de histona e DNA pelas acetilases ou metilases (ou desacetilases e desmetilases) pode ser direcionada pela ligação dos lncRNAs. **D.** Em outros casos, os lncRNAs podem atuar como estruturas de suporte para estabilizar estruturas secundárias ou terciárias e/ou complexos de múltiplas subunidades que influenciam a arquitetura geral da cromatina ou a atividade do gene. (Adaptada de Wang KC, Chang HY: Molecular mechanisms of long noncoding RNAs. *Mol Cell* 43:904, 2011.)

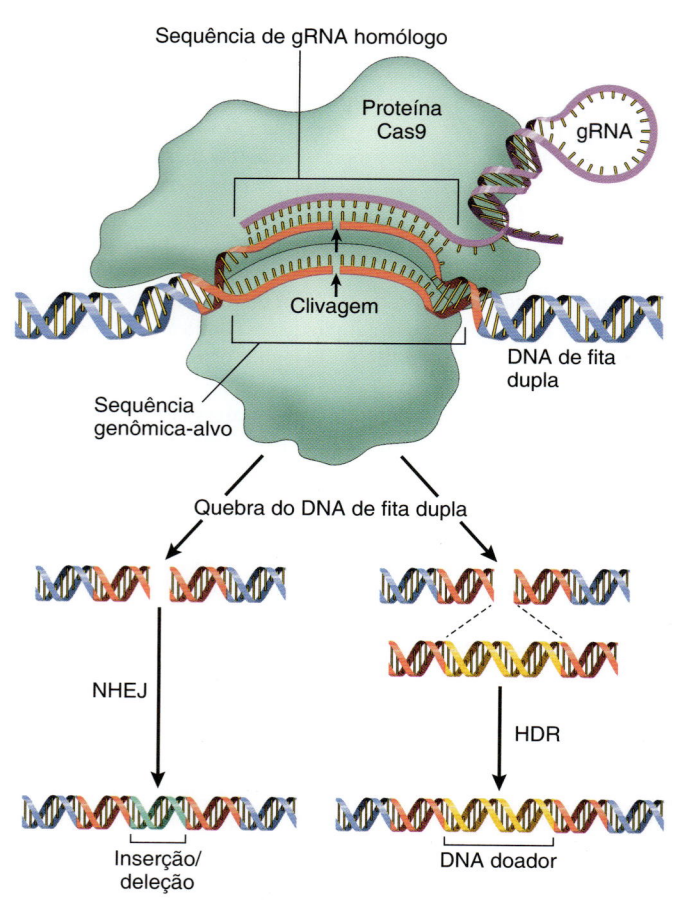

Figura 4.4 Edição de gene com conjuntos de repetições palindrômicas curtas regularmente espaçadas (CRISPRs)/Cas9. Nas bactérias, as sequências de DNA que consistem em CRISPRs são transcritas em RNA guias (gRNAs) com uma região constante e uma sequência variável de cerca de 20 bases. As regiões constantes de gRNAs ligam-se à Cas9, permitindo que regiões variáveis formem heterodúplex com sequências homólogas de DNA da célula hospedeira. A Cas9 nuclease então cliva o DNA ligado, produzindo uma quebra no DNA de fita dupla. Para realizar a edição do gene, os gRNAs são designados a regiões variáveis que são homólogas a uma sequência de interesse do DNA-alvo. A coexpressão de gRNA e Cas9 nas células leva a uma eficiente clivagem da sequência. Na ausência de DNA homólogo, a quebra de DNA é reparada por uma junção de extremidade não homóloga (NHEJ, do inglês *nonhomologous end joining*), um método propenso a erros que geralmente introduz inserções disruptivas ou deleções (*indels*). Em contrapartida, na presença de um DNA "doador" homólogo abrangendo a região-alvo de CRISPR/Cas9, as células podem, em vez disso, usar uma recombinação de DNA homólogo (HDR, do inglês *homologous DNA recombination*) para reparar a quebra de DNA. A HDR é menos eficiente que a NHEJ, mas tem a capacidade de introduzir alterações precisas na sequência de DNA. *Cas9*, proteína 9 associada a CRISPR.

transcritos e processados em uma sequência de RNA que liga e direciona a Cas9 nuclease para uma sequência (p. ex., um fago), o que leva à sua clivagem e à destruição do fago. A edição do gene reorienta esse processo mediante utilização de RNAs guias artificiais (gRNAs) que ligam Cas9 e são complementares a uma sequência do DNA de interesse. Uma vez direcionada a uma sequência-alvo pelo gRNA, a Cas9 induz a quebras do DNA de fita dupla (Figura 4.4).

O reparo dos resultantes locais de clivagem altamente específicos pode levar a mutações disruptivas um tanto aleatórias nas sequências-alvo (pela junção de extremidade não homóloga [NHEJ]) ou à introdução precisa de novas sequências de interesse (por recombinação homóloga). Tanto os gRNAs como a enzima Cas9 podem ser liberados para as células com um plasmídeo único de fácil construção. Entretanto, a beleza real do sistema (e o entusiasmo sobre seu potencial para a engenharia genética) é proveniente de sua flexibilidade e especificidade impressionantes, o que é substancialmente melhor do que em outros sistemas de edição anteriores. As aplicações incluem a inserção de mutações específicas nos genomas das células para modelar cânceres e outras doenças e rapidamente gerar animais transgênicos a partir de células-tronco embrionárias editadas. Por outro lado, atualmente é viável "corrigir" seletivamente as mutações que causam doença hereditária, ou – talvez mais preocupante – apenas eliminar características menos "desejáveis". Previsivelmente, a tecnologia tem inspirado um vigoroso debate referente à sua aplicação.

DOENÇAS GENÉTICAS

Antes de iniciar essa discussão sobre doenças genéticas, é útil esclarecer três termos geralmente empregados: hereditário, familiar e congênito:

- Os *distúrbios hereditários* são transmitidos nos gametas dos pais e, portanto, são *familiares*
- *Congênito* implica simplesmente "presente ao nascimento". As doenças congênitas não precisam ser genéticas (p. ex., sífilis congênita), e nem todas as doenças genéticas são congênitas: os sintomas da doença de Huntington, por exemplo, começam após a terceira ou quarta década de vida.

NATUREZA DAS ANORMALIDADES GENÉTICAS QUE CONTRIBUEM PARA A DOENÇA HUMANA

Há vários tipos de alterações genéticas que afetam a estrutura e a função das proteínas, que rompem a homeostasia celular e contribuem para a doença.

Mutações em genes codificadores de proteínas

O termo *mutação* refere-se às alterações permanentes no DNA. Aquelas que afetam as células germinativas são transmitidas para a progênie e podem dar origem a doenças herdadas. As mutações em células somáticas não são transmitidas à progênie, mas são importantes na etiologia de cânceres e alguns distúrbios congênitos.

Ao longo deste livro, os detalhes das mutações específicas e seus efeitos são discutidos juntamente com as doenças relevantes relacionadas. Alguns exemplos comuns de mutações genéticas e seus efeitos são citados aqui:

- As *mutações pontuais* resultam da substituição de uma base nucleotídica única por uma base diferente, o que pode resultar na substituição de um aminoácido por outro no produto da proteína. Por exemplo, uma mutação pontual na cadeia de β-globina da hemoglobina dá origem à hemoglobina S (HbS), em vez da hemoglobina A. As propriedades alteradas de HbS produzem anemia falciforme. Essas mutações são chamadas, algumas vezes, de mutações *missense* (de sentido trocado). Em contrapartida, certas mutações pontuais podem criar um códon de terminação que resulta em uma proteína truncada ou uma falha completa da tradução do mRNA e da síntese de proteínas. Essas mutações são referidas como mutações *nonsense* (sem sentido)
- Ocorrem *mutações por mudança da matriz de leitura* quando a inserção ou a deleção de um ou dois pares de bases altera a fase de leitura da fita de DNA aberta
- As *mutações repetidas de trinucleotídeos* pertencem a uma categoria especial, pois são caracterizadas pela amplificação de uma sequência de três nucleotídeos. A sequência específica de nucleotídeos que se submete a amplificações varia nas diferentes doenças. Por exemplo, na síndrome do X frágil, prototípica dessa categoria de distúrbios, existem de 200 a 4.000 repetições *tandem* da sequência CGG no gene 1 do retardo mental familiar (*FMR1*, do inglês *familial mental retardation-1*). Nas populações não afetadas, o número de repetições é pequeno: em média 29. As expansões das sequências trinucleotídicas podem impedir a apropriada expressão do gene *FMR1*, o que dá origem à deficiência intelectual. Outra característica distintiva das mutações trinucleotídicas repetitivas é que elas são dinâmicas (*i. e.*, o grau de amplificação aumenta durante a gametogênese). Essas características, discutidas em mais detalhes adiante neste capítulo, influenciam o padrão de herança e as manifestações fenotípicas das doenças causadas por essa classe de mutações.

Alterações nos genes codificantes de proteínas além de mutações

Além das alterações na sequência de DNA, os genes codificantes também podem sofrer variações estruturais com alterações no número de cópias – *amplificações* ou *deleções* – ou *translocações* que resultam em ganho aberrante ou perda de função das proteínas. Assim como nas mutações, podem ocorrer alterações estruturais na linhagem germinativa ou ser adquiridas nos tecidos somáticos. Em muitos casos, as alterações patogênicas da linhagem germinativa envolvem uma porção contígua de um cromossomo em vez de um único gene, como na síndrome da microdeleção de 22q, a ser discutida adiante. Com a difundida disponibilidade da tecnologia de sequenciamento de nova geração para avaliar a variação do número de cópias do DNA em uma resolução muito alta em todo o genoma, as variantes no número de cópias estiveram ligadas a maior risco de desenvolver diversos distúrbios, incluindo o autismo. Os cânceres geralmente contêm alterações estruturais somaticamente adquiridas, incluindo amplificações, deleções e translocações. O chamado "cromossomo Filadélfia" – translocação t(9;22) entre os genes *BCR* e *ABL* na leucemia mieloide crônica (Capítulo 10) – é um exemplo clássico.

Com essa breve revisão da natureza das alterações que contribuem para a patogênese das doenças humanas, podemos voltar nossa atenção para as quatro principais categorias de distúrbios genéticos:

- *Distúrbios mendelianos resultantes de mutações em genes únicos*. Essas mutações mostram alta penetrância, o que significa que a maioria dos indivíduos que herdam a anomalia mostra efeitos fenotípicos. Os distúrbios mendelianos são hereditários e familiares, e incluem condições relativamente incomuns, como as doenças de armazenamento causadas por defeitos enzimáticos e outros erros inatos do metabolismo
- *Distúrbios complexos que envolvem múltiplos genes e influências ambientais*. Estes são chamados de doenças complexas ou multifatoriais. Dentre elas, encontram-se alguns dos distúrbios humanos mais comuns, tais como hipertensão, diabetes e doenças alérgicas e autoimunes
- *Doenças que surgem de alterações no número ou na estrutura de cromossomos*. Várias doenças do desenvolvimento, como a síndrome de Down, são atribuíveis a esse tipo de alterações cromossômicas
- *Outras doenças genéticas*, que envolvem mutações monogênicas, mas não seguem as regras simples de herança mendeliana. Esses distúrbios monogênicos com padrões de herança não clássicos incluem aqueles resultantes de mutações repetitivas de trinucleotídeos ou de mutações no DNA mitocondrial, e ainda aqueles em que a transmissão é influenciada por um fenômeno epigenético chamado *imprinting* genômico. Cada uma dessas quatro categorias é discutida separadamente.

DISTÚRBIOS MENDELIANOS: DOENÇAS CAUSADAS POR MUTAÇÕES MONOGÊNICAS

As mutações monogênicas seguem os bem conhecidos padrões mendelianos de herança (Tabelas 4.1 e 4.2). Apesar de individualmente raras, em conjunto elas são responsáveis por uma carga significativa de doença. A base de dados Online Mendelian Inheritance in Man (OMIM) (https://www.omim.org/) do National Center for Biotechnology Information é um local útil para se obterem informações referentes às doenças genéticas humanas. A seguir, são listados alguns importantes princípios e advertências ao se abordarem os distúrbios mendelianos:

- **As mutações que envolvem genes únicos seguem um de três padrões de herança: autossômico dominante, autossômico recessivo ou ligado ao X**

Tabela 4.1 Prevalência estimada de distúrbios mendelianos selecionados em bebês nascidos vivos.

Distúrbio	Prevalência estimada
Herança autossômica dominante	
Hipercolesterolemia familiar	1 em 500
Doença renal policística	1 em 1.000
Esferocitose hereditária	1 em 5.000 (americanos com ascendência europeia)
Síndrome de Marfan	1 em 5.000
Doença de Huntington	1 em 10.000
Herança autossômica recessiva	
Anemia falciforme	1 em 500 (afro-americanos)[a]
Fibrose cística	1 em 3.200 (americano com ascendência norte-europeia)
Doença de Tay-Sachs	1 em 3.500 (americanos com ascendência judaica asquenaze; franco-canadenses)
Fenilcetonúria	1 em 10.000
MPS – todos os tipos	1 em 25.000
Doença do armazenamento de glicogênio – todos os tipos	1 em 50.000
Galactosemia	1 em 60.000
Herança ligada ao X	
Distrofia muscular de Duchenne	1 em 3.500 (homens americanos)
Hemofilia	1 em 5.000 (homens americanos)

[a]A prevalência da característica falciforme heterozigótica é de 1 em 12 afro-americanos. A prevalência da anemia falciforme é maior em áreas com pressão evolucionária por malária, o que inclui partes da África Subsaariana, sul da Europa, Oriente Médio e Índia (Capítulo 10). *MPS*, mucopolissacaridose.

- Uma mutação monogênica pode ter muitos efeitos fenotípicos (*pleiotropia*); por outro lado, mutações em vários *loci* genéticos podem produzir a mesma característica (*heterogeneidade genética*). A síndrome de Marfan, que resulta de um defeito estrutural no tecido conjuntivo, está associada a alterações disseminadas envolvendo o esqueleto, os olhos e o sistema cardiovascular que são todas originadas de uma mutação no gene codificador de fibrilina, um componente dos tecidos conjuntivos. Por outro lado, vários tipos diferentes de mutações podem causar retinite pigmentosa, um distúrbio herdado associado a uma pigmentação retiniana anormal e consequente comprometimento visual. O reconhecimento da heterogeneidade genética não apenas é importante no aconselhamento genético, mas também para a viabilidade do diagnóstico molecular de distúrbios como a fenilcetonúria, a ser discutida adiante. Embora as doenças mendelianas sejam raras, a elucidação dos genes responsáveis tem sido muito útil para a compreensão das vias normais e das consequências de sua disfunção nas doenças adquiridas
- As manifestações fenotípicas das mutações que afetam um gene único conhecido são influenciadas por outros *loci* genéticos, os chamados genes modificadores. Como será discutido adiante na seção sobre fibrose cística, esses *loci* modificadores podem afetar a gravidade ou a extensão da doença

- O uso de triagem genética proativa pré-natal nas populações de alto risco (p. ex., pessoas com ascendência judaica asquenaze) reduziu significativamente a incidência (ver Tabela 4.1) de certos distúrbios genéticos como a doença de Tay-Sachs.

Padrões de transmissão de distúrbios monogênicos

Distúrbios de herança autossômica dominante

Os distúrbios de herança autossômica dominante manifestam-se no estado heterozigótico; portanto, em um caso-índice, pelo menos um dos pais normalmente é afetado. Homens e mulheres são afetados, e ambos os sexos podem transmitir a condição. Quando uma pessoa afetada tem um filho com um indivíduo não afetado, cada filho tem uma chance em duas de ter a doença. As seguintes características também pertencem às doenças autossômicas dominantes:

- *Nem todos os pacientes têm pais afetados.* Esses pacientes devem seu distúrbio a novas mutações envolvendo o óvulo ou o espermatozoide dos quais derivaram. Os irmãos desses indivíduos não são afetados
- *As características clínicas podem ser modificadas pela penetrância reduzida e pela expressividade variável.* Algumas pessoas herdam o gene mutante, mas são fenotipicamente normais, um fenômeno referido como *penetrância reduzida*. As variáveis que determinam a penetrância não estão claramente compreendidas. Diferentemente da penetrância, se uma característica estiver associada de modo consistente a um gene mutante, mas for expressa de maneiras diferentes entre os portadores do gene, o fenômeno é chamado de *expressividade variável*. Por exemplo, as manifestações da neurofibromatose 1 vão desde manchas amarronzadas na pele até múltiplos tumores e deformidades esqueléticas
- *Em muitas condições, a idade de início é retardada, e os sintomas e sinais não aparecem até a idade adulta.* Dentre os exemplos, estão a doença de Huntington e as várias mutações na linhagem germinativa que levam a aumento do risco de cânceres de início no adulto
- *Nos distúrbios autossômicos dominantes, uma redução de 50% no produto genético normal está associada a sinais e sintomas clínicos.* Como uma perda de 50% da atividade enzimática pode ser compensada, os genes envolvidos nos distúrbios autossômicos dominantes normalmente não codificam as proteínas enzimáticas; mas, em vez disso, enquadram-se em várias outras categorias de proteínas:
  - As proteínas envolvidas na regulação de vias metabólicas complexas geralmente se submetem ao controle de *feedback* (p. ex., receptores de membrana, proteínas de transporte). Um exemplo desse mecanismo patogênico é encontrado na hipercolesterolemia familiar, que resulta da mutação no gene receptor da lipoproteína de baixa densidade (LDL, do inglês *low-density lipoprotein*) (discutida adiante)
  - Proteínas-chave estruturais, como o colágeno e os componentes do esqueleto da membrana da hemácia (p. ex., espectrina, cujas mutações resultam na esferocitose hereditária).

Os mecanismos bioquímicos pelos quais uma redução de 50% nos níveis das proteínas estruturais resulta em um fenótipo de doença não estão completamente compreendidos. Em alguns casos, em especial quando o gene codifica uma subunidade de uma proteína multimérica, o produto do alelo mutante é expresso em níveis normais, mas interfere na montagem de um multímero funcionalmente normal. Por exemplo, a molécula de colágeno é um trímero em que as três cadeias de colágeno são arranjadas em configuração de hélice. A presença de cadeias de colágeno mutadas reduz a montagem das cadeias remanescentes normais, produzindo então uma deficiência

Tabela 4.2 Base bioquímica e padrão de herança de distúrbios mendelianos selecionados.

Doença	Proteína anormal	Tipo/função da proteína
Herança autossômica dominante		
Hipercolesterolemia familiar	Receptor de LDL	Transporte co receptor
Síndrome de Marfan	Fibrilina	Suporte estrutural: matriz extracelular
Síndrome de Ehler-Danlos[a]	Colágeno	Suporte estrutural: matriz extracelular
Esferocitose hereditária	Espectrina, anquirina ou proteína 4.1	Suporte estrutural: membrana da hemácia
Neurofibromatose tipo 1	Neurofibromina-1 (NF-1)	Regulação do crescimento
Doença renal policística do adulto	Policistina-1 (PKD-1)	Interações célula–célula e célula–matriz
Herança autossômica recessiva		
Fibrose cística	Regulador transmembrana da fibrose cística	Canal iônico
Fenilcetonúria	Fenilalanina hidroxilase	Enzima
Doença de Tay-Sachs	Hexosaminidase	Enzima
Imunodeficiência combinada grave[b]	Adenosina desaminase	Enzima
α e β-talassemias[c]	Hemoglobina	Transporte de oxigênio
Anemia falciforme[c]	Hemoglobina	Transporte de oxigênio
Herança recessiva ligada ao X		
Hemofilia A	Fator VIII	Coagulação
Distrofia muscular de Duchenne/Becker	Distrofina	Suporte estrutural: membrana celular
Síndrome do X frágil	FMRP	Tradução dc RNA

[a]Algumas variantes da síndrome de Ehler-Danlos têm um padrão de herança autossômico recessivo. [b]Alguns casos de imunodeficiência combinada grave são ligados ao X. [c]Embora o desenvolvimento completo dos sintomas requeira mutações bialélicas, os heterozigotos para talassemia e anemia falciforme podem se apresentar na doença clínica leve. Assim, algumas vezes esses distúrbios são classificados como "autossômicos codominantes".

acentuada de colágeno. Neste caso, o alelo mutante é chamado de *dominante negativo*, pois ele compromete a função de um alelo tipo *wild* (selvagem). Esse efeito é ilustrado em algumas formas da osteogênese imperfeita (Capítulo 19).

Distúrbios de herança autossômica recessiva

Os distúrbios de herança autossômica recessiva manifestam-se no estado homozigótico. Eles ocorrem quando ambos os alelos em determinado *locus* do gene são mutados. Portanto, esses distúrbios caracterizam-se pelos seguintes: (1) o traço normalmente não afeta os pais, que são portadores de um alelo mutante, porém vários irmãos podem mostrar a doença; (2) os irmãos têm uma chance em quatro de serem afetados (*i. e.*, o risco de recidiva é de 25% para cada nascimento); e (3) se o gene mutante ocorrer com baixa frequência na população, há uma grande possibilidade de que o paciente afetado (o probando) tenha pais consanguíneos. Os distúrbios autossômicos recessivos constituem o maior grupo de distúrbios mendelianos.

Diferentemente das características das doenças autossômicas dominantes, as que se seguem geralmente se aplicam à maioria dos distúrbios autossômicos recessivos:

- *A expressão do defeito tende a ser mais uniforme do que nos distúrbios autossômicos dominantes*
- *A penetrância completa é comum*
- *O início geralmente é no início da vida*
- *Embora ocorram novas mutações nos distúrbios recessivos, raramente eles são detectados clinicamente.* Como um indivíduo portador de uma mutação é um heterozigoto assintomático, várias gerações podem transcorrer antes que o seu descendente se acasale com outro heterozigoto e produza descendentes afetados
- *Em muitos casos, o gene afetado codifica uma enzima.* Nos heterozigotos, são sintetizadas quantidades iguais de enzimas do tipo *wild* e afetada. Normalmente, a "margem de segurança" natural assegura que as células com metade de seu complemento enzimático funcionem normalmente.

Distúrbios ligados ao X

Na maioria das vezes, os distúrbios ligados ao sexo são ligados ao X. O cromossomo Y alberga o gene *SRY*, que é o determinante dos testículos, assim como vários outros genes que controlam a espermatogênese e são mapeados na região Y específica do sexo masculino (MSY), que direciona a diferenciação sexual masculina. Os homens com mutações que afetam o cromossomo Y são inférteis; portanto, nenhum distúrbio mendeliano ligado ao cromossomo Y foi relatado. A maioria dos distúrbios ligados ao X é recessiva ligada ao X e caracteriza-se pelos seguintes:

- *As portadoras heterozigóticas transmitem o traço apenas aos filhos que são hemizigóticos para o cromossomo X.* Os filhos de mulheres heterozigóticas têm uma chance em duas de receber o gene mutante
- *As mulheres heterozigóticas raramente expressam a alteração fenotípica completa, pois têm um alelo do tipo wild.* Embora nas mulheres um dos cromossomos X seja inativado (texto adiante), esse processo de inativação é aleatório, o que normalmente permite o surgimento de números suficientes de células com expressão do X tipo *wild*
- *Um homem afetado não transmite o distúrbio aos filhos, mas todas as filhas são portadoras.*

Doenças causadas por mutações em genes codificadores de proteínas estruturais

Síndrome de Marfan

A síndrome de Marfan é um distúrbio autossômico dominante dos tecidos conjuntivos que se manifesta principalmente por alterações no esqueleto, nos olhos e no sistema cardiovascular. É causada por um defeito herdado na glicoproteína extracelular chamada fibrilina.

Patogênese. A fibrilina é secretada pelos fibroblastos, e é o principal componente das microfibrilas encontradas na matriz extracelular. As microfibrilas servem como estruturas de suporte para a deposição de tropoelastina, um componente integrante das fibras elásticas. Ainda que as microfibrilas estejam amplamente distribuídas pelo corpo, elas são particularmente abundantes na aorta, nos ligamentos e nas zônulas ciliares que dão suporte à lente (cristalino) ocular, precisamente os tecidos afetados na síndrome de Marfan.

A fibrilina é codificada pelo gene *FBN1*, mapeado no *locus* cromossômico 15q21. Mutações no *FBN1* são encontradas em todos os pacientes com síndrome de Marfan. Mais de mil mutações causais distintas no gene muito grande *FBN1* foram encontradas, o que complica o diagnóstico por meio de sequenciamento de DNA. Portanto, o diagnóstico é baseado principalmente nos achados clínicos. Como os heterozigotos têm sintomas clínicos, acredita-se que a proteína mutante fibrilina atue como dominante negativa e impeça a montagem de microfibrilas normais. Estima-se uma prevalência da síndrome de Marfan de 1 em 5 mil em todo o mundo. Aproximadamente 70 a 85% dos casos são familiares, os restantes são esporádicos e surgem de mutações *de novo* do *FBN1* nas células germinativas parentais.

Embora muitos achados na síndrome de Marfan possam ser explicados com base no defeito estrutural dos tecidos conjuntivos, alguns, como o crescimento excessivo de ossos, são difíceis de relacionar como uma simples perda de fibrilina. É agora evidente que a perda de microfibrilas leva a uma excessiva ativação do fator de crescimento transformador β (TGF-β, do inglês *transforming growth factor-β*), uma vez que as microfibrilas normais sequestram TGF-β, limitando, assim, a biodisponibilidade dessa citocina. A excessiva sinalização de TGF-β tem efeitos nocivos no desenvolvimento do músculo liso vascular e na integridade da matriz extracelular. Em apoio a essa hipótese, mutações no receptor tipo II de TGF-β dão origem a uma síndrome relacionada, chamada de síndrome de Marfan tipo 2 (MFS2, do inglês *Marfan syndrome type 2*). Ressalte-se que certos bloqueadores do receptor tipo II da angiotensina que inibem a atividade do TGF-β estão em uso clínico atualmente para prevenção de doença cardiovascular juntamente com os agentes bloqueadores beta-adrenérgicos que reduzem a pressão arterial para diminuir o risco de uma fatalidade cardiovascular.

> **Morfologia**
>
> As **alterações esqueléticas** são as características mais evidentes da síndrome de Marfan. Os pacientes têm um tipo físico delgado e alongado com pernas, braços e dedos (aracnodactilia) extremamente longos; palato alto e arqueado; além de hiperextensibilidade das articulações. Uma variedade de deformidades espinais, como a cifoescoliose grave, pode estar presente. O tórax pode exibir um peito escavado (*i. e.*, depressão profunda no esterno) ou uma deformidade em peito de pombo. A **alteração ocular** mais característica é o deslocamento bilateral, ou subluxação, do cristalino secundário à fraqueza de seus ligamentos suspensores (subluxação do cristalino ou **ectopia lentis**). A *ectopia lentis*, particularmente se for bilateral, é altamente específica da síndrome de Marfan e sugere fortemente o diagnóstico. Mais sério, porém, é o envolvimento do **sistema cardiovascular**.

> A fragmentação das fibras elásticas na túnica média da aorta predispõe os pacientes afetados à dilatação aneurismática e à dissecção aórtica (Capítulo 8). Essas alterações, denominadas **medionecrose cística**, não são específicas da síndrome de Marfan; lesões semelhantes ocorrem na hipertensão e no envelhecimento. A perda de suporte da camada média causa a dilatação no anel da valva aórtica, dando origem à insuficiência aórtica. As valvas cardíacas, especialmente a valva mitral, podem estar excessivamente distensíveis e regurgitantes (**síndrome da valva flácida**), o que dá origem ao prolapso da valva mitral e à insuficiência cardíaca congestiva (Capítulo 9). A ruptura aórtica é a causa mais comum de morte e pode ocorrer em qualquer idade. Com menos frequência, a insuficiência cardíaca é o evento terminal.

Embora as lesões descritas sejam típicas da síndrome de Marfan, elas não são observadas em todos os casos. Há muita variação na expressão clínica e alguns pacientes podem exibir predominantemente lesões cardiovasculares com mínimas alterações esqueléticas e oculares. Acredita-se que a expressividade variável esteja relacionada a diferentes mutações no gene *FBN1*.

Síndromes de Ehlers-Danlos

As síndromes de Ehlers-Danlos (SEDs) são um grupo de doenças caracterizado por defeitos na síntese ou na estrutura do colágeno. As SEDs são causadas por mutações em vários genes diferentes; os genes afetados com mais frequência codificam vários colágenos, e todos os genes afetados, por meio de um mecanismo ou outro, levam a um defeito nos colágenos. Todos são distúrbios monogênicos, mas o modo de herança abrange tanto o padrão autossômico dominante como o recessivo. Existem aproximadamente 30 tipos distintos de colágeno; todos apresentam distribuições teciduais características e são os produtos de diferentes genes. Até certo ponto, a heterogeneidade clínica da SED pode ser explicada pelas mutações em diferentes genes de colágeno.

Pelo menos 13 variantes clínicas e genéticas da SED foram identificadas. Embora seja individualmente rara, a frequência coletiva de todos os casos de SED é de 1 em 5 mil nascimentos em todo o mundo. Como o colágeno defeituoso é a base desses distúrbios, certas características clínicas são comuns em todas as variantes.

- *Os tecidos ricos em colágeno, como pele, ligamentos e articulações, são geralmente afetados na maioria das variantes da SED.* Como as fibras de colágeno anormais não apresentam força tênsil adequada, as articulações ficam hipermóveis. Essas características permitem uma notável hiperflexibilidade, como dobrar o dedo polegar para trás para tocar no antebraço ou dobrar o joelho para cima para criar quase um ângulo reto. De fato, acredita-se que a maioria dos contorcionistas tenha alguma forma de SED; porém, a predisposição aos deslocamentos articulares é um dos preços a pagar por esse virtuosismo
- *Fragilidade da pele. A pele é extraordinariamente extensível, extremamente frágil e vulnerável ao trauma.* Lesões menores produzem defeitos abertos e se procede ao reparo cirúrgico ou a qualquer intervenção cirúrgica com grande dificuldade pela falta de força tênsil normal
- *Falência estrutural de órgãos ou tecidos.* O defeito estrutural no tecido conjuntivo pode levar a *sérias complicações internas*, incluindo ruptura do cólon e de grandes artérias (SED vascular), fragilidade ocular com ruptura da córnea e descolamento da retina (SED cifoescoliótica), e hérnia diafragmática (SED clássica), entre outras.

As bases moleculares de três ou mais das variantes mais comuns são as seguintes:

- *Síntese deficiente do colágeno tipo III resultante de mutações que afetam o gene COL3A1.* Essa variante, a SED vascular, é herdada como um distúrbio autossômico dominante e é caracterizada pela fraqueza dos tecidos ricos em colágeno tipo III (p. ex., vasos sanguíneos, parede intestinal), predispondo-os à ruptura
- *Deficiência da enzima lisil hidroxilase.* A diminuição da hidroxilação dos resíduos de lisil no colágeno tipos I e III interfere na formação de ligações cruzadas entre as moléculas de colágeno. Como se poderia esperar, essa variante (SED cifoescoliótica), que é resultante de uma deficiência enzimática, é herdada como um distúrbio autossômico recessivo. Os pacientes geralmente manifestam escoliose congênita e fragilidade ocular
- *A síntese deficiente do colágeno tipo V* resultante de mutações em COL5A1 e COL5A2 é herdada como um distúrbio autossômico dominante (SED clássica).

Doenças causadas por mutações em genes codificadores de proteínas receptoras ou canais

Hipercolesterolemia familiar

A hipercolesterolemia familiar (HF) é uma "doença do receptor" causada com mais frequência (em 80 a 85% dos casos) por mutações com perda de função do gene codificador do receptor de LDL, que está envolvido no transporte e no metabolismo de colesterol. Como consequência das anormalidades do receptor, há perda de controle do *feedback* que normalmente é o verificador da síntese de colesterol. Os resultantes níveis elevados de colesterol induzem uma aterosclerose prematura e aumentam significativamente o risco de infarto do miocárdio. A HF está entre os distúrbios mendelianos mais comuns; a frequência da condição heterozigótica é de 1 em 500 na população geral no mundo todo. A prevalência nos indivíduos com doença cardiovascular aterosclerótica é 20 vezes maior.

Metabolismo normal de colesterol. Aproximadamente 7% do colesterol corporal circula no plasma, predominantemente na forma de LDL. Como se poderia esperar, a quantidade do colesterol plasmático é influenciada por sua síntese e seu catabolismo, e o fígado tem um papel crucial nesses dois processos, conforme descrito posteriormente. O colesterol pode ser derivado da dieta ou da síntese endógena. Os triglicerídeos e o colesterol da dieta são incorporados aos quilomícrons na mucosa intestinal e se deslocam para o sangue por meio dos vasos linfáticos. Esses quilomícrons são hidrolisados por uma lipoproteína lipase endotelial nos capilares do músculo e na gordura. Os restos de quilomícrons, que são ricos em colesterol, são então liberados para o fígado. Um pouco do colesterol entra no *pool* metabólico (a ser descrito), e parte dele é excretada como colesterol livre ou ácidos biliares dentro do sistema biliar.

A síntese endógena de colesterol e LDL começa no fígado (Figura 4.5). A primeira etapa é a secreção de lipoproteína de muito baixa densidade (VLDL, do inglês *very-low-density lipoprotein*), que é rica em triglicerídeos, pelo fígado no sangue. No endotélio do capilar do tecido adiposo e do músculo, a partícula de VLDL sofre lipólise e é convertida em lipoproteína de densidade intermediária (IDL, do inglês *intermediate-density lipoprotein*). Em comparação com a VLDL, o conteúdo de triglicerídeos é reduzido e o de ésteres de colesterol é enriquecido na IDL, mas a IDL mantém em sua superfície as apolipoproteínas B-100 e E associadas à VLDL. Ocorre então um metabolismo adicional de IDL ao longo de duas vias: a maioria das partículas de IDL é captada pelo fígado pelo receptor de LDL (descrito posteriormente); outras são convertidas em LDL rica em colesterol por perda adicional de triglicerídeos e perda de apolipoproteína E. Nos hepatócitos, a IDL é reciclada para gerar VLDL.

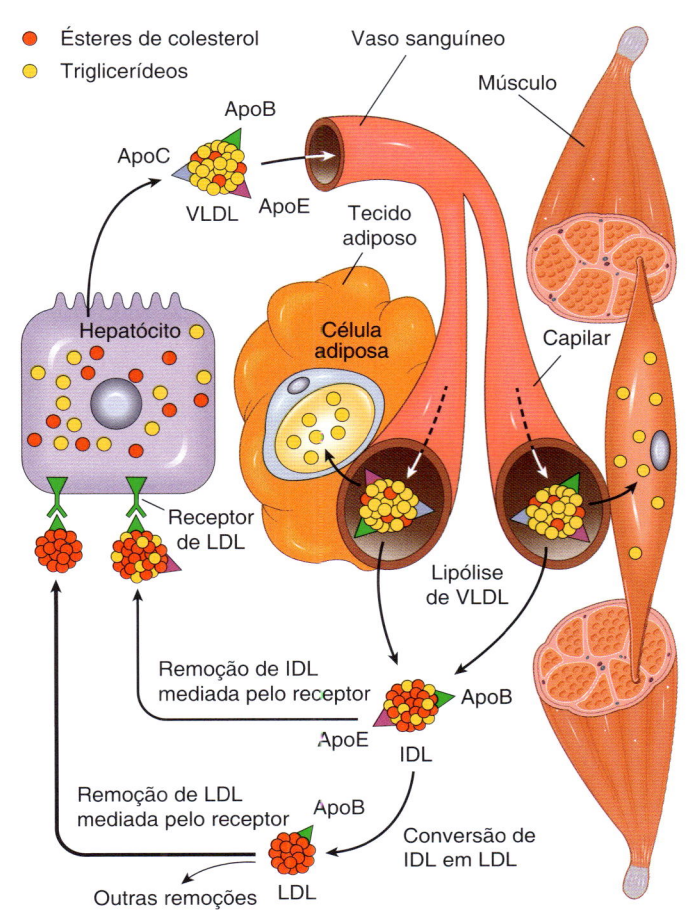

Figura 4.5 Metabolismo de lipoproteína de baixa densidade (LDL) e o papel do fígado em sua síntese e remoção. A lipólise da lipoproteína de muito baixa densidade (VLDL) pela lipoproteína lipase nos capilares libera triglicerídeos, que são então armazenados nas células adiposas e usados como fontes de energia nos músculos esqueléticos. A IDL (lipoproteína de densidade intermediária) permanece no sangue e é captada pelo fígado.

A via do receptor de LDL metaboliza dois terços das partículas da LDL resultante, e o resto é metabolizado por um receptor de LDL oxidada (receptor varredor [*scavenger*]), a ser descrito adiante. O receptor de LDL liga-se às apolipoproteínas B-100 e E e, portanto, está envolvido no transporte de LDL e IDL. Embora os receptores de LDL estejam amplamente distribuídos, aproximadamente 75% estão localizados nos hepatócitos; portanto, o fígado tem um papel extremamente importante no metabolismo de LDL. A primeira etapa no transporte de LDL mediado por receptor envolve a ligação ao receptor de superfície celular seguida pela internalização nas chamadas depressões revestidas por clatrina e, posteriormente, para dentro dos endossomos (Figura 4.6). Dentro da célula, as vesículas endocíticas fundem-se com os lisossomos. Nesse ponto, a LDL dissocia-se do receptor, que é reciclado para a superfície. A reciclagem dos receptores de LDL é regulada negativamente por uma enzima, mais conhecida como PCSK9, que degrada o receptor de LDL. Nos lisossomos, a molécula de LDL é enzimaticamente degradada, o que finalmente resulta na liberação de colesterol livre para o interior do citoplasma. A saída do colesterol dos lisossomos requer a ação de duas proteínas chamadas NPC1 e NPC2 (descritas posteriormente no contexto da doença de Niemann-Pick tipo C). O colesterol não apenas é usado pela célula para a síntese de membrana, mas também participa da homeostasia do colesterol intracelular por um sistema sofisticado de controle de *feedback*:

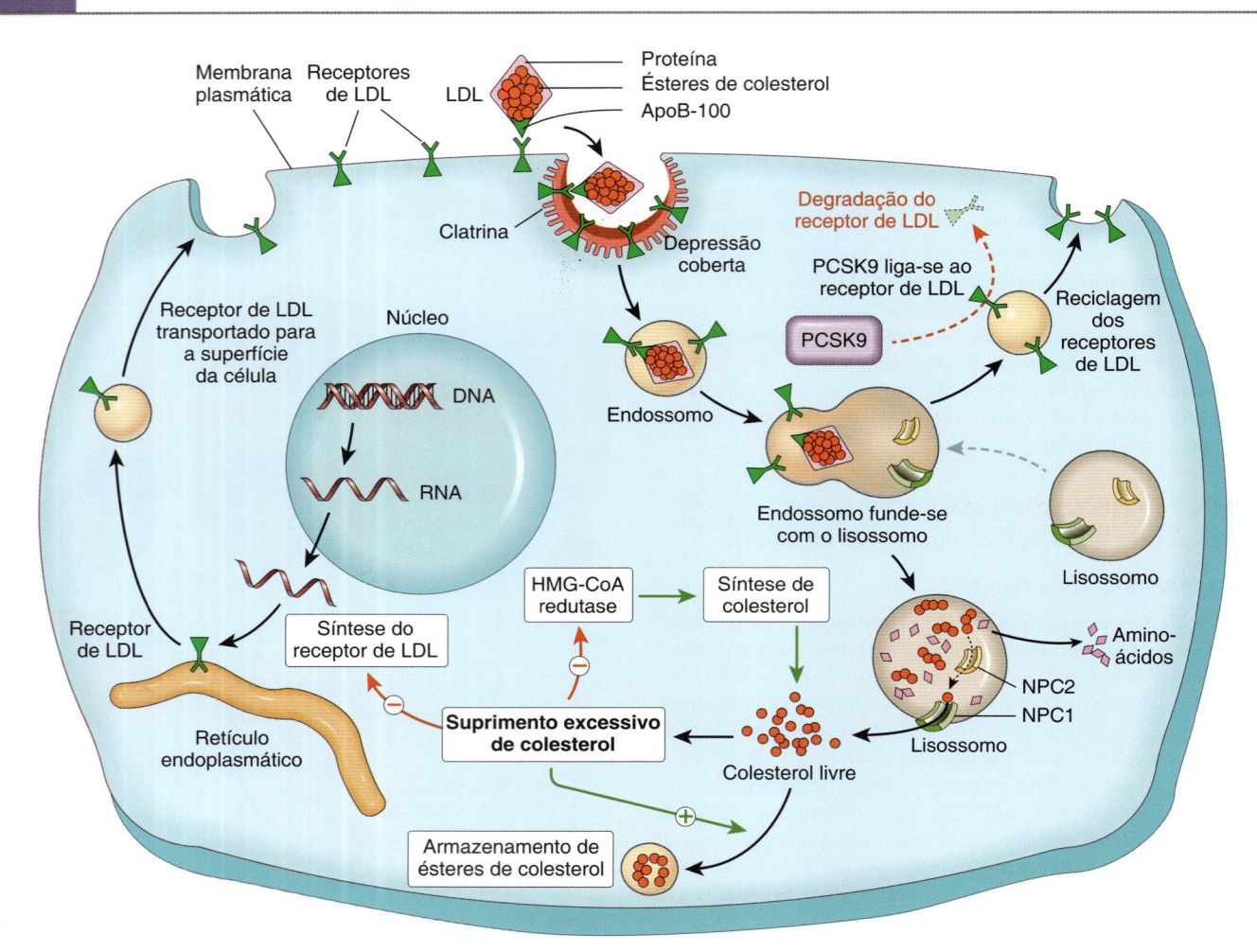

Figura 4.6 Via do receptor de lipoproteína de baixa densidade (LDL) e regulação do metabolismo de colesterol. Há três funções reguladoras do colesterol livre intracelular: (1) supressão da síntese de colesterol pela inibição da 3-hidroxi-3-metilglutaril–coenzima A redutase (HMG-CoA redutase); (2) estimulação do armazenamento do excesso de colesterol como ésteres; e (3) inibição da síntese dos receptores de LDL. A pró-proteína convertase subtilisina/quexina tipo 9 (PCSK9) causa a degradação intracelular dos receptores de LDL nos hepatócitos, reduzindo então o nível dos receptores de LDL na membrana celular. A proteína de Niemann-Pick tipo C1 (NPC1) e a proteína de Niemann-Pick tipo C2 (NPC2) são necessárias para a saída de colesterol dos lisossomos para o citoplasma.

- Suprime a síntese do colesterol pela inibição da atividade da enzima 3-hidroxi-3-metilglutaril-coenzima A redutase (HMG-CoA redutase), que é a enzima limitadora da velocidade na via sintética
- Estimula a formação de ésteres de colesterol, a forma de armazenamento do colesterol
- Diminui a síntese dos receptores de LDL da superfície, impedindo, assim, o acúmulo excessivo de colesterol dentro das células
- O colesterol aumenta a expressão da PCSK9, que reduz a reciclagem dos receptores de LDL pela degradação dos receptores de LDL endocitados. Isso proporciona um mecanismo adicional para proteger as células do acúmulo excessivo de colesterol.

O transporte de LDL pelo receptor *scavenger*, mencionado anteriormente, parece ocorrer nas células do sistema fagocitário mononuclear e possivelmente também em outras células. Monócitos e macrófagos têm receptores para as LDLs quimicamente modificadas (p. ex., acetiladas ou oxidadas). A quantidade catabolizada por essa via do receptor *scavenger* está diretamente relacionada ao nível do colesterol plasmático.

Patogênese. Na HF, as mutações na proteína do receptor de LDL comprometem a expressão de superfície e a endocitose dos receptores de LDL, resultando no acúmulo do LDL-colesterol no sangue.

Além disso, a ausência de receptores de LDL nos hepatócitos compromete o transporte de IDL no fígado, e assim uma proporção maior de IDL plasmática é convertida em LDL. Portanto, os pacientes com HF desenvolvem níveis excessivos de colesterol no sangue em consequência dos efeitos combinados de catabolismo reduzido e excessiva biossíntese (ver Figura 4.5). Isso leva a um acentuado aumento da captação de colesterol por monócitos e macrófagos e pelas paredes vasculares por meio do receptor *scavenger*, responsável pelo aparecimento de xantomas na pele e aterosclerose prematura. Como mencionado anteriormente, as mutações no receptor de LDL representam 80 a 85% dos casos de HF. Com menos frequência, a HF é causada por mutações em dois outros genes envolvidos na remoção de LDL plasmática. Especificamente, essas mutações consistem em: (1) mutações com perda de função em B-100 (ApoB), o ligante para o receptor de LDL na partícula de LDL (5 a 10% dos casos); e (2) mutações com ganho de função na enzima PCSK9 (1 a 2% dos casos), que normalmente reduz o nível do receptor de LDL nos hepatócitos mediante o enfraquecimento de sua reciclagem, o que leva à sua degradação nos lisossomos. Como nas mutações no receptor de LDL, esses outros tipos de mutações comprometem a remoção hepática de LDL e dão origem a uma doença clinicamente indistinguível. Mais de 2 mil mutações envolvendo o gene do receptor LDL foram identificadas. Uma das formas mutantes mais comuns codifica a proteína do receptor LDL que apresenta um defeito de enovelamento, o que impede sua expressão na superfície celular.

Características clínicas. A HF é uma doença autossômica dominante. Os heterozigotos apresentam elevação de 2 a 3 vezes nos níveis de colesterol plasmático, enquanto os homozigotos podem apresentar uma elevação em excesso de 5 vezes. Embora seus níveis de colesterol sejam elevados desde o nascimento, os heterozigotos permanecem assintomáticos até a vida adulta, quando podem desenvolver depósitos de colesterol (xantomas) ao longo das bainhas tendíneas e aterosclerose prematura que resulta em doença arterial coronária. Os homozigotos são afetados de forma mais grave, desenvolvem xantomas cutâneos na infância e geralmente morrem de infarto do miocárdio antes dos 20 anos.

A descoberta do papel crucial dos receptores de LDL na homeostasia do colesterol levou ao planejamento de fármacos da família das estatinas, que atualmente têm uso amplo na redução do colesterol plasmático. Eles inibem a atividade da HMG-CoA redutase e, portanto, promovem maior síntese dos receptores de LDL (ver Figura 4.6). Entretanto, a regulação positiva dos receptores de LDL é acompanhada por um aumento compensatório dos níveis de PCSK9, que enfraquece os efeitos das estatinas. Portanto, agentes como os anticorpos que antagonizam a função enzimática da PCSK9 e os siRNAs que inibem a transcrição de PCSK9 foram desenvolvidos para o tratamento de pacientes com uma hipercolesterolemia refratária.

Fibrose cística

A fibrose cística (FC) é um distúrbio herdado do transporte de íons epiteliais que afeta a secreção de líquido nas glândulas exócrinas e os revestimentos epiteliais dos sistemas respiratório, gastrintestinal e reprodutivo. Os defeitos do transporte de íons levam a secreções mucosas a anormalmente viscosas que bloqueiam as vias respiratórias e os dutos pancreáticos, que, por sua vez, são responsáveis pelas duas manifestações clínicas mais importantes: (1) infecções pulmonares recorrentes e crônicas e (2) insuficiência pancreática. Além disso, embora as glândulas sudoríparas exócrinas estejam estruturalmente normais (e permanecem assim durante todo o curso dessa doença), *um nível elevado de cloreto de sódio no suor é um achado bioquímico característico consistente na FC*. Ao mesmo tempo, é preciso lembrar que a FC pode apresentar uma série desconcertantemente variável de achados clínicos. Essa variação no fenótipo resulta de diversas mutações no gene *CFTR*, o codificador do regulador de condutância transmembrana da FC, e da influência dos genes modificadores da doença.

Com uma incidência de 1 em 2.500 nascidos vivos nos EUA, a FC é a doença genética limitadora da vida mais comum que afeta os indivíduos de ascendência europeia. A frequência do estado de portador nos EUA é de 1 em 20 indivíduos de ascendência europeia, mas se reduz significativamente nos indivíduos de outras origens ancestrais. A FC segue uma transmissão autossômica recessiva simples, embora até os portadores heterozigóticos apresentem predisposição para as doenças pulmonar e pancreática em taxas mais elevadas do que a população geral.

Patogênese. O defeito primário na FC é a produção reduzida ou a função anormal de regulador de condutância transmembrana da fibrose cística (CFTR, do inglês *cystic fibrosis transmembrane regulator*), uma proteína epitelial de canal de cloreto e bicarbonato. Mutações disruptivas de *CFTR* tornam as membranas epiteliais relativamente impermeáveis aos íons cloreto (Figura 4.7). O impacto desse defeito na função de transporte é específico aos tecidos.

- A principal função da proteína CFTR nos dutos da glândula sudorípara é reabsorver os íons cloreto luminais e aumentar a reabsorção de sódio através do canal de sódio epitelial (ENaC, do inglês *epithelial sodium channel*). Portanto, nos dutos sudoríparos, a perda de função de CFTR leva à diminuição da reabsorção de cloreto de sódio e à produção de suor hipertônico ("salgado") (ver Figura 4.7, *parte superior*)
- Diferentemente das glândulas sudoríparas, CFTR nos epitélios respiratório e intestinal é uma das vias mais importantes para a secreção luminal ativa de cloreto. Nesses locais, as mutações de CFTR resultam em perda ou redução da secreção de cloreto para dentro do lúmen (ver Figura 4.7, *parte inferior*). Em razão da perda de inibição da atividade do ENaC, a absorção luminal ativa de sódio através do ENaC aumenta, e essas duas alterações iônicas aumentam a reabsorção passiva de água do lúmen, diminuindo então o conteúdo de água da camada líquida da superfície que recobre as células mucosas. Assim, em contraste com os dutos sudoríparos, não há diferença na concentração de sal da camada de líquido da superfície que recobre as células mucosas respiratórias e intestinais nos indivíduos não afetados e naqueles com FC. Em vez disso, as complicações respiratórias e intestinais na FC parecem originar-se da desidratação da camada de líquido da superfície. Nos pulmões, essa desidratação leva ao comprometimento da ação mucociliar e ao acúmulo de secreções viscosas concentradas que obstruem as passagens aéreas e predispõem a infecções pulmonares recorrentes. As secreções viscosas também podem obstruir os dutos pancreáticos e o vaso deferente, levando então à insuficiência pancreática e à infertilidade masculina, respectivamente
- CFTR também regula o transporte de íons bicarbonato nas células epiteliais do pâncreas exócrino, e a função defeituosa de CFTR, portanto, leva à redução da secreção de bicarbonato e à acidificação das secreções pancreáticas. Isso resulta na precipitação de mucina e na diminuição da atividade de enzimas digestivas como a tripsina, que atua melhor sob condições alcalinas, e ambas exacerbam a insuficiência pancreática.

Desde que o *CFTR* foi clonado, em 1989, mais de 2 mil mutações causadoras de doença foram identificadas. Elas podem ser classificadas com base nas características clínicas ou na natureza do defeito subjacente. Em termos mecânicos, elas podem produzir doença mediante redução do transporte de CFTR para a superfície celular ou comprometimento da função de CFTR. As mutações de *CFTR* podem ainda ser classificadas como graves ou leves, dependendo do fenótipo clínico. Mutações graves estão associadas à perda completa da função da proteína CFTR, enquanto mutações leves permitem alguma função residual. A mutação mais comum de *CFTR* é a deleção dos três nucleotídeos que codificam para a fenilalanina na posição 508 (ΔF508) do aminoácido e que causa o mau enovelamento de CFTR, levando à sua degradação dentro da célula. A pequena quantidade de proteínas ΔF508 mutadas que alcança a superfície celular também é disfuncional. Em todo o mundo, a mutação de ΔF508 é encontrada em aproximadamente 70% dos pacientes com FC. Embora a FC continue a ser um dos melhores exemplos da máxima: "um gene – uma doença", existem evidências crescentes de que outros genes modificam a frequência e a gravidade das manifestações específicas de cada órgão. Dois desses genes modificadores codificam a lectina 2 ligante de manose (MBL2, do inglês *mannose-binding lectin 2*) e o fator de crescimento transformador β1 (TGF-β1). Postula-se que os polimorfismos nesses genes influenciem a capacidade dos pulmões de tolerar infecções por microrganismos virulentos (ver adiante), modificando, assim, o curso natural da FC.

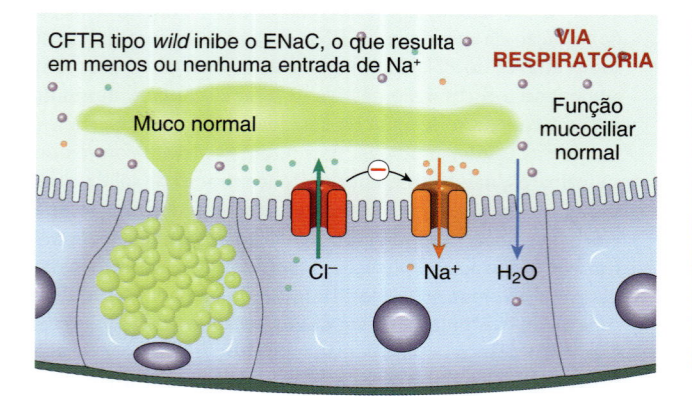

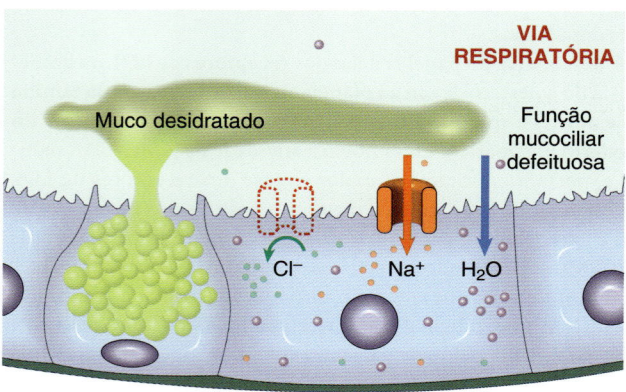

Figura 4.7 *Parte superior* – Na fibrose cística, um defeito no canal de cloreto no duto sudoríparo causa aumento da concentração de cloreto e sódio no suor. *Parte inferior* – Os pacientes com fibrose cística têm secreção diminuída de cloreto e reabsorção de sódio e água aumentada nas vias respiratórias, levando à desidratação da camada de muco que recobre as células epiteliais, à ação mucociliar defeituosa e ao tamponamento mucoso. *CFTR*, regulador de condutância transmembrana da fibrose cística; *ENaC*, canal de sódio epitelial.

Morfologia

Os indivíduos com FC podem apresentar inúmeras manifestações (Figura 4.8). As **anormalidades pancreáticas** estão presentes em 85 a 90% dos pacientes. Nos casos mais leves, pode haver apenas acúmulos de muco nos pequenos dutos com alguma dilatação das glândulas exócrinas. Nos casos mais avançados, observados geralmente em crianças maiores ou em adolescentes, os dutos estão totalmente tamponados e causando atrofia das glândulas exócrinas e fibrose progressiva (Figura 4.9). A perda total da secreção pancreática exócrina compromete a absorção de gordura e pode levar à deficiência de vitamina A. Isso pode contribuir para a metaplasia escamosa do epitélio de revestimento dos dutos pancreáticos, que pode exacerbar a lesão causada pelas espessas secreções de muco. Tampões viscosos espessos de muco também podem ser encontrados no intestino delgado de bebês. Eles podem causar a obstrução do intestino delgado conhecida como **íleo meconial**.

As **alterações pulmonares** são as complicações mais sérias da FC (Figura 4.10). Essas alterações originam-se da obstrução das vias respiratórias pelas secreções de um muco viscoso das glândulas submucosas e por infecções sobrepostas. Muitas vezes, os bronquíolos estão distendidos com um muco espesso associado a hiperplasia e hipertrofia acentuada das células mucossecretoras. As infecções sobrepostas dão origem a bronquite crônica e bronquiectasia graves. O desenvolvimento de abscessos pulmonares é comum. *Staphylococcus aureus* (incluindo as variantes resistentes à meticilina), *Pseudomonas aeruginosa* e micobactérias não tuberculosas são os três microrganismos mais comuns responsáveis pelas infecções pulmonares. Ainda mais prejudicial é o aumento da frequência de infecção por uma outra pseudômona, *Burkholderia cepacia*. Sabe-se atualmente que *B. cepacia*, que se acreditava originalmente se tratar de uma só espécie, consiste em múltiplas espécies distintas, que são coletivamente conhecidas como complexo *B. cepacia*. Essa bactéria oportunista é particularmente resistente, e a infecção por esse microrganismo tem estado associada à doença fulminante ("síndrome *cepacia*"). O **envolvimento hepático** segue o mesmo padrão básico. Os canalículos biliares são tamponados por material mucinoso acompanhado de proliferação ductular e inflamação portal. A **esteatose** hepática ("fígado gorduroso") é um achado comum nas biopsias de fígado. Com o tempo, desenvolve-se cirrose, o que resulta em nodularidade hepática difusa. Esse grave envolvimento hepático é encontrado em menos de 10% dos pacientes. A **azoospermia** e a infertilidade são encontradas em 95% dos homens afetados que sobrevivem na vida adulta. A FC geralmente causa atrofia do duto deferente durante o desenvolvimento do embrião, levando à **ausência bilateral de duto deferente**. Em alguns homens, esta pode ser a única característica que sugere uma mutação subjacente de *CFTR*.

Características clínicas. Poucas doenças da infância exibem manifestações clínicas tão variáveis quanto a FC (ver Figura 4.8). Aproximadamente 5 a 10% dos casos chegam ao conhecimento clínico ao nascimento ou logo após em razão do íleo meconial. A insuficiência pancreática exócrina ocorre em 85 a 90% dos pacientes e está associada a "graves" mutações de *CFTR* em ambos os alelos (p. ex., ΔF508/ΔF508). Em contraste, de 10 a 15% dos pacientes com uma mutação "grave" e uma mutação "leve" de *CFTR* ou duas mutações "leves" de *CFTR* têm suficiente função pancreática exócrina para evitar a necessidade de suplementação da enzima (fenótipo com pâncreas suficiente). A insuficiência pancreática está associada a má absorção e maior perda

Glândulas sudoríparas
Aumento da concentração de cloreto no suor

Seios
Sinusite

Pulmões
Inflamação
Infecção por *Pseudomonas*
Bronquiectasia

Fígado
Cirrose

Pâncreas
Disfunção exócrina
Pancreatite
Diabetes

Intestino
Obstrução neonatal (íleo meconial)
Obstrução distal

Sistema reprodutivo masculino
Azoospermia
Infertilidade
Obstrução/ausência bilateral de duto deferente

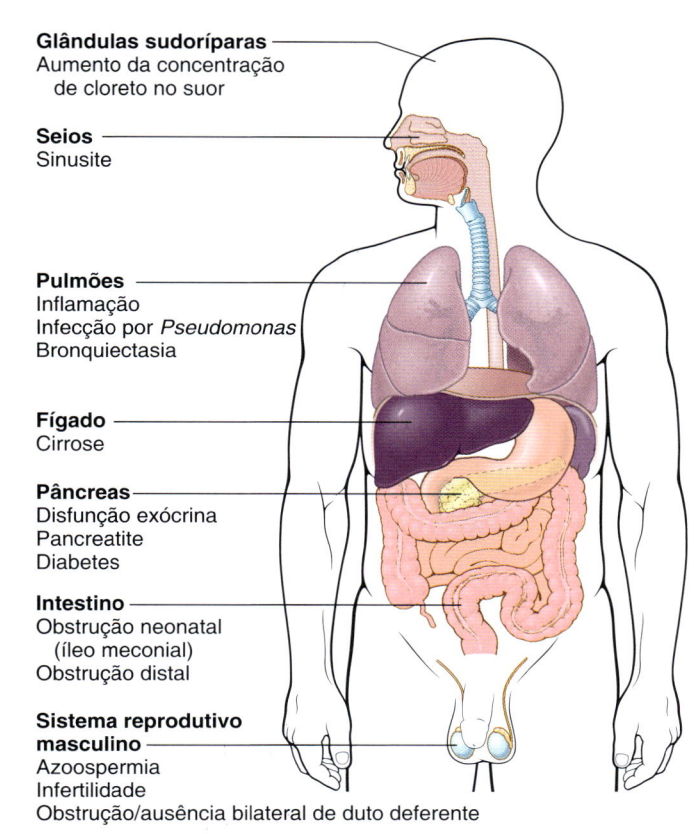

Figura 4.8 Tecidos afetados em pacientes com fibrose cística. (Adaptada de Cutting GR: Cystic fibrosis genetics: from molecular understanding to clinical application. *Nat Rev Genet* 16:45, 2015.)

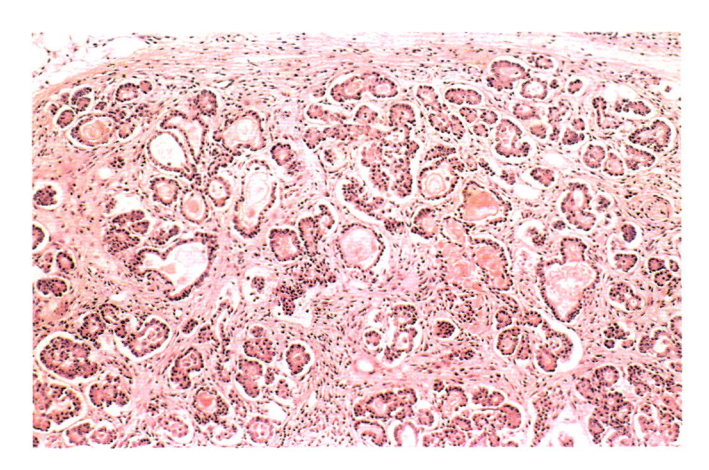

Figura 4.9 Alterações leves a moderadas da fibrose cística no pâncreas. Os dutos estão dilatados e tamponados com mucina eosinofílica, e as glândulas parenquimatosas estão atróficas e substituídas por tecido fibroso.

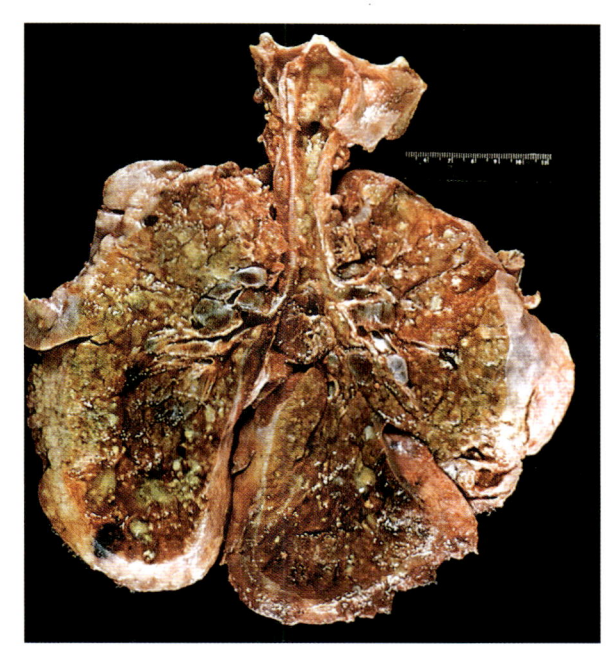

Figura 4.10 Os pulmões de um paciente que morreu de fibrose cística. Estão aparentes extenso tamponamento mucoso e dilatação da árvore traqueobrônquica. O parênquima pulmonar está consolidado por uma combinação de secreções e pneumonia; a descoloração esverdeada é o produto de infecções por *Pseudomonas*. (Cortesia do Dr. Eduardo Yunis, Children's Hospital of Pittsburgh, Pittsburgh, Pennsylvania.)

fecal de proteína e gordura. As manifestações de má absorção (p. ex., fezes volumosas e malcheirosas; distensão abdominal; precário ganho de peso) aparecem durante o primeiro ano de vida. A má absorção de gordura pode induzir estados de deficiência de vitaminas lipossolúveis, resultando em manifestações de deficiência de vitaminas A, D ou K (Capítulo 7). A desnutrição proteica pode ser grave o suficiente para causar hipoproteinemia e edema generalizado. A diarreia persistente pode resultar em prolapso retal em até 10% das crianças com FC. O fenótipo com pâncreas suficiente geralmente não está associado a outras complicações gastrintestinais, e muitas vezes esses pacientes mostram crescimento e desenvolvimento excelentes. Diferentemente da insuficiência exócrina, a insuficiência endócrina (*i. e.*, diabetes) é rara na FC e ocorre tardiamente no curso da doença.

Nos EUA, nos pacientes que recebem cuidados de acompanhamento em centros de FC, as complicações cardiorrespiratórias como tosse crônica, infecções pulmonares persistentes, doença pulmonar obstrutiva e *cor pulmonale* constituem a causa mais comum de morte (sendo responsáveis por aproximadamente 80% das fatalidades). Aos 18 anos, 80% dos pacientes com FC grave abrigam *Pseudomonas aeruginosa*, e um subgrupo também abriga *Burkholderia cepacia*. Com o uso indiscriminado da profilaxia com antibióticos, houve um lastimável ressurgimento de cepas resistentes de *Pseudomonas* em muitos pacientes. Ocorre uma significativa doença hepática tardiamente no curso natural da FC, e ela é prenunciada por envolvimentos pulmonar e pancreático; com a crescente expectativa de vida, a doença hepática é, atualmente, a terceira causa mais comum de morte em pacientes com FC (depois das complicações cardiopulmonares e das relacionadas ao transplante).

O espectro clínico da FC é mais amplo do que o da doença multissistêmica "clássica" descrita anteriormente. Por exemplo, sabe-se que alguns pacientes que apresentam crises recorrentes de dor abdominal e pancreatite desde a infância, e que eram anteriormente classificados como tendo pancreatite crônica "idiopática", têm variantes bialélicas de *CFTR* diferentes daquelas observadas na FC "clássica". Acreditava-se inicialmente que os portadores de FC fossem assintomáticos, porém os estudos sugerem que eles tenham um risco vitalício maior de doença pulmonar crônica (especialmente bronquiectasia) e de pólipos sinonasais recorrentes. Na maioria dos casos, o diagnóstico de FC é baseado em concentrações persistentemente elevadas de eletrólitos no suor (a mãe diz que seu bebê "tem sabor salgado"), achados clínicos característicos (doença sinopulmonar e manifestações gastrintestinais), ou um histórico familiar. O sequenciamento do gene *CFTR* é o padrão-ouro para o diagnóstico de FC.

Ocorreram importantes avanços no tratamento das complicações agudas e crônicas da FC, o que inclui terapias antimicrobianas mais potentes, reposição de enzima pancreática e transplante pulmonar bilateral. Esses avanços estenderam a expectativa de vida média para 40 anos, mudando a doença letal da infância para uma doença crônica de adultos. Atualmente também se encontram disponíveis farmacoterapias que melhoram o enovelamento, a expressão da membrana e a função das moléculas de CFTR mutadas. É muito cedo para determinar o impacto dessas terapias moleculares recentes sobre o prognóstico e a sobrevida.

Doenças causadas por mutações em genes codificadores de enzimas

Fenilcetonúria (PKU)

A fenilcetonúria (PKU, do inglês *phenylketonuria*) resulta de mutações que causam uma grave ausência da enzima fenilalanina hidroxilase (PAH, do inglês *phenylalanine hydroxylase*) que leva à hiperfenilalaninemia. Ela afeta 1 em 10 mil bebês nascidos vivos de ascendência europeia, e existem diversas variantes dessa doença. A forma mais comum é referida como fenilcetonúria clássica; sua incidência é maior nas populações europeias e menos comum nos indivíduos de outras regiões geográficas.

Homozigotos com esse distúrbio autossômico recessivo tradicionalmente apresentam uma grave ausência de PAH, o que leva à hiperfenilalaninemia e à PKU. Eles não são afetados ao nascimento, mas dentro de algumas semanas exibem um nível crescente de fenilalanina plasmática, o que compromete o desenvolvimento cerebral. Geralmente, aos 6 meses de vida, torna-se evidente a grave incapacidade mental. A maioria tem quociente de inteligência (QI) abaixo de 60. Cerca de um terço dessas crianças nunca anda, e dois terços não falam. Convulsões, outras anormalidades neurológicas, diminuição da pigmentação do cabelo e da pele, além de eczema, muitas vezes acompanham a incapacidade mental nas crianças não tratadas. A hiperfenilalaninemia e a resultante deficiência mental podem ser evitadas com a restrição da ingestão de fenilalanina no início da vida. Consequentemente, vários procedimentos de triagem são realizados rotineiramente para detectar PKU no período pós-natal imediato. O tratamento dietético é recomendado por toda a vida.

Os pacientes do sexo feminino com PKU que descontinuam o tratamento dietético na vida adulta podem parecer saudáveis, mas apresentam acentuada hiperfenilalaninemia. Entre 75 e 90% das crianças nascidas dessas mulheres têm grave deficiência mental, são microcefálicas, e 15% apresentam doença cardíaca congênita, embora os próprios bebês sejam heterozigotos. Essa síndrome, denominada PKU materna, resulta dos efeitos teratogênicos da fenilalanina ou de seus metabólitos que atravessam a placenta e afetam órgãos fetais específicos durante o desenvolvimento.

Patogênese. A anormalidade bioquímica na PKU é a incapacidade de converter fenilalanina em tirosina. Nas crianças com atividade normal de PAH, menos de 50% da ingestão dietética de fenilalanina é necessário para a síntese de proteínas. O restante é convertido em tirosina pelo sistema de fenilalanina hidroxilase (Figura 4.11). Quando o metabolismo de fenilalanina é bloqueado pela falta da enzima PAH, vias de derivação são ativadas, produzindo vários intermediários que são excretados em grandes quantidades na urina e no suor. Eles conferem aos bebês afetados um forte odor de mofo ou bolor. Acredita-se que o excesso de fenilalanina ou de seus metabólitos contribua para o dano cerebral na PKU. A falta concomitante de tirosina (ver Figura 4.11), um precursor da melanina, é responsável pela cor clara do cabelo e da pele.

Aproximadamente mil alelos mutantes de *PAH* foram identificados e apenas alguns causam uma grave deficiência da enzima. Os bebês com mutações que resultam em grave deficiência de PAH desenvolvem as características clássicas de PKU, enquanto aqueles com alguma atividade de PAH podem desenvolver uma doença mais leve ou assintomática, condição que é referida como *hiperfenilalaninemia benigna*. Como os numerosos alelos causadores de doença do gene *PAH* complicam o diagnóstico molecular, a mensuração dos níveis séricos de fenilalanina é usada para diferenciar a hiperfenilalaninemia benigna da PKU; os níveis no último distúrbio são geralmente 5 vezes mais elevados que o normal. Após ser estabelecido um diagnóstico bioquímico, a mutação específica que causa PKU pode ser determinada. Com essa informação, podem ser realizados testes de portador nos membros da família em risco. Atualmente, está sendo testada a terapia de infusão de enzima nos pacientes com a PKU clássica. A enzima infundida, conhecida como fenilalanina amônia liase (ou PAL, do inglês *phenylalanine ammonia lyase*), converte o excesso de fenilalanina em amônia e outros metabólitos, aliviando, assim, os efeitos tóxicos da fenilalanina.

Galactosemia

Galactosemia é um distúrbio autossômico recessivo do metabolismo de galactose resultante de uma mutação do gene codificador da enzima galactose-1-fosfato uridiltransferase (GALT). Afeta 1 em 53 mil bebês nascidos vivos nos EUA. A lactase divide-se em lactose, o principal carboidrato do leite de mamíferos, em glicose e em galactose nas microvilosidades intestinais. A galactose é então convertida em glicose em várias etapas, uma das quais requer a enzima GALT. Em razão dessa deficiência de transferase, a galactose-1-fosfato

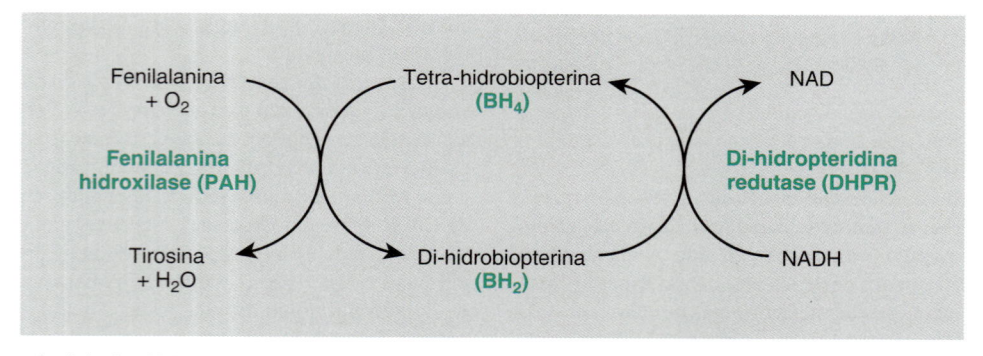

Figura 4.11 Sistema fenilalanina hidroxilase. *NADH*, nicotinamida adenina dinucleotídeo (do inglês *nicotinamide adenine dinucleotide*), forma reduzida.

e outros metabólitos, incluindo o galactitol, acumulam-se em muitos tecidos, tais como o fígado, o baço, o cristalino, o rim, o córtex cerebral e as hemácias.

O fígado, os olhos e o cérebro suportam o impacto dos danos. A hepatomegalia de início precoce resulta principalmente de uma alteração gordurosa; porém, com o tempo, pode sobrevir a formação de cicatrizes semelhantes à cirrose pelo uso abusivo de álcool (Capítulo 14). Desenvolve-se uma opacificação do cristalino (catarata), provavelmente porque o cristalino absorve água e incha à medida que o galactitol (produzido por vias metabólicas alternativas) acumula-se, o que aumenta a tonicidade. Alterações inespecíficas aparecem no sistema nervoso central, incluindo a perda de células nervosas, a gliose e o edema. Não existe ainda uma clara compreensão do mecanismo da lesão cerebral, embora níveis elevados de galactitol nos tecidos neuronais sugiram que isso possa contribuir para o dano.

Logo após o nascimento, os bebês afetados têm dificuldade em se desenvolver. Vômito e diarreia aparecem dentro de alguns dias após a ingestão de leite. A icterícia e a hepatomegalia normalmente se tornam evidentes durante a primeira semana de vida. O acúmulo de galactose e de galactose-1-fosfato nos rins compromete o transporte de aminoácidos, resultando em aminoacidúria. Com maior frequência, ocorre septicemia fulminante por *Escherichia coli*. Os exames de triagem de recém-nascidos são utilizados amplamente nos EUA. Eles dependem do ensaio fluorométrico da atividade da enzima GALT sobre uma mancha seca de sangue. Um exame de triagem positivo precisa ser confirmado pelo ensaio quantitativo de níveis de GALT nas hemácias.

Muitas das alterações clínicas e morfológicas da galactosemia podem ser evitadas ou melhoradas com a remoção de galactose da dieta durante pelo menos os primeiros 2 anos de vida. Se instituída logo após o nascimento, essa dieta evita cataratas e lesão ao fígado, e o desenvolvimento é comprometido apenas de maneira leve. Mesmo com as restrições dietéticas, porém, os pacientes idosos geralmente são afetados por transtorno da fala e insuficiência gonadal (especialmente falência ovariana prematura) e, com menos frequência, por ataxia.

Doenças do armazenamento lisossomal

Os lisossomos, que são o sistema digestório das células, contêm uma variedade de enzimas hidrolíticas que estão envolvidas na quebra, e subsequente reciclagem, de substratos complexos, como os esfingolipídios e os mucopolissacarídeos, em produtos finais solúveis. Esses substratos podem ser derivados da renovação de organelas intracelulares que entram nos lisossomos por *autofagia*, ou podem ser adquiridos da parte externa da célula por endocitose ou fagocitose. Caso haja ausência herdada de uma enzima lisossomal, o catabolismo de seu substrato permanece incompleto, o que leva ao acúmulo de metabólitos parcialmente degradados dentro dos lisossomos (Figura 4.12). Repletos de macromoléculas incompletamente digeridas, os lisossomos se tornam grandes e numerosos o suficiente para interferir nas funções celulares normais. Como a função lisossomal também é essencial para a autofagia, o comprometimento dessa dá origem ao *armazenamento adicional* de substratos autofágicos, como as proteínas poliubiquitinadas e as mitocôndrias disfuncionais. A ausência desse mecanismo de controle de qualidade causa um acúmulo de mitocôndrias defeituosas, que pode desencadear a geração de radicais livres e a apoptose.

Aproximadamente 70 doenças do armazenamento lisossomal foram identificadas. Elas podem resultar de anormalidades das enzimas lisossomais ou das proteínas envolvidas na degradação do substrato, da seleção endossômica ou da integridade da membrana lisossomal. Os distúrbios do armazenamento lisossomal são divididos em categorias baseadas na natureza bioquímica dos substratos e nos metabólitos acumulados (Tabela 4.3). Dentro de cada grupo estão várias entidades, cada uma delas resultando em deficiência de uma enzima específica.

Embora a frequência combinada de distúrbios do armazenamento lisossomal (LSDs, do inglês *lysosomal storage disorders*) seja de 1 em 2.500 nascidos vivos, a disfunção lisossomal pode estar envolvida na etiologia de várias doenças mais comuns. Por exemplo, um importante fator de risco genético para o desenvolvimento de doença de Parkinson é o estado de portador para a doença de Gaucher, e praticamente todos os pacientes com doença de Gaucher desenvolvem doença de Parkinson. A doença de Niemann Pick tipo C é outro LSD conectado ao risco de

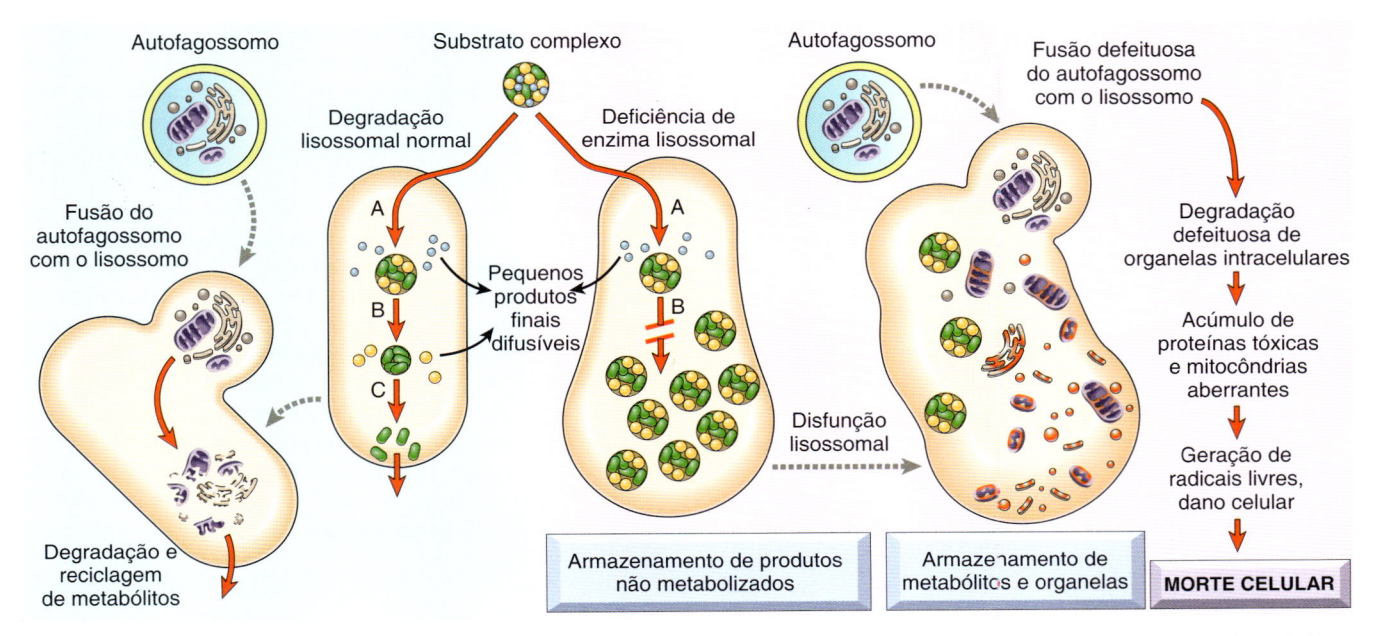

Figura 4.12 Patogênese das doenças do armazenamento lisossomal. Nesse exemplo, um substrato complexo é normalmente degradado por uma série de enzimas lisossomais, classificadas como A, B e C, em pequenos produtos finais solúveis. Se houver deficiência ou mau funcionamento de uma das enzimas (p. ex., B), o catabolismo será incompleto, e intermediários insolúveis acumulam-se nos lisossomos. Além desse armazenamento primário, o armazenamento secundário e os efeitos tóxicos resultam da autofagia defeituosa.

Tabela 4.3 Distúrbios selecionados do armazenamento lisossomal.

Doença	Deficiência de enzima	Principais metabólitos acumulados
Glicogenose, doença de Pompe tipo 2	α-1,4-Glicosidase (glicosidase lisossomal)	Glicogênio
Esfingolipidoses		
Gangliosidose GM1	Gangliosídeo GM1 β-galactosidase	Gangliosídeo GM1, oligossacarídeos contendo galactose
Gangliosidose GM2		
Doença de Tay-Sachs	Hexosaminidase A	Gangliosídeo GM2
Doença de Sandhoff	Hexosaminidases A e B	Gangliosídeo GM2, globosídeo
Sulfatidoses		
Leucodistrofia metacromática	Arilsulfatase A	Sulfatídeo
Doença de Krabbe	Galactosilceramidase	Galactocerebrosídeo
Doença de Fabry	α-Galactosidase A	Ceramida tri-hexosídeo
Doença de Gaucher	Glicocerebrosidase	Glicocerebrosídeo
Doença de Niemann-Pick: tipos A e B	Esfingomielinase	Esfingomielina
Mucopolissacaridoses (MPSs)		
MPS I H (Hurler)	α-L-Iduronidase	Dermatan sulfato, heparan sulfato
MPS II (Hunter)	L-Iduronossulfato sulfatase	
Mucolipidoses (MLs)	Deficiência de enzimas fosforiladoras essenciais para a formação do marcador de reconhecimento manose-6-fosfato; as hidrolases ácidas que faltam no marcador de reconhecimento não podem ser direcionadas para os lisossomos, mas são secretadas por via extracelular	Mucopolissacarídeo, glicolipídio
Doença célula-I (*I-cell*) (ML II) e polidistrofia pseudo-Hurler		
Outras doenças do armazenamento lisossomal		
Doença de Wolman	Lipase ácida	Ésteres de colesterol, triglicerídeos
Deficiência de fosfato ácido	Fosfatase ácida lisossomal	Ésteres de fosfato

doença de Alzheimer. Essas associações originam-se da multifuncionalidade do lisossomo. Os lisossomos desempenham um papel crucial na (1) autofagia, que resulta da fusão com o autofagossomo; na (2) imunidade, quando eles se fundem com fagossomos; e no (3) reparo da membrana por meio de fusão com a membrana plasmática.

Apesar dessa complexidade, certas características são comuns à maioria das doenças nesse grupo:

- *Transmissão autossômica recessiva*
- *População de pacientes que consiste em bebês e crianças pequenas*
- *Armazenamento de intermediários insolúveis no sistema fagocítico mononuclear,* dando origem à hepatoesplenomegalia
- *Frequente envolvimento do SNC* com dano neuronal associado
- *Disfunção celular causada não apenas pelo armazenamento de material não digerido, mas também por uma cascata de eventos secundários,* por exemplo, ativação de macrófagos e liberação de citocinas.

A maioria dessas condições é muito rara, e sua descrição mais bem detalhada fica a cargo de textos e revisões especializados. Apenas algumas condições mais comuns são abordadas aqui.

Doença de Tay-Sachs (gangliosidose GM2: hexosaminidase por deficiência da subunidade α). As gangliosidoses são caracterizadas pelo acúmulo de gangliosídeos, principalmente no cérebro, em consequência de deficiência de uma das enzimas lisossomais que catabolizam esses glicolipídios. Dependendo do gangliosídeo envolvido, esses distúrbios são subclassificados em categorias GM1 e GM2. A doença de Tay-Sachs é, de longe, a mais comum de todas as gangliosidoses, e é causada por mutações com perda de função da subunidade alfa da enzima *hexosaminidase A*, necessária para a degradação de GM2. Mais de 100 mutações foram descritas; a maioria rompe o enovelamento das proteínas ou o transporte intracelular. Em decorrência dos efeitos fundadores, a doença de Tay-Sachs, à semelhança de outros distúrbios do armazenamento de lipídios, tem maior prevalência entre indivíduos de ascendência judaica asquenaze, nos quais a frequência de portadores heterozigóticos é estimada como de 1 em 30. Os asquenazes originaram-se na Europa Oriental e na Central, e constituem mais de 90% da população judaica nos EUA. Os portadores heterozigóticos podem ser detectados mediante mensuração do nível de hexosaminidase no soro ou por sequenciamento de DNA.

Patogênese. Na ausência de hexosaminidase A, o gangliosídeo GM2 acumula-se em muitos tecidos (p. ex., coração, fígado, baço, sistema nervoso), mas o **envolvimento de neurônios nos sistemas nervosos central e autônomo e na retina domina o quadro clínico**. O acúmulo de GM2 ocorre dentro dos neurônios, dos cilindros axonais de nervos e das células gliais em todo o SNC. As células afetadas aparecem tumefeitas e, às vezes, espumosas (Figura 4.13 A). A microscopia eletrônica mostra configurações espiraladas semelhantes à casca de cebola dentro dos lisossomos compostas de camadas de membranas (Figura 4.13 B). Essas alterações patológicas são encontradas por todo o SNC (incluindo a medula espinal), nervos periféricos e sistema nervoso autônomo. A retina geralmente também é envolvida, onde a palidez produzida pelas células ganglionares tumefeitas na retina periférica resulta em uma mancha contrastante "vermelho-cereja" na mácula central relativamente não afetada.

A base molecular da lesão neuronal não está totalmente compreendida. Como em muitos casos, a proteína mutante é mal enovelada; ela induz a chamada resposta à "proteína não enovelada" (Capítulo 1). Se essas enzimas mal enoveladas não forem estabilizadas pelas chaperonas, elas sofrerão degradação proteassômica, o que leva ao acúmulo de substratos e intermediários tóxicos dentro dos neurônios. Esses

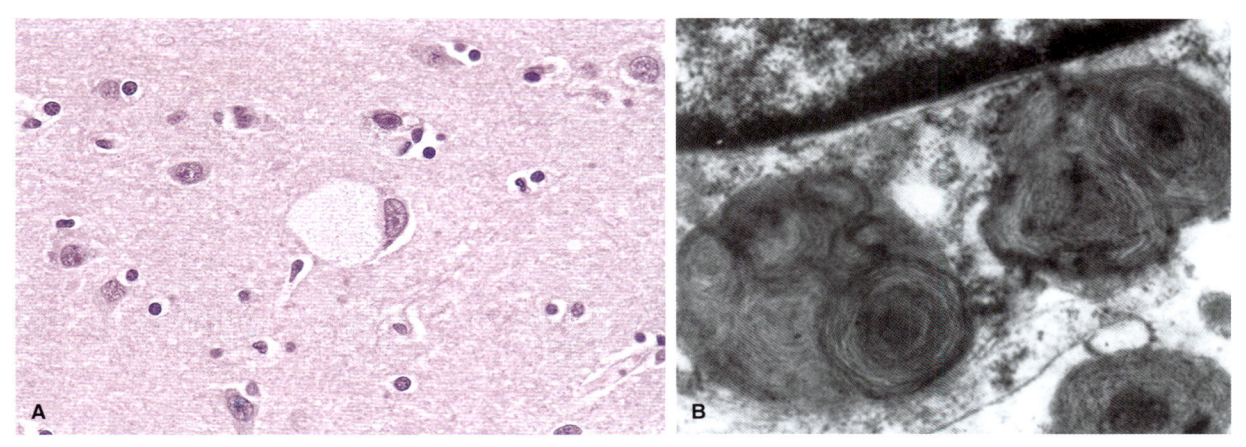

Figura 4.13 Células ganglionares na doença de Tay-Sachs. **A.** Sob a microscopia óptica, um grande neurônio tem uma evidente vacuolização lipídica. **B.** Sob a microscopia eletrônica, uma porção de um neurônio mostra proeminentes lisossomos com configurações espiraladas logo abaixo de uma parte do núcleo. (**A.** Cortesia do Dr. Arthur Weinberg, Department of Pathology, University of Texas Southwestern Medical Center, Dallas, Texas. **B.** Cortesia do Dr. Joe Rutledge, Children's Regional Medical Center, Seattle, Washington.)

achados estimularam os estudos clínicos de terapia molecular com chaperonas para algumas variantes da doença de Tay-Sachs de início tardio e para outras doenças do armazenamento lisossomal selecionadas. Essa terapia envolve o uso de chaperonas sintéticas capazes de atravessar a barreira hematencefálica, de se ligarem à proteína mutada e de permitir seu correto enovelamento, gerando, assim, atividade enzimática suficiente para restaurar a função celular.

Na variante infantil aguda mais comum da doença de Tay-Sachs, a fraqueza motora inicia-se aos 3 a 6 meses de vida e é seguida por comprometimento neurológico, início de cegueira e disfunções neurológicas progressivamente mais graves. A morte ocorre dentro de 2 a 3 anos.

Doença de Niemann-Pick tipos A e B. **As doenças de Niemann-Pick tipos A e B são entidades relacionadas caracterizadas por uma deficiência primária de *esfingomielinase ácida* e o resultante acúmulo de esfingomielina.** Como na doença de Tay-Sachs, há maior incidência de doença de Niemann-Pick tipos A e B em pessoas de ascendência judaica asquenaze. O gene para a esfingomielinase ácida é um dos genes *imprinted* (silenciados), que é preferencialmente expresso a partir do cromossomo materno como resultado de silenciamento epigenético do gene paterno (discutido adiante).

No tipo A, que é caracterizado por uma grave deficiência de esfingomielinase, a quebra de esfingomielina em ceramida e fosforilcolina fica comprometida, e o excesso de esfingomielina acumula-se nas células fagocíticas e nos neurônios. Os macrófagos ficam repletos de gotículas ou partículas do lipídio complexo, que concedem uma fina vacuolização ou espumosidade ao citoplasma (Figura 4.14). A microscopia eletrônica mostra lisossomos secundários ingurgitados que, geralmente, contêm corpos citoplasmáticos membranosos semelhantes a figuras mielínicas concêntricas lameladas, algumas vezes chamados de corpos "zebra". Em razão de seu elevado conteúdo de células fagocíticas, os órgãos afetados de forma mais grave são o baço, o fígado, a medula óssea, os linfonodos e os pulmões. O aumento de volume esplênico pode ser surpreendente. Além disso, todo o SNC, incluindo a medula espinal e os núcleos, está envolvido nesse processo inexorável. Os neurônios afetados ficam aumentados e vacuolizados como resultado do acúmulo de lipídios. Essa variante manifesta-se na infância com organomegalia massiva e deterioração neurológica grave. A morte geralmente ocorre dentro dos primeiros 3 anos de vida. Em comparação, os pacientes com a variante tipo B, que está associada à esfingomielinase mutante com alguma atividade residual, têm organomegalia, mas nenhuma manifestação

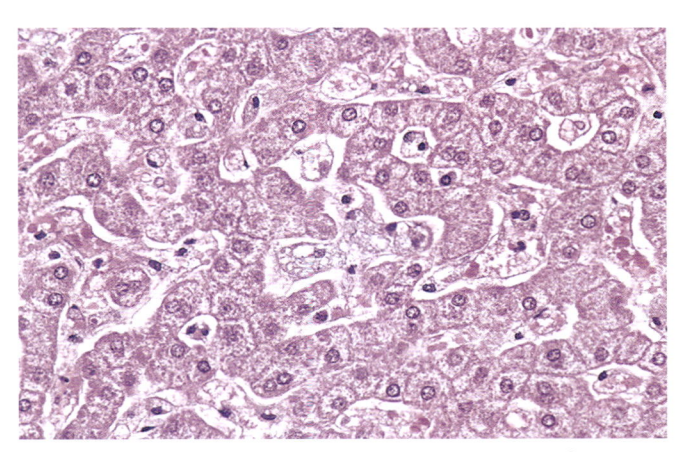

Figura 4.14 Doença de Niemann-Pick tipo A no fígado. Os hepatócitos e as células de Kupffer têm aparência espumosa e vacuolizada, resultante da deposição de lipídios. (Cortesia do Dr. Arthur Weinberg, Department of Pathology, University of Texas Southwestern Medical Center, Dallas, Texas.)

neurológica. A estimativa da atividade da esfingomielinase nos leucócitos pode ser usada para o diagnóstico dos casos suspeitados, assim como para a detecção de portadores. Testes genéticos moleculares também estão disponíveis para o diagnóstico em centros especializados.

Doença de Niemann-Pick tipo C. Embora anteriormente considerada como relacionada aos tipos A e B, a doença de Niemann-Pick tipo C (NPC) é tanto molecular quanto bioquimicamente distinta, e é mais comum dos que os tipos A e B combinados. Mutações em dois genes relacionados, *NPC1* e *NPC2*, dão origem a esse distúrbio, sendo *NPC1* o responsável pela maioria dos casos. Diferentemente da maioria das outras doenças do armazenamento lisossomal, a NPC resulta de um defeito primário no transporte de lipídios. Tanto NPC1 como NPC2 estão envolvidas no transporte de colesterol livre a partir dos lisossomos para o citoplasma (ver Figura 4.6). As células afetadas acumulam colesterol e gangliosídeos como GM1 e GM2. A NPC é clinicamente heterogênea. A forma mais comum manifesta-se na infância e é marcada por ataxia, paralisia supranuclear do olhar vertical, distonia, disartria e regressão psicomotora.

Doença de Gaucher. **A doença de Gaucher resulta de mutações no gene que codifica a *glicocerebrosidase*, e a resultante deficiência**

dessa enzima leva ao acúmulo de glicocerebrosídeo, um intermediário no metabolismo de glicolípidios, nas células fagocíticas mononucleares. Existem três variantes autossômicas recessivas de doença de Gaucher resultantes de distintas mutações alélicas. É comum a todas elas a atividade deficiente da glicocerebrosidase, que catalisa a clivagem de um resíduo de glicose a partir da ceramida. Normalmente, os macrófagos, particularmente no fígado, no baço e na medula óssea, degradam sequencialmente os glicolipídios derivados da decomposição das células sanguíneas senescentes. Na doença de Gaucher, a degradação cessa no nível dos glicocerebrosídeos, que se acumulam nos macrófagos. Essas células – chamadas de "células de Gaucher" – tornam-se aumentadas, algumas alcançando um diâmetro de até 100 μm em razão da presença de lisossomos distendidos, e elas adquirem uma aparência citoplasmática patognomônica semelhante a um "papel de seda amassado" (Figura 4.15). É evidente agora que a doença de Gaucher é causada não só pela carga de material de armazenamento, mas também pela ativação de macrófagos. Níveis elevados de citocinas derivadas de macrófagos, como as interleucinas (IL-1, IL-6) e o fator de necrose tumoral (TNF), são encontrados nos tecidos afetados.

Uma variante, a tipo 1, também chamada de forma não neuronopática crônica, representa 99% dos casos de doença de Gaucher. Caracteriza-se pelo envolvimento ósseo clínico ou radiográfico (osteopenia, lesões líticas focais e osteonecrose) em 70 a 100% dos casos. Outras características são a hepatoesplenomegalia e o não envolvimento do SNC. Muitas vezes o baço aumenta até proporções massivas e preenche todo o abdome. As células de Gaucher são encontradas no fígado, no baço, nos linfonodos e na medula óssea. A substituição da medula e a erosão cortical podem produzir lesões esqueléticas radiograficamente visíveis e citopenias de sangue periférico. Acredita-se que as alterações ósseas sejam causadas pelas citocinas derivadas de macrófagos mencionadas anteriormente. Diferentemente das outras variantes, a tipo 1 é compatível com uma vida longa. A frequência de portadores do tipo 1 na população judaica asquenaze é bastante elevada, pois se aproxima de 1 em 12. Em comparação, a frequência de portadores na população não judaica é de 1 em 40 mil.

Os sinais e os sintomas neurológicos caracterizam as variantes tipos 2 e 3. No tipo 2, essas manifestações aparecem durante a infância (*forma neuronopática infantil aguda*) e são mais graves, enquanto no tipo 3 elas surgem posteriormente e são mais leves (*forma neuronopática crônica*). Embora o fígado e o baço também sejam envolvidos, nas características clínicas dos tipos 2 e 3 predominam os transtornos, que incluem as convulsões e a progressiva deterioração mental.

Como mencionado anteriormente, a mutação do gene do glicocerebrosídeo é um forte fator de risco para a doença de Parkinson. Os pacientes com doença de Gaucher têm um risco 20 vezes maior de desenvolver doença de Parkinson (em comparação com os controles), e 5 a 10% dos pacientes com doença de Parkinson têm mutações no gene codificador da glicocerebrosidase. O nível de glicocerebrosídeos nos leucócitos ou em fibroblastos cultivados é útil no diagnóstico e na detecção de portadores heterozigóticos. O teste de DNA também está disponível.

Atualmente, existem duas terapias aprovadas para a doença de Gaucher tipo I. A primeira é *terapia de reposição da enzima* vitalícia, por meio de infusão de glicocerebrosidase recombinante. A segunda, conhecida como *terapia de redução de substrato*, envolve a ingestão oral de um inibidor da enzima glicosilceramida sintase. Isso induz níveis sistêmicos reduzidos de glicocerebrosídeo, o substrato para a enzima defeituosa na doença de Gaucher. A terapia de redução de substrato leva a tamanhos reduzidos do baço e do fígado, melhora nas contagens sanguíneas e aumento da função esquelética. Outros tratamentos recentes incluem a terapia genética por meio do transplante de células-tronco hematopoiéticas projetadas para expressar glicocerebrosidase normal.

***Mucopolissacaridoses.* As mucopolissacaridoses (MPSs) são caracterizadas por degradação defeituosa e excessivo armazenamento de mucopolissacarídeos em vários tecidos.** É preciso lembrar que os mucopolissacarídeos são parte da matriz extracelular e são sintetizados pelos fibroblastos dos tecidos conjuntivos. A maioria dos mucopolissacarídeos é secretada, porém uma fração é degradada dentro dos lisossomos por uma via catabólica que envolve múltiplas enzimas. Diversas variantes clínicas de MPS, classificadas numericamente como MPS I a MPS VII, foram descritas, cada qual resultante da deficiência de uma enzima específica nessa via. Os mucopolissacarídeos que se acumulam dentro dos tecidos são o dermatan sulfato, o heparan sulfato, o queratan sulfato e (em alguns casos) o sulfato de condroitina.

Hepatoesplenomegalia; deformidades esqueléticas; lesões às valvas cardíacas; depósitos subendoteliais arteriais, particularmente nas artérias coronárias; e lesões no cérebro são características observadas em todas as MPSs. As lesões subendoteliais coronárias levam ao infarto do miocárdio e à descompensação cardíaca. A maioria dos casos está associada a traços faciais grosseiros, turvação da córnea, rigidez articular e incapacidade intelectual. A excreção urinária dos mucopolissacarídeos acumulados geralmente fica aumentada. Em

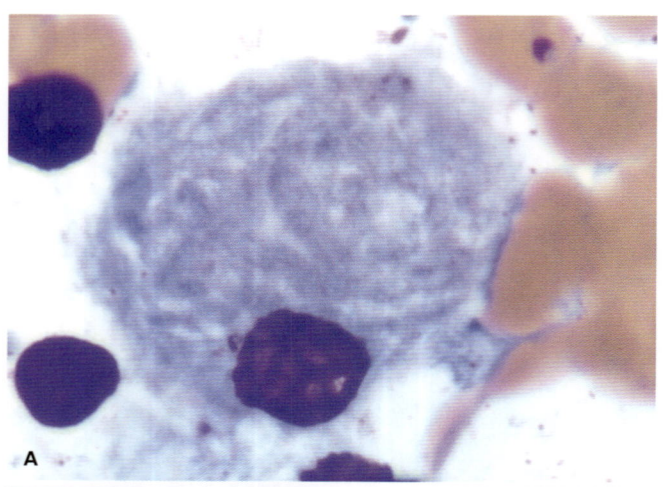

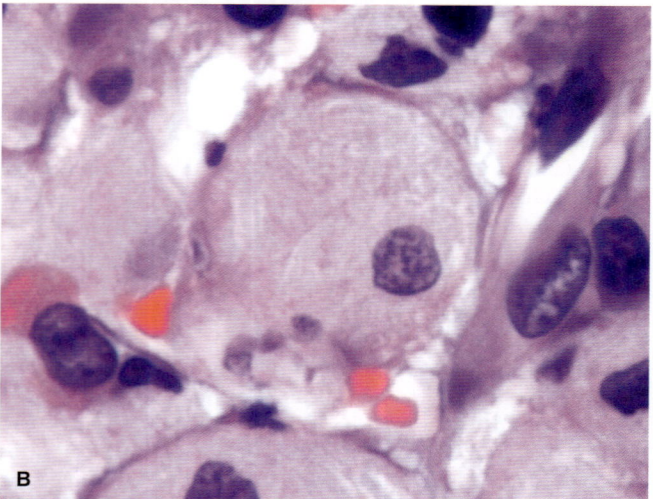

Figura 4.15 Doença de Gaucher envolvendo a medula óssea. As células Gaucher são macrófagos roliços com a característica aparência de "papel de seda amassado" no citoplasma em decorrência do acúmulo de glicocerebrosídeo. **A.** Coloração de Wright. **B.** Coloração com hematoxilina e eosina. (Cortesia do Dr. John Anastasi, Department of Pathology, University of Chicago, Chicago, Illinois.)

todas as MPSs, com exceção de uma, o modo de herança é autossômico recessivo; a exceção, a síndrome de Hunter, é uma doença recessiva ligada ao X. Dentre as 11 variantes identificadas, apenas duas síndromes bem caracterizadas são brevemente discutidas aqui.

- A MPS tipo I, também conhecida como síndrome de Hurler, é causada por uma deficiência de α-L-iduronidase. Na síndrome de Hurler, as crianças afetadas têm uma expectativa de vida de 6 a 10 anos, e muitas vezes a morte é o resultado de complicações cardíacas. O acúmulo de mucopolissacarídeos é observado nas células do sistema fagocítico mononuclear, nos fibroblastos, no endotélio e nas células do músculo liso da parede vascular. As células afetadas ficam tumefeitas e apresentam citoplasma claro, o que resulta do acúmulo de material armazenado dentro dos lisossomos ingurgitados e vacuolizados. As inclusões lisossomais também são encontradas nos neurônios, e são responsáveis pela incapacidade intelectual
- A MPS tipo II, ou síndrome de Hunter, é causada pela deficiência de L-iduronato sulfatase. Ela difere da síndrome de Hurler em seu modo de herança (ligada ao X) e na ausência de turvação corneana, e seu curso clínico geralmente é mais leve. O diagnóstico é estabelecido mensurando-se o nível de *alfa-L-iduronidase* nos leucócitos. O diagnóstico pelo DNA não é empregado rotineiramente em virtude do grande número de mutações causais distintas.

Doenças do armazenamento de glicogênio (glicogenoses)

Uma deficiência herdada de enzimas envolvidas na síntese ou na degradação de glicogênio pode resultar em excessivo acúmulo de glicogênio ou alguma forma anormal de glicogênio em vários tecidos. O tipo de glicogênio armazenado, sua localização intracelular e a distribuição tecidual das células afetadas variam dependendo da deficiência enzimática específica. Independentemente do tecido ou das células afetadas, o glicogênio é armazenado com mais frequência dentro do citoplasma. Uma variante, a doença de Pompe, também é uma forma de doença do armazenamento lisossomal, pois a enzima faltante está localizada nos lisossomos. A maioria das glicogenoses são doenças autossômicas recessivas, o que é comum nas síndromes com "enzima faltante".

Aproximadamente uma dúzia de formas de glicogenoses foi descrita em associação com deficiências específicas de enzima. Com base nos achados fisiopatológicos, elas podem ser agrupadas em três categorias (Tabela 4.4):

- *Tipo hepático*: o fígado contém várias enzimas que sintetizam glicogênio para armazenamento e o decompõem em glicose livre. Portanto, a deficiência das enzimas hepáticas envolvidas no metabolismo de glicogênio está associada a dois principais efeitos clínicos: aumento do fígado decorrente do armazenamento de glicogênio e hipoglicemia por falha na produção de glicose (Figura 4.16). A *doença de Von Gierke* (glicogenose tipo I), que resulta da falta de glicose-6-fosfatase, é o exemplo mais importante da forma hepática de glicogenose (ver Tabela 4.4)
- *Tipo miopático*: no músculo estriado, o glicogênio é uma fonte importante de energia, e a maioria das formas da doença do armazenamento de glicogênio afeta os músculos. Quando as enzimas envolvidas na glicólise são deficientes, ocorre armazenamento de glicogênio nos músculos e há uma fraqueza muscular associada

Tabela 4.4 Principais subgrupos de glicogenoses.

Categoria clinicopatológica	Tipo específico	Deficiência de enzima	Alterações morfológicas	Características clínicas
Tipo hepático	Hepatorrenal (doença de von Gierke tipo I)	Glicose-6-fosfatase	Hepatomegalia: acúmulos intracitoplasmáticos de glicogênio e pequenas quantidades de lipídio; glicogênio intranuclear Renomegalia: acúmulos intracitoplasmáticos de glicogênio nas células epiteliais tubulares corticais	Nos pacientes não tratados, dificuldade de crescimento, hepatomegalia e renomegalia Hipoglicemia resultante da dificuldade de mobilização da glicose, geralmente levando a convulsões Hiperlipidemia e hiperuricemia resultantes de distúrbio do metabolismo de glicose; muitos pacientes desenvolvem gota e xantomas cutâneos Tendência ao sangramento causada por disfunção de plaquetas Com tratamento (proporcionando uma fonte contínua de glicose), a maioria dos pacientes sobrevive e só desenvolve complicações tardias (p. ex., adenomas hepáticos)
Tipo miopático	Doença de McArdle (tipo V)	Fosforilase muscular	Músculo esquelético somente: acúmulos de glicogênio predominantemente em localização subsarcolemal	Cãibras dolorosas associadas a exercício extenuante Mioglobinúria ocorrendo em 50% dos casos Início na vida adulta (> 20 anos) O exercício muscular falha em elevar o nível de lactato no sangue venoso Compatível com longevidade normal
Tipos diversos	Glicogenose generalizada (doença de Pompe tipo II)	Alfaglicosidase ácida lisossomal (maltase ácida)	Hepatomegalia leve: balonização de lisossomos com o glicogênio criando um padrão rendilhado citoplasmático Cardiomegalia: glicogênio dentro do sarcoplasma assim como ligado à membrana Músculo esquelético: similar ao coração	Cardiomegalia massiva, hipotonia muscular e insuficiência cardiorrespiratória antes de 2 anos Forma adulta mais leve com envolvimento apenas do músculo esquelético manifestando-se como uma miopatia crônica

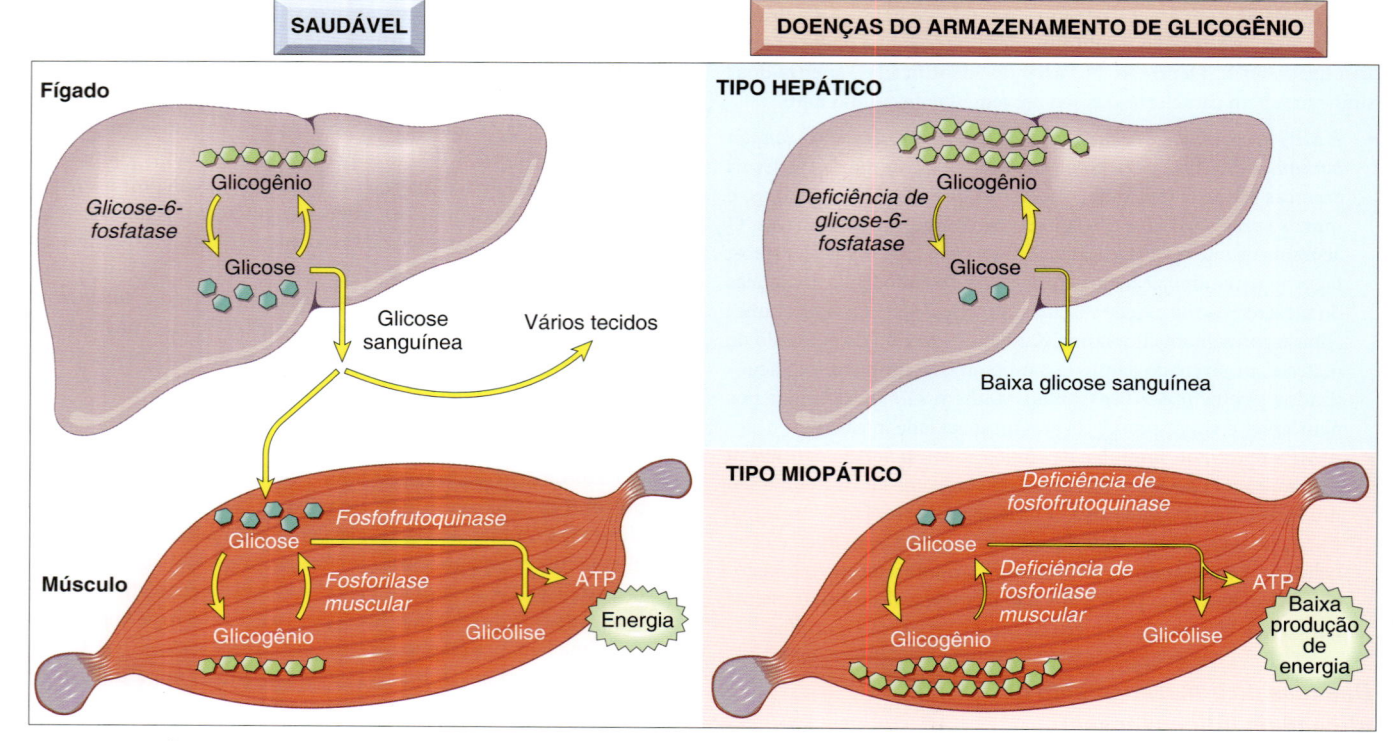

Figura 4.16 *À esquerda* – Esquema simplificado do metabolismo normal de glicogênio no fígado e nos músculos esqueléticos. *Parte superior, à direita* – Efeitos de uma deficiência herdada de enzimas hepáticas envolvidas no metabolismo de glicogênio. *Parte inferior, à direita* – Consequências de uma deficiência genética nas enzimas que metabolizam o glicogênio em músculos esqueléticos. *ATP*, adenosina trifosfato.

em decorrência do comprometimento da produção de energia. Tipicamente, as formas miopáticas de doenças do armazenamento de glicogênio são marcadas por cãibras musculares após o exercício, mioglobinúria e falha do exercício em induzir uma elevação nos níveis de lactato sanguíneo em razão de um bloqueio na glicólise. Nessa categoria estão incluídas a *doença de McArdle* (glicogenose tipo V), que resulta da deficiência de fosforilase muscular, e a glicogenose tipo VII, que advém da deficiência de fosfofrutoquinase muscular

- A glicogenose tipo II (*doença de Pompe*) é causada por uma deficiência de alfaglicosidase ácida (maltase ácida lisossomal) e está associada à deposição de glicogênio em praticamente todos os órgãos, mas a cardiomegalia é mais proeminente. A maioria dos pacientes morre dentro de 2 anos do início por insuficiência cardiorrespiratória. A terapia de reposição com glicosidase pode reverter o dano ao músculo cardíaco e aumenta modestamente a longevidade.

DISTÚRBIOS MULTIGÊNICOS COMPLEXOS

Os distúrbios multigênicos complexos – chamados de distúrbios "multifatoriais" ou "poligênicos" – são causados por interações de variantes genéticas com fatores ambientais. Uma variante genética, que ocorre em pelo menos 1% da população, é chamada de polimorfismo. De acordo com a hipótese de doença comum–variante comum, os distúrbios multigênicos complexos ocorrem quando muitos polimorfismos são coerdados, cada um com um efeito modesto e baixa penetrância. Três fatos adicionais importantes surgiram dos estudos dos distúrbios complexos comuns como o diabetes tipo 1:

- Embora os distúrbios complexos resultem da herança coletiva de muitos polimorfismos, *diferentes polimorfismos variam em significância*. Por exemplo, dos 20 a 30 genes implicados no diabetes tipo 1, seis ou sete são mais importantes, e alguns alelos HLA contribuem com mais de 50% do risco (Capítulo 18)
- *Alguns polimorfismos são comuns a múltiplas doenças do mesmo tipo, enquanto outros são específicos de uma única doença*. Essas associações são bem ilustradas nas doenças inflamatórias imunomediadas (Capítulo 5)
- *Muitos dos polimorfismos associados a doença são regiões não codificantes*; portanto, é provável que afetem a regulação epigenética da expressão genética.

Várias características fenotípicas não associadas a doença são determinadas pela herança multigênica, como cor do cabelo, cor dos olhos, cor da pele, altura e inteligência. Essas características mostram uma variação contínua dentro, assim como através, de todos os grupos populacionais. As influências ambientais, porém, modificam significativamente uma expressão fenotípica de traços complexos. Por exemplo, o diabetes tipo 2 tem muitas das características de um distúrbio multigênico complexo. É bem reconhecido clinicamente que as pessoas afetadas geralmente exibem primeiro as manifestações clínicas dessa doença após o ganho de peso. Desse modo, a obesidade, assim como outras influências ambientais, revelam o traço genético diabético.

É necessário cuidado ao atribuir a doença a esse modo de herança. Essa atribuição depende de muitos fatores, mas primeiramente do agrupamento familiar e da exclusão dos modos de transmissão mendeliana e cromossômica. Uma gama de níveis de gravidade de uma doença é sugestiva de um distúrbio multigênico complexo, mas expressividade variável e penetrância reduzida de genes mutantes únicos também podem ser responsáveis por esse fenômeno.

DISTÚRBIOS CITOGENÉTICOS

Ocorrem anormalidades cromossômicas com frequência muito maior do que geralmente se estima. Estima-se que aproximadamente 1 em 200 recém-nascidos tenha alguma forma de anormalidade cromossômica. A cifra é muito maior em fetos que não sobrevivem até o termo; em até 50% dos abortos espontâneos no primeiro trimestre, o feto pode ter uma anormalidade cromossômica. Os distúrbios citogenéticos resultam de alterações no número ou na estrutura de cromossomos e muitos afetam os autossomos ou os cromossomos sexuais.

Antes de iniciar uma discussão sobre as aberrações cromossômicas, iremos revisar a cariotipagem como a ferramenta básica do citogeneticista. **Um cariótipo é a representação digital da propagação de uma metáfase corada em que os cromossomos são arranjados em ordem decrescente de comprimento.** Diversas técnicas de coloração de cromossomos foram desenvolvidas.

Com a técnica de coloração de Giemsa amplamente usada (bandeamento G), cada cromossomo revela um padrão distintivo de bandas claras e escuras alternadas de larguras variáveis (Figura 4.17). O uso de técnicas de bandeamento permite a identificação de cada cromossomo e pode detectar e localizar anormalidades estruturais que são grandes o suficiente para produzir alterações no padrão de bandeamento (descritas adiante).

Anormalidades numéricas

Nos seres humanos, a contagem normal de cromossomos nas células diploides é 46 (*i. e.*, 2 de cada 22 autossomos e 2 cromossomos sexuais, algumas vezes representados como 2n = 46). Qualquer múltiplo exato do número haploide (n) é chamado *euploide*. Os números de cromossomos como 3n e 4n são chamados *poliploides*. No feto, a poliploidia geralmente resulta em aborto espontâneo. Qualquer número que não seja um múltiplo exato de n é chamado de *aneuploide*. A principal causa de aneuploidia é a não disjunção de um par de cromossomos homólogos no zigoto na primeira divisão meiótica ou uma falha das cromátides irmãs em se separar durante a segunda divisão meiótica. A última também pode ocorrer durante a mitose das células somáticas, levando então à produção de duas células aneuploides. A falha no pareamento dos cromossomos homólogos seguida por seleção aleatória (atraso de anáfase) também pode levar à aneuploidia.

Quando a não disjunção ocorre no momento da meiose, os gametas formados têm um cromossomo extra (n + 1) ou menos um cromossomo (n − 1). A fertilização desses gametas pelos gametas normais resultaria em dois tipos de zigoto: trissômico, com um cromossomo extra (2n + 1), ou monossômico (2n − 1). A monossomia envolvendo um autossomo é incompatível com a vida, enquanto as trissomias de certos autossomos e a monossomia envolvendo os cromossomos sexuais são compatíveis com o desenvolvimento até o momento do nascimento e, nos casos de trissomia do 21, sobrevida até a vida adulta.

Mosaicismo é um termo usado para descrever a presença de duas ou mais populações de células com diferentes complementos de cromossomos no mesmo indivíduo. No contexto de números de cromossomos, a não disjunção mitótica pós-zigótica resultaria na produção de uma célula-filha trissômica e uma monossômica; os descendentes dessas células então produziriam um mosaico. Como discutido adiante, o mosaicismo que afeta os cromossomos sexuais é comum, enquanto o mosaicismo autossômico não é.

Anormalidades estruturais

As alterações estruturais nos cromossomos normalmente resultam de quebra cromossômica seguida pela perda ou pelo rearranjo de material. Essas alterações geralmente são designadas por uma abreviatura citogenética em que p (do francês *petit*) denota o braço curto de um cromossomo, e q o braço longo. Cada braço é então dividido

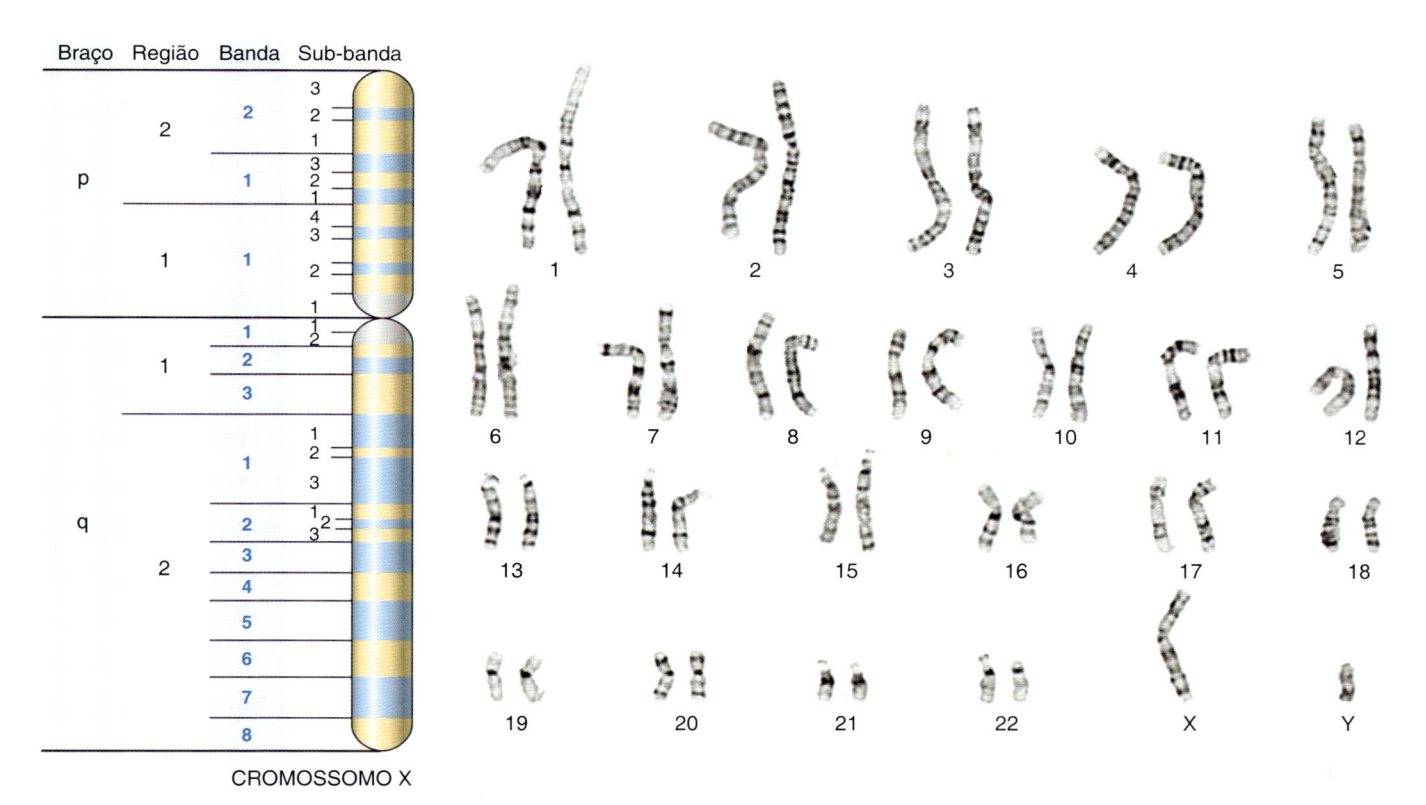

Figura 4.17 Cariótipo banda G de um homem (46,XY). Também é mostrado o padrão de bandeamento do cromossomo X com a nomenclatura de braços, regiões, bandas e sub-bandas. (Cortesia do Dr. Stuart Schwartz, Department of Pathology, University of Chicago, Chicago, Illinois.)

em regiões numeradas (1, 2, 3, e assim por diante) do centrômero para o exterior, e dentro de cada região as bandas são ordenadas numericamente (ver Figura 4.17). Assim, 2q34 indica o cromossomo 2, braço longo, região 3, banda 4. Os padrões de rearranjo cromossômico após quebra (Figura 4.18) são os seguintes:

- A *translocação* implica a transferência de uma parte de um cromossomo para outro cromossomo. O processo geralmente é recíproco (*i. e.*, fragmentos são trocados entre dois cromossomos). Em abreviatura genética, as translocações são indicadas por "t" seguido pelos cromossomos envolvidos em ordem numérica – por exemplo, 46,XX,t(2;5)(q31;p14). Essa notação indica uma translocação recíproca envolvendo o braço longo (q) do cromossomo 2 na região 3, banda 1, e o braço curto do cromossomo 5, região 1, banda 4. Quando todos os fragmentos são trocados, a resultante *translocação recíproca equilibrada* (ver Figura 4.18) não é nociva ao portador, que apresenta o número normal de cromossomos e o complemento total de material genético, a não ser que pelo menos um dos pontos de interrupção envolva um gene crucial. Entretanto, durante a gametogênese, são formados gametas anormais (desequilibrados), resultando em zigotos anormais. Um padrão especial de translocação envolvendo dois cromossomos acrocêntricos é chamado de *translocação do tipo fusão cêntrica*, ou *robertsoniana*. As quebras ocorrem normalmente próximas ao centrômero e afeta os braços curtos de ambos os cromossomos. A transferência dos segmentos leva a um cromossomo muito grande e a um extremamente pequeno (ver Figura 4.18); o último é subsequentemente perdido, deixando o portador com 45 cromossomos. Como os braços curtos de todos os cromossomos acrocêntricos contêm genes altamente redundantes (p. ex., genes de RNA ribossômico), tal perda é compatível com a sobrevivência. Entretanto, surgem dificuldades durante a gametogênese, o que resulta na formação de gametas desequilibrados que podem levar a uma prole doente.
- Os *isocromossomos* ocorrem quando há uma troca homóloga de DNA pericêntrico entre cromátides irmãs produzindo dois cromossomos compostos de dois braços p ou dois braços q, um dos quais apresentando dois centrômeros e um que é acêntrico. O cromossomo acêntrico então é perdido, o que deixa um cromossomo apenas com dois braços curtos ou dois braços longos. O isocromossomo mais comumente presente em nascidos vivos envolve o braço longo do cromossomo X e é designado i(Xq). Quando ocorre a fertilização por um gameta que contém um cromossomo X normal, o resultado é a monossomia para genes em Xp e a trissomia para genes em Xq.
- A *deleção* envolve a perda de uma porção de um cromossomo. Uma quebra única pode deletar um segmento terminal. Duas quebras intersticiais com união dos segmentos proximal e distal podem resultar em perda de um segmento interno. O fragmento isolado, que carece de um centrômero, quase nunca sobrevive e, portanto, os genes são perdidos.
- As *inversões* ocorrem quando há duas quebras intersticiais em um cromossomo e o segmento liberado reúne-se na orientação oposta ao normal
- Um *cromossomo em anel* é uma variante de uma deleção. Após a perda dos segmentos de cada terminação do cromossomo, os braços se unem para formar um anel.

Características gerais dos distúrbios cromossômicos

- Os distúrbios cromossômicos podem estar associados à ausência (deleção, monossomia), ao excesso (trissomia) ou a rearranjos anormais (translocações) de cromossomos
- Em geral, a perda de material cromossômico produz defeitos mais graves do que aqueles que ocorrem por ganho de material cromossômico
- Um excessivo material cromossômico pode resultar de um cromossomo completo (como na trissomia) ou de parte de um cromossomo (com na translocação robertsoniana)
- Os desequilíbrios dos cromossomos sexuais (excesso ou perda) são mais bem tolerados do que os desequilíbrios semelhantes dos autossomos
- Os distúrbios dos cromossomos sexuais geralmente produzem alterações sutis, algumas vezes não detectadas ao nascimento. A infertilidade, uma manifestação comum, não pode ser diagnosticada até a adolescência
- Na maioria dos casos, os distúrbios cromossômicos resultam de alterações *de novo* (*i. e.*, os pais são saudáveis, e o risco de recidiva

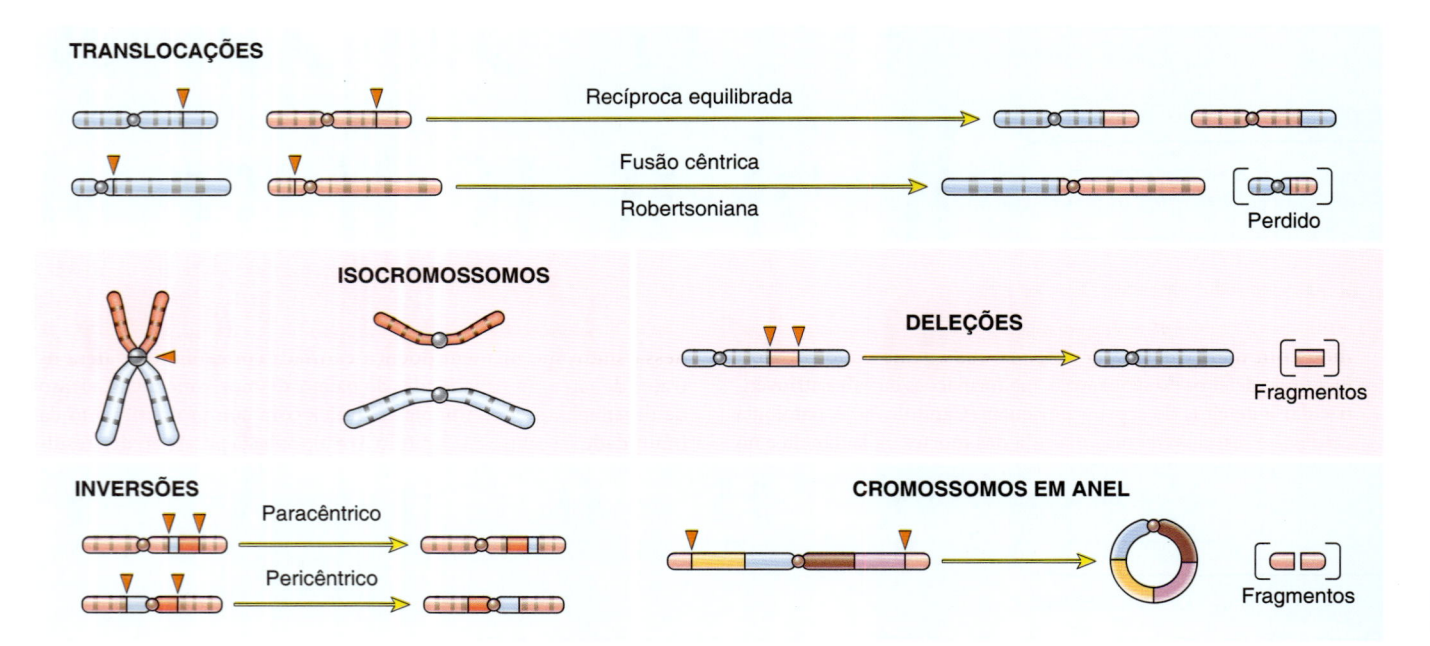

Figura 4.18 Tipos de rearranjos cromossômicos.

em irmãos é baixo). A forma de translocação da síndrome de Down (descrita adiante) exibe uma rara, mas importante, exceção a esse princípio.

Alguns exemplos específicos de doenças envolvendo alterações no cariótipo são apresentadas a seguir.

Distúrbios citogenéticos que envolvem os autossomos

Três trissomias autossômicas (21, 18, e 13) e uma síndrome de deleção (afetando o 22q) ocorrem com frequência suficiente para merecer consideração.

Trissomia do 21 (síndrome de Down)

A síndrome de Down, caracterizada por uma cópia extra do cromossomo 21, é o mais comum dos distúrbios cromossômicos (Figura 4.19). Cerca de 95% das pessoas afetadas têm trissomia do 21, o que resulta em uma contagem cromossômica de 47. Como mencionado anteriormente, a causa mais comum de trissomia do 21 é a não disjunção meiótica. Os pais de tais crianças não são afetados. A idade materna tem uma forte influência sobre a incidência da síndrome de Down, que ocorre em 1 em 1.550 nascidos vivos de mulheres com menos de 20 anos, em contraste a 1 em 25 nascidos vivos de mulheres com mais de 45 anos. A correlação com a idade materna sugere que na maioria dos casos a não disjunção meiótica do cromossomo 21 ocorra no óvulo. De fato, em 95% dos casos o cromossomo extra é de origem materna. A razão para a maior suscetibilidade do óvulo à não disjunção com o envelhecimento não é conhecida. Não foi encontrado nenhum efeito da idade paterna naqueles casos em que o cromossomo extra é derivado do pai.

Em cerca de 4% dos pacientes com trissomia do 21, o material cromossômico extra está presente como uma translocação do braço longo do cromossomo 21 para o cromossomo 22 ou 14. Esses casos frequentemente (mas nem sempre) são familiares, e o cromossomo translocado é herdado de um dos pais, que geralmente é portador de uma translocação robertsoniana. Aproximadamente 1% dos pacientes com trissomia do 21 é mosaico, tendo geralmente um misto de células de 46 e 47 cromossomos. Esses casos resultam da não disjunção mitótica do cromossomo 21 durante um estágio inicial da embriogênese. Dependendo da proporção de células anormais, as manifestações clínicas em tais casos são variáveis e mais leves.

As características clínicas diagnósticas dessa condição – perfil facial plano, fissuras palpebrais oblíquas e dobras epicânticas (ver Figura 4.19) – geralmente são aparentes ao nascimento. A síndrome de Down é a principal causa de grave incapacidade intelectual; aproximadamente 80% dos indivíduos com essa síndrome têm um QI de 25 a 50. Em contrapartida, alguns mosaicos com síndrome de Down têm alterações fenotípicas leves e inteligência média ou quase média. Além dos achados fenotípicos e da incapacidade intelectual já notados, é válido mencionar várias outras características clínicas:

- *Aproximadamente 40% dos pacientes têm doença cardíaca congênita*, com mais frequência defeitos dos coxins endocárdicos, incluindo defeitos do septo atrial, malformações da valva atrioventricular e defeitos do septo ventricular (Capítulo 9). A patologia cardíaca é responsável pela maioria das mortes na lactância e no início da infância. Várias outras malformações congênitas, como atresias do esôfago e do intestino delgado, também são comuns.
- As crianças com trissomia do 21 têm um risco *10 a 20 vezes maior de desenvolver leucemia aguda*. Ocorrem tanto as leucemias linfoblásticas agudas como as leucemias mieloides agudas (Capítulo 10)
- Praticamente todos os pacientes com trissomia do 21 com mais de 40 anos desenvolvem as *alterações neuropatológicas* características da doença de Alzheimer, um transtorno degenerativo do cérebro (Capítulo 21)
- O pacientes com síndrome de Down mostram *respostas imunológicas anormais* que os predispõem a infecções graves, particularmente nos pulmões, e à autoimunidade tireóidea (Capítulo 18). Embora várias anormalidades, que afetam principalmente as funções das células T, tenham sido relatadas, a base dos distúrbios imunológicos não está clara
- Além disso, anomalias que afetam vários outros sistemas orgânicos também ocorrem com uma frequência maior que a normal. Dentre elas, estão os distúrbios gastrintestinais (estenose dos intestinos e doença de Hirschsprung); distúrbios oftalmológicos (cataratas e erros refrativos); perda auditiva; taxa de crescimento lenta; e anomalias urológicas (criptorquidismo e hipospadias).

Apesar desses problemas, a melhora nos cuidados médicos aumentou a longevidade das pessoas com trissomia do 21. Atualmente, a média etária ao óbito é de 60 anos (até 25 anos em 1983). Embora o cariótipo da síndrome de Down seja conhecido há décadas, a base molecular para a doença permanece indefinível. "Doses" extras de genes localizados no cromossomo 21 foram implicadas, como o gene para a precursora beta-amiloide, que está relacionada com a doença de Alzheimer. Além disso, a regulação dos genes por vários micro-RNAs e RNAs não codificantes longos foram implicados, mas a causalidade não foi estabelecida para quaisquer desses. Vários testes de triagem pré-natal são usados para diagnosticar a trissomia do 21.

Dentre estes testes, estão a mensuração dos níveis de β-HCG sanguíneo materno (aumentados) e de proteína A plasmática associada à gravidez (PAPP, do inglês *pregnancy-associated plasma protein A*) (diminuída), como também a avaliação ultrassonográfica das pregas nucais. A PAPP é secretada pelo sinciotrofoblasto, e um nível baixo indica função placentária precária. A base dos níveis elevados de β-HCG na síndrome de Down não está clara.

Ocorreu um significativo progresso no diagnóstico molecular da síndrome de Down no período pré-natal. Aproximadamente 5 a 10% do DNA total livre de células no sangue materno é derivado do feto e pode ser identificado pelos marcadores genéticos polimórficos. Com o uso de sequenciamento de nova geração, a dosagem genética dos genes ligados ao cromossomo 21 no DNA fetal pode ser determinada com grande precisão. Esse sequenciamento surgiu como um método específico sensível e não invasivo ("biopsia líquida") para o diagnóstico pré-natal de trissomia do 21, assim como de outras trissomias. Atualmente, todos os casos de trissomia do 21 identificados pelos testes de triagem ou por biopsias líquidas são confirmados pela citogenética convencional nas células fetais obtidas por amniocentese.

Síndrome da deleção 22q11.2

A síndrome da deleção 22q11.2 abrange um espectro de distúrbios que resultam de uma pequena deleção interstícial da banda 22q11 no braço longo do cromossomo 22. As características clínicas dessa síndrome incluem doença cardíaca congênita que afeta os tratos de saída, anormalidades do palato, dismorfismo facial, atraso de desenvolvimento, hipoplasia tímica com comprometimento da imunidade da célula T (Capítulo 5) e hipoplasia paratireóidea resultando em hipocalcemia (Capítulo 18). Anteriormente, acreditava-se que essas características clínicas representassem dois distúrbios diferentes: síndrome de DiGeorge e síndrome velocardiofacial. Entretanto, sabe-se atualmente que ambas são causadas pela deleção 22q11.2. Acredita-se que as variações em tamanho e posição da deleção sejam responsáveis pelas diferentes manifestações clínicas. Quando a imunodeficiência de célula T e a hipocalcemia são as características dominantes, diz-se que os pacientes têm *síndrome de*

TRISSOMIA DO 21: SÍNDROME DE DOWN

Incidência: 1 em 700 nascimentos
Cariótipos:
    Trissomia do tipo 21:   47,XX, +21
    Tipo translocação: 46,XX,der(14;21)(q10;q10),+21
    Tipo mosaico: 46,XX/47,XX, +21

Características da trissomia do 21:
- Incapacidade intelectual
- Pele abundante no pescoço
- Dobras epicânticas e perfil facial plano
- Prega palmar
- Defeitos cardíacos congênitos
- Estenose intestinal
- Hérnia umbilical
- Predisposição à leucemia
- Hipotonia
- Espaço aumentado entre o primeiro e o segundo pododáctilo

TRISSOMIA DO 18: SÍNDROME DE EDWARDS

Incidência: 1 em 8.000 nascimentos
Cariótipos:
    Trissomia do tipo 18:   47,XX, +18
    Tipo mosaico: 46,XX/47,XX, +18

Características da trissomia do 18:
- Occipício proeminente
- Incapacidade intelectual
- Micrognatia
- Orelhas de inserção baixa
- Pescoço curto
- Dedos sobrepostos
- Defeitos cardíacos congênitos
- Malformações renais
- Abdução limitada do quadril
- Tálus vertical congênito

TRISSOMIA DO 13: SÍNDROME DE PATAU

Incidência: 1 em 15.000 nascimentos
Cariótipos:
    Trissomia do tipo 13:   47,XX, +13
    Tipo translocação: 46,XX,+13,der(13;14)(q10;q10)
    Tipo mosaico: 46,XX/47,XX, +13

Características da trissomia do 13:
- Microftalmia
- Polidactilia
- Microcefalia e incapacidade intelectual
- Fenda labiopalatina
- Defeitos cardíacos
- Hérnia umbilical
- Defeitos renais
- Tálus vertical congênito

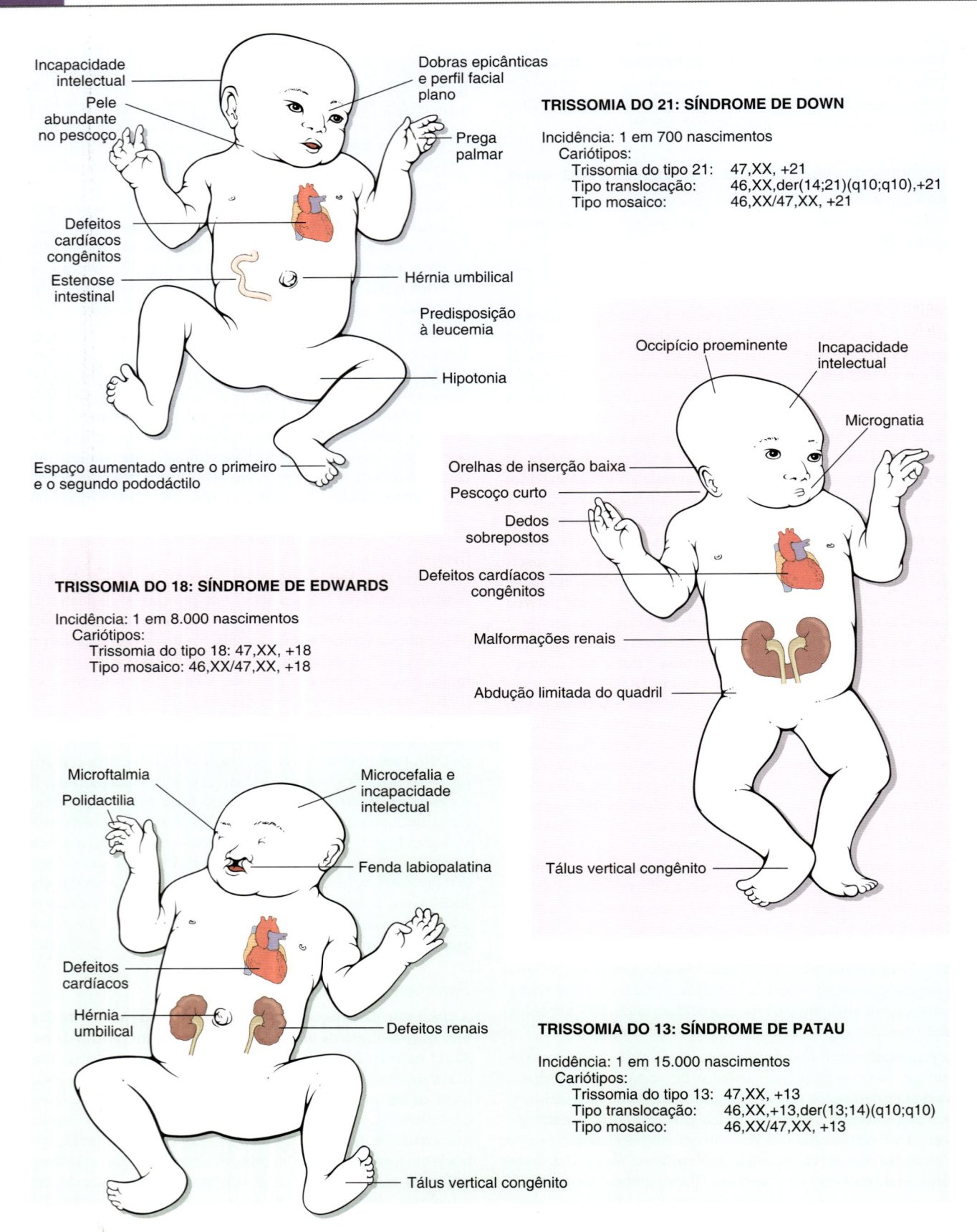

Figura 4.19 Características clínicas e cariótipos das três trissomias autossômicas mais comuns. Embora o cariótipo seja mostrado com cromossomos XX, os indivíduos podem ter um cariótipo XY.

DiGeorge, enquanto os pacientes com a chamada *síndrome velocardiofacial* têm imunodeficiência leve, dismorfologia pronunciada e defeitos cardíacos. Além dessas malformações, os pacientes com deleção 22q11.2 estão em alto risco de esquizofrenia e transtorno bipolar. De fato, estima-se que a esquizofrenia se desenvolva em aproximadamente 25% dos adultos com essa síndrome. Por outro lado, deleções da região são encontradas em 2 a 3% dos indivíduos com esquizofrenia com início na infância. A base molecular dessa síndrome não é totalmente conhecida porque a região afetada do cromossomo 11 contém muitos genes, algumas proteínas codificadoras e outros RNAs não codificantes (reguladores).

Pode-se suspeitar do diagnóstico com base clínica, mas a confirmação somente pode ser estabelecida pela detecção da deleção, geralmente por hibridização fluorescente *in situ* (FISH, do inglês *fluorescence in situ hybridization*) (ver Figura 4.41 B, mais adiante).

Distúrbios citogenéticos que envolvem cromossomos sexuais

Vários dos cariótipos anormais envolvendo os cromossomos sexuais, do 45,X ao 49,XXXXY, são compatíveis com a vida. De fato, em termos fenotípicos, foram identificados homens típicos com dois e até três cromossomos Y. Essas alterações cariotípicas extremas não são encontradas com os autossomos. Em grande parte, essa flexibilidade relaciona-se a dois fatores: (1) lionização dos cromossomos X e (2) pequena quantidade de informações genéticas contidas no cromossomo Y. Qualquer discussão sobre a lionização deve começar com Mary Lyon, que em 1962 propôs que, nas mulheres, somente um cromossomo X é geneticamente ativo. A inativação do X ocorre no início da vida fetal, cerca de 16 dias após a concepção. O cromossomo X paterno ou materno é aleatoriamente inativado em cada célula do embrião em desenvolvimento. Depois de inativado, o mesmo cromossomo X permanece inativo em toda a progênie dessas células. Além disso, com exceção de um cromossomo X, todos são inativados; portanto, até uma mulher com 48,XXXX tem somente um cromossomo X ativo. Esse fenômeno explica por que as mulheres não têm uma dose dupla (comparadas aos homens) de atributos fenotípicos codificados no cromossomo X. A hipótese de Lyon também explica por que as mulheres são mosaicos compostos de duas populações celulares: uma com um X materno ativo, a outra com um X paterno ativo. A base molecular da inativação do X envolve um RNA não codificante longo que é codificado pelo gene *XIST*. Esse RNA não codificante é retido no núcleo, onde ele "cobre" o cromossomo X a partir do qual ele é transcrito e silencia os genes naquele cromossomo. O outro alelo *XIST* está desativado no X ativo, permitindo que os genes codificados no único cromossomo X sejam expressos.

Embora essencialmente acurada, a hipótese de Lyon foi subsequentemente modificada. Mais importante, a presunção inicial de que todos os genes no X inativo estão "desativados" é incorreta, pois aproximadamente 30% dos genes no Xp, e um número menor (3%) no Xq, escapam à inativação do X. Essa observação tem implicações nos distúrbios monossômicos do cromossomo X (síndrome de Turner), conforme discutido adiante.

Os cromossomos Y extras são prontamente tolerados porque a única informação sabidamente contida no cromossomo Y parece relacionar-se à diferenciação masculina. É digno de nota, porém, que qualquer que seja o número de cromossomos X, a presença de um Y invariavelmente determina o fenótipo masculino. O gene para a diferenciação masculina (*SRY*, região determinante do sexo do cromossomo Y) está localizado no braço curto do cromossomo Y.

A seguir, são descritos brevemente dois distúrbios, a síndrome de Klinefelter e a síndrome de Turner, que resultam de aberrações dos cromossomos sexuais.

Síndrome de Klinefelter

A síndrome de Klinefelter é definida pelo hipogonadismo masculino em um indivíduo com pelo menos dois cromossomos X e um ou mais cromossomos Y. Ela é uma das causas mais comuns de hipogonadismo nos homens. A maioria dos pacientes afetados tem um cariótipo 47,XXY que resulta da não disjunção dos cromossomos sexuais durante a meiose. As não disjunções materna e paterna contribuem igualmente para a ocorrência da síndrome de Klinefelter. Aproximadamente 15% dos pacientes mostram padrões mosaicos, o que inclui 46,XY/47,XXY, 47,XXY/48,XXXY e variações nesse tema. A presença de uma linhagem 46,XY em mosaicos geralmente está associada a uma condição clínica mais leve.

Características clínicas. A síndrome de Klinefelter está associada a uma ampla variedade de manifestações clínicas. Em alguns indivíduos, nota-se somente o hipogonadismo, porém a maioria dos pacientes tem um tipo físico característico com maior comprimento entre as plantas dos pés e o osso pubiano que cria a aparência de um corpo alongado. A redução dos volumes facial, corporal e de pelos pubianos, além da ginecomastia, também é observada com frequência. O tamanho dos testículos é acentuadamente reduzido, tendo algumas vezes apenas 2 cm em sua maior dimensão. Em conformidade com a atrofia testicular, os níveis séricos de testosterona são mais baixos que o normal, e os níveis urinários de gonadotrofina (FSH, do inglês *foliculus stimulating hormone*) estão elevados.

Apenas raramente os pacientes com a síndrome de Klinefelter são férteis, e presumivelmente essas pessoas são mosaicos com uma grande proporção de células 46,XY. A esterilidade se deve à espermatogênese comprometida, por vezes até o ponto da total azoospermia. O exame histológico mostra hialinização dos túbulos, que aparecem com "estruturas "fantasmas" em cortes teciduais. Em contraste, as células de Leydig são proeminentes como resultado de hiperplasia ou de aumento aparente relacionado à perda de túbulos.

As capacidades cognitivas variam de médias a abaixo da média, e com um déficit modesto em habilidades verbais. Os pacientes com a síndrome de Klinefelter desenvolvem várias comorbidades associadas. Há maior incidência de diabetes tipo 2 e síndrome metabólica que dá origem à resistência à insulina. Os pacientes também estão em risco mais alto de doença cardíaca congênita, particularmente prolapso da valva mitral, que é observado em cerca de 50% dos adultos. Eles estão em risco de 20 a 30 vezes maior de desenvolver tumores de células germinativas extragonadais, principalmente teratomas mediastinais. Além disso, o câncer de mama e doenças autoimunes como o lúpus eritematoso sistêmico ocorrem com mais frequência. Deve-se notar que os atributos físicos descritos aqui são bastante variáveis; o hipogonadismo é o único achado consistente.

Síndrome de Turner

Nas mulheres fenotípicas, a síndrome de Turner, que é caracterizada por hipogonadismo primário, resulta de monossomia parcial ou completa do braço curto do cromossomo X.

Com os métodos citogenéticos de rotina, três tipos de anormalidades cariotípicas são observados nos indivíduos com síndrome de Turner:

- *Aproximadamente em 57% há ausência de um cromossomo X inteiro, resultando em um cariótipo 45,X.* Dos 43% restantes, aproximadamente um terço (14%) tem anormalidades estruturais dos cromossomos X, e dois terços (29%) são mosaicos
- *O desfecho comum das anormalidades estruturais é a monossomia parcial do cromossomo X.* Em ordem de frequência, as anormalidades estruturais do cromossomo X incluem:

(1) isocromossomo do braço longo, 46,X,i(X)(q10), resultando na perda do braço curto; (2) deleção de porções dos braços longo e curto, resultando na formação de um cromossomo em anel, 46,X,r(X); e (3) deleção de porções do braço curto ou longo, 46X,del(Xq) ou 46X,del(Xp)

- Os pacientes que são mosaicos têm uma população celular 45,X junto com um ou mais tipos celulares cariotipicamente normais ou anormais. Dentre os exemplos desses cariótipos, estão incluídos os seguintes: 45,X/46,XX; 45,X/46,XY; 45,X/47,XXX; ou 45,X/46,X,i(X)(q10)
  - De 5 a 10% dos pacientes mosaicos com síndrome de Turner apresentam sequências de cromossomo Y decorrentes da presença de um cromossomo Y completo (p. ex., cariótipo 45,X/46,XY) ou de fragmentos de cromossomos Y translocados em outros cromossomos. Esses pacientes estão em maior risco de desenvolvimento de um tumor gonadal (gonadoblastoma).

Características clínicas. As características clínicas típicas associadas à síndrome de Turner 45,X incluem retardo de crescimento levando a uma estatura anormalmente baixa (abaixo do terceiro percentil); um edema da nuca em razão de canais linfáticos distendidos (na infância) que se manifesta como pescoço alado nas crianças maiores; implantação baixa da linha posterior do cabelo; cúbito valgo (aumento no ângulo de apoio dos braços); tórax em escudo com mamilos bastante espaçados; palato alto e arqueado; linfedema das mãos e dos pés; e uma variedade de malformações congênitas como rins em ferradura, valva aórtica bicúspide e coarctação da aorta (Figura 4.20).

As anormalidades cardiovasculares são a causa mais comum de morte na infância. Na adolescência, as meninas afetadas não desenvolvem as características sexuais típicas secundárias; a genitália permanece infantil; o desenvolvimento da mama é mínimo; e surgem apenas poucos pelos pubianos. *A maioria das pacientes tem amenorreia primária e o exame morfológico mostra uma transformação dos ovários em estrias brancas de estroma fibroso desprovido de folículos.* O intelecto dessas pacientes geralmente está dentro dos limites normais, porém foram notados defeitos sutis no processamento da informação visuoespacial. Curiosamente, o hipotireoidismo causado por autoanticorpos ocorre com frequência, em especial nas mulheres com isocromossomo Xp. Até 50% dessas pacientes desenvolvem hipotireoidismo clínico. Nas pacientes adultas, uma combinação de baixa estatura e amenorreia primária deve suscitar forte suspeita de síndrome de Turner. É importante avaliar a heterogeneidade cariotípica associada à síndrome de Turner porque ela é responsável por variações significativas no fenótipo. Em contraste com as pacientes com monossomia X, as mulheres que são mosaicos ou têm variantes de deleção podem mostrar mínimos achados fenotípicos e apresentar somente amenorreia primária. O diagnóstico é estabelecido por cariotipagem.

Patogênese. A patogênese da síndrome de Turner não é bem conhecida, mas estudos começaram a lançar alguma luz a respeito. Como mencionado anteriormente, ambos os cromossomos X são ativos durante a ovogênese e são essenciais para o desenvolvimento normal dos ovários. Durante o desenvolvimento fetal normal, os ovários contêm até 7 milhões de ovócitos. Os ovócitos desaparecem gradualmente de modo que, na menarca, seus números diminuíram para apenas 400 mil, e quando ocorre a menopausa permanecem menos de 10 mil. Na síndrome de Turner, os ovários fetais se desenvolvem normalmente no início da embriogênese, mas a ausência do segundo cromossomo X leva à perda acelerada de ovócitos, que se completa aos 2 anos. De certa forma, portanto, "a menopausa ocorre antes da menarca", e os ovários estão reduzidos a cordões fibrosos atróficos desprovidos de óvulos e folículos (*ovários estriados*).

Como as pacientes com a síndrome de Turner também têm outras anormalidades (não gonadais), conclui-se que os genes necessários para o crescimento e o desenvolvimento normais de tecidos somáticos também precisam estar no cromossomo X. Dentre os genes envolvidos no fenótipo de Turner, encontra-se o gene *homeobox* de baixa estatura (*SHOX*, do inglês *short stature homeobox*) em Xp22.33. Este é um dos genes que permanecem ativos em ambos os cromossomos X, e é o único a ter um homólogo ativo no braço curto do cromossomo Y. Assim, homens e mulheres não afetados apresentam duas cópias ativas desse gene. A perda de uma cópia de *SHOX* dá origem à baixa estatura. De fato, são observadas deleções do gene *SHOX* em 2 a 5% de crianças de baixa estatura não afetadas sob outros aspectos. Embora a perda de uma cópia de SHOX possa explicar o déficit de crescimento na síndrome de Turner, ela não pode explicar outras importantes características clínicas como as malformações cardíacas e as anormalidades endócrinas. Claramente, vários outros genes localizados no cromossomo X também estão envolvidos.

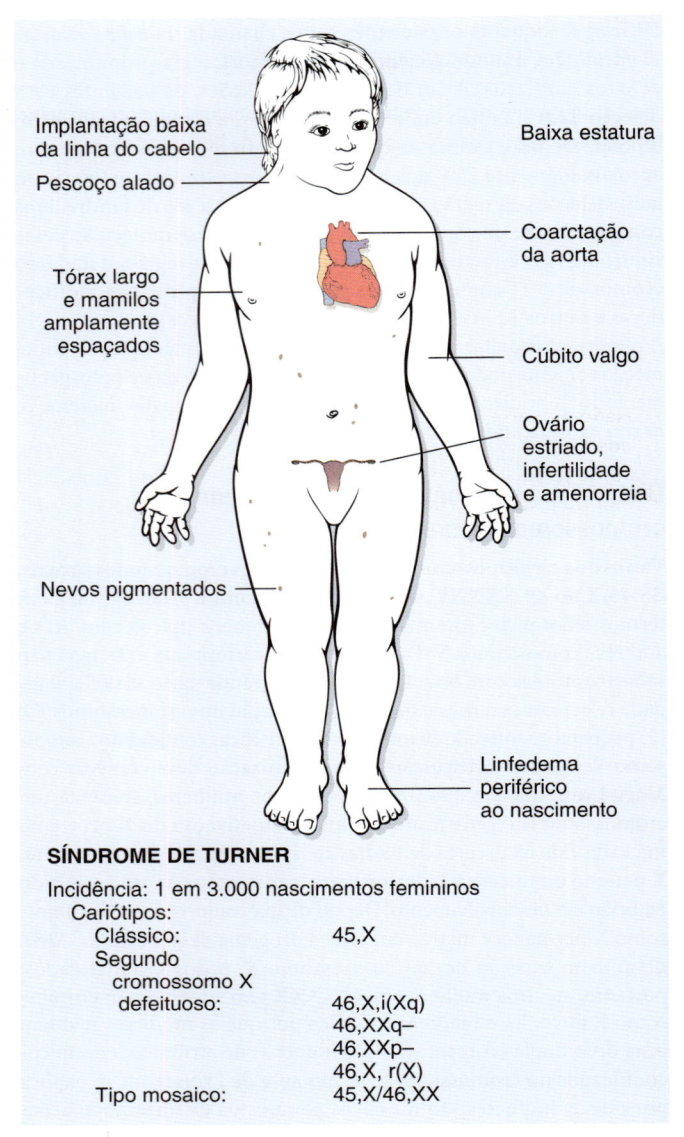

Figura 4.20 Características clínicas e cariótipos da síndrome de Turner.

SÍNDROME DE TURNER

Incidência: 1 em 3.000 nascimentos femininos

Cariótipos:
- Clássico: 45,X
- Segundo cromossomo X defeituoso:
  - 46,X,i(Xq)
  - 46,XXq–
  - 46,XXp–
  - 46,X, r(X)
- Tipo mosaico: 45,X/46,XX

DISTÚRBIOS MONOGÊNICOS COM PADRÕES DE HERANÇA ATÍPICOS

Três grupos de doenças resultantes de mutações que afetam genes únicos não seguem as regras mendelianas de herança:

- Doenças causadas por *mutações de repetição de trinucleotídeos*
- Doenças causadas por *mutações em genes mitocondriais*
- Doenças associadas à *alteração de regiões* imprinted *do genoma*.

Mutações de repetição de trinucleotídeos

Síndrome do X frágil (SXF)

A síndrome do X frágil é o protótipo das doenças em que a mutação causadora ocorre em uma longa sequência repetida de três nucleotídeos. Outros exemplos de doenças associadas às mutações de repetição de trinucleotídeos são a doença de Huntington, a distrofia miotônica e várias formas de ataxia espinocerebelar. Sabe-se atualmente que esse tipo de mutação causa cerca de 50 doenças, e todos os distúrbios descobertos até agora estão associados a alterações neurodegenerativas. Em cada uma dessas condições, a amplificação de séries específicas de três nucleotídeos dentro do gene perturba sua função. Certas características únicas das mutações de repetição de trinucleotídeos, descritas posteriormente, são responsáveis pelo padrão atípico de herança das doenças associadas.

A SXF é a causa genética mais comum da incapacidade intelectual nos homens e, em termos gerais, a segunda causa mais comum depois da síndrome de Down. Ela resulta de uma mutação de expansão de trinucleotídeo no gene do *retardo mental familiar 1* **(FMR1).** Ela tem uma frequência de 1 em 1.550 nos homens e de 1 em 8.000 nas mulheres. Apesar de descoberta inicialmente como a causa de SXF, sabe-se atualmente que as mutações de expansão que afetam o *FMR1* estão presentes em dois outros distúrbios bem definidos: a síndrome do tremor/ataxia associada ao X frágil e a insuficiência ovariana primária associada ao X frágil.

Iniciamos a discussão desses distúrbios abordando a SXF. Esta síndrome deriva seu nome da aparência cariotípica do cromossomo X no método original de diagnóstico. A cultura das células do paciente em um meio deficiente em folato tipicamente mostrava uma descontinuidade na coloração ou uma constrição no braço longo do cromossomo X. Esse método foi suplantado atualmente pela análise do tamanho da repetição de trinucleotídeos no DNA, a ser discutido posteriormente. Os homens clinicamente afetados têm uma grave incapacidade intelectual. O fenótipo típico inclui face longa com mandíbula grande; orelhas grandes e evertidas; e testículos grandes (*macro-orquidismo*). As articulações hiperextensíveis, o palato alto e arqueado e o prolapso da valva mitral notados em alguns pacientes simulam um distúrbio de tecido conjuntivo. Embora característicos da síndrome do X frágil, esses achados nem sempre estão presentes ou podem ser muito sutis. A única anormalidade física distintiva que pode ser detectada em pelo menos 90% dos homens pós-púberes com síndrome do X frágil é o macro-orquidismo.

Além da incapacidade intelectual, várias manifestações neurológicas e neuropsiquiátricas foram identificadas nos pacientes com SXF. Dentre elas, encontram-se epilepsia em 30% dos casos, comportamento agressivo em 90% dos casos, transtorno do espectro autista e transtorno da ansiedade/transtorno de hiperatividade.

Como em todas as doenças ligadas ao X, a síndrome do X frágil afeta predominantemente os homens. A análise de várias linhagens, porém, mostra alguns padrões de transmissão que não estão tipicamente associados a outros distúrbios recessivos ligados ao X (Figura 4.21). Dentre estes, estão os seguintes:

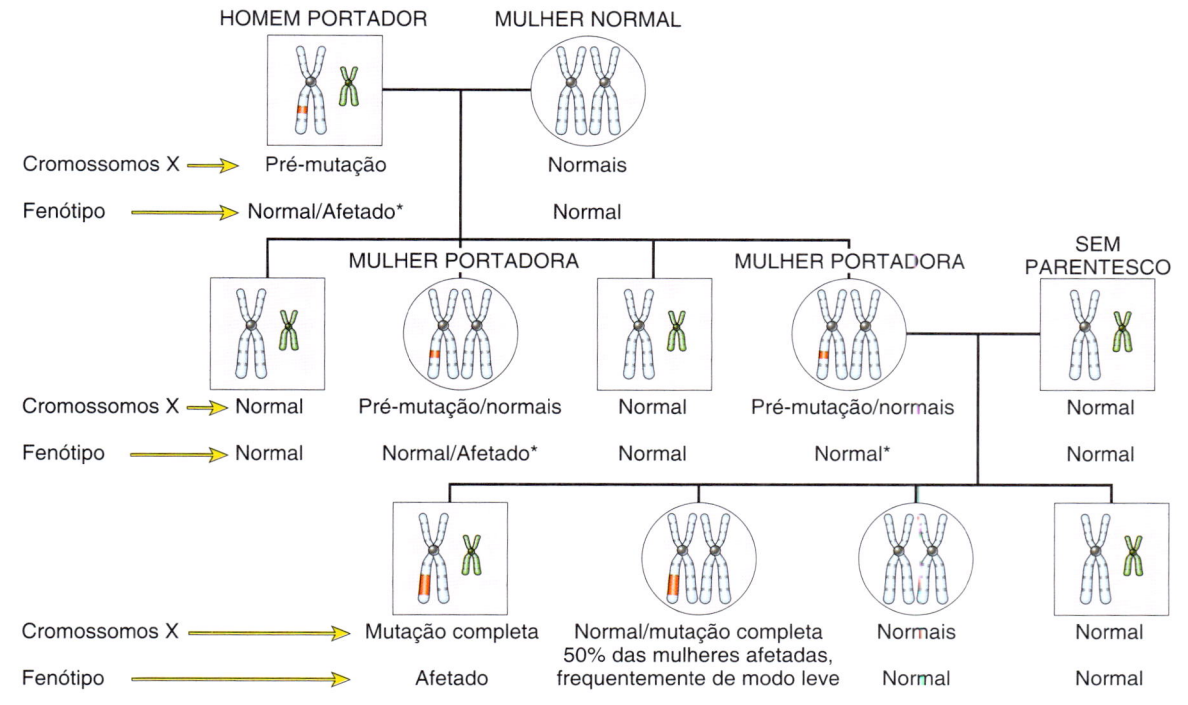

Figura 4.21 Linhagem do X frágil. São mostrados os cromossomos X e Y. Observe que na primeira geração todos os homens são saudáveis e todas as mulheres são portadoras (portam uma pré-mutação). Durante a oogênese na mulher portadora, a pré-mutação se expande para a mutação completa; portanto, na próxima geração, todos os homens que herdarem o X com mutação completa serão afetados. No entanto, apenas 50% das mulheres que herdarem a mutação completa serão afetadas, e muitas vezes apenas de modo leve. *Conforme mencionado no texto, 50% dos homens portadores desenvolvem uma síndrome de tremor/ataxia e 20% das mulheres portadoras desenvolvem insuficiência ovariana prematura. (Baseado em um esboço original cortesia da Dra. Nancy Schneider, Department of Pathology, University of Texas Southwestern Medical School, Dallas, Texas.)

- *Homens portadores*: sabe-se que aproximadamente 20 a 50% dos homens que, pela análise de linhagem e pelos testes moleculares, são portadores de uma expansão de trinucleotídeos no gene *FMR1* não manifestam os sintomas neurológicos típicos. Como os homens portadores transmitem a característica aos netos afetados por intermédio de todas as suas filhas fenotipicamente normais, eles são chamados de *homens transmissores normais*.
- *Mulheres afetadas*: aproximadamente 20% das mulheres portadoras são afetadas (i. e., têm incapacidade intelectual e as outras características descritas adiante), um número muito maior do que em outros distúrbios recessivos ligados ao X.
- *Antecipação*: esse termo refere-se ao fenômeno pelo qual as características clínicas da síndrome do X frágil se agravam a cada geração sucessiva à medida que a mutação é transmitida de um homem a seus netos e bisnetos.
- Além dessas complexidades, estudos mais recentes revelaram que uma fração dos homens e das mulheres portadores desenvolvem distúrbios fenotípica e mecanicamente distintos – síndrome do tremor/ataxia associada ao X frágil e insuficiência ovariana primária associada ao X frágil. Os testes serão descritos adiante.

Essas características incomuns da SXF foram relacionadas à natureza dinâmica da mutação. Nos indivíduos não afetados, o número de repetições da sequência CGG no gene *FMR1* é pequeno, ou seja, em média em torno de 29, enquanto as pessoas afetadas têm de 200 a 4.000 repetições. Acredita-se que essas chamadas "mutações completas" surjam por meio de um estágio intermediário de pré-mutações caracterizado por 52 a 200 repetições CGG. Os homens e as mulheres portadores têm pré-mutações. Durante a ovogênese (mas não na espermatogênese), as pré-mutações podem se converter em mutações completas por meio de uma amplificação adicional das repetições CGG, que podem então ser transmitidas tanto aos filhos como às filhas da mulher portadora. Essas observações oferecem uma explicação de por que alguns homens portadores não são afetados (eles têm pré-mutações), e certas mulheres portadoras são afetadas (elas herdaram mutações completas).

Patogênese. A base molecular da síndrome do X frágil está relacionada ao silenciamento do produto do gene *FMR1*, a proteína do retardo mental familiar (FMRP, do inglês *familial mental retardation protein*). O gene *FMR1* normal contém repetições CGG em sua região não traduzida 5'. Quando o número de repetições de trinucleotídeos excede aproximadamente 230, o DNA da região 5' do gene se torna hipermetilado, incluindo a região promotora, o que resulta na supressão transcricional de *FMR1*. A FMRP é expressa amplamente nos tecidos normais, mas níveis mais altos são encontrados no cérebro e nos testículos. É uma proteína ligada ao RNA que é transportada do citoplasma para o núcleo, onde ela se liga a mRNAs específicos e os transporta para os axônios e os dendritos (Figura 4.22). É nas sinapses que os complexos FMRP–mRNA desempenham papéis cruciais na regulação da tradução de mRNAs específicos envolvidos no controle das funções sinápticas. Uma redução na FMRP resulta em aumento da tradução dos mRNAs ligados a sinapses. Isso leva a um desequilíbrio na produção de proteínas nas sinapses e resulta em perda de plasticidade sináptica – a capacidade das sinapses de mudar e se adaptar em resposta a sinais específicos, que é essencial para a aprendizagem e a memória.

Síndrome do tremor/ataxia associada ao X frágil e insuficiência ovariana primária associada ao X frágil

As pré-mutações CGG no gene *FMR1* também podem causar dois distúrbios que são fenotipicamente diferentes da SXF e ocorrem por meio de um mecanismo distinto envolvendo um ganho tóxico de função. Essas entidades foram descobertas quando se notou que

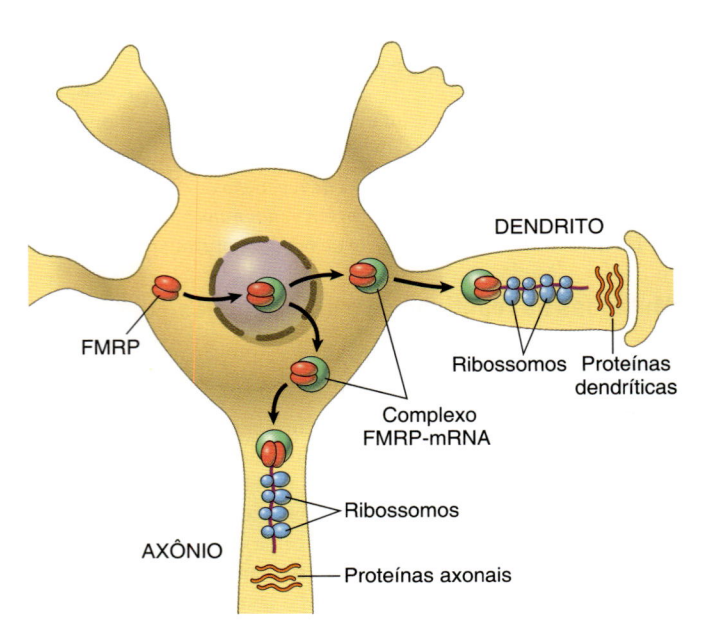

Figura 4.22 Um modelo para a ação da proteína do retardo mental familiar (FMRP) nos neurônios. A FMRP tem um papel crucial na regulação da tradução de proteínas dos RNAs ligados nas junções sinápticas. Essas proteínas localmente produzidas, por sua vez, regulam a plasticidade sináptica que é importante para a aprendizagem e a memória. (Adaptada de Hin P, Warren ST: New insights into fragile X syndrome: from molecules to neurobehavior. *Trends Biochem Sci* 28:152, 2003.)

aproximadamente 20% das mulheres portadoras de pré-mutação (mulheres portadoras) têm uma insuficiência ovariana prematura (antes dos 40 anos). Essa condição é chamada de *insuficiência ovariana primária associada ao X frágil*. As mulheres afetadas têm irregularidades menstruais e diminuição na fertilidade. Aproximadamente 50% dos homens portadores de pré-mutação (homens transmissores) exibem uma síndrome neurodegenerativa progressiva que se inicia na sexta década de vida. Essa síndrome, referida como *síndrome do tremor/ataxia associada ao X frágil*, é caracterizada por tremores intencionais e ataxia cerebelar, e pode progredir para o parkinsonismo.

Patogênese. Como as pré-mutações causam doença? Em um subgrupo de pacientes portadoras e homens transmissores, o gene *FMR1*, em vez de ser metilado e silenciado, continua a ser transcrito. Os mRNAs do *FMR1* contendo CGG assim formados são "tóxicos". Eles recrutam as proteínas ligantes de RNA e comprometem sua função por meio do sequestro de seus sítios normais. Nos homens afetados, o mRNA do *FMR1* expandido e as proteínas ligantes de RNA sequestradas agregam-se no núcleo e formam inclusões intranucleares tanto no sistema nervoso central como no periférico. A patogênese da insuficiência ovariana primária associada ao X frágil não está muito bem compreendida. Agregados contendo mRNA do *FMR1* foram detectados nas células da granulosa e nas células do estroma ovariano. Talvez esses agregados causem a morte prematura dos folículos ovarianos.

Como notado anteriormente, muitas outras doenças neurodegenerativas relacionadas a expansões repetidas de trinucleotídeos foram identificadas. A seguir, alguns princípios gerais:

- Em todos os casos, as funções do gene são alteradas por uma expansão das repetições, mas o limiar preciso em que as pré-mutações são convertidas em mutações completas difere em cada distúrbio

- Enquanto a expansão da pré-mutação para a mutação completa na síndrome do X frágil ocorre durante a ovogênese, em outros distúrbios, como na doença de Huntington, as pré-mutações se convertem em mutações completas durante a espermatogênese
- A expansão pode envolver qualquer parte do gene, e a gama de possibilidades pode ser dividida em duas amplas categorias: aquelas que afetam as regiões não traduzidas (como na síndrome do X frágil) e aquelas que afetam as regiões codificantes (como na doença de Huntington) (Figura 4.23). Tipicamente, quando as mutações afetam as regiões não codificantes, há "perda de função", pois a síntese de proteínas é suprimida (p. ex., FMRP). Em contraste, as mutações envolvendo as partes traduzidas do gene dão origem a proteínas mal dobradas (p. ex., doença de Huntington). Muitas dessas chamadas mutações com "ganho tóxico de função" envolvem repetições CAG que codificam tratos de poliglutamina, e as doenças resultantes, que afetam principalmente o sistema nervoso, são referidas algumas vezes como doenças da poliglutamina. O acúmulo de proteínas mal dobradas em agregados dentro do citoplasma é uma característica comum dessas doenças.

Doenças causadas por mutações em genes mitocondriais

O genoma mitocondrial contém vários genes que codificam as enzimas envolvidas na fosforilação oxidativa. A herança de DNA mitocondrial difere daquela de DNA nuclear em que o primeiro está associado à herança materna, pois os óvulos contêm o complemento normal de mitocôndrias dentro de seu citoplasma abundante, enquanto os espermatozoides contêm poucas mitocôndrias, se houver. O DNA mitocondrial do zigoto, portanto, é derivado totalmente do óvulo. Assim, somente as mães transmitem os genes mitocondriais à sua progênie, tanto a masculina como a feminina.

As doenças causadas pelas mutações nos genes mitocondriais são raras. Como o DNA mitocondrial codifica as enzimas envolvidas na fosforilação oxidativa, as doenças causadas pelas mutações nesses genes afetam preferencialmente os tecidos que são mais dependentes da fosforilação oxidativa (p. ex., SNC, músculo esquelético, músculo cardíaco, fígado e rins). A *neuropatia óptica hereditária de Leber* é o distúrbio prototípico nesse grupo. Essa doença neurodegenerativa manifesta-se como perda bilateral progressiva da visão central que leva, em seu devido curso, à cegueira.

Doenças causadas por alterações de regiões *imprinted*: síndromes de Prader-Willi e de Angelman

Todos os seres humanos herdam duas cópias de cada autossomo, que ficam contidas nos cromossomos homólogos materno e paterno. Há muito tempo, admitia-se que não havia diferença entre os genes homólogos normais derivados da mãe e do pai. De fato, isso é verdadeiro para a maioria dos genes. Foi estabelecido, porém, que existem diferenças funcionais entre as cópias paterna e materna de alguns genes. **As diferenças surgem de um processo epigenético chamado de *imprinting* genômico, pelo qual certos genes homólogos são diferencialmente "inativados" durante as gametogêneses paterna e materna.** O *imprinting* materno refere-se ao silenciamento transcricional do alelo materno, enquanto o *imprinting* paterno indica que o alelo paterno está inativado. Em nível molecular, o *imprinting* está associado à metilação do gene promotor e à modificação de proteínas histona ligantes de DNA, que atuam em conjunto para silenciar o gene. O *imprinting* ocorre no óvulo ou no espermatozoide e é então transmitido de maneira estável a todas as células somáticas derivadas do zigoto.

O *imprinting* genômico é mais bem ilustrado considerando-se dois distúrbios genéticos raros: a síndrome de Prader-Willi e a síndrome de Angelman.

Incapacidade intelectual, baixa estatura, hipotonia, obesidade, mãos e pés pequenos e hipogonadismo caracterizam a síndrome de Prader-Willi. Em 60 a 75% dos casos, uma deleção intersticial da banda q12 no braço longo do cromossomo 15 – del(15)(q11;q13) – é detectada. Nesses casos, a deleção afeta o cromossomo 15 derivado do pai. Diferentemente da síndrome de Prader-Willi, os pacientes com a síndrome de Angelman, que é fenotipicamente distinta, nascem com uma deleção na mesma região cromossômica derivada de suas mães. **Os pacientes com a síndrome de Angelman também apresentam incapacidade intelectual, mas além disso apresentam marcha atáxica, convulsões e riso inadequado.** Uma comparação entre essas duas síndromes demonstra claramente os efeitos "de origem paterna" na função do gene. Se todos os genes paternos e maternos contidos no cromossomo 15 fossem expressos de maneira idêntica, o que se esperaria é que as características clínicas resultantes dessas deleções fossem idênticas independentemente da origem parental do cromossomo 15.

	UTR	Íntron	Éxon
Sequências	Tripleto CGG	Tripleto GAA	Tripleto CAG
Mecanismos	Silenciamento transcricional / Perda de função das proteínas	Desregulação transcricional / Acúmulo de mRNA tóxico	Silenciamento transcricional / Perda de função das proteínas	Expansões de poliglutamina com enovelamento ruim / Ganho tóxico de função
Doença	Síndrome do X frágil	Tremor/ataxia associado ao X frágil; Insuficiência ovariana associada ao X frágil	Ataxia de Friedreich	Doença de Huntington

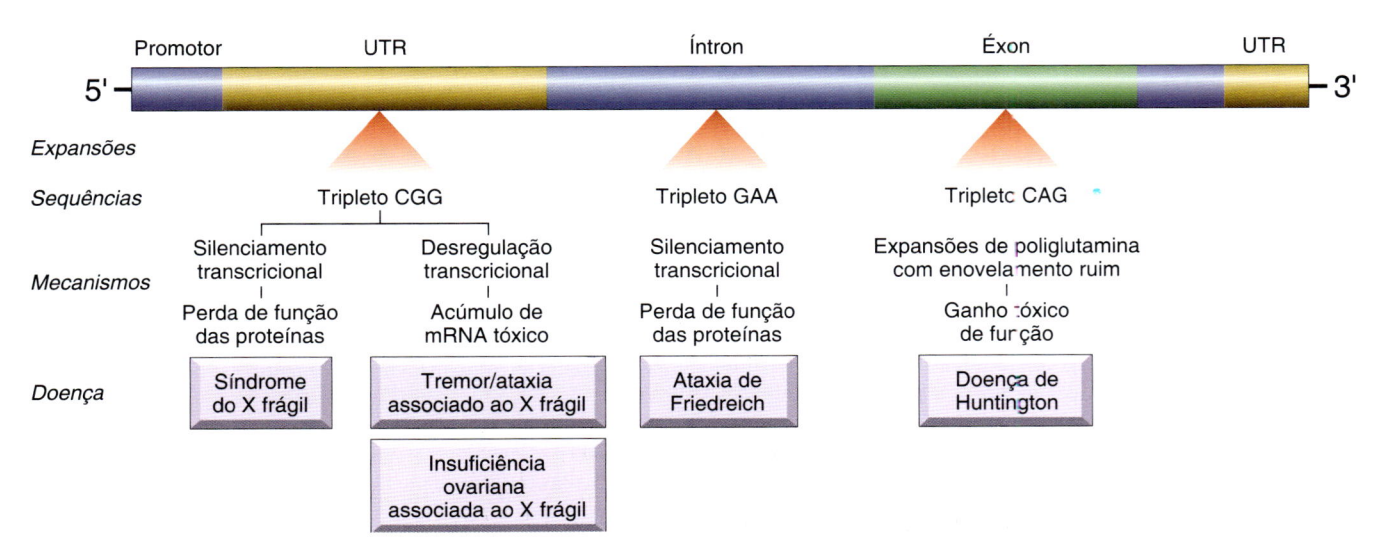

Figura 4.23 Locais de expansão e a sequência afetada em doenças selecionadas causadas por mutações de repetição de nucleotídeos. *UTR*, região não traduzida (do inglês *untranslated region*).

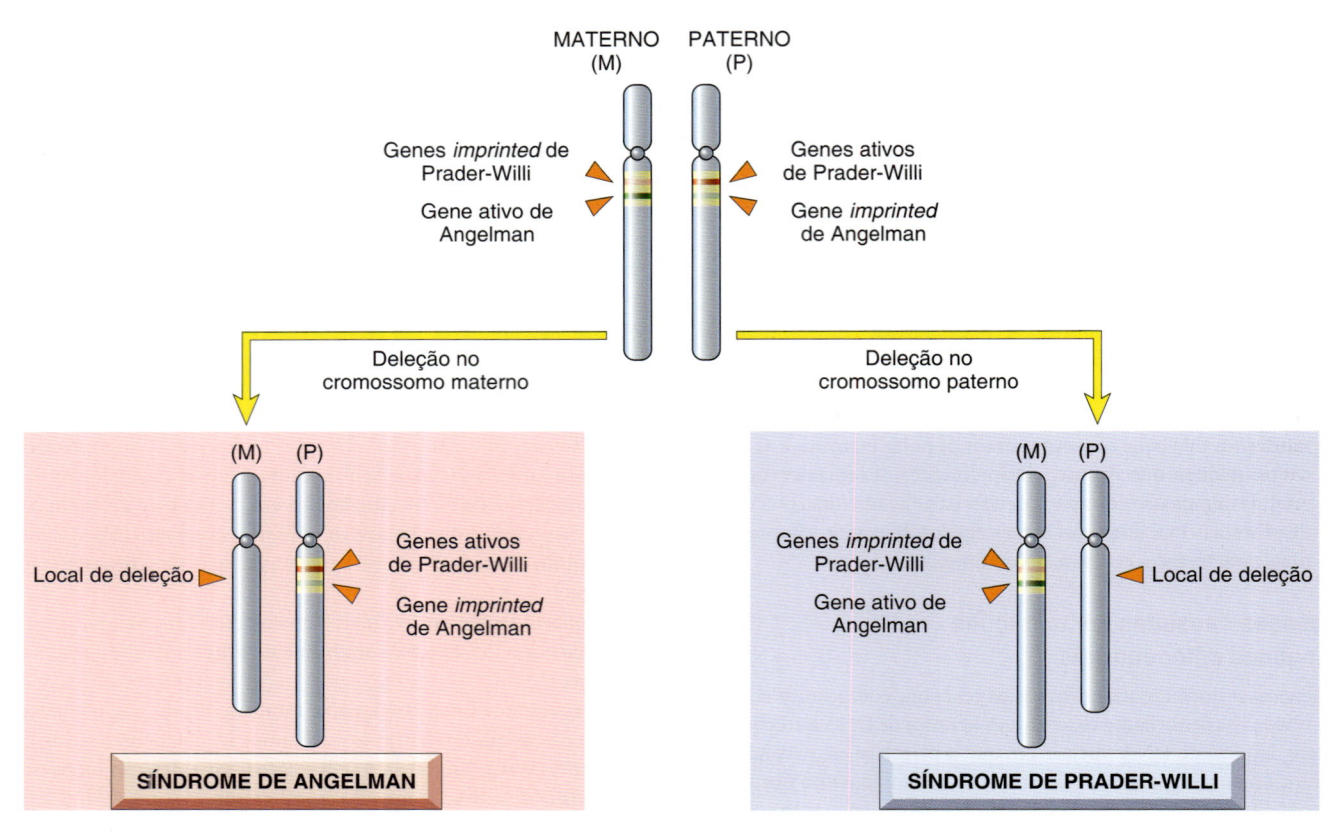

Figura 4.24 Genética das síndromes de Angelman e de Prader-Willi. O cromossomo 15 com deleção de 15q.12 está representado.

Patogênese. A base molecular dessas duas síndromes pode ser compreendida no contexto do *imprinting* (Figura 4.24). Uma série de genes no cromossomo materno em 15q12 é *imprinted* (e, portanto, silenciada), então o cromossomo paterno fornece os únicos alelos funcionais. Quando estes são perdidos em consequência de uma deleção no cromossomo paterno, o paciente desenvolve a síndrome de Prader-Willi. Dentre essa série de genes que são deletados na síndrome de Prader-Willi, acredita-se que provavelmente o responsável seja um grupo de genes que codificam múltiplos RNAs nucleolares pequenos (snoRNA, do inglês *small nucleolar RNAs*) distintos, que estão envolvidos no processamento do RNA mensageiro. Por outro lado, um gene distinto, o *UBE3A*, que também é mapeado na mesma região do cromossomo 15, é *imprinted* no cromossomo paterno. O *UBE3A* codifica para uma ubiquitina ligase, uma família de enzimas que tem por alvo outras proteínas celulares para degradação proteassômica por meio da adição de frações de ubiquitina. Normalmente, apenas o alelo do gene derivado da mãe é ativo. A deleção desse gene materno no cromossomo 15 dá origem à síndrome de Angelman. As manifestações neurológicas da síndrome de Angelman se devem principalmente à falta de expressão de *UBE3A* em regiões específicas do cérebro.

Os estudos moleculares de pacientes com a síndrome de Prader-Willi que não apresentavam anormalidades citogenéticas mostraram que, em alguns casos, ambas as cópias do cromossomo 15 estruturalmente normais são derivadas da mãe. A herança de ambos os cromossomos de um par de um único dos progenitores é chamada de *dissomia uniparental*. O efeito final é o mesmo dos pacientes com deleções do cromossomo 15; as cópias funcionais dos genes no snoRNA implicados estão ausentes. A síndrome de Angelman, como seria esperado, às vezes resulta da dissomia uniparental do cromossomo 15 paterno.

DOENÇAS PEDIÁTRICAS

Como mencionado anteriormente e ilustrado por vários exemplos, muitas doenças da na lactância e da infância são de origem genética. Outras, embora não genéticas, são exclusivas das crianças ou assumem formas distintivas nessa população de pacientes e, portanto, merecem a designação de doenças pediátricas.

Cada estágio de desenvolvimento do bebê e da criança é suscetível a um grupo de distúrbios um tanto diferentes: (1) o período neonatal (as primeiras 4 semanas de vida); (2) a lactância (o primeiro ano de vida); (3) 1 a 4 anos; e (4) 5 a 14 anos. Anomalias congênitas, prematuridade e baixo peso ao nascer, síndrome da morte súbita infantil, complicações maternas e lesões traumáticas são as principais causas de morte nos primeiros 12 meses de vida. Quando o bebê sobrevive ao primeiro ano de vida, as perspectivas melhoram consideravelmente. Nos dois grupos etários seguintes – 1 a 4 anos e 5 a 9 anos –, as lesões não intencionais resultantes de acidentes são a principal causa de morte. Dentre as doenças naturais, em ordem de importância, as anomalias congênitas e as neoplasias malignas assumem grande significância. No grupo etário de 10 a 14 anos, lesões relacionadas a armas de fogo, acidentes, malignidades, suicídio, homicídio e malformações congênitas são as principais causas de morte. A discussão a seguir examinas as condições específicas encontradas durante os vários estágios de lactância e desenvolvimento infantil.

ANOMALIAS CONGÊNITAS

As anomalias congênitas são defeitos estruturais que estão presentes ao nascimento, embora algumas, como os defeitos cardíacos e as anomalias renais, possam não se tornar clinicamente aparentes até anos mais tarde. Como será evidenciado pela discussão a seguir, o termo congênito não implica ou exclui uma doença com base genética. Estima-se que cerca de 120 mil bebês nasçam com um defeito congênito a cada ano nos EUA, uma incidência de 1 em 33. Anomalias congênitas são uma causa importante de mortalidade infantil. Além disso, elas continuam a ser uma significativa fonte de doença, incapacidade e morte ao longo dos primeiros anos de vida.

Antes de abordar a etiologia e a patogênese das anomalias congênitas, é necessário definir alguns dos termos usados para descrever os erros na morfogênese.

- *Malformações são erros primários de morfogênese*: há um processo de desenvolvimento intrinsecamente anormal. As malformações geralmente são multifatoriais, e não o resultado de defeito monogênico ou cromossômico. Elas podem se manifestar em qualquer dos vários padrões. Em algumas apresentações, como nas doenças cardíacas congênitas, sistemas corporais únicos podem estar envolvidos, enquanto em outras, múltiplas malformações envolvendo muitos órgãos e tecidos podem coexistir (Figura 4.25)
- *As disrupções (ou rupturas) resultam da destruição secundária de um órgão ou região corporal que anteriormente apresentava desenvolvimento normal*; assim, diferentemente das malformações, as disrupções surgem de um distúrbio extrínseco na morfogênese. As bandas amnióticas, que são decorrentes da ruptura de âmnio com resultante formação de "bandas" que envolvem, comprimem ou se inserem nas partes do feto em desenvolvimento, constituem o clássico exemplo de uma disrupção (Figura 4.26). Uma diversidade de agentes ambientais podem causar disrupções (ver adiante). As disrupções não são herdáveis, é claro, e, portanto, não estão associadas ao risco de recidiva em gestações subsequentes
- *Como as disrupções, as deformações também representam um distúrbio extrínseco do desenvolvimento e não um erro intrínseco de morfogênese*. As deformações são comuns, e afetam em vários graus aproximadamente 2% dos bebês recém-nascidos. Elas são causadas pela compressão localizada ou generalizada do feto em crescimento por forças biomecânicas anormais, o que eventualmente leva a diversas anormalidades estruturais. A causa mais comum das deformações é a restrição uterina. Entre as semanas 35 e 38 de gestação, o rápido aumento de tamanho do feto ultrapassa o crescimento do útero, e a quantidade relativa de líquido amniótico (que normalmente atua como um amortecedor) também diminui. Assim, até um feto saudável está sujeito a algum grau de restrição uterina. Entretanto, diversas variáveis aumentam a probabilidade de excessiva compressão do feto, incluindo condições maternas como a primeira gravidez, útero pequeno, útero malformado (bicorno) e leiomiomas. As causas relacionadas ao feto, como a presença de múltiplos fetos, oligoidrâmnio e apresentação fetal anormal, também podem estar envolvidas
- *Sequência refere-se a múltiplas anomalias congênitas resultantes de efeitos secundários de uma aberração única localizada na organogênese*. O evento iniciador pode ser malformação, deformação ou disrupção. Um excelente exemplo é o oligoidrâmnio (ou sequência de Potter) (Figura 4.27 A). O oligoidrâmnio (diminuição do líquido amniótico) pode ser causado por uma variedade de anormalidades maternas, placentárias ou fetais, incluindo extravasamento crônico de líquido amniótico em razão de ruptura do âmnio; insuficiência uteroplacentária resultante de hipertensão arterial materna ou

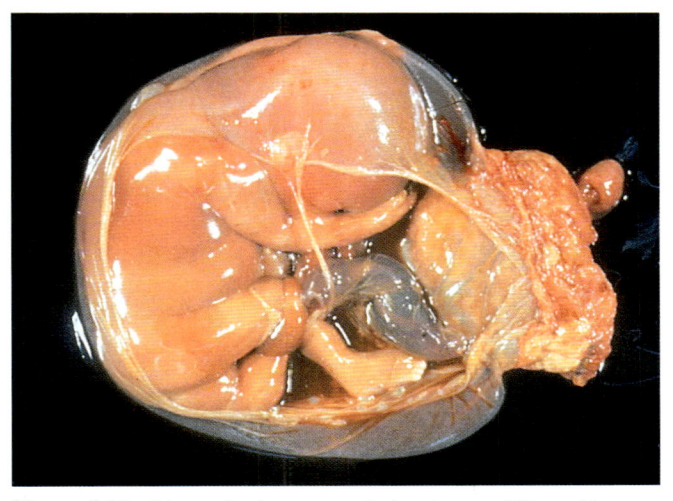

Figura 4.26 Disrupção decorrente de bandas amnióticas. Na peça exibida, a placenta está à direita, e a banda de âmnio estende-se a partir da porção alta do saco amniótico para envolver a perna do feto. (Cortesia da Dra. Theonia Boyc, Children's Hospital of Boston, Boston, Massachusetts.)

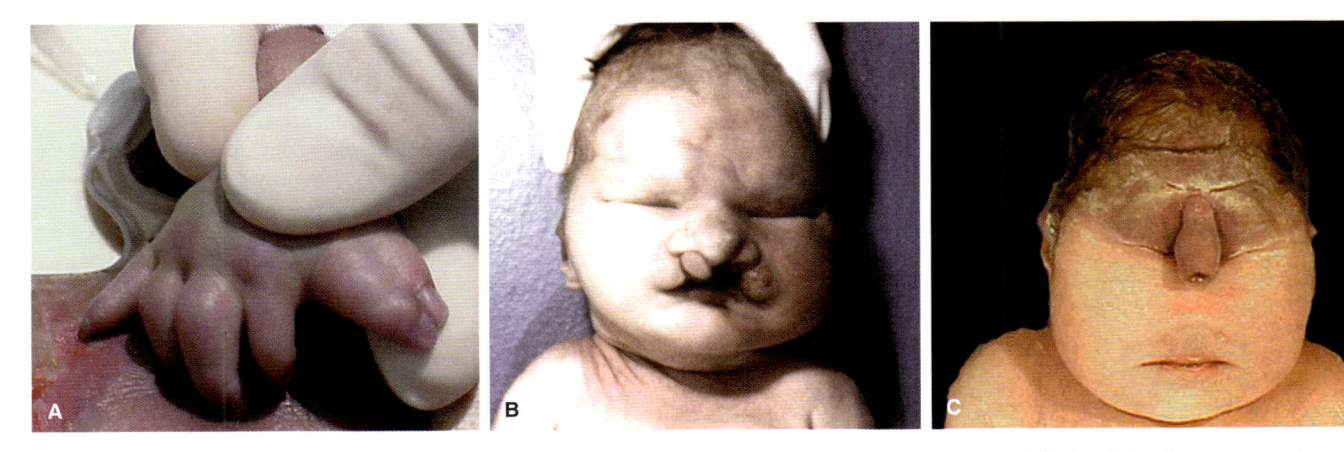

Figura 4.25 Exemplos de malformações. As malformações variam em gravidade de incidental até letal. **A.** A polidactilia (um ou mais dedos extras) e a sindactilia (fusão dos dedos) têm poucas consequências funcionais quando ocorrem isoladamente. **B.** De modo semelhante, a fenda labial, com ou sem fenda palatina associada, é compatível com a vida quando ocorre como uma anomalia isolada; neste caso, porém, a criança teve uma síndrome de malformação subjacente (trissomia do 13) e morreu em consequência de graves defeitos cardíacos. **C.** Natimorto associado a uma malformação letal na qual as estruturas mediofaciais estão fusionadas ou malformadas; em quase todos os casos, esse grau de dismorfogênese externa está associado a anomalias internas graves, como o mau desenvolvimento do cérebro e defeitos cardíacos. (**A** e **C.** Cortesia do Dr. Reade Quinton, Department of Pathology, University of Texas Southwestern Medical Center, Dallas, Texas. **B.** Cortesia da Dra. Beverly Rogers, Department of Pathology, University of Texas Southwestern Medical Center, Dallas, Texas.)

toxemia grave; e agenesia renal no feto (porque a urina fetal é um importante constituinte de líquido amniótico). A compressão fetal associada a oligoidrâmnio resulta em um fenótipo clássico no bebê recém-nascido que consiste em face achatada e anormalidades posicionais das mãos e dos pés (Figura 4.27 B). Os quadris podem estar deslocados. O crescimento da parede torácica e os pulmões também ficam comprometidos, às vezes até um ponto em que a sobrevida não é possível. Se a conexão embriológica entre esses defeitos e o evento iniciador não for identificada, a sequência pode ser confundida com uma síndrome de malformação

- *A síndrome de malformação refere-se à presença de vários defeitos que não podem ser explicados com base em um único erro iniciador localizado na morfogênese.* Com mais frequência, as síndromes surgem de uma única condição causal (p. ex., infecção viral ou uma anormalidade cromossômica específica) que afeta vários tecidos ao mesmo tempo

- Além dessas definições globais, alguns termos gerais são aplicados a malformações específicas de um órgão. A *agenesia* refere-se à completa ausência de um órgão ou seus anexos, enquanto a aplasia e a hipoplasia indicam desenvolvimento incompleto e subdesenvolvimento, respectivamente. A *atresia* descreve a ausência de uma abertura, normalmente um órgão visceral ou duto oco como o intestino ou o duto biliar.

Etiologia. As causas conhecidas de malformações humanas podem ser agrupadas em três categorias principais: genética, ambiental e multifatorial (Tabela 4.5). A causa não é identificada em quase metade dos casos relatados.

As *causas genéticas* das malformações incluem todos os mecanismos da doença genética anteriormente discutidos. Praticamente todas as síndromes cromossômicas estão associadas a malformações congênitas. São exemplos a síndrome de Down e outras trissomias, a síndrome de Turner e a síndrome de Klinefelter. A maioria dos distúrbios cromossômicos surge durante a gametogênese e, portanto, não é familiar. As mutações monogênicas, caracterizadas pela herança

Tabela 4.5 Causas de malformações congênitas em seres humanos.

Causa	Frequência de malformações[a] (%)
Genética	
Aberrações cromossômicas	10 a 15
Herança mendeliana	2 a 10
Ambiental	

Infecções maternas/placentárias
    Rubéola
    Toxoplasmose
    Sífilis
    Infecção por citomegalovírus
    Infecção pelo vírus da imunodeficiência humana
    Infecção pelo vírus Zika
	2 a 3

Estados de doença materna
    Diabetes
    Fenilcetonúria
    Endocrinopatias
	6 a 8

Fármacos e outras substâncias químicas
    Álcool
    Antagonistas do ácido fólico
    Androgênios
    Fenitoína
    Talidomida
    Varfarina
    Ácido 13-cis-retinoico
    Outros
	Cerca de 1

Irradiação	Cerca de 1
Multifatorial	20 a 25
Desconhecida	40 a 60

[a]Nascimentos vivos. (Dados de Stevenson RE, Hall JG, Goodman RM, editors: *Human Malformations and Related Anomalies*, New York, 1993, Oxford University Press, p. 115.)

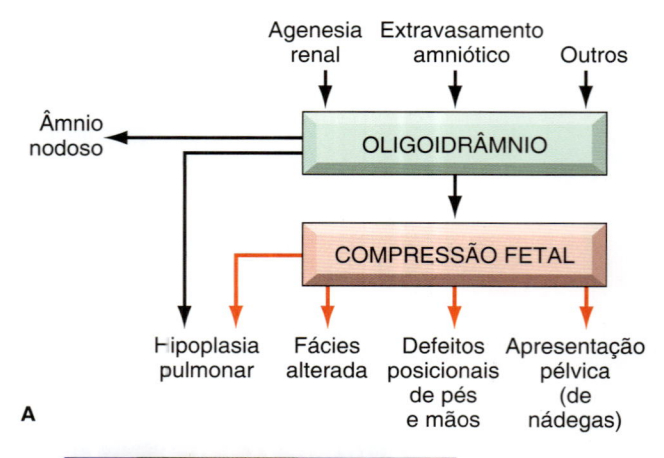

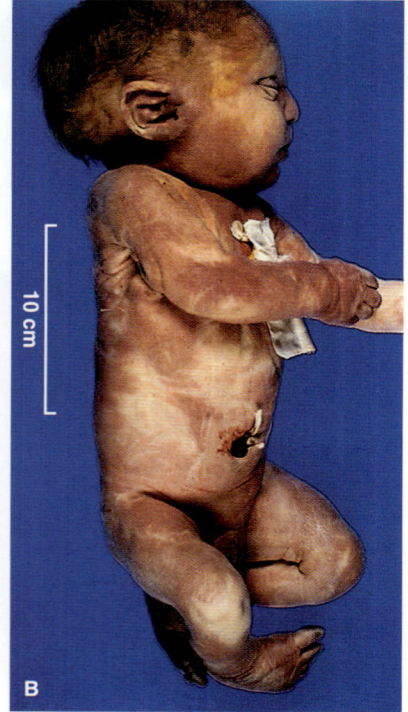

Figura 4.27 A. Patogênese da sequência de oligoidrâmnio (sequência de Potter). **B.** Âmnio nodoso é um nódulo encontrado no âmnio. É composto de agregados de células escamosas derivadas do vérnix caseoso na pele fetal. Resulta de abrasão do âmnio com a pele fetal que ocorre no oligoidrâmnio. Bebê com oligoidrâmnio (sequência de Potter). Observe as características faciais achatadas e os pés deformados (talipes equinovaro).

mendeliana, podem ser a base das principais malformações. Por exemplo, a holoprosencefalia, o defeito do desenvolvimento mais comum do mesencéfalo e da porção média da face em seres humanos (Capítulo 21), está associada a mutações com perda de função que afetam a via de sinalização *Hedgehog* em casos familiares.

As *influências ambientais*, como as infecções virais, os fármacos e a radiação a que a mãe foi exposta durante a gravidez, podem causar malformações fetais (a denominação "malformação" é usada de forma incorreta nesse contexto visto que, tecnicamente, essas anomalias representam disrupções). Dentre as infecções virais listadas na Tabela 4.5, a rubéola foi o grande flagelo do século XIX e início do século XX; porém, a rubéola materna e a resultante embriopatia foram praticamente eliminadas em países de renda mais elevada em razão da vacinação. A infecção materna pelo vírus Zika pode dar origem a graves malformações do sistema nervoso central (ver adiante). Uma variedade de fármacos e de substâncias químicas são teratogênicas, mas talvez menos de 1% das malformações congênitas seja causado por esses agentes. A lista inclui talidomida, álcool, anticonvulsivantes, varfarina (anticoagulante oral) e ácido 13-cis-retinoico, que é usado no tratamento da acne grave. A talidomida, anteriormente usada como tranquilizante na Europa e usada atualmente para o tratamento de certos cânceres, causa uma incidência extremamente alta (50 a 80%) de malformações de membros. O álcool é um importante teratógeno ambiental: bebês nascidos de mães que consumiram álcool em excesso durante a gravidez podem mostrar retardo de crescimento pré e pós-natal, anomalias faciais (microcefalia, fissuras palpebrais curtas, hipoplasia maxilar) e distúrbios psicomotores (síndrome alcoólica fetal) dependendo da quantidade de álcool consumida e da idade gestacional no momento de consumo. Embora não tenha sido demonstrado de forma convincente que a nicotina proveniente do tabagismo seja um teratógeno, há uma alta incidência de abortos espontâneos, parto prematuro e anormalidades placentárias entre fumantes grávidas, e bebês nascidos de mães que fumam muitas vezes têm baixo peso ao nascer e são propensos à síndrome da morte súbita infantil (SIDS, do inglês *sudden infant death syndrome*). À luz desses achados, é melhor evitar a exposição à fumaça de cigarro durante a gravidez. Dentre as condições maternas listadas na Tabela 4.5, o diabetes é uma entidade comum e, apesar dos avanços no monitoramento obstétrico pré-natal e no controle da glicose, a incidência das principais malformações em bebês de mães com diabetes permanece entre 6 e 10% na maioria das séries relatadas. A hiperinsulinemia fetal induzida por hiperglicemia materna resulta em macrossomia fetal (organomegalia e aumento da gordura corporal e da massa muscular); anomalias cardíacas, defeitos do tubo neural e outras malformações do SNC são algumas das principais anomalias observadas na embriopatia diabética.

A herança multifatorial, que implica a interação de influências ambientais com dois ou mais genes de pequeno efeito, é a causa genética mais comum de malformações congênitas. Incluídas nessas categorias, estão algumas malformações relativamente comuns como a fenda labiopalatina e os defeitos do tubo neural. A importância das contribuições ambientais para a herança multifatorial é ressaltada pela redução drástica na incidência de defeitos do tubo neural pela ingestão periconcepcional de ácido fólico. Os riscos de recidiva e o modo de transmissão dos distúrbios multifatoriais foram descritos anteriormente neste capítulo.

Patogênese. A patogênese das anomalias congênitas é complexa e ainda pouco conhecida, porém dois princípios gerais são relevantes, independentemente do agente etiológico:

1. *O momento da agressão teratogênica pré-natal tem um importante impacto na ocorrência e no tipo de anomalia produzida.* O desenvolvimento intrauterino dos seres humanos pode ser dividido em duas fases: (1) o período embrionário, que compreende as primeiras 9 semanas de gravidez; e (2) o período fetal, que termina ao nascimento.
   - No *início do período embrionário* (primeiras 3 semanas após a fertilização), um agente lesivo pode danificar apenas algumas células, permitindo que o embrião se recupere sem déficits, ou células suficientes para causar morte e aborto. *Entre a terceira e a nona semana, o embrião é extremamente suscetível à teratogênese*, ocorrendo o pico de sensibilidade entre a quarta e a quinta semana. Durante esse período, os órgãos estão sendo elaborados pelas camadas de células germinativas
   - O *período fetal* que se segue à organogênese é marcado principalmente por mais crescimento e maturação orgânica com grande redução da suscetibilidade aos agentes teratogênicos. Entretanto, o feto é suscetível ao retardo de crescimento ou à lesão aos órgãos já formados. Portanto, dependendo do momento da exposição, determinado agente pode produzir diferentes anomalias.
2. A complexa interação de teratógenos ambientais com defeitos genéticos intrínsecos é exemplificada pelo fato de que as características da dismorfogênese causada por agressões ambientais geralmente podem ser repetidas pelos defeitos genéticos nas vias que constituem os alvos desses teratógenos. A seguir, alguns exemplos representativos:
   - O *ácido valproico* é um antiepiléptico e um teratógeno reconhecido. Ele interrompe a expressão de uma família de fatores de transcrição cruciais altamente conservados em termos de desenvolvimento conhecidos como proteínas *homeobox* (HOX). Nos vertebrados, as proteínas HOX foram implicadas na padronização de membros, vértebras e estruturas craniofaciais. Não surpreende que as mutações na família do gene *HOX* sejam responsáveis pelas anomalias congênitas que simulam as características observadas na embriopatia por ácido valproico
   - O *ácido all-trans-retinoico*, que é derivado da vitamina A (retinol), é essencial para o desenvolvimento e a diferenciação normais, e sua ausência durante a embriogênese resulta em numerosas malformações que afetam múltiplos sistemas orgânicos, incluindo os olhos, o sistema geniturinário, o sistema cardiovascular, o diafragma e os pulmões (ver Capítulo 7 para se informar sobre a deficiência de vitamina A no período pós-natal). Por outro lado, a exposição no útero a ácido retinoico em excesso (um tratamento para acne) também é teratogênica. A embriopatia por ácido retinoico é caracterizada por defeitos do SNC, cardíacos e craniofaciais (p. ex., fenda labiopalatina). Esta última pode se originar da desregulação mediada por ácido retinoico dos componentes das vias de sinalização do fator de crescimento transformador β (TGF-β), que está envolvido na palatogênese.

INFECÇÕES PERINATAIS

As infecções do feto e do neonato podem ser adquiridas por via transcervical ou transplacentária.

- As *infecções transcervicais (ascendentes)* são causadas pela disseminação microbiana a partir do canal cervicovaginal e são adquiridas no útero ou durante o parto. A maioria das infecções bacterianas (p. ex., infecção estreptocócica α-hemolítica) e algumas infecções virais (p. ex., herpes simples) são adquiridas dessa maneira. O microrganismo passa para o feto por "inalação" de líquido amniótico infectado para dentro dos pulmões ou pela passagem pelo canal do nascimento infectado durante o parto. Esse modo de disseminação é típico da pneumonia e, nos casos graves, de sepse e meningite. A infecção fetal no útero é uma causa comum de parto pré-termo

- As *infecções transplacentárias (hematógenas)* ganham acesso à corrente sanguínea fetal atravessando a placenta via vilosidades coriônicas e podem ocorrer a qualquer momento durante a gestação ou ocasionalmente no momento do parto via transfusão maternofetal (p. ex., hepatite B, vírus da imunodeficiência humana). A maioria das infecções parasitárias (p. ex., *Toxoplasma*, malária) e virais, além de algumas infecções bacterianas (p. ex., *Listeria*, *Treponema*), segue esse modo de transmissão hematógena. As manifestações clínicas dessas infecções são altamente variáveis, pois dependem principalmente do momento gestacional e dos microrganismos envolvidos. As infecções transplacentárias mais importantes podem ser lembradas pelo acrônimo *TORCH*. Os elementos do complexo TORCH são *Toxoplasma* (T), vírus da rubéola (R), citomegalovírus (C), herpes-vírus (H), e qualquer outro (O) microrganismo, como o *Treponema pallidum*. Esses agentes são agrupados porque podem evocar manifestações clínicas e patológicas similares. As infecções TORCH que ocorrem no início da gestação podem causar sequelas crônicas na infância, que incluem restrição de crescimento, incapacidade intelectual, cataratas e anomalias cardíacas congênitas, enquanto as infecções tardias na gravidez resultam principalmente em lesão tecidual acompanhada de inflamação (p. ex., encefalite, coriorretinite, hepatoesplenomegalia, pneumonia e miocardite). O vírus Zika revelou-se como um outro agente que pode ser transmitido pelas mulheres grávidas a seus filhos com consequências devastadoras, incluindo microcefalia e dano cerebral.

PREMATURIDADE E RESTRIÇÃO DE CRESCIMENTO FETAL

Prematuridade

A prematuridade é definida por idade gestacional inferior a 37 semanas. É a segunda causa mais comum de mortalidade neonatal (após somente as anomalias congênitas). Os bebês nascidos antes de se completar a gestação têm peso inferior ao normal (< 2.500 g). Os principais fatores de risco para prematuridade incluem os seguintes:

- *Ruptura prematura de membranas pré-termo* (PPROM, do inglês *preterm premature rupture of membranes*) e ruptura prematura de membranas (PROM, do inglês *premature rupture of membranes*): a PPROM complica cerca de 3% de todas as gestações e é responsável por até um terço de todos os partos pré-termo. A ruptura de membranas (ROM, do inglês *rupture of membranes*) antes do início do parto pode ser espontânea ou induzida. PPROM refere-se à ROM espontânea que ocorre *antes* de 37 semanas de gestação (daí a expressão "pré-termo"). Em contrapartida, PROM refere-se à ROM espontânea que ocorre *após* 37 semanas de gestação. Essa distinção é importante porque, após 37 semanas, o risco associado para o feto está consideravelmente diminuído
- *Infecção intrauterina*: esta é a principal causa de parto pré-termo (aproximadamente 25% dos casos) e geralmente está associada à inflamação das membranas placentárias (corioamnionite) e à inflamação do cordão umbilical (funisite). Os microrganismos implicados nas infecções intrauterinas que levam ao parto pré-termo são: *Ureaplasma urealyticum*, *Mycoplasma hominis*, *Gardnerella vaginalis*, *Trichomonas*, *Neisseria gonorrheae* e *Chlamydia*
- *Anormalidades estruturais uterinas, cervicais e placentárias*: a distorção uterina (p. ex., fibroides uterinos), o comprometimento do suporte estrutural da cérvice, a placenta prévia e o descolamento prematuro da placenta (Capítulo 17) estão associados a maior risco de prematuridade. A imaturidade dos sistemas orgânicos em bebês pré-termo torna-os especialmente vulneráveis a várias complicações importantes: *síndrome da angústia respiratória neonatal* (também chamada de doença das membranas hialinas), *enterocolite necrosante*, *sepse* e *hemorragia intraventricular e da matriz germinativa* (Capítulo 21).

Restrição de crescimento fetal

Apesar do peso baixo ao nascer em bebês pré-termo, geralmente ele será apropriado depois do ajuste para a idade gestacional. Em contraste, até um terço dos recém-nascidos com peso inferior a 2.500 g nasce a termo e, portanto, é pequeno para a idade gestacional (PIG) em razão da *restrição de crescimento fetal*. A restrição de crescimento fetal pode resultar de anormalidades fetais, maternas ou placentárias, embora em muitos casos a causa específica seja desconhecida.

- *Fatores maternos*: de longe, essa categoria compreende as causas mais comuns do déficit de crescimento em recém-nascidos PIG. São exemplos importantes as doenças vasculares como a *pré-eclâmpsia* (Capítulo 17) e a *hipertensão crônica*. A hipercoagulabilidade, tanto a adquirida quanto a herdada, está sendo cada vez mais reconhecida como um fator na restrição de crescimento fetal (Capítulo 3). Algumas das causas evitáveis são o uso materno de narcóticos, a ingestão de álcool e o tabagismo pesado. Eles contribuem para a restrição de crescimento, assim como para a patogênese das anomalias congênitas. Tanto os fármacos teratogênicos (p. ex., fenitoína) como os não teratogênicos foram implicados na restrição de crescimento fetal. A desnutrição materna (em particular, a hipoglicemia prolongada) também pode afetar o crescimento fetal
- *Anormalidades fetais*: essa categoria consiste nas condições que reduzem o potencial de crescimento fetal apesar de um adequado suprimento de nutrientes da mãe. Elas incluem distúrbios cromossômicos, anomalias congênitas e infecções congênitas. A infecção fetal deve ser considerada em todos os neonatos com restrição de crescimento, sendo o grupo TORCH de infecções (ver anteriormente) uma causa comum. Quando a causalidade é intrínseca ao feto, a restrição de crescimento fetal é simétrica (i. e., todos os órgãos são igualmente afetados)
- *Anormalidades placentárias*: dentre as causas placentárias, está qualquer fator que comprometa o suprimento sanguíneo uteroplacentário, como a placenta prévia (implantação baixa da placenta), o descolamento prematuro da placenta (separação da placenta da decídua por um coágulo retroplacentário), ou o infarto placentário. Com as anormalidades placentárias (e maternas), a restrição de crescimento fetal é assimétrica (i. e., o cérebro é poupado em relação aos órgãos viscerais como o fígado).

O recém-nascido com restrição de crescimento não apenas é um desafio no período perinatal, mas os déficits persistem na infância e na vida adulta. Portanto, as pessoas afetadas têm maior probabilidade de terem disfunção cerebral, deficiências na aprendizagem e comprometimentos sensitivos (i. e., visuais e auditivos).

SÍNDROME DA ANGÚSTIA RESPIRATÓRIA NEONATAL

A causa mais comum de insuficiência respiratória no recém-nascido é a *síndrome da angústia respiratória* (SAR), também conhecida como *doença das membranas hialinas* em razão da formação de "membranas" nos espaços aéreos periféricos observada nos recém-nascidos que sucumbem a essa condição. A SAR é principalmente um distúrbio de recém-nascidos pré-termo: ocorre em cerca de 60% daqueles nascidos com menos de 28 semanas de gestação, em 30% daqueles nascidos entre 28 e 34 semanas de gestação, e em menos de 5% daqueles nascidos depois de 34 semanas de gestação. Dentre outras associações, encontram-se gênero masculino, diabetes materno e parto por cesariana. As causas menos comuns de angústia respiratória do recém-nascido englobam sedação excessiva da mãe, lesão cefálica fetal durante o parto, aspiração de sangue ou de líquido amniótico e hipoxia intrauterina secundária à compressão do cordão umbilical decorrente da formação de circulares de cordão em torno do pescoço.

Patogênese. **O defeito fundamental na SAR é a incapacidade do pulmão imaturo em sintetizar surfactante suficiente.** Surfactante é um complexo composto de fosfolipídios ativos de superfície, principalmente dipalmitoil-fosfatidilcolina (lecitina), e de pelo menos dois grupos de proteínas associadas ao surfactante. A importância das proteínas associadas ao surfactante na função pulmonar normal pode ser mensurada pela ocorrência de grave insuficiência respiratória nos recém-nascidos com uma deficiência congênita de surfactante causada por mutações com perda de função nos genes correspondentes. O surfactante é sintetizado pelos pneumócitos tipo II e, com a primeira respiração do recém-nascido saudável, rapidamente recobre a superfície dos alvéolos, reduzindo a tensão superficial e, desse modo, diminuindo a pressão necessária para manter os alvéolos abertos. Sem o surfactante, os alvéolos tendem a sofrer colapso, e maior esforço inspiratório é necessário a cada respiração para reabrir os alvéolos. O recém-nascido cansa-se rapidamente de respirar e se instala uma atelectasia generalizada. A hipoxia resultante põe em ação uma sequência de eventos que leva a danos epitelial e endotelial e, eventualmente, à formação de membranas hialinas (Figura 4.28). Essa sequência é bastante modificada pelo tratamento com surfactante.

Os hormônios regulam a síntese de surfactante. Os corticosteroides estimulam a formação de lipídios do surfactante e das proteínas associadas. Portanto, as condições associadas ao estresse intrauterino e à restrição de crescimento fetal, que aumentam a liberação de corticosteroide, reduzem o risco de desenvolvimento de SAR. Por outro lado, os elevados níveis sanguíneos de insulina compensatórios em recém-nascidos de mães com diabetes podem suprimir a síntese de surfactante; os recém-nascidos de mães com diabetes estão em maior risco de desenvolver SAR. O parto estimula a síntese de surfactante; assim, a cesariana realizada antes do início do trabalho de parto também pode aumentar o risco.

> ### Morfologia
>
> Os pulmões nos recém-nascidos com a SAR são de tamanho normal, mas são pesados e relativamente mal ventilados. Têm cor púrpura mosqueada; ao exame microscópico, o tecido parece sólido, com alvéolos mal desenvolvidos que geralmente sofreram colapso (atelectáticos). Se o recém-nascido morrer dentro das primeiras horas de vida, somente resíduos celulares necróticos estarão presentes nos bronquíolos terminais e nos dutos alveolares. No decorrer da doença, surgem as **membranas hialinas eosinofílicas** características que revestem os bronquíolos respiratórios, os dutos alveolares e os alvéolos (Figura 4.29). Essas "membranas" contêm pneumócitos tipo II necróticos misturados com proteínas plasmáticas extravasadas, principalmente o fibrinogênio que dá origem à fibrina. Há escassez de reação inflamatória neutrofílica associada a essas membranas. As lesões da doença da membrana hialina não são observadas em natimortos ou em recém-nascidos vivos que morrem dentro de algumas horas do nascimento. Se um recém-nascido com SAR morrer depois de vários dias, a evidência de alterações de reparo, incluindo proliferação de pneumócitos tipo II e fibrose intersticial, está presente.

Características clínicas. A apresentação clínica clássica antes da era do tratamento com surfactante exógeno foi descrita anteriormente. Atualmente, o curso clínico e o prognóstico da SAR neonatal é variável e dependendo da maturidade e do peso ao nascer do recém-nascido, como também da prontidão da terapia. O controle da SAR foca a prevenção por meio do retardo no parto até que o pulmão fetal alcance a maturidade ou induzindo a maturação do pulmão no feto em risco com esteroides antenatais. É fundamental para esses objetivos a capacidade de avaliar a maturidade do pulmão fetal de maneira acurada. Como as secreções pulmonares são liberadas no líquido

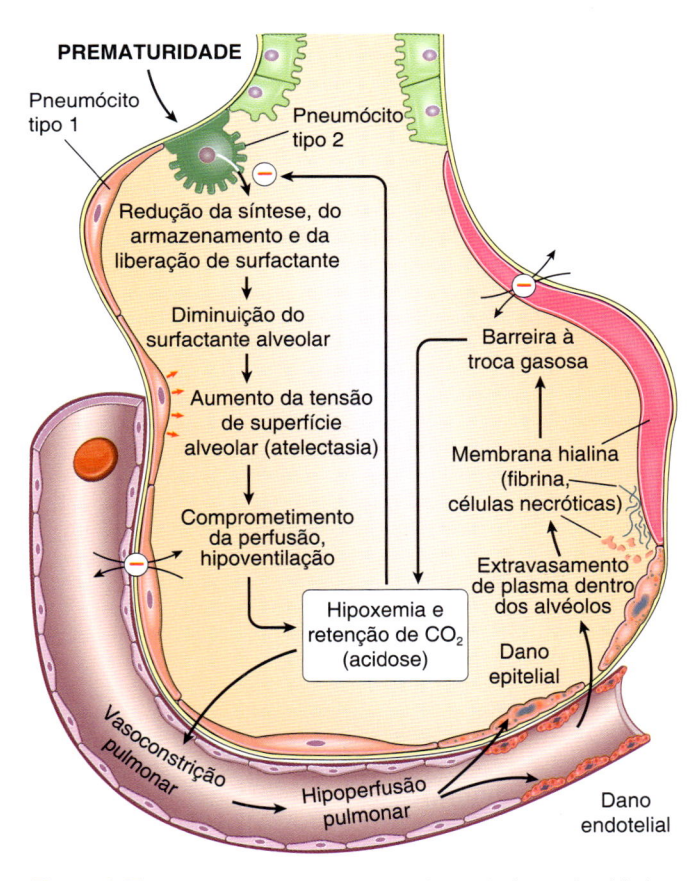

Figura 4.28 Fisiopatologia da síndrome da angústia respiratória (ver texto).

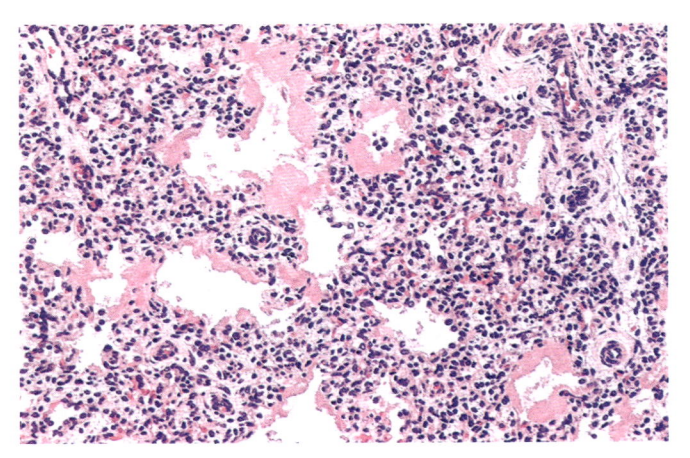

Figura 4.29 Doença da membrana hialina (coloração de hematoxilina e eosina). Pode-se observar atelectasia alternada com dilatação dos alvéolos. Observe as espessas membranas hialinas eosinofílicas que revestem os alvéolos dilatados.

amniótico, a análise dos fosfolipídios do líquido amniótico proporciona uma boa estimativa do nível de surfactante no revestimento alveolar. A administração profilática de surfactante exógeno ao nascimento nos recém-nascidos extremamente prematuros (nascidos antes de 28 semanas de idade gestacional) é muito benéfica, e agora é rara a morte de recém-nascidos com a SAR aguda.

Nos casos não complicados, a recuperação inicia-se dentro de 3 ou 4 dias. O oxigênio administrado por ventilador é parte do tratamento, embora o seu uso em altas concentrações por períodos prolongados esteja associado a duas complicações bem conhecidas: retinopatia da prematuridade (também chamada de fibroplasia retrolental) dos olhos e displasia broncopulmonar. Ambas as complicações são atualmente menos comuns em decorrência das técnicas de ventilação mais suaves, da terapia antenatal com glicocorticoides e dos tratamentos profiláticos com surfactantes. Essas complicações são aqui descritas brevemente:

- A *retinopatia da prematuridade tem uma patogênese de duas fases.* Durante a fase hiperóxica da terapia de SAR (fase I), a expressão do fator de crescimento endotelial vascular (VEGF, do inglês *vascular endotelial growth factor*) pró-angiogênico está acentuadamente diminuída, o que causa apoptose celular endotelial. Os níveis de VEGF se recuperam após o retorno à ventilação relativamente hipóxica do ar ambiente (fase II), o que induz a proliferação de vasos retinianos (*neovascularização*) característica das lesões na retina.
- A principal anormalidade na *displasia broncopulmonar* é uma notável diminuição da septação alveolar (que se manifesta como grandes estruturas alveolares simplificadas) e uma configuração capilar dismórfica. Múltiplos fatores – hiperoxemia, hiperventilação, prematuridade, citocinas inflamatórias e mau desenvolvimento vascular – contribuem para a displasia broncopulmonar e provavelmente atuam sinergicamente para promover a lesão.

Os recém-nascidos que se recuperam da SAR estão em maior risco para uma variedade de outras complicações associadas ao nascimento pré-termo, incluindo *persistência do canal arterial, hemorragia intraventricular* e *enterocolite necrosante*. Embora os avanços tecnológicos ajudem a salvar as vidas de muitos recém-nascidos com SAR, eles também trazem à superfície a fragilidade do neonato imaturo.

ENTEROCOLITE NECROSANTE

A enterocolite necrosante (ECN) ocorre com mais frequência nos recém-nascidos prematuros, sendo a incidência da doença inversamente proporcional à idade gestacional. Ocorre em aproximadamente 1 de 10 recém-nascidos com peso muito baixo ao nascer (< 1.500 g).

Patogênese. A patogênese da ECN é multifatorial e, dentre os fatores implicados, estão (1) imaturidade da barreira mucosa intestinal e do sistema imunológico; (2) alterações na microbiota intestinal e o resultante aumento do crescimento de bactérias potencialmente patogênicas; e (3) uma exagerada resposta inflamatória do hospedeiro com liberação de citocinas e quimiocinas. Muitos mediadores inflamatórios estiveram associados à patogênese da ECN. Em particular, o fator ativador de plaquetas pode aumentar a permeabilidade da mucosa mediante a promoção de apoptose do enterócito com comprometimento das zonas de oclusão intercelulares, e, portanto, "acrescentando mais lenha à fogueira". Além da prematuridade, a maioria dos casos está associada à alimentação com leite, o que sugere que alguma agressão pós-natal (como a introdução de bactérias) põe em ação a cascata, culminando em destruição tecidual.

> **Morfologia**
>
> A ECN envolve geralmente o íleo terminal, o ceco e o cólon direito, embora qualquer parte do intestino delgado ou grosso possa ser envolvida. O segmento atingido geralmente está distendido, friável e congestionado (Figura 4.30), ou pode estar gangrenoso; pode-se observar perfuração intestinal com peritonite associada. Ao exame microscópico, necrose coagulativa da mucosa ou transmural, ulceração, colonização bacteriana e bolhas de gás submucosas são todas características associadas à ECN. Pode-se observar evidências de reparo tecidual, como tecido de granulação e fibrose, logo após a resolução do episódio agudo.

Características clínicas. O curso clínico é bastante típico, com o início com fezes sanguinolentas, distensão abdominal e instabilidade circulatória. As radiografias abdominais geralmente mostram gás dentro da parede intestinal (pneumatose intestinal). Quando

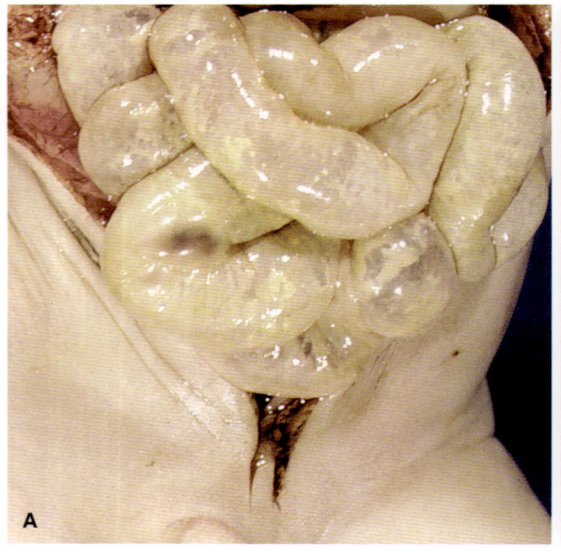

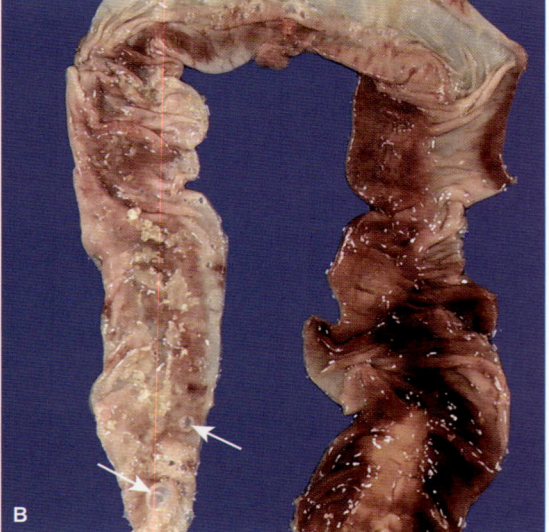

Figura 4.30 Enterocolite necrosante. **A.** Ao exame *post mortem* em um caso grave, todo o intestino delgado estava acentuadamente distendido e perigosamente fino (normalmente essa aparência sugere perfuração iminente). **B.** A porção congestionada do íleo corresponde às áreas de infarto hemorrágico e necrose transmural. As bolhas de gás submucosas (pneumatose intestinal) podem ser vistas em várias áreas (*setas*).

detectada precocemente, a ECN em geral pode ser tratada de maneira conservadora, porém muitos casos (20 a 60%) requerem intervenção cirúrgica, incluindo ressecção dos segmentos intestinais necróticos. A ECN está associada a elevada mortalidade perinatal; os recém-nascidos que sobrevivem geralmente desenvolvem estenoses pós-ECN decorrentes da fibrose causada pelo processo de cicatrização.

SÍNDROME DA MORTE SÚBITA DO RECÉM-NASCIDO (SIDS)

De acordo com o National Institute of Child Health and Human Development, a **SIDS é definida como "a morte súbita de um recém-nascido com menos de 1 ano que permanece inexplicada depois de uma investigação completa do caso, incluindo a realização de uma necropsia completa, exame da cena da morte e revisão do histórico clínico"**. Descobriu-se à necropsia que muitos casos de morte súbita na lactância têm uma base anatômica ou bioquímica (Tabela 4.6). Esses casos não devem ser classificados como SIDS, mas sim como morte súbita inesperada do recém-nascido (SUID, do inglês *sudden unexpected infant death*). Os Centers for Disease Control and Prevention estimam que a SIDS seja responsável por aproximadamente metade dos casos de SUID nos EUA. Um aspecto da SIDS que não é ressaltado na definição é que o recém-nascido normalmente morre enquanto dorme – daí o termo leigo "morte no berço".

A SIDS é a principal causa de morte entre 1 mês e 1 ano de vida em recém-nascidos nos EUA e a terceira principal causa de morte geral nesse grupo etário depois das anomalias congênitas e das doenças da prematuridade e do baixo peso ao nascer. Em 90% dos casos, o recém-nascido tem menos de 6 meses; a maioria tem 2 a 4 meses de vida. A SIDS em um irmão anterior está associada a um risco relativo de recidiva de 5 vezes; o abuso infantil traumático deve ser cuidadosamente excluído em todos os casos.

Patogênese. A SIDS é uma condição multifatorial com um misto de causas contribuintes em qualquer caso. Três variáveis em interação foram propostas: (1) um recém-nascido vulnerável; (2) atraso do desenvolvimento do controle cardiorrespiratório; e (3) um ou mais fatores de estresse exógeno. De acordo com esse modelo, vários fatores aumentam a vulnerabilidade durante o período crucial de desenvolvimento (*i. e.*, 1 mês a 1 ano). Esses fatores podem ser específicos dos pais ou do recém-nascido, enquanto o(s) fator(es) de estresse exógeno(s) é(são) atribuível(eis) ao ambiente (Tabela 4.6). Embora numerosos fatores tenham sido propostos como responsáveis por um recém-nascido vulnerável, a hipótese mais convincente é que a SIDS esteja associada ao atraso do desenvolvimento do reflexo de excitação e de controle cardiorrespiratório. O tronco encefálico e, em particular, o bulbo têm papel crucial no reflexo "de excitação" a estímulos nocivos como hipercarbia episódica, hipoxia e estresse térmico encontrado durante o sono. O sistema serotoninérgico (5-HT) do bulbo está implicado nessas respostas "de excitação", assim como na regulação de outras funções homeostáticas fundamentais, como o impulso respiratório, a pressão arterial e os reflexos da via respiratória superior. As anormalidades na sinalização dependente de serotonina no tronco encefálico podem ser a base subjacente da SIDS em alguns recém-nascidos.

Dentre as causas ambientais potenciais, dormir na posição prona, dormir em superfícies macias e estresse térmico são os fatores de risco modificáveis mais importantes para a SIDS. Muitos estudos demonstraram claramente o aumento do risco para SIDS em recém-nascidos que dormem na posição prona, o que levou a **American Academy of Pediatrics a recomendar que se colocassem os recém-nascidos saudáveis de costas para dormir. Essa campanha "Back to Sleep" ("De Costas para Dormir") vem resultando em substancial diminuição de mortes relacionadas à SIDS desde o seu início em 1994.** A posição prona aumenta a vulnerabilidade do recém-nascido a um ou mais estímulos nocivos reconhecidos (*i. e.*, hipoxia, hipercarbia e estresse térmico) durante o sono e está associada à diminuição da responsividade em comparação com a posição supina.

A SIDS é um diagnóstico de exclusão que requer cuidadoso exame da cena da morte e um exame *post mortem* completo. O último pode mostrar uma causa não suspeitada de morte súbita em até 20% ou mais recém-nascidos que presumivelmente morreram de SIDS (ver Tabela 4.6). As infecções (p. ex., miocardite viral ou broncopneumonia) são as causas mais comuns de SUID, seguidas da anomalia congênita. Várias causas genéticas de SUID se revelaram. Os distúrbios da oxidação de ácido graxo, caracterizados por defeitos nas enzimas oxidativas do ácido graxo mitocondrial, podem ser responsáveis por até 5% das mortes súbitas na lactância e a deficiência de acil-coenzima A-desidrogenase de cadeia média é a causa mais comum. Análises retrospectivas dos casos de morte súbita do recém-nascido originalmente designada SIDS também revelaram mutações nos canais de sódio e

Tabela 4.6 Fatores associados à síndrome da morte súbita do recém-nascido (SIDS).

Parentais
Idade materna jovem (menos de 20 anos)
Tabagismo materno durante a gravidez
Uso de drogas por qualquer dos pais, especificamente maconha paterna e opiáceo materno, uso de cocaína
Intervalos intergestacionais curtos
Nenhum cuidado pré-natal ou tardio
Grupo de baixo nível socioeconômico
Recém-nascido
Anormalidades do tronco encefálico associadas a atraso no desenvolvimento do reflexo de excitação e de controle cardiorrespiratório
Prematuridade e/ou baixo peso ao nascer
Sexo masculino
Produto de um parto múltiplo
SIDS anteriormente em irmão
Ambientais
Posição prona ou de lado para dormir
Dormir em superfície macia
Hipertermia
Anormalidades *post mortem* detectadas em casos de morte súbita inesperada do recém-nascido (SUID)[a]
Infecções
Miocardite viral
Broncopneumonia
Anomalia congênita não suspeitada
Estenose aórtica congênita
Origem anômala da artéria coronária esquerda a partir da artéria pulmonar
Abuso infantil traumático
Sufocamento intencional (filicídio)
Defeitos genéticos e metabólicos
Síndrome do QT longo; por exemplo, mutações em *SCN5A* e *KCNQ1*
Distúrbios da oxidação de ácido graxo; por exemplo, mutações em *MCAD*

[a]SIDS não é a única causa de SUID, mas sim um *diagnóstico de exclusão*. Portanto, a realização de uma necropsia pode muitas vezes mostrar achados que explicariam a causa de uma SUID. A rigor, esses casos não devem ser classificados como "SIDS". *KCNQ1*, canal de potássio controlado por voltagem, subfamília tipo KQT, membro 1; *MCAD*, acil-coenzima A-desidrogenase de cadeia média; *SCN5A*, canal de sódio controlado por voltagem, tipo V, alfapolipeptídeo.

potássio cardíacos, que resultam em uma forma de arritmia cardíaca caracterizada por intervalos QT prolongados; esses casos representam menos de 1% das SUIDs.

> **Morfologia**
>
> Estudos anatômicos de vítimas produziram achados histológicos inconsistentes. **Múltiplas petéquias**, normalmente do timo, da pleura visceral e parietal, e do epicárdio, são os achados de necropsia mais comuns (aproximadamente 80% dos casos). Os pulmões normalmente estão congestionados, e o ingurgitamento vascular com ou sem **edema pulmonar** está presente na maioria dos casos. Foram notadas anormalidades quantitativas do tronco encefálico, como **hipoplasia do núcleo arqueado** ou uma diminuição sutil nas populações neuronais do tronco encefálico, mas essas observações não são uniformes e o uso desses estudos não é viável na maioria dos procedimentos de necropsia de "rotina".

HIDROPISIA FETAL

A *hidropisia fetal* refere-se ao acúmulo de líquido de edema em pelo menos duas cavidades serosas combinado com edema subcutâneo durante o crescimento intrauterino. As causas da hidropisia fetal são várias; as mais importantes estão listadas na Tabela 4.7. No passado, a anemia hemolítica causada pela incompatibilidade do grupo sanguíneo Rh entre mãe e feto (hidropisia imune) era a causa mais comum; mas, com a profilaxia bem-sucedida desse distúrbio (ver adiante), as causas da hidropisia não imune revelaram-se como as principais envolvidas. O acúmulo de líquido pode ser bastante variável, e seu grau vai desde o edema progressivo e generalizado do feto (*hidropisia fetal*), uma condição geralmente letal, até os processos edematosos mais localizados e menos acentuados, como as efusões pleural e peritoneal ou os acúmulos de líquido pós-nucal (*higroma cístico*), que geralmente são compatíveis com a vida (Figura 4.31). O mecanismo da hidropisia imune é discutido primeiro, seguido pelas outras causas importantes da hidropisia fetal.

Tabela 4.7 Principais causas da hidropisia fetal.[a]

Cardiovasculares
Malformações
Taquiarritmia
Insuficiência cardíaca de alto débito
Cromossômicas
Síndrome de Turner
Trissomia do 21, trissomia do 18
Causa torácica
Hérnia diafragmática
Anemia fetal
α-Talassemia homozigótica
Parvovírus B19
Hidropisia imune (Rh e ABO)
Gestação de gêmeos
Transfusão gêmeo a gêmeo
Infecções (excluindo parvovírus)
Citomegalovírus
Sífilis
Toxoplasmose

[a]A causa da hidropisia fetal pode ser indeterminada ("idiopática") em até 20% dos casos. (Dados de Machin GA: Hydrops, cystic hygroma, hydrothorax, pericardial effusions, and fetal ascites. In Gilbert-Barness E et al., editors: *Potter's Pathology of the Fetus, Infant, and Child*, St. Louis, 2007, Mosby, pp 33.)

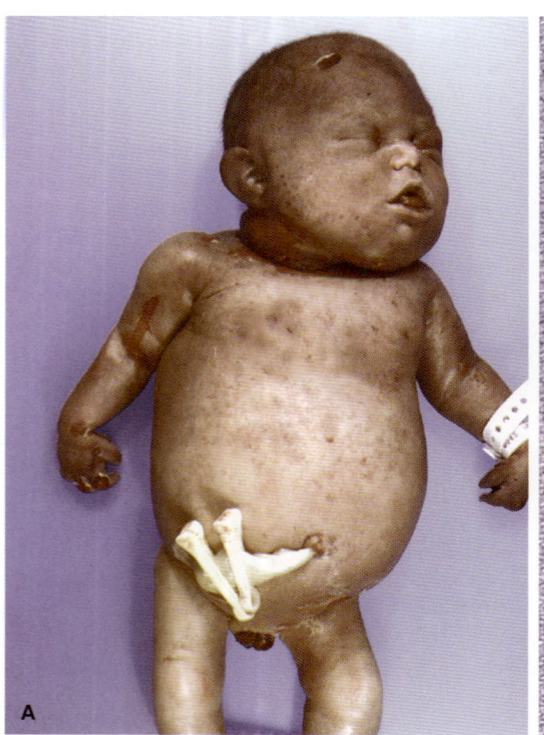

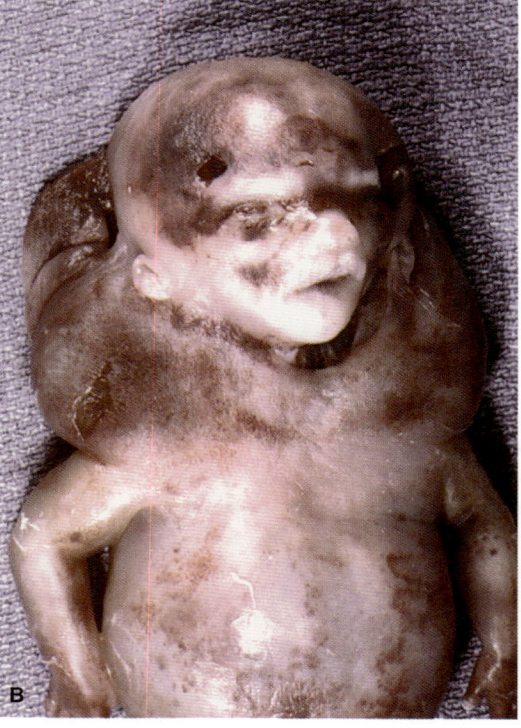

Figura 4.31 Hidropisia fetal. **A.** Acúmulo generalizado de líquido no feto. **B.** Acúmulo de líquido particularmente proeminente nos tecidos moles do pescoço. Essa condição é denominada *higroma cístico*. Os higromas císticos são caracteristicamente observados em anomalias cromossômicas constitucionais como os cariótipos 45,X, mas não são limitados a elas. (Cortesia da Dra. Beverly Rogers, Department of Pathology, University of Texas Southwestern Medical Center, Dallas, Texas.)

Hidropisia imune

A hidropisia imune resulta de uma anemia hemolítica induzida por anticorpos no recém-nascido que é causada pela incompatibilidade do grupo sanguíneo entre mãe e feto. Essa incompatibilidade ocorre quando o feto herda determinantes antigênicos de hemácias do pai que são estranhos para a mãe. Os antígenos mais comuns clinicamente relevantes são os antígenos dos grupos sanguíneos Rh e ABO. Entre os numerosos antígenos Rh, apenas o antígeno D figura como importante causa de incompatibilidade Rh. As hemácias fetais podem alcançar a circulação materna durante o último trimestre de gravidez, quando o citotrofoblasto não está mais presente como uma barreira, ou durante o próprio parto (sangramento fetomaterno). A mãe se torna sensibilizada pelo antígeno estranho e produz anticorpos anti-Rh IgG que, em futuras gestações, podem atravessar livremente a placenta para o feto e causar a destruição das hemácias. Com o início da hemólise imune, a anemia progressiva no feto leva à isquemia tecidual, à insuficiência intrauterina cardíaca e ao acúmulo de líquido periférico (edema). Conforme discutido adiante, a insuficiência cardíaca pode ser a via final pela qual ocorre o edema em muitos casos de hidropisia não imune também.

Vários fatores influenciam a resposta imunológica às hemácias fetais positivas para Rh que alcançam a circulação materna:

- A *incompatibilidade ABO* concomitante protege a mãe contra a imunização Rh porque as hemácias fetais são imediatamente cobertas por iso-hemaglutininas (anticorpos anti-A ou anti-B IgM pré-formados) e removidas da circulação materna
- A resposta aos anticorpos depende da *dose de antígeno imunizante*: a doença hemolítica desenvolve-se apenas com um sangramento transplacentário significativo (mais de 1 mℓ de hemácias positivas para Rh)
- O *isotipo do anticorpo* é importante: os anticorpos IgG são capazes de atravessar a placenta, mas não os IgM. A partir da exposição inicial ao antígeno Rh, são formados anticorpos IgM; portanto, a doença do Rh é muito rara na primeira gravidez. A exposição em gestações subsequentes geralmente leva a uma rápida resposta do anticorpo IgG.

O controle terapêutico é alcançado com a administração de imunoglobulina Rh (RhIg) às mães Rh-negativas com 28 semanas de gravidez e após 72 horas do parto de um bebê Rh-positivo. A RhIg recobre os sítios antigênicos nas hemácias fetais que podem ter extravasado para dentro da circulação materna durante o parto, evitando, assim, a sensibilização de longa duração aos antígenos Rh.

Em vista do sucesso dessa intervenção, a incompatibilidade ABO fetomaterna é, atualmente, a causa mais comum de doença hemolítica imune do recém-nascido. Embora a incompatibilidade ABO ocorra em aproximadamente 20 a 25% das gestações, a hemólise desenvolve-se apenas em uma pequena fração de recém-nascidos. A doença é normalmente muito mais leve que a incompatibilidade Rh, em parte pela expressão de antígenos A e B em muitas outras células além das hemácias que agem como uma esponja para os anticorpos transferidos. **A doença hemolítica ABO ocorre quase exclusivamente em recém-nascidos do grupo sanguíneo A ou B de mães do grupo sanguíneo O.** As iso-hemaglutininas anti-A e anti-B normais no grupo O das mães normalmente são do tipo IgM e, portanto, não atravessam a placenta. Entretanto, por motivos pouco conhecidos, algumas mulheres do grupo O apresentam anticorpos IgG direcionados contra os antígenos do grupo A ou B (ou ambos) mesmo sem prévia sensibilização. Portanto, o primogênito pode ser afetado. Não há um método eficaz de prevenção da doença hemolítica resultante de incompatibilidade ABO.

Hidropisia não imune

As principais causas de hidropisia não imune incluem os distúrbios associados a defeitos cardiovasculares, anomalias cromossômicas e anemia fetal.

- *Defeitos cardiovasculares estruturais e anormalidades funcionais* (p. ex., arritmias) podem resultar em insuficiência cardíaca intrauterina e hidropisia. Dentre as anomalias cromossômicas, o cariótipo 45,X (síndrome de Turner) e as trissomias do 21 e do 18 estão associados à hidropisia fetal; a base para esse distúrbio normalmente é a presença de anomalias cardíacas estruturais subjacentes, embora na síndrome de Turner possa haver uma anormalidade de drenagem linfática do pescoço que leva ao acúmulo de líquido pós-nucal (resultando em *higromas císticos*)
- *Anemias fetais* em decorrência de outras causas além da incompatibilidade Rh ou ABO também podem resultar em hidropisia. De fato, em algumas partes do mundo (p. ex., Sudeste Asiático), a anemia fetal grave causada por α-talassemia homozigótica é provavelmente a causa mais comum de hidropisia fetal
- Cada vez mais está sendo reconhecido que a *infecção transplacentária* pelo parvovírus B19 é uma importante causa de hidropisia fetal. O vírus infecta os precursores eritroides (normoblastos), onde ele se replica. A subsequente apoptose dos normoblastos causa aplasia de hemácias. Podem-se observar inclusões intranucleares parvovirais dentro dos precursores eritroides (Figura 4.32).

As bases para a hidropisia na anemia fetal de causas imunológicas e não imunológicas são a isquemia tecidual com disfunção secundária do miocárdio e a insuficiência circulatória. Uma insuficiência hepática secundária também pode ocorrer com perda da função sintética de albumina, o que contribui para a hipoalbuminemia, a redução da pressão osmótica plasmática e o edema.

> **Morfologia**
>
> Os achados anatômicos em fetos com acúmulo de líquido intrauterino variam de acordo com a gravidade da doença e a etiologia subjacente. A **hidropisia fetal** é a manifestação mais grave e generalizada (ver Figura 4.31), e podem ocorrer graus menores de edema como acúmulos isolados de líquidos pleural, peritoneal ou pós-nucal. Os recém-nascidos podem ser natimortos, morrer nos primeiros dias ou se recuperar completamente. A presença de características dismórficas sugere anormalidades cromossômicas constitucionais subjacentes; o exame *post mortem* pode mostrar uma anomalia cardíaca. Na hidropisia associada à anemia fetal, tanto o feto como a placenta estão pálidos e, na maioria dos casos, o fígado e o baço estão aumentados em consequência de **insuficiência cardíaca** e congestão. Além disso, a medula óssea mostra hiperplasia compensatória dos precursores eritroides (sendo a aplasia de hemácias associada ao parvovírus uma notável exceção), e a hematopoiese extramedular está presente no fígado, no baço, e possivelmente em outros tecidos como rins, pulmões, linfonodos e até no coração (Figura 4.33). O aumento da atividade eritropoiética é responsável pela presença na circulação periférica de grandes números de progenitores eritroides, incluindo os normoblastos e até os eritroblastos mais imaturos (**eritroblastose fetal**).
>
> A hemólise decorrente de incompatibilidade Rh ou ABO está associada à complicação adicional de aumento de bilirrubina circulante proveniente da decomposição de hemácias. O SNC pode ser danificado quando a hiperbilirrubinemia é acentuada (normalmente maior que 20 mg/dℓ em recém-nascidos a termo completo, porém geralmente menos em recém-nascidos prematuros). A bilirrubina não conjugada circulante é absorvida no cérebro, onde exerce um efeito tóxico. Os núcleos da base e o tronco encefálico são particularmente propensos à deposição de pigmento de bilirrubina, o que confere ao parênquima um matiz amarelo característico (**kernicterus**) (Figura 4.34).

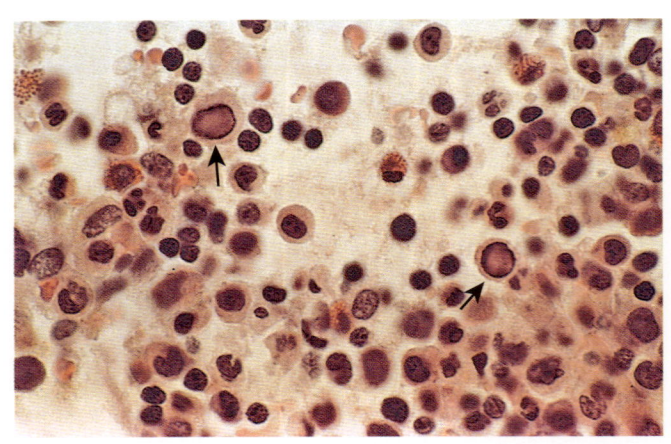

Figura 4.32 Medula óssea de um recém-nascido infectado por parvovírus B19. As *setas* apontam para dois precursores eritroides com grandes inclusões intranucleares homogêneas e uma margem periférica circundante de cromatina residual.

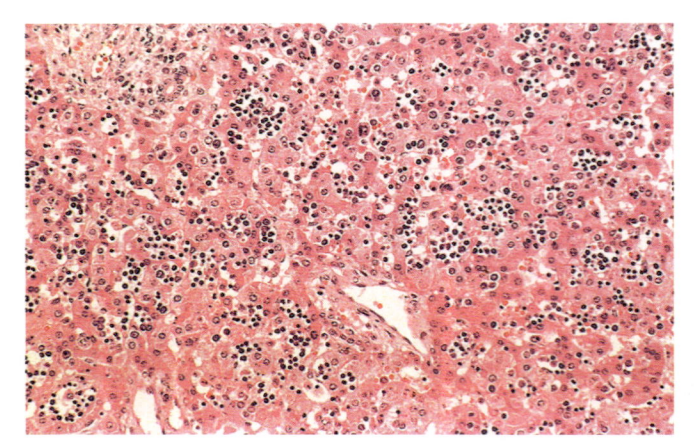

Figura 4.33 Numerosas ilhas de hematopoiese extramedular (*pequenas células azuis*) estão espalhadas entre os hepatócitos maduros nessa preparação histológica de um recém-nascido com hidropisia fetal não imune.

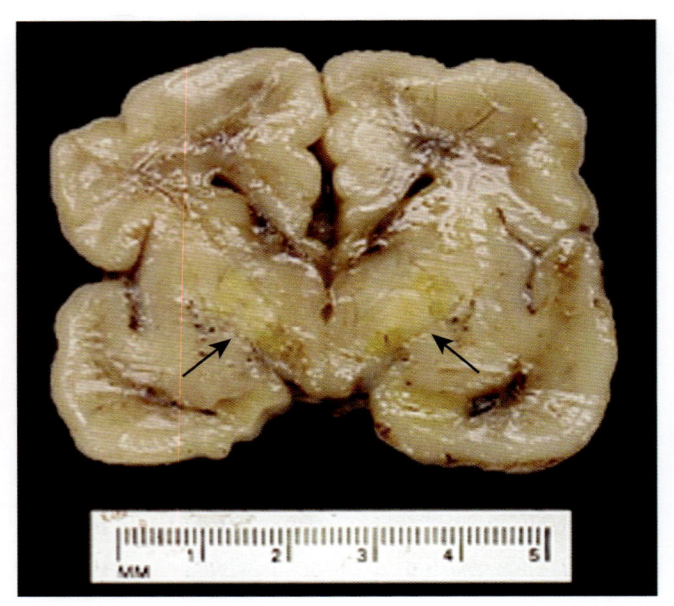

Figura 4.34 *Kernicterus*. A hiperbilirrubinemia grave no período neonatal – por exemplo, secundária à hidrólise imune – resulta em deposição de pigmento de bilirrubina (*setas*) no parênquima cerebral. Isso ocorre porque a barreira hematencefálica é menos desenvolvida no período neonatal do que na vida adulta. Os recém-nascidos que sobrevivem desenvolvem sequelas neurológicas a longo prazo.

Características clínicas. A identificação precoce de hidropisia fetal é imperativa, pois algumas vezes até os casos graves podem se recuperar com terapia no momento oportuno. A hidropisia imune que resulta de incompatibilidade Rh pode ser prevista com razoável certeza, uma vez que sua gravidade se correlaciona bem à rápida elevação dos títulos de anticorpo Rh na mãe durante a gravidez. A identificação antenatal e o tratamento do feto em risco foram facilitados por amniocentese e amostragem de vilosidades coriônicas e sangue fetal: o teste direto de antiglobulina (teste de Coombs direto) (Capítulo 10) com o uso de sangue do cordão umbilical fetal será positivo se as hemácias estiverem recobertas por anticorpos maternos. O estado do Rh fetal pode ser determinado por sequenciamento do DNA fetal no sangue materno ou no líquido amniótico. Os casos de hemólise intrauterina grave podem ser tratados por transfusões intravasculares fetais via cordão umbilical e parto precoce. No pós-natal, a fototerapia é útil, pois a luz visível converte a bilirrubina em dipirróis prontamente excretados. Como já discutido, na maioria esmagadora de casos, a administração de RhIg para a mãe evita a ocorrência de hidropisia imune em gestações subsequentes. A doença hemolítica do grupo ABO é mais difícil de predizer, mas é prontamente prevista pela detecção da incompatibilidade sanguínea entre mãe e pai e pelas determinações de hemoglobina e bilirrubina no recém-nascido

vulnerável. Nos casos fatais de hidropisia fetal, um exame *post mortem* completo é imperativo para determinar a causa e excluir uma causa potencialmente recorrente como uma anormalidade cromossômica.

TUMORES E LESÕES SEMELHANTES A TUMORES DA LACTÂNCIA E DA INFÂNCIA

As neoplasias malignas constituem a segunda causa mais comum de morte em crianças entre as idades de 4 e 14 anos; somente os acidentes ocupam uma posição mais elevada. Os tumores benignos são até mais comuns que as malignidades.

Pode ser difícil segregar, em termos morfológicos, as neoplasias verdadeiras das lesões semelhantes a tumores no recém-nascido e na criança. Nesse contexto, duas categorias especiais de lesões semelhantes a tumores devem ser identificadas:

- *Heterotopia* ou *coristoma* refere-se a células ou tecidos microscopicamente normais que estão presentes em localizações anormais. São exemplos um nódulo ectópico de tecido pancreático encontrado na parede do estômago ou no intestino delgado e uma pequena massa de células adrenais encontrada nos rins, nos pulmões, nos ovários ou em outra parte. Os restos heterotópicos normalmente têm pouco significado clínico, mas podem ser confundidos com neoplasias
- *Hamartoma* refere-se ao crescimento excessivo, porém focal, de células e tecidos nativos no órgão onde ocorre. Embora esses elementos celulares maduros sejam idênticos aos encontrados no restante do órgão, eles não mostram características arquiteturais normais. A linha de demarcação entre um hamartoma e uma neoplasia benigna geralmente não é clara, pois as lesões podem ser clonais. Hemangiomas, linfangiomas, rabdomiomas cardíacos e adenomas hepáticos são exemplos de lesões que turvam a distinção entre hamartomas e neoplasias. Apesar de histologicamente benignos, eles podem causar sérias complicações em razão de seu tamanho ou sua localização.

Neoplasias benignas

Praticamente qualquer neoplasia pode ser encontrada no grupo etário pediátrico, mas três – hemangiomas, linfangiomas e teratomas – merecem uma menção especial aqui.

***Hemangioma* é a neoplasia mais comum da infância.** Tanto o hemangioma cavernoso como o capilar podem ser encontrados (Capítulo 8); o último é geralmente mais celular do que os observados nos adultos e, portanto, pode parecer enganosamente preocupante. Nas crianças, a maioria dos hemangiomas localiza-se na pele, particularmente no rosto e no couro cabeludo, onde se apresentam como lesões irregulares, eritematosas a violáceas que variam de forma plana a placas, ou até nodulares (Figura 4.35). Os hemangiomas podem aumentar à medida que avança a idade da criança, porém em muitos casos eles regridem espontaneamente (Figura 4.36). A maioria dos hemangiomas superficiais tem uma significância apenas estética; raramente, podem ser manifestação de um distúrbio hereditário associado a doenças nos órgãos internos, como a síndrome de von Hippel-Lindau resultante da perda homozigótica do gene supressor tumoral *VHL* (Capítulo 8). Um subgrupo de hemangiomas cavernosos do SNC são familiares; as famílias apresentam mutações em um de três genes da *malformação cavernosa cerebral* (MCC).

Os *linfangiomas* representam a contraparte linfática dos hemangiomas. O exame microscópico mostra espaços císticos e cavernosos revestidos por células endoteliais e circundados por agregados linfoides; tais espaços normalmente contêm um líquido pálido. Podem ocorrer na pele; porém, o que é mais importante, também são encontrados nas regiões mais profundas do pescoço, da axila, do mediastino e do retroperitônio. Embora histologicamente benignos, tendem a aumentar depois do nascimento e podem invadir as estruturas mediastinais ou os troncos nervosos na axila.

***Teratomas* são neoplasias que incluem os tecidos derivados das três camadas de células germinativas: ectoderma, endoderma e mesoderma. Eles englobam lesões císticas benignas e bem diferenciadas (teratomas maduros), lesões de potencial indeterminado (teratomas imaturos) e tumores inequivocamente malignos** (Capítulo 17). Os teratomas sacrococcígeos são os mais comuns da infância, e representam 40% ou mais dos casos (Figura 4.37). Em vista da sobreposição de mecanismos subjacentes, malformações congênitas e oncogênese, é interessante que

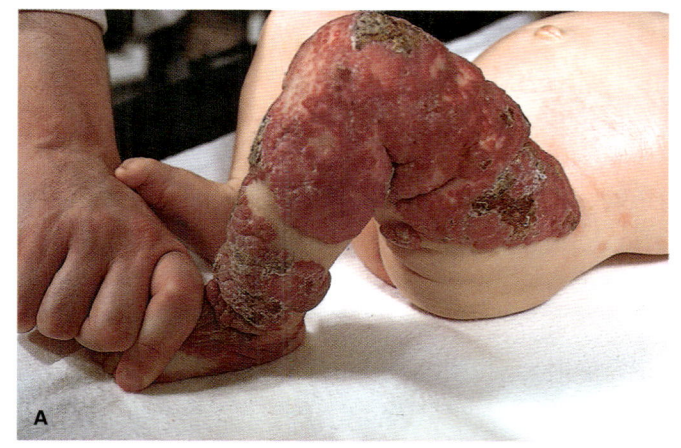

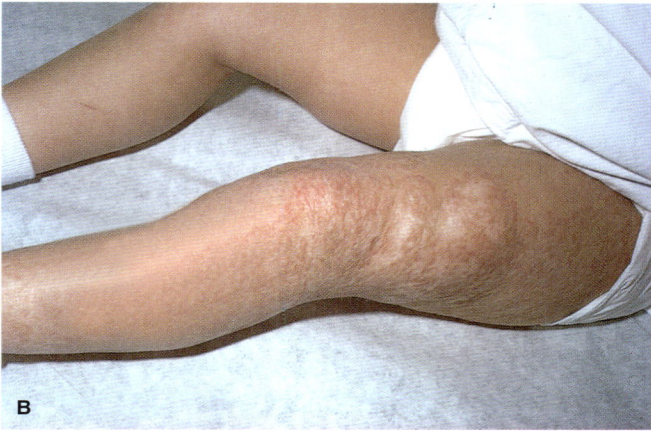

Figura 4.36 Hemangioma capilar congênito **(A)** ao nascimento e **(B)** aos 2 anos depois de a lesão ter sofrido regressão espontânea. (Cortesia do Dr. Eduardo Yunis, Children's Hospital of Pittsburgh, Pittsburgh, Pennsylvania.)

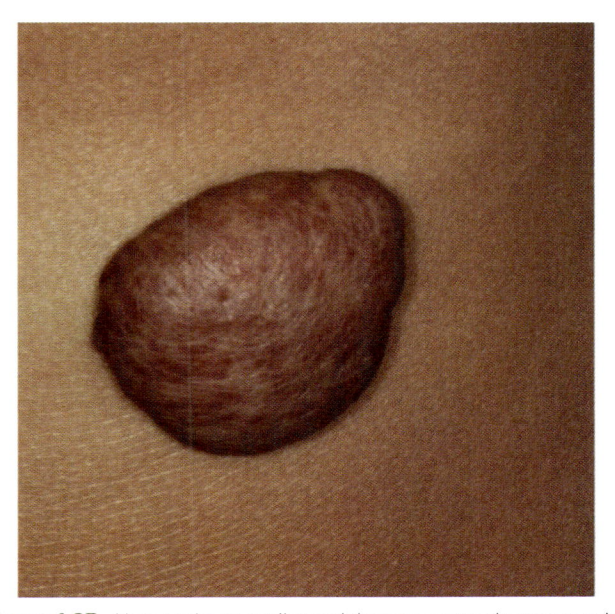

Figura 4.35 Hemangioma capilar nodular nas costas de uma menina de 18 meses de vida. (Cortesia da Dra. Jane Bellet, Duke University School of Medicine, Durham, North Carolina.)

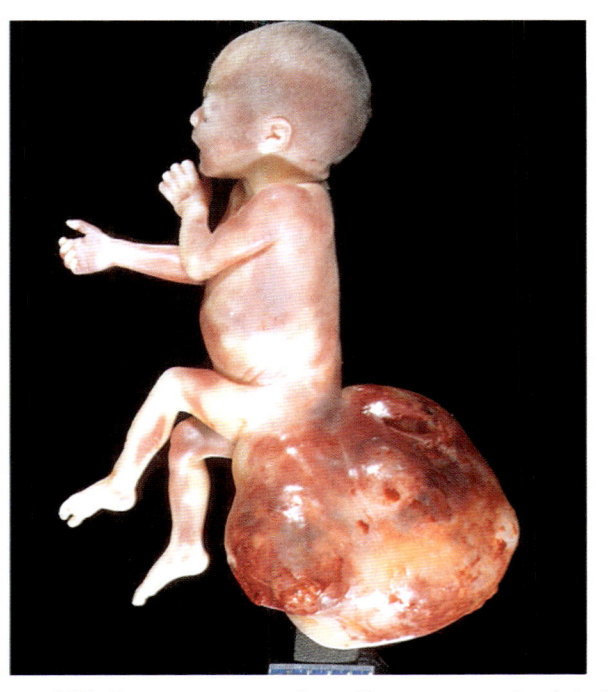

Figura 4.37 Teratoma sacrococcígeo. Observe o tamanho da lesão em comparação com o do recém-nascido.

aproximadamente 10% dos teratomas sacrococcígeos estejam associados a anomalias congênitas, principalmente a defeitos do intestino posterior do embrião e da região cloacal e a outros defeitos da linha média (p. ex., meningocele, espinha bífida) que não podem ser atribuídos aos efeitos locais do tumor. Aproximadamente 75% desses tumores são teratomas maduros com um curso benigno, e cerca de 12% são inequivocamente malignos. Os restantes são designados teratomas imaturos, e seu potencial maligno correlaciona-se com a quantidade de elementos teciduais imaturos presentes. Nos recém-nascidos menores (4 meses de vida ou menos), a maioria dos teratomas é benigna, enquanto as crianças com lesões malignas tendem a ser um pouco maiores.

Neoplasias malignas

Os sistemas orgânicos envolvidos com mais frequência por neoplasias malignas na lactância e na infância são o sistema hematopoiético, o sistema nervoso e os tecidos moles (Tabela 4.8). Essa distribuição está em nítido contraste com o câncer em adultos, nos quais os tumores epiteliais do pulmão, da mama, da próstata e do cólon são mais comuns. As neoplasias malignas da lactância e da infância também diferem biológica e histologicamente daquelas nos adultos. As principais diferenças são as seguintes:

- *Demonstração relativamente frequente de uma estreita relação entre desenvolvimento anormal (teratogênese) e indução de tumor (oncogênese),* o que sugere um defeito comum em célula-tronco
- *Prevalência de mutações de linhagem germinativa que predispõem ao câncer,* enquanto as mutações somáticas são mais comuns em cânceres nos adultos
- *Tendência das malignidades fetais e neonatais a regredir espontaneamente ou sofrer "diferenciação"* para elementos maduros
- *Melhora na sobrevida ou cura de muitos tumores da infância,* de tal forma que atualmente se presta muita atenção para minimizar os efeitos adversos tardios da quimioterapia e da radioterapia nos sobreviventes, incluindo o desenvolvimento de malignidades secundárias.

Muitas neoplasias pediátricas malignas são histologicamente únicas. Em geral, elas tendem a exibir uma aparência microscópica primitiva (*embrionária*), em vez de pleomórfico-anaplásica (Capítulo 6), e frequentemente exibem características de organogênese específicas do local de origem tumoral. **Em razão de sua aparência histológica primitiva, muitos tumores da infância foram coletivamente referidos como tumores de células pequenas, redondas e azuis.** Lâminas de células com núcleos pequenos e redondos caracterizam esses tumores, que incluem neuroblastoma, linfoma (Capítulo 10), rabdomiossarcoma (Capítulo 19), sarcoma de Ewing (Capítulo 19),

Tabela 4.8 Neoplasias malignas comuns da lactância e da infância.

0 a 4 anos	5 a 9 anos	10 a 14 anos
Leucemia	Leucemia	Leucemia
Retinoblastoma	Retinoblastoma	Carcinoma hepatocelular
Neuroblastoma	Neuroblastoma	Sarcomas de tecidos moles
Tumor de Wilms	Carcinoma hepatocelular	Osteossarcoma
Hepatoblastoma	Sarcomas de tecidos moles	Carcinoma de tireoide
Sarcomas de tecidos moles (especialmente rabdomiossarcoma)	Sarcoma Ewing	Linfoma de Hodgkin
Teratomas	Tumores do SNC	
Tumores do SNC	Linfoma	

SNC, sistema nervoso central.

meduloblastoma (Capítulo 21), retinoblastoma e alguns casos de tumor de Wilms. Suficientes características distintivas estão normalmente presentes para permitir o diagnóstico definitivo com base somente no exame histológico; porém, estudos moleculares confirmatórios são usados rotineiramente para o diagnóstico e para determinar os prognósticos dos cânceres da infância. Três tumores comuns – neuroblastoma, retinoblastoma e tumor de Wilms – merecem uma discussão. O neuroblastoma e o tumor de Wilms são descritos aqui para delinear as diferenças entre tumores pediátricos e aqueles nos adultos. O retinoblastoma é abordado no Capítulo 21.

Neuroblastoma

O termo neuroblástico inclui os tumores derivados das células da crista neural primordial que povoam os gânglios simpáticos e a medula adrenal; o neuroblastoma é o membro mais importante dessa família. É a segunda malignidade sólida mais comum da infância depois dos tumores do cérebro, e representa 7 a 10% de todas as neoplasias pediátricas e até 50% das malignidades diagnosticadas na infância. Os neuroblastomas mostram várias características únicas em seu curso natural, que incluem a regressão espontânea e a maturação espontânea ou induzida por terapia. A maioria ocorre esporadicamente, mas de 1 a 2% são familiares com transmissão autossômica dominante, e nesses casos as neoplasias podem envolver ambas as glândulas adrenais ou múltiplos locais autonômicos primários. As mutações na linhagem germinativa no gene quinase (*ALK*) do linfoma anaplásico estiveram ligadas à predisposição familiar ao neuroblastoma. As mutações somáticas de *ALK* com ganho de função também são observadas em 8 a 10% dos neuroblastomas esporádicos e são marcadores de prognóstico adverso. Estão em andamento estudos clínicos com o uso de inibidores direcionados à tirosinoquinase ALK mutada. Alguns cânceres de pulmão também apresentam mutações em *ALK* e respondem aos inibidores de ALK (Capítulo 11).

> **Morfologia**
>
> Na infância, cerca de 40% dos neuroblastomas surgem na **medula adrenal**. O restante ocorre em qualquer parte ao longo da cadeia simpática, sendo as localizações mais comuns a região paravertebral do abdome (25%) e o mediastino posterior (15%). Macroscopicamente, os neuroblastomas variam de minúsculos nódulos clinicamente silenciosos (lesões *in situ*) a grandes massas pesando mais de 1 kg. A maioria das lesões silenciosas regride de maneira espontânea, possivelmente porque não acumularam mutações suficientes para se tornarem totalmente transformadas. Alguns neuroblastomas são nitidamente demarcados, mas outros são infiltrativos e invadem estruturas circundantes, incluindo os rins, a veia renal e a veia cava, algumas vezes envelopando a aorta. À transecção, eles são compostos de um tecido mole cinzento-acastanhado. Tumores maiores apresentam áreas de necrose, de amolecimento e de hemorragia.
>
> Histologicamente, os neuroblastomas são compostos de lâminas de pequenas células de aparência primitiva com núcleos escuros, citoplasma escasso e bordas celulares mal definidas (Figura 4.38 A). A atividade mitótica, a decomposição nuclear (cariorrexe) e o pleomorfismo podem ser proeminentes. Como fundo geralmente há um material fibrilar ligeiramente eosinofílico (neurópilo) que corresponde aos processos neuríticos dos neuroblastos primitivos. Tipicamente, as chamadas **pseudorrosetas de Homer-Wright** podem ser encontradas e nas quais as células tumorais são arranjadas concentricamente em torno de um espaço central preenchido com neurópilos (a ausência de um lúmen central real recebe a designação de *pseudo*). Outras características úteis incluem a detecção imuno-histoquímica de marcadores neurais, como a **enolase específica de neurônio**, e a demonstração por microscopia eletrônica de pequenos grânulos secretores contendo catecolamina citoplasmática ligada à membrana.

Algumas neoplasias mostram sinais de **maturação**, seja espontânea ou induzida por terapia. Células maiores tendo citoplasma mais abundante com grandes núcleos vesiculares e um nucléolo proeminente, que representam **células ganglionares** em vários estágios de **maturação**, podem ser encontradas em tumores em meio a neuroblastos primitivos (**ganglioneuroblastoma**). As lesões que são até mais bem diferenciadas contêm muito mais células grandes semelhantes a células ganglionares maduras na ausência de neuroblastos residuais; essas neoplasias merecem a designação de **ganglioneuroma** (Figura 4.38 B). A maturação dos neuroblastos em células ganglionares é normalmente acompanhada pelo aparecimento de células de Schwann e prediz um prognóstico melhor.

Características clínicas. Muitos fatores influenciam o prognóstico, porém os mais importantes são o estádio do tumor e a idade do paciente.

- *Estadiamento*: o sistema de estadiamento internacional de neuroblastoma é de grande importância no estabelecimento de um prognóstico. Quatro estádios (1 a 4) são definidos com base nas disseminações local, regional e a distância. Deve ser dada especial atenção ao estádio 4S (S significa especial, do inglês *special*), porque as perspectivas para esses pacientes são excelentes, apesar da ampla disseminação da doença. Tipicamente, esses tumores estão localizados, mas com disseminação metastática limitada ao fígado, à pele e à medula óssea, e sem envolvimento ósseo. A base biológica para esse comportamento bem-vindo não está clara
- *Idade*: a perspectiva para os bebês com menos de 18 meses é muito mais favorável do que para as crianças. A maioria das neoplasias diagnosticadas em bebês durante os primeiros 18 meses de vida é de estádio 1 ou 2, ou estádio 4S (categorias de "baixo" risco), enquanto as neoplasias nas crianças se enquadram nas categorias "intermediária" ou "alta" de risco baseadas nos outros marcadores prognósticos discutidos adiante
- A *histologia* é uma variável prognóstica independente em tumores neuroblásticos: evidência de estroma schwanniano e de diferenciação gangliocítica é um indicativo de um prognóstico favorável
- A *amplificação do oncogene MYCN* tem um profundo impacto sobre o prognóstico. A amplificação do MYCN está presente em cerca de 25 a 30% dos tumores primários. Quanto maior o número de cópias, pior o prognóstico. A amplificação do MYCN não é vista como um ganho cromossômico no local do gene (2p23-24), mas sim como minúsculos cromossomos duplos extracromossômicos ou regiões homogeneamente coradas em outros cromossomos (Figura 4.39). **A amplificação do *MYCN* é atualmente a anormalidade genética mais importante usada na estratificação de risco de tumores neuroblásticos e classifica automaticamente o tumor como de "alto" risco, independentemente do estádio ou da idade.** Em um grande estudo, crianças com tumores com MYCN amplificado tiveram sobrevida livre de eventos de 50% *versus* 90% quando comparadas com aquelas sem amplificação do MYCN
- A *ploidia* de DNA é outro fator prognóstico: tumores que são hiperdiploides (com ganhos cromossômicos totais) têm um prognóstico mais favorável do que os tumores que são diploides.

As crianças com menos de 2 anos com neuroblastomas geralmente apresentam um abdome protuberante resultante de massa abdominal, febre e perda de peso. Naquelas maiores, o tumor pode permanecer despercebido até que as metástases causem hepatomegalia, ascite e dor óssea. Os neuroblastomas podem metastatizar amplamente através de vias sanguíneas ou linfáticas, particularmente para o fígado, os pulmões, os ossos e a medula óssea. Nos neonatos, neuroblastomas disseminados podem se manifestar com múltiplas

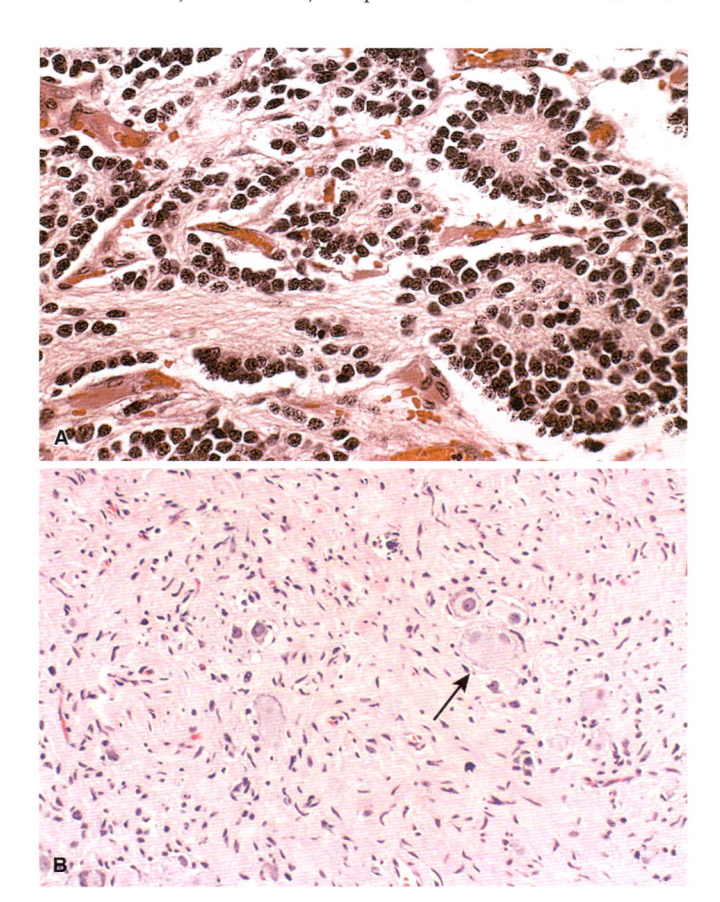

Figura 4.38 **A.** Neuroblastoma. Esse tumor é composto de pequenas células incrustadas em uma matriz finamente fibrilar (neurópilo). Uma pseudorroseta de Homer-Wright (células tumorais arranjadas concentricamente ao redor de um núcleo central de neurópilo) é observada no canto superior direito. **B.** O ganglioneuroma que surge de maturação espontânea ou induzida por terapia do neuroblastoma é caracterizado por agregados de grandes células ganglionares com núcleos vesiculares e citoplasma eosinofílico abundante (*seta*). As células de Schwann fusiformes estão presentes no estroma de fundo.

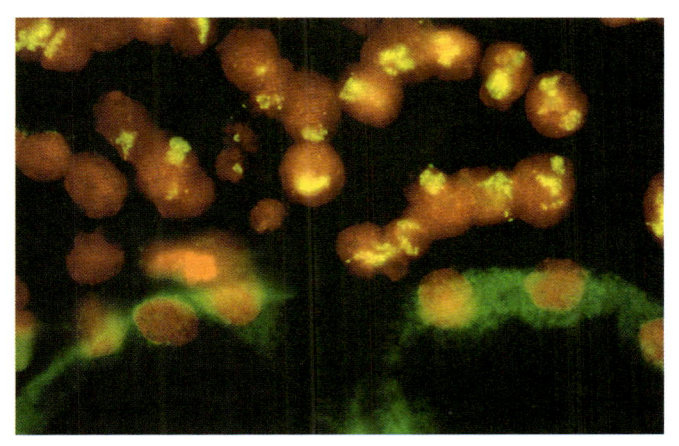

Figura 4.39 FISH com o uso de uma sonda marcada com a fluoresceína para *MYCN* em corte tecidual contendo rins com neuroblastoma. Observe as células do neuroblastoma na metade superior do campo com grandes áreas de coloração (amarelo-esverdeada); isso corresponde ao *MYCN* amplificado na forma de regiões coradas homogeneamente. As células epiteliais tubulares renais na metade inferior do campo não mostram coloração nuclear e exibem coloração do plano de fundo citoplasmático (*verde*). (Cortesia do Dr. Timothy Triche, Children's Hospital, Los Angeles, Califórnia.)

metástases cutâneas associadas à descoloração azul profunda da pele. Cerca de 90% dos neuroblastomas, independentemente da localização, produzem catecolaminas (de modo semelhante às catecolaminas associadas aos feocromocitomas), o que constitui uma importante característica diagnóstica (*i. e.*, níveis sanguíneos elevados de catecolaminas e níveis urinários elevados de metabólitos da catecolamina, tais como o ácido vanililmandélico [VMA] e o ácido homovanílico [HVA]). Apesar da elaboração de catecolaminas, a hipertensão é muito menos frequente com essas neoplasias do que com os feocromocitomas (Capítulo 18).

Retinoblastoma

Retinoblastoma é a malignidade intraocular primária mais comum nas crianças. A genética molecular do retinoblastoma é discutida no Capítulo 6. Aproximadamente 40% dos tumores estão associados à mutação de linhagem germinativa no gene *RB* e, portanto, são herdáveis. Os tumores restantes desenvolvem-se esporadicamente, e estes têm mutações somáticas do gene *RB*. Os casos familiares estão tipicamente associados ao desenvolvimento de múltiplos tumores bilaterais, embora possam ser unifocais e unilaterais. Os tumores esporádicos são unilaterais e unifocais. Os pacientes com retinoblastoma familiar também estão em maior risco de desenvolvimento de osteossarcoma e outros tumores de tecido mole. A morfologia e as características clínicas do retinoblastoma são discutidas no Capítulo 21.

Tumor de Wilms

O tumor de Wilms, ou nefroblastoma, é o tumor primário mais comum dos rins nas crianças, e na maioria dos casos ocorre naquelas entre 2 e 5 anos. Esse tumor ilustra vários conceitos importantes dos tumores da infância: a relação entre malformação congênita e aumento do risco de tumores; a semelhança histológica entre o tumor e o órgão em desenvolvimento; e, finalmente, o notável sucesso no tratamento de tumores infantis. Cada um desses conceitos é apresentado na discussão a seguir.

Três grupos de malformações congênitas estão associados a maior risco de tumor de Wilms. Estas são: a *síndrome WAGR* (tumor de *W*ilms, *a*niridia, anormalidades *g*enitais e *r*etardo mental), a *síndrome de Denys-Drash* (SDD) e a *síndrome de Beckwith-Wiedemann* (SBW). Aproximadamente um em três pacientes com a síndrome WAGR desenvolverão esse tumor. Aqueles com SDD têm um risco até maior de desenvolver tumor de Wilms (aproximadamente 90%). A SDD caracteriza-se por disgenesia gonadal e início precoce de nefropatia. Essas duas condições estão associadas a anormalidades do gene 1 do tumor de Wilms (*WT1*) localizadas no cromossomo 11p13. No entanto, a natureza da aberração genética difere: os pacientes com a síndrome WAGR mostram perda de material genético (*i. e.*, deleções) de *WT1*, enquanto os indivíduos com SDD abrigam uma mutação dominante negativa inativadora em *WT1* que interfere na função da proteína WT1 normal codificada pelo outro alelo de *WT1*. O *WT1* é crucial para os desenvolvimentos renal e gonadal normais, e a inativação constitucional de uma cópia desse gene resulta em anormalidades geniturinárias em seres humanos.

Um terceiro grupo de pacientes, aqueles com SBW, também estão em maior risco de desenvolvimento de tumor de Wilms. Esses pacientes exibem aumento de volume de órgãos corporais individuais (p. ex., língua, rins ou fígado) ou de segmentos corporais inteiros (hemi-hipertrofia). O *locus* genético implicado na SBW é mapeado na sub-banda p15.5 do cromossomo 11 distal ao *locus WT1*. Essa região contém vários genes, incluindo aquele que codifica fator de crescimento semelhante à insulina 2 (*IGF2*, do inglês *insulin-like growth fator-2*). O gene *IGF2* é expresso normalmente a partir do alelo paterno, enquanto o alelo materno é *imprinted*. Em alguns tumores de Wilms, ocorre perda de *imprinting* (*i. e.*, reexpressão de *IGF2* pelo alelo materno), levando então à superexpressão da proteína IGF-2, o que se postula resultar em aumento do órgão e tumorigênese. Além do tumor de Wilms, os pacientes com SBW também estão em maior risco de desenvolvimento de hepatoblastoma, tumores adrenocorticais, rabdomiossarcoma e tumores pancreáticos.

Diferentemente do tumor de Wilms sindrômico, as anormalidades moleculares subjacentes aos tumores esporádicos (*i. e.*, não sindrômicos), que representam 90% dos casos nas crianças, só recentemente foram elucidadas. Aproximadamente 10% estão associadas a mutações com ganho de função do gene codificador de β-catenina (Capítulo 6). Em 15 a 20% dos casos, há mutações recorrentes em genes codificadores das proteínas envolvidas no processamento de micro-RNA; tais mutações levam a níveis reduzidos de muitos micro-RNAs maduros, em especial aqueles envolvidos na "transformação mesenquimal para epitelial" durante a morfogênese renal. A falta de transformação mesenquimal para epitelial provavelmente leva a "restos" persistentes do blastema nos rins (ver adiante), que podem sofrer transformação para tumores de Wilms. Finalmente, os tumores com mutações em *TP53* estão associados a prognósticos especialmente ruins e muitas vezes têm aparência histológica anaplásica distintiva, que é descrita adiante.

> **Morfologia**
>
> O tumor de Wilms tipicamente é uma grande massa solitária e bem circunscrita, embora 10% sejam bilaterais ou multicêntricos no momento do diagnóstico. Aos cortes, o tumor é mole, homogêneo, variando de acastanhado a cinzento, e com focos ocasionais de hemorragia, degeneração cística e necrose (Figura 4.40).
>
> Ao exame microscópico, o tumor de Wilms caracteriza-se por tentativas reconhecíveis de reproduzir os diferentes estágios da nefrogênese. A clássica **combinação trifásica** de tipos celulares blastemal, estromal e epitelial é observada na maioria das lesões, apesar da porcentagem variável de cada componente (Figura 4.41 A). Lâminas de pequenas células azuis com poucas características distintivas caracterizam o **componente blastemal**. A "diferenciação" epitelial normalmente assume a forma de **túbulos abortivos ou glomérulos**. As células estromais são normalmente de natureza fibroblástica ou mixoide, embora a "diferenciação" não seja incomum. Aproximadamente 5% dos tumores contêm focos de **anaplasia** (células com grandes núcleos pleomórficos e hipercromáticos, e mitoses anormais) (Figura 4.41 B). A presença de anaplasia correlaciona-se com a presença de mutações adquiridas em *TP53* e o surgimento de resistência à quimioterapia.
>
> Os **restos nefrogênicos** são supostas lesões precursoras de tumores de Wilms e às vezes estão presentes no parênquima renal adjacente ao tumor. Os restos nefrogênicos contêm uma mistura de células semelhantes àquelas vistas no tumor de Wilms com túbulos imaturos ou glomérulos ocasionais misturados. É importante documentar a presença de restos nefrogênicos na amostra ressecada porque esses pacientes estão em risco aumentado de desenvolvimento de tumor de Wilms no rim contralateral.

Características clínicas. Os pacientes tipicamente apresentam massa abdominal palpável e que pode se estender através da linha média e descer para dentro da pelve. Com menos frequência, as características de apresentação são febre e dor abdominal, hematúria ou, ocasionalmente, obstrução intestinal em consequência da pressão do tumor. O prognóstico do tumor de Wilms geralmente é muito bom, e excelentes resultados são obtidos com a combinação de nefrectomia e quimioterapia. A anaplasia difusa é um indicador de prognóstico adverso.

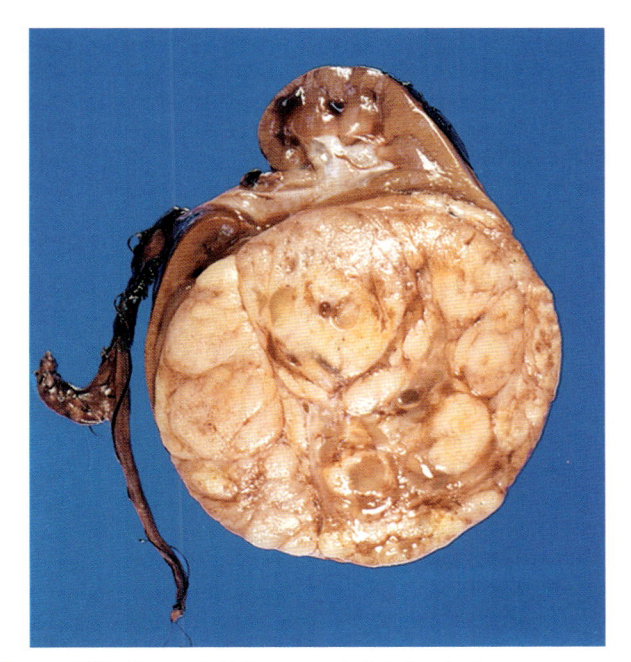

Figura 4.40 Tumor de Wilms no polo inferior do rim com a característica cor acastanhada a acinzentada e margens bem circunscritas.

DIAGNÓSTICO MOLECULAR DE DISTÚRBIOS GENÉTICOS

Vários fatores permitiram a rápida expansão de diagnósticos moleculares do domínio da pesquisa para os laboratórios de patologia clínica. Estes incluem (1) o sequenciamento do genoma humano e a disponibilidade dessas informações em bases de dados disponíveis publicamente; (2) a disponibilidade de numerosos *kits* "prontos para uso" de reação em cadeia da polimerase (PCR, do inglês *polymerase chain reaction*) sob medida para a identificação de distúrbios genéticos específicos; (3) a disponibilidade de microarranjos de alta resolução ("*chips* de gene") que podem avaliar tanto o DNA como o RNA em uma ampla escala genômica usando-se uma única plataforma; e, finalmente, (4) o surgimento de tecnologias de sequenciamento (NGS, do inglês *next-generation sequencing*) automático de alto rendimento e de nova geração ("NextGen"). Os dois últimos avanços foram especialmente úteis no contexto de novas pesquisas para elucidar a base genética para distúrbios mendelianos e complexos. Embora apresentar uma discussão detalhada sobre o diagnóstico molecular esteja além do escopo deste livro, algumas abordagens mais bem conhecidas são destacadas nos parágrafos subsequentes. Independentemente da técnica usada, a aberração genética em questão pode ser na linhagem germinativa (*i. e.*, presente em cada uma das células da pessoa afetada, assim como na mutação de *CFTR* em um paciente com FC) ou somática (*i. e.*, restrita a tipos de tecido ou lesões específicas, como na amplificação do *MYCN* nas células do neuroblastoma). Essa consideração determina a natureza da amostra (p. ex., linfócitos do sangue periférico, saliva, tecido tumoral) usada para o ensaio.

Indicações para análise genética

Em geral, as indicações para análise genética podem ser divididas em condições herdadas e condições adquiridas. Nas condições herdadas, os testes genéticos podem ser oferecidos nos estágios pré-natal ou pós-natal. Podem envolver citogenética convencional, FISH, diagnóstico molecular, ou uma combinação dessas técnicas.

A análise genética pré-natal deve ser oferecida a todos os pacientes que estão em risco de ter filhos com anormalidades citogenéticas. Ela pode ser realizada em células obtidas por amniocentese, pela biopsia material de vilosidade coriônica, ou ainda em DNA fetal livre de células presentes no sangue materno. Algumas importantes indicações são as seguintes:

- *Idade materna avançada* (além de 34 anos), que está associada a maior risco de trissomias
- *Estado de portador confirmado* de translocação recíproca equilibrada, translocação robertsoniana, ou inversão (nesses casos, os gametas podem estar desequilibrados; portanto, a progênie estaria em risco de distúrbios cromossômicos)
- *Anormalidades fetais* observadas em ultrassom, ou um desfecho anormal na triagem sanguínea materna de rotina
- *Uma anormalidade cromossômica ou um distúrbio mendeliano que afeta um filho anterior*
- *Determinação do sexo fetal* quando a paciente ou o parceiro é sabidamente portador de um distúrbio genético ligado ao X.

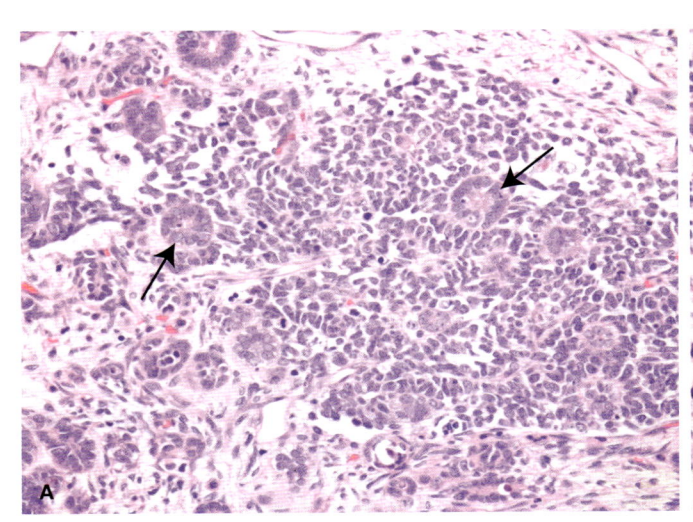

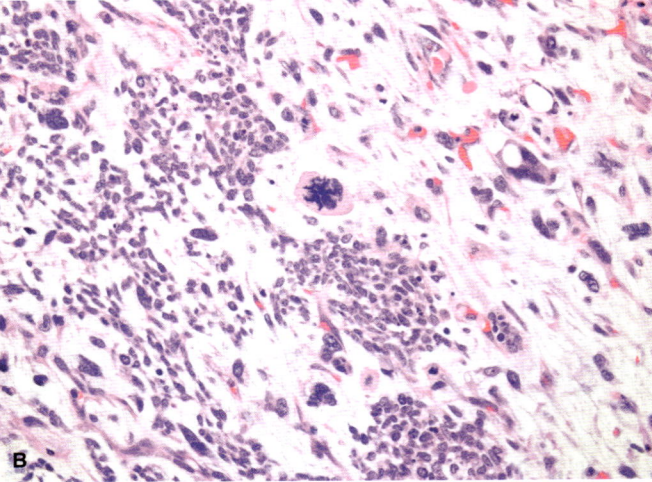

Figura 4.41 A. Tumor de Wilms com células azuis fortemente compactadas compatíveis com o componente blastemal e túbulos primitivos entremeados (*setas*) representando o componente epitelial. **B.** A anaplasia focal estava presente em outras áreas dentro desse tumor de Wilms, que é caracterizado por células com núcleos pleomórficos e hipercromáticos, e uma mitose anormal (centro do campo). A predominância de morfologia blastemal e a anaplasia difusa estão associadas a lesões moleculares específicas (ver texto).

A análise genética pós-natal é normalmente realizada nos linfócitos do sangue periférico. As indicações são as seguintes:

- *Múltiplas anomalias congênitas*
- *Suspeita de uma síndrome metabólica*
- *Incapacidade intelectual* e/ou atraso de desenvolvimento inexplicáveis
- *Suspeita de aneuploidia* (p. ex., características da síndrome de Down) ou de outra anormalidade cromossômica sindrômica (p. ex., deleções, inversões)
- *Suspeita de anormalidade cromossômica sexual* (p. ex., síndrome de Turner)
- *Suspeita de síndrome do X frágil*
- *Infertilidade* para descartar anormalidade cromossômica sexual
- *Múltiplos abortos espontâneos* para descartar translocação equilibrada em um dos pais.

As alterações genéticas adquiridas, como as mutações somáticas no câncer, estão se tornando cada vez mais uma área de foco nos laboratórios de diagnóstico molecular, especialmente com o advento das terapias-alvo. Embora os testes monogênicos (mutações de *EGFR* ou *BRAF*, amplificação de *HER2*) venham sendo usados durante anos para subsidiar as decisões terapêuticas, o advento das abordagens de sequenciamento custo-efetivas de nova geração permite agora a busca e a avaliação de grandes números de genes codificantes (geralmente por volta de 100), assim como das translocações relevantes no câncer, em um único ensaio. A equipe clínica normalmente recebe um "relatório genômico" sobre o câncer do paciente, incluindo recomendações de potenciais tratamentos molecularmente direcionados. Outro importante foco do diagnóstico molecular foi a rápida identificação de doenças infecciosas, como na suspeita de tuberculose ou de patógenos virulentos como SARS-CoV-2, usando-se abordagens à base do DNA. Em geral, essas abordagens reduziram o tempo necessário para o diagnóstico de semanas para uma questão de dias. Além da identificação *de novo* de patógenos, os laboratórios de diagnóstico molecular também podem contribuir para a identificação da resistência ao tratamento (p. ex., mutações adquiridas nos vírus da *influenza* que os tornam resistentes aos medicamentos antivirais) e para o monitoramento da eficácia do tratamento com o uso de ensaios para a "carga viral" no sangue. Parâmetros semelhantes (mensurando a eficácia da terapia e o surgimento de resistência) também são amplamente usados nos pacientes com câncer.

Em razão dos rápidos avanços no diagnóstico molecular, termos como "terapia personalizada" e "medicina de precisão" estão sendo cada vez mais empregados para indicar a terapia elaborada para as necessidades de cada paciente de maneira individual.

Testes moleculares e sua aplicação

O campo de testes para distúrbios genéticos está evoluindo rapidamente. Uma breve revisão das modalidades de testes atuais e seu uso para o diagnóstico de distúrbios genéticos é oferecida adiante e resumida na Tabela 4.9. Os testes que são usados para confirmar o diagnóstico de vários distúrbios genéticos são destinados a identificar a anormalidade genética causadora ou, em alguns casos, o efeito da anormalidade sobre as proteínas codificadas pelos genes mutados. Esses testes podem ser divididos de forma ampla em várias categorias.

Testes que detectam anormalidades estruturais de cromossomos

Historicamente, estas eram identificadas por análise do cariótipo, que é apenas capaz de identificar microscopicamente anormalidades estruturais evidentes. De modo crescente, a cariotipagem tem sido substituída pela *hibridização genômica comparativa* baseada em arranjos (CGH-*array*, do inglês *comparative genomic hybridization array*), na

Tabela 4.9 Modalidades de teste para distúrbios genéticos.

Tipo de teste	Aplicações e exemplos
Ensaios bioquímicos	
Ensaios quantitativos para metabólitos ou eletrólitos	Detecção de níveis anormais de metabólitos em distúrbios metabólicos (p. ex., fenilcetonúria); detecção de níveis elevados de cloreto no suor (fibrose cística)
Ensaio de atividade enzimática	Detecção de deficiências enzimáticas (p. ex., maltase ácida na doença de Pompe; deficiência de G6PD)
Eletroforese da hemoglobina	Detecção de hemoglobinas anormais (p. ex., hemoglobina S)
Ensaios citogenéticos	
Cariotipagem	Alterações estruturais macroscopicamente evidentes nos cromossomos (p. ex., trissomia do 21 na síndrome de Down)
Hibridização fluorescente *in situ* (FISH)	Alterações estruturais sutis/submicroscópicas nos cromossomos (p. ex., síndrome da deleção 22.q11.2)
Ensaios citogenéticos "moleculares"	
Amplificação multiplex de sondas dependentes de ligação	Pequenas deleções e inserções (p. ex., deleção parcial de *BRCA1* no câncer de mama familiar)
Hibridização genômica baseada em arranjos	Alterações no número de cópias (p. ex., trissomia do 21 na síndrome de Down)
Sequenciamento de nova geração (NGS)	Alterações no número de cópias, translocações (principalmente usado clinicamente para identificar alterações somáticas no número de cópias e translocações nas células cancerosas)
Ensaios genéticos	
PCR específica de alelo e técnicas relacionadas	Alterações específicas de pares de bases (única, por exemplo, mutação na hemoglobina S; ou múltipla, por exemplo, mutações de CFTR na cística fibrose)
Sequenciamento de DNA de Sanger	Mutações em genes individuais (p. ex., mutações na glicose-6-fosfatase na doença de von Gierke)
Sequenciamento de nova geração (NGS)	Mutações em muitos genes e/ou em regiões não codificantes (usado clinicamente para identificar mutações somáticas nas células cancerosas e em pesquisa para descobrir as mutações responsáveis por fenótipos não usuais)

qual o DNA de um paciente e uma amostra de controle são marcados com dois corantes fluorescentes diferentes. Os DNAs são misturados e hibridizados para um conjunto de sondas expostas como pontos distintos em uma lâmina que estende o genoma. A super ou a sub-representação de DNA do paciente correspondente a uma região genômica específica é classificada como uma alteração na proporção entre as duas marcações fluorescentes. A CGH-*array* tem várias vantagens sobre a cariotipagem: não requer cultura celular, é fácil de interpretar e tem resolução muito maior, que é limitada apenas pelo número de sondas que estão presentes no arranjo.

Hibridização fluorescente *in situ*. A hibridização fluorescente *in situ* (FISH, do inglês *fluorescence in situ hybridization*) usa sondas de DNA que reconhecem sequências específicas de regiões cromossômicas de dezenas a centenas de quilobases, que definem o limite da resolução com essa técnica para identificar alterações cromossômicas. Essas sondas são marcadas com corantes fluorescentes e são aplicadas a *spreads* de metáfase ou a núcleos de interfase. A sonda hibridiza à sua sequência complementar no cromossomo e assim marca a região cromossômica específica, que então é visualizada sob um microscópio de fluorescência. A capacidade da FISH em contornar a necessidade de dividir células é inestimável quando é preciso um diagnóstico rápido (p. ex., em um recém-nascido gravemente enfermo com suspeita de ter um distúrbio genético subjacente). Essas análises podem ser realizadas em amostras pré-natais (p. ex., células obtidas por amniocentese, biopsia de vilosidades coriônicas ou sangue do cordão umbilical), linfócitos do sangue periférico, e até cortes teciduais de arquivo. A FISH é usada para a detecção de anormalidades numéricas dos cromossomos (aneuploidia) (Figura 4.42 A), microdeleções sutis (Figura 4.42 B) e translocações complexas não identificáveis pela cariotipagem de rotina e pela amplificação gênica (p. ex., amplificação do *MYCN* nos neuroblastomas).

Biopsia líquida

Também foram desenvolvidos testes moleculares que utilizam o DNA fetal livre de células encontrado no sangue materno (*biopsia líquida*) para avaliar números de cromossomos completos no feto em desenvolvimento. As aplicações atuais incluem a identificação do sexo fetal e a detecção das alterações no número de cópias dos cromossomos sexuais e dos autossomos, como as trissomias do 13, do 18 e do 21. A biopsia líquida também está sendo usada para diagnóstico e tratamento de certos cânceres, uma vez que o DNA tumoral livre de células pode ser encontrado na circulação de pacientes com câncer.

Testes que detectam mutações monogênicas

Se houver suspeita de uma mutação em um gene específico, essa região pode ser amplificada por *reação em cadeia da polimerase* (PCR) sequenciada e comparada com uma sequência normal de referência. A análise por PCR, que envolve a amplificação exponencial do DNA, é amplamente usada atualmente em diagnóstico molecular. Se o RNA for usado como o substrato, ele é primeiro transcrito de forma reversa para se obter cDNA e em seguida amplificado por PCR. Esse método, que envolve a *transcrição reversa* (RT, do inglês *reverse transcription*), geralmente é abreviado como RT-PCR. Para amplificar um segmento de DNA de interesse, são designados dois *primers* que se ligam às extremidades 3′ e 5′ da sequência normal. Com o uso de polimerases

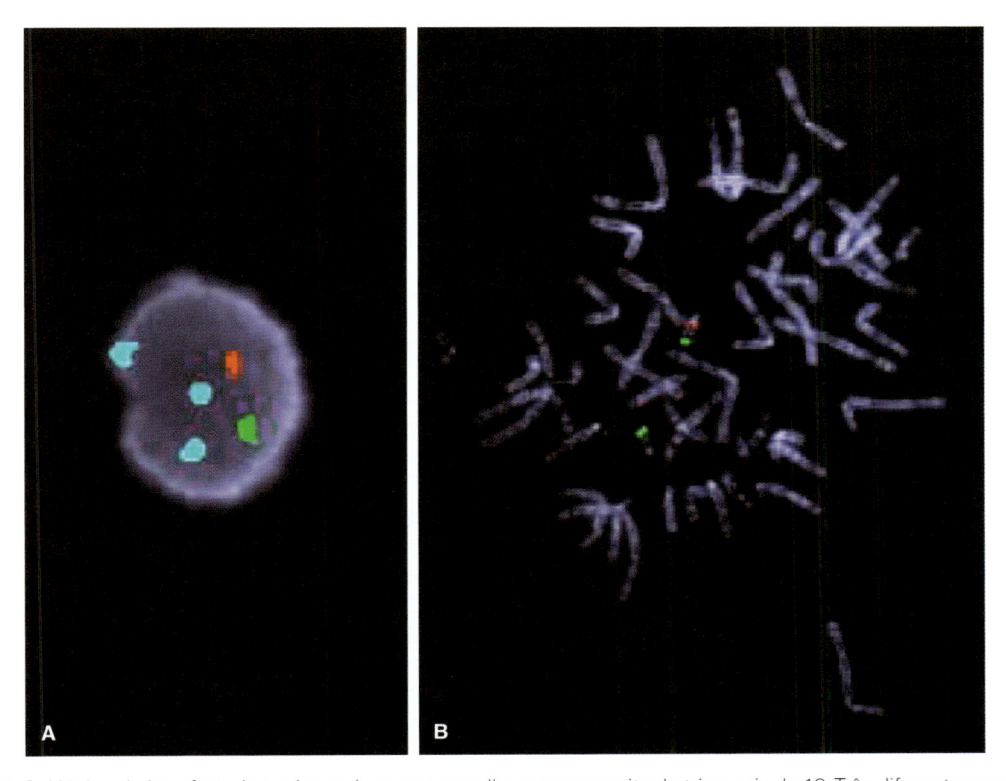

Figura 4.42 FISH. **A.** Núcleo de interfase de paciente do sexo masculino com suspeita de trissomia do 18. Três diferentes sondas fluorescentes foram usadas em um "coquetel FISH"; a sonda verde hibridiza ao centrômero do cromossomo X (*uma cópia*), a sonda vermelha ao centrômero do cromossomo Y (*uma cópia*) e a sonda turquesa ao centrômero do cromossomo 18 (*três cópias*). **B.** Um *spread* de metáfase em que foram usadas duas sondas fluorescentes: uma que hibridiza à região 22q13 do cromossomo (*verde*) e a outra que hibridiza à região 22q11.2 (*vermelha*) do cromossomo. Há dois sinais 22q13. Um dos dois cromossomos não cora com a sonda para 22q11.2, o que indica microdeleção nessa região. Essa anormalidade dá origem à síndrome da deleção 22q11.2 (síndrome de DiGeorge). (Cortesia da Dra. Nancy R. Schneider e do Dr. Jeff Doolittle, Cytogenetics Laboratory, University of Texas Southwestern Medical Center, Dallas, Texas.)

apropriadas de DNA e ciclagem térmica, o DNA-alvo é bastante amplificado, produzindo então milhões de cópias da sequência de DNA entre os dois *primers* locais. A sequência de DNA do produto de PCR pode então ser analisada de várias maneiras.

Está se tornando mais fácil sequenciar muitos genes, e até o genoma inteiro, capturando o DNA genômico por meio de hibridização a uma série de oligômeros nucleotídicos conhecidos (iscas) e sequenciar o molde de DNA subsequentemente imobilizado. Esse método, chamado de *sequenciamento de nova geração* (NGS), está se tornando cada vez mais acessível e é usado amplamente, mas a interpretação dos resultados é complexa e requer indivíduos especialmente treinados. O princípio do NGS é ilustrado na Figura 4.43.

Mesmo nessa era de testes moleculares, em muitos distúrbios monogênicos é mais fácil, mais barato ou mais rápido testar em busca de alterações em proteínas mutadas ou em suas funções do que identificar diretamente a mutação subjacente de DNA. São exemplos o teste de cloreto no suor na fibrose cística; os níveis séricos de fenilalanina na fenilcetonúria; a eletroforese de hemoglobina na anemia falciforme; e a identificação de deficiências enzimáticas em uma ampla variedade de distúrbios.

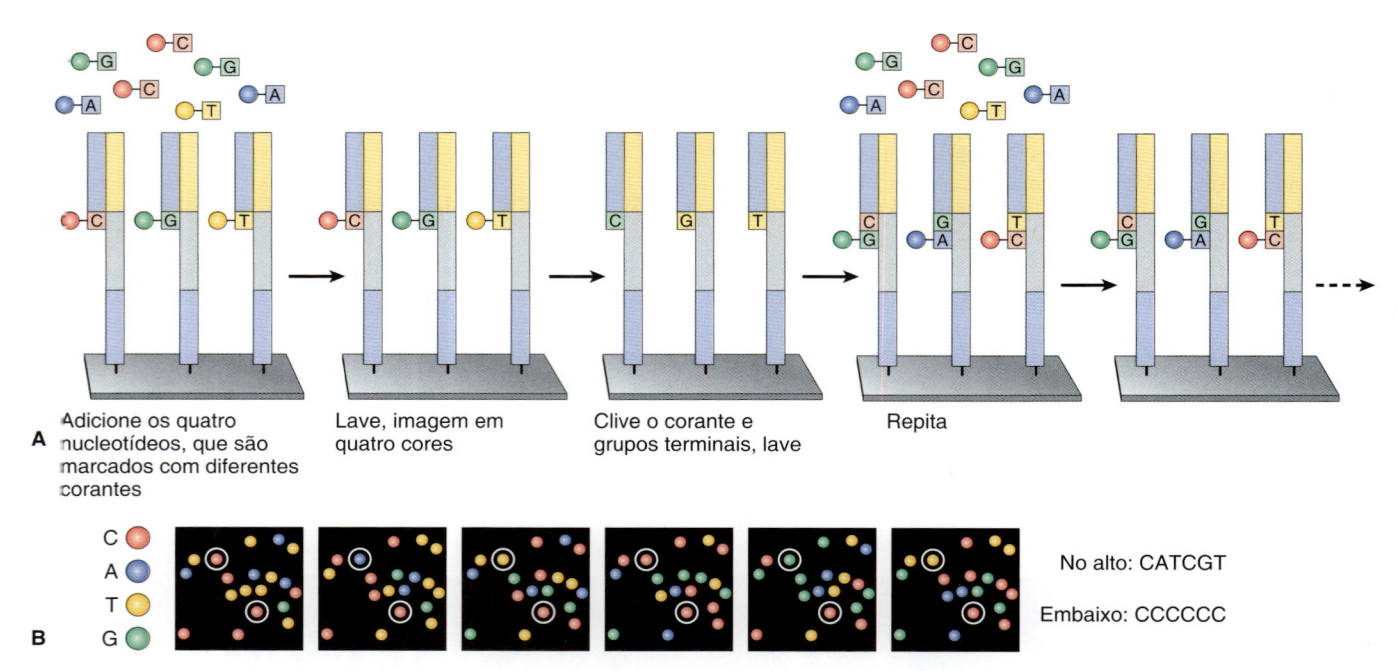

Figura 4.43 Princípio do sequenciamento de nova geração. Várias abordagens alternativas estão disponíveis atualmente para o sequenciamento de "nova geração", e é ilustrada uma das plataformas usadas com mais frequência. **A.** Fragmentos curtos do DNA genômico ("molde") entre 100 e 500 pares de bases de comprimento são imobilizados em uma plataforma de fase sólida como uma lâmina de vidro usando-se *primers* de captura universais que são complementares aos adaptadores que foram previamente adicionados às extremidades dos fragmentos do molde. A adição de nucleotídeos complementares marcados com fluorescência, um por DNA molde por ciclo, ocorre de maneira "massivamente paralela", aos milhões de moldes imobilizados na fase sólida ao mesmo tempo. Uma câmera de imagem a quatro cores captura a fluorescência que emana de cada localização de molde (correspondendo a um nucleotídeo específico incorporado), após o que o corante fluorescente é clivado e lavado, e todo o ciclo é repetido. **B.** Poderosos programas computacionais podem decifrar as imagens para gerar sequências complementares ao DNA molde na extremidade de um ciclo, e essas sequências são então mapeadas para a sequência genômica de referência para identificar as alterações. (Reproduzida, com autorização, de Metzker M: Sequencing technologies – the next generation. *Nat Rev Genet* 11:31–46, 2010, © Nature Publishing Group.)

REVISÃO RÁPIDA

Padrões de transmissão de distúrbios monogênicos

- Os distúrbios autossômicos dominantes caracterizam-se pela expressão fenotípica no estado heterozigótico; eles afetam ambos os sexos igualmente, e ambos sexos podem transmitir o distúrbio
- Os distúrbios autossômicos dominantes geralmente envolvem receptores disfuncionais, proteínas estruturais e genes supressores tumorais
- As doenças autossômicas recessivas ocorrem quando ambas as cópias de um gene são mutadas e geralmente envolvem enzimas. Ambos os sexos são afetados igualmente
- Os distúrbios ligados ao X são transmitidos por mulheres heterozigóticas para seus filhos, que manifestam a doença. Os portadores femininos normalmente não são afetados em razão da inativação aleatória de um cromossomo X.

Síndrome de Marfan

- A síndrome de Marfan é causada por uma mutação no gene *FBN1* codificador de fibrilina, que é necessária para a integridade estrutural dos tecidos conjuntivos e para a ativação do TGF-β
- Os principais tecidos afetados são o esqueleto, os olhos e o sistema cardiovascular
- As características clínicas podem incluir alta estatura, dedos longos, subluxação bilateral da lente (cristalino), prolapso da valva mitral, aneurisma aórtico e dissecção aórtica
- A prevenção de doença cardiovascular envolve o uso de fármacos que diminuem a pressão arterial e inibem a sinalização do TGF-β.

Síndromes de Ehlers-Danlos

- Existem 13 variantes de SED, todas caracterizadas por defeitos na síntese ou na montagem do colágeno. Cada uma das variantes é causada por uma mutação distinta

- As características clínicas podem incluir uma pele frágil e hiperextensível que é vulnerável ao trauma, articulações hipermóveis, e rupturas envolvendo o cólon, a córnea ou as grandes artérias. A cicatrização das feridas é precária.

Hipercolesterolemia familiar

- A hipercolesterolemia familiar é um distúrbio autossômico dominante causado com mais frequência por mutações no gene codificador do receptor de LDL. Com menos frequência, as mutações que afetam a ApoB-100 (ligante do receptor de LDL) e as mutações ativadoras da PCSK9, que degrada os receptores de LDL, também causam um fenótipo semelhante
- Os pacientes desenvolvem hipercolesterolemia como consequência do comprometimento do transporte de LDL para o interior das células
- Em heterozigotos, o colesterol sérico elevado aumenta o risco de aterosclerose e consequente doença arterial coronária; os homozigotos apresentam um aumento até maior no colesterol sérico, assim como maior frequência de doença cardíaca isquêmica. O colesterol também se deposita ao longo das bainhas tendíneas para produzir xantomas.

Fibrose cística (FC)

- A fibrose cística é uma doença autossômica recessiva causada por mutações no gene *CFTR* codificador de um regulador transmembrana (CFTR)
- O CFTR é um canal iônico que regula o transporte de íons cloreto, sódio e bicarbonato. O defeito no transporte de íons cloreto resulta em elevadas concentrações de sal no suor e em secreções luminais viscosas nos sistemas respiratório e gastrintestinal. O transporte defeituoso de bicarbonato nos dutos pancreáticos contribui para a obstrução decorrente de precipitação de mucina
- As mutações de *CFTR* podem ser graves (p. ex., ΔF508), que resultam em doença multissistêmica, ou leves, nas quais há extensão e gravidade limitadas da doença
- As complicações cardiopulmonares constituem a causa mais comum de morte; as infecções pulmonares, especialmente por espécies resistentes de *Pseudomonas* ou *Burkholderia*, são frequentes. A bronquiectasia e a insuficiência cardíaca de câmaras direitas são sequelas a longo prazo
- A insuficiência pancreática é extremamente comum; a infertilidade causada pela ausência congênita bilateral do duto deferente é um achado característico nos homens adultos com FC
- A frequência da doença hepática, incluindo a cirrose, está aumentando à medida que aumenta a expectativa de vida
- As terapias moleculares que aumentam o transporte ou a estabilidade da proteína CFTR mutante são úteis nos pacientes que carreiam certos alelos CFTR.

Fenilcetonúria

- A PKU é um distúrbio autossômico recessivo causado pela ausência da enzima fenilalanina hidroxilase e consequente incapacidade de metabolizar fenilalanina
- As características clínicas da PKU não tratada podem incluir grave incapacidade mental, convulsões e diminuição da pigmentação da pele, podendo todos estes ser evitados pela restrição da ingestão de fenilalanina na dieta
- As mulheres com PKU que interrompem o tratamento dietético apresentam níveis elevados de fenilalanina e podem dar à luz crianças com déficits neurológicos resultantes da passagem transplacentária de metabólitos de fenilalanina.

Galactosemia

- Galactosemia é um distúrbio autossômico recessivo causado pela ausência da galactose-1-fosfato uridiltransferase, uma enzima necessária para a conversão de galactose em glicose. Sua ausência leva ao acúmulo de galactose-1-fosfato e seus metabólitos em tecidos
- As características clínicas podem incluir icterícia, dano hepático, cataratas, lesão neural, vômito e diarreia, além de sepse por *E. coli*. A restrição dietética de galactose pode evitar pelo menos algumas das complicações mais graves.

Doenças do armazenamento lisossomal

- Mutações herdadas que levam a funções defeituosas da enzima lisossomal dão origem a acúmulos e armazenamento de substratos complexos nos lisossomos e autofagia defeituosa que resulta em lesão celular
- A doença de Tay-Sachs é causada pela incapacidade de metabolizar os gangliosídeos GM2 em decorrência da falta de hexosaminidase A lisossomal. Os gangliosídeos GM2 acumulam-se no SNC e causam grave incapacidade intelectual, cegueira, fraqueza motora, e morte aos 2 a 3 anos
- A doença de Niemann-Pick tipos A e B é causada por uma deficiência de esfingomielinase. Na variante tipo A, a mais grave, o acúmulo de esfingomielina no sistema nervoso resulta em dano neuronal. A esfingomielina também é armazenada nos fagócitos dentro do fígado, no baço, na medula óssea e nos linfonodos, causando então seu aumento de volume. No tipo B, o dano neuronal não está presente
- A doença de Niemann-Pick tipo C é causada por um defeito no transporte de colesterol e resultante acúmulo de colesterol e gangliosídeos no sistema nervoso. As crianças afetadas exibem ataxia, disartria e regressão psicomotora.
- A doença de Gaucher resulta da ausência da enzima glicocerebrosidase lisossomal e do acúmulo de glicocerebrosídeo nas células fagocíticas mononucleares. Na variante tipo 1, a mais comum, os fagócitos afetados se tornam aumentados (células de Gaucher) e se acumulam no fígado, no baço e na medula óssea, causando então hepatoesplenomegalia e erosão óssea. Os tipos 2 e 3 são caracterizados por um envolvimento neuronal variável. A doença de Gaucher é um fator de risco para a doença de Parkinson
- As mucopolissacaridoses resultam do acúmulo de mucopolissacarídeos em muitos tecidos, incluindo fígado, baço, coração, vasos sanguíneos, cérebro, córnea e articulações. Os pacientes afetados em todas as formas têm características faciais grosseiras. As manifestações da síndrome de Hurler incluem turvação corneana, depósitos nas artérias e coronárias nas valvas, assim como morte na infância. Todas as MPSs são distúrbios autossômicos recessivos, exceto a síndrome de Hunter, que é ligada ao X e está associada a um curso clínico mais leve.

Doenças do armazenamento de glicogênio

- A deficiência herdada de enzimas envolvidas no metabolismo do glicogênio pode resultar em armazenamento das formas normais ou anormais de glicogênio
- Na forma hepática (doença de von Gierke), os hepatócitos armazenam glicogênio em razão da ausência da glicose-6-fosfatase hepática
- Há várias formas miopáticas, incluindo a doença de McArdle, em que a ausência de fosforilase muscular dá origem ao armazenamento nos músculos esqueléticos e a cãibras após o exercício físico

- Na doença de Pompe, está ausente a maltase ácida lisossomal, e todos os órgãos são afetados, mas o envolvimento cardíaco é predominante.

Distúrbios citogenéticos que envolvem os autossomos

- A síndrome de Down está associada a uma cópia extra de genes no cromossomo 21, geralmente em decorrência de trissomia do 21 e menos frequentemente por translocação de material cromossômico extra do cromossomo 21 para outros cromossomos ou por mosaicismo
- Os pacientes com a síndrome de Down apresentam grave incapacidade intelectual, perfil facial plano, dobras epicânticas, malformações cardíacas, maior risco de leucemia e infecções, e desenvolvimento prematuro da doença de Alzheimer
- A deleção de genes no *locus* cromossômico 22q11.2 dá origem a malformações que afetam a face, o coração, o timo e as paratireoides. Os distúrbios resultantes são identificados como (1) síndrome de DiGeorge (hipoplasia tímica com diminuição da imunidade de células T e hipoplasia da paratireoide com hipocalcemia) e (2) síndrome velocardiofacial (doença cardíaca congênita envolvendo os tratos de saída, dismorfismo facial e atraso no desenvolvimento).

Distúrbios citogenéticos que envolvem os cromossomos sexuais

- Nas mulheres, um cromossomo X materno ou paterno é inativado aleatoriamente durante o desenvolvimento (lionização)
- Na síndrome de Klinefelter, há dois ou mais cromossomos X com um cromossomo Y resultante de não disjunção dos cromossomos sexuais. Os pacientes apresentam atrofia testicular, esterilidade, pelos corporais reduzidos e ginecomastia. É a causa mais comum de esterilidade masculina
- Na síndrome de Turner, há uma monossomia parcial ou completa de genes do braço curto do cromossomo X, que é causada com mais frequência pela ausência de um cromossomo X (45,X) e com menos frequência por mosaicismo ou por deleções envolvendo o braço curto do cromossomo X. Baixa estatura, pescoço alado, cúbito valgo, malformações cardiovasculares, amenorreia, ausência das características sexuais secundárias e ovários fibróticos são características clínicas típicas.

Síndrome do X frágil, síndrome do tremor/ataxia associada ao X frágil e insuficiência ovariana primária associada ao X frágil

- A amplificação patológica de repetições de trinucleotídeos causa mutações com perda de função (síndrome do X frágil [SXF]) ou com ganho tóxico de função (doença de Huntington). A maioria dessas mutações produz distúrbios neurodegenerativos
- A SXF resulta da perda de função do gene *FMR1* e se caracteriza por grave incapacidade intelectual e uma variedade de condições neuropsiquiátricas como os transtornos do espectro autista
- Na população saudável, há cerca de 29 a 55 repetições CGG no gene *FMR1*. Os genomas dos portadores dos sexos masculino e feminino contêm pré-mutações com 55 a 200 repetições CGG que podem se expandir até 4 mil repetições (mutações completas) durante a ovogênese. Quando as mutações completas são transmitidas à progênie, ocorre a SXF
- Os portadores de pré-mutações desenvolvem tremor/ataxia associados ao X frágil e insuficiência ovariana primária associada ao X frágil (mulheres) decorrente de ganho tóxico de função pelo mRNA anormal de *FMR1*.

Imprinting genômico

- O *imprinting* envolve o silenciamento transcricional das cópias paterna ou materna de certos genes durante a gametogênese. Existe somente uma cópia funcional desses genes no indivíduo. A perda do alelo funcional (não *imprinted*) por deleções ou dissomia uniparental dá origem a doenças
- A síndrome de Prader-Willi resulta da perda da região cromossômica paterna 15q12 e se caracteriza por incapacidade intelectual, baixa estatura, hipotonia, obesidade e hipogonadismo
- A síndrome de Angelman resulta da perda da região cromossômica materna 15q12 e se caracteriza por incapacidade intelectual, ataxia, convulsões e riso inapropriado.

Anomalias congênitas

- As anomalias congênitas resultam de anormalidades intrínsecas (malformações), assim como de distúrbios extrínsecos (deformações, disrupções)
- As anomalias congênitas podem resultar de causas genéticas (anormalidades cromossômicas, mutações em gene), ambientais (infecções, fármacos, álcool) e multifatoriais
- O momento da agressão no útero tem profunda influência sobre a extensão das anomalias congênitas, e os eventos mais precoces normalmente têm maior impacto
- A interação de causas genéticas e ambientais das anomalias é ressaltada pelo fato de que muitas vezes os teratógenos direcionam-se para as vias de sinalização, e há relatos de que as mutações são uma causa das mesmas anomalias.

Síndrome da angústia respiratória neonatal

- A SAR neonatal (doença das membranas hialinas) é uma doença da prematuridade; a maioria dos casos ocorre em recém-nascidos nascidos antes das 28 semanas de idade gestacional
- A anormalidade fundamental na SAR é a insuficiência de surfactante pulmonar, o que resulta na incapacidade dos pulmões de inflar após o nascimento
- O padrão morfológico característico na SAR é a presença de membranas hialinas (que consistem em células epiteliais necróticas e proteínas plasmáticas) revestindo as vias respiratórias
- A SAR pode ser melhorada com a administração profilática de esteroides, a terapia com surfactante e as avançadas técnicas de ventilação
- As sequelas a longo prazo associadas à terapia de SAR incluem retinopatia da prematuridade e displasia broncopulmonar; a incidência de ambas as complicações diminuiu com os avanços no tratamento da SAR.

Síndrome da morte súbita do recém-nascido

- A SIDS é um distúrbio de causa desconhecida definida como a morte súbita de um recém-nascido com menos de 1 ano e que permanece inexplicada após uma completa investigação do caso, incluindo a realização de uma necropsia. A maioria das mortes por SIDS ocorre entre 2 e 4 meses de vida
- A base mais provável da SIDS é um atraso no desenvolvimento dos reflexos de excitação e de controle cardiorrespiratório
- Numerosos fatores de risco ambientais foram aventados, dos quais a posição prona ao dormir é o mais reconhecido – daí o sucesso do programa "Back to Sleep" na redução da incidência de SIDS.

Hidropisia fetal

- Hidropisia fetal refere-se ao acúmulo de líquido de edema no feto durante o crescimento intrauterino
- O grau de acúmulo de líquido é variável, pois vai desde hidropisia fetal generalizada a higromas císticos localizados
- As causas mais comuns de hidropisia fetal são não imunes (anormalidades cromossômicas, defeitos cardiovasculares e anemia fetal), uma vez que a hidropisia imune se tornou menos frequente como resultado da profilaxia com anticorpos Rh
- A eritroblastose fetal (precursores eritroides imaturos circulantes) é um achado característico da hidropisia associada à anemia fetal
- A hiperbilirrubinemia induzida por hemólise pode resultar em toxicidade por bilirrubina (*kernicterus*) nos núcleos da base e no tronco encefálico, particularmente nos recém-nascidos prematuros.

Neuroblastoma

- Os neuroblastomas e tumores relacionados surgem de células derivadas da crista neural nos gânglios simpáticos e na medula adrenal
- Os neuroblastomas são indiferenciados, enquanto os ganglioneuroblastomas e os ganglioneuromas mostram evidência de diferenciação (estroma schwanniano e células ganglionares). As pseudorrosetas de Homer-Wright são características dos neuroblastomas
- Idade, estádio e amplificação do *MYCN*, assim como a ploidia, são as características prognósticas mais importantes; os bebês com menos de 18 meses normalmente têm melhor prognóstico do que as crianças, enquanto nestas com tumores em estádio mais avançado ou amplificação do *MYCN* a situação é pior
- Os neuroblastomas secretam catecolaminas, cujos metabólitos (VMA/HVA) podem ser usados para a triagem de pacientes.

Tumor de Wilms

- O tumor de Wilms é a neoplasia renal mais comum da infância
- Os pacientes com três síndromes estão em maior risco para tumores de Wilms: síndrome de Denys-Drash, síndrome de Beckwith-Wiedemann e síndrome WAGR (tumor de Wilms, aniridia, anormalidades genitais e retardo mental)
- As síndromes WAGR e SDD estão associadas à inativação do gene *WT1*, enquanto a de Beckwith-Wiedemann surge por meio das anormalidades de *imprinting* que envolvem principalmente o gene *IGF2*
- Os componentes morfológicos do tumor de Wilms incluem elementos blastemais (pequenas células azuis arredondadas) bem como epiteliais e estromais
- Os restos nefrogênicos são lesões precursoras dos tumores de Wilms.

Exames laboratoriais

Teste	Valor normal	Fisiopatologia/relevância clínica
Mutação do gene *CFTR* (regulador da condutância transmembrana de fibrose cística)	Negativo	Mais de 2 mil mutações causadoras de doença foram identificadas no gene *CFTR* que codifica um canal aniônico regulador do transporte de múltiplos íons, principalmente cloreto e bicarbonato. A fibrose cística é uma doença autossômica recessiva em que o transporte defeituoso de cloreto, sódio e bicarbonato dá origem a aumento de NaCl no suor e a muco desidratado nos espaços aéreos e nos ácinos pancreáticos. A mutação de *CFTR* mais comum é ΔF508 (cerca de 67% no mundo todo, maior em pacientes de ascendência norte-europeia). O diagnóstico é baseado nas concentrações persistentemente elevadas de eletrólitos no suor e nos testes moleculares para mutações de *CFTR*
Atividade da hexosaminidase A sérica	≤ 15 anos: 20 a 90% da atividade total da hexosaminidase	Os níveis de hexosaminidase A estão diminuídos na doença de Tay-Sachs, uma gangliosidose GM2 causada pela deficiência da subunidade α da hexosaminidase A. Hexosaminidase A e hexosaminidase B são isoenzimas. Esse teste mensura a atividade da hexosaminidase total (A e B) usando um substrato artificial. Ele também pode ser usado para detectar o estado de portador
TORCH, IgG sérica	Anticorpos para *Toxoplasma*, negativo Anticorpos para rubéola: vacinado, não vacinado positivo, negativo Anticorpos CMV, negativo Anticorpos HSV1 e HSV2, negativo	As infecções TORCH que ocorrem no início da gestação podem causar sequelas crônicas na criança, incluindo restrição de crescimento, incapacidade intelectual, cataratas e anomalias cardíacas congênitas, enquanto as infecções do fim da gestação resultam em lesão tecidual acompanhada de inflamação (p. ex., encefalite, coriorretinite, hepatoesplenomegalia, pneumonia e miocardite)

Valores de referência de https://www.mayocliniclabs.com/, com permissão da Mayo Foundation for Medical Education and Research. Todos os direitos reservados. (Adaptada de Deyrup AT, D'Ambrosio D, Muir J, et al. Essential Laboratory Tests for Medical Education. *Acad Pathol*. 2022;9. doi: 10.1016/j.acpath.2022.100046.)

5

Doenças do Sistema Imune

VISÃO GERAL DO CAPÍTULO

Resposta imune normal, 133
  Imunidade inata, 133
    Receptores da imunidade inata, 134
    Reações da imunidade inata, 134
  Imunidade adaptativa, 135
Células do sistema imune, 135
  Linfócitos T, 135
  Moléculas do complexo principal de histocompatibilidade: o sistema de apresentação de peptídeos da imunidade adaptativa, 136
  Linfócitos B, 138
  Células natural killer, 138
  Células apresentadoras de antígenos, 138
    Células dendríticas, 138
    Outras células apresentadoras de antígenos, 138
  Tecidos linfoides, 139
    Órgãos linfoides secundários, 139
    Citocinas: moléculas mensageiras do sistema imune, 140
Visão geral da ativação de linfócitos e das respostas imunes adaptativas, 140
  Captura e apresentação de antígenos, 140
  Imunidade mediada por células: ativação de linfócitos T e eliminação de microrganismos intracelulares, 140
  Imunidade humoral: ativação de linfócitos B e eliminação de microrganismos extracelulares, 141
  Declínio das respostas imunes e memória imunológica, 142
Hipersensibilidade: lesão tecidual imunologicamente mediada, 143
  Causas das reações de hipersensibilidade, 143
  Classificação das reações de hipersensibilidade, 144
  Hipersensibilidade imediata (tipo I), 144
    Sequência de eventos nas reações de hipersensibilidade imediata, 144
    Desenvolvimento de alergias, 146
    Manifestações clínicas e patológicas das doenças alérgicas, 146
  Doenças mediadas por anticorpos (hipersensibilidade tipo II), 147
    Mecanismos das doenças mediadas por anticorpos, 147
  Doenças mediadas por imunocomplexos (hipersensibilidade tipo III), 149
    Doença sistêmica por imunocomplexos, 150
    Doença por imunocomplexos locais (reação de Arthus), 150
  Doenças mediadas por célula T (hipersensibilidade tipo IV), 150
    Inflamação mediada por células T CD4+, 151
    Exemplos clínicos de reações inflamatórias mediadas por células T CD4+, 151
    Citotoxicidade mediada por células T CD8+, 152
Doenças autoimunes, 152
  Tolerância imunológica, 152

  Mecanismos da autoimunidade: princípios gerais, 153
    Fatores genéticos na autoimunidade, 154
    Papel das infecções, das lesões teciduais e de outros fatores ambientais, 154
  Lúpus eritematoso sistêmico, 155
    Espectro de autoanticorpos no LES, 155
    Lúpus eritematoso discoide crônico e lúpus eritematoso cutâneo subagudo, 159
    Lúpus eritematoso induzido por fármacos, 159
  Artrite reumatoide e doenças relacionadas, 160
  Síndrome de Sjögren, 160
  Esclerose sistêmica (esclerodermia), 161
  Miopatias inflamatórias, 162
  Doenças mistas do tecido conjuntivo, 163
  Poliarterite nodosa e outras vasculites, 163
  Doença relacionada à IgG4, 163
Imunologia dos transplantes, 164
  Reconhecimento e rejeição de aloenxertos, 164
    Reconhecimento de aloantígenos do enxerto, 164
    Mecanismos de rejeição do enxerto, 164
    Métodos de aumento da sobrevida do enxerto, 166
  Transplante de células-tronco hematopoiéticas, 167
    Doença do enxerto contra o hospedeiro, 167
Síndromes de imunodeficiências, 168
  Imunodeficiências primárias (congênitas), 168
    Imunodeficiência combinada grave, 169
    Agamaglobulinemia ligada ao X, 170
    Síndrome de DiGeorge (hipoplasia tímica), 170
    Síndrome da hiper-IgM, 170
    Imunodeficiência comum variável, 171
    Deficiência isolada de IgA, 171
    Outros defeitos na ativação de linfócitos, 171
    Imunodeficiências associadas a doenças sistêmicas, 171
  Defeitos na imunidade inata, 172
    Defeitos na função leucocitária, 172
    Deficiências que afetam o sistema complemento, 172
  Imunodeficiências secundárias (adquiridas), 173
Síndrome da imunodeficiência adquirida, 173
  Epidemiologia, 173
  Propriedades do HIV, 173
    Estrutura do HIV, 174
  Patogênese da infecção pelo HIV e AIDS, 174
    Ciclo de vida do HIV, 174
    Mecanismo da depleção de células T na infecção pelo HIV, 175
    Infecção pelo HIV em células imunes não T, 176
    Patogênese do envolvimento do sistema nervoso central, 176
  Evolução natural e curso da infecção pelo HIV, 176
  Características clínicas da AIDS, 177

Capítulo 5   Doenças do Sistema Imune   133

Infecções oportunistas, 178
Tumores, 178
Doença do sistema nervoso central, 179
Efeito da terapia com fármacos antirretrovirais no curso da infecção pelo HIV, 179

Amiloidose, 180
  Patogênese da deposição amiloide, 180
  Classificação da amiloidose e mecanismos da formação amiloide, 181

Imunidade refere-se à proteção contra infecções. O sistema imune é o conjunto de células e moléculas responsáveis por defender o corpo contra os inúmeros patógenos que os indivíduos encontram. Os defeitos no sistema imune são a causa das *doenças de imunodeficiência*, que tornam os indivíduos vítimas fáceis de infecções. Porém, o próprio sistema imune é capaz de causar lesões e doenças nos tecidos, que são chamadas *distúrbios de hipersensibilidade*.

Este capítulo é dedicado às doenças causadas por imunidade insuficiente ou por reatividade imunológica excessiva. Abordaremos também a amiloidose, doença na qual uma proteína anormal, geralmente derivada de fragmentos de anticorpos ou produzida durante distúrbios inflamatórios crônicos, é depositada nos tecidos. Primeiro, revisemos algumas características importantes das respostas imunes normais que são relevantes para a nossa compreensão das doenças imunológicas.

RESPOSTA IMUNE NORMAL

A defesa contra patógenos consiste em dois tipos de reação (Figura 5.1). **A imunidade inata** (também chamada imunidade *natural* ou *nativa*) **é mediada por células e proteínas que estão sempre presentes** (daí o termo *inata*) **e preparadas para reagir contra patógenos infecciosos**. Esses mecanismos são acionados imediatamente em resposta à infecção e, portanto, fornecem a primeira linha de defesa. Alguns desses mecanismos também estão envolvidos na remoção de células e tecidos danificados.

Muitos patógenos evoluíram para resistir à imunidade inata, e a proteção contra essas infecções requer mecanismos mais especializados e poderosos de **imunidade adaptativa** (também chamada imunidade *adquirida* ou *específica*). **A imunidade adaptativa é normalmente quiescente e responde** (ou *se adapta*) **à presença de agentes infecciosos, produzindo mecanismos potentes para neutralizar e eliminar os patógenos.** Por convenção, os termos *sistema imune* e *resposta imune* geralmente se referem à imunidade adaptativa. A resposta imune adaptativa normalmente leva de 3 a 7 dias para se tornar totalmente ativa; já os mecanismos imunes inatos fornecem a defesa do hospedeiro durante esta janela inicial crucial após uma infecção.

Imunidade inata

Os principais componentes da imunidade inata são as barreiras epiteliais (que bloqueiam a entrada dos microrganismos), as células fagocíticas (principalmente neutrófilos e macrófagos), as células dendríticas (DCs, do inglês *dendritic cells*), as células *natural killer* (NK, ou "matadoras naturais") e outras células linfoides inatas, além de diversas proteínas plasmáticas, incluindo as proteínas do sistema complemento (Capítulo 2).

Os fagócitos residentes nos tecidos, as células dendríticas e muitas outras células, como as células epiteliais, expressam receptores que detectam a presença de agentes infecciosos e substâncias liberadas pelas células mortas. As estruturas microbianas reconhecidas por esses receptores são chamadas *padrões moleculares associados a patógenos* (*PAMPs*, do inglês *pathogen-associated molecular patterns*). Os PAMPs são compartilhados entre microrganismos do mesmo tipo e são essenciais para a sobrevivência e a infectividade dos microrganismos (de

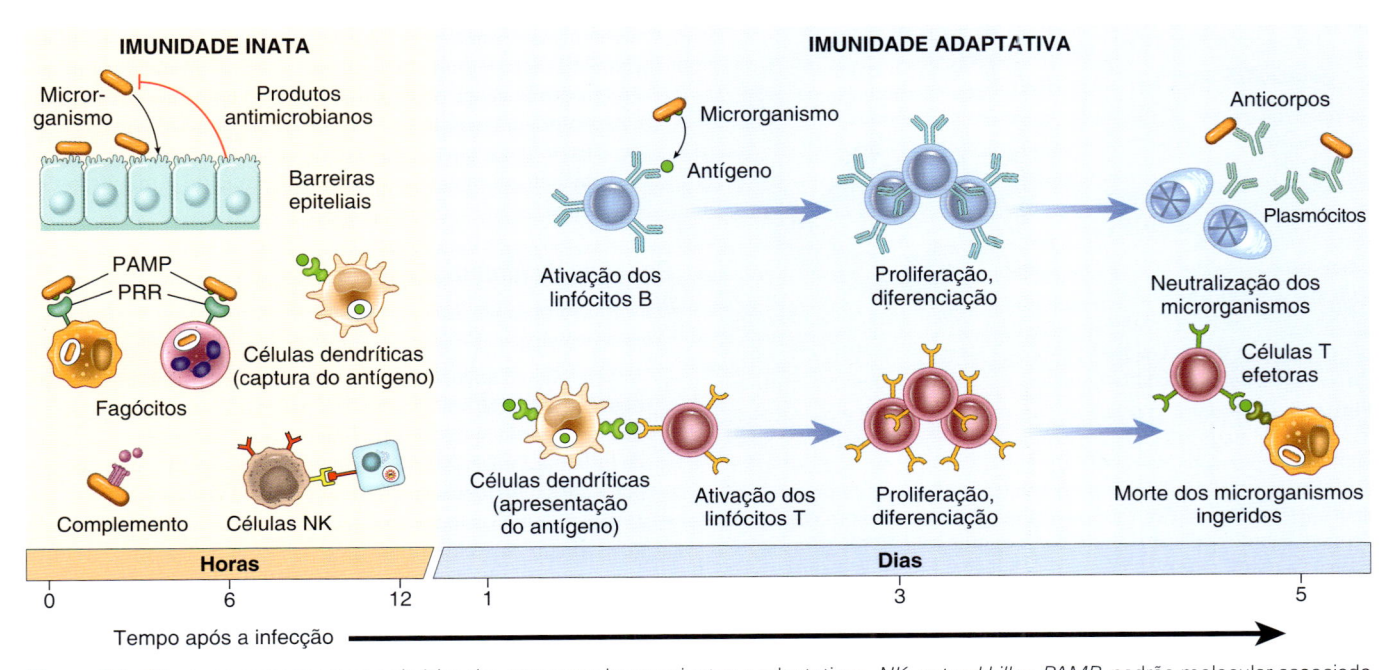

Figura 5.1 Principais componentes e cinética das respostas imunes inatas e adaptativas. *NK*, *natural killer*; *PAMP*, padrão molecular associado a patógeno; *PRR*, receptor de reconhecimento de padrões.

modo que os microrganismos não podem escapar do reconhecimento imune inato por meio da mutação dessas moléculas). As substâncias liberadas pelas células lesionadas e necróticas são chamadas *padrões moleculares associados a danos* (DAMPs, do inglês *damage-associated molecular patterns*). Os receptores celulares que reconhecem essas moléculas são chamados *receptores de reconhecimento de padrões*. Estima-se que a imunidade inata utilize cerca de 100 receptores diferentes para reconhecer alguns milhares de padrões moleculares.

Receptores da imunidade inata

Os receptores de reconhecimento de padrões estão localizados em todos os compartimentos celulares onde os patógenos podem estar presentes: os receptores da membrana plasmática detectam os patógenos extracelulares, os receptores endossômicos detectam os microrganismos ingeridos, e os receptores citosólicos detectam os microrganismos no citoplasma (Figura 5.2). Várias classes desses receptores foram identificadas.

Receptores do tipo Toll. Os mais conhecidos receptores de reconhecimento de padrões são os receptores do tipo *Toll*. Os TLRs da membrana plasmática reconhecem produtos bacterianos, como o lipopolissacarídeo (LPS), e os TLRs endossômicos reconhecem o RNA e o DNA de vírus e bactérias que são fagocitados nos endossomos. O reconhecimento de microrganismos pelos TLRs ativa fatores de transcrição que estimulam a produção de mediadores da inflamação (p. ex., citocinas), citocinas antivirais chamadas interferons (IFNs), e de proteínas como coestimuladores (discutidas posteriormente) que promovem a ativação de linfócitos e as respostas imunes adaptativas mais potentes.

Receptores do tipo NOD e o inflamassomo. Os receptores do tipo NOD (NLRs, do inglês *NOD-like receptors*) são receptores citosólicos nomeados em homenagem aos membros fundadores deste grupo: NOD-1 e NOD-2. Eles reconhecem uma grande variedade de substâncias, incluindo produtos de células necróticas (p. ex., ácido úrico e ATP liberado); distúrbios iônicos (p. ex., perda de K^+), que indicam dano celular; e alguns produtos microbianos. Vários NLRs sinalizam por intermédio de um complexo multiproteico citosólico denominado *inflamassomo*, que ativa uma enzima (caspase-1) que cliva uma forma precursora da citocina interleucina-1 (IL-1) para gerar a forma biologicamente ativa. Conforme discutido no Capítulo 2, a IL-1 é um mediador da inflamação que recruta leucócitos e induz febre. Mutações de ganho de função nos NLRs resultam em distúrbios inflamatórios sistêmicos chamados síndromes autoinflamatórias que, como esperado, respondem bem ao tratamento com antagonistas da IL-1. A via inflamassomo-NLR também pode desempenhar um papel em uma série de doenças crônicas caracterizadas por inflamação. Por exemplo, o reconhecimento de cristais de urato por uma classe de NLRs é subjacente à inflamação associada à gota.

Outros receptores para produtos microbianos. Outras famílias de receptores que desempenham um papel na imunidade inata são:

- Os receptores de lectina tipo C expressos na membrana plasmática de macrófagos e DCs detectam polissacarídeos microbianos (bacterianos e fúngicos) e estimulam a fagocitose e as reações inflamatórias
- Vários tipos de receptores detectam os ácidos nucleicos dos vírus que se replicam no citoplasma das células infectadas e estimulam a produção de IFNs do tipo I. Alguns destes receptores também reconhecem o DNA do hospedeiro se este se acumular no citosol, o que é muitas vezes uma indicação de dano nuclear, levando a uma resposta inflamatória que elimina a célula lesada. A ativação excessiva desses receptores pode ocorrer devido a defeitos genéticos em sua regulação ou a defeitos nas endonucleases que permitem o acúmulo de DNA próprio. A resultante produção desregulada de interferon causa as doenças inflamatórias sistêmicas chamadas interferonopatias
- Os receptores acoplados à proteína G em neutrófilos, macrófagos e na maioria dos outros tipos de leucócitos reconhecem os peptídeos bacterianos curtos contendo resíduos de N-formilmetionil, que iniciam proteínas bacterianas e estimulam a migração dos leucócitos.

Reações da imunidade inata

O sistema imune inato fornece defesa ao hospedeiro por meio de duas reações principais:

- *Inflamação*: as citocinas e os produtos de ativação do complemento, bem como outros mediadores, são produzidos durante as reações imunes inatas e acionam os componentes vasculares e celulares da inflamação (Capítulo 2). Os leucócitos recrutados destroem os patógenos, ingerem e eliminam as células danificadas
- *Defesa antiviral*: os interferons tipo I produzidos em resposta aos vírus atuam nas células infectadas e nas não infectadas e ativam enzimas que degradam os ácidos nucleicos virais e inibem a replicação viral.

Além dessas funções defensivas, o sistema imune inato gera sinais que estimulam a subsequente resposta imune adaptativa, que é mais poderosa. Alguns desses sinais serão descritos mais adiante.

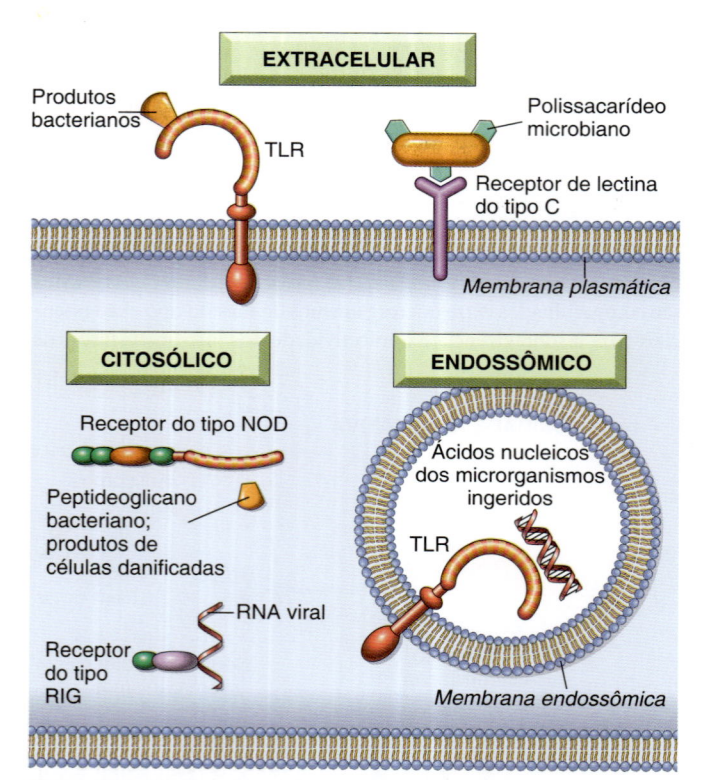

Figura 5.2 Receptores celulares para microrganismos e produtos da lesão celular. Fagócitos, células dendríticas e muitos tipos de células epiteliais expressam diferentes classes de receptores que detectam a presença de microrganismos e células mortas. Os receptores do tipo *Toll* (TLRs, do inglês *Toll-like receptors*) localizados em diferentes compartimentos celulares, bem como outros receptores citoplasmáticos e da membrana plasmática, reconhecem produtos de diferentes classes de microrganismos. As principais classes de receptores imunes inatos são os TLRs; os receptores do tipo NOD (NLRs); os receptores de lectina do tipo C; os receptores do tipo RIG para RNA viral, nomeados em homenagem ao membro fundador RIG-I; e os sensores de DNA citosólico.

Imunidade adaptativa

O sistema imune adaptativo consiste em linfócitos e seus produtos, incluindo os anticorpos. Em contraste com o número limitado de moléculas microbianas reconhecidas pelo sistema imune inato, o sistema imune adaptativo pode reconhecer uma vasta gama de substâncias estranhas.

Existem dois tipos de imunidade adaptativa: a **imunidade humoral, mediada por proteínas solúveis chamadas anticorpos, que são produzidas pelos linfócitos B** (também chamados **células B**); **e a imunidade mediada por células (ou celular), mediada pelos linfócitos T** (também chamados **células T**). Os anticorpos fornecem proteção contra patógenos extracelulares no sangue, nas superfícies mucosas e nos tecidos. Os linfócitos T são importantes na defesa contra microrganismos que se adaptaram para sobreviver e se replicar dentro das células. Eles atuam destruindo diretamente as células infectadas (função dos linfócitos T citotóxicos) ou ativando os fagócitos para matar os microrganismos ingeridos por meio da produção de *citocinas* como o IFN-γ (produzido pelas células T auxiliares).

CÉLULAS DO SISTEMA IMUNE

As células do sistema imune consistem em linfócitos, a maioria dos quais tem receptores específicos para antígenos e montam respostas imunes adaptativas; células apresentadoras de antígenos (APCs, do inglês *antigen-presenting cells*) **especializadas, que capturam e apresentam antígenos microbianos ou não microbianos aos linfócitos; e várias outras células, como fagócitos e eosinófilos**. A seguir, discutiremos os principais tipos de células envolvidas nas respostas imunes adaptativas (Figura 5.3).

Linfócitos T

Os linfócitos T, assim chamados porque amadurecem no timo, desenvolvem-se nas células efetoras da imunidade celular após sua ativação e também estimulam as células B a produzirem anticorpos contra antígenos proteicos. As células T constituem 60 a 70% dos linfócitos no sangue periférico e são a principal população de linfócitos nas bainhas periarteriolares esplênicas e nas zonas interfoliculares dos linfonodos. As células T não conseguem reconhecer antígenos livres ou circulantes; em vez disso, a maioria das células T (> 95%) reconhece apenas os fragmentos peptídicos de proteínas intracelulares apresentados pelas moléculas do complexo principal de histocompatibilidade (MHC, do inglês *major histocompatibility complex*), a ser discutido com mais detalhes posteriormente.

Existem duas classes principais de células T, que se distinguem pela expressão de CD4 ou CD8 nas suas superfícies. As células T CD4+ são conhecidas como *células T auxiliares* (ou *helper*) porque secretam moléculas solúveis (citocinas) que estimulam (ajudam) as células B a produzirem anticorpos e ajudam os macrófagos a destruírem os microrganismos fagocitados. O papel central das células T auxiliares CD4+ na imunidade é destacado pelos graves defeitos imunológicos que resultam da destruição dessas células durante a infecção pelo vírus da imunodeficiência humana (HIV, do inglês *human immunodeficiency virus*) (descrita posteriormente). A função mais importante

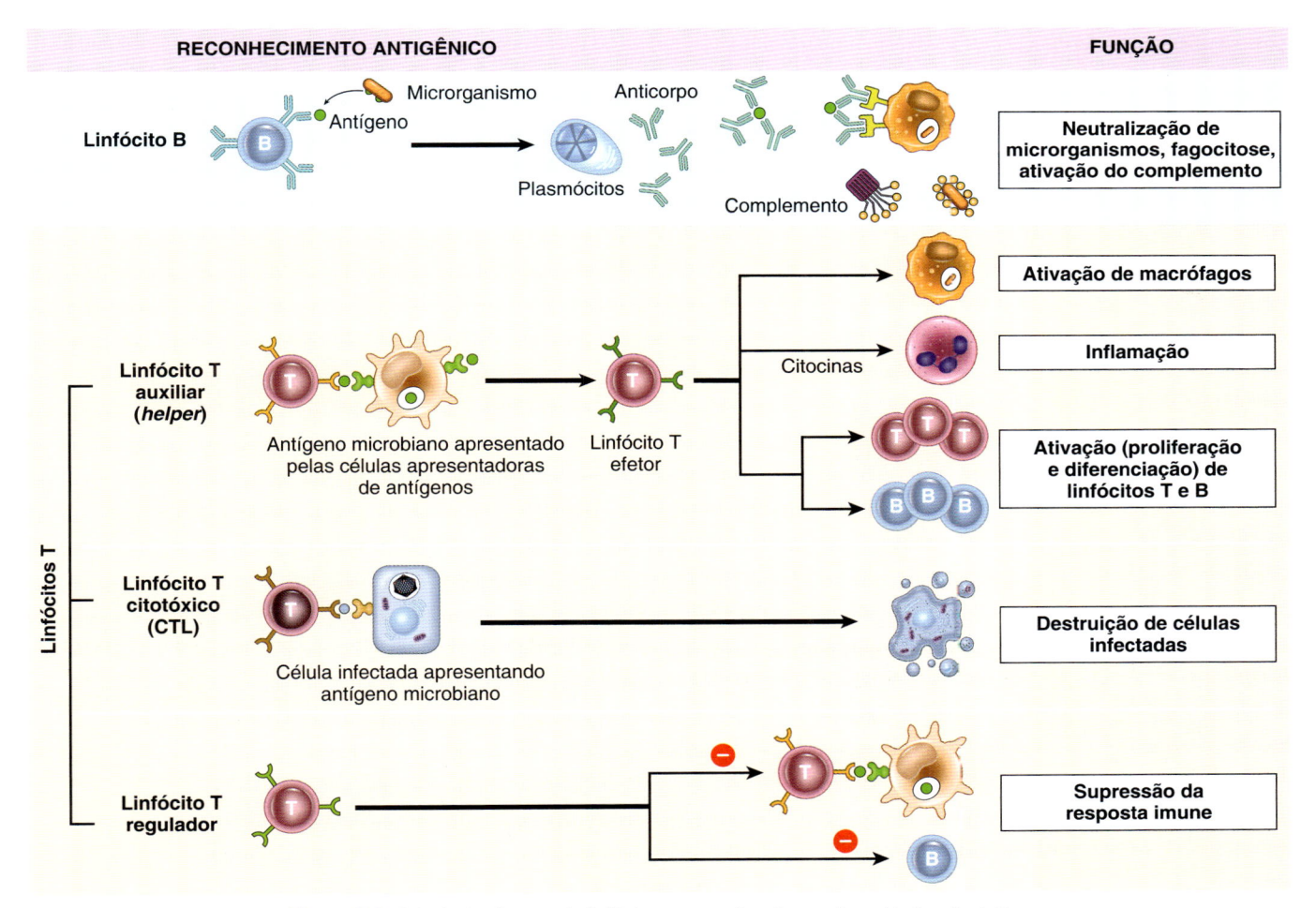

Figura 5.3 Principais classes de linfócitos e suas funções na imunidade adaptativa.

das células T CD8+ é matar diretamente as células infectadas por vírus e as células tumorais; portanto, elas são conhecidas como *linfócitos T citotóxicos* (*CTLs*, do inglês *cytotoxic T lymphocytes*).

Os antígenos peptídicos apresentados pelas moléculas do MHC são reconhecidos pelo *receptor de células T* (*TCR*, do inglês *T-cell receptor*), um heterodímero que, na maioria das células T, é composto de cadeias de proteínas α e β ligadas por pontes dissulfeto (Figura 5.4 A). Cada cadeia tem uma região variável que participa da ligação de um antígeno peptídico em particular e uma região constante que interage com as moléculas sinalizadoras associadas. A diversidade de sequências das porções de ligação ao antígeno é uma consequência do rearranjo e da montagem de múltiplos segmentos gênicos de TCR em genes de TCR funcionais. As células T também expressam uma série de outras moléculas que desempenham funções importantes nas respostas imunes. O complexo CD3 está associado de forma não covalente ao TCR e inicia sinais de ativação após o reconhecimento antigênico pelo TCR. Durante o reconhecimento do antígeno, as moléculas CD4 nas células T ligam-se às porções não variáveis das moléculas do MHC de classe II (descritas posteriormente) em APCs selecionadas; de forma análoga, as CD8 ligam-se às moléculas do MHC de classe I. CD4 são expressas em 60 a 70% das células T, enquanto CD8 são expressas em cerca de 30 a 40% das células T. Outras proteínas não variáveis importantes nas células T são CD28, que funcionam como receptores para as moléculas chamadas *coestimuladoras* e que são induzidas nas APCs pelos microrganismos, e várias moléculas de adesão que fortalecem a ligação entre as células T e as APCs e controlam a migração das células T para diferentes tecidos.

As células T que funcionam para suprimir as respostas imunes são conhecidas como *linfócitos T reguladores*. Esse tipo de célula será descrito posteriormente, quando discutirmos a tolerância imunológica.

Moléculas do complexo principal de histocompatibilidade: o sistema de apresentação de peptídeos da imunidade adaptativa

As moléculas do MHC são fundamentais para o reconhecimento de antígenos pelas células T e as variações genéticas das moléculas do MHC estão associadas à rejeição de enxertos nos transplantes e às doenças autoimunes; portanto, é importante revisar a estrutura e a função dessas moléculas. O MHC foi descoberto com base nos estudos de rejeição e aceitação de enxertos (compatibilidade tecidual ou "histo" compatibilidade). **A função normal das moléculas do MHC é apresentar peptídeos para reconhecimento pelos linfócitos T CD4+ e CD8+.** Em cada indivíduo, as células T reconhecem apenas os peptídeos apresentados pelas moléculas do MHC daquela pessoa, que, obviamente, são as únicas moléculas do MHC que as células T normalmente encontram. Esta propriedade de reconhecimento antigênico das células T é chamada *restrição do MHC*. Como as células T reconhecem as moléculas do MHC, as variações nessas moléculas entre os indivíduos provocam fortes respostas imunes. Esta é a base da rejeição ao enxerto, a ser descrita posteriormente.

O MHC humano, conhecido como complexo antígeno leucocitário humano (HLA, do inglês *human leukocyte antigen*), consiste em um agrupamento de genes no cromossomo 6 (Figura 5.5). Com base em sua estrutura química, distribuição nos tecidos e função, os produtos gênicos do MHC enquadram-se em duas categorias principais:

- As moléculas do *MHC de classe I* são expressas em todas as células nucleadas e são codificadas por três *loci* intimamente ligados, que são designados HLA-A, HLA-B e HLA-C. Cada uma dessas moléculas consiste em uma cadeia α polimórfica associada de forma não covalente a um polipeptídeo não variável microglobulina $β_2$

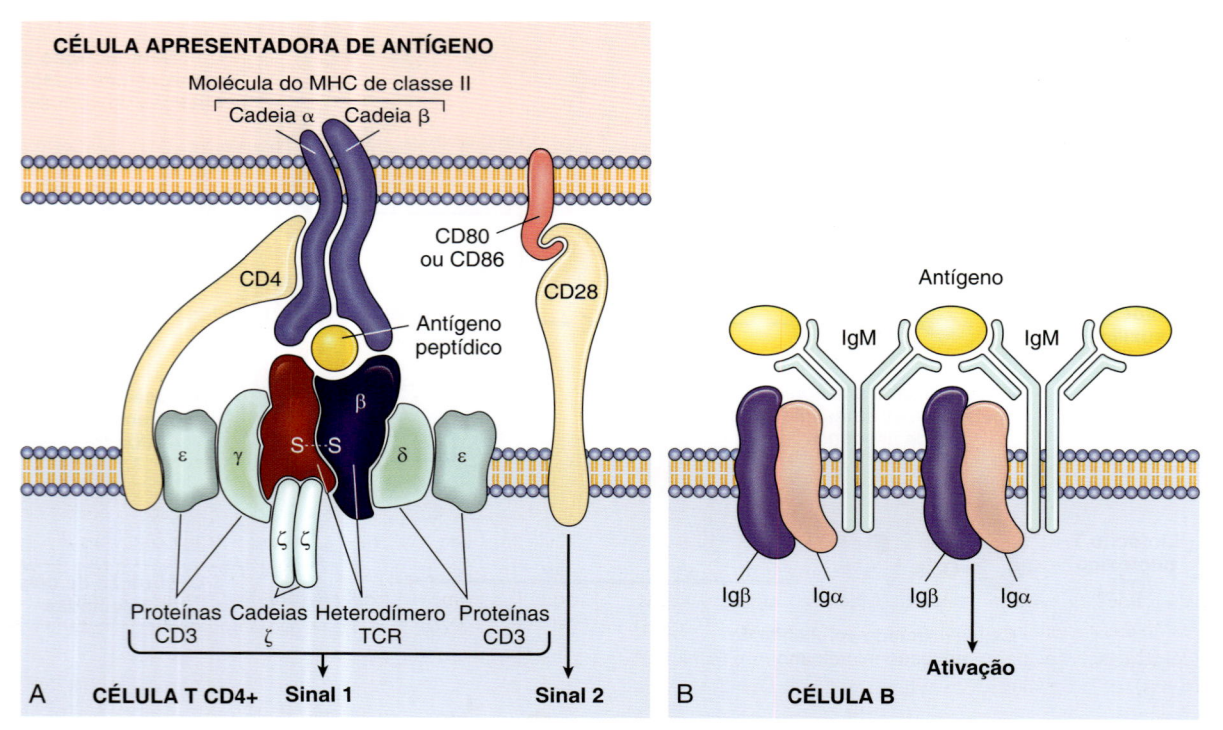

Figura 5.4 Receptores de antígenos dos linfócitos T e B. **A.** Complexo receptor de células T (TCR) e outras moléculas envolvidas na ativação de células T. O heterodímero TCR, que consiste em uma cadeia α e uma cadeia β, reconhece o antígeno (na forma de complexos peptídeo-MHC expressos nas células apresentadoras de antígeno), e o complexo CD3 ligado e as cadeias ζ iniciam os sinais de ativação. CD4 e CD28 também estão envolvidas na ativação de células T; CD28 reconhece os coestimuladores CD80 e CD86 (também chamadas moléculas B7). (Observe que algumas células T expressam CD8, e não CD4; essas moléculas desempenham funções análogas). Os tamanhos das moléculas não estão representados em escala. **B.** O complexo receptor de antígeno de células B é composto de imunoglobulina M de membrana (IgM; ou IgD, *não mostrada*), que reconhece antígenos, e das proteínas sinalizadoras associadas Igα e Igβ. *MHC*, complexo principal de histocompatibilidade.

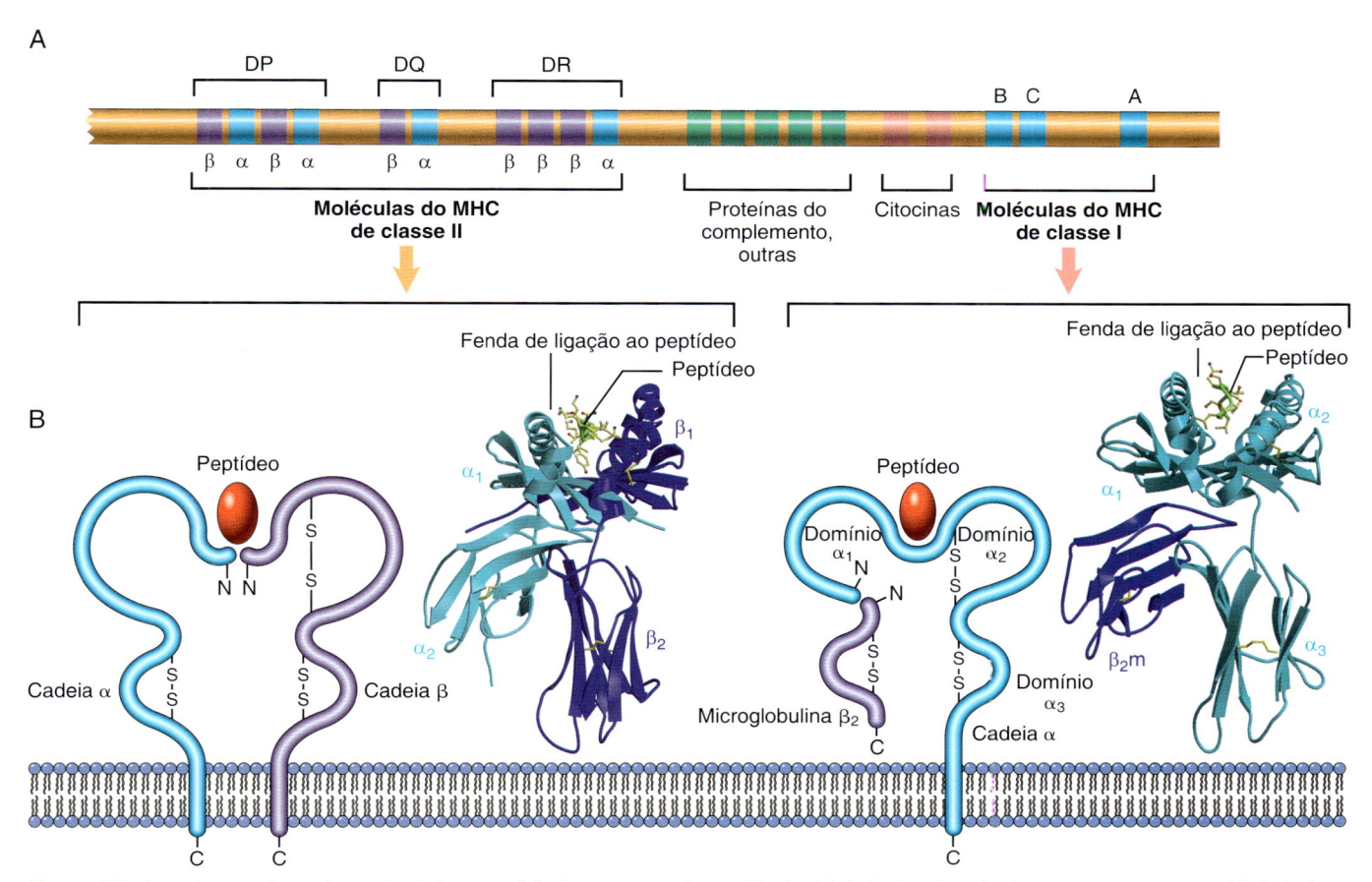

Figura 5.5 Complexo antígeno leucocitário humano (HLA) e estrutura das moléculas HLA. **A.** Localização dos genes no complexo HLA. As localizações, os tamanhos e as distâncias relativas entre os genes não estão em escala. Os genes que codificam as diversas proteínas envolvidas no processamento de antígenos (transportador TAP, componentes do proteassomo e HLA-DM) estão localizados na região de classe II (*não mostrado*). **B.** Diagramas esquemáticos e estruturas cristalinas de moléculas HLA de classe I e classe II. N e C referem-se aos terminais amino e carbóxi, respectivamente, e S-S às ligações dissulfeto. *MHC*, complexo principal de histocompatibilidade. (As estruturas cristalinas são uma cortesia do Dr. P. Bjorkman, California Institute of Technology, Pasadena, Califórnia.)

(codificado por um gene separado no cromossomo 15). A porção extracelular da cadeia α contém uma fenda onde os resíduos polimórficos estão localizados e onde os peptídeos estranhos se ligam às moléculas do MHC para apresentação às células T, como também uma região conservada que se liga ao CD8, garantindo que apenas as células T CD8+ possam responder aos peptídeos exibidos pelas moléculas de classe I. As moléculas do MHC de classe I ligam-se e exibem peptídeos derivados de antígenos proteicos presentes no citosol da célula (p. ex., antígenos virais e tumorais)

- As moléculas do *MHC de classe II* são codificadas por genes na região HLA-D, a qual contém três sub-regiões: DP, DQ e DR. As moléculas de classe II são heterodímeros de subunidades α e β ligadas de forma não covalente. Diferentemente das moléculas do MHC de classe I, que são expressas em todas as células nucleadas, a expressão das moléculas do MHC de classe II é restrita a alguns tipos de células, principalmente as APCs (notadamente células dendríticas), os macrófagos e as células B. A porção extracelular das moléculas do MHC de classe II contém uma fenda para a ligação de peptídeos antigênicos e uma região que se liga à CD4. Em geral, as moléculas do MHC de classe II ligam-se a peptídeos derivados de proteínas extracelulares, por exemplo, de microrganismos que são ingeridos e depois decompostos dentro da célula. Esta propriedade permite que as células T CD4+ reconheçam a presença de patógenos extracelulares.

Os genes HLA são altamente polimórficos; isto é, existem formas alternativas (alelos) de cada gene em cada *locus* (estimado em mais de 10.000 para todos os genes HLA e mais de 3.500 apenas para alelos de HLA-B). Cada indivíduo expressa apenas um conjunto de genes HLA e cada molécula do MHC pode exibir apenas um peptídeo por vez. As muitas variantes do MHC na população evoluíram para exibir a multiplicidade de peptídeos microbianos que poderiam ser encontrados no ambiente. Como resultado deste polimorfismo, existe um vasto número de combinações de moléculas HLA na população. Os genes HLA estão intimamente ligados, de modo que são transmitidos hereditariamente em bloco e se comportam como um único *locus* em relação aos seus padrões de herança. Cada conjunto de genes HLA maternos e paternos é denominado *haplótipo de HLA*. Devido a este modo de herança, a probabilidade de os irmãos herdarem os mesmos alelos de HLA é de 25%. Por outro lado, a probabilidade de um doador sem parentesco compartilhar os mesmos genes HLA é muito baixa. As implicações do polimorfismo de HLA para o transplante são óbvias; como cada pessoa tem alelos de HLA que diferem até certo ponto daqueles de qualquer outro indivíduo não relacionado (sem grau de parentesco), os enxertos provenientes de doadores não relacionados provocarão respostas imunes no receptor e serão rejeitados, a menos que a resposta das células T seja suprimida (ver discussão mais adiante). Apenas gêmeos idênticos podem aceitar enxertos um do outro sem medo de rejeição.

A herança de alelos particulares do MHC influencia as respostas imunes protetoras e prejudiciais. A capacidade de qualquer alelo de MHC de se ligar aos antígenos peptídicos gerados a partir de um patógeno específico determinará se as células T de um indivíduo específico podem reconhecer e montar uma resposta protetora a esse patógeno. Por outro lado, se o antígeno for alergênico e a resposta for uma reação alérgica, a herança de alguns alelos de HLA pode tornar os indivíduos suscetíveis à reação alérgica. Muitas doenças autoimunes estão associadas a alelos de HLA específicos. Voltaremos à discussão dessas associações quando abordarmos a autoimunidade.

Linfócitos B

Os linfócitos B, assim chamados porque amadurecem na medula óssea (*bone marrow* em inglês), **são as células que produzem anticorpos, os mediadores da imunidade humoral.** As células B constituem 10 a 20% dos linfócitos no sangue. Eles também estão presentes na medula óssea e nos folículos dos órgãos linfoides secundários (periféricos).

As células B reconhecem antígenos por meio de anticorpos da classe imunoglobulina M (IgM) ligados à membrana, que são expressos na superfície juntamente com moléculas de sinalização para formar o complexo receptor de células B (BCR, do inglês *B-cell receptor*) (ver Figura 5.4 B). Enquanto as células T reconhecem apenas peptídeos associados ao MHC, as células B reconhecem e respondem a muito mais estruturas químicas, incluindo proteínas solúveis ou associadas a células, lipídios, polissacarídeos, ácidos nucleicos e pequenas substâncias químicas, sem necessitar do MHC. Tal como acontece com os TCRs, cada anticorpo tem uma sequência única de aminoácidos no seu sítio de ligação ao antígeno. As células B expressam diversas moléculas não variáveis, como Igα e Igβ, que são responsáveis pela transdução e pela ativação do sinal após o reconhecimento do antígeno pelo BCR.

Após a estimulação, as células B diferenciam-se em *plasmócitos*, que secretam grandes quantidades de anticorpos. Existem cinco classes, ou isótipos, de imunoglobulinas que diferem em suas regiões constantes: IgG, IgM e IgA constituem mais de 95% dos anticorpos circulantes (sendo IgG o de maior concentração); IgA é o principal isótipo nas secreções mucosas; IgE está presente na circulação em concentrações muito baixas e é encontrada aderida às superfícies dos mastócitos teciduais; e IgD é expressa nas superfícies das células B, mas é virtualmente indetectável no sangue. Esses isótipos diferem em sua capacidade de ativar o complemento e recrutar células inflamatórias e, portanto, têm papéis diferentes na defesa do hospedeiro e nos estados patológicos.

Células natural killer

As células *natural killer* (NK), ou *matadoras naturais*, são linfócitos que surgem do mesmo progenitor linfoide comum que dá origem aos linfócitos T e aos linfócitos B. **As células NK são células imunes inatas, pois são funcionais sem ativação prévia e não expressam receptores altamente variáveis para antígenos.** A ativação das células NK é regulada por sinais de dois tipos de receptores. Os *receptores de inibição* (ou *inibitórios*) reconhecem moléculas do MHC de classe I, que são expressas em todas as células saudáveis, enquanto os *receptores de ativação* (ou *ativadores*) reconhecem moléculas que são expressas em níveis elevados em células com algum nível de estresse funcional ou estão infectadas. Normalmente, os sinais dos receptores de inibição predominam sobre os sinais dos receptores de ativação, impedindo então que as células NK sejam ativadas espontaneamente e destruam células normais do organismo. As infecções (especialmente as infecções virais) e o estresse estão associados à expressão reduzida de moléculas MHC de classe I e ao aumento da expressão de proteínas que se ligam a receptores de ativação, o que resulta na ativação das células NK e na eliminação das células infectadas ou estressadas. As células NK também secretam citocinas como o interferon-γ (IFN-γ), proporcionando, assim, uma defesa precoce contra infecções microbianas intracelulares.

As *células linfoides inatas* (ILCs, do inglês *innate lymphoid cells*) são linfócitos relacionados às células NK que não são citotóxicas, mas produzem muitas das mesmas citocinas que as células T auxiliares produzem. As ILCs não expressam receptores de antígenos, mas respondem às citocinas produzidas como resultado de lesão e estresse celulares. Como as ILCs estão sempre presentes nos tecidos, elas podem responder precocemente aos microrganismos que causam danos teciduais. No entanto, o seu papel na defesa do hospedeiro em humanos ainda não está estabelecido.

Células apresentadoras de antígenos

Numerosos tipos celulares são especializados em capturar antígenos e apresentá-los aos linfócitos. Destas, as células dendríticas desempenham um papel importante na apresentação de antígenos proteicos para as células T *naïve*. Diversos outros tipos celulares apresentam antígenos aos linfócitos em vários estágios da resposta imune.

Células dendríticas

As células dendríticas (DCs, do inglês *dendritic cells*) são as células apresentadoras de antígenos (APCs) mais importantes para iniciar respostas de células T contra antígenos proteicos. Essas células têm numerosos e delicados prolongamentos citoplasmáticos que se assemelham a dendritos, de onde deriva seu nome. Várias características das DCs são responsáveis pelo seu papel fundamental na captura e na apresentação de antígenos.

- As DCs estão presentes no local certo para capturar antígenos – sob o epitélio, o sítio comum de entrada de microrganismos e antígenos estranhos; e no interstício de todos os tecidos, onde os antígenos podem ser produzidos. As DCs presentes na epiderme são chamadas *células de Langerhans*
- As DCs expressam receptores para capturar e responder a microrganismos (e outros antígenos), incluindo TLRs e receptores de lectina tipo C
- Em resposta aos microrganismos, as DCs migram para as zonas de células T dos órgãos linfoides, onde estão idealmente posicionadas para apresentar antígenos às células T
- As DCs expressam altos níveis de MHC e outras moléculas necessárias para a apresentação de antígenos e ativação de células T.

Outras células apresentadoras de antígenos

Os macrófagos apresentam antígenos de microrganismos fagocitados às células T, que então ativam os fagócitos para destruir os microrganismos. Esta é uma reação central da imunidade mediada por células. Os linfócitos B apresentam antígenos endocitados para as células T auxiliares e recebem sinais de ativação das células T nas respostas imunes humorais. Todas as células nucleadas podem apresentar antígenos de vírus citosólicos ou antígenos tumorais para as células T CD8+ e são mortas por essas células T. Um fibroblasto especializado com morfologia dendrítica, denominado *célula dendrítica folicular* (FDC, do inglês *follicular dendritic cell*), está presente nos centros germinativos dos folículos linfoides no baço e nos linfonodos. Essas células têm receptores Fc para IgG, bem como receptores para C3b, e podem capturar antígenos ligados a anticorpos ou proteínas do complemento. Essas células apresentam antígenos para os linfócitos B nos folículos linfoides e promovem respostas de anticorpos, mas não estão envolvidas na captura e na apresentação de antígenos para as células T.

Tecidos linfoides

Os tecidos do sistema imune consistem nos *órgãos linfoides geradores* (também chamados *primários* ou *centrais*), nos quais os linfócitos T e os linfócitos B amadurecem e se tornam competentes para responder aos antígenos, e nos *órgãos linfoides secundários* (ou *periféricos*), nos quais as respostas imunes adaptativas aos microrganismos são iniciadas. Os principais órgãos linfoides geradores são o timo, onde as células T se desenvolvem, e a medula óssea, o local de produção de todas as células sanguíneas e onde os linfócitos B amadurecem (descrita no Capítulo 10). Os principais órgãos periféricos são brevemente descritos a seguir.

Órgãos linfoides secundários

Os órgãos linfoides secundários são organizados para concentrar antígenos, APCs e linfócitos de forma a otimizar as interações dessas células e o desenvolvimento de respostas imunes adaptativas. A maioria dos linfócitos do corpo está localizada nesses órgãos (Tabela 5.1).

- Os *linfonodos* são coleções organizadas e encapsuladas de linfócitos, células dendríticas e macrófagos localizadas ao longo dos canais linfáticos por todo o corpo (Figura 5.6 A). À medida que a linfa passa pelos linfonodos, as APCs residentes são capazes de coletar antígenos que são transportados para o linfonodo pela linfa a partir dos líquidos intersticiais dos tecidos. Além disso, as DCs transportam antígenos de superfícies e de tecidos epiteliais próximos migrando-os através dos vasos linfáticos para os linfonodos. Assim, os antígenos (p. ex., de microrganismos que entram através do epitélio ou colonizam tecidos) concentram-se nos linfonodos drenantes
- O *baço* é organizado em polpa branca, onde residem os linfócitos, e polpa vermelha, que contém uma rede de sinusoides (através dos quais o sangue flui). Desempenha um papel importante nas respostas imunes aos antígenos transportados pelo sangue. O sangue que entra no baço flui através dos sinusoides, onde os antígenos de origem sanguínea são capturados pelas DCs e pelos macrófagos residentes
- Os *sistemas linfoides cutâneo e de mucosa* estão localizados sob o epitélio da pele e dos sistemas digestório e respiratório,

Tabela 5.1 Distribuição de linfócitos nos tecidos.[a]

Tecido	Número de linfócitos × 10^9
Linfonodos	190
Baço	70
Medula óssea	50
Sangue	10
Pele	20
Intestinos	50
Fígado	10
Pulmões	30

[a] Número aproximado de linfócitos em diferentes tecidos em um adulto saudável.

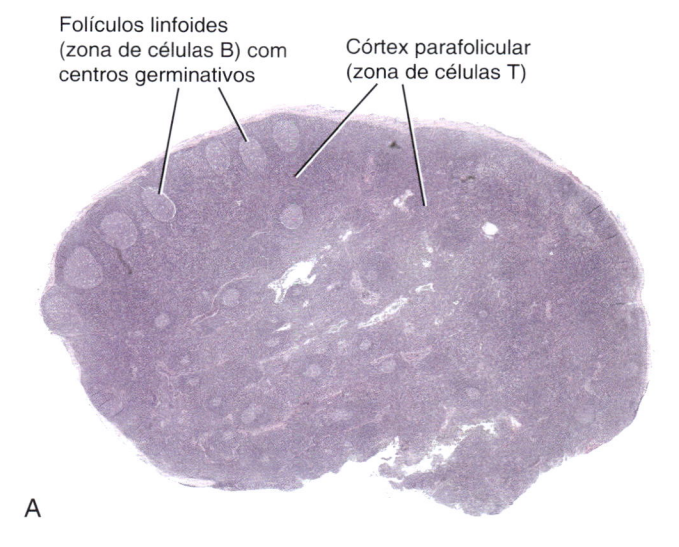

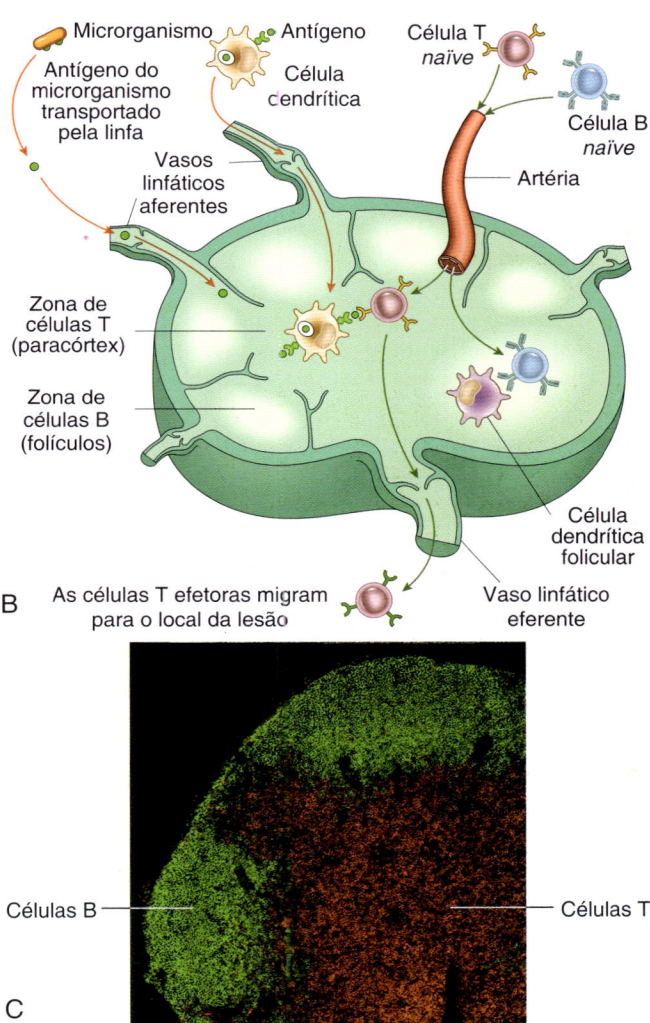

Figura 5.6 Morfologia de um linfonodo. **A.** A microscopia óptica mostra um corte transversal de um linfonodo ilustrando as zonas de células T e células B. As zonas de células B contêm numerosos folículos no córtex, alguns dos quais contêm áreas centrais levemente coradas (centros germinativos). **B.** Segregação de células B e células T em diferentes regiões do linfonodo, ilustrada esquematicamente. **C.** Localização das células B (*coradas em verde* com o uso da técnica de imunofluorescência) e das células T (*coradas em vermelho*) em um linfonodo. (**A.** Cortesia de Robert Ohgami, MD, PhD, e Kaushik Sridhar, MS Department of Pathology, University of California, San Francisco; **C.** Cortesia das Dras. Kathryn Pape e Jennifer Walter, University of Minnesota School of Medicine, Minneapolis, Minnesota.)

respectivamente. Eles respondem aos antígenos que entram através de fissuras no epitélio. As tonsilas faríngeas e as placas de Peyer intestinais são dois tecidos linfoides de mucosa anatomicamente definidos. O grande número de linfócitos nos órgãos de mucosa (perdendo apenas para os linfonodos) reflete a enorme área superficial desses órgãos.

Nos órgãos linfoides secundários, os linfócitos T e os linfócitos B são segregados em diferentes regiões (Figura 5.6 B e C). Nos linfonodos, as células B estão concentradas em estruturas discretas, chamadas *folículos*, localizadas na periferia, ou córtex, de cada nódulo. Se as células B em um folículo responderam recentemente a um antígeno, o folículo desenvolve uma região central de coloração pálida chamada *centro germinativo*. Os linfócitos T estão concentrados no córtex parafolicular. Os folículos contêm as FDCs que estão envolvidas na ativação das células B, e o paracórtex contém as DCs que apresentam antígenos aos linfócitos T. No baço, os linfócitos T estão concentrados nas bainhas linfoides periarteriolares que circundam as pequenas arteríolas, enquanto as células B residem nos folículos.

Citocinas: moléculas mensageiras do sistema imune

As citocinas são proteínas secretadas que medeiam reações imunes e inflamatórias. As citocinas molecularmente definidas são chamadas *interleucinas*, um nome que implica um papel na comunicação entre os leucócitos. Muitas citocinas têm um amplo espectro de ações e algumas são produzidas por vários tipos celulares diferentes. A maioria das citocinas atua nas células que as produzem ou nas células vizinhas, mas algumas (como a IL-1) também têm efeitos sistêmicos.

Diferentes citocinas contribuem para tipos específicos de respostas imunes.

- Nas respostas imunes inatas, as citocinas são produzidas rapidamente após o encontro com microrganismos e outros estímulos, e funcionam para induzir inflamação e inibir a replicação viral. Essas citocinas são o fator de necrose tumoral (TNF, do inglês *tumor necrosis factor*), a IL-1, a IL-12, os IFNs tipo I, o IFN-γ e as quimiocinas (Capítulo 2). Elas são primariamente produzidas por macrófagos, DCs, ILCs e células NK, mas também podem ser secretadas por células endoteliais e epiteliais.
- Nas respostas imunes adaptativas, as citocinas são produzidas principalmente por linfócitos T CD4+ ativados por antígenos e outros sinais. Elas atuam promovendo a proliferação e a diferenciação de linfócitos e ativando células efetoras. As principais citocinas desse grupo são IL-2, IL-4, IL-5, IL-17 e IFN-γ; seus papéis nas respostas imunes são descritos mais adiante. Algumas citocinas servem principalmente para limitar e encerrar as respostas imunes; estas incluem o TGF-β (sigla para o inglês *transforming growth factor beta* [fator de crescimento transformador beta]) e a IL-10.
- Outras citocinas estimulam a hematopoiese e são chamadas *fatores estimuladores de colônias* porque estimulam a formação de colônias de células sanguíneas a partir de progenitores da medula óssea (Capítulo 10), o que aumenta o número de leucócitos durante as respostas imune e inflamatória e substitui os leucócitos que são consumidos durante essas respostas. Eles são produzidos por células estromais da medula, linfócitos T, macrófagos e outras células. Os exemplos incluem IL-3, IL-7 e fator estimulador de colônias de granulócitos.

O conhecimento adquirido sobre as citocinas tem inúmeras aplicações terapêuticas práticas. A inibição da produção ou da ação das citocinas pode controlar os efeitos nocivos da inflamação. Por exemplo, os pacientes com artrite reumatoide apresentam frequentemente respostas dramáticas aos antagonistas do TNF. Outros antagonistas das citocinas são agora usados para tratar vários distúrbios inflamatórios. Por outro lado, a administração de citocinas é usada para estimular as reações que normalmente dependem dessas proteínas, como a hematopoiese (p. ex., após transplante de células-tronco).

VISÃO GERAL DA ATIVAÇÃO DE LINFÓCITOS E DAS RESPOSTAS IMUNES ADAPTATIVAS

As respostas imunes adaptativas ocorrem em etapas e consistem no reconhecimento do antígeno; ativação, proliferação e diferenciação de linfócitos específicos em células efetoras e de memória; eliminação do antígeno; e declínio da resposta, com as células de memória sendo as sobreviventes de longa vida. Os principais eventos em cada etapa são resumidos a seguir; esses princípios gerais se aplicam às respostas protetoras contra microrganismos, bem como às respostas patológicas que prejudicam o hospedeiro.

Captura e apresentação de antígenos

Microrganismos e outros antígenos estranhos podem entrar no corpo virtualmente por qualquer lugar, e é obviamente impossível para os linfócitos de todas as especificidades patrulharem todas as possíveis portas de entrada de antígenos. Para superar esse problema, os microrganismos e seus antígenos proteicos nos epitélios e em outros tecidos são capturados pelas DCs, que então transportam sua carga antigênica para os linfonodos drenantes, através dos quais as células T recirculam constantemente (Figura 5.7). Neste local, os antígenos são processados e acoplados com moléculas do MHC para serem apresentados na superfície celular, onde serão reconhecidos pelas células T. De forma semelhante, os antígenos solúveis são capturados e concentrados em folículos nos linfonodos e no baço, onde podem ser reconhecidos pelas células B por intermédio dos seus receptores de antígenos.

Mesmo antes de os antígenos microbianos serem reconhecidos pelos linfócitos T e pelos linfócitos B, o microrganismo ativa células imunes inatas que expressam receptores de reconhecimento de padrões. No caso da imunização com um antígeno proteico, como em uma vacina, um *adjuvante* (que mimetiza o microrganismo e estimula as respostas imunes inatas) é administrado juntamente com o antígeno. Como parte da resposta inata, o microrganismo ou adjuvante ativa as APCs para expressarem as moléculas chamadas *coestimuladores* e para secretar citocinas que estimulem a proliferação e a diferenciação de linfócitos T. Os principais coestimuladores das células T são as proteínas B7 (CD80 e CD86), que são expressas nas APCs e são reconhecidas pelo receptor CD28 nas células T *naïve*.

As reações e as funções dos linfócitos T e dos linfócitos B diferem em aspectos importantes e são mais bem abordadas separadamente.

Imunidade mediada por células: ativação de linfócitos T e eliminação de microrganismos intracelulares

Os linfócitos T *naïve* são ativados por antígenos e coestimuladores nos órgãos linfoides secundários, onde proliferam e se diferenciam em células efetoras que migram para o local onde o antígeno (microrganismo) está presente (ver Figura 5.7). Uma das primeiras respostas das células T auxiliares CD4+ é a secreção da citocina IL-2 e a expressão de receptores de alta afinidade para IL-2. A IL-2 é um fator de crescimento que atua sobre esses linfócitos T e estimula sua proliferação, levando ao aumento do número de linfócitos específicos de determinado antígeno. **As funções das células T auxiliares são mediadas pelas ações combinadas do ligante de CD40 (CD40L, do inglês *CD40-ligand*) e das citocinas.** CD40 é um membro da família de receptores de TNF e CD40L é uma proteína de membrana homóloga ao TNF. Quando as células T auxiliares CD4+ reconhecem os antígenos exibidos pelos macrófagos ou pelos linfócitos B, as células T expressam CD40L, que se liga ao CD40 presente nos macrófagos ou nas células B e ativa essas células. As mutações no gene *CD40L* são a causa da *síndrome da hiper-IgM ligada ao X*, na qual tanto a imunidade humoral quanto a mediada por células são comprometidas (discutido posteriormente).

Algumas das células T CD4+ ativadas diferenciam-se em células efetoras que secretam diferentes conjuntos de citocinas e desempenham diferentes funções (Figura 5.8). As três subpopulações mais bem definidas são os seguintes:

- As *células Th1* secretam a citocina IFN-γ, que é um potente ativador de macrófagos. A combinação da ativação mediada por CD40 com a ativação mediada por IFN-γ resulta na ativação "clássica" de macrófagos (Capítulo 2), levando então à indução de substâncias microbicidas em macrófagos e à destruição de microrganismos ingeridos
- As *células Th2* produzem IL-4, que estimula as células B a se diferenciarem em plasmócitos secretores de IgE; em IL-5, que ativa eosinófilos; e em IL-13, que ativa as células epiteliais da mucosa para secretarem muco e induz a via "alternativa" de ativação de macrófagos, que está associada ao reparo tecidual e à fibrose (Capítulo 2). Os eosinófilos destroem patógenos como os parasitas helmínticos
- As *células Th17*, assim chamadas porque a citocina característica dessas células é a IL-17, recrutam neutrófilos e monócitos, que destroem algumas bactérias e fungos extracelulares que estão envolvidos em certas doenças inflamatórias.

Os linfócitos T CD8+ ativados diferenciam-se em CTLs que matam as células que abrigam microrganismos citoplasmáticos, eliminando, assim, reservatórios de infecção que de outra forma estariam ocultos. O principal mecanismo de morte pelos CTLs depende do sistema perforina-granzima. As perforinas e as granzimas são armazenadas nos grânulos dos CTLs e são rapidamente liberadas quando os CTLs atingem seus alvos (células contendo os peptídeos apropriados ligados ao MHC de classe I). A perforina liga-se à membrana plasmática das células-alvo e promove a entrada de granzimas, proteases que especificamente clivam caspases celulares e posteriormente as ativam (Capítulo 1), o que induz apoptose das células-alvo.

As respostas das células T são reguladas por um equilíbrio entre receptores coestimuladores e de inibição. O principal receptor coestimulador é o CD28, mencionado anteriormente. Outras proteínas da família CD28 incluem dois receptores "coinibitórios": CTLA-4, que bloqueia e remove moléculas B7 e, assim, reduz as interações de CD28; e PD-1, que inibe os sinais do TCR e do CD28 e, assim, termina as respostas de célula T. O bloqueio destes coinibitórios provou ser uma abordagem poderosa para melhorar as respostas imunes antitumorais (Capítulo 6).

Imunidade humoral: ativação de linfócitos B e eliminação de microrganismos extracelulares

Após a ativação, os linfócitos B proliferam e depois se diferenciam em plasmócitos que secretam diferentes classes de anticorpos com funções distintas. Existem duas vias principais de ativação das células B.

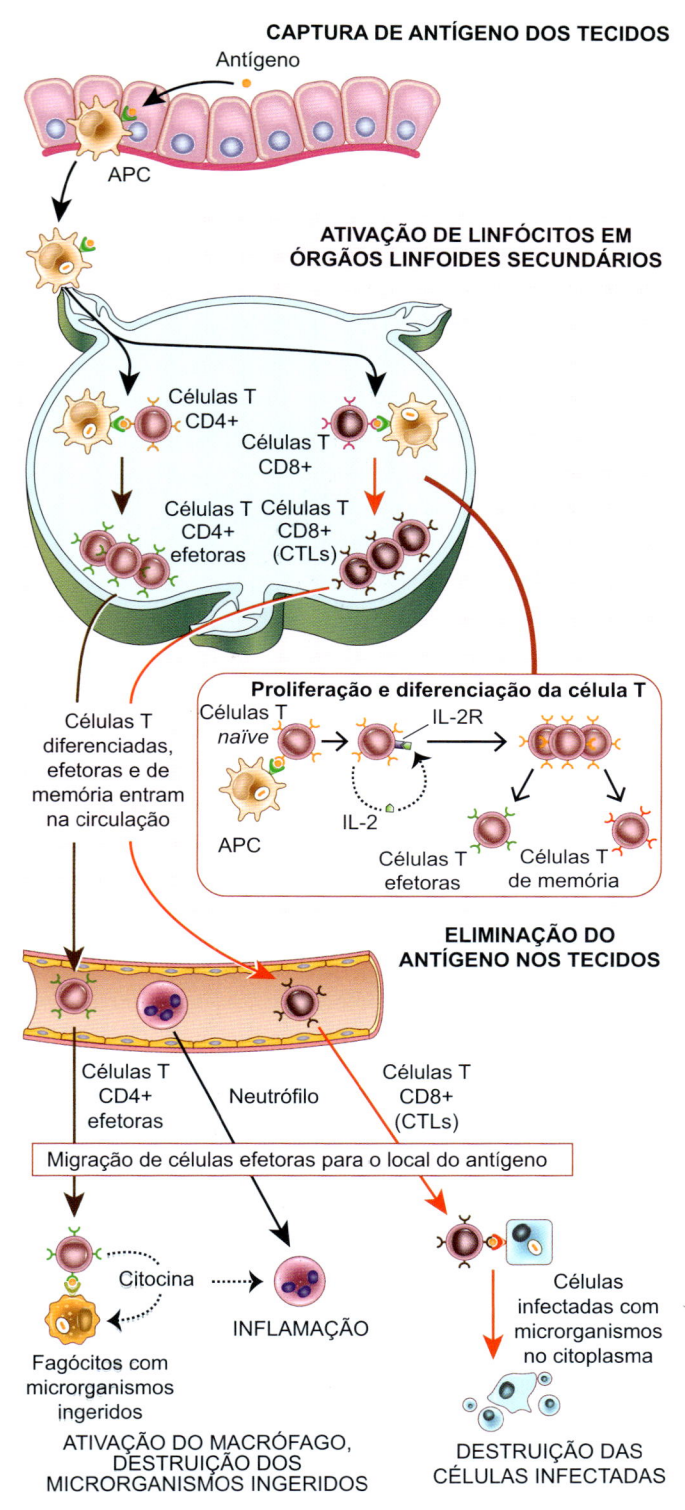

Figura 5.7 Imunidade mediada por células. As células dendríticas (DCs) capturam antígenos microbianos dos epitélios e dos tecidos e os transportam para os linfonodos. Durante este processo, as DCs amadurecem e expressam altos níveis de moléculas de MHC e de coestimuladores. As células T *naïve* reconhecem os antígenos peptídicos associados ao MHC apresentados nas DCs. As células T são ativadas para proliferar e se diferenciar em células efetoras e de memória, que migram para os locais de infecção e desempenham diversas funções na imunidade mediada por células. As células T efetoras CD4+ da subpopulação Th1 reconhecem os antígenos dos microrganismos ingeridos pelos fagócitos e os ativam para matar os microrganismos; outras subpopulações de células efetoras aumentam o recrutamento de leucócitos e estimulam diferentes tipos de respostas imunes. Os linfócitos T citotóxicos CD8+ (CTLs) matam as células infectadas que abrigam microrganismos no citoplasma. Algumas células T ativadas permanecem nos órgãos linfoides e ajudam as células B a produzirem anticorpos, enquanto algumas células T se diferenciam em células de memória de longa duração (*não mostradas*). APC, célula apresentadora de antígeno.

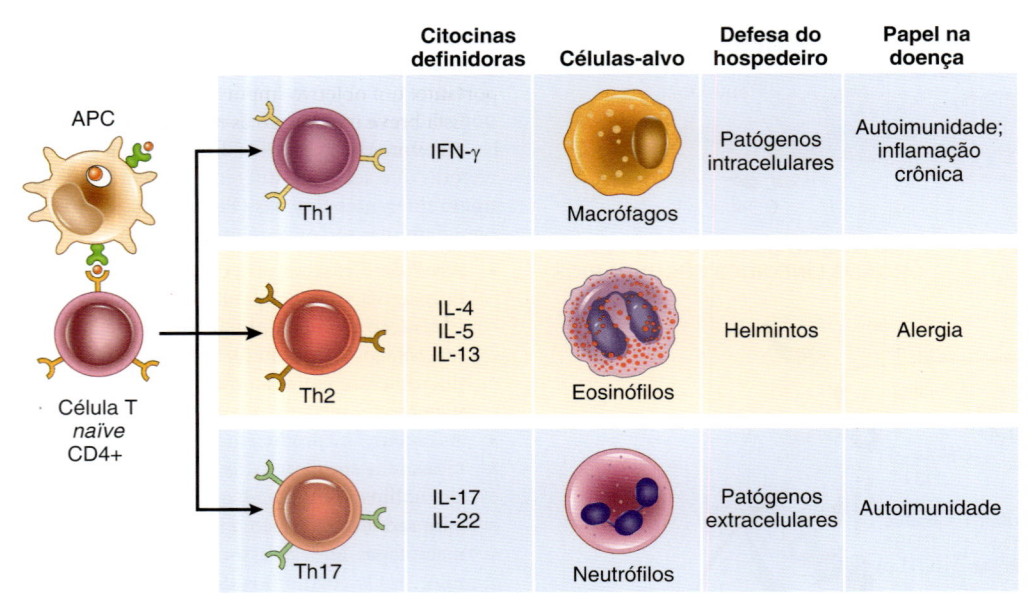

Figura 5.8 Subpopulações de células T auxiliares (Th). Em resposta aos estímulos (principalmente citocinas) presentes no momento do reconhecimento do antígeno, as células T *naïve* CD4+ podem se diferenciar em populações de células efetoras que produzem conjuntos distintos de citocinas que atuam em diferentes células (indicadas como células-alvo) e medeiam diferentes funções. Os papéis dessas subpopulações na defesa do hospedeiro e nas doenças imunológicas estão resumidos. Algumas células T ativadas produzem múltiplas citocinas e não se enquadram em uma subpopulação distinta. *APC*, célula apresentadora de antígeno; *IFN-γ*, interferon gama; *IL*, interleucina.

- *Dependente de célula T.* A resposta das células B aos antígenos proteicos requer a ajuda das células T CD4+. As células B também atuam como APCs – elas ingerem antígenos proteicos, degradam-nos e exibem peptídeos ligados a moléculas do MHC de classe II para reconhecimento pelas células T auxiliares (Figura 5.9). As células T auxiliares expressam CD40L (que se liga a CD40 expressa nas células B) e secretam citocinas, que trabalham conjuntamente para ativar as células B
- *Independente de célula T.* Muitos antígenos polissacarídicos e lipídicos têm múltiplos determinantes antigênicos (epítopos) idênticos que podem fazer ligação cruzada de várias moléculas de anticorpos em cada célula B e iniciar o processo de ativação da célula B sem necessitar de ajuda das células T auxiliares.

Parte da progênie dos clones de células B expandidas diferencia-se em plasmócitos secretores de anticorpos. Cada plasmócito secreta anticorpos com a mesma especificidade que os anticorpos da superfície celular (receptores de antígeno de células B) que primeiro reconheceram o antígeno. Os polissacarídeos e os lipídios estimulam principalmente a secreção de anticorpos IgM. Devido às ações das células T auxiliares mediadas pelo CD40L e pelas citocinas, os antígenos proteicos induzem a produção de anticorpos de diferentes classes (IgG, IgA, IgE). A produção de anticorpos funcionalmente diferentes depende da *troca de classe (isótipo) de cadeia pesada*, que resulta de quebras de DNA adjacentes a genes de regiões constantes seguidas de união a regiões constantes a jusante. Este processo altera as regiões Fc dos anticorpos, aumentando, assim, a gama de funções que os anticorpos desempenham. As funções específicas dos isótipos dos anticorpos serão descritas posteriormente. As células T auxiliares também estimulam a produção de anticorpos com maior afinidade pelo antígeno. Esse processo, denominado *maturação de afinidade*, resulta de mutações somáticas nas regiões de ligação ao antígeno das moléculas de Ig seguidas pela seleção de células que expressam receptores de alta afinidade; assim, o processo melhora a qualidade da resposta imune humoral. Algumas células B ativadas migram para o interior dos folículos e formam centros germinativos, que são os locais de troca de isótipos e de maturação de afinidade. As células T auxiliares que estimulam esses processos nos linfócitos B também migram e ficam nos centros germinativos, e são chamadas *células T auxiliares foliculares* (*Tfh*, do inglês *T follicular helper cells*).

A resposta imune humoral combate os microrganismos de diversas maneiras (ver Figura 5.9).

- Anticorpos de alta afinidade de todas as classes ligam-se aos microrganismos e evitam que eles infectem as células ao neutralizá-los
- Os anticorpos IgG revestem (opsonizam) os microrganismos e os marcam para serem fagocitados por neutrófilos e macrófagos, que expressam receptores para as porções Fc das moléculas de IgG
- A IgG e a IgM ativam o sistema complemento pela via clássica e os produtos do complemento promovem a fagocitose e a destruição de microrganismos
- A IgA é secretada nos tecidos de mucosa e neutraliza os microrganismos nos lumens dos sistemas respiratório e gastrintestinal (e em outros tecidos de mucosa)
- A IgG é transportada ativamente através da placenta e protege o neonato até que seu sistema imune amadureça. Esta é uma forma de *imunidade passiva*
- A IgE ativa os mastócitos e está envolvida na defesa contra helmintos.

Os anticorpos IgG circulantes têm meias-vidas de cerca de 3 semanas, que são muito mais longas do que as meias-vidas da maioria das proteínas do sangue, como consequência de mecanismos especiais para reciclar IgG e reduzir o seu catabolismo. Alguns plasmócitos secretores de anticorpos migram para a medula óssea e vivem durante anos, continuando então a produzir baixos níveis de anticorpos.

Declínio das respostas imunes e memória imunológica

A maioria dos linfócitos efetores induzidos por um patógeno infeccioso morre por apoptose após a eliminação do microrganismo, retornando, assim, o sistema imune ao seu estado basal de repouso.

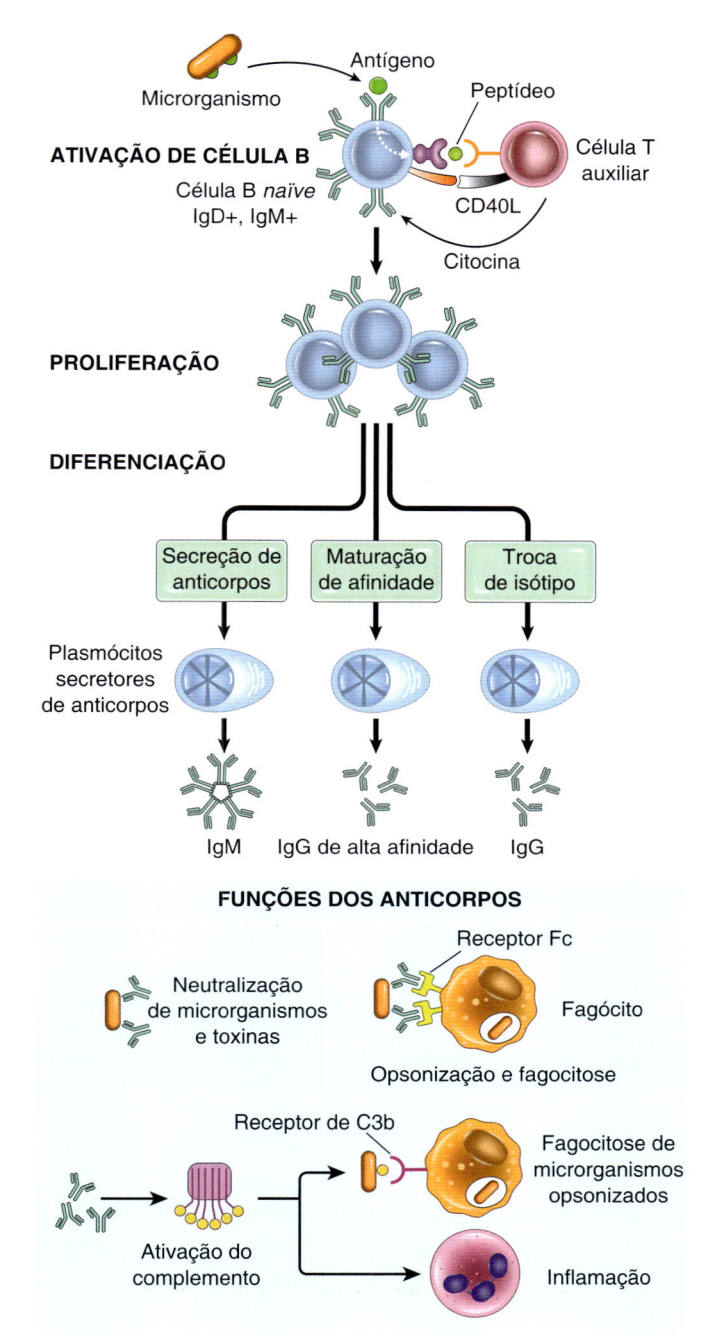

Figura 5.9 Imunidade humoral. Os linfócitos B *naïve* reconhecem antígenos e, sob a influência das células Th e de outros estímulos (*não mostrados*), as células B são ativadas para proliferar e se diferenciar em plasmócitos secretores de anticorpos. Algumas das células B ativadas passam por uma troca de classe de cadeia pesada e uma maturação de afinidade, enquanto algumas se tornam células de memória de longa vida. Anticorpos de diferentes classes de cadeias pesadas (isótipos) desempenham diferentes funções efetoras. Observe que os anticorpos mostrados são IgG; estes e a IgM ativam o complemento; e as funções especializadas de IgA (imunidade de mucosa) e IgE (ativação de mastócitos e eosinófilos) *não são mostradas*.

A ativação inicial dos linfócitos gera *células de memória* de longa vida, as quais podem sobreviver anos após a infecção. As células de memória são um conjunto expandido de linfócitos específicos para o antígeno (mais numerosos do que as células *naïve* específicas para qualquer antígeno que estão presentes antes do encontro com esse antígeno) que respondem mais rápida e eficazmente quando reexpostos ao antígeno do que as células *naïve*. A geração de células de memória é, portanto, um objetivo importante da vacinação.

Esta breve introdução às respostas imunes normais fornece uma base para nossa discussão sobre os distúrbios do sistema imune.

HIPERSENSIBILIDADE: LESÃO TECIDUAL IMUNOLOGICAMENTE MEDIADA

As respostas imunes que normalmente são protetoras também são capazes de causar lesão tecidual. As reações imunes prejudiciais são agrupadas sob a expressão *hipersensibilidade* enquanto as doenças resultantes são chamadas *doenças de hipersensibilidade*. Este termo originou-se da ideia de que as pessoas que desenvolvem respostas imunes contra um antígeno tornam-se sensibilizadas a esse antígeno; portanto, reações patológicas ou excessivas são manifestações de um estado de hipersensibilidade. Um sistema de controles e equilíbrios evoluiu para otimizar a erradicação de microrganismos infectantes sem causar lesões graves aos tecidos do hospedeiro. Contudo, as respostas imunes podem ser inadequadamente controladas ou dirigidas contra antígenos normalmente inofensivos ou inapropriadamente direcionadas aos tecidos do hospedeiro, e em tais situações a resposta normalmente benéfica é a causa da doença. Nesta seção, descrevemos as causas e os mecanismos gerais das doenças de hipersensibilidade e, em seguida, discutimos situações específicas nas quais a resposta imune é responsável pela doença.

Causas das reações de hipersensibilidade

As respostas imunes patológicas podem ser dirigidas contra diferentes tipos de antígenos.

- *Autoimunidade: reações contra autoantígenos.* Normalmente, o sistema imune não reage contra os próprios antígenos. Este fenômeno é denominado *autotolerância*, o que implica que o corpo "tolera" os seus próprios antígenos. Ocasionalmente, a autotolerância falha, resultando então em reações contra as próprias células e tecidos, que são chamadas *autoimunidade*; as doenças causadas por autoimunidade são chamadas *doenças autoimunes*. Voltaremos aos mecanismos de autotolerância e autoimunidade mais adiante neste capítulo

- *Reações contra microrganismos.* Existem muitos tipos de reações contra antígenos microbianos que podem causar doenças. Em alguns casos, a reação é excessiva ou o antígeno microbiano é atipicamente persistente. As respostas das células T contra microrganismos persistentes, como o *Mycobacterium tuberculosis*, podem originar uma inflamação grave, por vezes com formação de granulomas (Capítulo 2); esta é a causa da lesão tecidual na tuberculose e em algumas outras infecções. Se forem produzidos anticorpos contra antígenos microbianos, esses anticorpos podem ligar-se aos antígenos para produzir imunocomplexos, que se depositam nos tecidos e desencadeiam inflamação; este é o mecanismo subjacente da glomerulonefrite pós-infecciosa (Capítulo 12). Em algumas poucas ocasiões, os anticorpos ou as células T que reagem contra um microrganismo apresentam uma reação cruzada com um tecido hospedeiro; acredita-se que essa reatividade cruzada seja a base da cardiopatia reumática (Capítulo 9). O coronavírus SARS-CoV-2 pode induzir uma reação inflamatória sistêmica que é uma causa importante de morbidade na covid-19

- *Reações contra antígenos ambientais.* Nos países de renda mais elevada, 20% ou mais da população é alérgica a substâncias ambientais comuns (p. ex., pólen, pelos de animais e ácaros da poeira), bem como a alguns íons metálicos e fármacos terapêuticos. Esses indivíduos têm predisposição a produzir respostas imunes incomuns a antígenos não infecciosos, geralmente inofensivos, aos quais todas as pessoas estão expostas, mas contra os quais apenas algumas reagem.

Em todas essas condições, a lesão tecidual é causada pelos mesmos mecanismos que normalmente funcionam para eliminar patógenos infecciosos – ou seja, anticorpos, linfócitos T efetores e várias outras células, tais como macrófagos e eosinófilos. O problema fundamental nestas doenças é que a resposta imunológica é desencadeada e mantida de forma inadequada. Como os estímulos para essas respostas imunes anormais são difíceis ou impossíveis de eliminar (p. ex., autoantígenos, microrganismos persistentes ou antígenos ambientais) e o sistema imune tem muitas alças de *feedback* positivo intrínsecas (que normalmente promovem imunidade protetora), uma vez que uma reação de hipersensibilidade começa, é difícil controlá-la ou interrompê-la. Portanto, essas doenças tendem a ser crônicas e debilitantes, e constituem desafios terapêuticos.

Classificação das reações de hipersensibilidade

As reações de hipersensibilidade podem ser subdivididas em quatro tipos com base no principal mecanismo imunológico responsável pela lesão; três são variações da lesão mediada por anticorpos e a quarta é mediada por células T (Tabela 5.2). A razão para esta classificação é que o mecanismo da lesão imune é frequentemente um bom fator de predição das manifestações clínicas e pode ajudar a orientar a terapia.

Os principais tipos de reações de hipersensibilidade são:

- Na *hipersensibilidade imediata (tipo I)*, também chamada de *alergia*, a lesão é causada por células Th2, anticorpos IgE, mastócitos e outros leucócitos. Os mastócitos liberam mediadores que atuam nos vasos sanguíneos e na musculatura lisa, bem como citocinas que recrutam e ativam células inflamatórias
- Os *distúrbios mediados por anticorpos (hipersensibilidade tipo II)* são causados por anticorpos IgG e IgM secretados que se ligam a antígenos no tecido ou na superfície celular. Os anticorpos danificam as células ao promoverem sua fagocitose ou lise e causam lesão tecidual ao induzirem inflamação. Os anticorpos também podem interferir nas funções celulares e causar doenças na ausência de lesão celular ou tecidual
- Nos *distúrbios mediados por imunocomplexos (hipersensibilidade tipo III)*, os anticorpos IgG e IgM ligam-se aos antígenos, geralmente na circulação, e formam complexos antígeno-anticorpo que se depositam nos leitos vasculares e induzem inflamação. Os leucócitos recrutados (neutrófilos e monócitos) causam lesão tecidual, liberando então enzimas lisossômicas e gerando radicais livres tóxicos
- Os *distúrbios mediados por célula T (hipersensibilidade tipo IV)* são causados principalmente por respostas imunes nas quais os linfócitos T das subpopulações Th1 e Th17 produzem citocinas que induzem inflamação e ativam neutrófilos e macrófagos, que são responsáveis pela lesão tecidual. Os CTLs CD8+ também podem contribuir para a lesão destruindo diretamente as células hospedeiras.

Hipersensibilidade imediata (tipo I)

A hipersensibilidade imediata é uma reação tecidual que ocorre rapidamente (normalmente em minutos) após a interação do antígeno com o anticorpo IgE ligado à superfície dos mastócitos. A reação é iniciada pela entrada de um antígeno, que é chamado de *alergênio* porque desencadeia alergia. Muitos alergênios são substâncias ambientais contra as quais alguns indivíduos apresentam predisposição a desenvolver respostas Th2 e IgE, que são responsáveis pelas manifestações clínicas e patológicas da reação. A hipersensibilidade imediata pode ocorrer como uma reação leve (p. ex., rinite sazonal, febre do feno) ou pode ser gravemente debilitante (p. ex., asma) ou mesmo fatal (p. ex., anafilaxia).

Sequência de eventos nas reações de hipersensibilidade imediata

A maioria das reações de hipersensibilidade imediata segue uma sequência padronizada de respostas celulares (Figura 5.10):

- *Ativação de células Th2 e produção de anticorpos IgE*. Apenas um subgrupo de indivíduos expostos a antígenos ambientais comuns apresenta fortes respostas Th2 e IgE. Os fatores que contribuem para essa propensão serão discutidos posteriormente. As células

Tabela 5.2 Mecanismos das reações de hipersensibilidade.

Tipo	Mecanismos imunes	Lesões histopatológicas	Distúrbios prototípicos
Hipersensibilidade imediata (tipo I)	Produção de anticorpo IgE → liberação imediata de aminas vasoativas e outros mediadores a partir de mastócitos; posterior recrutamento de células inflamatórias	Vasodilatação, edema, contração da musculatura lisa, produção de muco, lesão tecidual, inflamação	Anafilaxia; alergias; asma brônquica (formas atópicas)
Hipersensibilidade mediada por anticorpos (tipo II)	Produção de IgG, IgM → liga-se ao antígeno na célula ou no tecido-alvo → fagocitose ou lise da célula-alvo por ativação do complemento ou dos receptores Fc; recrutamento de leucócitos	Fagocitose e lise de células; inflamação; em algumas doenças, distúrbios funcionais sem lesão celular ou tecidual	Anemia hemolítica autoimune; síndrome de Goodpasture
Hipersensibilidade mediada por imunocomplexos (tipo III)	Deposição de complexos antígeno-anticorpo → ativação do complemento → recrutamento de leucócitos por produtos do complemento e receptores Fc → liberação de enzimas e outras moléculas tóxicas	Inflamação, vasculite necrosante (necrose fibrinoide)	Lúpus eritematoso sistêmico; algumas formas de glomerulonefrite; doença do soro; reação de Arthus
Hipersensibilidade mediada por células (tipo IV)	Linfócitos T ativados → (1) liberação de citocinas, inflamação e ativação de macrófagos; (2) citotoxicidade mediada por células T	Infiltrados celulares perivasculares; edema; formação de granuloma; destruição celular	Dermatite de contato; esclerose múltipla; diabetes tipo 1; tuberculose

Ig, imunoglobulina.

As células Th2 são frequentemente recrutadas para o local das reações alérgicas em resposta às quimiocinas produzidas localmente; uma dessas quimiocinas, a eotaxina, também recruta eosinófilos para o mesmo local

- *Sensibilização de mastócitos por anticorpos IgE.* Os mastócitos são derivados de precursores na medula óssea e estão amplamente distribuídos nos tecidos, muitas vezes residindo próximo aos vasos sanguíneos e nervos e em regiões subepiteliais. Os mastócitos expressam um receptor de alta afinidade para a porção Fc da cadeia pesada ε da IgE, denominado *FcεRI*. Embora a concentração sérica de IgE seja muito baixa (na faixa de 0,1 a 10 µg/mℓ), a afinidade do receptor FcεRI dos mastócitos é tão alta que os receptores estão sempre ocupados por IgE. Esses mastócitos portadores de anticorpos são sensibilizados para reagir caso o antígeno específico (o alergênio) se ligue às moléculas de anticorpo. Os basófilos, células circulantes que se assemelham aos mastócitos, também expressam FcεRI, podem ser recrutados para os tecidos e podem contribuir para as reações de hipersensibilidade imediata
- *Ativação de mastócitos e liberação de mediadores.* Quando uma pessoa que foi sensibilizada pela exposição a um alergênio é reexposta a esse alergênio, este se liga a moléculas de IgE específicas para o antígeno nos mastócitos, geralmente no local de entrada do alergênio ou próximo a ela. A ligação cruzada destas moléculas à IgE desencadeia uma série de sinais bioquímicos a partir do receptor FcεRI associado que culminam na secreção de vários mediadores dos mastócitos.

Três grupos de mediadores são importantes em diferentes reações de hipersensibilidade imediata:

- *Aminas vasoativas* liberadas dos grânulos armazenados. Os grânulos dos mastócitos contêm *histamina*, que é liberada em segundos ou minutos após a ativação. A histamina causa vasodilatação, aumento da permeabilidade vascular, contração do músculo liso e aumento da secreção de muco. Outros mediadores de liberação rápida incluem as proteases neutras (p. ex., triptase), que podem danificar tecidos e também gerar cininas, bem como clivar componentes do complemento para produzir adicionais fatores quimiotáticos e inflamatórios (p. ex., C5a) (Capítulo 2). Os grânulos também contêm proteoglicanos ácidos (p. ex., heparina, sulfato de condroitina), que parecem servir como matriz de armazenamento para as aminas
- *Mediadores lipídicos* recém-sintetizados. Os mastócitos sintetizam e secretam prostaglandinas e leucotrienos pelas mesmas vias que outros leucócitos (Capítulo 2). Esses mediadores lipídicos realizam diversas ações importantes nas reações de hipersensibilidade imediata. A prostaglandina D2 (PGD_2) é o mediador mais abundante gerado pela via da cicloxigenase nos mastócitos. Ela causa um broncospasmo intenso e aumento da secreção de muco. Os leucotrienos LTC_4 e LTD_4 são os agentes vasoativos e espasmogênicos mais potentes conhecidos; em uma base molar, esses mediadores são vários milhares de vezes mais ativos que a histamina no aumento da permeabilidade vascular e na causa da contração da musculatura lisa brônquica. O LTB_4 é altamente quimiotático para neutrófilos, eosinófilos e monócitos
- *Citocinas.* Os mastócitos ativados secretam diversas citocinas que são importantes para a reação de fase tardia. Estas incluem o TNF e as quimiocinas, que recrutam e ativam os leucócitos (Capítulo 2).

As reações de hipersensibilidade imediata não evoluíram para causar desconforto e doenças humanas. A resposta Th2 desempenha um importante papel protetor no combate às infecções parasitárias, principalmente pela destruição de helmintos por meio de proteínas dos grânulos dos eosinófilos. Os mastócitos também estão envolvidos na defesa contra infecções bacterianas e venenos animais.

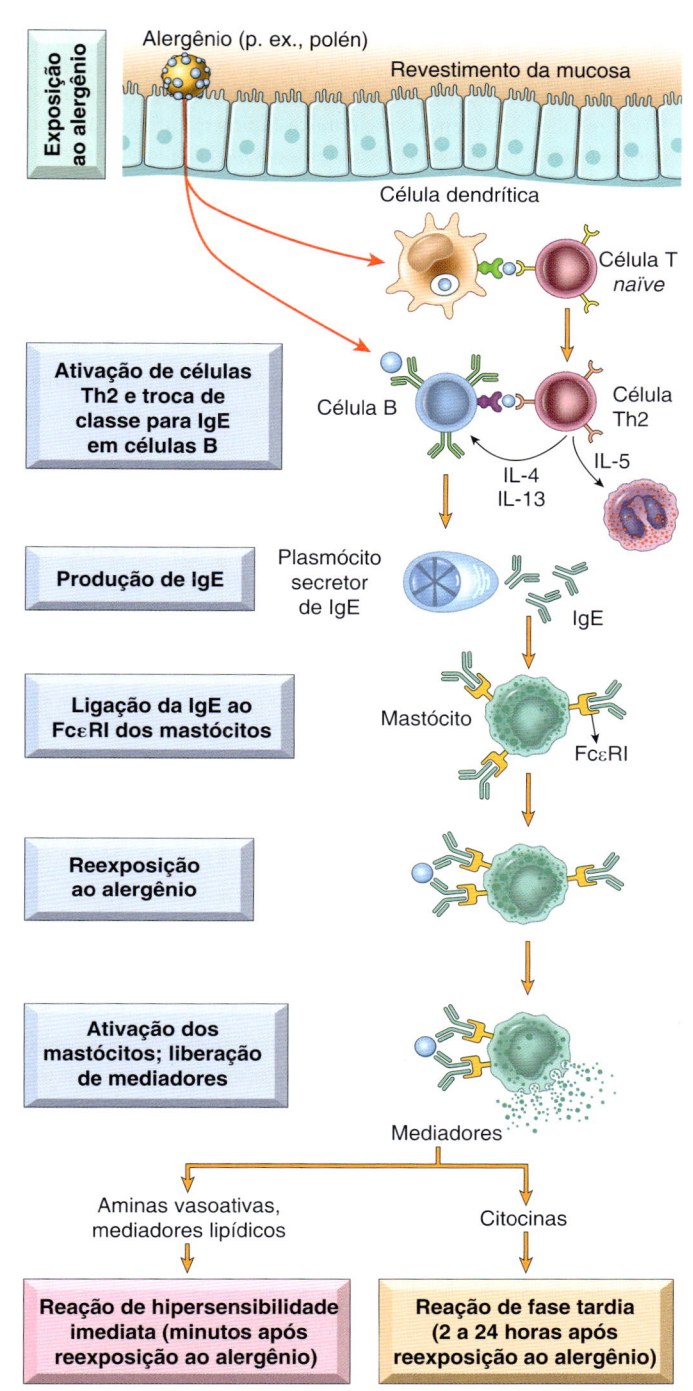

Figura 5.10 Sequência de eventos na hipersensibilidade imediata (tipo I). As reações de hipersensibilidade imediata são iniciadas pela introdução de um alergênio, que estimula respostas Th2 e produção de IgE nos indivíduos geneticamente suscetíveis. A IgE liga-se aos receptores Fc (FcεRI) nos mastócitos e a exposição subsequente ao alergênio ativa essas células para secretarem os mediadores responsáveis pelas manifestações patológicas da hipersensibilidade imediata.

Th2 secretam diversas citocinas, tais como IL-4, IL-5 e IL-13, responsáveis pelas reações de hipersensibilidade imediata. A IL-4 e a IL-13 estimulam as células B específicas para alergênio a passarem pela mudança de classe de cadeia pesada para IgE. A IL-5 ativa os eosinófilos que são recrutados para a reação enquanto a IL-13 estimula a secreção de muco a partir das células epiteliais.

Desenvolvimento de alergias

A suscetibilidade a reações de hipersensibilidade imediata é determinada geneticamente. Maior propensão ao desenvolvimento de reações de hipersensibilidade imediata é chamada de *atopia*. Os indivíduos atópicos tendem a apresentar níveis séricos de IgE mais elevados e mais células Th2 produtoras de IL-4 do que a população em geral. Um histórico familiar positivo de alergia é encontrado em 50% dos indivíduos atópicos. Os genes que estão envolvidos na suscetibilidade à asma e a outros distúrbios atópicos incluem aqueles que codificam moléculas de HLA (que podem conferir capacidade de resposta imune a determinados alergênios), citocinas (que podem controlar as respostas Th2), um componente do receptor FcεRI e ADAM33, uma metaloproteinase que pode estar envolvida no remodelamento tecidual das vias respiratórias.

Os fatores ambientais também são importantes no desenvolvimento de doenças alérgicas. A exposição a poluentes ambientais, muito comum nas sociedades industrializadas, é um importante fator predisponente para alergias. Cães e gatos que vivem no mesmo ambiente que os humanos podem desenvolver alergias, enquanto os chimpanzés que vivem na natureza não o fazem, apesar da sua semelhança genética muito mais próxima com os humanos. Esta simples observação sugere que os fatores ambientais podem ser mais importantes no desenvolvimento de doenças alérgicas do que a genética. As infecções virais das vias respiratórias são importantes gatilhos para a asma brônquica, uma doença alérgica que afeta os pulmões (Capítulo 11). As infecções bacterianas da pele estão fortemente associadas à dermatite atópica.

Estima-se que 20 a 30% das reações de hipersensibilidade imediata sejam desencadeadas por estímulos não antigênicos, tais como temperaturas extremas e exercícios físicos, e que não envolvem células Th2 ou IgE. Acredita-se que nestes casos de alergia não atópica, os mastócitos sejam anormalmente sensíveis à ativação por vários estímulos não imunes.

A incidência de muitas doenças alérgicas está aumentando nos países de renda mais elevada, talvez devido a uma diminuição das infecções durante o início da vida. Esta observação levou a uma ideia, chamada de *hipótese da higiene* ou *teoria da higiene*, de que a exposição na primeira infância e mesmo pré-natal a antígenos microbianos educa o sistema imune de tal forma que as respostas patológicas subsequentes contra alergênios ambientais comuns são evitadas. Assim, uma exposição muito baixa a potenciais alergênios e, talvez, a microrganismos na infância pode predispor os indivíduos a alergias durante a vida. Esta ideia foi sustentada por estudos clínicos que demonstraram que a exposição de crianças ao amendoim reduz a incidência de alergia ao amendoim posteriormente.

Manifestações clínicas e patológicas das doenças alérgicas

Muitas vezes, a reação desencadeada pela IgE apresenta duas fases bem definidas (Figura 5.11).

- A *resposta imediata*, geralmente evidente dentro de 5 a 30 minutos após a exposição a um alergênio e com redução em 60 minutos, é estimulada pelo conteúdo granular dos mastócitos e pelos mediadores lipídicos. É caracterizada por vasodilatação, extravasamento vascular e espasmo da musculatura lisa
- Uma segunda *reação de fase tardia* geralmente começa 2 a 8 horas mais tarde e pode durar vários dias. É estimulada principalmente por citocinas e é caracterizada por inflamação e por lesão tecidual, tais como danos às células epiteliais da mucosa. As células inflamatórias dominantes na reação de fase tardia são neutrófilos, eosinófilos e linfócitos, especialmente células Th2. Os neutrófilos são recrutados por várias quimiocinas; seus papéis na inflamação foram descritos no Capítulo 2. Os eosinófilos, que são recrutados pela eotaxina e outras quimiocinas liberadas a partir do epitélio, produzem proteínas granulares que são tóxicas para as células epiteliais, bem como leucotrienos e outros fatores que promovem a inflamação. As células Th2 produzem citocinas que exercem múltiplas ações, conforme descrito anteriormente. Esses leucócitos recrutados podem amplificar e sustentar a resposta inflamatória prejudicial, mesmo na ausência de exposição contínua ao alergênio. Como a inflamação é um componente importante de muitas doenças alérgicas, principalmente asma e dermatite atópica, a terapia inclui fármacos anti-inflamatórios, tais como os corticosteroides.

As reações de hipersensibilidade imediata podem ocorrer como distúrbios sistêmicos ou como reações locais (Tabela 5.3). A via de exposição ao antígeno geralmente determina a natureza da reação. A exposição a antígenos proteicos (p. ex., veneno de abelha) ou a

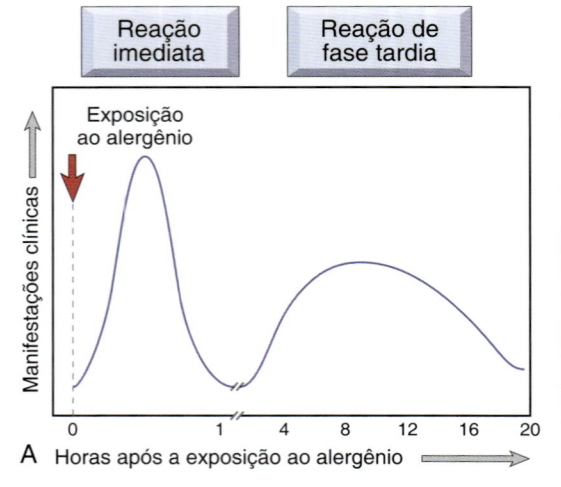

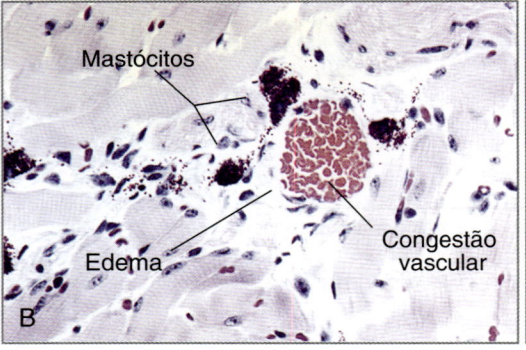

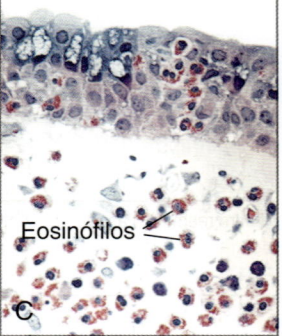

Figura 5.11 Fases das reações de hipersensibilidade imediata. **A.** Cinética das reações imediata e de fase tardia. As reações vasculares e da musculatura lisa imediatas à exposição ao alergênio se desenvolvem minutos após o desafio (exposição ao alergênio em um indivíduo previamente sensibilizado), enquanto a reação de fase tardia se desenvolve 2 a 24 horas depois. A reação imediata (**B**) é caracterizada por vasodilatação, congestão e edema, e a reação de fase tardia (**C**) é caracterizada por um infiltrado inflamatório rico em eosinófilos, neutrófilos e células T. (Cortesia do Dr. Daniel Friend, Department of Pathology, Brigham and Women's Hospital, Boston, Massachusetts.)

Tabela 5.3 Exemplos de distúrbios causados pela hipersensibilidade imediata.

Síndrome clínica	Manifestações clinicopatológicas
Anafilaxia (pode ser causada por fármacos, picada de abelha, comida)	Queda da pressão arterial (choque) causada por vasodilatação; obstrução das vias respiratórias devido a edema laríngeo
Asma brônquica	Obstrução das vias respiratórias causada por hiperatividade da musculatura lisa brônquica; inflamação e lesão tecidual causadas por reação de fase tardia
Rinite alérgica, sinusite (febre do feno)	Aumento da secreção de muco; inflamação das vias respiratórias superiores e dos seios da face
Alergias alimentares	Aumento do peristaltismo devido à contração dos músculos intestinais resultando em vômitos e diarreia

fármacos (p. ex., penicilina) que entram na circulação pode resultar em *anafilaxia sistêmica*. Poucos minutos após a exposição em um hospedeiro sensibilizado aparecem prurido, urticária (coceira) e eritema cutâneo, seguidos rapidamente por uma profunda dificuldade respiratória causada por broncoconstrição pulmonar e hipersecreção de muco. O edema laríngeo pode agravar a situação ao causar obstrução das vias respiratórias superiores. Além disso, a musculatura de todo o sistema digestório pode ser afetada, resultando então em vômitos, cólicas abdominais e diarreia. Sem intervenção imediata, pode ocorrer vasodilatação sistêmica com queda da pressão arterial (choque anafilático) e o paciente pode evoluir para colapso circulatório e morte em poucos minutos.

As reações locais geralmente ocorrem quando o antígeno está confinado a um local específico, como a pele (após o contato), o sistema digestório (após a ingestão) ou o pulmão (após a inalação). *Dermatite atópica* (*eczema*), *alergias alimentares*, *rinite alérgica* (*febre do feno*) e certas formas de *asma* são exemplos de reações alérgicas localizadas. No entanto, a ingestão ou a inalação de alergênios também pode desencadear reações sistêmicas se o alergênio for absorvido pela circulação, como acontece nos casos de alergia ao amendoim. Às vezes, os bebês desenvolvem dermatite atópica, que é seguida mais tardiamente durante a vida por rinite alérgica e asma. Esses três distúrbios estão agrupados na *tríade atópica* e seu desenvolvimento sequencial foi denominado *marcha atópica*.

A terapia para alergias depende de corticosteroides (para reduzir a inflamação) e de agentes para neutralizar os efeitos dos mediadores (como anti-histamínicos, antagonistas dos leucotrienos, broncodilatadores para asma e epinefrina para corrigir a queda da pressão arterial na anafilaxia). Os anticorpos que bloqueiam as citocinas Th2 ou seus receptores ou que neutralizam a IgE são agora usados para o tratamento da asma, da dermatite atópica e da alergia ao amendoim.

Doenças mediadas por anticorpos (hipersensibilidade tipo II)

Os distúrbios de hipersensibilidade mediados por anticorpos (tipo II) são causados por anticorpos dirigidos contra antígenos-alvo na superfície das células ou em outros componentes teciduais. Os antígenos podem ser moléculas normais intrínsecas às membranas celulares ou presentes na matriz extracelular, ou podem ser antígenos exógenos adsorvidos (p. ex., um metabólito derivado de fármacos). Estas reações são a causa de diversas doenças importantes (Tabela 5.4).

Mecanismos das doenças mediadas por anticorpos

Na hipersensibilidade tipo II, os anticorpos causam doença ao direcionarem células para fagocitose, ao ativar o sistema complemento ou ao interferir nas funções celulares normais (Figura 5.12). Os anticorpos responsáveis são tipicamente a IgG e a IgM de alta afinidade, que são capazes de ativar o complemento e, no caso da IgG, ligar-se aos receptores Fc dos fagócitos.

Tabela 5.4 Exemplos de doenças mediadas por anticorpos (hipersensibilidade tipo II).

Doença	Antígeno-alvo	Mecanismos da doença	Manifestações clinicopatológicas
Anemia hemolítica autoimune	Proteínas da membrana dos eritrócitos	Opsonização e fagocitose de eritrócitos	Hemólise, anemia
Púrpura trombocitopênica autoimune	Proteínas da membrana plaquetária (GpIIb: integrina IIIa)	Opsonização e fagocitose de plaquetas	Sangramento
Pênfigo vulgar	Proteínas nas junções intercelulares das células epidérmicas (desmogleínas)	Ativação de proteases mediada por anticorpos, ruptura de adesões intercelulares	Vesículas cutâneas (bolhas)
Vasculite causada por ANCA	Proteínas granulares de neutrófilos, presumivelmente liberadas de neutrófilos ativados	Degranulação de neutrófilos e inflamação	Vasculite
Síndrome de Goodpasture	Proteína das membranas basais dos glomérulos renais e alvéolos pulmonares	Inflamação mediada por complemento e receptor Fc	Nefrite, hemorragia pulmonar
Febre reumática aguda	Antígeno da parede celular estreptocócica; anticorpos apresentam reação cruzada com antígeno miocárdico	Inflamação, ativação de macrófagos	Miocardite, artrite
Miastenia *gravis*	Receptor de acetilcolina	Anticorpos que inibem a ligação da acetilcolina; lesão mediada por complemento	Fraqueza muscular, paralisia
Doença de Graves (hipertireoidismo)	Receptor de TSH	Estimulação de receptores de TSH mediada por anticorpos	Hipertireoidismo
Anemia perniciosa	Fator intrínseco das células parietais gástricas	Neutralização do fator intrínseco, diminuição da absorção de vitamina B_{12}	Eritropoese anormal, anemia

ANCA, anticorpos anticitoplasma de neutrófilos; *TSH*, hormônio tireoestimulante.

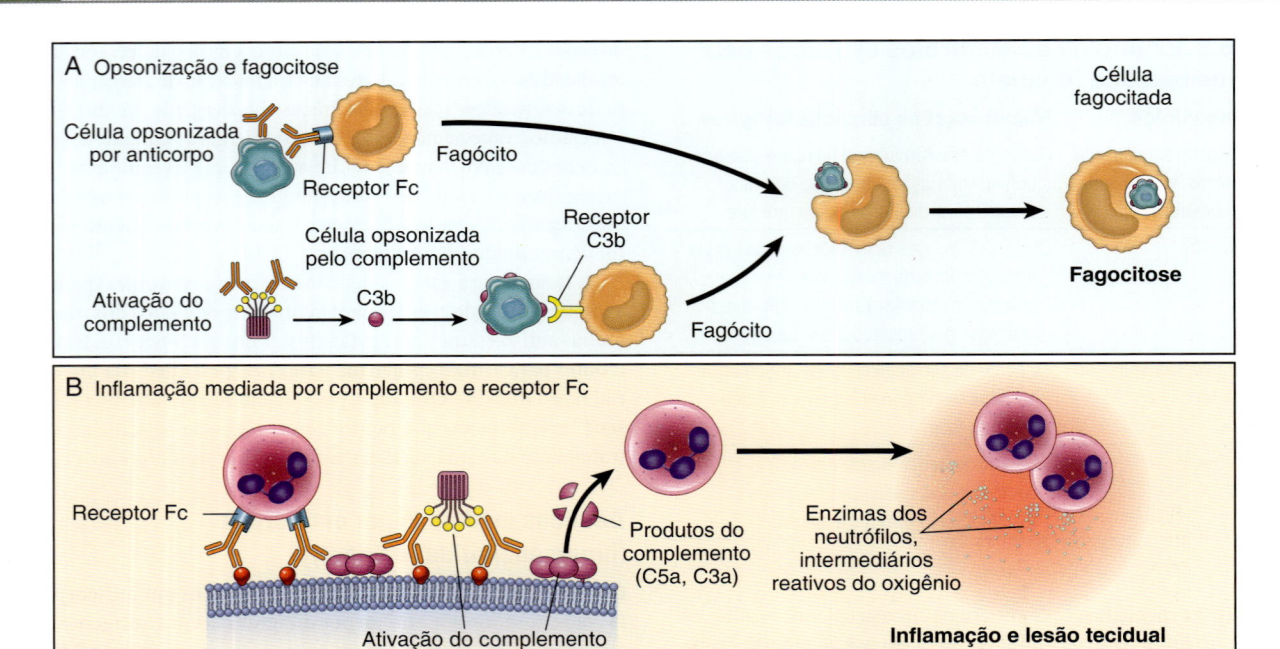

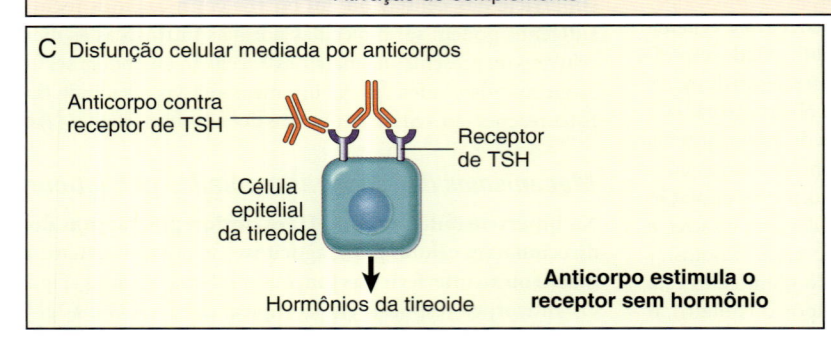

Figura 5.12 Mecanismos da lesão mediada por anticorpos. **A.** Opsonização de células por anticorpos e componentes do complemento e ingestão por fagócitos. **B.** Inflamação induzida pela ligação de anticorpos aos receptores Fc dos leucócitos e por produtos de degradação do complemento. **C.** Os anticorpos antirreceptores perturbam a função normal dos receptores. No exemplo mostrado, os anticorpos contra o receptor de hormônio tireoestimulante (TSH) ativam as células da tireoide na doença de Graves.

- *Opsonização e fagocitose.* Quando células circulantes, tais como eritrócitos ou plaquetas, são revestidas (opsonizadas) com autoanticorpos, com ou sem proteínas do complemento, as células tornam-se alvos para a fagocitose por neutrófilos e macrófagos (ver Figura 5.12 A). Esses fagócitos expressam receptores para a porção Fc dos anticorpos IgG e para os produtos de degradação da proteína C3 do complemento, e usam esses receptores para se ligar às partículas opsonizadas e ingeri-las. As células sanguíneas opsonizadas são geralmente eliminadas pelos macrófagos no baço, razão pela qual a esplenectomia traz benefícios clínicos em algumas doenças mediadas por anticorpos.

  A destruição celular mediada por anticorpos ocorre nas seguintes situações clínicas: (1) reações transfusionais, nas quais células de um doador incompatível reagem com anticorpos pré-formados no hospedeiro (Capítulo 10); (2) doença hemolítica do feto e do recém-nascido (eritroblastose fetal), na qual os anticorpos IgG antieritrócitos da mãe atravessam a placenta e causam a destruição dos eritrócitos fetais (Capítulo 4); (3) anemia hemolítica autoimune, neutropenia e trombocitopenia, nas quais os indivíduos produzem anticorpos contra suas próprias células sanguíneas (Capítulo 10); e (4) certas reações medicamentosas, nas quais um fármaco se liga às proteínas da membrana plasmática dos eritrócitos e são produzidos anticorpos contra o complexo fármaco-proteína.

- *Inflamação.* Os anticorpos ligados aos antígenos teciduais ativam o sistema complemento pela via clássica (ver Figura 5.12 B). Os produtos da ativação do complemento desempenham diversas funções (Capítulo 2), uma das quais é recrutar neutrófilos e monócitos, desencadeando então inflamação nos tecidos. Os leucócitos também podem ser ativados pela ativação de receptores Fc, que reconhecem os anticorpos ligados. A inflamação mediada por anticorpos é responsável por lesões teciduais em algumas formas de glomerulonefrite, rejeição vascular em enxertos de órgãos e outros distúrbios.

- *Disfunção celular mediada por anticorpos.* Em alguns casos, os anticorpos dirigidos contra uma proteína essencial prejudicam ou desregulam funções importantes sem causar diretamente lesão ou inflamação celulares. Na anemia perniciosa, os anticorpos contra o fator intrínseco, que é necessário para a absorção da vitamina B_{12} no estômago, causam a deficiência dessa vitamina e uma hematopoiese anormal; os danos mediados por anticorpos às células epiteliais gástricas também podem contribuir. Anteriormente, pensava-se que na miastenia *gravis* os anticorpos específicos para o receptor de acetilcolina presentes nas junções neuromusculares das placas motoras terminais dos músculos esqueléticos inibissem a transmissão neuromuscular e causassem fraqueza muscular, mas não uma lesão. No entanto, estudos clínicos recentes demonstraram benefícios com as terapias de inibição do complemento, sugerindo então que os danos às placas motoras terminais mediados por anticorpos e complemento podem estar envolvidos na patogênese da doença. Os anticorpos também podem estimular respostas celulares excessivas; por exemplo, na doença de Graves, os anticorpos contra o receptor de hormônio tireoestimulante estimulam as células epiteliais da tireoide a secretarem hormônios, o que resulta em hipertireoidismo (ver Figura 5.12 C).

Doenças mediadas por imunocomplexos (hipersensibilidade tipo III)

Os complexos antígeno-anticorpo (imunocomplexos) que são formados na circulação podem se depositar nos vasos sanguíneos, levando então à ativação do complemento e à inflamação aguda. Em alguns casos, os complexos podem ser formados em locais onde o antígeno foi "plantado" anteriormente (*imunocomplexos* in situ). Os antígenos que formam imunocomplexos podem ser exógenos, como uma proteína estranha que é injetada ou produzida por um microrganismo infeccioso, ou endógenos, se o indivíduo produzir anticorpos contra antígenos próprios (autoimunidade) (Tabela 5.5). As doenças mediadas por imunocomplexos tendem a ser sistêmicas porque os complexos podem se depositar nos vasos sanguíneos em qualquer parte do corpo, mas geralmente envolvem preferencialmente os rins (glomerulonefrite), as articulações (artrite) e pequenos vasos sanguíneos (vasculite), todos locais comuns de deposição de imunocomplexos.

Patogênese. A patogênese das doenças mediadas por imunocomplexos pode ser dividida em três fases (Figura 5.13).

Formação de imunocomplexos. Os antígenos proteicos desencadeiam respostas imunes que resultam na formação de anticorpos, o que normalmente ocorre cerca de 1 semana após a introdução do antígeno. Esses anticorpos são secretados no sangue, onde reagem com o antígeno ainda presente na circulação e formam imunocomplexos.

Deposição de imunocomplexos. Na fase seguinte, os complexos antígeno-anticorpo circulantes são depositados em vários tecidos. Os fatores que determinam se a formação de imunocomplexos levará à deposição nos tecidos e à doença não estão totalmente compreendidos, mas as principais influências parecem ser as características dos complexos e os aspectos da vasculatura. Em geral, os imunocomplexos mais patogênicos são aqueles produzidos em quantidades e tamanhos que não são eficientemente eliminados pelos fagócitos no baço e no fígado. Os órgãos onde o sangue é filtrado em alta pressão para formar outros líquidos, tais como a urina e o líquido sinovial, são locais onde os imunocomplexos se concentram e se depositam; portanto, a doença do imunocomplexo frequentemente afeta glomérulos e articulações. O endotélio nesses tecidos também é frequentemente fenestrado, promovendo então a passagem de imunocomplexos entre as células endoteliais.

Inflamação e lesão tecidual. Uma vez depositados nos tecidos, os imunocomplexos iniciam uma reação inflamatória aguda por meio da ativação do complemento e do envolvimento dos receptores Fc dos leucócitos. Tipicamente, os anticorpos são a IgG ou a IgM, ambas ativando o complemento pela via clássica. Pode ser detectada no local

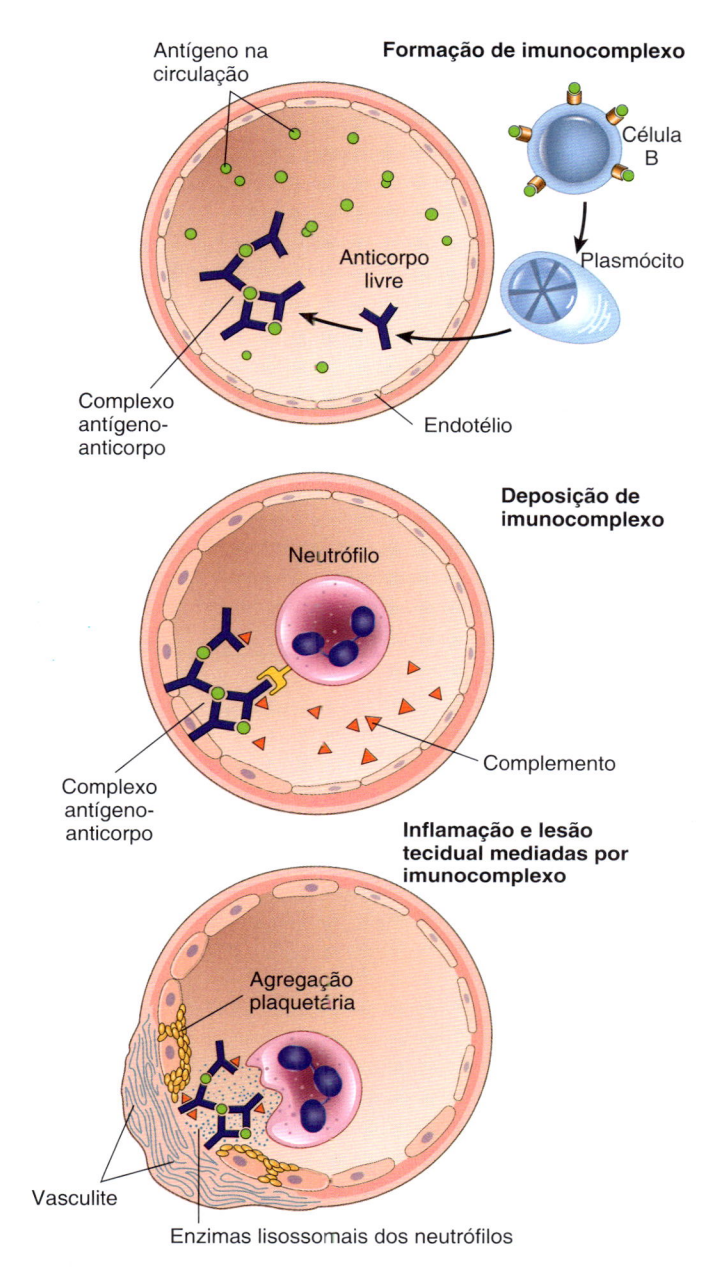

Figura 5.13 Doença causada por imunocomplexos. Fases sequenciais na indução de doenças sistêmicas mediadas por imunocomplexos (hipersensibilidade tipo III).

Tabela 5.5 Exemplos de doenças mediadas por imunocomplexos (hipersensibilidade tipo III).

Doença	Antígeno envolvido	Manifestações clinicopatológicas
Lúpus eritematoso sistêmico	Antígenos nucleares (circulantes ou "plantados" nos rins)	Nefrite, lesões cutâneas, artrite, outras
Glomerulonefrite pós-estreptocócica	Antígeno(s) da parede celular estreptocócica; podem ser "plantados" na membrana basal glomerular	Nefrite
Poliarterite nodosa	Antígenos do vírus da hepatite B em alguns casos	Vasculite sistêmica
Artrite reativa	Antígenos bacterianos (p. ex., *Yersinia*)	Artrite aguda
Doença do soro	Várias proteínas (p. ex., proteínas séricas estranhas, tais como a globulina antitimócito de cavalo)	Artrite, vasculite, nefrite
Reação de Arthus (experimental)	Várias proteínas estranhas	Vasculite cutânea

da lesão a deposição de proteínas do complemento. O consumo de complemento durante a fase ativa da doença diminui os níveis séricos de C3, o que pode ser utilizado como um marcador da atividade da doença, por exemplo, no lúpus eritematoso sistêmico (LES). Durante esta fase (aproximadamente 10 dias após a administração do antígeno), aparecem manifestações clínicas como febre, urticária, dores articulares (artralgia), linfonodomegalia e proteinúria. Onde quer que os complexos se depositem, o dano tecidual é semelhante. A lesão inflamatória resultante é denominada *vasculite* se ocorrer nos vasos sanguíneos, *glomerulonefrite* se ocorrer nos glomérulos renais, *artrite* se ocorrer nas articulações, e assim por diante.

> **Morfologia**
>
> A principal manifestação morfológica da deposição de imunocomplexos nos vasos sanguíneos é **a vasculite aguda**, que está associada à necrose fibrinoide da parede do vaso e a uma variável infiltração neutrofílica (Capítulo 2). Quando depositados nos glomérulos renais, os complexos causam **glomerulonefrite** e podem ser vistos na microscopia de imunofluorescência como depósitos granulares de imunoglobulina e complemento e na microscopia eletrônica como depósitos densos em elétrons ao longo da membrana basal glomerular (Capítulo 12).

Doença sistêmica por imunocomplexos

Muito do que se sabe sobre a doença sistêmica por imunocomplexos é derivado dos estudos sobre a *doença do soro aguda*, que já foi uma complicação da administração de grandes quantidades de proteínas estranhas (p. ex., no soro de cavalos imunizados usado para proteção contra a difteria). Atualmente, a doença é pouco frequente e geralmente é observada nos indivíduos que recebem anticorpos de outros indivíduos ou espécies; por exemplo, globulina antitimocítica de cavalo ou coelho administrada para depletar células T em receptores de enxertos de órgãos.

A doença do soro aguda induzida pela administração de uma única dose grande de antígeno é caracterizada por febre, erupção cutânea e artrite; as lesões tendem a desaparecer à medida que os complexos são eliminados pelos fagócitos. Uma outra forma, a *doença do soro crônica*, resulta da exposição repetida ou prolongada a um antígeno. Isso ocorre em diversas doenças, como o LES, que está associado a respostas persistentes de anticorpos a autoantígenos. Em muitas doenças, as alterações morfológicas e outros achados sugerem deposição de imunocomplexos, mas os antígenos desencadeantes são desconhecidos. Estão incluídas nesta categoria diversas vasculites, como a poliarterite nodosa.

Doença por imunocomplexos locais (reação de Arthus)

Um modelo de doença por imunocomplexos locais é a *reação de Arthus*, na qual uma área de necrose tecidual aparece como resultado de vasculite aguda por imunocomplexos. A reação é produzida experimentalmente pela injeção de um antígeno na pele de um animal previamente imunizado. Os imunocomplexos se formam à medida que o antígeno se difunde para dentro da parede vascular no local da injeção e se liga ao anticorpo pré-formado, desencadeando então a mesma reação inflamatória e aparência histológica que aquelas na doença sistêmica por imunocomplexos. Dentro de algumas horas, o local da injeção desenvolve edema e hemorragia, ocasionalmente seguidos de ulceração.

Doenças mediadas por célula T (hipersensibilidade tipo IV)

Sabe-se que diversos distúrbios autoimunes, bem como reações patológicas a substâncias químicas ambientais e microrganismos persistentes, são causados por células T (Tabela 5.6). Dois tipos de reações de células T são capazes de causar lesão e doença teciduais (Figura 5.14). A mais frequente é a inflamação mediada por citocinas, na qual as citocinas são produzidas principalmente pelas células T CD4+. A citotoxicidade celular direta mediada por células T CD8+ também pode contribuir para a lesão tecidual. Este grupo de doenças é de grande interesse clínico porque as reações das células T são cada vez mais reconhecidas como a base das doenças inflamatórias crônicas, e muitas das novas terapias racionalmente projetadas para estas doenças foram desenvolvidas com foco nas células T.

Tabela 5.6 Exemplos de doenças mediadas por células T (hipersensibilidade tipo IV).

Doença	Especificidade das células T patogênicas	Principais mecanismos da lesão tecidual	Manifestações clinicopatológicas
Artrite reumatoide	Colágeno? Autoproteínas citrulinadas?	Inflamação mediada por citocinas Th17 (e Th1?); papel dos anticorpos e imunocomplexos?	Artrite crônica com inflamação, destruição da cartilagem articular
Esclerose múltipla	Antígenos proteicos na mielina (p. ex., proteína básica da mielina)	Inflamação mediada por citocinas Th1 e Th17; destruição da mielina por macrófagos ativados	Desmielinização no SNC com inflamação perivascular; paralisia
Diabetes tipo 1	Antígenos das células β das ilhotas pancreáticas (insulina, descarboxilase do ácido glutâmico, outros)	Inflamação mediada por células T, destruição de células das ilhotas por CTLs	Insulite (inflamação crônica nas ilhotas), destruição de células β; diabetes
Enteropatia intestinal	Bactérias entéricas; autoantígenos?	Inflamação mediada por citocinas Th1 e Th17	Inflamação crônica e obstrução intestinais
Psoríase	Desconhecido	Inflamação mediada principalmente por citocinas Th17	Placas na pele
Sensibilidade de contato	Várias substâncias químicas ambientais (p. ex., urushiol de hera venenosa ou carvalho venenoso, fármacos)	Inflamação mediada por citocinas Th1 (e Th17?)	Necrose epidérmica ou inflamação dérmica causando erupção cutânea e bolhas

São listados exemplos de doenças mediadas por células T humanas. Em muitos casos, a especificidade das células T e os mecanismos da lesão tecidual são inferidos com base na semelhança com modelos animais experimentais das doenças. *CTLs*, linfócitos T citotóxicos.

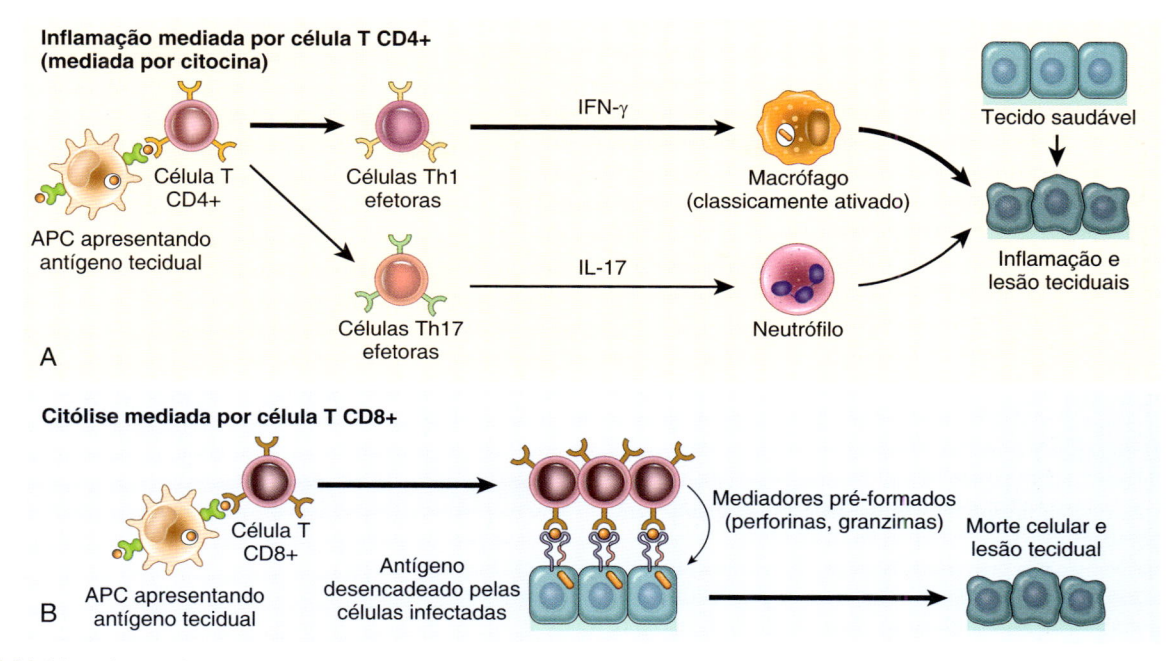

Figura 5.14 Mecanismos das reações de hipersensibilidade mediadas por células T (tipo IV). **A.** As células Th1 CD4+ (e às vezes células T CD8+, não mostradas) respondem aos antígenos teciduais secretando citocinas que estimulam a inflamação e ativam os fagócitos, causando então lesão tecidual. As células Th17 CD4+ contribuem para a inflamação ao recrutar neutrófilos (e, em menor grau, monócitos). **B.** Em algumas doenças, os linfócitos T citotóxicos CD8+ (CTLs) destroem diretamente as células dos tecidos que expressam antígenos intracelulares (mostrados como *barras laranja* dentro das células). *APC*, célula apresentadora de antígeno; *IFN*, interferon; *IL*, interleucina.

Inflamação mediada por células T CD4+

Nas reações de hipersensibilidade mediadas por células T CD4+, as citocinas produzidas pelas células T induzem uma inflamação que pode ser crônica e destrutiva. O protótipo da inflamação mediada por células T é a *hipersensibilidade do tipo tardio* (*DTH*, do inglês *delayed-type hypersensitivity*), uma reação tecidual a antígenos administrados em indivíduos que já estão sensibilizados. Neste cenário, um antígeno administrado na pele resulta em uma reação cutânea detectável dentro de 24 a 48 horas (daí o termo *tardio* em contraste com hipersensibilidade *imediata*).

Conforme descrito anteriormente, as células T *naïve* são ativadas em órgãos linfoides secundários pelo reconhecimento dos antígenos peptídicos exibidos pelas células dendríticas e as células T se diferenciam em células efetoras. A hipersensibilidade clássica mediada por células T é uma reação de células Th1 efetoras, mas as células Th17 também podem contribuir, especialmente quando os neutrófilos são proeminentes no infiltrado inflamatório. As células Th1 secretam citocinas, principalmente IFN-γ, que são responsáveis por muitas das manifestações de hipersensibilidade do tipo tardio. Os macrófagos ativados por IFN-γ (macrófagos classicamente ativados ou M1) produzem substâncias que destroem microrganismos e danificam tecidos e mediadores que promovem a inflamação (Capítulo 2). As células Th17 ativadas secretam citocinas que recrutam neutrófilos e monócitos.

Exemplos clínicos de reações inflamatórias mediadas por células T CD4+

O exemplo clássico de DTH é a *reação tuberculínica* (conhecida na medicina clínica como *teste cutâneo de PPD*), que é produzida pela injeção intracutânea do derivado proteico purificado (PPD, do inglês *purified protein derivative*), também chamado de *tuberculina*, contendo antígenos proteicos do bacilo *Mycobacterium tuberculosis*. Em um indivíduo previamente exposto, a vermelhidão e o endurecimento do local aparecem em 8 a 12 horas, atingem um pico em 24 a 72 horas e depois regridem lentamente. Morfologicamente, a hipersensibilidade do tipo tardio é caracterizada pela concentração de células mononucleares, principalmente células T CD4+ e macrófagos, ao redor das vênulas, produzindo manguitos ("*cuffing*") perivasculares (Figura 5.15). Reações prolongadas de DTH contra microrganismos persistentes ou outros estímulos podem resultar em um padrão especial de reação

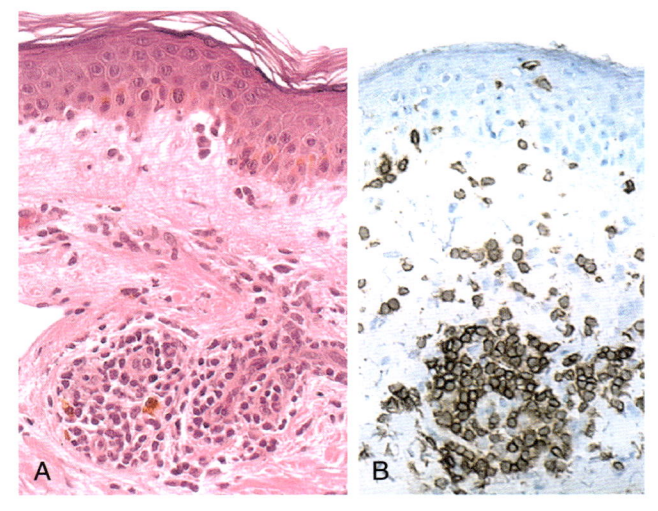

Figura 5.15 Reação de hipersensibilidade tardia na pele. **A.** Acúmulo perivascular ("*cuffing*") de células inflamatórias mononucleares (linfócitos e macrófagos) com edema dérmico associado e deposição de fibrina. **B.** A coloração com imunoperoxidase revela que o infiltrado perivascular consiste principalmente em células T CD4+. (Cortesia do Dr. Louis Picker, Department of Pathology, Oregon Health Sciences University, Portland, Oregon.)

chamado *inflamação granulomatosa*, descrito no Capítulo 2. A liberação de IFN-γ por células sanguíneas estimuladas com antígenos micobacterianos *in vitro* é outro teste amplamente utilizado para tuberculose.

A *dermatite de contato* é um exemplo comum de lesão tecidual resultante das reações de DTH. Pode ser causada pelo contato com urushiol, o componente antigênico da hera venenosa e do carvalho venenoso, e se apresenta como dermatite vesicular. Acredita-se que nestas reações a substância química ambiental se ligue às proteínas próprias e as modifique estruturalmente, e os peptídeos derivados destas proteínas modificadas são reconhecidos pelas células T que desencadeiam a reação. O mesmo mecanismo é responsável por muitas *reações medicamentosas*, que estão entre as reações de hipersensibilidade mais comuns em humanos. O fármaco responsável (muitas vezes uma substância química reativa) altera as proteínas próprias, incluindo as moléculas do MHC, e esses neoantígenos são reconhecidos como estranhos pelas células T, levando então à produção de citocinas e à inflamação. As reações medicamentosas geralmente se manifestam como erupções cutâneas.

A inflamação mediada por células T CD4+ é a base da lesão tecidual em muitas doenças autoimunes sistêmicas e específicas para órgão, tais como a artrite reumatoide e a esclerose múltipla, bem como as doenças provavelmente causadas por reações descontroladas a bactérias comensais, como a enteropatia intestinal (ver Tabela 5.6).

Citotoxicidade mediada por células T CD8+

Neste tipo de reação mediada por células T, os CTLs CD8+ matam as células-alvo que expressam o antígeno. A destruição tecidual por CTLs pode ser um componente de algumas doenças mediadas por células T, como o diabetes tipo 1. Os CTLs dirigidos contra antígenos de histocompatibilidade da superfície celular desempenham um papel importante na rejeição de transplantes de órgãos, que será discutida posteriormente. Eles também desempenham um papel nas reações contra vírus. Em uma célula infectada por vírus, os peptídeos virais são exibidos pelas moléculas do MHC de classe I e o complexo é reconhecido pelo TCR dos linfócitos T CD8+. A morte de células infectadas leva à eliminação da infecção; mas, em alguns casos, causa danos celulares (p. ex., na hepatite viral). As células T CD8+ também produzem citocinas, principalmente IFN-γ, e estão envolvidas em reações inflamatórias semelhantes à DTH, especialmente após infecções virais e exposição a alguns agentes de contato sensibilizantes.

Agora que descrevemos como o sistema imune pode causar danos teciduais, abordaremos as doenças autoimunes, que são o resultado da falta de tolerância aos autoantígenos e nas quais a doença é causada por reações de hipersensibilidade.

DOENÇAS AUTOIMUNES

Autoimunidade refere-se a reações imunológicas contra antígenos próprios ("auto"). As doenças autoimunes são relativamente comuns, e se estima que afetem 5 a 8% da população dos EUA. As doenças autoimunes podem ser *específicas para um órgão*, nas quais as respostas imunes são dirigidas contra determinado órgão ou tipo celular e resultam em dano tecidual localizado, ou *sistêmicas*, caracterizadas por lesões em muitos órgãos (Tabela 5.7). Nas doenças sistêmicas causadas por imunocomplexos e autoanticorpos, as lesões afetam principalmente os tecidos conjuntivos e os vasos sanguíneos dos órgãos envolvidos. Portanto, estas doenças são frequentemente referidas como *doenças vasculares do colágeno* ou *doenças do tecido conjuntivo*, embora as reações imunológicas não sejam especificamente dirigidas contra constituintes do tecido conjuntivo ou dos vasos sanguíneos.

Tabela 5.7 Doenças autoimunes.

Específicas para um órgão	Sistêmicas
Doenças mediadas por anticorpos	
Anemia hemolítica autoimune	Lúpus eritematoso sistêmico
Trombocitopenia autoimune	Vasculite associada a ANCA
Gastrite atrófica autoimune da anemia perniciosa	
Miastenia *gravis*	
Doença de Graves	
Síndrome de Goodpasture	
Doenças mediadas por células T[a]	
Diabetes melito tipo 1	Artrite reumatoide
Esclerose múltipla	Esclerose sistêmica (esclerodermia)[b]
	Síndrome de Sjögren[b]
Doenças postuladas como autoimunes	
Enteropatias intestinais (doença de Crohn, colite ulcerativa)[c]	Poliarterite nodosa[b]
Colangite biliar primária[b]	
Hepatite autoimune (crônica ativa)	

[a]Foi demonstrado nestas doenças um papel das células T, mas os anticorpos também podem estar envolvidos na lesão tecidual. [b]Suspeita-se de uma base autoimune destas doenças, mas isto não está comprovado. [c]Essas doenças podem resultar de respostas imunes excessivas a microrganismos entéricos comensais, autoimunidade, ou uma combinação de ambas. ANCA, anticorpo anticitoplasma de neutrófilos.

Normalmente, os indivíduos não respondem (são tolerantes) aos seus próprios (auto) antígenos e a autoimunidade resulta de uma falha na autotolerância. Portanto, a compreensão da patogênese da autoimunidade requer familiaridade com os mecanismos da tolerância imunológica normal.

Tolerância imunológica

Durante a geração de um repertório altamente diverso de linfócitos, é inevitável que alguns dos receptores de antígenos expressos sejam específicos para autoantígenos, embora os indivíduos saudáveis não reajam contra seus próprios antígenos. Esta característica do sistema imune é conhecida como *tolerância*. Embora muitos mecanismos de autotolerância tenham sido descritos, principalmente baseando-se em modelos experimentais, os seguintes são conhecidos como os mais importantes em humanos (Figura 5.16).

- *Eliminação de linfócitos autorreativos durante o seu desenvolvimento no timo e na medula óssea.* A geração de linfócitos maduros a partir de seus precursores ocorre no timo para as células T e na medula óssea para as células B. Quando as células que não completaram sua maturação encontram autoantígenos, as células imaturas morrem, um processo denominado *deleção* ou *seleção negativa*. A expressão de muitos autoantígenos no timo é controlada por uma proteína chamada regulador autoimune (AIRE, do inglês *autoimmune regulator*). Mutações no gene *AIRE* causam uma doença autoimune chamada síndrome poliglandular autoimune, que afeta tecidos endócrinos e outros tecidos porque, na ausência de AIRE, muitos autoantígenos não são expressos no timo e as células T imaturas autorreativas não podem ser deletadas. Na linhagem de linfócitos B, as células imaturas que reconhecem autoantígenos na medula óssea podem produzir um novo receptor de antígeno, um processo denominado edição de receptor. Se a edição falhar, as células B autorreativas sofrem deleção. Devido à seleção negativa, o repertório maduro de linfócitos T e B é

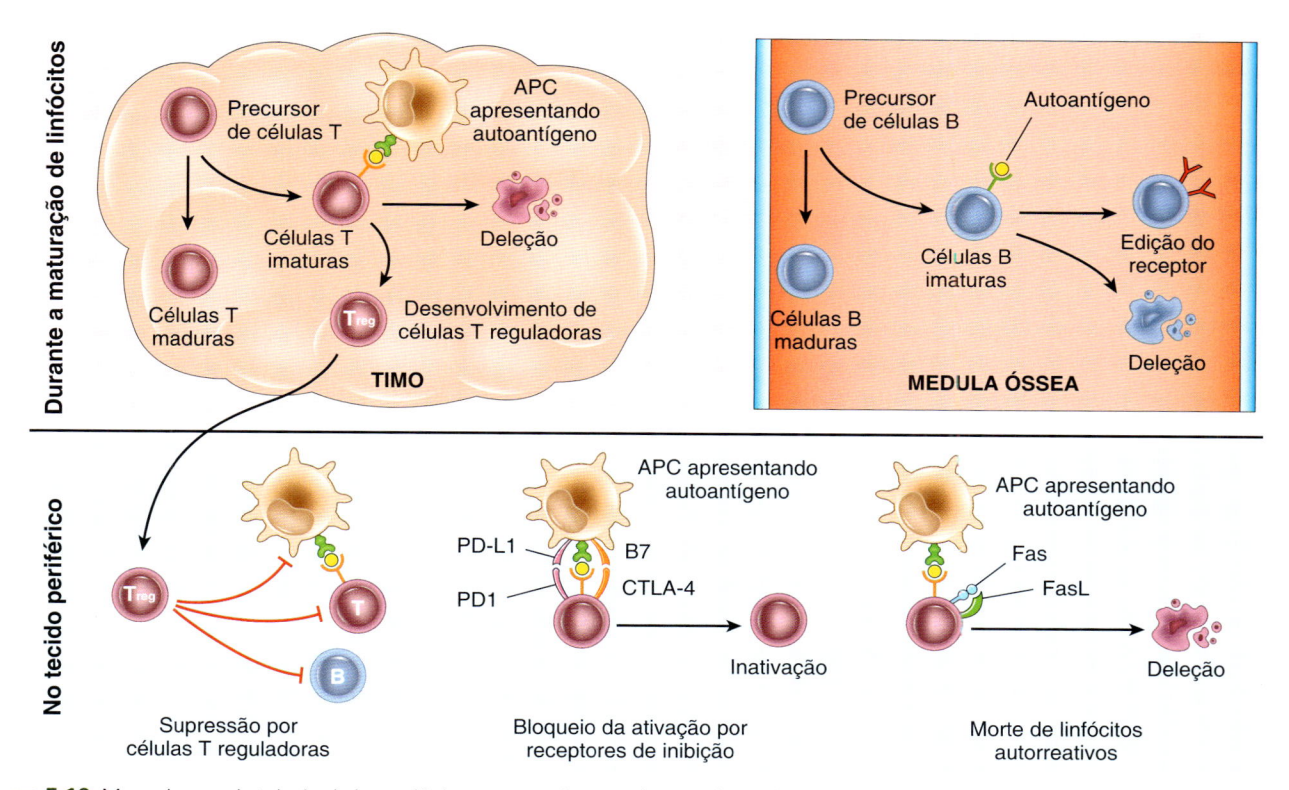

Figura 5.16 Mecanismos da tolerância imunológica a autoantígenos. A autotolerância nas células T e B pode ser induzida nos órgãos linfoides geradores (timo e medula óssea) e nos tecidos periféricos. *APC*, célula apresentadora de antígeno; *CTLA-4*, antígeno 4 associado a linfócitos T citotóxicos; *PD1*, proteína 1 de morte celular programada; *PD-L1*, ligante de morte celular programada 1.

expurgado de muitas células autorreativas. O processo, entretanto, é imperfeito, em parte porque nem todos os autoantígenos podem ser expressos no timo e na medula óssea. Outros mecanismos "à prova de falhas", que são descritos adiante, evitam a ativação dos linfócitos autorreativos que amadurecem e povoam os tecidos periféricos

- *Supressão por células T reguladoras (Treg)*. As Treg formam uma população de células T CD4+ geradas pelo reconhecimento de antígenos próprios ou estranhos, e funcionam para bloquear a ativação de linfócitos. O desenvolvimento e a função das Treg requerem o fator de transcrição FoxP3; mutações no gene *FOXP3* são a causa de uma doença autoimune sistêmica grave chamada *IPEX* (desregulação imune, poliendocrinopatia e enteropatia ligada ao cromossomo X [do inglês *immune dysregulation, polyendocrinopathy, enteropathy, X-linked*]). As Treg expressam CTLA-4, que bloqueia e remove os coestimuladores B7 das APCs, evitando então a ativação de células T. As Treg expressam altos níveis do receptor para IL-2 (uma citocina essencial que induz crescimento de células T), e por isso competem (e vencem) com as células T que respondem a esse fator de crescimento. Algumas Treg secretam citocinas imunossupressoras, tais como a IL-10 e o TGF-β. Mutações nos genes que codificam CTLA-4, a cadeia α do receptor de IL-2, IL-10 ou o receptor de IL-10 prejudicam a função das Treg e causam autoimunidade
- *Bloqueio da ativação de linfócitos por receptores de inibição*. As células T ativadas expressam os coinibidores CTLA-4 e PD1, os quais suprimem a ativação contínua das células T e, assim, impõem pontos de controle nas respostas imunes. Muitos pacientes oncológicos tratados com anticorpos que bloqueiam esses receptores com o objetivo de estimular a imunidade antitumoral desenvolvem doenças autoimunes. As células B expressam os receptores de inibição chamados FcγRII e CD22, que também bloqueiam a ativação dessas células. O papel destes receptores na autotolerância foi demonstrado em modelos experimentais e, em alguns casos, também em humanos
- *Morte de linfócitos autorreativos*. A ativação de linfócitos resulta na coexpressão do receptor de morte Fas e seu ligante; o envolvimento de Fas induz a morte apoptótica nas células. Mutações no gene *FAS* são a causa de uma doença autoimune chamada *síndrome linfoproliferativa autoimune (ALPS*, do inglês *autoimmune lymphoproliferative syndrome)*, que é caracterizada por linfoproliferação e produção de múltiplos autoanticorpos.

A importância destes mecanismos de autotolerância foi estabelecida por meio do estudo de doenças autoimunes raras causadas por mutações que afetam estas vias e, em alguns casos, pela identificação de doenças autoimunes que se desenvolvem como um efeito adverso do bloqueio terapêutico destas vias. No entanto, ainda não se sabe quais desses mecanismos falham nas doenças autoimunes comuns.

Mecanismos da autoimunidade: princípios gerais

Agora que resumimos os principais mecanismos de autotolerância, podemos questionar como esses mecanismos podem falhar e dar origem à autoimunidade patológica. Infelizmente, as causas subjacentes à maioria das doenças autoimunes humanas ainda não foram determinadas. A melhor hipótese é que **a quebra da autotolerância e o desenvolvimento da autoimunidade resultam dos efeitos combinados dos genes de suscetibilidade, que influenciam a tolerância dos linfócitos, bem como de fatores ambientais, tais como infecções ou lesões teciduais, que alteram a apresentação e as respostas aos autoantígenos** (Figura 5.17).

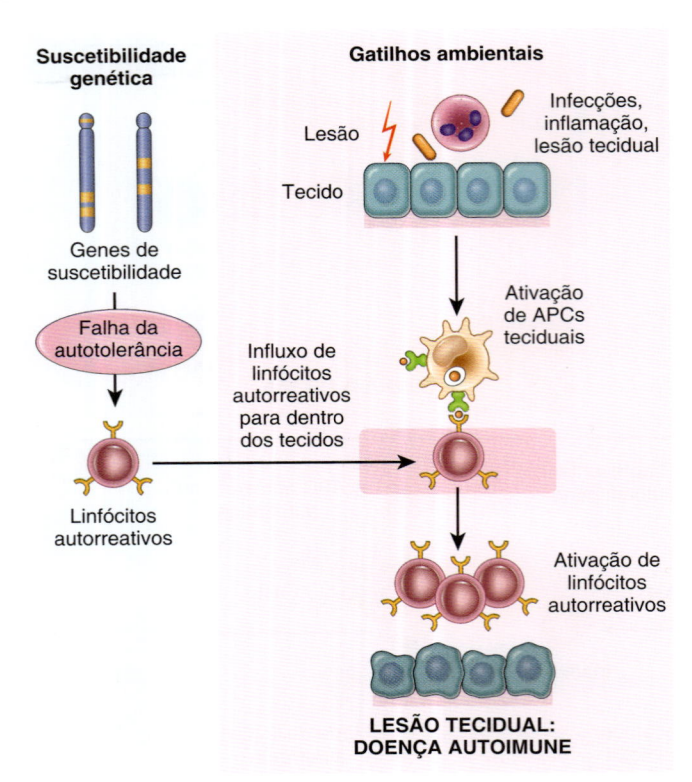

Figura 5.17 Patogênese da autoimunidade. A autoimunidade resulta de múltiplos fatores, tais como genes de suscetibilidade, que podem interferir na autotolerância, e gatilhos ambientais (como infecções, lesões teciduais e inflamação), que promovem entrada de linfócitos nos tecidos, ativação de linfócitos autorreativos e danos teciduais.

Fatores genéticos na autoimunidade

A maioria das doenças autoimunes são distúrbios multigênicos complexos. Há evidências abundantes de que os genes herdados desempenham um papel no desenvolvimento de doenças autoimunes.

- As doenças autoimunes tendem a se agrupar de forma familiar e há maior incidência da mesma doença em gêmeos monozigóticos do que em dizigóticos
- Diversas doenças autoimunes estão ligadas ao *locus* de HLA, especialmente os alelos de HLA-DR e HLA-DQ. A frequência de uma doença em indivíduos com uma característica específica em comparação com aqueles que não têm essa característica é chamada de *razão de chances* ou *risco relativo*. O risco relativo para indivíduos com alelos de HLA específicos desenvolverem autoimunidade varia de 3 ou 4 para artrite reumatoide (AR) nos indivíduos positivos para HLA-DR4 até 100 ou mais para espondilite anquilosante e HLA-B27. A associação da maioria das doenças autoimunes, como LES, diabetes tipo 1 e esclerose múltipla, com diferentes alelos de HLA é fraca (baixa razão de chances). A maioria dos indivíduos com um alelo de MHC relacionado à suscetibilidade nunca desenvolve a doença e, inversamente, os indivíduos sem o gene MHC relevante podem ser afetados. Assim, os alelos de MHC associados à doença podem aumentar a suscetibilidade ao desenvolvimento da doença, mas não são causais por si próprios
- Os estudos de associação genômica ampla (GWAS, do inglês *genome-wide association studies*) revelaram muitos outros polimorfismos genéticos que estão associados a diferentes doenças autoimunes. Algumas destas variantes genéticas são específicas da doença, mas muitas associações ocorrem com os genes envolvidos na ativação e na regulação imunes, e são observadas em múltiplas doenças, o que sugere que afetem os mecanismos gerais de autotolerância. Curiosamente, muitas destas variantes estão localizadas em regiões não codificantes de genes, o que aponta que influenciam a expressão genética. No entanto, estas associações são geralmente fracas e os mecanismos pelos quais a maioria destas variantes genéticas contribui para doenças autoimunes específicas não estão estabelecidos.

Papel das infecções, das lesões teciduais e de outros fatores ambientais

Uma variedade de microrganismos, incluindo bactérias, micoplasmas e vírus, foram relacionados como desencadeadores da autoimunidade. Os microrganismos podem induzir reações autoimunes por meio de vários mecanismos (Figura 5.18):

- As infecções microbianas, bem como a necrose e a inflamação teciduais associadas, podem estimular a expressão de moléculas coestimuladoras nas APCs e a produção de citocinas que ativam as células T, favorecendo, assim, uma quebra da tolerância das células T e subsequente lesão tecidual mediada por células T
- Os vírus e outros microrganismos podem compartilhar epítopos de reação cruzada com autoantígenos e, como resultado, as respostas induzidas pelos microrganismos podem se estender aos tecidos próprios, um fenômeno denominado *mimetismo molecular*. O melhor exemplo de reação imunológica cruzada patogênica é a doença cardíaca reumática, na qual um anticorpo produzido contra estreptococos reage com antígenos cardíacos. Não se sabe se o mimetismo tem um papel nas doenças autoimunes mais comuns.

Há um grande interesse na ideia de que o desenvolvimento da autoimunidade é influenciado pelo *microbioma* (o conjunto diversificado de microrganismos comensais que vivem conosco em uma relação simbiótica) normal do intestino e da pele. É possível que diferentes microrganismos comensais afetem as proporções relativas de células T efetoras e reguladoras, e moldem a resposta do hospedeiro no sentido de promover ou evitar a ativação aberrante. No entanto, ainda não está claro quais microrganismos comensais contribuem para doenças específicas em humanos ou se o microbioma pode ser manipulado para evitar ou tratar estas doenças.

Somando-se à complexidade da ligação entre microrganismos e autoimunidade, estão observações recentes que sugerem que as infecções paradoxalmente protegem os indivíduos de algumas doenças autoimunes, notavelmente diabetes tipo 1, esclerose múltipla e doença de Crohn. Os possíveis mecanismos subjacentes a este efeito ainda não estão compreendidos.

Além das infecções, o desencadeamento de antígenos teciduais pode ser alterado por uma variedade de fatores ambientais. Conforme discutido posteriormente, *a radiação ultravioleta* (*UV*) causa a morte celular e pode levar à exposição a antígenos nucleares, que provocam respostas imunes patológicas no lúpus; este mecanismo é a explicação proposta para a associação de crises de LES com exposição à luz solar. O *tabagismo* é um fator de risco para artrite reumatoide, talvez porque leve à modificação química dos autoantígenos. Uma lesão tecidual local por qualquer motivo pode levar à liberação de autoantígenos normalmente sequestrados (como antígenos no olho e nos testículos) e a respostas autoimunes.

Finalmente, existe um forte *viés de gênero* na autoimunidade, pois muitas destas doenças são mais comuns nas mulheres do que nos homens (Figura 5.19). Os mecanismos subjacentes não estão bem compreendidos, mas podem envolver os efeitos dos hormônios nas células do sistema imune e outros fatores.

Uma resposta autoimune pode, por si só, promover novos ataques autoimunes. A lesão tecidual causada por uma resposta autoimune,

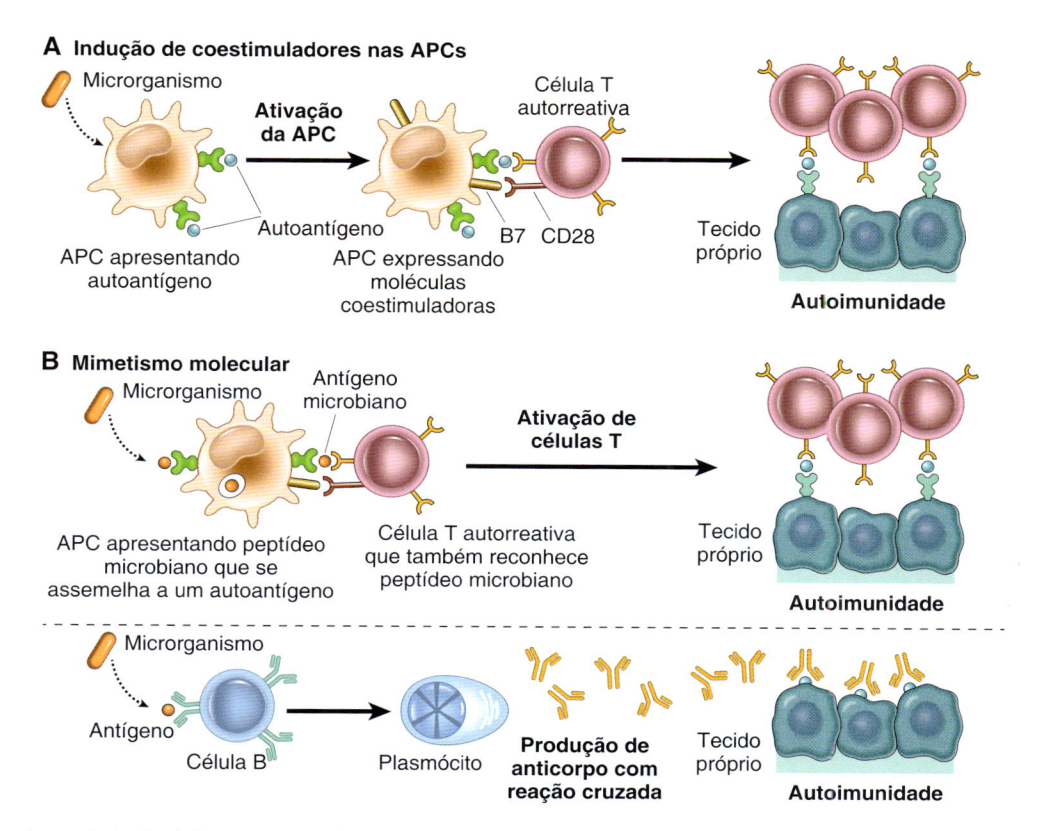

Figura 5.18 Papel postulado das infecções na autoimunidade. As infecções podem promover a ativação de linfócitos autorreativos, induzindo então a expressão de coestimuladores (**A**), ou os antígenos microbianos podem mimetizar autoantígenos e ativar linfócitos autorreativos como uma reação cruzada (**B**).

ou por qualquer outra causa, pode levar à exposição a epítopos de autoantígenos previamente ocultos que são apresentados às células T de uma forma imunogênica. A ativação dessas células T autorreativas é chamada de *espalhamento de epítopos* porque a resposta imune se espalha para epítopos que não haviam sido reconhecidos inicialmente. Este é um dos mecanismos que podem contribuir para a cronicidade das doenças autoimunes.

Tendo discutido os princípios gerais de tolerância e autoimunidade, passamos à discussão sobre algumas doenças autoimunes mais comuns. Embora cada doença seja discutida separadamente, há uma sobreposição considerável em suas características clínicas e morfológicas, assim como na patogênese subjacente. Aqui abordamos as doenças autoimunes sistêmicas; as doenças autoimunes que afetam sistemas orgânicos únicos são discutidas nos capítulos que tratam dos órgãos relevantes.

Lúpus eritematoso sistêmico

O lúpus eritematoso sistêmico (LES) é uma doença autoimune que envolve múltiplos órgãos e é caracterizada pela produção de autoanticorpos, principalmente anticorpos antinucleares (ANAs). No LES, a lesão é causada principalmente pela deposição de imunocomplexos e pela ligação de anticorpos a diversas células e tecidos. Lesões na pele, nas articulações, nos rins e nas membranas serosas são proeminentes, mas praticamente todos os órgãos do corpo podem ser afetados. A apresentação clínica da doença é extremamente variável e heterogênea. O LES é uma doença relativamente comum, pois apresenta uma prevalência que pode chegar a 400 casos por 100.000 pessoas em certas populações. Embora muitas vezes surja quando uma pessoa está na segunda ou na terceira década de vida, pode manifestar-se em qualquer idade, mesmo na primeira infância. Semelhante a muitas doenças autoimunes, o LES afeta predominantemente as mulheres, pois a proporção de mulheres em relação aos homens é de 9:1 na faixa etária reprodutiva de 17 a 55 anos. Em comparação, a proporção entre mulheres e homens é de apenas 2:1 para as doenças que se desenvolvem durante a infância ou após os 65 anos. A prevalência e a gravidade da doença são mais elevadas em afro-americanos e latino-americanos do que em euro-americanos nos EUA.

Espectro de autoanticorpos no LES

A marca registrada do LES é a produção de autoanticorpos. Alguns anticorpos reconhecem componentes nucleares e citoplasmáticos, enquanto outros são dirigidos contra antígenos de superfície celular de células sanguíneas. Além do seu valor no diagnóstico e no tratamento de pacientes com LES, esses autoanticorpos são de grande importância patogênica, como, por exemplo, na glomerulonefrite mediada por imunocomplexos típica desta doença. Autoanticorpos também são encontrados em outras doenças autoimunes, muitas das quais tendem a estar associadas a tipos específicos de autoanticorpos (Tabela 5.8).

Anticorpos antinucleares (ANAs). Os ANAs podem ser agrupados em quatro categorias: (1) anticorpos contra DNA; (2) anticorpos contra histonas; (3) anticorpos contra proteínas não histonas ligadas ao RNA; e (4) anticorpos contra antígenos nucleolares. Um método amplamente utilizado para detectar ANAs é a coloração imunofluorescente de uma linhagem celular com anticorpos do soro do paciente. Este método identifica a presença dos anticorpos que reagem com os antígenos nucleares previamente citados (chamados coletivamente

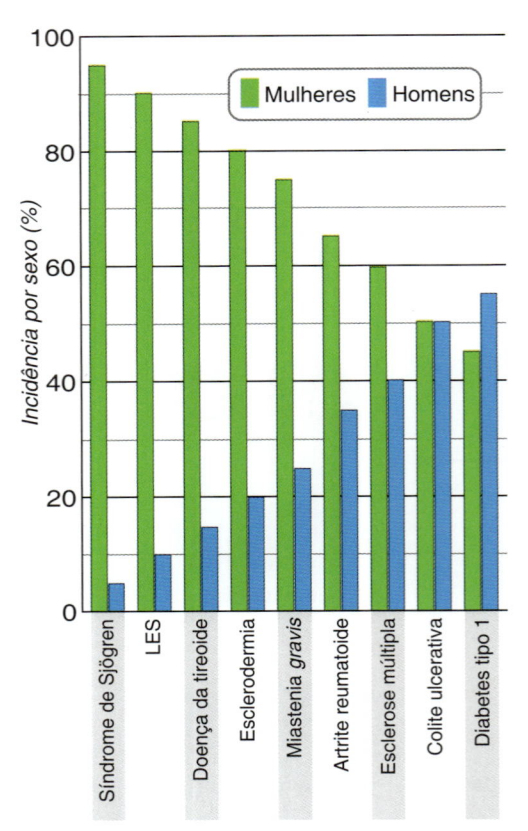

Figura 5.19 Distribuição das principais doenças autoimunes por sexo. As porcentagens são aproximações baseadas nos dados de incidência coletados até o ano 2000. *LES*, lúpus eritematoso sistêmico. (De Whitacre CC. Sex differences in autoimmune diseases. *Nat Immunol* 2001;2:777. Com permissão dos editores.)

ANAs genéricos). O padrão de coloração nuclear sugere a especificidade do anticorpo presente no soro do paciente. Contudo, os padrões de coloração muitas vezes não são fáceis de interpretar porque muitos autoanticorpos podem estar presentes e as combinações de padrões são frequentes. Estão em curso tentativas para substituir ensaios microscópicos por ensaios quantitativos para anticorpos contra antígenos nucleares específicos e outros antígenos. Na verdade, os anticorpos contra o DNA de fita dupla e o chamado "antígeno Smith (Sm)", uma proteína nuclear não histona, podem ser detectados por ensaios quantitativos e são praticamente diagnósticos de LES.

Outros autoanticorpos. Além dos ANAs, os pacientes com LES apresentam uma série de outros autoanticorpos. Alguns são direcionados contra células sanguíneas, como eritrócitos, plaquetas e linfócitos. Anticorpos antifosfolípide (AAF) estão presentes em 30 a 40% dos pacientes com LES. Na verdade, eles são específicos para epítopos das várias proteínas plasmáticas que são reveladas quando as proteínas estão complexadas com fosfolipídios. Os anticorpos contra o complexo fosfolipídio-β_2-glicoproteína também se ligam ao antígeno cardiolipina, que é usado nos testes sorológicos para sífilis; como resultado, os pacientes com LES podem apresentar um resultado falso-positivo no teste para sífilis. Como esses anticorpos se ligam aos fosfolipídios, eles prolongam o tempo de tromboplastina parcial, um teste de coagulação *in vitro* que requer fosfolipídios. Por esse motivo, esses anticorpos eram anteriormente chamados anticoagulantes lúpicos. Apesar do atraso de coagulação observado *in vitro*, os pacientes com AAF apresentam as complicações relacionadas à coagulação excessiva (estado de hipercoagulabilidade), tais como a trombose (Capítulo 3).

Patogênese. **O defeito fundamental no LES é uma falha nos mecanismos que mantêm a autotolerância.** Embora a causa desta falha de autotolerância permaneça desconhecida, como acontece em relação à maioria das doenças autoimunes, tanto fatores genéticos como ambientais desempenham algum papel.

Tabela 5.8 Autoanticorpos em doenças autoimunes sistêmicas.

Doença	Especificidade do autoanticorpo	Percentual positivo (%)	Associações de doenças
Lúpus eritematoso sistêmico (LES)	DNA de fita dupla	40 a 60	Nefrite; específica para LES
	U1-RNP	30 a 40	
	Antígeno Smith (Sm) (proteína central de pequenas partículas RNP)	20 a 30	Específica para LES
	Nucleoproteína Ro (SS-A)	30 a 50	Bloqueio cardíaco congênito; lúpus neonatal
	Complexos fosfolipídio-proteína (anti-PL)	30 a 40	Síndrome antifosfolípide (em cerca de 10% dos pacientes com LES)
	Múltiplos antígenos nucleares ("ANAs genéricos")	95 a 100	Encontrada em outras doenças autoimunes, não específica
Esclerose sistêmica	DNA topoisomerase 1	30 a 70	Doença de pele difusa, doença pulmonar; específica para esclerose sistêmica
	Proteínas centroméricas (CENPs) A, B, C	20 a 40	Doença de pele limitada, perda digital isquêmica, hipertensão pulmonar
	RNA polimerase III	15 a 20	Início agudo, crise renal de esclerodermia, câncer
Síndrome de Sjögren	Ro/SS-A	75	Mais sensível para síndrome de Sjögren
	La/SS-B	50	Mais específica para a síndrome de Sjögren
Miosite autoimune	Histidil aminoacil-tRNA sintetase, Jo1	25	Doença pulmonar intersticial, fenômeno de Raynaud
	Antígeno nuclear Mi-2	5 a 10	Dermatomiosite, erupção cutânea
	MDA5 (receptor citoplasmático para RNA viral)	20 a 35 (japoneses)	Lesões cutâneas vasculares, doença pulmonar intersticial
	Proteína nuclear TIF1γ	15 a 20	Dermatomiosite, câncer
Artrite reumatoide	Peptídeos de várias proteínas citrulinadas	60 a 80	Específica para artrite reumatoide
	Fator reumatoide	60 a 70	Não específica

Os anticorpos antinucleares (ANAs) "genéricos", que podem reagir contra muitos antígenos nucleares, são positivos em uma grande fração de pacientes com LES, mas também são positivos em outras doenças autoimunes. *Percentual positivo* refere-se à porcentagem aproximada de pacientes com teste positivo para cada anticorpo. (Tabela compilada com a assistência do Dr. Antony Rosen, Johns Hopkins University, e do Dr. Andrew Gross, University of California, San Francisco.)

Fatores genéticos. Muitas linhas de evidência apoiam uma predisposição genética para o LES.

- *Associação familiar*. Os membros da mesma família apresentam um risco aumentado de desenvolvimento de LES e até 20% dos parentes de primeiro grau não afetados têm autoanticorpos. Há maior taxa de concordância em gêmeos monozigóticos (25%) do que em gêmeos dizigóticos (1 a 3%)
- *Associação com o HLA*. A razão de chances (risco relativo) para as pessoas com HLA-DR2 ou HLA-DR3 é de 2 a 3, e o risco relativo passa para cerca de 5 se ambos os haplótipos estiverem presentes
- *Outros genes*. Deficiências genéticas de proteínas da via clássica do complemento, especialmente C1q, C2 ou C4, são observadas em cerca de 10% dos pacientes com LES. As deficiências de complemento podem resultar na remoção defeituosa de imunocomplexos e de células apoptóticas, bem como na falha da tolerância de células B. Um polimorfismo no receptor inibitório de Fc, FcγRIIb, foi descrito em alguns pacientes; isso pode contribuir para o controle inadequado da ativação das células B. Genes adicionais foram relacionados em estudos de associação genômica, mas a sua contribuição para o desenvolvimento da doença permanece obscura.

Fatores ambientais. Existem muitas indicações de que fatores ambientais também estejam envolvidos na patogênese do LES.

- A exposição à luz UV agrava a doença em muitos indivíduos. A irradiação UV pode induzir apoptose e alterar o DNA tornando-o imunogênico, possivelmente por aumentar seu reconhecimento pelos TLRs. Além disso, a luz UV pode modular a resposta imune; por exemplo, estimulando os queratinócitos a produzirem IL-1, uma citocina que promove inflamação
- O viés de gênero do LES tem sido atribuído às ações dos hormônios sexuais e pode estar relacionado com genes no cromossomo X, embora os mecanismos subjacentes permaneçam obscuros
- Fármacos como hidralazina, procainamida e D-penicilamina podem induzir um distúrbio semelhante ao LES.

Fatores imunológicos. Estudos recentes em modelos animais e pacientes revelaram diversas aberrações imunológicas que, coletivamente, podem resultar na ativação persistente e descontrolada de linfócitos autorreativos.

- A falha de autotolerância nas células B resulta de defeitos na edição do receptor, da eliminação de células B autorreativas na medula óssea ou de defeitos nos mecanismos de tolerância periférica
- As células T auxiliares CD4+ específicas para antígenos nucleossomais também escapam da tolerância e contribuem para a produção de autoanticorpos patogênicos de alta afinidade. Os autoanticorpos no LES exibem as características apresentadas pelos anticorpos dependentes de células T produzidos nos centros germinativos, e um número aumentado de células T auxiliares foliculares foi detectado no sangue de pacientes com LES
- Interferons tipo I. As células sanguíneas apresentam uma assinatura molecular que indica exposição ao interferon-α (IFN-α), um interferon tipo I produzido principalmente por uma subpopulação de DCs chamadas DCs plasmocitoides. Alguns estudos demonstraram que tais células de pacientes com LES produzem quantidades anormalmente elevadas de IFN-α
- Sinais TLR. Estudos em modelos animais mostraram que os TLRs que reconhecem DNA e RNA, notavelmente o TLR9 que reconhece DNA e o TLR7 que reconhece RNA, produzem sinais que regulam as respostas de células B específicas para autoantígenos nucleares
- Outras citocinas que podem desempenhar um papel na ativação desregulada de células B incluem BAFF, um membro da família TNF que promove a sobrevivência das células B. Em alguns pacientes e modelos animais, foi relatado um aumento na produção de BAFF, o que levou a um modesto sucesso de um anticorpo que bloqueia BAFF como terapia para o LES.

Um modelo para a patogênese do LES. Embora ainda não saibamos por que o LES se desenvolve, podemos tentar sintetizar os resultados de estudos humanos e modelos animais em um modelo hipotético de sua patogênese (Figura 5.20) As anormalidades nos linfócitos B e nos linfócitos T são responsáveis pela tolerância defeituosa, em decorrência da qual os linfócitos autorreativos sobrevivem e permanecem funcionais. A irradiação UV e outros fatores ambientais levam à apoptose das células. A eliminação inadequada dos núcleos destas células resulta em uma grande carga de antígenos nucleares. Os linfócitos autorreativos são estimulados por autoantígenos nucleares e anticorpos são produzidos contra esses antígenos. Complexos de antígenos e anticorpos ligam-se a receptores Fc nas células B e nas células dendríticas, e podem ser internalizados. Os componentes do ácido nucleico se ligam aos TLRs e estimulam as células B a produzirem mais autoanticorpos. Os estímulos dos TLRs também ativam as células

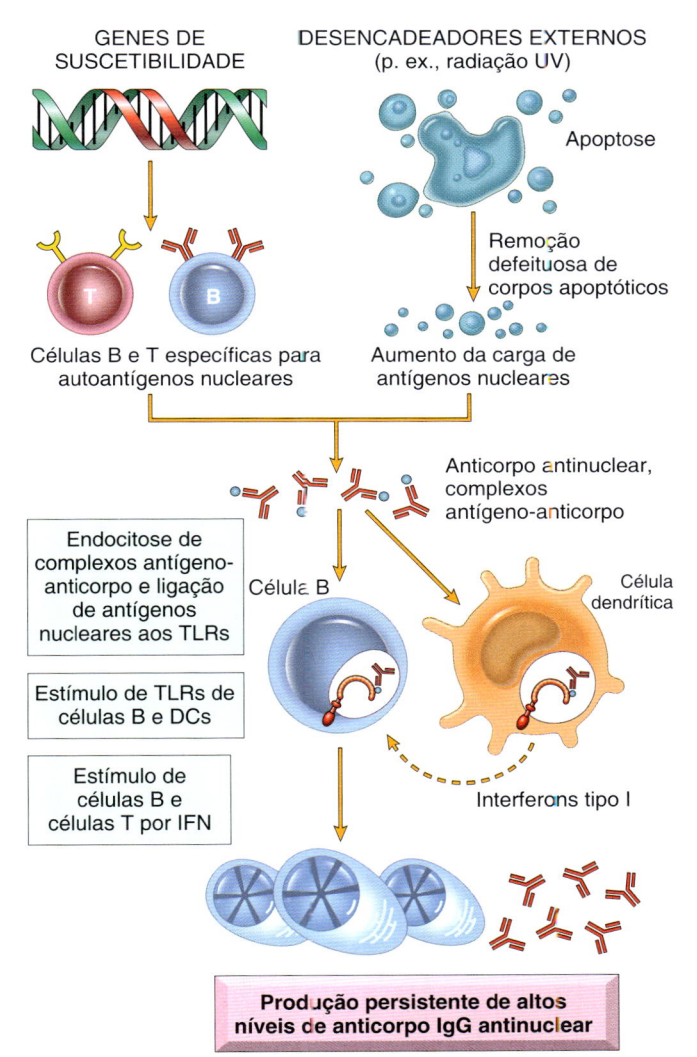

Figura 5.20 Patogênese do lúpus eritematoso sistêmico. Neste modelo hipotético, os genes de suscetibilidade interferem na manutenção da autotolerância e os gatilhos externos levam à persistência de antígenos nucleares. O resultado é uma resposta de anticorpos contra antígenos nucleares próprios, que é amplificada pela ação dos ácidos nucleicos nas células dendríticas (DCs) e nas células B, bem como pela produção de interferons tipo I. *TLRs*, receptores do tipo *Toll*.

dendríticas para produzir interferons e outras citocinas que aumentam ainda mais a resposta imune e causam apoptose. O resultado final é um ciclo de liberação de antígenos e de ativação imunológica que culmina na produção de autoanticorpos de alta afinidade.

Mecanismos da lesão tecidual. Uma variedade de autoanticorpos causa a maioria das lesões do LES.

- **A maioria das lesões sistêmicas é causada por imunocomplexos (hipersensibilidade tipo III).** Podem ser detectados complexos DNA-anti-DNA nos glomérulos e em pequenos vasos sanguíneos. Os baixos níveis de complemento sérico (secundários ao consumo de proteínas do complemento) e os depósitos granulares de complemento e imunoglobulinas nos glomérulos apoiam ainda mais a natureza de imunocomplexos da doença. Também são frequentemente observados nos rins infiltrados de células T, mas o papel dessas células no dano tecidual não está estabelecido.
- **Autoanticorpos de diferentes especificidades contribuem para a patologia e as manifestações clínicas do LES (hipersensibilidade tipo II).** Por exemplo, autoanticorpos específicos para eritrócitos, leucócitos e plaquetas opsonizam essas células e promovem sua fagocitose, resultando então em citopenias
- *Síndrome do anticorpo antifosfolípide.* Os pacientes com AAF podem desenvolver tromboses venosas e arteriais, que podem causar abortos espontâneos recorrentes e isquemia cerebral ou ocular focal. Esta constelação de características clínicas em associação com o lúpus é referida como *síndrome do anticorpo antifosfolípide secundária*. Os mecanismos da trombose não estão definidos e todos os anticorpos contra fatores de coagulação, plaquetas e células endoteliais foram propostos como responsáveis pela trombose (Capítulo 3). Alguns pacientes desenvolvem esses autoanticorpos e a síndrome clínica sem LES associado. Diz-se que eles apresentam a *síndrome do anticorpo antifosfolípide primária* (Capítulo 3)
- As *manifestações neuropsiquiátricas* do LES têm sido atribuídas a anticorpos que atravessam a barreira hematencefálica e reagem com neurônios ou receptores para vários neurotransmissores. No entanto, isso não está estabelecido em todos os casos, e mecanismos que envolvem outros fatores imunológicos, como as citocinas, podem estar subjacentes à disfunção cognitiva e a outras anormalidades do SNC associadas ao LES.

> ### Morfologia
>
> As alterações morfológicas no LES são extremamente variáveis. A frequência de envolvimento de órgãos individuais é mostrada na Tabela 5.9. As lesões mais características resultam da deposição de imunocomplexos nos vasos sanguíneos, nos rins, no tecido conjuntivo e na pele.
>
> **Vasos sanguíneos.** Pode estar presente em qualquer tecido uma vasculite necrosante aguda envolvendo capilares, pequenas artérias e arteríolas. A arterite leva à necrose fibrinoide das paredes dos vasos. Nos estágios crônicos, os vasos sofrem um espessamento fibroso com estreitamento luminal.
>
> **Rim.** Até 50% dos pacientes com LES apresentam um envolvimento renal clinicamente significativo e o rim quase sempre mostra evidência de anormalidade se examinado por microscopia eletrônica e imunofluorescência. O envolvimento renal assume diversas formas, todas associadas à deposição de imunocomplexos nos glomérulos. A nefrite lúpica é descrita no Capítulo 12, no qual discutimos as doenças renais.
>
> **Pele.** O eritema característico afeta a face ao longo da ponte do nariz e bochechas (**erupção cutânea em forma de borboleta**) em aproximadamente 50% dos pacientes, mas uma erupção cutânea semelhante também pode ser observada nas extremidades e no tronco. Também ocorrem urticária, bolhas, lesões maculopapulares e ulcerações. A exposição à luz solar estimula ou acentua o eritema. Histologicamente, as áreas envolvidas mostram degeneração vacuolar da camada basal da epiderme (Figura 5.21 A). Na derme, há um edema variável e inflamação perivascular. A vasculite com necrose fibrinoide pode ser proeminente. A microscopia de imunofluorescência mostra depósitos de imunoglobulina e complemento ao longo da junção dermoepidérmica (Figura 5.21 B); estes também podem estar presentes na pele não envolvida. Esse achado não é diagnóstico de LES e às vezes é observado na esclerodermia e na dermatomiosite.
>
> **Articulações.** O envolvimento articular é tipicamente uma sinovite não erosiva com pouca deformidade, o que contrasta com a artrite reumatoide.
>
> **Sistema nervoso central.** Raramente está presente uma vasculite significativa. Em vez disso, às vezes é observada uma oclusão não inflamatória de pequenos vasos por proliferação da íntima, o que pode ser decorrente de danos endoteliais causados por autoanticorpos ou imunocomplexos.
>
> **Pericardite e outros envolvimentos da cavidade serosa.** A inflamação das membranas de revestimento seroso pode ser aguda, subaguda ou crônica. Durante a fase aguda, as superfícies mesoteliais são por vezes recobertas por um exsudado fibrinoso. Posteriormente, tornam-se espessadas, opacas e revestidas por um tecido fibroso desestruturado que pode levar à obliteração parcial ou total da cavidade serosa. Derrames pleurais e pericárdicos podem estar presentes.
>
> O envolvimento do **sistema cardiovascular** pode se manifestar na forma de danos a qualquer camada do coração. Histologicamente, o envolvimento pericárdico está presente em até 50% dos pacientes. A miocardite é menos comum e pode causar taquicardia em repouso e alterações eletrocardiográficas. A **endocardite valvular** (também chamada de endocardite de Libman-Sacks) era mais comum antes do uso generalizado de esteroides. Esta endocardite estéril aparece como depósitos verrucosos únicos ou múltiplos de 1 a 3 mm, que podem se formar em qualquer superfície dos folhetos, uma característica distintiva. Em comparação, as vegetações na endocardite infecciosa são maiores, enquanto as da doença cardíaca reumática (Capítulo 9) são menores e confinadas às linhas de fechamento dos folhetos valvares. A doença cardíaca isquêmica é uma causa de morte cada vez mais frequente.
>
> **Baço.** Esplenomegalia, espessamento capsular e hiperplasia folicular são características comuns. As artérias penicilares centrais podem apresentar hiperplasia concêntrica das células musculares lisas e íntimas, produzindo as chamadas **lesões em casca de cebola.**
>
> **Pulmões.** Além da pleurite e dos derrames pleurais associados, alguns casos são complicados por fibrose intersticial crônica e hipertensão pulmonar secundária.
>
> **Outros órgãos e tecidos.** Os linfonodos podem estar aumentados devido à hiperplasia dos folículos de células B ou até mesmo demonstrar linfadenite necrosante devido à vasculite.

Características clínicas. O LES é uma doença multissistêmica altamente variável e seu diagnóstico depende de uma constelação de achados clínicos, sorológicos e morfológicos. Pode ser agudo ou insidioso no seu início. Muitas vezes, a paciente é uma mulher jovem com algumas ou todas as seguintes características: erupção cutânea em formato de borboleta na face; febre; dor sem deformidade em uma ou mais articulações; dor torácica pleurítica; e fotossensibilidade. Em muitos pacientes, entretanto, a apresentação é sutil, intrigante e assume formas como febre de origem desconhecida, achados urinários anormais, ou doença articular disfarçada de artrite reumatoide ou febre reumática. Os ANAs genéricos, que são detectados por ensaios de imunofluorescência, são encontrados em praticamente 100% dos pacientes, mas não são específicos, enquanto os anticorpos contra o DNA de fita dupla são específicos para o LES. O envolvimento renal pode produzir uma variedade de achados, incluindo hematúria,

Tabela 5.9 Manifestações clínicas e patológicas do lúpus eritematoso sistêmico.

Manifestação clínica	Prevalência em pacientes (%)[a]
Alterações hematológicas	100
Artrite, artralgia ou mialgia	80 a 90
Pele	85
Febre	55 a 85
Fadiga	80 a 100
Perda de peso	60
Comprometimento renal	50 a 70
Comprometimento neuropsiquiátrico	25 a 35
Pleurite	45
Pericardite	25
Comprometimento gastrintestinal	20
Fenômeno de Raynaud	15 a 40
Comprometimento ocular	5 a 15
Neuropatia periférica	15

[a]As porcentagens são aproximadas e podem variar de acordo com a idade, a etnia e outros fatores. (Tabela compilada com a ajuda da Dra. Meenakshi Jolly, Rush Medical Center, Chicago, IL.)

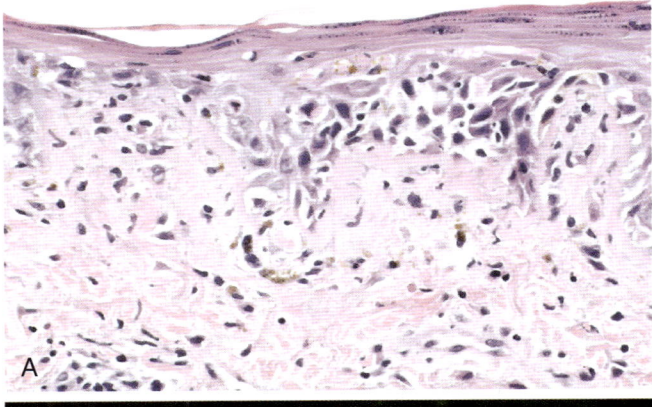

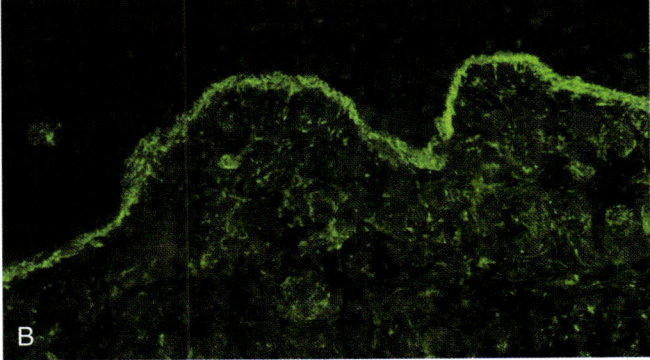

Figura 5.21 Lúpus eritematoso sistêmico envolvendo a pele. **A.** Corte corado com H&E mostrando degeneração liquefativa da camada basal da epiderme e edema na junção dermoepidérmica. **B.** Micrografia de imunofluorescência corada para IgG revelando depósitos de Ig ao longo da junção dermoepidérmica. (**A.** Cortesia do Dr. Jag Bhawan, Boston University School of Medicine, Boston, Massachusetts. **B.** Cortesia do Dr. Richard Sontheimer, Department of Dermatology, University of Texas Southwestern Medical School, Dallas, Texas.)

cilindros eritrocitários, proteinúria e síndrome nefrótica (Capítulo 12). A anemia ou a trombocitopenia apresentam manifestações em alguns pacientes e podem ser os problemas clínicos dominantes. Em outros, as manifestações neuropsiquiátricas, incluindo psicose ou convulsões, ou a doença arterial coronária podem ser proeminentes. As infecções também são comuns, provavelmente devido à disfunção imunológica e ao tratamento com fármacos imunossupressores.

O curso do LES é imprevisível. Os casos agudos raros resultam em morte dentro de semanas a meses. Mais frequentemente, com terapia apropriada, o LES segue um curso redicivante e remitente ao longo de anos ou décadas. Durante as crises agudas, o aumento da formação de imunocomplexos resulta na ativação do complemento, que muitas vezes leva à hipocomplementemia. As crises da doença são geralmente tratadas com corticosteroides ou outros fármacos imunossupressores. Mesmo sem terapia, em alguns pacientes a doença segue um curso indolente durante anos com manifestações relativamente brandas, tais como alterações cutâneas e hematúria leve. As sobrevidas globais em 5 e 10 anos são de aproximadamente 90 e 80%, respectivamente. As causas mais comuns de morte são insuficiência renal e infecções intercorrentes. Um número crescente de pacientes é afetado por uma doença arterial coronariana que se manifesta como angina ou infarto do miocárdio. Esta complicação pode ser observada nos pacientes jovens com doença de longa duração e é especialmente prevalente naqueles que foram tratados com corticosteroides. A patogênese da aterosclerose coronariana acelerada não está clara, mas é provavelmente multifatorial. Os fatores de risco para aterosclerose, tais como hipertensão, obesidade e hiperlipidemia, estão mais comumente presentes nos pacientes com LES do que na população em geral. Além disso, os imunocomplexos e os AAF podem causar danos endoteliais e promover aterosclerose.

Como mencionado anteriormente, o envolvimento da pele juntamente com doenças multissistêmicas é bastante comum no LES. A seção seguinte descreve duas síndromes nas quais o envolvimento cutâneo é a característica exclusiva ou mais proeminente.

Lúpus eritematoso discoide crônico e lúpus eritematoso cutâneo subagudo

O *lúpus eritematoso discoide crônico* é uma doença em que as manifestações cutâneas podem mimetizar o LES, mas as manifestações sistêmicas são raras. Caracteriza-se pela presença de placas cutâneas com bordas eritematosas elevadas, mais frequentemente na face e no couro cabeludo, apresentando graus variados de edema, eritema ou hiperpigmentação, descamação, obstrução folicular e atrofia da pele. A progressão para LES ocorre em 5 a 10% dos pacientes, geralmente após muitos anos. Por outro lado, alguns pacientes com LES podem apresentar lesões discoides proeminentes na pele. Aproximadamente 35% dos pacientes apresentam teste positivo para ANAs genéricos, embora raramente estejam presentes anticorpos contra DNA de fita dupla. Os estudos de imunofluorescência de amostras de biopsia de pele mostram uma deposição de imunoglobulina e de C3 na junção dermoepidérmica semelhante àquela encontrada no LES.

O *lúpus eritematoso cutâneo subagudo* refere-se a um grupo intermediário entre o LES e o lúpus eritematoso localizado na pele. A erupção cutânea nesta doença tende a ser generalizada e superficial. A maioria dos pacientes apresenta sintomas sistêmicos leves e semelhantes aos do LES.

Lúpus eritematoso induzido por fármacos

Uma síndrome semelhante ao LES pode se desenvolver nos pacientes que estão recebendo uma variedade de fármacos, tais como hidralazina, procainamida, isoniazida e D-penicilamina. A terapia anti-TNF, que é eficaz na artrite reumatoide e nas outras doenças autoimunes, também pode causar lúpus induzido por fármacos. Muitos destes fármacos estão associados ao desenvolvimento de ANAs, especialmente anticorpos específicos para histonas. A doença regride após a retirada do fármaco agressor.

Artrite reumatoide e doenças relacionadas

A artrite reumatoide é uma doença autoimune que afeta primariamente as articulações, mas também pode envolver tecidos extra-articulares como pele, vasos sanguíneos, pulmões e coração. Como as principais manifestações da doença ocorrem nas articulações, ela será discutida no Capítulo 19.

A artrite também é observada em associação com outras doenças imunes, incluindo a psoríase (Capítulo 19). A *espondiloartrite* afeta principalmente as articulações vertebrais cervicais e geralmente é soronegativa. A *artrite reativa* é uma variante da espondiloartrite que se desenvolve após infecções, por exemplo, do trato urinário.

Síndrome de Sjögren

A síndrome de Sjögren é uma doença crônica caracterizada por olhos secos (*ceratoconjuntivite seca*) e boca seca (*xerostomia*) resultantes da destruição imunologicamente mediada das glândulas lacrimais e salivares. Ocorre como um distúrbio isolado (forma primária), também conhecido como *síndrome seca*, mas em cerca de 60% dos pacientes está presente em associação com outra doença autoimune (forma secundária). A artrite reumatoide é o distúrbio mais comumente associado, mas outras associações incluem LES, polimiosite, esclerose sistêmica, vasculite, doença mista do tecido conjuntivo ou doença autoimune da tireoide.

As glândulas lacrimais e salivares apresentam caracteristicamente uma infiltração linfocítica densa, que consiste principalmente em células T auxiliares CD4+ ativadas e algumas células B, incluindo plasmócitos. Os estudos sorológicos frequentemente revelam autoanticorpos. Podem ser detectados, em até 90% dos pacientes, por técnicas sensíveis, anticorpos contra dois antígenos ribonucleoproteicos: SS-A (Ro) e SS-B (La) (ver Tabela 5.8). Os altos títulos de anticorpos contra SS-A estão associados ao início precoce da doença, à doença de longa duração e a manifestações extraglandulares como vasculite cutânea, nefrite e fibrose pulmonar. Estes autoanticorpos também estão presentes em uma porcentagem menor de pacientes com LES e, portanto, não são diagnósticos de síndrome de Sjögren. Além disso, cerca de 75% dos pacientes têm fator reumatoide (um anticorpo reativo contra IgG própria) e 50 a 80% dos pacientes têm ANAs.

Patogênese. A patogênese da síndrome de Sjögren permanece obscura, mas a patologia e a sorologia, bem como uma associação, embora fraca, com certos alelos de HLA, apontam para a ativação de células T e células B autorreativas. O gatilho inicial pode ser uma infecção viral das glândulas salivares que causa morte celular local e liberação de autoantígenos teciduais. Nos indivíduos geneticamente suscetíveis, as células T CD4+ e as células B específicas para esses autoantígenos podem escapar da tolerância e participar de reações imunológicas que provocam danos teciduais e, eventualmente, fibrose. No entanto, o papel de determinadas citocinas ou subpopulações de células T, bem como a natureza dos autoantígenos reconhecidos por estes linfócitos, permanece desconhecido.

> ### Morfologia
>
> As glândulas lacrimais e salivares são os principais alvos da doença, mas outras glândulas exócrinas, incluindo as que revestem os sistemas respiratório e gastrointestinal e a vagina, também podem estar envolvidas. O achado histológico precoce nas glândulas salivares maiores e menores é o infiltrado linfocitário periductal e perivascular. Com o tempo, o infiltrado linfocitário torna-se extenso (Figura 5.22) e nas glândulas salivares maiores podem ser observados folículos linfoides com centros germinativos. As células epiteliais que revestem os dutos podem tornar-se hiperplásicas e obstruí-los. Posteriormente, há atrofia dos ácinos, fibrose e hialinização; ainda mais tarde no curso, o parênquima atrófico pode ser substituído por gordura. Em alguns casos, o infiltrado linfoide pode ser tão intenso que apresenta a aparência de um linfoma. Na verdade, estes pacientes apresentam um alto risco de desenvolvimento de linfomas de células B da glândula salivar e de outros locais extranodais (Capítulo 10). Os achados histológicos não são específicos ou diagnósticos, e podem ser semelhantes na sialadenite crônica causada por obstrução ductal devida a cálculos.
>
> A falta de lágrimas leva ao ressecamento do epitélio da córnea, que fica inflamado, erodido e ulcerado; a mucosa oral pode atrofiar, apresentar fissuras e ulcerações inflamatórias; e a secura e a formação de crostas no nariz podem causar ulcerações e até mesmo perfuração do septo nasal.

Características clínicas. A síndrome de Sjögren ocorre mais comumente nas mulheres entre 50 e 60 anos. Os sintomas estão relacionados principalmente à destruição inflamatória das glândulas exócrinas. A ceratoconjuntivite resulta em visão turva, ardor e coceira nos olhos, e também acúmulo de secreções espessas no saco conjuntival. A xerostomia causa dificuldade de deglutição de alimentos sólidos, diminuição do paladar, rachaduras e fissuras na boca, e ressecamento da mucosa

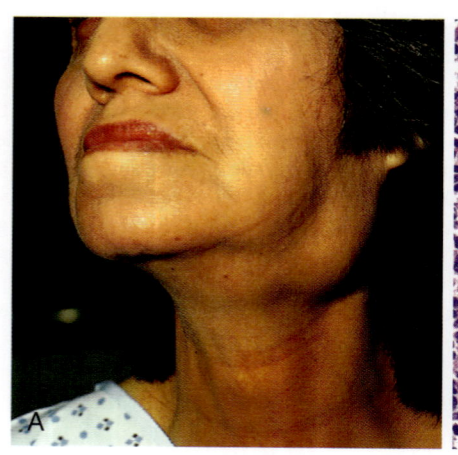

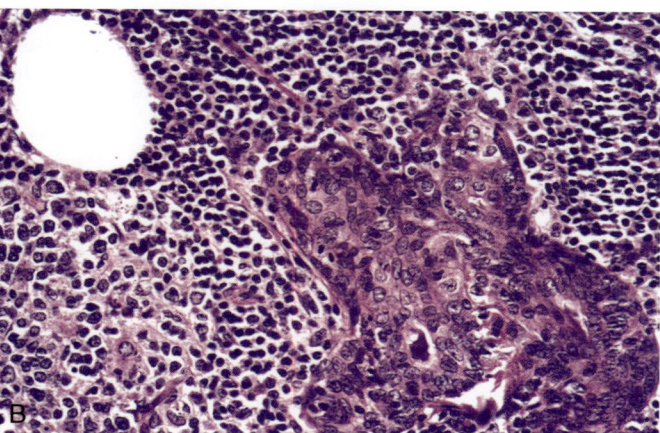

Figura 5.22 Síndrome de Sjögren. **A.** Aumento da glândula salivar. **B.** Infiltração intensa de linfócitos e plasmócitos com hiperplasia epitelial ductal em uma glândula salivar. (**A.** Cortesia do Dr. Richard Sontheimer, Department of Dermatology, University of Texas Southwestern Medical School, Dallas, Texas. **B.** Cortesia do Dr. Dennis Burns, Department of Pathology, University of Texas Southwestern Medical School, Dallas, Texas.)

bucal. O aumento da glândula parótida está presente em metade dos pacientes; secura da mucosa nasal, epistaxe, bronquite recorrente e pneumonite são outros sintomas. As manifestações da doença extraglandular são observadas em um terço dos pacientes e incluem sinovite, fibrose pulmonar e neuropatia periférica. Diferentemente do LES, as lesões glomerulares são raras na síndrome de Sjögren. Entretanto, defeitos da função tubular, incluindo acidose tubular renal, uricosúria e fosfatúria, são frequentemente observados e podem estar associados à nefrite tubulointersticial (Capítulo 12).

Esclerose sistêmica (esclerodermia)

A esclerose sistêmica é um distúrbio imunológico caracterizado por fibrose excessiva em múltiplos tecidos, doença vascular obliterante e evidência de autoimunidade, principalmente a produção de múltiplos autoanticorpos. Embora o termo *esclerodermia* esteja enraizado na medicina clínica, o nome *esclerose sistêmica* é preferido porque uma fibrose excessiva é observada em múltiplos órgãos. O envolvimento cutâneo é a manifestação habitual e eventualmente aparece em aproximadamente 95% dos casos, mas é o envolvimento visceral – do sistema digestório, dos pulmões, dos rins, do coração e dos músculos esqueléticos – que é responsável pela maioria das morbidades e das mortalidades. A doença limitada à pele também é chamada de *esclerodermia localizada*.

A esclerose sistêmica é classificada em dois grupos com base em seu curso:

- *Esclerose sistêmica difusa*, caracterizada por um inicial envolvimento cutâneo generalizado com rápida progressão e envolvimento visceral precoce
- *Esclerose sistêmica limitada*, que apresenta um envolvimento cutâneo relativamente leve, frequentemente limitado aos dedos e à face, e um envolvimento tardio de vísceras. Essa apresentação também é chamada de *síndrome CREST* devido às suas características frequentes de calcinose, fenômeno de Raynaud, dismotilidade esofágica, esclerodactilia e telangiectasia (do inglês *c̲alcinosis, R̲aynaud phenomenon, e̲sophageal dysmotility, s̲clerodactyly, and t̲elangiectasia*).

Patogênese. A causa da esclerose sistêmica não é conhecida, mas a doença provavelmente resulta de três processos inter-relacionados – respostas autoimunes, dano vascular e deposição de colágeno.

- *Autoimunidade*. Propõe-se que as células T CD4+ que respondem a um antígeno ainda não identificado se acumulam na pele e liberam citocinas que ativam células inflamatórias e fibroblastos. Sabe-se que várias citocinas, incluindo a IL-13 produzida por células Th2 e o TGF-β produzido por macrófagos alternativamente ativados e outros tipos celulares, estimulam a síntese de colágeno e proteínas da matriz extracelular em fibroblastos. A presença de vários autoanticorpos, principalmente aos ANAs, fornece informações diagnósticas e prognósticas. Não há evidências de que esses anticorpos estimulem a fibrose
- *Dano vascular*. A doença microvascular está consistentemente presente no início do curso da esclerose sistêmica. Contudo, a causa da lesão vascular é desconhecida; pode ser o evento inicial ou o resultado de uma inflamação crônica com a produção de mediadores a partir de células inflamatórias que danificam o endotélio microvascular. Ciclos repetidos de lesão endotelial seguidos de agregação plaquetária levam à liberação de fatores plaquetários e endoteliais (p. ex., fator de crescimento derivado das plaquetas [PDGF, do inglês *platelet derived growth factor*], TGF-β) que desencadeiam proliferação endotelial e fibroses da íntima e perivascular. Eventualmente, o estreitamento generalizado da microvasculatura leva a lesão isquêmica e formação de cicatrizes. A vasculatura pulmonar é frequentemente envolvida e a hipertensão pulmonar resultante é uma complicação grave da doença
- *Fibrose*. A fibrose progressiva característica da doença pode ser o ponto culminante de múltiplas anormalidades, tais como acúmulo de macrófagos alternativamente ativados, ações de citocinas fibrogênicas produzidas por leucócitos infiltrantes, hiper-responsividade dos fibroblastos a essas citocinas e formação de cicatrizes após dano isquêmico causado pelas lesões vasculares.

> **Morfologia**
>
> Na esclerose sistêmica, as alterações mais proeminentes ocorrem na pele, no sistema digestório, no sistema musculoesquelético e nos rins, mas as lesões também estão frequentemente presentes nos vasos sanguíneos, no coração, nos pulmões e nos nervos periféricos.
>
> **Pele.** A maioria dos pacientes apresenta fibrose difusa da pele e uma atrofia associada que geralmente começa nos dedos e nas regiões distais dos membros superiores e se estende proximalmente para envolver a parte superior dos braços, os ombros, o pescoço e a face. São observados edema e infiltrados perivasculares contendo células T CD4+, juntamente com inchaço e degeneração das fibras colágenas, que se tornam eosinofílicas. Os capilares e as pequenas artérias (150 a 500 μm de diâmetro) podem apresentar espessamento da lâmina basal, dano endotelial e oclusão parcial. Com a progressão da doença, há aumento da fibrose da derme, que fica fortemente ligada às estruturas subcutâneas. A fibrose é frequentemente acompanhada por adelgaçamento da epiderme, perda de papilas dérmicas, atrofia dos apêndices dérmicos e espessamento hialino das paredes das arteríolas e capilares dérmicos (Figura 5.23 B). Podem se desenvolver calcificações subcutâneas, especialmente nos pacientes com a síndrome CREST. Nos estágios avançados, os dedos assumem uma aparência cônica, semelhante a garras, e apresentam mobilidade articular limitada, enquanto o rosto fica tenso e semelhante a uma máscara. A perda de suprimento sanguíneo pode levar a ulcerações cutâneas e alterações atróficas (Figura 5.23 C), ou mesmo à autoamputação das falanges terminais.
>
> **Sistema digestório.** O sistema digestório é afetado em aproximadamente 90% dos pacientes. Podem se desenvolver atrofia progressiva e substituição fibrosa da musculatura em qualquer nível do trato gastrintestinal, mas são mais graves no esôfago. Os dois terços inferiores do esôfago frequentemente desenvolvem uma inflexibilidade semelhante à de uma mangueira de borracha. A disfunção associada do esfíncter esofágico inferior dá origem ao refluxo gastresofágico e suas complicações, incluindo a metaplasia de Barrett (Capítulo 13) e estenoses. A mucosa fica adelgaçada e pode ulcerar, e há uma colagenização excessiva da lâmina própria e da submucosa. A perda de vilosidades e microvilosidades no intestino delgado pode causar uma síndrome de má-absorção.
>
> **Sistema musculoesquelético.** A inflamação da sinóvia associada à hipertrofia dos sinoviócitos é comum nos estágios iniciais; a fibrose ocorre mais tarde. Estas alterações lembram a artrite reumatoide, mas a destruição das articulações não é comum na esclerose sistêmica. Um pequeno subconjunto de pacientes (aproximadamente 10%) desenvolve miosite inflamatória.
>
> **Rins.** As anormalidades renais ocorrem em dois terços dos pacientes; as lesões vasculares são a característica mais proeminente. As artérias interlobulares apresentam espessamento da íntima em decorrência da deposição de material mucinoso contendo glicoproteínas e mucopolissacarídeos ácidos, bem como proliferação concêntrica de células da íntima. Estas alterações assemelham-se às observadas na hipertensão grave, mas na esclerose sistêmica as alterações restringem-se aos vasos com 150 a 500 μm de diâmetro e nem sempre estão associadas à hipertensão. A hipertensão, entretanto, ocorre em 30% dos pacientes, nos quais as alterações vasculares são mais pronunciadas e estão frequentemente associadas à necrose fibrinoide das arteríolas, que pode levar à trombose e ao infarto. Esses pacientes muitas vezes morrem de insuficiência renal, responsável por cerca de 50% dos óbitos. Não há alterações glomerulares específicas.

> **Pulmões.** Os pulmões são afetados em mais de 50% dos casos. Este envolvimento pode se manifestar como hipertensão pulmonar e fibrose intersticial. O vasoespasmo pulmonar secundário à disfunção endotelial é considerado um fator na patogênese da hipertensão pulmonar. A fibrose pulmonar, quando presente, é indistinguível daquela observada na fibrose pulmonar idiopática (Capítulo 11).
>
> **Coração.** Ocorrem em um terço dos pacientes pericardite com efusão, fibrose miocárdica e espessamento das arteríolas intramiocárdicas. São frequentes a hipertrofia e a insuficiência ventriculares direitas (*cor pulmonale*) secundárias a alterações pulmonares.

Características clínicas. A esclerose sistêmica tem uma proporção de mulheres para homens de 3:1 e um pico de incidência na faixa etária de 50 a 60 anos. Embora a esclerose sistêmica compartilhe características do LES, da artrite reumatoide (Capítulo 19) e da polimiosite (Capítulo 20), ela se distingue pelas alterações cutâneas marcantes, notadamente o espessamento da pele. O fenômeno de Raynaud, que é causado pela vasoconstrição episódica das artérias e das arteríolas das extremidades, é observado em praticamente todos os pacientes e precede outros sintomas em 70% dos casos. A deposição progressiva de colágeno na pele leva ao aumento da rigidez, especialmente das mãos, com eventual imobilização completa das articulações. As alças capilares ungueais são distorcidas no início da doença e desaparecem posteriormente. A disfagia atribuível à fibrose esofágica e à hipomotilidade resultante estão presentes em mais de 50% dos pacientes. Eventualmente, a fibrose da parede esofágica leva à atonia e à dilatação, especialmente distalmente. Dor abdominal, obstrução intestinal ou síndrome de má absorção refletem o envolvimento do intestino delgado. As dificuldades respiratórias causadas pela fibrose pulmonar podem resultar em disfunção cardíaca direita, e a fibrose miocárdica pode causar arritmias ou insuficiência cardíaca. A proteinúria ocorre em até 30% dos pacientes, mas raramente é grave o suficiente para causar síndrome nefrótica. A manifestação mais grave é a hipertensão grave com o subsequente desenvolvimento de insuficiência renal (Capítulo 12), mas na sua ausência a progressão da doença pode ser lenta. Na maioria dos pacientes, a doença piora continuamente ao longo de muitos anos, embora a expectativa de vida esteja melhorando com melhor tratamento das complicações. À medida que a terapia para as complicações renais melhorou, os envolvimentos pulmonar e cardíaco tornaram-se as principais causas de morte.

Praticamente todos os pacientes têm ANAs que reagem com uma variedade de antígenos nucleares (ver Tabela 5.8). Dois ANAs estão fortemente associados à esclerose sistêmica. Um deles, direcionado contra a DNA topoisomerase I (anti-Scl 70), é altamente específico e está associado a maior probabilidade de fibrose pulmonar e doença vascular periférica. O outro, um anticorpo anticentrômero, está associado a maior probabilidade de síndrome CREST. Os pacientes com esta síndrome apresentam uma doença de pele relativamente limitada, muitas vezes confinada aos dedos, aos antebraços e à face, como também calcificações subcutâneas. O envolvimento das vísceras, que inclui lesões esofágicas e hipertensão pulmonar, pode não ocorrer ou ocorrer tardiamente. Em geral, estes pacientes vivem mais do que aqueles com esclerose sistêmica com envolvimento visceral difuso desde o início.

Miopatias inflamatórias

As miopatias inflamatórias compreendem um grupo incomum e heterogêneo de distúrbios caracterizados por lesão e inflamação principalmente dos músculos esqueléticos que provavelmente são imunologicamente mediados. Com base nas características clínicas,

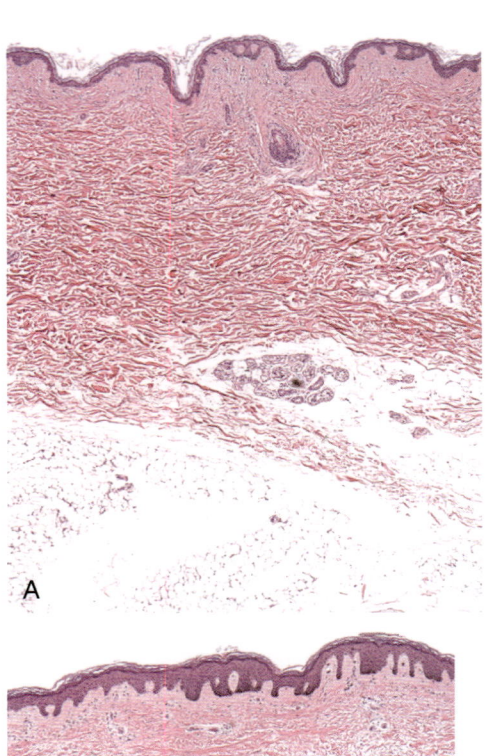

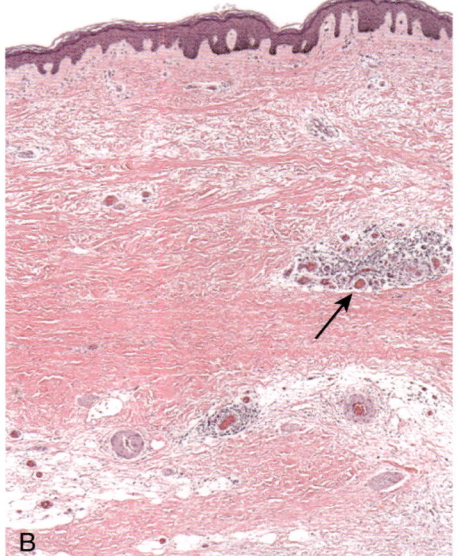

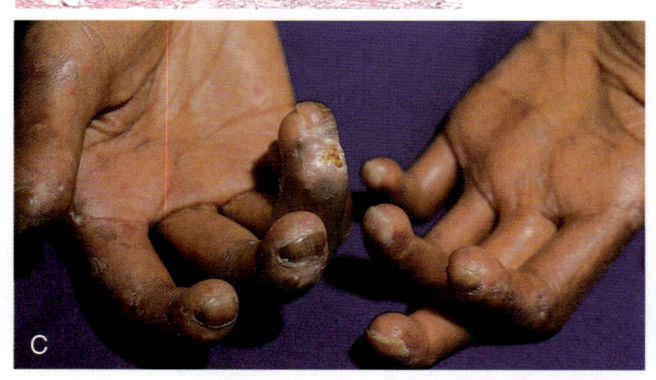

Figura 5.23 Esclerose sistêmica. **A.** Pele normal. **B.** Biopsia de pele de um paciente com esclerose sistêmica. Observe a extensa deposição de colágeno denso na derme, a virtual ausência de apêndices (p. ex., folículos capilares) e os focos de inflamação (*seta*). **C.** A extensa fibrose subcutânea praticamente imobilizou os dedos, criando então uma deformidade de flexão em forma de garra. A perda de suprimento sanguíneo provocou ulcerações cutâneas. (**C.** Cortesia do Dr. Richard Sontheimer, Department of Dermatology, University of Texas Southwestern Medical School, Dallas, Texas.)

morfológicas e imunológicas, vários distúrbios – polimiosite, miopatia necrosante imunomediada, dermatomiosite e miosite por corpúsculo de inclusão – foram descritos. Cada uma destas pode ocorrer isoladamente ou com outras doenças imunomediadas, particularmente a esclerose sistêmica. Essas doenças são descritas no Capítulo 20, juntamente com outros distúrbios que afetam os músculos.

Doenças mistas do tecido conjuntivo

A doença mista do tecido conjuntivo é um distúrbio com características clínicas que se sobrepõem àquelas presentes no LES, na esclerose sistêmica e na polimiosite. A doença é caracterizada sorologicamente por altos títulos de anticorpos contra a ribonucleoproteína U1. Tipicamente, se apresenta com sinovite dos dedos, fenômeno de Raynaud e miosite leve. O envolvimento renal é modesto e há uma resposta favorável aos corticosteroides, pelo menos a curto prazo. Como estas características clínicas são compartilhadas com outras doenças, a doença mista do tecido conjuntivo pode não ser uma entidade distinta e, de fato, pode evoluir ao longo do tempo para o LES clássico ou a esclerose sistêmica. No entanto, a progressão para outras doenças autoimunes não é universal e pode haver uma forma de doença mista do tecido conjuntivo distinta das outras doenças autoimunes. As complicações graves da doença mista do tecido conjuntivo incluem hipertensão pulmonar, doença pulmonar intersticial e doença renal.

Poliarterite nodosa e outras vasculites

A poliarterite nodosa pertence a um grupo de doenças caracterizadas por inflamação necrosante das paredes dos vasos sanguíneos e que apresentam fortes evidências de base imunológica. Qualquer tipo de vaso pode estar envolvido – artérias, arteríolas, veias ou capilares. Essas vasculites são discutidas no Capítulo 8.

Doença relacionada à IgG4

A doença relacionada à IgG4 (IgG4-RD, do inglês *IgG4-related disease*) **é caracterizada por infiltrados teciduais ricos em plasmócitos e linfócitos produtores de anticorpos IgG4, particularmente células T, associados à fibrose e à flebite obliterante** (Figura 5.24). O aumento do número de plasmócitos produtores de IgG4 nos tecidos é uma condição *sine qua non* deste distúrbio, enquanto a IgG4 sérica está frequentemente, mas nem sempre, elevada. A doença relacionada à IgG4 já foi descrita em praticamente todos os sistemas orgânicos.

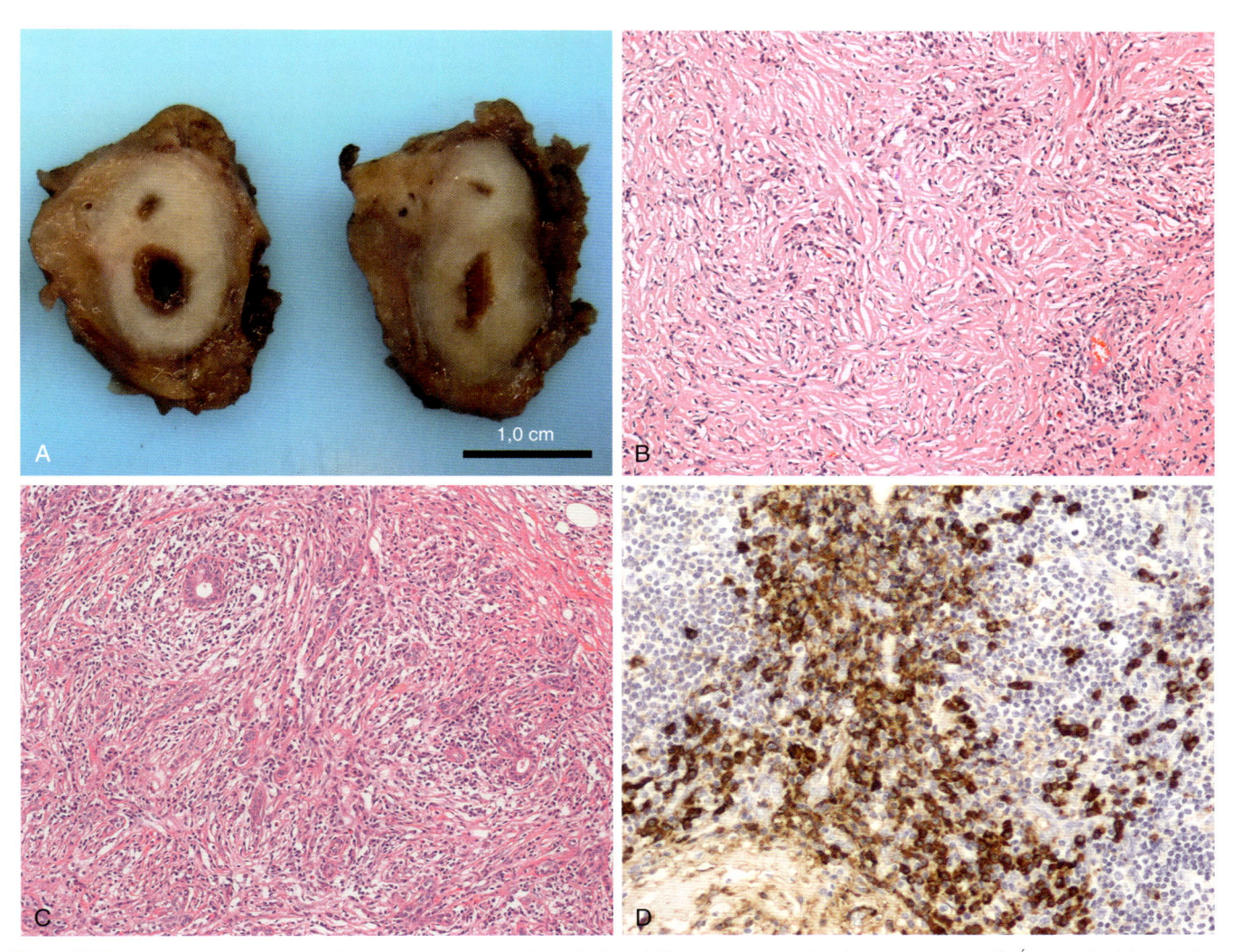

Figura 5.24 Doença relacionada à IgG4: lesões representativas. **A.** Duto biliar mostrando colangite esclerosante. **B.** Área esclerótica do duto biliar com fibrose estoriforme. **C.** Glândula submandibular com infiltrados de linfócitos e plasmócitos e espirais de fibrose. **D.** Corte de uma glândula lacrimal envolvida, corada com anticorpo contra IgG4, mostrando grande número de plasmócitos produtores de IgG4. (Extraída de Kamisawa T, Zen Y, Pillai S et al.: IgG4-related disease. *Lancet* 385:1460, 2015.)

Muitas condições anteriormente vistas como distúrbios de um único órgão agora fazem parte do espectro IgG4-RD. Estas incluem a *síndrome de Mikulicz* (aumento e fibrose das glândulas salivares e lacrimais); a *tireoidite de Riedel*; a *fibrose retroperitoneal idiopática*; a *pancreatite autoimune*; e os *pseudotumores inflamatórios* da órbita, dos pulmões e dos rins, para citar algumas. A doença afeta mais frequentemente homens de meia-idade e idosos.

A patogênese desta condição não está compreendida e, embora a produção de IgG4 nas lesões seja uma marca registrada da doença, não se sabe se este tipo de anticorpo contribui para a patologia. O papel fundamental das células B é apoiado por ensaios clínicos nos quais a depleção de células B por anticorpos anticélulas B, como o rituximabe, proporcionou benefícios clínicos.

IMUNOLOGIA DOS TRANSPLANTES

Uma grande barreira ao transplante é o processo de *rejeição*, no qual o sistema imune do receptor reconhece o enxerto como estranho e o ataca. A chave para o sucesso do transplante tem sido o desenvolvimento de terapias que evitem ou minimizem a rejeição. A rejeição do transplante é discutida aqui porque envolve diversas reações imunológicas subjacentes aos distúrbios de hipersensibilidade.

Reconhecimento e rejeição de aloenxertos

A rejeição é um processo no qual os linfócitos T e os anticorpos produzidos contra os antígenos do enxerto reagem e destroem os enxertos. Tal como outras respostas imunes, este processo prossegue em etapas, que incluem o reconhecimento do enxerto como estranho ao hospedeiro, a ativação de linfócitos T e B pelos antígenos estranhos do enxerto e a destruição do enxerto pela resposta imune.

Reconhecimento de aloantígenos do enxerto

Os principais antígenos de enxerto reconhecidos pelo receptor como estranhos são as moléculas HLA. Os enxertos trocados entre indivíduos da mesma espécie são chamados *aloenxertos*. Como os genes HLA são altamente polimórficos, existem diferenças entre as moléculas HLA dos indivíduos (exceto, é claro, gêmeos idênticos; 25% dos irmãos também podem herdar os mesmos alelos de HLA). Após o transplante, as células T do receptor reconhecem os antígenos HLA do doador do enxerto (os antígenos alogênicos, ou aloantígenos) por meio de duas vias. Os antígenos do enxerto são apresentados diretamente às células T receptoras pelas APCs do enxerto, ou os antígenos do enxerto são captados pelas APCs do hospedeiro, e posteriormente processados (como qualquer outro antígeno estranho) e apresentados às células T do hospedeiro. Estas são as chamadas vias direta e indireta de reconhecimento de aloantígenos, respectivamente. Ambas levam à ativação de células T CD8+, que se desenvolvem em CTLs, e de células T CD4+, que se tornam células efetoras produtoras de citocinas, principalmente células Th1. A via direta pode ser mais importante para a rejeição aguda mediada por CTL, enquanto a via indireta pode desempenhar um papel maior na rejeição crônica, que será descrita adiante. A produção de anticorpos anti-HLA é um exemplo de reconhecimento indireto porque os antígenos HLA do doador são captados pelas células B do hospedeiro e apresentados às células T auxiliares, resultando então na produção de aloanticorpos específicos para o HLA do doador.

A frequência de células T que podem reconhecer os antígenos HLA estranhos em um enxerto é muito maior do que a frequência de células T específicas para qualquer microrganismo. Por esta razão, as respostas imunes aos aloenxertos são mais fortes do que as respostas aos patógenos. Previsivelmente, estas reações fortes podem destruir rapidamente os enxertos e o seu controle requer poderosos agentes imunossupressores.

Mecanismos de rejeição do enxerto

A rejeição do enxerto é classificada em hiperaguda, aguda ou crônica com base em características clínicas e patológicas. Esta classificação foi desenvolvida por nefrologistas e patologistas tendo como referência a rejeição de aloenxertos renais e resistiu notavelmente bem ao teste do tempo. Cada tipo de rejeição é mediado por um tipo particular de resposta imune. Na discussão a seguir, a descrição da morfologia da rejeição limita-se aos aloenxertos renais, mas alterações semelhantes são observadas em outros transplantes de órgãos sólidos.

- **A rejeição hiperaguda é mediada por anticorpos pré-formados específicos para antígenos nas células endoteliais do enxerto.** Os anticorpos pré-formados podem ser anticorpos IgM naturais específicos para antígenos de grupos sanguíneos ou podem ser anticorpos específicos para moléculas HLA alogênicas que foram induzidas por exposição prévia por intermédio de transfusões de sangue, gravidez ou transplante de órgãos. Imediatamente após o enxerto ser implantado e o fluxo sanguíneo ser restaurado, os anticorpos ligam-se aos antígenos no endotélio do enxerto e ativam o complemento e os sistemas de coagulação, causando então lesão endotelial, formação de trombos e necrose isquêmica do enxerto (Figura 5.25 A). Atualmente, a rejeição hiperaguda é incomum porque todos os doadores e receptores são compatíveis quanto ao tipo sanguíneo e os potenciais receptores são testados para anticorpos contra as células do potencial doador, um teste chamado *prova cruzada*

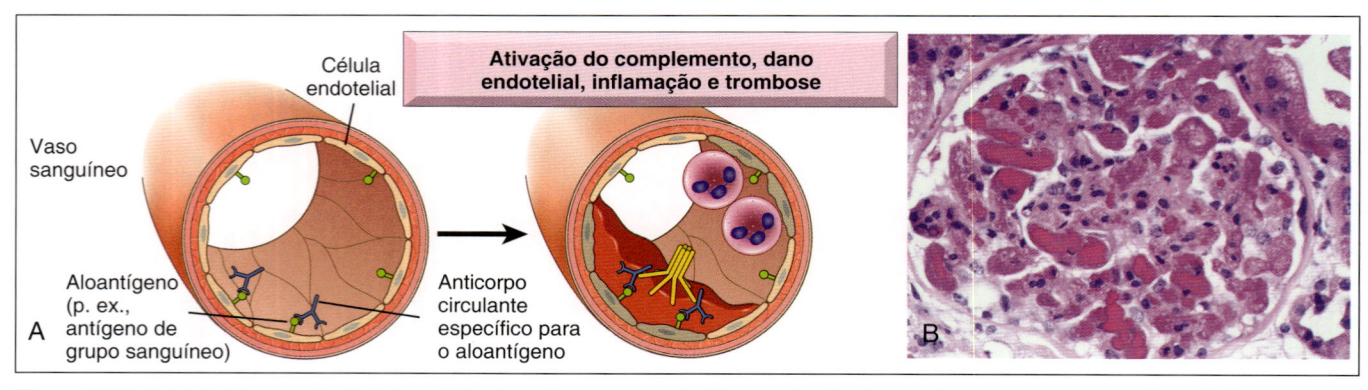

Figura 5.25 Rejeição hiperaguda. **A.** A deposição de anticorpos no endotélio e a ativação do complemento causam trombose. **B.** Rejeição hiperaguda de um aloenxerto renal mostrando trombos de fibrina plaquetária e lesão isquêmica em um glomérulo. (Cortesia do Dr. David Howell, Department of Pathology, Duke University School of Medicine, Durham, NC.)

Morfologia

Na rejeição hiperaguda, o rim afetado torna-se rapidamente cianótico, descorado e anúrico. Praticamente todas as arteríolas e artérias apresentam necrose fibrinoide aguda de suas paredes e estreitamento ou oclusão completa de seus lumens por trombos (Figura 5.25 B). Os neutrófilos acumulam-se rapidamente nas arteríolas, nos glomérulos e nos capilares peritubulares. À medida que essas alterações se intensificam e se tornam difusas, os capilares glomerulares também sofrem oclusão trombótica e, eventualmente, o córtex renal sofre necrose devido ao infarto. Os rins afetados não são funcionais e devem ser removidos.

- **A rejeição aguda é mediada por células T e anticorpos que são ativados por aloantígenos do enxerto.** Ocorre dias ou semanas após o transplante e é a principal causa de falha precoce do enxerto. Também pode aparecer repentinamente meses ou até anos depois, após a redução ou a interrupção da imunossupressão. Com base no papel das células T ou dos anticorpos, a rejeição aguda é dividida em dois tipos, embora na maioria dos enxertos rejeitados ambos os padrões estejam presentes.

Na *rejeição celular aguda*, os CTLs CD8+ destroem diretamente as células do enxerto ou as células CD4+ secretam citocinas e induzem uma inflamação que danifica o enxerto (Figura 5.26 A). As células T também podem reagir contra os vasos do enxerto, causando então danos vasculares. A terapia imunossupressora atual é projetada principalmente para evitar e reduzir a rejeição aguda bloqueando a ativação de células T alorreativas.

Morfologia

A rejeição celular aguda (mediada por células T) pode produzir dois padrões diferentes de lesão.
- No *padrão tubulointersticial*, há extensa inflamação intersticial e inflamação tubular (tubulite) associadas à lesão tubular focal (Figura 5.26 B). Como seria esperado, os infiltrados inflamatórios contêm linfócitos T CD4+ e T CD8+ ativados
- O *padrão vascular* mostra inflamação dos vasos (Figura 5.26 C) e, às vezes, necrose das paredes dos vasos. Os vasos afetados apresentam células endoteliais edemaciadas e em alguns locais são observados linfócitos entre o endotélio e a parede do vaso, um achado denominado *endotelite* ou *arterite da íntima*. O reconhecimento da rejeição celular é importante porque, na ausência de rejeição humoral concomitante, a maioria dos pacientes responde bem à terapia imunossupressora.

Na *rejeição aguda mediada por anticorpos* (*vascular* ou *humoral*), os anticorpos ligam-se ao endotélio vascular e ativam o complemento pela via clássica (Figura 5.27 A). A inflamação resultante e os danos endoteliais causam falha do enxerto.

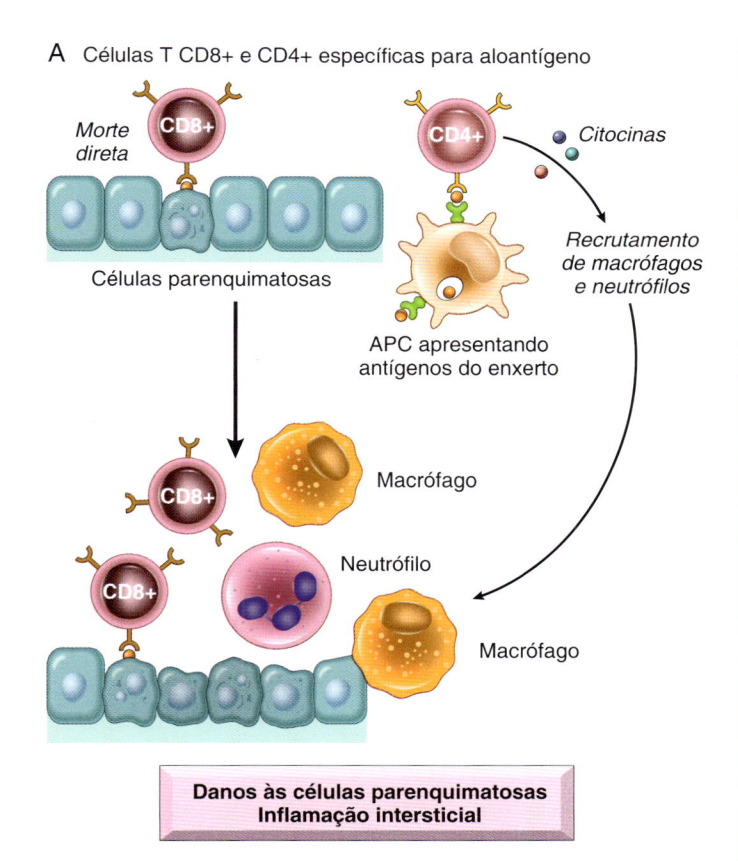

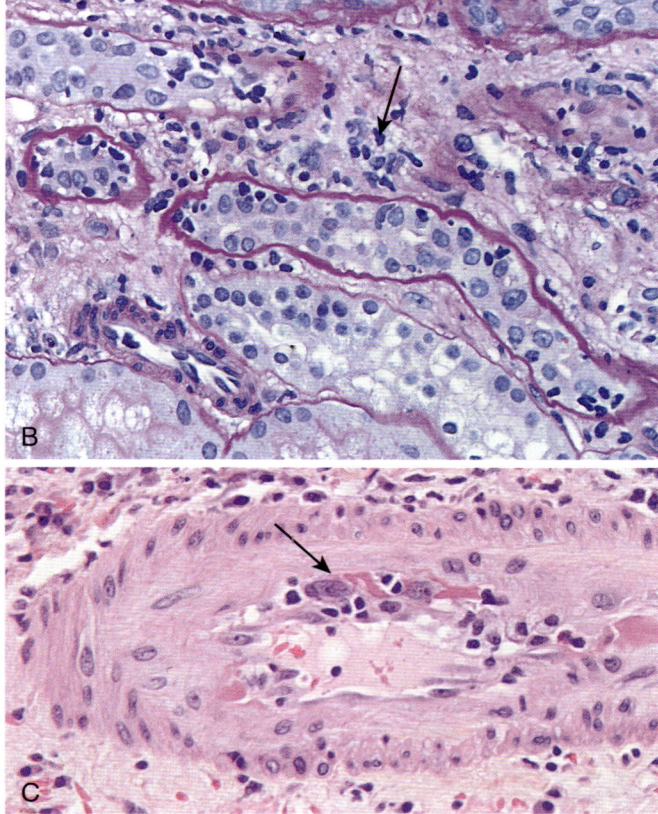

Figura 5.26 Rejeição celular aguda. **A.** Destruição de células enxertadas por células T. A rejeição aguda mediada por células T envolve a morte direta de células enxertadas por CTLs CD8+ e uma inflamação causada por citocinas produzidas por células T CD4+. **B.** Rejeição celular aguda de enxerto renal manifestada por células inflamatórias no interstício (*seta*) e entre células epiteliais dos túbulos (tubulite). Os túbulos colapsados são delineados por membranas basais onduladas. **C.** Rejeição vascular aguda em enxerto renal. É mostrada uma arteríola com células inflamatórias atacando e destruindo o endotélio (endotelite) (*seta*). (**B** e **C.** Cortesia dos Drs. Zoltan Laszik e Kuang-Yu Jen, Departament of Pathology, University of California, San Francisco, California.)

> **Morfologia**
>
> A rejeição aguda mediada por anticorpos manifesta-se principalmente por danos nos glomérulos e nos pequenos vasos sanguíneos. Tipicamente, há inflamação dos glomérulos e dos capilares peritubulares (Figura 5.27 B) associada à deposição de produtos do complemento, o que se deve à ativação do sistema complemento pela via clássica dependente de anticorpos (Figura 5.27 C). Os pequenos vasos também podem apresentar trombose focal.

> **Morfologia**
>
> A rejeição crônica é dominada por alterações vasculares, frequentemente com espessamento da íntima e oclusão vascular (Figura 5.28 B). Enxertos renais rejeitados cronicamente mostram glomerulopatia com duplicação da membrana basal, provavelmente secundária à lesão endotelial crônica (Figura 5.28 C), e capilarite peritubular com múltiplas camadas de membranas basais dos capilares peritubulares. Fibrose intersticial e atrofia tubular com perda de parênquima renal podem ocorrer secundariamente às lesões vasculares (Figura 5.28 D). Os infiltrados de células mononucleares intersticiais estão tipicamente esparsos.

- A rejeição crônica é uma forma indolente de dano ao enxerto que ocorre ao longo de meses ou anos e leva à perda progressiva da função do enxerto. A rejeição crônica manifesta-se como *fibrose intersticial e estreitamento gradual dos vasos sanguíneos do enxerto* (*arteriosclerose do enxerto*). Em ambas as lesões, acredita-se que as culpadas sejam as células T que reagem contra os aloantígenos do enxerto e secretam citocinas que estimulam a proliferação e as atividades dos fibroblastos e das células musculares lisas vasculares no enxerto (Figura 5.28 A). Os aloanticorpos também contribuem para a rejeição crônica. Embora os tratamentos para evitar ou reduzir a rejeição aguda venham melhorando constantemente, a rejeição crônica é refratária à maioria das terapias e está se tornando a principal causa de falência do enxerto.

Métodos de aumento da sobrevida do enxerto

Como as moléculas HLA são os principais antígenos-alvo na rejeição de transplantes, a compatibilidade entre o HLA do doador e do receptor melhora a sobrevida do enxerto. A compatibilidade de HLA é mais benéfica para transplantes renais de parentes vivos do que para outros tipos de transplantes de órgãos, e a sobrevivência melhora com o aumento do número de *loci* compatíveis. Contudo, devido às melhorias dos fármacos imunossupressores, o pareamento de HLA já não é feito para transplantes de coração, pulmão, fígado e ilhotas; nesses casos, o receptor muitas vezes necessita urgentemente de um transplante e outras considerações, como a compatibilidade anatômica (*i. e.*, o tamanho), são de maior importância.

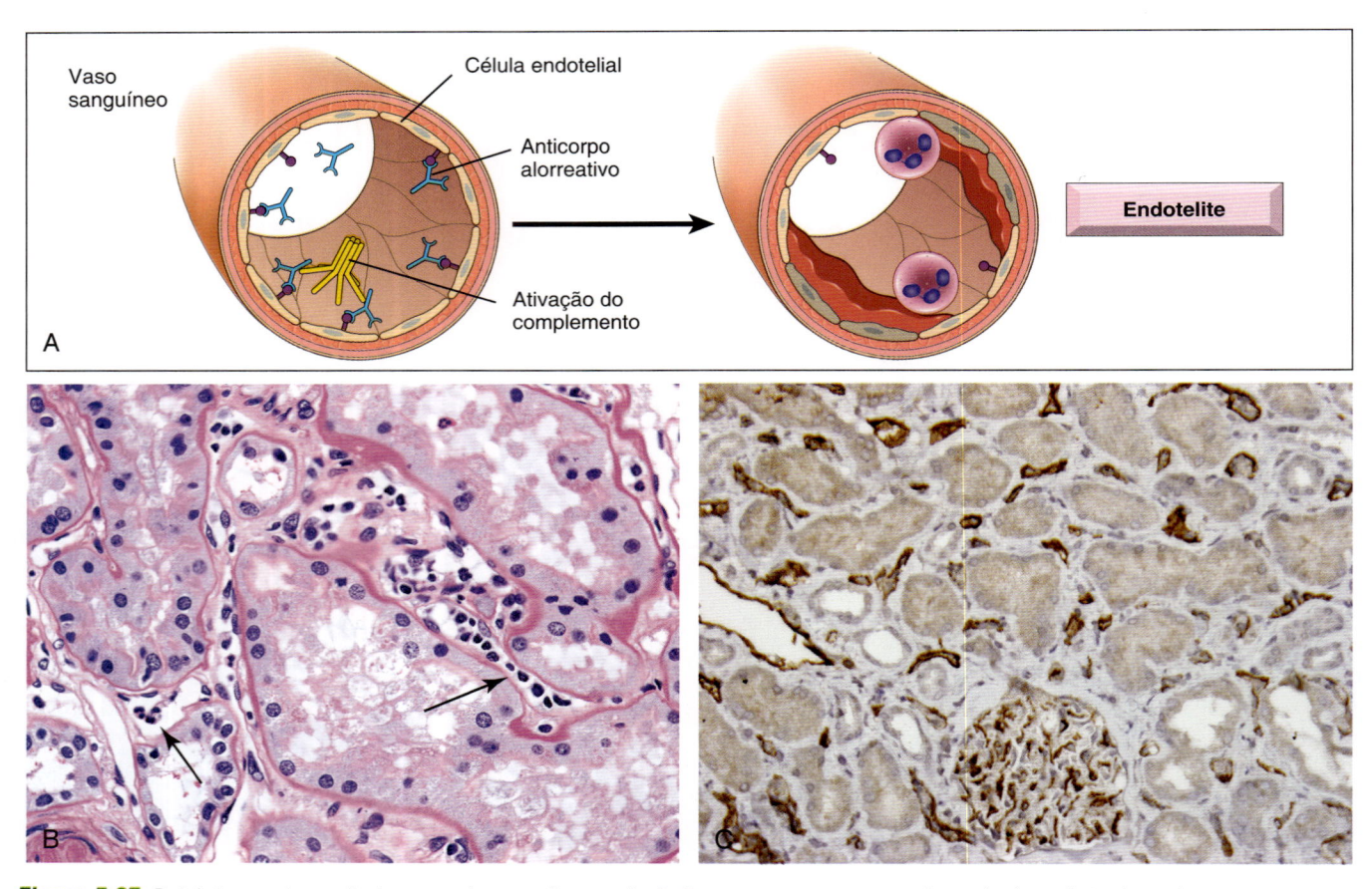

Figura 5.27 Rejeição aguda mediada por anticorpos (humoral). **A.** Danos ao enxerto causados pela deposição de anticorpos nos vasos. **B.** Micrografia óptica mostrando inflamação (capilarite) em capilares peritubulares (*setas*) em um enxerto renal. **C.** A coloração da imunoperoxidase mostra deposição de complemento nos capilares peritubulares e no glomérulo. (Cortesia do Dr. Zoltan Laszik, Department of Pathology, University of California, San Francisco, California.)

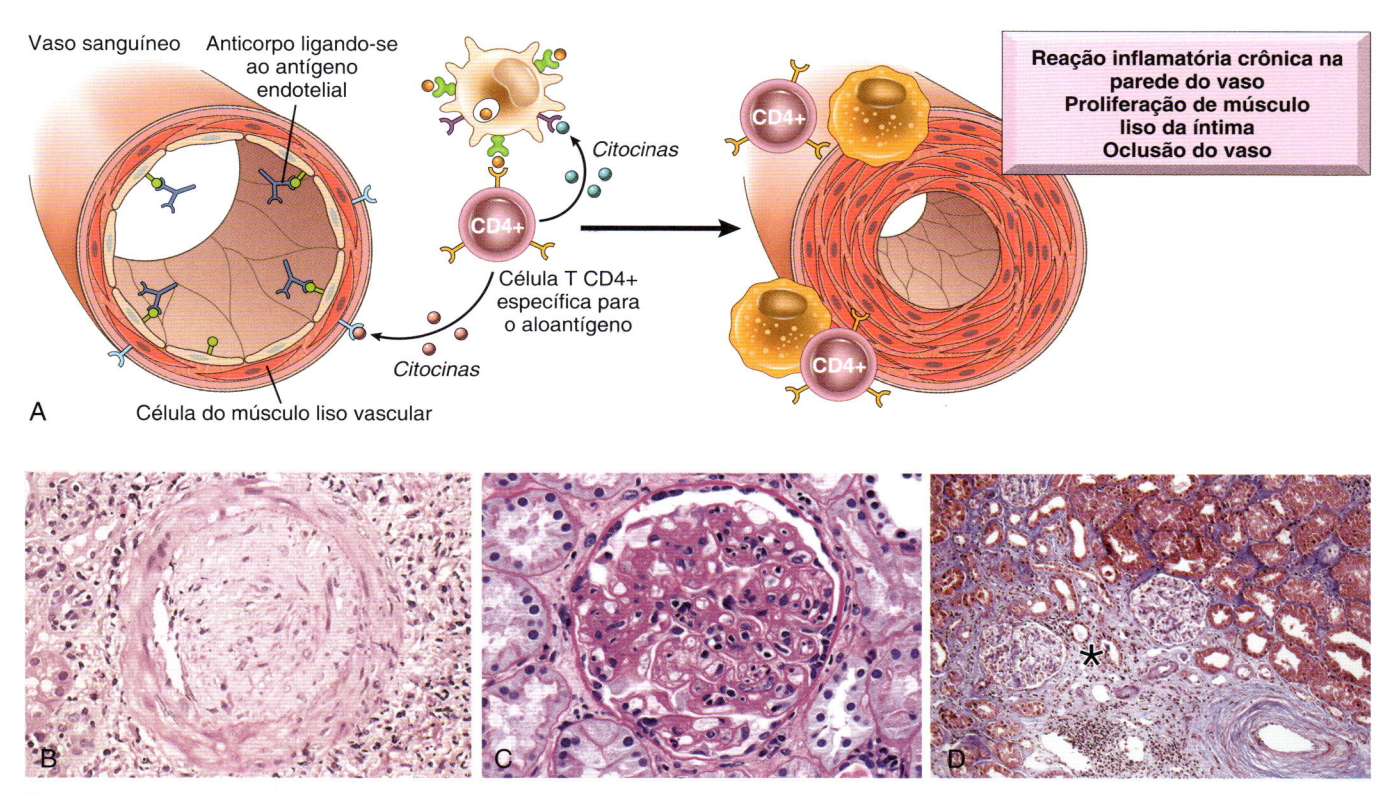

Figura 5.28 Rejeição crônica. **A.** Arteriosclerose do enxerto causada por citocinas de células T e deposição de anticorpos. **B.** Arteriosclerose do enxerto em um transplante cardíaco. **C.** Glomerulopatia do transplante, a manifestação característica da rejeição crônica mediada por anticorpos no rim. O glomérulo mostra células inflamatórias dentro das alças capilares (glomerulite), acúmulo de matriz mesangial e duplicação da membrana basal capilar. **D.** Fibrose intersticial e atrofia tubular resultantes de arteriosclerose de artérias e arteríolas em um aloenxerto renal com rejeição crônica. Nesta coloração tricrômica, a área azul (*asterisco*) mostra fibrose em contraste com o rim saudável (*canto superior direito*). É mostrada também uma artéria apresentando arteriosclerose proeminente (*canto inferior direito*). (**B.** Cortesia do Dr. Richard Mitchell, Department of Pathology, Brigham and Women's Hospital, Boston, Massachusetts. **C** e **D.** Cortesia do Dr. Zoltan Laszik, Department of Pathology, University of California, San Francisco, California.)

A imunossupressão do receptor é uma necessidade em todos os transplantes de órgãos, exceto no caso de gêmeos idênticos. Atualmente, são utilizadas combinações de vários fármacos. A ciclosporina e o tacrolimo suprimem a imunidade mediada por células T inibindo a transcrição de genes de citocinas, em particular o gene para a IL-2, enquanto a rapamicina inibe a proliferação das células T em resposta à IL-2. Embora a imunossupressão tenha tornado viável o transplante de muitos órgãos, ela cria os seus próprios problemas. A supressão do sistema imune resulta em maior suscetibilidade a infecções oportunistas fúngicas, virais, entre outras. A reativação de vírus latentes, como o citomegalovírus (CMV) e o poliomavírus, são complicações frequentes. Os pacientes imunossuprimidos também apresentam risco aumentado de desenvolver tumores induzidos por vírus, tais como os linfomas associados ao vírus Epstein-Barr (EBV, do inglês *Epstein-Barr virus*) e os carcinomas de células escamosas induzidos por papilomavírus humano (HPV, do inglês *human papillomavirus*). As tentativas de induzir uma tolerância específica para o doador nas células T do hospedeiro, o que reduziria as reações aos antígenos do enxerto mas deixaria intactas outras respostas imunes, ainda não obtiveram sucesso.

Transplante de células-tronco hematopoiéticas

O uso de transplantes de células-tronco hematopoiéticas (CTH) para tratar malignidades hematológicas, síndromes da insuficiência da medula óssea (como anemia aplásica) e distúrbios causados por defeitos hereditários de CTH (como anemia falciforme, talassemia e imunodeficiências primárias) está aumentando em número a cada ano. O transplante de células-tronco hematopoiéticas obtidas de pacientes afetados e "projetadas" para substituir genes defeituosos pode ser útil no tratamento das formas hereditárias de imunodeficiência. Historicamente, as CTHs eram obtidas da medula óssea, mas agora são geralmente colhidas do sangue periférico após serem mobilizadas da medula óssea pela administração de fatores de crescimento hematopoiéticos, ou do sangue do cordão umbilical de recém-nascidos, uma rica fonte de CTHs. Na maioria das condições em que o transplante de CTHs é indicado, o receptor é irradiado ou tratado com quimioterapia para destruir o sistema imune (e, às vezes, as células cancerígenas) e para "abrir" nichos no microambiente da medula que nutre as CTHs, o que permite que as CTHs transplantadas sejam enxertadas. Esses tratamentos geralmente levam a um período de deficiência imunológica antes que as CTHs transplantadas possam gerar um sistema imune funcional. A *doença do enxerto contra o hospedeiro* é uma complicação importante desta forma de transplante que a distingue dos transplantes de órgãos.

Doença do enxerto contra o hospedeiro

A doença do enxerto contra o hospedeiro (DECH) ocorre quando células imunologicamente competentes, ou seus precursores, são transplantadas em receptores imunologicamente comprometidos, nos quais as células transferidas reconhecem aloantígenos do

hospedeiro e atacam os tecidos do hospedeiro. É observada mais comumente no contexto de transplante de CTHs; mas, em algumas poucas ocasiões, pode ocorrer após transplante de órgãos ricos em células linfoides (p. ex., fígado ou intestino). As células T presentes no enxerto do doador percebem o tecido do hospedeiro como estranho e reagem contra ele. Isto resulta na ativação de células T CD4+ e CD8+ do doador, causando, em última instância, inflamação e matando as células do receptor. Para minimizar a DECH, o doador e o receptor de transplantes de CTHs são cuidadosamente analisados quanto ao pareamento de HLA usando-se sequenciamento de DNA.

Existem duas formas de DECH:

- A *DECH aguda* (que ocorre dias a semanas após o transplante) é caracterizada por necrose de células epiteliais em três órgãos principais: fígado, pele e sistema digestório. A destruição dos pequenos dutos biliares causa icterícia e a ulceração da mucosa intestinal resulta em diarreia sanguinolenta. O envolvimento cutâneo é caracterizado por infiltração de linfócitos (Figura 5.29 A) e apoptose de células epidérmicas (Figura 5.29 B). Manifesta-se clinicamente como uma erupção cutânea, geralmente aparecendo primeiro no pescoço, nas orelhas, nas palmas das mãos e nas solas dos pés e depois torna-se generalizada.
- A *DECH crônica* pode dar continuidade à síndrome aguda ou ocorrer de forma insidiosa. Os pacientes desenvolvem lesões cutâneas com fibrose dérmica (Figura 5.29 C) semelhantes àquelas observadas na esclerose sistêmica (discutidas anteriormente) e manifestações que mimetizam outras doenças autoimunes.

Como a DECH é mediada por linfócitos T transplantados em conjunto com as demais células do doador, a depleção de células T do doador antes do transplante praticamente elimina a doença. Esta abordagem, no entanto, pode ser uma "faca de dois gumes": a DECH é reduzida, mas a recorrência do tumor nos pacientes com leucemia, bem como a incidência de falhas de enxertos e de linfoma de células B relacionado ao EBV, aumenta.

SÍNDROMES DE IMUNODEFICIÊNCIAS

As deficiências imunológicas podem ser divididas em *imunodeficiências primárias* (ou *congênitas*), que são causadas por defeitos genéticos (geralmente mutações), e *imunodeficiências secundárias* (ou *adquiridas*), que podem surgir como complicações do câncer, de infecções ou desnutrição, ou de defeitos colaterais da imunossupressão, da irradiação ou da quimioterapia para o câncer e outras doenças. **As imunodeficiências manifestam-se clinicamente pelo aumento de infecções, que podem ser recém-adquiridas, ou pela reativação de infecções latentes.** As síndromes da imunodeficiência primária são acidentes da natureza que fornecem informações valiosas sobre algumas das moléculas necessárias para o desenvolvimento e funcionamento do sistema imune. Paradoxalmente, diversas imunodeficiências também estão associadas a distúrbios autoimunes, que são consequências de respostas imunológicas excessivas e aberrantes, talvez porque a deficiência resulte na perda de mecanismos reguladores ou na persistência de infecções que promovem a autoimunidade. Aqui discutiremos brevemente as imunodeficiências primárias mais importantes e mais bem definidas, seguidas por uma descrição mais detalhada da síndrome da imunodeficiência adquirida (AIDS), um exemplo devastador de imunodeficiência secundária.

Imunodeficiências primárias (congênitas)

As doenças da imunodeficiência primária são distúrbios genéticos herdados que prejudicam os mecanismos da imunidade inata (fagócitos, células NK ou complemento) ou os braços humorais e/ou celulares da imunidade adaptativa (mediada por linfócitos B

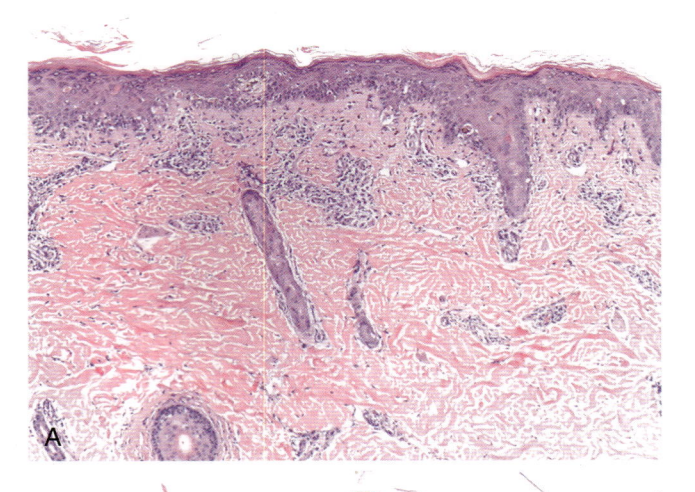

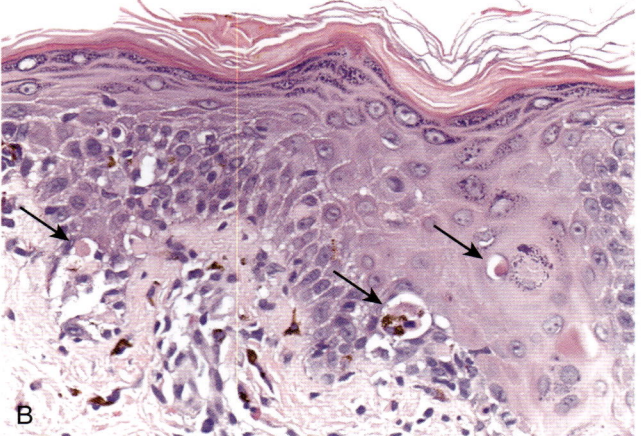

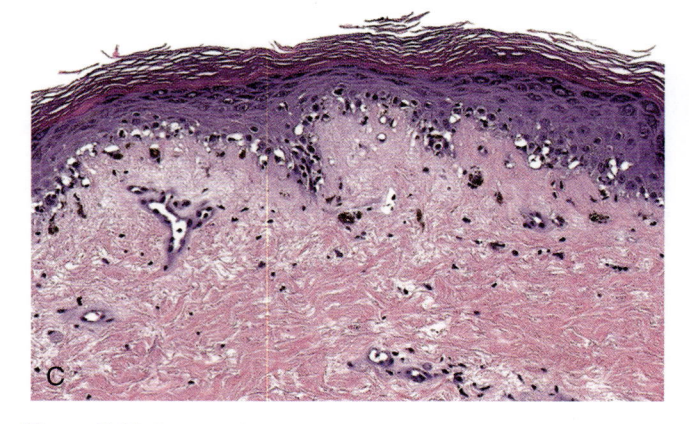

Figura 5.29 Doença do enxerto contra o hospedeiro (DECH) envolvendo a pele. *DECH aguda*. São mostradas fotomicrografias de pequeno aumento (**A**) e grande aumento (**B**) da biopsia de pele de um paciente com DECH aguda. Pode ser observado um infiltrado linfocitário esparso na junção dermoepidérmica e os danos à camada epitelial são manifestados por espaços na junção dermoepidérmica (vacuolização), células com coloração anormal de queratina (disqueratose), queratinócitos apoptóticos (*setas*) e desorganização da maturação dos queratinócitos da camada basal até a superfície. *DECH crônica*. **C.** DECH crônica mostrando um infiltrado linfocitário esparso na junção dermoepidérmica que resultou em ocasionais queratinócitos lesionados. A epiderme fica mais fina devido à atrofia. A derme subjacente apresenta feixes espessos de colágeno, indicativos de esclerose. (**A** e **B.** Cortesia do Dr. Scott Grantor, Department of Pathology, Brigham and Women's Hospital e Harvard Medical School, Boston, Massachusetts. **C.** Cortesia do Dr. Jarish Cohen, Department of Pathology, University of California, San Francisco.)

e linfócitos T, respectivamente). Estas imunodeficiências são geralmente detectadas na infância, entre 6 meses e 2 anos, devido a infecções recorrentes. Com os avanços nas análises genéticas, as mutações responsáveis por muitas dessas doenças agora são conhecidas (Figura 5.30). Discutiremos primeiro os defeitos mais comuns na maturação e na ativação dos linfócitos B e dos linfócitos T, seguidos pelos distúrbios da imunidade inata.

Imunodeficiência combinada grave

A imunodeficiência combinada grave (SCID, do inglês *severe combined immunodeficiency*) abrange uma constelação de síndromes geneticamente distintas, todas tendo em comum a falha no desenvolvimento de linfócitos T e/ou linfócitos B maduros, bem como defeitos na imunidade humoral, e mediadas por células. As crianças com SCID são suscetíveis a infecções graves e recorrentes por uma ampla gama de patógenos, incluindo *Candida albicans*, *Pneumocystis jirovecii*, *Pseudomonas*, citomegalovírus, varicela e uma série de bactérias. Os bebês afetados geralmente apresentam o chamado "sapinho" (candidíase oral), assaduras persistentes e atraso no desenvolvimento. Alguns bebês afetados desenvolvem uma erupção cutânea generalizada logo após o nascimento porque as células T maternas que entram na circulação fetal não podem ser eliminadas pelo sistema imune defeituoso do bebê e atacam o feto, causando então uma forma de DECH. Sem o transplante de CTHs, a morte ocorre no primeiro ano de vida. A prevalência global da doença é de aproximadamente 1 em 65 mil a 1 em 100 mil nascimentos, mas é 20 a 30 vezes mais frequente nas populações nativas americanas navajo e apache.

Apesar das manifestações clínicas comuns das diferentes formas de SCID, os defeitos genéticos subjacentes são bastante variados. Frequentemente, o defeito afeta o compartimento das células T; o comprometimento da imunidade humoral no contexto das células B normais é devido à falta de auxílio das células T. Existem duas formas principais de SCID.

- *SCID ligada ao X*. **Aproximadamente metade dos casos de SCID é ligada ao X; estes casos são causados por mutações no gene que codifica a cadeia γ comum (γc) compartilhada pelos receptores das citocinas IL-2, IL-4, IL-7, IL-9 e IL-15.** A sinalização defeituosa de IL-7 é a base subjacente desta doença, pois esta citocina é responsável por estimular a sobrevivência e a expansão de precursores de células T imaturas no timo

- *SCID autossômica recessiva*. **Outros 40 a 50% dos casos de SCID seguem um padrão de herança autossômica recessiva, e aproximadamente metade deles é causada por mutações na adenosina desaminase (ADA), uma enzima envolvida no metabolismo das purinas.** A deficiência de ADA resulta no acúmulo de metabólitos de adenosina e desoxiadenosina trifosfato, que inibem a síntese de DNA e são especialmente tóxicos para os progenitores de linfócitos em proliferação. Outras formas autossômicas

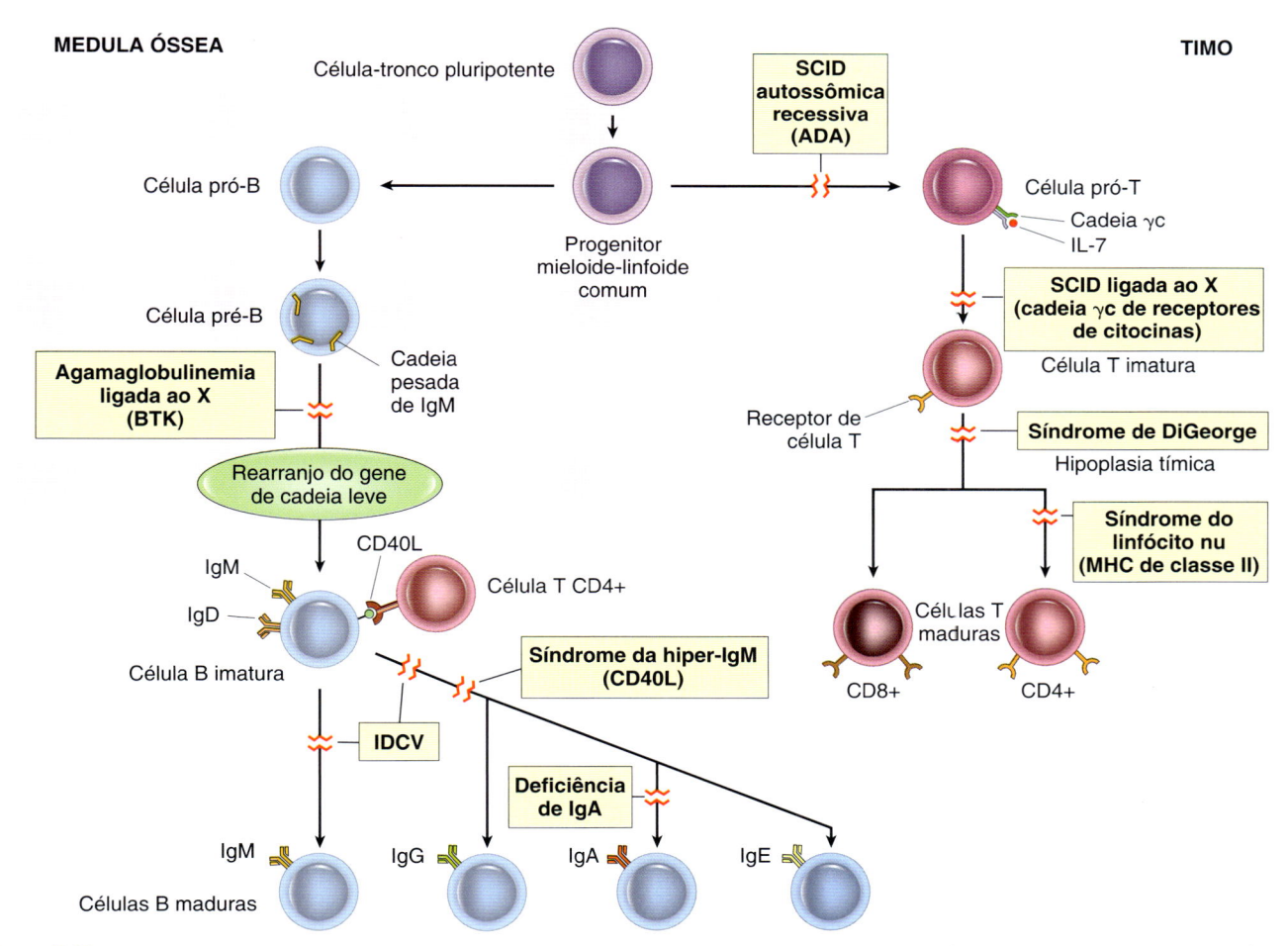

Figura 5.30 Imunodeficiências primárias. São mostradas as principais vias de desenvolvimento de linfócitos e os bloqueios nessas vias em doenças da imunodeficiência primária selecionadas. Os genes afetados são indicados entre parênteses para alguns dos distúrbios. *ADA*, adenosina desaminase; *BTK*, tirosinoquinase de Bruton; *CD40L*, ligante CD40 (também conhecido como *CD154*); *IDCV*, imunodeficiência comum variável; *SCID*, imunodeficiência combinada grave.

recessivas de SCID resultam de defeitos nos genes que codificam a recombinase responsável pelo rearranjo dos genes dos receptores de antígenos nos linfócitos e de várias outras mutações raras que afetam a maturação dos linfócitos.

> **Morfologia**
>
> O timo é pequeno e desprovido de células linfoides. Na SCID ligada ao X, o timo contém lóbulos de células epiteliais indiferenciadas que se assemelham ao timo fetal, enquanto na SCID causada por deficiência de ADA podem ser encontrados restos de corpúsculos de Hassall. Em ambas as doenças, os tecidos linfoides secundários também são hipoplásicos e apresentam uma depleção acentuada das áreas de células T e, em alguns casos, das zonas de células T e de células B.

Atualmente, o transplante de CTHs é a base do tratamento. A SCID ligada ao X é a primeira doença na qual a terapia gênica obteve sucesso. Na terapia gênica, a expressão de um gene γc normal é feita utilizando-se um vetor viral nas CTHs retiradas de pacientes, e estas células são então transplantadas de volta aos pacientes. A experiência clínica ainda é pequena, mas alguns pacientes demonstraram níveis benéficos de reconstituição dos seus sistemas imunes durante mais de uma década após a terapia. Contudo, cerca de 20% dos pacientes que receberam um vetor viral de primeira geração desenvolveram leucemia linfoblástica aguda de células T (LLA-T) (Capítulo 10), o que realçou os perigos desta abordagem específica de terapia gênica. Neste caso, a proliferação neoplásica foi o resultado da integração do vírus ao genoma próximo a um oncogene, o que levou à ativação do oncogene. Os protocolos atuais utilizam novos vetores com recursos de segurança integrados. Os pacientes com deficiência de ADA também têm sido tratados com transplante de CTHs e com administração da enzima ou terapia gênica envolvendo a introdução de um gene ADA normal em precursores de células T.

Agamaglobulinemia ligada ao X

A agamaglobulinemia ligada ao X (XLA, do inglês *X-linked agammaglobulinemia*), **ou doença de Bruton, é caracterizada pela falha na diferenciação de células pré-B em células B maduras e pela consequente ausência de anticorpos (gamaglobulina) no sangue.** É uma das formas mais comuns de imunodeficiência primária, pois ocorre com uma frequência de cerca de 1 em 100 mil crianças do sexo masculino. Durante a maturação normal das células B, os genes da cadeia pesada da imunoglobulina (Ig) são reorganizados primeiro nas células B em desenvolvimento, chamadas células pré-B, seguidos pelos genes da cadeia leve. Em cada estágio, são recebidos sinais dos componentes expressos do receptor de antígeno que conduzem a maturação para o próximo estágio; esses sinais atuam como controles de qualidade para garantir que estejam sendo produzidas as proteínas receptoras corretas. Na XLA, a maturação das células B é bloqueada após o rearranjo inicial do gene da cadeia pesada devido a mutações em um gene que codifica uma tirosinoquinase chamada *tirosinoquinase de Bruton* (*BTK*, do inglês *Bruton tyrosine kinase*). A BTK está associada ao receptor de células pré-B e está envolvida na transdução de sinal. Quando a BTK não é funcional, o receptor de células pré-B não consegue sinalizar às células para prosseguirem no processo de maturação. Como resultado, as cadeias leves de Ig não são produzidas e a molécula completa de Ig contendo cadeias pesadas e leves não pode ser montada e transportada para a membrana celular, embora possam ser encontradas cadeias pesadas livres no citoplasma. Como o gene *BTK* está no cromossomo X, o distúrbio só é observado em homens. Casos raros com características semelhantes foram descritos em mulheres, possivelmente devido a mutações em outros genes que funcionam na mesma via.

Classicamente, a doença é caracterizada por uma profunda redução no número de células B no sangue e nos órgãos linfoides secundários e pela ausência de centros germinativos e plasmócitos nesses órgãos. O número e as respostas das células T podem ser normais. A doença geralmente não se torna aparente até cerca dos 6 meses de vida, pois a transferência transplacentária de anticorpos maternos proporciona uma proteção adequada por algum tempo. Na maioria dos casos, as infecções bacterianas recorrentes do sistema respiratório, tais como faringites aguda e crônica, sinusite, otite média, bronquite e pneumonia, chamam a atenção para o defeito imunológico subjacente. Quase sempre, os microrganismos causadores são *Haemophilus influenzae, Streptococcus pneumoniae* ou *Staphylococcus aureus*, que normalmente são opsonizados por anticorpos e eliminados por fagocitose. Como os anticorpos são importantes para neutralizar certos vírus infecciosos, os indivíduos com esta doença também são suscetíveis a algumas infecções virais, especialmente aquelas causadas por enterovírus. Esses vírus infectam o sistema digestório e, a partir daí, podem se disseminar para o sistema nervoso através do sangue. A imunização com poliovírus vivo atenuado acarreta o risco de poliomielite paralítica e as infecções por ecovírus podem causar uma encefalite fatal. *Giardia lamblia*, um protozoário intestinal normalmente controlado pela IgA secretada, causa infecções persistentes nos indivíduos com esse distúrbio. Muitas infecções intracelulares virais, fúngicas e por protozoários são tratadas muito bem pela imunidade intacta mediada por células T. Por motivos ainda desconhecidos, as doenças autoimunes (p. ex., artrite idiopática juvenil, enteropatia intestinal e dermatomiosite) ocorrem em até 35% dos pacientes com esta doença.

O tratamento da agamaglobulinemia ligada ao X é a terapia de reposição com imunoglobulina intravenosa (IGIV) produzida a partir de *pools* de soro humano.

Síndrome de DiGeorge (hipoplasia tímica)

A síndrome de DiGeorge é causada por um defeito congênito no desenvolvimento do timo que resulta na maturação deficiente das células T. A ausência de células T nos linfonodos, no baço e no sangue periférico torna os bebês afetados por essa síndrome extremamente vulneráveis a infecções virais, fúngicas e por protozoários. Os pacientes também são suscetíveis à infecção por bactérias intracelulares devido ao defeito da imunidade mediada por células T. As células B e as imunoglobulinas séricas geralmente não são afetadas.

O distúrbio é consequência de uma malformação que afeta a terceira e a quarta bolsas faríngeas, estruturas que dão origem ao timo, às glândulas paratireoides, e a porções da face e do arco aórtico. Assim, além dos defeitos do timo e das células T, pode haver hipoplasia da glândula paratireoide que resulta em tetania hipocalcêmica, bem como anormalidades adicionais do desenvolvimento da linha média (síndrome velocardiofacial). Em 90% dos casos de síndrome de DiGeorge, há uma deleção que afeta a região cromossômica 22q11 (síndrome da deleção 22q11.2; Capítulo 4). O transplante de tecido tímico tratou com sucesso alguns bebês com uma completa síndrome de DiGeorge, mas na maioria dos pacientes a imunidade tende a melhorar espontaneamente com a idade e tal terapia acaba não sendo necessária.

Síndrome da hiper-IgM

Esta doença é caracterizada pela produção de níveis normais (ou mesmo supranormais) de anticorpos IgM e diminuição dos níveis dos isótipos IgG, IgA e IgE; o defeito subjacente é a incapacidade das células T de ativar células B e macrófagos. Muitas das funções das células T auxiliares CD4+ requerem o envolvimento de CD40 em células B, macrófagos e células dendríticas pelo CD40L (também chamado de CD154) expresso em células T ativadas por antígeno.

Essa interação desencadeia a troca de classe de Ig e a maturação de afinidade nas células B, além de estimular as funções microbicidas dos macrófagos. Aproximadamente 70% dos indivíduos com a síndrome da hiper-IgM apresentam a forma da doença ligada ao X, que é causada por mutações no gene que codifica o CD40L. Nos demais pacientes, a doença é herdada em um padrão autossômico recessivo e é causada por mutações de perda de função envolvendo os genes que codificam CD40 ou a *desaminase induzida por ativação* (AID, do inglês *activation-induced deaminase*), uma enzima de edição de DNA necessária para a troca de classe da Ig e a maturação de afinidade.

Os pacientes apresentam infecções piogênicas recorrentes em decorrência dos baixos níveis de anticorpos IgG opsonizantes. Aqueles com defeitos de CD40L ou CD40 também são suscetíveis à pneumonia causada pelo microrganismo intracelular *Pneumocystis jirovecii* porque a ativação de macrófagos mediada pelo CD40L, uma reação-chave da imunidade mediada por células T, está comprometida. Ocasionalmente, os anticorpos IgM reagem com as células sanguíneas, dando origem a anemia hemolítica autoimune, trombocitopenia e neutropenia. Nos pacientes idosos, pode haver uma proliferação de plasmócitos produtores de IgM que se infiltram na mucosa do sistema digestório.

Imunodeficiência comum variável

A imunodeficiência comum variável (IDCV) abrange um grupo heterogêneo de doenças em que a característica comum é a hipogamaglobulinemia, que geralmente afeta todas as classes de anticorpos, mas, às vezes, apenas a IgG. O diagnóstico de imunodeficiência comum variável baseia-se na exclusão de outras causas bem definidas de diminuição da produção de anticorpos. A prevalência estimada da doença é de cerca de 1 em 50 mil.

Embora a maioria dos pacientes apresente números normais de células B maduras, os plasmócitos estão ausentes, o que sugere um bloqueio na diferenciação das células B. As áreas de células B de órgãos linfoides secundários (*i. e.*, folículos linfoides em linfonodos, baço e tecidos de mucosa) são frequentemente hiperplásicas, talvez porque as células B proliferam em resposta a antígenos, mas não se diferenciam em plasmócitos. A produção defeituosa de anticorpos tem sido variavelmente atribuída a defeitos intrínsecos das células B ou à ajuda deficiente das células T. Diferentes causas genéticas foram identificadas, incluindo mutações em um receptor para citocinas ativadoras de células B e em uma molécula chamada ICOS (coestimulador induzível [do inglês *inducible costimulator*]), um homólogo de CD28 que contribui para a função das células T auxiliares foliculares. Contudo, em mais de 90% dos casos, a base genética é desconhecida.

Os pacientes geralmente apresentam recorrentes infecções bacterianas sinopulmonares. Cerca de 20% têm infecções recorrentes por herpes-vírus e podem ocorrer infecções graves por enterovírus que causam meningoencefalite. Os indivíduos com este distúrbio também são propensos ao desenvolvimento de diarreia persistente causada por *Giardia lamblia*. Em contraste com a agamaglobulinemia ligada ao X, a imunodeficiência comum variável afeta igualmente ambos os sexos e o início dos sintomas é mais tardio, ou seja, na infância ou na adolescência. Assim como na agamaglobulinemia ligada ao X, esses pacientes apresentam uma alta frequência de doenças autoimunes (aproximadamente 20%), incluindo artrite reumatoide. O risco de malignidade linfoide também aumenta e foi relatado um aumento no câncer gástrico.

Deficiência isolada de IgA

Esta é a doença de imunodeficiência primária mais comum; afeta cerca de 1 em cada 700 indivíduos de ascendência europeia e ocorre em todo o mundo. Como observado anteriormente, a IgA é a principal imunoglobulina nas secreções mucosas e, portanto, está envolvida na defesa das vias respiratórias e do sistema digestório. As defesas de mucosas enfraquecidas devido à deficiência de IgA predispõem os pacientes a infecções sinopulmonares e intestinais recorrentes, embora a maioria dos pacientes seja assintomática. Cerca de 2% deles têm doença celíaca. A patogênese da deficiência de IgA parece envolver um bloqueio na diferenciação terminal de células B secretoras de IgA em plasmócitos; as subclasses de anticorpos IgM e IgG estão presentes em níveis normais ou mesmo supranormais. Quando transfundidos com sangue contendo IgA normal, alguns pacientes desenvolvem uma reação anafilática, uma vez que o sistema imune do hospedeiro vê a IgA transfundida como uma proteína estranha. A base molecular para este defeito ainda não está definida.

Outros defeitos na ativação de linfócitos

Foram descritos muitos casos raros de defeitos de ativação de linfócitos que afetam a sinalização do receptor de antígeno e diversas vias bioquímicas. Os defeitos nas respostas Th1 estão associados a infecções micobacterianas atípicas e as respostas Th17 defeituosas são a causa da candidíase mucocutânea crônica, bem como de infecções bacterianas da pele (um distúrbio denominado *síndrome de Jó*).

Imunodeficiências associadas a doenças sistêmicas

Em alguns distúrbios sistêmicos hereditários, a deficiência imunológica é um problema clínico proeminente. São descritos a seguir dois exemplos representativos de tais doenças.

- A *síndrome de Wiskott-Aldrich* é uma doença ligada ao X caracterizada por trombocitopenia, eczema e uma acentuada vulnerabilidade a infecções recorrentes que resultam em morte precoce. O timo é normal no início do curso da doença, mas há uma perda progressiva de linfócitos T do sangue e das zonas de células T (áreas paracorticais) dos linfonodos, o que gera defeitos variáveis na imunidade celular. Os pacientes não produzem anticorpos contra antígenos polissacarídeos e a resposta aos antígenos proteicos é fraca. Os níveis de IgM no soro são baixos, mas os níveis de IgG são geralmente normais e, paradoxalmente, IgA e IgE estão frequentemente elevadas. A síndrome é causada por mutações em um gene ligado ao X que codifica a proteína da síndrome de Wiskott-Aldrich (WASP, do inglês *Wiskott-Aldrich syndrome protein*). A WASP pertence a uma família de proteínas sinalizadoras que ligam receptores de membrana, como os receptores de antígenos, a elementos do citoesqueleto. A WASP está envolvida nas respostas dependentes do citoesqueleto, incluindo migração celular e transdução de sinal, mas não está claro como isso contribui para as funções de linfócitos e plaquetas. O único tratamento disponível é o transplante de CTHs
- A *ataxia telangiectasia* é um distúrbio autossômico recessivo caracterizado por marcha anormal (ataxia), malformações vasculares (telangiectasias), déficits neurológicos, aumento da incidência de tumores e imunodeficiência. Os defeitos imunológicos são de gravidade variável e podem afetar células B e células T. As anormalidades imunológicas humorais mais proeminentes são a produção defeituosa de anticorpos com troca de isótipo, principalmente IgA e IgG2. Os defeitos das células T são geralmente menos pronunciados e podem estar associados à hipoplasia do timo. Com o avanço da idade, os pacientes apresentam infecções bacterianas dos sistemas respiratórios superior e inferior, múltiplos fenômenos autoimunes e cânceres cada vez mais frequentes, particularmente tumores linfoides. O gene responsável por esse distúrbio codifica uma proteína chamada ATM (ataxia telangiectasia mutada), um sensor de danos ao DNA que ativa pontos de

controle do ciclo celular e apoptose em células com DNA danificado. A falta de ATM também leva a anormalidades na recombinação dos genes de Ig e de TCR (e, portanto, a defeitos na geração de receptores antigênicos) e anormalidades na troca de classe de imunoglobulinas, processos que requerem quebra regulada e reunificação de genes receptores de antígenos.

Defeitos na imunidade inata

Os defeitos herdados na fase inicial da resposta imune inata tipicamente afetam as funções dos leucócitos ou o sistema complemento e levam ao aumento da vulnerabilidade a infecções (Tabela 5.10).

Defeitos na função leucocitária

- As *deficiências de adesão leucocitária* (LADs, do inglês *leukocyte adhesion deficiencies*) decorrem de defeitos hereditários nas moléculas de adesão que prejudicam o recrutamento de leucócitos para os locais de infecção, o que resulta em infecções bacterianas recorrentes. A LAD1 é causada por defeitos na cadeia β_2 que é compartilhada pelas integrinas LFA-1 e Mac-1, enquanto a LAD2 é causada por defeito em uma fucosil transferase que é necessária para sintetizar sialil-Lewis X funcional, o ligante para E e P-selectinas (Capítulo 2)

Tabela 5.10 Imunodeficiências hereditárias de leucócitos fagocíticos e do sistema complemento.

Doença	Defeito
Defeitos na função leucocitária	
Deficiência de adesão leucocitária 1	Adesão leucocitária defeituosa devido a mutações na cadeia β das integrinas CD11/CD18
Deficiência de adesão leucocitária 2	Adesão leucocitária defeituosa devido a mutações na fucosil transferase necessária para a síntese de oligossacarídeo sialilado (receptor de selectinas)
Síndrome de Chédiak-Higashi	Funções leucocitárias diminuídas devido a mutações que afetam as proteínas envolvidas no tráfego da membrana lisossomal
Doença granulomatosa crônica	Diminuição da explosão oxidativa (*burst* respiratório)
Ligada ao X	Oxidase fagocitária (componente de membrana)
Autossômica recessiva	Oxidase fagocitária (componentes citoplasmáticos)
Deficiência de mieloperoxidase	Diminuição da morte microbiana em decorrência do sistema MPO-H_2O_2 defeituoso
Defeitos no sistema complemento	
Deficiência de C2, C4	Ativação defeituosa da via clássica; resulta na redução da resistência à infecção e na redução na remoção de imunocomplexos
Deficiência de C3	Defeitos em todas as funções do complemento
Deficiência de proteínas reguladoras do complemento	Ativação excessiva do complemento; síndromes clínicas incluem angioedema, hemoglobinúria paroxística e outras

Adaptada de Gallin JI: Disorders of phagocytic cells. In Gallin JI et al., editors: *Inflammation: Basic Principles and Clinical Correlates*, ed 2, New York, 1992, Raven Press, pp 860-861.

- A *doença granulomatosa crônica* resulta de defeitos hereditários nos genes que codificam componentes da oxidase fagocitária, a enzima fagolisossômica que gera espécies reativas de oxigênio (ERO) como o superóxido, o que causa morte bacteriana defeituosa e suscetibilidade a infecções bacterianas recorrentes. O nome desta doença vem da reação inflamatória crônica rica em macrófagos que aparece nos locais de infecção quando a resposta inicial dos neutrófilos é inadequada. Essas coleções de macrófagos ativados formam granulomas em um esforço para isolar os microrganismos. Existem duas variantes, uma ligada ao X e outra autossômica recessiva, nas quais proteínas distintas são afetadas (ver Tabela 5.10).
- A *síndrome de Chédiak-Higashi* é caracterizada pela fusão defeituosa dos lisossomos que resulta em remoção deficiente dos microrganismos pelos fagócitos e aumento da suscetibilidade a infecções. As principais anormalidades leucocitárias são neutropenia, degranulação prejudicada e morte microbiana tardia. Os leucócitos afetados contêm grânulos gigantes, que são facilmente observados em esfregaços de sangue periférico e que se acredita resultarem de fusão aberrante de fagolisossomos. Além disso, existem anomalias nos melanócitos (levando ao albinismo), nas células do sistema nervoso (associadas a defeitos nervosos) e nas plaquetas (causando distúrbios hemorrágicos). Os indivíduos afetados apresentam alto risco de desenvolver linfo-histiocitose hemofagocítica (Capítulo 10). O gene associado a esta doença codifica uma grande proteína citosólica chamada LYST, que se acredita regular o tráfico lisossomal.
- Os *defeitos de TLR* são raros, mas informativos. Os defeitos no TLR3, um receptor para RNA viral, resultam em encefalite herpética simples recorrente, enquanto os defeitos no MyD88, uma proteína adaptadora necessária para sinalização a jusante de múltiplos TLRs, estão associados a pneumonias bacterianas destrutivas.
- Os *defeitos nas citocinas* podem ser causados por mutações em genes que codificam citocinas ou por autoanticorpos produzidos contra citocinas. Os defeitos que afetam as citocinas antivirais interferons tipo I estão associados a infecções virais, incluindo as formas graves de covid-19. Mutações que afetam o receptor de IL-12, uma citocina indutora de Th1, ou de IFN-γ, a citocina efetora das células Th1, resultam em maior suscetibilidade a infecções por bactérias intracelulares, tais como as micobactérias ambientais, que são de baixa virulência e não causam doenças em indivíduos saudáveis. O distúrbio é chamado *suscetibilidade mendeliana à doença micobacteriana*.

Deficiências que afetam o sistema complemento

As deficiências herdadas de diversas proteínas do complemento dão origem a imunodeficiências ou outras doenças.

- Foram descritas deficiências de vários *componentes do complemento*, e a deficiência de C2 é a mais comum. As deficiências de C2 ou C4, componentes iniciais da via clássica, estão associadas ao aumento de infecções bacterianas ou virais; no entanto, muitos pacientes são assintomáticos, provavelmente porque a via alternativa do complemento é capaz de controlar a maioria das infecções. Surpreendentemente, em alguns pacientes com deficiência de C2, C4 ou C1q, a manifestação dominante é uma doença autoimune semelhante ao LES, possivelmente porque essas proteínas clássicas da via do complemento estão envolvidas na remoção de imunocomplexos. A deficiência de C3 é rara e está associada a infecções piogênicas graves, bem como à glomerulonefrite mediada por imunocomplexos (presumivelmente o resultado de anticorpos que provocam inflamação ao se ligarem a receptores Fc, uma vez que a ativação do complemento é defeituosa). As bactérias *Neisseria* (gonococos e meningococos) são normalmente eliminadas pelo complexo de ataque à membrana (C5 a C9), uma vez que as suas finas paredes celulares são especialmente suscetíveis às ações líticas do complemento; quando há deficiência desses componentes tardios, os pacientes apresentam maior suscetibilidade a infecções recorrentes por esses microrganismos

- Os defeitos nas *proteínas reguladoras do complemento* resultam em inflamação ou lesão celular excessivas. Uma deficiência do inibidor de C1 (C1 INH, do inglês *C1 inhibitor*) dá origem a um distúrbio autossômico dominante denominado *angioedema hereditário*. O C1 INH é inibidor de muitas proteases, incluindo a calicreína e o fator de coagulação XII, que estão envolvidos na produção de peptídeos vasoativos, como a bradicinina. Portanto, a atividade defeituosa do C1 INH leva à superprodução de bradicinina, que é um potente vasodilatador. Os pacientes afetados apresentam episódios de edema que afetam a pele e as superfícies mucosas como a laringe e o sistema digestório. As deficiências de outras proteínas reguladoras do complemento são a causa da *hemoglobinúria paroxística noturna* (Capítulo 10) e de alguns casos de *síndrome hemolítico-urêmica* (Capítulo 12).

Imunodeficiências secundárias (adquiridas)

Deficiências imunológicas secundárias (adquiridas) podem ser encontradas em indivíduos com câncer, particularmente aqueles que substituem a medula óssea normal (p. ex., leucemia), diabetes e outras doenças metabólicas ou desnutrição, e em pacientes que estão recebendo quimioterapia ou radioterapia para câncer ou fármacos imunossupressores para evitar a rejeição do enxerto ou tratar doenças autoimunes (Tabela 5.11). Como um grupo, as deficiências imunológicas secundárias são mais comuns do que as doenças primárias de origem genética. A seguir, discutiremos a doença de imunodeficiência secundária possivelmente mais importante, a AIDS, que continua a ser um dos grandes flagelos da humanidade.

SÍNDROME DA IMUNODEFICIÊNCIA ADQUIRIDA

A síndrome da imunodeficiência adquirida (AIDS, do inglês *acquired immunodeficiency syndrome*) é causada pelo vírus da imunodeficiência humana (HIV, do inglês *human immunodeficiency virus*), um retrovírus, e é caracterizada por uma profunda imunossupressão que leva a infecções oportunistas, neoplasias

Tabela 5.11 Causas das imunodeficiências secundárias (adquiridas).

Causa	Mecanismo
Infecção pelo vírus da imunodeficiência humana	Depleção de células T auxiliares CD4+
Envolvimento da medula óssea em cânceres (p. ex., leucemias)	Desenvolvimento reduzido de leucócitos devido à perda de progenitores de leucócitos normais
Imunossupressão para rejeição de enxerto, doenças autoimunes	Resposta prejudicada de linfócitos maduros e outras células do sistema imune
Irradiação e tratamentos quimioterápicos para câncer	Diminuição dos precursores de todos os leucócitos na medula óssea
Desnutrição aguda grave	Distúrbios metabólicos inibindo a maturação e a função dos linfócitos
Remoção do baço	Diminuição da fagocitose de microrganismos

secundárias e manifestações neurológicas. Embora a AIDS tenha sido reconhecida pela primeira vez como uma entidade distinta apenas na década de 1980, mais de 34 milhões de mortes lhe são atribuíveis, e anualmente vão a óbito 1 milhão de pessoas. Dos estimados 38 milhões de indivíduos infectados pelo HIV em todo o mundo, cerca de 70% estão na África e 20% na Ásia. Foram desenvolvidos fármacos antirretrovirais eficazes e profilaxia pré-exposição, mas a infecção continua a espalhar-se em partes do mundo onde estas terapias não estão amplamente disponíveis. À medida que o número de pessoas que vivem com o HIV aumenta, devem ser tomados cuidados para evitar a propagação da infecção. Nem a cura foi alcançada nem uma vacina foi desenvolvida até o momento.

As enormes cargas médica e social da AIDS levaram a uma explosão de pesquisas destinadas a compreender esta praga moderna e a sua capacidade de desativar as defesas do hospedeiro. A literatura sobre o HIV e a AIDS é vasta. Aqui resumimos os dados atualmente disponíveis sobre a epidemiologia, a patogênese e as características clínicas da infecção pelo HIV.

Epidemiologia

A transmissão do HIV ocorre sob condições que facilitam a troca de sangue ou de líquidos corporais contendo o vírus ou as células infectadas pelo vírus. A transmissão é adquirida por introdução nos tecidos de mucosa ou por injeção. O HIV não tem reservatórios animais e não pode persistir em aerossóis; portanto, a infecção não ocorre por inalação, ingestão ou contato com a pele. As principais vias de transmissão são as seguintes.

- A *transmissão sexual* é a via mais comum de infecção. Nos EUA, isto é observado principalmente nos homens que fazem sexo com homens (cerca de 70% das novas infecções), mas também entre heterossexuais (cerca de 20%). Na África e na Ásia, a transmissão heterossexual é dominante e, devido às elevadas taxas de infecção nestas áreas, é responsável por mais de 80% das novas infecções em todo o mundo. A carga viral elevada na fonte, o tipo de atividade sexual e outras infecções sexualmente transmissíveis concomitantes são fatores de risco para esta forma de transmissão

- A *transmissão parenteral* nos EUA ocorre principalmente nos *usuários de substâncias intravenosas* devido ao compartilhamento de agulhas e seringas contaminadas. Essa transmissão é responsável por 6% dos novos casos nos EUA. A transmissão por transfusão de sangue e produtos sanguíneos foi praticamente eliminada pelos atuais protocolos de triagem

- A *transmissão de mãe para filho* é a principal causa da AIDS pediátrica, e representa 2% de todos os casos. Ocorre com mais frequência durante o parto através do canal do parto, mas também pode ocorrer a partir do leite infectado. A terapia antiviral administrada nas mulheres grávidas infectadas reduziu bastante este modo de transmissão. O parto por cesariana antes do início do trabalho de parto e da ruptura das membranas placentárias também reduz o risco de transmissão

- Em aproximadamente 5% dos casos, os fatores de risco não podem ser determinados.

Propriedades do HIV

O HIV é um retrovírus humano não transformador pertencente à família dos lentivírus. Existem duas formas de HIV relacionadas mas geneticamente diferentes: o HIV-1 e o HIV-2. O HIV-1 é o tipo mais frequentemente associado à AIDS nos EUA, na Europa e na África Central, enquanto o HIV-2 causa uma doença semelhante principalmente na África Ocidental e na Índia. A discussão que se segue refere-se principalmente ao HIV-1, mas é geralmente aplicável também ao HIV-2.

Estrutura do HIV

Semelhante à maioria dos retrovírus, o vírion do HIV-1 é esférico e contém um capsídeo (estrutura central) em forma de cone, denso em elétrons e circundado por um envelope lipídico derivado da membrana da célula hospedeira (Figura 5.31). O capsídeo do vírus contém (1) a principal proteína do capsídeo p24; (2) a proteína do nucleocapsídeo p7/p9; (3) duas cópias de RNA viral; e (4) três enzimas virais (protease, transcriptase reversa e integrase). p24 é o antígeno viral mais abundante e é detectado pelo ensaio amplamente utilizado para diagnosticar a infecção pelo HIV. O capsídeo viral é cercado por uma proteína de matriz chamada p17, que fica abaixo do envelope do vírion. No envelope viral, estão duas glicoproteínas virais, gp120 e gp41, que são cruciais para a infecção de células pelo HIV.

O genoma do RNA do HIV-1 contém os genes *gag*, *pol* e *env*, que são típicos dos retrovírus. O gene *gag* codifica proteínas do nucleocapsídeo; o gene *pol* codifica a transcriptase reversa, a integrase e a protease, enzimas essenciais para o ciclo de vida viral; e o gene *env* codifica p160, que é clivada para produzir gp120 e gp41. O HIV contém vários outros genes, incluindo *tat, rev, vif, nef, vpr* e *vpu*, que regulam a síntese e a montagem de partículas virais infecciosas e a patogenicidade do vírus. As proteínas do envelope, especialmente a gp120, apresentam grande variabilidade entre os isolados virais devido à alta frequência de mutação do gene *env*, o que dificulta a produção de vacinas contra a gp120.

Patogênese da infecção pelo HIV e AIDS

A imunodeficiência profunda que afeta principalmente a imunidade mediada por células é a marca registrada da AIDS. Isto resulta principalmente da infecção e da subsequente perda de células T CD4+. Primeiro descrevemos os mecanismos envolvidos na entrada viral nas células T e nos macrófagos e o ciclo replicativo do vírus dentro das células.

Ciclo de vida do HIV

O ciclo de vida do HIV consiste na infecção das células, na integração do pró-vírus no genoma da célula hospedeira, na replicação viral e na produção e liberação do vírus infeccioso (Figura 5.32).

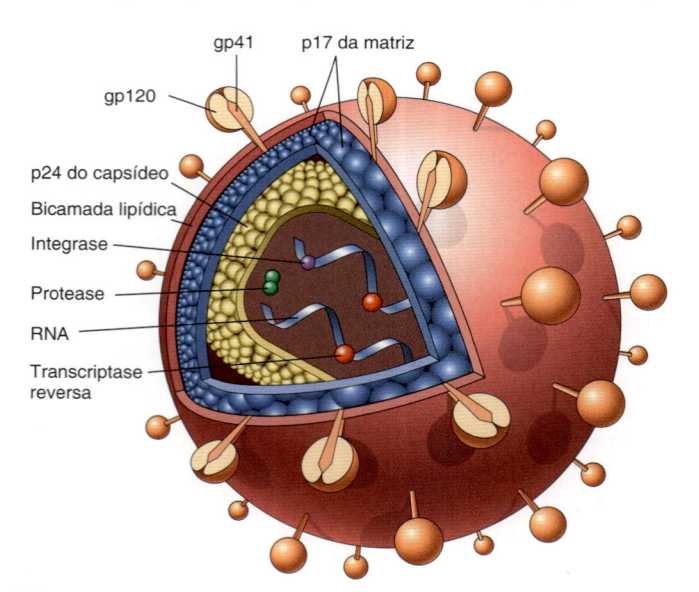

Figura 5.31 A estrutura do vírion do vírus da imunodeficiência humana-1. A partícula viral é recoberta por uma bicamada lipídica derivada da célula hospedeira e repleta de glicoproteínas virais gp41 e gp120.

Infecção de células pelo HIV. **O HIV infecta células usando a molécula CD4 como receptor e vários receptores de quimiocinas como correceptores.** A ligação da gp120 do HIV à CD4 é essencial para a infecção e é responsável pelo tropismo do vírus pelas células T CD4+. Contudo, a ligação à CD4 não é suficiente para a infecção, uma vez que a gp120 do HIV também deve ligar-se a outras moléculas da superfície celular (correceptores) para entrar na célula. Os receptores de quimiocinas, particularmente CCR5 e CXCR4, desempenham esse papel. Os isolados de HIV podem ser distinguidos pelo uso destes correceptores: as cepas R5 usam CCR5, as cepas X4 usam CXCR4, e algumas cepas (R5X4) podem usar qualquer um deles. As cepas R5 infectam preferencialmente as células da linhagem monócito/macrófago e são, portanto, chamadas *M-trópicas,* enquanto as cepas X4 são *T-trópicas,* pois infectam preferencialmente células T, embora essas distinções não sejam absolutas. A infecção é transmitida principalmente por cepas T-trópicas. Os polimorfismos no gene que codifica o CCR5 estão associados a uma suscetibilidade alterada à infecção pelo HIV. Cerca de 1% dos americanos de ascendência europeia herda duas cópias mutadas do gene *CCR5* e são resistentes aos isolados R5 do HIV. Cerca de 20% dos indivíduos são heterozigotos para esse alelo protetor *CCR5*; estes indivíduos não estão protegidos contra a AIDS, mas o início da doença após a infecção é retardado. Apenas alguns poucos homozigotos para a mutação foram encontrados em populações africanas e do Leste Asiático.

Os detalhes moleculares da interação das glicoproteínas do HIV com os seus receptores de superfície celular já foram elucidados. O passo inicial na infecção é a ligação da glicoproteína do envelope gp120 às moléculas CD4, o que leva a uma mudança conformacional que cria um novo local de reconhecimento na gp120 para os correceptores CCR5 ou CXCR4. A ligação aos correceptores induz mudanças conformacionais na gp41 que expõem uma região hidrofóbica em sua extremidade chamada peptídeo de fusão. Este peptídeo se insere na membrana celular das células-alvo, levando então à fusão do vírus com a célula hospedeira. Após a fusão, o núcleo do vírus contendo o genoma do HIV entra no citoplasma da célula.

Replicação viral. Uma vez internalizado, o genoma de RNA do vírus sofre transcrição reversa, o que leva à síntese de DNA de fita dupla, denominado DNA pró-viral. Nas células T quiescentes (não ativadas e sem divisão), o DNA pró-viral pode permanecer no citoplasma em uma forma epissômica linear. Nas células T ativadas e em proliferação, o DNA circula, entra no núcleo e é então integrado ao genoma do hospedeiro. Após a integração, o pró-vírus pode permanecer silencioso por meses ou anos, uma forma de *infecção latente*. Alternativamente, o DNA pró-viral pode ser transcrito, o que conduz à expressão das proteínas virais que são necessárias para a formação de partículas virais completas. O HIV infecta células de memória e células T ativadas, mas é ineficiente na infecção produtiva de células T *naïve* (em repouso).

A conclusão do ciclo de vida viral nas células infectadas de forma latente ocorre somente após a ativação celular e, no caso da maioria das células T CD4+, a ativação do vírus resulta na morte das células infectadas. A ativação de células T por antígenos ou citocinas regula positivamente vários fatores de transcrição, incluindo o fator nuclear kappa B (NF-κB, do inglês *nuclear factor kappa B*), que se desloca do citosol para o núcleo. No núcleo, o NF-κB liga-se a sequências reguladoras dentro de vários genes, incluindo os genes para citocinas e outros mediadores imunológicos, promovendo então a sua transcrição. As sequências de repetição terminal longa que flanqueiam o genoma do HIV também contêm sítios de ligação ao NF-κB, de forma que a ligação do fator de transcrição ativa a expressão gênica viral. Quando uma célula CD4+ infectada latentemente encontra um antígeno ambiental, a indução do fator de transcrição NF-κB nessa célula (uma resposta fisiológica) ativa a transcrição do DNA pró-viral do HIV

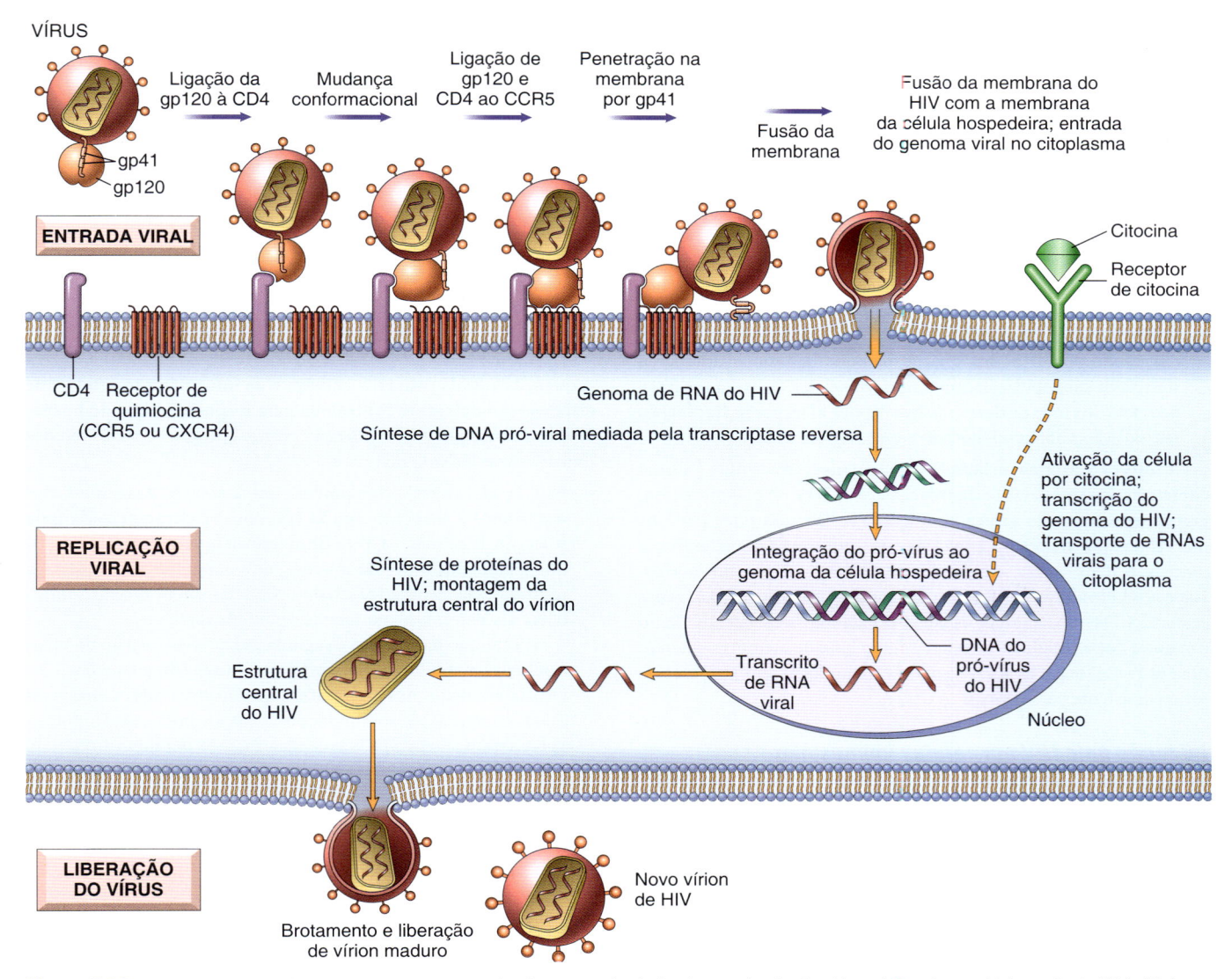

Figura 5.32 Ciclo de vida do HIV mostrando as etapas desde a entrada viral até a produção de vírions infecciosos. (Adaptada de Wain-Hobson S: HIV. One on one meets two. *Nature* 384:117, 1996.)

(um resultado patológico) e, em última instância, leva à produção de vírions e à morte celular. Além disso, o TNF e outras citocinas produzidas por macrófagos ativados também estimulam a atividade do NF-κB e levam, assim, à produção de RNA do HIV. Portanto, parece que o HIV prospera quando as células T e os macrófagos do hospedeiro são ativados fisiologicamente, uma situação que pode ser descrita como "subversão interna". Tal ativação *in vivo* pode resultar da estimulação antigênica pelo próprio HIV ou por outros microrganismos infectantes. Os indivíduos que são soropositivos têm um risco aumentado de infecções recorrentes, o que leva ao aumento da ativação de linfócitos e à produção de citocinas pró-inflamatórias. Estes, por sua vez, estimulam mais produção de HIV, perda adicional de células T CD4+ e mais infecções. Assim, a infecção pelo HIV cria um ciclo vicioso que culmina na destruição inexorável do sistema imune.

Mecanismo da depleção de células T na infecção pelo HIV

A perda de células T CD4+ é causada principalmente pelos efeitos citopáticos diretos do vírus em replicação. Nos indivíduos infectados, são produzidas aproximadamente 100 bilhões de novas partículas virais e 1 a 2 bilhões de células T CD4+ morrem todos os dias. A morte dessas células é uma das principais causas da implacável e eventualmente profunda imunodeficiência de células T. Até certo ponto, o sistema imune pode substituir as células T que estão morrendo; mas, à medida que a doença progride, a renovação das células T CD4+ não consegue acompanhar a sua perda. Os possíveis mecanismos pelos quais o vírus mata diretamente as células infectadas incluem o aumento da permeabilidade da membrana plasmática associado ao brotamento de partículas virais e os defeitos na síntese proteica decorrentes da interferência das proteínas virais envolvidas na replicação viral.

Além da morte direta das células pelo vírus, outros mecanismos podem contribuir para a perda ou o comprometimento funcional das células T. Esses incluem:

- Ativação crônica de células não infectadas que respondem ao próprio HIV ou a infecções comuns nos indivíduos com AIDS e leva à apoptose dessas células
- Infecção de células em órgãos linfoides (*i. e.*, baço, linfonodos e amígdalas) pelo HIV que altera a arquitetura e composição celulares dos tecidos linfoides

- Fusão de células infectadas e não infectadas que leva à formação de sincícios (células gigantes). Na cultura de tecidos, a gp120 expressa nas células produtivamente infectadas liga-se às moléculas CD4 nas células T não infectadas, o que é seguido por fusão celular. As células fundidas geralmente morrem em poucas horas
- Defeitos qualitativos na função das células T. Mesmo nos indivíduos assintomáticos positivos para HIV, foram relatados defeitos, tais como a redução na proliferação de células T induzida por antígeno, diminuição nas respostas do tipo Th1 em relação ao tipo Th2, defeitos na sinalização intracelular, e muitos outros. A perda de respostas Th1 resulta em uma deficiente imunidade mediada por células. Dado que a infecção pelo HIV começa frequentemente nos tecidos de mucosa (o local de entrada viral) e estes tecidos contêm um grande número de linfócitos de memória, há também uma perda seletiva da subpopulação de memória de células T auxiliares CD4+ no início do curso da doença, o que explica as respostas fracas após reexposição a antígenos encontrados anteriormente.

A infecção crônica ou latente de baixo nível em células T é uma característica importante da infecção pelo HIV. O pró-vírus integrado, sem expressão gênica viral (infecção latente), pode persistir nas células por meses ou anos. Mesmo com uma terapia antiviral potente, o vírus latente se esconde nas células T CD4+ e nos macrófagos nos linfonodos. De acordo com algumas estimativas, 0,05% das células T CD4+ nos linfonodos são infectadas de forma latente. Como a maioria dessas células T infectadas são células de memória, elas têm uma útil vida longa, de meses a anos, e assim fornecem um reservatório persistente para o vírus.

Infecção pelo HIV em células imunes não T

Além da infecção e da perda de células T CD4+, a infecção de macrófagos e DCs também é importante na patogênese da infecção pelo HIV.

Macrófagos. Em certos tecidos, como os pulmões e o cérebro, cerca de 10 a 50% dos macrófagos estão infectados, principalmente devido à fagocitose do vírus. Embora a divisão celular seja necessária para a entrada no núcleo e a replicação da maioria dos retrovírus, o HIV-1 pode infectar e se multiplicar em macrófagos terminalmente diferenciados que não estejam se dividindo, os quais podem conter um grande número de partículas virais. Mesmo que os macrófagos permitam a replicação viral, eles são mais resistentes aos efeitos citopáticos do HIV do que as células T CD4+. Assim, os macrófagos podem ser reservatórios de infecção e, nos estágios finais da infecção pelo HIV, quando o número de células T CD4+ diminui bastante, os macrófagos podem ser um sítio importante de replicação viral contínua.

Células dendríticas. As DCs das mucosas podem internalizar o vírus e transportá-lo para os linfonodos regionais, onde o vírus é transmitido às células T CD4+. As células dendríticas foliculares (FDCs, do inglês *follicular dendritic cells*) nos centros germinativos dos linfonodos ligam-se a partículas virais revestidas de anticorpos e também são reservatórios potenciais do HIV. Embora algumas FDCs possam ser suscetíveis à infecção pelo HIV, a maioria dos vírus é encontrada na superfície dos seus processos dendríticos.

Função das células B na infecção pelo HIV. Embora as células B não possam ser infectadas pelo HIV, elas podem apresentar anormalidades profundas. Paradoxalmente, há ativação espontânea de células B e hipergamaglobulinemia em associação com uma incapacidade de montar respostas de anticorpos a antígenos recentemente encontrados. As respostas defeituosas de anticorpos podem ser devidas à falta de auxílio das células T, bem como a defeitos adquiridos nas células B.

Patogênese do envolvimento do sistema nervoso central

O sistema nervoso central é um alvo da infecção pelo HIV. Acredita-se que o HIV seja transportado para o cérebro por monócitos infectados. De acordo com isto, os isolados de HIV do cérebro são quase exclusivamente M-trópicos. Como os neurônios não são infectados e as alterações neuropatológicas são muitas vezes menores do que poderia se esperar com base na gravidade dos sintomas neurológicos, a maioria dos especialistas acredita que o déficit neurológico seja causado indiretamente por produtos virais e por fatores solúveis produzidos por macrófagos infectados, como as citocinas.

Evolução natural e curso da infecção pelo HIV

A doença causada pelo HIV começa com uma infecção aguda, que é apenas parcialmente controlada pela resposta imune do hospedeiro e avança para uma infecção crônica progressiva dos tecidos linfoides periféricos (Figuras 5.33 e 5.34).

- *Fase aguda.* **O HIV tipicamente entra através das superfícies mucosas e a infecção aguda (precoce) é caracterizada pela infecção de células T CD4+ de memória (que expressam CCR5) nos tecidos linfoides da mucosa, que é seguida pela morte de muitas dessas células infectadas.** Nesta fase, poucas células infectadas são detectáveis no sangue e em outros tecidos.

  A infecção da mucosa é seguida pela disseminação do vírus e pelo desenvolvimento de respostas imunes do hospedeiro. As DCs nos epitélios nos locais de entrada do vírus capturam o vírus e depois migram para os linfonodos. Uma vez nos tecidos linfoides, as DCs transmitem o HIV às células T CD4+ por meio do contato direto célula-célula. Poucos dias após a primeira exposição ao HIV, a replicação viral pode ser detectada nos linfonodos. Esta replicação leva à viremia, durante a qual um elevado número de partículas de HIV está presente no sangue do paciente. O vírus se dissemina por todo o corpo e infecta células T auxiliares, macrófagos e DCs nos tecidos linfoides periféricos.

  Dentro de 3 a 6 semanas após a infecção inicial, 40 a 90% dos indivíduos desenvolvem uma *síndrome aguda do HIV*, que é desencadeada pela propagação inicial do vírus e pela resposta do hospedeiro. Esta fase está associada a uma doença aguda autolimitante com sintomas inespecíficos, que incluem dor de garganta, mialgias, febre, perda de peso e fadiga, o que é semelhante a uma síndrome gripal. Também podem ocorrer erupção cutânea, linfadenopatia, diarreia e vômito. Esta síndrome tipicamente se resolve espontaneamente em 2 a 4 semanas.

  À medida que a infecção se espalha, o indivíduo desenvolve respostas imunes antivirais humorais e mediadas por células. Estas respostas são evidenciadas pela soroconversão (geralmente dentro de 3 a 7 semanas após a exposição presumida) e pelo aparecimento de células T citotóxicas CD8+ específicas para o vírus. As células T CD8+ específicas para o HIV são detectadas no sangue mais ou menos no momento que os títulos virais começam a cair e são provavelmente responsáveis pela contenção inicial da infecção pelo HIV. Estas respostas imunes controlam parcialmente a infecção e a produção viral, o que resulta em uma queda da viremia para níveis baixos, mas detectáveis, cerca de 12 semanas após a exposição inicial

- *Fase crônica.* **Na fase seguinte, crônica da doença, os linfonodos e o baço tornam-se locais de replicação contínua do HIV e de destruição celular.** Durante este período da doença, estão presentes poucas ou nenhuma manifestação clínica da infecção pelo HIV; portanto, esta fase da doença é chamada de *período de latência clínica*. Embora poucas células T do sangue periférico abriguem o vírus, a destruição de células T CD4+ nos tecidos linfoides continua durante esta fase e o número de células T CD4+ circulantes no sangue diminui constantemente

- *AIDS*. **A fase final é a progressão para a AIDS, que é caracterizada por quebra das defesas do hospedeiro, aumento dramático da viremia e doença clínica grave e potencialmente fatal.** Tipicamente, o paciente apresenta febre prolongada (> 1 mês), fadiga, perda de peso e diarreia. Após um período variável, surgem infecções oportunistas, neoplasias secundárias ou doenças neurológicas (agrupadas sob a rubrica *doenças indicadoras de AIDS* ou *doenças que definem a AIDS*, discutidas mais adiante), e se diz que o paciente desenvolveu AIDS.

A extensão da viremia, que é avaliada pelos níveis de RNA do HIV-1 no sangue, é um marcador útil da progressão da doença pelo HIV e tem valor no tratamento dos pacientes com HIV. A carga viral no final da fase aguda reflete o equilíbrio alcançado entre o vírus e a resposta do hospedeiro e, em determinado paciente, pode permanecer bastante estável durante vários anos. Este nível de viremia em estado estacionário, denominado *set point viral,* é um preditor da taxa de declínio das células T CD4+ e, portanto, da progressão da doença pelo HIV. Como a perda de contenção imunológica está associada ao declínio da contagem de células T CD4+, a classificação da infecção pelo HIV de acordo com os Centers for Disease Control and Prevention (CDCs) dos EUA estratifica os pacientes em três grupos com base na contagem de células CD4+: 500 células/µℓ ou mais, 200 a 499 células/µℓ e menos de 200 células/µℓ.

Na ausência de tratamento, a maioria dos pacientes com infecção pelo HIV evolui para AIDS após uma fase crônica que dura de 7 a 10 anos, mas há exceções. Nos *progressores rápidos,* a fase intermediária e crônica é reduzida para 2 a 3 anos após a infecção primária. Cerca de 5 a 15% dos indivíduos infectados são *não progressores a longo prazo,* que são definidos como indivíduos com HIV não tratados que permanecem assintomáticos por 10 anos ou mais, com contagens estáveis de células T CD4+ e baixos níveis de viremia (geralmente < 500 cópias de RNA viral/mℓ). Notavelmente, cerca de 1% dos indivíduos infectados apresenta vírus plasmáticos indetectáveis (< 50 a 75 cópias de RNA/mℓ); estes foram chamados *controladores de elite.* Os indivíduos com um curso clínico tão incomum têm atraído grande atenção na esperança de que estudá-los possa esclarecer os fatores virais e do hospedeiro que influenciam a progressão da doença. Até o momento, os estudos indicam que esse grupo é heterogêneo no que diz respeito às variáveis que influenciam o curso da doença. Na maioria dos casos, os isolados virais não apresentam anomalias qualitativas, o que sugere que o curso sem intercorrências não pode ser atribuído a um vírus "fraco". Em todos os casos, há evidências de uma resposta imune anti-HIV vigorosa, mas os correlatos imunes de proteção ainda são desconhecidos. Alguns destes indivíduos têm níveis elevados de CD4+ e CD8+ específicos para o HIV e estes níveis são mantidos ao longo da infecção. A herança de alelos de *HLA* específicos parece estar correlacionada com a resistência à progressão da doença, o que talvez reflita a capacidade de desenvolver respostas antivirais pelas células T.

Características clínicas da AIDS

Nos EUA, um típico paciente adulto com AIDS não tratado apresenta febre, perda de peso, diarreia, linfadenopatia generalizada, múltiplas infecções oportunistas, doença neurológica e, em muitos casos, neoplasias secundárias. Os pacientes frequentemente desenvolvem anemia, neutropenia e trombocitopenia, talvez porque o HIV infecte as células progenitoras hematopoiéticas. Como discutiremos mais adiante, a morbidade e a mortalidade associadas à infecção foram bastante reduzidas pelo uso da terapia antirretroviral altamente ativa (HAART, do inglês *highly active antiretroviral therapy*), que se baseia em uma combinação de três ou quatro fármacos que bloqueiam diferentes etapas do ciclo do HIV.

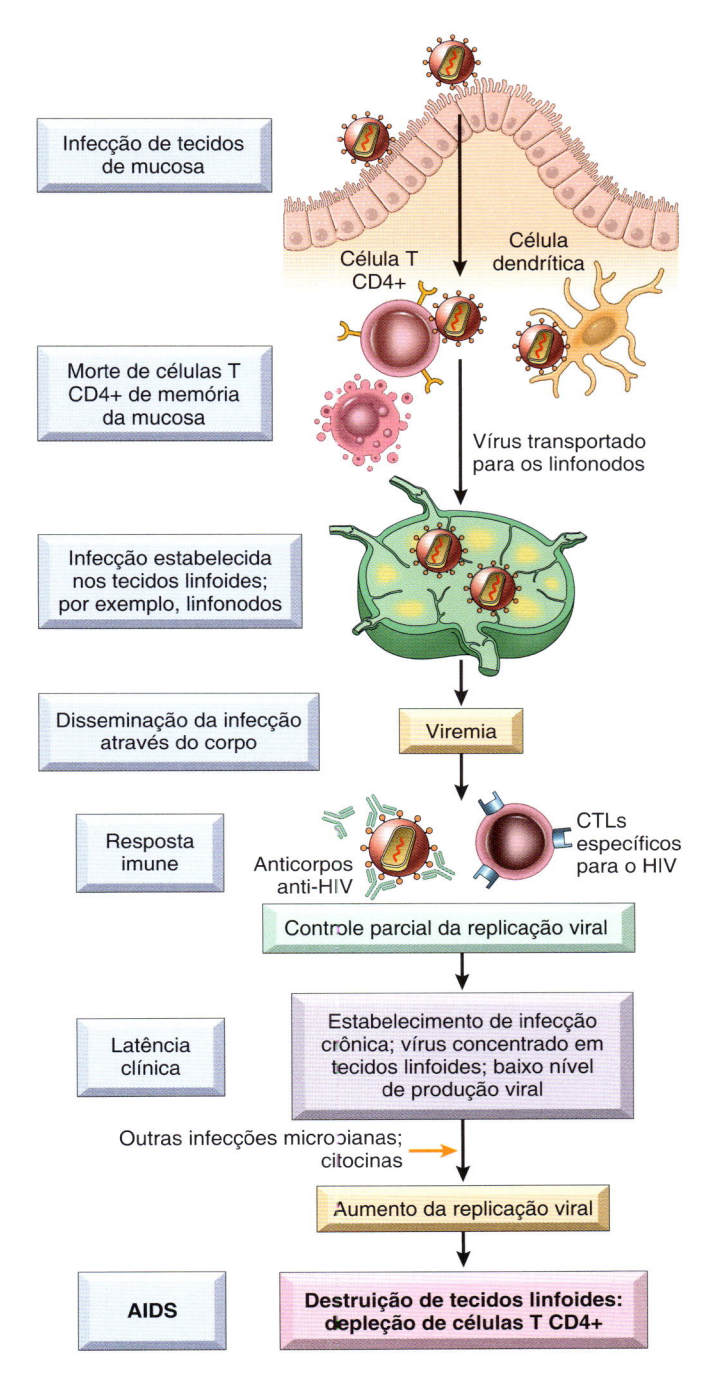

Figura 5.33 Patogênese da infecção pelo HIV-1. A infecção inicial começa nos tecidos de mucosa, envolve principalmente células T CD4+ de memória e células dendríticas e se espalha para os linfonodos. A replicação viral leva à viremia e à disseminação generalizada para o tecido linfoide. A viremia é controlada pela resposta imune do hospedeiro e o paciente entra então em uma fase de latência clínica. Durante esta fase, a replicação viral nas células T e nos macrófagos continua inabalável, embora haja alguma contenção imunológica do vírus (*não mostrada*). Uma erosão gradual das células CD4+ continua e, em última análise, o número de células T CD4+ diminui e o paciente desenvolve os sintomas clínicos da AIDS. *CTL,* linfócito T citotóxico.

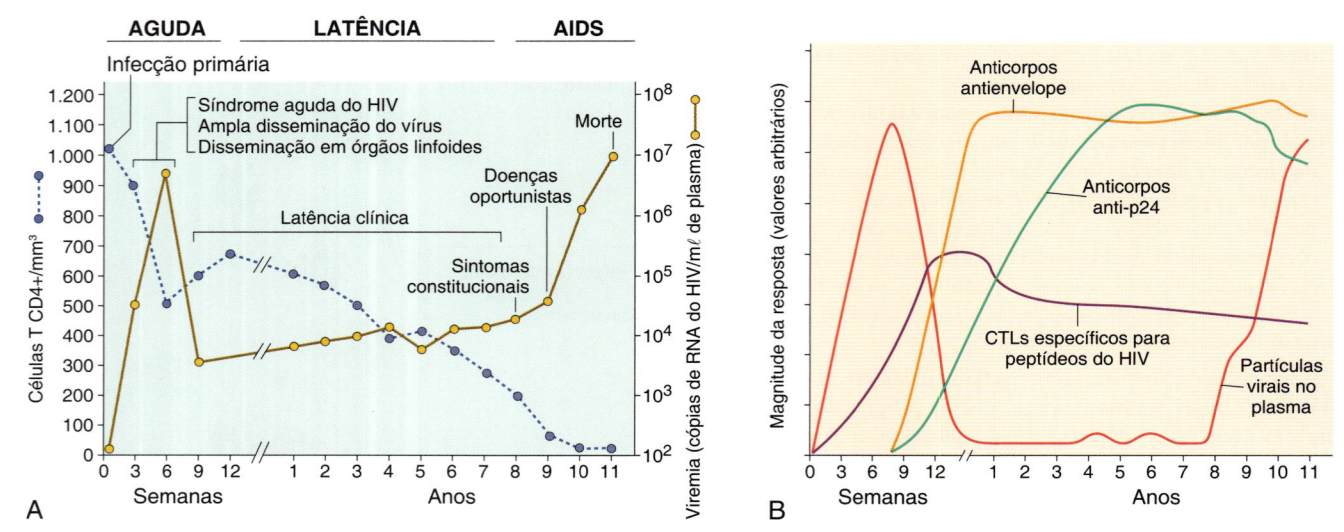

Figura 5.34 Curso clínico da infecção pelo HIV. **A.** Durante o período inicial após a infecção primária, há disseminação do vírus, desenvolvimento de uma resposta imune ao HIV e, muitas vezes, uma síndrome viral aguda. Durante o período de latência clínica, a replicação viral continua e a contagem de células T CD4+ diminui gradualmente até atingir um nível crítico abaixo do qual existe um risco substancial de doenças associadas à AIDS. **B.** Resposta imune à infecção pelo HIV. Uma resposta de linfócitos T citotóxicos (CTLs) ao HIV é detectável 2 a 3 semanas após a infecção inicial e atinge o pico em 9 a 12 semanas. Durante este período, ocorre uma expansão acentuada de clones de células T CD8+ específicos para o vírus e, em 12 semanas, até 10% dos CTLs de um paciente podem ser específicos para o HIV. A resposta imune humoral contra o HIV atinge o pico por volta das 12 semanas. (**A.** Redesenhada de Fauci AS, Lane HC: Human immunodeficiency virus disease: AIDS and related conditions. In Fauci AS et al., editors: *Harrison's Principles of Internal Medicine*, ed 14, New York, 1997, McGraw-Hill, p 1791.)

Infecções oportunistas

As infecções oportunistas são responsáveis pela maioria das mortes nos pacientes com AIDS não tratados. Muitas destas infecções representam a reativação de infecções latentes, que normalmente são controladas por um sistema imunológico robusto, mas não são completamente erradicadas porque os agentes infecciosos evoluíram para coexistir com os seus hospedeiros.

- Aproximadamente 15 a 30% dos indivíduos com HIV não tratados desenvolvem a *pneumonia* causada pelo fungo *Pneumocystis jirovecii* em algum momento durante o curso da doença. Antes do advento da HAART, esta infecção era a manifestação presente em cerca de 20% dos casos, mas sua incidência é muito menor nos pacientes que respondem à HAART
- A *candidíase* é a infecção fúngica mais comum nos pacientes com AIDS, e as infecções da cavidade oral, da vagina e do esôfago são suas manifestações clínicas mais frequentes. Nos indivíduos infectados pelo HIV, a candidíase oral é um sinal de descompensação imunológica e muitas vezes anuncia a transição para a AIDS. A candidíase invasiva tem baixa frequência nos pacientes com AIDS; geralmente ocorre quando há neutropenia induzida por fármacos ou uso de cateteres permanentes
- O *citomegalovírus* (CMV) pode causar doença disseminada, mas afeta mais comumente os olhos e o sistema digestório. A coriorretinite costumava ser frequente, mas foi drasticamente reduzida após o início da HAART. A retinite por CMV ocorre quase exclusivamente nos pacientes com contagens de células T CD4+ inferiores a 50 por microlitro. A infecção gastrintestinal por CMV, que é observada em 5 a 10% dos casos, manifesta-se como esofagite e colite, esta última associada a múltiplas ulcerações da mucosa
- A infecção disseminada por *Mycobacterium tuberculosis* e micobactérias não tuberculosas ou atípicas (principalmente do complexo *Mycobacterium avium*) também ocorre tardiamente no contexto de imunossupressão grave. Coincidentemente com a epidemia da AIDS, a incidência da tuberculose aumentou dramaticamente.

Em todo o mundo, quase um terço de todas as mortes em pacientes com AIDS é atribuível à tuberculose, mas esta complicação continua a ser pouco frequente nos EUA. Tanto a reativação da doença pulmonar latente como a nova infecção primária contribuem para este número. Tal como acontece com a tuberculose em outros contextos, a infecção pode estar confinada aos pulmões ou pode envolver múltiplos órgãos. Mais preocupantes são os relatos que indicam que um número crescente de isolados é resistente a múltiplos fármacos antimicobacterianos

- A *criptococose* ocorre em cerca de 10% dos pacientes com AIDS, e a sua principal manifestação clínica é a meningite
- O *Toxoplasma gondii*, outro invasor frequente do SNC na AIDS, causa encefalite
- O *vírus JC*, um papovavírus humano, causa uma progressiva leucoencefalopatia multifocal no contexto de deficiência imunológica (Capítulo 21)
- A infecção pelo *herpes-vírus simples* se manifesta por ulcerações mucocutâneas envolvendo boca, esôfago, genitália externa e região perianal
- A diarreia persistente, que é comum nos pacientes com AIDS avançada não tratada, é frequentemente causada por infecções por protozoários, como o *Cryptosporidium hominis*, ou por bactérias entéricas.

Tumores

Os pacientes com AIDS apresentam alta incidência de certos tumores, principalmente sarcoma de Kaposi, linfoma de células B, câncer cervical em mulheres e câncer anal em homens. Estima-se que 25 a 40% dos indivíduos com HIV não tratados irão eventualmente desenvolver uma doença maligna. Muitos desses tumores são causados por *vírus de DNA oncogênicos*, incluindo o herpes-vírus do sarcoma de Kaposi (sarcoma de Kaposi), o vírus Epstein-Barr (linfoma de células B) e o papilomavírus humano (carcinomas cervical e anal). Esses vírus estabelecem infecções latentes que são controladas nos indivíduos saudáveis por um sistema imune competente. O risco aumentado de malignidade nos pacientes com AIDS existe principalmente devido à falha na contenção da infecção após a reativação dos vírus e à diminuição da imunidade celular contra células infectadas por vírus que sofrem transformação maligna. Os indivíduos infectados pelo HIV também são mais suscetíveis aos tumores que ocorrem na população em geral, tais como câncer de pulmão e de pele e certas formas de linfoma. A incidência de muitos destes tumores, especialmente o sarcoma de Kaposi, diminuiu à medida que houve melhora no tratamento e os pacientes tiveram menor comprometimento imunológico.

Sarcoma de Kaposi. O sarcoma de Kaposi (SK), um tumor vascular raro nos EUA, é considerado uma doença maligna definidora de AIDS. A patogênese e a morfologia do SK, como também a sua ocorrência nos pacientes não infectados pelo HIV, são discutidas no Capítulo 8. No início da epidemia de AIDS, até 30% dos homens infectados que faziam sexo com homens tinham SK; mas, com o uso da terapia antiviral, houve um declínio dramático em sua incidência. Em contraste, nas zonas da África Subsariana onde a infecção pelo HIV é frequente e muitas vezes não tratada, o sarcoma de Kaposi é um dos tumores mais comuns.

As lesões do SK são caracterizadas por uma proliferação de células fusiformes que expressam marcadores de células endoteliais. O SK é causado pelo *herpes-vírus KS* (*KSHV*, do inglês *Kaposi sarcoma herpesvirus*), também chamado de *herpes-vírus humano 8* (*HHV8*). No entanto, a infecção pelo KSHV, embora necessária para o desenvolvimento do SK, não é suficiente, pois são necessários cofatores adicionais. Na forma relacionada à AIDS, esse cofator é claramente o HIV. A supressão imunológica mediada pelo HIV pode ajudar na disseminação do KSHV no hospedeiro. Clinicamente, o SK associado à AIDS é bastante diferente daquele da forma esporádica. Nos indivíduos com HIV, o tumor geralmente é disseminado, e afeta a pele, as membranas mucosas, o sistema digestório, os linfonodos e os pulmões. Esses tumores também tendem a ser mais agressivos localmente do que o SK esporádico.

Linfomas. O linfoma ocorre em uma taxa marcadamente aumentada nos indivíduos com AIDS, o que o torna outro tumor definidor da doença. Aproximadamente 5% dos pacientes com AIDS não tratados apresentam linfoma e aproximadamente outros 5% desenvolvem linfoma durante o curso subsequente. Mesmo na era da HAART, o linfoma continua a ocorrer nos indivíduos infectados pelo HIV com uma incidência que é pelo menos 10 vezes superior à da média da população. Com base na caracterização molecular dos linfomas associados ao HIV e nas considerações epidemiológicas apresentadas, pelo menos dois mecanismos parecem estar subjacentes ao risco aumentado de tumores de células B nos indivíduos infectados pelo HIV: (1) vírus oncogênicos e (2) reações de células B do centro germinativo.

- *Tumores induzidos por vírus oncogênicos.* A imunidade de células T é necessária para restringir a proliferação de células B infectadas de forma latente com vírus oncogênicos como o EBV e o KSHV. Com a grave depleção de células T no decurso da infecção pelo HIV, este controle é perdido e as células B infectadas sofrem uma proliferação descontrolada que predispõe a mutações e ao desenvolvimento de tumores de células B. Como resultado, os pacientes com AIDS correm um risco elevado de desenvolver linfomas agressivos de células B compostos de células tumorais infectadas por vírus oncogênicos, particularmente o EBV. Os tumores geralmente ocorrem em sítios extranodais, tais como SNC, sistema digestório, órbita e pulmões. Os pacientes com AIDS também são propensos a desenvolver os raros linfomas que se apresentam como derrames malignos (chamados "linfomas primários de efusão"), nos quais as células tumorais são geralmente coinfectadas por EBV e KSHV, um exemplo incomum de atividade cooperativa entre dois vírus oncogênicos

- *Reações de células B do centro germinativo.* A maioria dos linfomas que surgem nos pacientes com contagens de células T CD4 preservadas não está associada ao EBV ou ao KSHV. O risco aumentado de linfoma nestes pacientes pode estar relacionado à hiperplasia das células B do centro germinativo que ocorre na infecção pelo HIV. O alto nível de proliferação e mutações somáticas que ocorrem nas células B do centro germinativo constituem a base para translocações cromossômicas e mutações que envolvem os genes causadores de tumores. Na verdade, os tumores agressivos de células B que surgem fora do contexto de depleção grave de células T nos indivíduos infectados pelo HIV, tais como o linfoma de Burkitt e o linfoma difuso de grandes células B, estão frequentemente associados a translocações que envolvem genes de imunoglobulina e oncogenes, tais como *MYC* e *BCL6*, que provavelmente ocorrem durante a tentativa de rearranjo dos genes de imunoglobulina nas células B do centro germinativo (Capítulo 10).

Várias outras proliferações relacionadas ao EBV também merecem menção. O *linfoma de Hodgkin*, um tumor incomum de células B (Capítulo 10), ocorre com maior frequência nos indivíduos infectados pelo HIV. Em praticamente todos os casos de linfoma de Hodgkin associado ao HIV, as células tumorais características (células de Reed-Sternberg) estão infectadas com EBV. A infecção pelo EBV também é responsável pela leucoplasia pilosa oral (placas brancas na língua), que resulta da proliferação de células escamosas da mucosa oral causada pelo EBV (Capítulo 13).

Outros tumores. Além do SK e dos linfomas, os pacientes com AIDS também apresentam maior ocorrência de *carcinoma do colo uterino* e *câncer anal*. Ambos os tumores estão fortemente associados à infecção pelo *papilomavírus humano*, que é mal controlada no contexto da imunodeficiência.

Doença do sistema nervoso central

O envolvimento do SNC é uma manifestação comum e importante da AIDS. Noventa por cento dos pacientes demonstram alguma forma de envolvimento neurológico na necropsia e 40 a 60% apresentam uma disfunção neurológica clinicamente aparente. É importante ressaltar que, em alguns pacientes, as manifestações neurológicas podem ser a única ou a primeira apresentação característica da infecção pelo HIV. As lesões incluem meningoencefalite viral presumida autolimitante ou meningite asséptica, mielopatia vacuolar, neuropatias periféricas e, mais comumente, uma encefalopatia progressiva denominada *distúrbio neurocognitivo associado ao HIV* (Capítulo 21).

Efeito da terapia com fármacos antirretrovirais no curso da infecção pelo HIV

O advento de novos fármacos que têm como alvo as enzimas virais transcriptase reversa, protease e integrase, bem como outras proteínas, mudou o curso clínico da AIDS. Quando uma combinação de pelo menos três fármacos eficazes é usada adequadamente, a replicação do HIV é reduzida para abaixo do limiar de detecção (< 50 cópias de RNA/mℓ) e permanece nesse nível enquanto o paciente está aderindo à terapia. Uma vez suprimido o vírus, a perda progressiva de células T CD4+ é interrompida e a contagem periférica de células T CD4+ aumenta lentamente, muitas vezes retornando a um nível normal. Com a utilização destes fármacos, a taxa anual de mortalidade por AIDS nos EUA diminuiu de um pico de 16 a 18 por 100.000 indivíduos em 1995-1996 para menos de 4 por 100.000 atualmente. Muitas doenças associadas à AIDS, tais como as infecções oportunistas por *P. jirovecii* e o sarcoma de Kaposi, são agora pouco comuns. A terapia antirretroviral também reduziu a transmissão do vírus, especialmente de mães infectadas para recém-nascidos.

Apesar destas grandes melhorias, surgiram várias novas complicações associadas à infecção pelo HIV e ao seu tratamento. Alguns pacientes com doença avançada que estavam recebendo terapia antirretroviral desenvolveram uma deterioração clínica paradoxal durante o período de recuperação do sistema imune, apesar do aumento da contagem de células T CD4+ e da diminuição da carga viral. Este distúrbio, que foi denominado *síndrome inflamatória da reconstituição imunológica,* não está compreendido, mas se postula que seja uma resposta mal regulada do hospedeiro à carga antigênica de microrganismos persistentes. Além disso, significativos efeitos colaterais adversos estão associados à terapia antirretroviral a longo prazo. Estes incluem lipoatrofia (perda de gordura facial); lipoacumulação (deposição excessiva de gordura centralmente); lipodistrofia (alterações na distribuição de gordura, muitas vezes acompanhadas de anormalidades metabólicas); lipídios elevados; resistência à insulina; neuropatia periférica; e doenças cardiovasculares, renais e hepáticas prematuras. Finalmente, as principais causas de morbidade são o câncer e a doença cardiovascular acelerada. O mecanismo destas complicações não é conhecido, mas a inflamação persistente e a disfunção das células T podem desempenhar um papel.

> ### Morfologia
>
> As alterações teciduais não são específicas nem diagnósticas. As características patológicas comuns da AIDS incluem infecções oportunistas, sarcoma de Kaposi e linfomas de células B. A maioria destas lesões é discutida em outros capítulos, pois também ocorrem nos indivíduos que não apresentam infecção pelo HIV. As lesões no sistema nervoso central são descritas no Capítulo 21.
>
> As amostras de biopsia de linfonodos aumentados nos estágios iniciais da infecção pelo HIV revelam uma acentuada **hiperplasia dos folículos de células B**, que muitas vezes assumem formas serpiginosas e incomuns. As zonas do manto que circundam os folículos estão reduzidas e os centros germinativos invadem as áreas interfoliculares de células T. Esta hiperplasia de células B é o reflexo morfológico da ativação policlonal de células B e da hipergamaglobulinemia observada nos indivíduos infectados pelo HIV.
>
> Com a progressão da doença, a proliferação de células B diminui e a **involução linfoide** começa. Os linfonodos têm os linfócitos depletados e a rede organizada de células dendríticas foliculares é interrompida. Os centros germinativos desaparecem ou às vezes tornam-se hialinizados. Durante esta fase avançada, a carga viral nos linfonodos é reduzida, em parte devido à perda de células que transportam o vírus. Esses linfonodos "esgotados" são atróficos e pequenos, e podem abrigar numerosos patógenos oportunistas, muitas vezes dentro de macrófagos. Devido à imunossupressão profunda, a resposta inflamatória a infecções nos linfonodos e em locais extranodais pode ser escassa ou atípica. Por exemplo, as micobactérias muitas vezes não conseguem evocar a formação de granulomas porque há deficiência de células CD4+, e a presença delas e de outros agentes infecciosos pode não ser aparente sem o uso de colorações especiais. Como seria esperado, a involução linfoide não fica confinada aos linfonodos; nos estágios mais avançados da AIDS, o baço e o timo ficam virtualmente desprovidos de linfócitos.

Embora com terapia medicamentosa eficaz a taxa de mortalidade tenha diminuído nos EUA, os pacientes tratados ainda carregam DNA viral em seus tecidos linfoides. A terapia verdadeiramente curativa permanece indefinida. Da mesma forma, embora tenham sido feitos esforços consideráveis para desenvolver uma vacina protetora, isto ainda não se tornou uma realidade. Os esforços recentes vêm se concentrando na produção de anticorpos amplamente neutralizantes contra as porções relativamente invariáveis das proteínas do HIV. Atualmente, portanto, a prevenção, as medidas de saúde pública e os fármacos antirretrovirais continuam a ser os pilares da luta contra a AIDS.

AMILOIDOSE

A amiloidose é uma condição associada a uma série de distúrbios nos quais depósitos extracelulares de proteínas fibrilares são responsáveis por danos e disfunções teciduais. Essas fibrilas anormais são produzidas pela agregação de proteínas inadequadamente dobradas (que são solúveis em sua configuração dobrada normal). Os depósitos fibrilares ligam-se a uma grande variedade de proteoglicanos e glicosaminoglicanos, que contêm grupos de carboidratos carregados que conferem aos depósitos características de coloração que se acredita serem semelhantes às do amido (amilose). Assim, os depósitos foram chamados *amiloides*, um nome que está firmemente arraigado, embora os depósitos não tenham relação com o amido.

Patogênese da deposição amiloide

Os depósitos amiloides podem ocorrer em diversas condições. Embora a aparência morfológica seja a mesma independentemente da doença subjacente, a composição proteica varia. Na verdade, pelo menos 30 proteínas diferentes podem agregar-se para formar fibrilas com aparência de amiloide. Cerca de 95% dos depósitos amiloides são compostos de fibrilas não ramificadas, cada uma formada por polipeptídeos entrelaçados em uma conformação de folhas β pregueadas (Figura 5.35). Os 5% restantes dos depósitos são formados por várias glicoproteínas, tais como o componente amiloide P sérico (SAP, do inglês *serum amyloid P*).

As três formas mais comuns de amiloide são as seguintes:

- O *amiloide AL (amiloide de cadeia leve)* é composto de cadeias leves de imunoglobulina completas, fragmentos aminoterminais de cadeias leves, ou ambos

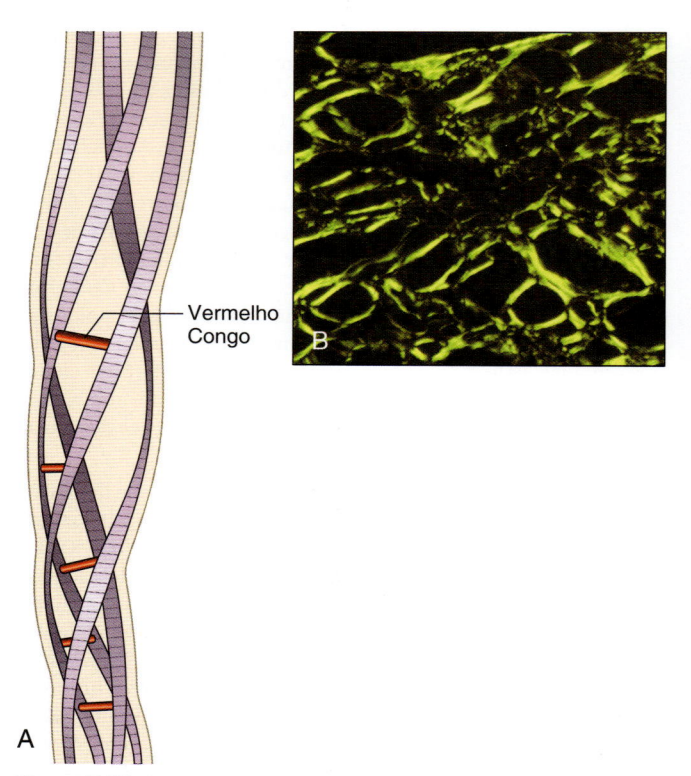

Figura 5.35 Estrutura do amiloide. **A.** Diagrama esquemático de uma fibra amiloide mostrando quatro fibrilas (pode haver até seis em cada fibra) enroladas umas nas outras com ligações regularmente espaçadas coradas com corante vermelho Congo. **B.** A coloração com vermelho Congo mostra birrefringência verde-maçã sob luz polarizada, uma característica diagnóstica do amiloide. (De Merlini G, Bellotti V: Molecular mechanisms of amyloidosis. *N Engl J Med* 349:583-596, 2003.)

- O *amiloide AA* (amiloide associado) é composto de uma proteína de 8.500 dáltons derivada da proteólise da proteína sérica associada a amiloide (SAA, do inglês *serum amyloid-associated*), que é sintetizada no fígado (Capítulo 2)
- A *proteína β-amiloide* (Aβ) é um peptídeo de 4.000 dáltons derivado da glicoproteína transmembrana chamada *proteína precursora de amiloide*.

Em várias situações clínicas, muitas outras proteínas também podem se depositar como amiloide. Alguns dos exemplos clinicamente mais importantes são mencionados na seção seguinte.

Classificação da amiloidose e mecanismos da formação amiloide

A amiloidose resulta do dobramento anormal de proteínas, que então assumem uma conformação de folha β pregueada, agregam-se e se depositam como fibrilas nos tecidos extracelulares. Normalmente, as proteínas intracelulares mal dobradas são degradadas em proteassomos e os agregados proteicos extracelulares são absorvidos e degradados pelos macrófagos. Na amiloidose, estes mecanismos de controle de qualidade falham e as proteínas fibrilares acumulam-se fora das células. As proteínas que formam o amiloide se enquadram em duas categorias gerais (Figura 5.36): (1) proteínas normais que têm uma tendência inerente a se autoassociar e formar fibrilas, particularmente quando produzidas em quantidades aumentadas; e (2) proteínas mutantes que são propensas a incorretos dobramento e agregação. Os mecanismos de deposição de diferentes tipos de amiloide são discutidos a seguir juntamente com sua classificação.

Como determinada forma de amiloide (p. ex., AA) pode estar associada a diversos cenários clínicos, adotaremos uma classificação que leva em conta características clínicas e bioquímicas (Tabela 5.12). O amiloide pode ser sistêmico (generalizado), envolvendo vários sistemas orgânicos; ou pode estar localizado em um único órgão, como o coração. O padrão sistêmico é subclassificado em amiloidose primária, quando está associada à proliferação clonal de plasmócitos, ou amiloidose secundária, quando ocorre como uma complicação de um processo inflamatório crônico subjacente. A amiloidose hereditária ou familiar constitui um grupo separado e heterogêneo com vários padrões distintos de envolvimento de órgãos.

Amiloidose primária: proliferações de plasmócitos associados à amiloidose. O amiloide nesta categoria é do *tipo AL* e geralmente tem distribuição sistêmica. Esta é a forma mais comum de amiloidose, pois representa aproximadamente 2 mil a 3 mil novos casos a cada ano nos EUA. É causada por uma *proliferação clonal dos plasmócitos* que sintetizam moléculas de Ig anormais. A amiloidose sistêmica do tipo AL ocorre em 5 a 15% dos indivíduos com mieloma múltiplo, um tumor de plasmócitos caracterizado pela produção excessiva de cadeias leves livres de imunoglobulinas (Capítulo 10). As cadeias leves κ ou λ livres não pareadas (denominadas *proteínas de Bence Jones*) tendem a se agregar e a se depositar nos tecidos como amiloide. No entanto, nem todas as cadeias leves livres são igualmente propensas a produzir amiloide; provavelmente devido a diferenças estruturais, as cadeias leves λ têm aproximadamente seis vezes mais probabilidade de se depositar como amiloide do que as cadeias leves κ.

A maioria das pessoas com amiloide AL não tem mieloma múltiplo ou qualquer outra neoplasia de células B evidente; esses casos têm sido tradicionalmente classificados como amiloidose primária porque suas características clínicas derivam apenas dos efeitos da deposição de amiloide, e não da formação de massas tumorais. Entretanto, em praticamente todos esses casos, imunoglobulinas monoclonais ou cadeias leves livres, ou ambas, podem ser encontradas no sangue ou na urina. A maioria destes pacientes também apresenta um aumento modesto no número de plasmócitos na medula óssea, que presumivelmente secretam os precursores da proteína AL.

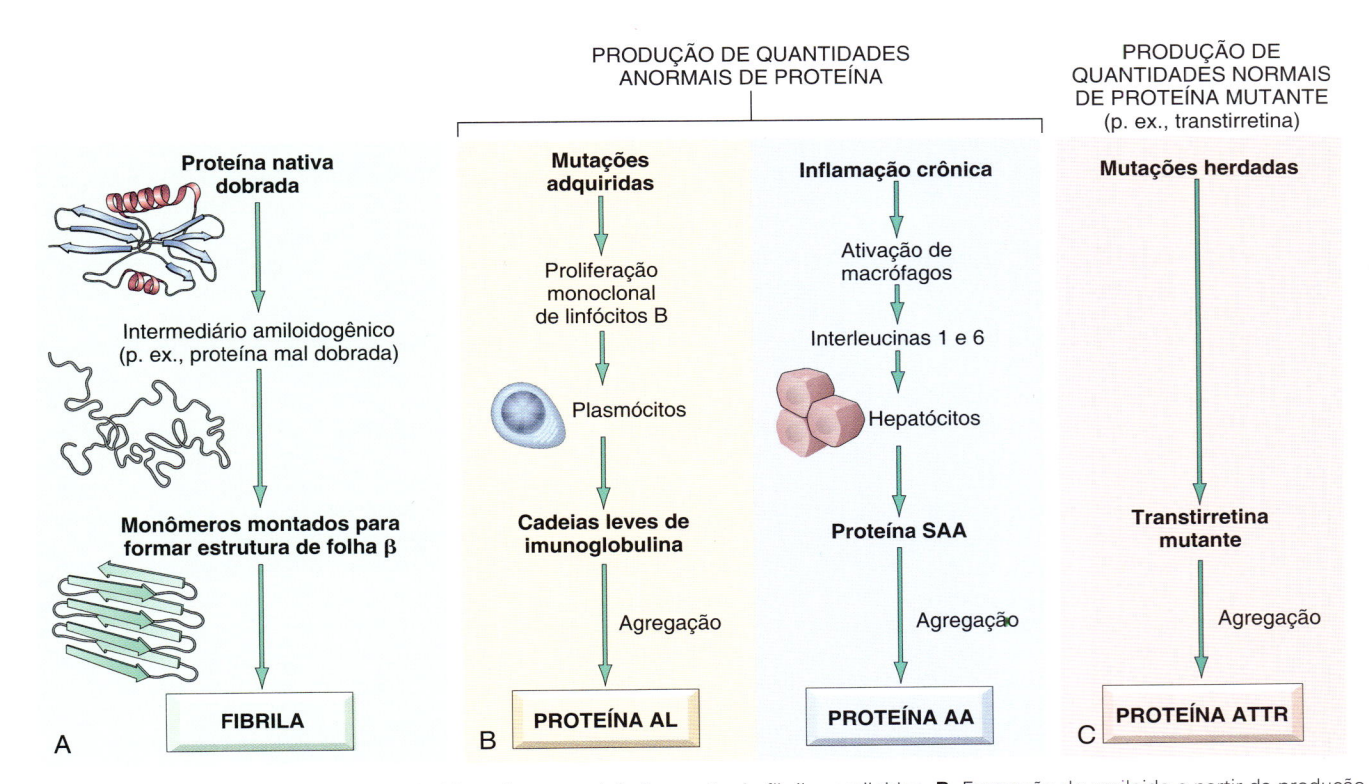

Figura 5.36 Patogênese da amiloidose. **A.** Mecanismo geral de formação de fibrilas amiloides. **B.** Formação de amiloide a partir da produção excessiva de proteínas com tendência ao dobramento incorreto. **C.** Formação de amiloide a partir de proteínas mutantes. *AA*, amiloide A; *AL*, amiloide de cadeia leve; *ATTR*, amiloide transtirretina; *SAA* (do inglês *serum amyloid A*), amiloide A sérica.

Tabela 5.12 Classificação das amiloidoses.

Categoria clinicopatológica	Doenças associadas	Proteína principal da fibrila	Proteína precursora quimicamente relacionada
Amiloidose sistêmica (generalizada)			
Proliferações de plasmócitos com amiloidose (amiloidose primária)	Mieloma múltiplo e outras proliferações monoclonais de plasmócitos	AL	Cadeias leves de imunoglobulina, principalmente do tipo λ
Amiloidose sistêmica reativa (amiloidose secundária)	Condições inflamatórias crônicas (p. ex., artrite reumatoide, doença de Crohn)	AA	SAA
Amiloidose associada à hemodiálise[a]	Insuficiência renal crônica	$A\beta_2m$	β_2-microglobulina
Amiloidose hereditária			
Febre familiar do Mediterrâneo		AA	SAA
Neuropatias amiloidóticas familiares (vários tipos); amiloidose cardíaca		ATTR	Transtirretina (mutada)
Amiloidose sistêmica senil		ATTR	Transtirretina (tipo selvagem)
Amiloidose localizada			
Cerebral senil	Doença de Alzheimer	Aβ	APP
Endócrina	Diabetes tipo 2		
	Carcinoma medular da tireoide	A Cal	Calcitonina
	Ilhotas de Langerhans	AIAPP	Peptídeo amiloide de ilhotas
Amiloidose atrial isolada		AANF	Fator natriurético atrial

[a]Agora raramente observada devido ao aprimoramento das membranas de diálise.

Amiloidose sistêmica reativa. Os depósitos amiloides neste padrão são de distribuição sistêmica e compostos de *proteína AA*. Esta categoria foi anteriormente referida como amiloidose secundária porque é *secundária a uma condição inflamatória associada*. Antigamente, a tuberculose, a bronquiectasia e a osteomielite crônica eram as condições subjacentes mais frequentes; mas, atualmente, estas infecções geralmente se resolvem com tratamento antibiótico e levam à amiloidose com menos frequência. Atualmente, a amiloidose sistêmica reativa está mais comumente associada às complicações da artrite reumatoide, às de outras doenças do tecido conjuntivo como a espondilite anquilosante, e às da enteropatia intestinal, particularmente a doença de Crohn e a colite ulcerativa. Entre estas, a condição mais frequentemente associada é a artrite reumatoide. A amiloidose ocorre em aproximadamente 3% dos pacientes com artrite reumatoide e é clinicamente significativa em metade dos pacientes afetados. A injeção subcutânea de heroína a longo prazo também pode levar à amiloidose AA generalizada, que é considerada secundária a infecções crônicas da pele. A amiloidose sistêmica reativa também pode ocorrer em associação com certos tipos de câncer, e os mais comuns são o carcinoma de células renais e o linfoma de Hodgkin.

Na amiloidose AA, a síntese de SAA pelos hepatócitos é estimulada por citocinas como a IL-6 e a IL-1, que são produzidas durante a inflamação; assim, a inflamação de longa duração provoca uma elevação contínua dos níveis de SAA. Embora os níveis de SAA estejam aumentados em todos os casos de inflamação, apenas um pequeno subconjunto desenvolve amiloidose. Parece que em alguns pacientes a degradação de SAA produz intermediários que são propensos a formar fibrilas.

Amiloidose heredofamiliar. Já foi descrita uma variedade de formas familiares de amiloidose. A maioria é rara e ocorre em áreas geográficas limitadas. A mais comum e mais bem estudada é uma condição autossômica recessiva chamada *febre familiar do Mediterrâneo* (FMF, do inglês *familial Mediterranean fever*), que é encontrada principalmente nos indivíduos de origem armênia, judaica sefardita ou árabe. Contudo, devido à miscigenação populacional e à migração, a FMF não se restringe a estas populações; também é encontrada com menor prevalência em partes da Ásia e do sul da Europa. A FMF é uma síndrome "autoinflamatória" associada à produção excessiva de citocina IL-1. É caracterizada por febres intermitentes acompanhadas de uma inflamação das superfícies serosas que se manifesta como peritonite, pleurite e sinovite. O gene da FMF codifica uma proteína chamada pirina, que está envolvida na ativação de inflamassomos e na produção de citocinas pró-inflamatórias, principalmente a IL-1. O amiloide observado neste distúrbio é do tipo AA, o que sugere que esteja relacionado com as crises recorrentes de inflamação.

Em contraste com a FMF, um grupo de doenças familiares autossômicas dominantes é caracterizado pela deposição de amiloide composto de fibrilas derivadas da *transtirretina* (TTR) mutante, um transportador do hormônio tiroxina. Notavelmente, polipeptídeos mutantes específicos da TTR tendem a formar amiloide em diferentes órgãos; assim, em algumas famílias, os depósitos são observados principalmente nos nervos periféricos (polineuropatias amiloidóticas familiares), enquanto em outras predominam os depósitos cardíacos. Aproximadamente 4% da população afro-americana nos EUA é portadora de uma variante do gene *TTR* que leva à amiloidose cardíaca; a cardiomiopatia restritiva foi identificada em pacientes homozigotos e heterozigotos. A origem do alelo nesta população parece estar nas regiões da África Ocidental, onde se originou grande parte da população afro-americana dos EUA. A penetrância desta variante difere substancialmente entre os indivíduos, pois leva a doenças graves em alguns e nenhuma doença em outros.

Amiloidose localizada. Os depósitos amiloides podem estar limitados a um único órgão ou tecido. Os depósitos podem produzir massas nodulares grosseiramente detectáveis ou ser evidentes apenas no exame microscópico. Os depósitos nodulares de amiloide são mais frequentemente encontrados no pulmão, na laringe, na pele, na bexiga urinária, na língua e na região ao redor dos olhos. Frequentemente, há infiltrados de linfócitos e plasmócitos associados a essas massas amiloides. Pelo menos em alguns casos, o amiloide consiste em proteína AL e pode, portanto, representar uma forma localizada de amiloide derivado de plasmócitos.

Amiloide endócrino. Nos indivíduos com diabetes melito tipo 2, podem ser encontrados depósitos microscópicos de amiloide localizado em certos tumores endócrinos, tais como carcinoma medular da glândula tireoide, tumores de ilhotas pancreáticas, feocromocitomas e carcinomas indiferenciados do estômago, bem como nas ilhotas de Langerhans. Nessas situações, as proteínas amiloidogênicas são algumas vezes derivadas de hormônios polipeptídicos (p. ex., calcitonina no carcinoma medular).

Amiloide do envelhecimento. Várias formas bem documentadas de deposição de amiloide ocorrem com o envelhecimento. A amiloidose sistêmica senil refere-se à deposição sistêmica de amiloide em pacientes idosos (geralmente na faixa dos 70 a 80 anos). Devido ao envolvimento dominante e à disfunção cardíaca relacionada, esta forma era anteriormente chamada de *amiloidose cardíaca senil*. Aqueles que são sintomáticos apresentam cardiomiopatia restritiva e arritmias (Capítulo 9). O amiloide nesta forma, em contraste com as formas familiares, é derivado da TTR do tipo selvagem.

No passado, alguns pacientes em hemodiálise crônica desenvolviam depósitos amiloides derivados de β_2-microglobulina porque essa proteína não passava pelas membranas de diálise e se acumulava no sangue. Esta complicação foi efetivamente eliminada com a utilização de membranas de diálise aperfeiçoadas.

Morfologia

Não existem padrões consistentes ou distintos de distribuição de depósitos amiloides em órgãos ou tecidos em nenhuma das categorias citadas, mas algumas generalizações podem ser feitas. Na amiloidose AA secundária a distúrbios inflamatórios crônicos, rins, fígado, baço, linfonodos, glândulas adrenais, glândula tireoide e muitos outros tecidos são tipicamente afetados. Embora a amiloidose AL associada a proliferações de plasmócitos não possa ser distinguida com segurança da forma AA pela sua distribuição nos órgãos, ela envolve mais frequentemente o coração, o sistema digestório, o sistema respiratório, os nervos periféricos, a pele e a língua. A localização dos depósitos amiloides nas síndromes hereditárias é variada. Na febre familiar do Mediterrâneo, a amiloidose é do tipo AA e, portanto, pode ser disseminada envolvendo os rins, os vasos sanguíneos, o baço, o sistema respiratório e (raramente) o fígado.

O amiloide pode ser avaliado macroscopicamente quando se acumula em grandes quantidades. Frequentemente, o órgão está aumentado e o tecido parece cinza e tem uma consistência firme similar à cera. Histologicamente, a deposição amiloide é sempre extracelular e começa entre as células, muitas vezes adjacente às membranas basais (Figura 5.37). À medida que o amiloide se acumula, ele invade as células, cerca-as e as destrói. Na forma associada à proliferação de plasmócitos, são comuns depósitos perivasculares e vasculares.

O diagnóstico de amiloidose é baseado na histopatologia. No microscópio óptico e com colorações de hematoxilina e eosina, o amiloide aparece como uma substância extracelular amorfa, eosinofílica e hialina. Para diferenciar o amiloide de outros materiais hialinos (p. ex., colágeno, fibrina), utiliza-se uma variedade de colorações histoquímicas. A mais amplamente utilizada é a **coloração vermelho Congo**, que sob luz comum confere uma cor rosa ou vermelha aos depósitos teciduais, mas muito mais marcante e específica é a birrefringência verde do amiloide quando observada por microscopia polarizada (ver Figura 5.37 B). Essa reação de coloração é compartilhada por todas as formas de amiloide e é transmitida pela configuração de folhas β pregueadas cruzadas das fibrilas amiloides. O tipo específico de amiloide pode ser definido por imuno-histoquímica em alguns casos (melhor para o amiloide AA e o associado à TTR), mas a identificação definitiva, especialmente de amiloide AL, requer espectroscopia de massa ou sequenciamento de proteínas.

O padrão de envolvimento de órgãos nas diferentes formas de amiloidose é variável.

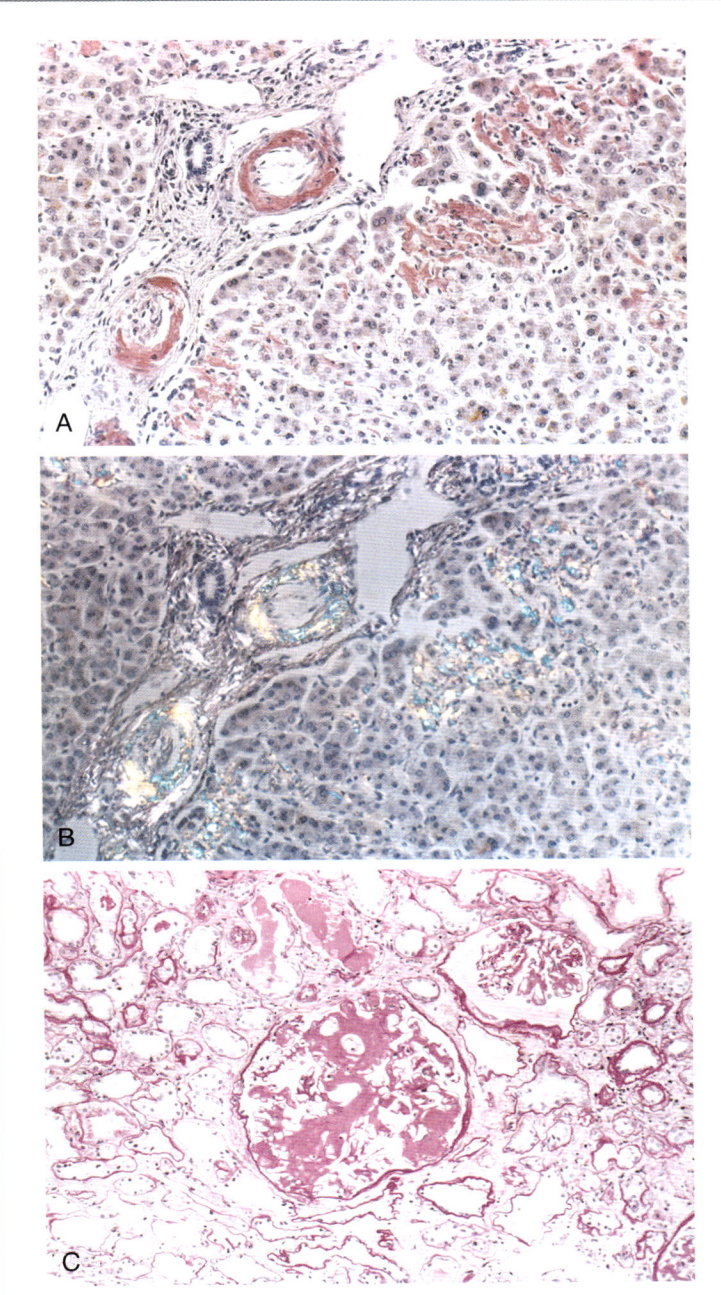

Figura 5.37 Amiloidose. **A.** Corte de fígado corado com vermelho Congo revelando depósitos rosa-avermelhados de amiloide nas paredes dos vasos sanguíneos e ao longo dos sinusoides. **B.** Observe a birrefringência verde-amarelada dos depósitos quando observados em microscopia óptica polarizada. **C.** Amiloidose renal. A arquitetura glomerular está quase totalmente obliterada pelo acúmulo massivo de amiloide. (**A** e **B.** Cortesia do Dr. Trace Worrell e da Dra. Sandy Hinton, Department of Pathology, University of Texas Southwestern Medical School, Dallas, Texas.)

Rim. A amiloidose renal é a forma mais comum e potencialmente mais grave de envolvimento de órgãos. Macroscopicamente, os rins podem ter tamanho e cor normais ou, nos casos avançados, podem estar encolhidos devido à isquemia causada pelo estreitamento vascular induzido pela deposição de amiloide nas paredes arteriais e arteriolares. Histologicamente, o amiloide é depositado principalmente nos glomérulos, mas o tecido peritubular intersticial, as artérias e as arteríolas também são afetados (ver

Figura 5.37 C). Os depósitos glomerulares ocorrem no mesângio e ao longo das membranas basais, e causam estreitamento capilar e distorção do tufo vascular glomerular. Com a progressão da amiloidose glomerular, os lumens capilares são obliterados e o glomérulo obsolescente é substituído por massas confluentes ou largas fitas entrelaçadas de amiloide.

Baço. A amiloidose do baço pode ser macroscopicamente inaparente ou causar uma esplenomegalia de moderada a acentuada. Por motivos desconhecidos, são observados dois padrões distintos de deposição. Em um deles, os depósitos estão amplamente limitados aos folículos esplênicos. No outro padrão, o amiloide envolve as paredes dos seios esplênicos e a estrutura do tecido conjuntivo da polpa vermelha.

Fígado. Os depósitos podem ser macroscopicamente inaparentes ou causar uma hepatomegalia moderada a acentuada. O amiloide aparece primeiro no espaço de Disse e depois invade progressivamente as células parenquimatosas hepáticas adjacentes e os sinusoides (ver Figura 5.37 A). Com o tempo, ocorrem deformidade, atrofia por pressão e desaparecimento dos hepatócitos, o que causa a substituição total de grandes áreas do parênquima hepático. O envolvimento vascular e os depósitos nas células de Kupffer são frequentes. A função hepática geralmente está preservada, apesar do envolvimento bastante extenso.

Coração. A amiloidose cardíaca (Capítulo 9) pode ocorrer em qualquer forma de amiloidose sistêmica. O coração é também o principal órgão envolvido na amiloidose sistêmica senil. O coração pode estar aumentado e firme, mas frequentemente não apresenta nenhuma alteração significativa na inspeção macroscópica. Histologicamente, os depósitos começam como acúmulos subendocárdicos focais entre as fibras musculares do miocárdio. A expansão desses depósitos miocárdicos eventualmente causa atrofia por pressão das fibras miocárdicas. Os depósitos subendocárdicos podem interferir no sistema de condução e dar origem a arritmias.

Outros órgãos. Deposições nodulares na **língua** podem causar macroglossia, dando então origem à designação de amiloide tumoral da língua. O **sistema respiratório** pode estar envolvido de forma focal ou difusa desde a laringe até os bronquíolos menores. Uma forma distinta de amiloide é encontrada no **cérebro** de pacientes com doença de Alzheimer. Está presente em placas e também em vasos sanguíneos (Capítulo 21). A amiloidose dos **nervos** periféricos e autonômicos é uma característica de várias neuropatias amiloidóticas familiares.

Características clínicas. A amiloidose pode ser encontrada como uma alteração anatômica não suspeitada e que não produz manifestações clínicas ou pode causar problemas clínicos graves e até a morte. Os sintomas dependem da quantidade dos depósitos e dos locais ou órgãos afetados. No início, as manifestações clínicas costumam ser totalmente inespecíficas, tais como fraqueza, perda de peso, tontura ou síncope. Os achados mais específicos aparecem mais tarde e geralmente estão relacionados a envolvimentos renal, cardíaco e gastrintestinal.

O envolvimento renal dá origem à proteinúria, que pode ser grave o suficiente para causar a síndrome nefrótica (Capítulo 12). Nos casos avançados, a obliteração progressiva dos glomérulos leva, em última instância, à insuficiência renal. A amiloidose cardíaca pode apresentar-se insidiosamente como uma insuficiência cardíaca congestiva. Os aspectos mais graves da amiloidose cardíaca são os distúrbios de condução e as arritmias, que podem ser fatais. Ocasionalmente, a amiloidose cardíaca produz um padrão restritivo de cardiomiopatia e se disfarça como cardiomiopatia hipertensiva (mas sem hipertensão) ou pericardite constritiva crônica (Capítulo 9). A amiloidose gastrintestinal pode ser assintomática ou se apresentar de diversas maneiras. A amiloidose da língua pode causar aumento e inelasticidade suficientes para dificultar a fala e a deglutição. Deposições no estômago e no intestino podem causar má-absorção, diarreia e distúrbios na digestão. A amiloidose vascular causa uma fragilidade dos vasos que pode levar a sangramento, que às vezes é massivo e pode ocorrer espontaneamente ou após um trauma aparentemente trivial. Em alguns casos, o amiloide AL liga-se ao fator X, um fator de coagulação crucial, e o inativa, o que leva a um distúrbio hemorrágico potencialmente fatal.

O diagnóstico de amiloidose baseia-se frequentemente na demonstração histológica de depósitos positivos para vermelho Congo nos tecidos. Os locais mais comumente biopsiados são o rim, quando há manifestações renais, ou os tecidos retais ou gengivais nos pacientes com suspeita de amiloidose sistêmica. O exame de aspirados de gordura abdominal corados com vermelho Congo também pode ser utilizado para o diagnóstico de amiloidose sistêmica. O teste é bastante específico, mas sua sensibilidade é baixa. Nos casos em qua há suspeita de amiloidose AL, são realizadas eletroforese de proteínas séricas e urinárias e imunoeletroforese. Nesses casos, o exame da medula óssea frequentemente mostra uma população monoclonal de plasmócitos, mesmo na ausência de um mieloma múltiplo evidente. A cintilografia com componente SAP radiomarcado é um teste rápido e específico, uma vez que o SAP se liga aos depósitos amiloides e revela a sua presença. Também fornece uma medida da extensão da amiloidose e pode ser usada para acompanhar os pacientes em tratamento, mas está disponível apenas em alguns centros. A espectroscopia de massa é uma ferramenta útil para a identificação do componente proteico do amiloide. Pode ser realizada em tecidos embebidos em parafina.

O prognóstico para os indivíduos com amiloidose generalizada é negativo. Aqueles com amiloidose AL sem mieloma múltiplo têm uma sobrevida média de 2 anos após o diagnóstico. Os indivíduos com amiloidose associada a mieloma têm um prognóstico ainda pior. A perspectiva para os indivíduos com amiloidose sistêmica reativa é um pouco melhor e depende, até certo ponto, do controle da doença subjacente. Já foi descrita a reabsorção de amiloide após o tratamento da doença associada, mas esta é uma ocorrência rara. Foram desenvolvidos novos fármacos que reduzem a síntese de TTR e estabilizam tetrâmeros de TTR que retardam a progressão deste tipo de amiloidose.

REVISÃO RÁPIDA

Resposta imune normal

- A imunidade inata fornece uma defesa rápida e imediata contra microrganismos e elimina células danificadas e mortas; a imunidade adaptativa fornece a defesa tardia e mais eficaz
- Os componentes do sistema imune inato incluem barreiras epiteliais, fagócitos, células NK e proteínas plasmáticas (p. ex., o complemento). As reações imunes inatas geralmente se manifestam como inflamação
- O sistema imune inato utiliza diversas famílias de receptores, tais como os receptores do tipo *Toll*, para reconhecer as moléculas presentes em vários tipos de microrganismos e as produzidas por células danificadas
- Os linfócitos são os mediadores da imunidade adaptativa e as únicas células que produzem receptores específicos e diversos para antígenos
- Os receptores de antígenos dos linfócitos T (derivados do timo), chamados receptores de células T (TCRs), reconhecem os fragmentos peptídicos dos antígenos proteicos exibidos pelas moléculas de MHC na superfície das células apresentadoras de antígenos
- Os linfócitos B (derivados da medula óssea) expressam anticorpos ligados à membrana que reconhecem uma ampla variedade de antígenos. As células B são ativadas para se tornarem plasmócitos, que secretam anticorpos

- As células *natural killer* (NK) matam as células que estão infectadas por alguns microrganismos ou que estão estressadas e danificadas sem possibilidade de reparo. As células NK expressam receptores de inibição que reconhecem as moléculas de MHC que são normalmente expressas em células saudáveis e, portanto, são impedidas de matar células normais
- As células do sistema imune estão organizadas em tecidos, alguns dos quais são os locais de produção de linfócitos maduros (os órgãos linfoides geradores, tais como a medula óssea e o timo) enquanto outros são os locais de início das respostas imunes (os órgãos linfoides secundários, que incluem linfonodos, baço e tecidos linfoides de mucosa)
- Microrganismos e outros antígenos estranhos são capturados pelas células dendríticas (DCs) e transportados para os linfonodos, onde os antígenos são reconhecidos pelos linfócitos *naïve*. Os linfócitos são ativados para proliferar e se diferenciar em células efetoras e de memória
- A imunidade mediada por células é a reação dos linfócitos T, que é projetada para combater microrganismos associados às células (p. ex., microrganismos fagocitados e microrganismos no citoplasma de células infectadas). A imunidade humoral é mediada por anticorpos e é eficaz contra microrganismos extracelulares (na circulação e no lúmen das mucosas)
- As células T auxiliares CD4+ ajudam as células B a produzirem anticorpos, ativam macrófagos para destruir microrganismos ingeridos, estimulam o recrutamento de leucócitos e regulam todas as respostas imunológicas a antígenos proteicos. As funções das células T CD4+ são mediadas por proteínas secretadas chamadas *citocinas*
- Os linfócitos T citotóxicos CD8+ destroem as células que expressam antígenos no citoplasma, que são vistas como estranhas (p. ex., células infectadas por vírus e células tumorais), e também podem produzir citocinas
- Os anticorpos secretados pelos plasmócitos neutralizam os microrganismos e bloqueiam a sua infectividade, além de promoverem a fagocitose e a destruição de patógenos. Os anticorpos também conferem imunidade passiva aos neonatos.

Hipersensibilidade imediata (hipersensibilidade tipo I ou alergia)
- Induzida por antígenos ambientais (alergênios) que estimulam fortes respostas Th2 e produção de IgE nos indivíduos geneticamente suscetíveis
- A IgE reveste os mastócitos ligando-se ao receptor FcεRI; a reexposição ao alergênio leva à ligação cruzada entre a IgE e o FcεRI, à ativação de mastócitos e à liberação de mediadores
- Principais mediadores: histamina, proteases e outros conteúdos granulares; prostaglandinas e leucotrienos; e citocinas
- Os mediadores são responsáveis pelas reações imediatas vasculares e da musculatura lisa e pela reação de fase tardia (inflamação)
- As manifestações clínicas podem ser locais ou sistêmicas e variam de rinite leve até anafilaxia fatal.

Doenças causadas por anticorpos e imunocomplexos (hipersensibilidades tipos II e III)
- Os anticorpos podem revestir (opsonizar) células com ou sem proteínas do complemento e direcionar essas células para a fagocitose por fagócitos (macrófagos), que expressam receptores para as porções Fc da IgG e para as proteínas do complemento. O resultado é a depleção das células opsonizadas
- Anticorpos e imunocomplexos podem depositar-se em tecidos ou vasos sanguíneos e provocar uma reação inflamatória aguda pela ativação do complemento ou pela ativação dos receptores Fc dos leucócitos. A reação inflamatória causa lesão tecidual
- Os anticorpos podem ligar-se a receptores da superfície celular ou a outras moléculas essenciais e causar distúrbios funcionais (seja inibição ou ativação desregulada) sem lesão celular.

Reações de hipersensibilidade mediadas por células T (hipersensibilidade tipo IV)
- *Inflamação mediada por citocinas*: as células T CD4+ são ativadas pela exposição a um antígeno proteico e se diferenciam em células efetoras Th1 e Th17. A exposição subsequente ao antígeno resulta na secreção de citocinas. O IFN-γ ativa os macrófagos para que eles produzam substâncias que causam danos aos tecidos; a IL-17 e outras citocinas recrutam leucócitos, promovendo assim a inflamação
- A reação inflamatória clássica mediada por células T é a *hipersensibilidade do tipo tardio*. As reações Th1 crônicas associadas à ativação de macrófagos geralmente levam à formação de granulomas
- *Citotoxicidade mediada por células T*: os linfócitos T citotóxicos CD8+ (CTLs) específicos para um antígeno reconhecem as células que expressam o antígeno-alvo e destroem essas células. As células T CD8+ também secretam IFN-γ.

Autoimunidade
- A autoimunidade é o resultado da falha de tolerância aos autoantígenos
- A autotolerância é mantida por vários mecanismos:
  - Morte de linfócitos T e B imaturos que reconhecem autoantígenos nos órgãos linfoides geradores (timo e medula óssea); na linhagem de células B, alguns linfócitos autorreativos mudam para novos receptores de antígenos que não são autorreativos
  - Os linfócitos maduros que reconhecem autoantígenos nos tecidos periféricos são suprimidos pelos linfócitos T reguladores ou pela ligação a receptores de inibição (como CTLA-4 e PD-1) que bloqueiam a ativação, ou morrem por apoptose
- Os fatores que levam à falha da autotolerância e ao desenvolvimento de autoimunidade incluem (1) herança de genes de susceptibilidade que prejudicam diferentes vias de tolerância e (2) infecções e lesões teciduais que expõem autoantígenos e ativam APCs e linfócitos nos tecidos.

Lúpus eritematoso sistêmico
- O LES é uma doença autoimune sistêmica causada pela produção de autoanticorpos contra numerosos autoantígenos e pela formação de imunocomplexos
- Os principais autoanticorpos e os responsáveis pela formação de imunocomplexos circulantes são direcionados contra antígenos nucleares. Outros autoanticorpos reagem com eritrócitos, plaquetas e vários complexos fosfolipídio-proteína
- As manifestações da doença incluem nefrite, lesões cutâneas e artrite (causadas pela deposição de imunocomplexos); anormalidades hematológicas (causadas por anticorpos contra eritrócitos, leucócitos e plaquetas); e anormalidades neurológicas (causadas por mecanismos indefinidos)
- A causa subjacente da quebra da autotolerância no LES é desconhecida. As possibilidades incluem geração excessiva ou persistência de antígenos nucleares (p. ex., secundária à morte celular

causada pela irradiação UV), sinalização anormal por TLRs que reconhecem ácidos nucleicos, e produção excessiva de interferons tipo I.

Síndrome de Sjögren

- A síndrome de Sjögren é uma doença inflamatória que afeta principalmente as glândulas salivares e lacrimais, causando então secura da boca e dos olhos
- Acredita-se que a doença seja causada por uma reação autoimune das células T contra um autoantígeno desconhecido expresso nessas glândulas ou por reações imunes contra antígenos de um vírus que infecta os tecidos.

Esclerose sistêmica

- A esclerose sistêmica (comumente chamada de *esclerodermia*) é caracterizada por fibrose progressiva envolvendo a pele, o sistema digestório e outros tecidos
- A fibrose pode ser o resultado da ativação de fibroblastos por citocinas produzidas por células T e macrófagos, mas o que desencadeia as respostas das células T ainda é desconhecido
- A lesão endotelial e a doença microvascular estão comumente presentes nas lesões da esclerose sistêmica, talvez causando isquemia crônica, mas a patogênese da lesão vascular não é conhecida.

Imunologia dos transplantes

- A rejeição de órgãos sólidos transplantados é iniciada principalmente pelas células T do hospedeiro que reconhecem os antígenos HLA estranhos do enxerto, seja direta (nas APCs do enxerto) ou indiretamente (após captação e apresentação pelas APCs do hospedeiro)
- Os tipos e os mecanismos de rejeição de enxertos de órgãos sólidos são os seguintes:
  - *Rejeição hiperaguda*: anticorpos antidoador pré-formados ligam-se ao endotélio do enxerto imediatamente após o transplante, causando então trombose, dano isquêmico e rápida falência do enxerto
  - *Rejeição celular aguda*: células T destroem o parênquima (e vasos) do enxerto por citotoxicidade e reações inflamatórias
  - *Rejeição aguda mediada por anticorpos* (*humoral*): anticorpos danificam a vasculatura do enxerto
  - *Rejeição crônica*: dominada por arteriosclerose e lesão isquêmica, e causada por células T e anticorpos ativados. As células T podem secretar citocinas que induzem a proliferação de células musculares lisas vasculares, enquanto os anticorpos causam lesão endotelial. O dano isquêmico e as reações das células T causam fibrose parenquimatosa
- O tratamento da rejeição do enxerto depende de fármacos imunossupressores, que inibem as respostas imunológicas contra o enxerto, mas tornam os pacientes suscetíveis a infecções e cânceres
- O transplante de células-tronco hematopoiéticas (CTHs) requer uma compatibilização cuidadosa entre doador e receptor, e pode ser complicado pela doença do enxerto contra o hospedeiro (DECH).

Doenças da imunodeficiência primária (hereditárias)

- Estas doenças são causadas por mutações hereditárias nos genes envolvidos na maturação ou na função dos linfócitos, ou na imunidade inata
- Alguns distúrbios mais comuns que afetam os linfócitos e a resposta imune adaptativa são:
  - *X-SCID*: falha na maturação de células T e células B; mutação na cadeia γ comum de um receptor de citocinas levando à falha na sinalização da IL-7 e a uma linfopoese defeituosa; a herança é ligada ao X
  - *SCID autossômica recessiva*: falha no desenvolvimento de células T; defeito secundário nas respostas de anticorpos; aproximadamente 50% dos casos são causados por mutação no gene que codifica a adenosina desaminase (ADA) e leva ao acúmulo de metabólitos tóxicos durante a maturação e a proliferação de linfócitos
  - *Agamaglobulinemia ligada ao X* (*XLA*): falha na maturação das células B, ausência de anticorpos; causada por mutações no gene *BTK*, que codifica a tirosinoquinase de células B, necessária para os sinais de maturação dos receptores das células pré-B e de células B
  - *Síndrome de DiGeorge*: falha no desenvolvimento do timo com deficiência de células T
  - *Síndrome da hiper-IgM ligada ao X*: falha na produção de anticorpos de alta afinidade com troca de isótipo (IgG, IgA, IgE); mutações nos genes que codificam o CD40L ou na citosina desaminase induzida por ativação
  - *Imunodeficiência comum variável*: defeitos na produção de anticorpos; causa desconhecida na maioria dos casos
  - *Deficiência seletiva de IgA*: falha na produção de IgA; causa desconhecida
- As deficiências na imunidade inata incluem os defeitos na função dos leucócitos, no complemento e nos receptores da imunidade inata
- Estas doenças apresentam-se clinicamente com maior suscetibilidade a infecções no início da vida.

Ciclo de vida do vírus da imunodeficiência humana e patogênese da AIDS

- *Entrada do vírus nas células*: requer CD4 e correceptores (receptores de quimiocinas); envolve a ligação da gp120 viral e a fusão com a célula mediada pela proteína gp41 viral; principais alvos celulares: células T auxiliares CD4+; macrófagos e DCs também podem ser infectados
- *Replicação viral*: integração do genoma do pró-vírus no DNA da célula hospedeira; desencadeamento da expressão gênica viral por estímulos que ativam células infectadas (p. ex., microrganismos infecciosos, citocinas produzidas durante respostas imunes normais)
- *Progressão da infecção*: infecção aguda de células T e DCs da mucosa; viremia com disseminação do vírus; infecção latente de células do tecido linfoide; replicação viral contínua e perda progressiva de células T CD4+
- *Mecanismos da imunodeficiência*:
  - Perda de células T CD4+: morte de células T durante a replicação e o brotamento viral (semelhante a outras infecções citopáticas); apoptose que ocorre como resultado de estimulação crônica; diminuição da produção tímica; defeitos funcionais
  - Funções defeituosas de macrófagos e DCs
  - Destruição da arquitetura dos tecidos linfoides (tardia).

Curso clínico e complicações da infecção pelo HIV

- *Progressão da doença*: a infecção pelo HIV progride por fases
  - *Infecção aguda pelo HIV*. Manifestações de doença viral aguda
  - *Fase crônica* (*latente*). Disseminação do vírus, resposta imune do hospedeiro, destruição progressiva das células imunes
  - *AIDS*. Deficiência imunológica grave

- *Características clínicas*: a AIDS ativa manifesta-se com diversas complicações, que principalmente resultam da imunodeficiência
  - Infecções oportunistas
  - Tumores, especialmente tumores causados por vírus oncogênicos
  - Complicações neurológicas de patogênese desconhecida
- A terapia antirretroviral diminuiu bastante a incidência de infecções e tumores oportunistas, mas também apresenta inúmeras complicações.

Amiloidose

- A amiloidose é uma doença caracterizada por depósitos extracelulares de proteínas que são propensas a se agregar e formar fibrilas insolúveis
- A deposição destas proteínas pode resultar da produção excessiva de proteínas propensas à agregação; mutações que produzem proteínas que não conseguem se dobrar adequadamente e tendem a se agregar; degradação proteolítica defeituosa ou incompleta de proteínas extracelulares
- A amiloidose pode ser localizada ou sistêmica. É observada em associação com uma variedade de distúrbios primários, tais como proliferações monoclonais de células B (nas quais os depósitos amiloides consistem em cadeias leves de imunoglobulinas); doenças inflamatórias crônicas como artrite reumatoide (depósitos de proteína amiloide A, que é derivada de uma proteína de fase aguda produzida na inflamação); condições familiares nas quais os depósitos amiloides consistem em proteínas mutadas (p. ex., transtirretina em polineuropatias amiloides familiares); e doença de Alzheimer (proteína β amiloide)
- Os depósitos amiloides causam lesões nos tecidos e prejudicam sua função normal, causando então pressão nas células e nos tecidos. Eles não evocam uma resposta inflamatória.

Exames laboratoriais[c]

Exame	Valores de referência	Fisiopatologia/relevância clínica
Anticorpo anticentrômero[a] sérico	< 1 U	Anticorpos anticentrômero estão presentes em aproximadamente 80% dos casos de esclerodermia cutânea limitada/síndrome CREST (calcinose, fenômeno de Reynaud, dismotilidade esofágica, esclerodactilia e telangiectasia). Esses anticorpos não são específicos e também podem estar presentes na esclerose sistêmica e no lúpus eritematoso sistêmico (LES)
Anticorpo antipeptídeo citrulinado cíclico sérico	< 20 U/mℓ	As proteínas citrulinadas representam modificações pós-traducionais que podem estar associadas à inflamação, particularmente nos tecidos sinoviais. Na artrite reumatoide (AR), são induzidos autoanticorpos contra vários antígenos citrulinados. Esses anticorpos antipeptídeos citrulinados cíclicos (ACPA, do inglês *anticitrullinated peptide antibodies*) foram identificados no líquido sinovial de alguns pacientes com AR e podem desempenhar um papel patogênico ao desencadear citocinas pró-inflamatórias e destruição óssea por meio da osteoclastogênese. Os ACPAs podem ser encontrados em 60 a 80% dos pacientes com AR, e os testes séricos baseados em ELISA mostram especificidade variando de 85 a 99%. Há também evidências de que os ACPAs podem preceder o desenvolvimento da AR vários anos antes da apresentação da doença. Alguns especialistas sugeriram que os níveis de ACPA podem estar associados à progressão da doença e à resposta ao tratamento com anticorpos antifator de necrose tumoral (TNF)
Anti-DNA topoisomerase I (Scl-70)[a] sérica	< 1 U	A DNA topoisomerase I está presente no nucléolo e no nucleoplasma, e sua função é clivar e relaxar o DNA superenrolado. Os anticorpos anti-DNA topoisomerase produzem um padrão ANA nuclear ou nucleolar pontilhado. Os anticorpos anti-DNA topoisomerase são encontrados em 20 a 60% dos pacientes com esclerose sistêmica/esclerodermia. Estão associados à variante difusa da doença, à fibrose pulmonar e a um prognóstico negativo
Anti-DNA de fita dupla (ds, do inglês *double stranded*)[a] sérico	< 30 UI/mℓ	Os anticorpos anti-dsDNA produzem um padrão de coloração periférico ou difuso. Os anticorpos anti-dsDNA formam imunocomplexos que se depositam nos glomérulos, fixam o complemento e causam danos renais. Os anticorpos anti-dsDNA são observados em 40 a 60% dos casos de LES e são bastante específicos. Os níveis de IgG anti-dsDNA parecem correlacionar-se com a atividade da doença e a gravidade do envolvimento renal no LES. Os anticorpos anti-dsDNA são raros em outras doenças reumatoides
Anti-histona[a] sérica	< 100 UA/mℓ[b]	Os anticorpos anti-histonas produzem um padrão de coloração difuso e são positivos tanto para o lúpus induzido por fármaco (LID) quanto para o LES. Os pacientes com baixos níveis de acetiltransferase que acetila e destoxifica alguns fármacos (p. ex., hidralazina, procainamida) apresentam risco aumentado de LID após a exposição
Anticorpo anti-Jo sérico	< 1 U	O anticorpo anti-Jo1 reconhece a RNA sintetase de transferência que catalisa a ligação do aminoácido histidina ao seu tRNA cognato. É identificado em até 20% dos pacientes adultos com miopatias inflamatórias idiopáticas

(continua)

Exame	Valores de referência	Fisiopatologia/relevância clínica
Anticorpos antinucleares (ANAs)[a] séricos	≤ 1 U	Diferentes autoanticorpos produzem padrões distintos de ANA por ensaios de imunofluorescência indireta (p. ex., homogêneo, pontilhado, centrômero, nucleolar). O ELISA é mais específico, mas é menos sensível. Os ANAs estão presentes em muitas doenças autoimunes, mas não são específicos; eles podem ser observados em outras condições (p. ex., infecção, malignidade) ou em indivíduos outrora saudáveis. O American College of Rheumatology geralmente não recomenda testes de anticorpos contra antígenos nucleares específicos (incluindo anti-dsDNA, anti-Smith, anti-RNP, anti-SSA, anti-SSB, anti-Scl-70, anticentrômero) se o ANA for negativo
Anticorpo antinucleossomo (anticromatina)[a] sérico	< 1 IA negativo	Nucleossomos são subunidades do complexo histona-DNA. Os anticorpos antinucleossomos são positivos em até 75% dos pacientes com LES e em até 100% dos pacientes com lúpus induzido por fármacos; no primeiro caso, estão associados à doença renal. O título de anticorpos se correlaciona com a gravidade da doença
Anticorpo anti-Ro/anti-SSA sérico	< 1 U	Esses anticorpos são um tipo de autoanticorpos antinucleares. Dependendo da técnica utilizada para detecção, esses anticorpos estão presentes em 40 a 80% dos pacientes com a síndrome de Sjögren primária e são observados em 50% dos pacientes com LES
Antígeno anti-Smith[a] sérico	< 1 U	O antígeno Smith faz parte de um grupo de proteínas nucleares que inclui SSA, SSB e proteína ribonuclear. Os anticorpos anti-Smith estão associados a um padrão ANA pontilhado e são bastante específicos para o LES; são positivos em 20 a 30% dos pacientes com LES
Complemento C3 sérico	75 a 175 mg/dℓ	O complemento é constituído de proteínas plasmáticas que são ativadas diretamente por microrganismos ou por anticorpos ligados a antígenos e medeiam funções importantes (opsonização, inflamação, lise de algumas células). As vias de ativação do complemento convergem para a clivagem da proteína C3, o componente central do sistema complemento. A ativação generalizada do complemento leva ao consumo dessas proteínas e à diminuição de seus níveis plasmáticos. C3 é quantificado por imunoensaio e avaliado na investigação de doenças autoimunes (p. ex., LES, glomerulonefrite membranoproliferativa); seus níveis frequentemente se correlacionam com a atividade da doença (p. ex., os níveis diminuem na doença do imunocomplexo ativa). Níveis baixos de C3 e C4 indicam ativação da via clássica. Baixo nível sérico de C3 com nível normal de C4 indica ativação da via alternativa
Complemento C4 sérico	14 a 40 mg/dℓ	C4 faz parte da via clássica do complemento, que é ativada por anticorpos ligados a antígenos; os níveis são baixos quando esta via é ativada. C4 é quantificado por imunoensaio e avaliado na investigação de doenças autoimunes (p. ex., LES). Os níveis podem ajudar a determinar a atividade da doença
Contagem sanguínea de CD4	Adultos: 400 a 1.400 células CD4+/$\mu\ell$;[b] Os valores pediátricos variam de acordo com a idade	A contagem de CD4 pode ser realizada diretamente por citometria de fluxo ou o número absoluto pode ser calculado avaliando-se a porcentagem de células T CD4+ por citometria de fluxo (% de células T CD4+ × contagem de leucócitos). A contagem de células T CD4+ correlaciona-se com a competência imune atual nos pacientes com HIV e é utilizada para o estadiamento da doença, para avaliar o risco de certas complicações e a necessidade de profilaxia, bem como para avaliar a resposta à terapia antirretroviral. Os principais indicadores clínicos incluem contagens de CD4 < 200 células/$\mu\ell$ (profilaxia para *P. jirovecii* indicada) e < 50 células/$\mu\ell$ (profilaxia para complexo *M. avium* indicada)
Anticorpo/antígeno do HIV plasmático	Negativo	Os testes IgM e IgG de terceira geração podem detectar a presença de anticorpos 20 a 30 dias após a exposição ao HIV e são frequentemente a triagem inicial utilizada para a infecção pelo HIV. Os testes combinados de antígeno/anticorpo do HIV detectam anticorpos IgG e IgM, bem como o antígeno p24 do HIV, e podem se tornar positivos 15 a 20 dias após a exposição. Em comparação, os testes de RNA do HIV podem ser positivos 10 a 15 dias após a exposição. Os testes positivos pela primeira vez devem ser confirmados por outro método (p. ex., RNA do HIV, ensaio de diferenciação HIV-1/HIV-2). Os testes combinados podem detectar o antígeno p24 antes da soroconversão (o "período de janela"). Os testes rápidos de anticorpos têm especificidade e sensibilidade > 99% na infecção crônica, mas são menos sensíveis na infecção aguda
DNA do HIV plasmático	Não detectado	O diagnóstico da infecção pelo HIV é principalmente sorológico (*i. e.*, detecção de anticorpos específicos contra o HIV). No entanto, em recém-nascidos (que têm sistemas imunes imaturos e que podem ter anticorpos anti-HIV maternos), na infecção precoce pelo HIV (< 30 dias após a exposição) ou em indivíduos com resultados sorológicos duvidosos, os ensaios para DNA pró-viral e RNA do HIV são complementos úteis. Esses testes são normalmente informativos 10 a 14 dias após a infecção

(*continua*)

Exame	Valores de referência	Fisiopatologia/relevância clínica
HIV NAT (do inglês *nucleic acid test* [teste de ácido nucleico]) plasmático	Não detectado	O NAT é usado para detectar uma sequência específica de ácido nucleico para identificar um microrganismo específico (p. ex., HIV, *Neisseria gonorrhoeae*). Os ensaios quantitativos podem ser utilizados para orientar a terapia antirretroviral, enquanto os ensaios qualitativos são utilizados para o diagnóstico do HIV. O NAT pode detectar a infecção 10 a 33 dias após a exposição em comparação com os testes de antígeno/anticorpo (18 a 45 dias após a exposição) e os testes de anticorpos (23 a 90 dias). O teste qualitativo NAT é utilizado principalmente em centros de doação para confirmar a segurança dos hemoderivados e para o diagnóstico precoce em bebês nascidos de mães soropositivas para o HIV
RNA do HIV (carga viral do HIV)	Não detectado	Mais de 99% dos casos de HIV em todo o mundo são devidos ao HIV-1. Portanto, este é o tipo viral mais comumente avaliado. A carga viral do HIV (número de cópias de RNA do HIV-1/mℓ de plasma) correlaciona-se com o estágio da doença e, combinada com o número de células T CD4+, é útil no monitoramento da resposta ao tratamento. Este teste determina quão ativamente o vírus está se replicando em uma pessoa infectada pelo HIV. Os US Health and Human Services dos EUA definem < 200 cópias/mℓ como falência virológica. Quando dois testes realizados com pelo menos 2 a 4 semanas de intervalo mostram falência virológica, as interações fármaco-fármaco e a adesão do paciente ao regime de tratamento devem ser avaliadas. Em determinados níveis (p. ex., 500 cópias/mℓ), pode ser necessário testar genótipos de resistência aos fármacos
Fator reumatoide sérico	< 15 UI/mℓ	Os fatores reumatoides são anticorpos que reagem com a porção Fc de outros anticorpos imunoglobulina G. Apesar do nome, o FR carece de especificidade para a AR e pode ser observado em outras doenças autoimunes, particularmente na síndrome de Sjögren. Os títulos elevados estão associados ao aumento da gravidade da doença e pior prognóstico. O FR tem sensibilidade e especificidade de cerca de 70 e 85% para AR, respectivamente. A combinação de anticorpos anti-FR e antipeptídeos citrulinados cíclicos é mais informativa em termos de diagnóstico

[a]Autoanticorpos contra antígenos nucleares são encontrados em muitas doenças autoimunes sistêmicas. Esses anticorpos surgem devido a uma falha na tolerância imunológica combinada com a eliminação ineficaz de fragmentos nucleares, tipicamente a partir de células apoptóticas. Os anticorpos antinucleares são quantificados por um ensaio de imunofluorescência indireta (IFI) no qual, a partir de diluições seriadas dos anticorpos séricos, é definida a ligação destes aos núcleos de uma linhagem celular de hepatócitos cultivada. Diferentes padrões de ligação indicam a especificidade dos anticorpos para diferentes componentes nucleares. Estão sendo feitos esforços para substituir alguns desses ensaios por ELISA mais específico e quantitativo. [b]Valores de referência extraídos dos Duke University Health Systems Clinical Laboratories: https://testcatalog.duke.edu/. [c]A assistência das Dras. Pankti D. Reid e Bauer Ventura, Department of Medicine, University of Chicago, é reconhecida com gratidão por sua ajuda na revisão desta tabela. Valores de referência extraídos de https://www.mayocliniclabs.com/ com permissão da Mayo Foundation for Medical Education and Research. Todos os direitos reservados. (Adaptada de Deyrup AT, D'Ambrosio D, Muir J et al. Essential Laboratory Tests for Medical Education. *Acad Pathol*. 2022;9. doi: 10.1016/j.acpath.2022.100046.)

6

Neoplasia

VISÃO GERAL DO CAPÍTULO

Nomenclatura, 191
   Neoplasias benignas, 191
   Neoplasias malignas, 191
Características das neoplasias benignas e malignas, 192
   Diferenciação e anaplasia, 192
   Invasão local, 194
   Metástase, 195
Epidemiologia, 197
   Incidência do câncer, 197
   Fatores ambientais, 198
   Envelhecimento e câncer, 198
   Condições predisponentes adquiridas, 199
   Interações de fatores ambientais e genéticos, 200
Genes do câncer, 200
Lesões genéticas no câncer, 200
   Mutações condutoras e passageiras, 201
      Mutações pontuais, 201
      Rearranjos genéticos, 201
      Deleções, 202
      Amplificações genéticas, 202
      Aneuploidia, 202
      MicroRNAs e câncer, 203
   Modificações epigenéticas e câncer, 203
Carcinogênese: um processo de múltiplas etapas, 203
Características do câncer, 204
   Autossuficiência nos sinais de crescimento, 204
      Fatores de crescimento, 205
      Receptores do fator de crescimento, 205
      Proteínas transdutoras de sinal a jusante, 205
      Controle do ciclo celular, 207
   Insensibilidade aos sinais inibidores do crescimento: genes supressores tumorais, 208
      Retinoblastoma: regulador do ciclo celular, 209
      TP53: guardião do genoma, 209
      Outros inibidores do crescimento, 213
   Metabolismo celular alterado, 213
      Autofagia, 215
      Oncometabolismo, 215
   Evasão da morte celular, 216
   Potencial replicativo ilimitado (imortalidade), 217
   Angiogênese sustentada, 218
   Invasão e metástase, 219
      Invasão da matriz extracelular, 219
      Disseminação vascular e autodirecionamento das células neoplásicas, 221
      Metástase, 221
   Evasão da vigilância imunológica, 221
      Antígenos tumorais, 222
      Respostas imunológicas eficazes aos antígenos tumorais, 222
      Evasão imunológica dos cânceres, 222
   Instabilidade genômica como um facilitador da malignidade, 224
   Inflamação promotora de neoplasia como um facilitador da malignidade, 225
Etiologia do câncer: agentes carcinogênicos, 226
   Carcinógenos químicos, 226
      Agentes de ação direta, 227
      Agentes de ação indireta, 227
      Mecanismos de ação dos carcinógenos químicos, 227
   Carcinogênese por radiação, 228
   Oncogêneses viral e microbiana, 228
      Vírus do RNA oncogênicos, 228
      Vírus do DNA oncogênicos, 229
Aspectos clínicos da neoplasia, 231
   Efeitos da neoplasia no hospedeiro, 231
      Caquexia do câncer, 231
      Síndromes paraneoplásicas, 232
   Graduação e estadiamento do câncer, 232
   Diagnóstico laboratorial do câncer, 232
      Métodos morfológicos, 232
      Marcadores tumorais, 234
      Diagnóstico molecular, 234
      Perfil molecular das neoplasias, 235

O câncer é a segunda causa principal de morte nos EUA; somente as doenças cardiovasculares têm taxas de mortalidade mais elevadas. O câncer não é uma doença, mas muitas, e todas compartilham uma profunda desregulação do crescimento. Alguns tipos de câncer são curáveis, enquanto todos os outros são praticamente fatais. Os avanços em diagnóstico, tratamento e prognóstico dependerão do conhecimento mais profundo das bases molecular e celular de cada tipo de câncer.

Este capítulo aborda a biologia básica da neoplasia – a natureza das neoplasias benignas e malignas, e a base molecular da transformação neoplásica. A resposta do hospedeiro às neoplasias e as características clínicas do câncer também são discutidas. Antes de passar às características definidoras das células cancerosas e aos mecanismos da carcinogênese, primeiramente resumimos as características fundamentais e compartilhadas de todos os cânceres:

- **O câncer é um distúrbio genético causado por mutações no DNA.** Podem ocorrer mutações patogênicas resultantes de exposição a carcinógenos; essas mutações podem ser espontâneas, em consequência de processos celulares propensos a erros, ou serem herdadas. Além disso, os cânceres geralmente mostram alterações epigenéticas (p. ex., metilação alterada do DNA e modificação de histonas). Em conjunto, essas anormalidades genéticas e epigenéticas alteram a expressão ou a função dos genes-chave reguladores de processos celulares fundamentais, como crescimento, sobrevivência e senescência

- **As alterações genéticas nas células cancerosas são herdáveis e passadas para as células-filhas durante a divisão celular; como resultado, com essas mutações, as células estão sujeitas à seleção darwiniana (sobrevivência do mais apto)**. As células com mutações, que proporcionam uma vantagem de crescimento ou de sobrevivência, superam suas vizinhas e, desse modo, acabam por dominar a população. No momento inicial da neoplasia, essas vantagens seletivas são concedidas como célula única e, consequentemente, as neoplasias individuais são *clonais* (*i. e.*, a progênie de uma célula). Entretanto, além do ponto de início, a seleção darwiniana continua a moldar a evolução clonal dos cânceres, favorecendo a proliferação de subclones geneticamente distintos com características mais agressivas, um conceito referido como *progressão do tumor*

- **Mutações e alterações epigenéticas conferem às células cancerosas uma série de propriedades que são referidas, coletivamente, como *características do câncer***. Essas propriedades produzem os fenótipos celulares que determinam a evolução natural dos cânceres, assim como sua resposta a várias terapias. As bases moleculares de cada característica do câncer são discutidas adiante.

A pesquisa básica elucidou muitas das anormalidades celulares e moleculares que dão origem ao câncer e determinam o seu comportamento. Essas descobertas, por sua vez, estão levando a uma revolução no diagnóstico e no tratamento do câncer, um triunfo na evolução da ciência biomédica.

NOMENCLATURA

Neoplasia significa "novo crescimento," e é dito que as células neoplásicas são "transformadas" por se replicarem incessantemente como resultado da resistência às influências reguladoras que controlam as células normais. Portanto, as neoplasias têm algum grau de autonomia, mas algumas dependências importantes permanecem. Todas as neoplasias, por exemplo, dependem do hospedeiro para sua nutrição e seu suprimento sanguíneo, e aquelas derivadas de tecidos responsivos a hormônios geralmente necessitam de suporte endócrino. Como será discutido, algumas vezes essas dependências podem ser exploradas terapeuticamente.

Na prática médica comum, uma neoplasia é geralmente referida como um *tumor*, e o estudo dos tumores é chamado de oncologia (de *oncos*, "tumor"; e *logos*, "estudo de"). Os tumores são classificados geralmente como benignos ou malignos, uma avaliação que é fundamental para a predição acurada do comportamento e do prognóstico de um tumor.

- É dito que uma neoplasia é benigna quando suas características microscópicas e macroscópicas indicam que ela permanecerá localizada e é tratável com a remoção cirúrgica local. Os pacientes com neoplasias benignas geralmente podem ser curados de sua doença. Entretanto, nem todas as neoplasias benignas são excisadas facilmente e algumas produzem significativa morbidade ou até são letais, particularmente se estiverem localizadas próximas a uma estrutura ou um órgão vital

- O termo maligno, quando aplicado a uma neoplasia, implica que a lesão pode ser localmente invasiva e tem a capacidade de se disseminar para sítios distantes (metastatizar-se). As neoplasias malignas são coletivamente referidas como *cânceres*, termo derivado do latim que significa "caranguejo", por se infiltrarem e se apoderarem dos tecidos normais de maneira obstinada, similar ao comportamento do caranguejo. Nem todos os cânceres assumem um curso agressivo e, paradoxalmente, alguns dos mais agressivos também são altamente curáveis, mas a designação *maligno* constitui uma bandeira vermelha.

Todas as neoplasias, benignas e malignas, possuem dois componentes básicos: (1) *parênquima*, composto de células transformadas ou neoplásicas; e (2) estroma, o tecido conjuntivo não neoplásico de suporte derivado do hospedeiro, células inflamatórias e vasos sanguíneos. Até as leucemias, que são as neoplasias em que as células malignas circulam no sangue (Capítulo 10), dependem das interações estromais para amparar o crescimento das células neoplásicas. O parênquima da neoplasia determina principalmente seu comportamento biológico, e é desse componente que deriva sua denominação. Entretanto, o estroma é crucial para o crescimento da neoplasia, pois proporciona o suprimento sanguíneo. Além disso, as células estromais e as células neoplásicas mantêm uma relação bidirecional que influencia o padrão de comportamento e de crescimento das células neoplásicas.

Neoplasias benignas

Em geral, ao se nomearem as neoplasias benignas, acrescenta-se o sufixo -*oma* à designação do tipo celular do qual elas surgiram. Por exemplo, uma neoplasia benigna de fibroblastos é um *fibroma*; uma neoplasia cartilaginosa benigna é um *condroma*. Emprega-se uma nomenclatura mais complexa para as neoplasias epiteliais benignas.

- *Adenoma* é o termo aplicado à maioria das neoplasias epiteliais benignas, incluindo tanto aquelas que produzem estruturas semelhantes a glândulas como aquelas que não as produzem
- *Papiloma* refere-se a uma neoplasia epitelial benigna que produz projeções microscópicas ou macroscópicas semelhantes a dedos
- *Pólipo* refere-se a uma massa que se projeta acima de uma superfície mucosa para formar uma estrutura macroscopicamente visível (Figura 6.1). Embora seja comum o uso desse termo para as neoplasias benignas, algumas neoplasias malignas podem crescer como pólipos, enquanto outros pólipos (como os pólipos nasais) não têm origem neoplásica, mas sim inflamatória
- *Cistadenoma* refere-se a uma massa cística oca; ele é mais comum no ovário (Capítulo 17).

Neoplasias malignas

A nomenclatura dos tumores malignos segue, essencialmente, a dos tumores benignos, mas com certos acréscimos e exceções. Apesar da complexidade (e às vezes inconsistência) da nomenclatura das

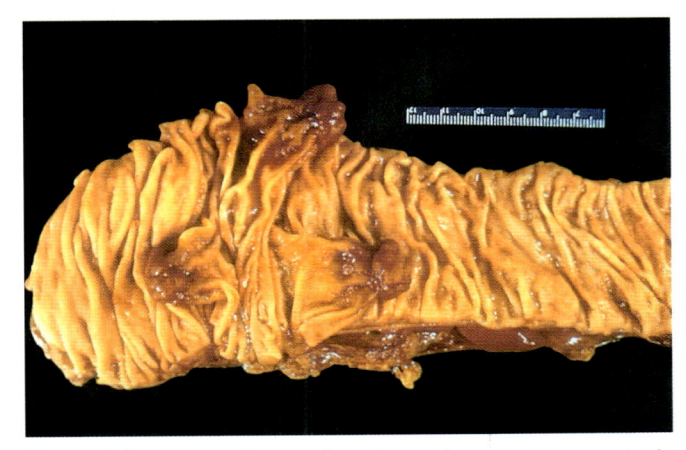

Figura 6.1 Pólipos colônicos. São observados nesse segmento do cólon vários pólipos pediculados "aveludados".

neoplasias, os estudantes devem familiarizar-se com ela, pois por seu intermédio os médicos transmitem a natureza e a significância do tumor.

- As neoplasias malignas que surgem em um tecido mesenquimal "sólido", ou em seus derivados, são denominados *sarcomas*, enquanto aquelas que surgem das células sanguíneas são chamadas *leucemias* ou *linfomas*. Os sarcomas são designados com base em seu principal tipo celular. Assim, uma neoplasia maligna que compreende células semelhantes às adiposas é um *lipo*ssarcoma, enquanto a neoplasia maligna composta de células semelhantes a condrócitos é um *condro*ssarcoma
- Embora os epitélios possam ser derivados de todas as três camadas de células germinativas, as neoplasias malignas de células epiteliais são denominadas *carcinomas* independentemente do tecido de origem. Assim, as neoplasias malignas que surgem no epitélio tubular renal (mesoderma), na pele (ectoderma) ou no epitélio de revestimento do intestino (endoderma) são todas consideradas carcinomas
- Os carcinomas ainda apresentam subdivisões. Os carcinomas que crescem em um padrão glandular são chamados *adenocarcinomas*, e aqueles que produzem células escamosas são chamados *carcinomas de células escamosas*. Algumas vezes, o tecido ou o órgão de origem é especificado, como na designação do carcinoma de células renais. As neoplasias podem mostrar pouca ou nenhuma diferenciação; elas são referidas como *carcinoma pouco diferenciado ou indiferenciado*.

As células neoplásicas em um tumor, benigno ou maligno, geralmente se assemelham entre si de modo compatível com sua origem de uma única célula progenitora transformada. Em alguns casos raros, porém, as células neoplásicas submetem-se a uma diferenciação divergente, criando as chamadas "neoplasias mistas". As neoplasias mistas são clonais, mas a célula progenitora nessas neoplasias tem a capacidade de se diferenciar ao longo de mais de uma linhagem. Um exemplo é o tumor misto da glândula salivar, geralmente referido como *adenoma pleomórfico*. Essa neoplasia benigna possui componentes epiteliais dispersos por todo o estroma fibromixoide, por vezes com ilhas de cartilagem ou osso (Figura 6.2). O *teratoma* é um tipo especial de tumor misto que contém células maduras ou imaturas reconhecíveis, ou tecidos derivados de mais de uma camada de células germinativas, e algumas vezes todas as três. Os teratomas originam-se de células germinativas totipotentes, que normalmente residem no ovário e nos testículos e podem estar presentes nos restos embrionários na linha média. As células germinativas têm a capacidade de se diferenciar em qualquer dos tipos celulares encontrados no corpo adulto; portanto, elas podem dar origem a neoplasias que contêm elementos semelhantes a ossos, epitélio, músculo, gordura, nervo e outros tecidos, todos misturados de forma confusa.

As denominações específicas das neoplasias mais comuns são apresentadas na Tabela 6.1. Algumas flagrantes inconsistências podem ser notadas. Por exemplo, os termos *linfoma*, *mesotelioma*, *melanoma* e *seminoma* são usados para as neoplasias malignas. Infelizmente para os estudantes, essas exceções estão firmemente enraizadas na terminologia médica. Há também outros casos de terminologia confusa:

- *Hamartoma* é uma massa de tecido desorganizado semelhante ao do local envolvido, como o pulmão ou o fígado. Apesar de serem considerados historicamente como malformações do desenvolvimento, os hamartomas contêm aberrações cromossômicas clonais adquiridas por meio de mutações somáticas e são mais bem considerados como neoplasias benignas incomuns
- *Coristoma* é uma anomalia congênita que consiste em um ninho heterotópico de células. Por exemplo, um pequeno nódulo de tecido pancreático pode ser encontrado na submucosa do estômago, do duodeno ou do intestino delgado. A designação -*oma* conotando uma neoplasia concede a essas lesões uma imerecida gravidade, pois normalmente são insignificantes.

CARACTERÍSTICAS DAS NEOPLASIAS BENIGNAS E MALIGNAS

Três características podem ser empregadas para distinguir a maioria das neoplasias benignas e malignas: diferenciação e anaplasia, invasão local e metástase. Em geral, o crescimento rápido também significa malignidade, mas algumas neoplasias malignas crescem lentamente e, em consequência, a taxa de crescimento não é um fator discriminante confiável. Embora algumas neoplasias desafiem uma caracterização fácil, na maioria dos casos a determinação de benigno *versus* maligno é feita com notável acurácia usando-se os critérios há muito estabelecidos.

Diferenciação e anaplasia

Diferenciação refere-se à extensão da semelhança entre as neoplasias e suas células de origem; a ausência de diferenciação é chamada *anaplasia*. Em geral, as neoplasias benignas são compostas de células bem diferenciadas muito semelhantes às suas contrapartes normais. Um lipoma é composto de células adiposas maduras contendo gordura em vacúolos lipídicos citoplasmáticos, e um condroma é composto de células maduras de cartilagem que sintetizam a matriz cartilaginosa – evidência de diferenciações morfológica e funcional. Nas neoplasias benignas bem diferenciadas, as mitoses geralmente são raras e têm configuração normal.

Em contrapartida, a maioria das neoplasias malignas exibe alterações morfológicas que demonstram sua natureza maligna. Nos cânceres bem diferenciados (Figura 6.3), essas características podem ser muito sutis. Por exemplo, o adenocarcinoma bem diferenciado da glândula tireoide pode conter folículos de aparência normal, e seu potencial maligno é revelado somente pela invasão aos tecidos adjacentes ou pela metástase. Além disso, os cânceres podem induzir respostas estromais que não são observadas nos tumores benignos. Por exemplo, certos cânceres induzem um estroma fibroso denso e abundante (*desmoplasia*), o que os torna neoplasias "cirrosas".

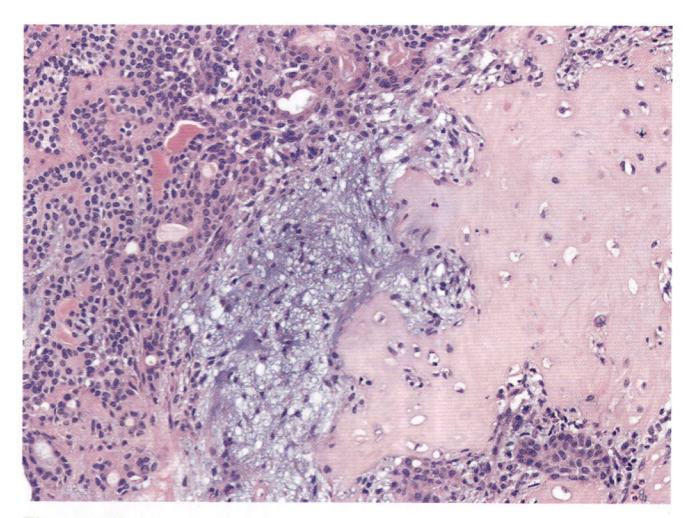

Figura 6.2 Tumor misto da glândula parótida. Estão presentes nesse campo áreas contendo ninhos de células epiteliais (à esquerda) e estroma mixoide formando cartilagem e osso (uma característica incomum, à direita). (De Fletcher CD: *Diagnostic Histopathology of Tumors*, ed 5, Philadelphia, 2021, Elsevier, Figura 7.11.)

Tabela 6.1 Nomenclatura de neoplasias selecionadas.

Tecido de origem	Benigna	Maligna
Neoplasias compostas predominantemente de um único tipo celular		
Tecido conjuntivo e derivados	Fibroma	Fibrossarcoma
	Lipoma	Lipossarcoma
	Condroma	Condrossarcoma
	Osteoma	Osteossarcoma
Endotélio e tipos celulares relacionados		
Vasos sanguíneos	Hemangioma	Angiossarcoma
Vasos linfáticos	Linfangioma	Linfangiossarcoma
Mesotélio		Mesotelioma
Revestimentos cerebrais	Meningioma	Meningioma invasivo
Células sanguíneas e tipos celulares relacionados		
Células hematopoiéticas		Leucemias
Tecido linfoide		Linfomas
Músculo		
Liso	Leiomioma	Leiomiossarcoma
Estriado	Rabdomioma	Rabdomiossarcoma
Pele		
Escamosa estratificada	Papiloma de células escamosas	Carcinoma de células escamosas ou epidermoide
Células basais da pele ou anexos		Carcinoma basocelular
Tumores de melanócitos	Nevo	Melanoma
Revestimento epitelial de glândulas ou dutos	Adenoma	Adenocarcinoma
	Papiloma	Carcinomas papilares
	Cistadenoma	Cistadenocarcinoma
Pulmão	Adenoma brônquico	Carcinoma broncogênico
Rim	Adenoma tubular renal	Carcinoma de células renais
Fígado	Adenoma hepático	Carcinoma hepatocelular
Bexiga	Papiloma urotelial	Carcinoma urotelial
Placenta	Mola hidatiforme	Coriocarcinoma
Testículo		Seminoma
		Carcinoma embrionário
Ovário	Cistadenoma seroso, cistadenoma mucinoso	Cistadenocarcinoma seroso, cistadenocarcinoma mucinoso
Neoplasias compostas de múltiplos tipos celulares normalmente derivados da mesma camada de células germinativas		
Glândulas salivares	Adenoma pleomórfico (tumor misto da glândula salivar)	Tumor misto maligno da glândula salivar
Anexo renal		Tumor de Wilms
Neoplasias compostas de múltiplos tipos celulares normalmente derivados de mais de uma camada de células germinativas		
Células totipotentes nas gônadas ou nos restos embrionários	Teratoma maduro, cisto dermoide	Teratoma imaturo, teratocarcinoma

É dito que as neoplasias compostas de células indiferenciadas são *anaplásicas*, uma característica que é um indicador confiável de malignidade. O termo *anaplasia* significa literalmente "formação retrógrada" – sugere desdiferenciação ou perda de diferenciações estrutural e funcional das células normais. Em alguns casos, a desdiferenciação de células aparentemente maduras ocorre durante a carcinogênese. Entretanto, outros cânceres surgem das células-tronco nos tecidos; nessas neoplasias, a falha na diferenciação das células-tronco transformadas, e não a desdiferenciação de células especializadas, é responsável por sua aparência anaplásica. As células anaplásicas geralmente exibem as seguintes características:

- *Pleomorfismos celular e nuclear*: as células neoplásicas e seus núcleos mostram grande variação em formato e tamanho (Figura 6.4). Além disso, os núcleos mostram hipercromasia (coloração escura), ou um único nucléolo excepcionalmente proeminente ou múltiplos nucléolos. O aumento dos núcleos pode resultar em maior

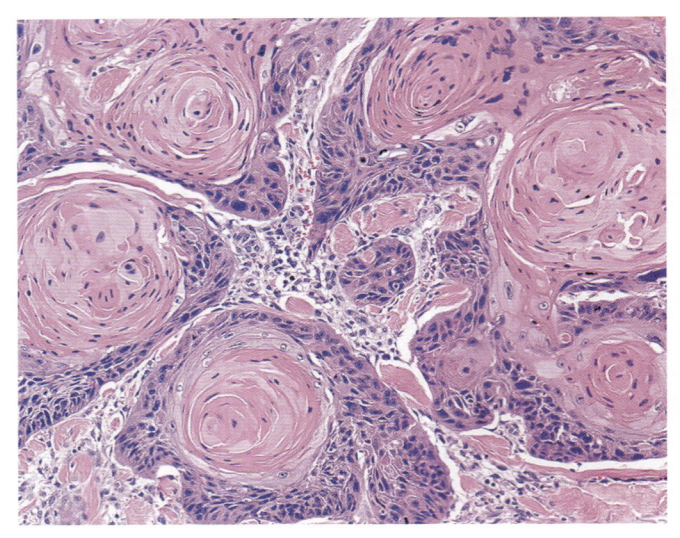

Figura 6.3 Carcinoma de células escamosas bem diferenciadas da pele. Observe a diferenciação terminal das células neoplásicas que estão formando pérolas de queratina. (De Fletcher CD: *Diagnostic Histopathology of Tumors*, ed 5, Philadelphia, 2021, Elsevier, Figura 23.42.)

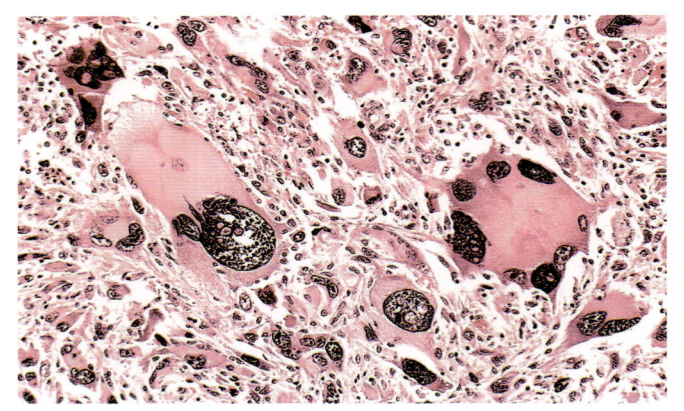

Figura 6.4 Neoplasia maligna pleomórfica (rabdomiossarcoma). Observe a acentuada variação na célula e nos tamanhos nucleares, os núcleos hipercromáticos e a presença de células neoplásicas gigantes. (Cortesia do Dr. Trace Worrell, Department of Pathology, University of Texas Southwestern Medical School, Dallas, Texas.)

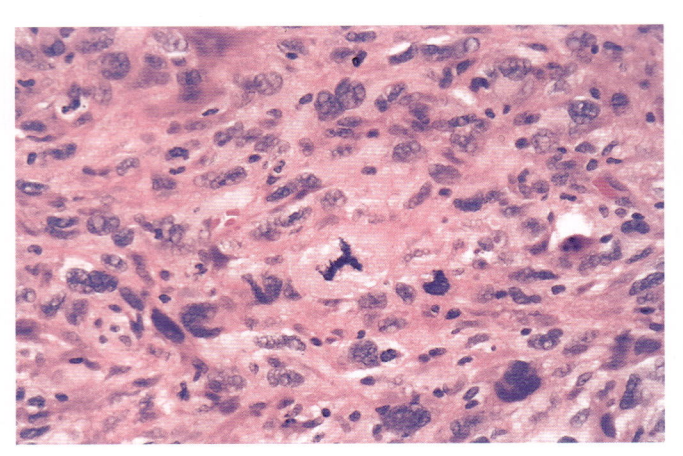

Figura 6.5 Vista detalhada de grande aumento de células neoplásicas anaplásicas mostrando variações celular e nuclear em tamanho e formato. A célula proeminente no campo central possui um fuso tripolar anormal.

proporção núcleo-citoplasma, que se aproxima de 1:1, em vez do normal 1:4 ou 1:6. Os nucléolos podem atingir tamanhos surpreendentes, por vezes aproximando-se do diâmetro dos linfócitos normais
- Podem ser formadas *células tumorais gigantes*: elas são consideravelmente maiores do que as células vizinhas e podem ter um núcleo enorme ou vários núcleos (Figura 6.4)
- *Mitoses atípicas*, que podem ser numerosas. Múltiplos fusos podem produzir figuras mitóticas tripolares ou quadripolares (Figura 6.5)
- *Perda de polaridade*, de tal modo que as células crescem em lâminas com perda da orientação normal e ausência de padrões de crescimento identificáveis, como glândulas ou arquitetura escamosa estratificada.

É provável que as células neoplásicas bem diferenciadas mantenham as capacidades funcionais de suas contrapartes normais, enquanto é muito menos provável que células neoplásicas anaplásicas tenham atividades funcionais especializadas. Por exemplo, as neoplasias benignas e até os cânceres bem diferenciados das glândulas endócrinas geralmente elaboram os hormônios característicos de suas células de origem. Similarmente, os carcinomas de células escamosas bem diferenciados produzem queratina (ver Figura 6.3) da mesma forma que os carcinomas hepatocelulares bem diferenciados secretam bile. Em outros casos, surgem funções imprevistas. Alguns cânceres expressam proteínas fetais não produzidas pelas células comparáveis no adulto. Os cânceres de origem não endócrina podem também produzir os chamados "hormônios ectópicos". Por exemplo, certos carcinomas pulmonares secretam hormônio adrenocorticotrófico (ACTH, do inglês *adrenocorticotropic hormone*), hormônio semelhante ao hormônio paratireóideo, insulina, glucagon e outros. Esses chamados fenômenos "paraneoplásicos" serão mais bem abordados posteriormente.

A *displasia*, que se refere a uma proliferação desordenada, também é relevante na discussão sobre diferenciação e anaplasia. **O epitélio displásico é identificado pela perda de uniformidade de células individuais e pela perturbação da orientação arquitetural.** As células displásicas exibem pleomorfismo e, muitas vezes, apresentam núcleos hipercromáticos anormalmente grandes. As figuras mitóticas são mais abundantes que o normal e, com frequência, aparecem no epitélio superficial, uma localização anormal. Além disso, há desordem arquitetural. Por exemplo, a maturação progressiva usual de células altas na camada basal para escamas achatadas na superfície do epitélio escamoso pode ser perdida, de tal forma que o epitélio consistirá em uma mistura desordenada de células de aspecto basal escuras. Quando as alterações displásicas são graves e envolvem toda a espessura do epitélio, a lesão é referida como *carcinoma in situ*, um estádio pré-invasivo de câncer (Figura 6.6).

É importante reconhecer que displasia não é sinônimo de câncer. A displasia leve a moderada por vezes regride completamente, em especial se as causas estimuladoras forem removidas. Entretanto, muitas vezes a displasia está presente adjacente a neoplasias evidentemente malignas (p. ex., carcinomas de pulmão que surgem no contexto de tabagismo) e, como regra geral, marca um tecido como de alto risco para o desenvolvimento de câncer.

Invasão local

O crescimento dos cânceres é acompanhado de progressivas infiltração, invasão e destruição dos tecidos circundantes, ao passo que a maioria das neoplasias benignas cresce como massas expansíveis coesas que permanecem localizadas. Como as neoplasias

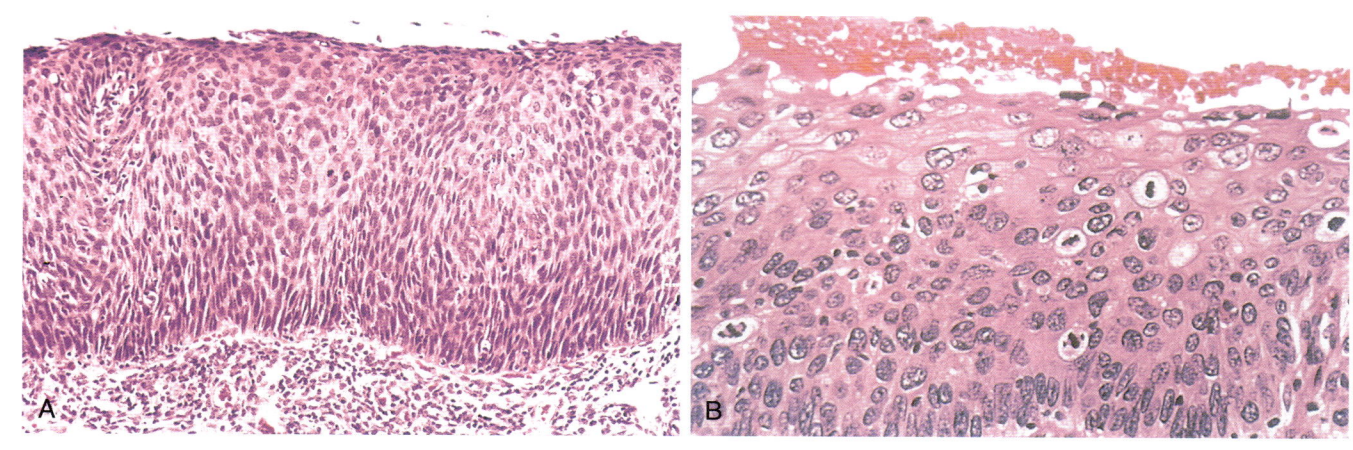

Figura 6.6 Carcinoma *in situ*. **A.** Vista de pequeno aumento mostrando que toda a espessura do epitélio é substituída por células displásicas atípicas. Não há uma diferenciação ordenada de células escamosas. A membrana basal está intacta, e não há neoplasia no estroma subepitelial. **B.** Vista de grande aumento de uma outra região mostrando uma falha da diferenciação normal, acentuados pleomorfismos nuclear e celular, e numerosas figuras mitóticas que se estendem na direção da superfície. A membrana basal intacta (*abaixo*) não é visualizada neste corte.

benignas crescem e se expandem lentamente, normalmente se desenvolve uma margem de tecido fibroso comprimido, geralmente chamada de cápsula (Figura 6.7). A cápsula consiste em matriz extracelular que é depositada pelas células estromais como fibroblastos, os quais podem ser ativados pelo estresse mecânico criado pela compressão do tecido normal pelo tumor em expansão. A encapsulação cria um plano tecidual que torna a neoplasia bem definida, móvel (não fixa) e imediatamente excisável por enucleação cirúrgica. Entretanto, nem todas as neoplasias benignas são encapsuladas. Por exemplo, o leiomioma uterino é bem demarcado no músculo liso por uma zona de miométrio normal, comprimido e atenuado, mas falta uma cápsula. Algumas neoplasias benignas não são encapsuladas nem bem definidas; a ausência de demarcação é particularmente provável em neoplasias vasculares benignas, como os hemangiomas, que podem ser difíceis de excisar. Essas exceções são ressaltadas apenas para enfatizar que, embora a encapsulação seja a regra em neoplasias benignas, a falta de uma cápsula não significa que uma neoplasia seja maligna.

Após o desenvolvimento de metástases, a invasividade é a característica que distingue de forma mais confiável os cânceres das neoplasias benignas (Figura 6.8). Os cânceres não apresentam cápsulas bem definidas. Há casos em que uma neoplasia maligna de crescimento lento, como o carcinoma folicular da tireoide, parece estar envolvida por uma cápsula, mas o cuidadoso exame microscópico revela minúsculas línguas neoplásicas que penetram na margem e infiltram-se nas estruturas adjacentes. Esse modo de crescimento infiltrativo torna necessária a remoção de uma ampla margem de tecido normal circundante quando se tenta a excisão completa de uma neoplasia maligna. Os patologistas examinam cuidadosamente as margens de neoplasias ressecadas para assegurar que estejam livres de células cancerosas (*margens cirúrgicas limpas*).

Metástase

A metástase é definida com disseminação de uma neoplasia para locais fisicamente descontínuos com a neoplasia primária, e é uma das características das neoplasias malignas. A invasividade dos cânceres permite-lhes penetrar nos vasos sanguíneos, nos vasos linfáticos e nas cavidades corporais, dando oportunidade para a disseminação (Figura 6.9). Em geral, aproximadamente 30% dos pacientes com neoplasias sólidas recém-diagnosticadas (excluindo outros cânceres de pele além dos melanomas) apresentam metástases clinicamente evidentes e outros 20% têm metástases ocultas no momento do diagnóstico.

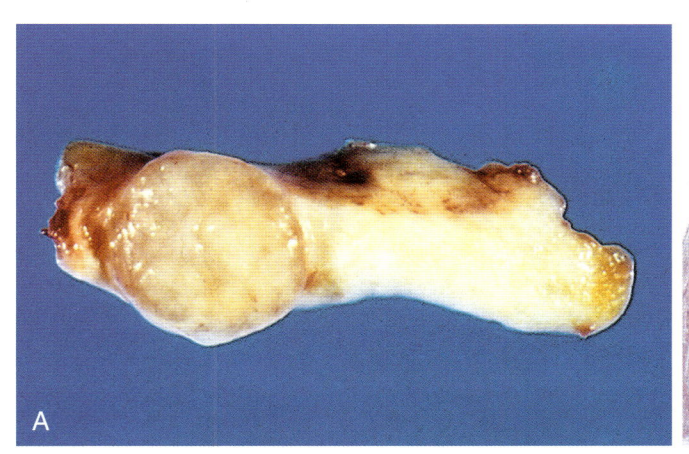

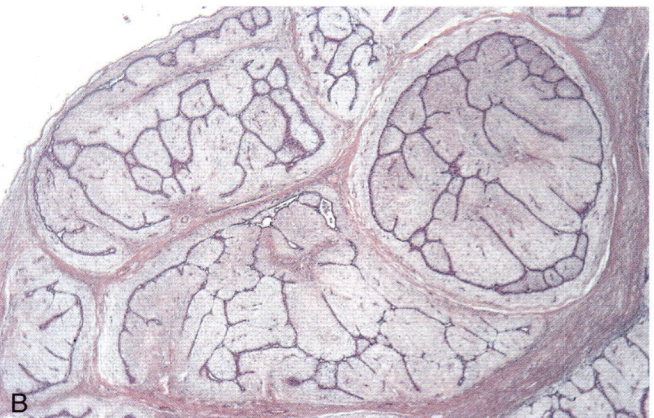

Figura 6.7 Fibroadenoma da mama. **A.** A neoplasia amarronzada e encapsulada é nitidamente demarcada a partir do músculo branco da mama adjacente. **B.** Vista microscópica mostrando os filamentos do epitélio preso, de coloração escura, comprimido por um estroma fibroso frouxo circundado por bandas de colágeno. (**B.** De Fletcher CD: *Diagnostic Histopathology of Tumors*, ed 5, Philadelphia, 2021, Elsevier, Figura 16.15 A.)

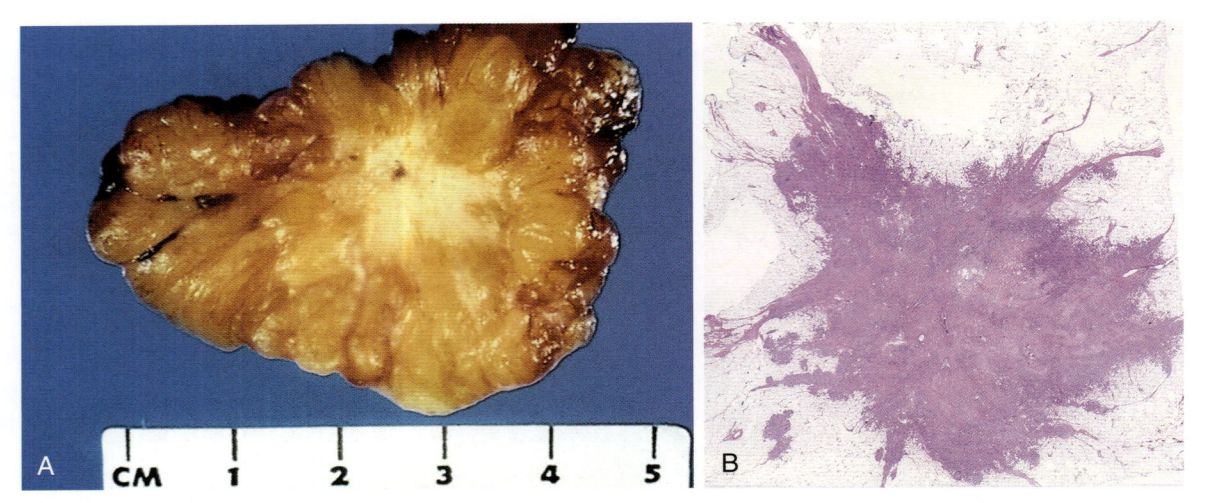

Figura 6.8 Carcinoma ductal invasivo da mama. **A.** A secção mostra que a lesão pétrea está retraída e se infiltra na substância mamária circundante. **B.** Vista microscópica mostrando a invasão do estroma e da gordura da mama por ninhos e filamentos das células neoplásicas. Observe a ausência de uma cápsula bem definida. (Cortesia da Dra. Susan Lester, Brigham e Women's Hospital, Boston, Massachusetts.)

Em geral, é mais provável que, no momento do diagnóstico, as neoplasias anaplásicas grandes tenham emitido metástases, mas há exceções. Os cânceres extremamente pequenos também podem metastatizar; por outro lado, algumas lesões grandes e de aparência ominosa não o fazem. Embora todas as neoplasias malignas possam metastatizar, algumas só emitem metástases muito raramente. Por exemplo, os carcinomas basocelulares da pele e a maioria das neoplasias primárias do sistema nervoso central são localmente invasivos, mas raramente metastatizam. É evidente então que as propriedades de invasão local e a metástase são separáveis.

Uma circunstância especial envolve os chamados "cânceres do sangue": as leucemias e os linfomas. Essas neoplasias são derivadas das células formadoras de sangue que normalmente têm a capacidade de entrar na corrente sanguínea e se deslocar para locais distantes; como resultado, somente com raras exceções, presume-se que, ao diagnóstico, as leucemias e os linfomas estejam disseminados, e são sempre considerados malignos.

As neoplasias malignas disseminam-se por uma de três vias: (1) semeadura dentro das cavidades corporais; (2) disseminação linfática; ou (3) disseminação hematogênica. A *disseminação por semeadura* ocorre quando as neoplasias invadem a cavidade corporal. Esse modo de disseminação é particularmente característico dos cânceres do ovário, que em geral cobrem amplamente as superfícies peritoneais, mas não podem invadir os tecidos subjacentes. Nesse caso, a capacidade de se implantar e crescer em locais distantes parece ser distinguível da capacidade de invadir. As neoplasias do sistema nervoso central, como o meduloblastoma ou o ependimoma, podem penetrar os ventrículos cerebrais e serem transportadas pelo líquido cerebrospinal até se implantarem nas superfícies meníngeas que circundam o cérebro e a medula espinal.

A disseminação linfática é mais típica dos carcinomas, enquanto a disseminação hematogênica é favorecida pelos sarcomas. No entanto, existem numerosas interligações entre os sistemas linfáticos e vasculares; portanto, todas as formas de câncer podem se disseminar por meio de um ou ambos os sistemas. O padrão de envolvimento dos linfonodos depende do local da neoplasia primária e das vias de drenagem linfática local. Os carcinomas de pulmão que surgem nas vias respiratórias metastatizam primeiro para os linfonodos brônquicos regionais e, então, para os linfonodos traqueobrônquicos e hilares. O carcinoma de mama geralmente surge no quadrante superior externo e se dissemina primeiro para os linfonodos axilares; entretanto, lesões mamárias mediais podem drenar para os linfonodos ao longo da artéria mamária interna. Consequentemente, em ambos os casos, os linfonodos supraclaviculares e infraclaviculares podem ser semeados. Em alguns casos, as células cancerosas se deslocam nos canais linfáticos através dos linfonodos imediatamente proximais apenas para serem aprisionadas nos linfonodos subsequentes, produzindo as chamadas "metástases salteadas". As células também podem atravessar todos os linfonodos e alcançar o compartimento vascular via duto torácico.

Um "linfonodo sentinela" é o primeiro linfonodo regional a receber o fluxo de linfa de uma neoplasia primária. Ele pode ser identificado por injeção de corantes ou marcado por radiotraçadores próximo à neoplasia primária. A biopsia de linfonodos sentinela permite a determinação da extensão da disseminação da neoplasia e pode ser usada para planejar o tratamento. É digno de nota que, embora o aumento de volume dos linfonodos próximos a uma neoplasia primária deva causar a preocupação com uma disseminação metastática, nem sempre ele indica envolvimento canceroso. As células necróticas da neoplasia e os antígenos tumorais geralmente evocam respostas imunológicas nos linfonodos drenantes que levam à hiperplasia reativa (*linfadenite*). Assim, a biopsia é necessária para determinar se um linfonodo aumentado está envolvido pela neoplasia.

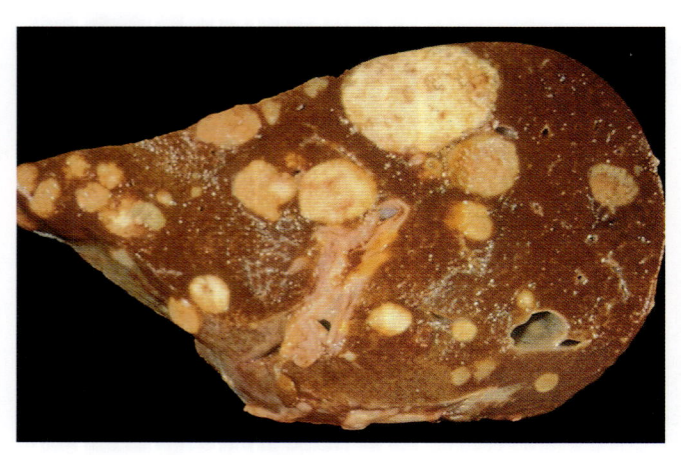

Figura 6.9 Um fígado cravejado de câncer metastático.

A disseminação hematogênica dos cânceres ocorre mais provavelmente por meio de penetração nas veias de paredes finas em vez de nas artérias de parede espessa. Com a invasão venosa, as células transmitidas pelo sangue param no primeiro leito capilar encontrado. Como o sistema porta flui para o fígado e o sangue cava flui para os pulmões, o fígado e os pulmões são os locais mais frequentes de disseminação hematogênica. Os cânceres que surgem em órgãos próximos à coluna vertebral, como a tireoide e a próstata, geralmente embolizam através do plexo paravertebral, o que possivelmente explica a propensão desses cânceres a se disseminar para a medula espinal. Outros carcinomas, particularmente o carcinoma de células renais e o carcinoma hepatocelular, têm propensão ao crescimento no interior das veias de maneira serpentiforme, algumas vezes estendendo-se da veia cava inferior para o lado direito do coração. Notavelmente, esse crescimento intravenoso pode não ser acompanhado de ampla disseminação.

Além da disseminação por etapas de alguns cânceres até o linfonodo drenante ou o leito capilar seguinte, outros cânceres geralmente se espalham para órgãos não contíguos. Por exemplo, o carcinoma de próstata dissemina-se de preferência para os ossos, o carcinoma broncogênico tende a envolver as glândulas suprarrenais e o cérebro, o neuroblastoma dissemina-se para o fígado e para os ossos, e o melanoma uveal dissemina-se para o fígado. Por outro lado, outros tecidos, como o músculo esquelético, apesar de rico em capilares, raramente são locais de metástases tumorais. As bases moleculares desse autodirecionamento específico do tecido das células neoplásicas são discutidas adiante.

Assim, numerosas características das neoplasias (resumidas na Figura 6.10) geralmente permitem a diferenciação entre neoplasias benignas e malignas.

EPIDEMIOLOGIA

As principais percepções sobre as causas de câncer foram obtidas pela identificação das associações entre um ambiente específico, influências hereditárias ou culturais e neoplasias específicas. A associação causal bem estabelecida do tabagismo com o câncer de pulmão surgiu primariamente dos estudos epidemiológicos. Uma comparação das taxas de incidência de câncer de cólon com os padrões de dieta no mundo ocidental e na África levaram ao reconhecimento de que a gordura da dieta e o conteúdo de fibras podem contribuir significativamente para a etiologia desse câncer. Certas doenças associadas ao aumento do risco de câncer também fornecem pistas para a patogênese do câncer. Em seguida, resumiremos primeiramente a magnitude geral da incidência do câncer e depois apresentaremos os fatores relacionados ao paciente e ao ambiente que influenciam a predisposição ao câncer.

Incidência do câncer

Para o ano de 2018, estimou-se que os casos de câncer foram de mais de 17 milhões e que eles causaram 9,6 milhões de mortes em todo o mundo (aproximadamente 26.300 mortes por dia). Além disso, devido ao tamanho populacional crescente, projeta-se que os números de casos e mortes por câncer em todo o mundo aumentarão para 24 milhões e 14,6 milhões, respectivamente, no ano de 2035. Uma perspectiva adicional da prevalência de cânceres específicos pode ser adquirida a partir de dados nacionais sobre incidência e mortalidade. Nos EUA, a estimativa era de que o ano de 2022 atingiria a marca de 1,9 milhão de novos casos de câncer com 609 mil mortes. A Figura 6.11 apresenta os dados recentes sobre a incidência das formas de câncer mais comuns nos EUA com a identificação dos principais fatores de morte.

As taxas de mortes por certos cânceres nos EUA mudaram ao longo de várias décadas. Desde 1995, a taxa de morte por câncer diminuiu em aproximadamente 20% em homens e 10%, em mulheres. Entre os homens, 80% da diminuição é atribuída a taxas menores de morte por cânceres de pulmão, próstata e cólon; entre as mulheres, quase 60% da diminuição se deve a reduções nas taxas de morte por

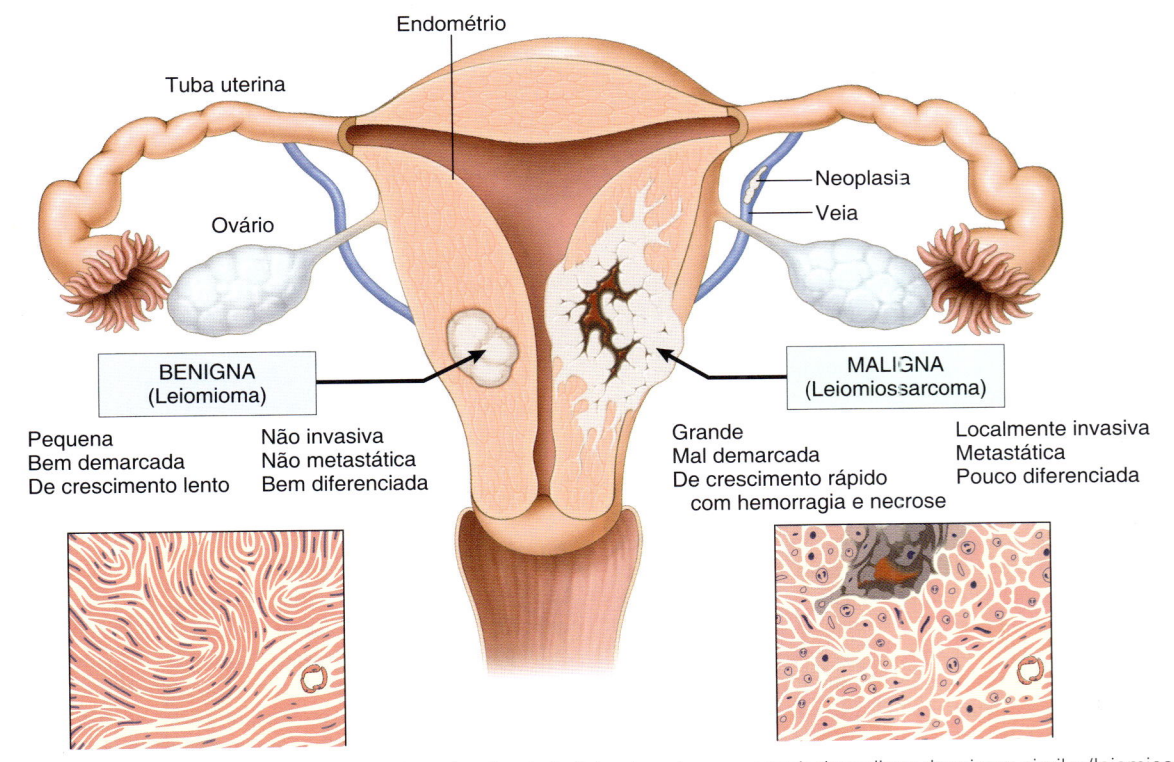

Figura 6.10 Comparação entre uma neoplasia benigna do miométrio (leiomioma) e uma neoplasia maligna de origem similar (leiomiossarcoma).

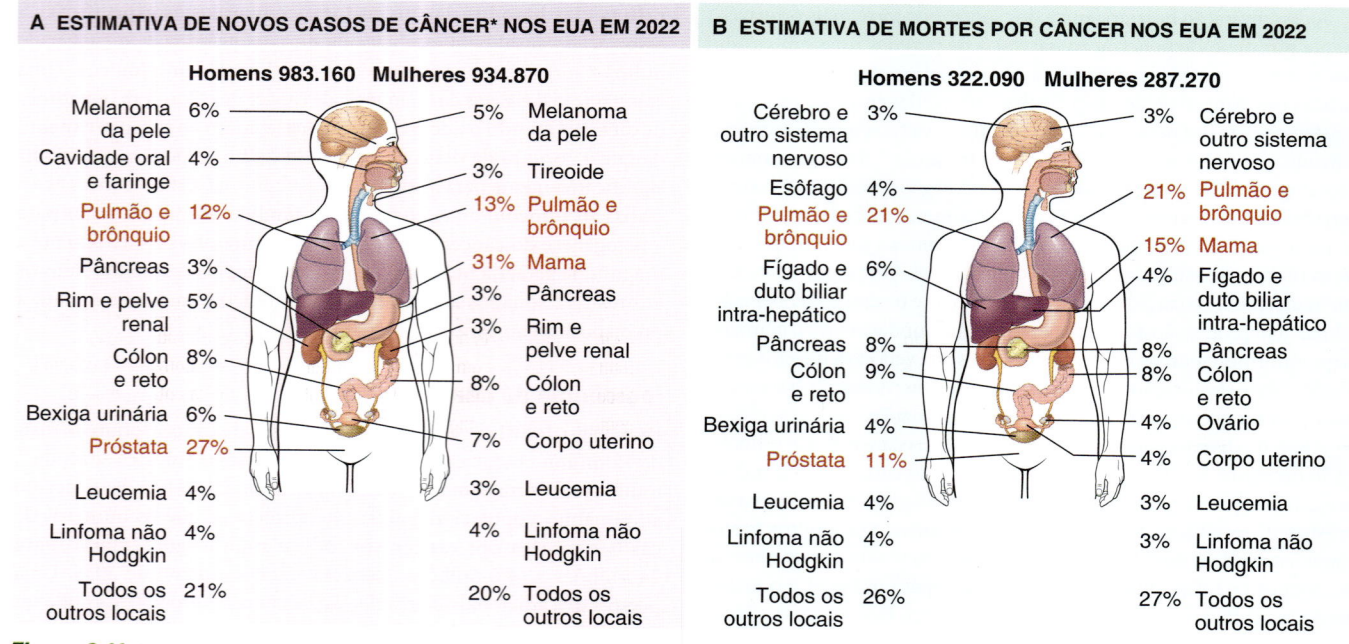

Figura 6.11 Incidência estimada de câncer (**A**) e mortalidade (**B**) por local e sexo nos EUA. Estão excluídos os cânceres de pele basocelular e escamocelular e os carcinomas *in situ*, com exceção da bexiga urinária. As neoplasias mais comuns são denotadas por meio de texto em vermelho. (Dados e números derivados provenientes do National Cancer Institute – Surveillance Epidemiology and End Result [SEER] Program.)

cânceres de mama e colorretal. A diminuição do uso de produtos do tabaco é responsável pela redução nas mortes por câncer de pulmão, enquanto detecção e tratamento melhores são os responsáveis pela diminuição nas taxas de morte por cânceres colorretal, de mama feminina e próstata.

A segunda metade do século passado também observou um nítido declínio nas taxas de morte por câncer cervical e câncer gástrico nos EUA. A diminuição do câncer cervical é diretamente atribuível ao uso disseminado do exame de Papanicolaou (Pap) para a detecção precoce dessa neoplasia e suas lesões precursoras. A implantação disseminada da vacina contra o papilomavírus humano (HPV, do inglês *human papillomavirus*) pode eliminar quase totalmente esse câncer nos próximos anos. A causa do declínio nas taxas de morte por câncer do estômago é obscura; pode estar relacionada a menor exposição a carcinógenos dietéticos desconhecidos.

Fatores ambientais

As exposições ambientais são fatores de risco dominantes para muitos cânceres comuns, o que sugere que muitos cânceres são evitáveis. Essa noção é apoiada pela variação geográfica das taxas de morte por cânceres específicos, que supostamente se origina principalmente das diferenças nas exposições ambientais. Por exemplo, as taxas de morte decorrentes de câncer de mama são cerca de quatro a cinco vezes mais elevadas nos EUA e na Europa do que no Japão. Por outro lado, a taxa de morte para o carcinoma gástrico em homens e mulheres é cerca de sete vezes mais alta no Japão do que nos EUA. O carcinoma hepatocelular é o câncer mais letal em muitas partes da África. A maioria das evidências sugere que essas diferenças geográficas têm origens ambientais. Por exemplo, os japoneses nisseis (segunda geração nos EUA) apresentam taxas de mortalidade para certas formas de câncer que são intermediárias entre aquelas dos nativos do Japão e em americanos que viviam nos EUA há muitas gerações. As duas taxas se aproximam à passagem de cada geração.

Não há escassez de fatores ambientais que contribuem para o câncer. Eles estão presentes no ambiente, no local de trabalho, no alimento e nas práticas pessoais. Alguns são universais (p. ex., luz solar) enquanto outros são, em grande, restritos a contextos urbanos (p. ex., asbestos) ou a ocupações específicas (Tabela 6.2). As exposições ambientais mais importantes ligadas ao câncer incluem os seguintes:

- *Dieta*: certas características da dieta foram implicadas como influências predisponentes. De forma mais ampla, a obesidade, atualmente epidêmica nos EUA e outras partes do mundo, está associada a modesto aumento de risco de desenvolvimento de muitos cânceres
- *Tabagismo*: o uso de cigarros particularmente está ligado ao câncer de boca, faringe, laringe, esôfago, pâncreas, bexiga e, de modo mais significativo, de pulmão, uma vez que 90% das mortes por câncer de pulmão são relacionadas ao tabagismo
- *Consumo de álcool*: a ingestão excessiva de álcool é um fator de risco independente para os cânceres de orofaringe, laringe, esôfago, mama e (devido à cirrose alcoólica) fígado. Além disso, o álcool e o tabagismo atuam de forma sinergística para aumentar o risco de desenvolvimento de cânceres das vias respiratórias superiores e do sistema digestório superior
- *História reprodutiva*: existe forte evidência de que a exposição cumulativa vitalícia à estimulação com estrógeno, particularmente sem a oposição de progesterona, aumenta o risco de desenvolvimento de cânceres de endométrio e mama, cujos tecidos são responsivos ao estrógeno
- *Agentes infecciosos*: estima-se que causem aproximadamente 15% dos cânceres em todo o mundo (discutido adiante)

Envelhecimento e câncer

Em geral, a frequência do câncer aumenta com o envelhecimento. A maioria das mortes ocorre entre 55 e 75 anos, e a taxa declina, junto com base populacional, após os 75 anos. A crescente incidência com o envelhecimento é explicada pelo acúmulo de mutações somáticas nas células que estimulam o surgimento de neoplasias malignas (discutidas adiante) e pelo declínio na vigilância imunológica que acompanha o envelhecimento.

Tabela 6.2 Cânceres ocupacionais.

Agentes ou grupos de agentes	Cânceres humanos com evidência razoável disponível	Uso típico ou ocorrência
Arsênico e seus compostos	Carcinoma pulmonar, carcinoma de pele	Subproduto da fundição de metais; componentes de ligas, dispositivos elétricos e semicondutores, medicamentos e herbicidas, fungicidas e banhos de imersão de animais
Asbestos	Carcinoma pulmonar, mesotelioma	Anteriormente usado para muitas aplicações em razão de resistência a fogo, calor e fricção; ainda é encontrado em construções civis existentes, assim como em têxteis resistentes ao fogo, materiais de fricção (i. e., pastilhas de freio), papéis de revestimento e cobertura e ladrilhos
Benzeno	Leucemia mieloide aguda	Principal componente do óleo leve; apesar do risco conhecido, existem muitas aplicações em impressão e litografia, pintura, borracha, lavagem a seco, adesivos e coberturas, e detergentes; uso amplo anteriormente como solvente e fumigação
Cádmio e compostos de cádmio	Carcinoma de próstata	Os usos incluem pigmentos amarelos e fósforos; encontrado em soldas; usado em baterias e como liga em chapas e revestimentos
Compostos de cromo	Carcinoma de pulmão	Componente de ligas de metal, pinturas, pigmentos e conservantes
Compostos de níquel	Carcinoma de pulmão e orofaríngeo	Chapas de níquel; componente de ligas ferrosas, cerâmica e baterias; subproduto da soldagem a arco de aço inoxidável
Radônio e seus produtos de decaimento	Carcinoma de pulmão	Proveniente do decaimento de minerais contendo urânio; risco potencialmente sério em pedreiras e minas subterrâneas
Cloreto de vinila	Angiossarcoma hepático	Refrigerante; monômero para polímeros vinílicos; adesivo para plástico; anteriormente propulsor de aerossol inerte em recipientes pressurizados

Adaptada de Stellman JM, Stellman SD: Cancer and the workplace, *CA Cancer J Clin* 46:70-92, 1996, com permissão de Lippincott Williams & Wilkins.

Embora o câncer afete preferencialmente indivíduos idosos, ele também é responsável por pouco mais de 10% de todas as mortes em crianças com menos de 15 anos (Capítulo 5). Os principais cânceres letais em crianças são neoplasias do sistema nervoso central, leucemias, linfomas e sarcomas de tecidos moles e ossos. Como será discutido adiante, o estudo das neoplasias da infância, como o retinoblastoma, proporcionou conhecimentos fundamentais sobre a patogênese da transformação maligna.

Condições predisponentes adquiridas

As condições adquiridas que predispõem ao câncer incluem os distúrbios inflamatórios crônicos, os estados de imunodeficiência e as lesões precursoras. Muitas condições inflamatórias crônicas criam um "solo" fértil para o desenvolvimento de neoplasias malignas (Tabela 6.3). As neoplasias que surgem no contexto de inflamação crônica são principalmente carcinomas, mas também incluem mesotelioma e vários tipos de linfoma. Em contrapartida, os estados de imunodeficiência predispõem principalmente aos cânceres induzidos por vírus, que incluem tipos específicos de linfoma e carcinoma e algumas proliferações semelhantes ao sarcoma.

As *lesões precursoras* são caracterizadas pelos distúrbios na diferenciação epitelial que estão associados a elevado risco de carcinoma. Elas podem surgir secundárias a inflamação crônica ou desequilíbrios hormonais (em tecidos sensíveis ao sistema endócrino), ou ocorrer

Tabela 6.3 Estados inflamatórios crônicos e câncer.

Condição patológica	Neoplasia(s) associada(s)	Agente etiológico
Asbestose, silicose	Mesotelioma, carcinoma de pulmão	Fibras de asbestos, partículas de sílica
Enteropatia intestinal	Carcinoma colorretal	
Líquen escleroso	Carcinoma vulvar de células escamosas	
Pancreatite	Carcinoma pancreático	Uso crônico de álcool, mutações na linhagem germinativa (p. ex., no gene do tripsinogênio)
Colecistite crônica	Câncer de vesícula biliar	Ácidos biliares, bactérias, cálculos biliares
Esofagite de refluxo, esôfago de Barrett	Adenocarcinoma esofágico	Ácido gástrico
Síndrome de Sjögren, tireoidite de Hashimoto	Linfoma da zona marginal extranodal	
Opistorquíase, colangite	Colangiocarcinoma, carcinoma de cólon	Fascíolas hepáticas (*Opisthorchis viverini*)
Gastrite/úlceras	Adenocarcinoma gástrico, linfoma da zona marginal	*Helicobacter pylori*
Hepatite	Carcinoma hepatocelular	Vírus da hepatite B e/ou C
Osteomielite	Carcinoma nos seios drenantes	Infecção bacteriana
Cistite crônica	Carcinoma de bexiga	Esquistossomose

Adaptada de Tlsty TD, Coussens LM: Tumor stroma and regulation of cancer development, *Ann Rev Pathol Mech Dis* 1:119, 2006.

espontaneamente. As análises moleculares mostraram que as lesões precursoras geralmente possuem algumas das mesmas lesões genéticas encontradas em seus cânceres associados (discutidos adiante). Entretanto, a progressão para o câncer é inevitável, e é importante identificar as lesões precursoras porque sua remoção ou reversão diminuem o risco de câncer.

Muitas lesões precursoras diferentes foram descritas; dentre as mais comuns, estão as seguintes:

- *Metaplasia e displasia escamosas da mucosa brônquica*, observadas em fumantes habituais – um fator de risco para carcinoma de pulmão (Capítulo 11)
- *Hiperplasia e displasia endometriais*, observadas em mulheres com estimulação estrogênica sem oposição; é um fator de risco para o carcinoma endometrial (Capítulo 17)
- *Leucoplasia da cavidade oral, da vulva e do pênis*, que pode progredir para carcinoma de células escamosas (Capítulos 13, 16 e 17)
- *Adenoma viloso do cólon*, que está associado a alto risco de progressão para carcinoma colorretal (Capítulo 13).

Nesse contexto também se pode indagar: "Qual é o risco de alteração maligna de uma neoplasia benigna?" – ou, dito de modo diferente, "As neoplasias benignas são pré-cânceres?". Em geral, a resposta é não, mas inevitavelmente há exceções; talvez seja melhor dizer que cada tipo de neoplasia benigna está associada a um nível particular de risco, que varia de alto a praticamente inexistente. Por exemplo, os adenomas do cólon sofrem transformação maligna em até 50% dos casos, ao passo que a alteração maligna é extremamente rara nos leiomiomas uterinos.

Interações de fatores ambientais e genéticos

Certos cânceres são hereditários, geralmente em decorrência das mutações na linhagem germinativa que afetam a função de um gene supressor do câncer (o chamado "gene supressor tumoral", discutido adiante). O que então pode ser dito sobre a influência da hereditariedade nas neoplasias malignas "esporádicas", que constituem aproximadamente 95% dos cânceres nos EUA? Embora a evidência sugira que os cânceres esporádicos sejam principalmente atribuíveis a fatores ambientais ou a condições predisponentes adquiridas, pode ser difícil distinguir as contribuições hereditárias e genéticas porque geralmente há interação dos fatores ambientais e genéticos. Essas interações podem ser particularmente complexas quando o desenvolvimento da neoplasia é afetado por pequenas contribuições de múltiplos genes. Além disso, os fatores genéticos podem alterar o risco para o desenvolvimento de cânceres induzidos pelo ambiente. Os casos em que isso é verdadeiro geralmente envolvem a variação hereditária em enzimas, como os componentes do sistema do citocromo P-450, que metabolizam os pró-carcinógenos em carcinógenos ativos. Por outro lado, os fatores ambientais podem influenciar o risco de desenvolvimento de câncer mesmo nos indivíduos que herdam "genes do câncer" bem definidos.

GENES DO CÂNCER

O câncer é uma doença causada por mutações que alteram a função de um subgrupo finito de 20 mil ou mais genes humanos. Para simplificar, faremos referência a esses genes como genes do câncer. **Os genes do câncer podem ser definidos como genes que são afetados de forma recorrente por aberrações genéticas nos cânceres, presumivelmente porque contribuem diretamente para o comportamento maligno das células cancerosas.** As mutações causais que dão origem aos genes do câncer podem ser adquiridas pela ação de agentes ambientais (como produtos químicos, radiação ou vírus), podem ocorrer espontaneamente, ou serem herdadas na linhagem germinativa. Se essas mutações impulsionarem a carcinogênese, uma importante predição é que cada célula em uma neoplasia individual deve compartilhar mutações que estavam presentes na célula iniciadora no momento da transformação. Essa expectativa foi percebida em todas as neoplasias que foram sistematicamente analisadas por sequenciamento genômico, o que proporcionou um forte apoio à hipótese de que em sua origem o câncer é uma doença genética.

Há centenas de genes do câncer e novos genes ainda estão sendo descobertos. Eles se enquadram em uma de quatro principais classes funcionais:

- Os *oncogenes* induzem um fenótipo transformado quando expressos em células mediante a promoção de aumento do crescimento celular. Os oncogenes são versões mutadas ou superexpressas de genes celulares normais, que são denominados *proto-oncogenes*. A maioria dos oncogenes codifica fatores de transcrição, os fatores que deflagram as vias de sinalização pró-crescimento, ou fatores que aumentam a sobrevivência da célula. Eles são considerados genes dominantes porque uma mutação envolvendo um único alelo é suficiente para produzir um efeito oncogênico
- Os *genes supressores tumorais* normalmente evitam o crescimento descontrolado e, quando mutados ou perdidos de uma célula, permitem o desenvolvimento de um fenótipo transformado. Na maioria dos casos, ambos os alelos normais dos genes supressores tumorais devem ser danificados ou silenciados para que ocorra a transformação. Os genes supressores tumorais podem ser designados a dois grupos gerais: aqueles que atuam como importantes freios da proliferação celular e aqueles que são responsáveis por "sentir" o dano genômico. Estes últimos genes podem iniciar e coreografar uma complexa "resposta de controle do dano" que leva à cessação da proliferação ou, se o dano for grande demais para ser reparado, induzir a apoptose
- Os *genes que regulam a apoptose* influenciam primariamente a sobrevivência da célula, em vez de estimular sua proliferação. Compreensivelmente, os genes dessa classe que protegem contra a apoptose em geral são superexpressos nas células cancerosas, enquanto aqueles que promovem a apoptose tendem a ser subexpressos ou funcionalmente inativados por mutações
- A essa lista, pode-se acrescentar agora os *genes que regulam as interações das células neoplásicas com as células do hospedeiro*, uma vez que em certos cânceres esses genes também sofrem mutações recorrentes ou alterações funcionais. Particularmente importantes são os genes que aumentam ou inibem a identificação das células tumorais pelo sistema imunológico do hospedeiro.

Na maioria dos casos, as mutações específicas que dão origem aos genes do câncer são adquiridas durante a vida e ficam confinadas às células cancerosas. Entretanto, algumas vezes mutações causais específicas são herdadas na linhagem germinativa e, portanto, estão presentes em cada célula corporal, colocando o indivíduo afetado em alto risco para determinados cânceres (Tabela 6.4). Posteriormente neste capítulo, serão abordadas as importantes síndromes de câncer familiar e os genes e cânceres associados.

A seguir, é apresentada uma discussão sobre várias lesões genéticas subjacentes à alteração da expressão e da função do gene do câncer.

LESÕES GENÉTICAS NO CÂNCER

As alterações genéticas encontradas em cânceres variam de mutações pontuais envolvendo nucleotídeos únicos até anormalidades grandes o suficiente para produzirem alterações na estrutura cromossômica. Em certas neoplasias, as anormalidades genéticas não são aleatórias e são altamente características. Foram identificadas anormalidades cromossômicas específicas em muitas

Tabela 6.4 Predisposição hereditária ao câncer.

Predisposição hereditária	Gene(s)
Síndromes autossômicas dominantes do câncer	
Retinoblastoma	RB
Síndrome de Li-Fraumeni (várias neoplasias)	TP53
Melanoma	CDKN2A
Polipose adenomatosa familiar/câncer de cólon	APC
Neurofibromatose 1 e 2	NF1, NF2
Tumores de mama e ovário	BRCA1, BRCA2
Neoplasias endócrinas múltiplas 1 e 2	MEN1, RET
Câncer colorretal hereditário sem polipose	MSH2, MLH1, MSH6
Síndrome do carcinoma basocelular nevoide	PTCH1
Síndromes autossômicas recessivas do reparo de DNA defeituoso	
Xeroderma pigmentoso	Diversos genes envolvidos no reparo por excisão de nucleotídeo
Ataxia-telangiectasia	ATM
Síndrome de Bloom	BLM
Anemia de Fanconi	Diversos genes envolvidos no reparo de ligações cruzadas do DNA

leucemias e linfomas e em um número crescente de neoplasias não hematopoiéticas, enquanto outras neoplasias são caracterizadas por mutações pontuais também específicas. Essas alterações genéticas recorrentes alteram a atividade de um ou mais genes do câncer de tal forma que concede às células afetadas uma vantagem seletiva, presumivelmente contribuindo para uma ou mais das características do câncer.

Mutações condutoras e passageiras

As mutações condutoras são aquelas que alteram a função dos genes do câncer e, portanto, contribuem diretamente para o desenvolvimento ou a progressão do câncer. Elas geralmente são adquiridas; mas, como mencionado anteriormente, algumas vezes são herdadas. Em contrapartida, as *mutações passageiras* são mutações adquiridas, neutras em termos de adequação física e não afetam o comportamento celular. Como ocorrem aleatoriamente, as mutações passageiras são entremeadas no genoma, enquanto as mutações condutoras tendem a ser fortemente agrupadas dentro dos genes do câncer. Atualmente se estima que as mutações passageiras excedam acentuadamente o número de mutações condutoras, em especial nos cânceres causados por exposição a carcinógenos, como o melanoma e o câncer de pulmão relacionado ao tabagismo.

Embora aparentemente de natureza inócua, as mutações passageiras são importantes sob vários aspectos:

- Nos cânceres associados a carcinógenos, a análise das mutações passageiras proporcionou uma evidência definitiva de que a maior parte do dano genômico é diretamente causada pelo carcinógeno em questão. Por exemplo, antes do sequenciamento dos genomas do melanoma, o papel causal da exposição ao sol nesse câncer foi debatido. Isso já não é assim, pois a maioria dos melanomas tem milhares de mutações passageiras de um tipo que é especificamente ligado ao dano causado por luz ultravioleta

- Um efeito das mutações passageiras é que elas criam variantes genéticas que, embora inicialmente neutras, podem fornecer células neoplásicas com uma vantagem seletiva em contexto terapêutico. A evidência disso provém das análises da sequência do DNA de neoplasias no momento da recidiva após a farmacoterapia. Em muitos casos, as mutações que levam diretamente à resistência a medicamentos são encontradas na maioria das células neoplásicas, geralmente no alvo do medicamento (p. ex., uma tirosinoquinase como a BCR-ABL, descrita adiante). Geralmente, as mesmas mutações de resistência também podem ser encontradas antes da terapia, porém somente em uma fração muito pequena de células. Nesses casos, parece que a pressão seletiva da terapia "converte" uma mutação passageira neutra em uma mutação condutora, contribuindo para a progressão tumoral

- As mutações passageiras produzem proteínas alteradas que desencadeiam respostas imunes do hospedeiro. A significância disso se tornará aparente quando discutirmos imunidade e imunoterapia do câncer.

Mutações pontuais

Dependendo de sua posição precisa e consequência, as mutações pontuais podem ativar ou inativar os produtos de proteína dos genes afetados. As mutações pontuais que convertem proto-oncogenes em oncogenes geralmente produzem um ganho de função alterando os resíduos de aminoácidos em um domínio que normalmente mantém sob controle a atividade da proteína. Um exemplo cardinal são as mutações pontuais que convertem o proto-oncogene *RAS* em um gene do câncer, um dos eventos mais comuns nos cânceres humanos. Em contrapartida, as mutações pontuais nos genes supressores tumorais reduzem ou desativam a função da proteína codificada. O gene supressor tumoral que com mais frequência é afetado por mutações pontuais no câncer é o *TP53*, um gene supressor tumoral prototípico (discutido adiante).

Rearranjos genéticos

Os rearranjos genéticos podem ser produzidos por translocações, inversões e deleções cromossômicas, ou por outros eventos genéticos mais complexos. Rearranjos genéticos específicos estão altamente associados a certas malignidades, particularmente as neoplasias derivadas de células hematopoiéticas e outros tipos de células mesenquimais. Esses rearranjos podem ativar os proto-oncogenes de duas maneiras:

- **Alguns rearranjos genéticos resultam em superexpressão de proto-oncogenes removendo-os de seus elementos reguladores normais e colocando-os sob controle de um promotor ou acentuador altamente ativo.** Dois tipos diferentes de linfoma de célula B proporcionam exemplos ilustrativos desse mecanismo. Em mais de 90% dos casos de *linfoma de Burkitt*, as células apresentam uma translocação recíproca balanceada, geralmente entre os cromossomos 8 e 14, que leva à superexpressão do gene *MYC* no cromossomo 8 por justaposição desse gene com elementos reguladores do gene da imunoglobulina de cadeia pesada no cromossomo 14 (Figura 6.12). No *linfoma folicular*, uma translocação recíproca balanceada entre os cromossomos 14 e 18 leva à superexpressão do gene antiapoptótico *BCL2* no cromossomo 18, o que também é estimulado pelos elementos reguladores do gene da imunoglobulina

- **Outros rearranjos genéticos oncogênicos criam genes de fusão que codificam novas proteínas quiméricas.** O mais notável é o cromossomo Philadelphia (Ph) na leucemia mieloide crônica (Capítulo 10), que normalmente é criado por uma translocação

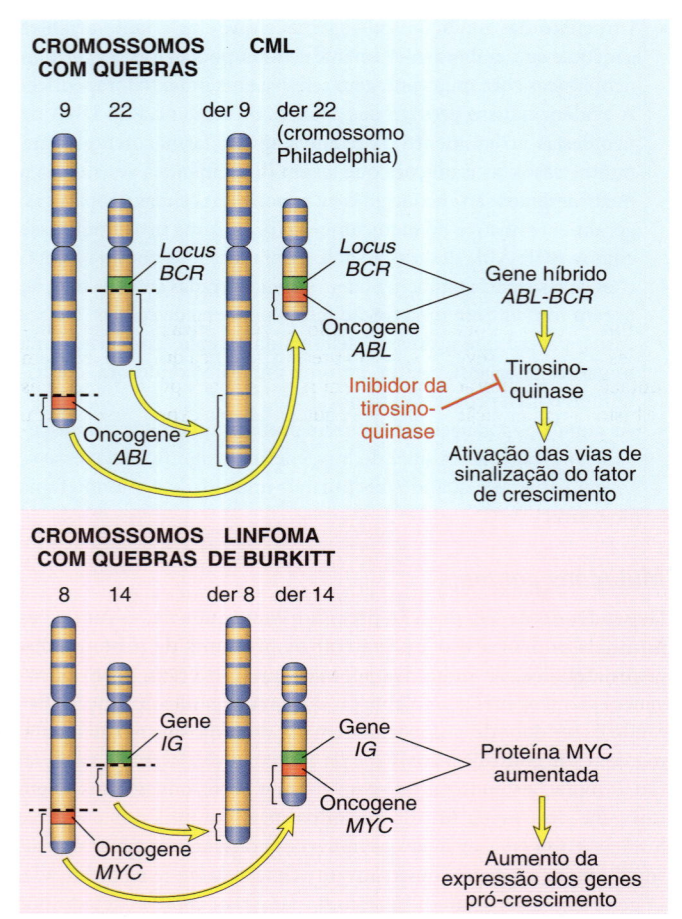

Figura 6.12 Translocações cromossômicas, oncogenes envolvidos e atividades oncogênicas a jusante na leucemia mieloide crônica (CML, do inglês *chronic myeloid leukemia*) e no linfoma de Burkitt. *der*, Derivado.

recíproca balanceada entre os cromossomos 9 e 22 (ver Figura 6.12). Essa alteração citogenética é observada em mais de 90% dos casos de leucemia mieloide crônica e resulta na fusão de porções do gene *BCR*, no cromossomo 22, e do gene *ABL*, no cromossomo 9. Os poucos casos negativos para o cromossomo Philadelphia ancoram genes de fusão *BCR-ABL* crípticos (cariotipicamente invisíveis), cuja presença é *sine qua non* para a leucemia mieloide crônica. Como será discutido adiante, o gene de fusão *BCR-ABL* codifica uma nova tirosinoquinase com potente atividade transformadora.

As neoplasias linfoides estão associadas com mais frequência a rearranjos genéticos recorrentes. Essa relação existe porque os linfócitos normais expressam enzimas especiais destinadas a introduzir quebras de DNA durante os processos de recombinação da imunoglobulina ou do gene receptor de célula T. O reparo dessas quebras de DNA é propenso a erro, e os erros resultantes algumas vezes resultam em rearranjos genéticos que ativam os proto-oncogenes. Dois outros tipos de neoplasias mesenquimais, as neoplasias mieloides (leucemias mieloides agudas e neoplasias mieloproliferativas) e os sarcomas, geralmente também possuem rearranjos genéticos. Diferentemente das neoplasias linfoides, a causa das quebras de DNA que levam a rearranjos genéticos nas neoplasias mieloides e nos sarcomas é desconhecida. Em geral, os rearranjos observados nas neoplasias mieloides e nos sarcomas criam genes de fusão que codificam tirosinoquinases hiperativas (também conhecidas como BCR-ABL) ou novos fatores

de transcrição oncogênicos. Um exemplo bem característico desses últimos é a translocação (11;22)(q24;q12) no sarcoma de Ewing (Capítulo 19) que cria um gene de fusão codificador de uma oncoproteína quimérica composta de porções de dois fatores de transcrição diferentes chamados EWS e FLI1.

A identificação de rearranjos genéticos patogênicos nos carcinomas está defasada porque translocações e inversões cariotipicamente evidentes (que apontam para a localização de importantes oncogenes) são raras em carcinomas. Entretanto, o sequenciamento disseminado dos genomas do câncer revelou também rearranjos genéticos patogênicos crípticos recorrentes em carcinomas. Assim como nas malignidades hematológicas e nos sarcomas, os rearranjos genéticos no carcinoma contribuem para a carcinogênese mediante aumento da expressão de um oncogene ou geração de um novo gene de fusão. Os exemplos serão discutidos em outros capítulos. Assim como em um gene de fusão, como o *BCR-ABL*, algumas das proteínas codificadas por genes de fusão em carcinomas também são alvos de fármacos (p. ex., EML-ALK no câncer de pulmão; Capítulo 11).

Deleções

A deleção recorrente de regiões específicas de cromossomos em células cancerosas geralmente resulta na perda de genes supressores tumorais específicos. As funções supressoras tumorais geralmente requerem a inativação de ambos os alelos antes da perda das atividades antioncogênicas. Um mecanismo comum é a ocorrência de uma mutação pontual inativadora em um alelo e uma deleção em outro. Como será discutido adiante, as deleções envolvendo o cromossomo 13q14, o sítio do gene *RB*, estão associadas ao retinoblastoma, e a deleção do cromossomo 17p está associada à perda de *TP53*, talvez o gene supressor tumoral mais importante.

Amplificações genéticas

Os proto-oncogenes podem ser convertidos em oncogenes por amplificação genética com consequente superexpressão e hiperatividade de proteínas sob outros aspectos normais. Essa amplificação pode produzir até várias centenas de cópias de um gene, uma alteração no número de cópias que é prontamente detectada por hibridização molecular com sondas de DNA apropriadas. Em alguns casos, os genes amplificados produzem alterações cromossômicas que podem ser identificadas microscopicamente. Dois padrões são observados: (1) múltiplas estruturas pequenas, chamadas *double minutes* extracromossômicos; e (2) *regiões coradas homogeneamente*. As últimas derivam da inserção dos genes amplificados em novas localizações cromossômicas, que podem ser distantes da localização normal dos genes envolvidos. Como as regiões que contêm genes amplificados não possuem bandas normais, elas têm um padrão de coloração homogêneo em um cariótipo com banda G. Dois exemplos clinicamente importantes de amplificação são o gene *MYCN* no neuroblastoma e o gene *HER2* nos cânceres de mama. Em 25 a 30% dos neuroblastomas, o *MYCN* está amplificado, uma característica que está associada a mau prognóstico (Figura 6.13). A amplificação do *HER2* (também conhecido como *ERBB2*) ocorre em cerca de 20% dos cânceres de mama, e a terapia direcionada contra o receptor codificado pelo gene *HER2* é altamente eficaz nesse subgrupo de tumores.

Aneuploidia

A *aneuploidia* é definida como um número de cromossomos que não é um múltiplo do estado haploide; para humanos, é qualquer número de cromossomos que não seja um múltiplo de 23. A aneuploidia é notavelmente comum em cânceres e ao longo dos últimos 100 anos foi proposta como uma causa de carcinogênese. Ela resulta

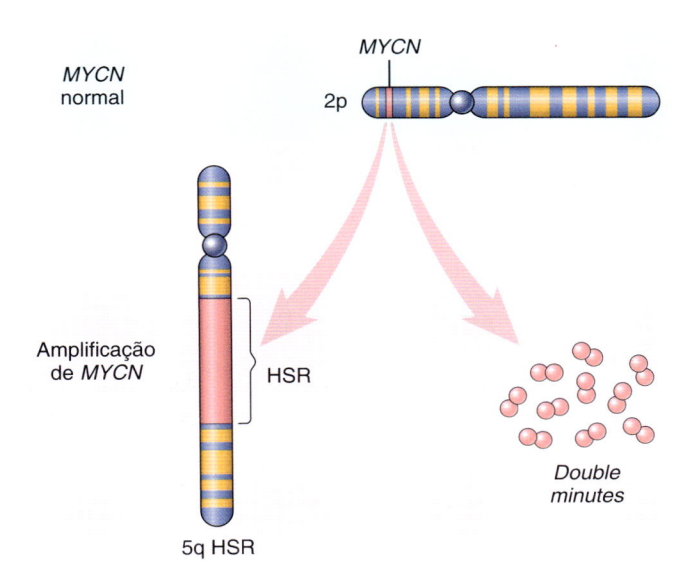

Figura 6.13 Amplificação do gene *MYCN* no neuroblastoma humano. O gene *MYCN*, presente normalmente no cromossomo 2p, torna-se amplificado e é como *double minutes* extracromossômicos ou como uma região de coloração homogênea (HSR, do inglês *homogeneous-staining region*) cromossomicamente integrada. (Modificada de Brodeur GM, Seeger RC, Sather H et al.: Clinical implications of oncogene activation in human neuroblastomas. *Cancer* 58:541, 1986. Reimpressa com permissão de Wiley-Liss, Inc, uma subsidiária da John Wiley & Sons, Inc.)

frequentemente de erros do ponto de controle mitótico, um importante mecanismo de controle do ciclo celular que evita erros de segregação cromossômica ao inibir a transição para anáfase até todos os cromossomos replicados terem se fixado aos microtúbulos fusiformes.

Dados mecanicistas que estabeleçam a aneuploidia como uma causa de carcinogênese, e não uma consequência, têm sido difíceis de gerar. Entretanto, a análise detalhada das células cancerosas sugere que a aneuploidia aumenta o número de cópias de oncogenes-chave e diminui o número de cópias de potentes supressores tumorais. Por exemplo, o cromossomo 8, que quase nunca é perdido e quase sempre está presente em cópias aumentadas nas células tumorais, é onde o oncogene *MYC* está localizado. Em contrapartida, porções do cromossomo 17, onde o gene *TP53* está localizado, muitas vezes são perdidas e raramente ganhas. Assim, o desenvolvimento e a progressão tumorais podem ser moldados por alterações nos números do cromossomo que aumentam a dosagem de oncogenes ou diminuem a dosagem de genes supressores tumorais.

MicroRNAs e câncer

Como discutido no Capítulo 4, microRNAs (miRNAs) são pequenos RNAs de fita única e não codificantes que atuam como reguladores negativos de genes. Eles inibem a expressão genética pós-transcrição mediante repressão da tradução ou, em alguns casos, promovendo a clivagem do RNA mensageiro (RNAm). Em vista de suas importantes funções no controle do crescimento, da diferenciação e da sobrevivência da célula, não surpreende que os miRNAs também possam contribuir para a carcinogênese. Especificamente, se um alvo de um miRNA for um gene supressor tumoral, então a superatividade do miRNA poderá reduzir a atividade da proteína supressora tumoral codificada. Algumas vezes esses miRNAs são referidos como *oncomirs*. Por outro lado, se um miRNA normalmente inibir a translação de um oncogene, a redução na quantidade ou na função desse miRNA levará à superprodução do produto do oncogene. Essas relações foram estabelecidas pelos perfis de miRNA de vários tumores humanos. Por exemplo, a diminuição ou a deleção de certos miRNAs em algumas leucemias e linfomas resultam em aumento da expressão de *BCL2*, um gene antiapoptótico. A desregulação de outros miRNAs que controlam a expressão dos oncogenes *RAS* e *MYC* também foi detectada em tumores de pulmão e em certas leucemias de célula B, respectivamente.

Modificações epigenéticas e câncer

Lembre-se do que foi dito no Capítulo 4: epigenética refere-se a alterações herdáveis e reversíveis na expressão genética que ocorrem sem mutação. Essas alterações envolvem modificações pós-traducionais de histonas e metilação do DNA, as quais afetam a expressão genética. Nas células diferenciadas normais, uma grande porção do genoma não é expressa. Essas regiões do genoma são silenciadas pela metilação do DNA e pelas modificações da histona. Por outro lado, as células cancerosas são caracterizadas pela hipometilação do DNA global e pela hipermetilação seletiva localizada em promotor. Na realidade, tornou-se evidente que os genes supressores tumorais algumas vezes são silenciados pela hipermetilação de sequências do promotor, e não por mutação. Além disso, a hipometilação genômica abrangente mostrou que causa instabilidade cromossômica e induz neoplasias em camundongos. Assim, as alterações epigenéticas podem influenciar a carcinogênese sob vários aspectos. Como um elemento adicional, o sequenciamento profundo dos genomas do câncer identificou mutações nos genes que regulam as modificações epigenéticas em muitos cânceres. Portanto, certas alterações genéticas em cânceres podem ser selecionadas porque podem levar a alterações epigenéticas (p. ex., metilação do DNA e modificações da histona) que favorecem o crescimento e a sobrevivência do câncer.

CARCINOGÊNESE: UM PROCESSO DE MÚLTIPLAS ETAPAS

Carcinogênese é um processo de múltiplas etapas que resultam do acúmulo de múltiplas alterações genéticas que coletivamente dão origem ao fenótipo transformado e a todas as suas características associadas, que serão discutidas adiante. Como mencionado anteriormente, a presença de mutações condutoras em algumas lesões precursoras não neoplásicas sugere a necessidade de mutações adicionais para a transição para o desenvolvimento pleno de um câncer e, portanto, apoia esse modelo.

Além do início da neoplasia a partir de uma única célula iniciadora, é importante reconhecer que os cânceres continuam a sofrer a seleção darwiniana e, portanto, continuam a evoluir (Figura 6.14). Está bem estabelecido que, durante seu curso, os cânceres geralmente se tornam mais agressivos e adquirem maior potencial maligno, um fenômeno referido como *progressão tumoral*. Em nível molecular, a progressão do tumor resulta mais provavelmente de mutações que se acumulam independentemente em diferentes células. Algumas dessas mutações podem ser letais, porém outras podem afetar a função dos genes do câncer, desse modo tornando as células afetadas mais adeptas ao crescimento, à sobrevivência, à invasão, à metástase ou à evasão imunológica. Devido a essa vantagem seletiva, os subclones que adquirem essas mutações podem vir a dominar uma área de um tumor no local primário ou em locais de metástase. **Como resultado da mutação contínua e da seleção darwiniana, ainda que as neoplasias malignas sejam de origem monoclonal, em geral são geneticamente heterogêneas no momento de sua apresentação clínica.** Nas neoplasias avançadas que exibem instabilidade genética, a extensão da heterogeneidade genética pode ser enorme.

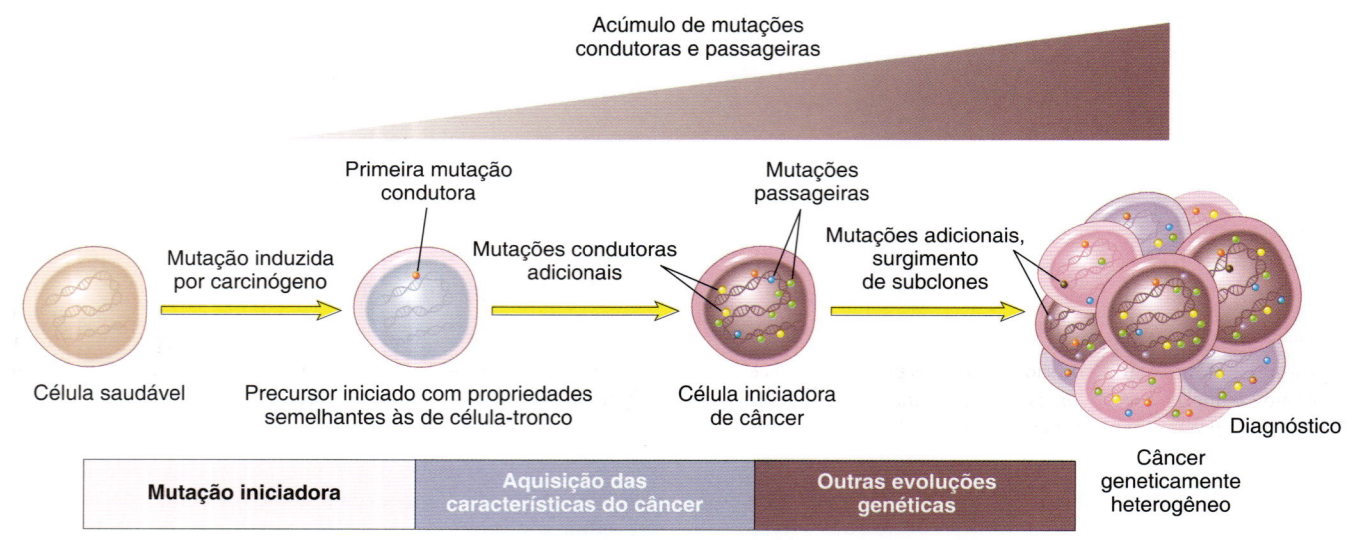

Figura 6.14 Desenvolvimento do câncer por meio do acúmulo gradual de mutações condutoras complementares. A ordem em que várias mutações condutoras ocorrem geralmente é desconhecida e pode variar entre as neoplasias.

A evolução genética moldada pela seleção darwiniana pode explicar as duas propriedades mais malignas dos cânceres: a tendência de, com o tempo, se tornarem mais agressivos e menos responsivos à terapia. Assim, a heterogeneidade genética tem implicações não apenas na progressão do câncer, mas também na resposta à terapia. A experiência mostrou que, quando as neoplasias sofrem recidiva após quimioterapia, a neoplasia recorrente é quase sempre resistente ao regime medicamentoso original caso este seja administrado novamente. Os dados experimentais sugerem que essa resistência adquirida se origina do crescimento de subclones que apresentam ao acaso mutações (ou alterações epigenéticas) que conferem resistência ao medicamento.

CARACTERÍSTICAS DO CÂNCER

Como mencionado anteriormente, genuinamente o número de genes do câncer conta-se às centenas, no mínimo. Embora seja tradicional descrever dentre os genes do câncer a função de um gene por vez, a inundação de genes mutados que surgem do sequenciamento dos genomas do câncer obscureceu o cenário e revelou as limitações de se tentar apreender as propriedades fundamentais de gene por gene do câncer. Uma maneira mais tratável, e conceitualmente satisfatória, de pensar sobre a biologia do câncer é considerar as propriedades fenotípicas e biológicas comuns das células cancerosas. Parece que **todos os cânceres manifestam várias alterações fundamentais na fisiologia celular, que são consideradas as características do câncer.** Essas alterações, ilustradas na Figura 6.15, consistem nas seguintes:

- *Autossuficiência em sinais de crescimento*
- *Insensibilidade aos sinais inibidores do crescimento*
- *Metabolismo celular alterado*
- *Evasão da apoptose*
- *Potencial replicativo ilimitado (imortalidade)*
- *Angiogênese sustentada*
- *Invasão e metástase*
- *Evasão da vigilância imunológica.*

A aquisição das alterações genéticas e epigenéticas que conferem essas características pode ser acelerada pela *inflamação que promove o câncer* e pela *instabilidade genômica*. Estas são consideradas características determinantes porque auxiliam e estimulam a transformação celular e a subsequente progressão tumoral.

As mutações nos genes que regulam alguns ou todos esses traços celulares são observadas em todo câncer; consequentemente, esses traços formam a base da discussão a seguir sobre as origens moleculares do câncer. Note-se que, por convenção, os símbolos genéticos são registrados em itálico, mas seus produtos proteicos não são (p. ex., gene *RB* e proteína RB, *TP53* e p53, *MYC* e MYC).

Autossuficiência nos sinais de crescimento

A autossuficiência no crescimento que caracteriza as células cancerosas geralmente se origina de mutações com ganho de função as quais convertem proto-oncogenes em oncogenes. Os oncogenes codificam as proteínas chamadas *oncoproteínas* que promovem o crescimento da célula, mesmo na ausência de sinais promotores do crescimento normal. Para avaliar como os oncogenes impulsionam o crescimento celular inadequado, é útil apresentar a sequência de eventos que caracterizam a proliferação celular normal. Sob condições

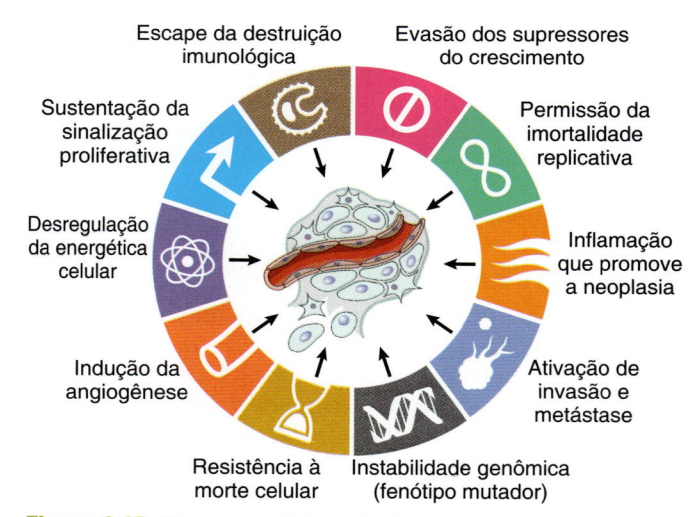

Figura 6.15 Oito características do câncer e dois fatores determinantes (instabilidade genômica e inflamação que promove o tumor). A maioria das células cancerosas adquire essas propriedades durante seu desenvolvimento tipicamente em decorrência de mutações em genes cruciais. (De Hanahan D, Weinberg RA: Hallmarks of cancer: the next generation. *Cell* 144:646, 2011.)

fisiológicas, os sinais que impulsionam a proliferação celular podem ser resolvidos nas seguintes etapas:

1. Ligação de um fator de crescimento a seu receptor específico na membrana celular.
2. Ativação transitória e limitada do receptor do fator de crescimento, que, por sua vez, ativa várias proteínas transdutoras de sinal no folheto interno da membrana plasmática.
3. Transmissão do sinal ao núcleo por intermédio do citosol por segundos mensageiros ou por uma cascata de moléculas de transdução de sinal.
4. Indução e ativação de fatores reguladores nucleares que iniciam e regulam a transcrição do DNA e, portanto, a biossíntese de outros componentes celulares que são necessários para a divisão celular, como organelas, componentes da membrana e ribossomos.
5. Entrada e progressão da célula dentro do ciclo celular, o que finalmente resulta em divisão celular.

Os mecanismos que dotam as células cancerosas com a capacidade de proliferar podem ser agrupados de acordo com seu papel na cascata de transdução de sinal induzida pelo fator de crescimento e pela regulação do ciclo celular. De fato, cada um dos passos listados anteriormente é suscetível à perturbação nas células cancerosas.

Fatores de crescimento

Os cânceres podem secretar seus próprios fatores de crescimento ou induzir as células estromais no microambiente tumoral a produzir fatores de crescimento. A maioria dos fatores crescimento é elaborada por um tipo celular e atua sobre uma célula vizinha de um tipo diferente para estimular a proliferação (ação parácrina). Normalmente, as células que produzem o fator de crescimento não expressam o receptor desse fator, evitando a formação de circuitos de retroalimentação positiva dentro da mesma célula. Essa "regra" é rompida por certos cânceres de várias maneiras.

- Algumas células cancerosas adquirem a capacidade de sintetizar os mesmos fatores de crescimento aos quais elas são responsivas. Por exemplo, muitos glioblastomas secretam o fator de crescimento derivado de plaquetas (PDGF, do inglês *platelet-derived growth factor*) e têm amplificações do gene receptor de PDGF, e muitos sarcomas secretam o fator de crescimento transformador alfa (TGF-α, do inglês *transforming growth factor-α*) e expressam seu receptor. Circuitos autócrinos similares são bastante comuns também em outros tipos de câncer.
- Em outros cânceres, as células tumorais enviam sinais que induzem as células normais no estroma de suporte a produzir fatores de crescimento que se retroalimentam para estimular o crescimento tumoral.

Receptores do fator de crescimento

Então, na sequência de sinalização pró-crescimento, estão os receptores do fator de crescimento, muitos dos quais desempenham atividade intrínseca da quinase quando ativada pela ligação do fator de crescimento. **Muitos dos numerosos receptores dos fatores de crescimento atuam como oncoproteínas quando são mutados ou se estiverem superexpressos.** Os exemplos mais bem documentados de superexpressão envolvem a família do receptor do fator de crescimento epidérmico (EGF, do inglês *epidermal growth factor*). ERBB1, o receptor EGF, é superexpresso em 80% dos carcinomas escamocelulares do pulmão, em 50% ou mais dos glioblastomas, e em 80 a 100% dos tumores epiteliais de cabeça e pescoço. Como mencionado anteriormente, o gene codificador de um receptor relacionado, HER2 (ERBB2), está amplificado em aproximadamente 20% dos cânceres de mama e em uma fração menor de adenocarcinomas de pulmão, ovário, estômago e glândulas salivares. A significância de HER2 na patogênese dos cânceres de mama é ilustrada notavelmente pelo benefício clínico derivado do bloqueio do domínio extracelular desse receptor com anticorpos anti-HER2, um exemplo elegante da medicina da "bancada para a cabeceira". Em outros casos, a atividade da tirosinoquinase dos receptores é estimulada por mutações pontuais ou pequenas inserções ou deleções que levam a alterações sutis, mas funcionalmente importantes, na estrutura da proteína, ou por meio de rearranjos genéticos que criam genes de fusão codificadores de receptores quiméricos. Em cada um desses casos, os receptores mutados são constitutivamente ativos, liberando sinais mitogênicos para as células mesmo na ausência dos fatores de crescimento, ou são hiper-responsivos aos fatores de crescimento.

Proteínas transdutoras de sinal a jusante

As células cancerosas geralmente adquirem autonomia de crescimento como resultado de mutações nos genes que codificam os componentes das vias de sinalização a jusante dos receptores dos fatores de crescimento. As proteínas de sinalização que acoplam os receptores de fator de crescimento aos seus alvos nucleares são ativadas por ligantes que se unem aos receptores de fator de crescimento. Duas moléculas de sinalização oncogênicas particularmente importantes são a RAS e a ABL, que serão discutidas a seguir.

RAS. **RAS é o oncogene mutado com mais frequência nas neoplasias humanas.** Aproximadamente 20% de todas as neoplasias humanas contêm genes *RAS* mutados, e há uma frequência até mais elevada em cânceres específicos (p. ex., adenocarcinoma pancreático). RAS é um membro de uma família de pequenas proteínas G que se ligam a nucleotídeos da guanosina (guanosina trifosfato [GTP, do inglês *guanosine triphosphate*] e guanosina difosfato [GDP, do inglês *guanosine diphosphate*]). A atividade da RAS é regulada pela ligação relativa de GDP com GTP.

- *Normalmente, a RAS altera sua conformação entre um estado excitado de transmissão de sinal e um estado quiescente.* A RAS fica inativa quando ligada à GDP; a estimulação de células pelos fatores de crescimento como EGF e PDGF leva à troca de GDP por GTP e a subsequentes alterações conformacionais que ativam a RAS (Figura 6.16). Esse estado excitado de emissão de sinal tem vida curta, porém uma atividade intrínseca da guanosina trifosfatase (GTPase, do inglês *guanosine triphosphatase*) da RAS ativada hidrolisa GTP para GDP, liberando um grupo fosfato e retornando a proteína ao seu estado quiescente ligado à GDP. A atividade da GTPase da RAS ativada é magnificada dramaticamente por uma família de proteínas ativadoras de GTPase (GAPs, do inglês *GTPase-activating proteins*) que atuam como freios moleculares que impedem a ativação descontrolada de RAS favorecendo a hidrólise de GTP para GDP
- *A RAS ativada estimula os reguladores de proliferação a jusante por meio de várias vias interconectadas que convergem no núcleo e alteram a expressão dos genes que regulam o crescimento, como o* MYC. Embora os detalhes das cascatas de sinalização (algumas ilustradas na Figura 6.16) a jusante de RAS não sejam discutidos aqui, um ponto importante é que a ativação mutacional dessa sinalização faz a intermediação da simulação dos efeitos promotores do crescimento de RAS ativada. Por exemplo, a BRAF, que faz parte da chamada via "RAF/ERK/MAP quinase", está mutada em mais de 60% dos melanomas e está associada à proliferação celular desregulada. Mutações de fosfatidilinositol-3 quinase (PI3 quinase) na via PI3K/AKT também ocorrem com grande frequência em alguns tipos tumorais, e com consequências similares.

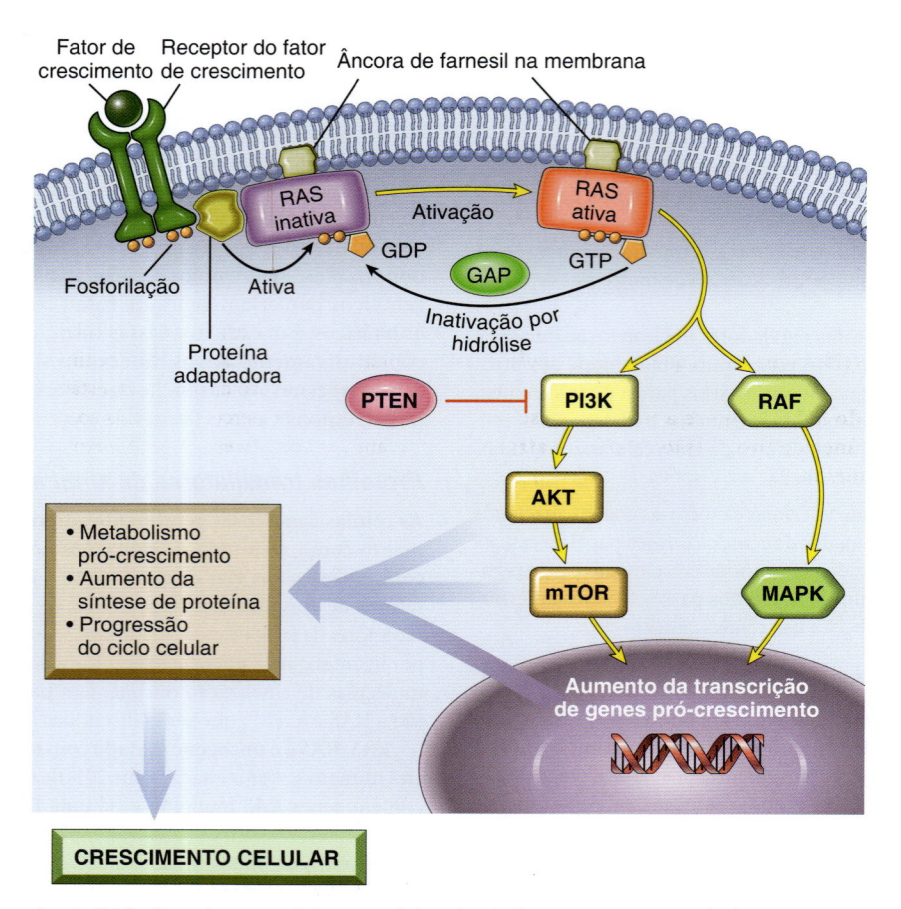

Figura 6.16 Modelo da ação de RAS. Quando uma célula normal é estimulada por um receptor do fator crescimento, a RAS inativa (ligada à GDP) é ativada para um estado ligado à GTP. Essa ativação é normalmente transitória em decorrência de uma atividade intrínseca da GTPase em RAS e da GTPase que ativa proteínas (GAPs), as quais aceleram a decomposição da GTP. A RAS ativada transduz sinais proliferativos pró-crescimento para a célula ao longo de duas vias: a chamada "via RAF/MAP quinase" e a via "PI3K/AKT quinase". Existem vários membros estreitamente relacionados a cada componente das vias PI3K/AKT e RAF/MAP quinase; um que está frequentemente mutado no câncer (BRAF) é discutido no texto. GAPs e uma proteína chamada PTEN, um inibidor de PI3 quinase, atuam como um freio importante na sinalização a jusante da RAS ativada. *GDP*, guanosina difosfato; *GTP*, guanosina trifosfato; *MAPK*, proteína quinase ativada por mitógeno; *mTOR*, alvo da rapamicina em mamíferos; *PI3K*, fosfatidilinositol 3-quinase.

Com mais frequência, a RAS se torna constitutivamente ativada como resultado de mutações pontuais em resíduos de aminoácido que estão dentro da área de ligação de GTP ou na região enzimática que realiza a hidrólise de GTP. Ambos os tipos de mutações interferem na decomposição da GTP; portanto, a RAS permanece na forma ativa ligada à GTP e a célula recebe contínuos sinais pró-crescimento. Segue-se logicamente que as consequências de ativar mutações em RAS deveriam ser mimetizadas pelas mutações com perda de função nas GAPs, o que também levaria à diminuição da hidrólise de GTP. De fato, a GAP neurofibromina-1 (NF1) está mutada na neurofibromatose tipo 1, um distúrbio familiar propenso ao câncer (Capítulo 20), e é genuinamente um supressor tumoral.

ABL. Várias tirosinoquinases não receptoras atuam como moléculas de transdução de sinal. Nesse grupo, a ABL é a mais bem definida em relação à carcinogênese.

A proto-oncoproteína ABL tem atividade de tirosinoquinase, que é diminuída pelos domínios reguladores negativos internos. Como discutido anteriormente (ver Figura 6.12), na leucemia mieloide crônica e em certas leucemias agudas, parte do gene *ABL* é translocado de seu sítio normal no cromossomo 9 para o cromossomo 22, onde ele se fusiona com parte do gene da região do ponto de quebra (*BCR*, do inglês *breakpoint cluster region*). Esse gene de fusão codifica uma proteína híbrida, a BCR-ABL, que contém o domínio da tirosinoquinase ABL e um domínio BCR que se autoassocia, um evento que mimetiza o efeito do ligante de ligação e resulta em atividade constitutiva da tirosinoquinase. É interessante notar que a proteína BCR-ABL ativa todos os sinais que estão a jusante de RAS, tornando-a então um potente estimulador do crescimento celular.

O papel crucial da BCR-ABL no câncer foi confirmado pela notável resposta clínica dos pacientes com leucemia mieloide crônica aos inibidores de BCR-ABL quinase. O protótipo desse tipo de medicamento, o mesilato de imatinibe, chamou a atenção para o projeto de busca de medicamentos direcionados às lesões moleculares específicas encontradas em vários cânceres (a chamada "terapia direcionada"). A BCR-ABL também é um exemplo do conceito de *adição* (*vício*) *do oncogene*, em que um tumor é profundamente dependente de uma única molécula de sinalização. A formação do gene de fusão *BCR-ABL* é um evento precoce, talvez iniciador, que estimula a leucemogênese. O desenvolvimento da leucemia provavelmente requer outras mutações colaboradoras, mas a célula transformada continua a depender da BCR-ABL para os sinais mediadores de crescimento e sobrevivência. A sinalização da BCR-ABL pode ser comparada a um pilar central em torno do qual o estado transformado é "construído". Se o pilar for removido pela inibição da BCR-ABL quinase, a estrutura sofre colapso. Em vista desse nível de dependência, não surpreende que a resistência adquirida de tumores aos inibidores de BCR-ABL geralmente se deva ao crescimento de um subclone com uma mutação que impede a ligação do fármaco à proteína BCR-ABL.

Fatores de transcrição nuclear. **A consequência final da sinalização por meio de oncoproteínas, como RAS ou ABL, é uma inadequada e contínua estimulação dos fatores de transcrição nuclear que impulsionam a expressão dos genes promotores do crescimento.** Uma série de oncoproteínas, incluindo os produtos dos oncogenes *MYC, MYB, JUN, FOS* e *REL*, atua como fatores de transcrição que regulam a expressão dos genes promotores do crescimento. Dentre esses, MYC é o que está envolvido com mais frequência nas neoplasias humanas.

MYC. **A desregulação do *MYC* favorece a tumorigênese por meio da promoção simultânea da progressão de células através do ciclo celular e pelo aumento das alterações no metabolismo que apoiam o crescimento celular.** O *MYC* atua primariamente pela ativação da transcrição de outros genes, incluindo vários genes promotores do crescimento, como as quinases dependentes de ciclina (CDKs, do inglês *cyclin-dependent kinases*), cujos produtos conduzem as células para dentro do ciclo celular (discutido adiante), e os genes que controlam as vias metabólicas que produzem os blocos de construção (p. ex., aminoácidos, lipídios, nucleotídeos) que são necessários para o crescimento e a divisão celulares. Como mencionado anteriormente (ver Figura 6.12), no linfoma de Burkitt a desregulação do *MYC* resulta de uma translocação (8;14). Nos cânceres de mama, cólon, pulmão e em muitos outros cânceres, o *MYC* está amplificado; já nos neuroblastomas e nos cânceres de pulmão de pequenas células, os genes *MYCN* e *MYCL* relacionados estão respectivamente amplificados.

Controle do ciclo celular

O resultado final dos estímulos promotores do crescimento é a entrada de células quiescentes no ciclo celular, um processo complexo que regula a proliferação celular. Além das mutações nas vias de sinalização do fator de crescimento (discutidas anteriormente), as células cancerosas geralmente são liberadas das necessidades normais dos fatores de crescimento por mutações ou outras alterações em genes que codificam os componentes do mecanismo do ciclo celular. Para compreender como essas alterações contribuem para a carcinogênese, primeiramente devemos apresentar de forma breve o ciclo celular e seus principais reguladores.

Após a entrada no ciclo celular, as células normais passam por uma sequência fortemente coreografada de eventos que levam à replicação do DNA e, finalmente, à divisão celular. Esses eventos ocorrem em quatro fases distintas, chamadas G_1 (*Gap1*), S (síntese), G_2 (*Gap2*) e M (mitose); as células quiescentes que não estão proliferando ativamente estão no estado G_0. As células podem entrar em G_1 a partir do *pool* de células quiescentes G_0 ou após completar uma rodada de mitose. Cada estádio requer a conclusão da etapa anterior e a ativação dos fatores específicos do estádio (descritos a seguir); a falha em completar a replicação do DNA ou uma deficiência de cofatores essenciais resultam na parada das células nos vários pontos de transição entre as fases do ciclo celular.

Ciclinas, quinases dependentes de ciclina e inibidores da quinase dependente de ciclina. **O ciclo celular é regulado por numerosos ativadores e inibidores.** A progressão do ciclo celular é impulsionada pelas proteínas chamadas ciclinas – designadas pela elevação cíclica e pela queda em seus níveis – e pelas enzimas associadas à ciclina chamadas *quinases dependentes de ciclina* (CDKs, do inglês *cyclin-dependent kinases*). As CDKs adquirem a capacidade de fosforilar os substratos proteicos (*i. e.*, atividade da quinase) pela formação de complexos com parceiros específicos da ciclina (Figura 6.17), um evento que ativa a CDK. As CDKs ativas fosforilam múltiplas proteínas do substrato, alterando sua atividade de tal forma que promovem a progressão do ciclo celular. Mais importante, também são ativados outros fatores que levam à degradação da ciclina, embora com um tempo de atraso, o que leva ao acúmulo transitório de ciclinas nas células. Mais de 15 ciclinas foram identificadas; as ciclinas D, E, A e B aparecem sequencialmente durante o ciclo celular e se ligam a uma ou mais CDKs. O ciclo celular, portanto, assemelha-se a uma corrida de revezamento em que cada trecho e é regulado por uma série distinta de complexos ciclina/CDK: à medida que um grupo de complexos ciclina/CDK sai do caminho, o seguinte assume.

Incorporados ao ciclo celular, estão os mecanismos de vigilância preparados para perceber o dano ao DNA ou cromossômico. Esses mecanismos de percepção constituem os *pontos de controle* de qualidade, que atuam para assegurar que as células com imperfeições genéticas não sigam em frente no ciclo celular. Assim, o ponto de controle G_1-S monitora a saúde da célula e a integridade de seu DNA antes de empregar recursos celulares para a replicação de DNA e a divisão celular. Posteriormente no ciclo celular, o ponto de controle G_2-M assegura que o DNA tenha se replicado com precisão antes da célula realmente se dividir. Quando as células detectam irregularidade no DNA, a ativação do ponto de controle atrasa a progressão do ciclo celular e desencadeia os mecanismos de reparo do DNA. Se o distúrbio genético for muito grave para ser reparado, as células sofrerão apoptose ou entrarão em um estado não replicativo chamado senescência – primariamente por meio de mecanismos dependentes de p53 (ver adiante).

Reforçar os pontos de controle do ciclo celular é a tarefa dos *inibidores de CDK* (*CDKIs*, do inglês *CDK inhibitors*); eles realizam isso mediante a modulação da atividade do complexo ciclina/CDK. As proteínas defeituosas do ponto de controle CDKI permitem a divisão das células com DNA danificado, resultando, então, em células-filhas mutadas em risco de transformação maligna. Existem vários CDKIs diferentes:

- Uma família de CDKIs – composta de três proteínas chamadas p21, p27 e p57 – inibe amplamente múltiplas CDKs
- Outra família de CDKIs produz efeitos seletivos sobre a ciclina CDK4 e a ciclina CDK6; essas proteínas são chamadas de p15, p16, p18 e p19.

Um aspecto igualmente importante do crescimento e da divisão celular é a biossíntese de outros componentes celulares necessários para produzir duas células-filhas, como membranas e organelas. Assim, quando a sinalização do receptor do fator de crescimento estimula a progressão do ciclo celular, ele também ativa eventos que promovem alterações no metabolismo celular que apoiam o crescimento. O principal deles é o efeito de Warburg (discutido adiante), que é caracterizado pelo aumento da absorção de glicose e glutamina pela célula, pelo aumento da glicólise e (contraintuitivamente) pela diminuição da fosforilação oxidativa.

Desregulação do ciclo celular em células cancerosas. **Dos dois principais pontos de controle do ciclo celular, a perda do ponto de controle G_1-S é especialmente provável nas células cancerosas.** Depois que as células passam pelo ponto de controle G_1-S, geralmente elas estão comprometidas com a divisão celular e, portanto, as células com defeitos nesse ponto de controle proliferam excessivamente. Na realidade, praticamente todos os cânceres parecem exibir lesões genéticas que desativam o ponto de controle G_1-S, o que causa uma reentrada contínua das células na fase S. Por motivos ainda não esclarecidos, a frequência de determinadas lesões varia amplamente entre os tipos de neoplasias, mas se enquadra em duas categorias principais.

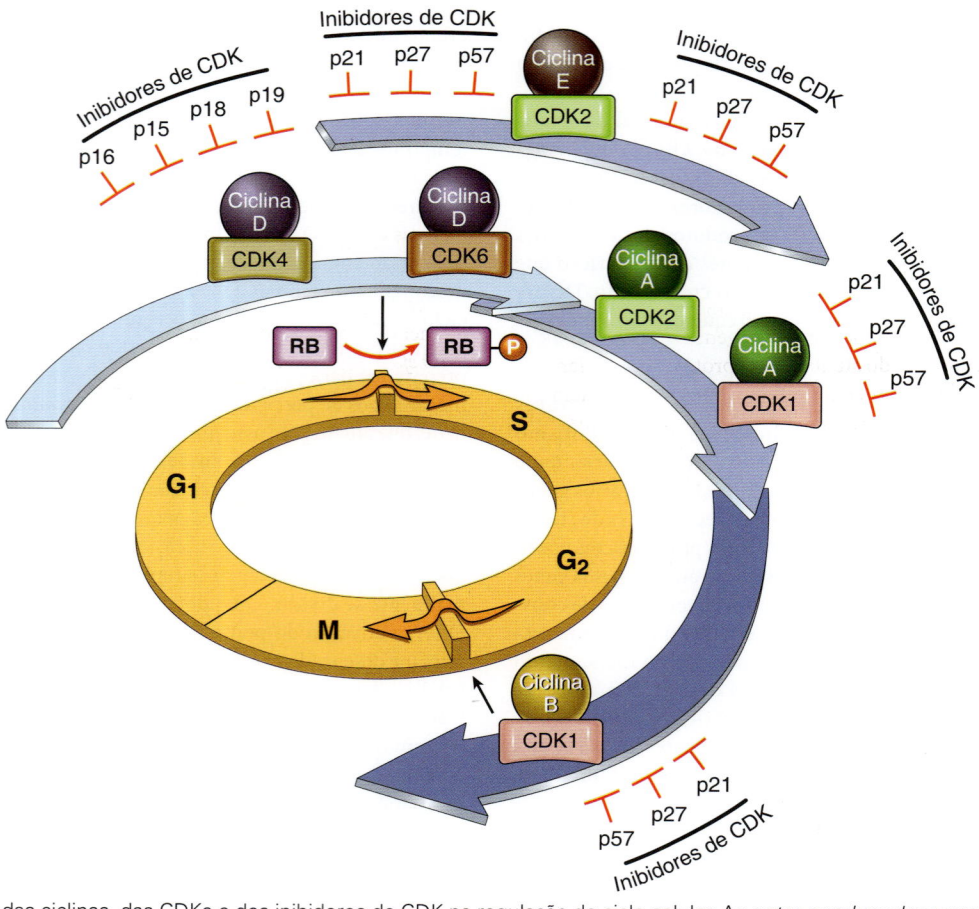

Figura 6.17 Papel das ciclinas, das CDKs e dos inibidores de CDK na regulação do ciclo celular. As *setas sombreadas* representam as fases do ciclo celular durante o qual complexos ciclina/CDK específicos estão ativos. A ciclina D-CDK4, a ciclina D-CDK6 e a ciclina E-CDK2 promovem a passagem através do ponto de controle G₁-S por meio da fosforilação da proteína RB (RB-P). A ciclina A-CDK2 e a ciclina A-CDK1 estão ativas na fase S. A ciclina B-CDK1 é essencial para a transição da fase G₂ para a M. Duas famílias de inibidores de CDK podem bloquear a atividade das CDKs e a sua progressão ao longo do ciclo celular. Os inibidores p15, p16, p18 e p19 atuam sobre a ciclina D-CDK4 e a ciclina D-CDK6. Os inibidores que pertencem a outra família, p21, p27 e p57, podem inibir todas as CDKs. *CDK*, quinase dependente de ciclina.

- *Mutações com ganho de função envolvendo ciclinas CDK4 ou D.* As alterações que aumentam a expressão de ciclina D ou CDK4 são eventos comuns na transformação neoplásica. Os genes da ciclina D são superexpressos em muitos cânceres, entre os quais aqueles que afetam a mama, o esôfago e o fígado, assim como em um subgrupo de linfomas e neoplasias de plasmócitos. A amplificação do gene *CDK4* ocorre nos melanomas, nos sarcomas e nos glioblastomas. Também ocorrem mutações afetando os genes codificadores das ciclinas B e E e outras CDKs; porém, elas são muito menos frequentes do que aquelas que afetam os genes codificadores das ciclina D e CDK4.
- *Mutações com perda de função envolvendo CDKIs.* CDKIs são desativados em muitas malignidades humanas, nas quais esses fatores atuam como supressores tumorais. Por exemplo, as mutações na linhagem germinativa de *CDKN2A*, um gene codificador do inibidor p16 de CDK, estão presentes em alguns melanomas familiares e a deleção adquirida ou o silenciamento epigenético de *CDKN2A* são observados em muitos gliomas, carcinomas, sarcomas e leucemias.
- As mutações com perda de função em *RB* (um gene supressor tumoral) constituem outro mecanismo oncogênico que desativa o ponto de controle G₁S (discutido adiante).

Uma importante consideração final na discussão sobre os sinais promotores de crescimento é que o aumento da produção de oncoproteínas por si só não leva à proliferação de células cancerosas. Existem dois mecanismos embutidos, a senescência e a apoptose celulares, que se opõem ao crescimento celular mediado por oncogene. Como será discutido adiante, os genes que regulam esses dois mecanismos de "freios" devem ser desativados para permitir o prosseguimento da ação dos oncogenes sem oposição.

Insensibilidade aos sinais inibidores do crescimento: genes supressores tumorais

Enquanto os oncogenes codificam proteínas que promovem o crescimento celular, os produtos dos genes supressores tumorais aplicam freios à proliferação celular. O distúrbio desses genes torna as células refratárias à inibição do crescimento e mimetiza os efeitos promotores do crescimento de oncogenes. A discussão a seguir descreve os genes supressores tumorais, seus produtos e possíveis mecanismos pelos quais a perda de sua função contribui para o crescimento desregulado da célula.

Em princípio, os sinais anticrescimento podem impedir a proliferação celular por meio de vários mecanismos complementares. O sinal pode fazer com que as células em divisão entrem em G_0 (quiescência), na qual permanecem até que disposições externas estimulem sua reentrada no *pool* proliferativo. De modo alternativo, as células podem entrar em um *pool* pós-mitótico, diferenciado, e perder seu potencial replicativo. A senescência não replicativa, já referida anteriormente, é outro mecanismo de escape do crescimento celular sustentado. Finalmente, as células podem ser programadas para morrer por apoptose.

Retinoblastoma: regulador do ciclo celular

O *RB*, um importante regulador negativo do ciclo celular, está direta ou indiretamente inativado na maioria dos cânceres humanos. O gene do retinoblastoma (*RB*) foi o primeiro gene supressor tumoral a ser descoberto e é considerado atualmente o protótipo dessa família de genes do câncer. Assim como em muitos avanços em medicina, a descoberta dos genes supressores tumorais foi realizada por meio do estudo de uma doença rara – nesse caso, o retinoblastoma, um raro tumor da infância. Aproximadamente 60% dos retinoblastomas são esporádicos, enquanto os restantes são familiares, nos quais a predisposição hereditária ao desenvolvimento do tumor é transmitida como uma característica autossômica dominante. Para explicar as ocorrências esporádica e familiar de um tumor idêntico, em 1974, Knudson propôs sua hipótese de dois eventos, que em termos moleculares podem se expressar com segue:

- *Ambos os alelos normais do locus RB devem ser inativados* (consequentemente, os dois eventos) para o desenvolvimento de retinoblastoma (Figura 6.18).
- *Nos casos familiares, as crianças herdam uma cópia defeituosa do gene RB na linhagem germinativa*; a outra cópia é do tipo selvagem. O retinoblastoma desenvolve-se quando o gene *RB* do tipo selvagem se torna disfuncional nos retinoblastos por causa de uma mutação somática. Como uma única mutação na linhagem germinativa é suficiente para transmitir o risco da doença no retinoblastoma familiar, esta característica possui um padrão de herança autossômica dominante
- *Nos casos esporádicos, ambos os alelos RB do tipo selvagem são funcionalmente inativados por uma mutação somática* em um retinoblasto. O resultado final é o mesmo: uma célula retiniana que perdeu ambas as cópias do tipo selvagem do gene *RB* se torna cancerosa. Como ambos os alelos devem ser inativados, a natureza da mutação é recessiva (em oposição aos oncogenes que, como mencionado, são dominantes, uma vez que um único alelo mutado é suficiente para a transformação).

Embora os defeitos do gene *RB* tenham sido descobertos inicialmente no retinoblastoma, agora é evidente que a perda bialélica desse gene é uma característica bastante comum de várias neoplasias esporádicas, tais como osteossarcoma, câncer de mama, câncer de bexiga e câncer de pulmão de pequenas células. Os pacientes com retinoblastoma familiar também estão em maior risco de desenvolver outros cânceres, particularmente o osteossarcoma.

A função da proteína RB é regular o ponto de controle G_1-S, o portal através do qual as células devem passar antes de iniciar a replicação do DNA. Como já mencionado, a transição de G_1 para S é um ponto de controle particularmente importante no "relógio" do ciclo celular. Na fase G_1, diversos sinais são integrados para determinar se uma célula deve progredir ao longo do ciclo celular e se dividir ou sair do ciclo celular e se diferenciar. A RB é uma proteína ligante de DNA que serve como um ponto de integração para esses diversos sinais, que ocorrem por meio da alteração do estado de fosforilação da RB. Especificamente, os sinais que promovem a progressão do ciclo celular levam à fosforilação e à inativação da RB, enquanto aqueles que bloqueiam a progressão do ciclo celular mantém RB em um estado hipofosforilado ativo.

Para avaliar esse papel crucial da RB no ciclo celular, é útil apresentar os mecanismos que executam a transição G_1-S.

- *A iniciação da replicação do DNA (fase S) requer a atividade de complexos ciclina E/CDK2*, e a expressão da ciclina E é dependente da família E2F de fatores de transcrição. Inicialmente em G_1, a forma hipofosforilada e ativa da RB liga-se aos fatores E2F e inibe sua função em pelo menos duas maneiras (Figura 6.19). Primeiro, ela sequestra os fatores E2F, impedindo-os então de interagir com ativadores transcricionais. Segundo, a RB recruta enzimas como as histona desacetilases e as histona metiltransferases, que modificam a cromatina de genes como o da ciclina E, tornando-os então menos sensíveis aos fatores E2F
- *O efeito inibidor de RB é superado pelos sinais mitogênicos que hiperfosforilam RB.* A sinalização do fator de crescimento leva à expressão da ciclina D e à formação de complexos ciclina D/CDK4/6. Os efeitos dos mitógenos podem ser opostos por sinais inibidores de fatores, tais como o TGF-α e o p53 (descrito adiante), que regulam positivamente CDKIs como o p16. Se o equilíbrio dos estímulos pró-crescimento for mais forte, os complexos ciclina D-CDK4/6 fosforilam e inativam RB, liberando então E2F para induzir a transcrição de genes como a ciclina E. Os complexos ciclina E/CDK então estimulam a replicação de DNA e a progressão ao longo do ciclo celular. Depois que as células entram na fase S, elas executam a divisão sem estimulação adicional do fator de crescimento. Durante a fase M subsequente, os grupos fosfato são removidos da RB pelas fosfatases celulares, regenerando então a forma ativa e hipofosforilada da RB.

Em vista do papel central da RB no controle do ciclo celular, pode-se esperar que *RB* estaria mutado em todo câncer. De fato, as mutações em outros genes que controlam a fosforilação de RB podem simular o efeito de perda de RB e geralmente são encontradas em muitos cânceres que possuem genes *RB* do tipo selvagem. Por exemplo, a ativação mutacional de CDK4 e a superexpressão de ciclina D favorecem a proliferação celular ao facilitar a fosforilação e a inativação de RB. A ciclina D está superexpressa em muitas neoplasias em razão de amplificação ou translocação dos genes da ciclina D. A inativação mutacional de genes codificadores de CDKIs também pode estimular a proliferação pela remoção de importantes freios na atividade de ciclina/CDK. Conforme mencionado anteriormente, o gene *CDKN2A*, que codifica o inibidor p16 de CDK, é um alvo extremamente comum de deleção ou inativação mutacional em neoplasias humanas. É evidente que *CDKN2A* atua como um gene supressor tumoral.

Atualmente, é aceito que a perda de controle do ciclo celular normal é fundamental para a transformação maligna e que pelo menos um dos quatro principais reguladores do ciclo celular (p16, ciclina D, CDK4, RB) está mutado na maioria dos cânceres humanos. Notavelmente, nos cânceres causados por certos vírus oncogênicos (discutidos adiante), isso é alcançado pelo direcionamento de proteínas virais que fazem de RB um alvo direto. Por exemplo, a proteína E7 do papilomavírus humano (HPV) liga-se à forma hipofosforilada de RB e a impede de inibir os fatores de transcrição E2F. Assim, a função de RB é perdida, o que leva ao crescimento descontrolado.

TP53: guardião do genoma

O gene supressor tumoral *TP53*, codificador da p53, é o gene mutado com mais frequência no câncer humano. A proteína p53 é um fator de transcrição que se opõe à transformação neoplásica por meio de três mecanismos complementares: ativação da interrupção temporária do ciclo celular (*quiescência*), indução de interrupção permanente do ciclo celular (*senescência*), e desencadeamento da morte celular programada (*apoptose*). Se RB é um "sensor" dos sinais externos, p53 pode ser vista como um monitor de estresse interno direcionando as células estressadas a uma dessas vias.

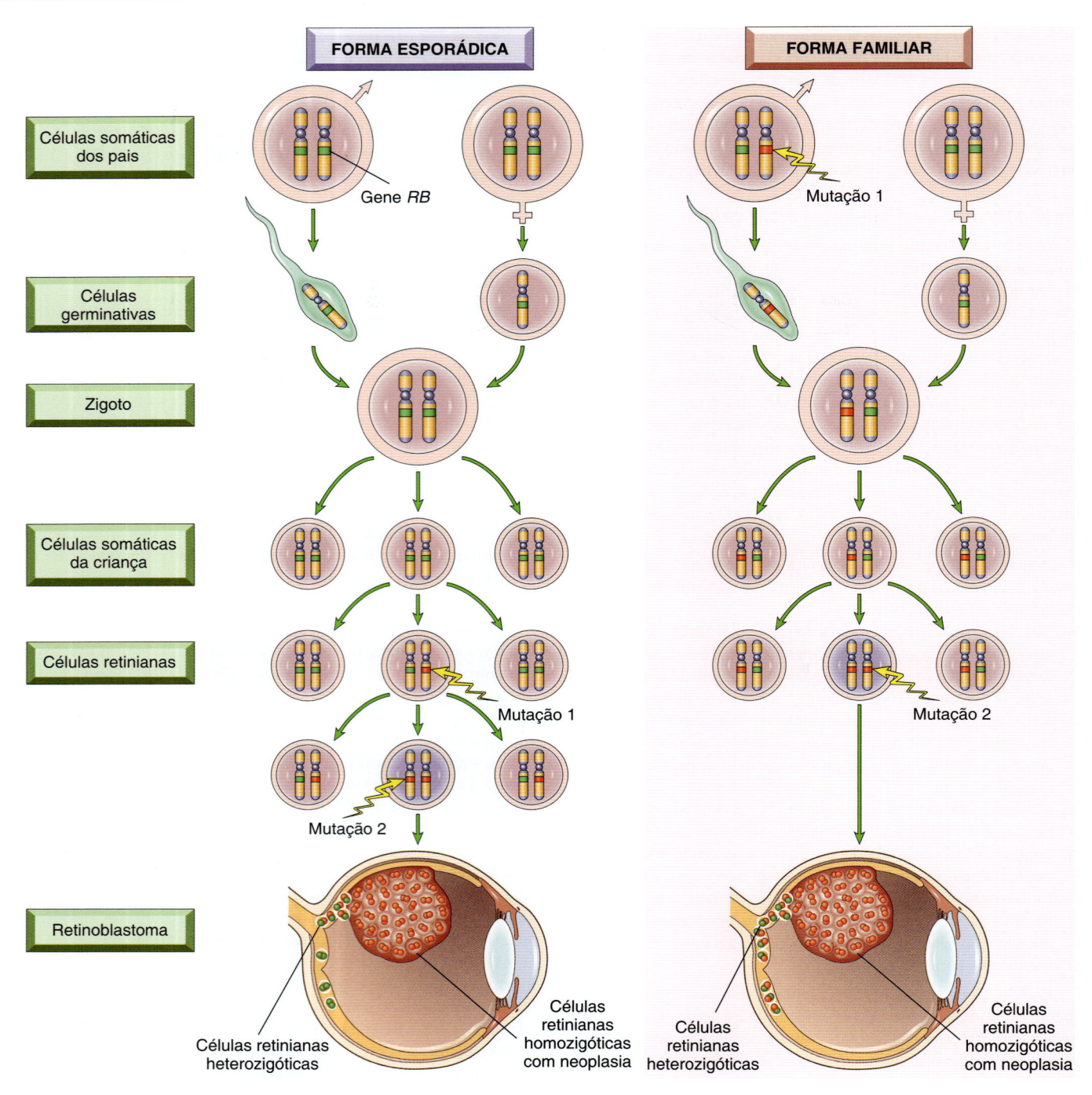

Figura 6.18 Patogênese do retinoblastoma. A perda de função de ambos os alelos do *locus RB*, no cromossomo 13q14, leva à proliferação neoplásica das células retinianas. Na forma esporádica, são adquiridas ambas as mutações de *RB* na célula retiniana iniciadora do tumor. Na forma familiar, todas as células somáticas herdam um gene *RB* mutante de um genitor portador e, como resultado, apenas uma mutação adicional de *RB* em uma célula retiniana é necessária para a perda completa de função do *RB*. Consequentemente, na forma esporádica todas as células somáticas, incluindo as células retinianas, têm inicialmente duas cópias funcionais de *RB* (células verdes), e na forma familiar todas as células somáticas, incluindo as células retinianas não transformadas, têm apenas uma cópia funcional de *RB* (células verdes-vermelhas).

A p53 é ativada por meio de estresses, como o dano ao DNA, e promove o reparo do DNA causando a interrupção de G_1 e induzindo a expressão dos genes de reparo do DNA. A célula com DNA danificado que não pode ser reparado é direcionada pela p53 para entrar em senescência ou sofrer apoptose (Figura 6.20). Ao controlar as respostas ao dano do DNA, a p53 tem um papel central na manutenção da integridade do genoma. Em vista dessas atividades, a p53 foi chamada de "guardião do genoma". As respostas dependentes de p53 são deflagradas por uma variedade de estresses além do dano ao DNA, como anoxia e estímulos pró-crescimento inapropriados (p. ex., atividade desenfreada de MYC ou RAS).

Nas células saudáveis e sem estresse, p53 tem meia-vida curta (20 minutos) em razão de sua associação com MDM2, uma proteína que direciona a p53 à destruição. Quando a célula está sob estresse

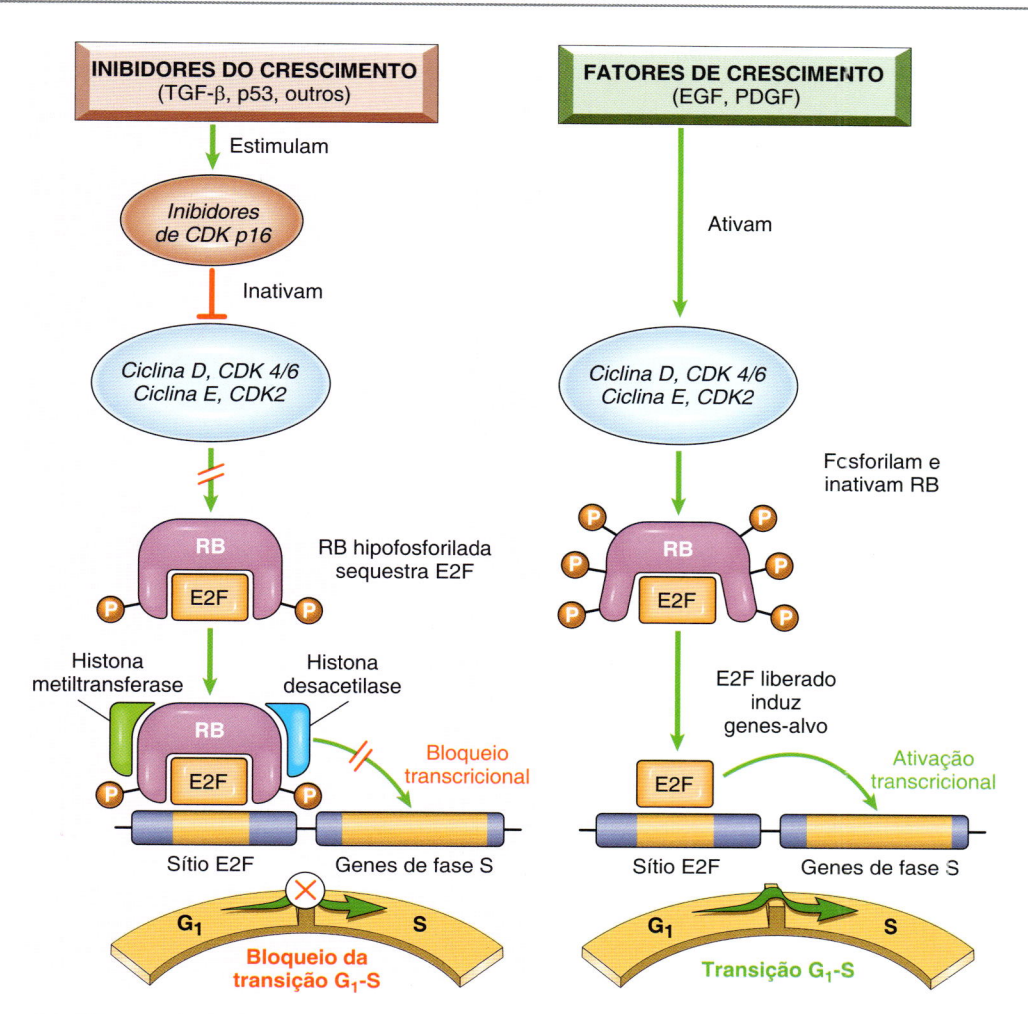

Figura 6.19 O papel da RB na regulação do ponto de controle G_1-S do ciclo celular. Inibidores do crescimento, como o TGF-β e o p53, estimulam a síntese de inibidores de CDK, que atuam mantendo RB em um estado hipofosforilado. A RB hipofosforilada no complexo com fatores de transcrição E2F liga-se ao DNA, recruta fatores remodeladores de cromatina (histona desacetilases e histona metiltransferases), e inibe a transcrição de genes cujos produtos são necessários para a fase S do ciclo celular. Em contraste, os fatores de crescimento ligam-se aos receptores que transmitem os sinais que levam à ativação de complexos ciclina/CDK. Quando RB é fosforilada por complexos ciclina D/CDK4, ciclina D/CDK6 e ciclina E/CDK2, ela libera fatores E2F, que então ativam a transcrição de genes de fase S. Praticamente todas as células cancerosas mostram desregulação do ponto de controle G_1-S, geralmente como resultado de mutações em genes codificadores de RB, CDK4, ciclina D ou CDKN2A [p16]. *EGF*, fator de crescimento epidérmico; *PDGF*, fator de crescimento derivado de plaquetas; *TGF-β*, fator de crescimento transformador β.

(p. ex., pelo dano ao DNA), são ativados "sensores", que incluem as proteínas quinases como a ATM (ataxia-telangiectasia mutada). Esses sensores ativados catalisam modificações pós-traducionais em p53 que a liberam de MDM2, aumentando sua meia-vida e sua capacidade de estimular a transcrição dos genes-alvo. A transcrição de centenas de genes é estimulada pela p53. Esses genes suprimem a transformação neoplásica por meio de três mecanismos:

- *Interrupção do ciclo celular mediada por p53 em resposta ao dano do DNA* (ver Figura 6.20). Isso ocorre tardiamente na fase G_1 e é causado principalmente pela transcrição de *CDKN1A* dependente de p53, um gene que codifica o CDKI p21. A p21 inibe os complexos ciclina/CDK e impede a fosforilação de RB, interrompendo, portanto, as células na fase G_1. Essa pausa concede às células "um tempo para respirar" para reparar o DNA. A proteína p53 também induz a expressão dos genes de reparo do dano ao DNA. Se o dano ao DNA for reparado com sucesso, a p53 aumenta a transcrição de MDM2, levando à sua própria destruição e liberação do bloqueio do ciclo celular. Se não for possível reparar o dano com sucesso, a célula poderá entrar em senescência induzida por p53 ou sofrer apoptose direcionada por p53
- *A senescência induzida por p53 é uma forma de interrupção permanente do ciclo celular* caracterizada por alterações específicas na morfologia e na expressão genética que a diferenciam da quiescência ou da interrupção reversível do ciclo celular. A senescência requer a ativação de p53 e/ou RB e a expressão dos CDKIs. Os mecanismos de senescência não estão claros, mas parecem envolver alterações globais na cromatina que, de forma drástica e permanente, alteram a expressão do gene
- *A apoptose induzida por p53 das células com dano irreversível ao DNA protege contra a transformação neoplásica.* É mediada pelo aumento de vários genes pró-apoptóticos (discutidos adiante).

Para resumir, a p53 é ativada por estresses, como o dano ao DNA, e auxilia no reparo do DNA ao causar a interrupção de G_1 e induzir a expressão dos genes de reparo do DNA. A célula com DNA danificado que não pode ser reparado é direcionada pela p53 a entrar em senescência ou sofrer apoptose (ver Figura 6.20). Com a perda da

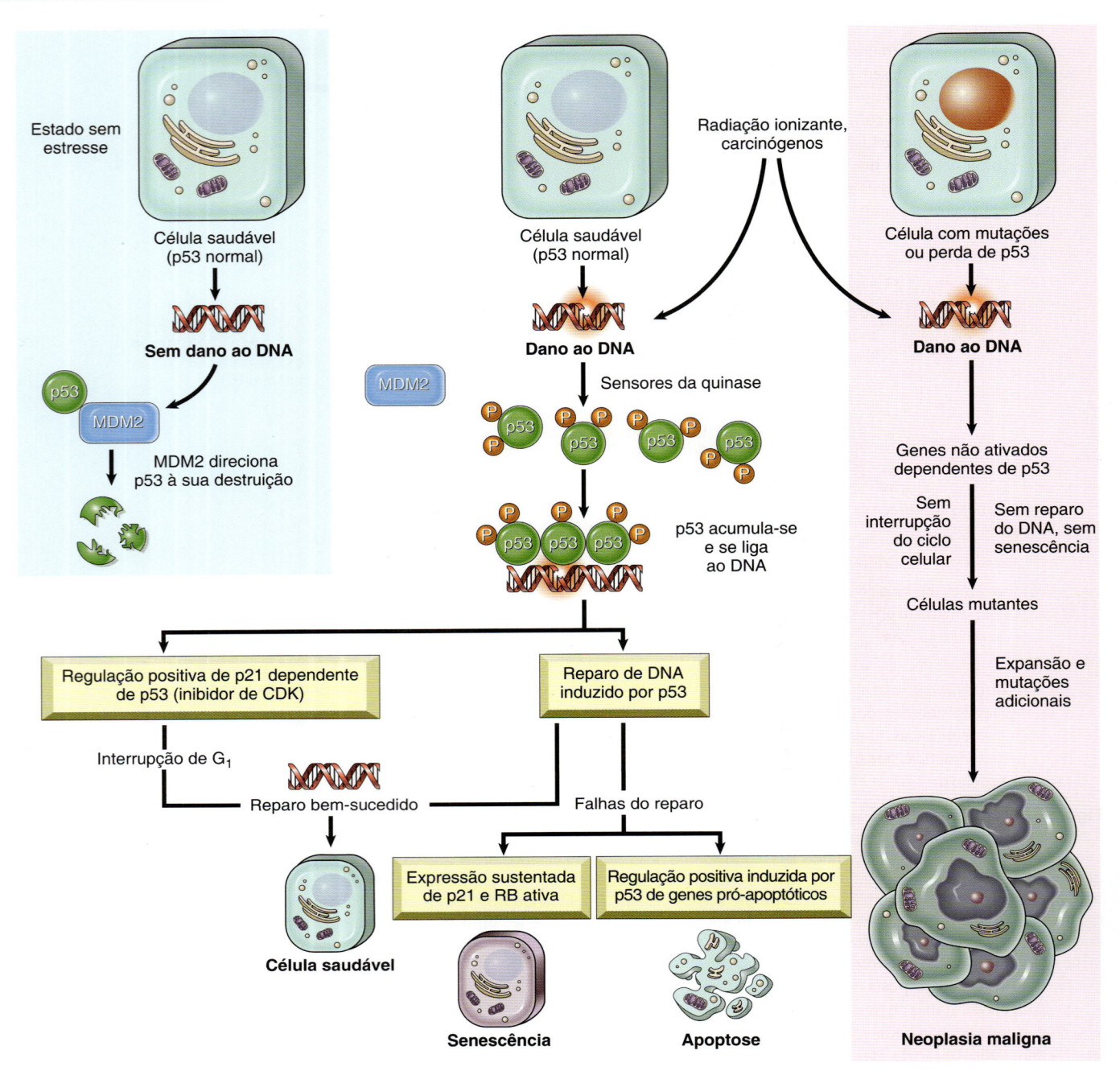

Figura 6.20 O papel da p53 na manutenção da integridade do genoma. Os níveis de proteína p53 são baixos nas células saudáveis sem estresse em razão da ação de fatores como o MDM2, que forma um complexo que degrada p53 (*painel esquerdo*). Quando as células saudáveis sofrem dano ao DNA (*painel do meio*), as quinases que participam das vias que percebem o dano ao DNA fosforilam p53, protegendo-a então contra a degradação e permitindo o acúmulo de p53. Isso leva à interrupção do ciclo celular em G_1 e à indução do reparo do DNA. O sucesso do reparo do DNA permite às células prosseguirem com o ciclo celular; se o reparo ao DNA falhar, p53 desencadeia a apoptose ou a senescência. Nas células com perda de função da p53 (*painel direito*), o dano ao DNA não induz a interrupção do ciclo celular ou o reparo do DNA, e geneticamente as células danificadas proliferam, eventualmente dando origem a neoplasias malignas.

função de "guardião" da p53, o dano ao DNA continua não reparado, as mutações se tornam fixas nas células em divisão, e a célula se transforma em uma via que leva à transformação maligna.

Confirmando a importância do *TP53* no controle da carcinogênese, a maioria dos cânceres humanos apresenta mutações nesse gene, e as neoplasias malignas remanescentes geralmente têm defeitos em genes a montante ou a jusante de *TP53* que comprometem a função da p53. As anormalidades bialélicas do gene *TP53* são encontradas praticamente em todo tipo de câncer, incluindo os carcinomas de pulmão, cólon e mama – as três principais causas de morte por câncer. Na maioria dos casos, as mutações que afetam ambos os alelos *TP53* são adquiridas nas células somáticas. Em outras neoplasias, como certos sarcomas, o gene *TP53* está intacto, mas a função da p53 é perdida em razão da amplificação e da superexpressão do gene *MDM2*, que codifica um potente inibidor de p53. Com menos frequência, os pacientes herdam um alelo *TP53* mutante; o distúrbio resultante é chamado de *síndrome de Li-Fraumeni*. Como no caso do retinoblastoma familiar, a herança de um alelo *TP53* mutante predispõe os indivíduos afetados a desenvolver neoplasias malignas porque é necessário somente um "evento" adicional para inativar o segundo alelo do tipo selvagem. Em comparação com a população geral, os pacientes com a síndrome de Li-Fraumeni têm uma chance maior de desenvolver uma neoplasia maligna aos 50 anos. Em contraste às neoplasias que se desenvolvem nos pacientes que herdam um alelo *RB* mutante, o espectro dos tumores que se desenvolvem nos pacientes com a síndrome de Li-Fraumeni é muito mais variado; os tipos mais comuns são sarcomas, câncer de mama, leucemias, neoplasias cerebrais e carcinomas do córtex suprarrenal. Comparados com os indivíduos diagnosticados com neoplasias esporádicas, os pacientes com a síndrome de Li-Fraumeni desenvolvem neoplasias em idade menos avançada e podem desenvolver múltiplas neoplasias primárias, que é uma característica comum das síndromes do câncer familiar.

Como ocorre na RB, a p53 do tipo selvagem também pode se tornar não funcional por certos vírus oncogênicos de DNA. Especificamente, as proteínas codificadas por HPVs oncogênicos e certos poliomavírus ligam-se à p53 e anulam sua função protetora. Assim, os vírus de DNA transformadores subvertem dois dos supressores tumorais mais bem compreendidos: RB e p53.

Outros inibidores do crescimento

Vários componentes das vias de sinalização atuam para inibir o crescimento celular, e não surpreende que alguns desses fatores atuem como supressores tumorais. Dentre os mais importantes, estão os seguintes:

- *Sinalização do fator de crescimento transformante*: embora *in vitro* o TGF-β tenha sido descoberto como um fator de crescimento para células neoplásicas, na maioria das células epiteliais, endoteliais e hematopoiéticas normais é um potente inibidor da proliferação. A ligação de TGF-β ao seu receptor aumenta a transcrição de CDKIs supressores do crescimento e reprime a transcrição de genes promotores do crescimento como *MYC* e *CDK4*. Em muitas formas do câncer, os efeitos inibidores do crescimento do TGF-β são perdidos em decorrência de mutações que comprometem a sinalização deste fator. As mutações que afetam o receptor de TGF-β são observadas nos cânceres de cólon, estômago e endométrio, enquanto a inativação mutacional das proteínas envolvidas na sinalização do TGF-β é comum no câncer pancreático. O TGF-β também suprime a resposta imunológica do hospedeiro e promove a angiogênese, ambas atividades pró-oncogênicas. Assim, a via do TGF-β pode tanto impedir como promover o crescimento tumoral. De fato, a sinalização do TGF-β em tumores em estádio final pode induzir a transição epitelial para mesenquimal (EMT, do inglês *epithelial-to-mesenchymal transition*), um processo que promove migração, invasão e metástase, como será discutido adiante
- *E-caderina e NF2*: quando células normais são cultivadas em laboratórios, elas param de proliferar depois de formarem uma monocamada confluente. Em contraste, **as células cancerosas continuam a proliferar quando elas entram em contato umas com as outras**. A E-caderina (E de *epitelial*) é uma molécula de adesão intercelular que mantém a inibição do contato em células normais por meio de pelo menos dois mecanismos. Primeiramente, o produto do gene supressor tumoral *NF2*, chamado de neurofibromina-2 ou *merlin*, atua a jusante de E-caderina em uma via de sinalização que ajuda a manter a inibição do contato. A perda homozigótica de *NF2* é conhecida por causar certas neoplasias neurais, e as mutações na linhagem germinativa em *NF2* estão associadas a uma condição hereditária propensa à neoplasia chamada *neurofibromatose tipo 2*. Em segundo lugar, a E-caderina liga-se à β-catenina, um componente-chave da via de sinalização WNT (descrita adiante), que desempenha papéis amplos na regulação da morfologia e na organização das células epiteliais que revestem estruturas como o intestino
- *APC, um regulador negativo da sinalização WNT*: as mutações com perda de função no gene *APC* (do inglês *adenomatous polyposis coli* [polipose adenomatosa coli]) são uma causa da rara doença hereditária polipose adenomatosa familiar, que se caracteriza pelo desenvolvimento de numerosos pólipos adenomatosos no cólon e pelo desenvolvimento eventual de carcinoma. As mutações em *APC* são observadas também em 70 a 80% dos cânceres de cólon esporádicos, o que ressalta a importância da perda de APC nesse tipo de câncer (Capítulo 13) O *APC* codifica uma proteína citoplasmática cujo papel dominante é promover a degradação do fator de transcrição β-catenina, que exerce várias funções. Além de se ligar à E-caderina, a β-catenina é um componente-chave da via de sinalização WNT (ilustrada na Figura 6.21). As WNTs são fatores solúveis que se ligam aos receptores WNT e criam sinais que impedem a degradação de β-catenina mediada por APC. Com a perda de APC (p. ex., em cânceres de cólon), a degradação de β-catenina é impedida e a sinalização WNT é inadequadamente ativada até na ausência de fatores WNT. No epitélio colônico, isso induz o aumento da transcrição dos genes codificadores dos fatores promotores do crescimento

Metabolismo celular alterado

As células cancerosas demonstram uma forma distintiva do metabolismo celular caracterizado por altos níveis de absorção de glicose e glutamina e aumento da conversão de glicose em lactato (fermentação) por via glicolítica, mesmo na presença de oxigênio abundante. Essa via de glicólise aeróbica, também chamada de *efeito de Warburg*, é conhecida há muitos anos (de fato, Otto Warburg recebeu o Prêmio Nobel em 1931 por sua descoberta). Clinicamente, essa "fome de glicose" é visualizada via tomografia por emissão de pósitrons (PET, do inglês *positron emission tomography*) na qual os pacientes são injetados com ^{18}F-fluorodesoxiglicose, um derivado de glicose que é preferencialmente absorvido pelas células tumorais (assim como os tecidos normais em divisão ativa, como a medula óssea). A maioria das neoplasias é positiva para PET, e claramente da mesma forma aquelas em rápido crescimento.

As vias metabólicas (como as vias de sinalização) nas células normais e cancerosas ainda estão sendo elucidadas e os detalhes são complexos, mas no centro do efeito de Warburg surge uma pergunta simples: por que é vantajoso para uma célula cancerosa depender da glicólise aparentemente ineficiente (que gera duas moléculas de ATP por molécula de glicose) em vez da fosforilação oxidativa (que gera até 36 moléculas de ATP por molécula de glicose)?

A resposta é simples: **a glicólise aeróbica fornece às células neoplásicas em rápida divisão os intermediários metabólicos necessários para a síntese dos componentes celulares, enquanto a fosforilação oxidativa mitocondrial não o faz**. É notável que as células saudáveis em rápida proliferação também dependem da glicólise aeróbica; assim, o "metabolismo de Warburg" não é específico do câncer; mas, em vez disso, é uma propriedade geral das células em crescimento que é utilizada pelas células cancerosas. Uma célula em crescimento tem uma estrita necessidade biossintética: ela precisa duplicar todos os seus componentes celulares – DNA, RNA, proteínas, lipídios e organelas – antes que possa se dividir e produzir duas células-filhas. Embora a fosforilação oxidativa produza abundante ATP "puro", ela falha em produzir quaisquer frações de carbono que possam ser usadas para construir os componentes celulares necessários para o crescimento (p. ex., proteínas, lipídios e ácidos nucleicos). Mesmo as células que

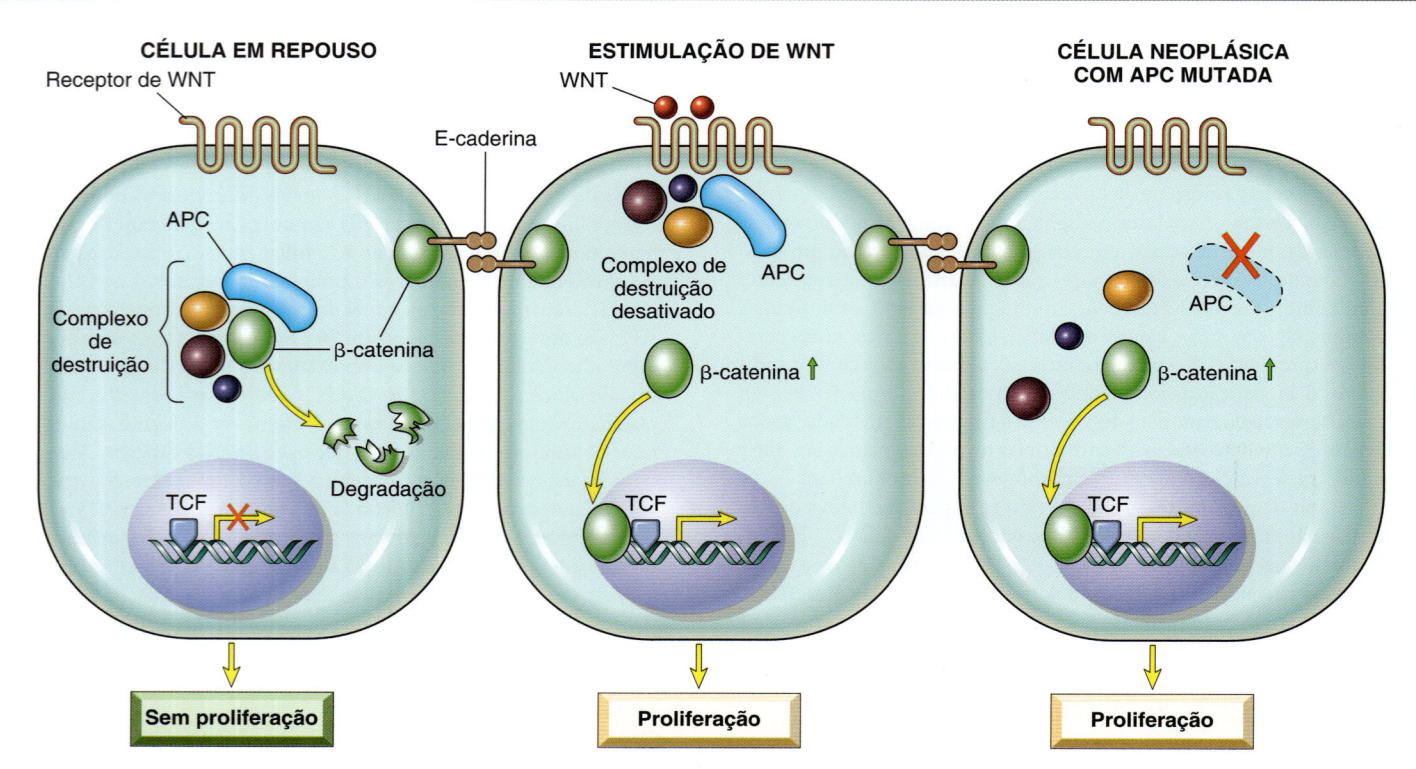

Figura 6.21 Papel da APC na regulação da estabilidade e na função da β-catenina. APC e β-catenina são componentes da via de sinalização WNT. Nas células em repouso (não expostas a WNT), a β-catenina liga-se a um complexo macromolecular contendo a proteína APC que destrói a β-catenina, mantendo baixos os níveis intracelulares de β-catenina. Quando as células são estimuladas pelas moléculas de WNT secretadas, o complexo de destruição está desativado, a degradação da β-catenina não ocorre e os níveis citoplasmáticos de β-catenina se elevam. A β-catenina então transloca-se para o núcleo, onde ela se liga ao fator de célula T (TCF, do inglês *T-cell factor*), um fator de transcrição que ativa vários genes envolvidos na proliferação celular. Quando APC está mutada ou ausente, a destruição de β-catenina não pode ocorrer, e as células comportam-se como se estivessem sob constante estimulação pela via WNT, o que leva ao crescimento e à proliferação anormais. *APC*, polipose adenomatosa *coli*; *TCF*, fator de célula T (uma designação incorreta, pois esse fator é expresso em muitos tipos celulares).

não estão em ativo crescimento precisam afastar alguns intermediários metabólicos da fosforilação oxidativa a fim de sintetizar as macromoléculas que são necessárias para a manutenção celular.

Em contraste, nas células em crescimento ativo, somente uma fração da glicose celular é desviada da via de fosforilação oxidativa, de tal forma que, em média, cada molécula de glicose metabolizada produz aproximadamente quatro moléculas de ATP. Presumivelmente, esse equilíbrio (com tendência à fermentação aeróbica com um pouco de fosforilação oxidativa) é ideal para o crescimento. Segue-se que as células em crescimento dependem do metabolismo mitocondrial. Entretanto, além disso, para gerar ATP, uma importante função das mitocôndrias nas células em crescimento é a síntese dos intermediários metabólicos que servem como precursores na síntese dos blocos de construção celular. A maior parte das frações de carbono encontradas nesses blocos de construção é derivada de glicose e glutamina, as quais são absorvidas avidamente pelas células em rápido crescimento.

Portanto, como é deflagrada essa reprogramação do metabolismo, o efeito de Warburg, em células normais e malignas em proliferação, e como se torna pré-programada nas células cancerosas? **A reprogramação metabólica é produzida por cascatas de sinalização a jusante dos receptores de fatores de crescimento, as mesmas vias que são desreguladas por mutações em oncogenes e genes supressores tumorais nos cânceres.** Assim, enquanto a glicólise aeróbica cessa nas células normais quando não estão mais em crescimento, nas células cancerosas essa reprogramação persiste em razão da ação dos oncogenes e da perda da função do gene supressor tumoral. Alguns dos pontos importantes da diafonia entre fatores de sinalização pró-crescimento e metabolismo celular são mostrados na Figura 6.22 e incluem os seguintes:

- *Sinalização do receptor de fator do crescimento*: além de transmitir sinais de crescimento para o núcleo, os sinais dos receptores de fator de crescimento também influenciam o metabolismo aumentando a absorção de glicose e inibindo a atividade da piruvato quinase (PK, na Figura 6.22), que catalisa a última etapa na via glicolítica: a conversão de fosfoenolpiruvato em piruvato. Isso leva ao acúmulo de intermediários glicolíticos a montante, como a glicose-6-fosfato, que é utilizada para sintetizar DNA, RNA e proteínas

- *Sinalização de RAS*. Os sinais a jusante de RAS ao longo da via PI3 K/AKT aumentam a expressão e a atividade dos transportadores de glicose e das enzimas glicolíticas, incrementando assim a glicólise; eles promovem o desvio dos intermediários mitocondriais para vias que levam à biossíntese de lipídios e ativam os fatores que estimulam a síntese de proteínas

- *MYC*. Como mencionado anteriormente, as vias pró-crescimento aumentam a expressão do fator de transcrição MYC, que impulsiona as alterações na expressão genética que apoiam o metabolismo anabólico e o crescimento celular. Dentre os genes regulados pelo MYC, estão aqueles para as várias enzimas glicolíticas e para a glutaminase, que é necessária para a utilização mitocondrial de glutamina, uma fonte-chave das frações de carbono necessárias para a biossíntese de blocos da construção celular.

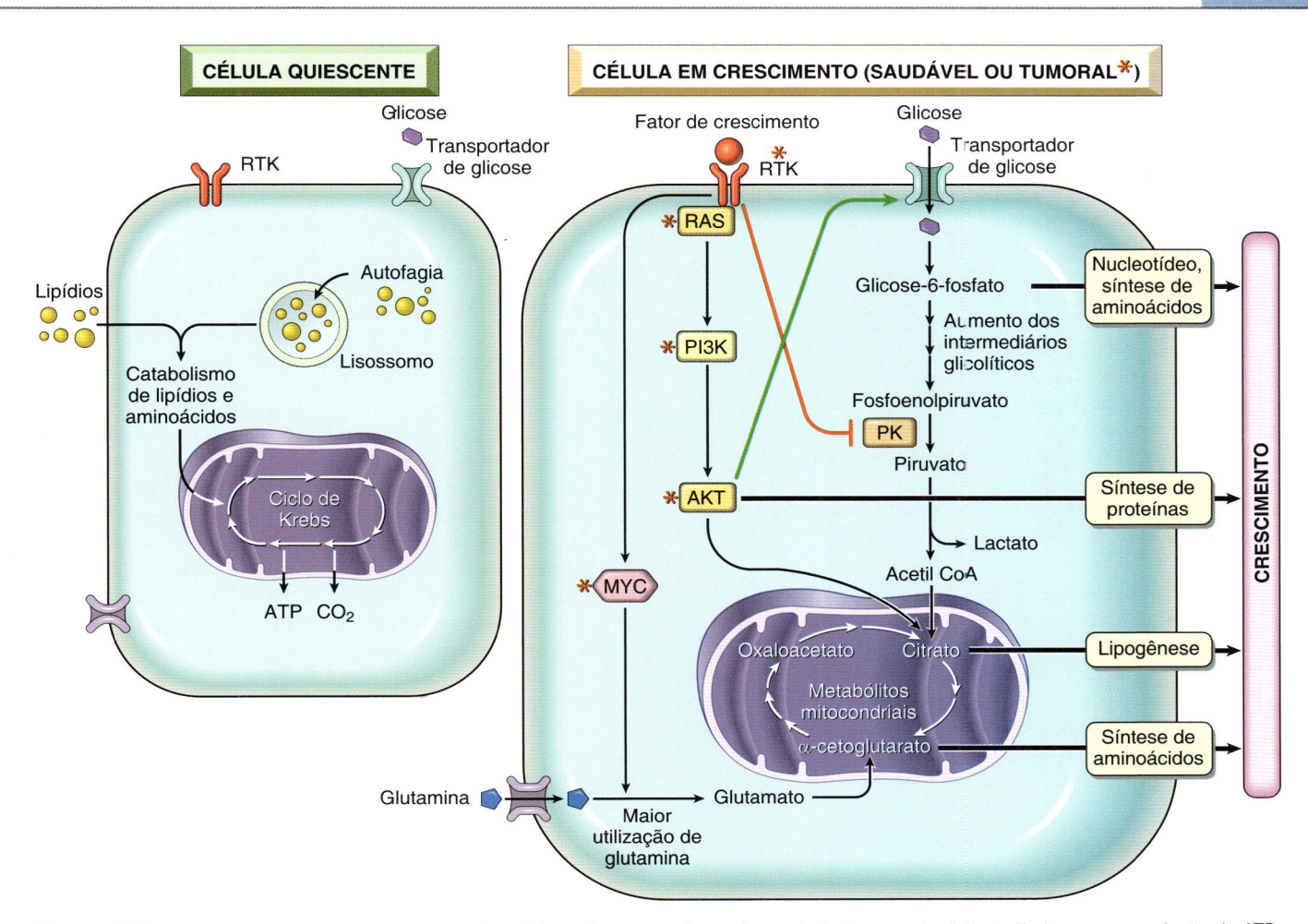

Figura 6.22 Metabolismo e crescimento celular. As células quiescentes dependem principalmente do ciclo de Krebs para a produção de ATP; se famintas, a autofagia (comer a si próprio) é induzida para fornecer uma fonte de energia. Quando estimuladas pelos fatores de crescimento, as células saudáveis aumentam acentuadamente a absorção de glicose e glutamina, que proveem fontes de carbono para a síntese de nucleotídeos, proteínas e lipídios. Esse diagrama mostra um subgrupo de moléculas-chave e conexões subjacentes ao metabolismo pró-crescimento. Nos cânceres, as mutações oncogênicas com ganho de função envolvendo as proteínas na via de sinalização pró-crescimento desregulam essas vias metabólicas, o que leva ao aumento regulado positivamente do crescimento celular. Os exemplos de produtos genéticos que são frequentemente mutados estão identificados com um asterisco. *ATP*, adenosina trifosfato; *PK*, piruvato quinase; *RTK*, receptor de tirosina quinase.

Em contrapartida, muitos supressores tumorais podem inibir as vias metabólicas que apoiam o crescimento. Já discutimos o efeito de "freio" dos supressores tumorais NF1 e PTEN sobre os sinais dos receptores de fator de crescimento a jusante e RAS, o que lhes permite se opor ao efeito de Warburg. Além disso, p53, indiscutivelmente o supressor tumoral mais importante, inibe a expressão de muitos genes que estão envolvidos na síntese de blocos da construção celular. Assim, as funções de muitas oncoproteínas e supressores tumorais estão indissociavelmente interligadas com o metabolismo celular.

Além do efeito de Warburg, há duas outras ligações entre metabolismo e câncer de importância suficiente para merecer uma breve menção: a autofagia e uma série incomum de mutações oncogênicas que levam à criação de *oncometabólitos*, pequenas moléculas que parecem contribuir diretamente para o estado transformado.

Autofagia

A *autofagia* é um estado de grave deficiência nutricional em que as células não apenas interrompem seu crescimento, mas também consomem suas próprias organelas, proteínas e membranas como fontes de carbono para a produção de energia (Capítulo 1). Se essa adaptação falhar, as células morrerão. As células tumorais geralmente parecem capazes de crescer sob condições ambientais marginais sem desencadear autofagia, o que sugere a existência de um distúrbio nas vias que induzem a autofagia. Em conformidade com isso, observou-se que vários genes promotores de autofagia têm atividades de supressão tumoral. No entanto, se a autofagia é ou não sempre má do ponto de vista do tumor, esta ainda é uma questão de investigação ativa e debate. Por exemplo, sob condições de grave privação nutricional, as células neoplásicas podem usar a autofagia para se tornarem "dormentes", um estado de hibernação metabólica que permite sua sobrevivência por longos períodos. Acredita-se que essas células sejam resistentes às terapias que matam ativamente as células em divisão e, consequentemente, podem ser responsáveis pelas falhas terapêuticas. Portanto, dependendo de suas circunstâncias ambientais, a autofagia pode conferir uma vantagem ou uma desvantagem para as células neoplásicas.

Oncometabolismo

Outro grupo surpreendente de alterações genéticas são as mutações nas enzimas que participam do ciclo de Krebs. Dentre estas, as mutações na isocitrato desidrogenase (IDH, do inglês *isocitrate dehydrogenase*) são de particular interesse, uma vez que revelaram um novo mecanismo de oncogênese, que foi denominado *oncometabolismo* (Figura 6.23).

As etapas propostas na via oncogênica envolvendo a IDH são as seguintes:

- A *IDH* adquire uma mutação que leva a uma substituição específica de aminoácidos envolvendo resíduos no sítio ativo da enzima. Como resultado, a proteína mutada perde sua capacidade de atuar como uma isocitrato desidrogenase e adquire uma nova atividade enzimática que catalisa a produção de 2-hidroxiglutarato (2-HG).
- Por sua vez, o 2-HG atua como um inibidor de várias outras enzimas que são membros da família TET, incluindo TET2.
- A TET2 é um dos vários fatores que regulam a metilação do DNA, uma modificação epigenética que controla a expressão genética normal e, muitas vezes, ocorre erroneamente no câncer. A perda da atividade de TET2 leva a padrões anormais da metilação de DNA.
- A metilação de DNA anormal, por sua vez, leva à expressão aberrante dos genes do câncer, que estimulam a transformação e a oncogênese celulares.

De acordo com esse cenário, a IDH mutada atua como uma oncoproteína ao produzir 2-HG, um *oncometabólito* prototípico. As mutações oncogênicas de *IDH* foram descritas atualmente em um grupo de cânceres, que incluem uma fração considerável de colangiocarcinomas, gliomas, leucemias mieloides agudas e sarcomas. Uma vez que as proteínas IDH mutadas possuem uma estrutura alterada, foi possível desenvolver fármacos que inibem a IDH mutada, e não a enzima IDH normal. Esses fármacos estão atualmente aprovados para tratamento de certos cânceres com *IDH* mutado, como a leucemia mieloide aguda.

Evasão da morte celular

As células neoplásicas frequentemente contêm mutações nos genes reguladores da apoptose, o que as torna resistentes à morte celular. Como discutido no Capítulo 1, a apoptose é uma forma de morte celular regulada caracterizada pela desmontagem ordenada das células em pedaços de componentes, que são então eficientemente consumidos pelos fagócitos sem estimular inflamação. Existem duas vias que levam à apoptose: a via extrínseca, deflagrada pelo receptor de morte FAS e o ligante FAS; e a via intrínseca (também conhecida como *via mitocondrial*), iniciada por perturbações como perda de fatores de crescimento e dano ao DNA. As células cancerosas estão sujeitas a vários estresses intrínsecos que podem iniciar a apoptose, particularmente o dano ao DNA, os distúrbios metabólicos originários do crescimento desregulado e a hipoxia causada por suprimento sanguíneo insuficiente. Esses estresses são aumentados várias vezes quando os tumores são tratados com quimioterapia ou radioterapia, que principalmente matam as células neoplásicas pela ativação da via intrínseca da apoptose. Assim, existe forte pressão seletiva antes e durante a terapia para que as células cancerosas desenvolvam a resistência aos estresses intrínsecos que induzem a apoptose. Consequentemente, a **evasão da apoptose pelas células cancerosas ocorre principalmente por meio de mutações adquiridas e alterações da expressão genética que desativam os componentes-chave da via intrínseca, ou que restabelecem o equilíbrio dos fatores reguladores de modo a favorecer a sobrevivência da célula diante dos estresses intrínsecos** (Figura 6.24).

Antes de adentrar nos modos de resistência à apoptose, abordaremos a via intrínseca. A ativação dessa via leva à permeabilização da membrana mitocondrial externa e à liberação de moléculas, como citocromo c, que inicia a apoptose. A integridade da membrana mitocondrial externa é determinada por uma delicada ação de equilibração entre os membros pró-apoptóticos e antiapoptóticos da família de proteínas BCL2. As proteínas pró-apoptóticas BAX e BAK são necessárias para a apoptose e promovem diretamente a permeabilização mitocondrial. Sua ação é inibida pelos membros antiapoptóticos dessa família, que são exemplificados por BCL2 e BCL-X_L. Uma terceira série de fatores que pertencem aos membros do "domínio BH3-*only*" da família BCL2, que incluem BAD, BID e PUMA, altera o equilíbrio entre os membros das famílias pró-apoptótica e antiapoptótica para que a atividade dos fatores pró-apoptóticos BAX e BAK seja aumentada. Quando as atividades de BAX e BAK predominam, elas formam poros na membrana mitocondrial que permitem ao citocromo c mitocondrial extravasar para dentro do citosol, onde se associa ao cofator chamado APAF-1 e desencadeia uma série de reações que ativam a caspase 9 e as caspases executoras como a caspase 3. Outro grupo de fatores que atuam como reguladores negativos da via intrínseca são os *inibidores das proteínas da apoptose* (IAPs, do inglês *inhibitor of apoptosis proteins*), que ligam a caspase 9 e impedem a apoptose.

Dentro desse sistema, é possível ilustrar os principais mecanismos pelos quais a apoptose é evitada pelas células cancerosas (ver Figura 6.24). Isso envolve principalmente a perda de p53, um componente-chave das etapas iniciais na via intrínseca, e maior expressão dos membros antiapoptóticos da família BCL2.

- *Perda da função de p53*: como já discutido, *TP53* geralmente está mutado nos cânceres no momento do diagnóstico. Além disso, a frequência das mutações em *TP53* é até mais elevada nas neoplasias que sofrem recidiva após a terapia citotóxica. A perda de

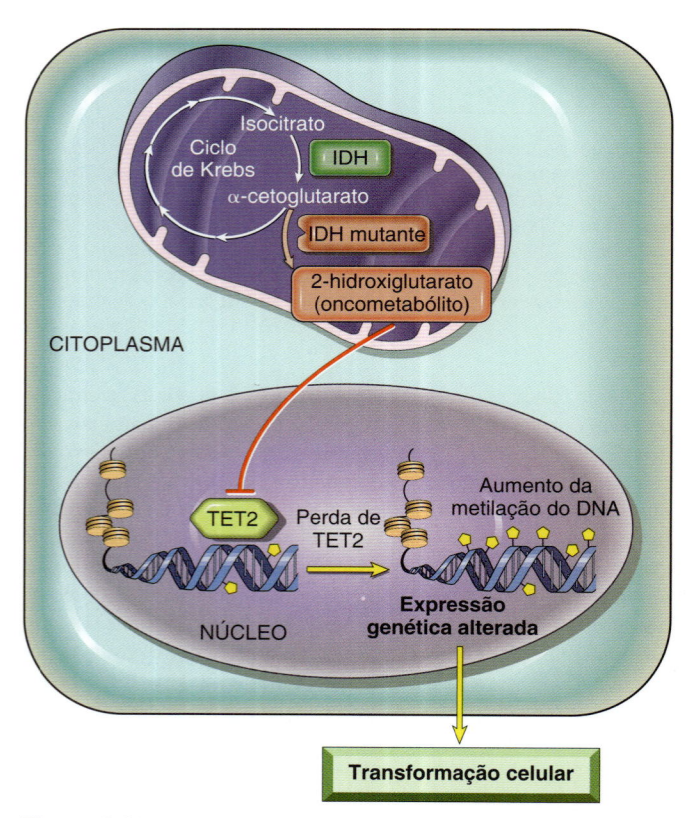

Figura 6.23 Ação proposta do oncometabólito 2-hidroxiglutarato (2-HG) nas células cancerosas com isocitrato desidrogenase (mIDH) mutada. Um efeito-chave gerado pelo 2-HG é a inibição da enzima TET2, que leva à metilação do DNA alterado e a alterações na expressão genética que podem promover a transformação de certos tipos celulares. *TET2*, tet metilcitosina dioxigenase 2.

é regulada positivamente pela perda de expressão de microRNAs específicos que normalmente atenuam a expressão de *BCL2*. Muitos outros mecanismos que levam à superexpressão dos membros antiapoptótico da família BCL2 foram descritos, particularmente no contexto de resistência à quimioterapia.

A identificação dos mecanismos pelos quais os cânceres se evadem da morte celular estimulou várias linhas de desenvolvimento de medicamentos direcionados. A restauração da função de p53 nas neoplasias com mutação de *TP53* é um problema a temer (em razão da dificuldade inerente de "consertar" os genes defeituosos), mas é possível nas neoplasias em que p53 está inativa em decorrência de superexpressão de MDM2, seu inibidor. Na realidade, estão sendo testados em estudos clínicos os inibidores de MDM2 que reativam p53 e induzem a apoptose nas neoplasias com amplificação do gene *MDM2*, como certos tipos de sarcoma. Mais impressionantes são os resultados alcançados com os fármacos que inibem a função de membros antiapoptóticos da família BCL2, particularmente a própria BCL2. Esses fármacos têm potente atividade contra as neoplasias caracterizadas pela superexpressão de BCL2 (como a leucemia linfocítica crônica) e são usados rotineiramente para tratar vários cânceres.

Potencial replicativo ilimitado (imortalidade)

As células neoplásicas, ao contrário das células normais, são capazes de replicação ilimitada. Como discutido anteriormente, no contexto do envelhecimento celular (Capítulo 1), a maioria das células humanas normais é capaz de 70 duplicações no máximo. Em seguida, as células perdem a capacidade de se dividir e entram em senescência replicativa. Esse fenômeno foi atribuído ao progressivo encurtamento dos telômeros nas extremidades dos cromossomos. Os telômeros com acentuada erosão são reconhecidos pelo mecanismo de reparo do DNA como quebras do DNA de dupla fita, o que leva à interrupção do ciclo celular e à senescência, mediada por p53 e RB. Nas células em que p53 ou RB são desativadas por mutações, a via não homóloga de ligação final é ativada em um esforço final para salvar a célula unindo as extremidades encurtadas de dois cromossomos. Esse sistema de reparo inadequadamente ativado resulta em cromossomos dicêntricos que se separam na anáfase, resultando então em novas quebras de DNA de dupla fita. A resultante instabilidade genômica decorrente de repetidos ciclos de quebra-fusão-ponte eventualmente produz catástrofe mitótica e morte por apoptose.

Segue-se que, para as neoplasias adquirirem a capacidade de crescer indefinidamente, a perda de restrições ao crescimento não é suficiente; é necessário também evitar a senescência celular e a catástrofe mitótica (Figura 6.25). Se uma célula conseguir reativar a telomerase, os ciclos de quebra-fusão-ponte cessam, e a célula é capaz de evitar a morte. Entretanto, durante o período de instabilidade genômica que precede a ativação da telomerase, numerosas mutações podem se acumular, aumentando então a progressão para malignidade. A telomerase, que é ativa nas células-tronco normais, está presente em níveis muito baixos ou ausentes na maioria das células somáticas. Em contraste, a manutenção do telômero é observada em todos os tipos de cânceres. Em 85 a 95% dos cânceres, isso se deve à regulação positiva da enzima telomerase. Como a telomerase readquire a expressão é algo ainda incompletamente conhecido, porém muitas neoplasias têm mutações no promotor do gene *TERT*, que codifica uma subunidade da telomerase; essas mutações levam a altos níveis da expressão de *TERT*. Os restantes 5 a 15% das neoplasias sem telomerase mantêm seus telômeros por meio de um mecanismo diferente denominado *alongamento alternativo dos telômeros*, um processo ainda pouco conhecido que depende da recombinação de DNA.

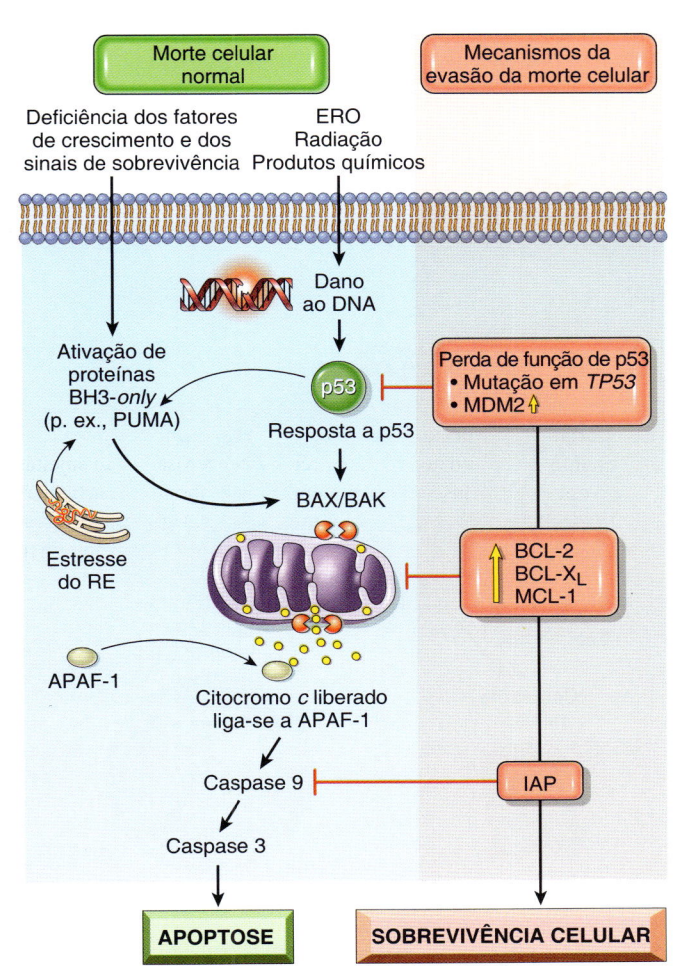

Figura 6.24 A via intrínseca de morte celular apoptótica e os mecanismos usados por células neoplásicas para se evadirem à morte celular apoptótica. A mais importante evasão aos mecanismos está na perda de função de p53 por meio de mutação do gene *TP53* ou superexpressão de MDM2, que leva à destruição de p53; ou por aumento das proteínas antiapoptóticas da família BCL-2. Com menos frequência, o aumento da expressão dos membros da família do inibidor da apoptose (IAP, do inglês *inhibitor of apoptose*) protege as células cancerosas contra a apoptose. *APAF-1*, fator 1 ativador da protease apoptótica; *ERO*, espécies reativas de oxigênio; *RE*, retículo endoplasmático.

função de p53 impede a regulação positiva de PUMA, um membro pró-apoptótico da família BCL2 que é um alvo direto de p53. Como resultado, as células sobrevivem aos níveis de dano ao DNA e de estresse celular que, de outra forma, resultariam em sua morte

- *Superexpressão dos membros antiapoptóticos da família BCL2*: a superexpressão de BCL2 é um evento comum que protege as células tumorais da apoptose e ocorre por meio de vários mecanismos. Um dos exemplos mais bem compreendidos é o linfoma folicular (Capítulo 10), uma neoplasia de células B com uma translocação característica (14;18)(q32;q21) que fusiona o gene *BCL2* (localizado em 18q21) ao gene da imunoglobulina de cadeia pesada transcricionalmente ativa (localizada em 14q32). A resultante superabundância de BCL2 protege os linfócitos contra a apoptose e aumenta a sua sobrevivência. Como os linfomas foliculares que superexpressam BCL2 surgem principalmente por meio da redução da morte celular, e não por uma proliferação celular explosiva, eles tendem a ser indolentes (crescimento lento). Em outras neoplasias, como a leucemia linfocítica crônica (Capítulo 10), parece que BCL2

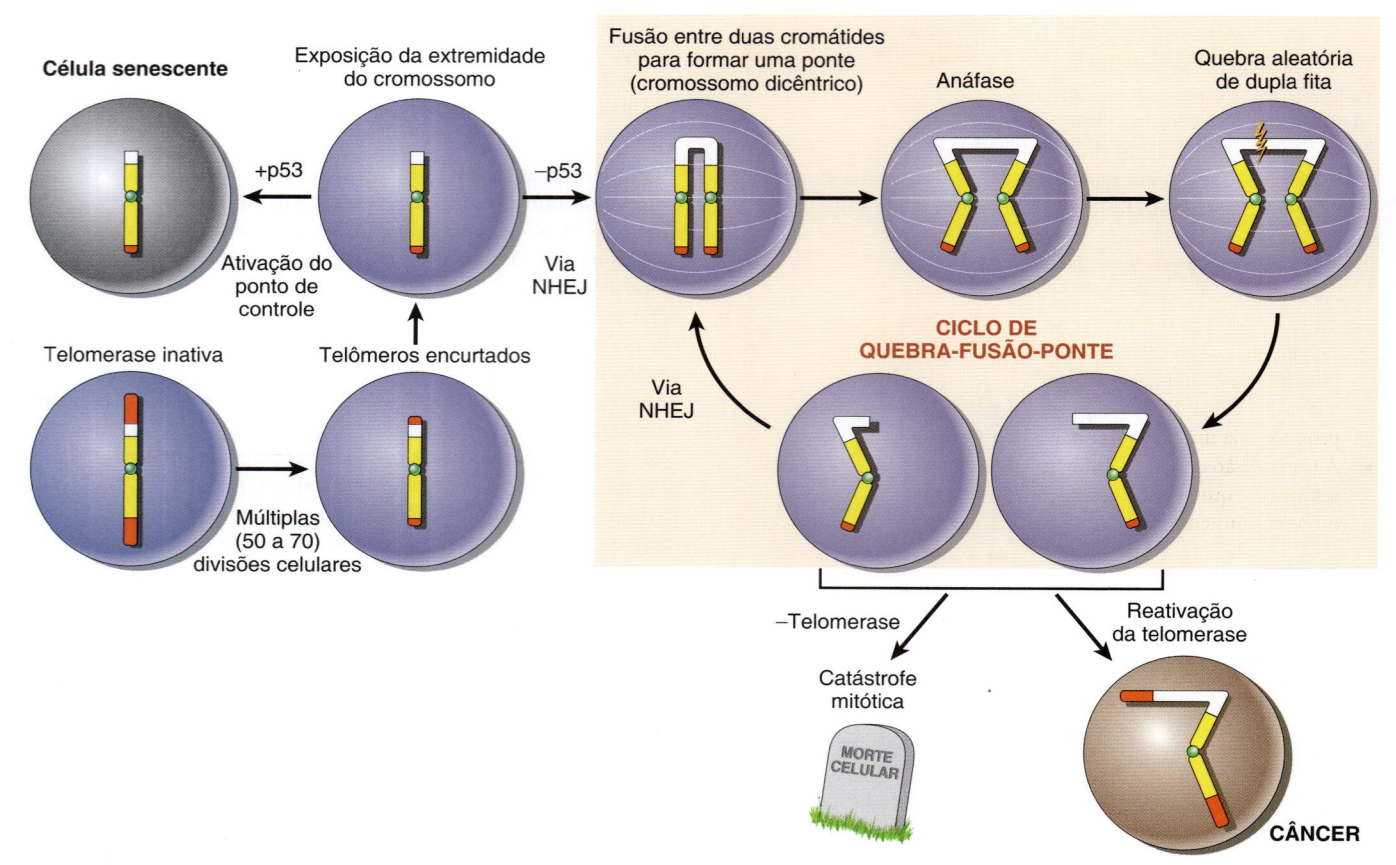

Figura 6.25 Escape de células da senescência replicativa e da catástrofe mitótica causadas por encurtamento do telômero. A erosão dos telômeros no decorrer de muitas divisões celulares eventualmente deixa uma extremidade cromossômica "desnuda" que é percebida como uma quebra de DNA de dupla fita. Nas células com p53 funcional, isso leva ao aumento dos genes que impulsionam as células para um estado senescente não replicativo. Na ausência de p53, a divisão celular ocorre sem diminuição e as extremidades sem telômeros dos cromossomos podem ser unidas por meio de um processo de reparo propenso a um erro chamado união terminal não homóloga (NHEJ, do inglês *nonhomologous end joining*). O resultante cromossomo dicêntrico é propenso a uma quebra aleatória seguida por rodadas adicionais da fusão do cromossomo, um processo referido como ciclo de quebra-fusão-ponte. Eventualmente, devido ao extenso dano ao cromossomo, múltiplas rodadas do ciclo de quebra-fusão-ponte levam à catástrofe mitótica e à morte celular. Entretanto, essas células podem ser resgatadas se a telomerase for reativada, e a expressão alterada dos genes do câncer nessas células danificadas pode levar ao desenvolvimento da doença.

Angiogênese sustentada

Mesmo que uma neoplasia sólida tenha todas as aberrações genéticas necessárias para a transformação maligna, ela não pode aumentar além de 1 a 2 mm de diâmetro, a não ser que tenha um suprimento sanguíneo. Assim, a capacidade de induzir a angiogênese é uma característica importante de todos os cânceres. Presumivelmente, a zona de 1 a 2 mm representa a distância máxima através da qual o oxigênio, os nutrientes e os resíduos podem se difundir para os vasos sanguíneos e a partir deles. Os cânceres em crescimento estimulam a neoangiogênese, durante a qual novos vasos brotam dos capilares já existentes. A neovascularização possui um duplo efeito sobre o crescimento tumoral: a perfusão supre os nutrientes necessários e o oxigênio, e as células endoteliais recém-formadas estimulam o crescimento das células neoplásicas adjacentes ao secretarem fatores crescimento, como os fatores de crescimento semelhantes à insulina (IGFs, do inglês *insulin-like growth factors*) e o PDGF. Apesar da eficácia da vasculatura tumoral resultante em liberar nutrientes e remover resíduos, ela não é normal; os vasos intratumorais são exsudativos e dilatados, além de terem um padrão de conexão casual, características estas que podem ser detectadas por angiografias. Esses vasos anormais contribuem ainda mais para o potencial metastático.

Como os tumores em crescimento desenvolvem um suprimento sanguíneo? O atual paradigma é que a **angiogênese é controlada pelo equilíbrio entre promotores e inibidores da angiogênese; nos tumores angiogênicos, esse equilíbrio está distorcido em favor dos promotores**. No início de seu desenvolvimento, a maioria dos tumores não induz a angiogênese. Carentes de nutrientes, esses tumores permanecem pequenos ou *in situ*, possivelmente por anos, até que uma *alternância angiogênica* ponha fim a esse estádio de quiescência vascular. A base molecular da alternância angiogênica envolve maior produção de fatores angiogênicos e/ou uma perda de inibidores angiogênicos. Esses fatores podem ser produzidos pelas próprias células neoplásicas, pelas células inflamatórias (p. ex., macrófagos) ou plas células estromais residentes (p. ex., fibroblastos associados ao tumor). As proteases elaboradas pelas células neoplásicas ou pelas células estromais em resposta à neoplasia também estão envolvidas na regulação do equilíbrio entre fatores angiogênicos e antiangiogênicos. Muitas proteases podem liberar o fator de crescimento de fibroblasto básico pró-angiogênico, que é armazenado na MEC; por outro lado, os inibidores da angiogênese, da angiostatina e da endostatina são produzidos por clivagem proteolítica de plasminogênio e colágeno, respectivamente.

O equilíbrio local entre fatores angiogênicos e antiangiogênicos é influenciado por vários fatores:

- A relativa falta de oxigênio decorrente de hipoxia estabiliza HIF1α, um fator de transcrição sensível ao oxigênio, que então ativa a transcrição de citocinas pró-angiogênicas, como o fator de crescimento endotelial vascular (VEGF, do inglês *vascular endothelial growth factor*). Esses fatores criam um gradiente angiogênico que estimula a proliferação de células endoteliais e guia o crescimento de novos vasos em direção à neoplasia
- As mutações envolvendo supressores tumorais e oncogenes nos cânceres também favorecem a angiogênese. Por exemplo, p53 estimula a expressão de moléculas antiangiogênicas, como a trombospondina-1, e reprime a expressão de moléculas pró-angiogênicas, como o VEGF. Assim, a perda de p53 nas células neoplásicas proporciona um ambiente mais permissivo para a angiogênese
- A transcrição de VEGF também é influenciada pelos sinais da via RAS/MAP quinase, e as mutações com ganho de função em *RAS* ou *MYC* aumentam a produção de VEGF. Os níveis elevados de VEGF podem ser detectados no soro e na urina em uma significativa fração de pacientes com câncer.

A ideia de que a angiogênese é essencial para o crescimento de neoplasias sólidas até um tamanho clinicamente significativo proporcionou um ímpeto poderoso para o desenvolvimento de agentes terapêuticos de bloqueio à angiogênese. Esses agentes agora fazem parte do arsenal usado pelos oncologistas contra os cânceres; um exemplo cardinal é o bevacizumabe, um anticorpo monoclonal que neutraliza a atividade do VEGF e está aprovado para uso no tratamento de vários cânceres. Entretanto, os inibidores da angiogênese não se mostraram tão eficazes quanto o esperado originalmente; eles podem prolongar a vida, mas normalmente por apenas alguns meses e a um elevado custo financeiro. Os mecanismos subjacentes à persistência e à progressão final dos cânceres em face da terapia com inibidores da angiogênese são complexos e podem envolver uma mudança para outros fatores angiogênicos que não o VEGF, fatores estes que não são inibidos pela terapia anti-VEGF ou pelas alterações de comportamento neoplásico, como a adoção de um fenótipo mais invasivo localmente. O modesto benefício da terapia antiangiogênica ressalta a capacidade que os cânceres avançados têm de contornar as terapias direcionadas para as células de suporte estromal geneticamente estáveis, como o endotélio.

Invasão e metástase

A invasão e a metástase, as principais causas de morbidade e mortalidade relacionadas ao câncer, devem-se a complexas interações envolvendo as células cancerosas, as células estromais e a matriz extracelular (MEC). Essas interações podem ser fragmentadas em uma série de etapas, que consistem em invasão local, penetração em vasos sanguíneos e vasos linfáticos, trânsito através da vasculatura, extravasamento a partir dos vasos, formação de micrometástases e crescimento de micrometástases dentro de neoplasias macroscópicas (Figura 6.26). Essa sequência de etapas pode ser interrompida em qualquer estádio por fatores relacionados ao hospedeiro ou à neoplasia. Para fins de discussão, a cascata metastática pode ser subdividida em duas fases: (1) invasão da MEC e (2) disseminação vascular e autodirecionamento das células neoplásicas.

Invasão da matriz extracelular

Os tecidos humanos são organizados em uma série de compartimentos separados dos demais por dois tipos de MEC: membranas basais e tecido conjuntivo intersticial. Embora organizados de forma diferente, ambos os tipos de MEC são compostos de colágenos, glicoproteínas

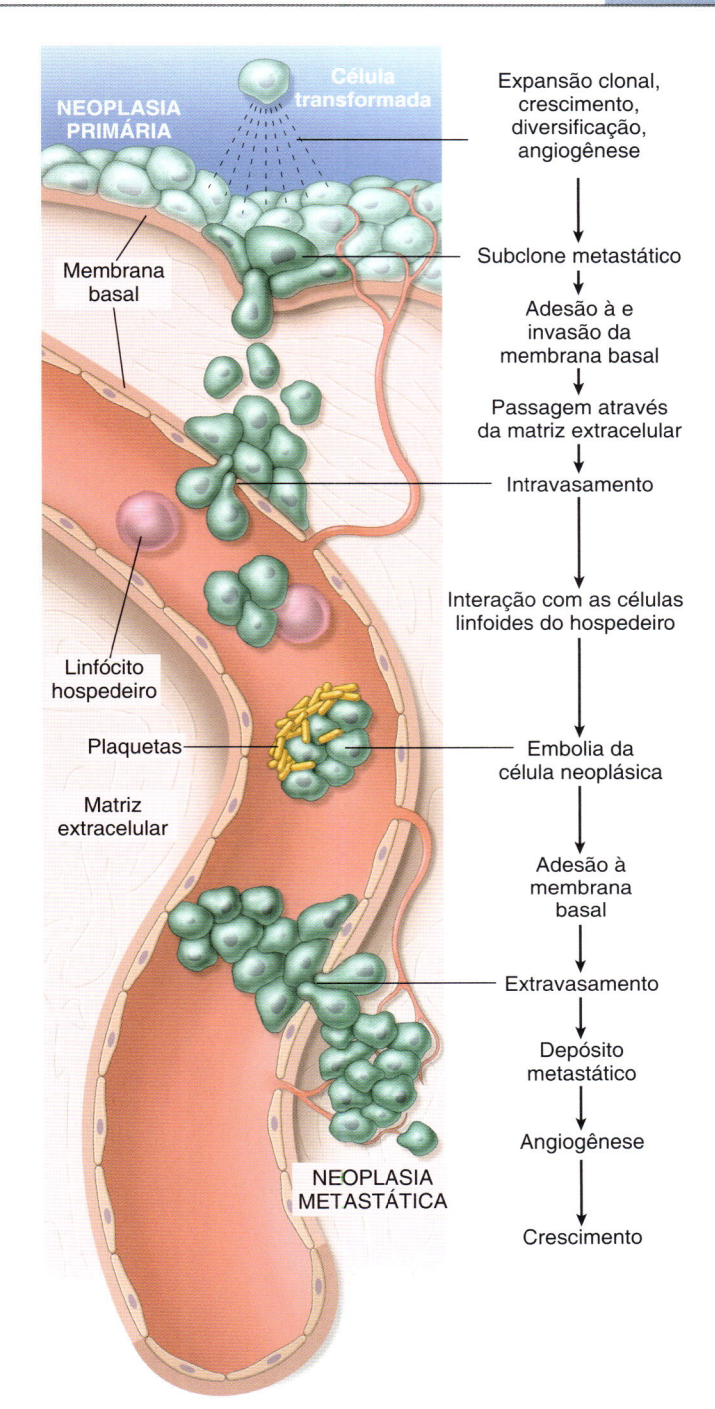

Figura 6.26 Cascata metastática: as etapas sequenciais envolvidas na disseminação hematogênica de uma neoplasia.

e proteoglicanos. As células neoplásicas precisam interagir com a MEC em vários estádios na cascata metastática (ver Figura 6.26). Primeiramente, uma célula de carcinoma precisa violar a membrana basal subjacente, e então atravessar o tecido conjuntivo intersticial e, finalmente, ter acesso à circulação ao penetrar na membrana basal vascular. Esse processo é repetido de maneira reversa quando a embolia da célula neoplásica extravasa para um sítio distante. A invasão da MEC dá início à cascata metastática, e é um processo ativo que pode ser resolvido em várias etapas sequenciais (Figura 6.27):

- *Afrouxamento das conexões intercelulares entre as células neoplásicas*: como mencionado anteriormente, as E-caderinas atuam como colas intercelulares, e suas porções citoplasmáticas ligam-se à β-catenina (ver Figura 6.21). As moléculas adjacentes de E-caderina mantêm as células unidas; além disso, como discutido anteriormente, a E-caderina pode transmitir sinais anticrescimento por meio do sequestro de β-catenina. A função da E-caderina está diminuída em muitos cânceres epiteliais por meio de inativação mutacional dos genes da E-caderina, da ativação de genes da β-catenina ou da expressão inapropriada dos fatores de transcrição SNAIL e TWIST, que suprimem a expressão da E-caderina

- *Degradação local da membrana basal e do tecido conjuntivo intersticial*: as células tumorais podem secretar enzimas proteolíticas ou induzir as células estromais (p. ex., fibroblastos e células inflamatórias) a elaborar proteases. Múltiplas proteases diferentes, tais como as metaloproteinases da matriz (MMPs, do inglês *matrix metalloproteinases*), a catepsina D e o ativador de plasminogênio uroquinase, foram implicadas na invasão de células neoplásicas. As MMPs regulam a invasão neoplásica não apenas pela remodelagem dos componentes insolúveis da membrana basal e da matriz intersticial, mas também pela liberação dos fatores de crescimento sequestrados na MEC, que têm efeitos quimiotáticos, angiogênicos e promotores do crescimento. Por exemplo, a MMP-9 é uma gelatinase que cliva o colágeno tipo IV nas membranas basal, epitelial e vascular, e estimula a liberação de VEGF dos *pools* sequestrados na MEC. As neoplasias benignas da mama, do cólon e do estômago mostram pouca atividade da colagenase tipo IV, enquanto em suas contrapartes malignas ocorre a superexpressão dessa enzima. Concomitantemente, para que o equilíbrio se incline a favor da degradação tecidual, os níveis de inibidores de metaloproteinase devem estar reduzidos. A superexpressão de MMPs e de outras proteases foi relacionada a muitas neoplasias malignas
- *Alterações da fixação das células neoplásicas às proteínas da MEC*: as células epiteliais normais possuem receptores, como as integrinas, para a laminina e os colágenos da membrana basal localizados em suas superfícies basais; esses receptores ajudam a manter as células em um estado diferenciado, polarizado e de repouso. A perda de adesão nas células normais leva à indução da apoptose, mas as células neoplásicas são resistentes a essa forma de morte celular. Além disso, a matriz nos próprios cânceres é modificada de modo a promover invasão e metástase. Por exemplo, a clivagem das proteínas da membrana basal colágeno IV e laminina pela MMP-2 e pela MMP-9 gera novos sítios que se ligam aos receptores nas células neoplásicas e estimulam a migração
- A *locomoção* é a etapa final da invasão ao impelir as células neoplásicas através das membranas basais degradadas e submetidas à proteólise na MEC. A migração é um processo complexo com múltiplas etapas que envolvem muitas famílias de receptores e proteínas de sinalização que, eventualmente, interferem no citoesqueleto de actina. Esse movimento parece ser potencializado e direcionado pelas citocinas derivadas das células estromais; estas últimas incluem o fator de crescimento do hepatócito/fator de dispersão (HGF, do inglês *hepatocyte growth factor*/SCF, do inglês *scatter factor*), que se liga aos receptores nas células neoplásicas. Os níveis de HGF/SCF estão elevados nas bordas avançadas dos cânceres altamente invasivos, como a neoplasia cerebral glioblastoma, o que apoia o seu papel na motilidade. Certos produtos da clivagem dos componentes da matriz (p. ex., colágeno, laminina) e alguns fatores de crescimento (p. ex., fatores de crescimento semelhantes à insulina 1 e 2) também têm atividade quimiotática sobre as células neoplásicas.

Também se torna claro que as células estromais que circundam as células neoplásicas participam de eventos recíprocos de sinalização que permitem múltiplas características diferenciais do câncer

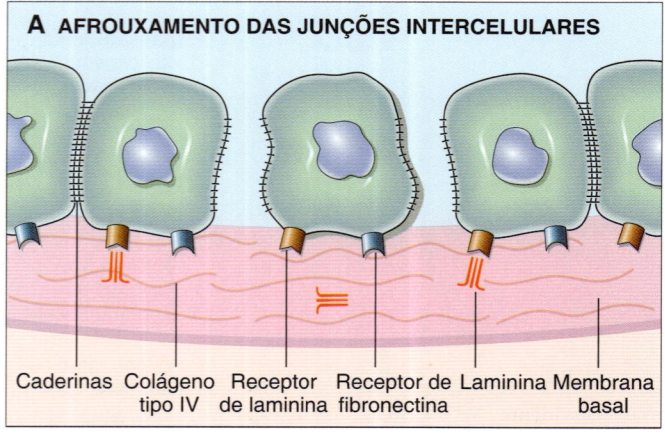

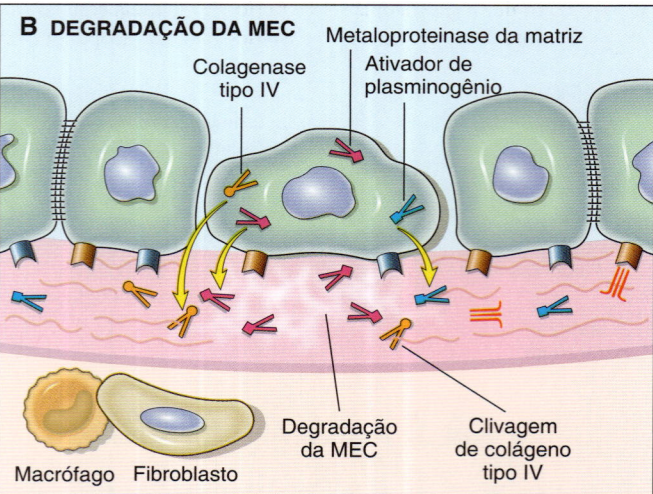

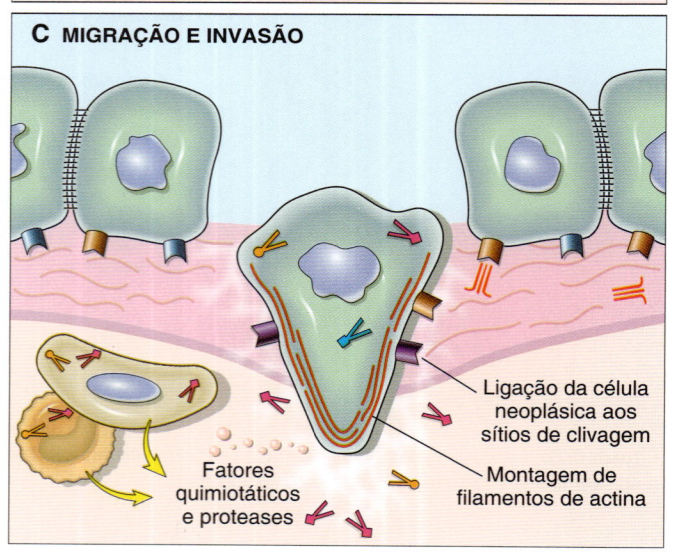

Figura 6.27 Sequência de eventos na invasão das membranas basais epiteliais pelas células neoplásicas. **A.** As células neoplásicas desprendem-se umas das outras em razão da reduzida expressão das moléculas de adesão como as caderinas e (**B**) produzem várias proteases que digerem a membrana basal da matriz extracelular (MEC). Sob a influência de fatores quimiotáticos produzidos pelas células inflamatórias e pelas e células estromais (**C**), que também produzem proteases adicionais, as células neoplásicas adotam um fenótipo invasivo, acompanhando então os sítios de ligação que são criados em parte por clivagem da MEC.

(discutidas adiante). Por exemplo, uma variedade de estudos demonstrou que os fibroblastos associados à neoplasia exibem uma expressão alterada dos genes codificadores de moléculas da MEC, proteases, inibidores de proteases e vários fatores de crescimento e quimiocinas/citocinas, os quais podem influenciar a invasão neoplásica e o extravasamento, bem como a resposta imunológica do hospedeiro. As células imunológicas infiltrativas têm papéis igualmente complexos. As neoplasias mais bem-sucedidas podem ser aquelas capazes de cooptar as atividades das células estromais.

Disseminação vascular e autodirecionamento das células neoplásicas

Em razão de suas propriedades invasivas, as células neoplásicas geralmente escapam de seus locais de origem e entram na circulação. É reconhecido atualmente pelos estudos de "biopsias líquidas" (amostras de sangue obtidas de pacientes com neoplasias sólidas) que milhões de células neoplásicas são eliminadas diariamente até mesmo de pequenos cânceres; portanto, tanto as células neoplásicas como o DNA derivado da neoplasia podem ser detectados na circulação. A maioria dessas células neoplásicas circula como células únicas, enquanto outras formam êmbolos por meio de agregação e adesão aos elementos do sangue circulante, particularmente as plaquetas.

Por causa da facilidade de acesso das células neoplásicas à circulação, torna-se aparente que a capacidade das células cancerosas em deixar a circulação, invadir e crescer até alcançar tamanhos clinicamente significativos em outros locais no corpo é altamente ineficiente. Vários fatores parecem limitar o potencial metastático das células neoplásicas circulantes. Enquanto se encontram na circulação, as células neoplásicas são vulneráveis à destruição pelas células imunológicas do hospedeiro (discutidas adiante), e pode então ser muito mais difícil o processo de adesão aos leitos vasculares normais e a invasão de tecidos normais distantes do que a sua evasão a partir do câncer. Mesmo após o extravasamento, as células neoplásicas podem encontrar dificuldade para crescer em um local diferente daquele de sua origem por falta do crucial suporte estromal ou por causa do reconhecimento e da supressão por parte das células imunológicas residentes. De fato, o conceito de dormência tumoral, que se refere à prolongada sobrevivência de micrometástases sem progressão, é bem descrito no melanoma, bem como nos carcinomas de mama e de próstata. A dormência das células neoplásicas em locais distantes pode ser a última defesa contra a doença metastática clinicamente significativa.

Apesar desses fatores limitantes, praticamente todas as neoplasias malignas, se negligenciadas, eventualmente produzirão metástases macroscópicas. **O local em que surgem as metástases está relacionado a dois fatores: a localização anatômica e a drenagem vascular da neoplasia primária, e o tropismo de determinadas neoplasias específicas de tecidos.** Como mencionado anteriormente, a maioria das metástases ocorre no primeiro leito capilar disponível para a neoplasia, daí decorre a frequência de metástases para fígado e pulmão. Entretanto, as vias naturais de drenagem não explicam totalmente a distribuição das metástases, particularmente no caso de neoplasias específicas com tendência a metastatizar para tecidos específicos. Embora os mecanismos moleculares da colonização de locais distantes pelas células neoplásicas ainda estejam sendo elucidados, aparentemente um tema consistente é o de que as células neoplásicas secretam citocinas, fatores de crescimento e proteases que atuam nas células estromais residentes, as quais, por sua vez, tornam o sítio metastático habitável para a célula cancerosa.

Metástase

É de fundamental importância em oncologia a indagação: por que algumas neoplasias invadem apenas localmente enquanto outras emitem metástases? Mesmo nas neoplasias que metastatizam há diferenças na frequência e na extensão das metástases. Ainda faltam respostas satisfatórias. Alguma variação na metástase relaciona-se claramente com as diferenças inerentes ao comportamento de neoplasias específicas; por exemplo, o carcinoma de pulmão de pequenas células praticamente sempre metastatiza para locais distantes, enquanto algumas neoplasias, como o carcinoma basocelular, raramente o fazem. Em geral, é mais provável a metástase de neoplasias grandes do que a de pequenas, presumivelmente porque (sendo tudo o mais semelhante) as neoplasias grandes já estavam presentes no paciente por períodos de tempo mais longos, o que proporciona chances adicionais para a ocorrência de metástases. Entretanto, o tamanho e o tipo da neoplasia não podem explicar adequadamente o comportamento de cânceres individuais, e ainda está em aberto a questão de ser a metástase meramente probabilística (uma questão de chance multiplicada pelo número de células neoplásicas e período) ou se ela reflete diferenças intrínsecas no potencial metastático de cada neoplasia (um modelo determinista).

O modelo determinista propõe que a metástase é inevitável em certas neoplasias porque as células neoplásicas crescem e acumulam aleatoriamente todas as mutações necessárias para a metástase. Entretanto se comprovou difícil a identificação das mutações específicas da metástase, bem como os padrões metastáticos específicos da expressão genética. Uma ideia alternativa é a de que algumas neoplasias adquirem todas as mutações necessárias para a metástase no início de seu desenvolvimento, e que essas neoplasias são destinadas à progressão. De acordo com essa visão, a metástase é uma propriedade intrínseca da neoplasia que se desenvolve inicialmente durante a carcinogênese. Esses mecanismos não são mutuamente exclusivos e são objeto de contínua pesquisa.

Outra questão em aberto é a existência ou não de genes cuja principal contribuição, ou a única, é controlar a expressão das proteínas que promovem a metástase. Dentre os candidatos a tais "oncogenes de metástase", estão aqueles codificadores de SNAIL e TWIST, fatores de transcrição cuja função primária é promover a EMT. Na EMT, as células do carcinoma realiza a regulação negativa de certos marcadores epiteliais (p. ex., E-caderina) e a regulação positiva de certos marcadores mesenquimais (p. ex., vimentina, actina de músculo liso). Essas alterações moleculares são acompanhadas por alterações fenotípicas, como a alteração morfológica de uma célula epitelioide em formato poligonal para um formato fusiforme mesenquimal junto com o aumento da produção de enzimas proteolíticas que promovem a migração e a invasão. Acredita-se que essas alterações favoreçam o desenvolvimento de um fenótipo pró-migratório que é essencial para a metástase. A perda de expressão de E-caderina parece ser um evento-chave na EMT, e SNAIL e TWIST são repressores transcricionais que diminuem a expressão de E-caderina. Ainda não está esclarecida de que maneira é estimulada a expressão desses reguladores transcricionais másteres em neoplasias.

Evasão da vigilância imunológica

As terapias que permitem que o sistema imunológico do hospedeiro reconheça e destrua as células cancerosas se tornaram uma realidade recentemente, em grande parte por causa de uma compreensão mais clara dos mecanismos que permitem a evasão das células cancerosas à resposta do hospedeiro. Paul Ehrlich concebeu pela primeira vez a ideia de que as células neoplásicas podem ser reconhecidas como "estranhas" e eliminadas pelo sistema imunológico. Subsequentemente, Lewis Thomas e Macfarlane Burnet formalizaram esse conceito cunhando o termo *vigilância imunológica* baseados na premissa de que uma função normal do sistema imunológico é "escanear" constantemente o corpo para detecção do surgimento de células malignas e sua destruição. Essa ideia foi apoiada por muitas observações: a demonstração direta de células T específicas para neoplasias e anticorpos em pacientes; os dados que mostram que a extensão e a qualidade dos infiltrados imunológicos nos cânceres geralmente se correlacionam com o resultado; a incidência maior de certos cânceres nas pessoas imunodeficientes e nos camundongos; e mais recentemente, e de forma mais direta, o grande sucesso da imunoterapia no tratamento de vários cânceres.

Os fatores específicos que influenciam o resultado das interações das células neoplásicas com o sistema imunológico do hospedeiro são numerosos e ainda estão sendo definidos. Diante dessa complexidade, é útil considerar alguns princípios abrangentes:

- As células cancerosas expressam uma variedade de antígenos que estimulam o sistema imunológico do hospedeiro, que parece ter um importante papel na prevenção do surgimento de cânceres
- Apesar da antigenicidade das células cancerosas, a resposta imunológica às neoplasias estabelecidas é ineficaz, e em alguns casos pode de fato promover o crescimento do câncer como consequência de alterações adquiridas que permitem a evasão das células cancerosas às respostas imunológicas antitumorais e favorecem as respostas imunológicas pró-tumorais
- Os mecanismos definidores da evasão imunológica e a "imunomanipulação" pelas células cancerosas levaram a novas imunoterapias eficazes com ação na reativação das respostas imunológicas latentes do hospedeiro.

Antígenos tumorais

Os cânceres expressam vários tipos de antígenos que podem ser reconhecidos pelo sistema imunológico como estranhos. Várias fontes desses antígenos tumorais são reconhecidas.

- Os *neoantígenos* gerados pelas variadas mutações encontradas nos cânceres são sequências de proteína que o sistema imunológico não viu e, por essa razão, não apenas não é tolerante a eles, mas pode reagir contra eles. As mutações que podem dar origem aos neoantígenos incluem não apenas as mutações condutoras, mas também as mutações passageiras, que são particularmente abundantes nos cânceres causados por exposições mutagênicas (p. ex., luz solar, tabagismo). Dentre as muitas sequências de nova proteína que são produzidas pelos genes mutados, aquelas que atuam como antígenos são as que se ligam às moléculas específicas do HLA do paciente e, portanto, podem ser apresentadas às células T do paciente
- As *proteínas não mutadas* expressas pelas células tumorais também podem estimular a resposta imunológica do hospedeiro. Um desses antígenos é a *tirosinase*, uma enzima envolvida na biossíntese de melanina, e que é expressa somente em melanócitos e melanomas normais. Pode ser surpreendente que o sistema imunológico seja capaz de responder a esse autoantígeno normal. A provável explicação é que a tirosinase é produzida normalmente em quantidades tão pequenas e em tão poucas células normais que não é identificada pelo sistema imunológico e não consegue induzir tolerância. Outro grupo de antígenos tumorais, os *antígenos câncer-testículo*, é codificado por genes que são silenciosos em todos os tecidos adultos, com exceção das células germinativas no testículo – de onde provém o seu nome. Embora a proteína esteja presente no testículo, ela não é expressa na superfície celular em uma forma passível de ser reconhecida pelas células T CD8+ porque o espermatozoide não expressa moléculas do complexo de histocompatibilidade principal (MHC, do inglês *major histocompatibility complex*) de classe I. Assim, para todos os fins práticos, esses antígenos são específicos da neoplasia e, portanto, capazes de estimular as respostas imunológicas antineoplásicas

- As *proteínas virais* que são expressas nas células cancerosas transformadas pelos vírus oncogênicos são uma outra classe importante de antígenos tumorais. Os mais potentes desses antígenos são as proteínas produzidas pelas células infectadas de forma latente por vírus do DNA, dos quais os mais importantes são o papilomavírus humano (HPV, do inglês *human papillomavirus*) e o vírus Epstein-Barr (EBV, do inglês *Epstein-Barr virus*). Há abundantes evidências de que os linfócitos T citotóxicos (CTLs, do inglês *cytotoxic T lymphocytes*) identificam os antígenos virais e têm importantes papéis na vigilância contra neoplasias induzidas por vírus por sua capacidade de reconhecer e matar células infectadas por vírus. De modo mais notável, inúmeros cânceres associados aos vírus oncogênicos, incluindo o carcinoma cervical associado ao HPV e os linfomas de célula B relacionados ao EBV, ocorrem em taxas significativamente mais elevadas nos indivíduos com imunidade de célula T defeituosa, como os pacientes infectados pelo vírus da imunodeficiência humana (HIV, do inglês *human immunodeficiency virus*).

Respostas imunológicas eficazes aos antígenos tumorais

O principal mecanismo imunológico da erradicação de neoplasias consiste no extermínio das células neoplásicas pelos linfócitos T citotóxicos específicos para antígenos tumorais. Parece provável que as reações imunológicas aos cânceres sejam iniciadas pela morte de células cancerosas individuais, que ocorre com alguma frequência em todos os cânceres em razão de crescimento desregulado, estresses metabólicos e hipoxia decorrente de suprimento sanguíneo insuficiente. Quando as células neoplásicas morrem, elas liberam "sinais de perigo" (dano associado aos padrões moleculares, ver Capítulo 5) que estimulam as células imunes inatas, dentre as quais os fagócitos residentes e as células apresentadoras de antígenos. Acredita-se que algumas das células mortas sejam fagocitadas pelas células dendríticas, as quais migram para os linfonodos drenantes e apresentam neoantígenos tumorais no contexto de moléculas do MHC de classe I. Os antígenos tumorais exibidos são identificados pelos linfócitos T citotóxicos específicos para antígenos (CTLs, do inglês *antigen-specific cytotoxic T lymphocytes*), que se tornaram ativados, proliferam e se deslocam para o local da neoplasia, onde reconhecem e matam as células neoplásicas que apresentam antígenos tumorais no contexto de suas próprias moléculas do MHC de classe I (Figura 6.28). As células T auxiliares produtoras de IFN-γ da subpopulação Th1, que também podem ser induzidas pelo reconhecimento de antígenos tumorais, podem ativar macrófagos e, portanto, contribuir para a destruição de neoplasias.

Como será discutido de forma breve, algumas das mais fortes evidências da importância das respostas do CTL na imunovigilância originam-se da caracterização de cânceres humanos estabelecidos, que geralmente apresentam mutações adquiridas que impedem que os CTLs reconheçam as células neoplásicas como "estranhas". Em estudos de grande porte sobre uma ampla variedade de neoplasias humanas, também se notou que os níveis elevados de CTLs infiltrativos e de células Th1 correlacionam-se com melhores resultados clínicos. Embora outros tipos celulares, como as células *natural killer*, tenham sido implicados nas respostas antitumorais, acredita-se que a qualidade e a força das respostas do CTL sejam de suma importância.

Evasão imunológica dos cânceres

As respostas imunológicas geralmente falham em verificar o crescimento neoplásico ou porque os cânceres escapam do reconhecimento imunológico ou porque resistem aos mecanismos

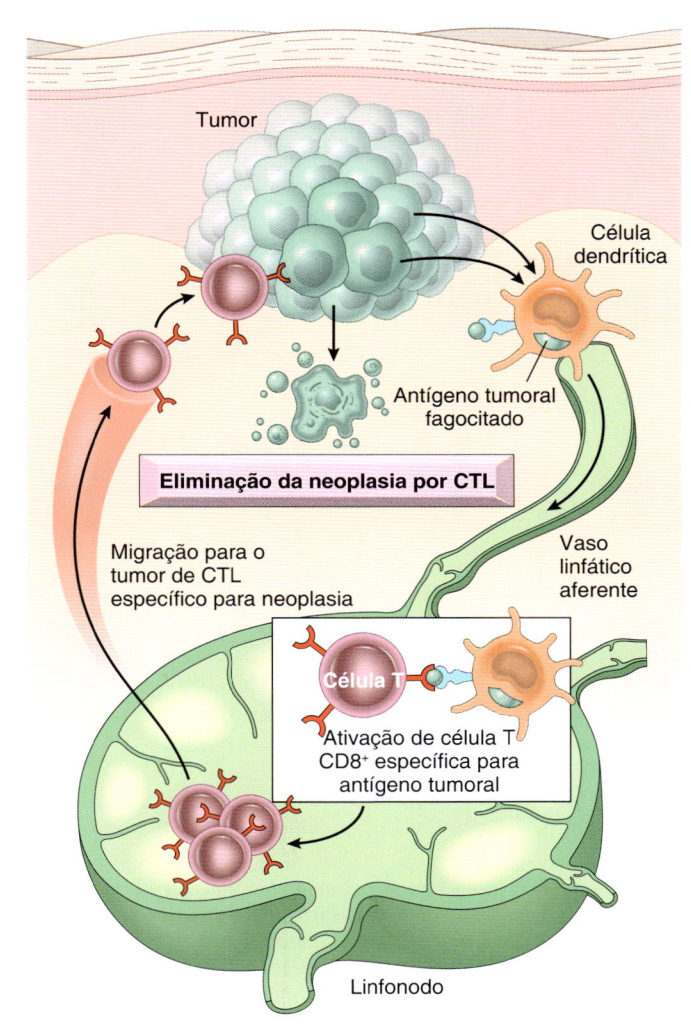

Figura 6.28 Reconhecimento de antígenos tumorais e indução de resposta antitumoral de célula T CD8+ citotóxica. *CTL*, linfócito T citotóxico. (Adaptada de Abbas AK, Lichtman AH, Pillai S: *Cellular and Molecular Immunology*, ed 9, Philadelphia, 2018, Elsevier.)

imunológicos efetores. Como o sistema imunológico é capaz de identificar e eliminar os cânceres nascentes, segue-se que as neoplasias que alcançam tamanhos clinicamente significativos devem ser compostas de células que sejam invisíveis ao sistema imunológico do hospedeiro, ou que expressam fatores que suprimem ativamente a sua imunidade. O termo *imunoedição do câncer* é usado para descrever a capacidade do sistema imunológico de promover a seleção darwiniana de subclones neoplásicos que são mais aptos a evitar a imunidade do hospedeiro ou até a manipular o sistema imunológico. Como as respostas do CTL parecem ser a defesa mais importante do hospedeiro contra as neoplasias, não deve causar surpresa que as células neoplásicas exibam uma variedade de alterações que anulam tais respostas. Dentre estas, estão as mutações adquiridas na β_2-microglobulina que impedem a concentração das moléculas funcionais do MHC de classe I e aumentam a expressão de uma variedade de proteínas inibidoras da ativação ou da função do CTL. Essas proteínas atuam deflagrando o que é referido como *pontos de controle imunológicos*, vias inibidoras que normalmente são cruciais para a manutenção da autotolerância e do controle da extensão e da duração das respostas imunológicas para minimizar o dano tecidual colateral.

Um dos pontos de controle imunológicos mais bem caracterizados envolve a proteína chamada PD-L1 (do inglês *programmed cell death ligand 1* [ligante 1 de morte celular programada]), que geralmente é expressa na superfície das células neoplásicas e nas células mieloides como os macrófagos no infiltrado tumoral (Figura 6.29). Quando PD-L1 se acopla a seu receptor, PD-1, nos CTLs, estes se tornam irresponsivos e perdem a capacidade de matar as células neoplásicas. Os estudos experimentais identificaram várias outras vias do ponto de controle imunológico envolvendo diferentes ligantes e receptores que também foram implicados na imunoevasão das neoplasias. Um deles é o CTLA-4, um receptor expresso nas células T que inibe a ativação da célula T. As células T responsivas aos antígenos tumorais aumentam sua expressão de PD-1 e CTLA-4, ambos eventos reguladores normais que servem para atenuar as respostas imunológicas.

A descoberta dos pontos de controle que desativam a imunidade antineoplásica levou ao desenvolvimento de anticorpos que bloqueiam esses pontos de controle e liberam os "freios" na resposta imunológica. As atuais terapias de bloqueio do ponto de controle contra alvos como CTLA-4, PD-1 e PD-L1 resultaram em taxas de resposta de 10 a 30% em uma variedade de neoplasias sólidas (p. ex., melanoma, câncer de pulmão, câncer de bexiga), e até em taxas mais altas em algumas malignidades hematológicas como o linfoma de Hodgkin (Capítulo 10). Como esses pontos de controle evoluíram para impedir as respostas aos autoantígenos (Capítulo 5), os pacientes tratados com inibidores do ponto de controle desenvolvem várias manifestações autoimunes, tais como colite e outros tipos de inflamação sistêmica. A maioria dessas reações pode ser controlada com agentes anti-inflamatórios, mas algumas vezes elas são graves o suficiente para tornar necessária a interrupção do tratamento. A terapia de bloqueio do ponto de controle tem potencial para induzir remissões de longa duração e até curas, pois, quando a resposta imunológica é liberada, ela induz o desenvolvimento de linfócitos de memória que continuam a oferecer proteção por longos períodos. Um dos desafios da terapia de bloqueio do ponto de controle é que, apesar de ser imensamente promissora, apenas uma minoria de neoplasias apresenta resposta. Um grande esforço tem sido envidado para se compreender o porquê dessa circunstância e como se pode aumentar a frequência das neoplasias responsivas. Previsivelmente, as neoplasias com elevadas taxas de mutação (geralmente secundárias ao reparo de incompatibilidade e a defeito nas DNA polimerases, discutidos adiante) produzem abundantes neoantígenos e, em média, eles são mais responsivos ao bloqueio do ponto de controle. De fato, essa terapia está aprovada para todos os cânceres recorrentes ou metastáticos com defeitos no reparo de incompatibilidade independentemente das características histológicas ou da célula de origem – o primeiro exemplo de uma terapia contra o câncer baseada somente na assinatura mutacional da neoplasia.

A notável resposta dos cânceres avançados aos inibidores dos pontos de controle imunológicos impulsionou outros estudos com foco no aproveitamento do sistema imunológico no combate ao câncer. Dentre estes, estão os esforços para o desenvolvimento de vacinas personalizadas contra neoplasias usando-se os neoantígenos identificados nas neoplasias de pacientes individuais, assim como a adoção de novos tipos de imunoterapia. Dentre os últimos, os mais avançados são os CTLs derivados do paciente e elaborados para expressar os receptores de antígenos quiméricos (CARs, do inglês *chimeric antigen receptors*). Os CARs possuem domínios extracelulares que consistem em anticorpos ligantes de antígenos tumorais e domínios intracelulares que liberam sinais ativadores de CTLs após o seu acoplamento ao antígeno na superfície das células neoplásicas. As células CAR-T são potentes assassinas de células neoplásicas e já produziram remissões a longo prazo em pacientes com certas malignidades hematológicas, como a leucemia linfoblástica aguda de células B (Capítulo 10).

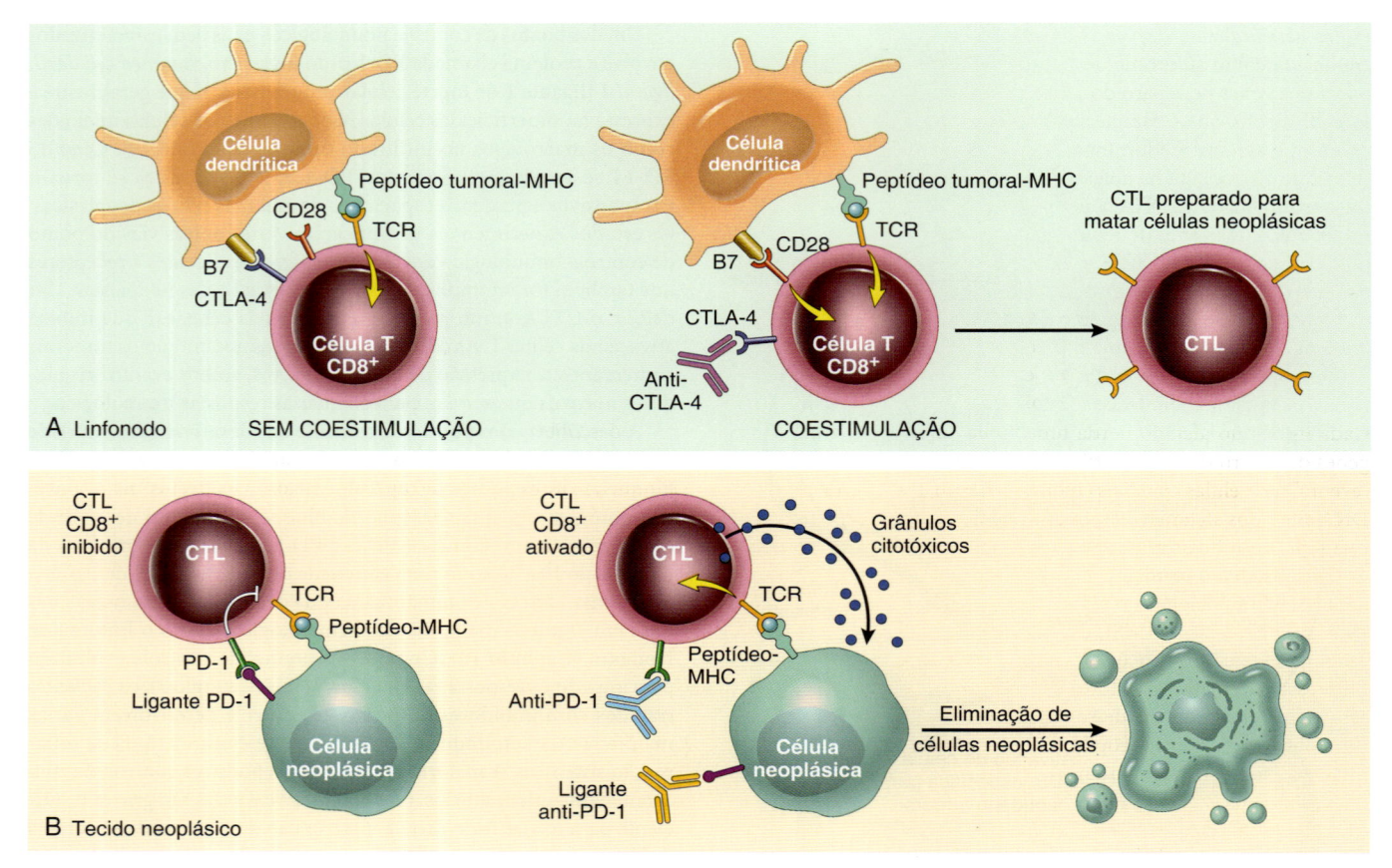

Figura 6.29 Ativação da imunidade antitumoral do hospedeiro por inibidores do ponto de controle. **A.** O bloqueio da molécula de superfície CTLA-4 com um anticorpo inibidor permite que as células T CD8+ (CTLs) citotóxicas se acoplem a correceptores da família B7, levando então à ativação das células T. **B.** O bloqueio do receptor PD-1 ou do ligante PD-1 por anticorpos inibidores anula os sinais inibidores transmitidos por PD-1, levando então novamente à ativação de CTLs. *CTLA-4*, proteína 4 associada ao linfócito T citotóxico; *MHC*, complexo de histocompatibilidade principal; *PD-1*, morte celular programada 1; *PD-L1*, ligante 1 de morte celular programada; *TCR* (do inglês *T-cell receptor*), receptor de célula T. (Reimpressa de Abbas AK, Lichtman AH, Pillai S: *Cellular and Molecular Immunology*, ed 9, Philadelphia, 2018, Elsevier.)

Entretanto, as células CAR-T também estão associadas a complicações sérias relacionadas às citocinas liberadas dos CTLs ativados e, por enquanto, continuam a ser terapias de segunda linha para os pacientes nos quais os tratamentos convencionais falharam. Além disso, apesar de bem-sucedida contra as malignidades hematológicas, uma terapia com células CAR-T que seja eficaz contra as neoplasias sólidas ainda carece de desenvolvimento.

Além das complicações da imunoterapia, deve-se também reconhecer que a resposta imunológica do hospedeiro às neoplasias é uma "faca de dois gumes". Por exemplo, as neoplasias liberam fatores que alteram a função de certas células imunológicas, como macrófagos e linfócitos Th2, e assim suspeita-se que promovam angiogênese, fibrose tecidual e acúmulo de macrófagos alternativamente ativados (M2), o que – lembre-se do Capítulo 2 – está associado à supressão da resposta inflamatória durante a cicatrização da ferida. Suspeita-se que esses tipos de respostas promovam o crescimento neoplásico.

Em suma, embora o futuro da imunoterapia para o câncer seja brilhante, ainda precisam ser vencidos obstáculos importantes. No momento, a resposta e a resistência aos inibidores dos pontos de controle imunológicos são imprevisíveis. Por que apenas um subgrupo de neoplasias, como o melanoma e o câncer de pulmão, respondem ao bloqueio dos pontos de controle? São necessários novos biomarcadores para adaptar as terapias a cada paciente.

Instabilidade genômica como um facilitador da malignidade

As aberrações que aumentam as taxas de mutação são comuns nos cânceres e facilitam a aquisição das mutações condutoras que levam à transformação e à progressão do tumor. O tópico precedente identificou oito características definidoras de malignidade, as quais parecem ser produzidas por alterações genéticas envolvendo os genes do câncer. Como surgem essas mutações? Embora os agentes ambientais mutagênicos (p. ex., produtos químicos, radiação, luz solar) sejam comuns, os cânceres são os desfechos relativamente raros desses encontros. Essa situação atual resulta da capacidade de as células normais perceberem e repararem o dano ao DNA.

A importância do reparo do DNA na manutenção da integridade do genoma é ressaltada pelos distúrbios herdados nos quais o reparo do DNA é defeituoso e coloca então os indivíduos afetados em risco muito maior de câncer. Os defeitos em vários sistemas de reparo do DNA – reparo de incompatibilidade, reparo por excisão de nucleotídeo, recombinação homóloga e revisão da DNA polimerase – são subjacentes a esses distúrbios herdados, que serão discutidos adiante. Além disso, será feita breve menção a várias situações em que outros tipos especiais de instabilidade genômica adquirida contribuem para o desenvolvimento do câncer.

Síndrome do câncer colorretal sem polipose hereditária. A síndrome do câncer colorretal sem polipose hereditária (HNPCC, do inglês *hereditary nonpolyposis colorectal cancer syndrome*, também conhecida como síndrome de Lynch) ilustra de forma dramática o papel dos genes de reparo do DNA na predisposição para o câncer. Esse distúrbio, que é caracterizado pelos carcinomas familiares do cólon que afetam predominantemente o ceco e o cólon proximal (Capítulo 13), resulta de defeitos nos genes envolvidos no reparo de incompatibilidade do DNA. Durante a replicação de uma fita de DNA, os produtos dos genes de reparo de incompatibilidade atuam como um "corretor ortográfico". Por exemplo, se houver um pareamento errôneo de G com T, em vez do A com T normal, os genes de reparo de incompatibilidade corrigem o defeito. Sem esses "corretores ortográficos", os erros se acumulam a uma taxa aumentada.

Descobriu-se que as mutações em pelo menos quatro genes de reparo de incompatibilidade são subjacentes à HNPCC (Capítulo 13). Cada indivíduo afetado herda uma cópia defeituosa de um desses genes de reparo de incompatibilidade do DNA e adquire o segundo "evento" nas células epiteliais colônicas. Assim, os genes de reparo do DNA alterados afetam o crescimento celular apenas de maneira indireta – permitindo as mutações em outros genes durante o processo de divisão celular normal. Um achado característico no genoma das neoplasias com defeitos no reparo de incompatibilidade é a *instabilidade de microssatélite* (MSI, do inglês *microsatellite instability*). Os microssatélites são repetições *tandem* em unidades de um a seis nucleotídeos encontradas por todo o genoma. Nas neoplasias do tipo selvagem, o comprimento desses microssatélites permanece constante. Em contrapartida, nas neoplasias com HNPCC, esses satélites são instáveis e seu comprimento aumenta ou diminui. Enquanto a HNPCC representa apenas 2 a 4% de todos os cânceres colônicos, a MSI também é detectada em cerca de 15% dos cânceres esporádicos que tipicamente adquiriram mutações nos genes de reparo de incompatibilidade.

Xeroderma pigmentoso. O xeroderma pigmentoso é um distúrbio autossômico recessivo causado por um defeito no reparo do DNA associado a um risco muito grande de cânceres da pele exposta ao sol. Os raios ultravioleta (UV) na luz solar causam a ligação cruzada dos resíduos de pirimidina, impedindo então a replicação normal do DNA. Esse dano ao DNA é reparado pelo sistema de reparo por excisão de nucleotídeo. Várias proteínas estão envolvidas no reparo por excisão de nucleotídeo e a perda hereditária de qualquer uma destas pode dar origem ao xeroderma pigmentoso.

Doenças causadas pelos defeitos no reparo do DNA por recombinação homóloga. Os distúrbios autossômicos recessivos, tais como a síndrome de Bloom, a ataxia-telangiectasia e a anemia de Fanconi, são caracterizadas por hipersensibilidade a agentes danificadores do DNA, como a radiação ionizante (na síndrome de Bloom e na ataxia-telangiectasia), ou aos agentes de ligação cruzada do DNA, como certos fármacos de quimioterapia (na anemia de Fanconi). Seu fenótipo é complexo e inclui, além da predisposição ao câncer, manifestações como sintomas neurológicos (na ataxia-telangiectasia), anemia (na anemia de Fanconi) e desenvolvimento de defeitos (na síndrome de Bloom). O gene mutado na ataxia-telangiectasia é o *ATM*, que codifica uma proteína quinase que é importante em "sentir" o dano ao DNA causado por radiação ionizante e ativação de p53 para iniciar a resposta ao DNA, como descrito anteriormente.

A evidência do papel dos genes de reparo do DNA na origem do câncer também é proveniente do estudo do câncer de mama hereditário. **As mutações na linhagem germinativa de dois genes envolvidos no reparo do DNA por recombinação homóloga, *BRCA1* e *BRCA2*, são responsáveis por 50% dos casos de câncer de mama familiar.** Além do câncer de mama, as mulheres com mutações em *BRCA1* estão em risco substancialmente elevado de cânceres ovarianos epiteliais, e os homens estão em risco ligeiramente maior de câncer de próstata. Da mesma forma, as mutações na linhagem germinativa no gene *BRCA2* aumentam o risco de câncer de mama tanto em homens e mulheres, assim como cânceres que se originam de ovário, próstata, pâncreas, dutos biliares, estômago, melanócitos e linfócitos B. As células normais sem proteínas BRCA1 ou BRCA2 são propensas ao desenvolvimento de rearranjos cromossômicos e aneuploidia grave decorrentes de defeitos na recombinação homóloga, que é necessária para o reparo de certos tipos de dano ao DNA. Para se desenvolver o câncer, é necessário que ambas as cópias de BRCA1 e BRCA2 sejam inativadas.

Instabilidade genômica causada por mutações na DNA polimerase. Em circunstâncias normais, as DNA polimerases celulares envolvidas na replicação do DNA apresentam uma taxa muito baixa de erro, que é definido como a adição de um nucleotídeo que não corresponde ao seu parceiro no filamento do molde do DNA. Essa fidelidade origina-se de uma atividade da exonuclease intrínseca que permite a pausa da DNA polimerase, a excisão das bases não correspondentes e a inserção do nucleotídeo apropriado antes de dar seguimento ao filamento do molde. Subgrupos de certos cânceres, com mais frequência os carcinomas endometriais e os cânceres de cólon, exibem mutações na DNA polimerase que resultam na perda dessa função de "correção ortográfica" e no acúmulo de numerosas substituições pontuais. Os cânceres com mutações na DNA polimerase (principalmente os cânceres endometriais e colorretais) estão entre as malignidades com mutações mais acentuadas dentre todos os cânceres humanos e, presumivelmente em decorrência da alta carga de neoantígenos, apresentam excelentes respostas aos inibidores dos pontos de controle imunológicos.

Instabilidade genômica regulada nas células linfoides. A imunidade adaptativa depende da capacidade das células B e T em diversificar seus genes receptores de antígeno (Capítulo 5). As progenitoras de células B e T imaturas expressam um par de produtos genéticos, RAG1 e RAG2, que realizam a recombinação do gene receptor de antígeno, permitindo então a concentração de imunoglobulina funcional e de genes receptores de célula T. Além disso, após encontrar o antígeno, as células B maduras expressam uma enzima especializada chamada *citosina desaminase induzida por ativação* (AID, do inglês *activation-induced cytosine deaminase*), que catalisa tanto a recombinação da troca de classe do gene da imunoglobulina quanto a diversificação da imunoglobulina por meio de hipermutação somática. Tanto a concentração de genes receptores do antígeno e a troca de classe do gene da imunoglobulina quanto a diversificação envolvem quebras e ligação de DNA, e os erros nesses processos são responsáveis por muitas das mutações causadoras de neoplasias linfoides, discutidas em detalhes no Capítulo 10.

Inflamação promotora de neoplasia como um facilitador da malignidade

Os cânceres infiltrativos provocam uma reação inflamatória crônica. Nos pacientes com cânceres avançados, essa reação inflamatória pode ser tão extensa que causa sinais e sintomas sistêmicos, tais como anemia (a chamada "anemia da inflamação crônica"), fadiga e caquexia. Entretanto, os estudos realizados sobre cânceres em modelos animais sugerem que as células inflamatórias também modificam o microambiente do tumor para permitir muitas das características do câncer. Esses efeitos podem se originar de interações diretas entre as células inflamatórias e as células neoplásicas, ou por meio de efeitos indiretos das células inflamatórias em outras células estromais residentes, particularmente fibroblastos e células endoteliais. Os efeitos propostos de facilitadoras do câncer das células inflamatórias e das células estromais residentes incluem os seguintes:

- *Liberação de fatores que promovem a proliferação*: os leucócitos infiltrativos e as células estromais ativadas mostraram que secretam uma ampla variedade de fatores de crescimento, como o EGF, e

proteases capazes de liberar fatores de crescimento da matriz extracelular (MEC)
- *Remoção dos supressores de crescimento*: como mencionado anteriormente, o crescimento de células epiteliais é suprimido por interações célula-célula e célula-MEC. As proteases liberadas pelas células inflamatórias podem degradar as moléculas de adesão mediadoras dessas interações, removendo então uma barreira ao crescimento
- *Maior resistência à morte celular*: o desprendimento das células epiteliais da membrana basal e das interações célula-célula pode levar a uma forma particular de morte celular programada. Os macrófagos associados à neoplasia podem impedir esse tipo de morte celular mediante expressão de moléculas de adesão, como as integrinas, que promovem interações físicas diretas com as células neoplásicas
- *Angiogênese*: as células inflamatórias liberam numerosos fatores, incluindo o VEGF, que estimulam a angiogênese
- *Invasão e metástase*: as proteases liberadas dos macrófagos promovem a invasão tecidual por meio da remodelagem da MEC, enquanto os fatores como TNF e EGF podem estimular diretamente a motilidade da célula neoplásica. Como mencionado anteriormente, outros fatores liberados das células estromais, como o TGF-β, podem promover a EMT, que pode ser um evento-chave no processo de invasão e metástase
- *Evasão da destruição imunológica*: acredita-se que uma variedade de fatores solúveis liberados pelos macrófagos e outras células estromais contribua para um microambiente tumoral imunossupressor. Os principais candidatos a mediadores desses efeitos incluem o TGF-β e outros fatores que favorecem o recrutamento e o desenvolvimento de células T reguladoras imunossupressoras, as chamadas células supressoras derivadas de mieloide (MDSCs, do inglês *myeloid-derived suppressor cells*), ou suprimem a função dos CTLs. Além disso, existem abundantes evidências em modelos de câncer e evidências recentes na doença humana de que os cânceres avançados contêm principalmente macrófagos alternativamente ativados (M2)

(Capítulo 2). Os macrófagos M2 produzem citocinas que promovem angiogênese, proliferação de fibroblastos e deposição de colágeno, que são geralmente observadas nos cânceres invasivos assim como em feridas em cicatrização.

Importantes considerações clínicas surgem dos princípios apresentados na discussão anterior sobre as características do câncer: essas características proporcionam um roteiro para o desenvolvimento de novos agentes terapêuticos para o tratamento do câncer (Figura 6.30).

ETIOLOGIA DO CÂNCER: AGENTES CARCINOGÊNICOS

Os agentes carcinogênicos provocam dano genético, que é central à carcinogênese. Três classes de agentes carcinogênicos foram identificadas: (1) substâncias químicas, (2) energia radiante, e (3) microrganismos. As substâncias químicas e a energia radiante são as causas documentadas de câncer em humanos, e os vírus oncogênicos estão envolvidos na patogênese de neoplasias em vários modelos animais e em algumas neoplasias humanas. Na discussão a seguir, cada classe de agentes é considerada separadamente; é digno de nota, porém, que vários deles podem atuar em conjunto ou sequencialmente para produzir as múltiplas anormalidades genéticas características das células neoplásicas.

Carcinógenos químicos

Há mais de 200 anos, o cirurgião londrino *Sir* Percival Pott atribuiu o câncer de pele escrotal nos limpadores de chaminés à exposição crônica à fuligem. Com base nessa observação, a Danish Chimney Sweeps Guild (Associação Dinamarquesa de Limpadores de Chaminés) decidiu que os seus membros deviam tomar banho diariamente. Esta simples medida de saúde pública resultou no desaparecimento do câncer escrotal, provando então que *Sir* Percival estava correto. Subsequentemente, centenas de substâncias químicas mostraram-se carcinogênicas em animais. São apresentados a seguir alguns comentários sobre várias dessas substâncias.

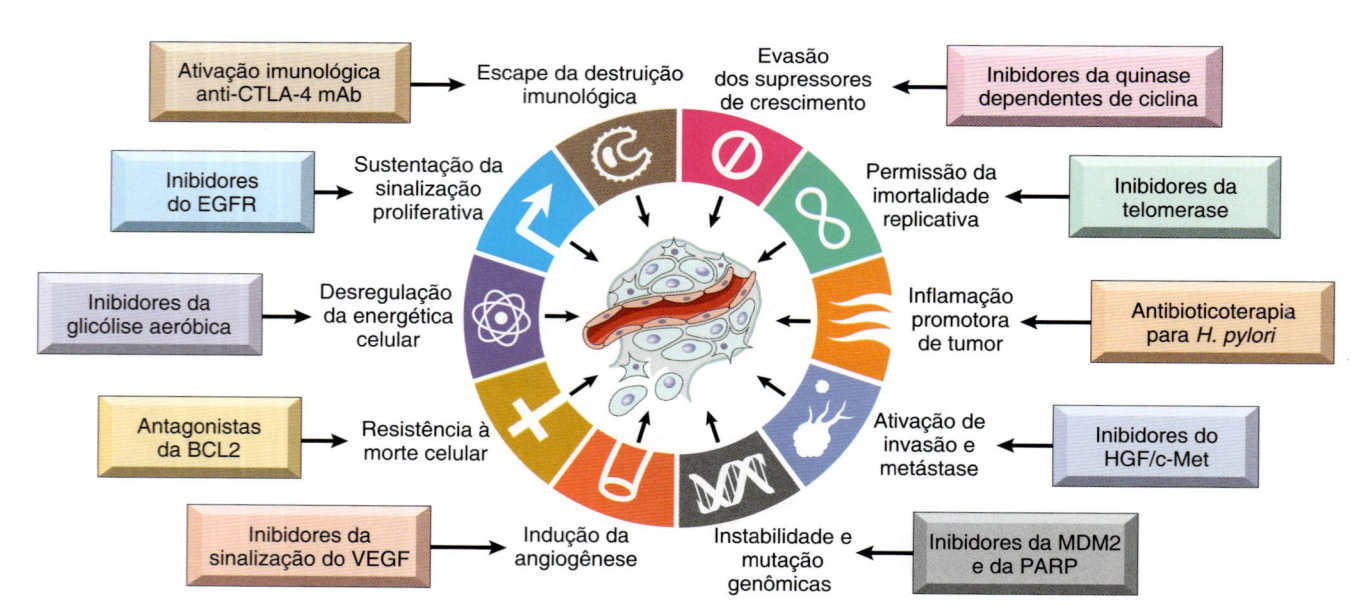

Figura 6.30 Terapêutica direcionada às características do câncer. São mostrados exemplos selecionados de fármacos direcionados a cada característica que estão aprovados ou estão em desenvolvimento. *CTLA-4*, proteína 4 associada ao linfócito T citotóxico; *EGFR* (do inglês *epidermal growth factor receptor*), receptor do fator de crescimento epidérmico; *HGF*, fator de crescimento de hepatócito; *MDM2*, proteína *mouse double minute 2 homolog*; *PARP*, poli (ADP-ribose) polimerase; *VEGF*, fator de crescimento endotelial vascular. (De Hanahan D, Weiberg RA: The hallmarks of cancer: the next generation. *Cell* 144:646, 2011.)

Agentes de ação direta

Os agentes de ação direta não requerem conversão metabólica para serem carcinogênicos. Tipicamente, são carcinógenos fracos; entretanto, alguns deles são fármacos para a quimioterapia do câncer (p. ex., agentes alquilantes) usados em regimes que podem tratar certos tipos de câncer (p. ex., linfoma de Hodgkin) e também evocar uma segunda forma subsequente de câncer, geralmente a leucemia. Essa situação também se aplica ao uso desses agentes para distúrbios não neoplásicos, tais como a artrite reumatoide ou a granulomatose com poliangiite. O risco associado para o câncer induzido é baixo, mas sua existência impõe o uso criterioso desses agentes.

Agentes de ação indireta

A designação *ação indireta* refere-se às substâncias químicas que requerem a conversão metabólica para produzir o carcinógeno final. Alguns dos mais potentes carcinógenos químicos indiretos são os hidrocarbonetos policíclicos, criados pela queima de combustíveis fósseis, plantas e materiais animais. Por exemplo, benzo[a]pireno e outros carcinógenos, formados durante a combustão do tabaco, estão implicados na etiologia do câncer de pulmão. Os hidrocarbonetos policíclicos podem também ser produzidos a partir de gorduras animais ao se grelharem carnes, e estão presentes em carnes e peixes defumados. No corpo, o benzo[a]pireno é metabolizado em epóxidos, que formam aductos covalentes (produtos de adição) com DNA, RNA e proteínas.

As aminas aromáticas e os corantes azo constituem outra classe de carcinógenos de ação indireta. Antes de ser identificada a sua carcinogenicidade, a exposição à β-naftilamina causava uma incidência 50 vezes maior de cânceres de bexiga nos trabalhadores das indústrias de borracha e de corante de anilina. Como os carcinógenos de ação indireta requerem a ativação metabólica para sua conversão em agentes danificadores do DNA, focalizou-se muito interesse nas vias enzimáticas envolvidas, particularmente as monoxigenases dependentes do citocromo P-450. Os genes codificadores dessas enzimas são polimórficos e a atividade enzimática varia entre os indivíduos, um fator que pode levar a diferentes níveis de risco. Por exemplo, várias isoformas P-450, que diferem em sua capacidade de converter benzo[a]pireno em metabólitos carcinogênicos, estão associadas a diferentes níveis de risco de câncer de pulmão em fumantes.

Alguns outros agentes merecem breve menção. A aflatoxina B_1 é de interesse por ser um agente de ocorrência natural produzido por algumas cepas de *Aspergillus*, um mofo que cresce em grãos e nozes sob armazenamento inadequado. Uma forte correlação foi encontrada entre o nível dietético desse contaminante alimentar e a incidência de carcinoma hepatocelular em partes da África e do Sudeste Asiático. Além disso, o cloreto de vinila, o arsênico, o níquel, o cromo, os inseticidas, os fungicidas e os bifenis policlorados são carcinógenos potenciais no local de trabalho e nos domicílios. Finalmente, os nitritos usados como conservantes de alimentos causam a nitrosilação das aminas contidas no alimento; as nitrosaminas assim formadas são carcinogênicas.

Mecanismos de ação dos carcinógenos químicos

A transformação maligna resulta de mutações e, portanto, não deve causar surpresa que a maioria dos carcinógenos químicos sejam mutagênicos. Todos os carcinógenos diretos e finais contêm grupos eletrofílicos altamente reativos que formam aductos químicos com o DNA. Qualquer gene pode ser o alvo dos carcinógenos químicos, mas a responsável pela carcinogênese é a mutação de importantes genes do câncer, tais como *RAS* e *TP53*. É interessante notar que um carcinógeno químico específico, a aflatoxina B_1, produz uma mutação característica em *TP53*, de tal forma que a detecção dessa mutação aponta em direção da aflatoxina como o agente causador. Também existem "assinaturas mutacionais" específicas aos cânceres causados por luz UV, tabagismo e certos outros carcinógenos ambientais, e elas estão se comprovando como ferramentas úteis nos estudos epidemiológicos sobre a carcinogênese.

A carcinogenicidade de algumas substâncias químicas aumenta com a subsequente administração de *promotores* (p. ex., ésteres de forbol, hormônios, fenóis, certos fármacos) que, por si sós, não são carcinogênicos. Para que seja eficaz, a exposição repetida ou contínua ao promotor deve se seguir à aplicação da substância química mutagênica, ou *iniciador* (Figura 6.31). A sequência iniciação-promoção de carcinogênese química levanta uma importante questão: Não sendo mutagênicos, como os promotores contribuem para a carcinogênese?

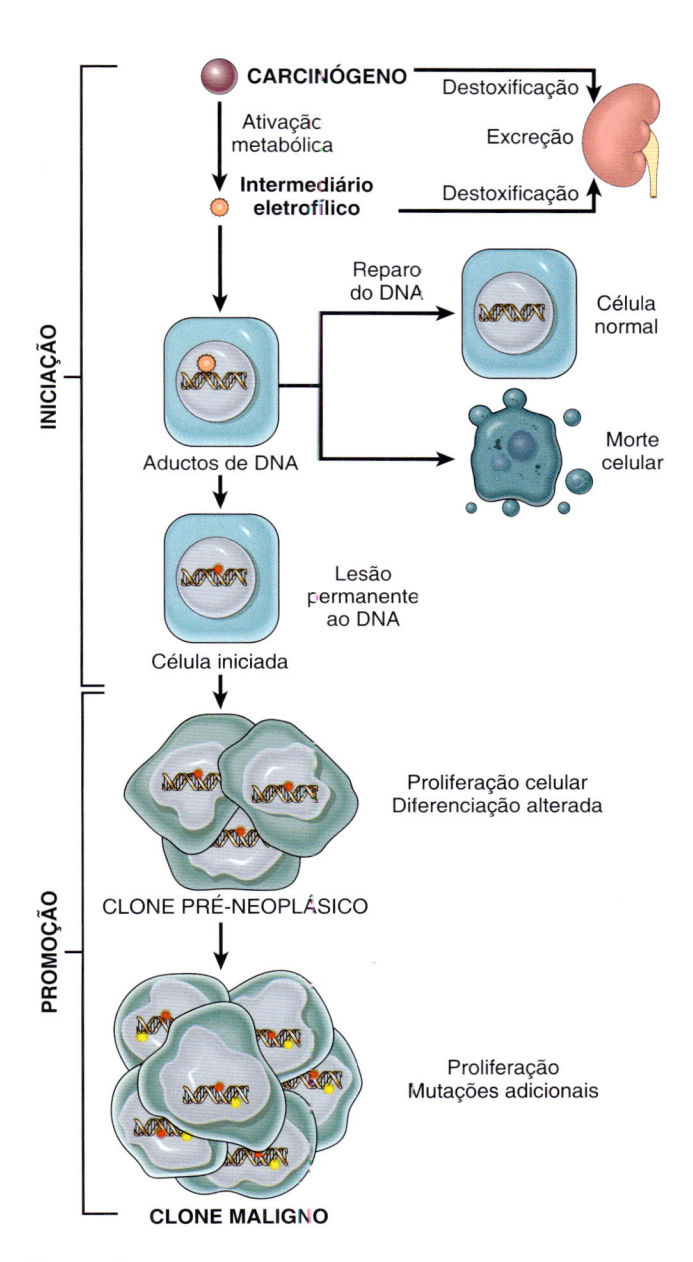

Figura 6.31 Início e promoção de câncer pelos carcinógenos químicos. Observe que os carcinógenos que atuam como promotores causam uma expansão clonal da célula iniciada, produzindo um clone pré-neoplásico. A proliferação adicional, induzida pelos promotores ou outros fatores, causa o acúmulo de outras mutações e o surgimento de uma neoplasia maligna.

Embora os efeitos dos promotores tumorais sejam pleiotrópicos, **a indução da proliferação celular é uma condição *sine qua non* na promoção tumoral**. Parece mais provável que, durante a aplicação, um iniciador possa causar a ativação mutacional de um oncogene, como *RAS*, e a subsequente aplicação de promotores leva à expansão clonal das células iniciadas (mutadas). Estimulado a proliferar, o clone iniciado de células acumula mutações adicionais, e eventualmente se transforma em uma neoplasia maligna. De fato, o conceito de que a proliferação celular sustentada aumenta o risco de mutagênese e, consequentemente, promove a transformação neoplásica também é aplicável à carcinogênese humana. Por exemplo, a hiperplasia endometrial (Capítulo 17) e o aumento da atividade regenerativa que acompanha a lesão crônica aos hepatócitos estão associados ao desenvolvimento de câncer nesses órgãos. Se não fossem os mecanismos de reparo do DNA, discutidos anteriormente, é bastante provável que a incidência de cânceres quimicamente induzidos fosse muito maior. Como mencionado anteriormente, os raros distúrbios hereditários de reparo do DNA, incluindo o xeroderma pigmentoso, estão associados a um aumento bastante significativo no risco de desenvolvimento de cânceres induzidos por luz UV e certas substâncias químicas.

Carcinogênese por radiação

A radiação, seja qual for a sua fonte (raios UV da luz solar, radiografias, fissão nuclear, radionuclídeos), é carcinogênica. Os mineiros sem proteção contra elementos radioativos apresentam uma incidência 10 vezes maior de cânceres de pulmão. Um estudo de acompanhamento dos sobreviventes das bombas atômicas lançadas sobre Hiroshima e Nagasaki revelou uma incidência acentuadamente maior de leucemia após um período latente médio de cerca de 7 anos, assim como maiores taxas de mortalidade por carcinomas de tireoide, mama, cólon e pulmão. O acidente nuclear em Chernobyl, na antiga União Soviética, continua a cobrar seu preço na forma de elevada incidência de câncer nas áreas vizinhas. A irradiação terapêutica de cabeça e pescoço também pode originar cânceres papilares de tireoide anos mais tarde.

As propriedades oncogênicas da radiação ionizante estão relacionadas a seus efeitos mutagênicos; elas causam quebra do cromossomo, rearranjos cromossômicos como as translocações e as inversões e, menos frequentemente, mutações pontuais. As quebras do DNA de dupla fita parecem ser a forma mais mutagênica de dano ao DNA causado pela radiação ionizante.

O efeito oncogênico dos raios UV merece menção especial por ressaltar a importância do reparo do DNA na carcinogênese. A radiação UV natural derivada do sol pode causar cânceres de pele (p. ex., melanomas, carcinomas de células escamosas e carcinomas basocelulares). Em maior risco encontram-se os indivíduos de pele clara que vivem em locais que recebem grande quantidade de luz solar (p. ex., Austrália). Os cânceres de pele não melanoma estão associados à exposição total cumulativa à radiação UV, enquanto os melanomas estão associados à exposição intermitente intensa – como ocorre durante os banhos de sol ou em câmaras de bronzeamento. A luz UV causa vários efeitos biológicos sobre as células. De particular relevância para a carcinogênese é o dano ao DNA que resulta na formação de dímeros de pirimidina, o que é tipicamente manejado pela via do reparo por excisão do nucleotídeo. Com a extensa exposição à luz UV, os sistemas de reparo podem ser sobrepujados, resultando então em câncer de pele. Como mencionado anteriormente, os pacientes com a doença herdada xeroderma pigmentoso apresentam um defeito na via de reparo por excisão de nucleotídeo e predisposição significativamente maior aos cânceres de pele.

Oncogêneses viral e microbiana

Muitos vírus de DNA e RNA provaram ser oncogênicos em animais tão díspares como rãs e primatas. Apesar do exame minucioso intenso, apenas alguns vírus foram etiologicamente ligados ao câncer humano. Por outro lado, entretanto, alguns desses vírus, particularmente o papilomavírus humano, o vírus Epstein-Barr e os vírus das hepatites B e C, estão coletivamente associados a até 15 a 20% dos cânceres em todo o mundo. A discussão a seguir tem seu foco nos vírus oncogênicos humanos. Discute-se também o papel da bactéria *Helicobacter pylori* no câncer gástrico.

Vírus do RNA oncogênicos

Embora o estudo dos retrovírus de animais tenha proporcionado descobertas espetaculares sobre a base molecular do câncer, incluindo a descoberta dos oncogenes, apenas um retrovírus humano, o vírus da leucemia de células T humanas tipo 1 (HTLV-1, do inglês *human T-cell leukemia virus type 1*) está firmemente implicado na patogênese do câncer em humanos.

O HTLV-1 causa a ***leucemia/linfoma de células T do adulto*** **(ATLL, do inglês *adult T-cell leukemia/lymphoma*), uma neoplasia que é endêmica em certas partes do Japão, na bacia do Caribe, na América do Sul e na África, e é encontrada esporadicamente em outras partes, entre as quais os EUA**. Em todo o mundo, estima-se que 15 a 20 milhões de pessoas estejam infectadas por HTLV-1. De modo similar ao HIV que causa a AIDS, o HTLV-1 tem tropismo para as células T CD4+ e, portanto, essa subpopulação de células T é o principal alvo de transformação neoplásica. A infecção humana requer a transmissão de células T infectadas via relações sexuais, produtos do sangue ou amamentação. A leucemia desenvolve-se em apenas 3 a 5% dos indivíduos infectados, tipicamente após um longo período de latência de 40 a 60 anos.

Há poucas dúvidas de que, para ocorrer a leucemogênese, seja necessária a infecção dos linfócitos T pelo HTLV, mas os mecanismos moleculares de transformação não estão determinados. Diferentemente dos vários retrovírus murinos, o HTLV-1 não contém um oncogene, e não foi descoberto um padrão consistente de integração pró-viral próximo ao proto-oncogene. Nas células leucêmicas, porém, a integração viral mostra um padrão clonal: embora o sítio de integração viral nos cromossomos do hospedeiro seja aleatório (o DNA viral é encontrado em diferentes localizações em diferentes cânceres), o sítio de integração é idêntico dentro de todas as células de determinado câncer. Isso não ocorreria se o HTLV-1 fosse simplesmente um passageiro que infecta as células após a transformação; pelo contrário, isso significa que o HTLV-1 deve ter estado presente no momento da transformação.

O genoma do HTLV-1 contém regiões de *gag*, *pol*, *env* e as repetições terminais longas típicas de todos os retrovírus; mas, diferentemente do genoma dos outros vírus da leucemia, ele contém outro gene referido como *tax*. A proteína Tax é essencial para a replicação viral, pois estimula a transcrição do RNA viral da repetição terminal longa 5′. Entretanto, Tax também altera a transcrição de vários genes das células do hospedeiro e interage com certas proteínas de sinalização da célula do hospedeiro, incluindo a via da quinase PI3 pró-crescimento e o fator de transcrição NF-κB, que promove o crescimento e a sobrevivência dos linfócitos.

As etapas precisas que levam ao desenvolvimento de leucemia/linfoma de células T adulto não são conhecidas, mas um cenário plausível é como segue. A infecção pelo HTLV-1 causa a expansão de uma população de células policlonais não malignas por meio de efeitos estimuladores da Tax sobre a proliferação celular. As células T proliferantes estão em maior risco de mutações e de instabilidade genômica em razão dos efeitos da Tax e possivelmente também de outros fatores virais. Essa instabilidade permite o acúmulo de mutações oncogênicas e eventualmente surge uma população de células T neoplásica monoclonal.

Vírus do DNA oncogênicos

Cinco vírus do DNA – HPV, vírus Epstein-Barr (EBV), herpes-vírus do sarcoma de Kaposi (KSHV, também chamado de herpes-vírus humano 8 [HHV-8, do inglês *human herpesvirus-8*]), um poliomavírus chamado de vírus da célula de Merkel, e vírus da hepatite B (HBV, do inglês *hepatitis B virus*) – estão fortemente associados ao câncer humano. O KSHV e o sarcoma de Kaposi são discutidos no Capítulo 8. O vírus da célula de Merkel está associado a um câncer em particular, o carcinoma de célula de Merkel, que é muito raro para merecer uma discussão adicional. Os outros são apresentados aqui. Abordamos também de forma breve os efeitos oncogênicos do vírus da hepatite C, um vírus do RNA, durante nossa discussão sobre o HBV, visto que ambos os vírus compartilham uma associação com a lesão hepática crônica e o câncer de fígado.

Papilomavírus humano. Foram identificados escores de tipos de HPV geneticamente distintos. Alguns tipos (p. ex., 1, 2, 4, e 7) causam papilomas escamosos benignos (verrugas) em humanos (Capítulo 22). As verrugas genitais estão associadas a HPVs de baixo risco, predominantemente HPV-6 e HPV-11, que apresentam potencial maligno mínimo. Em contrapartida, os HPVs de alto risco (p. ex., os tipos 16 e 18) causam vários cânceres, particularmente o carcinoma de células escamosas da cérvice, da região anogenital e da orofaringe.

O potencial oncogênico do HPV pode estar relacionado aos produtos de dois genes virais, E6 e E7 (Figura 6.32), e cada um exerce várias atividades que são pró-oncogênicas.

- *Atividades oncogênicas de E6*: a proteína E6, além de ligante, é a mediadora da degradação de p53 e estimula a expressão de TERT, a subunidade catalítica da telomerase que contribui para a imortalização das células. A E6 dos tipos de HPV de alto risco tem maior afinidade por p53 do que pela E6 dos tipos de HPV de baixo risco, uma propriedade que provavelmente contribui para a oncogênese
- *Atividades oncogênicas de E7*: a proteína E7 tem efeitos que complementam aqueles da E6, e todos se centram em apressar as células através do ponto de controle do ciclo celular G_1-S. Ela se liga à proteína RB, liberando então os fatores de transcrição E2F que normalmente são sequestrados pela RB, promovendo então a progressão através do ciclo celular. Como ocorre com as proteínas E6 e p53, as proteínas E7 dos tipos de HPV de alto risco têm maior afinidade pela RB do que as proteínas E7 dos tipos de HPV de baixo risco. E7 também inativa p21, inibidor da CDK, uma outra atividade que promove a progressão do ciclo celular.

Um fator contribuinte adicional para o potencial oncogênico dos HPVs é a integração viral no genoma do hospedeiro. Nas lesões cervicais precursoras, o genoma do HPV é mantido em uma forma episomal não integrada, enquanto nos cânceres o genoma do HPV é aleatoriamente integrado ao genoma do hospedeiro. A integração interrompe uma região reguladora negativa no DNA viral, o que resulta na superexpressão das oncoproteínas E6 e E7. Além disso, as células nas quais o genoma viral se integrou mostram uma instabilidade genômica significativamente maior, o que pode contribuir para a aquisição de mutações pró-oncogênicas nos genes do câncer do hospedeiro.

Resumindo, **os HPVs de alto risco codificam as proteínas oncogênicas que inativam RB, p53 e o inibidor da quinase dependente da ciclina p21, como também regulam positivamente a telomerase, promovendo então a imortalização, a proliferação celular e a resistência à morte celular**. Assim, é evidente que as proteínas do HPV promovem muitas das características do câncer. A primazia da infecção por HPV na etiologia do câncer cervical é confirmada pelas vacinas contra HPV, as quais são altamente eficazes na prevenção do câncer cervical. Entretanto, por si só a infecção por HPV não é suficiente para a carcinogênese, pois é necessária a aquisição de mutações nos genes do câncer do hospedeiro (p. ex., *RAS*) para a total transformação. Uma significativa proporção de mulheres infectadas por HPV elimina a infecção por meio de mecanismos imunológicos, mas em outras isso não ocorre, algumas delas em decorrência de anormalidades imunológicas adquiridas, como as resultantes da infecção por HIV. As mulheres coinfectadas por tipos de HPV de alto risco e por HIV estão em risco particularmente elevado de desenvolver câncer cervical.

***O vírus Epstein-Barr* (EBV), um membro da família herpesvírus, foi o primeiro vírus ligado a uma neoplasia humana, o linfoma de Burkitt**. O linfoma de Burkitt é uma neoplasia agressiva que é endêmica em certas partes da África e ocorre esporadicamente em outras partes. Nas áreas endêmicas, em praticamente todos os pacientes afetados as células neoplásicas são portadoras do genoma do EBV. Desde sua descoberta no linfoma de Burkitt há mais de 50 anos, o

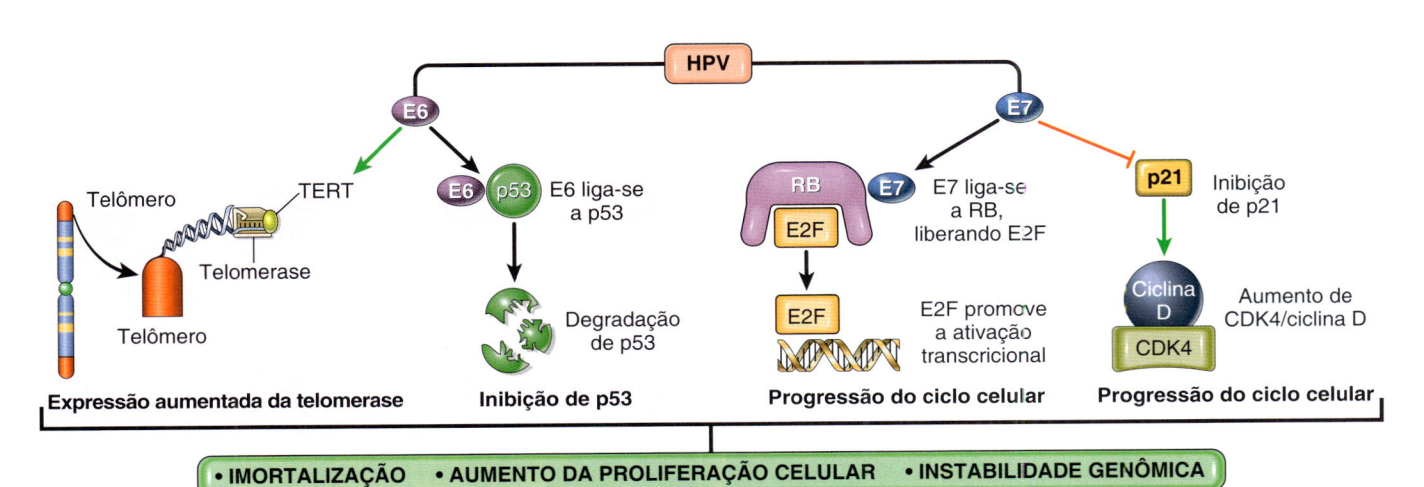

Figura 6.32 Efeitos transformadores das proteínas E6 e E7 do HPV. O efeito final das proteínas E6 e E7 do HPV é imortalizar as células, proteger as células contra a morte e remover as restrições à proliferação celular. *CDK*, quinase dependente de ciclina; *HPV*, papilomavírus humano; *RB*, retinoblastoma; *TERT*, transcriptase reversa da telomerase.

EBV foi detectado dentro das células de uma lista surpreendentemente diversa de outros tumores, incluindo a maioria dos carcinomas nasofaríngeos e um subgrupo de linfomas de células T, linfomas de células NK, linfoma de Hodgkin, carcinomas gástricos e, em casos raros, as neoplasias de músculo liso, principalmente nos pacientes imunossuprimidos.

A maneira com que o EBV causa neoplasias de células B, como o linfoma de Burkitt, é complexa e está incompletamente compreendida, porém é mais bem avaliada considerando-se seus efeitos nas células B normais. O EBV usa o receptor de complemento CD21 para se inserir e infectar as células B. *In vitro*, essa infecção leva à proliferação de células B policlonais e à geração de linhagens celulares linfoblastoides imortais B. Um gene codificador de EBV, *LMP1* (proteína latente de membrana 1 [do inglês *latent membrane protein 1*]), atua como um oncogene, o que é provado por sua capacidade de induzir linfomas de células B em camundongos transgênicos. A LMP1 promove a proliferação de células B mimetizando os efeitos de um receptor-chave de superfície conhecido como CD40. O CD40 é ativado normalmente pela interação com o ligante CD40 expresso nas células T auxiliares. Em contrapartida, a LMP1 é constitutivamente ativa e estimula a sinalização pelas vias NF-κB e JAK/STAT, as quais promovem a proliferação e a sobrevivência das células B. Assim, o vírus "empresta" uma via de ativação normal das células B para promover sua própria replicação mediante expansão do *pool* de células infectadas. Uma outra proteína codificadora do EBV, a EBNA2, ativa a expressão de outros genes que promovem o crescimento das células B infectadas, incluindo a ciclina D e os proto-oncogenes da família *SRC*. Nos indivíduos imunologicamente saudáveis, a proliferação de células B policlonais estimuladas pelo EBV é imediatamente controlada pelos CTLs, e o paciente afetado permanece assintomático ou experimenta um episódio autolimitante de mononucleose infecciosa. Entretanto, um pequeno número de células B infectadas por EBV diminui a expressão de proteínas virais imunogênicas, como a LMP1 e a EBNA2, e permanece em um *pool* duradouro de células B de memória que persistem ao longo da vida.

Em virtude dessas observações, de que modo então o EBV contribui para a gênese do linfoma de Burkitt endêmico? Uma possibilidade é mostrada na Figura 6.33. Nas regiões do mundo onde o linfoma de Burkitt é endêmico, infecções concomitantes, como a malária, comprometem a competência imunológica, permitindo então a proliferação contínua de células B. Eventualmente, os CTLs eliminam a maioria das células B infectadas por EBV, mas um pequeno número sobrevive. Parece que as células do linfoma emergem dessa população residual após a aquisição de mutações específicas, mais notavelmente as translocações envolvendo o oncogene *MYC*. Em áreas não endêmicas, 80% dos linfomas de Burkitt não são relacionados ao EBV, mas praticamente todas as neoplasias endêmicas e esporádicas possuem a translocação (8;14) ou outras translocações que desregulam o *MYC*. Assim, embora os linfomas de Burkitt esporádicos sejam desencadeados por outros mecanismos além da infecção por EBV, eles parecem se desenvolver por meio de vias oncogênicas similares.

O papel oncogênico desempenhado pelo EBV é mais direto nos linfomas de células B positivos para EBV nos pacientes imunossuprimidos. Alguns indivíduos com AIDS ou que receberam terapia imunossupressiva para evitar a rejeição de aloenxerto desenvolveram os tumores de células B positivos para EBV, geralmente em múltiplos locais. Essas proliferações são policlonais no início, mas podem evoluir para neoplasias monoclonais. Diferentemente do linfoma de Burkitt, os tumores nos pacientes imunossuprimidos geralmente não apresentam translocações de *MYC* e expressam uniformemente LMP1 e EBNA2, que, conforme discutido, são antigênicas e podem ser identificadas pelas células T citotóxicas. Essas proliferações potencialmente letais podem ser reprimidas se a função das células T for restaurada, e é possível conseguir isso com a retirada dos fármacos imunossupressores em uso pelos indivíduos receptores de transplante.

O *carcinoma nasofaríngeo* também está associado à infecção por EBV. Essa neoplasia é endêmica no sul da China, em partes da África e na população inuíte do Ártico. Em contraste com o linfoma de Burkitt, os carcinomas nasofaríngeos em todas as partes do mundo estão associados ao EBV. O sítio de integração do genoma viral é

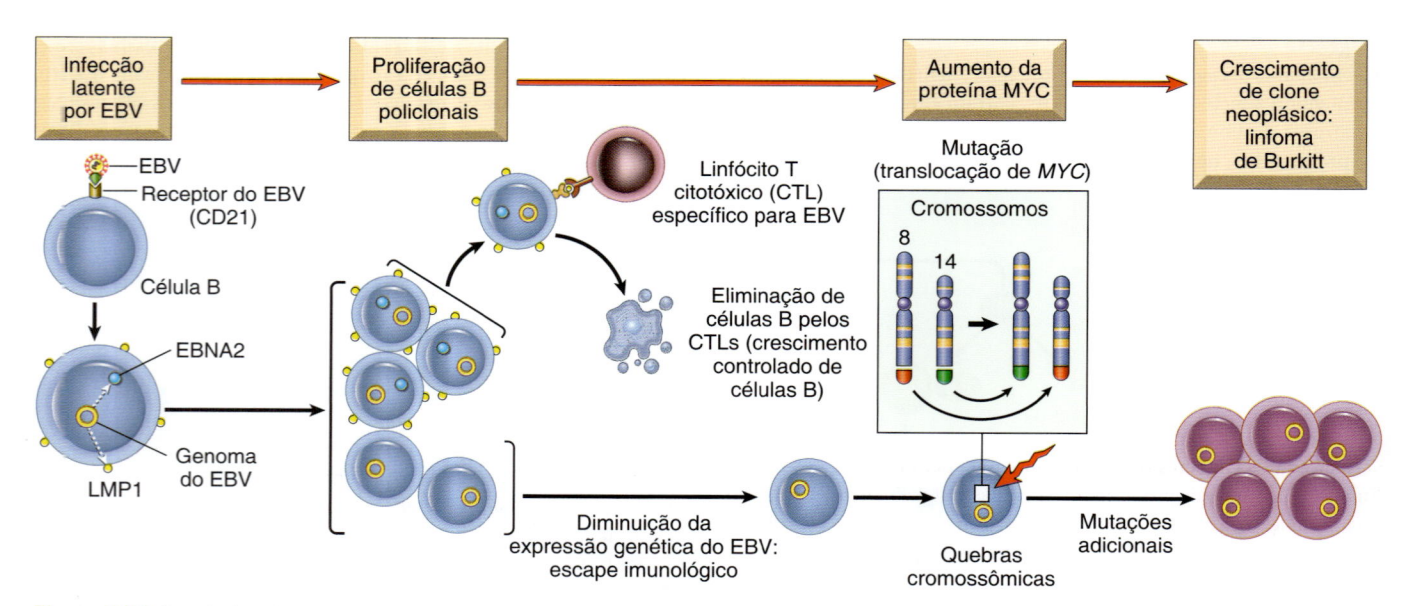

Figura 6.33 Possível evolução do linfoma de Burkitt induzida por EBV. Após estabelecer uma infecção latente nas células B, o EBV inicialmente expressa produtos de gene como a EBNA2 e a LMP1, que impulsionam a proliferação das células infectadas. Essa proliferação geralmente é controlada pelas células T citotóxicas, uma resposta imunológica que algumas vezes produz sintomas sistêmicos (mononucleose infecciosa). Um pequeno número de células B infectadas escapa da resposta imunológica do hospedeiro aumentando a expressão das proteínas virais imunogênicas e, se essas células adquirirem uma translocação cromossômica envolvendo o gene *MYC* no cromossomo 8, pode surgir uma neoplasia agressiva de células B (linfoma de Burkitt). *EBNA2*, antígeno nuclear 2 do vírus Epstein-Barr; *EBV*, vírus Epstein-Barr; *LMP1*, proteína latente da membrana 1.

idêntico (clonal) nas células neoplásicas dentro das neoplasias individuais, excluindo-se a possibilidade de que a infecção por EBV tenha ocorrido após o desenvolvimento da neoplasia. A associação uniforme do EBV com o carcinoma nasofaríngeo sugere que o vírus tem um papel central na gênese da neoplasia, porém (como no linfoma de Burkitt) a restrita distribuição geográfica indica que cofatores genéticos ou ambientais (ou ambos) também contribuam para o desenvolvimento da neoplasia. Diferentemente do linfoma de Burkitt, a LMP1 é expressa nas células do carcinoma nasofaríngeo e, como nas células B, ativa a via NF-κB. NF-κB, por sua vez, diminui a expressão de fatores como o VEGF e as metaloproteases da matriz, que podem contribuir para a oncogênese.

A relação do EBV com a patogênese do linfoma de Hodgkin, outra neoplasia também associada ao EBV, é discutida no Capítulo 10.

Vírus da hepatite B e da hepatite C. Estima-se que 70 a 85% dos carcinomas hepatocelulares em todo o mundo sejam causados por HBV ou HCV. A evidência epidemiológica que liga a infecção crônica pelo HBV e pelo vírus da hepatite C (HCV) ao carcinoma hepatocelular é forte (Capítulo 16). Entretanto, o modo de ação desses vírus na tumorigênese não está completamente elucidado. É provável que os efeitos oncogênicos do HBV e do HCV sejam multifatoriais, mas o efeito dominante parece ser imunologicamente mediado pela inflamação crônica associada à morte dos hepatócitos, o que leva à degeneração e (com o tempo) ao dano genômico. Embora se acredite que o sistema imunológico geralmente protege contra o câncer, um estudo recente demonstrou que, no quadro de uma inflamação crônica não resolvida, como ocorre na hepatite viral ou na gastrite crônica causada por *H. pylori* (ver adiante), a resposta imunológica pode se tornar mal adaptativa, promovendo a tumorigênese.

Como em qualquer causa de lesão hepatocelular, a infecção viral crônica leva à proliferação compensatória dos hepatócitos. Esse processo regenerativo é auxiliado e incitado por numerosos fatores de crescimento, citocinas, quimiocinas e outras substâncias bioativas produzidas pelas células imunológicas ativadas que promovem a sobrevivência da célula, a remodelagem tecidual e a angiogênese. Uma etapa-chave molecular parece ser a ativação da via do fator nuclear κB (NF-κB, do inglês *nuclear factor κB*) nos hepatócitos causada por mediadores derivados das células imunológicas ativadas. A ativação do NF-κB bloqueia a apoptose, permitindo então que os hepatócitos em divisão sofram estresse genotóxico e acumulem mutações.

O HCV, um vírus do RNA, também está fortemente ligado à patogênese do câncer de fígado. Os mecanismos moleculares usados pelo HCV estão até bem menos definidos do que aqueles do HBV, mas novamente percebe-se que a inflamação crônica e a proliferação reparadora dos hepatócitos têm papéis centrais.

Helicobacter pylori. A infecção por *H. pylori* está implicada na gênese dos adenocarcinomas gástricos e dos linfomas gástricos. Primeiramente identificado como uma causa de úlceras pépticas, atualmente *H. pylori* adquiriu a distinção de ser a primeira bactéria classificada como um carcinógeno.

O cenário para o desenvolvimento de adenocarcinoma gástrico é similar ao dos cânceres de fígado induzidos pelo HBV e pelo HCV. Envolve o aumento da proliferação de células epiteliais em um contexto de inflamação crônica. Como na hepatite viral, o meio inflamatório é uma "poção mágica" que contém numerosos agentes genotóxicos, como as espécies reativas de oxigênio. A sequência de alterações histopatológicas consiste no desenvolvimento inicial da inflamação crônica/gastrite seguida de atrofia gástrica, metaplasia intestinal das células de revestimento, displasia e câncer. Essa sequência leva décadas para se completar e ocorre em apenas 3% dos pacientes infectados.

Como mencionado anteriormente, o *H. pylori* está associado a maior risco de desenvolvimento do linfoma gástrico referido como linfoma da zona marginal extranodal. Esses linfomas originam-se das células B e, como as células B transformadas crescem em padrão semelhante ao do tecido linfoide associado à mucosa (MALT, do inglês *mucosa-associated lymphoid tissue*) normal, elas também são referidas como *linfomas MALT* (Capítulo 10). Sua patogênese molecular parece envolver fatores específicos de cepas *H. pylori*, assim como fatores genéticos do hospedeiro, como os polimorfismos nos promotores de citocinas inflamatórias como a IL-1β e o fator de necrose tumoral (TNF, do inglês *tumor necrosis factor*). Acredita-se que a infecção por *H. pylori* leve à ativação das células T reativas a *H. pylori*, que, por sua vez, estimulam a proliferação de células B policlonais. A propósito, uma neoplasia de células B monoclonais surge das células B em proliferação, talvez como um resultado do acúmulo de mutações em genes reguladores do crescimento. Compatível com esse modelo, inicialmente no curso da doença a erradicação do *H. pylori* com antibióticos causa a regressão do linfoma ao remover o estímulo antigênico para as células T. Esses linfomas, portanto, são um notável exemplo de uma neoplasia que depende dos sinais induzidos por interações com células imunológicas do hospedeiro para o seu crescimento contínuo e sobrevivência.

ASPECTOS CLÍNICOS DA NEOPLASIA

Embora as neoplasias malignas tenham maior potencial nocivo do que as neoplasias benignas, a morbidade e a mortalidade podem estar associadas a qualquer neoplasia, mesmo na benigna. A discussão a seguir considera os efeitos de uma neoplasia no paciente, a graduação e o estadiamento clínico do câncer, bem como o diagnóstico laboratorial de neoplasias.

Efeitos da neoplasia no hospedeiro

As neoplasias malignas e benignas podem causar lesão por meio de (1) dano a tecidos saudáveis por compressão, invasão e substituição por neoplasia; (2) ulceração de superfícies levando a sangramento e infecção; (3) liberação de substâncias como hormônios e pró-coagulantes com efeitos sistêmicos; (4) alteração da função imunológica levando à infecção e a certas síndromes paraneoplásicas; e (5) caquexia ou consunção. Com menos frequência, as neoplasias benignas ou malignas que se projetam para o interior do lúmen intestinal podem ficar presas na tração peristáltica do intestino, causando então intussuscepção (Capítulo 13) e obstrução ou infarto intestinal.

A localização é crucial nas neoplasias benignas e malignas. Por exemplo, um pequeno adenoma hipofisário (1 cm) pode comprimir e destruir a glândula normal circundante, dando origem ao hipopituitarismo. Um leiomioma de 0,5 cm na parede da artéria renal pode perturbar o suprimento sanguíneo, o que leva à isquemia renal e à hipertensão. Um carcinoma comparavelmente pequeno dentro do duto biliar comum pode induzir uma obstrução fatal do sistema biliar.

Os sinais e os sintomas relacionados à produção de hormônio são geralmente observados nos pacientes com neoplasias benignas e malignas que surgem nas glândulas endócrinas. Adenomas e carcinomas que surgem nas células β das ilhotas pancreáticas de Langerhans podem produzir hiperinsulinismo, que pode ser fatal. Igualmente, adenomas e carcinomas do córtex suprarrenal podem romper mecanismos homeostáticos mediante elaboração de hormônios esteroides (p. ex., aldosterona, que induz retenção de sódio, hipertensão e hipopotassemia). Essa atividade hormonal é mais provável na neoplasia benigna bem diferenciada do que em um carcinoma correspondente.

Caquexia do câncer

Muitos pacientes com câncer experimentam uma perda progressiva de gordura corporal e de massa corporal magra acompanhada de

profunda fraqueza, anorexia e anemia – uma condição referida como *caquexia*. Existe alguma correlação entre tamanho e extensão da disseminação do câncer e gravidade da caquexia. Entretanto, a caquexia não é causada pelas demandas nutricionais do tumor. Embora os pacientes com câncer muitas vezes sejam anoréxicos, a caquexia resulta da ação de fatores solúveis, como as citocinas produzidas pela neoplasia e pelo hospedeiro, e não simplesmente da redução da ingestão alimentar. Nos pacientes com câncer, o gasto calórico permanece elevado e a taxa metabólica basal está aumentada, apesar da ingestão alimentar diminuída. Isso contrasta com a taxa metabólica mais baixa que ocorre como uma resposta adaptativa na inanição. A base dessas anormalidades metabólicas não está totalmente compreendida. Suspeita-se que o TNF e outras citocinas produzidas pelos macrófagos em resposta às células neoplásicas ou pelas próprias células neoplásicas sejam os mediadores da caquexia. O TNF suprime o apetite e inibe a ação da lipoproteína lipase, impedindo a liberação de ácidos graxos livres a partir das lipoproteínas. Não existe um tratamento eficaz para a caquexia do câncer, a não ser a remoção da causa de base: a neoplasia.

Síndromes paraneoplásicas

Os complexos de sintomas que ocorrem nos pacientes com câncer não passíveis de explicação pela disseminação local ou distante do tumor ou pela elaboração dos hormônios típicos para o tecido de origem neoplásica são referidos como *síndromes paraneoplásicas*. Elas surgem em 10 a 15% dos pacientes com câncer, e sua identificação clínica é importante por várias razões:

- Essas síndromes podem representar a manifestação mais precoce de uma neoplasia oculta
- Nos pacientes afetados, elas podem produzir uma doença clínica significativa ou até serem letais
- O complexo de sintomas pode mimetizar a doença metastática, confundindo assim o tratamento.

As síndromes paraneoplásicas são diversas e estão associadas a muitas neoplasias diferentes (Tabela 6.5). **As mais comuns são a hipercalcemia, a síndrome de Cushing e a endocardite trombótica não bacteriana**, e as neoplasias associadas com mais frequência a essas e a outras síndromes são os cânceres de pulmão e de mama e as malignidades hematológicas. A hipercalcemia nos pacientes com câncer é multifatorial, porém o mecanismo paraneoplásico mais importante é a secreção de uma proteína relacionada ao hormônio paratireóideo (PTHrP, do inglês *parathyroid hormone-related protein*) pelas células neoplásicas. Também estão implicados outros fatores derivados da neoplasia, como o TGF-α e a forma ativa da vitamina D. A síndrome de Cushing que surge como um fenômeno paraneoplásico normalmente está relacionada à produção ectópica de hormônio adrenocorticotrófico (ACTH, do inglês *adrenocorticotropic hormone*) ou de polipeptídeos semelhantes ao ACTH pelas células cancerosas, como ocorre no carcinoma de pulmão de células pequenas.

As síndromes paraneoplásicas podem também se manifestar como uma hipercoagulabilidade, o que leva à trombose venosa e à endocardite trombótica não bacteriana (Capítulo 9). Outras manifestações são o baqueteamento dos dedos e a osteoartropatia hipertrófica nos pacientes com carcinomas de pulmão (Capítulo 11). Outras ainda são discutidas quando se consideram os cânceres dos vários órgãos do corpo.

Graduação e estadiamento do câncer

São necessários métodos para quantificar a provável agressividade clínica de determinada neoplasia e sua extensão e disseminação para predizer o prognóstico de maneira acurada e comparar os resultados de vários protocolos de tratamento. Por exemplo, o plano de tratamento e o prognóstico diferem substancialmente entre os adenocarcinomas de tireoide bem diferenciados localizados na glândula tireoide e os cânceres anaplásicos de tireoide que invadiram os órgãos do pescoço. Foram desenvolvidos sistemas para expressar o nível de diferenciação, ou *grau*, e a extensão da disseminação de um câncer no paciente, ou *estádio*, como mensurações da gravidade clínica da doença. Notavelmente, **o estadiamento provou que é de valor clínico maior que a graduação da neoplasia**.

- *Graduação*: a graduação de um câncer é baseada no grau de diferenciação das células neoplásicas e, em alguns cânceres, no número de mitoses, na extensão da necrose tumoral e na presença de certas características arquiteturais (p. ex., perda da formação da glândula e substituição por lâminas sólidas de células). O aumento da atividade mitótica e da extensão da necrose (que se relaciona a uma neoplasia que cresce em seu suprimento sanguíneo) correlacionam-se com o ritmo do crescimento da neoplasia, enquanto a perda da arquitetura normal é um reflexo da desregulação cada vez maior da expressão genética. Os esquemas de graduação evoluíram para cada tipo de malignidade e geralmente variam de duas (baixo e alto graus) até cinco categorias. Os critérios para os graus individuais são variáveis de acordo com o tipo de neoplasia e, portanto, não são detalhados aqui. Em essência, todos são tentativas de julgar em que medida as células neoplásicas se assemelham ou não às suas contrapartes normais e a tendência ao rápido crescimento
- *Estadiamento*: o estadiamento de cânceres sólidos baseia-se no tamanho da lesão primária, na extensão de sua disseminação para os linfonodos regionais e na presença ou ausência de metástases. O principal sistema de estadiamento em uso atualmente é o American Joint Committee on Cancer Staging. Esse sistema usa uma classificação denominada *sistema TNM – T* para tumor primário, *N* (*node*) para envolvimento de linfonodo e *M* para metástases. O estadiamento TNM varia de acordo com as formas específicas do câncer, mas segue certos princípios gerais. A lesão primária caracteriza-se como T1 a T4 com base no tamanho crescente e na invasão das estruturas adjacentes. T0 é usado para indicar uma lesão *in situ* ainda ligada à membrana basal. N0 significa que não há envolvimento linfonodal, enquanto N1 a N3 denotam o envolvimento de um número crescente e variado de linfonodos. M0 significa que não há metástases distantes, enquanto M1 ou algumas vezes M2 refletem a presença e o número estimado de metástases.

Na prática moderna, a graduação e o estadiamento de tumores estão sendo aumentados pela caracterização molecular, que será descrita adiante.

Diagnóstico laboratorial do câncer

A cada ano, a abordagem do diagnóstico laboratorial do câncer se torna mais complexa, mais sofisticada e mais especializada. Para praticamente cada neoplasia mencionada neste texto, os especialistas caracterizaram várias subcategorias diagnósticas. Cada uma das seguintes seções tenta apresentar a maior excelência, evitando os detalhes das tecnologias.

Métodos morfológicos

Na maioria dos casos, o diagnóstico laboratorial do câncer não é difícil. As duas extremidades do espectro benigno-maligno não apresentam qualquer problema; entre esses dois extremos, porém, o diagnóstico acurado pode ser um desafio. Os dados clínicos e radiológicos são inestimáveis para um ótimo diagnóstico patológico. As alterações induzidas por radiação na pele ou na mucosa pode assemelhar-se às

Tabela 6.5 Síndromes paraneoplásicas.

Síndrome clínica	Principais formas de neoplasia	Mecanismo(s)/agente(s) causal(is)
Endocrinopatias		
Síndrome de Cushing	Carcinoma de pulmão de células pequenas Carcinoma pancreático Tumores neurais	ACTH ou substância semelhante ao ACTH
Síndrome da secreção inapropriada do hormônio antidiurético	Carcinoma de pulmão de células pequenas Neoplasias intracranianas	Hormônio antidiurético
Hipercalcemia	Carcinoma de pulmão de células escamosas Carcinoma de mama Carcinoma de células renais Leucemia/linfoma de células T do adulto	Proteína relacionada ao hormônio paratireóideo, TGF-α
Hipoglicemia	Fibrossarcoma Outros sarcomas Carcinoma ovariano	Insulina ou substância semelhante à insulina
Policitemia	Carcinoma de células renais Hemangioma cerebelar Carcinoma hepatocelular	Eritropoetina
Síndromes nervosa e muscular		
Miastenia	Carcinoma broncogênico, timoma	Imunológico
Distúrbios dos sistemas nervosos central e periférico	Carcinoma de mama, teratoma	Imunológico
Distúrbios dermatológicos		
Acantose nigricante	Carcinoma gástrico Carcinoma de pulmão Carcinoma uterino	Secreção de fator de crescimento epidérmico ou outros fatores de crescimento
Dermatomiosite	Carcinoma broncogênico e de mama	Imunológico
Alterações ósseas, articulares e de tecido mole		
Osteoartropatia hipertrófica e baqueteamento dos dedos	Carcinoma broncogênico	Desconhecido
Alterações vasculares e hematológicas		
Trombose venosa (fenômeno de Trousseau)	Carcinoma pancreático Carcinoma de pulmão Outros cânceres	Produtos tumorais (mucinas que ativam a coagulação
Endocardite trombótica não bacteriana	Cânceres avançados	Hipercoagulabilidade
Aplasia de hemácias	Timoma	Imunológico
Outros		
Síndrome nefrótica	Vários cânceres	Antígenos tumorais, imunocomplexos

ACTH, hormônio adrenocorticotrófico; IL-1, interleucina-1; TGF-α, fator de crescimento transformador-α; TNF, fator de necrose tumoral.

do câncer. Secções obtidas de uma fratura em cicatrização podem mimetizar um osteossarcoma. A avaliação laboratorial de uma lesão é apenas tão boa quanto uma amostra submetida, a qual deve ter tamanho adequado, ser representativa e conservada de maneira adequada.

São utilizados clinicamente vários meios para a obtenção de amostras de neoplasias, como excisão ou biopsia, aspiração por agulha fina e esfregaços citológicos. Quando a excisão não é possível, a biopsia da massa é necessária. Um diagnóstico rápido por *criossecção* realizada em tecido recém-removido é empregado algumas vezes para direcionar as decisões cirúrgicas imediatas; por exemplo, para a determinação da natureza de uma massa ou para a avaliação de linfonodos regionais em um paciente com câncer para a detecção de possíveis metástases. Esse método, em que uma amostra é rapidamente congelada e seccionada, permite uma avaliação histológica dentro de minutos.

Em mãos experientes e competentes, o diagnóstico por criossecção é preciso, mas há casos em que é necessário o detalhamento histológico superior fornecido pelos mais demorados métodos rotineiros. Nesse caso, apesar das desvantagens, é melhor aguardar alguns dias do que realizar uma cirurgia incorreta, inadequada ou desnecessária.

A *aspiração por agulha fina* das neoplasias é uma abordagem minimamente invasiva que pode ser realizada em ambiente clínico. Envolve a aspiração de células de uma massa seguida de exame citológico destas mesmas células (descrito adiante) depois de serem espalhadas sobre uma lâmina. Esse procedimento é usado com mais frequência para as lesões imediatamente palpáveis que afetam a mama, a glândula tireoide, os linfonodos e as glândulas salivares. As atuais técnicas de imagem permitem a extensão do método para estruturas mais profundas, como fígado, pâncreas e linfonodos pélvicos. O uso dessa modalidade diagnóstica evita a cirurgia e seus riscos associados.

Embora implique algumas dificuldades, como o pequeno tamanho da amostra e os erros de amostragem, em mãos experientes ela pode ser rápida, confiável e útil.

Os *exames citológicos* (*Papanicolaou*) proporcionam outro método para a detecção de câncer. Tradicionalmente, essa abordagem é usada de forma mais ampla para detectar neoplasia da cérvice uterina, mas é utilizada atualmente em muitos outros contextos, que incluem a avaliação para confirmação ou não de carcinomas endometriais, broncogênicos, de bexiga, de próstata e gástrico suspeitados, bem como a identificação de células neoplásicas em líquidos abdominais, pleurais, articulares e cerebrospinal. As células neoplásicas são menos coesas que o normal e se desprendem facilmente em líquidos ou secreções (Figura 6.34). As células desprendidas são avaliadas em busca das características anaplásicas indicativas de sua origem tumoral. O controle do câncer cervical é a melhor prova do valor do método citológico.

A *imuno-histoquímica* é um poderoso adjuvante ao exame histológico de rotina, pois possibilita uma acurada identificação dos tipos teciduais. A detecção de citoqueratina por corantes realizada com anticorpos monoclonais específicos aponta para um diagnóstico de carcinoma indiferenciado, em vez de linfoma. Da mesma forma, a detecção do antígeno específico da próstata (PSA, do inglês *prostate-specific antigen*) em depósitos metastáticos permite o diagnóstico definitivo de uma neoplasia primária na glândula prostática, enquanto a detecção por imuno-histoquímica do receptor de estrógeno permite o prognóstico e direciona a intervenção terapêutica nos cânceres de mama.

A *citometria de fluxo* é usada rotineiramente na classificação de leucemias e linfomas. Nesse método, anticorpos marcados por fluorescência contra as moléculas de superfície celular e os antígenos de diferenciação são usados para obter o fenótipo das células malignas (Capítulo 10).

Marcadores tumorais

Os ensaios bioquímicos para enzimas associadas a neoplasia, hormônios e outros marcadores tumorais no sangue não podem ser utilizados para o diagnóstico definitivo do câncer; entretanto, eles são usados com sucesso variável como exames de triagem e têm utilidade no monitoramento da resposta à terapia ou na detecção de recidiva da doença. A aplicação desses ensaios é discutida em outros capítulos; portanto, aqui serão suficientes apenas alguns exemplos. O PSA é um dos marcadores tumorais usados com mais frequência na prática clínica. Pode-se suspeitar do carcinoma de próstata quando são encontrados no sangue níveis elevados de PSA. Entretanto, a triagem do PSA também põe em destaque os problemas encontrados com o uso de praticamente todo marcador tumoral. Embora os níveis de PSA geralmente estejam elevados no câncer, eles também podem estar elevados na hiperplasia benigna da próstata (Capítulo 16). Além disso, o câncer de próstata pode estar presente até mesmo quando os níveis de PSA se encontram dentro da variação normal. Assim, o exame de PSA tem a desvantagem de sensibilidade e especificidade baixas, e seu uso como ferramenta de triagem se tornou controverso. O ensaio de PSA é extremamente valioso, contudo, para detecção de doença residual ou recidiva após o tratamento do câncer de próstata.

Outros marcadores tumorais usados na prática clínica incluem o antígeno carcinoembrionário (CEA, do inglês *carcinoembryonic antigen*), que é elaborado pelos carcinomas do cólon, do pâncreas, do estômago e da mama; a alfafetoproteína (AFP), que é produzida pelos carcinomas hepatocelulares, pelos tumores de saco vitelínico e ocasionalmente pelos carcinomas embrionários; o antígeno 125 do câncer (CA-125, do inglês *cancer antigen 125*), que é produzido pelos cânceres de tuba uterina, ovário e cólon; e o antígeno 19-9 do câncer (CA-19-9), que é produzido pelos cânceres de pâncreas, gastrintestinal e sistemas hepatobiliares, e ovário. Como PSA, CEA, AFP, CA-19-9 e CA-125 podem estar elevados em uma variedade de condições não neoplásicas, portanto também carecem da especificidade e da sensibilidade necessárias para a detecção precoce de cânceres, mas são igualmente úteis no monitoramento da doença depois de estabelecido o diagnóstico. Com a ressecção bem-sucedida da neoplasia, esses marcadores desaparecem do soro; seu reaparecimento quase sempre significa recidiva. O CEA é discutido no Capítulo 13 e a alfafetoproteína no Capítulo 14.

Diagnóstico molecular

Um número crescente de técnicas moleculares é usado para o diagnóstico de neoplasias e predição de seu comportamento.

- *Diagnóstico de malignidade*: como cada célula T e cada célula B apresenta rearranjos genéticos de receptor de antígeno exclusivos, a detecção baseada na reação em cadeia da polimerase (PCR, do inglês *polymerase chain reaction*) de um rearranjo do receptor de células T ou de genes da imunoglobulina possibilita a distinção entre proliferações linfocíticas monoclonais (neoplásicas) e policlonais (reativas). Muitas neoplasias hematopoiéticas e alguns tumores sólidos são definidos por translocações específicas;

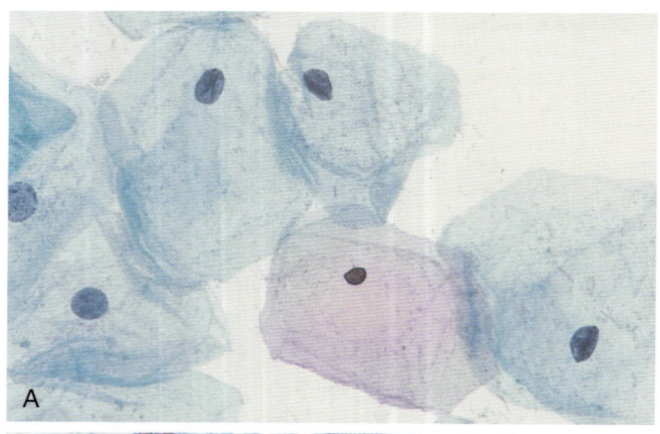

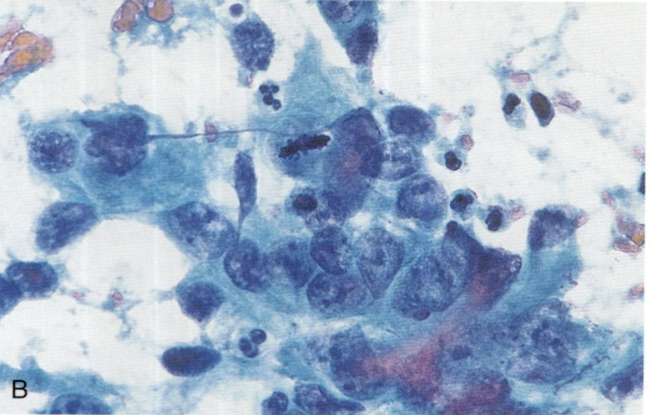

Figura 6.34 A. Esfregaço de Papanicolaou normal da cérvice uterina. São típicas as células grandes, planas e com pequenos núcleos. **B.** Esfregaço anormal contendo uma camada de células malignas com grandes núcleos hipercromáticos. O pleomorfismo nuclear é evidente, e uma célula está em mitose. São observados alguns neutrófilos entremeados, de tamanho muito menor, e com núcleos compactos e lobados. (Cortesia do Dr. Richard M. DeMay, Department of Pathology, University of Chicago, Chicago, Illinois.)

portanto, é necessária a detecção de tais translocações para o diagnóstico. Por exemplo, a hibridização fluorescente *in situ* (FISH, do inglês *fluorescence in situ hybridization*) ou a análise por PCR (Capítulo 4) podem ser usadas para detectar as translocações características do sarcoma de Ewing e de várias leucemias e linfomas. A detecção de transcritos de *BCR-ABL* baseada na PCR confirma o diagnóstico de leucemia mieloide crônica (Capítulo 10). Finalmente, certas malignidades hematológicas são definidas atualmente pela presença de mutações pontuais em determinados oncogenes. Por exemplo, o diagnóstico de *policitemia vera*, uma outra neoplasia mieloide, requer a identificação de mutações específicas em *JAK2*, um gene que codifica uma tirosinoquinase não receptora

- *Prognóstico e comportamento*: certas alterações genéticas estão associadas a mau prognóstico, e assim a presença dessas alterações determina a terapia subsequente para o paciente. Os métodos FISH e PCR podem ser usados para detectar a amplificação de oncogenes como *HER2* e *MYCN*, que proporcionam informações terapêuticas e prognósticas para cânceres e neuroblastomas, respectivamente. O sequenciamento de genomas do câncer atualmente é rotina em muitos centros, o que possibilita a identificação de mutações pontuais em genes do câncer o como *TP53* que predizem um mau resultado em muitos tipos diferentes de câncer. Apesar de não ser ainda o padrão de cuidados, são envidados esforços no sentido de desenvolver testes que avaliem a resposta imune do hospedeiro às neoplasias; por exemplo, a quantificação do número de células T citotóxicas infiltrativas, pois isso é muito útil na avaliação do prognóstico

- *Detecção de doença residual mínima*: um outro uso emergente das técnicas moleculares é a detecção da doença residual mínima após o tratamento. Por exemplo, a detecção de transcritos *BCR-ABL* por ensaio PCR proporciona uma mensuração da doença residual nos pacientes tratados para leucemia mieloide crônica. O reconhecimento de que praticamente todas as neoplasias avançadas estão associadas tanto a células neoplásicas circulantes intactas como a produtos derivados das próprias neoplasias (p. ex., DNA tumoral circulante sem células) levou ao interesse em acompanhar a carga tumoral por meio de exames de sangue sensíveis (chamados de *biopsias líquidas*) destinados a identificar as sequências circulantes de ácido nucleico específico de tumor

- *Diagnóstico de predisposição hereditária ao câncer*: a mutação na linhagem germinativa de vários genes supressores tumorais, como o *BRCA1*, aumenta o risco de desenvolvimento de certos tipos de câncer pelo paciente. Assim, a detecção desses alelos mutados pode permitir que o paciente e o médico planejem um protocolo de triagem agressivo ou optem pela cirurgia profilática. Além disso, a detecção por meio de triagem permite o aconselhamento genético para os familiares que estão em risco

- *Tomada de decisão terapêutica*: há um crescente desenvolvimento de terapias cujo alvo direto são as mutações específicas; a detecção dessas mutações em uma neoplasia pode guiar a terapia "personalizada", conforme será discutido adiante. Atualmente, está se tornando evidente que certas mutações observadas em múltiplas malignidades podem se tornar "alvos" de terapia. Um exemplo envolve a substituição de glutamato por valina no aminoácido 600 (V600E) da quinase serina/treonina BRAF, situada a jusante de RAS na via de sinalização do fator de crescimento. Os melanomas com a mutação V600E em *BRAF* respondem bem aos inibidores de BRAF, enquanto os melanomas sem essa mutação não mostram resposta. Subsequentemente, essa mesma mutação V600E foi também encontrada em um subgrupo de muitos outros cânceres, tais como os carcinomas do cólon e de glândula tireoide, na maioria das tricoleucemias, em muitos casos de histiocitose de células de Langerhans (Figura 6.35). Essas neoplasias são morfologicamente diversas e têm células de origens distintas, mas elas compartilham lesões oncogênicas idênticas em uma via pró-crescimento comum.

Perfil molecular das neoplasias

Até recentemente, os estudos moleculares das neoplasias envolviam a análise de genes individuais. Entretanto, nos últimos anos observou-se a introdução de tecnologias que podem sequenciar rapidamente todo o genoma; avaliar modificações epigenéticas em todo o genoma (o epigenoma); quantificar todos os RNAs expressos em uma

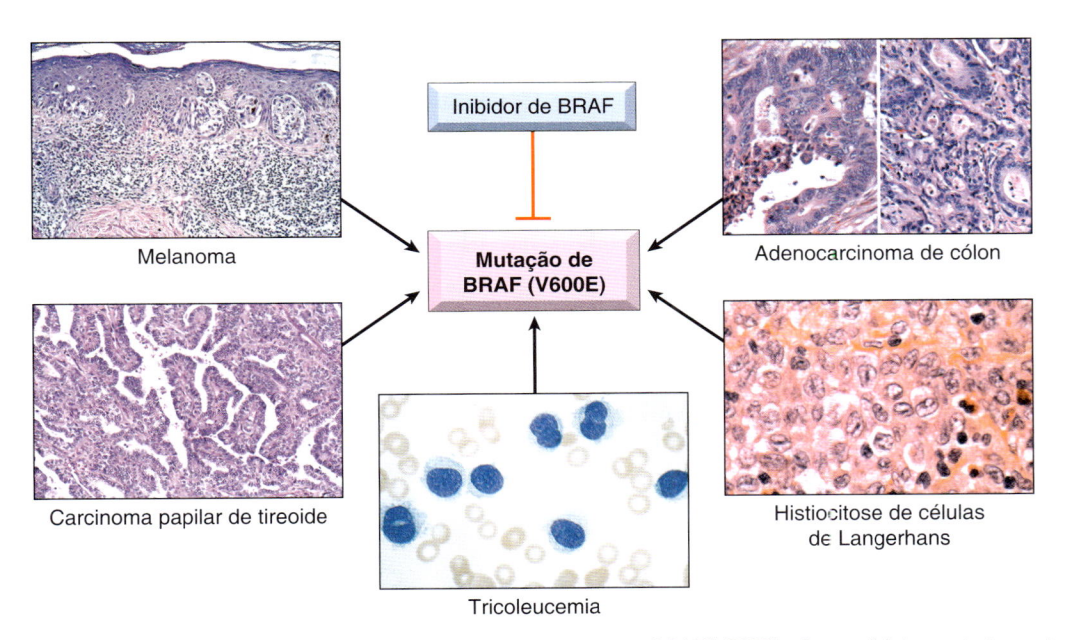

Figura 6.35 Diversos tipos de neoplasias que compartilham uma mutação comum, *BRAF* (V600E), são candidatos ao tratamento com inibidores de BRAF.

população celular (o transcriptoma); mensurar muitas proteínas simultaneamente (o proteoma); e obter um "instantâneo" de todos os metabólitos da célula (o metaboloma).

Atualmente, o método mais comum para uma análise em larga escala da expressão do RNA é o sequenciamento do RNA, que oferece uma avaliação abrangente e quantitativa da expressão do RNA que suplantou os métodos mais antigos. Entretanto, o RNA é propenso à degradação e é um analito mais difícil de trabalhar do que o DNA na prática clínica. Além disso, o sequenciamento do DNA é tecnicamente mais simples do que o sequenciamento do RNA, pois permite o desenvolvimento de métodos que dependam de um sequenciamento massivamente paralelo (o chamado "sequenciamento de próxima geração" [NextGen, do inglês *next-generation*]) que possa ser realizado em praticamente qualquer amostra tecidual. Na última década, os aumentos na capacidade de sequenciamento do DNA e o avanço nesse sentido foram impressionantes e igualmente acompanhados de uma notável redução no custo. O primeiro esquema razoavelmente completo da sequência do genoma humano, liberado em 2003, foi um trabalho de 12 anos e seu custo girou em torno de $ 2.700.000.000. O custo do sequenciamento de todo o genoma diminuiu atualmente para menos de $ 1.000. No momento, todo o genoma de neoplasias individuais pode ser sequenciado em algumas semanas, incluído o tempo para a tarefa extraordinariamente complexa de reunir e analisar os dados do sequenciamento.

Esses avanços permitiram o sequenciamento sistemático e a catalogação das alterações genômicas em vários cânceres humanos, um esforço patrocinado pelo National Cancer Institute e chamado The Cancer Genoma Atlas (TCGA). Os principais impactos desses esforços sistemáticos ocorreram na área de pesquisa: identificação das mutações recorrentes em vários tipos de câncer; descrição do arsenal completo das lesões genéticas encontradas em cânceres individuais; e maior avaliação da heterogeneidade genética existente em cânceres individuais de um local a outro. Embora o sequenciamento de todo o genoma também possa ser usado para os cuidados ao paciente individual, a maior parte dos esforços no domínio clínico tem seu foco nos métodos de sequenciamento que permitem a identificação de lesões genéticas terapeuticamente "acionáveis" em tempo hábil e a um custo razoável. Essas abordagens são particularmente úteis quando aplicadas a neoplasias como os carcinomas de pulmão e de mama, que são geneticamente diversos e requerem uma abordagem "personalizada" para se obter sucesso na terapia direcionada (Figura 6.36). A maioria dos laboratórios de diagnósticos moleculares depende dos métodos "NextGen" que sequenciam os éxons de várias centenas de genes-chave do câncer a uma "profundidade" suficiente (profundidade de cobertura da sequência em questão) para detectar mutações que estão presentes em apenas 5% das células neoplásicas. No processo de realização dessa análise, também é possível identificar neoplasias com cargas mutacionais excepcionalmente elevadas, como as observadas nos cânceres causados por exposição a carcinógeno ou por mutações nos genes de reparo do DNA. Esse fenótipo "hipermutado" está associado à resposta aos inibidores do ponto de controle, que liberam a resposta imunológica aos neoantígenos expressos pelas células cancerosas mutadas. Um segundo método também usado clinicamente envolve a hibridização do DNA tumoral com matrizes contendo sondas de oligonucleotídeos, um procedimento que identifica as alterações no número de cópias do DNA, tais como as amplificações e as deleções. As matrizes contendo sondas que abrangem todo o genoma podem detectar todas as aberrações, com exceção daquelas de menor número de cópias, e fornecem informações complementares àquelas obtidas do sequenciamento do DNA focalizado. A proteômica e a epigenômica são as outras "ômicas" em uso na atualidade, sobretudo no domínio da pesquisa clínica; mas, com a entrada na prática clínica de muitos fármacos direcionados para o epigenoma

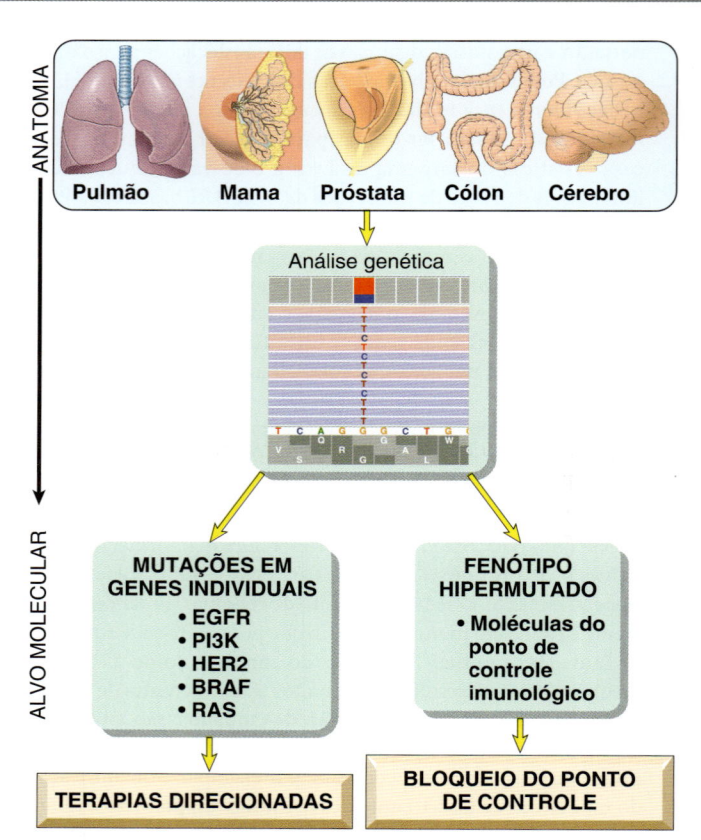

Figura 6.36 Terapia molecularmente guiada para o câncer. A análise genética dos cânceres é utilizada para identificar as oncoproteínas mutadas que podem ser alvos de fármacos específicos ou, no caso de tumores com um fenótipo "hipermutado", os inibidores do ponto de controle imunológico direcionados para moléculas como PD-1, PD-L1 e CTLA-4. *EGFR*, receptor do fator de crescimento epidérmico; *HER2*, receptor 2 do fator de crescimento epidérmico humano; *PI3K*, fosfatidilinositol 3-quinase.

do câncer, pode-se prever que esses fármacos serão seguidos por testes clínicos direcionados à avaliação do estado do epigenoma que predigam a resposta a esses agentes.

O entusiasmo criado pelo desenvolvimento de novas técnicas para a análise molecular global de neoplasias levou alguns cientistas a predizer que o fim da histopatologia estava à vista. Entretanto, a inspeção histopatológica das neoplasias fornece informações sobre importantes características dos cânceres, como anaplasia, invasividade e heterogeneidade da neoplasia, que não podem ser colhidas nas sequências do DNA. A histopatologia juntamente com os testes biomarcadores *in situ* realizados em cortes teciduais também continua a ser a melhor maneira de avaliar as interações tumor:célula estromal, como a angiogênese e as respostas imunológicas do hospedeiro; as últimas podem ter um papel cada vez mais importante na orientação das intervenções terapêuticas destinadas a combater a evasão imunológica pelas neoplasias. Assim, em um futuro próximo, serão realizados diagnóstico e avaliação do prognóstico mais precisos dos pacientes com câncer mediante combinação de técnicas morfológicas e moleculares.

Os recentes avanços na obtenção de imagens, na tecnologia de computadores, no aprendizado de máquina e na inteligência artificial indicam que a patologia diagnóstica está à beira de uma revolução, em que a avaliação qualitativa de neoplasias (e outras condições patológicas) com o microscópio óptico é substituída por abordagens mais quantitativas envolvendo a análise computadorizada de imagens digitalizadas. Espera-se que a integração de diversos tipos de dados das análises computadorizadas e a caracterização "ômica" dos tumores promovam ainda maior avanço da "oncologia de precisão", ou seja, na capacidade de selecionar a combinação correta de tratamentos para cada tumor de um paciente individual.

REVISÃO RÁPIDA

Neoplasias benignas e malignas

- As neoplasias benignas e malignas são distinguidas com base em diferenciação, invasividade local e disseminação distante
- Em geral, as neoplasias benignas assemelham-se ao tecido de origem, são bem diferenciadas, são bem circunscritas, possuem uma cápsula e permanecem localizadas
- Em geral, as neoplasias malignas são mal diferenciadas ou completamente indiferenciadas (anaplásicas), muitas vezes (mas nem sempre) crescem rapidamente, são mal circunscritas, invadem os tecidos normais circundantes e têm capacidade de se metastatizar para locais distantes.

Epidemiologia do câncer

- A incidência do câncer varia com a idade, os fatores geográficos e os antecedentes genéticos; é mais frequente em adultos, mas certos tipos ocorrem caracteristicamente em crianças
- A variação geográfica da incidência do câncer resulta principalmente de diferentes exposições ambientais, como agentes infecciosos, tabagismo, álcool, dieta, obesidade, histórico reprodutivo e exposição a carcinógenos
- O risco de câncer eleva-se no quadro de inflamação crônica ou estimulação hormonal excessiva
- O revestimento de células epiteliais dos tecidos pode desenvolver alterações morfológicas (displasia) que significam aumento do risco de desenvolvimento de câncer
- O risco de câncer é modificado por interações de exposições ambientais com variantes genéticas.

Lesões genéticas no câncer

- As mutações pertencem a duas principais classes: *condutoras* (*patogênicas*) e *passageiras* (*neutras*)
- As mutações passageiras poderão se tornar mutações condutoras se a pressão seletiva se alterar (p. ex., sob tratamento medicamentoso)
- As células neoplásicas podem adquirir mutações condutoras por meio de mutações pontuais e anormalidades cromossômicas não aleatórias (rearranjos genéticos, deleções e amplificações)
- Os rearranjos genéticos geralmente levam à superexpressão de oncogenes ou à geração de novas proteínas de fusão, enquanto as amplificações genéticas geralmente aumentam a expressão dos oncogenes e as deleções causam a perda de genes supressores tumorais
- A superexpressão de miRNAs pode reduzir a expressão de supressores tumorais e a perda de expressão dos miRNAs pode levar à superexpressão de oncogenes
- Os genes supressores tumorais e os genes de reparo do DNA podem também ser silenciados por alterações epigenéticas.

Autossuficiência nos sinais de crescimento

- Os proto-oncogenes são genes celulares normais cujos produtos estimulam a proliferação celular
- Os oncogenes são mutantes ou versões superexpressas de proto-oncogenes que produzem sinais promotores de crescimento inadequados
- As oncoproteínas estimulam a proliferação celular descontrolada por meio de vários mecanismos, como sinalização autócrina por fatores secretados (p. ex., PDGF em neoplasias cerebrais); atividade constitutiva das proteínas envolvidas nas vias de sinalização pró-crescimento (p. ex., HER2 no câncer de mama; BCR-ABL na leucemia; e RAS em muitos cânceres); atividade excessiva dos fatores de transcrição que ativam um programa de expressão genética que promove o crescimento celular (p. ex., MYC em muitos cânceres); e expressão constitutiva das proteínas que regulam diretamente a progressão do ciclo celular (p. ex., ciclina D em diversos cânceres).

Retinoblastoma: regulador do ciclo celular

- Como outros supressores tumorais, ambas as cópias de *RB* precisam estar disfuncionais para que ocorra a tumorigênese
- No *retinoblastoma familiar*, uma cópia defeituosa do gene *RB* está presente na linhagem germinativa
- RB inibe a transição G_1 para S das células pela ligação aos fatores de transcrição E2F
- RB é regulado negativamente pela sinalização do fator de crescimento, que leva à ativação dos complexos ciclina D-CDK4/6, à inativação de RB por fosforilação e à liberação dos fatores E2F
- Quase todos os cânceres apresentam um ponto de controle G_1 desativado em decorrência de mutação em *RB* ou em genes que regulam RB (p. ex., genes codificadores de ciclina D, CDK4 e inibidores de CDK)
- Vários vírus do DNA oncogênicos (p. ex., HPV) codificam proteínas que se ligam a RB e o inibem.

TP53: guardião do genoma

- *TP53* codifica p53, um monitor central de estresse na célula
- O dano ao DNA leva à fosforilação e à ativação de p53, que regula positivamente fatores como o p21 que sustentam a atividade de RB e causam o bloqueio de G_1-S no ciclo celular
- Se não for possível reparar o dano ao DNA, p53 ativa genes adicionais que induzem senescência ou apoptose celulares
- A maioria dos cânceres humanos mostra mutações bialélicas em *TP53*
- Os pacientes com a *síndrome de Li-Fraumeni* herdam uma cópia defeituosa de *TP53* na linhagem germinativa e desenvolvem uma ampla variedade de neoplasias
- p53 é inibido pelas proteínas codificadas por vírus do DNA oncogênicos (p. ex., HPV).

TGF-β, inibição do contato e vias de APC-β-catenina

- O TGF-β inibe a proliferação pela ativação dos genes inibidores do crescimento (p. ex., genes codificadores dos inibidores da quinase dependente da ciclina) e pela supressão dos genes promotores do crescimento (p. ex., *MYC*)
- Os componentes da via TGF-β são geralmente comprometidos por mutações em muitas neoplasias, tais como os carcinomas pancreáticos, colorretais, gástricos e esofágicos
- A E-caderina mantém a inibição de contato, que é perdida nas células malignas
- APC bloqueia a proliferação de células epiteliais colônicas ao aumentar a destruição de β-catenina, um fator de transcrição na via de sinalização WNT

- Com a perda de APC, β-catenina é estabilizada, transloca-se para o núcleo e regula positivamente os genes pró-crescimento (p. ex., *MYC*)
- A síndrome da polipose adenomatosa familiar é causada por mutações na linhagem germinativa em *APC* e está associada ao desenvolvimento de centenas de pólipos colônicos e, eventualmente, carcinoma de cólon.

Metabolismo celular alterado

- O *metabolismo de Warburg* favorece a glicólise em detrimento da fosforilação oxidativa. É induzido em células normais pela exposição aos fatores de crescimento e se torna "fixo" em células cancerosas pela ação de certas mutações condutoras
- Muitas oncoproteínas (p. ex., RAS, MYC, receptores de fator de crescimento mutado) induzem o metabolismo de Warburg a fornecer os blocos de construção celular necessários para a proliferação, e muitos supressores tumorais (p. ex., PTEN, NF1, p53) fazem oposição a ele
- O estresse pode induzir as células a consumirem seus componentes em um processo chamado autofagia, que é uma "faca de dois gumes" nos cânceres, pois as células cancerosas podem acumular mutações para impedir a autofagia, mas também usam a autofagia para fornecer nutrientes para o crescimento e a sobrevivência
- Algumas oncoproteínas (p. ex., IDH mutada) são enzimas que catalisam a formação de "oncometabólitos" que alteram o epigenoma, levando a alterações oncogênicas na expressão genética.

Evasão da apoptose

- A evasão da morte celular envolve principalmente as anormalidades adquiridas que interferem na via intrínseca (mitocondrial) da apoptose
- A evasão geralmente envolve a perda de p53 (um fator de transcrição pró-apoptótico) ou a superexpressão de inibidores de p53 (p. ex., MDM2)
- Os outros mecanismos de evasão envolvem a superexpressão dos membros antiapoptóticos da família BCL2 (p. ex., BCL2, BCL-XL)
- No linfoma folicular, BCL2 é superexpressa em razão de uma translocação (14;18) que fusiona *BCL2* com elementos reguladores do gene da imunoglobulina de cadeia pesada
- Os inibidores de MDM2 (que levam à ativação de p53) e os inibidores dos membros da família BCL2 estimulam a apoptose pela via intrínseca.

Potencial replicativo ilimitado (imortalidade)

- As células normais não possuem telomerase, o que leva ao encurtamento do telômero, à ativação dos pontos de controle do ciclo celular e à senescência
- Nas células com pontos de controle desativados, as vias de reparo do DNA estão ativadas por telômeros encurtados, levando então à instabilidade cromossômica e à crise mitótica
- As células neoplásicas reativam a telomerase, o que impede a catástrofe mitótica e leva à imortalidade.

Angiogênese sustentada

- A vascularização de tumores é essencial para o seu crescimento
- A angiogênese é controlada pelo equilíbrio entre fatores angiogênicos e antiangiogênicos
- A hipoxia desencadeia a angiogênese mediante estabilização de HIF-1α, o que leva à regulação positiva do VEGF, um fator-chave do crescimento para as células endoteliais
- Muitos fatores regulam a angiogênese, incluindo p53, que induz a síntese do inibidor da angiogênese trombospondina-1 e de RAS, MYC e MAPK, que aumentam a expressão do VEGF
- Os inibidores do VEGF retardam o crescimento dos cânceres avançados, mas não são curativos.

Invasão e metástase

- A invasão de tecidos, uma característica da malignidade, ocorre em quatro etapas: (1) afrouxamento dos contatos célula-célula; (2) degradação da MEC; (3) fixação aos componentes da MEC; e (4) migração das células neoplásicas
- Os contatos célula-célula são enfraquecidos pela perda de E-caderina
- A degradação da membrana basal e da matriz intersticial é mediada pelas enzimas proteolíticas secretadas pelas células neoplásicas e pelas células estromais (p. ex., MMPs e catepsinas)
- As enzimas proteolíticas também liberam fatores de crescimento da MEC e geram fragmentos quimiotáticos e angiogênicos
- Muitas neoplasias param no primeiro leito capilar que encontram (pulmão e fígado com mais frequência)
- Outras neoplasias mostram um acentuado tropismo de órgão que não é explicado pela anatomia.

Evasão da vigilância imunológica

- As células neoplásicas podem ser identificadas pelo sistema imunológico como não próprias e destruídas
- A atividade antitumoral é mediada por mecanismos predominantemente mediados por célula
- Os antígenos tumorais são apresentados na superfície celular por moléculas do MHC de classe I e são identificados pelos CTLs CD8+
- Os antígenos tumorais incluem os produtos de genes mutados, proteínas superexpressas ou expressas de forma aberrante e antígenos tumorais produzidos pelos vírus oncogênicos
- Os pacientes imunossuprimidos estão em maior risco de câncer, particularmente os tipos causados pelos vírus do DNA oncogênicos
- Nos pacientes imunocompetentes, os tumores podem evitar o sistema imunológico por meio de vários mecanismos, tais como crescimento seletivo de variantes negativas para antígenos, perda ou reduzida expressão de moléculas de histocompatibilidade e imunossupressão em razão da expressão de certos fatores (p. ex., TGF-β, ligantes de PD-1) pelas células neoplásicas
- Os anticorpos que bloqueiam alguns desses mecanismos são usados para tratar os pacientes com cânceres avançados.

Instabilidade genômica como um facilitador da malignidade

- As mutações herdadas nos genes de reparo do DNA estão associadas a maior risco de câncer
- O câncer colorretal hereditário sem polipose (síndrome de Lynch) é causado por defeitos no sistema de reparo de incompatibilidade que levam à instabilidade das regiões com segmentos repetido e curtos de DNA chamadas microssatélites e ao desenvolvimento de várias neoplasias, particularmente o câncer de cólon
- O *xeroderma pigmentoso* é causado por um defeito no reparo por excisão de nucleotídeo que leva à falha do reparo do dano ao DNA causado pela luz UV e ao desenvolvimento de cânceres de pele em locais expostos à luz solar

- Outras síndromes são causadas por defeitos no reparo por recombinação homóloga do DNA; de várias maneiras esses defeitos levam à *síndrome de Bloom*, à *ataxia-telangiectasia*, à *anemia de Fanconi* e ao *câncer de mama/ovário hereditário*
- A síndrome do câncer de mama/ovário familiar é causada com mais frequência por mutações nos genes codificadores dos fatores de reparo do DNA BRCA1 e BRCA2
- Uma instabilidade genômica intrínseca em linfócitos que sofrem rearranjo/mutação do gene receptor de antígeno pode levar a mutações que resultam em neoplasias linfoides.

Carcinogênese química e radiação

- Os carcinógenos químicos possuem grupos eletrofílicos altamente reativos que danificam o DNA
- Os carcinógenos incluem os *agentes de ação direta* (p. ex., agentes alquilantes usados como quimioterapia), que não requerem conversão metabólica para se tornarem carcinogênicos, e os *agentes de ação indireta* (p. ex., benzo[a]pireno, corantes azo, aflatoxina), que não são ativos até serem convertidos em um carcinógeno final pelas vias metabólicas endógenas
- Os promotores tumorais atuam estimulando a proliferação das células expostas aos carcinógenos direta ou indiretamente, a última por meio de lesão tecidual e reparo regenerativo associado
- A radiação ionizante causa mutações que podem afetar os genes do câncer, estimulando assim a carcinogênese
- Os raios UV na luz solar induzem a formação de dímeros de pirimidina dentro do DNA, o que leva a mutações em razão de reparo propenso a erro.

Infecções associadas ao câncer

- O *HTLV-1* causa a leucemia de células T, que é endêmica no Japão e no Caribe
- O *HPV* está associado a verrugas benignas e ao câncer cervical
- Cepas oncogênicas de HPV codificam duas oncoproteínas virais, E6 e E7, que inibem p53 e RB, respectivamente
- O *EBV* está implicado na patogênese de diversos linfomas (p. ex., linfoma de Burkitt), carcinoma nasofaríngeo, um subgrupo de carcinoma gástrico e, em algumas poucas ocasiões, neoplasias do músculo liso
- Certos produtos do gene do EBV contribuem para a oncogênese mediante estimulação das vias de proliferação de células B normais
- O comprometimento da função das células T geralmente leva a linfomas de células B estimulados pelo EBV
- A infecção crônica por HBV e HCV está associada a 70 a 85% dos carcinomas hepatocelulares em todo o mundo, que parecem ser causados principalmente por inflamação crônica e reparo contínuo do fígado
- A infecção por *H. pylori* está implicada tanto no adenocarcinoma gástrico quanto nos linfomas de célula B conhecidos como linfomas da zona marginal extranodais
- O desenvolvimento de carcinoma gástrico envolve a inflamação crônica e a regeneração de células epiteliais gástricas
- O desenvolvimento de linfoma de células B envolve uma proliferação inicial de células B policlonais reativas suscetíveis à aquisição de mutações que levam ao crescimento (transformação) de células B clonais.

Aspectos clínicos das neoplasias

- A *caquexia* é uma complicação comum do câncer avançado que é definida pela perda progressiva de gordura corporal e massa magra acompanhada de profunda fraqueza, anorexia e anemia
- A caquexia é causada pela liberação de citocinas pela neoplasia ou pelo hospedeiro
- As *síndromes paraneoplásicas* são definidas pela presença de sintomas que não são explicados pela disseminação da neoplasia ou pela liberação de hormônios apropriados para o tecido
- As síndromes paraneoplásicas são causadas pela produção ectópica e pela secreção de substâncias bioativas (p. ex., ACTH, PTHrP ou TGF-α) pelas células neoplásicas
- A *graduação da neoplasia* é determinada pela aparência citológica, e é baseada na ideia de que o comportamento e a diferenciação estão relacionados entre si (mal diferenciado = comportamento agressivo)
- O *estadiamento da neoplasia* (extensão do tumor) é determinado pela exploração cirúrgica ou por imagens, e é baseado em tamanho do tumor, local e disseminação para linfonodo regional, e em metástases distantes
- O estadiamento tem valor clínico maior que a graduação.

Diagnóstico laboratorial do câncer

- Existem várias abordagens de amostragem para os tumores (p. ex., excisão, biopsia, aspiração por agulha fina, esfregaços citológicos)
- As modalidades de testagem incluem a *imuno-histoquímica* e a *citometria de fluxo* (usada para identificar os padrões de expressão das proteínas que definem as diferentes entidades); os *marcadores séricos* (p. ex., PSA), usados para a triagem de populações para o câncer e monitoramento para recidiva após o tratamento; e o *perfil molecular* (p. ex., sequenciamento de DNA ou RNA)
- O perfil molecular é usado para determinar diagnóstico e prognóstico; identificar alvos terapêuticos; detectar doença residual mínima após terapia; diagnosticar pacientes com predisposição hereditária para o câncer; e caracterizar as células e o DNA tumorais circulantes derramados no sangue, nas fezes, no catarro e na urina (biopsias líquidas).

Exames laboratoriais

Os testes citados constituem algumas amostras de exames laboratoriais realizados em pacientes com vários cânceres. Outros exames específicos para neoplasias são apresentados nos capítulos sobre patologia sistêmica.

Exame	Valor normal	Fisiopatologia/relevância clínica
Alfafetoproteína (AFP) sérica	< 8,4 ng/ml	A AFP é uma glicoproteína normalmente expressa por hepatócitos embrionários e células do saco vitelínico fetal. A produção cai após o nascimento, mas se eleva novamente em pacientes com certas neoplasias. Os níveis séricos de AFP estão aumentados em 90% dos pacientes com carcinoma hepatocelular e em pacientes com certos tumores de célula germinativa do ovário e dos testículos (p. ex., tumor do saco vitelínico, carcinoma embrionário). Os níveis de AFP não são específicos nem sensíveis para o diagnóstico de qualquer neoplasia, mas são úteis para monitorar o curso pós-operatório das neoplasias que os produzem, como as neoplasias testiculares. A AFP também está elevada no soro materno no quadro de defeitos de tubo neural aberto (p. ex., anencefalia, espinha bífida)
Antígeno 19-9 do câncer (antígeno carboidrato 19-9, CA [do inglês *carbohydrate antigen*] 19-9) sérico	< 35 U/ml	O CA 19-9 é a forma sialilada do antígeno do grupo sanguíneo Lewis(a). Está elevado no sangue de cerca de 70 a 90% dos pacientes com adenocarcinoma pancreático ductal e pode estar elevado em outras malignidades (p. ex., colangiocarcinoma, câncer de cólon, câncer gástrico, câncer de ovário). Nos pacientes que são negativos para o antígeno do grupo sanguíneo Lewis, as células neoplásicas não podem produzir o CA 19-9, o que é uma limitação desse marcador. O CA 19-9 não é útil em triagens por causa da falta de especificidade, mas pode ser usado para acompanhar a resposta terapêutica/recidiva da doença
Antígeno do câncer 125 (CA-125) sérico	< 46 U/ml	O CA-125 é uma glicoproteína expressa normalmente nas células derivadas do epitélio celômico (p. ex., tuba uterina, ovário, cólon). O CA-125 sérico está aumentado no câncer epitelial de ovário avançado e pode ser usado para avaliar a presença de doença residual após cirurgia citorredutora ou para monitorar recidiva
Antígeno carcinoembrionário (CEA) sérico	Não fumantes: ≤ 3 ng/ml Fumantes: < 5 ng/ml	O CEA é um antígeno oncofetal normalmente expresso durante o desenvolvimento fetal. Também é expresso por certas malignidades epiteliais (p. ex., cânceres colorretal, pancreático e de pulmão). As elevações de CEA sérico > 20 ng/ml são geralmente (mas nem sempre) indicativas de malignidade. É um marcador útil para o monitoramento da recidiva do câncer de cólon após a ressecção, mas não é útil para triagens
Triagem de câncer cervical: citologia por exame de Papanicolaou +/− risco alto de HPV (hrHPV, do inglês *high-risk HPV*)	Exame de Papanicolaou positivo: células escamosas com características morfológicas condizentes com infecção por HPV. Exame hrHPV positivo: presença de qualquer dos vários tipos de hrHPV	A maioria dos cânceres cervicais invasivos são carcinomas de células escamosas; a infecção persistente por hrHPV geralmente é necessária, mas não é suficiente para o desenvolvimento de carcinoma de células escamosas. O objetivo da triagem de câncer cervical é identificar as lesões precursoras e/ou os tipos de HPV com probabilidade de progredir para carcinoma cervical. Os exames de Papanicolaou avaliam as características morfológicas de células raspadas da cérvice e da endocérvix e são relacionados em termos de grau de displasia. Os exames hrHPV são testes moleculares que procuram detectar a presença de certos tipos de HPV. Os exames de Papanicolaou e hrHPV podem ser usados isoladamente ou em combinação; muitos países e organizações profissionais recomendam realizar primeiro o exame para os tipos de hrHPV seguido pelo exame de Papanicolaou, se um hrHPV for detectado
Expressão de PD-L1	Varia dependendo do tipo do tumor, clone de PD-L1, métodos de pontuação	A expressão de PD-L1 nas células neoplásicas permite que elas escapem da resposta imunológica do hospedeiro. A imuno-histoquímica para PD-L1 é realizada em múltiplos tipos de neoplasias (p. ex., melanoma, câncer de pulmão de células não pequenas, linfoma de Hodgkin) para predizer a resposta ao tratamento com inibidores de PD-L1 ("inibidores do ponto de controle")
Antígeno específico da próstata (PSA) sérico	PSA total de 0 a 4 ng/ml	O PSA é uma protease secretada pelas células epiteliais dos ácinos e dos dutos da glândula prostática que é encontrada no sangue nas formas ligada à proteína e livre. O PSA total (ligado + não ligado) é um marcador para o câncer de próstata, e é útil no diagnóstico e no estadiamento, bem como no monitoramento do tratamento, embora não seja específico para malignidade. O diagnóstico definitivo do câncer de próstata requer biopsia e exame por patologista

Testes moleculares de grande relevância no câncer

Carga mutacional/instabilidade de microssatélite	Vários métodos disponíveis: (1) identificação imuno-histoquímica de perda de proteínas de reparo de incompatibilidade; (2) ensaios baseados na PCR que detectam instabilidade de microssatélite; e (3) métodos de sequenciamento Next-Gen que mensuram a carga mutacional	Observa-se carga mutacional elevada nos cânceres causados por carcinógenos (p. ex., melanoma e câncer de pulmão) ou causados por defeitos nos genes de reparo de incompatibilidade ou mutações adquiridas nos genes codificadores dos fatores "corretores de provas" do DNA. A presença de alta carga mutacional ou defeitos associados é preditiva de resposta aos inibidores do ponto de controle imunológico ao longo do espectro de cânceres
Amplificação genética de *MYC*	Não amplificado	O fator de transcrição MYC promove o crescimento celular e é estritamente controlado. Quando desregulado (p. ex., por amplificação, superexpressão), o MYC promove a carcinogênese afetando a progressão do ciclo celular, promovendo a reprogramação metabólica (o efeito de Warburg), e aumentando a telomerase e a síntese de proteínas. A amplificação de *MYC* é um marcador prognóstico associado a doença agressiva e/ou mau resultado em vários tipos de neoplasias (p. ex., os neuroblastomas com *MYCN* têm menor probabilidade de responder ao tratamento). A amplificação de *MYC* pode também ser observada em linfomas, câncer de mama, meduloblastoma, glioblastoma, rabdomiossarcoma alveolar, câncer de pulmão de pequenas células e câncer de próstata
Mutação em *TP53*	Vários métodos disponíveis: (1) detecção imuno-histoquímica da coloração de p53, que está correlacionada com mutações que estabilizam p53 e a tornam disfuncional; (2) métodos de sequenciamento Next-Gen que detectam diretamente a mutação e/ou a deleção de *TP53*; (3) naqueles em que se suspeita de mutação na linhagem germinativa de *TP53* (síndrome de Li-Fraumeni), amplificação pela PCR e sequenciamento do gene *TP53*	A mutação em *TP53* é o evento mais comum em uma ampla gama de cânceres. A perda de função de p53 está correlacionada com a resistência à terapia e prediz um mau resultado em muitos cânceres. Os indivíduos com mutações na linhagem germinativa de *TP53* estão em alto risco de desenvolver diversos cânceres, o que inclui linfomas, leucemias e sarcomas

Valores de referência extraídos de https://www.mayocliniclabs.com/ com permissão da Mayo Foundation for Medical Education and Research. Todos os direitos reservados. (Adaptada de Deyrup AT, D'Ambrosio D, Muir J et al. Essential Laboratory Tests for Medical Education. *Acad Pathol*. 2022;9. doi: 10.1016/j.acpath.2022.100046.)

7 Doenças Ambientais e Nutricionais

VISÃO GERAL DO CAPÍTULO

Disparidades na saúde, 243
Efeitos das mudanças climáticas na saúde, 244
Toxicidade dos agentes químicos e físicos, 245
Poluição ambiental, 246
    Poluição do ar, 246
        Poluição do ar externo, 246
        Poluição do ar interno, 247
    Metais como poluentes ambientais, 248
        Chumbo, 248
        Mercúrio, 249
        Arsênico, 250
        Cádmio, 250
    Exposições industriais e agrícolas, 250
Efeitos do tabaco, 251
Efeitos do álcool, 254
Lesão causada por fármacos terapêuticos e substâncias não prescritas, 255
    Lesão por fármacos terapêuticos: reações adversas a medicamentos, 255
        Hormonoterapia na menopausa, 255
        Contracepção hormonal combinada, 256
        Acetaminofeno, 257
        Ácido acetilsalicílico (AAS), 257
    Lesão decorrente de uso não terapêutico de substâncias, 257
        Psicoestimulantes, 257
        Opioides, 258
        Cannabis, 260
        Alucinógenos, 260
Lesão por agentes físicos, 260
    Trauma mecânico, 260
    Lesão térmica, 260

        Queimaduras térmicas, 260
        Hipertermia, 261
        Hipotermia, 261
    Lesões por eletricidade, 262
    Lesão causada por radiação ionizante, 262
        Principais determinantes dos efeitos biológicos da radiação ionizante, 262
        Dano ao DNA e carcinogênese, 263
        Fibrose, 263
        Efeitos sobre diferentes sistemas orgânicos, 263
        Irradiação corporal total, 265
Doenças nutricionais, 265
    Desnutrição, 265
    Desnutrição aguda grave, 265
        Marasmo, 266
        Kwashiorkor, 266
        Desnutrição secundária, 267
    Anorexia nervosa e bulimia nervosa, 267
    Deficiências e toxicidade por vitaminas, 267
        Vitamina A, 268
        Vitamina D, 270
        Vitamina C (ácido ascórbico), 273
    Obesidade, 273
        Leptina, 275
        Adiponectina, 277
        Outros mediadores, 277
        Hormônios intestinais, 277
        Papel do microbioma intestinal, 277
        Consequências clínicas da obesidade, 277
    Dieta e doenças sistêmicas, 278
    Dieta e câncer, 278

A maioria das doenças sofre influência dos fatores ambientais, e algumas são causadas diretamente por impactos ambientais. Em termos gerais, a definição de *meio ambiente* engloba os vários contextos externos, internos e ocupacionais nos quais os seres humanos vivem e trabalham. Em cada um desses contextos, o ar que as pessoas respiram, o alimento e a água que consomem, os agentes tóxicos a que são expostas e os estresses com que se deparam são os principais determinantes da saúde. Outros fatores ambientais referem-se ao indivíduo ("ambiente pessoal") e incluem o uso de tabaco, a ingestão de álcool, o consumo de fármacos terapêuticos e não terapêuticos, e a dieta. Muitos desses fatores pessoais estão relacionados a gênero, classe e raça socialmente definida.

O termo **doença ambiental** refere-se aos distúrbios causados pela exposição a agentes químicos ou físicos no meio ambiente, no local de trabalho e em ambientes pessoais, incluindo as doenças **de origem nutricional.** As doenças ambientais são muito comuns: a International Labor Organization estimou que as lesões e as doenças relacionadas ao trabalho matam mais pessoas por ano em âmbito global do que os acidentes rodoviários e as guerras em conjunto. A maioria desses problemas relacionados ao trabalho é causada por doenças, e não por acidentes. O ônus das doenças na população geral criado pelas exposições não ocupacionais aos agentes tóxicos é mais difícil de estimar, principalmente por causa da diversidade de agentes e das dificuldades para mensurar a dose e a duração das exposições. Quaisquer que sejam os números precisos, as doenças ambientais são as principais causas de incapacidade e sofrimento, e constituem um pesado ônus financeiro, particularmente nos países de baixa renda.

Algumas vezes, as doenças ambientais são uma consequência de desastres graves, como a contaminação por metilmercúrio na Baía de Minamata, no Japão, nos anos 1960, e o envenenamento por chumbo resultante da contaminação da água de consumo na cidade de Flint, no Michigan, nos EUA, em 2016. Menos dramáticas, porém muito mais comuns, são a doença e a lesão produzidas pela exposição crônica a níveis de contaminantes relativamente baixos. A doença relacionada à nutrição é até mais difusa. Em 2014, estimava-se que, em âmbito global, 462 milhões de adultos estivessem abaixo do peso e 1,9 bilhão estivesse com sobrepeso ou obesidade. As crianças são afetadas de maneira desproporcional por subnutrição: em 2016, estimava-se que 155 milhões de crianças em todo o mundo com menos de 5 anos mostravam baixa estatura para a idade (retardo de crescimento), um achado associado à subnutrição crônica ou recorrente.

As disparidades em saúde nos EUA estão sendo cada vez mais ligadas a fatores sociais, culturais e econômicos, dentre os quais a renda, a educação e a ocupação, assim como a variáveis que, para serem mensuradas, representam um desafio maior, como a educação em saúde, a riqueza geracional, o acesso aos cuidados de saúde, a disponibilidade de alimentos, o ambiente de vida e o preconceito racial.

Neste capítulo, abordaremos inicialmente o problema de disparidades na saúde. A questão das mudanças climáticas é também discutida, seguindo-se uma seção sobre os mecanismos de toxicidade dos agentes químicos e físicos e, finalmente, a abordagem sobre os distúrbios ambientais específicos, incluindo aqueles de origem nutricional.

DISPARIDADES NA SAÚDE

Disparidades na saúde são as diferenças em incidência, prevalência e gravidade das doenças entre as populações. As disparidades podem ocorrer entre grupos com base nos vários atributos de uma identidade individual, que inclui gênero, classe e raça socialmente definida. O racismo está profundamente enraizado e é um fenômeno corrente nas sociedades modernas; portanto, é fundamental uma clara compreensão do conceito de "raça" em qualquer discussão sobre disparidades. No século XIX, diferentes naturalistas argumentaram que existiam entre 2 e 63 raças biológicas humanas, um estado de confusão que refletia a impossibilidade de um consenso sobre as características que deveriam definir raça. A dificuldade em dividir as populações humanas em raças biológicas específicas foi posta em evidência quando os cientistas começaram a usar a genética para examinar a diversidade biológica humana. Nos anos 1960, reconheceu-se que os grupos anteriormente considerados como raças distintas (p. ex., africanos, asiáticos e europeus) não podiam ser diferenciados com base na frequência dos polimorfismos genéticos. Nos últimos anos, essa descoberta foi reforçada pelos vários projetos internacionais de sequenciamento do DNA, que produziram dados que invalidam a ideia da existência de distintas raças biológicas humanas. O conceito moderno de raça biológica é definido por dois critérios: (1) a quantidade de variação genética dentro dos próprios grupos em comparação com a variabilidade entre eles; e (2) se há a possibilidade de demonstrar que um grupo de uma mesma espécie constitua uma população distinta em termos evolutivos. Os estudos sobre as populações humanas demonstraram maior variação genética no âmbito de uma mesma população (p. ex., africana, do Leste Asiático, europeia) do que entre populações diferentes, o que levou à conclusão de que, em decorrência dos níveis elevados de fluxo genético entre as populações, nenhuma população é, de fato, geneticamente distinta. Além disso, apesar da variação genética existente dentro de nossa espécie baseada na geografia, não há uma maneira inequívoca de dividir em grupos essa variabilidade genética humana, pois ela ocorre de maneira contínua e não em categorias distintas. Com base nessas considerações, o consenso entre os geneticistas populacionais modernos e os antropólogos biológicos é que **não existem raças biologicamente distintas nos seres humanos modernos.**

Entretanto, ao longo da história, as sociedades distinguiram certas populações baseadas em critérios arbitrários, como aparência e origem geográfica. Isso resultou na designação dos indivíduos a *raças socialmente definidas*, o que continua a servir de base para a dominância social das nações ao redor do mundo. A subordinação social resulta na maior probabilidade de exposição dos grupos às variáveis ambientais que têm um impacto negativo sobre sua saúde, como poluição do ar e da água, aglomerações, dieta precária, educação inadequada, maior exposição a substâncias químicas tóxicas, falta de acesso aos cuidados de saúde e doenças infecciosas. Quando comparados aos americanos de ascendência europeia, os afro-americanos apresentam maiores mortalidade infantil (mais de 2 vezes), mortalidade por câncer de próstata (2,5 vezes) e mortalidade por covid-19 (quase 2 vezes). Diabetes tipo 2, hipertensão e obesidade também são mais comuns nessa população. A população latino-americana dos EUA também apresentou maiores taxas de diabetes tipo 2 e obesidade. As taxas de cobertura de seguro-saúde são variáveis por raça socialmente definida, o que contribui para essas disparidades: de acordo com os dados dos Centers for Disease Control and Prevention (CDC), é menos provável que nos EUA os latino-americanos adultos tenham seguro-saúde, enquanto no caso dos americanos de ascendências asiática e europeia essa probabilidade é maior.

Apesar de realmente existirem diferenças genéticas específicas em uma população, a raça socialmente definida não reflete com precisão essa variabilidade genética. A etnia, definida como a identidade de grupo baseada em múltiplas características, tais como cultura, país de origem, linguagem e religião, também pode influenciar os desfechos na saúde. Nos EUA, a etnia é normalmente dicotomizada como hispânica ou não hispânica. No censo americano e em muitos estudos científicos, o termo "hispânico" refere-se a americanos de origem ou descendência espanhola, enquanto "latino-americano" inclui as populações não falantes do espanhol (p. ex., brasileiros) das Américas Central e do Sul com quantidades variáveis de africanos, ameríndios e indivíduos de ascendência europeia.

Historicamente, as descrições de raça socialmente definida incluíam pigmentação da pele (p. ex., branca, negra), referências à origem (afro-americano, asiático americano) e termos antropológicos arcaicos do século XVIII como "caucasiano"; neste livro-texto, usaremos os termos relacionados à *origem geográfica* para uma raça socialmente definida: europeu-americano, afro-americano etc. As associações relacionadas aos distúrbios genéticos mais prevalentes em certas populações (p. ex., fibrose cística) são mais bem consideradas no contexto da *ancestralidade geográfica*, por exemplo, de um indivíduo "de descendência europeia". Essa abordagem é útil, mas imperfeita, em decorrência do (1) fluxo genético entre as populações (mistura populacional) e (2) das associações históricas de doenças com raças socialmente definidas ou países (p. ex., "afro-americana" ou "indiana"), o que não reflete totalmente a distribuição de variantes genéticas causais ao longo de uma população. Por exemplo, a doença falciforme é associada geralmente a afro-americanos; entretanto, a base para essa associação é a seleção positiva de um alelo que oferece proteção sempre que a malária *falciparum* é encontrada, o que inclui África equatorial, sul da Europa, Oriente Médio e partes da Ásia.

Assim, embora geralmente se afirme na literatura médica que existem associações raciais e étnicas com uma doença qualquer, é preciso cuidado na interpretação dessas relações, pois elas não são o resultado de diferenças biológicas intrínsecas. Além disso, embora possa haver diferenças estatisticamente significativas na incidência de doenças entre as raças socialmente definidas, a relevância clínica dessas disparidades nem sempre é clara quando se trata de doenças raras. As disparidades na saúde também refletem as associações com o *status* socioeconômico, a geografia, a ocupação, a identidade de gênero e a orientação sexual. A percepção das questões que contribuem para as disparidades na saúde continua a se expandir, e a compreensão dos determinantes sociais de saúde e de seu impacto na saúde do indivíduo é crucial para o futuro profissional da saúde.

EFEITOS DAS MUDANÇAS CLIMÁTICAS NA SAÚDE

Sem a adoção de ações imediatas, as mudanças climáticas vão se tornar a principal causa global de doença ambiental no século XXI e posteriormente (Figura 7.1). As mensurações da temperatura global mostram um significativo aquecimento da Terra desde o início do século XX e, em especial, desde meados dos anos 1960. Temperaturas globais recordes se tornaram comuns, e os 5 anos de 2016 a 2020 foram os mais quentes desde o início dos registros em 1880. Durante 2020, a temperatura terrestre global foi 1,59 °C mais quente do que a média registrada no século XX. As temperaturas oceânicas globais médias também continuam a aumentar.

As temperaturas atmosféricas e oceânicas em elevação levaram a um grande número de efeitos, como mudanças na frequência de tempestades, seca e inundações, assim como degelo em larga escala em regiões glaciais, além da drástica redução na quantidade de gelo marinho no Oceano Ártico. O derretimento das geleiras terrestres e a expansão térmica dos oceanos em aquecimento vêm produzindo uma elevação média do nível do mar de aproximadamente 13 a 20 cm da média global desde 1900, e o nível do mar atualmente está se elevando a uma taxa média global de 3,6 mm/ano.

Os cientistas demonstraram de maneira conclusiva que as mudanças climáticas se devem à atividade humana e estão relacionadas com a elevação do nível atmosférico dos gases que causam o "efeito estufa", particularmente o dióxido de carbono (CO_2) liberado pela queima de combustíveis fósseis (Figura 7.2), o ozônio (um importante poluente do ar, discutido adiante) e o metano. Esses gases, aliados ao vapor d'água, produzem o chamado efeito estufa pela absorção da energia irradiada da superfície da Terra que, de outra forma, se perderia no espaço. O desmatamento e a consequente diminuição da fixação de carbono pelas plantas também aumentam os níveis de CO_2. Dependendo do modelo computadorizado usado, a projeção da elevação da temperatura global para o ano de 2100 é de 2˚C a 5˚C (Figura 7.3).

As consequências das mudanças climáticas na saúde dependerão de sua extensão e sua rapidez, bem como da gravidade das consequências e da capacidade da humanidade para atenuar os seus efeitos nocivos. A World Health Association estima que aproximadamente 250 mil mortes em excesso irão ocorrer anualmente entre 2030 e 2050 em virtude das mudanças climáticas, um número que não inclui a morbidade e a disfunção nos serviços de saúde em consequência de mudanças climáticas extremas. Em decorrência da segregação residencial, os indivíduos afetados de forma mais grave serão aqueles de baixo nível socioeconômico e os que vivem em comunidades racialmente subordinadas, como foi o caso do furacão Katrina que atingiu Nova Orleans em 2005.

A expectativa é que as mudanças climáticas tenham um sério impacto negativo na saúde humana pelo aumento da incidência e da gravidade de muitas doenças, incluindo as seguintes:

- *Doenças cardiovasculares, cerebrovasculares e respiratórias*, todas elas serão exacerbadas por ondas térmicas e poluição do ar

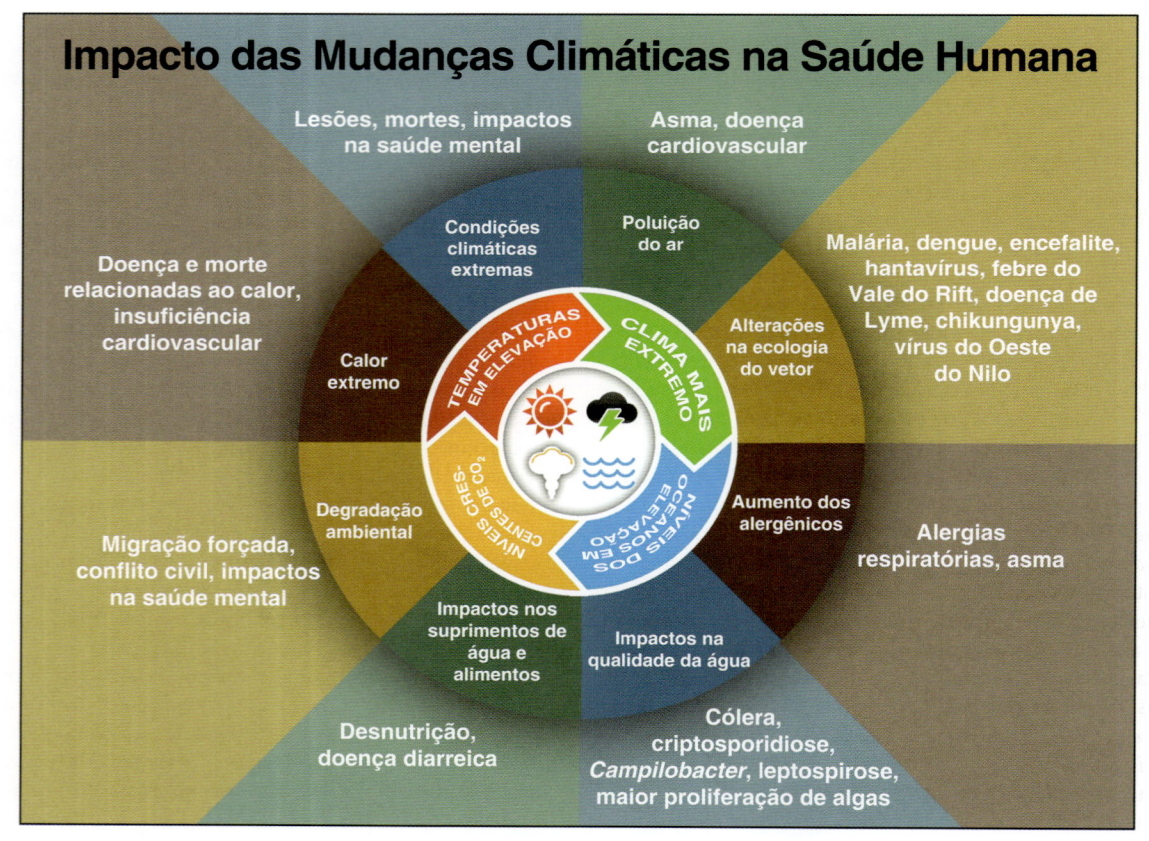

Figura 7.1 As mudanças climáticas impactam uma ampla gama de desfechos na saúde. Essa imagem ilustra os impactos mais significativos das mudanças climáticas (elevação das temperaturas, condições climáticas mais extremas, elevação dos níveis do mar e elevação dos níveis de dióxido de carbono), seu efeito nas exposições e os subsequentes desfechos na saúde que podem decorrer dessas mudanças nas exposições. (De CDC: https://www.cdc.gov/climateandhealth/effects/default.htm.)

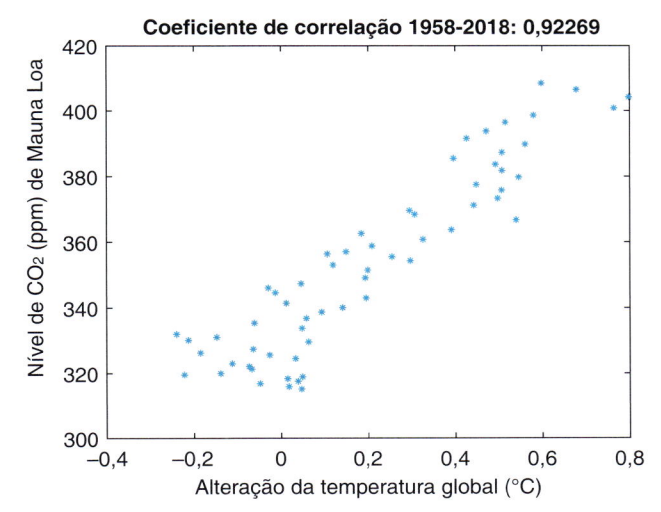

Figura 7.2 Correlação dos níveis de dióxido de carbono (CO_2) mensurados no Observatório Mauna Loa, no Havaí, com as tendências da temperatura global média nos últimos 60 anos. A temperatura global em determinado ano foi deduzida a partir das mensurações do Hadley Center (Reino Unido) realizadas em mais de 3 mil estações meteorológicas ao redor do globo. (Cortesia do Dr. Richard Aster, Department of Geosciences, Colorado State University, Fort Collins, Colorado.)

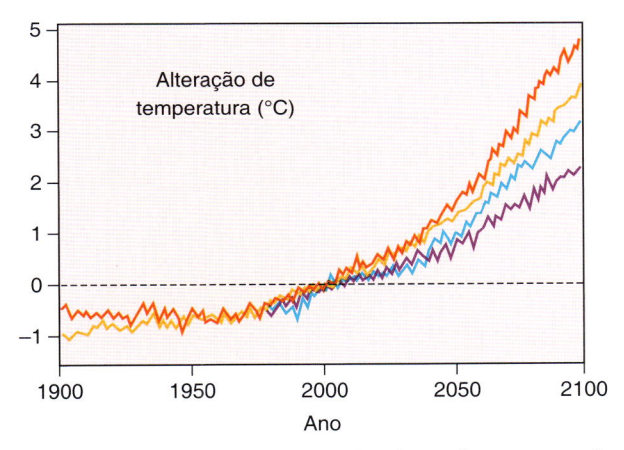

Figura 7.3 Mudanças climáticas, passado e futuro. Aumentos previstos de temperatura durante o século XXI. As diferentes cores representam os vários modelos computadorizados que traçam o gráfico com as elevações previstas nas temperaturas globais de 2°C a 5°C no ano de 2100.

- *Gastrenterite, cólera e outras doenças infecciosas de origem alimentar e da água*, causadas pela contaminação do abastecimento de água e pela interrupção do tratamento de esgotos em razão de inundações e outros desastres ambientais
- *Doenças infecciosas transmitidas por vetores*, como malária e dengue, agravadas pelas mudanças de prevalência e distribuição geográficas dos vetores decorrentes da elevação das temperaturas, das quebras de safra e das variações climáticas extremas
- *Desnutrição*, causada por mudanças locais do clima que interrompem a produção agrícola. Há previsões de que essas mudanças serão mais intensas em localizações tropicais, onde as temperaturas médias já podem estar próximas, ou acima, dos níveis de tolerância das culturas; estima-se que, em 2080, a produtividade agrícola poderá declinar 10 a 25% em alguns países de renda mais baixa como consequência das mudanças climáticas.

Além desses efeitos específicos a doenças, estima-se que o derretimento do gelo glacial, combinado com a expansão térmica do aquecimento dos oceanos, eleve os níveis do mar em cerca de 61 cm a 1,82 m em 2100. Aproximadamente 10% da população do mundo – cerca de 600 milhões de pessoas – vivem em áreas baixas que estão em risco de inundação. Estima-se que alguns países, como as Maldivas, fiquem completamente submersos e, portanto, deixem de existir. O resultante deslocamento de pessoas causará transtornos às vidas e às relações comerciais, criando então as condições propícias à agitação política, à guerra e à pobreza – os "vetores" de desnutrição, doença e morte.

TOXICIDADE DOS AGENTES QUÍMICOS E FÍSICOS

A *toxicologia* é definida como a ciência dos venenos. Ela estuda a distribuição, os efeitos e os mecanismos de ação dos agentes tóxicos. Em termos mais amplos, ela também inclui o estudo dos efeitos de agentes físicos como a radiação e o calor. Em geral, pouco se sabe sobre os efeitos potenciais das substâncias químicas na saúde. Dentre as aproximadamente 100 mil substâncias químicas em uso nos EUA, em menos de 1% delas foram realizados testes experimentais para detectar os efeitos na saúde. Além disso, até o momento a maioria destes testes vem se mostrando cientificamente inadequada para determinar os efeitos a longo prazo na saúde. Isso é ainda mais complicado pela complexa interação dos vários poluentes com a idade, a predisposição genética e as diferentes sensibilidades teciduais dos indivíduos expostos. Portanto, existem amplas variações na sensibilidade individual aos agentes tóxicos, o que limita o valor do estabelecimento de "níveis seguros" para todas as populações.

A seguir, abordaremos os princípios gerais referentes à toxicidade por substâncias químicas exógenas e por fármacos.

- A definição de *veneno* ou de *tóxico* não é simples. É um conceito quantitativo estritamente dependente da dosagem. A citação de Paracelso no século XVI de que "todas as substâncias são venenos; é a dosagem correta que diferencia um veneno de um remédio" talvez seja até mais válida hoje em vista da proliferação de fármacos terapêuticos com efeitos potencialmente nocivos
- Os *xenobióticos* são substâncias químicas exógenas no ambiente que são passíveis de serem absorvidas pelo corpo por inalação, ingestão ou contato cutâneo (Figura 7.4)
- As substâncias químicas podem atuar no local de entrada ou ser transportadas para outros locais. Alguns agentes não são modificados após a entrada no corpo, porém em sua maioria os solventes e os fármacos são metabolizados para formar produtos hidrossolúveis *(destoxificação)* ou ser ativados para formar metabólitos tóxicos. A maioria dos solventes e dos fármacos é lipofílica, o que facilita seu transporte no sangue pelas lipoproteínas e sua penetração por meio de componentes lipídicos das membranas celulares
- O *sistema do citocromo P-450* é o mais importante sistema enzimático celular envolvido nas reações que destoxificam xenobióticos ou, com menos frequência, convertem os xenobióticos em compostos ativos que causam lesão celular. Ambos os tipos de reações podem produzir espécies reativas de oxigênio (EROs) que podem causar dano celular (Capítulo 1). O sistema do citocromo P-450 está presente em órgãos por todo o corpo, porém é mais ativo no retículo endoplasmático (RE) do fígado. Dentre os exemplos de ativação metabólica de substâncias químicas por meio do sistema do citocromo P-450, encontram-se a conversão de tetracloreto de carbono no radical livre tóxico tricloromet e a geração de um metabólito carcinogênico do benzo[a]pireno ligante de DNA, que se encontra presente na fumaça do cigarro. O sistema do citocromo P-450 também participa do metabolismo

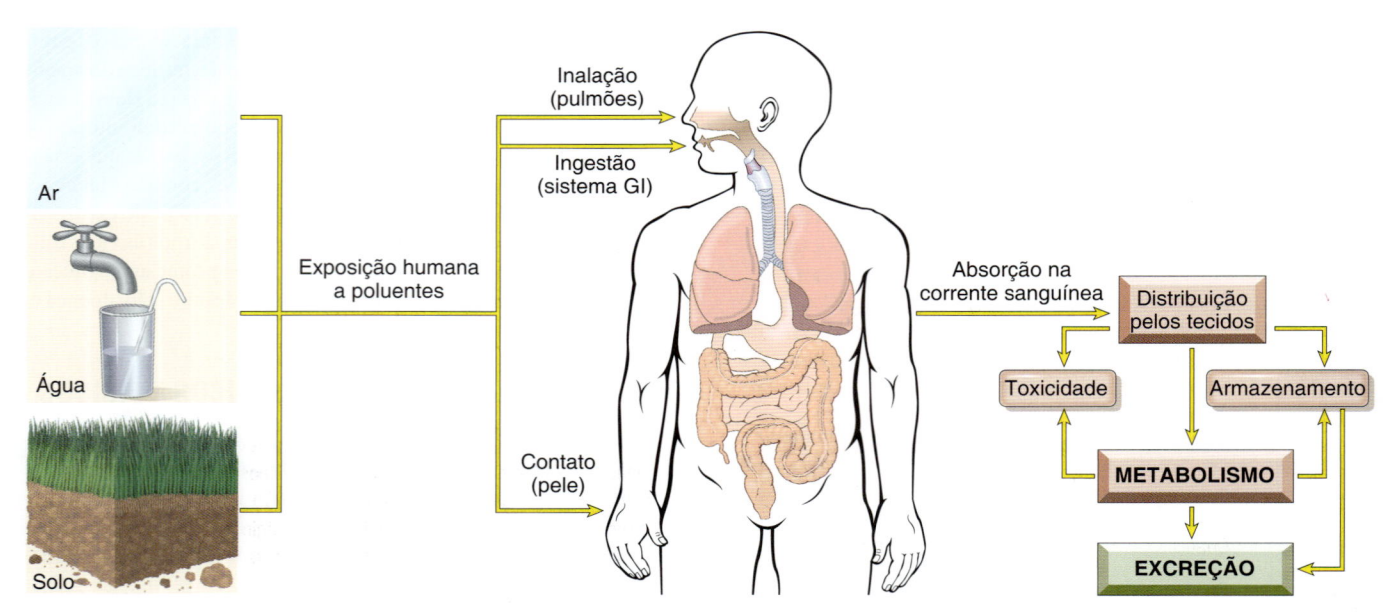

Figura 7.4 Exposição humana a poluentes. Os poluentes contidos no ar, na água e no solo são absorvidos pelos pulmões, pelo sistema gastrintestinal (GI) e pela pele. No corpo, eles podem atuar no local da absorção, mas geralmente são transportados pela corrente sanguínea para vários órgãos, onde são armazenados ou metabolizados. O metabolismo dos xenobióticos pode resultar na formação de compostos hidrossolúveis, que são excretados, ou na ativação do agente, que cria um metabólito tóxico.

de muitos fármacos terapêuticos comuns, como o acetaminofeno, os barbitúricos e a varfarina, e no metabolismo do álcool (discutido adiante).

A atividade das enzimas P-450 varia amplamente entre os diferentes indivíduos em razão dos polimorfismos nos genes codificadores de enzimas e das interações com os fármacos que são metabolizados pelo sistema. A atividade enzimática pode diminuir com o jejum ou a inanição, e aumentar com o consumo de álcool, o tabagismo e hormônios.

POLUIÇÃO AMBIENTAL

Poluição do ar

A poluição do ar é uma causa significativa de morbidade e mortalidade em todo o mundo, particularmente nos indivíduos com doença pulmonar ou cardíaca preexistentes. Além disso, os microrganismos aerógenos há muito são as principais causas de morbidade e morte, bem como de duas das maiores pandemias do mundo moderno: *influenza*, de 1918 a 1919; e covid-19, que se iniciou em 2019. São mais difundidas as substâncias químicas e os poluentes particulados encontrados no ar em todo o mundo. Foram identificados riscos específicos tanto no ar externo quanto no interno.

Poluição do ar externo

O ar ambiente é contaminado por uma mistura de poluentes gasosos e particulados, principalmente nas cidades e na proximidade de uma indústria pesada. A exposição aos poluentes do ar é desproporcionalmente maior entre as populações marginalizadas com nível socioeconômico mais baixo. Nos EUA, a Environmental Protection Agency (EPA) monitora e estabelece os limites superiores admissíveis para cinco poluentes: dióxido de enxofre, monóxido de carbono (CO), dióxido de nitrogênio, ozônio e material particulado. O *smog* (junção das palavras em inglês *smoke* [fumaça] e *fog* [neblina]) é composto por esses e outros componentes; o material particulado e o ozônio ao nível do solo fazem as maiores contribuições. Os níveis desses cinco poluentes são quantificados e reportados como um índice de qualidade do ar.

Os pulmões arcam com as consequências adversas da poluição do ar, porém os poluentes do ar, assim como outras toxinas ambientais (p. ex., chumbo, mercúrio), afetam muitos sistemas orgânicos. Uma discussão mais detalhada sobre as doenças pulmonares causadas por poluentes é encontrada no Capítulo 11. Aqui, nós abordaremos os principais efeitos na saúde causados pelo ozônio, pelo dióxido de enxofre, pelo material particulado e pelo CO (Tabela 7.1).

- *O ozônio é um dos poluentes do ar mais comuns*; os níveis em muitas cidades excedem os padrões da EPA. É um gás formado por reações estimuladas pela luz solar envolvendo os óxidos de nitrogênio, que são liberados principalmente pelos escapamentos de veículos. A toxicidade desse gás tem origem em sua participação em reações químicas geradoras de radicais livres, que induzem lesão nas células de revestimento do sistema respiratório e dos alvéolos. Baixos níveis de ozônio podem ser tolerados por indivíduos saudáveis, mas são prejudiciais à função pulmonar, especialmente naqueles com asma ou enfisema, ou quando se apresentam junto com a poluição por material particulado. As crianças são particularmente suscetíveis aos efeitos do ozônio.

- O *dióxido de enxofre*, o *material particulado* e os *aerossóis ácidos* são emitidos por usinas de energia e processos industriais movidos a carvão ou óleo com a queima desses combustíveis. Dentre as toxinas citadas, o material particulado parece ser a principal causa de morbidade e morte. As partículas com menos de 10 μm de diâmetro são particularmente nocivas, pois, quando inaladas, são transportadas por correntes de ar para os alvéolos, onde são fagocitadas por macrófagos e neutrófilos, causando então a liberação de mediadores (possivelmente pela ativação de inflamassomos, Capítulo 2) e incitando uma reação inflamatória. Em contrapartida, as partículas maiores são removidas pelo nariz ou são capturadas pela barreira mucociliar e, consequentemente, causam menos dano

- O *monóxido de carbono (CO)* é um gás não irritante, incolor, insípido e inodoro produzido pela oxidação incompleta de materiais

Tabela 7.1 Efeitos dos poluentes do ar externo na saúde.

Poluente	Populações em risco	Efeito(s)
Ozônio	Adultos e crianças saudáveis	Diminuição da função pulmonar
		Aumento da reatividade das vias respiratórias
		Inflamação pulmonar
	Atletas, trabalhadores em área externa	Diminuição da capacidade de exercício
	Pacientes com asma	Aumento das hospitalizações
Dióxido de nitrogênio	Adultos saudáveis	Aumento da reatividade das vias respiratórias
	Pacientes com asma	Diminuição da função pulmonar
	Crianças	Aumento das infecções respiratórias
Dióxido de enxofre	Adultos saudáveis	Aumento dos sintomas respiratórios
	Pacientes com DPOC	Aumento da mortalidade
	Pacientes com asma	Aumento das hospitalizações
		Diminuição da função pulmonar
Aerossóis ácidos	Adultos saudáveis	Função mucociliar alterada
	Crianças	Aumento das infecções respiratórias
	Pacientes com asma	Diminuição da função pulmonar
		Aumento das hospitalizações
Material particulado	Crianças	Aumento das infecções respiratórias
	Pacientes com doença pulmonar crônica	Diminuição da função pulmonar
	Pacientes com asma	Aumento da mortalidade
		Aumento das crises de asma

DPOC, doença pulmonar obstrutiva crônica. (Dados de Health Effects of Outdoor Air Pollution, Part 2. Committee of the Environmental and Occupational Health Assembly of the American Thoracic Society. *Am J Respir Crit Care Med* 153:477, 1996.)

carbonáceos. Dentre suas fontes, encontram-se os motores automotivos, as indústrias que fazem uso de combustíveis fósseis, os aquecedores domésticos a óleo e a fumaça de cigarro. Os baixos níveis geralmente encontrados no ar ambiente podem contribuir para o comprometimento da função respiratória, mas normalmente não ameaçam a vida. Entretanto, os trabalhadores em ambientes confinados onde se acumulam vapores, como túneis e garagens subterrâneas, podem desenvolver uma intoxicação crônica. O CO é incluído aqui como um poluente do ar, mas é também uma causa importante de morte acidental e suicídio. Em uma pequena garagem fechada, o escapamento de motores de veículos pode induzir o coma letal dentro de 5 minutos. A morte decorre da falta de entrega de O_2 aos tecidos, enquanto a hemoglobina tem uma afinidade 200 vezes maior por CO do que por O_2 e pela carboxi-hemoglobina formada pela ligação de CO e é incapaz de transportar oxigênio.

A hipoxia leva à depressão do sistema nervoso central (SNC), que se desenvolve de modo tão insidioso que as vítimas são surpreendidas. A hipoxia sistêmica ocorre quando a saturação de CO da hemoglobina é de 20 a 30%, e a inconsciência e a morte são prováveis com uma saturação de 60 a 70%. O diagnóstico de intoxicação por CO é baseado na detecção de altos níveis de carboxi-hemoglobina no sangue.

> **Morfologia**
>
> A **intoxicação crônica** por CO desenvolve-se porque a carboxi-hemoglobina, depois de formada, é notavelmente estável. Como resultado, com uma exposição persistente e de baixo nível ao CO, a carboxi-hemoglobina pode se acumular até concentrações sanguíneas potencialmente fatais. A hipoxia de desenvolvimento lento pode evocar alterações isquêmicas disseminadas no cérebro, particularmente nos núcleos da base e nos núcleos lentiformes. Com a cessação da exposição ao CO, o paciente normalmente se recupera, mas pode ocorrer um dano neurológico permanente.
>
> A **intoxicação aguda** por CO geralmente é uma consequência de exposição acidental ou tentativa de suicídio. As membranas mucosas podem parecer eritematosas em razão da presença de carboxi-hemoglobina. Se a morte ocorrer rapidamente, as alterações morfológicas podem não estar presentes; no caso de uma sobrevida prolongada, o cérebro pode ficar ligeiramente edematoso e exibir hemorragias pontilhadas, bem como alterações neuronais induzidas por hipoxia (Capítulo 21). Essas alterações resultam da hipoxia sistêmica e não são específicas da intoxicação por CO. Nos indivíduos que sobrevivem, a recuperação completa é possível; entretanto, o comprometimento da memória, da visão, da audição e da fala algumas vezes permanece.

Poluição do ar interno

Conforme os lares modernos vêm se tornando cada vez mais vedados para reduzir os efeitos do ambiente externo, cresce o potencial de poluição do ar interno. No outro extremo do espectro, a má qualidade das moradias aumenta a exposição aos antígenos que podem desencadear asma. O poluente mais comum é a fumaça do tabaco (discutida adiante); outros importantes poluentes de ambientes internos são o CO e o dióxido de nitrogênio (já mencionados como poluentes do ar externo), como também os asbestos (Capítulo 11). São apresentados aqui alguns comentários sobre outros agentes.

- A *fumaça da queima de materiais orgânicos (biomassa)*, que contém vários óxidos de nitrogênio e material particulado de carbono, é um irritante que predispõe as pessoas expostas às infecções pulmonares e pode conter hidrocarbonetos policíclicos carcinogênicos. Estima-se que, em um terço dos lares no mundo, principalmente nas áreas de baixa renda, a queima de material contendo carvão, como madeira, esterco ou carvão vegetal, para cocção, aquecimento e iluminação está pondo as pessoas em risco de doença relacionada aos poluentes da fumaça em ambiente interno
- O *radônio*, um gás radioativo derivado do urânio, encontra-se amplamente presente no solo e em ambientes domésticos. A exposição ao radônio pode causar câncer de pulmão em mineiros do urânio (particularmente nos fumantes). Também se suspeita que as exposições domésticas crônicas de baixo nível aumentem o risco de câncer de pulmão, particularmente nos tabagistas
- Os *bioaerossóis* podem conter agentes microbiológicos patogênicos, como aqueles que causam a doença dos legionários, a pneumonia viral e o resfriado comum, assim como os alergênicos derivados da caspa de animais de estimação, ácaros da poeira, fungos e mofos, que podem causar rinite, irritação ocular e asma. Todos estes são mais comuns em famílias de baixo nível socioeconômico.

Metais como poluentes ambientais

Chumbo, mercúrio, arsênico e cádmio, os metais pesados mais associados a efeitos nocivos em populações humanas, são aqui considerados.

Chumbo

O chumbo é um metal imediatamente absorvido que se liga aos grupos sulfidrila em proteínas e interfere no metabolismo do cálcio, levando a toxicidades hematológicas, esqueléticas, neurológicas, GI e renais. A exposição ao chumbo ocorre por ar, alimento e água contaminados. Na maior parte do século XX, as principais fontes de chumbo no ambiente foram pinturas de casas e gasolina. O uso de pinturas à base de chumbo e de gasolina com chumbo diminuiu muito nos países de alta renda; entretanto, nas áreas de baixa renda estes persistem no ambiente e em casas antigas, onde continuam a ser uma significativa causa de toxicidade. Os níveis sanguíneos de chumbo nas crianças que vivem em casas antigas com pintura à base de chumbo ou poeira contaminada com chumbo muitas vezes excedem 5 μg/dℓ, nível este para os quais os Centers for Disease Control and Prevention (CDC) recomendam a intervenção a fim de limitar mais a exposição. A exposição ao chumbo está relacionada com a raça socialmente definida: os níveis sanguíneos médios de chumbo são mais elevados nas crianças afro-americanas do que nas crianças euro-americanas. De 2014 a 2016, a contaminação disseminada da água potável por chumbo ocorreu na cidade americana de Flint, no Michigan, onde 57% da população é afro-americana e cerca de 40% dessa população vive na pobreza. Após uma mudança na fonte de abastecimento de água da cidade, concentrações mais altas de cloreto lixiviaram o chumbo dos centenários canos de chumbo, elevando os níveis deste na água da torneira em até 13.200 partes por bilhão (ppb) (limite aceitável: 15 ppb). De 6 mil a 12 mil residentes desenvolveram níveis muito altos de chumbo no sangue.

As características clínicas da intoxicação por chumbo são mostradas na Figura 7.5. As crianças são desproporcionalmente afetadas pela exposição ao chumbo, uma vez que elas absorvem mais de 50% de chumbo ingerido em comparação com os 15% absorvidos pelos adultos. Além disso, nas crianças, uma barreira hematencefálica mais permeável aumenta a suscetibilidade ao dano cerebral. Os efeitos da intoxicação por chumbo estão relacionados à sua concentração no sangue. A maior parte do chumbo absorvido (80 a 85%) é captada por dentes e ossos, onde ele se liga aos fosfatos e, portanto, reduz competitivamente a ligação do cálcio. Uma vez incorporado ao osso, o chumbo é razoavelmente estável e tem meia-vida de 20 a 30 anos; entretanto, nas condições em que a renovação óssea é acelerada (p. ex., gravidez, hipertireoidismo, osteoporose), o chumbo pode ser liberado na corrente sanguínea. Cerca de 5 a 10% do chumbo absorvido permanecem no sangue, e o restante é distribuído para os tecidos moles. Nos adultos e nas crianças, o excesso de chumbo é tóxico para os tecidos nervosos; as neuropatias periféricas predominam nos adultos, enquanto os efeitos centrais são mais comuns nas crianças. Os efeitos da exposição crônica de crianças ao chumbo podem ser sutis, o que produz uma disfunção leve, ou serem massivos e letais. Nas crianças pequenas, foram descritos comprometimentos sensitivos, motores, intelectuais e psicológicos, incluindo quociente intelectual (QI) reduzido, déficits de aprendizagem, retardo do desenvolvimento psicomotor e, nos casos mais graves, cegueira, psicoses, convulsões e coma. Nos adultos, as neuropatias periféricas induzidas por chumbo geralmente entram em remissão com a eliminação da exposição; porém, nas crianças, tanto as anormalidades periféricas como as do SNC geralmente são irreversíveis.

Nas crianças, o excesso de chumbo interfere na remodelação normal da placa de crescimento (fise), causando aumento da densidade óssea detectado como "linhas de chumbo radiodenso" (Figura 7.6). O chumbo inibe a cicatrização de fraturas pelo aumento da condrogênese e pelo retardo na mineralização da cartilagem. Também pode ser observada uma hiperpigmentação linear nas gengivas (linha de Burton). Exposições agudas associadas à excreção renal de chumbo podem causar dano aos túbulos proximais.

O chumbo tem grande afinidade pelos grupos sulfidrila e interfere em duas enzimas envolvidas na síntese de heme: ácido delta-aminolevulínico desidratase e ferroquelatase. Forma-se zincoprotoporfirina (ZPP) em vez de heme, levando a redução da incorporação do ferro à heme e subsequente anemia. O chumbo também inibe ATPases dependentes de sódio e potássio nas membranas celulares, um efeito que pode aumentar a fragilidade das hemácias e causar *hemólise*.

Pode-se suspeitar de intoxicação por chumbo com base nas alterações neurológicas em crianças ou em anemia inexplicável com pontilhado basofílico nas hemácias, tanto nos adultos como nas crianças. São necessários níveis elevados de chumbo no sangue, de protoporfirina livre nas hemácias ou de zincoprotoporfirina para o diagnóstico definitivo. Nos casos mais leves de exposição ao chumbo, a anemia pode ser o único achado evidente.

CÉREBRO
Adulto: cefaleia, perda de memória
Criança: encefalopatia, deterioração mental

GENGIVA
Linha de Burton

SANGUE
Anemia, pontilhado basofílico em hemácias

RINS
Doença tubulointersticial crônica

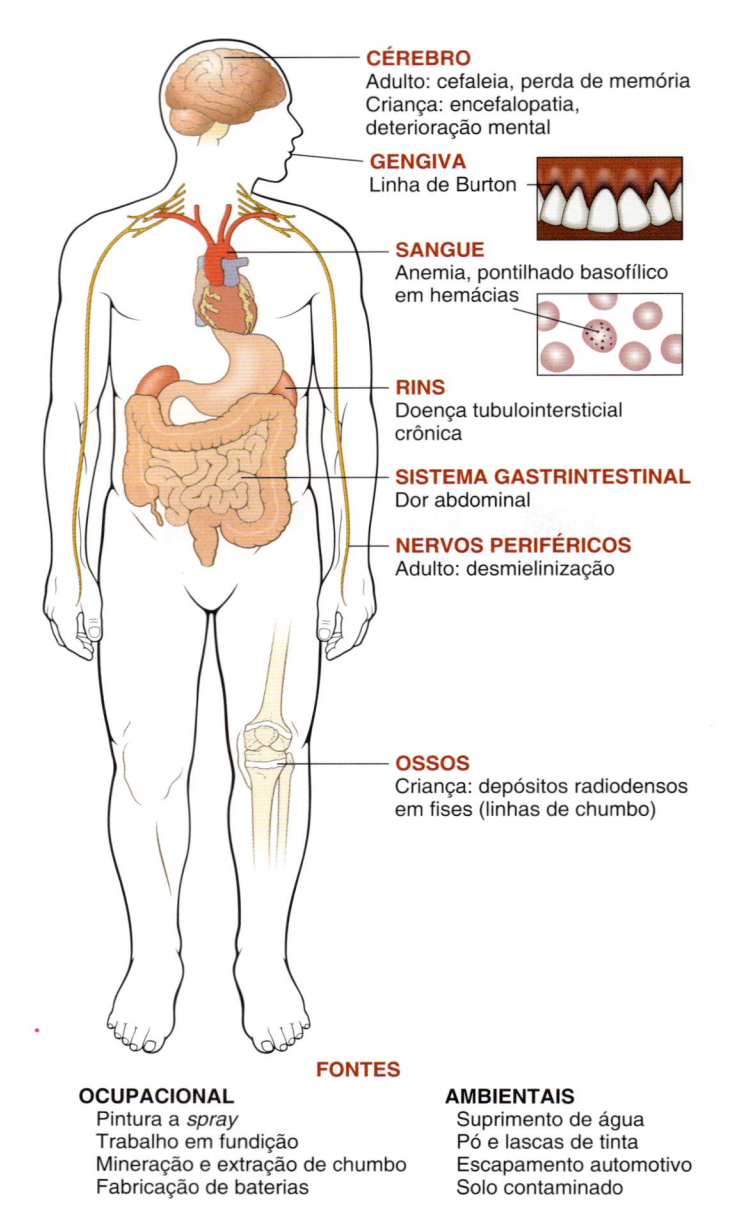

SISTEMA GASTRINTESTINAL
Dor abdominal

NERVOS PERIFÉRICOS
Adulto: desmielinização

OSSOS
Criança: depósitos radiodensos em fises (linhas de chumbo)

FONTES

OCUPACIONAL
Pintura a *spray*
Trabalho em fundição
Mineração e extração de chumbo
Fabricação de baterias

AMBIENTAIS
Suprimento de água
Pó e lascas de tinta
Escapamento automotivo
Solo contaminado

Figura 7.5 Características patológicas da intoxicação por chumbo.

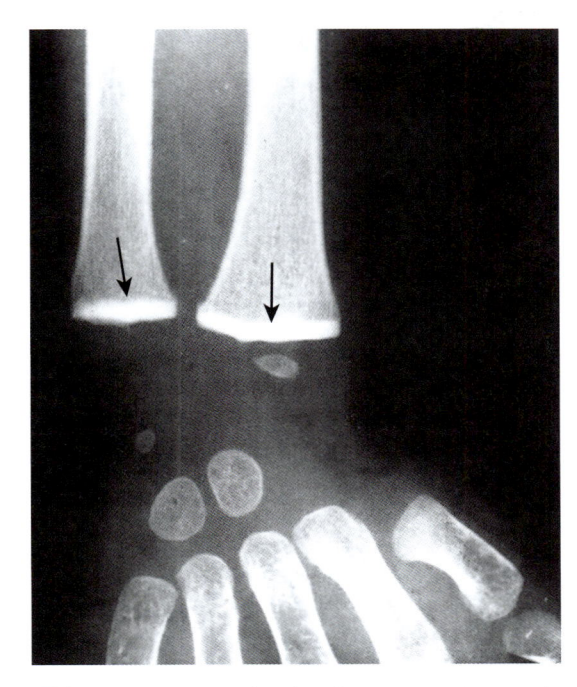

Figura 7.6 Intoxicação por chumbo. O comprometimento da remodelação da cartilagem calcificada nas fises (*setas*) do punho causou aumento acentuado em sua radiodensidade, de modo que elas se tornaram tão radiopacas quanto o osso cortical. (Cortesia do Dr. GW Dietz, Department of Radiology, University of Texas Southwestern Medical School, Dallas, Texas.)

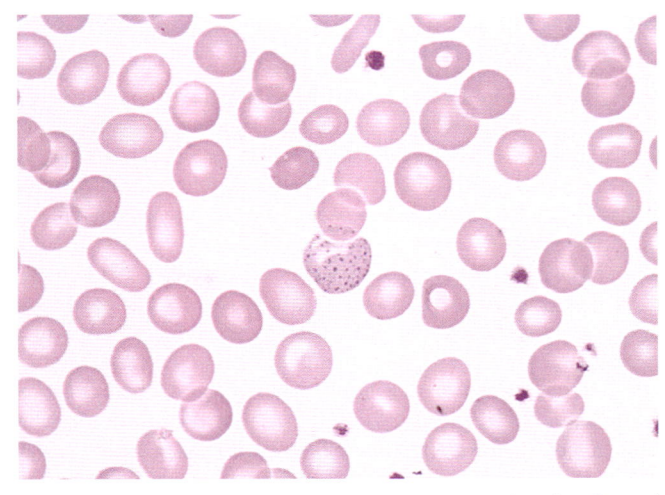

Figura 7.7 Pontilhado basofílico na intoxicação por chumbo. O pontilhado grosseiro na hemácia, no meio do campo, é comum na intoxicação por chumbo e também é observado em outras anemias causadas pelo comprometimento da síntese de hemoglobina (p. ex., anemia megaloblástica). (De McPherson R et al., *Henry's Clinical Diagnosis and Management by Laboratory Methods*, ed 22, Philadelphia, 2011, Saunders, p. 526.)

O sistema GI também é um local de importantes manifestações clínicas: a "cólica" do chumbo caracteriza-se por dor abdominal intensa, mal localizada, que pode ser similar ao abdome agudo. Seu mecanismo não está claro.

Morfologia

Os principais alvos anatômicos da toxicidade do chumbo são o sangue, a medula óssea, o sistema nervoso, o sistema GI e os rins (ver Figura 7.5).

As **alterações sanguíneas** são um dos primeiros sinais do acúmulo de chumbo, são características e consistem em anemia microcítica hipocrômica associada a um distintivo **pontilhado basofílico** das hemácias (Figura 7.7). Essas alterações no sangue se devem à reduzida síntese da heme nas progenitoras eritroides da medula.

O **dano cerebral** é propenso a ocorrer nas crianças. As alterações anatômicas subjacentes a déficits funcionais mais sutis são mal definidas; no extremo mais grave do espectro, as alterações incluem edema cerebral, desmielinização das substâncias brancas cerebral e cerebelar e necrose dos neurônios corticais acompanhada de proliferação astrocítica difusa. Nos adultos, o SNC é afetado com menos frequência, mas pode ocorrer **neuropatia desmielinizante periférica**, que normalmente envolve os neurônios motores que inervam os músculos que são mais usados. Assim, os músculos extensores do punho e dos dedos muitas vezes são os primeiros a serem afetados, o que é seguido pela paralisia dos músculos fibulares (**punho** e **pé caídos**).

Os rins podem desenvolver dano tubular proximal com inclusões de chumbo intranuclear. Eventualmente, o dano renal crônico leva à fibrose intersticial e, por vezes, à insuficiência renal e a achados sugestivos de gota. Outras características da intoxicação por chumbo são apresentadas na Figura 7.5.

Mercúrio

O mercúrio, assim como o chumbo, liga-se com alta afinidade aos grupos sulfidrila, inibindo, assim, as enzimas, como a colina acetiltransferase, que estão envolvidas na produção de acetilcolina, e inativando outras proteínas, o que leva a dano no SNC e em vários outros órgãos, como o sistema GI e os rins. Os seres humanos usaram o mercúrio de muitas maneiras ao longo da história, incluindo na forma de pigmento em pinturas em cavernas, cosméticos, remédio para sífilis e como um componente de diuréticos. A intoxicação decorrente da inalação de vapores de mercúrio há muito foi identificada e está associada a tremor, gengivite e comportamento bizarro como o do chapeleiro maluco em *Alice no País das Maravilhas*, de Lewis Carroll (o mercúrio era usado anteriormente na fabricação de chapéus).

Embora não seja mais usado em larga escala na mineração do ouro, o resíduo de mercúrio proveniente desse processo, assim como o mercúrio inorgânico da crosta terrestre, é convertido pelas bactérias em compostos orgânicos, como o metilmercúrio. O metilmercúrio entra na cadeia alimentar e se concentra nos peixes carnívoros (p. ex., peixe-espada, tubarão, atum), nos quais os níveis de mercúrio podem ser 1 milhão de vezes mais altos do que na água circundante. Hoje, as principais fontes de exposição ao mercúrio são os peixes contaminados. Quase 90% do mercúrio ingerido é absorvido no sistema GI, onde pode causar a precipitação de proteínas nas células epiteliais intestinais, levando a vômito, dor abdominal e diarreia sanguinolenta. O mercúrio é eliminado pelos rins, o que pode causar dano a esse órgão. A toxicidade aguda está associada à lesão tubular renal e à oligúria ou anúria. Por ser lipofílico, o mercúrio se concentra no SNC e pode atravessar a placenta.

O cérebro em desenvolvimento é extremamente sensível ao metilmercúrio, que pode afetar as funções motoras, sensitivas, cognitivas e comportamentais cerebrais; por essa razão, os CDC nos EUA recomendam que as mulheres grávidas evitem consumir peixe que sabidamente contenha mercúrio e que aquelas em idade reprodutiva limitem sua ingestão. A exposição ao mercúrio no útero pode causar paralisia cerebral, surdez, cegueira e defeitos importantes no SNC.

Arsênico

O arsênico liga-se aos grupos sulfidrila nas proteínas e na glutationa, interferindo, assim, em numerosas enzimas (p. ex., glutationa redutase, DNA ligases) e levar a toxicidades mais proeminentes no sistema GI, no sistema nervoso, na pele e no coração. O arsênico foi o veneno de escolha dos médicos particulares das famílias Borgia e Medici na Itália Renascentista. Hoje, a exposição ao arsênico é um importante problema de saúde em muitas áreas do mundo. O arsênico é encontrado no solo e na água, além de ser usado em conservantes de madeira, pesticidas e outros produtos agrícolas. Pode ser liberado no ambiente pela mineração e pelas indústrias de fundição. O arsênico está presente em alguns medicamentos herbais tradicionais, e o trióxido de arsênico é um componente do tratamento da leucemia promielocítica aguda (Capítulo 10). Altas concentrações de arsênico inorgânico estão presentes em lençóis freáticos em vários países, particularmente em Bangladesh, onde a intoxicação por arsênico constitui uma contínua crise de saúde. Nos EUA, a contaminação do arroz por arsênico recebeu atenção por ser o arroz um componente de fórmulas infantis e de cereais.

Quando ingerido em grandes quantidades, o arsênico causa toxicidade aguda, que se manifesta como intensa dor abdominal, diarreia, arritmias cardíacas, choque, síndrome do desconforto respiratório agudo (SDRA) e encefalopatia aguda. As toxicidades no sistema GI, cardiovasculares e no SNC podem ser graves o suficiente para causar a morte. Esses efeitos foram atribuídos à capacidade do arsênico de interferir na fosforilação oxidativa mitocondrial. A exposição crônica ao arsênico pode levar ao desenvolvimento de uma polineuropatia sensoriomotora simétrica e, caracteristicamente, causa hiper e/ou hipopigmentação e hiperqueratose da pele, que podem ser seguidas pelo desenvolvimento de carcinomas basocelular e de células escamosas. Em contraste com os tumores cutâneos induzidos pela luz solar, os tumores induzidos pelo arsênico surgem frequentemente nas palmas das mãos e nas plantas dos pés. A exposição ao arsênico também está associada a maior risco de carcinoma pulmonar. Os mecanismos da carcinogênese induzida pelo arsênico são incertos.

Cádmio

A exposição crônica ao cádmio é tóxica para rins, pulmões e ossos por meio de mecanismos incertos que podem envolver maior produção de EROs. O cádmio (Cd) entra principalmente no ambiente por meio de resíduos industriais, em particular na produção de baterias de níquel-cádmio, que podem contaminar o lençol freático e o solo quando descartadas no lixo doméstico. As culturas agrícolas podem concentrar cádmio derivado do solo ou de fertilizantes e água de irrigação. Nos anos 1960, a água contaminada por cádmio usada para irrigar campos de arroz no Japão causou uma doença conhecida como "itai-itai" ("ai-ai"), uma combinação de osteoporose e osteomalacia associada a múltiplas fraturas e à doença renal.

O cádmio está presente em alguns alimentos (p. ex., cereais, vegetais folhosos) e na fumaça de cigarro, e estes são as fontes mais importantes de exposição da população geral. Em razão de sua longa meia-vida biológica, o cádmio continua a se acumular ao longo da vida de um indivíduo. O excesso crônico de cádmio pode levar ao enfisema e à toxicidade renal por meio de mecanismos desconhecidos, particularmente no contexto da exposição ocupacional (p. ex., fundição e refino de metais, reciclagem de baterias de níquel-cádmio). As anormalidades esqueléticas estão associadas a aumento da excreção urinária de cálcio e fósforo, que também podem levar a cálculos renais.

Exposições industriais e agrícolas

Mais de 10 milhões de lesões ocupacionais ocorrem anualmente nos EUA, e aproximadamente 65 mil pessoas morrem a cada ano em consequência de lesões e doenças ocupacionais. As exposições industriais aos agentes tóxicos são tão variadas quanto as próprias indústrias, e vão desde uma simples irritação das vias respiratórias por formaldeído ou vapores de amônia até cânceres de pulmão que surgem da exposição a asbestos, arsênico ou urânio. As doenças humanas associadas às exposições ocupacionais estão listadas na Tabela 7.2. Além dos metais tóxicos (já discutidos), outros agentes importantes que contribuem para as doenças ambientais incluem os seguintes:

- Os *solventes orgânicos*, como o clorofórmio e o tolueno, são amplamente usados em grandes quantidades em todo o mundo, principalmente na indústria. A exposição aguda a altos níveis de vapores desses agentes pode causar tontura, confusão, depressão do SNC e até coma. Níveis mais baixos podem causar toxicidades hepática e renal. A exposição ocupacional e a proximidade residencial de locais de resíduos perigosos contendo solventes orgânicos, particularmente benzeno, estão associadas a maior risco de leucemia. O benzeno é oxidado para um epóxido por meio de CYP2E1 hepático, um componente do sistema enzimático de P-450. Este e outros metabólitos perturbam a diferenciação da célula progenitora na medula óssea e podem levar à aplasia medular e à leucemia mieloide aguda

- Os *hidrocarbonetos policíclicos* são liberados durante a combustão de carvão e gás, particularmente em altas temperaturas, usadas na fundição de aço, e também estão presentes no alcatrão e na fuligem. Quando metabolizados, os hidrocarbonetos policíclicos formam potentes carcinógenos que podem se fixar de maneira covalente ao DNA, levando a mutações e alterações na expressão genética que podem causar neoplasia

- Os *organoclorados* (e compostos orgânicos halogenados em geral) são produtos sintéticos que resistem à degradação e são lipofílicos. São importantes organoclorados usados como pesticidas o DDT (diclorodifeniltricloroetano) e seus metabólitos, e agentes como lindano, aldrin e dieldrina, todos banidos nos EUA por preocupações com a toxicidade. Embora o DDT tenha sido proibido em 1973, seu metabólito de longa duração p,p'-DDE é detectável no soro de grande parte da população americana, incluindo os indivíduos nascidos após a entrada em vigor da proibição. A toxicidade aguda por organoclorados afeta primariamente o corpo pela estimulação do sistema nervoso central interferindo na atividade do canal de sódio (DDT) ou inibindo os receptores GABA (lindano, aldrin)

- Os *organoclorados não pesticidas* incluem os bifenis policlorados (PCBs, do inglês *polychlorinated biphenyls*) e a dioxina (TCDD [2,3,7,8-tetraclorodibenzo-p-dioxina]). Altas doses de dioxinas e PCBs podem causar distúrbios cutâneos, como a cloracne, que se caracteriza por acne, formação de cisto, hiperpigmentação e hiperqueratose, geralmente em torno da face e atrás das orelhas. Acredita-se que o mecanismo esteja relacionado à ativação de uma via sinalizadora mediada por um receptor de aril hidrocarbono nas células-tronco progenitoras da pele. Outros achados incluem disfunção hepática, encefalopatia e neuropatia periférica transitória. Como os PCBs induzem o sistema enzimático de P-450, os trabalhadores expostos a essas substâncias podem mostrar alteração no metabolismo de fármacos. Baixos níveis de PCB e TCDD estão presentes no sangue da maior parte da população norte-americana. A maioria dos organoclorados são disruptores endócrinos (i. e., podem mimetizar hormônios ou afetar os níveis hormonais) com atividade antiestrogênica ou antiandrogênica em animais de laboratório, mas os efeitos a longo prazo na saúde em seres humanos não foram firmemente estabelecidos

Tabela 7.2 Doenças humanas associadas a exposições ocupacionais.

Órgão/sistema	Efeito(s)	Toxinas ambientais
Sistema cardiovascular	Doença cardíaca	CO, chumbo, solventes, cobalto, cádmio
Sistema respiratório	Câncer nasal	Poeira de madeira, poeira de couro
	Câncer de pulmão	Radônio, asbestos, sílica, éter bis(clorometil), níquel, arsênico, cromo, gás mostarda
	Doença pulmonar obstrutiva crônica	Poeira de grãos, poeira de carvão, cádmio
	Hipersensibilidade	Berílio, isocianatos
	Irritação	Amônia, óxidos de enxofre, formaldeído
	Fibrose	Sílica, asbestos, cobalto
Sistema nervoso	Neuropatias periféricas	Solventes, acrilamida, cloreto de metila, mercúrio, chumbo, arsênico, DDT
	Marcha atáxica	Clordano, tolueno, acrilamida, mercúrio
	Depressão do SNC	Alcoóis, cetonas, aldeídos, solventes
	Cataratas	Radiação ultravioleta
Trato urinário	Toxicidade renal	Mercúrio, chumbo, éteres glicólicos, solventes
	Câncer de bexiga	Naftilaminas, 4-aminobifenil, benzidina, produtos da borracha
Sistema reprodutivo	Infertilidade masculina	Chumbo, dibromocloropropano, cádmio, mercúrio
	Infertilidade feminina	Cádmio, chumbo, ftalatos
	Teratogênese	Mercúrio, bifenis policlorados
Sistema hematopoiético	Leucemia	Benzeno, radônio, urânio
Pele	Foliculite e cloracne	Bifenis policlorados, dioxinas, herbicidas
	Câncer	Radiação ultravioleta
Sistema GI	Angiossarcoma hepático	Cloreto de vinila

CO, monóxido de carbono; *DDT*, diclorodifeniltricloroetano; *GI*, gastrintestinal; *SNC*, sistema nervoso central. (Dados de Leigh JP, Markowitz SB, Fahs M et al.: Occupational injury and illness in the United States: estimates of costs, morbidity, and mortality. *Arch Intern Med* 157:1557, 1997; Mitchell FL: Hazardous waste. In Rom WN, editor: *Environmental and Occupational Medicine*, ed 2, Boston, 1992, Little, Brown, p 1275; e Levi PE: Classes of toxic chemicals. In Hodgson E, Levi PE, editors: *A Textbook of Modern Toxicology*, Stamford, CT, 1997, Appleton & Lange, p 229.)

- O *bisfenol A* (BPA, do inglês *bisphenol*) é usado na síntese de policarbonato para recipientes de água e alimentos, como também em resinas epóxi que revestem quase todas as garrafas e latas de alimentos; como consequência, a exposição ao BPA é praticamente onipresente nos seres humanos. O BPA é um disruptor endócrino comprovado; apesar de ter um efeito fraco, sua onipresença é causa de preocupação. Há alguma evidência de que a exposição precoce ao BPA possa aumentar o risco de doenças crônicas, tais como diabetes, câncer e hipertensão, na vida adulta por causa de suas propriedades semelhantes a hormônio. Em 2010, o Canadá foi o primeiro país a listar o BPA como substância tóxica; em 2012, seu uso foi proibido nas mamadeiras de bebês e nos copos "com canudinho" nos EUA. Entretanto, as substituições potenciais para o BPA, como o bisfenol S e o bisfenol F, têm estruturas similares e a pesquisa questionou sua segurança
- O *cloreto de vinila*, usado na síntese de resinas polivinílicas, pode causar angiossarcoma do fígado, um raro tipo de tumor hepático
- A inalação de certas poeiras minerais, particulados inorgânicos, de gases e de vapores pode causar as doenças pulmonares não neoplásicas crônicas denominadas *pneumoconioses*. Esse grupo de distúrbios inclui as doenças induzidas por particulados orgânicos e inorgânicos, assim como as pulmonares não neoplásicas induzidas por gases e vapores químicos. As pneumoconioses mais comuns são causadas por exposições à poeira do carvão (na mineração de carvão duro), à sílica (no jateamento de areia e no corte de pedra), aos asbestos (na mineração, e pela fabricação e trabalhos com material de isolamento) e ao berílio (na mineração e fabricação). A exposição a esses agentes quase sempre ocorre no local de trabalho. Notavelmente, o risco aumentado de câncer por exposição aos asbestos estende-se aos membros da família dos trabalhadores dessa área por meio dos resíduos nas roupas desses trabalhadores. As pneumoconioses e sua patogênese são discutidas no Capítulo 11.

EFEITOS DO TABACO

O tabaco é a causa exógena mais comum de cânceres humanos, sendo responsável por 80 a 90% dos cânceres de pulmão. O principal contribuinte é o cigarro, que é um agente causal na doença cardiovascular, em vários tipos de câncer e em doenças respiratórias crônicas. Em suas várias formas, o tabaco sem fumaça (p. ex., tabaco de mascar) também é nocivo para a saúde e é uma causa importante de câncer oral. O uso de produtos de tabaco não apenas cria um risco pessoal, mas também a inalação passiva de tabaco do ambiente ("fumo passivo") pode causar câncer de pulmão em não fumantes. A porcentagem de americanos fumantes diminuiu de 20,9% em 2005 para 14% em 2019, e cerca de 34 milhões de americanos são fumantes atualmente. Nos EUA, o tabaco é responsável por cerca de 480 mil mortes ao ano. Em todo o mundo, há 1,3 bilhão de usuários de tabaco, e mais de 80% vivem em países de baixa e média rendas. Mais de 8 milhões de mortes ao ano são atribuídas ao uso do tabaco.

O tabagismo é a causa mais importante de morte humana prevenível. Ele reduz a sobrevida geral de maneira dose-dependente. Enquanto 80% dos não fumantes estão vivos aos 70 anos, apenas 50% dos fumantes sobrevivem até essa idade (Figura 7.8). Dentro de 5 anos, a cessação do tabagismo reduz significativamente a mortalidade geral e o risco de morte decorrente de doenças cardiovasculares. A mortalidade por câncer de pulmão diminui em 21% dentro

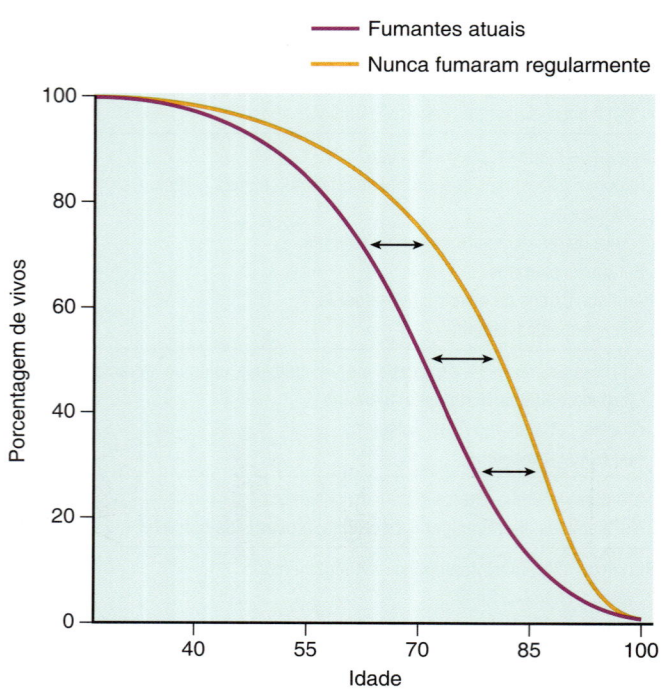

Figura 7.8 Os efeitos do tabagismo na sobrevida. O estudo comparou as taxas de mortalidade específica da idade dos fumantes atuais com aquelas dos indivíduos que nunca fumaram regularmente (British Doctors Study). A diferença na sobrevida mensurada aos 75 anos entre fumantes e não fumantes é de 7,5 anos. (Adaptada de Stewart BW, Kleihues P, editors: *World Cancer Report*, Lyon, 2003, IARC Press.)

de 5 anos, mas o excesso de risco persiste por 30 anos. Os efeitos adversos do tabagismo em vários sistemas orgânicos são mostrados na Figura 7.9.

O número de substâncias químicas potencialmente nocivas na fumaça de cigarro é enorme; a Tabela 7.3 apresenta uma lista parcial e inclui o tipo de lesão produzido por esses agentes. A nicotina, um alcaloide presente nas folhas do tabaco, não é uma causa direta de doenças relacionadas ao tabaco, mas é altamente viciante. A nicotina liga-se aos receptores no cérebro e, pela liberação de catecolaminas, é responsável pelos efeitos agudos do tabagismo, como elevação da frequência cardíaca e da pressão arterial, assim como da contratilidade e do débito cardíacos.

As doenças mais comumente causadas pelo tabagismo envolvem os pulmões e incluem enfisema, bronquite crônica e câncer de pulmão, todos discutidos no Capítulo 11. Dentre os mecanismos responsáveis por algumas doenças induzidas pelo tabaco, estão os seguintes:

- *Efeito irritante direto na mucosa traqueobrônquica*, produzindo inflamação e aumento da produção de muco (bronquite). A fumaça do cigarro também causa o recrutamento de leucócitos para os pulmões, o que aumenta a produção local de elastase e lesão subsequente ao tecido pulmonar que leva ao enfisema.
- *Carcinogênese*: os componentes da fumaça do cigarro, particularmente os hidrocarbonetos policíclicos e as nitrosaminas (Tabela 7.4), são potentes carcinógenos em animais e estão envolvidos na patogênese de carcinomas de pulmão em seres humanos (ver Capítulo 11). O risco de desenvolver câncer de pulmão está relacionado à intensidade da exposição, frequentemente expressa em termos de "maços-anos" (p. ex., um maço ao dia por 20 anos equivale a 20 maços-anos) ou em cigarros fumados por dia (Figura 7.10). Além dos cânceres de pulmão, a fumaça do tabaco contribui para o desenvolvimento de cânceres da cavidade oral, do esôfago, do

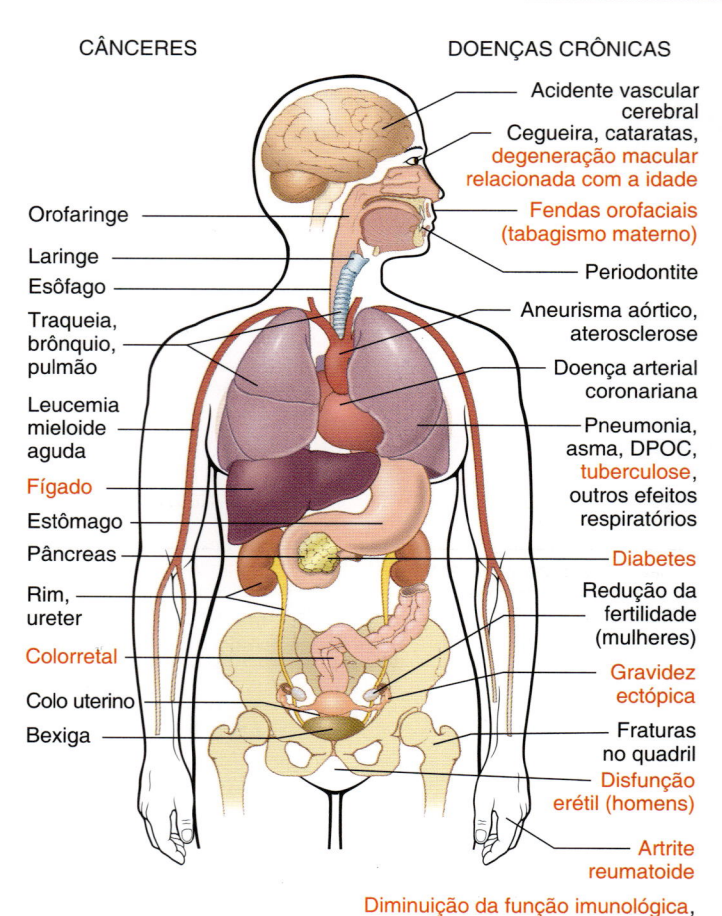

Figura 7.9 As consequências na saúde ligadas causalmente ao tabagismo. O acréscimo dos itens em vermelho à lista de efeitos nocivos do tabagismo é relativamente recente. *DPOC*, doença pulmonar obstrutiva crônica. (US Department of Health e Human Services: *The Health Consequences of Smoking – 50 Years of Progress: A Report of the Surgeon General*, Atlanta, 2016, US Department of Health and Human Services, Centers for Disease Control and Prevention, National Center for Chronic Disease Prevention and Health Promotion, Office on Smoking and Health.)

Tabela 7.3 Efeitos selecionados dos constituintes do fumo do cigarro.

Substância	Efeito(s)
Alcatrão	Carcinogênese
Hidrocarbonetos policíclicos aromáticos	Carcinogênese
Nicotina	Estimulação e depressão ganglionares, promoção de tumor
Fenol	Promoção de tumor; irritação da mucosa
Benzopireno	Carcinogênese
Monóxido de carbono	Comprometimento do transporte e do uso do oxigênio
Formaldeído	Tóxico para os cílios; irritação da mucosa
Óxidos de nitrogênio	Tóxico para os cílios; irritação da mucosa
Nitrosamina	Carcinogênese

Tabela 7.4 Carcinógenos específicos de órgão na fumaça do cigarro.

Órgão	Carcinógeno(s)
Pulmões, laringe	Hidrocarbonetos policíclicos aromáticos 4-(Metilnitrosoamino)-1-(3-piridil)-1-butanona Nitrosamina cetona derivada da nicotina (NNK, do inglês *nicotine-derived nitrosamine ketone*) ^{210}Polônio
Esôfago	N'-Nitrosonornicotina (NNN)
Pâncreas	NNK (?)
Bexiga	4-Aminobifenil, 2-naftilamina
Cavidade oral: tabagismo	Hidrocarbonetos policíclicos aromáticos, NNK, NNN
Cavidade oral: mascar tabaco	NNK, NNN, ^{210}Polônio

Dados de Szczesny LB, Holbrook JH: Cigarette smoking. In Rom WH, editor: *Environmental and Occupational Medicine*, ed 2, Boston, 1992, Little, Brown, p. 1211.

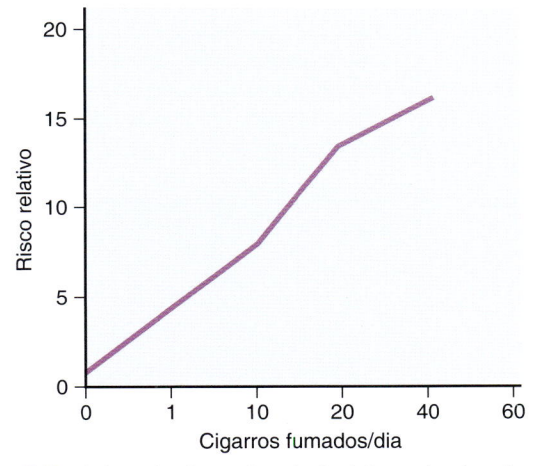

Figura 7.10 O risco de câncer de pulmão é determinado pelo número de cigarros fumados. (Dados de Stewart BW, Kleihues P, editors: *World Cancer Report*, Lyon, 2003, IARC Press.)

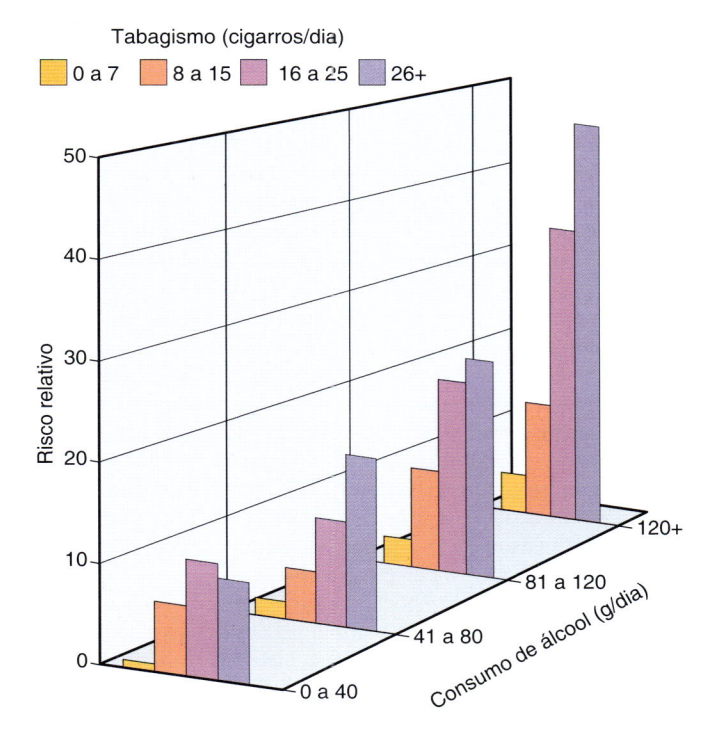

Figura 7.11 Aumento multiplicativo no risco de câncer laríngeo decorrente da interação de tabagismo e consumo de álcool. (Dados de Stewart BW, Kleihues P, editors: *World Cancer Report*, Lyon, 2003, IARC Press.)

pâncreas e da bexiga (ver Tabela 7.4). Além disso, o tabagismo multiplica o risco associado a outros carcinógenos; um exemplo bem reconhecido é a incidência 10 vezes maior de carcinomas em trabalhadores fumantes que têm contato com asbestos e em mineiros de urânio comparados aos não fumantes. A combinação de tabaco (mastigado ou fumado) e consumo de álcool tem efeitos multiplicativos nos riscos de cânceres orais, laríngeos e esofágicos. Um exemplo da interação carcinogênica desses dois fatores é mostrado no caso do câncer laríngeo (Figura 7.11)

- A *aterosclerose* e sua principal complicação, o infarto do miocárdio, estão fortemente ligadas ao tabagismo. Provavelmente, os mecanismos causais relacionam-se a vários fatores, tais como aumento da agregação plaquetária e diminuição do suprimento de oxigênio miocárdico (decorrente de doença pulmonar junto com a hipoxia relacionada ao CO no tabagismo) acompanhada de aumento da demanda de oxigênio e diminuição do limiar para a fibrilação ventricular. De acordo com os CDC, cerca de 20% de todas as mortes cardiovasculares são causadas pelo tabagismo. O tabagismo tem um efeito multiplicativo sobre o risco quando combinado com hipertensão e hipercolesterolemia
- O relatório de 2016 do US Surgeon General acrescentou várias doenças à lista anteriormente conhecida de doenças associadas ao tabagismo (ver Figura 7.9), incluindo diabetes tipo 2, artrite reumatoide, degeneração macular relacionada ao envelhecimento, gravidez ectópica e disfunção erétil
- O *tabagismo materno aumenta o risco de abortos espontâneos e nascimentos pré-termo* e resulta no retardo de crescimento intrauterino (Capítulo 4); porém, o peso de nascimento dos recém-nascidos de mães que pararam de fumar antes da gravidez está dentro da variação normal
- A *inalação passiva de fumaça* também está associada a efeitos nocivos. Estima-se que o risco relativo de câncer de pulmão em não fumantes expostos à fumaça de cigarro no ambiente é de cerca de 1,3 vez do que em não fumantes não expostos à fumaça. Nos EUA, mais de 7 mil mortes por câncer de pulmão em adultos e mais de 30 mil mortes cardíacas são atribuídas anualmente à fumaça de cigarro ambiental. As crianças residentes em lares com um adulto fumante apresentam maior frequência de doenças respiratórias e asma.

Os cigarros eletrônicos liberam um aerossol de nicotina e outros componentes que são inalados. Apesar de haver poucos dados a longo prazo, acredita-se que o risco de doença cardiopulmonar e câncer seja menor do que com os cigarros convencionais de tabaco. Entretanto, o uso de cigarros eletrônicos (*vaper*) pode estar associado a uma forma de lesão pulmonar aguda relacionada a compostos no líquido vaporizado e que geralmente se apresenta com dispneia, tosse e sintomas GI. As alterações pulmonares variam desde pneumonia em organização até um dano alveolar difuso (discutido no Capítulo 11).

EFEITOS DO ÁLCOOL

Apesar da atenção focalizada no uso de substâncias ilícitas, o uso abusivo de álcool é um risco mais disseminado e ceifa um número maior de vidas. Uma pessoa que bebe excessivamente não atende necessariamente aos critérios do *Manual Diagnóstico e Estatístico de Transtornos Mentais V* (DSM-V, do inglês *Diagnostic and Statistical Manual of Mental Disorders – V*) para um transtorno do uso de álcool (TUA). De modo semelhante, os indivíduos que consomem uma quantidade de álcool que a maioria considera moderada podem ainda atender aos critérios para um TUA dependendo de sua situação de vida e consequências de seu consumo de álcool.

Estima-se que um em oito americanos atenda aos critérios para TUA e que o consumo excessivo de álcool seja diretamente responsável por cerca de 95 mil mortes anualmente, e por volta de 10 mil dessas mortes se devem a acidentes automobilísticos relacionados ao álcool. As demais mortes ocorrem secundárias a homicídios e suicídios relacionados com álcool, cirrose hepática, doença cardíaca e câncer. Nos EUA, aproximadamente 75 mil casos de câncer e 19 mil mortes por câncer a cada ano são atribuíveis ao álcool.

Após o consumo, o etanol é absorvido inalterado no estômago e no intestino delgado; então se distribui para os tecidos e líquidos do corpo em proporção direta ao nível sanguíneo. Menos de 10% é excretado inalterado em urina, suor e respiração. A quantidade exalada é proporcional ao nível sanguíneo e forma a base do teste do bafômetro (álcool na respiração). O limite federal legal de conteúdo alcoólico no sangue para motoristas nos EUA é de 0,08% (no Brasil, o limite é de 0,00%), embora os estados possam estabelecer limites mais baixos, e estes podem se aplicar a motoristas com menos de 21 anos. Muitos fatores determinam a concentração de álcool no sangue, incluindo sexo, idade, medicamentos e taxa de consumo. Ocorre sonolência com 200 mg/dℓ, estupor com 300 mg/dℓ e, com níveis mais elevados, coma com possível parada respiratória. Com o tempo, o uso pesado contínuo de álcool aumenta sua taxa de metabolismo e pode levar ao desenvolvimento de tolerância; como consequência, quando a mesma quantidade de álcool é consumida, níveis de pico mais baixos de álcool são observados em etilistas pesados do que em indivíduos que raramente ingerem álcool.

O álcool sanguíneo é metabolizado em acetaldeído no fígado por um de três sistemas enzimáticos: álcool desidrogenase (no citosol dos hepatócitos), isoenzimas citocromo P-450 (nos microssomos) e catalase (nos peroxissomos) (Figura 7.12). Dentre estes, a principal enzima envolvida no metabolismo do álcool é a álcool desidrogenase. Em altos níveis sanguíneos de álcool, o sistema de enzimas microssomais oxidativas do etanol também tem papel importante. Esse sistema envolve as enzimas citocromo P-450, particularmente a isoforma CYP2E1. Por ser o álcool um indutor das enzimas P-450, seu uso pesado pode aumentar a suscetibilidade do indivíduo a outros compostos metabolizados pelo mesmo sistema de enzimas, entre os quais os fármacos e as drogas de abuso (p. ex., acetaminofeno, cocaína), os anestésicos, os carcinógenos e os solventes industriais. Quando presente no sangue em altas concentrações, o álcool compete com outros substratos CYP2E1, como os medicamentos, e pode retardar seu catabolismo, potencializando, assim, seus efeitos. A catalase é de menor importância, sendo responsável por cerca de 5% do metabolismo do álcool. O acetaldeído produzido por esses sistemas, por sua vez, é convertido pela acetaldeído desidrogenase em acetato, que é usado na cadeia respiratória mitocondrial.

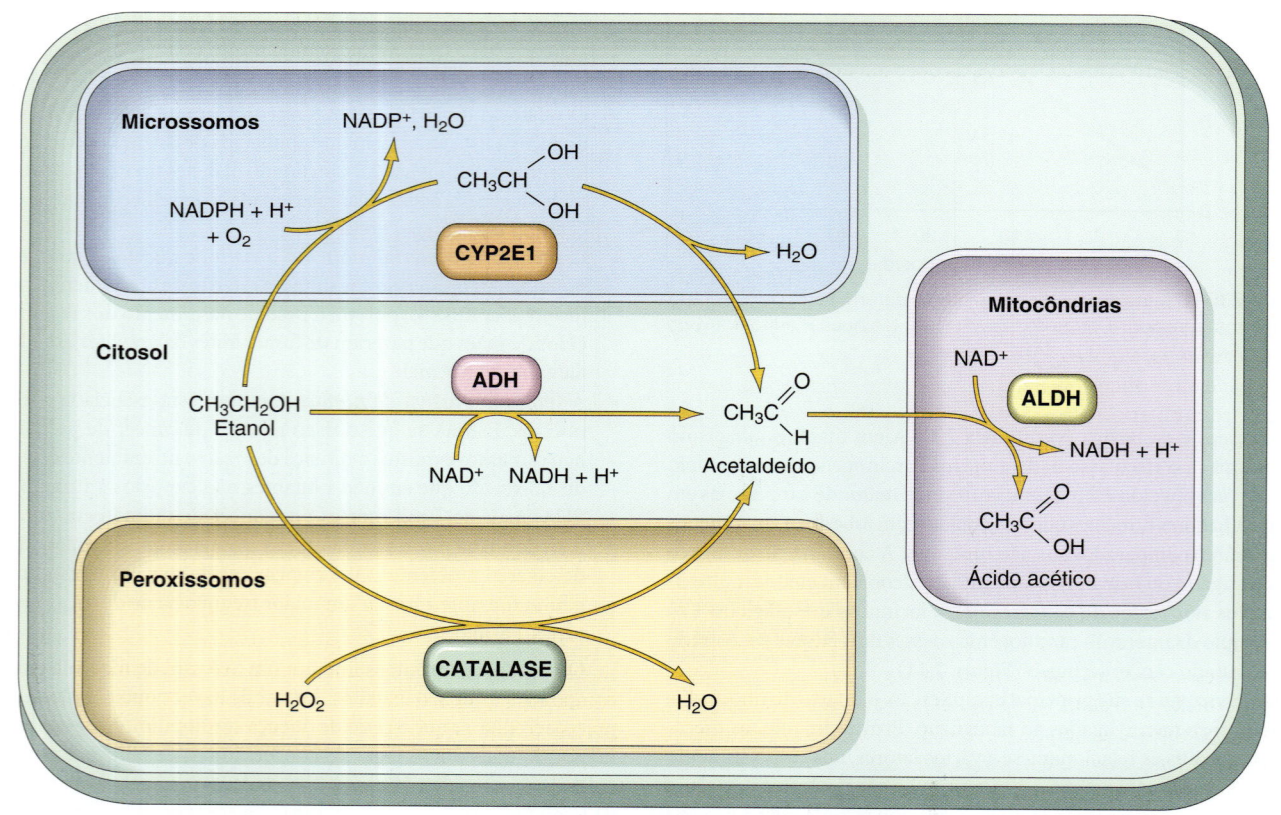

Figura 7.12 Metabolismo do etanol: oxidação do etanol para acetaldeído por três diferentes vias e a geração de ácido acético. Observe que a oxidação pela álcool desidrogenase (ADH) ocorre no citosol; o sistema do citocromo P-450 e sua isoforma CYP2E1 estão localizados no retículo endoplasmático (microssomos), e a catalase está localizada nos peroxissomos. A oxidação de acetaldeído pela aldeído desidrogenase (ALDH) ocorre nas mitocôndrias. (Figura de Parkinson A: Biotransformation of xenobiotics. In Klassen CD, editor: *Casarett and Doull's Toxicology: The Basic Science of Poisons*, ed 6, New York, 2001, McGraw-Hill, p. 133.)

Vários efeitos tóxicos resultam do metabolismo do etanol. A seguir, são listados os mais importantes:

- A *oxidação do álcool* pela álcool desidrogenase causa diminuição em nicotinamida adenina dinucleotídio (NAD$^+$) e aumento em NADH (a forma reduzida de NAD$^+$). Como o NAD$^+$ é necessário para a oxidação de ácido graxo hepático, com o tempo a ingestão excessiva de álcool pode levar ao acúmulo de gordura no fígado. Além disso, o aumento da proporção NADH/NAD$^+$ pode resultar em acidose láctica
- A *toxicidade por acetaldeído* pode ser responsável por alguns dos efeitos agudos do álcool. O metabolismo do acetaldeído difere entre as populações em razão da variação genética. Um polimorfismo que se originou na China causa acúmulo de acetaldeído nos indivíduos oriundos do Leste Asiático (p. ex., China, Coreia, Japão). Após a ingestão do álcool, os indivíduos com esse alelo experimentam rubor, taquicardia e hiperventilação
- *Geração de EROs*: o metabolismo do etanol no fígado por CYP2E1 produz EROs e causa peroxidação lipídica das membranas celulares. Entretanto, os mecanismos precisos responsáveis pela lesão celular induzida por álcool não foram bem definidos
- *Liberação de endotoxina*: o álcool pode causar a liberação de endotoxina (lipopolissacarídeo), um produto de bactérias gram-negativas da flora intestinal. A endotoxina estimula a liberação de fator de necrose tumoral (TNF, do inglês *tumor necrosis factor*) e outras citocinas dos macrófagos e das células de Kupffer no fígado, causando lesão celular.

De maneira aguda, o excesso de álcool exerce seus efeitos principalmente no SNC, mas pode também induzir lesões hepáticas e gástricas reversíveis. Mesmo com a ingestão moderada de álcool, múltiplas gotículas de gordura se acumulam em hepatócitos (*alteração gordurosa* ou *esteatose hepática*). O dano gástrico ocorre na forma de *gastrite* aguda e *ulceração*. No SNC, o álcool é um depressor que afeta primeiramente as estruturas subcorticais moduladoras da atividade cortical cerebral, seguindo-se a estimulação e desarranjos corticais, motores e do comportamento intelectual. Em níveis sanguíneos progressivamente mais altos, os neurônios corticais e, depois, os centros medulares inferiores são deprimidos, incluindo aqueles que regulam a respiração. Pode-se seguir a parada respiratória.

A excessiva ingestão contínua de álcool está associada à maior morbidade e à diminuição do ciclo de vida, que estão relacionadas principalmente com o dano ao fígado, ao sistema GI, ao SNC, ao sistema cardiovascular e ao pâncreas.

- O *fígado* é o principal local de lesão crônica. Além da alteração gordurosa, anteriormente mencionada, a ingestão crônica excessiva de álcool pode levar à esteato-hepatite e à cirrose (Capítulo 14). A cirrose está associada à hipertensão portal e a maior risco de carcinoma hepatocelular
- No *sistema GI*, a ingestão excessiva crônica de álcool pode causar sangramento massivo proveniente de gastrite, úlcera gástrica ou varizes esofágicas (associadas à cirrose), que podem se comprovar fatais
- *Efeitos neurológicos*: a deficiência de tiamina é comum no contexto de ingestão excessiva contínua de álcool; as principais lesões resultantes dessa deficiência são as neuropatias periféricas e a síndrome de Wernicke-Korsakoff (Capítulo 21). Também podem ocorrer atrofia cerebral, degeneração cerebelar e neuropatia óptica
- *Efeitos cardiovasculares*: o álcool gera diversos efeitos no sistema cardiovascular. A lesão ao miocárdio pode produzir cardiomiopatia congestiva dilatada (*cardiomiopatia relacionada ao álcool*) (Capítulo 9). O consumo crônico excessivo de álcool aumenta o risco de doença arterial coronariana e hipertensão
- *Pancreatite*: a ingestão excessiva de álcool aumenta o risco de pancreatites aguda e crônica (Capítulo 15)
- *Efeitos no feto*: não foi estabelecido um nível seguro para o uso de álcool durante a gravidez; consequentemente, a abstinência é recomendada, particularmente durante o primeiro trimestre. O uso de álcool durante a gravidez pode causar a síndrome alcoólica fetal, que se caracteriza por microcefalia, atraso no crescimento e dismorfismo facial no recém-nascido (Capítulo 4). A disfunção cerebral pode não se tornar aparente até as crianças ficarem maiores
- *Carcinogênese*: o consumo crônico de álcool está associado a maior incidência de câncer, particularmente em etilistas pesados. Os cânceres das vias respiratórias superiores, do sistema digestório (cavidade oral, faringe, esôfago e laringe) e do fígado (secundário à cirrose) estão ligados mais estreitamente ao uso de álcool em grandes quantidades. Os níveis baixo a moderado do uso de álcool aumentam o risco de câncer de mama. Os mecanismos do efeito carcinogênico são incertos; entretanto, o álcool e o tabagismo são sinérgicos na etiologia de vários cânceres
- *Desnutrição*: o etanol é uma fonte substancial de calorias, mas geralmente é consumido em detrimento dos alimentos. O uso crônico de álcool está, portanto, associado à desnutrição e a deficiências, particularmente a de vitaminas do complexo B.

LESÃO CAUSADA POR FÁRMACOS TERAPÊUTICOS E SUBSTÂNCIAS NÃO PRESCRITAS

Lesão por fármacos terapêuticos: reações adversas a medicamentos

As reações adversas a medicamentos (RAMs) são efeitos adversos de fármacos administrados em contextos terapêuticos convencionais. As RAMs são extremamente comuns, afetam quase 7% dos pacientes internados em hospital, e geralmente são sérias, sendo responsáveis por mais de 100 mil mortes ao ano. A Tabela 7.5 lista os achados patológicos comuns nas RAMs e os fármacos envolvidos com mais frequência. Muitos dos fármacos que causam RAMs, como os agentes antineoplásicos, são tóxicos nas doses previstas para alcançar efeitos terapêuticos máximos. Em razão de seu uso amplo, os estrógenos e os contraceptivos orais (COs) são discutidos a seguir em mais detalhes. Além disso, o acetaminofeno e o ácido acetilsalicílico, fármacos usados sem prescrição e que são importantes causas de superdosagem acidental ou intencional, merecem consideração.

Hormonoterapia na menopausa

O tipo mais comum de hormonoterapia na menopausa (HTM) consiste na administração de um estrógeno junto com um progestógeno. Nas mulheres que se submeteram à histerectomia, o risco carcinogênico do progestógeno no útero é eliminado e podem ser tratadas somente com estrógeno. Embora inicialmente a HTM fosse usada principalmente para combater fogachos e outros sintomas da menopausa, os primeiros estudos clínicos sugeriram que essa terapia nas mulheres na pós-menopausa podia evitar ou retardar a progressão da osteoporose (Capítulo 19), como também reduzir a probabilidade de infarto do miocárdio. Entretanto, estudos clínicos randomizados subsequentes revelaram vários efeitos cardiovasculares adversos da HTM, incluindo maior risco de acidente vascular cerebral (AVC), insuficiência cardíaca congestiva e tromboembolismo venoso. Dentre os vários mecanismos aventados para os efeitos deletérios da HTM, estão aumento dos triglicerídeos séricos, níveis reduzidos de fatores antitrombóticos (p. ex., fibrinogênio, fator VII, antitrombina), aumento da produção de marcadores pró-inflamatórios e maior resistência à proteína C ativada, que resultam em um estado pró-trombótico em decorrência

Tabela 7.5 Algumas reações adversas comuns a medicamentos e seus agentes.

Reação	Principais agressores
Discrasias sanguíneas[a]	
Granulocitopenia, anemia aplásica, pancitopenia	Agentes antineoplásicos, imunossupressores, cloranfenicol
Anemia hemolítica, trombocitopenia	Penicilina, metildopa, quinidina
Cutânea	
Urticária, máculas, pápulas, vesículas, petéquias, dermatite esfoliativa, erupções medicamentosas fixas, pigmentação anormal	Agentes antineoplásicos, sulfonamidas, hidantoínas, alguns antibióticos e muitos outros agentes
Cardíaca	
Arritmias	Teofilina, hidantoínas
Cardiomiopatia	Doxorrubicina, daunorrubicina
Renal	
Glomerulonefrite	Penicilamina
Lesão tubular aguda	Antibióticos aminoglicosídicos, ciclosporina, anfotericina B
Doença tubulointersticial com necrose papilar	Fenacetina, salicilatos
Pulmonar	
Asma	Salicilatos
Pneumonite aguda	Nitrofurantoína
Fibrose intersticial	Bussulfano, nitrofurantoína, bleomicina
Hepática	
Alteração gordurosa	Tetraciclina
Dano hepatocelular difuso	Halotano, isoniazida, acetaminofeno
Colestase	Clorpromazina, estrógenos, agentes contraceptivos
Sistêmica	
Anafilaxia	Penicilina
Síndrome do lúpus eritematoso (lúpus induzido por medicamentos)	Hidralazina, procainamida
Sistema nervoso central	
Zumbido e tontura	Salicilatos
Reações distônicas agudas e síndrome parkinsoniana	Antipsicóticos fenotiazínicos
Depressão respiratória	Sedativos

[a]Característica em quase metade das mortes relacionadas a fármacos.

da desregulação dos fatores V e VIII (Capítulo 3). O aumento do risco de câncer de mama também foi observado. Como resultado, o uso da HTM declinou significativamente nos EUA, apesar de estudos recentes apoiarem uma abordagem mais individualizada a essa terapia. Essas análises mais atualizadas mostraram que os efeitos da HTM dependem de vários fatores:

- *Tipo de regime*: a combinação estrógeno-progesterona no tratamento aumenta o risco de câncer de mama. Em contrapartida, o estrógeno isoladamente em mulheres com histerectomia está associado a uma redução limítrofe do risco de câncer de mama. Não há aumento de risco para câncer de ovário
- *Envelhecimento*: a HTM pode ter um efeito protetor sobre o desenvolvimento de aterosclerose e doença coronariana nas mulheres com menos de 60 anos, mas não há proteção nas mulheres que iniciam a HTM em idade mais avançada
- *Duração do tratamento*: quando realizada por menos de 4 a 5 anos, a HTM combinada com estrógeno-progestógeno parece não aumentar o risco de câncer de mama; o risco aumenta com as maiores durações
- *Via de administração*: comparado com as preparações orais de estrógeno, o estrógeno transdérmico está associado a menor risco de tromboembolismo venoso e de AVC
- *Risco basal para doença cardiovascular, tromboembolismo (p. ex., alelo do fator V de Leiden) e carcinoma de mama*: dependendo da avaliação de risco, terapias não hormonais podem ser indicadas para indivíduos em maior risco para essas condições.

A avaliação dos riscos e dos benefícios ao se considerar o uso de HTM é complexa. As recomendações atuais indicam que, embora esses agentes tenham um papel no controle dos sintomas da menopausa precoce em pacientes selecionadas, eles não podem ser usados a longo prazo para prevenção de doença.

Contracepção hormonal combinada

A contracepção hormonal combinada (estrógeno-progestógeno) evoluiu de formulações de estrógeno em alta dose (100 mg) para doses muito mais baixas (menos de 35 μg de etinilestradiol nas preparações orais monofásicas) e se expandiu de pílulas contraceptivas orais (COs) para incluir os anéis transvaginais e os adesivos transdérmicos. Os

estudos epidemiológicos devem ser interpretados no contexto de mudança de dosagem. Entretanto, há razoável evidência de apoio às seguintes conclusões:
- *Carcinoma de mama*: há um pequeno aumento de risco (cerca de 1,2 vez) de câncer de mama em mulheres que usam COs
- *Câncer endometrial e câncer de ovário*: os COs têm um efeito protetor contra esses tumores
- *Câncer cervical*: os COs podem aumentar o risco de carcinomas cervicais nas mulheres infectadas pelo papilomavírus humano
- *Tromboembolismo*: a hormonoterapia combinada de todos os tipos está associada a maior risco de tromboembolismo decorrente do aumento da síntese hepática dos fatores de coagulação. Portanto, é contraindicada para as mulheres com trombofilia (p. ex., fator V de Leiden) que não estão recebendo terapia de anticoagulação
- *Doença cardiovascular*: há considerável incerteza sobre o risco de aterosclerose e infarto do miocárdio associado aos COs. Parece que os COs não aumentam o risco de doença arterial coronariana nas mulheres com menos de 30 anos, ou nas mulheres idosas não fumantes, mas o risco é aproximadamente o dobro nas mulheres fumantes com mais de 35 anos
- *Adenoma hepático*: há uma associação bem definida entre o uso de COs e esse raro tumor hepático benigno (Capítulo 14), especialmente nas mulheres idosas que usaram COs por períodos prolongados.

Esses riscos devem ser vistos em um contexto de ampla disponibilidade e relativa segurança da contracepção hormonal combinada. Este é um campo em mutação; portanto, é necessário que a terapia seja baseada nos últimos dados disponíveis.

Acetaminofeno

Em doses terapêuticas, o acetaminofeno, um analgésico e antipirético de uso amplo que não depende de prescrição, é conjugado com glucuronida ou sulfato principalmente no fígado. Cerca de 5% ou menos são metabolizados em um composto potencialmente tóxico, a *NAPQI* (*N*-acetil-*p*-benzoquinona imina), por meio do sistema do citocromo P-450 hepático. Em doses muito altas, porém, a NAPQI acumula-se, levando à *necrose hepática centrilobular*. Os mecanismos da lesão ao hepatócito produzida pela NAPQI incluem (1) ligação covalente às proteínas hepáticas e (2) depleção da glutationa reduzida (GSH). A depleção de GSH torna os hepatócitos mais suscetíveis à morte celular causada pelas EROs. Uma variedade de fatores influencia a toxicidade por acetaminofeno, incluindo níveis basais de glutationa do indivíduo (depletados em doença crônica, má nutrição, exposição a xenobióticos) e atividade do citocromo P-450. Nos adultos, a toxicidade é provável com a dose única de 250 mg/kg ou mais de 12 g em um período de 24 horas; a toxicidade hepática grave é observada em quase todos os adultos que consomem mais de 350 mg/kg. Como a dose máxima terapêutica (até 4 g/dia em adultos) é substancialmente mais baixa do que a dose tóxica, em geral o fármaco é muito seguro. Entretanto, superdosagens acidentais ocorrem nas crianças e não são raras as tentativas de suicídio com o uso do acetaminofeno. Além disso, visto que o acetaminofeno está entre os múltiplos medicamentos de venda livre, os pacientes nem sempre estão cientes da extensão de sua exposição.

Nos EUA, a toxicidade por acetaminofeno representa cerca de 50% dos casos de insuficiência hepática aguda e é a segunda causa mais comum de insuficiência hepática que exige transplante. A toxicidade começa com náuseas, vômitos, diarreia e algumas vezes choque, seguidos após alguns dias pelo surgimento de icterícia. As superdosagens de acetaminofeno podem ser tratadas nos estágios iniciais pela administração de *N*-acetilcisteína, que restaura a glutationa. No caso de superdosagens significativas, segue-se insuficiência hepática e a necrose centrilobular pode se estender para envolver todos os lóbulos; esses pacientes geralmente requerem transplante de fígado. Dependendo da quantidade ingerida de acetaminofeno, cerca de 10 a 50% dos pacientes apresentam dano renal concomitante.

Ácido acetilsalicílico (AAS)

A superdosagem de AAS pode resultar da ingestão acidental, em crianças pequenas, ou de tentativas de suicídio, em adultos. As principais consequências são metabólicas, e ocorrem poucas alterações morfológicas. Primeiramente, se desenvolve *alcalose respiratória* decorrente da estimulação do centro respiratório no bulbo; esta é seguida por *acidose metabólica* e acúmulo de piruvato e lactato causado pelo desacoplamento de fosforilação oxidativa e inibição do ciclo de Krebs. As doses fatais podem ser de apenas 3 g, em crianças, e de 10 a 30 g, em adultos, mas a sobrevivência é relatada mesmo após ingestão de doses 5 vezes maiores.

A *toxicidade crônica pelo AAS* (intoxicação por salicilatos) pode se desenvolver nas pessoas que tomam 100 mg/kg/dia para tratar dor crônica ou condições inflamatórias. Dentre os sintomas, estão cefaleia, tontura, zumbido (tinido), dificuldade na audição, confusão mental, sonolência, náuseas, vômito e diarreia. As anormalidades neurológicas podem progredir para convulsões e coma. As consequências morfológicas da intoxicação crônica por salicilatos são variadas; com mais frequência, ocorre gastrite erosiva aguda (Capítulo 13), que pode produzir sangramento GI manifesto ou oculto e levar à ulceração gástrica. A tendência ao sangramento pode se manifestar concomitantemente com a toxicidade crônica, pois o AAS inibe irreversivelmente a ciclo-oxigenase plaquetária e bloqueia a capacidade de produção de tromboxano A_2 (Capítulo 3), um ativador da agregação plaquetária (esse efeito é a base para a ingestão de AAS em baixa dose a fim de reduzir o risco de eventos coronarianos agudos). Podem surgir hemorragias petequiais na pele e em vísceras internas, e o sangramento de ulcerações gástricas pode aumentar.

Quando tomadas por vários anos, as misturas de analgésicos comerciais de AAS e fenacetina, ou seu metabólito ativo, o acetaminofeno, podem causar nefrite tubulointersticial com necrose papilar renal (Capítulo 12). Essa entidade clínica é referida como *nefropatia por analgésicos*.

Lesão decorrente de uso não terapêutico de substâncias

O transtorno pelo uso de substâncias e a superdosagem são sérios problemas de saúde pública. As substâncias geralmente de uso abusivo estão listadas na Tabela 7.6. São considerados aqui os psicoestimulantes, os opiáceos e a maconha, com breve menção a algumas outras drogas.

Psicoestimulantes

Nos EUA, a cocaína é a substância não prescrita implicada com mais frequência em admissão de pacientes aos departamentos de emergência hospitalar. O número de mortes por superdosagem atribuídas à cocaína e a outros psicoestimulantes continua a aumentar, talvez em decorrência da disparada no uso concomitante de opioides contaminados com fentanila (ver adiante). A cocaína é extraída das folhas da planta coca para formar um pó hidrossolúvel que pode ser diluído com talco em pó, lactose ou outros assemelhados. A cristalização do alcaloide puro do cloridrato de cocaína produz as pedras de cocaína *crack*, assim chamadas por emitir sons quando aquecidas.

A cocaína produz uma sensação de intensa euforia e alerta mental, o que a torna a droga psicoativa de adição mais frequente dentre as demais. Animais experimentais pressionarão uma alavanca

Tabela 7.6 Substâncias geralmente de uso abusivo.

Classe	Alvo molecular	Exemplos
Narcóticos opiáceos	Receptor opioide mu (agonista)	Heroína, fentanila Oxicodona Metadona
Sedativo-hipnóticos	Receptor GABA (agonista)	Barbitúricos Etanol Benzodiazepínicos
Estimulantes psicomotores	Transportador de amina biogênica (antagonista)	Cocaína Anfetamina 3,4-metilenodioximetanfetamina (MDMA) (i. e., "ecstasy")
Fármacos semelhantes à fenciclidina	Canal do receptor NMDA/glutamato (antagonista)	Fenciclidina (PCP, do inglês *phencyclidine*) (i. e., "pó de anjo") Cetamina
Canabinoides	Receptores canabinoides CB1 (agonistas)	Maconha (marijuana) Haxixe
Nicotina	Receptor (agonista) da acetilcolina	Produtos do tabaco
Alucinógenos	Receptores serotoninérgicos 5-HT2 (agonistas)	Ácido lisérgico dietilamida (LSD) Mescalina Psilocibina

CB1, receptor canabinoide tipo 1; *GABA*, ácido γ-aminobutírico; *5-HT2*, 5-hidroxitriptamina; *NMDA*, N-metil-D-aspartato; *PCP*, 1-(1-fenilciclo-hexil)piperidina. (Dados de Hyman SE: A 28-year-old man addicted to cocaine. *JAMA* 286:2586, 2001.)

mais de mil vezes e prescindirão de comida e bebida para obter cocaína. Embora pareça não ocorrer dependência física nos usuários de cocaína, a dependência psicológica é profunda. Os desejos intensos ("fissura") são especialmente acentuados nos primeiros meses após a abstinência e podem recorrer durante anos. A abstinência de estimulantes também pode se manifestar como depressão, anedonia, ansiedade e tendências suicidas. Existe um espectro de toxicidade por estimulantes que pode incluir ansiedade, agitação, comportamentos repetitivos (p. ex., ferimentos autoinduzidos na pele), agitação e sintomas psicóticos. O risco de toxicidade por estimulantes pode aumentar com a elevação da dose, privação de sono e sensibilização decorrente de episódios anteriores de toxicidade. A toxicidade por cocaína, por exemplo, está associada ao risco de convulsões, arritmias cardíacas, isquemia cardíaca e parada respiratória. A seguir, são apresentadas as mais importantes manifestações da toxicidade por cocaína:

- *Efeitos cardiovasculares*: a cocaína afeta de maneira aguda o sistema cardiovascular por meio de seus efeitos simpatomiméticos (Figura 7.13) tanto no SNC, onde bloqueia a recaptação de dopamina, quanto nas terminações nervosas adrenérgicas, onde bloqueia a recaptação de epinefrina e norepinefrina estimulando ao mesmo tempo a liberação pré-sináptica de norepinefrina. O efeito final é o acúmulo desses neurotransmissores em sinapses e a excessiva estimulação, que se manifesta por taquicardia, hipertensão e vasoconstrição periférica. A cocaína também induz isquemia miocárdica, cuja base é multifatorial e inclui vasoconstrição da artéria coronária e promoção de formação de trombo por facilitar a agregação plaquetária. O tabagismo potencializa o vasospasmo coronariano induzido pela cocaína. Com o aumento da demanda do oxigênio miocárdico por sua ação simpatomimética e, ao mesmo tempo, por reduzir o fluxo sanguíneo coronariano, a isquemia miocárdica induzida pela cocaína pode levar ao infarto do miocárdio. A cocaína também pode precipitar arritmias letais por aumentar a atividade simpática e perturbar o transporte iônico normal (K^+, Ca^{2+}, Na^+) no miocárdio. Os AVCs isquêmico e hemorrágico também estão associados ao uso da cocaína

- *Efeitos no SNC*: hipertermia pode ser observada e, supostamente, causada por aberrações das vias dopaminérgicas que controlam a temperatura corporal. No caso do uso crônico de cocaína, os estudos por imagem mostram atrofia da substância cinzenta nos lobos frontal e temporal
- *Efeitos no feto*: em mulheres grávidas, a cocaína pode causar diminuição do fluxo sanguíneo placentário, que resulta em hipoxia fetal, aumento do risco de aborto espontâneo e potencial para o comprometimento do desenvolvimento neurológico fetal
- *Uso crônico de cocaína*: o uso crônico pode causar (1) perfuração do septo nasal em usuários intranasais; (2) sibilos, dispneia e hemoptise em usuários que inalam a fumaça; e (3) desenvolvimento de cardiomiopatia dilatada (Capítulo 9).

Outros psicoestimulantes incluem metanfetamina, anfetamina, "ecstasy" (3,4-metilenodioximetanfetamina [MDMA]), cetamina (e agentes anestésicos relacionados) e "sais de banho", que são catinonas sintéticas que se relacionam quimicamente ao *khat*, um estimulante usado no leste da África. O uso crônico de *ecstasy* pode depletar a serotonina do SNC, potencialmente levando a distúrbios do sono, depressão e ansiedade. A cetamina foi aprovada recentemente pela Food and Drug Administration (FDA) para a depressão resistente a tratamento.

Opioides

Dentre os opioides estão os *opiáceos* (p. ex., heroína, morfina, codeína), que são derivados da papoula, e os *opioides* sintéticos, como fentanila, oxicodona, hidrocodona, metadona e buprenorfina. Alguns opioides têm uso médico no controle da dor; entretanto, a heroína não tem uso médico aprovado. Os opioides ligam-se a receptores nos sistemas nervosos periférico e central; a estimulação das proteínas G acopladas ao receptor inicia as vias de transdução de sinal que envolvem os segundos mensageiros como a adenosina monofosfato cíclica (cAMP). Os efeitos centrais incluem depressão respiratória, analgesia, constrição das pupilas (miose) e euforia, enquanto os efeitos periféricos resultam em supressão da tosse e constipação

SINAPSE DO SISTEMA NERVOSO CENTRAL

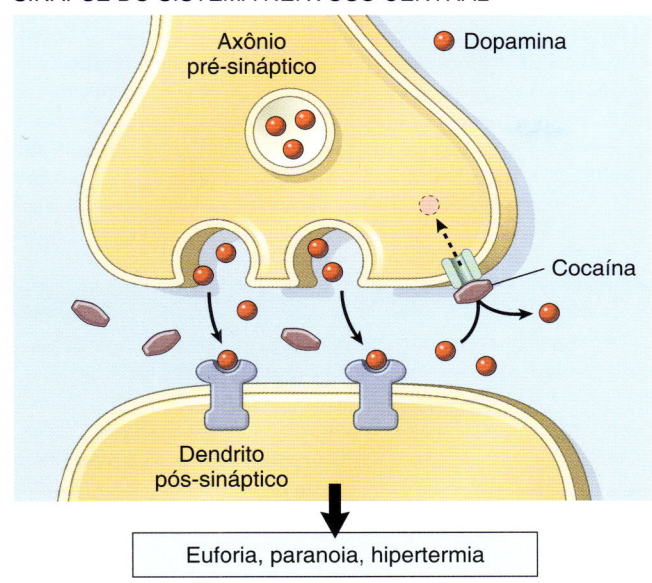

Euforia, paranoia, hipertermia

NEURÔNIO SIMPÁTICO – INTERFACE DA CÉLULA-ALVO

Hipertensão, arritmia cardíaca, infarto do miocárdio, hemorragia cerebral e infarto

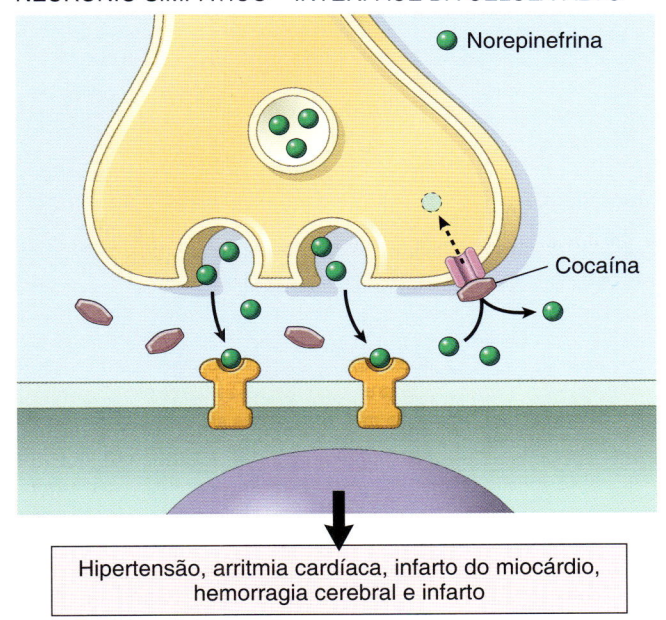

Figura 7.13 Efeito da cocaína na neurotransmissão. A droga inibe a recaptação dos neurotransmissores dopamina e norepinefrina nos sistemas nervosos central e periférico.

intestinal. Os opioides são altamente viciantes, e seu uso incorreto causou um enorme impacto nos EUA, particularmente ao longo das últimas décadas. As mortes relacionadas aos opioides começaram a se elevar primeiramente nos anos 1990 com o aumento da prescrição de opioides. Um segundo aumento nas mortes teve início em 2010 e esteve relacionado com as elevações rápidas das superdosagens de heroína. Mais recentemente, o terceiro e maior aumento de mortes começou em 2013, pois os opioides sintéticos, em especial agentes altamente potentes como a fentanila e a carfentanila, tornaram-se mais disponíveis. Em resumo, o uso de opioide sem prescrição e a prevalência de distúrbios de seu uso quase dobrou no período de 2002 a 2018, resultou em quase 500 mil mortes desde 1999, e se aproximou de 100 mil mortes no encerramento do ciclo de um ano em março de 2021.

O uso incorreto geralmente inicia com comprimidos por via oral prescritos ou sem prescrição, porém a maioria dos usuários eventualmente muda para a heroína, que é substancialmente menos cara mas que em geral também é misturada com opioides sintéticos de alta potência. As tentativas atuais para reverter a atual endemia em vigor focalizam-se na crescente disponibilidade de tratamentos de superdosagem de opioide aos primeiros pacientes responsivos (p. ex., naloxona); na promoção da redução do dano (p. ex., distribuição de *kits* seguros de injeção e medicamentos para evitar a infecção pelo HIV, programas de troca de agulhas, melhor acesso aos programas de tratamento que usam agentes como metadona e buprenorfina, que reduzem o desejo intenso pelos opioides mais perigosos); e na diminuição do uso médico de opioides com prescrição.

A heroína e outros opioides podem ser diluídos (cortados) com agentes como talco ou quinino, ou misturados com fentanila; assim, o tamanho da dose não apenas é variável, mas normalmente é desconhecido do usuário. A alta potência da fentanila e seu uso crescente são um importante estimulador de mortes por superdosagem. A heroína pode ser injetada por via intravenosa ou subcutânea, ou usada por via intranasal, enquanto outros opioides geralmente são tomados pelas vias oral e intranasal, ou misturados com água e injetados. Os efeitos são variados e incluem euforia, alucinações, sonolência e sedação. Os efeitos adversos físicos podem ser atribuídos à (1) ação farmacológica do agente; (2) às reações aos agentes de corte ou contaminantes; (3) às reações de hipersensibilidade à droga ou aos seus adulterantes; e (4) às complicações infecciosas relacionadas a práticas arriscadas de injeção. Alguns dos mais importantes efeitos adversos dos opioides são os seguintes:

- *Morte súbita*: a morte súbita, geralmente relacionada à superdosagem, é um risco sempre presente, pois a pureza da droga geralmente é desconhecida e pode variar de 2 a 90%. A morte súbita pode se dever à perda de tolerância à droga, como após um período de encarceramento. Os mecanismos de morte incluem a profunda depressão respiratória, arritmia e parada cardíacas, e edema pulmonar
- *Doença pulmonar*: dentre as complicações pulmonares, estão edema, embolia séptica, abscessos pulmonares, infecções oportunistas e granulomas de corpo estranho causados por reações inflamatórias ao talco e a outros adulterantes. Embora ocorram granulomas, principalmente nos pulmões, por vezes, eles também são encontrados no baço, no fígado e nos linfonodos que drenam os membros superiores. O exame sob luz polarizada geralmente destaca os cristais de talco capturados, algumas vezes no interior de células gigantes do corpo estranho
- *Infecções*: as complicações infecciosas são comuns. Os sítios afetados com mais frequência são a pele e o tecido subcutâneo, as valvas cardíacas, o fígado e os pulmões. A endocardite é uma sequela comum e geralmente envolve as valvas cardíacas do lado direito, particularmente a valva tricúspide. A maioria dos casos é provocada pelo *Staphylococcus aureus*, mas os fungos e numerosos outros microrganismos também foram implicados. Práticas inseguras de injeção podem resultar na transmissão dos vírus da hepatite B (HBV, do inglês *hepatitis B virus*), da hepatite C (HCV, do inglês *hepatitis C virus*) e da imunodeficiência humana
- *Lesões cutâneas*: as lesões cutâneas incluem abscessos, celulite e ulcerações resultantes de injeções. A formação cicatricial nos locais de injeção, a hiperpigmentação sobre as veias mais frequentemente utilizadas e as veias trombosadas são as sequelas mais comuns das repetidas inoculações intravenosas
- *Doença renal*: a doença renal é um risco relativamente comum quando os opioides são injetados e inclui amiloidose secundária (decorrente de infecções cutâneas), glomerulosclerose segmentar

focal (Capítulo 12), nefropatia membranosa (decorrente de infecção pelo HBV) e glomerulonefrite membranoproliferativa (decorrente de infecção pelo HCV)
- *Efeitos no feto*: a exposição a opioide no útero pode resultar em sintomas de abstinência após o parto; entretanto, a síndrome de abstinência neonatal pode ser tratada com segurança com metadona ou buprenorfina.

Cannabis

Cannabis (maconha/marijuana) é uma droga psicoativa de uso comum derivada das folhas das plantas *Cannabis sativa* e *Cannabis indica*. Em 2019, 48,2 milhões de pessoas (18% da população) havia usado *Cannabis* pelo menos uma vez. A partir de 2022, 38 estados americanos e o Distrito de Columbia legalizaram *Cannabis* para uso médico, e 18 estados e o Distrito de Columbia legalizaram *Cannabis* para uso não médico. *Cannabis* continua a ser ilegal sob a lei federal americana.

A substância psicoativa em *Cannabis* é o Δ⁹-tetraidrocanabinol (THC). Quando *Cannabis* é fumada, cerca de 5 a 10% do conteúdo de THC é absorvido. A *Cannabis* distorce de forma aguda a percepção sensitiva e compromete a coordenação motora, a atenção e a concentração, mas esses efeitos geralmente desaparecem em 4 a 5 horas. As evidências de déficits neurocognitivos a longo prazo decorrentes do uso crônico de *Cannabis* são confusas, e parece que os efeitos se resolvem com a abstinência. Os efeitos benéficos do THC incluem sua capacidade de diminuir a pressão intraocular no glaucoma e combater a náusea intratável secundária à quimioterapia para o câncer. Embora sem o apoio de estudos científicos, os indivíduos podem usar *Cannabis* para relaxamento, como auxílio para o sono, para o alívio da dor e por prazer.

A *Cannabis* apresenta muitos dos mesmos carcinógenos e irritantes pulmonares que o tabaco; mas seu uso crônico não mostrou comprometer a função pulmonar, e os estudos epidemiológicos não demonstraram aumento na incidência de câncer pulmonar, embora existam fatores metodológicos com potencial para causar confusão (p. ex., o pequeno tamanho da amostra, as imprecisões dos autorrelatos). As consequências pulmonares de fumar maconha incluem tosse, aperto no peito, bronquite, inflamação das vias respiratórias e broncodilatação. De maneira aguda, a *Cannabis* aumenta a atividade simpática e, ao mesmo tempo, diminui a atividade parassimpática, desse modo aumentando o débito cardíaco sem elevar a pressão arterial, o que pode resultar em hipotensão ortostática. Não existem fortes evidências ligando o uso de *Cannabis* ao infarto do miocárdio ou ao AVC.

Alucinógenos

Os alucinógenos são substâncias que alteram a percepção sensitiva, os padrões de pensamento e o humor. Dentre estes, encontram-se o PCP (1-[1-fenilciclo-hexil]piperidina, também conhecido como fenciclidina), o ácido lisérgico dietilamida (LSD, do inglês *lysergic acid diethylamide*) e a psilocibina. De forma aguda, o LSD tem efeitos imprevisíveis sobre o humor, o afeto e o pensamento, levando por vezes a comportamentos bizarros e perigosos. Por outro lado, existe atualmente um substancial interesse no uso dessas substâncias para o tratamento de transtorno do estresse pós-traumático, ansiedade relacionada com o câncer e depressão resistente a tratamento.

LESÃO POR AGENTES FÍSICOS

A lesão induzida por agentes físicos é dividida nas seguintes categorias: trauma mecânico, lesão térmica, lesão por eletricidade e lesão produzida por radiação ionizante. Cada tipo é considerado separadamente.

Trauma mecânico

As forças mecânicas podem causar várias formas de lesão. O tipo de lesão depende do formato do objeto de colisão, da quantidade de energia descarregada no impacto e das características dos tecidos ou dos órgãos que recebem o impacto. As lesões ósseas e cefálicas resultam em lesões específicas, que são discutidas em outros capítulos (Capítulos 19 e 21). Todos os tecidos moles reagem de maneira semelhante às forças mecânicas, e os padrões de lesão podem ser divididos em abrasões, contusões, lacerações, feridas incisas e feridas punctórias.

> **Morfologia**
>
> **Abrasão** é uma ferida produzida por raspagem ou fricção da superfície da pele que danifica a camada superficial. As abrasões cutâneas típicas removem somente a camada epidérmica. A **contusão** normalmente é produzida por um trauma fechado e é caracterizada por dano a um vaso e extravasamento de sangue dentro dos tecidos. A **laceração** é uma ruptura ou um estiramento disruptivos de tecido causados pela aplicação de força por um objeto rombo. Diferentemente de uma incisão, na maioria das lacerações os vasos sanguíneos de ligação estão intactos e apresentam bordas irregulares e dentadas. A **ferida incisa** é aquela infligida por um instrumento afiado que secciona vasos sanguíneos. A **ferida punctória** é tipicamente causada por um instrumento longo e estreito, e é denominada **penetrante** quando o instrumento rompe o tecido e o **perfura** ao atravessá-lo para também criar uma ferida de saída. As feridas causadas por projéteis de arma de fogo são formas especiais de feridas punctórias que mostram características distintivas importantes para o patologista forense. Por exemplo, a ferida de um projétil disparado a curta distância deixa queimaduras de pólvora, mas não a daquele disparado a uma distância superior a 1,2 m ou 1,5 m.
>
> Uma das causas mais comuns de lesão mecânica é o **acidente automobilístico**. Tipicamente, as lesões ocorrem em consequência de (1) bater na parte interior do veículo ou ser atingido por objetos que entram no compartimento do passageiro durante a colisão, como peças do motor; (2) ser arremessado para fora do veículo; ou (3) ficar preso dentro de um veículo em chamas. O padrão de lesão relaciona-se com o fato de um ou mais desses mecanismos estar em vigor. Por exemplo, em uma colisão frontal, um padrão comum de lesão sofrido pelo motorista que não está usando o cinto de segurança inclui os traumatismos craniano (impacto no para-brisas), torácico (impacto na coluna da direção) e dos joelhos (impacto no painel de instrumentos). As lesões torácicas comuns originadas por esses acidentes incluem fraturas de esterno e costelas, contusões cardíacas, lacerações aórticas e (com menos frequência) lacerações do baço e do fígado. Assim, ao cuidar de uma vítima de um acidente automobilístico, é essencial reconhecer que feridas internas muitas vezes acompanham as abrasões superficiais, contusões e lacerações. Porém, em muitos casos, a evidência externa de dano interno grave está completamente ausente.

Lesão térmica

Tanto o excesso de calor como o excesso de frio são causas importantes de lesão. As queimaduras são o tipo mais comum de lesão térmica e são discutidas primeiro; em seguida, é apresentada uma breve discussão sobre hipertermia e hipotermia.

Queimaduras térmicas

Nos EUA, as queimaduras causam aproximadamente 3.500 mortes por ano e resultam em hospitalizações que superam em mais de 10 vezes esse número de pessoas. Muitas vítimas são crianças, nas quais a causa de lesão é muitas vezes a escaldadura por líquidos quentes. Desde os anos 1970, foram observadas acentuadas diminuições, tanto nas taxas de mortalidade como no tempo de hospitalização após queimaduras. Essas melhoras foram alcançadas pelo melhor conhecimento dos efeitos sistêmicos das queimaduras massivas e por estratégias mais eficientes para prevenção e tratamento da infecção de ferida e facilitação da cicatrização de superfícies cutâneas.

A gravidade clínica das queimaduras depende das seguintes variáveis importantes:

- *Profundidade* das queimaduras
- *Porcentagem* da superfície corporal envolvida
- *Lesões internas* causadas por inalação de fumaças quentes e tóxicas
- *Prontidão e eficácia da terapia*, especialmente o manejo hidreletrolítico e a prevenção ou o controle das infecções das feridas.

Uma queimadura em *espessura total* destrói totalmente a epiderme e a derme, incluindo os anexos dérmicos que ancoram as células necessárias para a regeneração epitelial, resultando em anestesia por destruição das terminações nervosas. Nas queimaduras em *espessura parcial*, pelo menos as porções mais profundas dos anexos dérmicos são poupadas; assim, a regeneração da epiderme é possível; tais queimaduras são dolorosas. As queimaduras em espessura parcial incluem queimaduras de primeiro grau (envolvimento epitelial somente) e queimaduras de segundo grau (envolvendo tanto a epiderme como a derme superficial); dependendo da profundidade, elas são eritematosas ou mosqueadas e bolhosas. O exame histológico do tecido desvitalizado mostra necrose coagulativa associada à inflamação aguda e ao edema.

Choque, sepse e insuficiência respiratória são as maiores ameaças à vida nos pacientes queimados. Qualquer queimadura que exceda 50% da superfície corporal total, seja superficial ou profunda, é potencialmente fatal. Nas queimaduras em mais de 20% da superfície corporal, há um rápido deslocamento dos líquidos corporais para dentro dos compartimentos intersticiais tanto no local da queimadura quanto sistemicamente, o que pode resultar em choque hipovolêmico (Capítulo 3). Em razão do extravasamento vascular disseminado, o edema generalizado (incluindo edema pulmonar) pode ser grave. Um importante efeito fisiopatológico das queimaduras é o desenvolvimento de um estado hipermetabólico associado a excessiva perda de calor e maior necessidade de suporte nutricional. Estima-se que, quando a queimadura atinge mais de 40% da superfície corporal, duplica-se a taxa metabólica em repouso.

Outra importante consideração é o grau de lesão às vias respiratórias e aos pulmões. A *lesão por inalação* é frequente nas pessoas presas em incêndios de edifícios e pode resultar do efeito direto do calor nos tecidos ou da inalação de ar e gases quentes da fumaça. Os gases hidrossolúveis, como cloro, óxidos de enxofre e amônia, podem reagir com a água para formar ácidos ou álcalis, particularmente nas vias respiratórias superiores, resultando em inflamação e edema, que podem levar à obstrução completa ou parcial das vias respiratórias. Os gases lipossolúveis, como o óxido nitroso e os produtos da queima de plásticos, têm maior probabilidade de alcançar as vias respiratórias mais profundas, produzindo pneumonite. As manifestações pulmonares podem não se desenvolver por 24 a 48 horas.

A falência múltipla de órgãos resultante da sepse continua a ser a principal causa de morte nos pacientes queimados. O local da queimadura é um nicho para o crescimento de microrganismos; o soro e os restos celulares fornecem nutrientes, e a lesão da queimadura compromete o fluxo sanguíneo, o que bloqueia as respostas inflamatórias eficazes. O agressor mais comum é o oportunista *Pseudomonas aeruginosa,* porém também podem estar envolvidas as cepas resistentes a antibióticos de outras bactérias comuns adquiridas em hospital, como o *S. aureus* e os fungos, particularmente *Candida* spp. Além disso, a síndrome da resposta inflamatória sistêmica (Capítulo 3) pode comprometer ou desregular tanto as respostas imunológicas inatas como as adaptativas. A disseminação bacteriêmica direta e a liberação de substâncias tóxicas do local, como a endotoxina, trazem sérias consequências. A pneumonia ou o choque séptico acompanhados de insuficiência renal e/ou SDRA (Capítulo 11) correspondem às complicações graves mais comuns.

Hipertermia

A exposição prolongada a temperaturas ambientais elevadas pode resultar em cãibras pelo calor, exaustão pelo calor ou insolação.

- As *cãibras pelo calor* resultam da perda de eletrólitos pelo suor. Cãibras nos músculos voluntários, geralmente em associação com exercício vigoroso, são um sinal característico. Os mecanismos de dissipação do calor permanecem intactos, permitindo aos indivíduos afetados manter uma temperatura corporal central normal
- A *exaustão pelo calor* é provavelmente a síndrome hipertérmica mais comum. Seu início é súbito, com prostração e colapso, e resulta de falha dos mecanismos compensatórios do sistema cardiovascular quando há hipovolemia secundária à depleção de água. O equilíbrio será espontaneamente restabelecido se for possível reidratar a vítima
- A *insolação* está associada a temperaturas ambientais elevadas e à alta umidade. Idosos, indivíduos com doença cardiovascular e aqueles, sob outros aspectos saudáveis, submetidos a estresse físico (como atletas jovens e recrutas militares) são candidatos primários à insolação. Os mecanismos termorreguladores falham, cessa o suor e a temperatura corporal central eleva-se para mais de 40 °C, levando a uma disfunção de múltiplos órgãos que pode ser rapidamente fatal.

A *hipertermia maligna*, apesar da denominação semelhante, não é causada pela exposição a altas temperaturas. É uma condição genética que resulta de mutações em genes, como o receptor 1 de rianodina (*RYR1*), que controlam os níveis de cálcio nos músculos esqueléticos. Nos indivíduos afetados, a exposição a certos anestésicos durante uma cirurgia desencadeia a rápida elevação dos níveis de cálcio no músculo esquelético, que, por sua vez, leva à rigidez muscular e à maior produção de calor. A resultante hipertermia acarreta uma taxa de mortalidade de aproximadamente 80% se não tratada, mas esta taxa cai para menos de 5% se a condição for identificada e relaxantes musculares forem administrados imediatamente.

Hipotermia

A exposição prolongada a baixa temperatura ambiental leva à hipotermia. A condição é observada com muita frequência nos indivíduos desabrigados nos quais roupas úmidas ou inadequadas e falta de alojamento aceleram a queda da temperatura corporal. A uma temperatura corporal de cerca de 32 °C, ocorre perda de consciência seguida de bradicardia e fibrilação atrial em temperaturas centrais mais baixas.

O resfriamento ou o congelamento de células e tecidos causam lesão por meio de dois mecanismos:

- Os *efeitos diretos* da queimadura pelo frio se devem à cristalização de água intra e extracelular que leva à ruptura física das membranas plasmáticas e organelas intracelulares
- Os *efeitos indiretos* resultam de alterações circulatórias, que variam dependendo da taxa e da duração da queda de temperatura. O resfriamento lento pode induzir vasoconstrição e maior permeabilidade, levando ao edema. Se por tempo prolongado, isso pode levar ao dano nervoso e à gangrena, o que exige amputação. De forma alternativa, no caso de resfriamento súbito e persistente, a vasoconstrição e a maior viscosidade do sangue na área local podem causar lesão isquêmica e alterações degenerativas nos nervos periféricos. A lesão vascular e o edema se tornam evidentes somente quando a temperatura começa a voltar ao normal. Se o período

de isquemia for prolongado, o desfecho poderá ser alterações hipóxicas e o infarto dos tecidos afetados (p. ex., gangrena dos dedos do pé ou dos pés como um todo).

Lesões por eletricidade

As lesões por eletricidade podem ser causadas por correntes de baixa tensão (i. e., em casa e no local de trabalho) ou correntes de alta voltagem transportadas por linhas de energia de alta tensão ou raios. Os danos resultantes podem incluir queimaduras, fibrilação ventricular e insuficiência do centro respiratório em consequência da interrupção dos impulsos elétricos normais, os quais podem ser fatais. O tipo de lesão e a gravidade e a extensão da queimadura dependem da amperagem da corrente elétrica e de seu trajeto dentro do corpo.

A voltagem no domicílio e no local de trabalho (120 ou 220 V) é alta o suficiente para que, com uma baixa resistência, uma corrente suficiente atravesse o corpo no local de contato (p. ex., quando a pele está úmida) e cause uma lesão séria, incluindo fibrilação ventricular. Se o fluxo da corrente continuar por tempo longo o bastante, será gerado calor suficiente para produzir queimaduras nos locais de entrada e de saída, assim como nos órgãos internos. Uma importante característica da corrente alternada, o tipo disponível na maioria das casas, é induzir um espasmo muscular tetânico, de modo que, ao se pegar em um fio ou um interruptor com corrente elétrica, é provável que o indivíduo fique aderido irreversivelmente, prolongando o período do fluxo da corrente. Isso resulta em maior probabilidade de extensas queimaduras elétricas e, em alguns casos, de espasmo dos músculos da parede torácica, o que produz morte por asfixia. As correntes geradas por fontes de alta voltagem causam dano semelhante; entretanto, em razão da geração de grandes fluxos de corrente, é mais provável que essas lesões produzam paralisia dos centros bulbares e queimaduras extensas. O raio é uma causa clássica de lesão elétrica por alta voltagem.

Lesão causada por radiação ionizante

Radiação é a energia que se desloca na forma de ondas ou partículas de alta velocidade. Ela apresenta ampla gama de energias que abrangem o espectro eletromagnético e podem ser divididas em radiações ionizante e não ionizante. A energia da radiação não ionizante, como a luz ultravioleta (UV) e a luz infravermelha, as micro-ondas e as ondas sonoras, pode mover átomos em uma molécula ou fazer com que eles vibrem, mas não o suficiente para deslocar seus elétrons. Em contrapartida, a radiação ionizante tem energia suficiente para remover elétrons fortemente ligados. A colisão desses elétrons livres com outros átomos libera elétrons adicionais em uma cascata de reação referida como ionização. Os principais tipos de radiação ionizante são os raios X e os raios gama (ondas eletromagnéticas de frequências muito altas), os nêutrons de alta energia, as partículas alfa (compostas de dois prótons e dois nêutrons) e as partículas beta, que são essencialmente elétrons. Em energias equivalentes, as partículas alfa induzem um dano significativo em uma área restrita, enquanto os raios X e os raios gama dissipam a energia durante um curso mais longo e mais profundo, produzindo dano consideravelmente menor por unidade de tecido. Cerca de 50% da dose de radiação ionizante recebida pela população é produzida pelos próprios seres humanos, principalmente aquela oriunda de aparelhos médicos e radioisótopos. A exposição dos pacientes à radiação ionizante durante a obtenção de imagens radiológicas praticamente duplicou entre o início dos anos 1980 e o ano de 2006 em razão do uso aumentado da tomografia computadorizada (TC), mas desde então se estabilizou, isto em parte pelo esforço consciente dos radiologistas para mudar as práticas a fim de limitar as exposições.

A radiação ionizante é uma "espada de dois gumes". É indispensável na prática médica, pois é usada no tratamento do câncer, em imagens diagnósticas e em radioisótopos terapêuticos ou diagnósticos, mas também produz efeitos adversos a curto e longo prazos, como fibrose, mutagênese, carcinogênese e teratogênese.

Existem muitos termos usados para expressar a dose de radiação. Dentre estes, gray (Gy) é empregado com mais frequência.

- *Gray* (Gy) é uma unidade que expressa a energia absorvida por um tecido-alvo. Corresponde à absorção de 10^4 ergs por grama de tecido. Um centigray (cGy), que é a absorção de 100 ergs por grama de tecido, é equivalente à exposição do tecido a 100 Rads (R) ("dose absorvida de radiação"). O termo cGy foi substituído atualmente por Rad na linguagem médica
- *Sievert* (Sv) é uma unidade de dose equivalente que depende dos efeitos biológicos em vez dos efeitos físicos da radiação, e substitui uma unidade chamada Rem. Em uma mesma dose absorvida, vários tipos de radiação diferem quanto à extensão do dano que produzem. A dose equivalente controla essa variação, proporcionando uma unidade de medida uniforme.

Principais determinantes dos efeitos biológicos da radiação ionizante

Além das propriedades físicas da radiação, seus efeitos biológicos dependem significativamente das seguintes variáveis:

- A *taxa de liberação* modifica significativamente o efeito biológico. Embora o efeito de energia radiante seja cumulativo, a liberação em doses divididas pode permitir que as células reparem parte do dano durante os intervalos. Assim, as doses fracionadas de radiação têm um efeito cumulativo apenas na medida em que a extensão desse reparo durante os intervalos é incompleta. A radioterapia dos tumores explora a capacidade de autorreparo das células normais e de se recuperarem mais rapidamente do que as células tumorais
- O *tamanho do campo* tem grande influência nas consequências da exposição à radiação. O corpo pode suportar doses relativamente altas de radiação quando essas doses são liberadas em campos pequenos, cuidadosamente protegidos, enquanto as doses menores liberadas em campos maiores podem ser letais
- *Taxa de divisão celular*. As células em divisão são mais vulneráveis à lesão do que as células quiescentes, pois a radiação ionizante danifica o DNA. A não ser nos casos de doses extremamente elevadas que comprometem a transcrição do DNA, o dano ao DNA é compatível com a sobrevivência das células que não estão em divisão, como os neurônios e as células musculares. Entretanto, como discutido no Capítulo 6, nas células em divisão o dano ao DNA é detectado pelos sensores que produzem sinais que induzem a regulação positiva de p53, o "guardião do genoma". Por sua vez, p53 regula positivamente a expressão dos genes que inicialmente levaram à interrupção do ciclo celular e, se o dano ao DNA for grande demais para ser reparado, ele causará a morte celular por apoptose. Portanto, os tecidos com alta taxa de renovação celular, tais como as gônadas, a medula óssea, o tecido linfoide e a mucosa do sistema gastrintestinal (GI), são extremamente vulneráveis à radiação, e a lesão se manifesta logo após a exposição
- Os *níveis de oxigênio* influenciam a taxa de produção de radicais livres gerados pela radiólise de água, que é o principal mecanismo pelo qual o DNA é danificado pela radiação ionizante. Como resultado, os tecidos hipóxicos mal vascularizados, como o centro dos tumores em rápido crescimento, são geralmente menos sensíveis à radioterapia do que os tecidos não hipóxicos
- *Dano às células endoteliais*, que são moderadamente sensíveis à radiação. Isso pode causar o estreitamento ou a oclusão dos vasos

sanguíneos, o que provoca comprometimento da cicatrização, fibrose e atrofia isquêmica crônica, alterações que geralmente aparecem dentro de meses ou anos após a exposição. Apesar da baixa sensibilidade das células cerebrais à radiação, o dano vascular após a irradiação pode levar a manifestações tardias de lesão por radiação no cérebro.

Dano ao DNA e carcinogênese

O alvo celular mais importante da radiação ionizante é o DNA (Figura 7.14). Se o DNA danificado não for reparado com precisão, o resultado será a ocorrência de mutações passíveis de se manifestar como câncer anos ou décadas depois. A radiação ionizante pode causar muitos tipos de dano ao DNA, incluindo o dano de base única, as quebras de fitas simples e de dupla fita do DNA, e as ligações cruzadas entre DNA e proteínas. Nas células sobreviventes, os defeitos simples podem ser corrigidos por vários sistemas de reparo enzimático (Capítulo 6). Esses sistemas de reparo estão ligados à regulação do ciclo celular por meio de proteínas "sensoras", como a ATM (ataxia-telangiectasia mutada), que detecta o dano, e p53, uma molécula efetora que pode interromper temporariamente o ciclo celular para permitir o reparo do DNA ou desencadear a apoptose das células irreparavelmente danificadas. Entretanto, as quebras de dupla fita podem persistir sem reparo ou o reparo poderá ser impreciso, criando mutações. Quando os pontos de verificação do ciclo celular estão comprometidos (p. ex., em razão de mutações de *TP53*), as células com genomas anormais e instáveis sobrevivem e podem se expandir como clones anormais que, eventualmente, se transformam em cânceres.

Fibrose

Uma consequência comum da radioterapia para o câncer é o desenvolvimento de fibrose no campo irradiado (Figura 7.15). A fibrose pode ocorrer semanas ou meses após a irradiação, pois as células parenquimatosas mortas são substituídas por tecido conjuntivo e cicatrizes, e se formam aderências (Capítulo 2). O dano vascular e a morte de células-tronco teciduais por radiação ionizante combinados com a liberação de citocinas inflamatórias e quimiocinas contribuem para a ativação de fibroblastos e o desenvolvimento de fibrose induzida por radiação.

Efeitos sobre diferentes sistemas orgânicos

A Figura 7.16 apresenta as principais consequências da lesão por radiação. Como já mencionado, os órgãos e os tecidos mais sensíveis são as gônadas, os sistemas hematopoiético e linfoide, e o revestimento do sistema GI. As doses limiares estimadas para os efeitos da exposição aguda à radiação em vários órgãos são mostradas na Tabela 7.7. As alterações nos sistemas hematopoiético e linfoide, assim como os efeitos carcinogênicos das exposições ambiental ou ocupacional à radiação ionizante, são resumidas a seguir:

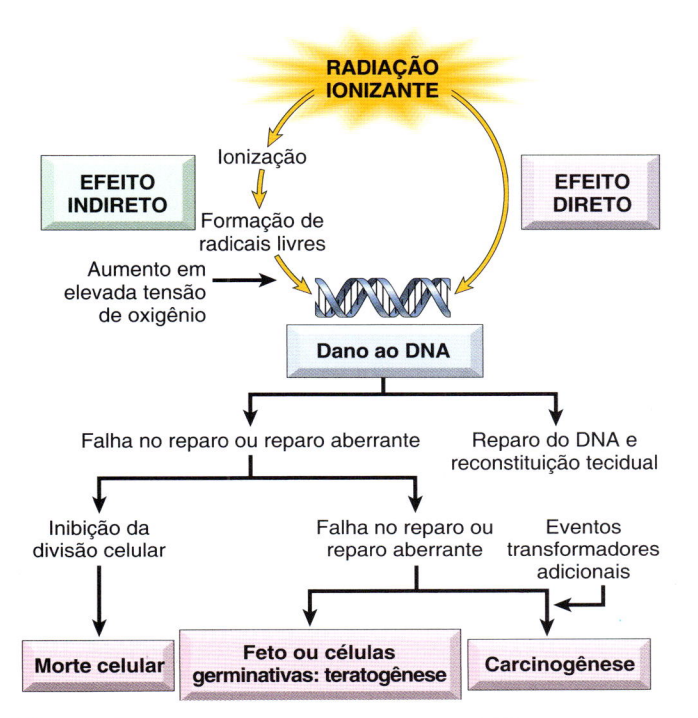

Figura 7.14 Efeitos da radiação ionizante no DNA e suas consequências. Os efeitos no DNA podem ser diretos ou, mais importante, indiretos, pela formação de radicais livres.

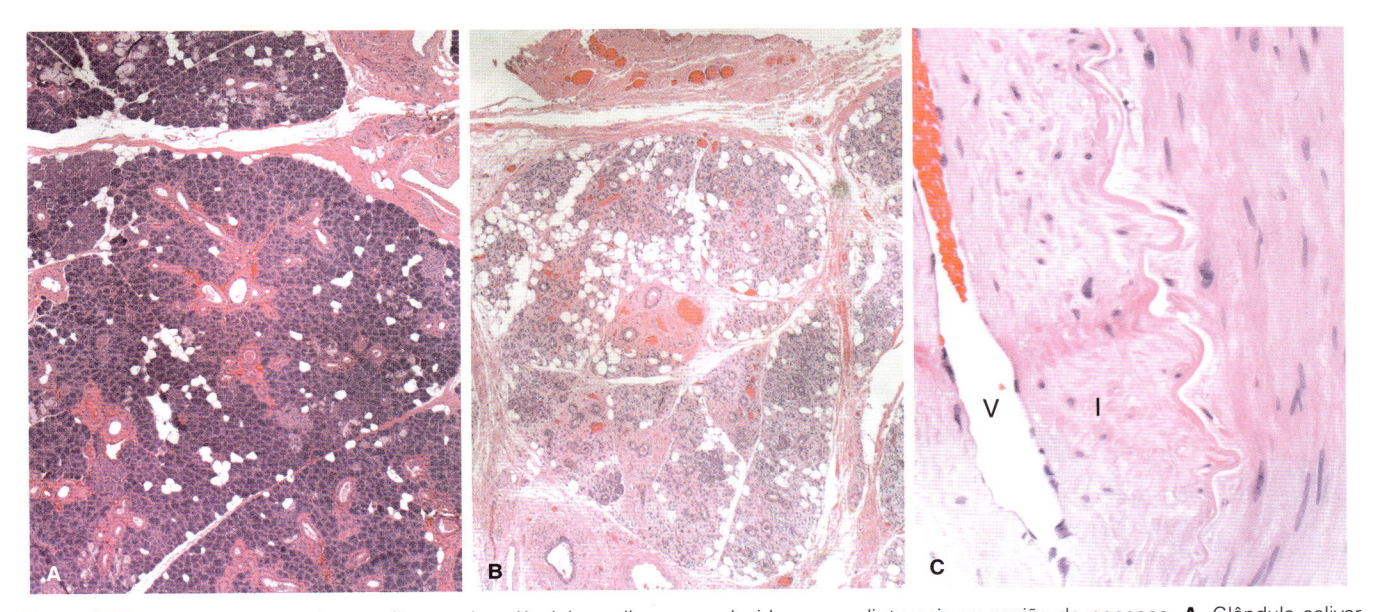

Figura 7.15 Alterações vasculares e fibrose das glândulas salivares produzidas por radioterapia na região do pescoço. **A.** Glândula salivar saudável. **B.** Fibrose causada por radiação. **C.** Alterações vasculares consistindo em espessamento fibrointimal e esclerose arteriolar. *I*, íntima espessada; *V*, lúmen do vaso. (**A** a **C.** Cortesia da Dra. Melissa Upton, Department of Pathology, University of Washington, Seattle, Washington.)

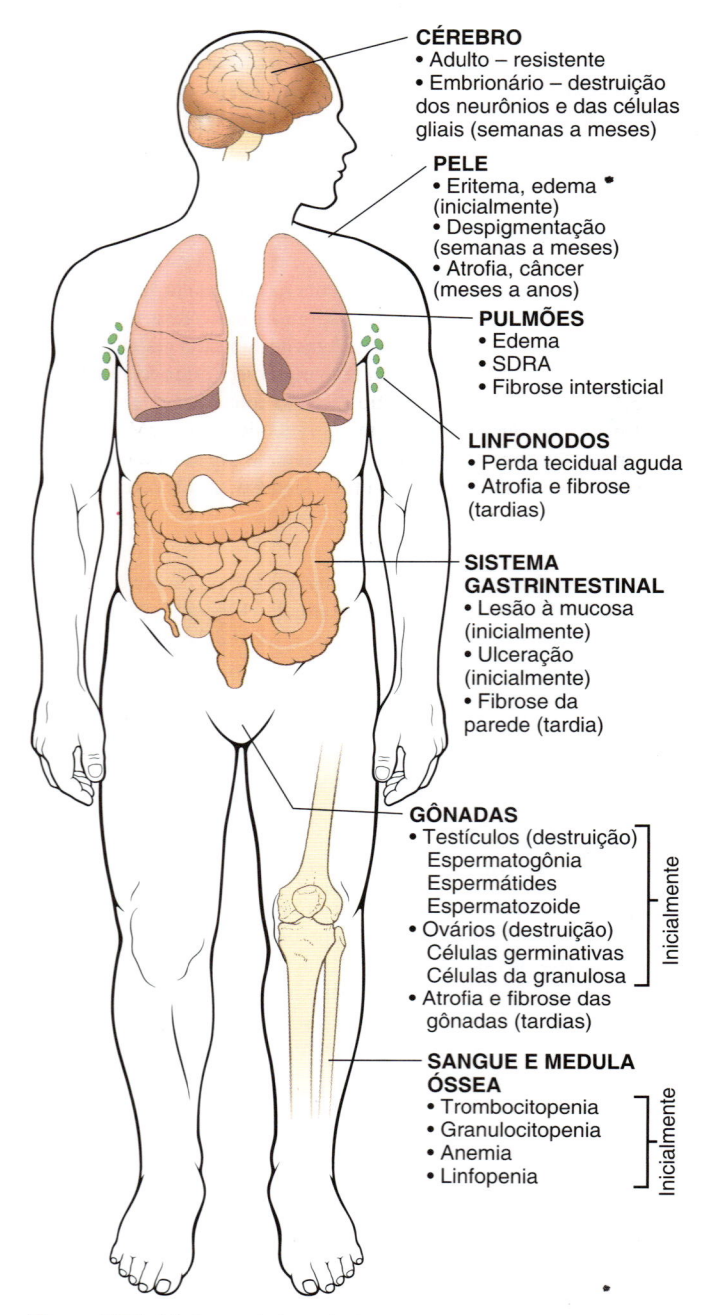

Figura 7.16 Visão geral das principais consequências morfológicas da lesão por radiação. As alterações iniciais ocorrem em horas a semanas; as alterações tardias ocorrem em meses a anos. SDRA, síndrome do desconforto respiratório agudo.

CÉREBRO
- Adulto – resistente
- Embrionário – destruição dos neurônios e das células gliais (semanas a meses)

PELE
- Eritema, edema (inicialmente)
- Despigmentação (semanas a meses)
- Atrofia, câncer (meses a anos)

PULMÕES
- Edema
- SDRA
- Fibrose intersticial

LINFONODOS
- Perda tecidual aguda
- Atrofia e fibrose (tardias)

SISTEMA GASTRINTESTINAL
- Lesão à mucosa (inicialmente)
- Ulceração (inicialmente)
- Fibrose da parede (tardia)

GÔNADAS
- Testículos (destruição) Espermatogônia, Espermátides, Espermatozoide (Inicialmente)
- Ovários (destruição) Células germinativas, Células da granulosa (Inicialmente)
- Atrofia e fibrose das gônadas (tardias)

SANGUE E MEDULA ÓSSEA
- Trombocitopenia
- Granulocitopenia
- Anemia
- Linfopenia
(Inicialmente)

Tabela 7.7 Doses limiares estimadas para efeitos de radiação aguda em órgãos específicos.

Órgão/estrutura	Dose lesiva (Sv)	Efeito na saúde
Testículos	0,15	Esterilidade temporária
Medula óssea	0,50	Diminuição da hematopoiese
Pele	1 a 2	Efeitos reversíveis na pele (p. ex., eritema)
Ovários	2,5 a 6	Esterilidade permanente
Pele	3 a 5	Perda capilar temporária
Testículo	3,5	Esterilidade permanente
Lente (cristalino)	5	Catarata

formados – os granulócitos, as plaquetas e as hemácias, que apresentam meias-vidas inferiores a 1 dia, 10 dias e 120 dias, respectivamente. A *neutropenia* aparece dentro de vários dias e cai para os menores níveis, geralmente contagens próximas a zero, durante a segunda semana. Se o paciente sobreviver, a recuperação total dos granulócitos poderá exigir de 2 a 3 meses. A *trombocitopenia* aparece no fim da primeira semana, ocorrendo o mínimo da contagem plaquetária um pouco mais tarde que a dos granulócitos; da mesma forma, a recuperação é lenta. A *anemia* aparece após 2 a 3 semanas e pode persistir por meses. Doses mais altas de radiação produzem citopenias mais graves e períodos de recuperação mais prolongados. Doses muito altas matam as células-tronco da medula e induzem uma aplasia permanente (*anemia aplásica*) acentuada por uma falha na recuperação da contagem sanguínea, enquanto a aplasia é transitória em doses mais baixas

- *Exposição à radiação e desenvolvimento do câncer*: qualquer célula capaz de divisão e que tenha mutações apresenta potencial para se tornar cancerosa. Assim, pode ocorrer maior incidência de neoplasias em qualquer órgão após exposição à radiação ionizante. O nível mínimo de radiação necessário para aumentar o risco de câncer é difícil de determinar, mas há poucas dúvidas de que exposições agudas ou prolongadas que resultem em doses de 100 mSv são carcinogênicas. Isso é documentado pela maior incidência de leucemias e tumores em vários sítios (p. ex., tireoide, mamas e pulmões) em sobreviventes das bombas atômicas de Hiroshima e Nagasaki, aumento dos cânceres de tireoide em sobreviventes do acidente de Chernobyl e desenvolvimento de "cânceres secundários", como a leucemia mieloide aguda e vários tumores sólidos, em indivíduos que receberam radioterapia para cânceres, como o linfoma de Hodgkin. Acredita-se que o risco de cânceres secundários após a irradiação seja maior no indivíduo jovem. Isso é baseado em um estudo epidemiológico em larga escala que mostrou que as crianças que recebem pelo menos duas varreduras de TC estão em risco muito pequeno, porém mensurável, de leucemia e tumores cerebrais malignos, enquanto os estudos mais antigos mostraram que é particularmente provável que a radioterapia do tórax produza câncer de mama quando administrada nas mulheres adolescentes. Um exemplo bem documentado de uma exposição à radiação ambiental carcinogênica envolve o gás radônio, um produto onipresente do decaimento espontâneo do urânio. Os agentes carcinogênicos são dois subprodutos do decaimento do radônio (polônio 214 e polônio 218), que emitem partículas alfa e têm meias-vidas curtas. Essas partículas são depositadas nos pulmões, e a exposição crônica dos mineiros do urânio pode dar origem a carcinomas de pulmão. Os riscos também estão presentes

- Os sistemas hematopoiético e linfoide são extremamente suscetíveis à lesão por radiação. A radiação destrói diretamente os linfócitos no sangue e em tecidos (p. ex., em linfonodos, baço, timo, sistema GI). No caso de dosagens elevadas e grandes campos de exposição, algumas horas após a irradiação aparecem linfopenia grave e retração dos tecidos linfoides. No caso de doses subletais de radiação, a regeneração de progenitoras viáveis é imediata, levando à restauração de uma contagem normal de linfócitos. As precursoras hematopoiéticas na medula óssea também são muito sensíveis à radiação ionizante, que, dependente da dose, produz *aplasia medular*. Os efeitos agudos da irradiação da medula nas contagens do sangue periférico refletem a cinética da renovação dos elementos

naqueles lares em que os níveis de radônio são muito altos, comparáveis aos encontrados nas minas. Suspeita-se que níveis mais baixos de radônio doméstico possam contribuir para o desenvolvimento de câncer de pulmão, particularmente nos indivíduos que também são fumantes.

Irradiação corporal total

A exposição de grandes áreas do corpo até mesmo a doses pequenas de radiação pode ter efeitos devastadores. Dosagens menores que 1 Sv produzem sintomas mínimos ou nenhum sintoma. Exposições maiores, no entanto, causam os efeitos na saúde conhecidos como síndromes da radiação aguda, que, em doses progressivamente maiores, envolvem o sistema hematopoiético, o sistema GI e o SNC. As síndromes associadas à exposição corporal total à radiação ionizante estão resumidas na Tabela 7.8.

DOENÇAS NUTRICIONAIS

Milhões de pessoas em todas as partes do mundo são afetadas pela fome, pela insegurança alimentar e pela obesidade; estas representam um espectro de acesso aos alimentos, mas todas elas contribuem para a desnutrição.

Desnutrição

Uma dieta saudável fornece carboidratos, gorduras e proteínas suficientes para sustentar as necessidades metabólicas diárias do corpo e quantidades adequadas de vitaminas e minerais, que atuam como coenzimas ou hormônios nas vias metabólicas vitais ou como importantes componentes estruturais (p. ex., cálcio, fosfato). Uma dieta de alta qualidade é rica em alimentos complexos, incluindo diferentes frutas e vegetais, que contêm fitossubstâncias químicas e pigmentos vegetais que proporcionam benefícios protetores à saúde. Na *desnutrição primária,* um ou todos esses componentes estão faltando na dieta. Em contrapartida, na *desnutrição secundária,* ou *condicional,* a ingestão dietética de nutrientes é adequada, e a desnutrição resulta de má absorção de nutrientes, uso ou armazenamento comprometido, perdas excessivas ou aumento das necessidades. As causas da desnutrição secundária podem ser agrupadas em três categorias gerais, mas sobrepostas: doenças gastrintestinais, doenças consumptivas crônicas e doença crítica em fase aguda.

A desnutrição é disseminada e pode ser evidente ou sutil. Algumas causas comuns de insuficiências dietéticas são listadas aqui.

- *Pobreza*: pessoas desabrigadas, idosos, comunidades marginalizadas e crianças de *status* socioeconômico inferior geralmente experimentam grave desnutrição, assim como deficiências de elementos-traço. Nos países com poucos recursos, pobreza, safras insuficientes, mortes de gado e seca, e por vezes períodos de guerra e revoltas políticas criam o contexto para a desnutrição de crianças e adultos
- *Ignorância*: até os indivíduos bem-educados podem não reconhecer que bebês, adolescentes, mulheres grávidas e idosos têm maiores necessidades nutricionais. A ignorância sobre o conteúdo nutricional de vários alimentos também contribui para a desnutrição; por exemplo, há carência de iodo no alimento e na água em regiões afastadas dos oceanos, o que leva a deficiências, a não ser que seja feita a suplementação por meio de sal iodado
- *Uso crônico excessivo de álcool*: os indivíduos que ingerem excesso de álcool de forma crônica podem estar desnutridos, porém com mais frequência há carência de várias vitaminas, especialmente de tiamina, piridoxina, folato e vitamina A, como consequência de má dieta, absorção GI defeituosa, armazenamento e utilização anormais de nutrientes, aumento das necessidades metabólicas e maior taxa de perda. A não identificação da deficiência de tiamina nesses pacientes pode resultar em dano cerebral irreversível (p. ex., psicose de Korsakoff, discutida no Capítulo 21)
- *Doenças agudas e crônicas*: a taxa metabólica basal (TMB) eleva-se em muitas condições (p. ex., queimaduras graves, em que a TMB pode dobrar), com consequente aumento das necessidades diárias de nutrientes. Se essas necessidades não forem atendidas, a recuperação poderá ser retardada. A desnutrição em geral está presente nos pacientes com doenças consumptivas, como cânceres avançados, tuberculose disseminada e AIDS, que são complicados por caquexia
- *Restrição dietética autoimposta*: a anorexia nervosa, a bulimia nervosa e, de forma menos evidente, os transtornos alimentares afetam grandes populações que enfrentam desafios de saúde mental subjacentes, em especial ansiedade e depressão. Estas podem resultar em um foco hipervigilante sobre a imagem corporal, a contagem de calorias ou o exercício excessivo
- *Outras causas*: dentre outras causas de desnutrição, estão as doenças GI, as síndromes de má absorção adquirida e hereditária, farmacoterapias específicas (que interferem na absorção ou na função de determinados nutrientes) e a nutrição parenteral total.

Na parte restante desta seção, é apresentada uma visão geral dos transtornos nutricionais. Uma atenção particular é dada à desnutrição aguda grave, à anorexia nervosa e à bulimia nervosa, bem como às deficiências de vitaminas e minerais-traço e à obesidade, com breve consideração sobre as relações da dieta com a aterosclerose e o câncer. Outros nutrientes e questões nutricionais são discutidos no contexto de doenças específicas em todo o restante do texto.

Desnutrição aguda grave

A Organização Mundial da Saúde (OMS) define a desnutrição aguda grave (DAG) como um estado caracterizado por uma razão peso:altura que representa um desvio-padrão de 3 abaixo do padrão de crescimento médio, uma consumpção visível, ou a presença de edema nutricional. Em todo o mundo, cerca de 50 milhões de crianças são afetadas pela DAG. A desnutrição é mais comum nos países com poucos recursos, onde cerca de 45% das mortes de crianças com menos de 5 anos são decorrentes da subnutrição e, durante as guerras, da deplorável pobreza de muitos refugiados. Nos campos de refugiados da Síria, por exemplo, até 20% das crianças estão desnutridas de forma moderada ou grave, e atualmente a fome disseminada aflige o povo do Afeganistão.

Tabela 7.8 Efeitos de radiação ionizante corporal total.

	0 a 1 Sv	1 a 2 Sv	2 a 10 Sv	10 a 20 Sv	> 50 Sv
Principal sítio de lesão	Nenhum	Linfócitos	Medula óssea	Intestino delgado	Cérebro
Principais sinais e sintomas	–	Leucopenia moderada	Leucopenia, hemorragia, epilação, vômito	Diarreia, febre, desequilíbrio eletrolítico, vômito	Ataxia, coma, convulsões, vômito
Período de tempo	–	1 dia a 1 semana	2 a 6 semanas	5 a 14 dias	1 a 4 horas
Letalidade	–	Nenhuma	Variável (0 a 80%)	100%	100%

A DAG, anteriormente denominada desnutrição proteico-calórica (DPC), manifesta-se como uma variação de síndromes clínicas e todas resultam da ingestão inadequada de proteínas e calorias na dieta para atender às necessidades corporais. Os dois extremos do espectro de DAG são conhecidos como *marasmo* e *kwashiorkor*. Do ponto de vista funcional, existem dois compartimentos de proteína no corpo: o compartimento somático, representado pelas proteínas nos músculos esqueléticos, e o compartimento visceral, representado pelas reservas de proteína nos órgãos viscerais, principalmente no fígado. Esses dois compartimentos são regulados de maneira diferente, como será detalhado posteriormente. O compartimento somático é afetado de maneira mais grave no marasmo enquanto o compartimento visceral é depletado de maneira mais grave no *kwashiorkor*.

Quando grave, o diagnóstico de DAG é evidente. Nas formas leve a moderada, o diagnóstico é estabelecido pela comparação do peso corporal com uma dada altura contra as tabelas padrões; outros parâmetros são as reservas de gordura, a massa muscular e os níveis de certas proteínas séricas. Com a perda da gordura corporal, a espessura mensurada das pregas corporais (que inclui tecidos cutâneo e subcutâneo) é reduzida. Quando o compartimento somático de proteínas é catabolizado, a redução da massa muscular se reflete na reduzida circunferência da parte média do braço. A mensuração das proteínas séricas (p. ex., albumina, transferrina) proporciona uma estimativa da adequação do compartimento visceral de proteínas. Estudos recentes sugerem um papel para o microbioma intestinal na patogênese da DAG: existe uma substancial diferença na flora microbiana de crianças com DAG quando comparada com o microbioma intestinal de crianças nutridas de maneira apropriada. Aparentemente, as alterações no microbioma não são simplesmente as consequências da DAG, mas têm um papel em sua etiologia.

Marasmo

O marasmo desenvolve-se quando a dieta é gravemente carente de calorias (Figura 7.17 A). Uma criança com marasmo experimenta retardo de crescimento e perda de massa muscular em decorrência de catabolismo e depleção do compartimento somático de proteínas. Isso parece ser uma resposta adaptativa que fornece aminoácidos ao corpo como fonte de energia. O compartimento visceral de proteínas, que presumivelmente é mais importante para a sobrevivência, é depletado de forma apenas marginal; portanto, *os níveis de albumina sérica estão normais ou apenas ligeiramente reduzidos*. Além das proteínas musculares, a gordura subcutânea também é mobilizada e usada como combustível. A produção de leptina (discutida adiante) é baixa, o que pode estimular o eixo hipotalâmico-hipofisário-adrenal a produzir os elevados níveis de cortisol que contribuem para a lipólise. Em vista das perdas de gorduras muscular e subcutânea, as extremidades sofrem consumpção; em comparação, a cabeça parece muito grande para o corpo. Estão presentes anemia e manifestações de deficiência de polivitamínicos, e há evidência de *imunodeficiência*, particularmente da imunidade mediada por células T. Portanto, normalmente estão presentes infecções concomitantes, o que impõe um estresse adicional em um corpo enfraquecido.

Kwashiorkor

O *kwashiorkor* ocorre quando a privação de proteínas é relativamente maior que a redução das calorias totais (Figura 7.17 B). Esta é a forma mais comum de DAG nas crianças que foram desmamadas precocemente e em seguida alimentadas quase exclusivamente com uma dieta de carboidratos (a denominação *kwashiorkor*, da linguagem Ga, em Gana, descreve a doença de uma criança que foi desmamada quando nasceu outro bebê). A prevalência de *kwashiorkor* é elevada nas áreas pobres da África, do Sudeste Asiático e da América Central. As formas menos graves podem ocorrer nos indivíduos com estados diarreicos crônicos, nos quais as proteínas não são absorvidas, ou naqueles com perda crônica de proteínas (p. ex., enteropatias com perda de proteínas, síndrome nefrótica ou consequências de queimaduras extensas). Foram relatados nos EUA alguns poucos casos de *kwashiorkor* resultante de dietas da moda ou da substituição de leite por bebidas à base de arroz.

Diferentemente do marasmo, no *kwashiorkor* a acentuada privação de proteínas está associada à grave perda do compartimento visceral de proteínas e a resultante hipoalbuminemia dá origem a

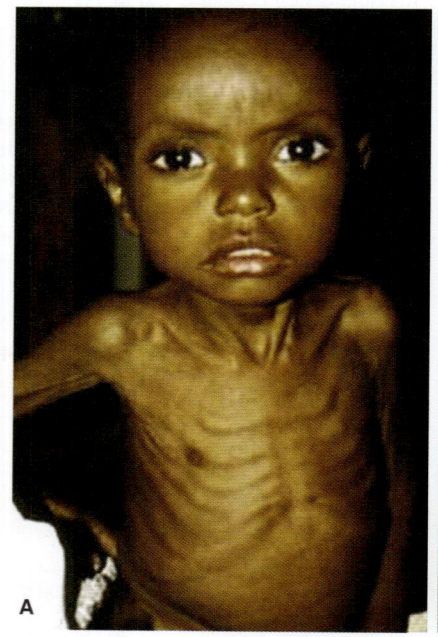

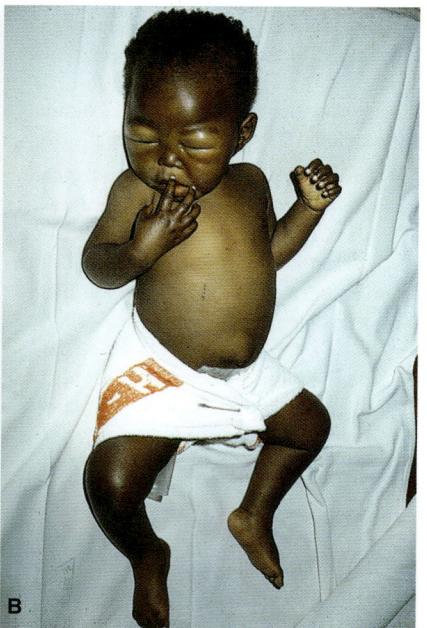

Figura 7.17 Desnutrição infantil. **A.** Marasmo. Observe a perda de massa muscular e de gordura subcutânea; a cabeça parece muito grande para o corpo emaciado. **B.** *Kwashiorkor*. O bebê mostra edema generalizado, observado como ascite e inchaço na face, nas mãos e nas pernas. (**A.** De Clinic Barak, Reisebericht Kenya.)

edema generalizado ou *dependente*. O peso das crianças com *kwashiorkor* grave é geralmente de 60 a 80% do normal. Entretanto, a perda de peso real é mascarada pela maior retenção de líquidos (edema). Ainda em contraste com o marasmo, a gordura subcutânea e a massa muscular são relativamente poupadas. A perda modesta desses compartimentos pode também ser mascarada por edema.

As crianças com *kwashiorkor* têm *lesões cutâneas* características com zonas alternadas de hiperpigmentação, descamação e hipopigmentação. As *alterações nos cabelos* incluem perda de cor ou faixas alternadas de colorações esmaecida e mais escura, pontas espigadas, textura fina e perda de inserção firme no couro cabeludo. Outras características que distinguem o *kwashiorkor* de marasmo incluem um *fígado gorduroso* (*esteatótico*) aumentado (em consequência da síntese reduzida do componente proteico transportador de lipoproteínas) e o desenvolvimento de apatia, desatenção e perda de apetite. Como no marasmo, é provável a presença de deficiências vitamínicas, assim como de *defeitos na imunidade* e *infecções secundárias*, que produzem um estado catabólico que agrava a desnutrição. Como já mencionado, o marasmo e o *kwashiorkor* representam dois extremos de um espectro e existe uma considerável sobreposição.

Desnutrição secundária

A desnutrição secundária é observada com mais frequência nos países de renda mais alta em indivíduos com doença crônica ou acamados. Estima-se que mais de 50% dos residentes de casas de repouso nos EUA sejam desnutridos; a perda de peso superior a 5% por desnutrição eleva em quase 5 vezes o risco de mortalidade nesses indivíduos.

> **Morfologia**
>
> As alterações nas características anatômicas na DAG são (1) dificuldade em se desenvolver; (2) edema periférico no *kwashiorkor*, e (3) atrofia muscular e perda de gordura corporal, mais acentuadas no marasmo. O **fígado** no *kwashiorkor*, mas não no marasmo, está aumentado e gorduroso; a sobreposição de cirrose é rara. No *kwashiorkor* (raramente no marasmo), o **intestino delgado** mostra uma diminuição do índice mitótico nas criptas das glândulas associada à atrofia da mucosa e à perda de vilosidades e microvilosidades. Nesses casos, ocorre a perda concomitante de enzimas do intestino delgado, mais frequentemente manifestada como deficiência de dissacaridase. Consequentemente, os bebês com *kwashiorkor* são inicialmente intolerantes à lactose e podem não responder bem a dietas integrais à base de leite. Com o tratamento, as alterações da mucosa são reversíveis. Tanto no *kwashiorkor* como no marasmo, a **medula óssea** pode estar hipoplásica, principalmente pela diminuição das precursoras das hemácias. Assim, a anemia geralmente está presente. Com mais frequência, é hipocrômica e microcítica por deficiência de ferro, mas a deficiência concomitante de folato pode levar a uma anemia microcítico-macrocítica mista (Capítulo 10). Relata-se que o **cérebro** nos bebês nascidos de mães desnutridas e que experimentam DAG durante os primeiros 1 ou 2 anos de vida mostra atrofia, número reduzido de neurônios e comprometimento da mielinização da substância branca. Muitas outras anormalidades podem estar presentes, e elas incluem (1) atrofias tímica e linfoide (mais acentuada no *kwashiorkor* do que no marasmo); (2) alterações anatômicas induzidas por infecções intercorrentes, particularmente no caso de helmintos endêmicos e outros parasitas; e (3) deficiências de outros nutrientes necessários, tais como iodo e vitaminas.
>
> Os sinais secundários da desnutrição abrangem (1) depleção de gordura subcutânea nos braços, na parede torácica, nos ombros ou nas regiões metacarpianas; (2) consumpção do quadríceps e dos músculos deltoides; e (3) edema no tornozelo ou sacral.

Anorexia nervosa e bulimia nervosa

A anorexia nervosa é um estado de inanição autoinduzida que resulta em acentuada perda de peso, enquanto a bulimia nervosa é uma condição em que o paciente tem forte compulsão por alimentos e, então, procura usar algum mecanismo compensador, como o vômito. A bulimia nervosa é mais comum que a anorexia nervosa e acarreta melhor prognóstico. Estima-se que ocorra em 1 a 2% das mulheres e em 0,1% dos homens com uma média etária de 20 anos. Entretanto, qualquer transtorno alimentar, incluindo outros subtipos, como o *transtorno da compulsão alimentar* e o *transtorno alimentar restritivo evitativo*, pode ter início já na infância ou se apresentar em fase bem posterior da vida.

Os achados clínicos na anorexia nervosa geralmente são semelhantes aos da DAG. Além disso, os efeitos no sistema endócrino são proeminentes. Nas mulheres, a *amenorreia*, que resulta da secreção diminuída do hormônio liberador de gonadotrofina (e consequente diminuição da secreção dos hormônios luteinizante e foliculoestimulante), é tão comum que sua presença é quase uma característica diagnóstica. Outros achados comuns nos homens e nas mulheres estão relacionados com a *diminuição da liberação do hormônio tireoidiano* e incluem intolerância ao frio, bradicardia, constipação intestinal e alterações na pele e nos cabelos/pelos. A desidratação e as anormalidades eletrolíticas são comumente observadas. Os pelos corporais podem estar aumentados, mas normalmente são finos e opacos (lanugem). A *densidade óssea pode estar diminuída* tanto nos homens como nas mulheres, mais provavelmente em decorrência de níveis mais baixos de testosterona e estrógeno, respectivamente, como também ocorre uma redução do peso corporal. Como se espera na desnutrição grave, podem estar presentes anemia, linfopenia e hipoalbuminemia. Duas importantes complicações da anorexia nervosa são a maior suscetibilidade a *arritmia cardíaca* e a *morte súbita*, ambas resultantes da hipopotassemia.

A compulsão alimentar faz parte dos critérios do DSM-V para bulimia nervosa. Grandes quantidades de alimentos, principalmente carboidratos, são ingeridas, apenas para serem seguidas de vômito induzido ou algum outro mecanismo compensatório, como laxantes e/ou diuréticos, restrição alimentar por vários dias e exercício excessivo para queimar calorias. Embora as irregularidades menstruais sejam comuns, ocorre amenorreia em menos de 50% das pacientes com bulimia, provavelmente porque o peso e os níveis de gonadotrofina são quase normais. As principais complicações médicas estão relacionadas com o contínuo vômito induzido e/ou uso crônico de laxantes e diuréticos. Elas incluem (1) desequilíbrios eletrolíticos (hipopotassemia), que predispõem o paciente a arritmias cardíacas; (2) aspiração pulmonar de conteúdos gástricos; e (3) ruptura do esôfago ou do estômago. Entretanto, não há sinais e sintomas específicos para essa síndrome e, para o diagnóstico, deve-se contar com uma avaliação abrangente do paciente.

Deficiências e toxicidade por vitaminas

Treze vitaminas são necessárias para a saúde; as vitaminas A, D, E e K são lipossolúveis, e todas as demais hidrossolúveis. A distinção entre vitaminas lipo e hidrossolúveis é importante: as vitaminas lipossolúveis são armazenadas mais prontamente no corpo, mas podem ser mal absorvidas nos transtornos de má absorção de gordura causados por distúrbios nas funções digestórias (Capítulo 13). Certas vitaminas podem ser sintetizadas por via endógena – a vitamina D a partir de esteroides precursores; a vitamina K e a biotina pela microflora intestinal; e a niacina a partir do triptofano, um aminoácido essencial. Apesar dessa síntese endógena, um suprimento dietético de todas as vitaminas é essencial para a saúde.

Nos tópicos a seguir, as vitaminas A, D e C são apresentadas em alguns detalhes porque suas funções são amplas e os estados de sua deficiência acarretam alterações morfológicas características. Segue-se, então, uma forma tabular resumida das principais consequências da deficiência das vitaminas restantes – E, K e complexo B – e de alguns minerais essenciais. Entretanto, é preciso ressaltar que a deficiência de uma única vitamina é rara, e que as deficiências de uma única ou de várias vitaminas podem estar associadas à DAG.

Vitamina A

As principais funções da vitamina A são: manutenção da visão normal, regulação do crescimento e da diferenciação celulares, e regulação do metabolismo de lipídios. A vitamina A é uma denominação genérica de um grupo de compostos lipossolúveis relacionados que incluem *retinol, retinal e ácido retinoico,* cujas atividades biológicas são semelhantes. O retinol é a forma transportada e, assim como o éster de retinol, é uma forma de armazenamento da vitamina A. Um termo amplamente usado, *retinoides*, refere-se tanto a substâncias químicas naturais como sintéticas estruturalmente relacionadas com a vitamina A, mas que não necessariamente têm atividade de vitamina A. Os alimentos derivados de animais, tais como fígado, peixe, ovos, leite e manteiga, são fontes dietéticas importantes de vitamina A. Os vegetais folhosos verdes e os amarelos, tais como cenoura, abóbora, espinafre, suprem grandes quantidades de carotenoides, muitos dos quais são provitaminas que são metabolizadas para formar vitamina A no corpo. Os carotenoides contribuem com aproximadamente 30% da vitamina A nas dietas humanas; o mais importante destes é o betacaroteno, que é convertido eficientemente em vitamina A. A ingestão diária recomendada de vitamina A é expressa em equivalentes de retinol, que refletem as contribuições da vitamina A pré-formada e do betacaroteno.

Metabolismo. Como todas as vitaminas lipossolúveis, a vitamina A é hidrofóbica e sua absorção requer bile e enzimas pancreáticas, como também algum nível de atividade antioxidante no alimento. O retinol (geralmente ingerido como éster de retinol) e o betacaroteno são absorvidos através da parede intestinal, onde o betacaroteno é convertido em retinol (Figura 7.18). O retinol é então transportado pelos quilomícrons no sangue para o fígado, onde é absorvido pelo receptor de apolipoproteína E. Mais de 90% das reservas de vitamina A do corpo são encontrados no fígado, predominantemente como éster de retinol nas células estreladas perissinusoidais (Ito). Nos indivíduos saudáveis que consomem uma dieta adequada, essas reservas são suficientes para atender às necessidades do corpo por, pelo menos, 6 meses. Para o transporte a partir do fígado, o retinol é ligado à proteína ligante de retinol (RBP, do inglês *retinol-binding protein*), que é sintetizada no próprio fígado. A absorção de retinol/RBP nos tecidos periféricos depende dos receptores de RBP na superfície celular. Após a absorção pelas células, o retinol é liberado, e a RBP é reciclada de volta para o sangue. O retinol pode ser armazenado nos tecidos periféricos como ésteres de retinol ou ser oxidado para formar ácido retinoico.

Função. Nos seres humanos, as funções bem definidas da vitamina A são as seguintes:

- *Manutenção da visão normal em ambiente de iluminação reduzida*: a visão envolve quatro formas de pigmentos contendo vitamina A: rodopsina, localizada nas células dos bastonetes, o pigmento mais sensível à luz e, portanto, importante na iluminação reduzida; e três iodopsinas, localizadas nas células do cone, cada qual responsiva a uma cor específica à luz brilhante. A síntese dos quatro pigmentos fica reduzida quando há deficiência de vitamina A

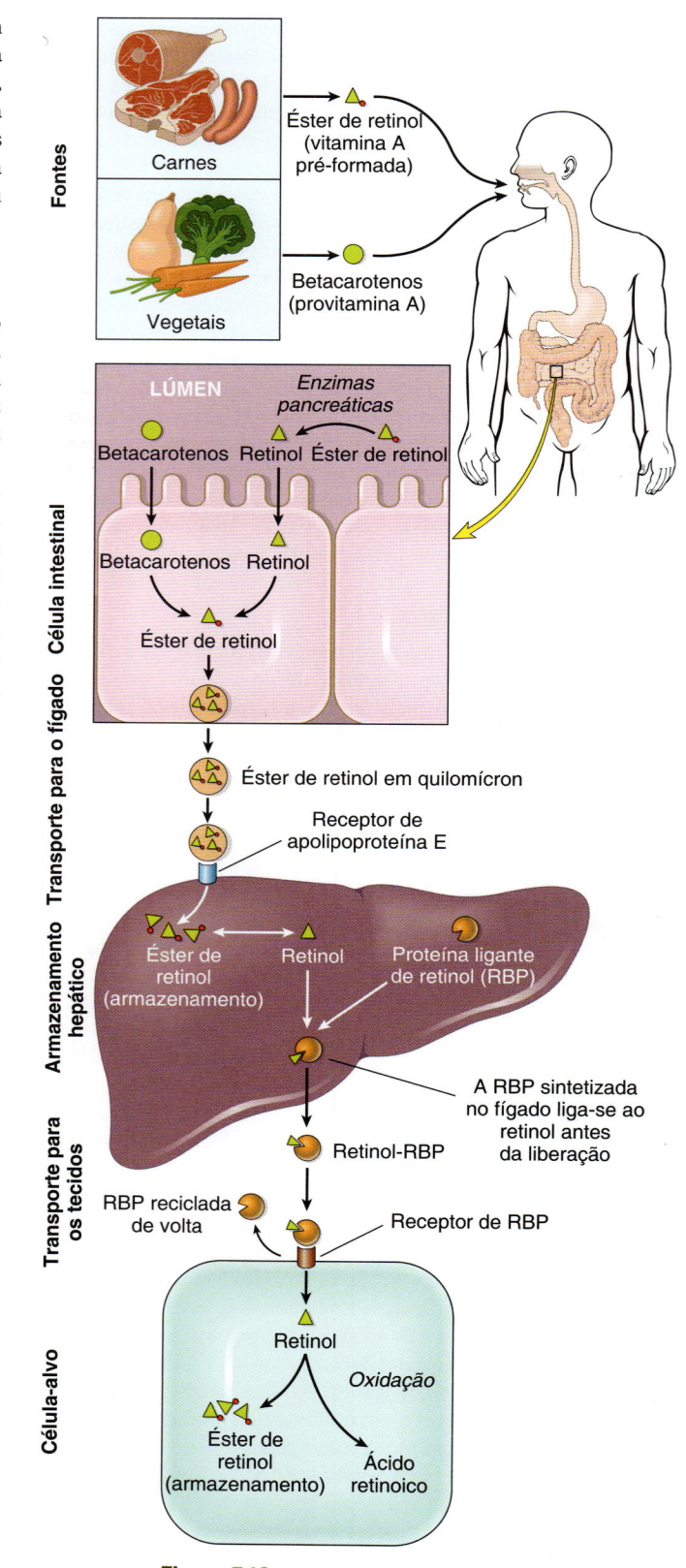

Figura 7.18 Metabolismo da vitamina A.

- *Potencialização da diferenciação das células epiteliais especializadas*: a vitamina A e os retinoides têm um importante papel na diferenciação regular do epitélio colunar secretor de muco; quando existe um estado de deficiência, o epitélio sofre *metaplasia escamosa*, diferenciando-se em epitélio queratinizado. A ativação dos receptores de ácido retinoico (RARs) por seus ligantes causa a formação de heterodímeros com outro receptor de retinoide conhecido como *receptor do retinoide X* (RXR, do inglês *retinoic X receptor*). Os heterodímeros RAR/RXR ligam-se aos elementos de resposta ao ácido retinoico localizados nas regiões reguladoras de vários genes, incluindo alguns que codificam os receptores para fatores de crescimento, genes supressores tumorais e proteínas secretadas. Por meio desses efeitos, os retinoides regulam o crescimento e a diferenciação celulares e controlam o ciclo celular e outras respostas biológicas

- *Efeitos metabólicos dos retinoides*: os retinoides inibem a adipogênese e estimulam a decomposição de lipídios. O RXR é ativado pelo ácido 9-*cis* retinoico e pode formar heterodímeros com outros receptores nucleares além do RAR, como os receptores ativados por proliferadores de peroxissomo (PPARs, do inglês *peroxisome proliferator-activated receptors*) e receptores de vitamina D. Os PPARs são reguladores-chave do metabolismo de ácidos graxos, incluindo a oxidação de ácido graxo em gordura e músculo, a adipogênese e o metabolismo de lipoproteínas. Acredita-se que os efeitos metabólicos dos retinoides na adipogênese sejam mediados pelas atividades dos heterodímeros RXR/PPAR
- *Aumento da resistência às infecções*: a suplementação de vitamina A pode reduzir as taxas de morbidade e mortalidade da diarreia em aproximadamente 15 e 30%, respectivamente. A vitamina A pode promover a regeneração de epitélios danificados e, por meio de mecanismos ainda incertos, pode também ser necessária para uma função imunológica eficiente.

Estados de deficiência. A deficiência de vitamina A pode ocorrer como consequência de má nutrição ou má absorção de gordura. Nos adultos, a deficiência de vitamina A, em conjunto com a depleção de outras vitaminas lipossolúveis, pode se desenvolver nos pacientes com as síndromes de má absorção, como a doença celíaca, a doença de Crohn e a colite. A cirurgia bariátrica e o uso contínuo de laxantes de óleo mineral podem também levar à sua deficiência. Os efeitos patológicos da deficiência de vitamina A estão resumidos na Figura 7.19.

Como já discutido, a vitamina A é um componente da rodopsina e outros pigmentos visuais; portanto, uma das manifestações mais precoces da deficiência de vitamina A é o comprometimento da visão, particularmente em ambiente de iluminação reduzida (cegueira noturna). Outros efeitos da deficiência estão relacionados com o papel da vitamina A na regulação da diferenciação das células epiteliais. A deficiência persistente dá origem à metaplasia epitelial e à queratinização. Ocorrem alterações mais significativas clinicamente nos olhos e elas são referidas como xeroftalmia (olho seco). Inicialmente, há secura da conjuntiva (*xerose da conjuntiva*), pois o epitélio lacrimal e secretor de muco normal é substituído por epitélio queratinizado, o que é seguido por aumento de resíduos de queratina em pequenas placas opacas (*manchas de Bitot*) que progridem para a erosão da superfície rugosa da córnea, amolecimento e destruição da córnea (ceratomalacia), e cegueira.

O revestimento epitelial do sistema respiratório superior e do trato urinário pode também sofrer metaplasia escamosa. A perda do epitélio mucociliar das vias respiratórias predispõe a infecções pulmonares secundárias e a descamação dos resíduos de queratina no trato urinário pode resultar em cálculos renais e da bexiga urinária. Hiperplasia e hiperqueratinização da epiderme e o tamponamento dos dutos das glândulas anexas podem produzir dermatose folicular ou papular. Nas regiões do mundo onde a deficiência de vitamina A é prevalente, os suplementos dietéticos reduzem a mortalidade em 20 a 30% ao melhorar a função imunológica.

Toxicidade. A curto e a longo prazo, os excessos de vitamina A podem produzir manifestações tóxicas. As consequências da hipervitaminose A aguda foram descritas primeiramente por Gerrit de Veer em 1597, um carpinteiro de um navio encalhado no Ártico que relatou em seu diário os sérios sintomas que ele e outros membros da tripulação desenvolveram após comerem fígado de urso-polar. Tendo essa narrativa em mente, o indivíduo aventureiro que ingeriu esse alimento deveria saber que a toxicidade aguda por vitamina A também foi descrita em indivíduos que comeram fígados de baleias, tubarões e até atuns.

Dentre os sintomas de toxicidade aguda por vitamina A, estão a cefaleia, a tontura, o vômito, o estupor e a visão turva, sintomas que podem ser confundidos com os de tumor cerebral (pseudotumor cerebral). A toxicidade crônica está associada a perda de peso, anorexia, náuseas, vômitos e dores óssea e articular. O ácido retinoico estimula a produção e a atividade dos osteoclastos, levando então a maior

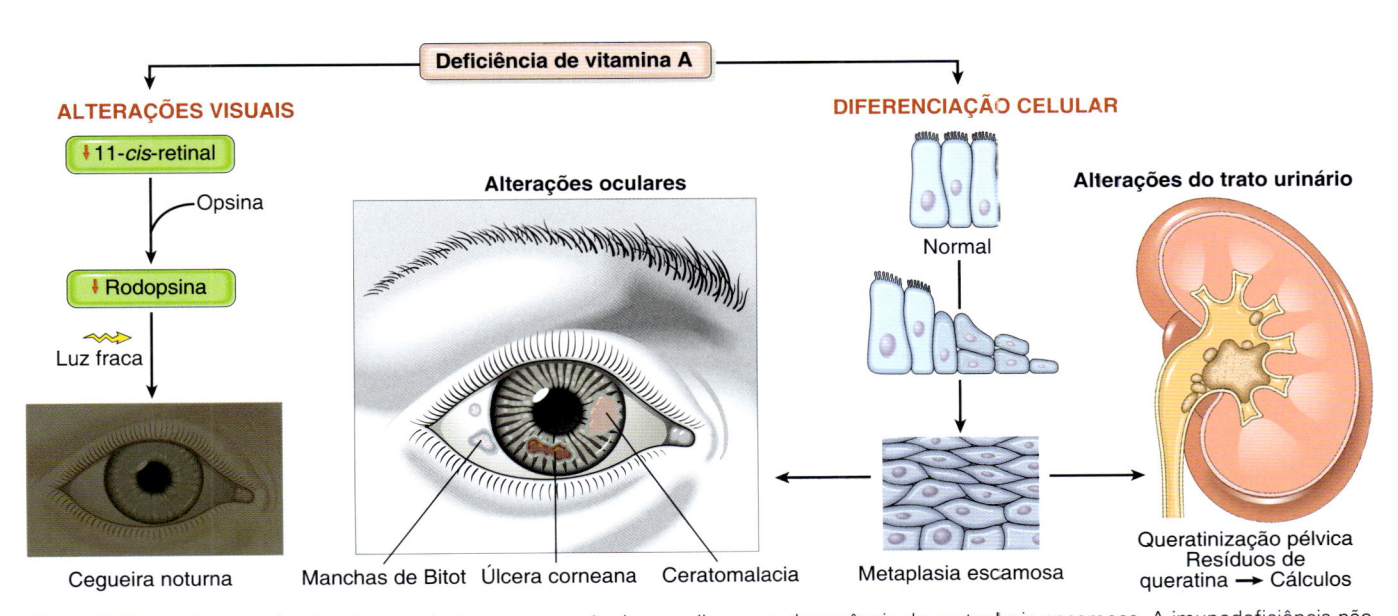

Figura 7.19 Deficiência de vitamina A: principais consequências no olho e em decorrência de metaplasia escamosa. A imunodeficiência não está representada.

reabsorção óssea e alto risco de fraturas. Embora os retinoides sintéticos usados para o tratamento de acne não estejam associados a esses tipos de condição, seu uso na gravidez deve ser evitado em razão dos seus efeitos teratogênicos bem estabelecidos.

Vitamina D

A principal função da vitamina D é a manutenção de níveis plasmáticos adequados de cálcio e fósforo para sustentar as funções metabólicas, a mineralização óssea e a transmissão neuromuscular. A vitamina D é necessária para a prevenção das doenças ósseas conhecidas como *raquitismo* (nas crianças cujas epífises ainda não fecharam) e *osteomalacia* (nos adultos), assim como da *tetania hipocalcêmica*. No que se refere à tetania, a vitamina D mantém a correta concentração de cálcio ionizado no compartimento de líquido extracelular. Quando se desenvolve a deficiência, a queda de cálcio ionizado no líquido extracelular resulta em contínua estimulação do músculo (tetania). Qualquer redução no nível de cálcio sérico geralmente é corrigida pelo aumento da secreção do paratormônio seguido de reabsorção óssea; portanto, as alterações ósseas predominam no quadro clínico e a tetania é muito rara. Nossa atenção focaliza-se na função da vitamina D na regulação dos níveis de cálcio.

Metabolismo. Nos seres humanos, a principal fonte de vitamina D é a sua síntese endógena na pele por meio de uma reação que requer luz solar ou UV artificial. A irradiação do composto precursor, o 7-desidrocolesterol, forma o colecalciferol, conhecido como vitamina D_3; na discussão a seguir, para fins de simplicidade, o termo vitamina D é usado para nos referirmos a esse composto. Sob condições habituais de exposição solar, aproximadamente 90% da vitamina D necessária é derivada por via endógena. Entretanto, os indivíduos com tons escuros de pele podem ter um nível de produção cutânea de vitamina D mais baixo em razão da absorção da luz UV pela melanina. A pequena parte remanescente é proveniente de fontes dietéticas, tais como peixes de mar profundo, plantas e grãos, e leite suplementado. Nas fontes vegetais, a vitamina D está presente em uma forma precursora, o ergosterol, que é convertido em vitamina D no organismo.

O metabolismo da vitamina D pode ser descrito como segue (Figura 7.20):

- Absorção de vitamina D junto com outras gorduras no intestino ou síntese na pele a partir de precursoras
- Ligação à α_1-globulina plasmática (proteína ligante de vitamina D) e transporte para o fígado
- Conversão para 25-hidroxivitamina D (25-OH-D) pela 25-hidroxilase no fígado
- Conversão de 25-OH-D para 1,25-di-hidroxivitamina D [1,25-$(OH)_2$-D] (a forma mais ativa da vitamina D) pela α_1-hidroxilase nos rins.

A produção renal de 1,25-$(OH)_2$-D é regulada por três mecanismos:
- *A hipocalcemia estimula a secreção de paratormônio (PTH)*, que, por sua vez, aumenta a conversão de 25-OH-D para 1,25-$(OH)_2$-D pela ativação da α_1-hidroxilase
- *A hipofosfatemia ativa diretamente a α_1-hidroxilase*, aumentando, assim, a formação de 1,25$(OH)_2$-D
- Por meio de um mecanismo de *feedback*, níveis aumentados de 1,25$(OH)_2$-D regulam negativamente sua própria síntese pela inibição da atividade α_1-hidroxilase.

Funções. Como os retinoides e os hormônios esteroides, a 1,25-$(OH)_2$-D atua mediante ligação a um receptor nuclear de alta afinidade que, por sua vez, liga-se a sequências reguladoras de DNA, induzindo, assim, a transcrição de genes-alvo específicos. Os receptores de 1,25-$(OH)_2$-D estão presentes na maioria das células nucleadas do corpo e, quando ativados, eles induzem a expressão de genes que regulam várias atividades biológicas. A melhor compreensão destas relaciona-se com a manutenção dos níveis plasmáticos normais de cálcio e fósforo por meio de ações nos intestinos, nos ossos e nos rins (Figura 7.21).

As principais funções da 1,25-di-hidroxivitamina D na homeostasia de cálcio e fósforo são as seguintes:

- *Estimulação da absorção intestinal de cálcio* por meio de regulação positiva do transporte de cálcio nos enterócitos
- *Estimulação da reabsorção de cálcio nos túbulos renais distais* por meio da regulação positiva das proteínas envolvidas na absorção de cálcio (p. ex., bomba de cálcio na membrana plasmática, canal de cálcio epitelial), no trânsito intracelular (p. ex., calbindina) e no transporte basolateral
- *Regulação da síntese de PTH por células principais*: o aumento das concentrações séricas de 1,25-$(OH)_2$-D diminui a transcrição do gene *PTH*
- *Mineralização e reabsorção ósseas*: a vitamina D é necessária para a mineralização da matriz osteoide e da cartilagem epifisária durante a formação de ossos chatos e longos. A vitamina D também regula positivamente a expressão do ligante RANK nos osteoblastos, que ativa os receptores de RANK nos precursores de osteoclasto. A ativação do RANK produz sinais que aumentam a diferenciação dos osteoclastos e as atividades de reabsorção óssea (Capítulo 19).

Note-se que os efeitos da vitamina D no osso dependem dos níveis plasmáticos de cálcio. Nos estados hipocalcêmicos, a 1,25-$(OH)_2$-D junto com o PTH aumenta a reabsorção de cálcio e fósforo do osso para dar suporte aos níveis sanguíneos. Em estados normocalcêmicos, a vitamina D é necessária para a deposição de cálcio na cartilagem epifisária e matriz osteoide.

Estados de deficiência. **A deficiência de vitamina D causa raquitismo nas crianças em crescimento e osteomalacia nos adultos.** Essas doenças esqueléticas ocorrem no mundo todo e podem resultar de dietas deficientes em cálcio e vitamina D, mas uma limitada exposição à luz solar é, provavelmente, o fator mais importante em sua etiologia. A exposição solar insuficiente é mais frequente em habitantes de latitudes setentrionais, mas pode também ser observada em outras regiões nos indivíduos cuja pele é quase completamente protegida por roupas ou por protetor solar e nas crianças nascidas de mães com gestações frequentes seguidas de amamentação com deficiência de vitamina D no leite. Nessas situações, a deficiência de vitamina D pode ser evitada por uma dieta com alto teor de óleos de peixe ou por suplementação. Outras causas menos comuns de raquitismo e osteomalacia incluem os distúrbios renais que levam à diminuição da síntese de 1,25-$(OH)_2$-D ou à depleção de fosfato e os distúrbios de má absorção. Embora o raquitismo e a osteomalacia ocorram raramente fora dos grupos de alto risco, são comuns as formas mais leves de deficiência vitamina D que levam à perda óssea e às fraturas do quadril nos idosos. Os estudos também sugerem que a vitamina D pode ser importante na prevenção da desmineralização dos ossos, uma vez que certas variantes genéticas do receptor de vitamina D estão associadas à perda acelerada de minerais do osso com o envelhecimento e a certas formas familiares de osteoporose (Capítulo 19).

A deficiência de vitamina D tende a causar hipocalcemia, que estimula a produção de PTH. Isso resulta em (1) ativação renal da α_1-hidroxilase, que aumenta os níveis de absorção de vitamina D ativa e cálcio; (2) mobilização de cálcio do osso; (3) diminuição da excreção do cálcio renal; e (4) aumento da excreção renal de fosfato. O nível sérico de cálcio é restaurado à quase normalidade, mas a hipofosfatemia persiste, resultando então em comprometimento da mineralização óssea ou alta taxa de renovação do osso.

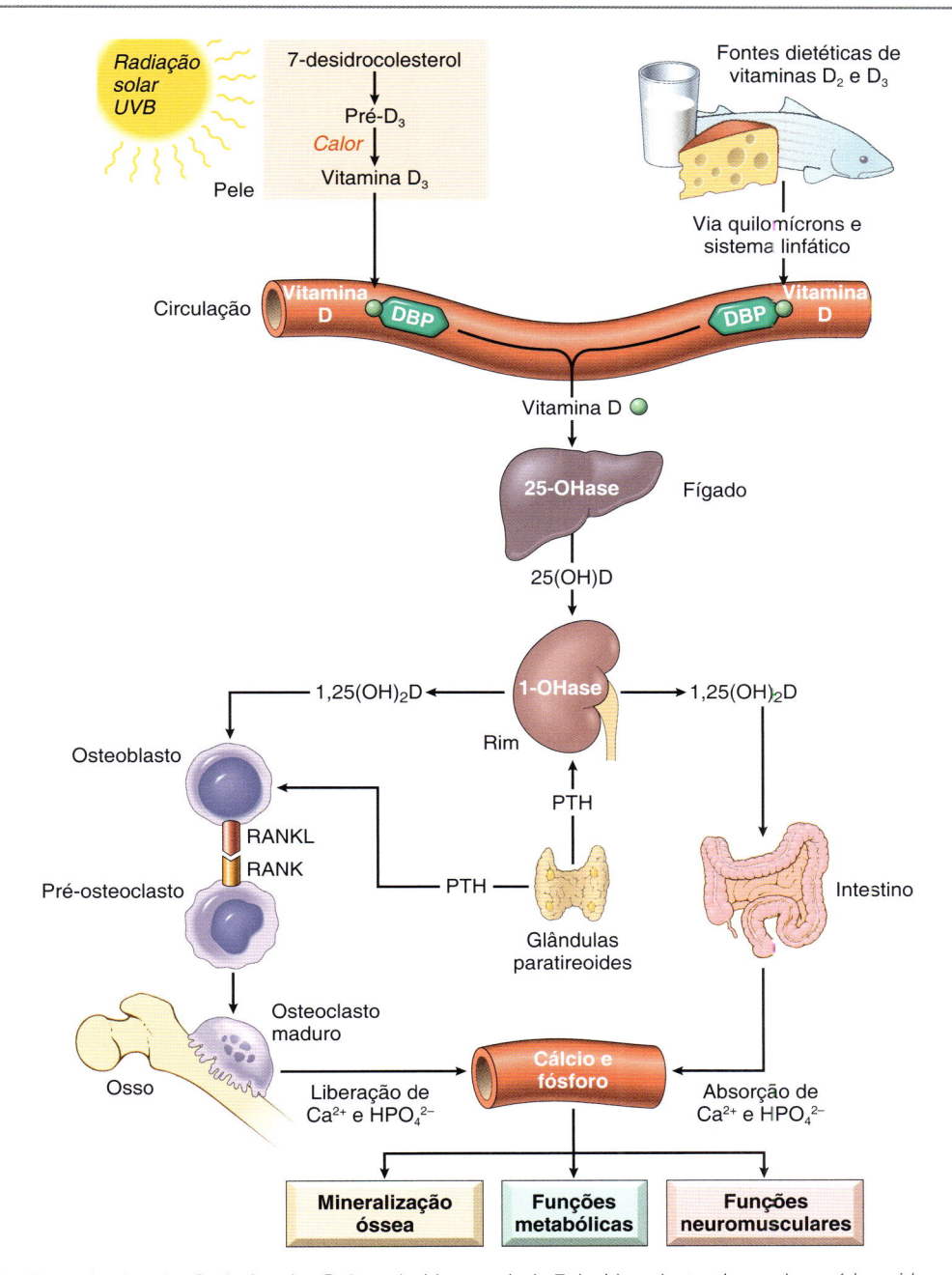

Figura 7.20 Metabolismo da vitamina D. A vitamina D é produzida a partir de 7-desidrocolesterol na pele ou é ingerida na dieta. No fígado, é convertida em 25(OH)D e, nos rins, em 1,25-di-hidroxivitamina D (1,25[OH]$_2$D), a forma ativa da vitamina. A 1,25(OH)$_2$D estimula a expressão de RANKL nos osteoblastos, que funciona como um regulador importante da maturação e da função dos osteoclastos e aumenta a absorção intestinal de cálcio e fósforo. *DBP*, proteína ligante de vitamina D (α_1-globulina); *1-OHase*, α_1-hidroxilase; *25-OHase*, 25-hidroxilase; *PTH*, paratormônio; *RANK*, ativador do receptor do fator nuclear *kappa* β; *RANKL*, ligante do ativador do receptor do fator nuclear *kappa* β.

O desarranjo básico tanto no raquitismo como na osteomalacia é o excesso de matriz óssea não mineralizada. A compreensão das alterações morfológicas no raquitismo e na osteomalacia é facilitada por um breve resumo sobre o desenvolvimento e a manutenção de osso normal. O desenvolvimento de ossos chatos no esqueleto envolve a ossificação intramembranosa, enquanto a formação de ossos longos tubulares ocorre por meio de ossificação endocondral. No caso da formação óssea intramembranosa, as células mesenquimais diferenciam-se diretamente em osteoblastos, que sintetizam a matriz osteoide colagenosa onde o cálcio é depositado. Em contraste, na ossificação endocondral, a cartilagem em crescimento nas placas epifisárias é provisoriamente mineralizada e então progressivamente reabsorvida e substituída por matriz osteoide, que se submete à mineralização para gerar osso (Figura 7.22 A).

Nos ossos em crescimento das crianças com raquitismo, a hipocalcemia resulta em uma inadequada calcificação provisória da cartilagem epifisária e consequentes desarranjos do crescimento ósseo endocondral. No raquitismo, ocorre a sequência a seguir:

- Supercrescimento da cartilagem epifisária causado por uma inadequada calcificação provisória e falha das células da cartilagem em amadurecer e se desintegrar

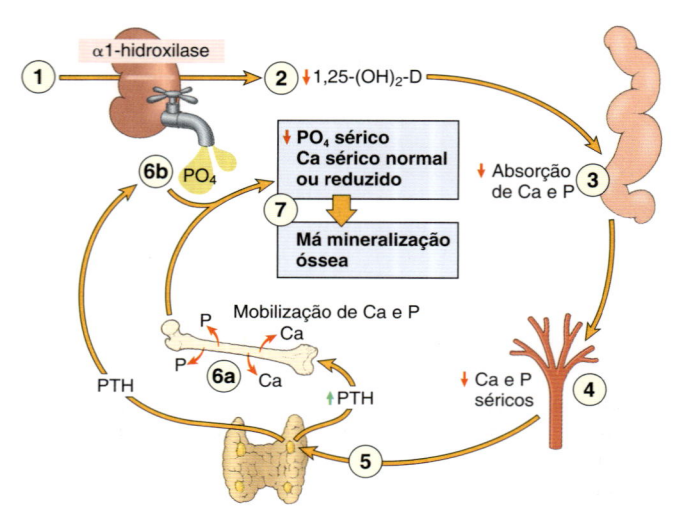

Figura 7.21 Deficiência de vitamina D. O substrato inadequado (*1*) para a hidroxilase renal leva à deficiência de 1,25(OH)₂-D (*2*) e à diminuição da absorção de cálcio (Ca) e fósforo (P) do intestino (*3*) com consequente diminuição dos níveis séricos de ambos (*4*). A hipocalcemia ativa as glândulas paratireoides (*5*), causando a mobilização de cálcio e fósforo a partir do osso (*6a*). Simultaneamente, o paratormônio (PTH) induz a excreção de fosfato na urina (*6b*) e a retenção de cálcio. Consequentemente, os níveis séricos de cálcio são normais ou quase normais, mas o fosfato é baixo; portanto, a mineralização está comprometida (*7*).

- Persistência de massas distorcidas e irregulares de cartilagem, muitas das quais se projetam para dentro da cavidade medular
- Deposição da matriz osteoide nos restos cartilaginosos inadequadamente mineralizados
- Interrupção da substituição regular da cartilagem por matriz osteoide com aumento de volume e expansão lateral da junção osteocondral (Figura 7.22 B)
- Supercrescimento anormal de capilares e fibroblastos no osso desorganizado resultante de microfraturas e osso fraco e malformado
- Deformação do esqueleto resultante da perda de rigidez estrutural dos ossos em desenvolvimento.

Morfologia

As alterações esqueléticas macroscópicas dependem da gravidade do processo raquítico (relacionado com o raquitismo), da sua duração e (em particular) dos estresses a que os ossos individuais são submetidos. Durante o estágio não deambulatório da infância, a cabeça e o tórax suportam os maiores estresses. O osso occipital amolecido pode se tornar achatado e os ossos parietais podem se curvar para dentro por causa da pressão; com a liberação da pressão, o recuo elástico move os ossos de volta às suas posições originais (**craniotabes**). O excesso de osteoides produz uma **bossa frontal** e uma aparência quadrada da cabeça. A deformação do tórax resulta do supercrescimento de cartilagem ou tecido osteoide na junção costocondral, produzindo então a característica nodularidade das junções. As áreas metafisárias enfraquecidas das costelas estão sujeitas à tração dos músculos respiratórios, fazendo com que se curvem para dentro, o que cria uma protrusão anterior do esterno. A tração para dentro na margem do diafragma cria o **sulco de Harrison**, que circunda a cavidade torácica ao longo de sua margem. A pelve pode se tornar deformada. Quando uma criança que deambula desenvolve raquitismo, é provável que as deformidades afetem a coluna vertebral, a pelve e os ossos longos da extremidade inferior, o que causa de forma mais notável **lordose lombar** e **curvatura das pernas** (Figura 7.22 C).

Nos adultos com **osteomalacia**, a carência de vitamina D desorganiza a remodelação óssea normal que ocorre ao longo da vida. A matriz osteoide recém-formada depositada pelos osteoblastos é inadequadamente mineralizada, produzindo então o excesso persistente de osteoides que caracteriza a osteomalacia. Embora os contornos do osso não sejam afetados, o osso é fraco e vulnerável a fraturas macroscópicas ou a microfraturas, que com mais frequência afetam os corpos vertebrais e os colos femorais. Ao exame histológico, o osteoide não mineralizado pode ser visualizado como uma camada espessada de matriz eosinofílica arranjada ao redor de trabéculas mais basofílicas e normalmente mineralizadas.

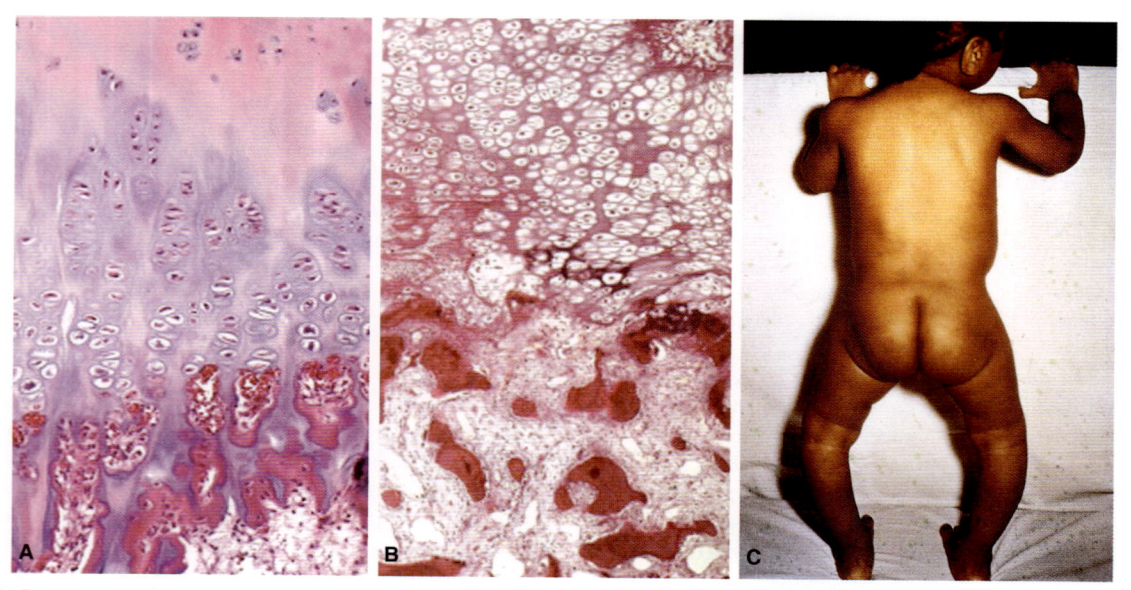

Figura 7.22 Raquitismo. **A.** Junção costocondral normal de uma criança pequena. Observe a formação cartilaginosa em paliçada e a transição ordenada para um novo osso. **B.** Junção costocondral raquítica em que a paliçada de cartilagem está ausente. As trabéculas mais escuras são o osso bem formado; as trabéculas mais claras consistem em osteoide não calcificado. **C.** Observe o arqueamento das pernas como uma consequência da formação de osso mal mineralizado em uma criança com raquitismo. (**B.** Cortesia do Dr. Andrew E. Rosenberg, Massachusetts General Hospital, Boston, Massachusetts.)

Vitamina C (ácido ascórbico)

A deficiência de vitamina C hidrossolúvel leva ao desenvolvimento de escorbuto, que é caracterizado principalmente por doença óssea nas crianças em crescimento e por hemorragias e defeitos de cicatrização tanto em crianças como em adultos. Os marinheiros da Marinha Real Britânica foram apelidados de "*limeys*" porque no fim do século XVIII a Marinha começou a fornecer suco de lima e limão, ricas fontes de vitamina C, para evitar o escorbuto durante suas longas permanências no mar. Somente em 1932 é que o ácido ascórbico foi identificado e sintetizado. Diferentemente da vitamina D, o ácido ascórbico não é sintetizado por via endógena nos seres humanos, que são inteiramente dependentes da dieta para esse nutriente. A vitamina C é abundante em uma variedade de frutas e vegetais; está presente no leite e em alguns produtos animais (fígado, peixe). Todas as dietas, com exceção das mais restritas, fornecem quantidades adequadas de vitamina C.

Função. O ácido ascórbico atua em uma variedade de vias biossintéticas mediante aceleração da hidroxilação e reações de amidação. A função da vitamina C estabelecida de forma mais clara é a ativação de prolil e lisil hidroxilases a partir de precursoras inativas, o que permite a hidroxilação de pró-colágeno. O pró-colágeno inadequadamente hidroxilado não pode adquirir uma configuração helicoidal estável ou fazer ligação cruzada de maneira adequada; portanto, ele é precariamente secretado dos fibroblastos. Essas moléculas que são secretadas não têm força tênsil, são mais solúveis e mais vulneráveis à degradação enzimática. O colágeno, que normalmente apresenta o conteúdo mais elevado de hidroxiprolina, é mais afetado, particularmente nos vasos sanguíneos, o que explica a predisposição para hemorragias no escorbuto. Além disso, a deficiência de vitamina C suprime a síntese de polipeptídeos do colágeno independentemente dos efeitos na hidroxilação de prolina. A vitamina C também tem *propriedades antioxidantes*. Estas incluem a capacidade de eliminar radicais livres diretamente e a participação em reações metabólicas que regeneram a forma antioxidante da vitamina E.

Estados de deficiência. As consequências da deficiência de vitamina C estão ilustradas na Figura 7.23. Em vista da abundância de ácido ascórbico nos alimentos, o escorbuto deixou de ser um problema global. Algumas vezes é encontrado em populações afluentes como uma deficiência secundária, particularmente entre idosos, pessoas que moram sozinhas e indivíduos que fazem uso abusivo crônico de álcool – grupos geralmente caracterizados por padrões alimentares irregulares e inadequados. Ocasionalmente, o escorbuto aparece nos pacientes submetidos à diálise peritoneal ou à hemodiálise e entre adeptos de dietas da moda.

Toxicidade. A noção popular de que megadoses de vitamina C protegem contra o resfriado comum ou, pelo menos, atenuam os sintomas não foi confirmada por estudos clínicos controlados. Esse alívio suave, que pode ser experimentado, é provavelmente o resultado da leve ação anti-histamínica do ácido ascórbico. Todo excesso de vitamina C é imediatamente excretado na urina, mas pode causar uricosúria e maior absorção de ferro com potencial para sobrecarga de ferro.

Outras vitaminas e alguns minerais essenciais são listados e descritos brevemente nas Tabelas 7.9 e 7.10. O ácido fólico e a vitamina B_{12} são discutidos no Capítulo 10.

Obesidade

A obesidade e o peso corporal excessivo estão associados a maior incidência de várias das mais importantes doenças humanas, incluindo diabetes tipo 2, dislipidemias, doença cardiovascular, hipertensão e câncer. A força dessa associação está relacionada não apenas à extensão do excesso de gordura, mas também à sua distribuição: a obesidade central, ou visceral, em que o excesso de gordura acumula-se preferencialmente no tronco e na cavidade abdominal (no mesentério e em torno das vísceras), está associada a um risco muito maior de várias doenças do que o acúmulo excessivo de gordura subcutânea.

Como o peso varia com a altura, uma métrica chamada de índice de massa corporal (IMC), que é calculado como (peso em quilogramas)/(altura em metros)² ou kg/m^2, é usada para a avaliação inicial de saúde. O IMC saudável varia de 18,5 a 25 kg/m^2, com alguma variação por país e população. Os indivíduos com IMC maior que 30 kg/m^2 são classificados como obesos; os indivíduos com IMC entre

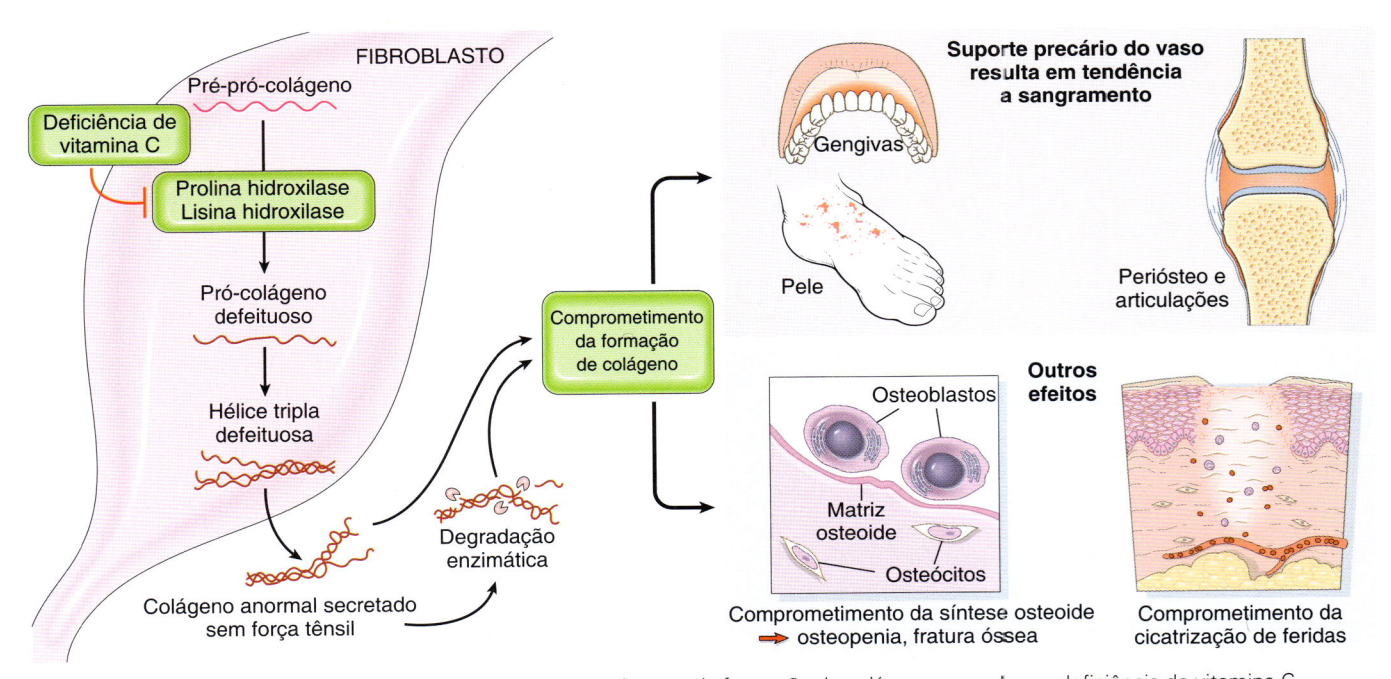

Figura 7.23 Principais consequências do comprometimento da formação de colágeno causado por deficiência de vitamina C.

Tabela 7.9 Vitaminas: principais funções e síndromes de deficiência.

Vitamina	Funções	Síndromes de deficiência
Lipossolúveis		
Vitamina A	Um componente do pigmento visual Manutenção de epitélios especializados Manutenção da resistência à infecção	Cegueira noturna, xeroftalmia, cegueira Metaplasia escamosa Vulnerabilidade a infecções, particularmente sarampo
Vitamina D	Facilita a absorção intestinal de cálcio e fósforo e a mineralização do osso	Raquitismo em crianças Osteomalacia em adultos
Vitamina E	Principal antioxidante; elimina radicais livres	Degeneração espinocerebelar; anemia hemolítica em bebês prematuros
Vitamina K	Cofator na carboxilação hepática dos pró-coagulantes – fatores II (protrombina), VII, IX e X; e proteína C e proteína S	Diátese hemorrágica
Hidrossolúveis		
Vitamina B_1 (tiamina)	Como pirofosfato, é coenzima nas reações de descarboxilação	Beribéris seco e úmido, síndrome de Wernicke, síndrome de Korsakoff
Vitamina B_2 (riboflavina)	Convertida nas coenzimas flavina mononucleotídio e flavina adenina dinucleotídio, cofatores para muitas enzimas no metabolismo intermediário	Queilose, estomatite, glossite, dermatite, vascularização corneana
Niacina	Incorporada à nicotinamida adenina dinucleotídio (NAD) e à NAD fosfato; envolvida em uma variedade de reações de oxidação-redução (redox)	Pelagra – "três Ds": demência, dermatite, diarreia
Vitamina B_6 (piridoxina)	Os derivados servem como coenzimas em muitas reações intermediárias	Queilose, glossite, dermatite, neuropatia periférica
Vitamina B_{12}[a]	Necessária para o metabolismo normal do folato e para a síntese de DNA Manutenção da mielinização dos tratos da medula espinal	Doença sistêmica combinada (anemia megaloblástica e degeneração dos tratos da medula espinal posterolateral)
Vitamina C	Serve em muitas reações redox e na hidroxilação de colágeno	Escorbuto
Folato[a]	Essencial para transferência e uso de unidades de um carbono na síntese de DNA	Anemia megaloblástica, defeitos do tubo neural
Ácido pantotênico	Incorporado na coenzima A	Nenhuma síndrome não experimental identificada
Biotina	Cofator nas reações de carboxilação	Nenhuma síndrome clínica claramente definida

[a]Ver também Capítulo 10.

Tabela 7.10 Elementos-traço selecionados e síndromes de deficiência.

Elemento	Função	Base da deficiência	Características clínicas
Zinco	Componente das enzimas, principalmente das oxidases	Suplementação inadequada em dietas artificiais Interferência na absorção por outros constituintes da dieta Erro inato de metabolismo	Anorexia e diarreia Retardo de crescimento em crianças Função mental diminuída Cicatrização de feridas e resposta imunológica diminuídas Comprometimento da visão noturna Infertilidade Erupção cutânea (*rash*) ao redor dos olhos, da boca, do nariz e do ânus chamada acrodermatite enteropática
Ferro	Componente essencial da hemoglobina, assim como de várias metaloenzimas contendo ferro	Dieta inadequada Perda crônica de sangue	Anemia microcítica hipocrômica
Iodo	Componente do hormônio tireóideo	Suprimento inadequado em alimentos e água	Bócio e hipotireoidismo
Cobre	Componente da citocromo c oxidase, dopamina β-hidroxilase, tirosinase e lisil oxidase (envolvido na ligação cruzada de colágeno)	Suplementação inadequada na dieta artificial Interferência na absorção	Fraqueza muscular Defeitos neurológicos Ligação cruzada de colágeno anormal
Fluoreto	Substitui o cálcio durante a remineralização dos dentes produzindo fluorapatita, que é mais resistente aos ácidos	Suprimento inadequado no solo e na água Suplementação inadequada	Cárie dental
Selênio	Componente da GSH peroxidase Antioxidante com vitamina E	Quantidades inadequadas no solo e na água	Miopatia Cardiomiopatia (doença de Keshan)

25 kg/m² e 30 kg/m² são considerados como com sobrepeso. Geralmente, é consenso que um IMC maior que 30 kg/m² acarreta risco para a saúde. Entretanto, como o peso corporal inclui todos os pesos (p. ex., músculo, osso, gordura), ele não considera a composição corporal: um atleta com baixa porcentagem de gordura corporal pode ter um alto IMC enquanto um indivíduo com mínima massa muscular pode apresentar um IMC "saudável". Outras métricas, como as mensurações de circunferência, devem idealmente suplementar o IMC para validar um diagnóstico de obesidade. A não ser quando explicitado de outra forma, o termo obesidade é aplicado aqui tanto aos indivíduos realmente obesos como àqueles com sobrepeso.

A obesidade é um importante problema de saúde pública nos países de alta renda e um problema emergente de saúde nas nações de baixa renda. Nos EUA, a obesidade atingiu proporções epidêmicas. A prevalência da obesidade aumentou de 13% para 34% entre 1960 e 2008 e, em 2018, 42,4% dos americanos entre 20 e 75 anos eram obesos, assim como 19,3% das crianças e dos adolescentes. Globalmente, a Organização Mundial da Saúde (OMS) estimou que, em 2016, 650 milhões de adultos eram obesos. As causas dessa epidemia são complexas, mas indubitavelmente estão relacionadas a mudanças sociais na dieta e nos níveis de atividade física.

A etiologia da obesidade é complexa e incompletamente conhecida. Fatores genéticos, ambientais e psicológicos estão envolvidos. Entretanto, para simplificar, afirma-se que a obesidade é um transtorno do balanço energético. Os dois lados da equação de energia, ingestão e gasto, são regulados com precisão por mecanismos neurais e hormonais para que o peso corporal seja mantido dentro de uma estreita faixa por muitos anos. Aparentemente, esse equilíbrio preciso é controlado por um ponto de ajuste interno, ou "lipostato", que detecta a quantidade de reservas de energia (tecido adiposo) e regula adequadamente a ingestão alimentar, assim como o gasto energético. Foram identificados vários "genes da obesidade" que codificam os componentes moleculares do sistema fisiológico que regula o equilíbrio da energia. Um fator-chave na homeostasia de energia é o gene *LEP* e seu produto, a *leptina*. Esse membro peculiar da família das citocinas é secretado pelos adipócitos e regula ambos os lados da equação de energia – ingestão alimentar e gasto energético. Como será discutido adiante, o efeito resultante da leptina é reduzir a ingestão alimentar e aumentar o gasto energético.

Simplificando, os mecanismos neuro-humorais que regulam o balanço energético e o peso corporal podem ser divididos em três componentes – um sistema periférico ou aferente, um sistema de processamento central e um sistema eferente (Figura 7.24):

- O *sistema periférico* ou *aferente* gera sinais de vários locais. Seus principais componentes são a leptina, produzida pelas células adiposas, a grelina do estômago, o peptídeo YY (PYY) e o peptídeo semelhante ao glucagon 1 (GLP-1, do inglês *glucagon-like peptide 1*) do íleo e do cólon, e a insulina do pâncreas. Os sistemas aferentes fornecem sinais para o sistema de processamento central no cérebro
- O *sistema de processamento central* encontra-se no núcleo arqueado do hipotálamo, onde os sinais periféricos neuro-humorais são integrados para gerar sinais eferentes que são transmitidos por um par de neurônios de primeira ordem: (1) neurônios POMC (pró-opiomelanocortina) e neurônios CART (do inglês *cocaine- and amphetamine-regulated transcript*, transcrito regulado por cocaína e anfetamina); e (2) neurônios produtores de NPY (neuropeptídeo Y) e AgRP (do inglês *agouti-related peptide*, peptídeo relacionado a agouti). Esses neurônios de primeira ordem comunicam-se com um par de neurônios de segunda ordem: (1) neurônios que contêm os receptores 3 e 4 (MC3/4R, do inglês *melanocortin receptors 3 and 4*, receptores de melanocortina 3 e 4) do hormônio estimulador de α-melanócito (α-MSH, do inglês α *melanocyte stimulating hormone*) e recebem sinais dos neurônios de primeira ordem POMC/CART; e (2) neurônios que contêm os receptores Y1 e Y5 e recebem sinais dos neurônios NPY/AgRP de primeira ordem
- O *sistema eferente* consiste em sinais gerados por neurônios de segunda ordem e é organizado ao longo de duas vias, a catabólica (a jusante de MC3/4R) e a anabólica (a jusante dos receptores Y1 e Y5), que controlam a ingestão alimentar e o gasto energético. Além desses circuitos (dentro do hipotálamo), os núcleos hipotalâmicos também se comunicam com os centros do prosencéfalo e do mesencéfalo que controlam o sistema nervoso autônomo.

Com esse cenário na organização dos centros hipotalâmicos que regulam o balanço energético, podemos agora discutir de que modo eles funcionam. Os neurônios POMC/CART ativam os neurônios eferentes que aumentam o gasto energético e a perda de peso pela produção de moléculas, tais como o MSH, que reduzem a ingestão alimentar (efeito anorexigênico). O MSH sinaliza por meio do MC4R. Em contraste, os neurônios NPY/AgRP ativam os neurônios eferentes que promovem a ingestão alimentar (efeito orexigênico) e o ganho de peso. Os sinais transmitidos pelos neurônios eferentes também se comunicam com os centros do prosencéfalo e do mesencéfalo que controlam o sistema nervoso autônomo. Simplificando, os neurônios NPY/AgRP podem ser considerados como "pedais do acelerador" para o apetite, enquanto os neurônios POMC/CART representam o "pedal do freio". O funcionamento ordenado desses dois pedais mantém a homeostasia energética.

A seguir, são discutidos dois importantes componentes do sistema aferente que regulam o apetite e a saciedade: a leptina, que é um hormônio intestinal; e a adiponectina, outro hormônio produzido pelas células adiposas.

Leptina

A leptina é secretada pelas células adiposas, e sua produção é regulada pela adequação das reservas de gordura. O IMC e as reservas de gordura corporal estão diretamente relacionadas com a secreção de leptina. No caso da presença de um abundante tecido adiposo, a secreção de leptina é estimulada e o hormônio atravessa a barreira hematencefálica para se deslocar para o hipotálamo, onde ela reduz a ingestão alimentar mediante estimulação dos neurônios POMC/CART e inibição dos neurônios NPY/AgRP. A sequência oposta de eventos ocorre quando há reservas inadequadas de gordura corporal; a secreção de leptina diminui e a ingestão alimentar aumenta. Nos indivíduos com peso estável, as atividades dessas vias estão equilibradas. Se um indivíduo perder peso, a perda de gordura dos adipócitos causa a queda dos níveis de leptina, o que estimula o apetite e diminui o gasto energético.

A leptina também aumenta o gasto energético pela estimulação da atividade física e a termogênese. Embora os efeitos de leptina na ingestão alimentar e no gasto energético possam ser facilmente demonstrados em camundongos e em seres humanos não obesos, a resposta anorexigênica da leptina é atenuada nos estados de obesidade, apesar dos níveis elevados de leptina circulante. Nos camundongos obesos, a resistência à leptina pode ser superada por meio de injeção intraventricular de leptina. Entretanto, as injeções de leptina em seres humanos obesos não afetam a ingestão alimentar e o gasto energético, o que elimina as esperanças iniciais em torno da terapia com leptina para a obesidade.

Em roedores e em humanos, as mutações com perda de função que afetam os componentes da via da leptina dão origem à obesidade massiva. Os camundongos com mutações que desativam o gene da leptina, ou seu receptor, falham em detectar a adequação das reservas de gordura, então eles se comportam como se fossem subnutridos, e se alimentam vorazmente. Assim como nos camundongos, as raras

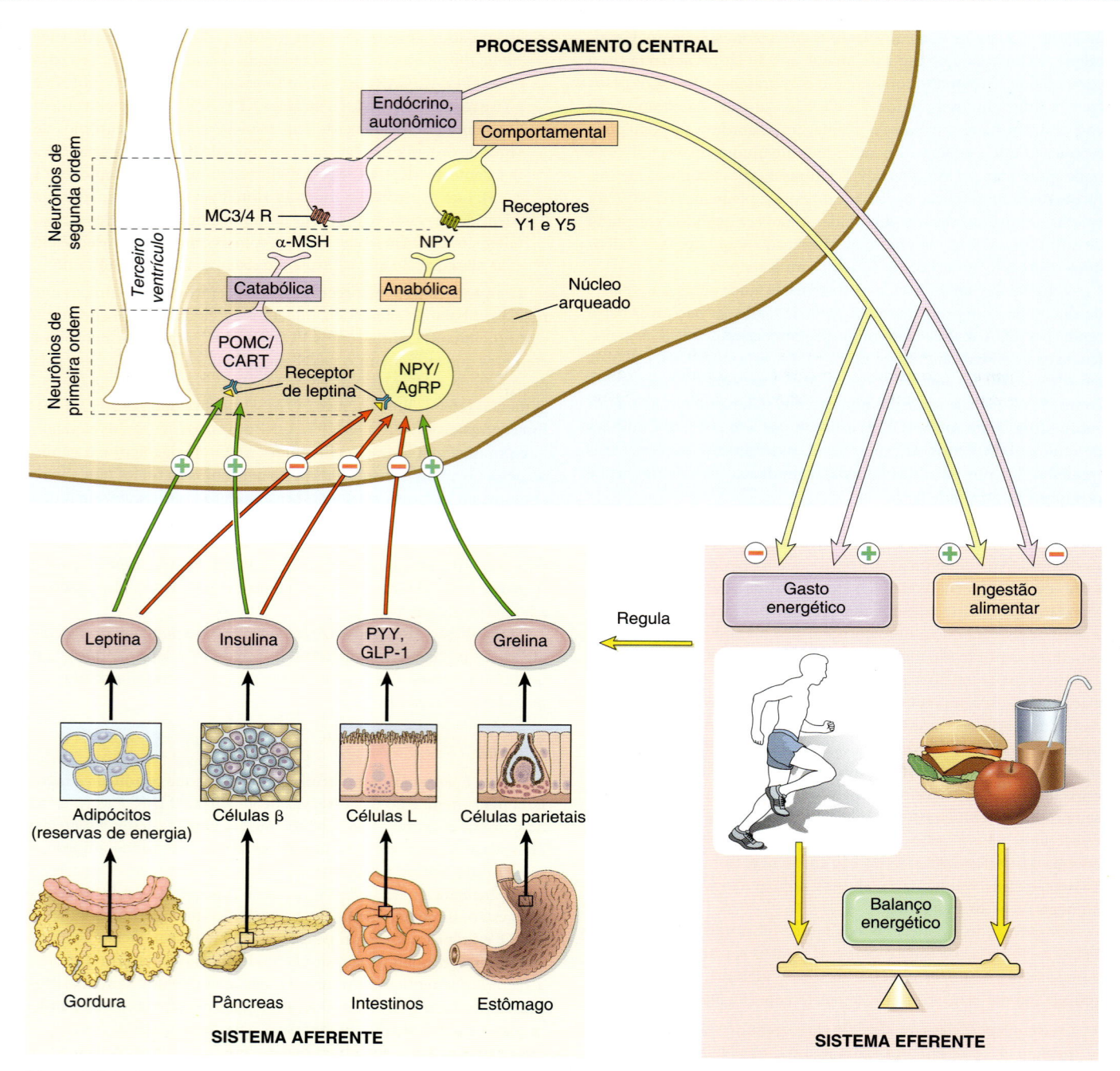

Figura 7.24 Circuito regulador do balanço energético. Quando é armazenada energia suficiente no tecido adiposo e o indivíduo é bem alimentado, sinais aferentes de adiposidade (insulina, leptina, grelina, peptídeo YY) são liberados para as unidades de processamento central neuronal no hipotálamo. Aqui, os sinais de adiposidade inibem os circuitos anabólicos e ativam os circuitos catabólicos. Os braços efetores desses circuitos centrais então influenciam o balanço energético mediante a inibição da ingestão alimentar e promovendo o gasto energético. Isso, por sua vez, reduz as reservas de energia, e os sinais pró-adiposidade são atenuados. Por outro lado, quando as reservas de energia estão baixas, são deflagrados os circuitos anabólicos disponíveis, à custa dos circuitos catabólicos, para gerar reservas de energia na forma de tecido adiposo. *AgRP*, peptídeo relacionado a agouti; *α-MSH*, hormônio estimulador de α-melanócito; *CART*, transcrito regulado por cocaína e anfetamina; *GLP-1*, peptídeo semelhante ao glucagon 1; *MC3/4 R*, receptores de melanocortina 3 e 4; *NPY*, neuropeptídeo Y; *POMC*, pró-opiomelanocortina; *PYY*, peptídeo YY.

mutações do gene ou do receptor da leptina em seres humanos causam obesidade massiva. As mutações mais comuns ocorrem no *gene receptor 4 de melanocortina* (*MC4R*), que é encontrado em 4 a 5% dos pacientes com obesidade massiva. Como mencionado anteriormente, o MSH envia os sinais de saciedade pela ligação a esse receptor. Esses traços monogênicos ressaltam a importância dessas vias no controle do peso corporal, e é possível que defeitos sutis, porém mais comuns, nessas vias sejam descobertos em indivíduos obesos. Em conclusão, é preciso mencionar que, assim como a leptina, a insulina também desencadeia respostas anorexigênicas. Entretanto, o mecanismo desse efeito da insulina não está elucidado e a maioria das evidências sugere a primazia da leptina na regulação da adiposidade.

Adiponectina

A adiponectina é produzida no tecido adiposo e é chamada de "molécula queima-gordura" por direcionar os ácidos graxos para o músculo para o metabolismo oxidativo. A adiponectina também diminui a produção de glicose no fígado e aumenta a sensibilidade à insulina, o que protege contra a síndrome metabólica. Além de seus efeitos metabólicos, a adiponectina exerce efeitos anti-inflamatórios, antiaterogênicos, antiproliferativos e cardioprotetores. Seus níveis séricos são mais baixos nos indivíduos obesos do que nos magros, um fator que contribui para a resistência à insulina associada à obesidade, ao diabetes tipo 2 (Capítulo 18) e à esteatose não alcoólica (Capítulo 14), e possivelmente para o aumento do risco de certos cânceres, discutido adiante.

Outros mediadores

Além da leptina e da adiponectina, o tecido adiposo produz outros mediadores, tais como citocinas, quimiocinas e hormônios esteroides, que permitem ao tecido adiposo regular as respostas inflamatórias assim como o metabolismo lipídico e a captação energética. O aumento da produção de citocinas e quimiocinas pelo tecido adiposo na obesidade cria um estado pró-inflamatório crônico acentuado por altos níveis de proteína C reativa (PCR) circulante. O número total de adipócitos é estabelecido na época da adolescência e é mais alto nos indivíduos que eram obesos quando crianças, o que levanta a preocupação sobre as consequências a longo prazo da obesidade na infância. Embora nos adultos aproximadamente 10% dos adipócitos se renovem anualmente, o número de adipócitos permanece constante, independentemente da massa corporal individual.

Há dois tipos de tecido adiposo: tecido adiposo branco (WAT, do inglês *white adipose tissue*) e tecido adiposo marrom (BAT, do inglês *brown adipose tissue*). O BAT tem a propriedade única de gastar energia por meio de termogênese sem tremores. Isso é realizado desacoplando a produção de energia do armazenamento de energia e, consequentemente, convertendo a energia produzida em calor. O BAT é abundante em recém-nascidos e está localizado principalmente em áreas interescapulares e supraclaviculares. Estudos recentes por imagens revelaram que parte do BAT está preservada em adolescentes e adultos. Atualmente, o foco está no esforço para desenvolver terapias que aumentem o BAT nos adultos, uma manobra que elevaria as taxas metabólicas basais e produziria perda de peso.

Hormônios intestinais

Os hormônios intestinais são iniciadores de ação rápida e terminadores da alimentação voluntária. Os exemplos prototípicos são a grelina, o peptídeo YY (PYY) e o GLP-1 (peptídeo semelhante ao glucagon 1). A *grelina* é produzida no estômago e no núcleo arqueado do hipotálamo. Ela aumenta a ingestão alimentar, mais provavelmente pela estimulação dos neurônios NPY/AgRP no hipotálamo. Os níveis de grelina normalmente se elevam antes das refeições e caem em 1 a 2 horas depois, mas essa queda é atenuada na obesidade. Os níveis de grelina são mais baixos nos indivíduos obesos em comparação com os magros, e aumentam com a redução da obesidade.

O PYY e o GLP-1 são secretados pelas células endócrinas no íleo e no cólon. Os níveis plasmáticos de PYY e GLP-1 são baixos durante o jejum e aumentam logo após a ingestão alimentar. Tanto PYY como GLP-1 atuam centralmente inibindo os neurônios NPY/AgRP no hipotálamo para diminuir a ingestão alimentar. Os agonistas do receptor de GLP-1 foram aprovados recentemente para o tratamento de pacientes selecionados com obesidade e diabetes tipo 2, pois, além de reduzir a ingestão alimentar, a sinalização do receptor de GLP-1 aumenta a secreção de insulina dependente de glicose.

Papel do microbioma intestinal

Uma série interessante de observações em camundongos sugere que o microbioma do intestino pode estar envolvido no desenvolvimento de obesidade. Os perfis da microbiota intestinal diferem entre os camundongos geneticamente obesos e seus companheiros de ninhada magros, uma vez que o microbioma dos primeiros pode extrair muito mais energia dos alimentos do que o dos segundos. A colonização do intestino de camundongos livres de germes pela microbiota de camundongos obesos (mas não pela microbiota de camundongos magros) está associada ao aumento do peso corporal. Entretanto, a relevância dos modelos animais para a obesidade humana ainda precisa ser comprovada. Diferenças entre o microbioma intestinal de seres humanos obesos e magros também foram relatadas, mas não está claro se isso é causal ou é simplesmente uma correlação.

Consequências clínicas da obesidade

A obesidade, particularmente a obesidade central, está associada a aumento da mortalidade de todas as causas, e é um fator de risco conhecido para diabetes tipo 2, doença cardiovascular e câncer. A obesidade central também está ligada às alterações coletivamente conhecidas como *síndrome metabólica*, que é caracterizada por anormalidades da glicose e do metabolismo do lipídio, hipertensão e inflamação sistêmica. A inflamação parece originar-se da ativação do inflamassomo por ácidos graxos livres e níveis excessivos de lipídios nas células e tecidos. Isso, por sua vez, estimula a secreção de IL-1, que induz a inflamação sistêmica e a resistência à insulina. É válido observar as seguintes associações:

- *A obesidade está associada à resistência à insulina e à hiperinsulinemia*, importantes características do diabetes tipo 2 (Capítulo 18)
- *A resistência à insulina e a hiperinsulinemia podem contribuir para a hipertensão relacionada à obesidade* por meio do aumento da atividade simpática e da absorção de sódio renal e causando disfunção endotelial
- *Os indivíduos obesos geralmente têm hipertrigliceridemia e baixos níveis de colesterol HDL* (do inglês *high density lipoprotein*, lipoproteína de alta densidade), fatores que aumentam o risco de doença arterial coronariana. Porém, a associação entre obesidade e doença cardíaca não é simples, e esta pode estar relacionada de maneira mais direta ao diabetes associado e à hipertensão do que ao peso por si só
- *A esteatose hepática não alcoólica* geralmente está associada à obesidade e ao diabetes tipo 2. Pode progredir para fibrose e cirrose, e confere maior risco de câncer de fígado (Capítulo 14)
- *A colelitíase (cálculos biliares)* é 6 vezes mais comum nos indivíduos obesos do que nos magros. O risco elevado advém de aumento no colesterol total do organismo, aumento da renovação de colesterol e aumento da excreção de colesterol na bile, o que predispõe os indivíduos afetados à formação de cálculos biliares ricos em colesterol (Capítulo 14)
- *A apneia obstrutiva do sono* e a consequente insuficiência cardíaca direita estão fortemente associadas à obesidade. A síndrome da hipoventilação consiste em uma série de anormalidades respiratórias nos indivíduos obesos
- *A acentuada adiposidade é um fator predisponente para o desenvolvimento de doença articular degenerativa* (osteoartrite) (Capítulo 19). Essa forma de artrite, que geralmente aparece nos idosos, é atribuída em grande parte aos efeitos cumulativos do desgaste das articulações. Quanto maior o peso corporal, maior será o trauma às articulações com a passagem do tempo
- *Os marcadores de inflamação, como a PCR e as citocinas pró-inflamatórias como o TNF, em geral estão elevados nos indivíduos obesos,*

em particular naqueles com obesidade central. Acredita-se que a inflamação crônica possa contribuir para muitas das complicações da obesidade, que incluem resistência à insulina, anormalidades metabólicas, trombose, doença cardiovascular e câncer.

Obesidade e câncer. Ocorre maior incidência de certos cânceres no sobrepeso, incluindo cânceres de esôfago, tireoide, cólon e rim, nos homens, e cânceres de esôfago, endométrio, vesícula biliar e rim, nas mulheres. Embora o risco associado à obesidade seja modesto em razão da prevalência da obesidade na população, ele está associado a aproximadamente 40% de todos os cânceres nos EUA, um pouco mais nas mulheres do que nos homens. Os mecanismos subjacentes são desconhecidos e provavelmente são múltiplos:

- *Níveis elevados de insulina*: a resistência à insulina leva à hiperinsulinemia, que induz múltiplos efeitos que, de maneira direta ou indireta, podem contribuir para o câncer. Por exemplo, a hiperinsulinemia causa elevação dos níveis do fator de crescimento semelhante à insulina 1 (IGF-1, do inglês *insulin-like growth factor-1*) livre. O IGF-1 é um mitógeno e seu receptor, o IGFR-1, é altamente expresso em muitos cânceres humanos. O IGFR-1 ativa as vias RAS e PI3K/AKT, que promovem o crescimento de células normais e neoplásicas (Capítulo 6)
- A obesidade tem efeitos nos *hormônios esteroides*, que regulam o crescimento e a diferenciação celulares na mama, no útero e em outros tecidos. Especificamente, a obesidade aumenta a síntese de estrógeno a partir de precursores de andrógeno, aumenta a síntese de andrógeno nos ovários e nas adrenais, e aumenta a disponibilidade de estrógeno nas pessoas obesas por meio da inibição da produção de globulina ligante de hormônio sexual (SHBG, do inglês *sex-hormone-binding globulin*) no fígado
- Como discutido anteriormente, a secreção de *adiponectina* a partir do tecido adiposo é reduzida nos indivíduos obesos. A adiponectina suprime a proliferação celular e promove a apoptose. Nos indivíduos obesos, essas ações antineoplásicas da adiponectina podem estar comprometidas
- O *estado pró-inflamatório* que está associado à obesidade pode, por si só, ser carcinogênico por meio dos mecanismos discutidos no Capítulo 6.

Dieta e doenças sistêmicas

Atualmente, uma das questões mais importantes e controversas é a contribuição da dieta para a aterogênese. A questão central é se a modificação da dieta – especificamente a redução do consumo de alimentos de alto teor de colesterol e de gorduras animais saturadas (p. ex., ovos, manteiga, carne bovina) – pode reduzir os níveis séricos de colesterol e evitar, ou retardar, o desenvolvimento de aterosclerose (e doença arterial coronariana) em indivíduos sem histórico de doença cardiovascular. Isso é chamado de "prevenção primária". Sabemos algumas, mas não todas, as respostas. Nos EUA, o adulto médio consome uma grande quantidade de gordura e colesterol diariamente com uma razão ácidos graxos saturados/ácidos graxos poli-insaturados de cerca de 3:1. A redução do nível de gorduras saturadas até o patamar de gorduras poli-insaturadas causa uma redução de 10 a 15% no colesterol sérico dentro de algumas semanas. Os óleos vegetais (p. ex., óleos de milho e girassol) e os óleos de peixe contêm ácidos graxos poli-insaturados e são boas fontes de lipídios redutores de colesterol. Os ácidos graxos dos óleos de peixe, que pertencem à família ômega-3, apresentam mais ligações duplas do que os ácidos graxos ômega-6 encontrados nos óleos vegetais. Uma consequência natural dessa ideia é que a suplementação de óleos de peixe na dieta pode proteger contra a aterosclerose. Entretanto, uma grande metanálise recente de 79 estudos controlados randomizados mostrou que os suplementos dietéticos de ácidos graxos ômega-3 ou o consumo de óleo de peixe têm pouco ou nenhum efeito sobre a doença cardiovascular (doença cardíaca isquêmica, AVC).

Outros efeitos específicos da dieta na doença foram identificados:

- A restrição da ingestão de sódio reduz a hipertensão
- *Alto teor de fibras na dieta (fibra alimentar)* resulta em maior volume fecal e alguns pesquisadores acreditam que elas protejam contra a diverticulose do cólon e reduzam o risco de cânceres colorretais
- A restrição calórica demonstrou de modo convincente que aumenta o tempo de vida em animais experimentais, entre estes os símios. Entretanto, o grau de restrição de calorias necessário para produzir esse efeito é substancial, o que leva a algum questionamento sobre valer a pena ou não viver uma vida prolongada dessa maneira. Além disso, embora a restrição calórica possa ter sucesso em alcançar perda de peso a curto prazo, ela pode criar um grande esforço vitalício em relação à dieta, à imagem corporal e ao controle do peso.

Dieta e câncer

Em relação à carcinogenese, três aspectos da dieta são contribuintes em potencial: (1) o conteúdo dos carcinógenos exógenos; (2) a síntese endógena de carcinógenos dos componentes da dieta; e (3) a falta de fatores protetores.

- A *aflatoxina* é um exemplo de carcinógeno exógeno. É um fator importante no desenvolvimento de carcinoma hepatocelular em partes da Ásia e da África, geralmente em cooperação com o vírus da hepatite B. A exposição à aflatoxina causa uma mutação específica no códon 249 do gene *TP53*. Essa mutação, portanto, pode ser usada como uma assinatura molecular da exposição à aflatoxina em estudos epidemiológicos
- A *síntese endógena* de carcinógenos ou de promotores tumorais dos componentes da dieta relaciona-se de maneira mais clara com os carcinomas gástricos. Suspeita-se que a exposição a *nitrosaminas* e a *nitrosamidas* cause esses tumores em seres humanos, uma vez que, nos animais, elas induzem o câncer gástrico. Esses compostos são formados no corpo a partir de nitritos e aminas, ou amidas, derivados das proteínas digeridas. Dentre as fontes de nitritos, encontra-se o nitrito de sódio, adicionado aos alimentos como conservante, e os nitratos, presentes em vegetais comuns, que são diminuídos no intestino pela flora bacteriana. Há, então, o potencial para a produção endógena de agentes carcinogênicos a partir dos componentes dietéticos
- *A ingestão de alto teor de gordura animal combinada com ingestão de baixo teor de fibras foi implicada na etiologia do câncer de cólon.* A explicação mais plausível para essa associação é que a ingestão de alto teor de gordura aumenta o nível de ácidos biliares no intestino, que, por sua vez, modificam a flora intestinal e favorecem o crescimento de bactérias microaerofílicas. Os metabólitos do ácido biliar produzidos por essas bactérias podem atuar como carcinógenos. O efeito protetor de uma dieta com alto teor de fibras pode estar relacionado com (1) o aumento do volume fecal e o tempo de trânsito mais rápido, o que diminui a exposição da mucosa a presumíveis agressores, e (2) a capacidade de certas fibras em se ligar a carcinógenos e, desse modo, proteger a mucosa. Entretanto, as tentativas de comprovar essas teorias em estudos clínicos e experimentais não geraram resultados consistentes
- Presume-se que as vitaminas C e E, os betacarotenos e o selênio tenham efeitos anticarcinogênicos em razão de suas propriedades antioxidantes. Até o momento, porém, nenhuma evidência convincente surgiu para mostrar que esses antioxidantes evitem o câncer. Como já mencionado, o ácido retinoico promove a diferenciação

epitelial e pode reverter a metaplasia escamosa. As associações entre os baixos níveis de vitamina D e os cânceres de cólon, próstata e mama foram relatadas, mas os estudos precisam ainda mostrar que a suplementação de vitamina D pode diminuir o risco de câncer.

REVISÃO RÁPIDA

Doenças ambientais e poluição ambiental

- Doenças ambientais são condições causadas pela exposição a substâncias químicas ou agentes físicos no ambiente, no local de trabalho e em ambientes pessoais
- Disparidades na saúde são as diferenças em incidência, prevalência, morbidade e mortalidade de uma doença entre populações
- A raça biológica não existe nos seres humanos modernos; a raça socialmente definida e a etnia têm um significativo impacto na saúde e no bem-estar
- Substâncias químicas exógenas, conhecidas como xenobióticos, entram no corpo por inalação, ingestão e contato cutâneo, e podem ser eliminadas ou se acumular em gordura, osso, cérebro e outros tecidos
- Os xenobióticos podem ser convertidos em produtos não tóxicos ou compostos tóxicos por meio de um processo de reação em duas fases que envolve o sistema do citocromo P-450
- Os poluentes do ar mais comuns são o ozônio (que em combinação com óxidos e matéria particulada forma o *smog* [neblina e fumaça]), o dióxido de enxofre, os aerossóis ácidos e as partículas com menos de 10 μm de diâmetro
- O CO é um poluente do ar e uma causa importante de morte por acidentes e suicídio; ele se liga à hemoglobina com alta afinidade, levando então à hipoxia sistêmica e à depressão do SNC.

Efeitos tóxicos dos metais pesados

- Chumbo, mercúrio, arsênico e cádmio são os metais pesados com mais frequência associados aos efeitos tóxicos em seres humanos
- As crianças absorvem mais o chumbo ingerido do que os adultos; a principal fonte de exposição de crianças é a tinta de pintura contendo chumbo
- O excesso de chumbo causa defeitos no SNC nas crianças e neuropatia periférica nos adultos. O excesso de chumbo compete com o cálcio nos ossos e interfere na remodelação da cartilagem; também causa anemia
- A principal fonte de mercúrio é o peixe contaminado. O cérebro em desenvolvimento é altamente sensível ao metilmercúrio, que se acumula no cérebro e bloqueia os canais iônicos
- A exposição do feto a altos níveis de mercúrio no útero pode levar à paralisia cerebral, à surdez e à cegueira
- O arsênico é encontrado naturalmente no solo e na água, e é um componente de alguns conservantes de madeira e herbicidas. O excesso de arsênico interfere na fosforilação oxidativa mitocondrial e causa efeitos tóxicos no sistema GI, no SNC e no sistema cardiovascular; a exposição a longo prazo causa polineuropatia, lesões cutâneas e carcinomas
- O cádmio das baterias de níquel-cádmio e os fertilizantes químicos podem contaminar o solo. O excesso de cádmio causa doença pulmonar obstrutiva e dano renal.

Efeitos do tabaco na saúde

- O tabagismo é a maior causa prevenível de morte nos seres humanos
- A fumaça do tabaco contém mais de 2 mil compostos, incluindo a nicotina, que é responsável pelo vício em tabaco, e carcinógenos fortes – principalmente hidrocarbonetos policíclicos aromáticos, nitrosaminas e aminas aromáticas
- Aproximadamente 90% dos cânceres de pulmão ocorrem em fumantes. O tabagismo também está associado a maior risco de cânceres de cavidade oral, laringe, esôfago, estômago, bexiga e rim, assim como algumas formas de leucemia. A cessação do tabagismo reduz o risco de câncer de pulmão
- O uso de tabaco não fumado é uma importante causa de cânceres orais
- O tabaco interage com o álcool para multiplicar o risco de cânceres oral, laríngeo e esofágico, além de aumentar o risco de cânceres de pulmão decorrente de exposições ocupacionais aos asbestos, ao urânio e a outros agentes
- O consumo de tabaco é um importante fator de risco para o desenvolvimento de aterosclerose e infarto do miocárdio, doença vascular periférica e doença cerebrovascular. Nos pulmões, além do câncer, ele predispõe a enfisema, bronquite crônica e doença obstrutiva crônica
- O tabagismo materno aumenta o risco de aborto, nascimento prematuro e retardo de crescimento intrauterino.

Metabolismo do álcool e efeitos na saúde

- O excesso agudo de álcool causa sonolência em níveis sanguíneos de aproximadamente 200 mg/dℓ. Estupor e coma se desenvolvem nos níveis mais elevados
- O álcool é oxidado para acetaldeído no fígado primariamente pela álcool desidrogenase e, em menor extensão, pelo sistema do citocromo P-450 e pela catalase. O acetaldeído é convertido em acetato nas mitocôndrias, e é usado na cadeia respiratória
- A oxidação do álcool pela álcool desidrogenase depleta NAD, levando então ao acúmulo de gordura no fígado e à acidose metabólica
- Os principais efeitos do uso crônico excessivo de álcool são a esteatose hepática, a hepatite relacionada ao álcool e a cirrose, o que leva à hipertensão portal e ao aumento do risco de desenvolvimento de carcinoma hepatocelular
- O uso crônico excessivo de álcool pode causar um sangramento decorrente de gastrite e úlceras gástricas e cardiomiopatia relacionada ao álcool, e aumenta o risco de desenvolvimento de pancreatites aguda e crônica
- O uso crônico de álcool geralmente está associado a uma dieta precária que leva a deficiências de vitaminas do complexo B como folato e tiamina
- O uso crônico excessivo de álcool é um importante fator de risco para cânceres de cavidade oral, laringe e esôfago. O risco é bem maior com o tabagismo concomitante ou uso de tabaco não fumado.

Lesão por fármacos terapêuticos e agentes não terapêuticos

- Tanto os fármacos terapêuticos como os agentes não terapêuticos geralmente causam lesão
- Os agentes antineoplásicos, as tetraciclinas de longa ação e outros antibióticos, a hormonoterapia na menopausa (HTM), os contraceptivos orais (COs), o acetaminofeno e o ácido acetilsalicílico são com mais frequência os fármacos envolvidos nas reações adversas a medicamentos (RAMs)
- A HTM aumenta o risco de cânceres endometrial e de mama, como também de tromboembolismo, e aparentemente ela não protege contra a doença cardíaca isquêmica. Os COs têm um efeito protetor contra os cânceres endometrial e de ovário, mas aumentam o risco de tromboembolismo e adenoma hepático

- A superdosagem de acetaminofeno pode causar uma necrose centrilobular do fígado que leva à insuficiência hepática. O tratamento precoce com agentes que restauram os níveis de GSH pode limitar a toxicidade. O ácido acetilsalicílico bloqueia a produção de prostaglandinas, que pode produzir ulceração e sangramento gástricos
- Os distúrbios do uso abusivo e da superdosagem de substâncias são sérios problemas de saúde pública. Dentre as substâncias geralmente de uso abusivo, estão os sedativo-hipnóticos (barbitúricos, etanol), os estimulantes psicomotores (cocaína, anfetamina, *ecstasy*), os narcóticos opioides (heroína, metadona, oxicodona), os alucinógenos (LSD, mescalina) e os canabinoides (maconha, haxixe). Esses agentes causam efeitos diversos em vários órgãos.

Lesão por radiação
- A radiação ionizante pode lesionar as células direta ou indiretamente por gerar radicais livres a partir da água ou do oxigênio molecular
- A radiação ionizante danifica o DNA; portanto, as células em rápida divisão, como as células germinativas e aquelas na medula óssea e no sistema GI, são muito sensíveis à lesão por radiação
- O dano ao DNA que não é reparado adequadamente pode resultar em mutações que predispõem as células afetadas à transformação neoplásica
- A radiação ionizante pode causar dano vascular e esclerose, resultando então em necrose isquêmica de células parenquimatosas e sua substituição por tecido fibroso.

Doenças nutricionais
- A desnutrição aguda grave (DAG) primária é uma causa comum de mortes na infância nos países de baixa renda. As duas principais síndromes DAG primárias são o marasmo e o *kwashiorkor*. A DAG secundária ocorre na doença crônica e nos pacientes com câncer avançado (como resultado de caquexia)
- O *kwashiorkor* é caracterizado por hipoalbuminemia, edema generalizado, esteatose hepática, alterações cutâneas e defeitos na imunidade. É causado pelas dietas com baixo teor de proteínas, mas com calorias suficientes
- O marasmo é caracterizado por uma consumpção resultante da perda de massa muscular e gordura com relativa preservação da albumina sérica. É causado pelas dietas com grave carência de calorias – tanto proteicas como não proteicas
- A anorexia nervosa é a inanição autoinduzida; caracteriza-se por amenorreia e múltiplas manifestações de baixos níveis de hormônio tireóideo. A bulimia nervosa é uma condição em que a compulsão alimentar se alterna com vômito induzido ou exercício físico excessivo
- As vitaminas A e D são lipossolúveis e apresentam uma ampla gama de atividades. A vitamina C e os membros da família das vitaminas do complexo B são hidrossolúveis (a Tabela 7.9 lista as funções das vitaminas e as síndromes de deficiência).

Obesidade
- A obesidade é um transtorno de regulação da energia. Ela aumenta o risco de várias condições importantes, tais como resistência à insulina, diabetes tipo 2, hipertensão e hipertrigliceridemia, que estão associados ao desenvolvimento de doença arterial coronariana
- A regulação do balanço energético apresenta três principais componentes: (1) sinais aferentes, produzidos principalmente por insulina, leptina, grelina e peptídeo YY; (2) sistema hipotalâmico central, que integra sinais aferentes e deflagra os sinais eferentes; e (3) sinais eferentes, que controlam o balanço energético
- A leptina tem um papel no balanço energético. Sua saída dos tecidos adiposos é regulada pela abundância de reservas de gordura. A ligação da leptina aos seus receptores no hipotálamo reduz a ingestão alimentar pela estimulação de neurônios POMC/CART e pela inibição dos neurônios NPY/AgRP
- Além do diabetes e da doença cardiovascular, a obesidade também está associada a aumento do risco de alguns cânceres, esteatose hepática não alcoólica e cálculos biliares.

Exames laboratoriais

Teste	Valores de referência	Fisiopatologia/relevância clínica
25-Hidroxivitaminas D_2 e D_3 séricas	20 a 50 ng/ml (ótimo)	Quando o UVB incide na epiderme, o 7-desidrocolesterol é convertido em pré-vitamina D_3, que em seguida é convertida em vitamina D_3 (colecalciferol). No fígado, a vitamina D_3 é hidroxilada para formar 25-hidroxivitamina-D_3. Nos rins, é finalmente convertida na forma biologicamente ativa: 1,25-di-hidroxivitamina-D_3. A avaliação laboratorial inicial para o estado de vitamina D analisa os níveis de 25-hidroxivitamina D_3, não na forma biologicamente ativa; no quadro de doença renal, podem ser indicados testes para 1,25-di-hidroxivitamina D. Em crianças, a deficiência de vitamina D está associada ao raquitismo e a dor/fraqueza muscular e tetania (devido à hipocalcemia). Em adultos com deficiência de vitamina D, o risco de osteoporose e fratura aumenta
Acetaminofeno plasmático	10 a 25 µg/ml[a]	O acetaminofeno é processado no fígado para o metabólito reativo tóxico N-acetil-p-benzoquinoneimina (NAPQI), que então é conjugado para glutationa e excretado na urina. Quando doses supraterapêuticas são ingeridas, a glutationa é depletada; altos níveis de NAPQI causam disfunção mitocondrial e dano hepatocelular. A N-acetilcisteína é usada para tratar a superdosagem de acetaminofeno; ela atua como um substituto da glutationa, ligando-se diretamente à NAPQI. Nos EUA, a toxicidade por acetaminofeno representa cerca de 50% dos casos de insuficiência hepática aguda

(*continua*)

Teste	Valores de referência	Fisiopatologia/relevância clínica
Arsênico sanguíneo/pelos/cabelos	Sangue: < 13 ng/mℓ Pelos/cabelos: < 1 μg/g	O arsênico é rapidamente eliminado da circulação; portanto, os níveis sanguíneos são úteis apenas para a toxicidade aguda. Na exposição crônica, o arsênico acumula-se nos pelos/cabelos, que podem ser avaliados. A toxicidade aguda por arsênico apresenta-se como arritmias e sintomas gastrintestinais não específicos (p. ex., diarreia, náuseas). A exposição crônica resulta em hiperqueratose, neuropatias periféricas, insuficiência renal, anemia, disfunção hepática ou arritmias cardíacas, e está associada a aumento do risco de cânceres de bexiga urinária, fígado, pele e pulmão
Cádmio, urina/sangue	Urina: < 3 μg/g creatinina Sangue: < 4,9 μg/ℓ	O cádmio liga-se às proteínas séricas e está concentrado primariamente no fígado e no túbulo proximal dos rins. A exposição excessiva ao cádmio pode resultar em (1) doença pulmonar obstrutiva secundária à necrose da célula epitelial alveolar; (2) dano tubular renal; e (3) anormalidades esqueléticas (p. ex., osteoporose, osteomalacia) decorrentes de perda de cálcio. O mecanismo da toxicidade por cádmio é desconhecido, mas se acredita que envolva espécies reativas de oxigênio. As fontes comuns de exposição ao cádmio incluem fumaça de tabaco, atividades/ocupações (p. ex., fundição, fabricação de baterias de níquel-cádmio) e alguns alimentos
Chumbo, sangue (venoso)	Crianças: < 3,5 μg/dℓ (ver explicação) Adultos: ≤ 70 μg/dℓ (ocupacional)	A maior parte do chumbo é absorvida via sistema gastrintestinal e é distribuída por todo o corpo, predominantemente nos dentes e ossos em desenvolvimento. Os adultos absorvem cerca de 15% do chumbo ingerido enquanto as crianças absorvem até 50%, particularmente se tiverem deficiências nutricionais coexistentes. O chumbo forma ligações covalentes com os grupos sulfidrila na proteína cisteína, o que contribui para a toxicidade renal. O chumbo diminui a biossíntese de heme e atua como uma toxina mitocondrial. Não foi estabelecido um nível sanguíneo seguro de chumbo para crianças. Em níveis acima de 3,5 μg/dℓ, os CDC apresentam uma série de recomendações; a terapia de quelação pode ser indicada em crianças com níveis sanguíneos > 45 μg/dℓ. Os níveis sanguíneos de chumbo são monitorados para assegurar que as exposições ocupacionais atendam aos padrões federais americanos estabelecidos
Etanol, sangue	Limite legal de intoxicação na maior parte dos EUA: > 80 mg/dℓ (0,08%) Potencialmente letal: ≥ 400 mg/dℓ (0,4%)	O etanol é metabolizado no fígado primariamente pela via oxidativa em que a álcool desidrogenase converte o etanol em acetaldeído, que é posteriormente metabolizado para ácido acético pela aldeído desidrogenase. No caso de níveis crescentes de álcool no sangue ou de consumo crônico de etanol, o metabolismo do citocromo P-450 microssomal de etanol se torna cada vez mais significativo, particularmente na isoforma CYP2E1. Os níveis de CYP2E1 aumentam com o consumo crônico de álcool, o que contribui para aumento da tolerância; o comportamento relativamente não prejudicado no contexto de altos níveis sanguíneos de álcool sugere ingestão crônica de álcool
Mercúrio sanguíneo	Sangue: < 10 ng/mℓ	O mercúrio é primariamente absorvido no sistema GI. Ele pode se ligar aos grupos sulfidrila nas proteínas. É lipofílico, o que lhe permite atravessar a placenta e se concentrar em tecidos ricos em lipídios, tais como o sistema nervoso central. Por ser eliminado pelos rins, pode resultar em dano renal. O mercúrio afeta as funções motoras, sensitivas, cognitivas e comportamentais do cérebro. A toxicidade aguda está associada à necrose tubular renal e à oligúria ou à anúria. A exposição ao mercúrio no útero pode causar uma séria patologia no SNC, paralisia cerebral e cegueira. Vômito e dor abdominal podem se desenvolver com a ingestão aguda. Sintomas graves e altos níveis de mercúrio no sangue podem necessitar de terapia de quelação
Salicilato sérico	Terapêutico: < 30 mg/dℓ	O ácido acetilsalicílico apresenta meia-vida curta (15 minutos) e é rapidamente metabolizado para salicilato. Na superdosagem de ácido acetilsalicílico, a estimulação do bulbo resulta em hiperventilação precoce, alcalose respiratória, náuseas e vômitos seguidos de perturbação do metabolismo celular (fosforilação oxidativa) e acidose metabólica. Níveis séricos de salicilato de 50 mg/dℓ ou acima são tóxicos

[a]Valores de referência da Duke University Health Systems Clinical Laboratories. Valores de referência apresentados em https://www.mayocliniclabs.com/, com permissão da Mayo Foundation for Medical Education and Research. Todos os direitos reservados. (Adaptada de Deyrup AT, D'Ambrosio D, Muir J et al. Essential Laboratory Tests for Medical Education. *Acad Pathol.* 2022;9. doi: 10.1016/j.acpath.2022.100046.)

8

Vasos Sanguíneos

VISÃO GERAL DO CAPÍTULO

Estrutura e função dos vasos sanguíneos, 282
  Organização dos vasos sanguíneos, 283
Anomalias congênitas, 284
Regulação da pressão arterial, 284
Doença vascular hipertensiva, 286
  Epidemiologia da hipertensão, 286
  Patogênese da hipertensão primária, 287
Arteriosclerose, 287
Aterosclerose, 288
  Epidemiologia, 289
  Fatores de risco constitucionais, 289
  Principais fatores de risco modificáveis, 289
  Fatores de riscos adicionais, 291
  Patogênese, 291
  Consequências da aterosclerose, 293
  Estenose aterosclerótica, 295
  Alteração aguda da placa, 295
Aneurismas e dissecções, 296
  Aneurisma da aorta abdominal, 297
  Aneurisma da aorta torácica, 299
  Dissecção da aorta, 299
Vasculite, 300
  Vasculite não infecciosa, 300
  Vasculite associada a imunocomplexos, 300
  Anticorpos anticitoplasma de neutrófilos, 301
  Anticorpos anticélulas endoteliais e células T autorreativas, 302
  Vasculite de vasos de grande calibre, 302
  Arterite de células gigantes (arterite temporal), 302
  Arterite de Takayasu, 303

Vasculite de vasos de médio calibre, 304
  Poliarterite nodosa, 304
  Doença de Kawasaki, 305
Vasculite de vasos de pequeno calibre, 305
  Poliangiite microscópica, 305
  Granulomatose com poliangiite, 306
  Granulomatose eosinofílica com poliangiite (síndrome de Churg-Strauss), 307
Tromboangiite obliterante (doença de Buerger), 307
Vasculite infecciosa, 307
Distúrbios de hiper-reatividade dos vasos sanguíneos, 307
  Fenômeno de Raynaud, 307
Veias e vasos linfáticos, 308
  Veias varicosas das extremidades, 308
  Varicosidades em outros locais, 308
  Tromboflebite e flebotrombose, 308
  Síndromes das veias cavas superior e inferior, 308
  Linfangite e linfedema, 308
Tumores, 309
  Tumores benignos e condições semelhantes a tumores, 309
  Ectasias vasculares, 309
  Hemangiomas, 309
  Linfangiomas, 310
  Tumores glômicos (glomangiomas), 311
  Angiomatose bacilar, 311
  Tumores de grau intermediário (limítrofes), 311
  Sarcoma de Kaposi, 311
  Tumores malignos, 312
  Angiossarcomas, 312

As doenças vasculares são responsáveis por algumas das condições mais comuns e letais que afligem a humanidade. Embora a maioria dos distúrbios clinicamente significativos envolva lesões arteriais, alterações patológicas venosas também podem causar danos. Dois tipos de lesões vasculares causam doença:

- *Estreitamento* ou *obstrução completa do lúmen do vaso*, que pode ocorrer de forma progressiva (p. ex., por aterosclerose) ou aguda (p. ex., por trombose ou embolia)
- *Enfraquecimento* das paredes dos vasos causando dilatação e/ou ruptura.

Iniciaremos apresentando uma visão geral da estrutura e da função vasculares como base para a compreensão das doenças dos vasos sanguíneos discutidas no capítulo.

As contribuições do Dr. Richard Mitchell, Department of Pathology, Brigham and Women's Hospital, Harvard Medical School, Boston, Massachusetts, para este capítulo em diversas edições anteriores deste livro são reconhecidas com gratidão.

ESTRUTURA E FUNÇÃO DOS VASOS SANGUÍNEOS

Os vasos sanguíneos são fundamentalmente estruturas tubulares constituídas por células musculares lisas (CMLs) e matriz extracelular (MEC) com uma superfície luminal interna coberta por um revestimento contínuo de células endoteliais (CEs). As quantidades relativas de CMLs e MEC, bem como as propriedades das CEs, variam ao longo da vasculatura de acordo com a necessidade funcional (Figura 8.1). Para acomodar o fluxo pulsátil e as pressões arteriais mais elevadas, as paredes *arteriais* são mais espessas do que as das veias, e são revestidas por várias camadas de reforço constituídas de CMLs. À medida que as artérias se estreitam formando as *arteríolas*, a proporção da espessura da parede em relação ao diâmetro do lúmen aumenta, o que permite uma regulação mais precisa da pressão intravascular. Em contraste, as *veias* são vasos compostos de paredes delgadas distensíveis com alta capacitância. Para facilitar a difusão máxima, os *capilares*

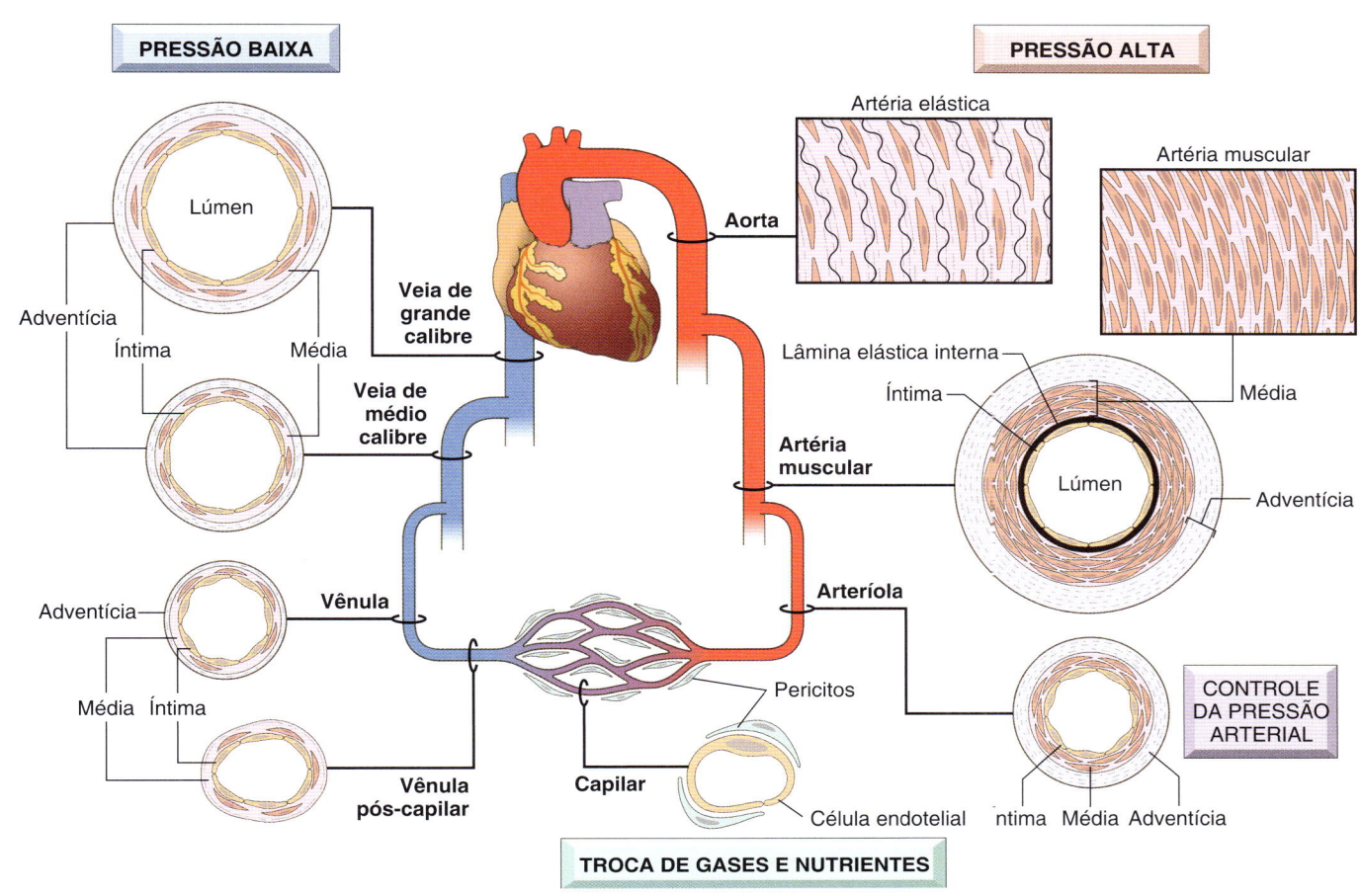

Figura 8.1 Especializações regionais da vasculatura. Embora a organização básica da vasculatura seja constante, a espessura e a composição das várias camadas diferem de acordo com as forças hemodinâmicas e os requisitos do tecido. Assim, a aorta e outras artérias elásticas apresentam um substancial tecido elástico para acomodar altas forças pulsáteis com capacidade de recuar e transmitir energia para o fluxo sanguíneo anterógrado. Esses vasos apresentam unidades lamelares que compreendem repetições de uma camada de fibras elásticas, uma célula muscular lisa e matriz extracelular interveniente. As artérias puramente musculares apresentam fibras elásticas apenas na intersecção entre a íntima e a média ou entre a média e a adventícia. Em comparação, o sistema venoso tem camadas mediais mais finas e relativamente pouco desenvolvidas que permitem maior capacitância, enquanto a parede capilar permite a pronta difusão de oxigênio e nutrientes uma vez que compreende apenas uma única célula endotelial e esparsos pericitos circundantes. A diferença na estrutura e nos atributos funcionais também influencia os distúrbios que podem afetar as diversas partes da árvore vascular. Por isso, a perda de tecido elástico aórtico resultará em aneurisma, enquanto a estase em um leito venoso dilatado pode resultar em trombose.

são revestidos por uma única camada de CEs que repousa sobre uma membrana basal. Notavelmente, certos distúrbios caracteristicamente envolvem apenas tipos específicos de vasos. Por exemplo, a aterosclerose ocorre principalmente em artérias musculares maiores, enquanto a hipertensão afeta pequenas arteríolas e formas específicas de vasculite envolvem preferencialmente vasos de determinado calibre.

As paredes dos vasos estão organizadas em três camadas concêntricas: *íntima*, *média* e *adventícia* (ver Figura 8.1). A íntima consiste em uma camada única de CEs que repousa sobre uma membrana basal com mínima MEC subjacente; ela é separada da média por uma densa membrana elástica chamada *lâmina elástica interna*. A média é composta predominantemente de CMLs e MEC circundadas por tecido conjuntivo frouxo e fibras nervosas da adventícia. Uma *lâmina elástica externa* está presente em algumas artérias e define a transição entre a média e a adventícia. A difusão de oxigênio e nutrientes do lúmen é adequada para suprir os vasos de paredes finas e as CMLs internas de todos os vasos. No entanto, nos vasos de médio e grande calibres, as pequenas arteríolas no interior da adventícia (denominadas *vasa vasorum* – literalmente "vasos dos vasos") perfundem da metade até os dois terços exteriores da média.

Organização dos vasos sanguíneos

As *artérias* são divididas em três tipos de acordo com seu tamanho e estrutura:

- *Artérias elásticas de grande calibre* (p. ex., aorta, vasos do arco aórtico, artérias ilíacas e pulmonares). Nesses vasos, as fibras elásticas se alternam com as CMLs ao longo da média, que se expande durante a sístole e contrai durante a diástole para impulsionar o sangue distalmente

- *Artérias musculares de médio calibre* (p. ex., artérias coronárias e renais). Nessas artérias, a média é composta principalmente de CMLs e a elastina limita-se às lâminas elásticas interna e externa. O fluxo sanguíneo regional é regulado pela contração (vasoconstrição) e pelo relaxamento (vasodilatação) das CMLs controlados pelo sistema nervoso autônomo e por fatores metabólicos locais (p. ex., acidose)

- As *artérias de pequeno calibre* (2 mm ou menos de diâmetro) e *arteríolas* (20 a 100 μm de diâmetro) situam-se no tecido conjuntivo dos órgãos. A média nestes vasos é composta principalmente de CMLs. A resistência ao fluxo sanguíneo é regulada nas arteríolas. Como a resistência ao fluxo de um líquido é inversamente proporcional à quarta potência do diâmetro (i. e., a redução do diâmetro pela metade aumenta a resistência em 16 vezes), pequenas alterações no tamanho do lúmen arteriolar exercem efeitos profundos na pressão arterial.

Os *capilares* apresentam diâmetros luminais ligeiramente menores que as hemácias (7 a 8 μm). Esses vasos são revestidos por CEs e são parcialmente circundados por pericitos, células que podem regular a função endotelial capilar. Coletivamente, os leitos capilares apresentam uma área transversal total muito grande e uma baixa taxa de fluxo sanguíneo. Por apresentarem paredes delgadas e fluxo lento, os capilares são idealmente adequados para a rápida troca de substâncias difusíveis entre o sangue e os tecidos.

As *veias* recebem sangue dos leitos capilares como vênulas pós-capilares, que se anastomosam para formar vênulas coletoras e veias progressivamente maiores. O extravasamento vascular (edema) e a emigração leucocitária característicos da inflamação ocorrem preferencialmente nas vênulas pós-capilares (Capítulo 2).

Em comparação com as artérias com o mesmo nível de ramificação, as veias apresentam diâmetro e lúmen maiores e paredes mais finas com camadas menos distintas, o que constitui adaptações para as baixas pressões encontradas na porção venosa da circulação. Coletivamente, o sistema venoso apresenta uma capacidade enorme e normalmente contém aproximadamente dois terços do sangue.

Os *vasos linfáticos* são canais de paredes delgadas e revestidas por endotélio que drenam a linfa do interstício dos tecidos e eventualmente a reconectam à corrente sanguínea via *duto torácico*. Os vasos linfáticos transportam líquidos e células a partir dos epitélios e dos tecidos parenquimatosos para os linfonodos, facilitando assim a apresentação de antígenos e a ativação de linfócitos nos linfonodos. Isso permite o monitoramento contínuo de tecidos periféricos para infecção.

ANOMALIAS CONGÊNITAS

Embora raramente sintomáticas, variantes anatômicas incomuns dos vasos sanguíneos podem causar complicações durante uma cirurgia, tais como a lesão de um vaso presente em uma localização inesperada. Os cirurgiões cardíacos e os cardiologistas intervencionistas também devem estar familiarizados com as variantes das artérias coronárias que podem ocorrer entre 1 e 5% dos indivíduos. Dentre as outras anomalias vasculares congênitas, três merecem uma atenção especial:

- Os *aneurismas saculares* são dilatações arteriais de parede delgada em vasos cerebrais, classicamente localizados em pontos de ramificação ao redor do polígono de Willis. Esses aneurismas ocorrem nos locais em que a camada média arterial está congenitamente enfraquecida, podendo se romper espontaneamente e causar uma fatal hemorragia intracerebral (Capítulo 21). Em alguns casos, os aneurismas saculares estão associados à doença renal policística do adulto (Capítulo 12)
- As *fístulas arteriovenosas* (FAVs) são conexões anormais entre artérias e veias sem um leito capilar intermediário. Ocorrem mais comumente como defeitos de desenvolvimento, mas também podem resultar da ruptura de aneurismas arteriais em veias adjacentes, de lesões penetrantes que perfuram artérias e veias ou de inflamação e necrose de vasos adjacentes. As FAVs podem ser criadas cirurgicamente para proporcionar acesso vascular para hemodiálise. As FAVs extensas ou múltiplas podem causar uma insuficiência cardíaca de alto débito por desviar grandes volumes de sangue da circulação arterial para a venosa
- A *displasia fibromuscular* é um espessamento irregular focal das paredes das artérias musculares de médio e grande calibres em decorrência de uma combinação de hiperplasia da média e da íntima e fibrose. Essa anomalia atinge principalmente as mulheres e afeta preferencialmente as artérias renais, que estão envolvidas em 75 a 90% dos casos. A mediana de idade do diagnóstico é de 52 anos. A causa ainda é desconhecida. O espessamento focal da parede do vaso resulta em estenose luminal ou pode estar associado ao espasmo vascular que reduz o fluxo vascular. Nas artérias renais, essa redução do fluxo pode levar à hipertensão renovascular em decorrência da ativação do eixo renina-angiotensina-aldosterona. Entre os segmentos focais da parede espessada, a artéria frequentemente apresenta enfraquecimento da média; podem se desenvolver dilatações vasculares nessas porções do vaso que são propensas à ruptura.

REGULAÇÃO DA PRESSÃO ARTERIAL

As pressões arteriais local e sistêmica devem ser mantidas dentro de uma faixa estreita de variação para que a saúde seja preservada. A pressão arterial baixa (*hipotensão*) resulta em perfusão inadequada, disfunção dos órgãos e, algumas vezes, necrose tecidual. Por outro lado, a pressão arterial elevada (*hipertensão*) causa danos nos vasos e nos órgãos terminais, e é um dos principais fatores de risco para a aterosclerose (ver mais adiante).

A pressão arterial é determinada pelo débito cardíaco e pela resistência vascular periférica, ambos influenciados por múltiplos fatores genéticos e ambientais (Figura 8.2).

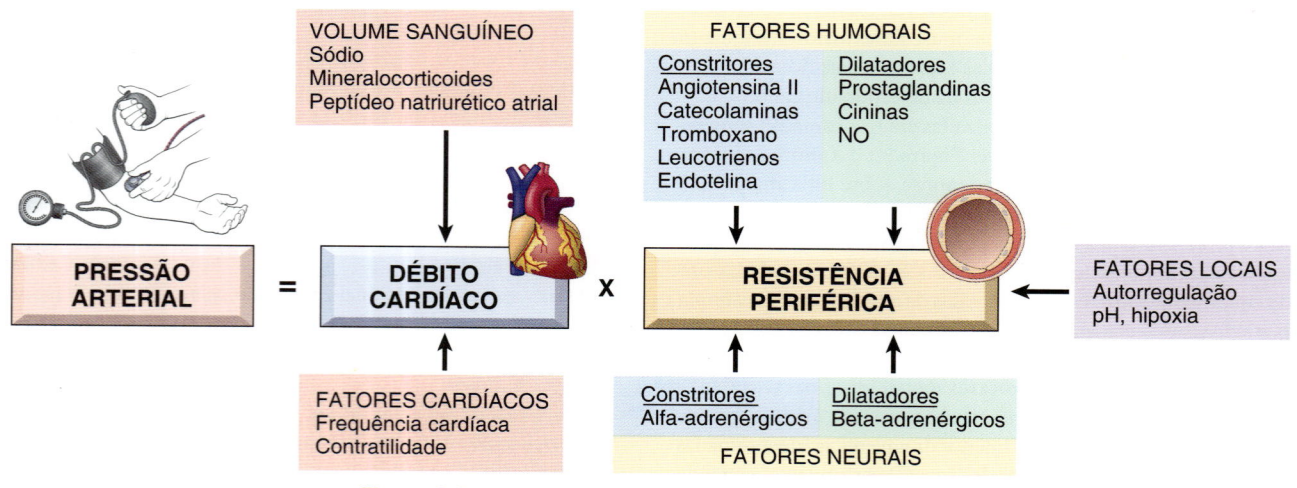

Figura 8.2 Regulação da pressão arterial. *NO*, óxido nítrico.

- O *débito cardíaco é uma função do volume sistólico e da frequência cardíaca*. O principal determinante do volume sistólico é a pressão de enchimento, que é regulada pela homeostase de sódio (descrita mais adiante) e seu efeito no volume sanguíneo. Tanto a frequência cardíaca quanto a contratilidade miocárdica (um segundo fator que afeta o volume sistólico) são reguladas pelos sistemas alfa e beta-adrenérgicos (que também têm efeitos sobre o tônus vascular)
- A *resistência periférica é regulada, predominantemente ao nível das arteríolas*, por fatores neurais e humorais. O tônus vascular reflete um equilíbrio entre as ações de vasoconstritores (incluindo angiotensina II, catecolaminas e endotelina) e vasodilatadores (incluindo cininas, prostaglandinas e óxido nítrico [NO]). A resistência vascular também exibe uma autorregulação, pela qual o aumento do fluxo sanguíneo induz vasoconstrição para proteger os tecidos da hiperperfusão. Por fim, a pressão arterial é finamente ajustada pelo pH e pela hipoxia do tecido para se adaptar às demandas metabólicas locais.

Fatores liberados pelos rins, pelas glândulas adrenais e pelo miocárdio interagem influenciando o tônus vascular e regulando o volume sanguíneo pelo ajuste do equilíbrio de sódio. As forças que regulam a pressão arterial são representadas na Figura 8.3 e descritas a seguir.

- *Homeostase de sódio*: diariamente, os rins filtram em média 170 ℓ de plasma contendo 23 moles de sal. Na presença de uma dieta tradicional contendo 100 mEq de sódio, 99,5% do sal filtrado devem ser reabsorvidos para manter o nível de sódio corporal total. Cerca de 98% do sódio filtrado são reabsorvidos por vários transportadores constitutivamente ativos. Os outros 2% de sódio são recuperados por meio do canal de sódio epitelial (ENaC, do inglês *epithelial sodium channel*), o qual é fortemente regulado pela aldosterona, um efetor liberado *downstream* pelo sistema renina-angiotensina, via esta que determina o equilíbrio global de sódio
- Os rins e o coração contêm células que detectam alterações na pressão arterial e/ou no volume de sangue. Em resposta, essas células liberam vários reguladores importantes que atuam em conjunto para manter a pressão arterial normal. Os rins influenciam tanto a resistência periférica quanto a excreção/retenção de sódio principalmente por intermédio do sistema renina-angiotensina
  - A *renina* é uma enzima proteolítica produzida por células renais justaglomerulares – células mioepiteliais que revestem as arteríolas glomerulares aferentes. A renina é liberada em resposta à queda da pressão arterial nas arteríolas aferentes ou aos baixos níveis de sódio nos túbulos contorcidos distais dos rins. Esta última ocorre quando a taxa de filtração glomerular diminui (p. ex., quando o débito cardíaco é baixo), levando ao aumento da reabsorção de sódio pelos túbulos proximais
  - *Angiotensina*: a renina cliva o angiotensinogênio plasmático em angiotensina I, que é convertida em *angiotensina II* pela enzima conversora de angiotensina (ECA), expressa

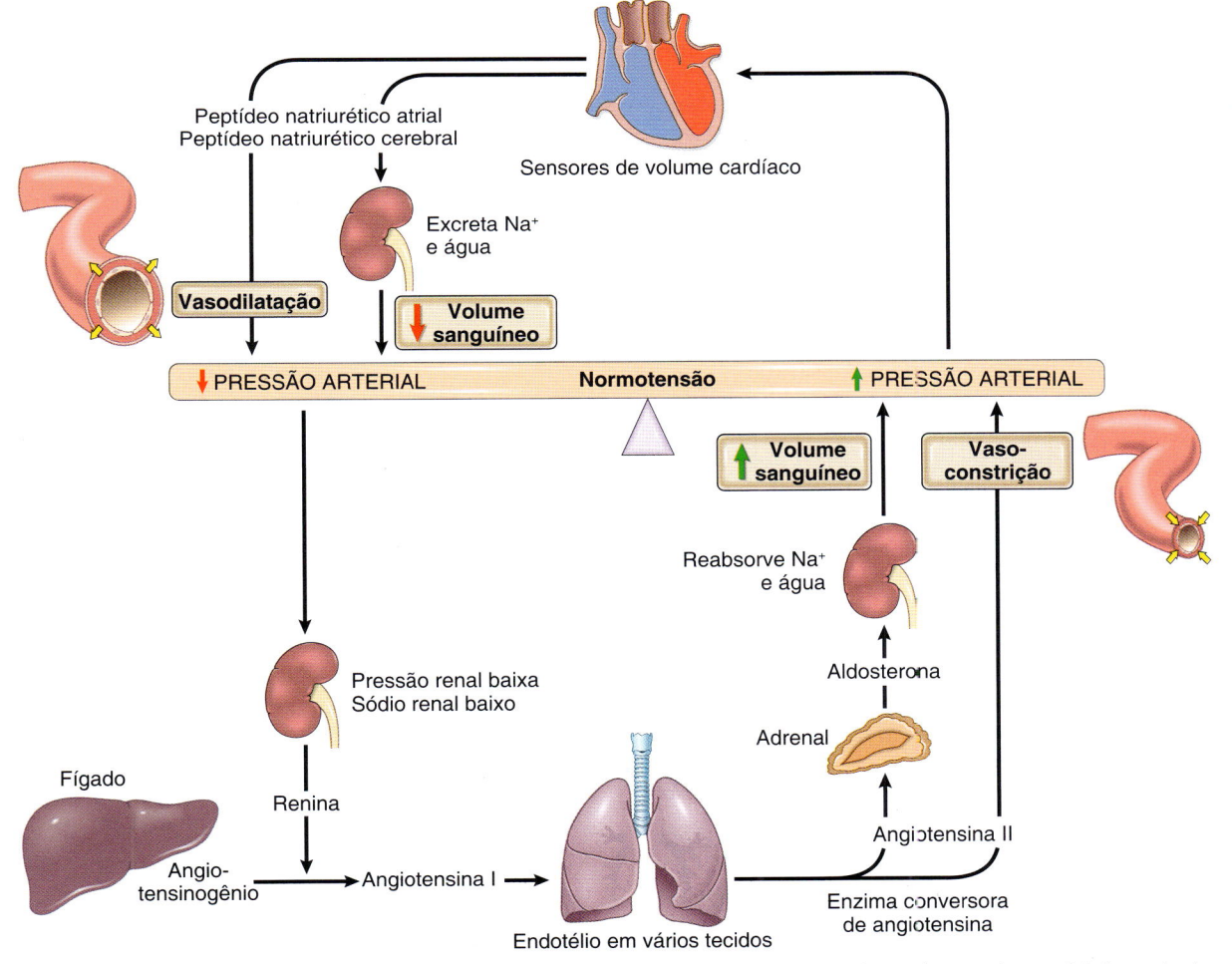

Figura 8.3 Interação de renina, angiotensina, aldosterona e peptídeo natriurético atrial na regulação da pressão arterial. A queda da pressão arterial causada por vasodilatação e/ou redução no volume sanguíneo desencadeia a liberação de renina dos rins, que aumenta a pressão arterial por intermédio dos sistemas angiotensina-aldosterona. Na situação inversa, a hipertensão arterial desencadeia a secreção dos "sensores de volume cardíaco" – peptídeo natriurético atrial (PNA) e peptídeo natriurético cerebral (PNC), que, por sua vez, normalizam a pressão arterial.

principalmente pelo endotélio vascular. A angiotensina II eleva a pressão arterial por meio de: (1) indução da contração das CMLs vasculares; (2) estimulação da secreção de aldosterona pela glândula adrenal e; (3) aumento da reabsorção tubular do sódio
- *Aldosterona*: a aldosterona da adrenal eleva a pressão arterial pelo seu efeito no volume sanguíneo; ela aumenta a reabsorção de sódio (e, consequentemente, a reabsorção de água) nos túbulos contorcidos distais e nos túbulos coletores e ao mesmo tempo favorece a excreção de potássio na urina
- *Vasodilatadores*: os rins produzem uma variedade de substâncias relaxantes vasculares (incluindo prostaglandinas e NO), que contrabalanceiam os efeitos vasopressores da angiotensina
- *Peptídeos natriuréticos*: os peptídeos natriuréticos miocárdicos são secretados pelos átrios e pelos ventrículos do miocárdio em resposta à expansão do volume; eles inibem a reabsorção de sódio nos túbulos renais distais, causando, assim, excreção de sódio e diurese. Esses peptídeos também induzem uma vasodilatação sistêmica.

DOENÇA VASCULAR HIPERTENSIVA

A hipertensão é um grande problema de saúde nos países de alta renda. Embora ocasionalmente se manifeste de uma forma aguda agressiva, a pressão arterial elevada é tipicamente assintomática durante muitos anos. Esta condição insidiosa é referida como hipertensão essencial, assim denominada porque o aumento gradual na pressão arterial associado à idade foi considerado "essencial" para a perfusão normal de órgãos terminais como o cérebro. No entanto, esse aumento não é nem essencial nem benigno, e é denominado hipertensão primária porque tipicamente se desenvolve sem qualquer causa identificável (idiopática). Os termos idiopática, essencial e benigna continuam todos sendo empregados para esta forma de hipertensão. A hipertensão primária aumenta o risco de acidente vascular cerebral (AVC) e de doenças coronarianas ateroscleróticas cardíacas, podendo também levar à hipertrofia do coração e à insuficiência cardíaca (cardiopatia hipertensiva; ver Capítulo 9), à dissecção aórtica, à demência multi-infarto e à insuficiência renal.

Em cerca de 95% dos casos, a hipertensão é idiopática. A maioria dos casos restantes é secundária à doença renal primária, ao estreitamento da artéria renal (hipertensão renovascular), aos distúrbios adrenais ou à apneia obstrutiva do sono (Tabela 8.1). A hipertensão primária é compatível com uma longa expectativa de vida, a menos que sobrevenha alguma complicação (p. ex., infarto do miocárdio, AVC). O prognóstico da hipertensão secundária depende de tratamento adequado da causa subjacente.

Epidemiologia da hipertensão

Assim como o peso e a estatura, a pressão arterial é uma variável continuamente distribuída; no entanto, as consequências prejudiciais aumentam progressivamente à medida que a pressão se eleva, e não existe limiar rigidamente confiável capaz de prever segurança total. Todavia, em estudos populacionais, a pressão diastólica mantida acima de 80 mmHg ou a pressão sistólica sustentada acima de 120 mmHg estão associadas a maior risco de aterosclerose e, dessa maneira, representam pontos de corte para o diagnóstico da hipertensão na prática clínica. Por meio desse critério, mais de 40% dos indivíduos na população geral dos EUA são hipertensos. No entanto, como mencionado, esses valores são um tanto arbitrários e, nos pacientes com outros fatores de risco cardiovasculares (p. ex., diabetes), devem ser aplicados limiares inferiores.

Tabela 8.1 Tipos e causas de hipertensão.

Hipertensão primária
Responsável por 90 a 95% de todos os casos
Hipertensão secundária
Renal
Glomerulonefrite aguda
Doença renal crônica
Doença renal policística
Estenose da artéria renal
Vasculite renal
Tumores produtores de renina
Endócrina
Hiperfunção adrenocortical (síndrome de Cushing, aldosteronismo primário, hiperplasia adrenal congênita)
Hormônios exógenos (glicocorticoides, estrogênio [incluindo o induzido pela gravidez ou por contraceptivos orais], simpaticomiméticos e inibidores da monoamina oxidase)
Feocromocitoma
Acromegalia
Hipotireoidismo (mixedema)
Hipertireoidismo (tireotoxicose)
Induzida pela gravidez (pré-eclâmpsia)
Cardiovascular
Coarctação da aorta
Poliarterite nodosa
Aumento do volume intravascular
Aumento do débito cardíaco
Neurológica
Psicogênica
Aumento da pressão intracraniana
Apneia obstrutiva do sono
Estresse agudo, incluindo cirurgia

A prevalência dos efeitos patológicos ocasionados pela elevação da pressão arterial aumenta com a idade e é maior em algumas populações. Geralmente, os países de alta renda sofrem menos com doenças relacionadas à hipertensão do que os países de baixa renda. Nos EUA, os afro-americanos têm a maior taxa de hipertensão quando comparados com os americanos de ascendência europeia, asiática e latino-americana, isto devido a uma combinação de fatores ambientais e genéticos. Sem tratamento adequado, cerca de metade dos hipertensos morre em decorrência de doença cardíaca isquêmica (DCI) ou insuficiência cardíaca congestiva, enquanto um terço morre por AVC. A redução da pressão arterial diminui a incidência e as sequelas clínicas (incluindo a morte) de todas as formas de doenças relacionadas à hipertensão.

Uma pequena porcentagem dos pacientes hipertensos (aproximadamente 5%) apresenta uma elevação brusca da pressão arterial que, se não tratada, pode levar à morte dentro de 1 ou 2 anos. Esses pacientes apresentam pressão sistólica acima de 180 mmHg ou pressão diastólica superior a 120 mmHg. Esta forma de hipertensão foi chamada de hipertensão "maligna" (ou grave) porque está frequentemente associada a altas taxas de morbidade e mortalidade (p. ex., causada por insuficiência renal e hemorragia da retina com ou sem papiledema). A hipertensão maligna pode surgir espontaneamente (*de novo*), embora comumente se sobreponha a uma hipertensão menos grave (por isso chamada "benigna") preexistente de longa data.

Patogênese da hipertensão primária

Se por um lado as vias moleculares de regulação da pressão arterial estão bem compreendidas, por outro, os mecanismos que causam hipertensão na vasta maioria dos indivíduos afetados permanecem desconhecidos. O conhecimento aceito é que a hipertensão primária resulta da interação de polimorfismos genéticos com fatores ambientais que sinergizam para aumentar o volume sanguíneo e/ou a resistência periférica.

Embora os estímulos desencadeadores específicos sejam desconhecidos, acredita-se que alterações no controle renal de sódio e elevação da resistência vascular contribuam para a hipertensão primária.

- A *redução da excreção renal de sódio* na presença de pressão arterial normal é, provavelmente, a principal característica patogênica; de fato, é um fator etiológico comum na maioria das formas de hipertensão arterial. A diminuição da excreção de sódio causa um consequente aumento do volume de líquido e do débito cardíaco, contribuindo assim para a elevação da pressão arterial (ver Figura 8.3). Com a elevação da pressão arterial, os rins excretam mais sódio. Dessa forma, um novo estado de excreção constante de sódio é alcançado, mas à custa de uma pressão arterial elevada
- *O aumento da resistência vascular pode resultar da vasoconstrição ou de alterações estruturais na parede dos vasos.* Estes não são necessariamente fatores independentes, uma vez que a vasoconstrição crônica pode resultar no espessamento permanente da parede dos vasos afetados
- Os *fatores genéticos* desempenham um papel importante na determinação da pressão arterial, conforme demonstrado pelo agrupamento familiar e pelos estudos de hipertensão em gêmeos monozigóticos e dizigóticos. Na vasta maioria dos casos, os genes de suscetibilidade para hipertensão primária ainda são desconhecidos, mas provavelmente incluem os reguladores da reabsorção renal de sódio, a produção de pressores endógenos e o crescimento (proliferação) de CMLs. Em uma pequena proporção dos casos, há uma associação entre polimorfismos específicos do angiotensinogênio e variantes do receptor de angiotensina II; os polimorfismos que afetam o sistema renina-angiotensina também podem contribuir para as diferenças na regulação da pressão arterial observadas em diferentes populações
- *Fatores ambientais* como estresse, obesidade, tabagismo, sedentarismo e alto consumo de sal, bem como falta de acesso aos cuidados de saúde, modificam o impacto dos determinantes genéticos. As evidências da relação entre a ingesta de sódio na dieta e a hipertensão são particularmente fortes.

Morfologia

A hipertensão acelera a aterogênese e provoca alterações degenerativas nas paredes das artérias de grande e médio calibres, o que pode ocasionar dissecção da aorta e hemorragia cerebrovascular. São observadas duas formas de doenças associadas aos pequenos vasos (Figura 8.4):

- A **arteriolosclerose hialina** está associada à hipertensão primária e se caracteriza pelo espessamento das paredes arteriolares com deposição de um material homogêneo e hialino róseo e perda de detalhes estruturais subjacentes, além de estreitamento luminal (Figura 8.4 A). As lesões originam-se do extravasamento de componentes plasmáticos através das CEs lesadas dentro dos vasos e do aumento da produção de MEC pelas CMLs em resposta ao estresse hemodinâmico crônico. Nos rins, o estreitamento arteriolar causado pela arteriolosclerose hialina causa um difuso comprometimento vascular e **nefrosclerose** (cicatrizes glomerulares) (Capítulo 12). Apesar de os vasos de indivíduos idosos, mesmo aqueles normotensos, exibirem as mesmas alterações da arteriolosclerose hialina, o quadro é mais generalizado e grave nos pacientes com hipertensão. As mesmas lesões também são observadas na microangiopatia diabética; nesse distúrbio, a etiologia subjacente é a disfunção de CEs associada à hiperglicemia
- A **arteriolosclerose hiperplásica** é mais comum na hipertensão grave. Os vasos exibem "lesões em casca de cebola" representadas por espessamentos laminares e concêntricos nas paredes arteriolares, bem como um estreitamento luminal (Figura 8.4 B). As laminações consistem em CMLs com membranas basais espessadas e reduplicadas. Na hipertensão grave ("maligna"), essas alterações são acompanhadas por **necrose fibrinoide**, que é particularmente proeminente nos rins.

ARTERIOSCLEROSE

Arteriosclerose significa, literalmente, "endurecimento das artérias" e representa um termo genérico que designa o espessamento e a perda da elasticidade da parede arterial. São reconhecidos quatro padrões, cada um com diferentes causas e consequências:

- A *arteriolosclerose* afeta pequenas artérias e arteríolas, e pode causar lesão isquêmica distal. As duas variantes da arteriosclerose, a hialina

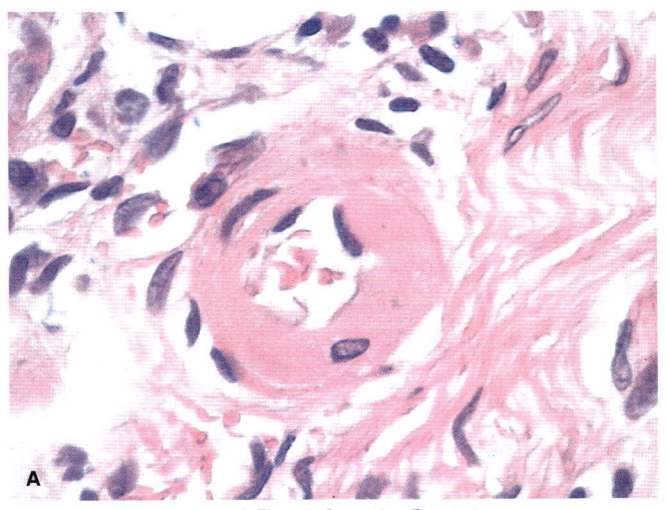

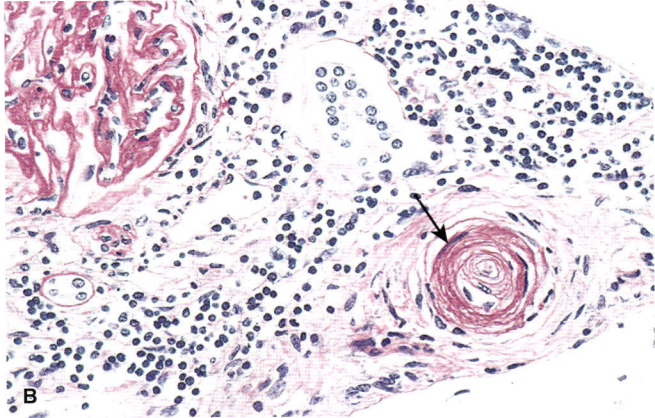

Figura 8.4 Doença vascular hipertensiva. **A.** Arteriolosclerose hialina. A parede arteriolar fica espessada devido à deposição de material proteináceo amorfo (hialinizado) e com acentuado estreitamento luminal. **B.** Arteriolosclerose hiperplásica (em "casca de cebola") (*seta*) causando obliteração luminal (coloração com ácido periódico de Schiff). (**B.** Cortesia de Helmut Rennke, MD, Brigham and Women's Hospital, Boston, Massachusetts.)

e a hiperplásica, foram descritas anteriormente relacionadas com a hipertensão
- A *aterosclerose*, derivada das palavras gregas para "pastoso" e "endurecimento", é a doença vascular mais frequente e clinicamente importante, e será discutida na próxima seção
- A *esclerose medial de Mönckeberg* caracteriza-se pela presença de depósitos calcificados em artérias musculares, geralmente centrados sobre a lâmina elástica interna, tipicamente nos indivíduos acima dos 50 anos. As lesões não invadem o lúmen dos vasos e, comumente, não apresentam uma significativa manifestação clínica. No tecido mamário, esse tipo de esclerose pode ser identificado por mamografia
- A *hiperplasia fibromuscular da íntima* é um processo não aterosclerótico que ocorre nas artérias musculares maiores que as arteríolas. Esta hiperplasia é uma lesão rica em CMLs e MEC causada por inflamação (como na arterite cicatricial ou na arteriopatia associada a transplante; Capítulo 9) ou por lesão mecânica (p. ex., associada a *stents* ou angioplastia com balão). A hiperplasia resultante pode causar uma substancial estenose dos vasos afetados; de fato, esta hiperplasia da íntima é subjacente à reestenose intra-*stent* e representa a longo prazo a principal causa de falha dos transplantes de órgãos sólidos.

ATEROSCLEROSE

A aterosclerose é mais bem entendida como a resposta vascular à lesão endotelial. Como a resposta da parede do vaso a diversas causas de lesão endotelial é um tanto padronizada, começaremos nossa discussão descrevendo esse processo.

A perda ou a disfunção das CEs decorrentes da lesão vascular estimula o crescimento de CMLs, a síntese de MEC e o espessamento da parede vascular. A cicatrização dos vasos lesados envolve a migração de CMLs a partir da média ou de células precursoras circulantes das CMLs para a íntima. Assim, essas células proliferam e sintetizam MEC da mesma maneira que os fibroblastos preenchem feridas em outras partes do corpo (Figura 8.5 A), formando então uma neoíntima que tipicamente é coberta por uma camada intacta de CEs. As atividades migratórias, proliferativas e de síntese das CMLs da íntima são reguladas por numerosos fatores de crescimento e citocinas produzidos por plaquetas, CEs e macrófagos, bem como por proteínas ativadas da coagulação e do complemento. Essa resposta da neoíntima ocorre em qualquer forma de dano ou disfunção vasculares, incluindo infecção, inflamação, lesão imune, trauma físico (p. ex., causado por um cateter balão ou hipertensão), ou exposição a agentes tóxicos (p. ex., lipídios oxidados ou tabagismo). Como resultado da agressão persistente ou recorrente, pode ocorrer um espessamento adicional, causando estenose de vasos sanguíneos de pequeno e médio calibres.

A aterosclerose é caracterizada pelas lesões na íntima chamadas de *ateromas* (ou *placas ateroscleróticas*) **e que avançam sobre o lúmen vascular.** A aterosclerose é a base da patogênese das doenças vasculares coronárias, cerebrais e periféricas, e causa mais morbidade e mortalidade (aproximadamente metade de todas as mortes) no mundo ocidental do que qualquer outra doença. As placas

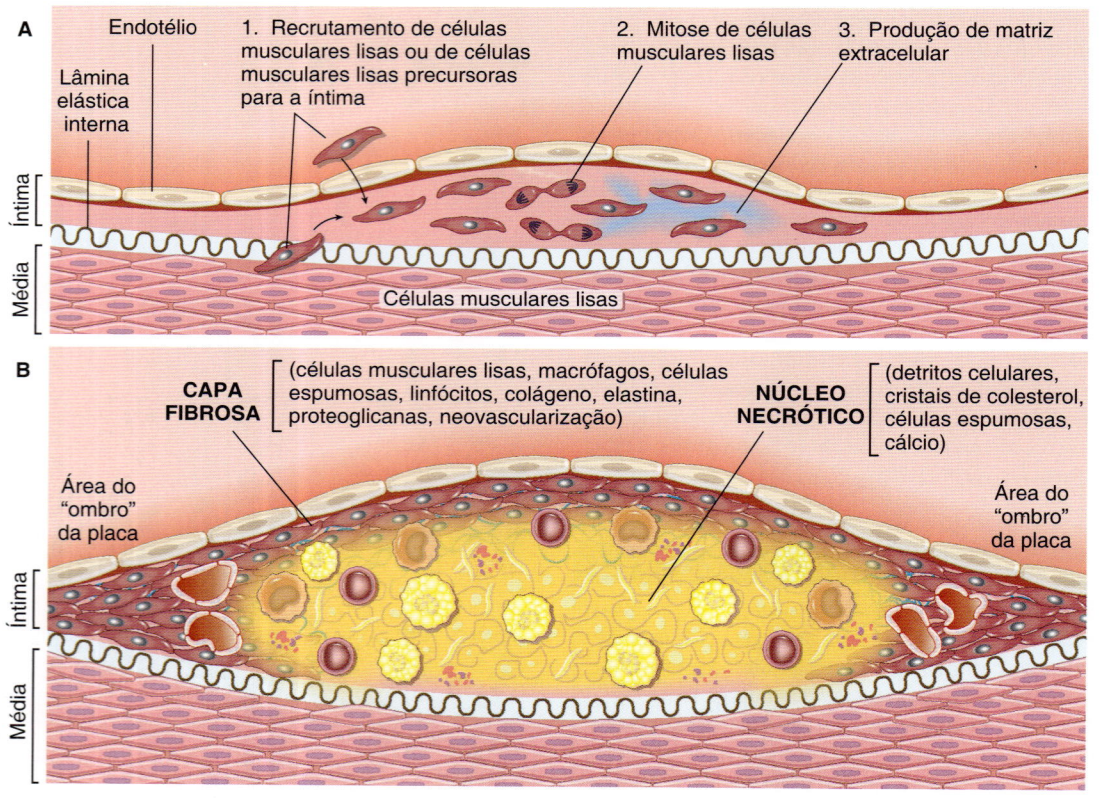

Figura 8.5 **A.** Resposta vascular à lesão endotelial. A cicatrização de vasos lesados envolve a migração de células musculares lisas (CMLs) da média ou de células precursoras das CMLs circulantes para a íntima. Essas células então proliferam e sintetizam matriz extracelular (MEC) da mesma maneira que os fibroblastos preenchem uma ferida em outras partes do corpo, formando então uma neoíntima que tipicamente é coberta por uma camada intacta de células endoteliais (CEs). As CMLs da íntima são representadas em uma cor diferente daquela das CMLs da média para enfatizar seu fenótipo distinto. **B.** Placa ateromatosa. Com a persistência da lesão vascular na presença de fatores de risco como hipercolesterolemia, placas ateromatosas se desenvolvem no local da lesão. As placas ateromatosas são lesões elevadas compostas de núcleos lipídicos macios e friáveis (grumosos), constituídos principalmente de colesterol e ésteres de colesterol com a presença de resíduos necróticos, e cobertas por capas fibrosas. Os "ombros" da placa (regiões de encontro entre a capa e a parede do vaso) podem ser mais celulares devido à presença de CMLs, macrófagos e células T.

ateromatosas são lesões elevadas compostas de núcleos lipídicos friáveis (grumosos) formados principalmente de colesterol e ésteres de colesterol com a presença de resíduos celulares e cobertas por uma capa fibrosa (Figura 8.5 B). À medida que aumentam, as placas ateroscleróticas podem obstruir mecanicamente o lúmen vascular, levando então à estenose. Contudo, as placas ateroscleróticas são propensas à ruptura, um evento que pode resultar em trombose e oclusão súbita do vaso, o que causa grande preocupação. O espessamento das lesões na íntima também pode ser suficiente para impedir a perfusão da camada média subjacente, que pode ficar comprometida pela isquemia e por alterações na MEC causadas por inflamação subsequente. Em conjunto, esses dois fatores enfraquecem a camada média, estabelecendo então o cenário para a formação de aneurismas.

Epidemiologia

A aterosclerose é praticamente ubíqua entre as nações de alta renda, e sua prevalência está aumentando a um ritmo alarmante nos países de baixa renda. Acredita-se que essa diferença esteja associada à crescente urbanização e à globalização das dietas ocidentais. Como resultado, a taxa de mortalidade por doença arterial coronariana na África, na Índia e no Sudeste Asiático atualmente é maior do que nos EUA; os países do Leste Europeu apresentam taxas 3 a 5 vezes maiores do que os EUA e 7 a 12 vezes mais altas do que o Japão. Uma vez que a doença arterial coronariana é uma manifestação importante da aterosclerose, os dados epidemiológicos referentes à mortalidade associada à aterosclerose refletem as mortes causadas pela DCI (Capítulo 9); de fato, o infarto do miocárdio é responsável por cerca de um quarto de todas as mortes nos EUA.

A prevalência e a gravidade da aterosclerose e da DCI foram correlacionadas a numerosos fatores de risco em diversas análises prospectivas, incluindo o estudo de referência Framingham Heart Study; alguns destes fatores de risco são constitucionais (e, portanto, menos controláveis), mas outros são adquiridos ou estão relacionados com comportamentos modificáveis (Tabela 8.2). Esses fatores de risco apresentam significativos efeitos multiplicativos. Dessa forma, a presença de dois fatores aumenta o risco de infarto do miocárdio em aproximadamente quatro vezes, enquanto a presença de três deles (p. ex., hiperlipidemia, hipertensão e tabagismo) aumenta o risco em sete vezes (Figura 8.6).

Fatores de risco constitucionais

- *Genéticos: o histórico familiar é o principal fator de risco independente para aterosclerose.* Determinados distúrbios mendelianos estão fortemente associados à aterosclerose (p. ex., hipercolesterolemia familiar) (Capítulo 4), embora representem apenas uma pequena porcentagem dos casos. A maioria dos riscos familiares está relacionada às características multifatoriais que acompanham a aterosclerose, incluindo hipertensão e diabetes
- *Idade*: a aterosclerose geralmente permanece clinicamente silenciosa até as lesões alcançarem um limiar crítico nos indivíduos de meia-idade ou mais velhos. Logo, a incidência de infarto do miocárdio aumenta cinco vezes entre 40 e 60 anos. A taxa de mortalidade da DCI continua crescendo sucessivamente a cada década de vida. Está agora evidente que, com o envelhecimento, há uma tendência para o crescimento excessivo de clones hematopoiéticos carregando mutações que alteram as funções dos monócitos e dos macrófagos (a chamada *hematopoiese clonal de potencial indeterminado* [CHIP, do inglês *clonal hematopoiesis of indeterminate potential*]), e que isso também pode desempenhar um papel importante na aterogênese (a ser discutido posteriormente)
- *Gênero*: ao se igualarem todos os outros fatores de risco, as mulheres no período pré-menopausa estão relativamente protegidas contra a aterosclerose quando comparadas aos homens de mesma faixa etária. Assim, o infarto do miocárdio e outras complicações da aterosclerose são incomuns nas mulheres na pré-menopausa na ausência de outros fatores predisponentes como diabetes, hiperlipidemia ou hipertensão grave. Após a menopausa, no entanto, a incidência das doenças relacionadas à aterosclerose aumenta e pode até exceder a dos homens. Embora tenha sido proposto há muito tempo que exista um efeito benéfico do estrogênio para explicar essa diferença de gênero, os ensaios clínicos demonstraram que a terapia hormonal de reposição não evita a doença vascular. Na verdade, a reposição de estrogênio após os 65 anos parece resultar em um pequeno aumento do risco cardiovascular. Além da aterosclerose, o gênero também influencia outros fatores que podem afetar os desfechos esperados nos pacientes com DCI, como a hemostasia, a cicatrização do infarto e o remodelamento do miocárdio.

Principais fatores de risco modificáveis

- **A hiperlipidemia – e, em particular, a hipercolesterolemia – é um importante fator de risco para o desenvolvimento da aterosclerose e é suficiente para induzir lesões na ausência de outros fatores de risco**. O principal componente do colesterol associado ao risco aumentado é o colesterol de lipoproteína de baixa densidade (LDL, do inglês *low-density lipoprotein*) ("colesterol ruim"), o qual distribui o colesterol aos tecidos periféricos. Por outro lado, o colesterol de lipoproteína de alta densidade (HDL, do inglês *high-density lipoprotein*) ("colesterol bom") mobiliza o colesterol das placas vasculares em desenvolvimento e existentes e o transporta para o fígado para excreção biliar. Consequentemente, níveis mais elevados de HDL correlacionam-se com risco reduzido. O reconhecimento destas relações estimulou o desenvolvimento de intervenções alimentares e farmacológicas que reduzem o colesterol sérico total ou LDL e/ou elevam o HDL sérico, como segue:
  - A *ingesta alimentar elevada de colesterol* e gorduras saturadas (p. ex., presente nas gemas de ovo, nas gorduras animais e na manteiga) eleva os níveis plasmáticos de colesterol. Por outro lado, dietas com baixo teor de colesterol e/ou contendo maiores proporções de gorduras poli-insaturadas diminuem os níveis plasmáticos de colesterol
  - O *tipo de lipídio consumido* tem um impacto significativo. Os ácidos graxos ômega-3 (abundantes em óleos de peixe) são benéficos, enquanto as gorduras insaturadas (trans) produzidas por hidrogenação artificial de óleos poli-insaturados (utilizados em produtos de panificação e na margarina) afetam adversamente os perfis de colesterol

Tabela 8.2 Principais fatores de risco para aterosclerose.

Não modificáveis
Causas hereditárias (p. ex., hipercolesterolemia familiar)
Histórico familiar
Avanço da idade
Sexo masculino

Modificáveis
Hiperlipidemia
Hipertensão
Tabagismo
Diabetes
Inflamação

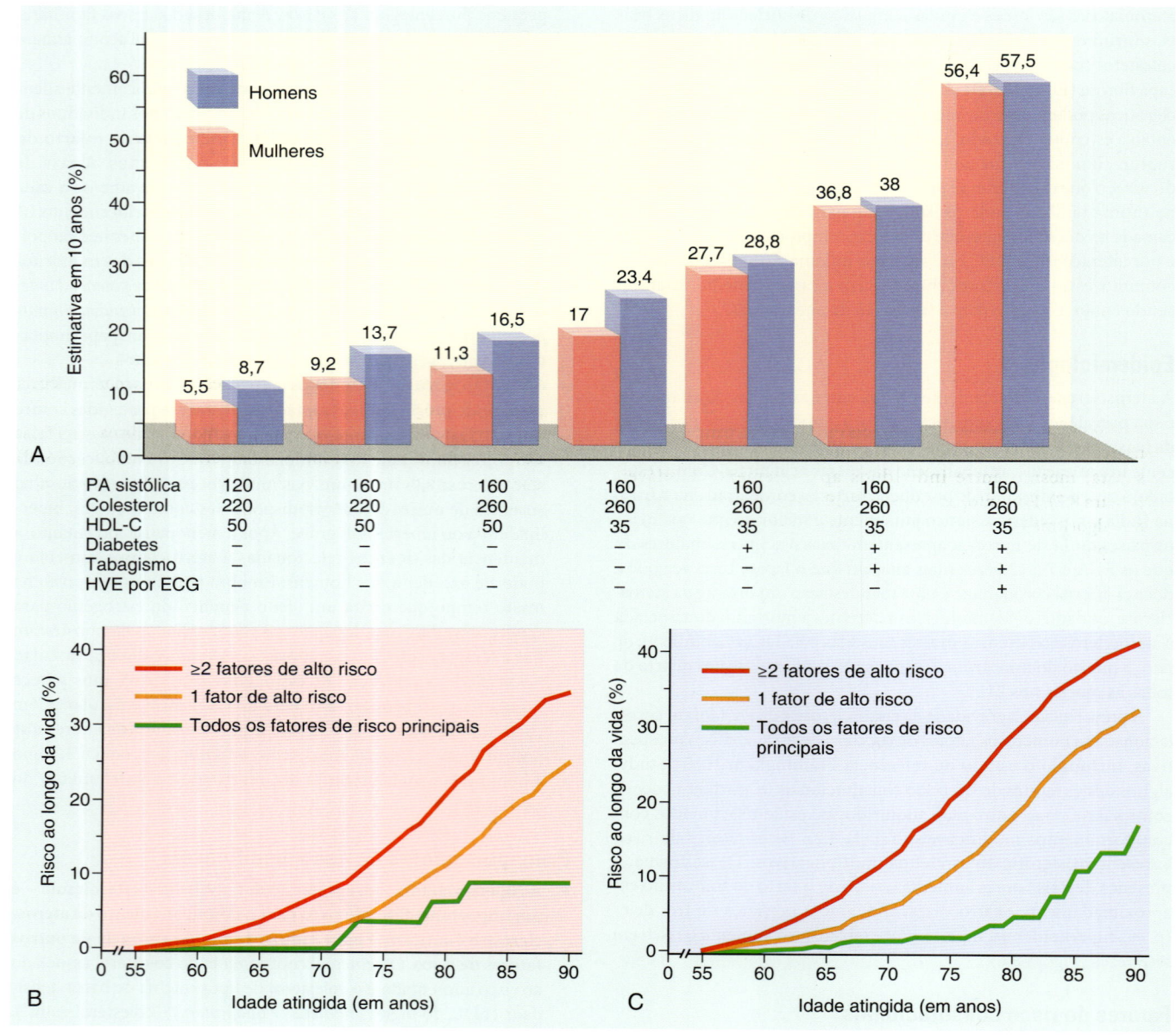

Figura 8.6 Risco de morte ao longo da vida para doença cardiovascular. **A.** Estimativa de risco em 10 anos para doença arterial coronariana em homens e mulheres hipoteticamente com 55 anos em função de fatores de risco bem estabelecidos (hiperlipidemia, hipertensão, tabagismo e diabetes). Em mulheres (**B**) e em homens (**C**), um ou mais fatores de risco (pressão arterial, colesterol, diabetes e tabagismo) aumentam significativamente o risco de um evento cardiovascular ao longo da vida. *ECG*, eletrocardiograma; *HDL-C*, colesterol de lipoproteína de alta densidade; *HVE*, hipertrofia ventricular esquerda; *PA*, pressão arterial. (**A.** De O'Donnell CJ, Kannel WB: Cardiovascular risks of hypertension: lessons from observational studies. *J Hypertens Suppl* 16[6]:S3-S7, 1998, com permissão de Lippincott Williams & Wilkins; **B** e **C.** Adaptada de Berry JD, Dyer A, Cai X et al.: Lifetime risks of cardiovascular disease. *N Eng J Med* 366:321-329, 2012.)

- O *exercício* e o consumo moderado de álcool elevam os níveis de HDL, ao passo que a obesidade e o tabagismo reduzem os níveis
- As *estatinas* são uma classe de fármacos amplamente utilizados para a redução dos níveis de colesterol circulantes por inibirem a hidroximetilglutaril-coenzima A (HMG-CoA) redutase, a enzima limitante da biossíntese hepática do colesterol (Capítulo 4)
- A *hipertensão* (discutida anteriormente) é outro fator de risco importante para o desenvolvimento da aterosclerose. Por si só, a hipertensão pode aumentar o risco de DCI em aproximadamente 60% (ver Figura 8.6). A hipertensão também é a principal causa de hipertrofia ventricular esquerda (HVE) por aumentar a demanda de oxigênio, o que, consequentemente, contribui para a isquemia do miocárdio (ver Figura 8.6)
- O *tabagismo* é um fator de risco bem estabelecido e as alterações no hábito de fumar provavelmente explicam as crescentes incidência e gravidade da aterosclerose nas mulheres. O tabagismo prolongado (por anos) duplica a taxa de mortalidade relacionada à DCI, enquanto a interrupção do tabagismo reduz o risco
- O *diabetes* está associado a níveis elevados de colesterol circulante e aumenta acentuadamente o risco de aterosclerose. Na igualdade de outros fatores, a incidência de infarto do miocárdio é duas vezes mais elevada nas pessoas com diabetes do que naquelas sem diabetes.

Além disso, este distúrbio está associado ao aumento do risco de AVC e ao aumento de 100 vezes de gangrena das extremidades inferiores induzida pela aterosclerose.

Fatores de riscos adicionais

Outros fatores que contribuem para o risco incluem:

- *Inflamação*: as células inflamatórias estão presentes durante todas as fases da formação da placa ateromatosa e estão intimamente ligadas à progressão e à ruptura da placa (ver discussão a seguir). Há evidências de que um estado pró-inflamatório sistêmico esteja associado ao desenvolvimento da aterosclerose. Dentre os vários marcadores sistêmicos da inflamação, a determinação da proteína C reativa (PCR) revelou-se como uma das mais simples e mais sensíveis. A PCR é um reagente de fase aguda sintetizado primariamente pelo fígado em resposta a uma variedade de citocinas inflamatórias (Capítulo 2). Em alguns estudos, os níveis de PCR predizem de maneira independente o risco de infarto do miocárdio, AVC, doença arterial periférica e morte cardíaca súbita, mesmo entre indivíduos aparentemente saudáveis (Figura 8.7). Portanto, os níveis de PCR estão agora incorporados nos algoritmos de estratificação de risco. No entanto, permanece desconhecido se a PCR é um marcador do estado inflamatório que acompanha a aterosclerose ou um fator causal. De forma bastante tentadora, a inibição da interleucina-1 beta (IL-1β) reduziu os biomarcadores inflamatórios PCR e IL-6 e diminuiu o risco de infarto do miocárdio não fatal nos indivíduos com infarto do miocárdio prévio
- A *homocistinúria* em decorrência de erros inatos do metabolismo raros promove elevação da homocisteína circulante (superior a 100 μmol/ℓ) e está associada à doença vascular de início precoce. Embora baixos níveis de folato e vitamina B_{12} possam aumentar os níveis de homocisteína, a ingesta suplementar da vitamina não afeta a incidência de doenças cardiovasculares
- *Síndrome metabólica*: esta entidade clínica está associada à obesidade central e se caracteriza por resistência à insulina, hipertensão, dislipidemia (triglicerídeos elevados e HDL diminuído), hipercoagulabilidade e um estado pró-inflamatório que pode ser desencadeado por citocinas liberadas dos adipócitos. Dislipidemia, hiperglicemia e hipertensão são fatores de risco cardíaco, enquanto a hipercoagulabilidade sistêmica e o estado pró-inflamatório podem contribuir para a disfunção endotelial e/ou trombose
- *Níveis de lipoproteína(a)*: a lipoproteína(a) é uma partícula semelhante à LDL que contém apolipoproteína B-100 ligada à apolipoproteína(a). Além de compartilhar muitas propriedades pró-aterogênicas com a LDL, os níveis de lipoproteína(a) estão correlacionados com o risco de doenças coronarianas e cerebrovasculares independentemente dos níveis de colesterol total ou LDL. A lipoproteína(a) promove disfunção de células endoteliais; reduz a ativação do plasminogênio, a geração de plasmina e a fibrinólise; além de promover trombogênese, que, em consequência, promove aterogênese
- *Hematopoiese clonal*: reconhece-se atualmente que uma alta fração de indivíduos idosos apresenta hematopoiese clonal (Capítulo 10), que é definida pela presença de um clone principal de células na medula óssea que adquiriu mutações somáticas condutoras em um ou mais oncogenes ou genes supressores de tumor bem caracterizados. Apesar da presença dessas mutações, tais pacientes tipicamente apresentam contagens sanguíneas normais. Inesperadamente, os estudos epidemiológicos mostraram que a hematopoiese clonal está fortemente associada ao aumento do risco de morte por doença cardiovascular, possivelmente por causa das alterações na função das células imunes inatas derivadas de células-tronco hematopoieticas
- Os *outros fatores* associados à dificuldade de quantificar os riscos incluem o sedentarismo e um estilo de vida estressante e competitivo ("personalidade tipo A").

Deve-se ter em mente que cerca de 20% dos eventos cardiovasculares ocorrem na ausência de fatores de risco identificáveis.

Patogênese

A visão atualmente defendida sobre a patogênese da aterosclerose é que a doença é uma resposta inflamatória crônica da parede arterial à lesão endotelial (*hipótese de resposta à lesão*). A progressão da lesão envolve a interação de lipoproteínas modificadas, macrófagos derivados de monócitos, linfócitos T e constituintes celulares da parede arterial (Figura 8.8). De acordo com este modelo, a aterosclerose resulta dos seguintes eventos patogênicos:

- *Lesão das CEs* – e disfunção endotelial resultante – causando aumento da permeabilidade, adesão leucocitária e trombose
- *Acúmulo de lipoproteínas* (principalmente LDL oxidada e cristais de colesterol) na parede do vaso
- *Acúmulo e ativação de macrófagos* na íntima
- *Adesão plaquetária*
- *Liberação de fatores derivados de plaquetas ativadas, macrófagos e células da parede vascular* que induzem recrutamento de CMLs, tanto de CMLs da média quanto de precursores circulantes
- *Acúmulo de lipídios extracelulares e no interior de macrófagos e de CMLs*
- *Proliferação de CMLs, produção de MEC e recrutamento de células T*

Cada uma dessas etapas será apresentada a seguir.

Lesão endotelial. **O dano às CEs é o pilar da hipótese de resposta à lesão.** Nos seres humanos, as primeiras lesões ateroscleróticas iniciam-se nos locais de endotélio intacto mas disfuncional. A disfunção implica o defeito da capacidade do endotélio em regular ou manter o

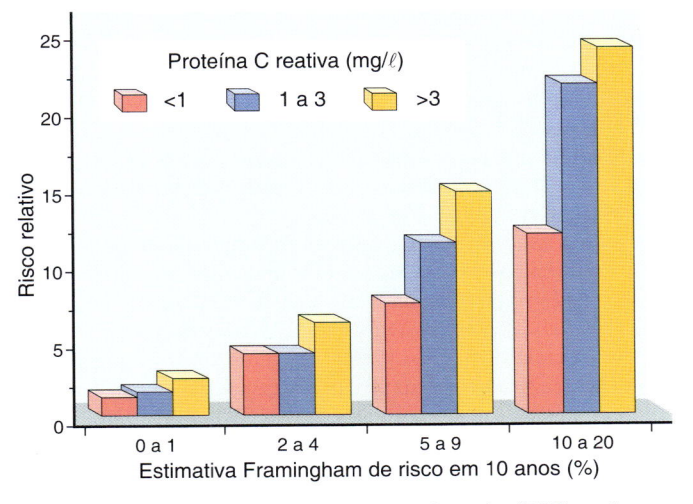

Figura 8.7 Valor prognóstico da proteína C reativa (PCR) na doença arterial coronariana. O risco relativo (eixo y) reflete o risco de um evento cardiovascular (p. ex., infarto do miocárdio). O eixo x mostra o risco em 10 anos de um evento cardiovascular calculado a partir dos fatores de risco tradicionais identificados no Framingham Heart Study. Em cada grupo de risco, os níveis de PCR estratificam adicionalmente os pacientes. (Dados de Ridker PM et al.: Comparison of C-reactive protein and low-density lipoprotein cholesterol levels in the prediction of first cardiovascular events. *N Engl J Med* 347:1557, 2002.)

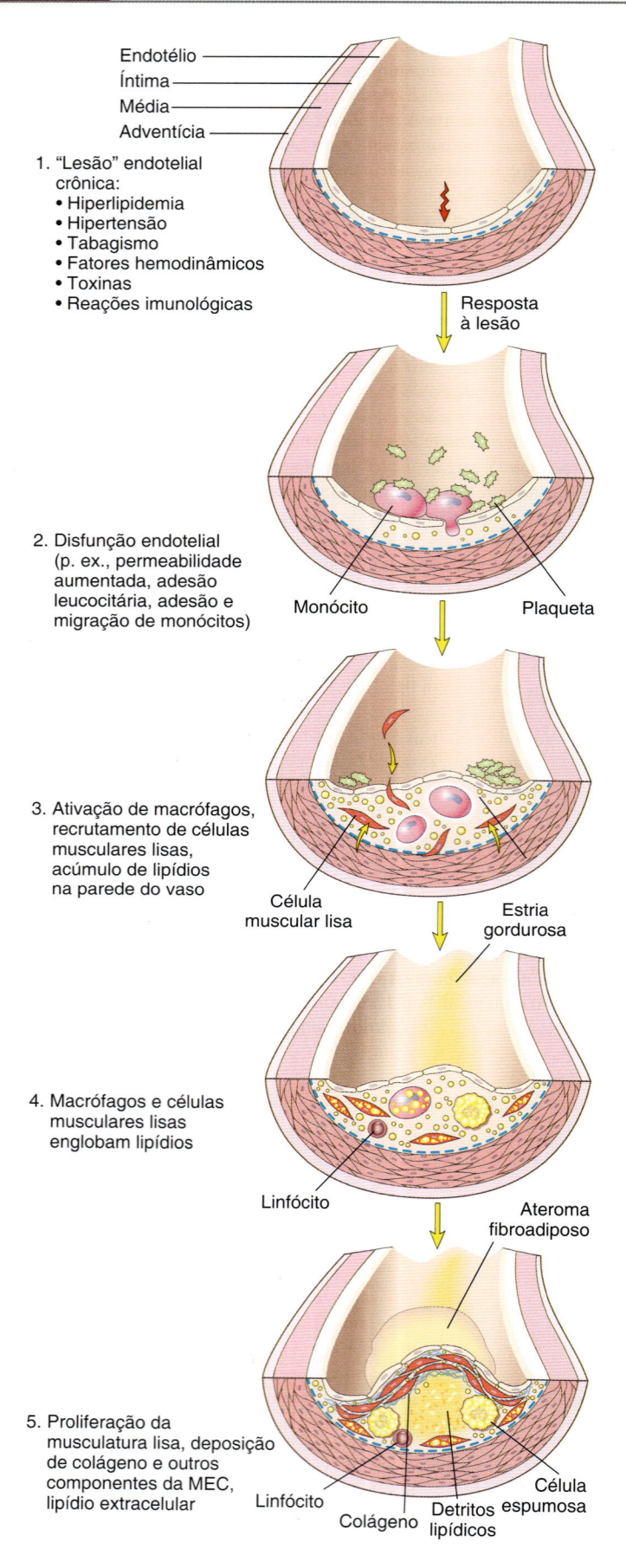

tônus do vaso sanguíneo (vascular), regular a hemostasia, atuar como barreira contra substâncias potencialmente tóxicas e controlar a inflamação. Suspeita-se que os estímulos desencadeadores da disfunção endotelial e das lesões ateromatosas iniciais incluam hipertensão, hiperlipidemia e toxinas da fumaça do cigarro (ver Figura 8.8). Citocinas inflamatórias (p. ex., fator de necrose tumoral [TNF, do inglês *tumor necrosis factor*]) também podem estimular a expressão gênica de padrões pró-aterogênicos nas CEs. No entanto, as duas causas mais importantes de disfunção endotelial são os distúrbios hemodinâmicos e a hipercolesterolemia. As CEs disfuncionais exibem uma permeabilidade aumentada, maior tendência de formação de trombos e aumento da adesão leucocitária, todos podendo contribuir para o desenvolvimento da aterosclerose.

Desequilíbrio hemodinâmico. A importância dos fatores hemodinâmicos na aterogênese é ilustrada pela observação de que as placas tendem a ocorrer onde há fluxo sanguíneo turbulento: nos óstios da saída dos vasos, nos pontos de ramificações e ao longo da parede posterior da aorta abdominal. Os estudos *in vitro* demonstraram ainda que o fluxo laminar não turbulento resulta na indução de genes endoteliais que produzem fatores protetores contra a aterosclerose. Tais genes "ateroprotetores" poderiam explicar a localização não aleatória das lesões iniciais da aterosclerose.

Lipídios. As alterações comuns de lipoproteínas na população em geral (e, de fato, presentes em muitos sobreviventes de infarto do miocárdio) incluem: (1) aumento dos níveis de colesterol LDL; (2) diminuição dos níveis de colesterol HDL; e (3) aumento dos níveis de lipoproteína(a). Os lipídios são transportados na corrente sanguínea ligados a apoproteínas específicas (formando complexos lipoproteicos) (Capítulo 4). As *dislipoproteinemias* resultam de mutações em genes que codificam apoproteínas ou receptores de lipoproteínas, ou ainda de distúrbios que perturbam o metabolismo lipídico (p. ex., síndrome nefrótica, alcoolismo, hipotireoidismo ou diabetes).

Várias linhas de evidências implicam a hipercolesterolemia na aterogênese:

- *Os lipídios predominantes nas placas ateromatosas são colesterol e ésteres de colesterol*
- Os *defeitos genéticos na captação e no metabolismo de lipoproteínas que causam hiperlipoproteinemia estão associados à aterosclerose acelerada.* Assim, a hipercolesterolemia familiar homozigótica, causada por receptores de LDL defeituosos e inadequada captação hepática de LDL, pode levar ao infarto do miocárdio aos 20 anos (Capítulo 4). Outros distúrbios genéticos ou adquiridos (p. ex., diabetes, hipotireoidismo) que causam hipercolesterolemia provocam aterosclerose prematura
- As *análises epidemiológicas* (p. ex., o estudo de Framingham) demonstram uma correlação significativa entre os níveis plasmáticos de colesterol total ou LDL e a gravidade da aterosclerose
- A *redução do colesterol sérico* por meio da dieta ou de fármacos retarda a taxa de progressão da aterosclerose, provoca a regressão de algumas placas e reduz o risco de eventos cardiovasculares.

Figura 8.8 Resposta à lesão na aterogênese. *1*, lesão endotelial. *2*, disfunção endotelial com adesão de monócitos e plaquetas. *3*, migração de monócitos e de células musculares lisas para a íntima com ativação de macrófagos. *4*, captação de lipídios modificados por macrófagos e células musculares lisas e ativação adicional. *5*, proliferação de células musculares lisas da íntima com elaboração de matriz extracelular e posterior formação de uma placa bem desenvolvida.

Os mecanismos pelos quais a dislipidemia contribui para a aterogênese incluem:

- A *hiperlipidemia crônica, particularmente a hipercolesterolemia, pode prejudicar diretamente a função das CEs,* aumentando a produção local de radicais livres de oxigênio; um efeito dos radicais livres de oxigênio é acelerar a degradação do NO, o que prejudica sua atividade vasodilatadora
- *Na hiperlipidemia crônica, as lipoproteínas se acumulam dentro da íntima,* onde acredita-se que gerem dois derivados patogênicos: LDL oxidada e cristais de colesterol. A LDL é oxidada por meio da ação de radicais livres de oxigênio gerados localmente por macrófagos ou CEs, sendo ingerida por macrófagos através de receptores *scavenger*, resultando então na formação de células espumosas. A LDL oxidada estimula a liberação local de fatores de crescimento, citocinas e quimiocinas, aumentando então o recrutamento de monócitos, além de apresentar ação citotóxica para CEs e CMLs.

Inflamação. A inflamação crônica contribui para o início, a progressão e as complicações das lesões ateroscleróticas. A inflamação é desencadeada pelo acúmulo de cristais de colesterol e ácidos graxos livres em macrófagos e outras células. Essas células detectam a presença de substâncias anormais como os cristais de colesterol por meio de receptores citosólicos da imunidade inata que ativam o inflamassomo (Capítulo 5). Essa ativação induz a produção de citocina inflamatória interleucina-1 (IL-1), que promove o recrutamento de leucócitos, incluindo macrófagos e linfócitos T. Os linfócitos T ativados nas lesões em crescimento na íntima elaboram citocinas inflamatórias (p. ex., interferona gama [IFN-γ]), que ativam macrófagos, CEs e CMLs.

Proliferação de CMLs e síntese de matriz. A proliferação de CMLs da íntima e a deposição de MEC levam à conversão da lesão mais inicial, uma estria gordurosa, em um ateroma maduro, contribuindo assim para o crescimento progressivo de lesões ateroscleróticas (ver Figura 8.8). Vários fatores de crescimento estão implicados na proliferação de CMLs e na síntese de matriz, incluindo o fator de crescimento derivado de plaquetas (liberado por plaquetas localmente aderentes, macrófagos, CEs e CMLs) e o fator de crescimento de fibroblastos. As CMLs recrutadas sintetizam MEC (mais notavelmente colágeno), que estabiliza as placas ateroscleróticas. No entanto, células inflamatórias ativadas nos ateromas também podem causar apoptose das CMLs da íntima e quebra da matriz, levando então ao desenvolvimento de placas instáveis (ver mais adiante).

Morfologia

O desenvolvimento da aterosclerose tende a seguir uma sequência de alterações morfológicas, descritas a seguir:

Estrias gordurosas. As estrias gordurosas iniciam-se como minúsculas máculas amarelas e planas que coalescem formando lesões alongadas de 1 cm ou mais de comprimento (Figura 8.9). Elas são compostas por macrófagos espumosos repletos de lipídios, mas são minimamente elevadas e não causam nenhuma perturbação significativa no fluxo sanguíneo. As estrias gordurosas podem aparecer na aorta de bebês com menos de 1 ano e estão presentes em praticamente todas as crianças com mais de 10 anos independentemente de fatores de risco genéticos, clínicos ou alimentares. Nem todas as estrias gordurosas estão destinadas a evoluir para placas ateroscleróticas. Todavia, é notável que as estrias gordurosas das coronárias formadas durante a adolescência são propensas a formar placas nos mesmos locais anatômicos em um momento posterior da vida.

Placa aterosclerótica. As principais características destas lesões são o espessamento da íntima e o acúmulo de lipídios (ver Figura 8.5 B). As placas ateromatosas são lesões elevadas, branco-amareladas, que variam de 0,3 a 1,5 cm de diâmetro, mas podem coalescer para formar massas maiores. O trombo sobreposto a uma placa ulcerada exibe uma cor vermelho-acastanhada (Figura 8.10).

As placas ateroscleróticas são irregulares e geralmente envolvem apenas uma porção da parede arterial; no corte transversal, portanto, as lesões parecem "excêntricas" (Figura 8.11 A). A natureza focal das lesões ateroscleróticas pode estar relacionada com a variação hemodinâmica vascular. Os distúrbios no fluxo local, como uma turbulência em pontos de ramificação, tornam determinadas partes da parede dos vasos especialmente suscetíveis à formação de placas.

Em ordem decrescente de gravidade, a aterosclerose envolve a aorta abdominal infrarrenal, as artérias coronárias, as artérias poplíteas, as artérias carótidas internas e os vasos do polígono de Willis. Em um mesmo indivíduo, a aterosclerose é tipicamente mais grave na aorta abdominal do que na aorta torácica. Os vasos das extremidades superiores geralmente são poupados, assim como as artérias mesentérica e renal, exceto em seus óstios.

As placas ateroscleróticas apresentam três componentes principais: (1) tipos celulares, tais como CMLs, macrófagos e linfócitos T; (2) MEC, que inclui colágeno, fibras elásticas e proteoglicanos; e (3) lipídios intracelulares e extracelulares (ver Figura 8.11 A e B). A proporção e a configuração de cada componente variam de uma lesão para outra. Mais comumente, as placas apresentam uma capa fibrosa superficial constituída por CMLs e um colágeno relativamente denso. A região de encontro entre a capa e a parede do vaso (o "ombro") é uma área mais celular contendo macrófagos, linfócitos T e CMLs. No fundo da capa fibrosa, está o núcleo necrótico contendo lipídios (principalmente colesterol e ésteres de colesterol), resíduos celulares necróticos, macrófagos e CMLs carregados com lipídios (**células espumosas**), fibrina, trombo em variados graus de organização e outras proteínas plasmáticas. O colesterol extracelular frequentemente assume a forma de agregados cristalinos que são removidos durante o processamento de rotina do tecido e deixam no local "fendas de colesterol" vazias. A periferia das lesões exibe uma **neovascularização** (proliferação de pequenos vasos sanguíneos) (Figura 8.11 C). A parte mais profunda da placa na camada média pode estar reduzida e exibir desde fibrose secundária até atrofia e perda de músculo liso.

As placas geralmente aumentam ao longo do tempo por causa de morte e degeneração celulares, síntese e degradação de MEC (remodelamento) e organização do trombo. O material necrótico nos ateromas frequentemente também sofre uma calcificação distrófica (ver Figura 8.11 C).

Consequências da aterosclerose

O curso natural, as características morfológicas e os principais eventos patogênicos estão esquematizados na Figura 8.12. O principal desfecho fisiopatológico decorrente das lesões ateroscleróticas varia de acordo com o tamanho do vaso afetado, o tamanho e a estabilidade das placas e o grau de comprometimento da parede do vaso causado pelas placas.

As grandes artérias elásticas (p. ex., aorta, carótida e artérias ilíacas) e as artérias musculares de grande e médio calibres (p. ex., artérias coronárias, renais e poplíteas) são os vasos mais comumente envolvidos pela aterosclerose. Consequentemente, é mais provável que a aterosclerose apresente sinais e sintomas associados à isquemia do coração, do cérebro, dos rins e das extremidades inferiores. **Infarto do miocárdio (ataque cardíaco), infarto encefálico (AVC), aneurisma da aorta e doença vascular periférica (gangrena das extremidades) são as principais consequências clínicas da aterosclerose.**

Descrevemos a seguir as características das lesões ateroscleróticas que são tipicamente responsáveis pelas manifestações clínicas.

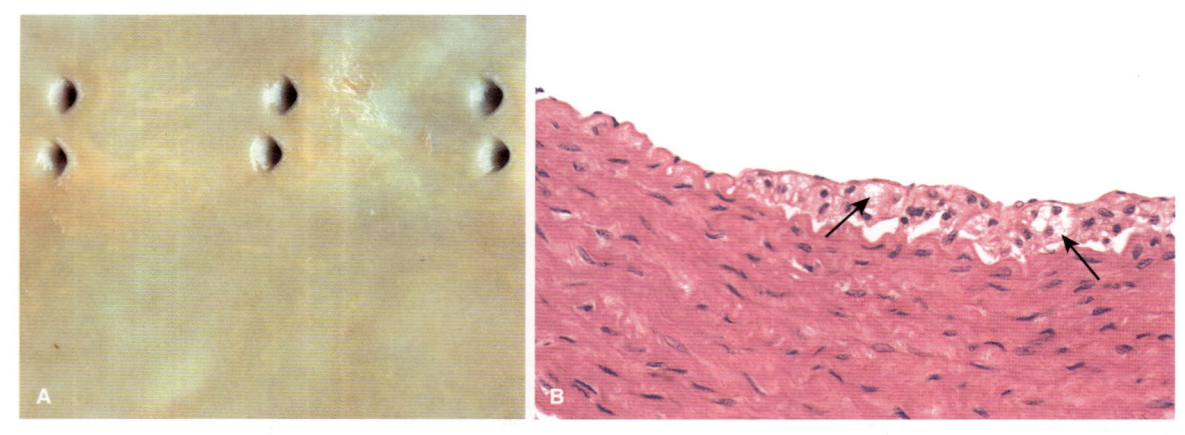

Figura 8.9 Estrias gordurosas. **A.** Aorta com estrias gordurosas amareladas, principalmente próximo ao óstio da ramificação dos vasos. **B.** Estrias gordurosas em um coelho com hipercolesterolemia experimental mostrando células espumosas derivadas de macrófagos na íntima (*setas*). (**A.** Imagem cortesia do Dr. Joseph J. Maleszewski, Mayo Clinic, Rochester, Minnesota; **B.** Cortesia de Myron I. Cybulsky, MD, University of Toronto, Toronto, Ontário, Canadá.)

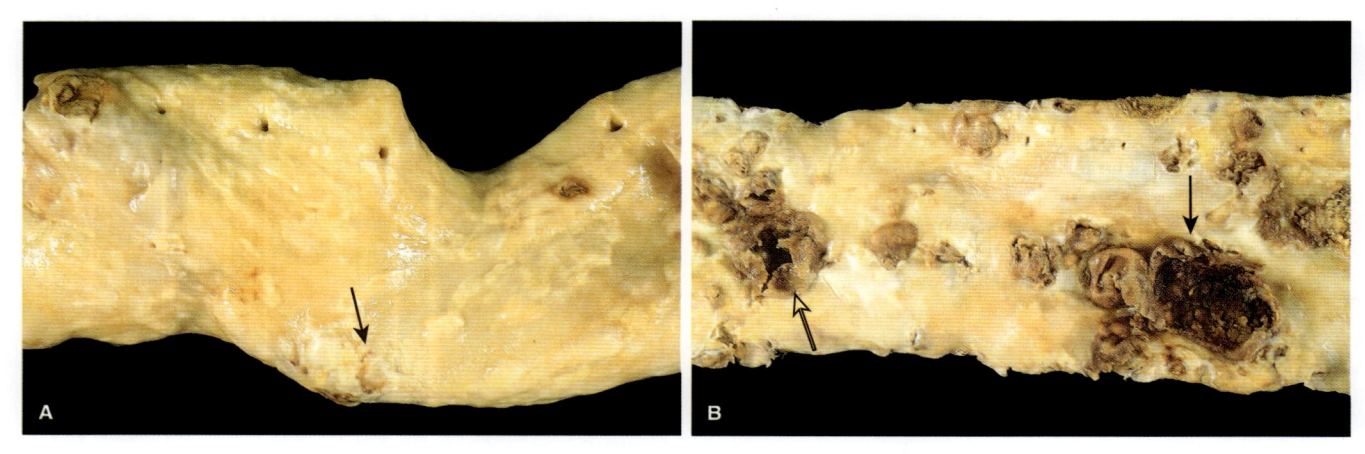

Figura 8.10 Lesões ateroscleróticas. **A.** Aorta com uma discreta aterosclerose composta de placas fibrosas, uma delas apontada pela *seta*. **B.** Aorta com lesões complexas graves e difusas, incluindo uma placa ulcerada (*seta vazada*) e uma lesão com trombo sobreposto (*seta cheia*).

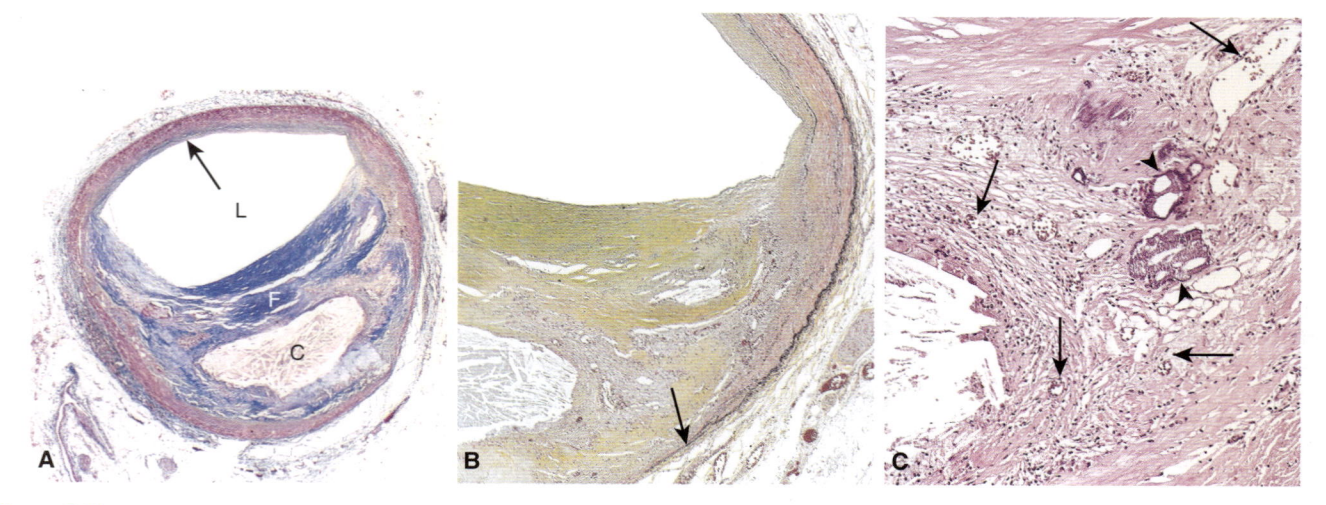

Figura 8.11 Placa aterosclerótica na artéria coronária. **A.** Arquitetura geral demonstrando a capa fibrosa (*F*) e um núcleo necrótico central (repleto de lipídios) (*C*); o colágeno (*azul*) está corado por tricrômico de Masson. O lúmen (*L*) está moderadamente estreitado por essa lesão excêntrica, que mantém parte da parede do vaso não afetada (*seta*). **B.** Em médio aumento, visão da placa mostrada em **A** corada para elastina (*preto*); as membranas elásticas interna e externa estão reduzidas, enquanto a média da artéria está mais adelgaçada sob a placa mais avançada (*seta*). **C.** Visão em maior aumento da junção da capa fibrosa com o núcleo da placa mostrando células inflamatórias dispersas, calcificação (*pontas de seta*) e neovascularização (*setas*).

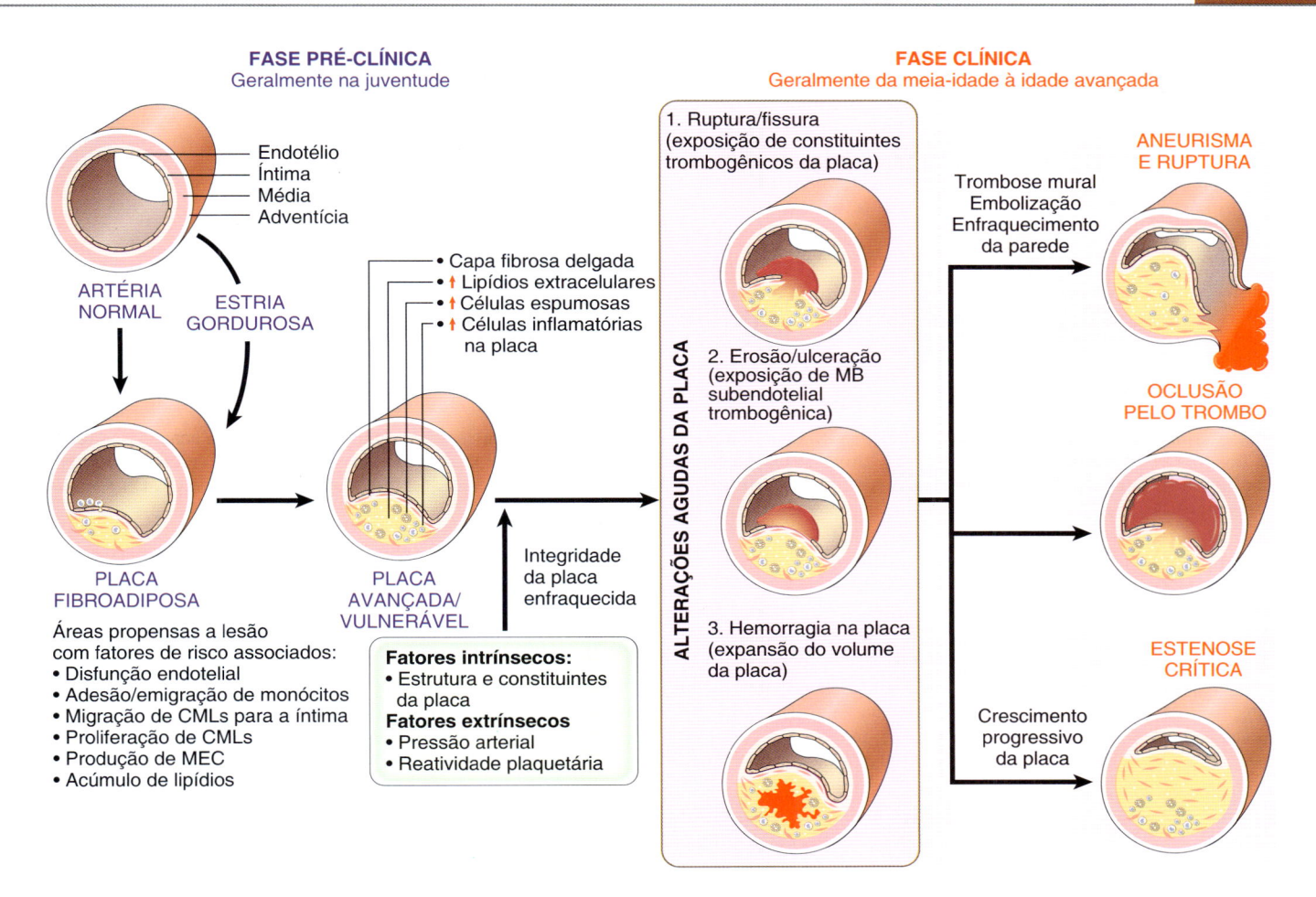

Figura 8.12 Resumo do curso natural, das características morfológicas, dos principais eventos patogênicos e das complicações clínicas da aterosclerose – estenose crítica, oclusão trombótica completa, aneurisma e ruptura vascular. *CML*, célula muscular lisa; *MB*, membrana basal; *MEC*, matriz extracelular.

Estenose aterosclerótica

Nos estágios iniciais, o remodelamento da média tende a preservar o diâmetro luminal por meio do aumento da circunferência total do vaso. No entanto, em função dos limites do remodelamento, a expansão do ateroma pode acarretar consequências sobre o fluxo sanguíneo. Embora isso ocorra mais comumente como uma consequência da alteração aguda da placa (descrita a seguir), também pode ocorrer gradualmente, sendo a *estenose crítica* o ápice no qual a oclusão crônica limita tão gravemente o fluxo que a demanda do tecido excede o suprimento. Nas circulações da artéria coronária (e de outras), isso geralmente ocorre quando o vaso está ocluído em aproximadamente 70%. Em repouso, os pacientes afetados apresentam uma adequada perfusão cardíaca; porém, ao mínimo esforço, a demanda excede o suprimento e a dor torácica se desenvolve por causa da isquemia cardíaca (angina estável) (Capítulo 9). O ônus da hipoperfusão arterial crônica em decorrência da aterosclerose em vários leitos vasculares inclui isquemia intestinal, morte súbita cardíaca, DCI crônica, encefalopatia isquêmica e claudicação intermitente (dor isquêmica nas pernas).

Alteração aguda da placa

As alterações da placa dividem-se em três categorias gerais:
- A *ruptura, a ulceração ou a erosão* da superfície luminal das placas ateromatosas expõem constituintes altamente trombogênicos da placa e induzem a formação de trombo (Figura 8.13)
- *Hemorragia* em uma placa. A ruptura da capa fibrosa sobrejacente ou dos vasos de paredes finas nas áreas de neovascularização pode causar hemorragia intraplaca; o hematoma resultante pode causar rápidas expansão ou ruptura da placa
- *Ateroembolia*. A placa rompida pode liberar detritos no sangue, produzindo então microêmbolos compostos pelo conteúdo das placas.

Trombose parcial ou total associada à ruptura de placa é um fator central em síndromes coronarianas agudas.
Atualmente, é conhecido que as placas responsáveis por infartos do miocárdio e outras síndromes coronarianas agudas são, muitas vezes, assintomáticas antes do evento agudo; os sintomas são desencadeados por trombose em uma lesão que previamente não produziu uma significativa oclusão luminal. A conclusão preocupante é que um grande número de indivíduos assintomáticos corre o risco de desenvolver um evento coronário catastrófico. As causas da alteração aguda da placa são complexas e incluem fatores intrínsecos (p. ex., estrutura e composição da placa) e fatores extrínsecos (p. ex., pressão arterial). Tais fatores combinam-se para enfraquecer a integridade da placa, tornando-a incapaz de suportar as forças de cisalhamento vascular. Deve ser notado que a trombose ocorre mais frequentemente em uma placa com ruptura ou totalmente rompida, mas também pode ocorrer em uma placa intacta.

Acredita-se que certos tipos de placas apresentem um risco particularmente elevado de ruptura. Entre estas, é possível destacar

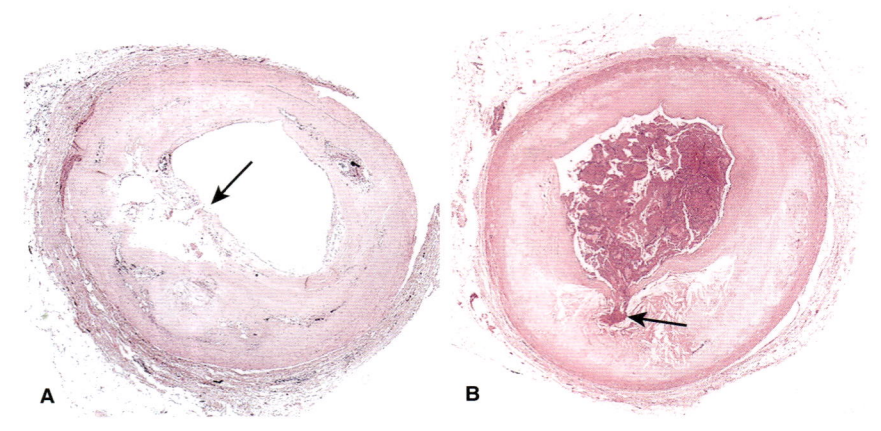

Figura 8.13 Ruptura de placa aterosclerótica. **A.** Ruptura de placa sem trombo sobreposto em um paciente que morreu repentinamente. **B.** Trombose coronariana aguda sobreposta a uma placa aterosclerótica com ruptura focal da capa fibrosa desencadeando um fatal infarto do miocárdio. Em **A** e **B**, uma *seta* aponta para o local de ruptura da placa. (**B.** Reproduzida de Schoen FJ: *Interventional and Surgical Cardiovascular Pathology: Clinical Correlations and Basic Principles*, Philadelphia, 1989, Saunders, p 61.)

as placas que contêm um grande número de células espumosas e uma abundância de lipídios extracelulares, as placas que apresentam capas fibrosas delgadas contendo poucas CMLs, e as placas que apresentam aglomerados de células inflamatórias. As placas com elevado risco de ruptura são denominadas *placas instáveis* (Figura 8.14). A capa fibrosa também sofre um remodelamento contínuo; sua resistência mecânica e sua estabilidade são proporcionais ao seu conteúdo de colágeno, de forma que o equilíbrio entre síntese e degradação do colágeno afeta a integridade da capa.

A inflamação desestabiliza a integridade mecânica da placa pelo aumento da degradação do colágeno e da redução de sua síntese. Curiosamente, as estatinas podem exercer um efeito benéfico não apenas por reduzir os níveis de colesterol circulantes, mas também por outros efeitos na aterogênese pouco compreendidos. Esses efeitos incluem reversão das disfunções endoteliais e estabilização das placas por meio da redução da inflamação na placa.

Os fatores extrínsecos relacionados às placas também são importantes. A estimulação adrenérgica (p. ex., emoções intensas) pode aumentar a pressão arterial sistêmica ou induzir vasoconstrição local, aumentando assim o estresse mecânico em determinada placa. De fato, uma explicação para a periodicidade circadiana pronunciada no início dos ataques cardíacos (pico de incidência entre 6 horas da manhã e meio-dia) é o aumento do estímulo adrenérgico associado ao despertar e ao levantar-se, suficiente para causar um pico de pressão arterial e acentuada reatividade plaquetária.

ANEURISMAS E DISSECÇÕES

Os aneurismas são dilatações congênitas ou adquiridas dos vasos sanguíneos ou do coração. Os aneurismas "verdadeiros" acometem todas as três camadas da artéria (íntima, média e adventícia) ou uma parede fragilizada do coração e incluem os aneurismas vasculares ateroscleróticos e congênitos, bem como os aneurismas ventriculares resultantes de infartos transmurais do miocárdio. Em comparação, um aneurisma falso (pseudoaneurisma) resulta de um defeito na parede vascular que causa a formação de um hematoma extravascular que se comunica com o espaço intravascular ("hematoma pulsátil"). Os exemplos incluem rupturas ventriculares contendo adesões pericárdicas e extravasamentos na junção de um enxerto vascular com uma artéria.

Em dissecções arteriais, o sangue pressurizado ganha acesso à parede arterial através de um defeito na superfície e então invade as camadas subjacentes. Os aneurismas e as dissecções são importantes causas de estase com subsequente formação de trombose; além disso, apresentam maior propensão à ruptura – frequentemente com desfechos catastróficos.

Os aneurismas podem ser classificados de acordo com a sua forma (Figura 8.15 B). Os *aneurismas saculares* são divertículos discretos que frequentemente contêm trombos. Os *aneurismas fusiformes* se caracterizam por dilatações circunferenciais e envolvem mais comumente o arco aórtico, a aorta abdominal ou as artérias ilíacas.

Patogênese. Os aneurismas ocorrem quando a integridade estrutural da média aórtica está comprometida em decorrência de um desequilíbrio entre síntese e degradação da MEC (Figura 8.15 A). Entre os fatores associados à formação do aneurisma, estão:

- *Síntese inadequada ou anormal de tecido conjuntivo.* Várias doenças hereditárias raras fornecem informações sobre quais tipos de anormalidades podem causar a formação dos aneurismas. Como descrito anteriormente, o TGF-β (do inglês *transforming growth*

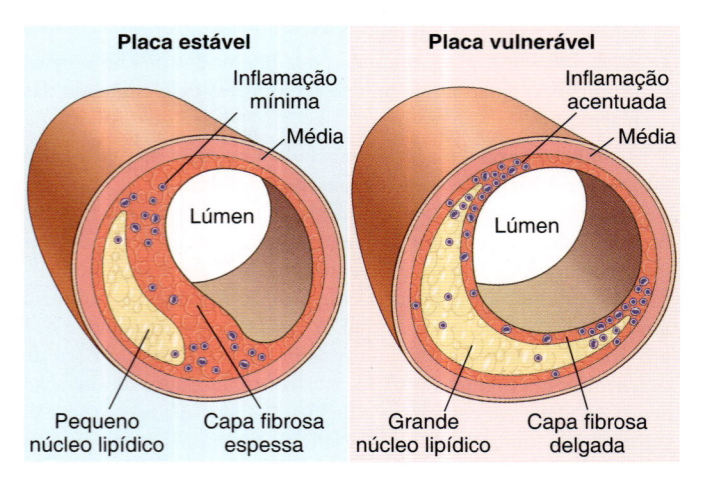

Figura 8.14 Placas ateroscleróticas estável e instável. As placas estáveis apresentam capa fibrosa espessa densamente colageneizada, como também inflamação mínima e discretos núcleos ateroscleróticos subjacentes; já as placas instáveis apresentam capas fibrosas delgadas, grandes núcleos lipídicos e inflamação aumentada. (Adaptada de Libby P: Molecular bases of the acute coronary syndromes. *Circulation* 91:2844, 1995.)

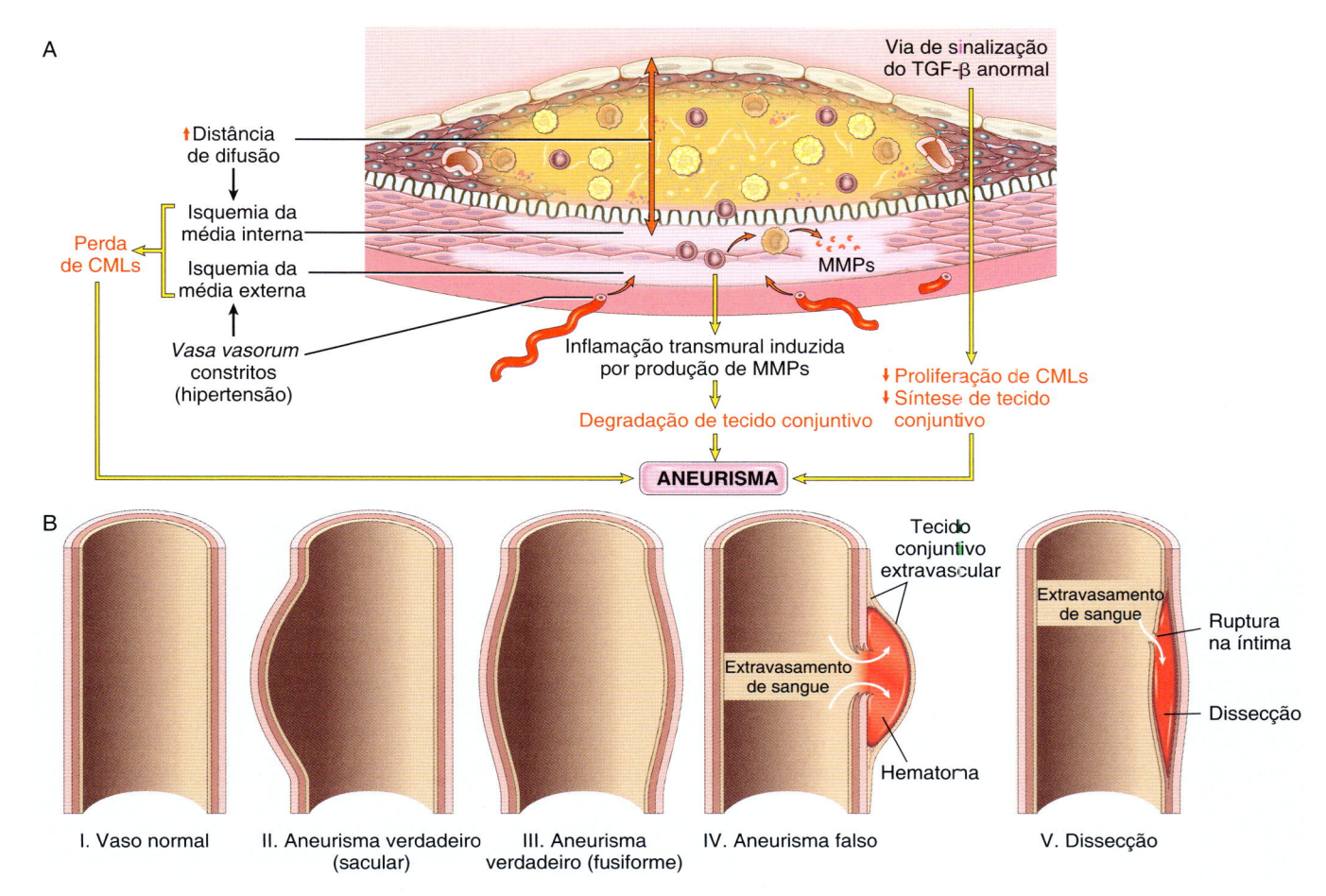

Figura 8.15 Aneurismas. **A.** Patogênese dos aneurismas. **B.** Diferentes tipos de aneurismas. *CML*, célula muscular lisa; *MMP*, metaloprotease de membrana; *TGF-β*, fator de crescimento transformador beta.

factor beta) regula a proliferação de CMLs e a síntese de matriz. Dessa forma, mutações nos receptores de TGF-β ou de vias de sinalização a jusante resultam em defeitos na síntese de elastina e de colágeno. Por exemplo, na *síndrome de Marfan* (Capítulo 4), a síntese defeituosa da proteína estrutural *fibrilina* promove o aumento da biodisponibilidade de TGF-β na parede da aorta, com subsequente dilatação em decorrência da progressiva perda de tecido elástico

- *Degradação excessiva do tecido conjuntivo por liberação de metaloproteases de matriz* (*MMP*, do inglês *matrix metalloproteases*) *associadas à inflamação*. A inflamação transmural da parede do vaso presente nos aneurismas ateroscleróticos é caracterizada pelo aumento de MMPs elastolíticas produzidas por macrófagos
- *Perda de CMLs ou alteração fenotípica no perfil de síntese das CMLs*. O espessamento aterosclerótico da íntima pode causar isquemia interna na média por aumentar a distância da difusão a partir do lúmen. A hipertensão sistêmica pode causar estreitamento luminal dos *vasa vasorum* da aorta, promovendo então isquemia externa da média. Essa isquemia resulta em perda de CMLs e em "alterações degenerativas" da aorta que incluem fibrose (substituição do tecido elástico distensível), síntese deficiente de MEC e acúmulos de grandes quantidades de proteoglicanos amorfos. Histologicamente, essas alterações são coletivamente chamadas de *degeneração cística da média* (Figura 8.16), embora nenhum cisto verdadeiro seja formado. Essas alterações são inespecíficas e podem ocorrer sempre que há uma síntese defeituosa de MEC, incluindo distúrbios hereditários como a síndrome de Marfan, além das condições adquiridas como o escorbuto.

As três condições predisponentes mais importantes para o aneurisma da aorta são aterosclerose, hipertensão e tabagismo. A aterosclerose e o tabaco são os fatores dominantes nos aneurismas da aorta abdominal, enquanto a hipertensão está associada aos aneurismas da aorta ascendente. Outras condições que enfraquecem a parede dos vasos e favorecem a formação dos aneurismas incluem trauma, vasculite (ver adiante), anomalias congênitas e infecção, que provocam os então denominados "aneurismas micóticos". Os aneurismas micóticos podem resultar de (1) embolização de um êmbolo séptico, geralmente como uma complicação de uma endocardite infecciosa; (2) extensão de um processo supurativo adjacente; ou (3) infecção direta de uma parede arterial por invasão de microrganismos circulantes. A sífilis terciária é uma causa rara de aneurisma da aorta. A predileção dos espiroquetas pelos *vasa vasorum* da parte ascendente da aorta torácica – e a consequente resposta imune a esses microrganismos – resulta em *endarterite obliterante*, que compromete o fluxo sanguíneo para a média; a lesão isquêmica resultante causa dilatação aneurismática que ocasionalmente pode envolver o anel valvar aórtico.

Aneurisma da aorta abdominal

Os aneurismas ateroscleróticos ocorrem mais frequentemente na aorta abdominal e nas artérias ilíacas comuns, e menos

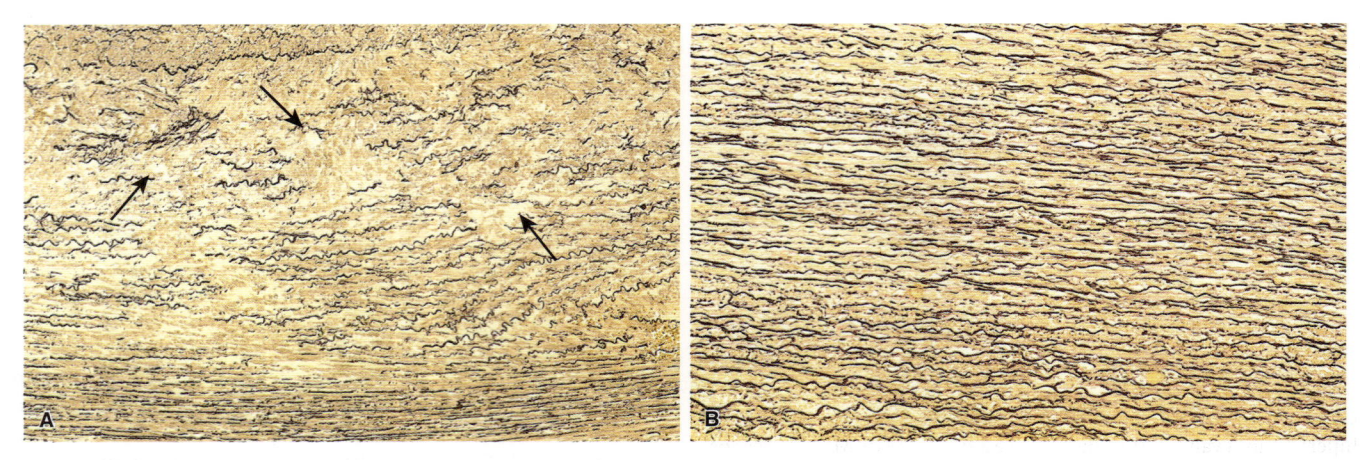

Figura 8.16 Degeneração cística da média. **A.** Corte transversal da média da aorta de um paciente com síndrome de Marfan exibindo acentuada fragmentação da elastina e formação de áreas desprovidas de elastina que se assemelham a espaços císticos (*setas*). **B.** Para comparação, camada média sadia exibindo um padrão regular de camadas de tecido elástico. Em **A** e **B**, a elastina está corada de preto.

frequentemente afetam o arco aórtico e o segmento descendente da aorta torácica. Os aneurismas da aorta abdominal (AAAs) ocorrem com mais frequência nos homens e em tabagistas, e raramente desenvolvem-se antes dos 50 anos. A aterosclerose é uma das principais causas de AAA, mas outros fatores claramente contribuem, uma vez que a incidência é inferior a 5% nos homens com mais de 60 anos, apesar da presença quase universal de aterosclerose da aorta abdominal nessa população. Como discutido anteriormente, os aneurismas ocorrem quando há um desequilíbrio entre síntese e degradação da MEC.

Morfologia

Os aneurismas da aorta abdominal tipicamente ocorrem entre as artérias renais e a bifurcação da aorta; eles podem ser saculares ou fusiformes, e têm até 15 cm de diâmetro e 25 cm de comprimento (Figura 8.17). Na maioria dos casos, está presente uma aterosclerose extensa com adelgaçamento e destruição focal da média subjacente. Em geral, o saco aneurismático contém um trombo mural de consistência mole, laminado e mal organizado que pode preencher a maior parte do segmento dilatado. Não raramente, os AAAs estão acompanhados por aneurismas nas artérias ilíacas menores. A seguir, descrevemos algumas das formas menos comuns de aneurismas da aorta:

- Os **AAAs inflamatórios** constituem um subtipo distinto caracterizado por densa fibrose periaórtica contendo abundantes células inflamatórias crônicas: linfócitos, plasmócitos, e muitos macrófagos e células gigantes. Esse subtipo representa 5 a 10% de todos os AAAs e tipicamente ocorre nos indivíduos mais jovens do que aqueles atingidos pelo AAA aterosclerótico
- Um subconjunto de AAA inflamatório pode ser uma manifestação vascular da **doença relacionada à imunoglobulina G4** (IgG4). Este distúrbio é marcado por fibrose tecidual associada a infiltrados de plasmócitos que expressam IgG4. Conforme discutido no Capítulo 5, a doença relacionada à IgG4 também pode afetar vários tecidos, incluindo pâncreas, sistema biliar, glândula tireoide e glândula salivar. Podem ocorrer fibrose retroperitoneal e hidronefrose bilateral. Os indivíduos afetados desenvolvem aortite e periaortite que enfraquecem a parede de forma suficiente para originar os aneurismas. A doença crônica relacionada à IgG4 responde bem à terapia com esteroides com anticorpos anticélulas B
- Os **AAAs micóticos** ocorrem quando microrganismos circulantes (como na bacteriemia associada à endocardite infecciosa) semeiam a parede do aneurisma ou o trombo associado; a supuração resultante acelera a destruição medial e pode causar rápidas dilatação e ruptura.

Características clínicas. As consequências clínicas do AAA incluem:
- *Obstrução* de um vaso ramificado fora da aorta (p. ex., artérias renais, ilíacas, vertebrais ou mesentéricas) resultando em lesão isquêmica dos rins, das pernas, da medula espinal ou do sistema gastrintestinal, respectivamente
- *Embolia* de material ateromatoso ou de trombo mural
- *Impacto em estruturas adjacentes* (p. ex., compressão de um ureter ou erosão das vértebras pelo aneurisma em expansão)
- *Massa abdominal* (com frequência palpavelmente pulsátil) que simula um tumor
- *Ruptura* na cavidade peritoneal ou nos tecidos retroperitoneais levando a hemorragias graves, muitas vezes fatais.

O risco de ruptura está relacionado com o tamanho do AAA. Os aneurismas com 4 cm ou menos de diâmetro quase nunca rompem,

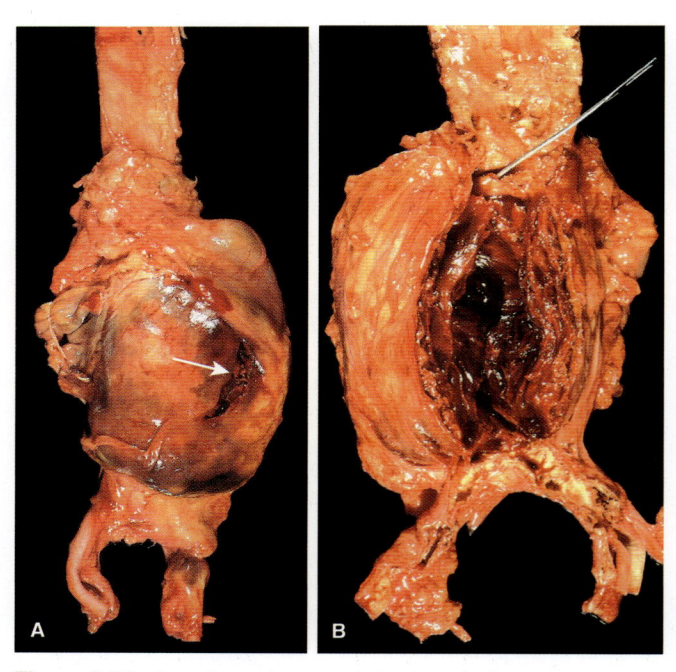

Figura 8.17 Aneurisma da aorta abdominal. **A.** O local externo de ruptura de um grande aneurisma da aorta é indicado pela *seta*. **B.** Visão da aorta após a abertura exibindo a localização da ruptura indicada por uma *sonda*. A parede do aneurisma está enfraquecida e o lúmen está preenchido por um trombo extenso organizado em camadas.

enquanto aqueles entre 4 e 5 cm apresentam risco de ruptura. Assim, aneurismas com 5,5 cm de diâmetro ou maiores são tratados cirurgicamente. A intervenção em momento oportuno é fundamental, uma vez que a taxa de mortalidade dos procedimentos cirúrgicos eletivos é muito menor do que a taxa de mortalidade de cirurgias de emergência após ruptura de um AAA.

Um ponto importante a destacar é que, como a aterosclerose é uma doença sistêmica, um paciente com AAA apresenta maior probabilidade de desenvolver aterosclerose em outros leitos vasculares e um risco significativamente maior de evoluir para cardiopatia isquêmica e AVC.

Aneurisma da aorta torácica

Os aneurismas da aorta torácica estão mais comumente associados à hipertensão, à valva aórtica bicúspide e à síndrome de Marfan. Menos comumente, sífilis terciária e mutações na via de sinalização do TGF-β (p. ex., *síndrome de Loeys-Dietz*) são agentes causais. Estes aneurismas se manifestam com os seguintes sinais e sintomas:

- *Dificuldades respiratória ou alimentar* em virtude da compressão das vias respiratórias ou esofágicas, respectivamente
- *Tosse persistente* em decorrência da irritação dos nervos laríngeos recorrentes
- *Dor* causada por erosão óssea (*i. e.*, arcos costais e corpo das vértebras)
- *Cardiopatia* por causa de insuficiência valvar ou estreitamento dos óstios coronarianos, ou ainda, insuficiência cardíaca induzida por incompetência valvar da aorta
- *Dissecção* ou ruptura da aorta.

Dissecção da aorta

A dissecção da aorta ocorre quando há uma separação dos planos laminares da média formando um canal preenchido por sangue dentro da parede aórtica (Figura 8.18). O desenvolvimento desse processo pode ser catastrófico se houver rompimento da dissecção sanguínea através da adventícia e extravasamento para os espaços adjacentes. A dissecção da aorta ocorre principalmente em duas faixas etárias: (1) homens entre 40 e 60 anos com histórico familiar de hipertensão (mais de 90% dos casos); e (2) pacientes jovens com anormalidades no tecido conjuntivo que afetam a aorta (p. ex., síndrome de Marfan). As dissecções também podem ser iatrogênicas (p. ex., complicação de canulação arterial durante cateterismo diagnóstico ou *bypass* cardiopulmonar).

Em algumas poucas vezes, a gravidez está associada à dissecção da aorta ou de outro vaso (cerca de 10 a 20 casos por 1 milhão de nascimentos). Este evento tipicamente ocorre durante ou após o terceiro trimestre de gestação e pode estar relacionado ao remodelamento vascular induzido por hormônios e aos estresses hemodinâmicos do período perinatal. A dissecção é incomum na presença de aterosclerose substancial ou outras causas de cicatrização da média, presumivelmente porque a fibrose medial inibe a propagação do hematoma derivado da dissecção (ver Figura 8.18).

Patogênese. **A hipertensão é o principal fator de risco para a dissecção da aorta.** A aorta de pacientes hipertensos apresenta um estreitamento dos *vasa vasora* associados a alterações degenerativas da MEC e a uma perda variável de CMLs da média, o que sugere que a diminuição do fluxo através dos *vasa vasora* contribui para a lesão. A elevação abrupta e transitória na pressão arterial, como a que ocorre com o uso de cocaína, também é conhecida como uma causa de dissecção da aorta. Muitas outras dissecções estão relacionadas aos distúrbios hereditários ou adquiridos do tecido conjuntivo que originam uma MEC aórtica anormal, tais como a síndrome de Marfan, a síndrome de Ehlers-Danlos tipo IV e os defeitos do metabolismo do cobre.

O estímulo desencadeador da ruptura e subsequente hemorragia intramural não é identificado na maioria dos casos. No entanto, uma vez que a ruptura tenha ocorrido, o sangue sob pressão sistêmica disseca através da média ao longo dos planos laminares. Consequentemente, a terapia agressiva de redução da pressão pode ser efetiva na limitação de uma dissecção em evolução. Em alguns poucos casos, a ruptura dos *vasa vasora* pode dar origem a um hematoma intramural sem ruptura da íntima.

> **Morfologia**
>
> Na maioria das dissecções, a ruptura da íntima que marca o ponto de origem é encontrada na parte ascendente da aorta a cerca de 10 cm da valva da aorta (ver Figura 8.18 A). Essas rupturas geralmente apresentam uma orientação transversal ou oblíqua e 1 a 5 cm de comprimento, e têm bordas afiadas e irregulares. O plano de dissecção pode apresentar extensão retrógrada em direção ao coração ou distal e, ocasionalmente, penetra nas artérias ilíacas e femorais, e frequentemente localiza-se entre os terços médio e exterior da média (ver Figura 8.18 B).

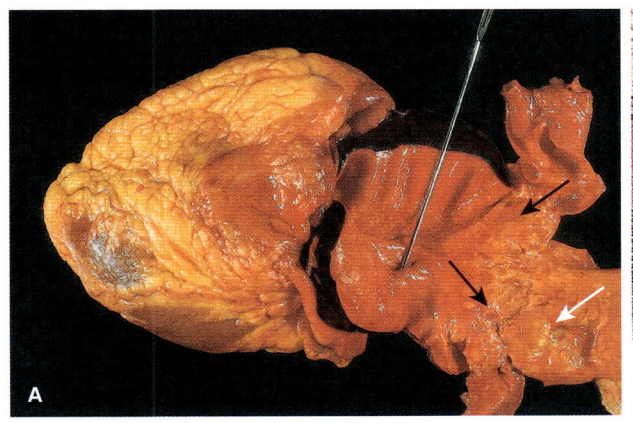

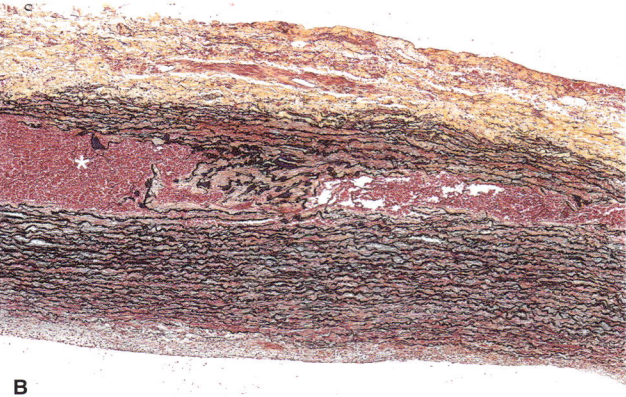

Figura 8.18 Dissecção da aorta. **A.** Aorta aberta com dissecção proximal originada de pequena laceração oblíqua da íntima (*identificada pela sonda*) associada a um hematoma intramural. Observe que a laceração da íntima ocorreu em uma região sem qualquer placa aterosclerótica. O limite distal do hematoma intramural (*setas pretas*) está situado na margem de uma grande área de aterosclerose (*seta branca*) que retardou a propagação da dissecção. **B.** Preparação histológica exibindo a dissecção e o hematoma intramural (*asterisco*). As camadas elásticas da aorta estão coradas de *preto*; enquanto o sangue, corado pela coloração de Movat, está em *vermelho* neste corte.

A ruptura externa causa hemorragia massiva ou resulta em tamponamento cardíaco se ocorrer no saco pericárdico. Em alguns casos, o hematoma dissecante entra novamente no lúmen da aorta através de uma segunda ruptura distal da íntima, criando um segundo canal vascular dentro da média (a chamada "aorta de duplo cano"). Com o passar do tempo, esse canal falso torna-se endotelializado e forma uma dissecção crônica.

A lesão histologicamente detectada com mais frequência é a **degeneração cística da média** (descrita anteriormente), que é caracterizada por perda e necrose de CMLs, fragmentação do tecido elástico e acúmulo de MEC amorfa rica em proteoglicanos (ver Figura 8.16). Caracteristicamente, a inflamação está ausente. No entanto, o dano reconhecível da média não é um pré-requisito para a dissecção, uma vez que em muitos casos não há um defeito específico subjacente identificado na parede da aorta.

Características clínicas. As manifestações clínicas da dissecção dependem, primariamente, da porção da aorta afetada; as complicações mais graves envolvem as dissecções da aorta proximal e do arco aórtico. Desse modo, as dissecções aórticas, em geral, são classificadas em dois tipos (Figura 8.19):

- *Dissecções proximais (tipo A)*, que acometem a aorta ascendente com ou sem envolvimento da aorta descendente (De Bakey tipo I ou tipo II, respectivamente)
- *Dissecções distais (tipo B)*, que em geral se iniciam distalmente à artéria subclávia (DeBakey tipo III).

O sintoma clínico clássico da dissecção da aorta é o início súbito de uma dor excruciante, dilacerante ou penetrante, geralmente começando na região anterior do tórax, irradiando-se para o dorso entre as escápulas e movendo-se de modo descendente à medida que a dissecção progride. A causa mais comum de óbito é a ruptura da dissecção nas cavidades pericárdica, pleural ou peritoneal. A dissecção retrógrada para dentro da raiz da aorta também pode causar um rompimento fatal do aparelho valvar aórtico ou uma compressão das artérias coronárias. As manifestações clínicas comuns a partir do envolvimento cardíaco incluem tamponamento, insuficiência da aorta e infarto do miocárdio. Outras complicações estão relacionadas à extensão da dissecção para as grandes artérias do pescoço e para as artérias renal, mesentéricas ou ilíacas, e qualquer uma pode se tornar obstruída. De forma semelhante, a compressão das artérias espinais pode causar mielite transversa.

As dissecções tipo A são emergências médicas que requerem o diagnóstico rápido e o estabelecimento de uma terapia anti-hipertensiva intensiva associada à intervenção cirúrgica. A maioria das dissecções tipo B pode ser tratada de forma conservadora com terapia anti-hipertensiva.

VASCULITE

Vasculite é um termo geral para expressar a inflamação da parede dos vasos. Os dois mecanismos patogênicos mais comuns da vasculite são a inflamação imunomediada e a invasão vascular direta por agentes infecciosos. As infecções também podem indiretamente causar vasculite imunomediada (p. ex., gerando imunocomplexos ou desencadeando uma reatividade cruzada). Em qualquer paciente, a distinção entre mecanismos infecciosos e imunológicos é fundamental porque a terapia imunossupressora é adequada para a vasculite imunomediada, mas pode exacerbar a vasculite infecciosa. Lesões físicas e químicas decorrentes de várias agressões (p. ex., radiação, trauma mecânico e toxinas) também podem causar vasculite.

Cerca de 20 formas primárias de vasculite são reconhecidas e os esquemas de classificação tentam (com sucesso variável) agrupá-las de acordo com o diâmetro do vaso, o papel dos imunocomplexos, a presença de autoanticorpos específicos, a formação de granulomas, a especificidade orgânica e a demografia populacional (Tabela 8.3 e Figura 8.20).

As possíveis manifestações clínicas são variadas, mas dependem em grande parte do leito vascular específico que é afetado. Além dos achados referentes ao(s) tecido(s) afetado(s), também há sinais e sintomas de inflamação sistêmica como febre, mialgia, artralgias e mal-estar. Existem consideráveis sobreposições clínica e patológica entre essas entidades, como ficará evidente a partir da discussão a seguir sobre as formas individuais. Começamos a discussão com os mecanismos patogênicos e então com a descrição de tipos selecionados.

Vasculite não infecciosa

As principais alterações imunológicas associadas à vasculite não infecciosa são:

- Deposição dos imunocomplexos
- Anticorpos anticitoplasma de neutrófilos
- Anticorpos anticélulas endoteliais
- Células T autorreativas.

Vasculite associada a imunocomplexos

Essa forma de vasculite é observada nos distúrbios imunológicos, como no lúpus eritematoso sistêmico (Capítulo 5), associados à produção de autoanticorpos. As lesões vasculares se assemelham àquelas encontradas nos distúrbios experimentais mediados por imunocomplexos, como a reação de Arthus e a doença do soro, e em muitos casos apresentam anticorpos e componentes do complemento facilmente identificáveis. Somente em raras ocasiões o antígeno específico responsável pela formação do imunocomplexo é conhecido;

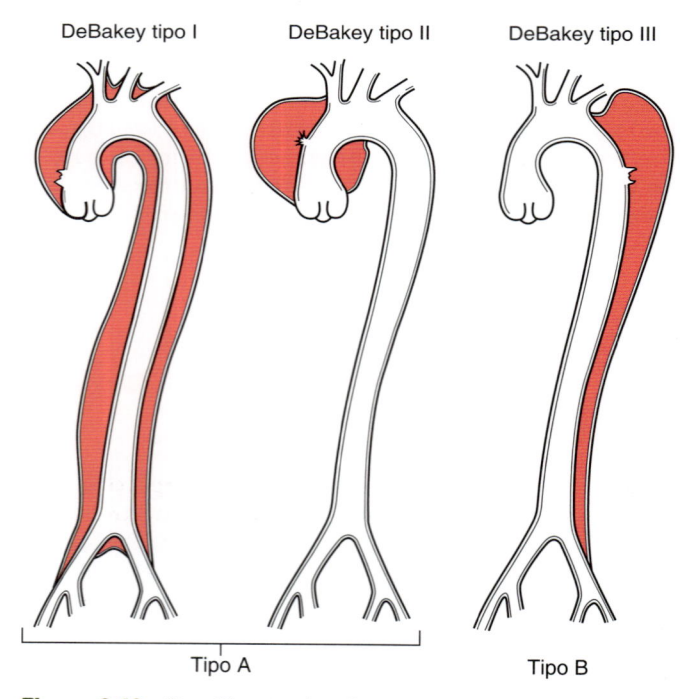

Figura 8.19 Classificação das dissecções. As dissecções tipo A (proximais) envolvem a aorta ascendente, e são parte de uma dissecção mais extensa (DeBakey tipo I) ou isoladamente (DeBakey tipo II). As dissecções tipo B (distais, ou DeBakey tipo III) originam-se após a saída dos grandes vasos. As dissecções tipo A geralmente apresentam complicações mais graves e a maioria das mortalidades associadas.

Tabela 8.3 Classificação e características patológicas das vasculites.

Nome	Características patológicas típicas
Vasculite de vasos de grande calibre	Afeta predominantemente artérias de grande calibre
Arterite de Takayasu	Arterite geralmente granulomatosa; pacientes normalmente com menos de 50 anos
Arterite de células gigantes	Arterite geralmente granulomatosa; normalmente, afeta a aorta e/ou seus principais ramos (carótida, vertebral, temporal); pacientes normalmente com menos de 50 anos
Vasculite de vasos de médio calibre	Afeta predominantemente artérias de médio calibre (artérias viscerais principais e seus ramos); são comuns os aneurismas inflamatórios e as estenoses
Poliarterite nodosa	Arterite necrosante de artérias de médio e pequeno calibres (não afeta a circulação pulmonar, os glomérulos, as arteríolas, os capilares ou as vênulas) não associada a anticorpos anticitoplasma de neutrófilos (ANCAs)
Doença de Kawasaki	Arterite associada à síndrome dos linfonodos mucocutâneos; afeta predominantemente artérias de médio e pequeno calibres (especialmente artérias coronárias); mais comum em bebês e crianças pequenas
Vasculite de vasos de pequeno calibre	Vasculite que afeta predominantemente vasos de pequeno calibre (pequenas artérias intraparenquimatosas, arteríolas, capilares e vênulas)
Vasculite associada aos ANCAs	Vasculite necrosante com ausência ou poucos depósitos imunes; associada aos ANCAs para mieloperoxidase (MPO) ou aos ANCAs para proteinase 3 (PR3)
Poliangiite microscópica	Vasculite necrosante com ausência ou poucos depósitos imunes; a glomerulonefrite necrosante é muito comum e geralmente ocorre capilarite pulmonar; associada a MPO-ANCA
Poliangiite com granulomatose (Wegener)	Inflamação granulomatosa necrosante dos sistemas respiratórios superior e inferior, e vasculite necrosante que afeta predominantemente vasos de pequeno a médio calibre; é comum a glomerulonefrite necrosante. Presença de PR3-ANCA em 95% dos casos
Granulomatose eosinofílica com poliangiite (Churg-Strauss)	Inflamação granulomatosa necrosante rica em eosinófilos do sistema respiratório, e vasculite necrosante de vasos de pequeno a médio calibre; associada a asma e eosinofilia; presença de MPO-ANCA em mais de 50% dos casos; ANCAs são mais frequentes quando a glomerulonefrite está presente
Vasculite por imunocomplexos Doença da membrana basal antiglomerular (Goodpasture); vasculite crioglobulinêmica; vasculite por imunoglobulina A (IgA) (púrpura de Henoch-Schönlein); vasculite associada a doença sistêmica (LES, artrite reumatoide)	Depósitos moderados a acentuados de imunoglobulina e/ou componentes do complemento que afetam predominantemente a parede dos vasos de pequeno calibre; é frequente a glomerulonefrite

LES, lúpus eritematoso sistêmico. (Adaptada de Jennette JC, Falk RJ, Bacon PA et al.: 2012 Revised International Chapel Hill Consensus Conference Nomenclature of Vasculitides, *Arthritis Rheum* 65:1, 2013.)

enquanto em alguns casos suspeitos, os depósitos de antígeno-anticorpo são escassos, talvez porque os imunocomplexos tenham sido degradados até o momento da biopsia.

A deposição dos imunocomplexos também está envolvida nas seguintes doenças relacionadas às vasculites:

- *Vasculite associada à hipersensibilidade medicamentosa*: em alguns casos, os fármacos (p. ex., penicilina) podem se ligar às proteínas do hospedeiro e deflagrar respostas imunes; em outros casos, os agentes etiológicos são as próprias proteínas estranhas (p. ex., estreptoquinase). Em ambos os casos, os anticorpos dirigidos contra as proteínas modificadas pelos fármacos ou contra moléculas estranhas resultam na formação dos imunocomplexos. As manifestações clínicas podem ser discretas e autolimitantes ou graves e até mesmo fatais, sendo as lesões cutâneas as manifestações mais comuns. É sempre importante considerar a hipersensibilidade medicamentosa como uma causa de vasculite, uma vez que a suspensão do agente agressor geralmente leva à resolução do quadro
- *Vasculite secundária a infecções*: anticorpos contra os constituintes microbianos podem formar imunocomplexos que se depositam nas lesões vasculares. Por exemplo, em até 30% dos pacientes com *poliarterite nodosa* (discutida mais adiante), a vasculite pode ser atribuída à formação de imunocomplexos compostos pelo antígeno de superfície do vírus da hepatite B (HBsAg, do inglês *hepatitis B surface antigen*) e pelo anticorpo anti-HBsAg.

Anticorpos anticitoplasma de neutrófilos

Muitos pacientes com vasculite apresentam anticorpos circulantes que reagem com antígenos citoplasmáticos de neutrófilos, os chamados "anticorpos anticitoplasma de neutrófilos" (ANCAs, do inglês *antineutrophil cytoplasmic antibodies*). Os ANCAs são um grupo heterogêneo de autoanticorpos dirigidos contra constituintes dos grânulos primários de neutrófilos (principalmente enzimas), lisossomos de monócitos e CEs. Os ANCAs são marcadores diagnósticos muito úteis; seus títulos geralmente refletem a gravidade clínica, e um aumento nos títulos após períodos de quiescência é preditivo da recorrência da doença.

Embora inúmeros ANCAs tenham sido descritos, dois são mais importantes, e são classificados de acordo com sua especificidade ao antígeno:

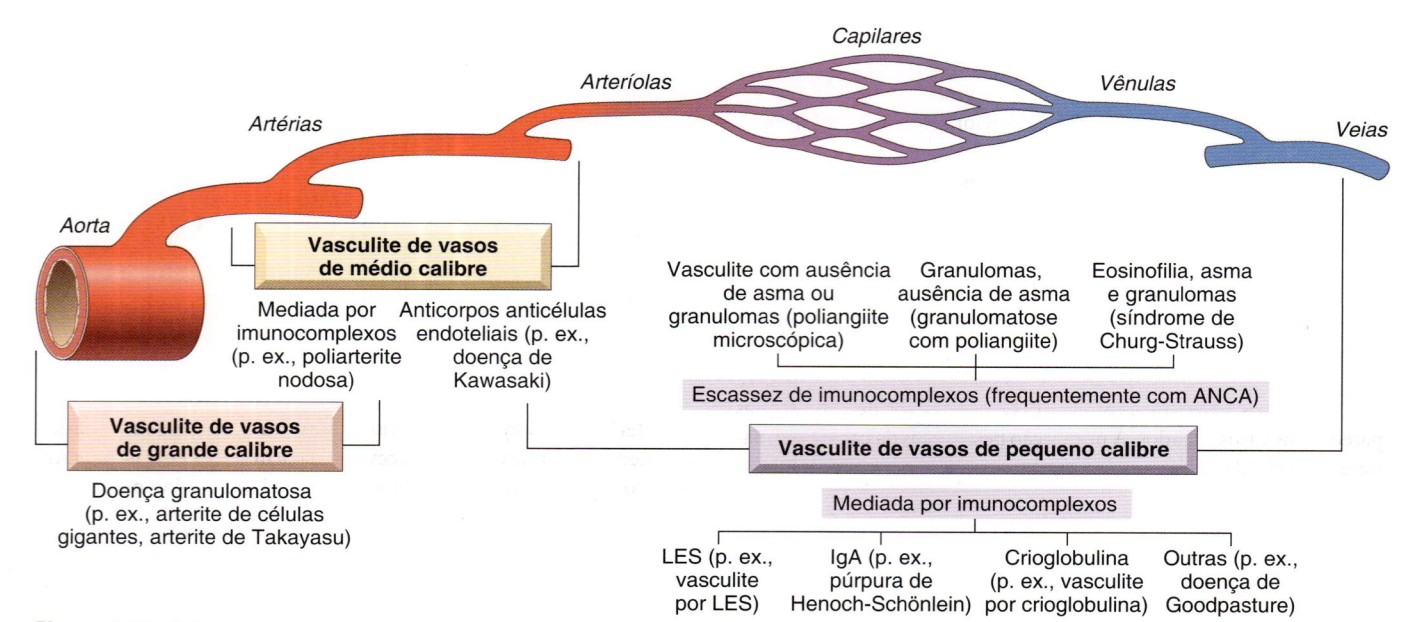

Figura 8.20 Sítios vasculares envolvidos nas vasculites mais comuns e sua presumível etiologia. Observe que há uma considerável sobreposição nas distribuições. ANCA, anticorpo anticitoplasma de neutrófilos; IgA, imunoglobulina A; LES, lúpus eritematoso sistêmico. (Dados de Jennette JC, Falk RJ: Nosology of primary vasculitis. *Curr Opin Rheumatol* 19:17, 2007.)

- *Antiproteinase-3* (PR3-ANCA), anteriormente denominada *c-ANCA*. A PR3 é um constituinte dos grânulos azurófilos dos neutrófilos que compartilha homologia com vários peptídeos microbianos, o que possivelmente explica a geração de PR3-ANCA. Esses anticorpos estão associados à *poliangiite com granulomatose* (ver mais adiante)
- *Antimieloperoxidase* (MPO-ANCA), anteriormente denominada *p-ANCA*. A MPO é um constituinte do grânulo lisossômico envolvido na geração de radicais livres de oxigênio (Capítulo 2). Os MPO-ANCAs são induzidos por vários agentes terapêuticos, particularmente a propiltiouracila (usada para tratar o hipertireoidismo). Os MPO-ANCAs estão associados à *poliangiite microscópica* e à granulomatose eosinofílica com poliangiite (também chamada de *síndrome de Churg-Strauss*) (ver mais adiante).

A estreita associação entre os títulos de ANCA e a atividade da doença sugere um papel patogênico desses anticorpos. Importante notar que os ANCAs podem ativar diretamente os neutrófilos, estimulando a liberação de espécies reativas de oxigênio e enzimas proteolíticas; nos leitos vasculares, isso pode levar à lesão das CEs. Enquanto os alvos antigênicos dos ANCAs são principalmente intracelulares, os antígenos ANCA (especialmente a PR3) são expressos constitutivamente em níveis baixos na membrana plasmática ou são translocados para a superfície celular em leucócitos ativados e apoptóticos, o que os torna acessíveis aos anticorpos circulantes.

Uma sequência patogênica plausível para o desenvolvimento da vasculite por ANCAs envolve:

- Os fármacos ou os antígenos microbianos com reatividade cruzada induzem formação de ANCAs; alternativamente, a expressão superficial de leucócitos ou a liberação de PR3 e MPO (em um cenário de infecção) incitam o desenvolvimento de ANCAs em um indivíduo suscetível
- Os estímulos inflamatórios subsequentes provocam a liberação de citocinas, como o TNF, que aumentam a expressão superficial de PR3 e MPO em neutrófilos e outros tipos de células
- Os ANCAs se ligam a estas células ativadas por citocinas, o que causa uma ativação adicional de neutrófilos
- Os neutrófilos ativados pelos ANCAs causam lesão das CEs ao liberar os constituintes dos grânulos e elaborar espécies reativas de oxigênio.

Os autoanticorpos ANCA são direcionados contra constituintes celulares e não formam imunocomplexos circulantes, tampouco as lesões vasculares tipicamente contêm anticorpos e componentes do complemento demonstráveis; portanto, as vasculites associadas aos ANCAs são frequentemente descritas como "pauci-imunes".

Anticorpos anticélulas endoteliais e células T autorreativas

Os anticorpos contra as CEs são subjacentes a certas vasculites, como na doença de Kawasaki (discutida mais adiante). As células T autorreativas causam lesões em algumas formas de vasculites caracterizadas pela formação de granulomas.

Apresentamos a seguir uma breve visão geral de várias das vasculites mais bem caracterizadas (ver Tabela 8.3). Embora cada uma delas seja apresentada como entidades distintas, muitos casos de vasculite não apresentam uma constelação clássica de achados e exibem uma sobreposição de características que pode tornar difícil sua classificação.

Vasculite de vasos de grande calibre

Existem duas formas principais de vasculite de vasos de grande calibre: arterite de células gigantes e arterite de Takayasu (ver Tabela 8.3).

Arterite de células gigantes (arterite temporal)

A arterite de células gigantes (arterite temporal) é uma doença inflamatória crônica, tipicamente com inflação granulomatosa, que afeta principalmente as artérias de grande a médio calibre da cabeça. As artérias temporais não são mais vulneráveis do que outras artérias, mas seu nome foi usado para denominar esse distúrbio porque o diagnóstico normalmente é estabelecido por meio da biopsia desses vasos. As artérias vertebrais e oftálmicas, bem como a aorta (*aortite de células gigantes*), são outros locais comuns de envolvimento. Como a vasculite da artéria oftálmica pode levar à cegueira repentina e permanente, os indivíduos afetados devem ser diagnosticados e tratados imediatamente. É a forma mais comum de vasculite nos EUA. Idade avançada e ascendência da Europa Setentrional são fatores de risco.

Patogênese. A arterite de células gigantes provavelmente ocorre como resultado da resposta imune mediada por células T contra um antígeno ainda não caracterizado da parede vascular. A característica inflamação granulomatosa, uma associação com certos alelos do complexo principal de histocompatibilidade (MHC, do inglês *major histocompatibility complex*) de classe II e a excelente resposta terapêutica aos esteroides apoiam fortemente a hipótese de uma lesão mediada por células T. As vias Th1 e Th17 estão envolvidas; de maneira esperada, altos níveis de IFN-γ e IL-17 podem ser detectados nas paredes dos vasos afetados. A predileção pelos vasos da cabeça permanece inexplicada.

Morfologia

Na arterite de células gigantes, as alterações patológicas são notoriamente irregulares ao longo dos vasos afetados. Os segmentos arteriais envolvidos exibem um espessamento nodular da íntima (e tromboses ocasionais) que reduz o diâmetro do vaso e causa isquemia distal. A maioria das lesões exibe **inflamação granulomatosa** dentro da média interna; existe um infiltrado de linfócitos T e macrófagos com células gigantes multinucleadas. A inflamação da parede vascular causa **perda das células musculares lisas vasculares e fragmentação da lâmina elástica interna** (Figura 8.21). Em até 25% dos casos, estão ausentes granulomas e células gigantes, e as lesões exibem apenas uma pan-arterite inespecífica com inflamações aguda e crônica. A cicatrização é marcada por espessamento da íntima, adelgaçamento e cicatrização da média, e fibrose da adventícia. Caracteristicamente, são observadas lesões em diferentes estágios de desenvolvimento dentro da mesma artéria.

Características clínicas. A arterite temporal é rara antes dos 50 anos. Os sinais e os sintomas podem ser vagos e constitucionais (p. ex., febre, fadiga, perda de peso) ou tomar a forma de dor facial ou cefaleia, que são mais intensas ao longo do curso da artéria temporal superficial, que fica dolorosa à palpação. Os sintomas oculares (associados ao envolvimento da artéria oftálmica) aparecem abruptamente em cerca de 50% dos pacientes e variam de diplopia até completa perda de visão. O diagnóstico depende da biopsia e da histologia; no entanto, como a inflamação vascular é irregular, um resultado de biopsia negativo não exclui o diagnóstico. Os corticosteroides são a base do tratamento. A terapia anti-IL-6 é útil nos casos resistentes a esteroides.

Arterite de Takayasu

A arterite de Takayasu é uma vasculite granulomatosa das artérias de médio e grande calibres caracterizada principalmente por distúrbios oculares e um acentuado enfraquecimento dos pulsos nas extremidades superiores (daí o nome alternativo *doença sem pulso*). Esse distúrbio se manifesta por cicatrização transmural e espessamento da aorta – particularmente o arco aórtico e os grandes vasos – com um grave estreitamento luminal dos principais ramos vasculares (Figura 8.22). As lesões da aorta compartilham muitas características clínicas e histológicas com a arterite de células gigantes. De fato, a distinção entre as duas entidades é realizada na maioria das vezes com base na idade do paciente: aqueles com idade superior a 50 anos são diagnosticados com *arterite de células gigantes*, enquanto as lesões que ocorrem nos pacientes com menos de 50 anos são designadas *arterite de Takayasu*. Embora historicamente tenha estado associada à etnia japonesa e a certos alelos do antígeno leucocitário humano (HLA, do inglês *human leukocyte antigen*), a arterite de Takayasu apresenta uma distribuição global. É provável haver uma etiologia autoimune e, da mesma forma que a arterite de células gigantes, a arterite de Takayasu é uma doença mediada por células T.

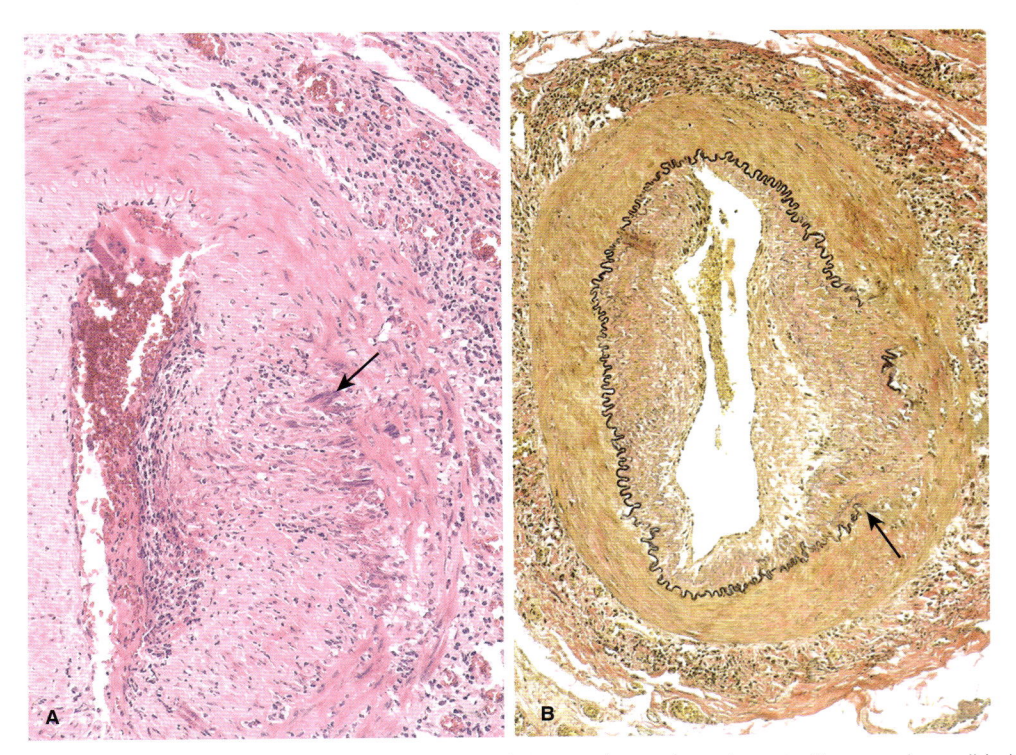

Figura 8.21 Arterite de células gigantes. **A.** Corte histológico da artéria temporal, corado por hematoxilina e eosina, exibindo células gigantes próximas à membrana elástica interna fragmentada (*seta*) juntamente com inflamação da média e da adventícia. **B.** Coloração do tecido elástico demonstrando destruição focal da membrana elástica interna (*seta*), bem como enfraquecimento da média e cicatrização.

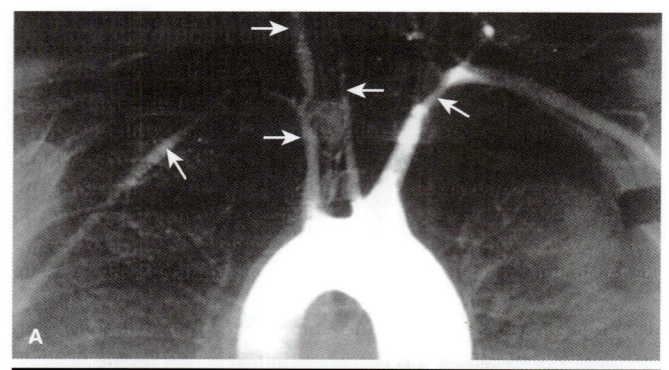

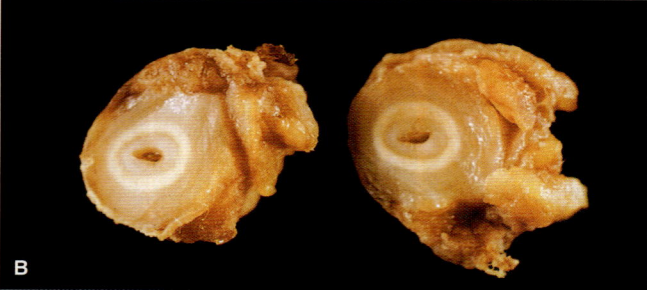

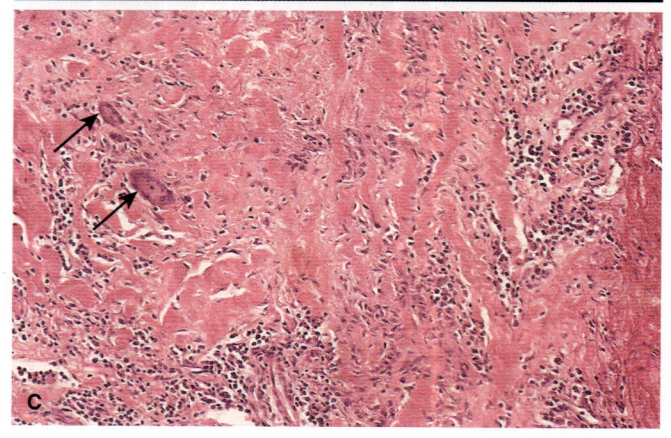

Figura 8.22 Arterite de Takayasu. **A.** Angiografia do arco aórtico exibindo redução do fluxo do material de contraste no interior dos grandes vasos e estreitamento das artérias braquiocefálica, carótida e subclávia (*setas*). **B.** Corte transversal da artéria carótida direita do paciente mostrado em **A** exibindo acentuados espessamento da íntima e estreitamento luminal. Os *círculos brancos* correspondem à parede original do vaso; a área interna de tecido acastanhado representa a área hiperplásica da íntima. **C.** Aparência histológica de uma arterite de Takayasu ativa ilustrando a destruição e a fibrose da média arterial associada ao infiltrado mononuclear e de células gigantes (*setas*).

> ### Morfologia
>
> **A arterite de Takayasu tradicionalmente afeta o arco aórtico e os vasos que dele emergem; um terço dos casos envolve o restante da aorta e seus ramos.** A aorta abdominal e as artérias pulmonares estão envolvidas em 50% dos pacientes; as artérias renais e coronárias também podem ser acometidas. As origens dos grandes vasos podem estar acentuadamente estreitadas ou até mesmo obliteradas (ver Figura 8.22 A e B), o que explica a fraqueza das extremidades superiores e os pulsos carotídeos tênues. Os achados histológicos (ver Figura 8.22 C) incluem um espectro que vai desde infiltrados mononucleares na adventícia e manguito perivascular dos *vasa vasorum* até uma intensa inflamação mononuclear transmural, além de inflamação granulomatosa, repleta de células gigantes e necrose irregular da média. A inflamação está associada ao espessamento irregular da parede do vaso, à hiperplasia da íntima e à fibrose da adventícia.

Características clínicas. Os sinais e sintomas iniciais geralmente são inespecíficos e incluem fadiga, perda de peso e febre. À medida que a arterite progride, aparecem os sinais e sintomas vasculares predominantes no quadro clínico, que incluem: redução da pressão arterial e pulso mais fraco nas extremidades superiores; déficits neurológicos; e distúrbios oculares, incluindo falhas no campo visual, hemorragias da retina e cegueira. O envolvimento da aorta distal pode se manifestar como claudicação na perna, enquanto o envolvimento da artéria pulmonar pode causar hipertensão pulmonar. O estreitamento dos óstios coronários pode evoluir para infarto do miocárdio e o acometimento das artérias renais provoca hipertensão sistêmica em aproximadamente metade dos pacientes. A evolução da doença é variável. Em alguns casos, há uma progressão rápida, enquanto outros entram em estágio quiescente após 1 ou 2 anos. Neste último caso, apesar dos déficits visuais ou neurológicos, a sobrevivência a longo prazo ainda é possível.

Vasculite de vasos de médio calibre

Poliarterite nodosa

A poliarterite nodosa (PAN) é uma vasculite sistêmica das artérias musculares de pequeno ou médio calibre que normalmente envolve os vasos renais e viscerais, mas poupa a circulação pulmonar. Essa vasculite não está associada aos ANCAs, embora um terço dos pacientes acometidos apresente infecção por uma hepatite B crônica que favorece a formação de imunocomplexos contendo antígenos da hepatite B que se depositam nos vasos afetados. A hepatite C também é um antecedente em alguns casos, embora menos comumente do que a hepatite B. No restante dos casos, a causa ainda é desconhecida.

> ### Morfologia
>
> A PAN clássica é uma **inflamação necrosante transmural segmentar** das artérias de pequeno a médio calibre, muitas vezes com trombose superposta. Os vasos dos rins, do coração, do fígado e do sistema gastrintestinal são afetados em ordem decrescente de frequência. As lesões geralmente envolvem apenas uma parte da parede do vaso e apresentam predileção pelos pontos de ramificações. Importante observar que os glomérulos são poupados. O comprometimento da perfusão pode ocasionar ulcerações, infartos, atrofia isquêmica ou hemorragia na distribuição dos vasos afetados. O processo inflamatório também enfraquece a parede arterial, levando então ao desenvolvimento de aneurismas e ruptura.
>
> Durante a fase aguda, há um infiltrado inflamatório misto transmural composto de neutrófilos e células mononucleares, frequentemente acompanhado por **necrose fibrinoide** e trombose luminal (Figura 8.23). As lesões mais antigas exibem um espessamento fibroso da parede do vaso que se estende para a adventícia. Caracteristicamente, todos os estágios de atividade (do inicial ao tardio) coexistem em diferentes vasos ou até mesmo dentro do mesmo vaso, o que sugere a ocorrência de agressões imunologicamente mediadas constantes e recorrentes.

Características clínicas. A PAN é uma doença principalmente de adultos jovens, mas também ocorre nos adultos de meia-idade ou mais velhos. O quadro clínico é tipicamente episódico, com longos intervalos sem sintomas. Os achados sistêmicos – mal-estar, febre e perda de peso – são inespecíficos, e o envolvimento vascular é amplamente disperso, de modo que as manifestações clínicas podem ser variadas e desafiadoras. A apresentação "clássica" se manifesta como uma combinação de hipertensão rapidamente acelerada devido ao envolvimento da artéria renal; dor abdominal e melena causados por lesões gastrintestinais; dores musculares difusas; e uma neurite periférica que afeta predominantemente os nervos motores. O

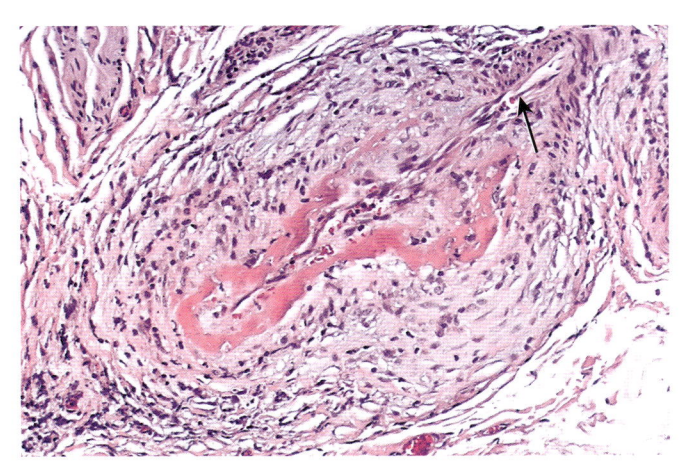

Figura 8.23 Poliarterite nodosa associada a necrose fibrinoide segmentar e oclusão trombótica de uma pequena artéria. Observe que parte do vaso (seta no canto superior à direita) não está envolvida. (Cortesia de Sidney Murphree, MD, Department of Pathology, University of Texas Southwestern Medical School, Dallas, Texas.)

envolvimento renal geralmente é proeminente e é uma das principais causas de óbito. Sem tratamento, a PAN geralmente é fatal; no entanto, com a terapia imunossupressora, a sobrevida de 5 anos é próxima a 80%. A recidiva ocorre em até 25% dos casos, mais frequentemente nos casos não associados ao HBV do que naqueles que se seguem à infecção pelo HBV. Este último caso apresenta melhor prognóstico a longo prazo.

Doença de Kawasaki

A doença de Kawasaki é uma doença aguda, febril e geralmente autolimitante que afeta lactentes e crianças; está associada à arterite, principalmente a de vasos de médio e grande calibres. Menos comumente, aorta e artérias de grande calibre podem estar envolvidas. A vasta maioria dos pacientes tem menos de 5 anos. Seu significado clínico depende do envolvimento das artérias coronárias. A arterite coronária pode originar aneurismas que se rompem ou que trombosam, causando infarto do miocárdio. Originalmente descrita no Japão, a doença de Kawasaki tem uma distribuição global, mas é mais comum nas crianças de ascendência asiática. Embora sejam suspeitados fatores genéticos, não há mecanismos genéticos claramente identificados.

Nos indivíduos geneticamente suscetíveis, uma variedade de agentes infecciosos (principalmente virais) foi postulada como desencadeadora da doença. Mais recentemente, um distúrbio semelhante à doença de Kawasaki foi documentado em crianças infectadas por SARS-CoV-2. A patogênese precisa da doença de Kawasaki permanece desconhecida. Suspeita-se que a vasculite resulte de uma resposta de hipersensibilidade do tipo tardio dirigida contra antígeno(s) vascular(es) por reação cruzada ou recém-gerado(s). A produção subsequente de citocinas e a ativação de células B resultam na formação de autoanticorpos contra CEs e CMLs que precipitam a vasculite.

> **Morfologia**
>
> A vasculite assemelha-se àquela observada na PAN. Existe um **infiltrado inflamatório transmural denso**, embora a necrose fibrinoide seja geralmente menos proeminente do que a observada na PAN. A vasculite normalmente regride espontaneamente ou em resposta ao tratamento, mas pode ocorrer formação de aneurisma em decorrência do dano na parede vascular. Assim como em outras doenças por arterites, a resolução pode ser acompanhada pelo desenvolvimento de um espessamento obstrutivo da íntima. Alterações patológicas fora do sistema cardiovascular raramente são significativas, exceto quando ocorrem em associação à infecção por SARS-CoV-2. Neste caso, muitos órgãos são envolvidos.

Características clínicas. A doença de Kawasaki tipicamente se manifesta com bolhas e eritemas conjuntival e oral, edema das mãos e dos pés, eritema das palmas das mãos e plantas dos pés, exantema descamativo e aumento dos linfonodos cervicais (por isso seu outro nome, *síndrome dos linfonodos mucocutâneos*). Aproximadamente 20% dos pacientes não tratados desenvolvem sequelas cardiovasculares, que variam desde arterite coronária assintomática a ectasia da artéria coronária, além de aneurismas da artéria coronária (7 a 8 mm de diâmetro); estes últimos podem estar associados a ruptura, trombose, infarto do miocárdio e/ou morte súbita. O tratamento consiste em infusões intravenosas de imunoglobulina (que suprimem a inflamação por mecanismos ainda não esclarecidos) e de ácido acetilsalicílico, que, quando administrados em conjunto, reduzem acentuadamente a incidência de doença arterial coronariana sintomática.

Vasculite de vasos de pequeno calibre

Este grupo inclui dois subgrupos patogênicos distintos: vasculite associada aos ANCAs e vasculite associada a imunocomplexos (ver Tabela 8.3). Apenas algumas das entidades mais comuns são descritas nesta seção.

Poliangiite microscópica

A poliangiite microscópica é uma vasculite necrosante que geralmente afeta capilares, pequenas arteríolas e vênulas. Também é conhecida como *vasculite por hipersensibilidade* ou *vasculite leucocitoclástica*. Diferentemente da PAN, todas as lesões da poliangiite microscópica tendem a ser da mesma idade em qualquer paciente. Pele, membranas mucosas, pulmões, cérebro, coração, sistema gastrintestinal, rins e músculos podem ser afetados; a *glomerulonefrite necrosante* (observada em 90% dos pacientes) e a *capilarite pulmonar* são achados particularmente comuns.

A maioria dos casos de poliangiite microscópica está associada a MPO-ANCA. Provavelmente, o recrutamento e a ativação dos neutrófilos nos leitos vasculares afetados são responsáveis pelas manifestações da doença. Os imunocomplexos estão ausentes e a patogênese é desconhecida. Em alguns casos, fármacos como a hidralazina e microrganismos como o *Staphylococcus aureus* são possíveis desencadeadores da doença.

> **Morfologia**
>
> A poliangiite microscópica é caracterizada por necrose fibrinoide segmentar da média com **lesões necrosantes transmurais focais**; a inflamação granulomatosa está ausente. Essas lesões assemelham-se àquelas observadas na PAN, mas as artérias de médio e grande calibres não são afetadas, de modo que os infartos macroscópicos são incomuns. Em algumas áreas (tipicamente nas vênulas pós-capilares), são observados apenas neutrófilos infiltrantes sofrendo fragmentação nuclear (cariorrexe), daí o termo *vasculite leucocitoclástica* (Figura 8.24 A). Embora as imunoglobulinas e os componentes do complemento possam ser demonstrados nas lesões cutâneas iniciais, muitas lesões são "pauci-imunes" (*i. e.*, exibem pouco ou nenhum anticorpo).

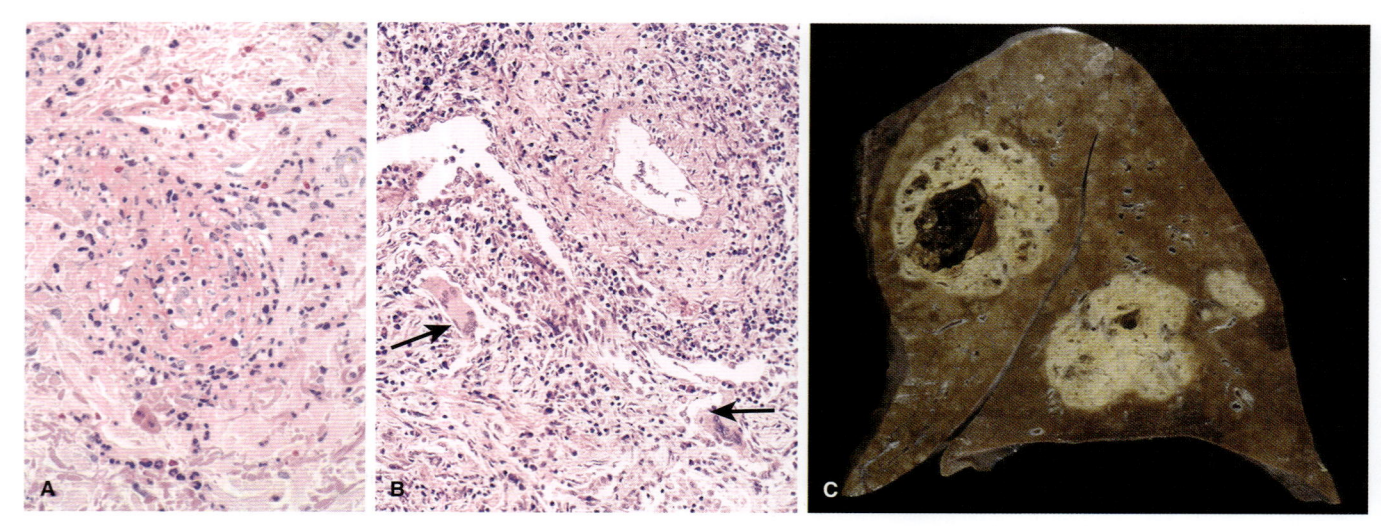

Figura 8.24 Vasculite de vaso de pequeno calibre associada aos ANCAs. **A.** Poliangiite microscópica (vasculite leucocitoclástica) com neutrófilos fragmentados na parede vascular espessada. **B** e **C.** Granulomatose com poliangiite. **B.** Vasculite de uma pequena artéria com inflamação granulomatosa adjacente, incluindo células gigantes (*setas*). **C.** Pulmão de um paciente acometido de granulomatose com poliangiite exibindo grandes lesões cavitárias nodulares. (**A.** Cortesia de Scott Granter, MD, Brigham and Women's Hospital, Boston, Massachusetts. **C.** Cortesia de Sidney Murphree, MD, Department of Pathology, University of Texas Southwestern Medical School, Dallas, Texas.)

Características clínicas. Esta doença tipicamente ocorre nos adultos mais velhos, embora as crianças também possam ser afetadas. Dependendo do leito vascular envolvido, as principais características incluem hemoptise, hematúria, proteinúria, dor ou sangramento abdominais, dor ou fraqueza musculares e púrpura cutânea palpável. Com exceção dos pacientes com envolvimento generalizado dos rins ou do SNC, a terapia imunossupressora e a remoção do agente agressor (na maioria dos casos um fármaco) induzem remissões duráveis.

Granulomatose com poliangiite

Anteriormente denominada *granulomatose de Wegener*, a granulomatose com poliangiite é uma vasculite necrosante com positividade para ANCAs caracterizada pela seguinte tríade:

- *Granulomas necrosantes* do sistema respiratório superior (orelha, nariz, seios da face, garganta) ou do sistema respiratório inferior (pulmão), ou de ambos
- *Vasculite necrosante ou granulomatosa* que afeta vasos de pequeno a médio calibre (p. ex., capilares, vênulas, arteríolas e artérias), mais proeminentemente nos pulmões e nas vias respiratórias superiores, mas outros locais também podem ser acometidos
- *Glomerulonefrite necrosante focal, frequentemente progressiva.*

Formas "limitadas" da doença podem permanecer restritas ao sistema respiratório. Por outro lado, quando generalizada, a doença pode afetar os olhos, a pele e outros órgãos, principalmente o coração. Clinicamente, a vasculite generalizada assemelha-se à PAN com a característica adicional do envolvimento respiratório.

Provavelmente, a poliangiite granulomatosa é iniciada como uma resposta de hipersensibilidade mediada por células contra antígenos infecciosos ou ambientais inalados. Em aproximadamente 95% dos casos, estão presentes os PR3-ANCAs, que provavelmente provocam a lesão tecidual. O nível de ANCAs é um marcador útil para avaliar a atividade da doença, pois os títulos de anticorpos caem drasticamente após uma efetiva terapia imunossupressora e se elevam logo antes da recidiva.

> **Morfologia**
>
> As lesões do sistema respiratório superior incluem a **sinusite granulomatosa** e as **lesões ulcerativas** do nariz, do palato ou da faringe; os achados pulmonares também variam desde infiltrados parenquimatosos difusos a nódulos granulomatosos. Existe uma **vasculite granulomatosa** necrosante multifocal com uma proliferação fibroblástica circundante (ver Figura 8.24 B). Vários granulomas podem coalescer para produzir nódulos radiograficamente visíveis com cavitação central (ver Figura 8.24 B e C). A destruição de vasos pode causar hemorragia e hemoptise. As lesões podem sofrer progressivas fibrose e organização.
>
> As **lesões renais** variam de uma discreta e focal necrose glomerular associada à trombose de alças capilares glomerulares isoladas (**glomerulonefrite necrosante focal e segmentar**) a lesões glomerulares mais avançadas com necrose difusa e proliferação de células parietais formando crescentes epiteliais (**glomerulonefrite rapidamente progressiva**) (Capítulo 12).

Características clínicas. O perfil típico do paciente acometido é geralmente do sexo masculino e de meia-idade, embora mulheres e indivíduos de outras faixas etárias possam ser afetados. As apresentações clássicas incluem pneumonite bilateral com nódulos e lesões cavitárias (95%), sinusite crônica (90%), ulcerações na mucosa da nasofaringe (75%) e doença renal (80%). Os pacientes com um discreto envolvimento renal podem apresentar apenas hematúria e proteinúria, enquanto a doença mais grave pode evoluir para uma rapidamente progressiva insuficiência renal. Erupções cutâneas, mialgias, acometimento articular, neurite e febre também podem ocorrer. Quando não tratada, a taxa de mortalidade em 1 ano é de 80%. O tratamento com esteroides, ciclofosfamida, inibidores de TNF e anticorpos anticélulas B (rituximabe) tem melhorado consideravelmente esse quadro. Atualmente, a maioria dos pacientes portadores de granulomatose com poliangiite sobrevive, mas permanece sujeita a um risco elevado de recidivas, que podem evoluir para insuficiência renal.

Granulomatose eosinofílica com poliangiite (síndrome de Churg-Strauss)

A granulomatose eosinofílica com poliangiite é uma vasculite necrosante de vasos de pequeno calibre associada a asma, rinite alérgica, infiltrados pulmonares, eosinofilia periférica, granulomas necrosantes extravasculares e uma acentuada infiltração dos vasos e dos tecidos perivasculares por eosinófilos. É uma doença rara que afeta um em 1 milhão de indivíduos. Envolvimento cutâneo (com púrpuras palpáveis), hemorragia gastrintestinal e doença renal (principalmente como glomerulosclerose focal e segmentar) são os principais achados dessa síndrome. Os infiltrados eosinofílicos no miocárdio produzem uma citotoxicidade que frequentemente provoca cardiomiopatia; é observado envolvimento cardíaco em 60% dos pacientes, e ele é o maior responsável pela morbidade e mortalidade.

Esta forma de vasculite pode resultar da "hiper-responsividade" a algum estímulo alergênico normalmente inócuo. Os MPO-ANCAs estão presentes em quase metade dos casos e, portanto, são classificados como vasculite associada a ANCAs. Os casos com positividade para ANCAs apresentam glomerulonefrite mais frequentemente. As lesões vasculares diferem daquelas observadas na PAN e na poliangiite microscópica devido à presença de granulomas e eosinófilos.

Tromboangiite obliterante (doença de Buerger)

A tromboangiite obliterante é caracterizada por inflamações aguda e crônica, segmentares e trombosantes das artérias de médio e pequeno calibres, principalmente das artérias tibial e radial, com secundária e ocasional extensão para veias e nervos das extremidades. Os vasos viscerais raramente estão envolvidos. A tromboangiite obliterante ocorre quase exclusivamente nos tabagistas inveterados e geralmente se desenvolve antes dos 35 anos. Têm sido descritas disfunção endotelial com redução da vasodilatação dependente de endotélio e liberação de substâncias pró-trombóticas. Suspeita-se de toxicidade direta em CEs causada por algum componente do tabaco; alternativamente, um composto reativo no tabaco pode modificar os componentes da parede do vaso e induzir uma resposta imune. Na verdade, a maioria dos pacientes com doença de Buerger é hipersensível aos extratos de tabaco. Sugere-se que exista uma predisposição genética devido a uma associação com certos haplótipos de HLA.

> **Morfologia**
>
> A tromboangiite obliterante caracteriza-se por **vasculite transmural segmentar acentuada, aguda e crônica, de artérias de pequeno e médio calibres, acompanhada por trombose luminal** que afeta predominantemente os vasos das extremidades. Nos estágios iniciais, o infiltrado inflamatório misto está acompanhado por trombose luminal; pequenos microabscessos, ocasionalmente cercados por inflamação granulomatosa, também podem estar presentes (Figura 8.25). A inflamação então se estende para fora, algumas vezes até veias e nervos contíguos (uma característica rara nas outras formas de vasculite). Com o tempo, os trombos podem se organizar e recanalizar; e, eventualmente, a artéria e as estruturas adjacentes são envolvidas por tecido fibroso.

Características clínicas. As manifestações iniciais incluem o fenômeno de Raynaud induzido pelo frio (ver mais adiante), dor no dorso do pé induzida por exercício físico (*claudicação do dorso do pé*) e flebite nodular superficial (inflamação venosa). A insuficiência vascular tende a ser acompanhada por uma dor intensa – mesmo em repouso –, provavelmente devido ao envolvimento neural. Podem se desenvolver ulcerações crônicas das extremidades progredindo ao longo do tempo para gangrena. A abstinência do tabagismo nos estágios iniciais da doença geralmente ameniza as novas crises; no entanto, uma vez estabelecidas, as lesões vasculares não respondem a essa abstinência.

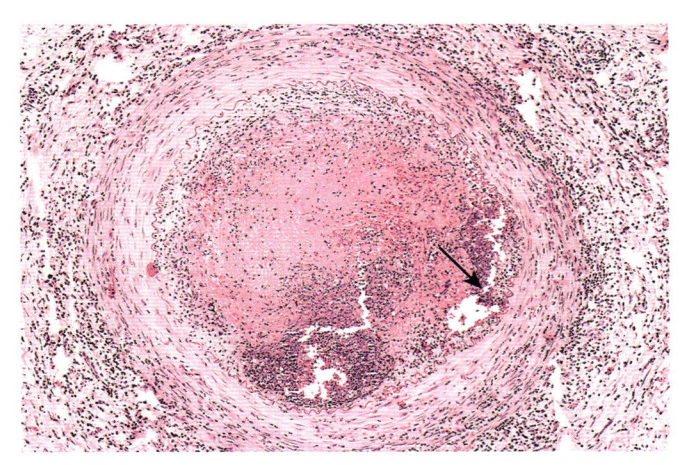

Figura 8.25 Tromboangiite obliterante (doença de Buerger). O lúmen está ocluído por um trombo contendo um abscesso estéril (*seta*) e a parede do vaso está infiltrada por leucócitos.

Vasculite infecciosa

A arterite localizada pode ser causada pela invasão direta das artérias por agentes infecciosos, geralmente bactérias e fungos, em particular espécies de *Aspergillus* e *Mucor* spp. A invasão vascular pode fazer parte de uma infecção tecidual local próxima (p. ex., pneumonia bacteriana ou um abscesso adjacente), ou – menos comumente – originar-se da disseminação hematogênica de bactérias ou da embolização a partir da endocardite infecciosa.

As infecções vasculares podem enfraquecer as paredes arteriais e culminar em *aneurismas micóticos*, descritos anteriormente, ou podem induzir trombose e infarto. Dessa forma, a inflamação dos vasos na meningite bacteriana pode causar trombose e infarto, e finalmente provocar a extensão de uma infecção subaracnóidea para o parênquima encefálico.

DISTÚRBIOS DE HIPER-REATIVIDADE DOS VASOS SANGUÍNEOS

Vários distúrbios são caracterizados por vasoconstrição exagerada ou inadequada dos vasos sanguíneos.

Fenômeno de Raynaud

O *fenômeno de Raynaud* é uma resposta vasoconstritora exagerada a temperaturas baixas e estresse emocional que afeta artérias e arteríolas nas extremidades, particularmente nos dedos das mãos e dos pés, mas algumas vezes também no nariz, nos lóbulos das orelhas e nos lábios. Os dedos envolvidos mudam de coloração de acordo com uma sequência temporal que reflete a vasoconstrição inicial, a anoxia tecidual subsequente e o eventual retorno do sangue oxigenado devido ao aquecimento. Enquanto nos tipos de pele clara a coloração que acompanha o fenômeno pode mudar de branco (decorrente da vasoconstrição) para azul (anoxia) e então vermelho (reperfusão), nos indivíduos de pele mais escura as mudanças de coloração podem aparecer como pálida (vasoconstrição) para arroxeada (anoxia) e finalmente rosa a vermelho opaco (reperfusão). O fenômeno de Raynaud pode ser uma entidade primária ou secundária a outros distúrbios.

O *fenômeno de Raynaud primário* ocorre na ausência de quaisquer distúrbios associados; afeta 3 a 5% da população em geral, e é mais prevalente nas mulheres jovens. A evolução do quadro costuma ser benigna, mas nos casos crônicos pode haver atrofia cutânea, dos tecidos subcutâneos e dos músculos. A ulceração e a gangrena isquêmica são raras.

O *fenômeno de Raynaud secundário* se refere à insuficiência vascular decorrente de doença arterial causada por outras entidades, tais como lúpus eritematoso sistêmico, esclerodermia, tromboangiite obliterante ou mesmo aterosclerose. Na verdade, como o fenômeno de Raynaud pode ser a primeira manifestação de tais condições, todos os pacientes portadores desta condição devem ser avaliados em busca de causas secundárias.

VEIAS E VASOS LINFÁTICOS

Veias varicosas e flebotrombose/tromboflebite são responsáveis por aproximadamente 90% dos casos de doenças venosas clinicamente relevantes.

Veias varicosas das extremidades

As veias varicosas são veias tortuosas anormalmente dilatadas causadas por pressões intraluminais cronicamente aumentadas e enfraquecimento do suporte de parede do vaso. As veias superficiais das partes superior e inferior das pernas normalmente estão envolvidas. Até um quinto dos homens e um terço das mulheres desenvolvem veias varicosas nas extremidades inferiores. A obesidade aumenta o risco, bem como a gestação, devido à compressão da veia cava inferior pelo útero gravídico. Existe também uma tendência familiar relacionada a varizes prematuras.

Características clínicas. A dilatação varicosa torna as valvas venosas incompetentes e promove estase, congestão, edema, dor e trombose na extremidade inferior. As sequelas mais incapacitantes incluem um persistente edema da extremidade e alterações cutâneas isquêmicas secundárias, incluindo dermatite de estase e ulcerações. As ulcerações podem se tornar úlceras varicosas crônicas como consequência da má cicatrização de feridas e infecção sobreposta. Notavelmente, a embolia das veias superficiais é muito rara, o que difere dos êmbolos que se originam nas veias profundas trombosadas, que são relativamente frequentes (Capítulo 3).

Varicosidades em outros locais

As dilatações venosas em outras duas localizações merecem uma atenção especial:

- *Varizes esofágicas*: a cirrose hepática (e, menos frequentemente, a obstrução da veia porta ou a trombose da veia hepática) causa hipertensão venosa portal (Capítulo 14). Essa hipertensão, por sua vez, promove a abertura dos desvios ("*shunts*") portossistêmicos e aumenta o fluxo sanguíneo nas veias de diversos locais: (1) na junção gastresofágica (formando varizes esofágicas); (2) no reto (formando hemorroidas); e (3) nas veias periumbilicais da parede abdominal (formando uma "cabeça de Medusa"). As varizes esofágicas são as mais importantes clinicamente, pois são propensas a uma ruptura que pode causar hemorragia gastrintestinal superior maciça (e até fatal).
- As *hemorroidas* são dilatações varicosas do plexo venoso na junção anorretal que resultam de prolongada congestão vascular pélvica associada à gravidez ou à constipação intestinal. As hemorroidas são uma fonte de sangramento, e são propensas a trombosar e formar ulcerações dolorosas.

Tromboflebite e flebotrombose

A trombose venosa profunda da perna é responsável por mais de 90% dos casos de tromboflebite e flebotrombose. Estes dois termos são designações amplamente intercambiáveis para a trombose venosa acompanhada de inflamação. A embolia pulmonar é uma complicação grave e comum da trombose venosa profunda das pernas. A patogênese e as características clínicas da trombose venosa profunda são discutidas em detalhes nos Capítulos 3 e 11.

Síndromes das veias cavas superior e inferior

A *síndrome da veia cava superior* geralmente é causada por neoplasias que comprimem ou invadem a veia cava superior, tais como o carcinoma broncogênico ou o linfoma do mediastino. A obstrução resultante produz uma característica clínica complexa que consiste em acentuada dilatação das veias da cabeça, do pescoço e dos membros superiores associada à cianose. Os achados clínicos são tipicamente mais pronunciados pela manhã em decorrência do acúmulo de sangue durante o repouso. Os vasos pulmonares também podem ser comprimidos e ocasionar desconforto respiratório.

A *síndrome da veia cava inferior* pode ser causada por neoplasias que comprimem ou invadem a veia cava inferior ou por um trombo que se propague a partir das veias hepáticas, renais ou das extremidades inferiores. Determinadas neoplasias – principalmente o carcinoma hepatocelular e o carcinoma de células renais – exibem notável tendência de crescimento dentro das veias, e esses tumores podem então ocluir a veia cava inferior. A obstrução da veia cava inferior induz um acentuado edema nas extremidades inferiores, distensão das veias colaterais superficiais do abdome inferior e – com o envolvimento da veia renal – uma acentuada proteinúria.

Linfangite e linfedema

Os distúrbios primários dos vasos linfáticos são extremamente incomuns. Muito mais comumente, os vasos linfáticos são secundariamente envolvidos por doenças inflamatórias, infecciosas ou processos malignos.

A *linfangite* refere-se à inflamação aguda causada pela entrada de bactérias nos vasos linfáticos (Capítulo 2). Clinicamente, os linfáticos inflamados aparecem como estrias subcutâneas eritematosas e dolorosas, geralmente associadas ao aumento sensível dos linfonodos drenantes (linfadenite aguda). Se as bactérias não forem contidas nos linfonodos, elas podem passar para a circulação venosa e causar bacteriemia ou sepse.

O *linfedema* primário pode ocorrer como uma anomalia congênita isolada (linfedema congênito simples ou como a *doença de Milroy* familiar [linfedema congênito heredofamiliar]) resultante de agenesia ou hipoplasia de vasos linfáticos. O linfedema secundário ou obstrutivo é causado pelo acúmulo de líquido intersticial decorrente da obstrução de um vaso linfático previamente normal; essa obstrução pode resultar dos seguintes distúrbios ou condições:

- *Tumores* que envolvem os canais linfáticos ou os linfonodos regionais
- *Procedimentos cirúrgicos* que removem as conexões linfáticas (p. ex., linfonodos axilares na mastectomia)
- *Fibrose pós-radiação*
- *Filariose*
- *Trombose pós-inflamatória* e formação de cicatriz.

Independentemente da causa, o linfedema aumenta a pressão hidrostática nos vasos linfáticos distais à obstrução e causa edema. O edema crônico, por sua vez, pode favorecer a deposição de MEC e fibrose, produzindo um acentuado endurecimento ou um aspecto de "casca de laranja" (*peau d'orange*) na pele sobrejacente (como pode ocorrer na pele sobrejacente ao carcinoma de mama que envolve extensamente os canais linfáticos). Eventualmente, uma inadequada perfusão tecidual pode ocasionar ulceração na pele. A ruptura dos vasos linfáticos dilatados, tipicamente após a obstrução por infiltração de massa tumoral, resulta em acúmulos leitosos de linfa em vários espaços, que são designados como *ascite quilosa* (abdome), *quilotórax* ou *quilopericárdio*.

TUMORES

Os tumores de vasos sanguíneos e linfáticos incluem hemangiomas benignos (comuns), neoplasias localmente agressivas que metastatizam com pouca frequência e alguns poucos angiossarcomas de alto grau de malignidade (Tabela 8.4).

As neoplasias vasculares podem se originar do endotélio (p. ex., hemangioma, linfangioma, angiossarcoma) ou das células que dão suporte ou envolvem os vasos sanguíneos (p. ex., tumor glômico). Os tumores primários de grandes vasos (p. ex., aorta, artéria pulmonar e veia cava) ocorrem com pouca frequência e são principalmente sarcomas. Embora um hemangioma benigno não possa ser confundido com um angiossarcoma anaplásico, algumas vezes são observadas lesões de malignidade incerta. As malformações congênitas ou do desenvolvimento e as proliferações vasculares reativas não neoplásicas (p. ex., *angiomatose bacilar*) também podem se manifestar como lesões semelhantes a tumores e podem representar desafios diagnósticos. Em geral, as neoplasias vasculares benignas e malignas são distinguidas pelas seguintes características:

- Os tumores benignos geralmente são compostos de canais vasculares bem formados e preenchidos por células sanguíneas ou linfa, e também revestidos por uma suave monocamada de CEs
- Os tumores malignos são mais celulares, apresentam atipia citológica, são proliferativos e geralmente não formam vasos bem organizados; a confirmação da derivação endotelial de tais proliferações pode requerer a detecção imuno-histoquímica com marcadores específicos para CEs.

Tumores benignos e condições semelhantes a tumores

Ectasias vasculares

Ectasia é um termo genérico utilizado para caracterizar qualquer dilatação local de uma estrutura, enquanto *telangiectasia* é o termo usado para descrever uma dilatação permanente de pequenos vasos preexistentes (p. ex., capilares, vênulas e arteríolas, geralmente na pele ou nas membranas mucosas) que forma uma discreta lesão eritematosa. Essas lesões podem ser congênitas ou adquiridas e não são neoplasias verdadeiras.

- *Nevo flâmeo* (uma "marca de nascença") é a forma mais comum de ectasia vascular, e é caracterizado por uma lesão plana de coloração rosa-clara a púrpura-escura localizada na cabeça ou no pescoço e composta de vasos dilatados. A maioria regride espontaneamente ao longo do tempo
- A chamada "mancha vinho do Porto" é uma forma particular de nevo flâmeo. Essas lesões tendem a crescer durante a infância, espessar a superfície da pele e não desaparecer com o passar do tempo. Elas apresentam uma distribuição ao longo do nervo trigêmeo e estão associadas à *síndrome de Sturge-Weber* (também chamada de angiomatose encefalotrigeminal). Trata-se de um distúrbio congênito incomum caracterizado por nevos faciais com coloração vinho do Porto, angiomas venosos ipsilaterais nas leptomeninges corticais, deficiência mental, convulsões, hemiplegia e radiopacidades cranianas. Assim, uma extensa telangiectasia facial em uma criança com deficiência mental pode indicar a presença de outras malformações vasculares
- As *telangiectasias em aranha* (*aranhas vasculares*) são lesões vasculares não neoplásicas. Essas lesões se manifestam como arranjos radiais, frequentemente pulsáteis, de artérias ou arteríolas subcutâneas dilatadas (as "pernas" da aranha) em torno de um núcleo central (o "corpo" da aranha) que se torna pálido quando comprimido. A aranha vascular comumente ocorre na face, no pescoço e na parte superior do tórax, e está frequentemente associada a estados hiperestrogênicos (p. ex., mulheres grávidas ou pacientes com cirrose)
- A *telangiectasia hemorrágica hereditária* (*doença de Osler-Weber-Rendu*) é um distúrbio autossômico dominante causado por mutações nos genes que codificam os componentes da via de sinalização do TGF-β nas CEs. Essas lesões são malformações compostas de capilares e veias dilatadas que estão presentes ao nascimento. As telangiectasias estão amplamente distribuídas sobre a pele e as membranas mucosas orais, nos sistemas respiratório, gastrintestinal e urinário. As lesões podem se romper espontaneamente, provocando epistaxe grave (sangramento nasal), sangramento gastrintestinal ou hematúria.

Hemangiomas

Os hemangiomas são tumores comuns compostos de vasos preenchidos por sangue (ver também Capítulo 4). Essas lesões constituem 7% de todos os tumores benignos dos lactentes e das crianças; a maioria está presente desde o nascimento e, após um aumento inicial de tamanho, regridem espontaneamente. Embora os hemangiomas sejam tipicamente lesões localizadas confinadas à cabeça e ao pescoço, ocasionalmente podem ser mais extensos (*angiomatose*) ou surgir internamente. Quase um terço dessas lesões internas é encontrado no fígado. A transformação maligna é rara. Já foram descritas diversas variantes histológicas e clínicas:

- Os *hemangiomas capilares* são o tipo mais comum; ocorrem na pele, nos tecidos subcutâneos e nas membranas mucosas da cavidade oral e nos lábios, bem como no fígado, no baço e nos rins (Figura 8.26 A). Histologicamente, são compostos de capilares de paredes delgadas e estroma escasso (Figura 8.26 B)
- Os *hemangiomas juvenis* da pele são lesões extremamente comuns e podem ser múltiplos. Eles crescem rapidamente nos primeiros meses, mas tendem a involuir entre 1 e 3 anos e regridem completamente por volta dos 7 anos na maioria dos casos

Tabela 8.4 Classificação dos tumores vasculares e das condições semelhantes a tumores.

Neoplasias benignas: condições do desenvolvimento e adquiridas
Hemangioma
Hemangioma capilar
Hemangioma cavernoso
Granuloma piogênico
Linfangioma
Linfangioma simples (capilar)
Linfangioma cavernoso (higroma cístico)
Tumor glômico
Proliferações vasculares reativas
Angiomatose bacilar
Neoplasias de grau intermediário
Sarcoma de Kaposi
Hemangioendotelioma
Neoplasia maligna
Angiossarcoma

- Os *granulomas piogênicos* são proliferações capilares de etiologia desconhecida que se manifestam como lesões pedunculadas avermelhadas de crescimento rápido na pele, na gengiva ou na mucosa oral. Microscopicamente, assemelham-se a um tecido de granulação exuberante. As lesões sangram facilmente e muitas vezes sofrem ulceração (Figura 8.26 C). Aproximadamente um quarto das lesões se desenvolve após um trauma, e atinge o tamanho de 1 a 2 cm em poucas semanas. A curetagem e a cauterização geralmente são procedimentos curativos. Os granulomas piogênicos são vistos em toda as idades, mais comumente na segunda ou na terceira década de vida. Os granulomas piogênicos da gengiva ocasionalmente ocorrem nas mulheres grávidas. Essas lesões podem regredir espontaneamente (especialmente após a gravidez) ou sofrer fibrose, embora ocasionalmente necessitem de excisão cirúrgica
- Os *hemangiomas cavernosos* são compostos de grandes canais vasculares dilatados. Comparados com os hemangiomas capilares, os hemangiomas cavernosos são mais infiltrativos, frequentemente envolvem estruturas profundas e não regridem espontaneamente. Embora afetem qualquer tecido, são mais comuns no fígado. A maioria dos hemangiomas cavernosos é assintomática e pode ser encontrada por meio dos exames de imageamento realizados por outras razões. No exame histológico, a massa é claramente definida, mas não encapsulada, composta de grandes espaços vasculares preenchidos por sangue e separados por um estroma de tecido conjuntivo (Figura 8.26 D). São comuns a trombose intravascular e a calcificação distrófica. Os hemangiomas cerebrais são problemáticos, pois podem causar sintomas relacionados à compressão do tecido adjacente com possibilidade de ruptura. Os hemangiomas cavernosos constituem um dos componentes da *doença de von Hippel-Lindau* (Capítulo 21), na qual as lesões vasculares são comumente encontradas no cerebelo, no tronco encefálico, na retina, no pâncreas e no fígado. Em alguns casos, os hemangiomas cavernosos cerebrais são familiares e causados por mutações em um dos três genes supressores de tumores chamados *CCM1*, *CCM2* e *CCM3*. A testagem genética deve ser realizada quando há lesões múltiplas.

Linfangiomas

Os linfangiomas são a contraparte linfática benigna dos hemangiomas e são muito menos frequentes do que estes últimos.

- Os *linfangiomas simples* (*capilares*) são lesões discretamente elevadas ou algumas vezes pediculadas de até 1 a 2 cm de diâmetro que ocorrem predominantemente na cabeça, no pescoço e nos tecidos subcutâneos axilares. Histologicamente, os linfangiomas são compostos de redes de espaços revestidos por endotélio que podem ser diferenciados dos canais capilares apenas pela ausência de células sanguíneas
- Os *linfangiomas cavernosos* (*higromas císticos*) tipicamente são encontrados no pescoço ou na axila das crianças, e mais raramente no retroperitônio. Os linfangiomas cavernosos do pescoço são comuns na síndrome de Turner. Podem ser grandes (até 15 cm) preenchendo a axila ou causando deformidades macroscópicas do pescoço. Os linfangiomas cavernosos são constituídos de espaços linfáticos massivamente dilatados revestidos por CEs e separados

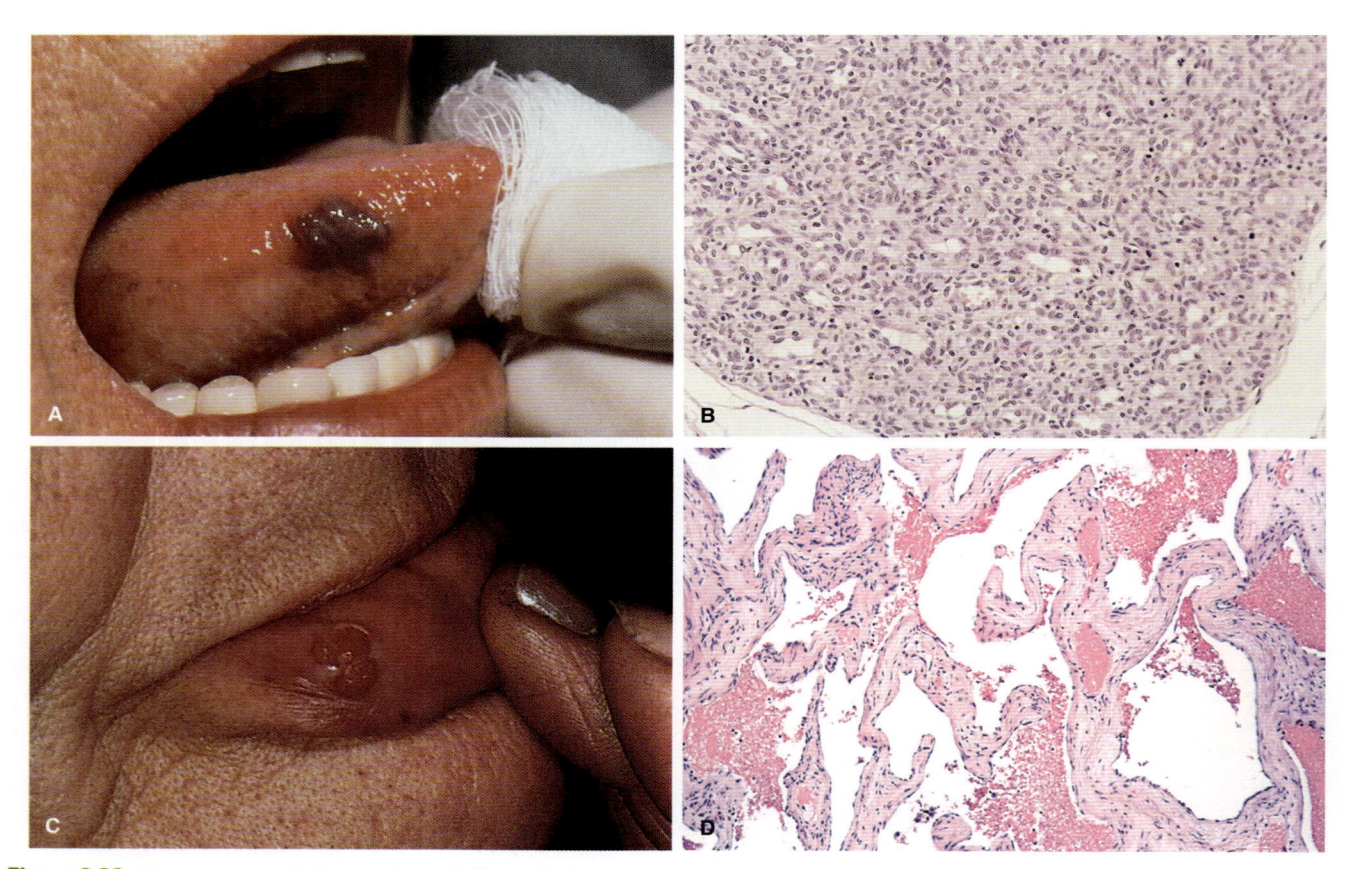

Figura 8.26 Hemangiomas. **A.** Hemangioma da língua. **B.** Aspecto histológico do hemangioma capilar juvenil. **C.** Granuloma piogênico do lábio. **D.** Aspecto histológico do hemangioma cavernoso. (**A** e **D.** Cortesia de John Sexton, MD, Beth Israel Hospital, Boston, Massachusetts. **B.** Cortesia de Christopher D.M. Fletcher, MD, Brigham and Women's Hospital, Boston, Massachusetts. **C.** Cortesia de Thomas Rogers, MD, University of Texas Southwestern Medical School, Dallas, Texas.)

por um interveniente estroma de tecido conjuntivo contendo agregados linfoides. As margens do tumor são mal definidas e não apresentam cápsula, o que dificulta a ressecção definitiva.

Tumores glômicos (glomangiomas)

Os *tumores glômicos* são neoplasias benignas peculiarmente dolorosas e originadas de CMLs especializadas dos corpos glômicos, que são estruturas arteriovenosas envolvidas na termorregulação. A distinção dos hemangiomas cavernosos baseia-se nas características clínicas e na detecção imuno-histoquímica de marcadores de músculo liso. Eles são comumente encontrados na porção distal dos dedos, especialmente sob as unhas. A excisão é curativa. Os tumores glômicos malignos são bastante raros, localizam-se mais profundamente e são localmente invasivos.

Angiomatose bacilar

A *angiomatose bacilar* é uma rara proliferação vascular nos indivíduos imunocomprometidos (p. ex., pacientes com AIDS ou transplantes de órgãos sólidos e com uma contagem de CD4 inferior a 100 células). É causada por bacilos oportunistas gram-negativos da família *Bartonella*. As lesões podem acometer pele, ossos, cérebro e outros órgãos. Duas espécies bacterianas têm sido envolvidas:

- *Bartonella henselae*, cujo reservatório principal é o gato doméstico; este microrganismo causa a doença da arranhadura do gato (uma inflamação granulomatosa necrosante dos linfonodos) em hospedeiros imunocompetentes
- *Bartonella quintana*, que é transmitida por piolhos-do-corpo humano; este microrganismo foi a causa da "febre das trincheiras" na Primeira Guerra Mundial.

As lesões cutâneas sangram facilmente e assumem a forma de pápulas e nódulos eritematosos ou massas subcutâneas arredondadas. Clinicamente, as lesões podem se assemelhar ao sarcoma de Kaposi (ver mais adiante). Histologicamente, observa-se a proliferação de capilares revestidos por proeminentes CEs epitelioides que exibem atipia nuclear e mitoses (Figura 8.27). Outros achados são infiltrados neutrofílicos, resíduos celulares e coleções granulares purpúreas derivadas das bactérias causadoras.

As bactérias induzem a produção do fator induzido por hipoxia-1α (HIF-1α, do inglês *hypoxia-inducible factor 1α*) pelos tecidos do hospedeiro, que estimula a produção do fator de crescimento endotelial vascular (VEGF, do inglês *vascular endothelial growth factor*) e a proliferação vascular. As infecções (e lesões) são curadas com antibioticoterapia.

Tumores de grau intermediário (limítrofes)

Sarcoma de Kaposi

O sarcoma de Kaposi (SK) é uma neoplasia vascular causada pelo herpes-vírus do sarcoma de Kaposi (KSHV, do inglês *Kaposi sarcoma herpesvirus*), também conhecido como herpes-vírus humano 8 (HHV8, do inglês *human herpesvirus 8*). Embora ocorra em diferentes contextos clínicos, o SK é mais comum nos pacientes com AIDS; dessa forma, a sua presença é utilizada como critério diagnóstico. Embora acometa pacientes com AIDS, não é causado pelo HIV. Baseadas na população demográfica e de risco, quatro formas de SK são descritas:

- O *SK clássico* apresenta distribuição global, embora seja mais comum nos indivíduos de ascendência das Europas Central e Oriental e do Mediterrâneo. É uma doença de homens mais velhos e rara nos EUA. Pode estar associada a outras neoplasias malignas ou à alteração da imunidade. O SK clássico se manifesta por múltiplas placas ou nódulos cutâneos eritematosos a purpúreos, geralmente nas extremidades distais inferiores, que aumentam de tamanho e número progressivamente e apresentam progressão proximal. Embora sejam persistentes, os tumores são tipicamente assintomáticos e permanecem localizados na pele e nos tecidos subcutâneos
- O *SK africano endêmico* acomete indivíduos jovens (com menos de 40 anos) da África Equatorial, particularmente a Subsaariana, soronegativos para o HIV e pode ter evolução indolente ou agressiva; o acometimento dos linfonodos é bem mais comum do que na variante clássica. Uma forma particularmente grave com linfonodos proeminentes e envolvimento visceral ocorre nas crianças pré-púberes; seu prognóstico é ruim, pois apresenta uma taxa de mortalidade de quase 100% em 3 anos
- O *SK associado a um transplante* ocorre em receptores de transplante de órgãos sólidos no contexto da imunossupressão de células T. Nesses pacientes, o risco de desenvolver SK é aumentado em 100 vezes. A doença segue um curso agressivo que geralmente envolve os linfonodos, as mucosas e as vísceras; podem estar ausentes lesões cutâneas. As lesões frequentemente regridem quando a imunossupressão é atenuada, mas sob o risco de rejeição do órgão

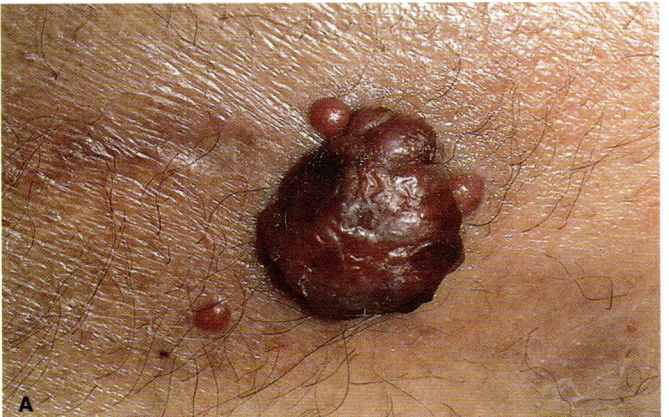

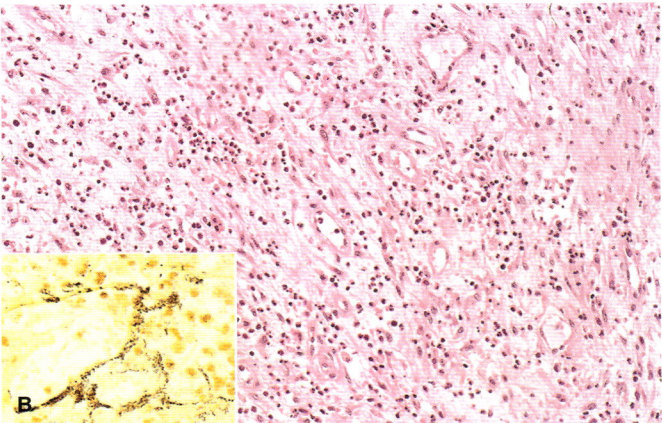

Figura 8.27 Angiomatose bacilar. **A.** Lesão cutânea característica. **B.** As características histológicas são as mesmas da inflamação aguda e da proliferação capilar. *Detalhe.* A coloração de prata modificada (Warthin-Starry) evidencia agrupamentos de bacilos emaranhados (*preto*). (**A.** Cortesia de Richard Johnson, MD, Beth Israel Deaconess Medical Center, Boston, Massachusetts. **B** e *detalhe*. Cortesia de Scott Granter, MD, Brigham and Women's Hospital, Boston, Massachusetts.)

- O *SK associado à AIDS* (*epidêmico*) é uma doença definidora da AIDS; representa a doença maligna mais comumente relacionada com o HIV no mundo (Capítulo 5). Embora a incidência de SK tenha sido fortemente reduzida após a introdução da terapia antirretroviral, ainda ocorre bem mais frequentemente nos indivíduos infectados pelo HIV do que na população em geral. O SK associado à AIDS envolve frequentemente os linfonodos e se dissemina amplamente para as vísceras desde seu início. A maioria dos pacientes eventualmente entra em óbito em decorrência de infecções oportunistas, e não pelo SK.

Patogênese. **Praticamente todas as lesões de SK estão infectadas pelo KSHV (HHV8), mas nem todos os indivíduos infectados desenvolvem o SK.** Assim como o vírus Epstein-Barr, o KSHV é um herpes-vírus-γ. É transmitido por intermédio do contato sexual e potencialmente através de secreções orais e exposições cutâneas. Provavelmente, são necessárias alterações da imunidade mediada por células T para o desenvolvimento do SK; nos indivíduos idosos, a diminuição da imunidade das células T pode estar relacionada com o envelhecimento. Foram detectadas, em alguns indivíduos, variações hereditárias em genes que modulam a expressão de citocinas, tais como os genes do receptor beta da interleucina-8 (IL-8Rβ, do inglês *interleukin 8 receptor-beta*) e da interleucina-13 (IL-13).

O KSHV causa infecções líticas e latentes nas CEs; ambas provavelmente são importantes na patogenia do SK. Uma proteína G codificada pelo vírus induz a produção de VEGF, estimulando então o crescimento endotelial, enquanto as citocinas produzidas por células inflamatórias recrutadas para os locais de infecção lítica também criam um meio proliferativo local. Nas células infectadas de forma latente, as proteínas codificadas pelo KSHV bloqueiam os controles normais de proliferação celular (p. ex., por meio da síntese de um homólogo viral da ciclina D) e impedem a apoptose por inibição de p53. Assim, o ambiente inflamatório local favorece a proliferação celular e as células infectadas de forma latente apresentam uma vantagem de crescimento. Nos estágios iniciais, apenas algumas células estão infectadas pelo KSHV; mas, com o tempo, praticamente todas as células que proliferam tornam-se portadoras do vírus. As células fusiformes em proliferação inicialmente são policlonais ou oligoclonais, mas se tornam monoclonais nas lesões mais avançadas.

> **Morfologia**
>
> No sarcoma de Kaposi clássico (e algumas vezes em outras variantes), as lesões cutâneas progridem passando por três etapas: mancha, placa e nódulo.
> - As **manchas** são máculas rosadas, avermelhadas ou purpúreas, normalmente confinadas às extremidades distais inferiores (Figura 8.28 A). O exame microscópico exibe vasos sanguíneos dilatados, irregulares e angulados, revestidos por CEs e intercalados por um infiltrado inflamatório celular crônico ocasionalmente contendo hemossiderina. Essas lesões podem ser difíceis de distinguir do tecido de granulação.
> - À medida que o quadro evolui, as lesões se propagam localmente e se tornam **placas elevadas violáceas** maiores (Figura 8.28 A) compostas de canais vasculares dérmicos irregulares e dilatados revestidos e circundados por células fusiformes arredondadas. Outras características proeminentes incluem extravasamento de hemácias, macrófagos carregados com hemossiderina e outras células mononucleares
> - Eventualmente, surgem **lesões nodulares**. Essas lesões se constituem de células fusiformes proliferativas localizadas principalmente na derme ou no tecido subcutâneo (Figura 8.28 B), e muitas vezes com espaços intercalados por fendas. A hemorragia e a deposição de hemossiderina são mais pronunciadas e figuras mitóticas são achados comuns. O estágio nodular é muitas vezes acompanhado por envolvimentos nodal e visceral, particularmente nas variantes associadas à AIDS.

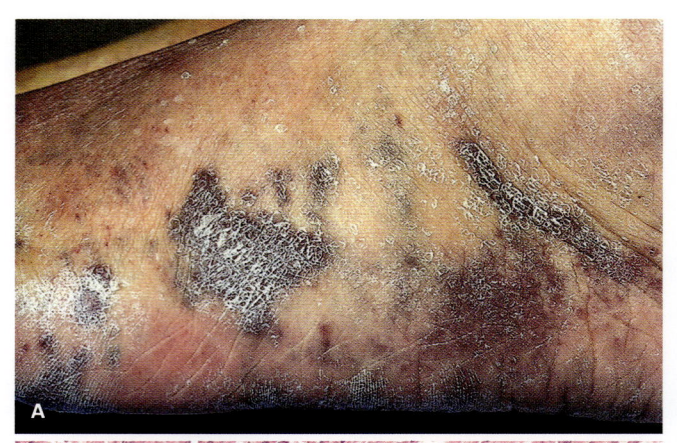

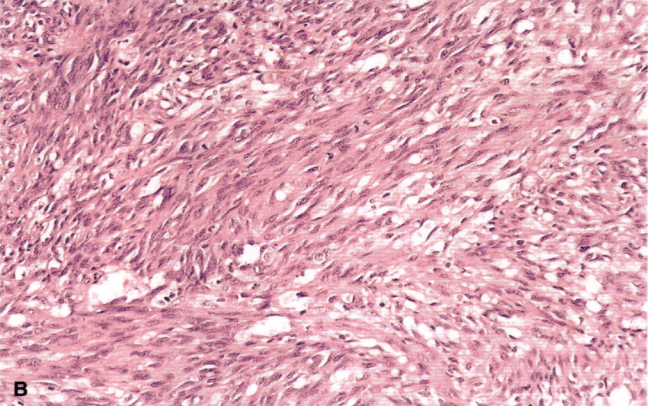

Figura 8.28 Sarcoma de Kaposi. **A.** Máculas e placas cutâneas vermelho-arroxeadas e coalescentes características da doença. **B.** Aspecto histológico do estágio nodular exibindo lâminas de células fusiformes em proliferação e espaços vasculares em forma de fenda. (Cortesia de Christopher D.M. Fletcher, MD, Brigham and Women's Hospital, Boston, Massachusetts.)

Características clínicas. O curso da doença varia muito de acordo com o quadro clínico. A maioria das infecções primárias por KSHV é assintomática. O SK clássico – pelo menos inicialmente – encontra-se amplamente restrito à superfície do corpo e a ressecção cirúrgica costuma ser adequada para um excelente prognóstico. A radioterapia pode ser utilizada para as lesões múltiplas em uma área restrita, enquanto a quimioterapia apresenta resultados satisfatórios para a doença mais disseminada, incluindo aquela com envolvimento de linfonodos. No SK associado à imunossupressão iatrogênica, a suspensão da terapia imunossupressora (com ou sem quimioterapia ou radioterapia adjuvante) costuma ser eficaz. Para o SK associado à AIDS, a terapia antirretroviral para o HIV geralmente é benéfica com ou sem quimioterapia adicional, dependendo da extensão da doença.

Tumores malignos

Angiossarcomas

Os angiossarcomas são neoplasias endoteliais malignas que variam desde tumores altamente diferenciados que se assemelham a hemangiomas até lesões intensamente anaplásicas. Os indivíduos idosos são os mais comumente afetados e não há predileção por gênero. As lesões podem ocorrer em qualquer local, mas geralmente envolvem pele, tecidos moles, mama e fígado. Clinicamente, os angiossarcomas são tumores agressivos que invadem localmente e metastatizam com baixa taxa de sobrevivência.

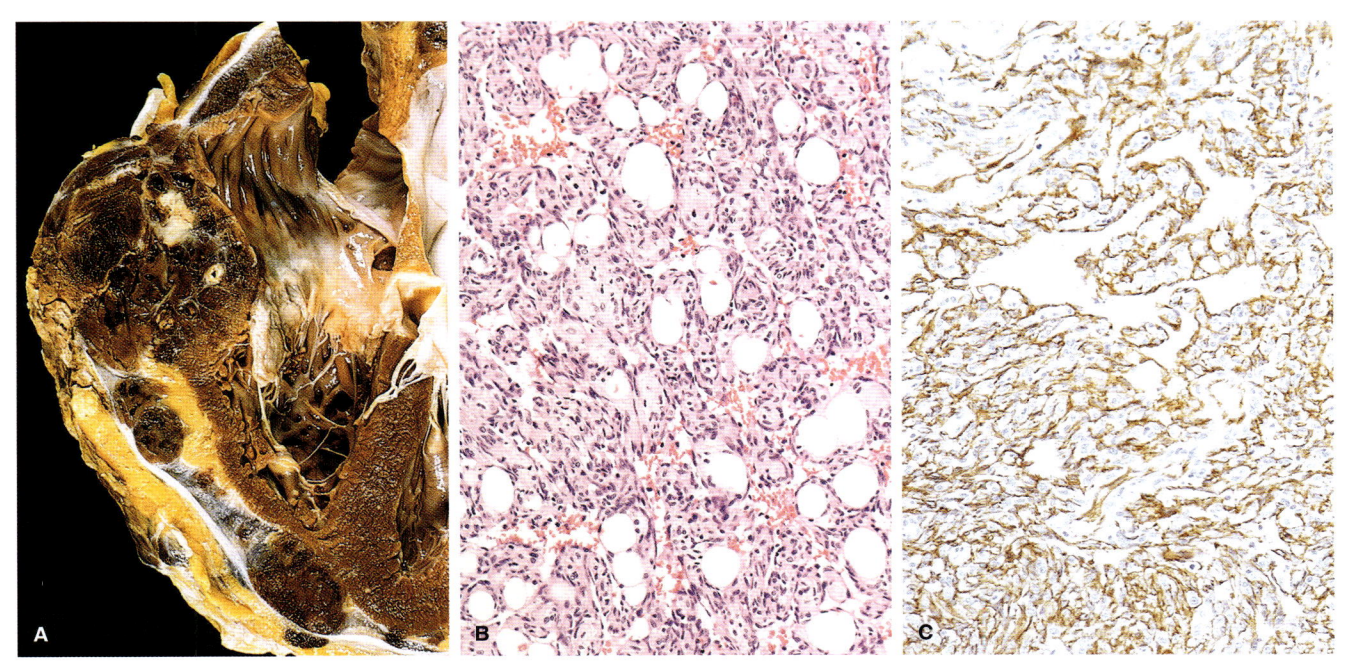

Figura 8.29 Angiossarcoma. **A.** Angiossarcoma do ventrículo direito. **B.** Angiossarcoma moderadamente diferenciado com densos acúmulos de células atípicas revestindo o lúmen vascular. **C.** Coloração imuno-histoquímica em angiossarcoma para o marcador de células endoteliais CD31.

Os angiossarcomas podem se originar de um quadro de linfedema, tradicionalmente na extremidade superior ipsilateral, vários anos após a ressecção dos linfonodos em câncer de mama (*síndrome de Steward-Treves*). Nesses casos, o tumor provavelmente origina-se a partir dos vasos linfáticos. Os angiossarcomas que afetam a mama e/ou a pele sobrejacente também podem decorrer da radioterapia para câncer de mama na ausência de linfedema.

Os *angiossarcomas hepáticos* estão associados a certos carcinógenos, entre os quais pesticidas arsênicos e cloreto de polivinila (um dos exemplos mais conhecidos de carcinogênese química humana). Geralmente, muitos anos se passam entre a exposição ao carcinógeno e o subsequente desenvolvimento do tumor.

Morfologia

Na pele, os angiossarcomas surgem como pequenos nódulos eritematosos, bem delimitados e assintomáticos. Nos estágios mais avançados, as lesões se transformam em massas extensas, de coloração vermelho-acastanhada a branco-acinzentada (Figura 8.29 A), com margens que se misturam imperceptivelmente com estruturas adjacentes. Áreas de necrose e hemorragias são comuns.

Microscopicamente, o grau de diferenciação é extremamente variável, desde CEs atípicas arredondadas formando canais vasculares (Figura 8.29 B) até tumores de células fusiformes epitelioides indiferenciadas com ausência de vasos sanguíneos bem-definidos. A origem das CEs pode ser demonstrada nos tumores pouco diferenciados por colorações imuno-histoquímicas para marcadores de CEs como CD31 e ERG (Figura 8.29 C).

REVISÃO RÁPIDA

Estrutura e função dos vasos sanguíneos

- Todos os vasos são revestidos por endotélio; embora todas as células endoteliais (CEs) compartilhem certas propriedades homeostáticas, as CEs de leitos vasculares específicos apresentam características especiais que permitem funções específicas a tecido (p. ex., CEs fenestradas em glomérulos renais)
- O conteúdo relativo de células musculares lisas (CMLs) e de matriz extracelular (MEC) nas paredes dos vasos sanguíneos (p. ex., em artérias, veias e capilares) varia de acordo com demandas hemodinâmicas (p. ex., pressão, pulsatilidade) e requisitos funcionais
- A função das CEs é rigorosamente regulada tanto em nível basal quanto em estados ativados. Diversos estímulos fisiológicos e fisiopatológicos induzem ativação e disfunção endoteliais que alteram o fenótipo de CEs (p. ex., pró-coagulante *versus* anticoagulante, pró-inflamatório *versus* anti-inflamatório, não adesivo *versus* adesivo).

Regulação da pressão arterial

- A pressão arterial é determinada pela resistência vascular e pelo débito cardíaco
- A resistência vascular é regulada ao nível das arteríolas e influenciada por estímulos neurais e hormonais
- O débito cardíaco é determinado pela frequência cardíaca e o volume sistólico, e este último é fortemente influenciado pelo volume sanguíneo. Por sua vez, o volume sanguíneo é regulado principalmente pela excreção ou reabsorção renais de sódio
- A renina, um importante regulador da pressão arterial, é secretada pelos rins em resposta à diminuição da pressão arterial nas arteríolas aferentes. A renina cliva o angiotensinogênio em angiotensina I; o subsequente catabolismo periférico produz angiotensina II, que regula a pressão arterial aumentando o tônus das CMLs e a secreção adrenal de aldosterona, que estimula a reabsorção renal de sódio.

Hipertensão

- A hipertensão é um distúrbio comum que afeta 40% da população; é um importante fator de risco para aterosclerose, insuficiência cardíaca congestiva e insuficiência renal

- A hipertensão pode ser primária (idiopática) ou, menos comumente, secundária a uma condição subjacente identificável. Em cerca de 95% dos casos, a hipertensão é idiopática ou "essencial"
- A hipertensão idiopática é um distúrbio complexo e multifatorial envolvendo influências ambientais e polimorfismos genéticos que podem influenciar a reabsorção de sódio, as vias da aldosterona, o sistema nervoso adrenérgico e o sistema renina-angiotensina
- A hipertensão secundária é ocasionalmente causada por doenças monogênicas, embora esteja mais comumente relacionada a doenças das artérias renais, das glândulas adrenais ou de outros órgãos endócrinos.

Aterosclerose

- A aterosclerose é uma lesão baseada na íntima composta por uma capa fibrosa e um núcleo ateromatoso (literalmente "semelhante a papa"); os constituintes da placa aterosclerótica incluem CMLs, MEC, células inflamatórias, lipídios e detritos necróticos
- A aterogênese é impulsionada por uma interação da lesão na parede do vaso e com inflamação. Todos os múltiplos fatores de risco para a aterosclerose provocam disfunção das CEs e influenciam o recrutamento e a estimulação das CMLs
- Os principais fatores de risco modificáveis para aterosclerose são hipercolesterolemia, hipertensão, tabagismo e diabetes
- As placas ateroscleróticas se desenvolvem e crescem lentamente ao longo de décadas. Placas estáveis podem produzir sintomas relacionados ao estreitamento dos vasos e isquemia crônica, enquanto placas instáveis podem causar complicações dramáticas e potencialmente fatais associadas à ruptura aguda da placa, à trombose e à embolização
- Placas estáveis tendem a desenvolver uma capa fibrosa densa, acúmulo mínimo de lipídios e pouca inflamação, enquanto placas instáveis "vulneráveis" apresentam capas delgadas, grandes núcleos lipídicos e infiltrados inflamatórios relativamente densos.

Aneurismas e dissecções

- Aneurismas são dilatações congênitas ou adquiridas do coração ou dos vasos sanguíneos que envolvem toda a espessura da parede. As complicações estão relacionadas à ruptura, à trombose e à embolização
- As dissecções ocorrem quando o sangue entra na parede de um vaso e separa as suas diversas camadas constituintes. As complicações surgem como resultado de ruptura ou obstrução dos vasos que se ramificam a partir da aorta
- Os aneurismas e as dissecções resultam da fraqueza estrutural da parede do vaso causada pela perda de CMLs ou enfraquecimento da MEC, que podem ser consequências de isquemia, defeitos genéticos ou remodelamento defeituoso da matriz.

Vasculite

- A vasculite é definida como a inflamação da parede dos vasos; está frequentemente associada a manifestações sistêmicas (incluindo febre, mal-estar, mialgias e artralgias) e às disfunções orgânicas que dependem do padrão de envolvimento vascular
- A vasculite pode resultar de infecções, embora mais comumente tenha uma base imunológica, como a deposição de imunocomplexos, de anticorpos antineutrófilos (ANCAs) ou anticorpos anti-CEs
- Diferentes formas de vasculite tendem a afetar especificamente os vasos de determinados calibre e localização.

Tumores vasculares

- As ectasias vasculares não são neoplasias, mas dilatações de vasos existentes
- As neoplasias vasculares podem derivar de vasos sanguíneos ou linfáticos, e podem ser compostas de CEs (p. ex., hemangioma, linfangioma, angiossarcoma) ou outras células da parede vascular (p. ex., tumor glômico)
- A maioria dos tumores vasculares é benigna (p. ex., hemangioma); alguns apresentam comportamento intermediário e localmente agressivo (p. ex., sarcoma de Kaposi), enquanto outros são altamente malignos (p. ex., angiossarcoma)
- Os tumores benignos tipicamente formam canais vasculares óbvios revestidos por CEs de aspecto normal. Os tumores malignos são mais frequentemente sólidos e celulares, e exibem atipia citológica e ausência de vasos bem definidos.

Exames laboratoriais

Exame	Valores de referência	Fisiopatologia/relevância clínica
Anticorpo anticitoplasma de neutrófilos (ANCA) sérico	Negativo	Os anticorpos anticitoplasma de neutrófilos (ANCAs) são marcadores sensíveis e específicos para vasculites sistêmicas associadas a ANCA. Eles são identificáveis por meio de imunofluorescência indireta; os dois principais padrões são a marcação citoplasmática difusa e a marcação perinuclear. A marcação citoplasmática é tipicamente decorrente de autoanticorpos contra proteinase 3 (PR3-ANCA), enquanto a marcação perinuclear está associada a autoanticorpos contra mieloperoxidase (MPO-ANCA)
Anticorpo anticitoplasma de neutrófilos (ANCA) – mieloperoxidase (MPO) sérico	Negativo	A MPO é encontrada nos grânulos de neutrófilos e nos lisossomos de monócitos; MPO-ANCAs são predominantemente de isótipo IgG e ativam ambos os tipos celulares. O MPO-ANCA era anteriormente conhecido como p-ANCA (ANCA perinuclear) com base na marcação por imunofluorescência indireta. A granulomatose eosinofílica com poliangiite está tipicamente associada ao MPO-ANCA, que é também o ANCA mais comumente associado à poliangiite microscópica
Anticorpo anticitoplasma de neutrófilos (ANCA) – proteinase 3 (PR3) sérico	Negativo	O PR3-ANCA era anteriormente conhecido como c-ANCA (ANCA citoplasmático) com base na marcação por imunofluorescência indireta. O alvo primário destes anticorpos é a proteinase 3 (PR3) no citoplasma de neutrófilos. O PR3-ANCA é positivo na maioria dos casos de granulomatose com poliangiite

(continua)

Exame	Valores de referência	Fisiopatologia/relevância clínica
Colesterol total sérico	Desejável: < 200 mg/dℓ Limítrofe alto: 200 a 239 mg/dℓ Alto risco: ≥ 240 mg/dℓ	O colesterol total é composto por HDL (20 a 30%), LDL (60 a 70%) e VLDL (10 a 15%). A LDL é normalmente calculada a partir do colesterol total, da HDL e dos triglicerídeos. Exames para a avaliação direta também estão disponíveis e são úteis se os triglicerídeos estiverem muito altos. O colesterol total está elevado em várias condições, tais como hipercolesterolemia familiar (deficiência dos receptores de LDL), diabetes descontrolado, hipotireoidismo, síndrome nefrótica e obstrução biliar. Os corticosteroides também aumentam o colesterol total, que pode estar reduzido na doença hepática grave, no hipertireoidismo, nas doenças graves agudas ou crônicas, na desnutrição, na má absorção e nas queimaduras extensas
Herpes-vírus humano 8 (HHV8)	Quantitativo de PCR em tempo real: < 1.000 cópias/mℓ	O HHV8 (também conhecido como herpes-vírus associado ao sarcoma de Kaposi [KSHV]) é um vírus de DNA associado ao sarcoma de Kaposi (SK), ao linfoma de efusão primário e à doença de Castleman. O HHV8 está associado a todos os quatro tipos de KS (i. e., clássico, endêmico, associado a transplante de órgãos e epidêmico/relacionado à AIDS). Nas duas últimas categorias, o SK normalmente regride com a redução da imunossupressão. O linfoma de efusão primário se origina nas cavidades pericárdica, pleural e peritoneal. A positividade para HHV8 é mais comumente observada na doença de Castleman, que frequentemente surge no contexto de infecção pelo HIV
Lipoproteína(a) (Lp[a]) sérica	< 5 mg/dℓ	A Lp(a) é composta pela apolipoproteína(a) ligada à porção apo-B100 da LDL via ponte dissulfeto. A Lp(a) é aterogênica e pró-trombótica. Os mecanismos propostos para sua atividade incluem interferência com a fibrinólise, ligação aos macrófagos e recrutamento para as placas ateroscleróticas, bem como disrupção da função endotelial normal. A Lp(a) é um fator de risco independente para doença cardiovascular aterosclerótica
Lipoproteína de alta densidade (HDL) sérica	Homens: ≥ 40 mg/dℓ Mulheres: ≥ 50 mg/dℓ	Dentre as lipoproteínas (HDL, LDL, VLDL), a HDL é a menor e apresenta a maior razão proteína/lipídio (aproximadamente 50% de proteína). A HDL transporta colesterol da periferia para o fígado, onde é catabolizado e excretado. Baixos níveis de HDL representam um fator de risco para aterosclerose. A HDL aumenta com a prática de exercícios físicos, consumo de álcool e alguns fármacos (p. ex., terapia de reposição hormonal)
Lipoproteína de baixa densidade (LDL) sérica	Adultos: < 100 mg/dℓ, desejável	A LDL é um produto do metabolismo da VLDL. É composta primariamente de colesterol (50%), proteína (25%), fosfolípidio (20%) e uma quantidade traço de triglicerídeos. A LDL distribui colesterol aos tecidos periféricos. Ela é o principal componente das placas ateromatosas e a elevação de LDL é um fator de risco para doença cardiovascular. Os níveis séricos são afetados por fatores associados ao estilo de vida (p. ex., dieta, exercício físico) e por algumas doenças. As condições nas quais os níveis de LDL estão elevados incluem hipercolesterolemia familiar, hipotireoidismo, diabetes descontrolado, síndrome nefrótica, síndrome de Cushing e uso de corticosteroide. Os níveis de LDL estão tipicamente reduzidos na doença hepática grave, no hipertireoidismo, no contexto de doenças graves agudas ou crônicas, na desnutrição, na má absorção ou nas queimaduras extensas
Triglicerídeos séricos	Normal: < 150 mg/dℓ Limítrofe alto: 150 a 199 mg/dℓ Alto: 200 a 499 mg/dℓ Muito alto: ≥ 500 mg/dℓ	Os triglicerídeos, a LDL e a HDL são os lipídios primários encontrados no plasma. Os triglicerídeos são transportados a partir do intestino delgado no interior dos quilomícrons e partículas de VLDL. Os triglicerídeos são determinados diretamente em exames laboratoriais. Este valor, em conjunto com o colesterol total e a HDL, é usado para calcular a LDL. Triglicerídeos elevados representam um fator de risco para alguns fármacos (p. ex., betabloqueadores, corticosteroides) e para uma ampla gama de condições, tais como diabetes, síndrome nefrótica, obstrução do sistema biliar, obesidade, cirrose e algumas doenças de armazenamento de glicogênio (I, III e VI)

Agradecemos a assistência do Dr. Pankti D. Reid e Dr. Bauer Ventura, Department of Medicine, University of Chicago, na revisão desta tabela. Valores de referência de https://www.mayocliniclabs.com/, com permissão da Mayo Foundation for Medical Education and Research. Todos os direitos reservados. (Adaptada de Deyrup AT, D'Ambrosio D, Muir J et al. Essential Laboratory Tests for Medical Education. *Acad Pathol.* 2022;9. doi: 10.1016/j.acpath.2022.100046.)

9 Coração

VISÃO GERAL DO CAPÍTULO

Visão geral da doença cardíaca, 316
Insuficiência cardíaca, 317
   Insuficiência cardíaca esquerda, 317
   Insuficiência cardíaca direita, 319
Doença cardíaca congênita, 320
   Malformações associadas a *shunts* da esquerda para a direita, 320
      Comunicação interatrial e forame oval patente, 321
      Comunicação interventricular, 321
      Persistência do canal arterial, 322
   Malformações associadas a *shunts* da direita para a esquerda, 322
      Tetralogia de Fallot, 322
      Transposição das grandes artérias, 323
   Malformações associadas a lesões obstrutivas, 323
      Coarctação da aorta, 323
Doença cardíaca isquêmica, 324
   Epidemiologia, 324
   Patogênese da doença cardíaca isquêmica, 325
      Oclusão vascular crônica, 325
      Alteração aguda da placa, 325
   Angina pectoris, 326
   Infarto do miocárdio, 326
      Oclusão da artéria coronária, 327
      Resposta do miocárdio à isquemia, 327
      Padrões do infarto, 328
      Modificação do infarto por reperfusão, 329
      Consequências e complicações do infarto do miocárdio, 332
   Doença cardíaca isquêmica crônica, 333
Arritmias, 333
   Morte súbita cardíaca, 334
Doença cardíaca hipertensiva, 335
   Doença cardíaca hipertensiva sistêmica (lado esquerdo), 335
   Doença cardíaca hipertensiva pulmonar: *cor pulmonale*, 335
Doença valvar cardíaca, 336
   Doença valvar degenerativa, 336
      Estenose aórtica calcificada, 336
      Prolapso da valva mitral (valva mitral mixomatosa), 337
   Doença valvar reumática, 338
   Endocardite infecciosa, 340
   Vegetações não infectadas, 341
      Endocardite trombótica não bacteriana, 341
      Endocardite no lúpus eritematoso sistêmico: endocardite de Libman-Sacks, 342
Cardiomiopatias, 342
   Cardiomiopatia dilatada, 342
   Cardiomiopatia ventricular arritmogênica direita, 345
   Cardiomiopatia hipertrófica, 345
   Cardiomiopatia restritiva, 346
Miocardite, 347
   Outras causas de doença miocárdica, 348
      Fármacos cardiotóxicos, 348
      Catecolaminas, 348
Doença pericárdica, 349
   Efusão pericárdica e hemopericárdio, 349
   Pericardite, 349
Tumores cardíacos, 349
   Neoplasias primárias, 349
   Efeitos cardíacos das neoplasias não cardíacas, 350
      Doença cardíaca carcinoide, 350
Transplante cardíaco, 351

O coração é realmente um órgão notável, pois chega a bater mais de 40 milhões de vezes ao ano e bombeia mais de 7.500 ℓ de sangue por dia; durante um período de vida normal, o débito cardíaco cumulativo encheria três superpetroleiros. O sistema cardiovascular é o primeiro sistema orgânico a se tornar funcional no útero (em aproximadamente 8 semanas de gestação); sem o batimento cardíaco e o suprimento vascular, o desenvolvimento não pode prosseguir e o embrião morre. Quando o coração falha durante a vida pós-natal, os resultados são igualmente catastróficos. De fato, a doença cardiovascular é a principal causa de mortalidade em todo o mundo e é responsável por uma de quatro mortes nos EUA.

Nosso reconhecimento e gratidão ao Dr. Richard Mitchell, Department of Pathology, Brigham and Women's Hospital, Harvard Medical School, Boston, Massachusetts, por suas contribuições para este capítulo nas várias edições anteriores deste livro.

VISÃO GERAL DA DOENÇA CARDÍACA

Embora uma ampla gama de doenças possa afetar o sistema cardiovascular, as vias fisiopatológicas que resultam em um coração "partido" podem ser reduzidas a seis principais mecanismos:

- *Falha da bomba*: na situação mais comum, o músculo cardíaco contrai-se fracamente e as câmaras não podem se esvaziar de maneira adequada – a chamada *disfunção sistólica*. Em alguns casos, o músculo não consegue relaxar o suficiente para permitir o enchimento ventricular, resultando em *disfunção diastólica*
- *Obstrução ao fluxo*: as lesões que impedem a abertura da valva (p. ex., estenose da valva aórtica calcificada) ou causam elevação das pressões ventriculares (p. ex., hipertensão sistêmica ou estenose aórtica) podem extenuar o miocárdio, que terá de bombear contra o aumento da obstrução (como na estenose valvar) ou contra a resistência (como na hipertensão)

- *Fluxo regurgitante*: patologia valvar que permite que o refluxo do sangue resulte em aumento de volume da carga de trabalho e pode exceder a capacidade de bombeamento das câmaras afetadas
- *Desvio de fluxo*: defeitos (congênitos ou adquiridos) que desviam o sangue inadequadamente de uma câmara para outra, ou de um vaso para outro, e levam a sobrecargas de pressão e volume
- *Distúrbios da condução cardíaca*: impulsos cardíacos descoordenados ou vias de condução bloqueadas podem causar arritmias que tornam lentas as contrações ou impedem completamente o bombeamento eficaz
- *Ruptura do coração ou de um vaso importante*: a perda de continuidade circulatória (p. ex., uma ferida por projétil de arma de fogo através da aorta torácica) pode levar à perda sanguínea massiva, ao choque e à morte.

INSUFICIÊNCIA CARDÍACA

A insuficiência cardíaca, muitas vezes referida como *insuficiência cardíaca congestiva* (ICC), é o resultado comum de muitas formas de doença cardíaca e geralmente é uma condição progressiva com prognóstico reservado.

A ICC ocorre quando o coração não pode gerar débito suficiente para atender às demandas metabólicas dos tecidos ou só consegue fazê-lo com pressões de enchimento superiores às normais. Em um pequeno número de casos, a insuficiência cardíaca é uma consequência de demandas teciduais bastante aumentadas, como no hipertireoidismo, ou diminuição da capacidade de transporte de oxigênio, como na anemia (*insuficiência de alto débito*). O início da ICC algumas vezes é abrupto, como no quadro de um grande infarto do miocárdio ou de disfunção valvar aguda. Na maioria dos casos, porém, a ICC desenvolve-se de maneira gradual e insidiosa em decorrência dos efeitos cumulativos da sobrecarga crônica de trabalho ou da perda progressiva da função miocárdica.

A insuficiência cardíaca pode resultar de qualquer causa que comprometa a capacidade do ventrículo para o enchimento com sangue ou para a ejeção do sangue. A incapacidade de ejetar sangue (insuficiência sistólica) resulta de uma inadequada função contrátil do miocárdio, geralmente em consequência de doença cardíaca isquêmica ou de hipertensão. Insuficiência diastólica refere-se à incapacidade de relaxamento e enchimento adequados do coração. Essa forma de insuficiência cardíaca é chamada de insuficiência cardíaca com preservação da fração de ejeção. Afirma-se que ela ocorre quando os sintomas de insuficiência cardíaca estão associados a uma fração de ejeção ventricular esquerda ≥ 50%. Aproximadamente metade dos casos de ICC é atribuível à disfunção diastólica, que é observada com maior frequência em idosos, pacientes com diabetes e mulheres. Quando o coração insuficiente não consegue mais bombear sangue com eficiência, ocorre aumento dos volumes ventriculares diastólicos finais e elevação das pressões venosas. Assim, o débito cardíaco inadequado, chamado de *insuficiência anterógrada*, quase sempre é acompanhado de aumento da congestão da circulação venosa, ou seja, de *insuficiência retrógrada*. Embora a origem do problema na ICC em geral seja a função cardíaca deficiente, praticamente todos os outros órgãos acabam sendo afetados por alguma combinação de insuficiências anterógrada e retrógrada.

Vários mecanismos homeostáticos são empregados pelo sistema cardiovascular para compensar a redução da contratilidade do miocárdio ou o aumento da carga hemodinâmica:

- *Mecanismo de Frank-Starling*: os volumes de enchimento elevados dilatam o coração, aumentando então a formação de pontes cruzadas de actina-miosina e também a contratilidade e o volume de ejeção. Enquanto o ventrículo dilatado for capaz de manter o débito cardíaco por esse meio, diz-se que o paciente está em *insuficiência cardíaca compensada*. Entretanto, a dilatação ventricular ocorre à custa do aumento da tensão na parede, além de aumentar as necessidades de oxigênio de um miocárdio já comprometido. Com o tempo, o músculo insuficiente já não é capaz de impelir sangue suficiente para atender às necessidades do corpo, e o paciente desenvolve *insuficiência cardíaca descompensada*
- Ativação dos sistemas neuro-humorais:
  - A liberação do neurotransmissor norepinefrina pelo sistema nervoso autônomo aumenta a frequência cardíaca, e também a contratilidade do miocárdio e a resistência vascular
  - A ativação do sistema renina-angiotensina-aldosterona estimula a retenção de água e sal (aumentando o volume circulatório) e eleva o tônus vascular
  - A liberação de peptídeo natriurético atrial atua para equilibrar o sistema renina-angiotensina-aldosterona por meio de diurese e relaxamento da musculatura lisa vascular
- *Alterações estruturais do miocárdio, incluindo aumento da massa muscular*: os miócitos cardíacos adaptam-se ao aumento da carga de trabalho por meio da montagem de novos sarcômeros, uma alteração que é acompanhada de aumento dos miócitos (hipertrofia) (Figura 9.1)
  - Nos *estados de sobrecarga de pressão* (p. ex., hipertensão ou estenose valvar), novos sarcômeros tendem a ser acrescentados paralelamente ao eixo longo dos miócitos, adjacentes aos sarcômeros existentes. O diâmetro crescente da fibra muscular, portanto, resulta em *hipertrofia concêntrica* e a espessura da parede ventricular aumenta sem ocorrer aumento de tamanho da câmara
  - Nos *estados de sobrecarga de volume* (p. ex., regurgitação ou *shunts* valvares), ocorre a adição em série de sarcômeros aos sarcômeros existentes para aumentar o comprimento da fibra muscular. Consequentemente, o ventrículo tende a se dilatar, e a resultante espessura de parede pode estar normal, aumentada ou diminuída; assim o peso do coração – e não a espessura da parede – é a melhor mensuração da hipertrofia em corações com sobrecarga de volume.

A *hipertrofia compensatória* tem seu ônus. As necessidades de oxigênio do miocárdio hipertrófico são maiores em razão do aumento da massa celular do miocárdio. Como o leito capilar do miocárdio não se expande o suficiente para atender às maiores demandas de oxigênio do miocárdio, este se torna vulnerável à lesão isquêmica.

A hipertrofia cardíaca compensatória patológica está correlacionada com maior mortalidade; de fato, a hipertrofia cardíaca é um fator de risco independente para a morte súbita de origem cardíaca. Em contraste, a hipertrofia por sobrecarga de volume induzida pelo exercício aeróbico regular (hipertrofia fisiológica) geralmente é acompanhada de aumento da densidade capilar e diminuição da frequência cardíaca em repouso e da pressão arterial. Essas adaptações fisiológicas reduzem a morbidade e a mortalidade cardiovasculares gerais. Por outro lado, o exercício anaeróbico (p. ex., o levantamento de peso) está associado à hipertrofia por hipertensão e pode não ter os mesmos efeitos benéficos.

Insuficiência cardíaca esquerda

A insuficiência cardíaca pode afetar predominantemente o lado direito ou o esquerdo do coração, ou envolver ambos os lados. As causas mais comuns de insuficiência cardíaca esquerda são doença cardíaca isquêmica (DCI), hipertensão sistêmica, doença valvar mitral ou aórtica e doenças primárias do miocárdio (p. ex., amiloidose). Os efeitos morfológicos e clínicos da ICC esquerda originam-se da diminuição da perfusão sistêmica e das elevadas contrapressões na circulação pulmonar.

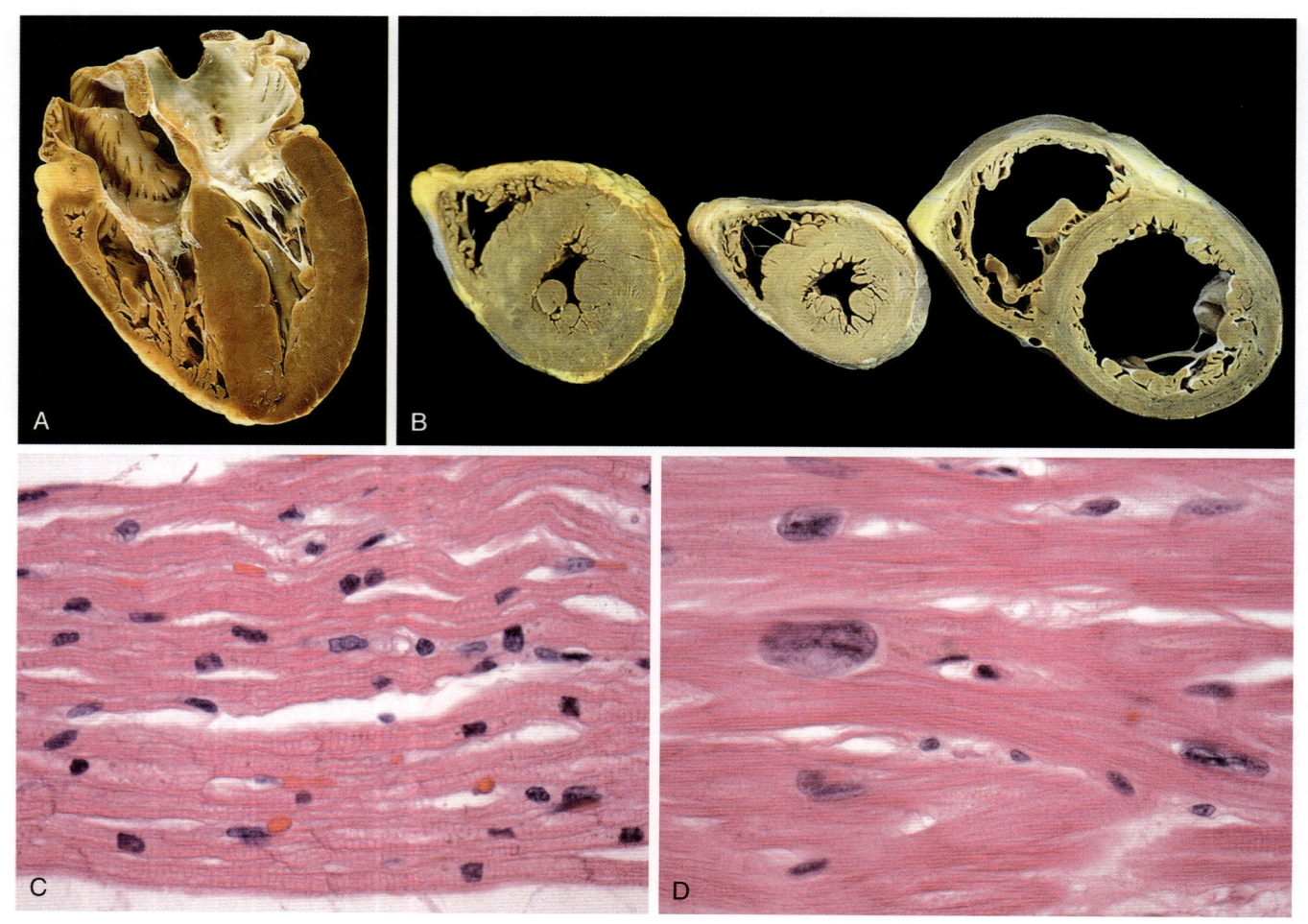

Figura 9.1 Hipertrofia ventricular esquerda. **A.** Hipertrofia por hipertensão decorrente de obstrução do efluxo do ventrículo esquerdo. O ventrículo esquerdo está na *parte inferior direita* nesta vista apical das quatro câmaras do coração. **B.** Hipertrofia ventricular esquerda com e sem dilatação vista em cortes transversos do coração. Comparados com um coração normal (*no centro*), os corações com hipertrofia por hipertensão (*à esquerda e em A*) apresentam massa aumentada e uma parede ventricular esquerda espessa, enquanto o coração hipertrofiado e dilatado (*à direita*) possui massa aumentada e espessura de parede normal. **C.** Miocárdio normal. **D.** Miocárdio hipertrofiado (os painéis **C** e **D** são fotomicrografias na mesma magnificação). Observe os aumentos tanto no tamanho celular como no nuclear nos miócitos hipertrofiados. (**A** e **B**. Reproduzidas com permissão de Edwards WD: Cardiac anatomy and examination of cardiac specimens. In Emmanouilides GC et al., editors: *Moss and Adams Heart Disease in Infants, Children, and Adolescents: Including the Fetus and Young Adults*, ed 5, Philadelphia, 1995, Williams & Wilkins, p. 86.)

Morfologia

Coração. Os achados cardíacos macroscópicos dependem do processo patológico subjacente; por exemplo, podem estar presentes infarto do miocárdio ou deformidades valvares. Com exceção da insuficiência por estenose da valva mitral ou cardiomiopatias restritivas (descritas adiante), o ventrículo esquerdo geralmente está **hipertrofiado** e pode estar **dilatado**, por vezes massivamente. A dilatação ventricular esquerda pode resultar em insuficiência mitral e em aumento atrial esquerdo, que está associado a maior incidência de fibrilação atrial. As alterações microscópicas na insuficiência cardíaca não são específicas e consistem primariamente em **hipertrofia do miócitos com fibrose intersticial** de gravidade variável. Sobrepostas a esse cenário, pode haver outras lesões que contribuem para o desenvolvimento da insuficiência cardíaca (p. ex., infarto do miocárdio recente ou antigo).

Pulmões. Na insuficiência cardíaca aguda esquerda, a pressão crescente nas veias pulmonares é finalmente transmitida de volta aos capilares e às artérias dos pulmões, resultando em congestão e edema, assim como em derrame pleural decorrente da elevada pressão hidrostática nas vênulas da pleura visceral. Os pulmões são pesados e úmidos, e mostram microscopicamente transudatos perivasculares e intersticiais, edema septal alveolar e **acúmulo de líquido de edema nos espaços alveolares**. Na insuficiência cardíaca crônica, números variáveis de hemácias dos capilares em exsudação extravasam para os espaços alveolares, onde são fagocitados por macrófagos. A subsequente degradação das hemácias e da hemoglobina leva ao surgimento de macrófagos alveolares carregados de hemossiderina – as chamadas **células da insuficiência cardíaca** – que refletem episódios anteriores de edema pulmonar.

Características clínicas. Dispneia (respiração rápida e curta) ao esforço geralmente é o sintoma mais precoce e significativo da insuficiência cardíaca esquerda; a tosse também é comum em consequência da transudação de líquido dentro dos espaços aéreos. À medida que a insuficiência progride, os pacientes experimentam dispneia quando em posição deitada (*ortopneia*), pois a posição supina não apenas aumenta o retorno venoso das extremidades inferiores, mas também eleva o diafragma. A ortopneia normalmente é aliviada na posição sentada ou em pé, então os pacientes em geral dormem em posição semissentada. A *dispneia paroxística noturna* é uma forma particularmente dramática de falta de ar porque desperta os pacientes do sono com uma dispneia extrema próxima à sensação de asfixia.

Dentre outras manifestações da insuficiência ventricular esquerda, estão o aumento de tamanho do coração (cardiomegalia); a taquicardia; uma terceira bulha cardíaca (B$_3$), que representa o enchimento ventricular passivo rápido; e os estertores finos nas bases dos pulmões causados pelas aberturas dos alvéolos pulmonares edematosos pelo ar inspirado. Com a dilatação ventricular progressiva, os músculos papilares são deslocados para fora, resultando em regurgitação mitral e sopro sistólico. A subsequente dilatação crônica do átrio esquerdo pode causar fibrilação atrial em razão da ativação de canais iônicos sensíveis ao estiramento. Manifesta-se por meio de um batimento cardíaco "irregularmente irregular". Essas contrações atriais caóticas e descoordenadas reduzem a contribuição atrial ao enchimento ventricular, reduzindo o volume de ejeção ventricular. A fibrilação atrial também causa estase do sangue (particularmente no apêndice atrial), e em geral leva à formação de trombos que podem liberar êmbolos, causando infarto em outros órgãos (p. ex., acidente vascular cerebral [AVC]).

O débito cardíaco diminuído leva à redução da perfusão renal que, por sua vez, ativa o sistema renina-angiotensina-aldosterona, o que aumenta o volume e as pressões intravasculares (Capítulos 3 e 8). Entretanto, em um coração insuficiente, esses efeitos compensatórios exacerbam o edema pulmonar. Com a progressão adicional da ICC, pode sobrevir uma insuficiência pré-renal com comprometimento da excreção dos resíduos e crescente desarranjo metabólico. Na ICC grave, a diminuição da perfusão cerebral pode manifestar-se como encefalopatia hipóxica acentuada, que é marcada por irritabilidade, diminuição da cognição e agitação capaz de progredir para estupor e coma.

O tratamento da ICC normalmente é focalizado – ao menos de início – na correção da causa subjacente; por exemplo, um defeito valvar ou uma perfusão cardíaca inadequada. Em vez dessas opções, a abordagem clínica inclui a restrição do sal ou os agentes farmacológicos que reduzem de maneiras variáveis a sobrecarga de volume (p. ex., diuréticos), aumentam a contratilidade do miocárdio (os chamados "inotrópicos positivos"), ou reduzem a pós-carga (bloqueio adrenérgico ou inibidores das enzimas conversoras de angiotensina). Os inibidores das enzimas conversoras de angiotensina parecem beneficiar os pacientes não apenas pela oposição à retenção de sal e água mediada pela aldosterona, mas também por limitarem a hipertrofia e o remodelamento dos miócitos cardíacos.

Insuficiência cardíaca direita

A insuficiência cardíaca direita normalmente é a consequência da insuficiência cardíaca esquerda, uma vez que qualquer elevação de pressão na circulação pulmonar produz, inevitavelmente, um aumento da carga no lado direito do coração. Consequentemente, as causas de insuficiência cardíaca direita incluem todas aquelas que induzem a insuficiência cardíaca esquerda. A insuficiência cardíaca direita isolada é infrequente e tipicamente ocorre em pacientes com vários distúrbios que afetam os pulmões; por essa razão, geralmente é referida como *cor pulmonale*. Além das doenças do parênquima pulmonar, o *cor pulmonale* pode também surgir secundariamente a distúrbios que afetam a vasculatura pulmonar; por exemplo, hipertensão pulmonar primária (Capítulo 11), tromboembolismo pulmonar recorrente, ou condições que causam vasoconstrição pulmonar (apneia obstrutiva do sono). A característica comum desses distúrbios é a hipertensão pulmonar (discutida adiante), que resulta em hipertrofia e dilatação das câmaras direitas do coração. No *cor pulmonale*, a hipertrofia e a dilatação do miocárdio geralmente ficam confinadas ao ventrículo e ao átrio direitos, embora o abaulamento do septo ventricular para a esquerda possa reduzir o débito cardíaco por causar obstrução do efluxo.

Os principais efeitos morfológicos e clínicos da insuficiência cardíaca direita pura diferem daqueles da insuficiência cardíaca esquerda, já que o ingurgitamento dos sistemas venosos sistêmico e portal geralmente é pronunciado, e a congestão pulmonar é mínima.

> ### Morfologia
>
> **Fígado e sistema porta**. O fígado geralmente está aumentado de tamanho e de peso (**hepatomegalia congestiva**). Um corte exibe proeminente **congestão passiva** caracterizada por áreas centrolobulares congestionadas circundadas por um parênquima não congestionado, mais pálido e periférico, um padrão referido como **fígado em noz-moscada** (Capítulo 3). Quando a insuficiência cardíaca esquerda também está presente, a hipoxia central grave produz **necrose centrolobular**, além de congestão sinusoidal. Com a grave insuficiência cardíaca direita de longa duração, as áreas centrais podem se tornar fibróticas, criando então a chamada **cirrose cardíaca**.
>
> A insuficiência cardíaca direita pode também induzir elevação da pressão na veia porta e suas tributárias (**hipertensão portal**); a congestão vascular produz um baço tenso e aumentado de tamanho (**esplenomegalia congestiva**). Quando grave, a congestão passiva crônica e o edema associado da parede intestinal podem interferir na absorção de nutrientes e medicamentos.
>
> **Espaços pleural, pericárdico e peritoneal.** A congestão venosa sistêmica decorrente da insuficiência cardíaca direita pode levar a transudatos (**efusões**) nos espaços pleural e pericárdico, mas geralmente não causa edema do parênquima pulmonar. As efusões pleurais são mais pronunciadas quando há insuficiências cardíacas esquerda e direita combinadas, o que leva a elevações das pressões venosas pulmonar e sistêmica. A combinação de congestão hepática (com ou sem diminuição da síntese de albumina) com hipertensão portal pode levar a transudatos peritoneais (ascite). Quando não complicadas, as efusões associadas à ICC direita são transudatos com baixo conteúdo proteico e sem células inflamatórias.
>
> **Tecidos subcutâneos.** O edema depressível das porções dependentes do corpo, especialmente os pés e a parte inferior das pernas, é uma característica da ICC direita. Nos pacientes cronicamente acamados, o edema pode ser primariamente pré-sacral.

Características clínicas. Ao contrário da insuficiência cardíaca esquerda, a insuficiência cardíaca direita pura tipicamente não está associada a sintomas respiratórios. Em vez disso, as manifestações clínicas estão relacionadas com as congestões venosas sistêmica e portal, e incluem aumento de tamanho do fígado e do baço, edema periférico, efusão pleural e ascite. A congestão venosa e a hipoxia dos rins e do cérebro decorrentes de insuficiência cardíaca direita podem produzir déficits comparáveis aos causados pela hipoperfusão da insuficiência cardíaca esquerda.

Note-se que a descompensação cardíaca muitas vezes se caracteriza pelo surgimento de ICC biventricular, que engloba as características tanto da insuficiência cardíaca direita como da esquerda. À medida que a ICC progride, os pacientes podem se tornar cianóticos e acidóticos em consequência da diminuição da perfusão tecidual resultante da diminuição do débito cardíaco e do aumento da congestão.

DOENÇA CARDÍACA CONGÊNITA

As doenças cardíacas congênitas são anormalidades do coração ou das grandes artérias que estão presentes ao nascimento. São responsáveis por 20 a 30% de todos os defeitos ao nascimento e incluem um amplo espectro de malformações, que vai desde graves anomalias incompatíveis com a sobrevivência intrauterina ou perinatal até lesões que produzem poucos ou nenhum sintoma, de tal forma que podem passar despercebidas durante a vida. A doença cardíaca congênita afeta quase 1% dos recém-nascidos (ou aproximadamente 40 mil bebês por ano nos EUA). A incidência é mais elevada nos recém-nascidos prematuros e nos natimortos, e aproximadamente um quarto deles apresenta malformações cardíacas significativas. Os defeitos que permitem o nascimento vivo normalmente envolvem apenas uma câmara ou uma região do coração. Doze entidades representam 85% das doenças cardíacas congênitas; suas frequências são mostradas na Tabela 9.1.

Graças aos avanços nas técnicas cirúrgicas, o número de pacientes com doença cardíaca congênita que sobrevivem está aumentando rapidamente e é estimado atualmente em 1,5 milhão de indivíduos apenas nos EUA. Em 25% dos casos, a intervenção cirúrgica é necessária para a sobrevivência no primeiro ano de vida.

Patogênese. A doença cardíaca congênita com mais frequência surge da embriogênese defeituosa durante as semanas gestacionais 3 a 8, quando se desenvolvem importantes estruturas cardiovasculares. A causa não é conhecida em quase 90% dos casos. Os mecanismos específicos da doença cardíaca congênita também não são conhecidos. É mais provável que eles sejam semelhantes àqueles responsáveis pelas outras malformações congênitas discutidas no Capítulo 4. Os seguintes fatores de risco foram identificados:

- *Prematuridade*
- *Histórico familiar*

Tabela 9.1 Frequência das malformações cardíacas congênitas.

Malformação	Incidência por 1 milhão de nascimentos vivos	Percentual (%)
Comunicação interventricular	4.482	42
Comunicação interatrial	1.043	10
Estenose pulmonar	836	8
Persistência do canal arterial	781	7
Tetralogia de Fallot	577	5
Coarctação da aorta	492	5
Defeito no septo atrioventricular	396	4
Estenose aórtica	388	4
Transposição das grandes artérias	388	4
Tronco arterial	136	1
Conexão venosa pulmonar anômala total	120	1
Atresia tricúspide	118	1
TOTAL	9.757	

ªResumo de 44 estudos publicados. As porcentagens não somam a 100% em razão do arredondamento. (Dados de Hoffman JI, Kaplan S: The incidence of congenital heart disease, *J Am Coll Cardiol* 39:1890, 2002.)

- *Condições maternas* como diabetes, hipertensão, obesidade, fenilcetonúria, distúrbios da tireoide e distúrbios sistêmicos do tecido conjuntivo; exposição materna a fármacos terapêuticos tomados durante a gravidez, como fenitoína e ácido retinoico, assim como tabagismo e ingestão de álcool
- *Tecnologia reprodutiva assistida como a fertilização* in vitro
- *Os distúrbios genéticos e as anormalidades extracardíacas* são comuns nos pacientes com doença cardíaca congênita. Os exemplos incluem as trissomias do 21, do 18 e do 13, e a síndrome de Turner
- *Infecções intrauterinas* causadas por rubéola, citomegalovírus, vírus Coxsackie, herpes-vírus humano 6, parvovírus B19, herpes simples e toxoplasmose.

Características clínicas. As várias anomalias estruturais na doença cardíaca congênita podem ser atribuídas a três grupos principais com base em suas consequências hemodinâmicas e clínicas: (1) malformações que causam um *shunt* da esquerda para a direita; (2) malformações que causam um *shunt* da direita para a esquerda (doenças cardíacas congênitas cianóticas); e (3) malformações que causam obstrução.

Um *shunt* é uma comunicação anormal entre câmaras ou vasos sanguíneos. Dependendo das relações de pressão, os *shunts* permitem o fluxo do sangue do lado esquerdo para o direito do coração ou vice-versa.

- Um *shunt da direita para a esquerda* causa uma coloração azul-escura na pele (cianose) porque a circulação pulmonar é desviada e o sangue mal oxigenado coletado do sistema venoso entra na circulação arterial sistêmica
- Em contraste, *os shunts da esquerda para a direita* aumentam o fluxo sanguíneo para dentro da circulação pulmonar e não estão associados (ao menos inicialmente) à cianose. Entretanto, eles expõem a circulação pulmonar de baixa pressão e baixa resistência a pressões e volumes elevados, levando a alterações adaptativas que aumentam a resistência vascular pulmonar para proteger o leito pulmonar. O resultado é a hipertrofia ventricular direita e, eventualmente, a insuficiência do lado direito. Com o tempo, o aumento da resistência pulmonar também pode causar reversão do *shunt* (da direita para a esquerda) e cianose de início tardio
- Algumas anomalias congênitas obstruem o *fluxo vascular* mediante estreitamento das câmaras, das valvas ou de importantes vasos sanguíneos. Em alguns distúrbios (p. ex., tetralogia de Fallot), uma obstrução (estenose pulmonar) também está associada a um *shunt* (da direita para a esquerda através de uma CIV).

Malformações associadas a *shunts* da esquerda para a direita

Os distúrbios associados a *shunts* da esquerda para a direita são os tipos mais comuns de malformações cardíacas congênitas. Eles englobam as **comunicações interatriais (CIAs)**, as **comunicações interventriculareses (CIVs)** e a **persistência do canal arterial (PCA)** (Figura 9.2). As CIAs tipicamente aumentam somente os volumes dos efluxos ventricular e pulmonar direitos, enquanto as CIVs e as PCAs causam aumento da pressão e do fluxo sanguíneo pulmonares. As manifestações desses *shunts* vão desde completamente assintomáticos até uma insuficiência cardíaca fulminante.

A cianose não é uma característica precoce desses defeitos. Entretanto, como discutido anteriormente, um *shunt* prolongado da esquerda para a direita pode eventualmente dar origem à hipertensão pulmonar, enquanto o *shunt* da direita para a esquerda de sangue não oxigenado no interior da circulação sistêmica causa

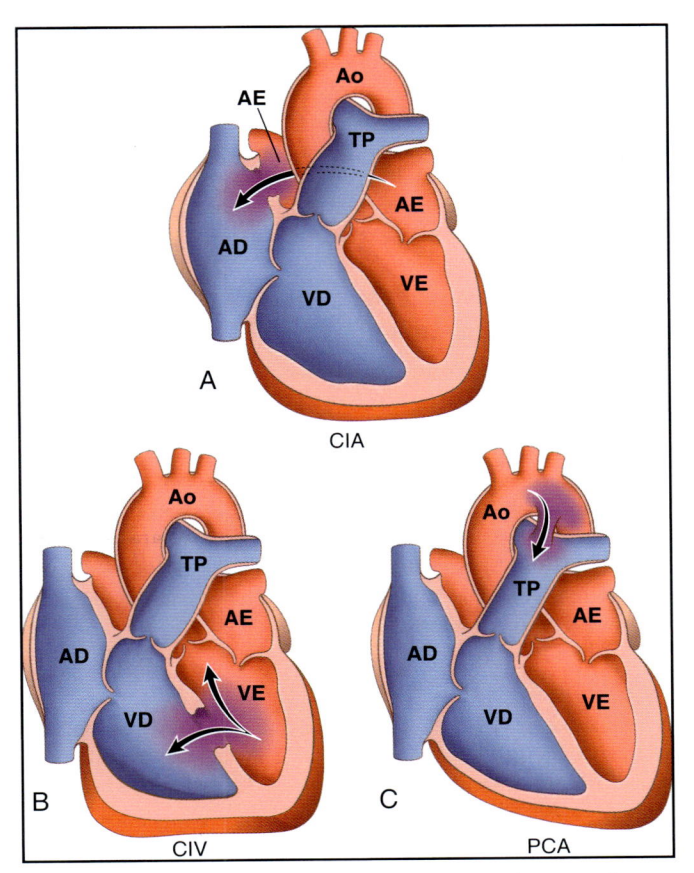

Figura 9.2 Causas congênitas comuns de *shunts* da esquerda para a direita (as *setas* indicam a direção do fluxo sanguíneo). **A.** Comunicação interatrial (CIA). **B.** Comunicação interventricular (CIV). **C.** Persistência do canal arterial (PCA). *AD*, átrio direito; *AE*, átrio esquerdo; *Ao*, aorta; *TP*, tronco pulmonar; *VD*, ventrículo direito; *VE*, ventrículo esquerdo.

uma alteração caracterizada pelo aparecimento de cianose (*síndrome de Eisenmenger*). Depois de se desenvolver uma significativa hipertensão pulmonar, os defeitos estruturais da doença cardíaca congênita são considerados irreversíveis. Na maioria dos casos, essa é a justificativa para a intervenção precoce, que normalmente é cirúrgica.

Comunicação interatrial e forame oval patente

A comunicação interatrial (CIA), um defeito do septo atrial, e o forame oval patente (FOP) são defeitos distintos resultantes da separação incompleta dos dois átrios, que assim permite a comunicação entre os átrios direito e esquerdo. Durante o desenvolvimento cardíaco normal, a permeabilidade é mantida entre os átrios direito e esquerdo por meio de uma série de fenestrações (*ostium primum* e *ostium secundum*) que, por fim, se tornam o *forame oval*. O forame oval patente permite que o sangue oxigenado da circulação materna flua do átrio direito para o esquerdo, sustentando assim o desenvolvimento fetal. Nos estágios finais do desenvolvimento intrauterino, retalhos teciduais entre os átrios direito e esquerdo, chamados *septum primum* e *septum secundum*, crescem para ocluir o forame oval. Em 80% dos indivíduos, as pressões mais elevadas do lado esquerdo do coração, que ocorrem ao nascimento, fusionam os septos de modo permanente, fechando assim o forame oval; nos restantes 20% dos casos, o resultado é um FOP. Embora os retalhos sejam de tamanho adequado para cobrir o forame, os septos não selados podem permitir um fluxo transitório da direita para a esquerda, como é passível de ocorrer durante espirros ou esforço durante os movimentos intestinais. Apesar de seu pequeno significado, isso geralmente pode causar *embolia paradoxal*, que é definida como embolia venosa (p. ex., das veias profundas da perna) que entra na circulação arterial sistêmica via defeito do forame oval.

Diferentemente do forame oval patente, a CIA é uma abertura anormal fixa no septo atrial que permite o fluxo irrestrito entre as câmaras atriais. A maioria das CIAs é chamada de defeitos de "*ostium secundum*" em que o crescimento do *septum secundum* é insuficiente para ocluir o segundo óstio.

> ### Morfologia
>
> As CIAs **ostium secundum** (90% das CIAs) são defeitos de parede lisa próximos ao forame oval, tipicamente sem outras anormalidades cardíacas associadas. As lesões hemodinamicamente significativas são acompanhadas por dilatações atrial e ventricular direitas, hipertrofia ventricular direita e dilatação da artéria pulmonar, o que reflete os efeitos de um aumento crônico da sobrecarga de volume.
>
> As CIAs **ostium primum** (5% desses defeitos) ocorrem na parte mais inferior do septo atrial e podem estar associadas a anormalidades de valvas mitral e tricúspide, o que reflete a estreita relação entre o desenvolvimento do **septo primum** e os coxins endocárdicos. Nos casos mais graves, pode haver defeitos adicionais, entre os quais uma CIV e um **canal atrioventricular comum**.
>
> As CIAs em **seio venoso** (5% dos casos) encontram-se em localização alta no septo atrial e em geral são acompanhadas por uma drenagem anômala das veias pulmonares no átrio direito ou da veia cava superior.

Características clínicas. As CIAs geralmente são assintomáticas até a idade adulta. Apesar de mais comuns, muitas CIVs se fecham espontaneamente. Consequentemente, **as CIAs – cuja probabilidade de se fechar espontaneamente é menor – constituem os defeitos mais comuns com diagnóstico inicial na vida adulta**. Inicialmente, as CIAs causam *shunts* da esquerda para a direita em decorrência de pressões mais baixas tanto na circulação pulmonar como no lado direito do coração. Em geral, esses defeitos são bem tolerados, em especial se tiverem menos de 1 cm de diâmetro; normalmente, mesmo as lesões maiores não produzem quaisquer sintomas na infância. Com o tempo, porém, sobrecargas crônicas de volume e pressão podem causar hipertensão pulmonar. O fechamento cirúrgico ou intravascular da CIA é realizado para evitar o desenvolvimento de insuficiência cardíaca, embolia paradoxal e doença vascular pulmonar irreversível. A mortalidade é baixa, e a sobrevivência pós-operatória é comparável à da população não afetada.

Comunicação interventricular

A comunicação interventricular (CIV), um defeito do septo ventricular, permite o *shunt* da esquerda para a direita e constitui a anomalia cardíaca congênita mais comumente diagnosticada ao nascimento (ver Tabela 9.1 e Figura 9.3). O septo ventricular é formado normalmente por uma crista muscular cujo crescimento ocorre em sentido vertical a partir do ápice cardíaco e se fusiona com uma divisória membranosa mais fina que cresce inferiormente a partir dos coxins endocárdicos. A região basal (membranosa) é a última parte do septo a se desenvolver e também o local de cerca de 90% das CIVs. A maioria das CIVs fecha-se espontaneamente na infância; apenas 20 a 30% delas ocorrem isoladamente; as restantes estão associadas a outras malformações cardíacas.

> **Morfologia**
>
> O tamanho e a localização das CIVs são variáveis (ver Figura 9.3), pois vão de defeitos diminutos no septo membranoso até grandes defeitos que envolvem praticamente toda a parede interventricular. Nos defeitos associados a um *shunt* significativo da esquerda para a direita, o ventrículo direito está hipertrofiado e frequentemente dilatado. O diâmetro da artéria pulmonar está aumentado não apenas por causa da elevação do débito ventricular direito, mas também por causa das pressões mais altas do lado direito. São comuns as alterações vasculares características da hipertensão pulmonar (Capítulo 11).

Características clínicas. As CIVs pequenas podem ser assintomáticas; em metade das CIVs na porção muscular do septo ocorre o fechamento espontâneo durante a fase de lactância ou a infância. Porém, os defeitos grandes resultam em *shunt* crônico da esquerda para a direita, muitas vezes complicado por hipertensão pulmonar e ICC. A hipertensão pulmonar progressiva com a resultante reversão do *shunt* e da cianose ocorre mais cedo e é mais frequente no caso das CIVs do que das CIAs. Isso porque nas primeiras os volumes de fluxo e as pressões são mais elevados na circulação pulmonar. Portanto, é indicada a correção cirúrgica precoce para essas lesões. Os defeitos de tamanhos pequenos a médios que produzem lesões em jato no ventrículo direito causam dano endotelial e aumentam o risco de endocardite infecciosa.

Persistência do canal arterial

O *canal arterial* surge da artéria pulmonar esquerda e se une à aorta, o que ocorre exatamente distal à origem da artéria subclávia esquerda (ver Figura 9.2). Durante a vida intrauterina, o canal arterial permite o fluxo sanguíneo da artéria pulmonar para a aorta desviando-se dos pulmões não oxigenados. Dentro de 1 a 2 dias após o nascimento, nos recém-nascidos saudáveis a termo, ocorrem a contração e o fechamento do canal; essas alterações se dão em resposta a maior oxigenação arterial, à diminuição da resistência vascular pulmonar e ao declínio dos níveis locais de prostaglandina E_2. A completa obliteração acontece nos primeiros meses de vida extrauterina, e deixa apenas um filamento de tecido fibroso residual conhecido como *ligamento arterial*. O fechamento do canal pode ser retardado (ou mesmo ausente) nos recém-nascidos com hipoxia (relacionada com desconforto respiratório ou doença cardíaca). As PCAs representam cerca de 7% das lesões cardíacas congênitas (ver Tabela 9.1), cuja maioria (90%) consiste em defeitos isolados.

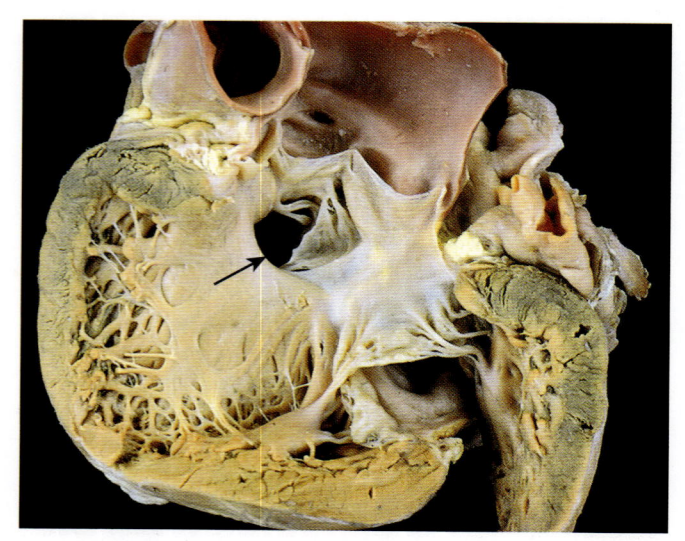

Figura 9.3 Comunicação interventricular do tipo membranoso (*seta*). (Cortesia de William D. Edwards, MD, Mayo Clinic, Rochester, Minnesota.)

Características clínicas. As PCAs são *shunts* de alta pressão da esquerda para a direita que produzem sopros ásperos "semelhantes a uma máquina". Um pequeno canal arterial persistente geralmente não causa sintomas, porém os defeitos grandes podem levar eventualmente à síndrome de Eisenmenger com cianose e insuficiência cardíaca congestiva. Os *shunts* de alta pressão também predispõem os pacientes ao desenvolvimento de endocardite infecciosa. As PCAs isoladas devem ser fechadas o mais cedo possível.

Malformações associadas a *shunts* da direita para a esquerda

As malformações cardíacas associadas a *shunts* da direita para a esquerda se distinguem por cianose precoce, que ocorre porque o sangue mal oxigenado do lado direito do coração flui diretamente para dentro da circulação arterial sistêmica. Duas das mais importantes condições associadas à doença cardíaca congênita cianótica são a tetralogia de Fallot e a transposição das grandes artérias (Figura 9.4). Dentre as consequências clínicas da cianose sistêmica grave, estão o baqueteamento das pontas dos dedos das mãos e dos pés (osteoartropatia hipertrófica) e a policitemia. Eles também podem dar origem à embolia paradoxal.

Tetralogia de Fallot

A tetralogia de Fallot é a causa mais comum de doença cardíaca congênita cianótica. Representa cerca de 5% de todas as malformações cardíacas congênitas (ver Tabela 9.1). As quatro características definidoras são (Figura 9.4 A):

- CIV
- Obstrução do efluxo ventricular direito (estenose subpulmonar)
- Cavalgamento da CIV pela aorta
- Hipertrofia ventricular direita.

Em termos de desenvolvimento, todas as características da tetralogia de Fallot resultam do deslocamento anterossuperior do septo infundibular que leva à septação anormal entre o tronco pulmonar e a raiz aórtica.

> **Morfologia**
>
> O coração está aumentado e em "formato de bota" em consequência da **hipertrofia ventricular direita**; a aorta proximal está dilatada, enquanto o tronco pulmonar está hipoplásico. O tamanho das câmaras cardíacas do lado esquerdo é normal, enquanto a parede ventricular direita está acentuadamente hipertrofiada, algumas vezes até excedendo a espessura do ventrículo esquerdo. A **CIV** geralmente é grande e se situa na vizinhança da porção membranosa do septo interventricular; a valva aórtica situa-se imediatamente sobre a CIV (**cavalgamento da aorta**) e é o principal local de saída do fluxo sanguíneo de ambos os ventrículos. A obstrução do efluxo do ventrículo direito decorre com mais frequência do estreitamento do infundíbulo (**estenose subpulmonar**), mas também é causada por estenose da valva pulmonar ou atresia completa da valva e das artérias pulmonares proximais. Nesses casos, a PCA ou as artérias brônquicas dilatadas são a única via para o sangue alcançar os pulmões.

Características clínicas. As consequências hemodinâmicas da tetralogia de Fallot são o *shunt* da direita para a esquerda, a diminuição do fluxo sanguíneo pulmonar e o aumento dos volumes aórticos. A gravidade clínica depende, em grande parte, do grau de obstrução do efluxo pulmonar; mesmo sem tratamento, alguns pacientes sobrevivem até a vida adulta. Assim, se a obstrução pulmonar for leve, a condição será semelhante a uma CIV isolada porque as

ventrículo esquerdo (Figura 9.4 B). As conexões entre átrio e ventrículo, porém, são normais (concordantes); o átrio direito se une ao ventrículo direito e o átrio esquerdo esvazia-se no ventrículo esquerdo.

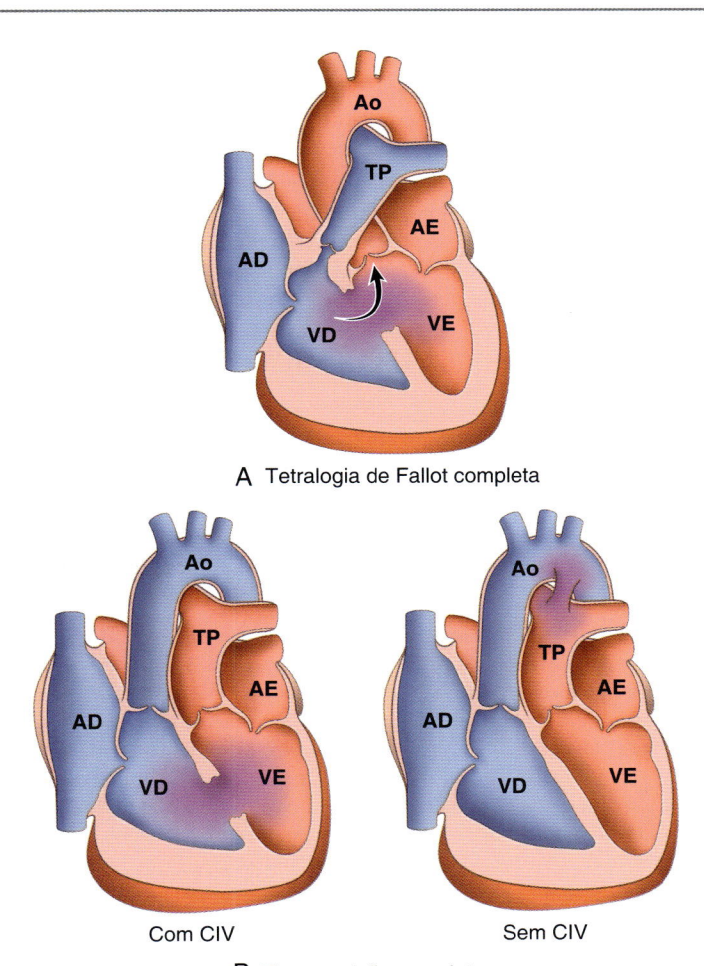

O resultado funcional é a separação das circulações sistêmica e pulmonar, uma condição incompatível com a vida pós-natal, a não ser que um *shunt* (como a CIV) permita a entrega de sangue oxigenado para a aorta. De fato, as CIVs ocorrem em um terço dos casos (ver Figura 9.4 B). Há uma acentuada hipertrofia ventricular direita, uma vez que a câmara funciona como o ventrículo sistêmico; o ventrículo esquerdo está hipoplásico, pois ele bombeia apenas para a circulação pulmonar de baixa resistência. Alguns recém-nascidos com transposição das grandes artérias apresentam forame oval patente ou PCA que permitem que o sangue oxigenado alcance a aorta, mas estes tendem a se fechar; esses recém-nascidos geralmente necessitam de intervenção cirúrgica de emergência nos primeiros dias de vida.

Características clínicas. A manifestação predominante é a cianose, e o prognóstico depende da magnitude do *shunt*, do grau de hipoxia tecidual e da capacidade do ventrículo direito em manter as pressões sistêmicas. Sem a cirurgia (mesmo com *shunt* estável), a maioria dos pacientes com transposição das grandes artérias não corrigida vai a óbito nos primeiros meses de vida. Entretanto, atualmente as melhores técnicas cirúrgicas permitem o reparo definitivo, e esses pacientes normalmente sobrevivem até a vida adulta.

Malformações associadas a lesões obstrutivas

A obstrução congênita do fluxo sanguíneo pode ocorrer no nível das valvas cardíacas ou mais distalmente dentro de um grande vaso. A obstrução pode também ocorrer proximal à valva, como ocorre na estenose subpulmonar na tetralogia de Fallot. São exemplos relativamente comuns de obstruções congênitas a estenose da valva pulmonar, a estenose da valva aórtica ou atresia, e a coarctação da aorta (descrita a seguir).

Coarctação da aorta

Coarctação (estreitamento, ou constrição) da aorta é uma forma comum de doença cardíaca congênita obstrutiva (ver Tabela 9.1). Os homens são afetados com frequência duas vezes maior que as mulheres, embora estas com síndrome de Turner geralmente apresentem coarctação. Há duas formas clássicas (Figura 9.5):

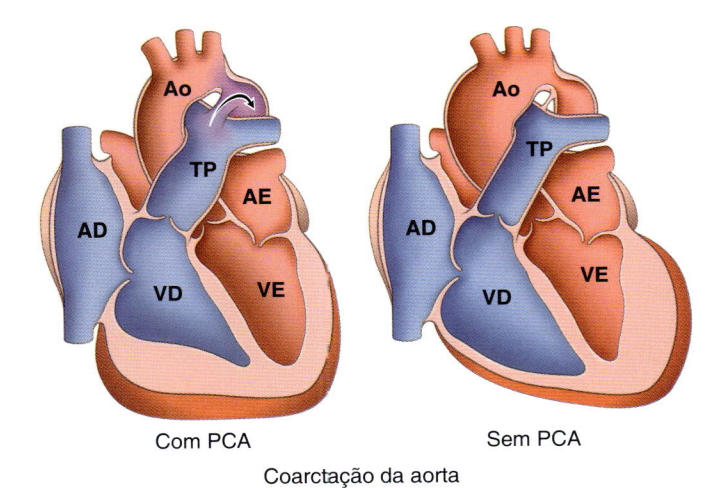

Figura 9.4 *Shunts* congênitos comuns da direita para a esquerda (doença cardíaca congênita cianótica). **A.** Tetralogia de Fallot (a *seta* indica a direção do fluxo sanguíneo). **B.** Transposição das grandes artérias com e sem CIV. *AD*, átrio direito; *AE*, átrio esquerdo; *Ao*, aorta; *TP*, tronco pulmonar; *VD*, ventrículo direito; *VE*, ventrículo esquerdo.

pressões elevadas no lado esquerdo causam apenas um *shunt* da esquerda para a direita sem cianose. Com mais frequência, graus graves de estenose pulmonar causam cianose precoce. Além disso, à medida que a criança cresce e o coração aumenta de tamanho, o orifício pulmonar não se expande proporcionalmente, levando ao agravamento progressivo da estenose. Fortuitamente, a estenose do efluxo pulmonar protege a vasculatura pulmonar contra as sobrecargas de pressão e volume; portanto, a hipertensão pulmonar não se desenvolve e a insuficiência ventricular direita é rara. Entretanto, os pacientes desenvolvem as típicas sequelas da doença cardíaca cianótica, como osteoartropatia hipertrófica e policitemia (decorrente de hipoxia) com hiperviscosidade associada; o *shunt* da direita para a esquerda também aumenta o risco de endocardite infecciosa e embolização sistêmica. O reparo cirúrgico completo é possível na tetralogia de Fallot clássica, porém é mais complicado no quadro de atresia pulmonar.

Transposição das grandes artérias

A transposição das grandes artérias é uma conexão discordante dos ventrículos com o seu efluxo vascular. O defeito embriológico é uma formação anormal dos septos truncal e aortopulmonar, de tal forma que a aorta surge do ventrículo direito e a artéria pulmonar emana do

Figura 9.5 Coarctação da aorta. Um canal arterial persistente pode estar presente (forma pré-ductal, ou "infantil") ou ausente (forma pós-ductal, ou "adulta"); a *seta* indica a direção do fluxo sanguíneo. *AD*, átrio direito; *AE*, átrio esquerdo; *Ao*, aorta; *TP*, tronco pulmonar; *VD*, ventrículo direito; *VE*, ventrículo esquerdo.

- Forma *pré-ductal* ("infantil"), que caracteriza a hipoplasia do arco aórtico proximal a uma persistência do canal arterial (PCA)
- Forma *pós-ductal* ("adulta"), que consiste em uma inflexão isolada da aorta em formato de crista, adjacente ao ligamento arterial e sem PCA associada.

A coarctação pode ocorrer como um defeito solitário, porém mais da metade dos casos são acompanhados de uma valva aórtica bicúspide. Também podem estar presentes estenose da valva aórtica, CIA, CIV ou regurgitação mitral.

> **Morfologia**
>
> A **coarctação pré-ductal** caracteriza-se pelo estreitamento circunferencial do segmento aórtico entre a artéria subclávia esquerda e o canal arterial persistente; tipicamente, o canal é patente e é a principal fonte do sangue (não oxigenado) que é entregue à aorta distal. O tronco pulmonar fica dilatado para acomodar o fluxo sanguíneo aumentado; como agora o lado direito do coração perfunde o corpo distalmente ao segmento estreitado ("coarctado"), o ventrículo direito geralmente está hipertrofiado.
>
> Na **coarctação pós-ductal**, mais comum, a aorta está nitidamente comprimida por uma crista tecidual adjacente ao ligamento arterial não patente (Figura 9.6). O segmento comprimido é composto por músculo liso e fibras elásticas derivadas da túnica média aórtica. Proximal à coarctação, o arco aórtico e seus ramos estão dilatados, e o ventrículo esquerdo está hipertrofiado.

Características clínicas. As manifestações clínicas dependem da gravidade do estreitamento e da permeabilidade do canal arterial.

- A *coarctação pré-ductal com uma PCA* em geral se apresenta no início da vida, tradicionalmente como uma cianose localizada na metade inferior do corpo; sem intervenção, a maioria dos recém-nascidos morre no período neonatal
- A *coarctação pós-ductal sem uma PCA* geralmente é assintomática, e a doença pode permanecer não identificada até a vida adulta. Tradicionalmente, há hipertensão da extremidade superior junto com pulsos fracos e relativa hipotensão nas extremidades inferiores, ambas associadas a sintomas de claudicação e sensação de frio nas extremidades. Muitas vezes se desenvolve uma exuberante circulação colateral através das artérias mamárias intercostal e interna, que se encontram acentuadamente aumentadas; a expansão do fluxo através desses vasos pode levar a uma "chanfradura" das costelas visível radiograficamente.

Na maioria dos casos, as coarctações significativas estão associadas a sopros sistólicos e, ocasionalmente, a frêmitos palpáveis. A dilatação em balão e a colocação de *stent* ou a ressecção cirúrgica com anastomose terminoterminal (ou substituição do segmento aórtico afetado por um enxerto protético) produzem excelentes resultados.

DOENÇA CARDÍACA ISQUÊMICA

A **doença cardíaca isquêmica (DCI)** é um termo amplo que abrange várias síndromes estreitamente relacionadas causadas pelo desequilíbrio entre o suprimento sanguíneo cardíaco (perfusão) e as demandas miocárdicas de oxigênio e nutrientes. Apesar das grandes melhoras na terapia, no último quarto de século, a DCI em suas várias formas continua a ser a principal causa de mortalidade nos EUA e em outras nações de alta renda, pois é responsável por 7,5 milhões de mortes em todo o mundo a cada ano.

Em mais de 90% dos casos, a DCI é uma consequência de fluxo sanguíneo coronariano reduzido secundário à doença vascular aterosclerótica obstrutiva (Capítulo 8). Assim, a não ser que de outra forma especificada, a DCI geralmente é sinônimo de doença arterial coronariana (DAC). Na maioria dos casos, as várias síndromes de DCI são consequências de aterosclerose coronariana que vinha progredindo gradualmente há décadas. Nos casos remanescentes, a isquemia cardíaca pode ser o resultado de *aumento da demanda* (p. ex., elevação da frequência cardíaca ou hipertensão); *diminuição do volume sanguíneo* (p. ex., hipotensão ou choque); *diminuição da oxigenação do sangue* (p. ex., pneumonia ou ICC); ou *diminuição da capacidade de transporte de oxigênio do sangue* (p. ex., anemia ou intoxicação por monóxido de carbono).

Os miócitos cardíacos geram energia quase exclusivamente por meio de fosforilação oxidativa mitocondrial, e sua função e sobrevivência são estritamente dependentes do contínuo fluxo de sangue oxigenado através das artérias coronárias. As manifestações de DCI são uma consequência direta da entrega insuficiente de oxigênio ao coração. A apresentação clínica pode incluir uma ou mais das seguintes *síndromes cardíacas*:

- *Angina do peito*, ou *angina pectoris* (literalmente, "dor no peito"). A isquemia induz dor, mas é insuficiente para causar a morte dos miócitos. A angina pode ser *estável* (ocorre previsivelmente com certos níveis de esforço físico), pode ser causada por vasoespasmo (*angina vasoespástica, angina de Prinzmetal*), ou ser *instável* (ocorre progressivamente com menos esforço físico ou até em repouso)
- *Infarto do miocárdio* (*IM*). Este ocorre quando a gravidade ou a duração da isquemia são suficientes para causar a morte dos miócitos cardíacos
- *DCI crônica com ICC*. Essa progressiva descompensação cardíaca, que ocorre após infarto agudo do miocárdio ou secundária ao efeito acumulado de múltiplas agressões isquêmicas, eventualmente causa falha da bomba mecânica
- *Morte súbita cardíaca* (*MSC*). Esta ocorre em consequência de isquemia do miocárdio que induz uma fibrilação ventricular letal. Tipicamente, há doença arterial coronariana subjacente.

O termo *síndrome coronariana aguda* é aplicado a qualquer das três manifestações catastróficas de DCI: angina instável, IM e MSC.

Epidemiologia

Cerca de 800 mil norte-americanos sofrem um IM a cada ano, e aproximadamente metade deles vai a óbito. Por mais preocupante que seja

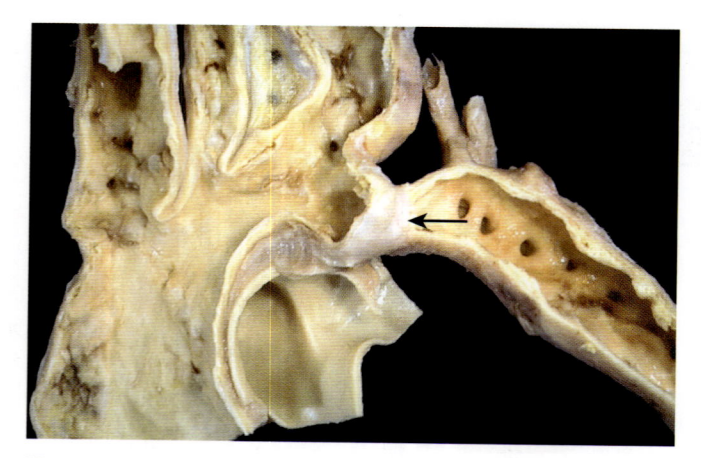

Figura 9.6 Coarctação da aorta do tipo pós-ductal. A coarctação é um estreitamento segmentar da aorta (seta). Essas lesões tipicamente se manifestam em fase mais tardia da vida do que as coarctações pré-ductais. A aorta ascendente dilatada e os principais ramos encontram-se à esquerda da coarctação. As extremidades inferiores são perfundidas predominantemente por canais colaterais tortuosos e dilatados. (Cortesia de Sid Murphree, MD, Department of Pathology, University of Texas Southwestern Medical School, Dallas, Texas.)

essa perda, ela representa um progresso espetacular, pois desde o pico ocorrido em 1963 a mortalidade relacionada à DCI nos EUA diminuiu em 50%. A melhora é principalmente atribuída a intervenções que diminuíram os *fatores de risco cardíacos* (comportamentos ou condições que promovem a aterosclerose; Capítulo 8), em especial os programas de interrupção do tabagismo, os tratamentos da hipertensão e do diabetes, e o uso de agentes redutores do colesterol. Em menor extensão, avanços diagnósticos e terapêuticos também contribuíram; estes incluem profilaxia com ácido acetilsalicílico, melhor controle da arritmia, estabelecimento de unidades de cuidados coronarianos, trombólise para IM, angioplastia e colocação de stent endovascular, uso de dispositivos de assistência ventricular e cirurgia de revascularização do miocárdio. A manutenção dessa tendência descendente na mortalidade será particularmente desafiadora em vista da longevidade prevista dos *baby boomers* (indivíduos nascidos após a Segunda Guerra Mundial), assim como da epidemia de obesidade que está varrendo os EUA e outras partes do mundo.

Patogênese da doença cardíaca isquêmica

A DCI é uma consequência de inadequada perfusão coronariana em relação à demanda do miocárdio. Na maioria dos casos, isso se deve a um dos seguintes ou a ambos:

- Oclusão aterosclerótica preexistente ("fixa") das artérias coronárias
- Alteração aguda da placa com sobreposição de trombose e/ou vasospasmo.

A seguir, esses dois fatores serão discutidos em mais detalhes.

Oclusão vascular crônica

As obstruções fixas que ocluem menos de 70% do lúmen de um vaso coronariano geralmente são assintomáticas, mesmo ao esforço. Em comparação, as lesões que ocluem mais de 70% do lúmen de um vaso – resultando na chamada "estenose crítica" – geralmente causam sintomas no contexto de aumento de demanda; na estenose crítica, certos níveis de esforço causam previsivelmente dor no peito, e se diz que o paciente tem uma angina estável. Uma estenose fixa que oclui 90% ou mais de um lúmen vascular pode levar a um fluxo sanguíneo coronariano inadequado com sintomas até em repouso – uma das formas de angina instável (discutida adiante no capítulo). O estreitamento aterosclerótico pode afetar qualquer artéria coronária – descendente anterior esquerda (DAE), circunflexa esquerda (CXE) e artéria coronária direita (ACD) – isoladamente ou em combinação. Tendem a ocorrer placas clinicamente significativas dentro dos primeiros centímetros da saída da DAE e da CXE da aorta, e ao longo de toda a extensão da ACD. Algumas vezes, ramos secundários também são envolvidos (*i. e.*, ramos diagonais da DAE, ramos marginais obtusos da CXE, ou o ramo descendente posterior da ACD). Note-se que, se uma lesão aterosclerótica ocluir progressivamente uma artéria coronária a uma taxa lenta durante anos, outros vasos coronarianos poderão sofrer remodelamento e fornecer um fluxo sanguíneo compensatório para a área em risco; essa *perfusão colateral* pode proteger contra o IM, mesmo se o vaso original se tornar completamente ocluído. Infelizmente, no bloqueio coronariano agudo, não há tempo para o desenvolvimento de um fluxo colateral e o resultado é o infarto.

A *vasoconstrição* compromete diretamente o diâmetro do lúmen; além disso, por aumentar as forças mecânicas locais de cisalhamento, o vasospasmo pode causar ruptura da placa. A vasoconstrição nas placas ateroscleróticas pode ser estimulada pelos seguintes:

- Agonistas adrenérgicos circulantes
- Conteúdos plaquetários liberados localmente
- Desequilíbrio entre os fatores relaxantes das células endoteliais (p. ex., óxido nítrico) e os fatores de contração das células endoteliais (p. ex., endotelina) decorrente de disfunção endotelial
- Mediadores liberados das células inflamatórias perivasculares.

Alteração aguda da placa

Na maioria dos pacientes, angina instável, infarto e morte súbita cardíaca decorrem de uma alteração abrupta da placa seguida de trombose – daí o termo *síndrome coronariana aguda* (Figura 9.7).

O evento iniciador é geralmente uma alteração súbita (ruptura ou erosão) de uma placa parcialmente oclusiva. Ruptura, fissuração, ulceração ou erosão de placas causam a exposição de constituintes altamente trombogênicos ou da membrana basal subendotelial subjacente, o que leva a uma rápida trombose. Além disso, a hemorragia no núcleo das placas pode expandir o volume dessas placas, exacerbando assim, de forma aguda, o grau de oclusão luminal. Até uma oclusão luminal parcial por trombo pode comprometer o fluxo sanguíneo o suficiente para causar um infarto na zona mais interna do miocárdio (*infarto subendocárdico*). Trombos murais em uma artéria coronária podem também embolizar; de fato, pequenos êmbolos podem ser encontrados na circulação intramiocárdica distal (junto com microinfartos associados) em necropsia de pacientes com angina instável. De forma mais grave, o trombo completamente obstrutivo sobre uma placa rota geralmente resulta em IM.

Os fatores que desencadeiam a perda de células endoteliais sem ruptura da placa (*erosão da placa*) incluem a lesão e a apoptose endoteliais, provavelmente atribuíveis a alguma combinação de exposições inflamatórias e tóxicas. Uma aguda *ruptura da placa*, por outro lado, envolve os fatores que influenciam a suscetibilidade da placa à ruptura por estresse mecânico. Dentre esses fatores, estão aspectos intrínsecos de composição e estrutura da placa (Capítulo 8) e fatores extrínsecos como a pressão arterial e a reatividade plaquetária:

As placas que contêm grandes núcleos ateromatosos ou possuem cápsulas fibrosas finas sobrejacentes têm maior probabilidade de se romper e, portanto, são consideradas vulneráveis. As fissuras ocorrem geralmente na junção entre a cápsula fibrosa e o segmento arterial normal (sem placa) adjacente, onde os estresses mecânicos são maiores e a cápsula fibrosa é mais fina. As cápsulas fibrosas também são continuamente remodeladas; o equilíbrio geral entre a síntese e a degradação de colágeno dentro da placa determina sua força e estabilidade mecânicas. O colágeno é produzido pelas células da musculatura lisa e degradado pela ação das metaloproteases elaboradas pelos macrófagos. Consequentemente, lesões ateroscleróticas com escassez de células da musculatura lisa ou com grande número de células inflamatórias são vulneráveis à ruptura. É interessante notar que as estatinas podem ter um efeito benéfico não apenas por reduzir os níveis circulantes de colesterol, mas também pelos pouco conhecidos múltiplos efeitos na aterogênese. Esses incluem a reversão das disfunções endoteliais e a estabilização das placas por meio de redução da inflamação da placa.

Na maioria dos casos, a "lesão culpada" nos pacientes que sofreram um IM não estava criticamente estenótica ou mesmo sintomática antes de sua ruptura. Como observado anteriormente, os sintomas anginosos ocorrem geralmente no caso de lesões fixas que exibem mais de 70% de oclusão crônica. Os estudos patológicos e clínicos mostram que em dois terços das placas rotas há uma estenose inferior ou equivalente a 50% antes da ruptura da placa, e 85% exibem uma oclusão estenótica inicial inferior ou equivalente a 70%. Assim, é preocupante constatar que um grande número de adultos assintomáticos se encontra em risco significativo de um evento coronariano catastrófico. No momento, é impossível predizer a ruptura da placa em qualquer paciente.

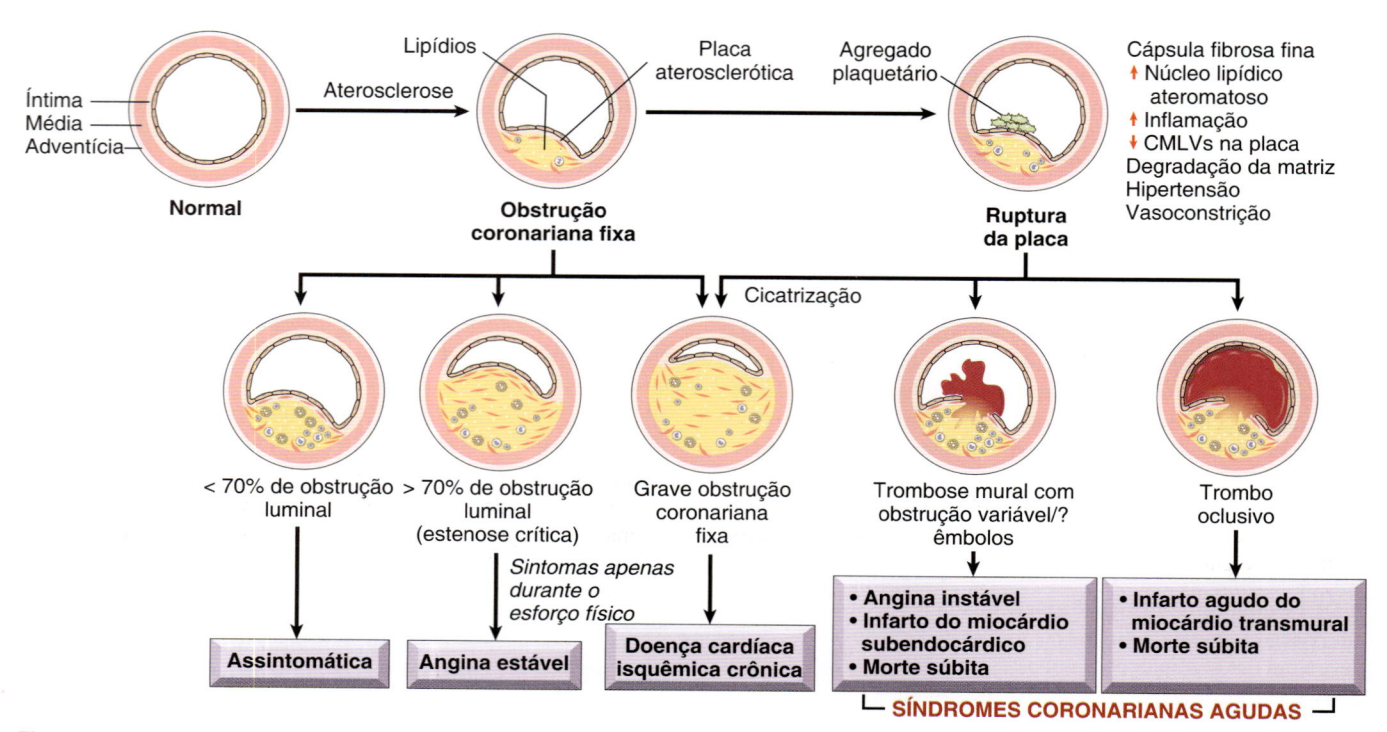

Figura 9.7 Diagrama da progressão sequencial de lesões da artéria coronária levando a várias síndromes coronarianas agudas. *CMLVs*, células musculares lisas do vaso. (Adaptada de Schoen FJ: *Interventional and Surgical Cardiovascular Pathology: Clinical Correlations and Basic Principles*, Philadelphia, 1989, Saunders, p. 63.)

A ruptura da placa e a consequente trombose não oclusiva são complicações adicionais comuns, repetitivas e muitas vezes clinicamente silenciosas dos ateromas. A cicatrização das placas subclínicas rotas é um mecanismo importante pelo qual as lesões ateroscleróticas aumentam de tamanho progressivamente (ver Figura 9.7).

Angina pectoris

A *angina pectoris*, ou angina do peito, é um desconforto ou uma dor intermitente no peito causados por isquemia transitória e reversível do miocárdio que é insuficiente para causar necrose dos miócitos. É uma consequência da liberação de adenosina induzida por isquemia, bradicinina e outras moléculas que estimulam os nervos autônomos. Três variantes são identificadas:

- A *angina típica, ou estável*, é um desconforto episódico e previsível no peito associado ao esforço físico ou a alguma outra causa de aumento de demanda (p. ex., taquicardia). O desconforto é descrito como uma sensação subesternal de esmagamento ou aperto que se irradia inferiormente para o braço esquerdo ou para a mandíbula esquerda (dor referida). O desconforto geralmente é aliviado pelo repouso (redução da demanda) ou por medicamentos como a nitroglicerina, um vasodilatador que aumenta a perfusão coronária.
- A *angina de Prinzmetal, ou variante*, ocorre em repouso e é causada por espasmo da artéria coronária. Embora o vasospasmo tipicamente envolva os vasos ateroscleróticos, um vaso completamente saudável pode ser afetado. A angina de Prinzmetal em geral responde imediatamente a vasodilatadores como a nitroglicerina e os bloqueadores dos canais de cálcio.
- A *angina instável* caracteriza-se por uma dor cada vez mais frequente no peito e que é precipitada por um esforço físico progressivamente menor ou ocorre em repouso. A angina instável está associada à ruptura da placa e à trombose sobreposta, à embolização distal do trombo e/ou ao vasospasmo. Estudos recentes mostraram que a maioria dos casos de angina instável está associada à evidência de lesão aos miócitos, e esses pacientes são tratados de maneira agressiva para limitar o dano irreversível ao miocárdio.

Infarto do miocárdio

O infarto do miocárdio (IM), geralmente também referido como "ataque cardíaco", é a necrose do músculo cardíaco resultante de isquemia. A força-tarefa unida de 2018 dos grupos de cardiologia americano e europeu define IM "como a presença de lesão miocárdica aguda detectada por biomarcadores cardíacos anormais no contexto de evidência de isquemia aguda do miocárdio". A principal causa subjacente de DCI é a aterosclerose; embora os IMs possam ocorrer praticamente em qualquer idade, a frequência eleva-se progressivamente com o envelhecimento e com o aumento dos fatores de risco para aterosclerose (Capítulo 8). Entretanto, aproximadamente 10% dos IMs ocorrem antes dos 40 anos, e 45% ocorrem antes dos 65 anos. Os homens estão em maior risco que as mulheres, mas a lacuna se estreita progressivamente com o envelhecimento. Em geral, as mulheres tendem a estar protegidas contra o IM durante seus anos reprodutivos. Entretanto, a menopausa – com declínio da produção de estrógeno – está associada à exacerbação da doença arterial coronariana, e a DCI é a causa mais comum de óbito de mulheres idosas.

Patogênese. **A maioria dos IMs é causada por trombose aguda no interior das artérias coronárias** (ver Figura 9.7). Na maioria dos casos, a ruptura ou a erosão da placa aterosclerótica preexistente serve de ninho para a geração de trombos e consequente oclusão vascular. Em 10% dos IMs, entretanto, o infarto transmural ocorre na ausência de doença vascular aterosclerótica oclusiva; esses infartos são atribuídos principalmente ao vasospasmo da artéria coronária e à embolização de trombos murais (p. ex., no quadro de fibrilação atrial) ou de vegetações valvares. Ocasionalmente, em especial nos infartos limitados ao miocárdio mais interno (subendocárdico), os trombos ou os êmbolos estão ausentes. Nesses casos, a aterosclerose coronária fixa grave leva à perfusão marginal do coração. Nesse contexto, um período prolongado de aumento de demanda (p. ex., por taquicardia ou hipertensão) pode levar à necrose isquêmica do endomiocárdio, a porção do coração mais distal aos vasos epicárdicos. Finalmente, a isquemia sem uma aterosclerose detectável ou doença tromboembólica pode ser causada por distúrbios nas pequenas arteríolas intramiocárdicas, que incluem vasculite, deposição de amiloide ou estase, como na anemia falciforme.

Oclusão da artéria coronária

Em um IM típico, ocorre a seguinte sequência de eventos:

1. *Uma placa ateromatosa sofre erosão* ou se rompe subitamente por lesão endotelial, hemorragia intraplaca ou forças mecânicas, expondo o colágeno subendotelial e os conteúdos da placa necrótica ao sangue.
2. *As plaquetas aderem, agregam-se e são ativadas*, liberando tromboxano A_2, adenosina difosfato (ADP) e serotonina, os quais causam mais agregação plaquetária e vasospasmo (Capítulo 3).
3. *A ativação da coagulação* por exposição de um fator tecidual acrescenta-se ao trombo em crescimento.
4. Dentro de minutos, o trombo aumentado pode ocluir completamente o lúmen da artéria coronária.

A evidência desse cenário surgiu dos estudos de necropsia de pacientes que foram a óbito por IM agudo, assim como dos estudos por imagem que demonstraram uma alta frequência de oclusão trombótica logo após o IM. A angiografia realizada dentro de 4 horas após o início do IM demonstrou trombose coronariana em quase 90% dos casos. Entretanto, quando a angiografia é realizada em 12 a 24 horas após o início dos sintomas, a evidência de trombose é observada em apenas 60% dos pacientes, mesmo sem intervenção. Assim, pelo menos algumas oclusões são eliminadas espontaneamente por meio da lise do trombo ou do relaxamento do espasmo. Essa sequência de eventos em um IM típico também tem implicações terapêuticas: a trombólise e/ou a angioplastia precoces podem ser altamente bem-sucedidas em limitar a extensão da necrose do miocárdio.

Resposta do miocárdio à isquemia

A perda de suprimento sanguíneo tem profundas consequências funcionais, bioquímicas e morfológicas para o miocárdio. Dentro de segundos após a obstrução vascular, o metabolismo aeróbico cessa, o que leva à queda da adenosina trifosfato (ATP) e ao acúmulo de metabólitos potencialmente nocivos (p. ex., ácido láctico) nos miócitos cardíacos. A consequência funcional é uma rápida perda de contratilidade, que ocorre dentro de minutos após o início da isquemia. Essas alterações iniciais são reversíveis; porém, se a isquemia persistir por 20 a 40 minutos, ela levará a um dano irreversível e à necrose coagulativa dos miócitos.

A característica detectável mais precocemente da necrose dos miócitos é a ruptura da integridade da membrana do sarcolema, o que permite o extravasamento de macromoléculas intracelulares das células necróticas para o interstício cardíaco e para a vasculatura (Capítulo 1).

Se o fluxo sanguíneo for restaurado antes de ocorrer uma lesão irreversível, o miocárdio poderá ser preservado; esse é o objetivo do diagnóstico precoce e da imediata intervenção por trombólise ou angioplastia. Entretanto, como será discutido adiante, a reperfusão pode ter efeitos deletérios. Mesmo quando a reperfusão é oportuna, o miocárdio pós-isquêmico pode estar profundamente disfuncional por vários dias em decorrência de anormalidades persistentes na bioquímica celular que resultam em um estado não contrátil (miocárdio atordoado) que pode ser grave o suficiente para produzir uma insuficiência cardíaca transitória, mas reversível.

A isquemia do miocárdio também contribui para as arritmias, provavelmente por causar instabilidade elétrica (irritabilidade) nas regiões isquêmicas do coração. Embora o dano massivo ao miocárdio possa causar uma falência mecânica fatal, 80 a 90% dos casos de morte cardíaca no quadro de isquemia miocárdica se devem à fibrilação ventricular causada por irritabilidade do miocárdio.

A lesão irreversível de miócitos isquêmicos ocorre primeiramente na zona subendocárdica (Figura 9.8). Como já mencionado, essa região é especialmente suscetível à isquemia por ser a última área a receber o sangue liberado pelos vasos epicárdicos e estar exposta a pressões intramurais relativamente altas, o que impede o influxo de sangue. Com a isquemia mais prolongada, uma onda de morte celular se move através de outras regiões do miocárdio impulsionada por edema tecidual progressivo e espécies reativas de oxigênio derivadas do miocárdio e dos mediadores inflamatórios. Na ausência de intervenção, um infarto causado por oclusão de um vaso epicárdico

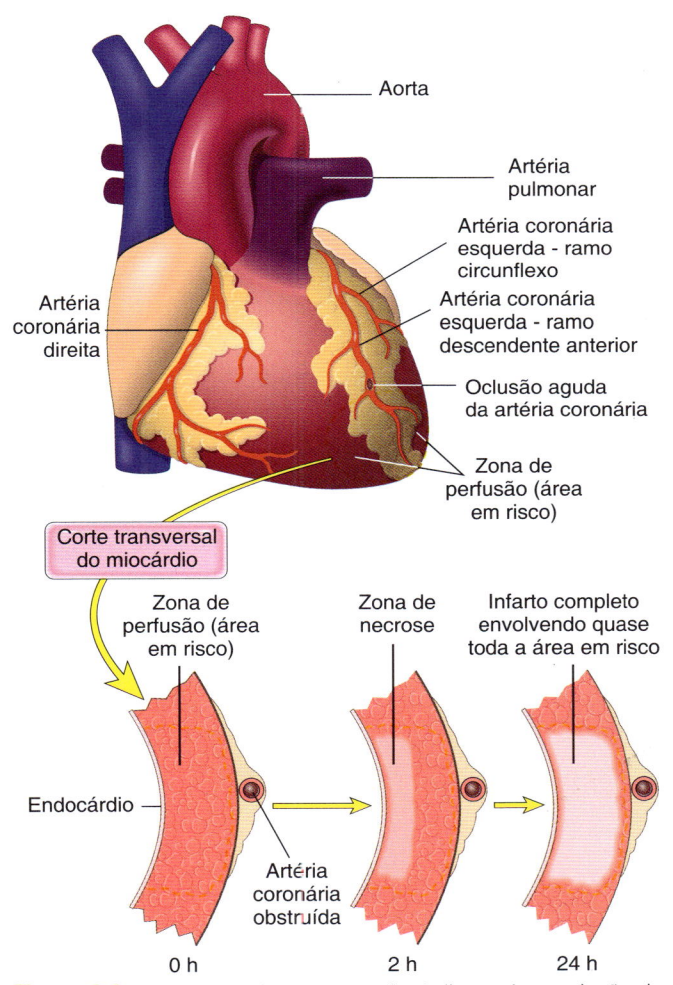

Figura 9.8 Progressão de necrose miocárdica após a oclusão da artéria coronária. Um segmento transmural do miocárdio dependente do vaso ocluído para perfusão constitui a área em risco. A necrose inicia-se na região subendocárdica no centro da zona isquêmica e, com o tempo, se expande para envolver toda a espessura da parede. Observe que uma zona muito estreita do miocárdio imediatamente embaixo do endocárdio é poupada de necrose porque pode ser oxigenada pela difusão a partir do ventrículo.

pode envolver toda a espessura da parede (infarto transmural). Um infarto alcança sua extensão em 3 a 6 horas. A intervenção clínica dentro dessa janela crucial de tempo pode diminuir o tamanho do infarto.

Padrões do infarto

A localização, o tamanho e as características morfológicas de um infarto agudo do miocárdio dependem de múltiplos fatores:

- *Tamanho e distribuição* do vaso envolvido (Figura 9.9)
- *Taxa de desenvolvimento* e duração da oclusão
- *Demandas metabólicas* do miocárdio (afetado, por exemplo, por pressão arterial e frequência cardíaca)
- *Extensão do suprimento colateral.*

A oclusão aguda do ramo descendente anterior da artéria coronária esquerda (DAE) proximal é a causa de 40 a 50% de todos os IMs e tipicamente resulta em infarto da parede anterior do ventrículo esquerdo, dos dois terços anteriores do septo ventricular e da maior parte do ápice do coração; as obstruções proximais agudas geralmente são fatais enquanto a oclusão mais distal do mesmo vaso pode afetar apenas o ápice. De modo semelhante, a oclusão aguda do ramo circunflexo da artéria coronária esquerda (CXE) proximal (observada em 15 a 20% dos IMs) causa necrose da porção lateral do ventrículo esquerdo, e a oclusão da artéria coronária direita (ACD) proximal (30 a 40% dos IMs) afeta grande parte do ventrículo direito.

O terço posterior do septo e a parte posterior do ventrículo esquerdo são perfundidos pela artéria descendente posterior. A artéria descendente posterior pode surgir da ACD (em 90% dos indivíduos) ou da CXE. Por convenção, a artéria coronária – tanto a ACD como a CXE – que dá origem à artéria descendente posterior e, portanto, perfunde as porções do ventrículo esquerdo inferior/posterior e o terço posterior do septo é considerada o vaso dominante. Assim, em um coração dominante direito, a oclusão da ACD leva à lesão isquêmica na porção septal posterior e na parede posterior. Em comparação, em um coração dominante esquerdo, no qual a artéria descendente posterior surge da artéria circunflexa, a oclusão da CXE geralmente afeta a parede lateral esquerda, como também o terço posterior do septo e a parede posteroinferior do ventrículo esquerdo.

Podem também ocorrer oclusões nos ramos secundários, como os ramos diagonais da artéria DAE ou os ramos marginais da artéria CXE. A aterosclerose é primariamente uma doença dos vasos epicárdicos; a aterosclerose significativa ou a trombose dos ramos penetrantes intramiocárdicos das artérias coronárias são raras – embora essas artérias possam ser afetadas por vasculite, vasospasmo ou embolização.

Ainda que as três principais artérias coronárias sejam artérias terminais, elas estão interligadas por numerosas anastomoses (circulação colateral). O estreitamento gradual de uma artéria permite que o sangue flua das áreas de alta pressão para as áreas de baixa pressão através dos canais colaterais. Dessa maneira, a gradual dilatação colateral pode proporcionar uma adequada perfusão às áreas do miocárdio, apesar da oclusão de um vaso epicárdico.

Com base no tamanho do vaso envolvido e no grau de circulação colateral, os infartos do miocárdio podem assumir um dos seguintes padrões:

- Os *infartos transmurais* envolvem a espessura total do ventrículo e são causados por oclusão de um vaso epicárdico resultante de aterosclerose e por alteração aguda da placa com trombose oclusiva
- Os *infartos subendocárdicos* são os IMs limitados ao terço interno do miocárdio. Ocorrem em consequência de ruptura de placa seguida de um trombo coronariano que sofre lise espontânea ou terapêutica antes que a necrose se torne transmural. Como

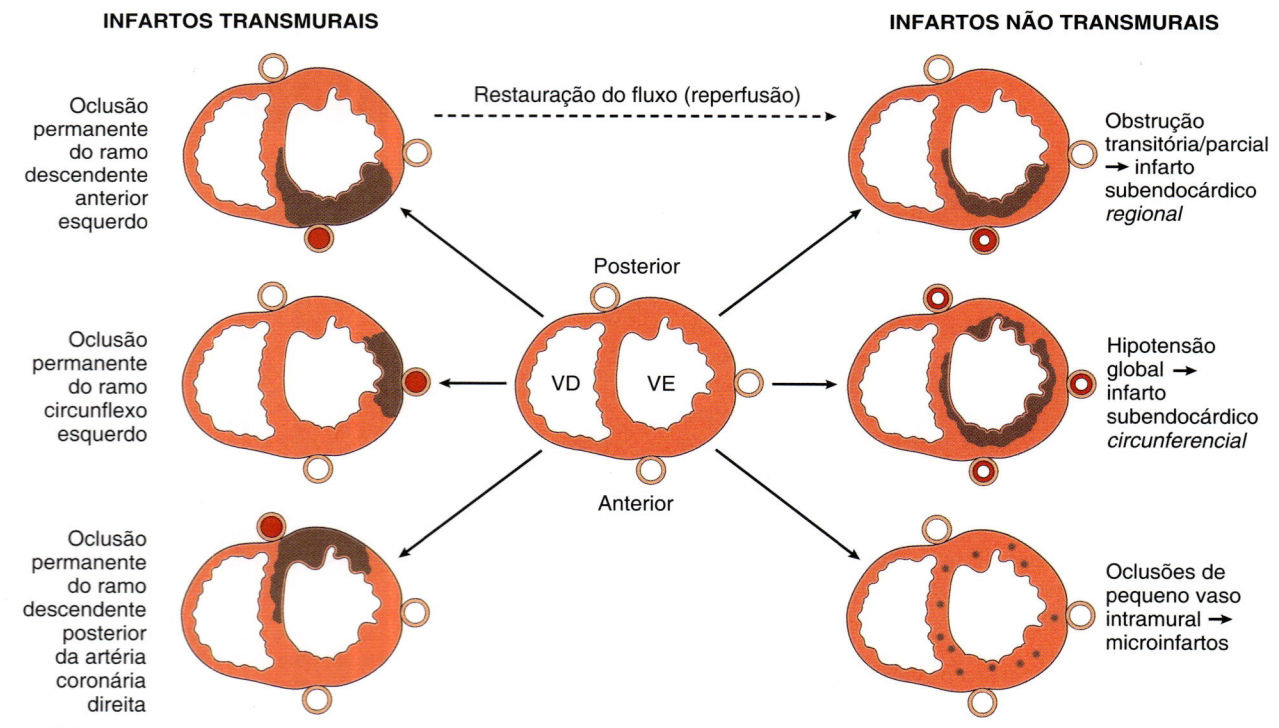

Figura 9.9 Dependência do infarto do miocárdio em relação à localização e à natureza da diminuição da perfusão. *À esquerda*, padrões de infarto transmural resultantes de oclusão de artéria coronária importante. O ventrículo direito pode estar envolvido com oclusão da artéria coronária direita principal (*não representada*). *À direita*, padrões de infarto resultantes de oclusão parcial ou transitória (*no alto*), hipotensão global sobreposta na doença fixa de três vasos ou triarterial (*no meio*), ou oclusão de pequenos vasos intramiocárdicos (*parte inferior*).

mencionado anteriormente, a região subendocárdica é mais vulnerável à hipoperfusão e à hipoxia. Assim, no quadro de doença arterial coronariana grave, diminuições transitórias na entrega de oxigênio (como as decorrentes de hipotensão, anemia ou pneumonia) ou aumentos na demanda de oxigênio (como na taquicardia ou na hipertensão) podem causar lesão isquêmica subendocárdica
- Os *infartos microscópicos* ocorrem no quadro de oclusões de pequenos vasos e podem não mostrar quaisquer alterações no eletrocardiograma (ECG) diagnóstico. Esses infartos podem ocorrer no quadro de vasculite, embolização de vegetações valvares ou trombos murais, ou vasospasmo decorrente de catecolaminas elevadas, como pode acontecer no estresse emocional extremo, com certos tumores (p. ex., feocromocitoma), ou como consequência do uso de cocaína.

Morfologia

Quase todos os infartos transmurais (envolvendo 50% ou mais da espessura do ventrículo) afetam pelo menos uma porção do ventrículo esquerdo e/ou do septo interventricular. Aproximadamente 15 a 30% dos IMs que envolvem a parede posterior ou posteroseptal também se estendem para dentro do ventrículo direito. Os infartos isolados do ventrículo direito ocorrem em apenas 1 a 3% dos casos de DCI.

As aparências macro e microscópica de um IM dependem do tempo da lesão. As áreas de dano progridem por intermédio de uma sequência de alterações morfológicas altamente características que vão de necrose coagulativa a inflamação aguda e então crônica, até a fibrose (Tabela 9.2). A necrose do miocárdio prossegue invariavelmente até a formação de cicatriz sem qualquer regeneração significativa.

A identificação macro e/ou microscópica de infartos do miocárdio muito recentes pode ser um desafio, em especial quando a morte ocorre dentro de algumas horas. **Os infartos do miocárdio ocorridos há menos de 12 horas em geral não são macroscopicamente aparentes**. Entretanto, os infartos com mais de 3 horas podem ser visualizados expondo-se o miocárdio a corantes vitais, como o cloreto de trifeniltetrazólio, um substrato para a lactato desidrogenase. Como essa enzima extravasa das células danificadas na área de necrose isquêmica, em contraste com o miocárdio saudável a área infartada não está corada (pálida), enquanto as cicatrizes antigas aparecem brancas e brilhantes (Figura 9.10). **De 12 a 24 horas após um IM, este geralmente pode ser identificado macroscopicamente pela descoloração vermelho-azulada causada por sangue estagnado e retido**. Em seguida, os infartos se tornam progressivamente mais bem delineados como áreas amolecidas e amarelo-amarronzadas; em 10 a 14 dias, os infartos são rodeados por um tecido de granulação hiperêmico (altamente vascularizado). Durante as semanas subsequentes, o tecido infartado evolui para uma cicatriz fibrosa.

A aparência microscópica também passa por uma sequência característica de alterações (ver Tabela 9.2 e Figura 9.11). As características típicas da necrose coagulativa (Capítulo 1) se tornam detectáveis dentro de 4 a 12 horas após o infarto. Podem estar presentes nas bordas de um infarto "fibras onduladas", que refletem o estiramento e o encurvamento das fibras não contráteis mortas. A isquemia subletal pode induzir a **vacuolização do miócitos** intracelulares; esses miócitos são viáveis, mas em geral se contraem precariamente.

O miocárdio necrótico desencadeia uma inflamação aguda (tipicamente em 1 a 3 dias após o IM), que é seguida de uma onda de macrófagos que removem os miócitos necróticos e os fragmentos de neutrófilos (mais pronunciada em 5 a 10 dias após o IM). A zona infartada é progressivamente substituída por um tecido de granulação em 1 a 2 semanas após o IM, que, por sua vez, forma a estrutura provisória sobre a qual se forma uma densa cicatriz colagenosa. Na maioria dos casos, a formação de tecido cicatricial está bem avançada no final da 6ª semana, mas a extensão do reparo depende do

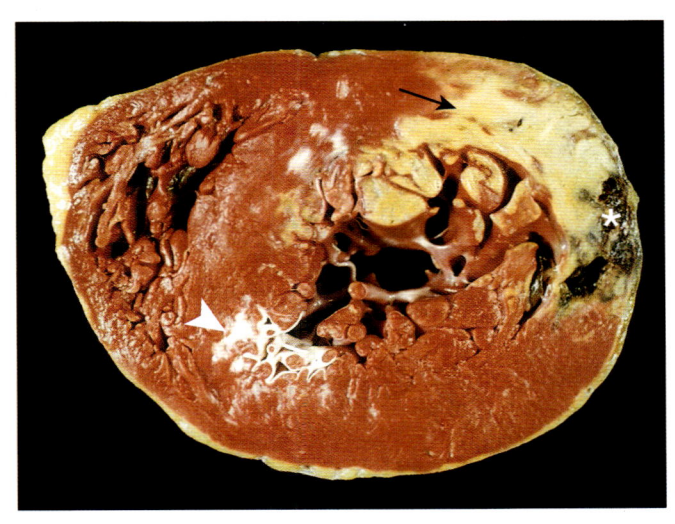

Figura 9.10 Infarto agudo do miocárdio do ventrículo esquerdo posterolateral demonstrado pela ausência da coloração de cloreto de trifeniltetrazólio em áreas de necrose (*seta*); a ausência de coloração se deve ao extravasamento de enzimas após a morte celular. Observe a cicatriz anterior (*ponta de seta*), indicativa de um infarto remoto. A hemorragia miocárdica na margem direita do infarto (*asterisco*) se deve à ruptura ventricular que foi a causa aguda de morte desse paciente (a orientação da amostra é com a parede posterior *no alto*).

tamanho da lesão original e da capacidade de cicatrização dos tecidos. A cicatrização requer a migração de células inflamatórias e o crescimento interno de novos vasos a partir das margens do infarto. Assim, um IM cicatriza a partir de suas bordas em direção ao centro, e um grande infarto pode não cicatrizar tão rapidamente nem tão completamente quanto um pequeno infarto. Além disso, desnutrição, má vasculatura ou corticosteroides exógenos podem impedir a cicatrização do infarto (Capítulo 2). Depois que o IM está completamente cicatrizado, é impossível distinguir sua idade: se presente por 8 semanas ou 10 anos, as cicatrizes fibrosas têm a mesma aparência.

Modificação do infarto por reperfusão

O objetivo terapêutico no infarto agudo do miocárdio é a restauração da perfusão tecidual o mais rápido possível (disto decorre o adágio "tempo é miocárdio"). Essa reperfusão é alcançada por trombólise (dissolução do trombo pelo ativador de plasminogênio tecidual), angioplastia ou cirurgia de revascularização do miocárdio. Embora a preservação de um coração viável (mas em risco) possa melhorar os resultados a curto e longo prazos, a reperfusão não é uma bênção absoluta, pois há um fenômeno chamado lesão de reperfusão (Capítulo 1). Os fatores que contribuem para a lesão de reperfusão incluem os seguintes:

- *Disfunção mitocondrial*: a isquemia altera a permeabilidade da membrana mitocondrial, o que leva ao edema e à ruptura da membrana externa com posterior liberação dos conteúdos mitocondriais que promovem a apoptose
- *Hipercontratura dos miócitos*: durante os períodos de isquemia, os níveis intracelulares de cálcio aumentam em decorrência de influxo através da membrana plasmática danificada e de liberação das reservas intracelulares. A elevação do cálcio intracelular leva à contração citoesquelética, causando contrações aumentadas e descontroladas das miofibrilas e culminando em morte celular
- *Radicais livres*, como o ânion superóxido $O_2^{\bullet-}$, o peróxido de hidrogênio (H_2O_2), o ácido hipocloroso (HClO), o peroxinitrito derivado

Tabela 9.2 Evolução das alterações morfológicas no infarto do miocárdio.

Período de tempo	Características macroscópicas	Achados de microscopia óptica	Achados de microscopia eletrônica
Lesão reversível			
0 a ½ hora	Nenhuma	Nenhum	Relaxamento das miofibrilas; perda de glicogênio; edema mitocondrial
Lesão irreversível			
½ a 4 horas	Nenhuma	Geralmente nenhum; ondulação variável das fibras na borda	Ruptura do sarcolema; densidades amorfas mitocondriais
4 a 12 horas	Ocasionalmente um mosqueado escuro	Necrose de coagulação inicial; edema; hemorragia	
12 a 24 horas	Mosqueado escuro	Necrose de coagulação em curso; picnose dos núcleos; aparecimento de miócitos hipereosinofílicos; necrose da banda de contração marginal; infiltrado neutrofílico precoce	
1 a 3 dias	Mosqueado com o centro do infarto amarelo-amarronzado	Necrose de coagulação com perda dos núcleos e estriações; aumento do infiltrado de neutrófilos	
3 a 7 dias	Borda hiperêmica; amolecimento central amarelo-amarronzado	Desintegração inicial de miofibrilas mortas com neutrófilos em degeneração; fagocitose precoce de células mortas por macrófagos na borda do infarto	
7 a 10 dias	Amolecido e amarelo-amarronzado ao máximo com depressão das margens vermelho-amarronzadas	Fagocitose bem desenvolvida de células mortas; formação precoce de tecido de granulação nas margens	
10 a 14 dias	Depressão das margens do infarto vermelho-acinzentadas	Tecido de granulação bem estabelecido com novos vasos sanguíneos e deposição de colágeno	
2 a 8 semanas	Cicatriz cinza-esbranquiçada que progride da borda em direção ao núcleo do infarto	Aumento da deposição de colágeno com diminuição da celularidade	
> 2 meses	Cicatrização completa	Densa cicatriz colagenosa	

de óxido nítrico e os radicais hidroxila (·OH), são produzidos dentro de minutos após a reperfusão e causam dano aos miócitos por meio de alteração das proteínas da membrana e dos fosfolipídios. As espécies reativas de oxigênio geradas por leucócitos infiltrados podem também contribuir para o dano de células vulneráveis

- A *agregação de leucócitos* dentro dos vasos reperfundidos pode ocluir a microvasculatura e contribuir para o comprometimento do fluxo sanguíneo, o chamado fenômeno de "não refluxo". Este é mediado, em parte, pela ativação da fosfolipase A2, que dá origem a metabólitos do ácido araquidônico, como as prostaglandinas, que desencadeiam uma inflamação aguda.
- As *plaquetas e a ativação de complemento* também contribuem para a lesão microvascular. Acredita-se que a ativação de complemento tenha um papel no fenômeno de "não refluxo" por causar lesão e edema do endotélio.

A aparência típica do miocárdio reperfundido no quadro de infarto agudo do miocárdio é mostrada na Figura 9.12. Esses infartos são hemorrágicos em razão de lesão vascular e extravasamentos. Microscopicamente, os miócitos danificados irreversivelmente após reperfusão desenvolvem *necrose em banda de contração*, que é caracterizada pela presença de bandas eosinofílicas intensas de sarcômeros hipercontraídos criados por influxo de cálcio. Na ausência de ATP, os sarcômeros não podem relaxar e estão fixos em um estado tetânico agônico. Assim, embora a reperfusão possa salvar as células com lesão reversível, ela também altera irreversivelmente a morfologia das células lesionadas.

Características clínicas. O IM clássico é caracterizado por dor no peito subesternal, esmagadora e intensa (ou por pressão) que se irradia para o pescoço, a mandíbula, o epigástrio ou o braço esquerdo. Em contraste com a *angina pectoris*, a dor associada geralmente dura de vários minutos a horas, e não é aliviada por nitroglicerina ou repouso. Entretanto, em uma substancial minoria de pacientes (até 25%), os IMs são totalmente assintomáticos. Esses infartos "silenciosos" são particularmente comuns nos pacientes com diabetes subjacente (nos quais a neuropatia autonômica pode impedir a percepção da dor) e nos idosos.

O pulso é geralmente rápido e fraco, e muitas vezes os pacientes estão diaforéticos (com sudorese) e nauseados (particularmente nos IMs de parede posterior). A dispneia é comum, e resulta do comprometimento da contratilidade do miocárdio e da disfunção do aparelho valvar mitral com consequente congestão pulmonar e edema agudos. Nos IMs massivos (envolvendo mais de 40% do ventrículo esquerdo), desenvolve-se choque cardiogênico. São comuns as arritmias causadas por anormalidades elétricas no miocárdio isquêmico e no sistema de condução; de fato, a morte súbita cardíaca decorrente de arritmia letal é responsável pela maioria das mortes relacionadas a IM que ocorrem antes da hospitalização.

As *anormalidades eletrocardiográficas* são importantes para o diagnóstico de IM; elas incluem ondas Q, alterações do segmento ST e inversões da onda T (as duas últimas representam anormalidades na repolarização do miocárdio). Os IMs são classificados em duas categorias baseadas em alterações no ECG: IM com supradesnivelamento de ST (*IMCSST*) e IM sem supradesnivelamento de ST (*IMSSST*).

- O *IMCSST* se deve invariavelmente à completa oclusão de uma artéria coronária e indica a presença de um infarto transmural. Tipicamente, os pacientes necessitam de trombólise urgente da artéria coronária ou colocação de *stent*

Capítulo 9 Coração 331

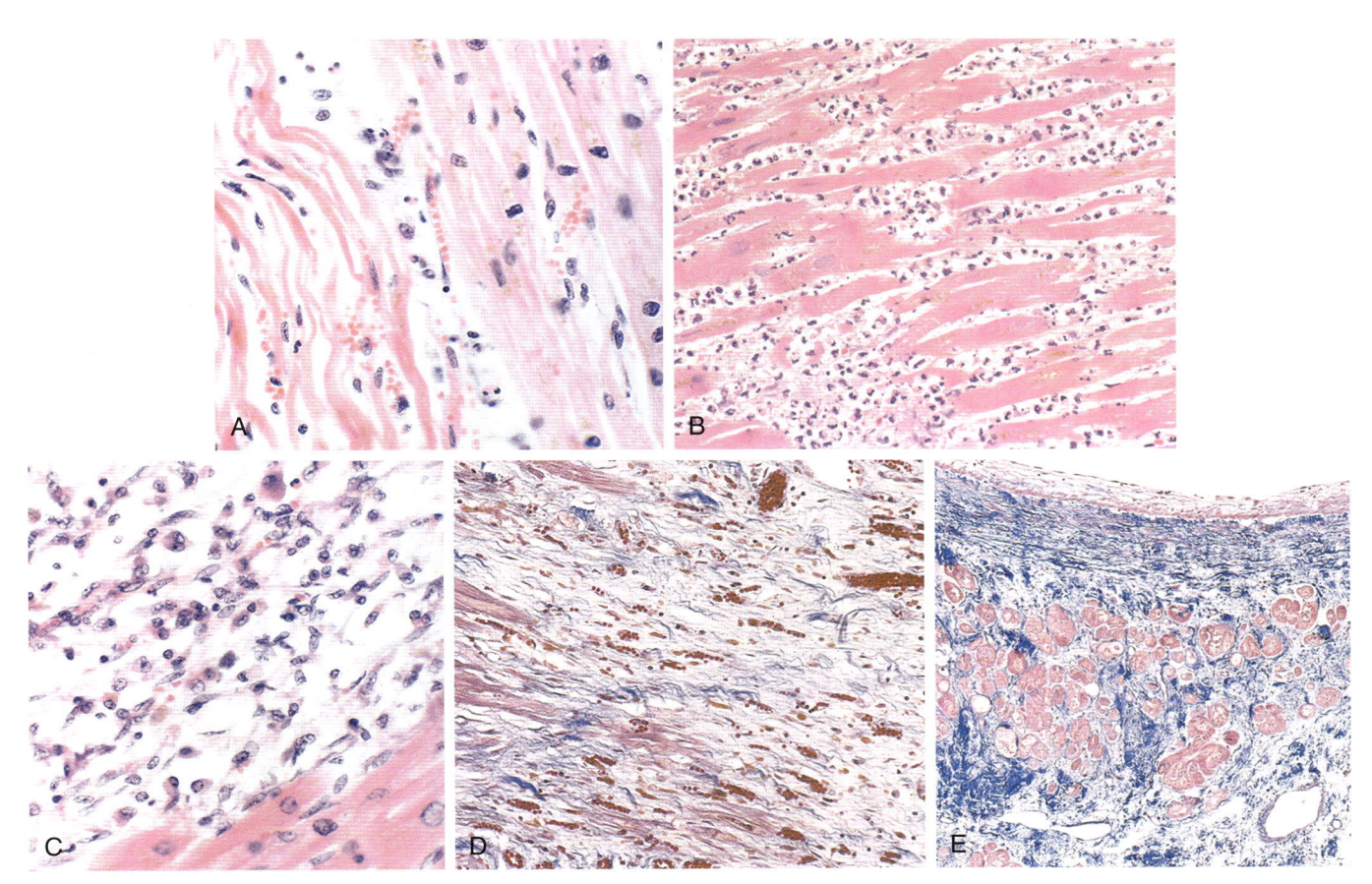

Figura 9.11 Características microscópicas do infarto do miocárdio e seu reparo. **A.** Infarto ocorrido há 1 dia mostrando necrose coagulativa e fibras onduladas (*à esquerda*) em contraste com as fibras saudáveis adjacentes (*à direita*). As células necróticas são separadas por líquido de edema. **B.** Infiltrado neutrofílico denso na área de um infarto ocorrido há 2 a 3 dias. **C.** Remoção quase completa de miócitos necróticos por macrófagos fagocíticos (7 a 10 dias). **D.** Tecido de granulação caracterizado por um tecido conjuntivo frouxo e capilares abundantes. **E.** Infarto do miocárdio cicatrizado que consiste em uma cicatriz colagenosa densa. Estão presentes algumas células musculares cardíacas residuais. **D** e **E.** Preparações coradas pela coloração tricrômico de Masson, que cora o colágeno em azul.

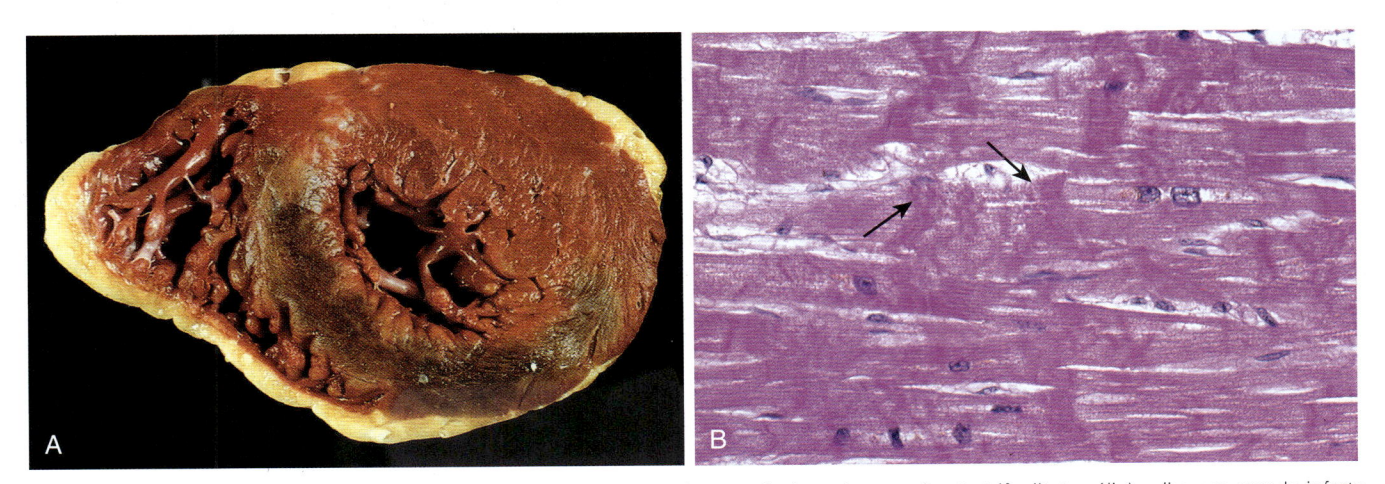

Figura 9.12 Infarto do miocárdio reperfundido. **A.** A fatia transversa do coração (corada com cloreto trifeniltetrazólio) exibe um grande infarto do miocárdio de parede anterior que é hemorrágico em decorrência de vasos danificados. A parede posterior está *no alto*. **B.** São observadas por microscopia bandas de contração, que são visíveis como proeminentes estrias cruzadas hipereosinofílicas que abrangem miofibrilas (*seta*). (**B.** Cortesia do Dr. Joseph J. Maleszewski, Mayo Clinic, Rochester, Minnesota, USA.)

- O *IMSSST* não está associado à completa oclusão da artéria coronária ou ao infarto em espessura total, e muitas vezes pode ser tratado de maneira conservadora.

A avaliação laboratorial do IM é baseada na mensuração dos níveis sanguíneos de proteínas normalmente intracelulares que extravasam das células miocárdicas lesionadas através das membranas celulares danificadas (Figura 9.13). Essas moléculas incluem a mioglobina, as troponinas cardíacas T e I (TnT, TnI), a creatinoquinase (CK, do inglês *creatine kinase*; especificamente, a isoforma miocárdica [CK-MB]) e a lactato desidrogenase. As troponinas (e, em menor extensão, a CK-MB) possuem altas especificidade e sensibilidade ao dano miocárdico.

- A *CK-MB* há muito é usada como biomarcador de lesão miocárdica, mas atualmente é testada com menos frequência em favor das troponinas especificamente cardíacas, que são mais sensíveis. A atividade da CK-MB começa a se elevar dentro de 2 a 4 horas após o IM, alcança o pico em 24 a 48 horas, e volta ao normal em aproximadamente 72 horas
- A *TnI* e a *TnT* normalmente não são encontradas na circulação; porém, após um infarto agudo do miocárdio, ambas são detectáveis dentro de 2 a 4 horas com níveis que atingem um pico em 48 horas e permanecem elevados por 7 a 10 dias. A persistência de níveis elevados de troponina permite o estabelecimento do diagnóstico de um IM agudo muito tempo após o retorno dos níveis de CK-MB ao normal. Com a reperfusão, tanto os níveis de troponina como os de CK-MB podem atingir um pico mais cedo em razão da eliminação mais rápida das enzimas do tecido necrótico.

Consequências e complicações do infarto do miocárdio

Um extraordinário progresso ocorreu no sentido de melhorar os resultados do paciente após um infarto agudo do miocárdio; a taxa geral de morte hospitalar por IM é de aproximadamente 7 a 8%. Os pacientes com IMCSST apresentam taxas mais elevadas de mortalidade (10%) do que aqueles com IMSSST (aproximadamente 6%).

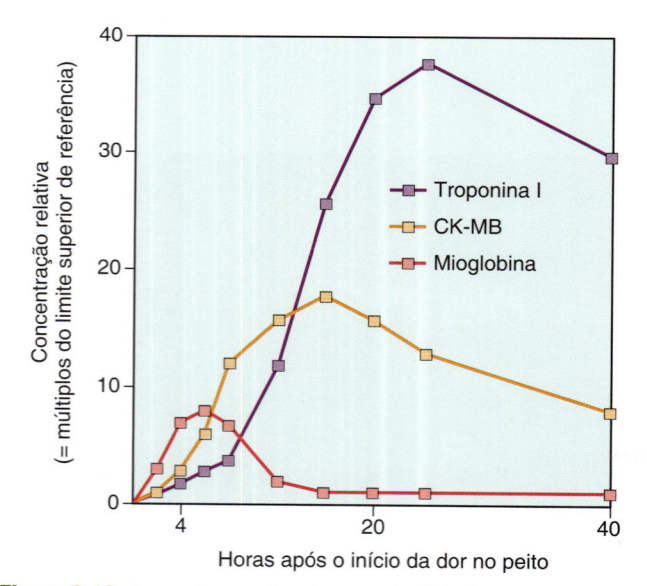

Figura 9.13 Aumentos agudos da troponina I derivada do miocárdio, da creatinoquinase miocárdica (CK-MB) e da mioglobina após infarto do miocárdio. A cinética das elevações das enzimas pode ser usada para estimar o momento em que ocorreu o IM. A mioglobina também pode ser mensurada, mas é substancialmente menos sensível e específica da lesão miocárdica.

Com cuidados hospitalares melhores e mais precoces, essas diferenças estão se estreitando. A mortalidade fora do hospital é substancialmente maior: um terço dos indivíduos com IMCSSTs vai a óbito, geralmente por arritmia dentro de 1 hora após o início dos sintomas, antes de receberem uma adequada atenção médica. Essa estatística se torna mais preocupante diante do fato de que a taxa de doença arterial coronariana nos países de baixa renda e com escassas instalações hospitalares vem aumentando cada vez mais.

Pode haver múltiplas complicações do IM, das quais três são potencialmente letais: ruptura da parede livre do ventrículo esquerdo, ruptura do septo interventricular e regurgitação mitral aguda decorrente de necrose do músculo papilar. Quase três quartos dos pacientes apresentam uma ou mais dessas complicações (Figura 9.14):

- *Ruptura do miocárdio*: a ruptura complica 1 a 5% dos IMs e geralmente é fatal. A ruptura do septo ventricular é a mais comum (Figura 9.14 B), criando então uma CIV, que é frequentemente seguida pela ruptura do músculo papilar (Figura 9.14 C), muitas vezes produzindo uma grave regurgitação mitral. A ruptura da parede livre ventricular é menos comum, porém é mais séria, pois resulta em hemopericárdio e tamponamento cardíaco fatais (Figura 9.14 A). A ruptura ocorre com mais frequência 3 a 7 dias após o IM – o momento no processo de cicatrização em que a lise do miocárdio necrótico é máxima e grande parte do infarto converteu-se em um tecido de granulação mole e friável
- *Disfunção contrátil*: em geral, os IMs comprometem a função da bomba ventricular esquerda na proporção da extensão do dano. Na maioria dos casos, há algum grau de insuficiência ventricular esquerda que se manifesta como hipotensão, congestão pulmonar e edema pulmonar. Uma grave "falha da bomba" (*choque cardiogênico*) ocorre em aproximadamente 10% dos pacientes com IMs transmurais e tipicamente está associada a infartos que danificam 40% ou mais do ventrículo esquerdo
- *Disfunção do músculo papilar*: os músculos papilares podem estar precariamente contráteis em consequência de isquemia, o que leva à regurgitação mitral pós-infarto. Posteriormente, a fibrose do músculo papilar e o encurtamento ou dilatação ventricular global também causam insuficiência da valva mitral
- *Infarto do ventrículo direito*: o infarto do ventrículo direito isolado ocorre em apenas 1 a 3% dos IMs, porém o ventrículo direito é vulnerável às oclusões da ACD, que também produzem dano ao ventrículo esquerdo. Em ambos os casos, a insuficiência cardíaca direita é um resultado comum, e leva ao acúmulo de sangue na circulação venosa e à hipotensão sistêmica
- *Arritmias*: os IMs levam à irritabilidade miocárdica e ao distúrbio de condução que podem causar morte súbita. Aproximadamente 90% dos pacientes desenvolvem alguma forma de distúrbio de ritmo, e a incidência é maior nos IMCSSTs em relação aos IMSSSTs. As arritmias associadas aos IMs incluem bloqueio cardíaco de graus variáveis (incluindo assistolia), bradicardia, taquiarritmias supraventriculares, extrassístoles ventriculares (contrações ventriculares prematuras) ou taquicardia, e fibrilação ventriculares. O risco de graves arritmias (p. ex., fibrilação ventricular) é maior na primeira hora e em seguida declina
- *Pericardite*: os IMs transmurais podem desencadear uma pericardite fibrino-hemorrágica, que é uma manifestação epicárdica da inflamação miocárdica subjacente (Figura 9.14 D). Prenunciada por dor na porção anterior do peito e atrito pericárdico, a pericardite aparece geralmente 2 a 3 dias após o infarto e, em seguida, resolve-se gradualmente após mais alguns dias. Infartos extensos ou inflamação pericárdica grave ocasionalmente podem levar a grandes efusões ou se organizarem para formar densas adesões que, eventualmente, se manifestam como uma lesão constritiva.

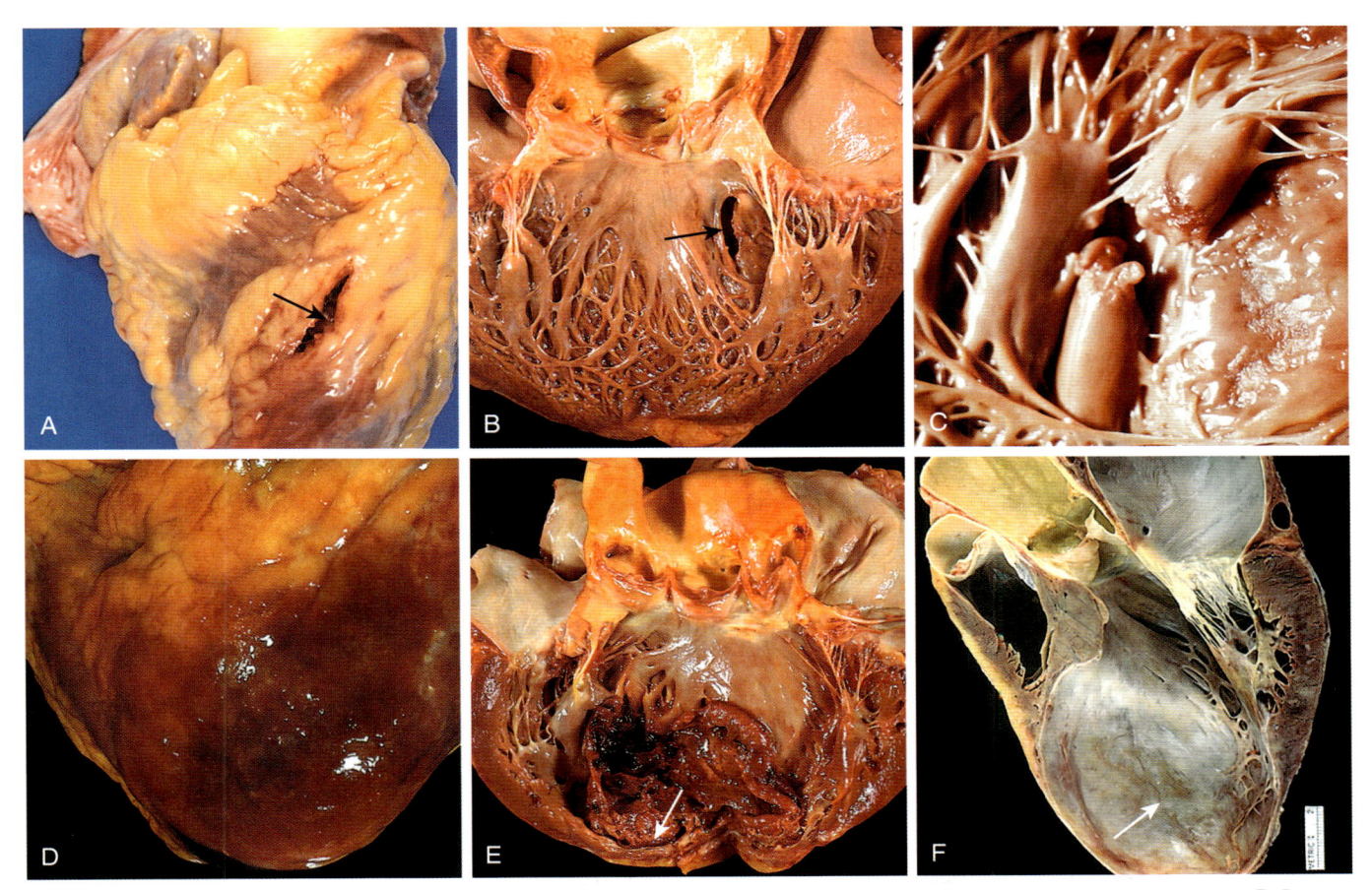

Figura 9.14 Complicações do infarto do miocárdio. **A** a **C.** Ruptura cardíaca. **A.** Ruptura da parede livre anterior do miocárdio (*seta*). **B.** Ruptura do septo ventricular (*seta*). **C.** Ruptura do músculo papilar. **D.** Pericardite fibrinosa com uma superfície epicárdica grosseira, hemorrágica e sobrejacente a um infarto agudo. **E.** Expansão recente de um infarto anteroapical com estiramento e afinamento da parede (*seta*) e trombo mural. **F.** Grande aneurisma apical no ventrículo esquerdo (*seta*). (**A** a **E**. Reproduzidas com permissão de Schoen FJ: *Interventional and Surgical Cardiovascular Pathology: Clinical Correlations and Basic Principles*, Philadelphia, 1989, Saunders. **F.** Cortesia de William D. Edwards, MD, Mayo Clinic, Rochester, Minnesota.)

Em algumas poucas ocasiões, pode se desenvolver pericardite depois de semanas (*síndrome de Dressler*) pelo desenvolvimento de anticorpos contra o miocárdio lesionado

- *Dilatação da câmara*: em razão do enfraquecimento do músculo necrótico, pode haver estiramento, afinamento e dilatação desproporcionais da região infartada (especialmente no caso de infartos anterosseptais)
- *Trombo mural*: em qualquer infarto, a combinação de contratilidade miocárdica reduzida (causando estase), dilatação da câmara e dano endocárdico (expondo uma superfície trombogênica) pode promover *trombose mural* (Figura 9.14 E), passível de levar ao *tromboembolismo* do lado esquerdo
- *Aneurisma ventricular*. Uma complicação tardia, o aneurisma do ventrículo resulta com mais frequência de um grande infarto transmural anteroseptal que cicatriza com a formação de uma parede fina de tecido cicatricial (Figura 9.14 F). Embora os aneurismas ventriculares geralmente deem origem a trombos murais, arritmias e insuficiência cardíaca, eles não sofrem ruptura
- *Insuficiência cardíaca progressiva*: esta condição é discutida a seguir em "Doença cardíaca isquêmica crônica".

O prognóstico a longo prazo após um IM depende de muitos fatores, e os mais importantes são a qualidade da função ventricular esquerda e a gravidade do estreitamento aterosclerótico dos vasos que perfundem o miocárdio remanescente viável.

Doença cardíaca isquêmica crônica

A DCI crônica, também chamada de cardiomiopatia isquêmica, é a insuficiência cardíaca progressiva secundária a dano miocárdico isquêmico. Na maioria dos casos, há um histórico clínico conhecido de IM prévio. Após infarto(s) anterior(es), a DCI crônica aparece quando começam a falhar os mecanismos compensatórios (p. ex., hipertrofia) do miocárdio residual. Em outros casos, a DAC grave pode causar uma difusa disfunção miocárdica, microinfartos e substituição por fibrose sem um episódio de infarto clinicamente evidente.

A insuficiência cardíaca da DCI crônica em geral é grave e, ocasionalmente, é pontuada por novos episódios de angina ou infarto. As arritmias, a ICC e o IM intercorrentes são responsáveis pela maioria das morbidades e mortalidades associadas.

ARRITMIAS

Os ritmos aberrantes podem ser iniciados em qualquer lugar no sistema de condução, do nó sinoatrial (SA) e descer até o nível de um miócito individual; em geral, são considerados como oriundos do átrio (*supraventricular*) ou de dentro do miocárdio ventricular. As anormalidades na condução miocárdica podem ser sustentadas ou esporádicas (*paroxísticas*). Elas podem manifestar-se como *taquicardia* (frequência cardíaca rápida); *bradicardia* (frequência cardíaca lenta); ritmo irregular com contração ventricular normal;

despolarização caótica sem contração ventricular funcional (*fibrilação ventricular*); ou sem nenhuma atividade elétrica (*assistolia*). Os pacientes podem não atentar para um distúrbio de ritmo ou notar um "coração acelerado" ou *palpitações* (ritmo irregular); a perda de um débito cardíaco adequado em razão de arritmia sustentada pode produzir tonturas (quase síncope), perda de consciência (síncope), ou morte súbita cardíaca (ver adiante).

A lesão isquêmica é a causa mais comum dos distúrbios de ritmo e provoca dano direto ao sistema de condução ou condução alterada dos sinais resultantes da dilatação das câmaras cardíacas.

- Quando o nó SA é danificado (p. ex., *síndrome do seio doente*), outras fibras ou mesmo o nó atrioventricular (AV) podem assumir a função de marca-passo, embora a uma taxa intrínseca muito mais lenta (causando bradicardia)
- Quando os miócitos atriais se tornam "irritáveis", como ocorre na dilatação atrial, o disparo de canais iônicos sensíveis ao estiramento dá origem a uma frequência cardíaca aleatória "irregularmente irregular" de *fibrilação atrial*
- Quando o nó AV está disfuncional, ocorrem graus variáveis de *bloqueio cardíaco*, que vão desde o prolongamento assintomático do intervalo P-R no ECG (*bloqueio cardíaco de primeiro grau*), à transmissão intermitente do sinal (*bloqueio cardíaco de segundo grau*), até a completa insuficiência (*bloqueio cardíaco de terceiro grau*).

Certas condições hereditárias raras também podem causar arritmias. É importante identificar essas condições porque elas podem alertar os médicos para a necessidade de intervenção a fim de evitar a morte súbita cardíaca (discutida adiante) tanto no probando como nos membros de sua família. Alguns desses distúrbios estão associados a achados anatômicos reconhecíveis (p. ex., anomalias congênitas, cardiomiopatia hipertrófica, prolapso da valva mitral). Entretanto, outros distúrbios hereditários precipitam arritmias e morte súbita na ausência de outra patologia cardíaca (os chamados "distúrbios elétricos primários"). Essas síndromes são diagnosticadas por meio de testes genéticos, que são realizados em indivíduos com histórico familiar positivo ou com uma inexplicável arritmia não letal. As mais importantes destas são as *canalopatias*, que são causadas por mutações em genes codificadores de vários canais iônicos ou reguladores de canal iônico. Como os canais iônicos são responsáveis pela condução das correntes elétricas que são mediadoras da contração cardíaca, os defeitos nesses canais podem provocar arritmias. O protótipo é a *síndrome do QT longo*, que é caracterizada por prolongamento do segmento QT nos ECGs e suscetibilidade às arritmias ventriculares. As mutações em vários diferentes genes causam a síndrome do QT longo; o gene mais frequentemente envolvido, *KCNQ1*, codifica um canal de K+ que controla os níveis de íons potássio nas células miocárdicas que regulam a atividade elétrica.

Morte súbita cardíaca

A morte súbita cardíaca (MSC) é definida como a morte inesperada decorrente da cessação da atividade elétrica cardíaca normal com colapso hemodinâmico. A MSC resulta com mais frequência de arritmias letais como taquicardia ventricular, fibrilação ventricular e assistolia. Se o indivíduo for reanimado com sucesso (p. ex., por meio de uma oportuna desfibrilação), o evento é chamado de parada cardíaca súbita (PCS). Aproximadamente 450 mil indivíduos sucumbem por MSC a cada ano nos EUA. A maioria (65 a 70%) tem uma subjacente aterosclerose coronariana e doença cardíaca isquêmica; aproximadamente 10% têm doenças cardíacas estruturais (listadas adiante); cerca de 5 a 10% se devem a arritmias na ausência de doença cardíaca estrutural; e nos restantes é originária de causas não cardíacas. A MSC pode ser a primeira manifestação da DCI. É interessante notar que a angiografia coronariana mostra oclusão trombótica de uma artéria coronária em aproximadamente 50% dos casos. Assim, em muitos casos, não há um infarto do miocárdio associado, e 80 a 90% dos pacientes que sofrem PCS não mostram qualquer evidência enzimática, ou no ECG, de necrose miocárdica – mesmo que a causa seja uma DCI. Os IMs antigos cicatrizados estão presentes em cerca de 40% dos casos.

Nos pacientes mais jovens com MSC, as causas não ateroscleróticas são mais comuns e incluem as seguintes:

- *Anormalidades hereditárias* (*canalopatias*) ou adquiridas do sistema de condução cardíaca
- *Anormalidades congênitas da artéria coronária*
- *Prolapso da valva mitral*
- *Miocardite ou sarcoidose*
- *Cardiomiopatia dilatada ou hipertrófica*
- *Hipertensão pulmonar*
- *Hipertrofia miocárdica*. Uma massa cardíaca aumentada é um fator de risco independente para MSC; assim, em alguns indivíduos jovens que sofrem morte súbita, incluindo os atletas, a hipertrofia hipertensiva ou um inexplicável aumento da massa cardíaca são os únicos achados patológicos.

O prognóstico de muitos pacientes em risco de MSC, incluindo aqueles com DCI crônica, melhora acentuadamente com o implante de um marca-passo ou de um desfibrilador cardioversor automático, que percebe e combate eletricamente os episódios de fibrilação ventricular.

A relação da doença arterial coronariana com os vários objetivos clínicos discutidos anteriormente é representada na Figura 9.15.

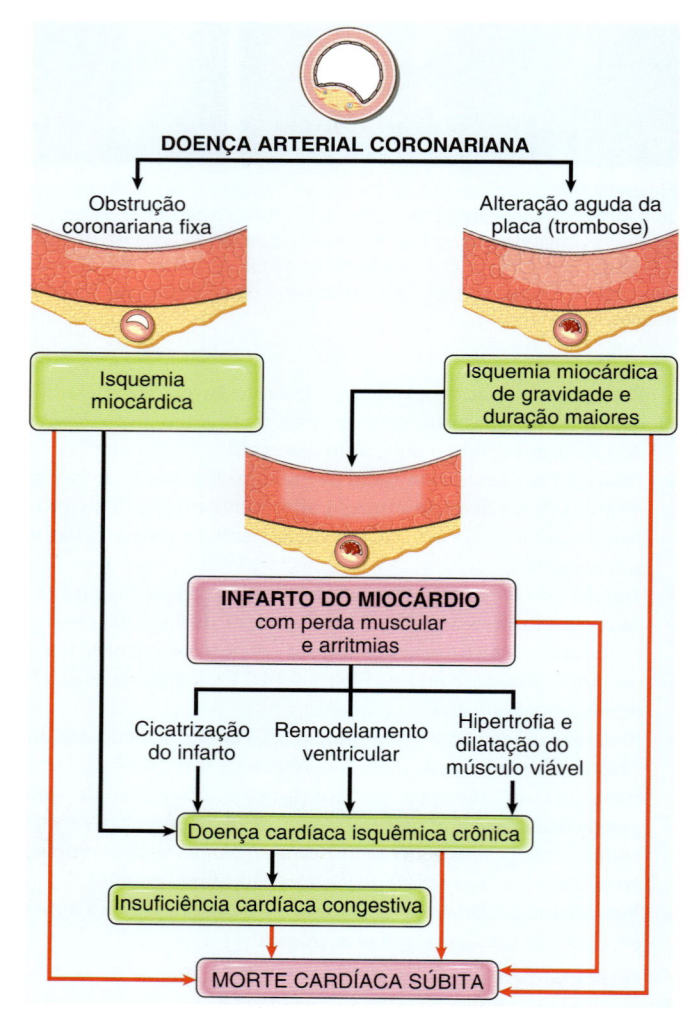

Figura 9.15 Vias na progressão da doença cardíaca isquêmica mostrando as relações entre doença arterial coronariana e suas principais sequelas.

DOENÇA CARDÍACA HIPERTENSIVA

A doença cardíaca hipertensiva é uma consequência dos aumentos das demandas impostas ao coração pela hipertensão. Como discutido no Capítulo 8, a hipertensão é um distúrbio comum associado a uma considerável morbidade que afeta muitos órgãos, incluindo o coração, o cérebro e os rins. Neste ponto, a discussão tem seu foco voltado especificamente para as principais complicações cardíacas da hipertensão, as quais são resultantes de sobrecarga de pressão e hipertrofia ventricular. A hipertrofia dos miócitos é uma resposta adaptativa à sobrecarga de pressão; entretanto, há limites na capacidade adaptativa do miocárdio, e uma hipertensão persistente pode eventualmente culminar em disfunção, dilatação cardíaca, ICC e morte súbita. Embora a doença cardíaca hipertensiva afete com mais frequência o lado esquerdo do coração porque a hipertensão geralmente é sistêmica, a hipertensão pulmonar pode também causar alterações hipertensivas no lado direito (*cor pulmonale*).

Doença cardíaca hipertensiva sistêmica (lado esquerdo)

Os critérios para o diagnóstico de doença cardíaca hipertensiva sistêmica são: (1) hipertrofia ventricular esquerda na ausência de outra patologia cardiovascular (p. ex., estenose valvar) e (2) histórico ou evidência patológica de hipertensão em outros órgãos (p. ex., rins). Com a recente revisão dos critérios de hipertensão para pressões sistólicas acima de 120 mm e diastólicas acima de 80 mm, aproximadamente 50% da população geral nos EUA têm hipertensão.

> **Morfologia**
>
> Como discutido anteriormente, a hipertensão sistêmica impõe uma sobrecarga de pressão ao coração e está associada a alterações macro e microscópicas um pouco diferentes daquelas causadas pela sobrecarga de volume. A característica essencial da doença cardíaca hipertensiva é a **hipertrofia ventricular esquerda**, geralmente sem dilatação do ventrículo até a fase muito tardia do processo (Figura 9.16 A). O peso do coração pode exceder 500 g (o peso normal nos indivíduos de 60 a 70 kg é de 320 a 360 g), e a espessura da parede ventricular esquerda pode exceder 2 cm (em geral é de 1,2 a 1,4 cm). Com o tempo, a espessura da parede ventricular esquerda provoca uma rigidez que compromete o enchimento diastólico e pode resultar em dilatação do átrio esquerdo. Na doença cardíaca hipertensiva sistêmica de longa duração que leva à insuficiência cardíaca congestiva, o ventrículo esquerdo hipertrófico tipicamente está dilatado.
>
> Microscopicamente, o diâmetro transverso dos miócitos está aumentado e há um proeminente aumento de tamanho nuclear e hipercromasia ("núcleos de vagão de carga"), assim como fibrose intercelular (ver também Figura 9.1 D).

Características clínicas. A doença cardíaca hipertensiva compensada geralmente é assintomática e é suspeitada somente quando se percebe uma pressão arterial elevada no exame físico de rotina, ou por achados de ECG ou ecocardiográficos de hipertrofia ventricular esquerda. Em alguns pacientes, a doença chama a atenção com o início da fibrilação atrial (secundária ao aumento de tamanho do átrio esquerdo) e/ou a ICC. Os mecanismos pelos quais a hipertensão leva à insuficiência cardíaca não são completamente conhecidos; presumivelmente, os miócitos hipertróficos falham em se contrair de maneira eficiente, possivelmente em decorrência de anormalidades estruturais em sarcômeros recém-montados e porque o suprimento vascular é inadequado para atender às demandas da massa muscular aumentada. Os pacientes com hipertrofia ventricular esquerda apresentam maior incidência de insuficiência cardíaca, arritmias ventriculares, óbito após infarto do miocárdio, morte súbita cardíaca e AVC. O controle eficaz da hipertensão pode evitar ou levar à regressão da hipertrofia cardíaca e dos riscos associados.

Doença cardíaca hipertensiva pulmonar: *cor pulmonale*

O *cor pulmonale* consiste em hipertrofia e dilatação do ventrículo direito – geralmente acompanhadas de insuficiência cardíaca direita – causadas por uma hipertensão pulmonar atribuível a distúrbios

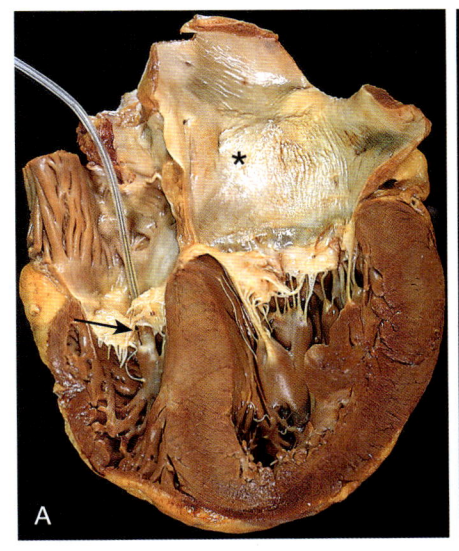

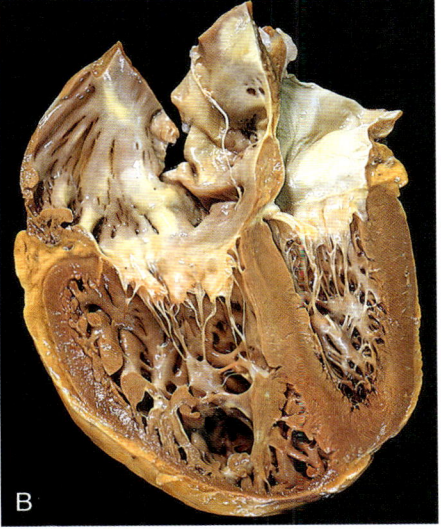

Figura 9.16 Doença cardíaca hipertensiva. **A.** Doença cardíaca hipertensiva sistêmica (lado esquerdo). Há um acentuado espessamento concêntrico da parede ventricular esquerda causando redução no tamanho do lúmen. O ventrículo e o átrio esquerdos são mostrados *à direita* nessa vista das quatro câmaras do coração. Está presente um marca-passo no ventrículo direito (*seta*). Observe também a dilatação atrial esquerda (*asterisco*) em razão do enrijecimento do ventrículo esquerdo e do comprometimento do relaxamento diastólico levando à sobrecarga de volume atrial. **B.** *Cor pulmonale* crônico. O ventrículo direito (*mostrado à esquerda*) está acentuadamente dilatado e hipertrofiado com uma parede livre espessada e trabéculas hipertrofiadas. O formato e o volume do ventrículo esquerdo estão distorcidos pelo ventrículo direito aumentado.

primários do parênquima pulmonar, tais como doença pulmonar obstrutiva crônica e fibrose intersticial, ou da vasculatura pulmonar (Tabela 9.3). A dilatação e a hipertrofia do ventrículo direito causadas por insuficiência ventricular esquerda (ou por doença cardíaca congênita) são substancialmente mais comuns, mas são excluídas por essa definição.

O *cor pulmonale* pode ter um início agudo, como a embolia pulmonar, ou ter um início lento e insidioso quando decorrente de uma prolongada sobrecarga de pressão no quadro de doença pulmonar e doença vascular pulmonar crônicas (ver Tabela 9.3).

> ### Morfologia
> No **cor pulmonale** agudo, o ventrículo direito geralmente mostra apenas dilatação; se uma embolia causar morte súbita, o coração poderá até apresentar um tamanho normal. O **cor pulmonale crônico** caracteriza-se por hipertrofia ventricular direita (e muitas vezes atrial). Nos casos extremos, a espessura da parede ventricular direita pode ser comparável, ou até exceder, a do ventrículo esquerdo (Figura 9.16 B). Quando se desenvolve insuficiência ventricular, o ventrículo e o átrio direitos geralmente estão dilatados. Como o *cor pulmonale* crônico ocorre no quadro de hipertensão pulmonar, as artérias pulmonares podem mostrar um espessamento anormal da túnica íntima.

DOENÇA VALVAR CARDÍACA

A doença valvar pode resultar em estenose, insuficiência (regurgitação ou incompetência), ou ambas.

- A *estenose* é a falha na abertura completa de uma valva obstruindo o fluxo de saída. A estenose valvar quase sempre se deve a uma anormalidade primária da cúspide originada de um processo crônico (p. ex., calcificação ou formação de tecido cicatricial na valva)
- A *insuficiência* resulta da falha no fechamento completo de uma valva, permitindo então a regurgitação (refluxo) de sangue. A insuficiência valvar pode resultar de doença intrínseca das cúspides da valva (p. ex., endocardite) ou ruptura das estruturas de suporte (p. ex., aorta, anel mitral, cordas tendíneas, músculos papilares, ou parede livre ventricular) sem lesão primária na cúspide. Pode surgir de forma abrupta, como a ruptura das cordas, ou insidiosamente em consequência de formação de tecido cicatricial e retração do folheto valvar.

A doença valvar pode envolver apenas uma valva (tipicamente a valva mitral) ou múltiplas valvas. O fluxo turbulento através das valvas doentes produz sons cardíacos anormais chamados de *sopros*; as lesões graves podem ser palpadas externamente como *frêmitos*. Dependendo da valva envolvida, ouvem-se melhor os sopros em diferentes localizações na parede torácica; além disso, a natureza (regurgitação *versus* estenose) e a gravidade da doença valvar determinam a qualidade e o momento de ocorrência do sopro (p. ex., sopros sistólicos ásperos ou diastólicos suaves).

O desfecho da doença valvar depende da valva envolvida, do grau de comprometimento, do tempo de seu desenvolvimento e da eficácia dos mecanismos compensatórios. Por exemplo, a destruição rápida de uma cúspide da valva aórtica por infecção pode causar uma regurgitação massiva e o início abrupto de insuficiência cardíaca. Em contraste, a estenose mitral reumática geralmente progride durante anos, e seus efeitos clínicos são bem tolerados até a fase tardia de seu curso.

As anormalidades valvares podem ser congênitas ou adquiridas. A lesão valvar congênita mais comum é, de longe, a *valva aórtica bicúspide*, que é composta de apenas duas cúspides funcionais dentre as três usuais; essa malformação ocorre com uma frequência de 1 a 2% de todos os nascimentos vivos, e está associada a mutações em vários genes. As duas cúspides são de tamanhos desiguais, e a cúspide maior exibe uma *rafe* na linha média em razão da separação incompleta da cúspide (Figura 9.17 B). A função das valvas aórticas bicúspides geralmente é normal no início da vida; entretanto, com o avanço da idade, elas são anormalmente suscetíveis a uma progressiva calcificação degenerativa, o que resulta em estenose (ver adiante).

As causas mais importantes de doença valvar adquirida estão resumidas na Tabela 9.4; as estenoses adquiridas das valvas aórtica e mitral são responsáveis por aproximadamente dois terços de todas as doenças valvares.

Doença valvar degenerativa

Doença valvar degenerativa é o termo usado para descrever as alterações na integridade da matriz extracelular (MEC) valvar. Provavelmente um aspecto inevitável do envelhecimento, essas doenças estão relacionadas com os estresses mecânicos repetitivos aos quais as valvas são submetidas – 40 milhões de batimentos por ano, e cada abertura e cada fechamento normais requerem a deformação substancial da valva.

As alterações degenerativas incluem as seguintes:

- As *calcificações*, que podem ocorrer na cúspide (tipicamente na valva aórtica) (Figura 9.17 A e B) ou no anel (na valva mitral) (Figura 9.17 C e D). A calcificação do anel mitral geralmente é assintomática, a não ser que invada o sistema de condução adjacente
- *Alterações na MEC*: em alguns casos, as alterações consistem em aumento de proteoglicanos e diminuição de colágeno fibrilar e elastina (*degeneração mixomatosa*); em outros casos, a valva se torna fibrótica e cicatricial.

Estenose aórtica calcificada

A degeneração aórtica calcificada é a causa mais comum de estenose aórtica. Na maioria dos casos, a degeneração calcificada é assintomática e é descoberta apenas casualmente em radiografias de tórax ou na necropsia. Em outros pacientes, esclerose e/ou calcificação valvar podem ser graves o suficiente para causar estenose, o que

Tabela 9.3 Distúrbios predisponentes ao *cor pulmonale*.

Doenças do parênquima pulmonar
Doença pulmonar obstrutiva crônica
Fibrose intersticial pulmonar difusa
Pneumoconiose
Fibrose cística
Bronquiectasia
Doenças dos vasos pulmonares
Tromboembolismo pulmonar recorrente
Hipertensão pulmonar primária
Arterite pulmonar extensa (p. ex., granulomatose com poliangiite)
Obstrução vascular induzida por fármaco, toxina ou radiação
Extensa microembolia tumoral pulmonar
Distúrbios que afetam o movimento torácico
Cifoescoliose
Obesidade acentuada
Doenças neuromusculares
Distúrbios que induzem a constrição arterial pulmonar
Acidose metabólica
Hipoxemia
Apneia obstrutiva do sono
Hipoventilação alveolar idiopática

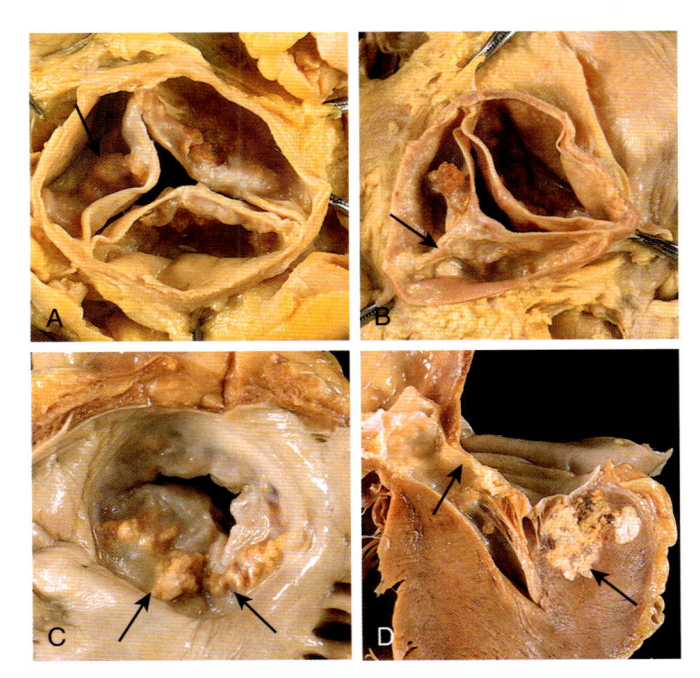

Figura 9.17 Degeneração valvar calcificada. **A.** Estenose aórtica calcificada de uma valva anteriormente normal (vista de cima da valva). Massas nodulares de cálcio estão amontoadas dentro dos seios de Valsalva (*seta*). Observe que as comissuras não estão fusionadas, como na estenose reumática da valva aórtica (ver Figura 9.19 C). **B.** Estenose aórtica calcificada ocorrendo na valva bicúspide congênita. Uma cúspide apresenta uma fusão parcial em seu centro, chamada de rafe (*seta*). **C** e **D.** Calcificação mitral com nódulos calcificados dentro do anel (margem de inserção) dos folhetos mitrais (*setas*). **C.** Vista do átrio esquerdo. **D.** Corte demonstrando a extensão da calcificação (*seta*) no miocárdio subjacente. O envolvimento dessas estruturas adjacentes próximas ao septo interventricular pode afetar o sistema de condução.

necessita de intervenção cirúrgica. A incidência de estenose aórtica calcificada está aumentando no mesmo ritmo da longevidade humana. Nas valvas anatomicamente normais, tipicamente ela começa a se manifestar quando os pacientes alcançam os seus 70 e 80 anos; no caso de valvas aórticas bicúspides, o início se dá em idade muito menos avançada (em geral dos 40 aos 50 anos).

Embora o simples "desgaste" progressivo associado à idade muitas vezes seja evocado para explicar o processo, a fibrose e a calcificação da cúspide também podem ser observadas como as contrapartes valvares na arteriosclerose relacionada com o envelhecimento. Os fatores de risco para degeneração e calcificação da valva aórtica incluem: sexo masculino, colesterol (lipoproteína de baixa densidade) elevado, hipertensão e tabagismo, os quais também estão associados à aterosclerose.

O acúmulo de lipoproteínas induz a inflamação local, que pode ser exacerbada por anormalidades de fluxo (p. ex., valva bicúspide, hipertensão) que alteram a função das células endoteliais. A lesão resultante predispõe a valva à calcificação.

Morfologia

A característica da estenose aórtica calcificada são as massas calcificadas amontoadas no lado do efluxo das cúspides; essas massas se projetam para dentro dos seios de Valsalva e impedem mecanicamente a abertura da valva (ver Figura 9.17 A e B); a fusão das comissuras (normalmente um sinal de inflamação anterior) não é uma característica típica da estenose aórtica degenerativa, embora as cúspides possam secundariamente se tornar fibrosadas e espessadas.

Tabela 9.4 Etiologia da doença valvar cardíaca adquirida.

Doença da valva mitral	Doença da valva aórtica
Estenose mitral	**Estenose aórtica**
Formação de tecido cicatricial pós-inflamatória (doença cardíaca reumática)	Formação de tecido cicatricial pós-inflamatória (doença cardíaca reumática)
	Estenose aórtica calcificada senil
	Calcificação de valva congenitamente deformada
Regurgitação mitral	**Regurgitação aórtica**
Anormalidades dos folhetos e das comissuras	Doença valvar intrínseca
Formação de tecido cicatricial pós-inflamatória	Formação de tecido cicatricial pós-inflamatória (doença cardíaca reumática)
Endocardite infecciosa	Endocardite infecciosa
Prolapso da valva mitral	
Fibrose valvar induzida por "fen-fen"	Doença aórtica
	Dilatação aórtica degenerativa
	Aortite sifilítica
Anormalidades do aparelho tensor	Espondilite anquilosante
Ruptura do músculo papilar	Artrite reumatoide
Disfunção do músculo papilar (fibrose)	Síndrome de Marfan
Ruptura das cordas tendíneas	
Anormalidades da cavidade e/ou anel do ventrículo esquerdo	
Aumento do ventrículo esquerdo (miocardite, cardiomiopatia dilatada)	
Calcificação do anel mitral	

Fen-fen, Fenfluramina-fentermina. (Dados de Schoen FJ: Surgical pathology of removed natural and prosthetic valves, *Hum Pathol* 18:558, 1987.)

Características clínicas. Na doença grave, os orifícios da valva podem estar comprometidos em até 70 a 80%. O débito cardíaco é mantido apenas em virtude da hipertrofia ventricular esquerda concêntrica; a obstrução crônica do efluxo pode impelir a pressões de ventrículo esquerdo de 200 mmHg ou mais. O miocárdio hipertrofiado é propenso à isquemia, e pode se desenvolver angina. As disfunções sistólica e diastólica combinam-se para causar ICC, e eventualmente segue-se a descompensação cardíaca. O desenvolvimento de angina, ICC ou síncope na estenose aórtica é prenúncio de exaustão da hiperfunção cardíaca compensatória e acarreta mau prognóstico; sem intervenção cirúrgica, 50 a 80% dos pacientes morrem dentro de 2 a 3 anos.

Prolapso da valva mitral (valva mitral mixomatosa)

No prolapso da valva mitral, um ou ambos os folhetos mitrais estão "flácidos" e ocorre seu abaulamento para o interior do átrio esquerdo durante a sístole. Pode ser primário ou secundário:

- *O prolapso da valva mitral primário é idiopático* e está associado à degeneração mixomatosa da valva mitral que afeta cerca de 0,5% a 2,4% dos adultos. Pode ser esporádico ou familiar e é uma das formas mais comum da doença valvar cardíaca
- *O prolapso da valva mitral secundário* está associado a um distúrbio genético identificável como a síndrome de Marfan (Capítulo 4).

Morfologia

A degeneração mixomatosa da valva mitral caracteriza-se por abaulamento (encapuzamento) dos folhetos mitrais (Figura 9.18). Os folhetos afetados ficam aumentados, redundantes, espessos e borrachudos; as cordas tendíneas também tendem ao alongamento e ao afinamento, e ocasionalmente sofrem ruptura. Nos indivíduos com doença mitral primária, o envolvimento concomitante da valva tricúspide é frequente (20 a 40% dos casos); com menos frequência, as valvas aórtica e pulmonar também podem ser afetadas. No exame histológico, a alteração essencial é o afinamento da camada **fibrosa** da valva, de cuja integridade estrutural o folheto depende, acompanhada de expansão da camada esponjosa média em decorrência da maior **deposição de material mixomatoso (mucoide)**. Ocorrerão as mesmas alterações se a degeneração mixomatosa se dever a um defeito intrínseco (primário) da matriz extracelular ou se for causada por regurgitação secundária a outro processo etiológico (p. ex., disfunção isquêmica).

Características clínicas. A maioria dos pacientes é assintomática, e a anormalidade valvar é descoberta casualmente. Em um pequeno número de casos, os pacientes apresentam palpitações, dispneia ou dor uma atípica torácica. A ausculta revela um clique mesossistólico causado por uma abrupta tensão sobre os folhetos valvares redundantes e as cordas tendíneas quando a valva tenta se fechar; às vezes há um sopro regurgitante associado. Embora na maioria dos casos a evolução natural e o curso clínico sejam benignos, cerca de 3% dos pacientes desenvolvem complicações como regurgitação mitral hemodinamicamente significativa e ICC, em especial se ocorrer ruptura das cordas ou dos folhetos valvares. Os pacientes com degeneração mixomatosa primária também estão em maior risco de desenvolvimento de endocardite infecciosa (ver adiante), assim como de morte súbita cardíaca decorrente de arritmias ventriculares. Em algumas poucas ocasiões, um AVC ou outros infartos sistêmicos podem ocorrer por embolia dos trombos formados no átrio esquerdo.

Doença valvar reumática

A febre reumática é uma doença inflamatória multissistêmica aguda e imunonologicamente mediada que ocorre após infecções por estreptococos beta-hemolíticos do grupo A (em geral faringites, mas também ocasionalmente infecções em outros locais, como na pele). A doença cardíaca reumática é a manifestação cardíaca da febre reumática. Está associada à inflamação de todas as partes do coração, mas a inflamação valvar e a formação de tecido cicatricial produzem as características clínicas mais importantes.

A doença valvar assume principalmente a forma de estenose mitral fibrótica deformante; de fato, a doença cardíaca reumática é essencialmente a *única* causa da estenose mitral adquirida. A incidência de febre reumática (e, portanto, de doença cardíaca reumática) declinou significativamente em muitas partes dos países de alta renda nas últimas décadas em razão da combinação de melhores condições socioeconômicas, diagnóstico e tratamento rápido da faringite estreptocócica, e inexplicada diminuição na virulência de muitas cepas de estreptococos do grupo A. *Entretanto, nos países de baixa renda, a doença cardíaca reumática continua a ser a forma mais importante de doença cardíaca adquirida em crianças e adultos jovens.*

Patogênese. A febre reumática aguda resulta das respostas imunológicas do hospedeiro aos antígenos de estreptococos do grupo A **que fazem reação cruzada com as proteínas do hospedeiro presentes no miocárdio e nas valvas**. Tanto as células T como os anticorpos contra as proteínas M de certas cepas de estreptococos podem reconhecer as proteínas no miocárdio e nas valvas cardíacas. Os anticorpos causam lesão por meio da ativação do complemento e do receptor Fc – células de suporte (incluindo os macrófagos). A produção de citocina pelas células T estimuladas leva à ativação dos macrófagos (p. ex., dentro dos corpúsculos de Aschoff). O característico retardo de 2 a 3 semanas para o início dos sintomas após a infecção é explicado pelo tempo necessário para a geração de uma resposta imunológica; nesse momento, os estreptococos estão completamente ausentes das lesões. Como apenas um pequeno número de pacientes infectados desenvolve febre reumática (estimada em 1 a 3%), é provável que, nos indivíduos afetados haja suscetibilidade genética ao desenvolvimento de reação cruzada com as respostas imunológicas. As lesões fibróticas deformantes são a consequência da cicatrização e da formação de tecido cicatricial associadas à resolução da inflamação aguda.

Morfologia

A **febre reumática aguda** é caracterizada por focos inflamatórios isolados em uma variedade de tecidos. As lesões inflamatórias miocárdicas – chamadas de **corpúsculos de Aschoff** – são patognomônicas para a febre reumática (Figura 9.19 B); elas consistem em acúmulos de linfócitos (primariamente células T), plasmócitos dispersos e macrófagos ativados aumentados, chamados de **células de Anitschkow**, associados a zonas de necrose fibrinoide. As células de Anitschkow possuem citoplasma abundante e núcleos com cromatina que se condensam centralmente em uma fita ondulada e fina (as chamadas "células-lagartas"). Durante a febre reumática aguda, os corpúsculos de Aschoff podem ser encontrados em qualquer das três camadas do coração – pericárdio, miocárdio ou endocárdio (incluindo as valvas). Por essa razão, diz-se que a febre reumática causa pancardite com as seguintes características proeminentes:

- O pericárdio pode exibir um exsudato fibrinoso, o qual geralmente se resolve sem sequelas

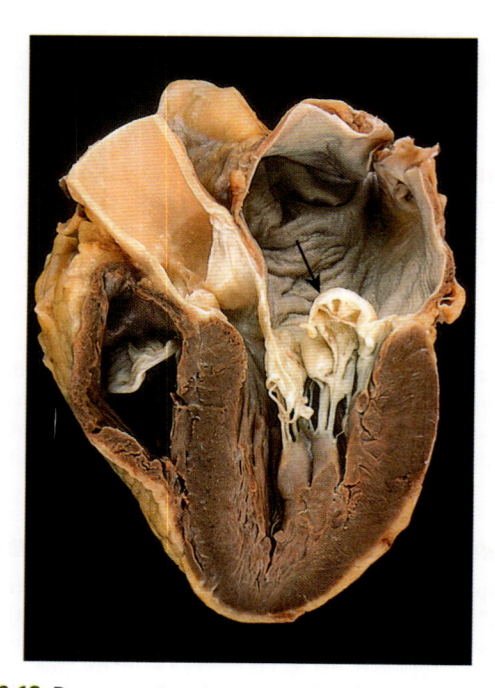

Figura 9.18 Degeneração mixomatosa da valva mitral. Há um proeminente encapuzamento com o prolapso do folheto mitral posterior (*seta*) para o interior do átrio esquerdo; o átrio também está dilatado, o que indica uma insuficiência valvar de longa duração e sobrecarga de volume. O ventrículo esquerdo hipertrófico é mostrado *à direita* nesta vista das quatro câmaras. (Cortesia de William D. Edwards, MD, Mayo Clinic, Rochester, Minnesota.)

- O envolvimento do miocárdio – miocardite – assume a forma de corpúsculos de Aschoff dispersos sem tecido conjuntivo intersticial
- O envolvimento valvar resulta em necrose fibrinoide e deposição de fibrina ao longo das linhas de fechamento (Figura 9.19 A) formando vegetações de 1 a 2 mm – elevações estas que causam um pequeno distúrbio na função cardíaca.

A **doença cardíaca reumática crônica** é caracterizada pela organização de inflamação aguda e subsequente formação de tecido cicatricial. Os corpúsculos de Aschoff são substituídos por cicatriz fibrosa, de modo que essas lesões são raramente observadas na doença crônica. Caracteristicamente, as cúspides e os folhetos valvares se tornam permanentemente espessados e retraídos. Classicamente, as valvas mitrais exibem **espessamento do folheto, fusão e encurtamento das comissuras, bem como espessamento e fusão das cordas tendíneas** (Figura 9.19 C a E). A ponte fibrosa através das comissuras valvares e a calcificação criam as estenoses em "boca de peixe" ou "botoeira" (Figura 9.19 C). O exame microscópico mostra neovascularização (macroscopicamente evidente na Figura 9.19 D) e uma fibrose difusa que oblitera a arquitetura do folheto normal.

A consequência funcional mais importante de doença cardíaca reumática é a **estenose e a regurgitação valvares**; a estenose tende a predominar. A valva mitral isoladamente é envolvida em 70% dos casos, e as doenças mitral e aórtica combinadas são observadas em outros 25%. A valva tricúspide é envolvida com menos frequência (e menor gravidade), enquanto a valva pulmonar quase sempre é poupada de lesão. Com a compacta estenose mitral, o átrio esquerdo dilata-se progressivamente em razão de sobrecarga de pressão, precipitando a fibrilação atrial. A combinação de ação e fibrilação é um substrato fértil para a trombose, e a formação de grandes trombos murais é comum. A congestão venosa passiva de longa duração dos pulmões dá origem a alterações vasculares pulmonares e parenquimatosas típicas da insuficiência cardíaca esquerda. Com o tempo, isso leva a hipertrofia e insuficiência ventriculares direitas. Na estenose mitral pura, o ventrículo esquerdo geralmente é normal.

Características clínicas. A febre reumática aguda ocorre com mais frequência em crianças entre 5 e 15 anos; a principal manifestação clínica é a cardite. Os sinais clínicos de cardite incluem atrito pericárdico e arritmias; a miocardite pode ser grave o suficiente para causar dilatação cardíaca e as resultantes insuficiência mitral funcional e ICC. Entretanto, menos de 1% dos pacientes morre de febre reumática aguda. Cerca de 20% dos primeiros ataques ocorrem em adultos, e a artrite nesse grupo etário é a característica predominante. Os sintomas

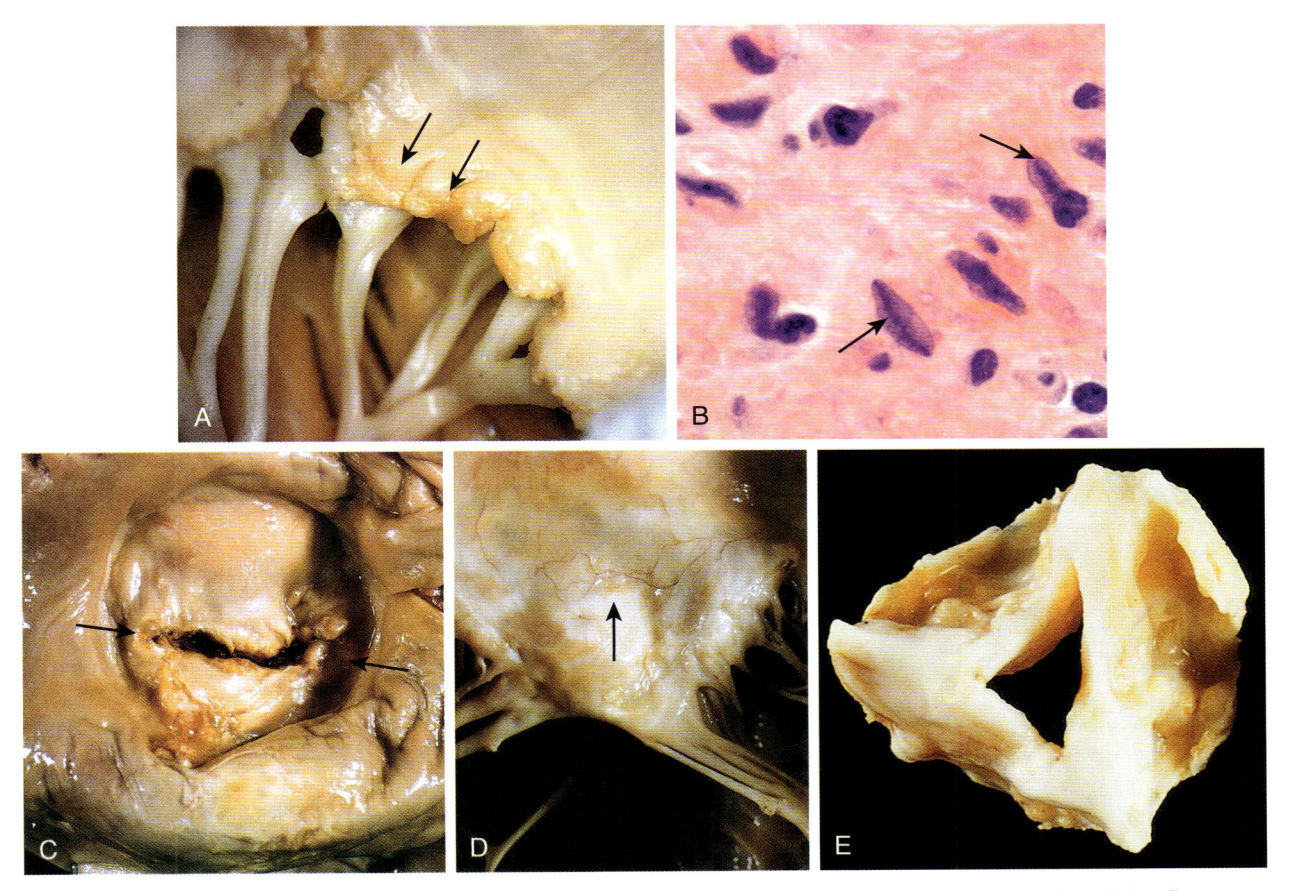

Figura 9.19 Doença cardíaca reumática. **A.** Valvulite mitral reumática aguda sobreposta à doença cardíaca reumática crônica. Pequenas vegetações (verrugas) são visíveis ao longo da linha de fechamento do folheto da valva mitral (setas). Episódios anteriores de valvulite reumática causaram espessamento fibroso e fusão das cordas tendíneas. **B.** Aparência microscópica de um corpúsculo de Aschoff na cardite reumática aguda mostrando macrófagos ativados com nucléolos proeminentes e cromatina ondulada (lagarta) central (células de Anitschkow) (setas). **C** e **D.** Estenose mitral com espessamento fibroso difuso e distorção dos folhetos valvares, fusão das comissuras (setas), assim como espessamento e encurtamento das cordas tendíneas. Há acentuada dilatação do átrio esquerdo, como se observa a partir de cima da valva (**C**). **D.** Folheto anterior de uma valva mitral reumática aberta; observe a neovascularização (seta). **E.** Amostra de estenose aórtica reumática cirurgicamente removida demonstrando espessamento e distorção das cúspides com fusão das comissuras. (**B.** De Diagnostic Pathology: Cardiovascular. Copyright Elsevier. **E.** De Schoen FJ, St John-Sutton M: Contemporary issues in the pathology of valvar heart disease. *Hum Pathol* 18:568, 1967.)

em todos os grupos etários começam geralmente em 2 a 3 semanas após uma infecção estreptocócica e são prenunciados por febre e poliartrite migratória: uma após outra, as grandes articulações se tornam dolorosas e edemaciadas por alguns dias, o que é seguido de resolução espontânea sem incapacidade residual. Embora as culturas sejam negativas para estreptococos no momento do início dos sintomas, os títulos séricos de anticorpos contra um ou mais antígenos estreptocócicos (p. ex., estreptolisina O ou DNAase) geralmente estão elevados.

O diagnóstico de febre reumática aguda é feito com base na evidência sorológica de infecção anterior por estreptococos em conjunto com dois ou mais dos *critérios de Jones*: (1) cardite; (2) poliartrite migratória de grandes articulações; (3) nódulos subcutâneos; (4) erupção cutânea anelar eritematosa (eritema marginado); e (5) coreia de Sydenham, um transtorno neurológico caracterizado por movimentos involuntários rápidos e sem objetivo. Critérios menores, tais como febre, artralgias, alterações no ECG ou reagentes de fase aguda elevados podem ajudar a apoiar o diagnóstico.

Após um ataque inicial e a geração de memória imunológica, os pacientes ficam cada vez mais vulneráveis à reativação da doença com infecções estreptocócicas subsequentes. É provável que a cardite se agrave a cada recidiva, e o dano é cumulativo. Entretanto, a cardite reumática crônica em geral não é clinicamente evidente até anos, ou mesmo décadas, após o episódio inicial da febre reumática. Os sinais e os sintomas dependem da extensão e do grau de envolvimento valvar. Além dos vários sopros, hipertrofia e dilatação cardíacos e ICC, os pacientes com doença cardíaca reumática crônica muitas vezes apresentam arritmias (particularmente fibrilação atrial no quadro de estenose mitral) e complicações tromboembólicas em razão de trombos murais atriais. Além disso, valvas cicatrizadas e deformadas são mais suscetíveis à endocardite infecciosa. O prognóstico a longo prazo é altamente variável. O reparo cirúrgico ou a substituição das valvas doentes – valvoplastia mitral – melhoraram muito as perspectivas para os pacientes com doença cardíaca reumática.

Endocardite infecciosa

A endocardite infecciosa (EI) é uma infecção microbiana das valvas cardíacas ou do endocárdio que leva à formação de *vegetações* compostas de resíduos trombóticos e microrganismos, muitas vezes associada à destruição do tecido cardíaco subjacente. A aorta, os sacos aneurismáticos, outros vasos sanguíneos e os dispositivos protéticos também podem se tornar infectados. Embora fungos, riquétsias (agentes da febre Q) e espécies de clamídia possam causar endocardite, a maioria dos casos é causada por bactérias.

A endocardite infecciosa é classificada como *aguda* e *subaguda* com base no tempo e na gravidade do curso clínico; as distinções são relacionadas com a virulência do microrganismo responsável e com a presença de doença cardíaca subjacente. Note-se que nem sempre é possível um claro delineamento entre endocardite aguda e subaguda, e muitos casos se enquadram em algum lugar do espectro entre as duas formas.

- *Endocardite aguda* refere-se a infecções destrutivas de rápida progressão. Está associada a substanciais morbidade e mortalidade, mesmo com antibioticoterapia apropriada e/ou cirurgia
- *Endocardite subaguda* refere-se a infecções que aparecem de maneira insidiosa e, se não tratadas, seguem um curso que se prolonga de semanas a meses; a maioria dos pacientes recupera-se após antibioticoterapia adequada.

Patogênese. A endocardite infecciosa pode se desenvolver em valvas anteriormente normais, mas as anormalidades cardíacas predispõem a essas infecções; e os substratos comuns são a doença cardíaca reumática, o prolapso da valva mitral, as valvas aórticas bicúspides e a estenose valvar calcificada. Como a doença cardíaca valvar reumática se tornou muito menos comum, o prolapso da valva mitral tornou-se o principal fator de risco preexistente. As valvas cardíacas protéticas também estão em risco de EI e representam de 10 a 20% de todos os casos da condição. Os depósitos estéreis de plaquetas e fibrina nos locais dos fios e dos conectores de marca-passo, os cateteres vasculares de longa permanência, ou o dano ao endocárdio causado pelos "jatos" de fluxo originários de doença cardíaca preexistente são outros focos potenciais de semeadura bacteriana e desenvolvimento de endocardite. Os fatores do hospedeiro, tais como neutropenia, imunodeficiência, neoplasias malignas, diabetes e álcool ou uso de droga intravenosa, também aumentam o risco de EI e afetam os resultados de maneira adversa.

As três causas mais comuns de EI no mundo todo são os estafilococos, os estreptococos e os enterococos. A frequência de cada um depende do quadro clínico. Na EI adquirida na comunidade, de 50 a 60% dos casos são causados pelo *Streptococcus viridans*, um grupo relativamente benigno da flora oral normal. Tipicamente, essas infecções ocorrem em valvas danificadas ou deformadas, e estão presentes como uma EI subaguda. Em contraste, o *S. aureus* mais virulento (comum na pele) é a causa mais comum da EI que surge em ambientes de cuidados de saúde e em usuários de droga intravenosa. Ela pode atacar as valvas saudáveis assim como as deformadas, e muitas vezes apresenta-se como EI aguda. Como as intervenções médicas constituem o principal fator de risco para infecções da corrente sanguínea, o *S. aureus* surgiu como a causa mais comum de endocardite nos países de renda mais elevada. Dentre outros agentes bacterianos, estão os enterococos e o chamado "grupo HACEK" (*Haemophilus, Actinobacillus, Cardiobacterium, Eikenella* e *Kingella*), todos comensais na cavidade oral. Mais raramente, bacilos gram-negativos e fungos estão envolvidos. Em cerca de 10% de todos os casos de endocardite, nenhum microrganismo é isolado do sangue (endocardite "cultura negativa") em razão de antibioticoterapia anterior ou dificuldade em isolar do sangue um agente agressor.

O mais importante dentre os fatores predisponentes à endocardite é a semeadura de microrganismos no sangue. O mecanismo ou a porta de entrada do agente na corrente sanguínea pode ser uma infecção óbvia em outra parte, um procedimento odontológico ou cirúrgico que cause bacteriemia transitória, a injeção de material contaminado diretamente na corrente sanguínea por usuários de substâncias intravenosas, uma fonte oculta do intestino ou da cavidade oral, ou lesões insignificantes. A identificação dos locais anatômicos predisponentes e das condições clínicas que causam a bacteriemia permite uma adequada profilaxia com antibióticos.

> ### Morfologia
>
> Tanto na forma aguda quanto na subaguda da doença, vegetações friáveis, volumosas e potencialmente destrutivas contendo fibrina, células inflamatórias e microrganismos estão presentes nas valvas cardíacas (Figuras 9.20 e 9.21). **As valvas aórtica e mitral são os locais mais comuns de infecção, embora a valva tricúspide seja um alvo frequente no contexto de uso de substância intravenosa.** As vegetações podem ser únicas ou múltiplas e envolver mais de uma valva; algumas vezes sofrem erosão dentro do miocárdio subjacente para produzir uma cavidade de abscesso (**abscesso em anel**) (Figura 9.21 B). O desprendimento de **êmbolos** é comum em razão da natureza friável das vegetações. Como as vegetações fragmentadas contêm grandes números de microrganismos, os abscessos geralmente se desenvolvem nos locais onde os êmbolos se alojam, o que leva ao desenvolvimento de **infartos sépticos** e aneurismas resultantes de infecção bacteriana da parede arterial (**aneurismas micóticos**).

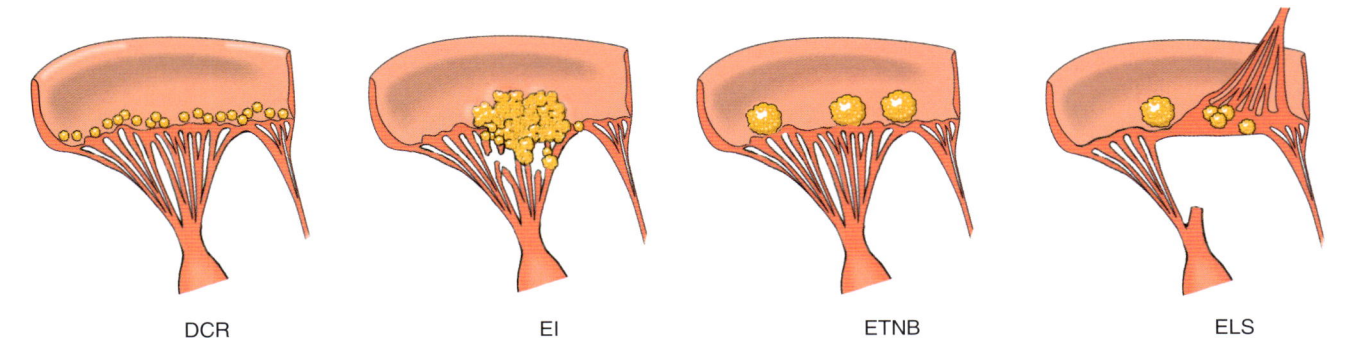

Figura 9.20 Principais formas de endocardite vegetativa. A fase aguda da doença cardíaca reumática (DCR) é marcada pelo aparecimento de pequenas vegetações verrucosas inflamatórias ao longo das linhas de fechamento da valva; quando a inflamação se resolve, pode haver a formação de um substancial tecido cicatricial. A endocardite infecciosa (EI) caracteriza-se por grandes massas irregulares e muitas vezes destrutivas que podem se estender dos folhetos valvares para as estruturas adjacentes (p. ex., cordas ou miocárdio). A endocardite trombótica não bacteriana (ETNB) manifesta-se geralmente com vegetações macias não destrutivas de tamanho pequeno a médio na linha de fechamento da valva. A endocardite de Libman-Sacks (ELS) caracteriza-se por vegetações inflamatórias de tamanho pequeno a médio que podem estar inseridas em ambos os lados dos folhetos valvares; elas se curam formando tecido cicatricial.

Características clínicas. A febre é o sinal mais consistente de endocardite infecciosa. Entretanto, na doença subaguda (particularmente nos idosos), a febre pode estar ausente, e as únicas manifestações podem ser uma fadiga não específica, perda de peso e uma síndrome semelhante à gripe; a esplenomegalia também é comum nos casos subagudos. Em contraste, a endocardite aguda tipicamente se manifesta com uma febre de rápido desenvolvimento, calafrios e lassidão (falta de energia). Os sopros estão presentes em 90% dos pacientes com lesões do lado esquerdo. Nos pacientes não tratados de imediato, formam-se microêmbolos, que podem dar origem a petéquias; hemorragias (*em lascas*) no leito ungueal; hemorragias retinianas (manchas de Roth); lesões eritematosas indolores nas palmas das mãos ou nas solas dos pés (*lesões de Janeway*); ou nódulos dolorosos nas pontas dos dedos (*nódulos de Osler*). O diagnóstico é confirmado por hemoculturas positivas e achados ecocardiográficos.

O prognóstico depende do microrganismo infectante e do desenvolvimento de complicações. As sequelas adversas geralmente começam dentro das primeiras semanas após o início do processo infeccioso e podem incluir glomerulonefrite decorrente da retenção glomerular de complexos antígeno-anticorpo com hematúria, albuminúria ou insuficiência renal (Capítulo 12). As manifestações clínicas de septicemia, arritmias (sugerindo extensão para o miocárdio e para o sistema de condução) e embolização sistêmica estão associadas a pior prognóstico. Se não tratada, a EI geralmente é fatal. Entretanto, com antibioticoterapia apropriada e/ou substituição da valva, a mortalidade é reduzida.

Vegetações não infectadas

Endocardite trombótica não bacteriana

A endocardite trombótica não bacteriana (ETNB) caracteriza-se pela deposição de trombos estéreis nas valvas cardíacas, geralmente em pacientes com um estado hipercoagulável subjacente. Embora possa ocorrer ETNB em indivíduos sob outros aspectos saudáveis, uma ampla variedade de doenças associadas a debilidade ou consunção gerais está relacionada a um maior risco de ETNB. Ao contrário da endocardite infecciosa, as lesões valvares estéreis da ETNB não são destrutivas (Figura 9.22).

As vegetações na ETNB em geral são pequenas (diâmetro de 1 a 5 mm) e ocorrem em valvas anteriormente normais. Os estados hipercoaguláveis são os precursores usuais de ETNB; a presença de neoplasias malignas subjacentes é a causa mais comum,

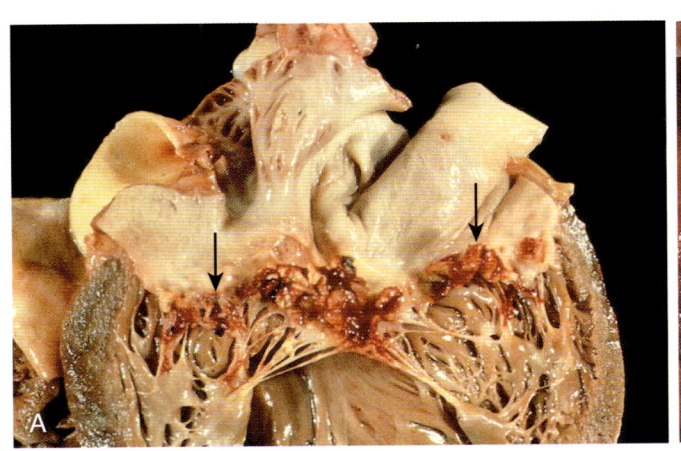

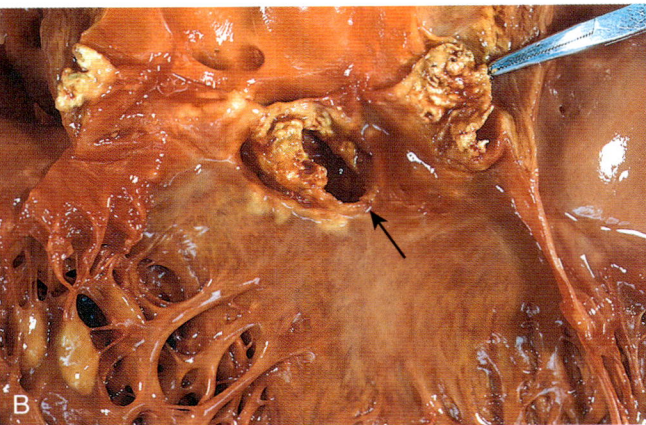

Figura 9.21 Endocardite infecciosa. **A.** Endocardite subaguda causada por *Streptococcus viridans* em uma valva mitral anteriormente mixomatosa. As grandes vegetações friáveis são indicadas por *setas*. **B.** Endocardite aguda causada por *Staphylococcus aureus* em uma valva aórtica congenitamente bicúspide com extensa destruição da cúspide e abscesso em anel (*seta*).

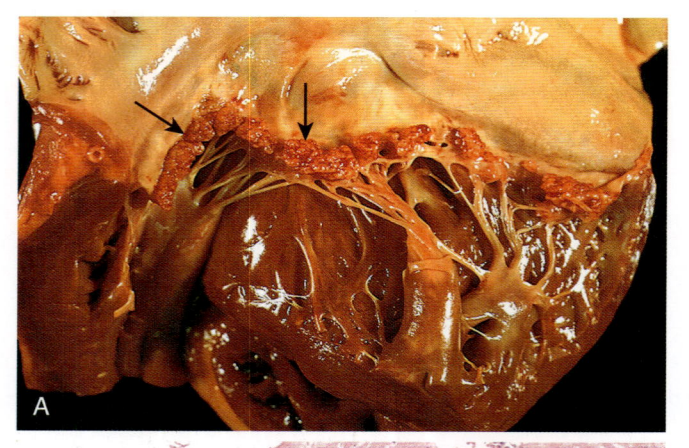

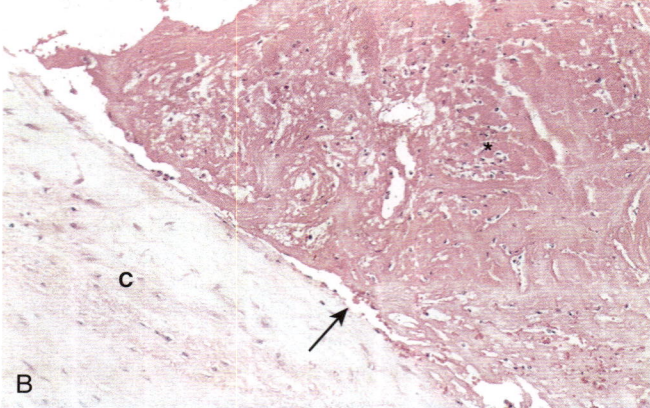

Figura 9.22 Endocardite trombótica não bacteriana (ETNB). **A.** Pequenas vegetações trombóticas ao longo da linha de fechamento dos folhetos da valva mitral (*setas*). **B.** Fotomicrografia de uma lesão de ETNB mostrando trombo macio e praticamente sem inflamação na cúspide da valva (*C*) ou depósito trombótico (*asterisco*). O trombo está fixado apenas frouxamente à cúspide (*seta*).

particularmente os adenocarcinomas mucinosos, provavelmente relacionados com o efeito da mucina circulante e/ou outros pró-coagulantes produzidos por esses tumores. Dentre outras condições predisponentes, estão a coagulação intravascular disseminada crônica, os estados hiperestrogênicos e o trauma endocárdico (p. ex., decorrente de cateter de longa permanência).

Embora o efeito local sobre a valva geralmente seja insignificante, as lesões de ETNB desalojam-se facilmente por não haver inflamação subjacente e podem dar origem a êmbolos que causam infartos no cérebro, no coração e em outros órgãos. A ETNB também pode servir de ninho para a colonização bacteriana e consequente desenvolvimento de endocardite infecciosa.

Endocardite no lúpus eritematoso sistêmico: endocardite de Libman-Sacks

A endocardite de Libman-Sacks é uma forma de ETNB caracterizada pela presença de vegetações estéreis nas valvas de pacientes com lúpus eritematoso sistêmico. As lesões provavelmente se desenvolvem em consequência de deposição de imunocomplexos e exibem uma inflamação associada, muitas vezes com necrose fibrinoide da valva adjacente à vegetação; fibrose subsequente e deformidade grave podem resultar em lesões semelhantes à doença cardíaca reumática crônica. Elas podem ocorrer em qualquer lugar na superfície da valva, sobre as cordas, ou até no endocárdio atrial ou ventricular (ver Figura 9.20). Lesões semelhantes podem ocorrer no quadro da síndrome do anticorpo antifosfolípide (Capítulo 3).

CARDIOMIOPATIAS

As doenças cardíacas por disfunção miocárdica intrínseca são denominadas *cardiomiopatias* (literalmente, "doenças do músculo cardíaco"); elas podem ser primárias – ou seja, principalmente confinadas ao miocárdio – ou secundárias, que se apresentam como a manifestação cardíaca de um distúrbio sistêmico. Essa definição exclui a disfunção miocárdica secundária à doença arterial coronariana, à hipertensão, à doença valvar e às doenças cardíacas congênitas. As cardiomiopatias são um grupo diverso que inclui distúrbios inflamatórios (p. ex., miocardite), doenças imunológicas (p. ex., sarcoidose), distúrbios metabólicos sistêmicos (p. ex., hemocromatose), distrofias musculares e distúrbios genéticos das fibras miocárdicas. Em muitos casos, a etiologia da cardiomiopatia é desconhecida e é denominada idiopática; porém, foi demonstrado que várias cardiomiopatias anteriormente "idiopáticas" são a consequência de anormalidades genéticas específicas no metabolismo da energia cardíaca ou nas proteínas estruturais e contráteis.

As cardiomiopatias podem ser classificadas de acordo com uma variedade de critérios, entre os quais a base genética subjacente à disfunção; algumas das canalopatias indutoras de arritmia que estão incluídas nas classificações da cardiomiopatia já foram mencionadas anteriormente. Para fins de diagnóstico geral e terapia, contudo, são reconhecidos três padrões clínicos, funcionais e patológicos consagrados pelo tempo (Figura 9.23 e Tabela 9.5):

- Cardiomiopatia dilatada (CMD) (incluindo cardiomiopatia ventricular direita arritmogênica)
- Cardiomiopatia hipertrófica (CMH)
- Cardiomiopatia restritiva.

Dos três principais padrões, a CMD é a mais comum (90% dos casos), e a cardiomiopatia restritiva é a menos frequente. Dentro de cada padrão, há um espectro de gravidade clínica, e em alguns casos as características clínicas se sobrepõem entre os grupos. Além disso, cada um desses padrões pode ser causado por uma etiologia específica identificável ou ser idiopática (ver Tabela 9.5).

Cardiomiopatia dilatada

A cardiomiopatia dilatada (CMD) caracteriza-se por progressiva dilatação cardíaca e disfunção contrátil (sistólica), geralmente com hipertrofia concomitante; independentemente da causa, os padrões clinicopatológicos são semelhantes.

Patogênese. No momento do diagnóstico, a cardiomiopatia dilatada geralmente progrediu até o estágio final da doença, que é marcado por uma insuficiência cardíaca secundária à precária contratilidade do miocárdio e não revela quaisquer características patológicas específicas. O dano que culmina em cardiomiopatia dilatada em estágio final pode ser iniciado por anormalidades herdadas ou exposições ambientais tal como segue:

- *Causas genéticas*: a CMD apresenta uma base hereditária em 20 a 50% dos casos. São conhecidos mais de 50 genes que estão mutados nessa forma de cardiomiopatia, e o padrão predominante é a herança autossômica dominante. É mais comum, porém, que seja causada por mutações com perda de função que afetam as proteínas do citoesqueleto ou as proteínas que ligam o sarcômero ao citoesqueleto (Figura 9.24). Dentre os exemplos, estão as mutações que afetam os genes da cadeia pesada de β-miosina, da cadeia pesada de α-miosina, da troponina T cardíaca e da titina. Dentre estas, as mutações que afetam a titina, um componente-chave da geração de força sarcomérica, são as mais comuns. É preciso notar que as mutações com ganho de função em alguns dos mesmos genes dos sarcômero causam a cardiomiopatia hipertrófica. A CMD ligada ao X está associada geralmente a mutações na distrofina, uma proteína de membrana celular que acopla fisicamente o citoesqueleto intracelular à MEC (Capítulo 20). Outras formas genéticas da CMD incluem aquelas com mutações nas proteínas citoesqueléticas, tais como a desmina (a principal proteína do filamento intermediário nos miócitos cardíacos) e as laminas nucleares A e C. Como os miócitos contráteis e as fibras de condução compartilham uma via comum de desenvolvimento, as anormalidades congênitas de condução também podem ser uma característica das formas herdadas de CMD

- *Infecção*: em estudos iniciais, o adenovírus e o enterovírus eram os microrganismos implicados com mais frequência. Mais recentemente, o parvovírus B-19 e o herpes-vírus humano 6 vêm sendo identificados com mais frequência. As "pegadas" do ácido nucleico do vírus Coxsackie B e de outros enterovírus podem, algumas vezes, ser detectadas no miocárdio dos pacientes CMD em estágio avançado. Além disso, biopsias endomiocárdicas sequenciais documentaram casos em que a miocardite infecciosa progrediu para CMD. A simples identificação de transcritos virais ou a demonstração de títulos elevados de anticorpo antiviral podem ser suficientes para evocar uma miocardite que foi "omitida" nos estágios iniciais. Consequentemente, muitos casos de CMD são atribuídos a infecções virais, ainda que a inflamação esteja ausente no coração em estágio terminal

- *Exposição ao álcool ou a outro agente tóxico*: o uso excessivo de álcool está fortemente associado ao desenvolvimento de CMD. O álcool e seus metabólitos (especialmente o acetaldeído) têm um efeito tóxico direto no miocárdio. Além disso, o transtorno do uso crônico de álcool pode estar associado à deficiência de tiamina, apresentando então um elemento da doença cardíaca beribéri (Capítulo 7). A CMD pode também se desenvolver após a exposição a outros agentes tóxicos, como o cobalto, e particularmente à doxorrubicina, um fármaco quimioterápico

- A *cardiomiopatia periparto* ocorre na fase tardia da gestação ou várias semanas a meses após o parto. A etiologia é desconhecida; a hipertensão associada à gravidez, a sobrecarga de volume, a deficiência nutricional, os distúrbios metabólicos (p. ex., diabetes gestacional) e o comprometimento da sinalização angiogênica foram todos evocados como fatores contribuintes em potencial. Aproximadamente metade dessas pacientes recupera espontaneamente a função normal

- A *sobrecarga de ferro* no coração pode resultar da hemocromatose hereditária (Capítulo 14) ou de múltiplas transfusões (nos pacientes com anemia crônica). A sobrecarga de ferro pode causar cardiomiopatia restritiva em decorrência de fibrose intersticial, mas a CMD é a manifestação mais comum. Acredita-se que se deva à interferência dos sistemas enzimáticos dependentes de metal ou à lesão causada pela produção de espécies reativas de oxigênio mediada pelo ferro.

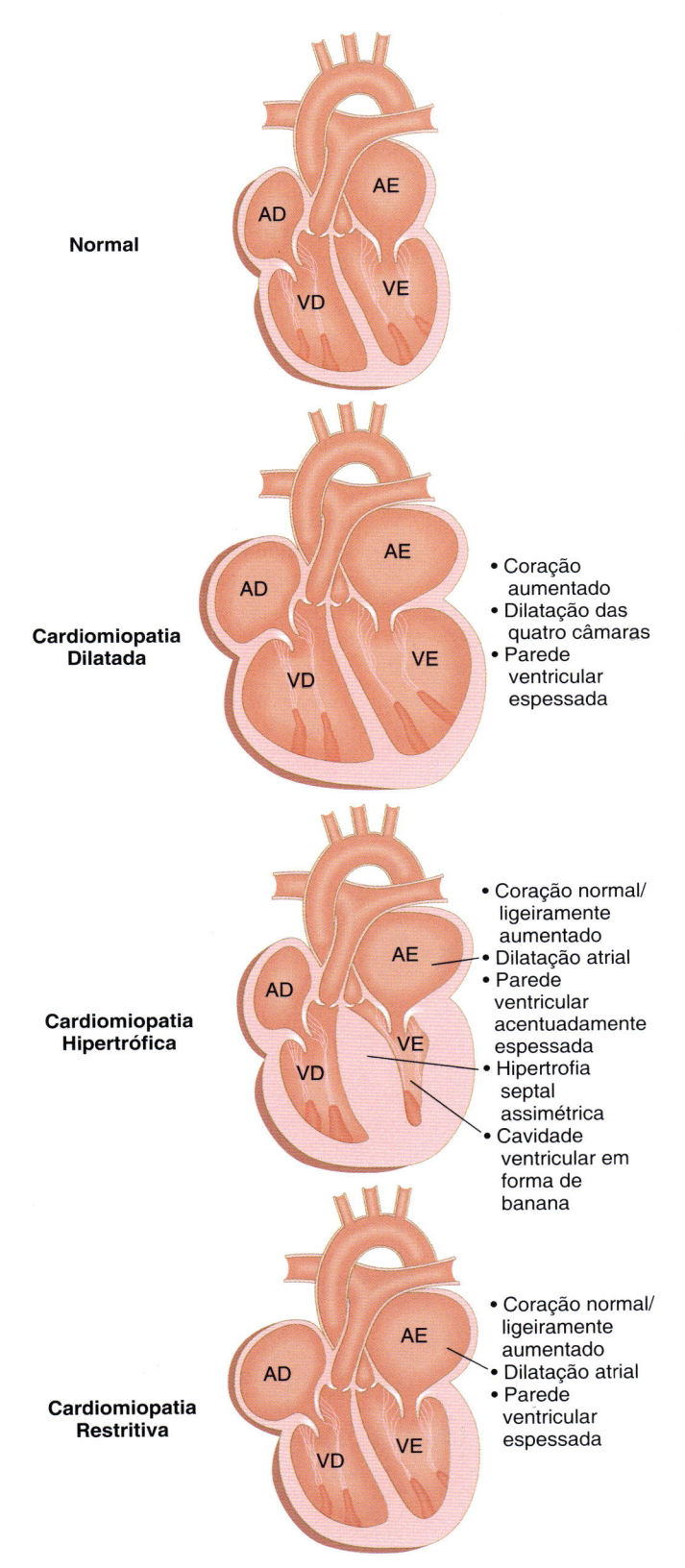

Figura 9.23 As três principais formas de cardiomiopatia. A cardiomiopatia dilatada (CMD) leva primariamente à disfunção sistólica, enquanto as cardiomiopatias restritiva e hipertrófica resultam em disfunção diastólica. Observe as alterações na dilatação atrial e/ou ventricular e na espessura da parede ventricular. Na CMD, a parede ventricular pode estar espessada (como mostrado), mais fina ou normal. *AD*, átrio direito; *AE*, átrio esquerdo; *VD*, ventrículo direito; *VE*, ventrículo esquerdo.

Morfologia

O coração na CMD está caracteristicamente aumentado (até duas a três vezes o peso normal) e **flácido**, com dilatação de todas as câmaras (Figura 9.25). Em razão do afinamento da parede que acompanha a dilatação, a espessura ventricular pode ser menor, igual ou maior que o normal. Os **trombos murais** geralmente estão presentes e podem ser a fonte de tromboembolismo. Por definição, as lesões valvares e vasculares (p. ex., doença arterial coronariana aterosclerótica) que podem causar dilatação cardíaca secundária estão ausentes.

As anormalidades histológicas na CMD não são específicas. A maioria dos miócitos exibe **hipertrofia** com núcleos aumentados, porém muitos estão atenuados, estirados e irregulares. Há também variáveis fibroses intersticial e endocárdica com áreas de substituição dispersas por fibrose; esta última pode marcar áreas de necrose isquêmica prévia do miócitos causada por hipoperfusão, ou podem ser "pegadas" de uma miocardite anterior omitida.

Na CMD secundária à sobrecarga de ferro, há um acentuado acúmulo de hemossiderina intramiocárdica, que é demonstrável por meio de coloração azul da Prússia.

Características clínicas. O defeito fundamental na CMD é a **contração ineficaz**. Assim, na CMD em estágio terminal, a fração de ejeção cardíaca geralmente é inferior a 25% (o normal é de 50 a 65%). A secundária regurgitação mitral anormal e os ritmos cardíacos são comuns, e pode ocorrer a embolia dos trombos (murais) intracardíacos. A CMD é diagnosticada com mais frequência entre 20 e 50 anos. Tipicamente se manifesta com sinais de uma ICC lentamente progressiva, tais como dispneia, fadiga fácil e precária capacidade para o exercício físico. A sobrevida média até o transplante ou a morte é de 4 a 6 anos. A morte geralmente se deve à insuficiência cardíaca progressiva ou à arritmia. O transplante cardíaco é o único tratamento definitivo, embora o implante de dispositivos de assistência ventricular da longo prazo esteja sendo cada vez mais utilizado; em alguns pacientes, um curso de assistência mecânica pode produzir uma regressão durável da disfunção cardíaca.

Tabela 9.5 Cardiomiopatias: padrões funcionais e causas.

Padrão funcional	Fração de ejeção ventricular esquerda[a]	Mecanismos de insuficiência cardíaca	Causas	Disfunção miocárdica secundária (mimetizando cardiomiopatia)
Dilatada	< 40%	Comprometimento da contratilidade (disfunção sistólica)	Genética; álcool; periparto; miocardite; hemocromatose; anemia crônica; doxorrubicina; sarcoidose; idiopática	Doença cardíaca isquêmica; doença valvar cardíaca; doença cardíaca hipertensiva; doença cardíaca congênita
Hipertrófica	50 a 80%	Comprometimento da complacência (disfunção diastólica)	Genética; ataxia de Friedreich; doenças do armazenamento; recém-nascidos de mães com diabetes	Doença cardíaca hipertensiva; estenose aórtica
Restritiva	25 a 50%	Comprometimento da complacência (disfunção diastólica)	Amiloidose; fibrose induzida por radiação; idiopática	Constrição pericárdica

[a]A variação dos valores normais é de aproximadamente 50 a 65%.

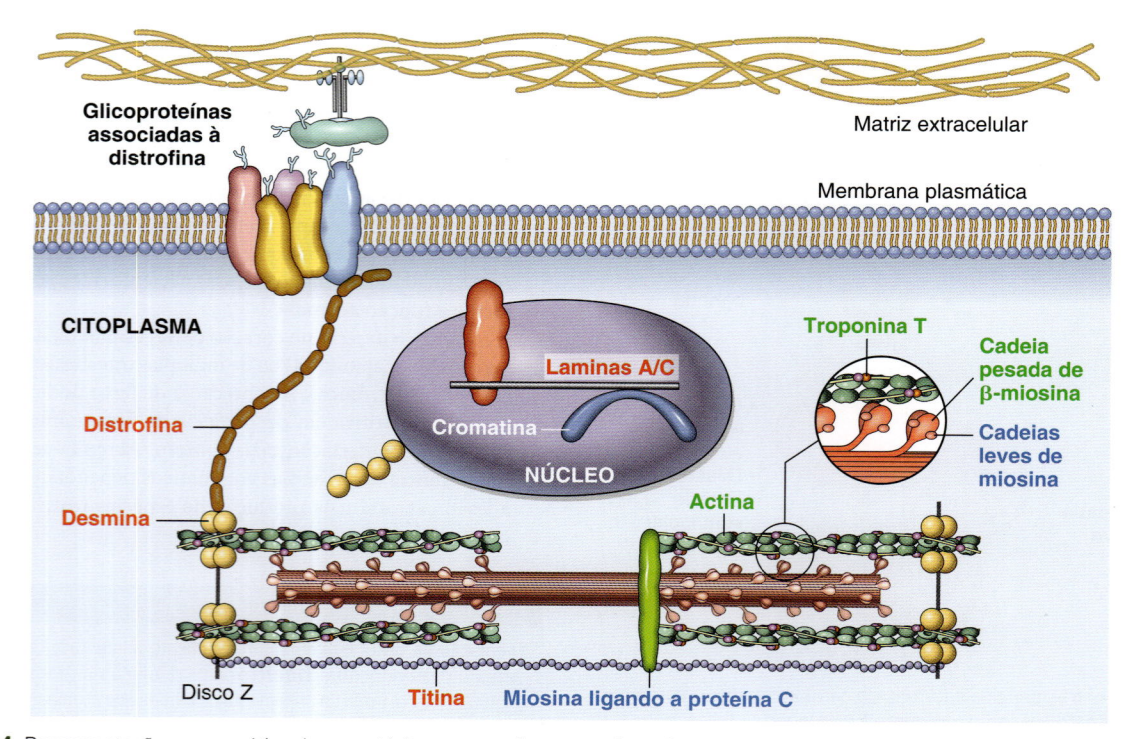

Figura 9.24 Representação esquemática de um miócito mostrando as proteínas-chave mutadas na cardiomiopatia dilatada (*dísticos vermelhos*), na cardiomiopatia hipertrófica (*dísticos azuis*), ou em ambas (*dísticos verdes*). As mutações na titina (a maior proteína humana conhecida, com aproximadamente 30 mil aminoácidos) são responsáveis por aproximadamente 20% de todas as cardiomiopatias dilatadas. A titina abrange o sarcômero e conecta a bandas Z e M, limitando então a amplitude de movimento passivo do sarcômero quando ele é estirado. A banda M não está ilustrada.

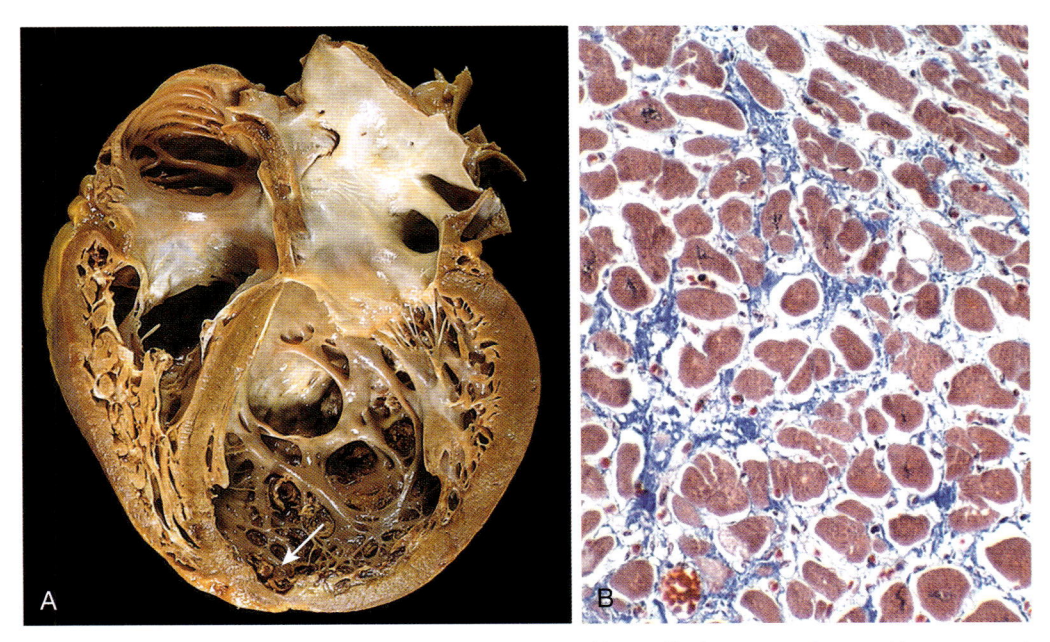

Figura 9.25 Cardiomiopatia dilatada (CMD). **A.** São evidentes a dilatação e a hipertrofia das quatro câmaras. Um pequeno trombo mural pode ser observado no ápice do ventrículo esquerdo (*seta*). **B.** Quadro histológico não específico na CMD típica com hipertrofia dos miócitos e fibrose intersticial. (O colágeno fica *azul* na preparação corada com tricrômico de Masson.)

Cardiomiopatia ventricular arritmogênica direita

A cardiomiopatia ventricular arritmogênica direita é um distúrbio autossômico dominante que se manifesta com insuficiência cardíaca do lado direito e distúrbios de ritmo que podem causar morte súbita cardíaca. Sua prevalência na população adulta geral é de 1 em 2 mil a 1 em 5 mil. Quase 10% dos casos de mortes súbitas em atletas foram atribuídos a essa entidade. Em termos morfológicos, a parede ventricular direita está gravemente afinada em razão da substituição dos miócitos por infiltração adiposa e menores quantidades de fibrose (Figura 9.26). Muitas das mutações causais envolvem os genes codificadores das proteínas juncionais do desmossomo no disco intercalado (p. ex., placoglobina), assim como das proteínas que interagem com o desmossomo (p. ex., o filamento intermediário desmina). Acredita-se que a morte dos miócitos seja causada por desprendimento do desmossomo, particularmente durante o exercício físico extenuante.

Cardiomiopatia hipertrófica

A cardiomiopatia hipertrófica (CMH) caracteriza-se por **hipertrofia do miocárdio, enchimento diastólico defeituoso, e – em um terço dos casos – obstrução do efluxo ventricular**. O coração apresenta parede fina, é pesado e está hipercontrátil, o que faz notável contraste com o coração flácido e precariamente contrátil na CMD. A função sistólica geralmente é preservada na CMH, mas o miocárdio não relaxa e o resultado é uma forma de disfunção diastólica. A CMH deve ser clinicamente diferenciada dos

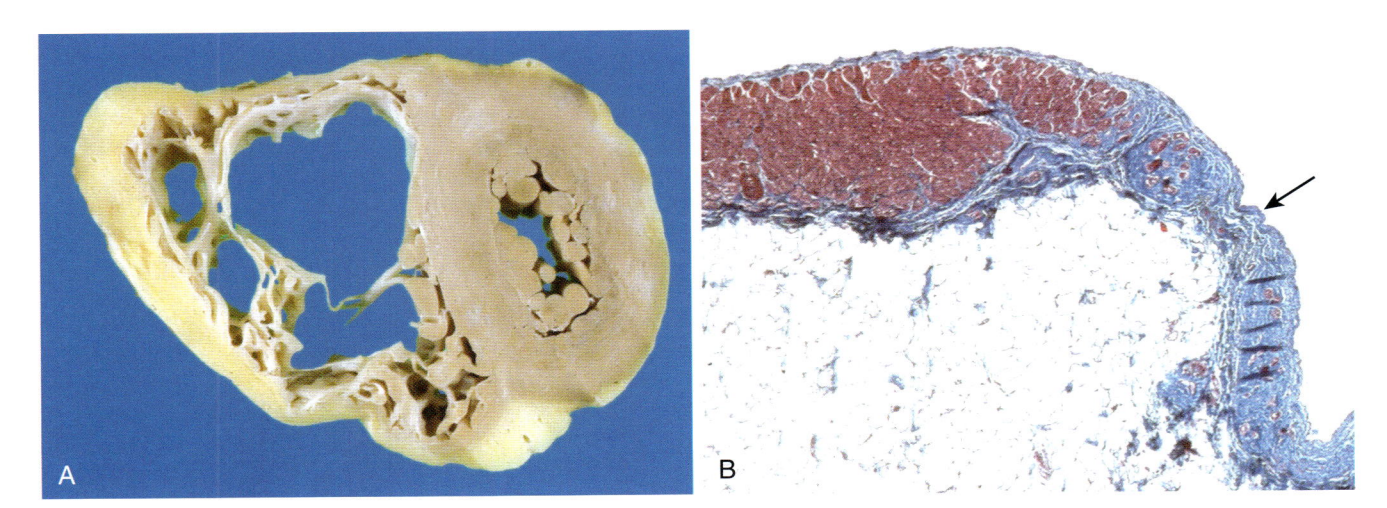

Figura 9.26 Cardiomiopatia ventricular arritmogênica direita. **A.** O ventrículo direito está acentuadamente dilatado e há substituição focal, quase transmural, da parede livre por tecido adiposo e fibrose. Nesse coração, o ventrículo esquerdo tem uma aparência macroscopicamente normal; ele pode ser envolvido (embora em menor extensão) em alguns casos. **B.** O miocárdio ventricular direito (*em vermelho*) foi substituído focalmente por um tecido conjuntivo fibroso (*em azul, seta*) e por gordura (coloração tricrômica de Masson).

distúrbios que causam rigidez ventricular (p. ex., deposição de amiloide) e hipertrofia ventricular (p. ex., estenose aórtica e hipertensão).

Patogênese. A maioria dos casos de CMH é causada por mutações de sentido trocado (*missense*) em um dos vários genes codificadores das proteínas que formam o aparelho contrátil. O padrão usual de transmissão é autossômico dominante, e com expressão variável. Embora tenham sido identificadas mais de 400 mutações causais em nove diferentes genes, elas apresentam uma única característica unificadora: todas são mutações com ganho de função que afetam as proteínas sarcoméricas e, portanto, aumentam a função do miofilamento. Isso resulta em hipercontratilidade dos miócitos, maior uso de energia e um balanço energético final negativo. Dentre as várias proteínas sarcoméricas, a cadeia pesada de β-miosina é envolvida com mais frequência, seguida pela proteína C ligante de miosina e a troponina T. As mutações nesses três genes são responsáveis por 70 a 80% de todos os casos de CMH.

Alguns dos genes mutados na CMH também estão mutados na CMD (p. ex., β-miosina), mas na CMD as mutações causam perda de função em oposição às mutações com ganho de função na CMH.

> **Morfologia**
>
> A cardiomiopatia hipertrófica é marcada por hipertrofia miocárdica massiva sem dilatação ventricular (Figura 9.27 A). Em 90% dos casos, há um espessamento desproporcional do septo ventricular em relação à parede livre do ventrículo esquerdo (a chamada **hipertrofia septal assimétrica**); nos restantes 10% dos casos, observa-se uma hipertrofia concêntrica. Em corte longitudinal, a cavidade ventricular perde seu formato usual redondo a ovoide e é comprimida em configuração "semelhante à banana". O folheto mitral anterior contacta o septo durante a sístole ventricular, produzindo uma placa no efluxo ventricular esquerdo e espessamento do folheto mitral; essas alterações produzem graus variáveis de obstrução ventricular esquerda em decorrência do movimento sistólico anterior da valva mitral.
>
> As características histológicas na CMH são hipertrofia acentuada dos miócitos, **desarranjo aleatório dos miócitos** (e **miofibra**) e fibrose intersticial (Figura 9.27 B).

Características clínicas. Embora a CMH possa apresentar-se em qualquer idade, tipicamente ela se manifesta durante o estirão de crescimento pós-puberal. Os sintomas clínicos podem ser mais bem compreendidos no contexto das anormalidades funcionais. Após a sístole, o miocárdio não relaxa completamente, o que limita o enchimento ventricular durante a diástole. Isso, combinado com a obstrução funcional do efluxo ventricular, diminui a eficácia do bombeamento cardíaco. O débito cardíaco reduzido e um aumento secundário na pressão venosa pulmonar causam dispneia do esforço com um sopro áspero de ejeção sistólica. A combinação de hipertrofia massiva, pressões ventriculares esquerdas elevadas e comprometimento do fluxo sanguíneo arterial intramural geralmente levam à isquemia miocárdica (com angina), mesmo na ausência de doença arterial coronariana concomitante. Os principais problemas clínicos incluem fibrilação atrial com formação de trombos murais, fibrilação ventricular levando à morte súbita cardíaca, endocardite infecciosa da valva mitral e ICC. A maioria dos sintomas dos pacientes melhora com a terapia que promove o relaxamento ventricular; a excisão cirúrgica parcial ou o infarto terapêutico controlado do músculo septal (por meio de injeção local de álcool) podem também aliviar a obstrução do efluxo. Como mencionado anteriormente, a CMH é uma causa importante de morte súbita cardíaca. Em quase um terço dos casos de morte súbita cardíaca em atletas com menos de 35 anos, a causa de base é a CMH.

Cardiomiopatia restritiva

A cardiomiopatia restritiva caracteriza-se pela diminuição da complacência ventricular que resulta em comprometimento do enchimento ventricular durante a diástole; simplificando, a parede se encontra mais rígida. Essa forma de cardiomiopatia pode ser idiopática ou estar associada a uma variedade de condições que afetam o miocárdio, tais como fibrose por radiação, amiloidose, sarcoidose ou produtos de erros inatos do metabolismo como os mucopolissacarídeos e os esfingolipídios.

Três formas de cardiomiopatia restritiva merecem breve menção:

- A *amiloidose* é causada pela deposição de proteínas extracelulares com predileção pela formação de lâminas insolúveis de

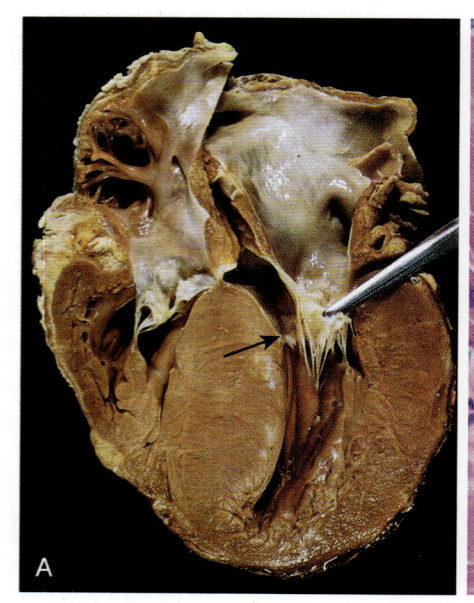

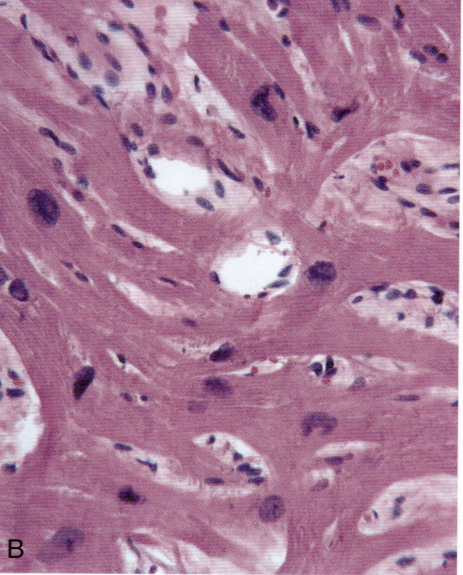

Figura 9.27 Cardiomiopatia hipertrófica com hipertrofia septal assimétrica. **A.** O músculo septal abaúla-se no sistema do efluxo ventricular esquerdo, dando origem ao lúmen ventricular com formato "semelhante à banana", e o átrio esquerdo está aumentado. O folheto mitral anterior foi afastado do septo para revelar uma placa endocárdica fibrosa (*seta*) (ver texto). **B.** Aparência histológica demonstrando desarranjo, hipertrofia extrema, a característica ramificação dos miócitos e fibrose intersticial.

pregueamento β (Capítulo 5). A amiloidose cardíaca pode ocorrer no quadro de amiloidose sistêmica (p. ex., mieloma múltiplo) ou se restringir ao coração. No último caso, a deposição de formas normais (ou mutantes) de transtiretina (uma proteína circulante sintetizada no fígado que transporta tiroxina e retinol) nos corações de pacientes idosos resulta em cardiomiopatia restritiva. Quatro por cento dos afro-americanos são portadores de uma mutação específica de transtiretina, o que aumenta em quatro vezes o risco de amiloidose cardíaca nessa população. As cadeias leves de imunoglobulina no amiloide tipo AL não apenas se depositam como amiloide, mas têm também potencial para cardiotoxicidade. Além disso, podem contribuir para a disfunção miocárdica

- A *fibrose endomiocárdica* é principalmente uma doença de crianças e adultos jovens na África e em outras áreas tropicais; em âmbito mundial, acredita-se que seja a forma mais comum de cardiomiopatia restritiva. Caracteriza-se por uma fibrose difusa do endocárdio e do subendocárdio ventriculares, muitas vezes envolvendo as valvas tricúspide e mitral. O tecido fibroso diminui acentuadamente o volume e a complacência das câmaras afetadas, resultando então em uma fisiologia restritiva. A fibrose endomiocárdica tem estado ligada a deficiências nutricionais e/ou inflamação relacionada com infecções helmínticas

- A *endomiocardite de Loeffler* também exibe fibrose endocárdica, geralmente associada à formação de grandes trombos murais. Não há predileção geográfica ou populacional. Caracteriza-se por hipereosinofilia periférica e infiltrados teciduais eosinofílicos. A liberação dos conteúdos dos grânulos eosinofílicos, em especial a proteína básica principal, provavelmente causa necroses endocárdica e miocárdica seguidas de formação de tecido cicatricial, formação de camadas de trombos no endocárdio, e finalmente organização de trombos.

Morfologia

Na cardiomiopatia restritiva, os ventrículos são de tamanho aproximadamente normal ou apenas ligeiramente aumentados, as cavidades não estão dilatadas e o miocárdio está firme. Entretanto, ambos os átrios estão tipicamente dilatados em consequência de restrição do enchimento ventricular e sobrecargas de pressão. O exame microscópico revela graus variáveis de fibrose intersticial. Embora os achados morfológicos macroscópicos sejam similares nas cardiomiopatias restritivas por causas díspares, a biopsia endomiocárdica muitas vezes revela uma etiologia específica (p. ex., amiloide, fibrose endomiocárdica).

MIOCARDITE

A miocardite abrange um grupo diverso de entidades clínicas em que os agentes infecciosos e/ou processos inflamatórios têm como alvo o miocárdio. É importante distinguir miocardite de condições como a DCI, em que o processo inflamatório é secundário a alguma outra causa de lesão miocárdica.

Patogênese. **Nos EUA, as infecções virais são a causa mais comum de miocardite, e os vírus Coxsackie A e B e outros enterovírus são responsáveis pela maioria dos casos**. Cada vez mais, o herpes-vírus humano 6 e o parvovírus B19 são detectados na miocardite viral. Com menos frequência, o citomegalovírus (CMV), o vírus da imunodeficiência humana (HIV, do inglês *human immunodeficiency virus*) e o vírus da *influenza* estão envolvidos. Os agentes etiológicos podem ser identificados por estudos sorológicos que mostram elevação dos títulos de anticorpos ou por meio de técnicas de diagnóstico molecular usando os tecidos infectados. Embora alguns vírus causem morte celular direta, na maioria dos casos, a lesão resulta de uma resposta imunológica direcionada contra células infectadas por vírus; isso é análogo ao dano infligido por células T específicas de vírus em hepatócitos infectados pelo vírus da hepatite (Capítulo 14). Em alguns casos, os vírus desencadeiam uma reação imunológica que faz reação cruzada com proteínas do miocárdio como a cadeia pesada de miosina.

As causas infecciosas não virais da miocardite abrangem todo o espectro do mundo microbiano. Algumas das causas mais importantes estão descritas a seguir.

- O protozoário *Trypanosoma cruzi* é o agente da doença de Chagas. A doença de Chagas é comum em partes da América do Sul, da América Central e do México, e cerca de 300 mil indivíduos infectados pelo *T. cruzi* vivem nos EUA. O envolvimento do miocárdio é observado na maioria dos pacientes: cerca de 10% dos pacientes morrem durante um ataque agudo enquanto outros podem entrar em uma fase imunomediada crônica com o desenvolvimento de sinais progressivos de ICC e arritmia 10 a 20 anos mais tarde

- O *Toxoplasma gondii* também pode causar miocardite, particularmente nos indivíduos imunocomprometidos. Os gatos domésticos são os vetores mais comuns

- A *triquiníase*, também conhecida como triquinelose, é a doença helmíntica mais comumente associada ao envolvimento cardíaco. A triquiníase é contraída pela ingestão de carne crua ou malcozida de um animal contendo larvas de *Trichinella*

- *Doença de Lyme*. A miocardite ocorre em aproximadamente 5% dos pacientes com a doença de Lyme, uma entidade sistêmica causada pelo espiroqueta bacteriano *Borrelia burgdorferi*. A miocardite de Lyme manifesta-se primariamente como uma doença autolimitante do sistema de condução, e em geral requer a inserção de um marca-passo temporário

- *Vacinação de mRNA contra covid-19*. Ocorrem raros casos de miocardite pós-vacinação, especialmente em homens adolescentes e adultos jovens, muitas vezes após a segunda dose e usualmente dentro de 1 semana após a vacinação. A maioria dos casos recupera-se sem intercorrências.

As causas não infecciosas de miocardite incluem as doenças sistêmicas de origem imunológica, tais como o lúpus eritematoso sistêmico e a polimiosite. As reações de hipersensibilidade aos medicamentos que afetam o coração (miocardite por hipersensibilidade) podem ocorrer com a exposição a uma ampla gama de agentes; essas reações normalmente são leves e apenas em raras circunstâncias levam à ICC ou à morte súbita.

Morfologia

Na miocardite aguda, o coração pode parecer normal ou dilatado; nos estágios avançados, o miocárdio geralmente está flácido e muitas vezes mosqueado com áreas pálidas e hemorrágicas. Podem estar presentes trombos murais.

Microscopicamente, a miocardite viral caracteriza-se por edema, infiltrados inflamatórios intersticiais e lesão aos miócitos (Figura 9.28). Um infiltrado linfocítico difuso é mais comum (Figura 9.28 A), embora o envolvimento inflamatório geralmente seja irregular e não seja possível obter amostras em biopsia endomiocárdica. Se o paciente sobreviver à fase aguda da miocardite, as lesões poderão se resolver sem sequelas significativas ou cicatrizar por fibrose.

Na **miocardite por hipersensibilidade**, os infiltrados intersticiais e perivasculares são compostos de linfócitos, macrófagos e uma elevada proporção de eosinófilos (Figura 9.28 B). A **miocardite de células gigantes** é uma entidade morfologicamente distintiva supostamente causada por células T autorreativas. Caracteriza-se por infiltrados disseminados de células inflamatórias contendo células gigantes multinucleadas (formadas pela fusão de macrófagos). É uma doença agressiva com necrose focal e geralmente extensa (Figura 9.28 C). Essa variante acarreta um mau prognóstico.

A **miocardite de Chagas** caracteriza-se pela parasitação de miofibras dispersas pelos tripanossomas acompanhada de um infiltrado inflamatório de neutrófilos, linfócitos, macrófagos e eosinófilos ocasionais (Figura 9.28 D).

Características clínicas. O espectro clínico de miocardite é amplo; em um extremo, a doença é assintomática e os pacientes recuperam-se sem sequelas. No outro extremo, encontra-se o início súbito de insuficiência cardíaca ou arritmias, ocasionalmente resultando em morte súbita. Entre esses extremos, encontram-se muitos níveis de envolvimento associados a uma variedade de sinais e sintomas, que incluem fadiga, dispneia, palpitações, dor e febre. As características clínicas da miocardite podem mimetizar aquelas do infarto agudo do miocárdio. Algumas vezes, observa-se a progressão clínica da miocardite para a CMD.

Outras causas de doença miocárdica

Fármacos cardiotóxicos

As complicações cardíacas da terapia para o câncer são problemas clínicos importantes. A cardiotoxicidade pode estar associada a agentes quimioterápicos convencionais; medicamentos direcionados (terapias-alvo), como os inibidores da tirosinoquinase; e certas formas de imunoterapia (p. ex., bloqueio do ponto de controle imunológico para o câncer). **As antraciclinas doxorrubicina e daunorrubicina são os agentes quimioterápicos associados com mais frequência à toxicidade miocárdica**, que muitas vezes assume a forma de cardiomiopatia dilatada e insuficiência cardíaca. A toxicidade de uma antraciclina depende da dose (a cardiotoxicidade se torna progressivamente mais frequente acima da dose total de 500 mg/m^2) e é atribuída primariamente à peroxidação de lipídios nas membranas dos miócitos.

Uma variedade de agentes não antraciclinas, como os antimetabólitos (fluoruracila), os agentes direcionados aos microtúbulos (alcaloides da vinca) e os agentes alquilantes (ciclofosfamida) podem também danificar o coração. Os achados comuns em corações lesionados por muitas dessas substâncias químicas e fármacos são edema das miofibras, vacuolização citoplasmática e alteração gordurosa. A descontinuação desses agentes leva à resolução completa e sem sequelas aparentes. Algumas vezes, porém, um dano mais extenso produz necrose dos miócitos e leva à cardiomiopatia dilatada.

Catecolaminas

Focos de necrose do miocárdio com bandas de contração, que geralmente estão associados a um esparso infiltrado inflamatório mononuclear (principalmente macrófagos), podem ocorrer nos indivíduos com feocromocitoma, um tumor que produz catecolaminas (Capítulo 18). Podem surgir alterações semelhantes com uma variedade de

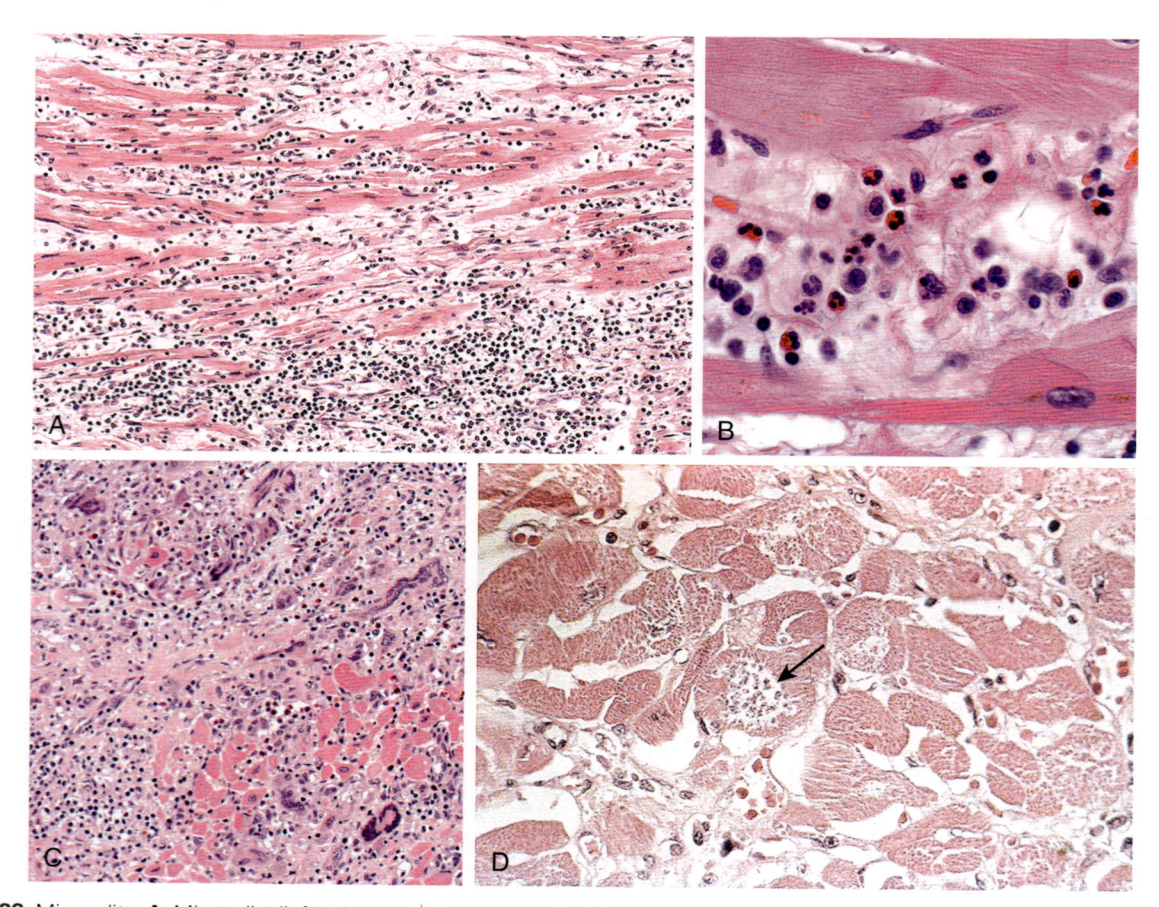

Figura 9.28 Miocardite. **A.** Miocardite linfocítica com edema e associada lesão aos miócitos. **B.** Miocardite por hipersensibilidade caracterizada por infiltrados inflamatórios ricos em eosinófilos. **C.** Miocardite de células gigantes com infiltrados de linfócitos e macrófagos, dano aos miócitos e células gigantes multinucleadas. **D.** Miocardite de Chagas. Está presente uma miofibra distendida com tripanossomas (*seta*) junto com inflamação mononuclear e necrose da miofibra. (**B** e **C.** De Diagnostic Pathology: Cardiovascular. Copyright Elsevier.)

agentes – endógenos ou exógenos – sob a rubrica de "efeito da catecolamina". Dentre esses agentes, estão a cocaína, doses elevadas de efedrina (um agente adrenérgico em muitas formulações para resfriado e alergia), intensa estimulação autonômica secundária a lesões intracranianas ou agentes vasopressores como a dopamina. O mecanismo da cardiotoxicidade da catecolamina é incerto, mas parece relacionar-se com a toxicidade direta das catecolaminas sobre os miócitos cardíacos via sobrecarga de cálcio ou com a vasoconstrição em face de elevação da frequência cardíaca. O infiltrado celular mononuclear é, provavelmente, uma reação aos focos microscópicos de morte celular de miócitos.

DOENÇA PERICÁRDICA

As lesões pericárdicas estão associadas geralmente a um processo patológico em outra parte no coração, ou em estruturas circundantes, ou são secundárias a um distúrbio sistêmico. Os distúrbios pericárdicos incluem efusões e condições inflamatórias, e por vezes resultam em constrição fibrosa.

Efusão pericárdica e hemopericárdio

Normalmente, o saco pericárdico contém menos de 50 mℓ de um líquido fino, claro e cor de palha. Sob várias circunstâncias, o saco pericárdico pode estar distendido por acúmulos de líquido seroso (*efusão pericárdica*), sangue (*hemopericárdio*), ou linfa (*pericardite quilosa*) tal como segue:

- *Serosa*: insuficiência cardíaca congestiva, hipoalbuminemia de qualquer causa
- *Serossanguinolenta*: traumatismo torácico contundente, neoplasia maligna, IM roto, ou dissecção aórtica
- *Quilosa*: obstrução linfática mediastinal.

Com o lento acúmulo de líquido, o pericárdio tem tempo para se estirar, permitindo então que as efusões pericárdicas crônicas se tornem muito volumosas sem interferir na função cardíaca. Desse modo, nas efusões crônicas com volume inferior a 500 mℓ, o único achado clínico é o característico aumento de tamanho globular da sombra da silhueta cardíaca nas radiografias de tórax. Em contraste, o rápido desenvolvimento do acúmulo de líquido de apenas 200 a 300 mℓ (p. ex., decorrente de hemopericárdio causado por IM roto ou dissecção aórtica) pode comprimir os átrios de parede fina e veias cavas, ou os próprios ventrículos; o enchimento cardíaco, portanto, fica restrito, produzindo então um tamponamento cardíaco potencialmente fatal.

Pericardite

A pericardite primária é incomum. Tipicamente, se deve à infecção viral (muitas vezes com miocardite concomitante), embora bactérias, fungos ou parasitas possam também estar envolvidos. A pericardite secundária é mais comum e pode ser observada no quadro de IM agudo ou se originar semanas mais tarde (*síndrome de Dressler*) em decorrência do desenvolvimento de anticorpos contra lesão ao miocárdio, radiação no mediastino, ou processos envolvendo outras estruturas torácicas (p. ex., pneumonia ou pleurite). A *uremia* é o distúrbio sistêmico mais comumente associado à pericardite. Dentre as causas secundárias menos comuns, estão a febre reumática, o lúpus eritematoso sistêmico e as neoplasias malignas metastáticas. A pericardite pode (1) causar complicações hemodinâmicas imediatas se ela desencadear uma grande efusão (resultando em tamponamento cardíaco); (2) resolver-se sem sequelas significativas; ou (3) progredir para um processo fibrosante crônico.

> **Morfologia**
>
> Nos pacientes com pericardite viral aguda ou uremia, o exsudato geralmente é fibrinoso, o que confere uma aparência irregular e desordenada à superfície pericárdica. Na pericardite bacteriana aguda, o exsudato é fibrinopurulento (supurativo), geralmente com áreas de pus (Figura 9.29); a pericardite tuberculosa pode exibir áreas de caseação. A pericardite decorrente de neoplasias malignas geralmente está associada a um exsudato fibrinoso exuberante e irregular e a uma efusão sanguinolenta; as metástases podem ser macroscopicamente evidentes como excrescências irregulares ou macroscopicamente inaparentes, especialmente no caso de leucemia. Na maioria dos casos, as pericardites fibrinosa ou fibrinopurulenta agudas resolvem-se sem quaisquer sequelas. Com a extensa supuração ou caseação, porém, a cicatrização pode resultar em fibrose (pericardite crônica).
>
> A **pericardite crônica** pode estar associada a delicadas adesões ou cicatrizes fibróticas densas que obliteram o espaço pericárdico. Nos casos extremos, o coração é envolvido tão completamente por uma fibrose densa que não pode se expandir normalmente durante a diástole – resultando na condição conhecida como **pericardite constritiva**.

Características clínicas. As manifestações clássicas da pericardite são uma dor atípica no peito (não relacionada com o esforço físico e que se agrava na posição recumbente) e um atrito proeminente. Quando associada a um significativo acúmulo de líquido, a pericardite aguda pode causar tamponamento cardíaco, o que leva ao declínio do débito cardíaco e consequente choque. A pericardite constritiva crônica produz uma combinação de distensão venosa do lado direito e baixo débito cardíaco, o que é similar ao quadro clínico da cardiomiopatia restritiva.

TUMORES CARDÍACOS

Neoplasias primárias

Os tumores cardíacos primários são raros; além disso, a maioria é benigna. Os cinco tumores mais comuns não têm potencial maligno

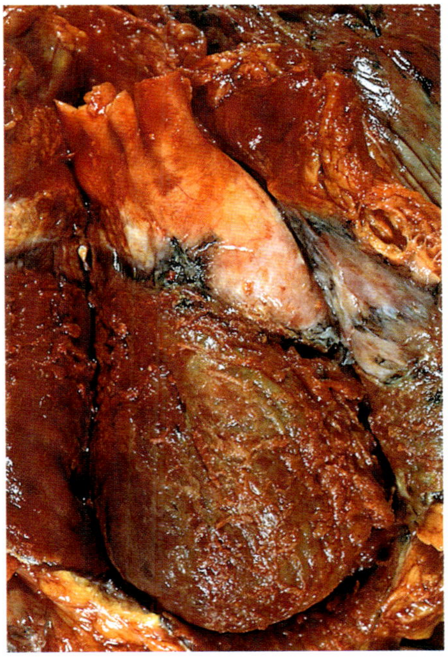

Figura 9.29 Pericardite supurativa aguda (purulenta e exsudativa) causada pela extensão da pneumonia.

e representam 80 a 90% de todos os tumores cardíacos primários. Em ordem decrescente de frequência, são eles: mixoma, fibroma, lipoma, fibroelastoma papilar e rabdomioma. O angiossarcoma é o tumor maligno primário mais comum do coração. Somente o mixoma e o rabdomioma merecem uma menção adicional.

O mixoma é o tumor primário mais comum do coração adulto. Aproximadamente 90% são atriais, e o átrio esquerdo é responsável por 80% deles.

Os rabdomiomas cardíacos ocorrem com elevada frequência nos pacientes com esclerose tuberosa causada por mutações nos genes supressores tumorais *TSC1* ou *TSC2* (Capítulo 21); a perda de atividade de TSC-1 e TSC-2 leva ao crescimento excessivo dos miócitos. Como muitas vezes eles regridem espontaneamente, ocasionalmente os rabdomiomas são considerados como hamartomas, em vez de neoplasias verdadeiras. Em consonância com isso, nem todos os rabdomiomas cardíacos que ocorrem nos pacientes com esclerose tuberosa são clonais.

Morfologia

Os **mixomas** quase sempre são únicos, e tradicionalmente surgem na região da fossa oval (septo atrial). Podem ser pequenos (com menos de 1 cm de diâmetro) ou massivos (até 10 cm de diâmetro), formar massas sésseis ou pediculados (Figura 9.30 A), e muitas vezes manifestam-se como lesões vilosas translúcidas, moles e com aparência gelatinosa. As formas pediculadas muitas vezes são móveis o suficiente para inclinar-se para dentro da valva mitral ou tricúspide durante a sístole, causando então uma obstrução intermitente ou exercendo um efeito de "bola de demolição" que danifica os folhetos valvares.

Histologicamente, os mixomas são compostos de células estreladas, geralmente multinucleadas (normalmente com núcleos hipercromáticos), misturadas com células que mostram diferenciação endotelial, de musculatura lisa e/ou fibroblástica, as quais fazem parte do clone neoplásico. As células estão incrustadas em uma abundante substância subjacente, o ácido mucopolissacarídico (Figura 9.30 B). São características as estruturas semelhantes a vasos e a glândulas. Também estão usualmente presentes hemorragia, trombos mal organizados e inflamação mononuclear.

Os **rabdomiomas** são massas cinza-esbranquiçadas de até vários centímetros de diâmetro que se projetam para dentro das câmaras ventriculares. Geralmente são múltiplos. O exame histológico mostra uma população mistas de células; são mais características, porém, as células grandes, arredondadas e poligonais contendo numerosos vacúolos carregados de glicogênio e separadas por filamentos de citoplasma que correm da membrana plasmática até o núcleo centralmente localizado. São as chamadas "células em aranha".

Características clínicas. As principais manifestações clínicas dos mixomas se devem à obstrução valvar, à embolização, ou a uma síndrome de sinais constitucionais e sintomas incluindo febre e mal-estar. Essa síndrome é causada pela produção de citocina IL-6 pelas células tumorais, um mediador da resposta de fase aguda. A ecocardiografia é a modalidade diagnóstica de escolha e a ressecção cirúrgica é quase uniformemente curativa.

Os rabdomiomas demonstram diferenciação do músculo esquelético e são os tumores primários mais frequentes do coração em bebês e crianças; em geral, eles são descobertos em razão de obstruções valvares ou do efluxo.

Efeitos cardíacos das neoplasias não cardíacas

Com o aumento da sobrevida do paciente em decorrência de avanços diagnósticos e terapêuticos, são cada vez mais encontrados diversos efeitos cardiovasculares de neoplasias não cardíacas e sua terapia

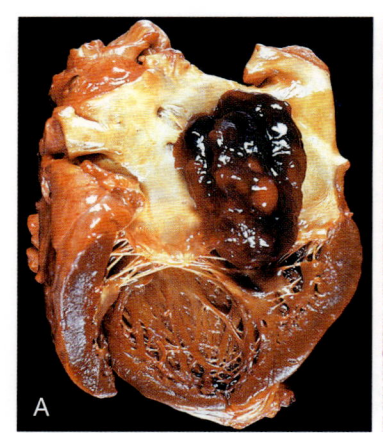

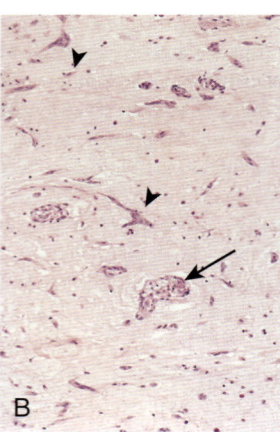

Figura 9.30 Mixoma atrial. **A.** Uma grande lesão pediculada surge da região da fossa oval e se estende para dentro do orifício da valva mitral. **B.** Matriz extracelular amorfa e abundante contendo células mixomatosas multinucleares dispersas (*pontas de seta*) em vários agrupamentos, incluindo as formações vasculares anormais (*seta*).

(Tabela 9.6). Esses efeitos podem ser mediados por disseminação metastática para a pleura ou o coração, porém são causados com mais frequência por substâncias liberadas pelos tumores. Dentre os exemplos estão a endocardite trombótica não bacteriana, a doença cardíaca carcinoide, o dano miocárdico associado ao feocromocitoma e a amiloidose tipo AL associada ao mieloma. Muitas dessas condições são discutidas em outras partes deste livro. Somente a doença cardíaca carcinoide é aqui abordada.

Doença cardíaca carcinoide

A síndrome carcinoide resulta de compostos bioativos como a serotonina liberada pelos tumores carcinoides (Capítulo 13); dentre as manifestações sistêmicas, estão o rubor, a diarreia, a dermatite e a broncoconstrição. A doença cardíaca carcinoide refere-se à manifestação cardíaca causada por compostos bioativos e ocorre em metade dos pacientes nos quais se desenvolve a síndrome sistêmica. As lesões cardíacas tipicamente não ocorrem até que haja uma grande carga metastática hepática, uma vez que o fígado inativa com eficiência os mediadores circulantes antes que possam afetar o coração. Tradicionalmente, o endocárdio e as valvas do lado direito do coração são

Tabela 9.6 Efeitos cardiovasculares das neoplasias não cardíacas.

Consequências diretas do tumor
Metástases pericárdicas e miocárdicas
Obstrução de grandes vasos
Embolia por tumor pulmonar
Consequências indiretas do tumor (complicações dos mediadores circulantes)
Endocardite trombótica não bacteriana
Doença cardíaca carcinoide
Doença cardíaca associada a feocromocitoma
Amiloidose associada a mieloma
Efeitos da terapia para o tumor
Quimioterapia
Radioterapia

Adaptada de Schoen FJ et al.: Cardiac effects of non-cardiac neoplasms, *Cardiol Clin* 2:657, 1984.

afetados primariamente por serem os primeiros tecidos cardíacos banhados pelos mediadores liberados pelos tumores carcinoides gastrintestinais. É conferida ao lado esquerdo do coração uma certa medida de proteção, pois o leito vascular pulmonar degrada os mediadores. Entretanto, as lesões carcinoides do lado esquerdo do coração podem ocorrer no quadro de comunicações interatriais ou interventriculares e de fluxo da direita para a esquerda, ou ainda se elevar em associação com os tumores carcinoides pulmonares primários.

Patogênese. Os mediadores produzidos pelos tumores carcinoides incluem a serotonina (5-hidroxitriptamina), a calicreína, a bradicinina, a histamina, as prostaglandinas e as taquicininas. Destes, a serotonina parece ser a mais implicada. Isto é apoiado pelos seguintes:

- Os níveis plasmáticos de serotonina e a excreção urinária do metabólito da serotonina, o ácido 5-hidróxi-indoleacético, correlacionam-se com a gravidade das lesões do lado direito do coração
- Nos pacientes com a síndrome carcinoide, 70% do triptofano da dieta são convertidos em serotonina em comparação com 1% dos indivíduos não afetados.

As placas valvares na síndrome carcinoide também se assemelham às lesões que ocorrem com a administração de fenfluramina (um supressor do apetite) ou de alcaloides do *ergot* (anteriormente usados para as cefaleias da enxaqueca); é interessante notar que esses agentes afetam o metabolismo sistêmico da serotonina ou se ligam diretamente aos receptores de hidroxitriptamina nas valvas cardíacas.

> **Morfologia**
>
> As lesões cardiovasculares associadas à síndrome carcinoide são os espessamentos distintivos, brancos e brilhantes semelhantes a placas nas superfícies endocárdicas das câmaras cardíacas e nos folhetos valvares (Figura 9.31). As lesões são compostas de células da musculatura lisa e fibras esparsas de colágeno incrustadas em uma matriz rica em ácido mucopolissacarídico. As estruturas subjacentes estão intactas. No envolvimento do lado direito, os achados típicos são a insuficiência tricúspide e a estenose pulmonar.

TRANSPLANTE CARDÍACO

Embora os dispositivos de assistência ventricular permanentes estejam sendo cada vez mais usados para o tratamento de doença cardíaca em estágio terminal, o transplante cardíaco continua a ser o procedimento de escolha para os pacientes com uma insuficiência cardíaca intratável. Sem transplante, a insuficiência cardíaca em estágio terminal tratada clinicamente acarreta uma taxa de mortalidade de 50% em 1 ano, e menos de 10% dos pacientes sobrevivem por 5 anos. Mais de 3.500 procedimentos de transplante cardíaco são realizados anualmente no mundo todo, principalmente por causa da CMD e da DCI.

As principais complicações do transplante cardíaco são a rejeição aguda do enxerto e a arteriopatia do aloenxerto. A imunossupressão necessária para a sobrevivência do aloenxerto também aumenta o risco de infecções oportunistas e certas neoplasias malignas (p. ex., linfoma associado ao vírus Epstein-Barr).

- A *rejeição* é caracterizada por inflamação linfocítica intersticial, dano aos miócitos e um padrão histológico semelhante ao observado na miocardite viral. Tanto as respostas de célula T como as de anticorpo ao aloenxerto estão envolvidas na reação de rejeição
- A *arteriopatia do aloenxerto* é a lesão mais importante de uma rejeição crônica em corações transplantados, e a principal causa de perda de enxerto. É marcada por uma progressiva e difusa proliferação estenosante na túnica íntima das artérias coronárias que leva à lesão isquêmica.

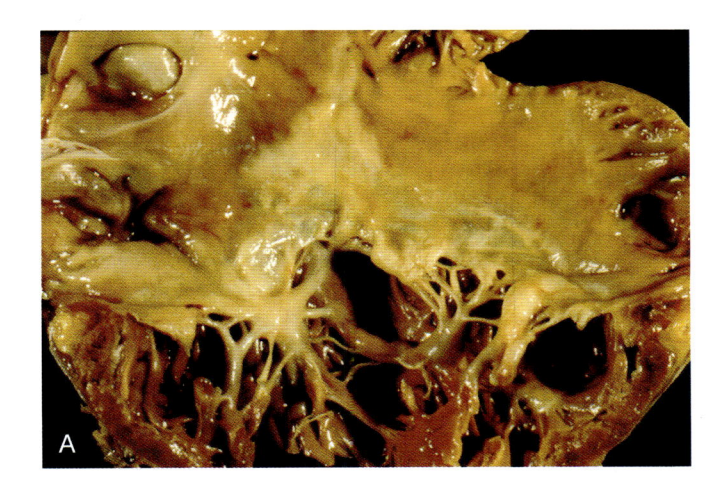

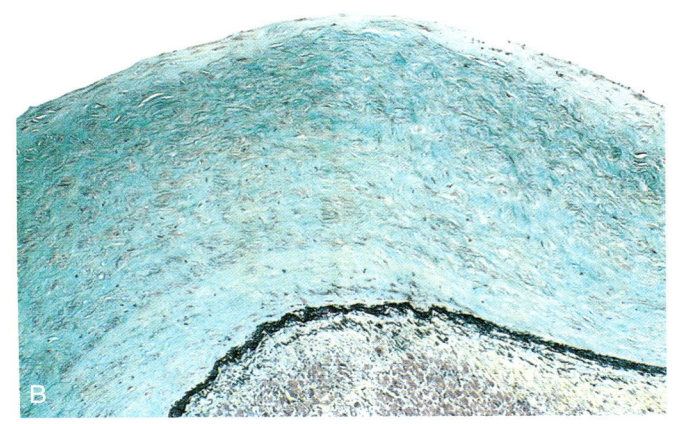

Figura 9.31 Doença cardíaca carcinoide. **A.** Lesão endocárdica fibrótica (*cinza-claro*) característica "cobrindo" o ventrículo direito e a valva tricúspide, e se estendendo sobre as cordas tendíneas. **B.** Aparência microscópica do endocárdio espessado, que contém células do músculo liso e abundante ácido mucopolissacarídico (*azul-esverdeado* na coloração de Movat, que cora de negro o tecido endocárdico elástico subjacente).

Apesar desses problemas, a perspectiva para os receptores de transplante geralmente é boa, pois a taxa de sobrevida em 1 ano é de 90% e a taxa de sobrevida em 5 anos é superior a 70%.

REVISÃO RÁPIDA

Insuficiência cardíaca

- A ICC ocorre quando o coração é incapaz de fornecer uma adequada perfusão para atender às demandas metabólicas dos tecidos periféricos; o débito cardíaco inadequado é geralmente acompanhado por congestão da circulação venosa
- É mais comum que a insuficiência cardíaca esquerda seja secundária à doença cardíaca isquêmica, à hipertensão sistêmica, à doença de valva mitral ou aórtica, ou a doenças primárias do miocárdio; os sintomas são principalmente uma consequência da congestão pulmonar e do edema, embora a hipoperfusão sistêmica possa causar disfunções renal e cerebral
- A insuficiência cardíaca direita se deve geralmente à insuficiência cardíaca esquerda e, com menos frequência, a distúrbios pulmonares primários; os sinais e os sintomas estão relacionados principalmente com edema periférico e congestão visceral.

Doença cardíaca congênita

- A doença cardíaca congênita representa defeitos nas câmaras cardíacas ou nas grandes artérias; estes resultam em *shunt* do sangue entre as circulações dos lados esquerdo e direito ou causam obstruções do efluxo
- As malformações associadas a *shunts* da esquerda para a direita são as mais comuns e incluem CIAs, CIVs e PCA. O *shunt* resulta em sobrecarga de volume do lado direito que, eventualmente, causa hipertensão pulmonar e, com a reversão do fluxo e *shunt* da direita para a esquerda, cianose (*síndrome de Eisenmenger*)
- As malformações associadas a *shunts* da direita para a esquerda incluem a tetralogia de Fallot e a transposição das grandes artérias. Essas lesões causam cianose de início precoce e estão associadas à policitemia, à osteoartropatia hipertrófica e à embolia paradoxal
- As lesões obstrutivas incluem as formas de coarctação aórtica; a gravidade clínica dessas lesões depende do grau de estenose e da permeabilidade do canal arterial.

Doença cardíaca isquêmica

- Na maioria dos casos, a isquemia cardíaca se deve à aterosclerose da artéria coronária; vasospasmo, vasculite e embolia são causas menos comuns
- A isquemia cardíaca resulta de uma disparidade entre o suprimento coronário e a demanda miocárdica, e se manifesta como síndromes diferentes mas sobrepostas:
  - A *angina pectoris* (*angina de peito*) é a dor no peito durante o esforço físico decorrente de uma perfusão inadequada e geralmente se deve à doença aterosclerótica que causa mais de 70% de estenose fixa (a chamada "estenose crítica")
  - A *angina instável* é caracterizada por uma dor cada vez mais frequente e que é precipitada por esforço físico progressivamente menor ou que até ocorre em repouso. Ela resulta de uma erosão ou uma ruptura da placa aterosclerótica que desencadeia agregação plaquetária, vasoconstrição e formação de um trombo que não precisa ser oclusivo
  - O *infarto agudo do miocárdio* tipicamente resulta de trombose aguda após ruptura de placa; a maioria ocorre em placas que anteriormente não exibiam estenose crítica
  - A *morte súbita cardíaca* geralmente resulta de uma arritmia fatal, normalmente sem um significativo dano miocárdico agudo
  - A *cardiomiopatia isquêmica* é a insuficiência cardíaca progressiva decorrente de lesão isquêmica, seja por infarto(s) anterior(es) ou isquemia crônica
- A isquemia miocárdica leva à perda de função dos miócitos dentro de 1 a 2 minutos e morte de miócitos após 20 a 40 minutos. O infarto do miocárdio é diagnosticado com base nos sintomas, nas alterações eletrocardiográficas e na mensuração dos níveis séricos de troponinas especificamente cardíacas. As alterações macroscópicas e histológicas do infarto requerem horas a dias para se desenvolver
- O infarto pode ser modificado por intervenção terapêutica (p. ex., trombólise ou colocação de *stent*), que salva o miocárdio em risco, mas pode também induzir uma lesão relacionada com a reperfusão
- As complicações do infarto incluem arritmia, ruptura ventricular, ruptura do músculo papilar, formação de aneurisma, trombo mural, pericardite e ICC.

Arritmias

- As arritmias podem ser causadas por alterações isquêmicas ou estruturais no sistema de condução ou por instabilidade elétrica dos miócitos. Nos corações estruturalmente normais, as arritmias podem se dever a mutações em canais iônicos que causam repolarização ou despolarização aberrantes
- A morte súbita cardíaca (MSC) com mais frequência se deve à doença arterial coronariana que leva à isquemia. A irritabilidade miocárdica tipicamente resulta de isquemia não letal ou de fibrose preexistente de lesão miocárdica anterior. Nos pacientes mais jovens, estão presentes defeitos adquiridos ou hereditários na condução.

Doença cardíaca hipertensiva

- A doença cardíaca hipertensiva pode afetar o ventrículo esquerdo ou o ventrículo direito; no último caso, o distúrbio se deve a doença pulmonar primária e é chamado de *cor pulmonale*. As pressões elevadas induzem uma hipertrofia dos miócitos e uma fibrose intersticial que aumentam a espessura e a rigidez da parede
- A sobrecarga de pressão crônica da hipertensão sistêmica causa hipertrofia concêntrica ventricular esquerda, geralmente associada à dilatação atrial esquerda decorrente de comprometimento do enchimento diastólico do ventrículo. Uma sobrecarga de pressão persistentemente elevada pode causar insuficiência ventricular com dilatação
- O *cor pulmonale* resulta de hipertensão pulmonar em razão de distúrbios primários do parênquima pulmonar (p. ex., doença pulmonar obstrutiva crônica [DPOC]) ou dos vasos (p. ex., hipertensão pulmonar). A hipertrofia do ventrículo direito e do átrio direito é característica; também pode ser observada dilatação quando sobrevém a insuficiência.

Doença valvar cardíaca

- A patologia valvar pode levar à oclusão (*estenose*) e/ou à regurgitação (*insuficiência*); a estenose de valva aórtica ou mitral adquirida é responsável por aproximadamente dois terços de todas as doenças valvares
- A estenose resulta tipicamente de calcificação da valva, como na estenose aórtica; a síntese e a renovação anormais da matriz levam à degeneração e à insuficiência mixomatosas (como na valva mitral flácida)
- As doenças valvares inflamatórias causam a formação de tecido cicatricial pós-inflamatória. A doença cardíaca reumática resulta de anticorpos antiestreptocócicos que fazem reação cruzada com os tecidos cardíacos; ela afeta com mais frequência a valva mitral e é responsável pela maioria dos casos de estenose mitral adquirida
- A endocardite infecciosa aguda (EI), causada com mais frequência pelo *S. aureus*, pode destruir rapidamente as valvas normais; a EI subaguda, causada muitas vezes pelo *Streptococcus viridans*, é indolente e em geral ocorre em valvas anteriormente anormais. A embolização sistêmica pode produzir infartos sépticos
- A endocardite trombótica não bacteriana ocorre em valvas anteriormente normais como resultado de estados hipercoaguláveis; a embolização é uma complicação importante.

Cardiomiopatias e miocardite

- *Cardiomiopatia* refere-se à doença intrínseca do músculo cardíaco; pode haver causas específicas ou pode ser idiopática
- As três categorias fisiopatológicas gerais de cardiomiopatia são: *dilatada* (CMD) (responsável por 90% dos casos), *hipertrófica* (CMH) e *restritiva* (menos comum)
- A CMD resulta em disfunção sistólica (contrátil). Em 20 a 50% dos casos, as mutações que afetam as proteínas citoesqueléticas são o fator responsável. As causas adquiridas incluem miocardite,

exposições a substâncias tóxicas (p. ex., álcool) e gravidez. O coração está aumentado de tamanho com dilatação das quatro câmaras
- A CMH resulta em disfunção diastólica (relaxamento). Praticamente todos os casos são decorrentes de mutações autossômicas dominantes nas proteínas que compõem o aparelho contrátil, em particular a cadeia pesada de β-miosina. Há uma massiva hipertrofia cardíaca com hipertrofia septal assimétrica
- A cardiomiopatia restritiva resulta em um miocárdio rígido, não complacente e pode se dever a deposições (p. ex., amiloide) ou formação de tecido cicatricial endomiocárdico
- A cardiomiopatia ventricular direita arritmogênica é um distúrbio autossômico dominante do músculo cardíaco que se manifesta com insuficiência cardíaca do lado direito e distúrbios de ritmo que podem causar morte súbita cardíaca em atletas; a fibrose e a infiltração adiposa são características
- Miocardite é um distúrbio inflamatório causado por infecções ou reações imunológicas. Os vírus Coxsackie A e B são os patógenos mais comuns nos EUA. Clinicamente, a miocardite pode ser assintomática, dar origem à insuficiência cardíaca aguda ou evoluir para a CMD.

Exames laboratoriais

Teste	Valores de referência	Fisiopatologia/relevância clínica
Peptídeo natriurético cerebral ou peptídeo natriurético tipo B (BNP, do inglês *B-type natriuretic peptide*), plasma/fração N-terminal (NT) do pró-hormônio BNP (NT-proBNP) sérico	Varia com o sexo e a idade	Em resposta ao estiramento da parede ventricular e à sobrecarga de volume, os miócitos cardíacos clivam uma seção N-terminal do pró-hormônio BNP (NT-proBNP) para liberar BNP ativo. O BNP regula negativamente o sistema renina-angiotensina-aldosterona, diminui o tônus simpático no coração e no rim e aumenta o fluxo sanguíneo renal e a excreção de sódio. O NT-proBNP possui meia-vida mais longa que a do BNP e com mais frequência é usado clinicamente. É útil para fazer a distinção entre dispneia aguda secundária à insuficiência cardíaca congestiva *versus* doença pulmonar, uma vez que ele se encontra elevado na primeira, mas não na última. Entretanto, o NT-proBNP não deve ser usado isoladamente para estabelecer o diagnóstico de ICC
Proteína C reativa (PCR) sérica	≤ 8 mg/ℓ	A PCR é uma proteína de fase aguda que é elaborada pelo fígado e liberada em resposta às citocinas inflamatórias. É um teste muito sensível para inflamação. Como a inflamação é um fator de risco para aterosclerose e consequente doença cardiovascular aterosclerótica, os níveis de PCR podem ser úteis na estratificação do risco cardiovascular
Troponina T de alta sensibilidade (hs[*high-sensitivity*]-cTnT) plasmática	Homens: ≤ 20 ng/ℓ Mulheres: ≤ 15 ng/ℓ	A troponina é uma proteína reguladora do músculo estriado composta de três subunidades: T, C, e I. A subunidade T, ou ligante de tropomiosina, liga-se às fibras musculares. A cTnT é específica do músculo cardíaco e é liberada na circulação após a morte celular miocárdica. Seu nível começa a se elevar 2 a 3 horas após o infarto agudo do miocárdio e alcança um pico em 48 horas. O nível sanguíneo permanece elevado por 2 semanas ou mais. Além do infarto do miocárdio, a cTnT elevada pode ser observada na contusão cardíaca, na insuficiência cardíaca congestiva, na insuficiência renal, na embolia pulmonar e na miocardite

Valores de referências extraídos de https://www.mayocliniclabs.com/ com permissão da Mayo Foundation for Medical Education and Research. Todos os direitos reservados. (Adaptada de Deyrup AT, D'Ambrosio D, Muir J et al. Essential Laboratory Tests for Medical Education. *Acad Pathol*. 2022;9. doi: 10.1016/j.acpath.2022.100046.

10 Sistemas Hematopoiético e Linfoide

VISÃO GERAL DO CAPÍTULO

Distúrbios dos Eritrócitos, 355
Anemia por perda de sangue: hemorragia, 356
Anemia hemolítica, 356
　Esferocitose hereditária, 357
　Anemia falciforme, 358
　Talassemia, 360
　　β-Talassemia, 360
　　α-Talassemia, 361
　Deficiência de glicose-6-fosfato desidrogenase, 362
　Hemoglobinúria paroxística noturna, 363
　Anemia hemolítica autoimune, 363
　　Anemia hemolítica autoimune por anticorpos quentes, 364
　　Anemia hemolítica autoimune por anticorpos frios, 364
　Hemólise mecânica, 364
　Malária, 364
Anemia por eritropoese diminuída, 366
　Anemia ferropriva, 366
　Anemia por inflamação crônica, 368
　Anemias megaloblásticas, 368
　　Anemia por deficiência de folato (ácido fólico), 369
　　Anemia por deficiência de vitamina B_{12} (cobalamina), 369
　Anemia aplásica, 370
　Anemia mielotísica, 371
Policitemia, 371
Distúrbios dos Leucócitos, 371
Distúrbios não neoplásicos de leucócitos, 371
　Leucopenia, 371
　　Neutropenia/agranulocitose, 372
　Leucocitose reativa, 372
　　Mononucleose infecciosa, 372
　Linfadenite reativa, 374
　　Linfadenite inespecífica aguda, 374
　　Linfadenite inespecífica crônica, 374
　　Doença da arranhadura do gato, 374
　　Linfoistiocitose hemofágica, 374
Proliferações neoplásicas de leucócitos, 375
　Leucemias agudas, 375
　Síndromes mielodisplásicas, 378
　Neoplasias mieloproliferativas, 378
　　Leucemia mieloide crônica, 379
　　Policitemia vera, 379
　　Mielofibrose primária, 380
　Linfomas não Hodgkin e leucemias linfoides crônicas, 381
　　Leucemia linfocítica crônica/linfoma linfocítico de pequenas células, 382
　　Linfoma folicular, 384
　　Linfomas de células do manto, 385
　　Linfoma de zona marginal extranodal, 385
　　Linfoma difuso de grandes células B, 385
　　Linfoma de Burkitt, 386
　　Neoplasias linfoides diversas, 387
　Linfoma de Hodgkin, 387
　Neoplasias de plasmócitos e distúrbios relacionados, 390
　　Mieloma múltiplo, 390
　　Linfoma linfoplasmocitário, 392
　Neoplasias histiocíticas, 393
　　Histiocitose de células de Langerhans, 393
Distúrbios Hemorrágicos, 394
Coagulação intravascular disseminada, 395
Trombocitopenia, 396
　Púrpura trombocitopênica imunológica, 397
　Trombocitopenia induzida por heparina, 397
　Microangiopatias trombóticas: púrpura trombocitopênica trombótica e síndrome hemolítico-urêmica, 397
Distúrbios da coagulação, 398
　Deficiências de complexo fator VIII–fator de von Willebrand, 398
　　Doença de von Willebrand, 398
　　Hemofilia A: deficiência de fator VIII, 399
　　Hemofilia B: deficiência de fator IX, 399
Complicações Transfusionais, 399
　Reações alérgicas, 399
　Reações hemolíticas, 399
　Sobrecarga circulatória associada à transfusão, 400
　Lesão pulmonar aguda relacionada à transfusão, 400
　Complicações infecciosas, 400
Distúrbios do Baço e do Timo, 400
Esplenomegalia, 400
Distúrbios do timo, 401
　Hiperplasia tímica, 401
　Timoma, 401

Os sistemas hematopoiético e linfoide são afetados por um amplo espectro de doenças. Uma maneira útil de organizar esses distúrbios se baseia no quanto eles afetam primariamente os eritrócitos (hemácias), os leucócitos ou o sistema hemostático, que inclui plaquetas e fatores de coagulação. Os distúrbios mais comuns dos eritrócitos são aqueles que provocam *anemia*, um estado de deficiência de eritrócitos. Por outro lado, os distúrbios clinicamente significativos dos leucócitos estão mais frequentemente associados à proliferação excessiva resultante da transformação maligna. Perturbações na hemostasia podem resultar em diáteses hemorrágicas (distúrbios de sangramento). Os produtos sanguíneos frequentemente salvam vidas quando administrados aos pacientes, mas também podem produzir complicações graves, que serão brevemente analisadas. Finalmente, a esplenomegalia, uma característica de inúmeras doenças, é discutida no fim do capítulo, assim como os tumores do timo.

Embora essas divisões sejam úteis, na realidade a produção, a função e a destruição de eritrócitos, leucócitos e componentes do sistema hemostático estão intimamente ligadas, e as perturbações que afetam principalmente um tipo de célula ou um componente do sistema muitas vezes causam alterações em outros. Outros níveis de interação e complexidade decorrem da natureza anatomicamente dispersa do sistema hematolinfoide e da capacidade dos leucócitos normais e malignos de "trafegar" entre vários compartimentos. Consequentemente, um paciente diagnosticado com linfoma por biopsia de linfonodo também pode apresentar células linfoides neoplásicas na medula óssea e no sangue. O clone maligno de células linfoides na medula pode suprimir a hematopoiese, dando origem a contagens baixas de células sanguíneas (citopenias), e a disseminação de células tumorais para o fígado e o baço pode levar à organomegalia. Assim, tanto nas doenças hematolinfoides benignas como nas malignas, uma única anomalia subjacente pode resultar em diversas manifestações sistêmicas. Mantendo essas complexidades em mente, usaremos a consagrada classificação dos distúrbios hematolinfoides com base no envolvimento predominante de eritrócitos, leucócitos e sistema hemostático.

DISTÚRBIOS DOS ERITRÓCITOS

Os distúrbios dos eritrócitos podem resultar em anemia ou, menos comumente, *policitemia* (um aumento nos eritrócitos, também conhecido como *eritrocitose*). A *anemia* é definida como a diminuição da massa de eritrócitos para níveis subnormais e resulta em redução da capacidade de transporte de oxigênio no sangue.

A anemia pode ser decorrente de sangramento, aumento da destruição de eritrócitos (hemólise) ou diminuição da produção de eritrócitos. Esses mecanismos servem como base para a classificação das anemias (Tabela 10.1). Em algumas entidades, mais de um mecanismo pode ocorrer; por exemplo, na talassemia, tanto a redução da produção quanto o aumento da destruição de eritrócitos contribuem para a anemia. Com exceção da anemia causada por insuficiência renal crônica ou inflamação crônica (descrita posteriormente), a diminuição da tensão de oxigênio nos tecidos que acompanha a anemia desencadeia o aumento da produção do fator de crescimento *eritropoetina* a partir de células especializadas nos rins. A eritropoetina, por sua vez, provoca uma hiperplasia compensatória dos precursores eritroides na medula óssea e, na anemia grave, a indução de *hematopoiese extramedular* nos órgãos hematopoiéticos secundários (fígado, baço e linfonodos). Em pessoas bem nutridas que se tornam anêmicas em virtude de hemorragia aguda ou aumento da destruição de eritrócitos (hemólise), a resposta compensatória pode aumentar a produção de eritrócitos em 5 a 8 vezes. A resposta da medula é sinalizada pelo aparecimento de um número aumentado de eritrócitos recém-formados (*reticulócitos*) no sangue periférico. Em contraste, a anemia causada pela diminuição da produção de eritrócitos (anemia arregenerativa) está associada a contagens subnormais de reticulócitos (reticulocitopenia).

A anemia também pode ser classificada com base na morfologia dos eritrócitos, que muitas vezes aponta para causas específicas. As características que fornecem pistas etiológicas incluem o tamanho, a cor e a forma dos eritrócitos. Estes são avaliados subjetivamente pela inspeção visual de esfregaços periféricos e também são expressos quantitativamente usando os seguintes índices:

- *Volume corpuscular médio* (VCM): volume médio de cada hemácia, expresso em fentolitros (mícrons cúbicos)

Tabela 10.1 Classificação das anemias de acordo com o mecanismo subjacente.

Perda de sangue
Aguda: trauma
Crônica: lesões do sistema digestório, distúrbios ginecológicos
Aumento da destruição (anemias hemolíticas)
Anormalidades intrínsecas (intracorpusculares)
Hereditárias
Anormalidades da membrana
Proteínas do citoesqueleto da membrana: esferocitose, eliptocitose
Lipídios da membrana: abetalipoproteinemia
Deficiências enzimáticas
Enzimas de derivação (*shunt*) da hexose monofosfato: glicose-6-fosfato desidrogenase, glutationa sintetase
Enzimas glicolíticas: piruvato quinase, hexoquinase
Distúrbios da síntese de hemoglobina
Síntese de globina estruturalmente anormal (hemoglobinopatias): anemia falciforme, hemoglobinas instáveis
Síntese deficiente de globina: síndromes talassêmicas
Adquiridas
Defeito da membrana: hemoglobinúria paroxística noturna
Anormalidades extrínsecas (extracorpusculares)
Mediadas por anticorpos
Iso-hemaglutininas: reações transfusionais, hidropisia fetal imune (doença hemolítica do recém-nascido)
Autoanticorpos: doenças idiopáticas (primárias), associadas a fármacos, autoimunes, por exemplo, lúpus eritematoso sistêmico
Trauma mecânico nos eritrócitos
Anemias hemolíticas microangiopáticas: púrpura trombocitopênica trombótica, coagulação intravascular disseminada
Valvas cardíacas disfuncionais
Infecções: malária
Produção de eritrócitos prejudicada
Distúrbios de proliferação e diferenciação de células-tronco: anemia aplásica, aplasia pura de eritrócitos
Distúrbios de proliferação e maturação de eritroblastos
Síntese defeituosa de DNA: deficiência ou má absorção de vitamina B_{12} e ácido fólico (anemias megaloblásticas)
Anemia resultante de insuficiência renal (deficiência de eritropoetina)
Anemia resultante de doença crônica (sequestro de ferro, deficiência relativa de eritropoetina)
Anemia resultante de distúrbios endócrinos
Síntese defeituosa de hemoglobina
Síntese deficiente de heme: deficiência de ferro, anemias sideroblásticas
Síntese deficiente de globina: talassemias
Substituição medular: neoplasias hematopoiéticas primárias (leucemia aguda, síndromes mielodisplásicas)
Infiltração medular (anemia mielotísica): neoplasias metastáticas, doença granulomatosa

- *Hemoglobina corpuscular média* (HCM): massa média de hemoglobina por hemácia, expressa em picogramas
- *Concentração de hemoglobina corpuscular média* (CHCM): concentração média de hemoglobina em um determinado volume de concentrado de hemácias, expressa em gramas por decilitro
- *Amplitude de distribuição eritrocitária* (RDW, do inglês *red cell distribution width*): coeficiente de variação do volume das hemácias.

Os índices de eritrócitos são quantificados por instrumentos especializados em laboratórios clínicos. Os mesmos instrumentos também determinam a *contagem de reticulócitos*, uma medição simples que distingue entre anemia hemolítica e anemia por redução da produção (ver mais adiante). Os valores de referência desses testes em adultos são mostrados na Tabela 10.2. Dependendo do diagnóstico diferencial, vários outros exames de sangue também podem ser realizados para avaliar a anemia, incluindo (1) *índices de ferro sérico* (níveis de ferro, capacidade de ligação ao ferro, saturação de transferrina e concentrações de ferritina), que ajudam a distinguir entre anemia microcítica causada por deficiência de ferro, inflamação crônica ou talassemia; (2) *níveis plasmáticos de bilirrubina não conjugada, haptoglobina e lactato desidrogenase*, que são anormais na anemia hemolítica; (3) *concentrações de folato e de vitamina B_{12} no soro e nos eritrócitos*, que são baixas na anemia megaloblástica; (4) *eletroforese de hemoglobina*, usada para detectar hemoglobinas anormais; e (5) *teste de Coombs*, que é utilizado para detectar anticorpos ou complemento ligados a eritrócitos em casos suspeitos de anemia hemolítica mediada por anticorpos. Na anemia isolada, os exames realizados no sangue periférico geralmente são suficientes para estabelecer a causa. Por outro lado, quando a anemia ocorre juntamente com trombocitopenia e/ou granulocitopenia, é muito mais provável que esteja associada a aplasia ou infiltração medulares; nesses casos, geralmente é necessário um exame da medula óssea.

Como será discutido mais adiante, as consequências clínicas das anemias são determinadas por sua gravidade, rapidez de início e mecanismo patogênico subjacente. Se o início for lento, o déficit na capacidade de transporte de O_2 é compensado por aumentos no débito cardíaco, na frequência respiratória e no 2,3-difosfoglicerato (DPG) dos eritrócitos, um intermediário da via glicolítica que aumenta a liberação de O_2 da hemoglobina. Estas alterações adaptativas atenuam os efeitos da anemia leve a moderada em pessoas outrora saudáveis, mas são menos eficazes naquelas com funções pulmonar ou cardíaca comprometidas. Palidez, fadiga e cansaço são comuns a todas as formas de anemia. As características específicas dos vários subtipos serão discutidas nas seções a seguir.

Tabela 10.2 Valores de referência de eritrócitos em adultos.[a]

	Unidade	Homens	Mulheres
Hemoglobina (Hb)	g/dℓ	13,2 a 16,6	11,6 a 15
Hematócrito (Hct)	%	38 a 49	35 a 45
Contagem de eritrócitos	$\times 10^6/\mu\ell$	4,4 a 5,6	3,9 a 5,1
Contagem de reticulócitos	%	0,6 a 2,7	0,6 a 2,7
Volume corpuscular médio (VCM)	fℓ	78 a 98	78 a 98
Hb corpuscular média (HCM)	pg	26 a 34	26 a 34
Concentração de Hb corpuscular média (CHCM)	g/dℓ	32 a 36	31 a 36
Amplitude de distribuição eritrocitária (RDW)		11,8 a 14,5	12,2 a 16,1

[a]Os valores de referência variam entre os laboratórios. Os valores de referência do laboratório que fornece o resultado devem ser sempre utilizados na interpretação de um teste laboratorial. Valores de referência extraídos de https://www.mayocliniclabs.com/ com permissão da Mayo Foundation for Medical Education and Research. Todos os direitos reservados.

ANEMIA POR PERDA DE SANGUE: HEMORRAGIA

A anemia por perda de sangue pode ser dividida em anemia causada por sangramento agudo (hemorragia) e anemia causada por perda sanguínea crônica (descrita posteriormente). **Os efeitos do sangramento agudo devem-se principalmente à perda de volume intravascular que, se for superior a 20%, pode levar ao colapso cardiovascular, ao choque e à morte.** Se o paciente sobreviver e for reanimado com líquidos orais ou intravenosos, a hemodiluição começa imediatamente e atinge seu efeito completo dentro de 2 a 3 dias; só então é revelada toda a extensão da perda de eritrócitos. A anemia é normocítica e normocrômica. A recuperação da perda sanguínea é melhorada por elevação compensatória da eritropoetina, que estimula o aumento da produção de eritrócitos e a reticulocitose após um intervalo de 5 a 7 dias.

Com a perda crônica de sangue, os estoques de ferro se esgotam gradualmente. O ferro é essencial para a síntese de hemoglobina e para a eritropoese, e sua deficiência leva a uma anemia crônica de subprodução. A anemia ferropriva também pode ocorrer em outros ambientes clínicos; ela será descrita posteriormente com outras formas de anemia causadas pela diminuição da produção de eritrócitos.

ANEMIA HEMOLÍTICA

As anemias hemolíticas são um grupo diversificado de distúrbios que têm como característica comum a destruição acelerada de eritrócitos. A vida útil dos eritrócitos é reduzida para menos do que os 120 dias normais, muitas vezes de forma acentuada. A anemia resultante e os baixos níveis de O_2 nos tecidos estimulam a liberação de eritropoetina pelos rins, levando ao aumento da produção de reticulócitos pela medula óssea. Assim, a hiperplasia eritroide da medula e a reticulocitose do sangue periférico são marcas das anemias hemolíticas. Nas anemias hemolíticas graves, o estímulo eritropoético pode ser tão pronunciado que a hematopoiese extramedular acontece no fígado, no baço e nos linfonodos.

Existem várias maneiras de organizar as anemias hemolíticas. Uma abordagem consiste em agrupá-las com base no defeito patogênico dos eritrócitos ser *intrínseco* (intracorpuscular) ou *extrínseco* (extracorpuscular) (ver Tabela 10.1). Uma segunda abordagem, que é clinicamente mais útil, agrupa as anemias hemolíticas de acordo com o fato de a hemólise ser principalmente extravascular ou intravascular. **A *hemólise extravascular* é causada por defeitos que aumentam a destruição dos eritrócitos pelos fagócitos, particularmente no baço.** O baço contém um grande número de macrófagos, as principais células responsáveis por retirar da circulação os eritrócitos danificados ou revestidos de anticorpos. Como são necessárias alterações acentuadas de formato para que os eritrócitos possam navegar pelos sinusoides esplênicos, qualquer redução na deformabilidade dos eritrócitos torna essa passagem difícil, de modo que os eritrócitos que ficam "presos" são fagocitados pelos macrófagos esplênicos residentes. Conforme descrito mais adiante neste capítulo, a deformabilidade diminuída é uma das principais causas de destruição de eritrócitos em diversas anemias hemolíticas. Os achados que são relativamente específicos para hemólise extravascular (em comparação com hemólise intravascular) incluem:

- *Hiperbilirrubinemia* e *icterícia* decorrentes da degradação da hemoglobina em macrófagos
- Graus variados de *esplenomegalia* devido à "hiperplasia de trabalho" de fagócitos no baço
- Se for de longa duração, risco aumentado de *colelitíase* com formação de *cálculos biliares ricos em bilirrubina* (cálculos pigmentares).

A *hemólise intravascular*, por outro lado, é caracterizada por lesões tão graves que os eritrócitos explodem na circulação. A hemólise intravascular pode resultar de forças mecânicas (p. ex., turbulência criada por uma valva cardíaca defeituosa) ou de agentes bioquímicos ou físicos que danificam gravemente a membrana dos eritrócitos (p. ex., fixação do complemento, exposição a toxinas de *Chlostridium* ou ao calor). Os achados que distinguem a hemólise intravascular da hemólise extravascular incluem os seguintes:

- *Hemoglobinemia, hemoglobinúria* e *hemossiderinúria*: a hemoglobina liberada na circulação é pequena o suficiente para passar para o espaço urinário. Nele, ela é parcialmente reabsorvida pelas células tubulares renais e processada em hemossiderina, a qual é liberada na urina quando as células tubulares renais são descartadas
- *Perda de ferro*, que pode levar à deficiência de ferro se a hemólise for persistente. Por outro lado, a reciclagem do ferro pelos fagócitos é muito eficiente e, portanto, a deficiência de ferro não é uma característica das anemias hemolíticas extravasculares.

Uma característica das hemólises intravascular e extravascular é a diminuição dos níveis séricos de *haptoglobina*, uma proteína plasmática que se liga à hemoglobina livre e é, então, removida da circulação. Aparentemente, durante o consumo de eritrócitos, os macrófagos "regurgitam" hemoglobina suficiente para causar a queda dos níveis de haptoglobina, mesmo quando a hemólise é inteiramente extravascular.

Passamos agora a algumas das anemias hemolíticas relativamente comuns.

Esferocitose hereditária

Este distúrbio decorre de defeitos hereditários (intrínsecos) na membrana dos eritrócitos que levam à formação de esferócitos, células não deformáveis que são altamente vulneráveis ao sequestro e à destruição no baço. A esferocitose hereditária é geralmente transmitida como um traço autossômico dominante; uma forma mais grave da doença, a autossômica recessiva, afeta uma pequena minoria de pacientes.

Patogênese. **A esferocitose hereditária é causada por defeitos hereditários no citoesqueleto da membrana, uma rede de proteínas que estabiliza a bicamada lipídica dos eritrócitos** (Figura 10.1). A principal proteína do citoesqueleto da membrana é a espectrina, um heterodímero longo e flexível que se autoassocia em uma das extremidades e se liga a filamentos curtos de actina na outra extremidade. Esses contatos criam uma malha bidimensional que está conectada às proteínas intrínsecas da membrana banda 3 e à glicoforina por meio de proteínas ligantes como a anquirina e a banda 4.1. A característica comum das mutações que causam a esferocitose hereditária é que elas enfraquecem as interações do citoesqueleto da membrana com as proteínas intrínsecas da membrana dos eritrócitos. Isto resulta na desestabilização da bicamada lipídica dos eritrócitos, que liberam vesículas de membrana na circulação à medida que envelhecem. Pouco citoplasma é perdido no processo e, como resultado, a razão área de superfície/volume diminui progressivamente com o tempo até que as células se tornem esféricas (ver Figura 10.1).

A forma discoide flexível dos eritrócitos normais permite margem considerável para mudanças de forma. Por outro lado, os esferócitos têm uma deformabilidade limitada e são sequestrados nos cordões esplênicos, onde são destruídos pelos abundantes macrófagos residentes (ver Figura 10.1). **O papel crucial do baço na esferocitose hereditária é ilustrado pelo efeito benéfico da esplenectomia; embora o defeito nos eritrócitos e nos esferócitos persista, a anemia é corrigida.**

Morfologia

Nos esfregaços de sangue periférico, os **esferócitos** são vermelho-escuros e não apresentam palidez central (Figura 10.2). A destruição excessiva de eritrócitos e a anemia resultante levam a uma hiperplasia compensatória dos progenitores de eritrócitos na medula e a um aumento na produção de eritrócitos marcada por reticulocitose. A **esplenomegalia** é mais comum e proeminente na esferocitose hereditária do que em outras formas de anemia hemolítica. O peso do baço geralmente está entre 500 g e 1.000 g (o normal é de 150 g a 200 g). O aumento resulta da congestão acentuada dos cordões esplênicos e do aumento do número de macrófagos. Os eritrócitos fagocitados são vistos dentro dos macrófagos que revestem os sinusoides e dentro dos cordões. Também podem ser observadas outras características gerais da anemia hemolítica, incluindo a **colelitíase**, que ocorre em 40 a 50% dos pacientes com esferocitose hereditária.

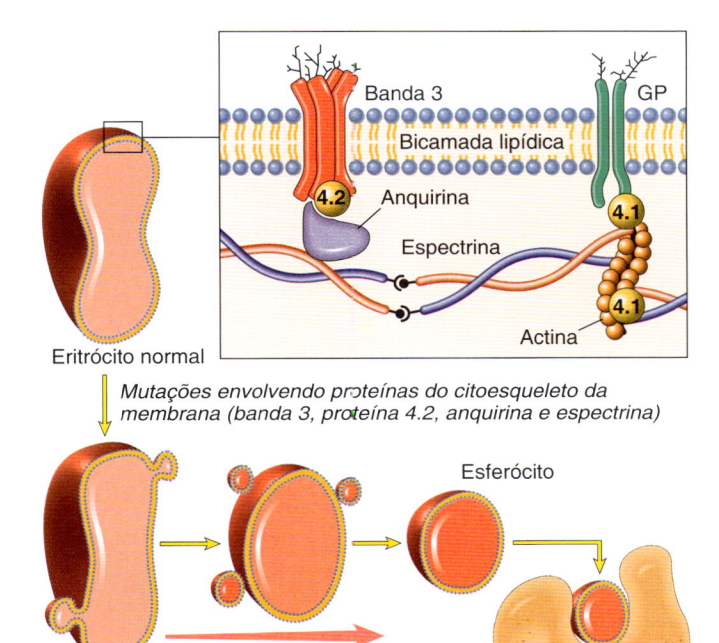

Figura 10.1 Patogênese da esferocitose hereditária. (*Painel superior*) Organização normal das principais proteínas do citoesqueleto da membrana dos eritrócitos. Mutações na espectrina, na anquirina, na banda 4.2 e na banda 3, que enfraquecem a associação do citoesqueleto da membrana com a membrana plasmática sobrejacente, fazem com que os eritrócitos liberem vesículas de membrana e se transformem em esferócitos (*painel inferior*). Os esferócitos não deformáveis são aprisionados nos cordões esplênicos e fagocitados por macrófagos. *GP*, Glicoforina.

Características clínicas. **As características associadas são anemia, esplenomegalia e icterícia**. A anemia é de gravidade variável, podendo ser desde subclínica até profunda; mais comumente é de grau moderado. Devido ao seu formato esférico, os eritrócitos presentes na esferocitose hereditária apresentam uma fragilidade osmótica aumentada quando colocados em soluções salinas hipotônicas, característica que pode ajudar a estabelecer o diagnóstico.

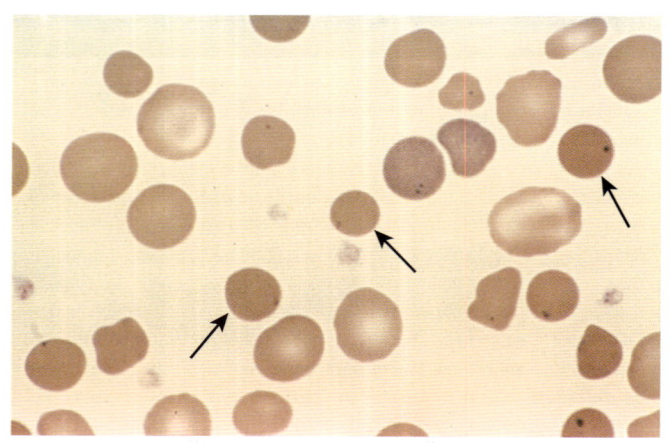

Figura 10.2 Esferocitose hereditária – esfregaço de sangue periférico. Observe a anisocitose e vários esferócitos hipercrômicos (*setas*). Corpúsculos de Howell-Jolly (pequenos remanescentes nucleares que aparecem como discretas inclusões escuras) também estão presentes nos eritrócitos deste paciente asplênico. (Cortesia do Dr. Robert W. McKenna, Department of Pathology, University of Texas Southwestern Medical School, Dallas, Texas.)

O curso é geralmente estável, mas pode ser pontuado por *crises aplásicas*, sendo as mais graves desencadeadas pela *infecção pelo parvovírus B19*. Este vírus tem um tropismo acentuado pelos eritroblastos, os quais sofrem apoptose durante a replicação viral. Até que a resposta imune controle a infecção (geralmente em 10 a 14 dias), a medula pode ficar virtualmente desprovida de progenitores de eritrócitos. Devido ao reduzido tempo de vida dos eritrócitos na esferocitose hereditária, a falta de produção de eritrócitos, mesmo que por apenas alguns dias, resulta em um rápido agravamento da anemia. Podem ser necessárias transfusões de sangue para o suporte aos pacientes até que a infecção seja eliminada.

Não existe tratamento específico. A esplenectomia melhora a anemia pela remoção do principal local de destruição dos eritrócitos. Os benefícios da esplenectomia devem ser ponderados em relação ao risco aumentado de infecções graves por bactérias encapsuladas, particularmente em crianças. A esplenectomia parcial está ganhando popularidade no universo de crianças pequenas, pois essa abordagem produz melhora hematológica e, ao mesmo tempo, mantém a proteção contra a sepse. A desvantagem é que, como o baço parcialmente ressecado eventualmente recupera seu tamanho, muitos pacientes precisarão de uma segunda ressecção. A esperança é que isto possa ser postergado para depois da infância, quando o risco de infecções graves é menor.

Anemia falciforme

Hemoglobinopatias **são um grupo de distúrbios hereditários causados por mutações herdadas que levam a anormalidades estruturais na hemoglobina (Hb).** A anemia falciforme, a hemoglobinopatia prototípica, é causada por uma mutação na β-globina que cria a hemoglobina falciforme (HbS, do inglês *sickle hemoglobin*). Numerosas outras hemoglobinopatias foram descritas, mas estas são menos comuns e estão fora do escopo desta discussão.

A anemia falciforme é a anemia hemolítica familiar mais comum. A presença de HbS protege contra a malária *falciparum* e, devido a esta pressão seletiva, o alelo HbS é predominante em áreas onde a malária era (e, em alguns casos, ainda é) endêmica, incluindo a África Equatorial e partes da Índia, sul da Europa e Oriente Médio. Nos EUA, aproximadamente 8% das pessoas de ascendência africana são portadoras heterozigotas de HbS e cerca de 1 em 600 tem anemia falciforme.

Patogênese. A anemia falciforme é causada pela substituição de um único aminoácido na β-globina, o que resulta em uma tendência de a HbS desoxigenada se autoassociar em polímeros. As hemoglobinas normais são tetrâmeros compostos por dois pares de cadeias semelhantes. Em média, o eritrócito adulto normal contém 96% de HbA ($\alpha_2\beta_2$), 3% de HbA$_2$ ($\alpha_2\delta_2$) e 1% de Hb fetal (HbF, $\alpha_2\gamma_2$). Nos pacientes com anemia falciforme, a HbA é completamente substituída pela HbS, enquanto nos portadores heterozigotos cerca de metade é substituída. A HbS difere da HbA por ter um resíduo de valina em vez de um resíduo de glutamato na posição do sexto aminoácido na β-globina. Na desoxigenação, as moléculas de HbS sofrem uma mudança conformacional que permite a formação de polímeros por meio de contatos intermoleculares envolvendo o resíduo anormal de valina. Esses polímeros distorcem os eritrócitos, que assumem uma forma alongada em crescente ou em forma de foice (Figura 10.3).

A falcização (ou afoiçamento) dos eritrócitos é inicialmente reversível na reoxigenação. Contudo, a distorção da membrana produzida por cada episódio de falcização leva a um influxo de cálcio que provoca a perda de potássio e água, e também danifica

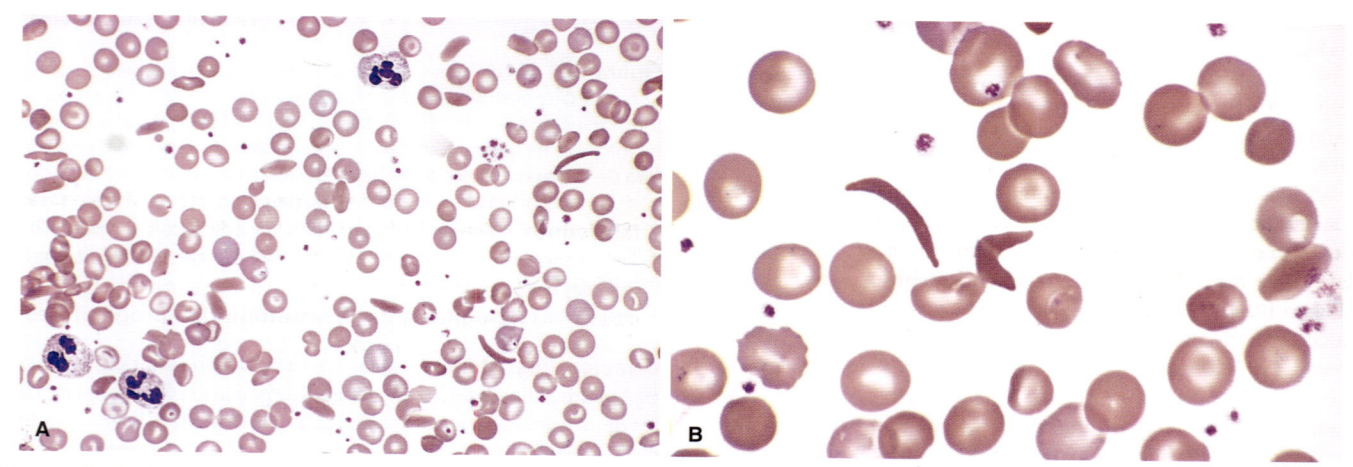

Figura 10.3 Anemia falciforme – esfregaço de sangue periférico. **A.** Visão em pequeno aumento mostrando células falciformes, anisocitose, poiquilocitose e células-alvo. **B.** Visão em maior aumento mostrando duas células irreversivelmente falciformes no centro. (Cortesia do Dr. Robert W. McKenna, Department of Pathology, University of Texas Southwestern Medical School, Dallas, Texas.)

o citoesqueleto da membrana. Com o tempo, esse dano cumulativo cria *células irreversivelmente falciformes* que são propensas à hemólise.

Três fatores são particularmente importantes para determinar se está ocorrendo nos pacientes uma polimerização clinicamente significativa da HbS:

- *Níveis intracelulares de hemoglobinas diferentes da HbS*. Nos heterozigotos, aproximadamente 40% da Hb são HbS e o restante é HbA, que interage apenas fracamente com a HbS desoxigenada. Como a HbA retarda muito a polimerização da HbS, os eritrócitos dos heterozigotos de HbS têm pouca tendência à falcização *in vivo*. Diz-se que essas pessoas têm um *traço falciforme*. Da mesma forma, como a hemoglobina fetal (HbF) interage fracamente com a HbS, os recém-nascidos com anemia falciforme não manifestam a doença até que a HbF caia e atinja níveis encontrados nos adultos, o que ocorre geralmente por volta dos 5 a 6 meses de vida. A hemoglobina C (HbC), outra β-globina mutante, tem um resíduo de lisina em vez do resíduo normal de ácido glutâmico na posição 6. Tal como a HbS, a HbC confere proteção à malária *falciparum* e é prevalente em populações semelhantes (África Subsaariana, partes da Índia etc.). Devido à ancestralidade africana equatorial, cerca de 2,3% dos norte-americanos de ascendência africana são portadores heterozigotos de HbC e cerca de 1 em 1.250 são heterozigotos compostos de HbC/HbS
- *Concentração intracelular de HbS*: a polimerização da HbS desoxigenada é fortemente dependente da concentração. Assim, a desidratação dos eritrócitos, que aumenta a concentração de Hb, facilita a falcização. Por outro lado, a coexistência de α-talassemia (descrita posteriormente), que diminui a concentração de Hb, reduz a falcização
- *Tempo necessário para os eritrócitos passarem pela microvasculatura*: os tempos de trânsito normais dos eritrócitos através dos leitos capilares são muito curtos para que ocorra uma polimerização significativa da HbS desoxigenada. Portanto, os tecidos mais suscetíveis à obstrução pelas células falciformes são aqueles em que o fluxo sanguíneo é lento, como o baço e a medula óssea. Contudo, a falcização pode ocorrer em outros leitos microvasculares na presença de fatores que retardam a passagem dos eritrócitos, particularmente a inflamação. É preciso lembrar que a inflamação retarda o fluxo sanguíneo ao aumentar a adesão de leucócitos e eritrócitos ao endotélio e induzir a exsudação de líquido através do extravasamento dos vasos (Capítulo 2). Além disso, em relação aos eritrócitos normais, os eritrócitos falciformes têm maior tendência de aderir às células endoteliais, uma vez que episódios repetidos de falcização causam danos à membrana, os quais tornam tais eritrócitos anormalmente "pegajosos". Esses fatores se potencializam para prolongar o tempo de trânsito dos eritrócitos falciformes, aumentando a probabilidade de obstrução vascular clinicamente significativa.

A falcização dos eritrócitos tem duas consequências patológicas principais: anemia hemolítica crônica moderadamente grave, devido a danos na membrana dos eritrócitos; e obstruções vasculares, que resultam em lesão tecidual isquêmica e crises de dor (Figura 10.4). A expectativa de vida média dos eritrócitos na anemia falciforme é de apenas 20 dias (um sexto do normal) e a gravidade da hemólise se correlaciona à quantidade de células irreversivelmente falciformes presentes no sangue. Por outro lado, a oclusão vascular não está relacionada ao número de células irreversivelmente falciformes e, em vez disso, parece ser desencadeada por fatores sobrepostos, como infecção, inflamação, desidratação e acidose, pois todas estas aumentam a tendência de os eritrócitos pararem e falcizarem na microvasculatura.

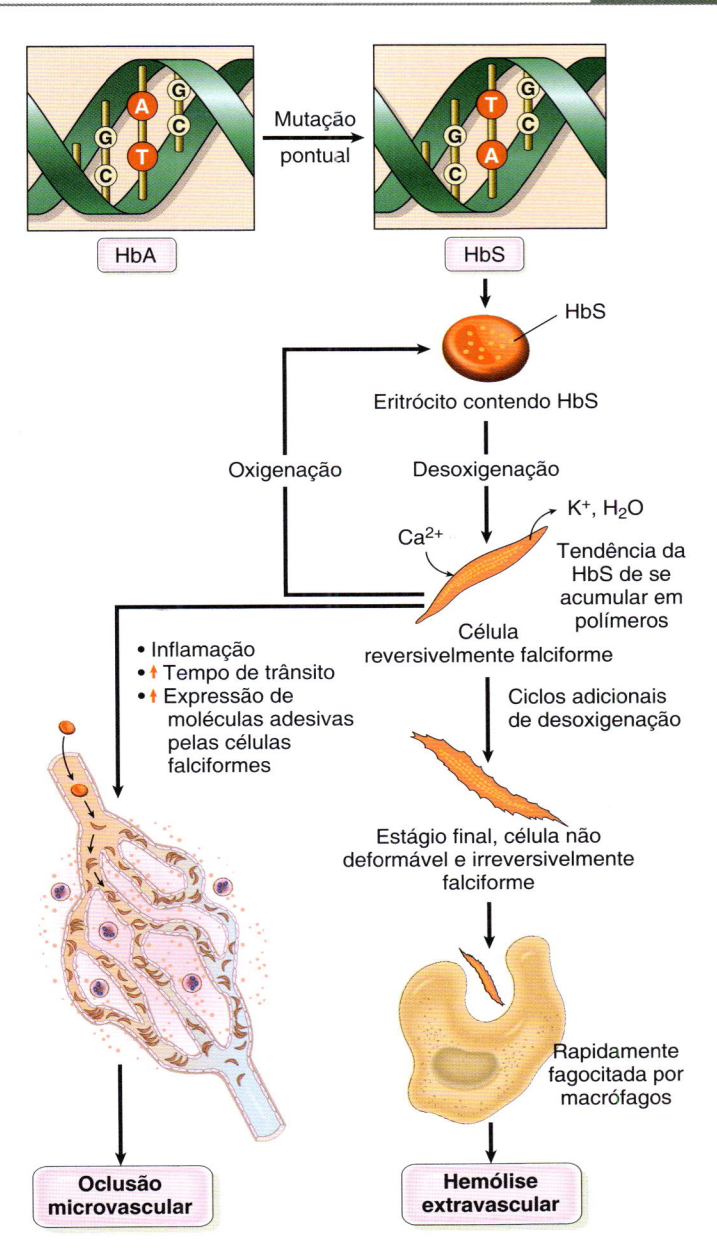

Figura 10.4 Fisiopatologia da anemia falciforme.

Morfologia

As anormalidades na anemia falciforme decorrem de (1) anemia hemolítica crônica, (2) aumento da degradação do heme em bilirrubina e (3) obstruções microvasculares que provocam isquemia tecidual e infarto. Nos esfregaços de sangue periféricos, são evidentes **eritrócitos irreversivelmente falciformes** alongados, fusiformes ou em forma de barco (ver Figura 10.3). Tanto a anemia quanto a estase vascular produzem alterações gordurosas induzidas por hipoxia no coração, no fígado e nos túbulos renais. Existe na medula uma **hiperplasia compensatória dos progenitores eritroides**. A proliferação celular na medula muitas vezes causa reabsorção óssea e neoformação óssea secundária, resultando em maçãs do rosto proeminentes e alterações no crânio que, nas radiografias, lembram um "corte militar" ou "em escovinha". A hematopoiese extramedular pode aparecer no fígado e no baço.

Em crianças, há uma **esplenomegalia moderada** (peso do baço de até 500 g) devida à congestão da polpa vermelha causada por eritrócitos falciformes aprisionados. No entanto, a estase crônica de eritrócitos esplênicos produz danos hipóxicos e infartos que, com o tempo, reduzem o baço a um inútil vestígio de tecido fibroso. Este processo, conhecido como **autoesplenectomia**, é concluído na idade adulta.

Congestão vascular, trombose e infarto podem afetar qualquer órgão, incluindo ossos, fígado, rim, retina, cérebro, pulmão e pele. A medula óssea é particularmente propensa à isquemia devido ao seu fluxo sanguíneo lento e à alta taxa metabólica. O priapismo, outro problema frequente, pode causar fibrose peniana e disfunção erétil. Tal como acontece com outras anemias hemolíticas, os **cálculos biliares pigmentados** são comuns.

Características clínicas. A anemia falciforme é caracterizada por anemia hemolítica crônica e crises vaso-oclusivas sobrepostas. Geralmente, é assintomática até os 6 meses de vida, quando então a mudança de HbF para HbS está completa. A anemia é moderada a grave; a maioria dos pacientes apresenta hematócritos de 18 a 30% (a faixa normal é de 38 a 48%). A hemólise crônica está associada à hiperbilirrubinemia e à reticulocitose compensatória.

Muito mais graves são as crises vaso-oclusivas, que estão caracteristicamente associadas à dor e muitas vezes levam a significativos danos teciduais, morbidade e mortalidade. Entre as crises mais comuns e graves, estão as seguintes:

- A *síndrome mão-pé*, resultante de infarto dos ossos das mãos e dos pés, é o sintoma mais comum nas crianças pequenas
- *Síndrome torácica aguda*, na qual o fluxo sanguíneo lento em um pulmão inflamado (p. ex., uma área de pneumonia) leva à falcização nos leitos pulmonares hipoxêmicos. Isso exacerba a disfunção pulmonar, criando um círculo vicioso de agravamento das hipoxemias pulmonar e sistêmica, falcização e vaso-oclusão. A síndrome torácica aguda também pode ser desencadeada por êmbolos gordurosos provenientes do osso infartado
- *Acidente vascular cerebral (AVC)*, que às vezes ocorre no contexto da síndrome torácica aguda. O AVC e a síndrome torácica aguda são as duas principais causas de morte relacionadas à isquemia
- *Retinopatia proliferativa*, uma consequência de vaso-oclusões nos olhos que pode levar a perda de acuidade visual e cegueira.

Outro evento agudo, a *crise aplásica*, é causado por uma diminuição repentina na produção de eritrócitos. Tal como na esferocitose hereditária, esta é geralmente desencadeada pela infecção dos eritroblastos pelo parvovírus B19 e, embora grave, é autolimitante.

Além dessas crises, os pacientes com anemia falciforme estão sujeitos a infecções. Tanto crianças como adultos com anemia falciforme são funcionalmente asplênicos, o que os torna suscetíveis a infecções causadas por bactérias encapsuladas, como os pneumococos. Em adultos, a base para o "hipoesplenismo" é o autoinfarto. Na fase inicial do aumento esplênico da infância, a congestão causada por eritrócitos falciformes aprisionados aparentemente interfere no sequestro e na morte bacteriana; portanto, mesmo crianças com baço aumentado correm risco de desenvolver septicemia fatal. Os pacientes com anemia falciforme também têm predisposição à osteomielite bacteriana, que pode resultar da disseminação bacteriana do osso infartado. Os microrganismos causadores mais comuns são espécies bacterianas encapsuladas e organismos gram-negativos, particularmente *Escherichia coli* e *Salmonella*.

Na anemia falciforme homozigótica, eritrócitos irreversivelmente falciformes são observados em esfregaços de sangue periférico de rotina. No traço falciforme, a falcização pode ser induzida *in vitro* pela exposição das células à hipoxia. Nos EUA, a triagem neonatal em busca de doença falciforme agora é obrigatória; a HbS e outras hemoglobinas são identificadas por métodos como a eletroforese em gel no sangue obtido por punção do calcanhar. O diagnóstico pré-natal da anemia falciforme é realizado por meio da análise do DNA fetal obtido por amniocentese ou biopsia de vilosidades coriônicas.

O curso clínico da anemia falciforme é altamente variável. Como resultado das melhorias nos cuidados de suporte, agora aproximadamente 50% dos pacientes sobrevivem para além da quinta década. De particular importância são a vacinação e o tratamento profilático com penicilina para evitar infecções pneumocócicas, especialmente em crianças com menos de 5 anos. Um dos pilares da terapia é a hidroxiureia, um inibidor "suave" da síntese de DNA. A hidroxiureia reduz as crises de dor e diminui a anemia por intermédio de vários efeitos, que incluem (1) aumento nos níveis de HbF; (2) efeito anti-inflamatório devido à inibição da produção de leucócitos; (3) aumento no tamanho dos eritrócitos, o que diminui a concentração intracelular de hemoglobina; e (4) seu metabolismo para óxido nítrico (NO), um potente vasodilatador e inibidor da agregação plaquetária. Mais recentemente, foram obtidos desfechos encorajadores com o transplante alogênico de medula óssea e a terapia gênica corretiva, ambos potencialmente curativos.

Talassemia

As talassemias são doenças hereditárias causadas por mutações nos genes da globina que diminuem a síntese de α-globina ou β-globina. A diminuição da síntese de uma cadeia de globina resulta não apenas em uma deficiência de Hb, mas também na formação de precipitados intracelulares a partir do excesso de cadeias normais de globina não pareadas que causa danos aos eritrócitos e hemólise. As mutações que causam a talassemia são particularmente comuns nas regiões do Mediterrâneo, da África e da Ásia, onde a malária é endêmica. Tal como acontece com a HbS, supõe-se que as mutações na globina associadas à talassemia protejam contra a malária *falciparum*.

Patogênese. As talassemias apresentam como condição subjacente uma ampla coleção de mutações autossômicas codominantes na α-globina e na β-globina. Conforme descrito anteriormente, a hemoglobina adulta, ou HbA, é um tetrâmero composto por duas cadeias α e duas cadeias β. As cadeias α são codificadas por dois genes de α-globina situados *in tandem* no cromossomo 16, enquanto as cadeias β são codificadas por um único gene de β-globina localizado no cromossomo 11. Dependendo da combinação específica de alelos mutados que são herdados pelo paciente, as características clínicas variam amplamente (Tabela 10.3).

β-Talassemia

As mutações associadas à β-talassemia enquadram-se em duas categorias: (1) β^0, na qual não são produzidas cadeias de β-globina; e (2) β$^+$, em que há uma síntese reduzida (mas detectável) de β-globina. O sequenciamento dos genes associados à β-talassemia mostrou mais de 100 mutações causais diferentes, a maioria consistindo em alterações de base única. As pessoas que herdam um alelo anormal apresentam a *β-talassemia menor* (também conhecida como *traço β-talassêmico*), que é assintomática ou levemente sintomática. A maioria das pessoas que herdam quaisquer dois alelos β^0 e β$^+$ tem a *β-talassemia maior*; ocasionalmente, os indivíduos que herdam pelo menos um alelo β$^+$ apresentam uma doença mais branda denominada *β-talassemia intermediária*. Em contraste com a α-talassemia (descrita posteriormente), as deleções gênicas raramente estão subjacentes à β-talassemia (ver Tabela 10.3).

As mutações responsáveis pela β-talassemia são diversas e perturbam a síntese de β-globina de muitas maneiras. A mais comum leva a um processamento (*splicing*) anormal do RNA, enquanto outras

Tabela 10.3 Classificações clínica e genética das talassemias.

Síndrome clínica	Genótipo	Características clínicas	Genética molecular
β-Talassemias			Principalmente mutações pontuais que levam a defeitos na transcrição, no processamento (splicing) ou na tradução do mRNA da β-globina
β-talassemia maior	β-talassemia homozigótica ($β^0/β^0$, $β^+/β^+$, $β^0/β^+$)	Anemia grave; transfusões de sangue regulares são necessárias	
β-talassemia intermediária	Variável ($β^0/β^+$, $β^+/β^+$, $β^0/β$, $β^+/β$)	Anemia moderadamente grave; transfusões de sangue regulares não são necessárias	
β-talassemia menor	β-talassemia heterozigótica ($β^0/β$, $β^+/β$)	Assintomática com anemia leve ou ausente; anormalidades nos eritrócitos são observadas	
α-Talassemias			Principalmente deleções gênicas
Portador silencioso	$-/α, α/α$	Assintomático; nenhuma anormalidade nos eritrócitos	
Traço α-talassêmico	$-/-, α/α$ (asiático) $-/α, -/α$ (negro africano, asiático)	Assintomática, assemelha-se à β-talassemia menor	
Doença HbH	$-/-, -/α$	Moderadamente grave; assemelha-se à β-talassemia intermediária	
Hidropisia fetal	$-/-, -/-$	Letal *in utero* quando na ausência de transfusões	

HbH, hemoglobina H; mRNA, ácido ribonucleico mensageiro.

estão no promotor do gene da β-globina (levando à diminuição da transcrição) ou em regiões codificantes (levando à diminuição da tradução). A natureza específica da mutação determina se o resultado é um alelo $β^0$ ou $β^+$.

A síntese defeituosa de β-globina na β-talassemia contribui para a anemia por meio de dois mecanismos: (1) formação inadequada de HbA resultando em eritrócitos pequenos (microcíticos) e pouco hemoglobinizados (hipocrômicos); e (2) acúmulo de cadeias de α-globina não pareadas, que formam precipitados tóxicos que danificam gravemente as membranas dos eritrócitos e dos precursores eritroides. Uma grande quantidade de precursores eritroides é tão gravemente danificada que eles morrem por apoptose na medula óssea (Figura 10.5), um fenômeno denominado *eritropoese ineficaz*, e os poucos eritrócitos produzidos têm uma expectativa de vida reduzida. A hematopoiese ineficaz também está associada a um aumento inadequado na absorção do ferro da dieta, o que, sem intervenção médica, leva inevitavelmente à *sobrecarga de ferro*. O aumento da absorção de ferro é causado por baixos níveis plasmáticos de hepcidina, um crucial regulador negativo da absorção de ferro que será discutido mais adiante.

α-Talassemia

Ao contrário da β-talassemia, **a α-talassemia é causada principalmente por deleções envolvendo um ou mais genes de α-globina**. A gravidade da doença é proporcional ao número de genes de α-globina que são deletados (ver Tabela 10.3). Por exemplo, a perda de um único gene de α-globina produz um estado de portador silencioso, enquanto a deleção de todos os quatro genes de α-globina é letal *in utero* porque os eritrócitos praticamente não têm capacidade de fornecer oxigênio. Com a perda de três genes de α-globina, há um excesso relativo de cadeias de β-globina ou (no início da vida) de γ-globina. O excesso de cadeias de β-globina e γ-globina forma tetrâmeros β4 e γ4 relativamente estáveis, conhecidos como *HbH* e *Hb Bart*, respectivamente, que causam menos danos à membrana do que as cadeias de α-globina livres encontradas na β-talassemia; como resultado, a eritropoese ineficaz é menos pronunciada na α-talassemia. Infelizmente, tanto a HbH como a Hb Bart têm uma afinidade anormalmente elevada pelo oxigênio, o que impede a liberação de oxigênio nos tecidos e, portanto, torna-as ineficazes no fornecimento de oxigênio.

> ### Morfologia
>
> Dependendo da lesão molecular específica subjacente, várias morfologias são observadas. Em uma extremidade do espectro, estão a β-talassemia menor e o traço α-talassêmico, nos quais as anormalidades estão confinadas ao sangue periférico. Nos esfregaços, os eritrócitos são pequenos (microcíticos) e pálidos (hipocrômicos), mas de formato regular. Muitas vezes são vistas **células-alvo**, células com uma razão área de superfície/volume aumentada que permite que o citoplasma se acumule em uma "poça" central vermelho-escura. No outro extremo do espectro, na β-talassemia maior, os esfregaços de sangue periférico mostram acentuadas **microcitose, hipocromia, poiquilocitose** (variação na forma das células) e **anisocitose** (variação no tamanho das células). Também são observados eritrócitos nucleados (normoblastos), que refletem o impulso eritropoético subjacente. A β-talassemia intermediária e a doença HbH estão associadas a esfregaços periféricos com resultados situados entre estes dois extremos.
>
> As alterações anatômicas na β-talassemia maior são semelhantes às observadas em outras anemias hemolíticas, mas são de grau profundo. A eritropoese ineficaz e a hemólise resultam em uma hiperplasia marcante dos progenitores eritroides com uma mudança para formas iniciais. A medula eritropoética expandida pode preencher completamente o espaço intramedular do citoesqueleto, invadir o córtex ósseo, prejudicar o crescimento ósseo e produzir **deformidades esqueléticas**. A hematopoiese extramedular e a hiperplasia de fagócitos mononucleares resultam em **esplenomegalia**, hepatomegalia e linfadenopatia proeminentes. Os precursores eritropoéticos ineficazes consomem nutrientes e produzem um retardo de crescimento e um grau de **caquexia** que lembra o observado em pacientes com câncer. A menos que sejam tomadas medidas para evitar a sobrecarga de ferro, durante o período de anos desenvolve-se uma **hemossiderose** grave (ver Figura 10.5). A doença HbH e a β-talassemia intermediária também estão associadas à esplenomegalia, à hiperplasia eritroide e ao retardo de crescimento relacionado à anemia, mas estes são menos graves do que na β-talassemia maior.

Características clínicas. O traço β-talassêmico e o traço α-talassêmico são tipicamente assintomáticos. Geralmente, há apenas uma anemia microcítica hipocrômica leve; esses pacientes têm uma expectativa de vida normal. A anemia ferropriva está associada a uma aparência semelhante de eritrócitos e deve ser excluída por exames laboratoriais apropriados (descritos posteriormente).

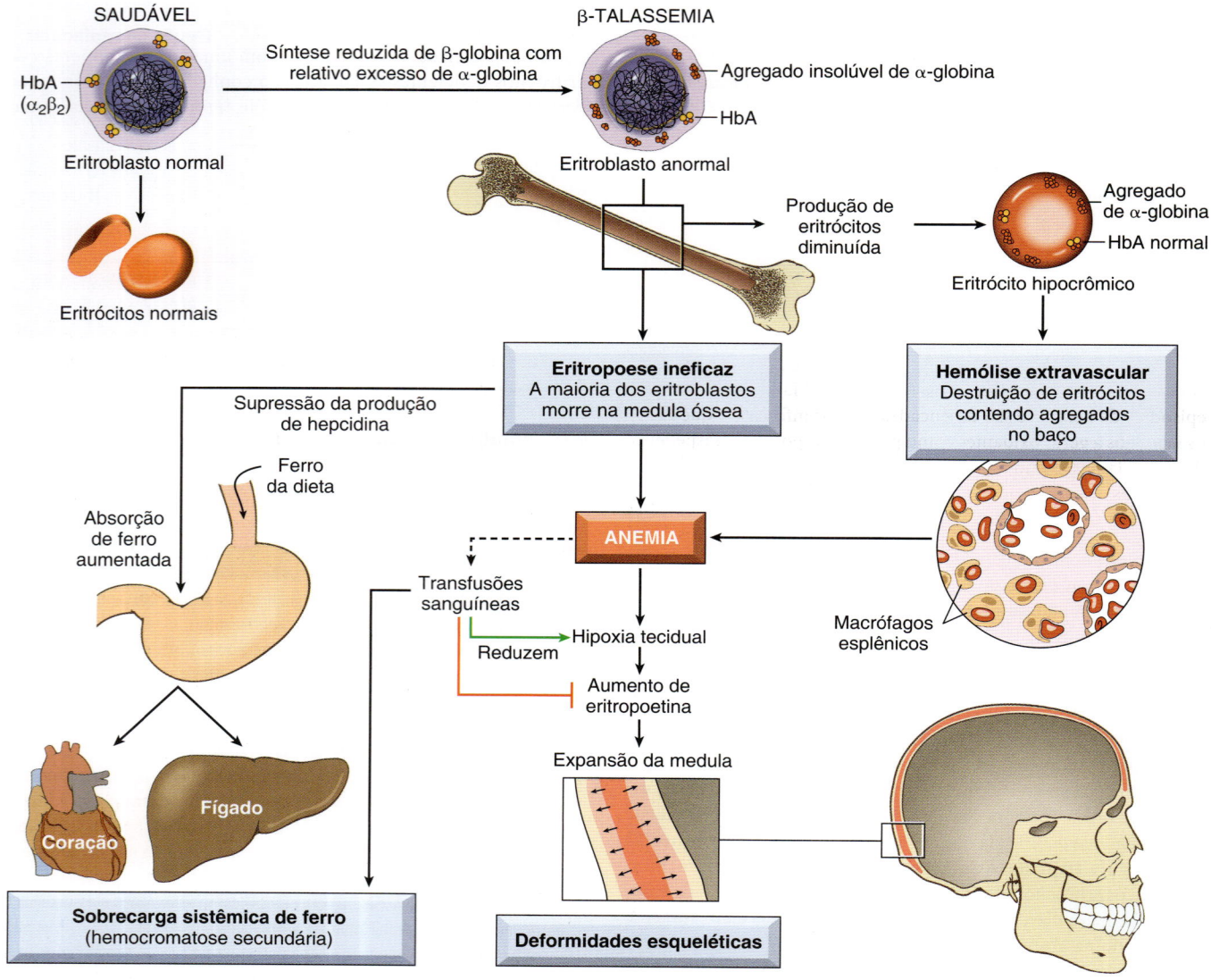

Figura 10.5 Fisiopatologia da β-talassemia maior. Ver texto para obter mais detalhes.

A β-talassemia maior se manifesta no período pós-natal à medida que a síntese de HbF diminui. As crianças afetadas apresentam retardo de crescimento que começa na infância. Elas são sustentadas por transfusões de sangue, que melhoram o quadro anêmico e reduzem as deformidades esqueléticas associadas à eritropoese excessiva. Se o tratamento consistir apenas em transfusões sanguíneas, a sobrevivência até a segunda ou terceira década é possível, mas a sobrecarga sistêmica de ferro se desenvolve gradualmente devido à captação inadequada de ferro no intestino e à carga de ferro nos eritrócitos transfundidos. A captação excessiva de ferro pelo intestino ocorre porque o grande conjunto de eritroblastos secreta um hormônio chamado *eritroferrona*, que circula no fígado e suprime a liberação de hepcidina (descrito posteriormente). A menos que os pacientes sejam fortemente tratados com quelantes de ferro, a disfunção cardíaca causada pela *hemocromatose secundária* inevitavelmente se desenvolve, e muitas vezes é fatal na segunda ou na terceira década de vida. Quando possível, o transplante de células-tronco hematopoiéticas em idade precoce é o tratamento de escolha.

A doença HbH e a β-talassemia intermediária não são tão graves quanto a β-talassemia maior porque o desequilíbrio na síntese da cadeia de globina não é tão profundo e a hematopoiese é mais eficaz. A anemia é de gravidade moderada, os pacientes geralmente não necessitam de transfusões e a sobrecarga de ferro é raramente observada.

O diagnóstico da β-talassemia maior pode ser fortemente pressuposto com bases clínicas. A eletroforese de Hb mostra uma profunda redução ou ausência de HbA e níveis aumentados de HbF. O nível de HbA_2 pode estar normal ou aumentado. Alterações semelhantes, mas menos graves, são observadas nos pacientes afetados pela β-talassemia intermediária. O diagnóstico pré-natal da β-talassemia é desafiador, mas pode ser feito por análise de DNA em centros especializados. Na verdade, a talassemia foi a primeira doença diagnosticada por testes baseados em DNA, o que abriu caminho para o campo do diagnóstico molecular. O diagnóstico de β-talassemia menor é feito por eletroforese de Hb, que normalmente mostra um nível reduzido de HbA ($\alpha_2\beta_2$) e um nível aumentado de HbA_2 ($\alpha_2\delta_2$). A doença HbH pode ser diagnosticada pela detecção de tetrâmeros β4 por eletroforese.

Deficiência de glicose-6-fosfato desidrogenase

Os eritrócitos são constantemente expostos a oxidantes endógenos e exógenos, que normalmente são inativados pela glutationa reduzida

(GSH). As anormalidades que afetam as enzimas responsáveis pela síntese de GSH deixam os eritrócitos vulneráveis à lesão oxidativa e à hemólise. De longe, a mais comum dessas condições é a deficiência de glicose-6-fosfato desidrogenase (G6PD, do inglês *glucose-6-phosphate dehydrogenase*). O gene *G6PD* está no cromossomo X. Mais de 400 variantes da G6PD foram identificadas, mas apenas algumas estão associadas a doença.

Patogênese. A deficiência de G6PD está tipicamente associada a episódios transitórios de hemólise intravascular causados pela exposição a um fator ambiental (geralmente agentes infecciosos ou fármacos) que produz estresse oxidativo. Os fármacos relacionados incluem agentes antimaláricos (p. ex., primaquina), sulfonamidas, nitrofurantoína, fenacetina, ácido acetilsalicílico (em altas doses) e derivados da vitamina K. O consumo de certos alimentos, como favas, também pode causar hemólise. Mais comumente, os episódios de hemólise são desencadeados por infecção, o que induz os fagócitos a gerar oxidantes como parte da resposta do hospedeiro. Esses oxidantes, como o peróxido de hidrogênio, são normalmente absorvidos pela GSH, que é convertida em GSH oxidada no processo. Como a regeneração de GSH é prejudicada nas células deficientes em G6PD, os oxidantes ficam livres para "atacar" outros componentes dos eritrócitos, incluindo as cadeias de globina. A hemoglobina oxidada desnatura e precipita, formando inclusões intracelulares chamadas *corpúsculos de Heinz*, que podem danificar a membrana dos eritrócitos de maneira tão grave que resulta em hemólise intravascular. Outras células, com menos danos, perdem sua deformabilidade e sofrem lesões adicionais quando os fagócitos esplênicos tentam "arrancar" os corpúsculos de Heinz, criando as chamadas *células mordidas* (ou bolhosas) (Figura 10.6). Essas células ficam presas na recirculação para o baço e são destruídas pelos fagócitos.

Características clínicas. A hemólise tipicamente se desenvolve 2 ou 3 dias após a exposição ao fármaco e apresenta gravidade variável. Como a G6PD é ligada ao X, os eritrócitos dos homens afetados são uniformemente deficientes e vulneráveis à lesão oxidativa. Por outro lado, a inativação aleatória de um cromossomo X em mulheres heterozigotas (Capítulo 4) cria duas populações de eritrócitos, uma normal e outra deficiente em G6PD. A maioria das mulheres portadoras não é afetada, exceto aquelas com uma grande proporção de eritrócitos deficientes (uma situação conhecida como lionização desfavorável). A suscetibilidade à hemólise entre as diferentes formas mutadas de G6PD varia de acordo com o grau da deficiência de G6PD. No caso da variante G6PD A-, que é comum em áreas da África onde a malária é endêmica, a meia-vida da variante é apenas modestamente diminuída. Como resultado, somente os eritrócitos mais velhos são suscetíveis à lise. Como a medula compensa a anemia aumentando a produção de novos eritrócitos com níveis adequados de G6PD, a hemólise diminui mesmo que a exposição ao fármaco continue. Outras variantes, como a G6PD mediterrânea, encontrada principalmente no Oriente Médio, produzem deficiência enzimática mais acentuada e, como resultado, a hemólise que decorre da exposição a oxidantes é mais grave.

Hemoglobinúria paroxística noturna

A hemoglobinúria paroxística noturna (HPN) é uma anemia hemolítica que decorre de mutações adquiridas em *PIGA*, um gene necessário para a síntese de fosfatidilinositol glicano (PIG, do inglês *phosphatidylinositol glycan*), que serve como âncora de membrana para muitas proteínas. Como o gene *PIGA* é ligado ao X, as células normais têm apenas um gene *PIGA* ativo, cuja mutação é suficiente para causar deficiência de PIGA. As mutações patogênicas na HPN ocorrem em um progenitor hematopoiético inicial capaz de dar origem a eritrócitos, leucócitos e plaquetas. A progênie do clone com *PIGA* mutado não tem a capacidade de produzir proteínas com "cauda de PIG", incluindo várias que limitam a atividade do complemento; como resultado, os eritrócitos derivados de precursores deficientes em *PIGA* são excessivamente sensíveis à lise pelo complexo de ataque à membrana C5b-C9 do complemento. Os leucócitos compartilham a mesma deficiência, mas são menos sensíveis ao complemento do que os eritrócitos e, portanto, estes últimos sofrem o impacto do ataque. A hemólise noturna que dá nome à HPN ocorre porque a fixação do complemento é aumentada pela diminuição do pH sanguíneo que acompanha o sono (devido à retenção de CO_2). Entretanto, a maioria dos pacientes apresenta anemia e deficiência de ferro, que são resultantes de uma hemólise intravascular crônica, de forma menos intensa. Curiosamente, a HPN está por vezes associada à anemia aplásica, que pode preceder ou seguir o início da HPN. A base para esta associação é incerta.

A complicação mais temida da HPN é a trombose, que geralmente ocorre nos vasos abdominais, como a veia porta e a veia hepática. O estado protrombótico também está de alguma forma relacionado à atividade excessiva do complemento, pois o eculizumabe, um anticorpo terapêutico que se liga ao C5 e inibe a montagem do complexo de ataque à membrana C5b-C9, reduz bastante a incidência de trombose, bem como o grau de hemólise intravascular. O eculizumabe não tem efeito nos estágios iniciais da fixação do complemento e os pacientes tratados continuam a apresentar graus variados de hemólise extravascular devido à deposição de C3b nas superfícies dos eritrócitos. A perda da atividade C5b-C9 nos pacientes que estão recebendo eculizumabe representa um risco de infecções por *Neisseria*, particularmente sepse meningocócica; assim, todos os pacientes tratados devem ser vacinados contra *N. meningococcus*.

Anemia hemolítica autoimune

A anemia hemolítica autoimune é causada por anticorpos que se ligam a antígenos nas membranas dos eritrócitos. Estes anticorpos podem surgir espontaneamente ou ser induzidos por agentes exógenos, tais como fármacos ou agentes químicos. A anemia hemolítica

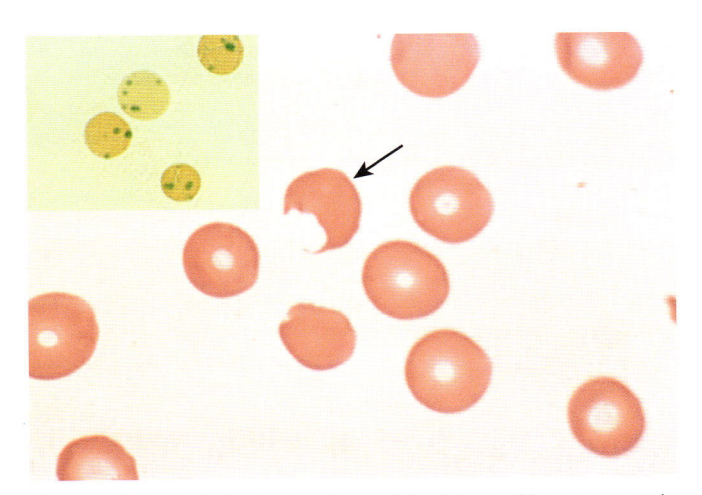

Figura 10.6 Deficiência de glicose-6-fosfato desidrogenase após exposição a fármacos oxidantes – esfregaço de sangue periférico. *No detalhe*, eritrócitos com precipitados de globina desnaturada (corpúsculos de Heinz) evidenciados por coloração supravital. À medida que os macrófagos esplênicos "arrancam" essas inclusões, são produzidas as "células mordidas" (*seta*) semelhantes às deste esfregaço. (Cortesia do Dr. Robert W. McKenna, Department of Pathology, University of Texas Southwestern Medical School, Dallas, Texas.)

autoimune é incomum e é classificada com base (1) na natureza do anticorpo e (2) na presença de condições predisponentes, que são resumidas na Tabela 10.4.

O diagnóstico depende da detecção de anticorpos e/ou complemento nos eritrócitos. Isso é feito com o *teste de Coombs direto*, no qual os eritrócitos do paciente são incubados com anticorpos contra imunoglobulina humana ou complemento. Esses anticorpos fazem com que os eritrócitos do paciente se agreguem (aglutinem), indicando que os eritrócitos do paciente estão revestidos com imunoglobulina e/ou complemento. O *teste de Coombs indireto*, que avalia a capacidade do soro do paciente em aglutinar eritrócitos contendo determinantes de superfície definidos, pode então ser usado para caracterizar o alvo do anticorpo.

Anemia hemolítica autoimune por anticorpos quentes

Nessa entidade, a hemólise resulta da ligação de autoanticorpos de alta afinidade aos eritrócitos, que são então removidos da circulação por fagócitos no baço e em outros locais. Além da eritrofagocitose, o consumo incompleto ("mordida") de eritrócitos revestidos de anticorpos pelos macrófagos remove a membrana e transforma os eritrócitos em esferócitos, que são rapidamente destruídos no baço, assim como na esferocitose hereditária (descrita anteriormente). A anemia hemolítica autoimune por anticorpos quentes é causada pelos anticorpos imunoglobulina G (IgG) ou (raramente) IgA, que são ativos a 37 °C. Mais de 60% dos casos são idiopáticos (primários), enquanto 25% ocorrem no contexto de um distúrbio imune (p. ex., lúpus eritematoso sistêmico) ou são induzidos por fármacos. A gravidade clínica é variável, mas a maioria dos pacientes apresenta anemia crônica leve e esplenomegalia moderada e não necessita de tratamento.

Os mecanismos de hemólise induzidos por fármacos são variados e, em alguns casos, pouco compreendidos. Fármacos como a α-metildopa induzem autoanticorpos contra constituintes intrínsecos dos eritrócitos, em particular antígenos do grupo sanguíneo Rh. Presumivelmente, o fármaco altera de alguma forma a imunogenicidade de epítopos nativos e, assim, contorna a tolerância das células T (Capítulo 5). Outros fármacos, como a penicilina, induzem uma resposta de anticorpos ligando-se covalentemente às proteínas da membrana dos eritrócitos e, assim, produzem neoantígenos. Às vezes, os anticorpos reconhecem um fármaco na circulação e formam imunocomplexos que são depositados nos eritrócitos, nos quais podem fixar o complemento ou atuar como opsoninas, causando hemólise em ambos os casos.

Anemia hemolítica autoimune por anticorpos frios

A anemia hemolítica autoimune por anticorpos frios é geralmente causada por anticorpos IgM de baixa afinidade que se ligam às membranas dos eritrócitos apenas em temperaturas abaixo de 30°C, como pode ocorrer nas partes distais do corpo (p. ex., orelhas, mãos e dedos dos pés) em climas frios. Às vezes, as aglutininas frias aparecem transitoriamente durante a recuperação de uma pneumonia causada por *Mycoplasma* spp. e mononucleose infecciosa, produzindo então uma anemia leve e de pouca importância clínica. Formas crônicas mais significativas de anemia hemolítica por aglutinina fria ocorrem em associação com certas neoplasias de células B ou como uma condição idiopática.

Patogênese. A ligação da IgM aos eritrócitos inicia a fixação do complemento, mas as etapas posteriores da cascata do complemento ocorrem de forma ineficiente em temperaturas inferiores a 37°C. Como resultado, os eritrócitos com IgM ligada são revestidos com fragmentos C3b e C3d do complemento C3, mas não são lisados intravascularmente. Quando essas células se deslocam para áreas mais quentes, a IgM fracamente ligada é liberada, mas o revestimento com fragmentos C3b e C3d permanece. Como os fragmentos C3b e C3d são opsoninas (Capítulo 2), as células são fagocitadas por macrófagos, principalmente no baço e no fígado; portanto, na maioria dos casos a hemólise é principalmente extravascular. Como a IgM é pentavalente, cada molécula pode se ligar a mais de um eritrócito, promovendo uma ligação cruzada entre essas células e fazendo com que elas se agreguem (*aglutinem*). A estase do sangue nos capilares devido à aglutinação de eritrócitos geralmente produz o *fenômeno de Raynaud* nas extremidades dos indivíduos afetados.

Hemólise mecânica

A hemólise dos eritrócitos em decorrência de sua exposição a forças mecânicas anormais ocorre em dois cenários principais. A *hemólise traumática* clinicamente significativa é por vezes produzida por próteses valvares cardíacas disfuncionais, que podem criar uma turbulência suficiente para cortar os eritrócitos ("efeito liquidificador"). Mais comumente, a hemólise traumática ocorre incidentalmente durante uma atividade que produz batidas físicas repetidas em uma ou mais partes do corpo (p. ex., corrida de maratona, golpe de caratê, batuque de tambor). A *anemia hemolítica microangiopática* é observada em estados patológicos nos quais pequenos vasos ficam parcialmente obstruídos ou estreitados por lesões que predispõem a passagem dos eritrócitos a danos mecânicos. A mais frequente destas condições é a coagulação intravascular disseminada (CIVD) (ver mais adiante), na qual os vasos são estreitados pela deposição intravascular de fibrina. Outras causas de anemia hemolítica microangiopática incluem hipertensão grave, púrpura trombocitopênica trombótica (PTT), síndrome hemolítico-urêmica (SHU) e câncer intravascular disseminado, no qual as células tumorais ocluem os pequenos vasos. A fragmentação mecânica dos eritrócitos (*esquistocitose*) leva ao aparecimento das "células espiculadas", "células em capacete" e "células triangulares" características nos esfregaços de sangue periférico (Figura 10.7). Embora a hemólise microangiopática geralmente não seja um problema clínico importante por si só, muitas vezes aponta para uma condição subjacente grave. A PTT e a SHU serão discutidas posteriormente neste capítulo.

Malária

Em 2020, a Organização Mundial da Saúde estimou que existiam mais de 200 milhões de casos de malária em todo o mundo, que resultaram em mais de 600 mil mortes e a tornaram uma das mais graves doenças humanas. A malária é endêmica na Ásia e na África, mas, com a globalização das viagens aéreas, os casos são agora observados em todo o mundo. A doença é causada por cinco espécies de plasmódios. Destas, a mais importante é o *Plasmodium falciparum*, responsável pela malária terçã (malária *falciparum*), uma doença com elevada taxa

Tabela 10.4 Classificação das anemias hemolíticas autoimunes.

Do tipo por anticorpos quentes
Primária (idiopática)
Secundária: neoplasias de células B (p. ex., leucemia linfocítica crônica), doenças autoimunes (p. ex., lúpus eritematoso sistêmico), fármacos (p. ex., α-metildopa, penicilina, quinidina)
Do tipo por anticorpos frios
Aguda: infecção por *Mycoplasma*, mononucleose infecciosa
Crônica: idiopática, neoplasias linfoides de células B (p. ex., linfoma linfoplasmocitário)

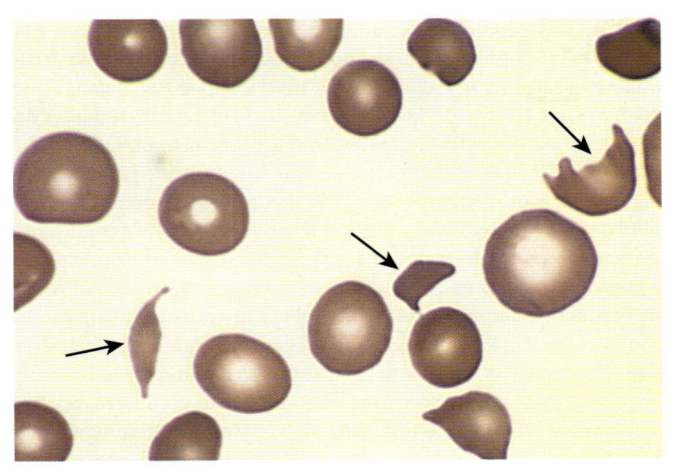

Figura 10.7 Anemia hemolítica microangiopática – esfregaço de sangue periférico. Esta amostra de um paciente com síndrome hemolítico-urêmica contém vários eritrócitos fragmentados (*setas*). (Cortesia do Dr. Robert W. McKenna, Department of Pathology, University of Texas Southwestern Medical School, Dallas, Texas.)

de mortalidade. As outras quatro espécies de *Plasmodium* que infectam humanos – *Plasmodium malariae*, *Plasmodium vivax*, *Plasmodium knowlesi* e *Plasmodium ovale* – causam doenças relativamente leves. Todas as formas são transmitidas pela picada das fêmeas do mosquito *Anopheles* e os humanos são o único reservatório natural.

Patogênese. O ciclo de vida dos plasmódios é complexo e varia entre as espécies; a Figura 10.8 mostra o ciclo de vida do *P. falciparum*. Como os mosquitos *Anopheles* se alimentam de sangue humano, os *esporozoítos* são introduzidos na circulação e se deslocam através do sangue até o fígado, onde a proteína adesiva relacionada à trombospondina e a proteína circunsporozoíta, duas proteínas de superfície dos esporozoítos, se ligam a fatores como os proteoglicanos na superfície dos hepatócitos. Os esporozoítos entram então no fígado e se diferenciam em *merozoítos*. Após um período de incubação de 1 a 4 semanas, os hepatócitos infectados se rompem e liberam os merozoítos. Em seguida, uma molécula do tipo lectina presente na superfície do merozoíto liga-se à glicoforina sialidada, uma proteína transmembrana dos eritrócitos, permitindo que o merozoíto se invagine em eritrócitos dentro de um vacúolo "digestivo". Os microrganismos intraeritrocíticos então se diferenciam em *trofozoítos*, que seguem dois caminhos. Alguns trofozoítos diferenciam-se em *gametócitos*, que reiniciam o ciclo de vida nos mosquitos quando o ser humano infectado é novamente picado por outro mosquito *Anopheles*. A maioria dos trofozoítos se diferencia em *esquizontes*, que expressam uma molécula de adesão chamada proteína 1 da membrana eritrocitária do *Plasmodium falciparum* (PfEMP1, do inglês *Plasmodium falciparum erythrocyte membrane protein 1*), que se concentra como protuberâncias semelhantes a botões (*knobs*) na superfície dos eritrócitos. Normalmente, os eritrócitos apresentam superfícies negativamente carregadas que interagem fracamente com as células endoteliais, mas a PfEMP1 se liga a moléculas de adesão na superfície do endotélio, como a molécula de adesão intercelular-1 (ICAM-1, do inglês *intercellular adhesion molecule-1*), a molécula de adesão celular vascular-1 (VCAM-1, do inglês *vascular cell adhesion molecule-1*) e CD36, fazendo com que os eritrócitos parasitados fiquem retidos nos leitos capilares. Após um período de vários dias, os esquizontes se diferenciam em merozoítos, levando à lise dos eritrócitos infectados e a outro ciclo de infecção dos eritrócitos.

A malária *falciparum* fatal envolve frequentemente os vasos de pequeno calibre do cérebro, uma complicação conhecida como malária cerebral. Infelizmente, em uma minoria de pacientes, principalmente crianças, este processo envolve vasos cerebrais, que ficam ingurgitados e ocluídos.

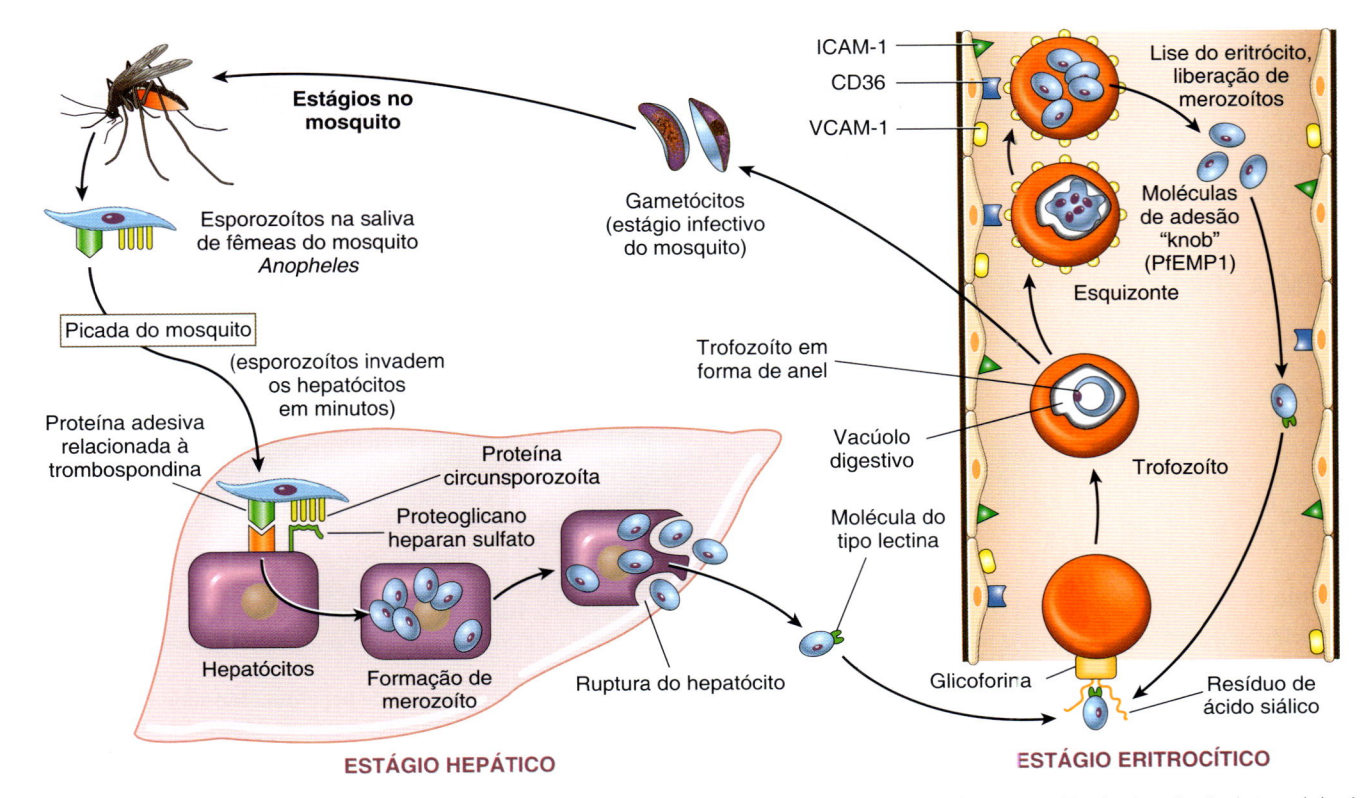

Figura 10.8 Ciclo de vida do *Plasmodium falciparum*. Ver texto para conhecer os detalhes. *ICAM-1*, molécula de adesão intercelular-1; *PfEMP1*, proteína 1 da membrana eritrocitária do *Plasmodium falciparum*; *VCAM-1*, molécula de adesão celular vascular-1.

> **Morfologia**
>
> Os trofozoítos de cada espécie de *Plasmodium* têm uma aparência um tanto distinta nos eritrócitos, permitindo que observadores especializados determinem qual espécie é responsável por uma infecção a partir do exame de esfregaços espessos de sangue periférico corados apropriadamente. A destruição dos eritrócitos leva à **anemia hemolítica** com suas características e achados laboratoriais concomitantes. Um pigmento marrom denominado **hematina**, derivado da hemoglobina e característico da malária, é liberado dos eritrócitos rompidos e causa descoloração do baço, do fígado, dos linfonodos e da medula óssea. A ativação dos mecanismos de defesa no hospedeiro leva a uma hiperplasia acentuada de fagócitos mononucleares, produzindo **esplenomegalia intensa** e hepatomegalia ocasional.

Características clínicas. A malária está associada a episódios de tremores e febre que coincidem com a liberação de "chuvas" de merozoítos dos eritrócitos infectados em intervalos de aproximadamente 24 horas para *P. knowlesi*; 48 horas para *P. vivax*, *P. ovale* e *P. falciparum*; e 72 horas para *P. malariae*. A anemia hemolítica de gravidade variável é uma característica constante. A malária cerebral associada ao *P. falciparum* é rapidamente progressiva; geralmente ocorrem convulsões, coma e morte dentro de dias a semanas. A malária *falciparum* segue mais frequentemente um curso crônico que pode ser pontuado pela *febre da água negra*, uma complicação pouco compreendida marcada por intensa hemólise intravascular, hemoglobinemia, hemoglobinúria, icterícia e insuficiência renal.

Com terapia farmacológica adequada, o prognóstico dos pacientes com a maioria das formas de malária é bom; contudo, o tratamento da malária *falciparum* tem se tornado cada vez mais difícil devido ao aparecimento de cepas resistentes aos fármacos. Devido às consequências potencialmente graves da doença, o diagnóstico e o tratamento precoces são importantes. Um avanço encorajador é o recente desenvolvimento de uma vacina contendo antígenos de esporozoítos; embora a proteção conferida pela vacina seja parcial, espera-se que, quando totalmente implementada, evite milhares de casos fatais de malária cerebral em crianças. Atualmente, o melhor método de prevenção da malária é por meio de medidas de saúde pública, como a remoção de reservatórios de água parada (locais de reprodução de mosquitos) perto das áreas de habitação, a utilização de mosquiteiros tratados com inseticida e a ingestão profilática de fármacos antimaláricos.

ANEMIA POR ERITROPOESE DIMINUÍDA

As anemias decorrentes da eritropoese diminuída incluem aquelas causadas por um fornecimento inadequado de nutrientes por meio da dieta, particularmente ferro, ácido fólico e vitamina B_{12}. As outras anemias desse tipo estão associadas à falência da medula óssea (anemia aplásica), à inflamação sistêmica (anemia por inflamação crônica) ou à infiltração da medula óssea por células tumorais ou inflamatórias (anemia mielotísica ou mieloftísica). Nesta seção, alguns exemplos comuns de anemias desses tipos são discutidos individualmente.

Anemia ferropriva

A deficiência de ferro é a deficiência nutricional mais comum no mundo e resulta em sinais e sintomas clínicos que estão principalmente relacionados à anemia. Cerca de 10% das pessoas que vivem em países de renda mais elevada e 25 a 50% das pessoas que vivem em países com renda mais baixa são anêmicas e, em ambos os contextos, a causa mais frequente é a deficiência de ferro. Os fatores responsáveis pela deficiência de ferro diferem em diversas populações e são mais bem compreendidos no contexto do metabolismo do ferro.

A massa corporal total normal de ferro é de cerca de 2,5 g nas mulheres e 3,5 g nos homens. Aproximadamente 80% desse ferro estão presentes na hemoglobina, na mioglobina e em enzimas que contêm ferro (p. ex., catalase, citocromos). Os 15 a 20% restantes do ferro corporal estão em um reservatório que consiste em hemossiderina e ferro ligado à ferritina, que é encontrado principalmente em macrófagos no fígado, no baço e na medula óssea, bem como em células musculoesqueléticas. Como a ferritina sérica é em grande parte derivada do reservatório de armazenamento, o nível de ferritina sérica é geralmente um bom indicador dos estoques de ferro. A aspiração da medula óssea para avaliar as reservas de ferro é outro método confiável, porém mais invasivo, para estimar os níveis de reserva. O ferro é transportado no plasma ligado à proteína transferrina. Normalmente, cerca de 33% da ferritina estão saturados com ferro, produzindo níveis séricos médios de ferro de 120 µg/dℓ nos homens e 100 µg/dℓ nas mulheres. Assim, a capacidade total de ligação do ferro no soro é normalmente de 300 a 350 µg/dℓ.

Em função da elevada prevalência da deficiência de ferro, as pressões evolutivas produziram vias metabólicas que têm forte tendência para a retenção de ferro. O ferro é perdido a uma taxa de 1 a 2 mg/dia por meio da descamação de células epiteliais da mucosa e da pele. Esta perda deve ser compensada pela absorção do ferro proveniente da dieta, que é rigorosamente regulada (descrito mais adiante). A dieta ocidental diária contém normalmente 10 a 20 mg de ferro. A maior parte é encontrada no grupo heme em carnes e aves, com o restante presente como ferro inorgânico em vegetais. Cerca de 20% do ferro heme e 1 a 2% do ferro não heme são absorvíveis; portanto, a dieta ocidental média contém ferro suficiente para equilibrar as perdas fixas diárias.

A regulação da absorção de ferro ocorre dentro do duodeno (Figura 10.9). Após a redução pelo citocromo B duodenal, uma redutase férrica, o ferro ferroso (Fe^{2+}) é transportado através da membrana apical dos enterócitos pelo transportador de metal divalente-1 (DMT1, do inglês *divalente metal transporter-1*). Um segundo transportador, a ferroportina, move então o ferro do citoplasma para o plasma através da membrana basolateral. O ferro recém-absorvido é oxidado pela hefestina e pela ceruloplasmina em ferro férrico (Fe^{3+}), a forma que se liga à transferrina. Tanto o DMT1 quanto a ferroportina estão amplamente distribuídos no corpo e estão envolvidos no transporte de ferro em muitos tecidos. Conforme ilustrado na Figura 10.9 (*painel central*), parte do ferro que entra nos enterócitos é distribuído à transferrina pela ferroportina, enquanto o restante é incorporado à ferritina citoplasmática e é perdido por intermédio da descamação das células epiteliais.

A fração de ferro da dieta que é absorvida a partir do duodeno é determinada pelo nível plasmático de hepcidina, um pequeno peptídeo secretado pelo fígado de forma dependente de ferro que regula negativamente a ferroportina. Os níveis de ferro plasmático são "detectados" por uma proteína chamada HFE que é expressa na superfície dos hepatócitos e, à medida que os níveis de ferro aumentam, a HFE e as proteínas associadas enviam sinais que regulam positivamente a produção de hepcidina, criando uma alça de *feedback* que mantém os estoques de ferro dentro de uma faixa fisiológica. Além disso, a produção hepática de hepcidina é regulada positivamente por mediadores inflamatórios (p. ex., IL-6) e regulada negativamente pela *eritroferrona*, que é secretada pelos eritroblastos na medula óssea.

Alterações na produção de hepcidina são uma característica comum dos distúrbios do metabolismo de ferro. Assim, os distúrbios associados a níveis elevados sustentados de eritroferrona (p. ex., β-talassemia maior) ou a defeitos hereditários na HFE (hemocromatose hereditária, Capítulo 14) suprimem a produção de hepcidina (ver Figura 10.9, *painel esquerdo*) e levam à sobrecarga de ferro, enquanto

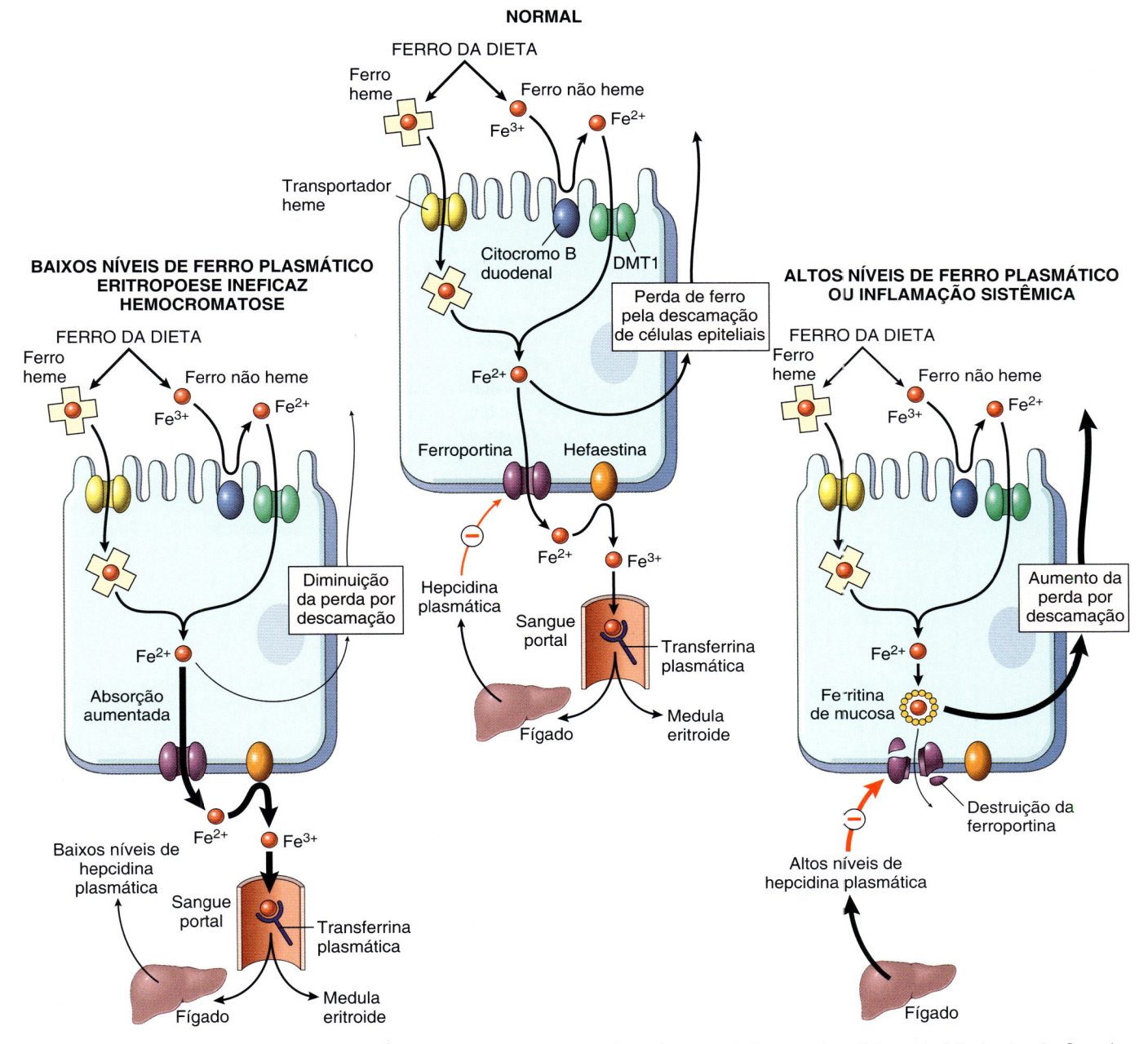

Figura 10.9 Regulação da absorção de ferro. É representada a captação de ferros heme e não heme pelas células epiteliais duodenais. Quando os locais de armazenamento do corpo estão repletos de ferro e a atividade eritropoética é normal, a hepcidina plasmática equilibra a captação e a perda de ferro para manter a hemostasia desse elemento, regulando negativamente a ferroportina e limitando a captação de ferro (*painel central*). A hepcidina aumenta no contexto de inflamação sistêmica ou quando os níveis de ferro estão elevados, diminuindo a captação e aumentando a perda de ferro pelas células epiteliais duodenais em descamação (*painel direito*). Por outro lado, a hepcidina diminui no contexto de baixos níveis de ferro plasmático ou hemocromatose primária, resultando em aumento da absorção de ferro (*painel esquerdo*). DMT1, Transportador de metal divalente-1.

a inflamação crônica estimula a produção de hepcidina (ver Figura 10.9, *painel direito*) e causa anemia por inflamação crônica (discutida mais adiante).

Patogênese. A deficiência de ferro pode ocorrer em vários contextos:

- *A perda crônica de sangue é a causa mais importante da anemia ferropriva nos países de renda mais elevada.* As fontes mais comuns de sangramento são o sistema digestório (p. ex., úlceras pépticas, câncer de cólon, hemorroidas) e o sistema genital feminino (p. ex., menorragia, metrorragia, câncer endometrial)
- *Nos países de renda mais baixa, a menor ingestão e a fraca biodisponibilidade de ferro devido a dietas predominantemente vegetarianas são as causas mais comuns de deficiência de ferro.* Nos EUA, a baixa ingestão alimentar é pouco frequente, mas por vezes é observada em bebês alimentados exclusivamente com leite, em indivíduos em situações de insegurança alimentar e em idosos
- *O aumento da demanda de ferro não atendido pela ingestão alimentar normal ocorre mundialmente durante a gravidez e a infância*
- *A má absorção de ferro pode ocorrer na doença celíaca, em diversas formas de gastrite ou após uma gastrectomia* (Capítulo 13).

Independentemente da causa, a deficiência de ferro desenvolve-se de forma insidiosa. As reservas de ferro são inicialmente esgotadas, o que é marcado por um declínio na ferritina sérica e pela ausência de ferro corável nos macrófagos da medula óssea. Estas alterações são seguidas por diminuição do ferro sérico e aumento da transferrina sérica. Em última análise, a capacidade de sintetizar hemoglobina, mioglobina e outras proteínas que contêm ferro é diminuída, levando à anemia microcítica, o que prejudica a capacidade laboral e o desempenho cognitivo, inclusive reduzindo a imunocompetência.

Características clínicas.
Na maioria dos casos, a anemia ferropriva é leve e assintomática. Podem estar presentes nos casos graves manifestações inespecíficas como fraqueza, apatia e palidez. Na anemia de longa duração, podem aparecer anormalidades nas unhas, como afinamento, achatamento e desenvolvimento de "unhas em formato de colher". Uma complicação neurocomportamental curiosa, mas característica, é a alotriofagia (síndrome de pica), a compulsão por consumir substâncias não alimentícias como terra ou argila.

Nos esfregaços periféricos, os eritrócitos são microcíticos e hipocrômicos (Figura 10.10). Os achados característicos incluem diminuição do hematócrito; índices de eritrócitos microcíticos e hipocrômicos; baixos níveis séricos de ferritina e ferro; baixa saturação de transferrina; aumento da capacidade total de ligação ao ferro; e, em última análise, resposta à terapia com ferro. Por motivos pouco evidentes, a contagem de plaquetas costuma ser elevada. Os níveis de eritropoetina estão elevados, mas a resposta da medula é atenuada pela deficiência de ferro; assim, a celularidade da medula em geral aumenta apenas ligeiramente.

Muitas vezes as pessoas morrem com anemia ferropriva, mas praticamente nunca por causa dela. Um ponto importante a lembrar é que, nas pessoas bem nutridas, a anemia microcítica hipocrômica não é uma doença, mas sim um sintoma de outro distúrbio subjacente (p. ex., câncer de cólon que leva à perda crônica de sangue).

Anemia por inflamação crônica

Muitas vezes referida como anemia por doença crônica, a anemia associada à inflamação crônica é a forma mais comum de anemia nos pacientes hospitalizados. Ela se assemelha superficialmente à anemia ferropriva, mas é decorrente da supressão da eritropoese pela inflamação sistêmica. Ocorre em uma variedade de distúrbios associados à inflamação sustentada, incluindo os seguintes:

- *Infecções microbianas crônicas*, como osteomielite, endocardite bacteriana e abscesso pulmonar
- *Distúrbios imunes crônicos*, como artrite reumatoide e doença de Crohn
- *Cânceres* como o linfoma de Hodgkin e os carcinomas de pulmão e mama

Patogênese. **A anemia por inflamação crônica decorre de altos níveis de hepcidina plasmática**, que bloqueiam a transferência de ferro para os precursores eritroides ao regular negativamente a ferroportina nos macrófagos da medula. Os níveis elevados de hepcidina são causados por citocinas pró-inflamatórias, como a IL-6, que aumentam a síntese hepática de hepcidina. Além disso, a inflamação crônica prejudica a síntese de eritropoetina pelos rins, diminuindo a produção de eritrócitos pela medula. As vantagens funcionais destas adaptações face à inflamação sistêmica não estão claras; eles podem servir para inibir o crescimento de microrganismos dependentes de ferro.

Características clínicas. Os níveis séricos de ferro geralmente são baixos na anemia por doenças crônicas e os eritrócitos podem ser ligeiramente hipocrômicos e microcíticos. Contudo, em contraste com a anemia ferropriva, o armazenamento de ferro na medula óssea e a ferritina sérica aumentam enquanto a capacidade total de ligação do ferro é reduzida. A administração de eritropoetina e ferro pode melhorar o quadro anêmico, mas apenas o tratamento eficaz da doença subjacente é curativo.

Anemias megaloblásticas

As duas principais causas de anemia megaloblástica são a deficiência de folato e a deficiência de vitamina B_{12}. Ambas as vitaminas são necessárias para a síntese de DNA e os efeitos da sua deficiência na hematopoese são idênticos. Contudo, as causas e as consequências da deficiência de folato e vitamina B_{12} diferem em aspectos importantes. Primeiro abordaremos algumas das características comuns e depois apresentaremos aquelas que são específicas da deficiência de folato e vitamina B_{12}.

Patogênese. **A anemia megaloblástica decorre de defeitos metabólicos que levam à inadequada biossíntese de timidina, um dos blocos de construção do DNA.** O folato e a vitamina B_{12} são essenciais para a síntese de timidina, que é necessária para a replicação do DNA. A deficiência de timidina causa anormalidades nas células que se dividem rapidamente em todo o corpo, mas a medula hematopoiética é mais gravemente afetada. Como a síntese de RNA e de elementos citoplasmáticos ocorre paralelamente a uma taxa relativamente normal e, portanto, ultrapassa a de DNA, os precursores hematopoiéticos apresentam *assincronia núcleo-citoplasmática* (descrita posteriormente). Esse distúrbio de maturação contribui para a anemia de diversas maneiras. A síntese de DNA é tão defeituosa em muitos progenitores de eritrócitos que uma resposta ao dano do DNA é desencadeada, levando à apoptose (*hematopoiese ineficaz*). Outros progenitores amadurecem nos eritrócitos, mas o fazem após menos divisões celulares, o que diminui ainda mais a produção de eritrócitos. Os precursores granulocíticos e as plaquetas também são afetados (embora não tão gravemente), e a maioria dos pacientes apresenta pancitopenia (anemia, trombocitopenia e granulocitopenia).

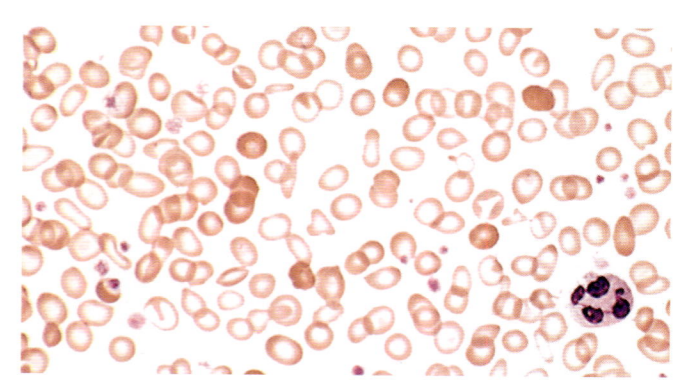

Figura 10.10 Anemia ferropriva – esfregaço de sangue periférico. Observe o aumento da palidez central da maioria dos eritrócitos. Células totalmente hemoglobinizadas dispersas, provenientes de uma transfusão de sangue recente, destacam-se em contraste. (Cortesia do Dr. Robert W. McKenna, Department of Pathology, University of Texas Southwestern Medical School, Dallas, Texas.)

Morfologia

Certas características morfológicas são comuns a todas as anemias megaloblásticas. A medula óssea é marcadamente hipercelular e contém numerosos progenitores eritroides megaloblásticos. Os **megaloblastos** são maiores que os progenitores eritroides normais (normoblastos) e apresentam uma cromatina nuclear delicada e finamente reticulada (indicativo de imaturidade nuclear). À medida que os megaloblastos se diferenciam e adquirem hemoglobina, o núcleo retém sua cromatina finamente distribuída e deixa de sofrer a agregação de cromatina típica dos normoblastos, um exemplo clássico de assincronia núcleo-citoplasmática. Os precursores granulocíticos também demonstram assincronia núcleo-citoplasmática, produzindo **metamielócitos gigantes**. Os megacariócitos também podem ser anormalmente grandes e conter bizarros núcleos multilobados.

No sangue periférico, a alteração mais precoce é o aparecimento de **neutrófilos hipersegmentados** (Figura 10.11), que aparecem antes do início da anemia. Os neutrófilos normais têm três ou quatro lobos nucleares, mas nas anemias megaloblásticas geralmente apresentam cinco ou mais. Os eritrócitos tipicamente incluem **macro-ovalócitos** (grandes eritrócitos em forma de ovo); o VCM é frequentemente superior a 110 fℓ (normal: 78 a 98 fℓ). Embora os macro-ovalócitos pareçam hipercrômicos, na realidade sua concentração de hemoglobina é normal. Também podem ser observadas plaquetas grandes e disformes. Também ocorrem alterações morfológicas em outros sistemas, especialmente no sistema digestório, dando origem a algumas das manifestações clínicas.

Anemia por deficiência de folato (ácido fólico)

A deficiência de folato é geralmente o resultado de ingestão alimentar inadequada, às vezes complicada pelo aumento das demandas metabólicas. O folato está presente em quase todos os alimentos, mas é destruído após 10 a 15 minutos de cozimento; como resultado, as reservas de folato são insuficientes em um número surpreendente de pessoas saudáveis. O risco de deficiência de folato é maior naqueles com uma dieta pobre (indivíduos em situação de insegurança alimentar e idosos) ou naqueles com necessidades metabólicas aumentadas (mulheres grávidas e pacientes com anemias hemolíticas crônicas como a anemia falciforme). A deficiência também pode resultar de problemas de absorção ou do metabolismo. Os folatos alimentares estão predominantemente na forma de poliglutamato e devem ser metabolizados em monoglutamatos para absorção, uma conversão que é inibida por alimentos ácidos e substâncias encontradas em feijões e outras leguminosas. Alguns fármacos, como a fenitoína, também interferem na absorção do folato, enquanto outros, como o metotrexato, inibem o metabolismo do folato. Os distúrbios de má absorção, como a *doença celíaca* e a *enteropatia ambiental* (Capítulo 13), que afetam o terço superior do intestino delgado, onde o folato é absorvido, também podem prejudicar a captação de folato.

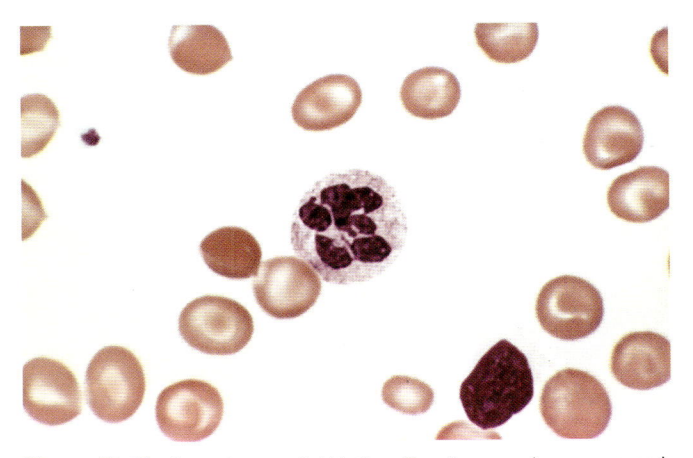

Figura 10.11 Anemia megaloblástica. O esfregaço de sangue periférico mostra um neutrófilo hipersegmentado com um núcleo de seis lóbulos. (Cortesia do Dr. Robert W. McKenna, Department of Pathology, University of Texas Southwestern Medical School, Dallas, Texas.)

Patogênese. O tetraidrofolato atua como aceptor e doador de unidades de um carbono em diversas reações necessárias para a síntese de monofosfato de desoxitimidina (dTMP, do inglês *deoxythymidine monophosphate*), que é utilizada na síntese de DNA. Embora o metabolismo e as funções do folato sejam complexos, aqui é suficiente observar que sua conversão de di-hidrofolato em tetraidrofolato dentro das células, que é realizada pela di-hidrofolato redutase (o alvo do fármaco metotrexato), é particularmente importante para a síntese de dTMP. Se os estoques intracelulares de folato diminuírem, quantidades insuficientes de dTMP serão sintetizadas e a replicação do DNA será bloqueada, o que leva à anemia megaloblástica.

Características clínicas. O início da anemia por deficiência de folato é insidioso e está associado a sintomas inespecíficos como fraqueza e fadiga fácil. O quadro clínico pode ser complicado pela deficiência coexistente de outras vitaminas, especialmente naqueles com transtornos decorrentes de alcoolismo. Como as células que revestem o sistema digestório e o sistema hematopoiético apresentam uma reposição rápida, são comuns os sintomas relacionados ao sistema alimentar, como dor na língua. Ao contrário do que ocorre na deficiência de vitamina B_{12}, não são observadas anomalias neurológicas na deficiência de folato.

O diagnóstico de anemia megaloblástica é facilmente feito a partir do exame de esfregaços de sangue periférico e medula óssea. A anemia por deficiência de folato é mais bem diferenciada daquela por deficiência de vitamina B_{12} pela avaliação dos níveis de folato e de vitamina B_{12} no soro e nos eritrócitos.

Anemia por deficiência de vitamina B_{12} (cobalamina)

A vitamina B_{12} está amplamente presente nos alimentos, é resistente ao cozimento e à fervura, e é inclusive sintetizada pela microbiota intestinal. Assim, diferentemente da deficiência de folato, a deficiência de vitamina B_{12} praticamente nunca é causada por ingestão inadequada, exceto em vegetarianos que intencionalmente evitam leite e ovos. Em vez disso, as deficiências normalmente surgem de alguma anormalidade que interfere na absorção de vitamina B_{12}. **A absorção de vitamina B_{12} requer o fator intrínseco, que é secretado pelas células parietais da mucosa fúndica** (Figura 10.12). No estômago, a vitamina B_{12} é liberada das proteínas dos alimentos às quais está ligada pela ação da enzima pepsina e depois se liga a uma proteína salivar chamada *haptocorrina*. No duodeno, a vitamina B_{12} ligada é liberada da haptocorrina pela ação de proteases pancreáticas e associada ao fator intrínseco. Esse complexo é transportado para o íleo, onde é endocitado por enterócitos ileais que expressam em suas superfícies um receptor para o fator intrínseco denominado *cubilina*. Nas células ileais, a vitamina B_{12} associa-se à transcobalamina II e é secretada no plasma. A transcobalamina II, por sua vez, fornece vitamina B_{12} ao fígado e a outras células do corpo, incluindo as células em rápida proliferação na medula óssea e no sistema digestório.

Após a absorção, o corpo processa a vitamina B_{12} de forma eficiente armazenando-a no fígado, que normalmente contém reservas suficientes para sustentar as necessidades corporais durante 5 a 20 anos. Devido à grande capacidade de armazenamento do fígado, os quadros clínicos de deficiência de vitamina B_{12} geralmente seguem-se a anos de má absorção não detectada.

Patogênese. A causa mais frequente de deficiência de vitamina B_{12} é a *anemia perniciosa*, que resulta de um ataque autoimune à mucosa gástrica que suprime a produção do fator intrínseco (Capítulo 13). Histologicamente, há uma *gastrite atrófica crônica* marcada por perda de células parietais, infiltrado proeminente de linfócitos e plasmócitos

complexo fator intrínseco-vitamina B₁₂ à cubilina. Os autoanticorpos são úteis para o diagnóstico, mas não são considerados a causa primária da patologia gástrica; em vez disso, parece que uma resposta autorreativa das células T inicia a lesão da mucosa gástrica e desencadeia a formação de autoanticorpos. Quando a massa de células secretoras de fator intrínseco cai abaixo de um limite (e as reservas de vitamina B$_{12}$ armazenadas se esgotam), a anemia se desenvolve.

Outras causas da má absorção de vitamina B$_{12}$ incluem gastrectomia (que leva à perda de células produtoras de fator intrínseco), ressecção ileal (que resulta na perda de células de absorção do complexo B$_{12}$-fator intrínseco) e distúrbios que perturbam a função do íleo distal (como doença de Crohn, enteropatia ambiental e doença de Whipple). Particularmente em pessoas idosas, a atrofia gástrica e a acloridria podem interferir com a produção de ácido e pepsina, que são necessários para liberar a vitamina B$_{12}$ da sua forma ligada aos alimentos.

Os defeitos metabólicos responsáveis pela anemia por deficiência de vitamina B$_{12}$ estão interligados ao metabolismo do folato. A vitamina B$_{12}$ é necessária para a reciclagem do tetraidrofolato, a forma de folato necessária para a síntese de DNA. Mantendo esta relação, a anemia causada pela deficiência de vitamina B$_{12}$ é revertida pela administração de folato. É importante ressaltar, entretanto, que **a administração de folato não evita e pode até piorar os sintomas neurológicos específicos da deficiência de vitamina B$_{12}$**. As principais lesões neurológicas associadas à deficiência de vitamina B$_{12}$ são a desmielinização das colunas posterior e lateral da medula espinal, às vezes começando nos nervos periféricos. Com o tempo, pode ocorrer degeneração axonal. A gravidade das manifestações neurológicas não está relacionada com o grau de anemia e a doença neurológica pode até ocorrer na ausência de uma evidente anemia megaloblástica.

Características clínicas. As manifestações da deficiência de vitamina B$_{12}$ são inespecíficas. Tal como acontece com todas as anemias, os achados incluem palidez, fadiga fácil e (nos casos graves) dispneia e insuficiência cardíaca congestiva. O aumento da destruição dos progenitores eritroides devido à eritropoese ineficaz pode causar icterícia leve. Alterações megaloblásticas no epitélio da orofaringe podem produzir uma língua carnuda e vermelha. A doença da medula espinal (*degeneração combinada subaguda*) começa com dormência simétrica, formigamento e queimação nos pés ou nas mãos, seguidos por instabilidade na marcha e perda do senso de posição, principalmente nos dedos dos pés. Embora a anemia responda enfaticamente à vitamina B$_{12}$ parenteral, as manifestações neurológicas muitas vezes não se resolvem. Conforme discutido no Capítulo 13, os pacientes com anemia perniciosa apresentam risco aumentado de desenvolvimento de carcinoma gástrico.

Os achados que apoiam o diagnóstico de deficiência de vitamina B$_{12}$ são (1) níveis séricos baixos de vitamina B$_{12}$, (2) níveis séricos normais ou elevados de folato, (3) anemia macrocítica moderada a grave, (4) leucopenia com granulócitos hipersegmentados e (5) um aumento significativo nos reticulócitos 2 a 3 dias após o tratamento com vitamina B$_{12}$. A anemia perniciosa está associada a todos esses achados, além da presença de anticorpos séricos para o fator intrínseco.

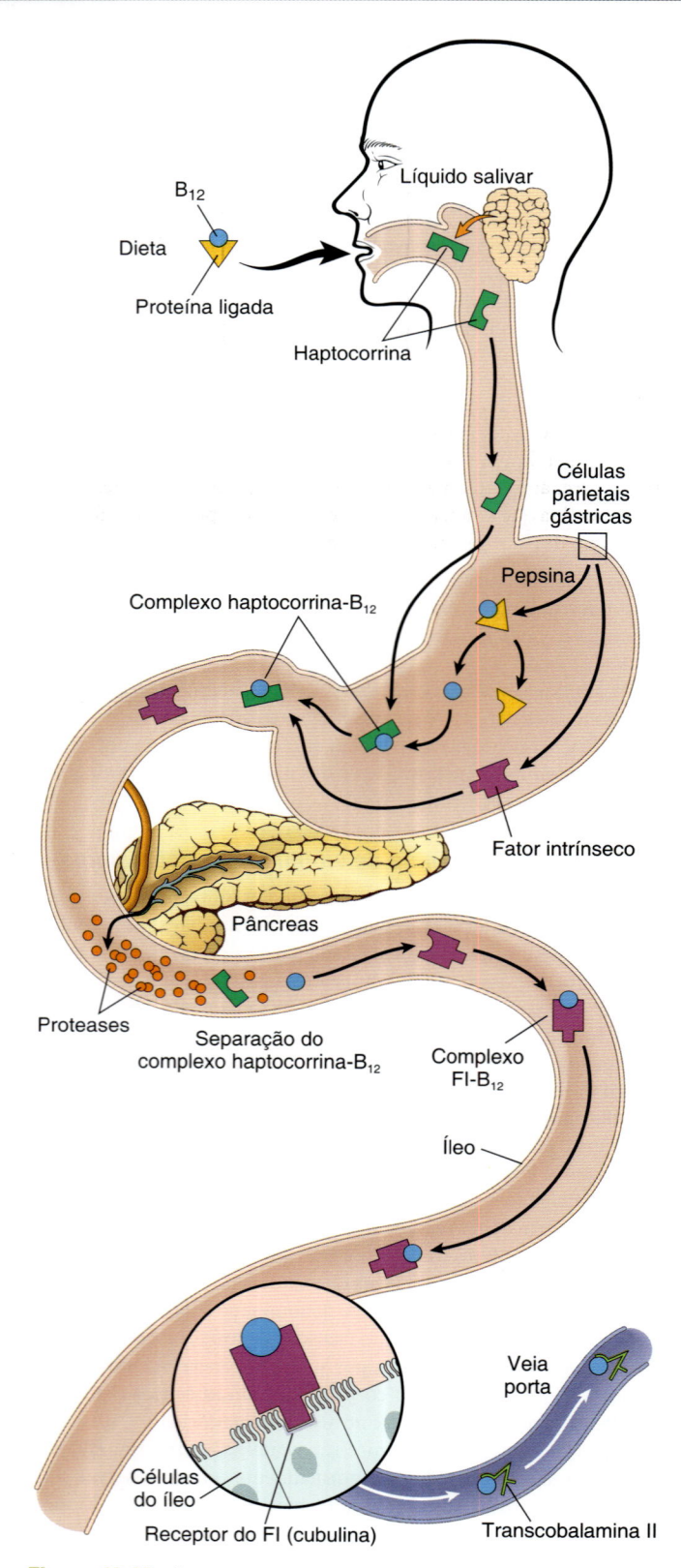

Figura 10.12 Ilustração esquemática da absorção de vitamina B$_{12}$. Ver texto para conhecer os detalhes. *FI*, fator intrínseco.

e alterações megaloblásticas nas células da mucosa semelhantes às encontradas nos precursores eritroides. O soro da maioria dos pacientes afetados contém vários tipos de autoanticorpos que bloqueiam a ligação da vitamina B$_{12}$ ao fator intrínseco ou impedem a ligação do

Anemia aplásica

A anemia aplásica é um distúrbio no qual as células-tronco mieloides multipotentes são suprimidas, levando à insuficiência da medula óssea e à pancitopenia. Muitas vezes, a medula é praticamente desprovida de elementos hematopoiéticos reconhecíveis. Deve ser diferenciada da aplasia eritrocitária pura, na qual apenas os progenitores eritroides são afetados e a anemia é a única manifestação.

Patogênese. A patogênese da anemia aplásica não está totalmente compreendida, mas duas etiologias principais foram descritas: uma supressão extrínseca e imunomediada dos progenitores da medula e uma anormalidade intrínseca das células-tronco. Os estudos experimentais concentraram-se em um modelo no qual as células T ativadas suprimem as células-tronco hematopoiéticas. A hipótese é que as células-tronco sejam inicialmente alteradas geneticamente pela exposição a fármacos ou agentes infecciosos, ou por outras agressões ambientais não identificadas. Isto provoca uma resposta imune celular, durante a qual as células Th1 ativadas produzem citocinas que suprimem os progenitores hematopoiéticos. Mantendo-se esse cenário, a terapia imunossupressora dirigida contra células T restaura a hematopoiese em 60 a 70% dos pacientes.

Alternativamente, a noção de que a anemia aplásica resulta de uma anomalia intrínseca das células-tronco é apoiada por observações que mostram que 5 a 10% dos pacientes apresentam defeitos hereditários na telomerase, a qual é necessária para a manutenção e a estabilidade dos cromossomos. Supõe-se que defeitos na telomerase levem à senescência prematura das células-tronco hematopoiéticas. Um fato de maior interesse é que as células da medula óssea em mais 50% dos casos têm telômeros incomumente curtos, possivelmente decorrentes de defeitos ainda não descobertos na telomerase ou da replicação excessiva de células-tronco hematopoiéticas. Estes dois mecanismos não são mutuamente exclusivos porque as células-tronco geneticamente alteradas (p. ex., aquelas com telômeros anormais) também podem expressar "neoantígenos" que servem como alvos para um ataque de células T.

Características clínicas. A anemia aplásica afeta pessoas de todas as idades e ambos os sexos. A anemia lentamente progressiva causa o desenvolvimento insidioso de fraqueza, palidez e dispneia. A trombocitopenia frequentemente se manifesta com petéquias e equimoses. A neutropenia pode favorecer infecções graves.

É importante separar a anemia aplásica da anemia causada por infiltração medular (anemia mielotísica), da "leucemia aleucêmica" e das doenças granulomatosas, que podem ter apresentações clínicas semelhantes mas são facilmente distinguidas pelo exame da medula óssea. A anemia aplásica não causa esplenomegalia; se esta estiver presente, outro diagnóstico deverá ser procurado.

O prognóstico é imprevisível. A retirada de um fármaco estimulante às vezes leva à recuperação, mas esta é a exceção. O transplante de células-tronco hematopoiéticas costuma ser curativo, principalmente em pacientes com menos de 40 anos. A transfusão necessária para corrigir a anemia sensibiliza os pacientes aos aloantígenos, produzindo alta taxa de falha do enxerto; portanto, deve ser minimizada nas pessoas elegíveis para transplante. O sucesso do transplante requer um "condicionamento" com radiação imunossupressora ou quimioterapia, o que reforça a noção de que a autoimunidade tem um papel importante na doença. Como mencionado anteriormente, os pacientes que não são candidatos a transplante muitas vezes se beneficiam da terapia imunossupressora.

Anemia mielotísica

A anemia mielotísica é causada por extensa infiltração da medula por tumores ou outras lesões. Ela está mais comumente associada ao câncer metastático de mama, pulmão ou próstata. Outros tumores, tuberculose avançada, distúrbios de armazenamento lipídico e osteosclerose podem também produzir um quadro clínico semelhante. As principais manifestações incluem anemia e trombocitopenia; em geral, a série leucocitária é menos afetada. São observados no sangue periférico eritrócitos disformes característicos, alguns semelhantes a lágrimas. Também podem estar presentes precursores granulocíticos e eritrocíticos imaturos (*leucoeritroblastose*) juntamente com leucocitose leve. O tratamento é direcionado à condição subjacente.

POLICITEMIA

A policitemia (eritrocitose) representa um aumento de eritrócitos por unidade de volume de sangue periférico. Pode ser absoluta (definida como um aumento na massa total de eritrócitos) ou relativa. A policitemia relativa resulta da desidratação, a qual pode ocorrer por privação de água, vômitos prolongados, diarreia ou uso excessivo de diuréticos. A policitemia absoluta é descrita como primária, quando o aumento da massa eritrocitária resulta de uma proliferação autônoma de progenitores eritroides, e secundária, quando a proliferação excessiva decorre de níveis elevados de eritropoetina. A policitemia primária geralmente é causada por uma neoplasia mieloide, a *policitemia vera*, abordada mais adiante neste capítulo. Os aumentos na eritropoetina que levam a formas secundárias de policitemia absoluta decorrem de diversas causas (Tabela 10.5).

DISTÚRBIOS DOS LEUCÓCITOS

Os distúrbios dos leucócitos incluem deficiências (leucopenias) e proliferações, que podem ser reativas ou neoplásicas. A proliferação reativa em resposta a doenças, como infecções por microrganismos, é comum. Os distúrbios neoplásicos, embora menos comuns, são mais ameaçadores. Eles causam aproximadamente 9% de todas as mortes por câncer em adultos e aproximadamente 30% em pessoas com menos de 20 anos.

Apresentamos adiante breves descrições de algumas condições não neoplásicas, seguidas de considerações mais detalhadas sobre as proliferações malignas de leucócitos.

DISTÚRBIOS NÃO NEOPLÁSICOS DE LEUCÓCITOS

Leucopenia

A leucopenia resulta mais comumente de uma diminuição dos granulócitos, os mais numerosos dentre os leucócitos circulantes. A linfopenia é menos comum; está associada a doenças raras de imunodeficiência congênita, infecção avançada pelo vírus da imunodeficiência humana

Tabela 10.5 Classificação fisiopatológica da policitemia.

Relativa
Volume plasmático reduzido (hemoconcentração)
Absoluta
Primária
Proliferação anormal de células-tronco mieloides, níveis normais ou baixos de eritropoetina (policitemia vera)
Mutações ativadoras hereditárias no receptor de eritropoetina (raras)
Secundária
Níveis aumentados de eritropoetina 　*Adaptativa*: doença pulmonar, permanência em grandes altitudes, doença cardíaca cianótica 　*Paraneoplásica*: tumores secretores de eritropoetina (p. ex., carcinoma de células renais, carcinoma hepatocelular, hemangioblastoma cerebelar) 　"*Doping* sanguíneo": atletas de resistência

(HIV, do inglês *human immunodeficiency virus*) e tratamento com altas doses de corticosteroides. Apenas as leucopenias mais comuns de granulócitos são discutidas aqui.

Neutropenia/agranulocitose

A redução no número de granulócitos no sangue é conhecida como *neutropenia* ou, quando grave, *agranulocitose*. As pessoas neutropênicas são suscetíveis a infecções bacterianas e fúngicas graves e potencialmente fatais. O risco de infecção aumenta acentuadamente à medida que a contagem de neutrófilos cai para abaixo de 500 células/μℓ.

Patogênese. Os mecanismos subjacentes à neutropenia podem ser divididos em duas grandes categorias:

- *Diminuição da produção de granulócitos*: reduções clinicamente importantes na granulopoese são mais frequentemente causadas por hipoplasia da medula (como ocorre transitoriamente com a quimioterapia contra o câncer e cronicamente com a anemia aplásica) ou pela substituição extensa da medula por tumor (como na leucemia). Alternativamente, a produção de neutrófilos pode ser suprimida seletivamente enquanto outras linhagens sanguíneas não são afetadas. Isto é mais frequentemente causado por certos fármacos ou por proliferações neoplásicas de células T citotóxicas e células *natural killer* (NK) (denominadas "leucemia linfocítica granular grande"), ambas as quais suprimem a mielopoese por meio de mecanismos incertos
- *Aumento da destruição de granulócitos*: isso pode ser encontrado em lesões imunomediadas (em alguns casos, desencadeadas por fármacos) ou infecções bacterianas, fúngicas ou por riquétsias resultantes do aumento do "uso" periférico. A esplenomegalia também pode levar ao sequestro e à remoção acelerada de neutrófilos.

> **Morfologia**
>
> As alterações morfológicas na medula óssea dependem da causa subjacente. A hipercelularidade compensatória da medula óssea é observada quando há destruição excessiva de neutrófilos ou granulopoese ineficaz, como ocorre na anemia megaloblástica. Os fármacos que suprimem seletivamente a granulocitopoese estão associados à diminuição do número de precursores granulocíticos e à preservação de elementos eritroides e megacariócitos, enquanto os fármacos quimioterápicos mielotóxicos reduzem o número de elementos de todas as linhagens.

Características clínicas. As infecções constituem o principal problema clínico. Geralmente, elas assumem a forma de lesões ulcerativas e necrosantes da gengiva, do assoalho da boca, da mucosa bucal, da faringe ou de outros locais da cavidade oral. Devido à falta de leucócitos, tais lesões geralmente contêm grandes massas ou camadas de microrganismos. Além da inflamação local, geralmente estão presentes sintomas sistêmicos que consistem em mal-estar, calafrios e febre. Devido ao perigo de sepse, os pacientes com neutropenia iniciam o tratamento com antibióticos de amplo espectro ao primeiro sinal de infecção. Dependendo do contexto clínico, os pacientes também podem ser tratados com o fator estimulador de colônias de granulócitos (G-CSF, do inglês *granulocyte colony-stimulating factor*), um fator de crescimento que acelera a recuperação da contagem de neutrófilos.

Leucocitose reativa

Um aumento no número de leucócitos no sangue é comum em uma variedade de estados inflamatórios causados por estímulos microbianos e não microbianos. As leucocitoses são relativamente inespecíficas e são classificadas de acordo com a série específica de leucócitos afetada (Tabela 10.6). Conforme discutido posteriormente, em alguns casos a leucocitose reativa pode levar a contagens de leucócitos suficientemente altas para mimetizar a leucemia. Essas *reações leucemoides* devem ser diferenciadas das verdadeiras malignidades dos leucócitos. A mononucleose infecciosa merece uma consideração separada porque dá origem a uma síndrome distinta associada à linfocitose.

Mononucleose infecciosa

A mononucleose infecciosa é uma doença aguda autolimitante de adolescentes e adultos jovens, causada pelo vírus Epstein-Barr (EBV, do inglês *Epstein-Barr virus*), um membro da família dos herpes-vírus. A infecção é caracterizada por (1) febre, dor de garganta e linfadenite generalizada; e (2) linfocitose de células T CD8+ ativadas. É digno de nota que a infecção por citomegalovírus induz uma síndrome semelhante que só pode ser distinguida por ensaios sorológicos.

O EBV é onipresente nas populações humanas. Nas regiões de renda mais baixa no mundo, a infecção pelo EBV na primeira infância é quase universal. Embora as crianças infectadas desenvolvam uma resposta imunológica, a maioria permanece assintomática e mais da metade continua a transmitir o vírus, geralmente durante toda a vida. Por outro lado, nas áreas de renda mais elevada e com melhor higiene, a infecção é normalmente retardada até a adolescência ou a idade adulta jovem e a infecção sintomática é muito mais comum. Por motivos ainda pouco evidentes, apenas cerca de 20% das pessoas soropositivas saudáveis nos países de renda mais elevada transmitem o vírus e apenas cerca de 50% das pessoas expostas ao vírus adquirem a infecção.

Patogênese. A transmissão para um indivíduo soronegativo geralmente envolve contato oral direto. A hipótese é que o vírus infecte inicialmente as células epiteliais da orofaringe e depois se espalhe

Tabela 10.6 Causas da leucocitose.

Leucocitose neutrofílica (neutrofilia)
Infecções bacterianas agudas (especialmente aquelas causadas por microrganismos piogênicos); inflamação estéril causada, por exemplo, por necrose tecidual (infarto do miocárdio, queimaduras)
Leucocitose eosinofílica (eosinofilia)
Distúrbios alérgicos, tais como asma, febre do feno, doenças alérgicas cutâneas (p. ex., pênfigo, dermatite herpetiforme); infestações parasitárias; reações a fármacos; certas doenças malignas (p. ex., linfoma de Hodgkin e alguns linfomas não Hodgkin); distúrbios vasculares do colágeno e algumas vasculites; doença ateroembólica (transitória)
Leucocitose basofílica (basofilia)
Rara, muitas vezes indicativa de neoplasia mieloproliferativa (p. ex., leucemia mieloide crônica)
Monocitose
Infecções crônicas (p. ex., tuberculose), endocardite bacteriana, riquetsiose e malária; distúrbios vasculares do colágeno (p. ex., lúpus eritematoso sistêmico); e enteropatias inflamatórias (p. ex., colite ulcerativa)
Linfocitose
Acompanha a monocitose em muitos distúrbios associados a estímulos imunes crônicos (p. ex., tuberculose, brucelose); infecções virais (p. ex., hepatite A, citomegalovírus, vírus Epstein-Barr); infecção *por Bordetella pertussis*

para o tecido linfoide subjacente (amígdalas e adenoides), onde as células B maduras são infectadas. Uma glicoproteína do envelope do EBV liga-se ao CD21, que é expresso em todas as células B, explicando, assim, o tropismo das células B do EBV. A infecção das células B assume uma dentre duas formas. Na maioria das células B infectadas, o vírus está latente e persistindo como um epissoma extracromossômico. Nas células restantes, a infecção muda para uma fase lítica marcada pela replicação viral e pela liberação de vírions.

As células B infectadas latentemente pelo EBV podem ser ativadas e proliferar como resultado da ação de diversas proteínas virais (Capítulo 6). Estas células disseminam-se na circulação e secretam anticorpos com especificidades incomuns, incluindo aqueles que reconhecem eritrócitos de ovelha, que são detectados em testes de diagnóstico para mononucleose. Durante as infecções agudas, o EBV é eliminado na saliva; não se sabe se a fonte desses vírions são as células epiteliais da orofaringe ou as células B.

A resposta das células T do hospedeiro controla a proliferação de células B infectadas pelo EBV e a propagação do vírus. No curso inicial da infecção, são formados anticorpos IgM contra os antígenos do capsídio viral. Mais tarde, a resposta sorológica muda para os anticorpos IgG, que persistem por toda a vida. As mais importantes no controle da proliferação de células B positivas para EBV são as células T CD8$^+$ citotóxicas. As células T CD8$^+$ específicas para o vírus aparecem na circulação como linfócitos grandes, chamados linfócitos atípicos, um achado característico da mononucleose. Em pessoas saudáveis, as respostas imunes totalmente desenvolvidas ao EBV atuam como travas à liberação viral. Na maioria dos casos, entretanto, um pequeno número de células B positivas para EBV infectadas de forma latente escapam da resposta imune e persistem por toda a vida do paciente. Conforme descrito posteriormente, **o comprometimento da imunidade de células T torna alto o risco de proliferações de células B induzidas pelo EBV nos pacientes.**

> **Morfologia**
>
> As principais alterações envolvem o sangue, os linfonodos, o baço, o fígado e, ocasionalmente, outros órgãos. Há **leucocitose** no sangue periférico; a contagem de leucócitos geralmente está entre 12.000 e 18.000 células/μℓ. Tipicamente, mais da metade dessas células são **linfócitos grandes atípicos** com 12 a 16 μm de diâmetro, núcleo oval, recortado ou dobrado, e citoplasma abundante com alguns grânulos azurófilos (Figura 10.13). Esses linfócitos atípicos, que são suficientemente distintos para sugerir o diagnóstico, são principalmente células T CD8$^+$.
>
> A **linfadenopatia** é comum e é mais proeminente nas regiões cervical posterior, axilar e inguinal. No exame histológico, os linfonodos aumentados são inundados por linfócitos atípicos, que ocupam as áreas paracorticais (de células T). São frequentemente observadas algumas células semelhantes às células de Reed-Sternberg, a marca registrada do linfoma de Hodgkin. Devido a essas características atípicas, às vezes são necessários testes especiais para distinguir as alterações reativas da mononucleose daquelas observadas nos linfomas.
>
> O **baço** está aumentado na maioria dos casos, pesa entre 300 e 500 g, e apresenta um forte infiltrado de linfócitos atípicos. Como resultado do rápido aumento do tamanho do baço e da infiltração das trabéculas e da cápsula pelos linfócitos, esses baços são frágeis e propensos à ruptura mesmo após pequenos traumas.
>
> Os linfócitos atípicos geralmente se infiltram também nas áreas portais e sinusoides do fígado. Também podem estar presentes células apoptóticas dispersas ou focos de necrose parenquimatosa associados a um infiltrado linfocitário – um quadro que pode ser difícil de distinguir das outras formas de hepatite viral.

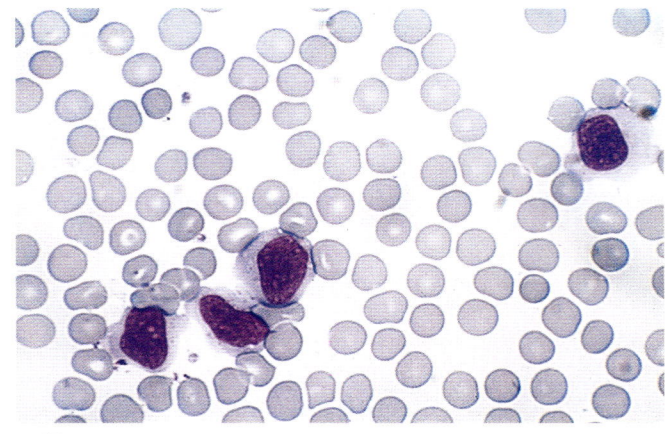

Figura 10.13 Linfócitos atípicos na mononucleose infecciosa.

Características clínicas. A mononucleose infecciosa manifesta-se classicamente com febre, dor de garganta e linfadenite, mas apresentações atípicas não são incomuns. Às vezes há pouca ou nenhuma febre e apenas fadiga e linfadenopatia, o que levanta o diagnóstico de linfoma; febre de origem desconhecida, não associada a linfadenopatia ou outros achados localizados; hepatite de difícil diferenciação de outras síndromes virais hepatotrópicas (Capítulo 14); ou uma erupção cutânea febril semelhante à rubéola. Em última análise, o diagnóstico depende dos seguintes fatores em ordem crescente de especificidade: (1) presença de linfócitos atípicos no sangue periférico; (2) reação heterófila positiva (teste Monospot); e (3) um título crescente de anticorpos específicos para antígenos do EBV. Na maioria dos pacientes, a mononucleose remite dentro de 4 a 6 semanas, mas, às vezes, a fadiga dura mais tempo. Ocasionalmente, ocorrem uma ou mais complicações. Possivelmente, a mais comum seja a hepatite associada à icterícia com níveis elevados de enzimas hepáticas, perda de apetite e, raramente, insuficiência hepática. Outras complicações envolvem o sistema nervoso, os rins, a medula óssea, os pulmões, os olhos, o coração e o baço (incluindo ruptura esplênica fatal).

O EBV é um potente vírus transformador que desempenha um papel na patogênese de diversas doenças malignas humanas, incluindo certos linfomas de células B (Capítulo 6). Uma complicação séria naqueles que não têm imunidade de células T é a proliferação descontrolada de células B induzida pelo EBV. Este processo pode ser iniciado por uma infecção aguda ou pela reativação de uma infecção latente e, geralmente, começa como uma proliferação policlonal que se transforma em um evidente linfoma monoclonal de células B ao longo do tempo. A reconstituição da imunidade (p. ex., pela suspensão dos fármacos imunossupressores) é por vezes suficiente para causar a regressão completa da proliferação de células B, que é uniformemente fatal se não for tratada.

A importância da resposta imune celular no controle da infecção pelo EBV também é evidenciada pela *síndrome linfoproliferativa ligada ao X (XLP,* do inglês *X-linked lymphoproliferative syndrome),* uma imunodeficiência hereditária rara específica da infecção pelo EBV e caracterizada por uma resposta ineficaz ao vírus. A maioria dos meninos afetados apresenta mutações no gene *SH2D1A*, que codifica uma proteína sinalizadora que participa da ativação das células T e NK. Em mais de 50% dos casos, o EBV causa uma infecção aguda avassaladora, muitas vezes complicada pela linfoistiocitose hemofágica (LHF, descrita posteriormente), enquanto outros pacientes sucumbem ao linfoma causado pelo EBV ou a infecções secundárias relacionadas à hipogamaglobulinemia, cuja base não está compreendida.

Linfadenite reativa

Infecções e estímulos inflamatórios não microbianos frequentemente ativam células imunes residentes nos linfonodos, que atuam como barreiras defensivas. Qualquer resposta imune contra antígenos estranhos pode levar ao aumento dos linfonodos (linfadenopatia). As infecções que causam linfadenite são variadas e numerosas, e podem ser agudas ou crônicas. Na maioria dos casos, a aparência histológica da reação linfonodal é inespecífica. Uma forma um tanto distinta de linfadenite que ocorre com a doença da arranhadura do gato será descrita separadamente mais adiante.

Linfadenite inespecífica aguda

Essa forma de linfadenite pode ser isolada em um grupo de linfonodos que drenam uma infecção local ou pode ser generalizada, como nas condições infecciosas e inflamatórias sistêmicas.

Morfologia

Os linfonodos inflamados na linfadenite inespecífica aguda ficam edemaciados, vermelho-acinzentados e ingurgitados. Histologicamente, existem **grandes centros germinativos** contendo numerosas figuras mitóticas. Quando a causa é um microrganismo piogênico, é observado um infiltrado neutrofílico ao redor dos folículos e dentro dos seios linfoides. Nas infecções graves, os centros dos folículos podem sofrer necrose, levando à formação de um abscesso.

Os linfonodos afetados ficam frágeis e podem tornar-se flutuantes se a formação de abscesso for extensa. A pele sobrejacente frequentemente se torna avermelhada e pode desenvolver fístulas drenantes. Com o controle da infecção, os linfonodos podem voltar a ter uma aparência normal de "repouso" ou, se danificados, formar cicatrizes.

Linfadenite inespecífica crônica

Dependendo do agente causal, a linfadenite inespecífica crônica pode assumir um dentre três padrões: hiperplasia folicular, hiperplasia paracortical ou histiocitose sinusal.

Morfologia

Hiperplasia folicular. Esse padrão ocorre com infecções ou processos inflamatórios que ativam as células B, que migram para os folículos e criam a **reação folicular (ou centro germinativo)**. Os folículos reativos contêm numerosas células B ativadas, células T dispersas, macrófagos fagocíticos contendo restos nucleares (macrófagos com corpúsculos tingíveis), e uma rede de células dendríticas foliculares apresentadoras de antígenos. As causas da hiperplasia folicular incluem **artrite reumatoide, toxoplasmose e infecção precoce pelo HIV**. Esta forma de linfadenite deve ser diferenciada do linfoma folicular (discutido posteriormente). Os achados que favorecem a hiperplasia folicular são (1) a preservação da arquitetura dos linfonodos; (2) a variação na forma e no tamanho dos centros germinativos; (3) a presença de uma mistura de linfócitos de centro germinativo com diversos formatos e tamanhos; e (4) as atividades fagocítica e mitótica proeminentes nos centros germinativos.

Hiperplasia paracortical. Esse padrão é causado por reações imunes envolvendo as **regiões de células T** do linfonodo. Quando ativadas, as células T parafoliculares transformam-se em grandes imunoblastos em proliferação que podem obliterar os folículos das células B. A hiperplasia paracortical é encontrada em infecções virais (como por EBV) após certas vacinações e em reações imunes induzidas por fármacos (especialmente a fenitoína).

Histiocitose sinusal. Este padrão reativo é caracterizado pela distensão e pela proeminência dos sinusoides linfáticos devidas a uma **hipertrofia acentuada das células endoteliais de revestimento** e a um **infiltrado de macrófagos (histiócitos)**. É frequentemente encontrado nos linfonodos drenantes de regiões acometidas por câncer e pode representar uma resposta imune ao tumor ou aos seus produtos.

Doença da arranhadura do gato

A doença da arranhadura do gato é uma linfadenite autolimitante causada pela bactéria *Bartonella henselae*. É principalmente uma doença da infância; 90% dos pacientes têm menos de 18 anos. Manifesta-se com linfadenopatia regional, mais frequentemente na axila e no pescoço. O aumento nodal aparece aproximadamente 2 semanas após uma arranhadura felina ou, menos comumente, após uma lesão por lasca ou espinho. Às vezes, um nódulo inflamatório, uma vesícula ou uma escara são visíveis no local da lesão cutânea. Na maioria dos pacientes, o aumento dos linfonodos regride durante um período de 2 a 4 meses. Raramente, pode ocorrer encefalite, osteomielite ou trombocitopenia.

Morfologia

As alterações causadas nos linfonodos pela doença da arranhadura do gato são bastante características. Inicialmente, formam-se granulomas do tipo sarcoide que depois sofrem necrose central associada a um infiltrado de neutrófilos. Esses **granulomas necrosantes, estrelados e irregulares** têm aparência semelhante à observada em algumas outras infecções, como o linfogranuloma venéreo. O microrganismo é extracelular e pode ser visualizado por marcação com prata. O diagnóstico baseia-se no histórico de contato com gatos, nos achados clínicos característicos, em um resultado positivo nos testes sorológicos para anticorpos contra *Bartonella* e nas alterações morfológicas características nos linfonodos.

Linfoistiocitose hemofágica

A LHF é um distúrbio incomum no qual uma infecção viral ou outras exposições pró-inflamatórias desencadeiam a ativação de macrófagos em todo o corpo, levando à fagocitose de células sanguíneas e seus precursores, a citopenias e a sintomas relacionados à inflamação sistêmica e à disfunção de órgãos. Devido à ativação generalizada de macrófagos na LHF, ela é por vezes referida como *síndrome da ativação macrofágica*. Defeitos hereditários em vários genes que regulam a função citotóxica das células do sistema imune estão associados a um risco muito elevado de LHF. Os genes e as proteínas envolvidos são diversos, mas compartilham a característica comum de serem necessários para a função citolítica das células T CD8+ e das células NK. Devido a este defeito nos "linfócitos assassinos", os linfócitos citotóxicos são incapazes de destruir os seus alvos (p. ex., células infectadas por vírus) e mantêm sua interação com as células-alvo por períodos de tempo mais longos do que o normal, o que leva à liberação excessiva de citocinas como interferona gama (IFN-γ). Por sua vez, isto resulta na ativação desenfreada de macrófagos e na liberação de níveis tóxicos de outras citocinas pró-inflamatórias, como o fator de necrose tumoral (TNF) e a IL-6, produzindo sinais e sintomas que se assemelham muito aos associados à sepse e a outras condições que levam à síndrome da resposta inflamatória sistêmica (SIRS, do inglês *systemic inflammatory response syndrome*) (Capítulo 2).

A LHF ocorre em vários ambientes distintos.

- *A LHF é mais comum em bebês e crianças pequenas com defeitos homozigotos nos genes necessários para a função citotóxica de linfócitos como o PRF1, que codifica a perforina, um componente essencial dos grânulos citotóxicos. Neste cenário, o gatilho para a ativação descontrolada de macrófagos pode ser alguma infecção viral normalmente trivial durante a infância*

- *A LHF pode surgir em crianças maiores e adolescentes do sexo masculino na forma do distúrbio linfoproliferativo ligado ao X*, no qual o gatilho é a infecção pelo EBV. Nos jovens afetados, os defeitos hereditários na ativação das células T levam à destruição ineficiente das células B infectadas pelo EBV e à inflamação sustentada
- *A LHF pode complicar outras doenças inflamatórias sistêmicas, como as condições reumatológicas.* Pelo menos um subgrupo das pessoas afetadas apresenta defeitos heterozigotos nos genes necessários para a função dos linfócitos citotóxicos, o que cria uma base genética que aumenta a probabilidade de LHF
- *A LHF pode aparecer como um fenômeno secundário nos pacientes com linfomas periféricos de células T.* O mecanismo preciso neste contexto é incerto; suspeita-se da produção aberrante de citocinas por células T malignas que leva à desregulação de linfócitos citotóxicos não neoplásicos e macrófagos.

Independentemente da causa, os pacientes com LHF apresentam febre, esplenomegalia e pancitopenia. Nos casos graves, podem ocorrer CIVD e falência de órgãos. Um exame da medula óssea mostra macrófagos fagocitando eritrócitos, plaquetas e células nucleadas da medula. As anormalidades laboratoriais geralmente incluem níveis muito elevados de ferritina (> 10.000 $\mu g/\ell$), hipertrigliceridemia, níveis séricos elevados do receptor solúvel de IL-2, e baixos níveis de células NK e linfócitos T $CD8^+$ circulantes. O tratamento varia dependendo da causa, mas geralmente é ineficaz. Naqueles com LHF resultante de defeitos hereditários, o transplante de células-tronco hematopoiéticas oferece uma chance de cura.

PROLIFERAÇÕES NEOPLÁSICAS DE LEUCÓCITOS

Os distúrbios mais importantes dos leucócitos são as neoplasias. Praticamente todos estes tumores são considerados malignos, mas demonstram uma ampla gama de comportamentos, que vão desde alguns dos cânceres mais agressivos até tumores que são tão indolentes que só foram reconhecidos há relativamente pouco tempo como neoplasias verdadeiras. As malignidades hematológicas ocorrem em todas as idades e incluem os distúrbios que afetam preferencialmente bebês, crianças e adultos jovens, bem como os muito idosos. Como um grupo, são bastante comuns; no total, cerca de 185 mil novas malignidades hematológicas são diagnosticadas a cada ano nos EUA.

Os sistemas de classificação para as neoplasias de leucócitos baseiam-se em critérios morfológicos e moleculares, incluindo marcadores proteicos específicos de linhagem e achados genéticos. São numerosas as entidades específicas reconhecidas na mais recente Classificação Mundial de Saúde de malignidades hematológicas (mais de 70 na última contagem), o que reflete a diversidade das células hematopoiéticas e imunes normais das quais esses tumores são derivados. Aqui, nos concentramos nas entidades mais comuns ou clinicopatologicamente distintas. Primeiramente, abordaremos as malignidades que se originam em células-tronco hematopoiéticas ou em progenitores precoces da medula, as leucemias agudas e as neoplasias mieloides. Discutiremos então os linfomas e as leucemias linfocíticas, as neoplasias de plasmócitos e entidades relacionadas, e, finalmente, as neoplasias relativamente raras, mas distintivas, de células dendríticas.

Leucemias agudas

As leucemias agudas são um grupo diversificado de proliferações neoplásicas de células hematopoiéticas imaturas que frequentemente substituem elementos normais da medula, levando a sintomas relacionados à insuficiência medular. A maioria pode ser facilmente subclassificada pelo imunofenótipo em células B (leucemia linfoblástica aguda de células B, ou LLA-B), células T (leucemia linfoblástica aguda de células T, ou LLA-T) ou subpopulações mieloides (leucemia mieloide aguda, ou LMA). As células neoplásicas imaturas são chamadas blastos. Normalmente, na LLA há uma parada completa da maturação nos estágios iniciais da diferenciação de células B ou T, e os blastos são a principal população de células tumorais nos tecidos envolvidos. Por outro lado, na LMA o bloqueio da diferenciação é frequentemente incompleto e o diagnóstico baseia-se na presença de pelo menos 20% de blastos na medula ou no sangue.

Além de suas diferenças imunofenotípicas, as leucemias agudas de células B, T e mieloides também apresentam características clinicopatológicas um tanto distintas, como segue:

- A *LLA-B* é a leucemia infantil mais comum e apresenta um pico de incidência entre as idades de 2 e 10 anos. Quase sempre surge dentro da medula e substitui elementos medulares normais, resultando em sintomas relacionados à anemia (fraqueza, fadiga), trombocitopenia (petéquias [pequenos sangramentos na pele e nas membranas mucosas]) e neutropenia (infecção)
- A *LLA-T* se apresenta mais comumente durante a adolescência e frequentemente envolve o timo, bem como a medula óssea. Além da insuficiência medular, mais da metade dos casos de LLA-T apresentam massas mediastinais devido ao envolvimento do timo
- A *LMA* ocorre ao longo da vida, porém é mais comum em indivíduos com mais de 60 anos. Ao contrário da LLA, a LMA surge frequentemente de uma neoplasia mieloide preexistente (seja uma neoplasia mieloproliferativa ou uma síndrome mielodisplásica, descrita mais adiante), às vezes após um pródromo que dura anos. Como na LLA, a maioria dos sintomas está relacionada à insuficiência medular. Além disso, subtipos específicos de LMA são compostos de células que liberam substâncias tromboplásticas no sangue e induzem a CIVD, que pode levar a complicações hemorrágicas graves e às vezes fatais (discutidas mais adiante).

Patogênese. **Dentre as mutações condutoras mais comuns em todos os tipos de leucemia aguda, estão os rearranjos gênicos e as substituições pontuais que interferem na função dos fatores de transcrição que regulam a diferenciação normal das células-tronco hematopoiéticas.** Essas mutações normalmente afetam os produtos gênicos que regulam a linhagem à qual pertence a leucemia. Por exemplo, a LLA-B contém frequentemente mutações que afetam o fator de transcrição PAX5, que é especificamente necessário para a diferenciação de progenitores precoces de células B. Muitos outros exemplos deste tipo foram descritos em vários subtipos de leucemia aguda.

As mutações nos fatores de transcrição não são suficientes para o desenvolvimento de leucemias agudas, e foram descritas diversas mutações condutoras recorrentes complementares. Muitas dessas mutações afetam moléculas sinalizadoras como as tirosinoquinases e a RAS, e servem para promover o aumento da proliferação e da sobrevivência de células tumorais. Outras mutações afetam os fatores que regulam as proteínas associadas à cromatina, como as histonas, o que sugere que as alterações epigenéticas são importantes na gênese das leucemias agudas.

Certas mutações condutoras merecem menção adicional, pois não só são importantes na patogênese destas doenças, mas também servem como alvos para terapias altamente eficazes.

- *BCR-ABL em LLA-B*: aproximadamente 5% da LLA-B infantil e 25% da LLA-B adulta estão associados a rearranjos do gene *ABL* no cromossomo 9 e do gene *BCR* no cromossomo 22, que geralmente são criados por uma translocação equilibrada (9;22) que cria o cromossomo Filadélfia (ou cromossomo Ph [Philadelphia], em homenagem à cidade onde foi descoberto). Esse rearranjo forma um gene de fusão *BCR-ABL* que codifica uma tirosinoquinase constitutivamente ativa que estimula essencialmente todas as vias que se encontram a jusante dos receptores do fator de crescimento (Capítulo 6). Os genes de fusão *BCR-ABL* também são encontrados na leucemia mieloide crônica (descrita posteriormente). A prova da importância do BCR-ABL é vista na resposta dos pacientes portadores de LLA-B *BCR-ABL*⁺ aos inibidores de tirosinoquinases, que melhoraram muito o resultado neste tipo de leucemia aguda, particularmente nos adultos

- *PML-RARA na leucemia promielocítica aguda*: a leucemia promielocítica aguda é um subtipo de LMA que está quase sempre associada à presença de rearranjos envolvendo o gene *PML* no cromossomo 15 e o gene *RARA* no cromossomo 17, que geralmente são criados por uma translocação equilibrada (15;17). *RARA* codifica o receptor de ácido retinoico, enquanto o gene quimérico *PML-RARA* codifica uma proteína de fusão que bloqueia a diferenciação mieloide no estágio promielocítico, provavelmente em parte pela inibição da função dos receptores normais de ácido retinoico. Notavelmente, doses farmacológicas de ácido *all*-transretinoico (ATRA, do inglês *all-trans retinoic acid*), um análogo da vitamina A (Capítulo 7), contornam esse bloqueio e induzem os promielócitos neoplásicos a se diferenciarem rapidamente em neutrófilos. Como os neutrófilos morrem após uma vida média de cerca de 1 dia, o tratamento com ATRA resulta em "morte por diferenciação". O efeito é muito específico; as LMAs sem translocações envolvendo *RARA* não respondem ao ATRA. Posteriormente, foi demonstrado que a combinação de ATRA e trióxido de arsênico, um sal que induz a degradação da proteína de fusão PML/RARA, é ainda mais eficaz do que o ATRA sozinho, pois promove cura em mais de 90% dos pacientes

- *Mutações em IDH1 e IDH2 na LMA*: aproximadamente 10% das LMAs apresentam mutações em *IDH1* ou *IDH2*, genes que codificam isoformas da isocitrato desidrogenase (IDH, do inglês *isocitrate dehydrogenase*), uma enzima metabólica. Como você deve se lembrar, as formas mutantes de IDH contribuem para a transformação criando o oncometabólito 2-hidroxiglutarato (Capítulo 6). É importante ressaltar que inibidores de IDH1 e IDH2 mutados podem induzir a diferenciação de LMAs mutantes para IDH. Embora não sejam tão eficazes quanto os agentes direcionados ao PML-RARA, os inibidores da IDH frequentemente induzem remissões completas em LMAs com mutação na IDH, mesmo nos pacientes que falharam na quimioterapia convencional.

Morfologia e estudos auxiliares

O diagnóstico e a subclassificação das leucemias agudas não podem ser feitos apenas com base na morfologia e requerem uma combinação de modalidades de exames complementares.

Morfologia. Nas apresentações leucêmicas, **a medula é hipercelular e repleta de blastos e outros elementos imaturos**, que substituem os elementos normais da medula. Ocorrem **massas mediastinais** em 50 a 70% dos casos de LLA-T, que também têm maior probabilidade de estar associadas a linfadenopatia e esplenomegalia. Os blastos da LLA-B e da LLA-T são morfologicamente semelhantes. Mais comumente, os linfoblastos apresentam citoplasma basofílico escasso e núcleos com cromatina delicada, finamente pontilhada e nucléolos pequenos (Figura 10.14 A). Por definição, na LMA os blastos mieloides ou os promielócitos constituem mais de 20% da celularidade da medula óssea. **Os mieloblastos tendem a ser maiores do que os blastos linfoides e apresentam cromatina delgada, nucléolos distintos e quantidades moderadas de citoplasma com número variável de grânulos** (Figura 10.14 B). Em um subgrupo de casos, esses grânulos assumem a forma de **bastonetes de Auer**,

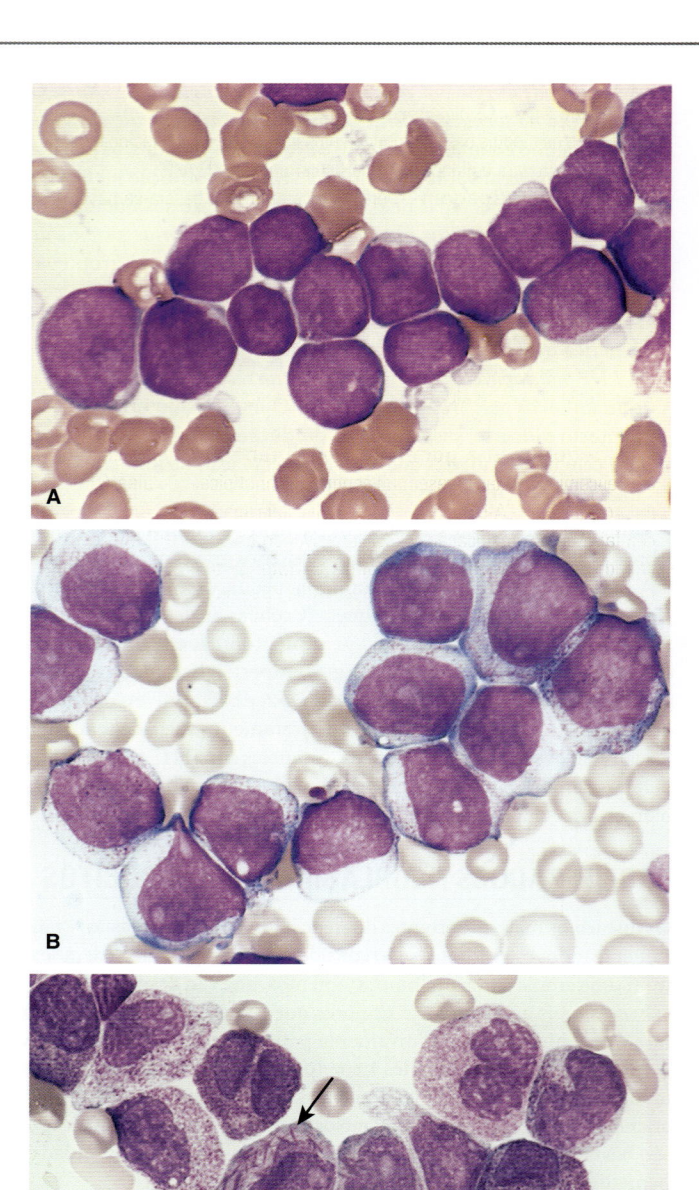

Figura 10.14 Morfologia das leucemias agudas. **A.** Leucemia linfoblástica aguda. Os linfoblastos são mostrados com cromatina nuclear condensada, pequenos nucléolos e citoplasma agranular escasso. **B.** Leucemia mieloide aguda. Mieloblastos com cromatina nuclear delicada, nucléolos proeminentes e finos grânulos citoplasmáticos azurófilos. **C.** Leucemia promielocítica aguda. Os promielócitos neoplásicos apresentam numerosos grânulos azurófilos com aspecto anormalmente grosseiro. Outros achados característicos incluem uma célula no centro do campo com múltiplos bastonetes de Auer em forma de agulha (*seta*). (Cortesia do Dr. Robert W. McKenna, Department of Pathology, University of Texas Southwestern Medical School, Dallas, Texas.)

inclusões semelhantes a agulhas que são patognomônicas de LMA (Figura 10.14 C). Em outros casos, os blastos com evidência de diferenciações monocítica, eritroide e megacariocítica podem predominar ou os blastos podem ser tão imaturos que só podem ser distinguidos dos linfoblastos por imunofenotipagem. Os blastos geralmente podem ser observados no sangue periférico e na medula óssea, embora a biopsia de uma massa tecidual possa ser necessária para o diagnóstico, particularmente na LLA-T.

Imunofenotipagem. O diagnóstico definitivo baseia-se nas colorações realizadas com anticorpos específicos para determinados marcadores da linhagem B, T e mieloide, geralmente por citometria de fluxo (Figura 10.15). A desoxinucleotidil transferase terminal (TdT, do inglês *terminal deoxynucleotidyl transferase*), uma enzima expressa especificamente em células pré-B e pré-T, é um marcador sensível, mas não totalmente específico, da LLA. Também podem ser usadas colorações histoquímicas, incluindo as colorações específicas para a mieloperoxidase, que é expressa apenas por blastos mieloides.

Citogenética e genética molecular. Aproximadamente 90% das leucemias agudas apresentam anomalias cariotípicas não aleatórias. As mais comuns na LLA-B infantil são a hiperdiploidia (mais de 50 cromossomos/célula) e uma translocação (12;21) envolvendo os genes *ETV6* e *RUNX1*, criando um gene de fusão que codifica um fator de transcrição aberrante. Cerca de 25% dos tumores de células pré-B nos adultos apresentam uma translocação (9;22) envolvendo os genes *ABL* e *BCR*. Os tumores de células pré-T estão associados a diversas aberrações cromossômicas, incluindo translocações frequentes envolvendo os *loci* de receptores de células T e certos genes de fatores de transcrição, bem como mutações que inativam genes supressores de tumor, como *PTEN* (levando ao aumento da sinalização de pró-crescimento) e *CDKN2A*, que codifica um regulador negativo do ciclo celular e um regulador positivo de p53. Translocações específicas estão associadas a subtipos particulares de leucemias agudas, têm importância prognóstica e podem identificar alvos terapêuticos; dentre elas, estão as translocações (9;22) e (15;17) (já discutidas). A presença desses genes de fusão é normalmente confirmada por estudos de hibridização *in situ* por fluorescência (FISH, do inglês *fluorescence in situ hybridization*) ou por estudos moleculares.

Certas formas de leucemia aguda são agora definidas pela presença de mutações condutoras em genes específicos do câncer e, como já mencionado, a terapia e o prognóstico podem ser ditados pelos resultados destas análises. Em muitos centros, a detecção de mutações é agora realizada por sequenciamento direcionado ao DNA.

Características clínicas. A leucemia aguda é uma doença agressiva. O início dos sintomas é rápido e a evolução natural da doença é medida em semanas a meses. Os achados de sangue periférico são altamente variáveis. A contagem de leucócitos pode estar acentuadamente elevada (> 100.000 células/$\mu\ell$), mas às vezes é normal. Às vezes, os blastos estão ausentes no sangue periférico (leucemia aleucêmica). A anemia está quase sempre presente e a contagem de plaquetas geralmente está abaixo de 100.000/$\mu\ell$. A neutropenia é comum. Devido à baixa contagem sanguínea, fadiga, cansaço, sangramento fácil e febre são comuns. Além dos sintomas relacionados com a substituição da medula e a pancitopenia concomitante, também pode haver:

- *Dor óssea* resultante da expansão da medula e da infiltração subperiosteal
- *Linfadenopatia, esplenomegalia e hepatomegalia*, mais comuns e mais pronunciadas na LLA do que na LMA
- *Aumento testicular* devido à infiltração leucêmica
- *Infiltração na pele e nas gengivas*, mais característica da LMA com diferenciação monocítica
- *Compressão de grandes vasos e vias respiratórias no mediastino* na LLA-T com envolvimento tímico
- *Manifestações no sistema nervoso central* resultantes da disseminação meníngea, como cefaleia, vômitos e paralisia de nervos, complicações mais comuns na LLA.

O tratamento da leucemia aguda varia de acordo com o subtipo. A maioria é tratada com quimioterapia combinada usando-se regimes diferentes para LLA e LMA. Mais de 80% das crianças com LLA-B e LLA-T são curadas, uma das grandes histórias de sucesso da oncologia. Vários fatores estão associados a um pior prognóstico na LLA infantil: (1) idade inferior a 2 anos, principalmente porque esses tumores são geneticamente distintos e estão frequentemente associados a translocações envolvendo o gene *KMT2A*; (2) apresentação na idade adulta; e (3) contagens de blastos no sangue periférico superiores a 100.000. Os marcadores prognósticos favoráveis incluem (1) idade entre 2 e 10 anos, (2) baixa contagem de leucócitos e (3) hiperdiploidia. A detecção molecular de doença residual após a terapia também é preditiva de um pior prognóstico em todas as formas de leucemia aguda e está sendo usada para orientar o tratamento.

Como já mencionado, terapias direcionadas altamente eficazes estão agora disponíveis para adultos com LLA-B positiva para BCR-ABL e leucemia promielocítica aguda. Um desenvolvimento relativamente recente é o tratamento de LLA-B com células T citotóxicas contendo receptores quiméricos do antígeno (CAR, do inglês *chimeric antigen receptors*) projetados para reconhecer e matar especificamente as células que expressam uma proteína de superfície de células B, como CD19, CD20 ou CD22. Esta terapia produziu respostas dramáticas na LLA-B recidivante/refratária em crianças e adultos, mas ao custo da perda permanente de células B normais (uma vez que também expressam as proteínas-alvo) e, por vezes, de toxicidade grave, ou mesmo fatal, causada pela produção de citocinas pelas células CAR-T específicas para o tumor.

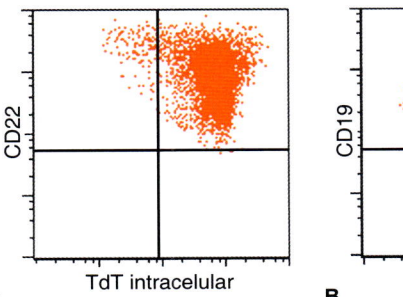

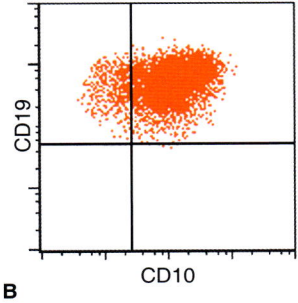

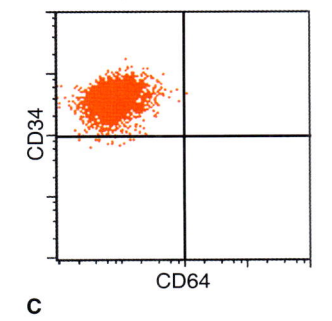

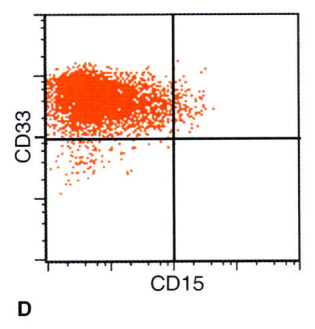

Figura 10.15 Achados de citometria de fluxo na leucemia aguda. **A** e **B**. São exibidos resultados de citometria de fluxo para uma LLA-B típica. As células tumorais são positivas para os marcadores de células B CD19 e CD22, bem como para CD10 (um marcador expresso em um subconjunto de LLAs) e TdT (uma DNA polimerase especializada que é expressa nas células pré-B e pré-T). **C** e **D**. São mostrados resultados de citometria de fluxo para uma LMA típica. As células tumorais são positivas para o marcador de células-tronco CD34 e para os marcadores específicos da linhagem mieloide CD33 e CD15 (subpopulação), e negativas para o marcador CD64, que é expresso preferencialmente nas células monocíticas. (Cortesia do Dr. Louis Picker, Oregon Health Science Center, Portland, Oregon.)

Os desafios permanecem. Por exemplo, as leucemias agudas infantis associadas a rearranjos do gene *KMT2A* e os subtipos de LMA diferentes da leucemia promielocítica aguda são difíceis de tratar, e o pequeno subgrupo de leucemias agudas com mutações em *TP53* tem prognóstico ruim, mesmo com o transplante de células-tronco hematopoiéticas.

Síndromes mielodisplásicas

O termo *síndrome mielodisplásica* (SMD) refere-se a um grupo de **distúrbios clonais de células-tronco caracterizados por defeitos de maturação que estão associados à hematopoiese ineficaz e a um alto risco de transformação em LMA**. Na SMD, a medula óssea é parcial ou totalmente substituída pela progênie clonal de uma célula-tronco multipotente transformada que retém a capacidade de se diferenciar em eritrócitos, granulócitos e plaquetas, mas de uma maneira que é ao mesmo tempo ineficaz e desordenada. Como resultado, a medula é geralmente hipercelular ou normocelular, mas o sangue periférico apresenta uma ou mais citopenias. O clone anormal de células-tronco na medula óssea é geneticamente instável e propenso à aquisição de mutações adicionais e à transformação em LMA. A maioria dos casos é idiopática, mas alguns se desenvolvem após exposição a agentes carcinogênicos, terapia anterior contra o câncer ou radioterapia ionizante.

Patogênese. Surgiram novos entendimentos a respeito do sequenciamento dos genomas da SMD, que identificou uma série de genes com mutações recorrentes. Esses genes podem ser agrupados em três categorias funcionais principais:

- *Fatores epigenéticos*: mutações frequentes são observadas envolvendo muitos dos mesmos fatores epigenéticos que sofrem mutação na LMA, incluindo os fatores que regulam a metilação do DNA e as modificações de histonas; dessa forma, assim como na LMA, a desregulação do epigenoma parece ser importante na gênese da SMD, o que atesta a relação entre essas duas condições
- *Fatores de processamento (splicing) de RNA*: um subconjunto de tumores tem mutações envolvendo a maquinaria de processamento de RNA que são propostas para dirigir a transformação alterando o processamento de RNA de modo a mudar a função dos oncogenes e dos genes supressores de tumor. Essas mutações estão comumente associadas aos *sideroblastos em anel*, uma forma clássica de displasia observada em um subconjunto de SMDs
- *Fatores de transcrição*: essas mutações afetam os fatores de transcrição necessários para a mielopoese normal e podem contribuir para a diferenciação alterada que caracteriza a SMD.

Além disso, cerca de **10% dos casos de SMD apresentam mutações de perda de função no gene supressor de tumor *TP53***, que se correlacionam com a presença de um cariótipo complexo e prognósticos clínicos particularmente ruins. Tanto a SMD primária quanto a SMD relacionada a terapia estão associadas a anormalidades cromossômicas recorrentes e semelhantes, como monossomias do cromossomo 5 e do 7; deleções de 5q, 7q e 20q; e trissomia do cromossomo 8.

Reconhece-se agora que **a SMD surge frequentemente de um precursor assintomático denominado hematopoiese clonal de prognóstico indeterminado (CHIP, do inglês *clonal hematopoiesis of indeterminant prognosis*)**. A CHIP é caracterizada por contagens sanguíneas normais, apesar da presença de uma ou mais mutações "condutoras" clonais adquiridas que são idênticas às encontradas na SMD. A CHIP progride para uma evidente neoplasia de leucócitos com uma frequência de cerca de 1% ao ano e pode ser um fator de risco para doenças cardiovasculares (Capítulo 8).

> **Morfologia**
>
> Na SMD, a medula é povoada por precursores hematopoiéticos de aparência anormal. Algumas das anormalidades mais comuns incluem **precursores eritroides megaloblastoides** semelhantes aos observados nas anemias megaloblásticas, formas eritroides com depósitos de ferro em suas mitocôndrias (**sideroblastos em anel**), precursores granulocíticos com **grânulos anormais** ou maturação nuclear anormal, e pequenos megacariócitos com núcleos únicos pequenos ou megacariócitos grandes com núcleos separados. Os mieloblastos podem estar aumentados e, por definição, constituem menos de 20% da celularidade da medula.

Características clínicas. A SMD é frequentemente descrita como rara, mas na verdade é tão comum quanto a LMA, pois afeta até 15 mil pessoas por ano nos EUA. A maioria dos pacientes apresenta sintomas entre 50 e 70 anos. Como resultado das citopenias, muitos sofrem de infecções, sintomas relacionados à anemia e sangramento anormal. A resposta à quimioterapia convencional é geralmente fraca, talvez porque a SMD surja em um contexto de danos às células-tronco. Muitos pacientes são agora tratados com agentes hipometilantes de DNA em uma tentativa de "reprogramar" as células-tronco aberrantes da SMD e melhorar a diferenciação, e houve algumas respostas sustentadas. A transformação para a LMA ocorre em 10 a 40% dos pacientes. O prognóstico é variável; o tempo médio de sobrevivência varia de 9 a 29 meses e é menor nos casos associados a aumento de blastos na medula, múltiplas anormalidades citogenéticas ou mutações no *TP53*.

Neoplasias mieloproliferativas

As neoplasias mieloproliferativas são caracterizadas pela presença de tirosinoquinases mutadas e constitutivamente ativadas ou outras aberrações adquiridas em fatores de sinalização que levam à independência do fator de crescimento. Esta percepção fornece uma explicação satisfatória para a superprodução de células sanguíneas observada e é importante do ponto de vista terapêutico devido à disponibilidade de inibidores de tirosinoquinases. Os progenitores neoplásicos tendem a semear órgãos hematopoiéticos secundários (baço, fígado e linfonodos), resultando em hepatoesplenomegalia (causada por hematopoiese extramedular neoplásica).

Quatro principais entidades diagnósticas são reconhecidas: leucemia mieloide crônica (LMC), policitemia vera, mielofibrose primária e trombocitemia essencial. As características distintivas das neoplasias mieloproliferativas são as seguintes:

- *A LMC é separada das demais por sua associação com uma anormalidade característica, o gene de fusão BCR-ABL*, que produz uma tirosinoquinase BCR-ABL constitutivamente ativa
- *Policitemia vera, trombocitemia essencial, mielofibrose primária*: as anormalidades genéticas mais comuns nessas neoplasias mieloproliferativas "negativas para BCR-ABL" são as mutações ativadoras na tirosinoquinase JAK2, que ocorrem em praticamente todos os casos de policitemia vera, em cerca de 50% dos casos de mielofibrose primária e em 50% dos casos de trombocitemia essencial. Apesar da semelhança genética, as características clínicas de cada uma dessas doenças diferem no momento do diagnóstico. Na policitemia vera, há produção excessiva de eritrócitos, granulócitos e plaquetas, enquanto na trombocitemia essencial o impulso proliferativo está confinado aos precursores plaquetários (megacariócitos). Na mielofibrose primária, a contagem de leucócitos pode estar elevada no início do curso; porém, devido à fibrose medular reativa, os pacientes tendem a desenvolver citopenias, particularmente anemia

- *Algumas neoplasias mieloproliferativas raras estão associadas a mutações ativadoras em outras tirosinoquinases, como o receptor-α do fator de crescimento derivado de plaquetas e o receptor-β do fator de crescimento derivado de plaquetas*
- *Todas as neoplasias mieloproliferativas têm propensões variáveis para entrarem em uma "fase de esgotamento" semelhante à mielofibrose primária ou sofrerem uma "crise blástica" idêntica à leucemia aguda*, ambas desencadeadas pela aquisição de mutações somáticas adicionais.

Apenas a LMC, a policitemia vera e a mielofibrose primária são abordadas aqui, já que as outras neoplasias mieloproliferativas são muito raras para merecerem discussão.

Leucemia mieloide crônica

A LMC afeta principalmente adultos entre 25 e 60 anos. O pico de incidência ocorre entre a quarta e a quinta década de vida. Cerca de 4.500 novos casos são diagnosticados por ano nos EUA.

Patogênese. **A LMC se distingue das outras neoplasias mieloproliferativas pela presença de um gene quimérico *BCR-ABL* derivado de porções do gene *BCR* no cromossomo 22 e do gene *ABL* no cromossomo 9.** Em cerca de 95% dos casos, o gene *BCR-ABL* é o produto de uma translocação balanceada (9;22) que move *ABL* do cromossomo 9 para uma posição no cromossomo 22 adjacente ao *BCR*. Nos 5% restantes dos casos, um gene de fusão *BCR-ABL* é criado por rearranjos citogeneticamente crípticos ou complexos envolvendo mais de dois cromossomos. O gene de fusão *BCR-ABL* está presente em precursores granulocíticos, eritroides, megacariocíticos e de células B e, em alguns casos, também em precursores de células T, o que indica que a LMC surge de uma célula-tronco hematopoiética transformada.

Conforme descrito no Capítulo 6, o gene *BCR-ABL* codifica uma proteína de fusão que consiste em porções de BCR e no domínio tirosinoquinase do ABL. Os progenitores mieloides normais dependem de sinais gerados por fatores de crescimento e seus receptores para crescimento e sobrevivência. **A dependência de fatores de crescimento por parte dos progenitores da LMC é bastante diminuída pelos sinais constitutivos gerados pelo BCR-ABL que mimetizam os efeitos da ativação do receptor do fator de crescimento, como a ativação de RAS.** É importante ressaltar que, como o BCR-ABL não inibe a diferenciação, o curso inicial da doença é marcado pela produção excessiva de células sanguíneas relativamente normais, particularmente granulócitos e plaquetas.

> **Morfologia**
>
> Os achados do sangue periférico são altamente característicos. A contagem de leucócitos é elevada, muitas vezes excedendo 100.000 células/μℓ. **As células circulantes são predominantemente neutrófilos e progenitores granulocíticos imaturos** (Figura 10.16), mas **basófilos** e **eosinófilos** também costumam estar aumentados em número, assim como as plaquetas. A medula óssea é hipercelular graças ao aumento do número de precursores granulocíticos e megacariocíticos em maturação. A polpa vermelha do baço aumentado assemelha-se à medula óssea devido à presença de extensa **hematopoiese extramedular**. Esta proliferação crescente frequentemente compromete o suprimento sanguíneo local, levando então a **infartos esplênicos**.

Características clínicas. O início da LMC é insidioso, pois os sintomas iniciais geralmente são inespecíficos (p. ex., fadiga fácil, fraqueza, perda de peso). Às vezes, o primeiro sintoma é uma sensação de aperto no abdome causada por esplenomegalia. Ocasionalmente,

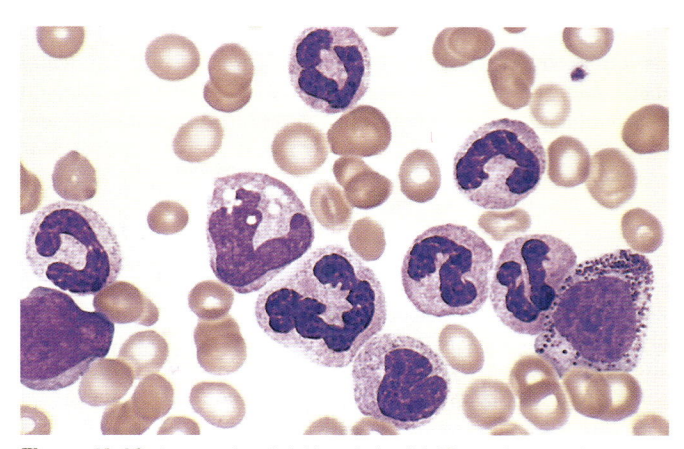

Figura 10.16 Leucemia mieloide crônica (LMC) – esfregaço de sangue periférico. Estão presentes formas granulocíticas em vários estágios de diferenciação. (Cortesia do Dr. Robert W. McKenna, Department of Pathology, University of Texas Southwestern Medical School, Dallas, Texas.)

pode ser necessário distinguir a LMC de uma reação leucemoide, que consiste em uma elevação dramática da contagem de granulócitos em resposta a infecção, estresse, inflamação crônica e certas neoplasias. Essa distinção pode ser alcançada de forma definitiva testando se há a presença do gene de fusão *BCR-ABL*, o que pode ser feito por cariotipagem, FISH ou ensaio de reação em cadeia da polimerase (PCR, do inglês *polymerase chain reaction*).

A evolução natural da LMC é inicialmente de progressão lenta. Mesmo sem tratamento, a sobrevida média é de 3 anos. Após um período variável (e imprevisível), aproximadamente metade dos casos de LMC entra em uma fase acelerada marcada pelo aumento da anemia e de novas trombocitopenias, pelo aparecimento de anomalias citogenéticas adicionais e, finalmente, pela transformação em um quadro semelhante à leucemia aguda (crise blástica). Nos restantes 50% dos casos, a crise blástica ocorre de forma abrupta, sem uma fase acelerada. É digno de nota que em 30% dos casos a crise blástica se assemelha à LLA de células B, o que atesta ainda mais a origem da LMC a partir de células-tronco hematopoiéticas. Nos restantes 70% dos casos, a crise blástica assemelha-se à LMA. Menos comumente, a LMC progride para uma fase avançada de extensa fibrose da medula óssea semelhante à mielofibrose primária.

Felizmente para as pessoas afetadas, a evolução natural da LMC foi dramaticamente alterada pelo surgimento da terapia direcionada. O tratamento com inibidores de tirosinoquinase, particularmente nos pacientes com doença precoce, induz remissões sustentadas com toxicidade controlável e evita a progressão para crise blástica aparentemente ao suprimir o impulso proliferativo que leva à aquisição de mutações adicionais. Quando os pacientes tratados com inibidores de tirosinoquinases sofrem recaídas, seus tumores frequentemente apresentam mutações adquiridas em BCR-ABL que impedem a ligação dos fármacos. O crescimento seletivo destas células é explicado pelos poderosos efeitos antitumorais dos inibidores de BCR-ABL e indica que muitos tumores resistentes ainda estão "viciados" nos sinais de crescimento criados pelo BCR-ABL. Em alguns casos, os tumores resistentes podem ser tratados com diferentes inibidores capazes de atingir formas mutadas de BCR-ABL. Em outros, o transplante de células-tronco hematopoiéticas oferece uma possibilidade de cura, mas acarreta riscos substanciais, especialmente nos idosos.

Policitemia vera

A policitemia vera está fortemente associada a mutações ativadoras na tirosinoquinase JAK2 (Janus quinase 2). A JAK2 normalmente atua nas vias de sinalização a jusante do receptor de eritropoetina e de outros receptores de fatores de crescimento e citocinas. A mutação mais comum em JAK2 reduz drasticamente a dependência das células hematopoiéticas dos fatores de crescimento para proliferação e sobrevivência. Isso produz uma proliferação excessiva de elementos eritroides, granulocíticos e megacariocíticos (panmielose), embora a maioria dos sinais e sintomas clínicos estejam relacionados a um aumento absoluto na massa de eritrócitos. A policitemia vera deve ser diferenciada da policitemia relativa, que resulta da hemoconcentração. Diferentemente das formas reativas de policitemia absoluta, a policitemia vera está associada a baixos níveis de eritropoetina sérica, o que é um reflexo da proliferação do clone neoplásico independente de fatores de crescimento.

> **Morfologia**
>
> As principais alterações anatômicas na policitemia vera decorrem do aumento do volume e da viscosidade sanguínea provocado pela policitemia. A **congestão** de muitos tecidos é característica. O fígado está aumentado e frequentemente contém pequenos focos de hematopoiese extramedular. Em geral, o baço está ligeiramente aumentado (250 a 300 g) devido à congestão vascular. Como resultado do aumento da viscosidade e da estase vascular, **tromboses e infartos são comuns**, principalmente no coração, no baço e nos rins. Em cerca de um terço dos pacientes, também ocorrem hemorragias. Elas afetam mais frequentemente o sistema digestório, a orofaringe ou o cérebro, e podem ocorrer espontaneamente ou após algum pequeno trauma ou procedimento cirúrgico. As plaquetas produzidas a partir do clone neoplásico são frequentemente disfuncionais, uma perturbação que contribui para o risco elevado de trombose e sangramento. Tal como na LMC, o sangue periférico frequentemente apresenta **basofilia**.
>
> A medula óssea é hipercelular devido ao aumento do número de formas eritroides, mieloides e megacariocíticas. Além disso, algum grau de fibrose medular está presente em 10% dos pacientes no momento do diagnóstico. Em um subconjunto de pacientes, isto progride para uma fase de esgotamento, em que a medula é largamente substituída por fibroblastos e colágeno.

Características clínicas. A policitemia vera aparece de forma insidiosa, geralmente no fim da meia-idade. Os pacientes são pletóricos (apresentam edema facial) e frequentemente um tanto cianóticos. A histamina liberada pelos basófilos neoplásicos pode contribuir para o prurido e também pode ser responsável por um aumento na incidência de úlceras pépticas. Os outros sintomas estão relacionados com tendências trombóticas e hemorrágicas, como também com hipertensão. São comuns cefaleia, tontura, sintomas gastrintestinais, hematêmese e melena. Devido à alta taxa de renovação celular, a gota sintomática é observada em 5 a 10% dos casos.

O diagnóstico geralmente é feito em laboratório. A contagem de eritrócitos varia de 6 a 10 milhões/μl, e o hematócrito costuma ser de 60% ou mais. A contagem de granulócitos pode chegar a 50.000 células/μl, e a contagem de plaquetas costuma ser superior a 400.000/μl. A basofilia é comum. As plaquetas são funcionalmente anormais na maioria dos casos, e plaquetas gigantes e fragmentos de megacariócitos são frequentemente vistos no sangue. Cerca de 30% dos pacientes desenvolvem complicações trombóticas, geralmente afetando o cérebro ou o coração. A trombose da veia hepática que dá origem à *síndrome de Budd-Chiari* (Capítulo 14) é uma complicação incomum, mas grave. Hemorragias menores (p. ex., epistaxes e sangramento gengival) são comuns, e hemorragias potencialmente fatais ocorrem em 5 a 10% dos pacientes. Naqueles que não recebem tratamento, o óbito ocorre por complicações vasculares em poucos meses; no entanto, a sobrevivência média aumenta para cerca de 10 anos, reduzindo a contagem de eritrócitos para quase o normal por meio de flebotomias repetidas.

Infelizmente, a sobrevivência prolongada mostrou uma propensão da policitemia vera a evoluir para uma "fase de esgotamento" semelhante à mielofibrose primária. Após um intervalo médio de 10 anos, 15 a 20% dos casos sofrem tal transformação. Devido à extensa fibrose medular, a hematopoiese muda para o baço, que aumenta acentuadamente. Os inibidores que têm como alvo a JAK2 foram aprovados para o tratamento da fase de esgotamento da policitemia vera e propiciam alguma melhora na maioria dos pacientes. A transformação para uma "crise blástica" idêntica à LMA também ocorre, mas com muito menos frequência do que na LMC.

Mielofibrose primária

A característica marcante da mielofibrose primária é o desenvolvimento de fibrose medular obliterativa que reduz a hematopoiese da medula óssea e leva a citopenias e extensa hematopoiese extramedular. Histologicamente, a aparência é idêntica à fase de esgotamento que ocorre ocasionalmente no fim de outras doenças mieloproliferativas.

A patogênese molecular da mielofibrose envolve aumento da sinalização JAK-STAT em quase todos os casos. Muitos receptores para fatores de crescimento e citocinas utilizam uma via de sinalização envolvendo JAK quinases e os fatores de transcrição chamados STATs (do inglês *signal transducers and activators of transcription* [transdutores de sinal e ativadores de transcrição]), e a ativação constitutiva dessa via parece ser o fator subjacente em quase todos os casos de mielofibrose. Mutações ativadoras em *JAK2* estão presentes em 50 a 60% dos casos e mutações ativadoras em *MPL*, o gene que codifica o receptor de trombopoetina, são adicionalmente observadas em 1 a 5% dos casos. A maioria dos casos restantes apresenta mutações no gene *CALR* que levam à secreção de um fator chamado calreticulina, que se liga ao MPL e o ativa. Não está compreendido por que as mutações em *JAK2* estão associadas à policitemia vera em alguns pacientes e à mielofibrose primária em outros; suspeita-se de diferenças na célula de origem e nos fundos genéticos que dão origem a esses dois distúrbios.

A fibrose medular característica é causada pela liberação inadequada de fatores fibrogênicos dos megacariócitos neoplásicos. Dois fatores sintetizados por megacariócitos foram implicados: o *fator de crescimento derivado de plaquetas* e o *fator de crescimento transformador-β* (*TGF-β*, do inglês *transforming growth factor β*). Como você deve se lembrar, o fator de crescimento derivado de plaquetas e o TGF-β são mitógenos de fibroblastos. Além disso, o TGF-β promove a deposição de colágeno e causa angiogênese, ambas observadas na mielofibrose. Lembre-se de que a sinalização excessiva do TGF-β também é responsável por defeitos do tecido conjuntivo na síndrome de Marfan (Capítulo 4).

À medida que a fibrose medular progride, as células-tronco hematopoiéticas deslocadas passam a residir em nichos nos órgãos hematopoiéticos secundários, como o baço, o fígado e os linfonodos, levando ao aparecimento de hematopoiese extramedular. Por motivos não completamente compreendidos, a produção de eritrócitos em locais extramedulares é desordenada. Este fator e a supressão concomitante da função medular resultam em anemia moderada a grave.

> **Morfologia**
>
> O esfregaço de sangue periférico é marcadamente anormal (Figura 10.17). Os eritrócitos frequentemente exibem formas bizarras (**poiquilócitos, células em forma de lágrima**), e são comumente observados precursores eritroides nucleados juntamente com leucócitos imaturos (mielócitos e metamielócitos), uma combinação de achados referida como **leucoeritroblastose**. Também estão frequentemente presentes

plaquetas anormalmente grandes. No início do curso, a medula óssea é hipercelular e contém aglomerados de megacariócitos anormais, às vezes dentro de sinusoides medulares dilatados, com núcleos hipercromáticos característicos em forma de nuvem. Nos casos avançados, a medula torna-se hipocelular e difusamente fibrótica, e as trabéculas ósseas tornam-se espessadas e escleróticas. Também é típica uma **esplenomegalia** acentuada resultante de extensa hematopoiese extramedular, frequentemente associada a **infartos subcapsulares**. O baço pode pesar até 4.000 g, cerca de 20 vezes seu peso normal. É comum **hepatomegalia** moderada, também decorrente de hematopoiese extramedular. Os linfonodos também são envolvidos pela hematopoiese extramedular, mas não em grau suficiente para causar aumento apreciável.

Características clínicas. A mielofibrose primária geralmente ocorre em indivíduos com mais de 60 anos, que chamam a atenção devido à anemia progressiva e à esplenomegalia. São comuns sintomas inespecíficos como fadiga, perda de peso e suores noturnos. Também são frequentemente observadas hiperuricemia e gota secundária resultantes de uma alta taxa de renovação celular.

Os estudos laboratoriais geralmente mostram anemia normocítica normocrômica moderada a grave acompanhada de leucoeritroblastose. A contagem de leucócitos geralmente é normal ou levemente reduzida, mas pode ser elevada no início do curso. A contagem de plaquetas geralmente é normal ou elevada no momento do diagnóstico; porém, à medida que a doença progride, geralmente ocorre trombocitopenia. Esses achados sanguíneos não são específicos e a biopsia da medula óssea é essencial para o diagnóstico.

A mielofibrose primária é mais difícil de tratar do que a policitemia vera e a LMC. A sobrevida média é de aproximadamente 6 anos. As ameaças à vida incluem infecção, trombose e sangramento relacionado a anormalidades plaquetárias e transformação para a LMA, que ocorre em 5 a 20% dos casos. Os inibidores de JAK2 são eficazes na diminuição da esplenomegalia e dos sintomas constitucionais, mesmo naqueles sem mutações em *JAK2*, presumivelmente porque o aumento da sinalização JAK/STAT é comum a todos os subtipos moleculares. O transplante de células-tronco hematopoiéticas pode ser curativo em pessoas jovens e suficientemente aptas para suportar o procedimento.

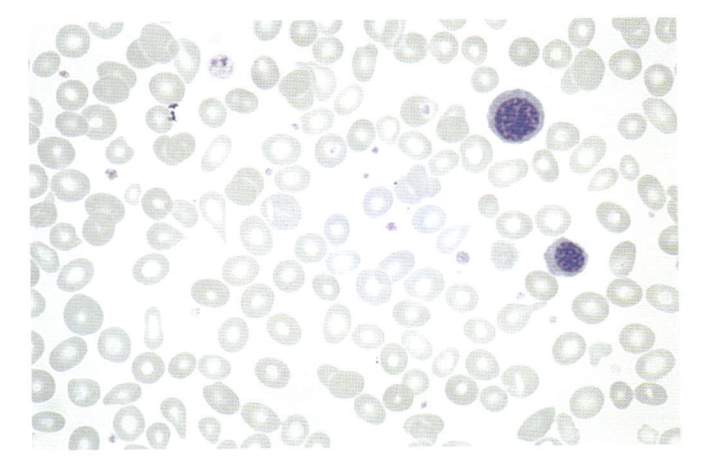

Figura 10.17 Mielofibrose primária – esfregaço de sangue periférico. Dois precursores eritroides nucleados e vários eritrócitos em forma de lágrima (dacriócitos) são evidentes. Células mieloides imaturas estavam presentes em outros campos. Um quadro histológico idêntico pode ser observado em outras doenças que produzem distorção e fibrose medulares.

Linfomas não Hodgkin e leucemias linfoides crônicas

Os linfomas não Hodgkin (LNHs) e as leucemias linfoides crônicas são compostos por células tumorais que se assemelham a estágios de diferenciação de linfócitos maduros e variam amplamente em sua apresentação clínica e comportamento, o que apresenta desafios parecidos para estudantes e médicos. Algumas manifestam-se caracteristicamente como *leucemias* com envolvimento da medula óssea e do sangue periférico. Outras tendem a se apresentar como *linfomas*, tumores que produzem massas nos linfonodos ou outros tecidos. Embora essas tendências se reflitam nos nomes dados a entidades específicas, na realidade todas têm o potencial de se espalhar para os linfonodos e outros tecidos, especialmente o fígado, o baço e a medula óssea, bem como para o sangue periférico. Devido ao seu comportamento clínico sobreposto, o diagnóstico de neoplasias linfoides maduras baseia-se nas características morfológicas e moleculares das células tumorais. Dito de outra forma, para fins de diagnóstico e prognóstico, é mais importante se concentrar no tipo de células que constitui o tumor e não onde residem as células tumorais no paciente.

São reconhecidos dois grandes grupos de neoplasias linfoides: linfomas de Hodgkin (discutidos posteriormente), e linfomas não Hodgkin e leucemias linfoides. Um grupo internacional de patologistas, biólogos moleculares e médicos que trabalham em nome da Organização Mundial da Saúde (OMS) formulou um esquema de classificação amplamente aceito para as neoplasias linfoides que se baseia em uma combinação de características morfológicas, fenotípicas, genotípicas e clínicas. Como pano de fundo para a discussão subsequente, certos princípios importantes merecem consideração:

- **Os tumores de células B e T maduras muitas vezes se assemelham a um estágio específico de diferenciação normal dos linfócitos** (Figura 10.18), e (como acontece com as leucemias agudas) o diagnóstico e a classificação desses tumores baseiam-se nos testes (seja imuno-histoquímica ou citometria de fluxo) que detectam os marcadores específicos da linhagem. Por convenção, muitos desses marcadores são identificados pelo seu número de agrupamento de diferenciação (CD, do inglês *cluster of differentiation*)
- **A troca de classe e a hipermutação somática são formas reguladas de instabilidade genômica que ocorrem nas reações do centro germinativo. Ambas são propensas a erros e, portanto, colocam as células B do centro germinativo em alto risco de mutações potencialmente transformadoras.** Esses eventos moleculares na vida das células B ocorrem principalmente nos centros germinativos durante a ativação das células B, envolvem quebras no DNA e não são observados nos linfócitos T (Capítulo 5). Muitas das translocações cromossômicas recorrentes encontradas em malignidades de células B maduras envolvem os *loci* de imunoglobulinas e parecem resultar de "acidentes" durante a tentativa de rearranjo dos genes da imunoglobulina. Por outro lado, as células T maduras com pouca frequência dão origem a neoplasias e apenas muito raramente apresentam translocações cromossômicas envolvendo os *loci* dos receptores de células T
- **Os rearranjos gênicos dos receptores de antígenos nas neoplasias linfoides maduras servem como marcadores únicos do clone maligno.** Conforme descrito no Capítulo 5, os precursores de células B e T reorganizam seus genes dos receptores de antígeno por meio de um mecanismo que garante que cada linfócito produza um único receptor antigênico. Como o rearranjo gênico do receptor de antígeno virtualmente sempre precede a transformação, as células-filhas derivadas de determinado progenitor maligno compartilham a mesma configuração gênica do receptor de antígeno e sintetizam proteínas receptoras de antígeno idênticas (sejam

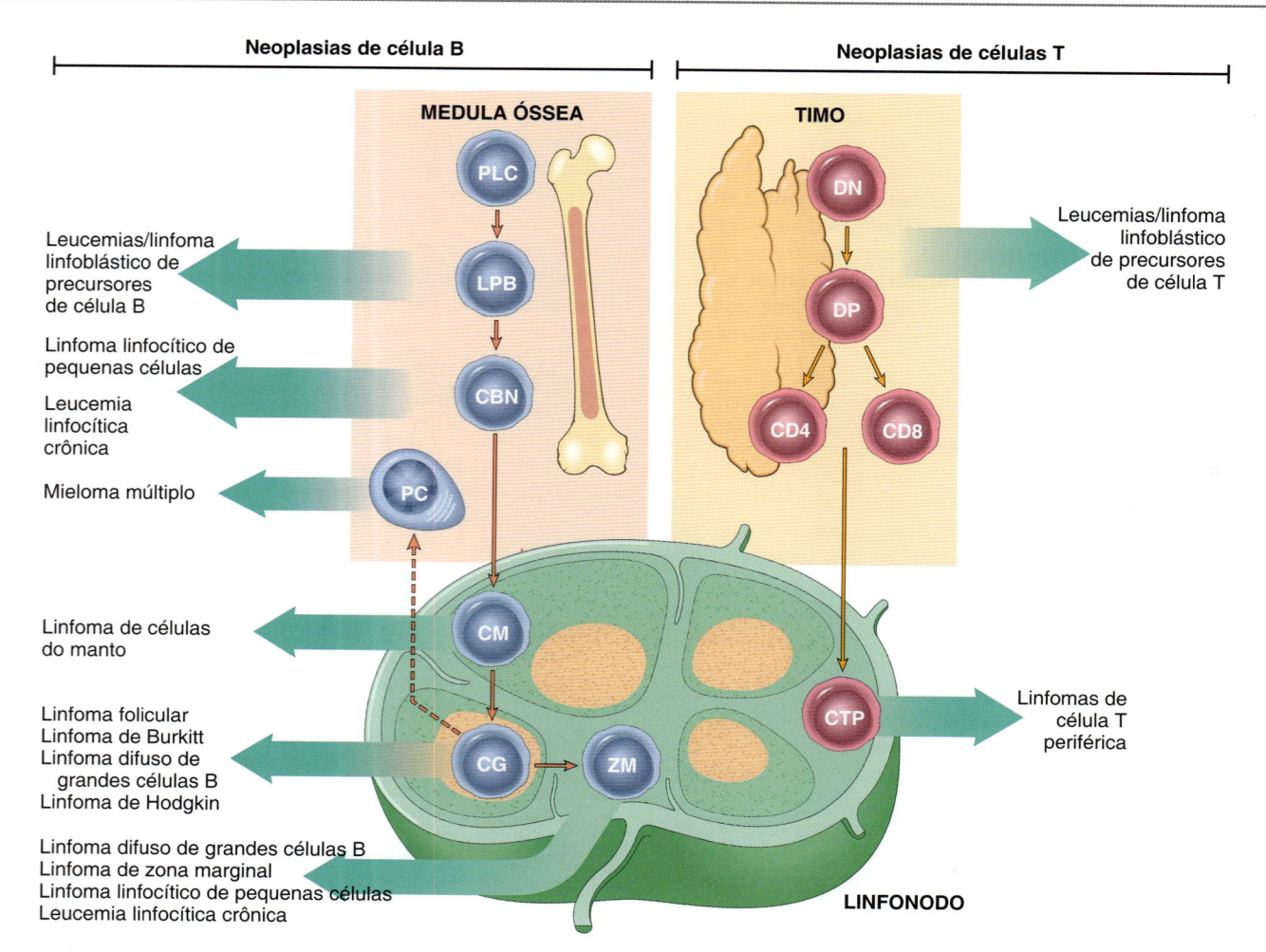

Figura 10.18 Origem das neoplasias linfoides. São mostrados os estágios de diferenciação de células B e T, das quais surgem tumores linfoides específicos. *CBN*, célula B *naïve*; *CM*, célula B da zona do manto; *CTP*, célula T periférica; *CG*, célula B do centro germinativo; *DN*, célula pró-T CD4−/CD8− (duplamente negativa); *DP*, célula pré-T CD4+/CD8+ (duplamente positiva); *LPB*, linfoblasto pré-B; *PC*, plasmócito; *PLC*, progenitor linfoide comum; *ZM*, célula B da zona marginal.

imunoglobulinas ou receptores de células T). Assim, as análises dos genes de receptores de antígenos e seus produtos proteicos podem ser utilizadas para diferenciar as neoplasias linfoides (que são monoclonais e, portanto, apresentam o mesmo rearranjo em todas as células) das reações imunes (que são policlonais).

- **As neoplasias linfoides frequentemente perturbam a função imune normal**. Tanto a imunodeficiência (evidenciada pelo aumento da suscetibilidade à infecção) quanto a autoimunidade às vezes podem ser observadas no mesmo paciente. Ironicamente, os pacientes com imunodeficiências hereditárias ou adquiridas apresentam alto risco de desenvolvimento de certas neoplasias linfoides, particularmente aquelas associadas à infecção pelo EBV.
- **Embora os linfomas não Hodgkin frequentemente se manifestem em determinado sítio tecidual, ensaios moleculares sensíveis geralmente mostram que o tumor está amplamente disseminado no momento do diagnóstico.** Como resultado, com poucas exceções, apenas as terapias sistêmicas são curativas para aqueles com LNH.

As características proeminentes dos linfomas não Hodgkin, das leucemias linfoides crônicas e dos tumores de plasmócitos (discutidos posteriormente) mais comuns estão resumidas na Tabela 10.7 e são descritas nas seções seguintes.

Leucemia linfocítica crônica/linfoma linfocítico de pequenas células

A leucemia linfocítica crônica (LLC) e o linfoma linfocítico de pequenas células (LLPC) são essencialmente idênticos, diferindo apenas na extensão do envolvimento do sangue periférico. De forma um tanto arbitrária, se a contagem de linfócitos no sangue periférico exceder 5.000 células/$\mu\ell$, o paciente é diagnosticado com LLC. A maioria dos casos se enquadra nos critérios diagnósticos para a LLC, que é a leucemia mais comum nos adultos no mundo ocidental. Por outro lado, o LLPC (que apresenta envolvimento predominantemente dos linfonodos) constitui apenas 4% dos LNHs. Por motivos pouco evidentes, a LLC/LLPC é menos comum na Ásia.

Patogênese. LLC/LLPC é um tumor indolente, de crescimento lento, no qual o aumento da sobrevivência das células tumorais parece ser mais importante do que a proliferação de células tumorais *per se*. De acordo com esta ideia, as células de LLC/LLPC contêm níveis elevados de BCL2, uma proteína que inibe a apoptose (Capítulos 1 e 6). Um mecanismo de superexpressão de *BCL2* parece ser a deleção do cromossomo 13q que leva à perda de genes que codificam microRNAs que são reguladores negativos de *BCL2*. Também de importância crucial são os sinais gerados pela imunoglobulina de

Tabela 10.7 Características dos linfomas não Hodgkin, das leucemias linfoides e dos tumores de plasmócitos mais comuns.

Entidade clínica	Frequência	Morfologia proeminente	Célula de origem	Comentários
Linfoma linfocítico de pequenas células/leucemia linfocítica crônica	3 a 4% dos linfomas adultos; 30% de todas as leucemias	Pequenos linfócitos em repouso misturados com aglomerados frouxos de grandes células ativadas; linfonodos difusamente obliterados	Célula B CD5$^+$	Ocorre nos idosos; geralmente envolve linfonodos, medula, baço e sangue periférico; indolente
Linfoma folicular	40% dos linfomas adultos	Frequentes pequenas células "clivadas" misturadas com células grandes; padrão de crescimento nodular (folicular)	Célula B do centro germinativo	Associado a t(14;18); indolente
Linfoma de células do manto	6% dos linfomas adultos	Linfócitos irregulares de tamanho pequeno a intermediário; padrão difuso ou vagamente nodular	Célula B CD5$^+$ superexpressando ciclina D1	Associado a t(11;14); moderadamente agressivo
Linfoma difuso de grandes células B	40 a 50% dos linfomas adultos	Variável; a maioria se assemelha às grandes células B do centro germinativo; padrão de crescimento difuso	Célula B do centro germinativo ou após o centro germinativo	Heterogêneo, pode surgir em locais extranodais; agressivo
Linfoma de Burkitt	< 1% dos linfomas nos EUA; endêmico na África	Células de tamanho intermediário com vários nucléolos; padrão de crescimento difuso; células apoptóticas frequentes (aparência de "céu estrelado")	Célula B do centro germinativo	Associado a t(8;14) e ao EBV (subpopulação); altamente agressivo
Plasmocitoma/mieloma múltiplo	Neoplasia linfoide mais comum nos idosos	Plasmócitos em camadas, às vezes com nucléolos proeminentes ou inclusões contendo imunoglobulina	Célula B após o centro germinativo	CRAB (hipercalcemia, insuficiência renal, anemia, fraturas ósseas (do inglês *bone fractures*)

EBV, vírus Epstein-Barr.

superfície (conhecida como receptor de células B, ou BCR (do inglês *B cell receptor*). Os sinais do BCR fluem por meio de um intermediário chamado *tirosinoquinase de Bruton* (BTK, do inglês *Bruton tyrosine kinase*), que regula positivamente a expressão dos genes que promovem o crescimento e a sobrevivência das células de LLC/LLPC.

LLC/LLPC também causa desregulação imune, particularmente de células B normais. Por meio de mecanismos pouco conhecidos, o acúmulo de células de LLC/LLPC suprime a função normal das células B, o que frequentemente resulta em *hipogamaglobulinemia*. Paradoxalmente, aproximadamente 15% dos pacientes desenvolvem autoanticorpos quentes contra os seus próprios eritrócitos ou plaquetas. Quando presentes, os autoanticorpos são produzidos por células B espectadoras (*bystander*) não malignas, o que indica que as células de LLC/LLPC de alguma forma prejudicam a tolerância imune.

Morfologia e estudos auxiliares

Morfologia. Os linfonodos envolvidos são obliterados por camadas de pequenos linfócitos. As células predominantes são linfócitos pequenos e em repouso com núcleos redondos e escuros e citoplasma escasso (Figura 10.19 A). Focos mal definidos de células maiores e em divisão ativa estão espalhados internamente no órgão (Figura 10.19 B). Os focos de células mitoticamente ativas são chamados **centros de proliferação**, que são patognomônicos para LLC/LLPC. A medula óssea, o baço e o fígado também estão envolvidos em quase todos os casos. Na maioria dos pacientes, há **linfocitose** absoluta com linfócitos pequenos e de aparência madura. Estas células circulantes são frágeis e durante a preparação dos esfregaços muitas são rompidas, produzindo **células borradas** características. Números variáveis de linfócitos ativados maiores geralmente também estão presentes nos esfregaços de sangue.

Imunofenótipo e citogenética. LLC/LLPC é uma neoplasia de células B maduras que expressam CD20, um marcador de células B, além de imunoglobulinas de superfície. As células tumorais também expressam CD5. Esta é uma pista diagnóstica útil, uma vez que, entre os linfomas de células B, apenas LLC/LLPC e linfoma de células do manto (discutido mais adiante) comumente expressam CD5. Aproximadamente 50% dos tumores apresentam anormalidades cariotípicas, e as mais comuns são a trissomia do 12 e as deleções envolvendo porções dos cromossomos 11, 13 e 17. Diferentemente das outras neoplasias de células B, as translocações cromossômicas são raras.

Características clínicas. Quando detectado pela primeira vez, LLC/LLPC frequentemente se apresenta assintomático. Os sinais e os sintomas mais comuns são inespecíficos e incluem fadiga, perda de peso e anorexia. Linfadenopatia e hepatoesplenomegalia generalizadas estão presentes em 50 a 60% dos pacientes. A contagem de leucócitos pode aumentar apenas ligeiramente (no LLPC) ou pode exceder 200.000 células/$\mu\ell$. A hipogamaglobulinemia se desenvolve em mais de 50% dos pacientes, geralmente no fim do curso, e leva a um aumento da suscetibilidade a infecções bacterianas. Menos comumente, são observadas anemia hemolítica autoimune (do tipo anticorpo quente) e trombocitopenia autoimune.

O curso e o prognóstico são altamente variáveis e dependem do estágio da doença e dos achados genéticos. Por exemplo, a presença de anomalias no gene supressor de tumor *TP53* está associada a uma sobrevivência global inferior a 30% em 10 anos, enquanto anomalias isoladas do cromossomo 13q estão associadas a uma sobrevida global que não é significativamente diferente daquela da população geral correspondente. A compreensão sobre a patogênese molecular de LLC/LLPC levou ao desenvolvimento de novos fármacos eficazes que inibem de diversas maneiras a sinalização do BCR (p. ex., tendo a BTK como alvo) ou a função do BCL2. No entanto, a cura só pode ser alcançada com o transplante de células-tronco hematopoiéticas, que é reservado aos pacientes relativamente jovens que falham nas terapias convencionais. Alguns poucos tumores transformam-se em tumores agressivos que se assemelham ao linfoma difuso de grandes células B (*transformação de Richter*); após a transformação ocorrer, a sobrevivência média é inferior a 1 ano.

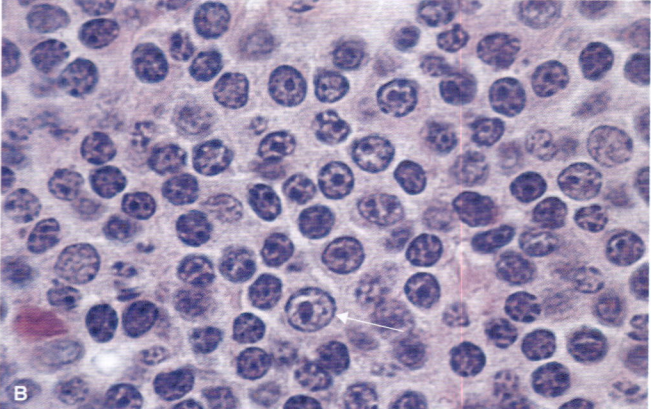

Figura 10.19 Linfoma linfocítico de pequenas células/leucemia linfocítica crônica – linfonodo. **A.** A visualização em pequeno aumento mostra a obliteração difusa da arquitetura do linfonodo. **B.** Na visão em maior aumento, a maioria das células tumorais tem a aparência de linfócitos pequenos e redondos. Um "pró-linfócito", uma célula maior com nucléolo localizado centralmente, também está presente neste campo (*seta*). (**A.** Cortesia do Dr. José Hernandez, Department of Pathology, University of Texas Southwestern Medical School, Dallas, Texas.)

Linfoma folicular

Este tumor relativamente comum constitui aproximadamente 30% dos LNHs nos adultos nos EUA. Tal como LLC/LLPC, ocorre com menos frequência nas populações asiáticas.

Patogênese. Mais de 85% dos linfomas foliculares têm uma translocação característica (14;18) que funde o gene *BCL2* no cromossomo 18 com o *locus IgH* no cromossomo 14. Esse rearranjo cromossômico resulta na superexpressão inadequada da proteína BCL2, que é um inibidor de apoptose (Capítulos 1 e 6). O sequenciamento do genoma completo dos linfomas foliculares identificou mutações adicionais em genes que codificam proteínas modificadoras de histonas, o que sugere que alterações epigenéticas também contribuam para a gênese desses tumores.

> ### Morfologia e estudos auxiliares
>
> **Morfologia.** Geralmente, os linfonodos são obliterados por uma nítida **proliferação nodular** (Figura 10.20 A). Mais comumente, as células neoplásicas predominantes são os chamados **centrócitos**, células ligeiramente maiores que os linfócitos em repouso e que têm núcleos angulares "clivados" com reentrâncias proeminentes e dobras lineares (Figura 10.20 B). A cromatina nuclear é grosseira e condensada, e os nucléolos são indistintos. Esses centrócitos estão misturados com números variáveis de **centroblastos**, que são células maiores com cromatina vesicular, vários nucléolos e quantidades modestas de citoplasma. Na maioria dos tumores, os centroblastos são um componente secundário da celularidade geral, as mitoses são pouco frequentes e não são observadas células individuais mortas (células em apoptose). Essas características ajudam a distinguir o linfoma folicular da hiperplasia folicular, na qual as mitoses e a apoptose são proeminentes. Em alguns poucos casos, predominam células grandes, o padrão histológico que se correlaciona a um comportamento clínico mais agressivo.
>
> **Imunofenótipo.** Estes tumores expressam marcadores de células B, tais como CD20 e os marcadores de células B do centro germinativo CD10 e BCL6; é importante ressaltar que o BCL6 é um fator de transcrição necessário para a geração de células B do centro germinativo.

Características clínicas. O linfoma folicular ocorre principalmente nos adultos com mais de 50 anos e afeta igualmente homens e mulheres. Geralmente, manifesta-se como linfadenopatia generalizada e indolor. A medula óssea está envolvida no momento do diagnóstico em aproximadamente 80% dos casos. Embora sua evolução natural seja

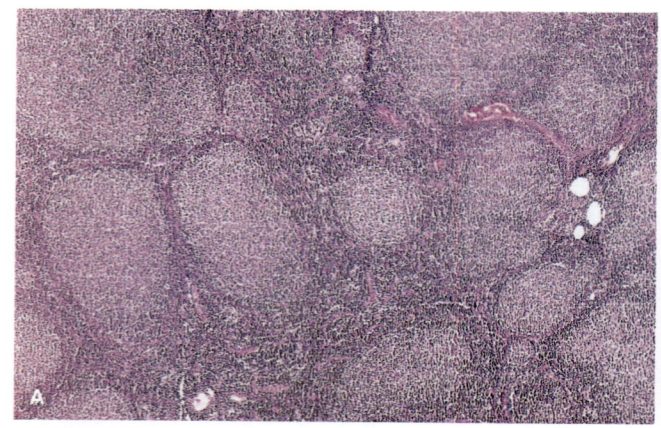

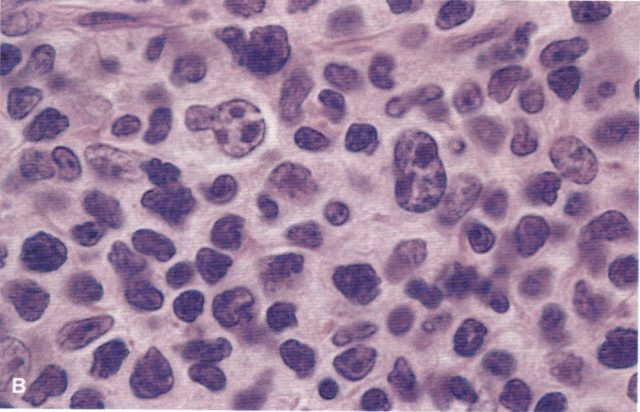

Figura 10.20 Linfoma folicular – linfonodo. **A.** Agregados nodulares de células do linfoma estão presentes por toda parte. **B.** Na visão em maior aumento, pequenas células linfoides com cromatina condensada e contornos nucleares irregulares ou clivados (centrócitos) estão misturadas com uma população de células maiores com nucléolos (centroblastos). (**A.** Cortesia do Dr. Robert W. McKenna, Department of Pathology, University of Texas Southwestern Medical School, Dallas, Texas.)

prolongada (a mediana de sobrevida global é de aproximadamente 10 anos), o linfoma folicular não é curável, uma característica compartilhada com a maioria das outras malignidades linfoides relativamente indolentes. Como resultado, a terapia com fármacos e agentes citotóxicos como o rituximabe (anticorpo anti-CD20) é reservada para os indivíduos com doença sintomática e volumosa. Em cerca de 30 a 40% dos pacientes, o linfoma folicular progride para o linfoma difuso de grandes células B. Esta transformação é um evento ameaçador, uma vez que mutações adicionais subjacentes a tais conversões tornam estes tumores menos curáveis do que os linfomas difusos de grandes células B primários (*de novo*), a serem descritos posteriormente.

Linfomas de células do manto

O linfoma de células do manto é composto de células semelhantes às células B *naïve* encontradas nas zonas do manto dos folículos linfoides normais. Constitui aproximadamente 6% de todos os LNHs e ocorre principalmente nos homens com mais de 50 anos.

Patogênese. **Esses tumores apresentam uma translocação (11;14) que funde o gene da ciclina D1 ao *locus* IgH.** Essa translocação leva à superexpressão da ciclina D1, que estimula o crescimento ao promover a progressão das células da fase G_1 para a fase S do ciclo celular, promovendo a hiperfosforilação de Rb (Capítulo 6).

> **Morfologia e estudos auxiliares**
>
> **Morfologia.** O linfoma de células do manto pode envolver os linfonodos em um padrão difuso ou vagamente nodular. Os centros de proliferação estão ausentes, uma característica que distingue o linfoma de células do manto da LLC/LLPC. As células tumorais são em geral ligeiramente maiores que os linfócitos normais e têm núcleo irregular, nucléolos imperceptíveis e citoplasma escasso. Menos comumente, as células são maiores e se assemelham morfologicamente aos linfoblastos. A medula óssea está envolvida na maioria dos casos, enquanto o sangue periférico está envolvido em cerca de 20% dos casos. Em alguns casos, o tumor envolve o sistema gastrintestinal, muitas vezes manifestando-se como nódulos multifocais da submucosa que grosseiramente se assemelham a pólipos (**polipose linfomatoide**).
>
> **Imunofenótipo.** As células tumorais expressam IgM e IgD de superfície, CD20 (um antígeno de células B), CD5 (como na LLC/LLPC) e a proteína ciclina D1.

Características clínicas. A maioria dos pacientes apresenta fadiga e linfadenopatia, como também exibe uma doença generalizada envolvendo a medula óssea, o baço, o fígado e muitas vezes o sistema gastrintestinal. Esses tumores são moderadamente agressivos e incuráveis. A mediana de sobrevivência é de 6 a 7 anos. Os tratamentos eficazes (mas não curativos) incluem inibidores da BTK, pois, como as células da LLC/LLPC, as células do linfoma de células do manto dependem dos sinais gerados através do receptor de células B para sobreviver.

Linfoma de zona marginal extranodal

Este tumor indolente de células B surge mais comumente em tecidos epiteliais, como estômago, glândulas salivares, intestinos delgado e grosso, pulmões, órbita e mama. É também referido como linfoma do tecido linfoide associado a mucosa (denominado linfoma MALT, do inglês *mucosa-associated lymphoid tissue*).

Patogênese. **O linfoma de zona marginal extranodal é um exemplo de câncer que surge internamente e é sustentado por inflamação crônica.** Ele tende a se desenvolver nos tecidos envolvidos por inflamação crônica desencadeada por doenças autoimunes (como a glândula salivar na síndrome de Sjögren e a glândula tireoide na tireoidite de Hashimoto) ou que são locais de infecção crônica (como a gastrite por *H. pylori*). No caso do linfoma de zona marginal gástrico associado ao *H. pylori*, a erradicação do *H. pylori* com antibioticoterapia muitas vezes leva à regressão do tumor porque as células tumorais dependem das citocinas inflamatórias secretadas pelas células T específicas para *H. pylori* para o seu crescimento e sobrevivência. Com base nestas observações, pensa-se que a doença se inicia no contexto de uma reação imune contra a bactéria. Com a aquisição de mutações condutoras, surge um clone de células B que depende das células T auxiliares estimuladas por antígeno para obter sinais que controlam o crescimento e a sobrevivência. Nesta fase, a retirada do antígeno responsável provoca a involução do tumor. À medida que a evolução clonal adicional leva a maior autonomia das células tumorais, pode ocorrer disseminação para locais distantes ou transformação em linfoma de grandes células B. Este tema da transição policlonal para monoclonal durante a linfomagênese também é aplicável à patogênese do linfoma induzido pelo EBV (discutido no Capítulo 6).

> **Morfologia e estudos auxiliares**
>
> **Morfologia.** As células B clonais caracteristicamente se infiltram no epitélio dos tecidos envolvidos, muitas vezes reunindo-se em pequenos agregados chamados **lesões linfoepiteliais**. Em alguns casos, as células tumorais acumulam citoplasma claro abundante ou exibem diferenciação em plasmócitos, achados que são característicos, mas não patognomônicos.
>
> **Imunofenótipo.** Este é um tumor de células B maduras que expressam CD20 e imunoglobulina de superfície, geralmente IgM.

Características clínicas. Esses tumores geralmente se apresentam como inchaço da glândula salivar, da tireoide ou da órbita, ou são descobertos incidentalmente no contexto de gastrite induzida por *H. pylori* ou em um procedimento de imagem. Quando localizados, muitas vezes são curados por excisão simples seguida de radioterapia.

Linfoma difuso de grandes células B

O linfoma difuso de grandes células B é o tipo mais comum de linfoma nos adultos, pois representa aproximadamente 35% dos LNHs nesta população. Inclui vários subtipos que compartilham uma evolução natural agressiva.

Patogênese. Cerca de um terço dos linfomas difusos de grandes células B apresenta rearranjos do gene *BCL6*, localizado em 3q27, e uma fração ainda maior apresenta mutações ativadoras pontuais no promotor *BCL6*. Ambas as aberrações resultam em níveis aumentados de proteína BCL6, um importante regulador transcricional da expressão gênica em células B do centro germinativo. Outros 30% dos tumores apresentam uma translocação (14;18) envolvendo o gene *BCL2* que resulta na superexpressão da proteína BCL2. Alguns desses tumores podem representar linfomas foliculares "transformados". Os tumores restantes apresentam outras mutações condutoras diversas, como as translocações envolvendo o gene *MYC*.

> **Morfologia, estudos auxiliares e subtipos especiais**
>
> **Morfologia.** As células B neoplásicas são grandes (pelo menos três a quatro vezes o tamanho dos linfócitos em repouso) e variam em aparência de tumor para tumor. Frequentemente, as células tumorais apresentam contornos nucleares redondos ou ovais, cromatina dispersa, vários nucléolos distintos e quantidades modestas de citoplasma pálido (Figura 10.21). Outros

tumores apresentam um núcleo vesicular arredondado ou multilobado, um ou dois nucléolos proeminentes localizados centralmente, e citoplasma abundante, pálido ou basofílico. Ocasionalmente, as células tumorais são altamente anaplásicas e incluem células tumorais gigantes que se assemelham às células de Reed-Sternberg, as células malignas do linfoma de Hodgkin.

Imunofenótipo. Estes tumores expressam o marcador de células B CD20. Muitos também expressam IgM e/ou IgG de superfície. Outros marcadores (p. ex., CD10, MYC, BCL2) são expressos de forma variável.

Subtipos especiais. Vários subtipos clinicopatológicos distintos estão incluídos na categoria de linfoma difuso de grandes células B.

- *Os linfomas difusos de grandes células B associados ao EBV* surgem nos contextos da AIDS e da imunossupressão iatrogênica (p. ex., em receptores de transplantes), e em idosos. No cenário pós-transplante, frequentemente estes tumores começam como proliferações policlonais de células B induzidas pelo EBV que podem regredir se a função imunológica for restaurada.
- *O herpes-vírus humano tipo 8* (HHV8), também denominado *herpes-vírus do sarcoma de Kaposi* (KSHV, do inglês *Kaposi sarcoma herpesvirus*), está associado aos raros *linfomas de efusão primária*, que podem surgir dentro da cavidade pleural, do pericárdio ou do peritônio. Esses tumores estão latentemente infectados com HHV8, que codifica proteínas homólogas a várias oncoproteínas conhecidas, incluindo a ciclina D1. Tal como acontece com os linfomas relacionados ao EBV, a maioria dos pacientes afetados é imunossuprimida.
- *O linfoma de grandes células B do mediastino* frequentemente envolve o timo, ocorre mais frequentemente nas mulheres jovens e mostra predileção pela disseminação para vísceras abdominais e sistema nervoso central. Está frequentemente associado a amplificações genéticas que levam à superexpressão da molécula de ponto de controle PD-L1, que é um importante mecanismo de imunoevasão neste tumor (Capítulo 6).

Características clínicas. Embora a idade média de apresentação seja de cerca de 60 anos, o linfoma difuso de grandes células B pode ocorrer em qualquer idade; constitui cerca de 15% dos linfomas infantis. Os pacientes geralmente apresentam uma massa que aumenta de forma rápida, geralmente sintomática em um ou vários locais. São comuns as apresentações extranodais. O sistema gastrintestinal é o local extranodal mais comum, mas os tumores podem aparecer em praticamente qualquer órgão ou tecido. Diferentemente dos linfomas mais indolentes (p. ex., linfoma folicular), o envolvimento do fígado, do baço e da medula óssea não é comum no momento do diagnóstico.

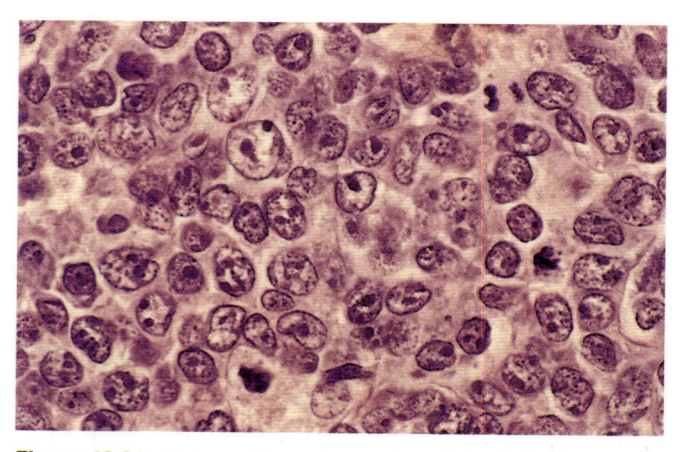

Figura 10.21 Linfoma difuso de grandes células B – linfonodo. As células tumorais têm núcleos grandes com cromatina aberta e nucléolos proeminentes. (Cortesia do Dr. Robert W. McKenna, Department of Pathology, University of Texas Southwestern Medical School, Dallas, Texas.)

Sem tratamento, os linfomas difusos de grandes células B são agressivos e rapidamente fatais. Com uma combinação de quimioterapia intensiva e imunoterapia anti-CD20, são alcançadas remissões completas em 60 a 80% dos pacientes; destes, aproximadamente 50% permanecem livres da doença e parecem estar curados. Para aqueles que não têm tanta sorte, outros tratamentos agressivos (p. ex., quimioterapia em altas doses e transplante de células-tronco hematopoiéticas) oferecem esperança. Tal como acontece com a LLA-B, a terapia com células CAR-T dirigida contra antígenos de células B, como o CD19, pode ser curativa, mas é cara e pode estar associada a uma significativa toxicidade.

Linfoma de Burkitt

O linfoma de Burkitt é endêmico em partes da África e ocorre esporadicamente em outras áreas geográficas, incluindo os EUA. Histologicamente, as doenças endêmicas da África e as não endêmicas são idênticas, embora existam diferenças clínicas e virológicas.

Patogênese. O linfoma de Burkitt está altamente associado a translocações envolvendo o gene *MYC* no cromossomo 8 que resultam na superexpressão do fator de transcrição MYC. Conforme mencionado no Capítulo 6, o MYC é um regulador central do Efeito Warburg (glicólise aeróbica), uma marca registrada do câncer que está associada ao rápido crescimento celular. De acordo com esta associação, o linfoma de Burkitt está entre os tumores humanos de crescimento mais rápido. A maioria das translocações funde *MYC* com o gene de IgH no cromossomo 14, mas também são observadas translocações variantes envolvendo os *loci* da cadeia leve κ ou λ nos cromossomos 2 e 22, respectivamente. O resultado final de cada um é o mesmo – a desregulação e a superexpressão de *MYC*. Na maioria dos casos endêmicos e em cerca de 20% dos casos esporádicos, as células tumorais estão infectadas de forma latente pelo EBV, uma relação também discutida no Capítulo 6.

> **Morfologia e estudos auxiliares**
>
> **Morfologia.** As células tumorais são de tamanho intermediário e normalmente têm núcleos arredondados ou ovais e dois a cinco nucléolos distintos (Figura 10.22). Há uma quantidade moderada de citoplasma basofílico ou anfofílico que geralmente contém pequenos vacúolos preenchidos por lipídios (uma característica observada nos esfregaços). Taxas muito elevadas de proliferação e apoptose são características do tumor, e esta última é responsável pela presença de numerosos macrófagos teciduais contendo restos nucleares ingeridos. Esses macrófagos benignos geralmente estão circundados por um espaço claro, criando um **padrão de "céu estrelado"**.
>
> **Imunofenótipo.** Esses tumores expressam IgM de superfície, o marcador de células B CD20, e os marcadores de células B do centro germinativo CD10 e BCL6.

Características clínicas. Tanto as formas endêmicas quanto as esporádicas não endêmicas afetam principalmente crianças e adultos jovens. O linfoma de Burkitt é responsável por aproximadamente 30% dos LNHs infantis nos EUA. A doença geralmente surge em sítios extranodais. Os tumores endêmicos geralmente se manifestam como massas maxilares ou mandibulares, enquanto os tumores abdominais envolvendo intestino, retroperitônio e ovários são mais comuns na América do Norte. Às vezes ocorrem apresentações leucêmicas, as quais devem ser diferenciadas da LLA-B, que é tratada com diferentes regimes farmacológicos. O linfoma de Burkitt é altamente agressivo; no entanto, com regimes de quimioterapia muito intensivos, a maioria dos pacientes é curada.

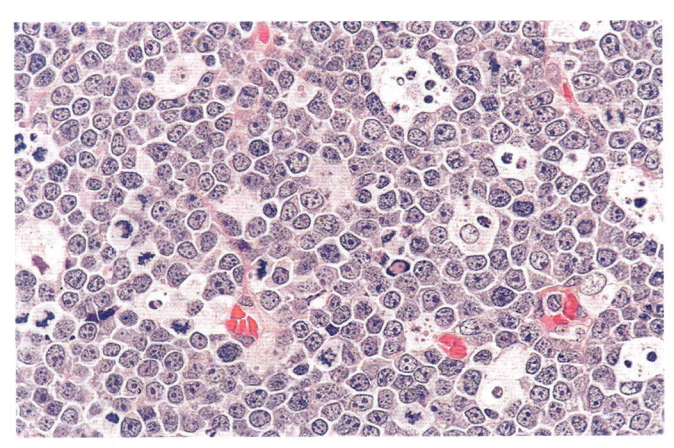

Figura 10.22 Linfoma de Burkitt – linfonodo. As células tumorais e seus núcleos são bastante uniformes, o que dá uma aparência "monótona". Observe o alto nível de atividade mitótica e o padrão de "céu estrelado" produzido por macrófagos intercalados e levemente marcados.

Neoplasias linfoides diversas

Dentre as muitas outras formas de neoplasias linfoides, várias com características distintivas ou clinicamente importantes merecem uma breve discussão.

Leucemia de células pilosas. **A leucemia de células pilosas (leucemia de células cabeludas ou tricoleucemia) é uma neoplasia incomum e indolente de células B que em praticamente todos os casos está associada a mutações ativadoras na serina/treonina quinase BRAF, que também sofre mutação em diversos outros tipos de câncer** (Capítulo 6). É morfologicamente distintiva e caracterizada pela presença de projeções citoplasmáticas delgadas semelhantes a cabelos. As células tumorais expressam marcadores de células B (CD20) e imunoglobulina de superfície. Também expressam CD11c e CD103, antígenos que não estão presentes na maioria dos outros tumores de células B, o que os torna úteis para o diagnóstico.

A leucemia de células pilosas ocorre principalmente nos homens mais velhos e suas manifestações resultam da infiltração da medula óssea e do baço. A esplenomegalia, muitas vezes maciça, é o achado mais comum e, às vezes, o único achado no exame físico. A pancitopenia, resultante de infiltração medular e sequestro esplênico, é observada em mais da metade dos casos. O envolvimento dos linfonodos é raro. A leucocitose é incomum, pois está presente em apenas 15 a 20% dos pacientes, mas na maioria dos casos podem ser identificadas "células pilosas" dispersas no esfregaço de sangue periférico.

A doença é indolente, mas progressiva se não for tratada; pancitopenia e infecções são os principais problemas clínicos. Diferentemente da maioria das outras neoplasias linfoides indolentes, a leucemia de células pilosas é extremamente sensível a determinados regimes quimioterápicos de "baixa dose". Respostas completas e duradouras são a regra, e o prognóstico geral é excelente. Os tumores que falham na terapia convencional respondem bem aos inibidores BRAF, que, em última análise, podem tornar-se o tratamento de escolha.

Micose fungoide e síndrome de Sézary. **Estes são tumores de células T CD4+ neoplásicas que residem na pele; como resultado, são frequentemente chamados de linfoma cutâneo de células T.** A micose fungoide geralmente se manifesta como uma erupção cutânea eritrodérmica inespecífica que progride com o tempo para uma fase de placa e depois para uma fase tumoral. Histologicamente, células T neoplásicas, muitas vezes com aparência cerebriforme produzida pelo dobramento da membrana nuclear, infiltram-se na epiderme e na derme superior. Com a progressão da doença, aparecem disseminações nodal e visceral. A síndrome de Sézary é uma variante clínica caracterizada por (1) eritrodermia esfoliativa generalizada e (2) células tumorais (células de Sézary) no sangue periférico. Também estão presentes células tumorais circulantes em até 25% dos casos de micose fungoide em fase de placa ou tumoral. Os pacientes diagnosticados com micose fungoide em fase inicial geralmente convivem com a doença por muitos anos, enquanto os pacientes com doença em fase tumoral, doença visceral ou síndrome de Sézary sobrevivem em média apenas 3 anos.

Leucemia/linfoma de células T do adulto. **Esta neoplasia de células T CD4+ é causada por um retrovírus, o vírus da leucemia de células T humanas tipo 1 (HTLV-1, do inglês *human T-cell leukemia virus type 1*).** A infecção pelo HTLV-1 é endêmica no sul do Japão, na bacia do Caribe e na África Ocidental, e ocorre esporadicamente em outros lugares, inclusive no sudeste dos EUA. A patogênese desse tumor é discutida no Capítulo 6. Além das malignidades linfoides, a infecção pelo HTLV-1 também pode causar paraparesia espástica tropical, uma doença desmielinizante progressiva que afeta o sistema nervoso central e a medula espinal.

A leucemia/linfoma de células T do adulto está comumente associada a lesões cutâneas, linfadenopatia, hepatoesplenomegalia, hipercalcemia e linfocitose variável, muitas vezes incluindo células com contornos nucleares acentuadamente irregulares. Além de CD4, as células leucêmicas expressam altos níveis de CD25, a cadeia α do receptor de IL-2. Na maioria dos casos, o tumor é muito agressivo e responde mal ao tratamento. O tempo médio de sobrevivência é de cerca de 8 meses.

Linfoma de células T periféricas. Este grupo heterogêneo de tumores representa cerca de 10% dos LNHs nos adultos. Vários subtipos distintos são reconhecidos, mas a maioria dos linfomas de células T periféricas não apresenta características genéticas ou imunofenotípicas definidas e é agrupada em uma categoria "sem outra especificação". Em geral, são tumores agressivos que respondem mal à terapia. Além disso, por se tratar de tumores de células T funcionais, os pacientes frequentemente apresentam sintomas relacionados a fatores pró-inflamatórios derivados do tumor, mesmo quando a carga tumoral é relativamente baixa.

Linfoma de Hodgkin

Embora os linfomas não Hodgkin e Hodgkin se originem mais comumente nos tecidos linfoides, o linfoma de Hodgkin se distingue por várias características:

- Presença de células neoplásicas distintivas, as *células gigantes de Reed-Sternberg*
- *Uma resposta imune robusta, mas ineficaz, do hospedeiro* às células de Reed-Sternberg, de modo que as células tumorais normalmente constituem apenas uma pequena fração da massa tumoral
- Surge em um único linfonodo ou cadeia de linfonodos e tipicamente *se dissemina de uma forma gradual* para linfonodos anatomicamente contíguos, uma diferença de comportamento que tem implicações terapêuticas.

Classificação. São reconhecidos cinco subtipos de linfoma de Hodgkin: (1) esclerose nodular, (2) celularidade mista, (3) rico em linfócitos, (4) com depleção de linfócitos (depleção linfocitária) e (5) nodular com predomínio de linfócitos. Nos primeiros quatro subtipos, as células de Reed-Sternberg compartilham certas características morfológicas e imunofenotípicas (descritas posteriormente), o que permite que estas entidades sejam agrupadas sob a rubrica *linfoma de Hodgkin clássico*. O tipo nodular com predomínio de linfócitos se distingue pela expressão de marcadores de células B do centro germinativo nas células de Reed-Sternberg.

Patogênese. A origem das células de Reed-Sternberg permaneceu misteriosa durante a maior parte do século XX, mas foi finalmente esclarecida por estudos sofisticados realizados em células de Reed-Sternberg microdissecadas. Tais estudos mostraram que cada célula de Reed-Sternberg e suas variantes de qualquer caso apresentam os mesmos rearranjos gênicos de imunoglobulina e que estes genes de imunoglobulina rearranjados sofreram hipermutação somática. Como resultado, chegou-se ao consenso de que **o linfoma de Hodgkin é uma neoplasia derivada de células B do centro germinativo**.

Outra pista em relação à etiologia do linfoma de Hodgkin decorre do envolvimento frequente do EBV. O EBV está presente nas células de Reed-Sternberg em até 70% dos casos do subtipo de celularidade mista e em uma fração menor nas outras formas clássicas de linfoma de Hodgkin. O local de integração do genoma do EBV é idêntico em todas as células de Reed-Sternberg em determinado caso, o que indica que a infecção precede (e, portanto, pode estar relacionada com) a transformação e a expansão clonal. Assim, a infecção pelo EBV é provavelmente uma das várias etapas que contribuem para o desenvolvimento do tumor, particularmente do subtipo de celularidade mista.

O infiltrado celular inflamatório característico é gerado pela ação de diversas citocinas. Algumas delas são secretadas pelas células de Reed-Sternberg, incluindo a IL-5, um quimioatraente para eosinófilos; pelo TGF-β, um fator fibrogênico; e pela IL-13, que pode estimular o crescimento de células de Reed-Sternberg por intermédio de um mecanismo autócrino. Por outro lado, as células inflamatórias responsivas, em vez de serem espectadoras inocentes, produzem fatores adicionais que auxiliam no crescimento e na sobrevivência das células de Reed-Sternberg e contribuem ainda mais para a reação tecidual.

O linfoma de Hodgkin é um exemplo fundamental de tumor que escapa da resposta imune do hospedeiro ao expressar proteínas que inibem a ativação de células T. As células de Reed-Sternberg do linfoma de Hodgkin clássico geralmente apresentam mutações que levam à perda da função da β2-microglobulina e à falha na expressão de moléculas do complexo principal de histocompatibilidade (MHC, do inglês *major histocompatibility complex*) de classe I. Além disso, as células de Reed-Sternberg normalmente expressam altos níveis de ligantes de PD-1, que são fatores de ponto de controle imunológico que antagonizam as respostas das células T. Em muitos tumores, a região do cromossomo 9 que contém os genes que codificam os dois ligantes de PD-1, PD-L1 e PD-L2, é ampliada, uma alteração que contribui para sua superexpressão. A importância da expressão do ligante de PD-1 foi comprovada em ensaios clínicos usando anticorpos que bloqueiam PD-1, o receptor de células T para os ligantes (Capítulo 6). A maioria dos tumores, mesmo aqueles que são resistentes a todas as outras terapias, são responsivos aos anticorpos anti-PD-1, presumivelmente porque reativam uma resposta latente do hospedeiro que foi suprimida pelo eixo de sinalização PD-1/ligante de PD-1.

> **Morfologia**
>
> O elemento *sine qua non* do linfoma de Hodgkin é a **célula de Reed-Sternberg** (Figura 10.23), uma célula muito grande (15 a 45 μm de diâmetro) com um enorme núcleo multilobado, nucléolos excepcionalmente proeminentes e citoplasma abundante, que em geral é ligeiramente eosinofílico. Particularmente características são as células com **dois núcleos ou lóbulos nucleares espelhados, cada um contendo um grande nucléolo acidófilo (semelhante a uma inclusão) circundado por uma zona clara**, achados que conferem uma aparência de "olho de coruja". As células de Reed-Sternberg típicas e suas variantes têm um imunofenótipo característico; expressam CD15 e CD30 e não expressam CD45 (antígeno comum dos leucócitos) e marcadores de células B e T. Como veremos adiante, as células de Reed-Sternberg "clássicas" são comuns no subtipo de celularidade mista, incomuns no subtipo de esclerose nodular e raras no subtipo com predominância de linfócitos; nestes dois últimos subtipos, predominam outras variantes características das células de Reed-Sternberg.
>
> O **linfoma de Hodgkin do subtipo esclerose nodular** é a forma mais comum. É igualmente frequente em homens e mulheres, e tem uma notável propensão a envolver os linfonodos cervicais inferiores, supraclaviculares e mediastinais. A maioria dos pacientes são adolescentes ou adultos jovens e o prognóstico geral é excelente. É caracterizado morfologicamente por:
>
> - **Células lacunares** (Figura 10.24), uma variante da célula de Reed-Sternberg com um único núcleo multilobulado, múltiplos nucléolos pequenos e citoplasma abundante e de coloração pálida. Nas preparações de tecido fixado em formalina, o citoplasma é muitas vezes removido, deixando então o núcleo repousando em um espaço vazio (uma lacuna). O imunofenótipo das variantes lacunares é idêntico ao das outras células de Reed-Sternberg encontradas nos subtipos clássicos. Como nas outras formas de linfoma de Hodgkin clássico, as células de Reed-Sternberg estão circundadas por numerosos linfócitos reativos, eosinófilos e macrófagos
> - **Bandas de colágeno**, que dividem o tecido linfoide envolvido em nódulos celulares circunscritos (Figura 10.25). A fibrose pode ser escassa ou abundante.
>
> O **linfoma de Hodgkin do subtipo celularidade mista** é a forma mais comum de linfoma de Hodgkin nos pacientes com mais de 50 anos e compreende cerca de 25% dos casos em geral. Há uma predominância em homens. As **células de Reed-Sternberg clássicas são abundantes** dentro de um infiltrado inflamatório heterogêneo contendo pequenos linfócitos, eosinófilos, plasmócitos e macrófagos (Figura 10.26). Este subtipo tem maior probabilidade de se disseminar e estar associado a manifestações sistêmicas do que o subtipo esclerose nodular, embora o prognóstico geral ainda seja muito bom.
>
> Os **linfomas de Hodgkin do subtipo rico em linfócitos e do subtipo com depleção de linfócitos** são incomuns e definidos pela reação tecidual às células de Reed-Sternberg e variantes. Células de Reed-Sternberg diagnósticas são encontradas em ambos, com características imunofenotípicas idênticas às outras formas mais comuns de linfoma de Hodgkin "clássico".
>
> O **linfoma de Hodgkin do subtipo nodular com predomínio de linfócitos** responde por cerca de 5% dos casos, e é caracterizado pela presença das **variantes linfoistiocíticas (L&H, do inglês *lymphohistiocytic*) das células de Reed-Sternberg** que têm um delicado núcleo multilobado semelhante a milho de pipoca ("célula pipoca"). As variantes L&H são geralmente encontradas em grandes nódulos contendo principalmente pequenas células B misturadas com quantidades variáveis de macrófagos (Figura 10.27). Outras células reativas, como os eosinófilos, são escassas ou ausentes, e as células de Reed-Sternberg típicas são raras. Diferentemente das células de Reed-Sternberg do linfoma de Hodgkin clássico, as variantes L&H expressam marcadores de células B (p. ex., CD20) e geralmente não expressam CD15 e CD30. A maioria dos pacientes apresenta uma linfadenopatia cervical ou axilar isolada e o prognóstico geralmente é excelente.
>
> É evidente que o linfoma de Hodgkin abrange uma ampla gama de padrões histológicos que muitas vezes simulam um processo inflamatório reativo. Independentemente do subtipo, **o diagnóstico baseia-se na identificação definitiva de células de Reed-Sternberg ou suas variantes no contexto apropriado de células reativas**. A imunofenotipagem desempenha um papel importante na distinção do linfoma de Hodgkin das condições reativas e outras formas de linfoma. Em todos os subtipos, o envolvimento do baço, do fígado, da medula óssea e de outros órgãos pode aparecer oportunamente e assumir a forma de nódulos irregulares compostos por uma mistura de células de Reed-Sternberg e células reativas, o que é semelhante ao observado nos linfonodos.

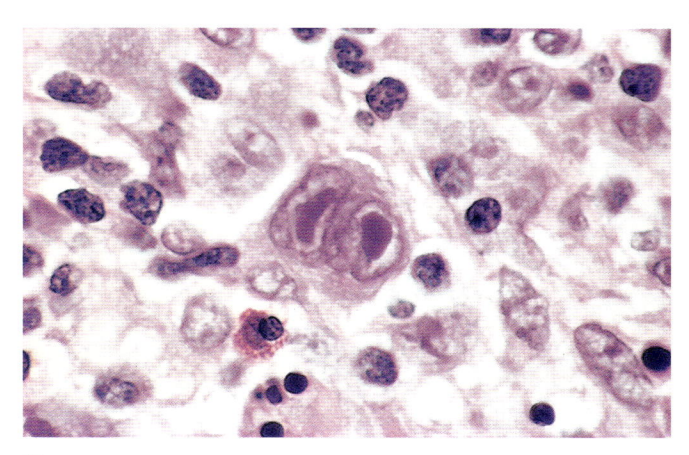

Figura 10.23 Linfoma de Hodgkin – linfonodo. Uma célula de Reed-Sternberg binucleada com grandes nucléolos semelhantes a inclusões e citoplasma abundante é circundada por linfócitos, macrófagos e um eosinófilo. (Cortesia do Dr. Robert W. McKenna, Department of Pathology, University of Texas Southwestern Medical School, Dallas, Texas.)

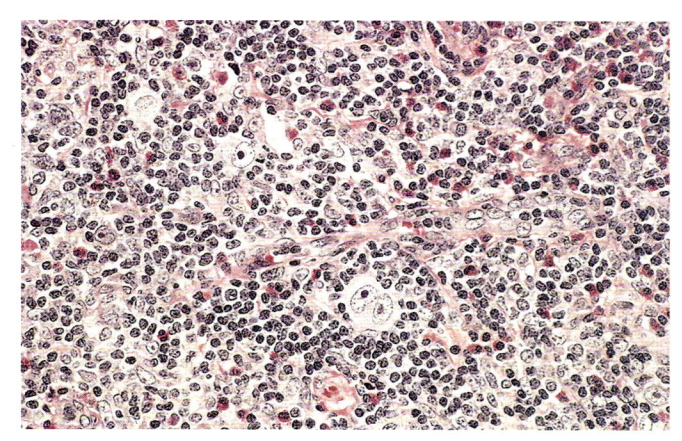

Figura 10.26 Linfoma de Hodgkin, subtipo celularidade mista – linfonodo. Uma célula binucleada de Reed-Sternberg diagnóstica está circundada por eosinófilos, linfócitos e histiócitos. (Cortesia do Dr. Robert W. McKenna, Department of Pathology, University of Texas Southwestern Medical School, Dallas, Texas.)

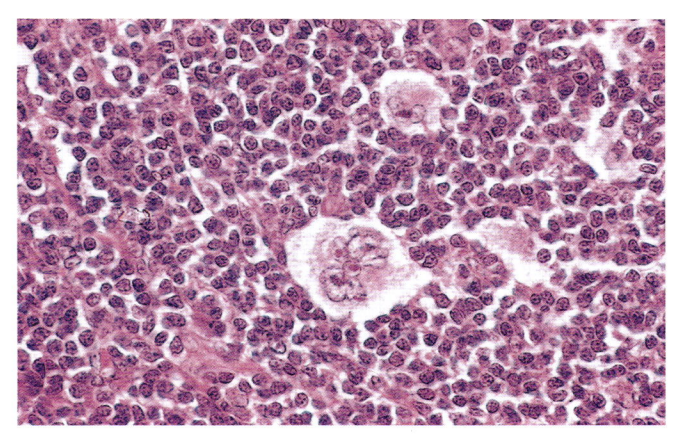

Figura 10.24 Linfoma de Hodgkin, subtipo esclerose nodular – linfonodo. Uma "célula lacunar" distintiva com um núcleo multilobulado contendo muitos nucléolos pequenos é vista dentro de um espaço claro criado pela retração de seu citoplasma. A célula lacunar está rodeada por linfócitos. (Cortesia do Dr. Robert W. McKenna, Department of Pathology, University of Texas Southwestern Medical School, Dallas, Texas.)

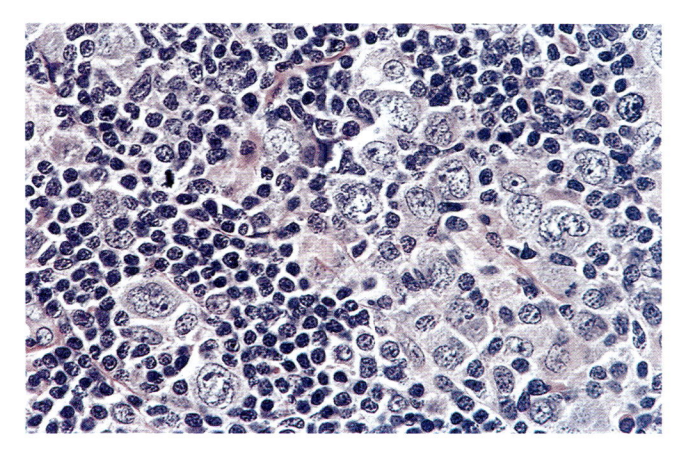

Figura 10.27 Linfoma de Hodgkin, subtipo nodular com predominância de linfócitos – linfonodo. Numerosos linfócitos de aparência madura circundam variantes linfocíticas e histiocíticas dispersas, grandes e de coloração fraca (células "pipoca").

Características clínicas. O linfoma de Hodgkin, assim como o LNH, geralmente se manifesta como linfadenopatia indolor. Embora uma distinção definitiva em relação ao LNH possa ser feita apenas pelo exame de uma biopsia tecidual, diversas características clínicas favorecem o diagnóstico de linfoma de Hodgkin (Tabela 10.8). Após o diagnóstico ser estabelecido, o estadiamento é utilizado para orientar a terapia e determinar o prognóstico (Tabela 10.9). Os pacientes mais jovens com subtipos mais favoráveis tendem a apresentar doença em estádio I ou II e geralmente estão livres dos chamados "sintomas B" (febre, perda de peso, suores noturnos). Os indivíduos com doença avançada (estádios III e IV) têm maior probabilidade de apresentar sintomas B, bem como prurido e anemia. Devido às complicações a longo prazo da radioterapia, mesmo os pacientes com doença em estádio I são agora tratados com quimioterapia sistêmica. A doença mais avançada geralmente também é tratada com quimioterapia e, em casos selecionados, com radioterapia do campo envolvido.

Mesmo para quem tem doença avançada, as perspectivas são muito boas. A taxa de sobrevivência em 5 anos para os pacientes com doença em estádio I-A ou II-A é superior a 90%. Mesmo com doença avançada (estádio IV-A ou IV-B), a taxa geral de sobrevida livre de doença em 5 anos é de cerca de 50%. Entre os sobreviventes tratados com

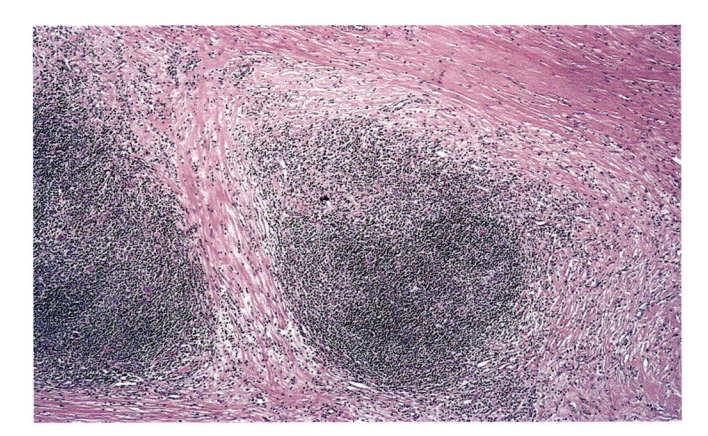

Figura 10.25 Linfoma de Hodgkin, subtipo esclerose nodular – linfonodo. Uma visão em pequeno aumento mostra faixas bem definidas de colágeno acelular rosado que subdividiram as células tumorais em nódulos. (Cortesia do Dr. Robert W. McKenna, Department of Pathology, University of Texas Southwestern Medical School, Dallas, Texas.)

Tabela 10.8 Diferenças clínicas entre linfomas de Hodgkin e não Hodgkin.

Linfoma de Hodgkin	Linfoma não Hodgkin
Mais frequentemente localizado em um único grupo axial de linfonodos (cervicais, mediastinais, para-aórticos)	Envolvimento mais frequente de múltiplos grupos de linfonodos
Distribuído ordenadamente por contiguidade	Distribuição não contígua
Linfonodos mesentéricos e anel de Waldeyer raramente envolvidos	Linfonodos mesentéricos e anel de Waldeyer comumente envolvidos
Envolvimento extranodal incomum	Envolvimento extranodal comum

Tabela 10.9 Estadiamento clínico de linfomas de Hodgkin e não Hodgkin (classificação de Ann Arbor).[a]

Estádio	Distribuição da doença
I	Envolvimento de uma única cadeia de linfonodos (I) ou envolvimento de um único órgão ou tecido extralinfático (I_E)
II	Envolvimento de duas ou mais cadeias de linfonodos do mesmo lado do diafragma isoladamente (II) ou com envolvimento limitado de órgãos ou tecidos extralinfáticos contíguos (II_E)
III	Envolvimento de cadeias de linfonodos em ambos os lados do diafragma (III) que pode incluir o baço (III_S), órgão ou sítio extralinfático contíguo limitado (III_E), ou ambos (III_{ES})
IV	Focos múltiplos ou disseminados com envolvimento de um ou mais órgãos ou tecidos extralinfáticos com ou sem envolvimento linfático

[a]Todos os estádios são divididos com base na ausência (A) ou presença (B) dos seguintes sinais e sintomas sistêmicos: febre alta, sudorese noturna, perda inexplicável de mais de 10% do peso corporal normal. (Dados extraídos de Carbone PT et al.: Symposium [Ann Arbor]: staging in Hodgkin disease, *Cancer Res* 31:1707, 1971.)

radioterapia a longo prazo, foi relatado um risco mais elevado de certas doenças malignas, incluindo câncer de pulmão e câncer de mama, bem como de doenças cardiovasculares. Estes resultados preocupantes estimularam o desenvolvimento de novos regimes que minimizam o uso de radioterapia e utilizam uma quimioterapia menos tóxica. Como já mencionado, os anticorpos anti-PD-1 produzem excelentes respostas nos pacientes com o linfoma de Hodgkin clássico recidivante e refratário, e são uma imunoterapia promissora.

Neoplasias de plasmócitos e distúrbios relacionados

Estas proliferações de células B contêm plasmócitos neoplásicos que quase sempre secretam uma imunoglobulina monoclonal ou fragmentos de imunoglobulina que servem como marcadores tumorais e muitas vezes têm efeitos patológicos. Coletivamente, as neoplasias de plasmócitos e os distúrbios relacionados são responsáveis por cerca de 10% das malignidades hematológicas e cerca de 15% das mortes causadas por neoplasias linfoides, e a maioria dessas mortes é causada por mieloma múltiplo (discutido posteriormente).

As imunoglobulinas monoclonais secretadas no sangue por esses tumores são chamadas *proteína M* (ou componente M, originalmente chamado de proteína do mieloma). Como as proteínas M completas têm pesos moleculares de 160 kDa ou mais, elas ficam restritas ao plasma e ao líquido extracelular, e estão ausentes na urina na ausência de lesão glomerular. Contudo, os plasmócitos neoplásicos sintetizam frequentemente cadeias leves de imunoglobulina em excesso juntamente com imunoglobulinas completas; as cadeias leves livres têm peso molecular de aproximadamente 25 kDa e passam através dos diafragmas da fenda glomerular até o espaço urinário. Elas são chamadas *proteínas de Bence Jones*. Nos casos incomuns, os tumores podem produzir apenas cadeias leves, que são detectadas e quantificadas no sangue e na urina por meio de testes altamente sensíveis.

Os termos usados para descrever as imunoglobulinas anormais associadas às neoplasias de plasmócitos são *gamopatia monoclonal*, *disproteinemia* e *paraproteinemia*. Estas proteínas anormais estão associadas a diversas entidades clinicopatológicas:

- O *mieloma múltiplo*, neoplasia de plasmócitos mais importante, geralmente se apresenta como massas tumorais espalhadas por todo o sistema esquelético. O *plasmocitoma solitário* é uma variante pouco frequente que se apresenta como massa única no osso ou em tecidos moles. O *mieloma latente* (também chamado "assintomático" ou "indolente") é outra variante incomum, definida pela ausência de sintomas e por elevados níveis plasmáticos de componente M
- O termo *gamopatia monoclonal de significado indeterminado* (*GMSI*) é aplicado aos pacientes sem sinais ou sintomas que apresentam níveis baixos a moderadamente altos de componentes M no sangue. A GMSI é muito comum nos adultos mais velhos e tem uma baixa, mas constante, taxa de transformação em gamopatia monoclonal sintomática, o que é mais frequente no mieloma múltiplo
- A *amiloidose primária ou associada a imunócitos* resulta de uma proliferação monoclonal de plasmócitos que secretam cadeias leves que são depositadas como amiloide. Alguns pacientes apresentam um mieloma múltiplo evidente, enquanto outros apresentam apenas uma pequena população clonal de plasmócitos na medula
- A *macroglobulinemia de Waldenström* é uma síndrome na qual níveis elevados de IgM causam sintomas relacionados à hiperviscosidade do sangue. Ocorre nos adultos mais velhos, mais comumente em associação com o linfoma linfoplasmocitário (descrito posteriormente).

Dentro deste contexto, voltemo-nos agora para entidades clinicopatológicas específicas. A amiloidose primária foi discutida juntamente com outras doenças do sistema imune no Capítulo 5.

Mieloma múltiplo

O mieloma múltiplo é uma das doenças malignas linfoides mais comuns; aproximadamente 30 mil novos casos são diagnosticados nos EUA a cada ano. A mediana de idade no momento do diagnóstico é de 70 anos e é mais comum nos homens e, por motivos desconhecidos, ocorre com mais frequência nos EUA em pessoas de ascendência africana. Envolve principalmente a medula óssea e geralmente está associado a lesões líticas em todo o sistema esquelético.

A proteína M mais frequentemente produzida pelas células do mieloma é a IgG (60%), seguida pela IgA (20 a 25%); apenas raramente são observadas proteínas M IgM, IgD ou IgE. Nos casos restantes, os plasmócitos produzem apenas cadeias leves κ ou λ.

Patogênese. Tal como acontece com a maioria das outras doenças malignas de células B, **o mieloma frequentemente apresenta translocações cromossômicas que fundem o *locus* de IgH no cromossomo 14 a oncogenes como os genes da ciclina D1 e da ciclina D3.** Como se pode supor a partir disto, a desregulação das ciclinas D é comum no mieloma múltiplo e se acredita que contribua para o aumento da proliferação celular. A proliferação de células do mieloma também é mantida pela citocina interleucina-6 (IL-6), que é produzida principalmente por fibroblastos e macrófagos no estroma da medula óssea. Mais tarde no curso da doença, às vezes são observadas translocações envolvendo o *MYC*, particularmente nos pacientes com doença agressiva.

O mieloma múltiplo apresenta vários efeitos adversos no esqueleto, no sistema imune e nos rins, os quais contribuem para a morbidade e a mortalidade:

- **Os fatores produzidos pelos plasmócitos neoplásicos causam reabsorção óssea, a principal característica patológica do mieloma múltiplo.** De particular importância são os fatores derivados do mieloma que regulam positivamente a expressão do ligante do receptor do ativador de NF-κB (RANKL, do inglês *receptor activator of NF-κB ligand*) pelas células estromais da medula óssea, que por sua vez ativam os osteoclastos. Outros fatores liberados pelas células tumorais são potentes inibidores da função dos osteoblastos. O efeito final é o aumento da reabsorção óssea, levando à hipercalcemia e a fraturas patológicas
- **O mieloma causa defeitos na imunidade humoral.** Por meio de mecanismos incertos, as células do mieloma comprometem a função das células B normais. Ironicamente, embora o plasma apresente níveis elevados de imunoglobulina devido à presença de uma proteína M, a produção de anticorpos funcionais frequentemente está profundamente deprimida. Como resultado, os pacientes correm alto risco de infecções bacterianas
- **A disfunção renal** decorre dos vários efeitos patológicos do mieloma, que podem ocorrer isoladamente ou em combinação. Os mais importantes são os *cilindros proteicos obstrutivos* que frequentemente se formam nos túbulos contorcidos distais e nos dutos coletores. Estes cilindros consistem principalmente em proteínas de Bence Jones juntamente com quantidades variáveis de imunoglobulina completa, proteínas secretadas pelo epitélio tubular e albumina. A *deposição de cadeias leves* nos glomérulos ou no interstício, seja como depósitos amiloides ou lineares, também pode contribuir para danos renais. Completando o ataque, está a hipercalcemia, que pode levar à desidratação e a cálculos renais, bem como ao aumento da incidência de pielonefrite bacteriana, que em parte decorre da hipogamaglobulinemia.

Morfologia e achados auxiliares

Morfologia. O mieloma múltiplo geralmente se manifesta com **lesões esqueléticas destrutivas multifocais** que envolvem mais comumente coluna vertebral, costelas, crânio, pelve, fêmur, clavícula e escápula. As lesões surgem na cavidade medular, erodem o osso esponjoso e destroem progressivamente o córtex ósseo. A destruição óssea geralmente leva a **fraturas patológicas**, mais frequentemente na coluna vertebral ou no fêmur. As lesões ósseas líticas geralmente aparecem como **defeitos perfurados** de 1 a 4 cm de diâmetro (Figura 10.28 A). O exame microscópico da medula mostra aumento do número de plasmócitos, que geralmente constituem mais de 30% da celularidade. As células do mieloma podem assemelhar-se aos plasmócitos normais, porém mais frequentemente apresentam características anormais, como nucléolos proeminentes ou inclusões citoplasmáticas **(corpúsculos de Russell)** contendo imunoglobulina (Figura 10.28 B). Com a progressão da doença, as células do mieloma podem se espalhar para as vísceras e outros locais de tecidos moles e, em estádios terminais, pode surgir um quadro leucêmico.

O envolvimento renal **(rim de mieloma)** está associado aos cilindros proteicos constituídos principalmente por proteínas de Bence Jones que obstruem os túbulos contorcidos distais e os dutos coletores. Geralmente, células gigantes multinucleadas derivadas de macrófagos circundam os cilindros. Muitas vezes, **as células epiteliais adjacentes aos cilindros tornam-se necróticas ou atróficas** devido aos efeitos tóxicos das proteínas de Bence Jones. Outros processos patológicos comuns que envolvem o rim incluem **calcificação metastática**, que é decorrente de reabsorção óssea e hipercalcemia; **amiloidose de cadeia leve (AL, do inglês *light chain*)** envolvendo os glomérulos renais e as paredes dos vasos; e **pielonefrite bacteriana** secundária ao aumento da suscetibilidade a infecções bacterianas. Raramente, infiltrados de plasmócitos neoplásicos são observados no interstício renal.

Estudos laboratoriais. As análises laboratoriais geralmente mostram níveis aumentados de imunoglobulinas no sangue e/ou proteínas de Bence Jones na urina. Cadeias leves livres e um componente da proteína M são observados juntos em 60 a 70% dos casos, enquanto em cerca de 20% dos pacientes apenas cadeias leves livres estão presentes. Cerca de 1% dos mielomas não é secretor; portanto, a ausência de um componente M detectável não exclui completamente o diagnóstico.

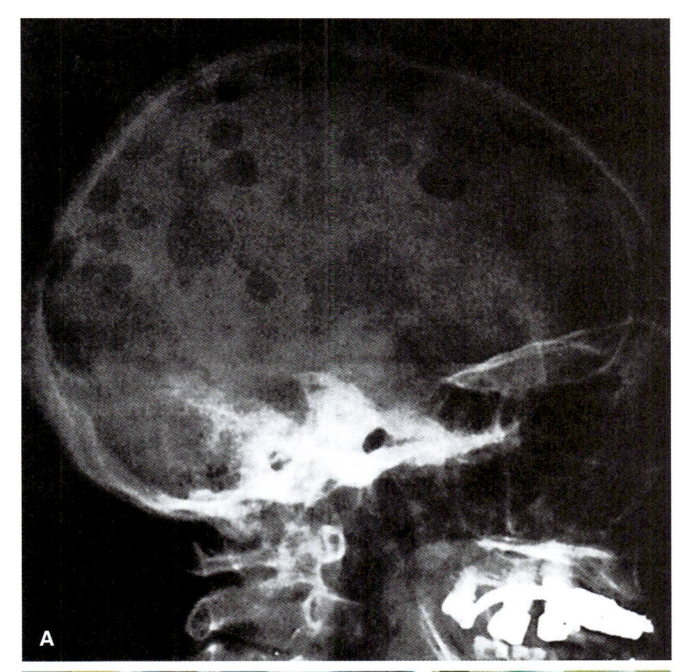

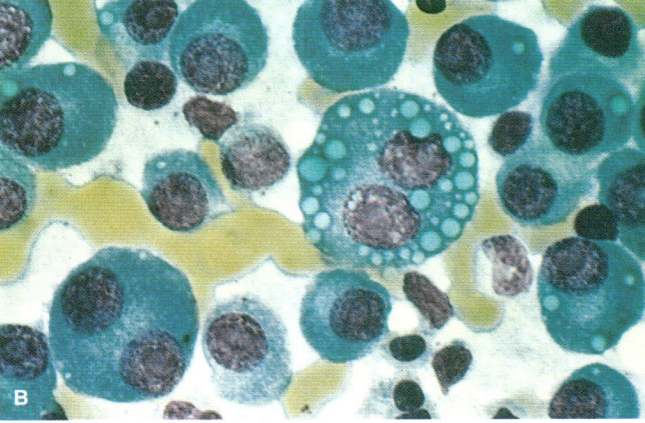

Figura 10.28 Mieloma múltiplo. **A.** Radiografia de crânio, vista lateral. Os defeitos ósseos acentuadamente perfurados são mais evidentes na calota craniana. **B.** Aspirado de medula óssea. As células normais da medula são amplamente substituídas por plasmócitos, incluindo as formas atípicas com múltiplos núcleos, nucléolos proeminentes e gotículas citoplasmáticas contendo imunoglobulina (corpúsculos de Russell).

Características clínicas. Os achados clínicos decorrem principalmente (1) dos efeitos dos plasmócitos no esqueleto; (2) da produção excessiva de imunoglobulinas, que muitas vezes apresentam propriedades físico-químicas anormais; (3) da supressão da imunidade humoral; e (4) da insuficiência renal.

A reabsorção óssea geralmente leva a fraturas patológicas e dor crônica. A hipercalcemia concomitante pode dar origem a manifestações neurológicas, como confusão, fraqueza e letargia, e contribui para a disfunção renal. A diminuição da produção de imunoglobulinas normais prepara o terreno para infecções bacterianas recorrentes. De grande importância é a insuficiência renal, que só fica atrás das infecções como causa de morte. A insuficiência renal ocorre em até 50% dos pacientes e está positivamente correlacionada com o nível de proteinúria de Bence Jones, o que destaca a importância das cadeias leves livres na doença renal. Certas cadeias leves também são propensas a causar amiloidose do tipo AL (Capítulo 5), o que pode exacerbar a disfunção renal e também depositar-se em outros tecidos.

O diagnóstico baseia-se em achados radiológicos e laboratoriais, incluindo os ensaios que detectam e quantificam proteínas M e proteínas de Bence Jones. Pode-se suspeitar fortemente quando os estudos de imagem mostram lesões ósseas típicas, mas o diagnóstico definitivo requer um exame da medula óssea. O envolvimento da medula muitas vezes dá origem a uma anemia normocítica normocrômica, que é às vezes acompanhada de leucopenia e trombocitopenia moderadas.

O prognóstico é variável. Os pacientes com múltiplas lesões ósseas, se não tratados, raramente sobrevivem por mais de 6 a 12 meses, enquanto os indivíduos assintomáticos com alto componente plasmático de proteínas M, o chamado "mieloma latente", podem não necessitar de tratamento por muitos anos. A mediana de sobrevivência é de aproximadamente 5 anos. Embora a cura ainda não tenha sido alcançada, os avanços na terapia oferecem uma esperança. As células do mieloma são propensas a acumular cadeias de imunoglobulina desemparelhadas e mal dobradas e, como resultado, são sensíveis aos inibidores do proteassoma, uma organela celular que degrada proteínas mal dobradas. As proteínas mal dobradas ativam vias apoptóticas (Capítulo 2) e os inibidores do proteassoma induzem a morte das células do mieloma, exacerbando então essa tendência inerente. Os fármacos semelhantes à talidomida também são eficazes no tratamento do mieloma, pois estimulam a degradação das proteínas pró-oncogênicas específicas das células do mieloma. Os bifosfonatos, medicamentos que inibem a reabsorção óssea, reduzem as fraturas patológicas e limitam a hipercalcemia. O transplante de células-tronco hematopoiéticas prolonga a vida, mas não é curativo. As novas terapias com células CAR-T que utilizam células T citotóxicas projetadas para reconhecer antígenos de plasmócitos produziram excelentes resultados e estão agora disponíveis para uso quando os outros tratamentos falham.

Linfoma linfoplasmocitário

O linfoma linfoplasmocitário é uma neoplasia de células B de idosos que geralmente se apresenta entre a sexta e a sétima décadas de vida. Embora tenha uma semelhança superficial com LLC/LLPC, difere deste porque uma fração substancial das células tumorais sofre diferenciação terminal em plasmócitos. Mais comumente, o componente plasmocitário secreta IgM monoclonal, muitas vezes em quantidades suficientes para causar uma síndrome de hiperviscosidade conhecida como *macroglobulinemia de Waldenström*. Diferentemente do mieloma múltiplo, as complicações decorrentes da secreção de cadeias leves livres (p. ex., insuficiência renal e amiloidose) são relativamente raras e não ocorre destruição óssea.

Patogênese. Praticamente todos os casos de linfoma linfoplasmocitário estão associados a mutações ativadoras adquiridas em *MYD88*. O gene *MYD88* codifica uma proteína adaptadora que participa dos eventos de sinalização que ativam o NF-κB, que promove o crescimento e a sobrevivência das células tumorais.

> **Morfologia e achados auxiliares**
>
> **Morfologia.** Tipicamente, a medula contém um infiltrado de linfócitos, plasmócitos e linfócitos plasmocitoides em proporções variadas que é frequentemente acompanhado por hiperplasia de mastócitos. Inclusões positivas para ácido periódico de Schiff contendo imunoglobulina são frequentemente observadas no citoplasma (**corpúsculos de Russell**) ou no núcleo (**corpúsculos de Dutcher**) de algumas das células plasmocitoides. No momento do diagnóstico, o tumor geralmente já se disseminou para os linfonodos, o baço e o fígado. A infiltração nas ramificações nervosas, nas meninges e, mais raramente, no cérebro também pode ocorrer com a progressão da doença.
>
> **Imunofenótipo.** O componente linfoide expressa marcadores de células B, como o CD20 e a imunoglobulina de superfície, enquanto o componente de plasmócitos secreta a mesma imunoglobulina que é expressa na superfície das células linfoides. Em quase todos os tumores, a imunoglobulina secretada é uma IgM.

Características clínicas. As queixas dominantes são inespecíficas e incluem fraqueza, fadiga e perda de peso. Aproximadamente metade dos pacientes apresenta linfadenopatia, hepatomegalia e esplenomegalia. A anemia causada por infiltração medular é comum. Cerca de 10% dos pacientes apresentam hemólise autoimune causada por aglutininas frias, que são anticorpos IgM que se ligam aos eritrócitos em temperaturas inferiores a 37 °C (discutido anteriormente).

Os pacientes com tumores secretores de IgM apresentam sinais e sintomas adicionais decorrentes das propriedades físico-químicas da IgM. Devido ao seu grande tamanho, em altas concentrações a IgM aumenta muito a viscosidade do sangue, dando então origem a uma *síndrome de hiperviscosidade* caracterizada por:

- *Comprometimento visual* associado à congestão venosa e que se reflete nas marcantes tortuosidade e distensão das veias da retina; hemorragias e exsudatos retinais também podem contribuir para os problemas de visão
- *Problemas neurológicos* como cefaleia, tonturas, surdez e estupor, todos decorrentes de um fluxo sanguíneo venoso lento
- *Sangramento* relacionado à formação de complexos entre macroglobulinas e fatores de coagulação, bem como à interferência na função plaquetária
- *Crioglobulinemia* resultante da precipitação de IgM em baixas temperaturas, que produz sintomas como o fenômeno de Raynaud e urticária ao frio

O linfoma linfoplasmocitário é uma doença indolente. Como a maior parte da IgM é intravascular, os sintomas causados pelos níveis elevados de IgM (p. ex., hiperviscosidade e hemólise) podem ser aliviados pela plasmaférese. O crescimento do tumor pode ser controlado com baixas doses de quimioterápicos e imunoterapia com anticorpo anti-CD20, e trabalhos recentes mostraram que os inibidores da BTK também são eficazes. A transformação em linfoma de grandes células ocorre, mas é incomum. Com as novas terapias, como os inibidores da BTK, a mediana de sobrevivência é de aproximadamente 10 anos.

Antes de encerrar nossa revisão das neoplasias linfoides e de plasmócitos, vale a pena fazer uma pausa para resumir a maneira pela qual mutações condutoras comuns em entidades específicas produzem mudanças no comportamento celular que exemplificam características específicas do câncer (Figura 10.29). Tais alterações não apenas destacam princípios patogênicos importantes, mas cada vez mais são

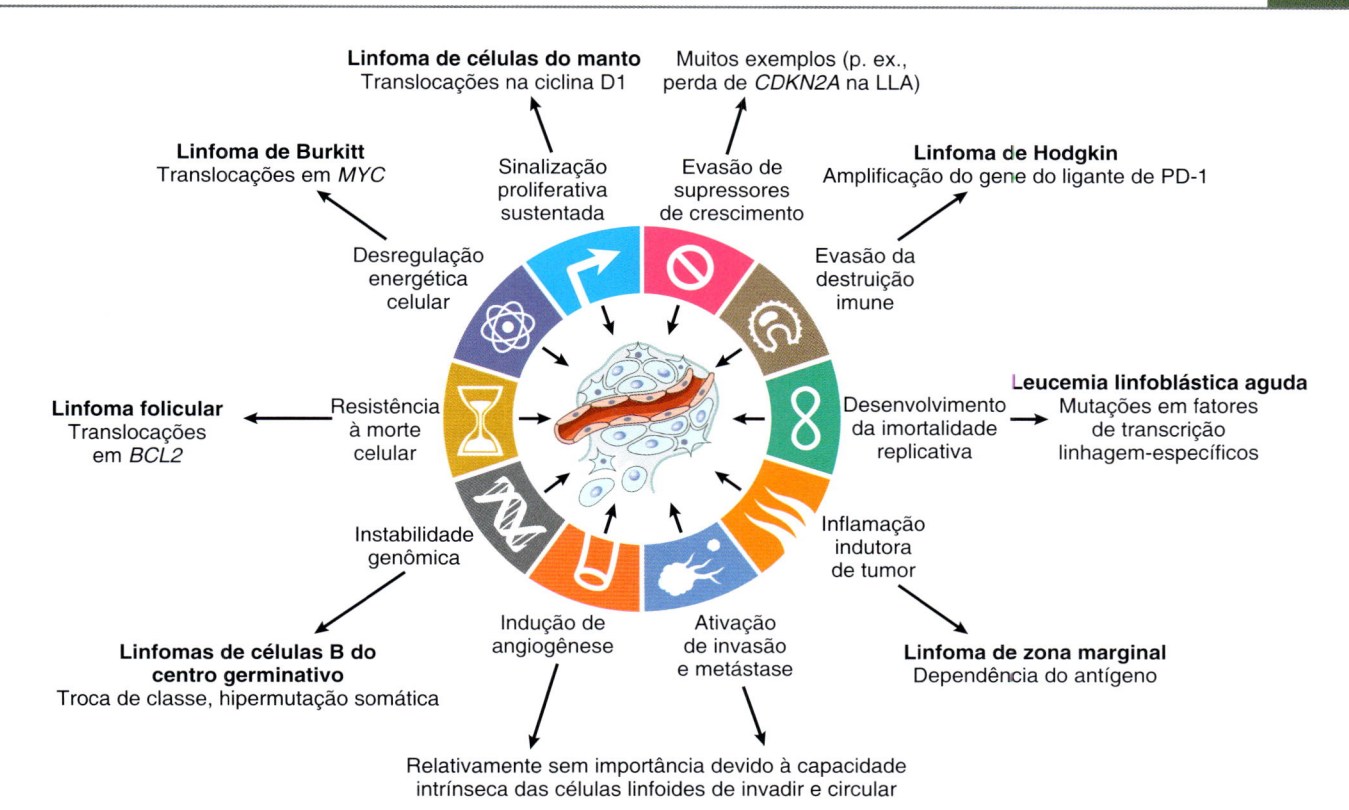

Figura 10.29 Alterações características da carcinogênese exemplificadas por neoplasias linfoides específicas. Alguns dos mecanismos patogênicos mais bem caracterizados em malignidades linfoides estão resumidos aqui, incluindo a desregulação de MYC no linfoma de Burkitt (levando ao efeito Warburg e ao rápido crescimento celular); a desregulação de BCL2 no linfoma folicular (levando à resistência à apoptose); a amplificação do gene do ligante de PD-1 no linfoma de Hodgkin (levando à evasão da imunidade do hospedeiro); os eventos que levam à perda do controle do ciclo celular (rearranjos da ciclina D1 no linfoma de células do manto e perda do gene *CDKN2A* na leucemia linfoblástica aguda [LLA]); as mutações em vários fatores de transcrição, particularmente na LLA, que bloqueiam a diferenciação e aumentam a autorrenovação da "célula-tronco leucêmica"; e a estimulação imune crônica no linfoma de zona marginal. Em contraste, como as células linfoides normalmente circulam por todo o corpo, há relativamente pouca pressão seletiva nas malignidades linfoides para as aberrações que aumentam a angiogênese ou ativam a invasão e a metástase. *PD-1*, proteína da morte celular programada-1.

também alvos de terapias eficazes, como os anticorpos que bloqueiam PD-1 (linfoma de Hodgkin) e os fármacos que antagonizam BCL2 (leucemia linfocítica crônica e outros tumores de células B).

Neoplasias histiocíticas

Histiocitose de células de Langerhans

O termo *histiocitose* é uma designação "guarda-chuva" para uma variedade de distúrbios proliferativos de células dendríticas ou macrófagos. Alguns, como os sarcomas histiocíticos, são neoplasias altamente malignas muito raras. Outras, como a maioria das proliferações histiocíticas nos linfonodos, são completamente benignas e reativas. Entre esses dois extremos, encontra-se um grupo de tumores incomuns compostos por células de Langerhans, que são chamados coletivamente *histiocitose de células de Langerhans*. Conforme descrito no Capítulo 5, as células de Langerhans são células dendríticas imaturas encontradas na epiderme; células semelhantes são encontradas em muitos outros órgãos, onde atuam na captação de antígenos para apresentação às células T.

As proliferações de células de Langerhans assumem diferentes formas clínicas, mas se acredita que todas sejam variações do mesmo distúrbio básico. As células de Langerhans em proliferação expressam antígenos do MHC de classe II, CD1a e langerina. A langerina é uma proteína transmembrana encontrada nos *grânulos de Birbeck*, que são estruturas tubulares pentalaminares citoplasmáticas em forma de bastonete que nas micrografias eletrônicas apresentam uma periodicidade característica e, às vezes, uma extremidade terminal dilatada (aparência de "raquete de tênis"). Sob o microscópio óptico, as células de Langerhans em proliferação não se assemelham às suas contrapartes dendríticas normais. Em vez disso, elas têm citoplasma abundante, muitas vezes vacuolizado, e núcleos vesiculares dobrados, uma aparência mais semelhante à dos macrófagos teciduais (chamados histiócitos pelos morfologistas) – daí o termo *histiocitose de células de Langerhans*.

A histiocitose de células de Langerhans pode ser agrupada em duas entidades clinicopatológicas relativamente distintas.

- A *histiocitose de células de Langerhans multissistêmica* (*doença de Letterer-Siwe*) geralmente ocorre em crianças menores de 2 anos. Manifesta-se tipicamente com lesões cutâneas multifocais que se assemelham grosseiramente a erupções cutâneas seborreicas e são compostas de células de Langerhans. A maioria dos pacientes afetados apresenta hepatoesplenomegalia, linfadenopatia, lesões pulmonares e (mais tarde no curso) lesões ósseas osteolíticas destrutivas. A infiltração extensa na medula muitas vezes leva à pancitopenia e predispõe o paciente a infecções bacterianas recorrentes. A doença é rapidamente fatal se não for tratada. Com quimioterapia intensiva, 50% dos pacientes sobrevivem por 5 anos
- A *histiocitose de células de Langerhans unissistêmica* (*granuloma eosinofílico*) pode ser unifocal ou multifocal. É caracterizada por acúmulos crescentes de células de Langerhans, geralmente nas

cavidades medulares dos ossos ou, menos comumente, na pele, nos pulmões ou no estômago. As células de Langerhans são misturadas com números variáveis de linfócitos, plasmócitos, neutrófilos e eosinófilos, que geralmente são proeminentes. Praticamente qualquer osso pode ser envolvido; a calota craniana, as costelas e o fêmur são mais comumente afetados. A *doença unifocal* geralmente envolve um único osso. Pode ser assintomática ou causar dor, sensibilidade e fratura patológica. É um distúrbio indolente que pode curar-se espontaneamente ou ser curado por excisão ou irradiação locais. A *doença unissistêmica multifocal* geralmente afeta crianças e normalmente se manifesta com múltiplas massas ósseas erosivas que às vezes se estendem aos tecidos moles. Em cerca de 50% dos casos, o envolvimento da haste hipofisária posterior do hipotálamo leva ao diabetes insípido. A combinação de defeitos ósseos da calota craniana, diabetes insípido e exoftalmia é chamada *tríade de Hand-Schüller-Christian*. Muitos pacientes apresentam regressões espontâneas; outros são tratados eficazmente com quimioterapia.

Uma indicação da patogênese dos tumores de células de Langerhans reside na descoberta de que as diferentes formas clínicas estão frequentemente associadas a uma mutação adquirida na serina/treonina quinase BRAF, o que causa hiperatividade da quinase. Essa mesma mutação é encontrada em vários outros tumores, incluindo leucemia de células pilosas (descrita anteriormente), nevos benignos, melanoma, carcinoma papilífero de tireoide, e alguns tipos de câncer de cólon (Capítulo 6). A BRAF é um componente da via de sinalização RAS que controla a proliferação e a sobrevivência celulares, efeitos que provavelmente contribuem para o crescimento de células de Langerhans neoplásicas. Notavelmente, a terapia com inibidores da BRAF é eficaz nos tumores com mutações na BRAF e emergiu como uma terapia direcionada para estes distúrbios.

DISTÚRBIOS HEMORRÁGICOS

Esses distúrbios são caracterizados clinicamente por sangramento anormal, que pode aparecer espontaneamente ou após um evento desencadeante (p. ex., trauma ou cirurgia). Uma revisão dos testes laboratoriais usados para avaliar pacientes com suspeita de distúrbios hemorrágicos, juntamente com os princípios subjacentes, é apresentada a seguir, seguida por considerações a respeito dos distúrbios específicos da coagulação. Concluímos com uma discussão sobre algumas complicações clinicamente importantes da transfusão de hemoderivados.

Os exames mais importantes para a investigação de suspeitas de coagulopatias são os seguintes:

- *Tempo de protrombina* (TP): este teste avalia as vias de coagulação extrínseca e comum (Capítulo 3). O teste mede o tempo (em segundos) necessário para a coagulação do plasma após a adição de tromboplastina tecidual (p. ex., extrato cerebral) e íons Ca^{2+}. Um TP prolongado pode resultar de deficiências de fatores V, VII, X, de protrombina ou de fibrinogênio, ou da presença de um inibidor adquirido (tipicamente um anticorpo) que interfere na via extrínseca
- *Tempo de tromboplastina parcial ativada* (TTPA): este teste avalia as vias de coagulação intrínseca e comum. Ele mede o tempo (em segundos) necessário para a coagulação do plasma após a adição de caulim, cefalina e Ca^{2+}. O caulim ativa o fator XII dependente de contato e a cefalina substitui os fosfolipídios plaquetários. O prolongamento do TTPA pode ser causado por deficiências de fatores V, VIII, IX, X, XI, XII, de protrombina ou de fibrinogênio, ou pela presença de um inibidor adquirido que interfere na via intrínseca

- *Contagem de plaquetas*. É obtida do sangue não coagulado usando-se um contador eletrônico de partículas. O intervalo de referência é de 150.000 a 450.000/$\mu\ell$. Contagens fora deste intervalo devem ser confirmadas por inspeção visual de um esfregaço de sangue periférico, uma vez que a contagem eletrônica de plaquetas pode ser afetada por diversos artefatos
- *Testes de função plaquetária*. Atualmente, nenhum teste fornece uma avaliação adequada das funções complexas das plaquetas. Os testes de agregação que medem a resposta das plaquetas a certos agonistas e os testes qualitativos e quantitativos do fator de von Willebrand (vWF) (que você deve lembrar, são necessários para a adesão das plaquetas ao colágeno) são comumente usados na prática clínica. Os ensaios baseados em instrumentos que fornecem medições quantitativas da função plaquetária ainda não estão disponíveis para o uso clínico rotineiro.

Além desses testes padrões, estão disponíveis testes mais especializados que medem os níveis de fatores de coagulação específicos e produtos de degradação da fibrina ou avaliam a presença de anticoagulantes circulantes.

Os distúrbios hemorrágicos podem resultar de anomalias nos vasos (incluindo o tecido conjuntivo de suporte), nas plaquetas ou nos fatores de coagulação isoladamente ou em combinação. O sangramento resultante da *fragilidade vascular* é observado na deficiência de vitamina C (escorbuto) (Capítulo 7), na amiloidose que afeta os vasos sanguíneos (Capítulo 5), no uso crônico de glicocorticoides, nas doenças hereditárias raras que afetam os tecidos conjuntivos e em um grande número de vasculites infecciosas e de hipersensibilidade. Algumas destas condições são discutidas em outros capítulos; outras estão além do escopo deste livro. O sangramento que resulta puramente de fragilidade vascular é caracterizado pelo aparecimento "espontâneo" de petéquias e equimoses na pele e nas mucosas (provavelmente resultantes de pequenos traumas). Na maioria dos casos, os testes laboratoriais de coagulação são normais.

O sangramento pode resultar de condições sistêmicas que promovem inflamação ou danificam as células endoteliais. Se forem suficientemente graves, tais agressões convertem o revestimento vascular em uma superfície pró-trombótica que ativa a coagulação em todo o sistema circulatório, uma condição conhecida como *coagulação intravascular disseminada* (CIVD) (discutida na próxima seção). Paradoxalmente, na CIVD, as plaquetas e os fatores de coagulação são frequentemente consumidos mais rapidamente do que podem ser substituídos, o que resulta em deficiências que podem levar a hemorragias graves (uma condição referida como *coagulopatia de consumo*).

As deficiências de plaquetas (trombocitopenia) são uma causa importante de sangramento. Elas ocorrem em uma variedade de contextos clínicos que serão discutidos posteriormente. Outros distúrbios hemorrágicos decorrem de defeitos qualitativos na função plaquetária. Tais defeitos podem ser adquiridos, como na uremia e em certas neoplasias mieloproliferativas, e após a ingestão de ácido acetilsalicílico; ou hereditários, como na doença de von Willebrand e outras doenças congênitas raras. Os sinais clínicos de função plaquetária inadequada incluem formação de hematomas com facilidade, sangramento nasal (epistaxe), sangramento excessivo por pequenos traumas e menorragia.

Nos distúrbios hemorrágicos decorrentes de defeitos em um ou mais fatores de coagulação, o TP, o TTPA, ou ambos, são prolongados. Ao contrário dos defeitos plaquetários, as petéquias e o sangramento da mucosa geralmente estão ausentes. Em vez disso, as hemorragias tendem a ocorrer em partes do corpo sujeitas a traumas, como as articulações das extremidades inferiores. Pode ocorrer hemorragia maciça após cirurgia, procedimentos odontológicos ou trauma grave. Esta categoria inclui as hemofilias, um importante grupo de distúrbios hereditários da coagulação.

Não é incomum que ocorra sangramento como consequência de uma mistura de defeitos. Este é o caso da CIVD, em que tanto a trombocitopenia quanto as deficiências de fatores de coagulação contribuem para a hemorragia, e da doença de von Willebrand, uma doença hereditária bastante comum em que tanto a função plaquetária quanto (em menor grau) a função dos fatores de coagulação são anormais.

Com a visão geral anterior como pano de fundo, voltemo-nos agora para os distúrbios hemorrágicos específicos.

COAGULAÇÃO INTRAVASCULAR DISSEMINADA

A CIVD é causada pela ativação sistêmica da coagulação e resulta na formação de trombos em toda a microcirculação. Como consequência, as plaquetas e os fatores de coagulação são consumidos e, secundariamente, a fibrinólise é ativada. Assim, a CIVD pode dar origem à hipoxia tecidual e aos microinfartos causados por uma miríade de microtrombos ou a um distúrbio hemorrágico relacionado à ativação patológica da fibrinólise e à depleção dos elementos necessários à hemostasia (*coagulopatia de consumo*). Provavelmente, esta entidade causa sangramento mais comumente do que todos os distúrbios congênitos da coagulação combinados, pois ocorre como complicação de uma ampla variedade de distúrbios.

Patogênese. Antes de discutir distúrbios específicos associados à CIVD, devemos primeiro considerar de forma geral os mecanismos patogênicos pelos quais ocorre a coagulação intravascular. A referência aos comentários anteriores sobre a hemostasia normal (Capítulo 3) pode ser útil neste ponto. Lembre-se de que a coagulação pode ser iniciada pela via extrínseca, que é desencadeada pela liberação do fator tecidual (tromboplastina tecidual), ou pela via intrínseca, que envolve a ativação do fator XII por contato em superfícies, colágeno ou substâncias carregadas negativamente. Ambas as vias levam à geração de trombina. A coagulação é normalmente limitada pela rápida remoção dos fatores de coagulação ativados pelo fígado, pela ação de anticoagulantes endógenos (p. ex., proteína C) e pela ativação concomitante de fatores fibrinolíticos.

A CIVD geralmente é desencadeada por (1) liberação de fator tecidual ou pró-coagulantes na circulação ou por (2) dano generalizado às células endoteliais (Figura 10.30). Substâncias tromboplásticas podem ser liberadas na circulação a partir de diversas fontes – por exemplo, a placenta em complicações obstétricas ou certos tipos de células neoplásicas, particularmente aquelas da leucemia promielocítica aguda e dos adenocarcinomas. As células neoplásicas também podem provocar coagulação de outras maneiras, como pela liberação de enzimas proteolíticas ou pela expressão do fator tecidual. Na sepse bacteriana (uma causa importante de CIVD), endotoxinas ou exotoxinas microbianas estimulam a expressão do fator tecidual nos monócitos. Os monócitos ativados também liberam IL-1 e o fator de necrose tumoral, e ambos estimulam a expressão do fator tecidual nas células endoteliais e simultaneamente diminuem a expressão da trombomodulina. Conforme discutido, este último ativa a proteína C, um anticoagulante (Capítulo 3). O resultado final dessas alterações é o aumento da geração de trombina e o bloqueio das vias de inibição que limitam a coagulação.

Lesões graves às células endoteliais podem iniciar a CIVD ao causar a liberação do fator tecidual e ao expor o colágeno subendotelial e o vWF ligado. No entanto, mesmo formas sutis de dano endotelial podem desencadear uma atividade pró-coagulante ao estimular a expressão de fatores teciduais e ao regular negativamente a expressão de fatores anticoagulantes, como a trombomodulina. A lesão endotelial generalizada pode ser produzida pela deposição de complexos antígeno-anticorpo (p. ex., no lúpus eritematoso sistêmico), por

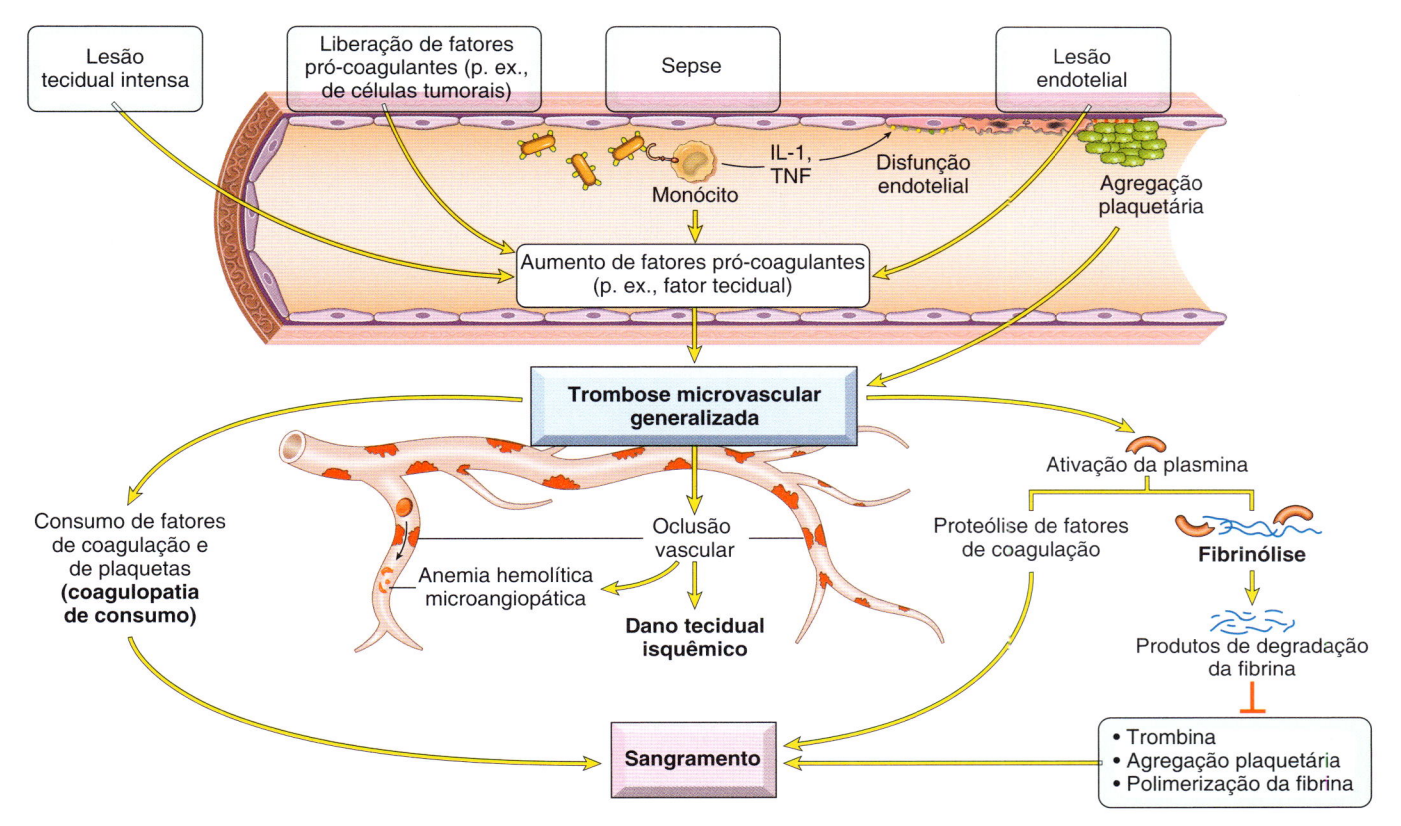

Figura 10.30 Fisiopatologia da coagulação intravascular disseminada. *IL-1,* interleucina-1; *TNF,* fator de necrose tumoral.

temperaturas extremas (p. ex., após insolação ou queimadura) ou por infecções (p. ex., resultantes de meningococos ou riquétsias). Conforme discutido no Capítulo 3, a lesão endotelial é uma consequência importante da síndrome da resposta inflamatória sistêmica desencadeada pela sepse e outras agressões sistêmicas e, não surpreendentemente, a CIVD é uma complicação frequente dessa síndrome.

Os distúrbios associados à CIVD estão listados na Tabela 10.10. Destes, a CIVD está mais frequentemente associada a sepse, complicações obstétricas, malignidade e trauma grave (especialmente no cérebro). O trauma cerebral libera componentes de membrana com carga negativa que ativam a via intrínseca da cascata de coagulação. Os eventos iniciais nestas condições são, por vezes, múltiplos e frequentemente inter-relacionados. Por exemplo, nas condições obstétricas, o fator tecidual derivado da placenta, um feto inviável retido ou o líquido amniótico podem entrar na circulação, e a coexistência de choque, hipoxia e acidose pode levar à lesão endotelial.

Qualquer que seja sua causa, a CIVD tem duas consequências. Primeiro, há uma deposição generalizada de fibrina na microcirculação. A obstrução associada leva à isquemia nos órgãos mais gravemente afetados ou vulneráveis e à hemólise à medida que os eritrócitos sofrem lesão mecânica ao passarem pelos vasos estreitados por trombos de fibrina (*anemia hemolítica microangiopática*). A segunda ocorre devido à depleção de plaquetas e fatores de coagulação e à liberação secundária de ativadores de plasminogênio, o que cria uma tendência sobreposta ao sangramento. A plasmina cliva não apenas a fibrina (fibrinólise), mas também os fatores V e VIII, reduzindo a sua atividade. A fibrinólise cria produtos de degradação da fibrina que inibem a agregação plaquetária, têm atividade antitrombina e prejudicam a polimerização da fibrina, fatores que contribuem para a tendência ao sangramento (ver Figura 10.30).

Tabela 10.10 Principais distúrbios associados à coagulação intravascular disseminada.

Complicações obstétricas
Descolamento placentário
Feto inviável retido
Aborto séptico
Embolia por líquido amniótico
Eclâmpsia
Infecções
Sepse (gram-negativa e gram-positiva)
Meningococemia
Febre maculosa das Montanhas Rochosas
Histoplasmose
Aspergilose
Malária
Neoplasias
Carcinomas de pâncreas, próstata, pulmão e estômago
Leucemia promielocítica aguda
Lesões teciduais intensas
Queimaduras
Trauma
Cirurgia extensa
Diversos
Hemólise intravascular aguda, picada de cobra, hemangioma gigante, choque, insolação, vasculite, aneurisma da aorta, doença hepática

> **Morfologia**
>
> Na CIVD, **os microtrombos** são mais frequentemente encontrados nas arteríolas e nos capilares dos rins, nas adrenais, no cérebro e no coração, mas nenhum órgão é poupado. Os glomérulos contêm pequenos trombos de fibrina. Estes podem estar associados apenas a um inchaço sutil e reativo das células endoteliais ou a vários graus de glomerulite focal. As oclusões microvasculares dão origem a pequenos infartos no córtex renal. Nos casos graves, todo o córtex pode tornar-se isquêmico, levando à necrose bilateral do córtex renal. O envolvimento das glândulas adrenais pode produzir a **síndrome de Waterhouse-Friderichsen** (Capítulo 18). Também são comumente encontrados microinfartos no cérebro e eles geralmente são cercados por focos microscópicos ou macroscópicos de hemorragia. Alterações semelhantes podem ser observadas no coração e na hipófise anterior. A CIVD pode contribuir para o desenvolvimento da **síndrome de Sheehan (necrose hipofisária pós-parto)** (Capítulo 20). A tendência à hemorragia associada à CIVD manifesta-se não apenas por hemorragias maiores do que as esperadas próximas aos focos de infarto, mas também por petéquias difusas e equimoses na pele, por revestimento seroso das cavidades corporais, do epicárdio, do endocárdio e dos pulmões, como também por revestimento mucoso do trato urinário.

Características clínicas. Como se poderia imaginar, dependendo do equilíbrio entre as tendências de coagulação e sangramento, a gama de possíveis manifestações clínicas é enorme. Clinicamente, a CIVD é dividida em apresentações agudas e crônicas. A CIVD aguda tem maior probabilidade de ser fulminante e estar associada a anomalias acentuadas nos testes de coagulação, enquanto a CIVD crônica pode estar associada a anomalias laboratoriais leves e a poucos ou nenhum sintoma clínico. Em geral, a CIVD aguda (p. ex., aquela associada a complicações obstétricas) é dominada por sangramento, enquanto a CIVD crônica (p. ex., como ocorre nos pacientes com adenocarcinoma) tende a se manifestar com sinais e sintomas relacionados à trombose. A coagulação anormal geralmente está confinada à microcirculação, mas ocasionalmente grandes vasos estão envolvidos. As manifestações da CIVD podem ser mínimas ou pode haver choque, insuficiência renal aguda, dispneia, cianose, convulsões e coma. Na maioria das vezes, o início da CIVD é anunciado pelo aparecimento de petéquias e equimoses na pele. Estas podem ser as únicas manifestações, ou pode haver hemorragia grave no intestino ou no trato urinário. A avaliação laboratorial mostra trombocitopenia e prolongamento do TP e do TTPA (devido à depleção de plaquetas, fatores de coagulação e fibrinogênio). Os produtos de degradação da fibrina estão aumentados no plasma.

Dependendo da natureza do distúrbio subjacente e da gravidade da coagulação intravascular e da fibrinólise, o prognóstico varia amplamente. A CIVD aguda pode ser fatal e deve ser tratada agressivamente com anticoagulantes como a heparina ou os coagulantes contidos no plasma fresco congelado. Por outro lado, a CIVD crônica às vezes é identificada inesperadamente por testes laboratoriais. Em qualquer circunstância, o tratamento definitivo deve ser direcionado à causa subjacente.

TROMBOCITOPENIA

A trombocitopenia isolada está associada à tendência a sangramento e a testes de coagulação normais. Uma contagem inferior a 150.000 plaquetas/μℓ é geralmente considerada trombocitopenia. Contudo, somente quando a contagem de plaquetas cai para 20.000 a 50.000 plaquetas/μℓ é que há um risco aumentado de sangramento pós-traumático; o sangramento espontâneo é improvável até que a contagem caia abaixo de 5.000 plaquetas/μℓ. A maior parte do sangramento ocorre em vasos sanguíneos pequenos e superficiais e produz *petéquias* ou *equimoses* na pele, nas membranas mucosas dos sistemas gastrintestinal e urinário, e em outros locais. As hemorragias maiores no sistema nervoso central são um grande risco naqueles com contagens de plaquetas marcadamente diminuídas.

As principais causas de trombocitopenia estão listadas na Tabela 10.11. A trombocitopenia clinicamente importante está restrita aos distúrbios com produção reduzida ou destruição aumentada de plaquetas. Quando a causa é a destruição acelerada das plaquetas, a medula óssea costuma apresentar um aumento compensatório no número de megacariócitos. Também digno de nota, a trombocitopenia é uma das manifestações hematológicas mais comuns da AIDS. Pode ocorrer no início do curso da infecção pelo HIV e tem uma base multifatorial que inclui destruição plaquetária mediada por imunocomplexos, autoanticorpos antiplaquetários e supressão do desenvolvimento e da sobrevivência dos megacariócitos mediada pelo HIV. Notavelmente, a incidência de trombocitopenia caiu drasticamente naqueles que receberam terapia antirretroviral eficaz.

Púrpura trombocitopênica imunológica

A púrpura trombocitopênica imunológica (PTI) inclui dois subtipos clínicos. A *PTI crônica* é um distúrbio relativamente comum que afeta mais frequentemente mulheres entre 20 e 40 anos. *A PTI aguda* é observada principalmente nas crianças após infecções virais. É autolimitante e não será discutida mais adiante.

Anticorpos direcionados contra as glicoproteínas IIb/IIIa ou os complexos Ib/IX da membrana plaquetária são detectados em aproximadamente 80% dos casos de PTI crônica. O baço é um importante local de produção de anticorpos antiplaquetários e o principal local de destruição das plaquetas recobertas por IgG. Embora a esplenomegalia não seja uma característica da PTI crônica sem complicações, a importância do baço na destruição prematura das plaquetas é comprovada pelos benefícios da esplenectomia, que normaliza a contagem de plaquetas e induz uma remissão completa em mais de dois terços dos pacientes. A medula óssea geralmente contém um número aumentado de megacariócitos, um achado comum a todas as formas de trombocitopenia causada pela destruição acelerada de plaquetas.

O início da PTI crônica é insidioso. Os achados comuns incluem petéquias, formação de hematomas com facilidade, epistaxe, sangramento gengival e hemorragia após pequenos traumas. Felizmente, hemorragias intracerebrais ou subaracnóideas mais graves são incomuns. O diagnóstico baseia-se nas características clínicas, na presença de trombocitopenia, no exame da medula e na exclusão de PTI secundária. Não estão disponíveis testes clínicos confiáveis para anticorpos antiplaquetários. O tratamento geralmente envolve o uso de agentes imunossupressores e, em alguns casos, esplenectomia.

Trombocitopenia induzida por heparina

Esse tipo especial de trombocitopenia induzida por fármacos (discutido em mais detalhes no Capítulo 3) merece breve menção devido à sua importância clínica. Uma trombocitopenia moderada a grave se desenvolve em 3 a 5% dos pacientes após 1 a 2 semanas de tratamento com heparina não fracionada. O distúrbio é causado por anticorpos IgG que se ligam ao fator plaquetário 4 de maneira dependente da heparina. Os imunocomplexos resultantes ligam-se aos receptores Fc plaquetários e desencadeiam a ativação plaquetária, exacerbando, assim, a trombose, condição a qual a heparina é usada para tratar. Mesmo no contexto de trombocitopenia acentuada, ocorrem tromboses venosas e arteriais, e elas podem causar morbidade grave (p. ex., perda de membros) e morte. A interrupção da terapia com heparina interrompe o ciclo de ativação e consumo de plaquetas. O risco desta complicação é reduzido (mas não totalmente evitado) pelo uso de preparações de heparina de baixo peso molecular.

Microangiopatias trombóticas: púrpura trombocitopênica trombótica e síndrome hemolítico-urêmica

O termo *microangiopatias trombóticas* abrange um espectro de síndromes clínicas que incluem a púrpura trombocitopênica trombótica (PTT) e a síndrome hemolítico-urêmica (SHU). Conforme definido originalmente, a PTT está associada à pêntade de febre, trombocitopenia, anemia hemolítica microangiopática, déficits neurológicos transitórios e insuficiência renal. A SHU também está associada à anemia hemolítica microangiopática e à trombocitopenia, mas se distingue da PTT pela ausência de sintomas neurológicos, pelo predomínio da insuficiência renal aguda e pela ocorrência frequente nas crianças (Capítulo 12). Essas distinções às vezes ficam confusas, já que muitos adultos com PTT não apresentam um ou mais dentre os cinco critérios e alguns pacientes com SHU apresentam febre e disfunção neurológica.

Fundamental tanto para a SHU como para a PTT é a formação generalizada de trombos ricos em plaquetas na microcirculação. Entretanto, os mecanismos de ativação plaquetária diferem: na SHU, pode resultar da ativação anormal do complemento ou de dano endotelial por certas toxinas; enquanto na PTT é causada pela deficiência congênita ou adquirida de uma metaloprotease chamada ADAMTS13, que regula negativamente a atividade do fator von Willebrand (descrita posteriormente). Independentemente da causa, o consumo de plaquetas

Tabela 10.11 Causas de trombocitopenia.

Diminuição da produção de plaquetas
Disfunção generalizada da medula óssea
Anemia aplásica: congênita e adquirida
Infiltração medular: leucemia, neoplasia maligna disseminada
Comprometimento seletivo da produção de plaquetas
Induzido por drogas/fármacos: álcool, tiazidas, fármacos citotóxicos
Infecções: sarampo, infecção pelo HIV
Megacariopoese ineficaz
Anemia megaloblástica
Hemoglobinúria paroxística noturna
Diminuição da sobrevivência plaquetária
Destruição imunológica
Autoimune: púrpura trombocitopênica imune, lúpus eritematoso sistêmico
Aloimune: pós-transfusão e neonatal
Associada a fármacos: quinidina, heparina, compostos de sulfa
Infecções: mononucleose infecciosa, infecção pelo HIV, infecção por citomegalovírus
Destruição não imunológica
Coagulação intravascular disseminada
Púrpura trombocitopênica trombótica
Síndrome hemolítico-urêmica
Anemias hemolíticas microangiopáticas
Sequestro
Hiperesplenismo
Diluicional
Transfusões múltiplas (p. ex., para perda de sangue significativa)

HIV, vírus da imunodeficiência humana.

leva à trombocitopenia, e o estreitamento dos vasos sanguíneos pelos trombos resulta em anemia hemolítica microangiopática. Todas as microangiopatias trombóticas produzem danos renais de gravidade variável, e sua patogênese é discutida com mais detalhes no Capítulo 12.

É importante notar que, embora a CIVD e as microangiopatias trombóticas compartilhem características como oclusão microvascular e anemia hemolítica microangiopática, elas são patogenicamente distintas. Além disso, diferentemente da CIVD, na PTT e na SHU a ativação da cascata de coagulação não é de importância primordial e, portanto, os resultados dos testes laboratoriais de coagulação (p. ex., os testes de TP e TTPA) são geralmente normais.

DISTÚRBIOS DA COAGULAÇÃO

Os distúrbios da coagulação resultam de deficiências congênitas ou adquiridas dos fatores de coagulação. As deficiências adquiridas são mais comuns e muitas vezes envolvem vários fatores simultaneamente. Conforme discutido no Capítulo 7, a vitamina K é necessária para a síntese da protrombina e dos fatores de coagulação VII, IX e X, e sua deficiência causa um grave defeito de coagulação. O fígado sintetiza vários fatores de coagulação e também remove da circulação muitos fatores de coagulação ativados; assim, as doenças do parênquima hepático são causas comuns de complexas diáteses hemorrágicas. Como já discutido, a CIVD também pode levar a múltiplas deficiências de fatores. Raramente, os autoanticorpos podem causar deficiências adquiridas limitadas a um único fator.

Existem deficiências hereditárias de muitos fatores de coagulação. A hemofilia A (uma deficiência de fator VIII) e a hemofilia B (doença de Christmas, uma deficiência de fator IX) são características ligadas ao X, enquanto outras deficiências são doenças autossômicas recessivas. Dentre as deficiências hereditárias, apenas a doença de von Willebrand, a hemofilia A e a hemofilia B são suficientemente comuns para justificar uma consideração mais aprofundada.

Deficiências de complexo fator VIII–fator de von Willebrand

A hemofilia A e a doença de von Willebrand são causadas por defeitos qualitativos ou quantitativos envolvendo o complexo fator VIII–vWF (do inglês *von Willebrand factor*). Como pano de fundo para a discussão subsequente sobre esses distúrbios, é útil revisar a estrutura e a função dessas duas proteínas (Figura 10.31).

Conforme descrito anteriormente, o fator VIII é um cofator essencial para o fator IX ativado, um componente da via intrínseca da coagulação que, por sua vez, ativa o fator X. O fator VIII circulante liga-se de forma não covalente ao vWF, que existe como multímeros grandes de até 20 MDa de peso. As células endoteliais são a principal fonte de vWF plasmático, enquanto a maior parte do fator VIII é sintetizada no fígado. O vWF é encontrado no plasma (em associação com o fator VIII), nos grânulos das plaquetas, nas células endoteliais dentro das vesículas citoplasmáticas chamadas de corpúsculos de Weibel-Palade e no subendotélio, onde se liga ao colágeno.

Quando as células endoteliais são removidas por trauma ou lesão, o vWF subendotelial é exposto e se liga às plaquetas, principalmente por intermédio da glicoproteína Ib, e, em menor grau, por intermédio da glicoproteína IIb/IIIa (ver Figura 10.31). A função mais importante do vWF é facilitar a adesão das plaquetas às paredes danificadas dos vasos sanguíneos, um evento inicial crucial na formação de um tampão hemostático. Acredita-se que a adesão plaquetária inadequada esteja subjacente à tendência hemorrágica na doença de von Willebrand. Além do seu papel na adesão plaquetária, o vWF também estabiliza o fator VIII; assim, a deficiência de VWF leva a uma deficiência secundária do fator VIII.

As várias formas da doença de von Willebrand são diagnosticadas medindo-se a quantidade, o tamanho e a função do vWF. A função do vWF é avaliada usando-se o *teste de aglutinação plaquetária induzida por ristocetina*. A ristocetina aumenta a ligação bivalente do vWF e da glicoproteína Ib da membrana plaquetária, criando então "pontes" interplaquetárias que fazem com que as plaquetas se agreguem (aglutinação), um evento que pode ser facilmente medido. Assim, a aglutinação plaquetária dependente de ristocetina serve como um bioensaio útil para avaliar o vWF.

Dentro deste contexto, passemos agora à discussão sobre as doenças resultantes das deficiências de complexo fator VIII-vWF.

Doença de von Willebrand

Estima-se que aproximadamente 1% das pessoas nos EUA tenha a doença de von Willebrand, o que a torna o distúrbio hemorrágico hereditário mais comum. A doença de von Willebrand é transmitida como um distúrbio autossômico dominante. Geralmente, ela se

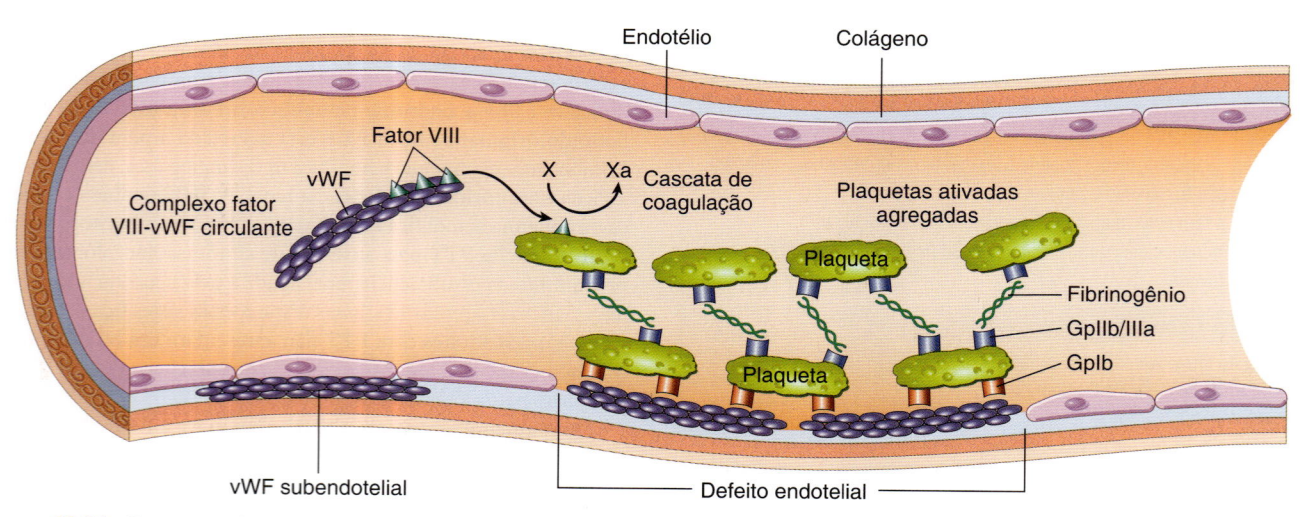

Figura 10.31 Estrutura e função do complexo fator VIII–fator de von Willebrand (vWF). O fator VIII e o vWF circulam como um complexo. O vWF também está presente na matriz subendotelial dos vasos sanguíneos normais. Após a sua ativação pela trombina, o fator VIII dissocia-se do vWF e participa da cascata de coagulação formando um complexo com o fator IX ativado (*não mostrado*) que ativa o fator X. O vWF provoca a adesão das plaquetas ao colágeno subendotelial, principalmente por intermédio do receptor plaquetário glicoproteína Ib (GpIb). A agregação plaquetária ocorre por meio de interações em ponte envolvendo a glicoproteína plaquetária IIb/IIIa e o fibrinogênio.

apresenta como sangramento espontâneo das membranas mucosas, sangramento excessivo das feridas e menorragia. É pouco reconhecida, pois o diagnóstico requer exames sofisticados e as manifestações clínicas costumam ser bastante leves.

As pessoas com a doença de von Willebrand apresentam defeitos compostos na função plaquetária e na coagulação, mas na maioria dos casos apenas o defeito plaquetário produz achados clínicos. As exceções ocorrem naqueles raros pacientes com a doença de von Willebrand homozigota, na qual há uma deficiência concomitante de fator VIII grave o suficiente para produzir características semelhantes às da hemofilia (descrita posteriormente).

Os efeitos das mutações causadoras variam, o que permite que a doença de von Willebrand seja dividida em vários subtipos:

- A *tipo 1* é a variante clássica e mais comum da doença de von Willebrand. É um distúrbio autossômico dominante em que a quantidade de vWF circulante é reduzida. Há também uma diminuição mensurável, mas clinicamente insignificante, nos níveis de fator VIII
- A *tipo II* é dividida em vários subtipos caracterizados pela perda seletiva de multímeros de vWF de alto peso molecular. Como esses multímeros grandes são a forma mais ativa, há uma deficiência funcional do vWF. Na doença tipo IIA, os multímeros de alto peso molecular não são sintetizados, levando a uma deficiência verdadeira. Na doença tipo IIB, são sintetizados multímeros anormais "hiperfuncionais" de alto peso molecular que são rapidamente removidos da circulação. Esses multímeros de alto peso molecular causam agregação plaquetária espontânea (uma situação que lembra os agregados de multímeros de muito alto peso molecular observados na PTT; Capítulo 12); de fato, algumas pessoas com a doença de von Willebrand tipo IIB apresentam trombocitopenia crônica leve, presumivelmente resultante do consumo de plaquetas.

Hemofilia A: deficiência de fator VIII

A hemofilia A é a causa hereditária mais comum de sangramento grave. É um distúrbio recessivo ligado ao X causado pela redução da atividade do fator VIII. Afeta principalmente homens. De maneira muito menos comum, ocorre sangramento excessivo nas mulheres heterozigotas, presumivelmente devido à inativação preferencial do cromossomo X que carrega o gene normal do fator VIII (lionização desfavorável). Aproximadamente 30% dos casos são causados por novas mutações; no restante, há um histórico familiar positivo. A hemofilia A grave é observada nas pessoas com deficiências acentuadas de fator VIII (níveis de atividade < 1% do normal). Deficiências mais leves só podem se tornar aparentes diante de um trauma ou outras tensões hemostáticas. Os vários graus de deficiência de fator VIII são explicados pela existência de muitas mutações causais diferentes, incluindo deleções, inversões e mutações em junções de processamento (*splice*). Em cerca de 10% dos pacientes, os níveis proteicos do fator VIII são normais, mas a atividade coagulante é baixa devido a uma mutação no fator VIII que causa perda de função.

Nos casos sintomáticos, há uma tendência à formação fácil de hematomas e hemorragias após trauma ou procedimentos cirúrgicos. Além disso, hemorragias "espontâneas" são frequentemente encontradas em tecidos sujeitos a estresse mecânico, particularmente nas articulações, onde sangramentos recorrentes (*hemartroses*) levam a deformidades progressivas que podem ser incapacitantes. As petéquias estão caracteristicamente ausentes.

São usados ensaios específicos para o fator VIII para confirmar o diagnóstico. Tipicamente, os pacientes com hemofilia A apresentam um TTPA prolongado que é corrigido pela mistura do plasma do paciente com plasma normal. São então usados ensaios para fatores específicos para confirmar a deficiência de fator VIII.

Em aproximadamente 15% das pessoas com hemofilia A grave, a terapia de substituição é complicada pelo desenvolvimento de anticorpos neutralizantes contra o fator VIII, provavelmente porque o fator VIII é visto pelo sistema imune como um antígeno "estranho". Nessas pessoas, o TTPA não é passível de correção nos estudos de mistura. Recentemente, o problema dos inibidores do fator VIII foi contornado por intermédio de um novo tratamento com um anticorpo biespecífico que liga o fator IX ao fator X, superando, assim, a necessidade do fator VIII. Este tratamento com anticorpos parece ser mais eficaz na redução do sangramento e é mais fácil de administrar do que o fator VIII, mas (assim como a infusão de fator VIII) é caro.

Hemofilia B: deficiência de fator IX

A deficiência grave de fator IX é um distúrbio ligado ao cromossomo X que é clinicamente indistinguível da hemofilia A, mas muito menos comum. Tal como acontece com a hemofilia A, o TTPA é prolongado. O diagnóstico é feito por meio de ensaios específicos para o fator IX. É tratada com infusão de fator IX recombinante.

COMPLICAÇÕES TRANSFUSIONAIS

Os hemoderivados são frequentemente chamados, com razão, de "a dádiva da vida", pois eles permitem que as pessoas sobrevivam a lesões, a procedimentos traumáticos como o transplante de células-tronco hematopoiéticas, e a procedimentos cirúrgicos complexos que, de outra forma, seriam fatais. Mais de 5 milhões de transfusões de eritrócitos são administradas em hospitais dos EUA todos os anos. Graças à melhoria da triagem dos doadores, os hemoderivados (eritrócitos, plaquetas e plasma fresco congelado) estão mais seguros do que nunca.

No entanto, ainda ocorrem complicações. A maioria é irrelevante e transitória. A mais comum é chamada de *reação febril não hemolítica*, que assume a forma de febre e calafrios, às vezes com dispneia leve, dentro de 6 horas após uma transfusão de eritrócitos ou plaquetas. Acredita-se que essas reações sejam causadas por mediadores inflamatórios derivados dos leucócitos dos doadores. A frequência destas reações aumenta com o tempo de armazenamento do produto e diminui com as medidas que limitam a contaminação por leucócitos do doador. Os sintomas respondem aos antipiréticos e são de curta duração.

Outras reações transfusionais são incomuns ou raras, mas podem ter consequências graves e às vezes fatais, e, portanto, merecem uma breve discussão.

Reações alérgicas

Podem ocorrer reações alérgicas graves e potencialmente fatais quando hemoderivados contendo certos antígenos são administrados em receptores previamente sensibilizados. A ocorrência destas reações é mais provável nos pacientes com deficiência de IgA, cuja frequência é de 1:300 a 1:500 pessoas. A reação é desencadeada por anticorpos IgG que reconhecem IgA no hemoderivado. Felizmente, a maioria dos pacientes com deficiência de IgA não desenvolve tais anticorpos e as reações graves são raras, pois ocorrem apenas em uma em 20 mil a uma em 50 mil transfusões. *As reações alérgicas urticariformes* podem ser desencadeadas pela presença de um alérgeno no produto sanguíneo doado que é reconhecido pelos anticorpos IgE no receptor. São mais comuns, pois ocorrem em 1 a 3% das transfusões, mas geralmente são leves.

Reações hemolíticas

**As *reações hemolíticas agudas* são geralmente causadas por anticorpos IgM pré-formados contra eritrócitos do doador que fixam

o complemento. Elas geralmente resultam de um erro na identificação do paciente ou na rotulagem do tubo que permite que um paciente receba uma unidade de sangue ABO incompatível. Os anticorpos IgM "naturais" preexistentes, geralmente contra antígenos dos grupos sanguíneos A ou B, ligam-se aos eritrócitos e rapidamente induzem lise mediada pelo complemento, hemólise intravascular e hemoglobinúria associada a febre, calafrios e dor. O teste direto de Coombs é positivo, a menos que todos os eritrócitos do doador estejam lisados. Os sinais e os sintomas são decorrentes da ativação do complemento e não da hemólise em si, pois a lise osmótica dos eritrócitos (p. ex., pela equivocada infusão de eritrócitos junto com dextrose a 5% em água) produz uma hemoglobinúria sem quaisquer outros sintomas. Nos casos graves, o processo pode progredir rapidamente para CIVD, choque, insuficiência renal e morte.

As **reações hemolíticas tardias** são causadas por anticorpos que reconhecem antígenos eritrocitários aos quais o receptor foi previamente sensibilizado por meio de uma transfusão de sangue prévia, por exemplo. Tipicamente, são causadas por anticorpos IgG e estão associadas a um teste de Coombs direto positivo e às características laboratoriais da hemólise (p. ex., baixa haptoglobina e desidrogenase lática [DHL] elevada). Os anticorpos contra antígenos de grupos sanguíneos como Rh, Kell e Kidd às vezes fixam o complemento, resultando então em reações graves e potencialmente fatais, idênticas àquelas observadas nas incompatibilidades ABO. Outros anticorpos que não fixam o complemento tipicamente resultam em hemólise extravascular e sinais e sintomas relativamente brandos.

Sobrecarga circulatória associada à transfusão

A principal causa de morte relacionada à transfusão, a sobrecarga circulatória associada à transfusão (TACO, do inglês *transfusion-associated circulatory overload*), é causada pela sobrecarga de líquido/volume devida à transfusão e é muito mais provável nos pacientes com doenças cardiovasculares e pulmonares. Ocorre em até 1% de todos os pacientes transfundidos, porém é mais comum nos pacientes idosos que estão gravemente doentes, como os que estão em UTI. O risco é maior naqueles que recebem múltiplas unidades de hemoderivados durante um curto período de tempo. Com a redução na incidência das outras complicações da transfusão, acredita-se agora que a TACO seja a causa mais comum de mortalidade relacionada à transfusão.

A TACO se apresenta com um desconforto respiratório 6 a 12 horas após a transfusão. O tratamento envolve a interrupção das transfusões e o início de medidas de suporte.

Lesão pulmonar aguda relacionada à transfusão

A lesão pulmonar aguda relacionada à transfusão (TRALI, do inglês *transfusion-related acute lung injury*) é uma complicação grave e frequentemente fatal na qual fatores de um hemoderivado transfundido desencadeiam a ativação de neutrófilos na microvasculatura pulmonar. A incidência é baixa, provavelmente inferior a uma por 10 mil transfusões.

O que se sabe atualmente sobre a TRALI favorece uma hipótese de "dois golpes". Essa hipótese propõe que os neutrófilos do receptor estejam preparados ("primados") para uma ativação pela condição clínica subjacente do receptor. Este evento de "*priming*" tem diversas causas, incluindo tabagismo, sepse e choque, e leva ao sequestro de neutrófilos. O segundo golpe envolve a ativação de neutrófilos preparados por um fator presente no hemoderivado transfundido.

O principal candidato ao "segundo golpe" é um anticorpo presente no hemoderivado transfundido que reconhece antígenos expressos em neutrófilos. De longe, os anticorpos mais comumente associados à TRALI são aqueles que se ligam aos antígenos do MHC de classe I.

Esses anticorpos são frequentemente encontrados nas mulheres multíparas, nas quais são gerados em resposta aos antígenos MHC paternos expressos pelo feto. Na verdade, as medidas para excluir as mulheres multíparas da doação de plasma reduziram substancialmente a incidência de TRALI.

A apresentação é dramática, com início súbito de insuficiência respiratória associada a infiltrados pulmonares bilaterais difusos durante ou logo após uma transfusão. O tratamento é fundamentalmente de suporte e o resultado é limitado; as mortalidades são de 5% nos casos não complicados e de até 67% naqueles que estão gravemente doentes.

Complicações infecciosas

Praticamente qualquer agente infeccioso pode ser transmitido através de hemoderivados, porém é mais provável que isso aconteça com infecções bacterianas e virais. Uma contaminação bacteriana significativa (suficiente para produzir sintomas) é muito mais comum nas preparações de plaquetas do que nas preparações de eritrócitos porque as plaquetas (ao contrário dos eritrócitos) devem ser armazenadas à temperatura ambiente, o que favorece o crescimento de contaminantes bacterianos. As taxas de infecção bacteriana secundária à transfusão de plaquetas podem chegar a 1 em 5.000. Muitos dos sintomas (febre, calafrios, hipotensão) se assemelham aos das reações transfusionais, e pode ser necessário iniciar antibióticos de amplo espectro prospectivamente nos pacientes sintomáticos enquanto se aguardam os resultados laboratoriais. Nos EUA, as novas diretrizes que exigem testes quanto à presença de bactérias em todos os produtos plaquetários provavelmente diminuirão esta complicação.

Os avanços na seleção e na triagem de doadores e na testagem de doenças infecciosas diminuíram drasticamente a incidência da transmissão viral através de hemoderivados. No entanto, em raras ocasiões, quando o doador está agudamente infectado, os vírus ainda podem ser transmitidos. As taxas de transmissão do HIV, da hepatite C e da hepatite B são estimadas em 1 em 2.000.000, 1 em 1.000.000 e 1 em 500.000, respectivamente. Também continua a existir um baixo risco de transmissão de infecções "exóticas", como o vírus do Nilo Ocidental, a tripanossomíase e a babesiose.

DISTÚRBIOS DO BAÇO E DO TIMO

ESPLENOMEGALIA

O baço está frequentemente envolvido em uma ampla variedade de doenças sistêmicas. Em praticamente todos os casos, o baço responde aumentando de tamanho (esplenomegalia), uma alteração que produz um conjunto padronizado de sinais e sintomas. A avaliação do aumento do baço é auxiliada pelo reconhecimento dos limites usuais da esplenomegalia produzida por distúrbios específicos. Seria equivocado atribuir um baço aumentado deslocado para a pelve à deficiência de vitamina B_{12} ou considerar um diagnóstico de LMC na ausência de esplenomegalia. Os distúrbios que podem levam à esplenomegalia se enquadram em diversas classes bastante amplas (Tabela 10.12).

As alterações microscópicas associadas a estas doenças são discutidas nas seções relevantes deste e de outros capítulos.

Um baço cronicamente aumentado muitas vezes remove números excessivos de um ou mais dos elementos celulares do sangue, o que resulta em anemia, leucopenia ou trombocitopenia. Isto é conhecido como *hiperesplenismo*, um estado que pode estar associado a muitas das doenças listadas anteriormente. Além disso, as plaquetas são particularmente suscetíveis ao *sequestro* nos interstícios da polpa vermelha; como resultado, a trombocitopenia é mais prevalente e grave nas pessoas com esplenomegalia do que a anemia ou a neutropenia.

Tabela 10.12 Distúrbios associados à esplenomegalia.

I. Infecções

Esplenite inespecífica decorrente de várias infecções transmitidas pelo sangue (particularmente endocardite infecciosa)
Mononucleose infecciosa
Tuberculose
Febre tifoide
Brucelose
Citomegalovírus
Sífilis
Malária
Histoplasmose
Toxoplasmose
Tripanossomíase
Esquistossomose
Leishmaniose
Equinococose

II. Estados congestivos relacionados à hipertensão portal

Cirrose hepática
Trombose da veia porta ou esplênica
Insuficiência cardíaca

III. Distúrbios linfo-hematogênicos

Linfoma de Hodgkin
Linfomas não Hodgkin e leucemias linfocíticas
Neoplasias mieloproliferativas
Anemias hemolíticas

IV. Condições imunológicas-inflamatórias

Artrite reumatoide
Lúpus eritematoso sistêmico

V. Doenças de armazenamento

Doença de Gaucher
Doença de Niemann-Pick
Mucopolissacaridoses

VI. Distúrbios diversos

Amiloidose
Neoplasias primárias e cistos
Neoplasias secundárias

DISTÚRBIOS DO TIMO

Como bem já se sabe, o timo tem um papel crucial na maturação das células T. Não é surpreendente, portanto, que o timo possa estar envolvido por linfomas, particularmente aqueles da linhagem de células T (discutidos anteriormente neste capítulo). O foco aqui está nos dois distúrbios mais frequentes (embora ainda incomuns) do timo: hiperplasia tímica e timoma.

Hiperplasia tímica

A hiperplasia tímica está frequentemente associada à presença de folículos linfoides, ou centros germinativos, dentro da medula. Esses centros germinativos contêm células B reativas, que são raras nos timos normais. A hiperplasia tímica é encontrada na maioria dos pacientes com miastenia *gravis* e, às vezes, também em outras doenças autoimunes, como o lúpus eritematoso sistêmico e a artrite reumatoide. A relação entre o timo e a miastenia *gravis* é discutida no Capítulo 20. É importante ressaltar que a remoção do timo hiperplásico costuma ser benéfica no início da doença.

Timoma

Timomas são tumores de células epiteliais tímicas. Foram propostos vários sistemas de classificação para o timoma baseados em critérios citológicos e biológicos. Uma classificação simples e clinicamente útil é a seguinte:

- Timoma benigno ou encapsulado: citológica e biologicamente benigno
- Timoma maligno
  - *Tipo I*: citologicamente benigno, mas infiltrativo e localmente agressivo
  - *Tipo II* (carcinoma tímico): citológica e biologicamente maligno.

Características clínicas. Os timomas são raros. Podem surgir em qualquer idade, mas a maioria ocorre nos adultos de meia-idade. Em um grande estudo, avaliou-se que cerca de 30% eram assintomáticos; 30 a 40% produziram manifestações locais como tosse, dispneia e síndrome da veia cava superior; e o restante estava associado a uma doença sistêmica, mais comumente miastenia *gravis*, na qual um timoma concomitante é descoberto em 15 a 20% dos pacientes. A remoção do tumor geralmente leva à melhora da miastenia *gravis*. Além disso, os timomas podem estar associados a diversas outras síndromes paraneoplásicas. Estas incluem (em ordem aproximada de frequência) aplasia pura de eritrócitos, hipogamaglobulinemia e autoimunidade em múltiplos órgãos. Esta última assemelha-se à doença do enxerto contra o hospedeiro.

REVISÃO RÁPIDA

Anemia

- As causas da anemia incluem perda de sangue (hemorragia), aumento da destruição de eritrócitos (hemólise) e diminuição da produção de eritrócitos (insuficiência medular)
- As *anemias microcíticas* são mais frequentemente causadas por deficiência de ferro ou talassemia
- As *anemias macrocíticas* podem ser causadas por deficiência de folato ou vitamina B_{12}. A anemia com macrocitose também pode ser observada no contexto de uma contagem elevada de reticulócitos, como nos pacientes em recuperação de um episódio hemorrágico
- Certas *anemias normocíticas* estão associadas a alterações na forma dos eritrócitos (p. ex., esferocitose hereditária, anemia falciforme)
- As manifestações clínicas da anemia dependem do ritmo com que ela se desenvolve e se ela ocorre por falhas na produção ou por aumento na destruição de eritrócitos
- A anemia de início agudo (p. ex., devido a um sangramento extenso) pode se manifestar com falta de ar, falência de órgãos e choque
- A anemia de início crônico pode aparecer de forma insidiosa e com piora lenta da palidez, da fadiga e do cansaço
- A hemólise extravascular pode estar associada a icterícia e cálculos biliares
- Com a eritropoese ineficaz, pode haver sobrecarga de ferro que leva às insuficiências cardíaca e endócrina
- Anemias congênitas graves estão associadas a retardo de crescimento e, se houver um componente hemolítico, a deformidades ósseas decorrentes da hiperplasia medular reativa.

Anemia hemolítica

- *Esferocitose hereditária*: doença autossômica dominante causada por mutações que desestabilizam o citoesqueleto da membrana dos eritrócitos, levando à perda da membrana e à formação de esferócitos, que são removidos no baço. Manifesta-se com anemia, esplenomegalia e colelitíase
- *Anemia falciforme*: doença autossômica recessiva resultante de mutação na β-globina que faz com que a hemoglobina desoxigenada se autoassocie em polímeros longos que distorcem e danificam os eritrócitos. Isto leva a anemia hemolítica moderada a grave e bloqueio periódico dos vasos pelas células falciformes que produzem crises de dor e infarto tecidual. Os pacientes correm alto risco de desenvolver infecções bacterianas e AVC
- *Talassemia*: distúrbio autossômico codominante causado por mutações na α-globina ou na β-globina que reduzem a síntese de hemoglobina e resultam em anemia microcítica e hipocrômica. Na β-talassemia maior, cadeias de α-globina não pareadas precipitam-se e levam à hematopoiese ineficaz
- *Deficiência de glicose-6-fosfato desidrogenase (G6PD)*: distúrbio ligado ao X causado por mutações que desestabilizam a G6PD, o que torna os eritrócitos suscetíveis a danos oxidativos. Os gatilhos hemolíticos incluem fármacos e infecções
- *Anemia hemolítica autoimune*: condição adquirida causada por anticorpos contra constituintes normais dos eritrócitos ou antígenos modificados por haptenos (como fármacos). A ligação de anticorpos resulta em opsonização de eritrócitos e hemólise extravascular ou (menos comumente) fixação do complemento e hemólise intravascular
- *Malária*: doença causada por um parasita intracelular de eritrócitos que causa hemólise crônica de gravidade variável. A malária *falciparum* pode ser fatal devido à propensão dos eritrócitos infectados de aderirem aos vasos de pequeno calibre no cérebro (malária cerebral).

Anemia por eritropoese diminuída

- *Anemia ferropriva*: causada por sangramento crônico ou ingestão inadequada de ferro que levam a uma insuficiente síntese de hemoglobina e a eritrócitos microcíticos e hipocrômicos
- *Anemia por inflamação crônica*: causada por citocinas inflamatórias que aumentam os níveis de hepcidina (sequestrando ferro nos macrófagos) e suprimem a produção de eritropoetina
- *Anemia megaloblástica*: causada por deficiências de folato ou vitamina B_{12} que levam a uma inadequada síntese de timidina e à replicação defeituosa do DNA. Os achados incluem aumento de precursores hematopoiéticos anormais (megaloblastos), hematopoiese ineficaz, anemia macrocítica, neutrófilos hipersegmentados, macro-ovalócitos, pancitopenia, e (com deficiência de vitamina B_{12}) degeneração da medula espinal
- *Anemia aplásica*: causada por insuficiência da medula óssea devido a diversas causas, que incluem exposições a toxinas e radiação, reações idiossincráticas a fármacos e vírus, supressão imunomediada da medula e defeitos hereditários na telomerase e em fatores de reparo do DNA
- *Anemia mielotísica*: causada pela substituição da medula óssea por processos infiltrativos como carcinoma metastático e doença granulomatosa. Os achados incluem a liberação de precursores precoces da medula no sangue (leucoeritroblastose) e o aparecimento de eritrócitos em forma de lágrima nos esfregaços periféricos.

Leucemias agudas

- Apresentam-se de forma aguda com sintomas relacionados às citopenias
- Três subtipos principais, todos associados a mutações que interferem na diferenciação de células-tronco hematopoiéticas:
  - *LMA*: tumor de células imaturas da linhagem mieloide, é mais comum nos adultos com mais de 60 anos. A leucemia promielocítica aguda (LPA) é um subtipo notável causado por uma translocação (15;17) que produz um gene quimérico que codifica uma proteína de fusão PML-RARA. A leucemia promielocítica aguda é marcada pela presença de numerosas células com bastonetes de Auer e CIVD, como também pelo alto potencial de cura devido ao tratamento com ácido *all*-transretinoico e sais de arsênico. Outros subtipos são de difícil tratamento, especialmente nos indivíduos mais velhos. Muitas vezes surge de uma neoplasia mieloide preexistente, seja a SMD ou uma neoplasia mieloproliferativa
  - *LLA-B*: neoplasia de precursores de células B, é mais comum nas crianças de 2 a 11 anos. Um subconjunto (principalmente nos adultos) está associado a uma translocação (9;22) que produz um gene quimérico, o qual codifica uma tirosinoquinase BCR-ABL constitutivamente ativa; esses tumores respondem bem à terapia direcionada com inibidores da tirosinoquinase. Outros tumores são altamente responsivos à quimioterapia, exceto as LMAs infantis associadas a rearranjos do gene *KMT2A* e às LLAs-B nos indivíduos mais velhos que não têm genes de fusão *BCR-ABL*
  - *LLA-T*: neoplasia de precursores de células T, é mais comum nos adolescentes do sexo masculino. Pode apresentar-se como massa tímica sem envolvimento sanguíneo e geralmente tem um prognóstico excelente, exceto nos adultos mais velhos.

Síndromes mielodisplásicas

- Tumores mieloides caracterizados por hematopoiese desordenada e ineficaz
- Causadas por diversas mutações condutoras em genes que codificam fatores de processamento (*splicing*), reguladores epigenéticos e fatores de transcrição envolvidos na hematopoiese
- Manifestam-se com uma ou mais citopenias e displasia em uma ou mais linhagens na medula e no sangue periférico
- Evoluem para a LMA em 10 a 40% dos casos

Neoplasias mieloproliferativas

- Tumores mieloides nos quais a produção de elementos mieloides formados aumenta, levando então a contagens sanguíneas elevadas e hematopoiese extramedular
- Em muitos casos, causadas por mutações adquiridas que levam à ativação constitutiva de tirosinoquinases
- São conhecidos vários subtipos principais:
  - *Leucemia mieloide crônica*: causada por uma translocação (9;22) que cria um gene de fusão, o qual codifica uma tirosinoquinase BCR-ABL constitutivamente ativa, apresenta contagens elevadas de granulócitos e plaquetas e esplenomegalia. Sem tratamento, há uma alta incidência de transformação em leucemia linfoblástica aguda de linfócitos B ou mieloide, mas a doença é muito bem controlada por inibidores da BCR-ABL
  - *Policitemia vera*: causada por mutações ativadoras na tirosinoquinase JAK2, apresenta contagens elevadas de eritrócitos e, muitas vezes, contagens elevadas de plaquetas e granulócitos. Sem tratamento, existe um risco elevado de trombose, mas isso

pode ser evitado com a remoção periódica dos eritrócitos. Mais tarde no seu curso, pode progredir para uma fase de esgotamento marcada por mielofibrose medular
- *Mielofibrose primária*: causada por mutações ativadoras nos genes *JAK2*, *MPL* (que codifica o receptor de trombopoetina, uma tirosinoquinase) ou *CALR* (o CALR mutado ativa o receptor de trombopoetina). Pode apresentar contagens elevadas de granulócitos, trombocitose e uma leve esplenomegalia, mas depois progride rapidamente para uma fase de fibrose medular marcada por citopenias (particularmente anemia), leucoeritroblastose e aumento da esplenomegalia.

Linfomas não Hodgkin e leucemias linfoides crônicas

- A classificação é baseada na célula de origem e no estádio de diferenciação
- Os tipos mais comuns são os tumores de células B
- Frequentemente associados a anomalias imunológicas
- Geralmente considerados disseminados no momento do diagnóstico
- São conhecidos vários subtipos:
  - *Linfoma linfocítico de pequenas células/leucemia linfocítica crônica*: leucemia adulta mais comum (LLC), é um tumor indolente de células B CD5$^+$. Os achados característicos incluem obliteração difusa de linfonodos com centros de proliferação e alto nível de expressão do fator antiapoptótico BCL2. Está associada a anormalidades imunológicas e aumento da susceptibilidade a infecções e doenças autoimunes. Um pequeno número de casos apresenta-se sem envolvimento sanguíneo (LLPC). Cerca de 10% dos casos se transformam em linfoma agressivo de células B
  - *Linfoma folicular*: o linfoma indolente mais comum, é causado, em parte, por uma translocação (14;18) que leva à superexpressão de BCL2. Nos linfonodos, se assemelha ao padrão de crescimento das células B normais do centro germinativo. Cerca de 30 a 40% dos casos se transformam em linfoma agressivo de células B
  - *Linfoma de células do manto*: este tumor de células B CD5$^+$ moderadamente agressivo está fortemente associado a uma translocação (11;14) que resulta na superexpressão da ciclina D1
  - *Linfoma extranodal de zona marginal*: este é um tumor de células B maduras que surge em locais extranodais que estão cronicamente inflamados devido a doença autoimune ou infecção (p. ex., *H. pylori*). Permanece localizado por longos períodos e pode regredir se o estímulo inflamatório for removido
  - *Linfoma difuso de grandes células B*: este é um grupo heterogêneo de tumores agressivos de células B que constituem o tipo mais comum de linfoma nos adultos. As mutações condutoras importantes incluem rearranjos ou mutações no gene *BCL6*, uma translocação (14;18) envolvendo *BCL2* e translocações envolvendo *MYC*. Aproximadamente 50% dos pacientes são curados com quimioterapia agressiva
  - *Linfoma de Burkitt*: este é um tumor de células B muito agressivo que geralmente surge nos sítios extranodais e está geralmente associado a translocações envolvendo o proto-oncogene *MYC*. Um subconjunto de casos está associado à infecção pelo EBV. É curável com quimioterapia
  - *Leucemia de células pilosas*: este tumor indolente de células B, cujo nome faz referência às células circulantes com extensões citoplasmáticas "pilosas", geralmente se apresenta com esplenomegalia e citopenias. Está fortemente associado a mutações no *BRAF* e apresenta excelentes respostas à quimioterapia e aos inibidores de BRAF
  - *Micose fungoide (MF)* e *síndrome de Sézary (SS)*: micose fungoide é um tumor indolente de células T CD4$^+$ residentes na pele que responde bem à terapia tópica. A síndrome de Sézary também é um tumor de células T CD4$^+$, mas apresenta eritrodermia difusa e células tumorais circulantes, e segue um curso mais agressivo
  - *Leucemia/linfoma de células T do adulto*: único câncer humano associado a um retrovírus (HTLV-1), esse tumor de células T CD4$^+$ surge nos idosos cronicamente infectados. Geralmente é agressivo e responde mal à terapia
  - *Linfoma periférico de células T*: este termo abrange um grupo heterogêneo de neoplasias maduras de células T que frequentemente produzem citocinas que levam a sintomas sistêmicos. Geralmente são agressivos e respondem mal à terapia.

Linfomas de Hodgkin

- Tumores de células B que estão frequentemente associados a sintomas inflamatórios
- Os linfonodos envolvidos contêm células tumorais gigantes chamadas de células de Reed-Sternberg (RS) e suas variantes, além de abundantes células inflamatórias que são recrutadas por fatores liberados pelas células de Reed-Sternberg e células não neoplásicas
- Um subconjunto de casos está associado à infecção pelo EBV
- Respondem muito bem à quimioterapia e aos inibidores do ponto de controle imune.

Neoplasias de plasmócitos e distúrbios relacionados

- *Mieloma múltiplo*: tumor de plasmócitos relativamente comum e associado a diversas translocações envolvendo genes de imunoglobulinas. Este tumor está associado a manifestações "CRAB": hipercalcemia; doença renal; anemia; e dor óssea (em inglês *bone pain*) devida a fraturas patológicas. Os plasmócitos neoplásicos suprimem a imunidade humoral normal, secretam imunoglobulinas parciais que podem causar nefrotoxicidade (proteínas de Bence Jones) e deposição de amiloide, e causam lesões ósseas líticas
- *Gamopatia monoclonal de significado indeterminando (GMSI)*: precursor assintomático comum do mieloma múltiplo, definido pela presença de uma população clonal de plasmócitos produzindo proteína M sérica
- *Linfoma linfoplasmocitário*: tumor de células B com diferenciação de plasmócitos secretores de IgM, fortemente associado a mutações em *MYD88* e que frequentemente causa uma síndrome de hiperviscosidade (macroglobulinemia de Waldenström).

Distúrbios histiocíticos

- Podem ser reativos ou neoplásicos
- A LHF é um distúrbio reativo também conhecido como síndrome da ativação macrofágica. Ocorre nas crianças com defeitos hereditários nos genes que codificam componentes dos grânulos citotóxicos de células T e células NK, o que limita a morte de células infectadas por vírus, como o EBV. A incapacidade de matar células infectadas por vírus provoca uma alça de *feedback* positivo que leva à superprodução de citocinas e à ativação excessiva de macrófagos, que muitas vezes consomem elementos normais da medula. A LHF também pode ocorrer nos idosos com linfoma periférico de células T, provavelmente devido à liberação de citocinas pelas células tumorais

- A *histiocitose de células de Langerhans* é uma neoplasia de células dendríticas, frequentemente causada pela ativação de mutações na serina/treonina quinase BRAF. A maioria dos casos segue um curso indolente.

Distúrbios hemorrágicos

- *CIVD*: síndrome causada pela ativação sistêmica da coagulação, a CIVD pode ser desencadeada por sepse, trauma grave, certos tipos de câncer e complicações obstétricas. Leva ao consumo de fatores de coagulação e plaquetas e pode produzir sangramento; oclusão vascular e hipoxemia tecidual, ou ambas
- *Púrpura trombocitopênica imune* (*PTI*): causada pela destruição de plaquetas por autoanticorpos, pode ser desencadeada por fármacos, infecções, linfomas ou pode ser idiopática
- *Púrpura trombocitopênica trombótica* (*PTT*): manifesta-se com trombocitopenia, anemia hemolítica microangiopática, insuficiência renal, febre e envolvimento do SNC. A PTT é causada por deficiências de ADAMTS13, uma metaloprotease que evita o acúmulo no sangue de multímeros hiperativos de vWF de peso molecular muito alto. A deficiência de ADAMTS13 pode ser adquirida (autoanticorpos) ou hereditária
- *Síndrome hemolítico-urêmica* (*SHU*): manifestando-se com trombocitopenia, anemia hemolítica microangiopática e insuficiência renal, a SHU é causada por deficiências de proteínas reguladoras do complemento ou exposição a agentes que danificam as células endoteliais. A lesão resultante inicia a ativação e a agregação plaquetárias, e também a trombose microvascular
- *Doença de von Willebrand*: um distúrbio autossômico dominante causado por mutações no vWF e que tipicamente se manifesta como um distúrbio hemorrágico leve a moderado. O sangramento se assemelha ao observado na PTI (sangramento da mucosa, petéquias) porque o vWF é necessário para a função plaquetária normal (hemostasia primária)
- *Hemofilia*: um distúrbio ligado ao X causado por mutações no fator VIII (hemofilia A) ou no fator IX (hemofilia B) da coagulação, a hemofilia apresenta um sangramento retardado após um trauma que muitas vezes ocorre em tecidos moles profundos ou articulações devido a um defeito na hemostasia secundária.

Complicações transfusionais

- *Reação febril não hemolítica*: a complicação mais comum da transfusão, essa reação geralmente é leve e transitória
- *Reações alérgicas*: ocorrem quando hemoderivados contendo certos antígenos são administrados em receptores sensibilizados, e podem ser graves (mediadas por IgG) ou leves (mediadas por IgE). A forma grave ocorre principalmente nos pacientes com deficiência de IgA, enquanto a forma leve é muito mais comum (1 a 3% das transfusões)
- *Reações hemolíticas*: são causadas por anticorpos IgM pré-formados contra os eritrócitos do doador que fixam o complemento, e são mais frequentemente decorrentes da incompatibilidade ABO. Apresentam-se com febre, calafrios, dor nos flancos e hemoglobinúria, e podem progredir rapidamente para CIVD, choque, insuficiência renal e morte. O teste direto de Coombs é positivo
- *Reações hemolíticas tardias*: ocorrem em um receptor de transfusão previamente sensibilizado e são causadas por anticorpos que reconhecem antígenos dos eritrócitos do doador. Estão associadas a um teste de Coombs direto positivo e hemólise, e podem ser graves se o anticorpo fixar o complemento
- *Sobrecarga circulatória associada à transfusão*: principal causa de morte relacionada à transfusão, é causada pela sobrecarga de líquido/volume devida à transfusão e é muito mais provável nos pacientes com doenças cardiovasculares e pulmonares
- *Lesão pulmonar aguda relacionada à transfusão* (*TRALI*): é uma complicação rara, grave e frequentemente fatal. A patogênese envolve um evento de "*priming*" que leva ao sequestro pulmonar dos neutrófilos do receptor e um "segundo golpe" que consiste em um anticorpo presente no hemoderivado transfundido que reconhece antígenos expressos em neutrófilos primados. Os anticorpos associados à TRALI frequentemente ligam-se aos antígenos do MHC de classe I
- As *complicações infecciosas das transfusões* são incomuns e incluem infecções bacterianas e virais.

Distúrbios do baço e do timo

- A *esplenomegalia* tem diversas causas, como neoplasias, infecções, doenças de armazenamento, distúrbios hemolíticos crônicos, inflamação e congestão. Geralmente leva à trombocitopenia devido ao sequestro de plaquetas
- A *hiperplasia tímica* é um aumento causado por folículos linfoides, ou centros germinativos, dentro da medula. Está associada à miastenia *gravis* e, às vezes, a outras doenças autoimunes, que podem regredir se o timo for removido
- O *timoma* é uma neoplasia das células epiteliais do timo que pode ser benigna ou maligna e às vezes está associada a miastenia *gravis* ou síndromes paraneoplásicas, que podem regredir se o timo for removido.

Exames laboratoriais

Exame	Valores de referência	Fisiopatologia/relevância clínica
Tempo de tromboplastina parcial ativada (TTPA) plasmática	25 a 37 s	O TTPA avalia os fatores de coagulação das vias intrínseca (fatores XII, XI, IX e VIII) e comum (fatores X, V, II e fibrinogênio). A deficiência de qualquer um desses fatores pode causar elevações do TTPA. A heparina e os anticorpos antifosfolípide (anticoagulante lúpico) causam uma elevação isolada do TTPA. Como o TTPA é um ensaio baseado em coágulos, a terapia anticoagulante pode resultar em TTPA elevado. Neste teste, "a" refere-se a um ativador (p. ex., sílica) que reduz o tempo de coagulação e estreita o intervalo de referência
Atividade da ADAMTS13 plasmática	≥ 70%	A ADAMTS13 é uma metaloprotease circulante sintetizada principalmente pelo fígado que cliva multímeros de altíssimo peso molecular do fator de von Willebrand (vWF), evitando, assim, a agregação plaquetária excessiva. Deficiências hereditárias ou adquiridas de ADAMTS13 (esta última causada por autoanticorpos) podem levar à púrpura trombocitopênica trombótica (PTT). Este ensaio avalia a atividade da ADAMTS13 como uma porcentagem da atividade observada nos indivíduos saudáveis
Triagem de anticorpos séricos	Negativo	Anticorpos contra antígenos estranhos de eritrócitos (aloanticorpos) podem surgir após exposição por meio de transfusão de sangue, gravidez ou transplante. Em uma triagem de anticorpos, uma amostra de soro do paciente é misturada com eritrócitos-teste com perfis de antígenos conhecidos. Se o teste de anticorpos for positivo, o banco de sangue identifica os anticorpos específicos e depois seleciona as células do banco que são seguras para transfusão. Um processo semelhante também pode ser realizado para plaquetas
Contagem de basófilos sanguíneos	0,01 a 0,08 × $10^9/\ell$	A contagem de basófilos faz parte de um hemograma completo com diferencial. Os basófilos são os leucócitos menos comuns no sangue periférico. Os basófilos estão aumentados nas neoplasias mieloproliferativas (especialmente leucemia mieloide crônica), no hipotireoidismo, na inflamação crônica e nas doenças autoimunes
Beta-2-microglobulina (B2M) sérica	1,21 a 2,70 µg/mℓ	A B2M é a cadeia leve constante das moléculas de HLA de classe I, que são expressas na superfície da maioria das células nucleadas. A B2M sérica pode estar elevada nos pacientes com neoplasias de plasmócitos, como o mieloma múltiplo, no qual é um indicador de pior prognóstico. A B2M sérica também pode estar elevada nos pacientes em hemodiálise a longo prazo, na qual a B2M pode se depositar como amiloide. O risco desta complicação foi diminuído, mas não eliminado, pela melhoria dos protocolos de hemodiálise
Título de aglutinina fria sérica	< 1:64	A síndrome das aglutininas frias é causada por anticorpos IgM que se ligam aos eritrócitos nas partes periféricas do corpo, onde a temperatura é < 37 °C. Esses anticorpos podem produzir hemólise ou aglutinação, levando então à cianose das orelhas, dos dedos das mãos e dos pés. A amostra de sangue deve ser mantida a 37 a 38 °C antes do teste. Quando houver suspeita de hemólise por anticorpos frios, é realizado um teste de Coombs para C3d nos eritrócitos do paciente; se for positivo, o título de aglutinina fria é feito reflexivamente. As aglutininas frias podem estar associadas à pneumonia por micoplasma, à mononucleose infecciosa e a malignidades hematológicas
Hemograma completo	Ver testes individuais	O hemograma completo inclui a contagem de eritrócitos, leucócitos e plaquetas, assim como todos os índices de eritrócitos (volume corpuscular médio, hemoglobina corpuscular média, concentração de hemoglobina corpuscular média e amplitude da distribuição). Um hemograma completo com diferencial inclui todos os testes acima, além de uma contagem diferencial de leucócitos. O hemograma completo é um teste de triagem para avaliar a saúde em geral, avaliar uma ampla gama de distúrbios hematológicos e determinar a elegibilidade para fármacos e/ou quimioterapia
Crioglobulinas séricas	Negativo	As crioglobulinas são imunoglobulinas que se precipitam em temperaturas abaixo de 37 °C. Existem três subtipos: tipo I, IgG monoclonal ou IgM; tipo II, mistura de imunoglobulinas policlonais e monoclonais; e tipo III, policlonal. As crioglobulinas tipo I estão associadas ao linfoma linfoplasmocitário e ao mieloma múltiplo. As crioglobulinas tipo II são observadas no contexto da hepatite C crônica e de doenças autoimunes como o lúpus eritematoso sistêmico. As crioglobulinas tipo III são observadas em algumas doenças e infecções autoimunes. Em baixas temperaturas, as crioglobulinas podem precipitar na pele das extremidades e obstruir os vasos sanguíneos, causando então púrpura, necrose cutânea, fenômeno de Raynaud, artralgias e neuropatia

(continua)

Exame	Valores de referência	Fisiopatologia/relevância clínica
Teste de antiglobulina direto (TAD, Coombs direto) e teste de antiglobulina indireto (TAI, Coombs indireto) sanguíneos	Negativo	O TAD avalia *in vivo* a opsonização dos eritrócitos por IgG e C3d do complemento, opsoninas que podem causar hemólise extravascular. No TAD, os eritrócitos do paciente são incubados com anticorpos específicos para IgG ou C3d, o que faz com que os eritrócitos se aglutinem se IgG e/ou C3d estiverem presentes na superfície dos eritrócitos. No TAI, o soro do paciente é primeiro incubado com eritrócitos contendo antígenos definidos aos quais é adicionado anti-Ig, o que causa aglutinação se estiverem presentes anticorpos contra os antígenos dos eritrócitos em teste. O TAD é utilizado para avaliar pacientes com suspeita de hemólise, enquanto o TAI é utilizado para orientar a transfusão de eritrócitos
Contagem de eosinófilos sanguíneos	0,03 a 0,48 × 10^9/ℓ	Os eosinófilos surgem de células precursoras na medula óssea e são relativamente raros no sangue periférico de indivíduos saudáveis. Os eosinófilos estão aumentados em infecções parasitárias, condições alérgicas, asma, hipersensibilidade a fármacos, doenças autoimunes e do tecido conjuntivo, granulomatose eosinofílica com poliangiite (anteriormente conhecida como síndrome de Churg-Strauss), neoplasias mieloproliferativas e alguns tipos de linfomas
Ensaio de atividade do fator VIII (FVIII) plasmático	55 a 200%	O FVIII é um cofator de coagulação que é ligado e estabilizado pelo fator de von Willebrand (vWF) no soro. É um cofator essencial na ativação do fator X pelo fator IX. Este teste mede a atividade do FVIII no plasma do paciente e resulta em uma porcentagem relativa do plasma normal de referência. A hemofilia A é um distúrbio recessivo ligado ao X causado por deficiência hereditária de FVIII; apresenta hemartroses e sangramento prolongado. Alguns poucos pacientes com doença de von Willebrand homozigota podem apresentar níveis baixos de FVIII e sangramento semelhante à hemofilia. Os autoanticorpos contra FVIII podem inibir sua função, resultando então em hemofilia adquirida
Ensaio de atividade do fator IX (FIX) plasmático	65 a 140%	O FIX é uma protease que faz parte da via intrínseca da coagulação. É ativado pelo fator XIa ou pelo fator VIIa/fator tecidual. Na presença de cálcio, fosfolipídios e fator VIIIa, o FIXa ativa o fator X, que gera trombina a partir da protrombina. A deficiência hereditária de FIX causa a hemofilia B, também chamada de doença de Christmas, um distúrbio recessivo ligado ao X que é clinicamente indistinguível da hemofilia A
Ferritina sérica	Homens: 24 a 336 μg/ℓ Mulheres: 11 a 307 μg/ℓ	A ferritina é encontrada no soro e no citoplasma dos macrófagos teciduais; é a principal proteína de armazenamento de ferro. A concentração de ferritina varia com a idade e o sexo, e se correlaciona com as reservas totais de ferro; portanto, os níveis de ferritina são baixos na anemia ferropriva e elevados na sobrecarga de ferro (p. ex., hemocromatose). A ferritina é frequentemente mensurada em combinação com o ferro sérico, a saturação da transferrina e a capacidade total de ligação do ferro; esses testes podem ser menos precisos e não distinguem os estoques de ferro esgotados do sequestro de ferro (p. ex., anemia da inflamação crônica). Ferritina sérica baixa é altamente específica para anemia ferropriva
Folato sérico	≥ 4 μg/ℓ	O folato é uma vitamina solúvel em água essencial. É uma coenzima para o metabolismo do carbono, que desempenha um papel essencial na síntese de timidina, um dos blocos de construção do DNA. A anemia megaloblástica (caracterizada por eritrócitos grandes e anormalmente nucleados na medula óssea) é a principal manifestação clínica da deficiência de folato. O quadro sanguíneo periférico é idêntico ao observado na deficiência de vitamina B_{12} (ver adiante). Baixas concentrações séricas de folato na gravidez estão associadas a defeitos do tubo neural. A deficiência de folato pode ser devida a má absorção (p. ex., doença celíaca), ingestão insuficiente (p. ex., uso crônico excessivo de álcool) e fármacos (p. ex., metotrexato)
Haptoglobina sérica	30 a 200 mg/dℓ	A haptoglobina é uma proteína sérica produzida pelo fígado que se liga à hemoglobina liberada dos eritrócitos lisados. Os complexos hemoglobina-haptoglobina são rapidamente removidos da circulação pelos macrófagos. Se a taxa de hemólise superar a capacidade de ligação da haptoglobina sérica, a hemoglobina livre passa pelos rins (hemoglobinúria). Os níveis séricos de haptoglobina estão diminuídos nas anemias hemolíticas
Hematócrito sanguíneo	Homens: 38 a 49% Mulheres: 35 a 45%	Hematócrito (volume concentrado de células) é a porcentagem do volume sanguíneo que é ocupada pelo concentrado de eritrócitos em uma amostra centrifugada. O hematócrito está diminuído na anemia e aumentado na policitemia. Pode estar falsamente elevado nos contextos de eritrócitos falciformes e hipertrigliceridemia grave. O hematócrito representa aproximadamente três vezes a hemoglobina presente (assumindo que os eritrócitos tenham tamanho e formato normais)

(continua)

Exame	Valores de referência	Fisiopatologia/relevância clínica
Hemoglobina sanguínea	Homens: 13,2 a 16,6 g/dℓ Mulheres: 11,6 a 15 g/dℓ	A hemoglobina é a molécula transportadora de oxigênio nos eritrócitos. A molécula de hemoglobina é um tetrâmero que após o primeiro ano de vida consiste em duas cadeias de α-globina e duas cadeias de β-globina. Cada subunidade contém uma molécula heme composta de um íon ferro em um anel de porfirina. Cada molécula de heme pode ligar-se a uma molécula de oxigênio. A hemoglobina está diminuída na anemia e aumentada na policitemia. A hemoglobina representa aproximadamente um terço do hematócrito (assumindo que os eritrócitos tenham tamanho e formato normais)
Hemoglobina S (HbS) sanguínea	Ausente	A HbS apresenta um resíduo de valina em vez de um resíduo de glutamato na posição 6 da β-globina. A HbS tende a agregar-se e polimerizar-se no estado desoxigenado, resultando então na falcização dos eritrócitos. A HbS em homozigose resulta em anemia falciforme (AF), enquanto a heterozigose para esse alelo resulta em traço falciforme, que geralmente é assintomático. As proteínas da hemoglobina com uma variedade de mutações podem ser identificadas por eletroforese ou cromatografia líquida de alta eficiência. Uma transfusão recente pode diminuir a concentração de HbS e complicar o diagnóstico da doença falciforme. A avaliação da HbS pré e pós-transfusão é frequentemente usada para monitorar os pacientes com AF em protocolos regulares de transfusão. No traço falciforme, a HbS tipicamente representa entre 35 e 45% da hemoglobina total
Anticorpo IgG sérico para heparina-PF4	Ausente	Os anticorpos para complexos heparina-fator plaquetário 4 (FP4, do inglês *platelet factor 4*) se formam em alguns pacientes após a terapia com heparina, causando então trombocitopenia induzida por heparina (TIH), que geralmente começa 5 a 10 dias após o início da terapia. Esses pacientes correm risco de tromboembolismos venoso e arterial. Embora o teste seja sensível (98 a 100%), a especificidade é limitada, uma vez que nem todos os anticorpos anti-FP4 ativam ou destroem as plaquetas
Desidrogenase lática (DHL) sérica	≥ 122 a 222 U/ℓ	A desidrogenase lática é uma enzima que está presente em quase todas as células. Altas concentrações estão presentes no fígado, nos músculos e nos rins; concentrações moderadas estão presentes nos eritrócitos. Os níveis séricos de DHL estão aumentados nas condições associadas a dano/morte celular (p. ex., infarto do miocárdio, doença hepática, anemia hemolítica, embolia pulmonar) e certos tipos de câncer (p. ex., melanoma metastático, linfoma)
Contagem de linfócitos sanguíneos	0,95 a 3,07 × 10^9/ℓ	Os linfócitos são uma subpopulação de leucócitos que inclui células T, células B e células NK. Os linfócitos são o tipo de leucócitos circulantes mais abundante nas crianças pequenas e o segundo tipo de leucócitos mais abundante (depois dos neutrófilos) nos adultos saudáveis. As causas mais importantes de linfocitose significativa incluem infecções virais, doenças autoimunes e leucemias linfocíticas (p. ex., leucemia linfocítica crônica). A linfocitopenia pode ser causada por infecções (especialmente HIV), terapia imunossupressora, fármacos (p. ex., corticosteroides) e síndromes da imunodeficiência hereditária. As subpopulações de linfócitos (p. ex., CD4, CD8) podem ser determinadas por citometria de fluxo
Hemoglobina corpuscular média (HCM)[a] sanguínea	26,5 a 34 pg	A HCM é uma medida da quantidade média de hemoglobina por eritrócito. É calculada dividindo-se a concentração de hemoglobina pela contagem de eritrócitos (HCM = Hgb × 10/contagem de eritrócitos). A HCM e o volume corpuscular médio (VCM) estão relacionados de tal forma que, quando o VCM está baixo, a HCM também está baixa. Quando a HCM está baixa, a capacidade de transporte de oxigênio do sangue é reduzida. A causa mais comum de baixa HCM é a deficiência de ferro. HCM elevada pode ser observada na anemia megaloblástica decorrente da deficiência de folato ou vitamina B_{12}
Concentração de hemoglobina corpuscular média (CHCM)[a] sanguínea	Homens: 31,5 a 36,3% Mulheres: 31,4 a 36%	CHCM é a concentração média de hemoglobina por eritrócito. É calculada dividindo-se a hemoglobina pelo hematócrito (CHCM = Hb × 10/Hct). A CHCM está aumentada na esferocitose hereditária, na doença de hemoglobina C homozigota e na anemia falciforme
Volume corpuscular médio (VCM) sanguíneo	78,2 a 97,9 fℓ	O VCM é medido diretamente por analisadores hematológicos automatizados ou pode ser calculado a partir do hematócrito e da contagem de eritrócitos (VCM = Hct × 10/contagem de eritrócitos). O aumento do VCM (macrocitose) pode ser observado na reticulocitose (p. ex., anemia hemolítica), na anemia megaloblástica (p. ex., deficiência de vitamina B_{12} ou folato) e em muitos pacientes com síndrome mielodisplásica. O VCM pode estar falsamente elevado no contexto de aglutinação de eritrócitos. A diminuição do VCM (microcitose) é observada quando há uma síntese inadequada de hemoglobina (p. ex., anemia ferropriva, anemia por doença crônica, talassemia)

(continua)

Exame	Valores de referência	Fisiopatologia/relevância clínica
Contagem de monócitos sanguíneos	0,26 a 0,81 × 10^9/ℓ	Os monócitos são um componente do sistema imune inato. Eles circulam no sangue antes de se diferenciarem em macrófagos. O número de monócitos aumenta em certas infecções crônicas (p. ex., tuberculose), em certas formas de inflamação crônica (p. ex., doenças autoimunes) e em certas neoplasias mieloproliferativas (p. ex., leucemia mielomonocítica crônica). Os níveis de monócitos podem diminuir na terapia com corticosteroides, na quimioterapia, em algumas infecções e na leucemia de células pilosas
Contagem de neutrófilos sanguíneos	1,56 a 6,45 × 10^9/ℓ	Os neutrófilos são leucócitos fagocíticos importantes na inflamação aguda. Eles são os leucócitos mais abundantes no sangue periférico dos pacientes adultos. A neutrofilia absoluta é observada em infecções agudas (especialmente bacterianas e fúngicas), necrose tecidual, infusão de um fator de crescimento (fator estimulador de colônias de granulócitos; G-CSF), terapia com corticosteroides e neoplasias mieloides crônicas. O "desvio à esquerda" refere-se à presença de uma proporção aumentada de neutrófilos imaturos (formas de "bastonetes") e é característico da infecção aguda. A neutropenia é principalmente devida à destruição ou à diminuição da produção de neutrófilos. Suas causas incluem fármacos (p. ex., quimioterapia), radiação, certas infecções, doenças autoimunes, insuficiência da medula óssea e doenças hematológicas malignas (p. ex., SMD, leucemia aguda)
Contagem de plaquetas sanguíneas	Homens: 135 a 317 × 10^9/ℓ Mulheres: 157 a 371 × 10^9/ℓ	As plaquetas são fundamentais para a hemostasia primária. Elas interagem com o fator de von Willebrand e expõem o colágeno para formar um tampão plaquetário nos locais de lesão endotelial. As causas da trombocitopenia são sequestro (p. ex., hiperesplenismo), aumento do consumo (p. ex., trombocitopenia induzida por heparina, púrpura trombocitopênica imune, coagulação intravascular disseminada, púrpura trombocitopênica trombótica) ou diminuição da produção (infiltração da medula óssea, leucemias, infecções virais). As causas da trombocitose incluem inflamação, hipoesplenismo/esplenectomia, deficiência de ferro e neoplasias mieloproliferativas. Mesmo que a contagem seja normal, as plaquetas podem estar disfuncionais devido a fármacos (p. ex., ácido acetilsalicílico), uremia e doenças genéticas (p. ex., síndrome de Bernard-Soulier, trombastenia de Glanzmann)
Tempo de protrombina (TP) plasmática	TP: 9,4 a 12,5 s Razão normalizada internacional (RNI): 0,9 a 1,1	O TP avalia a via extrínseca da cascata de coagulação e, portanto, está elevado quando há uma anormalidade quantitativa ou qualitativa nos fatores VII, X, II (protrombina) ou I (fibrinogênio). Os resultados do TP podem ser padronizados entre os laboratórios convertendo o valor em uma razão normalizada internacional (RNI), em que o valor normal é 1. O TP/RNI é comumente usado como teste de triagem ou para monitorar pacientes em terapia com varfarina
Contagem de eritrócitos sanguíneos	Homens: 4,35 a 5,65 × 10^{12}/ℓ Mulheres: 3,92 a 5,13 × 10^{12}/ℓ	A contagem de eritrócitos representa o número de eritrócitos por mℓ de sangue. A produção de eritrócitos é estimulada pela eritropoetina (EPO), que é produzida pelos rins. A policitemia absoluta é devida ao aumento da produção (p. ex., policitemia vera, administração de EPO, tumores produtores de EPO), enquanto a anemia pode ser devida à diminuição da produção (p. ex., deficiência de ferro, processos infiltrativos da medula) ou ao aumento da destruição (p. ex., anemia falciforme, esferocitose hereditária)
Amplitude da distribuição eritrocitária (RDW, do inglês *red cell distribution width*) sanguínea	Homens: 11,8 a 14,5% Mulheres: 12,2 a 16,1%	A RDW é uma medida da variabilidade no tamanho dos eritrócitos. Uma RDW aumentada é observada quando há anisocitose ou quando há uma população eritrocitária dimórfica (i. e., duas populações de tamanhos diferentes, como é o caso de uma transfusão recente em um paciente com anemia microcítica). A presença de reticulócitos também aumenta a RDW. No contexto de anemia microcítica, o aumento da RDW sugere anemia ferropriva. Uma RDW aumentada no contexto de macrocitose é sugestiva de deficiência de vitamina B_{12} ou ácido fólico, ou síndrome mielodisplásica
Contagem de reticulócitos sanguíneos	0,60 a 2,71%	Os reticulócitos são eritrócitos imaturos anucleados, mas que ainda contêm ribossomos e RNA. Eles são ligeiramente maiores e mais basofílicos que os eritrócitos maduros devido ao RNA retido. A contagem de reticulócitos avalia os reticulócitos como uma porcentagem do número total de eritrócitos e reflete a função eritropoética recente da medula óssea. A contagem elevada de reticulócitos é uma resposta fisiológica normal à anemia por qualquer causa. Nos pacientes com anemia, a contagem de reticulócitos pode estar falsamente elevada, uma vez que é relatada como uma porcentagem de eritrócitos (que são baixos na anemia)

(*continua*)

Exame	Valores de referência	Fisiopatologia/relevância clínica
Capacidade total de ligação ao ferro (TIBC, do inglês *total iron binding capacity*) sérico	250 a 400 µg/dℓ	O ferro sérico está ligado à transferrina, que tipicamente está saturada com ferro em cerca de um terço. Quando os estoques de ferro no corpo estão esgotados (p. ex., anemia ferropriva), os níveis de transferrina no sangue se elevam, o que aumenta a capacidade total de ligação ao ferro (TIBC). Na sobrecarga de ferro, a TIBC diminui à medida que a transferrina livre diminui. TIBC, ferro sérico e saturação percentual são frequentemente avaliados no contexto de anemia ferropriva; entretanto, a ferritina sérica é mais sensível e reflete com mais precisão os estoques de ferro do corpo
Vitamina B_{12} sérica	180 a 914 ng/ℓ	A vitamina B_{12} (cobalamina) é uma vitamina hidrossolúvel. É necessária para a conversão da homocisteína em metionina em um processo que produz ácido tetra-hidrofólico (TH_4), que é necessário para a síntese do monofosfato de desoxitimidina (dTMP), um bloco de construção do DNA. A causa mais comum de deficiência de vitamina B_{12} é a gastrite atrófica crônica (anemia perniciosa), uma doença autoimune que leva à destruição das células parietais gástricas. A deficiência de vitamina B_{12} também é observada nos vegetarianos estritos e nos indivíduos com doenças que afetam o íleo distal (p. ex., doença de Crohn). A deficiência de vitamina B_{12} leva à anemia megaloblástica e à neuropatia. A primeira é caracterizada por neutrófilos hipersegmentados, macrocitose, anemia, leucopenia e trombocitopenia devida à diminuição da síntese de DNA. A deficiência de vitamina B_{12} também causa um distúrbio desmielinizante dos sistemas espinais posteriores caracterizado por dor ardente ou perda de sensibilidade nas extremidades, fraqueza, espasticidade e paralisia, confusão, desorientação e demência. Os sintomas neurológicos podem ocorrer sem quaisquer alterações hematológicas discerníveis no sangue
Antígeno fator de von Willebrand (vWF) plasmático	55 a 200%	O fator de von Willebrand (vWF) é sintetizado nas células endoteliais e nos megacariócitos. Na hemostasia primária, o vWF liga-se ao receptor plaquetário GPIb-IX e ao colágeno subendotelial, promovendo então a adesão plaquetária ao colágeno. O teste para quantificar o vWF é geralmente combinado com um ensaio funcional de vWF (p. ex., ensaio de cofator vWF:ristocetina). Níveis diminuídos ou função diminuída do vWF podem ser observados nas formas hereditárias ou adquiridas da doença de von Willebrand
Contagem de leucócitos sanguíneos	3,4 a 9,6 × 10^9/ℓ	Os leucócitos são contados usando-se um analisador automático. A maioria dos laboratórios realiza uma contagem diferencial automatizada como parte da contagem de leucócitos. Quando células anormais são detectadas, é realizada uma revisão manual do esfregaço de sangue. O aumento de leucócitos ocorre mais frequentemente devido a infecções ou malignidades hematológicas. Uma contagem baixa de leucócitos geralmente é reflexo da produção afetada da medula devido a fármacos ou a um distúrbio infiltrativo da medula (p. ex., fibrose, granulomas, neoplasias). Na sepse grave, pode haver uma queda paradoxal na contagem de leucócitos devido ao seu consumo

Testes moleculares relevantes nas doenças hematológicas

Analito	Método	Fisiopatologia/relevância clínica
Rearranjo do gene *BCL2*	A presença de um rearranjo do *BCL2* no linfoma folicular é inferida por uma coloração imuno-histoquímica para a proteína BCL2 (que não é expressa nas células B normais do centro germinativo) ou é detectada diretamente pela realização de FISH ou por cariotipagem	BCL2 é uma proteína antiapoptótica. Sua superexpressão no linfoma folicular é devida ao rearranjo do gene *BCL2*, mais comumente uma translocação (14;18) na qual o *BCL2* é fundido a parte do *locus* da cadeia pesada da imunoglobulina (IgH). Os rearranjos de *BCL2* também são observados em um subconjunto de linfomas difusos de grandes células B e em alguns outros linfomas agressivos de células B
Rearranjo do gene *BCL6*	A presença de um rearranjo do *BCL6* é detectada diretamente pela realização de FISH ou por cariotipagem	BCL6 é um fator de transcrição necessário para a diferenciação de células B estimuladas por antígeno em células B do centro germinativo. Os rearranjos de BCL6 são observados em um subconjunto de linfomas difusos de grandes células B
Gene de fusão *BCR-ABL*	A presença de um gene de fusão *BCR-ABL* é detectada diretamente pela realização de FISH ou por cariotipagem, ou é inferida usando-se RT-PCR para identificar mRNAs de fusão *BCR-ABL*	Os genes de fusão *BCR-ABL* codificam uma tirosinoquinase ABL constitutivamente ativa. Essas fusões são encontradas em 100% dos casos de leucemia mieloide crônica e em um subconjunto significativo de leucemia/linfoma linfoblástico agudo de células B. Os tumores com genes de fusão *BCR-ABL* respondem bem aos inibidores da quinase ABL. Testes de RT-PCR sensíveis para *BCR-ABL* também podem ser usados para monitorar os pacientes tratados quanto à recorrência precoce da doença

(continua)

Analito	Método	Fisiopatologia/relevância clínica
Mutação em *BRAF*	Análise da sequência de DNA, seja como um teste focado ou como parte de um painel de sequenciamento de última geração (*NextGen*)	Essas mutações levam à ativação constitutiva de BRAF, uma serina/treonina quinase que participa da via de sinalização MAPK/ERK. Mutações em *BRAF* são encontradas em todos os casos de leucemia de células pilosas típica, que responde muito bem aos inibidores de BRAF
Mutação em *CALR*	Análise da sequência de DNA, geralmente como parte de um painel de sequenciamento de última geração (*NextGen*)	*CALR* mutado codifica uma proteína secretada que estimula o receptor de trombopoetina, uma tirosinoquinase. Mutações em *CALR* são encontradas em um subconjunto de mielofibrose primária e trombocitemia essencial
Rearranjo do gene *CCND1*	A presença de um rearranjo do *CCND1* é inferida por uma coloração imuno-histoquímica para a proteína ciclina D1, que não é expressa nas células B normais, ou é detectada diretamente pela realização de FISH ou por cariotipagem	A ciclina D1 forma complexos com duas quinases dependentes de ciclina, CDK4 e CDK6, que fosforilam e inativam o RB durante a fase G1 do ciclo celular, promovendo então a progressão para a fase S. Os rearranjos do *CCND1* são observados em > 95% dos linfomas de células do manto e em um subconjunto de mielomas múltiplos
Mutação no gene *IDH1/IDH2*	Análise da sequência de DNA, geralmente como parte de um painel de sequenciamento de última geração (*NextGen*)	IDH1 e IDH2 mutados adquirem uma nova atividade enzimática que controla os altos níveis de produção de 2-hidroxiglutarato (2HG), um metabólito intermediário que inibe enzimas como a TET2, um regulador da metilação do DNA. *IDH1* ou *IDH2* mutados são encontrados em um subconjunto de LMA que responde a fármacos que inibem seletivamente o IDH1 ou o IDH2 mutados
Mutação no gene *JAK2*	Análise da sequência de DNA, seja como um teste focado ou como parte de um painel de sequenciamento de última geração (*NextGen*)	JAK2 é uma tirosinoquinase expressa por células hematopoiéticas que participa da via de sinalização JAK/STAT a jusante de vários receptores de citocinas. Mutações ativadoras em *JAK2* são encontradas em 100% dos casos de policitemia vera e em cerca de 50% da trombocitemia essencial e 50% dos casos de mielofibrose primária
Mutação no gene *MPL*	Análise da sequência de DNA, geralmente como parte de um painel de sequenciamento de última geração (*NextGen*)	O *MPL* codifica a tirosinoquinase receptora de trombopoetina. Mutações em *MPL* que produzem a ativação constitutiva do receptor de trombopoetina são encontradas em um subconjunto de mielofibrose primária e trombocitemia essencial
Rearranjo do gene *MYC*	A presença de um rearranjo do *MYC* é detectada diretamente pela realização de FISH ou por cariotipagem	O rearranjo do *MYC* ocorre essencialmente em todos os linfomas de Burkitt e em um subconjunto de linfomas difusos de grandes células B e outras malignidades agressivas de células B
Mutação no gene *MYD88*	Análise da sequência de DNA, geralmente como parte de um painel de sequenciamento de última geração (*NextGen*)	O *MYD88* codifica uma molécula sinalizadora que participa da sinalização do receptor do tipo *Toll*. Mutações ativadoras no MYD88 são observadas em > 95% dos casos de linfoma linfoplasmocitário
Gene de fusão *PML-RARA*	A presença de um gene de fusão *PML-RARA* é geralmente detectada diretamente pela realização de FISH	Genes de fusão *PML-RARA* são encontrados na leucemia promielocítica aguda (LPA). Eles codificam as proteínas de fusão PML-RARA quiméricas, que consistem em parte do receptor de ácido retinoico fundido com parte da proteína da leucemia promielocítica. A proteína de fusão PML-RARA bloqueia a diferenciação das células mieloides ao interferir na função do receptor normal de ácido retinoico. Altas doses de ácido *all*-transretinoico (ATRA) ou tratamento com sais de arsênico bloqueiam a função da proteína de fusão PML-RARA, levando então à diferenciação das células da LPA em neutrófilos, que então morrem por apoptose. O ATRA e os sais de arsênico são agora o tratamento padrão para a LPA, que é curável em > 90% dos casos

[a]Valores de referência extraídos dos Duke University Health Systems Clinical Laboratories. Valores de referência extraídos de https://www.mayocliniclabs.com/ com permissão da Mayo Foundation for Medical Education and Research. Todos os direitos reservados. (Adaptada de Deyrup AT, D'Ambrosio D, Muir J et al. Essential Laboratory Tests for Medical Education. *Acad Pathol.* 2022;9. doi: 10.1016/j.acpath.2022.100046.)

Pulmão

VISÃO GERAL DO CAPÍTULO

Atelectasia (colapso), 412
Lesão pulmonar aguda e síndrome do desconforto respiratório agudo, 412
Doenças pulmonares obstrutivas e restritivas, 414
Doenças pulmonares obstrutivas (das vias respiratórias), 414
   Doença pulmonar obstrutiva crônica, 415
     Enfisema, 415
     Bronquite crônica, 416
   Condições enfisematosas diferentes da doença pulmonar obstrutiva crônica, 417
   Asma, 418
     Asma atópica, 418
     Asma não atópica, 420
     Asma induzida por fármacos, 420
     Asma ocupacional, 420
   Bronquiectasia, 420
Doenças pulmonares intersticiais crônicas (restritivas e infiltrativas), 421
   Doenças fibrosantes, 422
     Fibrose pulmonar idiopática (pneumonia intersticial usual), 422
   Outras doenças fibrosantes, 423
   Pneumoconioses, 423
     Pneumoconioses de trabalhadores do carvão, 424
     Silicose, 424
     Doenças relacionadas com o asbesto, 425
     Doença pulmonar induzida por fármacos ou radiação, 426
   Doenças granulomatosas, 426
     Sarcoidose, 426
     Pneumonite por hipersensibilidade, 428
   Eosinofilia pulmonar, 429
   Doenças intersticiais relacionadas com o tabagismo, 429
Doenças dos vasos pulmonares, 429
   Embolia, hemorragia e infarto pulmonares, 429
   Hipertensão pulmonar, 430
   Síndromes pulmonares hemorrágicas difusas, 431
     Síndrome de Goodpasture, 431
     Granulomatose e poliangiite, 432
Infecções pulmonares, 432
   Pneumonias bacterianas adquiridas na comunidade, 434
   Pneumonias virais adquiridas na comunidade, 436
     Vírus influenza, 437
     Coronavírus, 437
   Pneumonias adquiridas no hospital, 439
   Pneumonia por aspiração, 439
   Abscesso pulmonar, 439
   Tuberculose, 440
     Tuberculose primária, 442
     Tuberculose secundária (tuberculose de reativação), 442
     Doença micobacteriana não tuberculosa, 445
   Pneumonias fúngicas, 445
   Pneumonia no hospedeiro imunocomprometido, 447
     Citomegalovírus, 447
     Pneumocistose, 448
     Candidíase, 448
     Criptococose, 449
     Infecções fúngicas oportunistas, 450
   Doença pulmonar na infecção pelo vírus da imunodeficiência humana, 450
Neoplasias pulmonares, 450
   Carcinoma, 451
   Tumores carcinoides, 455
Lesões pleurais, 455
   Efusão pleural e pleurite, 456
   Pneumotórax, hemotórax e quilotórax, 456
   Mesotelioma maligno, 456
Lesões do sistema respiratório superior, 457
   Infecções agudas, 457
   Carcinoma nasofaríngeo, 458
   Neoplasias laríngeas, 458
     Lesões não malignas, 458
     Carcinoma de laringe, 458

A principal função do pulmão é prover o organismo de oxigênio e remover o dióxido de carbono. A troca gasosa eficiente é possibilitada pela anatomia do pulmão, que serve para maximizar a área de superfície dos espaços aéreos através da qual o oxigênio é absorvido do ar e dos vasos. O transporte de oxigênio para todo o corpo ligado à hemoglobina minimiza a distância entre esses compartimentos, um tópico que, portanto, merece uma breve revisão. A *traqueia* se ramifica para dar origem aos *brônquios* principais direito e esquerdo, que, por sua vez, dão origem a três brônquios secundários (também conhecidos como brônquios lobares) à direita e dois brônquios secundários à esquerda. Os brônquios secundários se ramificam para dar origem a vias respiratórias progressivamente menores, denominadas *bronquíolos*, que se distinguem dos brônquios pela

---

As contribuições da Dra. Aliya Husain, Department of Pathology, University of Chicago, Chicado, Illinois, para este capítulo em diversas edições anteriores deste livro são reconhecidas com gratidão.

ausência de cartilagem e glândulas submucosas em suas paredes. As ramificações adicionais dos bronquíolos formam os *bronquíolos terminais*; a porção pulmonar distal ao bronquíolo terminal é denominada *ácino*. Os ácinos pulmonares são compostos de *bronquíolos respiratórios* (que emanam a partir dos bronquíolos terminais), que seguem para os *dutos alveolares*. Estes últimos imediatamente se ramificam, formando os *sacos alveolares*, que são as extremidades cegas das passagens aéreas cujas paredes são formadas inteiramente por *alvéolos*, o local das trocas gasosas. Procedendo do sangue para o ar, as paredes alveolares (ou septos alveolares) consistem nos seguintes componentes (Figura 11.1):

- *Endotélio capilar* e *membrana basal*
- *Interstício pulmonar*, composto de fibras elásticas delgadas, pequenos feixes de colágeno, algumas células semelhantes a fibroblastos, células musculares lisas, mastócitos e escassas células mononucleares
- *Epitélio alveolar*, que consiste em uma camada contínua de dois tipos celulares principais: pneumócitos tipo I achatados e em forma de disco, que revestem 95% da superfície alveolar; e pneumócitos tipo II arredondados. Estes últimos sintetizam surfactantes pulmonares e são o principal tipo celular envolvido no reparo do epitélio alveolar após eventuais lesões aos pneumócitos tipo I.

Alguns macrófagos alveolares geralmente se encontram livres no espaço alveolar. Em residentes de grandes cidades, estes macrófagos frequentemente contêm partículas de carbono fagocitadas.

De maneira geral, as doenças pulmonares podem ser divididas naquelas que afetam as vias respiratórias, o interstício e o sistema vascular pulmonar. Esta divisão em compartimentos distintos é simplista, já que uma doença que acomete um compartimento geralmente causa alterações secundárias na morfologia e na função dos outros compartimentos.

ATELECTASIA (COLAPSO)

A atelectasia é a perda de volume pulmonar decorrente da expansão inadequada dos espaços aéreos. Como o pulmão em processo de atelectasia continua a ser perfundido, ocorre um desequilíbrio entre perfusão-ventilação e hipoxia. Com base no mecanismo subjacente e em sua anatomia, a atelectasia é classificada em três formas:

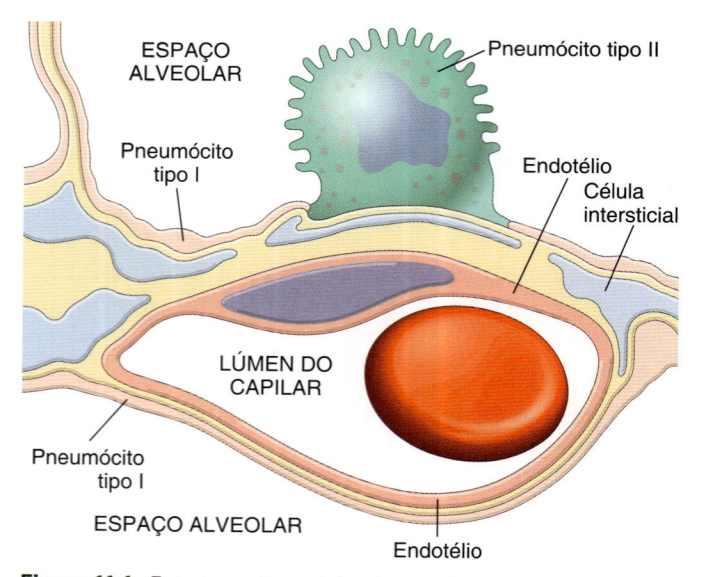

Figura 11.1 Estrutura microscópica da parede alveolar. Observe que a membrana basal (*em amarelo*) é delgada de um lado e mais espessa na região contígua ao espaço intersticial.

- A *atelectasia por obstrução* ocorre quando uma obstrução impede que o ar chegue às vias respiratórias distais. O ar presente distalmente à obstrução é gradualmente absorvido, o que leva ao colapso alveolar. A causa mais comum de atelectasia por reabsorção é a presença de tampões mucosos ou mucopurulentos intrabrônquicos pós-operatórios, mas também pode resultar da aspiração de corpos estranhos (especialmente nas crianças), da asma brônquica, da bronquiectasia, da bronquite crônica ou de uma neoplasia intrabrônquica, que poderá ser o primeiro sinal de malignidade
- A *atelectasia por compressão* geralmente está associada ao acúmulo de líquido, sangue ou ar na cavidade pleural. Uma causa frequente são as efusões pleurais que ocorrem no contexto da insuficiência cardíaca congestiva. O extravasamento de ar na cavidade pleural (pneumotórax) também pode levar à atelectasia por compressão. A atelectasia basal, que é decorrente da dificuldade em respirar profundamente, ocorre comumente nos pacientes acamados e naqueles com ascite, bem como durante e após cirurgias
- A *atelectasia por contração* (ou atelectasia por cicatrização) ocorre quando uma fibrose pulmonar localizada ou difusa, ou uma fibrose na pleura, dificultam a expansão pulmonar.

A atelectasia (exceto quando causada por contração) é potencialmente reversível e deve ser imediatamente tratada para a prevenção de hipoxemia e infecção sobreposta do pulmão em colapso.

LESÃO PULMONAR AGUDA E SÍNDROME DO DESCONFORTO RESPIRATÓRIO AGUDO

A lesão pulmonar aguda (LPA) é caracterizada pelo início abrupto de hipoxemia e edema pulmonar bilateral na ausência de insuficiência cardíaca (edema pulmonar não cardiogênico); se for grave, a LPA pode levar à síndrome do desconforto respiratório agudo (SDRA). Tanto a SDRA quanto a LPA estão associadas a aumento na permeabilidade vascular, edema e morte de células epiteliais pulmonares induzidos por inflamação. A manifestação histológica dessas condições é o *dano alveolar difuso*.

A definição SDRA vem evoluindo. Originalmente considerada o estágio final e grave do espectro da lesão pulmonar aguda, agora ela é definida como insuficiência respiratória que ocorre dentro de 1 semana após uma agressão clínica conhecida, que apresenta opacidades bilaterais nos exames de imagem torácicos, e que não pode ser completamente atribuída a efusões, atelectasias, insuficiência cardíaca ou excesso de líquido. A SDRA é graduada de acordo com a gravidade da hipoxemia sanguínea. As causas são diversas e a característica compartilhada é que todas geram extensa lesão alveolar bilateral.

A SDRA pode ocorrer em uma ampla gama de contextos clínicos e está associada a doenças pulmonares primárias e distúrbios inflamatórios sistêmicos graves como a sepse. Os gatilhos mais frequentes da SDRA são pneumonia (35 a 45%) e sepse (30 a 35%), seguidos de aspiração, trauma (incluindo lesão cerebral, cirurgia abdominal e fraturas múltiplas), pancreatite e reações transfusionais. Particularmente, a pneumonia por covid-19 (descrita mais adiante) progride em um subgrupo de pacientes com SDRA, o que muitas vezes requer intubação e ventilação mecânica. A SDRA não deve ser confundida com a síndrome do desconforto respiratório neonatal, que é causada por uma deficiência de surfactante no contexto da prematuridade.

Patogênese. **A base subjacente da SDRA é a lesão aos revestimentos epitelial e endotelial da membrana alveolocapilar.** A maioria das pesquisas sugere que a SDRA se origina a partir de uma reação inflamatória iniciada por mediadores pró-inflamatórios (Figura 11.2). A liberação de fatores como a interleucina-1 (IL-1) e o fator de necrose tumoral (TNF, do inglês *tumor necrosis factor*) leva à ativação

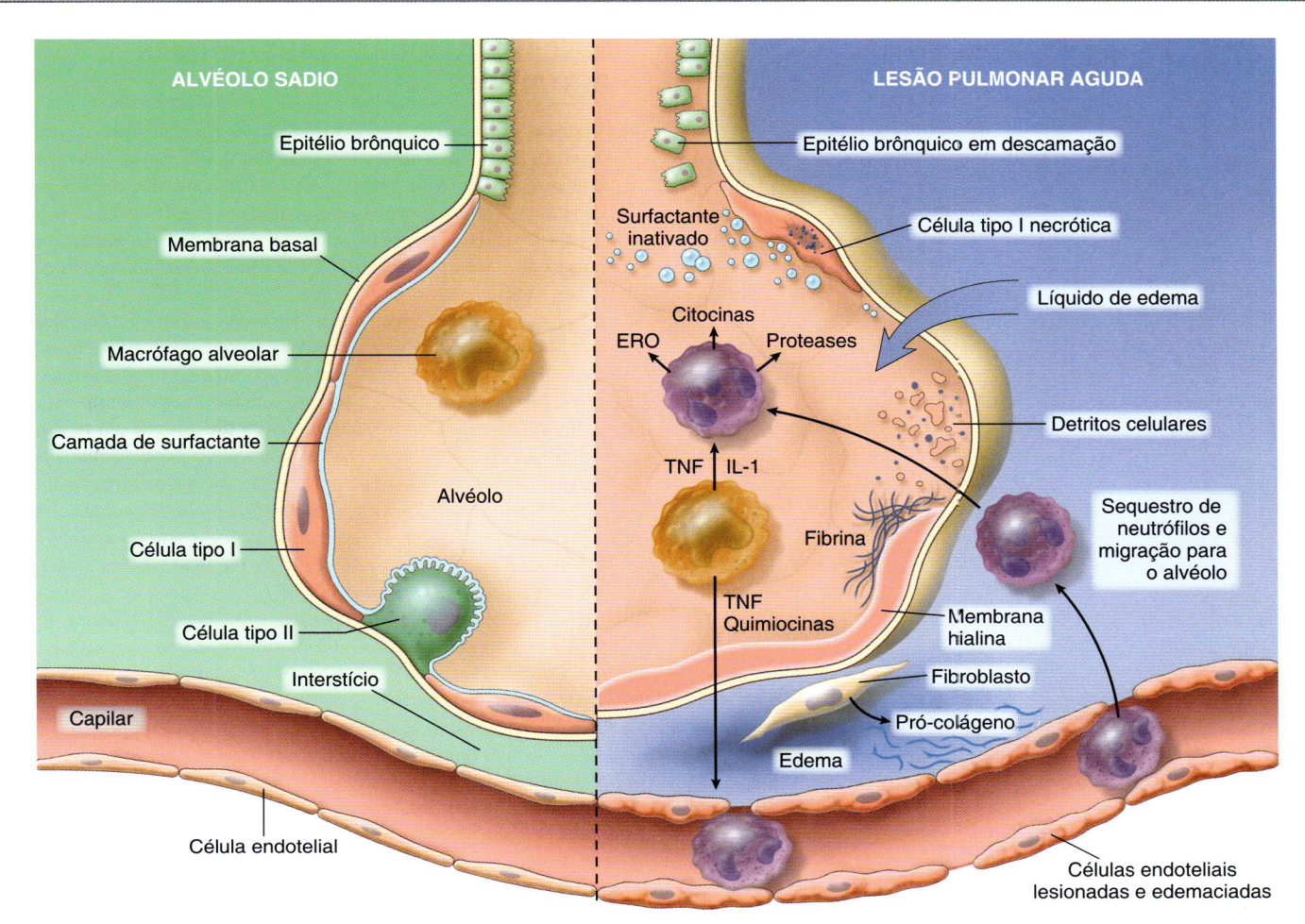

Figura 11.2 Lesão pulmonar aguda. Um alvéolo normal (*esquerda*) e um alvéolo lesionado (*direita*) na fase inicial da lesão pulmonar aguda e da síndrome do desconforto respiratório agudo. Sob a influência de citocinas pró-inflamatórias, tais como a interleucina-1 (IL-1) e o fator de necrose tumoral (TNF) (liberados por macrófagos), os neutrófilos são sequestrados da microvasculatura pulmonar para então ingressarem no espaço alveolar, onde sofrem ativação. Os neutrófilos ativados liberam mediadores, como espécies reativas de oxigênio (ERO), citocinas e proteases, que contribuem para a lesão tecidual local, acúmulo de líquido de edema, inativação de surfactantes e formação de membrana hialina. (Adaptada de Ware LB: Pathophysiology of acute lung injury and the acute respiratory distress syndrome. *Semin Respir Crit Care Med* 27:337, 2006.)

endotelial e ao sequestro e à ativação de neutrófilos nos capilares pulmonares. Supõe-se que os neutrófilos desempenhem um papel importante na patogênese da SDRA. O exame histológico de pulmões nos estágios iniciais da doença mostra aumento no número de neutrófilos no interior dos capilares, no interstício e nos alvéolos. Os neutrófilos ativados liberam diversos produtos (p. ex., espécies reativas de oxigênio, proteases) que danificam o epitélio e o endotélio alveolares. A agressão ao epitélio e ao endotélio provoca extravasamento vascular e perda de surfactante que enrijece a unidade alveolar. Cabe ressaltar que o poder de destruição desencadeado pelos neutrófilos pode ser combatido com uma gama de antiproteases e antioxidantes endógenos. Portanto, é o equilíbrio entre as forças destrutivas e protetoras que determinará o grau das lesões teciduais e a gravidade clínica da SDRA.

Morfologia

Na **fase aguda da SDRA**, os pulmões encontram-se vermelho-escuros, firmes, sem ar e pesados. O exame microscópico revela congestão capilar, necrose das células epiteliais alveolares, edema e hemorragia intersticiais e intra-alveolares, bem como coleções de neutrófilos nos capilares (particularmente no caso de sepse). O achado mais característico é a presença de **membranas hialinas**, especialmente no revestimento dos dutos alveolares distendidos (Figura 11.3). Essas membranas consistem em edema e líquido rico em fibrina em meio a remanescentes de células epiteliais necróticas. De uma maneira geral, o quadro é bastante semelhante àquele observado na síndrome do desconforto respiratório neonatal (Capítulo 4). No **estágio de organização**, os pneumócitos tipo II proliferam intensamente na tentativa de regenerar o revestimento alveolar. A resolução completa é incomum, e é mais frequente uma organização dos exsudatos ricos em fibrina que leva à formação de fibrose e ao espessamento dos septos alveolares.

Características clínicas. Estima-se que a lesão pulmonar aguda ou a SDRA acometam aproximadamente 200 mil pacientes por ano nos EUA. Em 85% dos casos, a síndrome se desenvolve dentro de 72 horas a partir da agressão inicial. A SDRA é o distúrbio subjacente em uma minoria considerável de pacientes que necessitam de ventilação mecânica. Os estudos de imagem mostram opacidades bilaterais em vidro fosco. Os preditores de mau prognóstico incluem idade avançada, bacteriemia (sepse) e desenvolvimento de falência de múltiplos órgãos. A taxa de mortalidade global é de cerca de 40%, e o óbito geralmente é decorrente da condição subjacente ou da infecção sobreposta. É incomum a morte por insuficiência respiratória. Os sobreviventes frequentemente apresentam redução da resistência física, em parte devido a anormalidades da função pulmonar.

DOENÇAS PULMONARES OBSTRUTIVAS E RESTRITIVAS

As doenças pulmonares difusas podem ser classificadas em duas categorias: (1) doença obstrutiva (das vias respiratórias), caracterizada por aumento na resistência ao fluxo de ar causado por obstrução parcial ou completa em qualquer nível do sistema respiratório; e (2) doença restritiva, caracterizada por uma redução na expansão do parênquima pulmonar e diminuição da capacidade pulmonar total.

Os principais distúrbios obstrutivos difusos são *enfisema, bronquite crônica, bronquiectasia* e *asma*. Nos pacientes com estas doenças, a taxa de fluxo expiratório, que é avaliada como o volume expiratório forçado em 1 segundo (VEF_1), encontra-se significativamente reduzida, ao passo que a capacidade vital forçada (CVF) encontra-se normal ou levemente reduzida. Portanto, a razão VEF_1/CVF está reduzida. Uma razão VEF_1/CVF menor do que 0,7 geralmente indica a presença de doença obstrutiva. A obstrução expiratória pode ser causada tanto pelo estreitamento das vias respiratórias, que é tradicionalmente observado na asma, quanto pela perda da retração elástica característica do enfisema.

Em contraste, nas doenças restritivas difusas, a CVF encontra-se reduzida e a taxa de fluxo expiratório está normal ou proporcionalmente reduzida. Assim, a razão VEF_1/CVF encontra-se próxima do normal. As doenças restritivas podem ocorrer em duas condições gerais: (1) distúrbios da expansão da parede torácica na presença de pulmões normais (p. ex., na obesidade mórbida, nas doenças da pleura e nos distúrbios neuromusculares como a síndrome de Guillain-Barré [Capítulo 20]) e (2) doenças pulmonares intersticiais agudas ou crônicas. A doença restritiva aguda clássica é a SDRA, discutida anteriormente. As doenças restritivas crônicas (discutidas adiante) incluem as pneumoconioses, os distúrbios intersticiais fibrosantes e as condições infiltrativas como a sarcoidose.

DOENÇAS PULMONARES OBSTRUTIVAS (DAS VIAS RESPIRATÓRIAS)

Em suas formas prototípicas, os quatro distúrbios deste grupo – enfisema, bronquite crônica, asma e bronquiectasia – possuem características clínicas e anatômicas distintas (Tabela 11.1). Entretanto, a sobreposição entre enfisema e bronquite crônica é tão frequente que elas são coletivamente consideradas sob a rubrica de *doença pulmonar obstrutiva crônica*. Sua estreita associação não é surpreendente, uma vez que o tabagismo é a principal causa subjacente de enfisema e bronquite crônica.

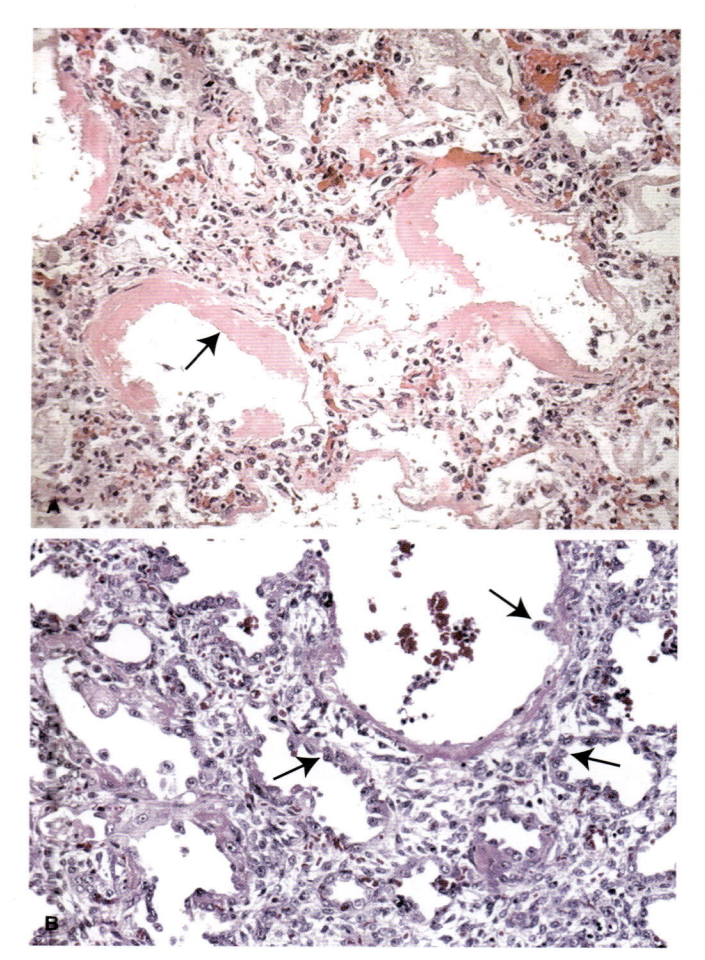

Figura 11.3 Lesão pulmonar aguda e síndrome do desconforto respiratório agudo. **A.** Lesão alveolar difusa na fase aguda. Alguns alvéolos encontram-se colapsados, ao passo que outros estão distendidos; muitos estão revestidos por membranas hialinas cor-de-rosa brilhantes (seta). **B.** A fase de reparo é marcada pela reabsorção das membranas hialinas e pelo espessamento dos septos alveolares por células inflamatórias, fibroblastos e colágeno. Nesse estágio, também podem ser observados numerosos pneumócitos tipo II reativos (setas) associados à regeneração e ao reparo.

Tabela 11.1 Distúrbios associados à obstrução do fluxo de ar.

Entidade clínica	Sítio anatômico	Principais alterações anatômicas	Etiologia	Sinais/sintomas
Enfisema	Ácino	Aumento dos espaços aéreos, destruição das paredes	Tabagismo	Dispneia
Bronquite crônica	Brônquio	Hipertrofia e hiperplasia de glândulas mucosas, hipersecreção	Tabagismo, poluentes atmosféricos	Tosse, produção de escarro
Bronquiectasia	Brônquio	Dilatação das vias respiratórias e cicatrização	Infecções persistentes ou graves	Tosse, escarro purulento, febre
Asma	Brônquio	Hipertrofia e hiperplasia da musculatura lisa, excesso de muco, inflamação	Causas imunológicas ou indeterminadas	Episódios de chiado, tosse, dispneia
Doença das pequenas vias respiratórias, bronquiolite[a]	Bronquíolo	Cicatrização inflamatória, obliteração parcial dos bronquíolos	Tabagismo, poluentes atmosféricos	Tosse, dispneia

[a]Pode estar presente em todas as formas de doença pulmonar obstrutiva ou ocorrer isoladamente.

Doença pulmonar obstrutiva crônica

A doença pulmonar obstrutiva crônica (DPOC), um importante problema de saúde pública, é definida pela Organização Mundial da Saúde (OMS) como "uma doença comum, evitável e tratável que é caracterizada por sintomas respiratórios persistentes e limitação do fluxo de ar decorrente de anormalidades das vias respiratórias e/ou alveolares causadas pela exposição a partículas ou gases nocivos". A DPOC afeta mais de 10% da população adulta dos EUA com mais de 40 anos. É a quarta principal causa de morte naquele país, a terceira principal causa de morte em todo o mundo, e está aumentando em frequência devido ao aumento no tabagismo em partes da África e da Ásia. No geral, 35 a 50% dos tabagistas inveterados desenvolvem a DPOC; por outro lado, cerca de 80% da DPOC são atribuíveis ao tabagismo. As mulheres parecem ser mais suscetíveis do que os homens ao desenvolvimento da DPOC. Os fatores de risco adicionais incluem problemas no desenvolvimento pulmonar no início da vida, exposição a poluentes ambientais e ocupacionais, hiper-responsividade das vias respiratórias e certos polimorfismos genéticos.

Embora o enfisema e a bronquite crônica normalmente ocorram concomitantemente como parte da DPOC, é útil discutir estes padrões de lesão pulmonar e anormalidades funcionais associadas individualmente para destacar as bases fisiopatológicas das diferentes causas de obstrução ao fluxo de ar (Figura 11.4). Concluiremos nossa discussão retornando às características clínicas da DPOC.

Enfisema

O enfisema caracteriza-se pelo aumento permanente dos espaços aéreos distais aos bronquíolos terminais acompanhado pela destruição de suas paredes, mas sem uma fibrose significativa. A classificação é feita de acordo com a sua distribuição anatômica. Conforme discutido anteriormente, o ácino é a estrutura distal aos bronquíolos terminais, e um conjunto de três a cinco ácinos denomina-se *lóbulo* (Figura 11.5 A). Há quatro padrões principais de enfisema: (1) centroacinar, (2) pan-acinar, (3) acinar distal e (4) irregular. Somente os dois primeiros tipos estão associados à DPOC, e o enfisema centroacinar é cerca de 20 vezes mais comum que a doença pan-acinar.

- *Enfisema centroacinar* (*centrolobular*): a característica marcante do enfisema centroacinar é o envolvimento das porções centrais ou proximais dos ácinos, ao passo que os alvéolos distais são poupados. Portanto, espaços aéreos enfisematosos e normais coexistem dentro do mesmo ácino e lóbulo (Figura 11.5 B). As lesões são mais comuns e graves nos lobos superiores, especialmente nos segmentos apicais. No enfisema centroacinar avançado, o ácino distal também está envolvido, o que dificulta a sua distinção em relação ao enfisema pan-acinar. O enfisema centroacinar é mais comum nos tabagistas e geralmente ocorre em associação à bronquite crônica

- *Enfisema pan-acinar* (*panlobular*): no enfisema pan-acinar, os ácinos encontram-se uniformemente aumentados desde o nível do bronquíolo respiratório até os alvéolos terminais cegos (Figura 11.5 C). Diferentemente do enfisema centroacinar, o enfisema pan-acinar ocorre mais comumente nas porções inferiores dos pulmões e está associado à *deficiência de α1-antitripsina*

- *Enfisema acinar distal* (*paraseptal*): nessa forma de enfisema, é principalmente afetada a porção do ácino distal ao bronquíolo respiratório. O enfisema acinar distal tende a ser encontrado próximo à pleura, ao longo do septo do tecido conjuntivo lobular, e nas margens dos lóbulos adjacente a áreas de fibrose, cicatrização ou atelectasia, e geralmente é mais grave na metade superior dos pulmões. O achado característico é a presença de múltiplos espaços aéreos aumentados variando em diâmetros de menos de 0,5 mm a mais de 2 cm e por vezes formando estruturas císticas que, com o crescimento progressivo, formam *bolhas*. A causa deste tipo de enfisema é ainda desconhecida; sua presença chama a atenção mais comumente nos adultos jovens que apresentam pneumotórax espontâneo

- *Enfisema irregular*: o enfisema irregular, assim denominado pelo fato de o ácino estar envolvido de forma irregular, está quase invariavelmente associado à cicatrização. Em muitos casos, ocorre em pequenos focos e é clinicamente irrelevante.

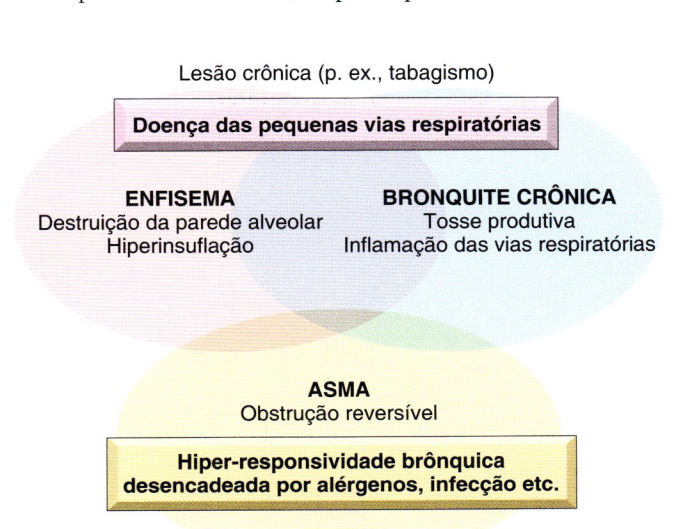

Figura 11.4 Representação esquemática da sobreposição das doenças pulmonares obstrutivas crônicas.

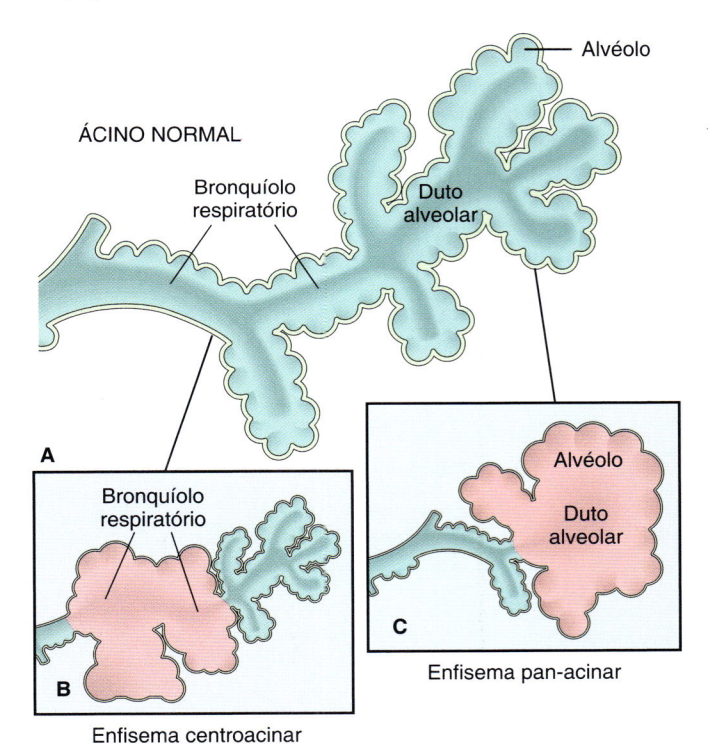

Figura 11.5 Principais padrões do enfisema. **A.** Diagrama da estrutura normal do ácino, a unidade fundamental do pulmão. **B.** Enfisema centroacinar com dilatação que inicialmente afeta os bronquíolos respiratórios. **C.** Enfisema pan-acinar com distensão inicial de todas as estruturas periféricas (*i. e.*, o alvéolo e o duto alveolar); a doença estende-se posteriormente e acomete os bronquíolos respiratórios.

Patogênese. A inalação da fumaça de cigarro e de outras partículas nocivas causa danos e inflamação pulmonares que, especialmente nos pacientes com predisposição genética, resultam em destruição do parênquima. Os fatores que influenciam o desenvolvimento do enfisema são (Figura 11.6):

- *Células e mediadores inflamatórios*: uma ampla variedade de mediadores inflamatórios encontra-se associada (incluindo o leucotrieno B_4, a quimiocina IL-8, o TNF e outros). Esses mediadores recrutam células inflamatórias adicionais a partir da circulação (fatores quimiotáticos), amplificam o processo inflamatório (citocinas pró-inflamatórias) e induzem alterações estruturais (fatores de crescimento). As células inflamatórias presentes nas lesões incluem neutrófilos, macrófagos e células T $CD4^+$ e $CD8^+$. Não se sabe quais antígenos das células T estão envolvidos
- *Desequilíbrio protease-antiprotease*: diversas proteases que causam ruptura dos tecidos conjuntivos são liberadas pelas células inflamatórias e epiteliais. Nos pacientes que desenvolvem enfisema, existe uma deficiência relativa de antiproteases protetoras (discutidas a seguir)
- *Estresse oxidativo*: espécies reativas de oxigênio estão presentes na fumaça do cigarro, que, por sua vez, contém partículas e outras substâncias que estimulam a liberação de mais espécies reativas de oxigênio pelas células inflamatórias, tais como macrófagos e neutrófilos. Essas moléculas provocam lesões teciduais e inflamação (Capítulo 2)
- *Infecção das vias respiratórias*: embora a infecção não pareça ter um papel no desencadeamento da destruição tecidual, infecções bacterianas e/ou virais podem gerar exacerbações agudas.

A ideia de que as proteases são importantes baseia-se, em parte, na observação de que a deficiência hereditária da antiprotease α1-antitripsina predispõe ao desenvolvimento de enfisema, um efeito agravado pelo tabagismo. Cerca de 1% de todos os pacientes com enfisema apresenta este defeito. A α1-antitripsina, que está normalmente presente no soro, em líquidos teciduais e nos macrófagos, é um importante inibidor das proteases (particularmente a elastase) secretadas por neutrófilos durante a inflamação. A α1-antitripsina é codificada por um gene no *locus* do inibidor de proteinase (*Pi*, do inglês *proteinase inhibitor*) no cromossomo 14. O *locus Pi* é polimórfico e aproximadamente 0,01% da população dos EUA é homozigota para o alelo Z, um genótipo associado a níveis séricos de α1-antitripsina significativamente baixos. Mais de 80% destes indivíduos desenvolvem um enfisema pan-acinar sintomático, que se manifesta em uma idade precoce e apresenta maior gravidade caso o indivíduo seja tabagista.

O dano à matriz extracelular mediado por proteases desempenha um papel fundamental na obstrução das vias respiratórias observada no enfisema. As pequenas vias respiratórias são normalmente mantidas abertas pela retração elástica do parênquima pulmonar. A perda de tecido elástico nas paredes dos alvéolos que envolvem os bronquíolos respiratórios reduz a tração radial e, assim, causa o colapso dos bronquíolos respiratórios durante a expiração. **Isso causa obstrução funcional do fluxo de ar na ausência de obstrução mecânica.**

> ### Morfologia
>
> O diagnóstico e a classificação do enfisema dependem, em grande parte, da aparência macroscópica do pulmão. O **enfisema pan-acinar** típico produz pulmões pálidos e volumosos que frequentemente encobrem o coração quando a parede torácica anterior é removida durante a necropsia. As características macroscópicas do **enfisema centroacinar** são menos evidentes. Até atingirem os estágios mais avançados, os pulmões mantêm uma cor rosa mais intensa do que a presente no enfisema pan-acinar e são menos volumosos; além disso, os dois terços superiores dos pulmões são mais gravemente afetados do que as porções inferiores. O exame histológico revela **destruição das paredes alveolares sem fibrose que leva ao aumento dos espaços aéreos** (Figura 11.7). Em consequência da perda alveolar, o número de capilares alveolares é diminuído. Os bronquíolos respiratórios e terminais podem estar deformados em decorrência da perda dos septos que dão sustentação a estas estruturas no parênquima. A inflamação bronquiolar e a fibrose submucosa estão consistentemente presentes na doença avançada.

Bronquite crônica

A bronquite crônica é definida pela presença de tosse produtiva persistente por, no mínimo, 3 meses consecutivos em pelo menos 2 anos consecutivos. Dessa forma, sua definição se baseia em características clínicas, diferentemente do enfisema, que é definido anatomicamente. A bronquite crônica é comum entre tabagistas e em residentes urbanos em cidades com poluição atmosférica. Nos estágios iniciais da doença, a tosse produz escarro mucoso; entretanto, o fluxo de ar não é obstruído. Alguns pacientes com bronquite crônica apresentam evidências de vias respiratórias hiper-responsivas mais broncospasmo e chiado intermitentes (bronquite asmática), ao passo que outros pacientes, principalmente os tabagistas inveterados, desenvolvem obstrução crônica do fluxo de ar, geralmente associada ao enfisema.

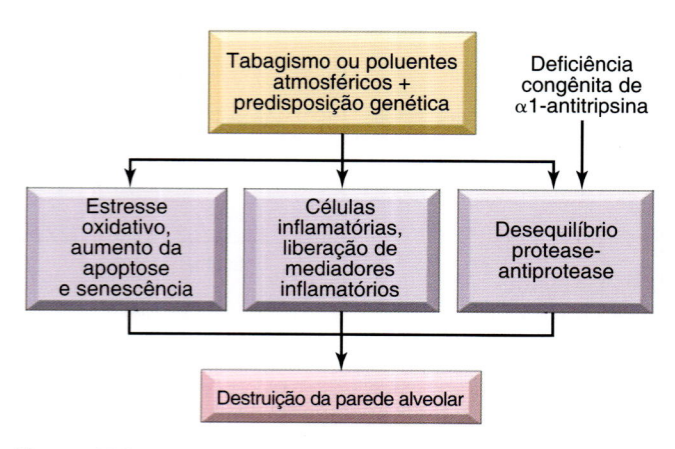

Figura 11.6 Patogênese do enfisema. Ver texto para obter mais detalhes.

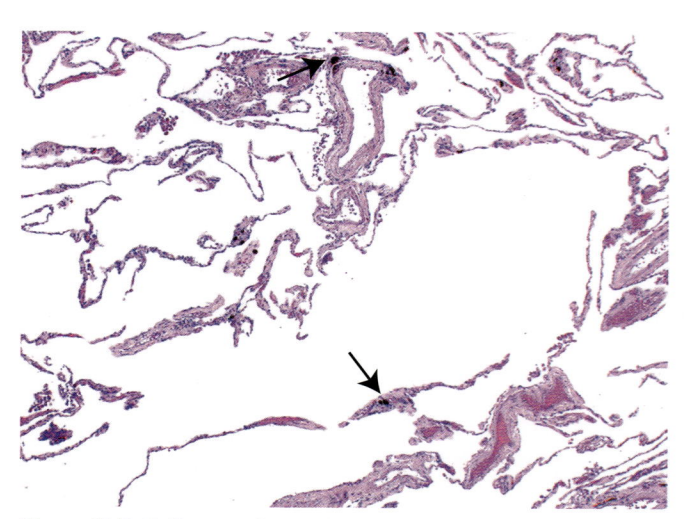

Figura 11.7 Enfisema pulmonar. Há significativo aumento dos espaços aéreos com destruição dos septos alveolares, mas sem fibrose. Observe a presença de pigmentos antracóticos enegrecidos (*setas*).

Patogênese. A característica marcante da bronquite crônica é a hipersecreção de muco, que se inicia nas grandes vias respiratórias. Embora a causa mais importante seja o tabagismo, outros poluentes atmosféricos, como o dióxido de enxofre e o dióxido de nitrogênio, também podem contribuir. Estes irritantes ambientais induzem: (1) hipertrofia das glândulas mucosas na traqueia e nos brônquios; (2) aumento no tamanho das células caliciformes secretoras de mucina nas superfícies epiteliais dos brônquios menores e dos bronquíolos; e (3) inflamação caracterizada pelo infiltrado de macrófagos, neutrófilos e linfócitos. Em contraste com a asma (descrita mais adiante), não são observados eosinófilos na bronquite crônica. Enquanto a hipersecreção de muco envolve primariamente os brônquios maiores, a obstrução do fluxo de ar na bronquite crônica é resultado da doença de pequenas vias respiratórias (*bronquiolite crônica*) induzida pelo tamponamento mucoso do lúmen bronquiolar, pela inflamação e pela fibrose da parede bronquiolar.

Postula-se que muitos dos efeitos dos irritantes ambientais sobre o epitélio respiratório são mediados pela liberação local de citocinas, como a IL-13 a partir das células T. A expressão de mucinas no epitélio brônquico e a produção de elastase dos neutrófilos encontram-se aumentadas como consequência da exposição à fumaça do tabaco. Infecção microbiana está geralmente presente, mas exerce um papel secundário, que consiste principalmente em manter a inflamação e exacerbar os sintomas.

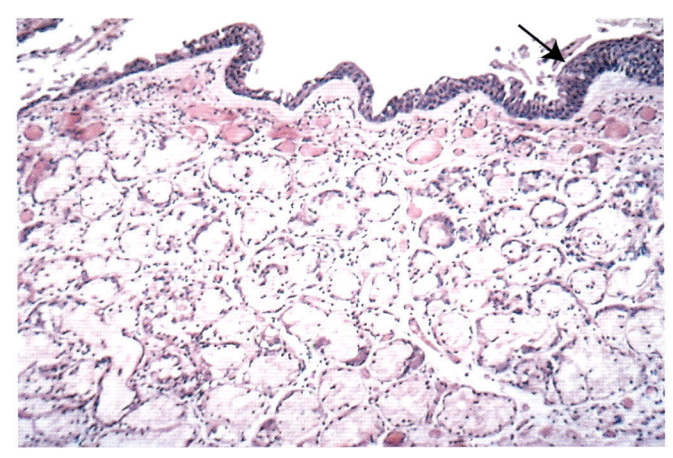

Figura 11.8 Bronquite crônica. O lúmen do brônquio está acima. Observe o espessamento marcante da camada de glândulas mucosas (aproximadamente o dobro do normal) e a metaplasia escamosa do epitélio pulmonar (*seta*). (De Teaching Collection of the Department of Pathology, University of Texas, Southwestern Medical School, Dallas, Texas.)

> ### Morfologia
>
> Macroscopicamente, o revestimento mucoso das grandes vias respiratórias geralmente está **hiperêmico e edemaciado** por líquido e recoberto por uma camada de **secreções** mucinosas ou mucopurulentas. Os brônquios menores e os bronquíolos também podem conter secreções. O achado diagnóstico da bronquite crônica na traqueia e nos brônquios maiores é o **aumento das glândulas mucossecretoras** (Figura 11.8). A magnitude do aumento de tamanho é determinada pela razão entre a espessura da camada glandular submucosa e a da parede brônquica (índice de Reid – normalmente 0,4). São frequentemente observadas na mucosa brônquica quantidades variáveis de células inflamatórias, com predomínio de linfócitos e macrófagos, podendo ocasionalmente conter neutrófilos. Também pode estar presente a **bronquiolite crônica** (doença das pequenas vias respiratórias), caracterizada por metaplasia das células caliciformes, tamponamento mucoso, inflamação e fibrose. Nos casos graves, é possível observar a completa obliteração do lúmen como consequência da fibrose **(bronquiolite obliterante)**. O estreitamento do lúmen e a obstrução das vias respiratórias ocorrem em função da fibrose submucosa. Com frequência, podem coexistir alterações enfisematosas.

Características clínicas da doença pulmonar obstrutiva crônica. A *dispneia* é geralmente o primeiro sintoma e inicia-se de maneira insidiosa, embora, muitas vezes, seja progressivamente constante. Em pacientes com bronquite crônica subjacente ou bronquite asmática, tosse e chiado no peito podem ser os sintomas iniciais. A perda de peso é comum e pode ser suficientemente grave para sugerir neoplasia maligna oculta. **Os testes de função pulmonar revelam redução do VEF_1 com a CVF normal ou quase normal. Portanto, a razão FEV_1/CVF é reduzida.**

A apresentação clássica do enfisema na ausência do componente "bronquite" é aquela em que o paciente, sentado em posição curvada para frente, apresenta o tórax em forma de barril e dispneia com uma expiração obviamente prolongada. Os estudos de imagem mostram pulmões hiperinsuflados que "achatam" o diafragma. Nesses pacientes, o alargamento do espaço aéreo é grave e a capacidade de difusão é baixa. A dispneia e a hiperventilação são proeminentes de modo que, até muito tarde na doença, as trocas gasosas são adequadas e os valores dos gases sanguíneos são relativamente normais. O espasmo vascular induzido por hipoxia e a perda da área de superfície capilar decorrente da destruição alveolar causam o desenvolvimento gradual de *hipertensão pulmonar secundária*, que em 20 a 30% dos pacientes leva à insuficiência cardíaca congestiva do lado direito (*cor pulmonale*, Capítulo 9).

No outro extremo do espectro clínico, está um paciente com bronquite crônica pronunciada e histórico de infecções recorrentes. O curso é bastante variável. Em alguns pacientes, a tosse produtiva com expectoração persiste indefinidamente sem disfunção ventilatória, enquanto outros desenvolvem obstrução significativa do fluxo de saída. A dispneia geralmente é menos proeminente do que naqueles com enfisema "puro" e, na ausência de aumento do impulso respiratório, o paciente pode reter dióxido de carbono, tornando-se hipóxico e muitas vezes cianótico. A maioria dos pacientes com este tipo de DPOC têm excesso de peso ou obesidade, o que pode diminuir ainda mais a ventilação, especialmente durante o sono. Os pacientes com bronquite crônica grave apresentam exacerbações mais frequentes, progressão mais rápida da doença e prognósticos piores do que aqueles apenas com enfisema. A DPOC progressiva é marcada pelo desenvolvimento de hipertensão pulmonar que às vezes leva à insuficiência cardíaca (Capítulo 9), a infecções recorrentes e, por fim, à insuficiência respiratória. Aproximadamente 10 a 30% dos pacientes apresentam apneia obstrutiva do sono; a relação patogênica entre esses dois transtornos não está totalmente compreendida.

Condições enfisematosas diferentes da doença pulmonar obstrutiva crônica

Inúmeras condições que envolvem espaços aéreos anormais ou acúmulos de ar dentro dos pulmões ou outros tecidos merecem uma breve menção:

- O *enfisema compensatório* é a dilatação dos alvéolos residuais em resposta à perda de tecido pulmonar em outro local, como ocorre após a remoção cirúrgica de um pulmão ou de um lobo pulmonar doente
- A *hiperinsuflação obstrutiva* é a expansão do pulmão devido à retenção de ar. Uma causa comum é a obstrução quase total de uma via respiratória por uma neoplasia ou um objeto estranho. A hiperinsuflação obstrutiva pode trazer risco de morte caso a

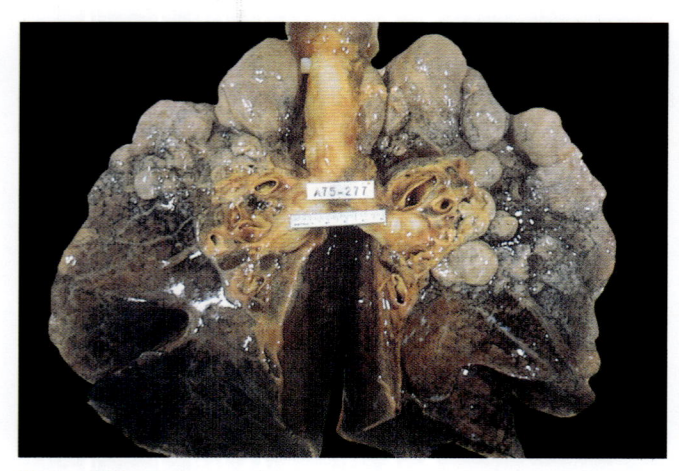

Figura 11.9 Enfisema bolhoso com grandes bolhas apicais e subpleurais. (De Teaching Collection of the Department of Pathology, University of Texas Southwestern Medical School, Dallas, Texas.)

expansão da porção afetada produza compressão do pulmão normal remanescente

- O *enfisema bolhoso* se refere à formação de grandes bolhas (*blebs*) subpleurais (espaços > 1 cm de diâmetro no estado distendido) (Figura 11.9). Estas bolhas resultam de uma exacerbação localizada de uma das quatro formas de enfisema (discutidas previamente); as bolhas são mais frequentemente subpleurais e, ocasionalmente, podem se romper, causando pneumotórax
- O *enfisema mediastínico* (*intersticial*) é causado pela entrada de ar no interstício do pulmão, a partir do qual pode alcançar o mediastino e, por vezes, o tecido subcutâneo. Pode ocorrer de maneira espontânea, quando um aumento repentino da pressão intra-alveolar (como durante o vômito ou tosses intensas) leva à ruptura alveolar, o que permite que o ar chegue ao interstício. Também pode ocorrer nos pacientes usuários de respiradores que possuam obstrução bronquiolar parcial ou nos indivíduos com lesão perfurativa (p. ex., costela fraturada). Quando o ar intersticial chega ao tecido subcutâneo, pode ocorrer inchaço significativo de cabeça e pescoço, bem como crepitação e estalos sobre o tórax (*enfisema subcutâneo*). Na maioria dos casos, o ar é reabsorvido espontaneamente após a vedação do sítio de entrada.

Asma

A asma é um distúrbio inflamatório crônico das vias respiratórias que causa episódios recorrentes de broncospasmo, caracterizados por chiado, falta de ar, sensação de aperto no peito e tosse, especialmente à noite e/ou nas primeiras horas da manhã. As características mais marcantes da asma são:

- Obstrução intermitente e reversível das vias respiratórias
- Inflamação crônica dos brônquios com eosinófilos
- Hipertrofia e hiper-reatividade das células da musculatura lisa brônquica
- Aumento da secreção de muco.

Em pacientes com hiper-reatividade grave das vias respiratórias, estímulos triviais podem ser suficientes para desencadear ataques. Muitas células desempenham um papel na resposta inflamatória, em particular eosinófilos, mastócitos, macrófagos, linfócitos, neutrófilos e células epiteliais. Cabe ressaltar que a incidência de asma tem aumentado nos países de alta renda nas últimas quatro décadas. Uma explicação para esta preocupante tendência é a *hipótese da higiene*, de acordo com a qual a falta de exposição a microrganismos e potenciais alérgenos no início da infância resulta em hiper-reatividade a estímulos imunológicos mais tarde na vida. Por mais atraente que pareça, não há base mecanística para esta hipótese.

Patogênese. **Os principais fatores que contribuem para o desenvolvimento da asma são a predisposição genética à hipersensibilidade tipo I (atopia), a inflamação aguda ou crônica das vias respiratórias, e a hiper-responsividade brônquica a uma variedade de estímulos**. A asma pode ser subclassificada em *atópica* (marcada por evidência de sensibilização a alérgenos) ou *não atópica*. Em ambos os tipos, os episódios de broncospasmo são desencadeados por diversas exposições, tais como infecções respiratórias (especialmente as virais), irritantes aéreos (p. ex., fumaça, vapores) e estressores ambientais. Também existem padrões variados de inflamação – eosinofílico (mais comum), neutrofílico, inflamatório misto e paucigranulocítico – que estão associados a diferentes etiologias, imunopatologias e respostas ao tratamento.

Tanto a forma atópica quanto a forma não atópica da asma são causadas pela ativação de mastócitos e eosinófilos, os quais liberam mediadores que induzem broncoconstrição, inflamação e produção de muco. A diferença reside em como essas formas são desencadeadas – por mecanismos imunológicos envolvendo células Th2 e IgE na forma atópica (discutida a seguir) e por infecções ou estímulos não imunológicos na forma não atópica.

A asma apresenta agrupamento familiar, mas o papel da genética é complexo. Os estudos de associação ampla do genoma identificaram um grande número de variantes genéticas associadas com o risco de desenvolvimento de asma, algumas em genes que codificam fatores como o receptor de IL-4 e que estão claramente envolvidas na patogênese da asma. No entanto, a contribuição precisa das variantes genéticas associadas à asma para o desenvolvimento da doença permanece indeterminada.

Asma atópica

Este é o tipo de asma mais comum e é um exemplo clássico de reação de hipersensibilidade tipo I mediada pela IgE (Capítulo 5). Geralmente, se inicia na infância. Um histórico familiar positivo para atopia e/ou asma é comum e a manifestação dos ataques asmáticos é frequentemente precedida de rinite alérgica, urticária ou eczema. Os ataques podem ser desencadeados por alérgenos da poeira, pólen, pelos de animais, alimentos ou infecções. O diagnóstico depende da presença de sintomas episódicos típicos e registro da limitação do fluxo de ar que é corrigido pelo tratamento com broncodilatadores. Um teste cutâneo com o antígeno causal resulta em uma reação imediata de pápula e eritema. Além disso, imunoensaios podem ser usados para identificar a presença de anticorpos IgE que reconhecem alérgenos específicos.

A forma atópica clássica está associada à ativação de células T auxiliares (*helper*) do tipo 2 (Th2), que secretam as citocinas responsáveis pela maioria das características observadas da asma atópica – especificamente, a produção de IgE pelas células B (estimulada por IL-4 e IL-13); o aumento do recrutamento e da ativação dos eosinófilos (estimulado por IL-5); e o aumento na produção de muco (estimulado por IL-13). A IgE se liga a receptores Fc nos mastócitos da submucosa, o que sensibiliza essas células aos alérgenos que fazem ligação cruzada com as moléculas de IgE e estimula a liberação do conteúdo dos grânulos dos mastócitos e a secreção de citocinas e outros mediadores. Esses mediadores iniciam os eventos que produzem duas ondas de reação, uma fase inicial (imediata) e uma fase tardia (Figura 11.10):

- A *reação de fase inicial* (*imediata*) é marcada por broncoconstrição, aumento na produção de muco e vasodilatação. A broncoconstrição é desencadeada por mediadores liberados de mastócitos,

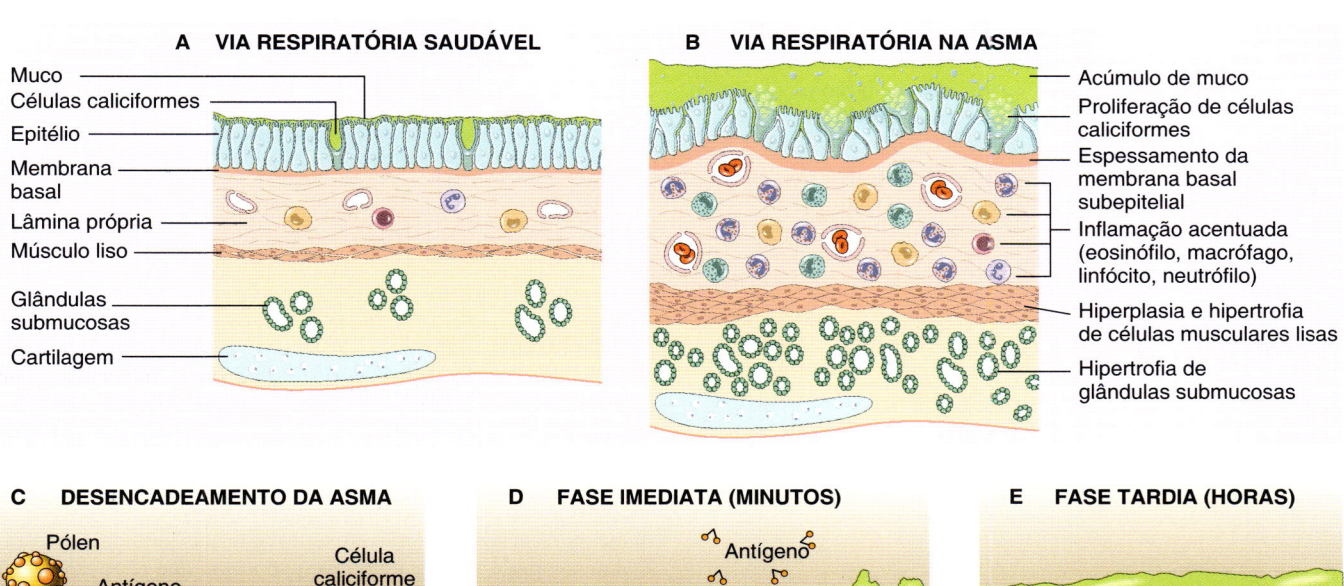

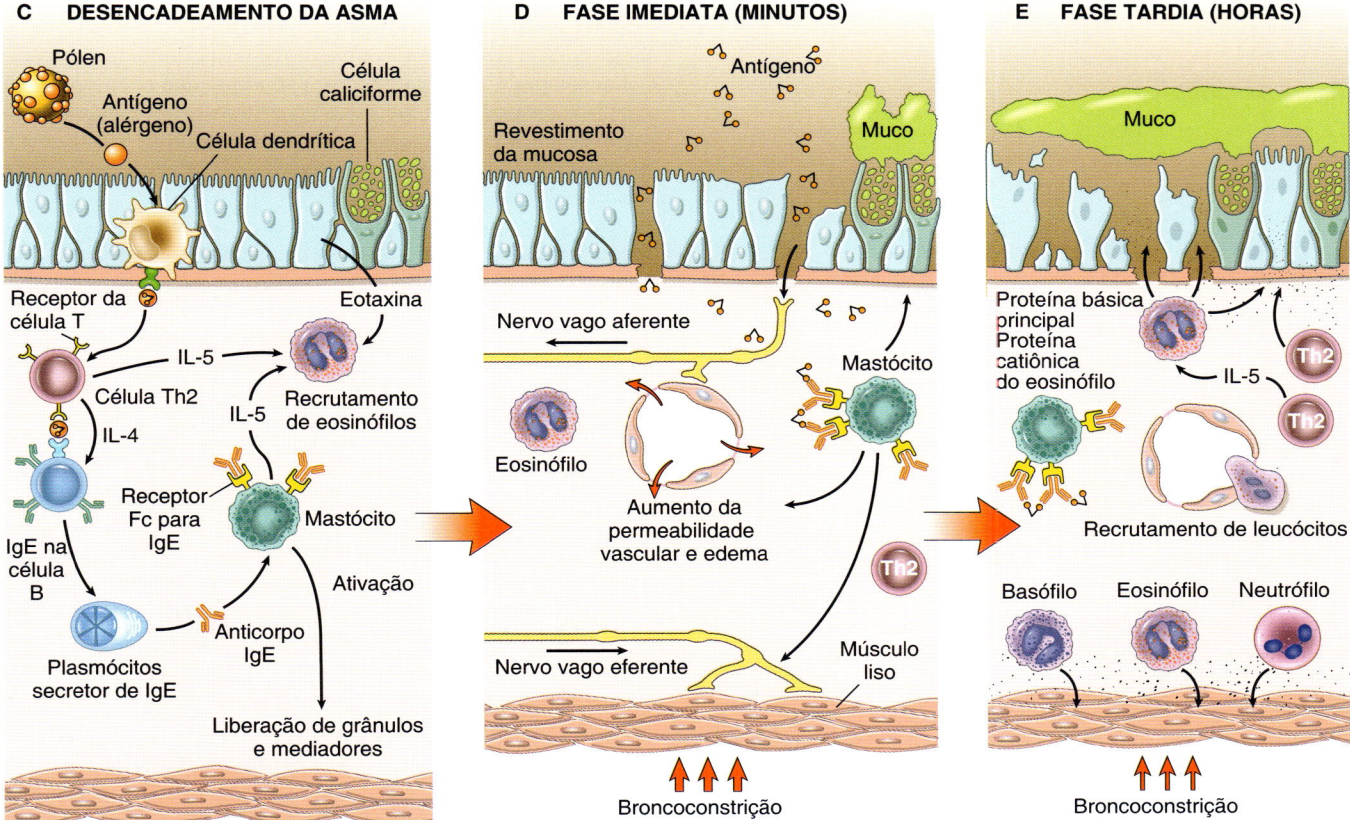

Figura 11.10 A e B. Comparação entre uma via respiratória sadia e uma via respiratória acometida por asma. A via respiratória asmática é marcada pelo acúmulo de muco no lúmen brônquico em decorrência do aumento do número de células caliciformes mucossecretoras na mucosa e da hipertrofia das glândulas submucosas; da intensa inflamação crônica devida ao recrutamento de eosinófilos, macrófagos e outras células inflamatórias; do espessamento da membrana basal; e da hiperplasia e hipertrofia das células musculares lisas. **C.** Os alérgenos (antígenos) inalados induzem uma resposta dominada pelas células Th2, o que favorece a produção de IgE e o recrutamento de eosinófilos. **D.** Seguida à reexposição ao antígeno (Ag), a reação imediata é desencadeada pela ligação cruzada da IgE ligada aos receptores Fc nos mastócitos (induzida pelo antígeno). Estas células liberam mediadores pré-formados, que induzem diretamente, ou por meio de reflexos neuronais, o broncospasmo, o aumento da permeabilidade vascular, a produção de muco e o recrutamento de leucócitos. O recrutamento de leucócitos é o achado predominante na reação de fase tardia. **E.** Os leucócitos recrutados para o sítio da reação (neutrófilos, eosinófilos e basófilos; linfócitos e monócitos) liberam mediadores adicionais, que então iniciam a fase tardia da asma. Diversos fatores liberados pelos eosinófilos (p. ex., proteína básica principal, proteína catiônica do eosinófilo) também ocasionam lesões no epitélio. *IL*, interleucina.

incluindo histamina, prostaglandina D_2 e leucotrienos C_4, D_4 e E_4, bem como por vias neurais reflexas
- A *reação de fase tardia* apresenta natureza inflamatória. Mediadores inflamatórios estimulam as células epiteliais a produzir quimiocinas (como a eotaxina, um potente quimioatraente de eosinófilos), que promovem o recrutamento de células Th2, eosinófilos e outros leucócitos, amplificando, dessa forma, a reação inflamatória iniciada pelas células imunes residentes
- Episódios recorrentes de inflamação geram alterações estruturais na parede brônquica, que são coletivamente referidas como *remodelamento das vias respiratórias*. Estas alterações incluem a hipertrofia do músculo liso brônquico e das glândulas mucosas, além do aumento da vascularização e do depósito de colágeno subepitelial, que pode ocorrer muitos anos antes do início dos sintomas
- Adicionalmente, trabalhos experimentais recentes mostraram que os *cristais de Charcot-Leyden*, que são derivados de uma proteína produzida pelos eosinófilos chamada galectina-10 e frequentemente observada no muco das vias respiratórias dos pacientes com asma, podem ser um fator inflamatório importante.

Asma não atópica

Os pacientes com as formas não atópicas de asma não apresentam evidência de sensibilização por alérgeno e os testes cutâneos geralmente são negativos. É menos comum um histórico familiar positivo para asma. Os desencadeadores mais comuns são as infecções respiratórias virais (p. ex., rinovírus, vírus da parainfluenza) e os poluentes atmosféricos inalados (p. ex., dióxido de enxofre, ozônio, dióxido de nitrogênio). Outros fatores ambientais desencadeadores também importantes são ar frio, estresse e exercício. Acredita-se que a inflamação da mucosa respiratória induzida por vírus reduza o limiar dos receptores vagais subepiteliais aos agentes irritantes. Embora as relações ainda não estejam bem esclarecidas, os mediadores humorais e celulares finais da obstrução das vias respiratórias (p. ex., eosinófilos) são comuns a ambas as variantes da asma (atópica e não atópica); portanto, o tratamento é semelhante.

Asma induzida por fármacos

Diversos agentes farmacológicos provocam a asma, e o ácido acetilsalicílico é o exemplo mais marcante. Os pacientes com sensibilidade ao ácido acetilsalicílico apresentam rinite recorrente, pólipos nasais, urticária e broncospasmo. A patogênese exata ainda é desconhecida, porém provavelmente envolve algum tipo de anormalidade no metabolismo da prostaglandina com origem na inibição da cicloxigenase pelo ácido acetilsalicílico.

Asma ocupacional

A asma ocupacional pode ser desencadeada por vapores (p. ex., resinas epóxicas, plásticos), poeiras orgânicas e químicas (p. ex., madeira, algodão, platina), gases (p. ex., tolueno) e outros agentes químicos. Os episódios de asma geralmente se desenvolvem após a exposição repetida ao(s) antígeno(s) que os incita(m).

> **Morfologia**
>
> As alterações morfológicas da asma foram descritas a partir de indivíduos que vieram a óbito em decorrência de ataques graves e a partir de amostras de biopsias de mucosa de indivíduos desafiados com alérgenos. Nos casos fatais, os pulmões encontram-se distendidos devido à retenção de ar (hiperinsuflação) e pode haver pequenas áreas de atelectasia. O achado mais marcante é a oclusão dos brônquios e dos bronquíolos por **tampões de muco** espessos e firmes contendo espirais de epitélio descamado (**espirais de Curschmann**). Também estão presentes numerosos eosinófilos e **cristais de Charcot-Leyden**. Outras alterações morfológicas características da asma (ver Figura 11.10 B), chamadas coletivamente de remodelamento das vias respiratórias, incluem:
> - Espessamento da parede das vias respiratórias
> - Fibrose sob a membrana basal (Figura 11.11)
> - Aumento da vascularização da submucosa
> - Aumento do tamanho das glândulas submucosas e metaplasia de células caliciformes do epitélio das vias respiratórias
> - Hipertrofia e/ou hiperplasia da musculatura brônquica.

Características clínicas. Um episódio de asma é caracterizado por dispneia e chiado intensos decorrentes de broncoconstrição e tamponamento mucoso, levando à retenção de ar nos espaços aéreos distais e à hiperinsuflação progressiva dos pulmões. Em um caso típico, os ataques duram de uma a várias horas e cessam espontaneamente ou com tratamento. Os intervalos entre os episódios são, em geral, livres de dificuldades respiratórias significativas, embora déficits sutis persistentes possam ser detectados em testes de função pulmonar. Ocasionalmente, pode ocorrer um grave paroxismo que não responde à terapia e que persiste durante dias ou até semanas (estado asmático ou arcaicamente "*status asmaticus*"). A hipercapnia, a acidose e a hipoxia grave associadas podem ser fatais, embora a maioria dos casos seja mais debilitante do que letal.

Os pacientes com a doença episódica relativamente leve são geralmente tratados sintomaticamente com broncodilatadores (como fármacos beta-agonistas) e glicocorticoides, algumas vezes combinados com inibidores de leucotrienos (lembrando que os leucotrienos são potentes broncoconstritores). Nos pacientes com a doença mais grave e que apresentam elevadas contagens de eosinófilos, altos níveis de IgE e outras evidências de uma resposta Th2 aumentada, os anticorpos que bloqueiam a ação de mediadores imunológicos específicos (tais como IL-4, IL-5 e IgE) são benéficos.

Bronquiectasia

A bronquiectasia é a dilatação permanente dos brônquios e bronquíolos causada pela destruição da musculatura lisa e do tecido elástico de suporte; tipicamente, resulta de infecções crônicas necrosantes ou está associada a elas. Não se trata de um distúrbio

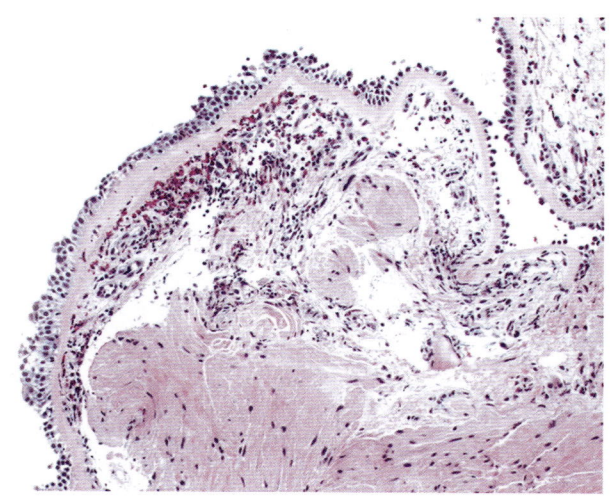

Figura 11.11 Amostra de biopsia brônquica de um paciente asmático exibindo fibrose sob a membrana basal, inflamação eosinofílica e hiperplasia da musculatura lisa.

primário, uma vez que sempre ocorre secundariamente a uma infecção persistente ou a uma obstrução causada por diversas condições. A bronquiectasia origina um complexo característico de sintomas dominado por tosse e expectoração de quantidade abundante de escarro purulento. O diagnóstico depende do histórico e da comprovação radiográfica da dilatação brônquica. As condições que mais frequentemente predispõem à bronquiectasia são:

- *Obstrução brônquica*: as causas comuns são neoplasias, corpos estranhos e a impactação mucoide. Nestas condições, a bronquiectasia é restrita ao segmento pulmonar obstruído. A bronquiectasia também pode complicar a asma atópica e a bronquite crônica
- *Condições congênitas ou hereditárias*, como por exemplo:
  - *Fibrose cística*, em que há bronquiectasia grave e disseminada causada pela presença de um muco anormalmente viscoso e de infecções secundárias (Capítulo 4)
  - *Estados de imunodeficiência*, particularmente deficiências de imunoglobulinas, nas quais a bronquiectasia localizada ou difusa frequentemente se desenvolve em decorrência de infecções bacterianas recorrentes
  - *Discinesia ciliar primária* (também chamada *síndrome dos cílios imóveis*), um distúrbio autossômico recessivo raro frequentemente associado à bronquiectasia e à esterilidade masculina. É causada por anormalidades hereditárias nos cílios, que impedem a depuração mucociliar das vias respiratórias, levando a infecções persistentes
- A *pneumonia necrosante ou supurativa*, especialmente com microrganismos virulentos, como *Staphylococcus aureus* ou *Klebsiella* spp., predispõe os pacientes afetados ao desenvolvimento de bronquiectasia. A bronquiectasia pós-tuberculose permanece sendo uma causa importante de morbidade em áreas endêmicas. Tem sido relatada bronquiectasia avançada após a pneumonia causada pelo SARS-CoV-2.

Patogênese. Dois processos interligados contribuem para a patogênese da bronquiectasia: obstrução e infecção crônica. Qualquer uma das duas pode ser a iniciadora. Por exemplo, a obstrução causada por um corpo estranho pode comprometer a depuração das secreções, gerando substrato favorável para uma infecção sobreposta. O dano inflamatório resultante na parede brônquica e o acúmulo de exsudato distendem ainda mais as vias respiratórias e levam a uma dilatação irreversível. Por outro lado, uma infecção necrosante persistente dos brônquios ou bronquíolos pode levar a uma depuração deficiente das secreções, obstrução e inflamação com fibrose peribrônquica e tração dos brônquios, culminando novamente com a bronquiectasia plena.

> ### Morfologia
>
> A bronquiectasia geralmente afeta os lobos inferiores bilateralmente, especialmente nas passagens de ar mais verticais. Quando causada por neoplasias ou aspiração de corpos estranhos, o envolvimento pode estar localizado de maneira precisa em um único segmento dos pulmões. Geralmente, o acometimento mais grave é encontrado nos brônquios e bronquíolos mais distais. As vias respiratórias podem estar **dilatadas**, atingindo até quatro vezes o seu diâmetro normal, e podem ser observadas macroscopicamente quase atingindo a superfície pleural (Figura 11.12). Em contrapartida, nos pulmões sadios, os bronquíolos não são vistos a olho nu além de um ponto entre 2 e 3 cm da pleura.
>
> Os achados histológicos variam de acordo com a atividade e a cronicidade da doença. Nos casos ativos graves, um intenso exsudato inflamatório agudo e crônico nas paredes dos brônquios e bronquíolos leva à descamação do epitélio de revestimento e a extensas áreas de ulceração. Uma microbiota mista é tipicamente observada na cultura do escarro; os microrganismos usuais são estafilococos, estreptococos, pneumococos, microrganismos entéricos, bactérias anaeróbias e microaerofílicas, e (especialmente em crianças) *Haemophilus influenzae* e *Pseudomonas aeruginosa*.
>
> Quando ocorre a cicatrização, o epitélio de revestimento pode se regenerar por completo; no entanto, a lesão geralmente não consegue ser reparada, de modo que a dilatação anormal e a cicatriz persistem. A fibrose das paredes brônquica e bronquiolar, bem como a fibrose peribronquiolar, se desenvolvem nos casos mais crônicos. Em algumas situações, a necrose destrói as paredes dos brônquios e bronquíolos, produzindo uma cavidade de abscesso.

Características clínicas. A bronquiectasia caracteriza-se por tosse grave e persistente associada à expectoração de escarro mucopurulento e, por vezes, de odor fétido. Outros sintomas comuns são dispneia, rinossinusite e hemoptise. Os sintomas são frequentemente episódicos e precedidos por infecções do sistema respiratório superior ou pela introdução de novos agentes patogênicos. A bronquiectasia grave e disseminada pode levar a significativos defeitos obstrutivos de ventilação, como hipoxemia, hipercapnia, hipertensão pulmonar e *cor pulmonale*. Porém, com os tratamentos atuais, os prognósticos têm melhorado e as complicações mais graves da bronquiectasia, como abscesso cerebral, amiloidose (Capítulo 5) e *cor pulmonale*, têm ocorrido com menos frequência do que no passado. A ressecção da parte afetada do pulmão é necessária em alguns casos.

DOENÇAS PULMONARES INTERSTICIAIS CRÔNICAS (RESTRITIVAS E INFILTRATIVAS)

As doenças pulmonares intersticiais crônicas são um grupo heterogêneo de distúrbios caracterizados por fibrose pulmonar bilateral, frequentemente com focos difusos, afetando

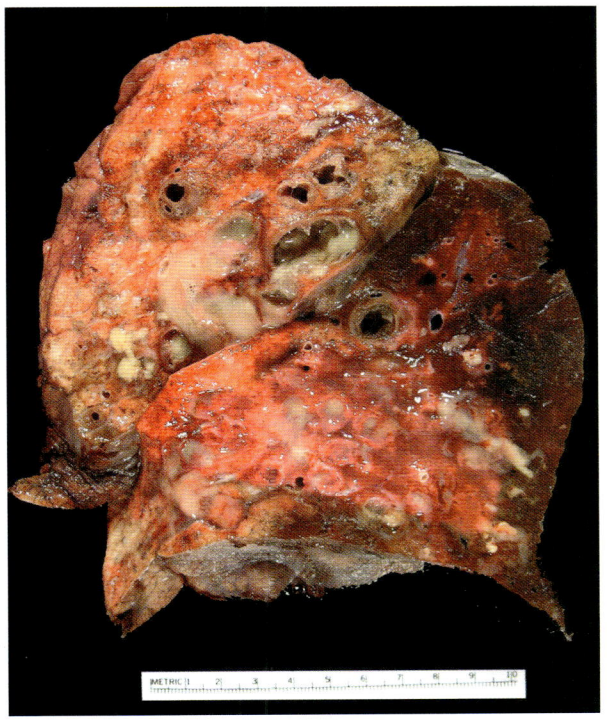

Figura 11.12 Bronquiectasia em um paciente com fibrose cística submetido a ressecção pulmonar para transplante. A superfície de corte mostra brônquios significativamente dilatados e preenchidos por um muco purulento que se estende para as regiões subpleurais.

principalmente as **paredes alveolares**. Muitas das entidades deste grupo possuem causa e patogênese desconhecidas; algumas apresentam um componente intra-alveolar e um componente intersticial. As doenças pulmonares intersticiais crônicas são categorizadas de acordo com os achados clinicopatológicos e histológicos (Tabela 11.2), embora as características histológicas das várias entidades frequentemente apresentem sobreposição. As semelhanças entre sinais clínicos, sintomas, achados radiográficos e alterações fisiopatológicas e histológicas justificam a inclusão dentro do mesmo grupo. A característica compartilhada destes distúrbios é a redução da complacência pulmonar (pulmões rígidos), a qual, por sua vez, requer aumento do esforço para respirar (dispneia). Além disso, as lesões ao epitélio alveolar e à vasculatura intersticial geram anormalidades na razão ventilação-perfusão que levam à hipoxia. As radiografias de tórax demonstram pequenos nódulos, linhas irregulares ou "sombras em vidro fosco". Com a progressão, os pacientes podem desenvolver insuficiência respiratória, hipertensão pulmonar e *cor pulmonale* (Capítulo 9). Quando as doenças subjacentes estão avançadas, a etiologia pode ser difícil de determinar, visto que todos esses distúrbios resultam em cicatrização difusa e destruição macroscópica do pulmão, referidas como *pulmão em estágio final* ou em *"favo de mel"*.

Doenças fibrosantes

Fibrose pulmonar idiopática (pneumonia intersticial usual)

A fibrose pulmonar idiopática (FPI) refere-se a uma disfunção pulmonar de etiologia desconhecida caracterizada por fibrose intersticial bilateral progressiva e irregular. Os padrões radiográfico e histológico necessários para o diagnóstico da FPI são referidos como pneumonia intersticial usual (PIU). Devido à etiologia desconhecida, também é denominada *alveolite em organização criptogênica*. O sexo masculino é mais afetado que o feminino, consiste em uma doença do envelhecimento e praticamente não ocorre antes dos 50 anos. Cabe ressaltar que alterações patológicas pulmonares semelhantes podem estar presentes em entidades como asbestose, doenças vasculares do colágeno e outras condições. Portanto, a FPI é um diagnóstico de exclusão.

Patogênese. Acredita-se que a fibrose intersticial que caracteriza a FPI resulte de lesões repetidas e reparo defeituoso do epitélio alveolar, frequentemente em um indivíduo com predisposição genética (Figura 11.13). A causa das lesões ainda é desconhecida; uma variedade de fontes já foi proposta, inclusive o refluxo gastresofágico crônico. Entretanto, somente alguns poucos indivíduos que sofrem de refluxo ou que tenham sido expostos a outros gatilhos ambientais propostos desenvolvem a FPI; portanto, é provável que outros fatores desconhecidos desempenhem um papel preponderante. Os indícios etiológicos mais claros provêm de estudos genéticos. As mutações em células da linhagem germinativa que levam à perda da telomerase estão associadas a risco aumentado, o que sugere que a senescência celular contribua com um fenótipo pró-fibrótico. Aproximadamente 35% dos indivíduos afetados são portadores de uma variante genética do gene *MUC5B* que altera a produção de mucina, ao passo que um número menor de pacientes afetados apresenta mutações de linhagem germinativa em genes de surfactantes. Estes genes são expressos apenas nas células epiteliais pulmonares, o que sugere que a ocorrência de anormalidades nas células epiteliais pode ser o iniciador primário da FPI. Foi formulada a hipótese de que o reparo anormal do epitélio em sítios de lesões e inflamação crônicas dá origem a uma proliferação exuberante de fibroblastos ou

Tabela 11.2 Principais categorias de doenças pulmonares intersticiais crônicas.

Fibrosantes
Fibrose pulmonar idiopática/pneumonia intersticial usual
Pneumonia intersticial não específica
Pneumonia em organização criptogênica
Associada à doença vascular do colágeno
Pneumoconiose
Associada à terapia (fármacos, radiação)
Granulomatosas
Sarcoidose
Pneumonia por hipersensibilidade
Eosinofílicas
Síndrome de Loeffler
Associada à alergia medicamentosa
Pneumonia eosinofílica crônica idiopática
Relacionadas ao tabagismo
Pneumonia intersticial descamativa
Bronquiolite respiratória

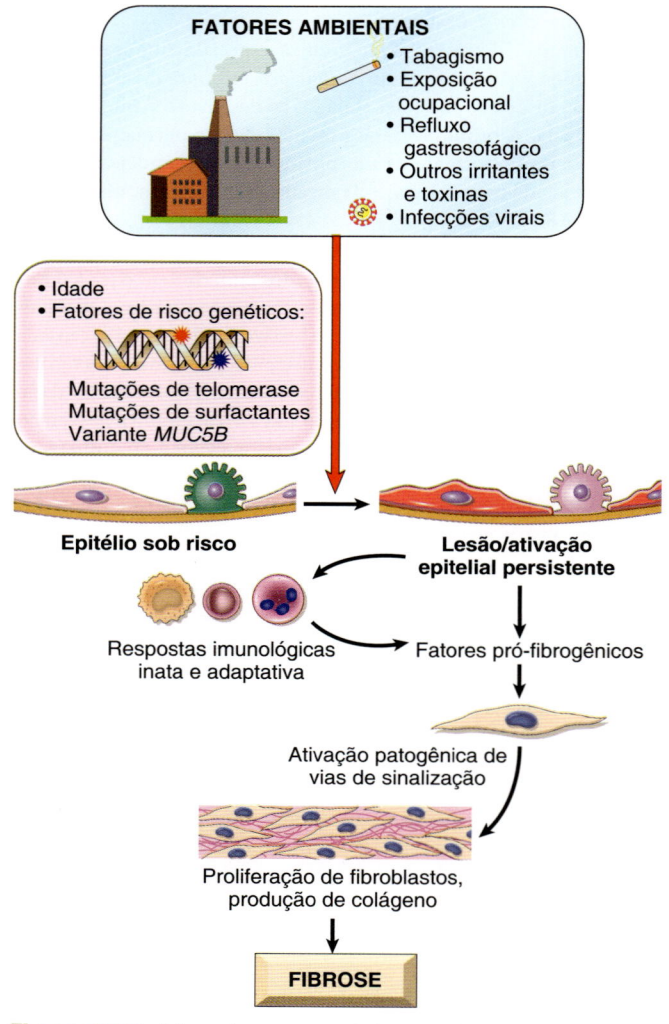

Figura 11.13 Mecanismos patogênicos propostos para a fibrose pulmonar idiopática. Ver texto para obter mais detalhes. *MUC5B*, mucina 5B.

miofibroblastos e à deposição de colágeno. Embora os mecanismos relacionados com a fibrose ainda não tenham sido completamente entendidos, é provável que a ativação excessiva de fatores pró-fibróticos, como o fator de crescimento transformador-β (TGF-β, do inglês *transforming growth factor-β*), esteja envolvida. Uma linha de pensamento argumenta que os macrófagos alveolares com fenótipo M2 (Capítulo 2) desempenham um papel central no direcionamento da fibrose em decorrência de sua capacidade de secretar citocinas que promovem a ativação de fibroblastos.

> ### Morfologia
>
> Macroscopicamente, as superfícies pleurais do pulmão possuem um aspecto de paralelepípedos em decorrência da retração das cicatrizes ao longo dos septos interlobulares. A superfície ao corte apresenta áreas claras de fibrose com aspecto firme e emborrachado. Histologicamente, o principal achado é a **fibrose intersticial irregular**, que varia em número (Figura 11.14) e se agrava com o passar do tempo. Essa fibrose ocorre preferencialmente no lobo inferior, nas regiões subpleurais e nos septos interlobulares. As lesões mais precoces demonstram uma proliferação fibroblástica exuberante **(focos fibroblásticos)** (Figura 11.15). Com o tempo, estas áreas tornam-se mais colagenizadas e menos celulares. Um achado típico é a coexistência de lesões iniciais e tardias. A fibrose densa causa o colapso das paredes alveolares e a formação de espaços císticos **(fibrose em favos de mel)** revestidos por pneumócitos tipo II hiperplásicos ou epitélio brônquico. A inflamação intersticial consiste em infiltrados de linfócitos e, ocasionalmente, de plasmócitos, mastócitos e eosinófilos nos septos alveolares. Estão comumente presentes alterações secundárias de hipertensão pulmonar (fibrose da íntima e espessamento medial das artérias pulmonares).

Características clínicas. A FPI geralmente se apresenta com um início gradual de tosse não produtiva e dispneia progressiva. O exame físico revela crepitações pulmonares "secas" ou "semelhantes a Velcro®" durante a inspiração na maioria dos pacientes. Cianose, *cor pulmonale* e edema periférico podem se desenvolver nos estágios mais avançados da doença. Os achados clínicos e radiográficos característicos (*i. e.*, fibrose subpleural e basilar, anormalidades reticulares e alterações "em favos de mel") são geralmente diagnósticos. As terapias anti-inflamatórias mostraram-se pouco eficazes, o que está de acordo com a ideia de que a inflamação possui uma importância patogênica secundária. Por outro lado, terapias antifibróticas, como o nintedanibe (um inibidor de tirosinoquinase) e a pirfenidona (um inibidor de TGF-β), estão agora aprovadas para o uso. O prognóstico geral, no entanto, permanece sombrio; a sobrevivência é de apenas 3 a 5 anos, e o transplante de pulmão é o único tratamento definitivo.

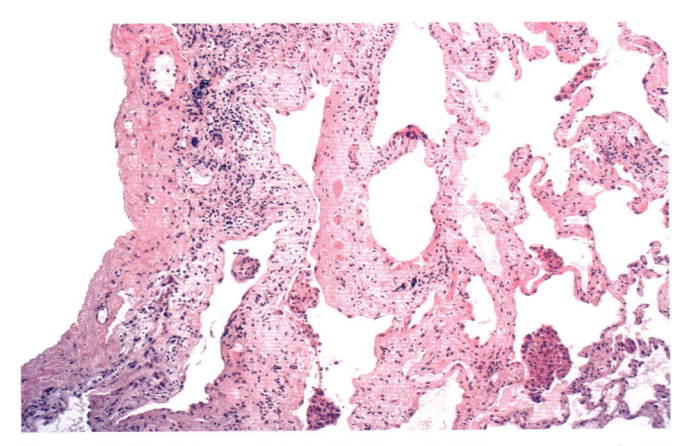

Figura 11.14 Pneumonia intersticial usual. A fibrose, que varia em intensidade, é mais pronunciada na região subpleural.

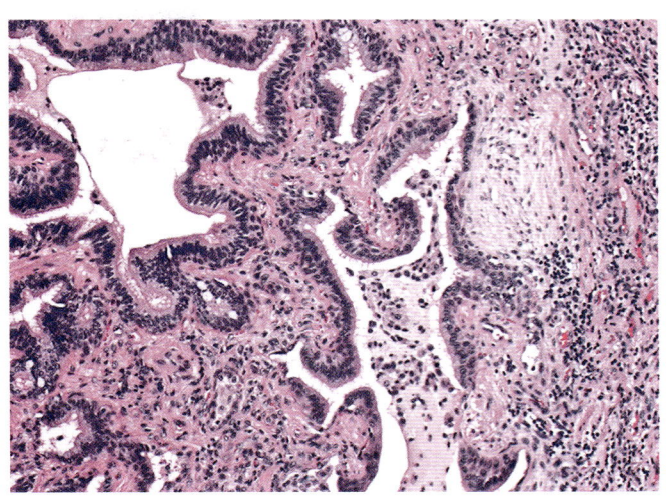

Figura 11.15 Pneumonia intersticial usual. Foco fibroblástico com fibras dispostas paralelamente à superfície e matriz extracelular mixoide azulada. Estão presentes à esquerda alterações em favos de mel.

Outras doenças fibrosantes

Outras doenças pulmonares raras associadas à fibrose devem ser consideradas no diagnóstico diferencial da FPI, muitas das quais merecem uma breve menção (ver Tabela 11.2).

- A *pneumonia intersticial não específica* (PINE) é uma doença pulmonar intersticial crônica bilateral de etiologia desconhecida que, apesar do nome, possui características radiográficas, histológicas e clínicas distintas, incluindo uma associação frequente a distúrbios vasculares de colágeno, como a artrite reumatoide. É importante que se reconheça a PINE, visto que esta apresenta prognóstico muito melhor do que o da FPI. A PINE caracteriza-se por inflamação crônica intersticial leve a moderada e/ou fibrose com distribuição em focos, mas de maneira uniforme nas áreas envolvidas
- A *pneumonia em organização criptogênica* é uma segunda entidade incomum associada à fibrose. Apresenta-se com tosse e dispneia, e as radiografias torácicas demonstram áreas focais subpleurais ou peribrônquicas de consolidação do espaço aéreo consistindo em tampões intra-alveolares de tecido conjuntivo frouxo em organização. Alguns pacientes se recuperam espontaneamente, enquanto a maioria requer tratamento, geralmente com esteroides orais
- O diagnóstico diferencial dos distúrbios pulmonares fibrosantes também inclui os *distúrbios autoimunes*, tais como esclerose sistêmica, artrite reumatoide e lúpus eritematoso sistêmico, todos os quais podendo sofrer complicações pela fibrose pulmonar difusa.

Pneumoconioses

O termo *pneumoconiose* foi originalmente proposto para descrever os distúrbios pulmonares causados pela inalação de poeira mineral. Desde então, o termo foi ampliado de modo a incluir as doenças induzidas por partículas orgânicas e inorgânicas, e alguns especialistas também consideram como pneumoconioses as doenças pulmonares induzidas por fumaça e vapores químicos. As pneumoconioses provocadas por poeira mineral – mais comumente causadas pela inalação de partículas de carvão, sílica e asbesto (amianto) – geralmente se originam de exposição ocupacional. No caso do asbesto, um risco aumentado para o câncer se estende aos membros da família dos indivíduos que trabalham com esse mineral, e também a indivíduos expostos fora do local de trabalho.

Patogênese. A reação do pulmão a poeiras minerais depende do tamanho, do formato e da solubilidade das partículas, bem como de suas propriedades inflamatórias inerentes. Por exemplo, partículas com mais de 5 a 10 μm dificilmente alcançarão as vias respiratórias distais, enquanto aquelas com menos de 0,5 μm movem-se para dentro e para fora dos alvéolos, frequentemente sem causar deposição ou lesão substancial. Já as partículas entre 1 e 5 μm de diâmetro são as mais perigosas, visto que elas se alojam na bifurcação das vias respiratórias distais. A poeira de carvão é relativamente inerte, sendo necessária a deposição de grandes quantidades nos pulmões para que a doença pulmonar se torne clinicamente detectável. A sílica, o asbesto e o berílio são mais reativos do que a poeira de carvão, pois causam reações fibróticas em concentrações mais baixas.

O macrófago alveolar dos pulmões é um elemento celular crucial para o início e a perpetuação da inflamação, das lesões pulmonares e da fibrose. Após a fagocitose pelos macrófagos, muitas partículas ativam o inflamassomo e induzem a produção da citocina pró-inflamatória IL-1, além da liberação de outros fatores. Uma resposta inflamatória é iniciada por esses fatores, causando a proliferação de fibroblastos e a deposição de colágeno. Algumas das partículas inaladas podem alcançar o sistema linfático por meio de drenagem direta ou então o interior dos macrófagos em migração. Inicia-se, assim, uma resposta imune aos componentes das partículas e/ou proteínas próprias que são modificadas pelas partículas, o que provoca amplificação e extensão da reação local. O tabagismo piora os efeitos de todas as poeiras minerais, especialmente aqueles relacionados com o asbesto.

Pneumoconioses de trabalhadores do carvão

A redução mundial de poeiras derivadas das minas de carvão diminuiu significativamente a incidência da doença induzida por poeira de carvão; no entanto, há uma prevalência crescente de pneumoconiose dos trabalhadores do carvão (PTC) em mineradores mais velhos nos EUA, especialmente na região conhecida como Apalaches. O espectro dos achados pulmonares nos trabalhadores de minas de carvão é amplo, variando desde a *antracose assintomática*, em que há depósito de pigmentos de carbono sem reação celular detectável; passando pela *PTC simples*, na qual há acúmulo de macrófagos, mas pouca ou nenhuma disfunção pulmonar; até a *PTC complicada* ou *fibrose maciça progressiva* (*FMP*), em que há fibrose extensa com comprometimento da função pulmonar (ver Tabela 11.3). Embora as estatísticas variem, parece que menos de 10% dos casos de PTC simples progridem para a FMP. Cabe ressaltar que a FMP é um termo genérico aplicado a uma fibrose pulmonar confluente que pode surgir em qualquer uma das pneumoconioses aqui discutidas.

Apesar de o carvão ser composto principalmente de carbono, a poeira das minas de carvão contém uma variedade de metais residuais, minerais inorgânicos e sílica cristalina. Em geral, o risco de desenvolvimento de PTC é maior nos mineradores que trabalham em áreas onde o carvão tem níveis mais altos de agentes químicos e minerais contaminantes.

> **Morfologia**
>
> A **antracose pulmonar** é a lesão pulmonar induzida pelo carvão mais inócua que acomete os mineradores de carvão, sendo frequentemente observada também em residentes de centros urbanos e em tabagistas. O pigmento de carvão inalado é englobado por macrófagos alveolares ou intersticiais, que então se acumulam no tecido conjuntivo ao longo dos vasos linfáticos pulmonares e pleurais, e nos linfonodos de drenagem.
>
> A **PTC simples** caracteriza-se pela presença de **máculas de carvão** e de **nódulos de carvão** maiores. A mácula de carvão consiste em macrófagos carregados com poeira e pequenas quantidades de fibras colágenas organizadas em uma delicada rede. Embora estas lesões estejam distribuídas por todo o pulmão, os lobos superiores e as regiões superiores dos lobos inferiores são mais fortemente envolvidos. Com o devido curso, pode se desenvolver um **enfisema centrolobular**.
>
> A **PTC complicada (FMP)** ocorre em um contexto de PTC simples pela coalescência dos nódulos de carvão e geralmente se desenvolve ao longo de muitos anos. Caracteriza-se pela presença de múltiplas cicatrizes enegrecidas medindo mais de 2 cm, podendo, ocasionalmente, atingir até 10 cm de diâmetro, compostas de colágeno denso e pigmento (Figura 11.16).

Características clínicas. A PTC é geralmente uma doença benigna que produz pouco declínio na função pulmonar. Já nos indivíduos que desenvolvem FMP, ocorrem disfunção pulmonar progressiva, hipertensão pulmonar e *cor pulmonale*. A progressão de PTC para FMP foi associada à exposição a níveis mais altos de poeira de carvão e carga total de poeira. Uma vez estabelecida, a FMP tende a progredir, mesmo na ausência de novas exposições. Após levar em consideração os riscos relacionados ao tabagismo, não há maiores frequências de carcinoma pulmonar em mineradores de carvão, o que distingue a PTC das exposições à sílica e ao asbesto (discutidas a seguir).

Silicose

A silicose é atualmente a doença ocupacional crônica mais prevalente no mundo. É causada pela inalação de sílica cristalina, principalmente em ambientes de trabalho. Os trabalhadores envolvidos com jateamento de areia e mineração de rochas duras estão sob os maiores riscos. A sílica ocorre nas formas cristalina e amorfa; entretanto, as formas cristalinas (incluindo quartzo, cristobalita e tridimita) são, de longe, as mais tóxicas e fibrogênicas. Destas, o quartzo é o mais

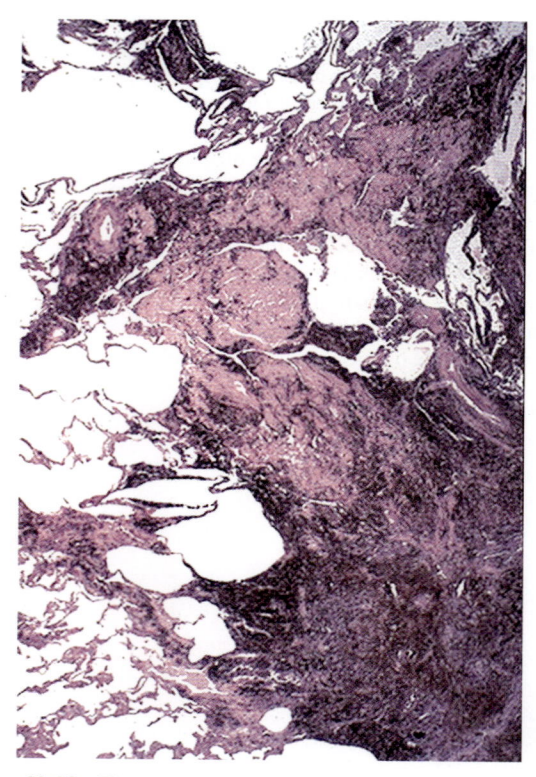

Figura 11.16 Fibrose maciça progressiva em um trabalhador de carvão. Uma grande quantidade de pigmento enegrecido está associada à fibrose. (De Klatt EC: *Robbins and Cotran Atlas of Pathology*, ed 2, Elsevier, Philadelphia, p 121.)

frequentemente relacionado com a silicose. Após a inalação, as partículas de sílica são ingeridas pelos macrófagos alveolares, levando a dano aos lisossomos, ativação do inflamassomo e liberação de mediadores inflamatórios, como IL-1, TNF, mediadores lipídicos, radicais livres derivados de oxigênio e citocinas fibrogênicas.

Morfologia

Em seus estágios iniciais, os **nódulos silicóticos** são muito pequenos, difíceis de serem palpados, discretos, de coloração variando de pálida a preta (caso haja presença de carvão) e estão presentes nas regiões superiores dos pulmões (Figura 11.17). Microscopicamente, os nódulos silicóticos apresentam **fibras colágenas hialinizadas arranjadas concentricamente** ao redor de um centro amorfo. A aparência "espiralada" das fibras colágenas é bastante característica da silicose (Figura 11.18). O exame dos nódulos por **microscopia polarizada revela partículas de sílica fracamente birrefringentes**, principalmente no centro dos nódulos. Conforme a doença avança, nódulos individuais podem coalescer, formando cicatrizes colagenizadas endurecidas, com eventual progressão para FMP. O parênquima pulmonar interveniente pode ser comprimido ou estendido em excesso, e um padrão de favos de mel pode se desenvolver. Também podem ocorrer lesões fibróticas em linfonodos hilares e na pleura.

Características clínicas. A silicose é geralmente detectada em trabalhadores assintomáticos em radiografias torácicas de rotina, as quais tipicamente mostram nodularidade discreta nas porções superiores dos pulmões. A maioria dos pacientes não desenvolve falta de ar até atingir os estágios mais avançados da doença, quando a FMP se instala. Muitos pacientes com FMP desenvolvem hipertensão pulmonar e *cor*

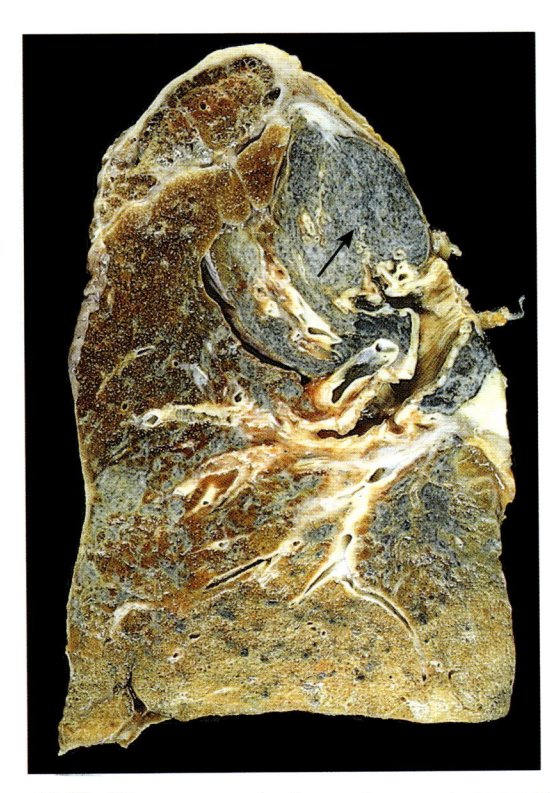

Figura 11.17 Silicose avançada observada no corte transversal de um pulmão. A cicatrização contraiu o lobo superior, o que resultou em uma pequena massa escura descolorida pela presença de poeira de carbono (*seta*). Observe o denso espessamento pleural. (Cortesia do Dr. John Godleski, Brigham and Women's Hospital, Boston, Massachusetts.)

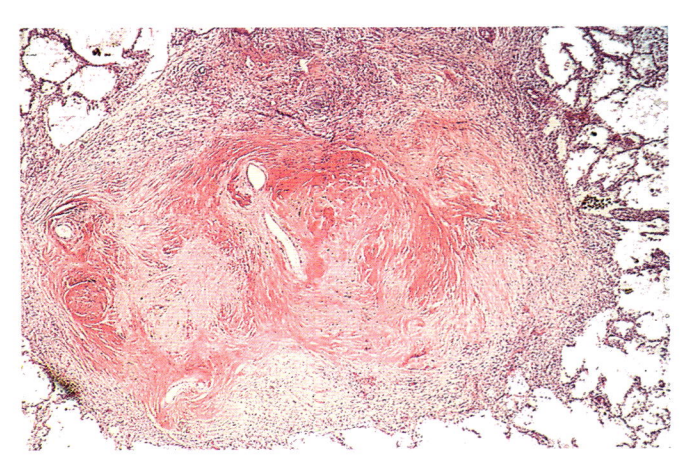

Figura 11.18 Nódulos silicóticos colagenosos coalescentes. (Cortesia do Dr. John Godleski, Brigham and Women's Hospital, Boston, Massachusetts.)

pulmonale. É uma doença de progressão lenta que, com frequência, compromete a função pulmonar a tal ponto que a atividade física se torna extremamente limitada. A silicose está associada a uma susceptibilidade aumentada para a tuberculose, provavelmente porque a sílica cristalina pode inibir a capacidade dos macrófagos pulmonares de eliminarem as micobactérias fagocitadas. Os nódulos de silicotuberculose frequentemente contêm uma zona central caseosa. A maioria dos estudos sugere que a silicose também está associada a um risco modestamente aumentado de desenvolvimento de câncer de pulmão.

Doenças relacionadas com o asbesto

O asbesto é uma família de silicatos hidratados cristalinos com geometria fibrosa. A exposição ocupacional ao asbesto está ligada a múltiplas patologias pulmonares, incluindo: (1) fibrose intersticial do parênquima (*asbestose*); (2) placas fibrosas localizadas ou, raramente, fibrose difusa na pleura; (3) efusões pleurais; (4) carcinoma de pulmão; (5) mesotelioma peritoneal e pleural maligno; e (6) carcinoma de laringe. O aumento na incidência de cânceres relacionados com o asbesto em membros de famílias de trabalhadores de asbesto é decorrente da presença de partículas residuais de asbesto nas roupas dos trabalhadores.

Patogênese. **Assim como ocorre com os cristais de sílica, uma vez fagocitadas pelos macrófagos, as fibras de asbesto ativam o inflamassomo, danificam as membranas fagolisossômicas e estimulam a liberação de fatores pró-inflamatórios e mediadores fibrogênicos**. Além das reações pulmonares celulares e fibróticas, o asbesto provavelmente também atua tanto como iniciador quanto como promotor neoplásico. Alguns dos efeitos oncogênicos do asbesto no mesotélio são mediados por radicais livres reativos induzidos pelas fibras de asbesto, que se localizam preferencialmente no pulmão distal próximo à camada mesotelial. Também é provável que agentes químicos tóxicos adsorvidos às fibras de asbesto contribuam para sua patogenicidade. Por exemplo, a adsorção de carcinógenos presentes na fumaça do tabaco às fibras de asbesto pode ser a base para a marcante sinergia entre o tabagismo e o desenvolvimento de carcinoma de pulmão nos trabalhadores de asbesto.

Morfologia

A asbestose caracteriza-se por uma **fibrose pulmonar intersticial difusa** e pela presença de **corpúsculos de asbesto**, visualizados como bastões fusiformes dourado-acastanhados, com um centro translúcido.

Eles consistem em fibras de asbesto recobertas por material proteináceo contendo ferro (Figura 11.19). Aparentemente, os corpúsculos de asbesto são formados quando os macrófagos tentam fagocitar as fibras de asbesto; a "crosta" de ferro é derivada da ferritina.

Em contraste com a PTC e a silicose, a asbestose se inicia nos lobos inferiores e subpleuralmente, disseminando-se para os lobos médio e superior dos pulmões conforme a fibrose progride. A contração do tecido fibroso distorce a arquitetura normal, o que causa um aumento dos espaços aéreos no interior de paredes fibrosas espessas; eventualmente, as regiões afetadas adquirem o aspecto de favos de mel. Simultaneamente, desenvolve-se fibrose na pleura visceral, causando adesões entre os pulmões e a parede torácica. A cicatrização pode envolver e estreitar as artérias e arteríolas pulmonares; esse fenômeno, em associação à piora da função pulmonar, pode causar hipertensão pulmonar e *cor pulmonale*.

As **placas pleurais** são a manifestação mais comum da exposição ao asbesto e se caracterizam como placas bem-circunscritas de colágeno denso (Figura 11.20) que geralmente contêm cálcio. Desenvolvem-se mais frequentemente nas faces anterior e posterolateral da **pleura parietal** e sobre as cúpulas do diafragma. Menos comumente, a exposição ao asbesto induz efusão pleural ou fibrose pleural difusa.

Características clínicas. Os achados clínicos da asbestose são indistinguíveis daqueles de qualquer outra doença pulmonar intersticial crônica. De 10 a 20 anos após a exposição, surge uma dispneia que se agrava progressivamente, em geral acompanhada por tosse e produção de escarro. A doença pode permanecer estática ou progredir para insuficiência cardíaca congestiva, *cor pulmonale* e morte. As placas pleurais são frequentemente assintomáticas, e são detectadas nas radiografias como densidades calcificadas circunscritas.

Os indivíduos expostos ao asbesto apresentam um risco fortemente aumentado de desenvolver carcinoma de pulmão e mesotelioma maligno. O risco para o desenvolvimento de carcinoma de pulmão é cerca de cinco vezes maior para trabalhadores de asbesto, enquanto o risco relativo para mesotelioma, que é normalmente uma neoplasia bastante rara (2 a 17 casos a cada 1 milhão de indivíduos), é mais de mil vezes maior. O tabagismo concomitante aumenta significativamente o risco para carcinoma de pulmão, mas não para mesotelioma. O câncer de pulmão ou pleural associado à exposição ao asbesto apresenta um prognóstico especialmente negativo.

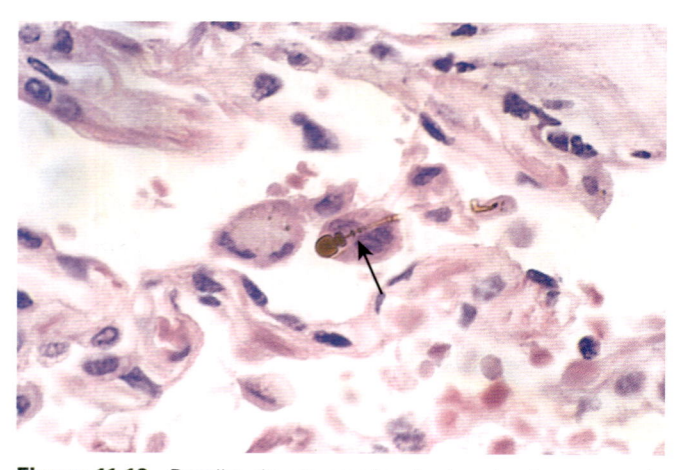

Figura 11.19 Detalhe de um corpúsculo de asbesto em grande aumento revelando os típicos aspectos de contas e extremidades salientes (*seta*).

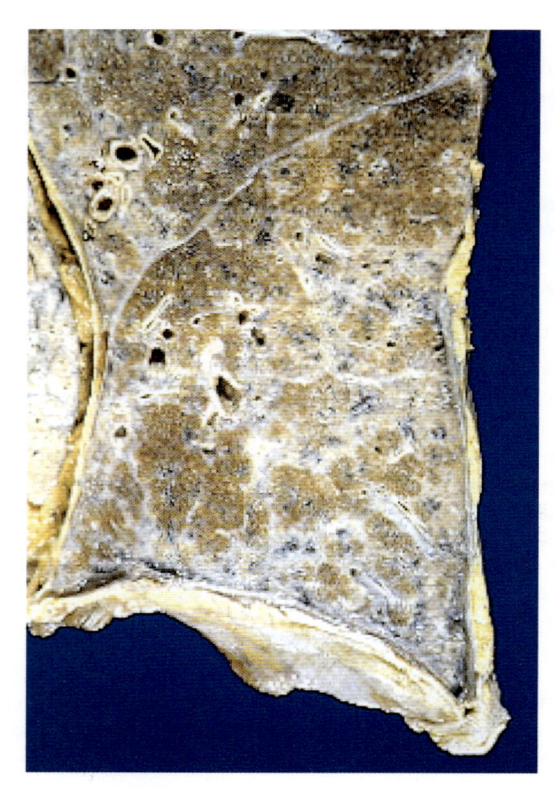

Figura 11.20 Asbestose. Espessamento marcante da pleura visceral recobrindo as superfícies laterais e diafragmáticas do pulmão. Observe também a fibrose intersticial grave afetando o lobo inferior do pulmão de maneira difusa.

Doença pulmonar induzida por fármacos ou radiação

Os fármacos podem causar diversas alterações agudas e crônicas na estrutura e na função respiratórias. Por exemplo, a *bleomicina*, um agente anticancerígeno, causa pneumonite e fibrose intersticial em decorrência de sua toxicidade direta e do estímulo ao influxo de células inflamatórias para os alvéolos. A *amiodarona*, que é um agente antiarrítmico, também está associada ao risco de desenvolvimento de pneumonite e fibrose. A *pneumonite por radiação* é uma complicação bem-conhecida da irradiação de neoplasias pulmonares e torácicas. A *pneumonite aguda por radiação*, que ocorre tipicamente de 1 a 6 meses após a terapia em até 20% dos pacientes, manifesta-se por febre, dispneia desproporcional ao volume do pulmão irradiado, efusão pleural e infiltrados pulmonares no leito pulmonar irradiado. Estes sinais e sintomas podem se resolver com terapia com corticosteroides, ou podem progredir para *pneumonite crônica por radiação*, que está associada à fibrose pulmonar.

Doenças granulomatosas

Sarcoidose

A sarcoidose é uma doença multissistêmica, de etiologia desconhecida, caracterizada pela inflamação granulomatosa não caseosa em diversos tecidos e órgãos. Ela é discutida aqui, pois uma de suas apresentações é uma doença pulmonar restritiva. Outras doenças, como infecções por micobactérias ou fungos e a beriliose, também podem produzir granulomas não caseosos; portanto, o diagnóstico histológico da sarcoidose é de exclusão. Embora a sarcoidose possa manifestar-se de múltiplas maneiras, a linfadenopatia hilar bilateral ou o envolvimento pulmonar (ou ambos), visíveis nas radiografias torácicas, são os principais achados na apresentação em muitos casos.

Os envolvimentos ocular e cutâneo ocorrem em cerca de 25% dos casos, e ocasionalmente representam a forma de apresentação da doença.

A sarcoidose ocorre em todo o mundo e afeta ambos os gêneros e todas as faixas etárias. Entretanto, há algumas tendências epidemiológicas interessantes:

- Constante predileção por adultos com menos de 40 anos
- Alta incidência nas populações dinamarquesa e sueca, e nos indivíduos afrodescendentes nos EUA (nos quais a frequência é 2 a 3 vezes superior à dos descendentes de europeus)
- Alta prevalência em não fumantes, uma associação praticamente exclusiva da sarcoidose dentre o grupo das doenças pulmonares.

Patogênese. Embora a etiologia da sarcoidose permaneça obscura, diversas linhas de evidência sugerem que se trata de uma doença de regulação imunológica desordenada em indivíduos com predisposição genética e expostos a agentes ambientais indeterminados. O papel de cada uma destas influências é resumido na discussão a seguir.

As diversas anormalidades imunológicas presentes na sarcoidose sugerem o desenvolvimento de uma resposta mediada por células a um antígeno não identificado. O processo é dirigido por células T auxiliares CD4$^+$. Estes "indícios" imunológicos são:

- Acúmulos intra-alveolar e intersticial de células CD4$^+$ Th1
- Expansão oligoclonal de células T CD4$^+$ Th1 no pulmão, conforme determinado pela análise de rearranjos de receptores de células T
- Elevação de citocinas Th1, como a IL-2 e a interferona gama (IFN-γ), resultando em proliferação de células T e ativação de macrófagos, respectivamente
- Aumento de diversas citocinas no ambiente local (IL-8, TNF, proteína inflamatória de macrófagos-1α) que favorecem o recrutamento de células T e monócitos adicionais, contribuindo para a formação de granulomas
- Curiosamente, os níveis de células T auxiliares CD4$^+$ no sangue são geralmente baixos, um achado associado com anergia a antígenos de testes cutâneos comuns, como *Candida* ou derivado proteico purificado (PPD, do inglês *purified protein derivative*), um antígeno de *Mycobacterium tuberculosis*.

Após a realização de transplante de pulmão, a sarcoidose recidiva nos pulmões transplantados em pelo menos um terço dos pacientes. Vários potenciais "antígenos" foram propostos como sendo os agentes incitantes da sarcoidose, porém não há uma evidência concreta ligando a sarcoidose a nenhum antígeno ou agente infeccioso específico.

Morfologia

O achado histopatológico cardinal da sarcoidose é o **granuloma epitelioide não necrosante** (Figura 11.21). Trata-se de uma coleção discreta e compacta de macrófagos epitelioides circundados por uma zona externa rica em células T CD4$^+$. Não é rara a presença de células gigantes multinucleadas formadas pela fusão de macrófagos. No início da doença, uma fina camada de fibroblastos laminados é encontrada na periferia do granuloma; com o tempo, esses fibroblastos proliferam e depositam colágeno, substituindo todo o granuloma por uma cicatriz hialina. Duas outras características microscópicas podem ser ocasionalmente observadas nos granulomas: (1) **corpúsculos de Schaumann**, que são formações laminadas constituídas por cálcio e proteínas; e (2) **corpúsculos asteroides**, que são inclusões estreladas cercadas por células gigantes. A presença destes achados não é necessária para o diagnóstico da sarcoidose, e eles também podem ser encontrados em granulomas de outras origens. Em algumas poucas ocasiões, podem estar presentes focos centrais de necrose nos granulomas da sarcoidose, principalmente na forma nodular.

Os **pulmões** são acometidos em algum estágio da doença em 90% dos pacientes. Os granulomas envolvem predominantemente o interstício, e não os espaços aéreos, com certa tendência a se localizarem no tecido conjuntivo ao redor dos bronquíolos e das vênulas pulmonares, bem como na pleura (distribuição do tipo "linfangite"). O líquido do lavado broncoalveolar contém células T CD4$^+$ abundantes. Em 5 a 15% dos pacientes, os granulomas são eventualmente substituídos por **fibrose intersticial difusa**, o que resulta em um "pulmão com aspecto de favos de mel".

Os **linfonodos hilares e paratraqueais** intratorácicos encontram-se aumentados em 75 a 90% dos pacientes, ao passo que um terço apresenta linfadenopatia periférica. Os linfonodos são caracteristicamente indolores e possuem uma firme textura emborrachada. Diferentemente da tuberculose, os linfonodos na sarcoidose não são emaranhados (não aderentes) e não sofrem necrose.

As **lesões cutâneas** são encontradas em aproximadamente 25% dos pacientes. O **eritema nodoso**, uma marca da sarcoidose aguda, consiste em nódulos bilaterais elevados, vermelhos e sensíveis nas regiões anteriores das pernas. Essa manifestação é uma forma de paniculite marcada por infiltrados de células inflamatórias crônicas e fibrose; os granulomas clássicos da sarcoidose são incomuns nestas lesões. Por outro lado, discretos nódulos subcutâneos indolores também podem ocorrer na sarcoidose, e estas lesões geralmente contêm os típicos granulomas não caseosos.

O envolvimento dos olhos e das glândulas lacrimais ocorre em cerca de um quinto à metade dos pacientes. O envolvimento ocular assume a forma de **irite** ou **iridociclite**, e pode ser uni ou bilateral. Como consequência, podem se desenvolver opacidades das córneas, glaucoma e (menos comumente) perda total da visão. O sistema uveal posterior também é afetado, com consequentes **coroidite, retinite** e **envolvimento do nervo óptico**. Estas lesões oculares são frequentemente acompanhadas por inflamação nas glândulas lacrimais com cessamento da lacrimação (**síndrome *sicca* ou síndrome seca**). A **parotidite uni ou bilateral com aumento doloroso das glândulas parótidas** ocorre em menos de 10% dos pacientes com sarcoidose; alguns acabam desenvolvendo xerostomia (boca seca). O envolvimento uveoparotídeo concomitante é denominado **síndrome de Mikulicz**.

O **baço** pode parecer macroscopicamente não afetado, mas em cerca de três quartos dos casos contém granulomas. Em aproximadamente 10%, o baço se torna clinicamente aumentado. O **fígado** apresenta lesões granulomatosas microscópicas, geralmente nas tríades portais, em frequência semelhante à do baço, porém somente um terço dos pacientes demonstra hepatomegalia ou função hepática anormal. O envolvimento da **medula óssea** pela sarcoidose é relatado em até 40% dos pacientes, embora raramente cause manifestações graves.

Características clínicas. Em muitos indivíduos afetados, a doença é completamente assintomática e costuma ser descoberta por meio de radiografias torácicas de rotina na forma de adenopatia hilar bilateral ou como um achado incidental em necropsias. Em outros, ela se manifesta como linfadenopatia periférica, lesões cutâneas, envolvimento ocular, esplenomegalia ou hepatomegalia. Em cerca de dois terços dos casos sintomáticos, há o surgimento gradual de sintomas respiratórios (p. ex., falta de ar, tosse seca ou um vago desconforto subesternal) ou de sinais e sintomas constitucionais (p. ex., febre, fadiga, perda de peso, anorexia, sudorese noturna). Os achados laboratoriais podem incluir hipercalcemia e hipercalciúria, ambas relacionadas à produção de vitamina D biologicamente ativa pelos macrófagos que constituem os granulomas.

Não existe um teste diagnóstico definitivo para a sarcoidose. O estabelecimento do diagnóstico exige a presença de achados clínicos e radiográficos que sejam compatíveis com a doença, além da exclusão

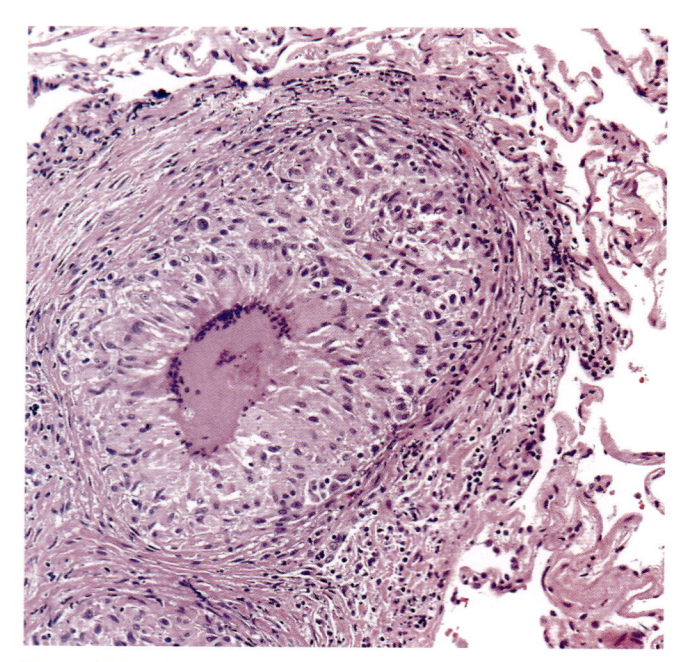

Figura 11.21 Sarcoidose. Um granuloma não caseoso característico com uma grande célula gigante multinucleada central presente. (De Diagnostic Pathology: Thoracic and ExpertPath. Copyright Elsevier 2022.)

de outros distúrbios com apresentações semelhantes e da identificação de granulomas não caseosos nos tecidos envolvidos. Deve-se descartar especialmente a tuberculose.

A sarcoidose segue um curso imprevisível, caracterizado por cronicidade progressiva ou por períodos de atividade intercalados com remissões. Essas remissões podem ser espontâneas ou iniciadas por terapia com esteroides, sendo frequentemente permanentes. Ao todo, de 65 a 70% dos indivíduos afetados recuperam-se com manifestações residuais mínimas ou inexistentes. Outros 20% desenvolvem disfunção pulmonar permanente ou comprometimento visual. Dentre os 10 a 15% restantes, a maioria sucumbe à fibrose pulmonar progressiva e ao *cor pulmonale*.

Pneumonite por hipersensibilidade

A pneumonite por hipersensibilidade é uma doença pulmonar imunomediada que afeta primariamente os alvéolos, e frequentemente é denominada *alveolite alérgica*. Está associada a diferentes exposições ocupacionais ou domésticas, e mais comumente resulta de uma sensibilidade exacerbada a antígenos inalados, tais como os encontrados no feno mofado (Tabela 11.3). Como o dano ocorre no nível dos alvéolos, o distúrbio se manifesta predominantemente na forma de uma doença pulmonar restritiva com redução variável da capacidade de difusão, da complacência pulmonar e do volume pulmonar total.

Diversas linhas de evidência sugerem que a pneumonite por hipersensibilidade é uma doença imunologicamente mediada:

- As amostras de lavado broncoalveolar apresentam aumento no número de linfócitos T CD4+ e CD8+
- A maioria dos pacientes afetados possui anticorpos específicos contra o antígeno causal em seu soro
- Depósitos de complemento e imunoglobulinas foram demonstrados nas paredes dos vasos pulmonares
- Granulomas não caseosos são encontrados nos pulmões de dois terços dos pacientes afetados.

Tabela 11.3 Fontes de antígenos causadores de pneumonite por hipersensibilidade.

Fonte de antígeno	Tipos de exposição
Cogumelos, fungos, leveduras	Madeira contaminada, umidificadores, tubulações centrais de aquecimento de ar, plantas de turfas
Bactérias (actinomicetos termofílicos)	Galpões de fazendas produtoras de leite ("pulmão de fazendeiro")
Complexo *Mycobacterium avium* (CMA)	Líquidos metalúrgicos, sauna, banheiras de hidromassagem
Aves	Pombos, penas de pombos, patos, periquitos
Agentes químicos	Isocianetos (pintura automotiva), zinco, corantes

De Lacasse Y, Girard M, Cormier Y: Recent advances in hypersensitivity pneumonitis, *Chest* 142:208, 2012.

Morfologia

O quadro histopatológico da pneumonite por hipersensibilidade, tanto na forma aguda quanto na crônica, inclui focos de infiltrados mononucleares no interstício pulmonar, particularmente ao redor dos bronquíolos. Há predomínio de linfócitos, porém também estão presentes plasmócitos e macrófagos epitelioides. Nas formas agudas da doença, também podem ser observadas quantidades variáveis de neutrófilos. **Granulomas malformados (não coesos ou "frouxos")** e sem necrose estão presentes em mais de dois terços dos casos, geralmente em uma localização peribronquiolar (Figura 11.22). Nos casos crônicos avançados, ocorre fibrose intersticial bilateral predominantemente do lobo superior (padrão de PIU).

Características clínicas. A pneumonite por hipersensibilidade pode se manifestar tanto como uma reação aguda, com febre, tosse, dispneia e sinais e sintomas constitucionais que surgem 4 a 8 horas após a exposição, quanto como uma doença crônica, caracterizada por um início insidioso, com tosse, dispneia, mal-estar e perda de peso. Na forma aguda, o diagnóstico é geralmente óbvio devido à relação temporal entre o início dos sintomas e a exposição ao antígeno causal. Quando a exposição antigênica é eliminada após os ataques agudos da doença, ocorre uma resolução completa dos sintomas pulmonares dentro de alguns dias. Caso o agente causal não seja removido do ambiente, uma doença pulmonar intersticial crônica irreversível pode eventualmente se desenvolver.

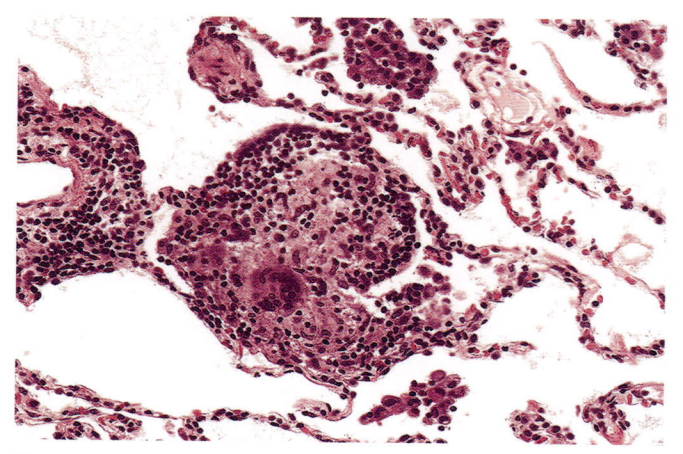

Figura 11.22 Pneumonite por hipersensibilidade, aparência histológica. São característicos os granulomas intersticiais frouxos e a inflamação crônica.

Eosinofilia pulmonar

Existem inúmeros distúrbios caracterizados pela presença de infiltrados pulmonares ricos em eosinófilos, os quais são recrutados para o pulmão por meio da liberação local de fatores quimiotáticos. Estas diversas doenças geralmente têm origem imunológica, porém sem etiologia conhecida. Às vezes, elas apresentam associações conhecidas, como ocorre com as infecções por helmintos, fármacos como alopurinol e vasculite, embora sejam mais frequentemente idiopáticas. Seu curso clínico é variado; mas, quando se tornam crônicas, podem culminar em fibrose insterticial.

Doenças intersticiais relacionadas com o tabagismo

Além da doença pulmonar obstrutiva crônica (DPOC), o tabagismo também está associado a doenças pulmonares intersticiais ou restritivas. A *pneumonia intersticial descamativa* (*PID*) e a *bronquiolite respiratória* são dois exemplos relacionados de doença pulmonar intersticial associada ao tabagismo. O achado histológico mais marcante da PID é o acúmulo de grandes quantidades de macrófagos contendo um pigmento de cor marrom-acinzentada (*macrófagos do fumante*) nos espaços aéreos (Figura 11.23). Os septos alveolares encontram-se espessados por um infiltrado inflamatório difuso (geralmente de linfócitos); a fibrose intersticial, quando presente, é branda. Os testes de função pulmonar normalmente mostram uma anormalidade restritiva leve. De uma forma geral, os pacientes com PID apresentam bom prognóstico, e excelente resposta aos esteroides e à suspensão do hábito de fumar; entretanto, a doença progride em alguns pacientes apesar da terapia. A bronquiolite respiratória é um distúrbio comum dos indivíduos fumantes e se caracteriza pela presença de macrófagos intraluminais pigmentados semelhantes aos da PID, porém com uma distribuição "bronquiolocêntrica" (bronquíolos de primeira e segunda ordens). Observa-se também uma fibrose peribronquiolar leve. Assim como na PID, os pacientes afetados apresentam desenvolvimento gradual de dispneia e tosse seca, sintomas que regridem com a suspensão do hábito de fumar.

DOENÇAS DOS VASOS PULMONARES

Embolia, hemorragia e infarto pulmonares

A tromboembolia das artérias pulmonares causa aproximadamente 100 mil mortes ao ano nos EUA e frequentemente complica o curso de outras doenças. A incidência real de embolia pulmonar não fatal é desconhecida. Sem dúvida, alguns casos ocorrem fora dos hospitais em pacientes ambulatoriais, nos quais os êmbolos são pequenos, clinicamente silenciosos e indetectáveis. Mesmo entre pacientes hospitalizados, não mais que um terço dos êmbolos pulmonares é diagnosticado antes da morte. Os dados das necropsias que investigaram a incidência da embolia pulmonar variaram bastante, pois foram de 1% na população hospitalizada em geral até 30% nos indivíduos que faleceram em decorrência de queimaduras graves, trauma ou fraturas.

Os coágulos que ocluem as artérias pulmonares de grande calibre são quase sempre de origem embólica. Mais de 95% de todos os êmbolos pulmonares surgem a partir de trombos em veias profundas das pernas que se propagaram até o envolvimento da veia poplítea e de veias maiores acima dela. Os fatores que predispõem à trombose venosa são discutidos no Capítulo 3; e os seguintes fatores de risco são fundamentais: (1) cirurgia, especialmente a ortopédica no joelho ou no quadril; (2) trauma grave (inclusive queimaduras ou fraturas múltiplas); (3) câncer disseminado; (4) insuficiência cardíaca congestiva; (5) nas mulheres, o período antes e depois do parto, ou o uso de contraceptivos orais; (6) distúrbios primários de hipercoagulação (p. ex., fator V de Leiden); e (7) repouso prolongado no leito (acamação).

As consequências fisiopatológicas da tromboembolia pulmonar dependem, em grande parte, do tamanho do êmbolo que, por sua vez, dita o tamanho da artéria pulmonar obstruída e o quadro cardiopulmonar do paciente. Há duas consequências importantes da oclusão das artérias pulmonares: (1) aumento agudo na pressão arterial pulmonar resultante do bloqueio do fluxo e do vasospasmo causado por mecanismos neurogênicos e/ou pela liberação de mediadores (p. ex., tromboxano A_2, serotonina); e (2) isquemia do parênquima pulmonar a jusante. Portanto, a obstrução de um vaso principal leva ao aumento abrupto da pressão arterial pulmonar, à redução do débito cardíaco, à insuficiência cardíaca direita (*cor pulmonale agudo*) e, por vezes, morte súbita. Quando vasos menores sofrem oclusão, os resultados são menos catastróficos e podem ser clinicamente silenciosos. Nos casos sintomáticos, a hipoxia se desenvolve a partir de múltiplos mecanismos:

- *Perfusão de zonas pulmonares atelectásicas*: o colapso alveolar ocorre em áreas isquêmicas devido a uma redução na produção do surfactante e ao fato de que a dor associada à embolia provoca redução no movimento da parede torácica, causando um descompasso entre perfusão e ventilação (incompatibilidade V/Q)
- *A redução do débito cardíaco causa um aumento da diferença entre as saturações arterial e venosa de oxigênio*
- O *desvio* (*shunt*) *do sangue da direita para a esquerda* pode ocorrer por meio de um forame oval patente, presente em 30% dos indivíduos.

Cabe lembrar que os pulmões são oxigenados não apenas pelas artérias pulmonares, mas também por artérias brônquicas e diretamente pelo ar nos alvéolos. Logo, a necrose isquêmica (infarto) é mais exceção do que regra, pois ocorre somente em 10% dos pacientes com tromboembolia. Ela surge apenas no caso de comprometimento da função cardíaca ou da circulação brônquica; ou ainda caso a região pulmonar em questão encontre-se subventilada como resultado de doença pulmonar subjacente.

> **Morfologia**
>
> As consequências da embolia pulmonar dependem do tamanho da massa embólica e do estado geral da circulação. Um êmbolo grande pode se alojar na artéria pulmonar principal ou em seus ramos principais, ou ainda ao longo da bifurcação como um **êmbolo em sela** (Figura 11.24). Os êmbolos menores ficam alojados em artérias pulmonares de médio e pequeno calibres. Havendo circulação e fluxo arteriais brônquicos adequados, a vitalidade do

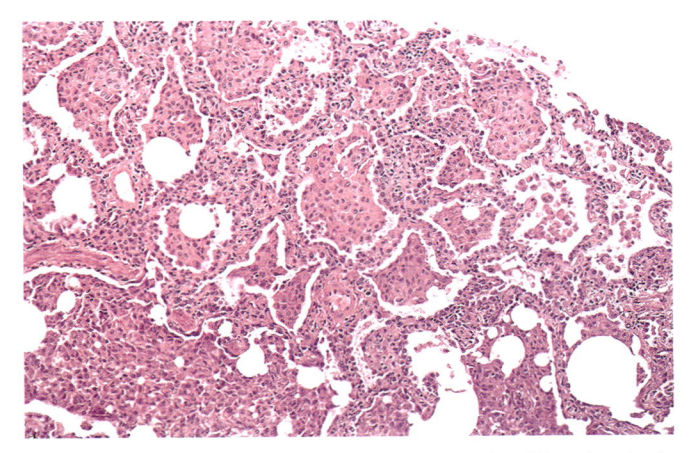

Figura 11.23 Pneumonia intersticial descamativa. Há acúmulo de grandes quantidades de macrófagos nos espaços alveolares, apenas com discreto espessamento fibroso das paredes alveolares.

parênquima pulmonar é mantida, embora possa ocorrer hemorragia alveolar como resultado de lesão isquêmica das células endoteliais.

Com o comprometimento da condição cardiovascular, como ocorre na insuficiência cardíaca congestiva, desenvolve-se o **infarto**. Quanto mais periférica for a oclusão embólica, maior é o risco para infarto. Cerca de três quartos de todos os infartos afetam os lobos inferiores, e mais da metade são múltiplos. Caracteristicamente, os infartos possuem formato de cunha com a base na superfície pleural e o ápice apontando para o hilo do pulmão. Os infartos pulmonares são tipicamente hemorrágicos e surgem como áreas elevadas, vermelho-azuladas e com necrose de coagulação em seu estágio agudo (infartos vermelhos) (Figura 11.25). A superfície pleural adjacente encontra-se frequentemente recoberta por um exsudato fibrinoso. O vaso ocluído está normalmente localizado próximo ao ápice da área infartada. As hemácias extravasadas sofrem lise em 48 horas, e então o infarto vai se tornando gradualmente acastanhado à medida que a hemossiderina é produzida. Com o tempo, a fibrose se inicia nas margens e eventualmente converte o infarto em uma cicatriz.

Características clínicas. As consequências clínicas da tromboembolia pulmonar podem ser resumidos da seguinte forma:

- A maioria (60 a 80%) é clinicamente silenciosa devido ao pequeno tamanho; a circulação brônquica sustenta a viabilidade do parênquima pulmonar afetado, enquanto a massa embólica é rapidamente removida pela atividade fibrinolítica
- Em 5% dos casos, ocorrem insuficiência cardíaca direita, colapso cardiovascular (choque) ou morte de maneira repentina. A embolia pulmonar maciça é uma das poucas causas de morte praticamente instantânea. Estas consequências graves surgem tipicamente quando mais de 60% da vascularização total do pulmão encontram-se obstruídos por um êmbolo grande ou por múltiplos êmbolos pequenos

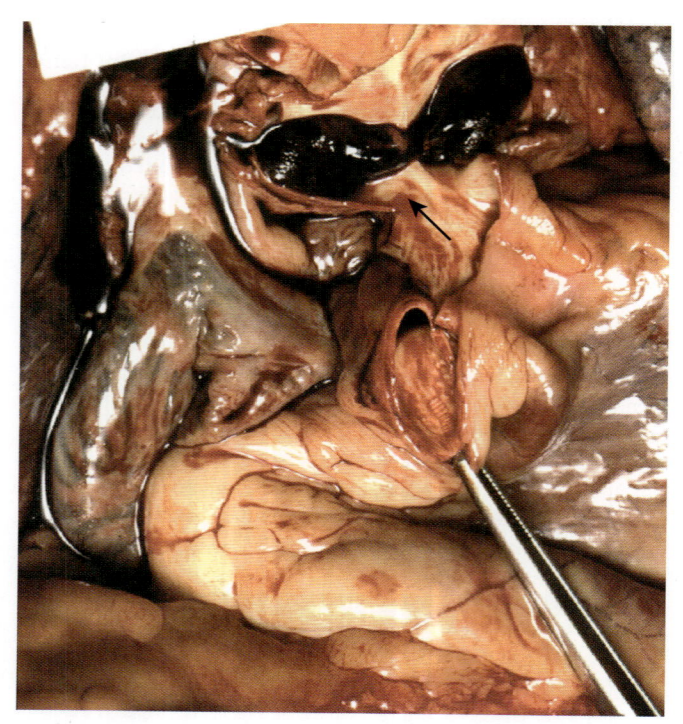

Figura 11.24 Grande êmbolo em sela proveniente da veia femoral, situado entre as artérias pulmonares esquerda e direita. (Cortesia da Dra. Linda Margraf, Department of Pathology, University of Texas Southwestern Medical School, Dallas, Texas.)

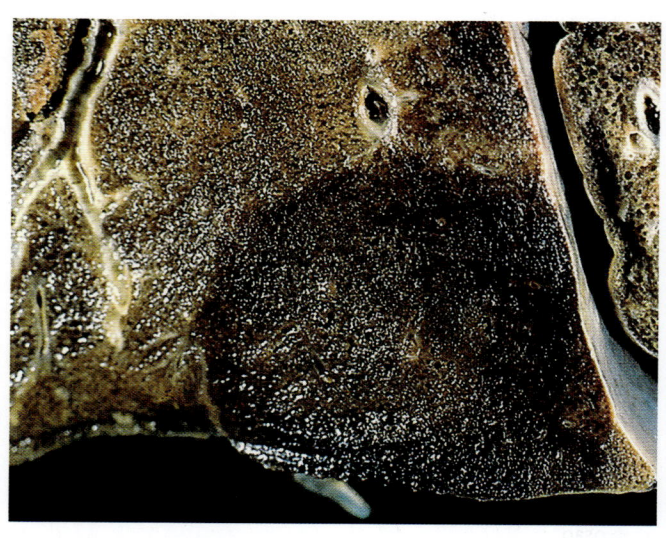

Figura 11.25 Pequeno infarto pulmonar hemorrágico em formato semelhante a uma cunha e de ocorrência recente.

- A obstrução de ramos pulmonares pequenos ou médios (10 a 15% dos casos) causa infarto pulmonar quando há presença de algum tipo de insuficiência circulatória. Tipicamente, os indivíduos que desenvolvem infartos também apresentam dispneia
- Em um pequeno subgrupo de pacientes (respondendo por < 3% dos casos), "chuvas" recorrentes de êmbolos levam a hipertensão pulmonar, insuficiência cardíaca direita crônica e, com o tempo, esclerose vascular pulmonar com agravamento progressivo da dispneia.

Os êmbolos geralmente se resolvem graças à atividade fibrinolítica endógena que promove sua dissolução completa. No entanto, um êmbolo pequeno e relativamente inócuo pode ser indicativo de um êmbolo maior. Os pacientes que sofreram uma embolia pulmonar têm 30% de chance de desenvolver uma segunda embolia. A terapia profilática pode incluir anticoagulantes, deambulação precoce para pacientes em pós-operatório ou em pós-parto, uso de meias compressivas, compressão pneumática intermitente da panturrilha e exercícios isométricos de pernas para pacientes acamados. Aqueles que desenvolvem embolia pulmonar devem receber terapia anticoagulante. Os pacientes com embolia pulmonar maciça que são hemodinamicamente instáveis (p. ex., choque, insuficiência cardíaca direita aguda) são candidatos à terapia trombolítica.

Os êmbolos pulmonares não trombóticos apresentam-se sob diversas formas incomuns, porém potencialmente letais, tais como embolia por ar, gordura e líquido amniótico (Capítulo 3). O uso abusivo de drogas intravenosas está frequentemente associado à embolia por corpos estranhos na microvasculatura pulmonar; a presença de trissilicato de magnésio (talco) nas drogas intravenosas induz uma resposta granulomatosa no interstício ou nas artérias pulmonares. O envolvimento do interstício pode levar à fibrose, ao passo que o envolvimento vascular leva à hipertensão pulmonar. Sob luz polarizada, podem ser visualizados cristais de talco residuais no interior dos granulomas. A embolia de medula óssea (caracterizada pela presença de elementos hematopoiéticos e de gordura em uma artéria pulmonar) pode ocorrer após trauma e nos pacientes com infarto ósseo secundário à anemia falciforme.

Hipertensão pulmonar

A circulação pulmonar normalmente apresenta baixa resistência e a pressão sanguínea pulmonar é somente de cerca de um oitavo da pressão sistêmica. **A hipertensão pulmonar (definida como pressão igual ou superior a 25 mmHg em repouso) pode ser causada por uma redução da área da seção transversal do leito vascular pulmonar ou, menos comumente, por aumento no fluxo sanguíneo vascular do pulmão.**

Patogênese. Com base na patogênese, a OMS dividiu a hipertensão pulmonar em cinco grupos, cada qual associado a diferentes distúrbios. As mais importantes dessas associações são:

- *Doenças pulmonares intersticiais ou obstrutivas crônicas* (grupo 3). Estas doenças obliteram capilares alveolares, aumentando a resistência pulmonar ao fluxo sanguíneo e, consequentemente, a pressão sanguínea pulmonar
- *Doença cardíaca adquirida ou congênita* (grupo 2): a estenose mitral, por exemplo, gera aumento na pressão do átrio esquerdo e na pressão venosa pulmonar que é eventualmente transmitida para o lado arterial da vascularização pulmonar, o que leva à hipertensão
- *Tromboembolia recorrente* (grupo 4): êmbolos pulmonares recorrentes podem reduzir a área da seção transversal funcional do leito vascular pulmonar, o que, por sua vez, leva ao aumento da resistência vascular pulmonar e à hipertensão
- *Doenças autoimunes* (grupo 1): muitas destas doenças (principalmente a esclerose sistêmica) envolvem a vasculatura e/ou o interstício pulmonar, levando ao aumento da resistência vascular e à hipertensão pulmonar
- A *apneia obstrutiva do sono* (também grupo 3) é um distúrbio comum associado à obesidade e à hipoxemia. À medida que a incidência de obesidade aumenta, sua contribuição para o desenvolvimento de hipertensão pulmonar e *cor pulmonale* também cresce de maneira significativa
- A *esquistossomose* (grupo 5) em sua forma hepatoesplênica crônica pode ser a causa mais comum de hipertensão pulmonar no mundo. Os mecanismos para isso não estão claros, embora a embolização de ovos e a hipertensão portopulmonar em decorrência de cirrose sejam as causas suspeitadas.

Raramente, quando todas as causas conhecidas de hipertensão pulmonar foram excluídas, é dado o diagnóstico de *hipertensão arterial pulmonar idiopática*. Este nome, no entanto, é equivocado, pois 80% das hipertensões pulmonares "idiopáticas" (também conhecidas como *hipertensão pulmonar primária*) possuem base genética, por vezes herdadas em famílias com um traço autossômico dominante de penetração incompleta. Como é comum nesses casos, a investigação das bases moleculares dessa forma familiar rara da doença forneceu novas visões acerca da patogênese; neste caso, esclarecendo-se o papel da proteína morfogenética óssea (BMP, do inglês *bone morphogenetic protein*), um membro da superfamília do TGF-β. Mutações inativadoras do gene da linhagem germinativa que codifica o receptor da proteína morfogenética óssea tipo 2 (BMPR2, do inglês *bone morphogenetic protein receptor 2*) são encontradas em 75% dos casos familiares de hipertensão pulmonar e em 25% dos casos esporádicos. Mais recentemente, mutações em outros genes envolvidos na via do BMPR2 também foram identificadas em pacientes afetados. Os detalhes ainda não foram esclarecidos, porém parece que defeitos na sinalização do BMPR2 levam a disfunções endoteliais e à proliferação de células da musculatura lisa vascular nos vasos pulmonares. Como apenas 10 a 20% dos indivíduos com mutações em *BMPR2* desenvolvem a doença, é provável que genes modificadores e/ou fatores desencadeantes ambientais também contribuam para a patogênese do distúrbio.

> **Morfologia**
>
> Independentemente da etiologia, todas as formas de hipertensão pulmonar estão associadas **à hipertrofia medial das artérias pulmonares musculares e elásticas, à esclerose arterial pulmonar e à hipertrofia do ventrículo direito**. As alterações vasculares podem envolver toda a árvore arterial, desde as artérias pulmonares principais até as arteríolas (Figura 11.26). Nos casos mais graves, é observado um espessamento esclerótico na artéria pulmonar e em seus ramos principais. As arteríolas e artérias de pequeno calibre são significativamente mais afetadas pela hipertrofia medial e pela fibrose da íntima, por vezes estreitando o lúmen a canais localizados. Uma alteração patológica incomum, porém característica, é a **lesão plexiforme**, que recebe este nome por causa da ocorrência de um tufo de formações capilares que forma uma rede (ou teia) que abrange o lúmen de pequenas artérias dilatadas e com paredes delgadas e que pode se estender para fora do vaso.
>
> Outros achados no pulmão podem apontar para a etiologia subjacente. Por exemplo, a presença de trombos recanalizados em formação favorece a embolia pulmonar recorrente como a causa, enquanto a doença pulmonar parenquimatosa (fibrose pulmonar, enfisema, bronquite crônica) sugere hipoxia crônica como o evento desencadeante.

Características clínicas. A hipertensão pulmonar produz sintomas quando a doença está avançada. A hipertensão pulmonar idiopática é mais comum nas mulheres de 20 a 40 anos. Normalmente, as manifestações iniciais são dispneia e fadiga; contudo, alguns pacientes apresentam angina (dor torácica). Com o passar do tempo, surgem insuficiência respiratória, cianose e hipertrofia do ventrículo direito, além de morte dentro de 2 a 5 anos em 80% dos pacientes em decorrência de *cor pulmonale* descompensado, frequentemente com sobreposição de tromboembolia e pneumonia.

As opções de tratamento dependem da etiologia subjacente. Para aqueles com doença secundária, a terapia é direcionada para a causa primária (p. ex., doença tromboembólica ou hipoxemia). Diversos vasodilatadores têm sido utilizados com sucesso variável nos indivíduos com doença do grupo 1 ou doença refratária de outros grupos. O transplante de pulmão é o tratamento definitivo para pacientes selecionados.

Síndromes pulmonares hemorrágicas difusas

A hemorragia pulmonar é uma complicação dramática de alguns distúrbios pulmonares intersticiais. Dentre as chamadas "síndromes pulmonares hemorrágicas", encontram-se (1) a síndrome de Goodpasture, (2) a granulomatose com poliangiite, e (3) a hemossiderose pulmonar idiopática. Somente a primeira destas entidades será discutida brevemente.

Síndrome de Goodpasture

A síndrome de Goodpasture é uma doença autoimune incomum na qual ocorrem lesões renais e pulmonares causadas por autoanticorpos circulantes contra determinados domínios do colágeno tipo IV, um componente das membranas basais dos glomérulos renais e dos alvéolos pulmonares. Os anticorpos desencadeiam destruição e inflamação das membranas basais nos alvéolos pulmonares e nos glomérulos renais, causando *pneumonite intersticial hemorrágica necrosante* e *glomerulonefrite rapidamente progressiva*.

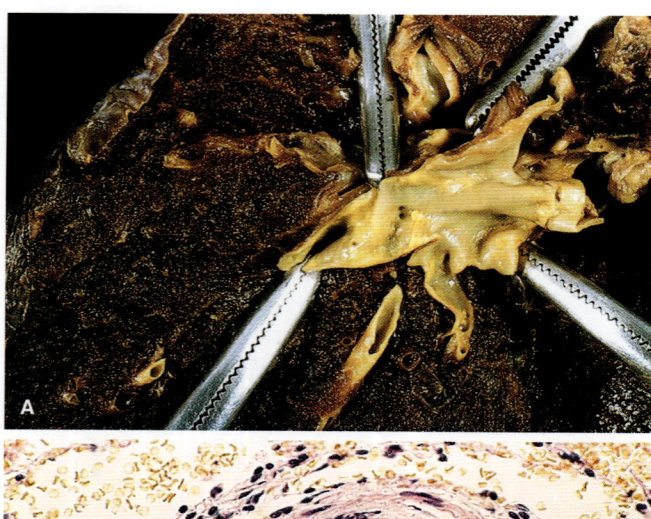

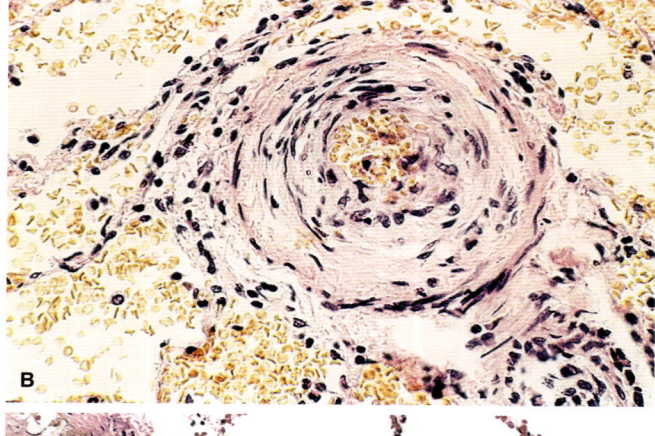

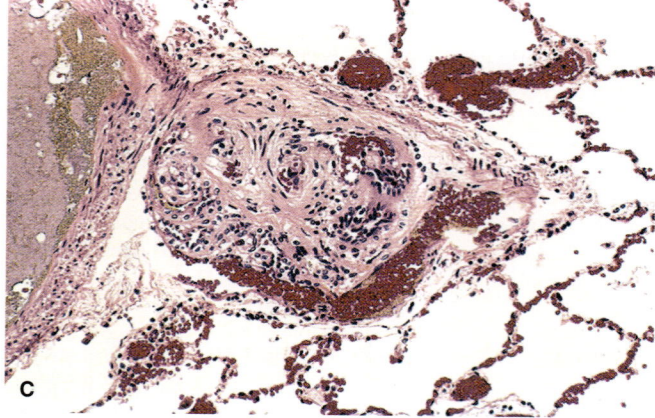

Figura 11.26 Alterações vasculares na hipertensão pulmonar. **A.** Espessamento esclerótico irregular, uma alteração geralmente limitada a artérias pulmonares de grande calibre. **B.** Hipertrofia medial marcante. **C.** Lesão plexiforme característica da hipertensão pulmonar avançada observada em artérias de pequeno calibre.

Morfologia

Os pulmões encontram-se pesados e apresentam áreas de consolidação vermelho-acastanhadas devido à **hemorragia alveolar**. O exame microscópico revela necrose focal das paredes alveolares, associada a hemorragia intra-alveolar, espessamento fibroso dos septos e hipertrofia dos pneumócitos tipo II. Há **hemossiderina** abundante, um resíduo dos episódios de hemorragia anteriores (Figura 11.27). Um característico **padrão linear de deposição de imunoglobulina** (geralmente IgG) é o achado diagnóstico marcante das amostras de biopsia renal (Capítulo 12), também podendo ser observado ao longo dos septos alveolares no pulmão.

Características clínicas. A maioria dos casos de síndrome de Goodpasture ocorre em pacientes na segunda e na terceira década de vida. Ao contrário de muitas outras doenças autoimunes, há preferência pelo gênero masculino. A maioria dos pacientes é tabagista ativa. A plasmaférese e a terapia imunossupressora melhoraram significativamente o prognóstico, antes sombrio. A substituição do plasma remove anticorpos deletérios e as medicações imunossupressoras inibem a produção de anticorpos. No caso de doença renal grave, o transplante de rim é eventualmente necessário.

Granulomatose e poliangiite

Mais de 80% dos pacientes com granulomatose e poliangiite (anteriormente conhecidas como *granulomatose de Wegener*) desenvolvem manifestações pulmonares ou do sistema respiratório superior em algum momento de seu curso (Capítulo 8). As lesões pulmonares caracterizam-se por uma combinação de vasculite necrosante ("angiíte") com inflamação granulomatosa necrosante parenquimatosa. Os sinais e os sintomas originam-se a partir do envolvimento do sistema respiratório superior (sinusite crônica, epistaxe, perfuração nasal) e dos pulmões (tosse, hemoptise, dor torácica). Em cerca de 90% dos casos, estão presentes anticorpos anticitoplasma de neutrófilos (PR3-ANCAs, do inglês *antineutrophil cytoplasmic antibodies*) (Capítulo 8).

INFECÇÕES PULMONARES

Nos EUA, as infecções pulmonares que se manifestam como pneumonia são responsáveis por um sexto de todas as mortes, um número que aumentou durante a pandemia por covid-19. De modo geral, a pneumonia pode ser definida como qualquer infecção no pulmão. Normalmente, o parênquima pulmonar permanece estéril devido a inúmeros mecanismos de defesa imunológicos e não imunológicos que se estendem ao longo do sistema respiratório desde a nasofaringe até os espaços aéreos alveolares (Figura 11.28). Apesar destas defesas, a vulnerabilidade do pulmão à infecção não é surpreendente, pois (1) muitos microrganismos são conduzidos pelo ar e prontamente inalados para os pulmões; (2) a microbiota nasofaríngea é regularmente aspirada durante o sono, mesmo nos indivíduos saudáveis; e (3) as doenças pulmonares frequentemente reduzem as defesas imunológicas locais.

A importância das defesas imunológicas na prevenção de infecções pulmonares é reforçada pelo impacto dos defeitos hereditários ou adquiridos na imunidade inata (incluindo defeitos nos neutrófilos e no sistema complemento) ou na imunidade adaptativa (p. ex., imunodeficiência humoral), todos levando a um aumento na incidência de pneumonias bacterianas. Por exemplo, os pacientes com mutações em MYD88, uma proteína adaptadora necessária para a sinalização por receptores do tipo *Toll*, são extremamente suscetíveis a infecções pneumocócicas necrosantes, ao passo que os pacientes com defeitos congênitos na produção de IgA (a principal imunoglobulina nas secreções das vias respiratórias) apresentam um risco aumentado para o desenvolvimento de pneumonias causadas por microrganismos encapsulados, tais como pneumococos e H. influenzae. Por outro lado, os defeitos na imunidade mediada por células Th1 levam, principalmente, ao aumento da ocorrência de infecções por microrganismos intracelulares, como as micobactérias atípicas. Com muito mais frequência, estressores ambientais interferem com os mecanismos de defesa imunológica pulmonares. Por exemplo, o tabagismo compromete a depuração mucociliar e a função dos macrófagos pulmonares; o álcool prejudica a função neutrofílica, bem como os reflexos da tosse e da epiglote (aumentando, assim, o risco de aspiração); enquanto a poluição do ar pode prejudicar a função de macrófagos e células epiteliais.

As pneumonias bacterianas são classificadas de acordo com seu agente etiológico específico ou, caso nenhum agente possa ser isolado,

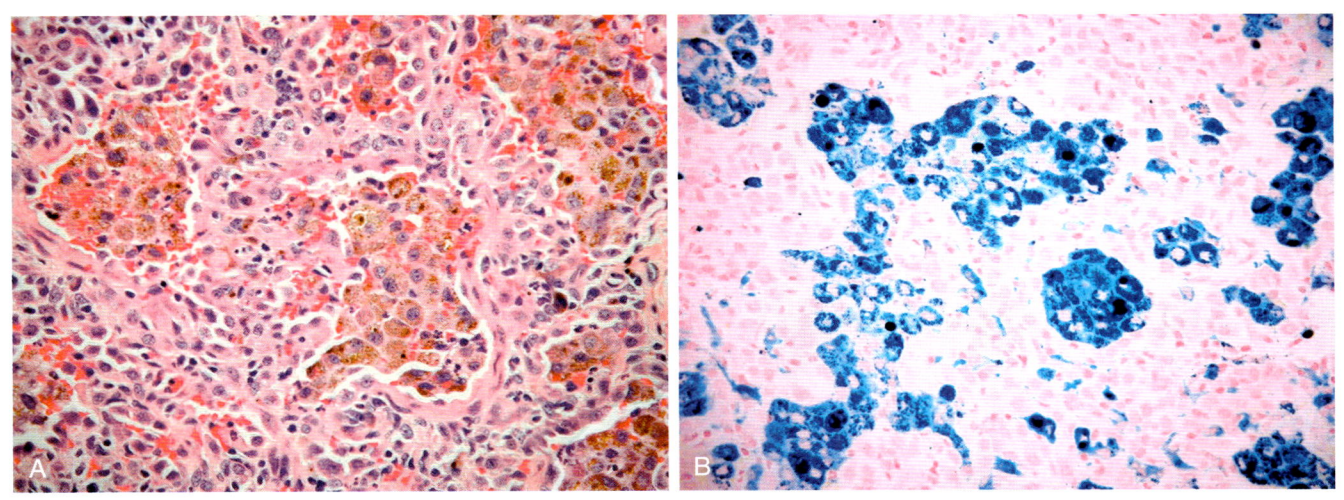

Figura 11.27 Hemorragia alveolar difusa. **A.** Amostra de biopsia de pulmão demonstrando grandes quantidades de macrófagos intra-alveolares contendo hemossiderina em um fundo de septos fibrosos espessados. **B.** O tecido foi corado pela técnica do azul da Prússia – um corante para ferro que evidencia a hemossiderina intracelular abundante. (De Teaching Collection of the Department of Pathology, Children's Medical Center, Dallas, Texas.)

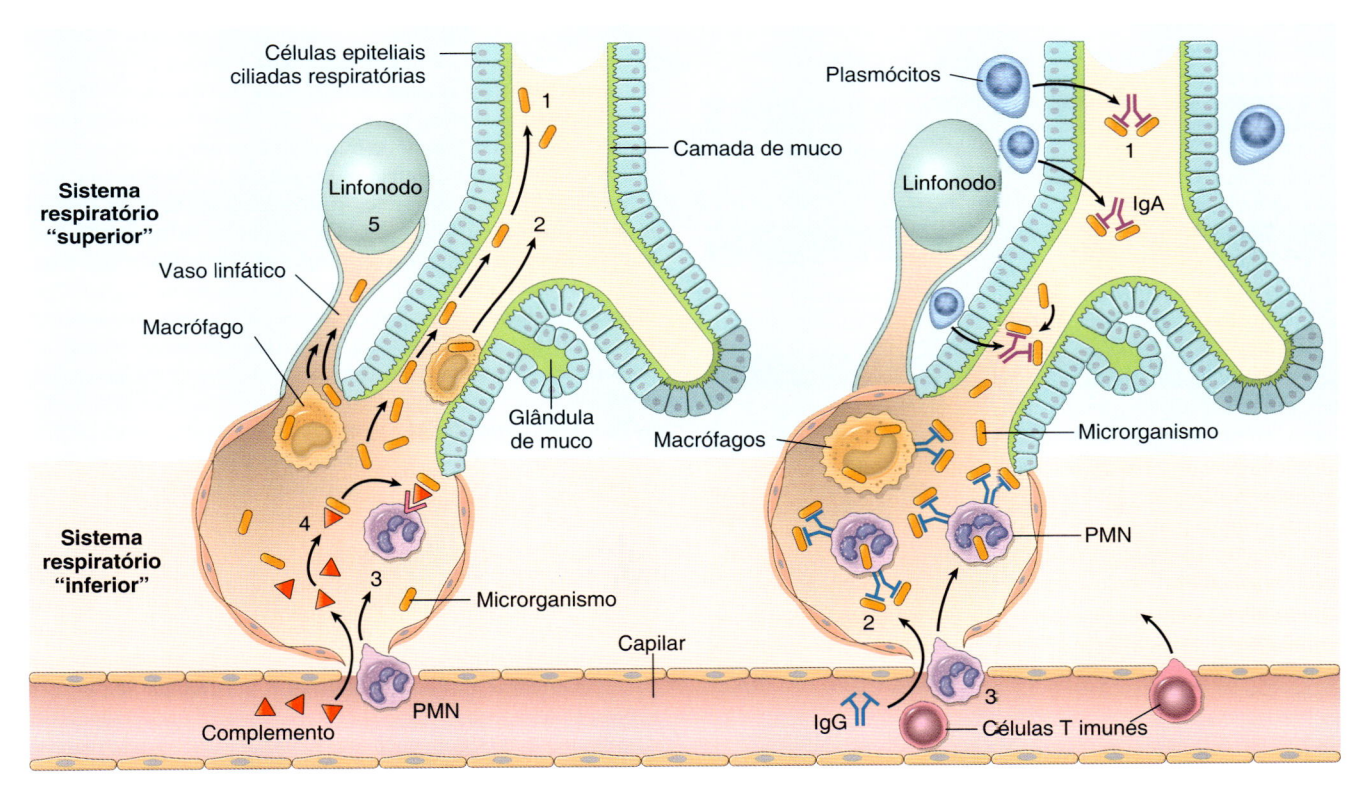

A DEFESAS IMUNOLÓGICAS INATAS

B DEFESAS IMUNOLÓGICAS ADAPTATIVAS

Figura 11.28 Mecanismos de defesa do pulmão. **A.** Defesas inatas contra a infecção: *1*, no pulmão normal, a remoção dos microrganismos depende de sua retenção na camada de muco seguida de remoção por meio do elevador mucociliar; *2*, a fagocitose pelos macrófagos alveolares é capaz de matar e degradar os microrganismos, removendo-os dos espaços aéreos por meio da migração para o elevador mucociliar; ou *3*, fagocitose e destruição por neutrófilos recrutados pelos fatores derivados de macrófagos; *4*, o complemento pode entrar nos alvéolos e ser ativado pela via alternativa para, então, produzir a opsonina C3b, que otimiza a fagocitose; *5*, microrganismos, inclusive aqueles ingeridos pelos fagócitos, podem alcançar os linfonodos drenantes, dando início às respostas imunológicas. **B.** Mecanismos adicionais entram em ação após o desenvolvimento da imunidade adaptativa: *1*, a IgA secretada pode bloquear a adesão do microrganismo ao epitélio no sistema respiratório superior; *2*, no sistema respiratório inferior, estão presentes anticorpos séricos (IgM, IgG) no líquido de revestimento alveolar e eles ativam o complemento de maneira mais eficiente por meio da via clássica, formando C3b (*não mostrado*); adicionalmente, a IgG atua como uma opsonina; *3*, o acúmulo de células T imunes é fundamental para o controle das infecções por vírus e outros microrganismos intracelulares. *PMN*, neutrófilo.

com base no contexto clínico em que acontece a infecção. Contextos clínicos específicos estão associados a um grupo razoavelmente distinto de patógenos (resumidos na Tabela 11.4). Assim, a avaliação do contexto clínico pode ser um guia útil quando a terapia antimicrobiana precisa ser empregada de maneira empírica.

Pneumonias bacterianas adquiridas na comunidade

As pneumonias bacterianas frequentemente surgem após uma infecção viral do sistema respiratório superior. A causa mais comum de pneumonia aguda adquirida na comunidade é o *S. pneumoniae* (pneumococo), que será discutido primeiro, seguido por outros patógenos relativamente comuns.

Tabela 11.4 Síndromes pneumônicas e patógenos implicados.

Pneumonia bacteriana adquirida na comunidade
Streptococcus pneumoniae
Haemophilus influenzae
Moraxella catarrhalis
Staphylococcus aureus
Legionella pneumophila
Enterobacteriaceae *(Klebsiella pneumoniae)* e *Pseudomonas* spp.
Mycoplasma pneumoniae
Chlamydia pneumoniae
Coxiella burnetii (febre Q)

Pneumonia viral adquirida na comunidade
Covid-19 (SARS-CoV-2), vírus sincicial respiratório, metapneumovírus humano, vírus parainfluenza (crianças), *influenza* A e B (adultos), adenovírus (recrutas militares)

Pneumonia associada ao sistema de saúde
Staphylococcus aureus sensível ou resistente à meticilina
Pseudomonas aeruginosa
Streptococcus pneumoniae

Pneumonia adquirida no hospital (nosocomial)
Bastonetes gram-negativos pertencentes a Enterobacteriaceae *(Klebsiella* spp., *Serratia marcescens, Escherichia coli)* e *Pseudomonas* spp.
S. aureus (geralmente resistente à meticilina)

Pneumonia por aspiração
Microbiota oral anaeróbia *(Bacteroides, Prevotella, Fusobacterium, Peptostreptococcus)* juntamente com bactérias aeróbias *(S. pneumoniae, S. aureus, H. influenzae* e *Pseudomonas aeruginosa)*

Pneumonia crônica
Nocardia
Actinomyces
Granulomatosa: *Mycobacterium tuberculosis* e micobactérias atípicas, *Histoplasma capsulatum, Coccidioides immitis, Blastomyces dermatitidis*

Pneumonia necrosante e abscesso pulmonar
Bactérias anaeróbias (extremamente comum) juntamente ou não com infecção aeróbia
S. aureus, K. pneumoniae, Streptococcus pyogenes e pneumococo tipo 3 (rara)

Pneumonia no hospedeiro imunocomprometido
Citomegalovírus
Pneumocystis jiroveci
Complexo *Mycobacterium avium* (CMA)
Aspergilose invasiva
Candidíase invasiva
Organismos bacterianos, virais e fúngicos "usuais" (listados anteriormente)

Streptococcus pneumoniae. As infecções pneumocócicas ocorrem com frequência aumentada em dois contextos clínicos: (1) doenças crônicas, como insuficiência cardíaca crônica, DPOC ou diabetes; e (2) defeitos congênitos ou adquiridos nas respostas imunológicas. Além disso, a função diminuída ou ausente do baço aumenta significativamente o risco de desenvolvimento de sepse pneumocócica fulminante. O baço contém a maior coleção de fagócitos do corpo, e é o principal órgão responsável pela remoção de pneumococos do sangue. O baço também é um importante sítio para a produção de anticorpos contra polissacarídeos, que são os anticorpos mais atuantes na proteção contra bactérias encapsuladas. Notavelmente, a incidência geral de pneumonia pneumocócica está diminuindo, em parte pela generalização da rotina de vacinação contra pneumococos, que resulta em um declínio das taxas individuais de pneumonia pneumocócica e produz imunidade de rebanho na população.

A presença de numerosos neutrófilos no escarro contendo os típicos diplococos gram-positivos em forma de lanceta garante o diagnóstico de pneumonia pneumocócica; no entanto, é preciso recordar que o *S. pneumoniae* faz parte da microbiota endógena de 20% dos adultos, de maneira que podem ser obtidos resultados falso-positivos. O isolamento de pneumococos a partir de culturas de sangue é mais específico, porém menos sensível (na fase inicial da doença, apenas 20 a 30% dos pacientes apresentam uma cultura sanguínea positiva). As vacinas contra pneumococos contendo polissacarídeos capsulares a partir dos sorotipos comuns são úteis para a prevenção da sepse pneumocócica nos indivíduos de alto risco.

Haemophilus influenzae. *H. influenzae* tipo B encapsulado é uma causa importante de pneumonia adquirida na comunidade e de infecção invasiva nas crianças em todo o mundo, embora seu impacto tenha sido bastante reduzido nas regiões do globo com alto poder aquisitivo pela vacinação contra esse microrganismo na infância. As formas de *H. influenzae* "não tipadas" (não encapsuladas) permanecem causas importantes de pneumonias adquiridas na comunidade em crianças e adultos. Os adultos com alto risco para o desenvolvimento dessas infecções incluem aqueles com doenças pulmonares crônicas, como fibrose cística, bronquiectasia e, particularmente, DPOC; o *H. influenzae* é a causa bacteriana mais comum de exacerbação aguda da DPOC.

Moraxella catarrhalis. *M. catarrhalis* é uma das causas de pneumonia bacteriana nos adultos mais velhos, particularmente naqueles com doença cardiopulmonar, diabetes e imunodeficiência. É a segunda causa bacteriana mais comum de exacerbação da DPOC. Junto com *S. pneumoniae* e *H. influenzae*, *M. catarrhalis* é uma das três causas mais frequentes de otite média (infecção da orelha média) nas crianças.

Staphylococcus aureus. *S. aureus* é uma causa importante de pneumonia bacteriana secundária em crianças e em adultos saudáveis após distúrbios respiratórios virais (p. ex., sarampo em crianças e *influenza* tanto em crianças quanto em adultos). A pneumonia estafilocócica está associada a uma alta incidência de complicações, tais como abscesso pulmonar e empiema. A pneumonia estafilocócica que ocorre em associação à endocardite estafilocócica do lado direito é uma séria complicação do uso de drogas intravenosas. Também é uma importante causa de pneumonia adquirida no hospital (discutida adiante).

Klebsiella pneumoniae. *K. pneumoniae* é a causa mais frequente de pneumonia por bactérias gram-negativas. A pneumonia por *Klebsiella* aflige frequentemente os indivíduos com doenças crônicas que afetam as defesas do hospedeiro. O escarro espesso e gelatinoso é característico, visto que o microrganismo produz um abundante polissacarídeo capsular viscoso que o paciente pode ter dificuldade em expectorar.

Pseudomonas aeruginosa. Embora seja discutida aqui juntamente com os patógenos adquiridos na comunidade em virtude da associação a infecções na fibrose cística, a infecção por *P. aeruginosa* é mais frequentemente observada nos contextos hospitalares (discutidos adiante). A pneumonia por *Pseudomonas* também é comum nos indivíduos neutropênicos, geralmente de forma secundária à quimioterapia ou ao envolvimento leucêmico da medula óssea; nas vítimas de queimaduras extensas; e nos pacientes que necessitam de ventilação mecânica. Outros fatores de risco incluem anormalidades no parênquima pulmonar, repetidos regimes de antibióticos e uso de glicocorticoides. A *P. aeruginosa* é propensa a invadir vasos sanguíneos no sítio da infecção, com consequente disseminação extrapulmonar. A bacteriemia por *Pseudomonas* é uma doença fulminante, pois a morte ocorre dentro de poucos dias. O exame histopatológico revela microrganismos invadindo as paredes de vasos sanguíneos necrosados (*vasculite por Pseudomonas*), o que leva à necrose coagulativa secundária do parênquima pulmonar.

Legionella pneumophila. *L. pneumophila* é o agente da doença dos legionários, que é um epônimo para as formas epidêmica e esporádica de pneumonia causadas por este microrganismo. A *febre de Pontiac* é uma infecção autolimitante e relacionada do sistema respiratório superior causada por *L. pneumophila* e sem sintomas pneumônicos. A *L. pneumophila* cresce em ambientes aquáticos artificiais, tais como torres industriais de resfriamento e em chuveiros, torneiras de pias e banheiras de hidromassagem, dentre outros. O modo habitual de transmissão é a inalação do microrganismo presente em aerossóis ou pela aspiração de água potável contaminada. A pneumonia por *Legionella* é comum nos indivíduos com alguma condição predisponente como doenças cardíaca, renal, imunológica ou hematológica. Os receptores de transplante são especialmente suscetíveis. A pneumonia por *Legionella* pode ser bastante grave, frequentemente exige hospitalização e apresenta mortalidade de 30 a 50% nos indivíduos imunossuprimidos. O diagnóstico rápido é facilitado pela demonstração de antígenos de *Legionella* na urina ou por um teste positivo de fluorescência por anticorpos em amostras de escarro; a cultura permanece sendo o ensaio padrão de diagnóstico. Os testes baseados na reação em cadeia da polimerase (PCR, do inglês *polymerase chain reaction*) podem ser utilizados em secreções brônquicas dos casos atípicos.

Mycoplasma pneumoniae. As infecções por micoplasma são especialmente comuns em crianças e jovens. Ocorrem esporadicamente ou como epidemias locais em comunidades fechadas (p. ex., escolas, acampamentos militares, prisões). Estão disponíveis ensaios para antígenos de *Mycoplasma* e teste de PCR para DNA de *Mycoplasma*.

> ingurgitamento vascular, presença de líquido intra-alveolar contendo poucos neutrófilos e, frequentemente, presença de numerosas bactérias. O estágio de **hepatização vermelha** que se segue é marcado por uma maciça exsudação confluente à medida que neutrófilos, hemácias e fibrina preenchem os espaços alveolares (Figura 11.31 A). No exame macroscópico, o lobo se apresenta vermelho, firme, sem ar e com consistência semelhante ao fígado, daí o termo *hepatização*. O estágio seguinte, de **hepatização cinzenta**, é caracterizado por uma desintegração progressiva das hemácias e a persistência de um exsudato fibrinossupurativo (Figura 11.31 B), resultando então na alteração de cor para marrom-acinzentado. No estágio final, de **resolução**, o exsudato nos espaços alveolares é degradado por digestão enzimática para produzir detritos granulares semifluidos que podem ser reabsorvidos, ingeridos por macrófagos, expectorados, ou organizados pelos fibroblastos (Figura 11.31 C). A extensão da pneumonia para a periferia do pulmão geralmente produz uma reação fibrinosa pleural **(pleurite)** que pode se resolver ou passar por organização, resultando em espessamento fibroso ou adesões permanentes.
>
> Na **broncopneumonia** há áreas focais de consolidação resultantes de uma inflamação supurativa aguda. A consolidação pode estar confinada a um lobo, porém é mais comumente multilobar, sendo frequentemente bilateral e basal, devido à tendência de as secreções se moverem para os lobos inferiores pela ação da gravidade. As lesões bem desenvolvidas são ligeiramente elevadas, secas, granulares, cinza-avermelhadas a amarelas, e com margens pouco delimitadas. Histologicamente, um exsudato rico em neutrófilos preenche os brônquios, os bronquíolos e os espaços alveolares adjacentes (ver Figura 11.31 A).
>
> As complicações da pneumonia incluem (1) destruição e necrose teciduais, levando à **formação de abscessos**; (2) disseminação da infecção para a cavidade pleural, causando pleurite e a reação fibrinossupurativa intrapleural, conhecida como empiema; e (3) **disseminação bacteriêmica** para valvas cardíacas, pericárdio, cérebro, rins, baço ou articulações, causando abscessos variados, endocardite, meningite ou artrite supurativa.

Características clínicas. O principal sintoma da típica pneumonia bacteriana aguda adquirida na comunidade é um início abrupto com febre alta, calafrios e tosse produzindo escarro mucopurulento; ocasionalmente, os pacientes apresentam hemoptise. Quando há presença

Morfologia

A pneumonia bacteriana apresenta dois padrões de distribuição anatômica: broncopneumonia lobular e pneumonia lobar (Figura 11.29). No contexto das pneumonias, o termo "consolidação", utilizado frequentemente, refere-se à "solidificação" do pulmão decorrente da substituição de ar por exsudato nos alvéolos. A consolidação do pulmão em focos é a característica dominante da **broncopneumonia**, ao passo que a consolidação de uma grande porção de um lobo ou de um lobo inteiro define a **pneumonia lobar** (Figura 11.30). Estas categorizações anatômicas podem ser difíceis de ser aplicadas a casos individuais, pois pode haver sobreposição dos padrões, de modo que os focos de consolidação podem evoluir e se tornar confluentes com o passar do tempo, produzindo, assim, uma consolidação lobar completa. Além disso, dependendo da suscetibilidade do paciente, os mesmos microrganismos podem formar qualquer um dos padrões. O mais importante sob o ponto de vista clínico é a identificação do agente causal e a determinação da extensão da doença.

No caso da **pneumonia lobar**, foram descritos classicamente quatro estágios de resposta inflamatória. No primeiro estágio, de **congestão**, o pulmão encontra-se pesado, úmido e vermelho. Caracteriza-se por

Broncopneumonia   Pneumonia lobar

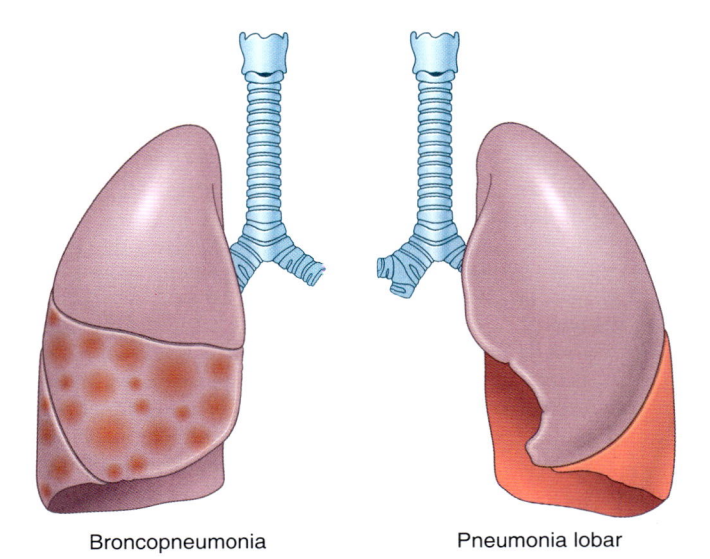

Figura 11.29 Distribuição anatômica da broncopneumonia e da pneumonia lobar afetando os lobos inferiores do pulmão.

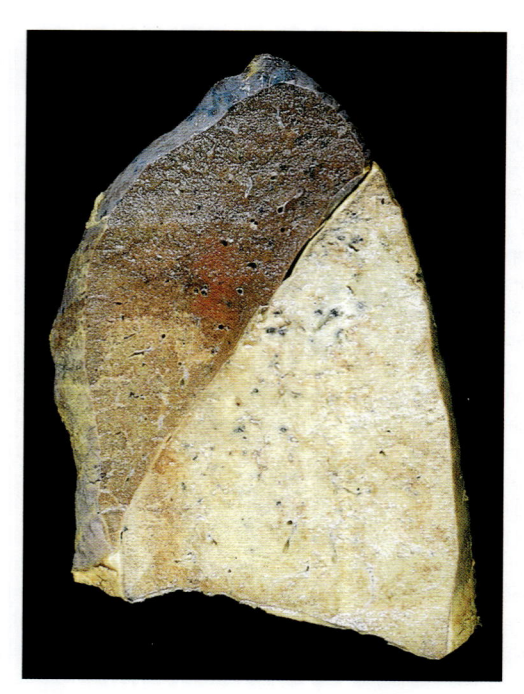

Figura 11.30 Pneumonia lobar com hepatização cinzenta. O lobo inferior encontra-se uniformemente consolidado.

de pleurite, ela é acompanhada por dor pleurítica e atrito pleural. O lobo inteiro encontra-se radiopaco na pneumonia lobar, ao passo que a broncopneumonia gera opacidades focais.

O quadro clínico modifica-se significativamente pela administração de antibióticos efetivos. Os pacientes tratados podem se tornar relativamente afebris e com poucos sinais clínicos dentro de 48 a 72 horas após o início da antibioticoterapia. A identificação do microrganismo e a determinação de sua sensibilidade aos antibióticos (antibiograma) são os pilares da terapia. Atualmente, menos de 10% dos pacientes com pneumonia grave o suficiente para exigir hospitalização sucumbem. Na maioria dos casos, a morte se dá em decorrência de uma complicação, como empiema, meningite, endocardite ou pericardite, ou devido a alguma influência predisponente, como debilidade ou alcoolismo abusivo.

Pneumonias virais adquiridas na comunidade

Antes da pandemia de covid-19, as causas mais comuns das pneumonias virais adquiridas na comunidade eram o vírus influenza tipos A e B, o vírus sincicial respiratório, o metapneumovírus humano, o adenovírus, o rinovírus, o vírus da rubéola e o vírus da varicela (ver Tabela 11.5). Durante o ano de 2020, o SARS-CoV-2, o agente da covid-19, se tornou rapidamente a principal causa de pneumonia viral adquirida na comunidade na maior parte do mundo.

Todos estes vírus compartilham a tendência a infectar e danificar o epitélio respiratório, produzindo uma resposta inflamatória. Quando o processo se estende até os alvéolos, geralmente há inflamação intersticial; entretanto, algum extravasamento de líquido para os espaços alveolares também pode ocorrer, de modo que, nas radiografias torácicas, as alterações podem simular aquelas observadas nas pneumonias bacterianas. Por essa razão, não é possível distinguir as pneumonias bacterianas das virais com base apenas na aparência radiográfica. Além disso, as lesões que levam à necrose do epitélio respiratório inibem a depuração mucociliar

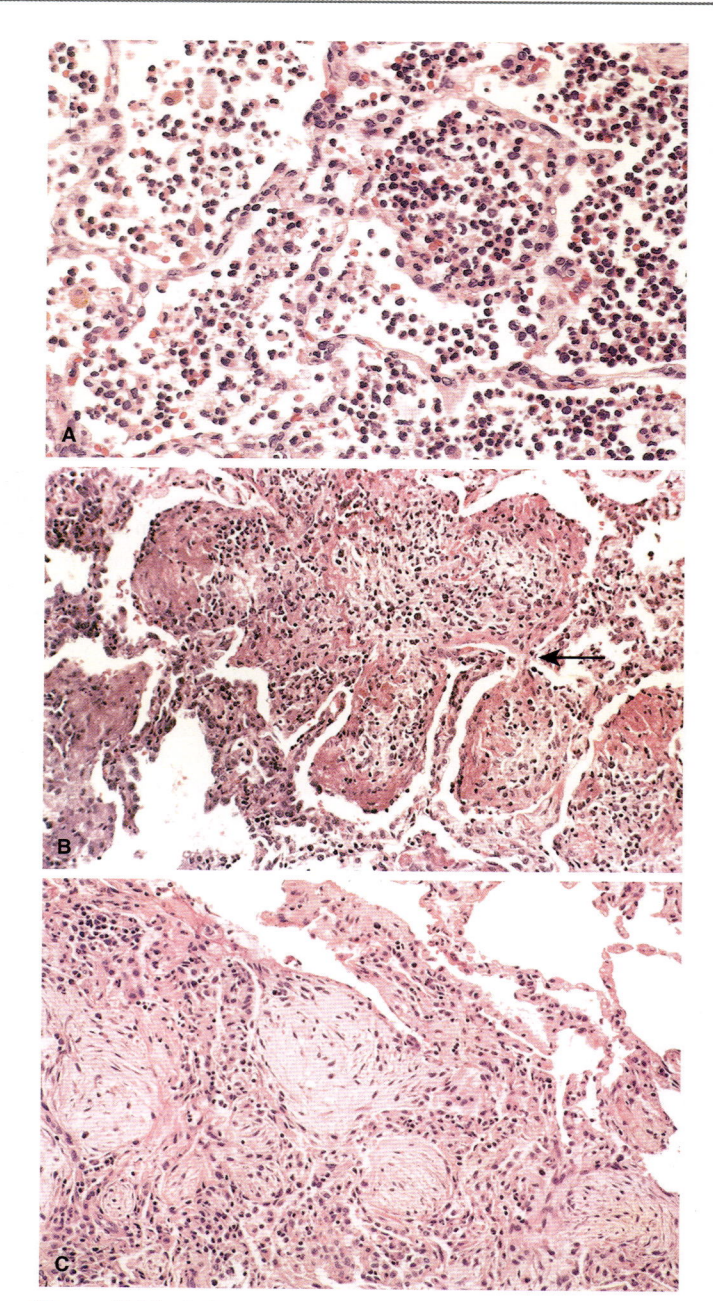

Figura 11.31 **A.** Pneumonia aguda. Os capilares septais congestos e o extenso exsudato neutrofílico para o interior dos alvéolos correspondem à hepatização vermelha inicial. As redes de fibrina ainda não estão formadas. **B.** Organização inicial de exsudatos intra-alveolares, observados nas áreas que fluem através dos poros de Kohn (*seta*). **C.** Pneumonia em formação avançada evidenciando a transformação dos exsudatos em massas fibromixoides ricamente infiltradas por macrófagos e fibroblastos.

e predispõem a infecções bacterianas secundárias. Essas complicações sérias da infecção viral tendem a ocorrer mais em crianças, idosos, indivíduos imunocomprometidos e aqueles que fazem consumo excessivo de álcool.

Primeiramente, faremos uma revisão sobre a morfologia e as características clínicas comuns das pneumonias virais e então detalharemos duas das causas mais importantes de pneumonia viral grave: o vírus influenza e o coronavírus.

> **Morfologia**
>
> Os padrões morfológicos nas pneumonias virais são semelhantes. O processo pode ocorrer em focos ou pode envolver os lobos inteiros uni ou bilateralmente. Macroscopicamente, as áreas afetadas encontram-se congestas e apresentam coloração vermelho-azulada. No exame histológico, a **reação inflamatória encontra-se predominantemente confinada às paredes dos alvéolos** (Figura 11.32). Os septos estão alargados e edemaciados; geralmente, contêm um infiltrado inflamatório mononuclear constituído de linfócitos, macrófagos e, ocasionalmente, plasmócitos. Na apresentação clássica, os espaços alveolares nas pneumonias virais estão livres de exsudato celular. Entretanto, nos casos mais graves, pode se desenvolver uma lesão alveolar difusa com formação de membranas hialinas. Nos casos menos graves e sem complicações, a resolução da doença é seguida pela reconstituição da arquitetura normal. A sobreposição de infecção bacteriana causa um quadro histológico misto.

Características clínicas. O curso clínico da pneumonia viral é extremamente variado. Ela pode simular uma infecção grave do sistema respiratório superior, um resfriado que permanece não diagnosticado ou pode manifestar-se como uma infecção fulminante com risco de morte. Geralmente, a apresentação inicial é uma doença febril não específica e aguda caracterizada por febre, cefaleia, mal-estar e, mais adiante, tosse com pouco escarro. Naqueles que desenvolvem pneumonia sintomática, a presença de exsudato inflamatório nas paredes alveolares impede a oxigenação do sangue que flui através dos espaços aéreos afetados, o que, como consequência, causa uma incompatibilidade ventilação-perfusão. Assim, o grau de desconforto respiratório comumente parece desproporcional aos achados físicos e radiográficos.

Vírus influenza

A *influenza* (gripe) causa epidemias frequentes e pandemias periódicas. O vírus influenza apresenta um genoma de RNA de fita simples dividido em oito segmentos separados que são mantidos próximos por uma nucleoproteína que determina o tipo de vírus – A, B ou C. A superfície viral consiste em uma bicamada lipídica contendo as proteínas hemaglutinina (H) e neuraminidase (N) virais, que determinam o subtipo (p. ex., H1N1, H3N2). Os anticorpos do hospedeiro contra a hemaglutinina e a neuraminidase evitam e amenizam, respectivamente, a infecção pelo vírus *influenza*. Os vírus tipo A infectam humanos, suínos, equinos e aves, e são a principal causa de infecções pandêmicas e epidêmicas por *influenza*. As epidemias por *influenza* ocorrem quando novos subtipos adquirem mutações dos antígenos de hemaglutinina e neuraminidase, que permitem que o vírus escape da maioria dos anticorpos do hospedeiro (drift *antigênico*). As pandemias, que possuem duração mais longa e que são mais disseminadas que as epidemias, podem ocorrer quando as sequências codificadoras tanto da hemaglutinina quanto da neuraminidase são substituídas por meio de recombinação com as do vírus dos animais (shift *antigênico*), criando um novo vírus contra o qual a população tem pouca ou nenhuma imunidade preexistente. As vacinas contra *influenza* disponíveis comercialmente fornecem uma proteção razoável contra a doença, especialmente nas crianças vulneráveis e nos idosos.

O estudo de pandemias passadas tem fornecido maior clareza quanto a pandemias futuras. A análise de DNA de genomas virais obtidos dos pulmões de um soldado que faleceu na grande pandemia de *influenza* de 1918, que matou 20 a 40 milhões de indivíduos em todo o mundo, identificou sequências de *influenza* suína, o que condiz com o fato de este vírus ter se originado a partir de um *shift* antigênico. A primeira pandemia por gripe deste século, que ocorreu em 2009, também resultou de um *shift* antigênico envolvendo um vírus de origem suína. Esse vírus gerou infecções especialmente graves em adultos jovens, aparentemente porque os adultos mais velhos tinham anticorpos contra as linhagens antigas de *influenza*, que conferiram certa proteção. Determinadas comorbidades, tais como diabetes, doença cardíaca, doença pulmonar e imunocomprometimento, também estavam associadas a um risco aumentado para a infecção grave.

Qual, então, deve ser a fonte da próxima grande pandemia? Uma preocupação está centrada na *influenza* aviária, que normalmente infecta aves. Uma linhagem aviária – o tipo H5N1 – disseminou-se pelo mundo em aves domésticas e selvagens. Até setembro de 2019, aproximadamente 860 infecções pelo vírus influenza H5N1 (de 15 países) foram notificadas à OMS. Essas infecções resultaram em alta mortalidade, principalmente decorrente de pneumonia, mesmo em adolescentes e adultos jovens. Praticamente todos os casos foram adquiridos pelo contato próximo com aves domésticas. Felizmente, a transmissão do vírus aviário H5N1 atual é ineficiente. Entretanto, caso o vírus *influenza* H5N1 seja recombinado com uma *influenza* que seja altamente infecciosa em humanos, poderá surgir uma linhagem que seja capaz de manter a transmissão entre humanos (e, assim, causar a próxima pandemia).

Coronavírus

Coronavírus são vírus de RNA envelopados e de polaridade positiva que infectam humanos e várias outras espécies de vertebrados. Os coronavírus fracamente patogênicos causam infecções leves no sistema respiratório superior semelhantes ao resfriado, enquanto os coronavírus altamente patogênicos podem causar pneumonias graves, muitas vezes fatais. Um exemplo de tipo altamente patogênico é o SARS-CoV-2 (síndrome respiratória aguda grave pelo coronavírus 2), a cepa responsável pela primeira grande pandemia do século XXI, uma doença viral chamada covid-19.

Patogênese. Coronavírus altamente patogênicos como o SARS-CoV-2 têm proteínas da espícula viral (do inglês *spike proteins*) que se ligam à proteína chamada enzima conversora de angiotensina 2 (ECA2), que é encontrada no epitélio de superfície da nasofaringe e nas células epiteliais alveolares tipo 2. Após a exposição, o vírus infecta as células que expressam ECA2 e se replica rapidamente, de modo que indivíduos pré-sintomáticos ou recém-sintomáticos têm maior probabilidade de espalhar a infecção para outras pessoas. A transmissão ocorre principalmente através de gotículas respiratórias produzidas pela tosse, pelo espirro, pela fala ou pelo canto, e é mais provável que ocorra em ambientes fechados e em espaços mal ventilados.

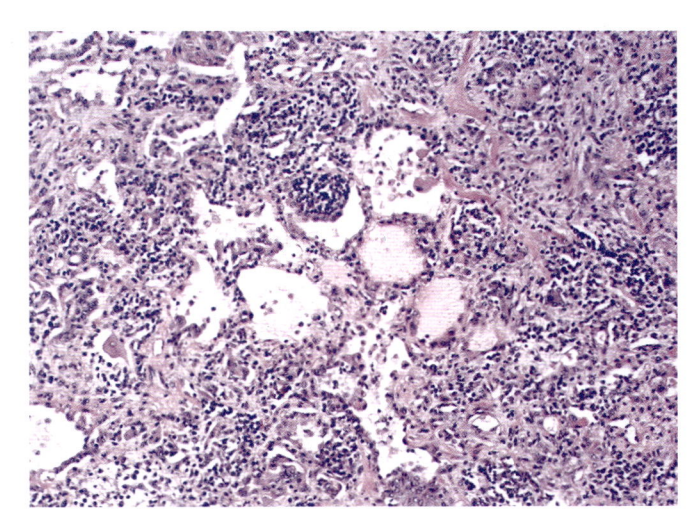

Figura 11.32 Pneumonia viral. As paredes alveolares espessadas encontram-se infiltradas por linfócitos e alguns plasmócitos, que transbordam sobre os espaços alveolares. Observe o edema alveolar focal (*centro*) e a fibrose inicial (*região superior à direita*).

O resultado da infecção pelo SARS-CoV-2 é altamente variável, pois vai de uma infecção assintomática, especialmente em crianças e adultos jovens, até uma doença grave que leva a pneumonia rápida e progressiva, além de insuficiência pulmonar. Os principais fatores de risco para a doença grave são:

- *Idade*: embora a covid-19 possa ser letal em qualquer idade, é particularmente mortal nos idosos, especialmente aqueles com mais de 75 anos
- *Comorbidades*: estas incluem obesidade, tabagismo, diabetes e doenças cardíacas, pulmonares e renais crônicas
- *Contexto socioeconômico, raça e gênero socialmente definidos*: os homens correm maior risco de desenvolver a doença grave, assim como os afro-americanos, os hispânicos e os americanos de ascendência do sul da Ásia. Alguns estudos que tiveram controles para comorbidades sugerem que a associação com as ascendências africana e hispânica se deva, em grande parte, ao quadro de saúde subjacente e à disparidades econômicas, não a fatores genéticos
- *Anormalidades laboratoriais*: incluem linfopenia, trombocitopenia e evidência de coagulopatia ou de insuficiência hepática, cardíaca ou renal
- *Fatores genéticos*: vários estudos detectaram uma associação entre o grupo sanguíneo tipo A e doença grave, enquanto outros identificaram mutações de linhagem germinativa em genes que codificam componentes da via da IFN tipo I em um subgrupo de pacientes com doença.

A patogênese da covid-19 ainda precisa ser completamente elucidada, mas um modelo de trabalho é apresentado na Figura 11.33. A infecção viral do epitélio alveolar tipo 2 pode causar danos por efeito citopático direto do vírus, bem como por meio da resposta imunológica subsequente. Os indivíduos que desenvolvem a doença grave geralmente apresentam maiores cargas virais no início do curso da doença, o que indica uma incapacidade de controlar o vírus desde o início. Em alguns indivíduos, esta falha pode ser devida a autoanticorpos ou variantes genéticas que interferem com a sinalização pela IFN tipo I, ou a alterações menos definidas no sistema imune que ocorrem com o envelhecimento ou na presença de condições de comorbidades como obesidade e diabetes. A hipótese é que um grande número de células infectadas pelo SARS-CoV-2 elicitam uma resposta imune excessiva e marcada por altos níveis de citocinas, como IFN-γ, IL-6 e TNF, desencadeando uma cascata inflamatória por vezes referida como "tempestade de citocinas". Por sua vez, esse quadro produz disfunção não apenas no pulmão, mas em múltiplos outros órgãos sistêmicos, incluindo o coração e os rins, características que são reminiscentes da síndrome da resposta inflamatória sistêmica (SIRS, do inglês *systemic inflammatory response syndrome* – Capítulo 2). Naqueles que são gravemente afetados, esse estado pró-inflamatório persiste mesmo após a queda da carga viral, talvez porque o dano tecidual em curso cause mais inflamação. Uma característica relativamente incomum da covid-19 grave é uma alta propensão para tromboses venosas e arteriais. A causa não está completamente compreendida, mas tem sido observado que a trombose ocorre frequentemente no contexto de níveis muito elevados de fibrinogênio plasmático e viscosidade sanguínea significativamente elevada, um fator de risco bem conhecido para trombose.

> **Morfologia**
>
> Além das características observadas em outras pneumonias virais (descritas anteriormente), os casos graves de covid-19 podem apresentar achados adicionais. A coagulopatia que acompanha a doença pode causar tromboembolia venosa e trombose arterial, levando à isquemia dos membros e ao acidente vascular cerebral, bem como à formação de microtrombos no pulmão inflamado que pode exacerbar a disfunção pulmonar. Também foram relatados miocardite e infiltrados inflamatórios no SNC, mas não está claro se estes efeitos da covid-19 são diretos ou indiretos.

Características clínicas. O início da covid-19 assemelha-se ao das outras causas de pneumonia viral, com a exceção de que é provável que esteja associado à perda de olfato e paladar, aparentemente por causa da infecção das células epiteliais olfatórias. O diagnóstico é facilmente feito por ensaios baseados em PCR para o genoma viral ou por ensaios mais rápidos (mas menos sensíveis) para proteínas virais. Os pacientes com pneumonia sintomática se beneficiam do tratamento com esteroides imunossupressores, o que confirma a ideia de que a doença grave envolve uma resposta imunológica superexuberante. Anticoagulantes em baixas doses também melhoram o prognóstico, presumivelmente por combater o estado pró-coagulante induzido pela covid-19. A disponibilidade de vacinas altamente eficazes contra o SARS-CoV-2 está reduzindo a propagação deste vírus, mas não antes que a covid-19 custasse o terrível número de milhões de vidas ceifadas em todo o mundo. A pandemia tem também evidenciado o surgimento de novas cepas de SARS-CoV-2; algumas, como a variante ômicron, são mais facilmente disseminadas, o que torna provável que (assim como a gripe) o SARS-CoV-2 persistirá e se tornará uma infecção respiratória endêmica sazonal.

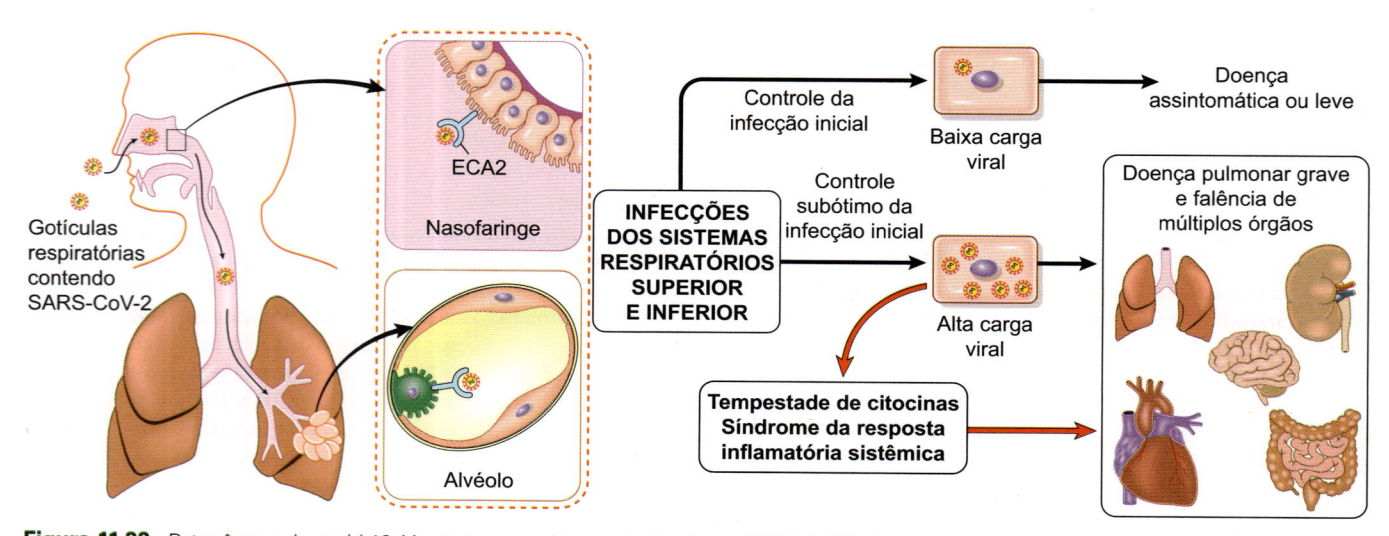

Figura 11.33 Patogênese da covid-19. Ver texto para obter mais detalhes. *SARS-CoV-2*, síndrome respiratória aguda grave pelo coronavírus 2.

Pneumonias adquiridas no hospital

As pneumonias adquiridas no hospital, ou pneumonias nosocomiais, são definidas como infecções pulmonares adquiridas durante o período de internação hospitalar. Essas infecções não somente causam impacto adverso sobre o curso clínico dos pacientes acometidos, como também elevam consideravelmente os custos da assistência médica. As infecções adquiridas no hospital são comuns nos pacientes com doenças subjacentes graves e imunocomprometidos, ou nos indivíduos sob regimes prolongados de antibioticoterapia. Os pacientes sob ventilação mecânica encontram-se dentro de um grupo de risco especialmente alto, e as infecções adquiridas neste contexto recebem a designação de *pneumonia associada à ventilação mecânica*. Bastonetes gram-negativos (membros da família Enterobacteriaceae e de *Pseudomonas* spp.) e *S. aureus* são os isolados mais frequentes; diferentemente das pneumonias adquiridas na comunidade, *S. pneumoniae* não é um patógeno comum no ambiente hospitalar.

Pneumonia por aspiração

A pneumonia por aspiração ocorre nos pacientes debilitados ou naqueles que aspiram conteúdos gástricos quando inconscientes (p. ex., após um acidente vascular cerebral) ou durante vômitos repetidos. Os indivíduos acometidos tipicamente apresentam reflexos anormais de vômito e de deglutição. A pneumonia resultante é parcialmente química (devido aos efeitos extremamente irritantes do ácido gástrico) e parcialmente bacteriana. Geralmente, mais de um microrganismo é recolhido nas culturas, e os aeróbios são mais comuns que os anaeróbios (Tabela 11.5). Muitas vezes, a pneumonia por aspiração é necrosante, segue um curso clínico fulminante, e é a causa mais frequente de morte nos indivíduos com predisposição à aspiração. Entre os sobreviventes, a formação de abscesso é uma complicação comum. Em contraste, a microaspiração ocorre em muitos indivíduos, especialmente naqueles com refluxo gastresofágico, e pode exacerbar outras doenças pulmonares, porém não leva à pneumonia.

Abscesso pulmonar

Abscesso pulmonar refere-se a uma área localizada de supuração no parênquima pulmonar que resulta na formação de uma ou mais cavidades grandes. O microrganismo responsável pode ser introduzido no pulmão por meio de qualquer um dos seguintes mecanismos:

- *Aspiração de material infectante* originado em dentes cariados, tonsilas ou seios paranasais infectados. Isso pode ocorrer durante cirurgia oral, anestesia, coma ou intoxicação alcoólica, e nos pacientes debilitados com reflexos de tosse comprometidos
- *Aspiração de conteúdo gástrico*, em geral acompanhado por microrganismos infecciosos originários da orofaringe
- *Como complicação de pneumonias bacterianas necrosantes*, especialmente aquelas causadas por *S. aureus, Streptococcus pyogenes, K. pneumoniae, Pseudomonas* spp. e, mais raramente, pneumococos tipo 3. Infecções micóticas e bronquiectasia também podem gerar abscessos pulmonares
- *Obstrução brônquica*, particularmente em decorrência de neoplasias, especialmente câncer de pulmão. Drenagem comprometida, atelectasia distal e aspiração de sangue e fragmentos das neoplasias podem contribuir para o desenvolvimento de abscessos. Um abscesso também pode se formar em uma porção necrótica e escavada de uma neoplasia. A obstrução pode ser precedida de bronquiectasia
- *Embolia séptica* proveniente de endocardite infecciosa do lado direito do coração
- Além dos mecanismos citados, os abscessos pulmonares também podem resultar de *disseminação bacteriana hematogênica* decorrente de uma infecção piogênica disseminada. Isto ocorre mais caracteristicamente na bacteriemia estafilocócica, e é frequente a formação de múltiplos abscessos pulmonares
- Finalmente, determinados patógenos podem causar ou colonizar lesões cavitárias e mimetizar um abscesso pulmonar em exames radiográficos. Os patógenos responsáveis incluem fungos (p. ex., *Aspergillus* spp., *Cryptococcus* spp., *Histoplasma capsulatum, Blastomyces dermatitidis, Coccidioides* spp., os agentes da mucormicose), *Mycobacterium tuberculosis*, micobactérias não tuberculosas (p. ex., *M. avium, M. kansasii, M. abscessos*) e parasitas (p. ex., *Entamoeba histolytica, Paragonimus westermani, Echinococcus* [cisto hidático]). As bactérias piogênicas também podem superinfectar as cavidades causadas por infecções micobacterianas, fúngicas e parasitárias, provocando acúmulo de líquido em uma cavidade vazia.

Bactérias anaeróbias podem estar presentes em quase todos os abscessos pulmonares, e são os únicos isolados em um terço a dois terços dos casos. Os anaeróbios encontrados mais frequentemente são os comensais normalmente presentes na cavidade oral, principalmente espécies de *Prevotella, Fusobacterium, Bacterioides, Peptostreptococcus* e estreptococos microaerófilos.

> ### Morfologia
>
> O diâmetro dos abscessos varia desde poucos milímetros a grandes cavidades de 5 a 6 cm. A localização e o número de abscessos em cada caso particular dependem da forma pela qual se desenvolvem. Os abscessos pulmonares decorrentes da aspiração de material infectante são **mais comuns no lado direito** (com suas passagens aéreas mais verticais) que no lado esquerdo, e quase todos são únicos. Esses abscessos tendem a ocorrer no segmento posterior do lobo superior direito e nos segmentos apicais do lobo inferior direito, localizações que refletem o provável curso do material aspirado quando o paciente se encontra reclinado. Os abscessos que se desenvolvem durante o curso de uma pneumonia ou uma bronquiectasia são comumente múltiplos, basais e difusos. Os êmbolos e os abscessos sépticos que surgem a partir de disseminação hematogênica são geralmente múltiplos e podem afetar qualquer região dos pulmões.
>
> À medida que o foco de supuração aumenta, ele quase inevitavelmente se rompe nas vias respiratórias. A drenagem parcial resultante da cavidade do abscesso pode produzir um nível hidroaéreo no exame radiográfico. Ocasionalmente, os abscessos podem se romper no interior da cavidade pleural, produzindo fístulas broncopleurais que resultam em **pneumotórax** ou **empiema**. Outras complicações podem surgir a partir da embolização de material séptico para o cérebro, causando meningite ou abscesso cerebral. Dependendo da cronicidade da lesão, o exame histológico revela a presença de um foco supurativo circundado por infiltrados mononucleares (linfócitos, plasmócitos, macrófagos) e quantidades variáveis de cicatrização fibrosa.

Características clínicas. As manifestações de um abscesso pulmonar são muito semelhantes àquelas observadas na bronquiectasia e incluem uma tosse intensa, que normalmente gera quantidades abundantes de escarro purulento ou sanguinolento e com mau cheiro; ocasionalmente, pode haver hemoptise. São comuns picos de febre e mal-estar. Também podem ocorrer baqueteamento digital, perda de peso e anemia. Os abscessos ocorrem em 10 a 15% dos pacientes com câncer de pulmão; portanto, quando um abscesso pulmonar é encontrado em um idoso, deve-se considerar um carcinoma subjacente. Nos casos crônicos, pode se desenvolver amiloidose secundária (Capítulo 5). O tratamento inclui antibioticoterapia e, caso necessário, drenagem ou ressecção cirúrgicas. No geral, a taxa de mortalidade encontra-se na faixa dos 10%.

Tuberculose

A tuberculose é uma doença granulomatosa crônica transmissível causada pelo *Mycobacterium tuberculosis*. Geralmente, envolve os pulmões, mas pode afetar qualquer órgão ou tecido no corpo.

Epidemiologia. **A OMS considera a tuberculose a causa mais comum de morte decorrente de um único agente infeccioso endêmico**. Estima-se que 1,3 milhão de pessoas morreram e 5,8 milhões de novos casos de TB ocorreram no mundo em 2021. No mundo ocidental, as mortes por tuberculose tiveram um pico em 1800 e declinaram continuamente ao longo dos anos 1800 e 1900. No entanto, em 1984, esse declínio sofreu uma reversão abrupta como consequência do aumento da incidência de TB nos indivíduos infectados pelo HIV. Desde 1992, em consequência de uma intensa vigilância pública de saúde e da profilaxia da TB nos indivíduos imunocomprometidos, a incidência da doença nos indivíduos nascidos nos EUA tornou a cair. Entretanto, ainda havia 13 milhões de casos estimados de tuberculose latente nos EUA em 2019.

A tuberculose surge em condições de pobreza, aglomerações e de doenças crônicas debilitantes. Nos EUA, a TB é uma doença de idosos, de ambiente urbano de pobreza, de nascimento em outros países (estrangeiros) e de pacientes com AIDS. Afro-americanos, ameríndios, inuítes (originários do Ártico) e hispânicos apresentam taxas mais altas da doença quando comparados a americanos de ascendência europeia, provavelmente devido à falta de acesso aos cuidados de saúde e a fatores socioeconômicos como habitação multifamiliar. Certas doenças também aumentam o risco de infecção por TB, como diabetes, linfoma de Hodgkin, doença pulmonar crônica (especialmente a silicose), insuficiência renal crônica, desnutrição, alcoolismo abusivo e imunossupressão. Nas regiões do mundo onde a infecção pelo HIV é prevalente, ela é o fator de risco dominante para o desenvolvimento da TB.

É importante que a *infecção* seja diferenciada da *doença*. A infecção implica disseminação de um foco contendo microrganismos, os quais podem ou não causar lesões teciduais clinicamente significativas (i. e., doença). Além disso, a infecção é geralmente adquirida pela transmissão direta de pessoa a pessoa por meio de gotículas liberadas no ar contendo microrganismos de um indivíduo com doença ativa para um hospedeiro suscetível. Na maioria dos indivíduos recém-infectados, desenvolve-se um foco assintomático e autolimitante de infecção pulmonar que, após resolução, geralmente deixa como evidência de infecção (quando há alguma) um minúsculo nódulo fibrocalcificado. Como será discutido mais adiante, as bactérias se disseminam do foco primário para vários outros locais no corpo, mas a infecção permanece latente. Microrganismos viáveis podem permanecer dormentes nestes locais durante décadas e, possivelmente, até mesmo por toda a vida do hospedeiro. Estes indivíduos são infectados, porém não possuem a doença ativa e, portanto, não transmitem os microrganismos a outros. Contudo, caso suas defesas imunológicas sejam reduzidas, a infecção pode ser reativada, produzindo uma doença transmissível e potencialmente fatal.

A infecção por *M. tuberculosis* geralmente leva ao desenvolvimento de uma hipersensibilidade tardia, que pode ser detectada tanto pelo ensaio de liberação de IFN-γ (IGRA, do inglês *IFN-γ release assay*) quando pelo teste da tuberculina (PPD, do inglês *purified protein derivative*) ou teste de Mantoux. Os IGRAs são testes *in vitro* nos quais as células T do paciente são estimuladas com antígenos proteicos do *M. tuberculosis* e a produção de IFN-γ é avaliada para determinar o nível de imunidade das células T. O teste cutâneo de tuberculina é realizado pela injeção intracutânea de PPD de *M. tuberculosis*, que induz uma enduração visível e palpável nos indivíduos infectados cujo pico ocorre em 48 a 72 horas. Um resultado positivo nos testes IGRA ou PPD significa que há imunidade mediada por células T contra antígenos micobacterianos, mas não permite a diferenciação entre infecção e doença ativa. Uma limitação reconhecida de ambos os testes são as reações falso-negativas (anergia) que podem ser produzidas por algumas infecções virais, sarcoidose, desnutrição, linfoma de Hodgkin, imunossupressão e, particularmente, tuberculose ativa grave. Podem resultar reações falso-positivas advindas de infecção por micobactérias atípicas.

Cerca de 80% da população de alguns países asiáticos e africanos é positiva para PPD; por outro lado, em 2019, aproximadamente 5% da população dos EUA era positiva. Em geral, 3 a 4% dos indivíduos adquirem TB ativa durante o primeiro ano após a "conversão tuberculínica", e não mais do que 15% a adquirem após este período. Portanto, somente alguns poucos indivíduos que contraem uma infecção desenvolvem a doença ativa.

Etiologia. As micobactérias são bastonetes delgados e álcool-ácido-resistentes (i. e., apresentam altas quantidades de lipídios complexos que se ligam fortemente ao corante Ziehl-Neelsen [carbolfucsina]). A espécie *M. tuberculosis hominis* é responsável pela maioria dos casos de TB que se dissemina a partir de indivíduos com doença ativa. A transmissão ocorre primariamente por meio da inalação de microrganismos em aerossóis gerados por expectoração ou pela exposição a secreções contaminadas. A TB orofaríngea ou intestinal contraída pela ingestão de leite contaminado com *Mycobacterium bovis* atualmente é rara, exceto nos países onde há vacas leiteiras com tuberculose e consumo de leite não pasteurizado. Outras micobactérias, especialmente as do *complexo Mycobacterium avium*, são muito menos virulentas que o *M. tuberculosis* e raramente causam doença nos indivíduos imunocompetentes, embora possam causar uma doença disseminada nos pacientes com AIDS e com deficiências hereditárias raras da imunidade mediada por células.

Patogênese. O curso da TB em um indivíduo imunocompetente recém-exposto está centrado no desenvolvimento da imunidade mediada por células, que confere resistência ao microrganismo e resulta no desenvolvimento de hipersensibilidade a antígenos micobacterianos. As características patológicas típicas da TB, como granulomas caseosos e cavitação, são resultado da hipersensibilidade tecidual destrutiva causada pela resposta imunológica do hospedeiro. Como as células efetoras tanto para a imunidade protetora quanto para a hipersensibilidade deletéria são as mesmas, o aparecimento da hipersensibilidade tecidual também sinaliza a aquisição de imunidade para o microrganismo. A sequência de eventos desde a inalação do inóculo infeccioso até a contenção do foco primário está ilustrada na Figura 11.34 e pode ser descrita da seguinte maneira:

- *Entrada nos macrófagos*: uma linhagem virulenta de micobactéria ganha acesso aos endossomos dos macrófagos em um processo mediado por diversos receptores dessas células, como o receptor de manose e os receptores do complemento, que reconhecem inúmeros componentes das paredes celulares micobacterianas
- *Replicação nos macrófagos*: uma vez internalizados, os microrganismos inibem as respostas microbicidas normais evitando a fusão dos lisossomos com o vacúolo fagocítico e permitindo que a micobactéria persista e prolifere nesses vacúolos. Assim, durante a fase mais inicial da TB primária (que ocorre nas primeiras 3 semanas) em um paciente não sensibilizado, o bacilo prolifera sem controle nos macrófagos alveolares pulmonares e nos espaços aéreos, eventualmente resultando em bacteriemia e disseminação dos microrganismos para múltiplos sítios. Apesar da bacteriemia, neste estágio a maioria dos indivíduos é assintomática ou apresenta uma doença leve semelhante à gripe
- *Desenvolvimento da imunidade mediada por células*: isto ocorre aproximadamente 3 semanas após a exposição. Os antígenos

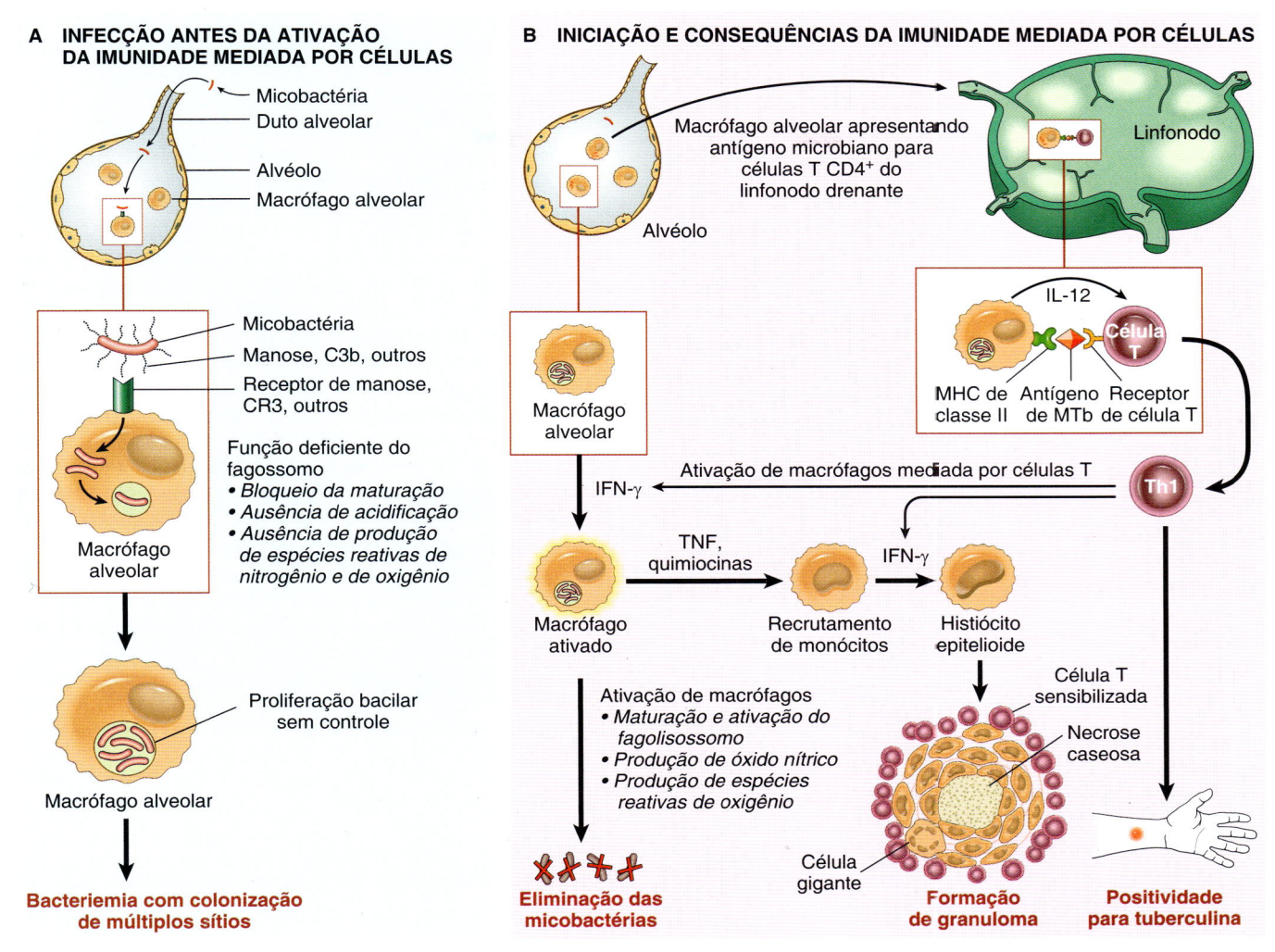

Figura 11.34 Sequência de eventos da evolução natural da tuberculose pulmonar primária. Esta sequência inicia-se com a inalação de cepas virulentas de *Mycobacterium* e culmina com o desenvolvimento de imunidade e hipersensibilidade tardia ao microrganismo. **A.** Eventos que ocorrem nas primeiras 3 semanas após a exposição. **B.** Eventos subsequentes. O desenvolvimento de resistência ao microrganismo é acompanhado pela conversão para um resultado positivo no teste cutâneo de tuberculina. As células e as bactérias não estão ilustradas em escala. *CR3*, receptor 3 do complemento; *IFN-γ*, interferona γ; *MHC*, complexo principal de histocompatibilidade; *MTb*, *Mycobacterium tuberculosis*; *TNF*, fator de necrose tumoral.

micobacterianos alcançam os linfonodos drenantes e são processados e apresentados às células T CD4+ por células dendríticas e macrófagos. Sob influência da IL-12 secretada por macrófagos, são geradas células T CD4+ da subpopulação Th1 que secretam IFN-γ

- *Ativação de macrófagos mediada por células T e morte das bactérias*: a IFN-γ liberada pelas células Th1 é crucial para a ativação dos macrófagos. Por sua vez, os macrófagos ativados liberam uma variedade de mediadores e regulam positivamente a expressão de genes com importantes efeitos antimicrobianos, incluindo: (1) o TNF, responsável pelo recrutamento de monócitos que, por sua vez, sofrem ativação e se diferenciam em macrófagos, que caracterizam a resposta granulomatosa; (2) a óxido nítrico sintase induzível (iNOS, do inglês *inducible nitric oxide synthase*), que aumenta os níveis de óxido nítrico (NO), ajudando então a criar intermediários reativos do nitrogênio, os quais parecem ser particularmente importantes para a eliminação das micobactérias; e (3) os peptídeos antimicrobianos (defensinas), que também são tóxicos para as micobactérias

- *Inflamação granulomatosa e lesão tecidual*: **além de estimular os macrófagos a eliminarem as micobactérias, a resposta Th1 rege a formação dos granulomas**. Os macrófagos ativados pela IFN-γ diferenciam-se em "histiócitos epitelioides" que se agregam para formar granulomas; algumas células epitelioides podem se fundir, formando células gigantes. Os macrófagos ativados também secretam TNF e quimiocinas, que promovem o recrutamento de mais monócitos. A importância do TNF é ressaltada pelo fato de que os pacientes com artrite reumatoide e enteropatia inflamatória tratados com um antagonista de TNF apresentam um risco aumentado de reativação da TB. Em muitos indivíduos, a resposta das células T bloqueia a infecção antes de haver uma significativa destruição tecidual ou mesmo doença. No entanto, em outros indivíduos com deficiências imunológicas devidas à idade ou à imunossupressão, a resposta imunológica é insuficiente para conter a infecção.

Em síntese, a imunidade à infecção por tuberculose é mediada primariamente pelas células Th1, que estimulam os macrófagos a eliminarem as micobactérias. Embora esta resposta imunológica seja amplamente efetiva, tem como custo a geração de hipersensibilidade e a destruição tecidual que a acompanha. Defeitos em qualquer um dos passos de uma resposta das células T Th1 (incluindo a produção de IL-12, IFN-γ, TNF ou óxido nítrico) resultam em granulomas malformados, ausência de resistência e progressão da doença. Os indivíduos portadores de mutações hereditárias em qualquer componente da resposta das células T são extremamente suscetíveis a infecções por micobactérias. A reativação da infecção ou a reexposição aos bacilos em um hospedeiro previamente sensibilizado resulta na rápida mobilização de uma reação de defesa, mas também no aumento da necrose tecidual. Em contraste, a perda de hipersensibilidade (indicada pelo teste de tuberculina negativo em um paciente infectado por *M. tuberculosis*) é um sinal ameaçador de enfraquecimento da resistência ao microrganismo e um prenúncio de doença grave.

Tuberculose primária

A tuberculose primária é a forma da doença que se desenvolve em um paciente sem exposição prévia e, portanto, não sensibilizado. Cerca de 5% dos recém-infectados desenvolvem uma doença significativa.

Na maioria dos indivíduos sem nenhuma outra condição, a única consequência de curta duração da tuberculose primária é um foco de cicatrização pulmonar, como discutido anteriormente. Menos comumente, entretanto, essa infecção inicial leva à *tuberculose primária progressiva*. Esta complicação ocorre em pacientes manifestamente imunocomprometidos ou que possuem defeitos mais sutis nas defesas do hospedeiro, como ocorre caracteristicamente nos indivíduos com desnutrição aguda grave (Capítulo 7). A incidência da tuberculose primária progressiva é particularmente alta nos pacientes HIV-positivos com imunossupressão significativa (i. e., contagens de células T $CD4^+$ abaixo de 200 células/$\mu\ell$). A imunossupressão atenua a capacidade de montar uma resposta mediada por células T $CD4^+$ e, como resultado, a reação granulomatosa característica da tuberculose está ausente.

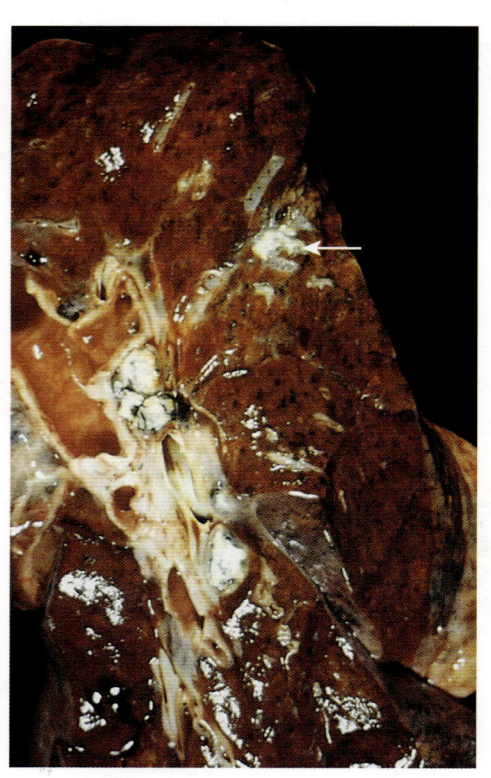

Figura 11.35 Tuberculose pulmonar primária: complexo de Gohn. O foco parenquimatoso cinza-esbranquiçado (*seta*) encontra-se sob a pleura na porção inferior do lobo superior. Observam-se linfonodos hilares com caseação (*esquerda*).

Morfologia

Em países onde a tuberculose bovina e o leite infectado foram amplamente erradicados, a tuberculose primária quase sempre se inicia nos pulmões. Os bacilos inalados geralmente se implantam nos espaços aéreos distais da porção inferior do lobo superior ou na porção superior do lobo inferior, tipicamente próximos da pleura. Durante o desenvolvimento da sensibilização, surge uma área de consolidação branco-acinzentada de 1 a 1,5 cm denominada **foco de Ghon**. Na maioria dos casos, o centro deste foco sofre necrose caseosa. Estando livres ou no interior de fagócitos, os bacilos da tuberculose percorrem os vasos linfáticos em direção aos linfonodos regionais, os quais frequentemente também se tornam caseosos. Esta combinação de lesões parenquimatosas e nodais denomina-se **complexo de Ghon** (Figura 11.35). As disseminações linfática e hematogênica para outras partes do corpo também podem acontecer durante as primeiras semanas. O desenvolvimento da imunidade mediada por células controla a infecção em aproximadamente 95% dos casos. Portanto, o complexo de Ghon sofre uma fibrose progressiva, geralmente seguida de calcificação (radiograficamente detectável como um **complexo de Ranke**). Apesar da colonização de outros órgãos, não há desenvolvimento de lesões. Histologicamente, os locais de infecção evidente são envolvidos por uma característica reação inflamatória marcada pela presença de granulomas caseosos e não caseosos, que consistem em macrófagos epitelioides e células gigantes multinucleadas (Figura 11.36 A a C). Nos indivíduos que não montam uma resposta imunológica eficiente em decorrência de imunocomprometimento, a tuberculose primária progressiva pode se desenvolver. As lesões nesses indivíduos geralmente não apresentam granulomas, mas consistem em camadas de macrófagos contendo numerosos bacilos (Figura 11.36 D).

Tuberculose secundária (tuberculose de reativação)

A tuberculose secundária é o padrão de doença que ocorre em um indivíduo previamente sensibilizado. Pode ocorrer pouco tempo após a TB primária, porém o mais frequente é o surgimento a partir da reativação de lesões primárias dormentes muitas décadas após a infecção inicial, especialmente quando a resistência do hospedeiro se torna enfraquecida. Também pode resultar de reinfecção, que pode ocorrer porque a proteção conferida pela doença primária está reduzida ou devido à exposição a um grande inóculo de bacilos virulentos. Seja qual for a fonte de microrganismos, somente alguns pacientes (<5%) com doença primária desenvolvem tuberculose secundária.

A tuberculose pulmonar secundária localiza-se tradicionalmente no ápice de um ou ambos os lobos pulmonares superiores. A razão ainda permanece obscura; contudo, pode estar relacionada com a alta tensão de oxigênio nos ápices. Devido à preexistência de hipersensibilidade, os bacilos ativam uma resposta tecidual imediata, que tende a isolar o foco. Como resultado, os linfonodos regionais são envolvidos de forma menos proeminente do que na tuberculose primária. Por outro lado, a infecção e a inflamação associadas frequentemente sofrem cavitação e erosão, levando à disseminação ao longo das vias respiratórias. Estas alterações tornam-se uma importante fonte de infectividade, visto que os pacientes afetados produzem escarro contendo o bacilo.

A tuberculose secundária deve ser sempre uma consideração diagnóstica importante nos pacientes HIV-positivos que apresentam doença pulmonar. Embora haja risco aumentado para a tuberculose em todos os estágios da doença pelo HIV, as manifestações diferem de acordo com o grau de imunocomprometimento do paciente. Por exemplo, os pacientes com imunocomprometimento menos grave (contagens de células T $CD4^+$ > 300 células/$\mu\ell$) apresentam a

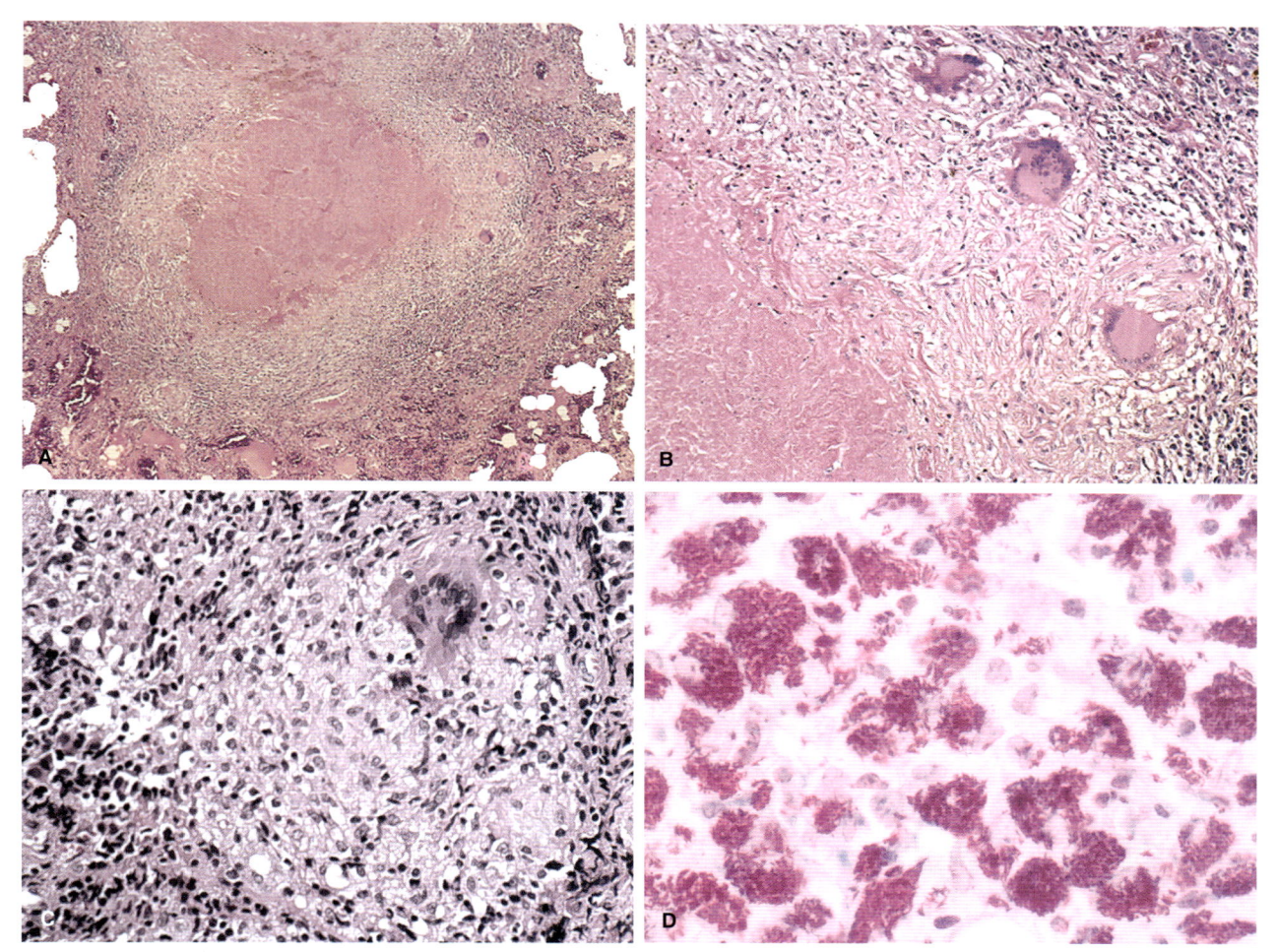

Figura 11.36 Espectro morfológico da tuberculose. Uma característica lesão tuberculosa em menor aumento (**A**) e em maior aumento (**B**) evidenciando caseação granular central envolta por células epitelioides e células gigantes multinucleadas. Esta é a resposta típica nos indivíduos que desenvolvem imunidade mediada por células contra o microrganismo. **C.** Ocasionalmente, mesmo nos pacientes imunocompetentes, os granulomas tuberculosos podem não apresentar caseação central; portanto, independentemente da presença ou ausência de necrose caseosa, o uso de colorações especiais para microrganismos álcool-ácido-resistentes é indicado diante da presença de granulomas. **D.** Nesta amostra, proveniente de um paciente imunocomprometido, pode-se observar camadas de macrófagos repletos de micobactérias (coloração ácido-resistente).

tuberculose secundária "usual" (doença apical com cavitação), enquanto aqueles com imunocomprometimento mais significativo (contagens de células T CD4+ abaixo de 200 células/μℓ) apresentam-se mais frequentemente com um quadro clínico que lembra a tuberculose primária progressiva (consolidação dos lobos inferior e médio, linfadenopatia hilar e doença não cavitária). A extensão do imunocomprometimento do paciente também determina a frequência do envolvimento extrapulmonar, que varia de 10 a 15% nos pacientes levemente imunocomprometidos até mais de 50% naqueles com deficiência imunológica grave.

Morfologia

A lesão inicial da tuberculose secundária é geralmente um pequeno foco de consolidação, com menos de 2 cm de diâmetro e localizado a 1 a 2 cm da **pleura apical**. Estes focos são áreas bem circunscritas, firmes, de coloração cinza a amarela, que apresentam quantidade variável de caseação central e fibrose periférica. Nos casos em que há resolução da infecção, o foco parenquimatoso inicial sofre uma encapsulação fibrosa progressiva, restando apenas cicatrizes fibrocalcificadas. Histologicamente, as lesões ativas apresentam nódulos coalescentes característicos com caseação central.

Embora os bacilos dos tubérculos possam ser demonstrados por meio de métodos apropriados nas fases exsudativas e caseosas iniciais da formação de granulomas, normalmente é impossível encontrá-los nos estágios fibrocalcificados tardios.

A tuberculose pulmonar secundária apical localizada pode se curar com fibrose, espontaneamente ou após tratamento, ou então a doença pode progredir e se estender através de muitas vias diferentes. Na **tuberculose pulmonar progressiva**, a lesão apical e a área de caseação se expandem. A erosão em um brônquio libera o centro caseoso, o que produz uma cavidade **irregular revestida por material caseoso** que é precariamente delimitada por tecido fibroso (Figura 11.37). A erosão dos vasos sanguíneos resulta em hemoptise. Com o tratamento adequado, o processo pode ser interrompido, embora a cicatrização por fibrose frequentemente distorça a arquitetura pulmonar. As cavidades irregulares, agora livres da necrose caseosa, podem permanecer intactas ou podem sofrer colapso, tornando-se fibróticas. Caso o tratamento não seja adequado, ou caso as defesas do hospedeiro estejam comprometidas, a infecção pode se espalhar por extensão direta e por disseminação através de vias respiratórias, canais linfáticos e sistema vascular. A **doença pulmonar miliar** ocorre quando os microrganismos alcançam a corrente sanguínea através dos vasos linfáticos, e então recirculam para o pulmão através das artérias pulmonares. As lesões aparecem como pequenos focos de consolidação (2 mm), de cor branco-amarelada, espalhados pelo parênquima pulmonar (o termo *miliar* é derivado da semelhança destes focos com sementes de milheto). Com a tuberculose progressiva, a cavidade pleural torna-se invariavelmente envolvida, de forma que podem se desenvolver **efusões pleurais, empiema tuberculoso** ou **pleurite fibrosa obliterante**.

Quando o material infeccioso é disseminado através de canais linfáticos ou por expectoração, podem se desenvolver **tuberculose endobrônquica, endotraqueal** ou **laríngea**. O revestimento mucoso pode estar salpicado por minúsculas lesões granulomatosas, por vezes visíveis apenas ao exame microscópico.

A **tuberculose miliar sistêmica** se instala quando os organismos se disseminam por via hematogênica por todo o corpo. A tuberculose miliar sistêmica é mais proeminente no fígado, na medula óssea, no baço, nas glândulas adrenais, nas meninges, nos rins, nas tubas uterinas e no epidídimo (Figura 11.38).

A **tuberculose de órgão isolado** pode aparecer em qualquer órgão ou tecido colonizado por via hematogênica e pode ser a primeira manifestação da tuberculose. Os locais relativamente comuns de envolvimento isolado são as meninges, os rins, as glândulas adrenais, os ossos e as tubas uterinas. Quando as vértebras são afetadas, a condição é denominada **doença de Pott**. Abscessos paraespinais "frios" podem se estender ao longo dos planos teciduais, apresentando-se como massa abdominal ou pélvica.

A **linfadenite** é a forma mais frequente de tuberculose extrapulmonar e ocorre geralmente na região cervical ("escrófula"). A linfadenopatia tende a ser unifocal, e a maioria dos pacientes não apresenta uma doença extranodal simultânea. Por outro lado, os pacientes HIV-positivos quase sempre apresentam doença multifocal, sintomas sistêmicos e tuberculose ativa nos pulmões ou em outro órgão.

No passado, a **tuberculose intestinal** contraída pela ingestão de leite contaminado era significativamente comum como um foco primário de tuberculose. Hoje em dia, nos países de renda mais alta, a tuberculose intestinal é mais frequentemente uma complicação da tuberculose secundária avançada prolongada, que ocorre como consequência da ingestão de material infectante expectorado. Tipicamente, os microrganismos ficam retidos em agregados linfoides mucosos dos intestinos delgado e grosso, que então sofrem inflamação com aumento de tamanho e ulceração da mucosa suprajacente, particularmente no íleo.

Os diversos padrões de tuberculose estão descritos na Figura 11.39.

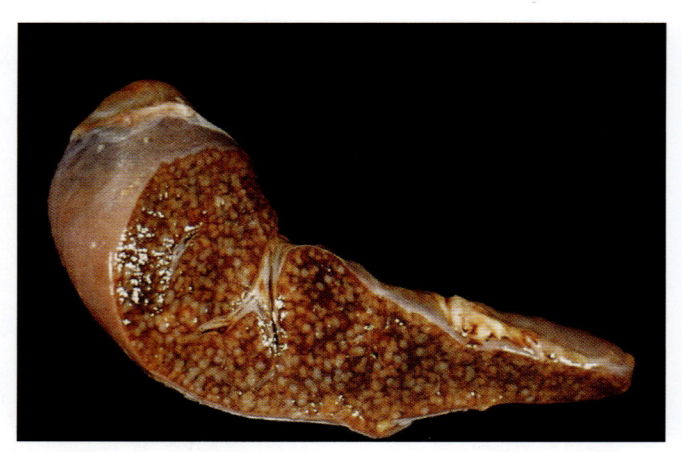

Figura 11.38 Tuberculose miliar do baço. A superfície de corte apresenta numerosos granulomas cinza-esbranquiçados.

Características clínicas. A tuberculose secundária localizada pode ser assintomática. Quando surgem manifestações, elas são geralmente insidiosas no início com desenvolvimento gradual de sintomas e sinais tanto sistêmicos quanto localizados. As manifestações sistêmicas relacionadas com a liberação de citocinas por macrófagos ativados (p. ex., TNF e IL-1) surgem frequentemente no início do curso da doença e incluem mal-estar, anorexia, perda de peso e febre. Comumente, a febre é baixa e remitente (aparecendo ao final da tarde e diminuindo em seguida), e com frequência ocorre sudorese noturna. Com o envolvimento pulmonar progressivo, formam-se quantidades crescentes de escarro, inicialmente mucoide e depois purulento. Na presença de cavitação, o escarro contém bacilos da tuberculose. Algum grau de hemoptise está presente em cerca de metade dos casos de tuberculose pulmonar. A extensão da infecção para as superfícies pleurais pode gerar dor pleurítica. As manifestações extrapulmonares da tuberculose são numerosas e dependem do sistema orgânico envolvido (p. ex., a salpingite tuberculosa pode se apresentar como infertilidade; a meningite tuberculosa, como cefaleia e deficiências neurológicas; o envolvimento da coluna vertebral [doença de Pott], como dores nas costas e paraplegia).

O diagnóstico da doença pulmonar baseia-se, em parte, no histórico e nos achados físicos e radiográficos de consolidação ou cavitação nos ápices dos pulmões. No entanto, em última análise, os bacilos da tuberculose precisam ser identificados. O método mais comum para o diagnóstico da infecção micobacteriana ativa permanece sendo a detecção dos microrganismos no escarro por coloração ácido-resistente ou por marcação com auramina-rodamina fluorescente. As culturas convencionais para micobactérias exigem até 10 semanas, enquanto os ensaios radiométricos baseados em meio líquido que detectam o metabolismo micobacteriano são capazes de fornecer um resultado dentro de 2 semanas. A amplificação por PCR pode ser realizada em meio líquido de crescimento, bem como em cortes teciduais, para a identificação da micobactéria. Entretanto, a cultura permanece sendo a modalidade diagnóstica padrão, pois é capaz de identificar um eventual caso PCR-negativo, e também permite que se teste a suscetibilidade a fármacos. Uma preocupação é que a resistência a múltiplos fármacos (MDR, do inglês *multidrug resistance*), definida como a resistência das micobactérias a dois ou mais fármacos dentre aqueles utilizados para o tratamento da tuberculose, está se tornando cada vez mais frequente. A OMS estimou que 465 mil indivíduos foram infectados por TB multirresistente em 2019, o que representou aproximadamente 3% dos novos casos e 20% dos casos previamente tratados. O epicentro desta epidemia perturbadora está no Leste Europeu, na Rússia, e em diversas áreas da África e partes da Ásia,

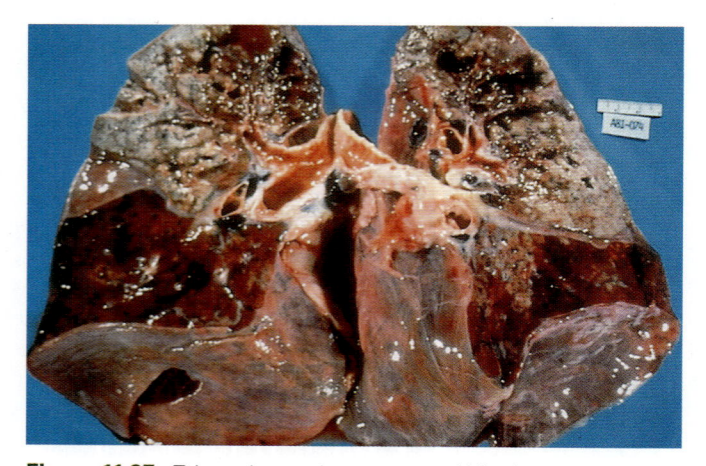

Figura 11.37 Tuberculose pulmonar secundária. As porções superiores de ambos os pulmões estão repletas de áreas cinza-esbranquiçadas de caseação e de múltiplas áreas de amolecimento e cavitação.

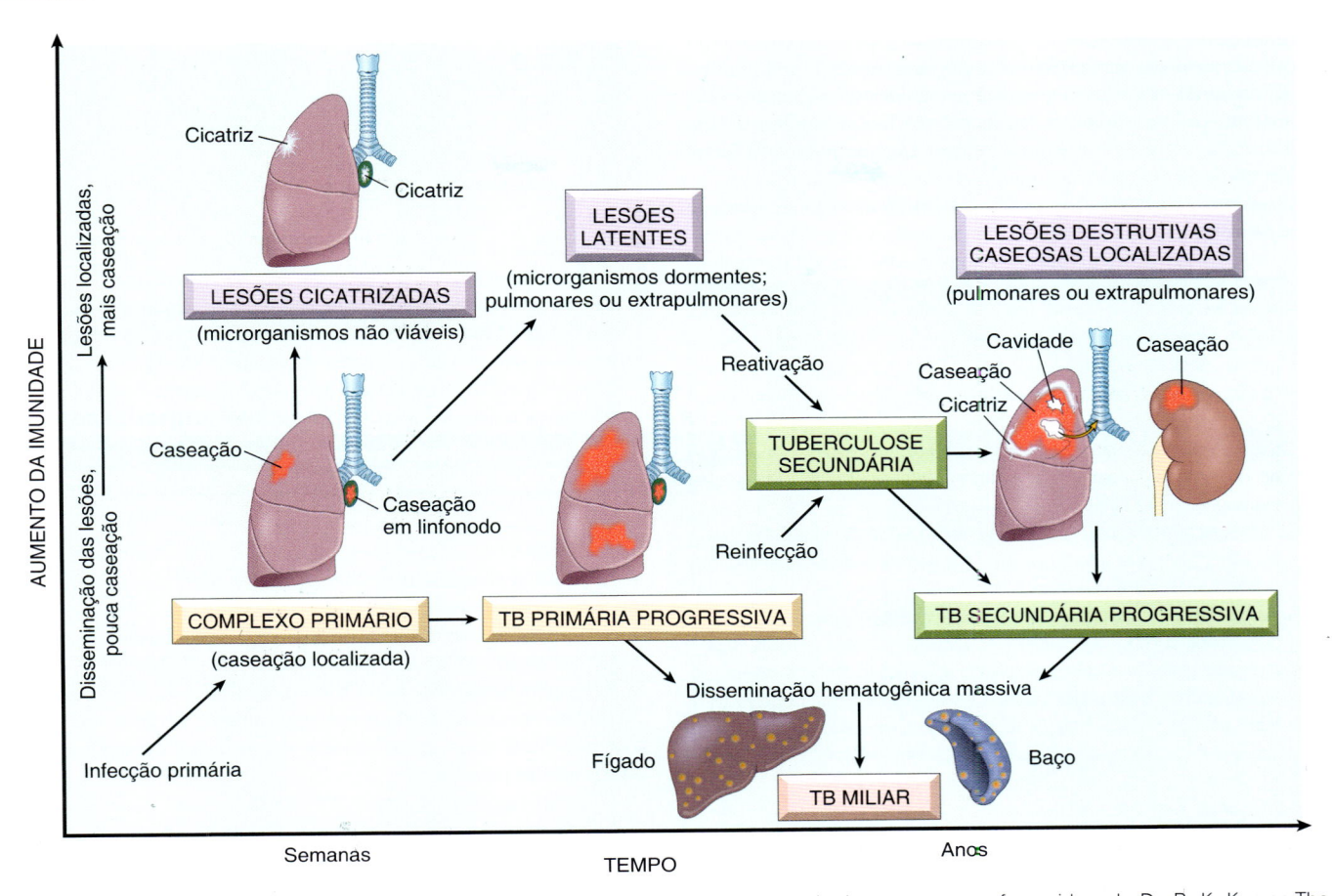

Figura 11.39 Evolução natural e espectro da tuberculose. *TB,* Tuberculose. (Adaptada de um esquema fornecido pelo Dr. R. K. Kumar, The University of New South Wales, School of Pathology, Sydney, Australia.)

regiões onde até 20% das novas infecções são de cepas multirresistentes. Mais preocupante ainda é que 5 a 10% destes casos apresentam a multirresistência ampla, que é definida pela resistência a muitos dos antibióticos em uso corrente contra a tuberculose.

O prognóstico é determinado pela extensão da infecção (localizada *versus* disseminada), pela condição imunológica do hospedeiro e pela sensibilidade do microrganismo aos antibióticos. O prognóstico para os indivíduos com tuberculose multirresistente é reservado. Nos casos persistentes, pode haver o desenvolvimento de amiloidose.

Doença micobacteriana não tuberculosa

As micobactérias não tuberculosas causam uma doença pulmonar localizada mais comumente nos idosos imunocompetentes. Nos EUA, as cepas associadas com maior frequência são *Mycobacterium avium-intracellulare* (também denominado complexo *M. avium*), *Mycobacterium kansasii* e *Mycobacterium abscessus*. A infecção micobacteriana não tuberculosa frequentemente se manifesta na forma de doença cavitária no lobo superior mimetizando a tuberculose, especialmente nos pacientes com histórico de tabagismo, DPOC ou alcoolismo crônico e abusivo.

Em indivíduos imunocomprometidos (principalmente os pacientes soropositivos para o HIV), a infecção pelo complexo *M. avium* manifesta-se como uma doença disseminada associada a sinais e sintomas sistêmicos (p. ex., febre, sudorese noturna, perda de peso). É comum ocorrer hepatoesplenomegalia, devido à presença de numerosos macrófagos carregados com bacilos intracelulares, bem como sintomas gastrintestinais como diarreia e má absorção. O padrão de envolvimento pulmonar é frequentemente indistinguível daquele observado na tuberculose nos pacientes com AIDS. A infecção disseminada pelo complexo *M. avium* nos pacientes com AIDS tende a ocorrer mais tardiamente no curso clínico, quando as contagens de células T $CD4^+$ caem para valores abaixo de 100 células/$\mu\ell$. Portanto, o exame tecidual nesses pacientes geralmente não revela granulomas; em vez disso, são observadas camadas de macrófagos carregados com micobactérias. As infecções pelo complexo *M. avium* também são encontradas nos pacientes idosos, presumivelmente em decorrência da diminuição na imunidade, embora as infecções neste contexto permaneçam tipicamente localizadas no pulmão e sigam um curso relativamente benigno.

Pneumonias fúngicas

As infecções causadas por fungos dimórficos, que incluem *Histoplasma capsulatum*, *Coccidioides immitis* e *Blastomyces dermatitidis*, podem se manifestar como uma doença pulmonar isolada em indivíduos imunocompetentes, ou como uma doença disseminada em indivíduos imunocomprometidos. As infecções causadas por esses fungos são consideradas em conjunto nesta seção em função da sobreposição de suas apresentações clínicas.

Epidemiologia. Cada um dos fungos dimórficos apresenta uma distribuição geográfica típica, conforme segue:

- *Histoplasma capsulatum* é endêmico nos vales dos rios Ohio e Mississippi central, bem como ao longo das montanhas Apalache no sudeste dos EUA. O solo quente e úmido contendo fezes de

- morcegos e aves propicia um meio ideal para o crescimento da forma miceliana, que produz esporos infecciosos
- *Coccidioides immitis* é endêmico no sudoeste e nas regiões do extremo oeste dos EUA, especialmente no Vale de San Joaquin, na Califórnia, onde a infecção coccidiana é conhecida como "febre do vale"
- *Blastomyces dermatitidis* apresenta uma distribuição que se sobrepõe à da histoplasmose nos EUA.

Morfologia

As formas de levedura são bastante distintivas, o que permite a identificação de cada um desses fungos em cortes teciduais:

- *H. capsulatum*: pequenas leveduras de formato redondo a oval medindo 2 a 5 μm de diâmetro (Figura 11.40 A)
- *C. immitis*: esférulas sem brotamento e com paredes espessas medindo 20 a 60 μm de diâmetro, frequentemente preenchidas por pequenos endósporos (Figura 11.40 B)
- *B. dermatitidis*: leveduras de formato redondo a oval medindo 5 a 25 μm de diâmetro e que se reproduzem por meio do característico brotamento de base larga (Figura 11.40 C e D).

As manifestações clínicas podem assumir a forma de: (1) infecção pulmonar aguda (primária); (2) doença pulmonar crônica (granulomatosa); ou (3) doença miliar disseminada. Os nódulos pulmonares primários, compostos de agregados de macrófagos preenchidos com os microrganismos, estão associados a lesões similares nos linfonodos regionais. Estas lesões evoluem para pequenos granulomas contendo células gigantes multinucleadas, e podem desenvolver necrose central seguida de fibrose e calcificação. A semelhança com a tuberculose primária é marcante, e a diferenciação requer a identificação das formas de levedura (mais bem visualizadas com o uso de corantes de prata).

Em crianças ou adultos imunocomprometidos, particularmente naqueles com infecção pelo HIV, pode se desenvolver uma doença disseminada (análoga à tuberculose miliar). Nestas circunstâncias, os granulomas bem-formados estão ausentes e, em vez disso, observam-se coleções focais de fagócitos contendo microrganismos em forma de levedura no fígado, no baço, nos linfonodos, no sistema digestório e na medula óssea. As glândulas adrenais e as meninges também podem ser envolvidas e, em uma minoria de casos, formam-se úlceras no nariz e na boca, na língua ou na laringe.

As infecções cutâneas com microrganismos de *Blastomyces* disseminados frequentemente induzem uma hiperplasia epitelial marcante, que pode ser confundida com o carcinoma de células escamosas. A blastomicose também apresenta uma característica tendência para infectar ossos.

Características clínicas. Os sintomas e os sinais clínicos assemelham-se aos de uma síndrome "semelhante à gripe" e são, na maioria das vezes, autolimitantes. No hospedeiro vulnerável, desenvolve-se doença pulmonar cavitária crônica, com predileção pelo lobo superior, o que se assemelha à forma secundária da tuberculose. A disseminação para os linfonodos pode produzir lesões similares a massas peri-hilares que se assemelham radiologicamente ao carcinoma broncogênico. Nesta fase, as manifestações podem incluir tosse, hemoptise, dispneia e dor torácica.

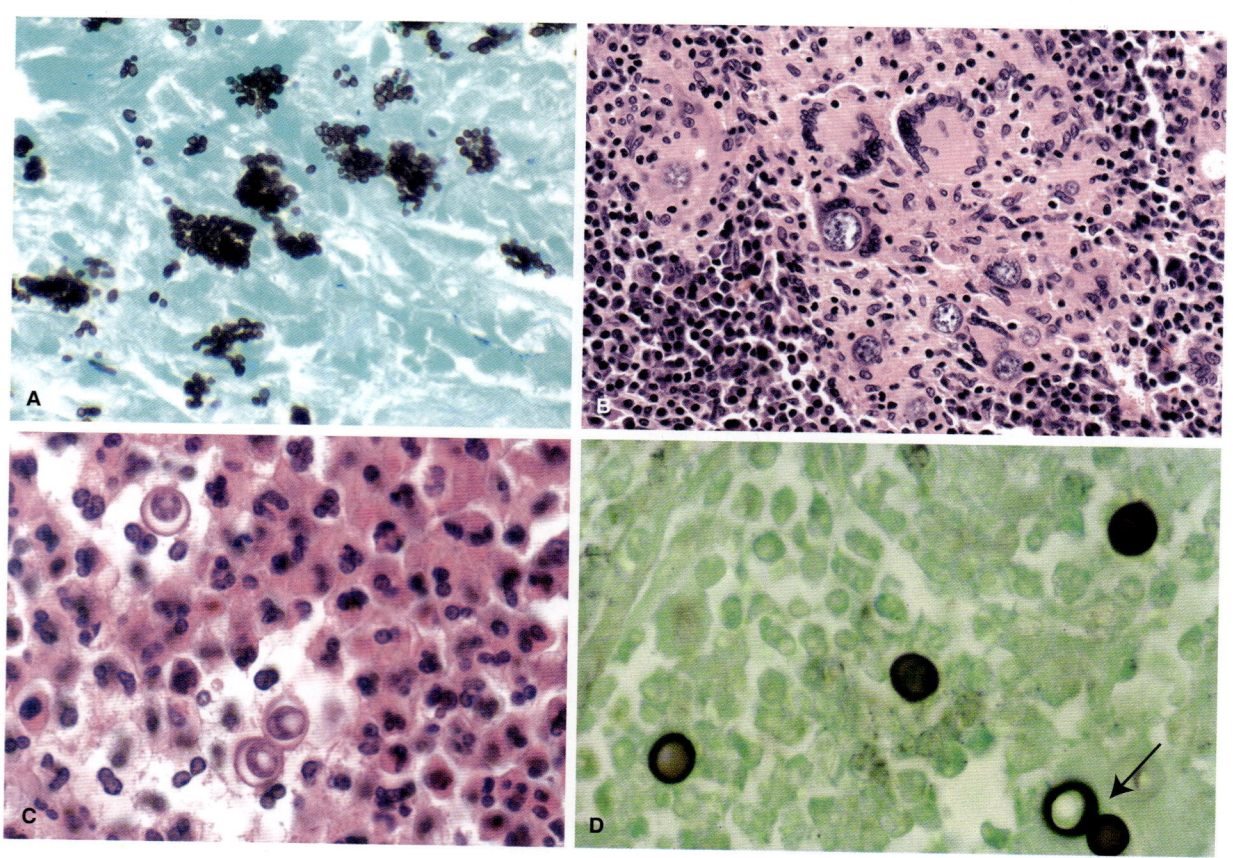

Figura 11.40 **A.** Formas de levedura de *Histoplasma capsulatum* preenchendo os fagócitos em um linfonodo de um paciente com histoplasmose disseminada (impregnação por prata). **B.** Coccidioidomicose com esférulas intactas dentro de células gigantes multinucleadas. **C.** Blastomicose com leveduras apresentando brotamentos arredondados maiores que os neutrófilos. Observe a parede espessa e os núcleos característicos (não observados em outros fungos). **D.** Impregnação por prata evidenciando o brotamento de base larga observado nos microrganismos de *Blastomyces dermatitidis* (setas).

A doença disseminada produz uma enfermidade febril marcada por hepatoesplenomegalia, anemia, leucopenia e trombocitopenia.

Pneumonia no hospedeiro imunocomprometido

A pneumonia é uma das complicações mais comuns e graves nos indivíduos com sistema imune comprometido. Alguns dos patógenos responsáveis também causam doenças nos indivíduos imunocompetentes, mas com manifestações que são tipicamente muito menos graves do que naqueles com imunidade defeituosa. Outros patógenos são quase puramente "oportunistas", praticamente nunca causando doenças significativas nos indivíduos imunocompetentes. Os patógenos pulmonares oportunistas incluem (1) bactérias (p. ex., *Mycobacterium avian intracellulare*); (2) vírus (p. ex., citomegalovírus e herpes-vírus); e (3) fungos (p. ex., *P. jiroveci*, *Candida* spp., *Aspergillus* spp. e *Cryptococcus neoformans*). Aqui discutimos alguns dos patógenos que são mais problemáticos nas pessoas com sistema imunológico comprometido.

Citomegalovírus

Dependendo da idade e do estado imunológico do hospedeiro, a infecção pelo citomegalovírus (CMV), membro da família dos herpes-vírus, pode se manifestar de diversas formas. As células infectadas pelo vírus apresentam gigantismo tanto do citoplasma quanto do núcleo. O núcleo normalmente contém uma grande inclusão cercada por um halo claro ("olho de coruja"), aparência que inspirou o nome da forma clássica sintomática da doença neonatal – *doença de inclusão citomegálica*. Embora a doença de inclusão citomegálica envolva muitos órgãos, as infecções por CMV são discutidas aqui porque a pneumonite por CMV é um problema sério nos adultos imunocomprometidos, particularmente naqueles com AIDS e nos receptores de transplantes alogênicos de células-tronco hematopoiéticas.

Dependendo da idade, a transmissão do CMV pode ocorrer por vários mecanismos:

- Um feto pode ser infectado por via transplacentária a partir de uma infecção recém-adquirida ou reativada na mãe (infecção congênita por CMV)
- O vírus pode ser transmitido ao bebê através de secreções cervicais ou vaginais no momento do nascimento ou mais tarde através do leite materno da mãe com uma infecção ativa (infecção perinatal por CMV)
- Crianças em idade pré-escolar, principalmente em creches, podem adquiri-la pela saliva. As crianças podem facilmente transmitir o vírus aos seus pais
- Em pacientes com mais de 15 anos, a via sexual é o modo de transmissão dominante, mas a propagação também pode ocorrer por meio do contato com secreções respiratórias e pela via fecal-oral
- A transmissão iatrogênica pode ocorrer em qualquer idade por intermédio de transplante de órgãos ou transfusão de sangue.

> **Morfologia**
>
> O CMV infecta uma ampla gama de células em vários tecidos, incluindo epitélio, endotélio, neurônios e macrófagos. **As células infectadas estão notavelmente aumentadas, muitas vezes até um diâmetro de 40 μm, e exibem pleomorfismos celular e nuclear.** Inclusões basofílicas intranucleares proeminentes abrangendo metade do diâmetro nuclear são geralmente destacadas da membrana nuclear por um halo claro (Figura 11.41). Também são frequentemente observadas no citoplasma inclusões basofílicas menores.

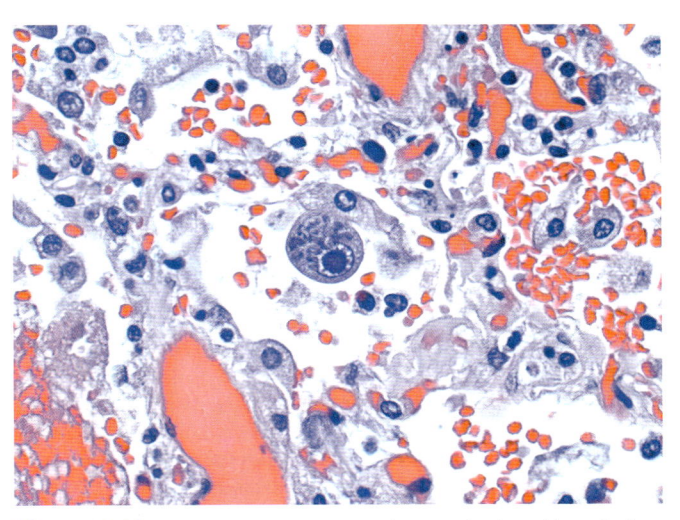

Figura 11.41 Infecção pulmonar por citomegalovírus. Uma distinta inclusão nuclear e múltiplas inclusões citoplasmáticas são observadas em uma célula aumentada.

Características clínicas. O desfecho clínico da infecção por CMV depende da idade e do estado imunológico do hospedeiro. Conforme discutido no Capítulo 4, a infecção perinatal por CMV pode levar a doenças disseminadas graves que envolvem o cérebro, a retina, o coração e outros tecidos. Por outro lado, as infecções são quase sempre assintomáticas em crianças e adultos saudáveis. Em inquéritos clínicos ao redor do mundo, 50 a 100% dos adultos apresentavam anticorpos anti-CMV no soro, indicando exposição prévia. A manifestação clínica mais comum da infecção por CMV em hospedeiros imunocompetentes após o período neonatal é uma doença infecciosa semelhante à mononucleose e marcada por febre, linfocitose atípica, linfadenopatia e hepatomegalia acompanhada por resultados anormais nos testes de função hepática sugerindo hepatite leve. A maioria dos pacientes se recupera da mononucleose por CMV sem sequelas, embora a eliminação do vírus possa continuar ocorrendo nos líquidos corporais durante meses ou anos. Independentemente da presença ou ausência de sintomas durante a infecção aguda, uma vez infectado, o indivíduo é soropositivo para o resto da vida. O vírus permanece latente nos leucócitos, que é o principal reservatório da infecção por reativação.

A infecção por CMV relacionada à imunossupressão ocorre mais comumente nos receptores de transplantes e nos pacientes com AIDS, e pode representar uma nova infecção ou reativação de uma infecção latente. O CMV é o patógeno viral oportunista mais comum nos pacientes com AIDS. As infecções disseminadas por CMV nos indivíduos imunocomprometidos afetam principalmente os pulmões, o sistema digestório e a retina; geralmente, o sistema nervoso central é poupado. No pulmão, a infecção está associada a alterações citomegálicas típicas, infiltrados de células mononucleares e focos de necrose, e pode ser de gravidade suficiente para causar a SDRA. Necrose e ulceração intestinais podem se desenvolver e ser extensas, levando à formação de "pseudomembranas" (Capítulo 13) e diarreia debilitante. A retinite por CMV, a forma mais comum de doença oportunista por CMV, pode ocorrer isoladamente ou em combinação com envolvimento dos pulmões e do sistema intestinal. O diagnóstico da infecção por CMV pode ser feito pela demonstração de inclusões virais características em seções de tecido, cultura viral, títulos crescentes de anticorpos antivirais ou detecção baseada em PCR de DNA do CMV. Este último teste revolucionou a abordagem de monitoramento de pacientes quanto a evidências precoces de infecção após o transplante.

Pneumocistose

P. jiroveci (anteriormente *P. carinii*) é um fungo infeccioso oportunista. As evidências sorológicas indicam que praticamente todos os indivíduos são expostos ao *Pneumocystis* durante os primeiros anos de vida, mas na maioria a infecção permanece latente. A reativação com desenvolvimento de doença clínica ocorre quase exclusivamente nos indivíduos imunocomprometidos. Na verdade, os pacientes com AIDS não tratada são extremamente suscetíveis ao *P. jiroveci*; da mesma forma são os bebês gravemente desnutridos e os pacientes que recebem doses elevadas de fármacos imunossupressores. Em pacientes com AIDS, o risco de infecção por *P. jiroveci* aumenta de forma inversamente proporcional à contagem de células T CD4+ e é particularmente elevado naqueles com contagens inferiores a 200 células/$\mu\ell$. A infecção por *Pneumocystis* está em grande parte confinada ao pulmão, onde produz uma pneumonia intersticial. Muitas vezes é encontrada junto com a infecção por CMV, possivelmente porque o CMV interfere na função dos macrófagos alveolares e das células T.

> ### Morfologia
>
> As áreas afetadas do pulmão contêm um característico **exsudato intra-alveolar, espumoso e de coloração rosa** (exsudato "algodão-doce") em seções coradas com H&E (Figura 11.42 A). Os septos estão espessados por edema e infiltrado mononuclear esparso. São necessárias colorações específicas (p. ex., colorações de prata) para visualizar o microrganismo, que é visto como **cistos redondos** ou **em forma de taça** (4 a 10 μm de diâmetro) dentro dos exsudatos alveolares (Figura 11.42 B).

Características clínicas. O diagnóstico de pneumonia por *Pneumocystis* deve ser considerado em qualquer paciente imunocomprometido com sintomas respiratórios e achados anormais na radiografia de tórax. Febre, tosse seca e dispneia ocorrem em 90 a 95% dos pacientes. A evidência radiográfica de infiltrados peri-hilares e basilares bilaterais é típica. A hipoxia é frequente; os estudos de função pulmonar mostram um defeito pulmonar restritivo. O método de diagnóstico mais sensível e eficaz é identificar o microrganismo no escarro ou no lavado broncoalveolar usando-se imunomarcações. Se o tratamento for iniciado antes de o envolvimento se tornar generalizado, as perspectivas são boas; entretanto, como é provável que microrganismos residuais persistam, particularmente nos pacientes com AIDS, as recidivas são comuns, a menos que a imunodeficiência subjacente seja corrigida ou seja administrada uma terapia profilática.

Candidíase

As espécies de *Candida* abrangem o grupo de fungos mais comumente associados a doenças humanas. A maioria das doenças é causada por *C. albicans*, um habitante comum da cavidade oral, do sistema digestório e da vagina em muitos indivíduos. A candidíase sistêmica (com pneumonia associada) é restrita aos pacientes imunocomprometidos; esta infecção apresenta manifestações multiformes.

> ### Morfologia
>
> Em seções de tecido, *C. albicans* demonstra formas semelhantes a leveduras (blastoconídios), pseudo-hifas e hifas verdadeiras (Figura 11.43 A). As pseudo-hifas são uma pista diagnóstica importante; estas são células de levedura em brotamento unidas de ponta a ponta em constrições que simulam a aparência de hifas fúngicas verdadeiras. Os microrganismos podem ser visíveis com colorações H&E de rotina, mas uma variedade de colorações "fúngicas" especiais (prata metenamina de Gomori, ácido periódico de Schiff) é usada para destacar melhor os patógenos. A pneumonia por *Candida* é marcada pela presença de invasão dos tecidos por leveduras e pseudo-hifas e pela presença de uma resposta inflamatória neutrofílica predominante.

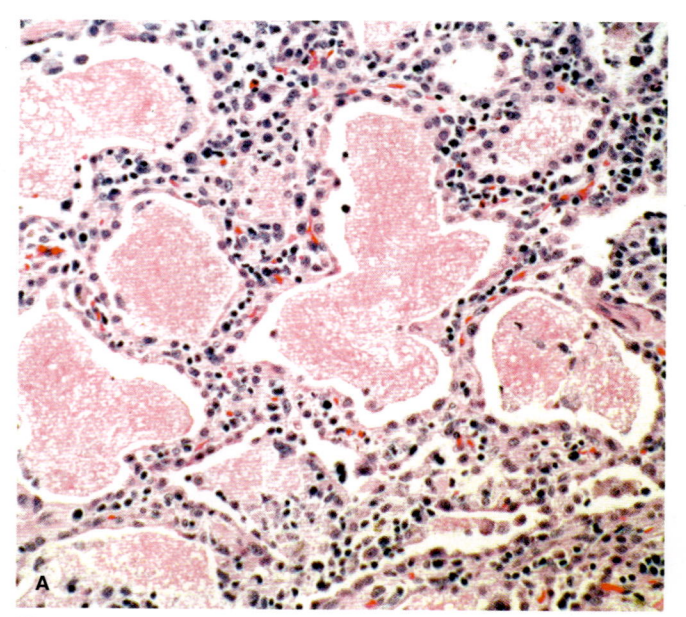

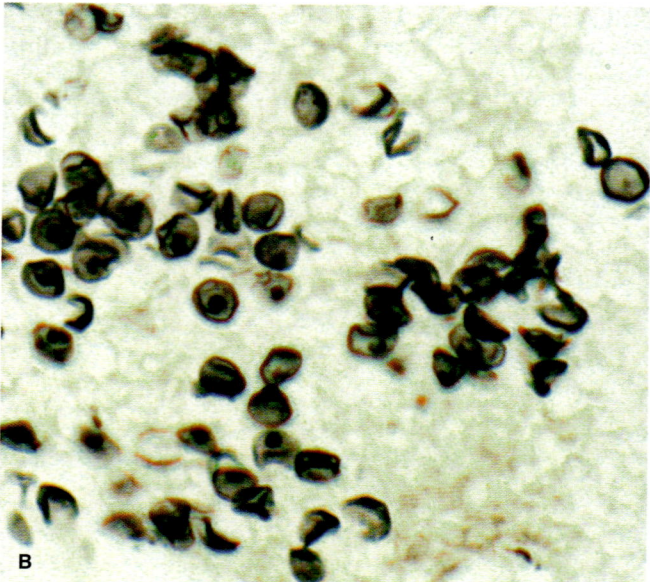

Figura 11.42 Pneumonia por *Pneumocystis*. **A.** Os alvéolos estão preenchidos com um característico exsudato acelular espumoso. **B.** A impregnação por prata demonstra cistos redondos e em forma de taça dentro do exsudato.

Características clínicas. A candidíase pode envolver as membranas mucosas, a pele e os órgãos profundos (candidíase invasiva). Entre essas variadas apresentações, merecem uma breve menção as seguintes:

- *Infecção superficial da cavidade oral (afta)*: é a apresentação mais comum. A proliferação dos fungos na superfície da mucosa cria pseudomembranas branco-acinzentadas e de aparência suja compostas de microrganismos emaranhados, células inflamatórias e detritos teciduais. Profundamente até a superfície, há hiperemia e inflamação da mucosa. A afta é observada em recém-nascidos, pacientes debilitados, crianças que recebem corticosteroides orais para asma e pacientes que recebem antibióticos de amplo espectro que destroem a microbiota bacteriana normal. O outro grande grupo de risco inclui os pacientes soropositivos; portanto, os pacientes com afta não associada a uma condição subjacente óbvia devem ser avaliados quanto à infecção pelo HIV

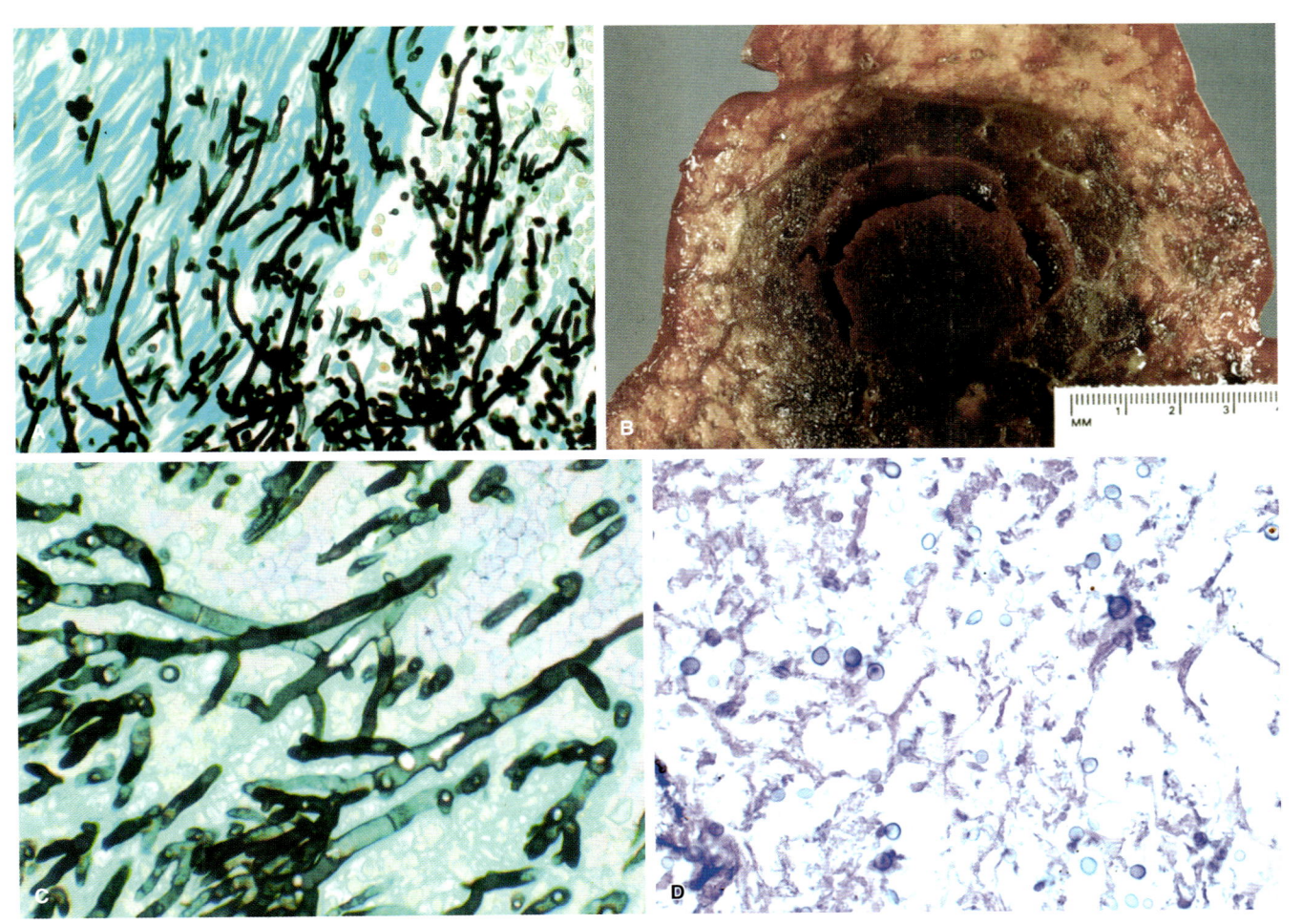

Figura 11.43 Morfologia das infecções fúngicas. **A.** O microrganismo *Candida* possui pseudo-hifas e leveduras em brotamento (coloração por prata). **B.** Aspergilose invasiva (aparência macroscópica) no pulmão de um paciente que recebeu transplante de células-tronco hematopoiéticas. **C.** A coloração com prata metenamina de Gomori (GMS, do inglês *Gomori methenamine-silver*) mostra hifas septadas com ramificação em ângulo agudo, o que é compatível com *Aspergillus*. **D.** Criptococose pulmonar em um paciente com AIDS. Os microrganismos são um tanto variáveis em tamanho. (**B.** Cortesia do Dr. Dominick Cavuoti, Department of Pathology, University of Texas Southwestern Medical School, Dallas, Texas.)

- A *vaginite* é extremamente comum nas mulheres, especialmente naquelas que são diabéticas, que estão grávidas ou que tomam pílulas anticoncepcionais orais
- A *esofagite* é comum nos pacientes com AIDS e naqueles com malignidades hematolinfoides. Esses pacientes apresentam disfagia (dor ao engolir) e dor retroesternal; a endoscopia demonstra placas brancas e pseudomembranas semelhantes às encontradas em outras superfícies mucosas
- A *infecção cutânea* pode manifestar-se de muitas formas diferentes, incluindo infecção das unhas (*onicomicose*); dobras ungueais (*paroníquia*); folículos capilares (*foliculite*); pele úmida e intertriginosa, como axilas ou membranas dos dedos das mãos e dos pés (*intertrigo*); e pele peniana (*balanite*). As assaduras são uma infecção cutânea por *Candida* observada no períneo, na região de contato com fraldas molhadas
- A *candidíase mucocutânea crônica* é caracterizada por uma infecção persistente das membranas mucosas, da pele, dos cabelos e das unhas. Está associada a uma variedade de defeitos subjacentes de células T. Estes incluem a *síndrome de Jó*, uma doença hereditária associada a um defeito nas respostas das células Th17, que são importantes no controle de infecções fúngicas, em particular por meio do recrutamento de neutrófilos (Capítulo 5)
- A *candidíase invasiva* é definida pela disseminação sanguínea de microrganismos para vários tecidos ou órgãos. Os padrões comuns incluem (1) abscesso renal; (2) abscesso miocárdico e endocardite; (3) envolvimento cerebral (p. ex., meningite, microabscessos parenquimatosos); (4) endoftalmite (praticamente qualquer estrutura ocular pode ser envolvida); (5) abscessos hepáticos; e (6) pneumonia por *Candida*, geralmente apresentando infiltrados nodulares bilaterais que se assemelham radiologicamente à pneumonia por *Pneumocystis* (ver anteriormente). Os principais fatores de risco para doença invasiva são neutropenia, tratamento recente com quimioterápicos (que danifica o intestino) e presença de cateteres venosos centrais. Uma proporção crescente de candidíase invasiva é causada por outras espécies além de *C. albicans* e que frequentemente são resistentes aos agentes antifúngicos. Os pacientes com leucemias agudas que ficam profundamente neutropênicos após a quimioterapia são particularmente propensos ao desenvolvimento de doenças sistêmicas. A endocardite por *Candida* é a endocardite fúngica mais comum, e geralmente ela ocorre nos pacientes com próteses valvares cardíacas ou em usuários de drogas intravenosas.

Criptococose

A criptococose é causada por *C. neoformans* ou, na Austrália e no noroeste do Pacífico dos EUA e Canadá, por *C. gattii*. A doença relacionada ao *C. neoformans* se manifesta quase exclusivamente em hospedeiros imunocomprometidos, particularmente pacientes com

AIDS ou malignidades hematolinfoides. Por outro lado, *C. gattii* é capaz de causar doenças nos indivíduos que não estão significativamente imunocomprometidos.

> **Morfologia**
>
> O fungo, uma levedura de 5 a 10 μm, possui uma cápsula espessa e gelatinosa e se reproduz por brotamento (ver Figura 11.43 D). Os locais de envolvimento são marcados por uma resposta tecidual variável que vai desde grandes coleções de microrganismos gelatinosos com infiltrado celular inflamatório mínimo ou ausente (os chamados **criptococomas**) até uma reação granulomatosa (nos hospedeiros menos imunocomprometidos). No sistema nervoso central, esses fungos crescem como massas gelatinosas dentro das meninges ou expandem os espaços perivasculares de Virchow-Robin, produzindo as chamadas "**lesões em bolha de sabão**" (Capítulo 21). A identificação da cápsula é uma pista diagnóstica fundamental. Nas colorações H&E de rotina, a cápsula não é diretamente visível, mas muitas vezes um "halo" claro representando a área ocupada pela cápsula pode ser visto ao redor de fungos individuais. A coloração com ácido periódico de Schiff destaca efetivamente a cápsula fúngica.

Características clínicas. É mais provável que o *Cryptococcus* seja adquirido pela inalação de solo contaminado em aerossol ou excrementos de pássaros. O fungo localiza-se inicialmente nos pulmões e depois se dissemina para outros locais, principalmente as meninges. A criptococose geralmente se manifesta como doença pulmonar, do sistema nervoso central ou disseminada. Tosse e dispneia são os sintomas pulmonares mais comuns. Os sintomas comuns do SNC incluem cefaleia e rigidez de pescoço que podem evoluir para uma variedade de déficits neurológicos focais ou globais. *C. gattii* parece ter maior probabilidade do que *C. neoformans* de gerar grandes massas criptocócicas, mesmo em indivíduos imunocompetentes, que podem mimetizar a aparência de uma neoplasia. O diagnóstico é feito pela visualização do microrganismo em amostras de tecido ou líquido cefalorraquidiano (LCR), ou por meio do ensaio de aglutinação em látex do antígeno criptocócico, que é positivo no soro ou no LCR em mais de 95% dos pacientes infectados pelo microrganismo. Este exame detecta o antígeno polissacarídeo criptocócico por meio da aglutinação de esferas de látex revestidas com anticorpos contra o antígeno. O prognóstico é excelente naqueles com doença confinada ao pulmão, embora seja mais reservado naqueles com doença do SNC.

Infecções fúngicas oportunistas

A mucormicose e a aspergilose são infecções incomuns, quase sempre limitadas aos pacientes imunocomprometidos. Elas são particularmente comuns nos contextos de malignidade hematolinfoide e neutropenia profunda, terapia imunossupressora em altas doses, transplante recente de células-tronco hematopoiéticas ou, no caso de mucormicose, diabetes mal controlado.

> **Morfologia**
>
> A mucormicose é causada pela classe de fungos conhecida como *zigomicetos*. *Rhizopus* e *Mucor* são os dois fungos de importância médica dentro da classe dos zigomicetos. Suas hifas são **não septadas** e se ramificam em ângulos retos; por outro lado, as hifas dos microrganismos *Aspergillus* são **septadas** e se ramificam em ângulos mais agudos (ver Figura 11.43 C). Tanto os zigomicetos quanto os *Aspergillus* causam uma reação supurativa, que é às vezes granulomatosa, e têm **predileção por invadir as paredes dos vasos sanguíneos, causando hemorragia, necrose vascular e infarto** (ver Figura 11.43 B).

Características clínicas. Na *mucormicose rinocerebral*, os zigomicetos têm propensão a colonizar a cavidade nasal ou os seios da face e depois se espalhar por extensão direta para o cérebro, a órbita e outras estruturas da cabeça e do pescoço. Os pacientes com cetoacidose diabética têm maior probabilidade de desenvolver uma forma invasiva e fulminante de mucormicose rinocerebral. A mucormicose pulmonar pode ser localizada (p. ex., lesões cavitárias) ou pode manifestar-se radiologicamente com envolvimento "miliar" difuso.

A infecção por *Aspergillus* pode assumir diversas formas. A *aspergilose invasiva* localiza-se preferencialmente nos pulmões e a infecção mais frequentemente se manifesta como pneumonia necrosante (Figura 11.43 B). A disseminação sistêmica, especialmente para o cérebro, é uma complicação muitas vezes fatal. A *aspergilose broncopulmonar alérgica* ocorre nos pacientes com asma que desenvolveram exacerbação dos sintomas causada por uma reação de hipersensibilidade tipo I contra o fungo que cresce nos brônquios. Esses pacientes geralmente apresentam anticorpos IgE circulantes contra *Aspergillus* e eosinofilia periférica. A formação de *aspergiloma* ("bola fúngica") ocorre pela colonização fúngica de cavidades pulmonares preexistentes (p. ex., brônquios dilatados ou cistos pulmonares, lesões cavitárias pós-tuberculose). Essas massas podem atuar como válvulas esféricas para ocluir a cavidade, predispondo, assim, o paciente a infecções e hemoptises.

Doença pulmonar na infecção pelo vírus da imunodeficiência humana

A doença pulmonar é um dos principais fatores que contribuem para morbidade e mortalidade nos indivíduos soropositivos. Embora o uso de agentes antirretrovirais e de quimioprofilaxia tenha diminuído acentuadamente a incidência de infecções oportunistas, a infinidade de entidades que podem se apresentar com achados pulmonares nos pacientes HIV-positivos torna o diagnóstico e o tratamento um desafio. As considerações a seguir podem ser úteis ao se abordarem esses pacientes.

- Além das infecções oportunistas, os pacientes HIV-positivos correm um risco aumentado de desenvolver pneumonias bacterianas e TB. As bactérias envolvidas são *S. pneumoniae*, *S. aureus*, *H. influenzae* e bastonetes gram-negativos. As pneumonias bacterianas nos indivíduos infectados pelo HIV são mais comuns, mais graves e mais frequentemente associadas à bacteriemia do que naqueles sem infecção pelo HIV.
- Nem todos os infiltrados pulmonares nos indivíduos HIV-positivos são infecciosos. Uma série de doenças não infecciosas, incluindo o sarcoma de Kaposi (Capítulos 5 e 8), o linfoma não Hodgkin (Capítulo 10) e o câncer de pulmão, ocorre com maior frequência e deve ser excluída
- A contagem de células T CD4+ é útil para estreitar o diagnóstico diferencial. Como regra geral, as infecções bacterianas e tuberculosas ocorrem com contagens de CD4+ normais ou levemente diminuídas (mais de 200 células/μℓ); a pneumonia por *Pneumocystis* geralmente ocorre quando a contagem de células T CD4+ está abaixo de 200 células/μℓ, enquanto as infecções por CMV e pelo complexo *M. avium* são incomuns até os estágios mais avançados da doença (contagens de células T CD4+ abaixo de 50 células/μℓ).

Finalmente, deve-se lembrar que a doença pulmonar nos indivíduos HIV-positivos pode resultar de mais de uma causa e que mesmo patógenos comuns podem ser responsáveis por doenças com manifestações atípicas.

NEOPLASIAS PULMONARES

Aproximadamente 95% das neoplasias pulmonares primárias são carcinomas; os 5% restantes abrangem um grupo diverso que inclui malignidades carcinoides mesenquimais (p. ex., fibrossarcoma, leiomiossarcoma), linfomas e algumas lesões benignas. A neoplasia benigna mais comum é o "hamartoma", que aparece como uma pequena e discreta "lesão em moeda" (1 a 4 cm) na imagem do tórax. Consiste principalmente em cartilagem madura misturada com gordura, tecido fibroso e vasos sanguíneos. Foram demonstradas anormalidades citogenéticas clonais, o que indica que se trata, na verdade, de uma neoplasia benigna; o nome *hamartoma* (que implica uma anomalia de desenvolvimento) é equivocado.

Carcinoma

O carcinoma do pulmão está fortemente associado ao tabagismo e é a principal causa de morte relacionada ao câncer nos países de alta renda. Há muito, ocupa esta posição entre os homens nos EUA, é responsável por cerca de um terço das mortes por câncer nos homens, e desde 1987 tem sido a principal causa de mortes por câncer também nas mulheres. As estimativas da American Cancer Society para 2022 incluíam aproximadamente 237 mil novos casos de câncer de pulmão e 130 mil mortes. O pico de incidência de câncer de pulmão ocorre nos indivíduos na faixa dos 50 a 60 anos. No momento do diagnóstico, mais de 50% dos pacientes já apresentam metástases a distância, enquanto um quarto adicional apresenta doença nos linfonodos regionais. O prognóstico global permanece muito ruim: a taxa de sobrevivência por 5 anos para todos os estádios do câncer de pulmão combinados é de cerca de 20% e, mesmo quando a doença está localizada no pulmão no momento do diagnóstico, a taxa de sobrevivência por 5 anos é de apenas 50%. Em uma nota de esperança, a terapêutica direcionada e os inibidores de pontos de controle imunológico melhoraram a sobrevivência em um subconjunto de neoplasias.

Os quatro principais tipos histológicos de carcinoma pulmonar são adenocarcinoma, carcinoma de células escamosas, carcinoma de pequenas células (um subtipo de carcinoma neuroendócrino) e carcinoma de grandes células (Tabela 11.5). Em alguns casos, há uma combinação de padrões histológicos (p. ex., carcinoma de pequenas células e adenocarcinoma). O carcinoma de células escamosas e o de pequenas células têm a associação mais forte com o tabagismo, mas o adenocarcinoma também apresenta uma associação. À medida que o tabagismo diminuiu nos EUA, o adenocarcinoma substituiu o carcinoma de células escamosas como a neoplasia pulmonar primária mais comum nos últimos anos. O adenocarcinoma também é, de longe, a neoplasia pulmonar primária mais comum nas mulheres, nas pessoas que nunca fumaram e nos indivíduos com menos de 45 anos.

Até recentemente, o carcinoma de pulmão era classificado em dois grandes grupos: câncer de pulmão de pequenas células (CPPC) e câncer de pulmão de não pequenas células (CPNPC), este último incluindo adenocarcinoma, carcinoma de células escamosas e carcinoma de grandes células. A razão para esta divisão histórica é que, em relação ao CPPC, os CPNPCs têm maior probabilidade de serem ressecáveis e, como grupo, respondem mal à quimioterapia convencional. Nos últimos anos, no entanto, surgiram terapias eficazes que têm como alvo oncoproteínas específicas encontradas em um subconjunto de CPNPC e abordagens imunoterapêuticas (bloqueio de ponto de controle, discutido no Capítulo 6) estão agora aprovadas para um subconjunto de CPNPC, proporcionando outra opção de tratamento. Em parte devido a estes avanços clínicos, a classificação mais antiga do carcinoma do pulmão foi substituída em 2015 por uma classificação da OMS, cuja versão simplificada é apresentada na Tabela 11.5.

Patogênese. Tal como outros cânceres, os carcinomas do pulmão relacionados com o tabagismo surgem por um acúmulo gradual de mutações condutoras que produzem células neoplásicas que

Tabela 11.5 Classificação histológica de neoplasias epiteliais malignas do pulmão (classificação da OMS de 2021, versão simplificada).

Adenocarcinoma
Subtipos acinares, papilares, micropapilares, sólidos, predominantemente lipídicos e mucinosos
Carcinoma de células escamosas
Carcinoma de grandes células
Carcinoma neuroendócrino
Carcinoma de pequenas células
Tumor carcinoide
Carcinomas mistos
Carcinoma adenoescamoso
Carcinoma de pequenas células e outros tipos
Outras variantes morfológicas incomuns
Carcinoma sarcomatoide
Carcinoma de células fusiformes
Carcinoma de células gigantes

possuem as marcas registradas do câncer. A ocorrência de alterações moleculares não é aleatória, mas tende a seguir uma ordem que tem paralelos com a progressão histológica em direção ao câncer. Assim, a inativação de um ou mais genes supressores de tumor localizados no braço curto do cromossomo 3 (3p) é um evento precoce muito comum, enquanto as mutações no gene supressor de tumor *TP53* e no oncogene *KRAS* ocorrem relativamente tarde. Certas alterações genéticas, como a perda de material cromossômico em 3p, são encontradas até mesmo no epitélio brônquico benigno de pessoas que fumam mas não têm câncer de pulmão, sugerindo que grandes áreas da mucosa respiratória sofrem mutação pela exposição a carcinógenos ("efeito de campo"). Neste solo fértil, as células que acumulam mutações adicionais acabam por evoluir para câncer.

Um subconjunto de adenocarcinomas, particularmente aqueles que surgem nas mulheres não fumantes, abriga mutações que ativam o receptor do fator de crescimento epidérmico (EGFR, do inglês *epidermal growth factor receptor*), uma tirosinoquinase receptora que estimula vias de crescimento *downstream* envolvendo RAS, PI3K e outras moléculas de sinalização. A frequência desta mutação varia em diferentes populações. É digno de nota que essas neoplasias são sensíveis aos fármacos que inibem a sinalização do EGFR, embora a resposta seja, frequentemente, de curta duração. Como seria de esperado, as mutações em *EGFR* e *KRAS* (em 30% dos adenocarcinomas) são mutuamente exclusivas, uma vez que KRAS está *downstream* ao EGFR. Outras mutações que podem se tornar "alvos" foram descritas com baixa frequência em adenocarcinomas (4 a 6% no total), incluindo as mutações que ativam outras tirosinoquinases, como ALK, ROS1, HER2 e MET. Recentemente, foram desenvolvidos fármacos que têm como alvo um subconjunto de formas mutadas de KRAS. Cada uma destas proteínas mutadas é o alvo ideal de um fármaco diferente, o que impulsionou uma nova era de tratamento "personalizado" do câncer de pulmão, na qual a genética da neoplasia orienta a terapia.

No que diz respeito às influências carcinogênicas, **há fortes evidências de que o tabagismo e, em muito menor grau, outros carcinógenos ambientais são os principais responsáveis pelas mutações que dão origem aos cânceres de pulmão.** Cerca de 90% dos cânceres de pulmão ocorrem nos indivíduos tabagistas ou que pararam de fumar recentemente. Além disso, existe uma correlação quase linear entre a frequência de câncer de pulmão e o número de maços/anos de consumo de cigarros. O risco aumentado é 60 vezes maior entre indivíduos tabagistas inveterados (dois maços por dia durante 20 anos) do que entre não fumantes. Por motivos pouco claros, as mulheres são mais suscetíveis do que os homens aos carcinógenos presentes na fumaça do tabaco. Embora a interrupção do hábito tabagista diminua o risco de desenvolver câncer de pulmão ao longo do tempo, ele nunca retorna aos níveis basais e as alterações genéticas que antecedem o desenvolvimento completo do câncer de pulmão podem persistir durante muitos anos no epitélio brônquico de pessoas que fumavam. O tabagismo passivo (proximidade de pessoas que fumam cigarros) também aumenta o risco de desenvolver câncer de pulmão, tal como o fumo de cachimbos e charutos, embora apenas modestamente.

Outras influências cancerígenas associadas às exposições ocupacionais atuam em conjunto com o tabagismo e podem, por vezes, ser as únicas responsáveis pelo câncer de pulmão; os exemplos incluem trabalho em minas de urânio, trabalho com asbesto e inalação de poeiras contendo arsênico, cromo, níquel ou cloreto de vinila. Um exemplo fundamental de uma interação sinérgica entre dois carcinógenos é encontrado no asbesto e no tabagismo: a exposição ao asbesto em não tabagistas aumenta o risco de desenvolver câncer de pulmão em 5 vezes; já nos indivíduos que fumam muito e estão expostos ao asbesto, o risco é aumentado em aproximadamente 55 vezes.

Embora o tabagismo e outras influências ambientais sejam fundamentais na patogênese do câncer de pulmão, nem todos os indivíduos expostos à fumaça do tabaco desenvolvem câncer (apenas cerca de 11% dos indivíduos que fumam muito desenvolvem). É muito provável que o efeito mutagênico dos agentes cancerígenos seja modificado por fatores genéticos. Lembre-se de que muitos produtos químicos requerem uma ativação metabólica por intermédio do sistema enzimático mono-oxigenase P-450 para serem convertidos em carcinógenos finais (Capítulo 6). Os indivíduos com certos polimorfismos que envolvem os genes P-450 têm uma capacidade aumentada de ativar os pró-carcinógenos encontrados na fumaça do cigarro e, portanto, estão expostos a níveis maiores de carcinógenos e correm um risco maior de desenvolver câncer de pulmão. Da mesma forma, os indivíduos cujos linfócitos do sangue periférico sofrem quebras cromossômicas após exposição aos carcinógenos relacionados ao tabaco (genótipo sensível a mutagênicos) têm um risco 10 vezes maior de desenvolver câncer de pulmão em relação aos indivíduos controle.

Por analogia com a sequência do adenoma-carcinoma do cólon (Capítulo 13), propõe-se que alguns adenocarcinomas invasivos do pulmão se desenvolvam por meio de uma sequência hiperplásica adenomatosa atípica – adenocarcinoma invasivo *in situ*. Os estudos de modelos de lesão pulmonar em camundongos identificaram uma população de células multipotentes na periferia pulmonar na junção do duto broncoalveolar, que foram denominadas *células-tronco broncoalveolares* (CTBAs). Após a lesão pulmonar, as CTBAs multipotentes proliferam e repõem os tipos celulares normais (células de Clara e células alveolares bronquiolares) encontrados neste local, facilitando, assim, a regeneração epitelial. Postula-se que as CTBAs incorram na primeira mutação que inicia as alterações que resultam em malignidade completa.

As alterações morfológicas sequenciais que levam ao desenvolvimento de carcinomas de células escamosas estão bem documentadas; existe uma correlação linear entre a intensidade da exposição à fumaça do cigarro e o aparecimento de alterações epiteliais cada vez mais preocupantes que começam com as inócuas hiperplasia basocelular e metaplasia escamosa e progridem para displasia escamosa e carcinoma *in situ* antes de culminarem em câncer invasivo. Os carcinomas de células escamosas tendem a ocorrer nas partes centrais do pulmão e provavelmente se originam de células escamosas basais com propriedades semelhantes às das células-tronco.

Por outro lado, as lesões precursoras do carcinoma de pequenas células ainda não foram claramente descritas. Essas neoplasias também são distintas das outras formas de carcinoma do pulmão por apresentarem, sempre virtualmente, mutações de perda de função em *TP53* e *RB*, os dois mais importantes genes supressores de tumor (Capítulo 6). O carcinoma de pequenas células é marcado por altas taxas de crescimento e desenvolvimento precoce de metástases generalizadas. Algumas das principais diferenças patológicas e clínicas entre o carcinoma de pequenas células e as formas comuns de carcinoma de não pequenas células estão resumidas na Tabela 11.6.

> ### Morfologia
>
> Os carcinomas do pulmão começam como pequenas lesões que são tipicamente firmes e branco-acinzentadas. Podem surgir como massas intraluminais, invadir a mucosa brônquica ou formar grandes massas volumosas que penetram no parênquima pulmonar adjacente. O **adenocarcinoma** geralmente tem **localização periférica** (Figura 11.44 A), mas também pode ocorrer próximo ao hilo. Em geral, o adenocarcinoma cresce mais lentamente e forma massas menores do que os outros subtipos, mas também tende a sofrer metástase amplamente em uma fase inicial. Pode assumir uma variedade de padrões de crescimento, incluindo os tipos **acinar (formador de glândulas)** (Figura 11.44 B); **papilar**; **mucinoso** (que geralmente é multifocal e pode se manifestar como uma consolidação semelhante à pneumonia); e **sólido**. As reações imuno-histoquímicas para marcadores como o TTF-1, um fator de transcrição relativamente específico para adenocarcinoma pulmonar, podem ser úteis no estabelecimento do diagnóstico (Figura 11.44 B).
>
> O suposto precursor do adenocarcinoma é a **hiperplasia adenomatosa atípica**, que se acredita progredir de forma gradual para adenocarcinoma *in situ*, adenocarcinoma minimamente invasivo e adenocarcinoma invasivo. A hiperplasia adenomatosa atípica aparece como um foco bem demarcado de proliferação epitelial (com diâmetro de 5 mm ou menos) composto de células cuboides a colunares baixas que demonstram hipercromasia nuclear, pleomorfismo e nucléolos proeminentes. As análises genéticas mostraram que a hiperplasia adenomatosa atípica é monoclonal e compartilha muitas aberrações moleculares com os adenocarcinomas (p. ex., mutações em *KRAS*).
>
> O **adenocarcinoma *in situ*** (AIS) (anteriormente chamado de carcinoma broncoalveolar) geralmente se apresenta como um nódulo único nas partes periféricas do pulmão. As principais características do adenocarcinoma *in situ* são diâmetros de 3 cm ou menos, crescimento ao longo de estruturas preexistentes e preservação da arquitetura alveolar. As células neoplásicas, que podem ser não mucinosas, mucinosas ou mistas, crescem em uma monocamada ao longo dos septos alveolares (referido como disseminação lepídica) que servem como uma estrutura. Por definição, o adenocarcinoma *in situ* não demonstra destruição da arquitetura alveolar ou invasão do estroma com desmoplasia, características que mereceriam o diagnóstico de adenocarcinoma invasivo.
>
> O **carcinoma de células escamosas** é mais comum nos homens do que nas mulheres e está intimamente relacionado com o histórico de tabagismo; tende a **surgir centralmente nos brônquios principais** (Figura 11.44 D) e a se espalhar primeiro para os nódulos hilares locais. Em média, a disseminação para fora do tórax ocorre mais tarde do que em outros tipos histológicos. As lesões grandes podem sofrer necrose central, dando origem à **cavitação**. O carcinoma de células escamosas é frequentemente precedido pelo desenvolvimento de **metaplasia ou displasia escamosas brônquicas**, que então se transformam em **carcinoma *in situ*** ao longo de um período de vários anos. Nesse momento, podem ser identificadas células atípicas em esfregaços citológicos de escarro ou em líquidos de lavados brônquicos ou escovados, embora a lesão seja assintomática e indetectável nas radiografias. Eventualmente, a pequena neoplasia atinge um estádio sintomático, quando uma massa neoplásica bem definida começa a obstruir o lúmen de um brônquio principal, muitas vezes produzindo atelectasia distal e infecção. Simultaneamente, a lesão invade o pulmão circundante. No exame histológico, essas neoplasias variam desde neoplasias bem diferenciadas com pérolas de queratina (Figura 11.44 C) e pontes intercelulares até neoplasias pouco diferenciadas exibindo apenas características mínimas de células escamosas.
>
> O **carcinoma de grandes células** é uma neoplasia epitelial indiferenciada que não possui as características citológicas do carcinoma neuroendócrino e não apresenta evidência de diferenciação glandular ou escamosa

(Figura 11.44 E). É um diagnóstico de exclusão e representa apenas cerca de 10% dos casos. As células neoplásicas tipicamente têm núcleos grandes, nucléolos proeminentes e quantidades moderadas de citoplasma.

O **carcinoma de pequenas células** geralmente aparece como massa cinza pálida, **localizada centralmente**, que se estende até o parênquima pulmonar. As células neoplásicas são relativamente pequenas e de formato redondo a fusiforme e têm citoplasma escasso e cromatina finamente granular com aparência de "sal e pimenta" (Figura 11.44 F). Estão presentes numerosas figuras mitóticas, assim como necrose, que pode ser extensa. As células neoplásicas são frágeis, frequentemente apresentam fragmentação e "artefato de esmagamento" em pequenas amostras de biopsia, e liberam DNA que se cora em azul (efeito Azzopardi, ver Figura 11.44 F). Essas neoplasias expressam uma variedade de marcadores neuroendócrinos e podem secretar hormônios polipeptídicos que podem resultar em síndromes paraneoplásicas (ver mais adiante). No momento do diagnóstico, a maioria apresenta metástase para linfonodos hilares e mediastinais. Na classificação da OMS de 2021, o carcinoma pulmonar de pequenas células é agrupado com o carcinoma neuroendócrino de grandes células, outra neoplasia muito agressiva que apresenta morfologia neuroendócrina e expressa marcadores neuroendócrinos (sinaptofisina, cromogranina e CD56).

Padrões mistos (p. ex., carcinoma adenoescamoso, adenocarcinoma misto e carcinoma de pequenas células) são observados em 10% ou menos dos carcinomas pulmonares.

Todos os subtipos de câncer de pulmão tendem a se espalhar para os linfonodos da carina, do mediastino e do pescoço (linfonodos escalenos), para regiões claviculares e, mais cedo ou mais tarde, para locais distantes. O envolvimento do linfonodo supraclavicular esquerdo (nódulo de Virchow) é particularmente característico e às vezes chama a atenção para uma neoplasia primária oculta. Esses cânceres, quando avançados, muitas vezes se estendem para o espaço pleural ou pericárdico, causando inflamação e derrames. Eles podem comprimir ou infiltrar a veia cava superior para causar a síndrome da veia cava superior. As neoplasias apicais podem invadir o plexo simpático braquial ou cervical, causando dor intensa na distribuição do nervo ulnar ou a síndrome de Horner (enoftalmia ipsilateral, ptose, miose e anidrose). Essas neoplasias são geralmente chamadas **tumores de Pancoast**, e a combinação de achados clínicos é conhecida como **síndrome de Pancoast**. O tumor de Pancoast está frequentemente acompanhado pela destruição da primeira e da segunda costelas e, às vezes, das vértebras torácicas. Tal como acontece com outros carcinomas, o estadiamento tumor-nódulo-metástase (TNM) é usado para indicar o tamanho e a disseminação da neoplasia primária.

Tabela 11.6 Comparação entre carcinoma pulmonar de pequenas células e carcinoma pulmonar de não pequenas células (adenocarcinoma e carcinoma de células escamosas).

Característica	Carcinoma pulmonar de pequenas células	Carcinoma pulmonar de não pequenas células
Morfologia		
Aparência microscópica	Citoplasma escasso; núcleos pequenos e hipercromáticos com padrão de cromatina delgada; nucléolos indistintos; camadas de células difusas	Citoplasma abundante; núcleos pleomórficos com padrão de cromatina grosseira; nucléolos proeminentes; arquitetura glandular ou escamosa
Marcadores neuroendócrinos		
Grânulos centrais densos na microscopia eletrônica; expressão de cromogranina, sinaptofisina e CD56	Presente	Ausente
Marcadores epiteliais		
Antígeno de membrana epitelial, antígeno carcinoembrionário e filamentos intermediários de citoqueratina	Presente	Presente
Mucina	Ausente	Presente em adenocarcinomas
Produção de hormônio peptídico	Hormônio adrenocorticotrófico, hormônio antidiurético, peptídeo liberador de gastrina, calcitonina	Peptídeo relacionado ao hormônio paratireóideo (PTH-rp) em carcinoma de células escamosas
Anormalidades em genes supressores de tumor		
Deleções em *3p*	>90%	>80%
Mutações em *RB*	Cerca de 90%	Cerca de 20%
Mutações em *p16/CDKN2A*	Cerca de 10%	>50%
Mutações em *TP53*	>90%	>50%
Anormalidades em oncogenes dominantes		
Mutações em *KRAS*	Raras	Cerca de 30% (adenocarcinomas)
Mutações em *EGFR*	Ausentes	Cerca de 20% (adenocarcinomas, não fumantes, mulheres)
Rearranjos em *ALK*	Ausentes	4 a 6% (adenocarcinomas, não tabagistas, frequentemente com morfologia em anel de sinete)
Resposta à terapia		
Resposta à quimioterapia e à radioterapia	Resposta frequentemente completa, mas invariavelmente recorrente	Incompleta
Resposta à terapia com inibidores de ponto de controle	Não responsivo	Responsivo

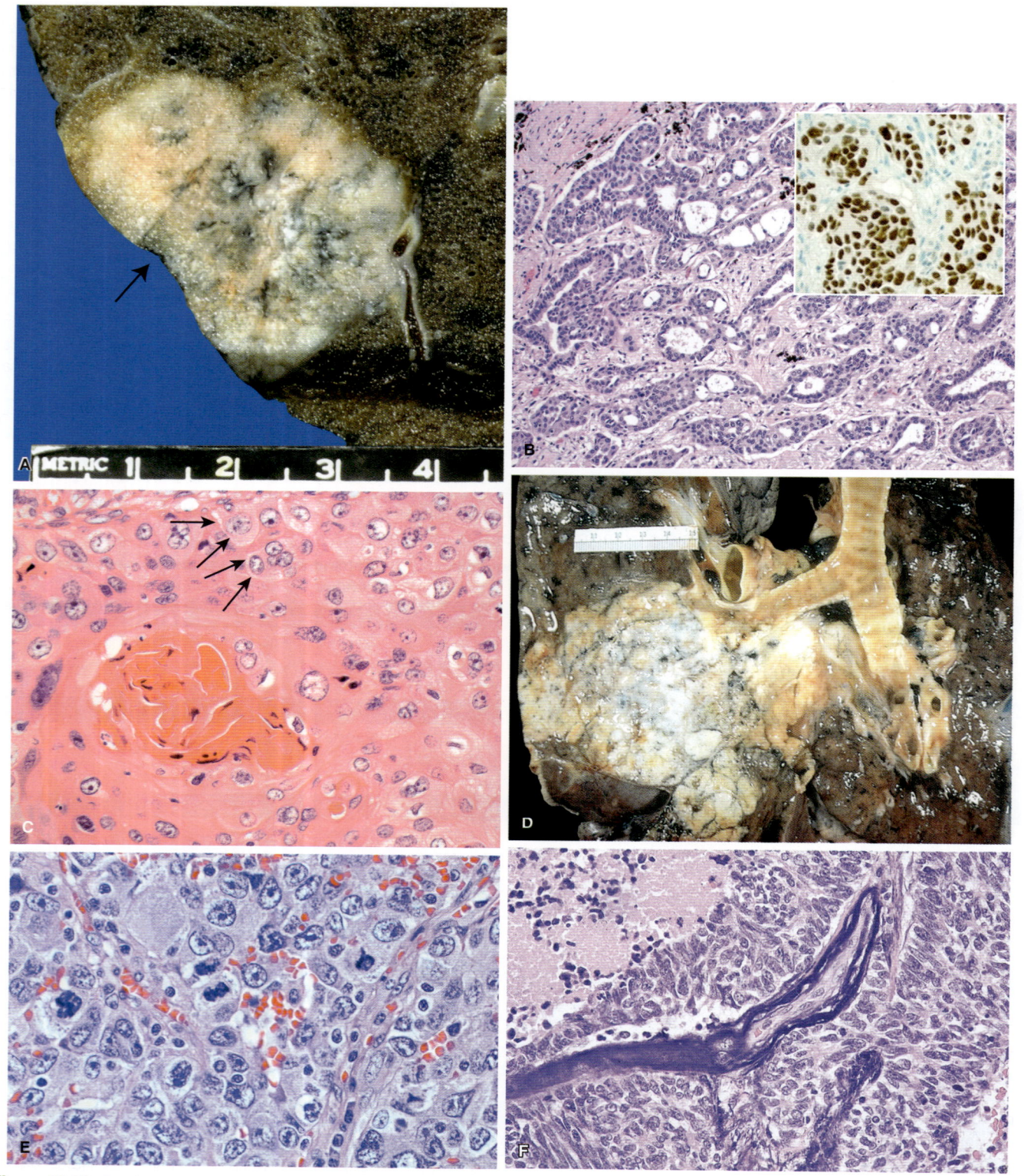

Figura 11.44 Patologia dos carcinomas pulmonares. **A.** Adenocarcinoma pulmonar. Observe a cicatriz central associada a pigmentos antracóticos e enrugamento pleural (*seta*). **B.** Adenocarcinoma formador de glândula; o detalhe mostra a coloração para o fator de transcrição 1 da tireoide (TTF-1, do inglês *thyroid transcription factor 1*), que é característico. **C.** Carcinoma de células escamosas bem diferenciado mostrando queratinização, pérolas e pontes intercelulares (*setas*). **D.** Carcinoma de células escamosas aparecendo como massa central (hilar) que invade o parênquima contíguo. **E.** Carcinoma de grandes células constituído por camadas de células grandes sem formação de glândulas ou diferenciação escamosa. **F.** Carcinoma de pequenas células com pequenas células fortemente basofílicas e áreas de necrose (*canto superior esquerdo*). Observe a coloração basofílica das paredes vasculares devido à incrustação de DNA a partir de células neoplásicas necróticas (efeito Azzopardi). (**A.** De Diagnostic Pathology: Familial Cancer Syndromes and ExpertPath. Copyright Elsevier 2022.)

Características clínicas. Os carcinomas do pulmão são lesões insidiosas que, em muitos casos, não são ressecáveis no momento do diagnóstico. Em alguns pacientes, a tosse crônica e a expectoração chamam a atenção para uma doença localizada, que pode ser curada cirurgicamente. Quando aparecem outros sintomas, como rouquidão, dor torácica, síndrome da veia cava superior, derrame pericárdico ou pleural, atelectasia ou pneumonite persistentes, o prognóstico é ruim. Muitas vezes, a neoplasia apresenta sintomas causados pela disseminação metastática para locais distantes, como cérebro (alterações neurológicas), fígado (hepatomegalia) ou ossos (dor). Embora as glândulas adrenais possam ser quase obliteradas pela doença metastática, a insuficiência adrenal (doença de Addison) é incomum porque geralmente persistem ilhas de células corticais suficientes para manter a função adrenal.

No geral, o carcinoma de células escamosas e o adenocarcinoma apresentam um prognóstico mais favorável do que o carcinoma de pequenas células. Quando o carcinoma de células escamosas ou o adenocarcinoma são detectados antes da metástase ou da disseminação local (como nos pacientes de alto risco submetidos a exames de imagem de vigilância), a cura é possível por lobectomia ou pneumonectomia. Os adenocarcinomas não ressecáveis com mutações-alvo em tirosinoquinases como o EGFR podem apresentar respostas notáveis a inibidores específicos. Alguns poucos desses pacientes apresentam remissões a longo prazo que duram anos, mas a recidiva dentro de meses a 1 ano é típica. Descobriu-se que as neoplasias resistentes apresentam novas mutações que alteram o próprio alvo do fármaco (p. ex., uma mutação adicional em *EGFR* que impede a ligação do fármaco) ou contornam a dependência da neoplasia pelo alvo do fármaco. Os inibidores de ponto de controle imunológico melhoram os resultados nos carcinomas de não pequenas células e são particularmente eficazes quando combinados com quimioterapia, uma nova abordagem terapêutica.

Em contraste, o prognóstico e o tratamento do carcinoma de pequenas células mudaram pouco. Invariavelmente, o carcinoma de pequenas células se encontra disseminado no momento em que é detectado, mesmo quando a neoplasia primária é pequena e parece estar localizada. Portanto, a ressecção cirúrgica não é curativa. O carcinoma de pequenas células é muito sensível à radioterapia e à quimioterapia, mas sempre recidiva, e até o momento as terapias direcionadas não estão disponíveis. A sobrevida média com tratamento é de apenas 1 ano e apenas 5% dos pacientes sobrevivem por 10 anos. Apesar de uma carga de mutação muito elevada, estas neoplasias são menos responsivas aos inibidores de ponto de controle imunológico do que os cânceres de pulmão de não pequenas células. Estão em andamento pesquisas para compreender e superar a resistência à imunoterapia.

Além dos efeitos diretos das células neoplásicas, estima-se que 3 a 10% dos pacientes com câncer de pulmão desenvolvam *síndrome paraneoplásica* (Capítulo 6). As manifestações incluem (1) hipercalcemia causada pela secreção de um peptídeo relacionado ao hormônio paratireoidiano; (2) síndrome de Cushing (decorrente do aumento da produção do hormônio adrenocorticotrófico); (3) síndrome da secreção inadequada de hormônio antidiurético; (4) síndromes neuromusculares, incluindo síndrome miastênica, neuropatia periférica e polimiosite; (5) baqueteamento digital e osteoartropatia pulmonar hipertrófica; e (6) anormalidades de coagulação, incluindo tromboflebite migratória, endocardite não bacteriana e coagulação intravascular disseminada. A hipercalcemia é mais frequentemente encontrada no carcinoma de células escamosas, nas síndromes hematológicas com adenocarcinoma e nas síndromes neurológicas com carcinoma de pequenas células, mas há muitas exceções.

Tumores carcinoides

Os tumores carcinoides são neoplasias malignas compostas de células que contêm grânulos neurossecretores de núcleo denso em seu citoplasma e que ocasionalmente secretam polipeptídeos hormonalmente ativos. Eles são mais bem considerados como um carcinoma neuroendócrino de baixo grau e são subclassificados como típicos ou atípicos; frequentemente, ambos são ressecáveis e curáveis. Podem ocorrer como parte da síndrome da neoplasia endócrina múltipla (Capítulo 18). Os carcinoides brônquicos tendem a ocorrer nos adultos mais jovens (média de 40 anos) e representam cerca de 5% de todas as neoplasias pulmonares.

> ### Morfologia
>
> A maioria dos carcinoides origina-se nos brônquios principais e cresce em um de dois padrões: (1) como uma massa intraluminal esférica e polipoide (Figura 11.45 A); ou (2) como placa mucosa que penetra na parede brônquica e se espalha pelo tecido peribrônquico, formando a chamada **lesão em "botão de colarinho"**. Mesmo as lesões penetrantes se espalham para a substância pulmonar ao longo de uma frente ampla e são bem demarcadas. Os carcinoides periféricos são menos comuns. Embora 5 a 15% dos carcinoides tenham metástase para os linfonodos hilares na apresentação, as metástases a distância são raras. Histologicamente, os **carcinoides típicos**, assim como seus equivalentes no sistema intestinal, são compostos de ninhos de células uniformes com núcleos redondos regulares e cromatina em padrão "sal e pimenta", mitoses raras ou ausentes e pouco pleomorfismo (Figura 11.45 B). Os tumores **carcinoides atípicos** apresentam maior taxa mitótica e pequenos focos de necrose. Essas neoplasias têm maior incidência de metástases para linfonodos e a distância do que os carcinoides típicos. Diferentemente dos carcinoides típicos, em 20 a 40% dos casos os tumores atípicos apresentam mutações em *TP53*. O carcinoide típico, o carcinoide atípico e o carcinoma neuroendócrino de grandes células e de pequenas células podem ser vistos como um contínuo de crescente agressividade histológica e potencial maligno dentro do espectro das neoplasias neuroendócrinas pulmonares.

Características clínicas. A maioria dos tumores carcinoides manifesta-se com sinais e sintomas relacionados ao seu crescimento intraluminal, incluindo tosse, hemoptise e infecções brônquicas e pulmonares recorrentes. As neoplasias periféricas são frequentemente assintomáticas e são descobertas acidentalmente em radiografias de tórax. Apenas raramente os carcinoides pulmonares induzem a *síndrome carcinoide*, que é caracterizada por ataques intermitentes de diarreia, rubor e cianose. As taxas de sobrevivência relatadas em 5 a 10 anos para os carcinoides típicos estão acima de 85%, enquanto essas taxas caem para 56 e 35%, respectivamente, para os carcinoides atípicos.

LESÕES PLEURAIS

A doença da pleura é geralmente uma complicação decorrente de uma doença pulmonar subjacente. Infecções secundárias e adesões pleurais são achados comuns na necropsia. Os distúrbios primários importantes são (1) infecções bacterianas intrapleurais e (2) *mesotelioma maligno*, uma neoplasia da pleura.

Efusão pleural e pleurite

As efusões pleurais (líquido no espaço pleural) podem ser transudatos ou exsudatos. Quando a efusão é um transudato, a condição

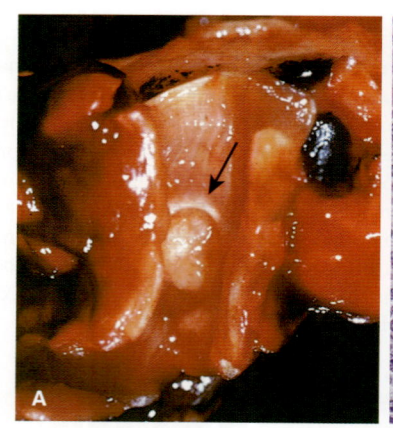

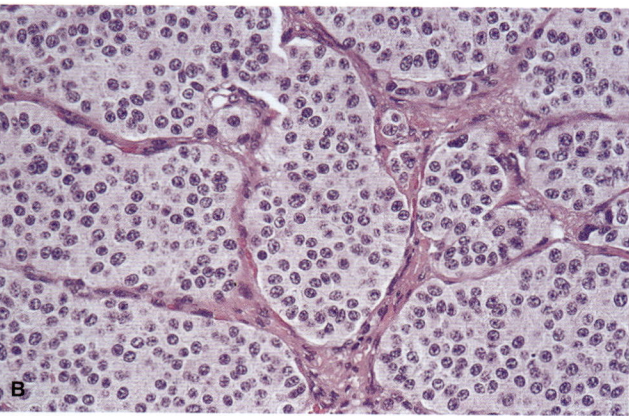

Figura 11.45 Carcinoide brônquico. **A.** Carcinoide crescendo como massa esférica e pálida (*seta*) projetando-se no lúmen do brônquio. **B.** Aspecto histológico demonstrando núcleos pequenos, arredondados, uniformes e citoplasma moderado. (Cortesia do Dr. Thomas Krausz, Department of Pathology, University of Chicago Pritzker School of Medicine, Chicago, Illinois.)

denomina-se *hidrotórax*. A insuficiência cardíaca congestiva é a causa mais comum de hidrotórax bilateral. Um exsudato caracterizado por conteúdo proteico acima de 30 g/ℓ e, frequentemente, células inflamatórias, sugere pleurite. As quatro principais causas para a formação de exsudato pleural são (1) infecção bacteriana (*pleurite supurativa* ou *empiema*) através de uma extensão direta de uma infecção pulmonar ou por intermédio de colonização por via sanguínea; (2) câncer (carcinoma de pulmão, neoplasias metastáticas no pulmão ou na superfície pleural, mesotelioma); (3) infarto pulmonar; e (4) pleurite viral. As outras causas menos comuns de efusões pleurais exsudativas são lúpus eritematoso sistêmico, artrite reumatoide e uremia, bem como cirurgia torácica prévia. As efusões malignas são caracteristicamente grandes e frequentemente hemorrágicas (*pleurite hemorrágica*). O exame citológico pode revelar a presença das células malignas.

Qualquer que seja a causa, os transudatos e os exsudatos serosos são normalmente reabsorvidos sem efeitos residuais se a causa incitante for suspensa ou controlada. Por outro lado, os exsudatos fibrinosos, hemorrágicos e supurativos podem levar à organização fibrosa, causando adesões ou espessamentos fibrosos da pleura, que algumas vezes podem sofrer calcificação.

Pneumotórax, hemotórax e quilotórax

Pneumotórax refere-se à presença de ar ou outro gás no saco pleural. Pode ocorrer em adultos jovens normalmente do sexo masculino e aparentemente saudáveis sem qualquer doença pulmonar conhecida (pneumotórax primário ou espontâneo) ou resultar de algum distúrbio pulmonar ou torácico (pneumotórax secundário). O pneumotórax secundário ocorre quando uma lesão pulmonar situada próxima à superfície pleural sofre ruptura, o que permite que o ar inspirado ganhe acesso à cavidade pleural. As lesões pulmonares responsáveis incluem enfisema, abscessos pulmonares, tuberculose, carcinoma e muitos outros processos menos comuns. A ventilação mecânica de suporte com alta pressão também pode desencadear pneumotórax secundário.

Existem inúmeras complicações possíveis em decorrência do pneumotórax. Alguns vazamentos de ar somente permitem que o ar se mova para a cavidade pleural e cause um aumento da pressão intrapleural (*pneumotórax de tensão*) que desloca o mediastino. O comprometimento da circulação pulmonar pode ser uma possível consequência e pode até mesmo ser fatal. Caso o vazamento sele e o pulmão não seja reexpandido dentro de algumas semanas (seja espontaneamente ou por meio de intervenção médica ou cirúrgica), pode ocorrer cicatrização, de modo que o pulmão não seja mais capaz de se expandir novamente por completo. Nestes casos, um líquido seroso se acumula na cavidade pleural, causando *hidropneumotórax*. Com o colapso prolongado, o pulmão torna-se vulnerável a infecções, bem como a cavidade pleural, quando a comunicação entre ela e o pulmão persiste. O empiema é, portanto, uma complicação importante do pneumotórax (*piopneumotórax*).

O *hemotórax*, uma coleção de sangue total (diferente da efusão hemorrágica) na cavidade pleural, pode ser uma complicação em virtude do rompimento de um aneurisma aórtico intratorácico, um evento que é quase sempre fatal. Diferentemente das efusões pleurais hemorrágicas, no hemotórax o sangue coagula dentro da cavidade pleural.

Quilotórax é uma coleção pleural de líquido linfático leitoso contendo microglóbulos de lipídios. O volume total de líquido pode não ser grande, porém o quilotórax é sempre significativo, pois implica a obstrução de dutos linfáticos principais, geralmente por um câncer intratorácico (p. ex., uma neoplasia mediastínica primária ou secundária, como um linfoma).

Mesotelioma maligno

Apesar de raro, o mesotelioma maligno adquiriu grande importância, pois está altamente relacionado com a exposição aérea ao asbesto. Trata-se de um câncer de células mesoteliais que geralmente se origina na pleura parietal ou visceral; menos comumente, também pode acometer peritônio e pericárdio. Aproximadamente 80 a 90% dos indivíduos com este câncer apresentam um histórico de exposição ao asbesto. Aqueles que trabalham diretamente com asbesto (p. ex., trabalhadores de estaleiros, mineradores, instaladores de isolamentos) apresentam os maiores riscos de desenvolver mesotelioma maligno, mas os indivíduos cuja única fonte de exposição é viver próximo a uma fábrica de asbesto ou que moram com alguém que trabalha com asbesto também estão sob risco aumentado (devido à contaminação do uniforme do trabalhador com partículas de asbesto). O período de latência para o desenvolvimento do mesotelioma maligno após a exposição ao asbesto é longo, geralmente de 25 a 40 anos, o que sugere que as mutações condutoras que o originam são adquiridas lentamente ao longo de um período prolongado. Conforme dito anteriormente, a combinação do tabagismo com a exposição ao asbesto aumenta significativamente o risco de desenvolvimento de carcinoma de pulmão; contudo, não aumenta o risco para o mesotelioma maligno, um dos muitos quebra-cabeças na biologia do câncer.

Uma vez inaladas, as fibras de asbesto permanecem no corpo por toda a vida. Assim, o risco após a exposição não reduz com o tempo (ao contrário do risco devido ao tabagismo, que cai após a interrupção do hábito). Tem sido aceita a hipótese de que as fibras de asbesto se agrupam preferencialmente próximo à camada de células mesoteliais, onde geram espécies reativas de oxigênio que causam danos e mutações no DNA. O sequenciamento do genoma do mesotelioma revelou múltiplas mutações condutoras, muitas das quais se agrupam em vias envolvidas com reparo do DNA, controle do ciclo celular e sinalização dos fatores de crescimento. Destaca-se um dos genes mais comumente mutados no mesotelioma esporádico – o *BAP1* –, que codifica um supressor tumoral envolvido no reparo de DNA e que também é o alvo de mutações de linhagem germinativa em famílias com alta incidência de mesotelioma.

Morfologia

Os mesoteliomas malignos são frequentemente precedidos de extensa **fibrose pleural** e **formação de placas**, que são prontamente visualizados nas tomografias computadorizadas. Estas neoplasias iniciam-se em uma região localizada e então disseminam-se amplamente com o tempo, seja por crescimento contíguo, seja por colonização difusa das superfícies pleurais. Na necropsia, o pulmão afetado encontra-se tipicamente **envolto por uma camada de neoplasia firme, de cor amarelo-esbranquiçada e variavelmente gelatinosa** que oblitera o espaço pleural (Figura 11.46). A neoplasia pode invadir diretamente a parede torácica ou o tecido pulmonar subpleural, mas as metástases distantes são raras. As células mesoteliais normais são bifásicas, e podem originar tanto células de revestimento pleural quanto o tecido fibroso subjacente. De acordo com esse potencial, os mesoteliomas podem apresentar três padrões morfológicos: (1) **epitelial**, no qual células cuboidais formando pequenos brotamentos papilares revestem espaços tubulares e microcísticos (este é o padrão mais comum e também um dos mais passíveis de serem confundidos com o adenocarcinoma pulmonar); (2) **sarcomatoso**, no qual células fusiformes semelhantes a fibroblastos crescem em camadas; e (3) **bifásico**, que apresenta áreas tanto de padrão sarcomatoso quanto epitelial.

Características clínicas. O mesotelioma maligno permanece quase uniformemente uma doença fatal. A maioria dos pacientes se apresenta com uma piora gradual de sintomas pulmonares inespecíficos, como tosse e dispneia. À medida que a doença avança, a neoplasia pode afetar estruturas locais, levando à síndrome da veia cava superior ou à insuficiência cardíaca. Os exames de imagem revelam espessamento da pleura e frequentemente derrame pleural, às vezes acompanhados por um deslocamento do mediastino em direção ao pulmão afetado devido à sua subinsuflação. Mesmo com pneumonectomia extrapleural e quimioterapia, a maioria dos pacientes sucumbe em decorrência de insuficiência respiratória ou invasão do coração e do pericárdio em 12 a 18 meses.

LESÕES DO SISTEMA RESPIRATÓRIO SUPERIOR

Infecções agudas

As infecções agudas do sistema respiratório superior estão entre as doenças que mais acometem os humanos, e mais frequentemente elas se manifestam como um "resfriado comum". As características clínicas

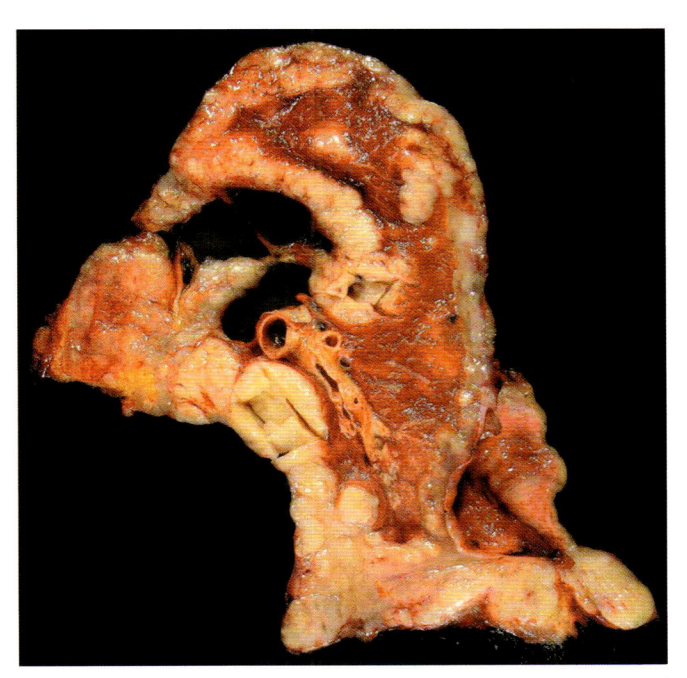

Figura 11.46 Mesotelioma maligno. Observe a neoplasia pleural espessa, firme e de colocação clara que envolve a metade do pulmão removida.

são bem conhecidas: congestão nasal acompanhada de coriza; espirros; garganta dolorida, seca e com prurido; e um discreto aumento na temperatura, que é mais pronunciado nas crianças pequenas. Os patógenos mais comuns são os rinovírus, porém também estão envolvidos coronavírus, vírus sincicial respiratório, vírus parainfluenza e influenza, adenovírus, enterovírus e, algumas vezes, até mesmo estreptococos beta-hemolíticos do grupo A. Em um número significativo de casos (cerca de 40%), não se consegue identificar o microrganismo. A maioria destas infecções ocorre no outono e no inverno e é autolimitante (geralmente dura 1 semana ou menos). Em uma minoria dos casos, os resfriados podem sofrer complicações, tais como o desenvolvimento de otite média bacteriana ou sinusite.

Além do resfriado comum, as infecções do sistema respiratório superior podem produzir sinais e sintomas localizados na faringe, na epiglote ou na laringe. A *faringite aguda* manifesta-se como garganta dolorida e pode ser causada por inúmeros agentes. A faringite branda com mínimos achados clínicos frequentemente acompanha um resfriado e é a forma mais comum de faringite. As formas mais graves com tonsilite associada a hiperemia intensa e exsudatos ocorrem com infecções por estreptococos beta-hemolíticos e adenovírus. É importante que a tonsilite estreptocócica seja identificada e tratada precocemente devido ao potencial de desenvolvimento de abscesso peritonsilar ou de progressão para glomerulonefrite pós-estreptocócica (Capítulo 12) e febre reumática aguda (Capítulo 9). A infecção pelo vírus Coxsackie A pode produzir vesículas e úlceras faríngeas (*herpangina*). A mononucleose infecciosa, que é causada pelo vírus Epstein-Barr (EBV, do inglês *Epstein-Barr virus*), é uma importante causa de faringite.

A *epiglotite bacteriana aguda* é uma síndrome que afeta, predominantemente, crianças que tenham uma infecção da epiglote causada por *H. influenzae*, cujos principais achados são dor e obstrução das vias respiratórias. O início é abrupto e a falha em não observar a necessidade da manutenção das vias respiratórias abertas em uma criança com esta condição pode ter consequências fatais. O advento da vacinação contra o *H. influenzae* reduziu significativamente a incidência desta doença nas regiões mais abastadas do mundo.

A *laringite aguda* pode resultar da inalação de agentes irritantes, reações alérgicas e agentes responsáveis pelo resfriado comum. Cabe destacar brevemente duas formas incomuns, porém importantes, de laringite: *tuberculosa* e *diftérica*. A primeira é quase sempre uma consequência de tuberculose ativa prolongada, durante a qual o escarro infectado é expectorado. A laringite diftérica é rara nos países de alta renda devido à ampla imunização de crianças pequenas contra a toxina diftérica, porém permanece um sério problema de saúde nas regiões de baixa renda do mundo. Após a inalação, o *Corynebacterium diphtheriae* implanta-se na mucosa das vias respiratórias superiores, onde produz uma poderosa exotoxina que causa necrose do epitélio da mucosa acompanhada de um denso exsudato fibrinopurulento que gera a clássica pseudomembrana superficial de cor acinzentada da difteria. Os principais riscos desta infecção são a descamação e a aspiração da pseudomembrana (que causa obstrução das vias respiratórias principais), como também a absorção das exotoxinas bacterianas (ocasionando miocardite, neuropatia periférica e outras lesões teciduais).

Em crianças, o vírus parainfluenza é a causa mais comum da laringotraqueobronquite, conhecida mais comumente como *crupe*, embora outros agentes, como o vírus sincicial, também possam precipitar esta condição. Embora seja autolimitante, o crupe pode causar estridor assustador durante a inspiração, bem como tosse forte persistente. Por vezes, a reação inflamatória laríngea pode estreitar a via respiratória a tal ponto que causa insuficiência respiratória. Outro patógeno bacteriano que pode causar laringotraqueobronquite é a *Bordetella pertussis*, causadora de tosse convulsa. Este agente secreta diversas toxinas que induzem morte das células epiteliais e uma tosse característica que pode persistir por semanas. As infecções virais do sistema respiratório superior predispõem o paciente a infecções bacterianas secundárias, especialmente por estafilococos e estreptococos.

Carcinoma nasofaríngeo

O carcinoma nasofaríngeo é uma neoplasia rara que merece ser comentada em decorrência (1) de suas fortes ligações epidemiológicas com o EBV e (2) da alta frequência deste câncer em certas populações, particularmente no sul da China, sugerindo que a genética da linhagem germinativa tenha um papel importante na sua patogênese. Acredita-se que o EBV seja capaz de infectar o epitélio da nasofaringe, e que, em indivíduos suscetíveis, isso leve à transformação das células epiteliais.

O carcinoma nasofaríngeo tem três variantes histológicas: carcinoma de células escamosas queratinizante, carcinoma de células escamosas não queratinizante e carcinoma indiferenciado; este último é o mais comum e o mais fortemente ligado ao EBV. As células neoplásicas contêm genomas do EBV e expressam diversas proteínas do vírus, incluindo a proteína latente de membrana-1 (LMP1, do inglês *latente membrane protein-1*), que gera sinais oncogênicos e ativa a via de NF-κB. As neoplasias indiferenciadas caracterizam-se pela presença de grandes células epiteliais com bordas celulares indistinguíveis (crescimento "sincicial") e nucléolos eosinofílicos proeminentes. Frequentemente, há uma infiltração intensa de células T, que se acredita serem responsivas aos antígenos virais. Os carcinomas nasofaríngeos invadem localmente, disseminam-se para linfonodos cervicais, e então metastatizam para sítios distantes. Tendem a ser radiossensíveis, e há relatos de taxas de sobrevida de 5 anos de 50%, mesmo para os pacientes com doença avançada. Têm sido relatadas respostas aos inibidores de ponto de controle imunológico, o que fornece uma nova estratégia terapêutica para as neoplasias que não respondem à terapia convencional.

Neoplasias laríngeas

Inúmeras neoplasias benignas e malignas, não neoplásicas ou de origens epitelial e mesenquimal podem surgir na laringe, porém somente os nódulos de cordas vocais, os papilomas e os carcinomas de células escamosas são suficientemente comuns para merecerem comentários. Em todas estas condições, a característica de apresentação mais comum é a rouquidão.

Lesões não malignas

Os *nódulos de pregas* (ou *cordas*) *vocais* ("pólipos") são protrusões lisas e hemisféricas (geralmente < 0,5 cm de diâmetro) que estão mais comumente localizadas nas pregas vocais verdadeiras. Os nódulos são compostos de tecido fibroso e recobertos por uma mucosa escamosa estratificada, que geralmente encontra-se intacta mas que pode ulcerar devido ao trauma pelo contato com a outra prega vocal. Estas lesões acometem principalmente tabagistas inveterados ou cantores (nódulos de cantor), o que sugere que sejam ocasionadas por irritação crônica ou excesso de uso.

O *papiloma de laringe* ou *papiloma escamoso* de laringe é uma neoplasia benigna, geralmente localizada nas pregas vocais verdadeiras, que forma uma protrusão macia, semelhante à framboesa, que raramente ultrapassa 1 cm de diâmetro. Histologicamente, consiste em múltiplas projeções digitiformes delgadas sustentadas por centros fibrovasculares e recobertas por um epitélio escamoso estratificado organizado. Quando o papiloma se encontra na extremidade livre da prega vocal, pode haver um trauma que gera uma ulceração que pode ser acompanhada de hemoptise.

Os papilomas são geralmente únicos nos adultos, mas com frequência são múltiplos nas crianças, em quem a condição denomina-se *papilomatose respiratória recorrente*, visto que tipicamente tendem à recorrência após a excisão. Estas lesões são causadas pelo papilomavírus humano (HPV, do inglês *human papillomavirus*) tipos 6 e 11, e é comum sua regressão espontânea na puberdade. A transformação maligna é rara. A causa mais provável de ocorrência nas crianças é a transmissão vertical da mãe infectada durante o parto. Desta forma, a vacina contra o HPV recentemente disponibilizada pode proteger mulheres em idade reprodutiva contra a infecção pelos tipos 6 e 11, fornecendo então uma oportunidade para a prevenção de papilomatose laríngea em crianças.

Carcinoma de laringe

O carcinoma de laringe representa somente 2% de todos os cânceres. Ocorre mais frequentemente após os 40 anos, sendo mais comum nos homens do que nas mulheres (razão de 7:1). Os fatores ambientais são muito importantes na etiologia; quase todos os casos ocorrem em tabagistas, enquanto o alcoolismo e a exposição ao asbesto também parecem desempenhar um papel. Foram detectadas sequências do papilomavírus humano em cerca de 15% das neoplasias, e estas tendem a apresentar prognóstico melhor que os demais carcinomas.

Cerca de 95% dos cânceres laríngeos são carcinomas de células escamosas. Raramente são observados adenocarcinomas. Em 60 a 75% dos casos, a neoplasia desenvolve-se diretamente nas pregas vocais (neoplasias glóticas), porém também podem surgir acima das pregas (supraglóticas; de 25 a 40%) ou abaixo delas (subglóticas; < 5%). Os carcinomas laríngeos de células escamosas iniciam-se como uma placa enrugada, de coloração cinza-perolada, que sofre ulceração e pode apresentar crescimento exuberante, fungoide, com a progressão neoplásica (Figura 11.47). As neoplasias glóticas são, geralmente, carcinomas de células escamosas queratinizantes bem ou moderadamente diferenciados. Como se pode esperar das lesões que acometem

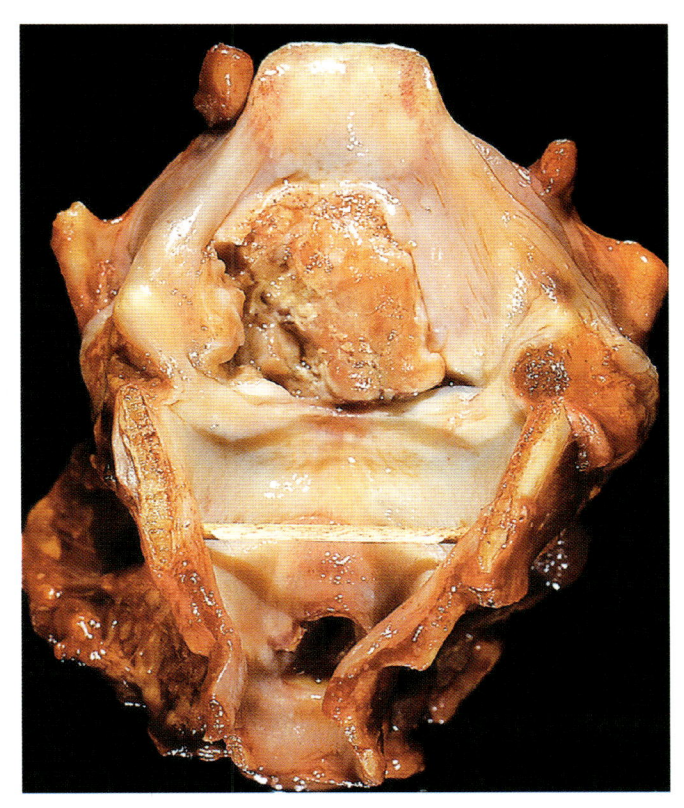

Figura 11.47 Carcinoma laríngeo de células escamosas desenvolvendo-se em uma localização supraglótica (acima das pregas vocais verdadeiras). (De Fletcher, C.D., Diagnostic Histopathology of Tumors, 5th edition, Elsevier, Philadelphia, 2021, Figura 4B.9B.)

áreas submetidas à exposição recorrente a carcinógenos ambientais, a mucosa adjacente pode exibir hiperplasia de células escamosas com focos de displasia, ou até mesmo carcinoma *in situ*.

O carcinoma de laringe normalmente se manifesta com rouquidão persistente. A localização da neoplasia na laringe causa grande impacto sobre o prognóstico. Cerca de 90% das neoplasias glóticas estão confinadas à laringe no momento do diagnóstico porque essas neoplasias interferem com a mobilidade das pregas vocais e causam sintomas no início do seu curso. Além disso, a região glótica é pobre em suprimento linfático, o que torna a disseminação menos provável. Por outro lado, a laringe supraglótica é rica em vasos linfáticos, de forma que quase um terço das neoplasias supraglóticas sofre metástase para os linfonodos regionais (cervicais). As neoplasias subglóticas têm o pior prognóstico porque tendem a produzir poucos sintomas até que estejam em estádio avançado. Com cirurgia, radioterapia ou tratamento combinado, muitos pacientes podem ser curados, porém cerca de um terço morre pela doença. As causas de morte mais comuns são a disseminação de metástases e a caquexia, por vezes complicadas por infecção pulmonar.

REVISÃO RÁPIDA

Lesão pulmonar aguda e síndrome do desconforto respiratório agudo

- *Lesão pulmonar aguda* (LPA): inflamação pulmonar recém-iniciada com dano alveolar/endotelial
- *Síndrome do desconforto respiratório agudo* (SDRA): síndrome clínica de insuficiência respiratória causada por dano alveolar difuso
- Os gatilhos da SDRA incluem sepse, trauma grave ou infecção pulmonar difusa
- Os neutrófilos e seus produtos têm um papel central nas lesões endotelial e epitelial
- Os achados histológicos incluem edema alveolar, necrose epitelial, acúmulo de neutrófilos e presença de membranas hialinas.

Doença pulmonar obstrutiva crônica (DPOC)

- As manifestações mais comuns são enfisema e/ou bronquite crônica, que frequentemente coexistem
- Tabagismo é o principal fator de risco para a DPOC
- A DPOC é tipicamente progressiva e pode causar piora da função pulmonar e *cor pulmonale* (insuficiência cardíaca direita)
- A DPOC é caracterizada por obstrução funcional do fluxo de saída devida à perda de tecido elástico nas paredes alveolares; está associada a redução do VEF_1 e CVF normal ou quase normal
- A *DPOC enfisematosa* é caracterizada por um alargamento dos espaços aéreos distais para os bronquíolos terminais causado pela destruição das estruturas elásticas de suporte por proteases liberadas de células inflamatórias, particularmente neutrófilos
- Os subtipos de enfisema incluem *centroacinar* (mais comum: relacionado ao tabagismo) e *pan-acinar* (observado na deficiência de $\alpha 1$-antripsina)
- O enfisema se caracteriza por aumento do volume torácico, dispneia e oxigenação sanguínea relativamente normal em repouso
- A *bronquite crônica* é definida por tosse produtiva persistente por, no mínimo, 3 meses consecutivos em pelo menos 2 anos consecutivos
- A produção de muco na bronquite decorre da hiperplasia de glândulas mucosas da traqueia das grandes vias respiratórias, enquanto a obstrução das vias respiratórias decorre da inflamação das pequenas vias respiratórias (bronquiolite crônica)
- Os achados histológicos incluem o aumento das glândulas secretoras de muco, metaplasia de células caliciformes, inflamação e fibrose da parece bronquiolar
- Os pacientes com bronquite são mais propensos a desenvolver hipoxemia e hipercapnia.

Asma

- Caracterizada por broncoconstrição reversível causada por hiperresponsividade das vias respiratórias a uma variedade de estímulos
- *Asma atópica*: uma reação imunológica Th2 mediada por IgE a alérgenos ambientais que tem uma reação rápida (imediata) desencadeada pela liberação do conteúdo de mastócitos e uma reação de fase tardia desencadeada por células inflamatórias e citocinas
- As citocinas Th2 (IL-4, IL-5 e IL-13) são importantes mediadores da asma atópica
- *Asma não atópica*: os fatores desencadeantes incluem infecções virais, poluentes atmosféricos, exposição ao frio e até mesmo exercícios físicos
- Eosinófilos são células inflamatórias fundamentais em quase todos os subtipos de asma e seus produtos (como a proteína básica principal) contribuem para o dano das vias respiratórias
- O remodelamento das vias respiratórias (espessamento da membrana sub-basal e hipertrofia das glândulas brônquicas e da musculatura lisa) pode representar um componente irreversível para a obstrução das vias respiratórias.

Doenças pulmonares intersticiais crônicas

- A fibrose intersticial difusa dá origem às doenças pulmonares restritivas, que são caracterizadas por redução do volume

expiratório forçado (VEF), diminuição da capacidade vital forçada (CVF) e razão VEF/CVF normal
- As doenças que causam fibrose intersticial difusa são marcadas por lesão alveolar crônica e aumento da liberação local de citocinas fibrogênicas como o TGF-β
- A *fibrose pulmonar idiopática* (FPI), também chamada de pneumonia intersticial, é prototípica e é caracterizada por focos de fibrose intersticial, focos de fibroblastos e formação de espaços císticos (pulmão em favo de mel)
- A FPI está associada a mutações de linhagem germinativa na telomerase e a particulares variantes genéticas na mucina e em surfactantes, ambos expressos pelo epitélio alveolar.

Pneumoconioses

- Doenças crônicas fibrosantes que resultam de exposição a partículas orgânicas e inorgânicas
- Patogênese: a fagocitose de partículas de poeira por macrófagos alveolares pulmonares leva a ativação do inflamassomo e liberação de mediadores inflamatórios e citocinas fibrogênicas
- A *doença induzida pela poeira de carvão* varia de pneumoconiose de trabalhadores do carvão assintomática a simples até fibrose maciça progressiva (FMP)
- *Silicose* é a pneumoconiose mais comum no mundo e é mais frequentemente causada pela inalação de sílica cristalina (p. ex., quartzo)
    - As manifestações da silicose variam de nódulos silicóticos assintomáticos a FMP
    - A silicose está associada ao aumento da suscetibilidade à tuberculose e, possivelmente, ao câncer de pulmão
- A exposição ao *asbesto* está associada ao desenvolvimento de fibrose intersticial (asbestose), placas fibrosas localizadas, efusões pleurais, câncer de pulmão e mesotelioma maligno
- Tabagismo e exposição ao asbesto se combinam para aumentar de maneira sinergística o risco para desenvolvimento de câncer de pulmão
- Os membros da família de trabalhadores expostos ao asbesto também apresentam risco aumentado para o desenvolvimento de câncer.

Sarcoidose

- A sarcoidose é uma doença granulomatosa multissistêmica de etiologia desconhecida
- A característica histológica clássica (mas não específica) são granulomas não necrosantes bem formados
- A sarcoidose é causada por um estímulo imunológico desconhecido que impulsiona a ativação de células CD4+ Th1 no pulmão e em outros tecidos
- As manifestações clínicas incluem:
    - Envolvimento pulmonar (90%), que começa como uma doença granulomatosa e pode progredir para fibrose intersticial difusa
    - Outras características clínicas, tais como linfadenopatia, envolvimento ocular (síndrome seca [olhos secos], irite ou iridociclite), lesões cutâneas (eritema nodoso, nódulos subcutâneos indolores) e envolvimento visceral (fígado, pele, medula óssea).

Embolia pulmonar (EP)

- A maioria dos trombos nas artérias pulmonares é embólica e geralmente surge de veias profundas das pernas
- Os fatores de risco para EP são aqueles associados à trombose venosa profunda e incluem repouso prolongado no leito (acamação), cirurgia no joelho ou no quadril, trauma grave, insuficiência cardíaca congestiva, contraceptivos orais, câncer disseminado e variantes genéticas que provocam hipercoagulabilidade (p. ex., fator V de Leiden)
- A EP provoca uma ampla gama de consequências, que vão desde aquelas clinicamente silenciosas (60 a 80%), passando por hipoxemia, falta de ar, dor pleurítica e possível infarto (15 a 35%), até insuficiência cardíaca direita aguda, choque e morte súbita (5%)
- O risco de recorrência da EP é geralmente elevado.

Pneumonia adquirida na comunidade (PAC)

- Pode ser bacteriana ou viral
- Existem dois padrões sobrepostos de pneumonia bacteriana: lobar e broncopneumonia (focal)
- As pneumonias lobares se desenvolvem ao longo de quatro estágios morfológicos: congestão, hepatização vermelha, hepatização cinza e resolução
- *S. pneumoniae* (pneumococo) é a causa bacteriana mais comum de PAC e geralmente apresenta um padrão lobar de envolvimento
- Outras causas comuns de PAC bacteriana em vários contextos incluem *H. influenzae* e *M. catarrhalis* (exacerbações agudas da DPOC), *S. aureus* (secundária a infecções respiratórias virais), *K. pneumoniae* (pacientes debilitados/desnutridos), *P. aeruginosa* (pacientes com fibrose cística, vítimas de queimaduras, pacientes com neutropenia) e *L. pneumophila* (particularmente em receptores de transplantes de órgãos)
- As *pneumonias virais* são caracterizadas por um desconforto respiratório desproporcional aos sinais clínicos e radiológicos e a inflamação que está predominantemente confinada aos septos alveolares
- As causas comuns de pneumonia viral incluem SARS-CoV-2 (covid-19), *influenza* A e B, vírus sincicial respiratório, metapneumovírus humano, vírus parainfluenza e adenovírus.

Tuberculose (TB)

- Doença granulomatosa crônica causada por *M. tuberculosis* que geralmente afeta os pulmões
- A exposição inicial resulta em uma resposta imune celular que confere resistência e leva ao desenvolvimento de hipersensibilidade
- As células T CD4+ Th1 têm um papel crucial na imunidade mediada por células contra micobactérias
- A marca registrada da reação tecidual à TB são os granulomas, geralmente com necrose caseosa
- A *TB pulmonar primária* em indivíduos imunocompetentes geralmente é assintomática e causa lesões em um foco subpleural e em linfonodos drenantes que passam por cura. Nos estados de imunodeficiência, pode ocorrer a tuberculose primária progressiva que envolve grandes porções do pulmão
- A *TB secundária* (reativação) surge em indivíduos previamente expostos quando as defesas imunológicas do hospedeiro estão comprometidas, e geralmente se manifesta como lesões cavitárias nos ápices pulmonares. Nos estados de imunodeficiência, a TB secundária pode também ser progressiva
- No contexto de imunodeficiência (p. ex., em indivíduos infectados com HIV), as TBs primária e secundária progressivas podem resultar em formas de doença potencialmente fatais (p. ex., TB miliar e meningite tuberculosa).

Carcinoma de pulmão

- O tabagismo é o fator de risco mais importante em todos os tipos
- Três principais subtipos histológicos geneticamente distintos:

- *Adenocarcinoma*: mais comum, mais prevalente em mulheres e não tabagistas, surge de lesões precursoras como hiperplasia adenomatosa atípica e adenocarcinoma *in situ*, e está associado a mutações de tirosinoquinases (p. ex., gene *EGFR*)
- *Carcinoma de células escamosas*: surge de lesões precursoras, tais como a displasia escamosa e o carcinoma de células escamosas *in situ*, frequentemente dentro de áreas de metaplasia escamosa
- *Carcinoma de pequenas células*: geralmente metastático na apresentação, é mais bem tratado com quimioterapia e está fortemente associado com mutações em *TP53* e *RB*
- Os cânceres de pulmão geralmente causam uma variedade de síndromes paraneoplásicas
- Devido a uma elevada carga de mutações causadas por carcinógenos na fumaça do tabaco, os cânceres de pulmão expressam neoantígenos tumorais e são responsivos à terapia com inibidores de ponto de controle imunológico.

Exames laboratoriais

Exame	Valores de referência	Fisiopatologia/relevância clínica
Testagem de bacilos resistentes a ácido, amostras variadas (p. ex., escarro, tecido)	Negativo	Diferentemente de muitas bactérias, os microrganismos ácido-resistentes (p. ex., *Mycobacterium tuberculosis* e o complexo *M. avium-intracellulare*) retêm certos corantes quando expostos ao álcool-ácido devido às características de suas paredes celulares (p. ex., coloração de Ziehl-Neelsen). Para amostras de escarro, os testes mais sensíveis empregam corantes com o fluorocromo auramina-O ou auramina-rodamina; os microrganismos são identificados por microscopia de fluorescência
α1-antitripsina (AAT) sérica	100 a 190 mg/dℓ	A proteína α1-antitripsina (AAT) é produzida por hepatócitos e inibe serina proteases de neutrófilos, especialmente a elastase do neutrófilo. A deficiência de AAT é causada por mutações que resultam em um dobramento defeituoso da proteína e seu acúmulo no fígado. Em consequência dos baixos níveis séricos de AAT, as células alveolares pulmonares se tornam vulneráveis às proteases destrutivas (p. ex., elastase do neutrófilo), aumentando, então, o risco de enfisema paracinar. A avaliação de AAT sérica e a fenotipagem do inibidor de protease (Pi) são partes importantes dos exames diagnósticos de pacientes sintomáticos. A forma clinicamente relevante mais comum é o tipo PiZZ com perda de até 90% da AAT sérica
Expressão de PD-L1 no tecido neoplásico	Varia dependendo do tipo de neoplasia, do clone de PD-L1 e do método de pontuação	A expressão de PD-L1 nas células neoplásicas permite sua evasão da morte por células T CD8+ específicas a neoplasia que expressam PD-1. A imuno-histoquímica para PD-L1 é realizada em diversos tipos neoplásicos (p. ex., melanoma, câncer pulmonar de não pequenas células) para prever a resposta ao tratamento com inibidores de PD-L1 ("inibidores de ponto de controle"). No entanto, mesmo os cânceres de pulmão que não expressam PD-L1 podem responder aos inibidores de ponto de controle, possivelmente porque atingem o PD-L1 expresso em células imunes infiltrantes como os macrófagos

Exames moleculares de relevância no câncer de pulmão

Analito	Método	Fisiopatologia/relevância clínica
Rearranjo no gene ALK	No câncer de pulmão, pode ser detectado diretamente por FISH ou sequenciamento de DNA, ou ainda, inferido por imuno-histoquímica	ALK é uma tirosinoquinase receptora que não é normalmente expressa no epitélio pulmonar. Rearranjos que resultam na expressão de formas constitutivamente ativas de ALK são observados em aproximadamente 4% dos cânceres de pulmão de não pequenas células e são enriquecidos em cânceres originados em não tabagistas e pacientes mais jovens. Estes cânceres respondem ao tratamento com inibidores de ALK
Mutação no gene *BRAF*	Sequenciamento de DNA direcionado ou painéis de sequenciamento de próxima geração (Next-Gen)	O *BRAF* codifica uma serina/treonina quinase da via de sinalização ERK/MAPK. Mutações que levam a uma ativação constitutiva de BRAF são encontradas em 1 a 3% dos cânceres de pulmão de células não pequenas. As neoplasias com a mutação mais comum em *BRAF* que resultam na substituição do aminoácido valina na posição 600 respondem aos tratamentos que incluem inibidores de BRAF
Mutação no gene *EGFR*	Sequenciamento de DNA direcionado ou painéis de sequenciamento de próxima geração (Next-Gen)	O EGFR (receptor do fator de crescimento epidérmico) é uma tirosinoquinase receptora (RTK, do inglês *receptor tyrosine quinase*). Mutações pontuais que causam a ativação constitutiva do EGFR são encontradas em aproximadamente 15% dos adenocarcinomas de pulmão e estão acrescidas de neoplasias originadas em não tabagistas. Anticorpo monoclonal e pequenas moléculas inibidoras do EGFR são tratamentos eficazes para o câncer de pulmão com mutação em *EGFR*

(*continua*)

Analito	Método	Fisiopatologia/relevância clínica
Anormalidades no gene *MET*	As amplificações são detectadas por FISH, as mutações são detectadas por sequenciamento de próxima geração (Next-Gen)	O *MET* codifica uma tirosinoquinase receptora. O gene *MET* está amplificado ou contém mutações que estabilizam a proteína MET em 5 a 7% dos cânceres de pulmão de não pequenas células. Além disso, está alterado em até 20% das neoplasias com mutação em *EGFR* que se tornam resistentes aos inibidores do EGFR. As neoplasias com alterações em *MET* são sensíveis aos inibidores de MET
Mutação no gene *RAS*	Sequenciamento de próxima geração (Next-Gen)	Mutações ativadoras em *RAS* são observadas em 20 a 25% dos adenocarcinomas de pulmão e estão acrescidas de neoplasias originadas em tabagistas. Estas mutações são mutuamente exclusivas com mutações em genes de receptores de tirosina, que participam da mesma via de sinalização. Aproximadamente 50% das mutações em *RAS* nos cânceres de pulmão produzem uma substituição de glicina por cisteína no resíduo 12 de RAS, uma forma de RAS mutada que pode ser um alvo efetivo de inibidores que se ligam covalentemente ao resíduo de cisteína alterado
Rearranjo no gene *RET*	FISH ou sequenciamento de próxima geração (Next-Gen)	O *RET1* codifica uma tirosinoquinase receptora que é constitutivamente ativada como uma consequência do rearranjo no gene *RET1* em 1 a 2% dos adenocarcinomas de pulmão e está acrescido de neoplasias originadas em pacientes mais jovens e não tabagistas. As neoplasias com rearranjos em *RET1* são sensíveis a determinados inibidores de tirosinoquinases
Rearranjo no gene *ROS1*	Mais comumente detectado por FISH	O *ROS1* codifica uma tirosinoquinase receptora que é constitutivamente ativada como uma consequência do rearranjo no gene *ROS1* em 1 a 2% dos adenocarcinomas de pulmão e está acrescido de neoplasias originadas em pacientes mais jovens e não tabagistas. As neoplasias com rearranjos em *ROS1* são sensíveis a determinados inibidores de tirosinoquinases

Valores de referência extraídos de https://www.mayocliniclabs.com/ com permissão da Mayo Foundation for Medical Education and Research. Todos os direitos reservados. (Adaptada de Deyrup AT, D'Ambrosio D, Muir J et al. Essential Laboratory Tests for Medical Education. *Acad Pathol*. 2022;9. doi: 10.1016/j.acpath.2022.100046.)

12 Rim

VISÃO GERAL DO CAPÍTULO

Manifestações clínicas das doenças renais, 464
Doenças dos glomérulos, 464
  Mecanismos de desenvolvimento de lesão e doença glomerulares, 466
  Distúrbios que se manifestam com a síndrome nefrótica, 468
    Doença de lesões mínimas, 468
    Glomerulosclerose segmentar focal, 470
    Nefropatia membranosa, 470
    Glomerulonefrite membranoproliferativa, 471
    Glomerulopatia por C3, 473
  Distúrbios que se manifestam com a síndrome nefrítica, 474
    Glomerulonefrite pós-infecciosa aguda, 474
    Glomerulonefrite rapidamente progressiva (com formação de crescentes), 475
    Nefrite lúpica, 476
  Outras doenças glomerulares, 476
    Nefropatia por IgA, 476
    Nefrite hereditária, 478
Doenças que afetam os túbulos e o interstício, 478
  Pielonefrite aguda, 478
  Pielonefrite crônica, 480
  Nefrite tubulointersticial, 480
    Nefrite tubulointersticial induzida por medicamentos, 480
  Lesão tubular aguda, 481
Doenças que envolvem os vasos sanguíneos, 483
  Doença renal hipertensiva, 483
  Microangiopatias trombóticas, 484
Doença renal crônica, 487
Doenças císticas, 487
  Cistos simples, 487
  Doença renal policística autossômica dominante (do adulto), 488
  Doença renal policística autossômica recessiva (da infância), 489
  Doenças medulares com cistos, 489
    Displasia renal multicística, 489
Obstrução do trato urinário, 489
  Cálculos renais (urolitíase), 489
  Hidronefrose, 491
Neoplasias, 491
  Carcinoma de células renais, 492
    Carcinoma de células claras, 492
    Carcinoma papilífero de células renais, 492
    Carcinoma cromófobo de células renais, 492
  Outras neoplasias renais, 493
    Oncocitoma, 493
    Angiomiolipoma, 494
    Tumor de Wilms, 494

A conhecida citação "O que é o homem... senão uma máquina para transformar, com infinita habilidade, o vinho de Shiraz em urina" concede uma dramática importância ao rim e seus componentes. Na realidade, o rim é responsável pelo seguinte:

- *Excreção de resíduos solúveis*, que são filtrados do plasma; esta é a função primária dos glomérulos
- *Manutenção do equilíbrio iônico*: os túbulos renais absorvem água e sais e, desse modo, regulam sua concentração no plasma
- *Regulação da pressão arterial*: o aparelho justaglomerular produz o hormônio renina em resposta à redução do fluxo ou da pressão arterial. A renina, por sua vez, ativa a angiotensina, que contrai os vasos sanguíneos periféricos e aumenta indiretamente a reabsorção tubular renal de sódio e água, o que eleva o volume hídrico; essas duas alterações servem para manter a pressão arterial normal
- *Secreção de hormônio*: o rim produz eritropoetina, que regula o hematócrito. A enzima α_1-hidroxilase, também produzida no rim, é responsável pela produção da forma ativa da vitamina D.

Essas funções dependem de ações coordenadas dos quatro principais componentes estruturais do rim:

- Os *glomérulos* são as unidades de filtração do rim. Sua estrutura é descrita adiante, quando abordarmos as doenças glomerulares
- Os *túbulos* reabsorvem água, pequenas moléculas e íons que foram filtrados através dos glomérulos
- O *interstício* proporciona a estrutura de suporte aos glomérulos e aos túbulos
- Os *vasos sanguíneos* entregam sangue arterial aos glomérulos e retornam sangue venoso para a circulação.

Esses componentes atuam de maneira coordenada; portanto, as alterações patológicas em uma estrutura geralmente afetam as outras. Entretanto, elas são discutidas separadamente, sobretudo porque as doenças que inicialmente afetam diferentes componentes em geral diferem em sua patogênese. Por exemplo, a maioria das doenças glomerulares é imunologicamente mediada, enquanto os distúrbios tubulares e intersticiais frequentemente são causados por agentes tóxicos ou infecciosos. Por estarem geralmente associados à inflamação, esses distúrbios são denominados glomerulonefrite (GN) e nefrite tubulointersticial (NTI), respectivamente. Quando a doença renal crônica progride para seu estágio mais avançado, a chamada doença renal em estágio terminal, os quatro compartimentos do rim geralmente são comprometidos.

Agradecemos as contribuições do Dr. Anthony Chang, Department of Pathology, University of Chicago, e do Dr. Zoltan Laszik, Department of Pathology, University of California San Francisco, a este capítulo em edições anteriores.

MANIFESTAÇÕES CLÍNICAS DAS DOENÇAS RENAIS

As manifestações clínicas das doenças renais refletem a fisiopatologia subjacente (Tabela 12.1). Antes da discussão sobre as doenças individuais, resumimos as principais características clínicas dos distúrbios renais.

- A *síndrome nefrótica* é causada por alterações glomerulares que resultam em maior permeabilidade glomerular. Caracteriza-se pelos seguintes:
  - *Proteinúria*, com perda diária de 3,5 g ou mais de proteína na urina nos adultos (diz-se que estão na "variação nefrótica") em decorrência do extravasamento de proteínas plasmáticas através de uma membrana basal glomerular anormalmente permeável
  - *Hipoalbuminemia*, com queda dos níveis plasmáticos de albumina abaixo de 3 g/dℓ em decorrência de perda urinária de proteínas, particularmente albumina, por ter um peso molecular mais baixo que o das globulinas
  - *Edema generalizado* por diminuição da pressão coloidosmótica do plasma em decorrência de hipoalbuminemia, o que leva ao extravasamento de líquido do sangue para os espaços extravasculares
  - *Hiperlipidemia e lipidúria*: a causa da hiperlipidemia não está clara, mas se acredita que se deva a uma combinação de aumento da síntese de lipoproteína hepática, transporte anormal de partículas de lipídios circulantes e diminuição do catabolismo lipídico. A lipidúria associada reflete a maior permeabilidade da membrana basal glomerular (MBG) às lipoproteínas
- A *síndrome nefrítica* é causada por inflamação glomerular e é caracterizada pelos seguintes:
  - *Hematúria* (hemácias e cilindros de hemácias na urina) e leucócitos na urina por extravasamento através das paredes lesionadas dos capilares glomerulares
  - *Proteinúria* (geralmente na variação subnefrótica) com ou sem edema
  - *Azotemia* (definida adiante) resultante de uma reduzida taxa de filtração glomerular (TFG)
  - *Hipertensão* causada pela ativação do sistema renina-angiotensina
  - A *glomerulonefrite rapidamente progressiva* (GNRP) é um subtipo da síndrome nefrítica aguda, apresenta um rápido agravamento e resulta de causas diversas. Geralmente, morfologicamente, é acompanhada pela formação de crescentes nos glomérulos e, portanto, também é chamada de GN em *crescente*
- A *lesão renal aguda* manifesta-se por um rápido declínio (em horas a dias) da TFG em virtude de doenças renais intrínsecas ou por causas extrarrenais. As últimas podem ser pré-renais (redução do volume de líquido e, portanto, redução da perfusão glomerular) ou pós-renais (obstrução do fluxo de saída). A lesão renal aguda (LRA) era chamada anteriormente de insuficiência renal aguda, mas LRA atualmente é preferida porque a gravidade do dano é variável e nem sempre está associada à insuficiência renal. A LRA pode se apresentar com débito urinário reduzido ou ausente (*oligúria* ou *anúria*, respectivamente), hipertensão e outros sinais de disfunção renal. Os exames laboratoriais revelam um aumento da ureia nitrogenada no sangue (BUN, do inglês *blood urea nitrogen*) e da creatinina sérica, que são coletivamente denominadas azotemia. Quando a azotemia é grave o suficiente para causar sinais e sintomas clínicos, é usado o termo *uremia*
- A *doença renal crônica* (anteriormente chamada de insuficiência renal crônica) resulta de um distúrbio subjacente que causa lesão renal progressiva e formação de tecido cicatricial no rim. Caracteriza-se por várias anormalidades metabólicas e eletrolíticas, como hiperfosfatemia, dislipidemia e acidose metabólica. Por haver uma reserva funcional renal, a contínua formação cicatricial renal muitas vezes é assintomática até estar avançada, quando então se desenvolvem sintomas de uremia. A doença renal crônica pode progredir para a *doença renal em estágio terminal*, quando a função renal é perdida irreversivelmente em consequência da grande formação de tecido cicatricial no rim por qualquer causa, e as únicas opções de tratamento disponíveis são a diálise e o transplante
- Pode ocorrer *hematúria assintomática* em nefrites, doenças vasculares e câncer renal. Geralmente, ela é microscópica; seu principal significado é representar um sinal de alerta de uma doença subjacente.

DOENÇAS DOS GLOMÉRULOS

O glomérulo consiste em uma rede de capilares anastomosados revestidos por duas camadas de epitélio. O epitélio visceral (composto de podócitos) é parte da parede capilar, enquanto o epitélio parietal envolve o espaço de Bowman (espaço urinário), que é a cavidade onde o filtrado plasmático se acumula. O epitélio parietal é contínuo com o epitélio tubular. A parede capilar glomerular consiste nos seguintes componentes (Figura 12.1):

- As *células endoteliais* fenestradas com aberturas entre as células que têm 70 a 100 nm de diâmetro. Essas aberturas (fenestrações) tornam o endotélio permeável aos anticorpos, a outras proteínas e a pequenas moléculas, mas são muito pequenas para permitir a passagem de células sanguíneas
- A *membrana basal glomerular* (MBG) é composta de colágeno (principalmente tipo IV), laminina, proteoglicanos polianiônicos,

Tabela 12.1 Manifestações clínicas das doenças renais.

Síndrome clínica	Principais manifestações	Exemplos de doenças
Síndromes glomerulares		
Síndrome nefrótica	Proteinúria, hipoalbuminemia, hiperlipidemia, edema	Doenças renais primárias: doença com lesões mínimas, nefropatia membranosa Doenças sistêmicas: diabetes
Síndrome nefrítica	Hematúria, proteinúria leve, insuficiência renal, hipertensão	Doenças renais primárias: GN pós-infecciosa, GNMP tipo 1, GNRP Doenças sistêmicas: LES
Lesão renal aguda	Início abrupto de insuficiência renal, oligúria/anúria	Lesão tubular aguda, MAT
Doença renal crônica	Insuficiência renal progressiva (uremia)	Doença glomerular ou tubulointersticial crônica, nefrosclerose

Outras manifestações clínicas que são discutidas em outros momentos incluem hipertensão (Capítulo 8) e hiperparatireoidismo secundário (Capítulo 18). *GN*, glomerulonefrite; *GNMP*, glomerulonefrite membranoproliferativa; *GNRP*, glomerulonefrite rapidamente progressiva; *LES*, lúpus eritematoso sistêmico; *MAT*, microangiopatia trombótica.

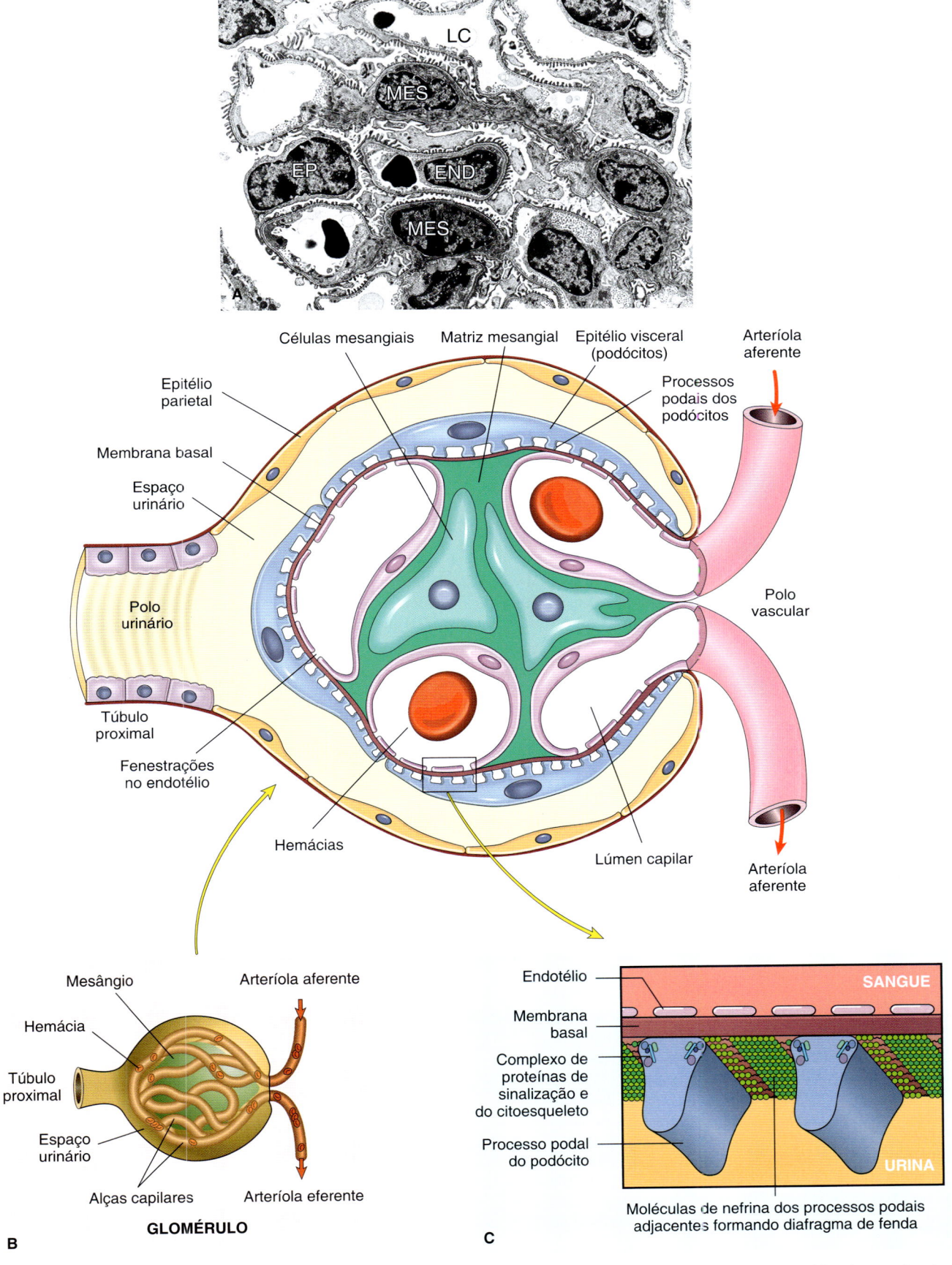

Figura 12.1 Glomérulo normal. **A.** Eletromicrografia de pequeno aumento de glomérulo de rato. **B.** Diagrama esquemático de um glomérulo normal mostrando seus componentes. **C.** Vista detalhada da parede capilar glomerular. *END*, endotélio; *EP*, célula epitelial; *LC*, lúmen capilar; *MES*, mesângio.

fibronectina e várias outras glicoproteínas. Está localizada entre as células endoteliais e os podócitos, e impede a passagem de grandes moléculas, especialmente proteínas aniônicas e células, para o interior do espaço de Bowman
- Os *podócitos* (células epiteliais viscerais) são células especializadas que possuem processos podais interdigitados incrustados e aderentes à camada externa da MBG. Os processos podais adjacentes são separados por lacunas de 20 a 30 nm de largura e unidos por um fino *diafragma de fenda*, uma estrutura composta principalmente das proteínas nefrina e podocina que mantém a permeabilidade seletiva da barreira de filtração glomerular
- As *células mesangiais* são células mesenquimais contráteis situadas na matriz extracelular entre os capilares e que dão suporte ao tufo glomerular. Essas células podem proliferar e produzir os componentes da matriz extracelular, como o colágeno, assim como citocinas que promovem o recrutamento de leucócitos e também fatores de crescimento.

Normalmente, o sistema de filtração glomerular é permeável à água e aos pequenos solutos, e quase completamente impermeável a moléculas do tamanho e carga molecular da albumina (uma proteína de 70 kDa). Essa permeabilidade seletiva discrimina entre as moléculas de proteína, principalmente de acordo com o tamanho (quanto maior, menos permeável) e a carga (quanto mais catiônica, mais permeável).

Mecanismos de desenvolvimento de lesão e doença glomerulares

Os mecanismos imunológicos são a base da maioria das doenças glomerulares. Os anticorpos podem ligar-se à MBG por meio de vários mecanismos (Figura 12.2): (1) deposição subendotelial ou subepitelial de complexos antígeno-anticorpo circulantes; (2) anticorpos que se ligam a moléculas extrínsecas presentes no glomérulo ou antígenos glomerulares intrínsecos dispersos, levando à formação *in situ* de imunocomplexos; e (3) anticorpos anti-MBG que se ligam a antígenos intrínsecos da MBG continuamente distribuídos. A deposição de imunocomplexos ou de anticorpos inicia a inflamação mediada pelo complemento e/ou pelo receptor Fc e a ativação de leucócitos (Capítulo 5), o que resulta na lesão glomerular que é característica da nefrite (síndrome nefrítica). Em alguns casos, os anticorpos ou os imunocomplexos alteram significativamente a permeabilidade da barreira glomerular e causam a síndrome nefrótica, mesmo sem inflamação manifesta. Os depósitos subendoteliais tendem a estar associados a maior inflamação, presumivelmente em razão da maior facilidade de acesso a esses depósitos pelas proteínas do complemento e leucócitos do sangue, enquanto os complexos subepiteliais geralmente produzem proteinúria com pouca ou nenhuma inflamação, possivelmente porque eles interferem preferencialmente na função do diafragma de fenda ou das células epiteliais. Um achado morfológico consistente em todos os casos de síndrome nefrótica é a fusão dos processos podais epiteliais. Não está claro se esta é uma causa ou um efeito da proteinúria.

Deposição de imunocomplexos circulantes. Há muito se sabe que a GN pode ser causada pela deposição de imunocomplexos pré-formados. Como há passagem de líquido sanguíneo através da MBG a uma alta pressão (para produzir urina) e a MBG é uma barreira contínua, ela constitui um local comum de deposição de imunocomplexos circulantes. Portanto, muitas vezes os rins são acometidos por doenças sistêmicas de imunocomplexos (hipersensibilidade tipo III). Dentre os exemplos, estão o lúpus eritematoso sistêmico, em que os antígenos são nucleoproteínas endógenas, ou a GN que ocorre após certas infecções bacterianas (estreptocócicas),

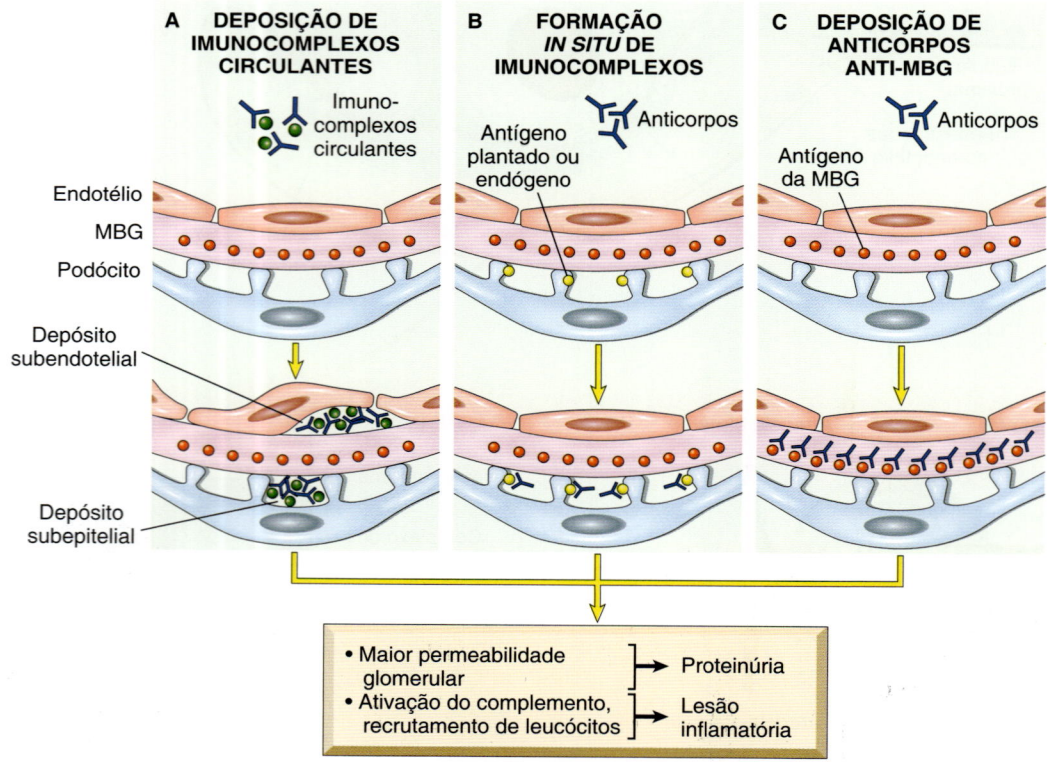

Figura 12.2 Mecanismos de lesão glomerular. Os imunocomplexos formados na circulação (**A**) ou localmente no glomérulo (**B**) podem depositar-se na membrana basal glomerular (MBG), produzindo um padrão granular de coloração para anticorpos e proteínas do complemento. Os anticorpos contra os antígenos presentes em toda a MBG (**C**) produzem um padrão linear de coloração. Em todos os casos, o resultado pode ser alguma combinação de maior permeabilidade glomerular, inflamação e lesão glomerular.

virais (hepatite B), parasitárias (malária por *Plasmodium falciparum*), e outras, em que os antígenos são exógenos. Geralmente, o antígeno deflagrador é desconhecido.

A característica da GN mediada por imunocomplexos é o aparecimento de depósitos de imunoglobulinas e de complemento, que podem ser demonstrados por imunofluorescência e microscopia eletrônica. Por microscopia de imunofluorescência, esses depósitos aparecem *granulares*, dos quais alguns patologistas fazem a descrição bastante pitoresca de "vesicobolhosos" (Figura 12.3 A). A microscopia eletrônica revela depósitos imunológicos eletrodensos na MBG; estes depósitos podem ser subendoteliais, subepiteliais ou mesangiais.

***Formação de imunocomplexos* in situ.** A ligação de anticorpos às moléculas extrínsecas plantadas na MBG ou aos antígenos glomerulares intrínsecos em distribuição irregular provoca o surgimento de formação de imunocomplexos *in situ*. Em ambos os casos, os anticorpos ligados aparecem granulares na microscopia de imunofluorescência. A nefropatia membranosa é o clássico exemplo de doença glomerular resultante da formação local de imunocomplexos contendo anticorpos reativos com antígenos endógenos. Nesse distúrbio, os complexos formados na porção subepitelial da MBG causam uma profunda perda de seletividade da permeabilidade glomerular, resultando em síndrome nefrótica com pouca ou nenhuma inflamação.

Deposição de anticorpo antimembrana basal glomerular. A GN mediada por anticorpo resulta da deposição glomerular de autoanticorpos direcionados contra as proteínas componentes da MBG. A doença mais bem caracterizada nesse grupo é a GN mediada por anticorpo anti-MBG, também conhecida como *doença de Goodpasture*. Neste tipo de lesão, os anticorpos são direcionados contra os antígenos intrínsecos da MBG. A distribuição desses antígenos é contínua, criando então um padrão *linear* de coloração quando visualizados por microscopia de imunofluorescência (Figura 12.3 B). Essa forma de GN é um exemplo de hipersensibilidade tipo II (Capítulo 5).

Outros mecanismos de lesão glomerular. Vários outros mecanismos podem causar lesão glomerular.

- A *ativação desregulada do complemento* pode ser desencadeada por autoanticorpos contra componentes do complemento ou por anormalidades herdadas das proteínas reguladoras do complemento. A subsequente lesão mediada pelo complemento pode afetar vários tecidos, incluindo o rim. Duas formas de GN (doença de depósito denso e GN C3) e uma forma de uma doença sistêmica com significativas manifestações renais (microangiopatia trombótica mediada pelo complemento, também conhecida como síndrome hemolítico-urêmica atípica) pertencem a essa categoria

- *Outras células recrutadas ou intrínsecas* podem contribuir para a lesão glomerular. As células glomerulares residentes, especialmente as *células mesangiais*, podem ser estimuladas por anticorpos e imunocomplexos para secretar citocinas e outros mediadores que podem contribuir para a inflamação glomerular. Os *linfócitos T* ativados também foram implicados nos modelos experimentais da lesão glomerular, mas há pouca evidência disso nas doenças humanas. As *plaquetas* podem se agregar e liberar mediadores, incluindo as prostaglandinas, os fatores de crescimento e o fator de crescimento transformador β (TGF-β, do inglês *transforming growth factor beta*), que podem estimular a deposição de colágeno (glomerulosclerose)

- *Lesão ao podócito*: como os podócitos mantêm a barreira e a permeabilidade seletiva da MBG, a lesão a essas células é uma causa importante de doença glomerular. A lesão ao podócito pode ser induzida por anticorpos contra os antígenos do podócito; por toxinas; possivelmente certas citocinas; ou por fatores circulantes ainda pouco caracterizados, como em alguns casos de glomerulosclerose segmentar focal (discutida adiante). A lesão ao podócito produz alterações morfológicas, como supressão dos processos podais, vacuolização e retração e desprendimento de células da MBG. A resultante ruptura de diafragmas de fenda muitas vezes resulta em proteinúria. As mutações herdadas nos componentes estruturais dos diafragmas de fenda, como a nefrina e a podocina, também estão associadas a alterações funcionais que levam a raras formas hereditárias de nefrite

- A *perda de néfrons* por si só exacerba a lesão glomerular. Depois que a doença glomerular, ou outra doença renal, destrói néfrons suficientes para reduzir a TFG em 30 a 50% do normal, os glomérulos remanescentes sofrem uma progressiva formação de tecido cicatricial, que é chamada *glomerulosclerose*, o que eventualmente leva à doença renal em estágio terminal. A perda de néfrons desencadeia alterações adaptativas para manter a função renal, incluindo o aumento de tamanho glomerular, bem como a elevação do fluxo sanguíneo e da pressão transcapilar (hipertensão capilar). Essas alterações revelam ser uma adaptação inadequada, resultando em lesões endoteliais e aos podócitos, maior permeabilidade glomerular a proteínas (mesmo na ausência de doença glomerular primária) e

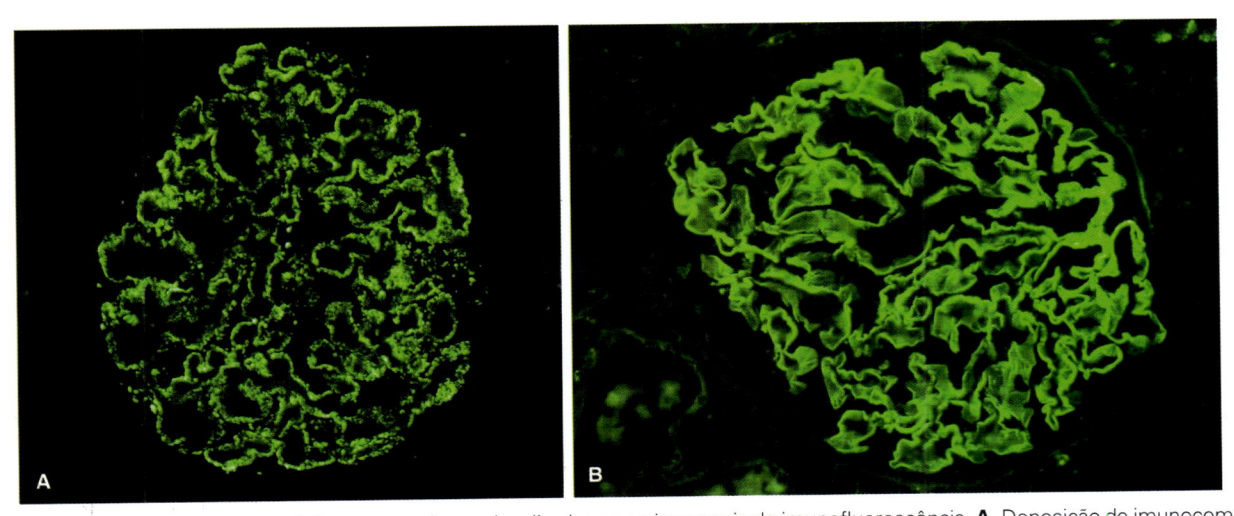

Figura 12.3 Padrões de deposição de imunocomplexos visualizados por microscopia de imunofluorescência. **A.** Deposição de imunocomplexos no típico aspecto granular. **B.** Deposição de anticorpos antimembrana basal glomerular (anti-MBG) no típico aspecto linear. (**A.** Cortesia da Dra. J. Kowalewska, Department of Pathology, University of Washington, Seattle, Washington.)

acúmulo de proteínas e lipídios na matriz mesangial. Subsequentemente, pode haver obliteração capilar e, finalmente, esclerose segmentar (que afeta uma porção de um glomérulo) ou global (que afeta todo o glomérulo) dos glomérulos. A última resulta em redução adicional da massa dos néfrons, iniciando um ciclo de formação progressiva de tecido cicatricial e perda de função.

Passemos agora a uma consideração sobre os tipos específicos de GN e das síndromes que eles produzem (Tabela 12.2). Dividimos essas doenças em: aquelas que causam primariamente a síndrome nefrótica e aquelas associadas a manifestações da síndrome nefrítica; algumas doenças não se enquadram nessa categoria. O diagnóstico e a classificação das doenças glomerulares são baseados, sobretudo, na morfologia; assim, a biopsia renal é a base para o diagnóstico e o tratamento desses distúrbios.

Distúrbios que se manifestam com a síndrome nefrótica

Muitas doenças glomerulares primárias causam a síndrome nefrótica, mas nos adultos essa síndrome geralmente é secundária ao diabetes, à amiloidose e ao lúpus eritematoso sistêmico (Tabela 12.3). As lesões renais produzidas por amiloidose são discutidas no Capítulo 5 e aquelas causadas por diabetes no Capítulo 18. Em razão do grande aumento do diabetes tipo 2 associado à obesidade, a nefropatia diabética é agora a causa mais comum de doença renal crônica nos EUA. Aqui são discutidas as doenças glomerulares primárias.

Doença de lesões mínimas

A doença de lesões mínimas, um distúrbio relativamente benigno, é a causa mais frequente da síndrome nefrótica em crianças e é

Tabela 12.2 Resumo das principais doenças glomerulares.

Doença	Apresentação clínica mais frequente	Patogênese	Patologia glomerular		
			Microscopia óptica	Microscopia de fluorescência	Microscopia eletrônica
Doença com lesões mínimas	Síndrome nefrótica	Desconhecida; lesão ao podócito	Normal	Negativa	Supressão dos processos podais; sem depósitos
Glomerulosclerose segmentar e focal	Síndrome nefrótica; variação de proteinúria não nefrótica	Desconhecida; reação à perda de massa renal; fator plasmático?	Esclerose e hialinose focal e segmentar	Geralmente negativa; IgM e C3 podem estar presentes nas áreas de formação de tecido cicatricial	Supressão dos processos podais; desnudamento epitelial
Nefropatia membranosa	Síndrome nefrótica	Formação de imunocomplexos *in situ*; antígeno PLA2R na maioria dos casos de doença primária	Espessamento difuso da parede capilar e formação de "projeções" subepiteliais	IgG e C3 granulares ao longo da MBG	Depósitos subepiteliais
Glomerulonefrite membranoproliferativa (GNMP)	Síndrome nefrótica/nefrítica	Imunocomplexo	Padrão membranoproliferativo; divisão/delaminação da MBG	IgG, C3, C1q e C4 granulares ao longo da MBG e no mesângio	Depósitos subendoteliais
Glomerulopatia C3 (doença de depósito denso e glomerulonefrite C3)	Síndrome nefrótica/nefrítica; proteinúria não nefrótica	Ativação da via alternativa do complemento; defeito na regulação hereditária ou mediada por anticorpo	Padrões proliferativos mesangiais ou membrano proliferativos	C3	Depósitos intramembranosos, mesangiais e subendoteliais eletrodensos ou "cerosos"
Glomerulonefrite pós-infecciosa aguda	Síndrome nefrítica	Mediada por imunocomplexos; antígenos circulantes ou plantados	Proliferação endocapilar difusa; infiltração leucocitária	IgG e C3 granulares ao longo da MBG e do mesângio	Primariamente depósitos subepiteliais
Nefropatia por IgA	Hematúria ou proteinúria recorrentes	Imunocomplexos contendo IgA	Glomerulonefrite proliferativa endocapilar mesangial ou focal	IgA ± IgG, IgM e C3 no mesângio	Depósitos densos mesangiais e paramesangiais
Glomerulonefrite rapidamente progressiva	Síndrome nefrítica de início rápido, geralmente com proteinúria; progressão para insuficiência renal	Varia: autoanticorpos contra colágeno tipo IV cadeia α3 (anticorpos anti-MBG); imunocomplexos; sem depósitos imunológicos	Proliferação extracapilar em crescentes; necrose	IgG e C3 lineares ou granulares; fibrina em crescentes	Imunocomplexos ou ausência de depósitos; rupturas de MBG; fibrina

IgA, imunoglobulina A; *IgG*, imunoglobulina G; *IgM*, imunoglobulina M; *MBG*, membrana basal glomerular; *PLA2R*, receptor de fosfolipase A2.

Tabela 12.3 Causas da síndrome nefrótica.

Causa	Prevalência (%)[a]	
	Crianças	Adultos
Doença glomerular primária		
Doença de lesões mínimas	65	10
Glomerulosclerose segmentar focal	10	35
Nefropatia membranosa	5	30
Glomerulonefrite membranoproliferativa	10	10
Nefropatia por IgA e outras	10	15
Doenças sistêmicas com manifestações renais		
Diabetes		
Amiloidose		
Lúpus eritematoso sistêmico		
Ingestão de drogas/fármacos (p. ex., ouro, penicilamina, heroína)		
Infecções (p. ex., malária, sífilis, hepatite B, HIV)		
Malignidade (p. ex., carcinoma, melanoma)		
Diversos (p. ex., alergia à picada de abelhas, nefrite hereditária)		

[a]A prevalência aproximada da doença primária é de 95% dos casos em crianças e de 60% em adultos. A prevalência aproximada da doença sistêmica é de 5% dos casos em crianças e de 40% em adultos. HIV, vírus da imunodeficiência humana.

caracterizada por glomérulos com aparência normal à microscopia óptica. Ela pode se desenvolver em qualquer idade, porém é mais comum entre 1 e 7 anos. Na maioria dos casos, a doença é idiopática, mas é observada também em associação com certas infecções, fármacos terapêuticos e neoplasias.

Patogênese. A principal hipótese para a patogênese da doença de lesões mínimas é que as moléculas circulantes lesionam os podócitos e causam proteinúria secundária à supressão do processo podal. Como a supressão do processo podal é comum a muitas causas de síndrome nefrótica, não está totalmente esclarecido se a lesão é primária ou secundária à proteinúria. Suspeita-se de um mecanismo imunológico em razão da resposta clínica aos esteroides. Apesar dos relatos existentes sobre "fatores de permeabilidade" secretados pelos linfócitos dos pacientes e por outras células, nenhum foi caracterizado bioquimicamente ou estabelecido como causador. Um estudo recente aponta para a existência de um potencial papel patogênico para os anticorpos contra proteínas do diafragma de fenda, mas isto também carece de provas. Assim, a patogênese da doença continua desconhecida.

> **Morfologia**
>
> Os glomérulos são histologicamente normais (responsáveis pela denominação da doença), e nenhum depósito de anticorpo ou complemento é observado por imunofluorescência (Figura 12.4 A). As células dos túbulos convolutos proximais muitas vezes são carregadas fortemente com gotículas de proteínas e lipídios em decorrência da reabsorção tubular das moléculas que extravasaram através dos glomérulos doentes. A única anormalidade morfológica glomerular é a **supressão difusa dos processos podais dos podócitos**, que é visível por microscopia eletrônica (Figura 12.4 B). Outras alterações ultraestruturais nos podócitos incluem vacuolização, formação de microvilosidades e desprendimentos focais ocasionais, o que sugere alguma forma de lesão ao podócito. A terapia com esteroides reverte essas alterações nos podócitos, e ocorre a remissão concomitante da proteinúria.

Características clínicas. A doença geralmente se manifesta com o desenvolvimento abrupto de síndrome nefrótica em uma criança saudável sob outros aspectos. A função renal geralmente é preservada. A perda proteica afeta principalmente as proteínas plasmáticas menores, sobretudo a albumina (proteinúria seletiva). O prognóstico para as crianças com esse distúrbio é favorável. Mais de 90% das crianças respondem a um pequeno curso de terapia com corticosteroide; entretanto, ocorre a recidiva da proteinúria em mais de dois terços dos pacientes inicialmente responsivos, e alguns desses indivíduos se tornam dependentes de esteroides. Menos de 5% desenvolvem doença renal crônica com o tempo, com mais frequência a glomerulosclerose segmentar focal (GESF), sugerindo que a doença de lesões mínimas e a GESF são estágios de um processo de desenvolvimento de doença glomerular progressiva. Em razão da responsividade à terapia nas crianças, é fundamental diferenciar a doença

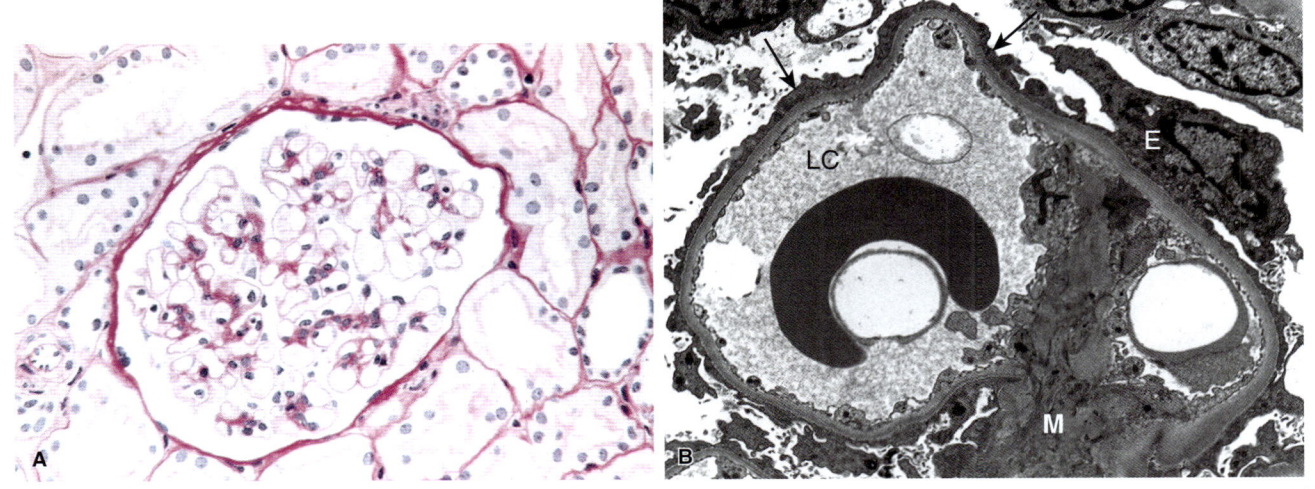

Figura 12.4 Doença de lesões mínimas. **A.** Glomérulo mostrando membranas basais normais e ausência de proliferação (coloração com ácido periódico de Schiff [PAS, do inglês *periodic acid-Schiff*], que põe em destaque polissacarídeos e glicoproteínas). **B.** As características ultraestruturais da doença de lesões mínimas incluem a supressão dos processos podais (*setas*) e a ausência de depósitos. *E*, célula epitelial; *LC*, lúmen capilar; *M*, mesângio.

de lesões mínimas de outras causas de síndrome nefrótica. Os adultos com essa doença também respondem à terapia com esteroides, porém a resposta é mais lenta do que a das crianças e as recidivas são mais comuns.

Glomerulosclerose segmentar focal

A glomerulosclerose segmentar focal (GESF) é caracterizada por esclerose de alguns (mas não todos) glomérulos (focais) que envolve apenas uma parte de cada glomérulo afetado (segmentar). Não é uma entidade patológica específica, mas um padrão de lesão muitas vezes encontrado em adultos e crianças com a síndrome nefrótica. Várias formas de GESF são descritas:

- *Primária*, sem uma causa predisponente identificável. A GESF primária é responsável por cerca de 30% de todos os casos de síndrome nefrótica nos EUA. Ela é uma causa frequente de síndrome nefrótica nas crianças e uma causa cada vez mais comum nos adultos. É também o distúrbio glomerular primário que com mais frequência progride para a doença renal em estágio terminal nos EUA
- *Secundária* a diversas agressões, que incluem:
  - *Resposta adaptativa ruim à perda de néfrons*: a perda de massa renal funcional pode ocorrer a partir de qualquer forma de doença renal crônica. É observada também nos pacientes gravemente obesos que desenvolvem proteinúria. Em todas essas condições, há maior pressão de filtração nos glomérulos residuais, e se acredita que isso resulte em GESF
  - *Infecções*: a GESF é observada em 5 a 10% dos pacientes infectados pelo vírus da imunodeficiência humana (HIV, do inglês *human deficiency virus*); porém, sua incidência vem diminuindo com a melhora da terapia antiviral
  - *Uso de fármacos e drogas ilícitas*: especificamente o de heroína e, com menos frequência, de vários agentes terapêuticos
- *Genética*: a incidência das formas hereditárias é variável nas diferentes populações e geralmente apresenta um padrão de herança autossômico recessivo. Mais de 60 genes foram implicados, alguns dos quais codificam as proteínas envolvidas na função do podócito, como nefrina, podocina e proteínas citoesqueléticas.

Patogênese. A lesão aos podócitos é provavelmente o evento iniciador de GESF primária. A lesão pode manifestar-se inicialmente como uma fusão do processo podal associada a maior permeabilidade glomerular e pode progredir para a perda de podócitos e do diafragma de fenda. A origem da lesão permanece desconhecida. Assim como na doença de lesões mínimas, foram propostos fatores indutores da permeabilidade produzidos pelos linfócitos, mas esses permanecem indefinidos. Em alguns pacientes, a recidiva da proteinúria após transplante renal para GESF, por vezes dentro de 1 dia ou menos, corrobora a ideia de que um mediador circulante induza a dano aos podócitos. A captura de proteínas plasmáticas e lipídios, bem como a deposição de matriz extracelular (MEC) nos glomérulos levam à obliteração dos capilares e à consequente glomerulosclerose.

> **Morfologia**
>
> A GESF primária afeta inicialmente os glomérulos justamedulares; porém, com a progressão, a maioria dos glomérulos pode ser afetada. As lesões envolvem alguns tufos dentro de um glomérulo enquanto outros são poupados (Figura 12.5). Os segmentos glomerulares afetados exibem **lumens capilares obliterados, aumento da matriz mesangial, deposição de material hialino** e macrófagos espumosos (carregados de lipídios). A microscopia de imunofluorescência geralmente revela uma captura não específica de imunoglobulinas, geralmente IgM, e de complemento nas áreas de esclerose. Na microscopia eletrônica, os podócitos exibem **supressão dos processos podais**. Com o tempo, a progressão leva à esclerose global dos glomérulos, a uma pronunciada atrofia tubular e à fibrose intersticial, que, na doença avançada, é difícil diferenciar das outras formas de doença glomerular crônica.
>
> Uma variante morfológica, chamada **glomerulopatia colapsante**, é caracterizada pelo colapso do tufo glomerular e por hiperplasia da célula epitelial. Esta é a manifestação mais grave de GESF e apresenta um prognóstico particularmente precário.

Características clínicas. A GESF precisa ser diferenciada da doença de lesões mínimas porque seu curso clínico e sua resposta à terapia são acentuadamente diferentes. Ambas estão associadas à síndrome nefrótica, mas a incidência de hematúria e hipertensão é maior nos indivíduos com GESF. Ao contrário da doença de lesões mínimas, a proteinúria associada à GESF não é seletiva, e em geral a resposta à terapia com corticosteroide é precária. Pelo menos 50% dos pacientes com GESF desenvolvem doença renal em estágio terminal dentro de 10 anos após o diagnóstico.

Nefropatia membranosa

A nefropatia membranosa caracteriza-se por depósitos subepiteliais de complexos antígeno-anticorpo ao longo da MBG. Geralmente, apresenta-se nos adultos entre 30 e 60 anos e segue um curso indolente e lentamente progressivo.

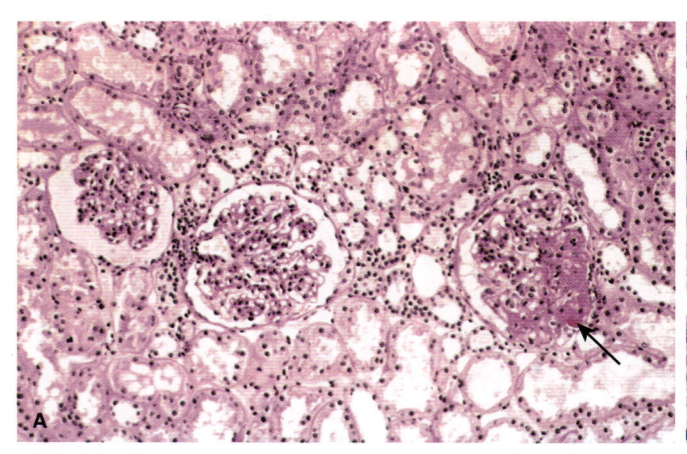

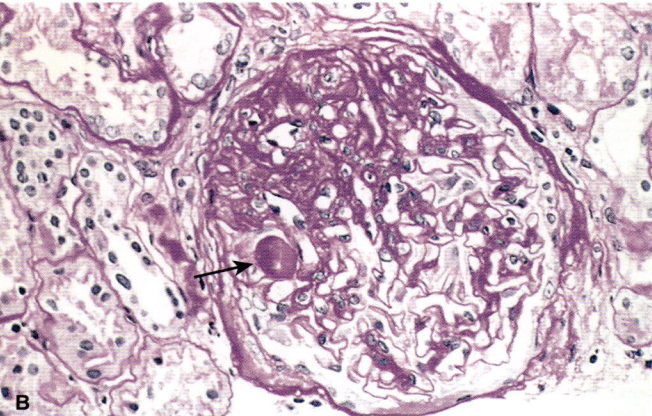

Figura 12.5 Glomerulosclerose segmentar focal (GESF). **A.** Vista em pequeno aumento mostrando esclerose focal envolvendo um dos três glomérulos (*seta*). **B.** Envolvimento de um segmento de um glomérulo com esclerose e depósito hialino (*seta*).

Até 80% dos casos de nefropatia membranosa são primários, causados por autoanticorpos contra os antígenos do podócito. Nos casos restantes, a doença é secundária a outras condições, que incluem:

- *Infecções* (p. ex., hepatite B crônica, sífilis, esquistossomose, malária)
- *Neoplasias malignas*, particularmente carcinomas de vários locais e tumores de células B, como a leucemia linfocítica crônica
- *Doenças autoimunes*, particularmente o lúpus eritematoso sistêmico
- *Exposição a sais inorgânicos* (ouro, mercúrio)
- *Fármacos* (p. ex., penicilamina, captopril, fármacos anti-inflamatórios não esteroides).

Patogênese. **A nefropatia membranosa primária é uma doença autoimune em que autoanticorpos formam imunocomplexos *in situ*, geralmente com antígenos glomerulares endógenos.** Os autoanticorpos circulantes contra o antígeno receptor da fosfolipase A_2 (PLA2R, do inglês *phospholipase A_2 receptor*) presente nos podócitos ocorrem em 70 a 80% dos pacientes, e nos restantes foram detectados anticorpos contra vários outros antígenos glomerulares, mas não está estabelecido se quaisquer desses são causadores da doença. As proteínas do sistema complemento também são detectadas; porém, o mecanismo para a ativação do complemento não está claro, visto que o autoanticorpo mais comum é do isótipo IgG4, que é um ativador fraco da via clássica do complemento.

> ### Morfologia
>
> A principal característica histológica da nefropatia membranosa é o **espessamento difuso da parede do capilar** (Figura 12.6 A). A microscopia de imunofluorescência mostra **depósitos granulares** de imunoglobulinas e complemento ao longo da MBG (Figura 12.6 B). Por microscopia eletrônica, observa-se que o espessamento é causado por **depósitos subepiteliais** entre a MBG e as células epiteliais; as pequenas protrusões da matriz da MBG produzem as **projeções e o padrão em domo** (ver Figura 12.6 B). À medida que a doença progride, as projeções envolvem os depósitos, que se tornam incorporados à MBG. Além disso, como nas outras causas de síndrome nefrótica, os podócitos mostram uma **supressão dos processos podais**. Com a progressão adicional do quadro, os glomérulos podem se tornar esclerosados.

Características clínicas. A maioria dos casos de nefropatia membranosa apresenta-se como síndrome nefrótica, geralmente sem doença prévia. Ao contrário da doença de lesões mínimas, a proteinúria não é seletiva e, em geral, não responde à terapia com corticosteroide. A detecção sorológica de anti-PLA2R é útil para estabelecer um diagnóstico, enquanto o título é útil para monitorar a resposta à terapia. A nefropatia membranosa segue um curso notoriamente variável e muitas vezes indolente. Em geral, embora a proteinúria persista em mais de 60% dos pacientes, apenas cerca de 40% progridem para insuficiência renal durante um período de 2 a 20 anos. Um adicional de 10 a 30% dos casos têm um curso mais benigno com remissão parcial ou completa da proteinúria.

Glomerulonefrite membranoproliferativa

A GN membranoproliferativa (GNMP) é um padrão de lesão glomerular caracterizada pelo espessamento da MBG e pela hipercelularidade mesangial. Ela representa de 5 a 10% dos casos de síndrome nefrótica idiopática em crianças e adultos. No passado, a GNMP era subclassificada em dois tipos (I e II) com base em achados

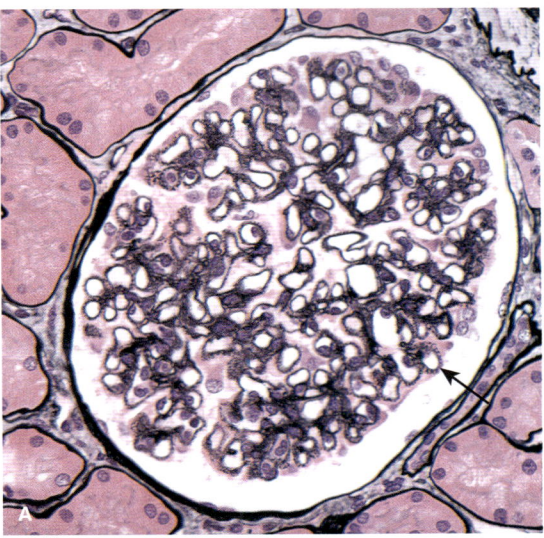

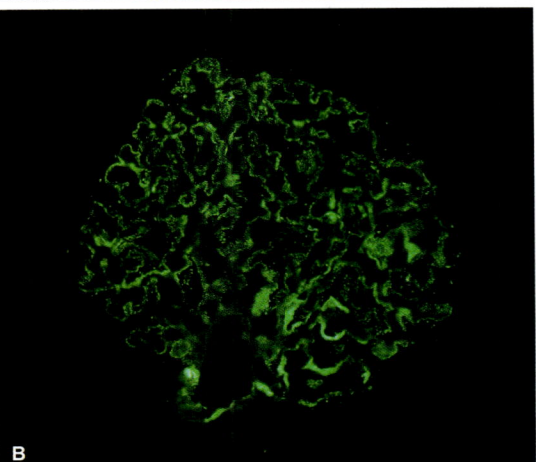

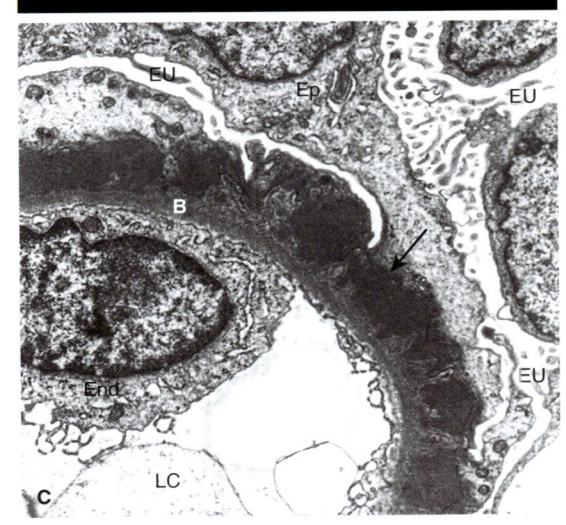

Figura 12.6 Nefropatia membranosa. **A.** Espessamento difuso da membrana basal glomerular sem proliferação de células ou inflamação (coloração prata, que põe em destaque as proteínas na membrana basal glomerular [MBG]). **B.** Depósitos granulares de IgG por imunofluorescência ao longo da MBG. **C.** Depósitos subepiteliais (*seta*), supressão dos processos podais e presença de projeções da matriz da membrana basal entre os depósitos imunológicos. *B*, membrana basal; *End*, endotélio; *Ep*, célula epitelial; *EU*, espaço urinário; *LC*, lúmen capilar. (**B.** Cortesia do Dr. Vighnesh Walavalkar, Department of Pathology, University of California San Francisco.)

patológicos característicos. Atualmente, esses dois tipos são reconhecidos como entidades distintas, denominadas *GNMP tipo I*, que é definida pela presença de imunocomplexos, e *doença de depósito denso* (anteriormente *GNMP tipo II*), em que há ativação de complemento sem imunocomplexos. A GNMP tipo I é bem mais comum (cerca de 80% dos casos) e ela é o foco desta discussão. A doença de depósito denso será discutida adiante junto com uma condição a ela relacionada, a glomerulonefrite por C3.

Patogênese. A GNMP tipo I pode ser causada pela deposição de imunocomplexos circulantes ou pela formação de imunocomplexo *in situ* com um antígeno plantado com ativação das vias clássica e alternativa do complemento. Em muitos casos, pode ser identificado um distúrbio subjacente, como infecção (p. ex., hepatites B e C), doença autoimune (p. ex., LES) ou gamopatia monoclonal. A doença é idiopática em uma minoria de pacientes.

Morfologia

À microscopia óptica, os glomérulos são grandes e mostram uma **hipercelularidade causada pela proliferação de células mesangiais, células endoteliais dos capilares e leucócitos infiltrantes**; essas alterações muitas vezes acentuam os lóbulos glomerulares (Figura 12.7 A).

A MBG está espessada, e a parede do capilar glomerular muitas vezes mostra um duplo contorno ou a aparência de "trilho de trem". Essa "divisão" da MBG se deve à sua ruptura pelas células mesangiais e inflamatórias interpostas e pela deposição de matriz mesangial e imunocomplexos. À microscopia de imunofluorescência, geralmente estão presentes depósitos granulares de IgG e proteínas do complemento (Figura 12.7 B). À microscopia eletrônica, são observados **depósitos isolados** na MBG e, ocasionalmente, no mesângio (Figura 12.7 C).

Características clínicas. A apresentação na maioria dos pacientes com a GNMP primária ocorre em adolescentes ou adultos jovens com hematúria e graus variáveis de proteinúria. Geralmente, a doença segue um curso lentamente progressivo e sem ocorrer remissão. O tratamento com esteroides, agentes imunossupressores e fármacos antiplaquetários não provou benefícios. A GNMP pode também ocorrer em associação com outros distúrbios (GNMP secundária), como lúpus eritematoso sistêmico, hepatites B e C, doença hepática crônica e infecções bacterianas crônicas. De fato, acredita-se que muitos dos chamados casos "idiopáticos" estejam associados à hepatite C e à crioglobulinemia relacionada. Esses casos secundários de GNMP são mais comuns nos adultos; o tratamento da doença subjacente pode resolver as lesões renais.

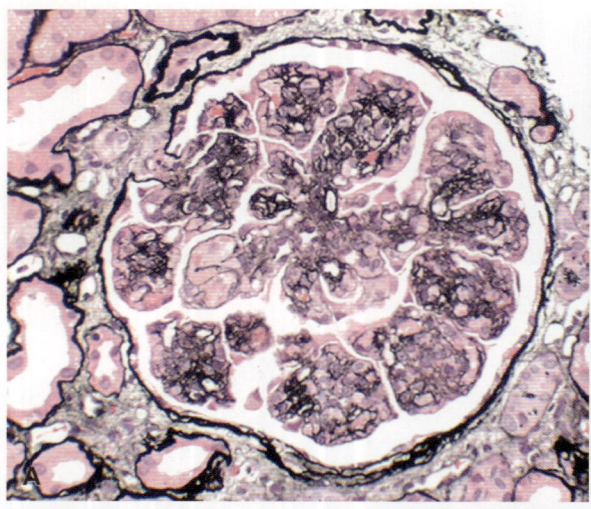

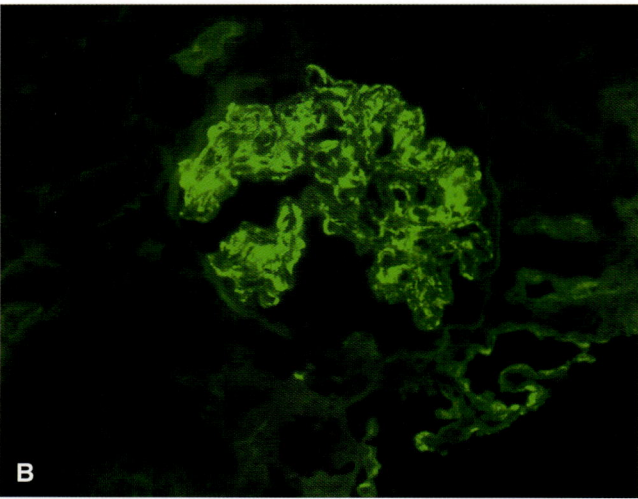

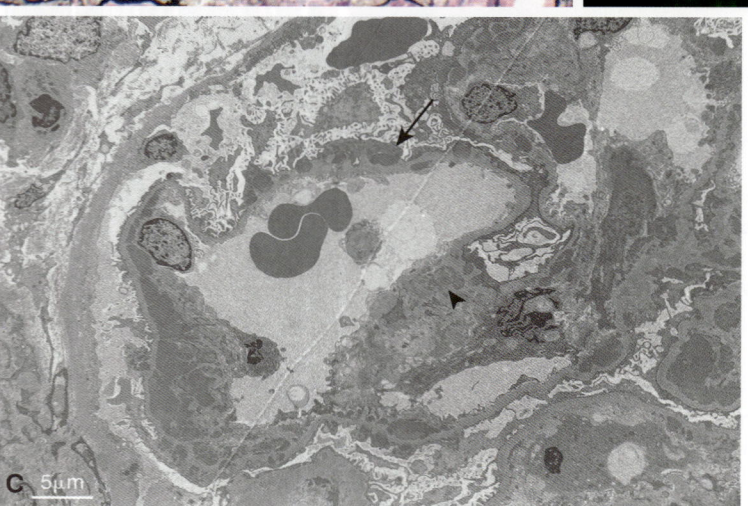

Figura 12.7 Glomerulonefrite membranoproliferativa (GNMP). **A.** Proliferação de células mesangiais, matriz mesangial aumentada (corada de preto por coloração prata), espessamento da membrana basal com divisão segmentar, acentuação da arquitetura lobular, edema de células de revestimento dos capilares periféricos e influxo de leucócitos (proliferação endocapilar) (coloração prata). **B.** Depósitos granulares de imunoglobulina G (IgG) na membrana basal glomerular (MBG) e no mesângio. **C.** Depósitos densos em elétrons na parede do capilar glomerular entre as membranas basais duplicadas (divididas) (*seta*) e nas regiões mesangiais (*ponta de seta*). (**B** e **C.** Cortesia do Dr. Vighnesh Walavalkar, Department of Pathology, University of California San Francisco.)

Capítulo 12 Rim

Glomerulopatia por C3

O termo *glomerulopatia por C3* abrange duas condições caracterizadas pela excessiva ativação do sistema complemento: a *doença de depósito denso* (anteriormente denominada GNMP tipo II), na qual são visualizados depósitos na MBG por microscopia eletrônica; e a *glomerulonefrite por C3*, em que os depósitos são menos proeminentes. Estas são doenças raras e compartilham características clínicas, morfológicas e patogênicas que podem representar o espectro da lesão.

Patogênese. A desregulação do complemento decorrente de anormalidades adquiridas ou hereditárias da via alternativa de ativação do complemento é a causa subjacente da doença de depósito denso e da GN por C3. Alguns pacientes possuem um autoanticorpo ativador contra a C3 convertase, chamado *fator nefrítico C3* (*C3NeF*, do inglês *C3 nephritic factor*), que causa clivagem descontrolada de C3 pela via alternativa do complemento. Em outros pacientes, os autoanticorpos para ou as mutações em várias proteínas reguladoras do complemento, como o fator H, o fator I e a proteína cofator de membrana (MCP, do inglês *membrane cofactor protein*), são as causas da ativação desregulada das vias alternativas do complemento.

> **Morfologia**
>
> Apesar de as alterações glomerulares na doença de depósito denso e na GN por C3 variarem muito desde relativamente sutil a grave, a apresentação clássica à microscopia óptica é similar àquela observada na GNMP tipo I. Os glomérulos são hipercelulares, as paredes do capilar exibem membranas basais duplicadas e a matriz mesangial está aumentada (Figura 12.8 A). À microscopia de imunofluorescência, tanto na doença de depósito denso como na GN por C3, há **coloração para C3 na parede dos capilares glomerulares e no mesângio** (Figura 12.8 B). A IgG e os componentes iniciais das vias clássicas do complemento (C1q e C4) normalmente estão ausentes em ambas as condições. À microscopia eletrônica, na GN por C3 há depósitos "cerosos" mesangiais e subendoteliais eletrodensos (Figura 12.8 C). Em contraste, na doença de depósito denso convenientemente denominada, a MBG é transformada em uma estrutura eletrodensa irregular, semelhante a uma fita, em consequência da deposição de material contendo C3 (Figura 12.8 D).

Características clínicas. A doença de depósito denso é observada geralmente em crianças e adultos jovens, enquanto a GN por C3 é mais comum em adultos. Em ambas as doenças, os pacientes apresentam proteinúria ou hematúria variáveis e, geralmente, azotemia leve.

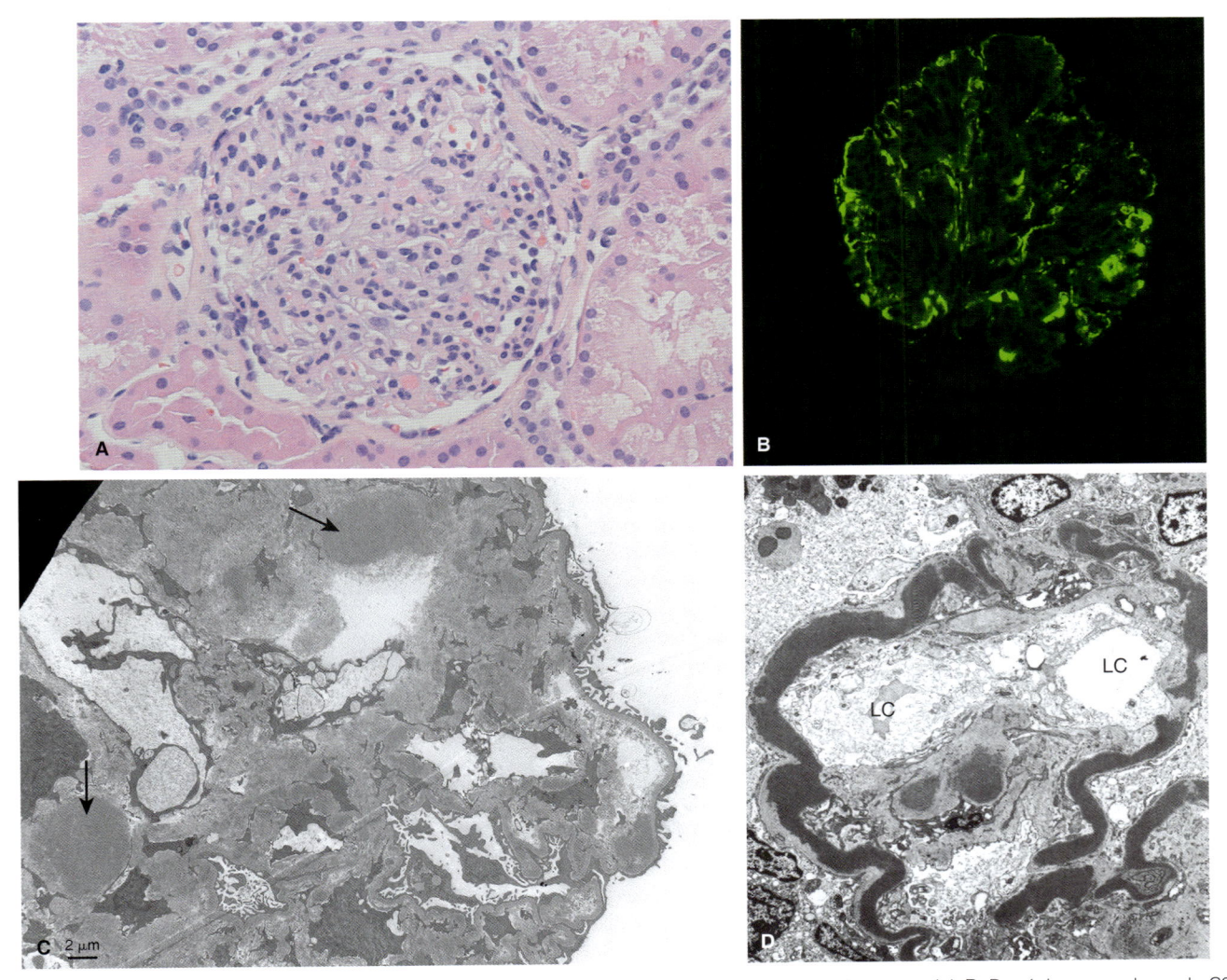

Figura 12.8 Glomerulopatia por C3. **A.** Glomérulo exibindo hipercelularidade e aumento da matriz mesangial. **B.** Depósitos granulares de C3b na MBG e no mesângio. **C.** Depósitos "cerosos" densos em elétrons no mesângio (*setas*). **D.** Na doença de depósito denso, há depósitos homogêneos densos no interior da membrana basal. (**A.** Cortesia do Dr. Zoltan Laszik, Department of Pathology, University of California San Francisco; **C.** Cortesia do Dr. Vighnesh Walavalkar, Department of Pathology, University of California San Francisco.)

Os níveis séricos de C3 normalmente estão reduzidos. Ambas as doenças acarretam um mau prognóstico e quase um terço dos pacientes progride para a insuficiência renal em estágio terminal. Até 85% dos pacientes tendem a sofrer recidiva das doenças após transplante renal.

Distúrbios que se manifestam com a síndrome nefrítica

As doenças glomerulares que se manifestam com a síndrome nefrítica geralmente estão associadas a uma significativa inflamação nos glomérulos que danifica as paredes do capilar e leva ao extravasamento de hemácias (hematúria) e à diminuição da TFG, o que resulta em oligúria e azotemia.

Glomerulonefrite pós-infecciosa aguda

A GN pós-infecciosa aguda caracteriza-se pela deposição glomerular de imunocomplexos que resulta em inflamação e dano aos glomérulos. O padrão clássico é visto na GN pós-estreptocócica, mas outras infecções bacterianas, como aquelas causadas por pneumococos e estafilococos, assim como as infecções virais, como caxumba, sarampo, varicela e hepatite B e C, podem ser eventos incitadores. A incidência da doença diminuiu nos países de alta renda em virtude do tratamento da infecção inicial com antibióticos, e mais de 90% dos casos são observados atualmente nos países de baixa renda.

Patogênese. A GN pós-infecciosa é causada pela deposição glomerular de imunocomplexos, que consistem em antígenos microbianos e anticorpos específicos, resultando em ativação do complemento pela via clássica e subsequente inflamação. Nas crianças, muitas vezes ocorre após a infecção causada por certas cepas "nefritogênicas" de estreptococos beta-hemolíticos. Dentre os antígenos estreptocócicos implicados na formação dos complexos, estão a exotoxina B estreptocócica, uma proteína altamente imunogênica que foi detectada nos depósitos da MBG. Nos idosos, a GN pode se desenvolver após e até em concomitância com a infecção estafilocócica ativa. São observadas as características típicas da doença de imunocomplexos, como a hipocomplementemia e os depósitos granulares de IgG e de complemento na MBG. Os imunocomplexos podem consistir em complexos pré-formados circulantes de antígenos estreptocócicos e anticorpos que se depositam na MBG ou ser formados *in situ* pelo anticorpo que se liga aos antígenos estreptocócicos depositados na MBG.

> **Morfologia**
>
> À microscopia óptica, a alteração mais característica na GN pós-infecciosa é o **aumento da celularidade** dos tufos glomerulares que afeta quase todos os glomérulos – de onde provém o termo *GN difusa* (Figura 12.9 A). O aumento da celularidade é causado pela proliferação de células endoteliais e mesangiais e por neutrófilos e monócitos infiltrantes. Algumas vezes, há necrose das paredes dos capilares. Em alguns casos, podem ser observados crescentes (discutidos adiante) dentro do espaço urinário formados em resposta a uma lesão grave. Os estudos por imunofluorescência revelam **depósitos granulares de IgG e de complemento** nas paredes do capilar e algumas áreas mesangiais (Figura 12.9 B). A microscopia eletrônica mostra ninhos de **depósitos** subendoteliais, intramembranosos, ou, com mais frequência, **subepiteliais** aninhados junto à MBG formando "montículos" (Figura 12.9 C). Esses depósitos geralmente são eliminados em um período de até 2 meses após a resolução da infecção.

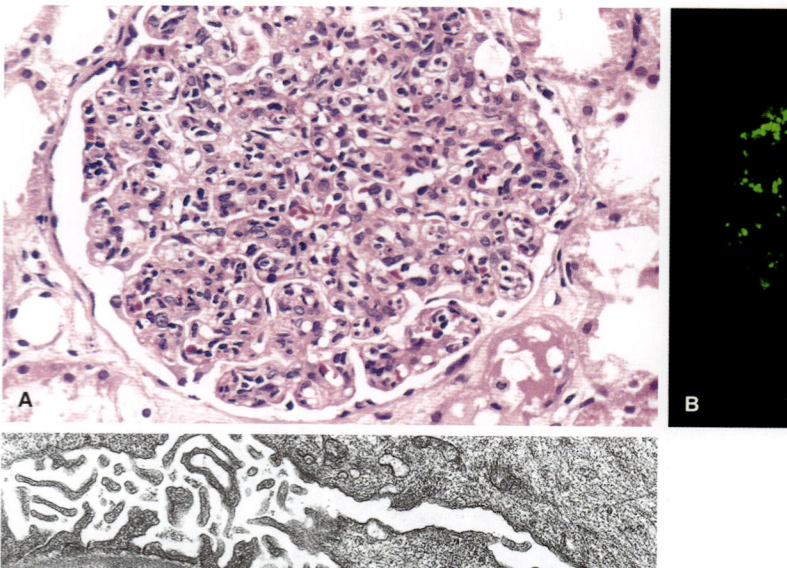

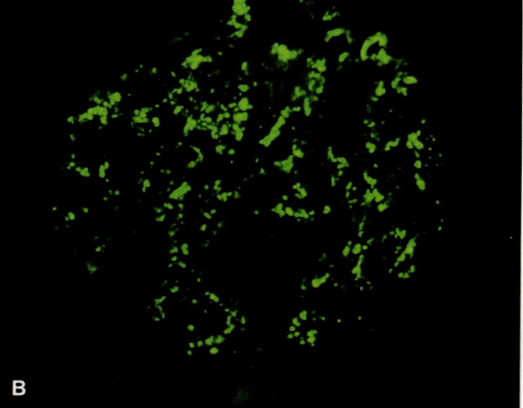

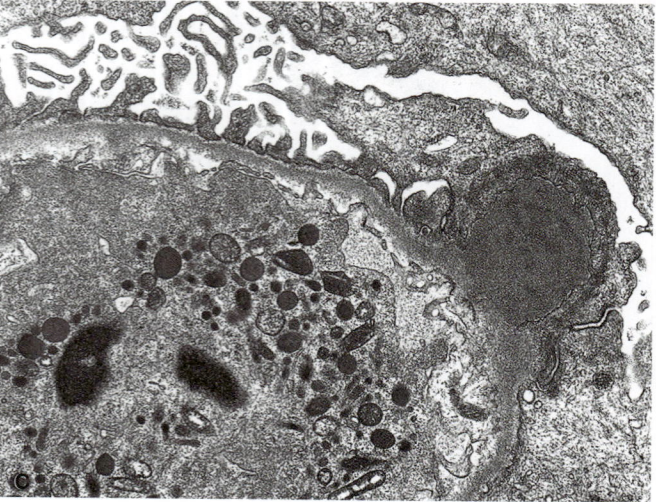

Figura 12.9 Glomerulonefrite pós-estreptocócica aguda. **A.** Hipercelularidade glomerular em decorrência da presença de leucócitos intracapilares e possivelmente da proliferação de células glomerulares intrínsecas. **B.** A coloração imunofluorescente mostra depósitos de IgG (e C3) isolados e grosseiramente granulares correspondendo ao depósito visualizado em (**C**). **C.** Depósito subepitelial denso em elétrons típico e um neutrófilo no lúmen capilar. (**A** e **C**. Cortesia do Dr. H. Rennke, Brigham and Women's Hospital, Boston. **B.** Cortesia da Dra. J. Kowalewska, Cedars-Sinai Medical Center, Los Angeles.)

Características clínicas. A GN pós-estreptocócica é um exemplo representativo de GN pós-infecciosa. O caso típico desenvolve-se na criança em 1 a 4 semanas após a recuperação de uma infecção por estreptococos do grupo A; porém, em alguns poucos casos, a doença desenvolve-se durante a infecção. Na maioria das ocorrências, a infecção iniciadora é localizada na faringe ou na pele. A apresentação clínica varia de assintomática a hematúria leve, e inclui até a síndrome nefrítica aguda, com edema, hipertensão e azotemia leve a moderada. Geralmente, algum grau de proteinúria está presente, e algumas vezes ela é grave o suficiente para produzir a síndrome nefrótica. Os níveis séricos de complemento são baixos durante a fase ativa da doença, e os títulos séricos do anticorpo antiestreptolisina O estão elevados nos casos pós-estreptocócicos.

Mais de 95% das crianças afetadas eventualmente recuperam a função renal, mas algumas desenvolvem GN rapidamente progressiva decorrente de lesão grave com formação de crescentes (ver adiante) ou doença renal crônica em razão de formação secundária de tecido cicatricial. Nos adultos, o prognóstico é mais reservado, e em 15 a 50% dos indivíduos afetados ocorre o desenvolvimento de doença renal crônica durante alguns anos, ou em uma a duas décadas, dependendo das gravidades clínica e histológica.

Glomerulonefrite rapidamente progressiva (com formação de crescentes)

A **glomerulonefrite rapidamente progressiva (GNRP) é uma síndrome clínica com diversas etiologias que se distingue por insuficiência renal aguda, características da síndrome nefrítica e muitas vezes oligúria grave.** Em muitos casos, a biopsia renal revela a presença de crescentes glomerulares; portanto, a doença também é chamada de GN com formação de crescentes.

Patogênese. Na maioria dos casos, a lesão glomerular da GNRP é imunologicamente mediada. Três formas são reconhecidas:

- *GN com formação de crescentes mediada por anticorpo anti-MBG* (doença de Goodpasture), que se caracteriza por depósitos lineares de IgG e, em muitos casos, de C3 na MBG (hipersensibilidade tipo II, Capítulo 5). Em alguns pacientes, os anticorpos anti-MBG também se ligam às membranas basais do capilar alveolar pulmonar e induzem hemorragias pulmonares, que, quando associadas à insuficiência renal, são conhecidas como *síndrome de Goodpasture* (Capítulo 11)
- A *GN com formação de crescentes mediada por imunocomplexos* pode complicar qualquer nefrite por imunocomplexos, incluindo a GN pós-infecciosa, o lúpus eritematoso sistêmico, a nefropatia por IgA e a púrpura de Henoch-Schönlein. Em outros casos, são demonstrados imunocomplexos, porém a causa subjacente é indeterminada. Esse tipo de GNRP geralmente exibe proliferação celular e influxo de leucócitos para dentro do tufo glomerular (GN proliferativa), além da formação de crescentes. Um achado consistente em estudos de imunofluorescência é o padrão granular característico da coloração da MBG e/ou do mesângio para imunoglobulina e/ou complemento
- A *GN pauci-imune com formação de crescentes* é definida pela ausência de anticorpo anti-MBG detectável ou de deposição de imunocomplexos. A presença de anticorpos citoplasmáticos antineutrofílicos (PR3-ANCA) circulantes em alguns casos de GN com formação de crescentes sugere que eles são um componente de uma vasculite sistêmica (Capítulo 8). Em muitos casos, entretanto, a GN pauci-imune com formação de crescentes é idiopática.

Morfologia

As alterações na microscopia óptica são semelhantes nas várias formas de GN com formação de crescentes. Os glomérulos mostram uma proliferação celular fora das alças capilares, algumas vezes em associação com necrose segmentar do capilar, rupturas na MBG e deposição de fibrina no espaço de Bowman. As lesões características fora das alças capilares são chamadas de **crescentes** por seu formato ao preencherem o espaço de Bowman. Os crescentes são formados por proliferação de células epiteliais parietais e pela migração de monócitos e outros leucócitos (Figura 12.10 A). Além dos crescentes, é observada uma proliferação celular dentro das alças capilares e/ou nas áreas mesangiais nos casos de patogênese mediada por imunocomplexos. Os estudos de imunofluorescência revelam a característica forte **coloração linear** com IgG e C3 ao longo da MBG, na doença mediada pelo anticorpo anti-MBG (ver Figura 12.3 B); um **padrão granular** da coloração glomerular na GN mediada por imunocomplexos; e nenhuma coloração na GN pauci-imune. A microscopia eletrônica mostra depósitos de imunocomplexos eletrodensos dentro dos glomérulos na GN mediada por imunocomplexos. A microscopia eletrônica pode mostrar **rupturas na MBG**, o que significa uma lesão glomerular grave (Figura 12.10 B). Os crescentes eventualmente obliteram o espaço de Bowman e, com o tempo, podem exibir formação de tecido cicatricial, resultando em glomerulosclerose progressiva.

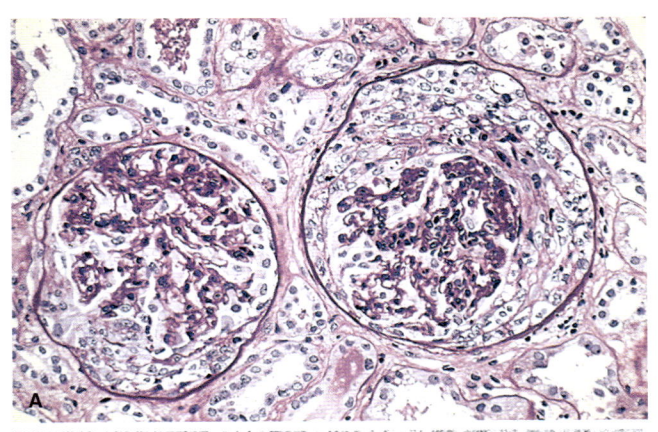

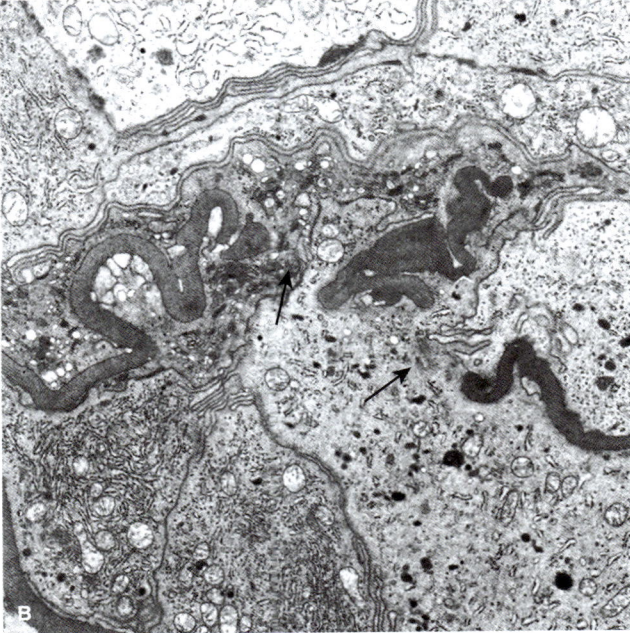

Figura 12.10 Glomerulonefrite com formação de crescentes. **A.** Tufos glomerulares comprimidos e massa em formato de crescentes de células epiteliais e leucócitos proliferantes dentro da cápsula de Bowman (coloração de PAS). **B.** Eletromicrografia mostrando o característico enrugamento da membrana basal glomerular com rupturas focais (*setas*). (**A.** Cortesia do Dr. M. A. Venkatachalam, University of Texas Health Sciences Center, San Antonio, Texas.)

Características clínicas. O início da GNRP assemelha-se às outras causas de síndrome nefrítica, mas a oligúria e a azotemia são mais pronunciadas. Pode ocorrer uma proteinúria que algumas vezes se aproxima da variação nefrótica.

Alguns indivíduos afetados se tornam anúricos e necessitam de diálise a longo prazo ou transplante renal. Se não tratada, a GNRP pode levar à insuficiência renal em um período de semanas a meses. De maneira aproximada, o prognóstico correlaciona-se à fração de glomérulos envolvida (os pacientes nos quais os crescentes estão presentes em menos de 80% dos glomérulos apresentam um prognóstico mais favorável) e à gravidade da insuficiência renal ao diagnóstico. Todas as formas são tratadas com agentes imunossupressivos; a plasmaférese pode também beneficiar os pacientes com a GN com anticorpo anti-MBG e a GN com formação de crescentes pauci-imune relacionada com ANCA.

Nefrite lúpica

O lúpus eritematoso sistêmico (LES) é uma doença autoimune em que os pacientes produzem autoanticorpos contra suas próprias proteínas nucleares e muitos outros autoantígenos. A patogênese, as lesões e as características clínicas da doença são discutidas no Capítulo 5. Grande parte da patologia é causada por imunocomplexos compostos de antígenos nucleares e anticorpos específicos; de fato, o LES é o protótipo de uma doença sistêmica humana por imunocomplexos (hipersensibilidade tipo III, Capítulo 5). Os glomérulos são o principal local de deposição de imunocomplexos e carregam o ônus das lesões; o envolvimento renal no LES é discutido aqui.

> **Morfologia**
>
> De acordo com a classificação atualmente aceita, seis padrões de doença glomerular são identificados na nefrite lúpica. Ocorre uma sobreposição dentro dessas classes e, com o tempo, as lesões podem evoluir de uma classe a outra. Assim, é difícil determinar a porcentagem exata dos pacientes em cada uma dessas seis classes de lesões; basta dizer que a classe I é menos comum e a classe IV é mais comum.
>
> - A **nefrite lúpica mesangial mínima** (classe I) é muito rara e é caracterizada por deposição de imunocomplexos no mesângio que é identificada por microscopias de imunofluorescência e eletrônica, mas sem alterações estruturais na microscopia óptica. Geralmente, esse padrão não é diagnosticado porque os pacientes normalmente são assintomáticos e apresentam resultados normais de urinálise e de níveis séricos de creatinina, portanto a biopsia raramente é realizada.
> - A **nefrite lúpica mesangial proliferativa** (classe II) caracteriza-se por proliferação celular mesangial, muitas vezes acompanhada de acúmulo da matriz mesangial e depósitos mesangiais granulares de imunoglobulina e complemento sem o envolvimento de capilares glomerulares. Esses pacientes podem apresentar proteinúria ou hematúria microscópicas, mas quase nunca desenvolvem síndrome nefrótica ou insuficiência renal.
> - A **nefrite lúpica focal** (classe III) é definida por um envolvimento inferior a 50% de todos os glomérulos. As lesões podem ser segmentares ou globais. Os glomérulos afetados podem exibir edema e proliferação de células endoteliais e mesangiais associados a acúmulo de leucócitos, necrose do capilar e presença de trombos hialinos. Muitas vezes, há uma proliferação extracapilar associada à necrose focal e à formação de crescentes (Figura 12.11 A). A apresentação clínica varia de hematúria e proteinúria leves até a insuficiência renal aguda. Na doença ativa, são comuns os cilindros de hemácias na urina. Alguns pacientes progridem para a glomerulonefrite difusa. As lesões inflamatórias ativas podem se curar e regredir completamente ou levar à formação de tecido cicatricial com esclerose glomerular global ou segmentar crônicas.
> - A **nefrite lúpica difusa** (classe IV) é a forma mais comum e mais grave de nefrite lúpica. As lesões são idênticas àquelas da classe III, mas diferem em extensão; na nefrite lúpica difusa, metade ou mais dos glomérulos são afetados. Os glomérulos envolvidos mostram proliferação de células endoteliais, mesangiais e epiteliais (Figura 12.11 B), e as últimas por vezes produzem crescentes que preenchem o espaço de Bowman. Os depósitos subendoteliais de imunocomplexos podem criar um espessamento circunferencial da parede do capilar, formando estruturas "em alça de arame" na microscopia óptica (Figura 12.11 C). Os imunocomplexos podem ser detectados por microscopia eletrônica (Figura 12.11 D) e de imunofluorescência (Figura 12.11 E). As lesões podem progredir para a formação de tecido cicatricial nos glomérulos. Os pacientes com glomerulonefrite difusa geralmente são sintomáticos e mostram hematúria e proteinúria. Hipertensão e insuficiência renal leve a grave também são comuns.
> - A **nefrite lúpica membranosa** (classe V) caracteriza-se pelo espessamento difuso das paredes do capilar em decorrência de deposição subepitelial de imunocomplexos, o que é semelhante à nefropatia membranosa idiopática. Os imunocomplexos geralmente são acompanhados de maior produção de material semelhante à membrana basal, o que resulta em "projeções" entre os imunocomplexos depositados visíveis na coloração prata. Essa lesão geralmente é acompanhada de proteinúria grave e síndrome nefrótica, e pode ocorrer concomitantemente com a nefrite lúpica focal ou difusa.
> - A **nefrite lúpica esclerosante avançada** (classe VI) caracteriza-se por esclerose de mais de 90% dos glomérulos e representa a doença renal em estágio terminal.
>
> Geralmente, estão presentes alterações em **interstício e túbulos**. Raramente as lesões tubulointersticiais podem ser a anormalidade predominante. Imunocomplexos isolados, semelhantes àqueles nos glomérulos, estão presentes nas membranas basais dos capilares tubulares ou peritubulares em muitos pacientes com nefrite lúpica. Algumas vezes, existem folículos linfoides de células B bem organizados no interstício e associados a plasmócitos que podem ser fontes de autoanticorpos.

Características clínicas. O LES tem manifestações clínicas variadas (Capítulo 5). As manifestações renais geralmente se apresentam como um quadro nefrótico/nefrítico misto. Os pacientes podem desenvolver hematúria com cilindros de hemácias e uma proteinúria que é grave o suficiente para produzir a síndrome nefrótica completa. O envolvimento renal prenuncia um mau prognóstico, e a insuficiência renal é uma causa frequente de morte.

Outras doenças glomerulares

Algumas doenças apresentam-se com mais frequência com hematúria macro ou microscópica que pode progredir para insuficiência renal, mas sem a proteinúria grave característica da síndrome nefrótica ou as lesões inflamatórias da nefrite. Duas dessas entidades são descritas a seguir.

Nefropatia por IgA

A característica da nefropatia por IgA é a deposição mesangial de imunocomplexos IgA-anti-IgA. Ela é uma das causas mais comuns de hematúria recorrente, além de ser a doença glomerular primária mais comumente revelada por biopsia renal no mundo todo.

Patogênese. A nefropatia por IgA é causada por imunocomplexos que consistem em IgA mal glicosilada (deficiente em galactose) e autoanticorpos contra essa IgA. Um componente genético provavelmente está envolvido, uma vez que mais de 25% dos parentes

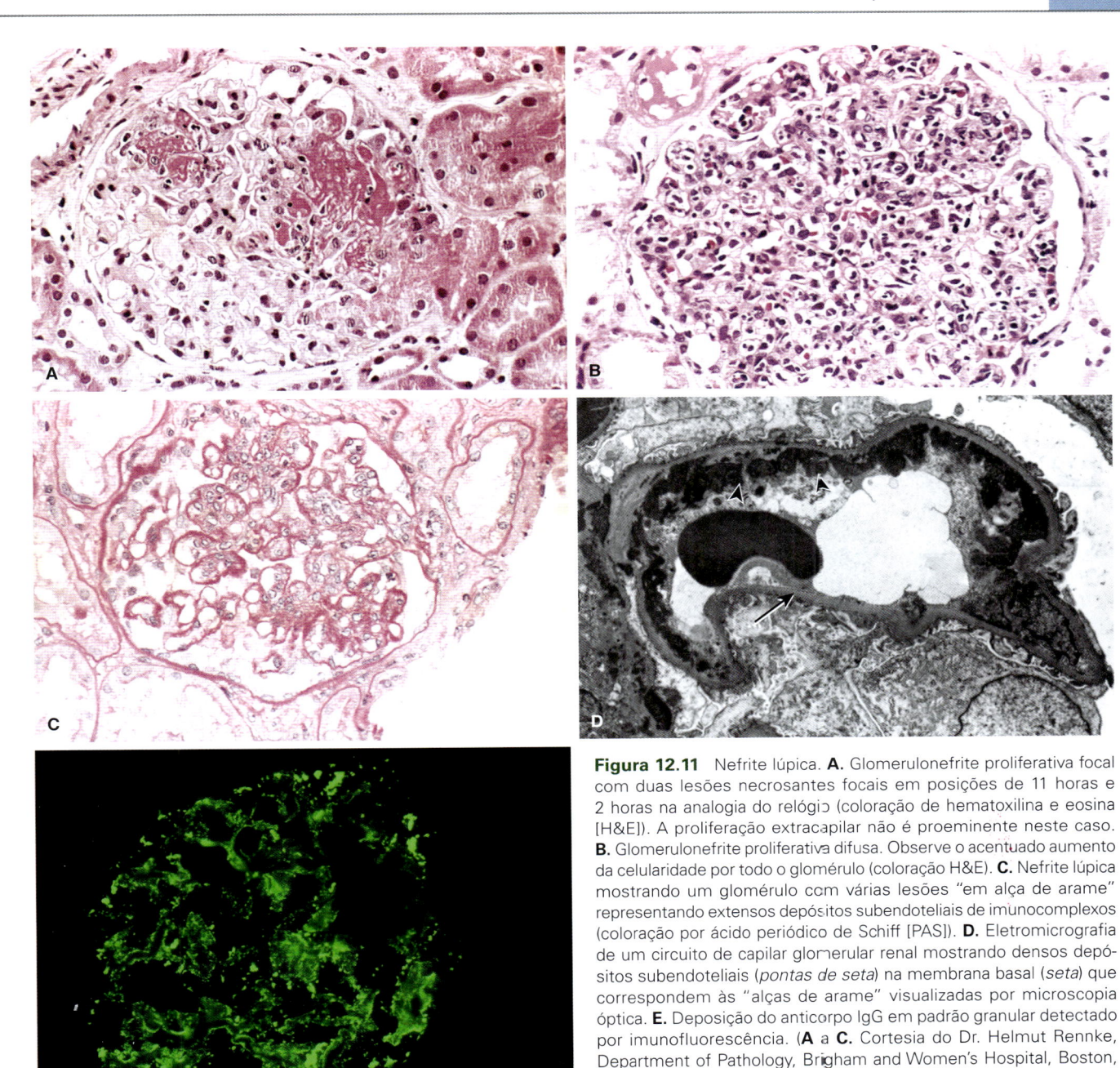

Figura 12.11 Nefrite lúpica. **A.** Glomerulonefrite proliferativa focal com duas lesões necrosantes focais em posições de 11 horas e 2 horas na analogia do relógio (coloração de hematoxilina e eosina [H&E]). A proliferação extracapilar não é proeminente neste caso. **B.** Glomerulonefrite proliferativa difusa. Observe o acentuado aumento da celularidade por todo o glomérulo (coloração H&E). **C.** Nefrite lúpica mostrando um glomérulo com várias lesões "em alça de arame" representando extensos depósitos subendoteliais de imunocomplexos (coloração por ácido periódico de Schiff [PAS]). **D.** Eletromicrografia de um circuito de capilar glomerular renal mostrando densos depósitos subendoteliais (*pontas de seta*) na membrana basal (*seta*) que correspondem às "alças de arame" visualizadas por microscopia óptica. **E.** Deposição do anticorpo IgG em padrão granular detectado por imunofluorescência. (**A** a **C.** Cortesia do Dr. Helmut Rennke, Department of Pathology, Brigham and Women's Hospital, Boston, Massachusetts. **D.** Cortesia do Dr. Edwin Eigenbrodt, Department of Pathology, University of Texas Southwestern Medical School, Dallas, Texas. **E.** Cortesia da Dra. Jean Olson, Department of Pathology, University of California San Francisco.)

consanguíneos dos pacientes apresentam níveis séricos aumentados dessa forma de IgA. Há maior incidência de irmãos com HLA idênticos, assim como maior frequência de certos genótipos de HLA e complemento nessas populações. A IgA anormal tende a se agregar e a se depositar no mesângio. Em vez de galactose, essa IgA contém N-acetilgalactosamina, que pode ser reconhecida como estranha e desencadear uma resposta autoimune. Os autoanticorpos IgG e IgA podem formar imunocomplexos com a IgA circulante, os quais também se depositam no mesângio, onde eles ativam o sistema complemento e iniciam a lesão glomerular. Por si só, a IgA depositada não pode ativar a via clássica do complemento, e foi sugerida a ativação pelas vias alternativa e da lectina. As infecções aumentam a produção mucosa de IgA, que é responsável pela associação da doença com uma infecção antecedente. Os pacientes com doença celíaca, em que as respostas imunológicas da mucosa intestinal contra antígenos alimentares são comuns, são propensos à nefropatia por IgA, assim como os pacientes com doença hepática em que a remoção hepatobiliar dos complexos de IgA é defeituosa.

Morfologia

Histologicamente, as lesões na nefropatia por IgA variam consideravelmente. Os glomérulos podem parecer normais ou exibir qualquer um dos seguintes achados: alargamento mesangial e hipercelularidade (Figura 12.12 A); inflamação segmentar confinada a alguns glomérulos (GN proliferativa focal); proliferação mesangial difusa (GN mesangioproliferativa); ou (raramente) GN evidente com formação de crescentes. O quadro característico na imunofluorescência é a **deposição mesangial de IgA** (Figura 12.12 B), muitas vezes com C3 e a proteína properdina da via alternativa e, em menores quantidades, IgG ou IgM. Os componentes iniciais da via clássica do complemento normalmente estão ausentes. A microscopia eletrônica confirma a presença de densos depósitos mesangiais.

Características clínicas. A nefropatia por IgA afeta com mais frequência as crianças e os adultos jovens. A apresentação clássica da nefropatia por IgA é a hematúria macroscópica após uma infecção do sistema respiratório ou, com menos frequência, do sistema gastrintestinal ou do trato urinário, que é observada em 40 a 50% dos pacientes, em especial naqueles com menos de 40 anos; cerca de 30 a 40% dos pacientes têm hematúria microscópica assintomática. O curso é altamente variável. A hematúria normalmente dura vários dias e cede inicialmente, mas então sofre recidiva periodicamente, em geral no quadro de uma infecção viral. Menos de 10% dos pacientes apresentam síndrome nefrótica ou GN rapidamente progressiva. Muitos indivíduos mantêm função renal normal durante décadas, mas a lenta progressão para a doença renal em estágio terminal ocorre em 25 a 50% dos casos durante um período de 20 anos. A recidiva dos depósitos de IgA em rins transplantados é frequente.

Nefrite hereditária

Nefrite hereditária refere-se um grupo de doenças glomerulares causadas por mutações em genes codificadores de colágeno tipo IV, a principal proteína da MBG. Dentre essas doenças raras, as mais comuns são a *síndrome de Alport* e a *doença da membrana basal fina*. Na síndrome de Alport, a nefrite é acompanhada de surdez sensorineural e vários distúrbios oculares, incluindo deslocamento do cristalino, cataratas posteriores e distrofia corneana. A doença da membrana basal fina é a causa mais comum de hematúria familiar benigna.

Patogênese. A síndrome de Alport é geralmente uma doença ligada ao X causada por mutações no gene *COL4A5* no cromossomo X, que codifica a cadeia α5 de colágeno tipo IV, um importante componente da MBG. As raras formas autossômicas recessivas ou dominantes são ligadas aos defeitos nos genes codificadores das cadeias α3 ou α4 de colágeno tipo IV. O colágeno tipo IV também é crucial para manter a estrutura da cóclea e do cristalino, o que explica a associação da síndrome de Alport com surdez e distúrbios oculares. Em 40% dos pacientes, a doença da membrana basal fina está associada a mutações heterozigóticas nos genes codificadores das cadeias α3 e α4; nos restantes, a causa é desconhecida.

> **Morfologia**
>
> Na doença de Alport, não existem lesões específicas ao exame histológico, mas a microscopia eletrônica revela uma **MBG fina e atenuada** no início de seu curso que, com o passar do tempo, desenvolve focos irregulares de espessamento e afinamento com pronunciada divisão e laminação da lâmina densa, dando origem a uma aparência de "trançado de cestaria". A coloração imuno-histoquímica demonstra a ausência de colágeno tipo IV na MBG. Ao contrário da síndrome de Alport, o afinamento uniforme da MBG é o único achado morfológico na doença da membrana basal fina.

Características clínicas. Os indivíduos com nefrite hereditária apresentam-se dos 5 aos 20 anos com hematúria e proteinúria macro ou microscópica que progridem para a insuficiência renal manifesta dos 20 aos 50 anos. Por causa da prevalência da doença ligada ao X, a síndrome de Alport é mais comum nos homens, que também estão em maior risco de doença renal em estágio terminal e surdez, do que nas mulheres afetadas. Os indivíduos com doença da membrana basal fina normalmente apresentam uma persistente hematúria assintomática que segue um curso benigno e não progressivo.

DOENÇAS QUE AFETAM OS TÚBULOS E O INTERSTÍCIO

A maioria das formas de lesão tubular também envolve o interstício; portanto, elas são consideradas em conjunto. Há três principais categorias dessas doenças: (1) infecção do rim e do trato urinário (*pielonefrite*), (2) outras inflamações (não infecciosas) envolvendo os túbulos e o interstício (*nefrite tubulointersticial*) e (3) lesão tubular isquêmica ou tóxica levando à *lesão tubular aguda* e à síndrome clínica da *lesão renal aguda*.

Pielonefrite aguda

A pielonefrite aguda é inflamação supurativa do rim e da pelve renal causada por infecção bacteriana. Ela é uma importante manifestação da infecção do trato urinário (ITU), e pode envolver o trato urinário inferior (cistite, prostatite, uretrite), o trato urinário superior (pielonefrite), ou ambos. A maioria dos casos de pielonefrite está associada às infecções do trato urinário inferior, cuja maior parte permanece localizada e não se dissemina para o rim.

Patogênese. Os principais microrganismos causadores da pielonefrite aguda são os bacilos entéricos gram-negativos que são habitantes normais do sistema intestinal. *Escherichia coli* é de longe o

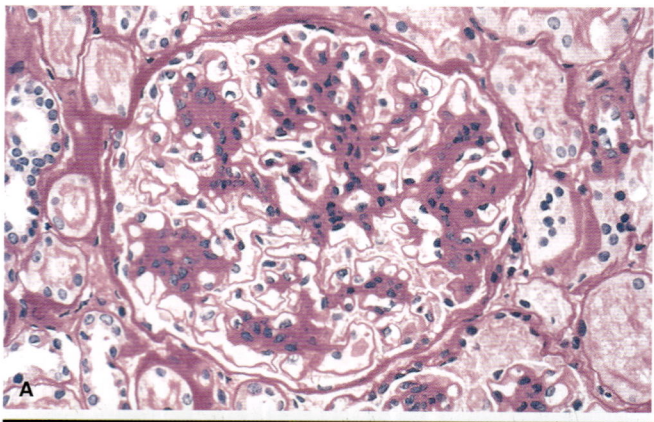

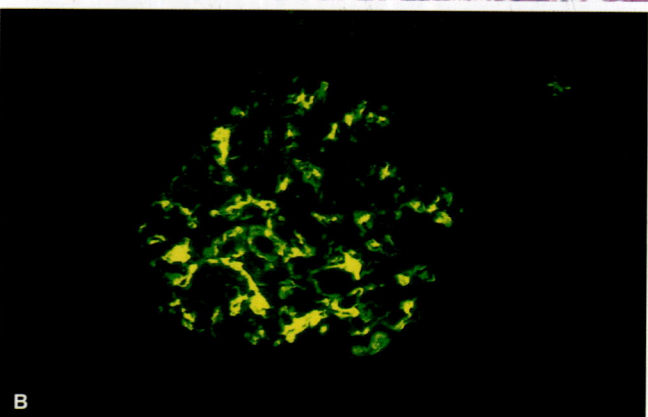

Figura 12.12 Nefropatia por imunoglobulina A (IgA). **A.** Microscopia óptica mostrando proliferação mesangial e aumento da matriz. **B.** Deposição característica de IgA, principalmente nas regiões mesangiais, detectada por imunofluorescência.

mais comum; entre outros estão *Proteus, Klebsiella, Enterobacter* e *Pseudomonas*. Pode haver infecções recorrentes, especialmente nos indivíduos submetidos a manipulações do trato urinário ou com anomalias congênitas ou adquiridas do trato urinário inferior (adiante).

A infecção ascendente do trato urinário inferior é a via mais importante e frequente pela qual as bactérias alcançam o rim (Figura 12.13). Com menos frequência, a infecção é hematogênica (p. ex., secundária à sepse ou à endocardite bacteriana). A pielonefrite é mais comum nas mulheres por causa da proximidade da uretra feminina ao reto, o que predispõe à colonização por bactérias entéricas. A adesão das bactérias às superfícies mucosas é seguida pela colonização da uretra distal (e o introito nas mulheres). Maior crescimento pode permitir que os microrganismos alcancem a bexiga, uma via de disseminação que pode ser aumentada por procedimentos como instrumentação uretral, incluindo cateterização e cistoscopia. As bactérias então ascendem ao longo dos ureteres para infectar a pelve renal e o parênquima.

Normalmente, a bexiga urinária é estéril em razão das propriedades antimicrobianas da mucosa vesical e do mecanismo de descarga associado à eliminação periódica de urina. A obstrução do fluxo de saída e a disfunção da bexiga produzem estase, o que permite a multiplicação de bactérias sem restrições e sem serem eliminadas. Em consequência, a ITU é particularmente frequente nos pacientes com obstrução do trato urinário, como pode ocorrer nos casos de hiperplasia benigna da próstata e prolapso uterino. A frequência da ITU também aumenta no diabetes por causa da maior suscetibilidade a infecções; na disfunção de bexiga neurogênica, que pode levar à estase de urina; e durante a gravidez por meio da estase da urina causada pela pressão exercida na bexiga e nos ureteres pelo aumento de volume uterino.

A incompetência da válvula vesicoureteral, que resulta em refluxo vesicoureteral (RVU), é uma causa importante de infecção ascendente. O refluxo permite a ascensão das bactérias para o ureter no interior da pelve renal. O RVU está presente em 20 a 40% das crianças pequenas com ITU, normalmente em decorrência de um defeito congênito que resulta em incompetência da válvula ureterovesical. O RVU também pode ser adquirido pelos indivíduos com bexiga flácida em consequência de lesão à medula espinal ou com disfunção da bexiga secundária ao diabetes. O RVU resulta em urina residual na bexiga após a eliminação, o que favorece o crescimento bacteriano. Além disso, a condição propicia um mecanismo pelo qual a urina infectada na bexiga pode ser impelida retrogradamente para o interior de pelve e parênquima renais. Outros fatores de risco para pielonefrite aguda incluem condições renais preexistentes com formação de tecido cicatricial renal e obstrução intraparenquimatosa, além de terapia imunossupressora e imunodeficiência.

> **Morfologia**
>
> Um ou ambos os rins podem ser envolvidos. O rim afetado pode ter tamanho normal ou estar aumentado. Geralmente, **abscessos isolados, amarelados e protrusos** são macroscopicamente aparentes na superfície renal (Figura 12.14 A). O traço histológico característico é a **inflamação rica em neutrófilos**, inicialmente limitada aos túbulos (Figura 12.14 B) e posteriormente se disseminando para o interstício. Os neutrófilos podem se estender dos túbulos para dentro dos dutos coletores, dando origem a cilindros de leucócitos na urina. Normalmente, os glomérulos não são afetados.
>
> Quando a obstrução é proeminente, o pus não drena e pode encher a pelve renal, os cálices e o ureter, produzindo **pionefrose**.
>
> A **necrose papilar** é uma forma rara de pielonefrite observada nos pacientes com três condições predisponentes: diabetes, obstrução do trato urinário e anemia falciforme. Essa lesão é marcada por necroses isquêmica e supurativa das pontas das papilas renais.

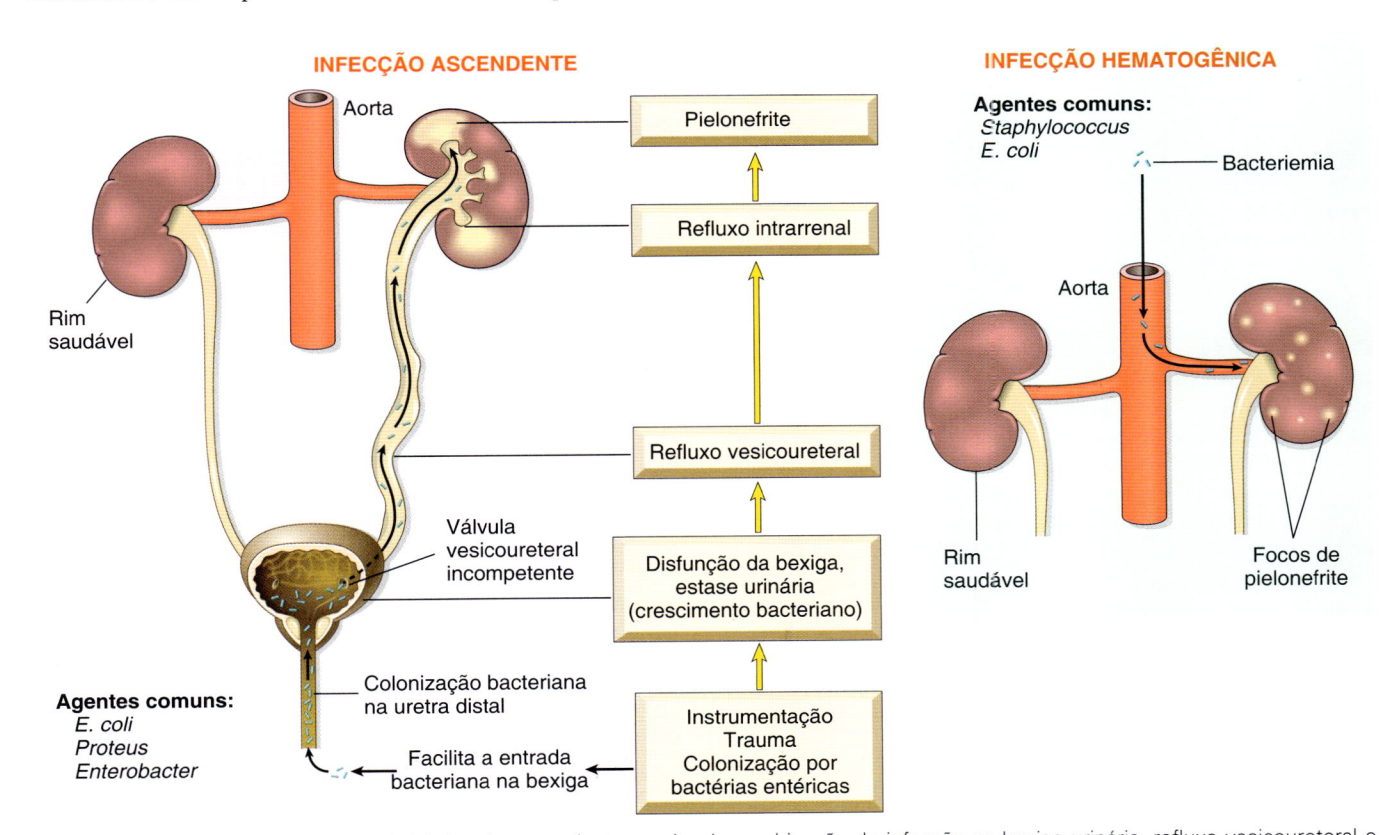

Figura 12.13 Vias da infecção renal. A infecção ascendente resulta da combinação de infecção na bexiga urinária, refluxo vesicoureteral e refluxo intrarrenal, e se dissemina dos cálices para dentro do córtex renal. A infecção hematogênica, menos comum, resulta da disseminação bacteriêmica, levando aos focos de pielonefrite que podem se transformar em abscessos.

Pielonefrite crônica

A pielonefrite crônica é uma entidade clinicopatológica em que a inflamação intersticial está associada à formação de tecido cicatricial macroscopicamente visível nos rins e à deformidade do sistema pielocalicial nos pacientes com histórico de ITU. Ela é uma causa conhecida de doença renal crônica.

Patogênese. A pielonefrite crônica desenvolve-se com mais frequência de forma secundária à obstrução ou ao refluxo, os quais, como mencionado anteriormente, predispõem o rim a infecções. A pielonefrite associada ao refluxo crônico é a causa mais comum de pielonefrite crônica. As infecções recorrentes levam a repetidas crises de inflamação renal e formação de tecido cicatricial. A obstrução pode ser bilateral, como nas anomalias congênitas da uretra (p. ex., válvulas uretrais posteriores), porém, com mais frequência, é unilateral, secundária a cálculos ou a lesões obstrutivas unilaterais do ureter. A nefropatia de refluxo pode também ser unilateral ou bilateral.

Morfologia

As características da pielonefrite crônica são as **cicatrizes corticomedulares grosseiras, isoladas, irregulares, sobrepostas aos cálices dilatados contundentes ou deformados e o achatamento das papilas** (Figura 12.15 A). Um ou ambos os rins podem estar envolvidos. Quando bilateral, a formação de tecido cicatricial é assimétrica, ao contrário da glomulonefrite crônica, que dá origem a uma formação simétrica e fina de tecido cicatricial. As alterações microscópicas incluem fibrose intersticial irregular e um infiltrado inflamatório de linfócitos, plasmócitos e, ocasionalmente, neutrófilos (Figura 12.15 B). Os túbulos mostram atrofia e dilatação. Muitos dos túbulos dilatados contêm cilindros róseos a azulados, com aparência vítrea, positivos para PAS (indicando a presença de glicoproteínas), conhecidos como **cilindros coloidais** porque se assemelham ao coloide dentro dos folículos tireóideos (Capítulo 18). Os glomérulos são normais ou exibem esclerose variável.

Características clínicas. Em muitos pacientes com pielonefrite crônica, o início da insuficiência renal é gradual, enquanto outros apresentam sinais de doença renal detectados por exames laboratoriais de rotina. Em alguns casos, a hipertensão pode ser o sintoma de apresentação. Os estudos radiológicos mostram que os rins afetados estão assimetricamente contraídos, e com variável contundência e deformidade dos cálices. Bactérias podem ou não ser detectadas na urina. Se a doença for bilateral e progressiva, a disfunção tubular leva à incapacidade de concentrar a urina (*hipostenúria*), que é manifestada por poliúria e noctúria.

Como notado anteriormente, alguns indivíduos com pielonefrite crônica ou nefropatia de refluxo acabam por desenvolver glomerulosclerose secundária associada à proteinúria; eventualmente, todas essas lesões contribuem para a progressão de doença renal crônica.

Nefrite tubulointersticial

Nefrite tubulointersticial (NTI) é um termo genérico para as doenças renais inflamatórias não infecciosas que envolvem primariamente o interstício e os túbulos. Embora a pielonefrite também envolva essas estruturas, ela é considerada uma entidade separada por causa de sua associação com infecções bacterianas ascendentes. A NTI pode ser causada por reações imunológicas a fármacos, irradiação, algumas infecções e distúrbios autoimunes sistêmicos.

Nefrite tubulointersticial induzida por medicamentos

A NTI aguda induzida por medicamentos ocorre como uma reação adversa a uma variedade de fármacos. Com mais frequência, está

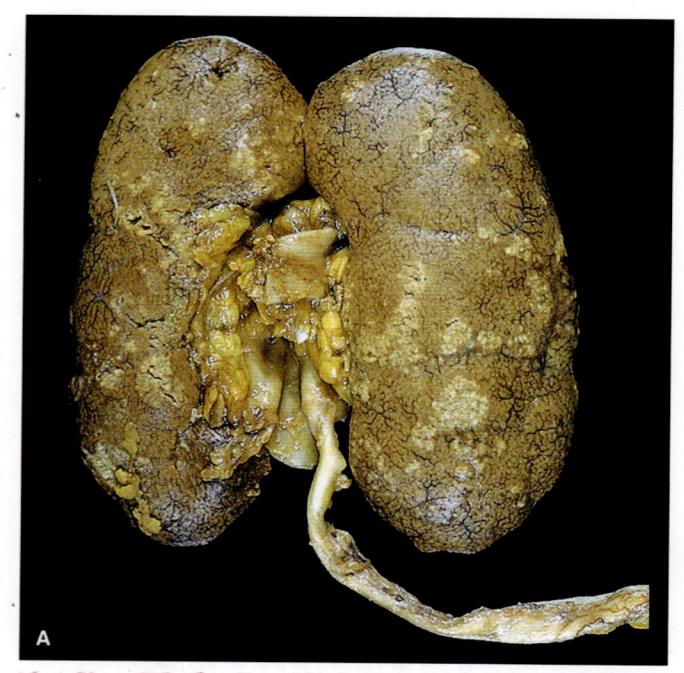

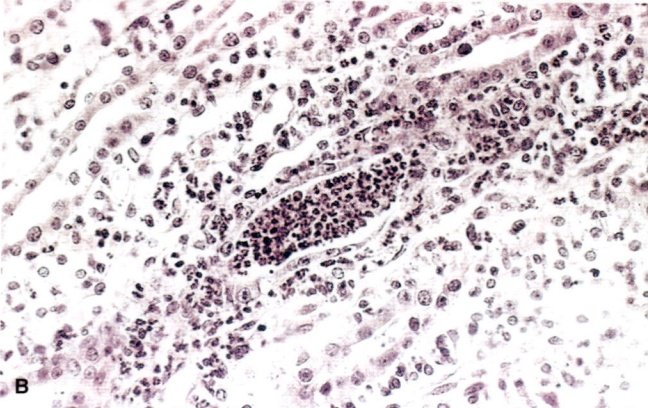

Figura 12.14 Pielonefrite aguda. **A.** A superfície cortical mostra áreas branco-acinzentadas de inflamação e formação de abscesso. **B.** Exsudatos neutrofílicos dentro dos túbulos e do interstício.

Características clínicas. A pielonefrite aguda geralmente está associada a condições predisponentes, como descrito anteriormente no tópico Patogênese. Após o primeiro ano de vida (tempo em que as anomalias congênitas nos homens são geralmente diagnosticadas) e até aproximadamente 40 anos, as infecções são muito mais frequentes nas mulheres. Até 6% das mulheres grávidas desenvolvem bacteriúria durante a gravidez e, se não tratadas, de 20 a 40% dessas mulheres eventualmente desenvolvem ITU. Com o avanço da idade, a incidência nos homens eleva-se em consequência do desenvolvimento de hiperplasia da próstata com obstrução da bexiga associada.

O início de pielonefrite aguda não complicada geralmente é súbito, com dor no ângulo costovertebral, evidência sistêmica de infecção (calafrios, febre, náuseas e mal-estar) e sinais localizados no trato urinário (disúria, frequência e urgência). A urina pode ter aparência turva em decorrência de neutrófilos abundantes (*piúria*). A doença em geral é unilateral e, portanto, não dá origem à insuficiência renal. Quando fatores predisponentes estão presentes, a doença pode se tornar recorrente ou crônica e mais provavelmente é bilateral. O desenvolvimento de necrose papilar está associado a pior prognóstico.

células tubulares, criando posteriormente neoantígenos imunogênicos. A resultante lesão tubulointersticial é então causada por reações imunológicas a esses neoantígenos que lesionam as células tubulares ou suas membranas basais.

> **Morfologia**
>
> O interstício exibe edema pronunciado e infiltração de células mononucleadas, principalmente linfócitos e macrófagos (Figura 12.16). Os eosinófilos e os neutrófilos podem estar presentes, muitas vezes em grandes quantidades. Com alguns fármacos (p. ex., tiazídicos, rifampicina), uma reação mediada por células T pode dar origem a granulomas não necrosantes intersticiais com células gigantes. Os glomérulos parecem normais, exceto em alguns casos provocados por fármacos anti-inflamatórios não esteroides, nos quais a reação de hipersensibilidade também leva à supressão do processo podal dos podócitos e à síndrome nefrótica.

Características clínicas. A doença começa 1 a 2 semanas após a exposição ao fármaco e é caracterizada por febre, eosinofilia (que pode ser transitória), erupção cutânea (em 15 a 25% dos indivíduos) e disfunção renal. Os achados urinários incluem hematúria, proteinúria mínima ou nenhuma e presença de leucócitos (algumas vezes incluindo eosinófilos). A elevação sérica da creatinina ou a lesão renal aguda com oligúria desenvolvem-se em cerca de 50% dos casos, particularmente nos pacientes idosos. A identificação clínica da lesão renal induzida por medicamento é imperativa, pois a retirada do medicamento causador da reação é seguida de recuperação, embora possa levar vários meses para o retorno da função renal ao normal.

Lesão tubular aguda

A lesão tubular aguda (LTA) caracteriza-se por dano às células epiteliais tubulares e pelo declínio agudo na função renal, muitas vezes associados à ocorrência de cilindros granulares e de células tubulares na urina. O termo antigo *necrose tubular aguda* não é usado porque raramente se observa uma necrose evidente no rim. Numerosas alterações, designadas em termos gerais como *lesão renal aguda,* manifestam-se clinicamente como diminuição da TFG e concomitante elevação da creatinina sérica. A LTA é a causa mais comum da lesão renal aguda e pode produzir oligúria (definida com o débito urinário < 400 mℓ/dia).

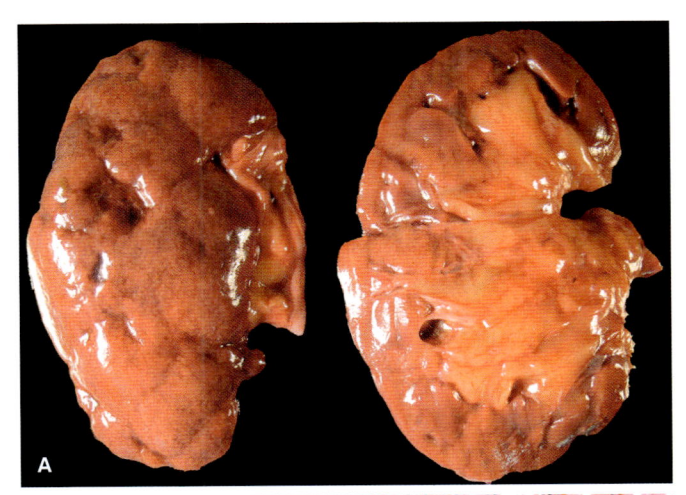

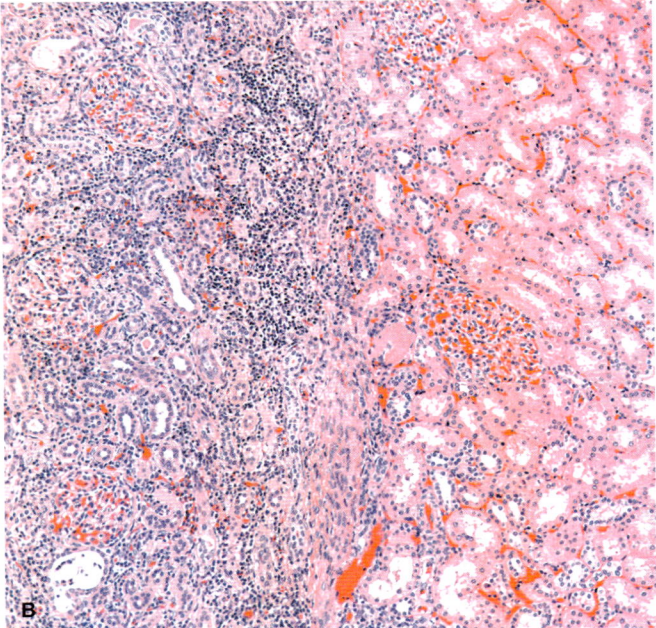

Figura 12.15 Pielonefrite crônica. **A.** Rim retraído com cicatrizes grosseiras e irregulares. **B.** Foco de inflamação crônica com atrofia tubular e fibrose intersticial (*parte esquerda* da micrografia).

associada a penicilinas (ampicilina), outros antibióticos (rifampicina), diuréticos (furosemida), inibidores da bomba de prótons (omeprazol), fármacos anti-inflamatórios não esteroides, cimetidina e inibidores do ponto de controle imunológico.

Patogênese. Muitas características da doença sugerem uma reação de hipersensibilidade, incluindo um período de latência entre a exposição e o desenvolvimento de lesão, eosinofilia e erupção cutânea; a natureza idiossincrática da reação medicamentosa (*i. e.*, a ausência de dependência da dose); e a recidiva da reação à reexposição ao mesmo medicamento ou a medicamentos semelhantes. Os níveis séricos de IgE às vezes estão aumentados, o que sugere hipersensibilidade imediata (tipo I). Em outros casos, a natureza do infiltrado inflamatório e a presença de testes cutâneos positivos para fármacos sugerem uma reação de hipersensibilidade mediada por células T (tipo IV).

A sequência mais provável dos eventos patogênicos inicia-se com a secreção dos fármacos pelos túbulos, os quais se ligam de modo covalente a algum componente citoplasmático ou extracelular das

Patogênese. Há duas formas de LTA que diferem em suas causas subjacentes, mas resultam em desfechos semelhantes (Figura 12.17).

- A *LTA isquêmica* é geralmente a consequência de um fluxo sanguíneo inadequado para o rim, muitas vezes no quadro de hipotensão acentuada e choque. Os eventos iniciadores incluem traumatismo grave, perda sanguínea, pancreatite aguda e septicemia. A isquemia dos túbulos pode também resultar de um reduzido fluxo sanguíneo intrarrenal, como na vasculite de pequenos vasos, na hipertensão maligna e nas microangiopatias trombóticas. Hemotransfusões incompatíveis e outras crises hemolíticas, assim como mioglobinúria, também produzem um quadro clínico semelhante ao da LTA isquêmica.
- A *LTA nefrotóxica* é causada por uma variedade de substâncias tóxicas, incluindo metais pesados (p. ex., mercúrio) e substâncias químicas orgânicas (p. ex., etilenoglicol), um grande número de fármacos, como gentamicina e outros antibióticos, e agentes de contraste radiográfico.

As células epiteliais tubulares proximais são particularmente sensíveis à isquemia e às toxinas em razão de diversos fatores, que incluem concentrações intracelulares elevadas de várias moléculas que são

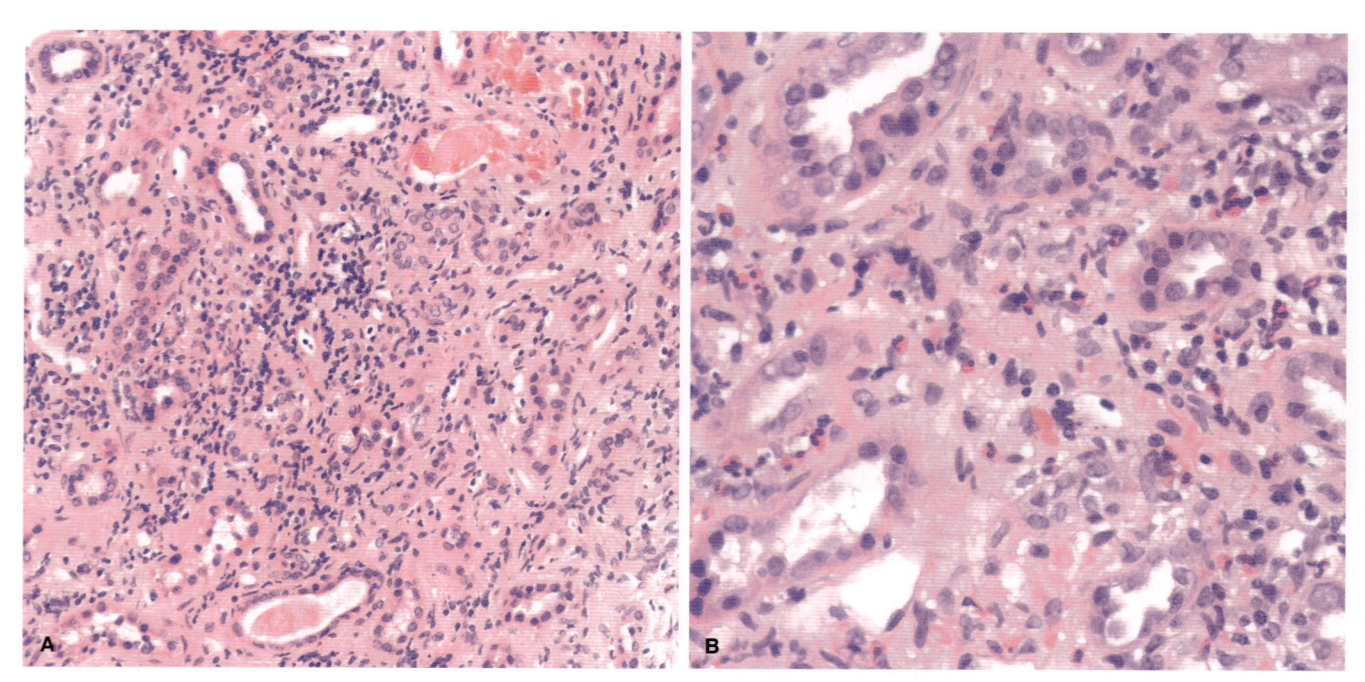

Figura 12.16 Nefrite tubulointersticial induzida por medicamentos. **A.** Infiltrado inflamatório crônico no interstício com lesão tubular. **B.** Infiltrado eosinofílico proeminente.

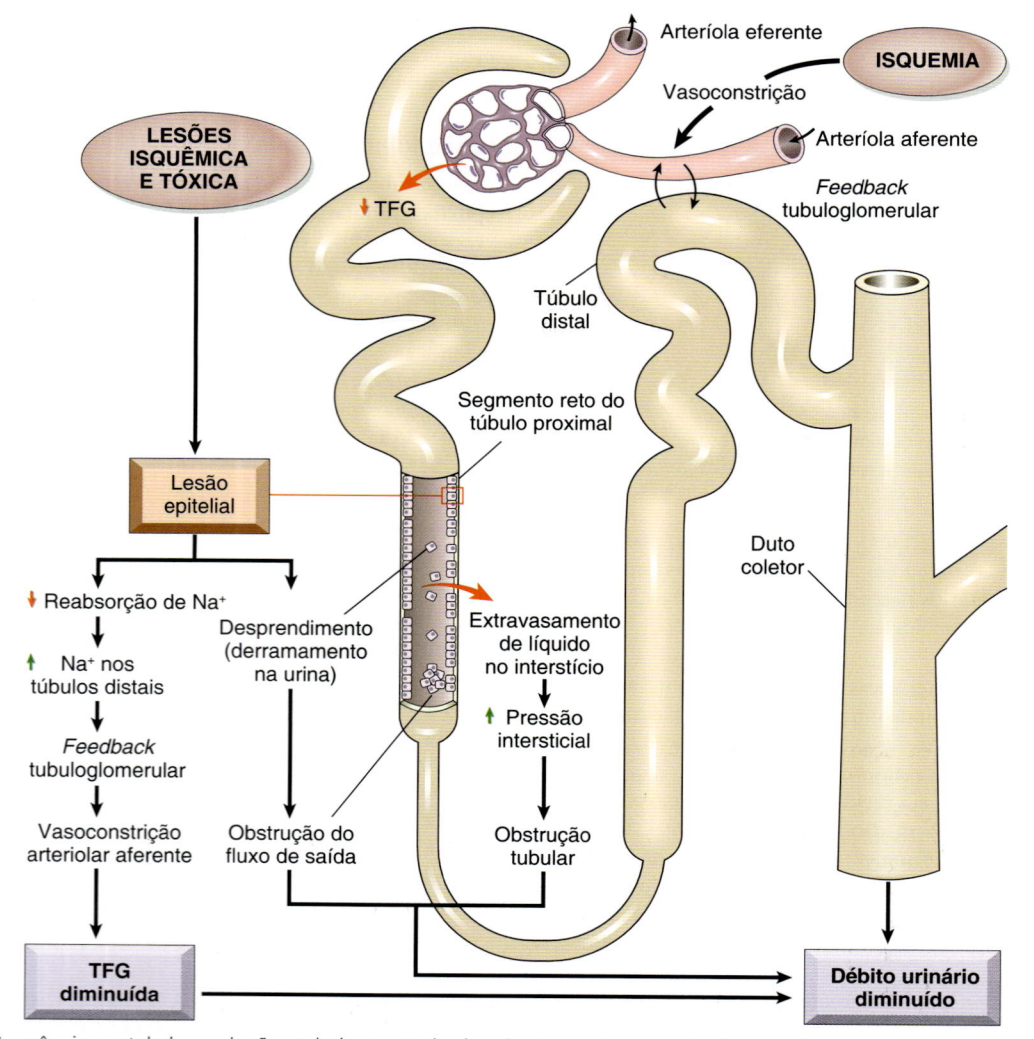

Figura 12.17 Sequência postulada nas lesões tubulares agudas isquêmicas e tóxicas. A lesão ao epitélio tubular leva à diminuição da taxa de filtração glomerular (TFG) e à obstrução dos túbulos, resultando em redução do débito urinário (oligúria e finalmente anúria).

reabsorvidas no túbulo proximal, exposição a altas concentrações de solutos luminais, que são concentrados pela reabsorção de água do filtrado glomerular, e uma alta taxa de consumo de oxigênio, que é necessária para gerar a adenosina trifosfato (ATP) necessária para as funções de transporte e reabsorção.

Isquemia e toxinas danificam a membrana plasmática das células epiteliais tubulares, resultando na diminuição da reabsorção de sódio pelos túbulos proximais e, consequentemente, no aumento da entrega de sódio aos túbulos distais. Isso desencadeia um mecanismo de *feedback* tubuloglomerular que envolve a via da renina-angiotensina e que causa *vasoconstrição intrarrenal*, a qual reduz o fluxo sanguíneo glomerular e a entrega de oxigênio aos túbulos na medular externa (membro ascendente espesso e segmento reto do túbulo proximal). A TFG reduzida diminui ainda mais o fluxo sanguíneo e causa mais lesão tubular isquêmica. A necrose e o desprendimento de células epiteliais das membranas basais e sua eliminação na urina podem bloquear o fluxo de saída urinário, o que aumenta a pressão intratubular e, portanto, exacerba o declínio da TFG. Além disso, o líquido que sai dos túbulos danificados pode extravasar de volta para dentro do interstício, resultando em diminuição do débito urinário, elevação da pressão intersticial e colapso dos túbulos.

Se a causa desencadeante for corrigida, a irregularidade da necrose tubular e a manutenção da integridade da membrana basal permitirão a regeneração das células epiteliais preservadas e a recuperação da função. Se a lesão for prolongada e grave, as lesões agudas poderão progredir para doença renal crônica.

> **Morfologia**
>
> A **LTA isquêmica** caracteriza-se por lesões nas porções retas do túbulo proximal e nos ramos espessos ascendentes, mas nenhum segmento dos túbulos proximais ou distais é poupado. Muitas vezes há uma variedade de **alterações tubulares**, incluindo atenuação das bordas em escova dos túbulos proximais, formação de vesículas e descamação das bordas em escova, vacuolização das células, assim como desprendimento e esfacelamento das células epiteliais nas suas membranas basais subjacentes dentro do lúmen (Figura 12.18). Um achado comum é a presença de **cilindros proteicos** nos túbulos distais e dutos coletores que consistem em proteínas de Tamm-Horsfall (normalmente secretadas pelo epitélio tubular) e proteínas plasmáticas. O interstício normalmente exibe edema generalizado junto com leve infiltrado inflamatório que consiste em neutrófilos, linfócitos e plasmócitos. O quadro histológico de **LTA nefrotóxica** é similar, mas a necrose evidente em geral é mais proeminente no túbulo proximal do que na LTA isquêmica. As células epiteliais tubulares em regeneração podem conter figuras mitóticas.

Características clínicas. O curso da LTA isquêmica inicialmente é dominado pelo evento agressor inicial. Os pacientes afetados muitas vezes apresentam manifestações de lesão renal aguda que incluem oligúria, redução da TFG e elevação da creatinina sérica. Alterações eletrolíticas, acidose e sinais e sintomas de uremia, bem como sobrecarga hídrica, são complicações comuns. O prognóstico depende da gravidade e da natureza da lesão subjacente e da presença ou ausência de comorbidades. Na ausência de tratamento de suporte ou diálise, os pacientes podem morrer. Com os cuidados de suporte, os pacientes geralmente sobrevivem e têm boa chance de recuperar a função renal. Durante a fase inicial de recuperação, há diurese com perda de eletrólitos porque o epitélio tubular não se recuperou completamente. Nos indivíduos com doença renal crônica preexistente, a recuperação completa é menos frequente, e a progressão para a doença renal em estágio terminal infelizmente é comum.

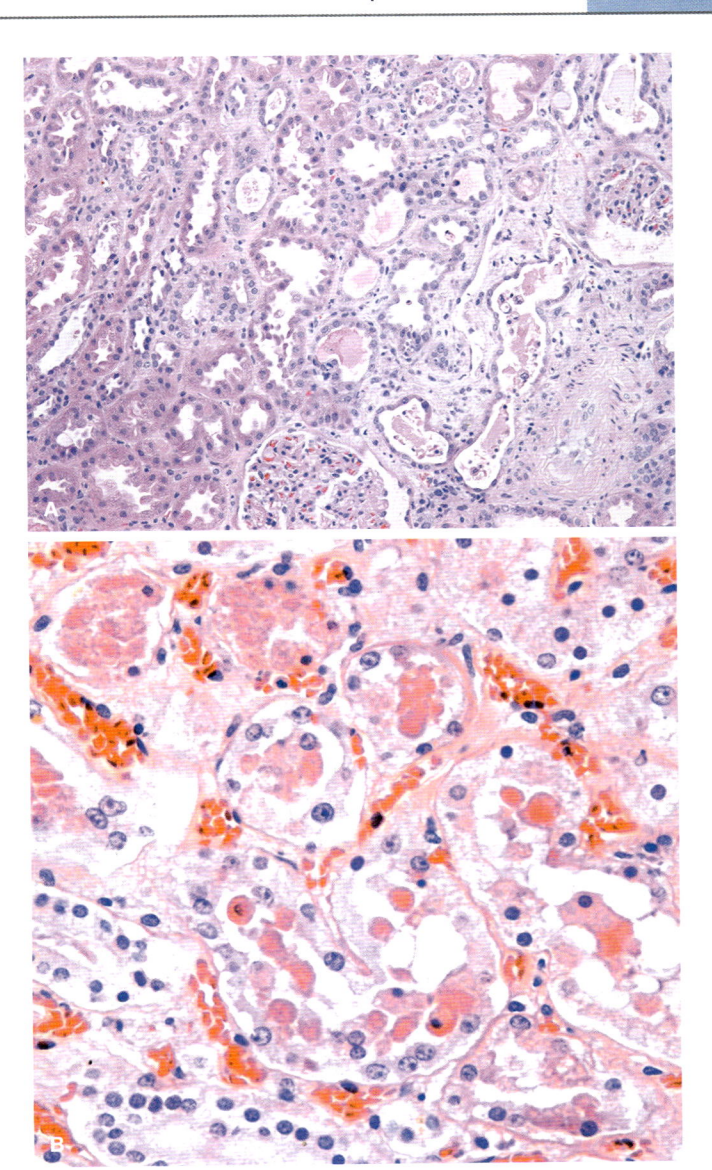

Figura 12.18 Lesão tubular aguda. **A.** Desprendimento de células epiteliais tubulares de suas membranas basais subjacentes e cilindros granulares. **B.** Células epiteliais tubulares necróticas e resíduos celulares nos lumens tubulares. A congestão dos capilares peritubulares é proeminente.

DOENÇAS QUE ENVOLVEM OS VASOS SANGUÍNEOS

As doenças vasculares sistêmicas, como a aterosclerose, a hipertensão e várias formas de vasculite, também afetam os vasos sanguíneos renais e muitas vezes têm efeitos deletérios na função renal (Capítulo 8). Por outro lado, o rim é envolvido na patogênese das hipertensões primária e secundária. Esta seção aborda as lesões renais associadas à hipertensão.

Doença renal hipertensiva

A hipertensão sistêmica tem significativos efeitos patológicos e funcionais nos rins. Como discutido no Capítulo 8, a hipertensão de longa duração é chamada de essencial ou benigna, mas atualmente o termo *hipertensão primária* é preferido. Uma pequena fração desses pacientes desenvolve elevações rápidas na pressão arterial que causam dano ao órgão, a chamada *hipertensão maligna*, que é uma emergência médica. As manifestações renais de hipertensão crônica e de hipertensão maligna são similares, mas com algumas diferenças significativas.

Patogênese. As lesões arteriais associadas à hipertensão primária são o resultado principalmente de disfunção endotelial e ativação plaquetária (Capítulo 8).

- A hipertensão de longa duração causa *lesão endotelial*, o que leva a maior permeabilidade dos vasos às proteínas plasmáticas e à adesão plaquetária. Os fatores de crescimento produzidos pelas plaquetas e outras células estimulam a proliferação de células da musculatura lisa vascular e a síntese das proteínas da matriz extracelular, resultando em espessamento das túnicas média e íntima. Os efeitos hemodinâmicos da pressão arterial elevada e do envelhecimento podem exacerbar essas alterações
- As plaquetas depositadas no endotélio lesionado são ativadas para produzir fatores de crescimento e desencadear surtos repetidos de formação de trombos.

O extravasamento de proteínas plasmáticas através do endotélio lesionado e a deposição aumentada de matriz da membrana basal na parede do vaso induzem a alteração morfológica conhecida como *arteriosclerose hialina*. O estreitamento dos vasos sanguíneos causa isquemia com subsequente atrofia tubular e fibrose intersticial (formação de tecido cicatricial), produzindo alterações na aparência macroscópica do rim chamadas de *nefrosclerose*. A nefrosclerose pode se desenvolver em qualquer doença em que a isquemia crônica leve à atrofia e à fibrose. Algum grau de nefrosclerose, ainda que leve, está presente em muitos indivíduos com mais de 60 anos. A frequência e a gravidade dessas lesões aumentam com o avanço da idade, especialmente na presença de hipertensão ou diabetes. Muitas doenças renais primárias causam hipertensão; consequentemente, muitas vezes a nefrosclerose está sobreposta a outras doenças renais primárias.

Nos pacientes com hipertensão "maligna" grave, a proliferação de células da musculatura lisa vascular produz uma aparência morfológica conhecida como *arteriosclerose hiperplásica*. Além disso, a lesão vascular pode ser suficiente para produzir a *necrose fibrinoide* de arteríolas e pequenas artérias associada à trombose intravascular.

A isquemia causada por essas alterações vasculares ativa o sistema renina-angiotensina, que atua para aumentar o tônus vascular e a pressão arterial sistêmica. Assim, a hipertensão atua nos rins para causar mais hipertensão, estabelecendo um ciclo vicioso.

Há consideráveis sobreposições clínica e morfológica entre hipertensão grave e microangiopatia trombótica (MAT, discutida adiante). Entretanto, formas mais bem definidas de MAT primária resultam de anormalidades herdadas ou adquiridas na coagulação ou na função das plaquetas que não estão associadas à hipertensão; portanto, essas entidades são patogenicamente distintas.

> **Morfologia**
>
> Na nefrosclerose causada por hipertensão de longa duração, os rins estão **simetricamente atróficos**. Geralmente, a superfície renal mostra granularidade fina e difusa (Figura 12.19 A). Microscopicamente, uma alteração proeminente é o espessamento homogêneo e hialino róseo das paredes das arteríolas conhecido como **arteriosclerose hialina**, na qual há perda de detalhes celulares subjacentes e estreitamento dos lumens do vaso (Figura 12.19 B). A atrofia tubular difusa e a fibrose intersticial estão presentes, porém os infiltrados inflamatórios estão ausentes ou são escassos (Figura 12.19 C). Nos casos avançados, os glomérulos também se tornam esclerosados. Os vasos sanguíneos maiores (artérias interlobares e arqueadas) mostram espessamento da túnica íntima com replicação de lâminas elásticas internas junto com o espessamento fibroso da túnica média.

> Nos pacientes com hipertensão maligna, dependendo da duração e da gravidade da hipertensão, os rins podem ter tamanho normal ou estar reduzidos. Pequenas **hemorragias petequiais pontilhadas** podem surgir na superfície cortical em decorrência de ruptura de arteríolas ou de capilares glomerulares, o que confere ao rim a **aparência de picadas de pulga**. O dano aos pequenos vasos manifesta-se como **necrose fibrinoide** das arteríolas (Figura 12.20 A). As paredes do vaso têm uma aparência eosinofílica granular homogênea que mascara o detalhe subjacente. Nas artérias interlobulares e nas arteríolas maiores, a acentuada proliferação das células da túnica íntima produz uma aparência em "casca de cebola" (Figura 12.20 B). Essa lesão, chamada **arteriosclerose hiperplásica**, causa o estreitamento e até a obliteração das arteríolas e pequenas artérias. A necrose pode também envolver os glomérulos, às vezes com microtrombos dentro dos glomérulos.

Características clínicas. A maioria dos pacientes com hipertensão de longa duração exibe algum comprometimento da função renal, como perda da capacidade de concentrar urina ou redução da TFG. A proteinúria leve é um achado frequente, mas a insuficiência renal ou a uremia são raras. Entretanto, os pacientes com elevações graves da pressão arterial ou uma segunda doença subjacente, especialmente diabetes, estão em maior risco de insuficiência renal. Existem relatos de maior prevalência dessa condição nos indivíduos de descendência africana nos EUA e na África do Sul.

A síndrome da hipertensão maligna caracteriza-se por papiledema, encefalopatia, anormalidades cardiovasculares e insuficiência renal. Muitas vezes, os sintomas iniciais estão relacionados com elevação da pressão intracraniana e incluem cefaleia, náuseas, vômitos e comprometimento visual, particularmente o desenvolvimento de escotomas ou "manchas". No início de uma pressão arterial de instalação rápida, há acentuadas proteinúria e hematúria microscópica, ou algumas vezes macroscópica, porém sem significativa alteração na função renal. Logo, porém, desenvolve-se uma lesão renal aguda. A síndrome é uma emergência médica que requer terapia anti-hipertensiva imediata e agressiva antes de se desenvolverem lesões renais irreversíveis. Cerca de 50% dos pacientes sobrevivem por pelo menos 5 anos; 90% das mortes são causadas por uremia, e os outros 10% são causados por hemorragia cerebral ou insuficiência cardíaca.

Microangiopatias trombóticas

O termo microangiopatia trombótica (MAT) refere-se às lesões observadas em várias síndromes clínicas caracterizadas por trombose microvascular acompanhada de anemia hemolítica microangiopática, trombocitopenia e, em alguns casos, insuficiência renal. O distúrbio pode ser primário (sem nenhuma outra doença subjacente) ou secundário a outras doenças conhecidas. As formas primárias de MAT incluem a *síndrome hemolítico-urêmica (SHU) mediada pela toxina Shiga*; a MAT mediada pelo complemento, anteriormente conhecida como *SHU atípica*; a *púrpura trombocitopênica trombótica (PTT)*; e algumas das *MATs mediadas por fármacos*.

Patogênese. Os principais fatores patogênicos nas microangiopatias trombóticas são lesão às células endoteliais e ativação e agregação de plaquetas. Elas podem ser causadas por agressões diversas, incluindo toxinas externas, fármacos, autoanticorpos e mutações hereditárias, as quais levam à trombose de pequenos vasos nos capilares e nas arteríolas de vários órgãos. A insuficiência vascular resulta em lesão isquêmica e disfunção orgânica. As manifestações clássicas da microangiopatia trombótica são os trombos ricos em plaquetas em pequenos vasos, a trombocitopenia causada pelo consumo de plaquetas e a anemia hemolítica microangiopática decorrente de lesão mecânica (cisalhamento) às hemácias à medida que elas atravessam

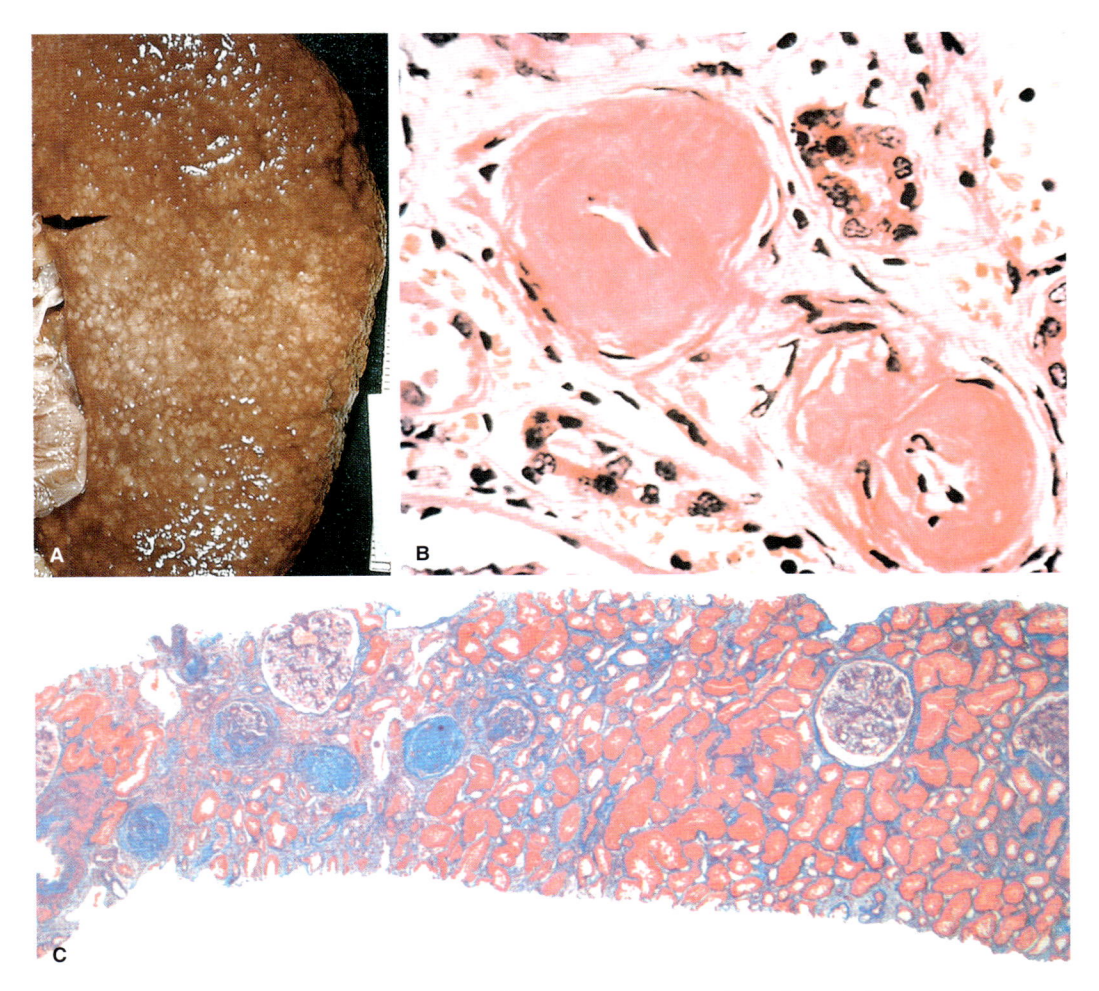

Figura 12.19 Nefrosclerose benigna. **A.** A superfície externa é finamente granular em decorrência da formação de tecido cicatricial. **B.** Duas arteríolas com deposição hialina, acentuado espessamento das paredes e um lúmen estreitado. **C.** Atrofia tubular resultante de estreitamento vascular e fibrose intersticial (corada em azul). (**B.** Cortesia do Dr. M. A. Venkatachalam, Department of Pathology, University of Texas Health Sciences Center, San Antonio, Texas; **C.** Cortesia do Dr. Vighnesh Walavalkar, Department of Pathology, University of California San Francisco.)

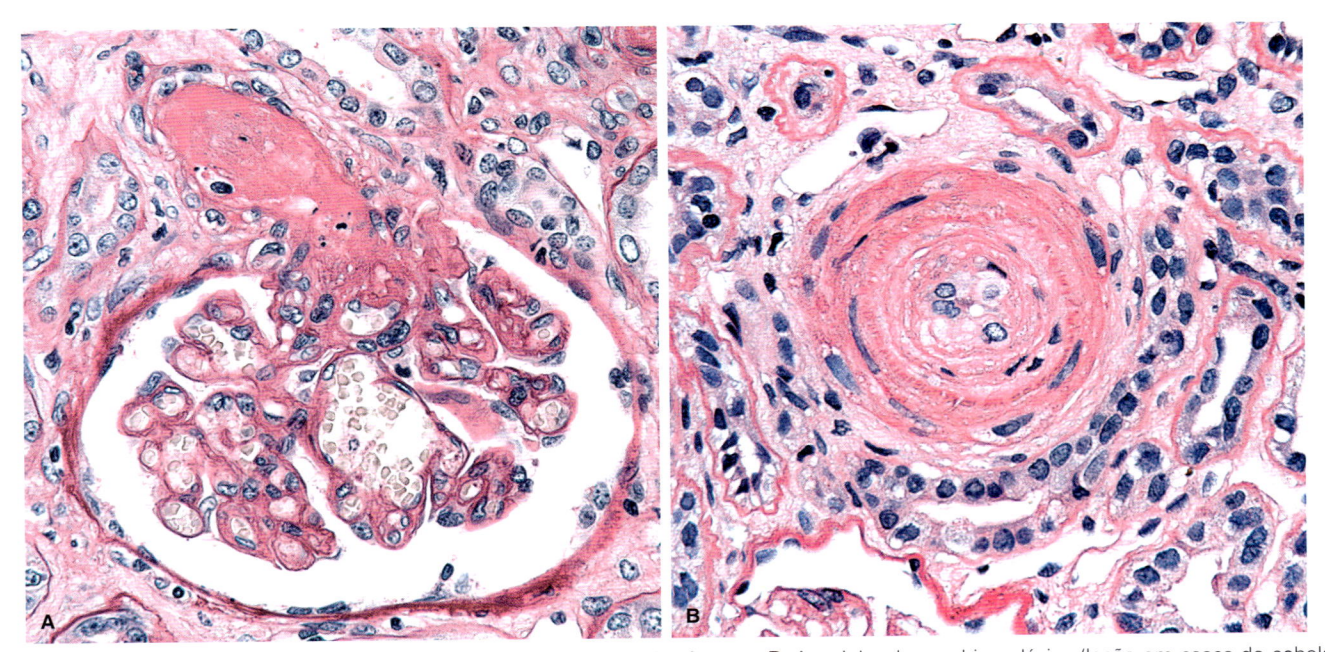

Figura 12.20 Hipertensão maligna. **A.** Necrose fibrinoide de arteríola aferente. **B.** Arteriolosclerose hiperplásica (lesão em casca de cebola) tipicamente observada nos casos com hipertensão de longa duração.

os canais vasculares estreitados pelos trombos. As formas secundárias estão associadas a vários distúrbios subjacentes, como hipertensão grave, esclerose sistêmica, gravidez, quimioterapia, anticorpos antifosfolípide e rejeição de transplante, com etiologia e patogênese menos bem-definidas. Apenas as três principais formas de microangiopatia trombótica primária (Tabela 12.4) são discutidas aqui:

- *SHU mediada pela toxina Shiga.* Até 75% dos casos ocorrem após a infecção intestinal por *E. coli* produtora da toxina Shiga, como acontece após a ingestão de alimento contaminado (p. ex., carne bovina). Muitos dos demais casos são ligados à infecção por *Shigella dysenteriae*, que também produz a toxina Shiga. Em baixas doses, a toxina Shiga ativa as células endoteliais, levando à adesão do leucócito, ao aumento da produção de endotelina e à diminuição da produção de óxido nítrico (ambos favorecem a vasoconstrição), assim como a outras alterações que podem promover adesão e ativação plaquetárias. Em altas doses, a toxina causa a morte das células endoteliais. As células endoteliais glomerulares renais são especialmente vulneráveis porque expressam o receptor de membrana para a toxina Shiga. A lesão endotelial promove uma trombose microvascular, que tende a ser mais proeminente nos capilares glomerulares, nas arteríolas aferentes e nas artérias interlobulares
- A *MAT mediada pelo complemento* é causada por anormalidades adquiridas ou hereditárias de fatores que regulam negativamente a via alternativa do complemento. Sua ausência leva à excessiva ativação do complemento com subsequentes lesão e trombose microvasculares. Alguns desses casos foram agrupados anteriormente sob o termo "SHU atípica"
- A *PTT* é causada por deficiências adquiridas ou herdadas em ADAMTS13, uma protease plasmática que cliva em tamanhos menores os multímeros do fator von Willebrand (vWF) (Capítulo 10). Os defeitos adquiridos em ADAMTS13 são causados por autoanticorpos inibidores direcionados contra ADAMTS13, embora as deficiências hereditárias se originem de mutações no gene codificador de ADAMTS13. As deficiências de ADAMTS13 resultam na formação de multímeros de vWF anormalmente grandes que espontaneamente ativam as plaquetas, levando a sua agregação e trombose em múltiplos órgãos, incluindo o rim.

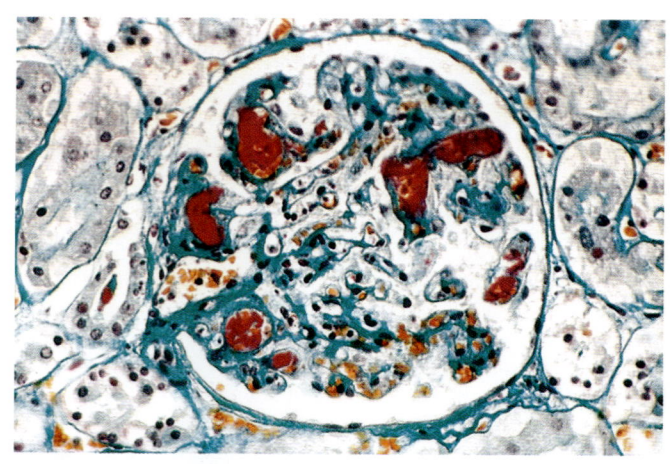

Figura 12.21 Microangiopatia trombótica. Coloração de fibrina mostrando trombos (*em vermelho*) nos capilares glomerulares.

> ### Morfologia
> As lesões morfológicas são similares em todas as formas de MAT. São observados **trombos** nos capilares glomerulares (Figura 12.21), nas arteríolas e algumas artérias maiores nos casos graves. As alterações glomerulares adicionais na SHU resultantes de lesão endotelial incluem alargamento do espaço subendotelial, duplicação ou divisão da MBG e lise de células mesangiais. Pode ocorrer necrose cortical nos casos graves. Se a MAT persistir, poderá se desenvolver a formação de tecido cicatricial nos glomérulos. Com exceção das várias quantidades de fibrinogênio nos glomérulos e nas arteríolas, os estudos por imunofluorescência geralmente são negativos para imunoglobulinas e complemento.

Características clínicas. As principais manifestações clínicas da MAT são: febre, trombocitopenia, anemia hemolítica, déficits neurológicos transitórios e insuficiência renal. A SHU associada à toxina Shiga é uma das principais causas de lesão renal aguda nas crianças. Ela é caracterizada por início súbito, geralmente após um episódio prodrômico gastrintestinal ou semelhante à gripe, manifestações hemorrágicas (especialmente hematêmese e melena), oligúria grave, hematúria, anemia hemolítica microangiopática e alterações neurológicas proeminentes (em algumas crianças). Se a lesão renal aguda for tratada de maneira adequada com diálise, a maioria dos pacientes recupera-se dentro de semanas. O prognóstico a longo prazo (durante 15 a 25 anos), entretanto, não é uniformemente favorável, pois cerca de 25% das crianças afetadas eventualmente desenvolvem insuficiência renal.

O início de MAT mediada pelo complemento geralmente é súbito e sem diarreia prodrômica. O resultado é significativamente mais precário do que na SHU mediada pela toxina Shiga. Aproximadamente 20% vão a óbito, e apenas 60 a 70% dos pacientes recuperam a função renal. Pode-se usar a plasmaférese terapêutica para restaurar temporariamente os fatores faltantes (em indivíduos com doença herdada) ou remover anticorpos patogênicos. Um anticorpo que bloqueia a ativação do complemento é eficaz para reduzir a trombose e melhorar a função renal, e atualmente é a terapia de primeira linha na SHU mediada pelo complemento.

O início típico da PTT também é súbito e com um envolvimento dominante do sistema nervoso central; os rins são acometidos com menos frequência do que na SHU mediada pela toxina Shiga e pelo complemento. Sem terapia, a PTT em geral é rapidamente fatal, pois exibe taxas de sobrevida de aproximadamente 10%. Com o advento da plasmaférese terapêutica, que substitui ADAMTS13 e

Tabela 12.4 Classificação etiológica das principais formas de microangiopatia trombótica primária.

	Formas	Etiologia
SHU mediada por toxina Shiga	Adquirida	*E. coli* produtora da toxina Shiga, *Shigella dysenteriae* sorotipo 1
MAT mediada por complemento	Herdada	Desregulação do complemento decorrente de anormalidades genéticas (relativamente comum)
	Adquirida	Desregulação do complemento decorrente de autoanticorpos (rara)
PTT	Herdada	Deficiência genética de ADAMTS13 (rara)
	Adquirida	Deficiência de ADAMTS13 decorrente de autoanticorpos (relativamente comum)

ADAMTS13, desintegrina A e metaloproteinase com uma trombospondina tipo 1 *motif*, membro 13; *MAT*, microangiopatia trombótica; *PTT*, púrpura trombocitopênica trombótica; *SHU*, síndrome hemolítico-urêmica.

remove os anticorpos patogênicos, o prognóstico melhorou drasticamente. Nos pacientes que sobrevivem, anormalidades renais residuais são raras.

DOENÇA RENAL CRÔNICA

Doença renal crônica é um termo que descreve uma via comum final de perda progressiva de néfrons que pode ser observada em qualquer tipo de doença renal grave. As alterações na função dos néfrons intactos remanescentes eventualmente se mostram como adaptações malsucedidas e resultam em formação adicional de tecido cicatricial. Isso finalmente resulta em um rim em estágio terminal com glomérulos, túbulos, interstício e vasos esclerosados independentemente do local da lesão original. A não ser que o distúrbio seja tratado com diálise ou transplante, o resultado é a morte decorrente de uremia, distúrbios eletrolíticos ou outras complicações.

Patogênese. À medida que o dano renal progressivo destrói mais e mais néfrons, são iniciados mecanismos adaptativos que tentam manter a função renal. Uma adaptação à diminuição da taxa de filtração glomerular é a hiperfiltração pelos glomérulos funcionais remanescentes, que, como discutido anteriormente, envolve alterações hemodinâmicas que levam, por fim, a mais dano glomerular. Até ocorrer uma perda crítica de néfrons, a elevação na taxa de excreção de solutos pelos néfrons, decorrente de aumentos nas concentrações plasmáticas (para creatinina), diminuição da reabsorção tubular (para sódio, fosfato e cálcio) ou aumento da secreção tubular (para íons potássio e hidrogênio), ajuda a manter homeostase até os estágios finais da doença renal crônica. A taxa de declínio funcional varia com base na doença original; porém, a função renal em geral se deteriora progressivamente, mesmo quando a agressão original é controlada. Independentemente da etiologia, a hipertensão resulta em declínio mais rápido da função renal.

A doença renal crônica é cerca de cinco vezes mais comum nos afro-americanos do que nos europeus americanos. Recentemente, foram identificados polimorfismos no gene *APOL1* que aumentam o risco de doença renal e também conferem resistência à tripanosomíase, o que sugere que esses alelos tenham surgido em decorrência da pressão da seleção em regiões subsaarianas onde a infecção por tripanossoma é endêmica. Apesar de não se ter conhecimento de como APOL1 contribui para a resistência à infecção pelo parasita ou para a doença renal, esses achados levaram a estudos clínicos sobre o uso de inibidores de APOL1 em pacientes com doença renal.

> **Morfologia**
>
> Classicamente, os rins encontram-se **simetricamente contraídos**, e suas superfícies estão **difusamente granulares**, quando o distúrbio subjacente afeta os vasos sanguíneos ou os glomérulos, ou irregularmente envolvidos por cicatrizes profundas, se a doença subjacente for a pielonefrite. Microscopicamente, a característica comum a todos os casos é a **formação de tecido cicatricial nos glomérulos**, às vezes até o ponto de obliteração completa (Figura 12.22). Também há uma acentuada **fibrose intersticial** associada à **atrofia e à falência dos túbulos** no córtex. As artérias de pequeno e médio calibres geralmente apresentam paredes espessas, com lumens estreitados, secundariamente à hipertensão. Infiltrados linfocíticos (e, raramente, plasmocitários) podem estar presentes no tecido intersticial fibrótico. À medida que o dano progride a todas as estruturas, pode se tornar difícil determinar se a lesão primária era glomerular, vascular, tubular ou intersticial. Esse dano acentuado aos rins é designado **rins em estágio terminal**.

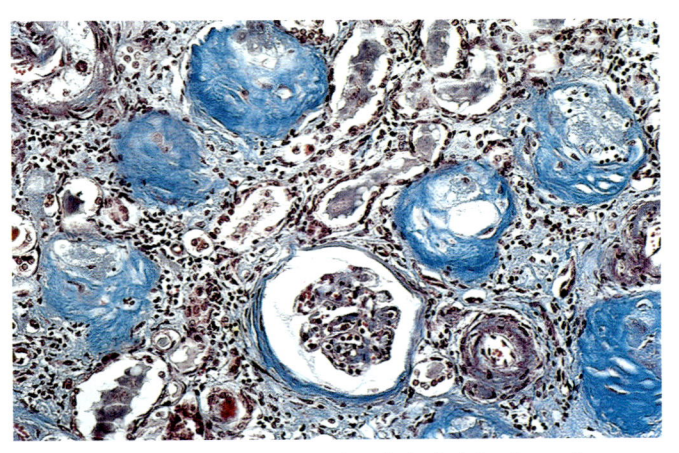

Figura 12.22 Doença renal crônica. Substituição de praticamente todos os glomérulos por colágeno (corado de azul nessa coloração tricrômica) com atrofia tubular e fibrose intersticial. (Cortesia do Dr. M. A. Venkatachalam, Department of Pathology, University of Texas Health Sciences Center, San Antonio, Texas.)

Características clínicas. A doença renal crônica pode se desenvolver insidiosamente e ser descoberta apenas na fase tardia de seu curso, pois muitas vezes é assintomática. Geralmente, a doença renal é diagnosticada primeiramente pela detecção de proteinúria, hipertensão ou azotemia no exame médico de rotina. Os achados relacionados com o distúrbio subjacente podem preceder o desenvolvimento de doença renal crônica. Algum grau de proteinúria está presente em quase todos os casos. Quando a doença glomerular inicial causa a síndrome nefrótica, a glomerulosclerose progressiva pode diminuir a perda proteica à medida que a doença avança. A hipertensão é muito comum e precisa ser controlada clinicamente para evitar uma deterioração mais rápida da função renal. Embora a hematúria microscópica geralmente esteja presente, a urina macroscopicamente sanguinolenta é rara nesse estágio tardio. O prognóstico a longo prazo é precário; a progressão para a uremia e a morte é a regra, a não ser que o paciente seja tratado com diálise ou transplante.

DOENÇAS CÍSTICAS

As doenças císticas do rim constituem um grupo heterogêneo que inclui distúrbios hereditários, do desenvolvimento e adquiridos. Muitas vezes, essas doenças apresentam problemas diagnósticos para os clínicos, radiologistas e patologistas e, ocasionalmente, podem ser confundidas com tumores malignos. Algumas formas, como a doença policística do adulto, são as principais causas de doença renal crônica.

O defeito subjacente nas **doenças císticas hereditárias** encontra-se no complexo cílios-centrossomo das células epiteliais tubulares. Assim, estas são exemplos de *ciliopatias*. Esses defeitos podem interferir na absorção de líquidos ou na maturação celular, resultando em formação de cistos. A seguir, é apresentada uma breve visão geral dos cistos simples, a forma mais comum, e então uma discussão mais detalhada sobre a doença renal policística. A displasia renal, a forma mais comum de doença renal cística na infância, é discutida posteriormente.

Cistos simples

Os cistos simples normalmente são lesões inócuas que ocorrem como espaços císticos múltiplos ou únicos de tamanhos variáveis. Geralmente, têm diâmetro de 1 a 5 cm, são translúcidos, revestidos por uma membrana cinza brilhante, e são preenchidos com um líquido claro. Ao exame microscópico, essas membranas são revestidas por uma camada de epitélio cuboide, que em muitos casos se torna achatado ou atrófico. Os cistos normalmente estão confinados ao córtex. Raramente, cistos massivos podem ter até 10 cm de diâmetro.

Os cistos simples são um achado pós-morte comum sem nenhum significado clínico. A maior importância dos cistos está em sua diferenciação dos tumores quando são descobertos casualmente ou durante uma avaliação de hematúria ou dor no flanco. Os estudos radiográficos mostram que, ao contrário dos tumores renais, os cistos renais têm contornos uniformes e quase sempre são avasculares, e à ultrassonografia os cistos produzem sinais de líquido em vez de sinais de sólido.

A *doença renal cística adquirida* ocorre nos pacientes com doença renal em estágio terminal submetidos à diálise durante muitos anos. Múltiplos cistos podem estar presentes tanto no córtex quanto na medula e alguns podem sangrar, causando hematúria. Nesse contexto, o risco de neoplasias renais, particularmente as císticas, é mais de 100 vezes maior que o da população geral.

Doença renal policística autossômica dominante (do adulto)

A doença renal policística do adulto caracteriza-se por múltiplos cistos expansivos que afetam ambos os rins e acabam por destruir o parênquima interposto. É observada em aproximadamente 1 em 500 a 1.000 indivíduos, e é responsável por 10% dos casos de doença renal crônica.

Patogênese. A doença policística do adulto é um distúrbio autossômico dominante causado por mutações em um destes dois genes, *PKD1* e *PKD2*. As mutações em *PKD1*, que codifica uma proteína associada à membrana celular chamada *policistina 1*, são a causa em 85 a 90% das famílias. Embora as mutações do gene *PKD1* estejam presentes nas células tubulares renais dos indivíduos afetados, os cistos se desenvolvem apenas em alguns túbulos. Isso é mais provável, pois é necessária a perda do segundo alelo, um evento somático aparentemente esporádico, para que ocorra o desenvolvimento do cisto. A policistina 1 localiza-se no cílio primário das células tubulares (assim como as nefrocistinas ligadas à doença cística medular, discutida adiante). Os cílios são organelas semelhantes a pelos que se projetam para o interior dos lumens da superfície apical das células tubulares, onde servem como sensores de fluxo de líquido. A evidência atual sugere que a redução da função da policistina 1 para abaixo de um limiar crítico produz defeitos nos mecanossensores das células epiteliais tubulares que perturbam os eventos de sinalização a jusante que envolvem o influxo do cálcio. Por sua vez, isso leva à alteração da polaridade celular e ao aumento da proliferação e da secreção de líquido, o que promove a formação de cistos que, com o tempo, aumentam de tamanho progressivamente.

O gene *PKD2*, implicado em 10 a 15% dos casos, codifica a *policistina 2*. Apesar de estruturalmente distintas, acredita-se que as policistinas 1 e 2 atuem em conjunto para formar heterodímeros. Assim, a mutação em qualquer um dos genes dá origem essencialmente ao mesmo fenótipo, embora nos pacientes com mutações em *PKD2* a taxa de progressão da doença seja mais lenta em comparação com esta mesma taxa nos pacientes com mutações em *PKD1*. A perda da cópia de *PKD2* tipo selvagem também parece ser necessária para a formação de cistos nesse subtipo da doença.

> ### Morfologia
>
> Na doença renal policística autossômica dominante do adulto, ambos os rins podem alcançar um tamanho enorme; já foram registrados rins com peso de até 4 kg cada um. Esses rins muito grandes criam massas abdominais palpáveis que, muitas vezes, se estendem para dentro da pelve. Ao exame macroscópico, o rim parece ser composto de cistos de até 3 ou 4 cm em diâmetro sem nenhum parênquima interposto. Os cistos são preenchidos com um líquido que pode ser claro, turvo ou hemorrágico (Figura 12.23 A e B).
>
> Os cistos podem surgir em qualquer nível do néfron, desde os túbulos até os dutos coletores; portanto, o revestimento é variável e muitas vezes atrófico. Ocasionalmente, as células epiteliais da cápsula de Bowman dão origem a cistos, e nesses casos podem ser visualizados tufos glomerulares no espaço cístico. A pressão dos cistos expansivos leva à atrofia isquêmica da substância renal interposta. Uma parte normal do parênquima pode estar dispersa entre os cistos. É comum a presença de hipertensão ou infecção sobrepostas. Cistos hepáticos assintomáticos também ocorrem em um terço dos pacientes (doença hepática policística); aneurismas saculares surgem no polígono de Willis em 10 a 30% dos pacientes; e prolapso da valva mitral e outras anormalidades valvares cardíacas, normalmente assintomáticas, ocorrem em 20 a 25% dos pacientes.

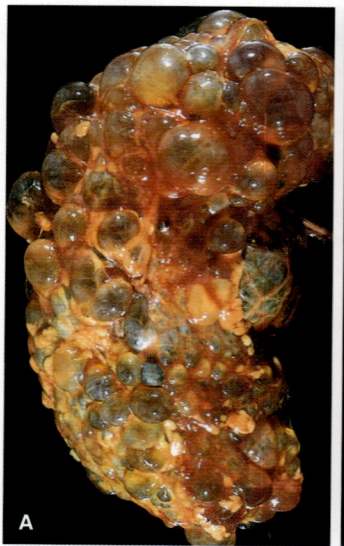

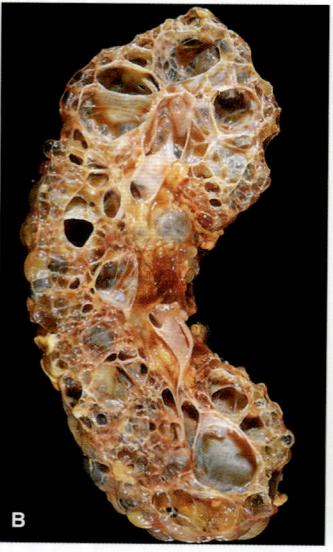

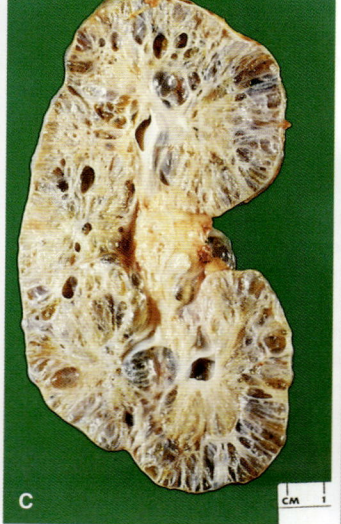

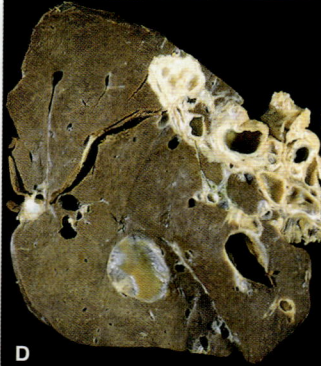

Figura 12.23 Doença renal policística. **A e B.** Doença renal policística autossômica dominante (DRPAD) do adulto visualizada a partir da superfície externa e seccionada em duas partes. O rim está acentuadamente aumentado e contém numerosos cistos dilatados. **C.** Doença renal policística autossômica recessiva (DRPAR) da infância mostrando cistos menores e canais dilatados em ângulos retos com a superfície cortical. **D.** Cistos hepáticos associados à doença renal policística (DRP).

Características clínicas. A doença renal policística nos adultos geralmente não produz sintomas até a quarta década de vida, período em que os rins estão muito aumentados e a condição pode ser identificada por palpação abdominal. Os sintomas de apresentação mais comuns são a dor no flanco ou a sensação de peso e arrastamento. A distensão aguda de um cisto, seja por hemorragia intracística ou por obstrução, pode causar uma dor excruciante. É comum uma intermitente hematúria macroscópica. Em razão de seu efeito deletério na função renal já prejudicada, as complicações mais importantes são hipertensão e infecção urinária. A hipertensão de variável gravidade desenvolve-se em cerca de 75% dos indivíduos com esse distúrbio.

A condição é lentamente progressiva e, com o tempo, a maioria dos pacientes requer diálise ou transplante de rim. Finalmente, cerca de 40% dos pacientes adultos morrem de doença arterial coronariana ou cardíaca hipertensiva, 25% de infecção, 15% de um aneurisma sacular roto ou uma hemorragia intracerebral hipertensiva, e o restante de outras causas.

Doença renal policística autossômica recessiva (da infância)

A forma infantil da doença renal policística é um distúrbio autossômico recessivo raro geneticamente distinto da doença renal policística do adulto. Ocorre em aproximadamente 1 em 20 mil nascimentos vivos. Foram definidas as subcategorias perinatal, neonatal, infantil e juvenil, dependendo da idade à apresentação e da presença de lesões hepáticas associadas. As formas perinatal e neonatal são mais comuns. Todos os tipos resultam de mutações no gene *PKHD1*, que codifica uma suposta proteína do receptor de membrana chamada *fibrocistina*. A fibrocistina é encontrada nos cílios nas células epiteliais tubulares, mas sua função permanece desconhecida. Manifestações sérias geralmente estão presentes ao nascimento, e recém-nascidos podem morrer rapidamente de insuficiência hepática ou renal. Os pacientes que sobrevivem na infância desenvolvem cirrose hepática (fibrose hepática congênita).

> **Morfologia**
>
> Na doença renal policística autossômica recessiva, **numerosos cistos pequenos** no córtex e na medula conferem ao rim uma aparência esponjosa (Figura 12.23 C). Canais alongados, dilatados e em ângulos retos com a superfície cortical substituem completamente a medula e o córtex. Os cistos têm um revestimento uniforme de células cuboides, o que reflete sua origem nos túbulos coletores. A doença é invariavelmente bilateral. Em quase todos os casos, dentre os achados estão os múltiplos **cistos hepáticos** revestidos de epitélio e a proliferação de dutos biliares portais (Figura 12.23 D).

Doenças medulares com cistos

Dois principais tipos de doença cística afetam a medula: o complexo nefronoftise-doença cística medular, que quase sempre está associada à disfunção renal; e o rim em esponja medular, uma condição relativamente comum e em geral inócua.

O *complexo nefronoftise-doença cística medular* é uma causa subestimada de doença renal crônica; em conjunto, acredita-se agora que suas várias formas sejam a causa genética mais comum de doença renal em estágio terminal em crianças e adultos jovens. Quatro variantes são reconhecidas com base no momento do início: infantil, juvenil, adolescente e adulta, das quais a forma juvenil é a mais comum. Pelo menos 13 *loci* genéticos (*NHP1* a *NHP13*) foram identificados para as formas autossômicas recessivas do complexo de nefronoftise. A maioria desses genes codifica proteínas que são componentes do aparelho ciliar epitelial, sugerindo que a patogênese envolva a disfunção ciliar. Aproximadamente de 15 a 20% das crianças com nefronoftise juvenil têm manifestações extrarrenais, que com mais frequência surgem como anormalidades retinianas, incluindo retinite pigmentar e até cegueira de início precoce na forma mais grave. Outras anormalidades encontradas em alguns indivíduos são: apraxia oculomotora, incapacidade intelectual, malformações cerebelares e fibrose hepática.

O *rim em esponja medular* normalmente é um distúrbio congênito assintomático que provavelmente resulta de uma anormalidade do desenvolvimento. Caracteriza-se pela dilatação dos dutos coletores terminais associada a cistos medulares de tamanhos variáveis. Os casos sintomáticos muitas vezes estão associados a cálculos renais, a serem discutidos adiante.

> **Morfologia**
>
> Macroscopicamente, os rins com o complexo nefronoftise-doença cística medular são **pequenos e contraídos**. Numerosos cistos pequenos, revestidos por um epitélio achatado ou cuboide estão presentes, geralmente na junção corticomedular. Outras alterações patológicas são inespecíficas, porém muitas vezes incluem nefrite tubulointersticial crônica com atrofia tubular e membranas basais tubulares espessadas, bem como fibrose intersticial progressiva.

Características clínicas. As manifestações iniciais de nefronoftise-doença cística medular geralmente são poliúria e polidipsia, uma consequência da função tubular diminuída. A progressão para a doença renal em estágio terminal segue-se em um período variável de 2 a 10 anos. A doença é difícil de diagnosticar, pois não há marcadores sorológicos, e os cistos podem ser pequenos demais para serem visualizados por imagens radiológicas. Além dessa dificuldade, os cistos podem não ser aparentes na biopsia renal se a amostra da junção corticomedular não for satisfatória. Histórico familiar positivo e insuficiência renal crônica inexplicável em pacientes jovens devem levar à suspeita do diagnóstico.

Displasia renal multicística

A *displasia multicística* é a forma de doença renal cística mais comum na infância. Nesse contexto, o termo *displasia* refere-se a uma lesão do desenvolvimento, em vez de pré-neoplásica. Como a displasia renal muitas vezes está associada a obstrução no trato urinário inferior, acredita-se que a elevação da pressão hidrostática no rim em desenvolvimento tenha um papel em seu desenvolvimento. A maioria dos casos é unilateral, mas ambos os rins podem ser envolvidos. Em geral, o rim está macroscopicamente distorcido; o diâmetro dos cistos varia de microscópico a vários centímetros. As características histológicas são os dutos e os túbulos revestidos por células epiteliais e circundados por bainhas de mesênquima celular. O rim afetado geralmente se encontra não funcional.

OBSTRUÇÃO DO TRATO URINÁRIO

As lesões obstrutivas do trato urinário aumentam a suscetibilidade a infecções e à formação de cálculos, e a obstrução não aliviada quase sempre leva a permanente atrofia renal, denominada hidronefrose ou uropatia obstrutiva. Há muitas causas de obstrução (Figura 12.24), e maioria pode ser curada por cirurgia. Aqui discutiremos os cálculos renais (urolitíase) e a hidronefrose; outros distúrbios que podem causar obstrução urinária são discutidos nos Capítulos 16 e 17.

Cálculos renais (urolitíase)

Urolitíase refere-se à formação de cálculos em qualquer nível no sistema coletor urinário; com mais frequência, os cálculos surgem

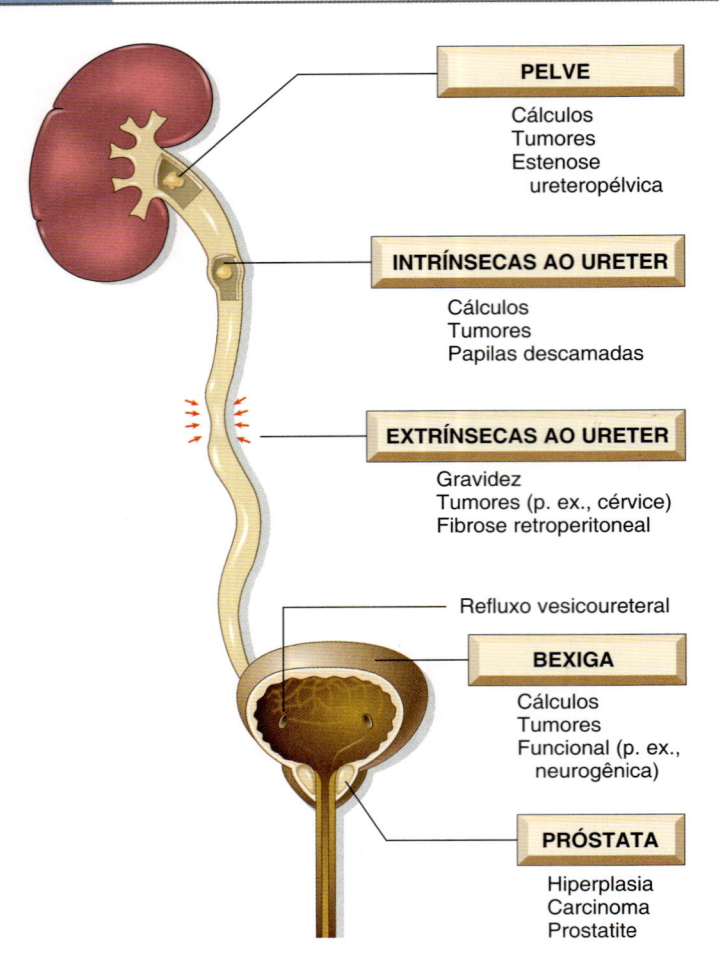

PELVE
Cálculos
Tumores
Estenose ureteropélvica

INTRÍNSECAS AO URETER
Cálculos
Tumores
Papilas descamadas

EXTRÍNSECAS AO URETER
Gravidez
Tumores (p. ex., cérvice)
Fibrose retroperitoneal

Refluxo vesicoureteral

BEXIGA
Cálculos
Tumores
Funcional (p. ex., neurogênica)

PRÓSTATA
Hiperplasia
Carcinoma
Prostatite

Figura 12.24 Causas de obstrução do trato urinário.

Tabela 12.5 Prevalência dos vários tipos de cálculo renal.

Cálculo	Distribuição (%)
Oxalato de cálcio e/ou fosfato de cálcio	80
Hipercalciúria idiopática (50%)	
Hipercalcemia e hipercalciúria (10%)	
Hiperoxalúria (5%)	
Entérica (4,5%)	
Primária (0,5%)	
Hiperuricosúria (20%)	
Nenhuma anormalidade metabólica conhecida (15 a 20%)	
Estruvita (Mg, NH_3, PO_4)	10
Infecção renal	
Ácido úrico	6 a 7
Associado à hiperuricemia	
Associado à hiperuricosúria	
Idiopático (50% de cálculos de ácido úrico)	
Cistina	1 a 2
Outros ou desconhecidos	± 1 a 2

no rim. A urolitíase sintomática é mais comum nos homens do que nas mulheres. Os cálculos renais ocorrem com frequência; estima-se que aos 70 anos 11% dos homens e 5,6% das mulheres nos EUA terão desenvolvido um cálculo renal sintomático. A tendência familiar à formação de cálculos há muito é reconhecida.

Patogênese. Os cálculos renais se formam quando a concentração urinária dos constituintes do cálculo excede sua solubilidade na urina (supersaturação). A causa da formação de cálculos geralmente é obscura, em especial no caso dos cálculos contendo cálcio; as condições predisponentes incluem a concentração de solutos, as alterações do pH na urina e as infecções bacterianas. Os fatores de risco incluem dieta, desidratação, infecções e predisposição genética. Há três tipos principais de cálculos renais com base no constituinte mineral predominante (Tabela 12.5). Em todos os casos, está presente uma matriz orgânica de mucoproteína que compõe cerca de 2,5% do peso do cálculo.

- *Cálculos de cálcio*: cerca de 80% dos cálculos renais são compostos de oxalato de cálcio isoladamente ou misturado com fosfato de cálcio. Metade dos pacientes que desenvolvem cálculos de cálcio apresenta uma hipercalciúria que não está associada à hipercalcemia. A maioria desses indivíduos absorve o cálcio do intestino em quantidades excessivas (hipercalciúria absortiva) e o excretam na urina, e alguns apresentam um defeito renal primário na reabsorção de cálcio (hipercalciúria renal). A urina alcalina predispõe à formação de cálculos de fosfato de cálcio

- *Cálculos de magnésio*: cerca de 10% são compostos de fosfato-amônio-magnésio (estruvita). Quase sempre ocorrem nos indivíduos com urina persistentemente alcalina secundária a ITUs. Em particular, as infecções por bactérias que decompõem ureia, como *Proteus vulgaris* e estafilococos, predispõem os indivíduos à urolitíase. Além disso, as bactérias podem servir como ninhos particulados para a formação de qualquer tipo de cálculo. Na deficiência de vitamina A, as células descamadas do epitélio metaplásico do sistema coletor atuam como ninhos

- *Cálculos de ácido úrico e cistina*: aproximadamente 6 a 9% dos cálculos são de ácido úrico ou cistina. A gota e o tratamento de certos cânceres, como as leucemias agudas, levam a altos níveis de ácido úrico na urina e à possibilidade de cálculos de ácido úrico. No entanto, cerca de metade dos indivíduos com cálculos de ácido úrico não apresenta hiperuricemia nem elevação de urato urinário, mas mostra uma tendência inexplicável de excretar uma urina persistentemente ácida com pH < 5,5. Esse pH baixo favorece a formação de cálculos de ácido úrico. Os cálculos de cistina estão quase invariavelmente associados a um defeito geneticamente determinado no transporte renal de certos aminoácidos, incluindo a própria cistina. Como os cálculos de ácido úrico, os cálculos de cistina mais provavelmente se formam quando a urina é relativamente ácida.

Morfologia

Os cálculos são unilaterais em cerca de 80% dos pacientes. Os locais comuns de formação são a pelve renal, os cálices e a bexiga. Geralmente, são encontrados vários cálculos em um rim. Os cálculos tendem a ser pequenos (diâmetro médio de 2 a 3 mm) e podem ser uniformes ou serrilhados. Ocasionalmente, o progressivo acúmulo de sais leva ao desenvolvimento de estruturas ramificadas, conhecidas como **cálculos coraliformes**, criados de forma a se amoldar à pelve renal e ao sistema calicial. Esses cálculos massivos são compostos geralmente de fosfato-amônio-magnésio.

Características clínicas. Os cálculos podem estar presentes sem produzir sintomas ou um significativo dano renal. Isso é particularmente verdadeiro no caso de cálculos grandes alojados na pelve renal.

Os cálculos pequenos podem passar para o ureter, onde podem se alojar e produzir a dor excruciante conhecida como cólica renal ou ureteral, caracterizada por paroxismos de dor no flanco que se irradia para a virilha. Com frequência, há hematúria macroscópica associada. Os cálculos podem obstruir o fluxo de urina ou produzir um trauma suficiente para causar ulceração e sangramento. Em ambos os casos, eles predispõem o paciente à infecção bacteriana. Na maioria dos casos, o diagnóstico é estabelecido prontamente por radiologia.

Hidronefrose

Hidronefrose é a dilatação da pelve e dos cálices renais com atrofia associada do parênquima e causada por obstrução do fluxo de saída de urina. A obstrução pode ser súbita ou insidiosa, e pode ocorrer em qualquer nível do trato urinário, da uretra à pelve renal. As causas mais comuns são classificadas como se segue:

- *Congênita*, como a atresia da uretra, as formações de válvula no ureter ou na uretra, a presença de uma artéria renal aberrante que comprime o ureter, e a posição anormal do rim com torção ou dobras do ureter
- *Adquirida*
  - Corpos estranhos (p. ex., cálculos ou papilas necróticas com esfacelamento)
  - Lesões proliferativas (p. ex., hiperplasia benigna da próstata, carcinoma da próstata, tumores vesicais [papiloma e carcinoma], doença maligna contígua [linfoma retroperitoneal e carcinoma da cérvice ou do útero])
  - Lesões inflamatórias (p. ex., prostatite, ureterite, uretrite e fibrose retroperitoneal)
  - Neurogênica, como a paralisia da bexiga após um dano à medula espinal
  - Gravidez, na qual a hidronefrose é leve.

Ocorre hidronefrose bilateral somente quando a obstrução se encontra abaixo do nível dos ureteres. Se o bloqueio for nos ureteres ou acima deles, a lesão é unilateral. Algumas vezes, a obstrução é completa e não permite a passagem da urina; em geral, é apenas parcial.

Patogênese. Mesmo com a obstrução completa, a filtração glomerular persiste por algum tempo, e o filtrado subsequentemente se difunde de volta para o interstício renal e para os espaços perirrenais e, por fim, retorna para os sistemas linfático e venoso. Em razão da filtração contínua, os cálices afetados e a pelve se tornam dilatados, em geral de forma acentuada. Assim, a pressão anormalmente elevada, gerada na pelve renal e transmitida de volta através dos dutos coletores, comprime a vasculatura renal e produz insuficiência arterial e estase venosa. Os efeitos mais graves são observados nas papilas, que são submetidas a maiores elevações da pressão. Consequentemente, os distúrbios funcionais iniciais são principalmente tubulares, que se manifestam sobretudo pelo comprometimento da capacidade de concentração urinária. Somente na fase tardia a filtração glomerular começa a diminuir. Além das alterações funcionais, a obstrução pode também desencadear uma reação inflamatória intersticial que eventualmente leva à fibrose intersticial.

> ### Morfologia
> Com a obstrução subtotal ou intermitente, o rim pode estar massivamente aumentado (comprimentos na faixa de 20 cm), e o órgão pode consistir quase totalmente em um sistema pielocalicial muito distendido (Figura 12.25). O próprio parênquima renal está comprimido e atrofiado, com obliteração das papilas e achatamento das pirâmides. Em contraste, quando a obstrução é súbita e completa, a filtração glomerular é comprometida de forma relativamente precoce, e a função renal pode cessar enquanto a dilatação é comparativamente leve. Dependendo do nível da obstrução, um ou ambos os ureteres também podem estar dilatados (**hidroureter**).
>
> Ao exame microscópico, as lesões iniciais mostram dilatação e atrofia tubulares seguidas de perda dos glomérulos e substituição do parênquima renal por tecido fibroso. Nos casos não complicados, a reação inflamatória associada é mínima. No entanto, é comum a pielonefrite sobreposta.

Características clínicas. A hidronefrose bilateral leva à anúria e à insuficiência renal. Quando a obstrução é distal à bexiga, os sintomas dominantes são aqueles da distensão da bexiga. Paradoxalmente, a obstrução bilateral incompleta causa poliúria, em vez de oligúria, em consequência de defeitos nos mecanismos tubulares de concentração urinária, e isso pode obscurecer a verdadeira natureza da lesão. A hidronefrose unilateral pode permanecer silenciosa por longos períodos, a não ser que o outro rim também esteja disfuncional ou tenha sido removido. Muitas vezes, o rim aumentado é descoberto no exame físico de rotina. Algumas vezes, a causa subjacente da hidronefrose, como cálculos renais ou um tumor obstrutivo, produz sintomas que revelam a hidronefrose. A remoção da obstrução geralmente permite o retorno total da função dentro de algumas semanas; porém, com a obstrução de longa duração, as alterações se tornam irreversíveis.

NEOPLASIAS

Muitos tipos de neoplasias benignas e malignas ocorrem no trato urinário. Em geral, neoplasias benignas como os pequenos adenomas papilares corticais (< 0,5 cm de diâmetro), que são encontrados em até 40% dos adultos em necropsias, não têm significado clínico. A neoplasia maligna mais comum do rim é o carcinoma de células renais, que é frequentemente seguido pelo nefroblastoma (tumor de Wilms) e pelas neoplasias primárias dos cálices e da pelve. As neoplasias do trato urinário inferior são cerca de duas vezes mais comuns que os carcinomas de células renais; elas são discutidas no Capítulo 16.

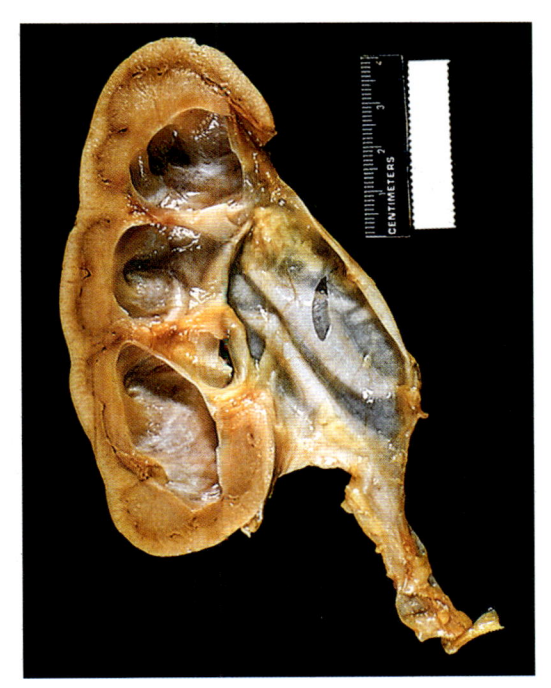

Figura 12.25 Hidronefrose do rim com acentuada dilatação da pelve e dos cálices e afinamento do parênquima renal.

Carcinoma de células renais

Os carcinomas de células renais são derivados do epitélio tubular renal e, portanto, estão localizados predominantemente no córtex. Essas neoplasias representam cerca de 80 a 85% de todas as neoplasias malignas primárias do rim e de 2 a 3% de todos os cânceres em adultos, ou cerca de 65 mil casos por ano nos EUA; 40% dos pacientes morrem da doença. Os carcinomas renais são mais comuns da sexta à sétima década de vida, e os homens são afetados cerca de duas vezes mais que as mulheres. O risco de desenvolver essas neoplasias é maior nos pacientes que são fumantes, têm hipertensão, são obesos, ou foram submetidos à exposição ocupacional ao cádmio. O risco é 30 vezes maior nos indivíduos com doença policística adquirida como uma complicação da diálise crônica.

Os carcinomas de células renais são classificados com base na morfologia e nos padrões de crescimento. Entretanto, os avanços recentes no conhecimento da base genética dos carcinomas renais levaram a uma nova classificação, que considera as origens moleculares desses tumores. As três formas mais comuns, discutidas a seguir, são: carcinoma de células claras, carcinoma papilífero de células renais e carcinoma cromófobo de células renais.

Carcinoma de células claras

O carcinoma de células claras é o tipo mais comum, e é responsável por 65% dos carcinomas de células renais. Histologicamente, é composto de células com citoplasma claro.

Patogênese. A perda ou a inativação de ambas as cópias do gene *VHL* é a característica molecular do carcinoma de células claras. Embora a maioria dos casos seja esporádica, eles também ocorrem nas formas familiares ou em associação com a doença de von Hippel-Lindau (VHL). O estudo da doença de VHL proporcionou importantes descobertas sobre a patogênese do carcinoma de células claras. A doença de VHL é um distúrbio autossômico dominante caracterizado pela predisposição a uma variedade de neoplasias, especialmente hemangioblastomas do cerebelo e da retina. Os carcinomas de células claras bilaterais, que geralmente são múltiplos, desenvolvem-se em 40 a 60% dos indivíduos afetados. A doença é causada por uma mutação herdada da linhagem germinativa com perda de função do gene *VHL* no cromossomo 3p25. Os tumores são iniciados por perda ou silenciamento do segundo alelo por mutação somática ou hipermetilação. A função do gene *VHL* também é perdida na maioria dos carcinomas de células claras esporádicos, que muitas vezes apresentam deleções monoalélicas de um segmento do cromossomo 3p que ancora o gene *VHL* e mutação ou inativação do segundo alelo não deletado. A proteína VHL causa a degradação dependente do oxigênio dos fatores indutores de hipoxia (HIFs, do inglês *hypoxia-inducible factors*); na ausência da VHL, os HIFs são estabilizados e os níveis permanecem elevados sob condições normóxicas. Os HIFs são fatores de transcrição que estimulam a expressão do fator de crescimento endotelial vascular (VEGF, do inglês *vascular endothelial growth factor*), uma importante proteína angiogênica que dá suporte à vascularização dos tumores (Capítulo 6). O HIF também colabora com *MYC* para alterar o metabolismo celular de modo a promover o crescimento celular. Além disso, o recente sequenciamento detalhado dos genomas do carcinoma de células claras revelou as mutações frequentes com perda de função em genes que codificam as proteínas reguladoras da metilação da histona. Esses achados sugerem que essas alterações no epigenoma têm um papel importante na gênese desse subtipo de carcinoma renal.

Carcinoma papilífero de células renais

O carcinoma papilífero de células renais representa 10 a 15% de todos os cânceres renais e exibe um característico padrão de crescimento papilar. Essas neoplasias em geral são multifocais e bilaterais, e surgem como tumores em estádio inicial.

Patogênese. Assim como os carcinomas de células claras, o carcinoma papilífero de células renais ocorre nas formas familiar e esporádica. A característica unificadora em ambas as formas são as anormalidades genéticas que aumentam a função de MET, um receptor da tirosina quinase codificado pelo gene *MET* no cromossomo 7q. Nos tumores esporádicos, o aumento da função de MET geralmente se origina do aumento do número de cópias de *MET* ou da ativação somática de mutações em *MET*, enquanto os casos familiares tipicamente são causados por mutações ativadoras da linhagem germinativa em *MET*. O efeito final em todos os casos é o aumento da sinalização de MET, que estimula o crescimento anormal de células epiteliais tubulares proximais.

Carcinoma cromófobo de células renais

O carcinoma cromófobo de células renais é a forma menos comum, pois representa apenas 5% dos carcinomas de células renais. Surge das células intercalares dos dutos coletores. As células tumorais ligeiramente eosinofílicas são pálidas (cromófobas), mas não aparecem claras como nos carcinomas de células claras. Essas neoplasias em geral exibem múltiplas perdas de cromossomos inteiros, induzindo então uma extrema hipoploidia. Ainda precisam ser determinadas as alterações cruciais na função do gene que levam à oncogênese. Em geral, os carcinomas cromófobos de células renais têm um prognóstico favorável.

> ### Morfologia
>
> Os **carcinomas de células claras** geralmente são massas esféricas grandes, solitárias, com diâmetro de 3 a 15 cm, quando sintomáticos; técnicas radiográficas de alta resolução podem eventualmente detectar lesões menores. Podem surgir em qualquer parte no córtex. A superfície de corte é **amarelo-alaranjada** (decorrente de lipídios abundantes) **com áreas de necrose e um proeminente amolecimento cístico ou hemorragia** (Figura 12.26). As margens do tumor são bem definidas, mas em alguns casos a disseminação local cria lesões satélites. À medida que o tumor aumenta, ele pode se infiltrar nas paredes do sistema coletor e se estender através dos cálices e da pelve até o ureter. Com mais frequência, o tumor **invade a veia renal** e cresce como uma coluna sólida dentro desse vaso, e algumas vezes se estende de maneira serpenteante para a veia cava inferior e até o interior das câmaras cardíacas direitas. Ocasionalmente, pode-se observar uma invasão direta na gordura perinéfrica e na glândula adrenal. Na maioria dos casos, por causa da presença de grandes quantidades de lipídios e glicogênio, **as células neoplásicas se mostram claras, com aparência vacuolada e membranas celulares distintas**. As células são arranjadas em ninhos separados por um delicado estroma fibrovascular. Os núcleos geralmente são pequenos e redondos (Figura 12.27 A). Em outra variante morfológica, as células tumorais apresentam citoplasma granular e se assemelham ao epitélio tubular. Outros casos são anaplásicos com numerosas figuras mitóticas e núcleos pleomórficos e hipercromáticos acentuadamente aumentados. O arranjo celular varia amplamente com células que formam túbulos abortivos ou agregados em filamentos ou massas desorganizadas. O estroma em geral é escasso, mas altamente vascularizado.
>
> Os **carcinomas papilíferos de células renais** tendem a ser bilaterais e múltiplos. Podem também exibir necrose, hemorragia e degeneração cística, porém mostram uma coloração amarelo-alaranjada menos vibrante do que a dos carcinomas de células claras em virtude do conteúdo lipídico mais baixo. Células cuboides a colunares baixas com citoplasma claro a eosinofílico revestem as papilas com núcleos fibrovasculares (Figura 12.27 B).

O **carcinoma cromófobo de células renais** aparece castanho-amarelado ao exame macroscópico. As células geralmente apresentam citoplasma eosinofílico misturado com células granulares pálidas muito proeminentes, membranas celulares distintas e, muitas vezes, halos perinucleares (Figura 12.27 C).

Características clínicas. O carcinoma de células renais tem várias características clínicas peculiares que criam problemas desafiadores para o diagnóstico. Os sinais e os sintomas variam, mas a tríade de hematúria indolor, massa abdominal palpável e dor incômoda no flanco é característica (embora as três sejam observadas em apenas 10% dos casos). Hematúria é a manifestação mais frequente de apresentação, que ocorre em mais de 50% dos casos. A hematúria macroscópica tende a ser intermitente e passageira, e sobreposta a uma hematúria microscópica persistente. Com menos frequência, o tumor pode denunciar sua presença pelo seu tamanho, por manifestar-se como dor no flanco e como massa palpável. Os pequenos tumores podem ser detectados casualmente por estudos radiográficos. As manifestações extrarrenais são febre e policitemia, que, por serem inespecíficas, podem ser mal interpretadas por algum tempo antes de se considerar a hipótese de tumor renal subjacente. A policitemia afeta de 5 a 10% dos indivíduos acometidos e decorre da produção de eritropoetina pelas células neoplásicas. Raramente, outras síndromes paraneoplásicas, incluindo hipercalcemia, hipertensão, síndrome de Cushing ou feminilização ou masculinização (Capítulo 6) estão presentes. Os sintomas relacionados com a doença metastática podem também levar o paciente à atenção médica; as localizações comuns de metástases são os pulmões e os ossos.

Outras neoplasias renais

Oncocitoma

O oncocitoma, uma neoplasia benigna que surge das células intercalares dos dutos coletores, representa 3 a 7% das neoplasias renais. Os oncocitomas caracterizam-se por mitocôndrias abundantes, que proporcionam a base para sua cor marrom-clara e seu citoplasma eosinofílico finamente granular observados histologicamente. Uma cicatriz central estrelada é uma outra característica. As células tumorais podem conter múltiplas anormalidades cromossômicas, incluindo a perda dos cromossomos 1 e Y, e rearranjos que envolvem o *locus* da ciclina D1. Esses tumores também ancoram mutações disruptivas que levam à perda do complexo I, um componente-chave da cadeia de transporte de elétrons que é necessário para a fosforilação oxidativa. Isso, por sua vez, parece ativar circuitos de *feedback* que aumentam a

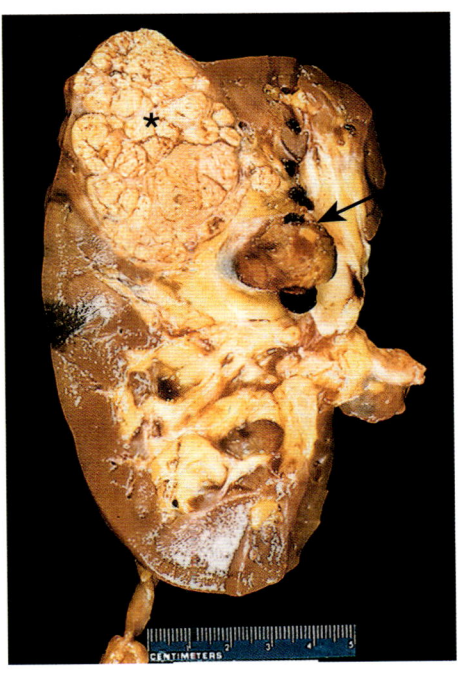

Figura 12.26 Carcinoma de células renais. Corte transversal representativo mostrando neoplasia esférica amarelada (*asterisco*) em um polo do rim. Observe o tumor na veia renal trombosada dilatada (*seta*).

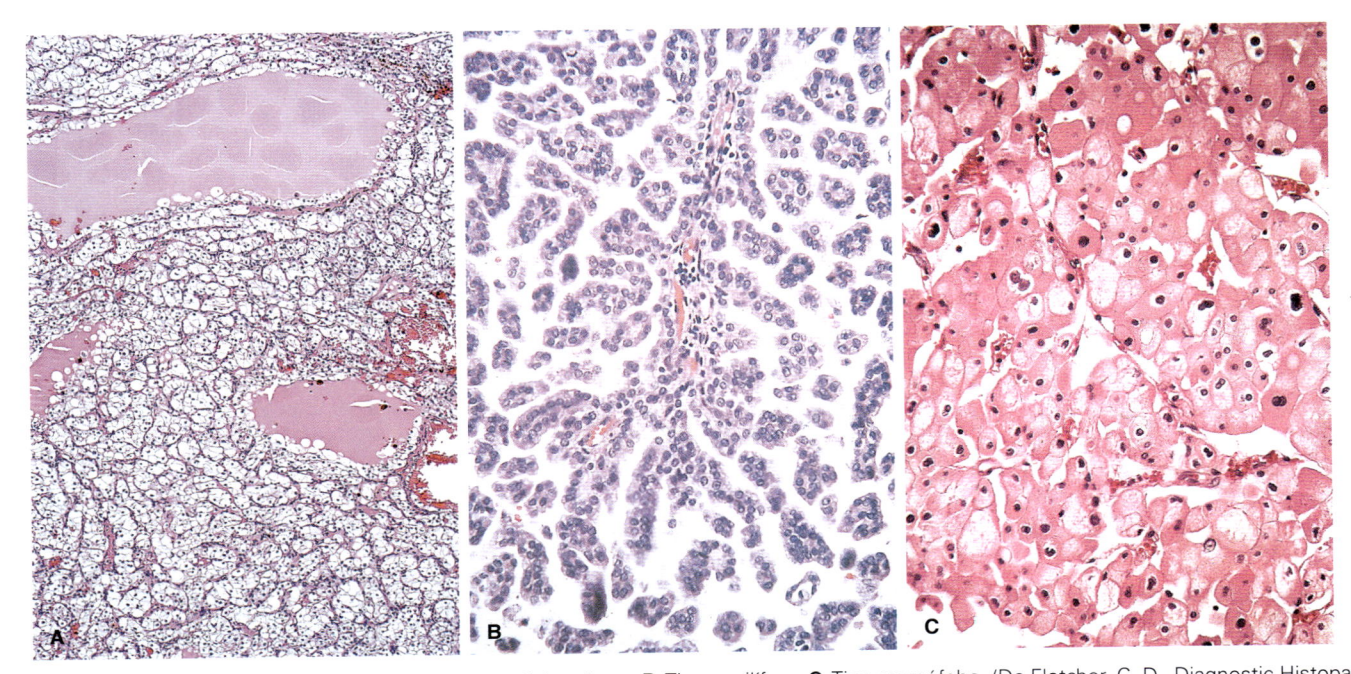

Figura 12.27 Carcinoma de células renais. **A.** Tipo células claras. **B.** Tipo papilífero. **C.** Tipo cromófobo. (De Fletcher, C. D., Diagnostic Histopathology of Tumors, 5th edition, Elsevier, Philadelphia, 2021, Figs. 12A.14, 12A.16, 12A.24.)

proliferação mitocondrial, que é responsável pela morfologia característica. Múltiplos oncocitomas podem ser observados nos pacientes com esclerose tuberosa (Capítulo 21). É importante, e muitas vezes difícil, distinguir essas neoplasias do carcinoma de células renais. Em 10 a 30% dos pacientes com múltiplos nódulos oncocíticos, pode haver um carcinoma de células renais coexistente; portanto, é necessário um cuidadoso monitoramento.

Angiomiolipoma

Essa neoplasia benigna que surge de células perivasculares (pericitos) constitui 1 a 2% dos tumores renais. É observada com mais frequência como parte do complexo de esclerose tuberosa (Capítulo 21). Geralmente, os tumores são descobertos como lesões casuais.

Tumor de Wilms

Embora o tumor de Wilms seja raro nos adultos, ele é o terceiro câncer sólido (não hematológico) mais comum nas crianças com menos de 10 anos. O tumor de Wilms, assim como o retinoblastoma, pode surgir esporadicamente ou ser familiar, e a suscetibilidade à tumorigênese é herdada como uma característica autossômica dominante. Essa neoplasia é discutida no Capítulo 4 junto com outros tumores da infância.

REVISÃO RÁPIDA

Manifestações clínicas das doenças renais

As principais manifestações clínicas das doenças renais incluem as seguintes:

- A *síndrome nefrótica* é causada pelas alterações glomerulares que resultam em maior permeabilidade, o que leva a proteinúria (> 3,5 g/24 h), hipoalbuminemia, edema generalizado e hiperlipidemia
- A *síndrome nefrítica* é causada por lesão glomerular associada a inflamação, o que leva a hematúria (geralmente microscópica), proteinúria leve, azotemia e hipertensão
- A *lesão renal aguda* é causada por doenças renais ou anormalidades extrarrenais (p. ex., redução do volume de líquidos, obstrução do trato urinário), e se caracteriza por reduzido débito urinário, hipertensão e sinais laboratoriais de comprometimento renal (azotemia ou uremia)
- A *doença renal crônica* resulta da formação de tecido cicatricial no rim secundária às doenças glomerular, tubulointersticial ou vascular, e se caracteriza por anormalidades eletrolíticas (acidose metabólica), uremia e insuficiência renal progressiva.

Doenças dos glomérulos

Mecanismos da lesão glomerular

Com mais frequência, é mediada por anticorpos e imunocomplexos que ativam o complemento e recrutam leucócitos, causando inflamação, ou rompem a barreira à permeabilidade glomerular. Eles são depositados nos glomérulos por meio de três mecanismos:

- *Deposição de imunocomplexos circulantes*: os glomérulos são um local comum de deposição de imunocomplexos; isso cria um padrão granular de coloração para anticorpos e complemento
- *Formação in situ de imunocomplexos*: os anticorpos ligam-se aos antígenos intrínsecos ou plantados irregularmente distribuídos na MBG e também produzem um padrão de coloração granular
- *Ligação de anticorpos anti-MBG*: anticorpos contra antígenos glomerulares uniformemente distribuídos ligam-se à MBG, criando um padrão de coloração linear.

Distúrbios que se manifestam com a síndrome nefrótica

As doenças glomerulares primárias que produzem a síndrome nefrótica incluem as seguintes:

- *Doença de lesões mínimas*: proteinúria seletiva (principalmente perda de albumina); patogênese desconhecida; glomérulos histologicamente normais; fusão de processos podais por microscopia eletrônica; boa resposta aos esteroides
- *Glomerulosclerose segmentar focal* (GESF): formação de tecido cicatricial nos segmentos de alguns glomérulos; a forma primária provavelmente resulta de lesão aos podócitos possivelmente em decorrência de fatores circulantes; outros casos podem ser secundários à perda de massa renal, infecções, reações medicamentosas ou causas genéticas; proteinúria não seletiva, má resposta aos esteroides
- *Nefropatia membranosa*: formação de imunocomplexos *in situ* por anticorpos que se ligam a vários antígenos de podócitos ou da MBG; com mais frequência, é primária; a síndrome nefrótica pode progredir para a insuficiência renal
- *Glomerulonefrite membranoproliferativa*: lesão mediada por imunocomplexos com espessamento da MBG e hipercelularidade mesangial; curso progressivo
- *Glomerulopatia por C3*: consiste em doença de depósito denso, em que são observados depósitos na MBG, e GN por C3, em que os depósitos são escassos; causada por uma excessiva e desregulada ativação do complemento.

Distúrbios que se manifestam com a síndrome nefrítica

- *Glomerulonefrite pós-infecciosa aguda*: ocorre geralmente após infecção estreptocócica em crianças e adultos jovens, mas pode surgir após outras infecções; é causada pela deposição glomerular de imunocomplexos que leva à ativação do complemento e à inflamação neutrofílica
- *Glomerulonefrite rapidamente progressiva*: manifestação clínica de lesão glomerular grave causada por anticorpos anti-MBG ou imunocomplexos; os glomérulos mostram grave dano com formação de crescentes epiteliais.

Outras doenças glomerulares

- *Nefropatia por IgA*: caracteriza-se por depósitos mesangiais de imunocomplexos que englobam IgA precariamente glicosilada e anticorpo IgG anti-IgA; causa hematúria recorrente, geralmente assintomática
- *Nefrite hereditária*: causada por mutações em genes codificadores de colágeno tipo IV na MBG; manifesta-se como hematúria e proteinúria de progressão lenta e declínio da função renal. Duas formas são a síndrome de Alport (distúrbios auditivos e visuais além de doença renal) e doença da membrana basal fina.

Doenças que afetam os túbulos e o interstício

- *Pielonefrite aguda*: infecção bacteriana causada geralmente por infecção ascendente em consequência de refluxo, obstrução, ou outra anormalidade do trato urinário e com menos frequência por

disseminação hematogênica de bactérias; caracteriza-se por inflamação purulenta com formação de abscesso nos rins, às vezes com necrose papilar
- *Pielonefrite crônica*: normalmente associada a obstrução ou refluxo urinários; resulta em formação de tecido cicatricial no sistema pielocalicial e no interstício do rim envolvido e desenvolvimento gradual de doença renal crônica
- *Nefrite tubulointersticial*: lesões inflamatórias dos túbulos e do interstício não associadas à infecção bacteriana ascendente, mas geralmente causadas por reações de hipersensibilidade a fármacos terapêuticos
- *Lesão tubular aguda* (LTA): dano isquêmico ou tóxico aos túbulos que leva à oligúria e à azotemia. Caracteriza-se morfologicamente por lesão ou necrose dos segmentos dos túbulos (tipicamente os túbulos proximais), cilindros proteicos nos túbulos distais e edema intersticial.

Doenças que envolvem os vasos sanguíneos

- *Nefrosclerose*: dano renal crônico associado à hipertensão e caracterizado por arteriosclerose hialina e estreitamento dos lumens vasculares com resultantes atrofia tubular isquêmica e fibrose intersticial
- *Hipertensão grave (maligna)*: lesão renal aguda associada à pressão arterial gravemente elevada. As lesões vasculares características são a necrose fibrinoide e a hiperplasia das células da musculatura lisa arterial; hemorragias petequiais aparecem na superfície cortical
- *Microangiopatias trombóticas*: distúrbios caracterizados por trombos ricos em plaquetas nos glomérulos e nos pequenos vasos que resultam em lesão renal aguda; três principais tipos:
  - *Síndrome hemolítico-urêmica (SHU) associada à toxina Shiga*, geralmente causada por infecções por *E. coli* produtora de toxina gastrintestinal. Acredita-se que a toxina danifique as células endoteliais, levando à formação de trombos
  - *SHU mediada por complemento*, causada por defeitos nas proteínas reguladoras do complemento e que pode ser herdada (genética) ou adquirida (por autoanticorpos); a excessiva ativação do complemento causa lesão endotelial
  - *Púrpura trombocitopênica trombótica (PTT)*, causada por defeitos herdados ou adquiridos em ADAMTS13, uma protease plasmática que cliva o fator de von Willebrand (vWF), levando ao acúmulo de multímeros de vWF anormalmente grandes que ativam as plaquetas, o que causa a formação de trombos.

Doença renal crônica
Resultado final da perda progressiva de néfrons por qualquer causa que leva à obliteração glomerular, à atrofia tubular e à fibrose intersticial.

Doenças císticas

- *Cistos simples*: normalmente achados casuais sem qualquer consequência clínica
- *Doença renal policística autossômica dominante (do adulto)*: causada por mutações nos genes codificadores de policistina 1 ou policistina 2 (*PKD1* e *PKD2*, respectivamente), que estão envolvidos nas funções dos cílios; os rins podem estar extremamente grandes e conter muitos cistos de tamanhos variáveis
- *Doença renal policística autossômica recessiva (da infância)*: causada por mutações no gene codificador fibrocistina (*PKHD1*), também encontradas nos cílios; os rins contêm numerosos cistos pequenos; fortemente associada a cistos hepáticos
- *Complexo nefronoftise-doença cística medular*: doença autossômica recessiva, uma causa de doença renal crônica em crianças e adultos jovens; associada a mutações em genes codificadores das proteínas das células epiteliais chamadas nefrocistinas que podem estar envolvidas na função ciliar; os rins estão contraídos e contêm múltiplos cistos pequenos.

Obstrução do trato urinário

- *Cálculos renais*: podem ser compostos de cálcio, sais de magnésio ou urato; formam-se quando a concentração de constituintes excede a solubilidade na urina
- *Hidronefrose*: dilatação da pelve renal e dos cálices causada por obstrução do fluxo de saída; pode levar à atrofia parenquimatosa.

Carcinoma de células renais
Os carcinomas de células renais representam 2 a 3% de todos os cânceres nos adultos e são classificados em três tipos principais:

- O *carcinoma de células claras* é o tipo mais comum; associado à perda ou à inativação da proteína supressora tumoral VHL; os tumores geralmente invadem a veia renal
- O *carcinoma papilífero de células renais* geralmente está associado a maiores expressão e mutações ativadoras do oncogene *MET*; tende a ser bilateral e múltiplo; mostra uma formação variável da papila
- O *carcinoma cromófobo de células renais* é menos comum; as células neoplásicas possuem citoplasma eosinofílico.

Exames laboratoriais[b]

Teste	Valores de referência	Fisiopatologia/relevância clínica
Bicarbonato sérico[a]	Homens ≥ 18 anos, mulheres ≥ 10 anos: 22 a 29 mEq/ℓ	O bicarbonato é um tampão importante que mantém o equilíbrio ácido-base e o pH adequado das secreções epiteliais. A concentração sérica de bicarbonato é usada para calcular o pH na equação de Henderson-Hasselbalch para avaliar um distúrbio ácido-base. Os níveis de bicarbonato são baixos na acidose metabólica e na alcalose respiratória, e elevados na alcalose metabólica e acidose respiratória. Se os níveis séricos forem suficientemente altos, resultarão em alcalose metabólica. As causas da elevação do bicarbonato sérico incluem a perda de HCl gástrico (p. ex., pelo vômito) e a perda de K⁺. O regulador de condutância transmembrana da fibrose cística (CFTR, do inglês *cystic fibrosis transmembrane regulator*) disfuncional (mutado na fibrose cística) resulta em diminuição dos níveis de bicarbonato nas secreções luminais

(continua)

Teste	Valores de referência	Fisiopatologia/relevância clínica
Ureia nitrogenada sérica (BUN)	Homens ≥ 18 anos: 8 a 24 mg/dℓ Mulheres ≥ 18 anos: 6 a 21 mg/dℓ	A amônia é gerada quando as proteínas são catabolizadas. O fígado metaboliza essa amônia para ureia, que é liberada no sangue e então eliminada pelos rins, removendo assim o nitrogênio do corpo. A BUN pode estar elevada nas condições que afetam o trato urinário (p. ex., glomerulonefrite aguda, doença renal policística, obstrução urinária decorrente de hiperplasia benigna da próstata), na desidratação e na insuficiência cardíaca congestiva, esta última se deve à redução da perfusão renal. BUN também está elevada nas doenças hepáticas. A BUN isoladamente não é muito informativa por si só; a razão BUN/creatinina (normal: 10 a 15:1) é mais útil no monitoramento da saúde renal (ver adiante)
Cloreto sérico[a]	≥ 18 anos: 98 a 107 mmol/ℓ	O cloreto é parte do painel metabólico básico (PMB: Cl, Na, glicose, BUN, K, CO_2, creatinina). Ele reflete a capacidade do corpo em manter a homeostase de líquidos e o equilíbrio ácido-base. É o ânion primário no líquido extracelular e é necessário para transmitir os potenciais de ação nos neurônios. A alcalose geralmente se apresenta com baixos níveis de cloreto, enquanto a acidose está associada a altos níveis de cloreto. Dentre as causas da diminuição de cloreto, estão o vômito, a diarreia, a cetoacidose diabética, a síndrome da secreção inapropriada de ADH (SIADH, do inglês *syndrome of inappropriate ADH secretion*), a alcalose metabólica e a insuficiência cardíaca. As causas de elevação do cloreto incluem insuficiência renal, desidratação, diabetes insípido e alcalose respiratória
Creatinina sérica	Homens ≥ 15 anos: 0,7 a 1,3 mg/dℓ Mulheres ≥ 18 anos: 0,6 a 1 mg/dℓ	A creatinina é derivada da creatina (primariamente sintetizada no rim e no fígado) e da fosfocreatina. Uma proporção relativamente constante de creatinina (relacionada com a massa de músculo esquelético e com o metabolismo) é liberada no sangue, e a creatinina é livremente filtrada pelos glomérulos e os níveis séricos podem ser usados para calcular a taxa de filtração glomerular (TFG). Tanto os níveis séricos de BUN como de creatinina variam em proporção inversa à da TFG, e a razão normal é de 10 a 15:1. Quando há uma elevação desproporcional de BUN (proporção mais elevada), ela sugere pré-insuficiência renal. Quando a proporção relativa se inclina para a creatinina, é um indicativo de insuficiência renal causada por doenças renais intrínsecas que afetam a TFG
Anticorpo para o receptor (PLA2R) de fosfolipase A2	Negativo	A nefropatia membranosa (NM) é a doença renal em que imunocomplexos se depositam ao longo da superfície subepitelial da membrana basal glomerular. Em cerca de 70% dos casos de NM, os anticorpos nos complexos são direcionados contra a proteína PLA2R do podócito. Os níveis do anticorpo PLA2R correlacionam-se com o risco de progressão da doença. Os níveis do anticorpo PLA2R podem também ser usados para monitorar a resposta ao tratamento
Potássio sérico[a]	3,6 a 5,2 mmol/ℓ	O potássio é o principal cátion intracelular, enquanto o sódio é o principal cátion extracelular. A bomba Na^+/K^+ ATPase de membrana mantém as concentrações desses dois cátions em seus respectivos compartimentos. O nível plasmático é regulado pelo rim. Tanto a hipo como a hiperpotassemia podem induzir arritmias cardíacas. Dentre as causas importantes de hipopotassemia, estão medicamentos (p. ex., diuréticos), vômito, diarreia e cetoacidose diabética. A hiperpotassemia pode ser decorrente de medicamentos (p. ex., inibidores da enzima conversora de angiotensina [ECA]), doença de Addison, insuficiência renal (diminuição da excreção) e desvio do potássio extracelular (p. ex., secundária à cetoacidose diabética). Uma extensa destruição celular (p. ex., trauma, queimaduras, hemólise) pode também levar a hiperpotassemia. O potássio pode parecer falsamente elevado em amostras de sangue hemolisado
Atividade da renina plasmática	Adultos, sódio normal na dieta 0,6 a 4,3 ng/mℓ/h	O aparelho justaglomerular renal produz renina, uma enzima que converte angiotensinogênio em angiotensina I, que então é convertida em angiotensina II. A angiotensina II estimula a zona glomerulosa do córtex adrenal a liberar aldosterona, o que aumenta a reabsorção de Na^+. A consequente reabsorção de água causa a elevação da pressão arterial sistêmica (e, portanto, renal). A secreção de renina pelo rim é estimulada por uma queda na pressão glomerular arterial, pela redução na concentração de sódio na mácula densa e pela estimulação do fluxo de saída simpático para o rim. A atividade da renina plasmática (ARP) é mensurada como parte do diagnóstico e tratamento da hipertensão. A interpretação é dependente da ingestão de sal, da postura, da hora do dia e de certos medicamentos. A doença renal, especialmente a estenose unilateral da artéria renal, resulta em aldosterona e renina elevadas
Sódio sérico[a]	135 a 145 mmol/ℓ	O Na^+ é o principal cátion extracelular, enquanto o K^+ é o principal cátion intracelular. A bomba Na^+/K^+ ATPase de membrana mantém as concentrações desses dois cátions em suas respectivas localizações. Quando os níveis extracelulares de Na^+ diminuem, a água desvia-se para dentro das células e vice-versa. Com níveis cronicamente baixos de Na^+, as células adaptam-se e os pacientes podem estar assintomáticos, mas a hiponatremia aguda pode resultar em convulsões ou herniação cerebral decorrente de edema cerebral. Geralmente, a hiponatremia é decorrente de hidratação excessiva, e não da ingestão insuficiente, e pode ser observada na insuficiência renal, na polidipsia primária, no uso de diuréticos tiazídicos, na SIADH e na insuficiência adrenal. A rápida correção da hiponatremia pode levar à síndrome da desmielinização osmótica. Geralmente a hipernatremia se deve à depleção de líquidos (p. ex., vômito, diarreia, desidratação, diurese osmótica no diabetes não controlado). Dentre os sintomas, estão os sinais de desidratação, tais como sede, cefaleia, letargia e fraqueza. Quando não tratada, a hipernatremia grave pode causar espasmos, convulsões e coma

[a]Esses eletrólitos são parte dos painéis metabólicos básicos usados para monitorar e diagnosticar uma variedade de distúrbios, e não apenas as doenças renais. [b]Agradecemos a assistência da Dra. Samantha Gunning, Department of Medicine, University of Chicago, na revisão desta tabela. Valores de referência extraídos de https://www.mayoclinic-labs.com/ com permissão da Mayo Foundation for Medical Education and Research. Todos os direitos reservados. (Adaptada de Deyrup AT, D'Ambrosio D, Muir J et al. Essential Laboratory Tests for Medical Education. *Acad Pathol*. 2022;9. doi: 10.1016/j.acpath.2022.100046.)

13

Cavidade Oral e Trato Gastrintestinal

VISÃO GERAL DO CAPÍTULO

Cavidade Oral, 498
Doenças dos dentes e das estruturas de apoio, 498
  Cárie, 498
  Gengivite, 498
  Periodontite, 498
Lesões inflamatórias orais, 498
  Úlceras aftosas (aftas), 498
  Infecções pelo herpes-vírus simples, 499
  Candidíase oral (sapinho), 499
Lesões proliferativas e neoplásicas da cavidade oral, 499
  Lesões proliferativas estromais, 499
  Leucoplasia e eritroplasia, 500
  Carcinoma de células escamosas, 500
Doenças das glândulas salivares, 501
  Xerostomia, 501
  Sialadenite, 501
  Neoplasias, 502
    Adenoma pleomórfico, 502
    Carcinoma mucoepidermoide, 503
Cistos e tumores odontogênicos, 503
Esôfago, 504
Doenças obstrutivas e vasculares, 504
  Obstrução mecânica, 504
  Obstrução funcional, 504
  Ectopia, 504
  Varizes esofágicas, 504
Esofagite, 505
  Lacerações esofágicas, 505
  Esofagite química e lesão esofágica iatrogênica, 506
  Esofagite infecciosa, 506
  Esofagite de refluxo, 506
  Esofagite eosinofílica, 507
  Esôfago de Barrett, 507
Neoplasias esofágicas, 508
  Adenocarcinoma, 508
  Carcinoma de células escamosas, 509
Estômago, 510
Gastropatia e gastrite aguda, 510
  Doença da mucosa relacionada com estresse, 511
Gastrite crônica, 511
  Gastrite por *Helicobacter pylori*, 512
  Gastrite autoimune, 512
Complicações da gastrite crônica, 513
  Doença ulcerosa péptica, 513

  Atrofia da mucosa e metaplasia intestinal, 514
  Displasia, 514
Pólipos e neoplasias gástricos, 515
  Pólipos gástricos, 515
    Pólipos inflamatórios e hiperplásicos, 515
    Pólipos de glândula fúndica, 515
    Adenoma gástrico, 515
  Adenocarcinoma gástrico, 515
  Linfoma gástrico, 516
  Tumor neuroendócrino (carcinoide), 517
  Tumor estromal gastrintestinal, 517
Intestinos Delgado e Grosso, 518
Obstrução intestinal, 518
  Intussuscepção, 518
  Doença de Hirschsprung, 519
  Hérnia abdominal, 519
Distúrbios vasculares do intestino, 519
  Doença intestinal isquêmica, 519
  Angiodisplasia, 520
  Hemorroidas, 521
Doença diarreica, 521
  Diarreia por má absorção, 521
    Fibrose cística, 521
    Doença celíaca, 521
    Disfunção entérica ambiental, 524
    Deficiência de lactase (dissacaridase), 524
    Abetalipoproteinemia, 524
    Colite microscópica, 524
    Doença do enxerto versus hospedeiro, 524
  Enterocolite infecciosa, 524
    Cólera, 524
    Enterocolite por Campylobacter, 526
    Shigelose, 526
    Escherichia coli, 527
    Salmonelose, 527
    Febre tifoide, 528
    Colite pseudomembranosa, 528
    Infecção micobacteriana, 529
    Norovírus, 529
    Rotavírus, 529
    Doença parasitária, 529
Doença inflamatória intestinal, 530
  Diverticulite do sigmoide, 530
  Enteropatia intestinal, 530

As contribuições do Dr. Jerrold R. Turner, Department of Pathology, Brigham and Women's Hospital, Boston, Massachusetts, para este capítulo em várias edições anteriores deste livro são reconhecidas com gratidão.

Doença de Crohn, 533
Colite ulcerativa, 534
Neoplasia associada à colite, 534
Pólipos colônicos e doença neoplásica, 535
Pólipos inflamatórios, 535
Pólipos hamartomatosos, 535
Pólipos juvenis, 535
Síndrome de Peutz-Jeghers, 536
Pólipos hiperplásicos, 536

Adenomas, 536
Síndromes da neoplasia colônica familiar, 538
Polipose adenomatosa familiar, 538
Câncer colorretal não polipose hereditário, 538
Adenocarcinoma, 539
Apêndice, 542
Apendicite aguda, 542
Neoplasias do apêndice, 543

O trato gastrintestinal é um tubo oco que consiste em esôfago, estômago, intestino delgado, cólon, reto e ânus. Cada região tem funções complementares e altamente integradas que regulam a ingestão, o processamento e a absorção dos nutrientes ingeridos, bem como a eliminação dos produtos residuais. Os intestinos também são o local onde o sistema imunológico encontra uma série diversificada de antígenos derivados de alimentos e microrganismos intestinais endógenos que precisam ser tolerados, assim como patógenos passíveis de contaminar alimentos e bebidas, que precisam ser eliminados. Portanto, não é de surpreender que o trato gastrintestinal esteja envolvido em um amplo espectro de processos infecciosos e inflamatórios. Neste capítulo, são discutidas as doenças que afetam cada parte do trato gastrintestinal. Os distúrbios que tipicamente envolvem mais de uma região, como a doença de Crohn, são considerados de acordo com a região que acometem com mais frequência. Essa discussão inicia-se com as doenças da cavidade oral, por ser este o local onde começa o trajeto dos alimentos.

CAVIDADE ORAL

As condições patológicas da cavidade oral podem ser divididas de forma ampla em doenças que afetam os dentes e suas estruturas de apoio, a mucosa oral, as glândulas salivares e a mandíbula. A seguir, são discutidas as condições mais comuns que acometem esses locais. Também são descritos de maneira breve os cistos e as neoplasias odontogênicas (benignas e malignas), que são derivados dos tecidos epiteliais e/ou mesenquimais associados ao desenvolvimento dental.

DOENÇAS DOS DENTES E DAS ESTRUTURAS DE APOIO

As bactérias da cavidade oral são responsáveis, direta ou indiretamente, pelos distúrbios mais comuns dos dentes e das gengivas: cáries, gengivite e periodontite.

Cárie

As cáries dentais resultam da desmineralização focal da estrutura do dente (esmalte e dentina) causada pelos ácidos gerados durante a fermentação dos açúcares pelas bactérias. Em todo o mundo, a cárie é a principal causa de perda dental antes dos 35 anos. No passado, a cárie era disseminada nos países que dispõem de grandes recursos, onde há fácil acesso aos alimentos contendo elevadas quantidades de carboidratos refinados. Entretanto, a taxa de cáries caiu significativamente em países como os EUA em face da melhora na higiene oral e da fluoretação da água destinada ao consumo. O fluoreto é incorporado à estrutura cristalina do esmalte, formando fluoroapatita, que é resistente à degradação pelos ácidos bacterianos. Com a globalização da economia mundial, os alimentos processados estão sendo cada vez mais consumidos nos países de baixa renda e, consequentemente, é crescente a taxa de cáries nessas regiões do mundo.

Gengivite

A inflamação envolvendo a mucosa escamosa, ou gengiva, e os tecidos moles associados que circundam os dentes é denominada gengivite. A causa mais frequente é a precária higiene oral, que facilita o acúmulo de placa e cálculos dentais entre e sobre as superfícies dos dentes. A placa dental consiste em um biofilme aderente composto de bactérias, proteínas salivares e células epiteliais descamadas. À medida que se acumula, a placa se torna mineralizada e forma o cálculo, ou tártaro. A placa subgengival e as bactérias associadas levam à gengivite crônica, que é marcada por eritema, edema e sangramento. A gengivite pode ocorrer em qualquer idade, porém é mais prevalente e grave na adolescência, quando está presente em 40 a 60% dos jovens, e subsequentemente a incidência diminui. Felizmente, a gengivite pode ser revertida, principalmente com o uso de escovação regular e de fio dental nos dentes, além da limpeza periódica que reduz o acúmulo de placa e cálculo.

Periodontite

A periodontite é um processo inflamatório que afeta as estruturas de apoio dos dentes (ligamentos periodontais), o osso alveolar e o cemento. Com a progressão, a periodontite pode resultar na destruição dos ligamentos periodontais e do osso alveolar e, eventualmente, em perda do dente. A periodontite está associada à má higiene oral que afeta a composição das bactérias gengivais. Os microrganismos gram-positivos facultativos estão associados a dentes saudáveis, enquanto as bactérias gram-negativas, anaeróbicas e microaerofílicas colonizam a placa nas áreas de periodontite ativa. Dentre as espécies bacterianas estreitamente associadas à periodontite, estão *Aggregatibacter* (*Actinobacillus*) *actinomycetemcomitans*, *Porphyromonas gengivalis* e *Prevotella intermedia*.

LESÕES INFLAMATÓRIAS ORAIS

Úlceras aftosas (aftas)

Essas ulcerações comuns e superficiais da mucosa afetam até 40% da população. São mais frequentes nas duas primeiras décadas de vida, são extremamente dolorosas, e sua recidiva geralmente é frequente. A causa é desconhecida; tendem a ser familiares e podem estar associadas a doença celíaca, enteropatia intestinal (EI) e doença de Behçet, uma vasculite rara. Essas úlceras podem ser solitárias ou múltiplas; tipicamente são superficiais e possuem uma base hiperêmica coberta por um exsudato fino com uma área de bordas eritematosas (Figura 13.1). Na maioria dos casos, a resolução é espontânea e ocorre em 7 a 10 dias.

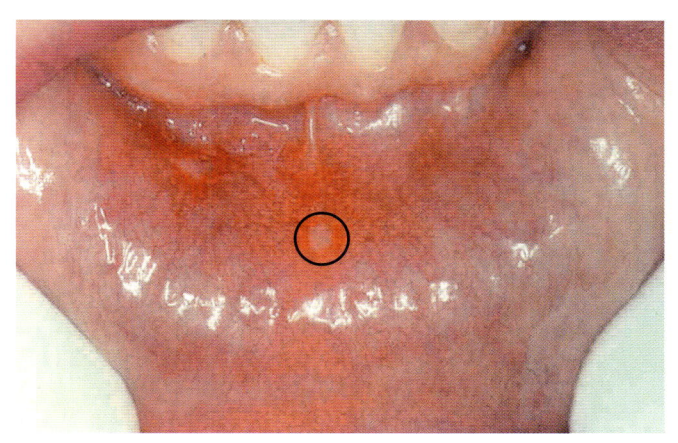

Figura 13.1 Úlcera aftosa. Ulceração única com um halo eritematoso em torno de uma membrana fibrinopurulenta acinzentada (*círculo*).

Infecções pelo herpes-vírus simples

O herpes-vírus simples causa uma infecção primária autolimitante que pode se reativar se a resistência do hospedeiro estiver comprometida. Em sua maioria, as infecções herpéticas orofaciais são causadas pelo herpes-vírus simples tipo 1 (HSV-1, do inglês *herpes simplex virus type 1*), enquanto as restantes são causadas pelo HSV-2, um tipo com maior probabilidade de estar associado ao herpes genital. As infecções primárias ocorrem geralmente em crianças entre 2 e 4 anos e, muitas vezes, são assintomáticas. Entretanto, em 10 a 20% dos casos, a infecção primária manifesta-se como gengivoestomative herpética aguda com início abrupto de vesículas e ulcerações em toda a cavidade oral.

Em sua maioria, os adultos são portadores de HSV-1 latente que pode se reativar, resultando no chamado "herpes labial" ou estomatite herpética recorrente. Dentre os fatores associados à reativação do HSV, estão o trauma, as alergias, a exposição à luz ultravioleta e a extremos de temperatura, as infecções do sistema respiratório superior, a gravidez, a menstruação e a imunossupressão. Lesões recorrentes são comuns no local de inoculação primária ou em mucosa adjacente inervada pelo mesmo axônio, e surgem geralmente em grupos de pequenas vesículas (1 a 3 mm). Os lábios (*herpes labial*), os orifícios nasais, a mucosa bucal, a gengiva e o palato duro são as localizações mais comuns. Com menos frequência, a infecção reativada envolve a córnea, produzindo dor, visão borrada e fotofobia. Tipicamente, a resolução das lesões é espontânea, e ocorre em 7 a 10 dias; mas os pacientes imunocomprometidos e aqueles com envolvimento corneano quase sempre necessitam de terapia antiviral. Morfologicamente, as lesões assemelham-se às observadas no herpes esofágico (ver Figura 13.8) e no herpes genital (Capítulo 16). As células infectadas tornam-se balonizadas e apresentam grandes inclusões intranucleares eosinofílicas. As células adjacentes normalmente se fundem para formar grandes policárions multinucleados.

Candidíase oral (sapinho)

Candidíase é a infecção fúngica mais comum da cavidade oral. A *Candida albicans* é um componente normal da flora oral e causa doença apenas sob circunstâncias incomuns. Dentre os fatores predisponentes, estão:

- Imunossupressão
- Presença de certas cepas de *C. albicans*
- Flora microbiana oral permissiva (microbiota).

Os antibióticos de amplo espectro que alteram a microbiota normal podem promover a candidíase oral, que na maioria das vezes surge como uma forma pseudomembranosa conhecida como *sapinho*.

O sapinho caracteriza-se por uma membrana inflamatória superficial semelhante a coalhos, de coloração acinzentada a branca, composta de microrganismos emaranhados envoltos em um exsudato fibrinossupurativo que pode ser facilmente raspado para revelar uma base eritematosa subjacente. Nos indivíduos levemente imunossuprimidos ou debilitados (p. ex., pacientes com diabetes), a infecção normalmente permanece superficial, mas pode-se observar disseminação para locais profundos na imunossupressão mais grave, como nos indivíduos receptores de transplante de órgão ou de células-tronco hematopoiéticas e nos pacientes com neutropenia, imunossupressão induzida por quimioterapia ou AIDS.

LESÕES PROLIFERATIVAS E NEOPLÁSICAS DA CAVIDADE ORAL

Lesões proliferativas estromais

Fibromas são massas de tecido fibroso nodular submucoso que se formam quando uma irritação crônica (trauma de dentes ou dentaduras) resulta em hiperplasia reativa do tecido conjuntivo (Figura 13.2 A). Podem ocorrer com mais frequência na mucosa bucal ao longo da linha de mordida. O tratamento consiste em excisão cirúrgica e remoção da fonte de irritação.

Granuloma piogênico (Figura 13.2 B) é uma lesão inflamatória encontrada tipicamente na gengiva de crianças, adultos jovens e mulheres grávidas (Capítulo 8). As lesões são altamente vascularizadas, o que lhes confere uma coloração vermelho-arroxeada e muitas

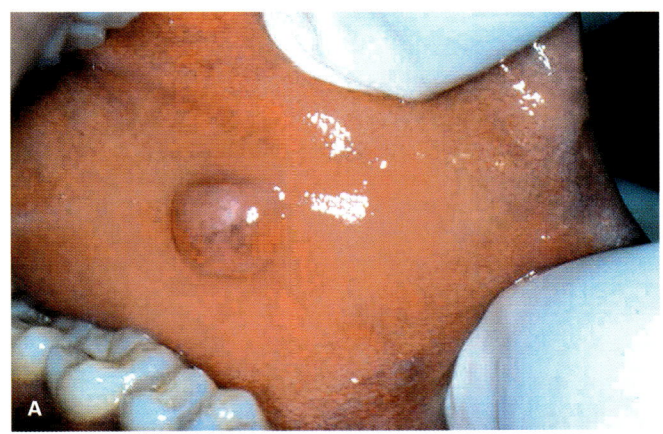

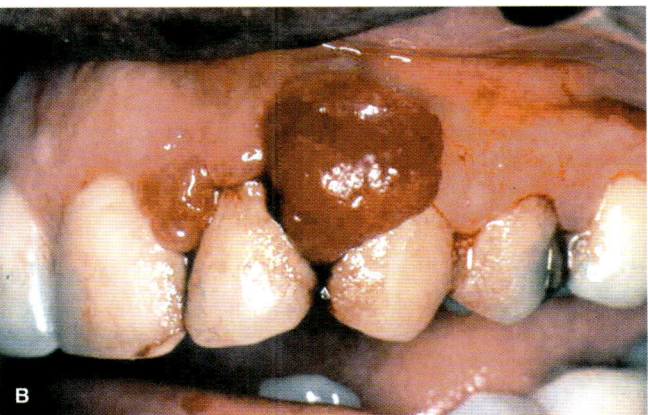

Figura 13.2 Proliferações estromais. **A.** Fibroma surgindo como um nódulo exofítico rosado na mucosa bucal. **B.** Granuloma piogênico visualizado como massa exofítica hemorrágica e eritematosa surgindo da mucosa gengival.

vezes uma aparência ulcerada. Em alguns casos, seu crescimento pode ser tão rápido que sugere uma neoplasia maligna. Entretanto, o exame histológico mostra uma proliferação de capilares semelhantes à observada no tecido de granulação. Os granulomas piogênicos podem regredir ou sofrer fibrose, esta algumas vezes associada à calcificação. Uma completa excisão cirúrgica é o tratamento definitivo.

Leucoplasia e eritroplasia

Leucoplasia e eritroplasia são lesões escamosas da orofaringe que podem ser precursoras do carcinoma de células escamosas. Os termos são reservados às lesões que surgem na ausência de qualquer causa conhecida; consequentemente, as lesões causadas por irritação crônica ou por entidades como o líquen plano e a candidíase não são leucoplasia. Aproximadamente 3% da população mundial têm lesões leucoplásicas, das quais 5 a 25% são displásicas e em risco de progressão para carcinoma de células escamosas. Assim, até que a avaliação histológica prove o contrário, a leucoplasia é considerada pré-cancerosa. Uma entidade relacionada e menos comum, a *eritroplasia*, está associada a risco muito maior de transformação maligna do que a leucoplasia. Leucoplasia e eritroplasia são mais comuns nos adultos entre 40 e 70 anos e têm uma predominância de 2:1 no sexo masculino. Embora a etiologia seja multifatorial, o fator de risco mais importante é o tabagismo, incluindo o tabaco sem fumaça.

> **Morfologia**
>
> A leucoplasia aparece tipicamente como uma placa branco-acinzentada bem demarcada (Figura 13.3 A). No exame histológico, a leucoplasia e a eritroplasia mostram um espectro de alterações epiteliais que vão desde lesões hiperplásicas e hiperceratóticas, mas ordenadas, no epitélio escamoso até lesões com acentuada displasia, algumas vezes associadas ao carcinoma *in situ* (Figura 13.3 B). As lesões displásicas muitas vezes estão associadas a um infiltrado subjacente de células inflamatórias que consiste em linfócitos e macrófagos. As alterações displásicas mais graves estão associadas à eritroplasia, que sofre transformação maligna em mais de 50% dos casos. Macroscopicamente, a eritroplasia surge como uma lesão avermelhada e aveludada que, algumas vezes, sofreu uma erosão plana ou ligeiramente deprimida.

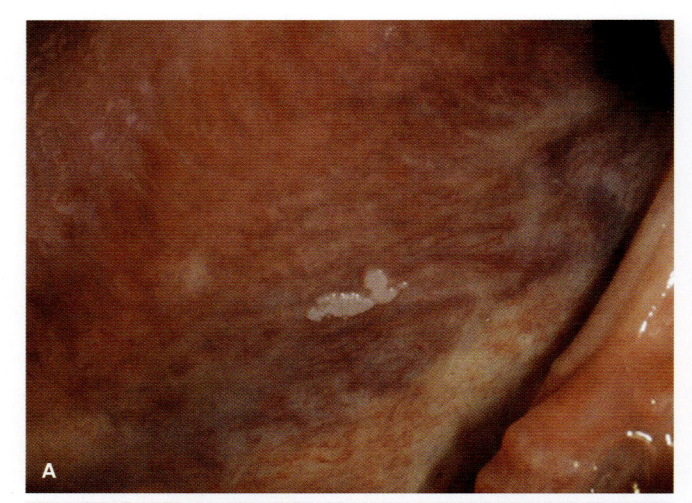

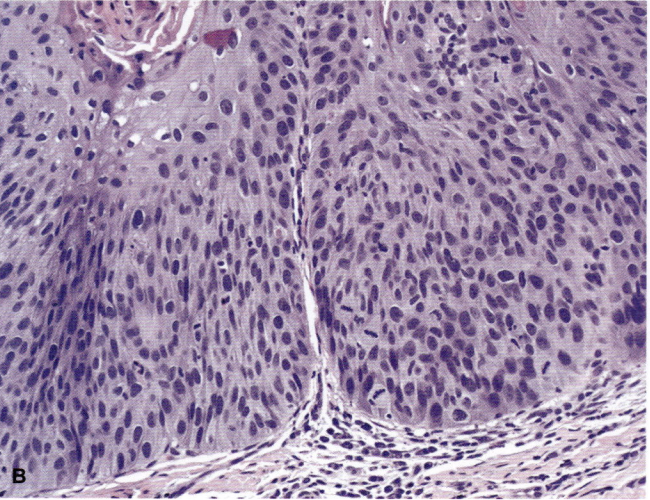

Figura 13.3 Leucoplasia. **A.** A aparência macroscópica da leucoplasia é muito variável. Neste exemplo, a lesão é lisa com bordas bem demarcadas e mínima elevação. **B.** Aparência histológica da leucoplasia mostrando displasia caracterizada por pleomorfismos nuclear e celular, bem como perda da maturação normal.

Carcinoma de células escamosas

Aproximadamente 95% dos cânceres da cavidade oral são carcinomas de células escamosas, enquanto o restante consiste principalmente em adenocarcinomas das glândulas salivares. O carcinoma oral de células escamosas é uma agressiva malignidade epitelial. Apesar do declínio do tabagismo, a incidência geral do carcinoma oral de células escamosas elevou-se desde os anos 1980 com o aumento dos cânceres associados ao papilomavírus humano, que atualmente se acredita que superem os cânceres relacionados com o álcool e o tabaco nos EUA e na Europa.

Patogênese. Os cânceres de células escamosas da orofaringe surgem por meio de duas vias patogênicas distintas: uma que envolve a exposição a carcinógenos e a outra relacionada a uma infecção causada por variantes de alto risco do papilomavírus humano (HPV, do inglês *human papillomavirus*). Nos EUA e na Europa, a exposição a carcinógenos origina-se principalmente do uso crônico de álcool e/ou tabaco (fumado e mascado), enquanto na Índia e no Sudeste Asiático os fatores predisponentes consistem em mascar as nozes e as folhas de bétel (*paan*). O sequenciamento do DNA dos cânceres associados ao tabaco revelou uma assinatura mutacional condizente com exposição a carcinógenos. Dentre os genes mutados com mais frequência, estão o *TP53*, os genes reguladores da proliferação (p. ex., *RAS*) e os genes reguladores da diferenciação escamosa (p. ex., *NOTCH*). O risco elevado de desenvolvimento de neoplasias primárias adicionais nesses pacientes levou ao conceito de "cancerização de campo", hipótese esta que sugere que múltiplos clones neoplásicos se desenvolvem independentemente em consequência de anos de exposição crônica da mucosa a carcinógenos.

Em contrapartida, as neoplasias relacionadas com o HPV tendem a ocorrer nas criptas tonsilares e abrigam subtipos oncogênicos do HPV de "alto risco", em especial o HPV-16. A exposição ao HPV ocorre por meio do sexo orogenital. Como discutido no Capítulo 6, os subtipos de alto risco do HPV expressam as oncoproteínas virais E6 e E7, que inibem os supressores tumorais críticos, p53 e RB, respectivamente. As neoplasias associadas ao HPV apresentam números muito menores de mutações do que aquelas associadas à exposição ao tabaco e muitas vezes superexpressam p16, um inibidor de quinase dependente de ciclina.

> ### Morfologia
>
> O carcinoma de células escamosas pode surgir em qualquer parte na cavidade oral. **As localizações mais comuns dos cânceres associados a carcinógenos são a superfície ventral da língua, o assoalho da boca, o lábio superior, o palato mole e a gengiva** (Figura 13.4 A). Nos estádios iniciais, esses cânceres podem surgir como placas elevadas, perláceas e firmes ou como espessamentos verrucosos, rugosos e irregulares da mucosa. A mucosa circundante pode exibir leucoplasia ou eritroplasia. Em contraste, **os cânceres associados ao HPV surgem na tonsila ou no dorso da língua**. À medida que essas lesões aumentam, elas geralmente formam massas ulceradas e protrusas com bordas irregulares e endurecidas ou enroladas. Os padrões histológicos vão desde neoplasias queratinizantes bem diferenciadas (Figura 13.4 B) até neoplasias anaplásicas e algumas vezes sarcomatoides. Entretanto, o grau de diferenciação histológica, que é determinado pelo grau relativo de queratinização, não se correlaciona com o comportamento biológico. Tipicamente, o carcinoma oral de células escamosas infiltra-se localmente antes de emitir metástase. Os linfonodos cervicais são os locais mais comuns de metástase regional; dentre os locais frequentes de metástases distantes, encontram-se os linfonodos mediastinais, os pulmões e o fígado.

Características clínicas. Apesar dos avanços no tratamento do carcinoma oral de células escamosas, a sobrevida geral em 5 anos é de apenas 50%, isto porque, em grande parte, o diagnóstico geralmente é estabelecido em um estádio avançado. Múltiplas neoplasias primárias podem estar presentes no diagnóstico inicial; porém, com mais frequência, são detectadas posteriormente em cerca de 3 a 7% dos pacientes ao ano. Portanto, a vigilância e a detecção inicial de novas lesões pré-malignas são cruciais para a sobrevida a longo prazo dos pacientes diagnosticados com carcinoma oral de células escamosas.

O tratamento dos estádios avançados da doença consiste em uma combinação de cirurgia, rádio e quimioterapia. As neoplasias que surgem no contexto de exposição a carcinógeno são responsivas aos inibidores do ponto de controle (*checkpoint*) imunológico, presumivelmente por abrigarem uma alta carga de neoantígenos neoplásicos. O prognóstico para os pacientes com neoplasias positivas para HPV é melhor do que para aqueles com neoplasias negativas para HPV, isto porque é possível que as neoplasias positivas para HPV sejam geneticamente menos heterogêneas. A vacina contra o HPV protege contra o câncer cervical e sua ampla adoção também deverá reduzir significativamente a frequência do carcinoma oral de células escamosas associado ao HPV.

DOENÇAS DAS GLÂNDULAS SALIVARES

Há três importantes glândulas salivares – parótida, submandibular e sublingual – e numerosas glândulas salivares menores distribuídas por toda a mucosa oral. A doença inflamatória ou neoplásica pode desenvolver-se no interior de qualquer uma dessas glândulas.

Xerostomia

A *xerostomia* é definida como a boca seca resultante de diminuição na produção da saliva. Sua incidência varia entre as populações, mas é relatada em mais de 20% dos indivíduos acima de 70 anos. É uma importante característica da síndrome de Sjögren, um distúrbio autoimune normalmente acompanhado de olhos secos (Capítulo 5). A ausência de secreções salivares também é uma importante complicação da radioterapia. Entretanto, a xerostomia é observada com mais frequência como um efeito colateral dos muitos medicamentos geralmente usados, incluindo agentes anticolinérgicos, antidepressivos/antipsicóticos, diuréticos, anti-hipertensivos, sedativos, relaxantes musculares, analgésicos e anti-histamínicos. Drogas não terapêuticas, como metanfetamina, cocaína e *Cannabis*, também podem causar xerostomia. No exame, a cavidade oral pode revelar apenas mucosa seca e/ou atrofia das papilas da língua com fissuras e ulcerações ou, na síndrome de Sjögren, aumento inflamatório concomitante das glândulas salivares. Dentre as complicações da xerostomia, estão o aumento das taxas de cáries dentais e a candidíase, assim como a dificuldade na deglutição e na fala.

Sialadenite

A inflamação da glândula salivar referida como *sialadenite* pode ser induzida por trauma, infecção viral ou bacteriana, ou doença autoimune. A sialadenite viral mais comum é a *parotidite*, ou caxumba, uma infecção por paramixovírus que envolve predominantemente as glândulas parótidas. A parotidite produz uma inflamação intersticial caracterizada por um infiltrado inflamatório mononuclear. Embora nas crianças a parotidite geralmente seja uma condição benigna autolimitante, nos adultos o vírus pode causar pancreatite ou orquite; a última algumas vezes resulta em esterilidade.

Mucocele é a lesão inflamatória mais comum das glândulas salivares. É a consequência de bloqueio ou ruptura de um duto da glândula salivar com resultante extravasamento de saliva no interior do estroma de tecido conjuntivo circundante. Na maioria das vezes, a mucocele ocorre em crianças pequenas e em adultos jovens e idosos, e tipicamente se manifesta como edema flutuante do lábio superior, cujo tamanho pode se alterar, particularmente em associação com as refeições (Figura 13.5 A). O exame histológico mostra um espaço

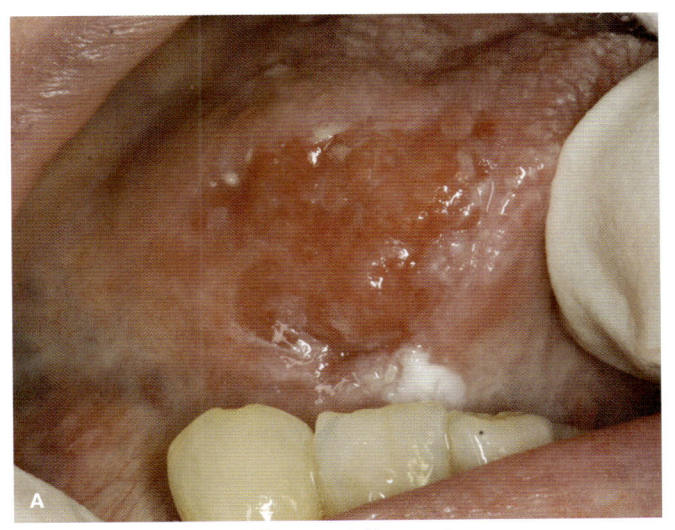

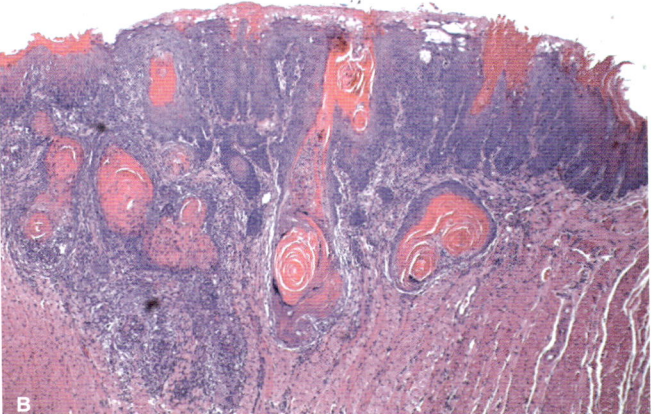

Figura 13.4 Carcinoma oral de células escamosas. **A.** Aparência macroscópica mostrando ulceração e endurecimento da mucosa oral. **B.** Aparência histológica mostrando numerosos ninhos e ilhas de queratinócitos malignos invadindo o estroma de tecido conjuntivo subjacente.

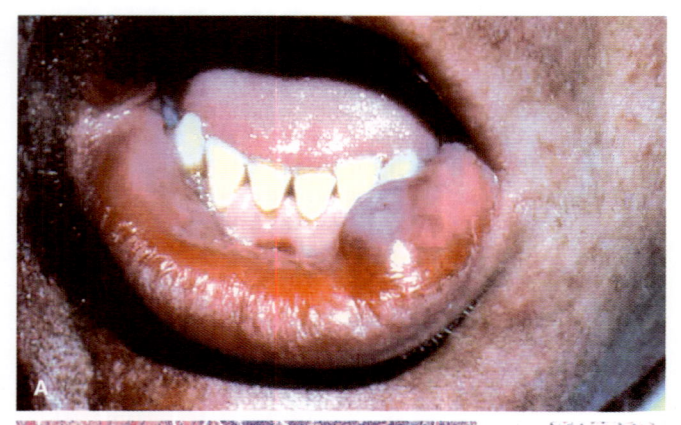

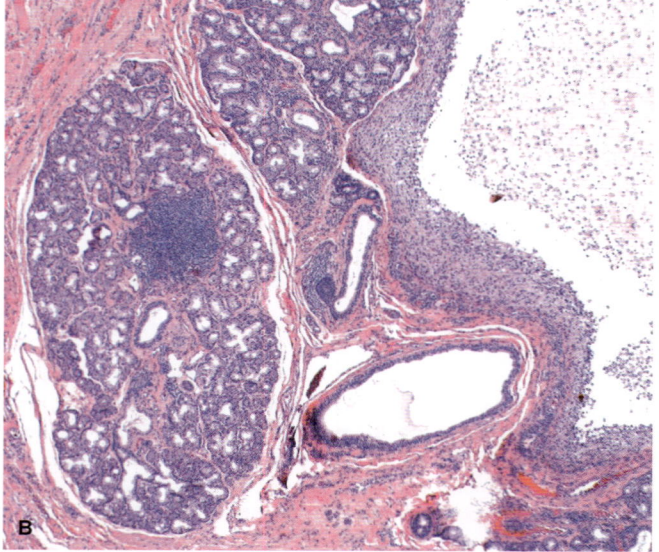

Figura 13.5 Mucocele. **A.** Lesão flutuante repleta de líquido no lábio superior após um trauma. **B.** Cavidade semelhante a um cisto (*à direita*) preenchida com um material mucinoso e revestido por tecido de granulação em organização. Os ácinos da glândula normal são visualizados *à esquerda*.

semelhante a um cisto revestido por tecido de granulação ou tecido conjuntivo fibroso e preenchido com mucina e células inflamatórias, particularmente macrófagos (Figura 13.5 B). A excisão completa da lesão e da glândula salivar menor é o tratamento definitivo.

A *sialadenite bacteriana* é uma infecção comum que envolve com mais frequência as glândulas salivares maiores, particularmente as glândulas submandibulares. A obstrução do duto por cálculos (*sialolitíase*) é um antecedente comum da infecção; pode também ser induzida por resíduos alimentares impactados ou por um edema secundário à lesão. Desidratação e função secretora reduzida podem também predispor à formação de cálculos e à consequente invasão bacteriana. Os patógenos mais frequentes são *Staphylococcus aureus* e *Streptococcus viridans*. A sialadenite bacteriana pode produzir uma inflamação intersticial não específica das glândulas afetadas ou, quando causada por estafilococos ou outros agentes piogênicos, pode levar à supuração e à formação de abscesso.

A sialadenite autoimune, mais conhecida como síndrome de Sjögren, é discutida no Capítulo 5.

Neoplasias

Apesar de sua morfologia relativamente simples, as glândulas salivares dão origem a, pelo menos, 30 neoplasias histologicamente distintas (Tabela 13.1) e, destas, um pequeno número é responsável por mais

Tabela 13.1 Classificação histopatológica e prevalência das neoplasias benignas e malignas mais comuns da glândula salivar.

Benigna	Maligna
Adenoma pleomórfico (50%)	Carcinoma mucoepidermoide (15%)
Tumor de Warthin (5%)	Carcinoma de células acinares (6%)
Oncocitoma (2%)	Adenocarcinoma NEM (6%)
Cistadenoma (2%)	Carcinoma cístico adenoide (4%)
Adenoma basocelular (2%)	Tumor misto maligno (3%)

NEM, não especificado de outra maneira. (Dados de Ellis GL, Auclair PL, Gnepp DR: *Surgical Pathology of Salivary Glands*, vol. 25, *Major Problems in Pathology*, Philadelphia, 1991, Saunders.)

de 90% dos casos. As neoplasias da glândula salivar são relativamente raras, pois representam menos de 2% das neoplasias humanas. Aproximadamente 65 a 80% surgem dentro da parótida, 10% na glândula submandibular, e o restante nas glândulas salivares menores, incluindo as glândulas sublinguais. Aproximadamente 15 a 30% das neoplasias nas glândulas parótidas são malignas. Em contraste, aproximadamente 40% das neoplasias submandibulares, 50% daquelas da glândula salivar menor e 70 a 90% das sublinguais são cancerosas. Assim, a probabilidade de que uma neoplasia de glândula salivar seja maligna parece ser inversamente proporcional ao tamanho da glândula.

As neoplasias da glândula salivar ocorrem geralmente nos adultos. As neoplasias da glândula parótida causam edema nas partes frontal e inferior da orelha. As neoplasias benignas podem estar presentes de meses a vários anos antes de se tornar objeto de atenção clínica, enquanto os cânceres chamam imediata atenção pelo seu crescimento mais rápido. Entretanto, a única maneira confiável de diferenciar as lesões benignas das malignas é por meio de avaliação histopatológica.

Adenoma pleomórfico

Adenoma pleomórfico é uma neoplasia benigna que consiste em um misto de células ductais (epiteliais) e mioepiteliais e que geralmente exibe diferenciações epitelial e mesenquimal. Os adenomas pleomórficos representam cerca de 60% das neoplasias da glândula parótida, são menos comuns nas glândulas submandibulares e relativamente raros nas glândulas salivares menores.

Morfologia

Os adenomas pleomórficos manifestam-se geralmente como massas arredondadas e bem demarcadas com vários centímetros na sua maior dimensão. Embora sejam encapsulados, em algumas localizações (particularmente no palato), a cápsula não está totalmente desenvolvida, e o crescimento expansivo produz protrusões para dentro dos tecidos circundantes. A superfície cortada é branco-acinzentada e tipicamente contém áreas mixoides e condroides de cor azul translúcida. Sua característica histológica mais surpreendente é uma típica heterogeneidade. Elementos epiteliais estão dispersos em todo o estroma da neoplasia, que pode conter misturas variáveis de tecidos mixoide, hialino, condroide (cartilaginoso) e até ósseo. Em alguns adenomas pleomórficos, os elementos epiteliais predominam; em outros, eles estão presentes apenas em focos muito dispersos. Essa diversidade histológica dá origem à denominação alternativa, embora menos preferida, de *tumor misto*. **Elementos epiteliais semelhantes às células ductais ou mioepiteliais estão arranjados em dutos, ácinos, túbulos irregulares, filamentos ou lâminas. Tipicamente, eles estão dispersos em um fundo semelhante ao mesênquima de tecido mixoide frouxo contendo ilhas de cartilagem e, raramente, focos de osso** (Figura 13.6). Algumas vezes, as células epiteliais formam dutos bem desenvolvidos revestidos por células cuboides a colunares com uma camada subjacente de pequenas células mioepiteliais profundamente cromáticas. Em outros casos, pode haver filamentos ou lâminas de células mioepiteliais. Também podem estar presentes ilhas de epitélio escamoso bem diferenciado. Na maioria dos casos, não está evidente uma displasia epitelial ou uma atividade mitótica. Nenhuma diferença no comportamento biológico foi observada entre as neoplasias compostas principalmente de elementos epiteliais e aquelas compostas principalmente de elementos mesenquimais.

Características clínicas. O adenoma pleomórfico apresenta-se como massa discreta, móvel, indolor e de crescimento lento. A recidiva ocorre em 25% dos casos, após uma simples enucleação da neoplasia, e em 4% dos casos, após uma ressecção mais ampla, e ela acontece em decorrência da falha na remoção de diminutas extensões da neoplasia do interior dos tecidos moles circundantes.

O carcinoma que surge em um adenoma pleomórfico é referido de maneira variável como *carcinoma ex-adenoma pleomórfico* ou *tumor misto maligno*. A incidência da transformação maligna aumenta de 2%, nas neoplasias presentes há menos de 5 anos, para quase 10% naquelas presentes há mais de 15 anos. Esses cânceres geralmente assumem a forma de um adenocarcinoma ou de um carcinoma indiferenciado. Infelizmente, eles estão entre as neoplasias malignas mais agressivas das glândulas salivares, pois apresentam taxas de mortalidade de 30 a 50% em 5 anos.

Carcinoma mucoepidermoide

O carcinoma mucoepidermoide é composto de misturas variáveis de células escamosas, células secretoras de muco e células intermediárias. Essa neoplasia representa cerca de 15% de todas as neoplasias da glândula salivar. Embora ocorra principalmente nas parótidas (60 a 70%), ela também é responsável por uma grande fração das neoplasias das glândulas salivares em outras glândulas, particularmente as glândulas salivares menores. Em geral, o carcinoma mucoepidermoide é a neoplasia maligna primária mais comum das glândulas salivares.

> **Morfologia**
>
> Os carcinomas mucoepidermoides podem ter diâmetro de até 8 cm e, embora aparentemente circunscritos, não possuem cápsulas bem definidas e muitas vezes são infiltrativos. A superfície cortada tem coloração cinza pálida a branca e geralmente exibe pequenos cistos mucinosos. No exame histológico, essas neoplasias contêm cordões, lâminas ou cistos revestidos por células escamosas, mucosas ou intermediárias. As últimas são de um tipo celular híbrido com características escamosas e vacúolos preenchidos por mucina, que são detectados com mais facilidade por corantes para mucina. Citologicamente, as células neoplásicas podem parecer benignas ou altamente anaplásicas e inequivocamente malignas.

Características clínicas. O curso clínico e o prognóstico dependem do grau histológico. As neoplasias de baixo grau, além da invasão local, recorrem em cerca de 15% dos casos, raramente emitem metástase e proporcionam uma taxa de sobrevida em 5 anos superior a 90%. Em contrapartida, as neoplasias de alto grau e, em menor extensão, as neoplasias de grau intermediário são invasivas e difíceis de excisar. Consequentemente, ocorre a recidiva em 25 a 30% dos casos, e cerca de 30% metastatizam para locais distantes. A taxa de sobrevida em 5 anos é de apenas 50%.

CISTOS E TUMORES ODONTOGÊNICOS

Os *cistos odontogênicos* são derivados dos restos do epitélio odontogênico presentes nas mandíbulas. Em contraste com o resto do esqueleto, os cistos revestidos por epitélio são muito comuns nas mandíbulas e podem ser de origem inflamatória, do desenvolvimento ou neoplásica. Apenas as lesões mais comuns são aqui consideradas.

Os *cistos dentígeros* originam-se ao redor da coroa de um dente não erupcionado e se acredita que resultem de um defeito do desenvolvimento envolvendo o folículo dentário (tecido primordial que elabora a superfície de esmalte dos dentes). São revestidos por um fino epitélio escamoso estratificado e tipicamente estão associados a um denso infiltrado inflamatório crônico no tecido conjuntivo circundante. A remoção completa é curativa.

O *ceratocisto odontogênico*, ou tumor odontogênico ceratocístico, é uma neoplasia que ocorre com mais frequência em indivíduos entre 10 e 40 anos, predominantemente em homens e tipicamente na mandíbula posterior. No passado, era considerado uma aberração do desenvolvimento. Sabe-se agora que possui aberrações cromossômicas clonais e muitas vezes apresenta mutações com perda de função em genes supressores tumorais, entre os quais *PTCH1*. Como se poderia esperar, os indivíduos com *síndrome do carcinoma basocelular nevoide*, que é causada por mutações na linhagem germinativa de *PTCH1*, estão em maior risco para ceratocisto odontogênico. No exame histológico, o revestimento do cisto consiste em uma fina camada de epitélio

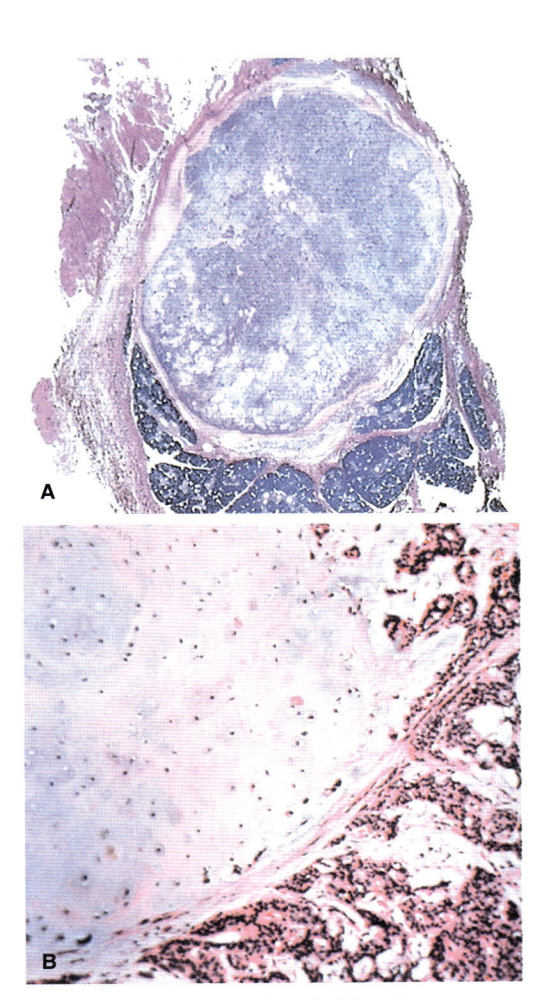

Figura 13.6 Adenoma pleomórfico. **A.** Vista de pequeno aumento mostrando uma neoplasia bem demarcada com o parênquima da glândula salivar normal adjacente corado profundamente. **B.** Vista de grande aumento mostrando células epiteliais e células mioepiteliais dentro do material da matriz condroide.

escamoso queratinizado com uma proeminente camada de células basais. É localmente agressivo e apresenta elevada taxa de recidiva. O tratamento requer uma completa remoção cirúrgica.

O *cisto periapical* tem etiologia inflamatória. Essa lesão comum ocorre no ápice do dente em consequência de uma pulpite de longa duração, que pode ser causada por cárie avançada ou trauma. A necrose do tecido pulpar pode atravessar a extensão da raiz e sair no ápice do dente dentro do osso alveolar circundante, induzindo um abscesso periapical. Com o tempo, pode se desenvolver um tecido de granulação (com ou sem revestimento epitelial). As lesões inflamatórias periapicais persistem em face de infecção bacteriana ou tecido necrótico na área. O tratamento bem-sucedido consiste na remoção completa do material agressor seguido de restauração ou extração do dente.

Os *tumores odontogênicos* constituem um complexo grupo de lesões com aparências histológicas e comportamentos clínicos diversos. A maioria consiste em neoplasias benignas ou malignas. São derivados do epitélio odontogênico ou do ectomesênquima, ou de ambos. As duas neoplasias mais comuns e clinicamente significativas são o ameloblastoma e o odontoma.

O *ameloblastoma* surge do epitélio odontogênico. É tipicamente cístico, de crescimento lento, e, apesar de ser localmente invasivo, tem um curso indolente. Os cistos são revestidos por um epitélio colunar em paliçada que algumas vezes sofre diferenciação escamosa e está sobrejacente a um estroma frouxo com células estreladas. O *odontoma*, tipo mais comum de tumor odontogênico, surge do epitélio, mas mostra extensas deposições de esmalte e de dentina. A cura ocorre com a excisão local.

ESÔFAGO

O esôfago desenvolve-se a partir da porção cranial do intestino anterior. É um tubo muscular oco e altamente distensível que se estende da epiglote até a junção gastresofágica, que está localizada imediatamente acima do diafragma. As doenças adquiridas do esôfago vão desde cânceres letais até uma "azia" persistente em decorrência do refluxo gastresofágico que pode ser crônica e incapacitante ou simplesmente um incômodo ocasional.

DOENÇAS OBSTRUTIVAS E VASCULARES

Obstrução mecânica

Atresia, fístulas e duplicações podem ocorrer em qualquer parte do trato gastrintestinal, incluindo o esôfago. Quando envolvem o esôfago, são descobertas logo após o nascimento, normalmente em razão de regurgitação durante a alimentação, indicando a necessidade de imediato reparo cirúrgico. A ausência, ou agenesia, do esôfago é extremamente rara; a atresia, em que um cordão fino e não canalizado substitui um segmento do esôfago, é mais comum. Ocorre com mais frequência na bifurcação traqueal ou próximo dela, e geralmente está associada à fístula que conecta as bolsas esofágicas superior ou inferior a um brônquio ou à traqueia. Essa conexão anormal pode resultar em aspiração, sufocação, pneumonia ou em graves desequilíbrios hidreletrolíticos.

A estenose esofágica pode ser congênita ou (com mais frequência) adquirida. Quando adquirida, o estreitamento em geral é causado por um espessamento fibroso da submucosa e pela atrofia da muscular própria em decorrência de inflamação e formação de tecido cicatricial secundária a refluxo gastresofágico crônico, esclerose sistêmica, irradiação, ingestão de agentes cáusticos, ou outras formas de lesão grave. A estenose associada à disfagia geralmente é progressiva: a dificuldade em ingerir sólidos quase sempre ocorre muito antes de aparecerem os problemas de deglutição de líquidos.

Obstrução funcional

A entrega eficiente de alimentos e líquidos para o estômago requer ondas coordenadas de contrações peristálticas. A *dismotilidade esofágica* interfere nesse processo e pode assumir várias formas, todas caracterizadas por contração ou espasmo descoordenado da muscular. Isso aumenta o estresse da parede esofágica; por essa razão, o espasmo também pode causar a formação de pequenos divertículos. Dependendo da natureza das anormalidades contráteis, a dismotilidade esofágica pode ser separada em várias formas.

A acalasia caracteriza-se pela tríade de relaxamento incompleto do esfíncter esofágico inferior (EEI), aumento dos tônus do EEI e aperistaltismo esofágico. A acalasia primária é causada pela degeneração dos neurônios inibidores esofágicos distais e é, por definição, idiopática. A perda de inervação neural por dano ao interior do esôfago, ao nervo vago extraesofágico ou ao núcleo motor dorsal do vago pode levar à acalasia secundária. Isso ocorre na doença de Chagas, em que a infecção por *Trypanosoma cruzi* causa destruição do plexo mientérico, falha de relaxamento do EEI e dilatação esofágica. Como mencionado no Capítulo 9, *T. cruzi* é uma importante causa de miocardite nas Américas do Sul e Central. A doença semelhante à acalasia pode também ser causada por neuropatia autonômica diabética; distúrbios infiltrativos, como malignidade, amiloidose ou sarcoidose; e lesões dos núcleos motores dorsais, que podem se dever à poliomielite ou à ablação cirúrgica.

Ectopia

Os tecidos ectópicos (restos embriológicos) são comuns no trato gastrintestinal. O local mais frequente da mucosa gástrica ectópica é o terço superior do esôfago, onde é referida como *mucosa gástrica heterotópica*. Embora esse tecido geralmente seja assintomático, o ácido liberado pela mucosa gástrica ectópica pode levar a disfagia, esofagite, esôfago de Barrett ou, em algumas poucas ocasiões, adenocarcinoma. A *heterotopia gástrica*, que consiste em segmentos de mucosa gástrica ectópica no intestino delgado (p. ex., no interior de um *divertículo de Meckel*, um remanescente do duto onfalomesentérico que está presente em aproximadamente 2% dos indivíduos) ou no cólon, pode apresentar-se com perda de sangue oculto decorrente de lesão local causada pela secreção de ácido.

Varizes esofágicas

Antes de retornar ao coração, o sangue venoso do trato gastrintestinal é entregue ao fígado pela veia porta. Esse padrão circulatório é responsável pelo efeito de primeira passagem em que os fármacos e outros materiais absorvidos nos intestinos são processados pelo fígado antes de entrarem na circulação sistêmica. **As doenças que impedem o fluxo de sangue portal causam hipertensão portal e podem levar ao desenvolvimento de varizes esofágicas, uma importante causa de sangramento massivo potencialmente fatal.**

Patogênese. Um dos poucos locais onde as circulações venosas esplâncnica e sistêmica se comunicam é o esôfago. A hipertensão portal induz o desenvolvimento de canais colaterais que permitem que o sangue portal se desvie para dentro do sistema cava. Entretanto, a elevação do fluxo sanguíneo aumenta e dilata os plexos venosos subepitelial e submucoso no interior do esôfago distal. Esses vasos, denominados *varizes*, desenvolvem-se em 50% dos pacientes com cirrose, na maioria das vezes em associação com a doença hepática relacionada ao álcool. No mundo todo, a esquistossomose hepática é a segunda causa mais comum de varizes. O Capítulo 14 apresenta considerações mais detalhadas sobre a hipertensão porta.

Capítulo 13 Cavidade Oral e Trato Gastrintestinal 505

> **Morfologia**
>
> As varizes são detectadas muitas vezes durante a endoscopia (Figura 13.7 A e B) e aparecem como veias dilatadas tortuosas dentro das submucosas do esôfago distal e do estômago proximal (Figura 13.7 C e D). A mucosa sobrejacente pode estar intacta ou ulcerada e necrótica, particularmente no caso de uma ruptura.

Características clínicas. Muitas vezes, as varizes são assintomáticas, mas sua ruptura pode levar à hematêmese massiva e à morte, e constitui uma emergência médica. Apesar da intervenção, até 20% dos pacientes vão a óbito no primeiro episódio de sangramento, seja em consequência direta da hemorragia ou por coma hepático desencadeado por choque hipovolêmico e distúrbios metabólicos. Nos pacientes sobreviventes, ocorrem outros episódios de hemorragia, cada um potencialmente fatal, em até 60% dos casos.

ESOFAGITE

Lacerações esofágicas

As lacerações esofágicas mais comuns são as *lacerações de Mallory-Weiss*, muitas delas induzidas por graves ânsias de vômito ou vômitos. Normalmente, um relaxamento reflexo da musculatura gastresofágica precede a onda contrátil antiperistáltica associada ao vômito. Esse

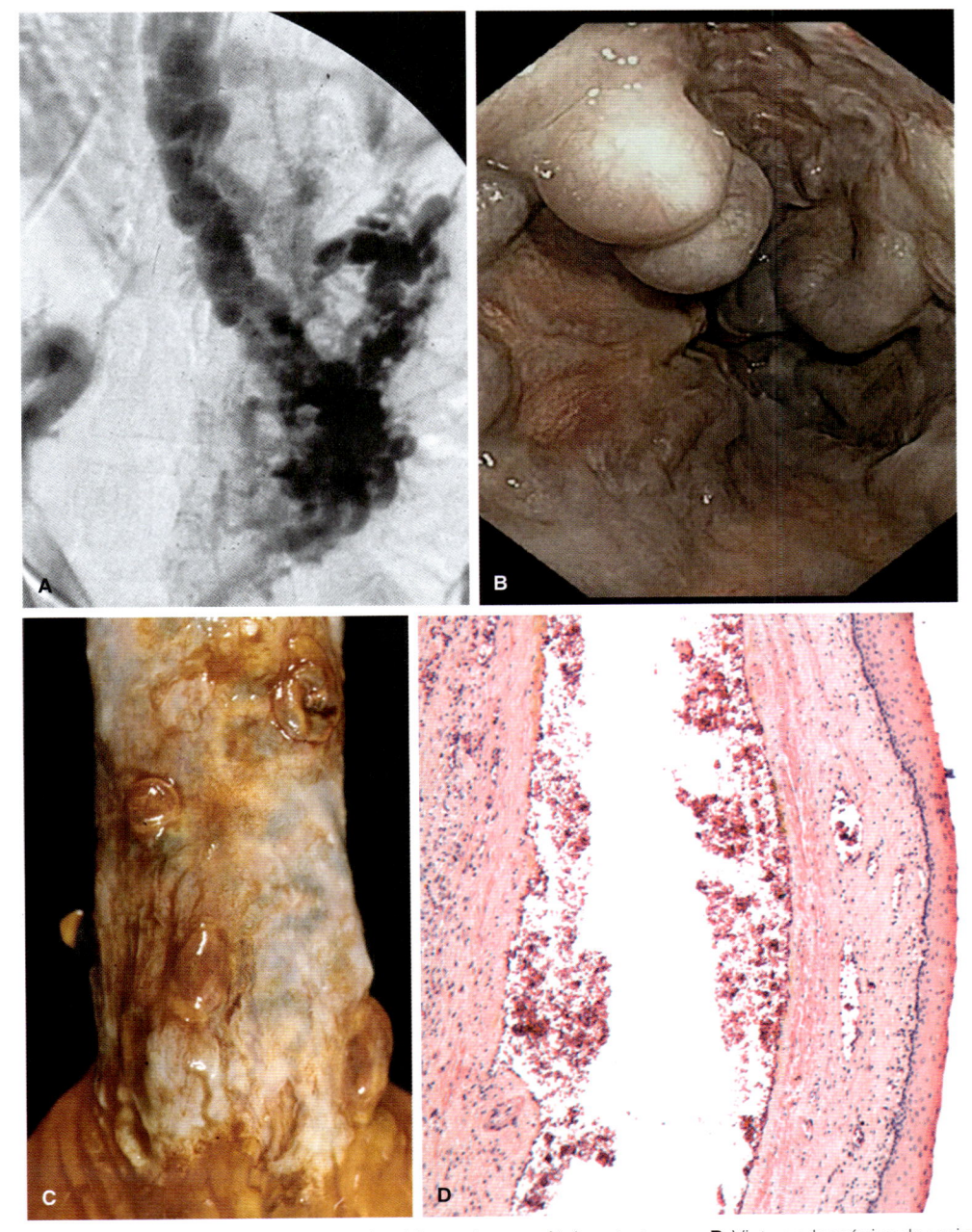

Figura 13.7 Varizes esofágicas. **A.** Angiograma mostrando várias varizes esofágicas tortuosas. **B.** Vista endoscópica de varizes esofágicas prontamente visíveis como proeminentes vasos submucosos. **C.** Varizes que sofreram colapso estão presentes nessa amostra *post mortem* que corresponde ao angiograma em (**A**). As áreas polipoides são locais de hemorragia varicial que foram ligadas com bandas elásticas. **D.** Varizes dilatadas sob a mucosa escamosa intacta.

relaxamento pode falhar durante o vômito prolongado e, consequentemente, os conteúdos do refluxo gástrico podem causar estiramento e laceração da parede esofágica. Normalmente, os pacientes apresentam hematêmese.

As lacerações aproximadamente lineares da síndrome de Mallory-Weiss são orientadas em sentido longitudinal e em geral atravessam a junção gastresofágica (Figura 13.8 A). Em geral, essas lacerações superficiais cicatrizam rapidamente sem intervenção. Em contrapartida, as lacerações esofágicas transmurais (*síndrome de Boerhaave*) resultam em mediastinite grave e em geral exigem intervenção cirúrgica imediata.

Esofagite química e lesão esofágica iatrogênica

A mucosa escamosa estratificada do esôfago pode ser danificada por vários irritantes, tais como álcool, ácidos corrosivos ou álcalis, líquidos excessivamente quentes e tabagismo pesado. Os medicamentos em pílulas ou comprimidos, com mais frequência a doxiciclina e os bifosfonatos, podem aderir ao revestimento esofágico e se dissolver no esôfago, em vez de passar imediatamente para o interior do estômago, o que resulta em *esofagite medicamentosa* ou *induzida por pílulas*. A esofagite por lesão química geralmente causa apenas uma dor autolimitante, em especial odinofagia (dor à deglutição).

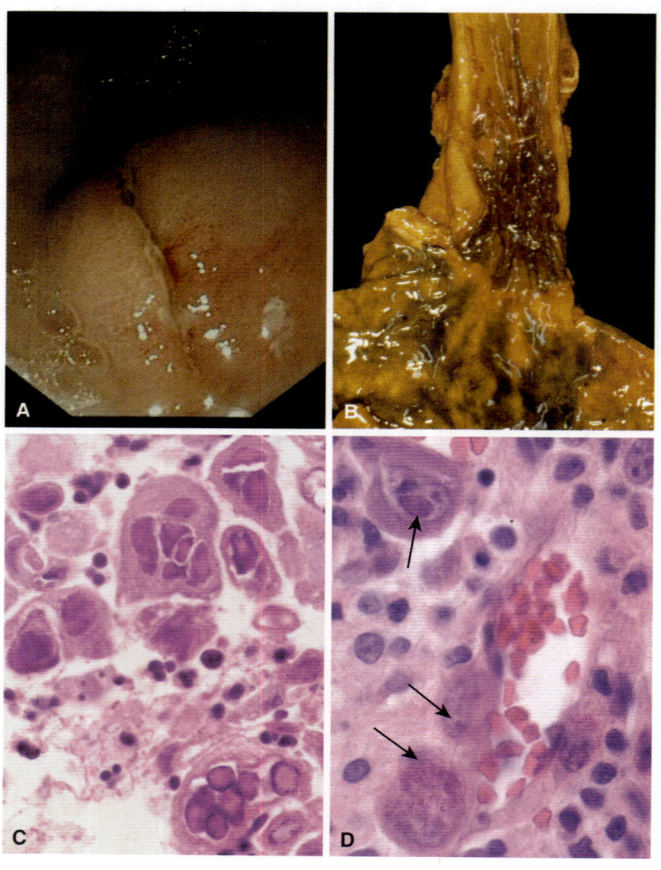

Figura 13.8 Esofagite traumática e viral. **A.** Vista endoscópica de uma laceração de Mallory-Weiss em orientação longitudinal. Essas lacerações superficiais podem variar de milímetros a vários centímetros de comprimento. **B.** Amostra *post mortem* com múltiplas úlceras herpéticas no esôfago distal. **C.** Células escamosas multinucleadas contendo inclusões nucleares do herpes-vírus. **D.** Células endoteliais infectadas pelo citomegalovírus com inclusões nucleares e citoplasmáticas (*setas*). (A imagem endoscópica é uma cortesia do Dr. Ira Hanan, The University of Chicago, Chicago, Illinois.)

Nos casos graves, podem ocorrer hemorragia, estenose ou perfuração. A lesão esofágica iatrogênica pode ser causada por quimioterapia citotóxica, radioterapia ou doença do enxerto *versus* hospedeiro. As alterações morfológicas são inespecíficas, e consistem em ulceração e inflamação aguda. A irradiação também causa danos ao vaso sanguíneo, o que acrescenta um elemento de lesão isquêmica.

Esofagite infecciosa

A esofagite infecciosa pode ocorrer em indivíduos que, sob outros aspectos, são saudáveis, porém é mais frequente naqueles que se encontram debilitados ou imunocomprometidos. Nesses pacientes, é comum a infecção esofágica pelo herpes-vírus simples, pelo citomegalovírus (CMV), ou por microrganismos fúngicos. Dentre os fungos, *Candida* é o patógeno mais comum. O esôfago também pode estar envolvido nas doenças cutâneas descamativas, como o penfigoide bolhoso e a epidermólise bolhosa, e raramente a doença de Crohn.

A infecção por fungos ou bactérias pode ser primária ou complicar uma úlcera preexistente. Bactérias orais não patogênicas são frequentemente encontradas nos leitos das úlceras, enquanto os microrganismos patogênicos, responsáveis por cerca de 10% dos casos de esofagite infecciosa, podem invadir a lâmina própria e causar necrose da mucosa sobrejacente. A candidíase caracteriza-se por pseudomembranas aderentes branco-acinzentadas compostas de hifas fúngicas densamente emaranhadas e células inflamatórias cobrindo a mucosa esofágica e semelhantes às observadas na cavidade oral.

A aparência endoscópica proporciona muitas vezes um indício sobre a identidade do agente infeccioso na esofagite viral. O herpesvírus simples (HSV, do inglês *herpes simplex virus*) geralmente produz úlceras perfuradas (ver Figura 13.8 B) e a análise histopatológica mostra inclusões virais nucleares dentro de uma margem de células epiteliais degenerativas na borda da úlcera (ver Figura 13.8 C). Em contraste, o CMV causa ulcerações mais superficiais. A biopsia das lesões pelo CMV mostra as características inclusões nucleares e citoplasmáticas dentro das células endoteliais e das células estromais (ver Figura 13.8 D). A coloração imuno-histoquímica para antígenos de HSV e CMV pode ser uma ferramenta diagnóstica útil.

Esofagite de refluxo

O refluxo dos conteúdos gástricos é a causa mais frequente de esofagite e a doença gastrintestinal de apresentação mais comum em pacientes em situação ambulatorial nos EUA. A condição clínica associada é denominada *doença do refluxo gastresofágico* (*DRGE*). O epitélio escamoso estratificado do esôfago é resistente à abrasão dos alimentos, mas é sensível ao ácido. A proteção da mucosa contra o ácido é proporcionada pela mucina e pelo bicarbonato secretados das glândulas submucosas nas porções proximal e distal do esôfago. Mais importante, o elevado tônus do EEI protege contra o refluxo de conteúdos gástricos ácidos, que estão sob pressão positiva.

Patogênese. **O refluxo dos líquidos gástricos é central ao desenvolvimento de lesão à mucosa na DRGE.** Em alguns casos, o refluxo biliar duodenal pode exacerbar o dano. As condições que diminuem o tônus do EEI ou aumentam a pressão abdominal contribuem para a DRGE e incluem álcool e tabagismo, obesidade, depressores do sistema nervoso central, gravidez, hérnia de hiato (discutida adiante), retardo no esvaziamento gástrico (gastroparesia), e aumento do volume gástrico. Em muitos casos, nenhuma causa definitiva do refluxo é identificada.

> **Morfologia**
>
> Na endoscopia, o eritema pode ser a única alteração. Na DRGE leve, muitas vezes a histologia da mucosa é pouco notável. Com a doença mais significativa, os eosinófilos são recrutados para a mucosa escamosa, seguidos dos neutrófilos, que normalmente estão associados a lesão mais grave (Figura 13.9 A). Pode-se também observar hiperplasia da zona basal e alongamento das papilas da lâmina própria.

Características clínicas. A DRGE é mais comum nos indivíduos com mais de 40 anos. Os sintomas preponderantes são: azia, disfagia e, com menos frequência, regurgitação perceptível de conteúdos gástricos ácidos. Em algumas poucas ocasiões, a DRGE crônica é pontuada por crises de uma intensa dor no peito que pode ser confundida com doença cardíaca. O tratamento com inibidores da bomba de prótons reduz a acidez gástrica e tipicamente proporciona alívio sintomático. Embora a gravidade dos sintomas não esteja estreitamente relacionada com o grau de alteração histológica, este tende a aumentar com a duração da doença. As complicações incluem ulceração esofágica, hematêmese, melena, desenvolvimento de estenose e esôfago de Barrett, uma lesão precursora do carcinoma esofágico (ver adiante).

A *hérnia de hiato* também está associada ao refluxo esofágico. Caracteriza-se pela separação dos pilares do diafragma, ou crura diafragmática, e pela protrusão do estômago no interior do tórax através da lacuna resultante. As hérnias de hiato congênitas são identificadas em lactentes e crianças, porém muitas são adquiridas em fase tardia da vida. São sintomáticas em menos de 10% dos adultos. Como a hérnia de hiato pode levar à incompetência do EEI, quando presente, os sintomas em geral se assemelham aos da DRGE.

Esofagite eosinofílica

A esofagite eosinofílica é um distúrbio imunológico crônico caracterizado clinicamente por sintomas relacionados com a disfunção esofágica e histologicamente pela presença de inflamação eosinofílica. Nos adultos, os sintomas incluem impactação de alimentos e disfagia, e nas crianças intolerância à alimentação ou sintomas semelhantes aos da DRGE. A principal característica histológica é a infiltração epitelial por um grande número de eosinófilos, sobretudo superficialmente (ver Figura 13.9 B) e em locais distantes da junção gastresofágica. Sua abundância pode auxiliar na diferenciação entre esofagite eosinofílica da DRGE, doença de Crohn e outras causas de esofagite. Endoscopicamente, os anéis evidentes nas porções superior e média do esôfago (ver Figura 13.9 C) também podem ajudar a distinguir entre esofagite eosinofílica e DRGE. Os pacientes com esofagite eosinofílica geralmente são refratários ao tratamento com inibidor da bomba de prótons. A maioria dos pacientes é atópica, e muitos têm dermatite atópica, rinite alérgica, asma ou modesta eosinofilia periférica. O tratamento inclui restrições dietéticas para evitar a exposição a alérgenos alimentares (p. ex., leite de vaca, produtos de soja) e corticosteroides.

Esôfago de Barrett

O esôfago de Barrett é uma complicação da DRGE crônica que se caracteriza por metaplasia intestinal da mucosa esofágica e maior risco de desenvolvimento de adenocarcinoma. A incidência do esôfago de Barrett está aumentando: estima-se que ocorra em até 10% dos indivíduos com DRGE sintomática. Geralmente, os pacientes apresentam-se entre 40 e 60 anos, e os homens são mais afetados que as mulheres. Os estudos moleculares indicam que o epitélio de Barrett compartilha muitas mutações condutoras (*driver*) adquiridas com o adenocarcinoma, o que é compatível com a visão de que o esôfago de Barrett é um precursor do câncer. Em conformidade com essa linha de pensamento, a displasia epitelial, considerada uma lesão precursora, desenvolve-se em 0,2 a 1% dos indivíduos com esôfago de Barrett a cada ano; sua incidência aumenta com a duração dos sintomas e o avanço da idade do paciente. Embora a maioria dos adenocarcinomas esofágicos esteja associada ao esôfago de Barrett, a maioria dos indivíduos com esôfago de Barrett não desenvolve câncer esofágico.

> **Morfologia**
>
> O esôfago de Barrett é reconhecido por via endoscópica como linguetas ou fragmentos de mucosa aveludada avermelhada que se estendem para cima a partir da junção gastresofágica (Figura 13.10 A). Essa mucosa metaplásica

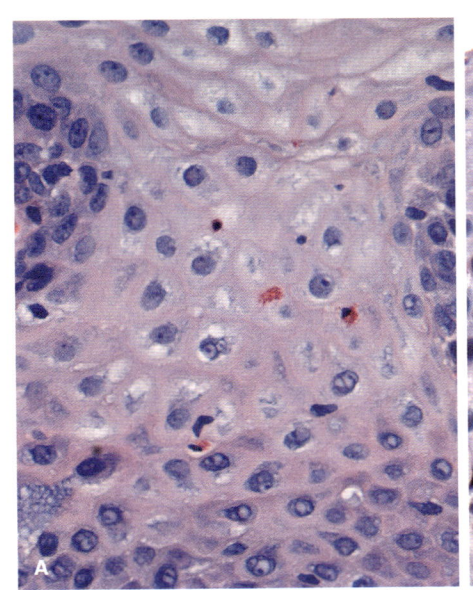

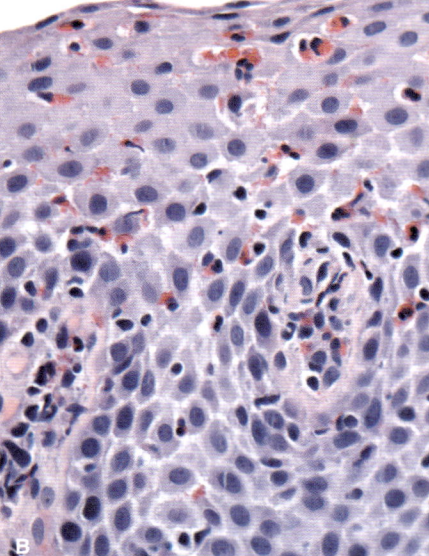

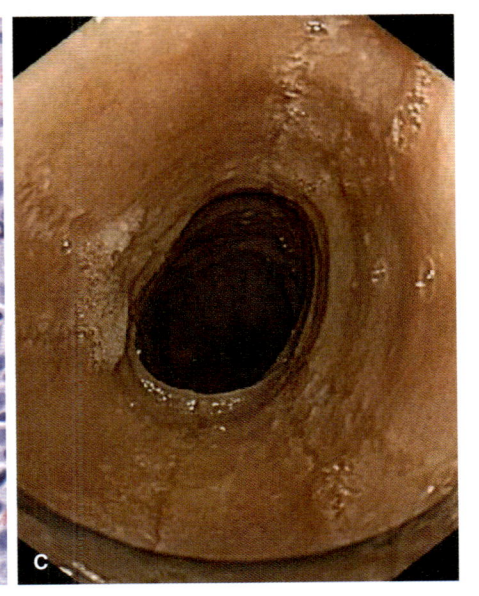

Figura 13.9 Esofagite. **A.** Esofagite de refluxo com eosinófilos intraepiteliais dispersos. **B.** Esofagite eosinofílica com numerosos eosinófilos intraepiteliais e microabscessos eosinofílicos dispersos. **C.** A endoscopia revela anéis circunferenciais no esôfago proximal deste paciente com esofagite eosinofílica. (A imagem endoscópica é uma cortesia do Dr. Ira Hanan, The University of Chicago, Chicago, Illinois.)

alterna-se com uma mucosa escamosa lisa residual, rosa-clara ou acinzentada (câncer esofágico) proximalmente e faz interface com uma mucosa colunar marrom-clara (gástrica) distalmente (Figura 13.10 B e C). Os endoscópios de alta resolução aumentaram a sensibilidade na detecção do esôfago de Barrett.

A característica definidora da metaplasia intestinal é a presença de células caliciformes que possuem distintos vacúolos de mucina que coram em azul pálido por hematoxilina e eosina (H&E) e conferem o formato de um cálice de vinho ao citoplasma remanescente (ver Figura 13.10 C). Com base nos critérios morfológicos, a displasia é classificada como de baixo ou de alto grau.

Características clínicas. O diagnóstico de esôfago de Barrett geralmente é sugerido pelos sintomas de DRGE e requer endoscopia e biopsia. A maioria dos especialistas exige tanto a evidência endoscópica de uma mucosa anormal a mais de 1 cm acima da junção gastresofágica quanto de metaplasia intestinal histologicamente documentada para o diagnóstico de esôfago de Barrett. O tratamento ideal é objeto de debate, porém a maioria dos clínicos recomenda a endoscopia periódica de vigilância com biopsia para a triagem de displasia. A displasia geralmente é tratada e as lesões mais avançadas, incluindo a displasia de alto grau e o carcinoma intramucoso, sempre requerem intervenção terapêutica. As modalidades disponíveis incluem ressecção cirúrgica (*esofagectomia*), ablação por radiofrequência e mucosectomia endoscópica.

NEOPLASIAS ESOFÁGICAS

O adenocarcinoma e o carcinoma de células escamosas são responsáveis pela maioria das neoplasias esofágicas. Em todo o mundo, o carcinoma de células escamosas é mais comum, mas a incidência do adenocarcinoma está aumentando. As neoplasias que são raras não são aqui discutidas.

Adenocarcinoma

O adenocarcinoma esofágico surge geralmente em um contexto de esôfago de Barrett e DRGE de longa duração. O risco de desenvolvimento de adenocarcinoma é maior em pacientes com displasia documentada e naqueles que são tabagistas, obesos, ou foram submetidos anteriormente à radioterapia. Nos EUA, o adenocarcinoma esofágico é sete vezes mais comum em homens do que em mulheres, e é mais comum em indivíduos de descendência europeia. A incidência varia em todo o mundo e ocorre em taxas mais altas nos países ocidentais, como EUA, Reino Unido, Canadá, Austrália e Países Baixos, enquanto as taxas mais baixas ocorrem na Coreia, na Tailândia, no Japão e no Equador. Nos países onde o adenocarcinoma esofágico é mais comum, a incidência aumentou com maior rapidez do que a de qualquer outro câncer. Consequentemente, o adenocarcinoma esofágico, que representava menos de 5% dos cânceres esofágicos antes de 1970, é responsável agora por metade de todos os cânceres esofágicos em alguns países ocidentais, incluindo os EUA. Essa elevação é atribuída principalmente ao aumento da incidência da DRGE e do esôfago de Barrett associado.

Patogênese. **Os estudos moleculares sugerem que a progressão do esôfago de Barrett para o adenocarcinoma ocorre durante um período extenso por meio da aquisição gradual de alterações genéticas e epigenéticas.** Esse modelo é apoiado pela observação de que os clones epiteliais identificados na metaplasia não displásica de Barrett persistem e acumulam mutações durante a progressão para displasia e carcinoma invasivo. Geralmente, nos estádios iniciais do adenocarcinoma esofágico, estão presentes anormalidades cromossômicas e mutação de *TP53*. Acredita-se que outras alterações genéticas e inflamação contribuam para a progressão neoplásica.

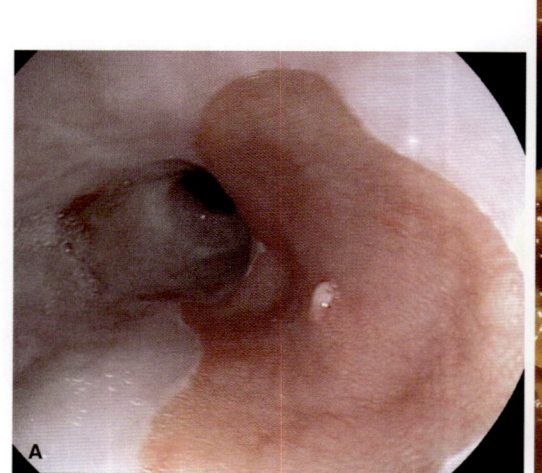

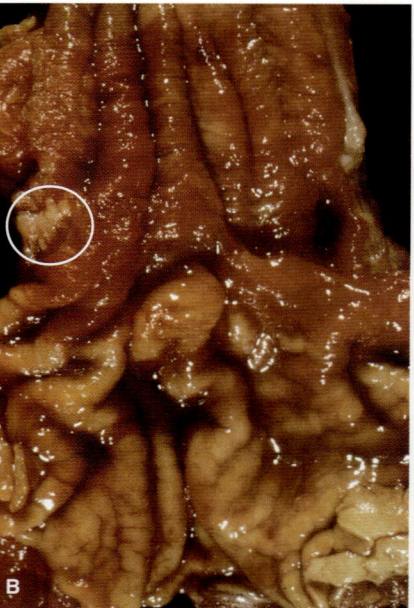

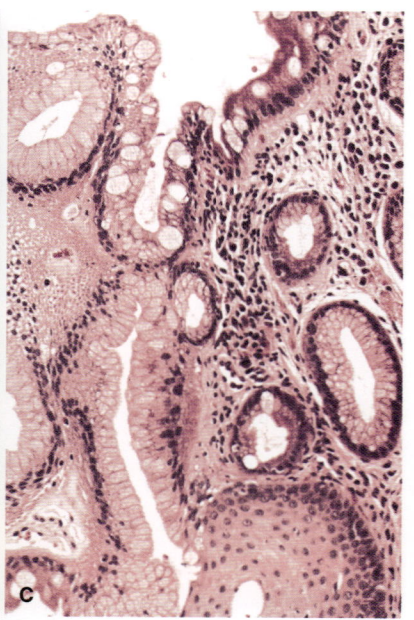

Figura 13.10 Esôfago de Barrett. **A.** Esôfago de Barrett visualizado na endoscopia como um fragmento de mucosa avermelhada. **B.** Imagem macroscópica do esôfago de Barrett (compare com a Figura 13.7 C). Apenas uma área focal de mucosa escamosa mais clara (*círculo*) permanece dentro da mucosa avermelhada, predominantemente metaplásica, do esôfago distal. **C.** Aparência histológica da junção gastresofágica no esôfago de Barrett. Note a transição entre mucosa esofágica escamosa (*parte inferior direita*) e mucosa metaplásica contendo células caliciformes (*parte superior*). (Cortesia da Dra. Priya Kathpalia, University of California at San Francisco, San Francisco, California.)

Morfologia

O adenocarcinoma esofágico ocorre em geral no terço distal do esôfago e pode invadir a cárdia gástrica adjacente (Figura 13.11 A). As lesões iniciais aparecem geralmente como fragmentos planos ou elevados na mucosa que, em outras partes, está intacta, enquanto as neoplasias avançadas tendem a formar grandes massas exofíticas, infiltrado difuso, ou ulceração e invasão profunda. No exame microscópico, em geral, o esôfago de Barrett está presente adjacente à neoplasia. Tipicamente, as neoplasias produzem mucina e formam glândulas (Figura 13.11 B).

Características clínicas. Os pacientes apresentam geralmente dor ou dificuldade na deglutição, perda de peso progressiva, dor no peito, ou vômito. Quando surgem os sinais e os sintomas, a neoplasia muitas vezes já invadiu os vasos linfáticos submucosos. Como resultado do estádio avançado no momento do diagnóstico, a taxa de sobrevida geral em 5 anos é inferior a 25%. Em contraste, a sobrevida em 5 anos aproxima-se de 80% em alguns pacientes com adenocarcinoma limitado à mucosa ou à submucosa.

Carcinoma de células escamosas

Nos EUA, o carcinoma esofágico de células escamosas em geral ocorre em adultos com mais de 45 anos e afeta os homens com uma frequência quatro vezes maior do que as mulheres. Os fatores de risco incluem álcool e tabagismo, lesão esofágica cáustica, acalasia, síndrome de Plummer-Vinson (anemia por deficiência de ferro, disfagia e membranas esofágicas), consumo frequente de bebidas muito quentes e radioterapia anterior para o mediastino. A incidência do carcinoma esofágico de células escamosas pode variar em mais de 100 vezes entre e dentro dos países, sendo mais comum nas áreas rurais e de menos recursos. Os países com incidências mais elevadas são: Irã, China central, Hong Kong, Argentina, Brasil e África do Sul.

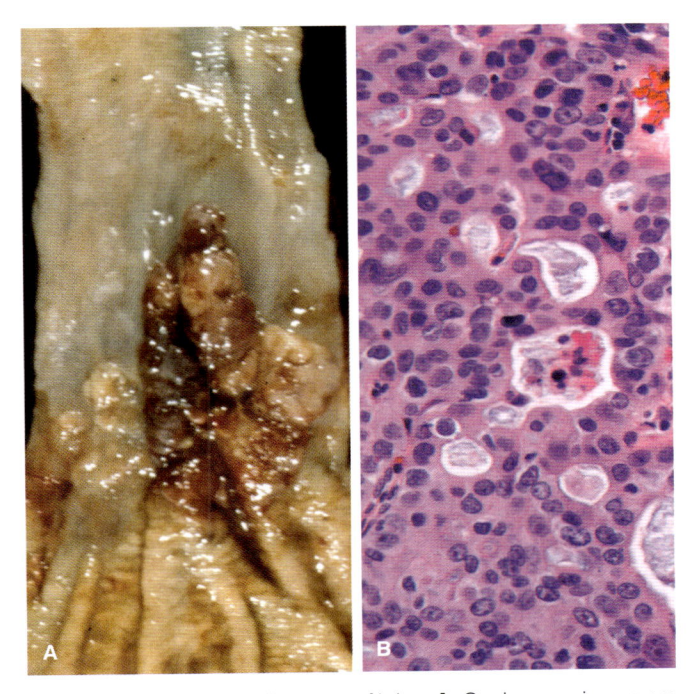

Figura 13.11 Adenocarcinoma esofágico. **A.** O adenocarcinoma em geral ocorre distalmente e, como nesse caso, muitas vezes envolve a cárdia gástrica. **B.** O adenocarcinoma esofágico desenvolve-se sob a forma de glândulas posicionadas justapostas contendo mucina azul-acinzentada.

Patogênese. A maioria dos carcinomas esofágicos de células escamosas na Europa e nos EUA está associada ao uso de álcool e de tabaco, cujos efeitos sinergizam, aumentando o risco. Entretanto, o carcinoma esofágico de células escamosas também é comum em algumas regiões onde o álcool e o tabagismo são raros em decorrência de normas religiosas ou sociais. Nessas áreas, suspeita-se de que deficiências nutricionais e exposição a hidrocarbonetos policíclicos, nitrosaminas e outros compostos mutagênicos, como aqueles encontrados em alimentos contaminados por fungos, sejam os fatores de risco. A infecção pelo HPV também está implicada no carcinoma esofágico de células escamosas nas regiões de alto risco. O sequenciamento do DNA do carcinoma esofágico de células escamosas identificou mutações frequentes em genes reguladores da diferenciação escamosa (p. ex., *TP63* e *NOTCH*) e em genes codificadores dos reguladores de proliferação (p. ex., ciclinas, quinases dependentes de ciclina, RB).

Morfologia

Em contraste com a localização distal da maioria dos adenocarcinomas, metade dos carcinomas de células escamosas ocorre no terço médio do esôfago (Figura 13.12 A). O carcinoma de células escamosas surge de lesões *in situ* que exibem **displasia escamosa**. As lesões iniciais aparecem como pequenos espessamentos branco-acinzentados semelhantes a placas. Ao longo de meses a anos, crescem dentro das massas neoplásicas que podem ser polipoides e se projetam no interior do lúmen, obstruindo-o. Outras neoplasias são lesões ulceradas ou difusamente infiltrativas que se disseminam dentro da parede esofágica, onde podem causar espessamento, rigidez e estreitamento luminal. Esses cânceres podem invadir estruturas circundantes, incluindo a árvore respiratória, causando pneumonia; a aorta, o que muitas vezes causa hemorragia fatal; ou o mediastino e o pericárdio.

A maioria dos carcinomas de células escamosas é de moderada a bem diferenciada (Figura 13.12 B). Independentemente do grau histológico, as neoplasias sintomáticas em geral já invadiram a parede esofágica no momento do diagnóstico. A rica rede linfática submucosa promove uma disseminação circunferencial e longitudinal, podendo estar presentes nódulos neoplásicos intramurais a vários centímetros de distância da massa principal. Os locais de metástases linfonodais variam com a localização da neoplasia: os cânceres no terço superior do esôfago tendem a se disseminar para os linfonodos cervicais; os cânceres no terço médio com mais frequência emitem metástases para os linfonodos mediastinais, paratraqueais e traqueobrônquicos; e aqueles no terço inferior disseminam-se para os linfonodos gástricos e celíacos.

Características clínicas. As manifestações do carcinoma de células escamosas do esôfago aparecem insidiosamente e incluem disfagia, odinofagia (dor ao deglutir) e obstrução. Assim como em outras formas de obstrução esofágica, os pacientes podem se ajustar inconscientemente à obstrução, que aumenta progressivamente, mediante a alteração de sua dieta de alimentos sólidos para líquidos. Podem ocorrer perda de peso extrema e debilitação em consequência de nutrição prejudicada e caquexia associada à neoplasia. Como no adenocarcinoma, hemorragia e sepse podem acompanhar a ulceração neoplásica. Ocasionalmente, o carcinoma de células escamosas nas porções superior e média do esôfago apresenta-se com sintomas causados pela aspiração de alimento por uma fístula traqueoesofágica.

Embora as taxas de sobrevida em 5 anos sejam de 75% para os pacientes com carcinoma esofágico superficial, elas são muito menores para aqueles com neoplasias avançadas. Visto que a maioria das neoplasias é detectada em um estádio avançado, a taxa de sobrevida geral em 5 anos é de apenas cerca de 10%.

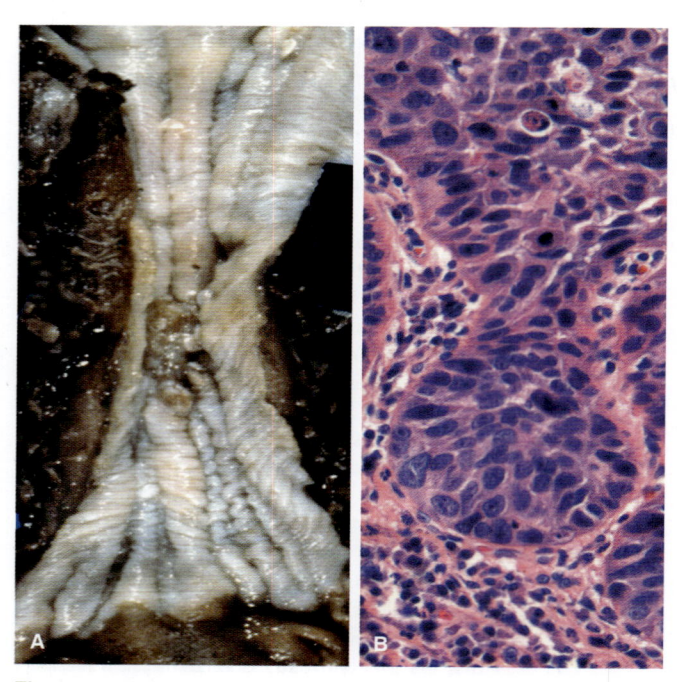

Figura 13.12 Carcinoma esofágico de células escamosas. **A.** O carcinoma de células escamosas é encontrado com mais frequência na porção média do esôfago, onde geralmente causa estrituras. **B.** Carcinoma de células escamosas composto de ninhos de células malignas que se assemelham, em parte, à organização estratificada do epitélio escamoso.

ESTÔMAGO

Os distúrbios do estômago são uma fonte frequente de doença, e as lesões inflamatórias e neoplásicas são as mais comuns. Nos EUA, os sintomas relacionados com a acidez gástrica são responsáveis por quase um terço dos custos dos cuidados de saúde na doença gastrintestinal. Além disso, apesar da decrescente incidência em certos locais, incluindo os EUA, o câncer gástrico continua a ser uma causa significativa de morte em todo o mundo.

O estômago é dividido em quatro principais regiões anatômicas: a cárdia, o fundo, o corpo e o antro. A cárdia é revestida principalmente por *células foveolares* secretoras de mucina que formam glândulas superficiais. As glândulas antrais são semelhantes, mas também contêm células endócrinas, como as *células G* que liberam gastrina para estimular a secreção de ácido luminal pelas *células parietais* no fundo e no corpo gástricos. As glândulas bem desenvolvidas do corpo e do fundo também contêm *células principais*, que produzem e secretam enzimas digestivas como a pepsina.

GASTROPATIA E GASTRITE AGUDA

A gastrite resulta de lesão à mucosa. Quando os neutrófilos estão presentes, a lesão é referida como *gastrite aguda*. Quando a lesão e a regeneração celulares estão presentes, mas as células inflamatórias são raras ou estão ausentes, é aplicado o termo *gastropatia*. Os agentes causadores de gastropatia incluem anti-inflamatórios não esteroides (AINEs), álcool, bile e lesão induzida por estresse. A erosão ou ulceração aguda da mucosa, como as úlceras ou lesões de Curling após a interrupção do fluxo sanguíneo gástrico na hipertensão portal, por exemplo, pode também causar gastropatia que geralmente progride para gastrite. O termo *gastropatia hipertrófica* é aplicado a um grupo específico de doenças, por exemplo, a doença de Ménétrier e a síndrome de Zollinger-Ellison (discutida adiante).

Tanto a gastropatia como a gastrite aguda podem ser assintomáticas ou causar graus variáveis de dor epigástrica, náuseas e vômitos. Nos casos mais graves, pode haver erosão da mucosa, ulceração, hemorragia, hematêmese, melena ou, em algumas poucas ocasiões, perda sanguínea massiva.

Patogênese. O lúmen gástrico normalmente tem um pH próximo de 1 – mais de 1 milhão de vezes mais ácido do que o sangue. Esse ambiente adverso ajuda na digestão, mas tem também potencial para danificar a mucosa. Vários mecanismos evoluíram para proteger a mucosa gástrica contra a "autodigestão" (Figura 13.13). As células foveolares da superfície produzem uma fina camada de muco que é resistente ao ácido e possui um pH neutro em razão da secreção de íons bicarbonato pelas células epiteliais da superfície. Essa camada de muco também protege a mucosa contra o potencial dano físico causado por partículas alimentares. Além disso, quaisquer prótons que se difundam de volta para o interior da lâmina própria são tamponados pelo rico suprimento sanguíneo da mucosa gástrica. Podem ocorrer gastropatia, gastrite aguda e gastrite crônica após a ruptura desses mecanismos de proteção. Dentre as principais causas, estão:

- Os *AINEs* inibem a síntese de prostaglandinas E_2 e I_2 dependente da ciclo-oxigenase (COX), que protegem o revestimento gástrico por meio da estimulação das secreções de muco e de bicarbonato, do fluxo sanguíneo da mucosa e do reparo epitelial
- A lesão gástrica que ocorre nos pacientes urêmicos e naqueles infectados por *H. pylori* secretor de urease pode ser decorrente da inibição dos transportadores gástricos de bicarbonato pelos íons amônio
- Foi sugerido que o *envelhecimento*, que está associado à redução das secreções de mucina e de bicarbonato, explica a maior susceptibilidade dos idosos à gastrite
- A *hipoxemia* e a *diminuição da entrega de oxigênio* podem responder pela maior incidência de gastropatia e gastrite aguda em grandes altitudes
- A *ingestão de substâncias químicas irritantes*, particularmente ácidos ou bases, seja acidentalmente ou em tentativas de suicídio, leva a um grave dano à mucosa gástrica em consequência de lesão direta às células epiteliais e estromais. O dano celular direto também contribui para a gastrite induzida por consumo excessivo de álcool, uso de AINE e radioterapia. Os agentes que inibem a divisão celular, como aqueles usados na quimioterapia para o câncer, podem causar um dano generalizado à mucosa em consequência de uma renovação epitelial insuficiente.

> **Morfologia**
>
> Pode ser difícil identificar histologicamente a gastropatia e a gastrite aguda, uma vez que a lâmina própria mostra apenas edema moderado e congestão vascular leve. O epitélio superficial está intacto, mas a hiperplasia das células mucosas foveolares tipicamente está presente. Os neutrófilos, os linfócitos e os plasmócitos não são proeminentes.
>
> A presença de neutrófilos acima da membrana basal e em contato com as células epiteliais é anormal em todas as partes do trato gastrintestinal e significa inflamação ativa ou, nesse local, gastrite (em vez de gastropatia). O termo **inflamação ativa** é preferido ao termo inflamação aguda em todo o lúmen do trato gastrintestinal, uma vez que os neutrófilos podem estar presentes tanto nos estados patológicos agudos como crônicos. Com o dano mais grave à mucosa, desenvolvem-se erosões e hemorragia. A hemorragia pode se manifestar como pontilhados escuros em uma mucosa hiperêmica. A presença concomitante de erosão e hemorragia é chamada de **gastrite hemorrágica erosiva aguda**.

Capítulo 13 Cavidade Oral e Trato Gastrintestinal 511

SAUDÁVEL

Forças danificadoras:
Acidez gástrica
Enzimas pépticas

LESÃO

Infecção por *H. pylori*
AINEs
Ácido acetilsalicílico
Tabaco
Álcool
Hiperacidez gástrica
Refluxo duodenogástrico
Retardo no esvaziamento gástrico

ÚLCERA

Muco
Mucosa
Muscular da mucosa
Submucosa

Forças defensivas:
Secreção de muco na superfície
Secreção de bicarbonato no interior do muco
Fluxo sanguíneo na mucosa
Transporte na membrana na superfície apical
Capacidade regenerativa epitelial
Síntese de prostaglandina

EXPOSIÇÕES LESIVAS OU COMPROMETIMENTO DAS DEFESAS

Isquemia
Choque

Resíduos necróticos
Células inflamatórias agudas
Tecido de granulação
Fibrose

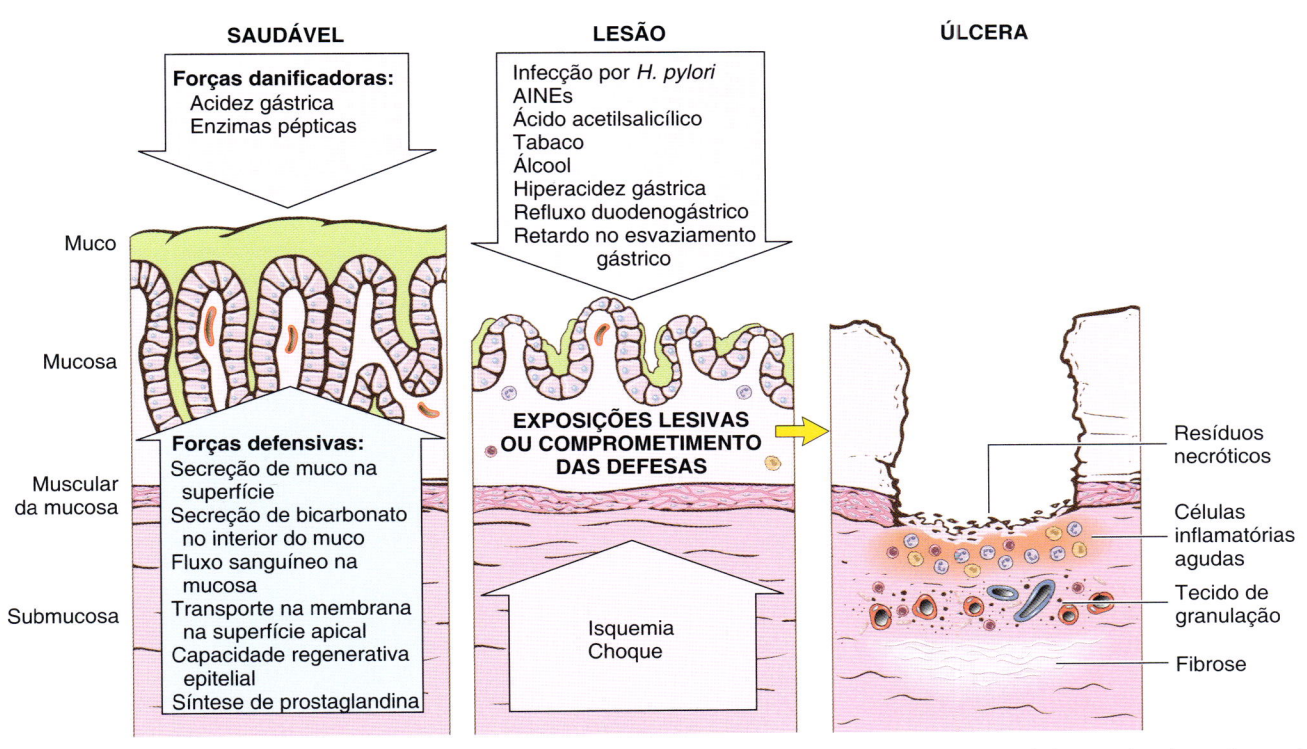

Figura 13.13 Mecanismos de lesão e proteção gástricas. Este diagrama ilustra a progressão de formas leves de lesão até a ulceração passível de ocorrer nas gastrites aguda ou crônica. Dentre as úlceras, encontram-se camadas de resíduos necróticos, inflamação e tecido de granulação; a formação de tecido cicatricial, que se desenvolve com o tempo, está presente apenas nas lesões crônicas. AINEs, anti-inflamatórios não esteroides.

Doença da mucosa relacionada com estresse

A lesão gástrica relacionada com o estresse ocorre nos pacientes com traumatismo grave, queimaduras extensas, doença intracraniana, cirurgia importante, doenças clínicas sérias e outras formas de estresse fisiológico grave. Mais de 75% dos pacientes doentes em estado crítico desenvolvem lesões gástricas visíveis por endoscopia durante os primeiros 3 dias de sua doença. Em alguns casos, as úlceras recebem nomes específicos com base na localização e nas associações clínicas. São exemplos:

- *Úlceras de estresse*, que podem ocorrer nos pacientes doentes em estado crítico, com choque, sepse ou traumatismo grave
- *Úlceras de Curling*, que podem ocorrer no duodeno proximal de indivíduos que sofreram queimaduras graves ou traumatismo
- *Úlceras de Cushing*, que podem ocorrer no estômago, no duodeno ou no esôfago de pacientes com lesão ao SNC, como o acidente vascular cerebral; nestas úlceras, é alta a incidência de perfuração.

Patogênese. A lesão à mucosa gástrica relacionada com estresse se deve muitas vezes à isquemia causada por hipotensão sistêmica ou ao reduzido fluxo sanguíneo gástrico resultante de vasoconstrição esplâncnica. A diminuição do fluxo sanguíneo parece reduzir a secreção de bicarbonato ao mesmo tempo que reduz também o tamponamento pelo sangue, estabelecendo então o estágio de lesão à mucosa. Nos pacientes gravemente enfermos, a acidose sistêmica pode também contribuir para a lesão à mucosa mediante a redução do pH intracelular das células mucosas. A lesão ao SNC pode levar à formação de úlceras de Cushing por meio da estimulação dos núcleos vagais, que transmitem os impulsos parassimpáticos que promovem a hipersecreção de ácido.

Morfologia

A lesão à mucosa gástrica relacionada com estresse varia de erosões superficiais causadas por um dano epitelial superficial até lesões profundas que penetram a mucosa. As úlceras agudas são redondas e tipicamente têm menos de 1 cm de diâmetro. Em geral, a base da úlcera é corada de marrom a negro pelas hemácias extravasadas digeridas com ácido. Ao contrário das úlceras pépticas, que surgem no contexto de lesão crônica e geralmente são lesões solitárias na interface do corpo com o antro, as úlceras agudas de estresse podem ser encontradas em qualquer parte do estômago e, com frequência, são múltiplas. São nitidamente demarcadas e com mucosa adjacente essencialmente normal, embora possa haver sufusão de sangue dentro da mucosa e da submucosa e alguma reação inflamatória. A formação de tecido cicatricial e o espessamento dos vasos sanguíneos que caracterizam as úlceras pépticas crônicas estão ausentes. A cicatrização com reepitelização completa ocorre dias ou semanas após remoção dos fatores lesivos.

Características clínicas. As úlceras estão associadas a náuseas, vômitos, melena e hematêmese em borra de café. O sangramento proveniente das erosões gástricas ou das úlceras superficiais suficiente para exigir uma transfusão desenvolve-se em 1 a 4% desses pacientes. Outras complicações, incluindo perfuração, também podem ocorrer. A profilaxia com inibidores da bomba de prótons pode atenuar o impacto da ulceração de estresse, porém o determinante mais importante do resultado é a gravidade da condição subjacente.

GASTRITE CRÔNICA

A causa mais comum de gastrite crônica é a infecção pelo bacilo *Helicobacter pylori*. Já a gastrite autoimune, que tipicamente está associada à atrofia gástrica, é a causa mais comum nos pacientes sem infecção por *H. pylori*. O uso crônico de AINE é uma terceira causa importante de gastrite em algumas populações, conforme será discutido adiante. Dentre as causas menos comuns, estão a lesão por radiação e o refluxo biliar crônico.

Os sinais e sintomas associados à gastrite crônica em geral são menos graves, porém mais persistentes do que aqueles da gastrite aguda. Podem ocorrer náuseas e desconforto na porção abdominal superior, algumas vezes com vômitos, mas a hematêmese é rara.

Gastrite por *Helicobacter pylori*

A descoberta da associação do *H. pylori* com a doença ulcerosa péptica revolucionou a compreensão da gastrite crônica. Esses bacilos de formato espiral estão presentes nas amostras de biopsia gástrica de quase todos os pacientes com úlceras duodenais e na maioria daqueles com úlceras gástricas ou gastrite crônica. A infecção aguda por *H. pylori* é subclínica na maioria dos casos, e é a gastrite crônica subsequente que finalmente leva o indivíduo afetado à atenção médica.

Epidemiologia. Nos EUA, a infecção por *H. pylori* está associada a um *status* econômico mais baixo, residência em áreas com precário saneamento básico e nascimento fora dos EUA. A infecção tipicamente é adquirida na infância e pode persistir por toda a vida. Um melhor saneamento básico em muitas áreas provavelmente explica por que as taxas atuais de infecção por *H. pylori* entre indivíduos jovens são acentuadamente menores do que há 30 anos em indivíduos de idade semelhante. Em todo o mundo, as taxas de colonização variam de menos de 10% a mais de 80% em função de idade, geografia e fatores sociais.

Patogênese. Os microrganismos *H. pylori* adaptaram-se ao nicho ecológico proporcionado pelo muco gástrico. Embora o *H. pylori* possa invadir a mucosa gástrica, a colonização parece ser suficiente para produzir a doença. Quatro características estão ligadas à virulência do *H. pylori*:

- *Flagelos*, que permitem o movimento das bactérias em muco viscoso.
- *Urease*, que gera amônia a partir da ureia endógena, elevando então o pH gástrico local em torno dos microrganismos e protegendo as bactérias contra o pH ácido do estômago
- *Adesinas*, que aumentam a aderência bacteriana às células foveolares da superfície
- *Toxinas*, como aquelas codificadas pelo gene A associado à citotoxina (*CagA*, do inglês *cytotoxin-associated gene A*) e *CagE*. Esses fatores parecem estimular a liberação de citocinas como a interleucina 8 (IL-8), um potente fator quimiotático para neutrófilos, e desse modo iniciam e mantêm as respostas imunológicas inatas e adaptativas que levam ao dano à mucosa.

A infecção por *H. pylori* primeiramente se estabelece no antro, onde os microrganismos e a inflamação associada estimulam as células G a liberar gastrina, o que resulta em hiperacidez e maior risco de doença ulcerosa péptica (discutida adiante). Com o tempo, entretanto, em alguns pacientes a infecção dissemina-se e envolve o corpo do estômago, um evento que pode levar à perda de função das células parietais, à atrofia gástrica e à metaplasia intestinal, esta última uma precursora do adenocarcinoma gástrico.

> **Morfologia**
>
> As amostras de biopsia gástrica coradas com H&E ou Giemsa geralmente demonstram *H. pylori* nos indivíduos infectados (Figura 13.14 A); as colorações imuno-histoquímicas específicas para o microrganismo também são úteis. O microrganismo fica concentrado dentro do muco sobrejacente às células foveolares na superfície e às regiões do colo das glândulas. A reação inflamatória inclui um número variável de neutrófilos dentro da lâmina própria, incluindo alguns que atravessam a membrana basal para envolver o epitélio (Figura 13.14 B) e se acumulam no lúmen das fossetas gástricas para criar abscessos nas fossetas. As alterações regenerativas associadas ao reparo do dano à mucosa podem dar origem a **pólipos hiperplásicos**, que são compostos de glândulas foveolares alongados com estroma ativo ou cronicamente inflamado. A lâmina própria superficial inclui grandes quantidades de plasmócitos, muitas vezes em agregados ou lâminas, assim como maiores quantidades de linfócitos e macrófagos. Quando intensos, os infiltrados inflamatórios podem criar pregas rugosas espessas, simulando lesões malignas infiltrativas. A inflamação crônica pode levar ao surgimento de **pólipos inflamatórios**. Geralmente estão presentes agregados linfoides submucosos, alguns com centros germinativos (Figura 13.14 C), e eles representam uma forma induzida de **tecido linfoide associado à mucosa** (MALT, do inglês *mucosa-associated lymphoid tissue*) com potencial para se transformar em linfoma. A **metaplasia intestinal**, que é caracterizada pela presença de células caliciformes e células colunares absortivas (Figura 13.14 D), também pode ocorrer e está associada a aumento do risco de adenocarcinoma gástrico. O *H. pylori* mostra tropismo para o epitélio foveolar gástrico e geralmente não é encontrado nas áreas de metaplasia intestinal, mucosa produtora de ácido do corpo gástrico, ou epitélio duodenal. As biopsias antrais, portanto, são preferidas para a avaliação de gastrite por *H. pylori*.

Características clínicas. Além das identificações histológica e imuno-histoquímica do microrganismo, vários testes diagnósticos foram desenvolvidos, incluindo um teste sorológico não invasivo para anticorpos contra *H. pylori*, um exame de fezes para detecção do microrganismo e o teste respiratório de ureia com base na geração de amônia pela urease bacteriana. As amostras de biopsia gástrica também podem ser analisadas por teste rápido de urease, cultura bacteriana ou ensaio de reação em cadeia da polimerase (PCR, do inglês *polymerase chain reaction*) para detectar o DNA de *H. pylori*. Dentre os tratamentos eficazes, encontram-se as combinações de antibióticos com inibidores da bomba de prótons. Os pacientes com gastrite por *H. pylori* normalmente melhoram após o tratamento, mas pode ocorrer recidiva no caso de erradicação incompleta ou reinfecção.

Gastrite autoimune

A *gastrite autoimune* representa menos de 10% dos casos de gastrite crônica. Diferentemente da gastrite associada ao *H. pylori*, a gastrite autoimune tipicamente poupa o antro e induz atrofia gástrica (Tabela 13.2). A gastrite autoimune caracteriza-se pelos seguintes:

- *Anticorpos para células parietais e fator intrínseco*, que podem ser detectados no soro e nas secreções gástricas
- *Níveis reduzidos de pepsinogênio I sérico*
- *Hiperplasia de células endócrinas antrais*
- *Deficiência de vitamina B_{12}* que leva à anemia perniciosa e a alterações neurológicas
- *Comprometimento da secreção de ácido gástrico (acloridria).*

Patogênese. A gastrite autoimune causa a perda imunomediada de células parietais e subsequentes reduções nas secreções de ácido e de fator intrínseco. Há uma associação com outras doenças autoimunes, o que sugere um fator de risco genético ou ambiental comum. A perda de células parietais é atribuída às células T autorreativas e o soro dos pacientes afetados contém autoanticorpos que bloqueiam a função do fator intrínseco (Capítulo 10). A secreção deficiente de ácido estimula a liberação de gastrina, resultando em hipergastrinemia e hiperplasia das células G produtoras de gastrina

Morfologia

A gastrite autoimune caracteriza-se pelo **dano à mucosa oxíntica (produtora de ácido)** dentro do corpo e do fundo. O dano ao antro e à cárdia tipicamente está ausente ou é leve. Em razão de uma atrofia difusa, a mucosa oxíntica do corpo e do fundo aparece acentuadamente afinada e as pregas rugosas foram perdidas. Os neutrófilos podem estar presentes, mas o infiltrado inflamatório é geralmente composto de linfócitos, macrófagos e plasmócitos, e está centralizado nas glândulas gástricas. A perda de células parietais e principais pode ser extensa, e a **metaplasia intestinal** pode se desenvolver. A hiperplasia de células G secretoras de gastrina está associada a maior risco de tumores carcinoides gástricos, cujas características histológicas são descritas adiante.

Características clínicas. A média etária no momento do diagnóstico é 60 anos e há ligeira predominância feminina. Os pacientes podem apresentar dispepsia ou sintomas relacionados com a deficiência de vitamina B_{12} ou a deficiência de ferro, no caso da última por serem necessários ácido gástrico e enzimas digestivas para uma ótima captação de ferro. Estão uniformemente presentes anticorpos para células parietais e fator intrínseco, enquanto a deficiência de vitamina B_{12} e a anemia perniciosa se desenvolvem apenas em uma minoria de pacientes.

COMPLICAÇÕES DA GASTRITE CRÔNICA

Existem várias complicações importantes da gastrite crônica: doença ulcerosa péptica, atrofia mucosa e metaplasia e displasia intestinais.

Doença ulcerosa péptica

A doença ulcerosa péptica (DUP) está associada geralmente à infecção por *H. pylori* ou ao uso de AINE. Os desequilíbrios das defesas mucosas e das forças danificadoras causadoras de gastrite crônica (ver Figura 13.13) também são responsáveis pela DUP. Nos EUA, o uso de AINE está se tornando a causa mais comum de úlceras gástricas à medida que as taxas de infecção por *H. pylori* caem e o uso de ácido acetilsalicílico em baixa dose aumenta na população idosa. Pode ocorrer DUP em qualquer porção do trato gastrintestinal exposta aos sucos gástricos ácidos, porém é mais comum no antro gástrico e na primeira porção do duodeno. A lesão péptica (induzida por ácido) pode ocorrer no esôfago em consequência de refluxo ácido (DRGE) ou secreção de ácido pela mucosa gástrica ectópica. A lesão péptica no intestino delgado também pode estar associada à heterotopia gástrica, como se pode observar dentro de um divertículo de Meckel.

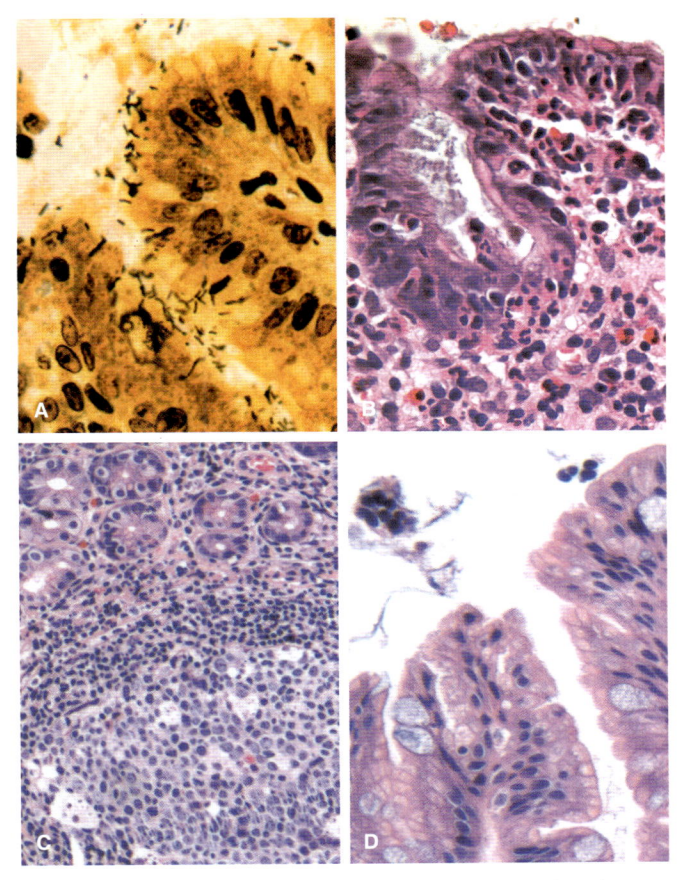

Figura 13.14 Gastrite por *H. pylori*. **A.** Bacilos de *H. pylori* em formato espiral são destacados nessa coloração de prata de Warthin-Starry. Os microrganismos são abundantes dentro do muco na superfície. **B.** Os neutrófilos intraepiteliais e na lâmina própria são proeminentes. **C.** Os agregados linfoides com centros germinativos e os abundantes plasmócitos subepiteliais dentro da lâmina própria superficial são característicos da gastrite por *H. pylori*. **D.** A metaplasia intestinal, reconhecível como a presença de células caliciformes misturadas com epitélio foveolar gástrico, pode se desenvolver e é um fator de risco para adenocarcinoma gástrico.

antral. A falta de fator intrínseco desativa a absorção ileal de vitamina B_{12}, o que leva à deficiência de B_{12} e à anemia megaloblástica, uma doença chamada *anemia perniciosa* (Capítulo 10).

Tabela 13.2 Características das gastrites associada ao *Helicobacter pylori* e autoimune.

Característica	Associada ao *H. pylori*	Autoimune
Localização	Antro	Corpo
Infiltrado inflamatório	Neutrófilos, plasmócitos subepiteliais, centros germinativos	Linfócitos, macrófagos
Produção de ácido	Aumentada a ligeiramente diminuída	Diminuída
Gastrina	Normal a acentuadamente aumentada	Acentuadamente aumentada
Outras lesões	Pólipos hiperplásicos/inflamatórios	Hiperplasia neuroendócrina
Sorologia	Anticorpos para *H. pylori*	Anticorpos para células parietais (H^+, K^+-ATPase, fator intrínseco)
Sequelas	Úlcera péptica, adenocarcinoma, linfoma	Atrofia, anemia perniciosa, adenocarcinoma, tumor carcinoide
Associações	*Status* econômico mais baixo, residência em áreas rurais	Doença autoimune; tireoidite, diabetes, doença de Graves

Epidemiologia. A DUP é comum e uma causa frequente de visitas ao médico em todo o mundo. Mais de 4 milhões de indivíduos nos EUA são tratados para essa condição a cada ano. O risco vitalício de desenvolvimento de uma úlcera é de aproximadamente 10% em homens e de 4% em mulheres.

Patogênese. Mais de 70% dos casos de DUP estão associados à infecção por *H. pylori*; nesses indivíduos, a DUP geralmente se desenvolve em um contexto de gastrite crônica. Como apenas cerca de 5 a 10% dos indivíduos infectados por *H. pylori* desenvolvem úlceras, é provável que os fatores do hospedeiro, assim como a variação entre as cepas de *H. pylori*, contribuam para o desenvolvimento de DUP.

A hiperacidez, que pode ser causada por infecção por *H. pylori*, hiperplasia de células parietais, respostas secretoras excessivas ou perda dos sinais que inibem a secreção de ácido, é central na patogênese da DUP. Por exemplo, a *síndrome de Zollinger-Ellison*, caracterizada por múltiplas ulcerações pépticas no estômago, no duodeno e até no jejuno, é causada pelas neoplasias que produzem gastrina constitutivamente, o que leva à produção massiva de ácido. Dentre os cofatores na ulcerogênese péptica, estão o uso crônico de AINE; o tabagismo, que reduz o fluxo sanguíneo na mucosa e a cicatrização; e os corticosteroides em alta dose, que suprimem a síntese de prostaglandina e comprometem a cicatrização. As úlceras pépticas são mais frequentes nos indivíduos com cirrose relacionada ao álcool, doença pulmonar obstrutiva crônica, insuficiência renal crônica e hiperparatireoidismo. Nas duas últimas condições, a hipercalcemia estimula a produção de gastrina e, portanto, aumenta a secreção de ácido.

> **Morfologia**
>
> As úlceras pépticas são quatro vezes mais comuns no duodeno proximal do que no estômago. As úlceras duodenais ocorrem geralmente a alguns centímetros da válvula pilórica e envolvem a parede duodenal anterior. As úlceras pépticas gástricas localizam-se predominantemente próximas à interface do corpo com o antro. A úlcera péptica clássica é um **defeito** redondo a oval **agudamente perfurado** (Figura 13.15 A e B). A base da úlcera é lisa e limpa em consequência da digestão péptica do exsudato e, no exame histológico, é composta de um tecido de granulação altamente vascularizado (Figura 13.15 C).

Características clínicas. As úlceras pépticas ocorrem com mais frequência em adultos de meia-idade a idosos sem condições precipitantes óbvias além da gastrite crônica. São solitárias em mais de 80% dos pacientes. A maioria das úlceras pépticas se torna objeto de atenção clínica após incidentes de queimação epigástrica ou dolorimento, embora uma fração significativa manifeste complicações como anemia com deficiência de ferro, hemorragia ou perfuração. A dor tende a ocorrer em 1 a 3 horas após as refeições durante o dia, é pior à noite, e é aliviada por álcali ou alimento. Podem estar presentes náuseas, vômitos, distensão abdominal e arrotos. A cura pode ocorrer com ou sem terapia, mas a tendência ao desenvolvimento de outras úlceras permanece.

A DUP causa muito mais morbidade do que mortalidade. Uma variedade de abordagens cirúrgicas foi usada no passado para tratamento da DUP, mas as terapias atuais visam à erradicação do *H. pylori* com antibióticos e à neutralização do ácido gástrico, normalmente com o uso de inibidores da bomba de prótons. Esses esforços reduziram significativamente a necessidade de tratamento cirúrgico, que é reservado primariamente para o tratamento de úlceras com sangramento incontrolável ou perfuração.

Atrofia da mucosa e metaplasia intestinal

A gastrite crônica de longa duração pode estar associada à atrofia da mucosa e à metaplasia intestinal, reconhecida pela presença de células caliciformes. A metaplasia intestinal está fortemente associada ao desenvolvimento de adenocarcinoma gástrico, um risco que pode ser exacerbado pela acloridria de atrofia da mucosa gástrica, pois isso parece permitir o supercrescimento de bactérias produtoras de nitrosaminas carcinogênicas. A metaplasia intestinal causada por gastrite crônica por *H. pylori* pode regredir após a erradicação do microrganismo, mas não está claro se isso reduz o risco de adenocarcinoma.

Displasia

A gastrite crônica expõe o epitélio a um dano por radicais livres relacionado com a inflamação e resulta em contínuas tentativas de reparo, o que leva a maior proliferação epitelial. Com o tempo, isso pode levar ao acúmulo das alterações genéticas que resultam em carcinoma. As lesões pré-invasivas *in situ* podem ser reconhecidas histologicamente como displasia, que é marcada por variações no tamanho, no formato e na orientação das células epiteliais junto com cromatina de textura

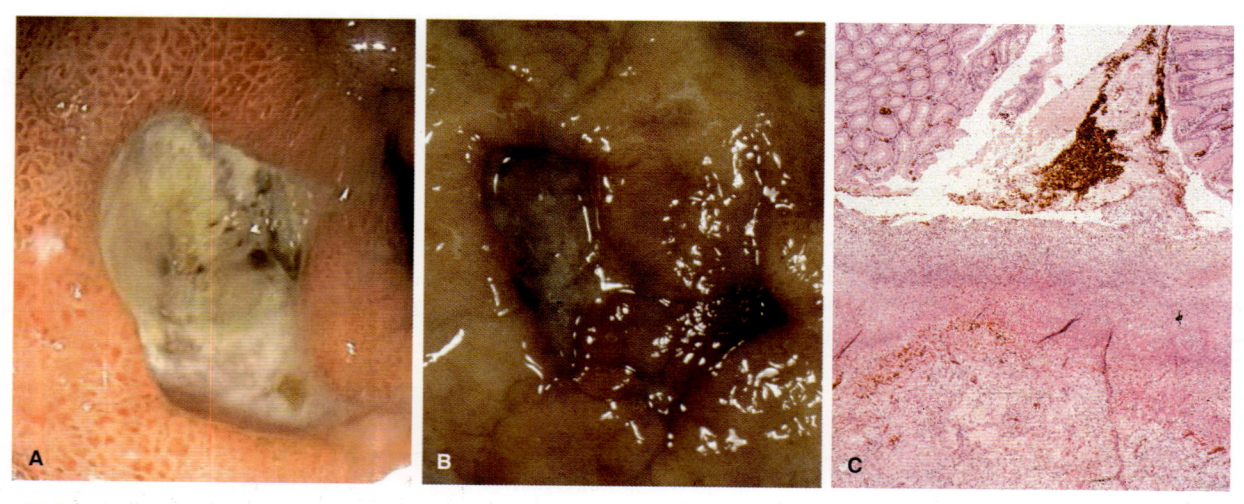

Figura 13.15 Doença ulcerosa péptica. **A.** Vista endoscópica de úlcera antral típica associada ao uso de anti-inflamatório não esteroide (AINE). **B.** Vista macroscópica de uma úlcera similar que foi ressecada em virtude de uma perfuração gástrica apresentando-se como ar livre sob o diafragma. Note as bordas limpas. **C.** A base da úlcera necrótica é composta de tecido de granulação sobreposto por sangue degradado. (A imagem endoscópica é uma cortesia do Dr. Ira Hanan, The University of Chicago, Chicago, Illinois.)

grosseira, hipercromasia e aumento nuclear. Estas se sobrepõem e, algumas vezes, são difíceis de distinguir das alterações regenerativas associadas à lesão.

PÓLIPOS E NEOPLASIAS GÁSTRICOS

Pólipos gástricos

Os pólipos são identificados em até 5% das endoscopias do trato gastrintestinal superior. Embora muitos tipos diferentes de pólipos ocorram no estômago, são descritos aqui apenas os tipos mais comuns.

Pólipos inflamatórios e hiperplásicos

Até 75% dos pólipos gástricos são considerados de origem inflamatória ou hiperplásica. Entretanto, essa distinção é artificial, pois os pólipos inflamatórios e hiperplásicos situam-se nas extremidades opostas do espectro morfológico de uma única entidade com graus variáveis de inflamação. Esses pólipos com mais frequência afetam os indivíduos entre 50 e 60 anos e surgem geralmente em um contexto de gastrite crônica, que inicia a lesão que leva à hiperplasia reativa e à formação de pólipos. Se associados à gastrite por *H. pylori*, os pólipos podem regredir após a erradicação bacteriana. A frequência do desenvolvimento de displasia, uma lesão pré-cancerosa *in situ*, nesses pólipos correlaciona-se com o tamanho: há um aumento significativo de risco com pólipos com mais de 1,5 cm.

Pólipos de glândula fúndica

Os pólipos de glândula fúndica ocorrem esporadicamente e nos indivíduos com polipose adenomatosa familiar (PAF). Os pólipos associados à PAF podem mostrar displasia, mas quase nunca progridem para se tornar malignos. A incidência de lesões esporádicas aumentou acentuadamente em razão do uso disseminado de inibidores da bomba de prótons. Provavelmente, isso resulta do aumento da secreção de gastrina em resposta à redução da acidez, o que leva à hiperplasia glandular impulsionada pela gastrina. Os pólipos de glândula fúndica são quase sempre assintomáticos e, em geral, constituem um achado casual. Esses pólipos bem circunscritos ocorrem em corpo e fundo gástricos, geralmente são múltiplos e compostos de glândulas irregulares dilatadas por cistos e revestidas por células achatadas parietais e principais.

Adenoma gástrico

O adenoma gástrico representa até 10% dos pólipos gástricos e é um importante precursor do adenocarcinoma gástrico. Sua incidência aumenta com o envelhecimento e varia entre as diferentes populações em paralelo com a incidência do adenocarcinoma gástrico. Os pacientes têm normalmente entre 50 e 60 anos e os homens são afetados com uma frequência três vezes maior que as mulheres. Os adenomas gástricos quase sempre ocorrem no contexto de gastrite crônica com atrofia e metaplasia intestinal, e exibem displasia epitelial, que pode ser classificada como de baixo ou alto grau. O risco de desenvolvimento de adenocarcinoma está relacionado com o tamanho do adenoma e é particularmente elevado no caso de lesões com mais de 2 cm de diâmetro. Em geral, o risco de transformação maligna é muito maior do que no caso de pólipos colônicos, e podem estar presentes áreas de carcinoma em até 30% dos adenomas gástricos no momento da excisão.

Adenocarcinoma gástrico

O adenocarcinoma é a malignidade mais comum do estômago, pois é responsável por mais de 90% de todos os cânceres gástricos. Em todo o mundo, estima-se que represente 8% de todas as mortes por câncer. Os sintomas iniciais assemelham-se aos da gastrite crônica e incluem dispepsia, disfagia e náuseas. Consequentemente, o câncer é muitas vezes diagnosticado em estádios avançados, quando as manifestações clínicas, como perda de peso, anorexia, hábitos intestinais alterados, anemia e hemorragia, provocam a avaliação diagnóstica. Há dois tipos de adenocarcinoma gástrico: (1) difuso, caracterizado por células em anel de sinete e crescimento infiltrativo; e (2) intestinal, que tipicamente forma massa ou úlcera e é composto de glândulas malignas. Esses dois tipos têm diferentes etiologias e apresentações.

Epidemiologia. As taxas de câncer gástrico variam acentuadamente com a geografia, e é provável que isso se deva predominantemente a fatores ambientais. A incidência é até 20 vezes maior no Japão, no Chile, na Costa Rica e na Europa Oriental do que na América do Norte, no norte da Europa, na África e no Sudeste Asiático. Isso levou à implementação de programas de triagem endoscópica em idosos em regiões de alta incidência, como Japão e Coreia, os quais se destinam à detecção de cânceres gástricos iniciais, ressecáveis, limitados à mucosa e à submucosa. Notavelmente, a incidência de câncer gástrico é menor em emigrantes japoneses nos EUA do que em japoneses nativos, o que ressalta a importância das exposições ambientais. Os programas de triagem não são custo-efetivos nas regiões onde a incidência é baixa, e menos de 20% dos casos são detectados em um estádio inicial na América do Norte e no norte da Europa.

O câncer gástrico é mais comum nos grupos socioeconômicos com menos recursos e nos indivíduos com atrofia multifocal da mucosa e metaplasia intestinal. A DUP não acarreta maior risco de desenvolvimento de câncer gástrico, mas os pacientes submetidos a gastrectomias parciais por DUP apresentam um risco ligeiramente maior de desenvolver câncer no coto gástrico residual como resultado de hipocloridria, refluxo biliar e gastrite crônica.

Nos EUA e em outros países ocidentais, as taxas de câncer gástrico caíram mais de 85% desde o início do século XX, o que provavelmente reflete menor exposição aos fatores ambientais (p. ex., infecção por *H. pylori* e carcinógenos alimentares) implicados no desenvolvimento de câncer gástrico. Entretanto, a incidência de uma forma de adenocarcinoma gástrico, o câncer da cárdia gástrica, está aumentando. É provável que essa tendência esteja relacionada com o aumento das taxas de esôfago de Barrett e pode refletir a crescente prevalência de obesidade e DRGE crônica nos EUA.

Patogênese. Os cânceres gástricos são geneticamente heterogêneos, mas certas alterações moleculares são encontradas com frequência. Estas serão consideradas primeiro e então será discutido o papel de dois agentes infecciosos: o *H. pylori* e o vírus Epstein-Barr.

- *Mutações*: embora a maioria dos cânceres gástricos não seja hereditária, as mutações identificadas no câncer gástrico familiar proporcionaram importantes descobertas sobre a patogênese dos casos esporádicos. As mutações na linhagem germinativa de *CDH1*, que codifica a E-caderina, uma proteína que contribui para a adesão intercelular epitelial, estão associadas aos cânceres gástricos familiares, geralmente aos do tipo difuso. Note-se que as mutações somáticas em *CDH1* estão presentes em cerca de 50% das neoplasias gástricas difusas esporádicas e a expressão de E-caderina está drasticamente diminuída nas restantes, quase sempre pela metilação do promotor (*promoter*) de *CDH1*. Assim, a perda de função da E-caderina é uma etapa fundamental do desenvolvimento do câncer gástrico difuso. Em contraste, os pacientes com PAF causada por mutações com perda de função na linhagem germinativa do gene da polipose adenomatosa *coli* (*APC*, do inglês *adenomatous polyposis coli*), um regulador negativo da via WNT, estão em maior risco de desenvolvimento de câncer gástrico do tipo intestinal. O câncer gástrico do tipo intestinal esporádico está associado a várias anormalidades genéticas, incluindo as mutações com ganho de função adquiridas na β-catenina, uma proteína que é negativamente regulada pela proteína APC, o que envolve ainda mais a sinalização WNT hiperativa nesse subtipo de carcinoma gástrico. Além disso, as mutações de TP53 estão presentes na maioria dos cânceres gástricos esporádicos de ambos os tipos histológicos, que também exibem amplificação do gene codificador da tirosinoquinase HER2 em aproximadamente 10 a 20% dos casos

- *H. pylori*: a gastrite crônica, com mais frequência decorrente de infecção por *H. pylori*, promove o desenvolvimento e a progressão dos cânceres, um outro exemplo do efeito pró-oncogênico de certos tipos de inflamação crônica (Capítulo 6). Esses efeitos oncogênicos podem estar relacionados com a maior proliferação epitelial em resposta ao dano crônico, com as alterações epigenéticas associadas à metaplasia intestinal e a supressão da imunidade adaptativa local, uma alteração que pode ser observada em tecidos com inflamação crônica

- *Vírus Epstein-Barr* (EBV, do inglês *Epstein-Barr virus*): até 10% dos adenocarcinomas gástricos estão associados à infecção pelo vírus Epstein-Barr (EBV). Embora o papel preciso do EBV no desenvolvimento dos adenocarcinomas gástricos ainda deva ser definido, é notável que os epissomos do EBV nessas neoplasias são clonais, o que apoia a hipótese de que a infecção precede a transformação neoplásica. Além disso, as mutações de TP53 são raras nas neoplasias gástricas positivas para EBV, o que sugere que a patogênese molecular desses cânceres seja distinta daquela de outros adenocarcinomas gástricos. Morfologicamente, as neoplasias positivas para EBV tendem a ocorrer no estômago proximal, geralmente exibem um padrão de crescimento difuso, e estão quase sempre associadas a um acentuado infiltrado linfocítico.

Morfologia

Os adenocarcinomas gástricos são classificados de acordo com a aparência histológica macroscópica em tipos intestinal e difuso. Os **cânceres do tipo intestinal** tendem a ser volumosos (Figura 13.16 A) e compostos de estruturas glandulares, traços estes semelhantes aos dos adenocarcinomas esofágico e colônico. Os adenocarcinomas do tipo intestinal crescem geralmente ao longo de amplas frentes coesas para formar uma massa exofítica ou uma neoplasia ulcerada. As células neoplásicas geralmente contêm vacúolos de mucina apical, e pode estar presente mucina abundante nos lumens da glândula.

Os **cânceres gástricos difusos** mostram um padrão de crescimento infiltrativo (Figura 13.16 B) e são compostos de células descoesas com grandes vacúolos de mucina que expandem o citoplasma e empurram o núcleo para a periferia, criando uma aparência de **células em anel de sinete** (Figura 13.16 C). Essas células permeiam a mucosa e a parede do estômago individualmente ou em pequenos grupos. Pode ser difícil avaliar uma massa no câncer gástrico difuso, mas essas neoplasias infiltrativas geralmente evocam uma reação **desmoplásica** que enrijece a parede gástrica e causa achatamento rugoso difuso que lhe confere a aparência de "garrafa de couro" denominada **linite plástica**.

Características clínicas. O aumento da prevalência de câncer gástrico nas áreas geográficas onde o risco é elevado origina-se do aumento da incidência do tipo intestinal e das lesões precursoras associadas. Nessas áreas geográficas, a média etária de apresentação é de 55 anos e a razão homem:mulher é de 2:1. Em contraste, a incidência de câncer gástrico difuso é relativamente uniforme entre os países, e não há lesões precursoras identificadas; a doença ocorre com frequência semelhante em homens e mulheres. Note-se que a diminuição da incidência do câncer gástrico nos últimos 100 anos aplica-se apenas

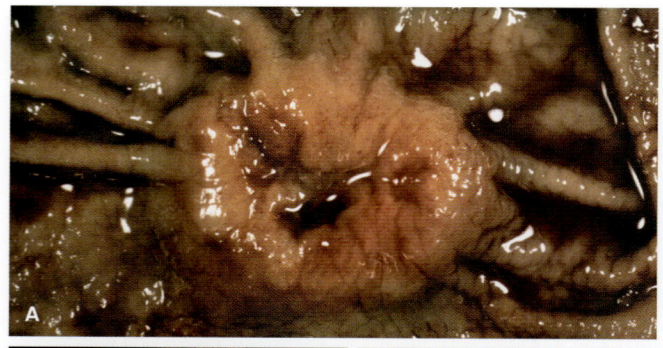

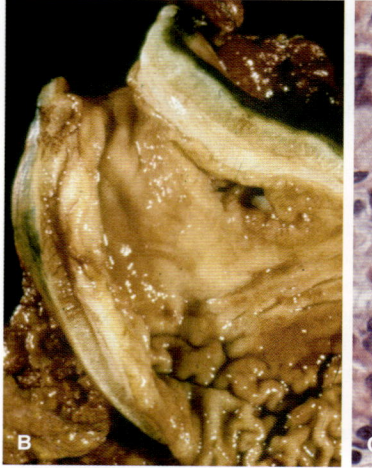

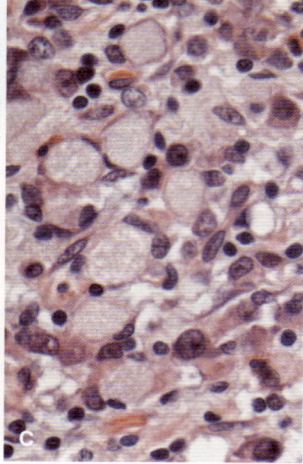

Figura 13.16 Adenocarcinoma gástrico. **A.** Adenocarcinoma do tipo intestinal que consiste em massa elevada com bordas amontoadas e ulceração central. Compare com a úlcera péptica na Figura 13.15 A. **B.** Linite plástica decorrente de adenocarcinoma difuso. A parede gástrica está acentuadamente espessada, e as pregas rugosas em parte se perderam. **C.** Células em anel de sinete no adenocarcinoma difuso com grandes vacúolos citoplasmáticos de mucina e núcleos em forma de crescente e perifericamente deslocados.

ao tipo intestinal, que está associado mais estreitamente à gastrite atrófica e à metaplasia intestinal. Como resultado, atualmente a incidência dos tipos de cânceres gástricos intestinal e difuso é similar em algumas regiões.

A profundidade da invasão e a extensão das metástases linfonodais e distantes no momento do diagnóstico (estádio da neoplasia) são os mais poderosos indicadores do prognóstico. A invasão local de duodeno, pâncreas e retroperitônio é observada com frequência. Quando possível, a ressecção cirúrgica continua a ser o tratamento preferido. Com a ressecção cirúrgica, a taxa de sobrevida em 5 anos para o câncer gástrico inicial pode exceder 90%, mesmo que estejam presentes metástases linfonodais. Entretanto, nos EUA a maioria dos cânceres gástricos é descoberta em estádio avançado, e a taxa de sobrevida geral em 5 anos é inferior a 30%, em grande parte porque os atuais regimes de quimioterapia têm um impacto limitado. Essa situação pode mudar, ao menos um pouco, para melhor com o advento de terapias individualizadas. Por exemplo, os pacientes cujas neoplasias superexpressam a tirosinoquinase HER2 beneficiam-se do tratamento com agentes inibidores da sinalização de HER2.

Linfoma gástrico

Embora os linfomas extranodais possam surgir em praticamente qualquer tecido, eles podem ocorrer com mais frequência no trato gastrintestinal, incluindo o estômago. Nas células-tronco hematopoiéticas alogênicas e nos receptores de transplante de órgão, o intestino também é o local mais frequente de doenças linfoproliferativas de células B positivas para vírus Epstein-Barr. Quase 5% de todas as malignidades gástricas são linfomas primários, e os mais comuns são os linfomas extranodais indolentes de células B da zona marginal. No intestino, essas neoplasias são referidas geralmente como linfomas do tecido linfoide associado à mucosa (MALT). Essa entidade e o segundo linfoma primário mais comum do intestino, o linfoma difuso de grandes células B, são discutidos no Capítulo 10.

Tumor neuroendócrino (carcinoide)

Os tumores neuroendócrinos, também referidos como tumores carcinoides, são neoplasias que surgem das células neuroendócrinas localizadas em muitos órgãos, incluindo o pâncreas endócrino e o intestino. Em alguns casos, essas neoplasias surgem nos quadros em que os hormônios impulsionam a hiperplasia das células neuroendócrinas, como os carcinoides gástricos que ocorrem na gastrite autoimune e na hipergastrinemia associada. A maioria dessas neoplasias é encontrada no trato gastrintestinal com uma ocorrência de mais de 40% no intestino delgado. A árvore traqueobrônquica e os pulmões são os locais subsequentes de envolvimento mais frequente (Capítulo 11). Esses tumores eram chamados historicamente de "carcinoides" porque seu crescimento é mais lento do que o dos carcinomas. A atual classificação da Organização Mundial da Saúde (OMS) refere-se a essas neoplasias neuroendócrinas como de grau baixo ou intermediário. Elas são idênticas às neoplasias em outros locais, como no pulmão, onde mantém o mesmo carcinoide (Capítulo 11). As neoplasias neuroendócrinas de alto grau, denominadas *carcinoma neuroendócrino*, assemelham-se ao carcinoma de pequenas células do pulmão (Capítulo 11) e, no trato gastrintestinal, são mais comuns no jejuno.

> **Morfologia**
>
> As neoplasias neuroendócrinas são massas intramurais ou submucosas que criam pequenas lesões polipoides (Figura 13.17 A). Elas têm aparência macroscopicamente amarelada ou marrom e desencadeiam uma intensa reação desmoplásica passível de causar torção e obstrução do intestino. No exame histológico, elas são compostas de ilhas, trabéculas, filamentos, glândulas ou lâminas de células uniformes com escasso citoplasma granular rosado e um núcleo pontilhado redondo a oval (Figura 13.17 B).

Características clínicas. O pico de incidência das neoplasias neuroendócrinas é na sexta década de vida, mas elas podem aparecer em qualquer idade. Os sintomas são determinados pelos hormônios produzidos por elas. Por exemplo, a *síndrome carcinoide* é causada por substâncias vasoativas secretadas pela neoplasia que levam a rubor cutâneo, sudorese, broncospasmo, dor abdominal em cólica, diarreia e fibrose valvar cardíaca do lado direito. Quando as neoplasias estão confinadas ao intestino, as substâncias vasoativas liberadas são metabolizadas para as formas inativas pelo fígado – um efeito de "primeira passagem" similar ao observado com fármacos orais. Assim, a síndrome carcinoide ocorre em menos de 10% dos pacientes e está fortemente associada à doença hepática metastática.

O mais importante fator prognóstico para os tumores neuroendócrinos gastrintestinais é sua localização:

- Os *tumores neuroendócrinos do intestino anterior* (*carcinoides*) encontrados dentro do estômago, do duodeno proximal ao ligamento de Treitz e do esôfago raramente emitem metástase e em geral são curados por ressecção. Os raros tumores neuroendócrinos produtores de gastrina, também denominados *gastrinomas*, podem apresentar os sintomas relacionados com o aumento da produção de ácido, que incluem dor e/ou sangramento das úlceras gastroduodenais, refluxo esofágico refratário e diarreia por inativação das enzimas pancreáticas por excesso de ácido gástrico. Esses achados numerosos são referidos como *síndrome de Zollinger-Ellison*
- Os *tumores neuroendócrinos do intestino médio* (*carcinoides*) surgem no jejuno e no íleo, geralmente são múltiplos e tendem a ser agressivos. Nesses tumores, a profundidade da invasão local, o tamanho e a presença de necrose e mitoses estão associados a um mau resultado
- Os *tumores neuroendócrinos do intestino posterior* (*carcinoides*) que surgem no apêndice e no cólon/reto geralmente são descobertos de forma casual. Aqueles situados no apêndice ocorrem em qualquer idade e quase uniformemente seguem um curso benigno. As neoplasias retais tendem a produzir hormônios polipeptídicos e podem se manifestar com dor abdominal e perda de peso. Como geralmente são descobertas quando pequenas, a metástase de tumores neuroendócrinos retais é rara.

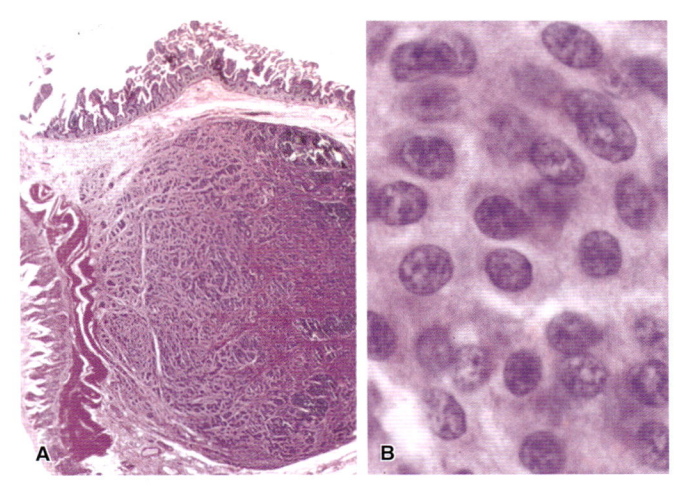

Figura 13.17 Tumor carcinoide gastrintestinal (neoplasia neuroendócrina). **A.** Os tumores carcinoides geralmente se formam como um nódulo submucoso composto de células neoplásicas incrustadas em um tecido fibroso denso. **B.** A alta magnificação mostra a branda citologia que caracteriza os tumores neuroendócrinos. A textura da cromatina com agregados finos e grosseiros geralmente assume um padrão "sal e pimenta".

Tumor estromal gastrintestinal

O tumor estromal gastrintestinal (GIST, do inglês *gastrointestinal stromal tumor*) é a neoplasia mesenquimal mais comum do abdome e seu surgimento é mais frequente no estômago. O termo estromal é um erro histórico, pois se reconhece agora que o GIST surge das células intersticiais de Cajal, as células marca-passo da muscular própria gastrintestinal. Uma ampla variedade de neoplasias mesenquimais também ocorre no estômago. Muitas são denominadas de acordo com o tipo celular com o qual se assemelham mais estreitamente; por exemplo, as neoplasias do músculo liso são chamadas de *leiomiomas* ou *leiomiossarcomas*, as neoplasias da bainha de nervo são denominadas *schwannomas*, e aquelas semelhantes a corpos glômicos nos leitos ungueais e em outros locais são chamadas *tumores glômicos*. Apenas o GIST é frequente o suficiente para merecer uma discussão adicional.

Patogênese. **A mutação condutora mais comum no GIST é uma mutação com ganho de função no gene codificador do receptor da tirosinoquinase KIT**. Ela está presente em 75 a 85% de todos os GISTs.

Outros 8% dos GISTs apresentam mutações que ativam um receptor relacionado com a tirosinoquinase, o receptor do fator de crescimento derivado de plaquetas A (PDGFRA, do inglês *platelet-derived growth factor receptor A*). Por motivos desconhecidos, os GISTs com mutações no *PDGFRA* são representados de maneira excessiva no estômago. As mutações nos genes *KIT* e *PDGFRA* são mutuamente excludentes, o que reflete sua capacidade de ativar as mesmas vias de sinalização a jusante (*downstream*), as quais impulsionam o crescimento celular (Capítulo 6). As mutações na linhagem germinativa desses genes estão presentes nos poucos indivíduos com propensão ao desenvolvimento de múltiplos GISTs, assim como de hiperplasia difusa das células de Cajal.

Nos raros GISTs sem mutações de *KIT* ou de *PDGFRA*, os genes codificadores dos componentes do complexo succinato desidrogenase (SDH) mitocondrial são afetados com mais frequência. Essas mutações resultam em perda de função do SDH e conferem maior risco tanto para GIST como para paraganglioma. Geralmente é herdado um alelo mutante, e a segunda cópia do gene é mutada ou silenciada na neoplasia. A perda de SDH causa várias alterações metabólicas, incluindo maior produção de espécies reativas de oxigênio, ativação do fator indutor de hipoxia (HIF, do inglês *hypoxia inducible factor*) e maior dependência da glicólise para a produção de ATP; a maneira como essas alterações levam à transformação é incerta.

> **Morfologia**
>
> Os GISTs gástricos primários geralmente formam uma massa submucosa carnosa solitária e bem circunscrita. As metástases podem formar múltiplos nódulos serosos pequenos ou alguns nódulos grandes no fígado; a disseminação para fora do abdome é rara. Os GISTs podem ser compostos de **células caliciformes** finas e alongadas ou de **células epitelioides** roliças. O marcador diagnóstico mais útil é o KIT, detectável por imuno-histoquímica em 95% dessas neoplasias.

Características clínicas. O pico da incidência do GIST gástrico é por volta dos 60 anos, e menos de 10% ocorrem nos indivíduos com menos de 40 anos. O GIST é ligeiramente mais comum nos homens. Pode se apresentar com sintomas relacionados com efeitos de massa ou ulceração da mucosa, obstrução intestinal ou sangramento gastrintestinal. A ressecção cirúrgica completa é o tratamento primário para o GIST gástrico localizado.

O prognóstico correlaciona-se com tamanho, índice mitótico e localização da neoplasia, e os GISTs gástricos são um pouco menos agressivos do que aqueles que surgem no intestino delgado. A recidiva ou a metástase são raras no caso dos GISTs gástricos com menos de 5 cm de diâmetro, mas comuns nas neoplasias mitoticamente ativas com mais de 10 cm. As neoplasias irressecáveis ou metastáticas respondem, às vezes por anos, aos inibidores de tirosinoquinases que são ativos contra KIT e PDGFRA, como o imatinibe. Infelizmente, assim como na leucemia mieloide crônica (Capítulo 10), a resistência ao imatinibe surge eventualmente em face do supercrescimento de subclones com mutações adicionais em *KIT* ou *PDGFRA*. Em alguns casos, essas neoplasias respondem a diferentes inibidores de tirosinoquinases que contornam a resistência ao imatinibe.

INTESTINOS DELGADO E GROSSO

O intestino delgado e o cólon são os principais locais de absorção de nutrientes, e são expostos a uma gama diversificada de antígenos presentes em alimentos e em microrganismos intestinais, os quais criam um ecossistema único referido como *microbioma*. Os intestinos podem ser acometidos por uma ampla variedade de distúrbios vasculares, mecânicos, infecciosos, inflamatórios e neoplásicos. Muitas dessas doenças afetam os transportes de nutrientes e de água, perturbações que podem causar má absorção e diarreia. O cólon é também o local mais comum de neoplasia gastrointestinal nas populações ocidentais. Nossa discussão será iniciada com os distúrbios que levam à obstrução mecânica do intestino.

OBSTRUÇÃO INTESTINAL

A obstrução intestinal pode ocorrer em qualquer nível, mas o intestino delgado é envolvido com mais frequência em virtude de seu lúmen relativamente estreito. Coletivamente, *hérnias, adesões intestinais, intussuscepção* e *vólvulo* são responsáveis por 80% das obstruções mecânicas (Figura 13.18), enquanto as neoplasias e o infarto respondem pela maioria das restantes. As manifestações clínicas de obstrução intestinal incluem dor e distensão abdominais, vômito e constipação intestinal. A intervenção cirúrgica normalmente é necessária nos casos envolvendo obstrução mecânica ou infarto grave. O vólvulo e as adesões entre as alças intestinais estão ilustrados na Figura 13.18. A seguir, são feitos breves comentários sobre as outras causas de obstrução.

Intussuscepção

A intussuscepção ocorre quando um segmento do intestino, constrito por uma onda de peristaltismo, encaixa-se no interior do segmento imediatamente distal. Depois de preso, o segmento invaginado é propelido pelo peristaltismo e puxa junto o mesentério. A intussuscepção é a causa mais comum de obstrução intestinal nas crianças com menos de 2 anos. Normalmente, não há um defeito anatômico subjacente e a criança é saudável sob outros aspectos. Outros casos estão associados à infecção viral e às vacinas para

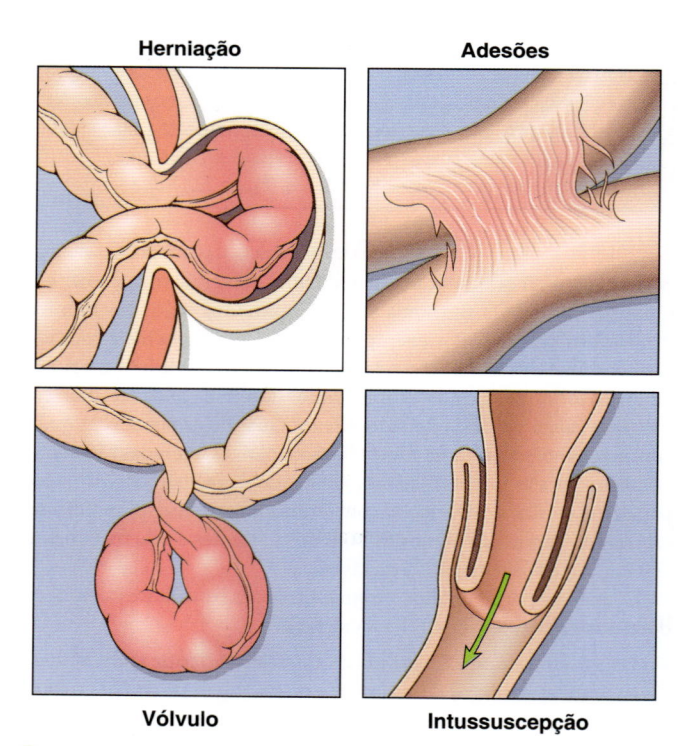

Figura 13.18 Obstrução intestinal. As quatro principais causas mecânicas da obstrução intestinal são: (1) herniação de um segmento nas regiões umbilicais ou inguinais, (2) adesão entre alças do intestino, (3) vólvulo e (4) intussuscepção.

rotavírus, e podem estar relacionados com as placas da hiperplasia reativa de Peyer, que são passíveis de atuar como a principal causa da intussuscepção. Se não tratada, a intussuscepção pode progredir para obstrução intestinal, compressão dos vasos mesentéricos e infarto. Os enemas de contraste são úteis para o diagnóstico, além de serem eficazes para a correção da intussuscepção em bebês e crianças pequenas. Entretanto, a intervenção cirúrgica é necessária quando massa intraluminal ou neoplasia servem como ponto de início de tração, como é típico nas crianças maiores e nos adultos.

Doença de Hirschsprung

A *doença de Hirschsprung*, também conhecida como megacólon aganglionar congênito, ocorre em aproximadamente 1 de 5 mil nascimentos vivos e origina-se de um defeito congênito na inervação colônica. Pode ser isolada ou ocorrer em combinação com outras anormalidades do desenvolvimento. É mais comum nos homens, porém tende a ser mais grave nas mulheres. Os irmãos dos indivíduos afetados estão em maior risco de desenvolvimento de doença de Hirschsprung.

Os pacientes geralmente são neonatos com falha de passagem de mecônio no período pós-natal imediato seguida de constipação intestinal obstrutiva. As principais ameaças à vida são: enterocolite, distúrbios hidreletrolíticos, perfuração e peritonite. A ressecção cirúrgica do segmento aganglionar com anastomose do cólon normal ao reto é eficaz, embora possa levar anos para os pacientes alcançarem a função e a continência intestinais normais.

Patogênese. O plexo neuronal entérico desenvolve-se a partir das células da crista neural que migram para dentro da parede intestinal durante a embriogênese. **A doença de Hirschsprung ocorre quando a migração de células da crista neural do ceco para o reto é interrompida.** Isso produz um segmento intestinal distal que não possui tanto o *plexo submucoso de Meissner* como o *plexo mientérico de Auerbach* ("aganglionose") e, portanto, não consegue desenvolver contrações peristálticas coordenadas. As mutações com perda de função no receptor de tirosinoquinase RET são responsáveis pela maioria dos casos familiares e por aproximadamente 15% dos casos esporádicos. As mutações em outros genes envolvidos no desenvolvimento de células da crista neural foram identificadas nos casos sem mutações de *RET*, e os indivíduos com trissomia do 21 também estão em maior risco por motivos incertos.

> **Morfologia**
>
> A doença de Hirschsprung sempre afeta o reto, mas o comprimento dos segmentos adicionais envolvidos é variável. A maioria dos casos é limitada ao reto e ao cólon sigmoide, mas a doença grave pode envolver todo o cólon. A região aganglionar pode ter uma aparência macroscopicamente normal ou contraída, enquanto o cólon proximal com inervação normal pode sofrer dilatação progressiva como resultado da obstrução da função distal (Figura 13.19). O diagnóstico é feito por confirmação histológica da ausência de células ganglionares no segmento afetado.

Hérnia abdominal

Qualquer fraqueza ou defeito na parede da cavidade peritoneal pode permitir a protrusão de uma bolsa de peritônio revestida por serosa denominada *saco herniário*. As hérnias adquiridas ocorrem com mais frequência em posição anterior através dos canais inguinal e femoral ou do umbigo ou em locais de cicatrizes cirúrgicas. Estas últimas são preocupantes por causa do risco de protrusão visceral (*herniação externa*). É mais provável que isso ocorra no caso de hérnias inguinais,

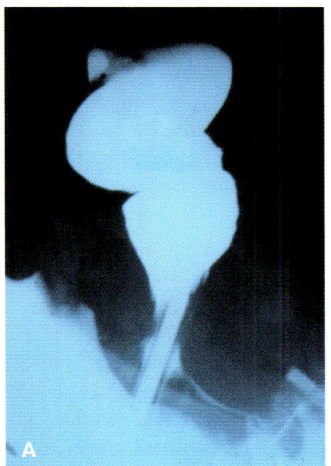

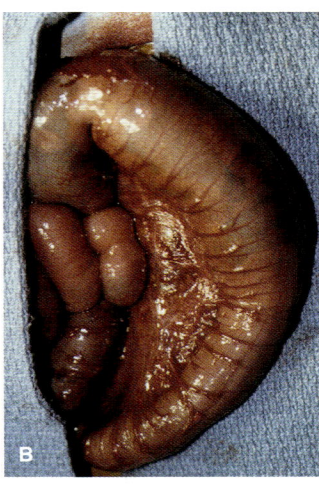

Figura 13.19 Doença de Hirschsprung. **A.** Estudo com enema de bário no pré-operatório mostrando o reto contraído (*parte inferior*) e o cólon sigmoide dilatado. As células ganglionares estavam ausentes no reto, mas presentes no cólon sigmoide. **B.** Aparência intraoperatória correspondente do cólon sigmoide dilatado. (Cortesia da Dra. Aliya Husain, The University of Chicago, Chicago, Illinois.)

que tendem a ter orifícios estreitos e grandes sacos. A herniação das alças do intestino delgado ocorre com mais frequência, mas porções do omento ou do intestino grosso também podem herniar e ser capturadas. A pressão no colo da evaginação intestinal pode comprometer a drenagem venosa, levando à estase e ao edema. Essas alterações aumentam o volume da alça herniada, o que causa uma captura permanente (*encarceramento*) e, com o tempo, os comprometimentos arterial e venoso (*estrangulamento*), que podem resultar em infarto.

DISTÚRBIOS VASCULARES DO INTESTINO

Doença intestinal isquêmica

A maior parte do trato gastrintestinal é suprida pelas artérias celíaca, mesentérica superior e mesentérica inferior. À medida que elas se aproximam da parede intestinal, as artérias mesentéricas superior e inferior ramificam-se em arcadas mesentéricas. As interconexões entre arcadas e vasos colaterais tornam possível que o intestino delgado e o cólon tolerem uma perda lentamente progressiva do suprimento sanguíneo de uma artéria. Em contraste, o comprometimento agudo de qualquer vaso importante pode levar ao infarto dos segmentos do intestino. Na maioria dos casos, a obstrução aguda é causada por trombose ou embolia. O fator de risco mais importante para trombose é a aterosclerose grave. Os êmbolos obstrutivos originam-se com mais frequência dos ateromas aórticos ou dos trombos murais cardíacos. A trombose venosa mesentérica, que também pode levar à doença isquêmica, é rara mas também pode resultar de estados hipercoaguláveis herdados ou adquiridos, neoplasias invasivas, cirrose, trauma ou massas abdominais que comprimem a drenagem portal. A hipoperfusão intestinal também pode ocorrer na ausência de obstrução vascular no quadro de insuficiência cardíaca, choque, desidratação ou uso de fármacos vasoconstritores.

Patogênese. **A gravidade do comprometimento vascular, o período de tempo de seu desenvolvimento e os vasos que são afetados são os principais fatores que determinam a gravidade da doença intestinal isquêmica.** No início do comprometimento vascular, ocorre alguma lesão hipóxica, mas a curto prazo as células epiteliais intestinais são relativamente resistentes à hipoxia. Ironicamente, o maior dano parece ser iniciado pela restauração do suprimento sanguíneo (*lesão por reperfusão*). Embora os mecanismos da lesão por reperfusão sejam incompletamente conhecidos, eles podem envolver produção de radicais livres, infiltração de neutrófilos e produção local de mediadores inflamatórios (Capítulo 1).

Dois aspectos da anatomia vascular intestinal também contribuem para a distribuição do dano isquêmico:

- *Zona de transição*: refere-se aos segmentos intestinais na extremidade de seus respectivos suprimentos arteriais que são particularmente suscetíveis à isquemia. Essas zonas incluem a flexura esplênica, onde as circulações arteriais mesentéricas superior e inferior terminam, e, em menor extensão, o cólon sigmoide e o reto, onde terminam as circulações arteriais mesentéricas inferiores, pudendas e ilíacas. Hipotensão generalizada ou hipoxemia podem causar lesão localizada nesses sítios vulneráveis e a doença isquêmica deve ser considerada no diagnóstico diferencial para colite focal da flexura esplênica ou para cólon rectossigmoide
- *Padrões dos microvasos intestinais*: os capilares intestinais correm ao lado das glândulas das criptas para a superfície antes de fazerem uma curva em gancho e retornar para se esvaziar nas vênulas pós-capilares. Essa configuração deixa o epitélio de superfície particularmente vulnerável à lesão isquêmica.

> **Morfologia**
>
> Apesar de haver maior suscetibilidade das zonas de transição, os **infartos da mucosa** e **mural** podem envolver qualquer nível do trato gastrintestinal, do estômago ao ânus. O envolvimento em geral é segmentar e irregular, e a mucosa afetada está hemorrágica e muitas vezes ulcerada. A parede intestinal está espessada por edema. Com a doença grave, ocorrem alterações patológicas como extensas hemorragia e necrose da mucosa e submucosa. O dano é mais pronunciado com a trombose arterial aguda, que muitas vezes leva ao **infarto transmural**. Muco sanguinolento ou sangue se acumulam dentro do lúmen. Ocorre necrose coagulativa da muscular própria dentro de 1 a 4 dias e ela pode estar associada à serosite purulenta e à perfuração.
>
> O exame microscópico do intestino isquêmico demonstra **atrofia** ou **esfacelamento do epitélio de superfície** (Figura 13.20 A). Em contraste, as criptas podem ser hiperproliferativas. Os infiltrados inflamatórios inicialmente estão ausentes na isquemia aguda, mas os neutrófilos são recrutados dentro de horas após a reperfusão. A isquemia crônica é acompanhada de formação de tecido cicatricial fibroso da lâmina própria (Figura 13.20 B) e, raramente, de formação de estenose. Nas fases agudas do dano isquêmico, a superinfecção bacteriana e a liberação de enterotoxina podem induzir a formação de pseudomembrana que pode se assemelhar ao *Clostridium difficile* associado à colite pseudomembranosa (discutida adiante).

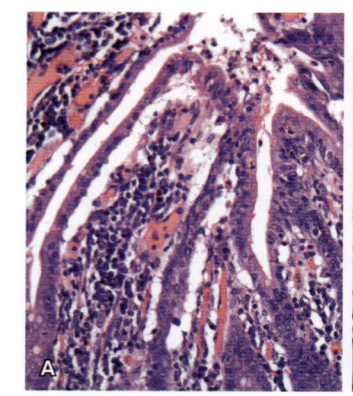

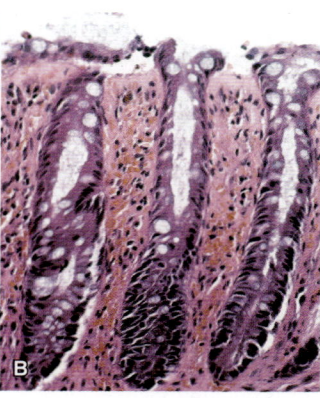

Figura 13.20 Isquemia. **A.** Epitélio viloso característico atenuado e parcialmente desprendido na isquemia jejunal aguda. Note os núcleos hipercromáticos das células proliferantes da cripta. **B.** Isquemia colônica crônica com epitélio atrófico de superfície e lâmina própria fibrótica.

Características clínicas. A doença intestinal isquêmica ocorre em geral nos idosos com doença cardíaca ou vascular coexistente. O infarto transmural agudo tipicamente se manifesta com sensibilidade e uma súbita e intensa dor abdominal, esta algumas vezes acompanhada de náuseas, vômitos e diarreia sanguinolenta, ou fezes macroscopicamente enegrecidas. Essa apresentação pode progredir para choque e colapso vascular dentro de horas em razão da perda sanguínea do intestino isquêmico. Os sons peristálticos diminuem ou desaparecem, e o espasmo muscular que afeta os músculos abdominais cria rigidez da parede abdominal semelhante a uma tábua. Como esses sinais físicos se sobrepõem aos de outras emergências abdominais, como pancreatite aguda, apendicite aguda, úlcera perfurada e colecistite aguda, o diagnóstico de infarto intestinal pode ser retardado ou omitido, o que acarreta desastrosas consequências. À medida que a barreira mucosa se rompe, as bactérias entram na circulação e pode se desenvolver sepse; a taxa de mortalidade nos casos complicados por sepse excede 50%.

A progressão geral da enterite isquêmica depende da causa subjacente e da gravidade da lesão:

- Os *infartos de mucosa e murais* isoladamente podem não ser fatais. Entretanto, podem progredir para infarto transmural mais extenso se o suprimento vascular não for restaurado com a correção da causa subjacente (na doença crônica) ou o desenvolvimento de um adequado suprimento sanguíneo colateral
- A *isquemia crônica* pode ser mascarada como EI, e ocorrem episódios de diarreia sanguinolenta alternados com períodos de cura
- A *infecção por citomegalovírus* (*CMV*) causa doença gastrintestinal isquêmica em consequência da infecção viral das células endoteliais. A infecção por CMV pode ser uma complicação da terapia imunossupressiva
- A *enterocolite por radiação* ocorre quando o trato gastrintestinal é irradiado. Além do dano epitelial, a lesão vascular induzida por radiação pode produzir doença isquêmica
- A *enterocolite necrosante* é um distúrbio idiopático dos intestinos delgado e grosso passível de resultar em necrose transmural (Capítulo 4). Com mais frequência, é uma emergência gastrintestinal adquirida de neonatos, particularmente dos prematuros ou com baixo peso ao nascer. Sua ocorrência geralmente está associada ao início da alimentação oral. Embora a patogênese da enterocolite necrosante não esteja definida, acredita-se que a lesão isquêmica seja um fator contribuinte.

Angiodisplasia

A angiodisplasia caracteriza-se pela malformação dos vasos sanguíneos submucosos e mucosos. Ocorre com mais frequência no ceco ou no cólon direito, e geralmente se apresenta após a sexta década de vida. Embora afete menos de 1% da população adulta, a angiodisplasia é responsável por 20% dos episódios importantes de sangramento intestinal inferior.

Como em todo sangramento gastrintestinal inferior, na maioria dos casos o sangue é de coloração marrom ou vermelho brilhante. Isso difere do sangramento gastrintestinal superior, que tende a produzir fezes negras e alcatroadas (*melena*) e a chamada hematêmese em borra de café. Essas distinções não são absolutas, pois um sangramento gastrintestinal superior muito rápido pode produzir sangue vermelho pelo reto enquanto os sangramentos do cólon direito algumas vezes produzem fezes negras.

Hemorroidas

Hemorroidas são vasos colaterais anais e perianais dilatados que conectam os sistemas venosos porta e cava para aliviar a elevada pressão venosa dentro do plexo hemorroidário. Assim, embora as hemorroidas sejam menos graves do que as varizes esofágicas, a patogênese dessas lesões é similar. Elas são comuns e afetam cerca de 5% da população. Dentre os fatores predisponentes frequentes, estão a constipação intestinal e a prisão de ventre associada (que aumentam as pressões intra-abdominais e venosas), a estase venosa da gravidez e a hipertensão porta.

Os vasos colaterais dentro do plexo hemorroidário inferior estão localizados abaixo da linha anorretal e são denominados *hemorroidas externas*, enquanto aqueles resultantes da dilatação do plexo hemorroidário superior dentro do reto distal são referidos como *hemorroidas internas*. No exame histológico, as hemorroidas consistem em vasos submucosos dilatados e de parede fina sob a mucosa anal ou retal. Esses vasos estão sujeitos a trauma, o que leva ao sangramento retal. Além disso, podem se tornar trombosados e inflamados.

Geralmente, as hemorroidas se manifestam com dor e sangramento retal autolimitante, particularmente de sangue vermelho brilhante observado no papel higiênico. Quando se desenvolvem em consequência de hipertensão portal, as implicações são mais sombrias. O sangramento hemorroidário geralmente não é uma emergência médica; as opções de tratamento incluem escleroterapia, ligadura elástica e coagulação infravermelha. Nos casos graves, as hemorroidas podem ser removidas por cirurgia.

DOENÇA DIARREICA

A diarreia é definida como a passagem de fezes aquosas ou soltas, geralmente em quantidades superiores a 200 gramas por dia. Nos casos graves, o volume das fezes pode exceder 14 ℓ por dia e, sem restituição volêmica, resultar em morte. Em todo o mundo, estima-se que as doenças diarreicas causem as mortes de 1,5 a 2 milhões de crianças abaixo de 5 anos anualmente. A diarreia é um sintoma comum de muitas doenças intestinais, incluindo as decorrentes de infecção, inflamação, isquemia, má absorção e deficiência nutricional. É subclassificada em quatro categorias principais:

- A *diarreia secretória* caracteriza-se por fezes isotônicas e persiste durante o jejum
- A *diarreia osmótica*, como a que ocorre na deficiência de lactase, deve-se à força osmótica exercida pelos solutos luminais não absorvidos. O líquido diarreico é, pelo menos, 50 mOsm mais concentrado do que o plasma e, com o jejum, a condição cede
- A *diarreia por má absorção* é causada pela absorção inadequada de nutrientes, está associada à esteatorreia e é aliviada com o jejum
- A *diarreia exsudativa* se deve à doença inflamatória e se caracteriza por fezes sanguinolentas e purulentas que continuam durante o jejum.

Nossa discussão se inicia com a diarreia por má absorção. Outros distúrbios associados aos tipos secretório e exsudativo de diarreia (p. ex., cólera e EI, respectivamente) são abordados em seções distintas.

Diarreia por má absorção

A má absorção manifesta-se com mais frequência como diarreia crônica e se caracteriza pela absorção defeituosa de gorduras, vitaminas lipo e hidrossolúveis, proteínas, carboidratos, eletrólitos, minerais e água. A má absorção crônica causa perda de peso, anorexia, distensão abdominal, borborigmos (ruídos ressonantes e gorgolejantes dos intestinos) e consumpção muscular. Uma característica da má absorção é a *esteatorreia*, que consiste em excessiva gordura fecal e fezes volumosas, espumosas, gordurosas, amareladas ou cor de argila. Os distúrbios crônicos de má absorção mais comuns nos países ocidentais são a insuficiência pancreática, a doença celíaca e a doença de Crohn. A disfunção entérica ambiental, ou enteropatia ambiental, que possui um componente de má absorção, é uma outra causa que é difundida em alguns países com menos recursos.

A má absorção resulta de um distúrbio em pelo menos uma das quatro fases da absorção de nutrientes:

- *Digestão intraluminal*, em que proteínas, carboidratos e gorduras são decompostos em formas absorvíveis
- *Digestão terminal*, que envolve a hidrólise de carboidratos e peptídeos pelas dissacaridases e peptidases, respectivamente, na borda em escova da mucosa do intestino delgado
- *Transporte transepitelial*, em que os nutrientes, os líquidos e os eletrólitos são transportados através, e processados dentro, do epitélio do intestino delgado
- *Transporte linfático* de lipídios absorvidos.

Em muitos distúrbios de má absorção, predomina um defeito em um desses processos, porém geralmente mais de um defeito contribui (Tabela 13.3). Consequentemente, as síndromes de má absorção apresentam mais semelhanças entre si do que diferenças. Dentre os sinais e sintomas, estão a diarreia (decorrente de má absorção de nutrientes e excessiva secreção intestinal), flatos, dor abdominal e perda de peso. A absorção inadequada de vitaminas e minerais pode resultar em anemia e mucosite por deficiências de piridoxina, folato ou vitamina B_{12}; sangramento por deficiência de vitamina K; osteopenia e tetania por deficiência de cálcio, magnésio, ou vitamina D; e neuropatia por deficiência de vitamina A ou B_{12}. Pode também ocorrer uma variedade de distúrbios endócrinos e cutâneos. A infecção micobacteriana, que pode levar a defeitos no transporte linfático, é discutida junto com as causas infecciosas de diarreia na próxima seção.

Fibrose cística

A fibrose cística é discutida em mais detalhes no Capítulo 4; apenas a má absorção associada é considerada aqui. Em virtude das mutações no regulador de condutância transmembrana em fibrose cística (CFTR, do inglês *cystic fibrosis transmembrane conductance regulator*) epitelial, os indivíduos com fibrose cística apresentam defeitos no transporte de íons nos dutos intestinais e pancreáticos. Essa anormalidade interfere nas secreções de bicarbonato, de sódio e de água, o que finalmente resulta em inadequada hidratação luminal. No pâncreas, a desidratação luminal resulta na produção de muco anormalmente viscoso que obstrui os dutos, leva à autodigestão do pâncreas e eventualmente à insuficiência pancreática exócrina em mais de 80% dos pacientes. A falha na digestão de nutrientes no intestino delgado, por sua vez, resulta na diarreia osmótica, que na maioria dos pacientes pode ser tratada com eficácia com suplementos orais de enzima digestiva. A deficiência de lipase pode levar à esteatorreia.

Doença celíaca

A doença celíaca, também conhecida como *espru celíaco* ou *enteropatia sensível ao glúten*, é uma enteropatia imunomediada desencadeada pela ingestão de cereais contendo glúten, como o trigo, o centeio ou a cevada, em indivíduos geneticamente predispostos. A aveia não contém glúten, mas algumas vezes é acrescentada a essa lista, uma vez que a aveia processada nas fábricas que também

Tabela 13.3 Defeitos nas doenças de má absorção e diarreica.

Doença	Digestão intraluminal	Digestão terminal	Transporte transepitelial	Transporte linfático
Doença celíaca		+	+	
Espru tropical		+	+	
Pancreatite crônica	+			
Fibrose cística	+			
Má absorção primária de ácido biliar	+		+	
Síndrome carcinoide			+	
Enteropatia autoimune		+	+	
Deficiência de dissacaridase		+		
Infecção micobacteriana, doença de Whipple				+
Abetalipoproteinemia			+	
Gastrenterite viral		+	+	
Gastrenterite bacteriana		+	+	
Gastrenterite parasitária		+	+	
Enteropatia intestinal	+	+	+	

+ indica que o processo pode ser anormal na doença indicada. Outros processos geralmente não são afetados.

processam o trigo, o centeio ou a cevada pode ser objeto de contaminação cruzada. A doença celíaca é encontrada em todo o mundo e se estima uma prevalência em todo o mundo de cerca de 1%. O tratamento primário da doença celíaca é uma *dieta livre de glúten*, que resulta em melhora sintomática da maioria dos pacientes.

Patogênese. A doença celíaca é uma reação imunológica intestinal ao glúten, a principal proteína de armazenamento do trigo e de grãos similares. A digestão do glúten pelas enzimas luminais e da borda em escova produz um peptídeo com 33 aminoácidos conhecido como gliadina, que é resistente à proteólise adicional (Figura 13.21). A desaminação da gliadina pela transglutaminase tecidual na lâmina própria aumenta sua ligação às moléculas HLA-DQ2 e HLA-DQ8, que fazem parte do complexo de histocompatibilidade principal (MHC, do inglês *major histocompatibility complex*) de classe II e são expressas nas células apresentadoras de antígenos, permitindo que a gliadina seja apresentada às células T CD4+. Essas células T CD4+ ativadas produzem citocinas, como a interferona-γ, que provavelmente contribuem para o dano tecidual e a característica histopatologia da mucosa. Segue-se então uma resposta de anticorpo que leva à produção de anticorpos contra a transglutaminase tecidual, a gliadina desaminada e, talvez por meio de epítopos que fazem reação cruzada, contra o endomísio cardíaco. Se esses anticorpos contribuem para a patogênese da doença celíaca ou são simplesmente marcadores da ativação imunológica é algo que permanece controverso, mas seus níveis estão bem correlacionados com a presença de doença celíaca e com a resposta a uma dieta livre de glúten.

Além das células CD4+, há um acúmulo de células CD8+ que são inespecíficas para a gliadina, mas podem também ter um papel auxiliar na causa do dano tecidual. Acredita-se que alguns peptídeos gliadina induzam as células epiteliais a produzirem citocinas como a IL-15, que, por sua vez, deflagram a ativação e a proliferação de linfócitos CD8+ intraepiteliais. Propõe-se que essas células T destruam os enterócitos que foram induzidos por vários estressores a expressar moléculas como a MIC-A, uma glicoproteína de superfície que pode ser identificada pelas células T CD8+ ativadas e pelas células NK que expressam o receptor NKG2D. É predito então que o dano epitelial resultante aumenta o movimento dos peptídeos gliadina através do epitélio e sua desaminação pela transglutaminase tecidual, perpetuando o ciclo da doença. Independentemente do mecanismo preciso, a lesão epitelial leva ao embotamento das vilosidades e à alteração na diferenciação das células epiteliais, o que pode contribuir para a má absorção.

Embora quase todos os indivíduos consumam grãos e sejam expostos ao glúten e à gliadina, a maioria não desenvolve a doença celíaca. Assim, os fatores do hospedeiro determinam se a doença celíaca se desenvolverá ou não. Dentre eles, as proteínas HLA parecem ser cruciais, uma vez que quase todos os indivíduos com doença celíaca expressam HLA-DQ2 ou HLA-DQ8. Há também uma associação com outras doenças imunológicas, como o diabetes tipo 1, a tireoidite e a síndrome de Sjögren.

> **Morfologia**
>
> As amostras de biopsia da segunda porção do duodeno ou do jejuno proximal, que são expostas a maiores concentrações do glúten da dieta, geralmente são diagnósticas. A histopatologia caracteriza-se por **hiperplasia da cripta, atrofia das vilosidades** (Figura 13.22) e aumento dos linfócitos intraepiteliais. A perda de área de superfície mucosa e da borda em escova por atrofia das vilosidades provavelmente é responsável pela má absorção. Além disso, taxas aumentadas de renovação epitelial, que são refletidas na maior atividade mitótica da cripta, podem limitar a capacidade dos enterócitos absortivos a diferenciar completamente e expressar as proteínas necessárias para a digestão terminal e o transporte transepitelial. Outros achados histológicos podem incluir números aumentados de plasmócitos, mastócitos e eosinófilos, especialmente dentro da parte superior da lâmina própria. É preciso notar que a linfocitose intraepitelial e a atrofia das vilosidades podem estar presentes em outros distúrbios, inclusive na enterite viral. Portanto, os achados sorológicos, combinados com o exame histológico, são mais específicos para o diagnóstico de doença celíaca.

Características clínicas. A doença celíaca pediátrica, que afeta igualmente crianças dos sexos masculino e feminino, em geral se manifesta entre 6 e 24 meses de vida (após a introdução de glúten na dieta) com irritabilidade, distensão abdominal, anorexia, diarreia, dificuldade em se desenvolver, perda de peso ou consumpção muscular. Em contraste,

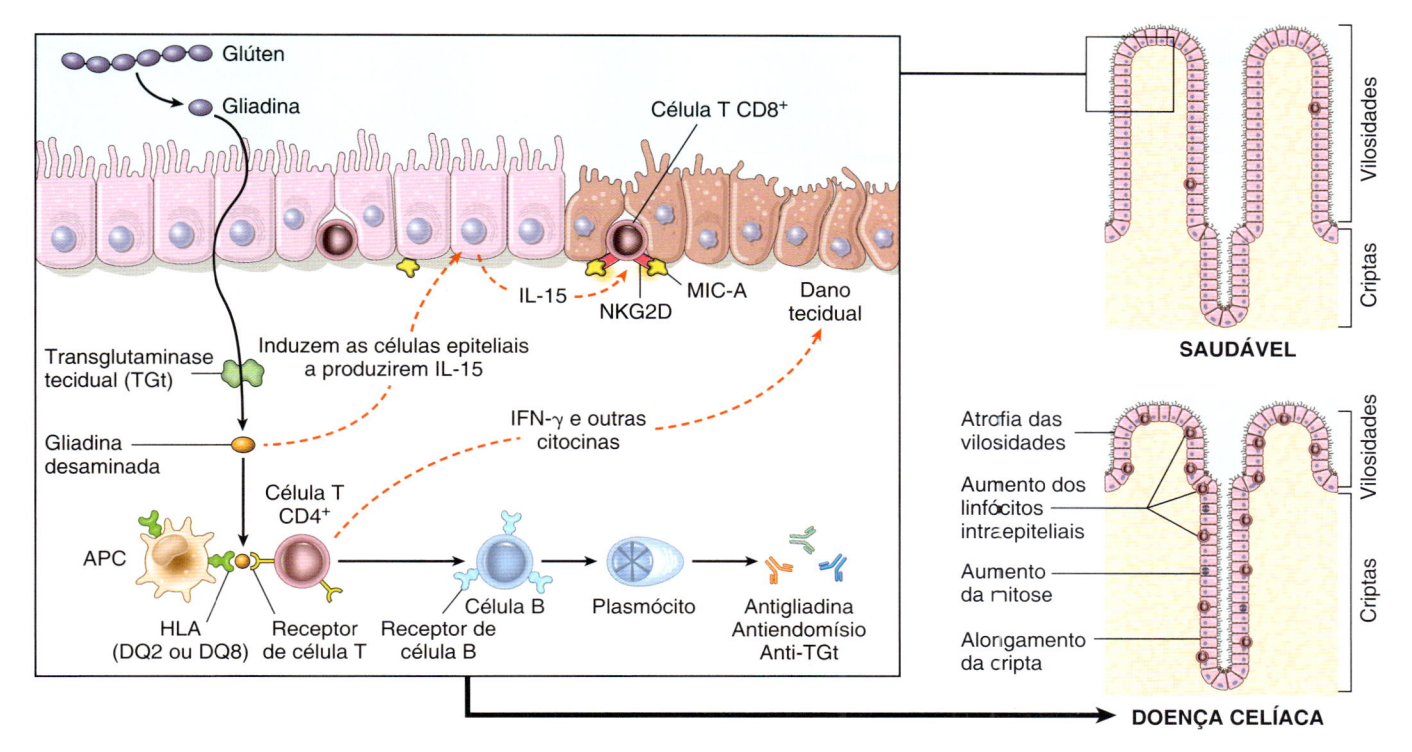

Figura 13.21 Um modelo para a patogênese da doença celíaca (*à esquerda*). As células T CD4+ são estimuladas pelas células apresentadoras de antígeno exibindo peptídeos gliadina desaminada a produzir uma variedade de citocinas que estimulam a produção de anticorpos pelas células B. A origem do dano epitelial (denotada pelas *linhas tracejadas*) está menos certa. Citocinas como a interferona-γ (IFN-γ) produzida pelas células T CD4+ podem danificar diretamente as células epiteliais. De forma alternativa, a gliadina desaminada pode induzir as células epiteliais a produzirem interleucina-15 (IL-15), estimulando as células T CD8+ intraepiteliais que expressam o receptor NKG2D ao reconhecer e matar as células epiteliais que expressam a molécula MIC-A (sequência A relacionada com o polipeptídeo MHC de classe I). As resultantes alterações morfológicas (*à direita*) incluem graus variáveis de atrofia das vilosidades, números aumentados de linfócitos intraepiteliais e proliferação epitelial com alongamento da cripta.

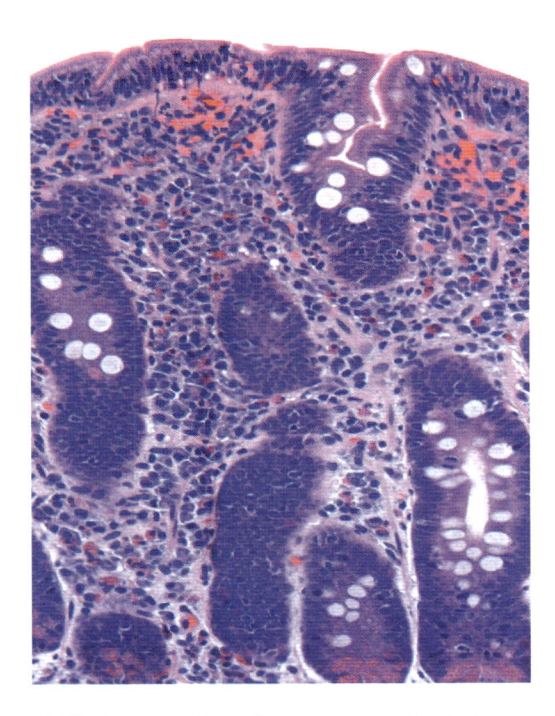

Figura 13.22 Doença celíaca. Os casos avançados de doença celíaca mostram uma completa perda de vilosidades ou atrofia total das vilosidades. Note os densos infiltrados de plasmócitos na lâmina própria e os linfócitos intraepiteliais.

as crianças maiores mais provavelmente apresentarão dor abdominal, náuseas, vômitos, distensão abdominal ou constipação intestinal. Uma característica lesão cutânea bolhosa e prurítica, a *dermatite herpetiforme*, está presente em até 10% dos pacientes (Capítulo 22).

Nos adultos, a doença celíaca manifesta-se geralmente entre 30 e 60 anos com anemia (por deficiência de ferro e, com menos frequência, deficiência de B_{12} e folato), diarreia, distensão abdominal e fadiga. Muitos casos, entretanto, escapam à atenção clínica por extensos períodos em virtude de apresentações atípicas, e alguns pacientes apresentam a doença celíaca silenciosa, que é definida como sorologia positiva e atrofia das vilosidades sem sintomas.

Os testes sorológicos não invasivos geralmente são realizados antes da biopsia. Os testes mais sensíveis identificam a presença dos anticorpos IgA para transglutaminase tecidual, ou dos anticorpos IgA ou IgG para gliadina desaminada. Os anticorpos antiendomísio são altamente específicos, porém menos sensíveis do que outros anticorpos.

Os pacientes com doença celíaca apresentam um risco elevado de malignidade do intestino delgado. O câncer mais comumente associado à doença celíaca é o *linfoma de células T associado à enteropatia*, uma neoplasia agressiva de linfócitos T intraepiteliais. O *adenocarcinoma de intestino delgado* também é mais frequente nos indivíduos com doença celíaca. Assim, quando há recorrência de sintomas, como dor abdominal, diarreia e perda de peso apesar de uma estrita dieta sem glúten, o diagnóstico diferencial inclui câncer ou *espru refratário*, em que a resposta a uma dieta sem glúten é perdida. A exposição ao glúten é a causa mais comum de recorrência dos sintomas; a maioria dos indivíduos com doença celíaca sente-se bem com as restrições dietéticas e vai a óbito por causas não relacionadas.

Disfunção entérica ambiental

O termo disfunção entérica ambiental, ou enteropatia ambiental, refere-se a uma síndrome de comprometimento da função intestinal que é prevalente em áreas com precária infraestrutura sanitária e higiene abaixo do ideal. É mais comum em partes da África Subsaariana, como a Zâmbia; populações aborígenes no norte da Austrália; sul da Índia e alguns grupos que vivem na pobreza na América do Sul e na Ásia. Pela tendência a ocorrer em um cinturão próximo ao equador, é referida também como *enteropatia tropical* ou *espru tropical*. Sua etiologia é incerta. Alguns estudos implicaram a colonização do intestino delgado por bactérias coliformes toxigênicas, mas a antibioticoterapia oral e a suplementação nutricional em geral não revertem completamente a síndrome. As amostras de biopsia do intestino delgado mostram enfraquecimento das vilosidades e inflamação crônica, incluindo linfócitos intraepiteliais, achados similares aos observados na doença celíaca, que precisam ser excluídos por estudos sorológicos. Embora relativamente bem tolerada nos adultos, a enteropatia ambiental pode causar má absorção suficiente para retardar o crescimento e comprometer o desenvolvimento cognitivo das crianças afetadas.

Deficiência de lactase (dissacaridase)

O termo "deficiência de lactase" soa como o descritor de uma anormalidade, mas a expressão da lactase realmente diminui após o desmame em praticamente todos os mamíferos. Uma exceção é encontrada em descendentes de certas populações da África, da Europa e do Oriente Médio que adquiriram mutações que levam à expressão persistente e vitalícia da lactase.

A deficiência de lactase dá origem à diarreia osmótica após o consumo de alimentos ricos em lactose, como os produtos lácteos. As dissacaridases, incluindo a lactase, estão localizadas na membrana da borda em escova apical das células epiteliais absortivas vilosas. A deficiência de lactase é de vários tipos:

- A *deficiência congênita de lactase* é um raro distúrbio autossômico recessivo causado por mutações no gene codificador da lactase. Manifesta-se como diarreia explosiva com fezes espumosas e aquosas e distensão abdominal após a ingestão de leite. Os sintomas diminuem quando a exposição ao leite e aos produtos lácteos é interrompida
- A *deficiência adquirida de lactase*, como mencionado, é causada pela perda de expressão do gene da lactase no início da infância e é muito comum, pois se estima que afete aproximadamente dois terços da população do mundo e cerca da metade dos adultos nos EUA. Em geral, a deficiência adquirida se manifesta após a idade de desmame do leite materno
- A *deficiência transitória de lactase* é causada por lesão ao intestino delgado, como pode decorrer de agressões infecciosas ou inflamatórias, e é reversível se ocorrer remissão da causa da lesão.

Abetalipoproteinemia

A abetalipoproteinemia é uma rara doença autossômica recessiva marcada pela incapacidade dos enterócitos em secretar quilomícrons ricos em triglicerídeos. Esse defeito do transporte transepitelial é causado pela mutação do gene codificador da *proteína de transferência de triglicerídeos microssomais* e torna os enterócitos incapazes de exportar lipoproteínas, ácidos graxos livres e vitaminas lipossolúveis. A abetalipoproteinemia manifesta-se na infância. No quadro clínico, predominam a dificuldade em se desenvolver, a diarreia e a esteatorreia. As deficiências de ácidos graxos essenciais e de vitaminas lipossolúveis levam a defeitos na coagulação (por deficiência de vitamina K) e anormalidades esqueléticas, no SNC e retinianas.

Um achado característico em esfregaços de sangue periférico é a presença de hemácias acantocíticas (*células de esporão*) em razão de uma alteração no conteúdo lipídico das membranas das hemácias.

Colite microscópica

A colite microscópica engloba duas entidades idiopáticas: a *colite colagenosa* e a *colite linfocítica*. Ambas se manifestam com diarreia aquosa, não sanguinolenta e crônica sem perda de peso. Os achados dos estudos radiológicos e endoscópicos geralmente são normais. A colite colagenosa, que ocorre primariamente nas mulheres de meia-idade e idosas, caracteriza-se pela presença de uma densa camada de colágeno subepitelial, números aumentados de linfócitos intraepiteliais e um infiltrado inflamatório misto dentro da lâmina própria. A colite linfocítica é histologicamente similar, mas a camada de colágeno subepitelial é de espessura normal e o aumento dos linfócitos intraepiteliais tende a ser maior. A colite linfocítica está associada à doença celíaca e, como esta, é mais frequente nos indivíduos com o haplótipo HLA-DQ2. Está também associada a várias outras doenças autoimunes, como a tireoidite de Hashimoto, o diabetes tipo 1 e certas formas de artrite.

Doença do enxerto versus hospedeiro

A doença do enxerto *versus* hospedeiro ocorre após o transplante de células-tronco hematopoiéticas alogênicas (Capítulo 5). O intestino delgado e o cólon são afetados na maioria dos casos. A doença do enxerto *versus* hospedeiro é causada por dano mediado pelas células T do doador às células epiteliais do receptor. O infiltrado linfocítico na lâmina própria tipicamente é esparso, o que sugere que as citocinas secretadas pelas células T podem ser as principais mediadoras da lesão tecidual. A apoptose epitelial, particularmente das células da cripta, é o achado histológico mais comum. A doença do enxerto *versus* hospedeiro intestinal muitas vezes se manifesta como diarreia aquosa.

Enterocolite infecciosa

Em todo o mundo, a enterocolite infecciosa é responsável por mais de 1 milhão de mortes anualmente e de mais de 10% das mortes de crianças com menos de 5 anos. A enterocolite apresenta-se com ampla gama de sinais e sintomas, incluindo diarreia, dor abdominal, urgência, desconforto perianal, incontinência e hemorragia. Infecções bacterianas, como por *Escherichia coli* enterotoxigênica, geralmente são responsáveis, porém a maioria dos patógenos mais comuns varia com idade, nutrição, estado imunológico do hospedeiro e ambiente (Tabela 13.4). Por exemplo, as epidemias de cólera são comuns nas áreas com precárias condições sanitárias como resultado de medidas inadequadas de saúde pública, desastres naturais (p. ex., o terremoto de 2010 no Haiti), ou guerras. A diarreia infecciosa pediátrica, que pode resultar em desidratação grave e acidose metabólica, geralmente é causada por vírus entéricos. A Tabela 13.4 apresenta um resumo da epidemiologia e das características clínicas de causas selecionadas de enterocolite bacteriana. As enterocolites bacterianas, virais e parasitárias representativas são discutidas em seguida.

Cólera

Os microrganismos *Vibrio cholerae* são bactérias gram-negativas em forma de vírgula que causam cólera, uma doença que tem sido endêmica no Vale do Ganges da Índia e em Bangladesh em toda a história registrada. O *V. cholerae* é transmitido primariamente por água de consumo contaminada. Entretanto, também ocorre a transmissão pessoa a pessoa e, em raros casos, a doença pode ser transmitida por

Tabela 13.4 Características das enterocolites bacterianas.

Tipo de infecção	Distribuição	Reservatório	Transmissão	Epidemiologia	Locais gastrintestinais afetados	Sintomas	Complicações
Cólera	Índia, África	Marisco	Fecal-oral, água	Esporádica, endêmica, epidêmica	Intestino delgado	Diarreia aquosa intensa	Desidratação, desequilíbrios eletrolíticos
Campylobacter spp.	Países com mais recursos	Frangos, ovinos, suínos, bovinos	Aves, leite, outros alimentos	Esporádica; crianças, viajantes	Cólon	Diarreia aquosa ou sanguinolenta	Artrite reativa, síndrome de Guillain-Barré
Shigelose	Em todo o mundo, endêmica nos países com menos recursos	Humanos	Fecal-oral, água	Crianças, trabalhadores migrantes, viajantes, casas de repouso	Cólon esquerdo, íleo	Diarreia sanguinolenta	Artrite reativa, uretrite, conjuntivite, síndrome hemolítico-urêmica
Salmonelose	Em todo o mundo	Aves, animais de fazenda, répteis	Carne, aves, ovos, leite	Crianças, idosos	Cólon, intestino delgado	Diarreia aquosa ou sanguinolenta	Sepse, abscesso
Entérica (febre tifoide)	Índia, México, Filipinas	Humanos	Fecal-oral, água	Crianças, adolescentes, viajantes	Intestino delgado	Diarreia sanguinolenta, febre	Infecção crônica, estado de portador, encefalopatia, miocardite, perfuração intestinal
Yersinia spp.	Norte da Europa e Europa central	Suínos, vacas, filhotes de cães, gatos	Carne de porco, leite, água	Casos agrupados	Íleo, apêndice, cólon direito	Dor abdominal, febre, diarreia	Artrite reativa, eritema nodoso
E. coli enterotoxigênica	Países com poucos recursos	Desconhecido	Alimentos ou fecal-oral	Bebês, adolescentes, viajantes	Intestino delgado	Diarreia aquosa intensa	Desidratação, desequilíbrios eletrolíticos
E. coli enteropatogênica	Em todo o mundo	Humanos	Fecal-oral	Bebês	Intestino delgado	Diarreia aquosa	Desidratação, desequilíbrios eletrolíticos
E. coli êntero-hemorrágica	Em todo o mundo	Disseminada, inclui bovinos	Carne bovina, leite, outros alimentos	Esporádica e epidêmica	Cólon	Diarreia sanguinolenta	Síndrome hemolítico-urêmica
E. coli enteroinvasiva	Países com menos recursos	Desconhecido	Queijo, outros alimentos	Crianças pequenas	Cólon	Diarreia sanguinolenta	Desconhecidas
E. coli enteroagregativa	Em todo o mundo	Desconhecido	Desconhecida	Crianças, adultos, viajantes	Cólon	Diarreia não sanguinolenta, afebril	Mal definida
Colite pseudomembranosa (*C. difficile*)	Em todo o mundo	Humanos, hospitais	Antibióticos favorecem o surgimento	Imunocomprometidos submetidos à antibioticoterapia	Cólon	Diarreia aquosa, febre	Recidiva, megacólon tóxico
Doença de Whipple	Rural > urbana	Desconhecido	Desconhecida	Rara	Intestino delgado	Má absorção	Artrite, doença do SNC
Infecção micobacteriana	Em todo o mundo	Desconhecido	Desconhecida	Endêmica em imunocomprometidos	Intestino delgado	Má absorção	Pneumonia, infecção em outros locais

SNC, sistema nervoso central.

frutos do mar. Há uma acentuada variação sazonal na maioria dos locais em razão do rápido crescimento das bactérias *Vibrio* em temperaturas quentes. Os únicos reservatórios animais são os mariscos e o plâncton.

Patogênese. Os microrganismos de *Vibrio* causam a doença mediante a produção de uma potente toxina que interfere na função absortiva dos enterócitos. As proteínas flagelares são necessárias para que ocorra uma eficiente colonização do intestino pelos microrganismos de *Vibrio*, e a secreção de uma metaloproteinase com atividade hemaglutinina é importante para a eliminação desses microrganismos nas fezes. A doença é causada por uma enterotoxina pré-formada, conhecida como *toxina da cólera*, que é composta de cinco subunidades B, que direcionam a endocitose, e uma subunidade A enzimaticamente ativa. Após a captação para o interior do retículo endoplasmático, um fragmento da subunidade A é transportado para dentro do citosol, onde ele interage com os fatores do hospedeiro para realizar a ribosilação e ativar uma proteína G, a G_{sa}. Esta estimula a adenilato ciclase, levando a aumentos na adenosina monofosfato (AMPc) cíclica intracelular, que liga e ativa o CFTR. Nos enterócitos, a ativação do CFTR leva ao escoamento de íons cloro para dentro do lúmen do intestino, criando um gradiente osmótico que produz uma *diarreia secretória* maciça. As amostras de biopsia da mucosa mostram apenas alterações morfológicas mínimas.

Características clínicas. A maioria dos indivíduos expostos é assintomática ou manifesta apenas diarreia leve; ao contrário de muitas outras formas de enterocolite infecciosa, a febre é rara. Nos indivíduos com doença grave, ocorre o início abrupto de diarreia aquosa e vômito após um período de incubação de 1 a 5 dias. O volume de diarreia pode alcançar 1 ℓ por hora, levando a desidratação, hipotensão, desequilíbrios eletrolíticos, cãibra muscular, anúria, choque, perda de consciência e morte. Quase todas as mortes ocorrem dentro das primeiras 24 horas após a apresentação. A taxa de mortalidade da cólera grave não tratada é de 50 a 70%; mas, com a simples reposição de líquidos, mais de 99% dos pacientes sobrevivem.

Enterocolite por Campylobacter

O *Campylobacter jejuni* é uma causa comum de diarreia aguda em todo o mundo, e é um importante patógeno transmitido por alimentos nos EUA. Nos países com recursos limitados, geralmente é endêmica e quase sempre afeta visitantes de áreas ricas em recursos (a chamada "diarreia do viajante"). A maioria das infecções está associada à ingestão de carne crua ou malcozida; leite não pasteurizado ou água contaminada também são culpáveis em alguns casos.

Patogênese. O número de microrganismos ingeridos, a virulência da cepa infectante e a imunidade do hospedeiro determinam se a ingestão de *Campylobacter* resulta em doença. Os fatores de virulência parecem influenciar o desenvolvimento da doença, contribuindo para quatro propriedades: motilidade, aderência, produção de toxina e invasão. Os flagelos permitem que o *Campylobacter* seja móvel e facilitam a aderência, a colonização e a invasão da mucosa. As citotoxinas que causam dano epitelial e a enterotoxina semelhante à toxina da cólera também são elaboradas por alguns isolados de *C. jejuni*. A disenteria (diarreia sanguinolenta) geralmente está associada à invasão e ocorre apenas em algumas poucas cepas *Campylobacter*. A *febre entérica* ocorre quando as bactérias proliferam dentro da lâmina própria e dos linfonodos mesentéricos.

A infecção por *Campylobacter* pode resultar em artrite reativa, primariamente nos pacientes com o alelo HLA-B27. Outras complicações extraintestinais incluem o eritema nodoso e a síndrome de Guillain-Barré (Capítulo 20), uma paralisia flácida causada pela inflamação dos nervos periféricos impulsionada pela autoimunidade que se desenvolve em 0,1% ou menos dos indivíduos infectados por *Campylobacter*.

> **Morfologia**
>
> *Campylobacter*, *Shigella*, *Salmonella* e muitas outras infecções bacterianas, incluindo *Yersinia* e *E. coli*, todas induzem um quadro microscópico similar, denominado **colite aguda autolimitante**. A histologia da colite aguda autolimitante inclui proeminentes infiltrados neutrofílicos intraepiteliais na lâmina própria (Figura 13.23 A); podem também estar presentes **criptite** (infiltração de neutrófilos das criptas) e **abscessos na cripta** (criptas com acúmulos de neutrófilos luminais). Na maioria dos casos, a preservação da arquitetura da cripta é útil para distinguir entre essas infecções e a EI (Figura 13.23 B). O diagnóstico específico é estabelecido primariamente por cultura fecal, mas os testes moleculares estão se tornando disponíveis de forma mais ampla.

Características clínicas. A ingestão de apenas 500 microrganismos de *C. jejuni* pode causar doença após um período de incubação de até 8 dias. A diarreia aquosa, tanto a aguda quanto a de início após um pródromo semelhante à *influenza*, é a manifestação primária, e a disenteria desenvolve-se em 15 a 50% dos pacientes. Os pacientes podem eliminar bactérias durante 1 mês ou mais após a resolução clínica. A doença geralmente é autolimitante e a antibioticoterapia não é necessária. A taxa de fatalidade é baixa e principalmente limitada aos idosos e àqueles com HIV, nos quais a infecção por *C. jejuni* pode levar à doença grave e debilitante.

Shigelose

A *shigella* é uma das causas mais comuns de diarreia sanguinolenta (disenteria). Os microrganismos de *Shigella* são anaeróbios facultativos, gram-negativos, imóveis, não encapsulados, e altamente transmissíveis por via fecal-oral ou pela ingestão de água ou alimento

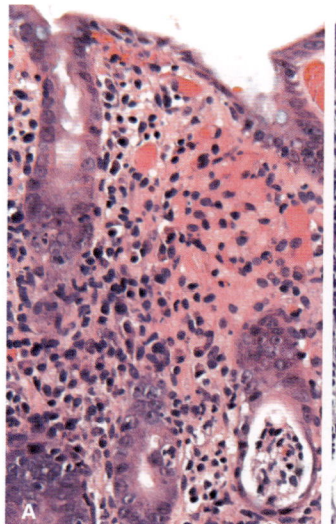

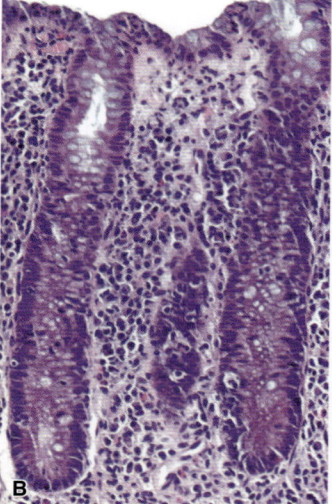

Figura 13.23 Enterocolite bacteriana. **A.** A infecção por *Campylobacter jejuni* produz colite aguda autolimitante. Podem ser observados neutrófilos na superfície e no epitélio da cripta, e está presente um abscesso na cripta (parte inferior direita). **B.** A infecção por *Escherichia coli* enteroinvasiva é similar às outras colites agudas autolimitantes. Note a manutenção da arquitetura e do espaçamento normais da cripta apesar dos abundantes neutrófilos intraepiteliais.

contaminados. A dose infecciosa é inferior a 100 microrganismos, e cada grama de fezes contém até 10^9 microrganismos durante as fases agudas da doença.

Nos EUA, a incidência da infecção por *Shigella* declinou nas últimas décadas, mas permanece como uma causa importante de doença, particularmente nas populações carentes e nos indivíduos em situação de pobreza. A carga de doença é maior nos países com poucos recursos onde a *Shigella* é endêmica, particularmente nas crianças com menos de 5 anos, nas quais é uma causa importante de morbidade e mortalidade. Em todo o mundo, estima-se que ocorram aproximadamente 170 milhões de casos de *Shigella* anualmente e que resultem em cerca de 160 mil mortes.

Patogênese. Os microrganismos *Shigella* são resistentes ao ambiente ácido hostil do estômago, o que em parte explica a dose infecciosa muito baixa. Uma vez no intestino, os microrganismos são captados pelas células M (micropregas) epiteliais, que são especializadas em amostragem e captação de antígenos luminais. Após a proliferação intracelular, as bactérias escapam para dentro da lâmina própria. Essas bactérias então infectam as células epiteliais através das membranas basolaterais, que expressam os receptores bacterianos. Alternativamente, os microrganismos luminais podem elaborar fatores que modulam diretamente as zonas de oclusão epiteliais para expor os receptores bacterianos basolaterais e permitir a ligação. Isso pode ser mediado pelas proteínas de virulência, algumas das quais são diretamente injetadas no citoplasma hospedeiro. Certos sorotipos de *Shigella dysenteriae* também produzem a toxina Shiga, a Stx, que inibe a síntese de proteína eucariótica e causa a morte da célula hospedeira.

> **Morfologia**
>
> As infecções por *Shigella* são mais proeminentes no cólon retossigmoide, mas o íleo pode também ser envolvido, talvez refletindo a abundância de células M no epitélio das placas de Peyer sobrejacentes. Nos casos iniciais, a aparência histológica é similar à das colites agudas autolimitantes. Nos casos mais graves, a mucosa é hemorrágica e ulcerada, e pseudomembranas podem estar presentes. Talvez por causa do tropismo das células M, que atua para localizar o dano, podem também ocorrer úlceras de aparência aftosa similares àquelas da doença de Crohn. A distinção entre a infecção por *Shigella* e a EI crônica é um desafio, particularmente se houver distorção da arquitetura da cripta.

Características clínicas. A *Shigella* causa uma doença autolimitante caracterizada por cerca de 6 dias de diarreia, febre e dor abdominal. Após um período de incubação de 1 a 7 dias, a diarreia aquosa inicial progride para uma fase disentérica em aproximadamente 50% dos pacientes. As náuseas e os vômitos estão notavelmente ausentes e a diarreia é descrita geralmente como frequente, de pequeno volume e sanguinolenta. Os sintomas constitucionais podem persistir por até 1 mês. Em um subgrupo de adultos, pode também ocorrer uma apresentação subaguda. A antibioticoterapia abrevia o curso clínico e reduz a duração da eliminação dos microrganismos nas fezes, porém os medicamentos antidiarreicos são contraindicados, pois podem prolongar os sintomas por retardarem a remoção bacteriana.

As complicações da infecção por *Shigella* são raras e incluem uma *artrite reativa* e uma tríade de artrite estéril, uretrite e conjuntivite que, de preferência, afetam homens positivos para HLA-B27 entre 20 e 40 anos. A síndrome hemolítico-urêmica, que geralmente está associada à *Escherichia coli* êntero-hemorrágica (EHEC, do inglês *enterohemorrhagic Escherichia coli*), pode também ocorrer após a infecção por *Shigella* que secreta a toxina Shiga.

Escherichia coli

Escherichia coli são bacilos gram-negativos que colonizam o trato gastrintestinal saudável; a maioria é não patogênica, mas um subgrupo causa a doença humana. A última é classificada de acordo com a morfologia, a patogênese e o comportamento *in vitro* (ver Tabela 13.4) do microrganismo. Aqui estão resumidos seus mecanismos patogênicos:

- *E. coli* enterotoxigênica (ETEC, do inglês *enterotoxigenic E. coli*), a principal causa da diarreia dos viajantes, é disseminada por via fecal-oral. Expressa uma toxina termolábil similar à toxina da cólera e uma toxina termoestável que aumenta a guanosina monofosfato cíclica (GMPc), uma alteração que também promove o desenvolvimento de diarreia secretória
- *E. coli* enteropatogênica (EPEC, do inglês *enteropathogenic E. coli*) caracteriza-se pela capacidade de se fixar fortemente às membranas apicais do enterócito e causar perda local (destruição) das microvilosidades. As proteínas bacterianas necessárias para fixação e destruição são codificadas por uma grande ilha de patogenicidade genômica, o *locus* de destruição do enterócito. Esse *locus* também codifica as proteínas que injetam proteínas efetoras bacterianas dentro do citoplasma das células epiteliais. A EPEC pode causar diarreia endêmica e surtos diarreicos, particularmente nas crianças com menos de 2 anos
- *E. coli* êntero-hemorrágica (EHEC) é subclassificada como sorotipo O157:H7 e sorotipo não O157:H7. Os surtos de *E. coli* O157:H7 nos países que dispõem de grandes recursos estiveram associados ao consumo de leite, vegetais e carne bovina moída inadequadamente cozida. Os sorotipos O157:H7 e não O157:H7 produzem toxinas semelhantes à Shiga e podem causar disenteria. Podem também desencadear a síndrome hemolítico-urêmica (Capítulo 12)
- *E. coli* enteroinvasiva (EIEC, do inglês *enteroinvasive E. coli*) assemelha-se bacteriologicamente à *Shigella*, mas não produz toxinas. Invade as células epiteliais do intestino e causa a diarreia sanguinolenta
- *E. coli* enteroagregativa (EAEC, do inglês *enteroaggregative E. coli*) fixa-se aos enterócitos por meio de fímbrias de aderência, mas não é invasiva. Embora cause sintomas ao produzir toxina termolábil e toxinas semelhantes à Shiga, o dano histológico é mínimo.

Salmonelose

As espécies de *Salmonella* são divididas em *Salmonella typhi*, o agente causador da febre tifoide, e cepas de *Salmonella* não tifoide que causam gastrenterite. A infecção por *Salmonella* não tifoide, que geralmente se deve à *Salmonella enteritidis*, é bastante comum: mais de 1 milhão de casos ocorrem a cada ano nos EUA e resultam em aproximadamente 2 mil mortes. É até mais prevalente nas partes do mundo com menos recursos; em todo o mundo, estima-se que a *Salmonella* cause 550 milhões de episódios de doença diarreica a cada ano, incluindo 220 milhões de casos em crianças. A infecção é mais comum nas crianças pequenas e nos idosos, e seu pico de incidência ocorre no verão e no outono. Normalmente, a transmissão ocorre por meio de alimento contaminado, particularmente carne crua ou malcozida, aves, ovos e leite. Em geral, os sintomas aparecem rapidamente dentro de 8 a 72 horas após a exposição, e consistem em diarreia, náuseas, vômitos, febre e cólica abdominal.

Patogênese. A *Salmonella* possui genes de virulência que, assim como a *Shigella* e a *E. coli* enteropatogênica, codificam proteínas capazes de transferir proteínas bacterianas para dentro das células M e dos enterócitos. As proteínas transferidas ativam as Rho GTPases da célula hospedeira (reguladoras da organização citoesquelética), desencadeando assim o rearranjo e a captação bacteriana dentro dos fagossomos, onde ocorre a proliferação das bactérias. A *Salmonella* também secreta uma molécula que induz a liberação epitelial de um eicosanoide quimioatrativo que atrai os neutrófilos para dentro do lúmen e potencializa o dano à mucosa. Bastam alguns poucos microrganismo viáveis de *Salmonella* para causar infecção em indivíduos saudáveis; o ácido gástrico reduzido, como ocorre nos indivíduos com gastrite atrófica ou naqueles sob terapia supressora de ácido, diminui ainda mais o tamanho do inóculo necessário para produzir a doença.

Febre tifoide

A febre tifoide, também referida como *febre entérica*, **afeta até 30 milhões de indivíduos em todo o mundo a cada ano**. É causada pela *Salmonella typhi* e pela *Salmonella paratyphi*. A infecção por *S. typhi* é mais comum nas áreas endêmicas, onde crianças e adolescentes são afetados com mais frequência. Em contraste, a *S. paratyphi* predomina nos países com poucos recursos e em viajantes para essas áreas. Os humanos são o único reservatório de *S. typhi* e *S. paratyphi*, e a transmissão ocorre de pessoa a pessoa ou via alimento ou água contaminados. A colonização da vesícula biliar pode estar associada a cálculos biliares e um estado de portador crônico. A infecção aguda está associada a anorexia, dor abdominal, distensão abdominal, náuseas, vômitos e diarreia sanguinolenta seguidos de uma curta fase assintomática que dá lugar a bacteriemia e febre com sintomas semelhantes aos da gripe. É durante essa fase que a detecção de microrganismos por hemocultura pode levar à antibioticoterapia e evitar mais progressão da doença. As culturas são positivas em 90% dos casos durante a fase febril. Sem esse tratamento, a fase febril é seguida por até 2 semanas de febres altas acompanhadas de uma sensibilidade abdominal que pode simular a apendicite. São observadas *manchas rosadas*, que são pequenas lesões maculopapulares eritematosas, no peito e no abdome. A disseminação sistêmica pode causar *complicações extraintestinais*, como encefalopatia, meningite, convulsões, endocardite, miocardite, pneumonia e colecistite.

Assim como a *S. enteritidis*, a *S. typhi* e a *S. paratyphi* são captadas pelas células M e em seguida absorvidas pelas células mononucleares no tecido linfoide subjacente. Isso provoca o aumento das placas de Peyer no íleo terminal, que se tornam elevações do tipo platô de até 8 cm de diâmetro. O desprendimento da mucosa cria úlceras ovais orientadas ao longo do eixo longo do íleo. Entretanto, diferentemente da *S. enteritidis*, a *S. typhi* e a *S. paratyphi* podem disseminar-se via vasos linfáticos e sanguíneos. Isso causa hiperplasia reativa dos linfonodos drenantes, em que se acumulam fagócitos contendo bactérias. Além disso, a polpa vermelha do baço se expande em decorrência da proeminente hiperplasia do fagócito. Pequenos focos aleatoriamente dispersos de necrose parenquimatosa com agregados de macrófagos, denominados *nódulos tifoides*, podem ser encontrados no fígado, na medula óssea e nos linfonodos.

Colite pseudomembranosa

A colite pseudomembranosa causada por *Clostridioides difficile* é uma causa importante de morbidade e mortalidade no ambiente hospitalar. Pode ser classificada nas categorias de *colite associada a antibiótico* ou *diarreia associada a antibiótico*. Embora a diarreia associada a antibiótico também possa ser causada por outros microrganismo como *Salmonella*, *C. perfringens* tipo A ou *S. aureus*, destes, apenas o *C. difficile* causa a formação de pseudomembrana. O *C. difficile* é um bacilo anaeróbico e gram-positivo formador de esporos. É provável que a ruptura da microbiota colônica normal pelos antibióticos permita o crescimento excessivo de *C. difficile*. Quase qualquer antibiótico pode ser responsável; os fatores mais importantes para o desenvolvimento da doença são a frequência do uso de antibióticos e seu efeito sobre a microbiota colônica. As toxinas liberadas pelo *C. difficile* causam a ribosilação de pequenas GTPases e levam a ruptura do citoesqueleto epitelial, perda da barreira da zona de oclusão, liberação de citocina e apoptose.

> **Morfologia**
>
> A colite totalmente desenvolvida associada ao *C. difficile* é acompanhada pela formação de **pseudomembranas** (Figura 13.24 A) compostas de uma camada aderente de células e resíduos inflamatórios nos locais de lesão à mucosa colônica. O epitélio de superfície é desnudado, e a lâmina própria superficial contém um denso infiltrado de neutrófilos e trombos ocasionais de fibrina dentro dos capilares. As criptas danificadas estão distendidas por um exsudato mucopurulento que "erupciona" na superfície de modo semelhante à erupção de um vulcão (Figura 13.24 B).

Características clínicas. Além da exposição ao antibiótico, os fatores de risco para colite associada ao *C. difficile* incluem idade superior a 65 anos, uso de inibidores da bomba de prótons, hospitalização e imunossupressão. O microrganismo é particularmente prevalente em hospitais; até 20% dos adultos hospitalizados são colonizados pelo *C. difficile* (taxa 10 vezes maior do que a da população geral), porém a maioria dos pacientes colonizados não tem a doença. Os indivíduos com colite associada ao *C. difficile* geralmente apresentam diarreia aquosa e cólica abdominal; são observadas nos casos mais graves desidratação, febre e leucocitose. Leucócitos fecais e sangue oculto podem estar presentes, porém a diarreia macroscopicamente sanguinolenta é rara. O diagnóstico de colite associada ao *C. difficile* nos pacientes sintomáticos é feito por um teste positivo de amplificação de ácido nucleico e por um exame de fezes positivo para a toxina de *C. difficile*; os pacientes com apenas um teste positivo de amplificação de ácido nucleico são considerados colonizados. As antibioticoterapias com agentes selecionados geralmente são eficazes, mas são cada vez mais comuns cepas de *C. difficile* resistentes a antibióticos e hipervirulentas. Nos pacientes com doença grave ou recorrente, o transplante microbiano fecal pode eliminar a infecção quando se trata de um microbioma perturbado na patogênese da colite por *C. difficile*.

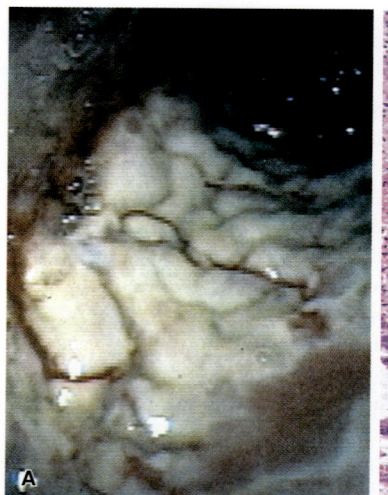

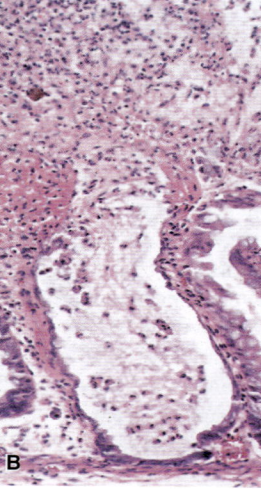

Figura 13.24 Colite por *Clostridioides difficile*. **A.** O cólon é recoberto por pseudomembranas marrons compostas de neutrófilos, células epiteliais mortas e resíduos inflamatórios (vista endoscópica). **B.** O padrão típico de neutrófilos que emanam de uma cripta é semelhante a uma erupção vulcânica.

Infecção micobacteriana

As espécies micobacterianas, incluindo espécies de *M. tuberculosis*, *M. bovis* e *M. avium*, podem infectar o trato gastrintestinal primariamente ou como parte de uma infecção disseminada. A tuberculose gastrintestinal é rara nos países ocidentais, com exceção dos indivíduos imunocomprometidos, nos quais a infecção por *M. avium* é mais comum. Nas áreas em que a doença intestinal é endêmica, como a Índia e o Paquistão, *M. bovis* é a causa usual. Os fatores de risco para infecção por *M. bovis* incluem o consumo de produtos lácteos não pasteurizados. As características clínicas da infecção por *M. bovis* são similares àquelas causadas por *M. tuberculosis*. Qualquer parte do intestino pode ser afetada, porém a infecção é mais comum na região ileocecal, que é acometida em 75% dos casos.

A infecção micobacteriana intestinal geralmente induz uma resposta granulomatosa do hospedeiro com necrose caseosa e muitas vezes associada a sintomas sistêmicos como febre e sudorese noturna. Com a cronicidade, podem se desenvolver fibrose, ulceração da mucosa e sangramento. Os granulomas podem se estender através da espessura total do intestino, o que potencialmente leva a perfuração, estenoses ou estrituras. Os pacientes podem também desenvolver disseminação peritoneal com ascite. Por outro lado, como a infecção por *M. avium* afeta geralmente indivíduos imunocomprometidos, os granulomas podem estar ausentes. Em vez disso, o *M. avium* tende a se acumular em macrófagos dentro da lâmina própria. Em alguns casos, a expansão do tipo lâmina dos macrófagos pode comprimir os vasos linfáticos no intestino delgado, levando à má absorção. Esses casos podem simular clínica e morfologicamente a doença de Whipple, uma rara infecção causada por *Tropheryma whipplei*, mas podem ser facilmente distinguidos por colorações ácido-resistentes, pois o *M. avium* é ácido-resistente, mas não o *T. whipplei*.

Norovírus

O norovírus (também conhecido como vírus Norwalk) causa aproximadamente metade de todos os surtos de gastrenterite em todo o mundo e é uma causa comum de gastrenterite esporádica nos países de alta renda. É muito infeccioso; a ingestão ou a inalação de apenas 10 partículas virais pode transmitir a doença. Os surtos locais geralmente estão relacionados com alimento ou água contaminados, enquanto a transmissão de pessoa a pessoa é subjacente à maioria dos casos esporádicos. As infecções disseminam-se facilmente dentro de escolas, hospitais e casas de repouso, assim como de outros ambientes onde as pessoas estão em estreita proximidade, como em navios de cruzeiro. Após um curto período de incubação, os indivíduos afetados desenvolvem náuseas, vômitos (geralmente graves), diarreia aquosa explosiva e dor abdominal. A morfologia da biopsia é inespecífica. A doença é autolimitante.

Rotavírus

O rotavírus é a causa mais comum da diarreia grave na infância e das mortes relacionadas com a diarreia em todo o mundo. As crianças entre 6 e 24 meses de vida são as mais vulneráveis. A proteção nos primeiros 6 meses de vida se deve à presença de anticorpos para rotavírus no leite materno, enquanto a proteção após os 2 anos se deve à imunidade que se desenvolve após a primeira infecção. Assim como o norovírus, é um vírus altamente infeccioso; estima-se que o inóculo infeccioso mínimo seja de apenas 10 partículas virais. O rotavírus infecta seletivamente e destrói enterócitos maduros (absortivos) no intestino delgado, e a superfície das vilosidades é então repovoada primeiro por células secretoras imaturas. Essa alteração na capacidade funcional resulta em perda da função absortiva e em uma secreção final que consiste em água e eletrólitos, um cenário de uma diarreia osmótica decorrente de nutrientes incompletamente absorvidos. A infecção por rotavírus torna-se sintomática após um curto período de incubação e se manifesta por vômitos e diarreia aquosa durante vários dias. Felizmente, a introdução de vacinas eficazes em 2006 reduziu substancialmente a carga da doença por rotavírus nos países de alta renda e está começando também a ter um impacto positivo nos países com menos recursos.

Doença parasitária

A doença parasitária e as infecções protozoarianas afetam mais da metade da população do mundo de forma crônica ou recorrente. Os parasitas intestinais que infestam os humanos incluem nematódeos, como *Ascaris* e *Strongyloides*, ancilóstomos, oxiúros, cestódios (p. ex., platelmintos e tênias), trematódeos (fascíolas) e protozoários. Alguns dos parasitas mais comuns são discutidos brevemente.

- *Ascaris lumbricoides*: esse nematódeo é disseminado por contaminação humana fecal-oral e infecta mais de 1 bilhão de indivíduos em todo o mundo. Os ovos ingeridos eclodem no intestino e as larvas penetram na mucosa intestinal. Dali, as larvas migram via circulação esplâncnica para o fígado, criando abscessos hepáticos, e posteriormente via circulação sistêmica para o pulmão, onde podem causar pneumonite. Do pulmão, as larvas migram para a traqueia até a orofaringe e são engolidas, o que lhes permite novamente alcançar o intestino e amadurecer como vermes adultos. O diagnóstico é feito pela detecção de ovos nas fezes
- *Strongyloides*: é encontrado amplamente nas regiões tropicais e subtropicais em todo o mundo. As larvas do *Strongyloides* vivem em solo terrestre contaminado por fezes. As larvas podem penetrar a pele intacta de um indivíduo que anda de pés descalços. Dali, a corrente sanguínea transporta-as para os pulmões, de onde elas se deslocam para a traqueia e a orofaringe, o que lhes permite serem engolidas e alcançar os intestinos, onde amadurecem em vermes adultos. Diferentemente de outros vermes intestinais, cujo ciclo de vida requer um ovo ou um estágio larval fora do ser humano, os ovos do *Strongyloides* podem eclodir dentro do intestino e liberar larvas que penetram a mucosa, criando um ciclo de *autoinfecção*. Portanto, a infecção por *Strongyloides* pode persistir por toda a vida e os indivíduos imunocomprometidos podem desenvolver infecções devastadoras. A doença é assintomática nos indivíduos imunocompetentes
- *Necator americanus* e *Ancylostoma duodenale*: esses ancilóstomos infectam mais de 500 milhões de indivíduos em todo o mundo e causam significativa morbidade. A infecção é iniciada pela penetração da larva na pele. Após mais desenvolvimento nos pulmões, as larvas migram para a traqueia e são engolidas. Uma vez no duodeno, elas amadurecem e os vermes adultos fixam-se à mucosa, sugam sangue e se reproduzem. Os ancilóstomos são a principal causa de anemia por deficiência de ferro nas partes do mundo que só dispõem de poucos recursos. O diagnóstico é feito pela detecção de ovos nas fezes
- *Giardia lamblia*: esse protozoário flagelado, também referido como *Giardia duodenalis* ou *Giardia intestinalis*, é o parasita patogênico mais comum em humanos. É disseminado por água ou alimento contaminados com fezes. A infecção pode ocorrer após a ingestão de apenas 10 cistos e se caracteriza por diarreia por má absorção aguda ou crônica. Como os cistos são resistentes ao cloro, os microrganismos *Giardia* são endêmicos em suprimentos públicos e rurais de água não filtrada. No ambiente ácido do estômago, ocorre excistação e os trofozoítos são liberados. As respostas de IgA secretora e IL-6 da mucosa são importantes para a remoção das infecções por *Giardia*. Os indivíduos imunocomprometidos, em particular aqueles que falham em montar respostas de

anticorpos, muitas vezes são gravemente afetados. A *Giardia* evade-se à remoção imunológica por meio de uma contínua modificação de seu principal antígeno de superfície, a proteína de superfície variante, e pode persistir por meses ou anos enquanto causa sintomas intermitentes. A infecção por *Giardia* reduz a expressão das enzimas da borda em escova, incluindo a lactase, e causa dano às microvilosidades e apoptose das células epiteliais do intestino delgado. Os trofozoítos de *Giardia* não são invasivos e podem ser identificados nas amostras de biopsia duodenal ou nas preparações de fezes por seu característico formato de pera. O diagnóstico é feito com exames de fezes para detecção dos antígenos específicos da *Giardia* ou com testes de ácidos nucleicos

- *Cryptosporidium*: junto com a *Giardia*, o *Cryptosporidium* é um dos parasitas entéricos mais comuns de humanos. As infecções nos países de alta renda têm estado ligadas a suprimentos públicos de água contaminada, enquanto nos países com poucos recursos disponíveis a infecção está associada às precárias condições sanitárias e a aglomerações; nessas áreas, o *Cryptosporidium* é uma importante causa de diarreia na infância e é responsável por até 200 mil mortes por ano, uma cifra que pode estar atrás apenas do rotavírus. Os microrganismos são tipicamente encontrados na superfície das células epiteliais do intestino delgado e caracteristicamente levam às diarreias secretória e por má absorção. O diagnóstico é feito pela identificação dos microrganismos em preparações de fezes pela morfologia ou com testes de ácidos nucleicos específicos para *Cryptosporidium*
- *Entamoeba histolytica*: esse protozoário causa amebíase e é disseminado por transmissão fecal-oral, primariamente em partes do mundo com poucos recursos e precárias condições sanitárias. As áreas com elevadas taxas de infecção incluem o México, partes das Américas Central e do Sul, a África e a Índia. Em algumas áreas, a prevalência da infecção pode chegar a 50%.

A amebíase afeta com mais frequência o ceco e o cólon ascendente. A disenteria desenvolve-se quando as amebas se fixam ao epitélio colônico, induzem a apoptose, invadem as criptas e se escondem lateralmente no interior da lâmina própria. O dano resultante leva ao recrutamento de neutrófilos e cria uma úlcera em formato de frasco com colo estreito e base ampla. Os parasitas penetram nos vasos esplâncnicos e embolizam no fígado para produzir abscessos em cerca de 40% dos pacientes com disenteria amebiana. Os *abscessos amebianos hepáticos*, que podem exceder 10 cm de diâmetro, apresentam uma pequena reação inflamatória em suas margens e têm um revestimento fibrinoso felpudo. Os abscessos persistem após a resolução da doença intestinal aguda e, em algumas poucas ocasiões, os parasitas podem se disseminar subsequentemente para pulmão, coração, rins ou cérebro. Os indivíduos com amebíase podem apresentar dor abdominal, diarreia sanguinolenta, ou perda de peso. Ocasionalmente, ocorrem colite necrosante aguda e megacólon, os quais estão associados a significativa mortalidade.

DOENÇA INFLAMATÓRIA INTESTINAL

Diverticulite do sigmoide

Em geral, o termo doença diverticular é errôneo, pois normalmente se refere aos pseudodivertículos adquiridos, e não aos divertículos verdadeiros. Os divertículos colônicos são raros nos indivíduos com menos de 30 anos, mas em seguida a incidência se eleva agudamente; sua prevalência aproxima-se de 50% nas populações adultas ocidentais acima dos 60 anos. Os divertículos geralmente são múltiplos, uma condição referida como *diverticulose*. Essa doença é muito menos comum nos países com poucos recursos, provavelmente em razão das diferenças da dieta.

Patogênese. Os divertículos colônicos se desenvolvem em consequência de pressão intraluminal elevada. A localização dos divertículos é explicada pela estrutura única da muscular própria colônica, onde nervos, vasos retos arteriais e suas bainhas de tecido conjuntivo penetram na cobertura muscular circular interna para criar descontinuidades na parede muscular. Em outras partes do intestino, essas lacunas são reforçadas pela camada longitudinal externa da muscular própria, mas no cólon essa camada muscular é descontínua e é reunida em três faixas denominadas *tênias do colo* (*taeniae coli*). Isso cria um ponto de fraqueza estrutural através do qual a mucosa e a submucosa podem herniar externamente em resposta às altas pressões luminais intracolônicas. A maioria dos divertículos ocorre na parte mais estreita do cólon, o sigmoide, que experimenta as mais altas pressões durante as contrações peristálticas. A patogênese também parece envolver contrações peristálticas exageradas e sequestro espasmódico de segmentos intestinais. A etiologia dessas contrações anormais é desconhecida, mas se levantou a hipótese de elas estarem associadas ao consumo de dietas ocidentais com alto teor de carne vermelha e baixo teor de fibras. Dentre outros fatores de risco, estão um estilo de vida sedentário, a obesidade, o tabagismo e o uso de certos medicamentos, como esteroides e opiáceos.

> **Morfologia**
>
> Os divertículos colônicos são pequenas saculações semelhantes a frascos, geralmente com diâmetro de 0,5 a 1 cm, que ocorrem em distribuição regular entre as tênias do colo (Figura 13.25 A e B). São mais comuns no cólon sigmoide, mas outras regiões do cólon também podem ser afetadas. Os divertículos possuem uma fina parede composta de mucosa achatada ou atrófica, submucosa comprimida e muscular própria atenuada — muitas vezes, este último componente está totalmente ausente (Figura 13.25 C e D). A obstrução dos divertículos e a estase dos conteúdos leva à inflamação, produzindo **diverticulite** e peridiverticulite. Como a parede do divertículo é apoiada apenas pela muscular da mucosa e por uma fina camada de tecido adiposo subseroso, a inflamação, a elevação da pressão e a ulceração da mucosa dentro de um divertículo obstruído podem resultar em **perfuração**. Com ou sem perfuração, a diverticulite recorrente pode causar colite segmentar, espessamento fibrótico na parede colônica ou ao redor dela, ou formação de estenose.

Características clínicas. A maioria dos indivíduos com doença diverticular permanece assintomática ao longo de suas vidas. Cerca de 20% dos indivíduos afetados desenvolvem sintomas, que incluem cólica intermitente, desconforto contínuo na porção abdominal inferior, constipação intestinal e diarreia. Os estudos longitudinais mostraram que, embora os divertículos possam regredir no início de seu desenvolvimento, geralmente se tornam maiores e mais numerosos com o tempo. Não está claro se uma dieta com alto teor de fibras evita essa progressão ou protege contra a diverticulite. Mesmo quando ocorre a diverticulite, com mais frequência ela se resolve espontaneamente ou após uma antibioticoterapia, e relativamente poucos pacientes requerem intervenção cirúrgica para a perfuração.

Enteropatia intestinal

A EI é uma condição inflamatória crônica desencadeada pela resposta imunológica do hospedeiro aos microrganismos intestinais em indivíduos com predisposição genética. A EI engloba duas entidades: *doença de Crohn* e *colite ulcerativa*. A distinção entre doença de Crohn e colite ulcerativa é baseada, em grande parte, na distribuição dos locais afetados e na expressão morfológica da doença nesses locais (Figura 13.26 e Tabela 13.5). A colite ulcerativa é

Capítulo 13 Cavidade Oral e Trato Gastrintestinal

Tabela 13.5 Características da doença de Crohn e da colite ulcerativa.

Característica	Doença de Crohn	Colite ulcerativa
Morfologia		
Região intestinal afetada	Íleo ± cólon	Cólon apenas
Envolvimento retal	Algumas vezes	Sempre
Distribuição	Lesões segmentares	Difusa
Estritura	Sim	Rara
Aparência da parede intestinal	Espessa	Fina
Inflamação	Transmural	Limitada à mucosa e à submucosa
Pseudopólipos	Moderados	Acentuados
Úlceras	Profundas e semelhantes a ferida de faca	Superficiais e de base ampla
Reação linfoide	Acentuada	Moderada
Fibrose	Acentuada	De leve a nenhuma
Serosite	Sim	Não
Granulomas	Sim (cerca de 35%)	Não
Fístulas/seios	Sim	Não
Clínica		
Fístula perianal	Sim (na doença colônica)	Não
Má absorção de gordura/vitamina	Sim	Não
Potencialmente maligna	Sim	Sim
Recidiva após cirurgia	Comum	Não
Megacólon tóxico	Não	Sim

Nota: nem todas as características podem estar presentes em um único caso.

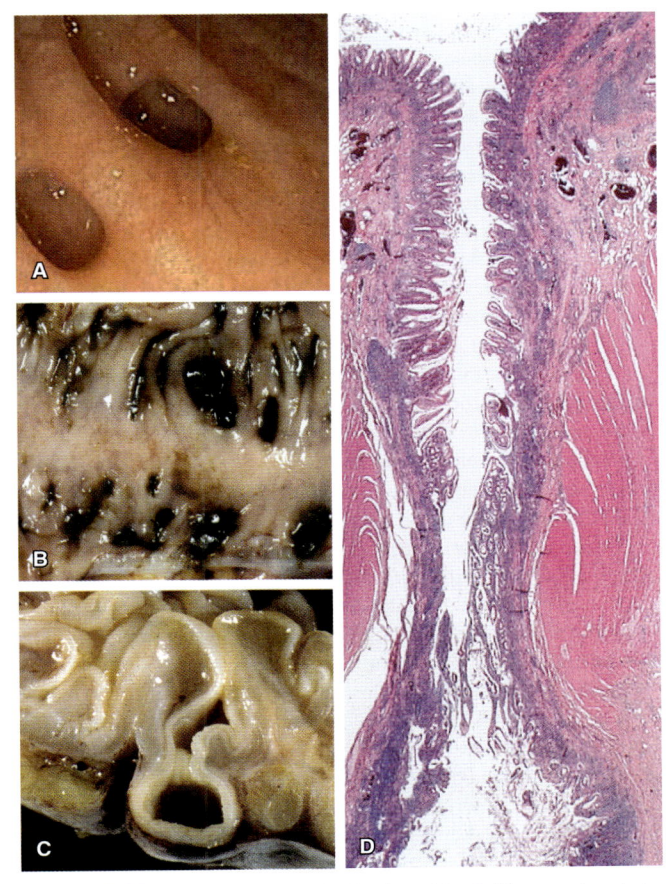

Figura 13.25 Doença diverticular do sigmoide. **A.** Vista endoscópica de dois divertículos do sigmoide. Compare com (**B**). **B.** Exame macroscópico de um cólon sigmoide ressecado mostrando divertículos regularmente espaçados repletos de fezes. **C.** Corte transversal mostrando uma saculação da mucosa sob a muscular própria. **D.** Fotomicrografia de baixa energia de um divertículo do sigmoide mostrando protrusões da mucosa e da submucosa através da muscular própria. (A imagem endoscópica é uma cortesia do Dr. Ira Hanan, The University of Chicago, Chicago, Illinois.)

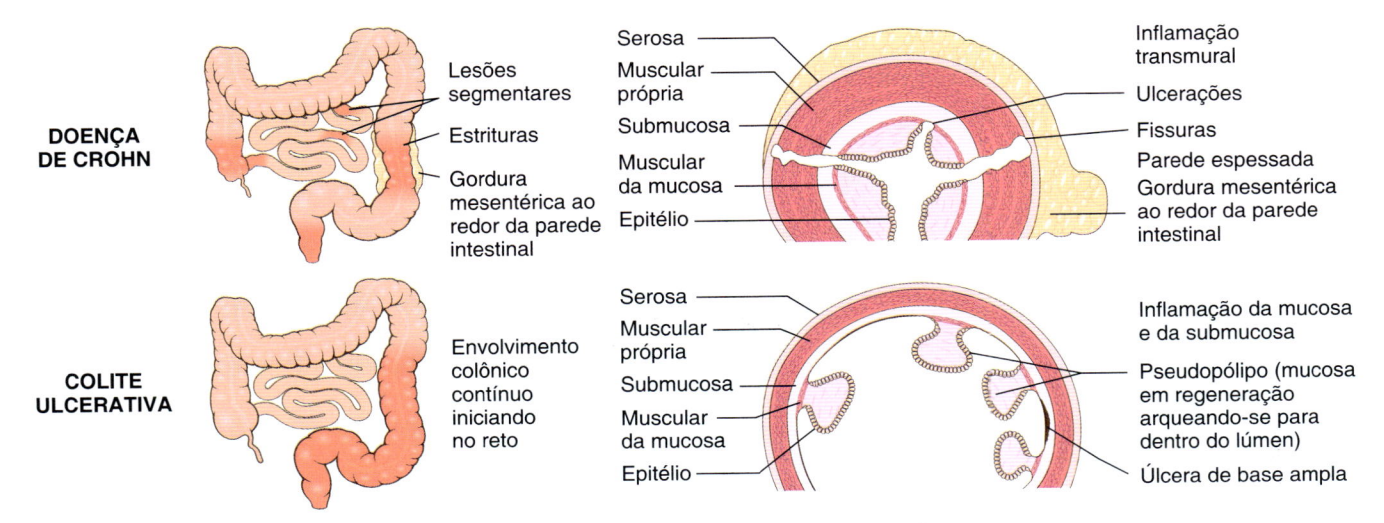

Figura 13.26 Distribuição e tipos de lesões na enteropatia intestinal. A distinção entre doença de Crohn e colite ulcerativa é baseada primariamente na morfologia.

limitada ao cólon e ao reto, e envolve apenas a mucosa e a submucosa. Em contraste, a doença de Crohn, também referida como *enterite regional* (em razão do frequente envolvimento ileal), pode afetar qualquer área do trato gastrintestinal e, geralmente, produz inflamação transmural.

Epidemiologia. A colite ulcerativa e a doença de Crohn geralmente se apresentam em adolescentes ou em adultos jovens. Em todo o mundo, a incidência varia de acordo com vários fatores, que incluem densidade populacional (rural *versus* urbana), extensão da industrialização e geografia, pois a EI é mais prevalente em localizações de latitude mais elevada. A incidência da EI parece estar crescendo, inclusive nas regiões onde a prevalência era historicamente baixa. Uma explicação proposta é a *hipótese da higiene*, que foi primeiramente aplicada à asma e que sugere que a exposição na infância e até a pré-natal aos microrganismos ambientais estimula o sistema imunológico de tal forma que impede reações excessivas. Aplicada à EI, essa explicação sugere que a reduzida frequência de infecções entéricas no início da vida em razão de melhor higiene resulta em inadequado desenvolvimento dos processos reguladores que limitam as respostas imunológicas da mucosa. Apesar de atraente e geralmente afirmada, faltam evidências concretas e, portanto, a crescente incidência de EI permanece não esclarecida.

Patogênese.
A EI parece resultar dos efeitos combinados das alterações nas interações do hospedeiro com a microbiota intestinal, da disfunção epitelial intestinal e das respostas imunológicas aberrantes da mucosa. Essa visão é apoiada por estudos epidemiológicos, genéticos e clínicos, assim como por dados dos modelos laboratoriais de EI (Figura 13.27). Os fatores associados podem ser divididos em quatro categorias, como segue:

- *Fatores genéticos*: o risco de doença é maior quando há um membro da família afetado. Na doença de Crohn, a taxa de concordância de gêmeos monozigóticos é de aproximadamente 50%. Em contraste, a concordância de gêmeos monozigóticos para a colite ulcerativa é de aproximadamente 20%, o que sugere que os fatores genéticos são menos dominantes nessa forma de EI
  - As análises de ligação molecular das famílias afetadas identificaram *NOD2* (do inglês *nucleotide oligomerization binding domain 2* [domínio de oligomerização ligante do nucleotídio 2]) como um gene de suscetibilidade na doença de Crohn. *NOD2* codifica uma proteína que se liga aos peptidoglicanos bacterianos intracelulares e subsequentemente ativa NF-κB. Alguns estudos sugerem que a forma de NOD-2 associada à doença é ineficaz na defesa contra bactérias intestinais. Esse defeito permite o aumento dos números de bactérias para penetrar além do epitélio dentro da parede intestinal, onde elas desencadeiam reações inflamatórias. Entretanto, a doença desenvolve-se em menos de 10% dos indivíduos portadores de polimorfismos específicos de *NOD2*, e esses polimorfismos são raros nos pacientes de descendências africana e asiática com doença de Crohn; portanto, outros fatores também são importantes
  - A busca de genes associados à EI usando estudos de associação genômica ampla (GWAS, do inglês *genome-wide association studies*) e outras abordagens identificaram mais de 200 genes com variantes de nucleotídios que estão associados à EI. Além de *NOD2* (discutido anteriormente), múltiplas variantes associadas ao risco encontram-se em genes relacionados com a autofagia. Os últimos codificam componentes da via do autofagossomo e, como *NOD2*, estão envolvidos nas respostas celulares do hospedeiro às bactérias intracelulares, o que apoia a hipótese de que a defesa inadequada contra as bactérias luminais é importante na patogênese da EI. Entretanto, nenhum desses genes está associado à colite ulcerativa, e as associações são principalmente para os indivíduos de descendência europeia

- *Respostas imunológicas anormais da mucosa*: a maneira como uma imunidade mucosa alterada contribui para as patogêneses da colite ulcerativa e da doença de Crohn ainda está sendo decifrada, porém é notável que os agentes imunossupressores e imunomoduladores sejam os fundamentos da terapia para a EI, o que apoia a percepção da existência de um papel para as respostas imunológicas inadequadamente sustentadas nessas doenças. Propõe-se que o gatilho inicial seja a apresentação de antígenos microbianos para as células T CD4+ auxiliares (*helper*), que são induzidas a serem diferenciadas em células Th1 e Th17 por citocinas como IL-12 e IL-23 (Figura 13.27). Estas então ativam macrófagos, recrutam neutrófilos e liberam citocinas pró-inflamatórias como o fator de necrose tumoral (TNF). A presença de antígenos microbianos na lâmina própria pode originar-se de defeitos na função da barreira epitelial que são exacerbados pela inflamação (ver adiante). Se a doença assume a forma de colite ulcerativa ou de doença de Crohn é algo que provavelmente dependerá das diferenças no ambiente no qual a citocina é induzida em resposta aos produtos microbianos. Os defeitos nas células T reguladoras, especialmente a subpopulação produtor de IL-10 que amortece a resposta imunológica, podem também contribuir para a inflamação; é compatível com essa ideia que alguns poucos indivíduos com mutações no gene da IL-10 ou nos receptores do gene da IL-10 são suscetíveis à colite grave de início precoce. Outros dados sugerem que a produção mucosa da citocina derivada de Th2, a IL-13, seja aumentada na colite ulcerativa, e, em menor grau, na doença de Crohn. Assim, a regulação imunológica defeituosa provavelmente contribui para a inflamação crônica na EI. Notavelmente, os pacientes com EI beneficiam-se do tratamento com anticorpos que inibem o TNF ou a IL-12/IL-23, o que apoia a ideia da existência de um papel para essas citocinas em sua patogênese. A contribuição da autoimunidade verdadeira não é evidente, e não foram definitivamente identificados autoantígenos iniciadores ou alvos

- *Defeitos epiteliais*: uma variedade de defeitos epiteliais foi descrita na doença de Crohn, na colite ulcerativa, ou em ambas. Por exemplo, ocorrem defeitos na função de barreira da zona de oclusão epitelial do intestino em pacientes com doença de Crohn e em um subgrupo de seus parentes em primeiro grau saudáveis. Essa disfunção da barreira está cossegregada com os polimorfismos de *NOD2* associados à doença, e os modelos experimentais demonstram que a disfunção da barreira pode ativar as imunidades inata e adaptativa da mucosa e sensibilizar os indivíduos para a doença. Curiosamente, os grânulos da célula de Paneth, que contêm peptídeos antimicrobianos que afetam a composição da microbiota luminal, são anormais em alguns pacientes com doença de Crohn, o que sugere a existência de um mecanismo em que uma interação ("*crosstalk*") defeituosa entre o epitélio e a microbiota contribui para a patogênese da doença

- *Alterações na microbiota*: a quantidade de microrganismos microbianos no lúmen gastrintestinal é enorme, pois chega a 10^{12} microrganismos/mℓ de material fecal no cólon (50% da massa fecal). Há significativa variação interindividual na composição da microbiota, que é modificada por dietas e doença. A transferência microbiana pode promover ou reduzir a doença em modelos animais de EI, e os estudos clínicos sugerem que bactérias probióticas (benéficas) ou até transplantes microbianos fecais de indivíduos saudáveis possam beneficiar os pacientes com EI.

Em seguida, serão discutidas as características morfológicas e clínicas de cada uma das duas formas de EI.

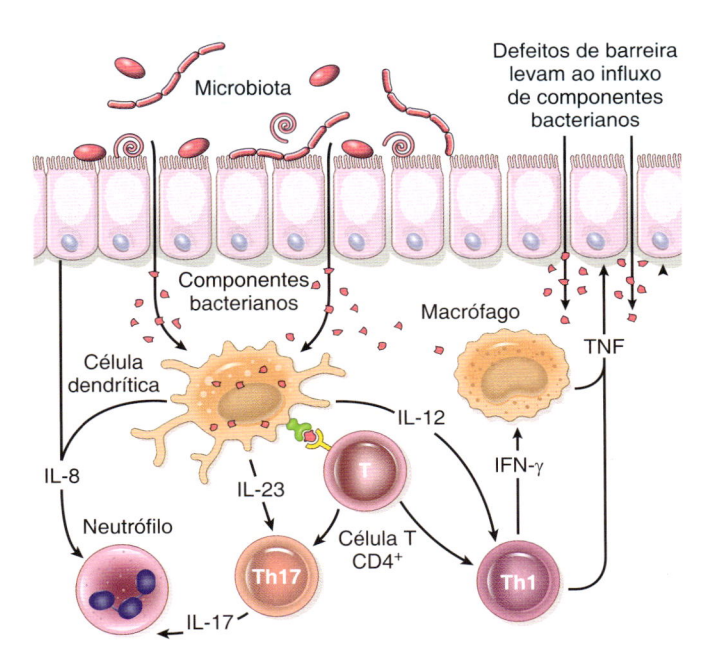

Figura 13.27 Um modelo de patogênese de enteropatia intestinal (EI). *IFN-γ*, interferona gama; *TNF*, fator de necrose tumoral. Ver detalhes no texto.

Doença de Crohn

Morfologia

Na ocasião da apresentação, os locais mais comuns da doença de Crohn são o **íleo terminal**, a **válvula ileocecal** e o **ceco**. A doença é limitada ao intestino delgado em cerca de 40% dos casos; o intestino delgado e o cólon estão envolvidos em 30% dos pacientes; e o restante dos casos caracteriza-se pelo envolvimento colônico apenas. Em algumas poucas ocasiões, a doença de Crohn pode afetar o esôfago ou o estômago. A presença de **lesões segmentares** (múltiplas áreas de doença separadas, nitidamente delineadas e entremeadas com áreas de mucosa normal) é característica da doença de Crohn e distingue entre esta e a colite ulcerativa. As estrituras são comuns (Figura 13.28 A).

A lesão mais precoce é a **úlcera aftosa**; esta pode progredir, tornar-se múltipla e coalescer em úlceras alongadas, serpiginosas e orientadas ao longo do eixo longo do intestino. Edema e perda das pregas normais da mucosa são comuns nos segmentos entremeados poupados da mucosa, o que resulta em uma aparência de textura grosseira semelhante a um **paralelepípedo**, em que o tecido doente está deprimido abaixo do nível da mucosa normal (Figura 13.28 B). Os indivíduos com envolvimento do cólon são suscetíveis ao desenvolvimento de **megacólon tóxico** antes de se desenvolver fibrose, o que impede a dilatação do cólon. Geralmente, se desenvolvem **fissuras** entre as pregas mucosas e elas se estendem profundamente, o que as torna locais de perfuração ou tratos fistulosos. A parede intestinal está espessada em consequência de edema transmural, inflamação, fibrose submucosa e hipertrofia da muscular própria, os quais contribuem para a formação de **estrituras**. Nos casos com extensa doença transmural, a gordura mesentérica geralmente adere à superfície serosa (**gordura mesentérica ao redor da parede intestinal**) (Figura 13.28 C).

As características microscópicas da doença de Crohn ativa incluem abundantes neutrófilos que se infiltram e danificam o epitélio da cripta. Os agregados de neutrófilos dentro da cripta são referidos como **abscesso na cripta** e muitas vezes estão associados à destruição da cripta. A ulceração é comum na doença de Crohn, e pode haver uma abrupta transição entre mucosas ulcerada e normal. Ciclos repetidos de destruição e regeneração da cripta levam à **distorção da arquitetura da mucosa**; as criptas normalmente retas e paralelas assumem formas ramificadas e orientações incomuns entre si (Figura 13.29 A). A metaplasia epitelial, uma outra consequência da lesão crônica, em geral assume a forma de glândulas gástricas de aparência antral (metaplasia pseudopilórica). Pode ocorrer **metaplasia das células de Paneth** no cólon esquerdo, onde as células de Paneth normalmente estão ausentes. Essas alterações metaplásicas e de arquitetura podem persistir, mesmo quando a inflamação ativa se resolveu. A atrofia da mucosa com perda de criptas pode seguir-se a anos após a doença. **Granulomas não caseosos** (Figura 13.29 B), uma característica da doença de Crohn, são encontrados em aproximadamente 35% dos casos e podem surgir em áreas de doença ativa ou em regiões não acometidas em qualquer camada da parede intestinal (Figura 13.29 C). Os granulomas também podem ser encontrados nos linfonodos mesentéricos e, algumas vezes, até na pele, o que representa as manifestações extraintestinais da doença de Crohn. É importante notar que a ausência de granulomas não impede o diagnóstico.

Características clínicas. As manifestações clínicas da doença de Crohn são extremamente variáveis. Na maioria dos pacientes, a doença começa com crises intermitentes de diarreia relativamente leve, febre e dor abdominal. Aproximadamente 20% dos pacientes apresentam dor aguda no quadrante inferior direito e febre, características que simulam a apendicite aguda ou a perfuração intestinal. Os pacientes com envolvimento colônico podem apresentar diarreia sanguinolenta

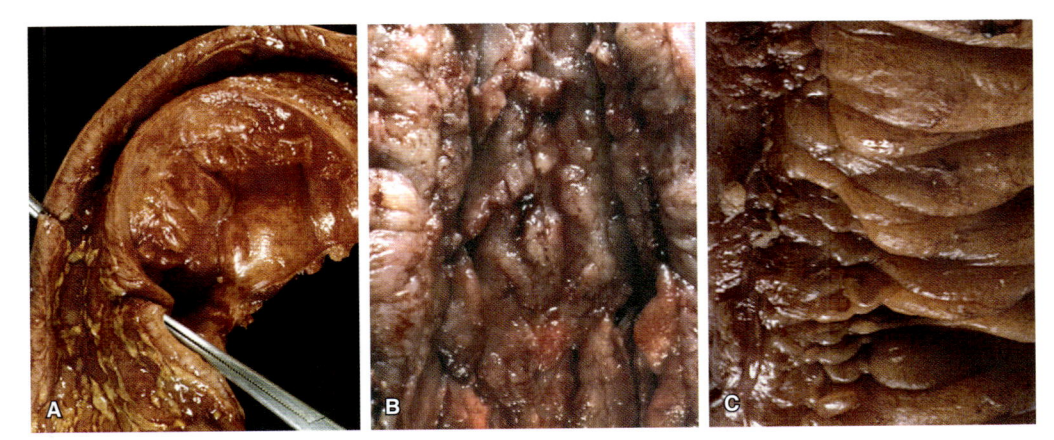

Figura 13.28 Patologia macroscópica da doença de Crohn. **A.** Estenose de intestino delgado. **B.** Úlceras mucosas lineares e parede intestinal espessada. **C.** Gordura mesentérica ao redor da parede intestinal.

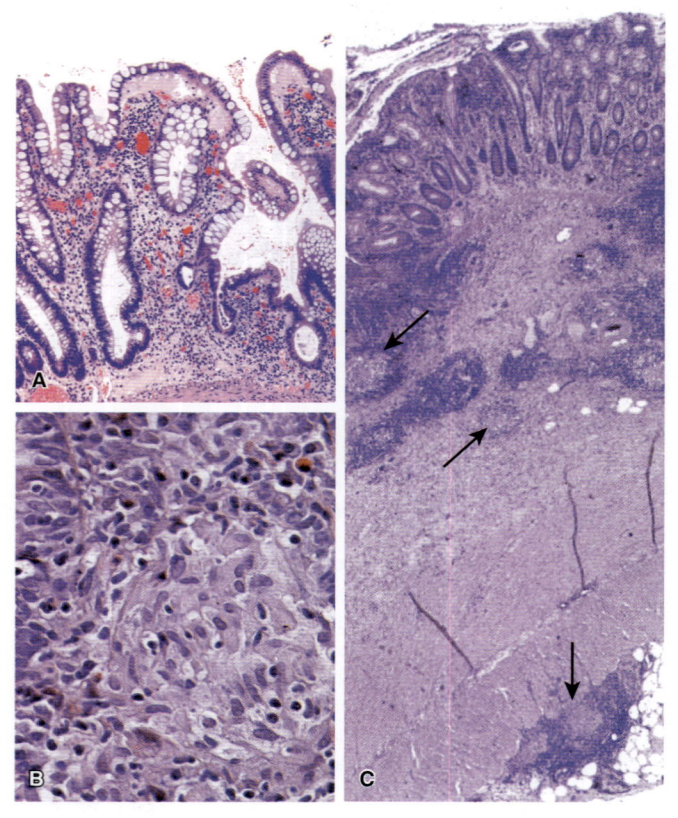

Figura 13.29 Patologia microscópica da doença de Crohn. **A.** Organização aleatória da cripta resultante de lesão e regeneração repetidas. **B.** Granuloma não caseoso. **C.** Doença de Crohn transmural com acentuado espessamento da parede e granulomas submucoso e seroso (*setas*).

e dor abdominal, o que sugere a existência de uma infecção colônica. Os períodos de atividade da doença geralmente são interrompidos por intervalos assintomáticos que duram de semanas a muitos meses. A reativação da doença pode estar associada a uma variedade de gatilhos externos, como estresse físico ou emocional, itens específicos da dieta, uso de AINE e tabagismo.

A anemia por deficiência de ferro em decorrência de perda sanguínea pode se desenvolver nos indivíduos com a doença colônica, enquanto a doença extensa do intestino delgado e a má absorção associada podem resultar em hipoalbuminemia, generalizada má absorção de nutrientes ou deficiência de vitamina B_{12}. Estrituras fibrosantes, particularmente do íleo terminal, são comuns e requerem ressecção cirúrgica. Geralmente, ocorre recidiva da doença no local de anastomose, e até 40% dos pacientes necessitam de ressecções adicionais dentro 10 anos. Podem se desenvolver fístulas entre as alças intestinais e elas também podem envolver a bexiga urinária, a vagina e as peles abdominal ou perianal. Podem também ocorrer perfurações e abscessos peritoneais.

Dentre as *manifestações extraintestinais* da doença de Crohn, estão a uveíte, a poliartrite migratória, a sacroileíte, a espondilite anquilosante, o eritema nodoso e o baqueteamento das pontas dos dedos, e qualquer destes pode se desenvolver antes de ser identificada a doença intestinal. Podem ocorrer pericolangite e colangite esclerosante primária nos indivíduos com doença de Crohn, porém são mais comuns naqueles com colite ulcerativa. Como será discutido adiante, o risco de desenvolvimento de adenocarcinoma colônico e de intestino delgado é maior nos pacientes com doença de Crohn colônica de longa duração.

Colite ulcerativa

Morfologia

A colite ulcerativa sempre envolve o reto e se estende proximalmente de maneira contínua, afetando parte ou todo o cólon (Figura 13.30 A). Não se observam lesões segmentares. A doença de todo o cólon é denominada **pancolite** (Figura 13.30 B). A doença limitada ao reto ou ao retossigmoide pode ser referida de forma descritiva como **proctite ulcerativa** ou **proctossigmoidite ulcerativa**. O intestino delgado permanece normal, embora possa estar presente uma leve inflamação da mucosa do íleo distal (**ileíte por contracorrente**) nos casos graves.

Na avaliação macroscópica, a mucosa colônica envolvida pode estar ligeiramente avermelhada, com aparência granular ou exibir extensas **úlceras de base ampla**. A transição entre cólon doente e não afetado é abrupta (Figura 13.30 C). As úlceras estão alinhadas ao longo do eixo longo colônico, mas tipicamente não replicam as úlceras serpentinas da doença de Crohn. As ilhas isoladas de mucosa em regeneração muitas vezes arqueiam-se para o interior do lúmen, criando pequenas elevações denominadas **pseudopólipos**. A doença crônica pode levar à **atrofia da mucosa** e a uma superfície plana e lisa da mucosa sem as pregas normais. Diferentemente da doença de Crohn, não há espessamento mural, a superfície da serosa é normal e não ocorrem estrituras. Entretanto, a inflamação e os mediadores inflamatórios podem danificar a muscular própria e desarranjar a função neuromuscular, levando a dilatação colônica e **megacólon tóxico**, este último acarretando um risco significativo de perfuração. Os pacientes com megacólon ficam muito enfermos com febre, taquicardia, hipotensão.

Na colite ulcerativa, as características histológicas da doença da mucosa são similares às da doença de Crohn colônica e incluem infiltrados inflamatórios, abscessos na cripta, distorção da cripta e metaplasia epitelial. Entretanto, as lesões segmentares estão ausentes, e a inflamação geralmente é limitada à mucosa e à submucosa superficial (Figura 13.30 D). Nos casos graves, o dano à mucosa pode ser acompanhado de úlceras que se estendem mais profundamente na submucosa, mas a muscular própria raramente é envolvida. A fibrose da submucosa, a atrofia da mucosa e a distorção da arquitetura da mucosa permanecem como resíduos de doença curada, mas o padrão histológico pode também se reverter para quase normal após uma remissão prolongada. Os granulomas não estão presentes.

Algumas manifestações extraintestinais da colite ulcerativa sobrepõem-se às da doença de Crohn, e elas incluem poliartrite migratória, sacroileíte, espondilite anquilosante, uveíte, lesões cutâneas, pericolangite e colangite esclerosante primária.

Características clínicas. A colite ulcerativa é um distúrbio recidivante que se caracteriza por crises de diarreia sanguinolenta, fibrosa, muitas vezes mucoide, associada a dor e cólicas abdominais inferiores que são temporariamente aliviadas pela defecação. Esses sintomas podem persistir durante dias, semanas ou meses antes de cederem, e ocasionalmente a crise inicial pode ser grave o suficiente para constituir uma emergência médica ou cirúrgica. Mais da metade dos pacientes apresentam doença leve, porém quase todos experimentam pelo menos uma recidiva durante um período de 10 anos. A colectomia cura a doença intestinal, mas as manifestações extraintestinais podem persistir.

Os fatores que desencadeiam a colite ulcerativa são desconhecidos; em alguns casos, a enterite infecciosa precede o início da doença. Em alguns pacientes, o início dos sintomas pode ocorrer logo após cessar o tabagismo, e o ato de fumar pode aliviar em parte os sintomas. Entretanto, os estudos sobre a nicotina como um agente terapêutico foram decepcionantes.

O foco da terapia está nos agentes anti-inflamatórios. Os indivíduos com doença leve geralmente são tratados com glicocorticoides ou aminossalicilatos. Os pacientes com doença mais grave muitas vezes se beneficiam do tratamento com agentes biológicos, como os anticorpos que se ligam e neutralizam o TNF ou as IL-12/IL-23.

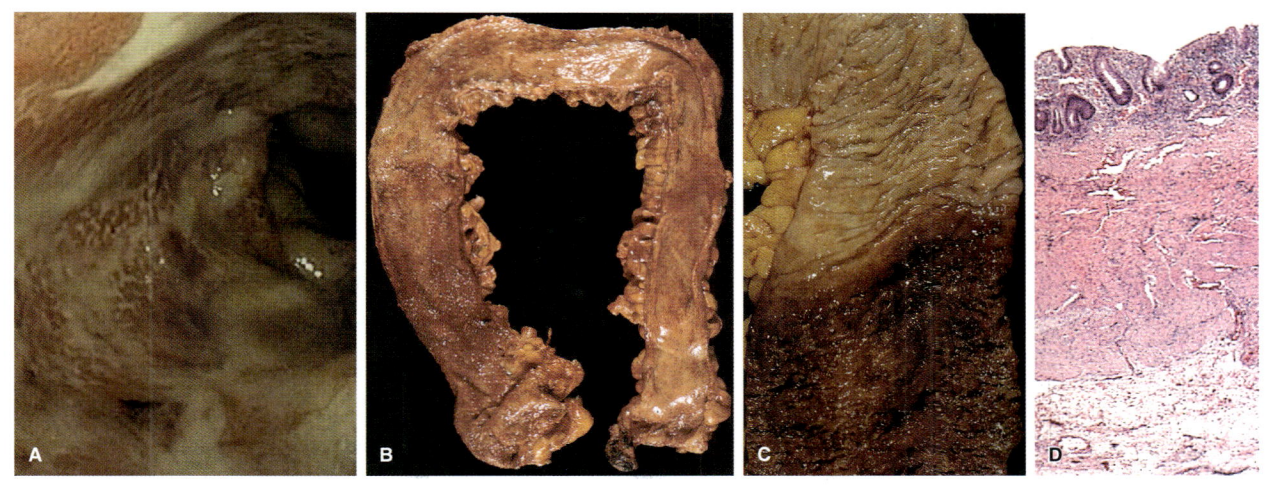

Figura 13.30 Patologia da colite ulcerativa. **A.** Vista endoscópica da colite ulcerativa grave com ulceração e material mucopurulento aderente. **B.** Colectomia total com pancolite mostrando doença ativa com mucosa granular avermelhada no ceco (*a esquerda*) e mucosa atrófica lisa distalmente (*à direita*). **C.** Demarcação nítida entre colite ulcerativa ativa (*parte inferior*) e normal (*parte superior*). **D.** Esse corte histológico em espessura total mostra que a doença é limitada à mucosa. Compare com a Figura 13.29 C. (A imagem endoscópica é uma cortesia do Dr. Ira Hanan, The University of Chicago, Chicago, Illinois.)

Neoplasia associada à colite

Uma das complicações mais graves a longo prazo da colite ulcerativa e da doença de Crohn colônica é o desenvolvimento de adenocarcinoma. Esse risco limita-se ao cólon nos pacientes com colite ulcerativa, porém aqueles com doença de Crohn também se encontram em risco mais alto de adenocarcinoma do intestino delgado. Esse processo se inicia como displasia, que, assim como no esôfago de Barrett e na gastrite crônica, é parte da progressão para carcinoma. O risco de desenvolvimento de displasia está relacionado com vários fatores:

- *Duração da doença*: o aumento do risco ocorre em 8 a 10 anos após o início da doença
- *Extensão do envolvimento*: os pacientes com envolvimento de todo o cólon estão em maior risco do que aqueles com apenas envolvimento parcial
- *Inflamação*: a maior frequência e a gravidade da inflamação ativa (caracterizada pela presença de neutrófilos) podem aumentar o risco. Este é um outro exemplo do efeito facilitador da inflamação na carcinogênese (Capítulo 6).

Para facilitar a detecção inicial de neoplasia, os pacientes geralmente são inscritos em programas de vigilância colonoscópica aproximadamente 8 anos após o diagnóstico de EI. Uma importante exceção a essa abordagem são os pacientes com colangite esclerosante primária, que se encontram em um risco acentuadamente maior de desenvolvimento de displasia; nesse caso, a vigilância geralmente é iniciada no momento do diagnóstico. A vigilância requer biopsias regulares e extensas da mucosa, o que é oneroso e invasivo. Em muitos casos, a displasia ocorre nas áreas planas de mucosa que não parecem anormais a olho nu. Portanto, estão sendo desenvolvidas técnicas avançadas de imagens endoscópicas para tentar melhorar a detecção de alterações displásicas iniciais.

PÓLIPOS COLÔNICOS E DOENÇA NEOPLÁSICA

Os pólipos são mais comuns no cólon e podem também ocorrer no esôfago, no estômago ou no intestino delgado. Os pólipos sem pedículo são referidos como *sésseis*. À medida que os pólipos sésseis crescem, a tração na protrusão luminal pode criar um pedículo. Os pólipos com pedículos são chamados de *pediculados*. Em geral, os pólipos intestinais podem ser classificados como *não neoplásicos* ou *neoplásicos*. O pólipo neoplásico mais comum é o adenoma, que tem potencial para progredir para câncer. Os pólipos colônicos não neoplásicos podem ainda ser classificados como inflamatórios, hamartomatosos ou hiperplásicos.

Pólipos inflamatórios

Os pólipos inflamatórios estão associados à *síndrome da úlcera retal solitária*. Os pacientes apresentam a tríade de sangramento retal, secreção de muco e um pólipo inflamatório na parede retal anterior. A causa subjacente é o relaxamento comprometido do esfíncter anorretal, o que cria um ângulo agudo na prateleira retal anterior. Isso leva a recorrentes abrasão e ulceração da mucosa retal sobrejacente. Com os ciclos repetidos de lesão e cura, forma-se uma massa polipoide composta de tecido mucoso inflamado e reativo.

Pólipos hamartomatosos

Os pólipos hamartomatosos ocorrem esporadicamente e como componentes de várias síndromes geneticamente determinadas ou adquiridas (Tabela 13.6). Conforme foi descrito no Capítulo 6, os pólipos hamartomatosos são crescimentos semelhantes a neoplasias, desorganizados e compostos de tipos celulares maduros, normalmente presentes no local onde se desenvolve o pólipo. As síndromes da polipose hamartomatosa são raras, mas podem ser identificadas por estarem associadas a manifestações intestinais e extraintestinais, pela necessidade de se realizar a triagem dos membros da família e, em alguns casos, por aumento do risco de câncer.

Pólipos juvenis

Os pólipos juvenis são o tipo mais comum de pólipo hamartomatoso. Podem ser esporádicos ou sindrômicos. Os pólipos juvenis esporádicos geralmente são solitários, enquanto a *polipose juvenil*, uma síndrome autossômica dominante, pode estar associada a dezenas de pólipos. A maioria dos pólipos juvenis ocorre nas crianças com menos de 5 anos. Caracteristicamente localizados no reto, em geral manifestam-se com sangramento retal. Em alguns casos, ocorre prolapso e o pólipo projeta-se através do esfíncter anal. A displasia ocorre em uma pequena proporção de pólipos juvenis, enquanto a polipose juvenil está associada a aumento de risco para adenocarcinoma do cólon e de outros locais (ver Tabela 13.6). Isso não surpreende, uma vez que a polipose juvenil está associada a mutações na linhagem germinativa dos genes

Tabela 13.6 Síndromes da polipose gastrintestinal (GI).

Síndrome	Média etária na apresentação (anos)	Gene(s) mutado(s)	Lesões gastrintestinais	Manifestações extragastrintestinais selecionadas
Síndrome de Peutz-Jeghers	10 a 15	LKB1/STK11	Pólipos arborizados – intestino delgado > cólon > estômago; adenocarcinoma colônico	Pigmentação mucocutânea; aumento de risco de cânceres de tireoide, mama, pulmão, pâncreas, gonadal e de bexiga
Polipose juvenil	< 5	SMAD4, BMPR1A	Pólipos juvenis; aumento do risco de adenocarcinomas gástrico, de intestino delgado, colônico e pancreático	Malformações arteriovenosas pulmonares, baqueteamento digital
Síndrome de Cowden	< 15	PTEN	Pólipos hamartomatosos, lipomas, ganglioneuromas, pólipos inflamatórios; aumento de risco para câncer de cólon	Neoplasias cutâneas benignas, lesões benignas e malignas de tireoide e mama
Esclerose tuberosa	Da infância à vida adulta	TSC1, TSC2	Pólipos hamartomatosos (retais)	Angiofibroma facial, tuberosidades corticais, angiomiolipoma renal
Polipose adenomatosa familiar (PAF)				
PAF clássica	10 a 15	APC	Múltiplos adenomas	Hipertrofia congênita do EPR
PAF atenuada	40 a 50	APC	Múltiplos adenomas	
Síndrome de Gardner	10 a 15	APC	Múltiplos adenomas	Osteomas, desmoides, cistos cutâneos
Síndrome de Turcot	10 a 15	APC	Múltiplos adenomas	Neoplasias do SNC, meduloblastoma

EPR, epitélio pigmentar retiniano; *SNC*, sistema nervoso central.

codificadores dos componentes da via de sinalização TGFβ/BMP (p. ex., *SMAD4*), que geralmente está mutada em certos cânceres. A colectomia pode ser necessária para limitar a hemorragia associada à ulceração do pólipo na polipose juvenil.

> **Morfologia**
>
> Os pólipos juvenis esporádicos e sindrômicos têm aparências semelhantes. São tipicamente lesões avermelhadas, pediculadas, com superfície lisa e com menos de 3 cm de diâmetro que revelam característicos espaços císticos em seções cortadas. Esses espaços consistem em glândulas dilatadas preenchidas com mucina e resíduos inflamatórios (Figura 13.31 A).

Síndrome de Peutz-Jeghers

A síndrome de Peutz-Jeghers é um raro distúrbio autossômico dominante definido pela presença de múltiplos pólipos hamartomatosos gastrintestinais, hiperpigmentação mucocutânea e aumento de risco de desenvolvimento de numerosas malignidades. Dentre as malignidades, encontram-se os cânceres de cólon, pâncreas, mama, pulmão, ovários, útero e testículos, assim como outras neoplasias incomuns. As mutações com perda de função na linhagem germinativa do gene *LKB1/STK11* estão presentes em cerca da metade dos pacientes com a forma familiar da síndrome de Peutz-Jeghers. O *LKB1/STK11* codifica uma proteína quinase supressora tumoral que regula o metabolismo celular, um outro exemplo da ligação entre metabolismo alterado, crescimento celular anormal e risco de câncer.

> **Morfologia**
>
> Os pólipos hamartomatosos são mais comuns no intestino delgado, embora possam também ocorrer no estômago, no cólon e, em algumas poucas ocasiões, na bexiga e nos pulmões. Na avaliação macroscópica, os pólipos são grandes e pediculados com um contorno lobulado. O exame histológico mostra uma característica rede arborizada de tecido conjuntivo, músculo liso, lâmina própria e glândulas revestidas por um epitélio intestinal de aparência normal (Figura 13.31 B).

Pólipos hiperplásicos

Os pólipos colônicos hiperplásicos são proliferações epiteliais comuns que ocorrem normalmente na sexta e na sétima década de vida. Sua patogênese é incompletamente conhecida, mas se acredita que sua formação resulte da diminuição da renovação das células epiteliais e do retardo na eliminação das células epiteliais da superfície, o que leva a um "amontoado" de células caliciformes. Embora essas lesões não tenham potencial maligno, é difícil sua distinção endoscópica dos adenomas sésseis serrilhados, que são lesões histologicamente similares àquelas que têm potencial maligno e, portanto, geralmente são submetidas à biopsia.

> **Morfologia**
>
> Os pólipos hiperplásicos são encontrados com mais frequência no cólon esquerdo e têm geralmente menos de 5 mm de diâmetro. Consistem em protrusões nodulares lisas da mucosa, geralmente nas cristas das pregas mucosas. Podem ocorrer isoladamente, porém com mais frequência são múltiplos, particularmente no cólon sigmoide e no reto. Histologicamente, eles são compostos de uma população expandida de células caliciformes e absortivas maduras, cujo agrupamento cria uma superfície serrilhada, que é uma característica morfológica dessas lesões (Figura 13.32).

Adenomas

Os pólipos neoplásicos mais comuns e clinicamente importantes são os adenomas colônicos, que são lesões precursoras dos adenocarcinomas colorretais. Não há predileção por sexo, e estão presentes em quase 50% dos adultos com mais de 50 anos que vivem no mundo ocidental. Como esses pólipos são precursores do câncer colorretal, as recomendações atuais nos EUA são para que todos os adultos se submetam à triagem por colonoscopia a partir dos 45 anos. Como os indivíduos com um histórico familiar estão em risco de desenvolvimento de câncer de cólon no início da vida, normalmente eles se submetem à triagem pelo menos 10 anos antes da idade mais jovem

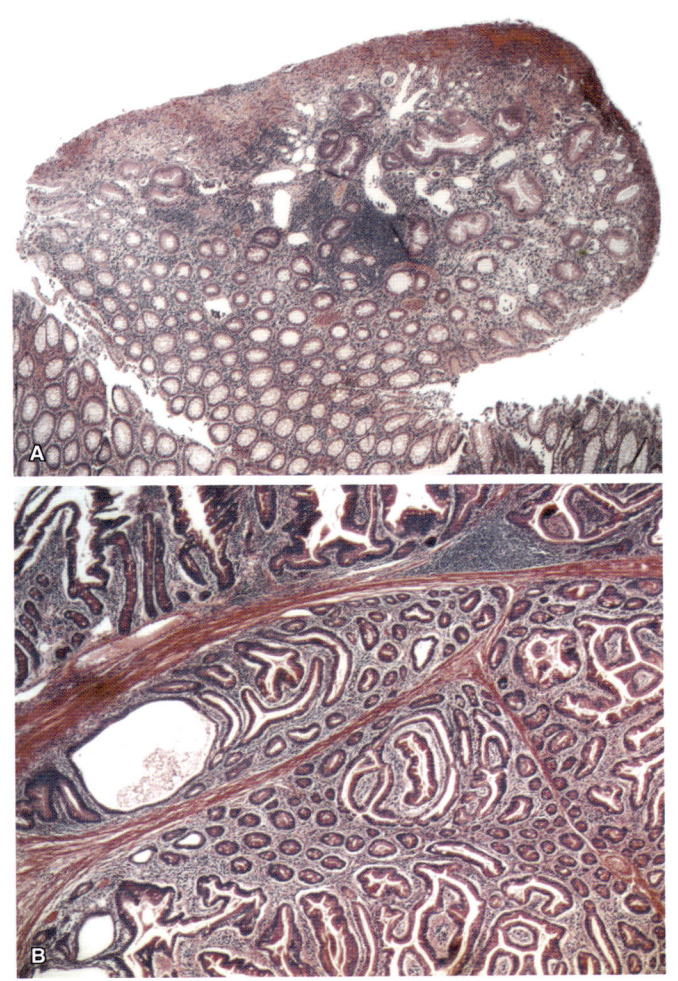

Figura 13.31 Pólipos hamartomatosos. **A.** Pólipo juvenil. Note a erosão superficial e as criptas dilatadas por cistos e preenchidas com muco, neutrófilos e resíduos. **B.** Pólipo de Peutz-Jeghers. A complexa arquitetura glandular e os feixes de músculo liso ajudam a distinguir entre pólipos de Peutz-Jeghers e pólipos juvenis.

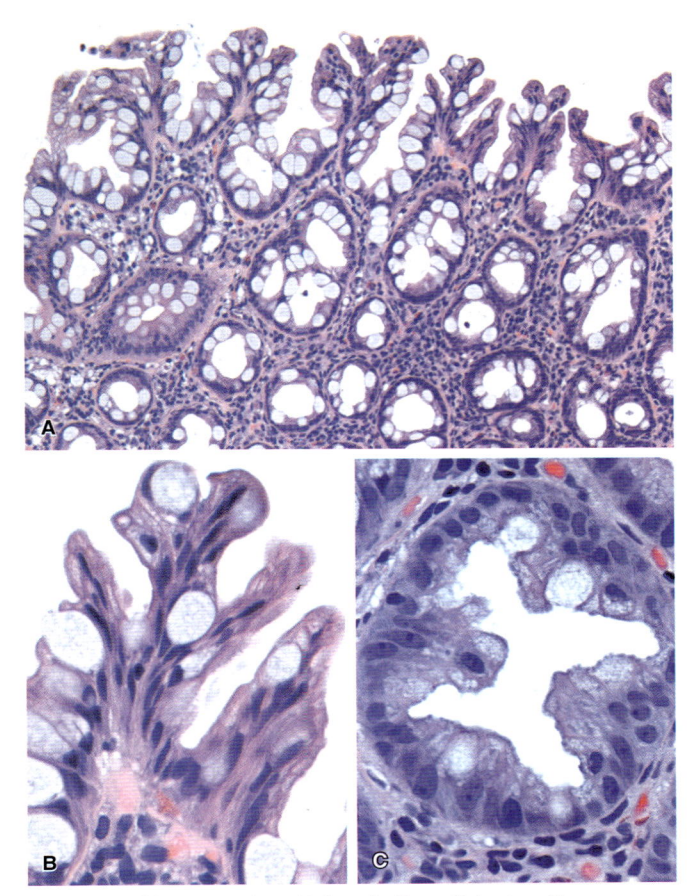

Figura 13.32 Pólipo hiperplásico. **A.** Superfície do pólipo com um tufo irregular de células epiteliais. **B.** O tufo resulta de aglomeração epitelial. **C.** A aglomeração epitelial produz uma arquitetura serrilhada em que as glândulas são cortadas transversalmente.

em que um membro da família foi diagnosticado. Embora os adenomas sejam menos comuns na Ásia, sua frequência se elevou (em paralelo com uma incidência crescente de adenocarcinoma colorretal) à medida que as dietas e os estilos de vida ocidentais se tornaram mais comuns.

> **Morfologia**
>
> O diâmetro dos adenomas típicos varia de 0,3 a 10 cm, podem ser **pediculados** (Figura 13.33 A) ou **sésseis**, e ambos os tipos têm uma textura aveludada (Figura 13.33 B) e uma superfície irregular em virtude do padrão de crescimento epitelial anormal. Histologicamente, a característica citológica é a **displasia epitelial** (Figura 13.34 C), que é caracterizada por hipercromasia, alongamento e estratificação nucleares. Essas alterações são avaliadas com mais facilidade na superfície dos adenomas porque o epitélio falha em amadurecer, pois as células migram da cripta. Os adenomas pediculados possuem pedículos fibromusculares delgados (Figura 13.33 C) contendo proeminentes vasos sanguíneos derivados da submucosa. O pedículo geralmente é coberto por epitélio não neoplásico, porém o epitélio displásico algumas vezes está presente.
>
> Com base em sua arquitetura, os adenomas podem ser classificados como **tubulares**, **tubulovilosos** ou **vilosos**. Os adenomas tubulares tendem a ser pequenos pólipos pediculados compostos de pequenas glândulas arredondadas ou tubulares (Figura 13.34 A). Em contraste, os adenomas vilosos, que geralmente são maiores e sésseis, são cobertos por vilosidades delgadas (Figura 13.34 B). Os adenomas tubulovilosos possuem uma mistura de elementos tubulares e vilosos. Embora os focos de invasão sejam mais frequentes nos adenomas vilosos do que nos adenomas tubulares, a arquitetura vilosa isoladamente não aumenta o risco de câncer, que está relacionado com o tamanho, conforme discutido adiante.
>
> As características histológicas dos **adenomas sésseis serrilhados** sobrepõem-se às dos pólipos hiperplásicos e essas lesões geralmente não apresentam displasia (Figura 13.34 D). No entanto, os adenomas sésseis serrilhados apresentam um potencial maligno similar ao dos adenomas convencionais. A característica mais útil para distinguir entre o adenoma séssil serrilhado e o pólipo hiperplásico é a presença de uma arquitetura serrilhada por toda a extensão das glândulas, incluindo a base da cripta, em associação com dilatação da cripta e crescimento lateral (ver Figura 13.34 D). Em contraste, a arquitetura serrilhada está tipicamente limitada à superfície dos pólipos hiperplásicos.
>
> Embora a maioria dos adenomas colorretais comporte-se de maneira benigna, uma pequena proporção apresenta câncer invasivo no momento da detecção. **O tamanho é a característica mais importante que se correlaciona com o risco de malignidade**. Por exemplo, embora o câncer seja extremamente raro nos adenomas com menos de 1 cm em diâmetro, alguns estudos sugerem que quase 40% das lesões com mais de 4 cm de diâmetro contêm focos de câncer invasivo. A displasia em alto grau é um segundo e menos importante fator de risco para a presença de câncer em um pólipo.

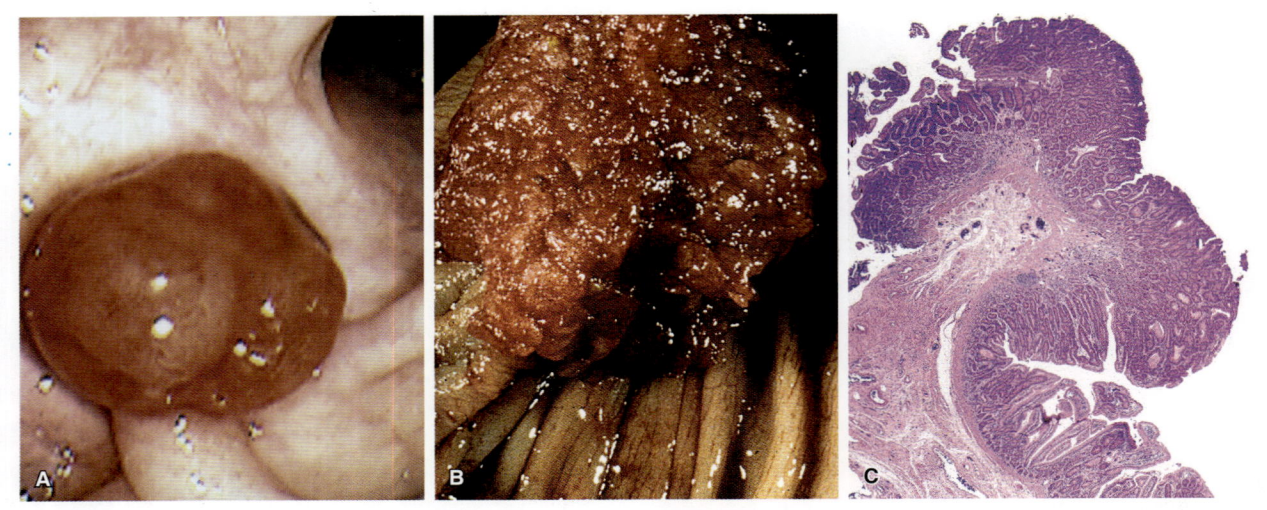

Figura 13.33 Adenomas colônicos. **A.** Adenoma pediculado (vista endoscópica). **B.** Adenoma com superfície aveludada. **C.** Fotomicrografia de baixa magnificação de um adenoma tubular pediculado.

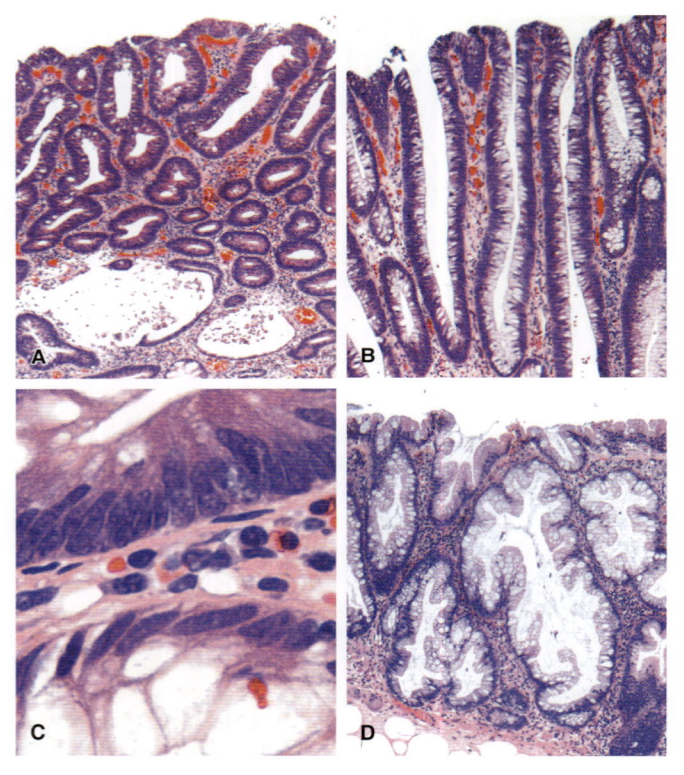

Figura 13.34 Aparência histológica de adenomas colônicos. **A.** Adenoma tubular com uma superfície lisa e glândulas arredondadas. Nesse caso, dilatação e a ruptura da cripta com inflamação reativa associada podem ser observadas na parte inferior do campo. **B.** Adenoma viloso com projeções longas e delgadas semelhantes às vilosidades do intestino delgado. **C.** Células epiteliais displásicas (*parte superior*) com aumento da razão núcleo:citoplasma, núcleos hipercromáticos e alongados, e pseudoestratificação nuclear. Compare com o epitélio não displásico (*parte inferior*). **D.** Adenoma séssil serrilhado revestido por células caliciformes e sem as características citológicas típicas de displasia. Essa lesão é distinguida de um pólipo hiperplásico pelo envolvimento das criptas. Compare com o pólipo hiperplásico na Figura 13.32.

Síndromes da neoplasia colônica familiar

Várias síndromes associadas aos pólipos colônicos e a taxas aumentadas do câncer de cólon foram descritas. As bases genéticas desses distúrbios foram estabelecidas e proporcionaram algumas descobertas que aumentaram muito a compreensão do câncer de cólon esporádico (Tabela 13.7).

Polipose adenomatosa familiar

A polipose adenomatosa familiar (PAF) é um distúrbio autossômico dominante marcado pelo aparecimento de numerosos adenomas colorretais na adolescência e causado pela mutação do gene da polipose adenomatosa *coli* (*APC*). É necessária uma contagem de, pelo menos, 100 pólipos para um diagnóstico de PAF clássica, e até vários milhares podem estar presentes (Figura 13.35). Com exceção de seus números singulares, esses crescimentos são morfologicamente indistinguíveis dos adenomas esporádicos. O adenocarcinoma colorretal desenvolve-se em 100% dos pacientes com PAF não tratada, geralmente antes dos 30 anos. Como resultado, a colectomia profilática é a terapia padrão para os indivíduos portadores de mutações de *APC*. Entretanto, os pacientes permanecem em risco de manifestações extraintestinais, incluindo neoplasia em outros locais. Mutações de *APC* específicas também estão associadas ao desenvolvimento de outras manifestações de PAF, como a *síndrome de Gardner* e a *síndrome de Turcot* (ver Tabela 13.6). Além dos pólipos intestinais, as características clínicas da síndrome de Gardner incluem osteomas de mandíbula, crânio e ossos longos; cistos epidérmicos; tumores desmoides e da tireoide; e anormalidades dentais, como dentes não erupcionados e supranumerários. A síndrome de Turcot é mais rara e se caracteriza por adenomas intestinais e neoplasias do sistema nervoso central. Dois terços dos pacientes com síndrome de Turcot apresentam mutações no gene *APC* e desenvolvem meduloblastomas. O terço restante apresenta mutações em um dos vários genes envolvidos no reparo do DNA e desenvolvem glioblastomas. O papel desses genes de reparo de excisão de base na carcinogênese é discutido em seguida.

Câncer colorretal não poliposo hereditário

O *câncer colorretal não poliposo hereditário* (HNPCC, do inglês *hereditary nonpolyposis colorectal cancer*), também conhecido como *síndrome de Lynch*, é uma condição autossômica dominante marcada por

Tabela 13.7 Padrões comuns de neoplasias colorretais esporádicas e familiares.

Etiologia	Defeito molecular	Gene(s)-alvo	Transmissão	Local(is) predominante(s)	Histologia
Polipose adenomatosa familiar	Via APC/WNT	*APC*	Autossômica dominante	Nenhum	Tubular, vilosa; adenocarcinoma típico
Câncer colorretal não poliposo hereditário	Reparo de DNA incompatível	*MSH2, MLH1*	Autossômica dominante	Lado direito	Adenoma séssil serrilhado; adenocarcinoma mucinoso
Câncer de cólon esporádico (80%)	Via APC/WNT	*APC*	Nenhuma	Lado esquerdo	Tubular, viloso; adenocarcinoma típico
Câncer de cólon esporádico (10 a 15%)	Reparo de DNA incompatível	*MSH2, MLH1*	Nenhuma	Lado direito	Adenoma séssil serrilhado; adenocarcinoma mucinoso

PAF, polipose adenomatosa familiar.

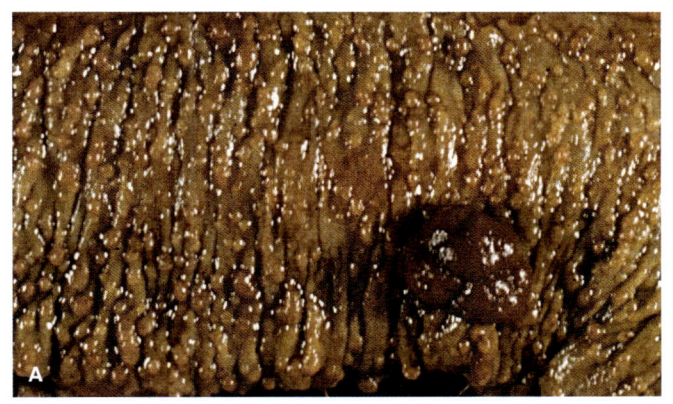

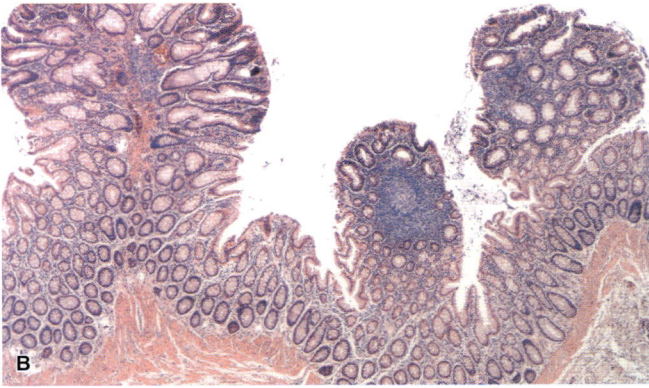

Figura 13.35 Polipose adenomatosa familiar. **A.** Centenas de pequenos pólipos colônicos estão presentes ao longo com um pólipo dominante (à direita). **B.** Três adenomas tubulares estão presentes neste campo microscópico único.

aumento do risco de cânceres colorretal, de endométrio, de estômago, de ovário, de ureteres, de cérebro, de intestino delgado, de sistema hepatobiliar e de pele. Os cânceres de cólon nos pacientes com HNPCC tendem a ocorrer em idades menos avançadas do que os cânceres de cólon esporádicos, e muitas vezes estão localizados no cólon direito (ver Tabela 13.7). Diferentemente da PAF, apenas poucos precursores adenomatosos são encontrados no cólon dos indivíduos afetados. Esses precursores tendem a ser adenomas sésseis serrilhados, que geralmente dão origem a adenocarcinomas com abundante produção de mucina.

O HNPCC é causado por mutações herdadas na linhagem germinativa dos genes que codificam as proteínas responsáveis por detecção, excisão e reparo de erros ocorridos durante a replicação do DNA. Cinco genes de reparo de incompatibilidade foram identificados; mas, na maioria das vezes, os casos de HNPCC decorrem de mutações em *MSH2* ou *MLH1*. Os pacientes com HNPCC herdam um gene mutado de reparo do DNA e um alelo normal. Quando a segunda cópia é perdida por mutação ou silenciamento epigenético, o defeito que resulta em reparo de incompatibilidade leva ao acúmulo de mutações a taxas até mil vezes maiores que o normal, principalmente nas regiões que contêm repetidas sequências curtas de DNA referidas como *DNA microssatélite*. O genoma humano contém aproximadamente 50 mil a 100 mil microssatélites, que são propensos a sofrer expansão durante a replicação do DNA e no HNPCC são os locais mais frequentes de mutações adquiridas. A compreensão dos fundamentos genéticos do HNPCC lançou luz sobre os mecanismos responsáveis por um subgrupo de cânceres de cólon esporádicos que também contêm mutações em genes de reparo de incompatibilidade. As consequências dos defeitos de reparo de incompatibilidade e a resultante *instabilidade de microssatélite* são discutidas a seguir no contexto do adenocarcinoma colônico.

Adenocarcinoma

O adenocarcinoma do cólon é a malignidade mais comum do trato gastrintestinal e é um importante contribuinte para a morbidade e a mortalidade em todo o mundo. Em contrapartida, o intestino delgado, que representa 75% da extensão geral do trato gastrintestinal, é um local incomum de neoplasias benignas e malignas. Dentre as neoplasias malignas do intestino delgado, o adenocarcinoma e os tumores carcinoides (neuroendócrinos) possuem aproximadamente taxas equivalentes de ocorrência, seguidos pelo linfoma e pelo sarcoma.

Epidemiologia. Nos EUA em 2022, estimou-se que aproximadamente 151 mil indivíduos seriam os novos diagnosticados com adenocarcinoma colorretal e que aproximadamente 53 mil pessoas iriam a óbito pela doença. Isso representa quase 15% de todas as mortes relacionadas com câncer, atrás apenas do câncer de pulmão. O pico de incidência do câncer colorretal é dos 60 aos 70 anos. Menos de 20% dos casos ocorrem antes dos 50 anos; porém, por motivos ainda não evidenciados, as mortes por carcinoma colorretal aumentaram nos indivíduos com menos de 50 anos nos últimos anos, e como resultado atualmente se recomenda que a triagem para detecção de câncer colorretal inicie aos 45 anos. Os homens são afetados com uma frequência ligeiramente maior do que as mulheres. O carcinoma colorretal é mais prevalente nos EUA, no Canadá, na Austrália, na Nova Zelândia, na Dinamarca, na Suíça e em outros países de alta renda que compartilham estilos de vida e dieta. A incidência desse câncer é até 30 vezes menor na Índia, na América Sul e na África. No Japão, onde anteriormente era muito baixa, a incidência aumentou até um nível intermediário (similar à do Reino Unido), presumivelmente em consequência de modificações no estilo de vida e na dieta.

Os fatores associados mais estreitamente à alta incidência do câncer colorretal são dietas com baixa ingestão de fibra vegetal não absorvível e alta ingestão de carboidratos refinados e gordura. Além da modificação da dieta, a quimioprevenção farmacológica torna-se uma área de interesse. O câncer colorretal também está associado à obesidade, ao tabagismo e ao consumo de álcool. Em contraste, o ácido acetilsalicílico e outros AINEs parecem ter um efeito protetor. Isso é condizente com os estudos que mostraram que alguns AINEs causam a regressão do pólipo nos pacientes com PAF nos quais o reto foi deixado em posição após uma colectomia. Suspeita-se que esse efeito seja mediado pela inibição da enzima COX-2, que é altamente expressa em 90% dos carcinomas colorretais e em 40 a 90% dos adenomas, e é conhecida por promover a proliferação epitelial, particularmente em resposta à lesão.

Patogênese. Os estudos sobre a carcinogênese colorretal proporcionaram descobertas fundamentais sobre os mecanismos gerais da evolução do câncer. A combinação dos eventos moleculares que levam ao adenocarcinoma do cólon é heterogênea e inclui anormalidades genéticas e epigenéticas. Pelo menos duas vias genéticas distintas foram descritas: a via APC/β-catenina e a via de instabilidade de microssatélite. Em termos simples, as mutações que envolvem a via APC/β-catenina levam ao aumento da sinalização WNT, enquanto aquelas que envolvem a via de instabilidade de microssatélite estão associadas a defeitos de reparo de incompatibilidade do DNA (Tabela 13.7). Ambas as vias envolvem um acúmulo gradual de múltiplas mutações, mas os genes envolvidos e os mecanismos pelos quais as mutações se acumulam diferem. Os eventos epigenéticos, sendo o mais comum o silenciamento do gene induzido pela metilação, podem aumentar a progressão ao longo de ambas as vias.

- *Via APC/β-catenina*: a clássica *sequência adenoma-carcinoma*, que representa até 80% das neoplasias esporádicas do cólon, geralmente envolve a mutação do supressor de tumor *APC* inicialmente no processo neoplásico (Figura 13.36). Para que os adenomas se desenvolvam, ambas as cópias do gene *APC* devem ser funcionalmente inativadas por mutação ou silenciamento epigenético.

O APC é um importante regulador negativo da β-catenina, um componente da via de sinalização WNT (Capítulo 6). A proteína APC normalmente se liga à β-catenina e promove a sua degradação. Com a perda de função de APC, a β-catenina acumula-se e se transloca para o núcleo, onde ela ativa a transcrição de genes, como aqueles codificadores de MYC e ciclina D1, que promovem a proliferação. Isso é seguido de mutações adicionais, incluindo mutações ativadoras em *KRAS*, que também promovem o crescimento e evitam a apoptose. A conclusão de que a mutação de *KRAS* é um evento tardio é apoiada pelas observações de que ela está presente em menos de 10% dos adenomas com menos de 1 cm de diâmetro, em 50% dos adenomas com mais de 1 cm de diâmetro, e em 50% dos adenocarcinomas invasivos. A progressão neoplásica também está associada a mutações em outros genes supressores de tumor, como o *SMAD2* e o *SMAD4*, que codificam os efetores da sinalização do fator de crescimento transformador beta (TGF-β, do inglês *transforming growth factor-β*). Como a sinalização do TGF-β normalmente inibe o ciclo celular, a perda desses genes pode permitir o crescimento celular descontrolado. O gene supressor de tumor *TP53* está mutado em 70 a 80% dos cânceres de cólon, mas em algumas poucas ocasiões é afetado nos adenomas, o que sugere que as mutações de *TP53* também ocorrem nos estádios tardios da progressão neoplásica. A perda de função de *TP53* e de outros genes supressores de tumor muitas vezes é causada por deleções cromossômicas, o que ressalta a instabilidade cromossômica como uma característica da via APC/β-catenina. Provavelmente, a ativação da telomerase também tem um papel na progressão neoplásica

- *Via de instabilidade de microssatélite*: nos pacientes com deficiência de reparo de incompatibilidade do DNA (por perda dos genes de reparo de incompatibilidade, como discutido anteriormente), as mutações se acumulam em repetições de microssatélite, uma condição referida como *instabilidade de microssatélite*. Essas mutações são geralmente silenciosas porque os microssatélites tipicamente se localizam em regiões não codificadoras, mas algumas sequências de microssatélite estão localizadas nas regiões

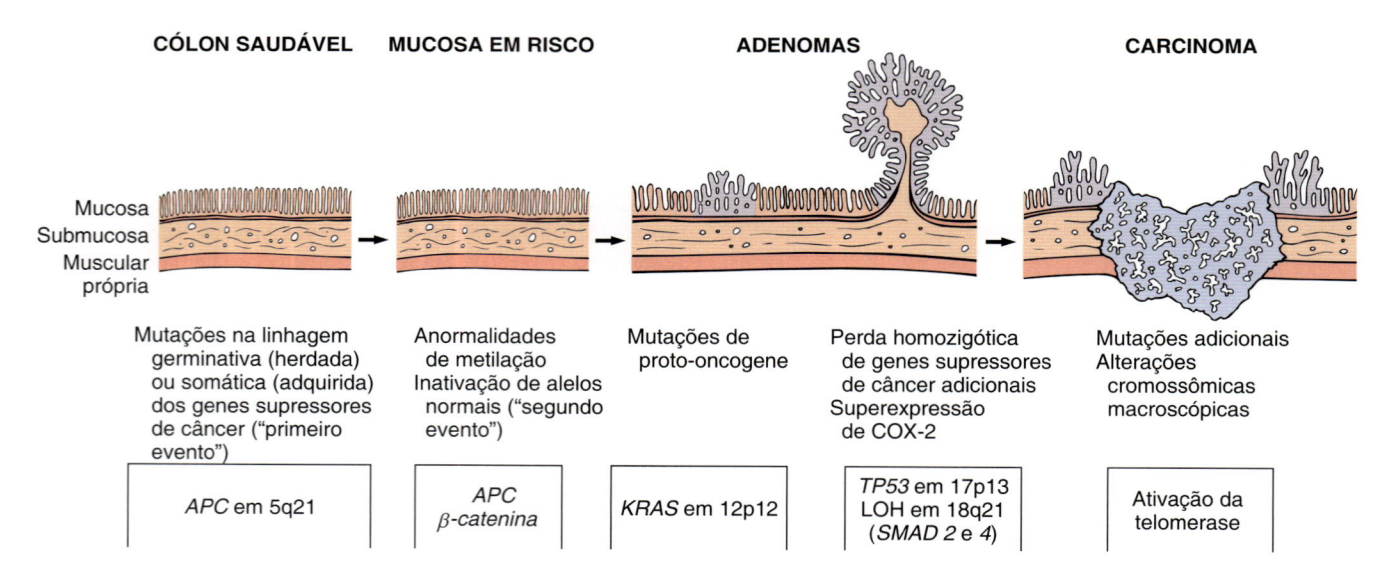

Figura 13.36 Alterações morfológicas e moleculares na sequência adenoma-carcinoma. Postula-se que a perda de uma cópia normal do gene supressor de tumor *APC* ocorra inicialmente. Os indivíduos com polipose adenomatosa familiar nascem com um alelo mutante, o que os torna extremamente propensos ao desenvolvimento de câncer de cólon. Outras mutações envolvendo *KRAS*, *SMAD2* e *SMAD4*, e o gene supressor de tumor *TP53*, assim como a ativação da telomerase, levam ao surgimento de um câncer em pleno desenvolvimento. Embora possa haver uma sequência temporal preferida para essas alterações, é o efeito agregado das mutações, e não a sua ordem de ocorrência, que parece mais crucial. *APC*, polipose adenomatosa *coli*; *COX-2*, cicloxigenase-2; *LOH*, perda de heterozigosidade.

codificadoras ou promotoras dos genes envolvidos na regulação do crescimento celular, tais como aqueles codificadores do receptor de TGF-β tipo II e a proteína pró-apoptótica BAX (Figura 13.37). Como o TGF-β inibe a proliferação de células epiteliais colônicas, as mutações do receptor de TGF-β tipo II podem contribuir para o crescimento celular descontrolado, enquanto a perda de BAX pode aumentar a sobrevida de clones geneticamente anormais. Em um subgrupo de cânceres de cólon com instabilidade de microssatélite, as mutações dos genes de reparo de incompatibilidade do DNA estão ausentes. Em vez disso, nessas neoplasias, a região promotora *MLH1* é hipermetilada, reduzindo então a expressão e a função de reparo de MLH1. Essas características definem um *fenótipo de hipermetilação de ilhas de CpG* (CIM, do inglês *island hypermethylation phenotype*). As mutações ativadoras do oncogene *BRAF* são comuns nesses cânceres, enquanto *KRAS* e *TP53* geralmente não estão mutados.

Morfologia

Em geral, os adenocarcinomas estão distribuídos de maneira aproximadamente igual ao longo da extensão do cólon. As neoplasias **no cólon proximal geralmente crescem como massas polipoides e exofíticas** que se estendem ao longo de uma parede de grande calibre do ceco e do cólon ascendente; essas neoplasias raramente causam obstrução (Figura 13.38 A). Em contraste, os **carcinomas no cólon distal tendem a ser lesões anulares que produzem estenoses em "anel de guardanapo"** e estreitamento luminal (Figura 13.38 B), chegando algumas vezes até o ponto de obstrução. Com o tempo, ambas as formas crescem dentro da parede intestinal e podem ser palpadas como massas firmes (Figura 13.38 C). As características microscópicas gerais dos adenocarcinomas colônicos dos lados direito e esquerdo são similares. A maioria das neoplasias é composta de células colunares altas que se assemelham ao epitélio displásico encontrado nos adenomas (Figura 13.39 A). O componente invasivo dessas neoplasias desencadeia uma forte resposta desmoplásica estromal, que é responsável por sua característica consistência firme. Algumas neoplasias mal diferenciadas formam poucas glândulas (Figura 13.39 B). Outras produzem mucina abundante que se acumula dentro da parede intestinal; estes chamados carcinomas mucinosos estão associados a um prognóstico precário. As neoplasias podem também ser compostas de células em anel de sinete similares àquelas do câncer gástrico (Figura 13.39 C).

Características clínicas. A disponibilidade de triagem endoscópica, combinada com o reconhecimento de que a maioria dos carcinomas surge dentro de adenomas, apresenta uma oportunidade única para a prevenção do câncer. Infelizmente, os cânceres colorretais desenvolvem-se insidiosamente e podem, portanto, não ser detectados por longos períodos. Os cânceres de ceco e outros do lado direito do cólon geralmente levam o paciente à atenção clínica por causa da fadiga e da fraqueza decorrentes da anemia por deficiência de ferro. Assim, uma máxima clínica é que, até prova em contrário, a causa subjacente da anemia por deficiência de ferro em homens idosos ou mulheres na pós-menopausa é um câncer gastrintestinal. Os adenocarcinomas colorretais do lado esquerdo podem produzir sangramento oculto, alterações nos hábitos intestinais ou cólicas, e desconforto no quadrante inferior esquerdo.

Embora os padrões histológicos mal diferenciados e mucinosos estejam associados a mau prognóstico, os dois fatores prognósticos mais importantes são a profundidade da invasão e a presença ou ausência de metástases para os linfonodos. Esses fatores constituem o centro da classificação TNM (tumor-nodo-metástase) e do sistema de estadiamento do American Joint Committee on Cancer (Capítulo 6). Os sistemas de estadiamento tornaram-se mais complexos com o tempo, pois passaram a refletir as abordagens mais sutis de tratamento e as estratégias terapêuticas personalizadas. As considerações mais importantes são:

- *Profundidade da invasão*: as neoplasias limitadas à mucosa (i. e., aquelas que não atravessam a muscular da mucosa) têm taxas de sobrevida em 5 anos que se aproximam de 100%, enquanto a invasão da submucosa ou da muscular própria reduz a sobrevida em 5 anos para 95% e para 70 a 90%, respectivamente (para as neoplasias limitadas ao local primário). A invasão através da superfície visceral serosa ou para dentro de órgãos e tecidos adjacentes reduz ainda mais a sobrevida
- *A presença de metástases para os linfonodos* (Figura 13.40 A) também reduz a sobrevida. Como resultado, a maioria dos casos com metástases para os linfonodos recebe radioterapia ou quimioterapia. Em alguns casos, esses tratamentos podem ser administrados antes da ressecção da neoplasia primária, um processo denominado terapia neoadjuvante. A caracterização molecular da neoplasia pode ajudar a guiar a abordagem terapêutica específica

CÓLON SAUDÁVEL → **ADENOMA SÉSSIL SERRILHADO** → **CARCINOMA**

Mucosa / Submucosa / Muscular própria

Mutações na linhagem germinativa (herdada) ou somática (adquirida) dos genes de reparo de incompatibilidade

Alteração do segundo alelo por mutação de LOH ou metilação do promotor

Instabilidade de microssatélite/ "fenótipo mutador"

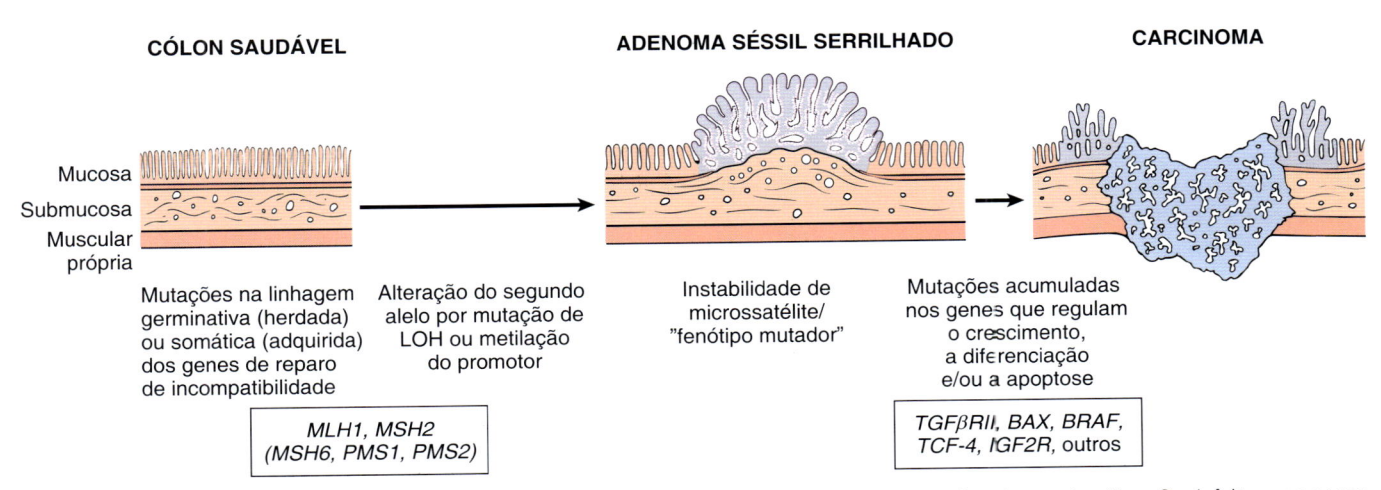

Mutações acumuladas nos genes que regulam o crescimento, a diferenciação e/ou a apoptose

MLH1, MSH2 (MSH6, PMS1, PMS2)

TGFβRII, BAX, BRAF, TCF-4, IGF2R, outros

Figura 13.37 Alterações morfológicas e moleculares na via de reparo de incompatibilidade da carcinogênese do cólon. Os defeitos nos genes de reparo de incompatibilidade (com mais frequência *MLH1* ou *MSH2*) resultam em instabilidade de microssatélite e permitem o acúmulo de mutações em numerosos genes. Se essas mutações afetarem os genes envolvidos na sobrevida e na proliferação celulares, o câncer poderá se desenvolver. *IGF2R*, receptor do fator de crescimento 2 semelhante à insulina; *LOH*, perda de heterozigosidade; *TCF-4*, fator de transcrição 4; *TGFβRII*, receptor do fator de crescimento transformador beta II.

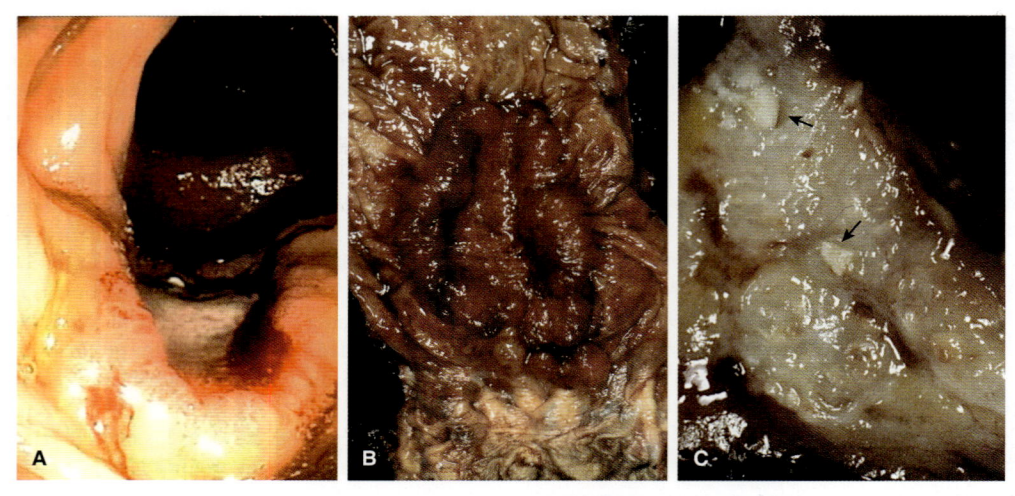

Figura 13.38 Carcinoma colorretal. **A.** Vista endoscópica de um adenocarcinoma de cólon ascendente ulcerado. **B.** Reto ressecado mostrando um adenocarcinoma circunferencial. Note a mucosa anal na parte inferior da imagem. **C.** Câncer de cólon sigmoide que invadiu através da muscular própria e está presente dentro do tecido adiposo subseroso (à esquerda). Estão presentes áreas de necrose gredosa dentro da parede do cólon (setas). (A imagem endoscópica é uma cortesia do Dr. Ira Hanan, The University of Chicago, Chicago, Illinois.)

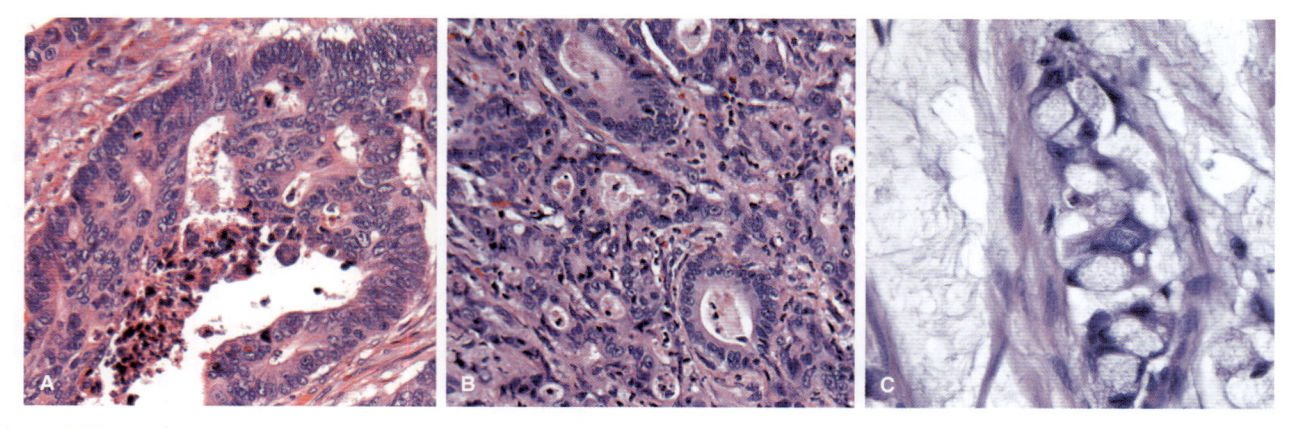

Figura 13.39 Aparência histológica do carcinoma colorretal. **A.** Adenocarcinoma bem diferenciado. Note os núcleos hipercromáticos alongados. Os resíduos necróticos presentes no lúmen da glândula são típicos. **B.** O adenocarcinoma mal diferenciado forma poucas glândulas, mas é composto principalmente de ninhos infiltrativos de células neoplásicas. **C.** Adenocarcinoma mucinoso com células em anel de sinete e *pools* de mucina extracelular.

- A *metástase distante* para pulmão (Figura 13.40 B), fígado (Figura 13.40 C) ou outros locais também limita a sobrevida, e apenas 15%, ou menos, dos pacientes com neoplasias nesses estádios permanecem vivos 5 anos após o diagnóstico. Devido à drenagem portal do cólon, o fígado é o local mais comum das lesões metastáticas. Entretanto, o reto não drena por meio da circulação portal, e as metástases dos carcinomas da região anorretal podem contornar o fígado e se alojar no pulmão ou outros locais.

Independentemente do estádio, alguns pacientes com pequenos números de metástases passam bem durante anos após a ressecção dos nódulos neoplásicos distantes. Isso é particularmente verdadeiro no caso de metástases solitárias para o fígado ou para o pulmão, e ressalta as heterogeneidades clínica e molecular de carcinomas colorretais. As neoplasias que exibem instabilidade de microssatélite em geral são responsivas às terapias com inibidor de ponto de controle (*checkpoint*) imunológico, presumivelmente porque essas neoplasias expressam particularmente grandes números de neoantígenos específicos de neoplasias.

APÊNDICE

O apêndice é um divertículo do ceco. Como qualquer divertículo, é propenso à inflamação aguda e crônica, e a apendicite aguda é uma entidade relativamente comum. Outras lesões, incluindo as neoplásicas, podem também ocorrer no apêndice, porém são muito menos comuns.

APENDICITE AGUDA

A apendicite aguda é mais comum nos adolescentes e adultos jovens, mas pode ocorrer em qualquer grupo etário. O risco vitalício de apendicite é de 7%; os homens são afetados com uma frequência ligeiramente maior que as mulheres. Apesar da prevalência da apendicite aguda, pode ser difícil confirmar o diagnóstico no pré-operatório, e a condição pode ser confundida com linfadenite mesentérica, salpingite aguda, gravidez ectópica, *mittelschmerz* (dor associada à ovulação) e diverticulite de Meckel.

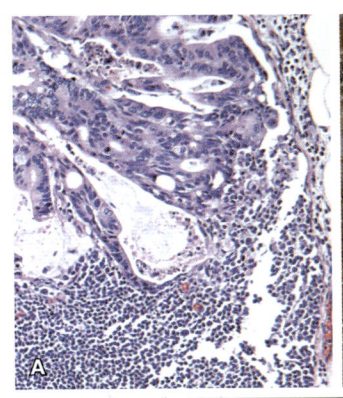

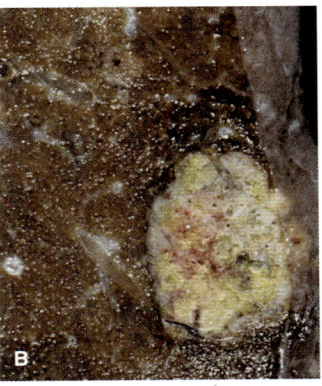

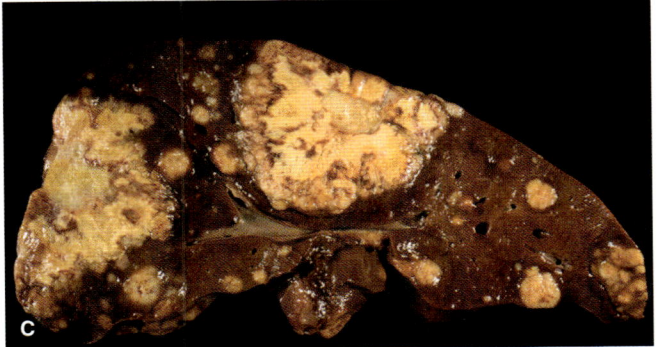

Figura 13.40 Carcinoma colorretal metastático. **A.** Metástase para linfonodo. Note as estruturas glandulares dentro do seio subcapsular. **B.** Nódulo subpleural solitário de carcinoma colorretal metastático para o pulmão. **C.** Fígado contendo duas grandes metástases e muitas menores. Note a necrose central dentro das metástases.

Patogênese. Acredita-se que a apendicite aguda seja iniciada por uma progressiva elevação da pressão intraluminal que compromete o efluxo venoso. Em 50 a 80% dos casos, a apendicite aguda está associada à obstrução luminal, que geralmente é causada por uma pequena massa pétrea de fezes, ou *fecálito*, ou, com menos frequência, um cálculo biliar, neoplasia, ou massa de vermes. A lesão isquêmica e a estase de conteúdos luminais, que favorecem a proliferação bacteriana, desencadeiam respostas inflamatórias que incluem edema tecidual e infiltração neutrofílica do lúmen, da parede muscular e dos tecidos moles periapêndice.

> **Morfologia**
>
> Na apendicite aguda inicial, os vasos subserosos estão congestionados e um modesto infiltrado neutrofílico perivascular está presente dentro de todas as camadas da parede. A reação inflamatória transforma a serosa brilhante normal em uma superfície eritematosa granular sem brilho. Embora geralmente estejam presentes neutrófilos da mucosa e ulceração focal superficial, esses achados são inespecíficos e o diagnóstico de apendicite aguda requer a infiltração neutrofílica da muscular própria. Nos casos mais graves, abscessos focais podem se formar dentro da parede (**apendicite supurativa aguda**), e estes podem até progredir para grandes áreas de ulceração hemorrágica e necrose gangrenosa que se estendem para a serosa, criando uma **apendicite gangrenosa aguda**, que muitas vezes é seguida de ruptura e peritonite supurativa.

Características clínicas. Tipicamente, a apendicite aguda inicial produz uma dor periumbilical que então se move para o quadrante inferior direito e é seguida de náuseas, vômitos, febre de grau baixo e contagem de leucócitos periféricos ligeiramente elevada. Um achado físico clássico é o *sinal de McBurney*, que consiste em uma sensibilidade profunda notada em um local a dois terços de distância do umbigo para a espinha ilíaca anterossuperior direita (*ponto de McBurney*). Esses sinais e sintomas, entretanto, muitas vezes estão ausentes, criando então dificuldade para o diagnóstico clínico. Os estudos por imagens, tais como a tomografia computadorizada (TC), são úteis no estreitamento do diagnóstico diferencial.

NEOPLASIAS DO APÊNDICE

Várias neoplasias ocorrem no apêndice, e as mais importantes são as seguintes:

- A *neoplasia do apêndice mais comum é um carcinoide*, uma neoplasia neuroendócrina bem diferenciada (discutida anteriormente). Em geral, é descoberta casualmente no momento da cirurgia ou no exame de um apêndice ressecado. Essa neoplasia envolve com mais frequência a extremidade distal do apêndice, onde ela produz um edema bulboso sólido de até 2 a 3 cm de diâmetro. Embora possam estar evidentes extensões intramural e transmural, as metástases linfonodais são pouco frequentes e a disseminação distante é excepcionalmente rara
- Ocorrem no apêndice *adenomas e adenocarcinomas não produtores de mucina*, e eles podem causar uma obstrução e um aumento que mimetizam as alterações da apendicite aguda
- Também ocorrem no apêndice *cistadenoma mucinoso* e *cistadenocarcinoma mucinoso*. Quando eles causam obstrução do lúmen, o apêndice pode estar dilatado por mucina condensada, uma aparência referida como *mucocele*. A ruptura do apêndice inchado pode levar à semeadura e à disseminação intraperitoneais. Nas mulheres, os resultantes implantes peritoneais podem ser confundidos com neoplasias ovarianas mucinosas. Nos casos mais avançados, o abdome é preenchido com mucina semissólida tenaz, uma condição chamada *pseudomixoma peritoneal*. Essa doença intraperitoneal disseminada pode ser mantida sob controle durante anos por meio de citorreduções repetidas, mas é fatal na maioria dos casos.

REVISÃO RÁPIDA

Doenças dos dentes e das estruturas de apoio

- *Cárie*: a causa mais comum de perda de dente em indivíduos com menos de 35 anos resulta da perda de estrutura do dente decorrente dos ácidos produzidos pela fermentação de açúcar pelas bactérias
- *Gengivite*: inflamação comum e reversível da mucosa que circunda os dentes associada a acúmulo de placa dental e cálculo
- *Periodontite*: condição inflamatória crônica associada à má higiene oral e à alteração da microbiota oral passível de levar à destruição das estruturas de apoio do dente, bem como à perda de dente.

Lesões inflamatórias orais

- *Úlceras aftosas*: úlceras superficiais dolorosas de etiologia desconhecida que, algumas vezes, estão associadas a doenças sistêmicas
- *Herpes-vírus simples*: a infecção primária é autolimitante e se apresenta com vesículas (herpes labial, vesículas da febre) que se rompem e se curam sem cicatriz; persiste em forma latente nos gânglios nervosos e pode reativar-se
- *Candidíase oral*: ocorre quando a microbiota oral está alterada (p. ex., após uso de antibiótico); pode tornar-se invasiva em indivíduos imunocomprometidos.

Lesões da cavidade oral

- *Fibroma* e *granuloma piogênico*: lesões estromais reativas comuns da mucosa oral que se apresentam como pequenas massas
- *Leucoplasia* e *eritroplasia*: placas escamosas de mucosa que podem sofrer transformação maligna (a eritroplasia é mais frequente do que a leucoplasia)
- A maioria dos cânceres da cavidade oral são carcinomas de células escamosas, que se enquadram em duas classes: (1) aqueles causados por exposição a um carcinógeno (uso de tabaco e álcool) e (2) aqueles causados por infecção por HPV de alto risco.

Doenças das glândulas salivares

- *Sialadenite* (inflamação das glândulas salivares): pode ser causada por trauma, infecção (como a parotidite), ou uma reação autoimune
- *Adenoma pleomórfico*: uma neoplasia de crescimento lento composta de uma mistura heterogênea de células epiteliais e mesenquimais que é benigna, mas pode sofrer recidiva; algumas vezes sofre transformação maligna. Mais comum na glândula parótida
- *Carcinoma mucoepidermoide*: uma neoplasia maligna de variável agressividade biológica que é composta de uma mistura de células escamosas e mucosas. Ocorre tanto na parótida como nas glândulas salivares menores.

Cistos e tumores odontogênicos

- As mandíbulas são um local comum dos cistos revestidos por epitélio derivados de remanescentes odontogênicos
- *Queratocisto odontogênico*: uma neoplasia localmente agressiva com alta taxa de recidiva
- *Cisto periapical*: uma lesão inflamatória reativa associada a cárie ou trauma dental
- Os tumores odontogênicos mais comuns são o *ameloblastoma* e o *odontoma*.

Doenças do esôfago

- A *obstrução esofágica* pode decorrer de anomalias mecânicas ou funcionais; as causas mecânicas incluem defeitos do desenvolvimento, estruturas fibróticas e neoplasias
- As *varizes esofágicas* são causadas pela dilatação dos vasos colaterais no contexto da hipertensão portal e são propensas a um sangramento massivo, que pode ser fatal
- Os vômitos, se graves e prolongados, podem dar origem a lacerações esofágicas, que podem ser superficiais e atravessar a junção GE (*laceração de Mallory-Weiss*) ou ser transmurais e propensas a causar mediastinite (*síndrome de Boerhave*)
- A *acalasia* é caracterizada por relaxamento incompleto do esfíncter esofágico inferior, aumento do tônus do esfíncter e aperistaltismo esofágico; é uma forma comum da obstrução esofágica funcional
- A *esofagite* pode resultar de lesão química ou infecciosa à mucosa; as infecções são mais frequentes em indivíduos imunocomprometidos
- A causa mais comum da esofagite é a *doença do refluxo gastresofágico (DRGE)*, que deve ser diferenciada da *esofagite eosinofílica*, um distúrbio imunológico que ocorre principalmente em indivíduos atópicos
- O *esôfago de Barrett*, que pode se desenvolver nos pacientes com DRGE crônica, é definido pela presença de metaplasia intestinal e acarreta maior risco de adenocarcinoma esofágico
- O *carcinoma esofágico de células escamosas* está associado a uso de álcool e tabagismo, lesão esofágica cáustica, acalasia e síndrome de Plummer-Vinson.

Gastrites aguda e crônica

- *Gastrite* é a inflamação da mucosa; quando a arquitetura das glândulas gástricas é perturbada e as células inflamatórias estão ausentes ou são raras, é aplicado o termo *gastropatia*
- Os fatores causadores da gastrite aguda incluem qualquer agente ou doença que interfira na proteção da mucosa gástrica
- A causa mais comum de *gastrite crônica* é a infecção por *H. pylori*; a maioria dos casos remanescentes é causada por AINEs, uso de álcool ou gastrite autoimune
- A gastrite por *H. pylori* tipicamente afeta o antro e está associada ao aumento da produção de ácido gástrico e à inflamação crônica
- A *gastrite autoimune* causa atrofia das glândulas oxínticas do corpo gástrico, o que resulta em diminuição da produção de ácido gástrico, hiperplasia das células G antrais, acloridria e deficiência de vitamina B_{12}. Tipicamente estão presentes anticorpos para células parietais e fator intrínseco
- A *metaplasia intestinal* pode se desenvolver na gastrite crônica e é um fator de risco para displasia gástrica e adenocarcinoma
- A *doença ulcerosa péptica* pode ser causada por gastrite crônica associada a *H. pylori* e resultante hipercloridria ou por uso de AINE. As úlceras no estômago ou no duodeno geralmente se curam após a supressão da produção de ácido gástrico, interrupção do uso de AINE ou erradicação do *H. pylori*.

Pólipos e neoplasias gástricos

- Os *pólipos gástricos inflamatórios e hiperplásicos* são lesões reativas associadas à gastrite crônica. O risco de desenvolvimento de neoplasia aumenta com o tamanho do pólipo. Os pólipos de glândula fúndica ocorrem em associação com o uso de inibidor da bomba de prótons
- Os *adenomas gástricos* desenvolvem-se no contexto de gastrite crônica com metaplasia intestinal e atrofia da mucosa (glandular), e são lesões precursoras de adenocarcinoma
- Os *adenocarcinomas gástricos* são classificados de acordo com a localização e as aparências macro e microscópica, que podem ser do tipo intestinal ou difuso (anel de sinete). A perda adquirida ou herdada de E-caderina é importante na patogênese do tipo difuso
- O fator de risco mais importante para adenocarcinoma gástrico é a gastrite crônica com metaplasia intestinal, que geralmente está associada à infecção por *H. pylori*
- Os *linfomas gástricos primários* geralmente são derivados de tecido linfoide associado à mucosa, cujo desenvolvimento é induzido por gastrite crônica associada a *H. pylori*
- Os *tumores neuroendócrinos (carcinoides)* surgem de componentes difusos do sistema endócrino e são mais comuns no trato gastrintestinal, particularmente o intestino delgado. Os tumores do intestino delgado tendem a ser mais agressivos, enquanto aqueles do apêndice quase sempre são benignos
- O *tumor estromal gastrintestinal (GIST)*, a neoplasia mesenquimal mais comum do abdome, ocorre geralmente no estômago. Os GISTs surgem das células intersticiais de Cajal e normalmente apresentam mutações ativadoras nos receptores de tirosinoquinases KIT ou PDGFRA.

Obstrução intestinal

- A *intussuscepção* é a causa mais comum de obstrução intestinal nas crianças com menos de 2 anos e normalmente pode ser tratada com enema de bário ou enema de ar
- A *doença de Hirschsprung* é o resultado da migração defeituosa das células da crista neural para o reto durante o desenvolvimento

do ceco. Dá origem à obstrução funcional em virtude da ausência de células ganglionares
- Pode ocorrer *herniação abdominal* através de quaisquer fraquezas ou defeitos na parede da cavidade peritoneal, incluindo os canais inguinal e femoral, o umbigo e os locais de cicatrizes cirúrgicas.

Distúrbios vasculares do intestino

- A *isquemia intestinal* pode ocorrer por obstrução arterial ou venosa
- A doença intestinal isquêmica resultante de hipoperfusão é mais comum na flexura esplênica, no cólon sigmoide e no reto; estas são zonas de transição onde terminam duas circulações arteriais
- As vasculites sistêmicas e as doenças infecciosas (p. ex., infecção por CMV) podem causar uma doença vascular passível de resultar em isquemia crônica do trato gastrintestinal
- A *angiodisplasia* é uma causa comum de sangramento gastrintestinal inferior em idosos
- *Hemorroidas* são vasos colaterais que se formam em resposta à hipertensão venosa.

Diarreia por má absorção

- A *diarreia* pode ser caracterizada como secretória, osmótica, por má absorção ou exsudativa
- A *fibrose cística* leva à má absorção por causar insuficiência pancreática e decomposição luminal deficiente de nutrientes
- A *doença celíaca* é uma enteropatia imunomediada desencadeada pela ingestão de grãos contendo glúten. A diarreia por má absorção na doença celíaca se deve à perda da área de superfície da borda em escova e, possivelmente, à maturação anormal de enterócitos
- A *deficiência de lactase* causa uma diarreia osmótica em razão da incapacidade de decompor ou absorver lactose
- A *abetalipoproteinemia* é caracterizada pela incapacidade de secretar lipoproteínas ricas em triglicerídeos causada por um defeito herdado no transporte transepitelial
- A *colite microscópica* assume duas formas: colite colagenosa e colite linfocítica, as quais causam diarreia aquosa crônica. Os intestinos são macroscopicamente normais, e as doenças são identificadas por suas características histológicas.

Enterocolite infecciosa

- O *Vibrio cholerae* libera uma toxina pré-formada que causa massiva secreção de cloreto que leva à diarreia secretória
- O *Campylobacter jejuni* é o patógeno entérico bacteriano mais comum nos países que dispõem de altos recursos, e é também uma causa frequente de diarreia do viajante. A maioria dos isolados não é invasiva
- A *Salmonella* e as *Shigella* spp. são invasivas e estão associadas à diarreia exsudativa sanguinolenta (disenteria). A infecção por *Salmonella* é uma causa comum da intoxicação alimentar. A *S. typhi* pode causar a doença sistêmica (febre tifoide)
- A *colite pseudomembranosa* geralmente é desencadeada por antibioticoterapia que rompe a microbiota normal e permite a colonização e o crescimento de *C. difficile*. Este microrganismo produz toxinas que rompem a função epitelial e causam necrose
- O *rotavírus* é uma causa comum de diarreia intensa na infância em todo o mundo. A diarreia é secundária à perda de enterócitos maduros, o que resulta em má absorção e aumento da secreção de líquidos. A vacina contra rotavírus é protetora
- As infecções *parasitárias* e *protozoarianas* afetam mais da metade da população do mundo de maneira crônica ou recorrente. Dentre os agentes mais importantes causadores de doença humana, encontram-se os nematódeos (*Ascaris* e *Strongyloides*), os ancilóstomos (*Necator* e *Ancylostoma*) e os protozoários (*Giardia* e *Entamoeba*).

Enteropatia intestinal (EI)

- EI é um termo genérico para a doença de Crohn e a colite ulcerativa
- Acredita-se que a EI surja de uma combinação de interações do hospedeiro com microbiota intestinal, disfunção epitelial intestinal e respostas imunológicas aberrantes da mucosa
- A *doença de Crohn* geralmente afeta o íleo terminal e o ceco, mas qualquer local dentro do trato gastrintestinal pode ser envolvido; a inflamação é transmural; lesões segmentares e granulomas não caseosos são comuns
- A *colite ulcerativa* é limitada ao cólon, sempre envolve o reto, e varia em extensão de doença no reto apenas até pancolite; a inflamação é confinada à mucosa; não estão presentes lesões segmentares nem granulomas
- Tanto a doença de Crohn como a colite ulcerativa podem ter manifestações extraintestinais
- O risco de desenvolvimento de displasia epitelial colônica e adenocarcinoma é maior nos pacientes que tiveram EI colônica por mais de 8 a 10 anos.

Pólipos, adenomas e adenocarcinomas colônicos

- Os *pólipos intestinais* podem ser classificados como neoplásicos ou não neoplásicos; os pólipos não neoplásicos podem ainda ser classificados em inflamatórios, hamartomatosos ou hiperplásicos
- Os *pólipos inflamatórios* se formam em consequência de ciclos crônicos de lesão e cura
- Os *pólipos hamartomatosos* ocorrem esporadicamente ou como parte de doenças genéticas (p. ex., síndrome de Peutz-Jeghers); no último caso, muitas vezes eles estão associados a aumento do risco de malignidade
- Os *pólipos hiperplásicos* são as proliferações epiteliais benignas mais comuns no cólon e no reto, e não têm potencial maligno; eles devem ser distinguidos dos adenomas sésseis serrilhados, que são precursores de câncer de cólon
- Os *pólipos neoplásicos epiteliais* do cólon são denominados adenomas. A displasia é a característica distintiva da maioria dessas lesões, que são as precursoras de adenocarcinomas do cólon
- Os *adenomas sésseis serrilhados* diferem pela ausência de displasia e compartilham algumas características morfológicas com os pólipos hiperplásicos
- A polipose adenomatosa familiar (PAF) e o câncer colorretal não poliposo hereditário (HNPCC) são as formas mais comuns do câncer de cólon familiar
  - A PAF é causada por mutações do *APC*; os pacientes tipicamente apresentam centenas de adenomas e desenvolvem câncer de cólon antes dos 30 anos
  - O HNPCC é causado por mutações dos genes de reparo de incompatibilidade do DNA que resultam em instabilidade de microssatélite. Os pacientes com HNPCC apresentam bem poucos pólipos e desenvolvem câncer em idade mais avançada do que o normal em pacientes com PAF, mas em idade menos avançada do que nos pacientes com câncer de cólon esporádico
- A maioria dos cânceres de cólon consiste em adenocarcinomas que surgem em decorrência de desregulação da via APC/β-catenina ou de mutações causadas por instabilidade de microssatélite. Os dois fatores prognósticos mais importantes são a profundidade da invasão e a presença, ou ausência, de metástases para linfonodos ou órgãos distantes.

Apêndice

- A apendicite aguda é mais comum em crianças e adolescentes. Acredita-se que seja iniciada pela elevação da pressão intraluminal em consequência de obstrução do lúmen do apêndice, o que compromete o efluxo venoso
- O tumor mais comum do apêndice, o *carcinoide*, ou *tumor neuroendócrino bem diferenciado*, em geral é descoberto casualmente e quase sempre é benigno
- As neoplasias mucinosas do apêndice podem disseminar-se para a cavidade peritoneal, causando doença disseminada, que geralmente é referida como *pseudomixoma peritoneal*.

Exames laboratoriais[a]

Teste	Valores de referência	Fisiopatologia/relevância clínica
Gliadina desaminada IgG e anticorpo IgA séricos	Negativo: < 20 U Positivo fraco: 20 a 30 U Positivo: > 30 U	Anticorpo para gliadina desaminada é um teste sérico para doença celíaca em pacientes com deficiência de IgA (aproximadamente 2% dos pacientes com doença celíaca), que, portanto, não possuem anticorpos IgA contra transglutaminase tecidual (TGt), que é o teste sorológico de primeira linha para doença celíaca. A sensibilidade deste teste será reduzida se os pacientes estiverem sob uma dieta sem glúten antes de sua realização
Anticorpo para endomísio IgA sérico	Negativo	Os autoanticorpos IgA para o endomísio (tecido conjuntivo que circunda as células musculares) estão elevados em 70 a 80% dos pacientes com doença celíaca ou dermatite herpetiforme. Em comparação, os autoanticorpos anti-TGt têm sensibilidade e especificidade de 90 a 98% e de 95 a 97%, respectivamente; portanto, este é geralmente o teste de primeira linha para avaliação da doença celíaca. Este teste não é útil para pacientes com deficiência de IgA. O título geralmente correlaciona-se com a gravidade da doença e diminui com a estrita adesão a uma dieta sem glúten
Teste respiratório para *Helicobacter pylori*	Negativo	*H. pylori* causa gastrite crônica e predispõe à doença ulcerosa péptica, ao adenocarcinoma gástrico e ao linfoma. O microrganismo produz urease, que neutraliza o ácido gástrico e fornece amônia para a síntese de proteínas bacterianas. Os pacientes com suspeita de infecção por *H. pylori* ingerem uma pequena quantidade de ureia marcada com um isótopo (p. ex., carbono 13 não radioativo); se a urease derivada de *H. pylori* estiver presente, a ureia será metabolizada para dióxido de carbono marcado com isótopo, que é detectado na respiração do paciente. Esse teste de grande sensibilidade e especificidade pode ser usado para o diagnóstico de infecção por *H. pylori* e para confirmar a erradicação do microrganismo. Antibióticos e fármacos que suprimem a produção de ácido gástrico podem causar resultados falso-negativos, enquanto resultados falso-positivos podem ser observados nos quadros de acloridria e infecção por outros microrganismos positivos para urease
Exame de fezes para *Helicobacter pylori*	Negativo	Dois tipos de testes avaliam a presença de eliminação de *H. pylori* nas fezes: (1) ensaio imunoenzimático ou imunocromatografia para antígenos bacterianos, e (2) PCR para detecção de sequências bacterianas de *H. pylori*. Estes testes de grande sensibilidade e especificidade podem ser usados para o diagnóstico de infecção por *H. pylori* e para confirmar a erradicação do microrganismo. Antibióticos e fármacos que suprimem a produção de ácido gástrico podem causar resultados falso-negativos por suprimirem o crescimento do *H. pylori*
Anticorpos para fator intrínseco (FI) séricos	Negativo	O fator intrínseco é secretado pelas células parietais gástricas e se liga à vitamina B_{12}, facilitando então sua absorção no íleo terminal. Na anemia perniciosa, os autoanticorpos para FI impedem a ligação de vitamina B_{12}, levando então à deficiência de vitamina B_{12}. Esta deficiência pode se manifestar com anemia megaloblástica e sintomas neurológicos. Embora os anticorpos anti-FI sejam muito específicos, eles são positivos em apenas cerca de 50% dos pacientes com anemia perniciosa
Anticorpos para células parietais séricos	Negativo: < 20 U Equívoco: 20,1 a 24,9 U Positivo: > 25 U	Estes são anticorpos IgG que se ligam à bomba H^+/K^+ ATPase nas células parietais gástricas. São observados na gastrite autoimune, uma condição inflamatória que leva à perda de células parietais, à atrofia e à metaplasia da mucosa oxíntica, e, se crônica, à anemia perniciosa, que é causada pela perda de fator intrínseco e diminuição da absorção da vitamina B_{12}. Os anticorpos para células parietais são encontrados em mais de 90% dos pacientes com anemia perniciosa, porém são menos específicos do que os anticorpos para o fator intrínseco

Teste	Valores de referência	Fisiopatologia/relevância clínica
Anticorpo para transglutaminase tecidual (TGt) IgA sérico	< 4 U/mℓ (negativo) 4 a 10 U/mℓ (positivo fraco) > 10 U/mℓ (positivo)	A TGt desamina a gliadina, que se liga com maior afinidade às moléculas HLA-DQ2 e DQ8 nas células apresentadoras de antígenos, levando então à resposta de célula T $CD4^+$. Os autoanticorpos TGt estão elevados nos pacientes com doença celíaca; em conjunto com a biopsia, este é um teste de triagem de primeira linha, para confirmar o diagnóstico. Como ele avalia a presença de anticorpos IgA, é negativo nos pacientes com deficiência de IgA (cerca de 2% dos pacientes com doença celíaca). O teste pode ser negativo se os pacientes estiverem sob uma dieta sem glúten, e é útil para monitorar a adesão a uma dieta sem glúten

Testes moleculares de relevância no câncer gastrintestinal

Analito	Método	Fisiopatologia/relevância clínica
Mutação de *KIT*	É identificada com mais frequência em neoplasias sólidas por coloração imuno-histoquímica para KIT; avaliada em malignidades hematológicas por sequenciamento de DNA	Aproximadamente 80% dos tumores estromais gastrintestinais (GISTs) apresentam mutações ativadoras em *KIT*, que codifica um receptor de tirosinoquinase. A mutação de *KIT* correlaciona-se com forte coloração imuno-histoquímica para KIT em GIST, e é preditiva de resposta aos inibidores de KIT
Instabilidade de microssatélite (MSI, do inglês *microsatellite instability*)/reparo de incompatibilidade (MMS, do inglês *mismatch repair defect.*)	Em geral, é avaliada indiretamente por coloração imuno-histoquímica para proteínas MMR (MLH1, MSH2, MSH6, PMS2); pode ser avaliada diretamente por amplificação de PCR de microssatélites ou sequenciamento de DNA	Cerca de 2 a 3% dos carcinomas colorretais surgem nos pacientes com defeitos na linhagem germinativa de um dos genes de MMR do DNA (síndrome de Lynch). Aproximadamente 15% dos carcinomas colorretais esporádicos apresentam defeitos de MMR decorrentes da hipermetilação somática do promotor de mutações de *MLH1* ou adquiridas nos mesmos genes. Os carcinomas colorretais com alto MSI (MSI-H) são fortemente infiltrados por células T e provavelmente responderão aos inibidores dos pontos de controle imunológicos

[a]A revisão desta tabela pela Dra. Sonia S. Kupfer, Department of Medicine, University of Chicago, é muito apreciada. Valores de referência extraídos de https://www.mayoclinic-labs.com/ com permissão da Mayo Foundation for Medical Education and Research. Todos os direitos reservados. (Adaptada de Deyrup AT, D'Ambrosio D, Muir J et al. Essential Laboratory Tests for Medical Education. *Acad Pathol*. 2022;9. doi: 10.1016/j.acpath.2022.100046.)

14

Fígado e Vesícula Biliar

VISÃO GERAL DO CAPÍTULO

Fígado, 548
Características gerais da doença hepática, 549
  Mecanismos de lesão e reparo, 549
  Insuficiência hepática, 550
    Insuficiência hepática aguda, 550
    Insuficiência hepática crônica e cirrose, 551
    Insuficiência hepática aguda sobre crônica ou crônica agudizada, 553
Distúrbios infecciosos, 553
  Hepatite viral, 553
    Vírus da hepatite A, 553
    Vírus da hepatite B, 554
    Vírus da hepatite C, 556
    Vírus da hepatite D, 558
    Vírus da hepatite E, 558
    Síndromes clinicopatológicas da hepatite viral, 558
  Infecções bacterianas, parasitárias e helmínticas, 559
Hepatite autoimune, 561
Lesão hepática induzida por medicamentos e toxinas, 561
Doenças hepáticas relacionada ao álcool e não alcoólica, 561
  Doença hepática relacionada ao álcool, 562
  Doença hepática gordurosa não alcoólica, 564
Doenças hepáticas metabólicas hereditárias, 566
  Hemocromatose, 566
  Doença de Wilson, 567
  Deficiência de α_1-antitripsina, 568
Distúrbios colestáticos, 569
  Bilirrubina e formação de bile, 569
  Fisiopatologia da icterícia, 570
  Defeitos no metabolismo hepatocelular da bilirrubina, 570
    Icterícia neonatal, 570
    Hiperbilirrubinemias hereditárias, 570

  Colestase, 571
    Obstrução do duto biliar e colangite ascendente, 571
  Colestase neonatal, 572
    Hepatite neonatal, 572
    Atresia biliar, 572
  Colangiopatias autoimunes, 573
    Colangite biliar primária, 573
    Colangite esclerosante primária, 574
Distúrbios circulatórios, 575
  Fluxo sanguíneo comprometido para o fígado, 575
    Comprometimento da artéria hepática, 575
    Trombose e obstrução da veia porta, 575
  Fluxo sanguíneo comprometido através do fígado, 576
  Obstrução do efluxo venoso do fígado, 576
    Trombose da veia hepática, 576
  Congestão passiva e necrose centrilobular, 576
Nódulos e tumores, 576
  Hiperplasia nodular focal, 577
  Neoplasias benignas, 577
    Hemangioma cavernoso, 577
    Adenoma hepatocelular, 577
  Neoplasias malignas, 578
    Carcinoma hepatocelular, 578
    Colangiocarcinoma, 580
Vesícula Biliar, 580
Colelitíase (litíase biliar), 580
Colecistite, 582
  Colecistite aguda calculosa (litiásica), 582
  Colecistite aguda acalculosa (alitiásica), 582
  Colecistite crônica, 582
Carcinoma da vesícula biliar, 583

FÍGADO

O fígado adulto saudável pesa cerca de 1.400 a 1.600 gramas. Possui um suprimento sanguíneo duplo em que a veia porta fornece de 60 a 70% do fluxo sanguíneo hepático e a artéria hepática supre o restante. A veia porta e a artéria hepática entram na face inferior do fígado através do hilo, ou *porta hepática*. Dentro do fígado, os ramos das veias portas, das artérias hepáticas e dos dutos biliares seguem em paralelo no interior dos *sistemas portais*, ramificando-se em 10 a 12 ordens de ramos.

A terminologia mais comumente usada para descrever a microarquitetura hepática é baseada no modelo lobular (Figura 14.1). Esse modelo divide o fígado em lóbulos de 1 a 2 mm de diâmetro, os quais estão centralizados em uma tributária terminal da veia hepática e demarcados pelos sistemas portais em sua periferia. Esses lóbulos são geralmente desenhados como estruturas hexagonais, embora os formatos sejam variáveis; no entanto, esta é uma simplificação útil. Um segundo modelo divide o fígado em ácinos triangulares (ver Figura 14.1) com base na posição dos hepatócitos em relação ao seu suprimento sanguíneo (zonas). Os hepatócitos na vizinhança da veia hepática terminal são chamados de *centrilobulares*; aqueles próximos ao sistema portal são *periportais*. **A divisão do parênquima lobular em zonas é um importante conceito porque cada zona difere em relação às suas atividades metabólicas e à sua suscetibilidade às várias formas de lesão hepática.**

Agradecemos as contribuições do Dr. Neil D. Theise, Department of Pathology at NYU Grossman School of Medicine, New York, New York, e do falecido Dr. Nelson Fausto, Department of Pathology, University of Washington, Seattle, Washington, a este capítulo em edições anteriores.

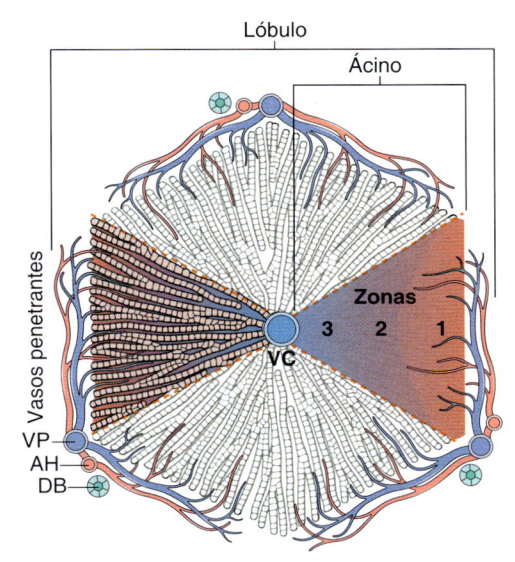

Figura 14.1 Modelos de anatomia do fígado. No modelo lobular, a veia hepática terminal (i. e., a veia hepática central) é o centro de um "lóbulo", enquanto os sistemas portais encontram-se na periferia. Os patologistas geralmente se referem às regiões do parênquima que circunda o sistema portal e a veia central como "periportais" e "centrilobulares", respectivamente. No modelo acinar, com base no fluxo sanguíneo, são definidas três zonas, sendo a zona 1 a mais próxima do suprimento sanguíneo portal e a zona 3 a mais distante. *AH*, artéria hepática; *DB*, duto biliar; *VC*, veia hepática central; *VP*, veia porta.

Dentro do lóbulo, os hepatócitos são organizados em lâminas anastomosadas, também conhecidas como trabéculas ou "placas", que se estendem dos sistemas portais para as veias hepáticas terminais. Entre as placas trabeculares dos hepatócitos, encontram-se os *sinusoides* vasculares. O sangue flui através dos sinusoides e sai nas veias hepáticas terminais através de numerosos orifícios na parede venosa. Desse modo, os hepatócitos são banhados por uma mistura de sangue venoso portal e sangue arterial hepático. Os sinusoides são revestidos por um endotélio fenestrado sobrejacente ao espaço perissinusoidal (o *espaço de Disse*) de cujo interior se projetam as abundantes microvilosidades do hepatócito. Fixadas na face luminal dos sinusoides, encontram-se dispersas as *células de Kupffer*, que são macrófagos teciduais especializados de vida longa que surgem no início da embriogênese. Outro tipo celular especializado, a *célula estrelada hepática*, é encontrada no espaço de Disse e tem como uma de suas funções o armazenamento de vitamina A. Entre os hepatócitos adjacentes na trabécula, encontram-se os *canalículos biliares*, que são canais de 1 a 2 μm de diâmetro formados pelos sulcos nas membranas plasmáticas dos hepatócitos adjacentes e separados do espaço vascular pelas zonas de oclusão. Esses canais drenam sucessivamente para dentro dos *canais intralobulares de Hering*, dos *dúctulos biliares* periportais e finalmente nos *dutos biliares terminais* no interior dos sistemas portais.

CARACTERÍSTICAS GERAIS DA DOENÇA HEPÁTICA

As doenças primárias mais importantes do fígado são: hepatite viral, doença hepática alcoólica, doença hepática não alcoólica e carcinoma hepatocelular. Com frequência, o fígado também é secundariamente danificado por uma variedade de doenças muito prevalentes, como insuficiência cardíaca, câncer disseminado e infecções extra-hepáticas. A grande reserva funcional hepática reduz o impacto clínico de um dano leve ao fígado, mas a doença hepática grave e difusa pode ser potencialmente fatal.

Com a rara exceção da insuficiência hepática fulminante, a doença hepática é um processo insidioso em que os sinais e os sintomas de descompensação hepática aparecem semanas, meses ou até anos após o início da lesão. A lesão hepática pode ser imperceptível ao paciente e manifestar-se apenas como meras anormalidades nos exames laboratoriais (Tabela 14.1); a lesão e a cicatrização hepáticas podem também ser subclínicas. Portanto, os indivíduos com anormalidades hepáticas encaminhados aos hepatologistas geralmente apresentam uma doença hepática crônica.

Mecanismos de lesão e reparo

Os hepatócitos lesionados podem mostrar várias alterações potencialmente reversíveis, como o acúmulo de gordura (esteatose) e a bilirrubina (colestase); quando a lesão não é reversível, os hepatócitos morrem por necrose ou apoptose. A necrose (Figura 14.2) é observada geralmente após lesão hepática causada por hipoxia e isquemia. A morte celular apoptótica (Figura 14.3) predomina nas hepatites virais, autoimune, e induzidas por medicamentos e toxinas.

A morte disseminada de hepatócitos pode produzir necrose confluente. Esta pode ser observada nas lesões tóxicas ou isquêmicas agudas, ou na hepatite viral crônica grave ou autoimune. A necrose confluente inicia-se como uma zona de perda de hepatócitos em torno da veia central. Com a crescente gravidade, a necrose "em ponte" une as veias centrais e os sistemas portais ou os sistemas portais adjacentes.

A *regeneração* para substituir os hepatócitos perdidos ocorre primariamente pela replicação mitótica dos hepatócitos adjacentes àqueles que morreram. Nas formas mais graves de lesão hepática

Tabela 14.1 Avaliação laboratorial de doença hepática.

Categoria do exame	Mensuração sanguínea[a]

Integridade do hepatócito	Enzimas hepatocelulares citosólicas[b]
	  Aspartato aminotransferase (AST) *sérica*
	  Alanina aminotransferase (ALT) *sérica*
	  Lactato desidrogenase (LDH) *sérica*

Função excretora biliar	Substâncias normalmente secretadas na bile[b]
	  Bilirrubina sérica
	    Total: não conjugada mais conjugada
	    Direta: conjugada apenas
	  Bilirrubina urinária
	  Ácidos biliares séricos
	Enzimas da membrana plasmática (do dano ao canalículo biliar)[b]
	  Fosfatase alcalina sérica
	  γ-glutamiltranspeptidase (GGT) *sérica*

Função sintética do hepatócito	Proteínas secretadas no sangue
	  Albumina sérica[c]
	  Fatores de coagulação
	    Tempo de protrombina (TP)[b]
	    Tempo de tromboplastina parcial ativada (TTPa)[b]
	Metabolismo do hepatócito
	  Amônia sérica[b]
	  Teste respiratório com aminopirina (desmetilação hepática)[c]

[a]Os testes usados com mais frequência estão em itálico. [b]A elevação sugere doença hepática. [c]A diminuição sugere doença hepática.

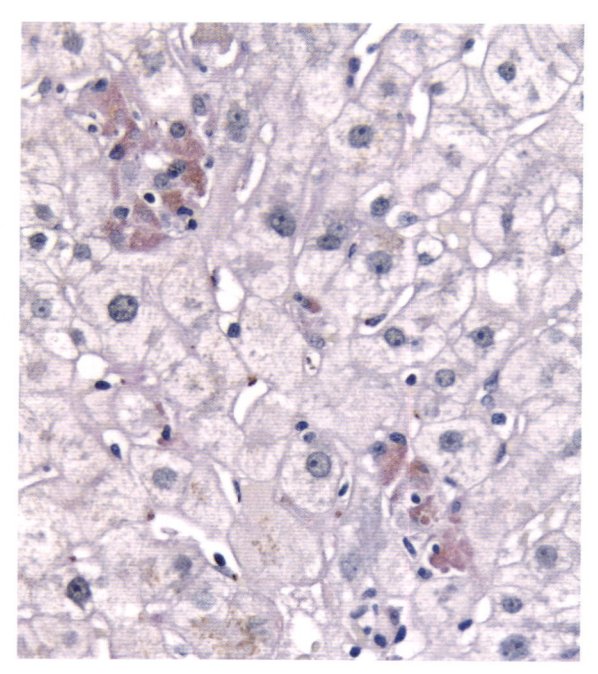

Figura 14.2 Necrose do hepatócito. Essa biopsia corada com PAS-D mostra agregados de hepatócitos corados com citoplasma eosinofílico indicativo de hepatócitos que sofrem necrose. *PAS-D,* ácido periódico de Schiff após digestão de diástase.

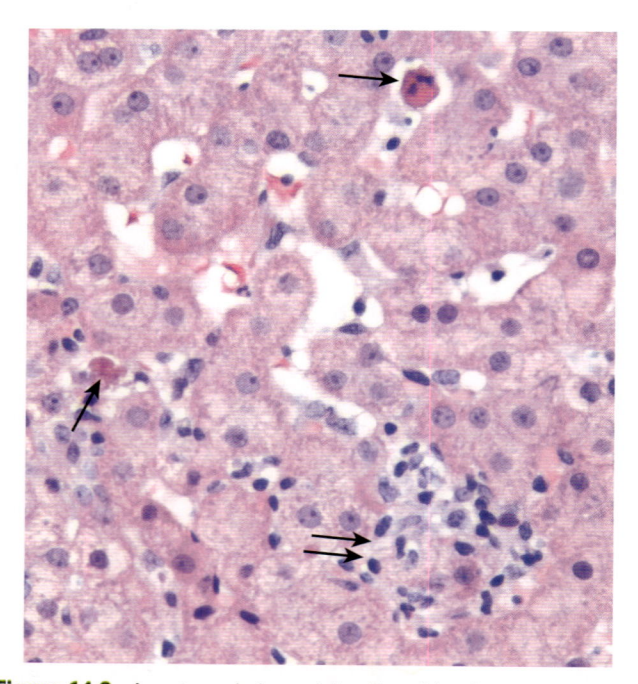

Figura 14.3 Apoptose do hepatócito. Essa biopsia de um paciente com hepatite C crônica mostra hepatócitos apoptóticos dispersos ("*corpos acidofílicos*"; *setas únicas*) e um irregular infiltrado inflamatório (*setas duplas*).

aguda, as células-tronco hepáticas, localizadas em um nicho próximo ao canal de Hering, podem também começar a se dividir. A progênie diferenciadora dessas células-tronco teciduais produz estruturas semelhantes a dutos, chamadas *reações ductulares*, um marcador morfológico da regeneração do fígado mediada por células-tronco.

A *formação de tecido cicatricial* pode se seguir a uma lesão aguda grave, mas muitas vezes ocorre como uma reação à lesão crônica. Quando há uma lesão grave que causa a morte de grande quantidade de hepatócitos e a perda de células hepáticas, a reticulina subjacente pode sofrer colapso, impedindo a regeneração ordenada dos hepatócitos e a deposição de colágeno. O principal tipo celular envolvido na formação de tecido cicatricial é a célula estrelada hepática perissinusoidal. Essas células se tornam ativadas e são convertidas em miofibroblastos altamente fibrogênicos, que depositam colágeno, formando septos fibrosos. Eventualmente, esses septos fibrosos envolvem os hepatócitos sobreviventes em regeneração na doença hepática crônica em estágio avançado, dando origem à *cirrose*.

Em muitas formas de doença hepática, estão envolvidas reações inflamatórias e imunológicas. A inflamação sistêmica altera as atividades metabólicas e biossintéticas do fígado, o que leva a maior secreção de reagentes de fase aguda, como a proteína C reativa, a proteína amiloide A sérica (uma precursora de algumas formas de amiloide) e a hepcidina, um regulador-chave do metabolismo do ferro (Capítulo 10). Como será discutido, as células da imunidade adaptativas têm um papel crucial na hepatite viral, e as células T CD4+ e CD8+ são particularmente importantes na eliminação dos hepatócitos infectados por vírus e em causar lesão hepática na doença crônica.

Insuficiência hepática

A consequência clínica mais grave de doença hepática é a insuficiência hepática. Ela ocorre primariamente em três cenários clínicos: insuficiência hepática aguda, crônica e aguda sobre crônica ou crônica agudizada.

Insuficiência hepática aguda

A insuficiência hepática aguda é definida como uma doença hepática aguda que produz encefalopatia hepática dentro dos 6 primeiros meses do diagnóstico inicial. Nos EUA, a ingestão acidental ou deliberada de acetaminofeno (paracetamol) é responsável por quase 50% dos casos de insuficiência hepática aguda, enquanto os demais estão relacionados à hepatite autoimune, a outros fármacos e toxinas e às infecções agudas das hepatites A e B. Na Ásia, as hepatites B e E agudas predominam como causas de insuficiência hepática aguda.

> **Morfologia**
>
> A síndrome clínica de insuficiência hepática aguda reflete-se anatômica e histologicamente como **necrose hepática massiva**. O fígado fica pequeno e contraído por perda de parênquima (Figura 14.4 A). Microscopicamente, existem grandes zonas de destruição celular circundando algumas poucas ilhas de hepatócitos em regeneração (Figura 14.4 B). A formação de tecido cicatricial está normalmente ausente em virtude da natureza aguda do processo.

Características clínicas. A insuficiência hepática aguda manifesta-se com náuseas, vômito, icterícia e fadiga, que são seguidos pelo início de encefalopatia potencialmente fatal, defeitos de coagulação e hipertensão portal associada à ascite. Tipicamente, a elevação dos níveis séricos de transaminase chega a valores da ordem de milhares de U/ℓ. Inicialmente, o fígado fica aumentado por inchaço e edema relacionados com a inflamação; porém, à medida que o parênquima é destruído, o fígado contrai-se drasticamente. Eventualmente, os hepatócitos são perdidos, os valores séricos de transaminase estabilizam-se e, em seguida, declinam rapidamente à medida que sua fonte desaparece. Desenvolvem-se icterícia que se agrava, coagulopatia e encefalopatia; com a progressão ininterrupta, segue-se a falência de múltiplos órgãos, o que potencialmente resulta em morte. Dentre as manifestações de insuficiência hepática aguda, estão as seguintes:

- *Icterícia* (descoloração amarelada de pele e esclera) decorrente da retenção de bilirrubina, e *colestase* por retenção sistêmica de bilirrubina assim como de outros solutos eliminados na bile
- *Encefalopatia hepática* com sintomas que vão desde anormalidades comportamentais sutis até confusão, estupor, coma e morte. Acredita-se que a encefalopatia hepática seja causada por níveis elevados de amônia, que se correlacionam com comprometimento da função neuronal e edema cerebral. A principal fonte de amônia é o sistema gastrintestinal, onde ela é produzida pelos microrganismos e pelos enterócitos durante o metabolismo da glutamina. Normalmente, a amônia é transportada pela veia porta para o fígado, onde é metabolizada no ciclo da ureia; na doença hepática grave, ocorre a falha desse mecanismo de destoxificação. Assim, a amônia penetra na circulação sistêmica. No sistema nervoso central (SNC), a amônia acumulada compromete a função neuronal e causa edema cerebral. Um típico sinal neurológico é o *asterix*, um movimento de extensão-flexão não rítmico e rápido da cabeça e das extremidades que é mais bem observado como um "tremor em batimento", ou *flapping*, das mãos quando os braços são mantidos em extensão com os punhos dorsiflexionados

- *Coagulopatia*. O fígado produz vários fatores de coagulação cujos níveis declinam na insuficiência hepática, facilitando o sangramento e o desenvolvimento de hematomas. Paradoxalmente, a *coagulação intravascular disseminada* (Capítulo 10) pode também ocorrer em virtude da incapacidade do fígado lesionado em remover os fatores de coagulação ativados
- A *hipertensão portal* surge quando há fluxo diminuído através do sistema venoso portal, que pode ocorrer em razão da obstrução em níveis pré-hepático, intra-hepático ou pós-hepático. Embora possa ocorrer na insuficiência hepática aguda, a hipertensão portal é observada com mais frequência na insuficiência hepática crônica e é discutida adiante. Na insuficiência hepática aguda, a obstrução normalmente é intra-hepática, e suas principais consequências clínicas são a *ascite* e a *encefalopatia hepática*. Na doença hepática crônica, a hipertensão portal desenvolve-se durante meses a anos, e seus efeitos são mais complexos e disseminados (ver adiante)
- A *síndrome hepatorrenal* é uma forma de insuficiência renal que ocorre nos indivíduos com insuficiência hepática aguda ou crônica nos quais não há uma patologia renal intrínseca responsável pela disfunção renal. A insuficiência hepática leva à produção de vasodilatadores, como o óxido nítrico, que aumentam o fluxo sanguíneo nas vísceras abdominais com consequente diminuição da pressão de perfusão renal e redução da taxa de filtração glomerular. Em resposta à hipotensão renal, o sistema nervoso simpático renal fica ativado, assim como o eixo renina-angiotensina, os quais causam vasoconstrição das arteríolas renais aferentes, o que reduz ainda mais a perfusão renal. O início da síndrome ocorre com a diminuição do débito urinário e a elevação dos níveis de ureia nitrogenada e de creatinina no sangue (azotemia).

Insuficiência hepática crônica e cirrose

Cirrose refere-se à transformação nodular difusa do fígado com formação de nódulos parenquimatosos regenerativos circundados por bandas fibrosas (Figura 14.5). É a alteração morfológica com mais frequência associada à doença hepática crônica. As principais causas de insuficiência hepática crônica em todo o mundo são a hepatite B crônica, a hepatite C crônica, a doença hepática gordurosa não alcoólica (DHGNA) e a doença hepática relacionada ao álcool. Apesar de ser uma característica comum de várias

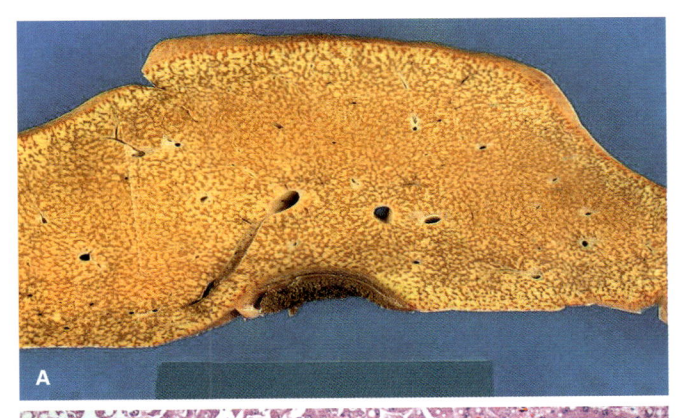

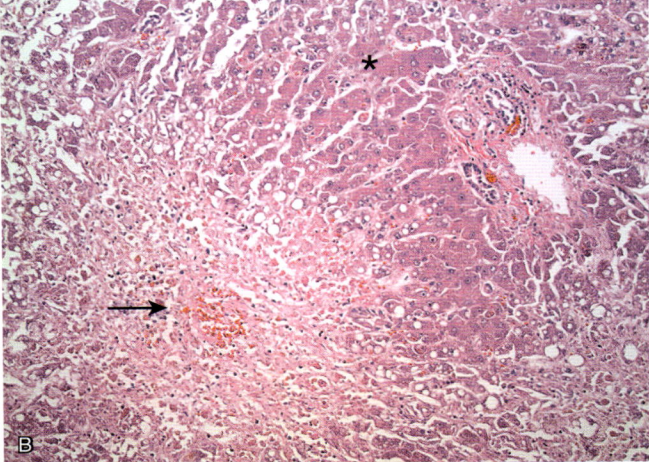

Figura 14.4 Necrose hepática massiva. **A.** O fígado fica pequeno (700 gramas), com impregnação biliar, macio e congesto. **B.** Necrose hepatocelular causada por dose excessiva de acetaminofeno. A necrose confluente é observada na região perivenular (zona 3, *seta*). Há pouca inflamação. O tecido normal residual é indicado pelo *asterisco*. (Cortesia do Dr. Matthew Yeh, University of Washington, Seattle, Washington.)

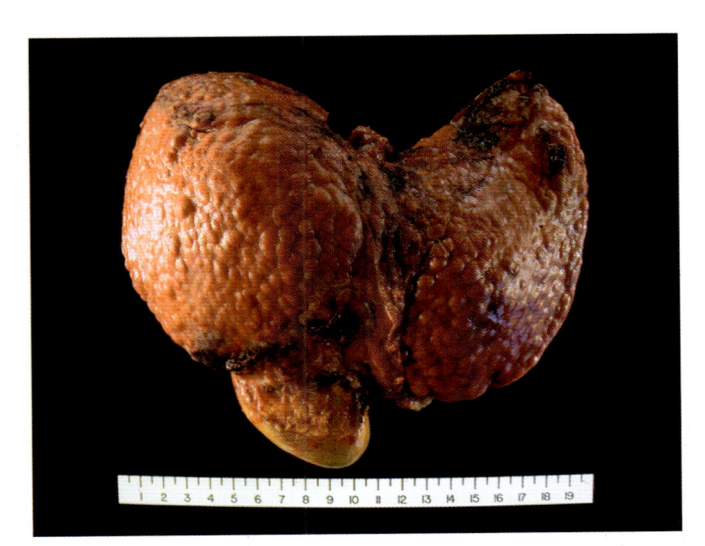

Figura 14.5 Cirrose resultante de hepatite viral crônica. Note as amplas cicatrizes que separam os protuberantes nódulos regenerativos sobre a superfície do fígado.

doenças hepáticas crônicas, a cirrose não é uma entidade específica, e é importante reconhecer que (1) nem toda doença hepática crônica acaba em cirrose e (2) nem toda cirrose leva à doença hepática em estágio terminal. Por exemplo, muitas vezes as doenças crônicas do sistema biliar não levam à cirrose mesmo estando em estágio terminal, enquanto os pacientes com hepatite autoimune tratada ou hepatite C curada podem ter uma função hepática adequada apesar da presença de cirrose. Até nas doenças que provavelmente dão origem à cirrose, a morfologia e a fisiopatologia da cirrose em cada uma delas podem diferir. Assim, embora o termo cirrose sugira a presença de uma doença crônica grave, não constitui um diagnóstico específico e tem implicações prognósticas variáveis. Há, também, alguns casos em que a cirrose surge sem qualquer causa clara; algumas vezes, o termo cirrose criptogênica é aplicado a esses casos.

> ### Morfologia
>
> **A cirrose caracteriza-se pela transformação nodular de todo o fígado com formação de nódulos parenquimatosos regenerativos circundados por bandas fibrosas.** A natureza nodular do processo é evidente de imediato tanto à macroscopia (ver Figura 14.5) como à microscopia (Figura 14.6 A). O tamanho dos nódulos, o padrão cicatricial (ligando os sistemas portais entre si *versus* ligando os sistemas portais às veias centrais), o grau de perda de parênquima e a frequência da trombose vascular (particularmente da veia porta) variam entre as doenças e, em alguns casos, até entre indivíduos com a mesma doença.
>
> Como mencionado anteriormente, a ativação e a diferenciação de célula-tronco dá origem a estruturas semelhantes a dutos, as chamadas reações ductulares. **Na doença hepática crônica, as reações ductulares aumentam com a progressão da doença e geralmente são mais proeminentes na cirrose.**
>
> A **regressão da fibrose** e até da cirrose totalmente estabelecida pode seguir-se à remissão ou à cura da doença. As cicatrizes se tornam mais finas e mais densamente compactas, e eventualmente começam a se fragmentar (Figura 14.6 B). À medida que os septos fibrosos se rompem, os nódulos adjacentes ao parênquima em regeneração coalescem em ilhas maiores. Todos os fígados cirróticos mostram elementos de progressão e regressão, e este equilíbrio é determinado pela gravidade e pela persistência da doença de base.

Características clínicas. Cerca de 40% dos indivíduos com cirrose são assintomáticos até os estágios mais avançados da doença. Mesmo nos estágios avançados, esses pacientes podem apresentar manifestações clínicas não específicas, como anorexia, perda de peso, fraqueza e, eventualmente, os sinais e os sintomas da insuficiência hepática discutidos anteriormente. Icterícia, encefalopatia e coagulopatia podem resultar da doença hepática crônica de modo muito semelhante à insuficiência hepática aguda. Entretanto, há algumas características adicionais significativas:

- A icterícia crônica grave pode levar ao *prurido* (coceira), que pode ser tão grave que os pacientes arranham suas peles formando lesões e se arriscam a surtos repetidos de infecção potencialmente fatal. O prurido também é observado em outros distúrbios associados à colestase, o que sugere que esteja relacionado ao acúmulo de sais biliares no corpo; sua patogênese precisa é desconhecida
- A *hipertensão portal* é mais frequente e se manifesta de maneiras mais complexas na insuficiência hepática crônica do que na insuficiência hepática aguda (Figura 14.7). **Ela se origina do aumento da resistência vascular aliado a maior fluxo sanguíneo portal.** A maior resistência ao fluxo portal ocorre no nível dos sinusoides e é causada pela contração das células da musculatura lisa vascular e dos miofibroblastos, como também pela interrupção do fluxo sanguíneo pela formação de tecido cicatricial e de nódulos regenerativos no parênquima. O aumento do fluxo sanguíneo portal se deve à vasodilatação arterial. O maior fluxo sanguíneo arterial esplâncnico, por sua vez, leva ao aumento do efluxo venoso dentro do sistema venoso portal
- Os *shunts portossistêmicos* desenvolvem-se em decorrência de uma hipertensão portal sustentada. Esses *shunts* são produzidos principalmente por dilatação dos vasos colaterais. De forma mais notável, desenvolvem-se desvios venosos em quaisquer partes em que as circulações sistêmica e portal compartilham leitos capilares comuns; as *varizes esofagogástricas* (Capítulo 13) estão entre as clinicamente mais importantes, surgem em cerca de 40% dos indivíduos com doença hepática em estágio avançado e podem ser a fonte de uma hematêmese massiva que geralmente é fatal, em particular quando há coagulopatia associada
- *Ascite* é o acúmulo de líquido na cavidade peritoneal. Cerca de 85% dos casos de ascite são causados por hipertensão portal decorrente de cirrose. O líquido é um transudato, tem menos de 3 g/dℓ

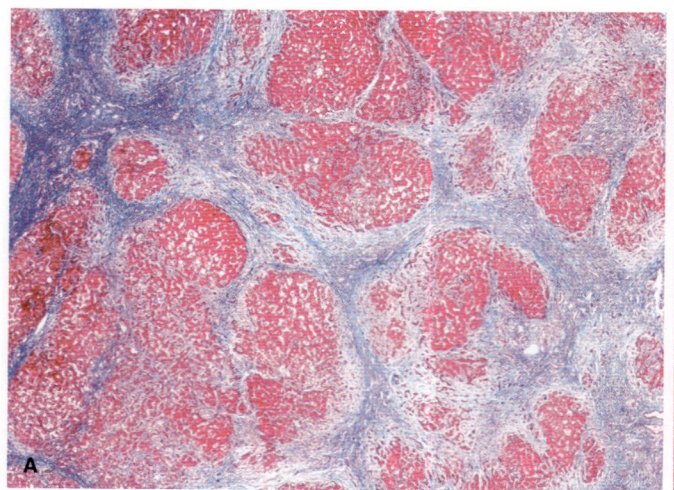

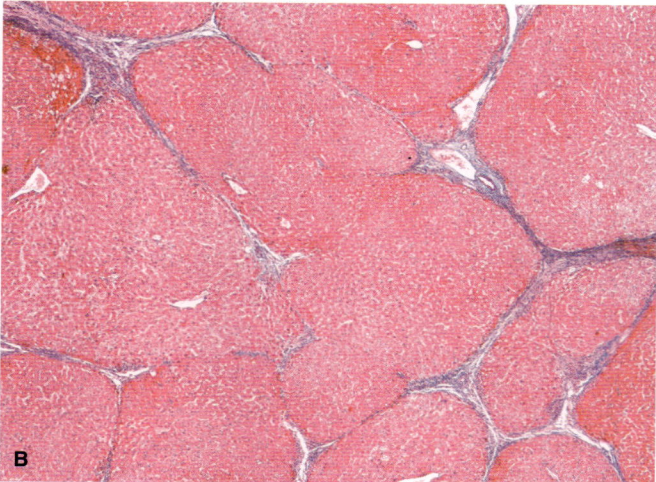

Figura 14.6 Cirrose relacionada ao álcool em um paciente que estava ingerindo álcool ativamente (**A**) e depois se absteve por um longo tempo (**B**). **A.** Bandas espessas de colágeno separam os nódulos cirróticos arredondados. **B.** Após 1 ano de abstinência, a maioria das cicatrizes desapareceu (coloração de tricrômico de Masson). (Cortesia dos Drs. Hongfa Zhu e Isabel Fiel, Mount Sinai School of Medicine, New York, New York.)

de proteínas (principalmente albumina) e um gradiente de albumina de soro para ascite igual ou maior que 1,1 g/dℓ

- A *hipertensão portal* de longa duração pode causar *esplenomegalia congestiva*. O grau de aumento de tamanho esplênico varia amplamente, e o peso esplênico pode alcançar até 1.000 g (cinco a seis vezes do normal), mas não necessariamente está correlacionado com outras características da hipertensão portal. Secundariamente, a esplenomegalia pode induzir anormalidades hematológicas, como trombocitopenia ou até pancitopenia, em decorrência da destruição de elementos do sangue causada pelo aumento da quantidade de macrófagos esplênicos. Essa condição é referida algumas vezes como *hiperesplenismo*
- A *hiperestrogenemia* decorre do comprometimento do metabolismo do estrógeno nos pacientes masculinos com insuficiência hepática crônica e pode dar origem a *eritema palmar* (um reflexo da vasodilatação local) e a *angiomas aracneiformes* cutâneos, ou *spiders*. Essa hiperestrogenemia masculina também leva ao *hipogonadismo* e à *ginecomastia*
- A maioria das doenças hepáticas crônicas predispõe ao desenvolvimento de *carcinoma hepatocelular* (discutido adiante).

O curso e a gravidade da doença hepática crônica com cirrose variam amplamente de paciente a paciente. Mesmo nos casos raros em que a cirrose regride após a remissão da doença, a hipertensão portal pode persistir em razão da presença de *shunts* irreversíveis. As causas mais comuns de morte são a insuficiência hepática (como na doença hepática aguda) e o carcinoma hepatocelular. Os achados clínicos e laboratoriais são os principais critérios usados para determinar o prognóstico e a progressão da doença.

Insuficiência hepática aguda sobre crônica ou crônica agudizada

Após anos de uma estável e bem compensada doença hepática crônica, alguns indivíduos subitamente desenvolvem os sinais de insuficiência hepática aguda. Dentre as agressões hepáticas que causam uma súbita descompensação nos pacientes com doença hepática crônica, estão a superinfecção por hepatite D em pacientes com hepatite B crônica; o surgimento de resistência à terapia clínica em pacientes com hepatite viral; e os distúrbios sistêmicos como sepse, insuficiência cardíaca aguda, ou uma lesão tóxica sobreposta que predispõe um paciente bem compensado com cirrose à insuficiência hepática.

DISTÚRBIOS INFECCIOSOS

Hepatite viral

A terminologia para as hepatites virais aguda e crônica pode ser confusa porque a mesma palavra, *hepatite*, é usada para descrever várias entidades diferentes; uma cuidadosa atenção ao contexto pode esclarecer seu significado em cada situação. Primeiramente, o termo *hepatite* é aplicado às doenças causadas por vírus (vírus das hepatites A, B, C, D e E) que são *hepatotrópicos*, ou seja, têm um tropismo específico para o fígado. Em segundo lugar, o termo *hepatite* é aplicado aos padrões das lesões hepáticas agudas e crônicas produzidas por outros vírus (como o vírus Epstein-Barr [EBV], o citomegalovírus [CMV] e a febre amarela), assim como por reações autoimunes, fármacos e toxinas. Nesta seção, nosso foco serão as principais características dos vírus hepatotrópicos, que estão resumidas na Tabela 14.2, e em seguida serão discutidas as características clinicopatológicas das hepatites virais aguda e crônica.

Vírus da hepatite A

A infecção por HAV (do inglês *hepatitis A virus*) geralmente é benigna e autolimitante, não causa hepatite crônica e raramente (em cerca de 0,1% dos casos) produz uma hepatite fulminante. O período de incubação do HAV é de 2 a 6 semanas. Tipicamente, ele é eliminado pela resposta imunológica do hospedeiro e, desse modo, ele não estabelece um estado de portador. A infecção ocorre em todo o mundo e é endêmica nos países com uma precária infraestrutura de cuidados de saúde. O HAV agudo tende a causar uma doença febril associada à icterícia e sintomas inespecíficos como fadiga e perda de apetite. Em geral, o HAV é responsável por cerca de 25% das hepatites agudas no mundo todo. Ele não causa hepatite crônica.

O HAV é um picornavírus de RNA não envelopado de fita positiva, único representante de seu gênero, o *Hepatovirus*. Dissemina-se pela ingestão de água e alimento contaminados, e é eliminado nas fezes 2 a 3 semanas antes do início da icterícia e 1 semana após esse início. Assim, o contato pessoal próximo com um indivíduo infectado ou a contaminação fecal-oral respondem pela maioria dos casos e explicam os surtos em contextos institucionais, como escolas e creches, assim como as epidemias transmitidas pela água em locais onde as pessoas vivem em condições de aglomeração e falta de higiene. O HAV pode também ser detectado no soro e na saliva dos indivíduos infectados.

Nos países de alta renda, infecções esporádicas podem ser contraídas pelo consumo de mariscos crus ou cozidos a vapor contendo o vírus concentrado da água do mar contaminada por esgoto humano.

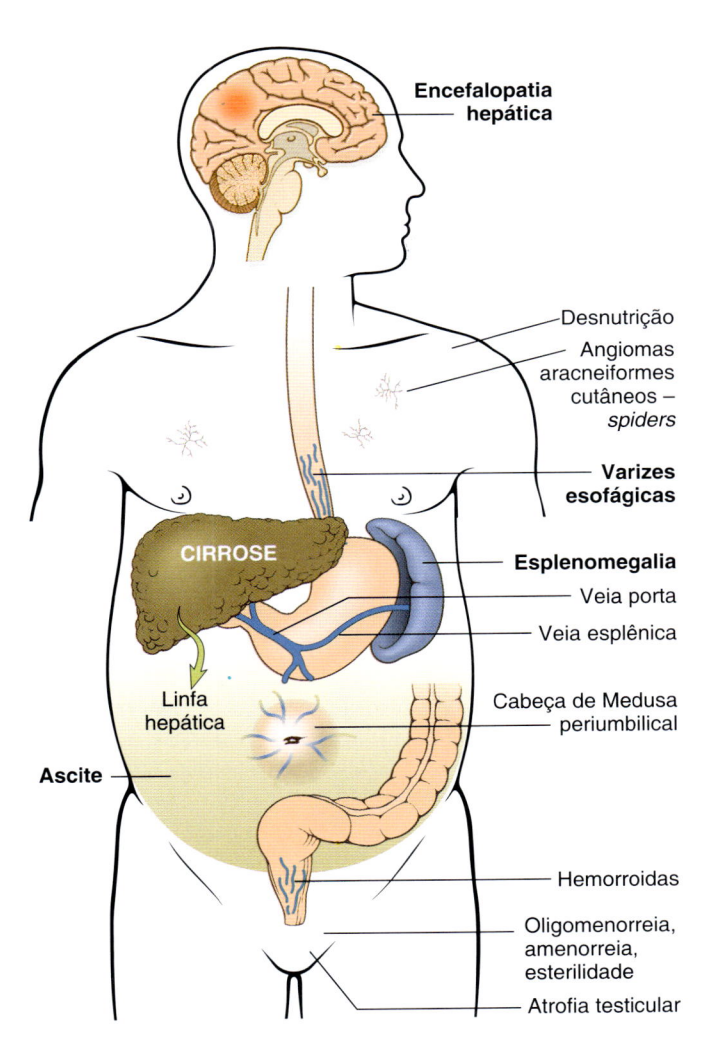

Figura 14.7 Principais consequências clínicas da hipertensão portal no quadro de cirrose.

Tabela 14.2 Vírus da hepatite.

Vírus	Hepatite A (HAV)	Hepatite B (HBV)	Hepatite C (HCV)	Hepatite D (HDV)	Hepatite E (HEV)
Genoma viral	ssRNA	Parcialmente dsDNA	ssRNA	ssRNA circular defeituoso	ssRNA
Família viral	Hepatovírus; relacionado com o picornavírus	Hepadnavírus	Flaviviridae	Partícula subviral na família Deltaviridae	Família Hepeviridae, gênero *Hepevirus*
Via de transmissão	Fecal-oral (água ou alimento contaminado)	Parenteral, contato sexual, perinatal	Parenteral; o uso de cocaína intranasal é um fator de risco	Parenteral	Fecal-oral
Período de incubação	2 a 6 semanas	2 a 26 semanas (em média, 8 semanas)	4 a 26 semanas (em média, 9 semanas)	O mesmo do HBV	4 a 5 semanas
Frequência da doença hepática crônica	Nunca	5 a 10%	> 80%	10% (coinfecção); 90 a 100% para superinfecção	Apenas em hospedeiros imunocomprometidos
Diagnóstico	Detecção de anticorpos IgM séricos	Detecção de HBsAg ou anticorpo para HBcAg; PCR para DNA do HBV	ELISA para detecção de anticorpo; PCR para RNA do HCV	Detecção de anticorpos IgM e IgG, RNA do HDV no soro, ou HDAg em biopsia de fígado	Detecção de anticorpos IgM e IgG séricos; PCR para RNA do HEV

dsDNA, DNA de fita dupla; *ELISA*, ensaio imunoenzimático; *HBcAg*, antígeno *core* da hepatite B; *HBsAg*, antígeno de superfície da hepatite B; *HDAg*, antígeno da hepatite D; *PCR*, reação em cadeia da polimerase; *ssRNA*, RNA de fita única. (De Washington K: Inflammatory and infectious diseases of the liver. In Iacobuzio-Donahue CA, Montgomery EA, editors: *Gastrointestinal and Liver Pathology*, Philadelphia, 2005, Churchill Livingstone.)

Os trabalhadores infectados da indústria de alimentos constituem outra fonte de surtos. O próprio HAV aparentemente não é citopático. A resposta imunológica celular, particularmente aquela que envolve as células T CD8+ citotóxicas, tem um papel na lesão hepatocelular mediada pelo HAV.

Como a viremia do HAV é transitória, a transmissão pelo sangue é muito rara; portanto, o sangue doado não passa pela triagem específica para esse vírus. O anticorpo IgM contra o HAV aparece no sangue no início dos sintomas e é um marcador confiável de infecção aguda (Figura 14.8). A eliminação fecal do vírus termina quando ocorre a elevação dos títulos de IgM. A resposta à IgM geralmente diminui alguns meses após o surgimento da IgG anti-HAV, que persiste por anos e muitas vezes confere imunidade vitalícia. A vacina contra o HAV, disponível desde 1995, é eficaz na prevenção da infecção. As taxas de hepatite A diminuíram mais de 95% desde a introdução da vacina; atualmente ocorrem cerca de 2.800 casos anualmente nos EUA.

Vírus da hepatite B

O resultado da infecção por HBV (do inglês *hepatitis B virus*) varia amplamente e inclui: (1) hepatite aguda com recuperação e remoção do vírus; (2) hepatite crônica não progressiva; (3) doença crônica progressiva que termina em cirrose; (4) hepatite fulminante com necrose hepática massiva; ou (5) um estado de portador "saudável" assintomático. A doença hepática crônica induzida por HBV também é um importante precursor do desenvolvimento do carcinoma hepatocelular.

A doença hepática decorrente da infecção por HBV é um enorme problema de saúde global. Um terço da população mundial (2 bilhões de indivíduos) está infectado por HBV, e 250 milhões de indivíduos têm infecções crônicas. Setenta e cinco por cento dos portadores crônicos vivem na Ásia e na orla ocidental do Pacífico. A prevalência global da infecção crônica por hepatite B varia de mais de 8% em partes da África até menos de 2% na Europa ocidental, na América do Norte e na Austrália. Na África, a prevalência é mais elevada na África ocidental.

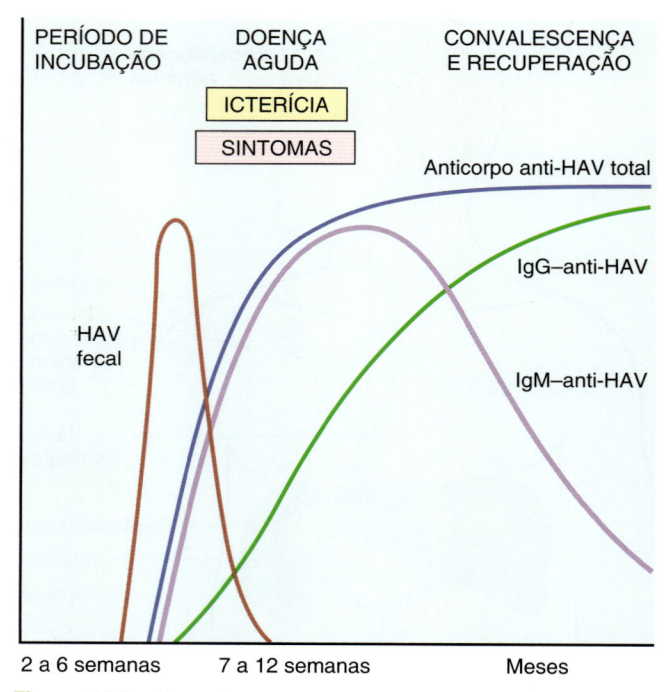

Figura 14.8 Alterações temporais nos marcadores sorológicos na infecção por hepatite A aguda. *HAV*, vírus da hepatite A; *IgG*, imunoglobulina G; *IgM*, imunoglobulina M.

O modo de transmissão do HBV também varia com a localização geográfica. Nas regiões do mundo de maior prevalência, a transmissão perinatal durante o parto é responsável por 90% dos casos. Nas áreas com prevalência intermediária, a transmissão horizontal, especialmente no início da infância, é preponderante. A disseminação entre crianças ocorre normalmente através de pequenas rupturas na pele ou membranas mucosas após o contato físico com indivíduos infectados. Nas áreas de baixa prevalência, o sexo desprotegido e o uso de substâncias com injeção intravenosa são os principais modos de disseminação. A disseminação relacionada à transfusão reduziu-se significativamente com a triagem do sangue doado para detecção do antígeno de superfície da hepatite B (HBsAg, do inglês *hepatitis B surface antigen*) e pela interrupção da prática de pagamento aos doadores de sangue. A vacinação induz a resposta protetora por anticorpos em 95% dos indivíduos.

O HBV é um membro da família Hepadnaviridae de vírus de DNA que causa hepatite em múltiplas espécies animais. O genoma do HBV possui dupla fita parcial com 3.200 nucleotídios e DNA circular com quatro fases de leitura aberta que codificam as seguintes proteínas:

- *Proteína "core" do nucleocapsídio* (HBcAg [do inglês *hepatitis B core antigen*], antígeno *core* da hepatite B) e um polipeptídeo mais longo com uma região pré-*core* e uma região *core* designado HBeAg (do inglês *hepatitits B e antigen*, antígeno "e" da hepatite B). A região pré-*core* direciona a secreção do polipeptídeo HBeAg para o sangue, enquanto HBcAg permanece nos hepatócitos, onde participa da montagem de vírions
- *Glicoproteínas do envelope viral* (HBsAg). Os hepatócitos infectados sintetizam e secretam quantidades massivas de glicoproteínas não infecciosas do envelope (principalmente o componente HBsAg "pequeno")
- Uma *polimerase* (*Pol*) com atividades de DNA polimerase e de transcriptase reversa que permite a ocorrência da replicação genômica através de uma via única do ciclo DNA → RNA → DNA, um intermediário do molde de RNA. Essa polimerase incomum é o alvo dos fármacos usados para tratar a infecção por hepatite B (descrita adiante)
- *Proteína HBx*, que é necessária para a replicação do vírus e pode atuar como um transativador transcricional para os genes virais e uma ampla variedade de genes do hospedeiro. Foi implicada na patogênese do câncer de fígado associado ao HBV.

O HBV tem um longo período de incubação (2 a 26 semanas). Diferentemente do HAV, o HBV permanece no sangue durante os episódios ativos das hepatites aguda e crônica. Aproximadamente 65% dos adultos com HBV recém-adquirido apresentam sintomas leves, ou nenhum sintoma, e não desenvolvem icterícia (hepatite anictérica aguda). Os restantes 25% apresentam sintomas constitucionais não específicos, como anorexia, febre, icterícia e dor no quadrante superior direito do abdome (hepatite ictérica aguda). A hepatite fulminante e a hepatite crônica são raras, e ocorrem em aproximadamente 0,1 a 0,5% e 5 a 10%, respectivamente, dos indivíduos infectados de forma aguda.

Na maioria dos casos, a infecção é autolimitante e se resolve sem tratamento, mas a doença crônica desenvolve-se em 5 a 10% dos indivíduos infectados. **O risco de infecção crônica está inversamente relacionado à idade e é mais elevado (aproximadamente 90%) nos recém-nascidos que são expostos ao vírus ao nascimento por transmissão de suas mães**. A hepatite crônica pode progredir para cirrose, e um subgrupo de pacientes desenvolve carcinoma hepatocelular. As frequências aproximadas dos vários resultados clínicos da infecção por HBV estão representadas na Figura 14.9.

A resposta imunológica do hospedeiro é o principal determinante do resultado da infecção. Os mecanismos imunológicos inatos, particularmente a produção de interferona (IFN)-α, protegem o hospedeiro durante as fases iniciais da infecção, e a significativa resposta das células CD4+ e CD8+ específicas de vírus produtoras de interferona γ está associada à resolução da infecção aguda. Assim como o HAV, o HBV em geral não é diretamente hepatotóxico, e a maioria das lesões ao hepatócito é causada por células T CD8+ citotóxicas que atacam as células infectadas.

O curso da doença pode ser acompanhado clinicamente pelo monitoramento de certos marcadores séricos (Figura 14.10).

- O HBsAg aparece antes do início dos sintomas, os picos ocorrem durante a doença sintomática e, em seguida, geralmente diminuem até níveis indetectáveis em 12 semanas (embora ocasionalmente possam persistir por até 24 semanas). Em contrapartida, o HBsAg persiste nos casos que progridem para a cronicidade
- O anticorpo anti-HBs aparece após o término da doença aguda e geralmente não é detectado até algumas semanas a meses após o desaparecimento do HBsAg. Os anticorpos anti-HBs podem persistir por toda a vida e conferir proteção, o que é a base das vacinas contendo HBsAg. Por outro lado, os anticorpos anti-HBs não são produzidos nos casos que progridem para a doença hepática crônica
- O HBeAg e o DNA do HBV aparecem no soro logo após o HBsAg e significam uma replicação viral em andamento. A persistência do HBeAg é um indicador da progressão para a hepatite crônica.

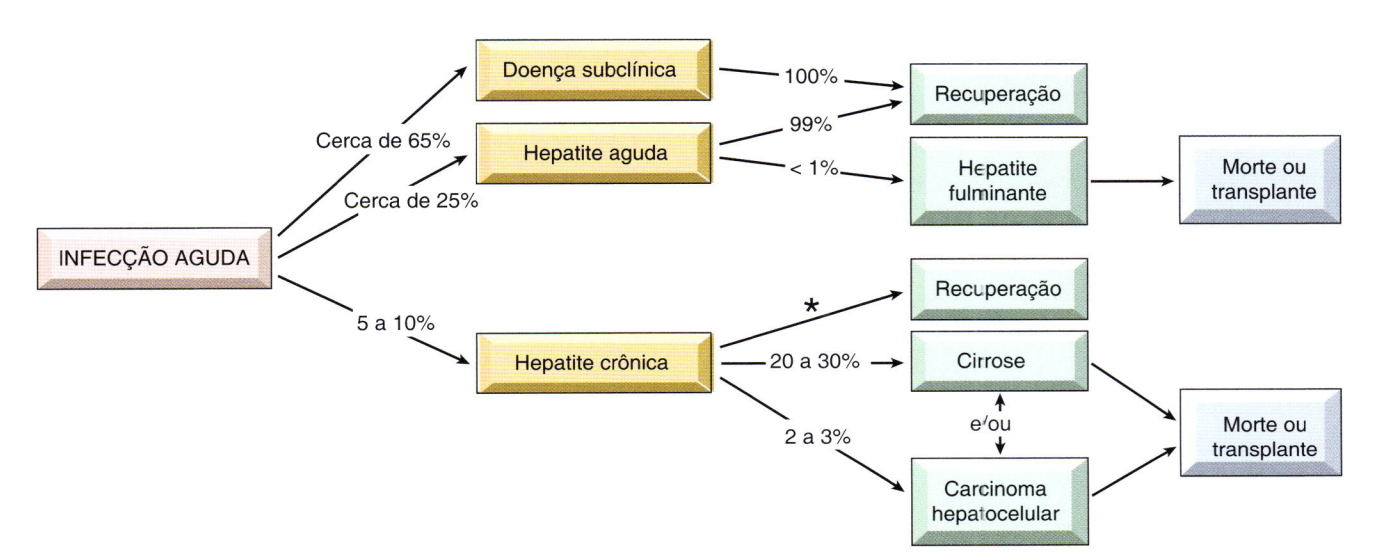

Figura 14.9 Resultados potenciais da infecção por hepatite B em adultos com suas frequências aproximadas nos EUA. *A remoção espontânea do HBsAg ocorre durante a infecção crônica por HBV em uma incidência anual estimada de 1 a 2% nos países ocidentais. Como mencionado no texto, hepatite fulminante e insuficiência hepática aguda são termos usados de maneira intercambiável.

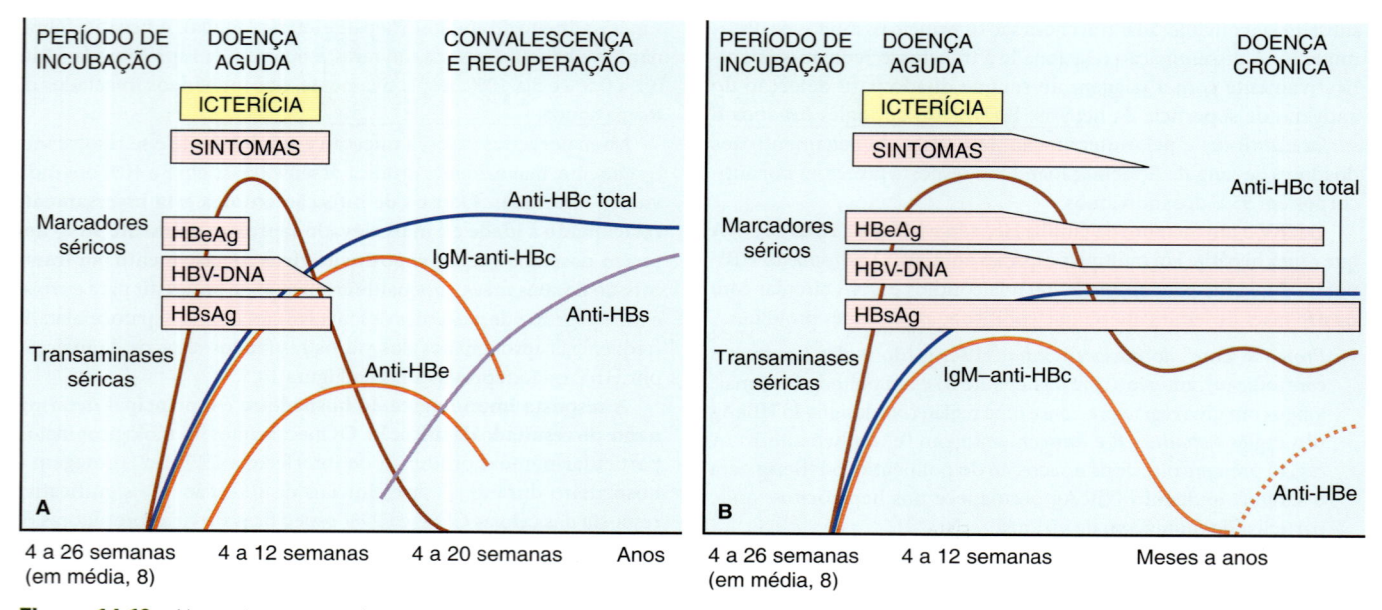

Figura 14.10 Alterações temporais nos marcadores sorológicos na infecção pelo vírus da hepatite B. **A.** Infecção aguda com resolução. **B.** Progressão para infecção crônica. O anti-HBc total inclui anticorpos IgM e IgG anti-HBc. Observe que, em alguns casos de infecção crônica por HBV, as transaminases séricas podem se tornar normais.

O aparecimento de anticorpos anti-HBe sugere que a infecção atingiu um pico e está em diminuição

- A IgM anti-HBc se torna detectável no soro logo antes do início dos sintomas, concomitantemente ao início dos níveis séricos elevados de aminotransferase (indicativos de destruição do hepatócito). Ao longo dos meses seguintes o anticorpo IgM anti-HBc é substituído por IgG anti-HBc.

O tratamento da hepatite B crônica com inibidores da HBV polimerase e IFN-α pode diminuir a progressão da doença, reduzir o dano ao fígado e evitar a cirrose hepática ou o câncer de fígado, mas não elimina a infecção.

Vírus da hepatite C

O HCV (do inglês *hepatitis C virus*) **é uma causa importante de doença hepática crônica e afeta aproximadamente 170 milhões de indivíduos no mundo todo**. Aproximadamente 2,7 milhões de americanos têm infecção crônica por HCV. O HCV é uma infecção transmitida pelo sangue. Notavelmente, houve uma diminuição da incidência anual da infecção a partir de um pico de 230 mil novas infecções por ano em meados dos anos 1980 para 17 mil novas infecções por ano na atualidade, o que se deve sobretudo à redução dos casos associados à transfusão como resultado dos procedimentos eficazes de triagem. É preocupante que esses ganhos alcançados não possam ser mantidos. Há uma elevação recente nas novas infecções por HCV principalmente em decorrência da atual epidemia de opiáceos e do associado uso de drogas injetáveis. Até recentemente, parecia provável que o número de pacientes com infecção crônica continuasse a aumentar, mas as novas terapias (discutidas adiante) estão melhorando as perspectivas.

Os fatores de risco para infecção por HCV são os seguintes:

- Uso de substâncias intravenosas
- Lesão por picada de agulha
- A transmissão perinatal do HCV no momento do nascimento ocorre em cerca de 5 a 6% dos recém-nascidos de mulheres infectadas por HCV.

Atualmente, a transmissão do HCV por hemotransfusão aproxima-se de zero nos EUA; o risco de adquirir HCV por picada de agulha é cerca de seis vezes maior do que o do HIV (1,8 *versus* 0,3%). A eficiência da transmissão do HCV por relação sexual é baixa, e da mesma forma a transmissão por contatos domésticos. Um terço dos indivíduos não apresenta fatores de risco identificáveis, um mistério que perdura.

O HCV é um membro da família Flaviviridae. Assim como ocorre com o HIV, a compreensão da replicação e da montagem virais facilitou o desenvolvimento de fármacos anti-HCV altamente eficazes (descritos adiante). O HCV é um vírus de RNA envelopado, de fita simples, com um genoma que codifica uma única poliproteína, que é processada por várias proteases em 10 proteínas funcionais. Dentre essas proteínas, encontra-se uma protease que é necessária para completar o processamento da poliproteína; NS5A, que é essencial para a montagem de HCV em vírions maduros; e uma RNA polimerase que é necessária para a replicação do genoma viral (Figura 14.11). Em razão da incapacidade da resposta imunológica do hospedeiro para eliminar o HCV e da baixa fidelidade da RNA polimerase do HCV, novas variantes genéticas desenvolvem-se rapidamente. Isso levou ao aparecimento de sete principais genótipos do HCV em todo o mundo, cada qual com uma ou mais "subespécies". Na maioria dos indivíduos, as infecções se devem a um vírus de um único genótipo, mas novas variantes genéticas são geradas no hospedeiro enquanto persiste a replicação viral. Como resultado, cada paciente vem a ser infectado por uma população de variantes divergentes de HCV, mas estreitamente relacionadas como *quasispecies*.

O período de incubação do HCV varia de 4 a 26 semanas; em média, é de 9 semanas. Em cerca de 85% dos indivíduos, a infecção aguda é assintomática e não identificada. O RNA do HCV é detectável no sangue por 1 a 3 semanas, o que é coincidente com as elevações nas transaminases séricas (Figura 14.12). O curso clínico da hepatite aguda por HCV é mais leve do que aquele por HBV; a hepatite aguda grave é rara.

A infecção persistente e a hepatite crônica são características da infecção por HCV, apesar da natureza geralmente assintomática da doença aguda. Em contraste com o HBV, a doença crônica ocorre na maioria dos indivíduos infectados por HCV (80 a 90%), e eventualmente há cirrose em cerca de 20% durante um período de 20 a 30 anos.

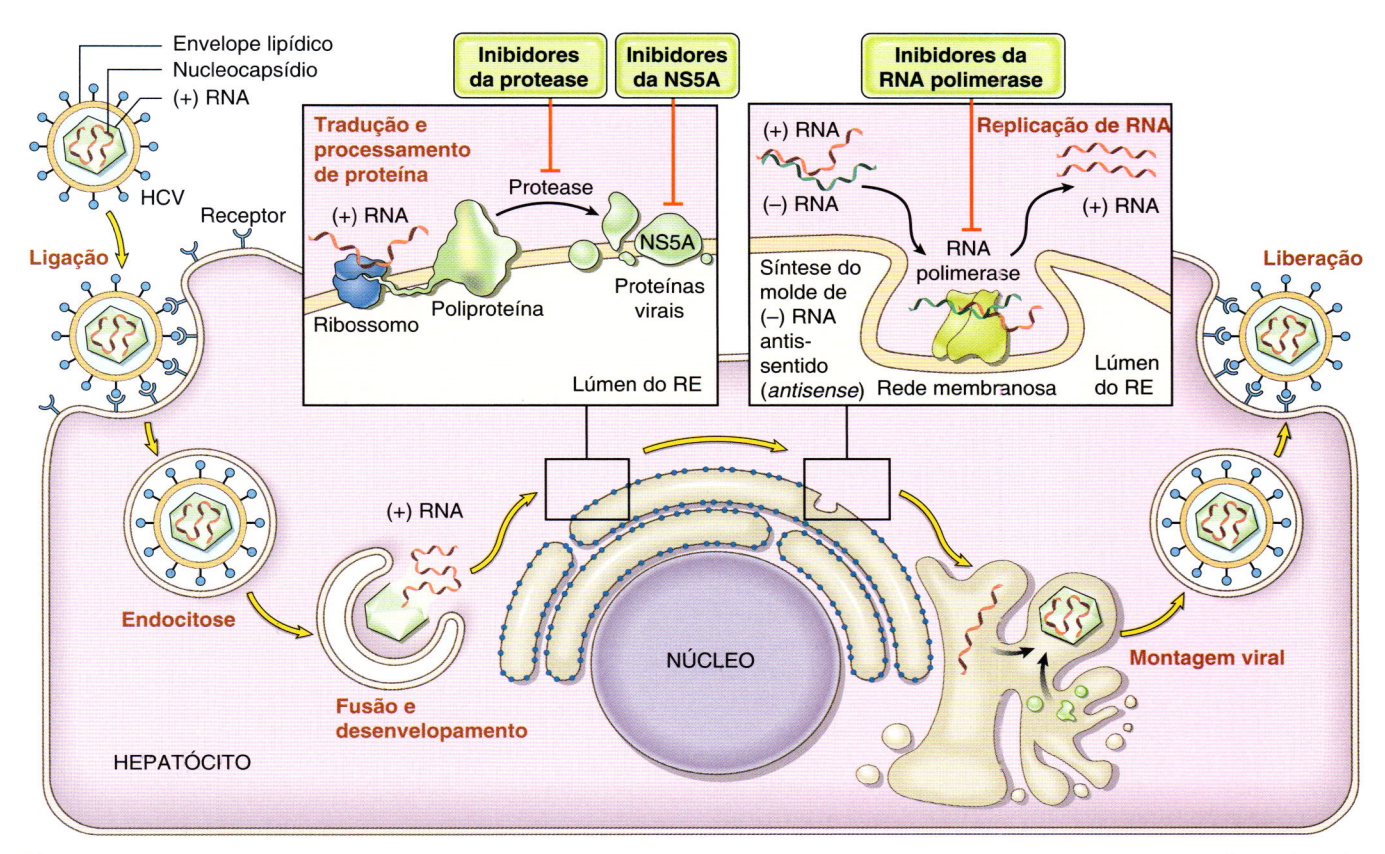

Figura 14.11 Ciclo vital do vírus da hepatite C (HCV). São mostradas a entrada, a replicação, a montagem e a liberação virais. São enfatizadas as etapas que podem ser um alvo eficaz de medicamentos antivirais. Após a entrada viral e a liberação de material genético dentro da célula do hospedeiro, a poliproteína do HCV é traduzida no retículo endoplasmático (RE) rugoso. Durante o processamento da poliproteína, ocorre a replicação do RNA viral em "redes membranosas", que são vesículas de membrana dupla derivadas do RE. As etapas finais envolvem a montagem viral e a liberação da célula do hospedeiro. *NS5A*, proteína não estrutural 5A; *RNA*, ácido ribonucleico.

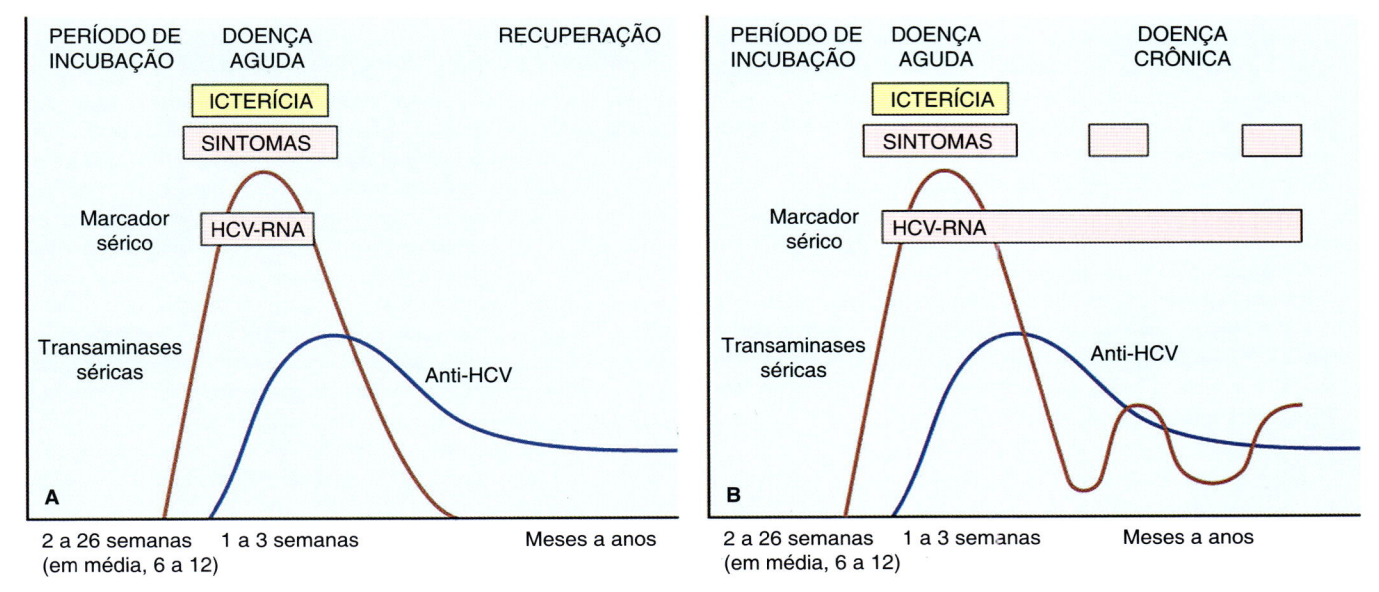

Figura 14.12 Alterações temporais nos marcadores sorológicos na infecção por hepatite C. **A.** Infecção aguda com resolução. **B.** Progressão para infecção crônica.

Os mecanismos que levam à cronicidade não são bem conhecidos. A idade avançada, o gênero masculino, o uso de álcool, os medicamentos imunossupressores, a hepatite B/coinfecção pelo HIV e as doenças associadas à resistência à insulina, incluindo obesidade, diabetes tipo 2 e síndrome metabólica, estiveram associados à progressão. Os indivíduos que desenvolvem cirrose estão em risco de desenvolvimento de carcinoma hepatocelular. Embora o risco geral seja pequeno, nos EUA o HCV é responsável por cerca de um terço dos casos de câncer de fígado.

Na infecção crônica por HCV, o RNA circulante do HCV persiste em 90% dos pacientes, apesar da presença de anticorpos neutralizantes (ver Figura 14.12 B). Consequentemente, são realizados testes para o RNA do HCV para confirmar o diagnóstico de infecção crônica por HCV. Uma característica clínica da infecção crônica por HCV são as elevações episódicas nas aminotransferases séricas, que ocorrem separadas por períodos de níveis normais ou quase normais dessas enzimas. Entretanto, até os pacientes infectados por HCV que apresentam as transaminases normais estão em alto risco de desenvolver um dano permanente ao fígado, e qualquer indivíduo com RNA do HCV detectável no soro necessita de tratamento e acompanhamento médico a longo prazo.

Felizmente, **nos últimos anos, vêm sendo observadas melhoras drásticas no tratamento da infecção por HCV originadas do desenvolvimento de medicamentos direcionados especificamente à protease viral, à RNA polimerase e à proteína NS5A, as quais são necessárias para a produção de partículas virais** (ver Figura 14.11). A terapia de combinação com esses fármacos (uma estratégia semelhante à terapia tripla antirretroviral combinada para o HIV) é notavelmente eficaz. O objetivo do tratamento atual é erradicar o HCV, o que é definido pela ausência do RNA do HCV detectável no sangue após interrupção do tratamento. Atualmente, mais de 95% das infecções por HCV são curáveis.

Vírus da hepatite D

Também chamado de *agente delta*, o HDV (do inglês *hepatitis D virus*) é um vírus de RNA único que depende do HBV para o seu ciclo vital. A infecção por HDV surge nas seguintes situações:

- *Coinfecção* que ocorre após exposição a soro contendo tanto HDV quanto HBV. A coinfecção pode resultar em uma síndrome clínica indistinguível da hepatite B aguda. É autolimitante e geralmente é seguida da eliminação de ambos os vírus. Entretanto, há uma taxa mais elevada de insuficiência hepática aguda nos indivíduos usuários de drogas intravenosas
- *Superinfecção* que ocorre quando um portador crônico de HBV é exposto a um novo inóculo de HDV. Isso resulta em doença 30 a 50 dias depois, que se apresenta como hepatite aguda grave em um portador de HBV previamente assintomático ou como exacerbação da infecção da hepatite B crônica. A infecção crônica por HDV ocorre em mais de 80% das superinfecções e pode ter duas fases: (1) uma fase aguda com replicação ativa do HDV e supressão do HBV associada a altos níveis de transaminases; e (2) uma fase crônica em que a replicação do HDV diminui, a replicação do HBV aumenta e os níveis de transaminases flutuam.

A infecção por HDV ocorre em todo o mundo e se estima que afete 15 milhões de indivíduos (cerca de 5% dos 300 milhões de indivíduos infectados por HBV). Sua prevalência é variável, sendo maior na Bacia Amazônica, na África, no Oriente Médio e no sul da Itália, e menor no Sudeste Asiático e na China. Nos países de alta renda, é restrita principalmente aos indivíduos usuários de drogas intravenosas e em receptores de múltiplas hemotransfusões. A coinfecção por HDV e HBV aumenta o risco de progressão para cirrose e carcinoma hepatocelular (CHC).

O RNA do HDV é detectável no sangue e no fígado no início da doença aguda sintomática. A IgM anti-HDV é um indicador confiável de exposição recente ao HDV, porém em geral tem curta duração. A coinfecção aguda por HDV e HBV está associada à presença de IgM contra HDAg e HBcAg (denotando nova infecção por hepatite B). Quando a hepatite crônica surge da superinfecção por HDV, o HBsAg está presente no soro, e os anticorpos anti-HDV (IgG e IgM) persistem por meses ou mais. Por sua dependência do HBV, a infecção por HDV é evitada com a vacinação contra o HBV.

Vírus da hepatite E

O HEV (do inglês *hepatitis E virus*) é uma infecção transmitida pela água por via entérica e normalmente produz uma doença autolimitante. O vírus geralmente infecta adultos jovens até indivíduos de meia-idade. A doença por HEV é zoonótica, pois os animais são os reservatórios, dentre os quais os macacos, os gatos, os suínos e os cães. Foram relatadas epidemias na Ásia e no subcontinente indiano, na África Subsaariana e no México, e casos esporádicos são observados nos EUA, no Canadá e na Europa, particularmente onde é comum a criação de suínos, e em viajantes que retornam de regiões de alta incidência. Mais importante, a infecção por HEV representa de 30 a 60% dos casos de hepatite aguda esporádica na Índia, excedendo a frequência de HAV. **Uma característica da infecção por HEV é a alta taxa de mortalidade entre mulheres grávidas, que se aproxima de 20%.** Na maioria dos casos, o HEV não está associado à doença hepática crônica ou à viremia persistente. O período médio de incubação após a exposição é de 4 a 5 semanas.

O HEV é um vírus de RNA não envelopado de fita positiva e da família Hepeviridae (gênero *Hepevirus*). Os vírions são eliminados nas fezes durante a doença aguda. Antes do início de doença clínica, o RNA e os vírions do HEV podem ser detectados por meio de reação em cadeia da polimerase (PCR, do inglês *polymerase chain reaction*) nas fezes e no soro. O início da elevação sérica das aminotransferases, a doença clínica e os títulos elevados de IgM anti-HEV são praticamente simultâneos. Os sintomas se resolvem em 2 a 4 semanas, período em que há queda dos títulos de IgM e elevação dos títulos de IgG anti-HEV.

Síndromes clinicopatológicas da hepatite viral

Como já discutido, a infecção pelo vírus da hepatite produz uma ampla gama de resultados. A infecção aguda por cada um dos vírus hepatotrópicos pode ser sintomática ou assintomática. O HAV e o HEV não causam hepatite crônica, e apenas um pequeno número de adultos infectados por HBV desenvolve hepatite crônica. Em contraste, o HCV geralmente causa infecções crônicas. A hepatite fulminante é rara, sendo observada primariamente nas infecções por HAV, HBV ou HDV. O HEV pode causar insuficiência hepática aguda nas mulheres grávidas. Embora o HBV e o HCV sejam responsáveis pela maioria dos casos de hepatite crônica, há muitas outras causas com apresentações clinicopatológicas semelhantes, incluindo a hepatite autoimune e a hepatite induzida por toxina e medicamentos (discutidas adiante). Portanto, os estudos sorológicos e moleculares são essenciais para o diagnóstico de hepatite viral e para a distinção entre os vários tipos.

As principais características das síndromes clinicopatológicas primárias associadas ao vírus da hepatite são as seguintes:

- *Infecção aguda assintomática com recuperação*: os pacientes nesse grupo são identificados casualmente pelos níveis elevados de transaminases séricas ou pela presença de anticorpos antivirais. As infecções por HAV e HBV, particularmente na infância, em geral são subclínicas

- *Infecção aguda sintomática com recuperação*: a doença aguda por todos os vírus segue um curso similar e consiste em (1) um período de incubação de extensão variável (Tabela 14.2); (2) uma fase pré-ictérica sintomática; (3) uma fase ictérica sintomática; e (4) convalescença. O pico da infectividade ocorre durante os últimos dias assintomáticos do período de incubação e os primeiros dias dos sintomas agudos
- *Insuficiência hepática aguda*: a hepatite viral é responsável por cerca de 10% dos casos de insuficiência hepática aguda. O HAV é a causa mais comum em todo o mundo, porém o HBV é mais comum na Ásia e no Mediterrâneo. A sobrevivência superior a 1 semana pode possibilitar a ocorrência de recuperação mediante replicação dos hepatócitos residuais
- A *hepatite crônica* é definida como a evidência sintomática, bioquímica ou sorológica de doença hepática persistente ou recorrente por mais de 6 meses. Em alguns pacientes, os únicos sinais de doença crônica são as elevações das transaminases séricas. Os exames laboratoriais podem revelar o comprometimento das funções hepáticas como o prolongamento do tempo de protrombina e a hiperbilirrubinemia. Ocasionalmente, nos casos de HBV e HCV, desenvolve-se uma doença de imunocomplexos que resulta em vasculite (Capítulo 8) e glomerulonefrite (Capítulo 12). A crioglobulinemia é encontrada em cerca de 35% dos indivíduos com hepatite C crônica
- *Estado de portador*: o "portador" é um indivíduo que possui e pode transmitir um microrganismo mas também não apresenta sintomas. Dentre os portadores, estão (1) os indivíduos que abrigam o vírus mas não têm doença hepática e (2) os indivíduos que possuem o vírus e apresentam um dano hepático assintomático não progressivo. Em ambos os casos, particularmente o último, os indivíduos afetados constituem reservatórios da infecção. A infecção por HBV adquirida no início da vida em áreas endêmicas (como Sudeste Asiático, China e África Subsaariana) dá origem ao estado de portador em mais de 90% dos casos, enquanto nas regiões não endêmicas o estado de portador é raro.

Pelos similares modos de transmissão e sobreposição dos fatores de risco, a coinfecção pelo HIV e pelo vírus da hepatite é um problema clínico comum. Nos EUA, 10% dos indivíduos infectados pelo HIV estão coinfectados por HBV e 25% por HCV, e, quando não tratadas, as infecções crônicas por HBV e HCV são causas importantes de morbidade e mortalidade nessas pessoas. Entretanto, nos pacientes imunocompetentes com HIV adequadamente tratados, a gravidade e a progressão da infecção por HBV e HCV, assim como a resposta à terapia antiviral contra a hepatite, assemelham-se àquelas observadas nos indivíduos não infectados por HIV.

> **Morfologia**
>
> **As alterações morfológicas nas hepatites virais, aguda e crônica são compartilhadas entre os vírus hepatotrópicos e podem ser mimetizadas por reações medicamentosas ou hepatite autoimune.** Elas são esquematicamente representadas na Figura 14.13.
>
> Na **hepatite viral aguda**, o fígado pode ter tamanho normal, aumentado (decorrente de inflamação), ou contraído (necrose hepática massiva decorrente de insuficiência hepática aguda; ver Figura 14.4). Microscopicamente, há um infiltrado inflamatório portal e lobular que consiste predominantemente em linfócitos misturados de forma variável com plasmócitos e eosinófilos. A lesão ao hepatócito pode resultar em necrose ou apoptose (ver Figuras 14.2 e 14.3). A necrose de grupos de hepatócitos (*i. e.*, necrose confluente) pode ser observada nos casos graves e pode progredir para necrose de todo o lóbulo (*i. e.*, necrose panlobular ou pan-acinar), ou conectar estruturas vasculares (*i. e.*, necrose em ponte). A insuficiência hepática pode se desenvolver com necrose hepática massiva.
>
> Na **hepatite viral crônica**, a característica histológica definidora é a inflamação linfocítica ou linfoplasmocítica portal com fibrose. As células inflamatórias muitas vezes atravessam a placa limitante e lesionam os hepatócitos periportais (atividade de interface). Isso pode estar acompanhado de um grau variável de inflamação lobular. A fibrose desenvolve-se com um crescente dano hepático, que se manifesta inicialmente como fibroses portal e periportal. Desenvolvem-se septos fibrosos e levam à fibrose portoportal em ponte e, eventualmente, cirrose.
>
> Certas características histológicas apontam para etiologias virais específicas na hepatite crônica. Na hepatite B crônica, **hepatócitos "em vidro fosco"** (células com retículo endoplasmático repleto de HBsAg) são uma característica diagnóstica, e a presença de antígeno viral nessas células pode ser confirmada por imuno-histoquímica (Figura 14.14). As biopsias do fígado acometido por hepatite C crônica geralmente mostram grandes agregados linfoides (Figura 14.15). Muitas vezes, a hepatite C está associada à **esteatose** em hepatócitos dispersos. A lesão ao duto biliar também é proeminente em alguns casos de hepatite C e pode mimetizar as alterações histológicas observadas na colangite biliar primária (ver adiante); entretanto, os parâmetros clínicos distinguem facilmente essas duas doenças.

Infecções bacterianas, parasitárias e helmínticas

Numerosos microrganismos podem infectar o fígado e a árvore biliar, como bactérias, fungos, helmintos e outros parasitas e protozoários. Os microrganismos infecciosos podem alcançar o fígado através de várias vias:

- *Infecção ascendente* via intestino e sistema biliar (colangite ascendente)
- *Semeadura vascular*, com mais frequência através do sistema portal via sistema gastrintestinal
- *Invasão direta* a partir de uma fonte adjacente (p. ex., colecistite bacteriana)
- *Lesão penetrante.*

As *bactérias* que podem estabelecer uma infecção no fígado via sangue incluem *Staphylococcus aureus* na síndrome do choque tóxico, *Salmonella typhi* na febre tifoide e *Treponema pallidum* na sífilis secundária ou terciária. As infecções ascendentes são mais comuns nos quadros de obstrução parcial ou completa do sistema biliar e tipicamente são causadas pela flora intestinal, que pode crescer nos dutos. Independentemente da fonte das bactérias, os microrganismos piogênicos podem causar abscessos intra-hepáticos, produzindo febre, dor no quadrante superior direito do abdome e hepatomegalia dolorosa. Embora a antibioticoterapia possa esterilizar os pequenos abscessos, geralmente é necessária uma drenagem cirúrgica para as lesões maiores. Com mais frequência, infecções bacterianas extra-hepáticas, particularmente a sepse, induzem inflamação hepática leve e graus variáveis de colestase hepatocelular indiretamente sem estabelecer um foco infeccioso no fígado.

Outros agentes infecciosos não bacterianos causam doença hepática com características patogênicas importantes ou incomuns que merecem um comentário específico. Dentre esses agentes, estão os seguintes:

- *Esquistossomose*, encontrada com mais frequência na Ásia, na África e na América do Sul. Os vermes adultos no intestino produzem numerosos ovos, alguns dos quais entram na circulação portal, onde se alojam e induzem uma reação granulomatosa associada a uma fibrose acentuada
- A *Entamoeba histolytica*, uma causa importante de disenteria (Capítulo 13), ascende às vezes para o fígado através da circulação

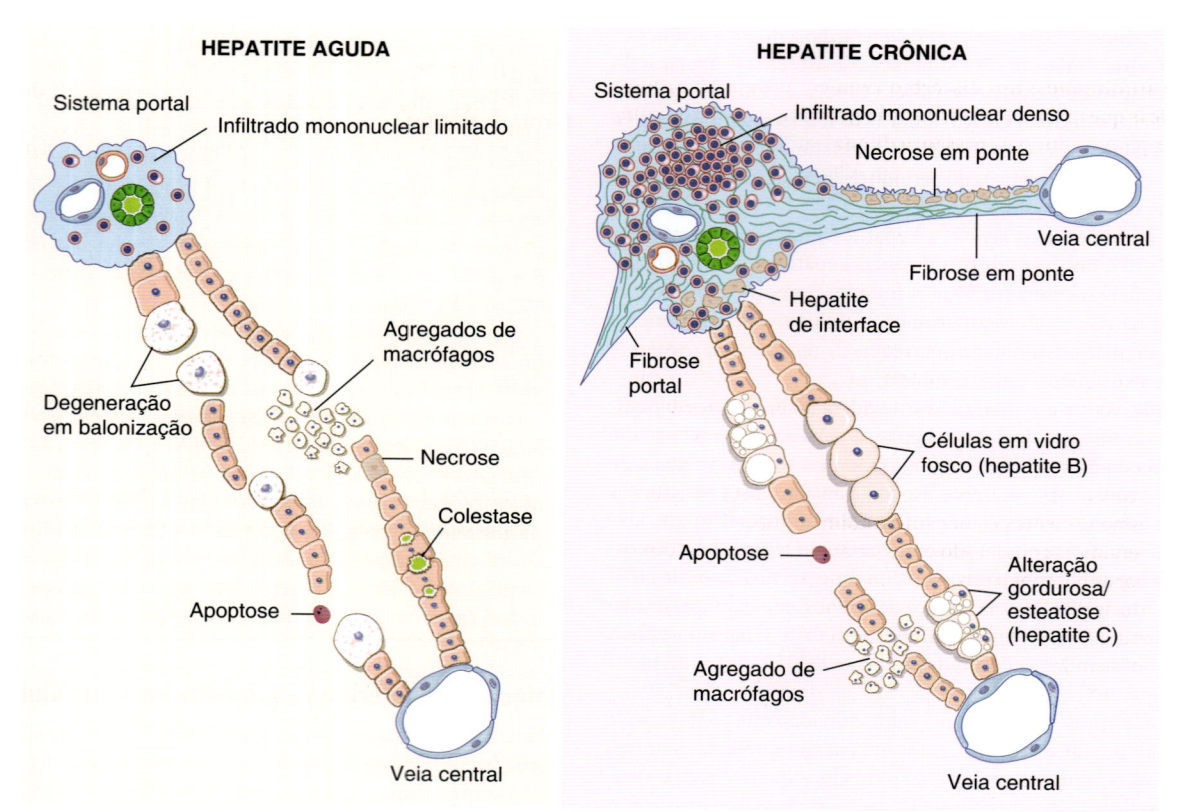

Figura 14.13 Características morfológicas das hepatites aguda e crônica. Há bem pouca infiltração mononuclear portal na hepatite aguda (ou, por vezes, nenhuma), enquanto na hepatite crônica os infiltrados portais são densos e proeminentes – a característica definidora desta entidade. A necrose e a fibrose em ponte são mostradas apenas na hepatite crônica, mas a necrose em ponte pode também ocorrer na hepatite aguda mais grave. As reações ductulares na hepatite crônica são mínimas nos estágios iniciais da formação de tecido cicatricial, mas se tornam extensas na doença em estágio avançado.

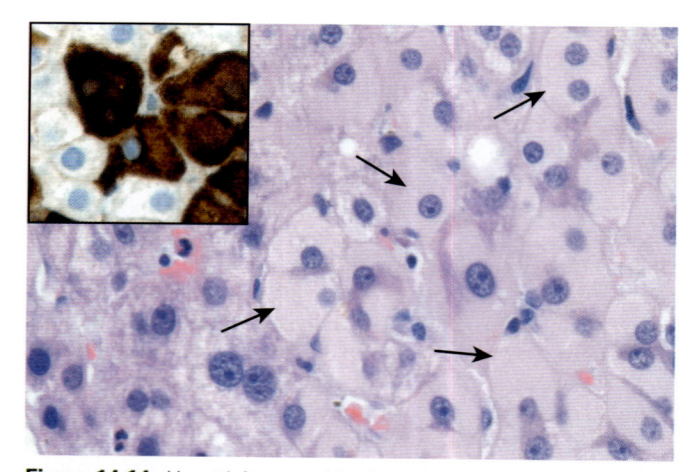

Figura 14.14 Hepatócitos em vidro fosco (*setas*) na hepatite B crônica causados pelo acúmulo de antígeno de superfície da hepatite B. A coloração de hematoxilina-eosina mostra a presença de abundantes inclusões citoplasmáticas finamente granulares e rosadas; a imuno-histoquímica (*destaque*) com um anticorpo específico confirma a presença de antígeno de superfície (*marrom*).

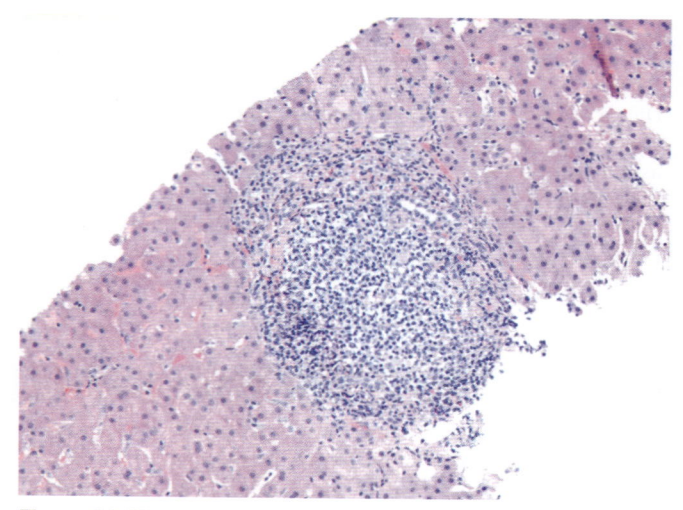

Figura 14.15 Hepatite viral crônica por HCV mostrando a característica expansão do sistema portal por um denso infiltrado linfoide.

portal e produz focos secundários de infecção que podem progredir para grandes áreas necróticas e são chamados abscessos hepáticos amebianos. Os abscessos amebianos são mais comuns no lobo direito do fígado. A cavidade do abscesso contém hepatócitos necróticos; mas, ao contrário dos abscessos piogênicos, os neutrófilos estão ausentes

- A *infecção por verme trematódeo hepático*, mais comum no sul da Ásia, está associada a alta taxa de colangiocarcinoma. Os microrganismos responsáveis incluem *Fasciola hepatica*, espécies de *Opisthorchis* e *Clonorchis sinensis*
- As *infecções equinocócicas* podem causar a formação de cistos hidáticos intra-hepáticos que produzem sintomas decorrentes da pressão em estruturas circunjacentes ou após ruptura.

HEPATITE AUTOIMUNE

A hepatite autoimune é um distúrbio crônico, progressivo, com características que incluem predisposição genética, associação com outras doenças autoimunes, presença de autoanticorpos e responsividade terapêutica à imunossupressão. A hepatite autoimune tem uma ampla gama de apresentações, que varia de doença assintomática detectada por transaminases elevadas até hepatites aguda e crônica. Há predominância no sexo feminino (78%). É classificada em dois tipos com base nos padrões de anticorpos circulantes:

- O *tipo 1* é caracterizado pela presença de anticorpos antinucleares (ANAs, do inglês *antinuclear antibodies*), que são mais comuns, mas não específicos; anticorpos antimúsculo liso (ASMAs, do inglês *antismooth muscle antibodies*), que estão presentes em 65% dos casos; e anticorpos para o antígeno solúvel do fígado/antígeno do fígado-pâncreas (anti-SLA LP, do inglês *anti-soluble liver antigen/liver-pancreas antigen*), presentes em 25 a 35% dos casos. Os últimos também estão presentes na hepatite autoimune tipo 2
- O *tipo 2*, geralmente observado em crianças e adolescentes, caracteriza-se por anticorpos microssomais tipo 1 de rim e fígado (anti-LKM-1, do inglês *anti-liver kidney microsome-1 antibodies*); anticorpos anticitosol hepático tipo1 (anti-LC1, do inglês *anti-liver cytosol-1*) e anti-SLA/LP.

Em um pequeno subgrupo de pacientes, pode haver características sobrepostas àquelas da colangite biliar primária ou da colangite esclerosante primária. A cirrose é comum nos pacientes com hepatite autoimune; até 30% dos pacientes com doença de início na idade adulta têm cirrose no momento do diagnóstico.

A terapia imunossupressora normalmente é eficaz, pois leva à remissão em 90% dos pacientes, incluindo aqueles com cirrose ao diagnóstico. A doença em estágio terminal é uma indicação para transplante de fígado. Após o transplante de fígado, a taxa de sobrevida em 10 anos é de 75%, mas a recidiva no órgão transplantado ocorre em 20% dos casos.

> **Morfologia**
>
> A hepatite autoimune compartilha padrões de lesão com a hepatite viral aguda ou crônica. As seguintes características são típicas da hepatite autoimune:
> - **Necrose e inflamação**, indicadas por extensa hepatite de interface, focos de necrose confluente (perivenular ou em ponte) ou colapso parenquimatoso
> - **Predominância de plasmócitos** nos infiltrados inflamatórios mononucleares
> - **Hepatócitos em "roseta"**, que consistem em um arranjo circular de hepatócitos em regeneração ao redor de um canalículo dilatado.

LESÃO HEPÁTICA INDUZIDA POR MEDICAMENTOS E TOXINAS

Como o maior órgão no corpo que metaboliza e destoxifica fármacos, o fígado está sujeito à lesão por um enorme grupo de substâncias químicas terapêuticas e ambientais. A toxicidade direta pode resultar em lesão, que pode ocorrer pela conversão hepática de um composto xenobiótico em uma toxina ativa, ou ser produzida por mecanismos imunológicos em que o fármaco ou seus metabólitos ligam-se quimicamente a uma proteína celular e a convertem em um imunógeno. O diagnóstico de lesão hepática induzida por medicamento ou toxina pode ser estabelecido com base na associação temporal de dano ao fígado com exposição a fármaco ou toxina, recuperação (normalmente) com remoção do agente incitador e exclusão de outras causas potenciais. **A exposição a uma toxina ou agente terapêutico deve sempre ser incluída no diagnóstico diferencial de qualquer forma de doença hepática.**

Os princípios das lesões medicamentosas e tóxicas são discutidos no Capítulo 7. Aqui basta notar que as reações medicamentosas podem ser *previsíveis* (intrínsecas) ou *imprevisíveis* (idiossincráticas). As reações medicamentosas ou tóxicas previsíveis afetam todos os indivíduos de maneira dose-dependente. As reações imprevisíveis dependem de fatores específicos do hospedeiro, como a propensão a montar uma resposta imunológica a fármaco ou toxina ou a metabolizar o agente responsável de maneira incomum. O desenvolvimento de ambas as classes de lesão pode ser imediato ou levar semanas a meses (Tabela 14.3).

- Uma hepatotoxina clássica e previsível é o acetaminofeno, que atualmente, nos EUA, é a causa mais comum de insuficiência hepática aguda que requer transplante. O agente tóxico não é o próprio acetaminofeno, mas seus metabólitos tóxicos produzidos pelo sistema do citocromo P-450. Como essas enzimas são mais ativas na zona central do lóbulo, a necrose dos hepatócitos perivenulares é uma característica típica da lesão hepática induzida por fármaco. Eventualmente, a necrose pode envolver todo o lóbulo
- Dentre os exemplos de fármacos que podem causar *reações idiossincráticas*, estão a clorpromazina, um agente que causa colestase nos pacientes que o metabolizam lentamente, e o halotano e seus derivados, que podem causar uma hepatite fatal imunomediada após exposição repetida.

DOENÇAS HEPÁTICAS RELACIONADA AO ÁLCOOL E NÃO ALCOÓLICA

O álcool é uma causa bem conhecida de doença hepática gordurosa nos adultos e pode se manifestar histologicamente como esteatose, esteato-hepatite e cirrose. Nos últimos anos, tornou-se evidente que outra entidade, a chamada doença hepática gordurosa não alcoólica (DHGNA), que está associada à resistência à insulina e à síndrome metabólica, pode simular todo o espectro de alterações hepáticas associadas ao uso excessivo de álcool. Por serem indistinguíveis as alterações morfológicas da doença hepática relacionada ao álcool e da DHGNA, elas são discutidas em conjunto, seguidas da patogênese e das características clínicas distintivas de cada entidade.

> **Morfologia**
>
> Três tipos de alterações hepáticas são observados na doença hepática gordurosa: esteatose (alteração gordurosa), esteato-hepatite e fibrose.
>
> **Esteatose hepatocelular.** O acúmulo de gordura começa normalmente nos hepatócitos centrilobulares. As gotas de lipídio variam de pequenas (microvesiculares) a grandes (macrovesiculares); as maiores enchem e expandem as células, como também deslocam os núcleos. As esteatoses se tornam mais extensas, o acúmulo de lipídios dissemina-se externamente a partir da veia central para os hepatócitos na zona média e, em seguida, para as regiões periportais (Figura 14.16). Macroscopicamente, os fígados gordurosos com esteatose disseminada são grandes (pesando 4 a 6 kg ou mais), macios, amarelos e gordurosos. Em geral, a alteração gordurosa é completamente reversível se houver abstenção da ingestão de álcool.
>
> **Esteato-hepatite.** Essas alterações tipicamente são mais pronunciadas com o uso de álcool do que na DHGNA, mas elas podem ser observadas em ambas (Figura 14.17):
>
> - **Balonização dos hepatócitos:** foco único ou focos dispersos de células que apresentam edema e necrose; assim como na esteatose, essas características são mais proeminentes nas regiões centrilobulares

Tabela 14.3 Padrões de lesão hepática induzida por fármacos e toxinas.

Padrão de lesão	Achados morfológicos	Exemplos de agentes associados
Colestático	Colestase hepatocelular branda e sem inflamação	Contraceptivos e esteroides anabólicos, antibióticos, terapia antirretroviral
Hepatite colestática	Colestase com atividade necroinflamatória lobular; pode exibir destruição do duto biliar	Antibióticos, fenotiazínicos, estatinas
Necrose hepatocelular	Necrose de hepatócitos salpicada pelo fígado	Metildopa, fenitoína
	Necrose massiva	Acetaminofeno, halotano
	Hepatite crônica	Isoniazida
Doença hepática gordurosa	Gotas grandes e pequenas de gordura	Álcool, corticosteroides, metotrexato, nutrição parenteral total
	"Esteatose microvesicular" (gotículas de gordura difusas)	Valproato, tetraciclina, ácido acetilsalicílico (síndrome de Reye), terapia antirretroviral
	Esteato-hepatite com alteração hialina de Mallory	Álcool, amiodarona, irinotecano
Fibrose e cirrose	Fibrose periportal e pericelular	Álcool, metotrexato, enalapril, vitamina A e outros retinoides
Granulomas	Granulomas epitelioides não caseosos	Sulfonamidas, amiodarona, isoniazida
	Granulomas em anel de fibrina: granulomas com fibrina circundando um vacúolo lipídico central	Alopurinol
Lesões vasculares	Síndrome da obstrução sinusoidal (doença veno-oclusiva): obliteração das veias centrais	Quimioterapia em altas doses, chás digestivos
	Síndrome de Budd-Chiari	Contraceptivos orais
	Peliose hepática: cavidades cheias de sangue, não revestida por células endoteliais	Esteroides anabólicos, tamoxifeno
Neoplasias	Adenoma hepatocelular	Contraceptivos orais, esteroides anabólicos
	Carcinoma hepatocelular	Álcool, dióxido de tório (contraste)
	Colangiocarcinoma	Dióxido de tório (contraste)
	Angiossarcoma	Dióxido de tório (contraste), cloreto de vinila

Adaptada de Washington K: Metabolic and toxic conditions of the liver. In Iacobuzio-Donahue CA, Montgomery EA, editors: *Gastrointestinal and Liver Pathology*, Philadelphia, 2005, Churchill Livingstone.

- **Corpúsculos hialinos de Mallory:** esses consistem em filamentos intermediários emaranhados (incluindo as queratinas ubiquitinadas 8 e 18) e são visíveis como inclusões citoplasmáticas eosinofílicas nos hepatócitos em degeneração (Figura 14.17 B)
- **Infiltração de neutrófilos:** a infiltração neutrofílica pode permear o lóbulo e se acumular ao redor dos hepatócitos em degeneração, particularmente aqueles contendo corpúsculos hialinos de Mallory. Linfócitos e macrófagos também podem ser visualizados nos tratos portais ou no parênquima.

Esteatofibrose. A doença hepática gordurosa de todos os tipos apresenta um padrão distintivo de tecido cicatricial. Assim como as outras alterações, a fibrose aparece primeiro na região centrilobular, como na **esclerose da veia central**. A formação de um tecido cicatricial perissinusoidal aparece em seguida no espaço de Disse da região centrilobular, e então se dissemina externamente envolvendo o hepatócito individual ou pequenos grupos de hepatócitos em um **padrão de "cerca de galinheiro"** (ver Figura 14.16). Estruturas fibrosas filiformes eventualmente se ligam aos sistemas portais e, em seguida, condensam-se para criar **septos fibrosos portocentrais**. À medida que esses se tornam mais proeminentes, o fígado assume uma aparência nodular e cirrótica. Como a causa subjacente persiste na maioria dos casos, a subdivisão contínua de nódulos estabelecidos por novos tecidos cicatriciais perissinusoidais leva a uma clássica **cirrose micronodular**. No início do curso, o fígado é amarelo-acastanhado, gorduroso e aumentado; mas, com o dano persistente no decorrer de anos, o fígado é transformado em um órgão marrom, contraído e composto de nódulos cirróticos que geralmente têm menos de 0,3 cm de diâmetro – menores do que o normal na maioria das formas da hepatite viral crônica. O fígado cirrótico em estágio terminal pode entrar em uma fase "de esgotamento" sem alteração gordurosa e outras características típicas. A maioria dos casos de **cirrose criptogênica** sem etiologia clara são agora reconhecidos como DHGNA "esgotada".

Doença hepática relacionada ao álcool

O consumo excessivo de álcool causa mais de 60% dos casos de doença hepática crônica nos países ocidentais e é responsável por 40 a 50% das mortes resultantes de cirrose. Dentre os efeitos adversos mais importantes do consumo crônico de álcool, estão as formas sobrepostas da doença hepática gordurosa relacionada ao álcool já discutidas: (1) esteatose hepática, (2) esteato-hepatite e (3) fibrose e cirrose, coletivamente referidas como *doença hepática relacionada ao álcool* (Figura 14.18).

Entre 90 e 100% dos indivíduos que consomem álcool de forma crônica e excessiva desenvolvem um fígado gorduroso (*i. e.*, esteatose hepática) e, destes, 10 a 35% desenvolvem esteato-hepatite, enquanto apenas de 8 a 20% dessa população desenvolve cirrose. Esteatose, esteato-hepatite e fibrose podem se desenvolver de maneira sequencial ou independente, de modo que elas não representam

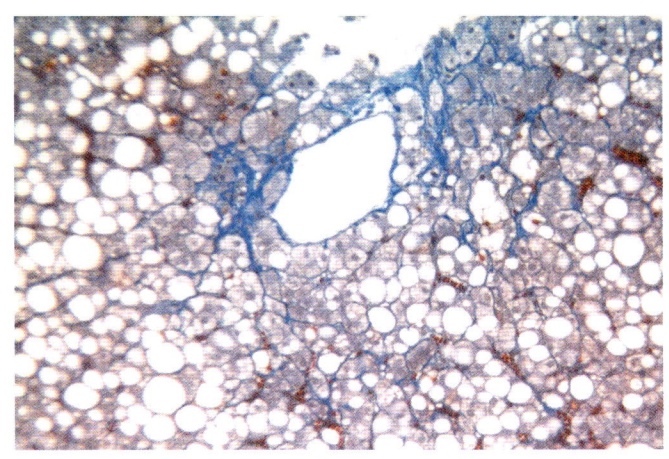

Figura 14.16 Doença hepática gordurosa associada ao uso crônico de álcool. Uma mistura de gotas pequenas e grandes de gordura (visualizadas como vacúolos claros) é proeminente. Alguma fibrose (*corada de azul*) está presente em um padrão característico de "cerca de galinheiro" perissinusoidal (coloração de tricrômico de Masson). (Cortesia da Dra. Elizabeth Brunt, Washington University, St. Louis, Missouri.)

fatores que influenciam o dano ao fígado, é difícil afirmar o que constitui um nível seguro de consumo de álcool. Por motivos que podem se relacionar com a diminuição do metabolismo gástrico de etanol e com as diferenças na composição corporal, as mulheres são mais suscetíveis do que os homens à lesão hepática. Aparentemente, a frequência de ingestão excessiva de álcool de um indivíduo pode afetar o risco de desenvolvimento de doença hepática. Por exemplo, a ingestão excessiva de bebidas alcoólicas causa uma lesão hepática mais acentuada do que aquela associada ao consumo constante de baixos níveis de álcool.

A *esteatose hepatocelular* é causada pelo álcool por meio de vários mecanismos. Primeiramente, o metabolismo do etanol pela álcool desidrogenase e pela acetaldeído desidrogenase gera grandes quantidades de nicotinamida adenina dinucleotídio (NADH), que afasta os precursores de ácido graxo do catabolismo e na direção da biossíntese de lipídios. Em segundo lugar, o etanol compromete a montagem e a secreção de lipoproteínas. O efeito final é causar o acúmulo de lipídios intracelulares.

A causa da *esteato-hepatite* secundária ao álcool é incerta, mas pode originar-se de um ou mais dos seguintes subprodutos tóxicos do etanol e seus metabólitos:

- O *acetaldeído* (um importante metabólito de etanol) induz a peroxidação de lipídios e a formação do aduto de acetaldeído-proteína, que podem perturbar a função do citoesqueleto e da membrana
- O *álcool* afeta diretamente a função mitocondrial e a fluidez da membrana
- As *espécies reativas de oxigênio* (*EROs*), geradas durante a oxidação do álcool pelo sistema de oxidação microssomal do etanol, reagem com as membranas e as proteínas, e as danificam. As EROs são produzidas também por neutrófilos, que se infiltram nas áreas de necrose dos hepatócitos.

Como a geração de acetaldeído e de radicais livres é máxima na região centrilobular, esse local é mais suscetível à lesão induzida por álcool. As fibroses pericelular e sinusoidal desenvolvem-se primeiro nessa área do lóbulo. A concomitante hepatite viral, particularmente a hepatite C, é um importante acelerador da doença hepática relacionada ao álcool.

necessariamente um *continuum* sequencial de alterações. O carcinoma hepatocelular surge em 10 a 20% dos pacientes com cirrose secundária ao uso abusivo de álcool.

Patogênese. A ingestão a curto prazo de até 80 g de álcool por dia (cinco a seis cervejas ou 236,5 a 266 mℓ de bebida alcoólica a 40% APV [álcool por volume]) geralmente produz alterações hepáticas leves e reversíveis como o fígado gorduroso. A ingestão crônica de 40 a 80 g/dia é considerada um fator de risco limítrofe para lesão grave. O risco de lesão hepática grave se torna significativo com a ingestão de 80 g ou mais de álcool por dia. Entretanto, apenas de 10 a 15% dos indivíduos que de maneira crônica consomem excesso de álcool desenvolvem cirrose. Na ausência de uma clara compreensão dos

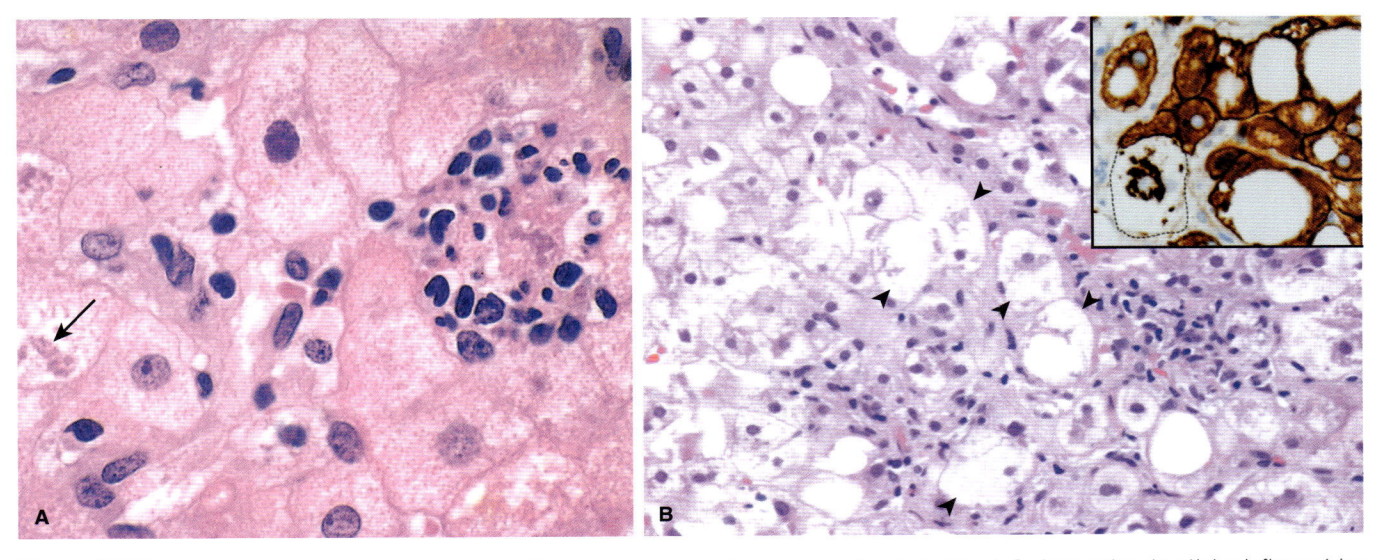

Figura 14.17 Lesão aos hepatócitos na doença hepática gordurosa associada ao uso crônico de álcool. **A.** Agregados de células inflamatórias marcando o local de um hepatócito necrótico. Um corpúsculo hialino de Mallory está presente em outro hepatócito (*seta*). **B.** Hepatócitos "balonizados" (*pontas de seta*) associados a agregados de células inflamatórias. O destaque corado para queratinas 8 e 18 (*marrom*) mostra uma célula balonizada (*linha pontilhada*) em que as queratinas foram ubiquitinadas e sofreram colapso em um corpúsculo hialino de Mallory (imunocorado), deixando o citoplasma "vazio". (Cortesia da Dra. Elizabeth Brunt, Washington University, St. Louis, Missouri.)

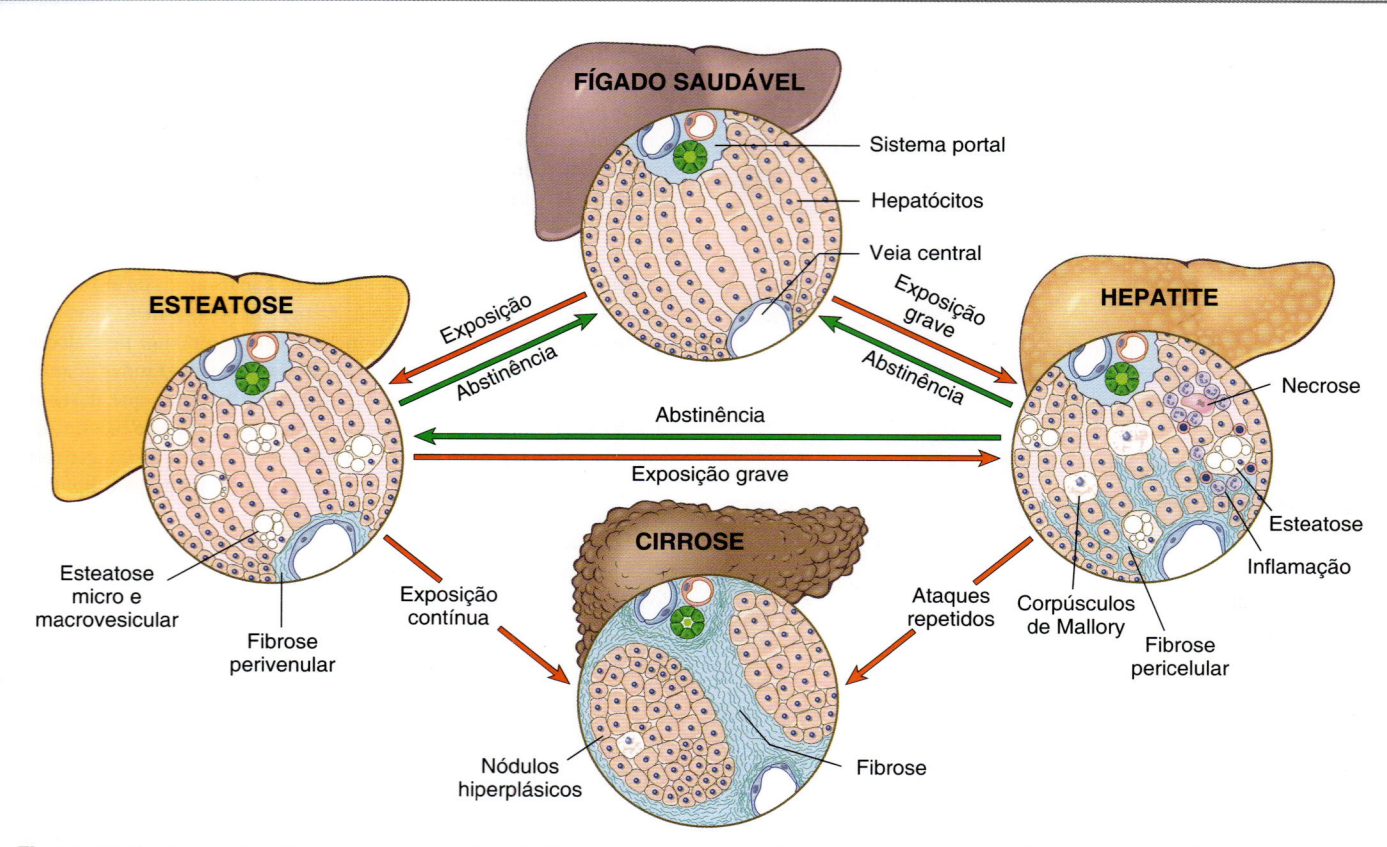

Figura 14.18 Doença hepática relacionada ao álcool. São mostradas as inter-relações de esteatose hepática, esteato-hepatite e cirrose associadas ao consumo de álcool e são listadas as características morfológicas-chave. Como discutido no texto, esteatose, esteato-hepatite e esteatofibrose podem todas desenvolver-se independentemente e não ao longo de um *continuum*.

Por motivos desconhecidos, a *cirrose* se desenvolve apenas em uma pequena fração de indivíduos que ingerem álcool excessivamente e de maneira crônica. Com a abstinência completa, ocorre pelo menos a regressão parcial da formação de tecido cicatricial e, por meio da regeneração parenquimatosa, o fígado micronodular transforma-se em um órgão cirrótico macronodular (ver Figura 14.6); raramente, há completa regressão da cirrose.

Características clínicas. A *esteatose* pode ser inócua ou dar origem à hepatomegalia com ligeiras elevações de bilirrubina sérica e fosfatase alcalina. O comprometimento hepático grave é raro. A cessação da ingestão alcoólica e uma dieta adequada constituem um tratamento suficiente.

Estima-se que sejam necessários de 15 a 20 anos de ingestão alcoólica excessiva para se desenvolver *cirrose*, mas a *esteato-hepatite* pode ocorrer após semanas ou meses apenas de uso pesado de álcool. O início da esteato-hepatite tipicamente é agudo e, muitas vezes, subsequente a um episódio de ingestão alcoólica particularmente grande. Os sintomas e as anormalidades laboratoriais variam de mínimos a graves. A maioria dos pacientes apresenta mal-estar, anorexia, perda de peso, desconforto na região abdominal superior, hepatomegalia dolorosa e febre. Os achados laboratoriais típicos incluem hiperbilirrubinemia, níveis séricos elevados de fosfatase alcalina e leucocitose neutrofílica. A alanina aminotransferase (ALT) e a aspartato aminotransferase (AST) séricas estão elevadas, mas em geral permanecem abaixo de 500 U/mℓ. Ao contrário das outras doenças hepáticas crônicas, em que a ALT sérica tende a ser mais alta do que a AST sérica, na doença hepática relacionada ao álcool, a AST sérica tende a apresentar níveis mais altos do que a ALT em uma razão 2:1 ou maior. A perspectiva é imprevisível; cada surto de hepatite relacionada ao álcool acarreta um risco de morte de 10 a 20%. Com surtos repetidos, a cirrose aparece em cerca de um terço dos pacientes dentro de alguns anos.

As manifestações de álcool relacionadas à cirrose são similares às de outras formas de cirrose. Além disso, quando o etanol se torna a principal fonte de calorias na dieta, outros nutrientes são deslocados, levando à desnutrição e a deficiências de vitamina (p. ex., tiamina, folato). Compõem esses efeitos a função digestória comprometida, primariamente relacionada aos danos gástrico e à mucosa intestinal crônicos, e a pancreatite.

A perspectiva a longo prazo para a doença hepática relacionada ao álcool é variável. A parte mais importante do tratamento é a abstinência de etanol. A taxa de sobrevida em 5 anos aproxima-se de 90% nos indivíduos abstinentes e que não apresentam icterícia, ascite e hematêmese, mas essa taxa cai para 50 a 60% nos indivíduos que continuam a beber. Nos pacientes com doença hepática relacionada ao álcool em estágio terminal, as causas imediatas de morte são as seguintes:

- Insuficiência hepática
- Hemorragia gastrintestinal massiva
- Infecção intercorrente (à qual os indivíduos afetados estão predispostos)
- Síndrome hepatorrenal
- Carcinoma hepatocelular (3 a 6% dos casos).

Doença hepática gordurosa não alcoólica

A doença hepática gordurosa não alcoólica (DHGNA) é uma condição comum na qual se desenvolve esteatose hepática em associação com resistência à insulina e síndrome metabólica

(Capítulo 18). O fígado pode mostrar qualquer um dos três tipos de alterações que ocorrem na doença hepática relacionada ao álcool (esteatose, esteato-hepatite e cirrose), embora em média a inflamação seja menos proeminente. O termo *esteato-hepatite não alcoólica* (EHNA) é usado para descrever as características clínicas evidentes de lesão hepática, como transaminases elevadas, e as características histológicas da hepatite já discutidas. Como a disfunção metabólica sistêmica é subjacente à DHGNA, foi proposto o termo doença hepática gordurosa metabólica (DHGM). Além da resistência à insulina e da síndrome metabólica, a DHGNA caracteriza-se adicionalmente pelos seguintes:

- *Diabetes tipo 2* (ou histórico familiar da condição)
- *Obesidade*, primariamente obesidade central
- *Dislipidemia* (hipertrigliceridemia, baixo colesterol-lipoproteína de alta densidade, elevado colesterol-lipoproteína de baixa densidade)
- *Hipertensão*.

Patogênese. Os principais eventos iniciadores na DHGNA parecem ser o desenvolvimento de obesidade e a resistência à insulina (Figura 14.19). A última induz maior liberação de ácidos graxos livres de adipócitos em razão da superatividade de lipoproteína lipase. Isso está associado à produção reduzida do hormônio adiponectina pelos adipócitos, o que diminui a oxidação de ácidos graxos livres pelo músculo esquelético e aumenta a captação de ácidos graxos livres dentro dos hepatócitos, onde eles são armazenados como triglicerídeos. Além disso, os hepatócitos nos pacientes com EHNA mostram evidência de ativação do inflamassomo, possivelmente em decorrência de efeitos diretos ou indiretos de lipídios específicos, levando à liberação local de citocinas pró-inflamatórias IL-1. Outros produtos do metabolismo de lipídios parecem ser diretamente tóxicos aos hepatócitos; os mecanismos propostos incluem aumento da produção de EROs, indução de estresse ao RE e interrupção da função mitocondrial. As alterações no microbioma intestinal e o aumento da produção de endotoxina no intestino podem também ter um papel na lesão e na inflamação do fígado. A lesão aos hepatócitos resultante dessas várias agressões causa ativação das células estreladas, deposição de colágeno e fibrose hepática, os quais, aliados ao dano persistente aos hepatócitos, levam a uma EHNA totalmente desenvolvida.

Características clínicas. A DHGNA é a causa mais comum de elevação incidental das transaminases séricas. A razão AST:ALT é tipicamente inferior a 1 (diferentemente da doença hepática gordurosa relacionada ao álcool, que geralmente tem uma razão maior que 2). A maioria dos indivíduos com esteatose é assintomática; os pacientes com esteato-hepatite ativa ou fibrose podem também ser assintomáticos, enquanto outros apresentam fadiga, mal-estar, desconforto no quadrante superior direito do abdome ou sintomas mais graves da doença hepática crônica. A biopsia de fígado é necessária para a identificação da EHNA e sua distinção da DHGNA não complicada. Felizmente, a frequência da progressão da esteatose para esteato-hepatite ativa e desta para a cirrose em seguida é baixa. Entretanto, a DHGNA é considerada um contribuinte significativo para a patogênese da cirrose "criptogênica". Por compartilhar fatores de risco comuns, a incidência de doença arterial coronariana também é maior nos pacientes com DHGNA. Uma das complicações preocupantes da EHNA é o desenvolvimento de carcinoma hepatocelular (ver Figura 14.19). Com um tratamento bem-sucedido da hepatite C, a proporção dos cânceres de fígado que surgem no quadro de EHNA é crescente e, provavelmente, irá ultrapassar a HCV como um fator de risco para CHC nos EUA.

A terapia atual é direcionada à redução de peso e à reversão da resistência à insulina. As modificações do estilo de vida, como dieta e exercícios, parecem ser a forma mais eficaz de tratamento. Em casos selecionados, a cirurgia bariátrica pode auxiliar.

A DHGNA pediátrica está se tornando um problema crescente à medida que a obesidade e a síndrome metabólica se aproximam de proporções epidêmicas. Nas crianças, o aparecimento das lesões

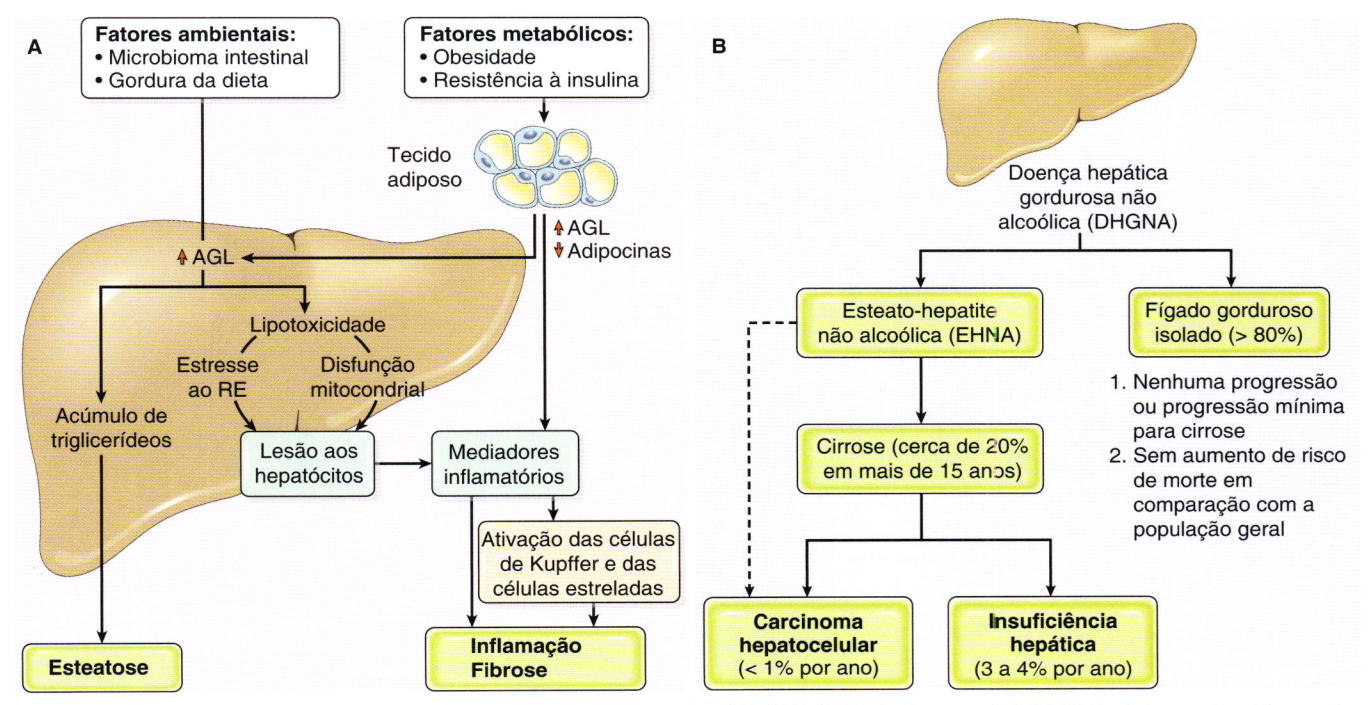

Figura 14.19 **A.** Patogênese da doença hepática gordurosa não alcoólica (DHGNA). **B.** Evolução natural da DHGNA. A doença hepática gordurosa isolada mostra mínimo risco de progressão para cirrose ou aumento da mortalidade, enquanto a esteato-hepatite não alcoólica mostra aumento da mortalidade geral, assim como maior risco de cirrose e carcinoma hepatocelular. *AGL*, ácido graxo livre; *RE*, retículo endoplasmático.

histológicas é um pouco diferente: a inflamação e a formação de tecido cicatricial tendem a ser mais proeminentes nos sistemas portais e nas regiões periportais, sendo predominantes os infiltrados mononucleares em vez dos infiltrados neutrofílicos.

DOENÇAS HEPÁTICAS METABÓLICAS HEREDITÁRIAS

Embora existam muitas doenças hepáticas metabólicas hereditárias, apenas algumas entidades relativamente comuns e patogenicamente interessantes são discutidas aqui: hemocromatose hereditária, doença de Wilson e deficiência α_1-antitripsina (α_1AT).

Hemocromatose

A hemocromatose é causada por absorção excessiva de ferro, que é depositado em órgãos como o fígado e o pâncreas, assim como no coração, nas articulações e nos órgãos endócrinos. Resulta geralmente de um distúrbio herdado, a *hemocromatose hereditária*.

Como discutido no Capítulo 10, o *pool* de ferro corporal total varia de 3 a 4 g em adultos saudáveis; cerca de 0,5 g é armazenado nos hepatócitos. Na hemocromatose grave, o ferro total pode exceder 50 g, um terço do qual acumula-se no fígado. Os casos totalmente desenvolvidos exibem (1) cirrose micronodular; (2) diabetes (em até 80% dos pacientes); e (3) pigmentação anormal da pele (em até 80% dos pacientes).

Patogênese. Como não há excreção regulada de ferro do corpo, o conteúdo corporal total de ferro é estritamente regulado pela absorção intestinal. Como discutido no Capítulo 10, a hepcidina, que é codificada pelo gene *HAMP*, é um hormônio peptídico circulante que atua como um regulador-chave negativo da captação do ferro intestinal. HFE, HJV e TFR2 são proteínas de membrana expressas nos hepatócitos. De uma maneira ainda pouco compreendida, HFE, HJV e TFR2 (um receptor de transferrina) atuam em conjunto como um sensor para o ferro; assim, quando o ferro é abundante, são transmitidos sinais que estimulam a expressão dos transcritos de *HAMP* e a secreção de hepcidina. A hepcidina, por sua vez, circula para o intestino e se liga à ferroportina nos enterócitos, levando à sua internalização e degradação, o que reduz o efluxo de ferro dos enterócitos. **Diversas mutações com perda de função nos componentes desse circuito de *feedback* negativo levam ao aumento da absorção de ferro e à hemocromatose** (Figura 14.20). As alterações genéticas subjacentes mais comuns à hemocromatose hereditária são as seguintes:

- O ferro hereditário (*HFE*, do inglês *hereditary* Fe [ferro]) é o gene mutado com mais frequência nos pacientes com hemocromatose hereditária. Ele codifica uma molécula similar à de antígeno leucocitário humano (HLA, do inglês *human leukocyte antigen*) de classe I que regula a síntese de hepcidina nos hepatócitos. As mutações com perda de função do gene *HFE* reduzem os níveis de hepcidina e estão presentes em mais de 70% dos pacientes diagnosticados com hemocromatose hereditária
- Com menos frequência, a hemocromatose hereditária é causada por mutações nos genes codificadores de proteínas diretamente envolvidos no transporte de ferro, como o receptor de transferrina (a molécula de transporte plasmático do ferro) ou a ferroportina (um transportador de ferro transmembrana). Com essas mutações, o quadro clínico associado é mais leve em alguns casos e mais grave em outros, o que por vezes resulta em doença que se manifesta nos adultos jovens ou até durante a infância.

Uma forma adquirida de hemocromatose (*hemocromatose secundária*) pode se desenvolver nos pacientes receptores de múltiplas hemotransfusões ou com eritropoese ineficaz crônica, como ocorre na β-talassemia e em certas neoplasias mieloides. A eritropoese ineficaz é marcada por morte prematura das progenitoras de hemácias na medula óssea, causando anemia que desencadeia maior produção de eritropoetina renal. Isso leva à expansão das linhagens progenitoras iniciais de hemácias, que liberam um hormônio chamado *eritroferrona* que suprime a produção de hepcidina. Se não corrigida, o resultado inevitável é a hemocromatose.

Independentemente do defeito subjacente, o resultado final é maior absorção intestinal de ferro da dieta, o que leva ao acúmulo de 0,5 a 1 g de ferro por ano, e a doença se desenvolve quando as reservas de ferro alcançam cerca de 20 g. O excesso de ferro parece ser diretamente tóxico aos tecidos do hospedeiro. Dentre os mecanismos da lesão hepática, encontram-se os seguintes:

- *Peroxidação de lipídio* via reações de radicais livres catalisadas por ferro

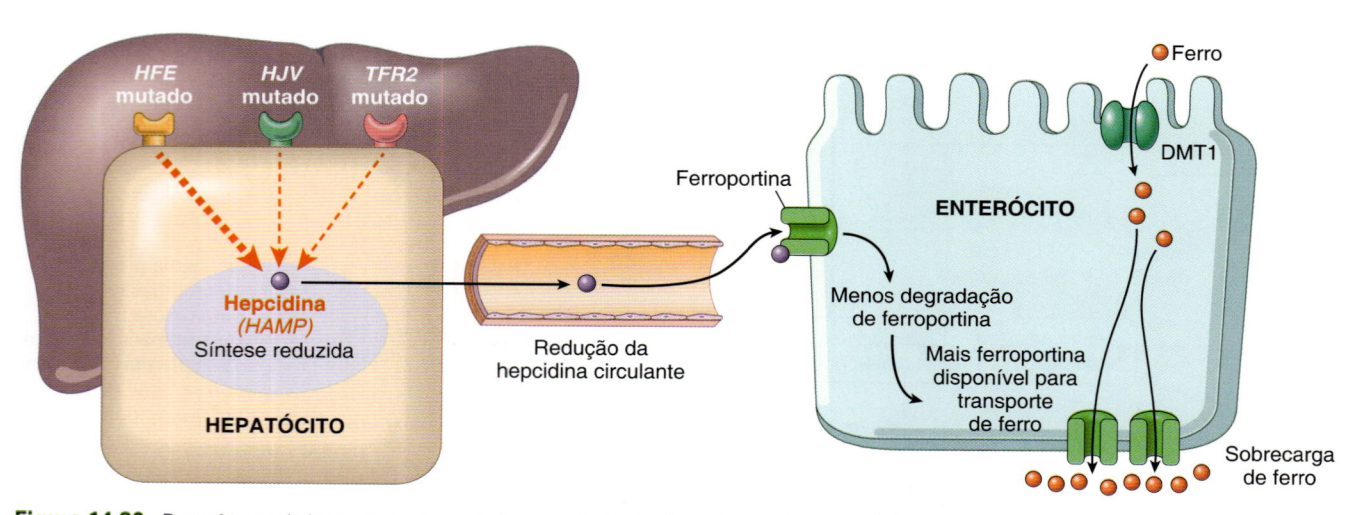

Figura 14.20 Patogênese da hemocromatose. Após a captação de ferro dentro dos enterócitos mediada pelo transportador metal divalente 1 (DMT1, do inglês *divalent metal transporter 1*), a secreção de ferro no plasma depende de um segundo transportador, a ferroportina. A hepcidina regula negativamente esse processo pela ligação da ferroportina e estimulando sua degradação proteolítica. A produção de hepcidina é regulada por um "sensor de ferro" no fígado que requer múltiplos fatores, como HFE, HJV e TFR2. Os defeitos em qualquer desses fatores ou na própria hepcidina (codificada pelo gene *HAMP*) resulta em maior captação de ferro e hemocromatose. DMT1, transportador metal divalente 1; HAMP, peptídeo antimicrobiano da hepcidina; HFE, alto Fe; HJV, hemojuvelina; TFR2, receptor 2 de transferrina.

- *Estimulação da formação de colágeno* pela ativação de células estreladas hepáticas
- *Dano ao DNA por EROs* levando à lesão celular letal ou à *predisposição ao câncer hepatocelular*.

Os efeitos deletérios de ferro nas células que não estão fatalmente lesionadas são reversíveis, e o tratamento para remoção do excesso de ferro promove a recuperação da função tecidual.

Morfologia

As alterações morfológicas na hemocromatose grave são caracterizadas principalmente por (1) **deposição tecidual de hemossiderina** nos seguintes órgãos (em ordem decrescente de gravidade): fígado, pâncreas, miocárdio, hipófise, glândula adrenal, glândulas tireoide e paratireoide, articulações e pele; (2) **cirrose**; e (3) **fibrose pancreática**. No fígado, inicialmente o ferro se torna evidente como grânulos de hemossiderina amarelo-dourados no citoplasma dos hepatócitos periportais, que podem ser corados por histoquímica por azul da Prússia (Figura 14.21). Com o aumento da carga de ferro, há uma deposição progressiva no resto do lóbulo, no epitélio do duto biliar e nas células de Kupffer. Nesse estágio, o fígado em geral está ligeiramente aumentado e com coloração marrom-chocolate. Os septos fibrosos se desenvolvem lentamente ligando os sistemas portais entre si e levando finalmente à cirrose em um fígado intensamente pigmentado (marrom muito escuro a preto).

O **pâncreas** também se torna pigmentado, adquire uma fibrose intersticial difusa e pode mostrar atrofia de parênquima. A hemossiderina é encontrada nas células acinares e da ilhota e, por vezes, no estroma fibroso intersticial. O **coração** muitas vezes está aumentado e com grânulos de hemossiderina dentro das fibras miocárdicas. A pigmentação pode induzir uma surpreendente coloração marrom no miocárdio. Pode aparecer uma delicada fibrose intersticial. Embora o escurecimento da coloração natural da pele seja, em parte, atribuível à deposição de hemossiderina em macrófagos e fibroblastos dérmicos, a maior parte da coloração resulta de aumento da produção de melanina epidérmica. A combinação desses pigmentos confere à pele uma coloração acinzentada. Com a deposição de hemossiderina nos revestimentos das articulações sinoviais, pode se desenvolver sinovite aguda. Há também uma excessiva deposição de pirofosfato de cálcio que danifica a cartilagem articular e algumas vezes produz poliartrite incapacitante, referida como *pseudogota*. Com o início da cirrose, os testículos podem se tornar atróficos.

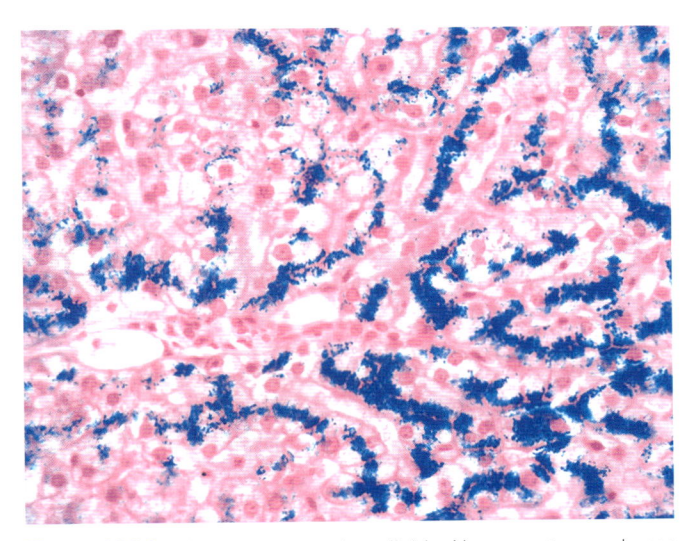

Figura 14.21 Hemocromatose hereditária. Nesse corte corado por azul da Prússia, o ferro hepatocelular aparece *em azul*. A arquitetura parenquimatosa é normal nesse estágio da doença, mesmo com esse ferro abundante.

Características clínicas. Os sintomas geralmente aparecem mais cedo nos homens do que nas mulheres, uma vez que o sangramento menstrual limita o acúmulo de ferro até a menopausa. Isso resulta em uma significativa razão homem:mulher de sobrecarga clínica de ferro de aproximadamente 5:1 a 7:1. Na forma mais comum (decorrente de mutações em *HFE*), os sintomas aparecem normalmente na quinta e na sexta décadas de vida nos homens e posteriormente nas mulheres.

As principais manifestações incluem hepatomegalia, dor abdominal, alterações na pigmentação da pele (particularmente em áreas expostas ao sol em indivíduos de pele clara), intolerância à glicose ou diabetes por destruição das ilhotas pancreáticas, disfunção cardíaca (p. ex., arritmias, cardiomiopatia) e artrite atípica. Em alguns pacientes, a queixa inicial é o hipogonadismo (p. ex., amenorreia na mulher, impotência e perda de libido no homem). Como se pode notar, a doença clinicamente aparente é mais comum nos homens e raramente se torna evidente antes dos 40 anos. A morte pode resultar de cirrose ou doença cardíaca. Nos indivíduos com doença não tratada, o risco de carcinoma hepatocelular é aumentado em 200 vezes, presumivelmente por dano persistente ao fígado e pelos efeitos genotóxicos de oxidantes gerados pelo ferro.

Felizmente, a hemocromatose pode ser diagnosticada antes de ocorrer um dano irreversível. A triagem dos membros da família dos probandos é importante. Os heterozigotos também acumulam ferro excessivo, mas não a um nível que cause um dano tecidual significativo. Atualmente, a maioria dos pacientes com hemocromatose é diagnosticada no estágio subclínico, pré-cirrótico, em mensurações rotineiras de ferro sérico (como parte de outras investigações diagnósticas). O diagnóstico pode ser confirmado por sequenciamento do gene *HFE*. A flebotomia regular resulta da remoção constante de excesso de ferro e, com esse tratamento simples, a expectativa de vida é normal.

Doença de Wilson

A doença de Wilson é um distúrbio autossômico recessivo causado por mutações com perda de função do gene *ATP7B* que resultam em comprometimento da excreção de cobre na bile e falha em incorporar cobre à ceruloplasmina (Figura 14.22). Esse distúrbio é marcado pelo acúmulo de níveis tóxicos de cobre em muitos tecidos e órgãos, principalmente o fígado, o cérebro e o olho. Normalmente, 40 a 60% do cobre ingerido (2 a 5 mg/dia) são absorvidos no duodeno e no intestino delgado proximal, onde é transportado para o fígado em um complexo com albumina e histidina. Dentro dos hepatócitos, o cobre liga-se à ATP7B, uma proteína transmembrana transportadora de cobre encontrada predominantemente na rede trans-Golgi e nos lisossomos. Na rede trans-Golgi, a ATP7B é mediadora do transporte de cobre para a apoceruloplasmina para formar ceruloplasmina, que então é secretada na corrente sanguínea. Nos lisossomos, a ATP7B transporta o cobre hepático não ligado à ceruloplasmina para os canalículos biliares para excreção através da bile, a principal via de excreção corporal de cobre.

Na doença de Wilson, o transporte de cobre dependente de ATP7B para fora dos hepatócitos para dentro do sangue e da bile está comprometido. Consequentemente, acumula-se no citoplasma e nos lisossomos, o que aumenta a produção de EROs, que danifica os hepatócitos. Embora os baixos níveis séricos de ceruloplasmina sejam uma característica da doença de Wilson, a redução da ceruloplasmina não tem um papel na patogênese desse distúrbio. Com o acúmulo progressivo de cobre no fígado, o cobre não ligado à ceruloplasmina é liberado dos hepatócitos lesionados para a circulação, causando hemólise de hemácias e permitindo que o cobre se deposite em outros tecidos, como cérebro, córneas, rins, ossos, articulações e glândulas paratireóideas. Concomitantemente, a excreção urinária de cobre aumenta acentuadamente a partir de minúsculos níveis normais.

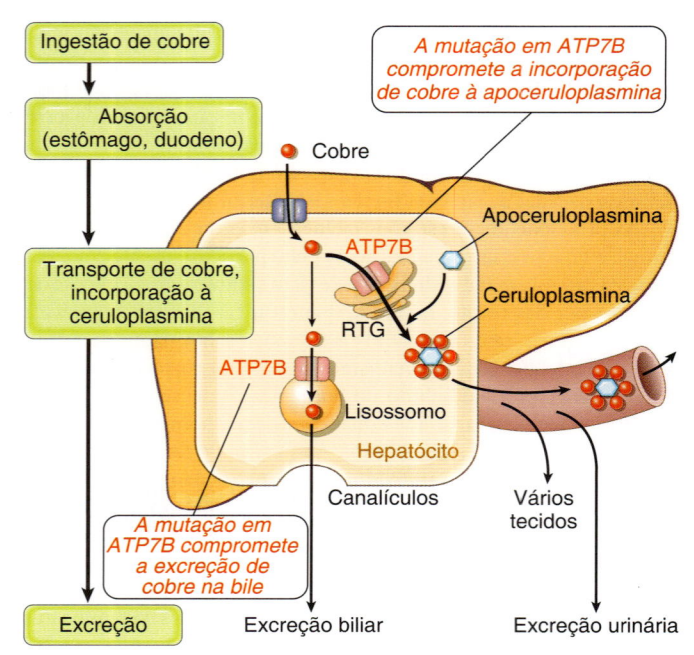

Figura 14.22 Metabolismo do cobre e consequências da mutação que afeta a ATP7B, a proteína hepática transportadora de cobre. Na doença de Wilson, a falha no transporte de cobre de fora dos hepatócitos para dentro do sangue na forma de ceruloplasmina e para dentro da bile causa acúmulo de cobre no fígado com resultante lesão aos hepatócitos e eventual liberação de cobre na corrente sanguínea com lesão tóxica a outros tecidos. RTG, rede trans-Golgi.

> ### Morfologia
>
> O fígado geralmente sofre as consequências da lesão. As alterações hepáticas são variáveis, podendo ser de relativamente menores a graves, e simulam muitos outros processos patológicos. Pode haver **alteração gordurosa** de leve a moderada (**esteatose**) associada à necrose focal de hepatócitos. A **hepatite aguda, fulminante,** pode simular hepatite viral aguda. A **hepatite crônica** na doença de Wilson exibe inflamação moderada a grave e necrose dos hepatócitos, áreas de alteração gordurosa e características da esteato-hepatite (balonização dos hepatócitos com proeminentes corpúsculos hialinos de Mallory). Nos casos avançados, pode-se observar **cirrose**. A deposição de cobre em hepatócitos pode ser demonstrada por corantes especiais.
>
> A lesão tóxica ao cérebro afeta primariamente os núcleos da base. Quase todos os pacientes com envolvimento neurológico desenvolvem as lesões chamadas de **anéis de Kayser-Fleischer**, que são depósitos de cobre verdes a marrons na membrana de Desçemet no limbo da córnea.

Características clínicas. A idade ao início e a apresentação clínica da doença de Wilson são extremamente variáveis. Os sintomas aparecem normalmente entre 6 e 40 anos. A doença hepática aguda ou crônica é característica comum de apresentação. As manifestações neuropsiquiátricas são as características iniciais na maioria dos casos remanescentes e originam-se da deposição de cobre nos núcleos da base.

O diagnóstico de doença de Wilson baseia-se na redução dos níveis séricos de ceruloplasmina, no aumento no conteúdo hepático de cobre (o teste mais sensível) e na maior excreção urinária de cobre (o teste mais específico). O excesso de conteúdo hepático de cobre para além de 250 μg por grama de peso seco do fígado é considerado diagnóstico, mas tem apenas cerca de 80% de sensibilidade. Nos indivíduos com níveis mais baixos de cobre hepático, o diagnóstico depende de outras anormalidades, como cobre urinário elevado, baixa ceruloplasmina sérica e presença de anéis de Kayser-Fleischer. Ao contrário da hemocromatose hereditária, na qual um número limitado de variantes genéticas torna os testes genéticos bastante simples, o grande número de diferentes mutações causais em *ATP7B7* complica o uso do sequenciamento de DNA como um teste diagnóstico. Os níveis séricos de cobre também não têm valor diagnóstico, uma vez que podem estar baixos, normais ou elevados, dependendo do estágio da doença hepática.

A identificação precoce e a terapia de quelação do cobre a longo prazo (com D-penicilamina ou trientina) ou a terapia à base de zinco (que inibe a captação de cobre no intestino) alteraram drasticamente o curso progressivo habitual. Os indivíduos com hepatite ou cirrose avançada requerem transplante de fígado, que pode ser curativo.

Deficiência de α_1-antitripsina

A deficiência de α_1-antitripsina é um distúrbio autossômico recessivo causado por mutações que levam ao dobramento errôneo e à perda de função da α_1AT. A principal função da α_1AT é inibir as proteases, particularmente a neutrófilo elastase, a catepsina G e a proteinase 3, que são liberadas dos neutrófilos nos locais de inflamação. A deficiência de α_1AT leva à ativação desenfreada de proteases neutrofílicas (p. ex., elastase), que destroem fibras elásticas nas paredes alveolares, resultando em enfisema pulmonar (Capítulo 11).

A α_1AT é uma glicoproteína plasmática sintetizada predominantemente pelos hepatócitos. Pelo menos 75 variantes de α_1AT foram identificadas e denotadas alfabeticamente. A notação geral é "Pi" (do inglês *protease inhibitor* – "inibidor da protease") e uma letra do alfabeto para cada um dos dois alelos. O genótipo mais comum, homozigoto para o alelo M, é chamado de PiMM e ocorre em 90% dos indivíduos (o tipo "*wild*").

A mutação clinicamente significativa mais comum é PiZ; os homozigotos PiZZ possuem níveis circulantes de α_1AT que são apenas 10% do nível observado nos indivíduos não afetados. Essas pessoas estão em alto risco de desenvolver doença clínica. Os alelos variantes são codominantes e, consequentemente, os heterozigotos PiMZ apresentam níveis plasmáticos intermediários de α_1AT. Em razão da apresentação inicial da doença hepática, a deficiência de α_1AT é o distúrbio hepático genético mais diagnosticado em recém-nascidos e crianças.

Patogênese. **A doença hepática resulta do acúmulo intra-hepatocitário da variante mal dobrada da proteína α_1AT levando ao estresse do retículo endoplasmático e à resposta da proteína mal dobrada, que finalmente leva à apoptose dos hepatócitos.** O polipeptídeo PiZ está propenso ao dobramento errôneo e à agregação em razão da substituição de um único aminoácido glutamina por lisina no resíduo 342 (E342K). Vale a pena enfatizar que o dano ao fígado é causado por mau dobramento da proteína, ao passo que o dano aos pulmões se deve à perda de função da α_1AT e à consequente atividade excessiva das proteases. Embora todos os indivíduos com o genótipo PiZZ acumulem α_1AT em hepatócitos, apenas 10 a 15% desenvolvem uma doença hepática clinicamente evidente; assim, outros fatores genéticos ou ambientais devem ter um papel no desenvolvimento da doença hepática.

> ### Morfologia
>
> A deficiência de α_1-antitripsina é caracterizada pela presença de **inclusões globulares** citoplasmáticas redondas a ovais nos hepatócitos que são fortemente positivas na coloração pelo ácido periódico de Schiff (PAS, do inglês *periodic acid – Schiff*) e resistentes à diástase (Figura 14.23). Os hepatócitos periportais são mais afetados nas formas iniciais ou leves da doença, e os hepatócitos lobulares centrais são afetados posteriormente ou na doença mais grave. As outras características patológicas variam da hepatite à fibrose e até uma cirrose totalmente desenvolvida.

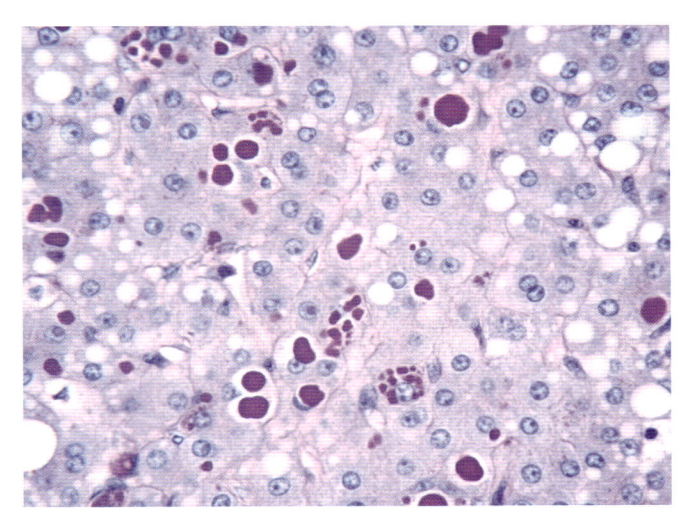

Figura 14.23 Deficiência de α_1-antitripsina. A coloração por ácido periódico de Schiff (PAS) após a digestão de diástase do fígado ressalta em magenta os característicos glóbulos citoplasmáticos.

Características clínicas. A hepatite com icterícia colestática aparece em 10 a 20% dos recém-nascidos com deficiência de α_1AT. Na adolescência, os sintomas da apresentação inicial podem estar relacionados com hepatite ou cirrose. Os surtos de hepatite podem diminuir com a recuperação completa aparente, ou o quadro pode se tornar crônico e levar progressivamente à cirrose. Alternativamente, a doença pode permanecer silenciosa até aparecer a cirrose na meia-idade ou na idade avançada. O carcinoma hepatocelular desenvolve-se em 2 a 3% dos adultos com PiZZ, geralmente nos quadros em que já há cirrose. O único tratamento definitivo para a doença hepática grave é o transplante de fígado. Nos pacientes com doença pulmonar, evitar o tabagismo é crucial porque o tabagismo resulta em acúmulo de neutrófilos e liberação de elastases nos pulmões que não são inativados já que há falta de α_1AT.

DISTÚRBIOS COLESTÁTICOS

A bile hepática desempenha duas principais funções: (1) emulsificação de gorduras da dieta no lúmen do intestino por meio da ação detergente dos sais biliares, permitindo a absorção de lipídios; e (2) eliminação de bilirrubina, excesso de colesterol, xenobióticos, metais-traço como o cobre, e outros produtos residuais que são insuficientemente hidrossolúveis para serem excretados na urina. Os processos que interferem na excreção da bile levam à icterícia (*icterus*) em decorrência da retenção de bilirrubina e à *colestase* (discutida posteriormente).

A icterícia pode ocorrer nos quadros de **produção aumentada de bilirrubina** (p. ex., hemólise extravascular de hemácias), **disfunção dos hepatócitos** (p. ex., hepatite) ou **obstrução do fluxo de bile** (p. ex., um cálculo biliar impactado), e qualquer uma destas pode perturbar o equilíbrio entre a produção e a remoção de bilirrubina (resumida na Tabela 14.4).

Bilirrubina e formação de bile

O metabolismo da bilirrubina pelo fígado ocorre nas etapas ilustradas na Figura 14.24 como se segue:

- A bilirrubina é o produto final da degradação do heme. Aproximadamente 85% da produção diária (0,2 a 0,3 g) derivam da decomposição de hemácias senescentes pelos macrófagos no baço, no fígado e na medula óssea. O restante é derivado da renovação do heme hepático ou hemoproteínas (p. ex., os citocromos P-450)

Tabela 14.4 Principais causas de icterícia.

Hiperbilirrubinemia predominantemente não conjugada
Produção excessiva de bilirrubina
Anemias hemolíticas
Reabsorção de sangue de hemorragia interna (p. ex., sangramento do trato alimentar, hematomas)
Eritropoese ineficaz (p. ex., anemia perniciosa, talassemia)
Redução da captação hepática
Interferência medicamentosa em sistemas transporte de membrana
Comprometimento da conjugação de bilirrubina
Icterícia fisiológica do recém-nascido
Doença hepatocelular difusa (p. ex., hepatite viral ou induzida por fármaco, cirrose)
Hiperbilirrubinemia predominantemente conjugada
Diminuição da excreção hepatocelular
Disfunção da membrana canalicular induzida por fármacos (p. ex., contraceptivos orais, ciclosporina)
Dano ou toxicidade hepatocelular (p. ex., hepatite viral ou induzida por fármaco, nutrição parenteral total, infecção sistêmica)
Comprometimento do fluxo biliar intra-hepático ou extra-hepático
Destruição inflamatória de dutos biliares intra-hepáticos (p. ex., cirrose biliar primária, colangite esclerosante primária, doença do enxerto *versus* hospedeiro, transplante de fígado)
Cálculos biliares
Compressão externa (p. ex., carcinoma do pâncreas)

  e da destruição de células precursoras de hemácias na medula óssea (Capítulo 10). Independentemente da fonte, a enzima intracelular heme oxigenase converte o heme em biliverdina (passo 1 na Figura 14.24), que é imediatamente reduzida a bilirrubina pela biliverdina redutase

- A bilirrubina assim formada é liberada e se liga à albumina sérica (passo 2), o que é crucial porque a bilirrubina é praticamente insolúvel em soluções aquosas com pH fisiológico e também altamente tóxica aos tecidos
- A albumina transporta a bilirrubina para o fígado, onde ela é captada pelos hepatócitos (passo 3)
- No fígado, a bilirrubina é conjugada com uma ou duas moléculas de ácido glicurônico pela enzima bilirrubina uridina difosfato (UDP, do inglês *uridine diphosphate*) e pela glicuroniltransferase (UGT1A1, passo 4) no retículo endoplasmático. Os glicuronídeos hidrossolúveis, não tóxicos, da bilirrubina são então excretados para dentro da bile
- A maioria dos glicuronídeos da bilirrubina é desconjugada no lúmen intestinal pelas β-glicuronidases bacterianas e degradada para urobilinogênios incolores (passo 5). Os urobilinogênios e o resíduo de pigmento intacto são, em grande parte, excretados nas fezes. Aproximadamente 20% dos urobilinogênios formados são reabsorvidos no íleo e no cólon, retornam ao fígado e são reexcretados para dentro da bile. Uma pequena quantidade do urobilinogênio reabsorvido é excretada na urina.

Dois terços dos materiais orgânicos na bile são os sais biliares, que são formados pela conjugação dos ácidos biliares com taurina ou glicina. Os ácidos biliares, que são os principais produtos catabólicos do colesterol, são uma família de esteróis hidrossolúveis com cadeias laterais carboxiladas. Os ácidos biliares humanos primários são o

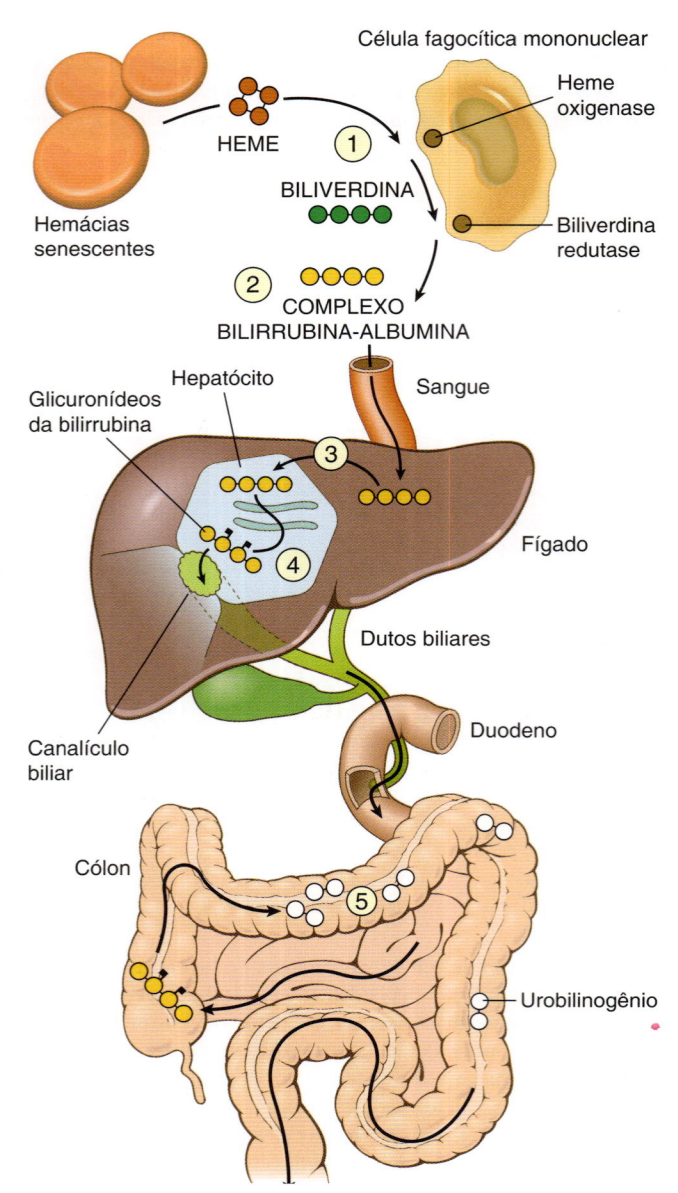

Figura 14.24 Metabolismo e eliminação de bilirrubina. Ver detalhes no texto.

ácido cólico e o ácido quenodesoxicólico. Os ácidos biliares são detergentes altamente eficazes. Seus dois papéis fisiológicos primários são solubilizar os lipídios insolúveis em água secretados pelos hepatócitos na bile e solubilizar os lipídios da dieta no lúmen intestinal. Noventa e cinco por cento dos ácidos biliares secretados, conjugados ou não conjugados, são reabsorvidos do lúmen intestinal e recirculados para o fígado (*circulação êntero-hepática*), ajudando, assim, a manter um grande *pool* endógeno de ácidos biliares para fins digestórios e excretórios.

Fisiopatologia da icterícia

Tanto a bilirrubina não conjugada como a bilirrubina conjugada (glicuronídeos da bilirrubina) podem se acumular sistemicamente. Como discutido anteriormente, a bilirrubina não conjugada é praticamente insolúvel e fortemente ligada à albumina. Consequentemente, ela não pode ser excretada na urina, mesmo quando os níveis sanguíneos estão elevados. Normalmente, uma quantidade muito pequena de bilirrubina não conjugada está presente como um ânion livre no plasma. Se os níveis de bilirrubina não conjugada se elevarem, essa fração não ligada pode se difundir pelos tecidos, particularmente para o cérebro de recém-nascidos, e produzir uma lesão tóxica. A fração plasmática não ligada aumenta na doença hemolítica grave. Portanto, doença hemolítica do recém-nascido (eritroblastose fetal) pode levar ao acúmulo de bilirrubina não conjugada no cérebro, que pode causar o grave dano neurológico referido como *kernicterus* (Capítulo 4). Em contraste, a bilirrubina conjugada é hidrossolúvel, não tóxica e apenas frouxamente ligada à albumina. Por sua solubilidade e fraca associação com a albumina, o excesso de bilirrubina conjugada no plasma pode ser excretado na urina.

Os níveis séricos de bilirrubina no adulto saudável variam entre 0,3 e 1,2 mg/dℓ. Normalmente, a taxa de produção de bilirrubina é igual à taxa de captação hepática, conjugação e excreção biliar. A icterícia se torna evidente quando há um desequilíbrio entre a produção e a excreção de bilirrubina, de tal modo que os níveis séricos de bilirrubina elevam-se para acima de 2 a 2,5 mg/dℓ; podem ocorrer níveis de até 30 a 40 mg/dℓ na doença grave. As causas das hiperbilirrubinemias conjugada e não conjugada diferem; portanto, a mensuração de ambas as formas tem valor na avaliação de um paciente com icterícia. A excessiva produção de bilirrubina (p. ex., a decorrente de anemia hemolítica ou de eritropoese ineficaz) ou a conjugação defeituosa (por imaturidade ou causas hereditárias) levam ao acúmulo de bilirrubina não conjugada. A hiperbilirrubinemia conjugada com mais frequência resulta de doença hepatocelular, lesão ao duto biliar e obstrução biliar.

Defeitos no metabolismo hepatocelular da bilirrubina

Icterícia neonatal

Como o mecanismo hepático de conjugação e excreção de bilirrubina não amadurece totalmente até cerca de 2 semanas de vida, quase todo recém-nascido desenvolve a hiperbilirrubinemia não conjugada leve e transitória denominada *icterícia neonatal* ou *icterícia fisiológica do recém-nascido*. Esta pode ser exacerbada pela amamentação em decorrência da ação das enzimas de desconjugação de bilirrubina no leite materno. A fototerapia com luz azul (que converte a bilirrubina em um isômero solúvel que é prontamente excretado na urina) é suficiente para manter os níveis de bilirrubina dentro de uma variação segura até o amadurecimento suficiente dos processos hepáticos para a conjugação. Entretanto, a icterícia sustentada no recém-nascido é anormal e é discutida adiante na seção Colestase neonatal.

Hiperbilirrubinemias hereditárias

A icterícia pode também resultar de erros inatos do metabolismo, que incluem os seguintes:

- A *síndrome de Gilbert* é uma condição autossômica recessiva comum (4 a 16% em várias populações) que se manifesta como uma hiperbilirrubinemia não conjugada flutuante de gravidade variável. A causa usual é a leve diminuição dos níveis hepáticos de glicuronosiltransferase em decorrência de mutação no *promoter* do gene *UGT1A1* que leva à redução da sua expressão. A *síndrome de Gilbert* não está associada a qualquer morbidade. Em contraste, outras mutações em *UGT1A1* que levam à grave deficiência da glicuronosiltransferase causam um raro distúrbio autossômico recessivo grave chamado de *síndrome de Crigler-Najjar tipo 1*, que é fatal na infância
- A *síndrome de Dubin-Johnson* é um distúrbio autossômico recessivo causado por um defeito na proteína transportadora responsável pela excreção hepatocelular de glicuronídeos da bilirrubina através da membrana canalicular. Os indivíduos afetados exibem

hiperbilirrubinemia conjugada. As únicas manifestações clínicas são um fígado de pigmentação escura (decorrente dos metabólitos de epinefrina polimerizada, e não da bilirrubina) e hepatomegalia.

Colestase

A colestase é uma condição causada por obstrução extra-hepática ou intra-hepática dos canais biliares ou por defeitos na secreção de bile pelos hepatócitos. Os pacientes podem apresentar descoloração amarelada da pele (icterícia) e da esclera (icterícia), prurido, xantomas cutâneos (acúmulo focal de colesterol) ou sintomas relacionados à má absorção intestinal, incluindo deficiências nutricionais das vitaminas lipossolúveis A, D, E ou K. Os achados laboratoriais característicos são as enzimas séricas fosfatase alcalina e gamaglutamiltranspeptidase (GGT) elevadas que estão presentes nas membranas apicais de hepatócitos e colangiócitos.

> ### Morfologia
>
> As características morfológicas da colestase dependem de sua gravidade, duração e causa subjacente. O **acúmulo de pigmento biliar dentro do parênquima hepático** é comum tanto à colestase obstrutiva como à não obstrutiva (Figura 14.25). São visíveis nos canalículos biliares dilatados tampões alongados verde-amarronzados de bile. A ruptura dos canalículos leva ao extravasamento de bile, que é rapidamente fagocitada pelas células de Kupffer. Também se acumulam dentro dos hepatócitos gotas de pigmento biliar, que podem assumir uma aparência espumosa fina referida como *degeneração plumosa*. Podem também ser observados alguns poucos hepatócitos apoptóticos.

Obstrução do duto biliar e colangite ascendente

A causa mais comum de obstrução do duto biliar nos adultos é a colelitíase extra-hepática (*i. e.*, cálculos biliares, discutidos adiante) seguida de obstrução por tumores e estenoses pós-cirúrgicas. As condições obstrutivas nas crianças incluem atresia biliar, fibrose cística, cistos de colédoco (uma anomalia cística da árvore biliar extra-hepática) e síndromes em que há dutos biliares intra-hepáticos insuficientes (síndromes de escassez de dutos biliares). As características morfológicas iniciais da colestase já foram discutidas e, com a correção da obstrução, são totalmente reversíveis. A obstrução prolongada pode levar à cirrose biliar, a ser discutida adiante.

A *colangite ascendente* (infecção bacteriana secundária da árvore biliar) pode complicar a obstrução dos dutos. Microrganismos entéricos, como coliformes e enterococos, são os agentes causadores mais comuns. A colangite geralmente apresenta-se com febre, calafrios, dor abdominal e icterícia. A forma mais grave de colangite é a *colangite supurativa*, em que a bile purulenta preenche e distende os dutos biliares. Como a sepse tende a dominar esse processo potencialmente grave em vez da colestase, a pronta avaliação diagnóstica e a intervenção são imperativas.

Como a obstrução biliar extra-hepática é geralmente elegível ao tratamento cirúrgico, o diagnóstico correto e imediato é fundamental. Em contraste, a colestase por doenças da árvore biliar intra-hepática ou a insuficiência da secreção hepatocelular (denominadas coletivamente *colestase intra-hepática*) não melhoram com a cirurgia (sem transplante) e a condição do paciente pode até se agravar com o procedimento cirúrgico. Assim, é importante estabelecer a causa subjacente da icterícia e da colestase.

> ### Morfologia
>
> A obstrução biliar aguda, tanto a intra-hepática como a extra-hepática, causa a distensão dos dutos biliares a montante, que geralmente se tornam dilatados. Além disso, as **reações ductulares** (ver anteriormente) aparecem na interface portal-parenquimatosa junto com edema estromal e neutrófilos. A característica da infecção sobreposta (**colangite ascendente**) é o influxo de neutrófilos periductulares no epitélio e no lúmen do duto biliar (Figura 14.26).
>
> Se não corrigidas, a inflamação e as reações ductulares resultantes da **obstrução biliar crônica** iniciam a fibrose periportal, e eventualmente produzem uma **cirrose biliar secundária** ou **obstrutiva** (Figura 14.27). As características colestáticas no parênquima podem ser proeminentes. Elas assumem a forma de uma extensa **degeneração plumosa de hepatócitos periportais**, um tipo de edema citoplasmático muitas vezes associado aos **corpúsculos hialinos de Mallory** e aos **infartos biliares** causados pelos efeitos detergentes da bile extravasada.

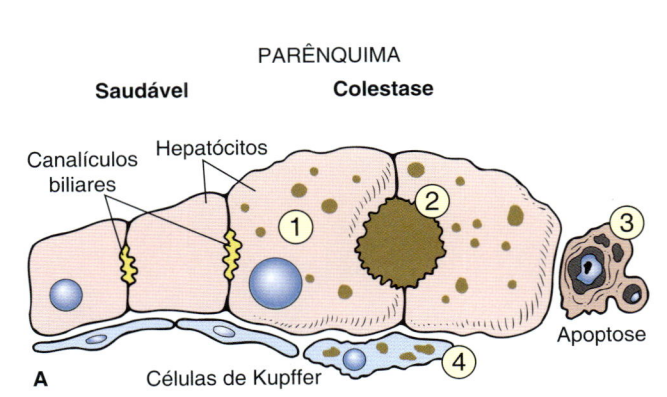

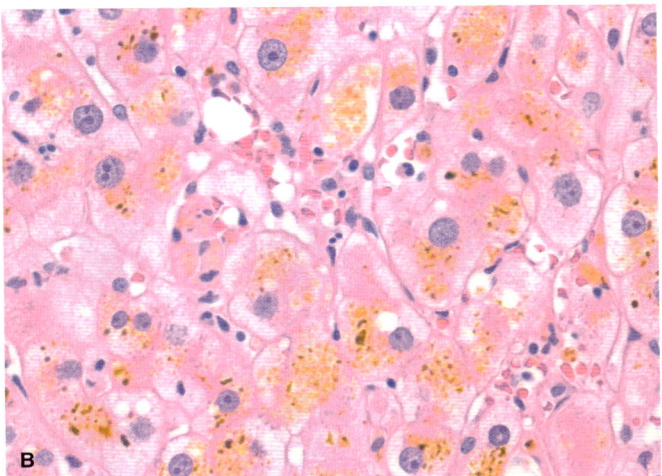

Figura 14.25 Colestase. **A.** Características morfológicas da colestase (*à direita*) e comparação com o fígado normal (*à esquerda*). Os hepatócitos colestáticos (*1*) estão aumentados e estão associados aos espaços canaliculares dilatados (*2*). Células apoptóticas (*3*) podem ser vistas, e células Kupffer (*4*) geralmente contêm pigmentos biliares regurgitados. **B.** Colestase mostrando o característico acúmulo dos pigmentos biliares no citoplasma.

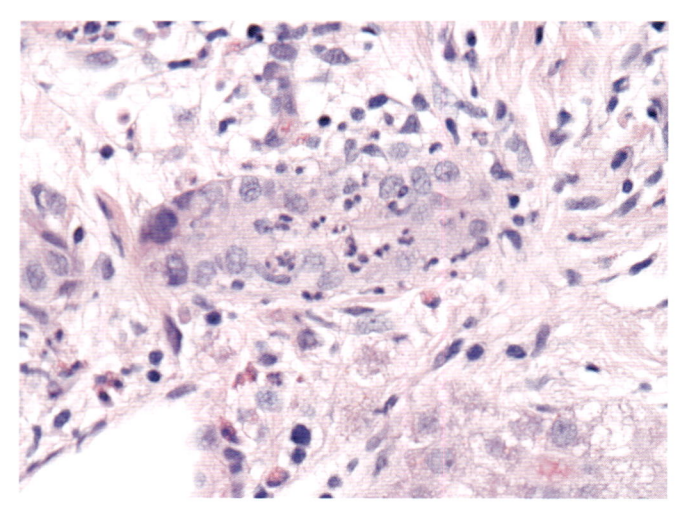

Figura 14.26 Obstrução aguda de um grande duto com colangite ascendente. Em sobreposição à obstrução do duto (edema estromal), é observado um infiltrado de neutrófilos envolvendo o duto biliar, o que é característico da colangite ascendente.

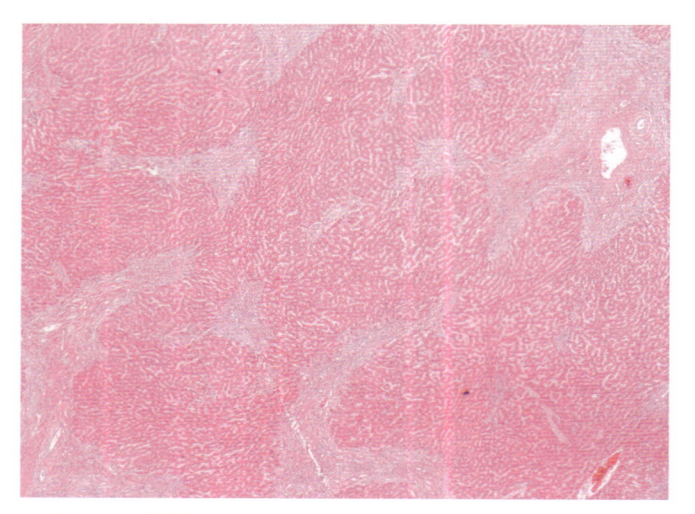

Figura 14.27 Cirrose secundária à obstrução biliar crônica.

Colestase neonatal

A hiperbilirrubinemia conjugada prolongada no neonato, denominada *colestase neonatal* (em oposição à icterícia neonatal anteriormente discutida), afeta aproximadamente 1 em 2.500 nascimentos vivos. As principais condições que a causam são (1) as colangiopatias, primariamente *atresia biliar* (discutida anteriormente), e (2) uma variedade de distúrbios que causa hiperbilirrubinemia conjugada no neonato, coletivamente referida como *hepatite neonatal*, descrita a seguir.

Hepatite neonatal

A hepatite neonatal não é uma entidade específica, nem possui necessariamente uma base inflamatória. Pelo contrário, é uma indicação para se conduzir uma investigação diagnóstica diligente por doenças hepáticas identificáveis de natureza tóxica, metabólica, genética ou infecciosa, uma vez que 85% dos casos têm causas identificáveis. Os restantes 10 a 15% dos casos são referidos como "hepatite neonatal idiopática".

A diferenciação entre atresia biliar e colestase neonatal não obstrutiva é muito importante, pois o tratamento definitivo da atresia biliar requer uma intervenção cirúrgica, embora esta possa afetar adversamente uma criança com outros distúrbios. Felizmente, em cerca de 90% dos casos as duas entidades podem ser distinguidas com base em dados clínicos. Em 10% dos casos, a biopsia hepática pode ser necessária para distinguir a hepatite neonatal idiopática decorrente de uma colangiopatia tratável. Os recém-nascidos afetados apresentam icterícia, urina escura, fezes claras ou acólicas e hepatomegalia. Podem ser identificados graus variáveis de disfunção hepática para a síntese de componentes, como a hipoprotrombinemia.

> **Morfologia**
>
> As características morfológicas de hepatite neonatal idiopática (Figura 14.28) incluem uma surpreendente **transformação gigantocelular dos hepatócitos** associada a desorganização lobular, apoptose hepatocitária focal e proeminentes colestases hepatocelular e canalicular. Em alguns casos, esse padrão parenquimatoso de lesão também é acompanhado de reação ductular e fibrose dos sistemas portais.

Atresia biliar

A atresia biliar é definida como uma obstrução completa ou parcial da árvore biliar extra-hepática que ocorre dentro dos primeiros 3 meses de vida. É a condição subjacente a aproximadamente um terço dos casos de colestase neonatal, além de ser a causa mais frequente de morte por doença hepática no início da infância. Aproximadamente 50 a 60% das crianças encaminhadas para transplante de fígado apresentam atresia biliar.

Patogênese. Duas principais formas de atresia biliar são identificadas com base no momento presumido da obliteração luminal.

- A *forma fetal* é responsável por até 20% dos casos e geralmente está associada a outras anomalias do desenvolvimento que envolvem os órgãos torácicos e abdominais, tais como a má rotação das vísceras abdominais, a interrupção da veia cava inferior, a poliesplenia e a doença cardíaca congênita
- A forma muito mais comum é a atresia biliar *perinatal*, em que uma árvore biliar com um desenvolvimento aparentemente normal é lesionada e obstruída após o nascimento. A etiologia da atresia biliar perinatal é desconhecida; a infecção viral e as exposições tóxicas são consideradas as principais hipóteses.

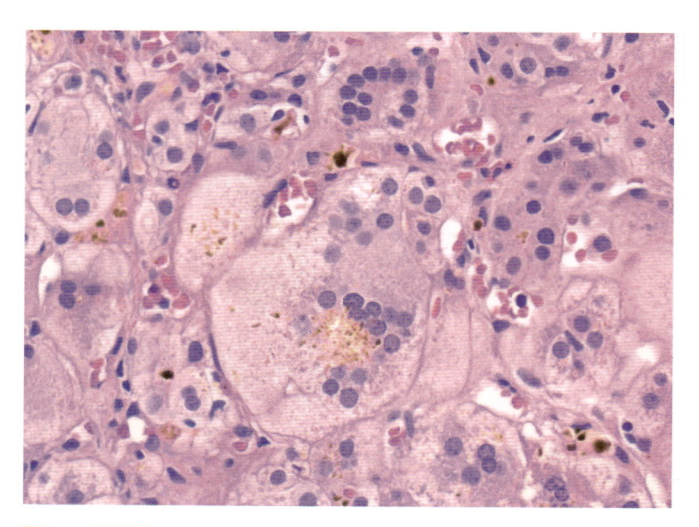

Figura 14.28 Hepatite neonatal idiopática. Observe a transformação gigantocelular dos hepatócitos.

> **Morfologia**
>
> As características típicas da atresia biliar incluem **inflamação e estenose fibrosante dos dutos biliares hepáticos ou comuns**; em alguns indivíduos, a inflamação periductular também se estende para dentro dos dutos biliares intra-hepáticos e leva à progressiva destruição da árvore biliar intra-hepática. Quando a atresia biliar não é identificada ou não é corrigida, desenvolve-se cirrose em 3 a 6 meses após o nascimento.
>
> Há uma considerável variabilidade no padrão de atresia biliar. Quando a doença é limitada ao duto comum ou aos dutos biliares hepáticos direito e/ou esquerdo com ramos intra-hepáticos patentes, a doença é cirurgicamente corrigível (procedimento de Kasai). Infelizmente, em 90% dos pacientes a obstrução também envolve os dutos biliares na região da porta hepática ou acima desta. Esses casos não são corrigíveis cirurgicamente, uma vez que não há dutos biliares patentes normais para a anastomose cirúrgica.

Características clínicas. Os recém-nascidos com atresia biliar apresentam colestase neonatal. Há ligeira predominância feminina. Inicialmente, as fezes são normais, mas se tornam acólicas à medida que a doença progride. A colangite ascendente e/ou a progressão intra-hepática da doença podem impedir as tentativas cirúrgicas de ressecção da obstrução e desvio da árvore biliar. O transplante de um fígado de doador e seus dutos biliares associados é a principal esperança de salvamento desses jovens pacientes. Sem intervenção cirúrgica, geralmente a morte ocorre dentro de 2 anos após o nascimento.

Colangiopatias autoimunes

As colangiopatias autoimunes compreendem dois distúrbios distintos imunologicamente mediados que envolvem dutos biliares intra-hepáticos: colangite biliar primária e colangite esclerosante primária. As características dessas condições estão listadas na Tabela 14.5.

Colangite biliar primária

Colangite biliar primária (CBP) é uma doença autoimune cuja principal característica é a destruição inflamatória e não supurativa de dutos biliares intra-hepáticos pequenos e médios. Os dutos intra-hepáticos grandes e a árvore biliar extra-hepática não são envolvidos. Anteriormente, essa doença era conhecida como cirrose biliar primária, porém a maioria dos pacientes não progride para cirrose; portanto, a denominação colangite biliar primária é preferida.

A CBP é principalmente uma doença de mulheres de meia-idade e que apresenta uma razão mulher:homem de 9:1. O pico de sua incidência é entre 40 e 50 anos. A doença é mais prevalente nos países do norte da Europa (Inglaterra e Escócia) e no norte dos EUA (Minnesota), onde a prevalência chega a 400 por 1 milhão. Os recentes aumentos em incidência e prevalência aliados ao agrupamento geográfico sugerem que os fatores ambientais e genéticos são importantes em sua patogênese. Os membros das famílias dos pacientes com CBP apresentam maior risco de desenvolver a doença.

Patogênese. Acredita-se que a CBP seja um **distúrbio autoimune resultante da destruição de pequenos dutos biliares interlobulares mediada por linfócitos T.** A retenção de sais biliares em virtude da lesão ao duto biliar leva a uma lesão hepatocelular secundária que eventualmente pode progredir para cirrose. Assim como nas outras doenças autoimunes, os gatilhos que iniciam a CBP são desconhecidos. **Os anticorpos antimitocondriais estão presentes em 90 a 95% dos pacientes.** Embora sejam altamente característicos da CBP, seu papel na patogênese não está claro, uma vez que 5% dos pacientes com CBP sob outros aspectos tipicamente são negativos para anticorpo antimitocondrial (AMA). Além disso, os títulos de anticorpos não se correlacionam com a gravidade ou a progressão da doença, e não são preditivos de resposta à terapia.

> **Morfologia**
>
> Os dutos biliares interlobulares são ativamente destruídos por inflamação linfoplasmocítica com ou sem granulomas (geralmente chamada de *lesão florida do duto*) (Figura 14.29). Algumas amostras de biopsia, entretanto, não apresentam lesões ativas e mostram apenas a ausência de dutos biliares em sistemas portais. A doença apresenta uma distribuição bastante irregular: é comum observar um único duto biliar sob ataque imunológico em um nível de uma amostra de biopsia, enquanto outros dutos próximos não são afetados. As **reações ductulares** seguem-se a essa lesão ao duto, e elas, por sua vez, participam do desenvolvimento de **fibrose septal portal-portal**.

Tabela 14.5 Principais características da colangite biliar primária e da colangite esclerosante primária.

Parâmetro	Colangite biliar primária	Colangite esclerosante primária
Idade	Média etária de 50 anos	Média etária de 30 anos
Sexo	90% sexo feminino	70% sexo masculino
Curso clínico	Progressivo	Imprevisível, mas progressivo – pode avançar para colangiocarcinoma
Condições associadas	Síndrome de Sjögren (70%)	Enteropatia intestinal (70%)
	Esclerodermia (5%)	Pancreatite autoimune
	Doença tireóidea (20%)	Doenças fibrosantes relacionadas à IgG4
Sorologia	95% AMA-positivo	0 a 5% AMA-positivo (baixo título)
	20% ANA-positivo	6% ANA-positivo
	40% ANCA-positivo	65% ANCA-positivo
Radiologia	Normal	Estenoses e formação de grânulos nos grandes dutos biliares; poda de dutos menores
Lesão ao duto	Lesões floridas no duto e perda ductal restrita aos pequenos dutos	Destruição inflamatória de dutos extra-hepáticos e intra-hepáticos grandes; obliteração fibrótica de dutos intra-hepáticos médios e pequenos

AMA, anticorpo antimitocondrial; *ANA*, anticorpo antinuclear; *ANCA*, anticorpo anticitoplasmático de neutrófilo.

Na ausência de tratamento, a doença segue uma de duas vias até o estágio terminal da doença. Na primeira, a via mais comum, há uma perda crescente e disseminada de dutos, levando lentamente ao estabelecimento de cirrose e, eventualmente, à colestase grave. Alternativamente, alguns pacientes acabam por desenvolver uma proeminente hipertensão portal, em vez de colestase grave. Felizmente, agora esses dois resultados são observados raramente.

Características clínicas. A maioria dos pacientes é diagnosticada nos estágios iniciais da doença após exame minucioso motivado pela identificação de um nível sérico elevado de fosfatase alcalina ou prurido grave. A hipercolesterolemia é comum. A doença é confirmada por biopsia hepática, que será considerada diagnóstica se apresentar uma lesão florida no duto. O início é insidioso, e os pacientes em geral notam um aumento crescente de fadiga e prurido.

Nos últimos anos, o tratamento com ácido ursodesoxicólico oral apresentou resultados drasticamente melhores e desaceleração da progressão da doença. O mecanismo de ação permanece não esclarecido, mas presumivelmente está relacionado com a capacidade do ursodesoxicolato de entrar no *pool* de ácidos biliares e alterar a composição bioquímica da bile.

Com o tempo, mesmo com o tratamento, podem surgir manifestações secundárias, tais como hiperpigmentação da pele, xantelasmas, esteatorreia e osteomalacia e/ou osteoporose relacionada à má absorção de vitamina D. Os indivíduos com CBP podem também apresentar manifestações extra-hepáticas de autoimunidade, incluindo o complexo *sicca* de olhos e boca secos (síndrome de Sjögren), esclerose sistêmica, tireoidite, artrite reumatoide, fenômeno de Raynaud e doença celíaca. O transplante de fígado é o melhor tratamento para os indivíduos com doença hepática avançada.

Colangite esclerosante primária

A colangite esclerosante primária (CEP) caracteriza-se por inflamação e fibrose obliterativa dos dutos biliares intra-hepáticos e extra-hepáticos, levando à dilatação dos segmentos preservados. Estenoses biliares e dilatações irregulares causam a característica "formação de grânulos" das árvores biliares intra-hepática e extra-hepática observada na ressonância magnética (RM) (Figura 14.30). A enteropatia intestinal (EI) (Capítulo 13), com mais frequência a colite ulcerativa, coexiste em aproximadamente 70% dos indivíduos com CEP. Por outro lado, a prevalência de CEP nos indivíduos com colite ulcerativa é de cerca de 4%. Assim como a EI, a CEP tende a ocorrer da terceira à quinta década de vida. A predominância nos homens é de 2:1 (ver Tabela 14.5).

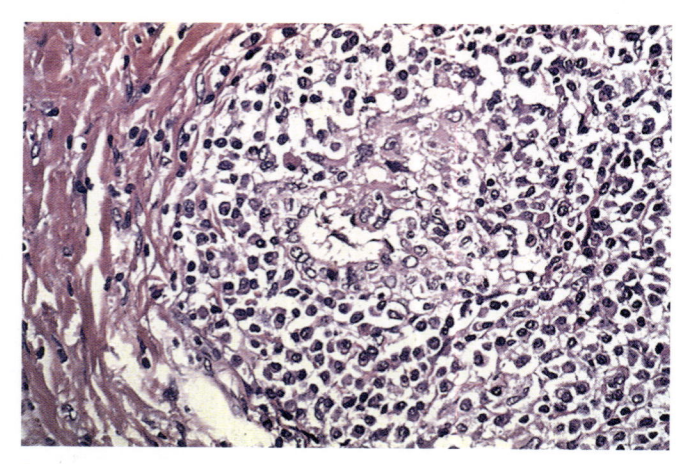

Figura 14.29 Colangite biliar primária. Um sistema portal é acentuadamente expandido por um infiltrado de linfócitos e plasmócitos. Observe a reação granulomatosa ao duto biliar que sofre destruição (a "lesão florida ao duto").

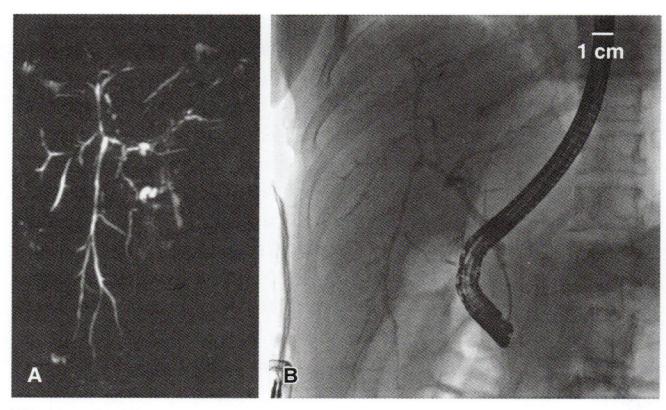

Figura 14.30 Estudos de imagem de um paciente com colangite esclerosante primária. **A.** A colangiorressonância magnética dos dutos biliares mostra dilatação focal em alguns dutos (*amplas áreas brilhantes*) e estenose de outros (*afinamento ou ausência*). **B.** Colangiografia retrógrada endoscópica do mesmo paciente mostrando características quase idênticas àquelas em (**A**). (Cortesia do Dr. M. Edwyn Harrison, MD, Mayo Clinic, Scottsdale, Arizona.)

Patogênese. Várias características da CEP sugerem lesão imunologicamente mediada aos dutos biliares: células T no estroma periductal; presença de autoanticorpos, uma associação com HLA-B8 e outros alelos do complexo principal de histocompatibilidade (MHC, do inglês *major histocompatibility complex*); e a correlação clínica com a colite ulcerativa, todos estes apoiam uma etiologia imunológica. Os parentes em primeiro grau dos pacientes com CEP estão em maior risco de desenvolver a doença, o que sugere a contribuição de fatores genéticos. Vários autoanticorpos estão presentes na CEP. Aproximadamente 75% dos pacientes têm anticorpos antimúsculo liso e anticorpos antinucleares. Além disso, os anticorpos direcionados contra antígenos citoplasmáticos e nucleares de neutrófilos (ANCA) são encontrados em até 80% dos adultos afetados. Em um modelo da doença, é proposto que as células T ativadas na mucosa danificada dos pacientes com colite ulcerativa migram para o fígado, onde realizam uma reação cruzada com um antígeno do duto biliar e iniciam um ataque autoimune aos dutos biliares.

Morfologia

As alterações morfológicas diferem entre grandes dutos (intra-hepáticos e extra-hepáticos) e dutos intra-hepáticos menores. A **inflamação de grande duto** assemelha-se àquela observada na colite ulcerativa e assume a forma de neutrófilos que se infiltram no epitélio sobrepostos em um fundo inflamatório crônico. As áreas inflamadas desenvolvem estenoses à medida que a formação de tecido cicatricial estreita o lúmen. Entretanto, muitas vezes os **dutos menores** apresentam pouca inflamação e mostram uma surpreendente **fibrose circunferencial "em casca de cebola"** ao redor do lúmen de um duto atrófico (Figura 14.31), que eventualmente está obliterado, levando a uma cicatriz "em lápide". Conforme a doença progride, o fígado se torna acentuadamente colestático, o que culmina em cirrose. Geralmente, aparece uma neoplasia intraepitelial biliar no quadro de inflamação crônica, a qual pode progredir para colangiocarcinoma, que geralmente é fatal.

Características clínicas. Os casos podem chamar a atenção quando há uma elevação persistente da fosfatase alcalina sérica, particularmente nos indivíduos com colite ulcerativa submetidos à triagem de

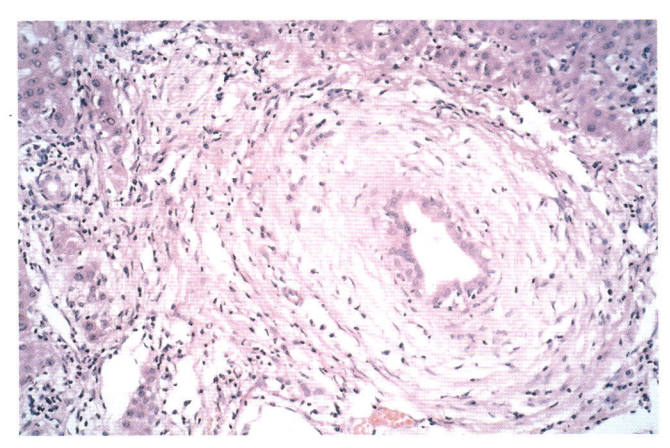

Figura 14.31 Colangite esclerosante primária. Um duto biliar que sofre degeneração está imerso em um tecido cicatricial concêntrico denso "em casca de cebola".

rotina. Podem se desenvolver alternadamente fadiga progressiva, prurido e icterícia. Surtos agudos de colangite ascendente também podem sinalizar a presença ou a progressão de uma CEP. Também são observadas pancreatite e colecistite crônicas decorrentes do envolvimento dos dutos pancreáticos e da vesícula biliar. Em alguns pacientes, a colangite esclerosante está associada à pancreatite autoimune. Nesses casos, a CEP pode ser uma manifestação de doença crônica relacionada à IgG4 (Capítulo 5). O padrão-ouro para o diagnóstico de CEP é a característica "formação de grânulos" observada por RM na árvore biliar extra-hepática e nos grandes ramos da árvore biliar intra-hepática (ver Figura 14.30).

A CEP segue um curso prolongado; os pacientes com quadros graves apresentam os sintomas típicos da doença hepática colestática crônica, incluindo esteatorreia. Ao contrário da CBP, não há um tratamento médico satisfatório. Sem transplante de fígado, a sobrevida média é de 10 a 12 anos após o diagnóstico. Pode ocorrer progressão para colangiocarcinoma.

DISTÚRBIOS CIRCULATÓRIOS

Os distúrbios circulatórios hepáticos podem ser agrupados de acordo com as anormalidades no influxo, no fluxo sinusoidal intra-hepático ou no efluxo de sangue (Figura 14.32).

Fluxo sanguíneo comprometido para o fígado

Comprometimento da artéria hepática

Os infartos hepáticos são raros em razão do duplo suprimento sanguíneo para o fígado. Ainda assim, trombose ou obstrução de um ramo intra-hepático da artéria hepática por embolia (Figura 14.33), neoplasia ou um processo inflamatório, como a poliarterite nodosa (Capítulo 8), podem produzir um infarto, o qual pode ser pálido ou hemorrágico se inundado por sangue da circulação portal. O bloqueio da artéria hepática principal pode não produzir necrose isquêmica do órgão, particularmente se o fígado for saudável (sob outros aspectos), uma vez que o fluxo arterial retrógrado através dos vasos acessórios e o suprimento venoso portal geralmente são suficientes para manter o parênquima hepático viável.

Trombose e obstrução da veia porta

O bloqueio da veia porta extra-hepática pode causar apenas sintomas vagos ou ser um evento catastrófico e potencialmente

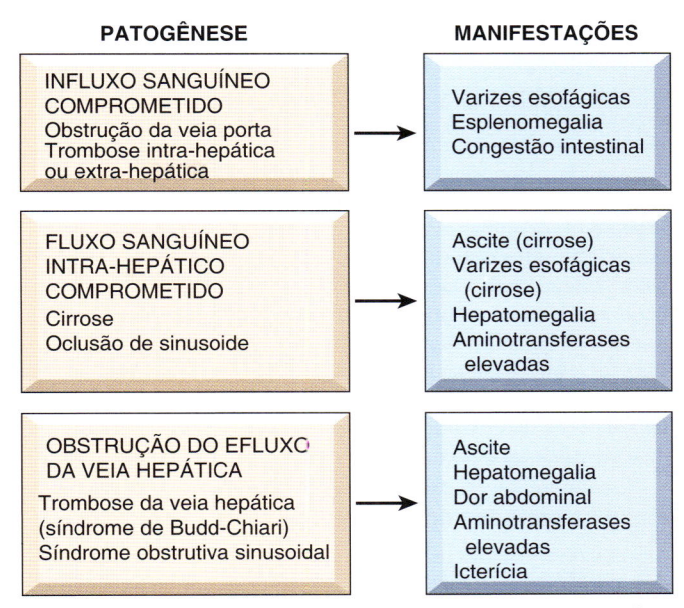

PATOGÊNESE	MANIFESTAÇÕES
INFLUXO SANGUÍNEO COMPROMETIDO Obstrução da veia porta Trombose intra-hepática ou extra-hepática	Varizes esofágicas Esplenomegalia Congestão intestinal
FLUXO SANGUÍNEO INTRA-HEPÁTICO COMPROMETIDO Cirrose Oclusão de sinusoide	Ascite (cirrose) Varizes esofágicas (cirrose) Hepatomegalia Aminotransferases elevadas
OBSTRUÇÃO DO EFLUXO DA VEIA HEPÁTICA Trombose da veia hepática (síndrome de Budd-Chiari) Síndrome obstrutiva sinusoidal	Ascite Hepatomegalia Dor abdominal Aminotransferases elevadas Icterícia

Figura 14.32 Distúrbios circulatórios hepáticos. Formas e manifestações clínicas de fluxo sanguíneo hepático comprometido.

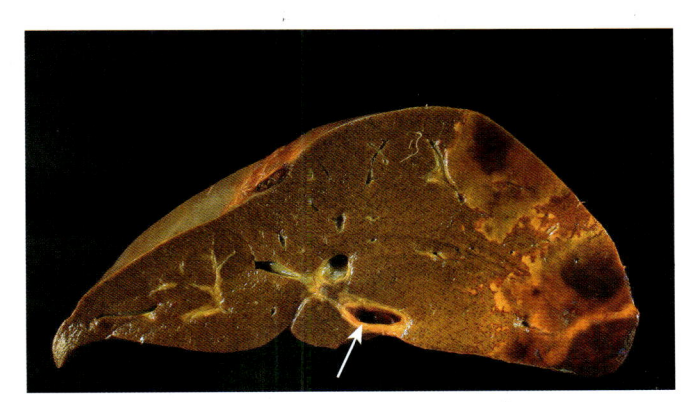

Figura 14.33 Infarto hepático. Um trombo está alojado em um ramo periférico da artéria hepática (seta) e comprime a veia porta adjacente; o tecido hepático distal possui uma margem hemorrágica.

letal; a maioria dos casos enquadra-se em um meio-termo. A doença oclusiva da veia porta ou de seus principais ramos geralmente produz dor abdominal e manifestações de hipertensão portal, sobretudo varizes esofágicas propensas à ruptura. A ascite não é comum (pois o bloqueio é pré-sinusoidal), mas, quando presente, em geral é massiva e intratável.

A obstrução da veia porta extra-hepática pode ser idiopática (em aproximadamente um terço dos casos) ou surgir de várias condições. Alguns dos quadros mais comuns para o seu desenvolvimento incluem os seguintes:

- *Cirrose*, que está associada à trombose da veia porta em 25% dos pacientes, alguns dos quais apresentam outros fatores de risco
- *Estados hipercoagulativos*, incluindo doenças mieloproliferativas como a policitemia *vera* (Capítulo 10), trombofilias herdadas como o fator V de Leiden (Capítulo 4) e diversas condições hipercoagulativas como hemoglobinúria paroxística noturna e síndrome do anticorpo antifosfolípide
- *Processos inflamatórios* envolvendo a veia esplênica ou a veia porta, como na pancreatite e na sepse intra-abdominal
- *Trauma* cirúrgico, ou outro.

A *obstrução dos ramos da veia porta intra-hepática* pode ser causada por uma trombose aguda. Essa trombose não causa infarto isquêmico; mas, em vez disso, resulta em uma área nitidamente demarcada de descoloração vermelho-azulada chamada de *infarto de Zahn*. Não há necrose, apenas uma grave atrofia hepatocelular e uma acentuada congestão dos sinusoides, que se apresentam distendidos. A causa mais comum de obstrução de pequenos ramos da veia porta é a *esquistossomose*, em que os ovos dos parasitas alojam-se e obstruem tais ramos. Os outros distúrbios que produzem esse padrão de lesão são coletivamente chamados de *venopatia portal obliterativa*, que muitas vezes apresenta-se como uma hipertensão portal não cirrótica. As causas de venopatia portal obliterativa não estão bem compreendidas. Ela ocorre nas doenças por HIV tratada e não tratada, podendo em alguns casos ser uma complicação da terapia antirretroviral. A hipertensão portal não cirrótica é particularmente comum na Índia, mas a incidência local está em declínio.

Fluxo sanguíneo comprometido através do fígado

A causa intra-hepática mais comum de obstrução do fluxo sanguíneo é a cirrose, como discutido anteriormente. Além disso, a oclusão física dos sinusoides ocorre na *anemia falciforme*, na *coagulação intravascular disseminada*, na *eclâmpsia* e na *metástase intrassinusoidal* de tumores sólidos. Se forem graves, todos esses distúrbios poderão produzir uma obstrução do fluxo sanguíneo suficiente para causar necrose massiva dos hepatócitos e uma fulminante insuficiência hepática.

Obstrução do efluxo venoso do fígado

Trombose da veia hepática

Podem ocorrer eventos oclusivos em ramos de quaisquer calibres da veia hepática. A oclusão dos ramos menores intra-hepáticos é conhecida como *síndrome da obstrução sinusoidal* (formalmente conhecida como *doença veno-oclusiva*). Uma causa rara, mas bem conhecida, dessa síndrome é o consumo de alcaloides da pirrolizidina presentes no chá de arbusto jamaicano; com mais frequência, a trombose da veia hepática ocorre após um transplante alogênico de células-tronco hematopoiéticas, normalmente dentro das primeiras 3 semanas, ou nos pacientes com câncer em uso de quimioterapia.

A obstrução das veias hepáticas maiores produz aumento do fígado, dor e ascite, condição conhecida como *síndrome de Budd-Chiari*. Apenas quando duas ou mais veias importantes são obstruídas a pressão sanguínea intra-hepática eleva-se a ponto de causar um dano hepático. A trombose da veia hepática está associada aos mesmos estados hipercoaguláveis da trombose da veia porta e inclui os cânceres intra-abdominais, particularmente o carcinoma hepatocelular. Com geralmente este é o caso dos indivíduos afetados por vários distúrbios trombóticos, a síndrome de Budd-Chiari ocorre naqueles com vários fatores de risco, tais como gravidez ou o uso de contraceptivo oral combinado com um distúrbio trombofílico subjacente.

> **Morfologia**
>
> Na síndrome de Budd-Chiari, o fígado está inchado, tem coloração vermelho-púrpura e apresenta uma cápsula tensa (Figura 14.34). Dependendo de quais veias hepáticas (pequenas ou grandes) estão obstruídas, pode haver áreas de colapso hemorrágico que se alternam com áreas de parênquima preservadas ou em regeneração. Microscopicamente, o parênquima hepático afetado revela uma grave congestão centrilobular e necrose. A fibrose centrilobular desenvolve-se nos casos em que a trombose progride mais lentamente. As veias principais podem conter trombos oclusivos recentes ou, nos casos crônicos, trombos aderentes organizados.

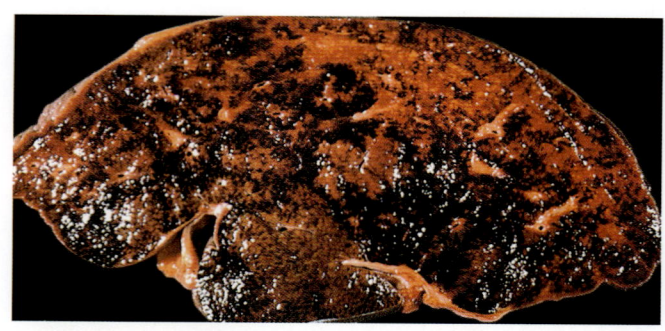

Figura 14.34 Síndrome de Budd-Chiari. A trombose das principais veias hepáticas causou uma grave congestão hepática.

A mortalidade da trombose aguda da veia hepática não tratada é elevada. A condição é rara e os tratamentos são em grande parte empíricos. Dentre estes, estão a anticoagulação para evitar a propagação de coágulos; a angioplastia para restaurar a permeabilidade das veias ocluídas; a trombólise; e a criação de *shunts* portovenosos com o uso de abordagens radiológicas intervencionistas ou cirurgia a fim de descomprimir o fígado. A forma crônica é bem menos letal, e mais de dois terços dos pacientes estão vivos após 5 anos.

Congestão passiva e necrose centrilobular

Essas manifestações hepáticas de comprometimento circulatório sistêmico – congestão passiva e necrose centrilobular – são consideradas em conjunto porque representam um *continuum* morfológico. Geralmente, ambas as alterações são observadas à necropsia, pois há um elemento de falência circulatória pré-terminal em praticamente toda morte não traumática.

> **Morfologia**
>
> A congestão passiva do fígado resulta de uma descompensação cardíaca do lado direito. O fígado está ligeiramente aumentado, tenso e cianótico, e exibe bordas arredondadas. Microscopicamente, há congestão de **sinusoides centrilobulares**. Com o tempo, os hepatócitos centrilobulares se tornam atróficos, resultando então em trabéculas hepáticas acentuadamente afiladas. A insuficiência cardíaca do lado esquerdo ou o choque podem levar à hipoperfusão hepática e à hipoxia, o que causa a necrose coagulativa isquêmica dos hepatócitos na região central do lóbulo (**necrose centrilobular**).
>
> A combinação de hipoperfusão e congestão retrógrada atua de maneira sinérgica para causar **necrose hemorrágica centrilobular**. O fígado assume uma aparência mosqueada variegada que reflete a hemorragia e a necrose nas regiões centrilobulares (Figura 14.35 A). Esse achado é conhecido como **fígado em noz-moscada** por causa de sua semelhança com a superfície de corte de uma noz-moscada. Há tipicamente uma nítida demarcação entre as regiões periportais viáveis e as áreas necróticas ou atróficas pericentrais que estão repletas de sangue (Figura 14.35 B). Em algumas poucas vezes, desenvolvem-se fibrose centrilobular (**esclerose cardíaca**) ou até cirrose na insuficiência cardíaca congestiva crônica sustentada e grave.

NÓDULOS E TUMORES

As massas hepáticas chamam a atenção clinicamente por uma variedade de razões. Podem gerar plenitude epigástrica e desconforto ou ser detectadas por um exame físico de rotina ou por estudos radiográficos para outras indicações. Dentre as massas hepáticas, estão as hiperplasias nodulares e as neoplasias verdadeiras.

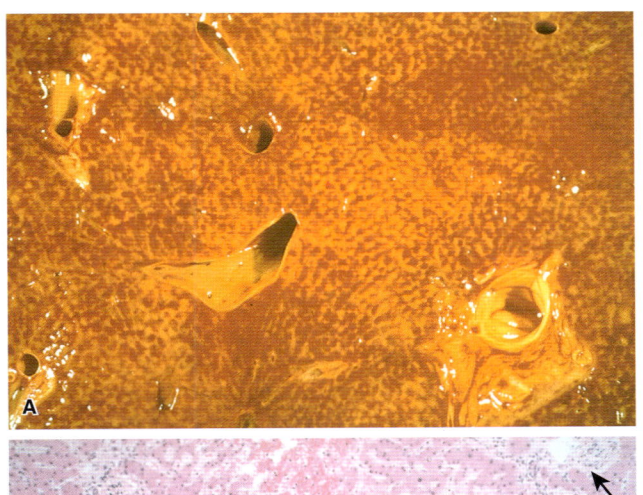

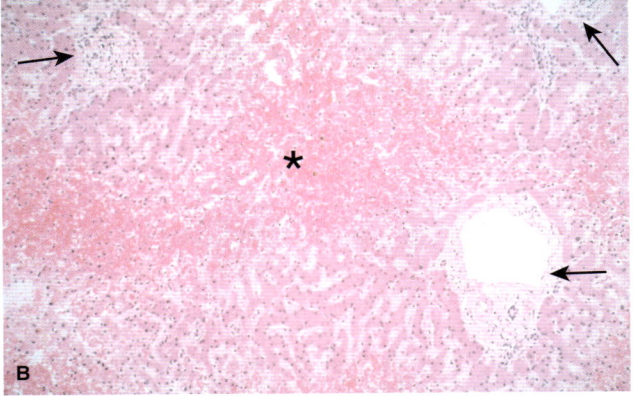

Figura 14.35 Congestão passiva ("fígado em noz-moscada"). **A.** A superfície de corte do fígado, em que vasos sanguíneos importantes estão visíveis, é caracterizada pela aparência variegada vermelha mosqueada representando congestão e hemorragia nas regiões centrilobulares do parênquima. **B.** Ao exame microscópico, a região centrilobular (*asterisco*) está repleta de hemácias, e os hepatócitos atrofiados não são observados com facilidade. Os sistemas portais (*setas*) e o parênquima periportal estão intactos.

Hiperplasia nodular focal

O termo *hiperplasia nodular focal* (HNF) refere-se aos nódulos hepatocelulares hiperplásicos múltiplos ou a um nódulo solitário que podem se desenvolver no fígado não cirrótico. Acredita-se que a HNF resulte de perfusão vascular anormalmente baixa de uma parte do fígado que causa a formação de tecido cicatricial e hiperperfusão compensatória, resultando em hiperplasia dos hepatócitos sobreviventes. Os vasos sanguíneos no centro dos nódulos são atípicos e a provável base da hipoperfusão. É possível que a HNF seja o resultado de uma anomalia vascular congênita primária; um aspecto que dá suporte a essa ideia é que em geral ela está associada a dois distúrbios congênitos de vasos sanguíneos: telangiectasia hemorrágica hereditária e hemangioma hepático.

> **Morfologia**
>
> A hiperplasia nodular focal surge como um nódulo precariamente encapsulado e bem demarcado que pode ter muitos centímetros de diâmetro (Figura 14.36 A). Apresenta-se como massa em um fígado sob outros aspectos normais, com mais frequência nos adultos jovens ou adultos de meia-idade. Tipicamente, há uma cicatriz estrelada central, deprimida, de coloração branco-acinzentada, da qual se irradiam septos fibrosos para a periferia (Figura 14.36 B).
>
> Microscopicamente, a cicatriz central contém grandes vasos anormais e reações ductulares ao longo dos raios da cicatriz.

Neoplasias benignas

Hemangioma cavernoso

Este é o tumor hepático benigno mais comum (Capítulo 8). O principal significado clínico dos hemangiomas cavernosos é a necessidade de sua distinção radiográfica ou intraoperatoriamente dos tumores metastáticos.

Adenoma hepatocelular

O adenoma hepatocelular (Figura 14.37) é um tumor benigno que normalmente surge em um fígado não cirrótico nas mulheres em idade reprodutiva. No passado, o adenoma hepático era geralmente associado ao uso de contraceptivos orais, mas esse conceito tornou-se menos comum com as doses reduzidas de estrógeno; a principal associação agora é com a obesidade e a síndrome metabólica. Os estrógenos podem estimular o crescimento de tumores já estabelecidos. Foram descritas mutações direcionadoras (*driver*) em vários genes do câncer, incluindo as mutações com ganho de função na β-catenina. A morfologia varia desde trabéculas de hepatócitos com aparência normal até tumores com significativa atipia citológica.

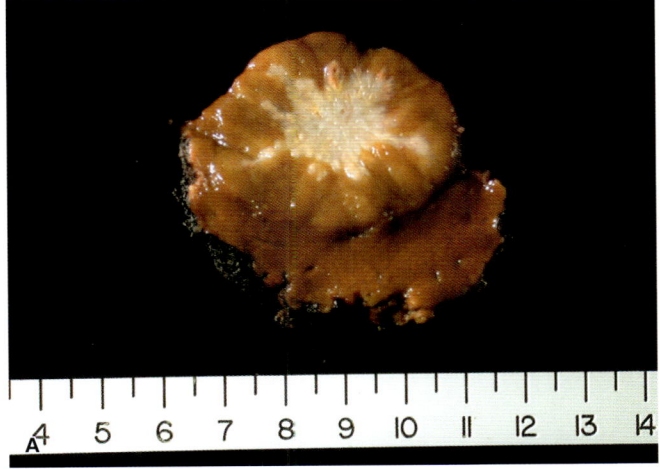

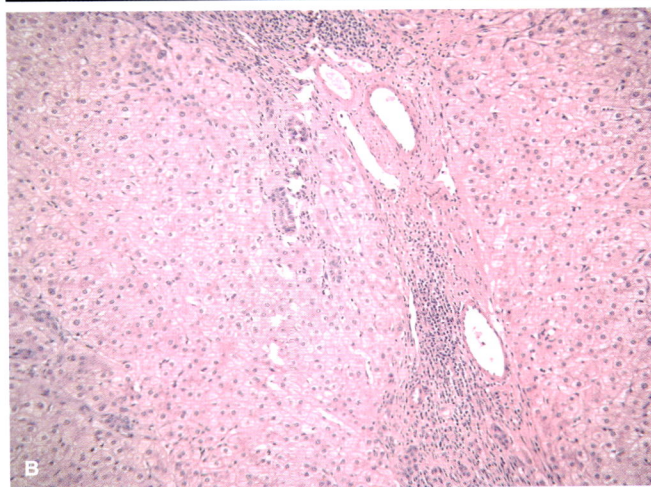

Figura 14.36 Hiperplasia nodular focal. **A.** Amostra ressecada mostrando contornos lobulados e uma cicatriz estrelada central. **B.** Fotomicrografia de pequeno aumento mostrando uma ampla cicatriz fibrosa com uma mistura de componentes arteriais hepáticos e dutos biliares, além de inflamação crônica no parênquima hepático que apresenta uma arquitetura distorcida em virtude da regeneração hepatocitária.

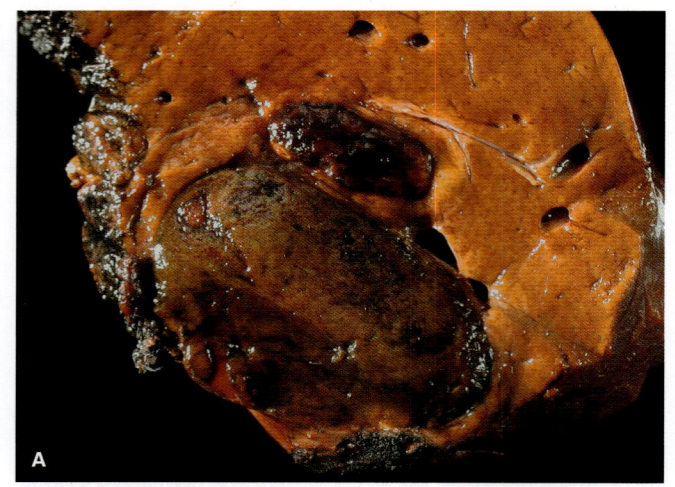

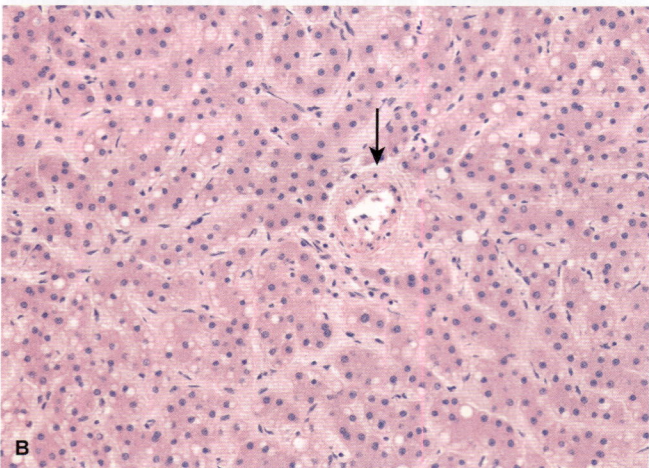

Figura 14.37 Adenoma hepático. **A.** Amostra ressecada de massa hepática. **B.** Vista microscópica mostrando cordões de hepatócitos com um suprimento vascular arterial (*seta*) mas sem sistemas portais.

Normalmente são assintomáticos, mas podem causar uma dor local e, quando grandes, são propensos à ruptura, resultando então em sangramento intra-abdominal. Com o acúmulo de mutações, os adenomas podem sofrer transformação maligna, particularmente aqueles com mutações na β-catenina. Podem ser detectados casualmente como massa hepática em imagens abdominais ou quando causam sintomas. O sintoma mais comum é a dor, que pode ser causada pela pressão imposta à cápsula hepática pela massa em expansão ou por necrose hemorrágica do tumor quando a demanda sobrepuja o seu suprimento sanguíneo. A ruptura do adenoma hepatocelular pode levar a um sangramento intra-abdominal potencialmente fatal.

Neoplasias malignas

Os tumores malignos que ocorrem no fígado podem ser primários ou metastáticos. Os últimos são muito mais comuns. Nossa discussão focaliza os tumores hepáticos primários. A maioria dos cânceres de fígado primários surge de hepatócitos e é denominada *carcinoma hepatocelular* (*CHC*). São muito menos comuns os cânceres originados no duto biliar, os colangiocarcinomas. Outros tipos de cânceres primários de fígado, como o *hepatoblastoma* (um tumor hepatocelular da infância) e o *angiossarcoma*, são raros demais para merecer aqui uma discussão adicional.

Carcinoma hepatocelular

Globalmente, o CHC, também conhecido erroneamente como *hepatoma*, é responsável por cerca de 5% de todos os cânceres, mas sua incidência varia amplamente nas diferentes partes do mundo. Mais de 85% dos casos ocorrem nos países com taxas elevadas de infecção crônica por HBV. A incidência de CHC é maior na Ásia (sudeste da China, Coreia, Taiwan) e na África Subsaariana, áreas em que a transmissão do HBV é vertical e, como já discutido, o estado de portador começa na infância. Além disso, muitas dessas populações são expostas à aflatoxina, que, se combinada com a infecção por HBV, aumenta drasticamente o risco de CHC. O pico da incidência de CHC nessas áreas ocorre entre 20 e 40 anos e, em quase 50% dos casos, o tumor surge na ausência de cirrose.

Nos países ocidentais, a incidência de CHC está se elevando rapidamente, sobretudo em razão da maior prevalência de hepatite C. O número de novos casos de CHC triplicou nos EUA nas últimas décadas, mas sua incidência ainda é 8 a 30 vezes menor do que nos países com HBV endêmico. Espera-se que tratamentos novos e eficazes para a infecção pela hepatite C possam reduzir a crescente onda de CHC nos EUA. Nas populações ocidentais, o CHC raramente se manifesta antes dos 60 anos, e em quase 90% dos casos os tumores surgem após o estabelecimento da cirrose. Há pronunciada predominância no sexo masculino em todo o mundo, cerca de 3:1 nas áreas de baixa incidência e de até 8:1 nas áreas de alta incidência.

Patogênese. As doenças hepáticas crônicas são o cenário mais comum de surgimento do CHC. Apesar de normalmente ser identificado com um quadro de base de cirrose, esta não é necessária para a hepatocarcinogênese. Em vez disso, as progressões para cirrose e carcinogênese hepática são impulsionadas por lesão hepática crônica e ocorrem paralelamente. Vírus e outros fatores de indução de lesão e inflamação crônica dos hepatócitos, por si sós, não são oncogênicos. Acredita-se que a inflamação crônica, com seus fatores de crescimento associados e citocinas, promova a proliferação de células normais e predisponha à aquisição de mutações (Capítulo 6).

Os fatores subjacentes mais importantes na hepatocarcinogênese são as infecções virais (HBV, HCV), as lesões tóxicas (aflatoxina, álcool) e, de maneira crescente, a DHGNA. Assim, nos locais onde o HBV e o HCV são endêmicos, há uma incidência bastante elevada de CHC. A coinfecção aumenta mais o risco. A *aflatoxina* é uma micotoxina produzida por espécies de *Aspergillus* que contaminam as culturas de base na África e na Ásia. Os metabólitos da aflatoxina estão presentes na urina de indivíduos que consomem esses alimentos, e da mesma forma há adutos de aflatoxina-albumina no soro. Como discutido anteriormente, ocorre a sinergia da aflatoxina com o HBV (e talvez também com o HCV) para aumentar ainda mais o risco.

Todos os outros fatores de risco para o CHC têm em comum a capacidade de causar lesão hepática crônica associada a graus variáveis de inflamação. Esses fatores incluem:

- *Consumo de álcool*, que aumenta sinergicamente o risco junto com o HBV, o HCV e, possivelmente, o tabagismo
- *Distúrbios hereditários*, particularmente a hemocromatose hereditária, a deficiência de α_1AT e, em menor grau, a doença de Wilson
- A *síndrome metabólica* e seus fatores associados, tais como como obesidade, diabetes e DHGNA, aumentam o risco de CHC. Esses fatores de risco estão se tornando cada vez mais importantes.

Estima-se que, nos próximos anos, a DHGNA ultrapasse o HCV como um fator de risco para CHC nos EUA.

Como ocorre em todos os cânceres, o CHC é induzido por mutações adquiridas em oncogenes e genes supressores tumorais. Não há uma sequência específica de alterações moleculares ou genéticas que leve ao surgimento de CHC. Dentre as mutações ativadoras mais comuns, estão aquelas no gene da β-catenina (40% dos tumores); as mutações no *promoter* do gene *TERT* (telomerase transcriptase), que regulam positivamente a atividade da telomerase (de 50 a 60% dos tumores); e as mutações inativadoras em *TP53* (até 60% dos tumores). As últimas estão fortemente associadas à exposição à aflatoxina, que em muitos casos parece ser diretamente responsável pelas mutações causadoras de *TP53*.

Muitas vezes, o CHC parece surgir de lesões precursoras pré-malignas. Alguns *adenomas hepáticos*, entidade já discutida, contêm mutações ativadoras na β-catenina. Alguns CHCs surgem em *nódulos displásicos* (Figura 14.38). Os *nódulos displásicos de baixo grau* podem ou não sofrer transformação para lesões de grau mais elevado, porém indicam um risco maior para CHC. Os *nódulos displásicos de alto* grau são provavelmente os precursores mais importantes de CHC na hepatite viral e na doença hepática relacionada ao álcool. O CHC evidente é encontrado geralmente em nódulos displásicos de alto grau na biopsia ou em amostras de ressecção (Figura 14.38 B).

> **Morfologia**
>
> O CHC pode se apresentar macroscopicamente como (1) massa unifocal (geralmente grande) (Figura 14.39); (2) nódulos multifocais amplamente distribuídos e de tamanho variável; ou (3) um câncer difusamente infiltrativo que permeia amplamente e às vezes envolve todo o fígado. Algumas vezes, os CHCs surgem dentro dos nódulos displásicos (ver Figura 14.38 B), que eventualmente crescem até cobrir essas lesões precursoras. As metástases intra-hepáticas por invasão vascular ou por extensão direta se tornam mais prováveis depois que os tumores alcançam tamanhos de 3 cm ou mais. Essas metástases geralmente são pequenos nódulos satélites tumorais em torno da massa primária maior. A invasão vascular é a via de metástase extra-hepática mais provável, especialmente pelo sistema venoso hepático nos casos avançados. Ocasionalmente, massas tumorais longas e serpenteantes invadem a veia porta (causando hipertensão portal) ou a veia cava inferior; no último caso, o tumor pode se estender até o ventrículo direito. As metástases linfonodais são menos comuns.
>
> Os CHCs variam de lesões bem diferenciadas até altamente anaplásicas. Os CHCs bem diferenciados são compostos de células que se assemelham a hepatócitos normais e crescem como espessas trabéculas semelhantes a placas de hepatócitos ou em padrões pseudoglandulares que se assemelham a canalículos biliares ectásicos malformados (ver Figura 14.39).

Características clínicas. As manifestações clínicas do CHC são variadas e, nas populações ocidentais, em geral são mascaradas por sintomas relacionados com a cirrose ou a hepatite crônica subjacentes. Nas áreas de alta incidência, como a África tropical, onde a exposição à aflatoxina é comum, os pacientes normalmente não têm um histórico clínico de doença hepática (embora a cirrose possa ser detectada à necropsia). Em ambas as populações, a maioria dos pacientes tem uma dor mal definida na porção superior do abdome, mal-estar, fadiga, perda de peso e, por vezes, a percepção de massa abdominal ou plenitude abdominal. Icterícia, febre e sangramento gastrintestinal ou de varizes esofágicas são achados ocasionais.

Os estudos laboratoriais podem fornecer indícios, mas raramente são conclusivos. Níveis séricos elevados de uma α-fetoproteína são encontrados em 50% dos indivíduos com CHC avançado, mas esse não é um marcador sensível nem específico. Estudos por imagem, como ultrassonografia, tomografia computadorizada e ressonância magnética, são os melhores testes para a detecção de pequenos tumores. À medida que o CHC cresce e progride, sua crescente arterialização pode ser identificada por meio de estudos por imagens. A aparência é tão característica que a biopsia tecidual pode não ser necessária para o diagnóstico.

A evolução natural do CHC envolve o aumento progressivo da massa primária até gerar uma disfunção hepática ou metastatizar, com mais frequência para os pulmões. A morte geralmente ocorre por (1) caquexia; (2) sangramento gastrintestinal ou de varizes esofágicas; (3) insuficiência hepática com coma hepático; ou, ocasionalmente, (4) ruptura do tumor com hemorragia fatal. No caso dos tumores extensos, a sobrevida em 5 anos é extremamente baixa, e a maioria dos pacientes morre dentro de 2 anos após o diagnóstico.

Com a implementação dos procedimentos de triagem e os avanços nos exames de imagens, a detecção de CHCs com menos de 2 cm no diâmetro aumentou nos países onde esses recursos estão disponíveis. Os pequenos tumores podem ser removidos por cirurgia ou ablação (p. ex., por embolização, radiação de micro-ondas ou congelamento) com bons resultados. Quando surgem CHCs relativamente pequenos no quadro de doença hepática avançada (cirrótica), o transplante de

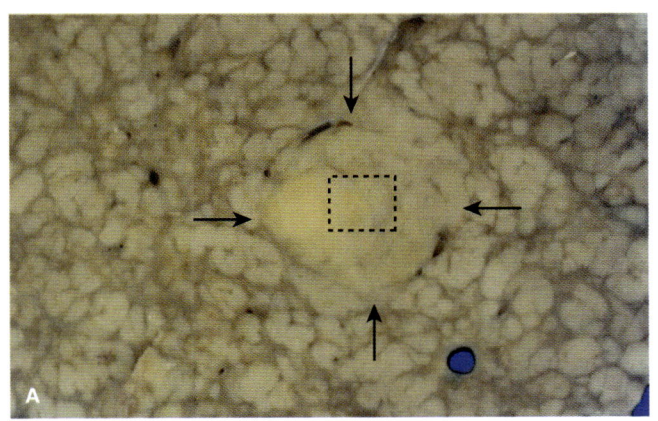

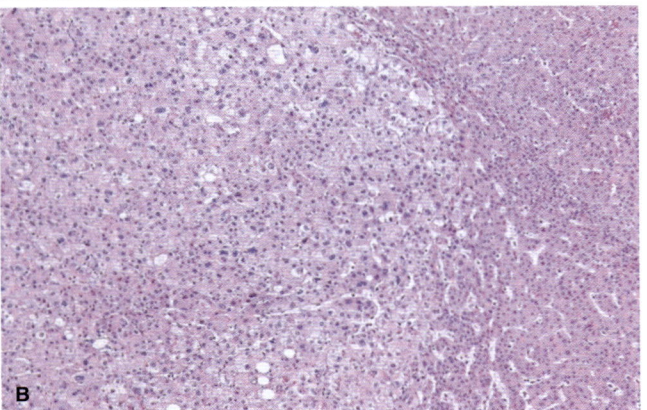

Figura 14.38 A. Cirrose relacionada com a hepatite C com um grande e evidente nódulo displásico (*setas*). O crescimento de um nódulo dentro de um nódulo sugere um câncer em evolução. **B.** Histologicamente, a região dentro do *quadro tracejado* em (**A**) mostra um carcinoma hepatocelular bem diferenciado (*lado direito*) e um subnódulo de carcinoma hepatocelular moderadamente diferenciado em seu interior (*centro, à esquerda*). (Cortesia do Dr. Masamichi Kojiro, Kurume University, Kurume, Japão.)

do que nas áreas da Ásia sem infestação por trematódeo hepático. Entre 50 e 60% de todos os CCAs são peri-hilares (*tumores de Klatskin*), e 20 a 30% são tumores distais, que surgem no duto biliar comum, onde se situam posteriormente ao duodeno. Os 10% restantes são intra-hepáticos.

Todos os fatores de risco para CCA estão associados a inflamação crônica e colestase, que presumivelmente promovem mutações somáticas ou alterações epigenéticas em colangiócitos. Os fatores de risco incluem infestação por trematódeos hepáticos (particularmente espécies *Opisthorchis* e *Clonorchis*), doença inflamatória crônica dos grandes dutos biliares (como CEP), hepatolitíase (cálculos biliares intra-hepáticos) e doença hepática fibropolicística. Assim como no CHC, as taxas de CCA também são elevadas nos pacientes com hepatites B e C e DHGNA. Independentemente do local de origem, o prognóstico é extremamente reservado: as taxas de sobrevida são de 15% em 2 anos após o diagnóstico de tumores extra-hepáticos. No caso dos tumores intra-hepáticos, que muitas vezes são detectados em estágio avançado, o tempo médio para a morte a partir do momento do diagnóstico é de 6 meses, mesmo após o tratamento cirúrgico.

> **Morfologia**
>
> Os **colangiocarcinomas extra-hepáticos** são geralmente lesões pequenas no momento do diagnóstico, uma vez que elas causam obstrução do sistema biliar no início de seu desenvolvimento. A maioria dos tumores são nódulos firmes e cinzentos dentro da parede do duto biliar, que pode ser difusamente infiltrativo. Os **colangiocarcinomas intra-hepáticos** ocorrem nos fígados não cirróticos (Figura 14.40 A) e podem se expandir ao longo do trajeto do sistema portal intra-hepático ou produzir um grande tumor único.
>
> Os colangiocarcinomas são tipicamente adenocarcinomas produtores de mucina. A maioria é bem a moderadamente diferenciada, e cresce como estruturas glandulares ou tubulares revestidas por células epiteliais malignas (Figura 14.40 B). Tipicamente, eles induzem uma acentuada desmoplasia. A invasão linfovascular e a invasão perineural são ambas comuns e muitas vezes levam a extensas metástases intra e extra-hepáticas.

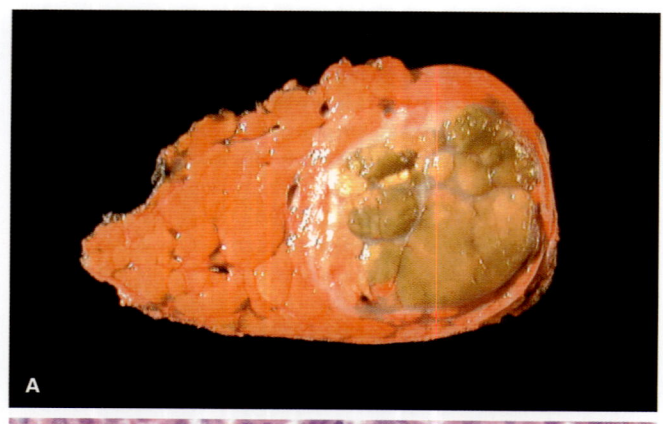

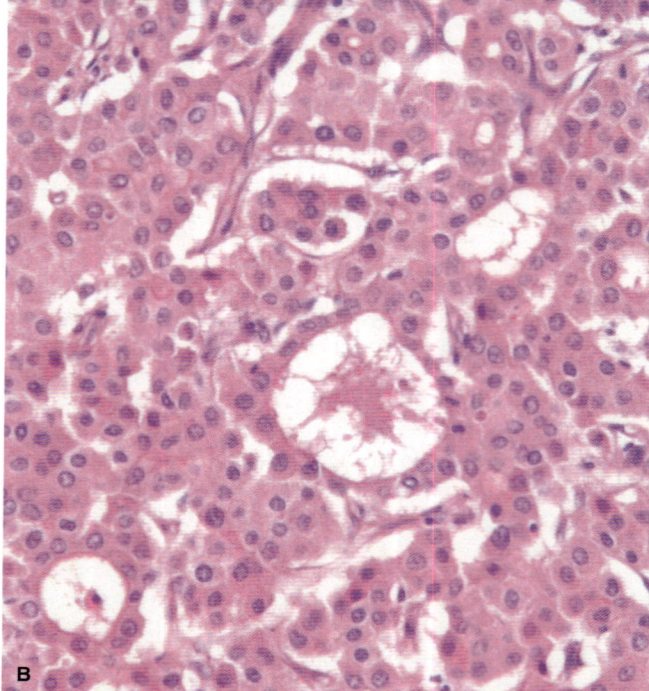

Figura 14.39 Carcinoma hepatocelular. **A.** Fígado removido em necropsia mostrando uma neoplasia massiva unifocal substituindo a maior parte do lobo hepático direito em um fígado não cirrótico. **B.** Hepatócitos malignos crescendo em padrões distorcidos em relação à arquitetura normal: grandes espaços pseudoacinares, essencialmente canalículos biliares dilatados e malformados e trabéculas hepatocitárias espessadas.

fígado é uma opção melhor e pode ser curativo. A ablação por radiofrequência e a quimioembolização são usadas para controle local de tumores irressecáveis. O inibidor da quinase sorafenibe pode prolongar a vida dos indivíduos com CHC em estágio avançado.

Colangiocarcinoma

O colangiocarcinoma (CCA), o segundo tumor maligno primário mais comum do fígado depois do CHC, surge de dutos biliares intra-hepáticos e extra-hepáticos. É responsável por 3% dos cânceres gastrintestinais nos EUA, onde há aproximadamente 2 mil a 3 mil novos casos a cada ano. Entretanto, em algumas regiões do Sudeste Asiático, como o nordeste da Tailândia, o Laos e o Cambodja, onde a infestação do fígado por trematódeos hepáticos é endêmica, o CCA é muito mais comum, e ocorre a taxas 30 a 40 vezes maiores

VESÍCULA BILIAR

COLELITÍASE (LITÍASE BILIAR)

Os cálculos biliares acometem 10 a 20% dos adultos residentes nos EUA, no Canadá e na Europa, 20 a 40% nos países latino-americanos, e apenas 3 a 4% nos países asiáticos. Nos EUA, cerca de 1 milhão de novos casos de pacientes com cálculos biliares são diagnosticados anualmente, e dois terços dos indivíduos afetados submetem-se à cirurgia, resultando na remoção de até 25 a 50 toneladas de cálculos por ano! Há dois tipos principais de cálculos biliares: *cálculos de colesterol*, que contêm colesterol monoidrato cristalino (80% dos cálculos nos EUA, no Canadá e na Europa); e *cálculos pigmentados*, feitos de sais de cálcio e bilirrubina. Os cálculos biliares de colesterol são mais prevalentes nos EUA e na Europa Ocidental (90%) e raros nos países de baixa renda. As taxas de prevalência dos cálculos biliares de colesterol aproximam-se de 50% nos nativos americanos dos grupos pima, hopi e navajo. Os cálculos pigmentados, o tipo predominante de cálculo biliar nas populações não ocidentais, surgem principalmente nos indivíduos com doenças que levam à hemólise crônica.

Prevalência e fatores de risco. Os principais fatores de risco para cálculos biliares estão listados na Tabela 14.6. A seguir, algumas considerações sobre esses fatores de risco:

Capítulo 14 Fígado e Vesícula Biliar

apresentam. A prevalência nas mulheres de todas as idades é cerca de duas vezes mais elevada do que nos homens
- *Hereditariedade*: um histórico familiar positivo confere maior risco, assim como uma variedade de erros inatos de metabolismo, como aqueles associados ao comprometimento da síntese e da secreção de sais biliares. Os estudos em gêmeos sugerem que aproximadamente 25% do risco de colelitíase é determinado por uma predisposição genética subjacente
- *Ambiente*: os estrógenos aumentam a captação e a síntese de colesterol hepático, levando então à excessiva secreção biliar de colesterol. Esses efeitos explicam o aumento do risco de litíase biliar com o uso de contraceptivo oral e na gravidez. Obesidade, síndrome metabólica rápida e perda de peso também estão fortemente associadas à maior secreção de colesterol biliar e ao risco de litíase biliar
- *Hipomotilidade da vesícula biliar*: qualquer quadro em que haja redução da motilidade da vesícula biliar predispõe aos cálculos biliares, caso da gravidez, da rápida perda de peso e da lesão à medula espinal. Na maioria dos eventos, entretanto, a hipomotilidade da vesícula biliar não tem uma causa óbvia.

Patogênese. A patogênese das principais formas de cálculos biliares difere e, portanto, será discutida separadamente:

- *Cálculos de colesterol*: a formação de bile é a única via significativa para a eliminação do excesso de colesterol do corpo, seja como colesterol livre ou como sais biliares. O colesterol se torna hidrossolúvel pela agregação nos sais biliares e nas lecitinas. Quando as concentrações de colesterol excedem a capacidade de solubilização da bile (supersaturação), o colesterol não pode mais permanecer disperso e se cristaliza fora da solução. A formação de cálculos biliares de colesterol é aumentada pela *hipomotilidade da vesícula biliar* (estase), que promove a nucleação dos cristais, e pela *hipersecreção de muco*, que captura os cristais, aumentando, assim, sua agregação em cálculos
- Os *cálculos pigmentados* são compostos de sais insolúveis de bilirrubinato de cálcio. Eles se formam quando a bile contém uma elevada concentração de bilirrubina não conjugada, como pode ocorrer nos pacientes com hemólise crônica ou em certas infecções do sistema biliar, como as por trematódeos hepáticos. A cirrose e a doença de Crohn também estão associadas a cálculos biliares pigmentados. Na cirrose, a síntese reduzida de sal biliar dificulta a solubilização da bilirrubina. Na doença de Crohn, há maior concentração de bilirrubina provavelmente por causa da alteração do ciclo êntero-hepático da bilirrubina.

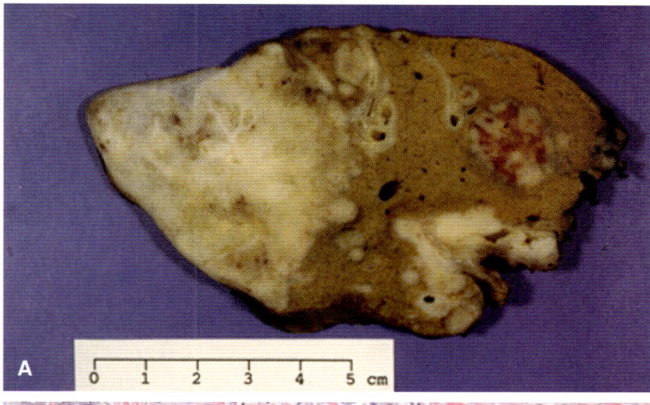

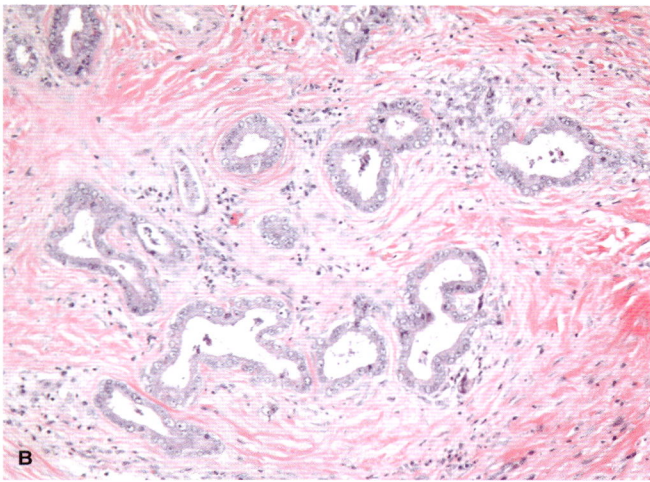

Figura 14.40 Colangiocarcinoma. **A.** Colangiocarcinoma multifocal no fígado de um paciente com infestação pelo trematódeo hepático *Clonorchis sinensis* (trematódeos não visíveis). **B.** Glândulas malignas invasivas em um estroma reativo e esclerótico. (**A.** Cortesia do Dr. Wilson M.S. Tsui, Caritas Medical Centre, Hong Kong.)

Tabela 14.6 Fatores de risco para cálculos biliares.

Cálculos de colesterol
Idade avançada
Hormônios sexuais femininos
Sexo feminino
Contraceptivos orais
Gravidez
Obesidade e resistência à insulina
Redução rápida de peso
Estase da vesícula biliar
Distúrbios inatos do metabolismo do ácido biliar
Síndromes de dislipidemia

Cálculos pigmentados
Hemólise crônica (p. ex., anemia falciforme, esferocitose hereditária)
Infecção biliar
Distúrbios gastrintestinais: doença ileal (p. ex., doença de Crohn), ressecção ileal ou *bypass*, fibrose cística com insuficiência pancreática

- *Idade e sexo*: em até 80% dos indivíduos com cálculos biliares, os únicos fatores de risco identificáveis são a idade e o sexo. A prevalência de cálculos biliares aumenta ao longo da vida. Nos EUA, menos de 5 a 6% da população com menos de 40 anos tem cálculos; em contraste, 25 a 30% daqueles com mais de 80 anos os

Morfologia

Os **cálculos de colesterol** surgem exclusivamente na vesícula biliar e são compostos por 50 a 100% de colesterol. Os cálculos puros de colesterol são amarelo-pálidos; proporções crescentes de carbonato de cálcio, fosfatos e bilirrubina conferem-lhes uma coloração branco-acinzentada a negra (Figura 14.41). São ovoides e firmes; podem ocorrer isoladamente, porém com mais frequência são múltiplos e com superfícies facetadas que resultam de sua aposição. A maioria dos cálculos de colesterol são radiolucentes, embora até 20% possam conter carbonato de cálcio suficiente para serem radiopacos.

Os **cálculos pigmentados** podem surgir em qualquer parte da árvore biliar e são classificados em cálculos negros e marrons. Em geral, os cálculos pigmentados negros são encontrados na vesícula biliar estéril, enquanto os cálculos marrons são encontrados nos dutos intra-hepáticos ou extra-hepáticos infectados. Os cálculos contêm sais de cálcio de bilirrubina não conjugada e menores quantidades de outros sais de cálcio, glicoproteínas da mucina e colesterol. Os cálculos negros geralmente são pequenos, numerosos e frágeis ao toque (Figura 14.42). Os cálculos marrons tendem a ser únicos ou pouco numerosos e têm uma consistência mole, graxa e saponácea em decorrência da presença de sais de ácidos graxos liberados a partir das lecitinas biliares pelas fosfolipases bacterianas. Os carbonatos e os fosfatos de cálcio tornam radiopacos 50 a 75% dos cálculos negros. Os cálculos marrons, que contêm sabões de cálcio, são radiolucentes.

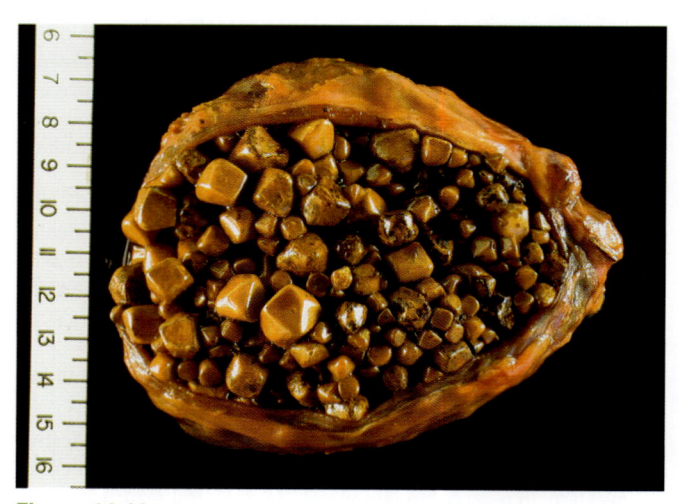

Figura 14.41 Cálculos biliares de colesterol. A parede da vesícula biliar está espessada e fibrótica por colecistite crônica.

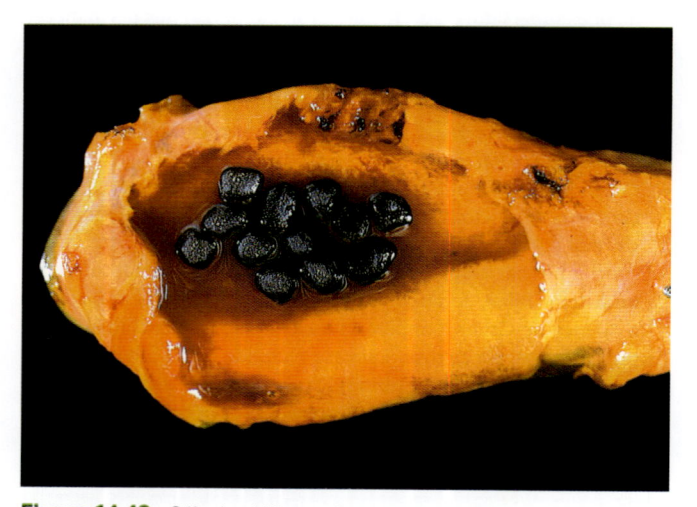

Figura 14.42 Cálculos biliares pigmentados. Vários cálculos biliares negros facetados estão presentes nessa vesícula biliar sob outros aspectos normal de um paciente com uma prótese mecânica de valva mitral levando à hemólise crônica.

Características clínicas. Os cálculos biliares podem permanecer assintomáticos por décadas, e cerca de 70 a 80% dos indivíduos com cálculos biliares nunca desenvolvem sintomas. Em uma minoria de indivíduos, entretanto, as manifestações clínicas são importantes: geralmente, há dor no quadrante superior direito do abdome ou dor epigástrica, muitas vezes excruciante, que pode ser constante ou, com menos frequência, espasmódica. Essa "cólica biliar" é causada por obstrução da vesícula biliar ou da árvore biliar, ou então por inflamação da própria vesícula biliar.

Muitas vezes, a dor segue-se a uma refeição gordurosa que induz a contração da vesícula biliar, o que pressiona um cálculo contra a saída da vesícula biliar, levando então a maior pressão e eventualmente à dor. As complicações mais graves incluem empiema, perfuração, fístulas, inflamação da árvore biliar, colestase e pancreatite. Quanto maior o cálculo, menos provável será sua entrada nos dutos císticos ou nos dutos comuns para produzir obstrução; portanto, os cálculos muito pequenos, ou "pedregulhos", são os mais perigosos. Ocasionalmente, pode ocorrer a erosão de um grande cálculo diretamente em uma alça adjacente do intestino delgado, e gerar uma obstrução intestinal (*íleo de cálculo biliar*). Os cálculos biliares também são um importante fator de risco para carcinoma da vesícula biliar (discutido adiante).

COLECISTITE

A inflamação da vesícula biliar pode ser aguda, crônica ou aguda sobreposta a crônica (crônica agudizada), e quase sempre ocorre em associação com cálculos biliares. Nos EUA, a colecistite é uma das indicações mais comuns para cirurgia abdominal. Sua distribuição epidemiológica é semelhante à dos cálculos biliares.

Colecistite aguda calculosa (litiásica)

A inflamação aguda de uma vesícula biliar que contém cálculos é denominada *colecistite aguda calculosa* e é precipitada em 90% dos casos por obstrução do colo da vesícula biliar ou do duto cístico por um cálculo. É a complicação importante mais comum dos cálculos biliares e a indicação mais frequente para a colecistectomia de emergência. As manifestações de obstrução podem surgir com notável rapidez e constituem uma emergência cirúrgica. Em alguns casos, entretanto, os sintomas podem ser leves e se resolver sem intervenção.

A colecistite aguda calculosa inicialmente resulta de irritação química e inflamação da parede da vesícula biliar decorrente de obstrução do fluxo de saída da bile. No quadro de obstrução biliar, a lesão da vesícula biliar origina-se de várias fontes: as fosfolipases derivadas da mucosa hidrolisam a lecitina biliar lisolecitina, que é tóxica para a mucosa; a camada mucosa de glicoproteína protetora se rompe, expondo então o epitélio mucoso à ação detergente dos sais biliares; as prostaglandinas liberadas dentro da parede da vesícula biliar distendida aumentam a inflamação da mucosa e da parede; e a distensão e a elevação da pressão intraluminal podem comprometer o fluxo sanguíneo para a mucosa, o que leva à isquemia. Todos esses eventos ocorrem na ausência de infecção bacteriana, que posteriormente pode ser sobreposta.

Colecistite aguda acalculosa (alitiásica)

Entre 5 e 12% das vesículas biliares removidas por colecistite aguda não contêm cálculos biliares. Acredita-se que a colecistite aguda alitiásica resulte de estase da vesícula biliar e isquemia, levando a uma resposta inflamatória local. A maioria dos casos ocorre nos pacientes gravemente doentes. Algumas das condições predisponentes mais comuns são:

- *Cirurgia importante*
- *Trauma grave* (p. ex., decorrente de colisões de veículos motorizados)
- *Queimaduras graves*
- *Sepse*.

A taxa de mortalidade da colecistite aguda alitiásica é elevada em razão das condições associadas.

Colecistite crônica

A colecistite crônica pode se tornar evidente após surtos repetidos de colecistite aguda; mas, na maioria dos casos, desenvolve-se sem um histórico antecedente de crises agudas. Assim como a colecistite aguda, a colecistite crônica quase sempre está associada a cálculos biliares. Entretanto, os cálculos biliares parecem não ser uma parte essencial do início da inflamação ou do desenvolvimento da dor, pois a colecistite crônica alitiásica causa sintomas e alterações morfológicas similares àquelas observadas na forma calculosa. Em vez disso, a supersaturação da bile parece predispor à inflamação crônica e, na maioria dos casos, à formação de cálculos. Em cerca de um terço dos casos, pode-se observar a presença de microrganismos, geralmente *E. coli* e enterococos, na cultura da bile.

> ### Morfologia
>
> Na **colecistite aguda**, a vesícula biliar geralmente está aumentada, tensa, com coloração vermelha brilhante ou violácea e com manchas, sendo as últimas conferidas por hemorragias subserosas. Geralmente, a serosa é coberta por um exsudato fibrinoso ou, nos casos graves, fibrinopurulento. Em 90% dos casos, os cálculos estão presentes, muitas vezes obstruindo o colo da vesícula biliar ou o duto cístico. O lúmen da vesícula biliar é preenchido com uma bile turva que pode conter fibrina, sangue e pus. Quando o exsudato é constituído principalmente por pus, a condição é referida como **empiema da vesícula biliar**. Nos casos leves, a parede da vesícula biliar está espessada, edematosa e hiperêmica. Nos casos mais graves, a parede da vesícula biliar é negro-esverdeada e necrótica – uma condição denominada **colecistite gangrenosa**. Ao exame histológico, as reações inflamatórias não são distintivas e consistem em alguma combinação dos padrões usuais da inflamação aguda (*i. e.*, edema, infiltração leucocitária, congestão vascular, formação de abscesso, necrose gangrenosa).
>
> As alterações morfológicas na **colecistite crônica** são extremamente variáveis e por vezes sutis. A vesícula biliar pode estar contraída, de tamanho normal ou aumentada. Há acentuadas fibroses subepitelial e subserosa. Na ausência de uma sobreposta colecistite aguda, os acúmulos de linfócitos na parede são o único sinal de inflamação (Figura 14.43 A). As invaginações com dilatações saculiformes de epitélio mucoso através da parede da vesícula biliar (**seios de Rokitansky-Aschoff**) podem ser muito proeminentes (Figura 14.43 B).

Características clínicas. A *colecistite aguda calculosa* geralmente apresenta-se com uma intensa e constante dor abdominal superior, que muitas vezes se irradia para o ombro direito. Geralmente estão presentes febre, náuseas, leucocitose e extrema fraqueza. A região subcostal direita é acentuadamente dolorosa e rígida em consequência de espasmo muscular abdominal; ocasionalmente, uma vesícula biliar distendida e sensível pode ser palpada. As crises leves em geral cedem espontaneamente dentro de 1 a 10 dias; entretanto, a recidiva é comum. Aproximadamente 25% dos pacientes sintomáticos estão comprometidos o suficiente para requerer intervenção cirúrgica.

O diagnóstico de colecistite aguda geralmente é baseado na detecção de cálculos biliares por ultrassonografia, que é tipicamente acompanhada de evidência de uma parede espessada da vesícula biliar. A atenção a esse distúrbio é importante em razão das complicações potencialmente graves, tais como:

- *Superinfecção bacteriana* levando à colangite ou à sepse
- *Perfuração da vesícula biliar* levando à formação de abscesso local ou peritonite difusa
- *Fístula entérica biliar* (colecistoentérica) com drenagem de bile para o interior de órgãos adjacentes, entrada de ar e bactérias dentro da árvore biliar e, potencialmente, obstrução intestinal induzida por cálculo biliar (íleo).

Os sintomas que surgem da *colecistite aguda alitiásica* em geral são mascarados por uma outra condição médica ou cirúrgica grave que estabelece as condições prévias para o desenvolvimento de colecistite. O diagnóstico, portanto, baseia-se em um alto índice de suspeição. A *colecistite crônica* não apresenta manifestações muito diferentes das formas agudas e normalmente se caracteriza por crises recorrentes de dor epigástrica ou no quadrante superior direito do abdome. Em geral estão associados náuseas, vômitos e intolerância a alimentos gordurosos. A colecistite crônica é um diagnóstico patológico baseado no exame da vesícula biliar ressecada. Além dos sinais e sintomas mencionados anteriormente, sua principal importância pode estar na associação de cálculos biliares e inflamação crônica com carcinoma da vesícula biliar (discutido a seguir).

CARCINOMA DA VESÍCULA BILIAR

O carcinoma da vesícula biliar é a malignidade mais comum do sistema biliar extra-hepático. É ligeiramente mais comum nas mulheres e ocorre muitas vezes na sétima década de vida. Aproximadamente 5 mil casos são diagnosticados anualmente nos EUA. Apenas raramente é descoberto em um estágio ressecável, e a taxa média de sobrevida em 5 anos permaneceu imutável em cerca de 5 a 12% durante muitos anos. Os fatores de risco para o desenvolvimento dos cânceres de vesícula biliar incluem:

- Os *cálculos biliares* estão presentes em 95% dos casos de carcinoma da vesícula biliar e são, portanto, o fator de risco mais importante

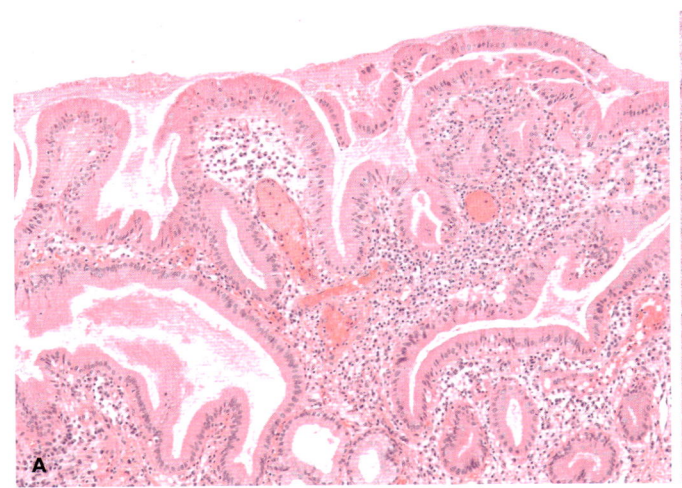

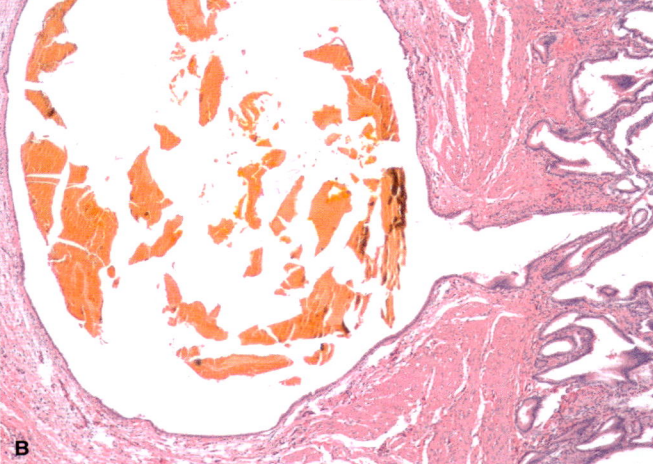

Figura 14.43 Colecistite crônica. **A.** A mucosa da vesícula biliar está infiltrada por células inflamatórias crônicas. **B.** Um seio de Rokitansky-Aschoff contendo um cálculo biliar pigmentado e fragmentado.

associado a esse tumor. Presumivelmente, vesículas biliares contendo cálculos desenvolvem câncer como resultado da inflamação crônica, um conhecido facilitador de carcinogênese em vários órgãos (Capítulo 6)
- Também se suspeita que os *derivados carcinogênicos de ácidos biliares* tenham uma participação
- A *colangite esclerosante primária* pode predispor à ocorrência de câncer de vesícula biliar.

Morfologia

Os carcinomas da vesícula biliar mostram dois padrões de crescimento: **infiltrativo** e **exofítico**. O padrão infiltrativo é mais comum e em geral aparece como uma área mal definida de espessamento difuso e enduração da parede. O padrão exofítico cresce dentro do lúmen como massa exofítica e irregular que ao mesmo tempo invade a parede subjacente (Figura 14.44). A maioria dos carcinomas da vesícula biliar são adenocarcinomas. Cerca de 5% são carcinomas de células escamosas ou apresentam diferenciação adenoescamosa.

Características clínicas. O diagnóstico pré-operatório de carcinoma da vesícula biliar é a exceção e não a regra, que ocorre em menos de 20% dos pacientes. Os sintomas de apresentação clínica são insidiosos e tipicamente indistinguíveis daqueles associados à colelitíase: dor abdominal, icterícia, anorexia, náuseas e vômitos. Em virtude do estágio avançado no momento do diagnóstico, não há um tratamento satisfatório para o câncer de vesícula biliar. Apenas 10% dos casos são diagnosticados em um estágio precoce o suficiente para se tentar a cirurgia curativa.

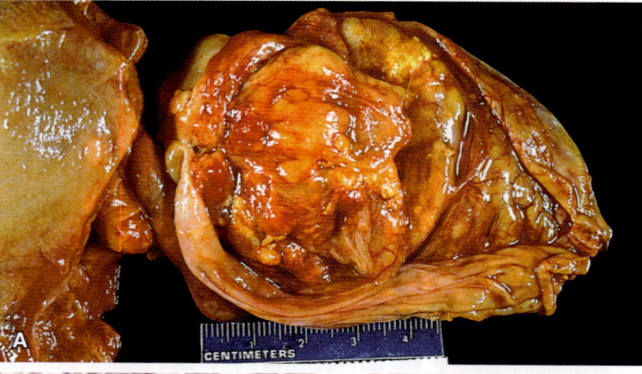

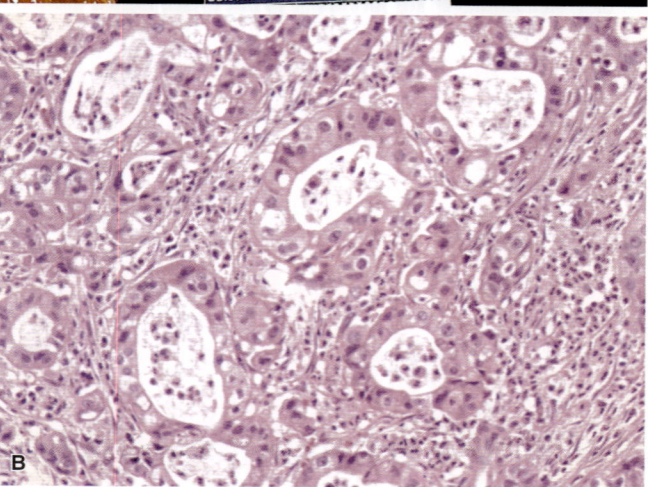

Figura 14.44 Adenocarcinoma da vesícula biliar. **A.** A vesícula biliar aberta contém um grande tumor exofítico que praticamente preenche o lúmen. **B.** Microscopicamente, o tumor mostra diferenciação glandular junto com inflamação.

REVISÃO RÁPIDA

Insuficiência hepática

- A insuficiência hepática pode se seguir à lesão aguda ou à lesão crônica, ou ainda ocorrer como uma agressão aguda sobreposta a uma doença hepática crônica sob outros aspectos bem compensada
- As causas da insuficiência hepática aguda são as seguintes:
  - Fármacos – acetaminofeno
  - Hepatites A, B, C, D e E
  - Hepatite autoimune
  - Doença de Wilson, síndrome de Budd-Chiari
- As consequências potencialmente fatais da insuficiência hepática incluem coagulopatia, encefalopatia, hipertensão portal e ascite, síndrome hepatorrenal e hipertensão portopulmonar.

Hepatite viral

- Clinicamente, os vírus da hepatite apresentam as seguintes características:
  - As hepatites A e E causam hepatite aguda, mas não crônica
  - As hepatites B, C, D têm potencial para causar doença crônica
  - A hepatite B pode ser transmitida por sangue, parto e relações sexuais
  - O vírus da hepatite C é o único vírus que, geralmente, é mais crônico do que não crônico (quase nunca é detectado de forma aguda; 85% ou mais dos pacientes desenvolvem hepatite crônica, 20% dos quais desenvolvem cirrose)
  - O vírus da hepatite D, o agente delta, é um vírus defeituoso que requer coinfecção por hepatite B para possibilitar sua própria capacidade de infectar e se replicar
  - A hepatite E é endêmica nas regiões equatoriais e frequentemente epidêmica em outras regiões. Apresenta elevada taxa de mortalidade nas mulheres grávidas
- As células inflamatórias que causam lesão aos hepatócitos tanto na hepatite viral aguda como na crônica são principalmente as células T citotóxicas
- O diagnóstico é baseado na detecção dos antígenos virais e de anticorpos específicos no sangue
- Os pacientes com infecções por HBV ou HCV de longa duração estão em maior risco de desenvolvimento de carcinoma hepatocelular.

Hepatite autoimune

- O diagnóstico é baseado em uma combinação de quatro características: autoanticorpos, IgG sérica elevada, achados patológicos e exclusão de etiologias virais/medicamentosas
- Os autoanticorpos mais comuns na hepatite autoimune tipo 1 são os anticorpos antinucleares (ANAs) e os anticorpos antimúsculo liso (ASMAs), enquanto a hepatite autoimune tipo 2 caracteriza-se pela presença de autoanticorpos anti-LKM1 (anticorpos microssomais tipo 1 de rim e fígado)
- A hepatite autoimune pode ter várias apresentações: elevação assintomática de enzimas hepáticas, insuficiência hepática aguda, hepatite crônica e cirrose
- As características histológicas típicas da hepatite autoimune incluem necrose dos hepatócitos, inflamação variável e numerosos plasmócitos.

Doença hepática relacionada ao álcool

- A doença hepática relacionada ao álcool é um distúrbio crônico que pode dar origem a esteatose, esteato-hepatite, fibrose

progressiva e distúrbio acentuado da perfusão vascular que eventualmente leva à cirrose
- O consumo de 80 g/dia de álcool é considerado como o limiar para o desenvolvimento de doença hepática relacionada ao álcool, mas este limiar pode ser mais baixo nas mulheres
- Pode levar 10 a 15 anos de ingestão crônica excessiva de álcool para o desenvolvimento de cirrose, que ocorre apenas em uma pequena proporção desses indivíduos
- Os efeitos patológicos do álcool nos hepatócitos incluem alterações no metabolismo dos lipídios relacionado ao potencial redox alterado, lesão causada pelas EROs geradas pelo metabolismo do álcool pelo sistema P450, e adutos de proteínas formados por acetaldeído, um importante metabólito do álcool.

Doença hepática gordurosa não alcoólica

- A doença hepática gordurosa não alcoólica (DHGNA) está associada à síndrome metabólica, à obesidade, ao diabetes tipo 2 e à dislipidemia e/ou hipertensão
- A DHGNA pode mostrar todas as alterações associadas à doença hepática relacionada ao álcool: esteatose, esteato-hepatite não alcoólica (EHNA) e cirrose, embora as manifestações de esteato-hepatite (como balonização dos hepatócitos, corpúsculos hialinos de Mallory e infiltração neutrofílica) muitas vezes sejam menos proeminentes do que na lesão relacionada ao álcool
- A DHGNA é um fator de risco para o desenvolvimento de carcinoma hepatocelular
- A DHGNA pediátrica está sendo cada vez mais identificada, uma vez que a obesidade epidêmica dissemina-se pelos grupos etários pediátricos, embora seu padrão histológico difira um pouco daquele observado nos adultos.

Doença hepática metabólica hereditária

- A hemocromatose é causada com mais frequência por mutações no gene *HFE* e com menos frequência por mutações em outros genes, as quais resultam em diminuição dos níveis ou da função da hepcidina e maior captação do ferro intestinal. Caracteriza-se pelo acúmulo de ferro no fígado, pâncreas e outros tecidos
- A doença de Wilson é causada por mutações com perda de função no transportador de íon metálico ATP7B, o que resulta em acúmulo de cobre no fígado, no cérebro (particularmente nos núcleos da base) e nos olhos (anéis de Kayser-Fleischer). Os efeitos da doença de Wilson no fígado são multifacetados e variam de necrose hepática massiva aguda a doença hepática gordurosa, a hepatite crônica e cirrose
- A deficiência de $\alpha_1 AT$ é uma doença em que as mutações em $\alpha_1 AT$ levam ao seu dobramento errôneo, causando então toxicidade hepática e um déficit funcional de $\alpha_1 AT$ no plasma. Essa deficiência põe os indivíduos afetados em alto risco de enfisema, particularmente os tabagistas, em razão dos efeitos de proteases liberadas dos neutrófilos sem o esperado antagonismo.

Doenças colestáticas

- A colestase ocorre com uma excreção comprometida de bile que leva à icterícia e ao acúmulo do pigmento biliar no parênquima hepático. Dentre as causas, estão as obstruções ou as destruições mecânica ou inflamatória dos dutos biliares, ou os defeitos metabólicos na secreção biliar dos hepatócitos
- Com mais frequência, a obstrução de grande duto biliar está associada a cálculos biliares e malignidades envolvendo a cabeça do pâncreas. A obstrução crônica pode levar à cirrose
- A colestase neonatal não é uma entidade específica; está associada de maneira variada às colangiopatias, tais como a *atresia biliar* e uma variedade de distúrbios que causam hiperbilirrubinemia conjugada no neonato, que são coletivamente referidas como *hepatite neonatal*
- A colangite biliar primária é uma doença autoimune com destruição progressiva, inflamatória e geralmente granulomatosa de pequenos e médios dutos biliares intra-hepáticos. Ocorre com mais frequência nas mulheres de meia-idade e está associada a anticorpos antimitocondriais e muitas vezes a outras doenças autoimunes, tais como a síndrome de Sjögren e a tireoidite de Hashimoto
- A colangite esclerosante primária é uma doença autoimune com progressiva destruição inflamatória e esclerosante dos dutos biliares intra-hepáticos e extra-hepáticos de todos os tamanhos. O diagnóstico é estabelecido por imagens radiológicas da árvore biliar. Ocorre com mais frequência nos homens jovens e tem forte associação com a enteropatia intestinal, particularmente a colite ulcerativa.

Distúrbios circulatórios

- Os distúrbios circulatórios do fígado podem ser causados por comprometimento do influxo sanguíneo, defeitos no fluxo sanguíneo intra-hepático e obstrução do efluxo de sangue
- A obstrução da veia porta por trombose intra-hepática ou extra-hepática pode causar hipertensão portal, varizes esofágicas e ascite
- A causa mais comum de comprometimento do fluxo sanguíneo intra-hepático é a cirrose
- As obstruções do efluxo de sangue incluem trombose da veia hepática (síndrome de Budd-Chiari) e síndrome da obstrução sinusoidal (*doença veno-oclusiva*)
- A insuficiência cardíaca de câmaras direitas causa congestão venosa passiva do fígado caracterizada por congestão centrilobular e, no caso de insuficiência cardíaca grave, necrose hemorrágica centrilobular. Macroscopicamente, é observada como fígado em noz-moscada.

Tumores hepáticos

- O fígado é o local mais comum das metástases oriundas de cânceres primários de cólon, pulmão e mama
- Adenomas hepáticos são tumores benignos de hepatócitos. A maioria pode ser subclassificada com base nas alterações moleculares com graus variáveis de potencial maligno. Eles estão associados ao uso de contraceptivos orais e andrógenos
- Os dois principais tipos de tumores malignos são os carcinomas hepatocelulares (CHCs) e os colangiocarcinomas; os CHCs são mais comuns
  - O CHC é um tumor comum em regiões da Ásia e da África, e sua incidência está crescendo nos EUA
  - Os principais agentes etiológicos para CHC são as hepatites B e C, a cirrose relacionada ao álcool, a doença hepática gordurosa não alcoólica, a hemocromatose e a exposição a aflatoxinas. Nos EUA, no Canadá e na Europa, cerca de 90% dos CHCs se desenvolvem em fígados cirróticos; na Ásia, quase 50% dos casos desenvolvem-se em fígados não cirróticos
  - A inflamação crônica e a regeneração celular associada à lesão de hepatócitos são fatores predisponentes ao desenvolvimento de carcinomas
  - O CHC pode ser unifocal ou multifocal, tende a invadir os vasos sanguíneos e mimetizar em graus variáveis a arquitetura normal do fígado. Ele está associado a mutações no gene da β-catenina e no gene da telomerase

- O colangiocarcinoma é um tumor de dutos biliares intra-hepáticos ou extra-hepáticos que é relativamente comum nas áreas onde os trematódeos hepáticos, como as espécies de *Opisthorchis* e *Clonorchis*, são endêmicos.

Doenças da vesícula biliar

- As doenças da vesícula biliar incluem colelitíase, colecistites aguda e crônica e carcinoma de vesícula biliar
- A formação de cálculo biliar é uma condição comum nos EUA, no Canadá e na Europa. A maioria dos cálculos biliares consiste em cálculos de colesterol causados por supersaturação de colesterol na bile. Os cálculos pigmentados, que contêm bilirrubina e cálcio, são mais comuns nos países asiáticos em razão da maior incidência de distúrbios hemolíticos crônicos e infestações por trematódeos hepáticos nesses locais
- Os fatores de risco para o desenvolvimento de cálculos de colesterol são: idade avançada, sexo feminino, uso de estrógeno, obesidade e hereditariedade
- A colecistite quase sempre ocorre em associação com colelitíase, embora em cerca de 10% dos casos sua ocorrência se dê na ausência de cálculos biliares
- A colecistite aguda calculosa é a razão mais comum para a colecistectomia de emergência
- O carcinoma de vesícula biliar está quase sempre associado a cálculos biliares. Por causa do estágio avançado ao diagnóstico, seu prognóstico é muito reservado.

Exames laboratoriais

Teste	Valores de referência	Fisiopatologia/relevância clínica
α_1-antitripsina (AAT) sérica	100 a 190 mg/dℓ	A α_1-antitripsina (AAT) é produzida por hepatócitos e inibe as serinos proteases dos neutrófilos, mais notavelmente a elastase neutrofílica. A deficiência de AAT é causada por mutações que resultam em dobramento errôneo das proteínas e seu acúmulo no fígado. Os consequentes baixos níveis séricos de AAT nas células alveolares pulmonares as tornam vulneráveis às proteases destrutivas, aumentando então o risco de enfisema. As mensurações séricas de AAT e a genotipagem para inibidor de proteases (Pi) são partes importantes do exame diagnóstico para os pacientes sintomáticos. O tipo PiZZ é a forma clinicamente relevante mais comum e apesenta perda de até 90% da AAT sérica
Alanina aminotransferase (ALT) e aspartato aminotransferase (AST) séricas	ALT: Homens: 7 a 55 U/ℓ Mulheres: 7 a 45 U/ℓ AST: Homens: 8 a 48 U/ℓ Mulheres: 8 a 43 U/ℓ	A ALT e a AST são enzimas normalmente presentes no citoplasma dos hepatócitos. A AST também está presente nas mitocôndrias. Com a lesão da membrana plasmática, ambas são liberadas no sangue. A ALT é mais específica para lesão hepática e permanece elevada por mais tempo que a AST. Nas doenças hepáticas inflamatórias, os níveis de ALT geralmente são iguais ou maiores que os de AST, resultando então em uma razão ALT:AST maior que 1. Comparada à ALT, a AST está elevada em uma proporção maior nas doenças hepáticas secundárias à lesão relacionada ao álcool, pois o álcool causa dano mitocondrial; tipicamente, a razão AST:ALT é > 2:1. Na cirrose em estágio terminal, ambas as enzimas podem estar baixas em decorrência da perda de hepatócitos
Fosfatase alcalina (FA) sérica	Variam com a idade e o sexo Homens adultos: 40 a 129 U/ℓ Mulheres adultas: 35 a 104 U/ℓ	A FA é uma enzima da membrana celular. As principais isoenzimas são: fígado, osso e placenta. Nas mulheres adultas não grávidas, a isoenzima hepática é predominante. A FA intestinal aumenta após as refeições. A FA é um marcador sensível para a doença biliar (p. ex., obstrução biliar, colangite esclerosante primária) ou metástase para o fígado. Outras causas de elevação da FA incluem as condições inflamatórias crônicas (p. ex., sarcoidose, colite ulcerativa), a sepse e, nos pacientes idosos, a doença de Paget
Alfafetoproteína (AFP) sérica	< 8,4 ng/mℓ	A AFP é sintetizada durante o desenvolvimento pelos hepatócitos embrionários e pelas células do saco vitelino fetal, e após o nascimento por alguns tumores. Está aumentada em cerca de 70% dos pacientes com carcinoma hepatocelular (CHC); faltam sensibilidade e especificidade ao ensaio para o diagnóstico de CHC, mas ele é útil no monitoramento da resposta ao tratamento e na detecção de recidivas. A AFP está elevada em certos tumores de células germinativas do ovário e dos testículos, e no soro materno nos quadros de defeitos de fechamento do tubo neural (p. ex., anencefalia, espinha bífida)
Anticorpo antimúsculo liso (ASMA) sérico	Negativo	Os ASMAs estão associados à hepatite autoimune (HAI), embora o seu papel na patogênese seja desconhecido. Os ASMAs são positivos em aproximadamente 50% dos pacientes com hepatite autoimune tipo I. Os ANAs podem também estar presentes na HAI, mas o ASMA é mais específico do que o ANA para a HAI. Os níveis de ASMA (e de ANA) podem flutuar durante o tratamento e podem desaparecer com a terapia com corticosteroides. O título de anticorpos não prediz o resultado

(continua)

Teste	Valores de referência	Fisiopatologia/relevância clínica
Bilirrubina (total, direta e indireta) sérica	Bilirrubina total Varia com a idade Adultos: ≤ 1,2 mg/dℓ Direta 0,0 a 0,3 mg/dℓ	A bilirrubina é o principal pigmento na bile e 80% são derivados da decomposição de hemácias velhas; os restantes 20% derivam da destruição de proteínas contendo heme (p. ex., mioglobina, citocromos) e do catabolismo do heme. A bilirrubina total é a soma de bilirrubina direta (conjugada), que é hidrossolúvel e excretada na urina, com a bilirrubina indireta (não conjugada), que não é hidrossolúvel. A hiperbilirrubinemia conjugada resulta em urina escura e é indicativa de doença hepatobiliar. A hiperbilirrubinemia não conjugada pode decorrer do aumento de produção (p. ex., anemia hemolítica), do comprometimento da captação hepática ou da diminuição da conjugação. Os neonatos estão em risco de *kernicterus* (lesão cerebral decorrente de hiperbilirrubinemia causada pela doença hemolítica do recém-nascido)
Ceruloplasmina sérica	Varia com a idade e o sexo Homens adultos: 19 a 31 mg/dℓ Mulheres adultas: 20 a 51 mg/dℓ	A ceruloplasmina é um reagente de fase aguda sintetizado pelo fígado e é a principal (95%) proteína transportadora de cobre no sangue. Na doença de Wilson, a mutação no gene *ATP7B* resulta em diminuição do transporte de cobre na bile, diminuição da incorporação na ceruloplasmina e diminuição da secreção de ceruloplasmina no sangue. O resultante acúmulo de cobre nos tecidos, particularmente no fígado, no cérebro e nos olhos, causa lesão tóxica. Os efeitos patológicos do excesso de cobre incluem cirrose, sintomas neuropsiquiátricos, hematúria/proteinúria e anéis de Kayser-Fleischer no limbo da córnea
Gamaglutamiltranspeptidase (GGT) sérica	Homens adultos: 8 a 61 U/ℓ Mulheres adultas: 5 a 36 U/ℓ	A GGT está presente em múltiplos tecidos, incluindo fígado, rins e pâncreas. Os maiores níveis de elevação de GGT são observados nas obstruções biliares intra e pós-hepática; os níveis moderados são menos específicos e podem ser observados em todos os tipos de doença hepática (p. ex., hepatite relacionada ao álcool) e no uso de alguns medicamentos (p. ex., anticonvulsantes, contraceptivos orais). Elevações combinadas de fosfatase alcalina e GGT sugerem doença do sistema biliar
Testes para hepatite		
Anticorpo IgM sérico para o vírus da hepatite A (HAV)	Negativo	Os anticorpos IgM direcionados contra o HAV (IgM anti-HAV) são produzidos no início dos sintomas ou alguns dias antes do início; os níveis declinam após 3 a 6 meses e se tornam indetectáveis. A presença de IgM anti-HAV é usada para diagnosticar a infecção aguda por HAV
Anticorpo IgG sérico para o vírus da hepatite A	Negativo	Os anticorpos IgG direcionados contra o HAV (IgG anti-HAV) são produzidos no início dos sintomas clínicos. Esses anticorpos persistem e proporcionam uma imunidade vitalícia para o paciente. A IgG anti-HAV é produzida pela infecção aguda da hepatite A ou por meio de imunização
Reação em cadeia da polimerase (PCR) para o vírus da hepatite A no soro	Negativo	A PCR pode ser usada para detectar o RNA do HAV durante o período virêmico, ou seja, logo após a infecção até a redução dos níveis de ALT. Esse teste não é tão usado como os testes sorológicos para diagnóstico, mas é útil para avaliar surtos ou a resposta à terapia
Anticorpo IgM sérico para o *core* do vírus da hepatite B (HBV)	Negativo	Os anticorpos para o *core* da hepatite B (HBcAb ou Anti-HBc) são produzidos apenas quando o paciente foi naturalmente infectado pelo vírus da hepatite B. A IgM anti-HBc é produzida durante a infecção aguda e diminui após alguns meses, independentemente de ser uma infecção aguda, e se resolve ou permanece crônica. Um teste positivo para IgM indica infecção recente. A IgM anti-HBc pode ser o único teste sorológico que é positivo depois do declínio do antígeno de superfície do HBV e antes do surgimento do anticorpo de superfície do HBV ("período de janela sorológica")
Anticorpo sérico para o antígeno e do vírus da hepatite B (HBeAb)	Negativo	O HBeAb é observado nos pacientes que se recuperam da hepatite aguda e está tipicamente presente antes da conversão de HBsAg em HBsAb. À medida que o HBeAb aumenta, o HBeAg diminui. O HBeAb é um sinal da resolução da hepatite aguda. O HBeAb é produzido nos pacientes que foram naturalmente infectados pelo vírus da hepatite B e está ausente nos indivíduos que foram vacinados
Anticorpo contra o antígeno de superfície (HBsAb ou Anti-HBs) sérico do vírus da hepatite B	Negativo	Os níveis tipicamente aumentam com a resolução da hepatite aguda e com a queda do HBsAg; entretanto, em alguns pacientes, o HBsAb não é detectável durante meses após o desaparecimento do HBsAg; nesses indivíduos, o diagnóstico pode ser confirmado pela detecção de IgM contra a proteína *core* HB. O HBsAb está presente nos indivíduos naturalmente infectados, assim como nos imunizados

Teste	Valores de referência	Fisiopatologia/relevância clínica
Antígeno de superfície (HBsAg) sérico do vírus da hepatite B	Negativo	O HBsAg é o primeiro marcador sorológico a ser detectável até mesmo antes de um paciente tornar-se sintomático, o que tipicamente ocorre em 6 a 16 semanas após a infecção por HBV. Com a resolução da hepatite aguda, o HBsAg desaparece em cerca de 12 semanas após o início dos sintomas
Anticorpos totais séricos para o *core* (HBc) do vírus da hepatite B (HBV)	Negativo	Os anticorpos para HBc podem ser detectados logo após início dos sintomas e após os anticorpos para o antígeno de superfície do HBV estarem presentes. Os anticorpos iniciais são IgM, seguidos de IgG. O total de anticorpos anti-HBc é uma mensuração para IgM e IgG
PCR sérica para o DNA do vírus da hepatite B (HBV)		O DNA do HBV é detectável por 30 dias após a infecção, cerca de 3 semanas antes do aparecimento do HBsAg, atinge um pico na hepatite aguda e diminui lentamente com a resolução da infecção. Embora os métodos sorológicos sejam os meios primários para o diagnóstico na infecção aguda por HBV, a PCR para o DNA do HBV é útil para o diagnóstico da infecção inicial, antes do aparecimento do HBsAg; para diferenciação entre infecções ativas e inativas por HBV; e para monitorar a resposta ao tratamento anti-HBV
Antígeno e sérico do vírus da hepatite B (HBeAg)	Negativo	O antígeno e do vírus da hepatite B (HBeAg) é uma proteína secretora que é observada na replicação viral ativa. O HBeAg pode ser detectado logo após o aparecimento do antígeno de superfície do HBV. A persistência do HBeAg é um indicador de progressão para hepatite crônica. O aparecimento de anticorpos anti-HBe sugere que uma infecção aguda atingiu seu pico e está se resolvendo
Teste de triagem de anticorpo sérico para o vírus da hepatite C (HCV)	Negativo	Os anticorpos IgG para HCV geralmente não são detectáveis nos primeiros 2 meses após a infecção, mas normalmente são observados em 6 meses. O retardo é mais comum nos indivíduos imunocomprometidos. Os anticorpos não conferem proteção contra o vírus. Embora seja geralmente persistente, ele pode se perder com o tempo
RT-PCR sérica para o RNA do vírus da hepatite C (HCV)	Não detectado	O RNA do HCV é detectável 1 a 3 semanas após a infecção (1 a 1,5 mês antes de serem observados anticorpos para o HCV) e pode ser relatado qualitativa ou quantitativamente (via RT-PCR em tempo real). Na infecção crônica por HCV, o RNA circulante do HCV persiste em 90% dos pacientes, apesar da presença de anticorpos neutralizantes
Anticorpos totais séricos para o vírus da hepatite D (HDV)	Negativo	A IgM anti-HDV aparece em 2 a 3 semanas após a infecção e é um indicador confiável de exposição recente ao HDV, mas geralmente tem vida curta. A coinfecção aguda por HDV e HBV está associada à IgM contra HDAg e HBcAg (denotando uma nova infecção da hepatite B). Quando surge hepatite crônica por superinfecção por HDV, o HBsAg está presente no soro, e os anticorpos anti-HDV (IgG e IgM) persistem por meses ou mais
Anticorpos IgG e IgM séricos para o vírus da hepatite E (HEV)	Negativo	Os anticorpos IgM são detectáveis inicialmente e desaparecem dentro de 4 a 5 meses. Os anticorpos IgG aparecem quase imediatamente após a resposta à IgM; não está claro por quanto tempo eles persistem

Agradecemos a revisão útil desta tabela realizada pela Dra. Anjana Pillai, Department of Medicine, University of Chicago. Valores de referência de https://www.mayocliniclabs.com/ com permissão da Mayo Foundation for Medical Education and Research. Todos os direitos reservados. (Adaptada de Deyrup AT, D'Ambrosio D, Muir J et al. Essential Laboratory for Medical Education. *Acad Pathol*. 2022;9. doi: 10.1016/j.acpath.2022.100046.)

15

Pâncreas

VISÃO GERAL DO CAPÍTULO

Anomalias congênitas, 589
Pancreatite, 590
   Pancreatite aguda, 590
      Pseudocistos pancreáticos, 593
   Pancreatite crônica, 593
Neoplasias pancreáticas, 594

Neoplasias císticas, 594
   Cistadenomas serosos, 594
   Neoplasias císticas mucinosas, 595
   Neoplasia mucinosa papilar intraductal, 595
Carcinoma pancreático, 595

O pâncreas é um órgão retroperitoneal, situado em orientação transversa, que se estende da chamada "alça em C" do duodeno até o hilo do baço. Embora o pâncreas não tenha subdivisões anatômicas bem-definidas, os vasos e ligamentos adjacentes servem para demarcar o órgão em cabeça, corpo e cauda.

Na realidade, o pâncreas consiste em dois órgãos acondicionados em um. O primeiro são as ilhotas de Langerhans, que compõem 1 a 2% do pâncreas, estão dispersas por todo o órgão e têm funções endócrinas cruciais. O segundo, a porção exócrina, compõe a maior parte do órgão e é uma fonte importante de enzimas essenciais para a digestão. As doenças que afetam o pâncreas podem dar origem a significativas morbidade e mortalidade. Infelizmente, a localização retroperitoneal do pâncreas e os sinais e sintomas, geralmente inespecíficos e associados a distúrbios da porção exócrina, impossibilitam o diagnóstico de muitas doenças pancreáticas por longos períodos de tempo; portanto, a identificação dos distúrbios pancreáticos requer um alto grau de suspeição.

O *pâncreas exócrino* é composto de *células acinares*, assim como de dúctulos e dutos que transportam suas secreções para o duodeno. As células acinares são responsáveis pela síntese das enzimas digestivas, as quais são sintetizadas como proenzimas inativas armazenadas em *grânulos de zimogênio*. Quando as células acinares são estimuladas a secretar as enzimas, os grânulos se fundem à membrana plasmática apical e liberam seus conteúdos no lúmen acinar central. Essas secreções são transportadas para o duodeno por uma série de dutos anastomosados.

As células epiteliais de revestimento dos dutos também são participantes ativos da secreção pancreática. As células cuboides que revestem os dúctulos menores secretam um líquido rico em bicarbonato, enquanto as células colunares que revestem os dutos maiores produzem a mucina. As células epiteliais dos dutos também expressam o *regulador de condutância transmembrana em fibrose cística* (CFTR, do inglês *cystic fibrosis transmembrane conductance regulator*); a função aberrante dessa proteína de membrana afeta o conteúdo e a viscosidade bioquímicos das secreções pancreáticas, em particular o bicarbonato. A disfunção do CFTR tem um papel fundamental na fisiopatologia da doença pancreática em indivíduos com fibrose cística (Capítulo 4).

Como será discutido adiante, a autodigestão do pâncreas (p. ex., na pancreatite) pode ser um evento catastrófico. Vários mecanismos "de segurança contra falhas" evoluíram para minimizar o risco de ocorrência desse fenômeno:

- A maioria das enzimas pancreáticas é sintetizada como proenzimas inativas e são sequestradas nos grânulos de zimogênio ligados à membrana, como mencionado anteriormente
- *As proenzimas são normalmente ativadas pela tripsina*, a qual, por sua vez, é ativada (a partir do tripsinogênio) pela enteropeptidase duodenal (enteroquinase) no intestino delgado. Portanto, as enzimas pancreáticas são ativadas no duodeno
- Os inibidores da tripsina (p. ex., SPINK1, também conhecido como *inibidor da tripsina secretora pancreática*) também são secretados pelas células acinares e ductais
- Além disso, a tripsina procede à sua autoclivagem e à sua autoinativação por um mecanismo de *feedback* negativo que normalmente impõe um limite aos níveis locais de tripsina ativada. Portanto, a tripsina não é ativada dentro do próprio pâncreas, da mesma forma que não o são as enzimas pancreáticas
- As células acinares são acentuadamente resistentes à ação das enzimas ativadas, como a tripsina, a quimotripsina e a fosfolipase A_2.

Dentre as doenças do pâncreas exócrino, estão a fibrose cística, as anomalias congênitas, as pancreatites aguda e crônica e as neoplasias. A fibrose cística é discutida em detalhes no Capítulo 4; os outros processos patológicos são discutidos neste capítulo.

ANOMALIAS CONGÊNITAS

As anomalias congênitas do pâncreas são raras. As mais significativas são descritas de maneira breve a seguir:

- O pâncreas *divisum* (Figura 15.1) é a anomalia congênita mais comum do pâncreas, com incidência de 3 a 10%. Na maioria dos indivíduos, o duto pancreático principal (o duto de Wirsung) une-se ao duto biliar comum exatamente na posição proximal à papila duodenal maior (de Vater), enquanto o duto pancreático acessório (o duto de Santorini) drena no duodeno por meio de uma papila duodenal menor separada. O pâncreas *divisum* é causado por uma falha na fusão dos sistemas de dutos fetais dos primórdios pancreáticos dorsal e ventral. Consequentemente, a

---

Agradecemos as contribuições do Dr. Anirban Maitra, University of Texas, MD Anderson Cancer Center, Houston, Texas, a este capítulo em edições anteriores.

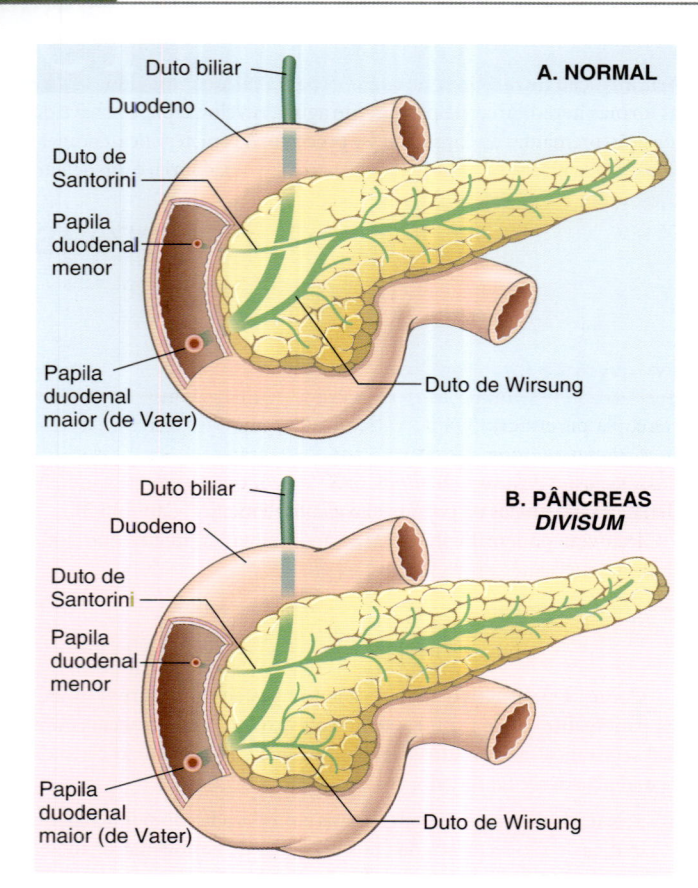

Figura 15.1 Anatomia do duto pancreático em (**A**) pâncreas normal e (**B**) pâncreas *divisum*.

maior parte do pâncreas (formada pelo primórdio pancreático dorsal) drena no duodeno por meio de uma papila menor de pequeno calibre. O duto de Wirsung em indivíduos com pâncreas *divisum* drena somente uma pequena porção da cabeça da glândula através da papila de Vater. Mais de 95% dos indivíduos são assintomáticos. Os restantes 5% desenvolvem pancreatite aguda ou crônica, possivelmente relacionada com a drenagem inadequada das secreções pancreáticas através da papila menor

- O *pâncreas anular* é uma variante relativamente rara de fusão pancreática em que um anel de tecido pancreático envolve completamente o duodeno. Pode manifestar-se com sinais e sintomas de obstrução duodenal, como distensão gástrica e vômito
- O *pâncreas ectópico* consiste em tecido pancreático em localização aberrante, o que ocorre em cerca de 2% da população. Os locais comuns são o estômago e o duodeno, seguidos de jejuno, divertículo de Meckel e íleo. Esses restos embriológicos geralmente são pequenos (variando de milímetros a centímetros de diâmetro) e estão localizados na submucosa; são compostos de ácinos pancreáticos normais e algumas vezes por ilhotas. O pâncreas ectópico, apesar de ser geralmente incidental e assintomático, pode se tornar inflamado, levando à dor, ou – raramente – causar sangramento da mucosa. Aproximadamente 2% dos tumores neuroendócrinos pancreáticos (Capítulo 18) surgem no tecido pancreático ectópico
- Os *cistos congênitos* resultam do desenvolvimento anômalo dos dutos pancreáticos. Na *doença policística*, os rins, o fígado e o pâncreas podem todos conter cistos (Capítulo 12). Os cistos congênitos geralmente são uniloculares e variam em tamanho de microscópicos até 5 cm de diâmetro. São revestidos por epitélio cuboide ou achatado uniforme e são envolvidos por uma fina cápsula fibrosa.

Esses cistos benignos contêm líquido seroso claro – um importante ponto de distinção das neoplasias císticas pancreáticas, que geralmente são *mucinosas* (discutidas adiante).

PANCREATITE

Os distúrbios inflamatórios do pâncreas são divididos em formas aguda e crônica. Na *pancreatite aguda*, a função do pâncreas pode retornar ao normal desde que seja removida a causa de base da inflamação. Em contraste, a *pancreatite crônica* causa destruição irreversível do pâncreas exócrino.

Pancreatite aguda

A pancreatite aguda é um distúrbio inflamatório reversível, de gravidade variável, que vai desde edema focal e necrose gordurosa até a necrose hemorrágica disseminada. É uma condição relativamente comum e séria, com incidência anual de 33 a 74 por 100 mil indivíduos em termos globais. No mundo ocidental, a incidência é de 5 a 35 por 100 mil indivíduos. A mortalidade geral é de cerca de 5%. A incidência da pancreatite aguda é crescente em consequência da obesidade epidêmica e do relacionado aumento da doença calculosa biliar.

Etiologia e patogênese. A causa mais comum de pancreatite aguda nos EUA é a impactação dos cálculos biliares dentro do duto biliar comum, impedindo o fluxo das enzimas pancreáticas através da ampola de Vater ("pancreatite calculosa biliar"); isto é estreitamente seguido de pancreatite secundária à ingestão excessiva de álcool. Em geral, os cálculos biliares e o uso crônico excessivo de álcool são responsáveis por 80% dos casos de pancreatite aguda, e o restante é causado por numerosos fatores (Tabela 15.1). Dentre estes fatores, encontram-se os seguintes:

Tabela 15.1 Fatores etiológicos na pancreatite aguda.

Metabólicos
Distúrbios relacionados com o uso de álcool[a]
Hipertrigliceridemia
Hipercalcemia
Fármacos (p. ex., azatioprina)
Genético
Mutações nos genes do tripsinogênio catiônico (*PRSS1*) e dos inibidores de tripsina (*SPINK1*)
Mecânicos
Cálculos biliares[a]
Trauma
Lesão iatrogênica
Lesão perioperatória
Procedimentos endoscópicos com injeção de contraste
Vasculares
Choque
Ateroembolismo
Poliarterite nodosa
Infecciosos
Caxumba
Vírus Coxsackie

[a]A maioria das causas comuns nos EUA.

- *Obstrução não relacionada com cálculos biliares* dos dutos pancreáticos (p. ex., a decorrente de câncer pancreático ou outras neoplasias periampulares; pâncreas *divisum*; sólidos particulados que se precipitaram da bile ("lama biliar"); ou parasitas, particularmente *Ascaris lumbricoides* e *Clonorchis sinensis*
- *Distúrbios metabólicos*, em especial a hipertrigliceridemia, o hiperparatireoidismo e outros estados hipercalcêmicos. Há relatos de que a hipertrigliceridemia (acima de 1.000 mg/dℓ) causa 5 a 10% dos casos de pancreatite aguda
- *Medicamentos*, incluindo anticonvulsivantes, agentes quimioterápicos para o câncer, diuréticos tiazídicos, estrógenos e muitos outros
- *Infecções* pelo vírus da caxumba ou vírus Coxsackie, que podem infectar as células exócrinas pancreáticas.

É importante notar que cerca de 10 a 20% dos casos de pancreatite aguda não têm uma causa identificável (*pancreatite idiopática*), mas há um conjunto crescente de evidências sugerindo uma base genética subjacente. Por exemplo, um subgrupo desses pacientes com a chamada *pancreatite idiopática* apresenta mutações na linhagem germinativa que afetam vários genes: a forma autossômica dominante é causada com mais frequência por mutações no gene codificador da tripsina, e a maioria das doenças autossômicas recessivas é provocada por mutações no CFTR. Naquelas causadas por mutações no gene *CFTR*, os sintomas estão restritos ao pâncreas (Capítulo 4).

A pancreatite aguda é causada pela autodigestão do pâncreas pela ativação intra-acinar de enzimas pancreáticas. Um estudo sobre as formas hereditárias de pancreatite aguda revelou o papel-chave da ativação prematura da tripsina nesse processo. A característica, compartilhada pela maioria das formas de pancreatite hereditária, é um defeito que aumenta, ou sustenta, a atividade da tripsina, como as mutações no gene *PRSS1*, que codifica o tripsinogênio, a proenzima da tripsina pancreática. As mutações patogênicas alteram o sítio de autoclivagem e de autoinativação da tripsina, anulando um importante mecanismo de *feedback* negativo. Essa modificação leva não apenas à hiperativação da tripsina, mas também à ativação de muitas outras enzimas digestivas que requerem a clivagem da tripsina para sua ativação. As enzimas liberadas podem infligir dano aos vasos sanguíneos, causando hemorragia no parênquima pancreático. A tripsina também converte a pré-calicreína em sua forma ativada, deflagrando, assim, o sistema das cininas; e, pela ativação do fator XII (fator de Hageman), também deflagra os sistemas de coagulação e complemento (Capítulo 3).

Três vias podem incitar a ativação enzimática inicial que pode levar à pancreatite aguda (Figura 15.2):

- *Obstrução do duto pancreático*: a impactação de um cálculo biliar ou de lama biliar, ou a compressão extrínseca do sistema ductal por uma massa, bloqueia o fluxo ductal, aumenta a pressão intraductal e permite o acúmulo de líquido intersticial rico em enzimas. Como a lipase é secretada na forma ativa, o resultado pode ser

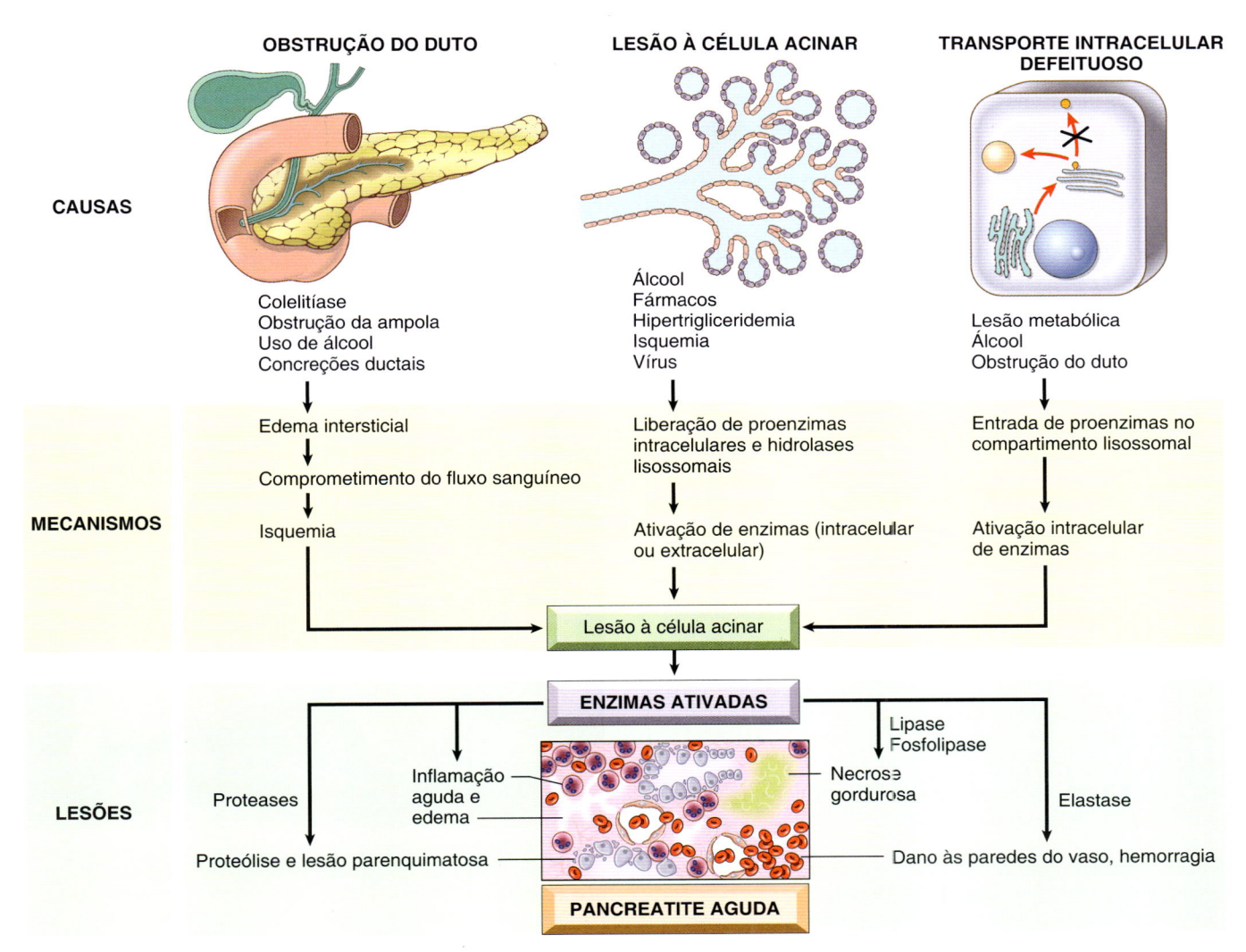

Figura 15.2 Patogênese proposta da pancreatite aguda.

uma necrose gordurosa local. Os tecidos lesionados, os miofibroblastos periacinares e os leucócitos então liberam citocinas pró-inflamatórias que promovem inflamação local e edema intersticial por intermédio do extravasamento a partir de uma microvasculatura com maior permeabilidade. O edema compromete ainda mais o fluxo sanguíneo local, causando insuficiência vascular e lesão isquêmica das células acinares

- *Lesão primária à célula acinar*: esse mecanismo patogênico entra em ação na pancreatite aguda causada por hipertrigliceridemia, uso de álcool (discutido adiante), isquemia, infecções virais (p. ex., caxumba), fármacos e trauma direto ao pâncreas. A toxicidade dos triglicerídeos não é totalmente conhecida. Há uma visão segundo a qual os quilomícrons grandes, ricos em triglicerídeo, retardam a circulação capilar e levam à lesão isquêmica das células acinares pancreáticas. As células lesionadas liberam lipase no interstício, causando hidrólise de triglicerídeos e liberação local de ácidos graxos livres
- *Transporte intracelular defeituoso de proenzimas dentro das células acinares*: nas células acinares saudáveis, as enzimas digestivas destinadas aos grânulos de zimogênio (e, eventualmente, à liberação extracelular) e as enzimas hidrolíticas destinadas aos lisossomos são transportadas em vias distintas após a síntese no retículo endoplasmático. Entretanto, pelo menos em alguns modelos animais de lesão metabólica, as proenzimas pancreáticas e as hidrolases lisossomais são agrupadas em conjunto. Isso resulta em ativação da proenzima, ruptura lisossomal (ação das fosfolipases) e liberação local das enzimas ativadas. Na pancreatite aguda humana, é muito provável uma série semelhante de eventos, embora falte uma prova definitiva.

O consumo de álcool pode causar pancreatite por meio de vários mecanismos (ver Figura 15.2). O álcool aumenta transitoriamente a secreção exócrina pancreática e a contração do esfíncter de Oddi (o músculo regulador do fluxo das secreções pancreáticas através da papila de Vater). O álcool também tem efeitos tóxicos diretos, entre os quais a indução de estresse oxidativo nas células acinares, o que leva ao dano à membrana; além disso, o álcool pode levar à entrada de proenzimas no compartimento lisossomal com subsequente ativação da tripsina intracelular e de outras enzimas digestivas (discutidas anteriormente). Finalmente, a ingestão crônica de álcool resulta em secreção de líquido pancreático rico em proteínas, o que leva à deposição de espessos tampões de proteína e obstrução dos pequenos ductos pancreáticos.

Morfologia

As alterações básicas na pancreatite aguda são **(1) extravasamento microvascular causando edema; (2) necrose gordurosa por lipases; (3) reação inflamatória aguda; (4) destruição proteolítica do parênquima pancreático e dos vasos sanguíneos que leva à hemorragia intersticial.**

Nas formas leves, há edema intersticial e áreas focais de necrose gordurosa no pâncreas, como também gordura peripancreática (Figura 15.3 A). A necrose gordurosa é resultante da destruição enzimática das células adiposas; os ácidos graxos liberados combinam-se com o cálcio para formar sais insolúveis que se precipitam *in situ*.

Nas formas mais graves, como na **pancreatite necrosante aguda**, o dano também envolve as células acinares e ductais, as ilhotas de Langerhans e os vasos sanguíneos. Macroscopicamente, o pâncreas exibe áreas hemorrágicas vermelhos-enegrecidas entremeadas com focos amarelo-esbranquiçados ou empalidecidos de **necrose gordurosa** (Figura 15.3 B). Pode também ocorrer necrose gordurosa na gordura extrapancreática, incluindo o omento e o mesentério intestinal, e até fora da cavidade abdominal (p. ex., na gordura subcutânea). Na maioria dos casos, o peritônio contém um líquido seroso amarronzado ligeiramente turvo e com glóbulos de gordura (derivados do tecido adiposo digerido por enzimas). Na forma mais grave, a **pancreatite hemorrágica**, a necrose parenquimatosa extensa é acompanhada de hemorragia difusa dentro do parênquima da glândula.

Características clínicas. A dor abdominal é a principal manifestação da pancreatite aguda. Sua gravidade varia de leve e desconfortável a grave e incapacitante. A pancreatite aguda é diagnosticada principalmente pela presença de níveis plasmáticos elevados de lipase e amilase, bem como pela exclusão de outras causas de dor abdominal. Em 80% dos casos, a pancreatite aguda é leve e autolimitante; os demais 20% dos casos desenvolvem doença grave.

A pancreatite aguda totalmente desenvolvida é uma emergência médica de primeira ordem. Os indivíduos afetados geralmente apresentam um importante quadro de "abdome agudo" de início súbito, com dor, posição antálgica e ausência de sons intestinais. Caracteristicamente, a dor é constante, intensa e situada na porção superior das costas (em faixa); é preciso diferenciar essa dor daquela similar decorrente da doença ulcerosa péptica perfurada, da cólica biliar, da colecistite aguda com ruptura e da oclusão dos vasos mesentéricos com infarto intestinal.

As manifestações de pancreatite aguda grave são atribuíveis à liberação sistêmica de enzimas digestivas e à ativação explosiva da resposta inflamatória. A avaliação clínica inicial pode revelar leucocitose, coagulação intravascular disseminada (Capítulo 10), síndrome do desconforto respiratório agudo secundária a dano alveolar difuso (Capítulo 11)

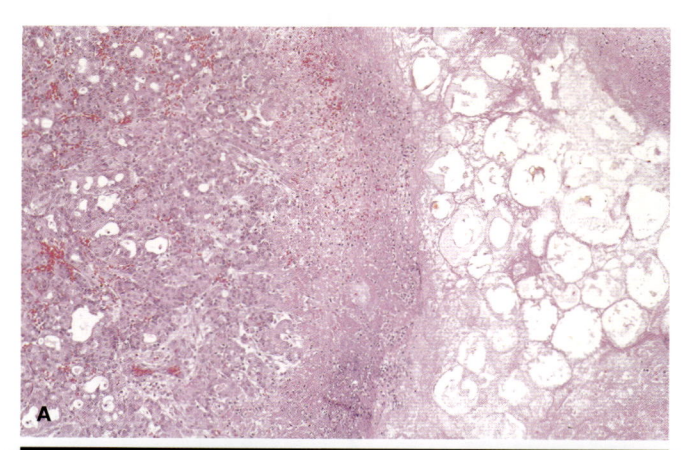

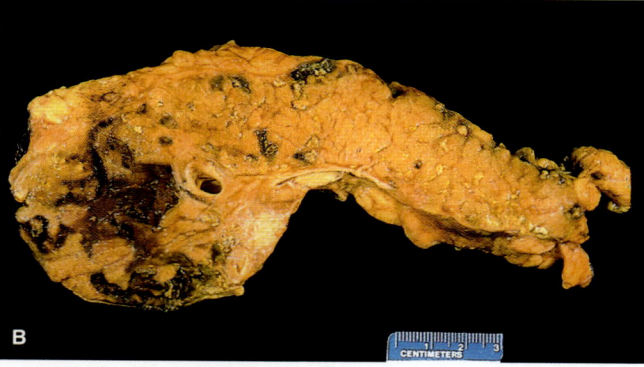

Figura 15.3 Pancreatite aguda. **A.** O campo microscópico mostra uma região de necrose gordurosa (*à direita*) e necrose parenquimatosa pancreática focal (*no centro*). **B.** O pâncreas foi seccionado longitudinalmente para revelar áreas escuras de hemorragia no parênquima pancreático e uma área focal de necrose gordurosa pálida na gordura peripancreática (*parte superior esquerda*).

e necrose gordurosa difusa. O colapso vascular periférico (choque) pode seguir-se rapidamente devida a maior permeabilidade microvascular e resultante hipovolemia. Esses aspectos são agravados pela endotoxemia (decorrente da quebra das barreiras entre a flora gastrintestinal e a corrente sanguínea) e pela insuficiência renal por lesão tubular aguda (Capítulo 12).

Entre os achados laboratoriais, estão a elevação de lipase e amilase séricas, as quais aumentam em 4 a 12 horas após o início da dor. **A lipase sérica é o marcador mais específico e sensível da pancreatite aguda, visto que a amilase sérica tem meia-vida curta e pode voltar ao normal em 3 a 5 dias, enquanto os níveis de lipase permanecem elevados por 8 a 14 dias.** Pode ocorrer hipocalcemia em consequência da precipitação de cálcio em áreas de necrose gordurosa; se persistente, será um mau sinal prognóstico. O pâncreas inflamado aumentado pode ser visualizado por imagens de tomografia computadorizada (TC) ou ressonância magnética (RM).

O ponto crucial do tratamento é a terapia de suporte (p. ex., manutenção da pressão arterial e alívio da dor) e "descansar" o pâncreas por meio da total restrição de alimentos e líquidos por via oral. Em 40 a 60% dos casos de pancreatite necrosante aguda, os resíduos necróticos se tornam infectados, geralmente por microrganismos gram-negativos do sistema digestório, o que complica ainda mais o curso clínico. Embora a maioria dos pacientes com pancreatite aguda se recupere, em uma minoria a liberação sistêmica de enzimas digestivas pode levar a graves consequências, como a síndrome da resposta inflamatória sistêmica com choque e coagulação intravascular disseminada (Capítulo 3), a síndrome do desconforto respiratório agudo (Capítulo 11) e a necrose gordurosa sistêmica. Nesses casos, a pancreatite aguda é uma emergência médica inadiável. Nos pacientes que sobrevivem, as sequelas incluem "*abscessos*" *pancreáticos* estéreis ou infectados, ou *pseudocistos pancreáticos*.

Pseudocistos pancreáticos

Pseudocisto é um acúmulo encapsulado de líquido passível de ocorrer no pâncreas, porém com mais frequência se dá fora dele. Surge semanas após uma crise de pancreatite aguda, quando áreas liquefeitas de tecido necrótico se tornam envoltas por um tecido inflamatório e fibroso sem revestimento epitelial (daí a denominação "pseudo" ou cisto falso) (Figura 15.4). O conteúdo do cisto é rico em enzimas pancreáticas e a avaliação laboratorial do aspirado do cisto pode ser diagnóstica. Os pseudocistos em geral são solitários; mas é comum se fixarem à superfície da glândula e envolver determinados tecidos peripancreáticos, como o omento menor ou o retroperitônio entre o estômago e o cólon transverso ou o fígado. Seu diâmetro pode variar de 2 a 30 cm. Os pseudocistos representam aproximadamente 75% de todos os cistos pancreáticos. A maioria se resolve espontaneamente, mas alguns persistem e predispõem a complicações, tais como infecção, compressão, obstrução das estruturas adjacentes, ruptura e hemorragia.

Pancreatite crônica

A pancreatite crônica caracteriza-se por uma inflamação de longa duração que leva à destruição irreversível do pâncreas exócrino seguida eventualmente por perda das ilhotas de Langerhans. É importante notar que, com o tempo, as crises recorrentes de pancreatite aguda, independentemente da sua etiologia, podem evoluir para pancreatite crônica. É difícil determinar a prevalência de pancreatite crônica, mas provavelmente varia entre 0,04 e 5% da população dos EUA e entre 9 e 62 por 100 mil indivíduos em termos globais.

Patogênese. As pancreatites aguda e crônica compartilham mecanismos patogênicos semelhantes. **A causa mais comum de pancreatite crônica é, de longe, o consumo crônico excessivo de álcool**, especialmente nos homens de meia-idade. O mecanismo de deflagração de lesão pancreática crônica e inflamação pelo álcool é desconhecido; pode alterar a ativação das enzimas digestivas, aumentar a produção dos radicais livres derivados do oxigênio ou, ainda, exercer efeitos tóxicos diretos nas células acinares. Dentre outros fatores predisponentes, está a obstrução funcional ou anatômica do duto.

A pancreatite autoimune é uma forma patogenicamente distinta de pancreatite crônica associada à presença de plasmócitos secretores de IgG4 no pâncreas. A pancreatite autoimune é uma manifestação da doença relacionada à IgG4 (Capítulo 5), que pode envolver múltiplos tecidos. A identificação dessa entidade é importante, pois ela é responsiva às terapias anticélulas B e com corticosteroide.

Até 40% dos indivíduos com pancreatite crônica não apresentam fatores predisponentes reconhecíveis. Cada vez mais é reconhecido que muitos casos "idiopáticos" estão associados às mutações na linhagem germinativa dos genes *CFTR*, *PRRS1* e *SPINK1*, que são os mesmos genes muitas vezes encontrados mutados na pancreatite aguda familiar. Como discutido anteriormente, as mutações em *PRRS1* (codificador do tripsinogênio) e *SPINK1* (codificador do inibidor da tripsina) permitem a ativação excessiva da tripsina.

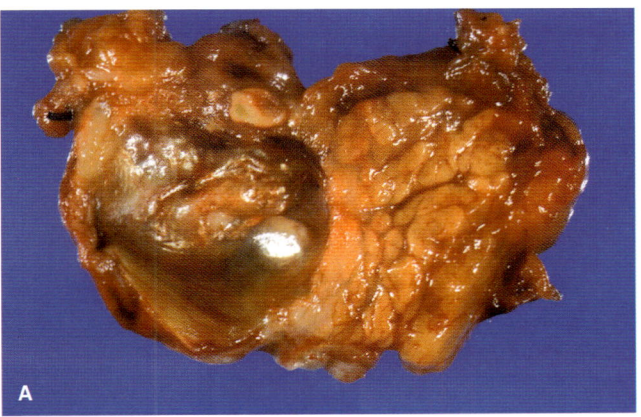

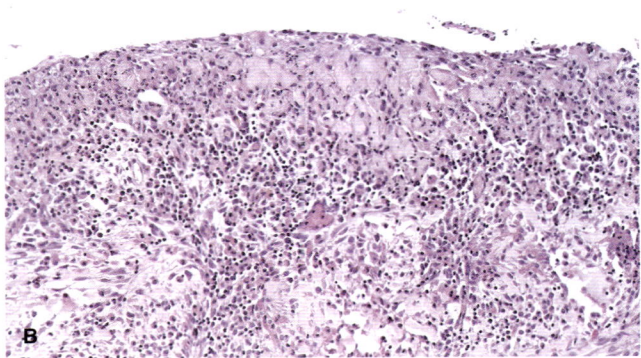

Figura 15.4 Pseudocisto pancreático. **A.** Corte transversal revelando um cisto mal definido com uma parede necrótica amarronzada. **B.** Histologicamente, o cisto não tem um revestimento epitelial; em vez disso, é recoberto por fibrina e tecido de granulação com as alterações típicas da inflamação crônica.

> **Morfologia**
>
> À avaliação macroscópica, a glândula é endurecida, algumas vezes com dutos extremamente dilatados e concreções calcificadas visíveis. Microscopicamente, a pancreatite crônica caracteriza-se por **fibrose parenquimatosa, número e tamanho reduzidos dos ácinos, bem como por uma variável dilatação dos dutos pancreáticos**; inicialmente, as ilhotas de Langerhans são relativamente poupadas (Figura 15.5 A). A **perda acinar** é uma característica constante, em geral com um infiltrado inflamatório crônico ao redor dos lóbulos e dutos remanescentes. O epitélio ductal pode estar atrofiado ou hiperplásico, ou exibir metaplasia escamosa, podendo-se observar concreções ductais (Figura 15.5 B). As ilhotas de Langerhans restantes se tornam incrustadas no tecido fibroso e podem fundir-se e parecer aumentadas; eventualmente, elas também desaparecem.
>
> A pancreatite autoimune caracteriza-se por uma surpreendente infiltração do pâncreas por linfócitos e plasmócitos, muitos dos quais são positivos para IgG4, acompanhada de fibrose "em espiral" e venulite **(pancreatite esclerosante linfoplasmocítica)**.

Características clínicas. Dor abdominal é o sintoma mais comum da pancreatite crônica. Ela pode também se manifestar em crises de repetição de icterícia, indigestão vaga ou persistente, ou dor recorrente abdominal e nas costas, ou ser totalmente silenciosa até o desenvolvimento de insuficiência pancreática exócrina e diabetes (o último em consequência da destruição das ilhotas). As crises podem ser precipitadas pelo uso excessivo de álcool e ingestão alimentar excessiva (a qual aumenta a demanda das secreções pancreáticas), ou por opiáceos ou outros fármacos que aumentam o tônus muscular do esfíncter de Oddi.

O diagnóstico de pancreatite crônica requer um alto grau de suspeição clínica. Com a fibrose extensa, a destruição acinar pode ser tão avançada que as elevações de enzimas estão ausentes. Perda de peso e edema hipoalbuminêmico decorrentes de má absorção causada por insuficiência pancreática exócrina podem também apontar para a doença. A deficiência de vitaminas lipossolúveis, particularmente de vitamina D, pode causar osteopenia. Um achado útil consiste na visualização, por TC ou ultrassonografia, de calcificações dentro do pâncreas.

Embora a pancreatite crônica em geral não represente um risco iminente à vida, a perspectiva a longo prazo é reservada, pois a entidade apresenta uma taxa de mortalidade de 50% em 20 a 25 anos. Os *pseudocistos pancreáticos* (discutidos anteriormente) desenvolvem-se em cerca de 10% dos pacientes. A longo prazo, a complicação mais grave da pancreatite crônica é o câncer pancreático. Os pacientes com pancreatite hereditária associada a mutações no gene *PRSS1* apresentam um risco vitalício de 40% de desenvolvimento de câncer pancreático; o risco de câncer pancreático encontra-se apenas modestamente elevado nas outras formas de pancreatite crônica.

NEOPLASIAS PANCREÁTICAS

As neoplasias pancreáticas exócrinas podem ser císticas ou sólidas. Alguns tumores são benignos, enquanto outros estão entre as malignidades mais letais.

Neoplasias císticas

As neoplasias císticas englobam diversos tumores que vão desde cistos benignos inofensivos até cânceres invasivos e potencialmente letais. Aproximadamente 5 a 15% de todos os cistos pancreáticos são neoplásicos; estes constituem menos de 5% de todas as neoplasias pancreáticas. Há três variantes de neoplasias císticas. Algumas, como as neoplasias císticas serosas, quase sempre são benignas; enquanto outras, como as neoplasias mucinosas papilares intraductais (IPMNs, do inglês *intraductal papillary mucinous neoplasias*) e as neoplasias císticas mucinosas, são pré-cancerosas. A maioria das neoplasias císticas é detectada incidentalmente quando são obtidas imagens abdominais por outras razões. As IPMNs são responsáveis por 38% das lesões, as neoplasias císticas mucinosas representam 23% e os tumores císticos serosos, 16%. Cada um destes é descrito a seguir.

Cistadenomas serosos

Esses tumores são compostos de células cuboides ricas em glicogênio que circundam pequenos cistos contendo um líquido claro cor de palha (Figura 15.6).

Os cistos são pequenos (1 a 3 mm) e podem ser solitários, múltiplos ou presentes como lesões microcísticas. Tipicamente, manifestam-se na sétima década de vida, com sintomas não específicos como dor abdominal; a razão mulheres:homens é 2:1. São quase sempre uniformemente benignos, e a ressecção cirúrgica é curativa na maioria dos pacientes. A maioria dos cistadenomas serosos contém mutações com perda de função somática do gene supressor tumoral de von Hippel-Lindau (*VHL*), que, o leitor recordará, é um regulador negativo do fator α induzido por hipoxia (HIFα, do inglês *hypoxia-inducible factor-α*) (Capítulo 12).

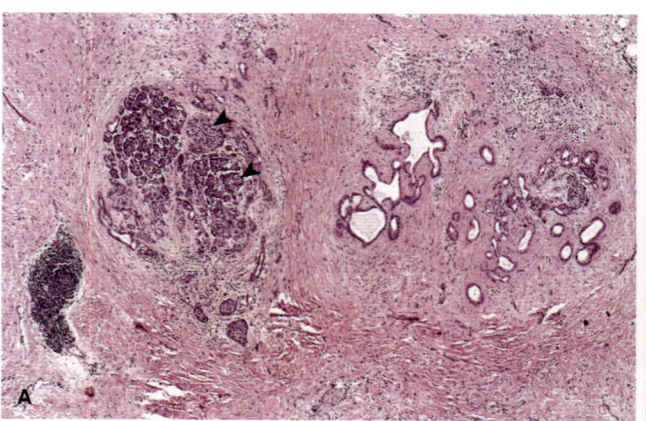

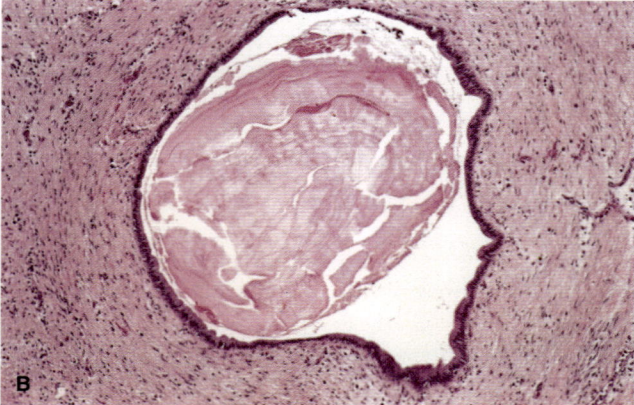

Figura 15.5 Pancreatite crônica. **A.** Fibrose e atrofia extensas deixaram apenas ilhotas residuais (*pontas de seta*) e dutos (*à direita*), com células inflamatórias crônicas e tecido acinar espalhados. **B.** Fotomicrografia de grande aumento mostrando um duto dilatado com concreções eosinofílicas espessas em um paciente com pancreatite crônica relacionada ao álcool.

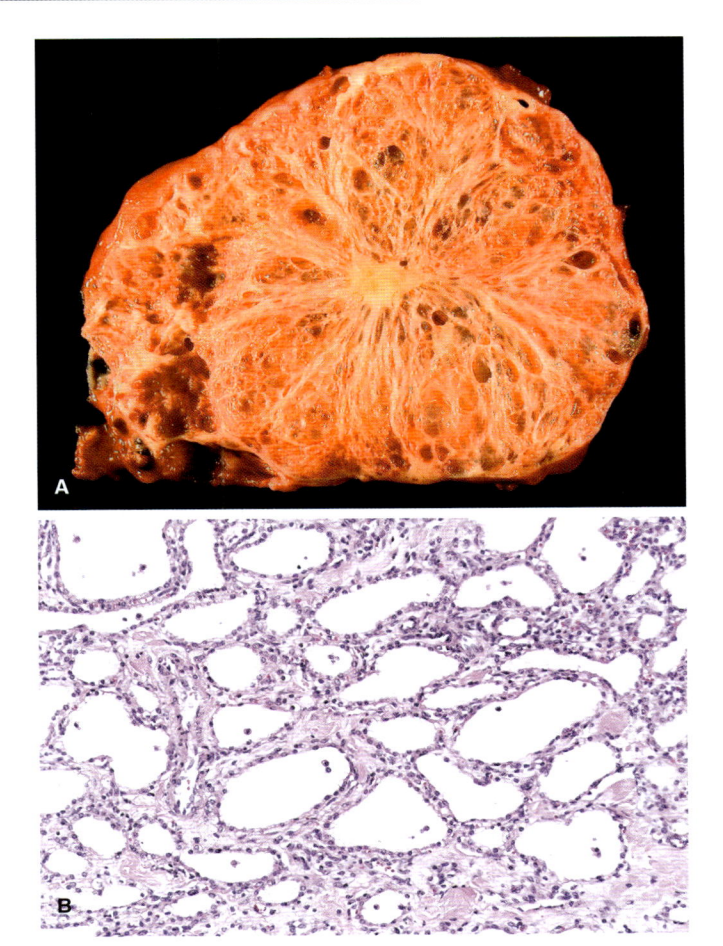

Figura 15.6 Cistadenoma seroso. **A.** Corte transversal através de um cistadenoma seroso. A lesão consiste em lesões microcísticas em "favo de mel", onde permanece apenas uma fina margem de parênquima pancreático normal. Os cistos são relativamente pequenos e contêm um líquido claro cor de palha. **B.** Os cistos são revestidos por epitélio cuboide sem atipia.

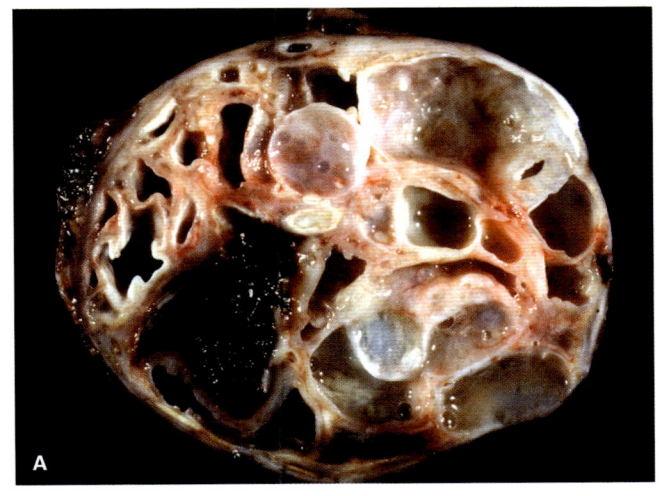

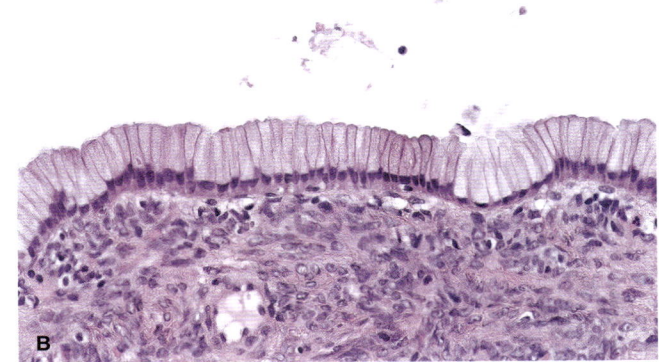

Figura 15.7 Neoplasia cística mucinosa. **A.** Corte transversal através de um cisto multiloculado mucinoso na cauda do pâncreas. Os cistos são grandes e preenchidos por mucina viscosa. **B.** Os cistos são revestidos por epitélio mucinoso colunar com um estroma "ovariano" densamente celular.

Neoplasias císticas mucinosas

Diferentemente dos cistos serosos, aproximadamente 95% das neoplasias mucinosas císticas surgem nas mulheres e são precursoras de carcinomas invasivos. Surgem geralmente na cauda do pâncreas e se apresentam como massas indolores de crescimento lento. Os espaços císticos são preenchidos por mucina espessa e viscosa, e são revestidos por um epitélio colunar mucinoso com um estroma associado densamente celular, semelhante ao do ovário (Figura 15.7). Até um terço desses cistos está associado a um adenocarcinoma invasivo, outra importante diferença dos tumores serosos. Em aproximadamente metade dos casos, as neoplasias císticas mucinosas contêm mutações oncogênicas no gene *KRAS*.

Neoplasia mucinosa papilar intraductal

Em contraste com as neoplasias císticas mucinosas, as IPMNs ocorrem com mais frequência nos homens do que nas mulheres, e é mais comum envolverem a cabeça do pâncreas. As IPMNs surgem no duto pancreático principal, ou em um de seus principais ramos, e não possuem o estroma celular observado nas neoplasias císticas mucinosas (Figura 15.8). Assim como nas neoplasias císticas mucinosas, as IPMNs podem progredir para um câncer invasivo: 70% daquelas que acometem o duto principal incorrem no risco de se transformar em um câncer invasivo, enquanto o risco é menor nas lesões em ramos ductais. Em particular, os carcinomas "coloides" do pâncreas, que são adenocarcinomas associados à abundante produção de mucina extracelular, quase sempre surgem por meio de transformação maligna de uma IPMN. Até 80% das IPMNs contêm mutações em *KRAS*, e dois terços apresentam mutações oncogênicas em *GNAS*, o gene codificador da subunidade alfa de uma proteína G estimuladora, a G_s (Capítulo 18). A ativação constitutiva dessa proteína G eleva os níveis de AMP cíclico, um segundo mensageiro que ativa certas quinases que promovem a proliferação celular.

Carcinoma pancreático

O adenocarcinoma ductal infiltrativo do pâncreas (referido geralmente como *câncer pancreático*) é a terceira principal causa de mortes por câncer nos EUA, superada somente pelos cânceres de pulmão e de cólon. Embora seja substancialmente menos comum que as duas outras malignidades, o carcinoma pancreático está próximo ao topo da lista de "assassinos" porque acarreta uma das mais elevadas taxas de mortalidade. Aproximadamente 60 mil americanos foram diagnosticados com câncer pancreático em 2021, e praticamente todos irão a óbito em um breve período após o diagnóstico; a taxa de sobrevida em 5 anos corresponde a sombrios 8%. A taxa global é de 8 a 14 por 100 mil indivíduos com 6,92 mortes por 100 mil indivíduos.

Patogênese. Como todos os cânceres, o câncer pancreático surge em consequência de mutações hereditárias e adquiridas nos genes associados ao câncer. Em um padrão análogo àquele observado no câncer de cólon de progressão em múltiplas etapas (Capítulos 6 e 13), ocorre um progressivo acúmulo de alterações genéticas no epitélio pancreático, pois progride de lesões precursoras não neoplásicas para lesões precursoras não invasivas, e finalmente para carcinoma invasivo (Figura 15.9). Embora tanto as IPMNs como as neoplasias císticas mucinosas possam progredir para um adenocarcinoma invasivo, **as lesões precursoras mais comuns do câncer pancreático surgem nos pequenos dutos e dúctulos, e são chamadas de neoplasias intraepiteliais pancreáticas (PanINs, do inglês *pancreatic intraepithelial neoplasias*)**. As evidências de que existe uma relação precursora das PanINs com a malignidade incluem as observações de que essas lesões microscópicas frequentemente são encontradas adjacentes aos carcinomas infiltrativos e de que ambos compartilham várias alterações genéticas. Além disso, as células epiteliais nas PanINs mostram um drástico encurtamento do telômero, o que potencialmente predispõe essas lesões a anormalidades cromossômicas patogênicas passíveis de contribuir para a aquisição do espectro total das características do câncer. É necessário observar que, embora a maioria dos cânceres pancreáticos surja das PanINs, a maioria destas PanINs não progride para uma franca malignidade.

O recente sequenciamento do genoma do câncer pancreático confirmou que **quatro genes são afetados com mais frequência pelas mutações somáticas nessa neoplasia: *KRAS*, *CDKN2A/p16*, *SMAD4* e *TP53*:**

- *KRAS é o oncogene alterado com mais frequência no câncer pancreático*; em mais de 90% dos casos, ele é ativado por uma mutação pontual. Essas mutações comprometem a atividade intrínseca da GTPase da proteína KRAS para que ela seja constitutivamente ativa. Por sua vez, KRAS ativa várias vias de sinalização intracelular que promovem a carcinogênese (Capítulo 6)
- *CDKN2A é inativado em 30% dos casos*. Esse *locus* complexo codifica duas proteínas supressoras tumorais (Capítulo 6): p16/INK4a, um inibidor da quinase dependente da ciclina que antagoniza a progressão do ciclo celular; e ARF, uma proteína que aumenta a função da proteína supressora tumoral p53
- *O gene supressor tumoral SMAD4 está inativado em 55% dos cânceres pancreáticos* e apenas raramente nos outros tumores; ele codifica para uma proteína que tem um importante papel na transdução do sinal a jusante do receptor do fator transformador de crescimento β

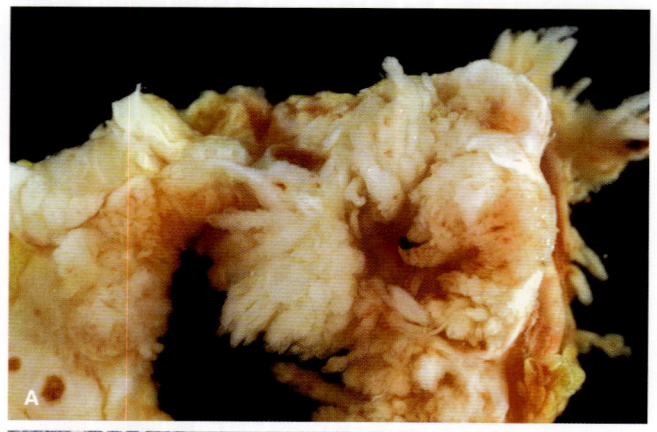

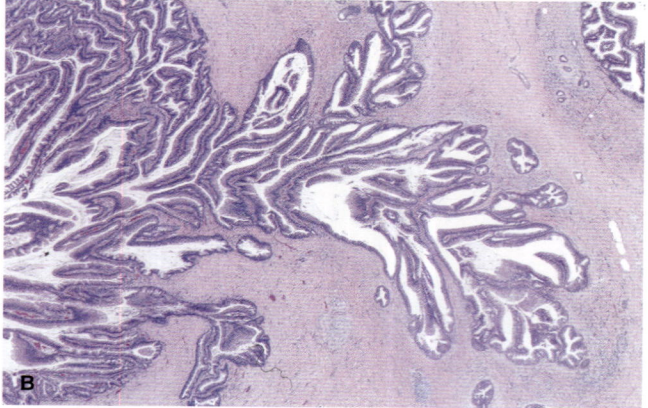

Figura 15.8 Neoplasia mucinosa papilar intraductal. **A.** Corte transversal através da cabeça do pâncreas mostrando uma proeminente neoplasia papilar distendendo o duto pancreático principal. **B.** A neoplasia mucinosa papilar envolve o duto pancreático principal (*à esquerda*) e se estende inferiormente até os pequenos dutos e dúctulos (*à direita*).

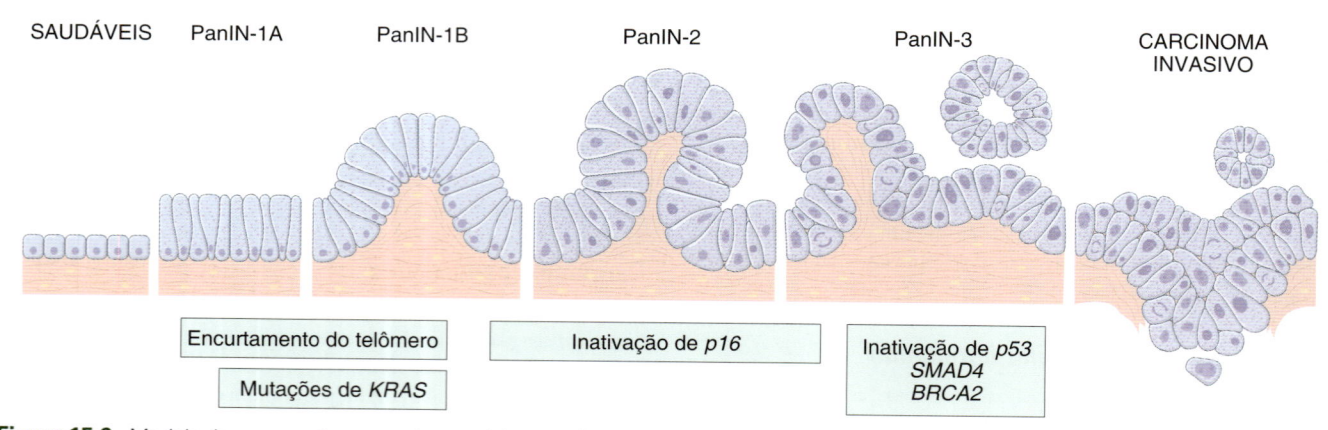

Figura 15.9 Modelo de progressão para o desenvolvimento de câncer pancreático. Postula-se que o encurtamento do telômero e as mutações do oncogene *KRAS* ocorram nos estádios iniciais da carcinogênese, enquanto a inativação do gene supressor tumoral *p16* ocorre nos estádios intermediários e a inativação dos genes supressores tumorais *TP53*, *SMAD4* e *BRCA2* ocorre nos estádios finais. Observe que, apesar de haver uma sequência temporal geral de alterações, o acúmulo de múltiplas mutações é mais importante do que a sua ocorrência em uma ordem específica. Os estádios referem-se aos estádios de desenvolvimento do câncer, não ao estadiamento clínico. PanIN, neoplasia intraepitelial pancreática. Os números após os dísticos no alto referem-se aos estádios de desenvolvimento de PanINs. (Adaptada de Maitra A, Hruban RH: Pancreatic cancer, *Annu Rev Pathol Mech Dis* 3:157, 2008.)

- *A inativação do gene supressor tumoral TP53 ocorre em 70 a 75% dos cânceres pancreáticos.* Seu produto genético, p53, atua para impor pontos de controle (*checkpoints*) ao ciclo celular e como um indutor de apoptose ou senescência (Capítulo 6). *BRCA2* também está mutado na fase tardia de um subgrupo de cânceres pancreáticos.

O câncer pancreático é principalmente uma doença de indivíduos idosos, e 80% dos casos ocorrem entre 60 e 80 anos. A influência ambiental mais forte é o tabagismo, que duplica o risco. A pancreatite crônica de longa duração e o diabetes também estão associados a um risco modestamente maior de câncer pancreático. Além de serem fatores de risco para o câncer pancreático, a pancreatite crônica e o diabetes podem ser manifestações dessa malignidade. Assim, por exemplo, os tumores que surgem na cabeça do pâncreas geralmente causam pancreatite crônica no parênquima distal, enquanto o diabetes causado por obstrução do duto e subsequente pancreatite pode ser a manifestação de uma neoplasia subjacente. De fato, aproximadamente 1% da população idosa com diabetes de início recente apresenta câncer pancreático sem suspeição prévia. Há relatos de relação familiar no câncer pancreático, e um número crescente de defeitos genéticos hereditários são agora reconhecidos como fatores que aumentam o risco desse câncer. Incluídas nestes fatores, estão as mutações na linhagem germinativa do gene *BRCA2* do câncer de mama/ovário familiar e nos genes de reparo de incompatibilidade, ambas observadas em aproximadamente 10% dos casos.

> ### Morfologia
>
> **Aproximadamente 60% dos cânceres pancreáticos surgem na cabeça da glândula, 15% no corpo e 5% na cauda; nos restantes 20%, a neoplasia envolve de maneira difusa todo o órgão.** Os carcinomas do pâncreas geralmente são massas duras, estreladas, branco-acinzentadas e mal definidas (Figura 15.10 A).
>
> Dois traços são característicos do câncer pancreático: é altamente invasivo (até os cânceres pancreáticos invasivos "iniciais" invadem extensamente os tecidos peripancreáticos) e desencadeia uma intensa reação do hospedeiro na forma de uma fibrose densa (**resposta desmoplásica**).
>
> **A maioria dos carcinomas da cabeça do pâncreas obstrui o duto biliar comum distal** à medida que ele prossegue através da cabeça do pâncreas. Em 50% desses casos, há uma acentuada distensão da árvore biliar, e os pacientes geralmente exibem icterícia. Em contraste, os carcinomas do corpo e da cauda do pâncreas não afetam o sistema biliar. Os cânceres pancreáticos geralmente se estendem através do espaço retroperitoneal, comprimindo os nervos adjacentes (sendo, desse modo, responsáveis pela dor), e ocasionalmente invadem o baço, as glândulas adrenais, a coluna vertebral, o cólon transverso e o estômago. Os linfonodos peripancreáticos, gástricos, mesentéricos, omentais e da porta hepática são envolvidos com frequência, e o fígado muitas vezes está aumentado com depósitos metastáticos. Podem ocorrer metástases a distância, principalmente para os pulmões e os ossos.
>
> Ao exame microscópico, o carcinoma pancreático geralmente é um **adenocarcinoma moderadamente ou pouco diferenciado** que forma glândulas abortivas com secreção de mucina ou agregados celulares, além de exibir um padrão de crescimento agressivo profundamente infiltrativo (Figura 15.10 B). Uma densa fibrose estromal acompanha a invasão do tumor, e há tendência à invasão perineural dentro e além do órgão. A invasão linfática também é observada com frequência.

Características clínicas. **Os carcinomas do pâncreas tipicamente permanecem silenciosos até que sua extensão afete alguma outra estrutura.** Geralmente, a dor é o primeiro sintoma, porém muitas vezes nesse ponto esses cânceres não são passíveis de cura.

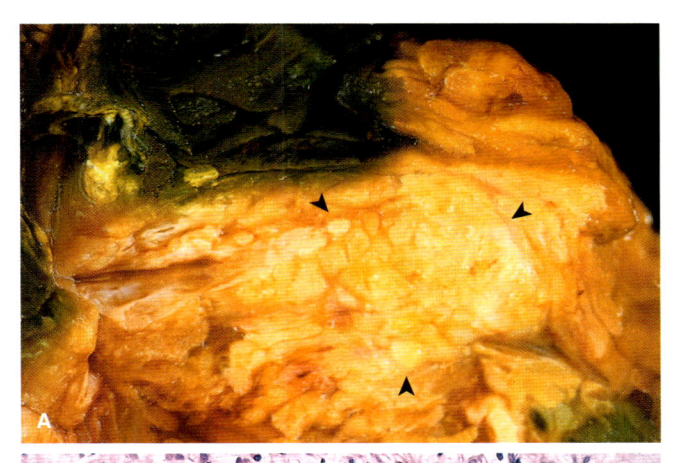

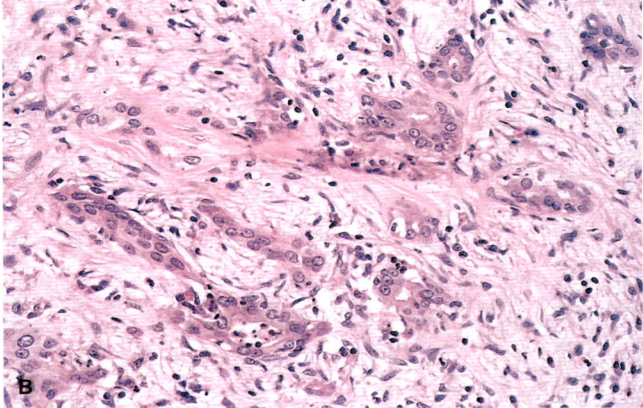

Figura 15.10 Carcinoma do pâncreas. **A.** Corte transversal através da cabeça do pâncreas e do duto biliar comum adjacente mostrando massa mal definida no parênquima pancreático (*pontas de seta*) e a coloração esverdeada do duto resultante da obstrução total do fluxo de bile. **B.** Glândulas malformadas estão presentes em um estroma densamente fibrótico (desmoplásico) dentro do parênquima pancreático.

A *icterícia obstrutiva* pode estar associada ao carcinoma na cabeça do pâncreas, mas raramente ela chama atenção para o câncer de forma precoce o suficiente para se realizar uma intervenção oportuna. Perda de peso, anorexia e mal-estar generalizado, além de fraqueza, são manifestações da doença avançada. Ocorre *tromboflebite migratória* (*síndrome de Trousseau*) em cerca de 10% dos pacientes, e esta é atribuível à produção dos fatores de agregação de plaquetas e pró-coagulantes pelo tumor ou de seus produtos necróticos (Capítulo 6). Como mencionado anteriormente, o diabetes de início recente é a primeira manifestação do câncer pancreático em alguns pacientes.

O curso clínico do carcinoma pancreático é rapidamente progressivo e, muitas vezes, lamentavelmente breve. Menos de 20% dos cânceres pancreáticos são ressecáveis no momento do diagnóstico. Há muito tempo se reconhece que há uma profunda necessidade de biomarcadores capazes de detectar precocemente os cânceres pancreáticos potencialmente curáveis. Embora os níveis séricos de muitas enzimas e antígenos (p. ex., antígenos carcinoembrionários e CA19-9) estejam elevados, esses marcadores não são específicos nem sensíveis o suficiente para serem úteis em triagens. Vários métodos de imagem, como a ultrassonografia endoscópica e a TC de alta resolução, são úteis para investigação em casos de suspeita de câncer, mas não são exames práticos para triagem.

REVISÃO RÁPIDA

Pancreatite
- A *pancreatite aguda* caracteriza-se por inflamação e dano parenquimatoso reversível que varia de edema focal e necrose gordurosa até necrose parenquimatosa disseminada e hemorragia; a apresentação clínica é amplamente variável, desde uma leve dor abdominal até o colapso vascular rapidamente fatal
- A *pancreatite crônica* caracteriza-se por dano parenquimatoso irreversível e formação de tecido cicatricial; dentre as apresentações clínicas, estão má absorção crônica (decorrente de insuficiência pancreática exócrina) e diabetes (por perda de células das ilhotas)
- Ambas as entidades compartilham mecanismos patogênicos similares; na realidade, a pancreatite aguda recorrente pode resultar em pancreatite crônica. A *obstrução ductal por cálculos biliares e ingestão alcoólica excessiva crônica* são as causas mais comuns em ambas as formas. A ativação inadequada das enzimas digestivas pancreáticas (por mutações em genes codificadores de inibidores do tripsinogênio ou da tripsina) e a lesão acinar primária (decorrente de toxinas, infecções, isquemia ou trauma) também causam pancreatite. Em alguns casos, a mutação no gene *CFTR* está subjacente à pancreatite.

Neoplasias pancreáticas
- Praticamente todas as neoplasias císticas serosas são benignas; as neoplasias císticas mucinosas e as neoplasias mucinosas papilares intraductais são curáveis, mas acarretam um risco mais alto de desenvolvimento de câncer
- O câncer pancreático provavelmente surge de lesões precursoras não invasivas (com mais frequência, PanINs) que se desenvolvem pelo acúmulo progressivo de mutações de oncogenes (p. ex., *KRAS*) e genes supressores tumorais (p. ex., *CDKN2A/p16*, *TP53* e *SMAD4*)
- Tipicamente, essas neoplasias são adenocarcinomas ductais que produzem uma intensa resposta desmoplásica
- A maioria dos cânceres pancreáticos é diagnosticada em um estádio avançado, e eles são responsáveis pela alta taxa de mortalidade
- A icterícia obstrutiva é uma característica do carcinoma da cabeça do pâncreas; muitos pacientes também experimentam uma dor debilitante
- Os carcinomas da cauda do pâncreas geralmente não são detectados até a fase tardia de seu curso.

Exames laboratoriais

Teste	Valor normal	Fisiopatologia/relevância clínica
Amilase sérica	28 a 100 U/ℓ	A amilase hidrolisa os carboidratos complexos e é secretada primariamente pelas glândulas salivares e pelo pâncreas. Seu nível aumenta com a inflamação da glândula ou obstrução do duto. O nível de amilase está aumentado na pancreatite aguda, no pseudocisto pancreático e na obstrução do duto pancreático (p. ex., coledocolitíase, câncer pancreático). Na pancreatite aguda, os níveis de amilase aumentam rapidamente (4 a 12 horas após o início dos sintomas), mas declinam até o normal em 3 a 5 dias. O nível de lipase sérica atualmente é o teste preferido para o diagnóstico de pancreatite aguda (ver adiante). Os níveis de amilase estão diminuídos na insuficiência pancreática e na pancreatite crônica
Lipase sérica	13 a 60 U/ℓ	A lipase é uma enzima digestiva produzida nas células pancreáticas acinares e secretada no interior do duodeno para digerir lipídios. Com a lesão às células acinares (p. ex., pancreatite aguda), a lipase é liberada no pâncreas, onde ela contribui para o dano tecidual local, que inclui inflamação aguda, autodigestão do parênquima pancreático, necrose gordurosa e dano vascular. Na pancreatite aguda, a lipase sérica está elevada, tipicamente em mais de três vezes o limite superior ao normal. A elevação ocorre dentro de 4 a 8 horas e os níveis podem permanecer elevados por até 14 dias. É um teste mais sensível e específico para pancreatite aguda. O grau de elevação da lipase não se correlaciona com a gravidade da pancreatite

Valores de referência de https://www.mayocliniclabs.com/ com permissão da Mayo Foundation for Medical Education and Research. Todos os direitos reservados. (Adaptada de Deyrup AT, D'Ambrosio D, Muir J et al. Essential Laboratory Tests for Medical Education. *Acad Pathol.* 2022;9. doi: 10.1016/j.acpath.2022.100046.)

Sistema Genital Masculino e Trato Urinário Inferior

VISÃO GERAL DO CAPÍTULO

Pênis, 599
   Malformações, 599
   Lesões inflamatórias, 599
   Neoplasias, 599
Bolsa escrotal, testículos e epidídimo, 600
   Criptorquidia e atrofia testicular, 600
   Lesões inflamatórias, 600
   Distúrbios vasculares, 600
   Neoplasias testiculares, 601
Próstata, 604
   Prostatite, 604
   Hiperplasia prostática benigna, 605
   Carcinoma da próstata, 606
Trato urinário inferior, 608

Ureter, 608
Bexiga urinária, 608
   Condições não neoplásicas, 608
   Neoplasias, 609
Infecções sexualmente transmissíveis, 610
   Sífilis, 611
   Gonorreia, 613
   Uretrite e cervicite não gonocócicas, 614
   Linfogranuloma venéreo, 615
   Cancroide (cancro mole), 615
   Tricomoníase, 615
   Herpes simples genital, 616
   Infecção por papilomavírus humano, 616

PÊNIS

Malformações

Dentre as malformações mais comuns do pênis, estão aquelas em que o orifício uretral distal se encontra em localização anormal na face ventral (*hipospadia*) ou dorsal (*epispadia*) do pênis. O orifício anômalo pode estar contraído, resultando em obstrução do trato urinário e maior risco de infecções. A hipospadia ocorre em 1 de 300 nascimentos vivos masculinos e pode estar associada a outras anomalias congênitas, como hérnia inguinal e testículo não descido.

Lesões inflamatórias

Os termos *balanite* e *balanopostite* referem-se à inflamação local da glande peniana e do prepúcio sobrejacente, respectivamente, causada por infecção. Os agentes mais comuns são: *Candida albicans*; bactérias anaeróbicas, entre as quais a *Gardnerella*; e bactérias piogênicas. A maioria dos casos ocorre por má higiene em homens não circuncidados que leva ao acúmulo de células epiteliais descamadas, suor e resíduos, denominado *esmegma*, que atua como um irritante local e facilita a infecção. *Fimose* é uma condição em que o prepúcio não pode ser retraído com facilidade sobre a glande peniana, geralmente por formação de tecido cicatricial secundária à balanopostite, mas pode também ser uma anomalia congênita.

Agradecemos as contribuições do Dr. Jonathan I. Epstein e da Dra. Tamara L. Lotan, Department of Pathology, Johns Hopkins University School of Medicine, Baltimore, Maryland, a este capítulo em várias edições anteriores. Os editores também são gratos ao Dr. George Jabboure Netto, Department of Pathology, University of Alabama at Birmingham pelas contribuições a este capítulo.

Neoplasias

A maioria (mais de 95%) das malignidades penianas é constituída por carcinomas de células escamosas, que são muito raros nos EUA, na Europa e em outros países que dispõem de mais recursos; entretanto, nos países mais carentes de recursos, o carcinoma peniano representa cerca de 10 a 20% dos cânceres em homens. A maioria dos casos ocorre em pacientes não circuncidados e acima de 40 anos. O estado de baixa renda, os hábitos higiênicos precários, o tabagismo, a inflamação crônica e a infecção por papilomavírus humano (HPV, do inglês *human papillomavirus*) são fatores de risco.

O *precursor do carcinoma de células escamosas do pênis* (neoplasia intraepitelial peniana [NIP]) afeta com mais frequência a haste peniana e a bolsa escrotal de homens idosos e sua aparência macroscópica consiste em uma placa solitária. O exame histológico revela células displásicas em toda a epiderme sem invasão do estroma subjacente (Figura 16.1). Dez por cento dos pacientes subsequentemente desenvolvem um carcinoma invasivo de células escamosas.

O *carcinoma invasivo de células escamosas* do pênis surge geralmente na glande peniana ou no prepúcio como uma lesão papular, encrostada e acinzentada. A infiltração do tecido conjuntivo subjacente produz uma lesão endurecida, ulcerada e com margens irregulares (Figura 16.2). Está associada às infecções por HPV-16 e HPV-18 (tipos de alto risco). Histologicamente, muitas vezes, o tumor é um típico carcinoma de células escamosas dos queratinócitos. O prognóstico está relacionado com o estádio do tumor. Os pacientes com metástase para múltiplos linfonodos (três ou mais) ou para os linfonodos inguinais bilaterais ou pélvicos têm mau prognóstico. O *carcinoma verrucoso*, uma variante do carcinoma de células escamosas não relacionado com o HPV, caracteriza-se pela arquitetura papilar, praticamente sem atipia citológica e margens profundas, arredondadas e aumentadas; esses tumores são localmente invasivos, mas não emitem metástase.

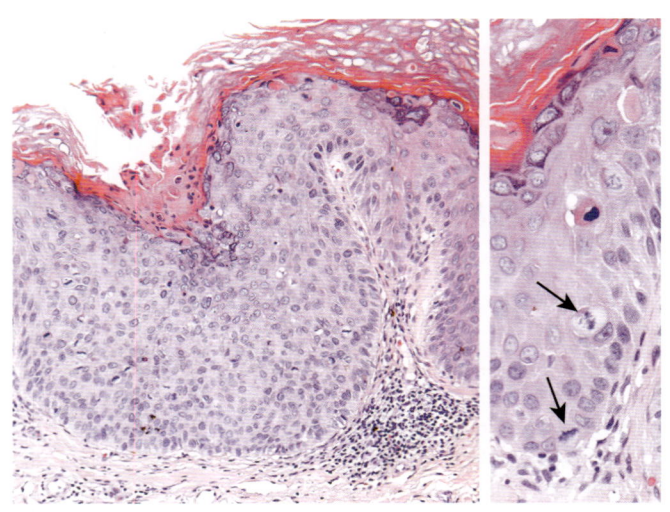

Figura 16.1 Neoplasia intraepitelial peniana (NIP) de alto grau. O epitélio acima da membrana basal intacta mostra maturação e desorganização retardadas (*à esquerda*). A maior magnificação (*à direita*) mostra várias figuras mitóticas (*setas*), uma das quais acima da camada basal.

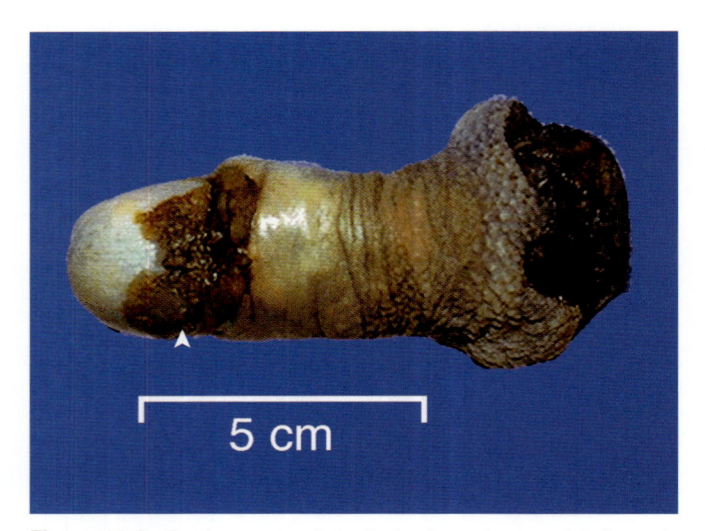

Figura 16.2 Carcinoma do pênis. A glande peniana está deformada por uma massa infiltrativa ulcerada. (De Klatt EC: *Robbins and Cotran Atlas of Pathology*, ed 4, Figura 12.6, Philadelphia, 2021, Elsevier.)

BOLSA ESCROTAL, TESTÍCULOS E EPIDÍDIMO

Vários processos inflamatórios podem afetar a pele da bolsa escrotal, incluindo infecções fúngicas locais e dermatoses sistêmicas, como a psoríase (Capítulo 22). As neoplasias da bolsa escrotal são raras; dentre estas, a mais comum é o *carcinoma de células escamosas*. O aumento de tamanho da bolsa escrotal pode se dever ao acúmulo de líquido na túnica vaginal: *hidrocele* (líquido seroso), que pode ser idiopático ou ocorrer em resposta a infecções ou tumores adjacentes; *hematocele* (sangue), secundária a trauma ou torção; e *quilocele* (líquido linfático), que pode ser secundária à filariose. O líquido claro de uma hidrocele permite a passagem da luz (transluminescência), o que permite a distinção de outros líquidos e tumores dos testículos.

Criptorquidia e atrofia testicular

Criptorquidia é uma falha completa ou parcial da descida dos testículos intra-abdominais para a bolsa escrotal. Está associada a disfunção testicular e maior risco de câncer testicular. A criptorquidia é encontrada em aproximadamente 1% dos meninos de 1 ano. Normalmente, os testículos descem da cavidade abdominal para o interior da pelve no terceiro mês de gestação e, então, através dos canais inguinais para dentro da bolsa escrotal durante os últimos 2 meses de vida intrauterina. O diagnóstico de criptorquidia é estabelecido com certeza somente após 1 ano, particularmente em neonatos prematuros, uma vez que a descida testicular para o interior da bolsa escrotal nem sempre está completa ao nascimento. A condição é bilateral em aproximadamente 25% dos pacientes afetados. Como os testículos não descidos se tornam atróficos, a criptorquidia bilateral resulta em esterilidade. Mesmo a criptorquidia unilateral pode estar associada à atrofia da gônada contralateral descida.

Além da infertilidade, a falha na descida testicular está associada a maior risco de câncer testicular. Os pacientes com criptorquidia unilateral também estão em maior risco de desenvolvimento de câncer no testículo contralateral normalmente descido, o que sugere que uma anormalidade intrínseca, em vez de uma simples falha na descida, está relacionada com o aumento no risco tanto de câncer como de atrofia testicular e esterilidade mencionadas anteriormente. Os testículos criptorquídicos são pequenos e firmes. As alterações histológicas no testículo mal posicionado começam já aos 2 anos e consistem em espessamento da membrana basal, perda de espermatogônias, aumento do estroma intersticial e relativa proeminência das células de Leydig. A *neoplasia de células germinativas in situ* (discutida adiante) pode estar presente em testículos criptorquídicos, e é uma provável precursora dos subsequentes tumores de células germinativas. As recomendações atuais são para o reposicionamento cirúrgico (orquiopexia), a ser realizado dos 6 aos 12 meses de vida.

Lesões inflamatórias

As lesões inflamatórias do testículo são mais comuns no epidídimo do que no testículo propriamente dito. As doenças infecciosas sexualmente transmissíveis são discutidas posteriormente no capítulo. São outras causas de inflamação testicular a epididimite e a orquite não específicas, a caxumba e a tuberculose.

- A *epididimite* e a *orquite não específicas* iniciam-se geralmente como uma infecção primária do trato urinário que se dissemina para os testículos pelo duto deferente ou pelos vasos linfáticos do funículo espermático. O testículo envolvido apresenta-se edemaciado e sensível, e o exame histológico revela numerosos neutrófilos
- A *infecção da caxumba* envolvendo os testículos é rara em crianças, mas ocorre em cerca de 20 a 30% dos homens na pós-puberdade; tipicamente, a orquite intersticial aguda desenvolve-se 1 semana após o início do edema das glândulas parótidas. A esterilidade é uma complicação rara
- A *tuberculose testicular* é a causa mais comum de inflamação granulomatosa testicular. Inicia-se geralmente como uma epididimite com envolvimento secundário do testículo. Os achados histológicos são idênticos aos observados na tuberculose ativa em outra parte do corpo. Dentre outras causas de inflamação granulomatosa, está a orquite autoimune, que às vezes se desenvolve após lesão e liberação de antígenos testiculares normalmente retidos no interior das células.

Distúrbios vasculares

A *torção* do funículo espermático resulta geralmente em obstrução da drenagem venosa testicular, enquanto as artérias de paredes espessas e mais resilientes permanecem patentes. Se não tratada, resultará em intenso ingurgitamento vascular e infarto. Há dois tipos de torção testicular: a *torção neonatal*, que ocorre no útero ou logo após o nascimento sem um defeito anatômico associado, e a *torção "adulta"*. A última resulta de um defeito anatômico bilateral na ancoragem do testículo na bolsa escrotal que leva à sua maior mobilidade. A torção adulta ocorre tipicamente na adolescência e se manifesta com dor testicular de início súbito.

A torção constitui uma das poucas emergências urológicas. Se for possível reverter manualmente a torção do testículo dentro de 6 horas após seu início, ele permanecerá viável. A *orquiopexia* contralateral é realizada para evitar a recorrência no testículo não afetado.

Neoplasias testiculares

Noventa e cinco por cento dos tumores testiculares surgem de células germinativas, e quase todos são malignos. Em contraste, os tumores estromais do cordão sexual derivados das células de Sertoli ou de Leydig são raros e geralmente benignos. O foco do resto dessa discussão é voltado para os tumores testiculares de células germinativas.

Patogênese. A causa das neoplasias testiculares ainda é pouco conhecida; tanto fatores genéticos como ambientais contribuem para o seu desenvolvimento. A incidência é menor na África e na Ásia, mas tem aumentado em todo o mundo nas últimas décadas. O histórico familiar é importante, uma vez que pais e filhos de pacientes afetados apresentam um risco 4 vezes maior de ocorrência, enquanto nos irmãos de homens com tumores de células germinativas esse risco é cerca de 8 a 10 vezes maior. Como discutido anteriormente, a criptorquidia está associada a risco aumentado de câncer no testículo não descido, assim como no testículo contralateral descido. Em conformidade com esse fato, um histórico de criptorquidia está presente em aproximadamente 10% dos casos de câncer testicular. As síndromes intersexuais, incluindo a síndrome da insensibilidade ao androgênio e a disgenesia gonadal, também estão associadas a maior frequência de câncer testicular. O desenvolvimento de câncer em um testículo está associado a um risco acentuadamente elevado de neoplasia no testículo contralateral. Cópias extras do braço curto do cromossomo 12, geralmente decorrentes da presença de um isocromossomo 12 [i(12p)], são encontradas em praticamente todos os tumores de células germinativas; não se sabe quais genes nesse segmento cromossômico estão ligados à tumorigênese. Mutações oncogênicas em *KIT* são encontradas em até 25% dos tumores.

A maioria dos tumores testiculares em homens pós-púberes surge de uma lesão precursora chamada *neoplasia de células germinativas in situ*. Essa lesão está presente nas condições associadas a alto risco de desenvolvimento de tumores de células germinativas (p. ex., criptorquidia) e exibe a mesma anormalidade do cromossomo 12 quando associada a tumores de células germinativas totalmente desenvolvidos. A neoplasia de células germinativas *in situ* é encontrada geralmente no tecido testicular adjacente aos tumores de células germinativas. É preciso lembrar que em muitos outros órgãos (p. ex., pâncreas, cólon, próstata), também são encontradas lesões precursoras adjacentes aos cânceres.

Os tumores testiculares de células germinativas são subclassificados em seminoma e tumores não seminomatosos (Tabela 16.1). O seminoma é mais comum, pois é responsável por cerca de 50% das neoplasias testiculares de células germinativas. Histologicamente, são idênticas aos tumores chamados *disgerminomas*, que ocorrem no ovário, e aos *germinomas*, que ocorrem no sistema nervoso central e outros locais extragonadais.

> ### Morfologia
>
> A composição dos tumores de células germinativas pode ser de um único tipo (cerca de 60% dos casos) ou de múltiplos tipos histológicos. O **seminoma** apresenta-se como um tumor mole, bem demarcado e branco-acinzentado que é abaulado a partir da superfície cortada do testículo afetado (Figura 16.3). Os tumores grandes podem conter focos de necrose coagulativa, geralmente sem hemorragia. São compostos de **grandes células uniformes com bordas celulares distintas, citoplasma claro rico em glicogênio, núcleos arredondados e nucléolos evidentes** (Figura 16.4). As células geralmente são arranjadas em pequenos lóbulos com septos fibrosos interpostos. Um infiltrado linfocítico normalmente está presente. O seminoma também pode desencadear uma reação granulomatosa. Em aproximadamente 15% dos casos, os sinciciotrofoblastos estão presentes; essas células são a fonte da gonadotropina coriônica humana

Tabela 16.1 Resumo dos tumores testiculares.

Tumor	Idade de maior incidência (anos)	Morfologia	Marcador(es) tumor(ais)
Seminoma	40 a 50	Lâminas de células poligonais uniformes com citoplasma claro; linfócitos no estroma	10% dos pacientes apresentam hCG elevada
Carcinoma embrionário	20 a 30	Células pleomórficas mal diferenciadas nos cordões e nas lâminas, ou formação papilar; a maioria contém algumas células do saco vitelínico e do coriocarcinoma	AFP pode estar elevada
Tumor espermatocítico	50 a 60	Células poligonais pequenas, médias e grandes; sem infiltrado inflamatório	Negativo
Tumor do saco vitelínico	3	Células planas, cuboides ou colunares mal diferenciadas	90% dos pacientes apresentam AFP elevada
Coriocarcinoma	20 a 30	Citotrofoblasto e sinciciotrofoblasto sem formação de vilosidade	100% dos pacientes apresentam hCG elevada
Teratoma	Todas as idades	Tecidos das três camadas de células germinativas com graus variáveis de diferenciação	20 a 25% apresentam AFP elevada
Tumor misto	15 a 30	Variável dependendo da mistura; geralmente teratoma e carcinoma embrionário	AFP e hCG estão variavelmente elevadas, dependendo da mistura

AFP, alfafetoproteína; *hCG*, gonadotropina coriônica humana.

(hCG, do inglês *human chorionic gonadotropin*) sérica minimamente elevada observada em 10 a 15% dos pacientes com doença em estádio I e que aumenta para 30 a 50% na doença disseminada. Sua presença não tem qualquer influência no prognóstico, e os níveis de hCG geralmente são muito menores do que no coriocarcinoma, descrito adiante.

O **tumor espermatocítico** (que anteriormente era chamado de seminoma espermatocítico) é raro, pois representa cerca de 1 a 2% de todas as neoplasias testiculares de células germinativas. Ao contrário de outros tumores de células germinativas, os indivíduos afetados geralmente são idosos (normalmente com mais de 65 anos). Esse tumor de crescimento lento não emite metástase e, quando tratado por ressecção cirúrgica, tem um excelente prognóstico. As células poligonais têm alguma semelhança morfológica com o seminoma, porém a origem e a patogênese do tumor espermatocítico são bem distintas: ele não está associado à neoplasia de células germinativas *in situ*, não possui isocromossomo 12p e está caracteristicamente associado a ganho do cromossomo 9q.

O **carcinoma embrionário** apresenta-se como massas invasivas e mal definidas contendo focos de hemorragia e necrose (Figura 16.5). As lesões primárias podem ser pequenas, mesmo em pacientes com metástases sistêmicas. **As células tumorais são grandes e possuem citoplasma basofílico, bordas celulares indistintas, grandes núcleos e nucléolos proeminentes**. As células neoplásicas podem estar arranjadas em lâminas sólidas e não diferenciadas ou formar estruturas glandulares primitivas e papilas irregulares (Figura 16.6). Na maioria dos casos, células características de outros tumores de células germinativas (p. ex., tumor do saco vitelínico, teratoma, coriocarcinoma) estão misturadas com as áreas embrionárias. Os carcinomas embrionários puros representam apenas cerca de 2 a 3% de todos os tumores testiculares de células germinativas.

O **tumor do saco vitelínico** é a neoplasia testicular primária mais comum em crianças com menos de 3 anos; nesse grupo etário, o prognóstico desse tumor é muito bom. Em contraste, o tumor do saco vitelínico pós-puberal raramente é "puro" e ocorre com mais frequência em combinação com

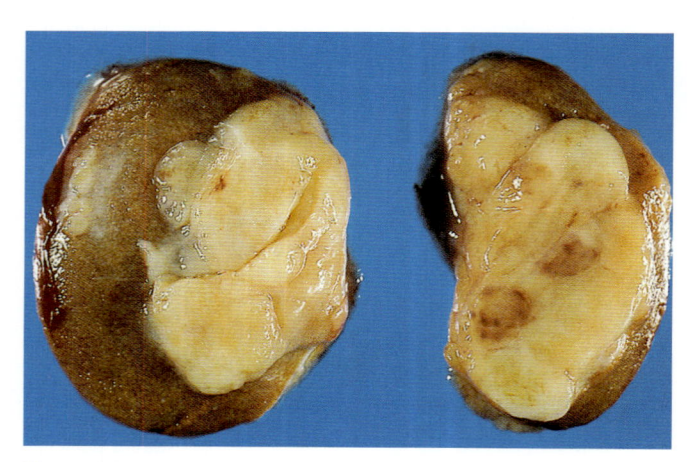

Figura 16.3 Seminoma dos testículos aparecendo como uma massa homogênea, carnuda, pálida e bem-circunscrita. (De Fletcher CD: *Diagnostic Histopathology of Tumors*, ed 5, Figura 14B.7, Philadelphia, 2021, Elsevier.)

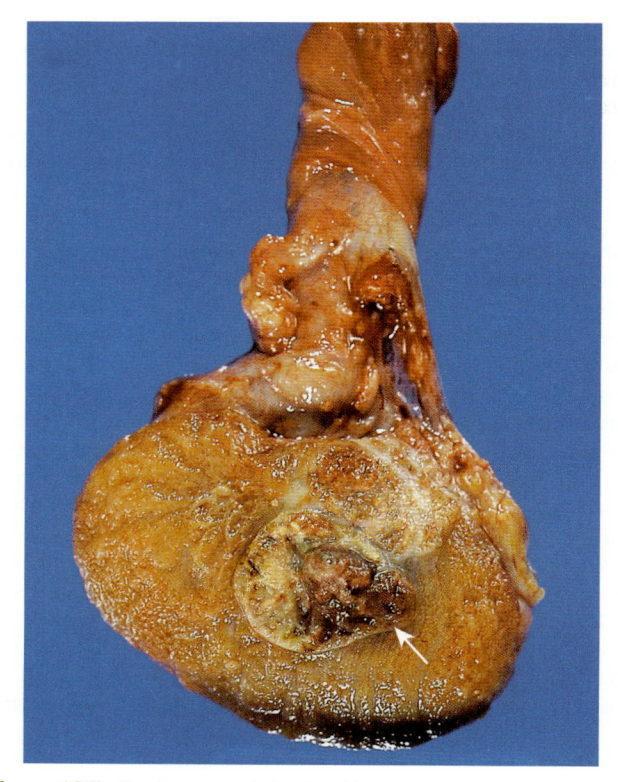

Figura 16.5 Carcinoma embrionário. Em contraste com o seminoma da Figura 16.3, este tumor é hemorrágico (*seta*). (De Fletcher CD: *Diagnostic Histopathology of Tumors*, ed 5, Figura 14B.20, Philadelphia, 2021, Elsevier.)

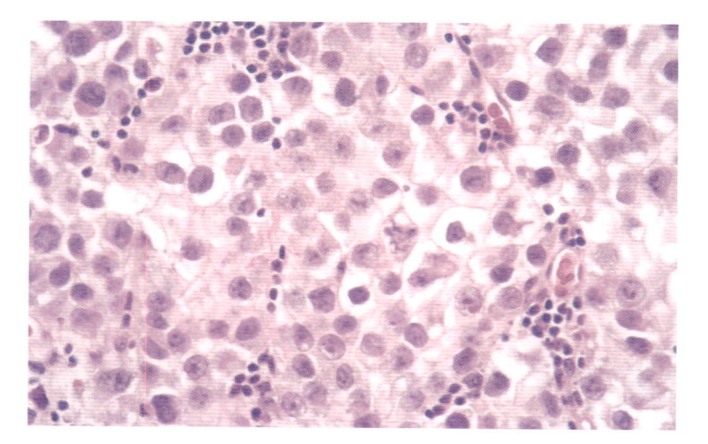

Figura 16.4 Seminoma dos testículos. O exame microscópico revela grandes células com bordas distintas, núcleos pálidos, nucléolos proeminentes e um esparso infiltrado linfocítico.

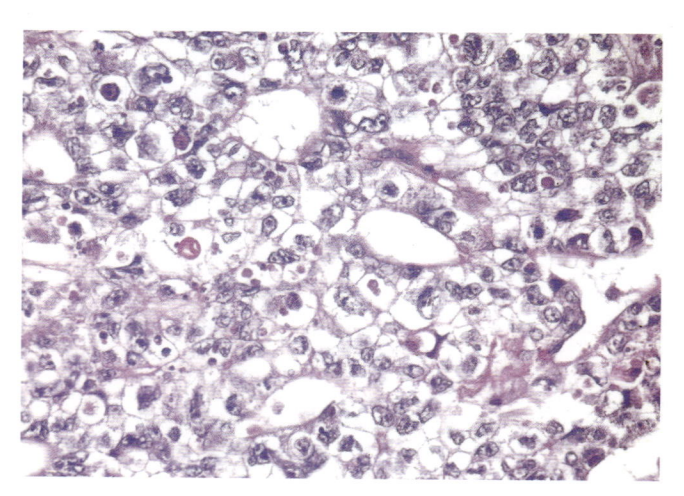

Figura 16.6 Carcinoma embrionário. Observe as lâminas de células não diferenciadas e as estruturas semelhantes a glândulas primitivas. Os núcleos são grandes e hipercromáticos.

o carcinoma embrionário ou outros componentes das células germinativas. Os tumores são compostos de células epiteliais cuboides baixas a colunares que formam microcistos, padrões rendilhados (reticulares), lâminas, glândulas e papilas (Figura 16.7). Uma característica distintiva é a presença de estruturas semelhantes aos glomérulos primitivos, os chamados **corpúsculos de Schiller-Duval**. Esses tumores muitas vezes têm glóbulos hialinos eosinofílicos contendo α_1-antitripsina e alfafetoproteína (AFP), que podem ser demonstrados por técnicas de imuno-histoquímica.

O **coriocarcinoma** é um tumor altamente maligno em que as células germinativas neoplásicas se diferenciam em células semelhantes a **trofoblastos** placentários. Os tumores primários em geral são pequenos e não palpáveis, mesmo em pacientes com extensa doença metastática. O tumor é composto de lâminas de pequenas células **semelhantes a citotrofoblastos** cuboides que são entremeadas irregularmente ou cobertas por grandes **células semelhantes a sinciciotrofoblastos** eosinofílicos contendo múltiplos núcleos pleomórficos escuros (Figura 16.8). Hemorragia e necrose são extremamente comuns. A hCG pode ser identificada nas células sinciciotrofoblásticas por coloração imuno-histoquímica.

O **teratoma** é um tumor em que as células germinativas neoplásicas diferenciam-se ao longo de múltiplas linhagens de células somáticas. Pode ocorrer em qualquer idade, da infância à vida adulta. O teratoma puro é bastante comum em lactentes e em crianças, e é referido como o "tipo pré-puberal". Dentre os tumores de células germinativas, os teratomas são os segundos em frequência em lactentes e em crianças, perdendo apenas para os tumores do saco vitelínico. Em adultos, os teratomas puros são raros, pois constituem apenas 2 a 3% dos tumores de células germinativas; com mais frequência, os teratomas são encontrados misturados a outros tipos tumorais, como o carcinoma embrionário ou o tumor do saco vitelínico. A presença de uma variedade de tecidos confere-lhe uma aparência heterogênea com áreas sólidas e por vezes cartilaginosas e císticas. Microscopicamente, há acúmulos de células diferenciadas ou estruturas organoides, como tecido neural, feixes musculares, ilhas de cartilagem, epitélio escamoso revestindo as superfícies semelhantes à epiderme com ou sem estruturas anexas à pele, estruturas que lembram a glândula tireoide, epitélio brônquico e fragmentos da parede intestinal ou da substância cerebral incrustados em um estroma fibroso ou mixoide (Figura 16.9). Os elementos podem ser maduros (semelhantes a vários tecidos no adulto) ou imaturos (compartilhando características histológicas com os tecidos fetais ou embrionários). Os teratomas pré-puberais não estão associados à neoplasia de células germinativas *in situ* ou ao isocromossomo 12p e seguem um curso benigno. Apenas uma fração menor dos teratomas que ocorrem em adultos compartilha essas características, e os teratomas pós-puberais em adultos geralmente são considerados como malignos, independentemente da presença de elementos imaturos.

Em algumas poucas ocasiões, cânceres de células não germinativas podem surgir no teratoma, um fenômeno referido como **teratoma com malignidade do tipo somático**. São exemplos dessas neoplasias o carcinoma de células escamosas, o adenocarcinoma e vários sarcomas. Essas malignidades de células não germinativas não respondem às terapias eficazes contra tumores metastáticos de células germinativas (discutidos adiante); assim, a única esperança de cura nesses casos é a ressecção cirúrgica.

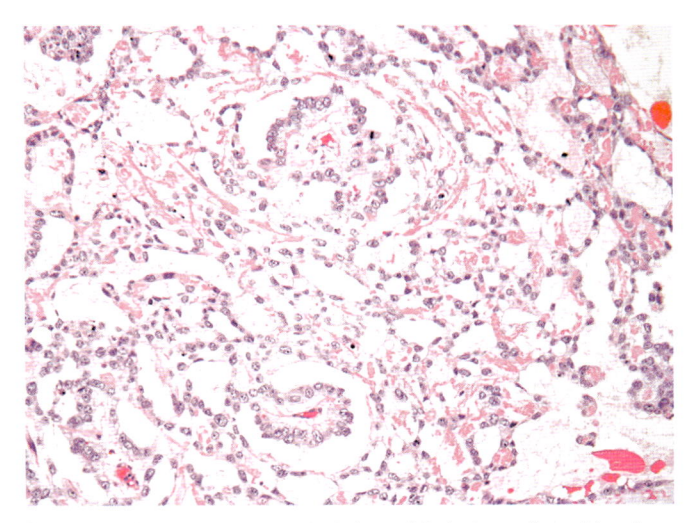

Figura 16.7 Tumor do saco vitelínico exibindo áreas de tecido microcístico de textura frouxa e estruturas papilares semelhantes a um glomérulo em desenvolvimento (corpúsculos de Schiller-Duval).

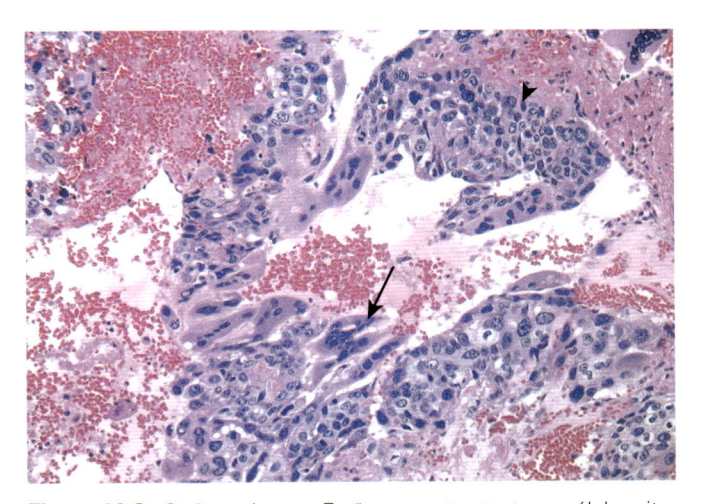

Figura 16.8 Coriocarcinoma. Estão presentes tanto as células citotrofoblásticas com núcleos centrais únicos (*ponta de seta, parte superior direita*) como as células sinciciotrofoblásticas com múltiplos núcleos escuros incrustados no citoplasma eosinofílico (*seta, no meio*). A hemorragia e a necrose são proeminentes.

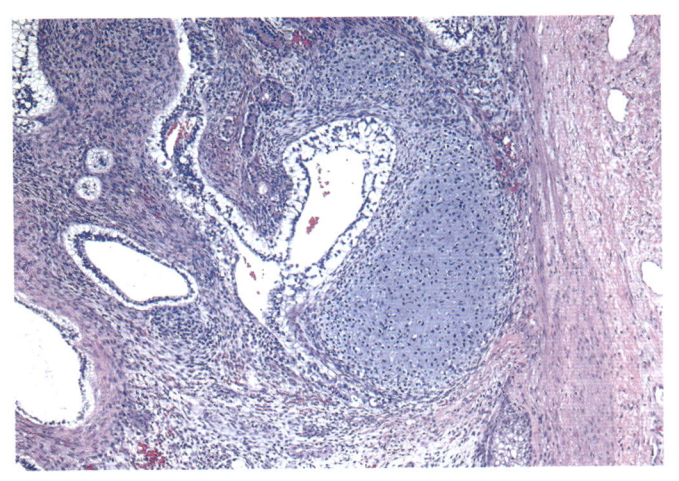

Figura 16.9 Teratoma do testículo, que consiste em um acúmulo desorganizado de glândulas, cartilagem, músculo liso e estroma imaturo.

Características clínicas. Os pacientes com neoplasias testiculares de células germinativas apresentam com mais frequência uma massa testicular indolor que (ao contrário dos aumentos de volume causados pelas hidroceles) não é translúcida. A biopsia de uma neoplasia testicular está associada ao risco de semeadura do tumor, o que exigiria a excisão da pele escrotal além da orquiectomia. Consequentemente, o tratamento padrão de uma massa testicular sólida é a orquiectomia radical com base na presunção de malignidade. Alguns tumores, especialmente as neoplasias não seminomatosas de células germinativas, podem ter metástases no momento do diagnóstico na ausência de uma lesão testicular palpável.

Seminoma e tumores não seminomatosos diferem em comportamento e curso clínico.

- O *seminoma* geralmente permanece confinado ao testículo por longos períodos e pode alcançar um tamanho considerável antes do diagnóstico. As metástases são encontradas com mais frequência nos linfonodos ilíacos e para-aórticos. As metástases hematogênicas ocorrem tardiamente no curso da doença
- As *neoplasias não seminomatosas de células germinativas* tendem a metastatizar mais precocemente por vias linfática e hematogênica. As metástases hematogênicas são mais comuns no fígado e nos pulmões. A histologia das metástases e as recidivas a distância podem diferir daquelas da lesão testicular.

A avaliação dos *marcadores tumorais* secretados pelos tumores de células germinativas é importante por duas razões: (1) esses marcadores (resumidos na Tabela 16.1 junto com as características clínicas e morfológicas proeminentes) são úteis em termos de diagnóstico e (2) valiosos no acompanhamento da resposta dos tumores à terapia após o estabelecimento do diagnóstico. A hCG está sempre elevada nos pacientes com coriocarcinoma e, como já observado, pode estar minimamente elevada nos indivíduos com outros tumores de células germinativas contendo células sinciciotrofoblásticas. No quadro de uma neoplasia testicular, a elevação da AFP indica um componente do tumor do saco vitelínico, e pode também ser observada em alguns carcinomas e teratomas embrionários. Os níveis de lactato desidrogenase (LDH) correlacionam-se com a carga tumoral.

A terapia e o prognóstico dos tumores testiculares dependem principalmente dos estádios clínico e patológico, bem como do tipo histológico. O seminoma, que é radiossensível e quimiossensível, tem o melhor prognóstico. Mais de 95% dos pacientes com seminomas em estádios I e II são curados por orquiectomia com ou sem quimio ou radioterapia. Nos pacientes com tumores de células germinativas não seminomatosos, aproximadamente 90% alcançam a completa remissão com uma quimioterapia agressiva, e a maioria pode ser curada. O carcinoma embrionário puro comporta-se de forma mais agressiva do que os tumores mistos de células germinativas. O coriocarcinoma puro e os tumores mistos de células germinativas têm mau prognóstico, predominantemente o coriocarcinoma.

PRÓSTATA

A próstata pode ser dividida em regiões biologicamente distintas, sendo as mais importantes as zonas periférica e de transição (Figura 16.10). Os tipos de lesões proliferativas são diferentes em cada região. Por exemplo, a maioria das lesões hiperplásicas surge na zona de transição interna, enquanto a maioria dos carcinomas (70 a 80%) surge nas zonas periféricas. Consequentemente, os carcinomas podem ser detectados por exame retal, enquanto é mais provável que as hiperplasias chamem atenção em razão dos sintomas de obstrução urinária. A próstata normal contém glândulas com duas camadas celulares: uma camada celular basal plana e uma camada celular secretora colunar sobrejacente. Um misto de músculo liso e tecido fibroso circunda o estroma prostático. A próstata é acometida por distúrbios infecciosos, inflamatórios, hiperplásicos e neoplásicos, dos quais o câncer de próstata é, de longe, o mais importante clinicamente.

Prostatite

Há três tipos principais de prostatite: (1) *prostatite bacteriana aguda*, causada pelos mesmos microrganismos causadores de outras infecções agudas do trato urinário; (2) *prostatite bacteriana crônica*, também

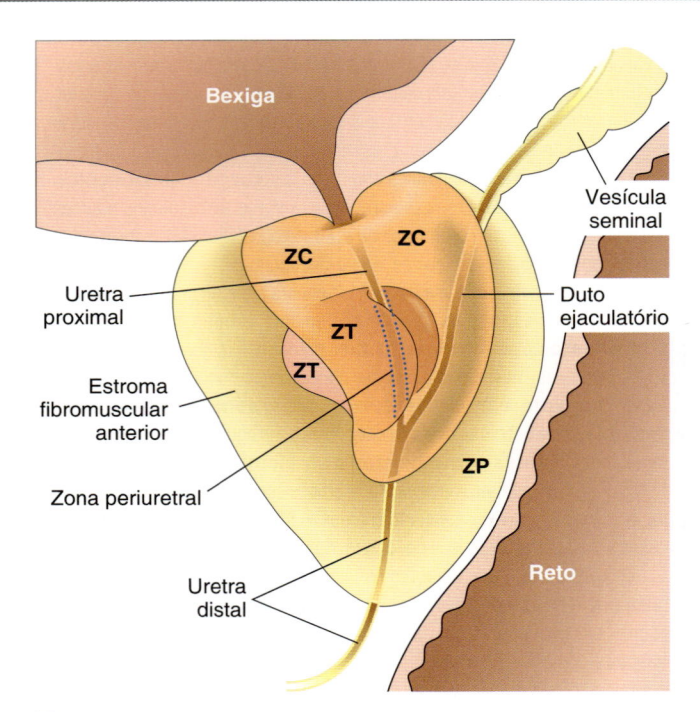

Figura 16.10 Próstata do adulto. A próstata normal contém várias regiões distintas, incluindo uma zona central (*ZC*), uma zona periférica (*ZP*), uma zona transicional (*ZT*) e uma zona periuretral. A maioria dos carcinomas surge das glândulas periféricas do órgão, enquanto a hiperplasia nodular surge das glândulas situadas mais centralmente.

provocada pelos uropatógenos comuns; e (3) a *prostatite não bacteriana crônica*, em geral referida clinicamente como *síndrome da dor pélvica*. A última é a forma mais comum de prostatite.

O diagnóstico de prostatite tipicamente não é baseado em biopsia, uma vez que os achados histológicos não são específicos e a biopsia de uma próstata infectada pode resultar em sepse. A exceção é a *prostatite granulomatosa*, que pode produzir um endurecimento prostático, o que leva à biopsia a descartar o câncer próstata. Nos EUA, a causa mais comum de prostatite granulomatosa é a instilação do bacilo de Calmette-Guérin (BCG) no interior da bexiga para o tratamento de câncer superficial da bexiga (ver adiante). A prostatite granulomatosa fúngica é observada geralmente apenas em pacientes imunocomprometidos. A *prostatite granulomatosa não específica* é relativamente comum e se origina de uma reação de corpo estranho a líquidos que se infiltram no tecido provenientes de ruptura de dutos e ácinos prostáticos.

Características clínicas. A *prostatite bacteriana aguda* apresenta-se com início súbito de febre, calafrios, disúria, dor perineal e obstrução da saída da bexiga; ela pode ser complicada por sepse. Se houver suspeita de prostatite aguda, o exame retal digital é contraindicado, pois a pressão sobre uma próstata intensamente sensível pode causar bacteriemia; o diagnóstico pode ser estabelecido por cultura de urina e pelas características clínicas. A *prostatite bacteriana crônica* geralmente está associada a infecções recorrentes do trato urinário intercaladas por períodos assintomáticos. Dentre as manifestações clínicas, estão a lombalgia, a disúria e os desconfortos perineal e suprapúbico. O diagnóstico depende da demonstração de leucocitose em secreções prostáticas obtida por expressão e culturas bacterianas positivas. Tanto a prostatite bacteriana aguda como a crônica são tratadas com antibióticos. A *prostatite não bacteriana crônica* é indistinguível da prostatite bacteriana crônica em relação aos sinais e aos sintomas, mas sem histórico de infecção recorrente do trato urinário. As secreções prostáticas obtidas por expressão contêm mais de 10 leucócitos por campo de grande aumento (indicando a presença de inflamação), mas as culturas bacterianas são uniformemente negativas. A etiologia é incerta, e o diagnóstico é feito por exclusão. A terapia para a síndrome da dor pélvica crônica é empírica e depende da natureza dos sintomas.

Hiperplasia prostática benigna

A hiperplasia prostática benigna (HPB) resulta de proliferações estromal e glandular e é a doença prostática benigna mais comum nos homens acima dos 50 anos. Sua frequência eleva-se progressivamente com o envelhecimento, e alcança 90% na oitava década de vida. O aumento da próstata nos homens com HPB é uma causa importante de obstrução urinária.

Patogênese. **Embora a causa de HPB não seja totalmente conhecida, o crescimento excessivo dos elementos estromais e glandulares dependente de androgênios tem um papel central.** A HPB não ocorre em homens castrados antes do início da puberdade ou em homens com doenças genéticas que bloqueiam a atividade androgênica. A di-hidrotestosterona (DHT), que é o androgênio mediador final do crescimento prostático, é 10 vezes mais potente que a testosterona; ela é sintetizada na próstata a partir da testosterona circulante pela ação da enzima 5α-redutase tipo 2. A DHT liga-se aos receptores do androgênio nuclear (que também ligam a testosterona) e desse modo regula a expressão dos genes de apoio ao crescimento e à sobrevivência do epitélio prostático e das células estromais. Acredita-se que os fatores de crescimento induzidos pela DHT atuem por meio de maior proliferação das células estromais e diminuição da morte das células epiteliais. Com o envelhecimento, os níveis de testosterona declinam, enquanto os níveis de estrógeno permanecem inalterados e podem aumentar pela conversão periférica dos androgênios; os estrógenos podem atuar sinergicamente com a DHT para impulsionar o crescimento das células epiteliais e estromais que expressam os receptores de estrógeno.

Morfologia

Na HPB, o peso da próstata aumenta geralmente de 3 a 5 vezes (60 a 100 g) ou mais. A HPB afeta a zona de transição e, por isso, geralmente invade a uretra e a comprime em um orifício em formato de fenda. Em corte transversal, observa-se que, dependendo de seu conteúdo celular, a cor e a consistência dos **nódulos hiperplásicos** é variável (Figura 16.11 A). Os nódulos podem parecer sólidos ou conter espaços císticos; estes últimos correspondem às glândulas dilatadas.

Microscopicamente, os nódulos hiperplásicos são compostos de proporções variáveis de elementos glandulares em proliferação e de estroma fibromuscular (Figura 16.11 B). As glândulas hiperplásicas são revestidas por células epiteliais colunares altas e uma camada periférica de células basais planas (Figura 16.11 C). Este é um ponto de distinção das glândulas malignas no carcinoma da próstata (discutido a seguir). Os lumens glandulares em geral contêm um material secretor proteináceo em lamelas, que é conhecido como corpos amiláceos.

Características clínicas. **Os principais sintomas da HPB se devem à obstrução urinária causada por aumento da próstata e contração mediada pelo músculo liso estromal.** O aumento da resistência ao fluxo de saída da urina leva à hipertrofia e à distensão da bexiga, que são acompanhadas por um esvaziamento incompleto da bexiga e presença de urina residual. A presença de urina residual proporciona um meio de cultura para bactérias, uma fonte comum de infecção. Os pacientes apresentam aumento da frequência urinária, noctúria, dificuldade em iniciar e interromper o fluxo de urina, gotejamento excedente do fluxo e disúria (micção dolorosa), e maior risco de desenvolvimento de infecções bacterianas da bexiga e dos rins.

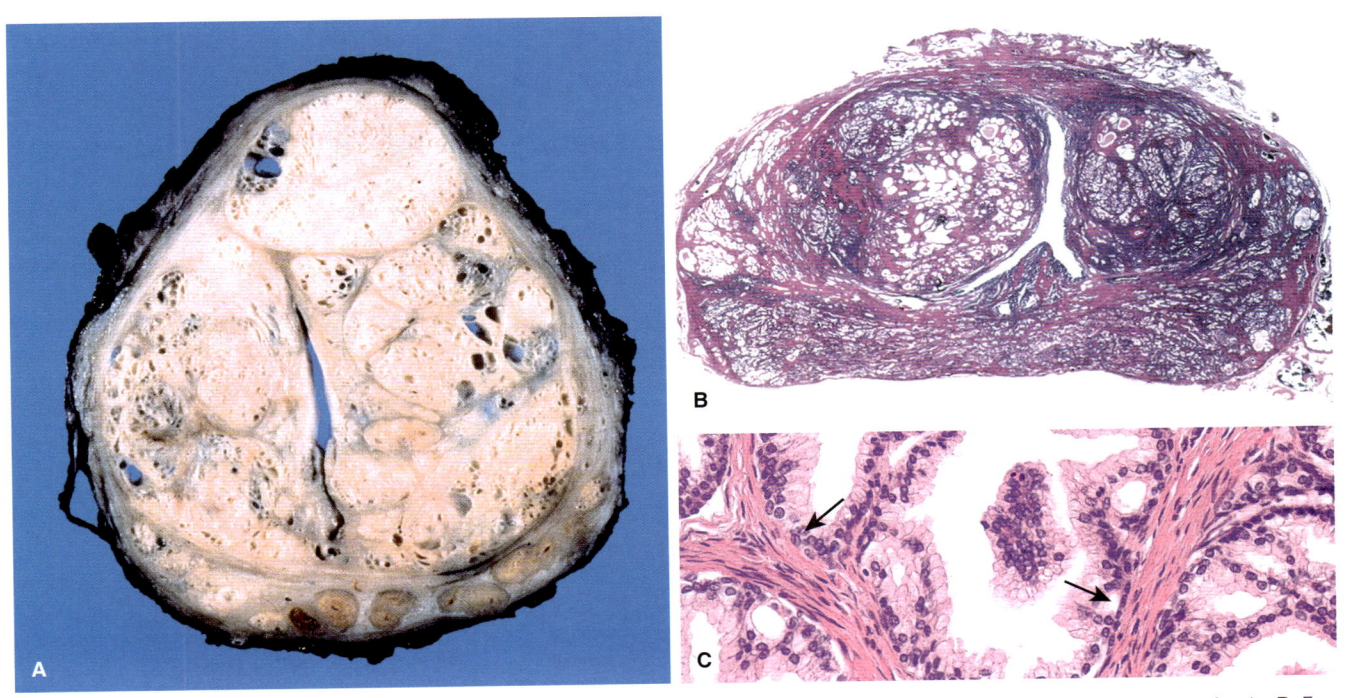

Figura 16.11 Hiperplasia prostática benigna (HPB). **A.** Nódulos bem definidos de HPB comprimem a uretra em um lúmen tipo fenda. **B.** Fotomicrografia de pequeno aumento mostrando nódulos de glândulas hiperplásicas em ambos os lados da uretra. Em outros casos de hiperplasia nodular, a nodularidade é causada predominantemente por proliferação estromal, em vez de glandular **C.** Fotomicrografia de grande aumento mostrando a morfologia das glândulas hiperplásicas, que são grandes e possuem invaginações papilares. Ao contrário do adenocarcinoma da próstata, as células basais estão presentes (setas).

A obstrução urinária completa pode resultar em distensão dolorosa da bexiga e, sem um tratamento apropriado, em hidronefrose (Capítulo 12). A HPB sintomática geralmente recebe tratamento médico com bloqueadores α-adrenérgicos (que relaxam o músculo liso da próstata mediante bloqueio dos receptores $α_1$-adrenérgicos) e com inibidores 5α-redutase (que inibem a formação de DHT a partir da testosterona). Várias técnicas cirúrgicas (p. ex., ressecção transuretral da próstata, ultrassom focalizado de alta intensidade [HIFU, do inglês *high-intensity focused ultrasound*], laserterapia, hipertermia, eletrovaporização transuretral e ablação por radiofrequência) são reservadas aos casos sintomáticos resistentes à terapia medicamentosa.

Carcinoma da próstata

O adenocarcinoma da próstata é a forma mais comum de câncer em homens; estima-se que tenha representado 21% dos casos de câncer masculino nos EUA em 2022. O câncer de próstata é a segunda principal causa de morte relacionada ao câncer em homens, superado apenas pelo câncer de pulmão. É principalmente uma doença do envelhecimento. Com base em estudos de necropsia, a incidência de câncer de próstata aumenta de 20% nos homens em seus 50 anos para aproximadamente 70% nos homens entre 70 e 80 anos. Há uma ampla variação na evolução natural do câncer de próstata, que vai da doença agressiva e rapidamente fatal até a mais comum doença indolente de pequeno significado clínico. Nos EUA, os homens afro-americanos morrem por câncer de próstata com rapidez superior ao dobro daquela ocorrida em homens euro-americanos. As causas dessa disparidade não são conhecidas, embora o acesso desigual à triagem e ao tratamento seja uma importante contribuição.

Patogênese. Observações clínicas e experimentais sugerem que androgênios, hereditariedade, fatores ambientais e mutações somáticas adquiridas têm papéis na patogênese e na progressão do câncer de próstata.

- Os *androgênios* são de importância central. A dependência de androgênios estende-se aos cânceres estabelecidos, que muitas vezes regridem por algum tempo em resposta à castração cirúrgica ou à química. A maioria dos tumores eventualmente se torna resistente ao bloqueio do androgênio mediante a aquisição de amplificações do gene do receptor de androgênio (que aumentam a sensibilidade a níveis mais baixos de androgênio) ou de mutações que permitem a ativação do receptor de androgênio independente de ligante. Outras mutações ou alterações epigenéticas podem ativar vias de sinalização alternativas e se evadir da necessidade de sinalização do receptor de androgênio

- A *hereditariedade* também contribui, pois os homens com parentes em primeiro grau afetados pela doença apresentam um risco 2 vezes maior; além disso, foram identificadas numerosas variantes da linhagem germinativa associadas a aumento de risco. Variantes em regiões reguladoras que influenciam a expressão de *MYC* e mutações que desarranjam as proteínas envolvidas na recombinação homóloga (p. ex., BRCA2) e no reparo de incompatibilidade do DNA elevam o risco de doença precoce e de doença agressiva. As características clínicas e a incidência são variáveis de acordo com a população

- Há a hipótese de que as *exposições ambientais* a carcinógenos, estrógenos e oxidantes danifiquem o epitélio da próstata, estabelecendo o estádio para a aquisição de alterações genéticas e epigenéticas que induzem o desenvolvimento do câncer. Com base em estudos epidemiológicos e animais, uma dieta ocidental que inclui carnes vermelhas tostadas e gorduras animais está associada a maior risco de câncer de próstata

- Assim como em outros cânceres, *as aberrações genéticas adquiridas* são as impulsionadoras reais da transformação celular. A alteração genética mais comum é o rearranjo cromossômico que justapõe a sequência codificadora de um gene do fator de transcrição da família ETS próxima ao *promoter TMPRSS2*. Essa translocação põe o oncogene *ETS* sob o controle do *promoter TMPRSS2* regulado por androgênio, o que leva à sua superexpressão de maneira dependente do androgênio. A amplificação de *MYC* e a deleção de *PTEN* aceleram o crescimento celular e podem contribuir para a resistência à terapia antiandrogênica. Na doença em estádio terminal, são comuns a perda de *TP53* (por deleção ou mutação) e as deleções de *RB*, assim como as amplificações do gene do receptor de androgênio. Os eventos epigenéticos que modificam a expressão genética também são comuns no câncer de próstata. Um evento precoce frequente é o silenciamento epigenético, por metilação do DNA, do gene *GSTP1* (glutationa S transferase Pi 1), cujo produto está envolvido na destoxificação dos compostos xenobióticos. Esse déficit funcional pode aumentar o efeito genotóxico dos carcinógenos ambientais. Dentre outros genes silenciados pelas modificações epigenéticas em um subgrupo de cânceres de próstata, estão os genes envolvidos na regulação do ciclo celular (*RB*, *CDKN2A*), na manutenção da estabilidade genômica (*MLH1*, *MSH2*) e na sinalização de Wnt (*APC*).

Morfologia

Em aproximadamente 70% dos casos, o carcinoma da próstata surge na zona periférica da glândula, tradicionalmente em uma localização posterior, onde ele pode ser palpável ao exame retal. Em corte transversal, o tecido neoplásico é granuloso e firme à palpação, mas algumas vezes é extremamente difícil de discernir. As lesões avançadas apresentam-se firmes, branco-acinzentadas e com margens mal definidas infiltradas na glândula adjacente (Figura 16.12).

A maioria dos cânceres de próstata consiste em **adenocarcinomas moderadamente diferenciados** que produzem glândulas bem definidas. As glândulas em geral são menores que as glândulas benignas (Figura 16.13 A), são revestidas por uma única camada uniforme de epitélio cuboide ou colunar baixo, e lhes falta a camada celular basal observada nas glândulas benignas envolvidas pela HPB. Além disso, as glândulas malignas são compactas e geralmente não têm as ramificações e as invaginações papilares observadas nas glândulas benignas. Os núcleos estão aumentados e, muitas vezes, contêm um ou mais nucléolos proeminentes (Figura 16.13 B). Alguma variação em tamanho e formato nucleares é usual, mas em geral o pleomorfismo não é acentuado. As figuras mitóticas são raras. Em graus mais altos, estão presentes estruturas glandulares irregulares ou desiguais, glândulas cribriformes, lâminas de células ou células individuais infiltrativas. Em aproximadamente 80% dos casos, o tecido prostático removido em razão de um carcinoma também apresenta presumidas lesões precursoras, referidas como neoplasia intraepitelial prostática de alto grau (HGPIN, do inglês *high-grade prostatic intraepithelial neoplasia*). Notavelmente, muitas das alterações moleculares observadas nos cânceres invasivos também são observadas na HGPIN.

A **graduação** é baseada no sistema de Gleason, que estratifica o câncer de próstata em cinco graus com base nos padrões glandulares de crescimento. O grau 1 representa os tumores mais bem diferenciados, similares ao tecido prostático benigno (Figura 16.14 A), enquanto os tumores de grau 5 não formam glândulas e infiltram o estroma em cordões, lâminas e ninhos sólidos (Figura 16.14 C). Os outros graus se enquadram entre esses extremos (Figura 16.14 B). A maioria dos tumores contém mais de um padrão; nesses casos, um grau primário é atribuído ao padrão dominante e um grau secundário é atribuído ao segundo padrão mais frequente. Os dois graus numéricos são então adicionados para se obter um escore combinado de Gleason. A maioria dos cânceres potencialmente tratáveis detectados na biopsia por agulha como resultado de triagem apresenta

Capítulo 16 Sistema Genital Masculino e Trato Urinário Inferior

escores 6 ou 7 de Gleason. Os tumores com escores de Gleason de 8 a 10 tendem a ser cânceres avançados com menor probabilidade de cura. Atualmente, os escores de Gleason são combinados em cinco Grupos de Graus, cada qual com um diferente prognóstico. O estadiamento patológico do câncer de próstata é usado em combinação com o grau para estratificar o tratamento do câncer de próstata.

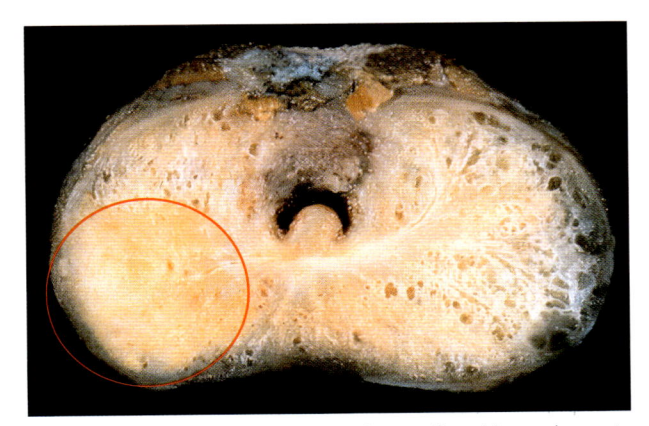

Figura 16.12 Adenocarcinoma da próstata. O tecido carcinomatoso é observado na face posterior (*circulado, parte inferior esquerda*). Observe a aparência sólida do câncer em contraste com a aparência esponjosa da zona periférica benigna na porção contralateral.

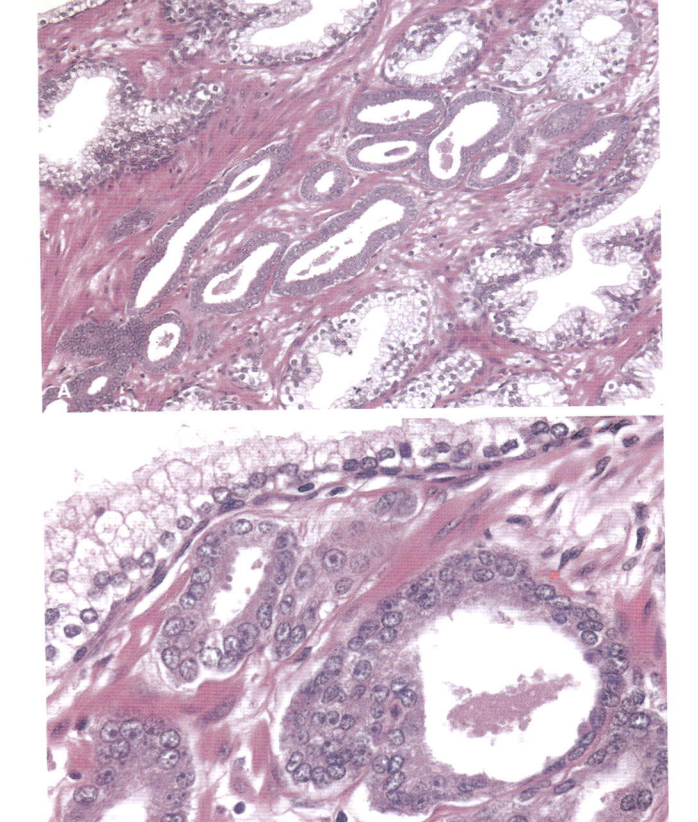

Figura 16.13 **A.** Adenocarcinoma da próstata mostrando pequenas glândulas comprimidas entre as glândulas benignas maiores. **B.** A maior magnificação mostra várias glândulas malignas pequenas com núcleos aumentados, nucléolos proeminentes e citoplasma escuro em comparação com a glândula benigna maior (*no alto*).

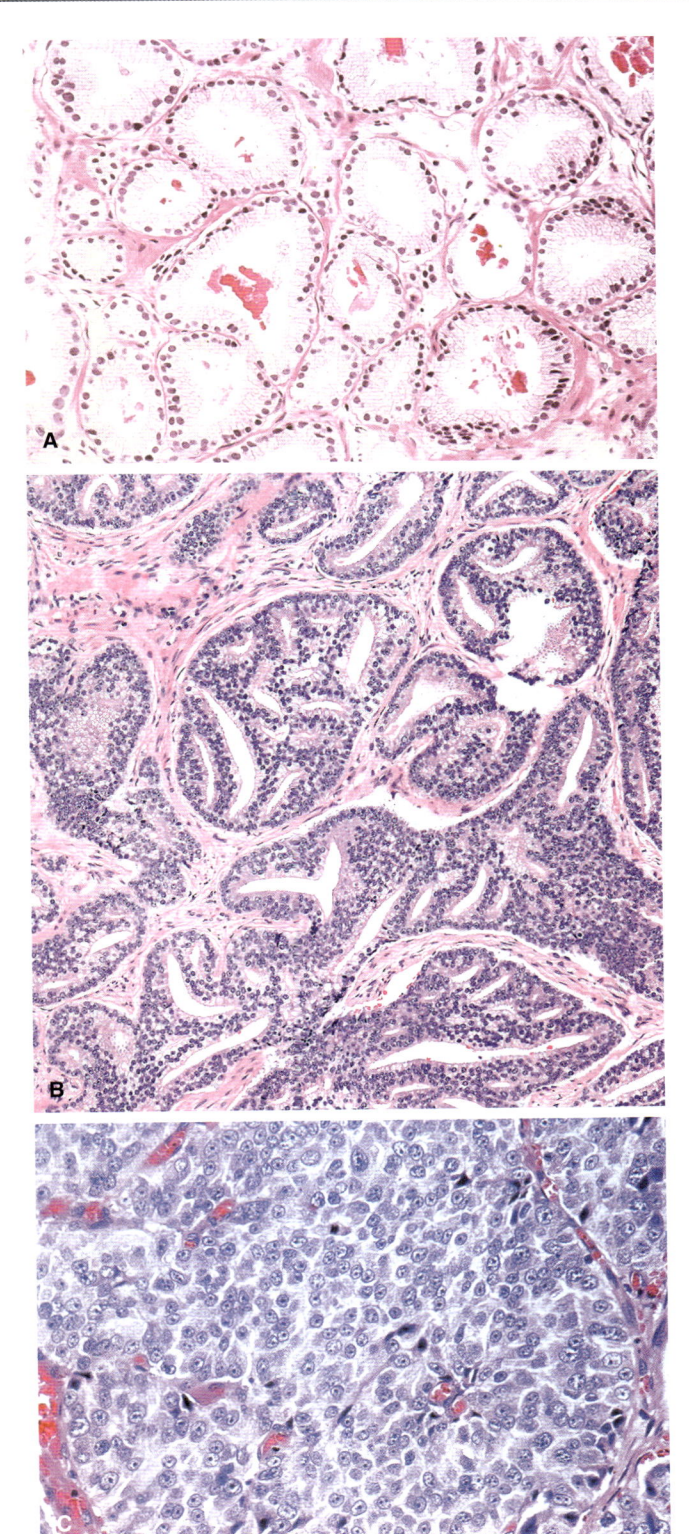

Figura 16.14 Graduação de Gleason do câncer de próstata. **A.** Adenocarcinoma da próstata de baixo grau (escore de Gleason 1 + 1 = 2) consistindo em glândulas malignas de tamanhos uniformes em posição dorsodorsal revestidas por uma só camada de células epiteliais. **B.** Um foco de adenocarcinoma da próstata de grau 4 de Gleason revela grandes glândulas cribriformes com múltiplas pontes celulares cruzando os lumens centrais. **C.** Adenocarcinoma do Grupo de Grau 5 (escore de Gleason 5 + 5 = 10) composto de lâminas de células malignas sem formação identificável de glândulas. (**B.** Cortesia de ExpertPath, copyright Elsevier.)

Características clínicas. Nos EUA, a maioria dos cânceres de próstata são pequenas lesões assintomáticas, não palpáveis, descobertas em biopsia por agulha realizada para investigar um nível sérico elevado de antígeno prostático específico (**PSA**, do inglês *prostate-specific antigen*) (discutido adiante). Cerca de 70 a 80% dos cânceres de próstata surgem nas glândulas externas (periféricas), e um subgrupo destes pode ser palpável como nódulos duros irregulares ao exame de toque retal. Por causa de localização periférica, o câncer de próstata tem menor probabilidade que a HPB de causar obstrução uretral nos estádios iniciais. Os cânceres localmente avançados muitas vezes infiltram as vesículas seminais e as zonas periuretrais da próstata, e podem invadir os tecidos moles adjacentes, a parede da bexiga urinária ou (com menos frequência) o reto. As metástases ósseas, particularmente aquelas para o esqueleto axial, são frequentes na fase avançada da doença e geralmente causam lesões osteoblásticas (produtoras de osso) que podem ser detectadas por *cintilografia óssea com radionuclídeos*. Em contraste, a maioria dos outros cânceres que se disseminam para os ossos causa lesões líticas.

A mensuração dos níveis séricos de PSA tem uso amplo como auxílio no diagnóstico e no tratamento do câncer de próstata, mas é controversa. O PSA é um produto do epitélio prostático e normalmente é secretado no sêmen. Como um teste de triagem para o câncer de próstata, a mensuração do PSA tem sensibilidade e especificidade abaixo do ideal, visto que os níveis podem estar elevados em uma variedade de condições benignas (p. ex., prostatite ou após a instrumentação da próstata); a ressonância magnética (RM) no quadro de níveis elevados de PSA pode ajudar a identificar cânceres não palpáveis. Por outro lado, cerca de 20 a 40% dos pacientes com câncer de próstata confinado ao órgão têm valores de PSA abaixo dos valores de corte que identificam os indivíduos com probabilidade de apresentar esse câncer. Finalmente, muitos cânceres de próstata são tão indolentes que são clinicamente insignificantes, e a detecção desses cânceres por triagem de PSA pode levar a um tratamento excessivo com a morbidade e os custos econômicos associados. Os estudos de grande porte mostraram que a triagem de PSA tem pouco ou nenhum impacto na redução da mortalidade por câncer de próstata. Em virtude dessas preocupações, as dosagens de PSA têm um valor incerto como testes de triagem. Em contrapartida, depois de diagnosticado o câncer, as mensurações em série de PSA são de grande valor na avaliação da resposta à terapia. Por exemplo, um nível elevado de PSA após prostatectomia radical ou radioterapia para a doença localizada é indicativo de doença recorrente ou disseminada.

Os pacientes com câncer de próstata podem ser tratados com cirurgia ou radiação, com ou sem manipulação hormonal. Mais de 90% dos pacientes que recebem essa terapia têm expectativa de vida de 15 anos. O prognóstico após prostatectomia radical baseia-se em estádio patológico, estado da margem e grau de Gleason. Como o crescimento e a sobrevivência das células do câncer de próstata dependem dos androgênios, a privação destes é um importante componente terapêutico. Isso geralmente é alcançado com a administração de agonistas sintéticos do hormônio liberador de hormônio luteinizante (**LHRH**, do inglês *luteinizing hormone-releasing hormone*), regulando, assim, a produção de LH, que é necessária para a produção de testosterona. Embora os agonistas do LHRH, como o LHRH do próprio corpo, inicialmente estimulem a liberação de LH, a presença contínua de altos níveis de LHRH causa a interrupção da produção do hormônio luteinizante pela hipófise. Consequentemente, os testículos não são estimulados a produzir androgênios. Embora a terapia antiandrogênica induza remissões, quase invariavelmente surgem clones independentes do androgênio e estes podem levar à progressão da doença e à morte.

TRATO URINÁRIO INFERIOR

A pelve renal, o ureter, a bexiga e a uretra são revestidos por epitélio transicional especializado em múltiplas camadas chamado urotélio. Sob a mucosa encontram-se a lâmina própria e, ainda mais profundamente, a muscular própria da bexiga (músculo detrusor), que compõem a parede vesical. Entre os distúrbios clinicamente significativos envolvendo esses órgãos estão as anomalias congênitas, as doenças infecciosas e outras doenças inflamatórias, e as neoplasias.

Ureter

Os distúrbios do ureter são raros e englobam os distúrbios congênitos, as neoplasias e as condições reativas. Alguns distúrbios merecem uma breve menção.

- Obstrução da *junção ureteropélvica* (JUP), um distúrbio congênito, é a causa mais frequente de hidronefrose em lactentes e crianças. É muito mais comum em meninos do que em meninas
- Os *tumores malignos* do ureter são patologicamente semelhantes aos que surgem na pelve renal, nos cálices e na bexiga (discutidos posteriormente). A maioria consiste em carcinomas uroteliais
- A *fibrose retroperitoneal* é uma causa incomum de estreitamento ou obstrução ureterais caracterizada por um processo inflamatório proliferativo fibroso que envolve as estruturas retroperitoneais e causa hidronefrose. O distúrbio ocorre da meia-idade à idade avançada, sendo mais comum em homens do que em mulheres. Um subgrupo desses casos surge em associação com a doença relacionada à IgG4, que é caracterizada por lesões fibrosas inflamatórias ricas em plasmócitos secretores de IgG4 (Capítulo 5). Outros casos estão associados a doença maligna (p. ex., linfomas, carcinomas do trato urinário), radiação, cirurgia anterior e exposições a fármacos (p. ex., derivados do *ergot*, bloqueadores adrenérgicos, inibidores do fator de necrose tumoral [**TNF**, do inglês *tumor necrosis factor*]). A maioria dos casos, porém, não tem uma causa evidente e é considerada primária ou idiopática (doença de Ormond).

Bexiga urinária

Condições não neoplásicas

Divertículos são invaginações do tipo sacular da parede da bexiga com diâmetros que variam de menos de 1 até 10 cm e que podem ser congênitos ou adquiridos como consequência de obstrução uretral persistente (p. ex., hiperplasia prostática benigna). Embora os divertículos geralmente sejam pequenos e assintomáticos, por vezes levam a uma estase urinária que predispõe a infecções recorrentes do trato urinário e à formação de cálculos vesicais.

A *cistite* assume muitas formas.

- A *cistite bacteriana* é comum, particularmente em mulheres por terem uma uretra menor que permite a colonização por bactérias entéricas. Os agentes etiológicos mais comuns são as bactérias coliformes, seguidas por *Proteus*, *Klebsiella* e *Enterobacter*
- A *cistite hemorrágica* pode ocorrer em pacientes que recebem medicamentos antitumorais citotóxicos, como a ciclofosfamida, e algumas vezes complica a infecção por adenovírus

- *Malacoplaquia* é uma reação inflamatória crônica característica que surge no quadro de infecção bacteriana crônica, principalmente por *E. coli* ou, ocasionalmente, por espécies de *Proteus*. Parece originar-se de defeitos adquiridos na função fagocítica. Consequentemente, produtos bacterianos não digeridos acumulam-se nos fagossomos distendidos, onde podem formar concreções em lâminas mineralizadas (*corpúsculos de Michaelis-Gutman*) em consequência da deposição de sais de cálcio.

Nas áreas onde a esquistossomose é endêmica, a cistite crônica leva a metaplasia escamosa da bexiga e a maior incidência de carcinoma de células escamosas.

Neoplasias

O câncer de bexiga é o nono tipo de câncer mais comum em todo o mundo, e é responsável por significativas morbidade e mortalidade. O carcinoma da bexiga é mais comum em homens, em países com mais recursos e em populações urbanas. Cerca de 80% dos pacientes estão entre 50 e 80 anos. A maioria dos cânceres de bexiga (cerca de 90% nos EUA) são carcinomas uroteliais. O carcinoma de células escamosas representa cerca de 2 a 5% dos cânceres de bexiga nos EUA, porém é muito mais comum nos países onde a esquistossomose urinária é endêmica, como na África Oriental e no Oriente Médio. Os adenocarcinomas da bexiga são raros.

Patogênese. Os fatores ambientais são importantes na patogênese do carcinoma urotelial e incluem tabagismo, vários carcinógenos ocupacionais, radioterapia e exposição prolongada à ciclofosfamida. Um histórico familiar de câncer de bexiga é um conhecido fator de risco. O epitélio transicional que reveste a bexiga pode sofrer várias formas de metaplasia. Por exemplo, em resposta à lesão, o urotélio geralmente sofre metaplasia escamosa, que é uma precursora das lesões displásicas e *in situ*, e carcinoma invasivo de células escamosas. Um gatilho dessa sequência é a esquistossomose, um importante fator de risco para carcinoma escamoso da bexiga nas regiões onde essa infecção é endêmica. Os cânceres que ocorrem nesse contexto surgem em um cenário secundário a uma inflamação crônica que predispõe à neoplasia (Capítulo 6).

Há duas principais vias moleculares de progressão tumoral.
- Os *tumores papilares superficiais* geralmente apresentam alterações com ganho de função, as quais aumentam a sinalização através das vias do receptor do fator de crescimento (p. ex., amplificações do gene do receptor da tirosina quinase *FGFR3* e mutações ativadoras nos genes codificadores de RAS e PI3-quinase). Em geral, ocorre a recidiva desses tumores, mas a invasão muscular se dá apenas em cerca de 20% dos casos, geralmente associada a mutações em *TP53*.
- O *carcinoma in situ* desenvolve-se a partir de lesões planas (i. e., não papilares) com mutações que alteram a função de p53 e RB. Alterações genéticas e epigenéticas adicionais levam à invasão muscular.

> **Morfologia**
>
> A aparência dos tumores uroteliais varia de puramente papilares a nodulares ou planos. As lesões papilares são excrescências vermelhas elevadas com tamanho que varia de menos de 1 cm de diâmetro até grandes massas de até 5 cm de diâmetro. Geralmente estão presentes múltiplos tumores isolados.
>
> São descritos dois tipos distintos de **lesões precursoras** de carcinoma urotelial invasivo (Figura 16.15). A mais comum é o tumor papilar não invasivo (Figura 16.16). O outro precursor é o carcinoma *in situ* (CIS). Em cerca de metade dos pacientes com câncer de bexiga invasivo, não é encontrada uma lesão precursora; nesses casos, presume-se que essa lesão foi coberta por um componente invasivo de alto grau.
>
> O fator prognóstico mais importante nas neoplasias uroteliais papilares não invasivas é o seu grau, que é baseado em características arquiteturais e citológicas. O sistema de graduação subclassifica os tumores como segue: (1) **papiloma**; (2) **neoplasia urotelial papilar de baixo potencial maligno** (**PUNLMP**, do inglês *papillary urothelial neoplasm of low malignant potential*); (3) **carcinoma urotelial papilar de baixo grau**; e (4) **carcinoma urotelial papilar de alto grau** (Figura 16.17).
>
> **O CIS é definido pela presença de células de aparência evidentemente maligna dentro de um urotélio plano** (Figura 16.18). Uma característica comum, compartilhada com o carcinoma urotelial papilar de alto grau, é a falta de coesão, o que leva à descamação das células malignas dentro da urina, onde elas podem ser identificadas por citologia. O CIS geralmente é multifocal e algumas vezes envolve a maior parte da superfície da bexiga ou se estende para dentro dos ureteres e da uretra. Sem tratamento, cerca de 50 a 75% dos casos de CIS progridem para um câncer invasivo.
>
> O câncer urotelial papilar invasivo (geralmente de alto grau) pode se estender superficialmente para o interior da lâmina própria ou penetrar mais profundamente no músculo subjacente. **A extensão da invasão e da disseminação (estadiamento) no momento do diagnóstico inicial é o fator prognóstico mais importante.**
>
> O carcinoma de células escamosas da bexiga geralmente mostra extensa queratinização e está quase sempre associado a irritação e infecção crônicas da bexiga. Os adenocarcinomas da bexiga são histologicamente idênticos aos adenocarcinomas observados no trato gastrintestinal. Alguns surgem dos remanescentes uracais na cúpula da bexiga ou em associação com metaplasia intestinal, uma alteração rara que também está associada à inflamação crônica de várias causas.

Características clínicas. Os tumores da bexiga com mais frequência apresentam-se com uma *hematúria indolor*. Os pacientes com tumores uroteliais de qualquer grau tendem a desenvolver novos tumores após a excisão, e as recidivas podem exibir um grau mais elevado. O risco de recidiva está relacionado a vários fatores, como tamanho, estádio, grau, multifocalidade do tumor, índice mitótico e CIS associado na mucosa circundante. Tumores recorrentes podem surgir em outros locais além daquele da lesão original, mas estão clonalmente

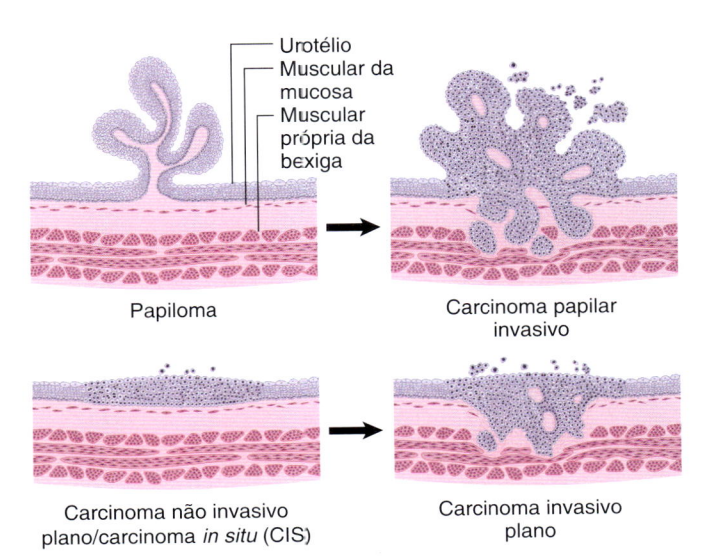

Figura 16.15 Padrões morfológicos da neoplasia urotelial. *CIS*, carcinoma *in situ*.

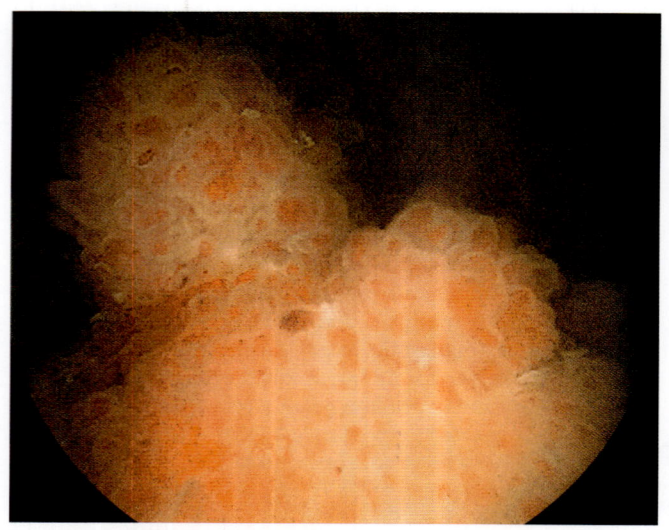

Figura 16.16 Aparência cistoscópica de um tumor urotelial papilar semelhante ao coral no interior da bexiga.

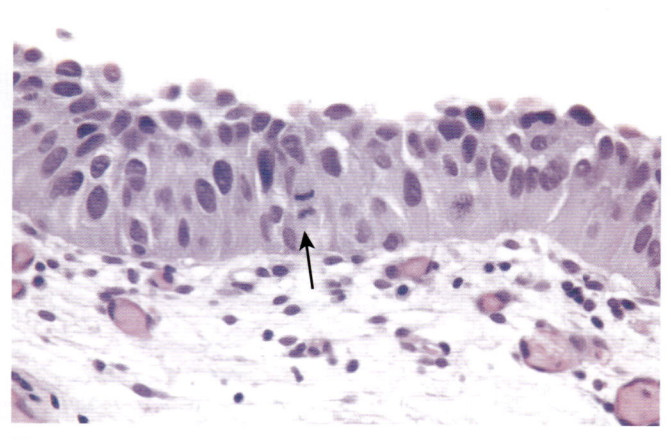

Figura 16.18 Carcinoma *in situ* (CIS) com núcleos hipercromáticos aumentados e uma figura mitótica (*seta*).

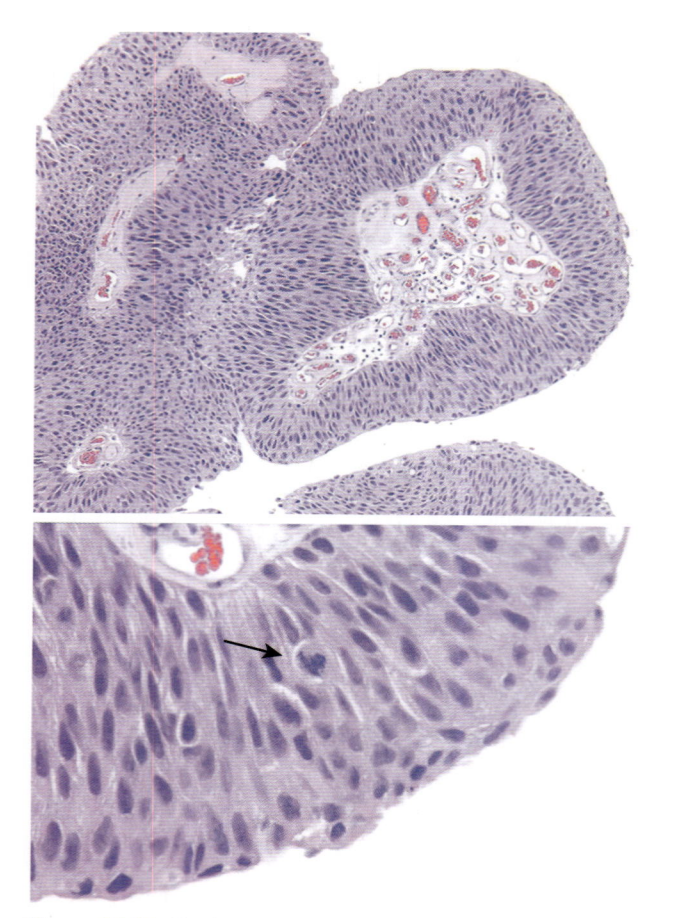

Figura 16.17 Carcinoma urotelial papilar não invasivo de baixo grau. O grande aumento (*parte inferior*) mostra núcleos ligeiramente irregulares com figuras mitóticas dispersas (*seta*).

relacionados, e parecem surgir da eliminação e da implantação de células do tumor original em um local distante. **Enquanto os carcinomas uroteliais papilares de alto grau geralmente são invasivos, as neoplasias uroteliais papilares de baixo grau, embora muitas vezes sejam recidivantes, raramente invadem.**

O tratamento do câncer de bexiga depende do grau e do estádio do tumor, e a principal variável é a ocorrência ou a não ocorrência de invasão da camada muscular pelo tumor. No caso dos pequenos tumores papilares localizados que não são de alto grau, a ressecção transuretral é diagnóstica e terapêutica. Os pacientes com tumores com alto risco de recidiva ou progressão são tratados com instilação intravesical de uma cepa atenuada de *Mycobacterium bovis* chamada bacilo de Calmette-Guérin (BCG), que desencadeia uma reação de hipersensibilidade tardia, localizada, e destrói o tumor. Os pacientes são cuidadosamente monitorados para recidiva do tumor por meio de cistoscopia periódica e estudos citológicos da urina. A cistectomia radical é a terapia primária para o carcinoma de bexiga que invade a camada muscular e pode, se apropriado, ser combinada com radioterapia e quimioterapia. A maioria dos tumores metastáticos responde precariamente à quimioterapia. Um subgrupo (aproximadamente 30%) dos carcinomas de bexiga metastáticos responde aos inibidores dos pontos de controle imunológico (*checkpoints*), algumas vezes drasticamente, e oferece esperança a esse grupo de pacientes.

INFECÇÕES SEXUALMENTE TRANSMISSÍVEIS

Uma variedade de patógenos infecciosos pode ser transmitida por contato sexual (Tabela 16.2). Os fatores comportamentais associados a maior risco de aquisição de infecção sexualmente transmissível (IST) incluem (1) idade mais jovem à primeira relação sexual; (2) múltiplos parceiros sexuais; (3) parceiros que têm outros múltiplos parceiros; e (4) uso inconsistente de preservativo. Sem um pronto acesso aos cuidados de saúde para avaliação e tratamento de IST, as infecções podem persistir, aumentando, assim, o risco de transmissão.

Os vários patógenos que causam ISTs diferem sob vários aspectos, mas algumas características gerais devem ser notadas:

- *As ISTs podem se tornar estabelecidas localmente e então se disseminar a partir da uretra, da vagina, da cérvice, do reto ou da orofaringe. A transmissão das ISTs ocorre muitas vezes a partir de indivíduos assintomáticos que não percebem que são portadores da infecção*
- *A infecção por um microrganismo associado à IST aumenta o risco de infecção pelos demais microrganismos* em virtude dos fatores de risco comuns e da lesão epitelial causada por infecção
- *Os microrganismos causadores de ISTs podem disseminar-se a partir de uma mulher grávida e causar um grave dano ao feto ou à criança.*

Tabela 16.2 Classificação das doenças sexualmente transmissíveis importantes.

Patógeno	Doença(s) associada(s) – Distribuição por sexo		
	Homens	**Ambos**	**Mulheres**
Viroses			
Herpes-vírus simples		Herpes primário e recorrente, herpes neonatal	
Vírus da hepatite B		Hepatite	
Papilomavírus humano	Câncer peniano	Condiloma acuminado, câncer anal, carcinoma orofaríngeo	Displasia e câncer cervicais, câncer vulvar
Vírus da imunodeficiência humana		Síndrome da imunodeficiência adquirida	
Chlamydiae			
Chlamydia trachomatis	Uretrite, epididimite, proctite	Linfogranuloma venéreo	Síndrome uretral, cervicite, bartolinite, salpingite e suas sequelas
Mollicutes			
Ureaplasma urealyticum	Uretrite		Cervicite
Bactérias			
Neisseria gonorrhoeae	Epididimite, prostatite, estenose uretral	Uretrite, proctite, faringite, infecção gonocócica disseminada	Cervicite, endometrite, bartolinite, salpingite e suas sequelas (infertilidade, gravidez ectópica, salpingite recorrente)
Treponema pallidum		Sífilis	
Haemophilus ducreyi		Cancroide	
Calymmatobacterium granulomatis		Granuloma inguinal	
Protozoário			
Trichomonas vaginalis	Uretrite, balanite		Vaginite

Sífilis

A sífilis é uma IST crônica causada pelo espiroqueta *Treponema pallidum*. Apesar das medidas de saúde pública e da disponibilidade de tratamento eficaz, sua incidência vem aumentando de maneira constante desde 2001. As taxas de sífilis são significativamente mais elevadas em comunidades marginalizadas com cuidados de saúde inadequados. Os homens são afetados com mais frequência: 86% dos casos primários e secundários de sífilis ocorrem em homens, particularmente naqueles que mantêm relações sexuais desprotegidas com outros homens; entretanto, desde 2013, a incidência também aumentou drasticamente em mulheres, assim como a taxa de sífilis congênita. A sífilis também é mais comum em pacientes infectados por HIV, nos quais é mais provável a progressão de sífilis para o envolvimento de outros órgãos e a neurossífilis.

Patogênese. A fonte usual de infecção é o contato com uma lesão cutânea ou mucosa em um parceiro sexual em estágios iniciais (primário ou secundário) de sífilis. O microrganismo é transmitido a partir dessas lesões durante a atividade sexual através de minúsculas rupturas na pele ou nas membranas mucosas do parceiro não infectado. Nos casos congênitos, *T. pallidum* é transmitido através da placenta da mãe para o feto, particularmente durante os estágios iniciais da infecção materna.

Uma vez introduzido no corpo, os microrganismos rapidamente se disseminam para locais distantes pelos vasos linfáticos e pelo sangue, mesmo antes do aparecimento de lesões no local primário de inoculação.

A sífilis é dividida em três estágios com distintas manifestações clínicas e patológicas (Figura 16.19).

- *Sífilis primária*: várias semanas após a infecção (em média, 21 dias), uma lesão primária, denominada *cancro*, aparece no local de entrada do espiroqueta. Os espiroquetas são abundantes no cancro e se espalham a partir deste para todo o corpo por disseminações hematológica e linfática. O hospedeiro monta uma resposta imunológica que falha em erradicar os microrganismos
- *Sífilis secundária*: o cancro da *sífilis primária* resolve-se espontaneamente em um período de 4 a 6 semanas e, em aproximadamente 25% dos pacientes não tratados, é seguido pelo desenvolvimento de sífilis secundária. As manifestações da sífilis secundária, discutida em detalhes posteriormente, incluem as lesões mucocutâneas, que são altamente infecciosas, e a linfadenopatia generalizada. Assim como o cancro, as lesões da sífilis secundária resolvem-se, mesmo sem terapia antimicrobiana, ponto em que se diz que os pacientes estão na *fase latente inicial da sífilis*
- *Sífilis terciária*: os pacientes que permanecem não tratados entram, em seguida, em uma fase *latente tardia* assintomática da enfermidade, que é definida como ocorrendo mais de 1 ano após a infecção inicial. Em cerca de um terço dos pacientes, novos sintomas se desenvolvem nos 5 a 20 anos subsequentes. Essa fase tardia sintomática, ou de sífilis terciária, é marcada pelo desenvolvimento de lesões no sistema cardiovascular, no sistema nervoso central, ou, com menos frequência, nos outros órgãos. É muito mais difícil demonstrar os espiroquetas nos estágios avançados da doença; consequentemente, é muito menor a probabilidade de que os pacientes sejam infecciosos do que aqueles em estágios primários ou secundários da doença.

T. pallidum também pode ser transmitido pela placenta da mãe infectada ao feto em algum momento durante gravidez, levando ao desenvolvimento de *sífilis congênita*. A probabilidade de transmissão é maior durante os estágios iniciais (primário e secundário) da doença, quando os espiroquetas são mais numerosos. Os estigmas da sífilis congênita desenvolvem-se somente após o quarto mês de gravidez. Como as manifestações da doença materna podem ser sutis, são

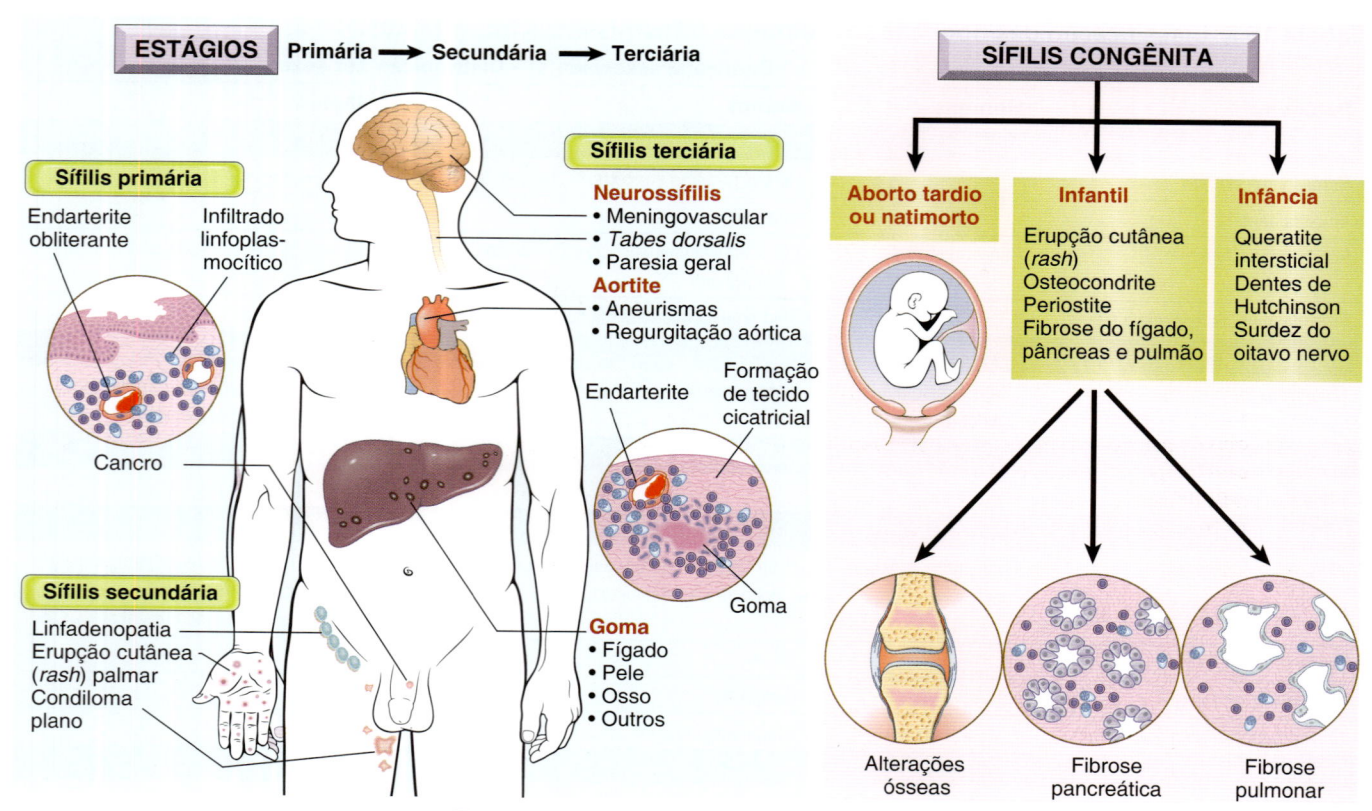

Figura 16.19 Manifestações variáveis da sífilis.

realizados testes sorológicos de rotina para sífilis em todas as gestações. As mortes intrauterina e perinatal ocorrem em aproximadamente 25% dos casos de sífilis congênita não tratada.

Morfologia

A lesão microscópica patognomônica da sífilis é a endarterite proliferativa com um infiltrado inflamatório associado rico em plasmócitos que pode ser observado em todos os estágios. A endarterite tem um papel central na lesão tecidual em todos os locais envolvidos pela sífilis, mas sua patogênese não é conhecida; não há evidência de que os espiroquetas infectem e danifiquem diretamente os vasos sanguíneos. Em vez disso, acredita-se que a resposta imunológica do hospedeiro seja responsável pela ativação das células endoteliais e pela proliferação que são as características da endarterite, o que eventualmente leva à fibrose perivascular e ao estreitamento luminal.

Na sífilis primária, ocorre um **cancro** no pênis ou na bolsa escrotal de 70% dos homens, e na vulva ou cérvice de 50% das mulheres. O cancro é uma pápula avermelhada, firme e ligeiramente elevada que alcança até vários centímetros de diâmetro e sofre erosão para criar uma úlcera superficial de base limpa. O endurecimento contíguo cria uma massa em forma de botão diretamente adjacente à pele que sofreu a erosão ("cancro duro") (Figura 16.20 A). Geralmente, os linfonodos regionais estão ligeiramente aumentados e firmes. O exame microscópico da úlcera revela o típico infiltrado inflamatório linfoplasmocítico, bem como a inflamação e a endarterite (Figura 16.20 B). Os espiroquetas são prontamente demonstráveis em cortes histológicos das lesões iniciais com o uso de colorações imuno-histoquímicas específicas para esse fim. Em aproximadamente 2 meses após a resolução do cancro, aparecem as lesões da sífilis secundária: a linfadenopatia generalizada e as **lesões mucocutâneas** disseminadas que envolvem a cavidade oral, assim como as superfícies palmares e plantares. A erupção cutânea (*rash*) em geral consiste em máculas amarronzadas discretas com menos de 5 mm de diâmetro, mas que podem ser escamosas ou pustulares. Nas áreas cutâneas úmidas, como na região anogenital, na parte interna das coxas e nas axilas, podem aparecer lesões elevadas de base ampla denominadas **condilomas planos** (não devem ser confundidos com o condiloma acuminado causado pelo HPV) (Capítulo 17). O exame histológico das lesões mucocutâneas durante a fase secundária da doença revela a característica endarterite proliferativa e, com colorações especiais ou imuno-histoquímica, é possível demonstrar a presença dos espiroquetas, que geralmente são abundantes. A linfadenopatia é mais comum no pescoço e nas áreas inguinais. O exame histológico dos linfonodos mostra hiperplasia dos centros germinativos acompanhada por números aumentados de plasmócitos ou, com menos frequência, granulomas ou neutrófilos. Manifestações possíveis, porém infrequentes, da sífilis secundária incluem a hepatite, a doença renal, a doença ocular (irite) e os sintomas gastrintestinais.

As lesões associadas à **sífilis terciária** são divididas em três categorias principais, que podem ocorrer isoladamente ou em combinação: sífilis cardiovascular, neurossífilis e a chamada sífilis terciária "benigna". A sífilis cardiovascular assume a forma de aortite sifilítica em decorrência da endarterite dos *vasa vasorum* (Capítulo 8). A **neurossífilis** ocorre com mais frequência em pacientes com infecção concomitante pelo HIV (Capítulo 21). A sífilis terciária benigna caracteriza-se pela formação de **gomas**, lesões borrachentas branco-acinzentadas múltiplas ou isoladas de tamanho variável que variam de lesões microscópicas a grandes massas semelhantes a tumores. Podem ocorrer na maioria dos órgãos, mas são particularmente comuns na pele, no tecido subcutâneo, nos ossos e nas articulações. Ao exame microscópico, a goma contém uma zona central de necrose coagulativa circundada por tecido fibroso denso com um infiltrado inflamatório misto composto de linfócitos, plasmócitos, macrófagos ativados (células epitelioides) e células gigantes ocasionais, o que sugere uma reação tardia de hipersensibilidade. Apenas raramente os espiroquetas são demonstráveis.

As manifestações da **sífilis congênita** incluem óbito fetal, sífilis congênita precoce (início antes de 2 anos) e sífilis congênita tardia (início após 2 anos).

- A **sífilis congênita precoce** manifesta-se geralmente ao nascimento ou nos primeiros meses de vida. Os bebês afetados apresentam secreção nasal, hepatomegalia, icterícia, anormalidades esqueléticas, linfadenopatia generalizada e lesões mucocutâneas semelhantes às observadas na sífilis secundária em adultos
- A **sífilis congênita tardia** caracteriza-se por uma **tríade** distintiva de **ceratite intersticial, dentes de Hutchinson e surdez do oitavo nervo**. Os dentes de Hutchinson são pequenos incisivos em formato de chave de fenda, muitas vezes com entalhes no esmalte. A surdez do oitavo nervo e a atrofia do nervo óptico desenvolvem-se secundárias à sífilis meningovascular. As outras manifestações incluem curvatura anterior da tíbia ("canelas em sabre"), bossa frontal craniana, deformidade nasal em sela e deficiência intelectual.

Características clínicas. *T. pallidum* é altamente sensível aos antibióticos, como a penicilina, sendo suficiente um breve curso deste fármaco para tratar todos os estágios da doença. A sorologia é a base do diagnóstico. Os testes sorológicos para a sífilis incluem os testes de anticorpo não treponêmico e os testes de anticorpo antitreponêmico. Dentre os testes de anticorpo não treponêmico, estão a reagina plasmática rápida (RPR) e o Venereal Disease Research Laboratory (VDRL), que detectam os anticorpos para cardiolipina, um antígeno presente tanto nos tecidos do hospedeiro como na parede celular do treponema. Os anticorpos anticardiolipina em pacientes com lúpus podem resultar em um teste falso-positivo para sífilis. Em contrapartida, os testes de anticorpo treponêmico mensuram os anticorpos que reagem especificamente a *T. pallidum*.

A interpretação desses testes é complexa em virtude das diferenças nas respostas ao anticorpo que eles mensuram, bem como em decorrência de imperfeições nos testes.

- Tanto o teste de anticorpo treponêmico como o não treponêmico são apenas moderadamente sensíveis (cerca de 70 a 85%) para sífilis primária
- Ambos os tipos de teste são muito sensíveis (> 95%) para sífilis secundária
- Os testes treponêmicos são muito sensíveis para sífilis terciária e latente. Em contrapartida, com o tempo, ocorre a queda dos títulos do anticorpo não treponêmico; portanto, esse teste é um pouco menos sensível para sífilis terciária e latente
- Os níveis de anticorpo não treponêmico caem com um tratamento bem-sucedido da sífilis; portanto, as alterações nos títulos detectadas por esses testes podem ser usadas para monitorar a terapia. Os testes treponêmicos, que não são quantitativos, permanecem positivos, mesmo após uma terapia bem-sucedida
- Ambos os tipos de testes podem ser usados para a triagem inicial para sífilis, mas os resultados positivos devem ser confirmados usando um teste para o outro tipo (p. ex., confirmam-se os resultados positivos do teste não treponêmico com um teste treponêmico e vice-versa).

Os testes confirmatórios são necessários, pois podem ocorrer resultados falso-positivos em ambos os tipos de testes. As causas dos resultados falso-positivos nesses testes incluem gravidez, doenças autoimunes (p. ex., lúpus eritematoso sistêmico) e outras infecções além da sífilis.

Gonorreia

A gonorreia é uma IST causada por *Neisseria gonorrhoeae*. É a segunda, somente após a *Chlamydia trachomatis*, entre as ISTs bacterianas. A infecção requer contato direto com a mucosa de um indivíduo infectado, geralmente durante a atividade sexual. As bactérias se fixam inicialmente no epitélio mucoso, particularmente no tipo colunar ou transicional, usando uma variedade de moléculas de adesão associadas à membrana e às estruturas chamadas *pili*. Posteriormente, o microrganismo penetra através das células epiteliais para invadir os tecidos mais profundos do hospedeiro.

A infecção nos homens causa uretrite; nas mulheres, a infecção por *N. gonorrhoeae* é geralmente assintomática e pode passar despercebida. Os efeitos da gonorreia assintomática e não tratada nas mulheres são particularmente sérios, uma vez que a infecção ascendente pode levar à doença inflamatória pélvica, uma causa de infertilidade e de gravidez ectópica (Capítulo 17). A coinfecção por outras ISTs é comum, particularmente por *Chlamydia trachomatis*, que compartilha um curso clínico semelhante com a gonorreia (descrita adiante). A infecção é diagnosticada por cultura e testes de reação em cadeia da polimerase

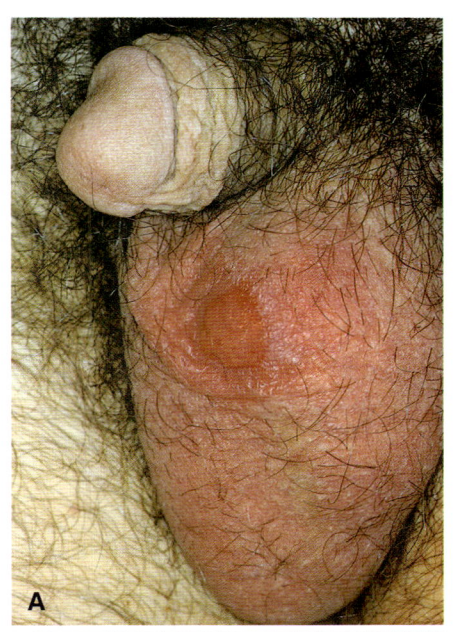

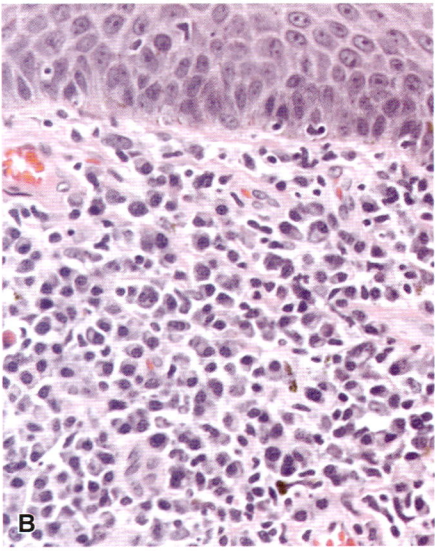

Figura 16.20 **A.** Cancro sifilítico da bolsa escrotal. Essas lesões geralmente são indolores apesar da presença de ulceração, e se curam espontaneamente. **B.** As características histológicas do cancro incluem um infiltrado difuso de plasmócitos sob o epitélio escamoso da pele.

(PCR, do inglês *polymerase chain reaction*). A gonorreia é tratada com antibióticos específicos; entretanto, está surgindo resistência a alguns desses tratamentos.

Morfologia

N. gonorrhoeae provoca uma intensa reação inflamatória supurativa. Em homens, a manifestação mais frequente é a secreção uretral purulenta associada a um meato uretral edematoso e congestionado. Diplococos gram-negativos, muitos dos quais dentro do citoplasma de neutrófilos, são prontamente identificados em colorações de Gram do exsudato purulento (Figura 16.21). A infecção ascendente pode resultar em prostatite aguda, epididimite (Figura 16.22) ou orquite. Os abscessos podem complicar os casos graves. Os exsudatos uretrais e endocervicais tendem a ser menos importantes em mulheres, apesar de ser muito comum a inflamação aguda das estruturas adjacentes, como a das glândulas de Bartholin. A infecção ascendente envolvendo o útero, as tubas uterinas e os ovários resulta em salpingite aguda, algumas vezes complicada por abscessos tubo-ovarianos. O processo inflamatório agudo é seguido pelo desenvolvimento de tecido de granulação e formação de tecido cicatricial com resultantes estenoses e outras deformidades permanentes das estruturas envolvidas, dando origem à **doença inflamatória pélvica** (Capítulo 19).

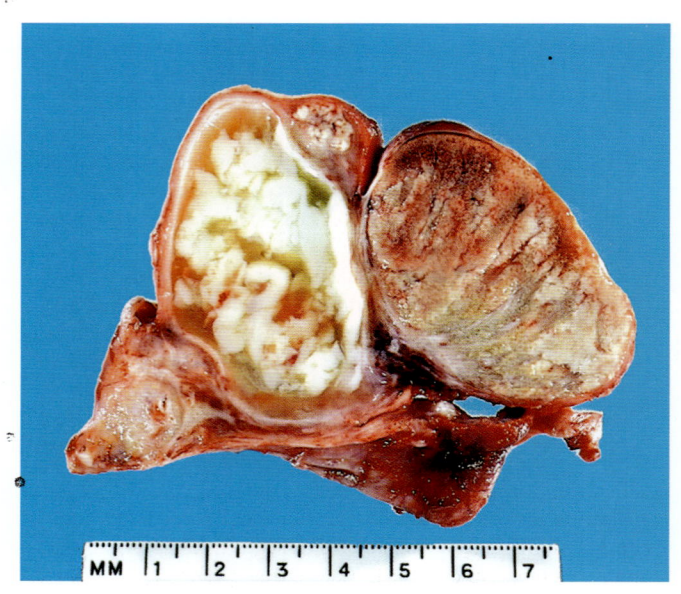

Figura 16.22 Epididimite aguda causada por infecção gonocócica. O epidídimo é envolvido por um abscesso. O testículo normal é observado *à direita*.

Características clínicas. A maioria dos homens infectados por gonorreia apresenta *disúria, frequência urinária aumentada* e *exsudato uretral mucopurulento* que se desenvolvem dentro de 2 a 14 dias após o momento da infecção inicial; entretanto, a infecção pode ser assintomática. O tratamento com uma terapia antimicrobiana adequada erradica o microrganismo e os sintomas se resolvem prontamente. As infecções não tratadas podem progredir para envolver a próstata, as vesículas seminais, o epidídimo e o testículo. Nos casos não tratados, podem ocorrer estenose uretral crônica, esterilidade permanente e desenvolvimento de um estado de portador crônico.

Entre as mulheres, as infecções agudas adquiridas por relação sexual vaginal podem ser assintomáticas ou associadas a *disúria, dor pélvica inferior* e *secreção vaginal*. Os casos não tratados podem ser complicados por inflamação aguda das tubas uterinas (salpingites) e dos ovários (*doença inflamatória pélvica*). Pode ocorrer formação de tecido cicatricial das tubas uterinas com resultante infertilidade e aumento de risco de gravidez ectópica. A infecção gonocócica do sistema genital superior pode se disseminar para a cavidade peritoneal, de onde o exsudato pode se estender para a goteira (sulco) paracólica direita até a cúpula do fígado, resultando em peri-hepatite gonocócica. A depender das práticas sexuais, outros locais de infecção primária em homens e mulheres são a orofaringe e a área anorretal com resultante faringite aguda e proctite, respectivamente.

A infecção disseminada em adultos e adolescentes é rara e geralmente se apresenta como artrite séptica acompanhada de erupções cutâneas (*rashes*) papular hemorrágica e pustular. As cepas causadoras de infecção disseminada normalmente são resistentes à ação lítica do complemento, mas os poucos pacientes com deficiências hereditárias do complemento são suscetíveis à disseminação sistêmica independentemente da cepa infectante. A infecção gonocócica pode ser transmitida aos recém-nascidos durante a passagem pelo canal de parto, o que resulta em conjuntivite passível de causar cegueira. A infecção ocular, que pode ser evitada por instilação de nitrato de prata ou de antibióticos nos olhos do neonato, continua a ser uma importante causa de cegueira em países com disponibilidade limitada de recursos.

O teste de amplificação de ácidos nucleicos é a modalidade diagnóstica preferida em razão de acurácia, rápido tempo de entrega e possibilidade de realização em amostras coletadas no paciente. A cultura permite a determinação da sensibilidade aos antibióticos, porém é menos sensível que os testes moleculares e requer cerca de 48 horas.

Uretrite e cervicite não gonocócicas

A uretrite não gonocócica (NGU, do inglês *nongonococcal urethritis*) e a cervicite não gonocócica são as formas mais comuns de IST, e a infecção genital por *C. trachomatis* é a IST bacteriana mais comum em todo o mundo. *Mycoplasma genitalium* é a segunda causa mais comum de NGU; outros microrganismos implicados são *Trichomonas vaginalis* e *Ureaplasma urealyticum*. Os agentes etiológicos podem variar de acordo com a localização geográfica e em populações de pacientes com base nas práticas sexuais. Em quase 50% dos casos, nenhum patógeno é identificado. Como discutido anteriormente, a infecção da gonorreia em geral está associada à infecção por clamídias.

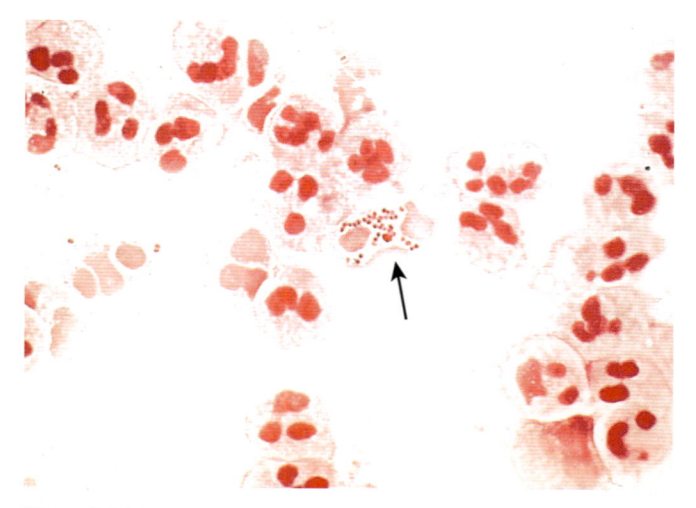

Figura 16.21 *Neisseria gonorrhoeae*. A coloração de Gram da secreção uretral mostra os característicos diplococos gram-negativos intracelulares (*seta*). (Cortesia da Dra. Rita Gander, Department of Pathology, University of Texas Southwestern Medical School, Dallas, Texas.)

C. trachomatis é uma pequena bactéria gram-negativa, um patógeno intracelular obrigatório que existe em duas formas: a forma infecciosa, o *corpo elementar*, é no mínimo capaz de uma sobrevida limitada no ambiente extracelular. O corpo elementar é absorvido pelas células hospedeiras, principalmente por meio de um processo de endocitose mediada pelo receptor. Uma vez no interior da célula, o corpo elementar diferencia-se na forma metabolicamente ativa denominada *corpo reticulado*. Usando fontes de energia da célula hospedeira, o corpo reticulado replica-se e, finalmente, forma novos corpos elementares infecciosos com tropismo pelas células epiteliais colunares.

As características clínicas das infecções por *C. trachomatis* são semelhantes àquelas causadas por *N. gonorrhoeae*. Os pacientes podem desenvolver epididimite, prostatite, doença inflamatória pélvica, faringite, conjuntivite, inflamação peri-hepática e proctite. A uretrite por *C. trachomatis* pode ser assintomática em homens e mulheres e, portanto, pode não ser tratada. A infecção pode ser transmitida aos recém-nascidos durante o parto vaginal; a conjuntivite é a manifestação mais comum, seguida de pneumonia. *C. trachomatis* também causa o linfogranuloma venéreo (LGV), a ser discutido a seguir.

Com exceção do linfogranuloma venéreo, as características morfológicas e clínicas da infecção por clamídias são praticamente idênticas às da gonorreia. A infecção primária caracteriza-se por uma secreção que varia de aquosa a mucopurulenta com predominância de neutrófilos. O diagnóstico é baseado em testes de amplificação de ácidos nucleicos realizados em *swabs* genitais ou amostras de urina. *C. trachomatis* parece ser a causa mais comum de artrite reativa, que também pode ser observada nas infecções por outras bactérias como *Campylobacter jejuni* e *Shigella flexnari* (Capítulo 19). Em algumas poucas ocasiões, a artrite ocorre em conjunto com uretrite/cervicite e conjuntivite.

Linfogranuloma venéreo

O linfogranuloma venéreo (LGV) é uma doença ulcerativa crônica causada por cepas de *C. trachomatis* distintas daquelas que causam a uretrite ou a cervicite não gonocócicas (discutidas anteriormente). Embora no passado fosse considerada uma doença endêmica dos trópicos e subtrópicos, o LGV é uma preocupação crescente para além dessas regiões geográficas como uma causa de linfadenopatia inguinal e de proctite, e ele dissemina-se principalmente por relação sexual desprotegida em homens que mantêm contato sexual com homens. A infecção por LGV tem forte correlação com a coinfecção pelo HIV.

> ### Morfologia
> O LGV pode estar presente como uretrite inespecífica ou lesões papulares ou ulcerativas que afetam a genitália inferior. Subsequentemente, os linfonodos drenantes tornam-se inchados e sensíveis; eles podem coalescer e se romper, resultando em tratos fistulosos. Se não tratada, a infecção pode causar fibrose e estenoses no sistema anogenital. As estenoses retais são particularmente comuns em mulheres. Histologicamente, as lesões apresentam uma **resposta inflamatória mista, granulomatosa e neutrofílica**. Por meio de métodos especiais de coloração, números variáveis de inclusões clamidianas podem ser observados no citoplasma das células epiteliais ou inflamatórias. O envolvimento dos linfonodos caracteriza-se por uma reação inflamatória granulomatosa associada a focos de necrose de formatos irregulares e infiltração neutrofílica **(abscessos estrelados)**. Com o tempo, a reação inflamatória dá origem a uma extensa fibrose que pode causar obstrução linfática local e estenoses, produzindo **linfedema**.

Características clínicas. O diagnóstico de LGV é difícil em virtude de sua apresentação clínica variada. Assim como em outras infecções clamidianas, os testes de amplificação de ácidos nucleicos apresentam as mais altas sensibilidade e especificidade. Os testes serológicos não são específicos, nem capazes de fazer a distinção antes da infecção em andamento.

Cancroide (cancro mole)

Cancroide é uma infecção ulcerativa aguda causada por *Haemophilus ducreyi*, um cocobacilo gram-negativo. A doença é mais comum nos países nos trópicos e subtrópicos que só dispõem de poucos recursos; é provável um subdiagnóstico, visto que os testes para *H. ducreyi* não são rotineiros. Além disso, o isolamento do microrganismo é desafiador e os testes baseados em PCR não se encontram amplamente disponíveis. Em razão da ulceração cutânea, o cancroide é um importante cofator de infecção pelo HIV.

> ### Morfologia
> A lesão primária do cancroide é uma pápula na genitália externa que se rompe rapidamente e produz uma **úlcera**. Ao contrário da sífilis, as lesões são dolorosas, podem ser múltiplas e não endurecidas. Ao exame microscópico, há uma zona superficial de restos neutrofílicos e fibrina com uma zona subjacente de tecido de granulação, áreas de necrose e vasos trombosados. Um denso infiltrado inflamatório linfoplasmocítico está presente sob o tecido de granulação. Secundariamente, os linfonodos drenantes envolvidos também exibem inflamação necrosante que geralmente progride para a formação de abscesso, levando a úlceras drenantes.

Características clínicas. A lesão primária do cancroide aparece dentro de 4 a 7 dias após a inoculação. Em pacientes do sexo masculino, a lesão primária geralmente ocorre no pênis; em pacientes do sexo feminino, a maioria das lesões ocorre na vagina ou na área periuretral. No decorrer de vários dias, a superfície da lesão primária sofre erosão, produzindo uma úlcera irregular que pode ser dolorosa. Os linfonodos regionais, particularmente aqueles na região inguinal, tornam-se aumentados e sensíveis em cerca de 50% dos casos dentro de 1 a 2 semanas após a inoculação primária. O diagnóstico definitivo requer a identificação de *H. ducreyi* em meios de cultura especiais; mesmo com o uso de meios adequados, a sensibilidade é inferior a 80%. Foram desenvolvidos testes de amplificação de ácidos nucleicos e de PCR; estes não estão amplamente disponibilizados em laboratórios de pesquisa externos.

Tricomoníase

Trichomonas vaginalis é um grande protozoário flagelado geralmente transmitido pelo contato sexual. As formas trofozoítas aderem à mucosa, onde causam lesões superficiais. É uma causa frequente de vaginite associada a prurido e a profusa secreção vaginal amarelada e espumosa. A colonização uretral pode causar aumento da frequência urinária e disúria. Setenta por cento dos indivíduos infectados são assintomáticos; porém, sem tratamento, muitas mulheres eventualmente desenvolvem sintomas. A infecção durante a gravidez pode causar a ruptura prematura das membranas e o parto pré-termo. Nos homens, a infecção por *T. vaginalis* pode manifestar-se como uretrite. O microrganismo normalmente é demonstrável por microscopia de meio líquido (*wet mount*) de raspados vaginais. Geralmente, são realizados exames laboratoriais para detecção de clamídia e gonorreia quando há suspeita de tricomoníase.

Herpes simples genital

A infecção por herpes genital é uma IST comum. Tanto o herpes-vírus simples tipo 1 (HSV-1) como o herpes-vírus simples tipo 2 (HSV-2) podem causar infecções anogenitais ou orais; embora a maioria dos casos de herpes genital se deva ao HSV-2, um número crescente de casos é secundário à infecção por HSV-1. De acordo com os Centers for Disease Control and Prevention (CDC), cerca de um em oito indivíduos entre 14 e 49 anos é infectado por HSV-2 nos EUA, mas há variação regional. O HSV é transmitido quando o vírus entra em contato com a superfície mucosa ou uma ruptura da pele de um hospedeiro suscetível. À temperatura ambiente, o vírus é imediatamente inativado; portanto, a transmissão requer o contato direto com um indivíduo infectado. Como em outras ISTs, o risco de infecção está relacionado com o número de parceiros sexuais. A infecção por HSV-2, particularmente quando recente, aumenta o risco de infecção pelo HIV, em parte em decorrência da ulceração da mucosa.

Morfologia

As lesões iniciais da infecção genital por HSV são **vesículas eritematosas dolorosas** na mucosa ou na pele da genitália inferior e em locais extragenitais adjacentes. As alterações histológicas incluem a presença de **vesículas intraepiteliais** acompanhadas de restos celulares necróticos, neutrófilos e células que ancoram inclusões virais intranucleares características. A clássica **inclusão de Cowdry tipo A** é uma estrutura intranuclear homogênea de coloração púrpura clara e circundada por um halo claro. As células infectadas geralmente se fundem formando **sincícios multinucleados**. As inclusões coram com anticorpos para HSV, o que permite um diagnóstico específico rápido de infecção por HSV em cortes histológicos ou esfregaços.

Características clínicas. Como discutido anteriormente, o HSV-1 e o HSV-2 podem causar infecção genital ou oral, e ambos produzem lesões mucocutâneas primárias ou recorrentes indistinguíveis. A infecção primária por HSV-2 muitas vezes é assintomática. Os sinais e os sintomas, quando presentes, podem durar várias semanas e incluir lesões vesiculares dolorosas, disúria, secreção uretral, linfonodos drenantes aumentados e sensíveis, além de manifestações sistêmicas como febre, dor muscular e cefaleia. O HSV é eliminado ativamente durante esse período, e a eliminação continua até a cura completa das lesões na mucosa. A eliminação viral assintomática pode ocorrer 3 meses após o diagnóstico. As recidivas são leves e de menor duração que o episódio primário. Muitas vezes, o diagnóstico é estabelecido por meio de cultura viral ou testes de amplificação de ácidos nucleicos do líquido das lesões vesiculares.

Em adultos imunocompetentes, o herpes genital raramente acarreta risco à vida. Entretanto, o HSV pode representar uma ameaça para os pacientes imunocomprometidos, nos quais pode se desenvolver uma doença disseminada fatal. Além disso, é potencialmente fatal a *infecção neonatal por herpes*, que normalmente é adquirida durante a passagem pelo canal de parto das mães com infecção genital por HSV primária ou recorrente. Sua incidência aumentou em paralelo com o aumento da infecção genital por HSV. Para fins de considerações prognósticas e terapêuticas, as manifestações das infecções neonatais por herpes são classificadas como (1) envolvimento localizado de pele, olhos e boca (SEM, do inglês *skin, eyes and mouth*); (2) envolvimento do SNC sem ou com SEM; e (3) doença disseminada (p. ex., para o fígado e os pulmões). A mortalidade é mais alta com a doença disseminada, que apresenta uma taxa de mortalidade de aproximadamente 30% em 1 ano. Cerca de 70% dos bebês com envolvimento do SNC apresentam subsequentes anormalidades do neurodesenvolvimento.

Infecção por papilomavírus humano

O HPV causa várias proliferações escamosas no sistema genital, incluindo o condiloma acuminado, assim como várias lesões pré-cancerosas que podem sofrer transformação para carcinomas. Estes últimos envolvem geralmente a cérvice (Capítulo 17), mas também ocorrem no pênis, na vulva, na tonsila orofaríngea e na conjuntiva. Os *condilomas acuminados*, também conhecidos como *verrugas anogenitais*, são causados pelos HPVs tipos 6 e 11. Essas lesões ocorrem no pênis, assim como na genitália feminina. Não devem ser confundidos com os condilomas planos da sífilis secundária. A infecção genital por HPV pode ser transmitida para os neonatos durante o parto vaginal. As vacinas contra o HPV oferecem proteção contra os HPVs de baixo risco (tipos 6 e 11) e de alto risco (tipos 16 e 18) e, portanto, protegem contra o desenvolvimento de verrugas anogenitais, assim como dos cânceres associados ao HPV.

Morfologia

Em homens, o condiloma acuminado geralmente ocorre no sulco coronal ou na superfície interna do prepúcio, onde variam em tamanho de pequenas lesões sésseis a grandes proliferações papilares com vários centímetros de diâmetro (Figura 16.23). Em mulheres, ocorrem geralmente na vulva. O capítulo 17 apresenta exemplos do surgimento microscópico dessas lesões.

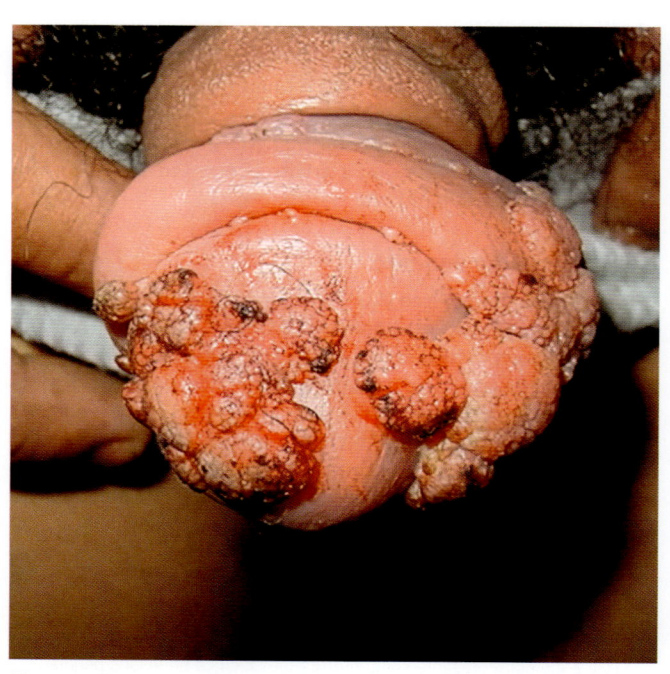

Figura 16.23 Condiloma acuminado. Múltiplas lesões condilomatosas envolvem a glande, o sulco coronal e o prepúcio. (De Amin MB, Tickoo SK: *Diagnostic Pathology: Genitourinary*, ed 3, St. Louis, 2023, Elsevier.)

REVISÃO RÁPIDA

Lesões do pênis

- O carcinoma de células escamosas e suas lesões precursoras são as lesões penianas mais importantes. Muitos carcinomas estão associados à infecção por HPV
- O carcinoma de células escamosas ocorre na glande ou na haste do pênis como uma lesão infiltrativa ulcerada que pode

disseminar-se para os linfonodos inguinais, mas raramente para locais distantes. A maioria dos casos ocorre em homens não circuncidados
- Outros importantes distúrbios penianos incluem anormalidades congênitas envolvendo a posição da uretra (epispadia, hipospadia) e distúrbios inflamatórios (balanite, fimose).

Criptorquidia

- *Criptorquidia* refere-se à descida incompleta do testículo do abdome para a bolsa escrotal e está presente em cerca de 1% dos bebês do sexo masculino de 1 ano
- A criptorquidia bilateral ou, em alguns casos, até a unilateral está associada à atrofia tubular e à esterilidade em ambos os testículos
- O testículo criptorquídico acarreta maior risco de câncer testicular, que surge dos focos de neoplasia de células germinativas *in situ* dentro dos túbulos atróficos. A orquiopexia precoce reduz o risco de esterilidade e de câncer.

Tumores testiculares

- As neoplasias testiculares são a causa mais comum de aumento testicular indolor. Ocorrem com mais frequência em associação com testículos não descidos e com disgenesia testicular
- As células germinativas são a fonte de 95% dos tumores testiculares, e os restantes surgem das células de Sertoli ou de Leydig. Os tumores de células germinativas podem ser compostos de um padrão histológico "puro" único (60% dos casos) ou padrões mistos
- Os padrões histológicos mais comuns de tumores de células germinativas são: seminoma, carcinoma embrionário, tumor do saco vitelínico, coriocarcinoma e teratoma. Os tumores mistos contêm mais de um elemento, em geral o carcinoma embrionário, o teratoma e o tumor do saco vitelínico
- Clinicamente, os tumores testiculares de células germinativas dividem-se em dois grupos: seminoma e tumores não seminomatosos. O seminoma permanece confinado ao testículo por um longo tempo e se dissemina principalmente para os linfonodos para-aórticos; a disseminação distante é rara, e o prognóstico é melhor do que o dos tumores não seminomatosos. Os tumores não seminomatosos tendem a se disseminar precocemente pelos vasos linfáticos e sanguíneos
- A hCG é produzida pelos sinciciotrofoblastos e está sempre elevada nos pacientes com coriocarcinomas e naqueles com seminomas contendo sinciciotrofoblastos. A AFP está elevada quando há um componente do tumor do saco vitelínico.

Prostatite

- A prostatite bacteriana pode ser aguda ou crônica; o microrganismo responsável geralmente é *E. coli* ou outro bastonete gram-negativo
- A síndrome da dor pélvica crônica (prostatite crônica não bacteriana), apesar de compartilhar a sintomatologia com a prostatite bacteriana crônica, é de etiologia desconhecida e de difícil tratamento
- A prostatite granulomatosa pode ser infecciosa (p. ex., após tratamento com BCG) ou não infecciosa (reação de corpo estranho a líquidos extravasados de dutos e ácinos prostáticos rotos).

Hiperplasia prostática benigna

- A HPB caracteriza-se por proliferações benignas de elementos estromais e glandulares. A di-hidrotestosterona (DHT), um androgênio derivado da testosterona, é o principal estímulo hormonal para a proliferação
- A HPB origina-se na zona de transição periuretral. Os nódulos hiperplásicos exibem proporções variáveis de estroma e glândulas. As glândulas hiperplásicas são revestidas por duas camadas celulares: uma camada colunar interna e uma camada externa composta de células basais planas
- Os achados clínicos resultam da obstrução do trato urinário causada por aumento da próstata e contração dos elementos do músculo liso no estroma; esses achados incluem hesitação, urgência, noctúria e fluxo urinário precário. A obstrução crônica predispõe a infecções recorrentes do trato urinário.

Carcinoma da próstata

- O carcinoma da próstata é um câncer comum de homens acima dos 50 anos
- Os carcinomas da próstata variam de lesões indolentes que nunca causam dano até tumores agressivos fatais
- As mutações adquiridas mais comuns nos carcinomas da próstata criam genes de fusão *TPRSS2-ETS* ou atuam para aumentar a sinalização de PI3K/AKT, que promove o crescimento e a sobrevivência das células tumorais
- Os carcinomas da próstata surgem com mais frequência na zona periférica externa da glândula e podem ser palpáveis por exame retal
- A graduação do câncer de próstata pelo sistema de Gleason correlaciona-se com o estádio patológico e o prognóstico
- A mensuração do PSA sérico é um teste de triagem do câncer controverso, mas possui um claro valor no monitoramento do câncer de próstata progressivo ou recorrente
- Os cânceres de próstata são dependentes de androgênio e, portanto, são tratados com castração cirúrgica ou induzida por fármaco com ou sem radiação.

Bexiga

- As condições não neoplásicas da bexiga incluem divertículos e infecções (cistite)
- Dentre as lesões inflamatórias da bexiga, estão a cistite bacteriana, a cistite hemorrágica, a cistite intersticial e a malacoplaquia
- A maioria (95 a 97% nos EUA) dos cânceres de bexiga é urotelial; o carcinoma de células escamosas apresenta maior incidência em áreas onde a esquistossomose urinária é endêmica
- Os fatores de risco para o câncer de bexiga incluem o tabagismo, vários carcinógenos ocupacionais e o uso anterior de ciclofosfamida ou de radioterapia
- Há duas lesões precursoras distintas do carcinoma urotelial invasivo: tumor papilar não invasivo e carcinoma *in situ*
  - O tumor papilar não invasivo, incluindo papiloma, neoplasia urotelial papilar de baixo potencial maligno (PUNLMP), carcinoma urotelial papilar de baixo grau e carcinoma urotelial papilar de alto grau, apresenta mutações com ganho de função que aumentam a sinalização pelas vias do receptor do fator de crescimento (p. ex., amplificações de *FGFR3*); a progressão é rara (cerca de 20%) e está associada a mutações de TP53
  - O carcinoma *in situ* mais provavelmente se torna invasivo na musculatura; as mutações que rompem p53 e RB ocorrem precocemente na carcinogênese.

Infecções sexualmente transmissíveis

Sífilis

- A sífilis é causada por *T. pallidum* e tem três estágios
  - Sífilis primária: uma lesão indolor, chamada de cancro, desenvolve-se na genitália externa junto com o aumento dos linfonodos regionais

- Sífilis secundária: linfadenopatia generalizada e lesões mucocutâneas que podem ser maculopapulares ou assumir a forma de lesões elevadas e planas chamadas de *condiloma plano*. Tanto as lesões primárias como as secundárias contêm bactérias e, portanto, podem transmitir infecções
- Sífilis terciária: pode causar aortite proximal e insuficiência aórtica; pode envolver o cérebro, as meninges e a medula espinal; ou causar lesões granulomatosas focais, chamadas de *gomas*, em múltiplos órgãos. As lesões são geralmente estéreis
- A sífilis congênita é causada pela transmissão materna de espiroquetas no útero ou durante o parto vaginal, principalmente nos estágios primário e secundário da doença materna. Ela pode levar a óbito fetal ou causar lesão tecidual disseminada no fígado, no baço, nos pulmões, nos ossos e no pâncreas
- A maioria das lesões sifilíticas exibe endarterite proliferativa e um infiltrado inflamatório rico em plasmócitos. As gomas possuem uma área central de necrose circundada por infiltrados linfoplasmocíticos, macrófagos ativados e fibrose
- A base do diagnóstico é o teste sorológico. Os testes de anticorpos não treponêmicos (VDRL e RPR) em geral são positivos na doença inicial, mas podem ser negativos na doença avançada. Os resultados do teste de anticorpo específico de treponemas se tornam positivos na fase avançada da sífilis primária e permanecem positivos indefinidamente.

Gonorreia

- A gonorreia é uma IST comum que afeta o trato geniturinário. O controle da disseminação requer uma resposta imunológica eficaz mediada por complemento
- A gonorreia apresenta-se com disúria e uma secreção uretral leitosa e purulenta, embora uma elevada porcentagem de casos, particularmente nas mulheres, seja assintomática
- Nas mulheres, a infecção não controlada pode dar origem à doença inflamatória pélvica, resultando em infertilidade e gravidez ectópica
- A coinfecção por outras ISTs, especialmente por *C. trachomatis*, é comum
- A gonorreia pode ser transmitida aos recém-nascidos durante a passagem pelo canal de parto
- O diagnóstico pode ser estabelecido por cultura dos exsudatos, assim como pelas técnicas de amplificação de ácidos nucleicos.

Uretrite e cervicite não gonocócica

- NGU e cervicite são as formas mais comuns de IST. A maioria dos casos é causada por *C. trachomatis* e o resto por *T. vaginalis*, *M. genitalium* e *U. urealyticum*
- *C. trachomatis* é uma bactéria intracelular gram-negativa que causa uma doença clinicamente indistinguível da gonorreia em homens e mulheres. O diagnóstico pode ser estabelecido por testes sensíveis de amplificação de ácidos nucleicos em amostras de urina ou *swabs* vaginais
- A infecção por *C. trachomatis* pode causar artrite reativa em conjunto com conjuntivite e lesões mucocutâneas generalizadas.

Linfogranuloma venéreo e cancroide

- O LGV é causado por sorotipos de *C. trachomatis* que são distintos daqueles causadores da uretrite não gonocócica. O LGV está associado a uretrite, lesões genitais ulcerativas, linfadenopatia e envolvimento do reto. As lesões mostram inflamações aguda e crônica; essas lesões progridem para fibrose com consequente linfedema e formação de estenoses retais. O diagnóstico é estabelecido por testes de amplificação de ácidos nucleicos e sorologia
- A infecção por *H. ducreyi* causa uma infecção genital ulcerativa aguda e dolorosa chamada *cancroide*. O envolvimento dos linfonodos inguinais ocorre em muitos casos e leva ao seu aumento e à ulceração. As úlceras mostram uma área superficial de inflamação aguda e necrose com uma zona subjacente de tecido de granulação e infiltrado mononuclear. O diagnóstico é possível pela cultura do microrganismo e testes à base de PCR.

Infecções pelos herpes-vírus simples e papilomavírus humano

- O HSV-2 e, com menos frequência, o HSV-1 podem causar infecções genitais. A infecção inicial (primária) pode ser assintomática ou causar vesículas intraepiteliais eritematosas na mucosa e na pele da genitália externa em conjunto com o aumento doloroso dos linfonodos regionais
- Ao exame histológico, as vesículas da infecção por HSV contêm células necróticas e células gigantes multinucleadas fusionadas com inclusões intranucleares (Cowdry tipo A) que coram com os anticorpos para o vírus
- O herpes neonatal pode ser potencialmente fatal e ocorrer em crianças nascidas de mães com herpes genital. Os lactentes afetados podem ter herpes generalizado, muitas vezes associado a encefalite e consequente alta mortalidade
- O HPV causa muitas lesões proliferativas da mucosa genital, incluindo lesões não neoplásicas (condiloma acuminado), pré-cancerosas (p. ex., carcinoma *in situ* da cérvice) e cânceres invasivos de células escamosas da cérvice e do pênis. As vacinas contra o HPV protegem contra essas lesões.

Exames laboratoriais

Teste	Valores de referência	Fisiopatologia/relevância clínica
Alfafetoproteína sérica (AFP)	< 8,4 ng/mℓ	A AFP é uma glicoproteína normalmente expressa pelos hepatócitos embrionários e pelas células do saco vitelínico fetal. A produção cai após o nascimento, mas se eleva novamente em pacientes com certos tumores. Os níveis séricos de AFP estão aumentados em 90% dos pacientes com carcinoma hepatocelular e nos pacientes com certos tumores de células germinativas do ovário e dos testículos (p. ex., tumor do saco vitelínico, carcinoma embrionário, ou tumores mistos com componente do saco vitelínico). A AFP também está elevada no soro materno no quadro de defeitos do tubo neural aberto (p. ex., anencefalia, espinha bífida)
Gonadotropina coriônica humana (hCG) sérica	Homens e mulheres não grávidas: < 5 mUI/mℓ Os níveis variam durante a gravidez	A hCG é um hormônio que consiste em subunidades α e β. A subunidade α é a mesma de FSH, LH e TSH; portanto, a maioria dos testes avalia os níveis da subunidade β para aumentar a sensibilidade. Durante o primeiro trimestre, a hCG sintetizada pelas células sinciciotrofoblásticas placentárias estimula o corpo-lúteo para secretar progesterona; subsequentemente, a placenta secreta progesterona e os níveis de hCG caem. A hCG pode ser secretada por múltiplas neoplasias, tais como coriocarcinoma, tumores testiculares seminomatosos/não seminomatosos com diferenciação de sinciciotrofoblastos, tumores de células germinativas do ovário e doença trofoblástica gestacional. A hCG é clinicamente útil como um marcador tumoral para o diagnóstico e o monitoramento da doença
Testes não treponêmicos para sífilis (reagina plasmática rápida [RPR], Venereal Disease Research Laboratory [VDRL] séricos/líquido cerebrospinal [LCS])	Não reativo	VDRL e RPR são testes sorológicos não treponêmicos que mensuram os anticorpos para os antígenos lipoproteína/cardiolipina que são liberados a partir das células danificadas pelo *Treponema pallidum*, o agente etiológico da sífilis. Os títulos diminuem com o tempo e após o tratamento; portanto, esses testes são mais úteis no diagnóstico das infecções de sífilis primária e secundária e na subsequente resposta à terapia. Os anticorpos são detectáveis com ambos os testes dentro de algumas semanas de desenvolvimento do cancro primário, cerca de 4 a 6 semanas após a infecção. Os títulos entre diferentes testes não treponêmicos não são comparáveis; portanto, o mesmo teste deve ser usado para monitorar a resposta ao tratamento. Como os anticorpos não são específicos para a sífilis, um teste treponêmico (p. ex., teste de anticorpo IgG/IgM para *T. pallidum*) é necessário para confirmação. Resultados biológicos falso-positivos podem ser observados no lúpus eritematoso sistêmico (LES) decorrentes da formação de autoanticorpos para os antígenos lipoproteína/cardiolipina. VDRL é útil no diagnóstico de neurossífilis, mas apresenta alta taxa de falso-negativos; portanto, somente um teste positivo é útil
Antígeno específico da próstata (PSA) sérico	PSA total de 0 a 4 ng/mℓ	PSA, uma proteína produzida pelo epitélio prostático, pode ser usada como um marcador tumoral no diagnóstico, no estadiamento e no monitoramento do tratamento do câncer de próstata. Entretanto, não é específico para malignidade: as elevações de PSA também podem ser observadas na prostatite, na hiperplasia prostática benigna, e após procedimentos e ejaculação. Portanto, o diagnóstico definitivo de câncer de próstata requer biopsia e exame por um patologista. É mais útil no monitoramento para detecção de recidiva da doença após o tratamento
Anticorpos IgG/IgM para *Treponema pallidum* séricos	Não reativo	Um teste para anticorpos IgG e IgM para *T. pallidum* é um teste específico para o agente causador de sífilis. Esse teste é particularmente útil no diagnóstico de sífilis terciária e latente. Entretanto, esses anticorpos persistem após a infecção e podem ser observados nos indivíduos tratados. Portanto, um segundo método, como os testes não treponêmicos RPR ou VDRL, pode ajudar a estabelecer quão recente é a infecção e se o paciente recebeu ou não um tratamento adequado

Nossos agradecimentos pela útil revisão desta tabela pelo Dr. Gladell Paner, Department of Pathology, University of Chicago. Valores de referência de https://www.mayoclinic-labs.com/ com permissão da Mayo Foundation for Medical Education and Research. Todos os direitos reservados. (Adaptada de Deyrup AT, D'Ambrosio D, Muir J et al. Essential Laboratory Tests for Medical Education. *Acad Pathol.* 2022;9. doi: 10.1016/j.acpath.2022.100046.)

17 Sistema Genital Feminino e Mama

VISÃO GERAL DO CAPÍTULO

Vulva, 620
Vulvite, 620
  Distúrbios epiteliais não neoplásicos, 621
    Líquen escleroso, 621
    Hiperplasia de células escamosas, 621
Tumores, 621
  Condilomas, 621
  Carcinoma da vulva, 621
  Doença de Paget extramamária, 622
Vagina, 622
Vaginite, 623
Neoplasias malignas, 623
  Carcinoma de células escamosas, 623
  Rabdomiossarcoma embrionário, 623
Colo do Útero (Cérvice), 623
Cervicite, 623
  Pólipo endocervical, 623
Neoplasia do colo do útero, 623
  Lesão intraepitelial escamosa e neoplasia intraepitelial cervical, 624
  Carcinoma do colo do útero invasivo, 625
Útero, 627
Endometrite, 627
Adenomiose, 627
Endometriose, 627
Sangramento uterino anormal, 628
Lesões proliferativas do endométrio e do miométrio, 629
  Hiperplasia endometrial, 629
  Carcinoma endometrial, 629
  Pólipos endometriais, 631
  Leiomioma uterino, 631
  Leiomiossarcoma, 631

Tubas Uterinas, 632
Ovários, 632
Cistos foliculares e lúteos, 632
Síndrome do ovário policístico, 632
Neoplasias do ovário, 632
  Neoplasias da superfície epitelial, 633
    Tumores serosos, 633
    Tumores mucinosos, 635
    Tumores endometrioides, 635
    Carcinoma de células claras, 635
  Outras neoplasias ovarianas, 636
    Teratomas, 636
Doenças da Gravidez, 637
Inflamações e infecções placentárias, 637
Gravidez ectópica, 637
Pré-eclâmpsia/eclâmpsia, 638
Doença trofoblástica gestacional, 638
  Mola hidatidiforme: completa e parcial, 638
  Mola invasiva, 639
  Coriocarcinoma gestacional, 639
  Tumor trofoblástico do sítio placentário, 640
Mama, 640
Apresentações clínicas das doenças da mama, 640
Processos inflamatórios, 641
Neoplasias estromais, 641
Lesões epiteliais benignas, 641
Carcinoma, 642
  Epidemiologia e fatores de risco, 644
  Carcinoma *in situ*, 646
  Carcinoma invasivo (infiltrante), 647

VULVA

A vulva (ou pudendo feminino) é a genitália feminina externa e inclui a pele com pelos (grandes lábios) e a mucosa (pequenos lábios). Os distúrbios da vulva são frequentemente inflamatórios; são desconfortáveis, mas não ameaçam a vida. Por outro lado, as neoplasias malignas da vulva, apesar de ameaçarem a vida, são raras.

As contribuições da Dra. Lora Hedrick Ellenson, Department of Pathology, Memorial Sloan Kettering Cancer Center, New York City, New York, e da Dra. Susan C. Lester, Department of Pathology, Brigham and Women's Hospital, Harvard Medical School, Boston, Massachusetts, para este capítulo na edição anterior deste livro são reconhecidas com gratidão. Agradecemos também a assistência da Dra. Lester na atual edição.

VULVITE

Uma das causas mais comuns de vulvite é a inflamação reativa em resposta a um estímulo exógeno, que pode ser um alérgeno ou um irritante. O trauma induzido pelo ato de coçar secundário ao prurido intenso associado geralmente exacerba a condição primária.

A dermatite alérgica e a dermatite de contato resultam de uma reação a aditivos irritantes presentes em loções e sabonetes, antissépticos e produtos químicos em roupas, entre outros. Essas reações aparecem como pápulas e placas eritematosas e exsudativas bem delimitadas. A urina pode ser uma causa de dermatite de contato nos idosos.

A vulvite também pode ser causada por infecções, que geralmente são transmitidas sexualmente. Os agentes infecciosos mais importantes incluem o papilomavírus humano (HPV, do inglês *human papillomavirus*), o agente causador do condiloma acuminado, da neoplasia intraepitelial vulvar (NIV) e de um subconjunto de carcinomas escamosos vulvares; o herpes-vírus simples (HSV-1 ou HSV-2, do inglês *herpes simplex virus 1* e *2*), a causa do herpes genital; *Neisseria gonorrhoeae*, uma causa da infecção supurativa das glândulas vulvovaginais; e *Treponema pallidum,* que causa lesão primária nos locais de inoculação vulvar. A *Candida* também é uma causa de vulvite, mas não é sexualmente transmissível.

Uma complicação importante da vulvite é a obstrução dos dutos excretores das glândulas de Bartholin. Esse bloqueio pode resultar em dilatação dolorosa das glândulas (*cisto de Bartholin*) e formação de abscesso.

Distúrbios epiteliais não neoplásicos

Líquen escleroso

O líquen escleroso é caracterizado pelo adelgaçamento da epiderme, pelo desaparecimento das cristas interpapilares, por uma zona de fibrose dérmica acelular e homogeneizada e por um infiltrado celular inflamatório mononuclear em forma de faixa (Figura 17.1 A). Clinicamente, apresenta-se como placas ou pápulas brancas e lisas (*leucoplasia*) que, com o tempo, podem se estender e coalescer. Quando toda a vulva é afetada, os lábios se tornam atróficos e enrijecidos e a abertura vaginal fica contraída. O líquen escleroso ocorre em todas as faixas etárias, mas afeta mais comumente mulheres na pós-menopausa e meninas pré-púberes. A patogênese é incerta, mas a presença de células T ativadas no infiltrado inflamatório subepitelial e o aumento da frequência de distúrbios autoimunes nas mulheres afetadas sugerem uma etiologia autoimune. O risco de carcinoma de células escamosas vulvar é ligeiramente aumentado nas mulheres com líquen escleroso, embora ele não seja uma lesão pré-maligna.

Hiperplasia de células escamosas

Anteriormente conhecida como distrofia hiperplásica ou líquen simples crônico, a hiperplasia de células escamosas é uma condição não específica resultante da fricção ou arranhadura da pele para aliviar o prurido. Clinicamente, apresenta-se como *leucoplasia* e o exame histológico revela espessamento da epiderme (acantose) e hiperqueratose (Figura 17.1 B). Em alguns casos, há infiltração linfocitária da derme. O epitélio hiperplásico pode apresentar atividade mitótica, mas não apresenta atipia citológica.

Uma variedade de outras dermatoses benignas, como a psoríase e o líquen plano (Capítulo 22), bem como as lesões malignas da vulva, como o carcinoma de células escamosas *in situ* e o carcinoma de células escamosas invasivo, também podem se apresentar como leucoplasia. Portanto, a biopsia e o exame microscópico geralmente são necessários para diferenciar essas lesões de aparência semelhante.

TUMORES

Condilomas

Os *condilomas* são lesões verrucosas dos órgãos genitais que se apresentam em duas formas distintas, ambas sexualmente transmissíveis. O *condiloma lata* (ou *condiloma plano*), raramente visto atualmente, constitui-se de lesões planas e minimamente elevadas que ocorrem na sífilis secundária (Capítulo 16). Mais comuns são os *condilomas acuminados*, que são causados por cepas de HPV de baixo risco, principalmente as dos tipos 6 e 11; as lesões podem ser papilares e nitidamente elevadas ou planas e rugosas. Podem ocorrer em qualquer parte da superfície anogenital como lesões únicas ou (mais frequentemente) múltiplas e idênticas às encontradas no pênis e ao redor do ânus nos homens (Capítulo 16). Quando localizadas na vulva, variam de alguns milímetros a muitos centímetros de diâmetro e são vermelho-rosadas a rosa-acastanhadas (Figura 17.2 A). Na pele mais escura, podem parecer hiperpigmentadas. Histologicamente, consistem em núcleos papilares e exofíticos de estroma cobertos por um espessado epitélio escamoso com alterações citopáticas virais características (atipia coilocitótica) que consistem em núcleos aumentados e enrugados, hipercromasia e um halo perinuclear citoplasmático (Figura 17.2 B). Os condilomas vulvares não evoluem para câncer. Entretanto, as mulheres com condiloma acuminado correm o risco de ter outras lesões pré-cancerosas da vagina e do colo do útero relacionadas ao HPV. As vacinas contra o HPV (descritas posteriormente) oferecem excelente proteção contra a infecção por HPV de baixo risco e verrugas genitais.

Carcinoma da vulva

O carcinoma da vulva representa cerca de 3% dos cânceres do sistema genital feminino, e ocorre principalmente nas mulheres com mais de 60 anos. Aproximadamente 90% dos carcinomas são carcinomas de células escamosas; a maioria das outras neoplasias são adenocarcinomas ou carcinomas de células basais.

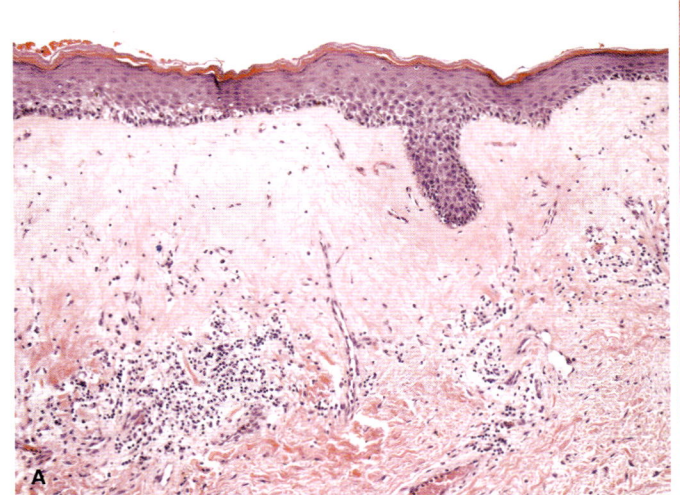

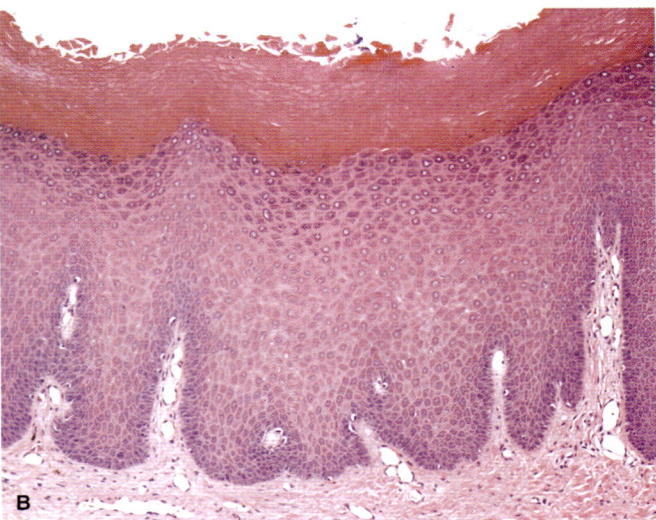

Figura 17.1 Distúrbios epiteliais vulvares não neoplásicos. **A.** Líquen escleroso. Há acentuado afinamento da epiderme, fibrose da derme superficial e células inflamatórias crônicas na derme mais profunda. **B.** Hiperplasia de células escamosas exibindo epiderme espessada e hiperqueratose.

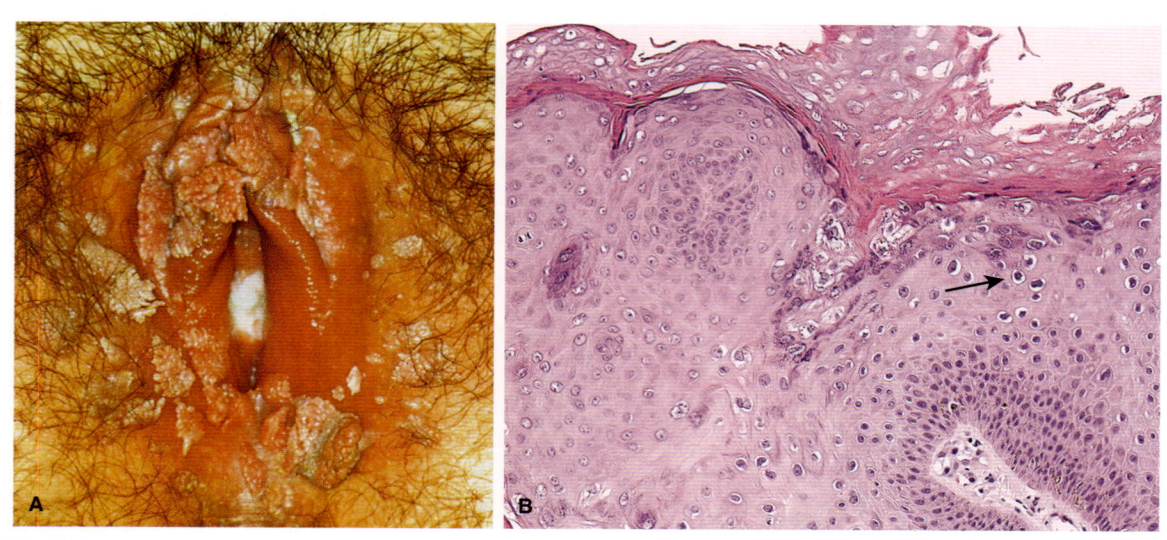

Figura 17.2 A. Numerosos condilomas da vulva. **B.** As características histopatológicas do condiloma acuminado incluem acantose, hiperqueratose e o efeito citopático do papilomavírus humano (atipia coilocitótica) caracterizado por núcleos atípicos, aumentados e hipercromáticos com halos perinucleares (*seta*).

Com base na etiologia, na patogênese e nas características histológicas, os **carcinomas de células escamosas vulvares são divididos em dois grupos**. A forma menos comum (*carcinoma basaloide e verrucoso*) está relacionada a cepas de HPV de alto risco (especialmente o tipo 16 do HPV) e ocorre nas mulheres com idade média de 60 anos, particularmente nas tabagistas. Essa forma geralmente é precedida pelas alterações pré-cancerosas no epitélio denominadas neoplasia intraepitelial vulvar (NIV). Em muitas pacientes, a NIV progride para graus maiores de atipia e, eventualmente, para carcinoma *in situ*; entretanto, a progressão para carcinoma invasivo não é inevitável e pode levar muitos anos. O risco de progressão para carcinoma invasivo é maior nas mulheres com mais de 45 anos ou imunocomprometidas. Os fatores de risco para a NIV são os mesmos associados às lesões intraepiteliais escamosas cervicais (ver mais adiante), pois ambas estão relacionados à infecção por HPV.

Uma segunda forma de carcinoma de células escamosas (*carcinoma de células escamosas queratinizado*) ocorre nas mulheres idosas (idade média de 75 anos) com presença de líquen escleroso de longa data ou hiperplasia de células escamosas e não está relacionado ao HPV. É precedido pela neoplasia intraepitelial vulvar diferenciada (NIVd), que é caracterizada por queratinização e atipia citológica anormais relacionadas à camada basal. Se não for tratada, pode dar origem a um carcinoma de células escamosas queratinizado bem diferenciado e HPV-negativo. Postula-se que a irritação epitelial crônica e o associado aumento na renovação celular, que decorre do líquen escleroso ou na hiperplasia de células escamosas, contribuam para o fenótipo maligno, presumivelmente por promover a aquisição de mutações em oncogenes e genes supressores de tumor.

Ambas as formas de carcinoma vulvar tendem a permanecer confinadas ao seu local de origem por muitos anos, mas acabam invadindo e se espalhando, geralmente primeiro para os linfonodos regionais. Por fim, pode ocorrer disseminação hematogênica para os pulmões e outros órgãos. Como na maioria dos carcinomas, o prognóstico depende do estadiamento tumoral: o risco de metástase se correlaciona com a profundidade da invasão e o tamanho da neoplasia.

Doença de Paget extramamária

A doença de Paget é uma proliferação intraepidérmica de células epiteliais atípicas que pode ocorrer na pele da vulva ou do mamilo da mama (descrita posteriormente). Em contraste com a doença de Paget do mamilo, que está sempre associada a um carcinoma ductal de mama subjacente, apenas uma minoria dos casos de doença de Paget vulvar (extramamária) apresenta uma neoplasia subjacente. Em vez disso, as células da Paget vulvar parecem surgir mais comumente de células multipotentes encontradas nos dutos da pele vulvar.

A doença de Paget se manifesta como uma placa vermelha, escamosa e com crostas que pode imitar a aparência de uma dermatite. No exame histológico, células grandes com citoplasma abundante, pálido e finamente granular e vacúolos citoplasmáticos ocasionais infiltram-se na epiderme isoladamente e em grupos (Figura 17.3).

A doença de Paget intraepidérmica pode persistir por muitos anos ou até décadas sem invasão ou metástases. O tratamento consiste em uma ampla excisão local. Nos raros casos em que ocorre invasão, o prognóstico é ruim.

VAGINA

Nas adultas, a vagina raramente é um local de doença primária; mais frequentemente, ela é envolvida secundariamente por câncer ou infecções que surgem em órgãos adjacentes (p. ex., colo do útero, bexiga, reto).

As anomalias congênitas da vagina são incomuns e incluem a ausência total da vagina e uma vagina septada ou dupla (geralmente associada a um colo do útero septado e, às vezes, a um útero septado) e *cistos do duto de Gartner* laterais decorrentes da persistência de remanescentes do duto de Wolff.

> **Morfologia**
>
> A NIV e o carcinoma vulvar precoce geralmente se apresentam como áreas de **leucoplasia**. Em cerca de um quarto dos casos, as lesões são pigmentadas devido à presença de melanina. Com o tempo, as áreas de leucoplasia se transformam em tumores exofíticos evidentes ou tumores endofíticos ulcerados. Os tumores HPV-positivos geralmente são multifocais e verrucosos, e tendem a ser **carcinomas de células escamosas** pouco diferenciados, enquanto os tumores HPV-negativos geralmente são carcinomas de células escamosas queratinizados unifocais e bem diferenciados.

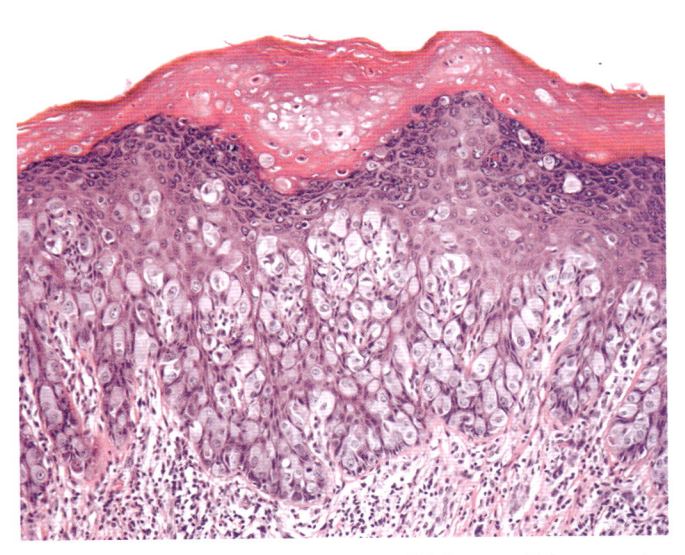

Figura 17.3 Doença de Paget da vulva. Células neoplásicas grandes com citoplasma rosa pálido são vistas infiltrando a epiderme. Células inflamatórias crônicas estão presentes na derme subjacente.

VAGINITE

A vaginite secundária a infecção é uma condição comum, geralmente transitória e associada a um corrimento vaginal (leucorreia). Os agentes infecciosos incluem bactérias, fungos e parasitas. Muitos deles são comensais normais que se tornam patogênicos apenas nos casos de diabetes, antibioticoterapia sistêmica (que perturba a microbiota normal), imunodeficiência, gravidez ou aborto recente. Os microrganismos patogênicos frequentes incluem *Candida albicans*, *Trichomonas vaginalis* e *Gardnerella vaginalis*. A *C. albicans* faz parte da microbiota vaginal normal em cerca de 20% das mulheres; a infecção sintomática quase sempre envolve uma das influências predisponentes listadas anteriormente ou uma superinfecção por uma cepa nova e mais agressiva. A vaginite por cândida é caracterizada por um corrimento branco espesso contendo formas hifais que podem ser identificadas em um exame de Papanicolaou. Em todo o mundo, a *T. vaginalis* é a infecção sexualmente transmissível não viral mais comum. Essa infecção geralmente é assintomática, mas pode produzir uma secreção abundante, aquosa e verde-acinzentada, na qual os parasitas podem ser identificados por microscopia. *G. vaginalis* é um cocobacilo gram-negativo relacionado como o principal causador da *vaginose bacteriana*. As pacientes apresentam uma secreção fina e com odor fétido, na qual são encontradas as "células indicadoras" (*clue cells*), células escamosas cobertas por uma camada de cocobacilos.

NEOPLASIAS MALIGNAS

Carcinoma de células escamosas

O carcinoma vaginal é extremamente incomum e surge da neoplasia intraepitelial vaginal (NIVA), uma lesão precursora análoga à lesão intraepitelial escamosa (SIL) cervical (ver mais adiante). Praticamente todos os carcinomas primários da vagina são carcinomas de células escamosas associados à infecção por HPV de alto risco. O maior fator de risco é um carcinoma anterior do colo do útero ou da vulva. Na maioria das vezes, a neoplasia invasiva afeta a parte superior da vagina, especialmente a parede posterior na junção com a ectocérvice, e tende a se espalhar para os nódulos ilíacos regionais.

Rabdomiossarcoma embrionário

Também conhecido como *sarcoma botrioide*, essa rara neoplasia vaginal composta de rabdomioblastos embrionários malignos é encontrada com mais frequência em bebês e crianças com menos de 5 anos. Também pode ser encontrada em outros locais, como a bexiga urinária e os dutos biliares. Ele é discutido em mais detalhes com outras neoplasias de partes moles no Capítulo 19.

COLO DO ÚTERO (CÉRVICE)

A maioria das lesões cervicais é inflamatória (cervicite). O carcinoma de células escamosas do colo do útero é um dos cânceres mais comuns nas mulheres no mundo todo.

CERVICITE

As condições inflamatórias do colo do útero são extremamente comuns e podem estar associadas a um corrimento vaginal purulento. A cervicite pode ser subclassificada como infecciosa ou não infecciosa, embora a diferenciação seja difícil devido à presença de microbiota vaginal normal, incluindo aeróbios e anaeróbios vaginais incidentais, estreptococos, estafilococos, enterococos, *Escherichia coli* e *Candida* spp.

Microrganismos sexualmente transmissíveis, como *Chlamydia trachomatis*, *Ureaplasma urealyticum*, *T. vaginalis*, *Neisseria gonorrhoeae*, HSV-2 (o agente do herpes genital) e certos tipos de HPV, podem causar morbidade significativa. *C. trachomatis* é, de longe, o mais comum desses patógenos, pois é responsável por até 40% dos casos de cervicite encontrados nas clínicas de infecções sexualmente transmissíveis. Embora menos comuns, as infecções herpéticas são dignas de nota porque a transmissão maternoinfantil durante o parto pode resultar em infecção herpética sistêmica grave, às vezes fatal, no recém-nascido.

A cervicite pode ser detectada em um exame de rotina ou devido à leucorreia. O tratamento geralmente é empírico com antibióticos ativos contra clamídia e gonococos. Em alguns casos, são usados testes de amplificação de ácidos nucleicos no fluido vaginal para identificar a presença desses microrganismos, bem como de *T. vaginalis*.

Pólipo endocervical

Os pólipos endocervicais são crescimentos exofíticos benignos comuns que surgem dentro do canal endocervical. Eles variam de pequenas "saliências" sésseis a grandes massas polipoides que podem se projetar através do orifício cervical. Histologicamente, consistem em um estroma fibroso coberto por glândulas endocervicais secretoras de muco, que muitas vezes estão acompanhadas por inflamação. Sua principal importância é que podem ser a fonte de sangramento vaginal irregular devido à ulceração, o que levanta a suspeita de uma lesão significativa. Entretanto, essas lesões não têm potencial maligno e a simples curetagem ou excisão cirúrgica é curativa.

NEOPLASIA DO COLO DO ÚTERO

A maioria das neoplasias cervicais são carcinomas causados por cepas oncogênicas do HPV. Na ectocérvice, o epitélio colunar secretor de muco encontra a cobertura epitelial escamosa na junção escamocolunar, cuja localização exata varia de acordo com a idade e o estado hormonal. Na puberdade, a junção escamocolunar sofre eversão, e o epitélio colunar se desloca para fora da superfície ectocervical. As células colunares expostas sofrem metaplasia escamosa, formando uma região chamada *zona de transformação*. As células escamosas imaturas nessa região são mais suscetíveis ao HPV e é onde as neoplasias se originam com mais frequência (Figura 17.4).

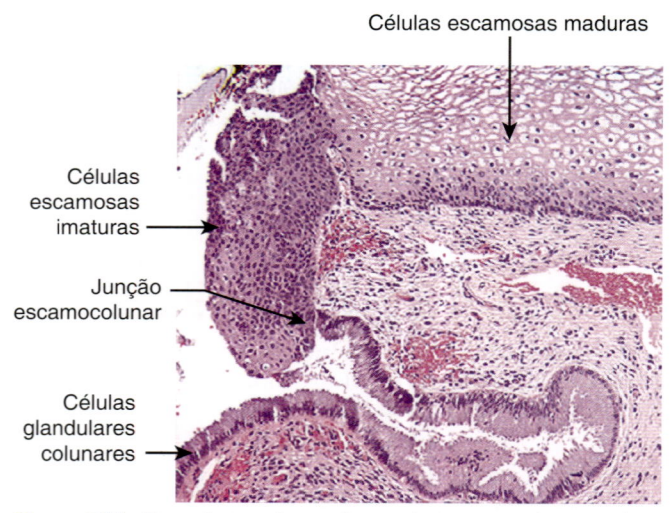

Figura 17.4 Zona de transformação cervical mostrando a transição do epitélio escamoso maduro rico em glicogênio para as células escamosas metaplásicas imaturas e para o epitélio glandular endocervical colunar.

Patogênese. **Os HPVs de alto risco são, de longe, o fator mais importante no desenvolvimento do câncer do colo do útero.** Os HPVs são vírus de DNA agrupados em alto e baixo risco oncogênico com base em seus genótipos. Os HPVs de alto risco também estão envolvidos nos carcinomas de células escamosas que surgem em muitos outros locais, como vagina, vulva, pênis, ânus, amígdalas e outros locais da orofaringe. A maioria das infecções por HPV é transitória e é eliminada em poucos meses pela resposta imunológica da hospedeira. A duração da infecção está relacionada ao tipo de HPV: as infecções por HPVs de alto risco levam, em média, mais tempo para desaparecer do que as infecções por HPVs de baixo risco. A infecção persistente aumenta o risco de desenvolvimento de lesões precursoras do colo do útero e, posteriormente, de carcinoma. Os fatores de risco importantes para o desenvolvimento de neoplasia intraepitelial cervical (NIC) e carcinoma invasivo estão diretamente relacionados à exposição ao HPV e incluem idade precoce na primeira relação sexual, múltiplos parceiros sexuais, parceiro com múltiplos parceiros sexuais anteriores e infecção persistente por cepas de HPV de alto risco.

A capacidade do HPV de agir como carcinógeno depende das proteínas virais E6 e E7, que interferem na atividade das principais proteínas supressoras de tumor, p53 e Rb, respectivamente. Embora o HPV infecte células escamosas imaturas, a replicação viral ocorre nas células escamosas maduras. Normalmente, essas células mais maduras são presas na fase G_1 do ciclo celular, mas a infecção por HPV impede a parada do crescimento dessas células, um efeito que é essencial para a replicação do genoma viral e para a liberação produtiva do vírus. Duas proteínas virais iniciais, E6 e E7, são pró-oncogênicas: E6 se liga e media a destruição da p53 e aumenta a expressão da telomerase, enquanto E7 se liga à proteína Rb, deslocando então os fatores de transcrição E2F, que normalmente são sequestrados pela Rb, e promovendo a progressão do ciclo celular (Capítulo 6).

Dois vírus HPV de alto risco, os tipos 16 e 18, são responsáveis por aproximadamente 70% dos casos de NIC e carcinoma cervical (Figura 17.5). Esses tipos de HPV também apresentam uma propensão a se integrar ao genoma da célula hospedeira, um evento que está ligado à progressão. Nas variantes de HPV de baixo risco (p. ex., tipos 6 e 11) associadas ao desenvolvimento de condilomas do sistema genital inferior, as proteínas E7 se ligam à Rb com menor afinidade e as proteínas E6 não se ligam totalmente à p53 e, em vez disso, parecem

desregular o crescimento e a sobrevivência, interferindo na via de sinalização Notch. Além disso, as variantes de HPV de baixo risco não se integram ao genoma do hospedeiro, permanecendo como DNA viral epissomal livre. A integração viral por HPVs de alto risco parece contribuir para a transformação de duas maneiras: (1) a integração sempre interrompe um gene do HPV que regula negativamente E6 e E7, o que leva ao aumento de sua expressão; e (2) a integração está associada ao aumento da instabilidade genômica, o que pode contribuir para a aquisição de mutações pró-oncogênicas adicionais.

Apesar da alta incidência de infecção por um ou mais tipos de HPV durante os anos reprodutivos, apenas um pequeno número de mulheres desenvolve câncer. Assim, outros fatores, como a exposição a cocarcinógenos (p. ex., tabagismo) e o estado imunológico da hospedeira, influenciam o quanto uma infecção por HPV regride ou persiste e eventualmente leva ao desenvolvimento de câncer.

Lesão intraepitelial escamosa e neoplasia intraepitelial cervical

A carcinogênese relacionada ao HPV começa com a alteração epitelial pré-cancerosa denominada SIL (do inglês *squamous intraepithelial lesion*), que geralmente precede o desenvolvimento de um câncer manifesto por muitos anos, às vezes décadas. Em concordância com essa ideia, a SIL atinge o pico de incidência por volta dos 30 anos, enquanto o carcinoma invasivo atinge o pico por volta dos 45 anos.

A classificação das lesões precursoras do colo do útero evoluiu ao longo do tempo. O manejo clínico baseia-se principalmente em um sistema de dois níveis (SIL de baixo grau ou LSIL [do inglês *low-grade*

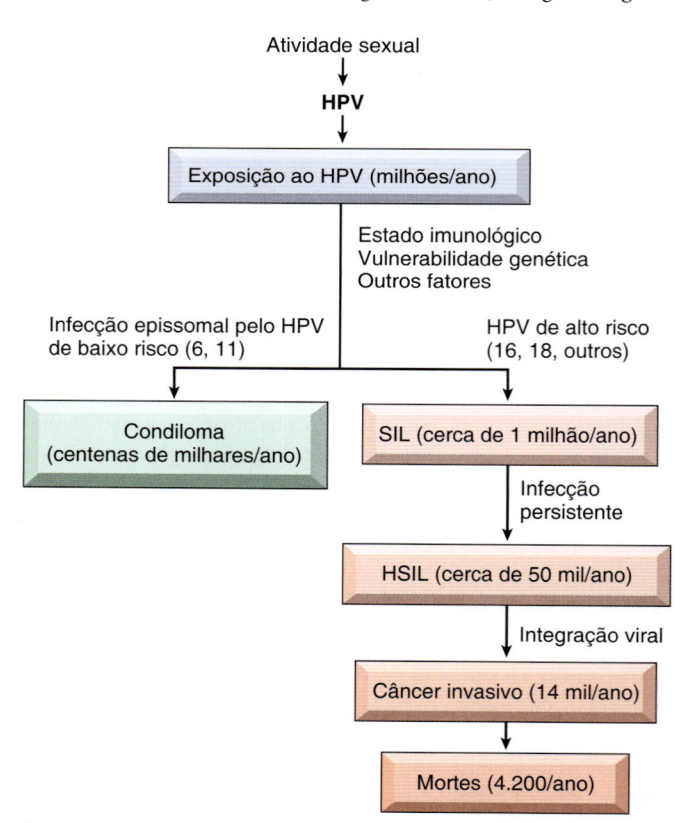

Figura 17.5 Possíveis consequências da infecção pelo papilomavírus humano (HPV). Os dados são representativos dos EUA. A progressão está associada à integração do vírus e à aquisição de mutações adicionais, conforme discutido no texto. *HPV*, papilomavírus humano; *HSIL*, lesão intraepitelial escamosa de alto grau; *SIL*, lesão intraepitelial escamosa.

SIL]; SIL de alto grau ou HSIL [do inglês *high-grade SIL*]) que reflete a biologia da doença; no entanto, um sistema de três níveis (NIC I, NIC II e NIC III) desempenha um papel em algumas decisões de tratamento.

- No sistema de dois níveis, a LSIL corresponde à NIC I e a HSIL engloba as NIC II e III
- A LSIL é muito mais comum do que a HSIL. A maioria dos casos de LSIL regride espontaneamente, mas uma pequena porcentagem progride para HSIL. Na LSIL, há um alto nível de replicação viral e apenas alterações leves no crescimento das células hospedeiras. A LSIL não é considerada uma lesão pré-maligna
- A HSIL apresenta aumento da proliferação, parada da maturação epitelial e níveis mais baixos de replicação viral. Apresenta um alto risco de progressão para carcinoma.

Embora a HSIL seja pré-cancerosa, na maioria dos casos ela não progride para o câncer e, em alguns casos, até regride. Os fatores de risco para a progressão incluem tabagismo e imunocomprometimento, sendo que o último sugere que a vigilância imunológica desempenha um papel na prevenção da progressão. Embora a maioria das HSILs se desenvolva a partir de LSILs, aproximadamente 20% dos casos de HSIL se desenvolvem *de novo*, independentemente de qualquer LSIL preexistente conhecida.

Devido às diferenças nas evoluções naturais desses dois grupos de lesões (Tabela 17.1), o tratamento ideal da paciente depende de um diagnóstico preciso. As lesões pré-cancerosas do colo do útero estão associadas a anormalidades nas preparações citológicas que podem ser detectadas muito antes de qualquer anormalidade ser visível na inspeção macroscópica. A detecção precoce da SIL é a razão de ser do exame de Papanicolaou, no qual as células são raspadas da zona de transformação e examinadas microscopicamente. O exame de Papanicolaou é o teste de triagem de câncer mais bem-sucedido desenvolvido até hoje. Há 50 anos, o carcinoma do colo do útero era a principal causa de morte por câncer nas mulheres nos EUA, mas a taxa de mortalidade diminuiu 75% até chegar à sua atual classificação como a décima terceira causa de mortalidade por câncer. Por outro lado, nos países com baixo nível de triagem pelo exame de Papanicolaou, a incidência de câncer cervical continua alta, com mais de 85% dos novos casos sendo diagnosticados nos países com recursos limitados. Essa disparidade também é observada na mortalidade por câncer do colo do útero: a taxa de mortalidade padronizada por idade nos países de renda baixa e média é de 12,4 por 100 mil em comparação com 5,2 por 100 mil nos países de renda mais elevada.

A testagem da presença de DNA do HPV em raspados cervicais é um método molecular complementar de triagem do câncer cervical. O teste de HPV é altamente sensível para a identificação dos tipos de HPV de alto risco. É mais útil nas mulheres com 30 anos ou mais, uma vez que é extremamente improvável que as pacientes com um teste negativo para HPV de alto risco nessa idade desenvolvam neoplasia cervical nos próximos 5 anos. O teste de HPV nas mulheres com menos de 30 anos não é tão útil devido à alta incidência de infecção nessa faixa etária, o que reduz o valor preditivo do teste de HPV para a presença de neoplasia cervical. Além disso, embora a maioria das mulheres adquira infecções por HPV no início dos 20 anos, essas infecções geralmente são eliminadas pelo sistema imune e nunca evoluem para SIL, um processo que ocorre ao longo de muitos anos.

Outro aspecto importante da prevenção do câncer do colo do útero é a vacinação contra os tipos de HPV de alto risco. A vacinação é recomendada para meninos e meninas de 11 a 12 anos e para homens e mulheres jovens de até 26 anos. A vacinação de homens é fundamental devido ao papel que desempenha na disseminação do HPV para as mulheres e ao custo que os cânceres anal e orofaríngeo relacionados ao HPV têm para os homens. A vacina tetravalente contra o HPV para os tipos 6, 11, 16 e 18, e a vacina nonavalente, introduzida mais recentemente, são muito eficazes na prevenção de infecções por HPV e se espera que reduzam consideravelmente a frequência de verrugas genitais e cânceres cervicais associados a esses genótipos de HPV. As vacinas oferecem proteção por até 10 anos e estão em andamento estudos de acompanhamento mais longos. Apesar de sua eficácia, a vacinação não substitui a necessidade de exames de rotina para o câncer do colo do útero, uma vez que muitas mulheres em risco já estão infectadas. Além disso, as vacinas atuais protegem contra a maioria, mas não contra todos os muitos genótipos oncogênicos do HPV.[1]

> **Morfologia**
>
> A Figura 17.6 ilustra o espectro de alterações na SIL. A LSIL (NIC I) é caracterizada por alterações displásicas no terço inferior do epitélio escamoso e **alterações coilocitóticas** nas camadas superficiais do epitélio. Na HSIL, as células escamosas imaturas se estendem além do terço inferior da camada epitelial; o envolvimento dos dois terços inferiores corresponde à NIC II, enquanto na NIC III essas alterações são observadas em toda a espessura do epitélio.
>
> Há variação nos tamanhos celular e nuclear, heterogeneidade da cromatina nuclear e presença de mitoses, algumas atípicas, acima da camada basal. Com o envolvimento da espessura total, geralmente há uma variação ainda maior nos tamanhos celular e nuclear, na heterogeneidade da cromatina, na orientação desordenada das células e nas mitoses anormais. A alteração coilocitótica geralmente está ausente. Essas características histológicas se correlacionam com as aparências citológicas mostradas na Figura 17.7.

Características clínicas. A SIL é assintomática e chega ao conhecimento clínico por meio de um resultado anormal do exame de Papanicolaou. Esses casos são acompanhados por colposcopia, na qual o ácido acético identifica as lesões para biopsia. As mulheres com LSIL documentada por biopsia são tratadas de forma conservadora com observação cuidadosa, enquanto as HSILs e as LSILs persistentes são tratadas com excisão cirúrgica (biopsia em cone). São necessários testagens de acompanhamento e exames clínicos nas pacientes com HSIL, pois essas mulheres permanecem em risco de cânceres cervical, vulvar e vaginal associados ao HPV.

Carcinoma do colo do útero invasivo

Os carcinomas cervicais mais comuns são o carcinoma de células escamosas (80%), seguido pelo adenocarcinoma e pelo carcinoma adenoescamoso misto (15%), e pelo carcinoma neuroendócrino de pequenas células (< 5%), todos causados pelo HPV de alto risco. A proporção de adenocarcinoma tem aumentado nas últimas décadas devido à diminuição da incidência de carcinoma escamoso invasivo e à capacidade limitada do exame de Papanicolaou de detectar lesões glandulares pré-cancerosas.

Tabela 17.1 Evolução natural das lesões intraepiteliais escamosas (SILs).

Lesão	Regridem	Persistem	Progridem
LSIL (NIC I)	60%	30%	10% (para HSIL)
HSIL (NIC II, III)	30%	60%	10% (para carcinoma)[a]

[a]Progressão dentro de 2 a 10 anos. *HSIL*, SIL de alto grau; *LSIL*, SIL de baixo grau.

---

[1] N.R.T.: No Brasil, o Sistema Único de Saúde (SUS) oferece a vacina contra HPV para meninas de 9 a 14 anos, para meninos de 11 a 14 anos e para homens e mulheres imunossuprimidos ou pacientes oncológicos de até 45 anos.

Saudável — **LSIL (NIC I)** — **HSIL (NIC II)** — **HSIL (NIC III)**

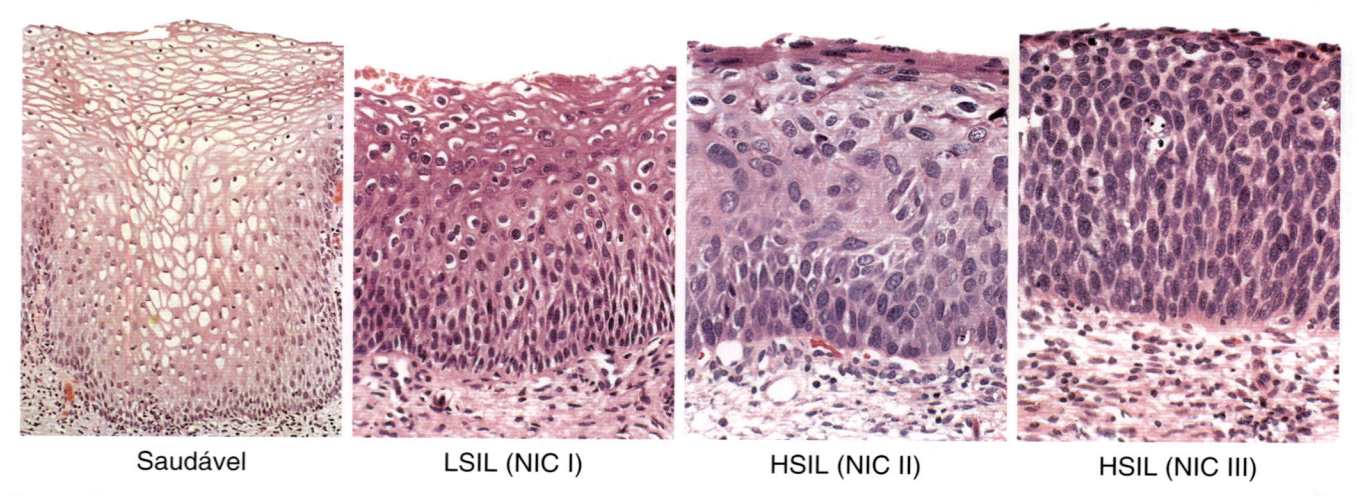

Figura 17.6 Espectro de lesões intraepiteliais escamosas (SILs) com epitélio escamoso saudável para comparação: LSIL (NIC I) com atipia coilocitótica; HSIL (NIC II) com atipia progressiva em todas as camadas do epitélio; e HSIL (NIC III) com atipia difusa e perda de maturação (*imagem mais à direita*). HSIL, lesão intraepitelial escamosa de alto grau; LSIL, lesão intraepitelial escamosa de baixo grau; NIC, neoplasia intraepitelial cervical.

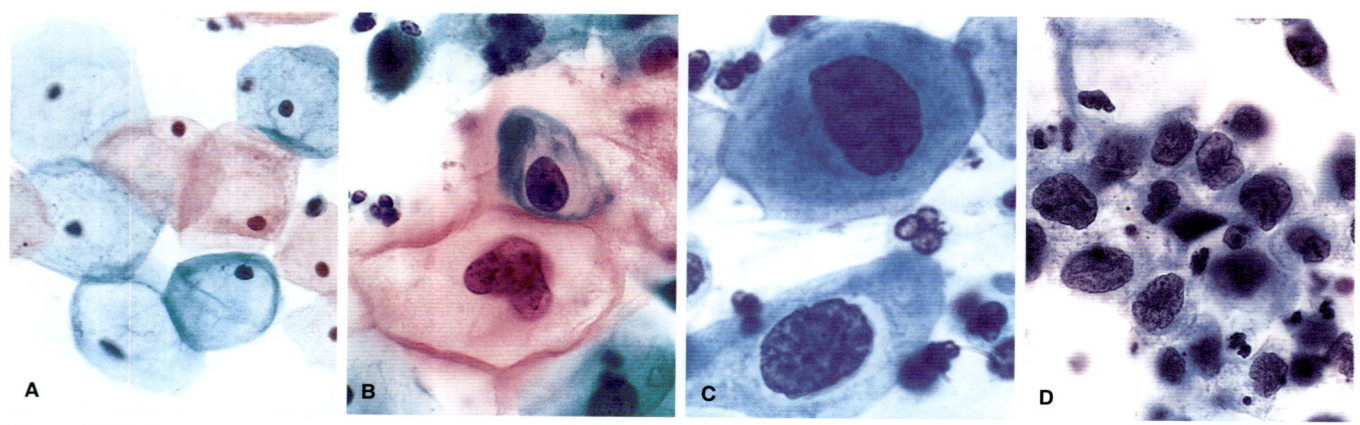

Figura 17.7 Características citológicas da lesão intraepitelial escamosa (SIL) no exame de Papanicolaou. As células escamosas superficiais podem se corar em vermelho ou azul. **A.** Células epiteliais escamosas superficiais esfoliadas saudáveis. **B.** Lesão intraepitelial escamosa de baixo grau (LSIL). **C** e **D.** Lesões intraepiteliais escamosas de alto grau (HSILs). Observe a redução do citoplasma e o aumento da relação núcleo-citoplasma à medida que o grau da lesão aumenta. Esta observação reflete a perda progressiva da diferenciação celular na superfície das lesões cervicais das quais essas células são esfoliadas (ver Figura 17.6). (Cortesia do Dr. Edmund S. Cibas, Brigham and Women's Hospital, Boston, Massachusetts.)

A incidência de carcinoma de células escamosas atinge seu pico aos 45 anos, cerca de 10 a 15 anos após o pico de incidência de SIL. Como já discutido, a progressão da SIL para o carcinoma invasivo é variável e imprevisível e, embora a infecção por HPV seja necessária, ela não é suficiente; a desregulação dos oncogenes no local da inserção do DNA viral ou o acúmulo de mutações adicionais adquiridas durante o aumento da proliferação celular contribuem para a transformação maligna pelo HPV. Embora os fatores de risco (discutidos anteriormente) possam ajudar a identificar as pacientes com probabilidade de progredir de SIL para carcinoma, a única maneira confiável de monitorar o curso da doença é por meio de exames físicos frequentes juntamente com exames de Papanicolaou e biopsia das lesões suspeitas.

> **Morfologia**
>
> Os carcinomas do colo do útero invasivos se desenvolvem na **zona de transformação** e variam desde focos microscópicos de invasão do estroma a neoplasias macroscopicamente exofíticas conspícuas (Figura 17.8). Microscopicamente, as neoplasias invasivas geralmente consistem em projeções e ninhos de células escamosas que produzem uma resposta estromal desmoplásica. A classificação é baseada no grau de diferenciação escamosa, que varia desde neoplasias com diferenciação mínima a neoplasias bem diferenciadas que produzem pérolas de queratina. As raras neoplasias com diferenciação neuroendócrina se assemelham morfologicamente ao carcinoma de pequenas células do pulmão. As neoplasias que circundam o colo do útero e penetram no estroma subjacente produzem um **colo do útero em forma de barril**, que pode ser identificado por palpação direta. A extensão para partes moles parametriais pode afixar o útero às estruturas pélvicas circundantes. A probabilidade de disseminação para os linfonodos pélvicos está correlacionada com a profundidade da invasão neoplásica e a presença de células neoplásicas nos espaços vasculares. O risco de metástase aumenta de menos de 1% para neoplasias com menos de 3 mm de profundidade para mais de 10% depois que a invasão ultrapassa 3 mm.

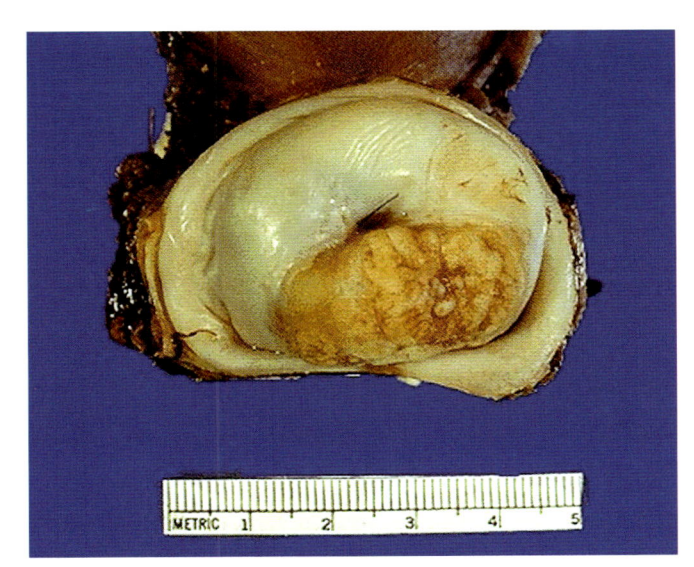

Figura 17.8 Óstio cervical com carcinoma cervical exofítico invasivo. (De Klatt EC: *Robbins and Cotran Atlas of Pathology*, ed 4, Fig. 12.6, Philadelphia, 2021, Elsevier.)

Características clínicas. O câncer cervical invasivo é diagnosticado com mais frequência nas pacientes que nunca fizeram um exame de Papanicolaou ou que não foram examinadas por muitos anos. O câncer do colo do útero geralmente é sintomático, e as pacientes procuram atendimento médico por causa de um inesperado sangramento vaginal, leucorreia, dispareunia (coito doloroso) ou disúria. O tratamento primário é a histerectomia e a dissecção de linfonodos; os pequenos carcinomas microinvasivos podem ser tratados com conização. A radiação e a quimioterapia são benéficas quando a cirurgia por si só não é curativa. O prognóstico do carcinoma invasivo depende do estádio do câncer no momento do diagnóstico e, até certo ponto, do subtipo histológico, e os tumores neuroendócrinos de pequenas células têm um prognóstico muito ruim.

ÚTERO

O corpo (*corpus*) do útero é composto pelo endométrio (glândulas e estroma) e pelo miométrio (músculo liso). São abordados aqui os distúrbios mais frequentes e significativos do útero.

ENDOMETRITE

A inflamação do endométrio é classificada como aguda ou crônica dependendo da predominância de um infiltrado neutrofílico ou linfoplasmocitário, respectivamente. A *endometrite aguda* é incomum e limitada a infecções bacterianas que surgem após o parto ou o aborto. O diagnóstico de *endometrite crônica* geralmente requer a presença de plasmócitos, já que os linfócitos estão presentes mesmo no endométrio saudável. A tuberculose causa *endometrite granulomatosa*, que geralmente está associada à salpingite tuberculosa e à peritonite.

A endometrite é um componente da doença inflamatória pélvica e é frequentemente resultado da infecção por *N. gonorrhoeae* ou *C. trachomatis*. Nos EUA, a endometrite tuberculosa é observada principalmente nas mulheres imunocomprometidas. Ela é mais comum nos países onde a tuberculose é endêmica e deve ser considerada no diagnóstico diferencial de doença inflamatória pélvica nas emigrantes recentes de áreas endêmicas. Todas as formas de endometrite se manifestam com febre, dor abdominal e anormalidades menstruais.

ADENOMIOSE

Adenomiose refere-se à presença de tecido endometrial no miométrio. Ninhos de estroma endometrial, glândulas ou ambos são encontrados profundamente no miométrio interpostos aos feixes musculares. O tecido endometrial induz uma hipertrofia reativa do miométrio, resultando em um útero globoso e aumentado, geralmente com uma parede mais espessa. A adenomiose extensa pode causar menorragia, dismenorreia e dor pélvica, principalmente antes da menstruação, e pode coexistir com a endometriose.

ENDOMETRIOSE

A endometriose é definida pela presença de glândulas endometriais e estroma em um local fora do útero. Ela ocorre em até 10% das mulheres em idade reprodutiva e em quase metade das mulheres com infertilidade. Frequentemente é multifocal e envolve estruturas pélvicas (p. ex., ovários, saco [ou bolsa] de Douglas, ligamentos uterinos, tubas uterinas). Menos frequentemente, áreas distantes da cavidade peritoneal, tecidos periumbilicais ou cicatrizes de laparotomia estão envolvidos. Há três tipos de endometriose: endometriose peritoneal superficial, endometriose ovariana e endometriose infiltrativa profunda. O risco de transformação maligna está principalmente relacionado à endometriose infiltrativa profunda.

Patogênese. A patogênese da endometriose permanece indefinida. As origens propostas se enquadram em duas categorias principais: (1) aquelas que propõem uma origem no endométrio uterino e (2) aquelas que propõem uma origem em células fora do útero que têm a capacidade de dar origem ao tecido endometrial. As principais teorias são as seguintes:

- A *teoria da regurgitação* propõe que o tecido endometrial se implanta em locais ectópicos por meio do fluxo retrógrado do endométrio menstrual através da abertura das tubas uterinas
- A *teoria da metástase benigna* sustenta que o tecido endometrial do útero pode se "espalhar" para locais distantes (p. ex., ossos, pulmões e cérebro) por meio de vasos sanguíneos e vasos linfáticos
- A *teoria metaplásica* sugere que o endométrio surge diretamente do epitélio celômico (mesotélio da pelve ou do abdome), do qual se originam os dutos müllerianos e, por fim, o endométrio durante o desenvolvimento embrionário. Além disso, os remanescentes mesonéfricos podem sofrer diferenciação endometrial e dar origem a tecido endometrial ectópico
- A *teoria das células-tronco/progenitoras extrauterinas* propõe que as células-tronco/progenitoras da medula óssea se diferenciam em tecido endometrial.

Os estudos revelam que os implantes endometriais não estão apenas mal posicionados, mas têm características diferentes do endométrio uterino eutópico (Figura 17.9). O tecido endometriótico apresenta níveis aumentados de fatores pró-inflamatórios e angiogênicos, o que inclui a prostaglandina E_2, o fator de crescimento endotelial vascular (VEGF, do inglês *vascular endothelial growth factor*) e as metaloproteinases da matriz (MMPs, do inglês *matrix metalloproteinase*), alguns dos quais são liberados por macrófagos recrutados para os implantes endometrióticos por fatores pró-inflamatórios. As células estromais endometrióticas produzem altos níveis de aromatase, levando então ao aumento da produção local de estrogênio a partir de androgênios.

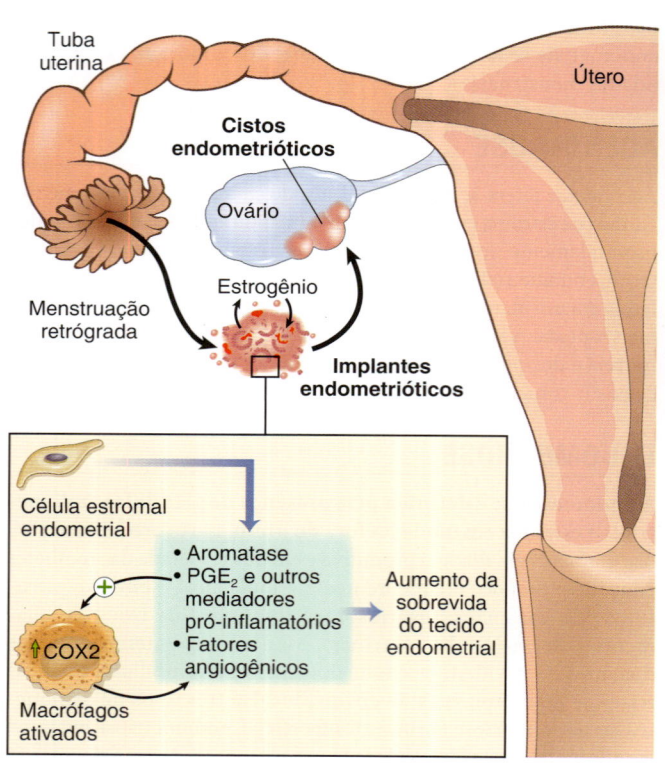

Figura 17.9 Patogênese da endometriose. A ilustração mostra a interação de fatores expressos em implantes endometrióticos e macrófagos ativados que supostamente desempenham um papel no estabelecimento e na manutenção de implantes endometrióticos. *COX2*, cicloxigenase 2; *PGE₂*, prostaglandina E₂.

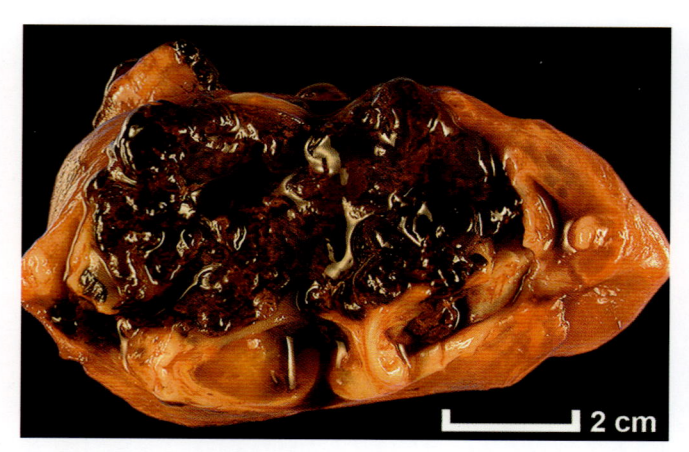

Figura 17.10 Endometriose ovariana. A secção do ovário mostra múltiplos cistos endometrióticos grandes e pequenos com sangue degradado ("cisto de chocolate"). (De Nucci MR, Parra-Herran C: *Gynecologic Pathology: A Volume in Foundations in Diagnostic Pathology Series*, ed 2, Fig. 13.25, Philadelphia, 2021, Elsevier.)

Morfologia

A endometriose geralmente consiste em um **endométrio funcional** que sofre um sangramento cíclico. Como o sangue se acumula nesses focos aberrantes, eles aparecem macroscopicamente como nódulos ou implantes vermelho-acastanhados que variam de um tamanho microscópico a 1 a 2 cm de diâmetro e que se encontram sobre ou logo abaixo da superfície serosa afetada. Quando as lesões são generalizadas, a hemorragia organizada pode causar aderências fibrosas extensas entre as tubas uterinas, os ovários e outras estruturas, e obliterar o saco (ou bolsa) de Douglas. Os ovários podem se tornar marcadamente distorcidos por grandes massas císticas (3 a 5 cm de diâmetro) preenchidas com um líquido marrom resultante de hemorragia anterior; esses são chamados de **cistos de chocolate** ou **endometriomas** (Figura 17.10). O diagnóstico depende do encontro de glândulas endometriais e estroma em locais externos ao endométrio.

Características clínicas. Os sinais e os sintomas clínicos geralmente incluem dismenorreia grave, dispareunia e dor pélvica devidos a sangramento intrapélvico e aderências periuterinas. As irregularidades menstruais são comuns e a infertilidade é o problema apresentado por 30 a 40% das pacientes. Os tratamentos eficazes incluem inibidores da cicloxigenase 2 (COX2) e inibidores da aromatase. Embora incomum, podem ocorrer neoplasias malignas no tecido endometriótico.

SANGRAMENTO UTERINO ANORMAL

Embora o sangramento uterino anormal (p. ex., menorragia [sangramento menstrual intenso], metrorragia [sangramento intermenstrual irregular] e sangramento pós-menopausa) possa surgir no contexto de condições patológicas bem definidas, tais como endometrite crônica, pólipos endometriais, leiomiomas submucosos ou neoplasias endometriais, ele decorre mais comumente de distúrbios hormonais que produzem um *sangramento uterino disfuncional* (Tabela 17.2). O sangramento uterino disfuncional é um termo clínico para o sangramento uterino que não apresenta uma anormalidade estrutural subjacente. A causa mais comum de sangramento uterino disfuncional é a anovulação (falha na ovulação). Os *ciclos anovulatórios* resultam de desequilíbrios hormonais e são mais comuns na menarca e no período da perimenopausa devido a flutuações no eixo hipotálamo/hipófise/ovário. As causas menos comuns de anovulação incluem as seguintes:

- *Distúrbios endócrinos*, como as neoplasias hipofisárias que secretam prolactina, que interrompem a secreção do hormônio liberador de gonadotrofina (GnRH, do inglês *gonadotropin releasing hormone*), reduzindo, assim, os níveis do hormônio luteinizante (LH, do inglês *luteinizing hormone*) e do hormônio foliculoestimulante (FSH, do inglês *follicle stimulating hormone*)

Tabela 17.2 Causas de sangramento uterino anormal por faixa etária.

Faixa etária	Causa(s)
Pré-puberdade	Puberdade precoce (de origem hipotalâmica, hipofisária ou ovariana)
Adolescência	Ciclo anovulatório, distúrbios de coagulação
Idade reprodutiva	Complicações da gravidez (aborto, doença trofoblástica, gravidez ectópica) Lesões anatômicas (leiomioma, adenomiose, pólipos, hiperplasia endometrial, carcinoma) Sangramento uterino disfuncional Ciclo anovulatório Sangramento com disfunção ovulatória (p. ex., fase lútea inadequada)
Perimenopausa	Sangramento uterino disfuncional Ciclo anovulatório Lesões anatômicas (carcinoma, hiperplasia, pólipos)
Pós-menopausa	Lesões anatômicas (carcinoma, hiperplasia, pólipos) Atrofia endometrial

- *Lesões ovarianas,* como uma neoplasia ovariana funcional (neoplasias de células da granulosa) ou síndrome do ovário policístico (ver mais adiante)
- *Distúrbios metabólicos generalizados,* como obesidade, desnutrição ou outros distúrbios sistêmicos crônicos.

O sangramento uterino disfuncional também pode resultar de uma fase lútea inadequada (*defeito da fase lútea*), que se acredita ser decorrente da produção insuficiente de progesterona pelo corpo-lúteo.

LESÕES PROLIFERATIVAS DO ENDOMÉTRIO E DO MIOMÉTRIO

As lesões proliferativas mais comuns do corpo uterino são a hiperplasia endometrial, o carcinoma endometrial, os pólipos endometriais e as neoplasias do músculo liso. Todos tendem a produzir um sangramento uterino anormal como sua manifestação mais precoce.

Hiperplasia endometrial

Um excesso de estrogênio em relação à progestina, quando suficientemente prolongado ou acentuado, pode induzir uma proliferação endometrial exagerada (hiperplasia), que é um importante precursor do carcinoma endometrial. Uma causa comum de excesso de estrogênio é a obesidade, pois o tecido adiposo converte precursores de esteroides em estrogênios. Outras causas de excesso de estrogênio incluem a administração prolongada de esteroides estrogênicos sem contrabalançar a progestina e as lesões ovarianas produtoras de estrogênio (como a síndrome do ovário policístico e as neoplasias de células da granulosa e da teca do ovário).

A hiperplasia endometrial assume duas formas: hiperplasia sem atipia e hiperplasia com atipia. A hiperplasia sem atipia tem uma ampla variedade de aparências, mas a característica principal é o aumento da relação glândula/estroma (Figura 17.11 A). A hiperplasia com atipia também mostra padrões complexos de glândulas em proliferação com atipia nuclear (Figura 17.11 B e C). Atualmente, sabe-se que a hiperplasia endometrial com atipia está associada a mutações clonais adquiridas em genes específicos, particularmente mutações no gene supressor de tumor *PTEN*, uma característica que é compartilhada com o carcinoma endometrial. Por esse motivo, ele é considerado um precursor do carcinoma e é comumente chamado de neoplasia intraepitelial endometrial (NIE). Devido a essa associação, quando a atipia é identificada, a amostra deve ser cuidadosamente avaliada para excluir o câncer invasivo. A histerectomia é o tratamento para as pacientes que não desejam mais a fertilidade, enquanto nas pacientes mais jovens pode-se tentar o tratamento com altas doses de progestina para preservar o útero. Por outro lado, a hiperplasia sem atipia celular apresenta um baixo risco (entre 1 e 3%) de progressão para o carcinoma endometrial.

Carcinoma endometrial

Nos países de renda mais elevada, o carcinoma endometrial é o câncer mais frequente que ocorre no sistema genital feminino. O carcinoma endometrial é amplamente dividido em duas categorias histológicas e patogênicas distintas: carcinomas endometrioide e seroso. Existem outros tipos menos comuns de carcinoma endometrial, como o carcinoma de células claras e o tumor mülleriano misto (carcinossarcoma), mas esses são raros demais para merecerem uma discussão mais aprofundada.

Patogênese. Os cânceres endometrioides surgem em associação com o excesso de estrogênio no cenário da hiperplasia endometrial nas mulheres na perimenopausa, enquanto os cânceres serosos

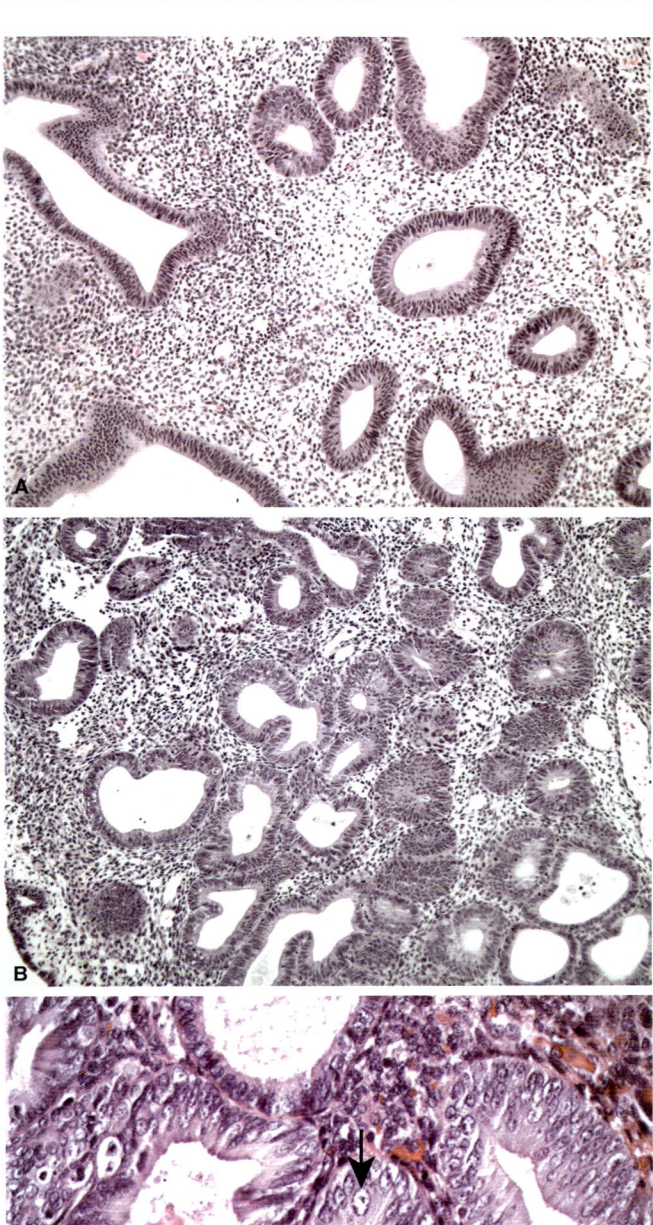

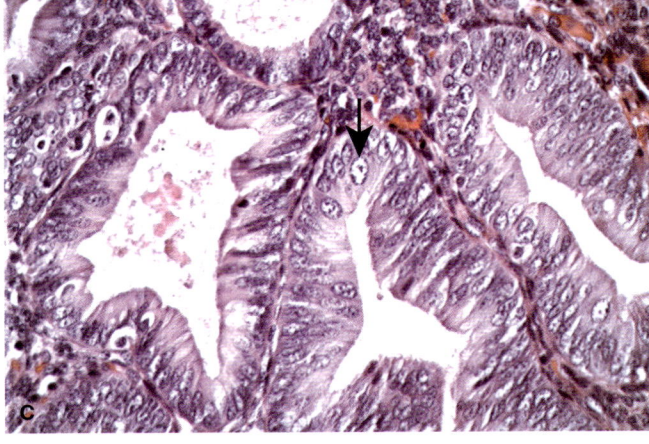

Figura 17.11 Hiperplasia endometrial. **A.** Hiperplasia sem atipia mostrando anormalidades arquiteturais, incluindo leve apinhamento glandular e dilatação cística das glândulas. **B.** Hiperplasia com atipia vista como apinhamento glandular e atipia celular. **C.** Hiperplasia atípica em grande aumento mostrando núcleos vesiculares arredondados com nucléolos proeminentes (*seta*).

surgem no cenário da atrofia endometrial nas mulheres idosas na pós-menopausa. O *tipo endometrioide* é responsável por 80% dos casos de carcinomas endometriais. A maioria é bem diferenciada e imita glândulas endometriais proliferativas, daí seu nome. Eles tipicamente surgem no contexto de hiperplasia endometrial com atipia e, portanto, estão associados a condições que levam ao excesso de estrogênio (p. ex., obesidade, tumores ovarianos secretores de estrogênio e exposição a estrogênios exógenos).

As mutações em genes de reparo de incompatibilidade e no gene supressor de tumor *PTEN* são eventos iniciais no desenvolvimento gradual do carcinoma endometrioide. Na maioria dos carcinomas endometrioides, essas mutações são adquiridas (somáticas), mas é notável (e não surpreendente) que as mulheres com mutações de linhagem germinativa em *PTEN* (síndrome de Cowden) ou nos genes de reparo de incompatibilidade de DNA (síndrome de Lynch) tenham um risco particularmente alto de desenvolver esse tipo de câncer. As mutações em *TP53* também ocorrem em carcinomas endometrioides, mas são eventos relativamente raros e tardios.

O carcinoma endometrial do *tipo seroso* é menos comum, mas muito mais agressivo. É responsável por cerca de 15% das neoplasias e não está associado ao estrogênio sem oposição ou à hiperplasia endometrial. Quase todos os casos de carcinoma seroso apresentam mutações no gene supressor de tumor *TP53*, enquanto as mutações em genes de reparo de incompatibilidade de DNA e em *PTEN* são raras. As neoplasias serosas são precedidas por uma lesão denominada carcinoma intraepitelial endometrial seroso (SEIC, do inglês *serous endometrial intraepithelial carcinoma*), na qual as mutações em *TP53* são frequentemente detectadas, um indicativo do papel central da função alterada do p53 no desenvolvimento dessa forma de carcinoma endometrial, que apresenta significativas sobreposições morfológica e biológica com o carcinoma seroso de ovário.

> ### Morfologia
>
> Os **carcinomas endometrioides** se assemelham muito ao endométrio normal e podem ser exofíticos ou infiltrativos (Figura 17.12 A e B). A maioria é bem diferenciada e sua disseminação geralmente ocorre por invasão miometrial seguida de extensão direta para estruturas e órgãos adjacentes. Eles também podem apresentar metástase para os linfonodos regionais. Os carcinomas endometrioides são classificados de 1 a 3 com base no grau de diferenciação.
>
> Os **carcinomas serosos** tipicamente crescem em pequenos tufos e papilas com atipia citológica acentuada. Eles também podem formar glândulas que, às vezes, imitam o carcinoma endometrioide; entretanto, os carcinomas serosos apresentam atipia citológica muito maior e são, por definição, de alto grau. A imuno-histoquímica geralmente mostra uma marcação forte e difusa para p53 (Figura 17.12 C e D), um achado que se correlaciona com a presença de mutações em *TP53* (o p53 mutante se acumula e, portanto, é mais facilmente detectado pela coloração).

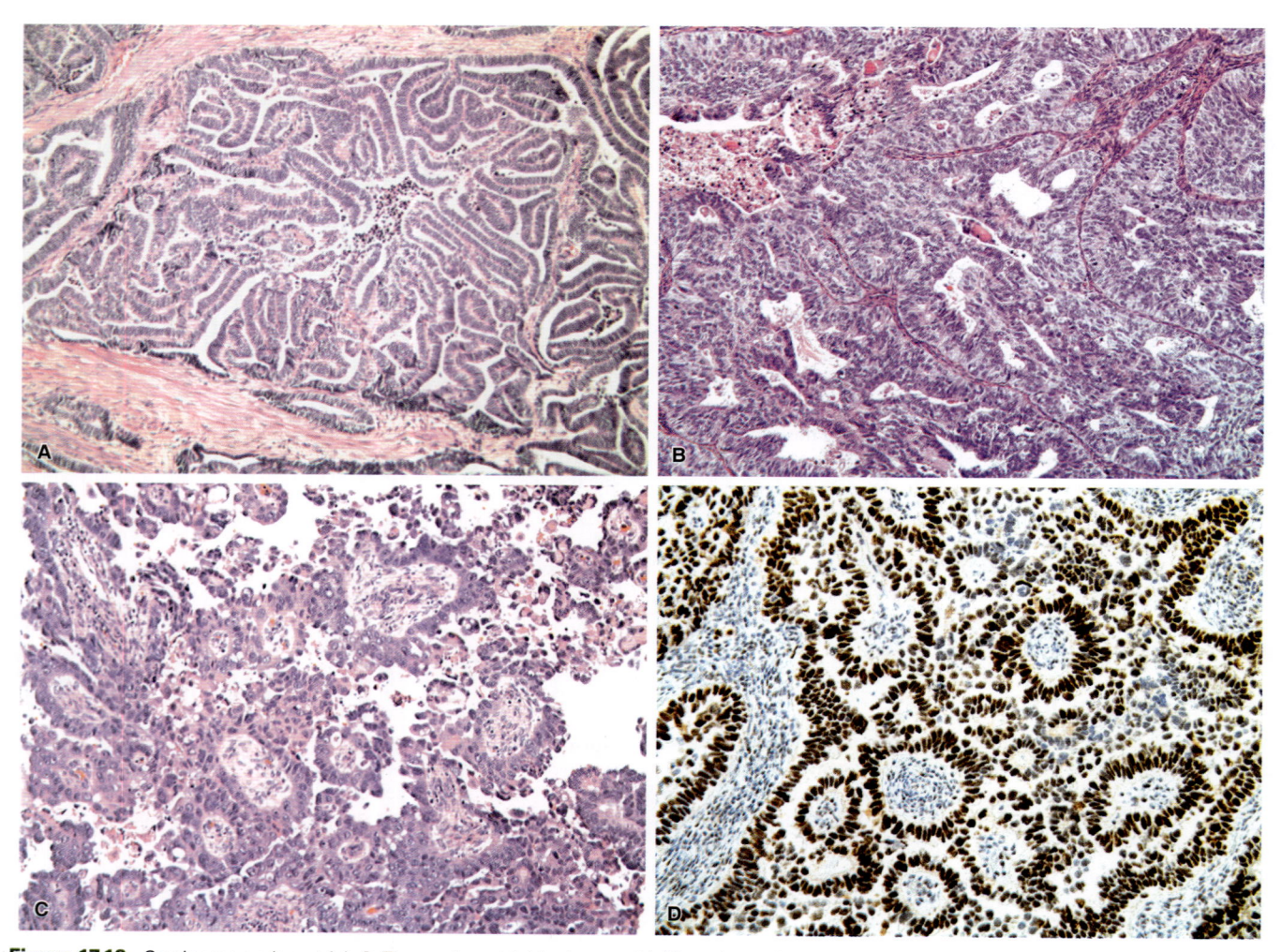

Figura 17.12 Carcinoma endometrial. **A.** Tipo endometrioide de grau 1 infiltrando o miométrio e crescendo em um padrão glandular. **B.** O tipo endometrioide de grau 3 apresenta um padrão de crescimento predominantemente sólido. **C.** Carcinoma seroso do endométrio com formação de papilas e acentuada atipia citológica. **D.** A coloração imuno-histoquímica mostra acúmulo de p53 nas células epiteliais malignas, um achado associado à mutação de *TP53*.

Características clínicas. O carcinoma do endométrio é incomum nas mulheres com menos de 40 anos; o pico de incidência ocorre nas mulheres na pós-menopausa entre 55 e 65 anos. Os carcinomas endometriais geralmente se manifestam com sangramento irregular ou na pós-menopausa. Em geral, a metástase é lenta; mas, se não for tratada, acaba se disseminando para linfonodos regionais e para locais mais distantes. Com a terapia, a taxa de sobrevivência de 5 anos para o carcinoma endometrioide em estádio inicial é de 90%, mas a sobrevivência cai vertiginosamente nas neoplasias de estádio mais elevado. As pacientes com carcinoma seroso tendem a ser idosas (65 a 70 anos) e, ao contrário daquelas com carcinoma endometrioide, têm menos probabilidade de serem obesas. O prognóstico do carcinoma seroso depende muito do estadiamento cirúrgico; mas, devido ao seu comportamento agressivo, ele geralmente se apresenta como doença em estágio avançado, e então o prognóstico geral é ruim.

Pólipos endometriais

Os pólipos endometriais geralmente são sésseis e variam de 0,5 a 3 cm de diâmetro. Os pólipos maiores podem se projetar a partir da mucosa endometrial para a cavidade uterina. São compostos de um endométrio que se assemelha ao da camada basal, frequentemente com pequenas artérias musculares e glândulas cisticamente dilatadas. As células do estroma são clonais e constituem o componente neoplásico do pólipo. Embora os pólipos endometriais possam ocorrer em qualquer faixa etária, a incidência aumenta com a idade. Eles podem resultar em sangramento uterino anormal, levantando a suspeita de malignidade, mas a transformação maligna é rara.

Leiomioma uterino

O leiomioma uterino (comumente chamado *fibroide*) é uma das neoplasias mais comuns nas mulheres. São neoplasias benignas do músculo liso que podem ocorrer isoladamente, mas frequentemente são múltiplas. O estrogênio e a progesterona estimulam o crescimento do leiomioma; portanto, essas neoplasias diminuem após a menopausa. Elas estão associadas a várias anormalidades cromossômicas recorrentes, incluindo os rearranjos dos cromossomos 6 e 12, que também são encontrados em várias outras neoplasias benignas, como os lipomas e os pólipos endometriais. Mutações no gene *MED12*, que codifica uma proteína que regula a transcrição mediada pela RNA polimerase II, foram identificadas em até 70% dos leiomiomas. O mecanismo pelo qual as mutações em *MED12* contribuem para o desenvolvimento de leiomiomas ainda não é conhecido.

> ### Morfologia
>
> Os leiomiomas são tipicamente **massas circunscritas** de cor cinza-esbranquiçada e com uma característica **superfície de corte espiralada**. Quando múltiplos, estão espalhados por todo o útero e variando de pequenos nódulos a grandes tumorações (Figura 17.13) que podem diminuir o tamanho do útero. Alguns estão embutidos no miométrio (intramurais), enquanto outros estão imediatamente abaixo do endométrio (submucosos) ou da serosa (subserosos). Neste último local, as neoplasias podem se estender em hastes atenuadas e até mesmo se fixar em órgãos adjacentes, a partir dos quais podem desenvolver um suprimento de sangue (leiomiomas parasitários). Os leiomiomas submucosos podem ulcerar e causar sangramento uterino anormal. No exame histológico, as neoplasias são caracterizadas por **feixes de células musculares lisas** de aparência semelhante ao miométrio típico. Podem estar presentes focos de fibrose, calcificação e amolecimento degenerativo.

Características clínicas. Os leiomiomas do útero geralmente são assintomáticos, e costumam ser descobertos acidentalmente em um exame pélvico de rotina. Nos casos sintomáticos, o sinal de apresentação mais frequente é menorragia com ou sem metrorragia. A transformação maligna no leiomiossarcoma é extremamente rara.

Leiomiossarcoma

Acredita-se que essas neoplasias malignas raras se originem do miométrio ou das células precursoras do estroma endometrial. São quase sempre solitárias e ocorrem com mais frequência nas mulheres na pós-menopausa, em contraste com os leiomiomas, que são frequentemente múltiplos e geralmente surgem antes da menopausa. Os leiomiossarcomas apresentam cariótipos complexos e altamente variáveis que, frequentemente, incluem deleções cromossômicas. Assim como os leiomiomas, eles contêm mutações no gene *MED12*, mas em um subgrupo menor (30%).

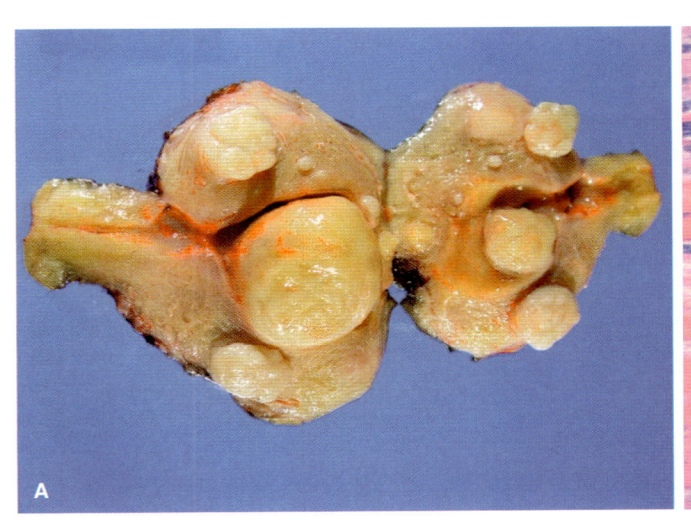

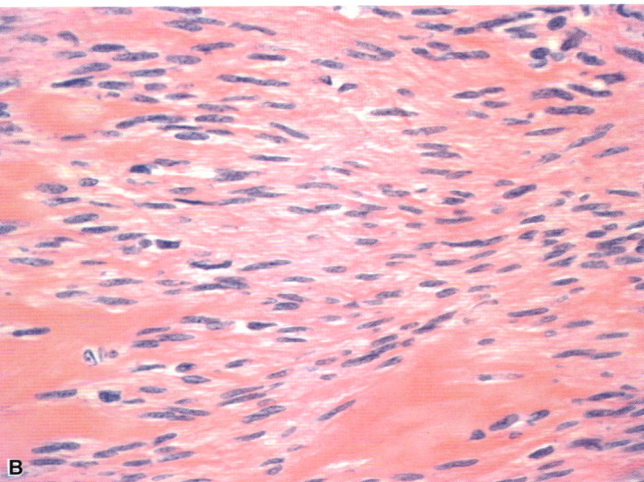

Figura 17.13 Leiomiomas uterinos. **A.** O útero foi aberto para mostrar múltiplas tumorações submucosas, intramurais e subserosas branco-amareladas, cada um com uma aparência espiralada característica na região cortada. **B.** A aparência microscópica do leiomioma mostra feixes suaves de células musculares lisas.

> **Morfologia**
>
> Os leiomiossarcomas são geralmente **massas macias, hemorrágicas e necróticas**. A aparência histológica varia amplamente de neoplasias que se assemelham muito ao leiomioma até neoplasias amplamente anaplásicas. As características diagnósticas do leiomiossarcoma incluem **necrose tumoral, atipia citológica** e **atividade mitótica**. Como o aumento da atividade mitótica às vezes é observado nas neoplasias benignas do músculo liso, principalmente nas mulheres jovens, é necessária uma avaliação de todas as três características para fazer o diagnóstico de malignidade.

Essas neoplasias costumam recidivar após a cirurgia e mais da metade acaba apresentando metástase hematogênica em órgãos distantes, como pulmões, ossos e cérebro. Também é encontrada a disseminação pela cavidade abdominal.

TUBAS UTERINAS

Os distúrbios mais comuns que afetam as tubas uterinas são infecções e condições inflamatórias associadas, que frequentemente são seguidas pela gravidez ectópica (tubária) e endometriose.

A *inflamação das tubas uterinas* é quase sempre causada por infecção. A salpingite supurativa pode ser causada por qualquer microrganismo piogênico; em alguns casos, mais de um microrganismo está envolvido. A *N. gonorrhoeae* é o microrganismo causador em mais de 60% dos casos, e a *C. trachomatis* é responsável por muitos dos casos restantes. A salpingite tuberculosa é rara nos EUA, mas é mais comum em partes do mundo onde a tuberculose é endêmica; é um importante fator de infertilidade nessas áreas.

Todas as formas de salpingite podem produzir febre, dor no abdome inferior ou pélvica e massas pélvicas devidas à distensão das tubas com exsudato, detritos inflamatórios ou abscesso tubo-ovariano (Figura 17.14). Podem se formar aderências entre o ovário e as tubas ou as pregas tubárias; esta última está associada ao aumento do risco de gravidez tubária ectópica (discutida posteriormente). Danos ou obstrução aos lumens tubários podem resultar em esterilidade permanente.

Antes considerados incomuns, os adenocarcinomas primários da tuba uterina podem ser o local de origem de muitos carcinomas serosos de alto grau, que há muito tempo se pensava surgirem no ovário. Os estudos identificaram a presença de carcinoma intraepitelial tubário seroso (STIC, do inglês *serous tubal intraepithelial carcinoma*) nas extremidades fimbriadas das tubas uterinas. Assim como o precursor do carcinoma seroso uterino, mais de 90% dos STICs têm mutações em *TP53*. Essas lesões são encontradas com frequência nas tubas uterinas removidas profilaticamente de mulheres portadoras de mutações em *BRCA1* e *BRCA2* e menos comumente nos casos em que as tubas são removidas de mulheres sem fatores de risco genéticos conhecidos. Isso levou à ideia de que os carcinomas serosos "ovarianos" esporádicos (discutidos posteriormente) também se originam nas tubas uterinas. Como a extremidade fimbriada das tubas uterinas está intimamente associada ao ovário e tem acesso à cavidade peritoneal, o carcinoma de tuba uterina frequentemente envolve o ovário, o omento e a cavidade peritoneal na sua apresentação.

OVÁRIOS

CISTOS FOLICULARES E LÚTEOS

Os cistos foliculares e lúteos nos ovários são tão comuns que podem ser considerados variantes da fisiologia normal. Essas lesões inócuas se originam de folículos não rompidos ou de folículos que se rompem e imediatamente se selam. Esses cistos geralmente são múltiplos e se desenvolvem sob a serosa do ovário. São tipicamente pequenos (1 a 1,5 cm de diâmetro) e são preenchidos com um líquido seroso claro. Ocasionalmente, tornam-se suficientemente grandes (4 a 5 cm) para produzir massas palpáveis e dor pélvica. Quando pequenos, eles são revestidos por células da granulosa ou por células lúteas; mas, à medida que o líquido se acumula, a pressão pode causar atrofia dessas células. Às vezes, esses cistos se rompem, produzindo sangramento intraperitoneal e sintomas de abdome agudo.

SÍNDROME DO OVÁRIO POLICÍSTICO

A síndrome do ovário policístico (SOP) é um distúrbio endócrino complexo caracterizado por sinais e sintomas de excesso de androgênio e disfunção ovulatória (p. ex., anormalidades menstruais, hirsutismo, ovários policísticos, anovulação crônica e diminuição da fertilidade). É um dos distúrbios endócrinos/metabólicos mais comuns das mulheres e afeta entre 6 e 10% das mulheres em idade reprodutiva, tipicamente se apresentando pela primeira vez na puberdade. A etiologia da SOP ainda não foi completamente compreendida, mas parece envolver fatores ambientais e genéticos. A SOP é marcada por uma desregulação das enzimas envolvidas na biossíntese de androgênio, resultando então na produção excessiva de androgênio que é considerada uma característica central desse distúrbio. As pacientes apresentam risco aumentado de síndrome metabólica, diabetes tipo 2, hipertensão, acidentes vasculares cerebrais, e hiperplasia e carcinoma endometriais.

Os ovários geralmente têm o dobro do tamanho normal e estão repletos de cistos subcorticais com 0,5 a 1,5 cm de diâmetro. O exame histológico mostra uma cápsula ovariana fibrosa espessada sobrepondo folículos císticos revestidos por células da granulosa com uma teca interna luteinizada hiperplásica. Devido à anovulação, há uma ausência evidente de corpos-lúteos.

NEOPLASIAS DO OVÁRIO

Nos EUA, o câncer de ovário é a segunda neoplasia maligna ginecológica mais comum (depois do carcinoma endometrial) e a principal causa de morte por câncer ginecológico. As neoplasias do ovário são

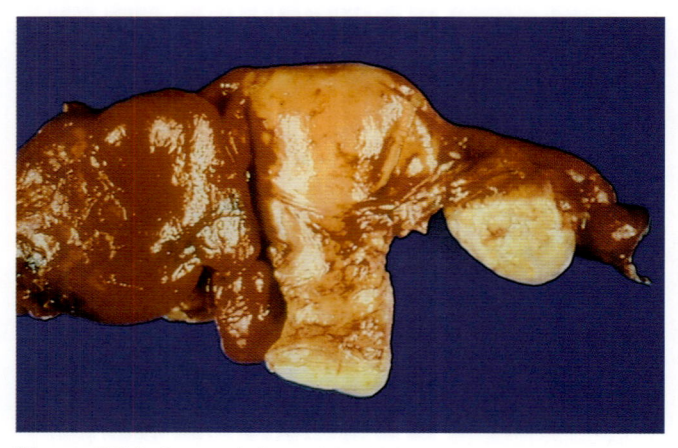

Figura 17.14 Doença inflamatória pélvica, bilateral e assimétrica. A tuba e o ovário à esquerda do útero estão totalmente obscurecidos por massa inflamatória hemorrágica. Do outro lado, a tuba está aderida ao ovário adjacente.

extremamente variadas e surgem de qualquer um dos três tipos de células do ovário normal: (1) epitélio de superfície multipotente/tuba uterina; (2) células germinativas pluripotentes; e (3) células estromais do cordão sexual. As neoplasias de origem epitelial representam a maioria dos tumores de ovário e, em suas formas malignas, abrangem quase 90% dos cânceres de ovário (Tabela 17.3). As neoplasias de células germinativas e de células estromais do cordão sexual são muito menos frequentes; embora constituam de 20 a 30% das neoplasias ovarianas, elas coletivamente correspondem a menos de 10% das neoplasias malignas do ovário.

Neoplasias da superfície epitelial

A maioria das neoplasias ovarianas primárias surge do epitélio mülleriano. A classificação dessas neoplasias baseia-se tanto na diferenciação quanto na extensão da proliferação do epitélio. Há três tipos histológicos principais de neoplasias: serosa, mucinosa e endometrioide, que podem ser benignas, limítrofes ou malignas. Cerca de 80% das neoplasias do epitélio superficial são benignas; elas ocorrem principalmente nas mulheres jovens entre 20 e 45 anos, são frequentemente císticas e podem ter um componente estromal associado. Os chamados tumores limítrofes (tumores de malignidade indeterminada) ocorrem nas idades um pouco mais avançadas e se enquadram em uma categoria intermediária de "zona cinzenta"; embora a maioria se comporte de forma benigna, alguns recorrem e alguns progridem para carcinoma. As neoplasias malignas são mais comuns nas mulheres entre 45 e 65 anos e podem ser císticas (cistoadenocarcinoma) ou sólidas (carcinoma). Com base em sua origem e em sua patogênese, os carcinomas ovarianos podem ser agrupados em dois tipos: tipos I e II (Figura 17.15).

- *Carcinoma tipo I*: neoplasia de baixo grau que geralmente surge em associação com tumores limítrofes ou endometriose e inclui tumores serosos, endometrioides e mucinosos de baixo grau (ver adiante)

- *Carcinoma tipo II*: na maioria das vezes, um carcinoma seroso de alto grau que surge do carcinoma intraepitelial seroso.

Os fatores de risco importantes para carcinomas do epitélio superficial incluem aumento da idade, menarca precoce/menopausa tardia, nuliparidade, histórico familiar e mutações na linhagem germinativa de determinados genes supressores de tumor. O uso prolongado de contraceptivos orais reduz o risco, provavelmente devido à supressão da ovulação. Cerca de 5 a 10% dos cânceres de ovário são familiares, e a maioria deles está associada a mutações nos genes supressores de tumor *BRCA1* ou *BRCA2*, que também sofrem mutação em um subconjunto de cânceres de mama hereditários (ver mais adiante). O risco estimado de câncer de ovário nas mulheres com mutações em *BRCA1* ou *BRCA2* é de 20 a 60% aos 70 anos. Essas mutações são encontradas em apenas 8 a 10% dos cânceres de ovário esporádicos, enquanto a maioria surge por meio de mecanismos moleculares alternativos (ver adiante).

Tumores serosos

Os tumores serosos são os mais comuns entre as neoplasias epiteliais do ovário e também constituem a maior fração das neoplasias malignas do ovário. Cerca de 70% são benignos ou limítrofes e 30% são malignos. As neoplasias benignas e limítrofes são mais comuns entre 20 e 45 anos. Os carcinomas serosos geralmente ocorrem mais tarde na vida, exceto nos casos familiares.

Os carcinomas serosos podem ser de baixo grau ou de alto grau. O primeiro surge de lesões benignas ou limítrofes e progride lentamente e de forma gradual até se tornar um carcinoma invasivo. As neoplasias de baixo grau que surgem em tumores serosos limítrofes têm mutações nos oncogenes *KRAS*, *BRAF* ou *ERBB2* e geralmente têm alelos *TP53* do tipo selvagem. As neoplasias serosas de alto grau se desenvolvem rapidamente. Como já foi mencionado, muitas dessas lesões de alto grau surgem na extremidade fimbriada das tubas uterinas por meio do carcinoma intraepitelial tubário seroso. As mutações em

Tabela 17.3 Frequência das principais neoplasias ovarianas.

Tipo	Porcentagem de neoplasias ovarianas malignas	Porcentagem de neoplasias bilaterais
Seroso	47	
Benigno (60%)		25
Limítrofe (15%)		30
Maligno (25%)		65
Mucinoso	3	
Benigno (80%)		5
Limítrofe (10%)		10
Maligno (10%)		< 5
Carcinoma endometrioide	20	20
Carcinoma indiferenciado	10	–
Tumor de células da granulosa	5	5
Teratoma	1	
Benigno (96%)		15
Maligno (4%)		Raro
Metastático	5	> 50
Outros	3	–

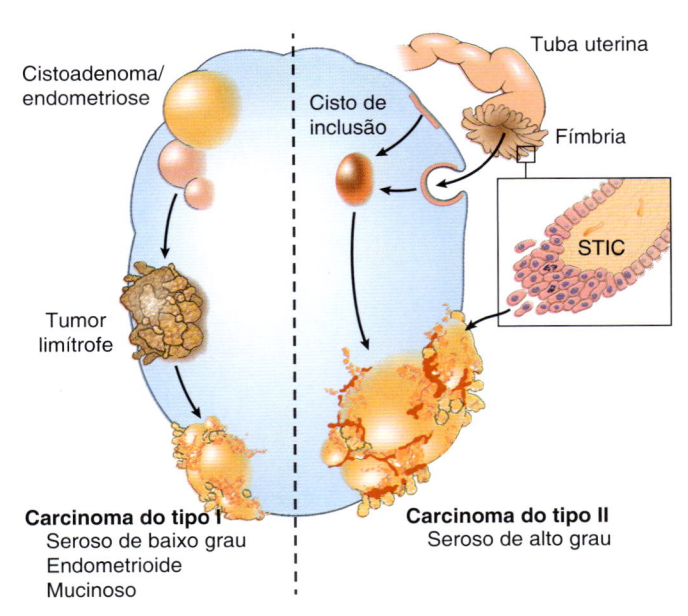

Figura 17.15 Origem de várias neoplasias ovarianas. As neoplasias do tipo I progridem de neoplasias benignas para tumores limítrofes que podem dar origem a um carcinoma de baixo grau. As neoplasias do tipo II surgem de cistos de inclusão/epitélio das tubas uterinas por meio de precursores intraepiteliais, os quais muitas vezes não são identificados. Essas neoplasias do tipo II apresentam características de alto grau e mais comumente possuem uma histologia serosa. *STIC*, carcinoma intraepitelial tubário seroso.

TP53 são praticamente onipresentes nos cânceres serosos de alto grau, pois estão presentes em mais de 95% dos casos. Quase todos os carcinomas ovarianos que surgem nas mulheres com mutações em *BRCA1* ou *BRCA2* são carcinomas serosos de alto grau com mutações em *TP53*.

Morfologia

A maioria das neoplasias serosas são estruturas císticas grandes, esféricas a ovoides, com até 30 a 40 cm de diâmetro. **Cerca de 25% das neoplasias benignas são bilaterais**. Nas neoplasias benignas, a cobertura serosa é lisa e brilhante. Por outro lado, a superfície do adenocarcinoma geralmente apresenta irregularidades nodulares onde a neoplasia invadiu a serosa. As neoplasias císticas pequenas podem ter uma única cavidade, mas as maiores são frequentemente divididas por vários septos em massas multiloculadas. Os espaços císticos geralmente são preenchidos com um líquido seroso claro. Protuberantes nas cavidades císticas, estão as projeções papilares, que são mais proeminentes nas neoplasias malignas (Figura 17.16).

No exame histológico, as neoplasias benignas contêm uma única camada de **células epiteliais colunares** que revestem o cisto ou os cistos (Figura 17.17 A). Estas células são frequentemente ciliadas. São comuns calcificações concêntricas **(corpos de psamoma)** em todos os tipos de neoplasias serosas, mas não são específicas a esta neoplasia. No carcinoma de alto grau, as células são acentuadamente atípicas, as formações papilares são geralmente complexas e em multicamadas, e, por definição, ninhos ou placas de células malignas invadem o estroma ovariano (Figura 17.17 C); o carcinoma de baixo grau apresenta menos atipia citológica. Entre as formas claramente benignas e aquelas obviamente malignas estão os **tumores limítrofes** (Figura 17.17 B), que exibem menos atipia citológica e normalmente não apresentam invasão do estroma; os implantes peritoneais geralmente são "não invasivos". As neoplasias serosas do ovário, tanto as de baixo quanto as de alto grau, têm uma propensão a se espalhar para as superfícies peritoneais e o omento, e estão comumente associadas à presença de ascite.

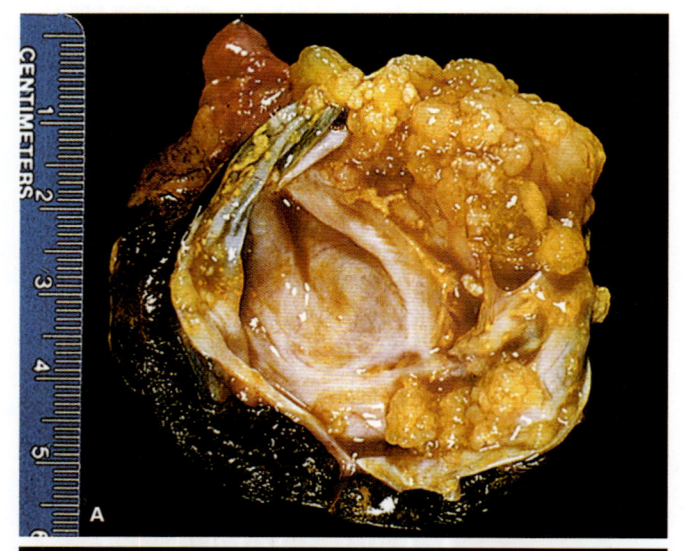

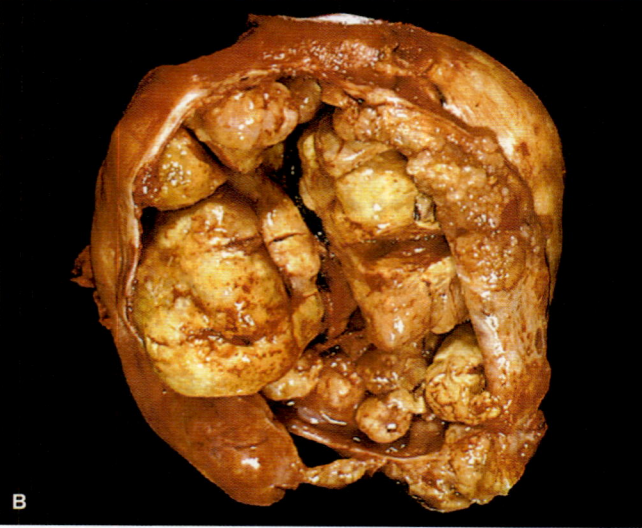

Figura 17.16 Tumores ovarianos serosos. **A.** Tumor seroso limítrofe aberto para exibir uma cavidade cística revestida por delicados crescimentos tumorais papilares. **B.** Cistoadenocarcinoma. O cisto foi aberto para mostrar uma massa neoplásica grande e volumosa. (Cortesia do Dr. Christopher Crum, Brigham and Women's Hospital, Boston, Massachusetts.)

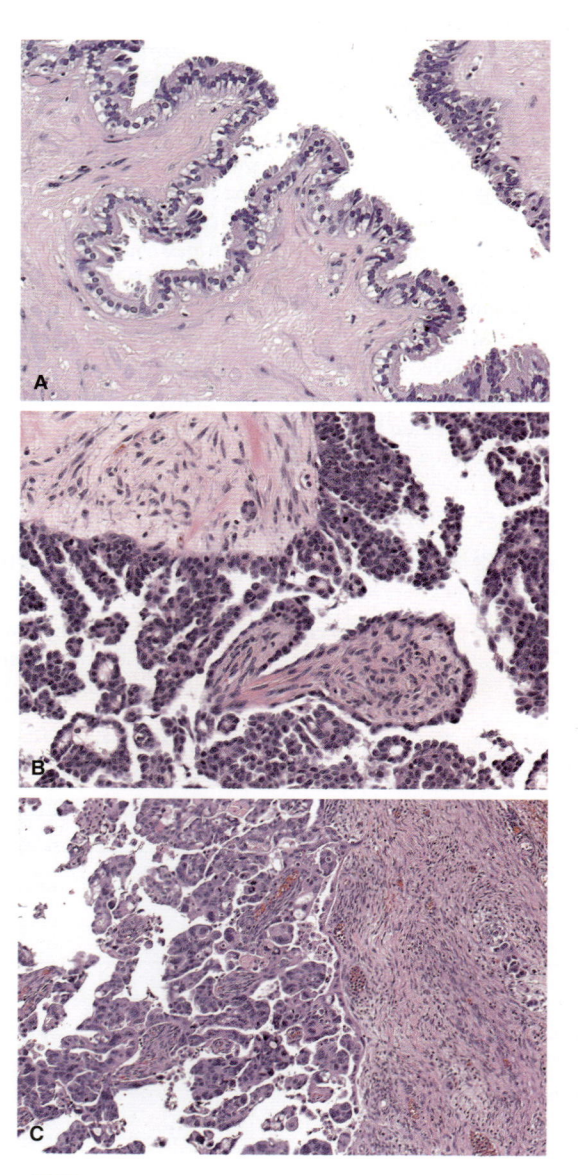

Figura 17.17 Aparência microscópica de neoplasias ovarianas serosas. **A.** Cistoadenoma seroso revelando papilas estromais com um epitélio colunar. **B.** Tumor seroso limítrofe mostrando aumento da complexidade arquitetônica e estratificação de células epiteliais. **C.** Carcinoma seroso de alto grau do ovário com invasão do estroma subjacente. (© 2022 University of Michigan. Usada com permissão.)

Características clínicas. O prognóstico está intimamente relacionado à aparência histológica da neoplasia e à presença e extensão da doença peritoneal. A taxa de sobrevida em 5 anos para os tumores limítrofes e malignos ligados ao ovário é de 100 e 70%, respectivamente; já a taxa de sobrevida em 5 anos para as mesmas neoplasias envolvendo o peritônio é de cerca de 90 e 25%, respectivamente. Devido ao seu curso prolongado, os tumores limítrofes podem recorrer após muitos anos e a sobrevida em 5 anos não é sinônimo de cura.

Tumores mucinosos

Os tumores mucinosos diferem dos tumores serosos em dois aspectos: o epitélio neoplásico consiste em células secretoras de mucina e os tumores mucinosos têm menor probabilidade de serem malignos. Em geral, apenas 10% das neoplasias mucinosas são malignas; outras 10% são limítrofes e 80% são benignas. Elas ocorrem principalmente no meio da vida adulta e são raras antes da puberdade e após a menopausa. A mutação do proto-oncogene *KRAS* é uma alteração genética consistente em todas as neoplasias mucinosas do ovário.

> ### Morfologia
>
> No exame macroscópico, as neoplasias mucinosas produzem massas císticas que podem ser indistinguíveis das neoplasias serosas, exceto pela natureza mucinosa do conteúdo do cisto. Entretanto, é mais provável que sejam grandes e multicísticas, e que não tenham envolvimento da superfície (Figura 17.18 A). As células epiteliais produtoras de mucina revestem os cistos (Figura 17.18 B). As neoplasias malignas são caracterizadas por áreas sólidas de crescimento, estratificação das células de revestimento, atipia citológica e invasão do estroma.
>
> Comparadas às neoplasias serosas, as mucinosas têm muito menos probabilidade de serem bilaterais. Muitas vezes essa característica é útil para diferenciar as neoplasias mucinosas do ovário do adenocarcinoma mucinoso metastático de origem gastrintestinal (o chamado "**tumor de Krukenberg**"), que geralmente envolve o ovário bilateralmente.
>
> As neoplasias mucinosas ovarianas rompidas podem semear o peritônio; no entanto, esses depósitos geralmente regridem espontaneamente. A implantação estável de células neoplásicas mucinosas no peritônio com produção de grandes quantidades de mucina é chamada **pseudomixoma peritoneal**; em quase todos os casos, entretanto, esse distúrbio é causado por metástases a partir do sistema gastrintestinal, geralmente do apêndice (Capítulo 13).

Características clínicas. O prognóstico do carcinoma mucinoso é um pouco melhor do que o de sua contraparte serosa, embora o estádio, e não o tipo histológico (seroso *versus* mucinoso), seja o principal determinante do resultado.

Tumores endometrioides

Essas neoplasias podem ser sólidas ou císticas; às vezes se desenvolvem em associação com a endometriose. No exame microscópico, elas se distinguem pela formação de glândulas tubulares semelhantes às do endométrio dentro do revestimento dos espaços císticos. Embora existam formas benignas e limítrofes, as neoplasias endometrioides geralmente são malignas. Elas são bilaterais em cerca de 20% dos casos, e 15 a 20% das mulheres com essas neoplasias ovarianas têm um concomitante carcinoma endometrial. Semelhantemente ao carcinoma do tipo endometrioide do endométrio, os carcinomas endometrioides do ovário frequentemente apresentam mutações no gene supressor de tumor *PTEN* e em outros genes que atuam para regular positivamente a sinalização PI3K-AKT.

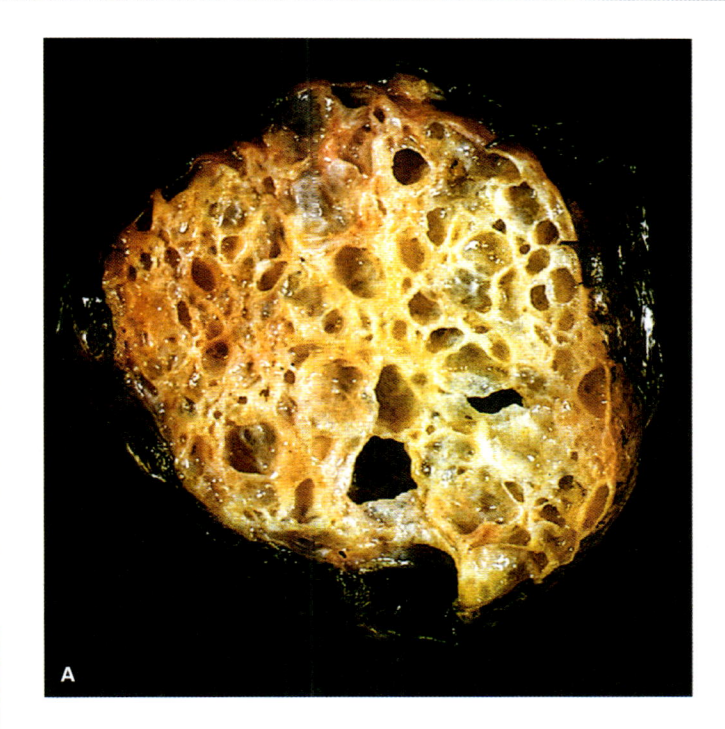

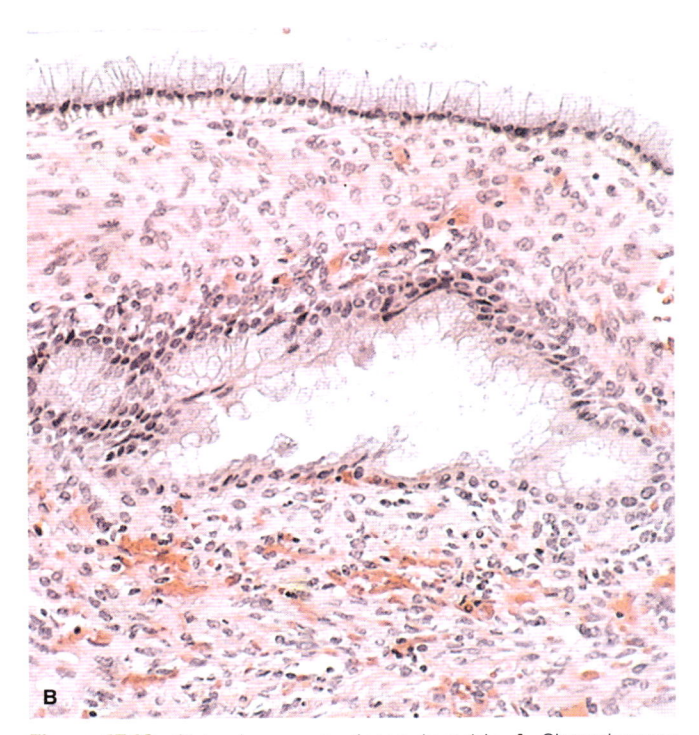

Figura 17.18 Cistoadenoma mucinoso de ovário. **A.** Cistoadenoma mucinoso de aspecto multicístico e septos delicados. Observe a presença de mucina brilhante dentro dos cistos. **B.** Revestimento celular colunar do cistoadenoma mucinoso.

Carcinoma de células claras

As neoplasias de células claras são um subtipo raro de neoplasias epiteliais de ovário. Os tumores de células claras benignos e limítrofes são extremamente raros e os carcinomas de células claras são incomuns. Eles são compostos de células epiteliais grandes com citoplasma claro abundante, uma aparência que se assemelha ao endométrio gestacional hipersecretor. Essas neoplasias às vezes ocorrem em associação com endometriose ou carcinoma endometrioide do ovário, e se acredita que sejam variantes do adenocarcinoma endometrioide. De acordo com essa ideia, os genes mais comumente mutados (*PIK3CA, ARID1A, KRAS, PTEN* e *TP53*) são compartilhados com o carcinoma endometrioide. O carcinoma de células claras é tratado como os outros tipos de carcinoma de ovário.

Outras neoplasias ovarianas

Muitos tipos de neoplasias de células germinativas e de origem estromal do cordão sexual também surgem no ovário, mas apenas os teratomas originados de células germinativas são suficientemente comuns para merecer uma descrição mais detalhada. A Tabela 17.4 apresenta algumas características importantes de outras neoplasias de origem de células germinativas e do cordão sexual.

Teratomas

Os teratomas constituem de 15 a 20% das neoplasias ovarianas. Eles são divididos em três categorias: (1) maduros (benignos); (2) imaturos (malignos); e (3) monodérmicos ou altamente especializados. Mais de 90% dessas neoplasias são benignas.

Teratomas maduros (*benignos*). Os teratomas benignos são caracterizados pela presença de tecidos maduros derivados de todas as três camadas de células germinativas: ectoderma, endoderma e mesoderma. A maioria dos teratomas benignos é cística e muitas vezes denominada *cistos dermoides* porque quase sempre são revestidos por estruturas semelhantes à pele. Geralmente, tais teratomas são descobertos em mulheres jovens, seja como massas ovarianas, seja como achados incidentais em exames de imagem do abdome. Cerca de 90% são unilaterais, e o lado direito é o mais comumente afetado. Raramente ultrapassam 10 cm de diâmetro. Na secção, frequentemente eles são preenchidos com secreção sebácea e emaranhados de pelos (Figura 17.19) que, quando removidos, revelam um revestimento epidérmico com pelos. Às vezes, há uma projeção nodular da qual se projetam dentes. Também podem estar presentes focos de osso e cartilagem, ninhos de epitélio brônquico ou gastrintestinal, ou outros tecidos.

Os teratomas benignos são propensos a sofrer uma torção (10 a 15% dos casos), o que constitui uma emergência cirúrgica aguda. Uma rara complicação paraneoplásica é a *encefalite límbica*, que pode se desenvolver nas mulheres com teratomas que contêm tecido neural maduro e que geralmente desaparece com a ressecção do tumor. Esse distúrbio autoimune também é observado em alguns outros tumores, mais comumente no carcinoma de pequenas células dos pulmões. A transformação maligna, geralmente para um carcinoma de células escamosas, é observada em apenas cerca de 1% dos casos.

Teratomas imaturos (*malignos*). Os teratomas imaturos (malignos) são neoplasias raras que diferem dos teratomas benignos pelo fato de os tecidos componentes se assemelharem ao tecido embrionário e ao tecido fetal imaturo. A neoplasia é encontrada frequentemente em

Tabela 17.4 Características das neoplasias de células germinativas ovarianas e do cordão sexual e metástases ovarianas.

Neoplasia	Pico de incidência	Localização típica	Características morfológicas	Comportamento
Origem a partir de células germinativas				
Disgerminoma	Da segunda à terceira década de vida; associado à disgenesia gonadal	Unilateral em 80 a 90% dos casos	Contraparte do seminoma testicular; placas ou cordões de células grandes com citoplasma claro; o estroma pode conter linfócitos e granulomas	Maligno, mas apenas um terço apresenta metástase; radiossensível; taxa de cura de 80%
Coriocarcinoma	Primeiras três décadas de vida	Unilateral	Idêntico ao tumor placentário; dois tipos celulares: citotrofoblasto e sinciciotrofoblasto	Sofre metástase precoce e ampla; produz hCG; resistente à quimioterapia
Tumores do cordão sexual				
Tumor de células da granulosa	A maioria ocorre na pós-menopausa, mas pode surgir em qualquer idade	Unilateral	Composto por uma mistura de células cuboidais da granulosa e células tecais fusiformes ou volumosas carregadas de lipídios. Os elementos da granulosa podem recapitular os folículos ovarianos	Pode produzir grandes quantidades de estrogênio; pode ser maligno (5 a 25%)
Tecoma-fibroma	Qualquer idade	Unilateral	Células tecais amarelas e volumosas (carregadas de lipídios) misturadas com fibroblastos	A maioria é hormonalmente inativa; cerca de 40% produzem ascite e hidrotórax (síndrome de Meigs); raramente é maligno
Tumor de células de Sertoli-Leydig	Todas as idades; pico na segunda à terceira década de vida	Unilateral	Recapitula o desenvolvimento do testículo com túbulos ou cordões e células de Sertoli rosadas e volumosas	Muito masculinizante ou não feminilizante; raramente é maligno
Sofrem metástase para o ovário				
	Idades mais avançadas	Principalmente bilateral	Células tumorais anaplásicas, cordões, glândulas, dispersas em um fundo fibroso; as células secretoras de mucina podem ser em "anel de sinete"	Os primários são o sistema gastrintestinal (tumores de Krukenberg), a mama e os pulmões; associado ao pseudomixoma peritoneal

hCG, gonadotrofina coriônica humana.

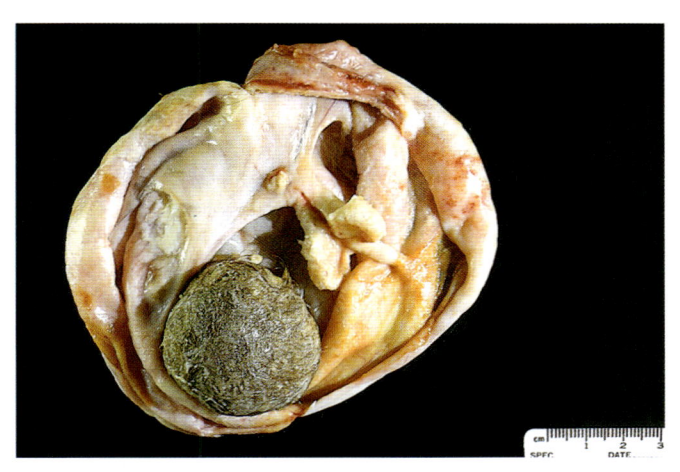

Figura 17.19 Teratoma cístico maduro (cisto dermoide) do ovário. Estão evidentes uma bola de pelos (*parte inferior*) e uma mistura de tecidos. (Cortesia do Dr. Christopher Crum, Brigham and Women's Hospital, Boston, Massachusetts.)

adolescentes pré-púberes e mulheres jovens, e a média de idade é de 18 anos. Geralmente, são volumosos e parecem sólidos em cortes seccionais. No exame microscópico, há quantidades variáveis de neuroepitélio imaturo, cartilagem, osso ou outros elementos imaturos. O risco de metástase se correlaciona com a proporção de neoplasia que compreende o neuroepitélio imaturo.

Teratomas especializados. Subtipo raro de teratoma composto inteiramente de tecido especializado. O exemplo mais comum é o *struma ovarii*, que consiste inteiramente em tecido tireoidiano maduro e pode causar hipertireoidismo. Essas neoplasias aparecem como massas ovarianas pequenas, sólidas, unilaterais e acastanhadas. Outros teratomas especializados incluem o *carcinoide ovariano*, que, em casos raros, produz a síndrome carcinoide.

Características clínicas. O manejo das neoplasias ovarianas representa um desafio clínico formidável porque elas geralmente estão em estádio avançado no momento do diagnóstico. Todos os carcinomas ovarianos produzem manifestações clínicas semelhantes, mais comumente dor no abdome inferior e distensão abdominal. Podem ocorrer queixas gastrintestinais, alteração da frequência urinária, disúria, pressão pélvica e muitos outros sintomas. Cerca de 30% de todas as neoplasias ovarianas são descobertas incidentalmente em exames ginecológicos de rotina. Massas maiores podem causar um aumento na circunferência abdominal, enquanto massas menores, especialmente teratomas maduros, podem girar em seus pedículos (torção), produzindo dor abdominal intensa. A semeadura metastática das neoplasias serosas malignas geralmente causa ascite, enquanto os tumores do cordão sexual/estroma podem ser funcionais e chamar a atenção porque secretam hormônios como estrogênios (tumores de células da granulosa) e androgênios (tumores de células de Leydig). Os tumores de células da granulosa podem se apresentar com sangramento vaginal devido à hiperplasia endometrial.

Como a maioria das pacientes com carcinoma de ovário apresenta doença em estádio avançado, o prognóstico geralmente é ruim. Os métodos de triagem atuais para detectar neoplasias precoces são de valor mínimo devido à especificidade e à sensibilidade limitadas. Um marcador sérico que foi estudado, a proteína CA-125, está elevada em 75 a 90% das mulheres com câncer epitelial de ovário, mas é indetectável em até 50% das mulheres com câncer limitado ao ovário; além disso, a proteína costuma estar elevada em várias condições benignas e cânceres não ovarianos. Sua maior utilidade é monitorar a resposta à terapia após o diagnóstico ter sido estabelecido.

DOENÇAS DA GRAVIDEZ

As doenças da gravidez e as condições patológicas da placenta contribuem de forma importante para a morbidade e a mortalidade da mãe e do bebê. Nesta seção, discutiremos um número limitado de distúrbios nos quais o conhecimento das lesões morfológicas contribui para a compreensão da doença clínica.

INFLAMAÇÕES E INFECÇÕES PLACENTÁRIAS

As infecções podem chegar à placenta por dois caminhos: (1) ascensão pelo canal do parto ou (2) disseminação hematogênica (transplacentária). As infecções ascendentes são, de longe, as mais comuns e praticamente são sempre bacterianas; geralmente são polimicrobianas e incluem microrganismos vaginais e entéricos. Em muitos desses casos, a infecção do córion causa ruptura prematura das membranas e parto prematuro. No exame microscópico, o córion apresenta infiltração neutrofílica, edema e congestão (*corioamnionite aguda*). A infecção também pode se estender ao cordão umbilical e às vilosidades placentárias, resultando em vasculite aguda do cordão (*funisite*).

Várias infecções hematogênicas, tradicionalmente componentes do chamado grupo TORCH (<u>t</u>oxoplasmose e <u>o</u>utras [sífilis, tuberculose, listeriose], <u>r</u>ubéola, <u>c</u>itomegalovírus, <u>h</u>erpes simples), podem afetar a placenta. Essas infecções dão origem a infiltrados celulares inflamatórios crônicos nas vilosidades coriônicas (*vilosite crônica*) e podem se espalhar para o feto, o que resulta em lesão tecidual (p. ex., encefalite, coriorretinite) e sequelas crônicas (p. ex., deficiência intelectual, anomalias cardíacas) (Capítulo 4).

GRAVIDEZ ECTÓPICA

A gravidez ectópica refere-se à implantação do embrião em um local extrauterino, mais comumente na porção extrauterina da tuba uterina (aproximadamente 90% dos casos). Outros locais são o ovário, a cavidade abdominal e a porção intrauterina da tuba uterina (gravidez cornual). As gestações ectópicas correspondem a 2% das gestações confirmadas. A condição predisponente mais importante é a cicatriz intraluminal da tuba uterina e o estreitamento/obstrução (salpingite crônica) secundários à doença inflamatória pélvica. Outras causas incluem tumores intrauterinos, endometriose e cicatrizes peritubárias (devido a apendicite, cirurgia anterior etc.). Os dispositivos contraceptivos intrauterinos estão associados a um aumento de duas vezes na gravidez ectópica. Muitas vezes, nenhuma causa anatômica está evidente. A gravidez ovariana ocorre quando o óvulo é fertilizado no momento em que o folículo se rompe. A gestação dentro da cavidade abdominal ocorre quando o óvulo fertilizado sai da extremidade fimbriada da tuba uterina e se implanta no peritônio.

> **Morfologia**
>
> Em todos os locais, o desenvolvimento inicial da gravidez ectópica ocorre tipicamente com a formação de tecido placentário, saco amniótico e reações deciduais. Na gravidez tubária a placenta invasora acaba penetrando na parede da tuba uterina, causando **hematoma intratubário (hematossalpinge), hemorragia intraperitoneal**, ou ambos. Geralmente, a tuba é distendida por sangue recém-coagulado contendo pedaços de tecidos placentário e fetal. O diagnóstico histológico depende da visualização das vilosidades placentárias ou, ocasionalmente, do embrião.

Características clínicas. Até que ocorra a ruptura, uma gravidez ectópica pode ser indistinguível de uma gravidez típica com interrupção da menstruação e elevação dos hormônios placentários séricos e urinários. A ruptura de uma gravidez ectópica pode ser catastrófica, com início súbito de dor abdominal intensa e sinais de abdome agudo, muitas vezes seguidos de choque. É necessária uma intervenção cirúrgica imediata para evitar a morte.

PRÉ-ECLÂMPSIA/ECLÂMPSIA

A pré-eclâmpsia é uma síndrome sistêmica causada pela disfunção endotelial materna durante a gravidez. Ocorre em 3 a 5% das gestantes e é mais comum nas mulheres na primeira gestação. Geralmente, se apresenta no último trimestre com hipertensão, edema e proteinúria. Algumas mulheres afetadas ficam gravemente doentes e desenvolvem convulsões; essa forma particularmente grave do distúrbio é chamada de *eclâmpsia*. O reconhecimento e o tratamento precoces da pré-eclâmpsia tornaram rara a eclâmpsia, especialmente a eclâmpsia fatal.

Patogênese. Embora os eventos desencadeantes exatos sejam desconhecidos, uma característica comum é o fluxo insuficiente de sangue materno para a placenta secundário ao remodelamento inadequado das artérias espirais do leito vascular uteroplacentário. Em uma gravidez típica, as paredes musculoelásticas das artérias espirais são invadidas por trofoblastos, o que faz elas se dilatarem em sinusoides vasculares largos. Na pré-eclâmpsia e na eclâmpsia, esse remodelamento vascular é prejudicado, as paredes musculoelásticas são mantidas e os canais permanecem estreitos. A diminuição do fluxo sanguíneo uteroplacentário parece resultar em hipoxia placentária, disfunção placentária e liberação alterada dos fatores circulantes que regulam a angiogênese, como os fatores antiangiogênicos tirosina quinase-1 semelhante ao FMS solúvel e endoglina, que antagonizam os efeitos do VEGF e do TGF-β (do inglês *transforming growth factor β* [fator de crescimento transformador β]). A hipótese é que esses distúrbios resultem em disfunção das células endoteliais, hiper-reatividade vascular e microangiopatia de órgãos terminais.

A disfunção vascular associada à pré-eclâmpsia e à eclâmpsia pode ter várias consequências graves, como:

- *Infarto placentário*, decorrente de hipoperfusão crônica
- *Hipertensão*, resultante da redução da produção endotelial dos vasodilatadores prostaciclina e prostaglandina E_2 e aumento da produção do vasoconstritor tromboxano A_2
- *Hipercoagulabilidade*, em decorrência de disfunção endotelial, diminuição da liberação de fatores antitrombóticos (p. ex., PGI_2) e aumento da elaboração de fatores pró-coagulantes
- *Falência de órgãos terminais*, principalmente dos rins e do fígado, que ocorre nas pacientes com eclâmpsia. Aproximadamente 10% das pacientes com pré-eclâmpsia grave desenvolvem a chamada "síndrome HELLP", caracterizada por anemia hemolítica microangiopática, enzimas hepáticas elevadas e baixo nível de plaquetas (devido ao alto consumo) e, às vezes, coagulação intravascular disseminada (CID). A sigla HELLP é derivada do inglês *microangiopathic hemolytic anemia, elevated liver enzymes, and low platelets*.

> ### Morfologia
>
> As alterações morfológicas são variáveis e até certo ponto se correlacionam à gravidade do distúrbio. As anormalidades placentárias incluem:
>
> - **Infartos**, que podem ocorrer em uma gravidez saudável, mas são muito mais numerosos na pré-eclâmpsia ou na eclâmpsia graves
> - **Hemorragia retroplacentária**
> - **Alterações isquêmicas das vilosidades placentárias** (aumento da produção de nós epiteliais sinciciais, que são agregados de núcleos sinciciais na superfície das vilosidades terminais)
> - **Vasos deciduais anormais**, caracterizados por **necrose fibrinoide** e acúmulo focal de macrófagos contendo lipídios (**aterose aguda**)

Características clínicas. A pré-eclâmpsia começa mais comumente após 34 semanas de gestação, mas se inicia mais cedo nas mulheres com mola hidatidiforme ou doença renal preexistente, hipertensão ou coagulopatias. Se a condição evoluir para eclâmpsia, a função renal é prejudicada e a pressão arterial aumenta ainda mais. Podem ocorrer convulsões e coma. A terapia mais eficaz é o parto imediato; entretanto, nas gestações prematuras, os riscos do parto precoce devem ser equilibrados com os perigos da pré-eclâmpsia contínua. A proteinúria e a hipertensão geralmente desaparecem em 1 ou 2 semanas após o parto; na maioria dos casos, não há sequelas duradouras.

DOENÇA TROFOBLÁSTICA GESTACIONAL

A doença trofoblástica gestacional abrange um espectro de neoplasias e condições semelhantes às neoplasias caracterizadas pela proliferação do tecido placentário, seja viloso, seja trofoblástico. Os principais distúrbios desse tipo são a mola hidatidiforme (completa e parcial), a mola invasiva, o coriocarcinoma e o tumor trofoblástico do sítio placentário (TTSP). Todos elaboram gonadotrofinas coriônicas humanas (hCGs, do inglês *human chorionic gonadotropins*) em graus variados.

Mola hidatidiforme: completa e parcial

É importante reconhecer as molas hidatidiformes porque elas estão associadas a um risco maior de doença trofoblástica persistente (mola invasiva) e coriocarcinoma. As molas são caracterizadas histologicamente por inchaço cístico das vilosidades coriônicas e uma variável proliferação trofoblástica. Geralmente, são diagnosticadas durante o início da gravidez (média de 9 semanas) por meio de ultrassonografia pélvica ou elevação excessiva de hCG. A gravidez molar pode se desenvolver em qualquer idade, mas o risco é maior nos dois extremos da vida reprodutiva: adolescentes e mulheres entre 40 e 50 anos.

Há dois subtipos distintos de molas hidatidiformes: *completa* e *parcial*. As molas hidatidiformes completas não são compatíveis com a embriogênese e raramente contêm partes do feto. Todas as vilosidades coriônicas são anormais e as células epiteliais coriônicas são diploides (46,XX ou, ocasionalmente, 46,XY). A mola hidatidiforme parcial é compatível com a formação embrionária precoce e, portanto, pode conter partes do feto, tem algumas vilosidades coriônicas normais e quase sempre é triploide (p. ex., 69,XXY) (Tabela 17.5). Os dois tipos de mola resultam da fertilização com um excesso de material genético paterno. Em uma mola completa, todo o conteúdo genético é fornecido por dois espermatozoides (ou um espermatozoide diploide), produzindo células diploides contendo apenas cromossomos paternos; enquanto, em uma mola parcial, um óvulo é fertilizado por dois

Tabela 17.5 Características das molas hidatidiformes completa e parcial.

Característica	Mola completa	Mola parcial
Cariótipo	Diploide	Triploide
Edema de vilosidades	Todas as vilosidades	Algumas vilosidades
Proliferação de trofoblasto	Difusa; circunferencial	Focal; leve
hCG sérica	Elevada[a]	Menos elevada[a]
hCG tecidual	++++	+
Risco de coriocarcinoma subsequente	2,5%	Raro

[a]Para a idade gestacional. *hCG*, gonadotrofina coriônica humana.

espermatozoides (ou um espermatozoide diploide), o que resulta em um cariótipo triploide com preponderância de genes paternos. Assim como as molas completas, as molas parciais têm um risco aumentado de doença molar persistente, mas diferem pelo fato de não haver associação com o coriocarcinoma.

A incidência de mola hidatidiforme completa é de cerca de 1 a 1,5 por 2 mil gestações nos EUA e em outros países ocidentais. As molas são mais comuns antes dos 20 e depois dos 40 anos, e um histórico da condição aumenta o risco de doença molar em gestações subsequentes. Embora antigamente a doença molar fosse descoberta entre 12 e 14 semanas de gestação durante a investigação de uma altura uterina "maior que a esperada para a idade gestacional", o monitoramento precoce das gestações por ultrassom reduziu a idade gestacional de detecção. Nas molas completas, geralmente os níveis de hCG são muito mais altos do que o esperado para a idade gestacional aparente, às vezes excedendo 100.000 UI/ℓ, enquanto os níveis de hCG podem estar elevados ou dentro dos limites normais nas molas parciais devido a uma quantidade menor de proliferação trofoblástica. Tanto na mola completa quanto na parcial, a ausência de sons cardíacos fetais é típica. A maioria das molas é removida com sucesso por meio de curetagem, após a qual os níveis de hCG são monitorados por 6 meses a 1 ano para garantir que seus patamares diminuam para níveis não gestantes.

> ### Morfologia
>
> Nos casos avançados, a cavidade uterina é expandida por massa delicada e friável de estruturas císticas translúcidas e de paredes finas (Figura 17.20). Raramente são vistas partes fetais nas molas completas, mas são comuns nas molas parciais. No exame microscópico, a **mola completa** apresenta um inchaço hidrópico de vilosidades coriônicas pouco vascularizadas com um estroma frouxo, mixomatoso e edematoso. O epitélio coriônico tipicamente mostra uma proliferação de citotrofoblastos e sinciciotrofoblastos (Figura 17.21). Nas **molas parciais**, o edema viloso envolve apenas um subconjunto das vilosidades e a proliferação trofoblástica é focal e discreta. Na maioria dos casos de mola parcial, algumas células fetais estão presentes, e elas variam de eritrócitos fetais nas vilosidades placentárias a, nos casos raros, um feto totalmente formado.

Mola invasiva

As molas invasivas são molas completas localmente penetrantes, mas elas não têm o potencial metastático do coriocarcinoma. Uma mola invasiva retém vilosidades hidrópicas que penetram profundamente ou até perfuram a parede uterina, podendo resultar em hemorragia com risco à vida. No exame microscópico, o epitélio das vilosidades mostra proliferação de componentes trofoblásticos e sinciciotrofoblásticos.

As vilosidades hidrópicas podem embolizar para órgãos distantes, como os pulmões ou o cérebro, mas esses êmbolos não crescem e acabam regredindo espontaneamente. A remoção cirúrgica da mola invasiva é difícil devido à infiltração profunda do miométrio. A curetagem pode ser insuficiente e, se a hCG sérica permanecer elevada, é necessário um tratamento adicional; na maioria dos casos, a cura é possível com quimioterapia.

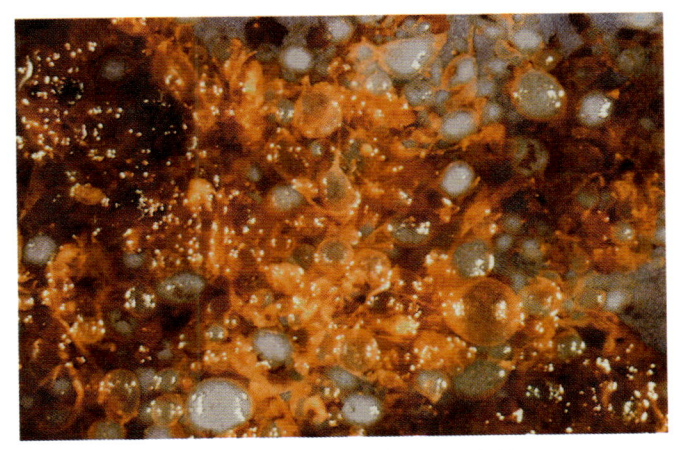

Figura 17.20 Mola hidatidiforme completa constituída por numerosas vilosidades entumecidas (hidrópicas).

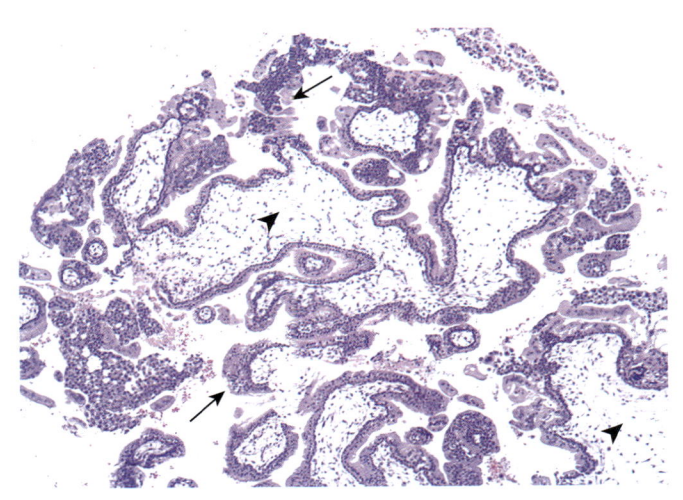

Figura 17.21 Mola hidatidiforme completa. Nesta imagem microscópica, estão evidentes vilosidades hidrópicas distendidas (*pontas de seta*) e proliferação do epitélio coriônico (*setas*).

Coriocarcinoma gestacional

O coriocarcinoma, uma neoplasia maligna muito agressiva, surge do epitélio coriônico gestacional ou, ocasionalmente, de células totipotenciais dentro das gônadas. O coriocarcinoma gestacional é uma condição incomum que surge em uma a cada 20 mil a 30 mil gestações nos EUA. Ele pode ser precedido por várias condições: 50% surgem em molas hidatidiformes completas, 25% em abortos anteriores, aproximadamente 22% se seguem a gestações saudáveis, e o restante ocorre em gestações ectópicas. Na maioria dos casos, o coriocarcinoma se apresenta como uma secreção sanguinolenta e acastanhada acompanhada de um título crescente de hCG no sangue e na urina na ausência de aumento uterino.

> ### Morfologia
>
> O coriocarcinoma geralmente aparece como massa uterina hemorrágica e necrótica; a neoplasia viável pode ser mínima ou vista apenas em focos metastáticos. Em contraste com a mola hidatidiforme e a mola invasiva, não há formação de vilosidades coriônicas; em vez disso, a neoplasia é composta de **citotrofoblastos cuboidais anaplásicos e sinciciotrofoblastos** (Figura 17.22). As mitoses são abundantes e, às vezes, anormais. A neoplasia invade o miométrio subjacente, frequentemente penetra nos vasos sanguíneos e, em alguns casos, se estende para a serosa uterina e para as estruturas adjacentes.

Características clínicas. Quando um coriocarcinoma é descoberto, geralmente já há uma disseminação vascular generalizada para os pulmões (50%), a vagina (30 a 40%), o cérebro, o fígado ou os rins. A invasão linfática é incomum. Embora extremamente agressivo, o coriocarcinoma placentário é notavelmente sensível à quimioterapia.

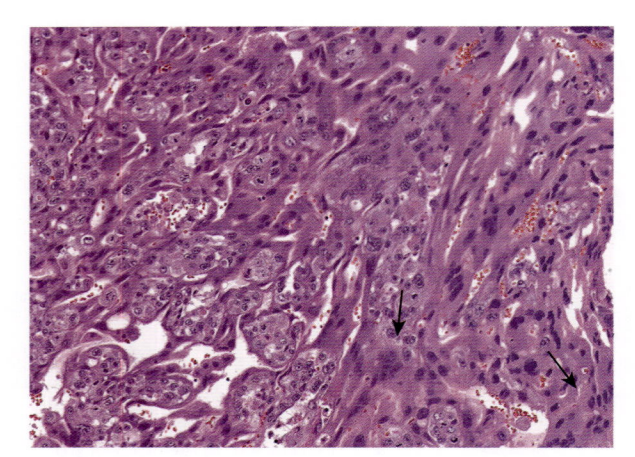

Figura 17.22 Coriocarcinoma. Este campo contém tanto citotrofoblasto neoplásico quanto sinciciotrofoblasto multinucleado (*setas*). (© 2022 – University of Michigan. Usada com permissão.)

Quase 100% dos pacientes afetados são curados, mesmo aqueles com metástases distantes. Por outro lado, a resposta à quimioterapia nos coriocarcinomas que surgem nas gônadas (ovário ou testículo) é relativamente ruim.

Tumor trofoblástico do sítio placentário

Os tumores trofoblásticos do sítio placentário compreendem menos de 2% das neoplasias trofoblásticas gestacionais. São proliferações neoplásicas de trofoblastos extravilosos, também chamados de trofoblastos intermediários; essas células proliferam e migram do citotrofoblasto da placenta e invadem a decídua e o miométrio maternos. Elas têm características que se sobrepõem às dos citotrofoblastos e dos sinciciotrofoblastos. Diferentemente dos sinciciotrofoblastos, os trofoblastos intermediários não produzem hCG em grandes quantidades e, portanto, os níveis séricos de hCG são baixos. Entretanto, eles produzem lactogênio placentário humano (hPL, do inglês *human placental lactogen*). Essas neoplasias diploides, muitas vezes com cariótipo XX, geralmente surgem alguns meses após a gravidez. Um curso clínico indolente é típico, e geralmente ocorre um resultado favorável se o tumor estiver confinado ao endométrio e ao miométrio. As neoplasias trofoblásticas da placenta não são tão sensíveis à quimioterapia quanto as outras neoplasias trofoblásticas, e o prognóstico é negativo quando o tumor se espalha para locais extrauterinos.

MAMA

A unidade funcional da mama é o lóbulo, que é sustentado por um estroma intralobular especializado. Há duas camadas de células que revestem os lóbulos da mama. As células epiteliais luminais internas produzem leite durante a lactação. As células mioepiteliais localizadas na base têm uma função contrátil que auxilia na ejeção do leite e também ajudam a sustentar a membrana basal. Os dutos são condutos para o leite chegar ao mamilo. O tamanho da mama é determinado principalmente pelo estroma interlobular, que aumenta durante a puberdade e involui com a idade. Cada constituinte é uma fonte de lesões benignas e malignas (Figura 17.23).

APRESENTAÇÕES CLÍNICAS DAS DOENÇAS DA MAMA

Os sintomas e os sinais predominantes das doenças da mama são dor, alterações inflamatórias, secreção mamilar, nodularidade difusa ou

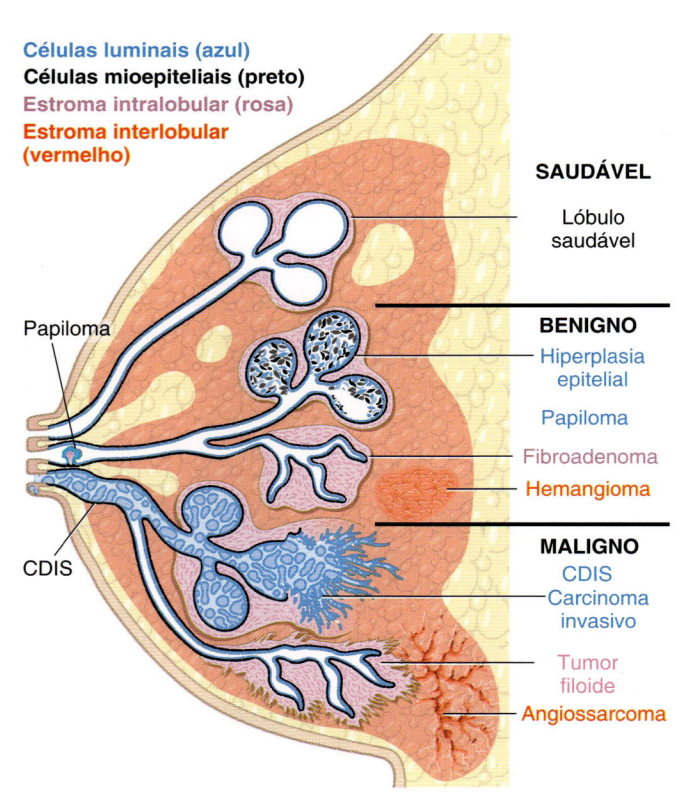

Figura 17.23 Origem dos distúrbios mamários. As lesões epiteliais benignas incluem papilomas intraductais, que crescem nos seios abaixo do mamilo, e hiperplasia epitelial, que surge nos lóbulos. As lesões epiteliais malignas são principalmente os carcinomas de mama, que podem permanecer *in situ* ou invadir a mama e se espalhar por metástase. As células estromais intralobulares especializadas (*rosa*) podem dar origem a fibroadenomas e tumores filoides, enquanto o estroma interlobular (*vermelho*) pode dar origem a uma variedade de neoplasias benignas e malignas raras. CDIS, carcinoma ductal *in situ*.

massa palpável (Figura 17.24 A). A maioria das lesões (> 90%) é benigna e não requer tratamento, mas deve ser investigada para excluir malignidade. A probabilidade de câncer aumenta com a idade. Das mulheres com câncer, cerca de 45% apresentam sintomas, enquanto nas restantes a doença chega ao conhecimento por meio de exames de triagem (Figura 17.24 B).

- A *dor* (mastalgia ou mastodinia) é um sintoma comum frequentemente relacionado à menstruação, possivelmente devido a edema e inchaço cíclicos. A dor localizada geralmente é causada por um cisto rompido ou um trauma no tecido adiposo (necrose gordurosa). Embora a maioria das massas dolorosas seja benigna, em cerca de 5% dos casos a causa subjacente é o câncer de mama
- A *inflamação* causa eritema e edema envolvendo toda a mama ou parte dela. Esse sintoma raro é mais frequentemente causado por infecções, geralmente no contexto da lactação e da amamentação. Um quadro importante semelhante à inflamação é o carcinoma "inflamatório" da mama (discutido posteriormente)
- A *secreção do mamilo* não é preocupante quando em pequena quantidade e bilateral. O corrimento unilateral é indicativo de doença mamária subjacente. A lesão benigna mais comum que produz um corrimento mamilar é um papiloma que surge nos grandes dutos abaixo do mamilo. Os corrimentos espontâneos, unilaterais e sanguinolentos são os mais preocupantes em termos de malignidade
- A *nodularidade* difusa ("protuberância") em toda a mama geralmente é fisiológica. Quando acentuada, os exames de imagem podem ajudar a determinar a presença de massa discreta

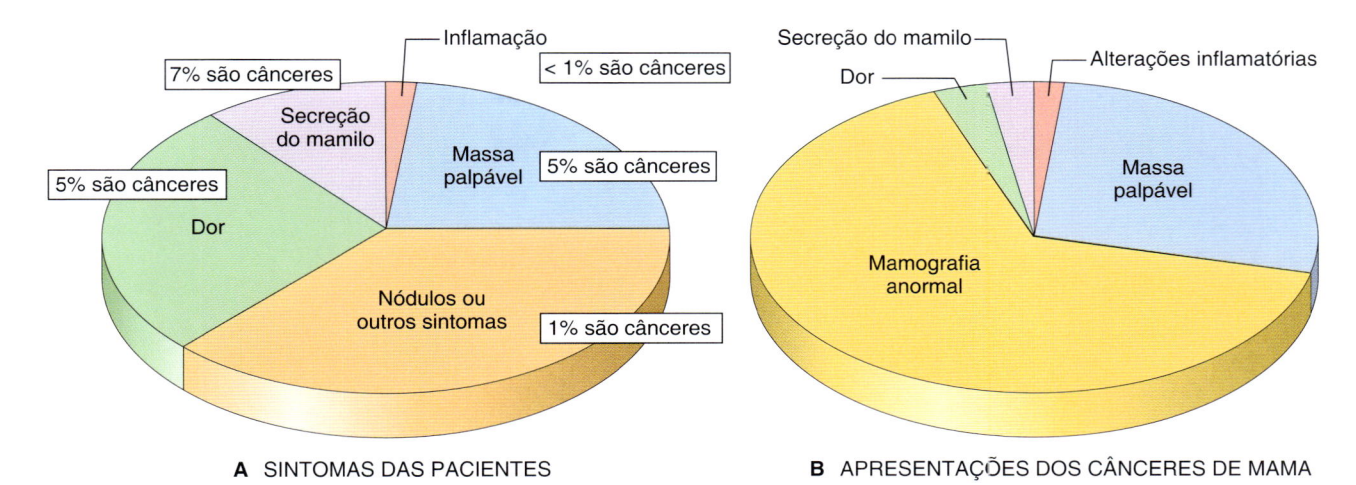

Figura 17.24 Apresentação dos sintomas das doenças mamárias. **A.** Sintomas comuns relacionados à mama que levam as pacientes à atenção clínica. **B.** Apresentações dos cânceres de mama.

- As *massas palpáveis* podem surgir de proliferações de células do estroma ou de células epiteliais, e geralmente são detectadas quando têm de 2 a 3 cm de tamanho. A maioria (aproximadamente 95%) é benigna e tende a ser redonda a oval com bordas circunscritas. Por outro lado, as neoplasias malignas geralmente invadem através dos planos do tecido e têm bordas irregulares. No entanto, como alguns cânceres imitam lesões benignas ao crescerem como massas circunscritas, todas as massas palpáveis requerem avaliação
- A *ginecomastia* é o único sintoma mamário comum nos homens. Há um aumento no estroma e nas células epiteliais resultante de um desequilíbrio entre os estrogênios, que estimulam o tecido mamário, e os androgênios, que neutralizam esses efeitos.

A *triagem mamográfica* foi introduzida na década de 1980 como um meio de detectar carcinomas de mama assintomáticos, não palpáveis e precoces antes que ocorra a disseminação metastática. A sensibilidade e a especificidade da mamografia aumentam com a idade; a probabilidade de que um achado mamográfico anormal seja causado por malignidade aumenta de 10% aos 40 anos para mais de 25% nas mulheres com mais de 50 anos. Nos EUA, a maioria dos cânceres nas mulheres com mais de 50 anos é atualmente detectada por mamografia. Os principais sinais mamográficos do carcinoma de mama são densidades e calcificações.

PROCESSOS INFLAMATÓRIOS

As doenças inflamatórias da mama são raras e podem ser causadas por infecções, doenças autoimunes ou reações do tipo corpo estranho. Os sintomas incluem eritema e edema, muitas vezes acompanhados de dor e sensibilidade focal. Como as doenças inflamatórias são raras, a possibilidade de os sintomas serem causados por um carcinoma inflamatório deve ser sempre considerada (ver mais adiante).

As infecções bacterianas são mais comumente abscessos lactacionais que ocorrem durante o primeiro mês de amamentação e são causadas por *Staphylococcus aureus* ou, menos comumente, estreptococos. A maioria dos casos é tratada adequadamente com antibióticos e com a contínua extração do leite. Raramente a incisão e a drenagem cirúrgicas são necessárias. Os abscessos fora do período de lactação são raros e geralmente se devem a infecções anaeróbicas mistas.

NEOPLASIAS ESTROMAIS

Os dois tipos de estroma na mama, intralobular e interlobular, dão origem a diferentes tipos de neoplasias (ver Figura 17.23). As neoplasias derivadas do estroma intralobular foram divididas em fibroadenomas e tumores filoides; os primeiros são benignos, enquanto os últimos podem recidivar após a excisão e raramente seguem um curso maligno. Essas duas neoplasias compartilham mutações condutoras nos mesmos genes e parecem fazer parte de um espectro de neoplasias relacionadas. O estroma interlobular pode ser a fonte dos mesmos tipos de neoplasias (p. ex., lipomas e angiossarcomas) que ocorrem no tecido conjuntivo em outras partes do corpo.

Morfologia

Os **fibroadenomas** são compostos de células estromais neoplásicas e uma proliferação reativa de células epiteliais. À medida que os fibroblastos proliferam, eles empurram e distorcem as células epiteliais para formar estruturas alongadas e semelhantes a fendas. A massa neoplásica é circunscrita e tem baixa celularidade (Figura 17.25 A). Em contraste, nos **tumores filoides,** as células estromais tendem a ultrapassar as células epiteliais, resultando em nódulos bulbosos de células estromais em proliferação que são recobertos por epitélio (Figura 17.25 B), o característico padrão de crescimento "*phyllodes*" (termo grego para "semelhante a folha"). Nos tumores filoides de alto grau, o epitélio pode estar escasso ou ausente, produzindo uma aparência sarcomatosa.

LESÕES EPITELIAIS BENIGNAS

As lesões epiteliais benignas são classificadas em três grupos, cada um com um risco diferente para o desenvolvimento subsequente de câncer de mama: (1) *alterações não proliferativas da mama;* (2) *lesões proliferativas da mama;* e (3) *doença proliferativa com atipia.* É importante distinguir esses grupos porque eles têm associações diferentes com o risco de câncer de mama como se segue (Tabela 17.6):

- As alterações não proliferativas não estão associadas a um risco aumentado
- As lesões proliferativas sem atipia estão associadas a um risco 1,5 a 2 vezes maior
- A doença proliferativa com atipia confere um risco 4 a 5 vezes maior.

A maioria chega ao conhecimento clínico quando detectada por mamografia ou como achados incidentais em amostras cirúrgicas.

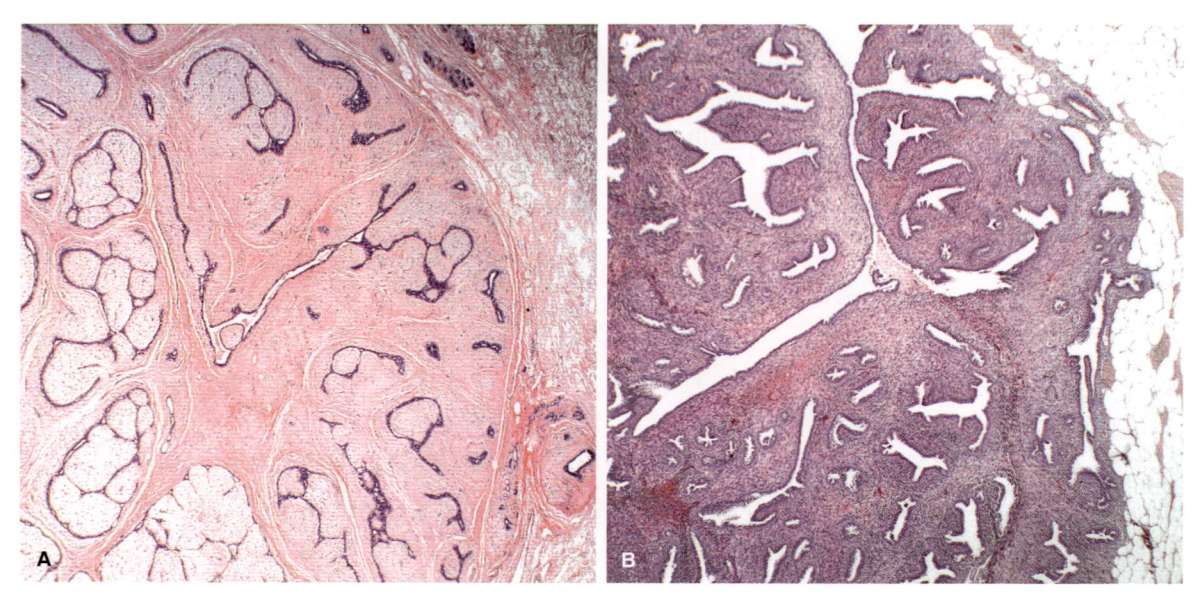

Figura 17.25 Neoplasias estromais intralobulares. **A.** Fibroadenoma. Esta neoplasia benigna tem um padrão de crescimento expansivo com bordas circunscritas. **B.** Tumor filoide. A proliferação de células estromais distorce o tecido glandular, formando espaços semelhantes a fendas e protuberâncias no estroma circundante.

Tabela 17.6 Lesões epiteliais da mama e risco de desenvolvimento de carcinoma invasivo.

Lesões patológicas	Risco relativo (risco absoluto ao longo da vida)[a]
Alterações não proliferativas da mama (hiperplasia leve, ectasia do duto, cistos, metaplasia apócrina, adenose, fibroadenoma sem características complexas)	1 (cerca de 3%)
Doença proliferativa sem atipia (hiperplasia moderada ou fluida, adenose esclerosante, lesão esclerosante complexa, fibroadenoma com características complexas)	1,5 a 2 (cerca de 5 a 7%)
Doença proliferativa com atipia (hiperplasia ductal atípica, hiperplasia lobular atípica)	4 a 5 (cerca de 13 a 17%)
Carcinoma *in situ* (carcinoma lobular *in situ*, carcinoma ductal *in situ*)	8 a 10 (cerca de 25 a 30%)

[a]O risco relativo é a probabilidade de desenvolver carcinoma invasivo em comparação com as mulheres sem nenhum fator de risco. O risco absoluto ao longo da vida é a porcentagem de mulheres cujo desenvolvimento de carcinoma invasivo é esperado na ausência de uma intervenção.

Morfologia

As **alterações não proliferativas** consistem em três padrões morfológicos principais: cistos, fibrose e adenose. O termo "não proliferativo" refere-se às camadas simples de células epiteliais observadas nessas lesões em contraste com o epitélio hiperplásico de múltiplas camadas observado nas lesões proliferativas. As lesões mamárias não proliferativas mais comuns são **cistos simples** revestidos por uma camada de células luminais que frequentemente sofrem metaplasia apócrina (Figura 17.26 A). As secreções podem calcificar e ser detectadas pela mamografia. Quando os cistos se rompem, a inflamação crônica e a fibrose em resposta aos detritos gerados podem produzir nodularidade palpável da mama (as chamadas "alterações fibrocísticas"). Na **adenose**, há um aumento no número de ácinos por lóbulo. É normal na gravidez e pode ser encontrada de forma focal nas mulheres não grávidas. As **lesões proliferativas sem atipia** incluem hiperplasia epitelial, adenose esclerosante, lesão esclerosante complexa, lesão esclerosante radial (cicatriz radial) e papiloma. Cada uma delas está associada a vários graus de proliferação de células epiteliais. Elas são comumente detectadas como densidades mamográficas, calcificações ou achados acidentais em biopsias realizadas por outros motivos. A **doença proliferativa com atipia** inclui hiperplasia ductal atípica (HDA) e hiperplasia lobular atípica (HLA). Os termos *ductal* e *lobular* ainda são usados para descrever subconjuntos de carcinomas *in situ* e invasivos, mas a maioria das evidências sugere que todos os carcinomas de mama surgem de células na unidade lobular do duto terminal. A HDA se assemelha muito ao carcinoma ductal *in situ* (CDIS) e a HLA se assemelha muito ao carcinoma lobular *in situ* (CLIS); ambos são mais limitados em extensão. As células na HDA são uniformes na aparência e formam espaços com margens nítidas ou pontes rígidas (Figura 17.27 A), enquanto as células na HLA são monomórficas com núcleos redondos e sem brilho (Figura 17.27 B).

CARCINOMA

O carcinoma de mama é a neoplasia maligna mais comum e mortal para as mulheres em todo o mundo; a cada ano, mais de 2 milhões de mulheres são diagnosticadas, e um terço delas morre em decorrência da doença. A incidência de câncer de mama é de quatro a sete vezes maior nos EUA e na Europa do que em outros lugares; no entanto, a incidência e a mortalidade estão aumentando rapidamente em todo o mundo, principalmente nos países de renda mais baixa. Acredita-se que os fatores subjacentes a essa tendência sejam as mudanças sociais que aumentam o risco de câncer de mama – especialmente gestações

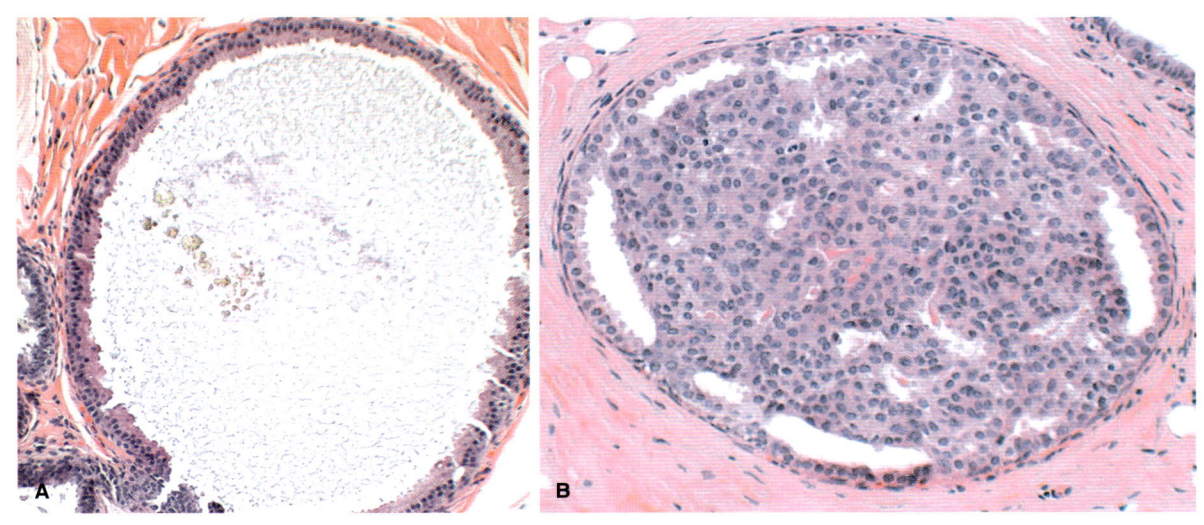

Figura 17.26 Lesões epiteliais benignas da mama. **A.** Alterações não proliferativas. Esse cisto apócrino revestido por células com citoplasma granular abundante é uma característica comum das alterações não proliferativas. **B.** Hiperplasia epitelial. O lúmen é preenchido com uma população mista e heterogênea de tipos celulares luminais e mioepiteliais.

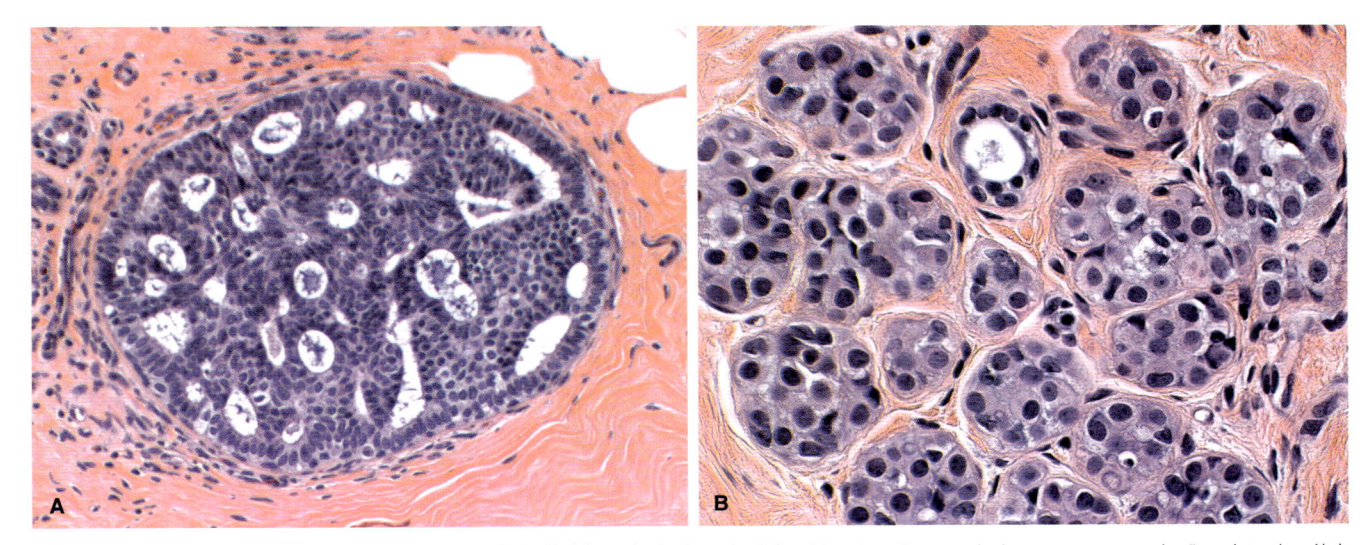

Figura 17.27 Doença proliferativa da mama com atipia. **A.** Hiperplasia ductal atípica. Um duto é preenchido com uma população mista de células que consiste em células colunares orientadas na periferia e células mais arredondadas na porção central. Embora alguns dos espaços sejam redondos e regulares, os espaços periféricos são irregulares e em forma de fenda. Essas características são altamente atípicas, mas ficam aquém do carcinoma ductal *in situ*. **B.** Hiperplasia lobular atípica. Uma população de células monomórficas pequenas, redondas e pouco coesas preenche parcialmente um lóbulo. Embora as células sejam morfologicamente idênticas às células do carcinoma lobular *in situ*, a extensão do envolvimento não é suficiente para este diagnóstico.

mais tardias, menor número de gestações e redução do aleitamento materno – combinadas com uma expectativa de vida mais longa e a falta de acesso a um atendimento de saúde ideal.

O risco de desenvolvimento de câncer de mama ao longo da vida é de 1 em 8 para mulheres que vivem até os 90 anos nos EUA. Estima-se que, em 2021, mais de 280 mil mulheres nos EUA tenham sido diagnosticadas com câncer de mama invasivo e mais de 43 mil mulheres tenham morrido da doença – mortalidade menor apenas em relação ao câncer de pulmão. Desde meados da década de 1980, a taxa de mortalidade caiu de 30% para menos de 20%, uma redução atribuída ao aprimoramento da triagem, que detecta cânceres em estádio menos avançado, bem como ao tratamento sistêmico mais eficaz.

Quase todas as neoplasias malignas da mama são adenocarcinomas. Eles são divididos em três grupos principais definidos pela expressão de três proteínas: receptor de estrogênio (RE), receptor de progesterona (RP) e HER2 (também conhecido como ERBB2). Neste capítulo, os termos a seguir são usados para se referir a esses grupos:

- Luminal (50 a 65% dos cânceres): positivo para RE e negativo para HER2
- HER2 (10 a 20% dos cânceres): positivo para HER2 e positivo ou negativo para RE
- Triplo-negativo (10 a 20% dos cânceres): negativo para RE, RP e HER2.

Os cânceres luminais com alta expressão de RE normalmente também expressam altos níveis de RP; esses tumores RE-positivos/RP-positivos geralmente são bem diferenciados e de crescimento lento. Por outro lado, os carcinomas luminais com baixa expressão de RE e ausência de RP tendem a se situar na outra extremidade do espectro, pois geralmente são pouco diferenciados e têm alta taxa de proliferação.

Esses três grupos apresentam diferenças marcantes nas características dos pacientes, nas características patológicas, na resposta ao tratamento, nos padrões metastáticos, no tempo para recidiva e no prognóstico (Tabela 17.7). Dentro de cada grupo, há subtipos histológicos adicionais (discutidos posteriormente), alguns dos quais também têm importância clínica.

Epidemiologia e fatores de risco

O câncer de mama é raro em mulheres com menos de 25 anos e sua incidência aumenta rapidamente após os 30 anos. Os cânceres triplo-negativos e os HER2 têm uma incidência relativamente constante após os 40 anos. Por outro lado, os cânceres luminais apresentam um aumento acentuado na incidência com a idade. Como resultado, os cânceres triplo-negativos e HER2-positivos compreendem quase metade dos cânceres em mulheres mais jovens e menos de 20% dos cânceres em mulheres mais velhas.

A biologia e os prognósticos do câncer de mama variam de acordo com raça, etnia e condição socioeconômica definidos. As taxas de câncer de mama são mais altas nos países de renda mais elevada e mais baixas nos países de renda mais baixa. De acordo com os Centers for Disease Control and Prevention (CDC), nos EUA a taxa de novos diagnósticos de câncer de mama é semelhante entre as raças socialmente definidas. Entretanto, a idade do diagnóstico varia entre essas raças, pois a idade média do diagnóstico é mais alta para as americanas de ascendência europeia e mais baixa para as hispano-americanas. Os cânceres triplo-negativos e os HER2 constituem uma proporção maior de cânceres nas afro-americanas. As razões para essa disparidade não são conhecidas, embora fatores sociais como paridade e amamentação provavelmente contribuam. Por outro lado, os cânceres receptores hormonais-positivos/HER2-negativos são mais comuns nas americanas de ascendência europeia. Embora a incidência de câncer de mama seja semelhante entre mulheres afro-americanas e de ascendência europeia, as primeiras têm 42% mais chances de morrer da doença. A biologia do tumor desempenha um papel nessa disparidade (i. e., os tumores nessa população têm maior probabilidade de serem triplo-negativos); no entanto, outros fatores, como a falta de acesso ao atendimento (que pode atrasar o diagnóstico até que a doença esteja avançada) e o tratamento inadequado também contribuem.

Os fatores de risco mais importantes são sexo (99% das pessoas afetadas são do sexo feminino), idade, exposição ao estrogênio durante toda a vida, herança genética e, em menor grau, fatores ambientais e de estilo de vida (Tabela 17.8). Os principais fatores que diminuem o risco são a gravidez precoce (antes dos 20 anos) e a amamentação prolongada.

Patogênese. Os três principais subtipos de câncer de mama (luminal, HER2-positivo e triplo-negativo) surgem por meio de vias amplamente distintas que envolvem a aquisição gradual de mutações condutoras nas células epiteliais do sistema ductal/lobular (Figura 17.28). Tanto as mutações hereditárias quanto as adquiridas em genes do câncer contribuem para a carcinogênese da mama. **As principais mutações de linhagem germinativa que conferem suscetibilidade ao câncer de mama afetam os genes que regulam a estabilidade genômica ou que estão envolvidos nas vias de sinalização que estimulam o crescimento.** *BRCA1* e *BRCA2* são genes supressores de tumor clássicos, pois o câncer surge somente quando ambos os alelos estão inativados ou defeituosos (Capítulo 6). Ambas as proteínas têm funções importantes no reparo de quebras de DNA de fita dupla. O grau de penetrância, a idade de início e a suscetibilidade a outros tipos de cânceres diferem entre as muitas mutações de linhagem germinativa em *BRCA1* e *BRCA2* que foram identificadas, mas o risco de câncer de mama nos portadores é de 45 a 75% aos 70 anos (comparado a 12% na população em geral). As mutações em *BRCA2* estão associadas principalmente às neoplasias RE-positivas, enquanto as mutações em *BRCA1* mostram uma forte associação com cânceres triplo-negativos (ver Figura 17.28). Outros genes mutantes associados ao câncer de mama familiar incluem *TP53* e *PTEN*, um regulador negativo da via PI3K-AKT (Capítulo 6). As mutações em outros genes supressores de tumor associadas a mutações de linhagem germinativa, geralmente como parte de síndromes bem descritas, aumentam o risco de câncer de mama e de outras malignidades (Tabela 17.9).

Tabela 17.7 Resumo dos principais tipos biológicos de câncer de mama.

Característica	RE-positivo/HER2-negativo: "luminal"	HER2-positivo (RE-positivo ou negativo): "HER2"	Triplo-negativo (RE, RP e HER2-negativo): "CMTN"
Frequência geral	50 a 65%	20%	15%
Grupos de pacientes típicos	Mulheres idosas; homens; cânceres detectados por triagem; mutação de linhagem germinativa em *BRCA2*	Mulheres mais jovens; mutação de linhagem germinativa em *TP53*	Mulheres jovens; portadoras de mutação de linhagem germinativa em *BRCA1*; mulheres afro-americanas
Grau	Principalmente graus 1 e 2	Principalmente graus 2 e 3	Principalmente grau 3
Resposta completa à quimioterapia	Cerca de 10%	RE-positivo (15%), RE-negativo (cerca de 30 a 60%)	Cerca de 30%
Tempo de recidiva	Taxa baixa ao longo de muitos anos; possível recorrência tardia (> 10 anos após o diagnóstico); possibilidade de longa sobrevida com metástases ósseas	Bimodal com picos iniciais e tardios (10 anos)	Pico precoce em < 8 anos, recorrência tardia rara, sobrevida com metástases raras
Locais de metástase	Ossos (70 a 80%), vísceras (25 a 30%), cérebro (cerca de 10%)	Ossos (70%), vísceras (45%), cérebro (30%)	Ossos (40%), vísceras (35%), cérebro (25%)
Mutações somáticas comuns	*PIK3CA* (29 a 45%), *TP53* (12 a 29%)	*TP53* (70 a 80%), *PIK3CA* (cerca de 40%)	*TP53* (70 a 80%), *PIK3CA* (9%)

PIK3CA codifica a fosfoinositídeo 3-quinase (PI3K); *CMTN*, câncer de mama triplo-negativo.

Tabela 17.8 Fatores de risco para desenvolvimento de câncer de mama.

Fatores de risco	Risco relativo[a]
Sexo feminino Aumento da idade Mutações de linhagem germinativa de alta penetrância Forte histórico familiar (> 1 parente de primeiro grau, idade jovem, múltiplos cânceres) Histórico pessoal de câncer de mama Alta densidade mamária	> 4
Mutações de linhagem germinativa de penetrância moderada Alta dose de radiação no tórax em idade jovem Histórico familiar (1 parente de primeiro grau)	2,1 a 4
Menarca precoce (idade < 12 anos) Menopausa tardia (idade > 55 anos) Primeira gravidez tardia (idade > 35 anos) Nuliparidade Ausência de amamentação Terapia de reposição hormonal Obesidade pós-menopausa Inatividade física Alto consumo de álcool	1,1 a 2

[a] O risco relativo é a probabilidade de desenvolver carcinoma invasivo em comparação com as mulheres sem nenhum fator de risco.

As mutações somáticas em *BRCA1* e *BRCA2* são raras em cânceres esporádicos, mas *BRCA1* é inativado por metilação em até 50% dos cânceres triplo-negativos. As mutações somáticas em *TP53* são comuns no câncer de mama, principalmente nas neoplasias triplo-negativas e HER2-positivas (ver Tabela 17.7). As mutações que ativam a sinalização PI3K-AKT são frequentemente encontradas nos cânceres de mama esporádicos RE-positivos e HER2-positivos (ver Figura 17.28).

Um achado comum clinicamente importante no câncer de mama é a amplificação do gene *HER2*. HER2 é uma tirosina quinase receptora que promove a proliferação celular e se opõe à apoptose ao estimular as vias de sinalização RAS-AKT e PI3K-AKT. Os cânceres que superexpressam o HER2 são patogenicamente distintos e altamente proliferativos.

Os estrogênios têm uma função importante no desenvolvimento do câncer de mama, principalmente após a menopausa. Ao se ligarem ao RE e estimularem a transcrição de vários genes-alvo, os estrogênios promovem a proliferação e a sobrevivência das células epiteliais da mama, um efeito fisiológico do estrogênio durante a puberdade, os ciclos menstruais e a gestação. A replicação do DNA causada pela excessiva estimulação estrogênica pode ser propícia ao acúmulo de mutações. Isso pode explicar a associação entre o número cumulativo de ciclos menstruais e o risco de uma mulher desenvolver câncer de mama, bem como a forte associação entre cânceres luminais e idade. Evidências claras da importância do efeito pró-oncogênico do estrogênio são encontradas nos benefícios dos antagonistas de estrogênio, que reduzem o desenvolvimento de cânceres luminais nas mulheres de alto risco; no aumento da incidência de cânceres luminais nas mulheres tratadas com terapia hormonal pós-menopausa; e na resposta dos cânceres RE-positivos ao tratamento com antagonistas de estrogênio.

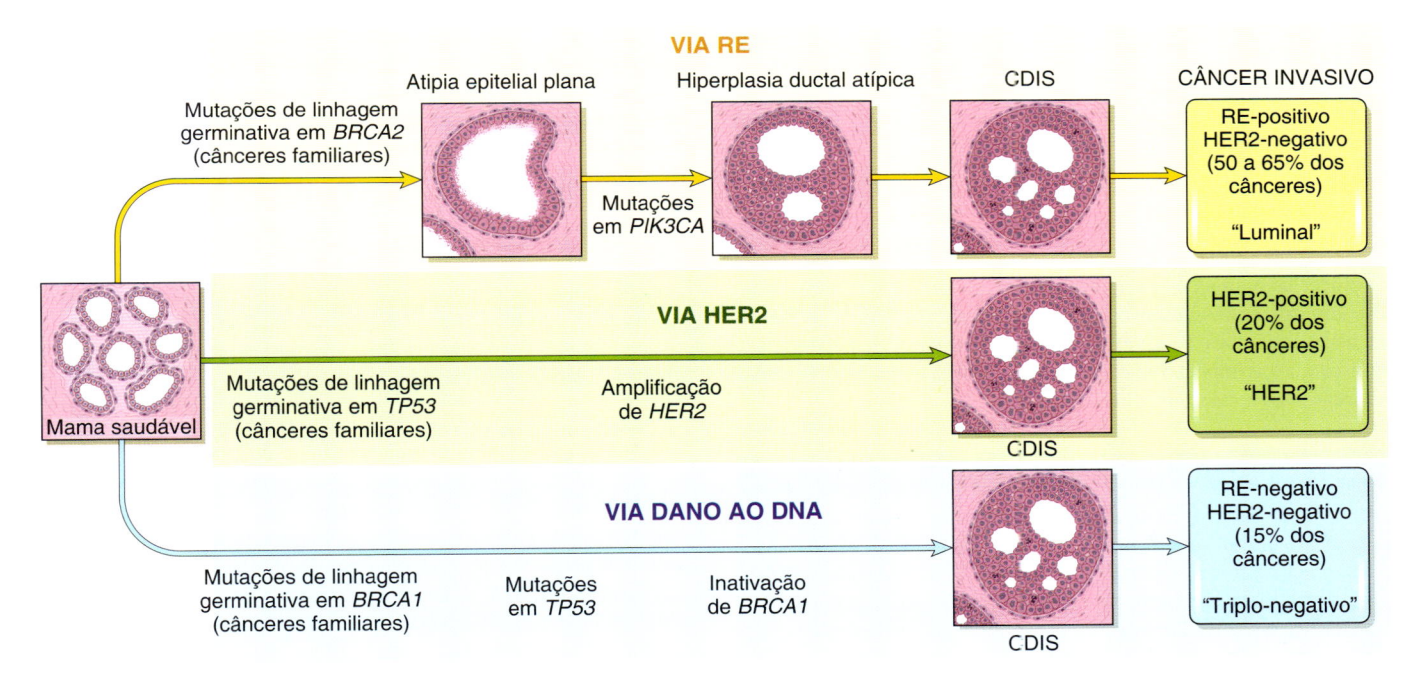

Figura 17.28 Principais vias de desenvolvimento do câncer de mama ductal. A via mais comum (*seta amarela*) leva a cânceres RE-positivos. As lesões precursoras morfologicamente reconhecidas incluem hiperplasia ductal atípica (HDA) e carcinoma ductal *in situ* (CDIS), ambos compartilhando certos eventos genômicos com carcinomas RE-positivos invasivos, como mutações em *PIK3CA* (o gene que codifica PI3K). Pelo perfil de expressão gênica, esses cânceres são classificados como "luminais". Este é o tipo de câncer que surge mais comumente nas mulheres com mutações de linhagem germinativa em *BRCA2*. Menos comuns são os cânceres que superexpressam HER2 devido à amplificação gênica (*seta verde*). Estes cânceres podem ser positivos ou negativos para RE; este é o tipo mais comum de câncer que surge nas mulheres com mutações de linhagem germinativa em *TP53*. O tipo de câncer de mama menos comum, mas molecularmente mais distinto, é negativo para RE e HER2 ("triplo-negativo"; *seta azul*). Esses cânceres apresentam perda da função de BRCA1 e p53 e são genomicamente instáveis; eles estão associados a mutações de linhagem germinativa em *BRCA1*.

Tabela 17.9 Mutações de gene único mais comumente associadas à suscetibilidade hereditária ao câncer de mama.

Gene (síndrome)	Percentual de cânceres de gene único[a]	Risco de câncer de mama até os 70 anos[b]	Outros cânceres	Comentários
Mutações de linhagem germinativa de alta penetrância				
BRCA1 (cânceres familiares de mama e de ovário)	Cerca de 55%	Cerca de 40 a 90%, mulheres; 1%, homens	Ovário (cerca de 20 a 40%), tubas uterinas, pâncreas, próstata, outros	A maioria dos cânceres é CMTN
BRCA2 (cânceres familiares de mama e de ovário)	Cerca de 35%	Cerca de 30 a 60%, mulheres; 6%, homens	Ovário (cerca de 10 a 20%), pâncreas, próstata, outros	A maioria dos cânceres é RE-positivo. As mutações bialélicas causam uma forma de anemia de Fanconi
TP53 (Li-Fraumeni)	< 1%	Cerca de 50 a 60%, mulheres; < 1%, homens	Sarcoma, leucemia, tumores cerebrais, outros	A maioria dos cânceres é RE e HER2-positivo
PTEN (Cowden)	< 1%	Cerca de 20 a 80%, mulheres; < 1%, homens	Tireoide, endométrio, outros	Também associado a tumores benignos
STK11 (Peutz-Jeghers)	< 1%	Cerca de 40 a 60%, mulheres	Ovário, cólon, pâncreas, outros	Também associado a pólipos benignos do cólon
CDH1 (câncer gástrico difuso hereditário)	< 1%	Cerca de 50%, mulheres	Carcinoma gástrico de células em anel de sinete, cólon	A maioria dos cânceres é do tipo lobular
PALPB2 (câncer de mama hereditário)	< 1%	Cerca de 30 a 60%, mulheres; < 1%, homens	Pâncreas, próstata	As mutações bialélicas causam uma forma de anemia de Fanconi
Mutações de linhagem germinativa de penetrância moderada				
ATM (ataxia-telangiectasia)	Cerca de 5%	Cerca de 15 a 30%, mulheres		As mutações bialélicas causam ataxia-telangiectasia
CHEK2 (câncer de mama hereditário)	Cerca de 5%	Cerca de 10 a 30%, mulheres	Próstata, tireoide, cólon, rins	A maioria dos cânceres é RE-positivo

As mutações de linhagem germinativa de alta penetrância conferem um aumento do risco em mais de 4 vezes e representam 3 a 7% de todos os cânceres de mama. As mutações de linhagem germinativa de penetrância moderada conferem um aumento do risco de 2 a 4 vezes e representam 5 a 10% dos cânceres de mama. [a]Porcentagem de todos os cânceres de mama que estão associados a uma mutação de linhagem germinativa que confere um risco aumentado de câncer de mama. [b]O risco para determinados pacientes pode variar de acordo com a mutação específica e a presença de outras mutações genéticas. *CMTN*, câncer de mama triplo-negativo; *RE*, receptor de estrogênio.

Carcinoma *in situ*

O câncer de mama pode ser amplamente dividido em carcinoma *in situ*, um câncer não invasivo sem potencial metastático, e carcinoma invasivo, que pode se espalhar e matar. Primeiro, discutiremos a morfologia e as implicações clínicas do carcinoma *in situ* e, em seguida, abordaremos o carcinoma invasivo.

> **Morfologia**
>
> Há dois tipos morfológicos de carcinoma de mama não invasivo: carcinoma ductal *in situ* (CDIS) e carcinoma lobular *in situ* (CLIS). O CDIS distorce os lóbulos em espaços semelhantes a dutos (Figura 17.29 A), enquanto o CLIS geralmente expande os lóbulos envolvidos com células monomórficas e sem brilho (Figura 17.29 B). Por definição, ambos "respeitam" a membrana basal e não invadem o estroma ou os vasos linfovasculares. O CDIS tem uma ampla variedade de apresentações histológicas. A aparência nuclear varia de branda e monótona (baixo grau nuclear) a pleomórfica (alto grau nuclear). O CDIS não cria uma massa palpável e quase sempre é detectado pela mamografia devido à formação de calcificações em fragmentos de membrana em secreções ou em necrose central ("comedonecrose") (Figura 17.29 C e D).
>
> A **doença de Paget do mamilo** é causada pela extensão do CDIS sobre os dutos lactíferos e a pele contígua do mamilo, produzindo um exsudato crostoso unilateral sobre o mamilo e a pele areolar. As células tumorais estão presentes isoladamente e em agrupamentos no epitélio escamoso do mamilo, com aparência semelhante à doença de Paget da vulva (ver descrição anterior). Ao contrário da doença de Paget da vulva, que não está associada a uma malignidade subjacente, a doença de Paget do mamilo está frequentemente associada a um carcinoma invasivo.

Características clínicas. O tratamento atual do CDIS é a excisão cirúrgica, geralmente seguida de radiação, o que resulta em uma sobrevida de mais de 95% em 20 anos. Estão em andamento estudos de acompanhamento para determinar se esse tratamento é necessário para as mulheres com CDIS pequeno e de baixo grau, que desenvolvem câncer invasivo a uma taxa de apenas 1% ao ano. Quando o câncer invasivo se desenvolve no mesmo quadrante da mama, ele tende a ter um grau e uma expressão de RE e HER2 semelhantes aos do CDIS associado. Acredita-se que as pacientes com CDIS de alto grau ou extenso tenham um risco maior de progressão para carcinoma invasivo.

O CLIS é quase sempre um achado acidental, pois raramente está associado a calcificações ou reações estromais que produzem densidades mamográficas. O CLIS é um fator de risco para o desenvolvimento de carcinoma invasivo em qualquer mama, e representa ameaça ligeiramente maior para a mama ipsilateral. O carcinoma invasivo se desenvolve a uma taxa de cerca de 1% ao ano, que é semelhante à observada no CDIS não tratado. Entretanto, ao contrário do CDIS,

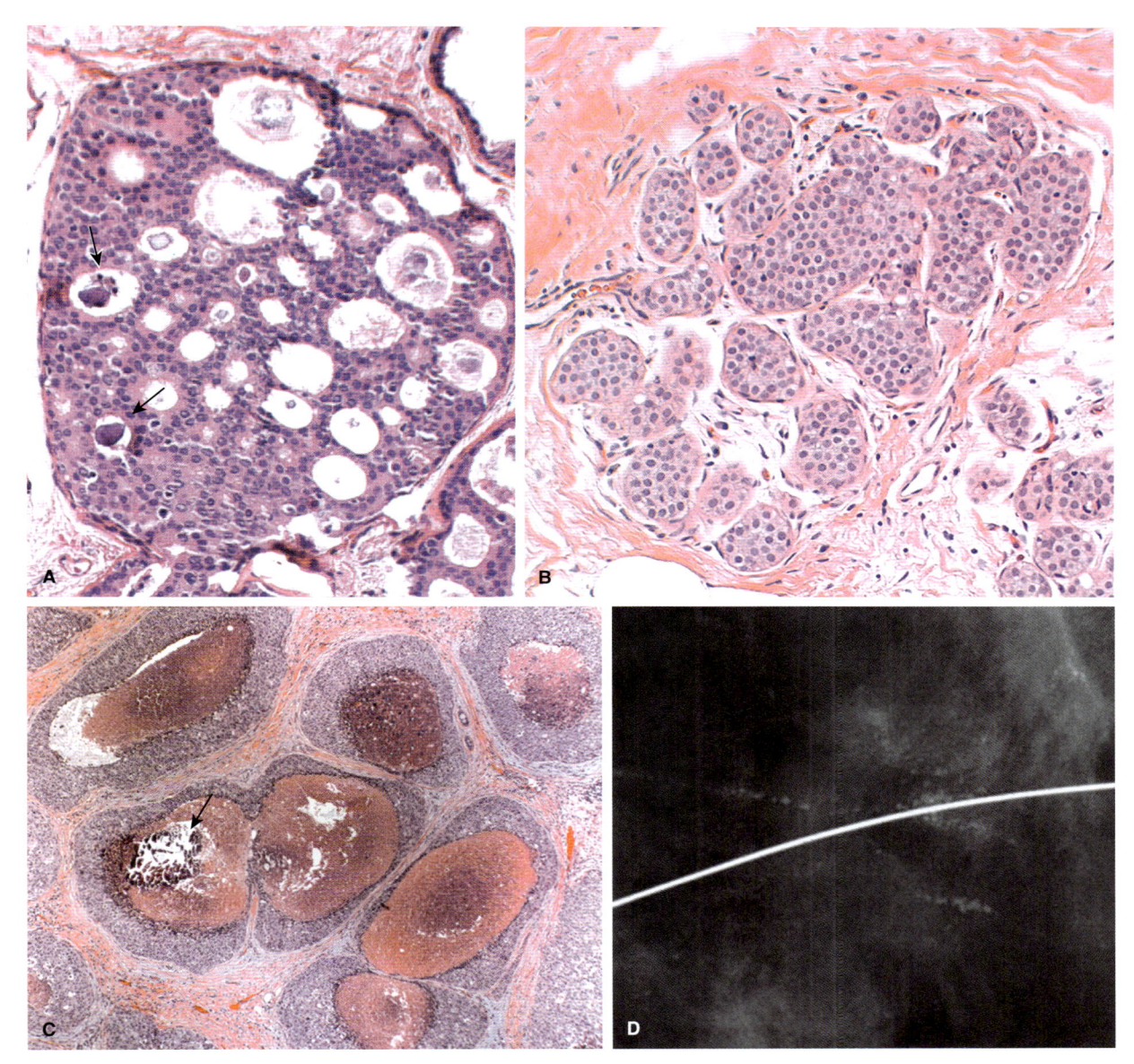

Figura 17.29 Carcinoma *in situ*. **A.** Carcinoma ductal *in situ* (CDIS). Espaços semelhantes a dutos distorcem o lóbulo; observe o material secretor calcificado (*setas*). **B.** Carcinoma lobular *in situ* (CLIS). Células monomórficas preenchem o lóbulo mamário. **C.** CDIS do tipo comedo. A proliferação de alto grau associada a grandes zonas centrais de necrose e calcificações (*seta*) preenche vários dutos. **D.** A radiografia da amostra revela calcificações lineares e ramificadas no sistema ductal de uma mama envolvida por carcinoma ductal *in situ*.

não está claro se a remoção cirúrgica da lesão identificada reduz o risco. Aproximadamente um terço das mulheres com CLIS acaba desenvolvendo um carcinoma invasivo. As atuais opções de tratamento incluem acompanhamentos clínico e radiológico rigorosos, bem como redução de risco por meio de terapia com antiestrogênios.

Carcinoma invasivo (infiltrante)

O carcinoma de mama invasivo tem uma ampla variedade de apresentações morfológicas. Cerca de um terço pode ser classificado em tipos histológicos especiais que merecem ser discutidos por terem importantes associações biológicas e clínicas.

Morfologia

A localização mais comum das neoplasias invasivas na mama é no quadrante superior externo (50%), seguido pela porção central (20%). Cerca de 4% das mulheres com câncer de mama têm neoplasias primárias bilaterais ou lesões sequenciais na mesma mama. Os padrões histológicos distintos dos subtipos de carcinoma invasivo são descritos primeiro, seguidos pela classificação, que é usada para todos.

A maioria (70 a 80%) dos cânceres de mama invasivos são carcinomas que não são classificados em um tipo especial e são comumente chamados **carcinoma ductal** (Figura 17.30 A). Esses carcinomas geralmente estão associados ao CDIS. Sua aparência microscópica varia de neoplasias com túbulos bem desenvolvidos e núcleos de baixo grau a neoplasias que consistem em lâminas de células anaplásicas. A maioria dos carcinomas ductais invasivos produz uma resposta desmoplásica (resultando em densidade mamográfica; Figura 17.30 B) que eventualmente leva à formação de massa irregular, dura e palpável.

Outro carcinoma de tipo não especial é aquele com um **padrão medular**; ele representa cerca de 5% de todos os cânceres de mama e quase sempre é triplo-negativo. Mais da metade dos carcinomas associados a *BRCA1* têm essa aparência. Esses carcinomas tipicamente crescem como massas arredondadas que podem ser difíceis de distinguir de neoplasias benignas em exames de imagem (Figura 17.30 D). Eles consistem em lâminas de grandes células anaplásicas associadas a pronunciados infiltrados linfocitários compostos predominantemente por células T (Figura 17.30 C).

O **carcinoma lobular invasivo** consiste em células infiltrantes que são morfologicamente semelhantes àquelas observadas no CLIS. Essas neoplasias compreendem 10 a 15% de todos os carcinomas de mama. As células invadem o estroma individualmente e estão frequentemente alinhadas em "cordões lineares" (Figura 17.30 E). A perda de adesão celular observada na hiperplasia lobular atípica, no CLIS e no carcinoma lobular invasivo geralmente se deve à disfunção da E-caderina, uma proteína transmembrana que contribui para a coesão das células epiteliais normais na mama e em outros tecidos glandulares. Embora a maioria dos carcinomas lobulares invasivos se manifeste como massas palpáveis ou densidades mamográficas, um significativo subgrupo invade sem produzir uma resposta desmoplásica; essas neoplasias podem estar clinicamente ocultas e difíceis de detectar por imagem (Figura 17.30 F). O padrão de metástase do carcinoma lobular é único entre os cânceres de mama, pois ele frequentemente se espalha para o líquido cerebrospinal, as superfícies serosas, o sistema gastrintestinal, o ovário, o útero e a medula óssea. Quase todos os carcinomas lobulares expressam receptores de hormônio, enquanto a superexpressão de HER2 é rara.

O **carcinoma inflamatório** é definido por sua apresentação clínica, e não por uma morfologia específica. As pacientes apresentam mama edemaciada e eritematosa sem massa palpável. O carcinoma invasivo subjacente é geralmente pouco diferenciado, se infiltra difusamente e obstrui os espaços linfáticos dérmicos, causando edema e espessamento da pele que imita um processo inflamatório (*peau d'orange*); entretanto, não há uma inflamação verdadeira. Esses tumores geralmente são de alto grau e podem ser luminais, HER2 ou triplo-negativos.

O **carcinoma mucinoso (coloide)** é o mais comum do grupo luminal e produz quantidades abundantes de mucina extracelular. As neoplasias são macias e gelatinosas devido à presença de poças de mucina que criam uma massa circunscrita expansiva.

O **carcinoma tubular** é outro tipo de câncer luminal que quase sempre é detectado na mamografia como massa pequena e irregular. As células neoplásicas estão dispostas em túbulos bem formados e têm núcleos de baixo grau. As metástases para os linfonodos são raras e o prognóstico é excelente.

Todos os tipos de carcinoma invasivo de mama são classificados de graus 1 (baixo grau) a 3 (alto grau) com base no pleomorfismo nuclear e na formação e proliferação de túbulos. Os núcleos de baixo grau têm aparência semelhante à dos núcleos das células normais. Os núcleos de alto grau são aumentados e têm contornos nucleares irregulares. A maioria dos carcinomas de baixo grau forma túbulos bem delimitados e pode ser difícil distingui-los das lesões benignas, enquanto os carcinomas de alto grau perdem essa capacidade e invadem como placas sólidas ou células únicas.

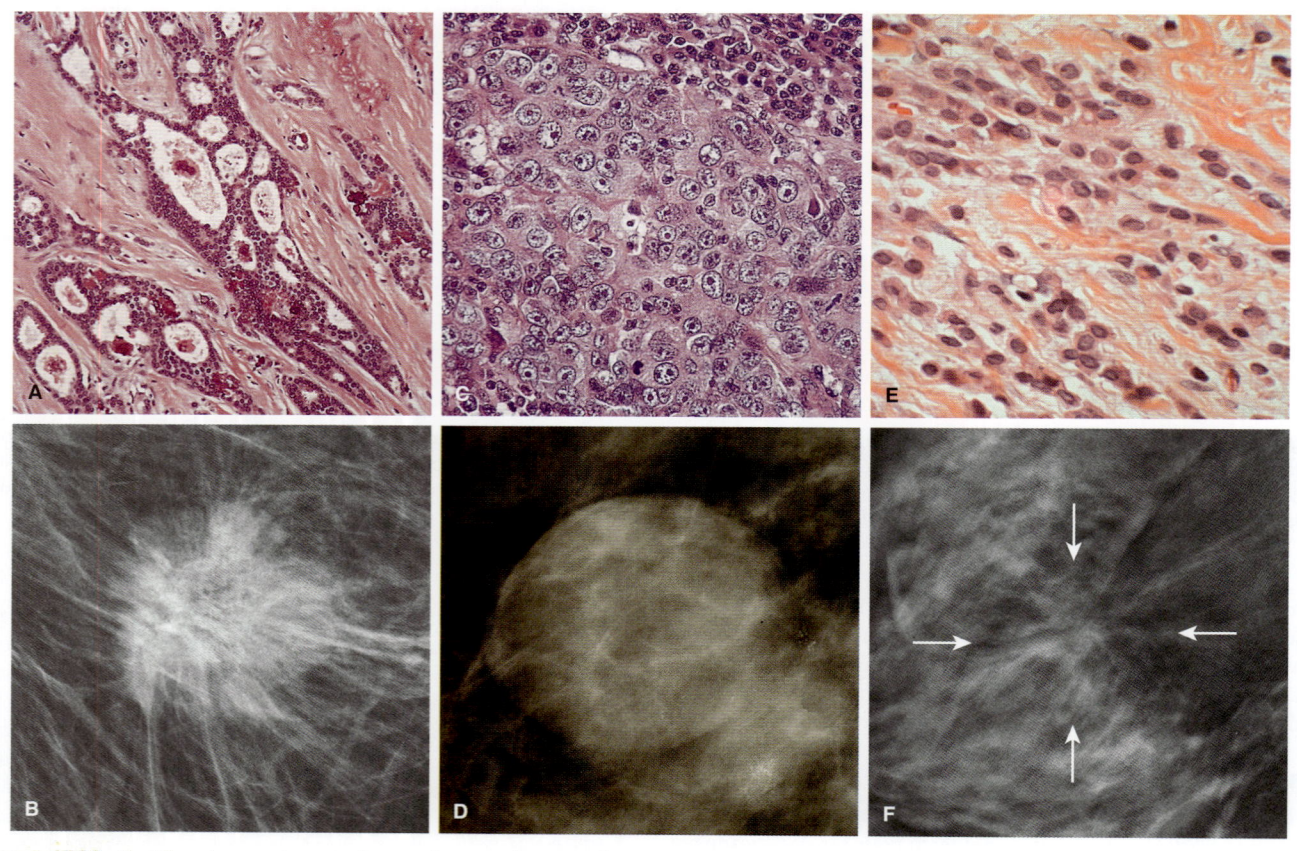

Figura 17.30 Padrões de crescimento dos carcinomas de mama invasivos. **A.** A maioria cresce como túbulos (carcinoma "ductal") e estimula uma proliferação estromal desmoplásica reativa. **B.** Nas mamografias, esses carcinomas aparecem como massas densas com margens espiculares resultantes da invasão do tecido mamário radiolúcido adjacente. **C.** Ocasionalmente, os carcinomas consistem em camadas de células fortemente coesas, como neste carcinoma com características medulares. **D.** Essas neoplasias podem aparecer como massas bem circunscritas nas mamografias mimetizando a aparência de uma lesão benigna. **E.** Os carcinomas lobulares são compostos de células tumorais não coesas que invadem como cordões lineares de células e induzem uma pequena resposta estromal. **F.** Da mesma forma, os carcinomas lobulares geralmente aparecem como massas sutis e irregulares nas mamografias (*setas*). (**A** e **C.** De Fletcher CD: *Diagnostic Histopathology of Tumors*, ed 5, Figs. 16.61, 16.63, Philadelphia, 2021, Elsevier.)

Características clínicas. Nas populações que não passaram por triagem (incluindo mulheres jovens, para as quais a triagem não é indicada), a maioria dos cânceres de mama é detectada como massa palpável. Quase todos esses carcinomas são invasivos e, normalmente, têm pelo menos 2 a 3 cm de tamanho. Até o momento da detecção, pelo menos metade desses cânceres já terá se espalhado para os linfonodos regionais. Nas populações idosas e que passaram por triagem, aproximadamente 60% dos cânceres de mama são descobertos antes da manifestação dos sintomas. Cerca de 20% são carcinomas *in situ*. Os carcinomas invasivos detectados pela triagem nas mulheres idosas são menores, e apenas 15% apresentarão metástase para os linfonodos.

O prognóstico depende da disseminação do tumor (i. e., extensão anatômica) e da sua biologia (p. ex., expressão de RE e HER2, subtipo de tumor, proliferação). A extensão anatômica é baseada no tamanho/extensão do tumor primário (T), no envolvimento dos linfonodos regionais (N, do inglês *nodes*) e na presença de metástases a distância (M). O tamanho do tumor é um fator prognóstico independente e está correlacionado com o risco de metástase para os linfonodos axilares. A invasão local da pele (ulceração ou envolvimento dos linfonodos dérmicos) ou do músculo esquelético também está associada a um pior prognóstico.

A maioria dos cânceres tem os nódulos regionais como primeira região de metástase e o envolvimento linfático é um fator prognóstico muito importante. Na maioria das pacientes, a drenagem linfática vai para um ou dois linfonodos sentinelas na axila. Se esses linfonodos não estiverem envolvidos, os linfonodos axilares restantes geralmente estão livres do carcinoma. A *biopsia do linfonodo sentinela* tornou-se o padrão para avaliar o envolvimento linfático em substituição às dissecções linfonodais mais extensas, que estão associadas a morbidade significativa. Quando metástases distantes estão presentes, a cura é improvável, embora a longo prazo possam ser alcançadas remissões e paliação, especialmente nas mulheres com tumores RE-positivos. O local e o tempo mais prováveis de metástase variam de acordo com o tipo biológico do câncer: os cânceres triplo-negativos e os HER2 têm maior probabilidade de sofrer metástase para o cérebro e para as vísceras nos primeiros 8 anos, enquanto os cânceres RE-positivos geralmente apresentam metástase para os ossos e são propensos a recorrências tardias (ver Tabela 17.7).

Os fatores prognósticos adicionais estão relacionados à biologia da neoplasia e à sua resposta à terapia.

- A *proliferação*, que é considerada na classificação da neoplasia e medida pela avaliação da contagem mitótica, está intimamente ligada à capacidade de resposta à quimioterapia citotóxica. Isso ocorre porque as células cancerosas, que crescem rapidamente, são mais sensíveis a agentes que danificam o DNA ou interferem na divisão celular
- A *expressão dos receptores de estrogênio e progesterona* prevê a resposta à terapia antiestrogênica. O crescimento de cânceres com positividade para receptores de hormônio pode ser inibido por muitos anos com a terapia e é possível que as pacientes sobrevivam por longos períodos com metástases distantes
- Os *tipos histológicos especiais*, como os carcinomas mucinosos (coloides) e tubulares, tendem a ter melhor prognóstico. Por outro lado, o carcinoma inflamatório tem um prognóstico particularmente ruim, pois propicia uma sobrevida de 3 anos de apenas 3 a 10%
- *Perfil da expressão gênica.* Foram desenvolvidos alguns ensaios específicos que quantificam os níveis de RNA mensageiro (mRNA) nas células de câncer de mama. A maioria deles é fortemente voltada para a inclusão de genes que estão envolvidos na proliferação. Atualmente, o maior valor clínico desses ensaios é identificar as pacientes com cânceres de crescimento lento e responsivos ao antiestrogênio que podem ser poupadas da toxicidade da quimioterapia
- *Resposta à quimioterapia neoadjuvante*: o tratamento das pacientes antes da cirurgia oferece a oportunidade de observar a resposta da neoplasia à quimioterapia. Um terço ou mais dos cânceres triplo-negativos e dos HER2 regride completamente (a chamada resposta patológica completa). Por outro lado, pouquíssimos cânceres luminais respondem completamente à quimioterapia.

A combinação entre extensão anatômica e fatores biológicos melhora a previsão dos resultados. Em reconhecimento a isso, o sistema de estadiamento do American Joint Committee on Cancer (AJCC) combina a extensão anatômica com características biológicas (RE, RP, HER2, grau e, em casos selecionados, perfil de expressão gênica) para criar grupos de estádios prognósticos. Por exemplo, em alguns casos, o câncer triplo-negativo é movido para um estádio mais alto no sistema de estadiamento prognóstico para refletir seu comportamento mais agressivo.

Os objetivos da terapia do câncer de mama são controlar a doença local e prolongar a sobrevida por meio do tratamento de metástases distantes conhecidas ou potenciais. O controle local é obtido na maioria das pacientes com cirurgia conservadora da mama ("lumpectomia") e radioterapia. Em geral, a mastectomia só é necessária para a doença localmente avançada ou para as mulheres com alto risco de um segundo câncer primário que desejam reduzir o risco de recorrência.

A terapia sistêmica direcionada é usada para tratar a doença distante conhecida ou provável e para reduzir as recidivas locais (Tabela 17.10). Para os cânceres RE-positivos, a terapia endócrina com tamoxifeno e inibidores da aromatase é uma opção muito eficaz. A quimioterapia é usada para os carcinomas altamente proliferativos, independentemente do subtipo molecular. Para os cânceres HER2-positivos, a terapia direcionada com antagonistas de HER2 melhorou significativamente o prognóstico, embora nem todos os tumores respondam e

Tabela 17.10 Tratamentos direcionados para cânceres de mama.

Alvo	Tratamento
RE	Privação de estrogênio (ooforectomia, inibidores da aromatase)
	Bloqueio de RE (tamoxifeno)
	Degradação de RE
Quinases dependentes de ciclina 4 e 6 (CDK4/6)	Inibidores da quinase (palbociclibe, abemaciclibe, ribociclibe)
HER2	Anticorpos para HER2
	Terapia citotóxica ligada ao anticorpo HER2
	Inibidores da tirosina quinase
	Vacinas
Suscetibilidade aos danos no DNA causados por mutações em *BRCA1/2* que causam defeitos em HRR[a]	Quimioterapia com agentes que causam danos ao DNA que exigem HRR (p. ex., agentes de platina)
	Inibição da via alternativa de reparo de DNA (inibidores de PARP)
Via PI3K/AKT/mTOR	Inibição de proteínas da via
Proteínas de ponto de controle imunológico	Anticorpos bloqueadores contra PD-L1, PD-1 e outras proteínas de ponto de controle imunológico

[a]As mutações em *BRCA1* e *BRCA2* causam defeitos no HRR. *HRR*, reparo de recombinação homóloga; *PARP*, poli-ADP ribose polimerase; *RE*, receptor de estrogênio.

alguns desenvolvam resistência aos antagonistas de HER2. O câncer triplo-negativo continua sendo um desafio terapêutico. A terapia citotóxica combinada com agentes que são seletivamente ativos contra cânceres com uma recombinação homóloga defeituosa resulta em respostas completas, ou quase completas, em cerca de um terço dos casos. A instabilidade genômica dessas neoplasias leva a uma profunda heterogeneidade genética, aumentando a probabilidade de surgimento de subclones mais agressivos e resistentes à terapia. No entanto, a instabilidade genômica também pode levar à expressão de neoantígenos tumorais e o uso de inibidores de pontos de controle imunológico está sendo avaliado em vários estudos clínicos.

REVISÃO RÁPIDA

Vulva

Distúrbios epiteliais não neoplásicos

- O líquen escleroso é caracterizado por epitélio atrófico, fibrose dérmica subepitelial e inflamação crônica em forma de faixa. Há um risco ligeiramente maior de desenvolvimento de carcinoma de células escamosas
- A hiperplasia de células escamosas é caracterizada por um epitélio espessado (hiperplasia), geralmente com um infiltrado inflamatório dérmico
- As lesões do líquen escleroso e da hiperplasia de células escamosas devem ser biopsiadas para distingui-las definitivamente das outras causas de leucoplasia, bem como do carcinoma de células escamosas da vulva.

Neoplasias da vulva

- Os carcinomas de células escamosas vulvares relacionados ao HPV geralmente são lesões pouco diferenciadas e às vezes multifocais. Eles geralmente evoluem a partir da neoplasia intraepitelial vulvar (NIV)
- Os carcinomas de células escamosas vulvares não relacionados ao HPV ocorrem nas mulheres idosas e geralmente são bem diferenciados e unifocais. Eles geralmente são precedidos por neoplasia intraepitelial vulvar "diferenciada" (NIVd) associada ao líquen escleroso
- A doença de Paget vulvar é caracterizada por uma placa vermelha e escamosa causada pela proliferação de células epiteliais na epiderme; ao contrário do que ocorre na doença de Paget do mamilo, geralmente não há carcinoma subjacente.

Colo do útero (cérvice)

Neoplasia do colo do útero

- Os fatores de risco para o carcinoma cervical estão relacionados a exposições ao HPV, como idade precoce na primeira relação sexual e múltiplos parceiros sexuais, e a outros fatores, incluindo tabagismo e imunodeficiência
- Quase todos os carcinomas cervicais são causados por infecções por HPV, especialmente pelos HPVs de alto risco dos tipos 16, 18, 31 e 33; a vacina contra o HPV é eficaz na prevenção da infecção pelos tipos de HPV mais comumente associados ao carcinoma
- O HPV expressa as proteínas E6 e E7 que inativam os supressores de tumor p53 e Rb, respectivamente, resultando no aumento da proliferação celular e na supressão da apoptose induzida por danos ao DNA
- No câncer de colo do útero, o HPV de alto risco se integra ao genoma do hospedeiro, um evento que aumenta a expressão de E6 e E7 e contribui para a progressão do câncer

- A lesão intraepitelial escamosa de baixo grau (LSIL) e a lesão intraepitelial escamosa de alto grau (HSIL) são lesões precursoras do carcinoma invasivo
- O exame de Papanicolaou é uma ferramenta de triagem altamente eficaz para a detecção de SIL e carcinomas, e reduziu significativamente a incidência de carcinoma cervical. Atualmente, o teste de HPV é empregado em conjunto com o exame de Papanicolaou.

Útero

Distúrbios não neoplásicos do endométrio

- A adenomiose refere-se ao crescimento do endométrio para o interior do miométrio, geralmente com aumento do útero
- A endometriose refere-se às glândulas e ao estroma endometriais localizados fora do útero e, na maioria das vezes, envolve o peritônio pélvico ou o abdominal. Raramente há envolvimento de locais distantes, como os linfonodos e os pulmões
- O endométrio ectópico na endometriose sofre sangramento cíclico, uma condição que é causa comum de dismenorreia e dor pélvica
- O endométrio ectópico expressa um nível elevado de mediadores inflamatórios e pode ser tratado com inibidores da COX2.

Hiperplasia endometrial e carcinoma endometrial

- A hiperplasia endometrial resulta de estrogênio endógeno ou exógeno sem oposição (compensação)
- Os fatores de risco para o desenvolvimento de hiperplasia endometrial incluem ciclos anovulatórios, síndrome do ovário policístico, neoplasia ovariana produtora de estrogênio, obesidade e terapia com estrogênio sem progestina de compensação
- A hiperplasia é classificada com base na presença ou na ausência de atipia citológica, o que determina o risco de desenvolvimento de carcinoma endometrioide
- Com base em dados clínicos e moleculares, são reconhecidos dois tipos principais de carcinoma endometrial:
  - O *carcinoma endometrioide* está associado ao excesso de estrogênio e à hiperplasia endometrial. As alterações moleculares iniciais incluem a inativação dos genes de reparo de incompatibilidade de DNA e do gene *PTEN*
  - O *carcinoma seroso* do endométrio surge nas mulheres idosas e geralmente está associado à atrofia endometrial e a uma distinta lesão precursora, o carcinoma intraepitelial endometrial seroso. As mutações no gene *TP53* são um evento precoce, geralmente presentes no carcinoma intraepitelial endometrial seroso, bem como no carcinoma seroso invasivo
- O estádio é o principal determinante da sobrevivência em ambos os tipos. Os tumores serosos tendem a se manifestar com mais frequência com extensão extrauterina e, portanto, têm um prognóstico pior do que os carcinomas endometrioides.

Tubas uterinas

- A inflamação das tubas uterinas (salpingite) é mais comumente causada por *Neisseria gonorrhoeae* (60%) e *Chlamydia trachomatis*
- O adenocarcinoma primário da tuba uterina pode ser a origem de muitos carcinomas serosos de alto grau do ovário.

Ovário

Neoplasias do ovário

- As neoplasias podem surgir do epitélio, das células estromais do cordão sexual ou das células germinativas

- As neoplasias epiteliais são as neoplasias malignas do ovário mais frequentes e são mais comuns nas mulheres com mais de 40 anos
- Os principais tipos de neoplasias epiteliais são o seroso, o mucinoso e o endometrioide. Cada um deles tem contrapartes benignas, malignas e limítrofes. As neoplasias serosas e endometrioides têm maior probabilidade de serem malignas; as neoplasias mucinosas são geralmente benignas
- O carcinoma seroso é o mais comum e muitos surgem na tuba uterina distal, e não no ovário
- As neoplasias estromais do cordão sexual podem apresentar diferenciação para os tipos celulares da granulosa, de Sertoli, de Leydig ou estromal ovariano. Dependendo da diferenciação, elas podem produzir estrogênios ou androgênios
- As neoplasias de células germinativas (principalmente os teratomas císticos) são a neoplasia ovariana mais comum nas mulheres jovens; a maioria é benigna
- As neoplasias de células germinativas podem se diferenciar em ovogônia (disgerminoma), tecido embrionário primitivo (carcinoma embrionário), saco vitelino (tumor do seio endodérmico), tecido placentário (coriocarcinoma) ou vários tipos de tecido (teratoma).

Doenças da gravidez

Gravidez ectópica

- A gravidez ectópica é definida como a implantação do óvulo fertilizado fora do corpo uterino. Aproximadamente 1% das gestações se implanta ectopicamente; o local mais comum é a tuba uterina
- A salpingite crônica com cicatrizes é um fator de risco importante para a gravidez ectópica tubária
- A ruptura de uma gravidez ectópica é uma emergência médica que, se não for tratada, pode resultar em exsanguinação e morte.

Doença trofoblástica gestacional

- A doença molar é o resultado de uma contribuição anormal dos cromossomos paternos para o concepto
- As molas parciais são triploides e têm dois conjuntos de cromossomos paternos. Normalmente, são acompanhadas por tecido fetal. Há uma baixa taxa de doença persistente
- As molas completas são diploides, e todos os cromossomos são paternos. Apenas raramente os tecidos embrionários ou fetais estão associados a uma mola completa
- Entre as lesões completas, 10 a 15% estão associadas à doença persistente, que geralmente assume a forma de uma lesão invasiva. Apenas cerca de 2,5% das lesões completas evoluem para coriocarcinoma
- O coriocarcinoma gestacional é um tumor altamente invasivo e frequentemente metastático que, ao contrário do coriocarcinoma ovariano, responde à quimioterapia e é curável na maioria dos casos

- O tumor trofoblástico do sítio placentário é um tumor indolente de trofoblastos intermediários que produz lactogênio placentário humano. Pode ser curado cirurgicamente; porém, quando se dissemina, não responde bem à quimioterapia.

Mamas

Apresentações clínicas de doenças da mama

- Os sintomas que afetam as mamas são avaliados principalmente para determinar se há malignidade
- Independentemente do sintoma, a causa subjacente é benigna na maioria dos casos
- O câncer de mama é mais comumente detectado pela palpação de massa nas mulheres mais jovens e nas populações que não passaram por triagem, como também pela triagem mamográfica nas mulheres idosas.

Carcinoma de mama

- O risco de uma mulher americana desenvolver câncer de mama é de 1 em 8
- A maioria (75%) dos cânceres de mama é diagnosticada após os 50 anos
- Os principais fatores de risco para o desenvolvimento do câncer de mama estão relacionados a fatores hormonais e à suscetibilidade hereditária
- Cerca de 12% de todos os cânceres de mama são causados por mutações germinativas; os genes *BRCA1* e *BRCA2* são responsáveis por metade dos casos associados a mutações de um único gene
- O carcinoma ductal *in situ* (CDIS) é um precursor do carcinoma ductal invasivo e é mais frequentemente encontrado como calcificações em exames de mamografia. Quando o carcinoma se desenvolve em uma mulher com diagnóstico anterior de CDIS não tratado, geralmente é um carcinoma ductal invasivo na mesma mama
- O carcinoma lobular *in situ* (CLIS) é um marcador de risco aumentado e uma lesão precursora. Quando o carcinoma se desenvolve em uma mulher com diagnóstico anterior de CLIS, dois terços estão na mesma mama e um terço está na mama contralateral
- Os carcinomas invasivos são classificados de acordo com o tipo histológico e o tipo biológico (RE-positivo/HER2-negativo, HER2-positivo e RE/RP/HER2-negativo [triplo-negativo]). Os tipos biológicos de câncer apresentam diferenças importantes nas características da paciente, no grau, no perfil de mutação, no padrão metastático, na resposta à terapia, no tempo de recorrência e no prognóstico
- O prognóstico depende do tipo biológico da neoplasia, do estádio e da disponibilidade de modalidades de tratamento.

Exames laboratoriais[a]

Exame	Valores de referência	Fisiopatologia/relevância clínica
Alfafetoproteína (AFP) sérica	< 8,4 ng/mℓ	A AFP é uma glicoproteína normalmente expressa por hepatócitos embrionários e células do saco vitelino fetal. A produção cai após o nascimento, mas volta a aumentar nos pacientes com determinados tumores. Os níveis séricos de AFP estão aumentados em 90% dos pacientes com carcinoma hepatocelular e nos pacientes com determinados tumores de células germinativas do ovário e do testículo (p. ex., tumor do saco vitelino, carcinoma embrionário). A AFP também está elevada no soro materno nos contextos de defeitos do tubo neural (p. ex., anencefalia, espinha bífida)
Androstenediona sérica	Varia de acordo com a idade, o sexo e o desenvolvimento sexual Homens adultos: 40 a 150 ng/dℓ Mulheres adultas: 30 a 200 ng/dℓ	A androstenediona é um hormônio esteroide produzido a partir do colesterol nos testículos, no córtex adrenal e nos ovários. A produção de androstenediona nas glândulas adrenais é controlada pelo hormônio adrenocorticotrófico (ACTH). A androstenediona é um precursor da testosterona e está aumentada no hirsutismo, na síndrome do ovário policístico (SOP), nos tumores adrenais virilizantes, na puberdade precoce, na doença de Cushing, nos tumores ectópicos produtores de ACTH e na hiperplasia adrenal congênita
Antígeno de câncer 19-9 (CA19-9, do inglês *cancer antigen 19-9*) sérico	< 35 U/mℓ	O CA19-9 é um complexo glicoproteico de superfície celular produzido primariamente pelas células ductais do sistema gastrintestinal. Monitorado com mais frequência no câncer de pâncreas, os níveis também podem estar elevados em doenças ginecológicas benignas e malignas. Os níveis de CA19-9 não são úteis na diferenciação entre massas anexiais benignas e malignas, mas podem fornecer dados prognósticos úteis para câncer endometrial e de ovário
Antígeno de câncer 125 (CA-125) sérico	< 46 U/mℓ	O CA-125 é uma glicoproteína normalmente expressa nas células derivadas do epitélio celômico (p. ex., tubas uterinas, ovário, cólon). O CA-125 sérico está aumentado no câncer de ovário epitelial avançado e pode ser usado para avaliar a presença de doença residual após a cirurgia citorredutora (*debulking*) ou para monitorar a recorrência. O CA-125 não é específico para o carcinoma de ovário, pois também pode estar elevado na gravidez, em patologias não malignas como endometriose e doença inflamatória pélvica, e em outros cânceres não ginecológicos
Estradiol sérico	Varia de acordo com idade, sexo e desenvolvimento sexual (*i. e.*, estágio de Tanner) Homens adultos: 10 a 40 pg/mℓ Mulheres adultas (pré-menopausa): 15 a 350 pg/mℓ Mulheres adultas (pós-menopausa): < 10 pg/mℓ	A estrona (E1), o estradiol (E2) e o estriol (E3) são três estrogênios produzidos endogenamente, e são responsáveis pelo desenvolvimento e pela regulação do sistema reprodutor feminino e das características sexuais secundárias. O estradiol é o hormônio estrogênico dominante presente nas mulheres não grávidas e na pré-menopausa. Ele é produzido nos folículos ovarianos e regula o ciclo menstrual. Os níveis de estradiol são usados para avaliar a fertilidade, monitorar a ovulação e avaliar a oligomenorreia e o estado da menopausa
Avaliação do receptor de estrogênio (RE), do receptor de progesterona (RP) e do HER2 nos cânceres de mama	RE/RP-positivo: >1% de células tumorais imunorreativas para RE ou RP HER2-positivo por imuno-histoquímica: coloração intensa da membrana em > 10% das células tumorais HER2-positivo por hibridização *in situ*: varia de acordo com a sonda usada	Todos os carcinomas de mama invasivos recém-diagnosticados são testados para RE, RP e HER2 para categorizar os tumores em subtipos que se correlacionam com o comportamento clínico. O HER2 é uma tirosina quinase receptora que pertence à família dos receptores do fator de crescimento epidérmico; a superexpressão geralmente se deve à amplificação do gene. A maioria dos cânceres de mama (50 a 65%) é RE+/RP+/HER2-negativa; esses tumores respondem bem aos antagonistas de estrogênio e tipicamente têm um bom prognóstico. Os tumores com HER2 amplificado geralmente se beneficiam da terapia anti-HER2 (cerca de 20% dos cânceres de mama). Os tumores que são negativos para RE, RP e HER2 são chamados de câncer de mama triplo-negativo e compreendem cerca de 15% dos cânceres de mama
Estrona sérica	Varia de acordo com idade, sexo e desenvolvimento sexual (*i. e.*, estágio de Tanner) Homens adultos: 10 a 60 pg/mℓ Mulheres adultas (pré-menopausa): 17 a 200 pg/mℓ Mulheres adultas (pós-menopausa): < 10 pg/mℓ	A estrona (E1) é a forma dominante de estrogênio durante a menopausa e é derivada principalmente da aromatização periférica da androstenediona no tecido adiposo e na glândula adrenal. A estrona atua como precursora do estradiol (que é mais potente do que a estrona). Os níveis de E1 são usados em conjunto com outros hormônios esteroides para avaliar a puberdade atrasada/precoce (mulheres > homens), na avaliação de distúrbios de esteroides sexuais (p. ex., deficiência de 17 alfa-hidroxilase), na avaliação de risco de fratura e no monitoramento da terapia hormonal nas mulheres na pós-menopausa. Os níveis podem estar aumentados nos contextos de hipertireoidismo, cirrose, síndrome de Turner, tumores produtores de estrogênio ou androgênio e síndrome do ovário policístico (SOP)

(*continua*)

Exame	Valores de referência	Fisiopatologia/relevância clínica
Hormônio foliculoestimulante (FSH) sérico	Varia de acordo com idade, sexo, ciclo menstrual e desenvolvimento sexual (i. e., estágio de Tanner) Homens adultos: 1,2 a 15,8 UI/ℓ Mulheres adultas: Na pré-menopausa: Fase folicular: 2,9 a 14,6 UI/ℓ Meio do ciclo: 4,7 a 23,2 UI/ℓ Fase lútea: 1,4 a 8,9 UI/ℓ Na pós-menopausa: 16 a 157 IU/ℓ	O FSH é uma gonadotrofina liberada pela hipófise anterior que estimula o crescimento dos folículos ovarianos. O aumento do FSH e do hormônio luteinizante (LH) no meio do ciclo menstrual culmina na ovulação. Os ensaios de FSH são úteis na avaliação da fertilidade, na avaliação de irregularidades menstruais, na previsão da ovulação e na investigação de distúrbios hipofisários. O FSH e o LH estão elevados na insuficiência gonadal primária, na puberdade precoce e na menopausa
Exame de HPV de alto risco (hrHPV, do inglês *high-risk HPV*) em vários locais	Ausência de HPV de alto risco	Os exames de hrHPV procuram a presença de determinados tipos de HPV que apresentam maior probabilidade de levar ao desenvolvimento de um carcinoma cervical. Os exames de Papanicolaou e de hrHPV podem ser usados isoladamente ou em combinação dependendo da idade da paciente e da diretriz profissional que está sendo seguida
Gonadotrofina coriônica humana (hCG) sérica	Homens e mulheres não gestantes: < 5 mUI/mℓ Os níveis variam durante a gravidez	A hCG é um hormônio composto pelas subunidades α e β. A subunidade α é a mesma do FSH, do LH e do hormônio estimulante da tireoide (TSH, do inglês *thyroid stimulating hormone*); portanto, a maioria dos testes avalia os níveis da subunidade β para aumentar a sensibilidade. Durante o primeiro trimestre, a hCG sintetizada pelas células sinciciotrofoblásticas da placenta estimula o corpo-lúteo a secretar progesterona; posteriormente, a placenta secreta progesterona e os níveis de hCG caem. A hCG pode ser secretada por várias neoplasias, tais como coriocarcinoma, tumores testiculares seminomatosos/não seminomatosos, tumores de células germinativas ovarianas e doença trofoblástica gestacional. A hCG avaliada na urina ou no sangue pode ser usada para detectar gestações iniciais; os níveis sanguíneos de hCG são usados para ajudar a distinguir entre gestações com desenvolvimento normal, aborto espontâneo e gestações ectópicas. A hCG é clinicamente útil como um marcador tumoral para diagnóstico e monitoramento da doença
Hormônio luteinizante (LH) sérico	Homens: 1,3 a 9,6 UI/ℓ Mulheres: Na pré-menopausa: Fase folicular: 1,9 a 14,6 UI/ℓ Meio do ciclo: 12,2 a 118 UI/ℓ Fase lútea: 0,7 a 12,9 UI/ℓ Na pós-menopausa: 5,3 a 65,4 UI/ℓ	O LH é um hormônio cossecretado com o FSH. O LH é quantificado na investigação do hipogonadismo e é baixo se a falha for central (hipófise ou hipotálamo) e elevado se a falha for primária nos ovários ou testículos. O LH é avaliado para prever a ovulação, como também na investigação de irregularidades menstruais e infertilidade
Citologia do exame de Papanicolaou no colo do útero	Ausência de células escamosas com características morfológicas compatíveis com infecção por HPV	A maioria dos cânceres cervicais invasivos são carcinomas de células escamosas; a infecção persistente pelo HPV de alto risco geralmente é necessária, mas não suficiente, para o desenvolvimento de um carcinoma de células escamosas. O objetivo do exame de Papanicolaou é identificar as lesões precursoras que podem evoluir para um carcinoma cervical. Os exames de Papanicolaou avaliam as características morfológicas das células, especialmente o grau de displasia, coletadas da ectocérvice e da endocérvice. As recomendações de triagem evoluem com o tempo e é fortemente recomendável consultar as diretrizes mais recentes
Progesterona sérica	Mulheres adultas (não gestantes): Fase folicular: $\leq$ 0,89 ng/mℓ Ovulação: $\leq$ 12 ng/mℓ Fase lútea: 1,8 a 24 ng/mℓ Gravidez: 1º trimestre: 11 a 44 ng/mℓ 2º trimestre: 25 a 83 ng/mℓ 3º trimestre: 58 a 214 ng/mℓ Pós-menopausa: $\leq$ 0,20 ng/mℓ	A progesterona é produzida pelo corpo-lúteo, pela placenta durante a gravidez e pelo córtex adrenal. Durante a fase lútea do ciclo menstrual, a progesterona ajuda a preparar o endométrio para a implantação do embrião promovendo as secreções das glândulas endometriais e o desenvolvimento das artérias espirais. A medição do nível de progesterona na fase lútea média pode ser usada para determinar se houve ovulação. Na ausência de fertilização, o corpo-lúteo regride, o que faz com que os níveis de progesterona caiam, e a menstruação ocorre quando o revestimento uterino descama

Exame	Valores de referência	Fisiopatologia/relevância clínica
Testosterona sérica total	Homens adultos: 240 a 950 ng/dℓ Mulheres adultas: 8 a 60 ng/dℓ	Nas mulheres, a testosterona é produzida nos ovários e nas glândulas adrenais e por meio da conversão periférica de hormônios precursores. O excesso de testosterona nas mulheres pode resultar em sinais de hiperandrogenismo, o que inclui acne, hirsutismo e perda de cabelo de padrão masculino. O hiperandrogenismo pode ser causado pela síndrome do ovário policístico (SOP), pela hiperplasia adrenal congênita não clássica e por outros distúrbios endócrinos menos comuns como a hipertecose ovariana e as neoplasias ovarianas e adrenais. Os exames de testosterona total e de testosterona livre podem ser realizados ao se avaliarem sinais de hiperandrogenismo e de anormalidades menstruais, como também para ajudar no diagnóstico de SOP. A testosterona total > 150 ng/dℓ em pacientes do sexo feminino requer uma avaliação adicional para tumores secretores de androgênio

Testes moleculares relevantes

Analito	Método	Relevância clínica
BRCA1 e *BRCA2*	Sequenciamento de DNA direcionado ou painéis de sequenciamento de próxima geração (*Next-Gen*)	*BRCA1* (cromossomo 17q21) e *BRCA2* (cromossomo 13q12.3) são genes supressores de tumor que desempenham um papel no reparo de quebras da fita dupla do DNA. As mutações em *BRCA1* e *BRCA2* são observadas nos cânceres hereditários de mama e de ovário, bem como em vários outros tipos de neoplasias, incluindo carcinomas de próstata e de pâncreas. As mutações em *BRCA1* estão associadas ao câncer de mama triplo-negativo, enquanto a maioria dos cânceres de mama com mutações em *BRCA2* é RE-positiva. Os inibidores da PARP (poliadenosina difosfato-ribose polimerase) podem ser usados no tratamento de alguns cânceres de mama e de ovário associados à mutação em *BRCA*
PIK3CA	Sequenciamento de DNA direcionado ou painéis de sequenciamento de próxima geração (*Next-Gen*)	O PIK3CA codifica a fosfoinositídeo-3 quinase (PI3K). São observadas mutações ativadoras do gene em aproximadamente 40% dos carcinomas de mama positivos para receptores hormonais/negativos para HER2. Os inibidores de PI3K podem ser utilizados no tratamento de alguns carcinomas de mama

[a]A edição desta tabela pela Dra. Julie Chor, Department of Obstetrics and Gynecology, University of Chicago, e por Hannah Caldwell (estudante de medicina IV) é reconhecida com gratidão. Valores de referências extraídos de https://www.mayocliniclabs.com/ com permissão da Mayo Foundation for Medical Education and Research. Todos os direitos reservados. Adaptada de Deyrup AT, D'Ambrosio D, Muir J et al. Essential Laboratory Tests for Medical Education. *Acad Pathol*. 2022;9. doi: 10.1016/j.acpath.2022.100046.)

Sistema Endócrino

VISÃO GERAL DO CAPÍTULO

Hipófise, 656
Manifestações clínicas das doenças da hipófise, 656
Neoplasias da hipófise anterior, 657
   Características gerais dos adenomas hipofisários, 657
   Adenomas funcionantes e hiperpituitarismo, 658
      Adenomas lactotróficos, 658
      Adenomas somatotróficos, 659
      Adenomas corticotróficos, 659
   Outras neoplasias da hipófise anterior, 660
Hipopituitarismo, 660
Distúrbios da hipófise posterior, 660
Tireoide, 660
Hipertireoidismo, 661
Hipotireoidismo, 661
Doenças tireoidianas autoimunes, 662
   Tireoidite de Hashimoto (linfocítica crônica), 662
   Tireoidite granulomatosa subaguda (de De Quervain), 664
   Outras formas de tireoidite, 664
   Doença de Graves, 664
Bócio difuso e multinodular, 666
Neoplasias tireoidianas, 667
   Adenomas da tireoide, 667
   Carcinomas de tireoide, 668
      Carcinoma papilífero da tireoide, 669
      Carcinoma folicular da tireoide, 670
      Carcinoma anaplásico da tireoide, 671
      Carcinoma medular da tireoide, 671
Glândulas Paratireoides, 672
Hiperparatireoidismo, 672
   Hiperparatireoidismo primário, 672
   Hiperparatireoidismo secundário, 674
Hipoparatireoidismo, 674
Pâncreas Endócrino, 675
Diabetes, 675
   Diagnóstico, 675
   Classificação, 675
Patogênese do diabetes, 675
   Fisiologia normal da insulina e homeostasia da glicose, 675
   Resistência à insulina, 678
   Disfunção das células β, 678
   Obesidade, 679
   Inflamação, 679
Formas monogênicas de diabetes, 679
Outros subtipos de diabetes, 679
Características clínicas do diabetes, 679
   Tríade clássica do diabetes, 680
   Complicações metabólicas agudas do diabetes, 680
   Complicações crônicas do diabetes, 681
   Características clínicas do diabetes crônico, 684
Tumores neuroendócrinos pancreáticos, 685
Insulinoma, 685
Gastrinoma, 685
Glândulas Adrenais, 686
Hiperfunção adrenocortical: hiperadrenalismo, 686
   Hipercortisolismo: síndrome de Cushing, 686
   Hiperaldosteronismo, 688
   Síndromes adrenogenitais, 589
Insuficiência adrenocortical, 690
   Insuficiência adrenocortical aguda, 690
   Insuficiência adrenocortical crônica: doença de Addison, 690
   Insuficiência adrenocortical secundária, 690
Neoplasias adrenocorticais, 691
Neoplasias da medula adrenal, 691
   Feocromocitoma, 691
   Neuroblastoma e outras neoplasias neuronais, 693
Síndromes das Neoplasias Endócrinas Múltiplas, 693
Neoplasia endócrina múltipla tipo 1, 693
Neoplasia endócrina múltipla tipo 2, 694
   Neoplasia endócrina múltipla tipo 2A, 694
   Neoplasia endócrina múltipla tipo 2B, 694

Os órgãos endócrinos (também chamados de *glândulas*) secretam *hormônios* que atuam em outros tecidos para manter a homeostasia metabólica do corpo e mediar as respostas às demandas metabólicas dos estresses agudos. A secreção da maioria dos hormônios é regulada pelos chamados hormônios tróficos que são produzidos em resposta a necessidades metabólicas específicas. A produção de um hormônio geralmente promove a infrarregulação da atividade da glândula secretora do hormônio trófico estimulador, um processo conhecido como *inibição por feedback*.

Com base em seus mecanismos de ação, os hormônios podem ser classificados em várias categorias:

- *Hormônios que atuam por meio de ligação aos receptores de superfície celular*: (1) hormônios peptídicos, como o *hormônio do crescimento* e a *insulina*; e (2) pequenas moléculas, como a *epinefrina*. A ligação desses hormônios aos receptores de superfície celular

---

Agradecemos as contribuições do Dr. Anirban Maitra, Professor of Pathology and Translational Molecular Pathology, The University of Texas, MD Anderson Cancer Center, Houston, Texas, a este capítulo em várias edições anteriores deste livro.

induz o aumento dos segundos mensageiros intracelulares, como adenosina monofosfato cíclica (AMPc), inositol 1,4,5-trifosfato (IP3) e cálcio ionizado. Esses segundos mensageiros ativam as vias intracelulares de sinalização que regulam a transcrição de genes cujos produtos são os mediadores das funções hormonais

- *Hormônios que atuam por meio de ligação aos receptores intracelulares*: os hormônios lipossolúveis difundem-se através da membrana plasmática e interagem com os receptores no citosol ou no núcleo. Os complexos hormônio-receptor resultantes ligam-se então aos elementos reguladores no DNA, desse modo alterando a expressão de genes-alvo específicos. São hormônios desse tipo os *esteroides* (p. ex., estrógeno, androgênios, glicocorticoides) e a tiroxina.

As doenças endócrinas são causadas geralmente por (1) *subprodução ou superprodução* de hormônios com consequências bioquímicas e clínicas associadas; (2) *resistência do órgão terminal* aos efeitos de um hormônio; ou (3) *neoplasias*, que podem não ser funcionais ou estar associadas à superprodução ou subprodução de hormônios. O diagnóstico e o tratamento das doenças endócrinas dependem significativamente das mensurações bioquímicas dos níveis de hormônios, de seus reguladores e de outros metabólitos.

HIPÓFISE

A hipófise, ou glândula pituitária, é uma estrutura pequena, em formato de feijão, situada na base do cérebro dentro dos limites da sela túrcica. Está estreitamente relacionada com o hipotálamo, ao qual se conecta por meio de uma haste composta de axônios que se estendem do hipotálamo e um rico plexo venoso. A hipófise é formada por dois componentes morfológica e funcionalmente distintos: o lobo anterior (*adeno-hipófise*) e o lobo posterior (*neuro-hipófise*). As doenças da hipófise afetam tanto o lobo anterior como o lobo posterior.

A hipófise anterior produz hormônios tróficos que estimulam a produção de hormônios da tireoide, adrenal (suprarrenal), das gônadas e de outros tecidos como as glândulas mamárias. A hipófise anterior é composta de células epiteliais derivadas embriologicamente da cavidade oral em desenvolvimento. Em cortes histológicos de rotina, está presente uma variedade de células coloridas contendo citoplasma basofílico, eosinofílico ou pouco corado (cromófobo) (Figura 18.1). As propriedades de coloração dessas células estão relacionadas com a síntese de diferentes hormônios polipeptídicos.

- Os *somatotrofos* produzem hormônio do crescimento (GH, do inglês *growth hormone*)
- Os *mamossomatotrofos* produzem GH e prolactina (PRL)
- Os *lactotrofos* produzem PRL
- Os *corticotrofos* produzem hormônio adrenocorticotrófico (ACTH, do inglês *adrenocorticotropic hormone*), pró-opiomelanocortina (POMC) e hormônio estimulante de melanócitos (MSH, do inglês *melanocyte-stimulating hormone*)
- Os *tireotrofos* produzem hormônio tireoestimulante (TSH, do inglês *thyroid-stimulating hormone*)
- Os *gonadotrofos* produzem hormônio foliculoestimulante (FSH, do inglês *follicle-stimulating hormone*) e hormônio luteinizante (LH, do inglês *luteinizing hormone*). Nas mulheres, o FSH estimula a formação de folículos de Graaf no ovário, e o LH induz a ovulação e a formação do corpo-lúteo no ovário. Os mesmos dois hormônios também regulam a espermatogênese e a produção de testosterona nos homens.

A liberação desses hormônios hipofisários está sob o controle de fatores produzidos no hipotálamo; enquanto a maioria dos fatores hipotalâmicos é estimuladora e promove a liberação de

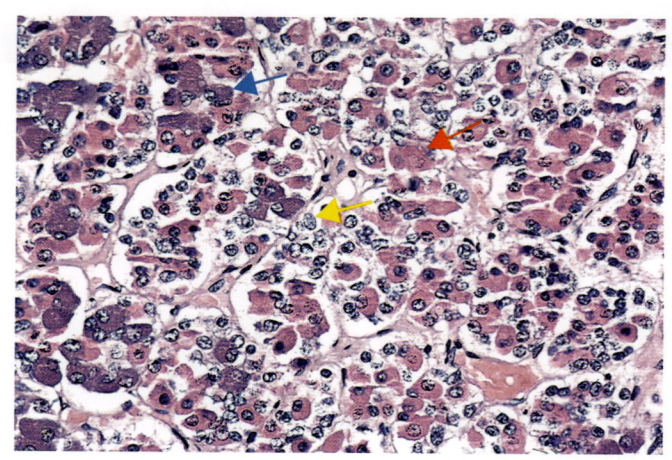

Figura 18.1 Hipófise anterior normal. A glândula é povoada por vários tipos celulares distintos que expressam diferentes hormônios peptídicos, que lhe conferem diferentes características tintoriais. Em cortes histológicos corados com hematoxilina e eosina (H&E), as células coradas de azul (basofílicas) (*seta azul*) são tireotróficas, gonadotróficas e corticotróficas; as células (eosinofílicas, ou acidófilas) (*seta vermelha*) coradas de vermelho são somatotróficas e lactotróficas; e as células não coradas (cromófobas) (*seta amarela*) podem ter secretado e, portanto, perdido seus hormônios, ou são células imaturas incapazes de produzir hormônio. As funções dos hormônios produzidos por essas células são descritas no texto.

hormônio hipofisário, outros (p. ex., somatostatina e dopamina) são inibidores (Figura 18.2). Raramente, os sinais e sintomas de doença hipofisária podem ser causados por superprodução ou subprodução de fatores hipotalâmicos, em vez de por uma anormalidade primária da hipófise.

A hipófise posterior produz dois hormônios peptídicos: o hormônio antidiurético (ADH, do inglês *antidiuretic hormone*) e a ocitocina, que são sintetizados no hipotálamo, armazenados na hipófise posterior e liberados rapidamente na circulação quando necessário. A hipófise posterior é composta de células gliais modificadas (denominadas pituícitos) e processos axonais que se estendem a partir do hipotálamo pela haste hipofisária para o lobo posterior. O ADH é produzido em resposta à elevação da pressão osmótica do plasma e a outros estímulos como exercício físico e certos estados emocionais. Ele atua nos túbulos coletores renais para promover a reabsorção de água. A ocitocina estimula a contração do músculo liso no útero gravídico e em torno dos dutos lactíferos das glândulas mamárias.

MANIFESTAÇÕES CLÍNICAS DAS DOENÇAS DA HIPÓFISE

Os sintomas e sinais da doença da hipófise enquadram-se nas seguintes categorias:

- *Efeito de massa local*: em vista da estreita proximidade dos nervos ópticos e do quiasma com a sela, geralmente as lesões expansivas da hipófise comprimem as fibras de decussação no quiasma óptico. Isso pode dar origem a anormalidades do campo visual, com mais frequência os defeitos nos campos visuais laterais (temporais) chamados *hemianopsia bitemporal*. Assim como qualquer massa intracraniana expansiva, as neoplasias da hipófise podem produzir sinais e sintomas de pressão intracraniana elevada, como cefaleia, náuseas e vômito. Algumas vezes, a hemorragia aguda em uma neoplasia da hipófise está associada ao súbito aumento da lesão e

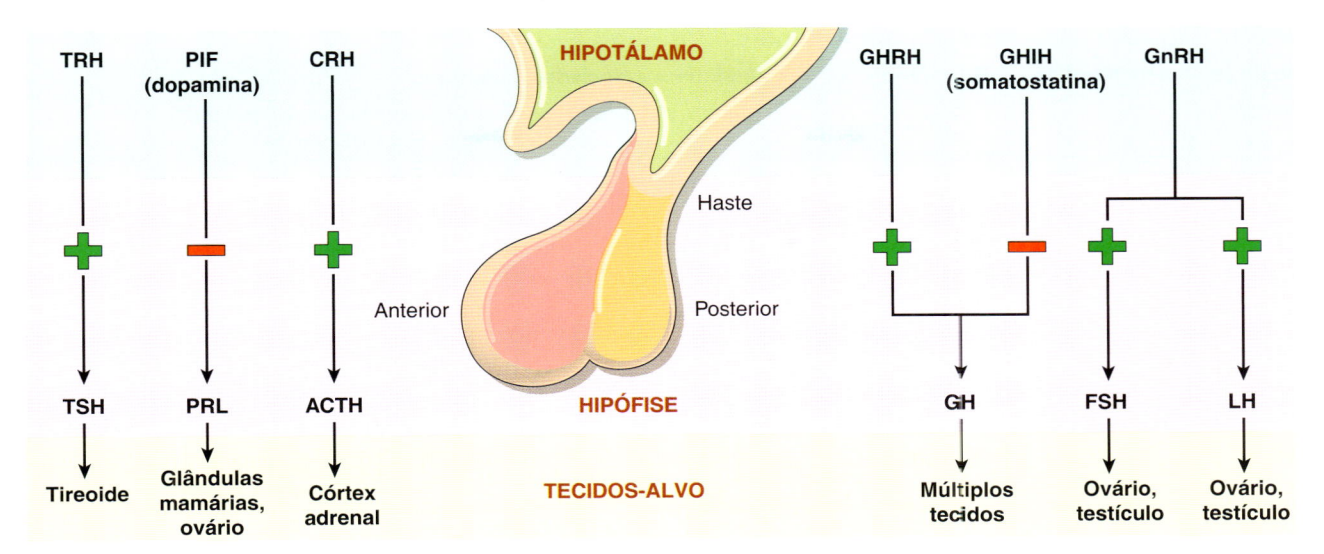

Figura 18.2 Eixo hipotalâmico-hipofisário. O hipotálamo regula a secreção dos hormônios da adeno-hipófise (glândula hipófise anterior) pela liberação de fatores estimuladores (sinais positivos) e inibidores (sinais negativos). Estes, por sua vez, modulam a liberação de seis hormônios da hipófise anterior: hormônio adrenocorticotrófico (ACTH, ou corticotrofina); hormônio foliculoestimulante (FSH); hormônio do crescimento (GH, ou somatotrofina); hormônio luteinizante (LH); prolactina (PRL) e hormônio tireoestimulante (TSH, ou tireotrofina). *CRH*, hormônio liberador de corticotrofina; *GHIH*, hormônio inibidor do hormônio do crescimento (do inglês *growth hormone-inhibiting hormone*); *GHRH*, hormônio liberador de hormônio do crescimento; *GnRH*, hormônio liberador de gonadotrofina (do inglês *gonadotropin-releasing hormone*); *PIF*, fator inibidor da prolactina (do inglês *prolactin-inhibiting factor*); *TRH*, hormônio liberador de tireotrofina (do inglês *thyrotropin releasing hormone*).

à perda de consciência, uma situação denominada *apoplexia hipofisária*. A apoplexia hipofisária aguda pode ser rapidamente fatal e é uma emergência neurocirúrgica
- O *hiperpituitarismo* surge da excessiva secreção de hormônios tróficos. Com mais frequência, resulta de um adenoma da hipófise anterior, mas pode ser causado também por outras lesões hipofisárias e extra-hipofisárias. Os sintomas e sinais de hiperpituitarismo refletem o excesso de hormônios específicos produzidos e são discutidos no contexto dos adenomas hipofisários individuais
- O *hipopituitarismo* é causado pela deficiência de hormônios tróficos e resulta de processos destrutivos que podem danificar a hipófise, como lesão isquêmica, cirurgia, radiação, reações inflamatórias e adenomas hipofisários não funcionais (descritos adiante).

NEOPLASIAS DA HIPÓFISE ANTERIOR

Os adenomas da hipófise anterior receberam a nova denominação *neoplasias neuroendócrinas da pituitária*, que é um termo mais acurado, mas continuaremos a referi-los como adenomas por estar essa denominação firmemente enraizada tanto na prática clínica como na literatura médica. Os adenomas são o tipo mais comum de neoplasias hipofisárias, produzem hormônios que causam anormalidades endócrinas, ou são adenomas não funcionais e produzem efeitos de massa. Discutiremos primeiramente as características gerais dos adenomas hipofisários, e então as neoplasias específicas.

Características gerais dos adenomas hipofisários

A causa mais comum de hiperpituitarismo é um adenoma produtor de hormônio que surge no lobo anterior. Outras causas menos comuns são a hiperplasia e o carcinoma de hipófise anterior, a secreção de hormônios por algumas neoplasias extra-hipofisárias e certos distúrbios hipotalâmicos. Algumas características proeminentes dos adenomas hipofisários são as seguintes:
- Os adenomas hipofisários são classificados com base no(s) hormônio(s) produzidos pelas células neoplásicas, que são detectados por colorações imuno-histoquímicas realizadas em cortes teciduais (Tabela 18.1)
- Os adenomas hipofisários podem ser funcionantes (produtores de hormônio), *não funcionantes* (não produtores de hormônio), ou *silenciosos* (a produção hormonal é detectável em células sem manifestações de excesso de hormônio). Tanto os adenomas hipofisários funcionantes como os não funcionantes geralmente são compostos de um único tipo celular; os adenomas funcionantes produzem um único hormônio, mas há exceções, pois alguns adenomas hipofisários secretam dois hormônios diferentes (a combinação mais comum é a de hormônio do crescimento e prolactina)
- Os adenomas hipofisários são designados *microadenomas*, se tiverem menos de 1 cm de diâmetro, e *macroadenomas*, se tiverem mais de 1 cm de diâmetro
- É provável que os adenomas não funcionantes se tornem objeto de atenção clínica em um estádio mais avançado e, portanto, podem ser macroadenomas. Por seu maior tamanho, os adenomas não funcionantes podem invadir e destruir o parênquima adjacente da hipófise anterior, levando ao hipopituitarismo.

O pico de incidência dos adenomas hipofisários ocorre no grupo etário de 35 a 60 anos. Os estudos de necropsia mostram que essas neoplasias estão presentes em mais de 10% da população, mas quase todas são clinicamente silenciosas.

Patogênese. Assim como outras neoplasias, os adenomas hipofisários são causados por mutações nos genes do câncer. Essas são as mutações somáticas adquiridas com mais frequência, mas podem também ser mutações na linhagem germinativa associadas à predisposição hereditária a neoplasias hipofisárias.
- **As mutações na proteína G estão entre as alterações genéticas mais comuns nos adenomas hipofisários**. As proteínas G transmitem os sinais dos receptores de superfície celular (p. ex., receptor do hormônio liberador de hormônio do crescimento [GHRH, do inglês *growth hormone–releasing hormone receptor*]) que podem

Tabela 18.1 Classificação dos adenomas hipofisários.

Tipo de células da hipófise	Hormônio	Adenoma associado	Síndrome[a]
Lactotrofos	Prolactina	Adenoma lactotrófico	Galactorreia e amenorreia (em mulheres) Disfunção sexual, infertilidade
Somatotrofos	GH	Adenoma somatotrófico	Gigantismo (em crianças) Acromegalia (em adultos)
Mamossomatotrofos	Prolactina, GH	Adenoma mamossomatotrófico	Características combinadas de excesso de GH e prolactina
Corticotrofos	ACTH e outros peptídeos derivados da POMC	Adenoma corticotrófico	Síndrome de Cushing, hiperpigmentação (em indivíduos de pele clara)
Tireotrofos	TSH	Adenoma tireotrófico	Hipertireoidismo
Gonadotrofos	FSH, LH	Adenoma gonadotrófico	Hiperestimulação ovariana, irregularidades menstruais nas mulheres Aumento testicular nos homens Puberdade precoce nos adolescentes

[a]Essas síndromes são limitadas aos adenomas funcionais. Os adenomas não funcionais (silenciosos) em cada categoria expressam o(s) hormônio(s) correspondente(s) dentro das células neoplásicas, conforme determinado por reação imuno-histoquímica especial nos tecidos, mas não produzem a síndrome clínica associada, e tipicamente se apresentam com efeitos de massa e hipopituitarismo em virtude de destruição do parênquima normal da hipófise. *ACTH*, hormônio adrenocorticotrófico; *FSH*, hormônio foliculoestimulante; *GH*, hormônio do crescimento; *LH*, hormônio luteinizante; *POMC*, pró-opiomelanocortina; *TSH*, hormônio tireoestimulante. (Adaptada de Asa SL, Essat S: The pathogenesis of pituitary tumors. *Annu Rev Pathol* 4:97, 2009.)

ser estimuladores ou inibidores; a forma estimuladora é chamada G_s. Estas são proteínas heterotriméricas compostas de subunidades α, β, γ. Em seu estado inativo, a subunidade α de G_s, chamada $G_s\alpha$, liga-se à guanosina difosfato (GDP, do inglês *guanosine diphosphate*), que é substituída pela guanosina trifosfato (GTP, do inglês *guanosine triphosphate*) na ligação com o receptor. A forma ligada de GTP ativa os segundos mensageiros, como a AMPc, os quais promovem a proliferação celular além da síntese e da secreção de hormônio em muitos tipos celulares endócrinos. Normalmente, a ativação da $G_s\alpha$ é transitória em razão da atividade intrínseca da GTPase na subunidade α, que hidrolisa GTP em GDP. As mutações do gene codificador de $G_s\alpha$, chamado *GNAS*, anulam a atividade dessa GTPase, levando à ativação constitutiva da $G_s\alpha$. As mutações de *GNAS* ocorrem em cerca de 40% dos adenomas somatotróficos e em uma minoria de adenomas corticotróficos, mas não nos adenomas tireotróficos, lactotróficos e gonadotróficos.

- As mutações ativadoras da *protease 8 específica de ubiquitina* (*USP8*, do inglês *ubiquitin-specific protease 8*) ocorrem em 30 a 60% dos adenomas corticotróficos. A proteína codificada é uma enzima que remove os resíduos de ubiquitina das proteínas, como o receptor do fator de crescimento epidérmico (EGFR, do inglês *epidermal growth factor receptor*), evitando então sua degradação dependente de proteassomo. A função excessiva de USP8, portanto, aumenta a atividade do EGFR e de outras vias de sinalização pró-crescimento nos adenomas hipofisários.
- Aproximadamente 5% dos adenomas hipofisários surgem em consequência de uma predisposição hereditária. Nesses casos, os genes que são mutados (incluindo *MEN1* e *CDKN1B*) normalmente regulam a transcrição e o ciclo celular. As mutações somáticas desses genes raramente são encontradas em adenomas hipofisários esporádicos.
- Dentre as anormalidades moleculares associadas a um comportamento agressivo, estão as aberrações em oncogenes e em genes supressores tumorais conhecidos, como a superexpressão de ciclina D1, as mutações de *TP53* e o silenciamento epigenético do gene do retinoblastoma (*RB*). Além disso, as mutações ativadoras do oncogene *RAS* são observadas em raros *carcinomas hipofisários*, mais precisamente conhecidos como carcinoma neuroendócrino da hipófise. As funções desses genes são discutidas no Capítulo 6.

> ### Morfologia
>
> O adenoma hipofisário típico é uma lesão mole e bem circunscrita. As neoplasias pequenas podem estar confinadas à sela túrcica, enquanto as lesões maiores podem comprimir o quiasma óptico e as estruturas adjacentes (Figura 18.3 A), além de causar erosão na sela túrcica e nos processos clinoides anteriores, e se estender para dentro dos seios cavernoso e esfenoidal. Em até 30% dos casos, os adenomas não são encapsulados e se infiltram no osso adjacente, na dura-máter e, raramente, no cérebro. São comuns os focos de hemorragia e/ou necrose nos adenomas maiores.
>
> Os adenomas hipofisários são compostos de séries de células poligonais uniformes dispostas em lençóis, cordões ou papilas. O tecido conjuntivo de suporte, ou reticulina, é esparso. Os núcleos das células neoplásicas podem ser uniformes ou pleomórficos. O **monomorfismo celular e a ausência de uma rede significativa de reticulina diferenciam os adenomas hipofisários do parênquima não neoplásico da hipófise anterior** (Figura 18.3 B). A atividade mitótica geralmente é escassa. Dependendo do tipo e da quantidade de produto secretor no interior da célula, os citoplasmas das células constituintes podem ser acidófilos, basófilos ou cromófobos. Não é possível predizer o estado funcional do adenoma pela aparência histológica.

Adenomas funcionantes e hiperpituitarismo

Os adenomas que surgem de diferentes células hipofisárias produzem os hormônios característicos desse tipo celular e causam síndromes clínicas que refletem a atividade dos hormônios.

Adenomas lactotróficos

Os adenomas lactotróficos secretores de prolactina são o tipo mais comum de adenoma hipofisário hiperfuncional, sendo responsáveis por 30 a 50% dos casos; eles causam hiperprolactinemia, que suprime a função das gônadas. Variam em tamanho desde microadenomas até grandes neoplasias expansíveis associadas a efeitos de massa. A prolactina é demonstrável dentro do citoplasma das células neoplásicas por técnicas imuno-histoquímicas.

A secreção de prolactina pelos adenomas lactotróficos é altamente eficiente, de tal forma que mesmo os microadenomas podem secretar

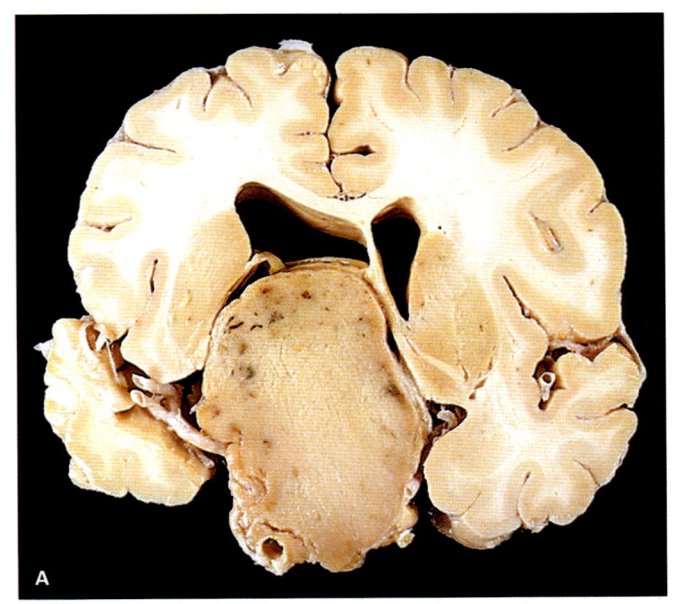

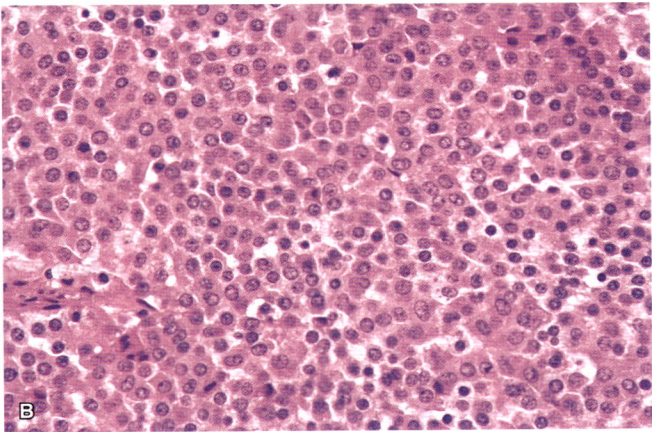

Figura 18.3 Adenoma hipofisário. **A.** Esse grande adenoma não funcionante cresceu além dos limites da sela túrcica e distorce o cérebro sobrejacente. No momento do diagnóstico, os adenomas não funcionantes tendem a ser maiores do que aqueles que secretam um hormônio. **B.** O adenoma consiste em células monomórficas com escassa reticulina entremeada. (Contraste com a hipófise normal, Figura 18.1.)

hormônio suficiente para induzir sintomas, que tipicamente consistem em amenorreia, galactorreia, perda de libido e infertilidade. Como as manifestações de hiperprolactinemia (p. ex., amenorreia) são mais aparentes em mulheres na pré-menopausa, os prolactinomas são diagnosticados em estádio mais precoce nas mulheres em idade reprodutiva. Em contraste, os efeitos da hiperprolactinemia são sutis em homens e mulheres idosos; nestas últimas, a neoplasia pode alcançar um grande tamanho antes de se tornar objeto de atenção clínica. A hiperprolactinemia também é uma característica de outras condições, como gravidez, terapia com alta dose de estrógeno, insuficiência renal, hipotireoidismo, lesões hipotalâmicas e fármacos que inibem a recaptação de dopamina. Além disso, qualquer massa presente no compartimento supraselar pode perturbar a influência inibidora normal do hipotálamo sobre a secreção de prolactina, o que resulta no mecanismo de hiperprolactinemia conhecido como *efeito do pedículo*. Assim, pequenas elevações de prolactina sérica (< 200 mg/ℓ) em um paciente com um adenoma hipofisário não indicam necessariamente uma neoplasia secretora de prolactina.

Adenomas somatotróficos

Os adenomas somatotróficos secretores de hormônio do crescimento são o segundo tipo mais comum de adenoma hipofisário funcional, representam cerca de 10% dos casos e causam gigantismo em crianças ou acromegalia em adultos. Como as manifestações do excesso de hormônio do crescimento podem ser sutis, os adenomas de células somatotróficas podem ser muito grandes no momento em que se tornam objeto de atenção clínica. No exame microscópico, os adenomas produtores de hormônio do crescimento são compostos de células granuladas em distribuição densa ou esparsa, e a reação imuno-histoquímica mostra hormônio do crescimento dentro do citoplasma das células neoplásicas. Geralmente, pequenas quantidades de prolactina imunorreativa também estão presentes.

O excesso persistente de hormônio do crescimento estimula a secreção hepática do fator de crescimento semelhante à insulina tipo 1 (IGF-1, do inglês *insulin-like growth factor 1*), que atua em conjunto com o hormônio do crescimento para induzir o supercrescimento de ossos e músculos. Quando um adenoma secretor de hormônio do crescimento se desenvolve antes do fechamento das epífises em crianças pré-puberes, níveis excessivos de hormônio do crescimento e de IGF-1 resultam em *gigantismo*. Essa condição caracteriza-se pelo aumento generalizado do tamanho corporal com braços e pernas desproporcionalmente longos. Quando os níveis elevados de hormônio do crescimento e de IGF-1 persistem ou se desenvolvem após o fechamento das epífises, os indivíduos afetados desenvolvem *acromegalia*, em que o crescimento é mais evidente em tecidos moles, pele, vísceras e ossos da face, das mãos e dos pés. O aumento da mandíbula resulta em sua protrusão (*prognatismo*), alargamento da porção inferior da face e separação dos dentes. As mãos e os pés estão aumentados, e os dedos são largos e grossos. Na maioria dos casos, o gigantismo é acompanhado de evidência de acromegalia. Essas alterações podem se desenvolver lentamente durante décadas antes de serem identificadas; portanto, o adenoma pode ser muito grande antes de ser detectado.

O excesso persistente do hormônio do crescimento também está associado a anormalidades metabólicas, e a mais importante delas é o diabetes. Este surge em virtude da resistência à insulina periférica induzida pelo hormônio do crescimento, que atenua a resposta corporal aos níveis elevados de glicose (ver discussão sobre o diabetes posteriormente). A falha na supressão da produção de hormônio do crescimento em resposta a uma carga oral de glicose é um dos testes mais sensíveis para detecção da acromegalia. Outras manifestações do excesso de hormônio do crescimento incluem disfunção gonadal, fraqueza muscular generalizada, hipertensão, artrite, insuficiência cardíaca congestiva e aumento do risco de cânceres gastrintestinais.

Adenomas corticotróficos

A produção excessiva de ACTH pelos adenomas corticotróficos funcionais leva à hipersecreção adrenal de cortisol, causando a doença de Cushing. Essa é a causa mais comum de hipercortisolismo. O distúrbio causado pela produção endógena excessiva de cortisol de qualquer causa (não somente adenomas hipofisários) é conhecido como *síndrome de Cushing* e é discutido posteriormente com as doenças da glândula adrenal.

Os adenomas corticotróficos são responsáveis por cerca de 5% dos adenomas hipofisários. Em sua maioria, são pequenos (microadenomas) no momento do diagnóstico. Eles contêm proteína ACTH glicosilada, que cora positivamente com o ácido periódico de Schiff (PAS, do inglês *periodic acid–Schiff*) e por imuno-histoquímica. Adenomas de células corticotróficas grandes e clinicamente agressivos podem se desenvolver após a remoção cirúrgica das glândulas adrenais para tratamento da síndrome de Cushing. Na maioria dos casos, essa condição, conhecida como *síndrome de Nelson*, resulta da perda do efeito inibitório dos corticosteroides adrenais sobre o microadenoma corticotrófico preexistente; os pacientes apresentam efeitos de massa da neoplasia hipofisária. Os indivíduos com a síndrome de Cushing geralmente têm pele hiperpigmentada em decorrência do aumento da produção de hormônio estimulante de melanócitos (MSH), o qual é derivado da clivagem proteolítica da mesma molécula precursora (pró-opiomelanocortina) como ACTH.

Outras neoplasias da hipófise anterior

Outros adenomas hipofisários estão associados aos distúrbios hormonais que não são considerados como partes do hiperpituitarismo, ou são não funcionantes e não produzem distúrbios hormonais

- Os *adenomas gonadotróficos* produzem hormônios (*hormônio luteinizante [LH] e hormônio foliculoestimulante [FSH]*) que atuam sobre os órgãos reprodutivos (gônadas). Esses adenomas, em geral, são clinicamente silenciosos e sua detecção se dá quando as neoplasias se tornam grandes o suficiente para produzirem efeitos de massa. As células neoplásicas tipicamente demonstram imunorreatividade para a subunidade α da gonadotrofina comum e para as subunidades específicas β-FSH e β-LH; a secreção de FSH geralmente predomina
- Os *adenomas tireotróficos* (*produtores de hormônio estimulador da tireoide [TSH]*) são responsáveis por cerca de 1% de todos os adenomas hipofisários e uma causa rara de hipertireoidismo
- Os *adenomas hipofisários não funcionantes* são um grupo heterogêneo que constitui cerca de 25 a 30% das neoplasias hipofisárias. Sua apresentação típica se deve aos efeitos de massa. Essas lesões podem também afetar as células normais da hipófise anterior e produzir hipopituitarismo, que pode surgir de forma aguda em decorrência de hemorragia dentro da neoplasia ou de modo gradual em decorrência do aumento progressivo do adenoma
- *Os carcinomas hipofisários são extremamente raros.* Essas neoplasias geralmente se estendem além da sela túrcica e emitem metástase.

HIPOPITUITARISMO

O hipopituitarismo clinicamente significativo resulta com mais frequência de lesões da hipófise, mas pode também ser causado por distúrbios que interferem na liberação de fatores liberadores de hormônio hipofisário do hipotálamo, como as neoplasias hipotalâmicas. O hipopituitarismo acompanhado de evidência de disfunção da hipófise posterior na forma de diabetes insípido (discutido adiante) quase sempre é de origem hipotalâmica. A hipofunção da hipófise anterior é causada pelos seguintes:

- *Neoplasias e outras lesões de massa* (especialmente os adenomas hipofisários não funcionantes)
- *Necrose isquêmica da hipófise anterior*: a necrose pós-parto da hipófise anterior, chamada *síndrome de Sheehan*, é a forma mais comum de necrose clinicamente significativa da hipófise anterior. Durante a gravidez, a hipófise anterior aumenta secundariamente ao aumento de tamanho e de número das células secretoras de prolactina, porém o suprimento sanguíneo do sistema venoso portal hipofisário de baixa pressão não aumenta proporcionalmente. A glândula aumentada fica, portanto, vulnerável à lesão isquêmica, especialmente no contexto de hemorragia obstétrica ou hipotensão. Em contraste, a hipófise posterior recebe sangue diretamente dos ramos arteriais e é muito menos suscetível à lesão isquêmica. Podem também ocorrer necrose da hipófise no quadro de coagulação intravascular disseminada, anemia falciforme, pressão intracraniana elevada, lesão traumática, choque de qualquer origem e complicação da terapia de bloqueio do ponto de controle (*checkpoint*) para o câncer
- Dentre as *causas iatrogênicas*, está a ablação da hipófise por cirurgia ou radiação
- Outras causas menos comuns de hipofunção da hipófise anterior incluem lesões inflamatórias, como sarcoidose ou tuberculose, trauma e neoplasias metastáticas envolvendo a hipófise
- As mutações que afetam os fatores de transcrição envolvidos no desenvolvimento ou na função da hipófise são causas genéticas raras de hipopituitarismo.

As manifestações clínicas da hipofunção da hipófise anterior dependem dos hormônios específicos que estão deficientes. Nas crianças, pode haver dificuldade em se desenvolver em consequência da deficiência de hormônio do crescimento. A deficiência de gonadotrofina ou de hormônio liberador de gonadotrofina (GnRH) induz amenorreia e infertilidade nas mulheres, além de diminuição da libido, impotência e perda de pelos púbicos e axilares. As deficiências de TSH e de ACTH resultam, respectivamente, em hipotireoidismo e hipoadrenalismo (discutidos adiante). A deficiência de prolactina resulta em falha na lactação pós-parto. A hipófise anterior também é uma rica fonte de MSH, que é sintetizado a partir da mesma molécula precursora que produz ACTH; portanto, uma das manifestações do hipopituitarismo é a palidez cutânea decorrente da perda dos efeitos estimuladores do MSH nos melanócitos.

DISTÚRBIOS DA HIPÓFISE POSTERIOR

Os distúrbios da hipófise posterior clinicamente importantes envolvem a subprodução ou a superprodução de hormônio antidiurético (ADH).

- **A deficiência de ADH causa diabetes insípido, que é caracterizado por micção excessiva (poliúria) em razão de incapacidade de reabsorção renal adequada de água da urina.** O diabetes insípido pode resultar de traumatismo craniano, neoplasias, distúrbios inflamatórios e procedimentos cirúrgicos envolvendo o hipotálamo ou a hipófise. A condição pode também surgir espontaneamente (*idiopática*). O diabetes insípido por deficiência de ADH é designado como *central* para diferenciá-lo do diabetes insípido *nefrogênico*, que é causado pela ausência de resposta tubular renal ao ADH circulante. As manifestações de ambas as doenças são similares e incluem a excreção de grandes volumes de urina diluída de baixa densidade específica, bem como a elevação de sódio sérico e de osmolalidade. A excessiva perda renal de água resulta em sede e polidipsia. Os pacientes capazes de beber água geralmente compensam as perdas urinárias, mas os pacientes com perturbação da consciência, acamados ou com outra limitação da capacidade de obter água podem desenvolver desidratação com risco à vida
- **A síndrome da secreção inapropriada de ADH (SIADH, do inglês *syndrome of inappropriate ADH secretion*) geralmente está associada à superprodução de ADH que causa uma excessiva reabsorção renal de água.** As causas da SIADH incluem secreção de ADH ectópica pelas neoplasias malignas (particularmente os carcinomas de pulmão de pequenas células), doenças pulmonares não neoplásicas e lesão local no hipotálamo ou na neuro-hipófise. Dentre as manifestações de SIADH, predominam hiponatremia, edema cerebral e resultante disfunção neurológica. Embora a água corporal total esteja aumentada, o volume sanguíneo permanece normal e não se desenvolve edema periférico.

TIREOIDE

A glândula tireoide consiste em dois lobos conectados por um fino istmo e, geralmente, localiza-se abaixo e anteriormente à laringe. Cada lobo é dividido em lóbulos, e cada um destes contém 20 a 40 folículos dispersos de maneira uniforme. Os folículos são revestidos por células epiteliais cuboides a colunares baixas que sintetizam tireoglobulina, a proteína precursora iodada de hormônio tireoidiano ativo. A tireoglobulina é armazenada no lúmen dos folículos como uma suspensão homogênea chamada *coloide*. Em resposta aos fatores tróficos do hipotálamo, o TSH (também chamado de *tireotrofina*) é liberado pelos tireotrofos na hipófise anterior para a circulação. O TSH liga-se a seu receptor nas células epiteliais foliculares da tireoide, ativando uma proteína G estimuladora e essa via de sinalização induz a síntese e a liberação do hormônio da tireoide. As células epiteliais foliculares da tireoide convertem a tireoglobulina em *tiroxina* (T_4) e em menores quantidades de *tri-iodotironina* (T_3). T_4 e T_3 são liberadas na circulação sistêmica, onde a maioria desses peptídeos está ligada às proteínas plasmáticas circulantes para transporte para os tecidos periféricos. As proteínas ligantes mantêm as concentrações séricas de T_3 e T_4 não ligadas (livres) dentro de limites estreitos, assegurando ao mesmo tempo que os hormônios estejam prontamente disponíveis aos tecidos. Na periferia, a maior parte da T_4 livre é desiodada em T_3; esta última liga-se aos receptores nucleares de hormônio da tireoide nas células-alvo com afinidade 10 vezes maior do que a T_4 e tem atividade proporcionalmente maior. O hormônio tireoidiano liga-se ao receptor nuclear de hormônio tireoidiano (TR, do inglês *thyroid receptor*) em uma ampla gama de tipos celulares. O complexo hormônio-receptor regula a transcrição de numerosos genes celulares, o que leva a diversos efeitos, como o aumento do catabolismo de carboidratos e lipídios bem como da síntese de proteínas. O resultado final desses processos é o aumento da taxa metabólica basal.

A identificação das doenças da tireoide é importante porque a maioria é bastante receptiva ao tratamento médico ou cirúrgico. Essas doenças incluem as condições associadas à excessiva liberação de hormônios tireoidianos (hipertireoidismo), à deficiência de hormônio tireoidiano (hipotireoidismo) e às lesões de massa da tireoide.

HIPERTIREOIDISMO

Os níveis circulantes elevados de hormônios tireoidianos causam um estado hipermetabólico chamado tireotoxicose. Como geralmente resulta da hiperfunção da glândula tireoide, é muitas vezes referida como *hipertireoidismo*.

Patogênese. As três causas mais comuns do hipertireoidismo são:
- *Doença de Graves*, uma forma de doença tireoidiana autoimune associada à hiperplasia difusa da tireoide (cerca de 85% dos casos)
- *Bócio multinodular hiperfuncional ("tóxico")*
- *Adenoma hiperfuncional ("tóxico") da tireoide*.

A liberação excessiva dos hormônios tireoidianos pode também ser transitória em algumas formas de tireoidite e rara em consequência de adenomas hipofisários produtores de TSH.

Características clínicas. As manifestações clínicas de tireotoxicose são atribuíveis ao estado hipermetabólico induzido pelo hormônio tireoidiano e à superatividade do sistema nervoso autônomo
- *Sintomas constitucionais*: a pele é macia, quente e hiperêmica porque o aumento do fluxo sanguíneo e a vasodilatação periférica aumentam a perda de calor; são comuns a intolerância ao calor e a sudorese excessiva. Maior atividade simpática e hipermetabolismo resultam em perda de peso apesar do aumento do apetite
- *Gastrintestinais*: a estimulação do intestino resulta em rápido tempo de trânsito (hipermotilidade), que pode causar diarreia, má absorção e esteatorreia
- *Cardíacas*: palpitações e taquicardia são comuns em decorrência de aumentos na contratilidade cardíaca e das necessidades de oxigênio periférico. Os pacientes idosos com doença cardíaca preexistente podem desenvolver insuficiência cardíaca congestiva
- *Neuromusculares*: os pacientes geralmente apresentam ansiedade, tremor e irritabilidade em razão de superatividade simpática. Quase 50% desenvolvem fraqueza muscular proximal (*miopatia tireoidiana*)
- As *alterações oculares* muitas vezes chamam atenção para o hipertireoidismo. Um olhar fixo e amplo, bem como a retração palpebral, está presente em consequência de superestimulação simpática do músculo tarsal superior, que eleva a pálpebra superior
- *Tempestade tireoidiana* designa o início abrupto de hipertireoidismo grave. Ocorre com mais frequência em pacientes com doença de Graves e, provavelmente, resulta da elevação aguda nos níveis de catecolamina, como se pode encontrar durante infecção, cirurgia, interrupção de medicamento antitireoidiano, ou qualquer forma de estresse. A tempestade tireoidiana é uma emergência médica; um número significativo de pacientes não tratados morre de arritmias cardíacas
- *Hipertireoidismo apático* refere-se à tireotoxicose que ocorre em idosos, nos quais as características típicas de excesso de hormônio tireoidiano geralmente estão atenuadas. Geralmente, a doença tireoidiana subjacente é detectada durante exame laboratorial para perda de peso inexplicável ou agravamento de doença cardiovascular.

O diagnóstico de hipertireoidismo é baseado em características clínicas e dados laboratoriais. *A mensuração do TSH sérico é o único teste de triagem mais sensível para hipertireoidismo*, pois na maioria dos casos os níveis de TSH estão diminuídos, mesmo nos estágios mais iniciais, quando a doença ainda pode ser subclínica. Em casos raros de hipertireoidismo secundário causado por lesões hipofisárias ou hipotalâmicas, os níveis de TSH estão normais ou elevados. Um valor baixo de TSH normalmente está associado a níveis circulantes elevados de T_4 livre; porém, em vez disso, ocasionalmente observa-se o aumento nos níveis de T_3 (toxicose de T_3). Nesses casos, os níveis de T_4 livre podem estar diminuídos, e a mensuração direta da T_3 sérica pode ser útil. Depois de confirmado o diagnóstico de tireotoxicose por ensaios de TSH e hormônio tireoidiano livre, a mensuração da captação de iodo radioativo pela glândula tireoide pode ser valiosa na determinação da etiologia. Por exemplo, essas varreduras podem mostrar de maneira difusa o aumento da captação na doença de Graves, o aumento da captação de um nódulo solitário em um adenoma tóxico, ou a diminuição da captação na tireoidite.

HIPOTIREOIDISMO

O hipotireoidismo é causado pela produção deficiente de hormônio tireoidiano. Pode ser resultante de anormalidades intrínsecas na tireoide (primárias) ou de defeitos na hipófise (secundários) (Tabela 18.2).

Patogênese. O hipotireoidismo primário tem causas *congênitas*, *autoimunes* e *iatrogênicas*.
- As *variantes genéticas* que perturbam o desenvolvimento da tireoide (disgenesia tireoidiana) ou a síntese de hormônio tireoidiano (bócio disormonogênico) causam hipotireoidismo congênito
- A *deficiência endêmica de iodo* na dieta tipicamente se manifesta por hipotireoidismo precocemente na infância e, por isso, é chamada de congênita, mas não é causada por defeitos genéticos. É a causa mais comum de hipotireoidismo em todo o mundo, pois afeta cerca de 2 bilhões de pessoas
- A *doença tireoidiana autoimune* é uma causa comum de hipotireoidismo em regiões do mundo onde o iodo da dieta é suficiente.

Tabela 18.2 Causas do hipotireoidismo.

Causas	Mecanismos
Primárias	
Cirurgia, exposição à radiação	Perda de tecido tireoidiano
Tireoidite	Destruição inflamatória de folículos
Deficiência de iodo	Diminuição da síntese de hormônio tireoidiano
Fármacos (lítio, iodetos)	Interferência na síntese de hormônio tireoidiano
Bócio disormonogênico (raro)	Defeito congênito na síntese de hormônio tireoidiano
Defeitos genéticos no desenvolvimento da tireoide (raros)	Desenvolvimento defeituoso da glândula tireoide
Resistência ao hormônio tireoidiano (raro)	Mutações no receptor de hormônio tireoidiano
Secundárias (centrais)	
Falência da hipófise (rara)	Produção defeituosa de TSH
Falência hipotalâmica (rara)	Produção defeituosa de TSH

A maioria dos casos de hipotireoidismo autoimune se deve à tireoidite de Hashimoto (discutida adiante)

- O *hipotireoidismo iatrogênico* pode ser causado por ablação cirúrgica ou induzida por radiação da tireoide, ou surgir como um efeito adverso de certos fármacos.

Características clínicas. As manifestações de hipotireoidismo variam dependendo da idade de início.

- *Deficiência congênita de iodo* refere-se ao hipotireoidismo que se desenvolve na lactância ou no início da infância. No passado, esse distúrbio era bastante comum nas áreas do mundo com deficiência endêmica de iodo na dieta, como regiões montanhosas como os Himalaias e os Andes. Na atualidade, é muito menos frequente em virtude da disseminada suplementação de iodo no sal da dieta. Os defeitos enzimáticos que interferem na síntese de hormônio tireoidiano são uma causa rara de casos esporádicos. As características clínicas da deficiência congênita de iodo incluem comprometimento do desenvolvimento do sistema esquelético e do sistema nervoso central, grave deficiência mental, baixa estatura, traços faciais grosseiros, projeção da língua e hérnia umbilical. A gravidade do comprometimento mental é influenciada pelo momento de início do estado deficiente no útero. Nos estágios iniciais da gravidez, antes do desenvolvimento da tireoide no feto, este é dependente de T_3 e T_4 maternas, que prontamente atravessam a placenta. O hipotireoidismo materno durante esse período crítico pode levar a uma grave deficiência mental fetal. Em contraste, a redução dos hormônios tireoidianos maternos na fase avançada da gravidez, depois de desenvolvida a tireoide fetal, não tem qualquer efeito sobre o desenvolvimento cerebral
- O hipotireoidismo em crianças maiores e em adultos resulta em uma condição conhecida como *mixedema*. Os sintomas iniciais incluem fadiga generalizada, apatia, lentidão mental que pode mimetizar depressão, constipação intestinal e diminuição da sudorese. A pele é fria e pálida em decorrência da diminuição do fluxo sanguíneo. O débito cardíaco reduzido contribui para a dispneia e a diminuição da capacidade para praticar exercícios físicos. Os hormônios tireoidianos regulam a transcrição de vários genes do sarcolema codificadores das proteínas que são cruciais para a manutenção de um débito cardíaco eficiente. Além disso, o hipotireoidismo promove o aumento dos níveis de colesterol total e da lipoproteína de baixa densidade (LDL, do inglês *low-density lipoprotein*), que podem contribuir para o desenvolvimento de aterosclerose e doença cardiovascular. Histologicamente, há um acúmulo de substâncias da matriz, como os glicosaminoglicanos e o ácido hialurônico, na pele, no tecido subcutâneo e nas vísceras. Isso resulta em edema não depressível, alargamento da face e em traços faciais rudimentares, aumento de volume da língua e voz mais grave.

O diagnóstico de hipotireoidismo é baseado na avaliação laboratorial. Como no caso do hipertireoidismo, a mensuração do TSH sérico é o *teste de triagem mais sensível*. Os níveis séricos de TSH estão aumentados no hipotireoidismo primário em razão da perda de inibição do *feedback* do hormônio liberador de tireotrofina (TRH) e da produção de TSH pelo hipotálamo e pela hipófise, respectivamente. Em contrapartida, quando o hipotireoidismo é causado por doença hipotalâmica ou hipofisária primária, os níveis de TSH não estão aumentados. A T_4 sérica está diminuída nos pacientes com hipotireoidismo de qualquer origem.

DOENÇAS TIREOIDIANAS AUTOIMUNES

A autoimunidade causa uma variedade de doenças tireoidianas, que são referidas coletivamente como *doença tireoidiana autoimune*. Esses distúrbios incluem a tireoidite e os distúrbios da função tireoidiana mediados por anticorpos, os quais não estão necessariamente associados à inflamação (p. ex., doença de Graves).

A tireoidite abrange um grupo diverso de distúrbios caracterizados por alguma forma de inflamação da tireoide. Essa discussão tem por foco os três subtipos clinicamente significativos mais comuns: (1) tireoidite de Hashimoto (linfocítica crônica); (2) tireoidite granulomatosa subaguda (de De Quervain); e (3) tireoidite indolor (Tabela 18.3).

Tireoidite de Hashimoto (linfocítica crônica)

A tireoidite de Hashimoto é a causa mais comum de hipotireoidismo nas áreas do mundo onde os níveis de iodo são suficientes. É mais prevalente entre 45 e 65 anos e é muito mais comum em mulheres (razão mulheres:homens de 10:1 a 20:1).

Patogênese. A tireoidite de Hashimoto é uma doença autoimune em que a tireoide é destruída por uma resposta imunológica contra antígenos da tireoide. O processo patológico é marcado pela progressiva depleção das células epiteliais da tireoide associadas a infiltrados linfocíticos e fibrose. Autoanticorpos circulantes contra antígenos da tireoide estão presentes em quase todos os pacientes. Vários mecanismos imunológicos podem contribuir para o dano às células tireoidianas, mas suas contribuições relativas estão indefinidas (Figura 18.4):

- As *células T CD8+ citotóxicas* específicas para os antígenos da tireoide matam as células epiteliais da tireoide
- *Morte celular mediada por citocinas*: a ativação de células T CD4+ leva à produção de citocinas inflamatórias como a interferona-γ no epitélio da glândula tireoide com resultante recrutamento e ativação de macrófagos que danificam os folículos.
- No passado, acreditava-se que um mecanismo contribuinte fosse a ligação de *anticorpos antitireoidianos* (anticorpos antitireoglobulina e antitireoide peroxidase) seguida de citotoxicidade mediada por células dependentes de anticorpo (Capítulo 5). Também é possível que os anticorpos antitireoide danifiquem as células

Tabela 18.3 Tireoidite.

	Tireoidite de Hashimoto (linfocítica crônica)	Tireoidite granulomatosa subaguda (de De Quervain)	Tireoidite indolor	Tireoidite de Reidel
Patogênese	Resposta autoimune contra antígenos da tireoide; destruição da glândula pelos LTCs e inflamação mediada por citocinas	Postula-se que seja uma infecção viral ou uma resposta do hospedeiro a um vírus	Presume-se que seja autoimune	Doença relacionada à IgG4
Características histológicas	Inflamação mononuclear proeminente, geralmente com centros germinativos; epitélio tireoidiano atrófico	Ruptura de folículos; inflamação	Inflamação linfocítica algumas vezes com centros germinativos	Fibrose extensa com infiltrado linfoplasmocítico disperso com células B positivas para IgG4
Características clínicas	Aumento difuso e indolor da tireoide; hipotireoidismo progressivo	Início agudo de dor no pescoço, febre, aumento variável de tamanho da tireoide, hipotireoidismo transitório	Massa indolor no pescoço, características de hipertireoidismo transitório	Massa fixa e dura na tireoide, geralmente eutireóidea

LTCs, linfócitos T citotóxicos.

foliculares por meio de mecanismos dependentes do complemento. Entretanto, não está claro se esses anticorpos são a causa ou a consequência da lesão tireoidiana.

Assim como as outras doenças autoimunes, a tireoidite de Hashimoto parece ter um componente genético que tem como base a taxa de concordância de cerca de 40% em gêmeos monozigóticos e a presença de anticorpos antitireoide em aproximadamente 50% de irmãos assintomáticos dos pacientes afetados. A maior suscetibilidade à doença está associada a polimorfismos nos genes associados à regulação imunológica, como o gene do antígeno 4 associado ao linfócito T citotóxico (*CTLA4*, do inglês *cytotoxic T lymphocyte-associated antigen-4 gene*), que codifica o inibidor das respostas de células T (Capítulo 5).

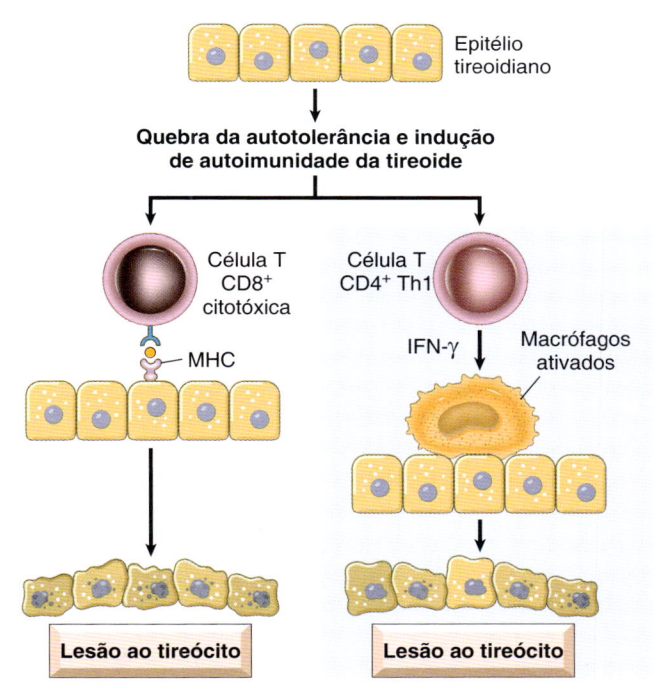

Figura 18.4 Patogênese da tireoidite de Hashimoto. A quebra da tolerância imunológica aos autoantígenos tireoidianos resulta em progressiva destruição autoimune dos tireócitos pelas células T citotóxicas infiltradas, pelas citocinas localmente liberadas e por outros mecanismos (não mostrados). *IFN-γ*, interferona-γ; *MHC*, complexo de histocompatibilidade principal.

Morfologia

Geralmente, a tireoide é aumentada de maneira difusa e simétrica. O exame microscópico revela infiltração disseminada do parênquima por um **infiltrado inflamatório mononuclear** contendo linfócitos, plasmócitos e macrófagos com **centros germinativos** bem desenvolvidos (Figura 18.5). Os folículos tireoidianos são atróficos e, em muitas áreas, revestidos por células epiteliais, com abundante citoplasma granular e eosinofílico, que são denominadas **células de Hürthle**, ou **células oxifílicas**, uma resposta metaplásica à lesão em andamento. No exame ultraestrutural, as células de Hürthle caracterizam-se por numerosas mitocôndrias proeminentes, que são responsáveis por sua aparência. O tecido conjuntivo interstical está aumentado e pode ser abundante.

Características clínicas. A tireoidite de Hashimoto torna-se objeto de atenção clínica quando ocorre aumento difuso e indolor da tireoide, geralmente associado a algum grau de hipotireoidismo de desenvolvimento lento, normalmente em mulheres de meia-idade. O hipotireoidismo pode ser precedido de tireotoxicose transitória causada pela ruptura dos folículos tireoidianos, o que resulta na liberação de hormônio tireoidiano (*hashitoxicose*). Durante essa fase, as

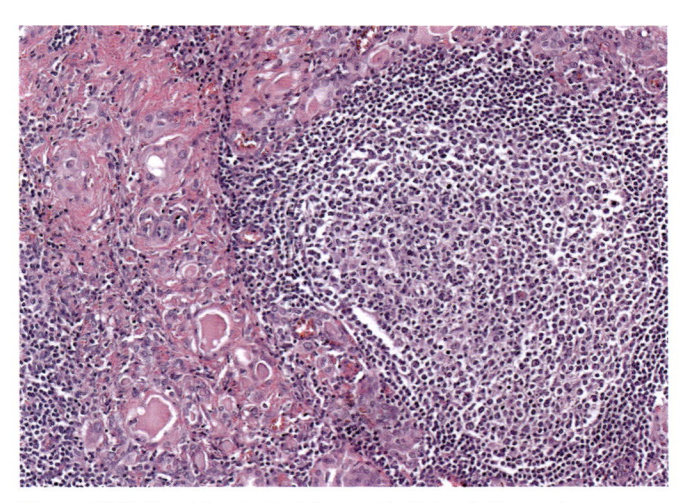

Figura 18.5 Tireoidite de Hashimoto. Linfócitos infiltram densamente o parênquima da tireoide. Um centro germinativo está presente. (© 2022 University of Michigan. Usada com permissão.)

concentrações de T_4 e T_3 livres estão elevadas, e o TSH e a captação de iodo radioativo estão diminuídos. À medida que o hipotireoidismo sobrevém, os níveis de T_4 e T_3 caem progressivamente, o que é acompanhado por um aumento compensatório no TSH. Os pacientes com tireoidite de Hashimoto geralmente têm outras doenças autoimunes e estão em maior risco de desenvolvimento de linfomas não Hodgkin de células B (Capítulo 10), que geralmente surgem dentro da glândula tireoide. A relação entre a doença de Hashimoto e os cânceres epiteliais da tireoide permanece controversa, e alguns estudos morfológicos e moleculares sugerem maior predisposição para os carcinomas papilíferos.

Tireoidite granulomatosa subaguda (de De Quervain)

A tireoidite granulomatosa subaguda, também conhecida como *tireoidite de De Quervain*, é muito menos comum do que a doença de Hashimoto. Apresenta-se geralmente entre 30 e 50 anos e, como as outras formas de tireoidite, ocorre com mais frequência em mulheres do que em homens. Acredita-se que a tireoidite subaguda seja causada por uma infecção viral ou um processo inflamatório deflagrado por infecções virais. A maioria dos pacientes tem um histórico de infecção respiratória superior pouco antes do início da tireoidite. Ao contrário da tireoidite de Hashimoto, a resposta imunológica na tireoidite granulomatosa subaguda não é autoperpetuante; portanto, a remissão do processo ocorre espontaneamente.

> **Morfologia**
>
> A glândula está firme, com uma cápsula intacta, e pode estar aumentada unilateral ou bilateralmente. O exame histológico revela ruptura dos folículos tireoidianos, extravasamento de coloide e infiltrado neutrofílico que, com o tempo, é substituído por linfócitos, plasmócitos e macrófagos. O coloide extravasado provoca uma exuberante reação granulomatosa com células gigantes, algumas contendo fragmentos de coloide (Figura 18.6). A cura ocorre com a resolução da inflamação e da fibrose.

Características clínicas. O início geralmente é agudo e se caracteriza por dor no pescoço (particularmente ao engolir), febre, mal-estar e variável aumento de tamanho da tireoide. Pode ocorrer hipertireoidismo transitório, como em outras formas de tireoidite. A contagem de leucócitos e a velocidade de hemossedimentação estão aumentadas. Com a destruição progressiva da glândula, pode se seguir uma fase hipotireoidiana transitória. A condição geralmente é autolimitante, e a maioria dos pacientes retorna a um estado eutireóideo dentro de 6 a 8 semanas.

Outras formas de tireoidite

Tireoidite indolor. Esse distúrbio também é chamado de tireoidite linfocítica subaguda; em um subgrupo de pacientes, o início segue-se à gravidez (*tireoidite pós-parto*). É considerada uma variante da tireoidite de Hashimoto e compartilha com ela uma etiologia autoimune. Os anticorpos antitireoide circulantes são encontrados na maioria dos pacientes. Afeta principalmente as mulheres de meia-idade, que apresentam massa dolorosa no pescoço ou características de excesso de hormônio tireoidiano. A fase inicial de tireotoxicose (que provavelmente é secundária a dano ao tecido tireoidiano) é seguida de retorno a um estado eutireóideo dentro de alguns meses. Em uma minoria de indivíduos afetados, a condição eventualmente progride para hipotireoidismo. Pode haver leve aumento simétrico da tireoide. As características histológicas consistem em infiltração linfocítica e centros germinativos hiperplásicos dentro do parênquima tireoidiano.

Tireoidite de Riedel. Esse raro distúrbio é uma manifestação de doença relacionada à IgG4 (Capítulo 5). Caracteriza-se por infiltrados linfoplasmocíticos e extensa fibrose que envolve a tireoide e as estruturas contíguas ao pescoço, invadindo as glândulas paratireoides ou o nervo laríngeo recorrente. A avaliação clínica mostra massa tireoidiana dura e fixa simulando neoplasia maligna da tireoide. Pode estar associada à fibrose idiopática em outros locais do corpo, como o retroperitônio. Cerca de um terço dos pacientes pode estar hipotireóideo.

Doença de Graves

A doença de Graves é um distúrbio mediado por autoanticorpo e a causa mais comum de hipertireoidismo endógeno. A doença tem um pico de incidência entre 20 e 40 anos, e as mulheres são afetadas com uma frequência até sete vezes maior do que os homens. Estima-se que a doença atinja 1,5 a 2% das mulheres nos EUA.

Patogênese. Muitas manifestações da doença de Graves são causadas por autoanticorpos contra o receptor de TSH que se ligam às células foliculares da tireoide e as estimulam independentemente dos hormônios tróficos endógenos. Múltiplos autoanticorpos são produzidos na doença de Graves, e o mais comum é o *anticorpo contra o receptor de tireotrofina* (*TSH*). Esse anticorpo IgG liga-se ao receptor de TSH e mimetiza a ação do TSH, com consequente aumento da produção e da liberação de hormônios tireoidianos. Quase todos os indivíduos com a doença de Graves têm quantidades detectáveis desse autoanticorpo. Foram detectados outros anticorpos de ligação ao receptor de TSH, incluindo alguns que bloqueiam a ligação de TSH. A coexistência de imunoglobulinas estimuladoras e inibidoras no soro do mesmo paciente não é rara e pode explicar por que alguns pacientes apresentam episódios intercorrentes de hipotireoidismo. A razão para que os pacientes desenvolvam reações autoimunes contra seu receptor de TSH é desconhecida. Como nas outras doenças autoimunes, há um componente genético, que se reflete em aumento da incidência em gêmeos monozigóticos e associação com os genes envolvidos em respostas e regulação imunológicas, como os alelos *HLA* e *CTLA4* específicos.

A autoimunidade pode estar envolvida no desenvolvimento da *oftalmopatia infiltrativa* característica da doença de Graves. O receptor de TSH é expresso não apenas na tireoide, mas também nos fibroblastos oculares e nas células adiposas. As células T $CD4^+$ ativadas secretam citocinas que aumentam a produção de proteínas da matriz extracelular, que se acumulam no espaço retro-orbital e causam a oftalmopatia.

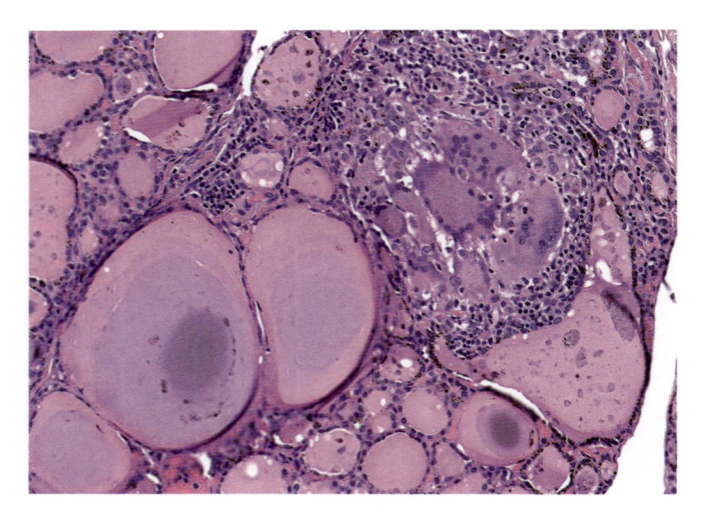

Figura 18.6 Tireoidite granulomatosa. Há destruição parcial de folículos com um infiltrado linfocítico mononuclear e inflamação granulomatosa. (© 2022 University of Michigan. Usada com permissão.)

> ### Morfologia
>
> A glândula tireoide está simetricamente aumentada em virtude de **hipertrofia e hiperplasia difusas** das células epiteliais foliculares da tireoide. A glândula normalmente está lisa e macia, e a cápsula está intacta (Figura 18.7). No exame microscópico, as células epiteliais foliculares nos casos não tratados são altas e mais agrupadas que o usual. Esse agrupamento geralmente resulta na formação de pequenas papilas que se projetam para dentro do lúmen folicular. Essas papilas não possuem núcleos fibrovasculares, o que as difere daquelas do carcinoma papilífero. O coloide dentro do lúmen folicular é pálido e com margens chanfradas. Os infiltrados linfoides, que consistem predominantemente em células T e apresentam menos células B e plasmócitos maduros, estão presentes em todo o interstício; normalmente também estão presentes centros germinativos espalhados.
>
> As alterações nos tecidos extratireóideos incluem hiperplasia linfoide generalizada. Nos indivíduos com oftalmopatia, os tecidos da órbita ficam edemaciados por causa da presença de mucopolissacarídeos. Além disso, há infiltração de linfócitos, principalmente células T, e fibrose. Inicialmente, os músculos orbitais encontram-se edemaciados, mas podem sofrer fibrose na fase tardia do curso da doença. A dermopatia, se presente, caracteriza-se por espessamento da derme em consequência de deposição de glicosaminoglicanos e infiltração linfocítica.

Características clínicas. As manifestações clínicas da doença de Graves incluem aquelas comuns a todas as formas de tireotoxicose (discutida anteriormente) e outras que são únicas, como hiperplasia difusa da tireoide, oftalmopatia e dermopatia. O grau de tireotoxicose varia e, algumas vezes, é menos evidente do que as outras manifestações da doença. O fluxo sanguíneo aumentado através da glândula hiperativa pode produzir um ruído audível. A oftalmopatia da doença de Graves resulta em protrusão anormal do globo ocular (*exoftalmia*) com um olhar fixo e amplo e retração palpebral (Figura 18.8). A exoftalmia pode persistir ou progredir, apesar de um tratamento bem-sucedido da tireotoxicose, o que às vezes resulta em lesão corneana. Os músculos extraoculares geralmente são fracos. A dermopatia infiltrativa envolve com mais frequência a pele sobrejacente à tíbia, onde se manifesta como espessamento descamativo e endurecimento da pele (*mixedema pré-tibial*). As lesões cutâneas podem ser pápulas ou nódulos ligeiramente pigmentados e, geralmente, têm textura de casca de laranja. Os achados laboratoriais incluem T_4 e T_3 séricas elevadas e diminuição do TSH sérico. Em razão da persistente estimulação dos folículos tireoidianos pelos autoanticorpos, a captação de iodo radioativo aumenta difusamente.

As doenças tireoidianas autoimunes abrangem, portanto, um *continuum* em que a tireoidite de Hashimoto, que se manifesta como hipotireoidismo, situa-se em um extremo, e a doença de Graves, caracterizada por hiperfunção da tireoide, no outro. Essas distinções, porém, podem não ser muito nítidas. Às vezes, o hipertireoidismo segue-se à tireoidite de Hashimoto preexistente; já em outras ocasiões,

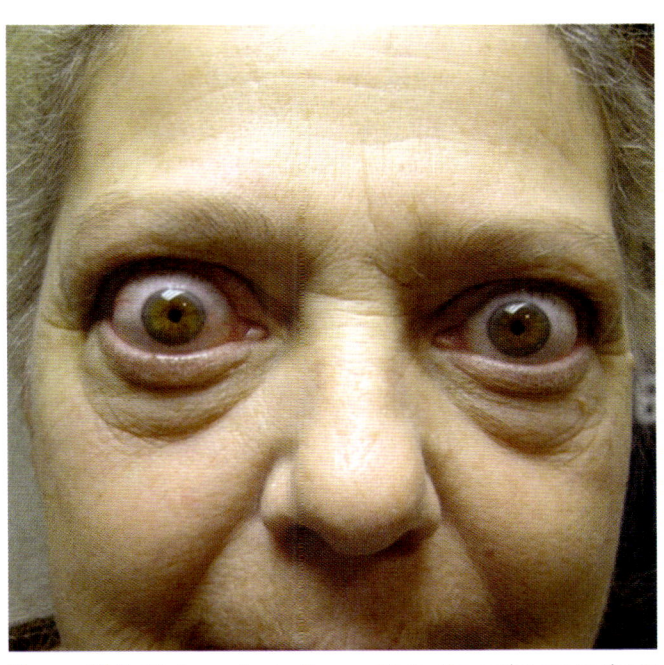

Figura 18.8 Oftalmopatia de Graves. Protrusão ocular em paciente com doença de Graves. (Cortesia de K. B. Krantz, MD. https://app.expertpath.com/document/graves-disease-diffuse-hyperplasia/e4eecfb6-ca6d-4451-9bf8-0460bd95e1a5?searchTerm=graves.)

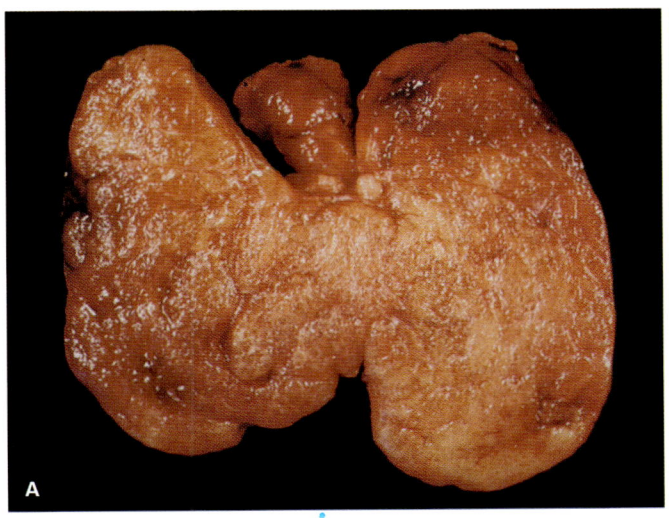

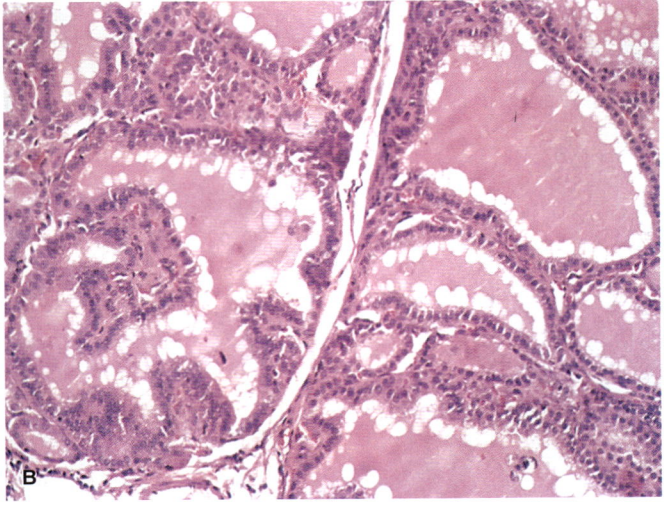

Figura 18.7 Doença de Graves. **A.** Há um aumento simétrico difuso da glândula e um parênquima cor de carne vermelho-escura. **B.** Tireoide difusamente hiperplásica com folículos revestidos por epitélio colunar elevado. As células epiteliais aumentadas e agrupadas projetam-se para o interior do lúmen dos folículos. Essas células reabsorvem ativamente o coloide nos centros dos folículos, o que resulta em uma aparência chanfrada das bordas do coloide. (**A.** Usada com permissão do American Registry of Pathology. Publicada como Figura 5.2 em Medeiros, L. Jeffrey et al. Tumors of the Lymph Node and Spleen, AFIP Atlas of Tumor Pathology. Series 4, Fascicle 25 American Registry of Pathology, 2017.)

os indivíduos com doença de Graves desenvolvem hipofunção tireoidiana espontaneamente. Ocasionalmente, a tireoidite de Hashimoto e a doença de Graves podem até coexistir dentro de uma família afetada. Não surpreende que também ocorra a sobreposição histológica desses distúrbios autoimunes (mais caracteristicamente, infiltrados linfocíticos proeminentes e formação de centro germinativo na glândula tireoide). Em ambos os distúrbios, é maior a frequência de outras doenças autoimunes, como lúpus eritematoso sistêmico, anemia perniciosa, diabetes tipo 1 e doença de Addison.

BÓCIO DIFUSO E MULTINODULAR

O aumento da tireoide, ou bócio, é causado pela síntese reduzida de hormônio tireoidiano. Com mais frequência, é o resultado de deficiência de iodo na dieta. Por ser o iodo necessário para a síntese de hormônios tireoidianos, sua deficiência leva ao comprometimento da produção hormonal. Isso, por sua vez, resulta em uma elevação compensatória no TSH sérico, que induz hipertrofia e hiperplasia das células foliculares da tireoide e, finalmente, aumento difuso da glândula tireoide (*bócio difuso*). Com o tempo, episódios recorrentes de hiperplasia e involução produzem aumento irregular da glândula (*bócio multinodular*). O grau de aumento da tireoide é proporcional ao nível e à duração da deficiência do hormônio tireoidiano. Essas alterações compensatórias superam a deficiência de hormônio e mantêm um estado metabólico eutireóideo em uma alta porcentagem dos indivíduos afetados. Entretanto, se um distúrbio subjacente for grave (p. ex., um defeito congênito de biossíntese), as respostas compensatórias podem ser inadequadas, resultando em *hipotireoidismo com bócio*.

Patogênese. Os bócios podem ser endêmicos ou esporádicos.

- O *bócio endêmico* ocorre nas áreas geográficas onde a dieta é deficiente em iodo. A designação *endêmico* é usada quando, em determinada região, os bócios estão presentes em mais de 10% da população. Com a maior disponibilidade da suplementação de iodo na dieta, a frequência e a gravidade do bócio endêmico declinaram significativamente
- O *bócio esporádico* ocorre com menos frequência do que o bócio endêmico. A condição é mais comum em mulheres do que em homens, com pico de incidência na puberdade ou na fase adulta jovem, quando há maior demanda fisiológica por tiroxina. O bócio esporádico pode ser causado por várias condições, como a ingestão excessiva de substâncias que interferem na síntese de hormônio tireoidiano, como o cálcio e os vegetais da família Brassicaceae (anteriormente chamada de Cruciferae) (p. ex., repolho, couve-flor). Em outras situações, o bócio pode resultar de defeitos enzimáticos hereditários que interferem na síntese de hormônio tireoidiano (*bócio disormonogênico*). Na maioria dos casos, porém, a causa do bócio esporádico é desconhecida.

> ### Morfologia
>
> Nos **bócios difusos**, os folículos são revestidos por células colunares aglomeradas, que podem acumular-se e formar projeções semelhantes àquelas observadas na doença de Graves. Se subsequentemente o iodo da dieta for aumentado, ou se diminuírem as demandas por hormônio tireoidiano, o epitélio folicular involui para formar uma glândula aumentada rica em coloide (**bócio coloide**). Nesses casos, a superfície de corte da tireoide geralmente é marrom e com aparência vítrea e translúcida. No exame microscópico, o epitélio folicular pode estar hiperplásico nos estágios iniciais da doença, ou achatado e cuboide durante os períodos de involução.
>
> Praticamente todos os bócios difusos de longa duração convertem-se em **bócios multinodulares**. Os bócios multinodulares são lobulados, assimetricamente aumentados e podem alcançar um tamanho massivo. Na superfície de corte, são evidentes nódulos irregulares contendo quantidades variáveis de coloide gelatinoso marrom (Figura 18.9 A). As lesões antigas muitas vezes mostram áreas de fibrose, hemorragia, calcificação e alteração cística. A aparência microscópica inclui folículos ricos em coloide, revestidos por um epitélio inativo e achatado (Figura 18.9 B), e áreas de **hiperplasia folicular** acompanhadas de alterações degenerativas.

Características clínicas. As características clínicas predominantes do bócio são aquelas causadas pelos efeitos de massa da glândula aumentada. Além da questão cosmética de uma grande massa no pescoço, o bócio pode também causar obstrução da via respiratória, disfagia e compressão de grandes vasos cervicais e na porção superior do tórax (síndrome da veia cava superior, Capítulo 8).

Tipicamente, o bócio multinodular é hormonalmente silencioso, mas uma minoria (cerca de 10% em 10 anos) manifesta-se com tireotoxicose secundária ao desenvolvimento de nódulos autônomos que produzem hormônio tireoidiano independentemente da estimulação do TSH. Essa condição, conhecida como *bócio multinodular tóxico* ou *síndrome de Plummer*, não apresenta a oftalmopatia infiltrativa e a dermopatia da tireotoxicose associadas à doença de Graves. A incidência de malignidade nos bócios multinodulares de longa duração

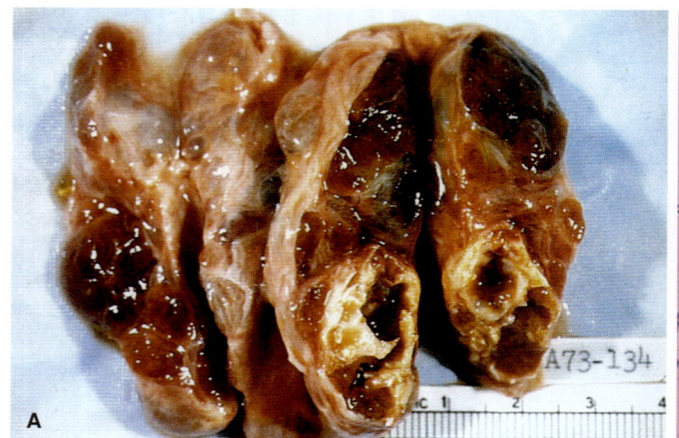

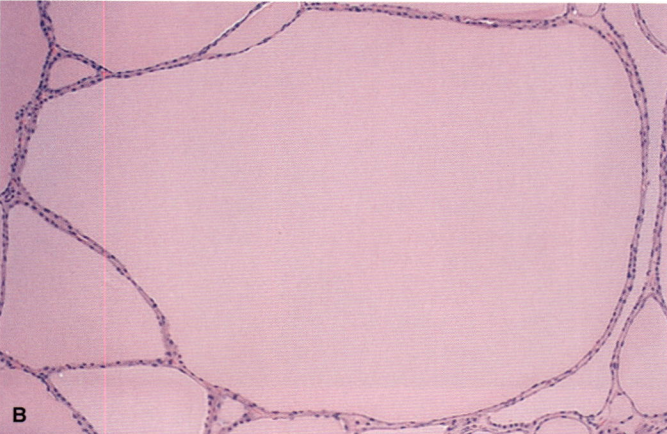

Figura 18.9 Bócio multinodular. **A.** A glândula grosseiramente nodular contém áreas de fibrose e alteração cística. **B.** Os folículos tireoidianos aumentados são revestidos por células epiteliais inativas achatadas e preenchidas com abundante coloide rosado armazenado. (**B.** De Klatt EC: *Robbins and Cotran Atlas of Pathology*, ed 4, Figura 15.21, Philadelphia, 2021, Elsevier.)

é pequena (< 5%), mas não nula, e surge a preocupação com a malignidade nos bócios que aumentam subitamente de tamanho ou produzem novos sintomas (p. ex., rouquidão).

NEOPLASIAS TIREOIDIANAS

As neoplasias tireoidianas variam de adenomas benignos e circunscritos até carcinomas anaplásicos altamente agressivos. O carcinoma de tireoide é sempre uma preocupação nos pacientes que apresentam nódulos tireoidianos. A maioria dos nódulos solitários da tireoide são adenomas benignos ou condições não neoplásicas localizadas (p. ex., um nódulo dominante em um bócio multinodular, cistos simples ou focos de tireoidite). Em contrapartida, os carcinomas de tireoide são raros, e representam menos de 1% dos nódulos tireoidianos solitários. Vários critérios clínicos oferecem um indício da natureza de determinado nódulo tireoidiano:

- Os nódulos solitários, os nódulos em crianças e pacientes jovens (< 30 anos) e os nódulos em homens provavelmente são malignos
- Um histórico de exposição à radiação está associado a maior incidência de malignidade tireoidiana
- Os nódulos hormonalmente inativos que não captam iodo radioativo em estudos de imagem (nódulos frios) provavelmente também são malignos.

Essas associações, entretanto, têm pouco significado na avaliação de determinado paciente. Finalmente, a avaliação morfológica de um nódulo tireoidiano por meio de punção aspirativa por agulha fina combinada com o estudo histológico do tecido tireoidiano ressecado cirurgicamente proporciona a informação mais definitiva sobre a natureza dos nódulos tireoidianos.

Adenomas da tireoide

Os adenomas da tireoide são tipicamente massas solitárias isoladas derivadas do epitélio folicular e, por isso, são conhecidos como adenomas foliculares. Por motivos clínicos e morfológicos, pode ser difícil distinguir um nódulo dominante no bócio multinodular e os carcinomas foliculares menos comuns. Apesar de a maioria dos adenomas não ser funcional, uma pequena quantidade deles produz hormônios tireoidianos (*adenomas tóxicos*), causando tireotoxicose clinicamente aparente. Em geral, os adenomas foliculares não são precursores de carcinomas; entretanto, alterações genéticas compartilhadas levantam a possibilidade de que um subgrupo de carcinomas foliculares possa surgir em adenomas preexistentes.

Patogênese. A anormalidade genética mais comum nos adenomas tóxicos são as mutações somáticas que levam à ativação constitutiva da via de sinalização do receptor de TSH. As mutações com ganho de função – com mais frequência no gene codificador do próprio receptor de TSH (TSHR, do inglês *TSH receptor*) e com menos frequência na subunidade α da G_s (GNAS) – estimulam os tireócitos a proliferar e a secretar hormônio tireoidiano independentemente da estimulação de TSH (autonomia da tireoide), o que resulta em hipertireoidismo. Em geral, as mutações somáticas na via de sinalização do receptor de TSH estão presentes em pouco mais da metade dos adenomas tóxicos. Essas mutações também são observadas em um subgrupo de nódulos autônomos presentes nos bócios multinodulares tóxicos, discutidos anteriormente.

Os adenomas foliculares não funcionais são caracterizados por uma variedade de aberrações genéticas, como mutações em *RAS* (< 20%) e *PTEN*, que também são observadas no carcinoma folicular.

> **Morfologia**
>
> O adenoma de tireoide típico é uma lesão esférica **solitária** que comprime a tireoide não neoplásica adjacente. As células neoplásicas são demarcadas a partir do parênquima adjacente por uma **cápsula intacta e bem definida** (Figura 18.10 A). No exame microscópico, as células são arranjadas em folículos uniformes que contêm coloide e mostram pouca variação no tamanho e no formato celulares ou na morfologia nuclear; as figuras mitóticas são raras (Figura 18.10 B). Ocasionalmente, as células neoplásicas adquirem citoplasma granular brilhantemente eosinofílico (alteração de células oxifílicas ou de Hürthle). É característica de todos os adenomas foliculares a presença de uma cápsula intacta que envolve todo a neoplasia. **Portanto, uma cuidadosa avaliação da integridade da cápsula é crucial para distinguir os adenomas foliculares do carcinoma folicular**, que demonstra invasão capsular e/ou vascular (discutido adiante).

Características clínicas. A maioria dos adenomas da tireoide manifesta-se como nódulos indolores, que muitas vezes são descobertos durante um exame físico de rotina. Massas maiores podem produzir sintomas locais como dificuldade na deglutição. Os indivíduos com adenomas tóxicos podem apresentar as características da tireotoxicose. Após a injeção de iodo radioativo, os adenomas não funcionais

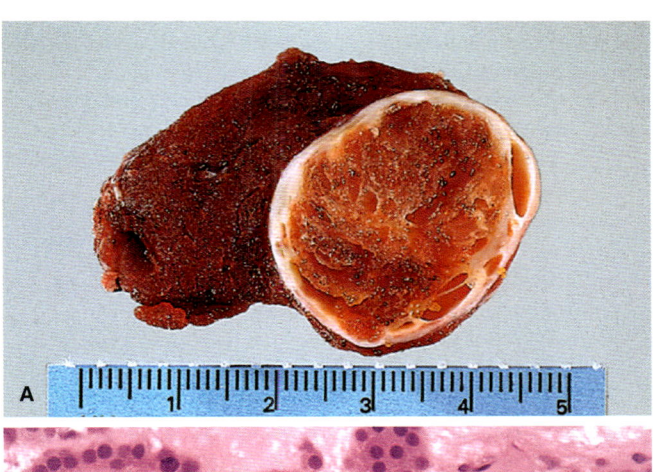

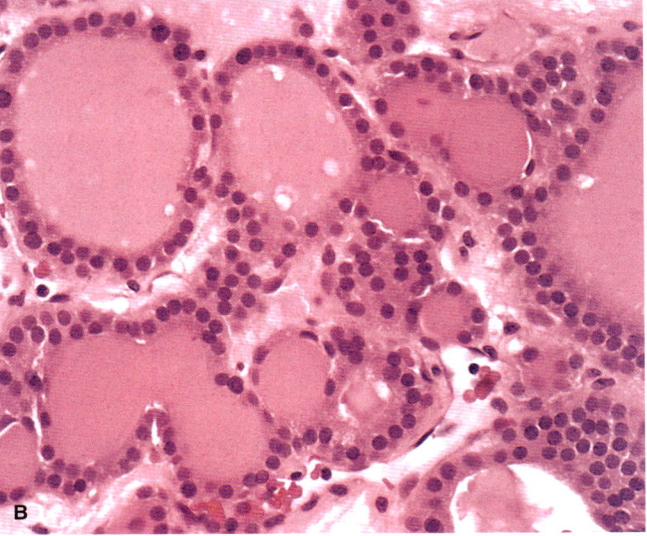

Figura 18.10 Adenoma folicular da tireoide. **A.** Um nódulo solitário e bem circunscrito é visível na amostra macroscópica. **B.** A fotomicrografia mostra folículos bem diferenciados semelhantes àqueles do parênquima tireoidiano normal.

captam menos iodo que o parênquima da tireoide normal. Na cintilografia com radionuclídeos, portanto, eles aparecem como *nódulos frios* em relação à glândula tireoide normal adjacente. Os adenomas tóxicos, porém, aparecem como *nódulos mornos* ou *quentes* nas imagens. Até 10% dos nódulos frios eventualmente se comprovam malignos. Em contraste, a malignidade é rara em nódulos quentes. A ultrassonografia e a biopsia com punção aspirativa por agulha fina são essenciais na avaliação pré-operatória dos adenomas suspeitos. Por causa da necessidade de avaliar a integridade capsular para exclusão de malignidade, os adenomas da tireoide suspeitos são removidos por cirurgia. Os adenomas da tireoide têm excelente prognóstico e não sofrem recidiva.

Carcinomas de tireoide

A detecção de pequenos nódulos cancerosos e clinicamente assintomáticos da glândula tireoide aumentou drasticamente nos EUA nos últimos anos, principalmente por causa do uso crescente de ultrassom na tireoide e outros estudos por imagem. Entretanto, as mortes por câncer de tireoide permaneceram relativamente estáveis durante esse período, o que ressalta o resultado favorável para os carcinomas de tireoide casualmente detectados (e também levanta questões sobre o valor de sua detecção). A predominância no sexo feminino é notada entre os pacientes que desenvolvem carcinoma de tireoide no início e na fase média da vida adulta. Em contraste, os casos observados na infância e na fase tardia da vida adulta estão distribuídos igualmente entre homens e mulheres. A maioria dos carcinomas de tireoide (com exceção dos carcinomas medulares) deriva do epitélio folicular tireoidiano e, destes, quase todas são lesões bem diferenciadas. Os principais subtipos de carcinoma de tireoide e suas frequências relativas são como segue:

- *Carcinoma papilífero da tireoide* (mais de 85% dos casos)
- *Carcinoma folicular da tireoide* (5 a 15% dos casos)
- *Carcinoma anaplásico (indiferenciado) da tireoide* (< 5% dos casos)
- *Carcinoma medular da tireoide* (5% dos casos).

Em virtude das características clínicas e biológicas únicas de cada tipo de carcinoma da tireoide, estes são descritos separadamente. É apresentada em seguida uma visão geral da patogênese molecular de cada tipo de câncer de tireoide.

Patogênese. Cada tipo importante de câncer de tireoide tem uma distinta patogênese molecular. As alterações genéticas nas três malignidades foliculares derivadas de células resultam em ativação constitutiva das vias de sinalização que normalmente são ativadas pela ligação de fatores de crescimento aos seus receptores tirosinoquinases, promovendo a carcinogênese (Figura 18.11).

- *Carcinoma papilífero da tireoide*: **a ativação da via MAP-quinase é uma característica da maioria dos carcinomas papilíferos.** Os mecanismos mais comuns da sinalização desregulada de MAPK são (1) translocações que resultam em gene de fusão *RET* ou *NTRK* (10 a 20%); (2) mutações pontuais em *BRAF* (40 a 65%); e (3) mutações oncogênicas de *RAS* (10 a 30%). Como os rearranjos cromossômicos dos genes *RET* ou *NTRK1* e as mutações de *BRAF* e *RAS* têm efeitos redundantes, essas anormalidades moleculares são mutuamente exclusivas.

  Um importante fator de risco para o câncer papilífero de tireoide é a exposição à radiação ionizante, particularmente durante as duas primeiras décadas de vida. Em conformidade com essa constatação, houve um acentuado aumento na incidência de carcinomas papilíferos em crianças expostas à radiação ionizante após o desastre nuclear de Chernobyl em 1986

- *Carcinoma folicular da tireoide*: **os carcinomas foliculares da tireoide com frequência possuem mutações em *RAS* ou em componentes da via de sinalização PI3K/AKT.** São observadas tanto as mutações com ganho de função em *PIK3CA*, que codifica PI3K, como as mutações com perda de função em *PTEN*, um regulador negativo de PI3K. Mutações em *RAS* e *PIK3CA* também são encontradas nos adenomas foliculares benignos e nos carcinomas anaplásicos (ver a seguir), o que sugere uma histogênese compartilhada. Até metade dos carcinomas foliculares têm translocação única (2;3)(q13;p25) que cria um gene de fusão composto de *PAX8*; um gene *homeobox* pareado que é importante no desenvolvimento da tireoide; e o gene receptor ativado por proliferador de peroxissomos (*PPARG*, do inglês *peroxisome proliferator-activated receptor gene*), cujo produto é um receptor de hormônio nuclear implicado na diferenciação terminal das células epiteliais da tireoide.

  A deficiência de iodo na dieta (e, por extensão, uma associação com o bócio) está ligada à maior frequência de carcinomas foliculares; o mecanismo subjacente é desconhecido

- *Carcinoma anaplásico da tireoide*: **essas neoplasias altamente agressivas podem surgir *de novo* ou, com mais frequência, pela progressão de um carcinoma papilífero ou folicular bem diferenciado.** As alterações moleculares presentes nos carcinomas anaplásicos incluem aquelas também observadas nos carcinomas bem diferenciados (p. ex., mutações em *RAS* ou *PIK3CA*), assim como mutações adicionais que são específicas do carcinoma anaplásico. Dentre essas mutações exclusivas mais comuns, está a mutação com perda de função em *TP53*, que se acredita ter um papel importante no desenvolvimento de carcinomas anaplásicos

- *Carcinoma medular da tireoide*: **em contraste com os subtipos descritos anteriormente, essas neoplasias surgem das células C parafoliculares,** e não do epitélio folicular. Os carcinomas medulares familiares da tireoide ocorrem na *neoplasia endócrina múltipla tipo 2* (NEM-2) (ver adiante) e estão associados às mutações *RET*

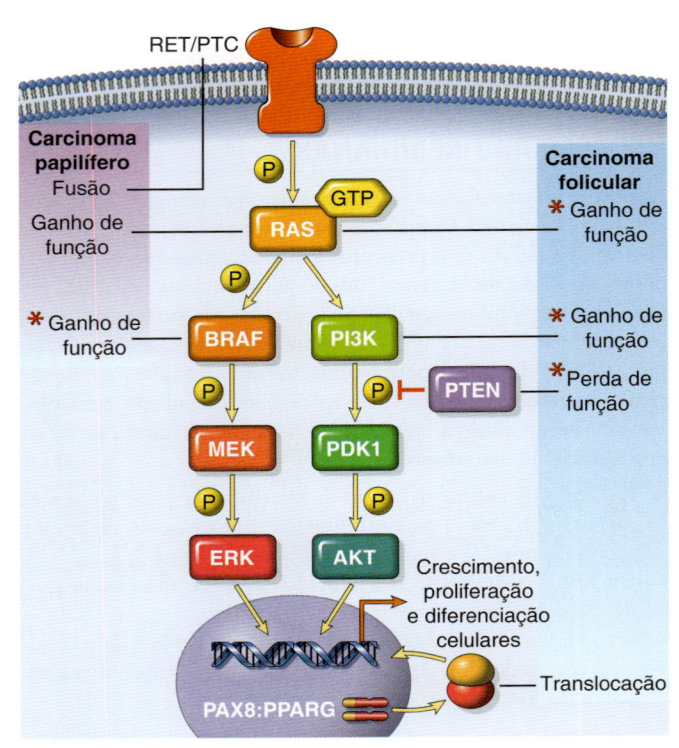

Figura 18.11 Alterações genéticas nas malignidades foliculares derivadas de células da tireoide. As mutações mais comuns nas vias de sinalização de MAP-quinase e PI3K/AKT são indicadas por *asteriscos*.

na linhagem germinativa que levam à ativação constitutiva do receptor tirosinoquinase RET. As mutações *RET* adquiridas também são observadas em aproximadamente metade dos cânceres medulares de tireoide não familiares (esporádicos).

Carcinoma papilífero da tireoide

Estes representam a maioria dos carcinomas de tireoide associados à exposição prévia à radiação ionizante.

Morfologia

Os carcinomas papilíferos da tireoide são lesões solitárias ou multifocais. As neoplasias podem ser bem circunscritas e encapsuladas ou se infiltrar no parênquima adjacente e ter margens mal definidas. Os focos papilares podem ser visíveis na superfície de corte, o que aponta para o diagnóstico (Figura 18.12 A). As características microscópicas das neoplasias papilíferas incluem as seguintes:

- **Papilas** ramificadas que possuem um pedículo fibrovascular coberto por camadas, que vão de única até múltiplas, de células epiteliais cuboides (Figura 18.12 B). Na maioria dos casos, o epitélio que recobre as papilas apresenta células cuboides bem diferenciadas e uniformes, mas podem ser observadas morfologias pleomórficas ou até anaplásicas
- Núcleos com cromatina finamente dispersa que confere uma aparência opticamente clara ou vazia, daí a designação **núcleos em vidro fosco** (Figura 18.12 C). Além disso, as invaginações do citoplasma muitas vezes concedem a aparência de inclusões intranucleares ("pseudoinclusões") ou de sulcos intranucleares (Figura 18.12 D). **Essas características nucleares são suficientes para o diagnóstico de carcinoma papilífero da tireoide, mesmo na ausência de arquitetura papilar**
- Muitas vezes estão presentes estruturas com calcificação concêntrica, denominadas **corpos psamomatosos**, dentro da lesão, normalmente no interior dos centros das papilas. Essas estruturas quase nunca são encontradas nos carcinomas foliculares e medulares
- Geralmente estão presentes focos de invasão linfática pela neoplasia, mas o envolvimento de vasos sanguíneos é raro, particularmente nas lesões menores. Metástases para os linfonodos cervicais adjacentes ocorrem em até metade dos casos.

Há mais de uma dúzia de variantes de carcinoma papilar da tireoide, e a mais comum é a chamada **variante folicular encapsulada**, que possui os traços nucleares característicos do carcinoma papilar e uma arquitetura quase totalmente folicular. Até um terço dessas neoplasias contém a translocação que cria um gene de fusão *PAX8-PPARG*, que é típico dos carcinomas foliculares, discutidos anteriormente.

Características clínicas. Os carcinomas papilíferos da tireoide não são funcionais; portanto, eles se manifestam com mais frequência como massa indolor no pescoço, dentro da tireoide ou como uma metástase em um linfonodo cervical. Um diagnóstico pré-operatório baseado em características nucleares típicas pode ser normalmente

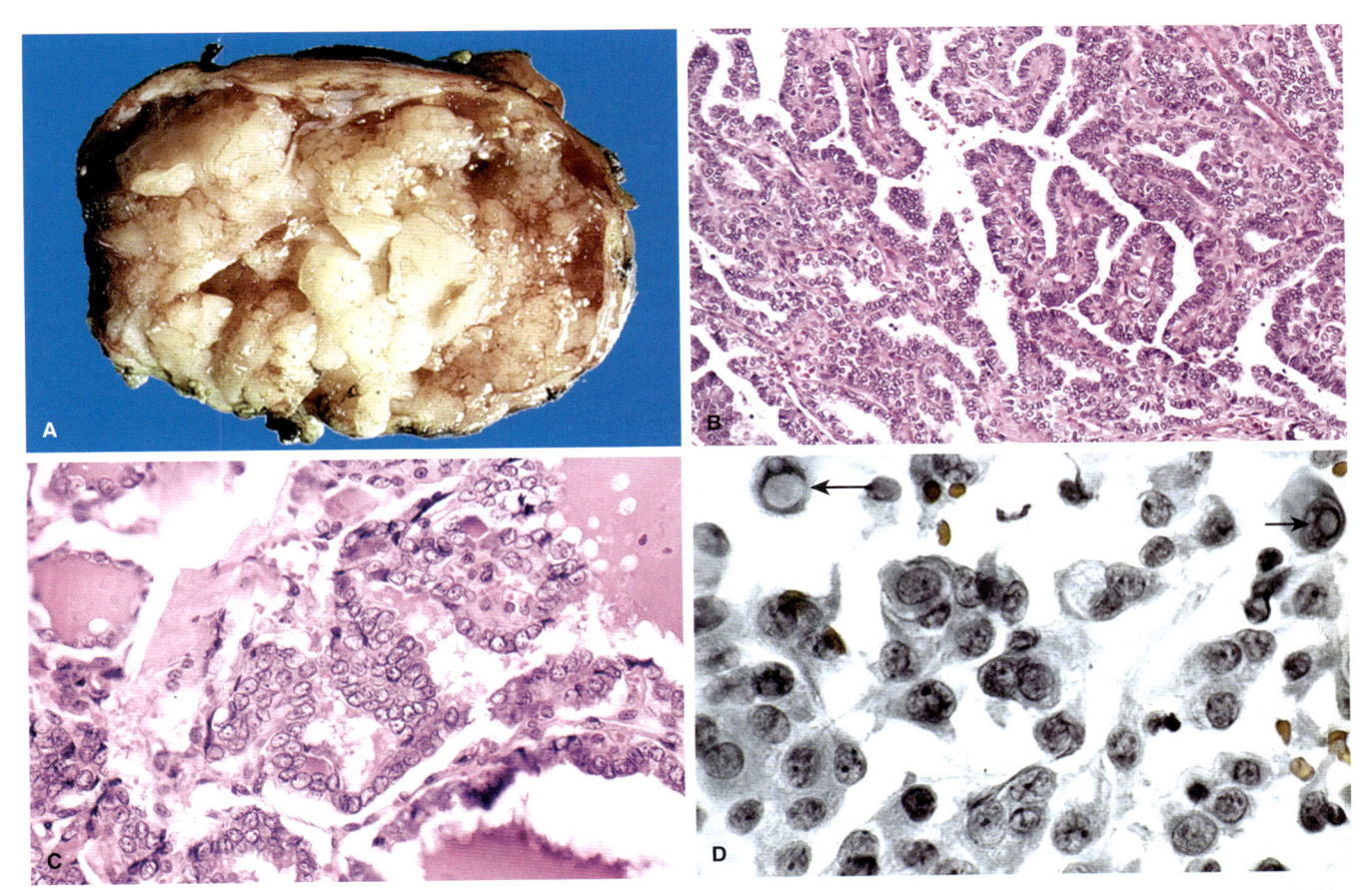

Figura 18.12 Carcinoma papilar da tireoide. **A** a **C**. Um carcinoma papilar com estruturas papilares macroscopicamente discerníveis. Neste exemplo específico, papilas bem formadas (**B**) são revestidas por células com os característicos núcleos de aparência vazia (**C**), algumas vezes chamados de *núcleos do olho da órfã Annie* com base em uma personagem de quadrinhos dos anos 1920. **D**. Células obtidas por punção aspirativa por agulha fina de um carcinoma papilífero. As inclusões intranucleares características são visíveis em algumas das células aspiradas (*setas*). (Cortesia do Dr. S. Gokasalan, Department of Pathology, University of Texas Southwestern Medical School, Dallas, Texas.)

estabelecido por meio de punção aspirativa por agulha fina. Os carcinomas papilíferos da tireoide são lesões indolentes e com taxas de sobrevida em 10 anos superiores a 95%. A presença de metástases para linfonodo cervical isolado não tem influência significativa no prognóstico. Em alguns pacientes, as metástases hematogênicas estão presentes no momento do diagnóstico, geralmente para o pulmão. A sobrevida a longo prazo dos pacientes com câncer papilífero da tireoide depende de vários fatores, como idade (em geral, o prognóstico é menos favorável nos pacientes com mais de 40 anos), extensão para fora da glândula tireoide e presença de metástases distantes (estádio).

Algumas variantes foliculares do carcinoma papilífero da tireoide mostram invasão capsular, enquanto em outras falta evidência de invasão e, essencialmente, não têm potencial para comportamento maligno.

Carcinoma folicular da tireoide

Os carcinomas foliculares da tireoide são mais comuns em mulheres do que em homens (razão 3:1) e se manifestam em idade mais avançada do que os carcinomas papilares da tireoide, pois o pico de incidência situa-se entre os 40 e os 60 anos. O carcinoma folicular é mais frequente em áreas com deficiência de iodo na dieta, enquanto sua incidência tem diminuído ou permanece estável em áreas do mundo em que o iodo é suficiente.

Morfologia

Os carcinomas foliculares são nódulos únicos que podem ser bem circunscritos ou amplamente infiltrativos. Por meio de exame macroscópico, pode ser impossível distinguir entre as lesões nitidamente demarcadas e os adenomas foliculares. No exame microscópico, a maioria dos carcinomas foliculares é composta de células uniformes formando pequenos folículos que lembram a tireoide normal (Figura 18.13). **A distinção entre adenoma e carcinoma foliculares requer extensa amostragem histológica da interface cápsula da neoplasia–tireoide para a evidência de invasão capsular e/ou vascular** (Figura 18.14). Como discutido anteriormente, as lesões foliculares invasivas em que as características nucleares são típicas dos carcinomas papilares são consideradas como variantes foliculares de cânceres papilares.

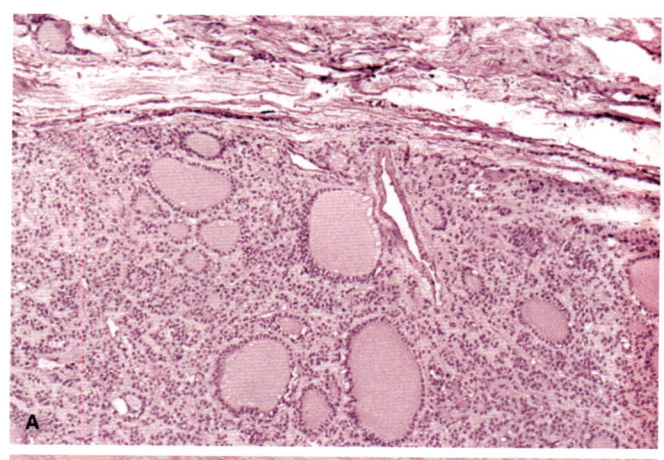

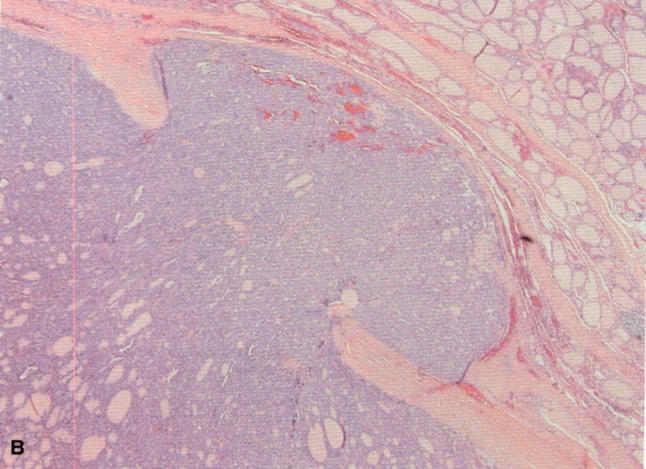

Figura 18.14 Invasão capsular no carcinoma folicular da tireoide. A avaliação da integridade da cápsula é crucial para distinguir o adenoma folicular do carcinoma folicular. **A.** No adenoma, uma cápsula fibrosa circunda os folículos neoplásicos e não se observa qualquer invasão capsular; geralmente, o parênquima comprimido da tireoide normal está presente externamente à cápsula (*no alto*). **B.** Em contraste, o carcinoma folicular mostra uma invasão capsular que pode ser mínima, como neste caso, ou disseminada com extensão para dentro das estruturas locais do pescoço.

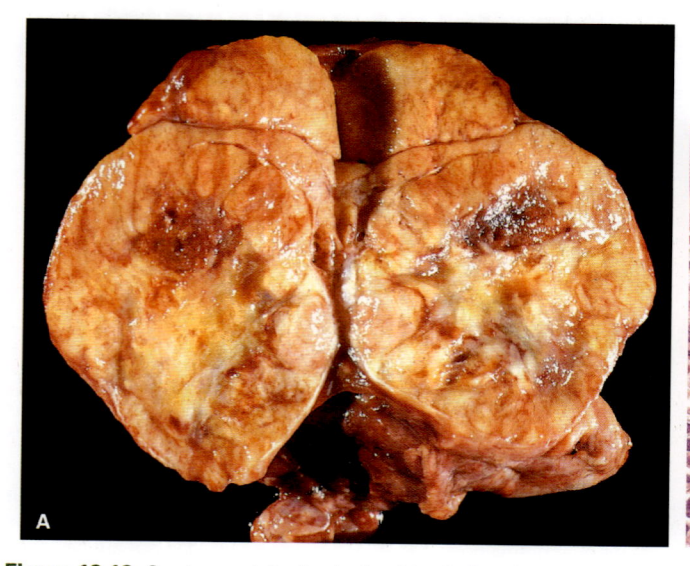

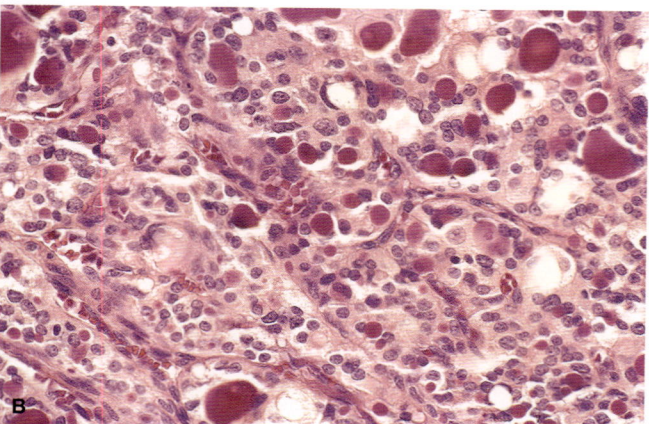

Figura 18.13 Carcinoma folicular da tireoide. **A.** Superfície de corte de um carcinoma folicular com substancial substituição do lobo da tireoide. A neoplasia tem coloração castanho-clara e contém pequenos focos de hemorragia. **B.** Alguns lumens glandulares contêm coloide identificável.

Características clínicas. Os carcinomas foliculares da tireoide manifestam-se geralmente como nódulos frios e solitários na tireoide. Em casos raros, eles podem ser hiperfuncionais. Essas neoplasias tendem a metastatizar para pulmão, ossos e fígado pela corrente sanguínea. Ao contrário dos carcinomas papilares, as metástases para linfonodos regionais são raras. Até metade dos pacientes com carcinomas amplamente invasivos morre da doença em 10 anos, enquanto menos de 10% com carcinomas foliculares minimamente invasivos morrem dentro do mesmo período de tempo. Os carcinomas foliculares são tratados com excisão cirúrgica. As metástases bem diferenciadas podem captar iodo radioativo, que pode ser usado para identificar e realizar a ablação dessas lesões.

Carcinoma anaplásico da tireoide

Os carcinomas anaplásicos da tireoide são neoplasias indiferenciadas do epitélio folicular tireoidiano. São agressivos, com uma taxa de mortalidade que se aproxima de 100%. Os pacientes com carcinoma anaplásico são mais idosos do que aqueles com outros tipos de câncer de tireoide, e a média etária é de 65 anos. Aproximadamente um quarto dos pacientes com carcinomas anaplásicos da tireoide tem histórico de carcinoma bem diferenciado da tireoide, e outro um quarto apresenta neoplasia bem diferenciada concomitante na amostra ressecada.

> **Morfologia**
>
> Os carcinomas anaplásicos da tireoide manifestam-se como massas volumosas que em geral crescem rapidamente além da cápsula da tireoide dentro das estruturas cervicais adjacentes. No exame microscópico, essas neoplasias são compostas de células altamente anaplásicas, que podem ser grandes e pleomórficas ou fusiformes, e, em alguns casos, de um misto dos dois tipos celulares (Figura 18.15).
>
> Podem estar presentes em algumas neoplasias focos de diferenciação papilar ou folicular, o que sugere uma origem a partir de um carcinoma mais bem diferenciado.

Características clínicas. Os carcinomas anaplásicos da tireoide crescem rapidamente apesar da terapia. As metástases para locais distantes são comuns, porém na maioria dos casos a morte ocorre em menos de 1 ano em consequência do crescimento local agressivo e do comprometimento de estruturas vitais no pescoço.

Carcinoma medular da tireoide

O carcinoma medular da tireoide é uma neoplasia neuroendócrina derivada das células parafoliculares, ou células C, da tireoide. Assim como as células C normais, os carcinomas medulares secretam calcitonina, cuja mensuração tem importante papel no diagnóstico e acompanhamento pós-operatório dos pacientes. Em alguns casos, as células neoplásicas elaboram outros hormônios polipeptídicos, como somatostatina, serotonina e peptídeo intestinal vasoativo. Os carcinomas medulares surgem esporadicamente em cerca de 70% dos casos. Os restantes 30% são familiares, e ocorrem no quadro de síndrome da neoplasia endócrina múltipla (NEM) 2A ou 2B, ou de carcinoma medular da tireoide familiar sem síndrome NEM associada, todos associados a mutações na linhagem germinativa de *RET*. Os carcinomas medulares esporádicos, assim como nos casos familiares sem síndrome NEM associada, ocorrem em adultos, e seu pico de incidência ocorre na quinta e na sexta década de vida. Em contraste, os casos associados à NEM-2A ou à NEM-2B tendem a ocorrer em pacientes mais jovens, incluindo crianças.

> **Morfologia**
>
> O carcinoma medular da tireoide pode surgir como um nódulo solitário ou lesões múltiplas envolvendo ambos os lobos da tireoide. **Os casos familiares tendem a ser bilaterais e multicêntricos.** As lesões grandes geralmente contêm áreas de necrose e hemorragia, e podem se estender através da cápsula da tireoide (Figura 18.16 A). No exame microscópico, os carcinomas medulares são compostos de células em formato poligonal a fusiformes que podem formar ninhos, trabéculas e até estruturas semelhantes

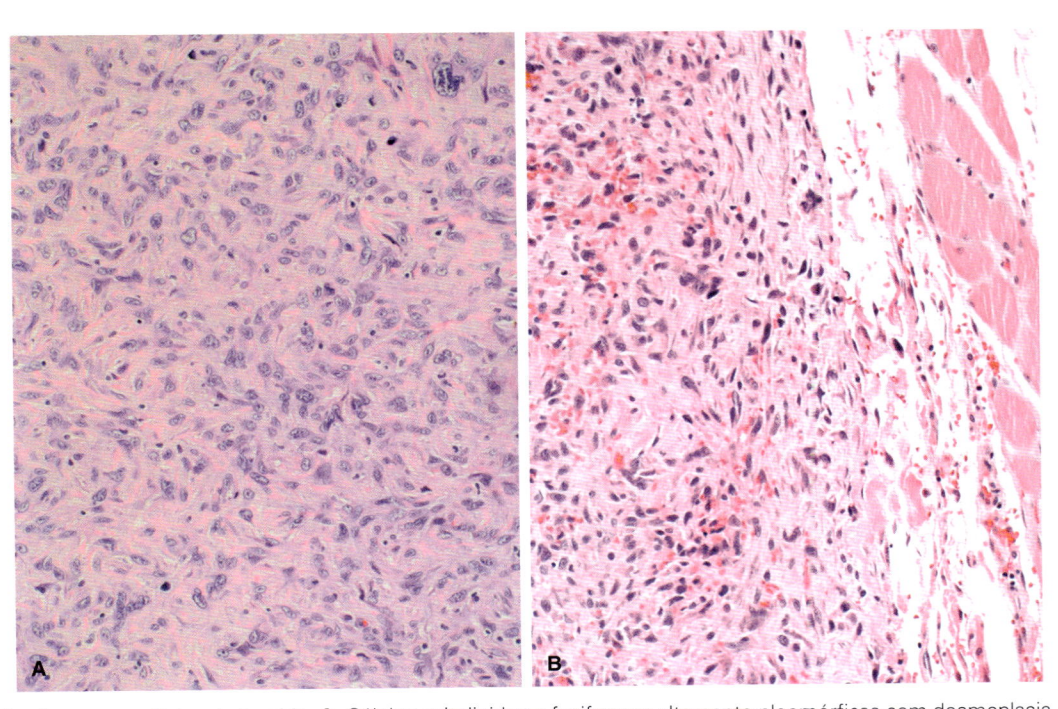

Figura 18.15 Carcinoma anaplásico da tireoide. **A.** Células epitelioides e fusiformes altamente pleomórficas com desmoplasia. **B.** Células fusiformes infiltradas na musculatura esquelética adjacente à direita. (De Klatt EC: *Robbins and Cotran Atlas of Pathology*, ed 4, Figura 15.31, Philadelphia, 2021, Elsevier.)

a glândulas. Em muitos casos, **depósitos amiloides** derivados de moléculas alteradas de calcitonina estão presentes no estroma (Figura 18.16 B) e são uma característica distintiva. A calcitonina é prontamente demonstrável tanto dentro das células neoplásicas como nos amiloides por meio de métodos imuno-histoquímicos. Um traço característico do carcinoma medular familiar é a presença de **hiperplasia multicêntrica de células C** no parênquima tireoidiano circundante, um achado que normalmente não é observado nas lesões esporádicas. Acredita-se que os focos de hiperplasia de células C representem as lesões precursoras das quais surge o carcinoma medular.

Características clínicas. Nos casos esporádicos, o carcinoma medular da tireoide manifesta-se com mais frequência como uma massa no pescoço, algumas vezes associada a efeitos de compressão como disfagia ou rouquidão. Em alguns casos, as manifestações iniciais são causadas pela secreção de um hormônio peptídico (p. ex., diarreia causada pela secreção de peptídeo intestinal vasoativo). A triagem dos parentes do paciente para níveis elevados de calcitonina ou de mutações de *RET* permite a detecção precoce de neoplasias nos casos familiares. Como será discutido posteriormente, no caso dos membros da família com NEM-2, são oferecidas aos portadores de mutações de *RET* tireoidectomias profiláticas para evitar o desenvolvimento de carcinoma medular; muitas vezes, o único achado histológico na tireoide ressecada desses portadores assintomáticos é a presença de hiperplasia de células C ou de pequenos *microcarcinomas medulares* (< 1 cm).

GLÂNDULAS PARATIREOIDES

As glândulas paratireoides são derivadas do desenvolvimento da terceira e quarta bolsas faríngeas. É mais comum se localizarem em estreita proximidade com os polos superior e inferior de cada lobo tireoidiano, mas podem ser encontradas em qualquer lugar ao longo da via de descida das bolsas faríngeas, incluindo a bainha carotídea, o timo e em outra parte no mediastino anterior. A maior parte da glândula é composta de *células principais*, que possuem grânulos secretores contendo o hormônio da paratireoide (PTH, do inglês *parathyroid hormone*). As *células oxífilas* são encontradas em toda a paratireoide normal em um único agrupamento ou vários agrupamentos pequenos. São um pouco maiores que as células principais, apresentam citoplasma acidófilo e são fortemente acondicionadas com mitocôndrias.

O hormônio da paratireoide regula a homeostasia do cálcio. A atividade das glândulas paratireoides é controlada pelo nível sanguíneo de cálcio ionizado livre, e não pelos hormônios tróficos secretados pelo hipotálamo e pela hipófise. Normalmente, os níveis diminuídos de cálcio livre estimulam a síntese e a secreção de PTH, que tem vários efeitos em seus tecidos-alvo, que são os rins e os ossos:

- *Aumento da reabsorção tubular renal de cálcio*
- *Aumento da excreção de fosfato urinário*, diminuindo, assim, os níveis de fosfato sérico e elevando os níveis de cálcio livre (pois o fosfato liga-se ao cálcio ionizado)
- *Aumento da conversão da vitamina D em sua forma ativa di-hidroxi nos rins*, que por sua vez aumenta a absorção do cálcio gastrintestinal
- *Aumento da atividade osteoclástica* (i. e., reabsorção óssea, liberando então o cálcio ionizado) mediada indiretamente pela promoção da diferenciação das células progenitoras dos osteoclastos em osteoclastos maduros mediante a estimulação da produção do ativador do receptor do ligante NF-κB (RANKL, do inglês *receptor activator of NF-kB ligand*) e a inibição da expressão da osteoprotegerina (Capítulo 19).

O resultado final dessas atividades é um aumento do nível sanguíneo de cálcio livre, o que inibe a secreção de PTH das células principais. As anormalidades das paratireoides incluem tanto a hiperfunção como a hipofunção. As neoplasias das glândulas paratireoides, diferentemente das neoplasias tireoidianas, geralmente se tornam objeto de atenção em razão da secreção excessiva de PTH, e não pelos efeitos de massa.

HIPERPARATIREOIDISMO

O hiperparatireoidismo ocorre em duas principais formas, *primária* e *secundária*, e, com menos frequência, como hiperparatireoidismo *terciário*. A primeira condição é causada pela superprodução autônoma de PTH, enquanto as duas últimas condições ocorrem normalmente como fenômenos secundários em pacientes com insuficiência renal crônica.

Hiperparatireoidismo primário

O hiperparatireoidismo primário é um distúrbio endócrino comum e uma causa importante de hipercalcemia. Na última metade do século XX, ocorreu um drástico aumento na detecção dos casos que se deveu principalmente à mensuração de rotina dos níveis séricos

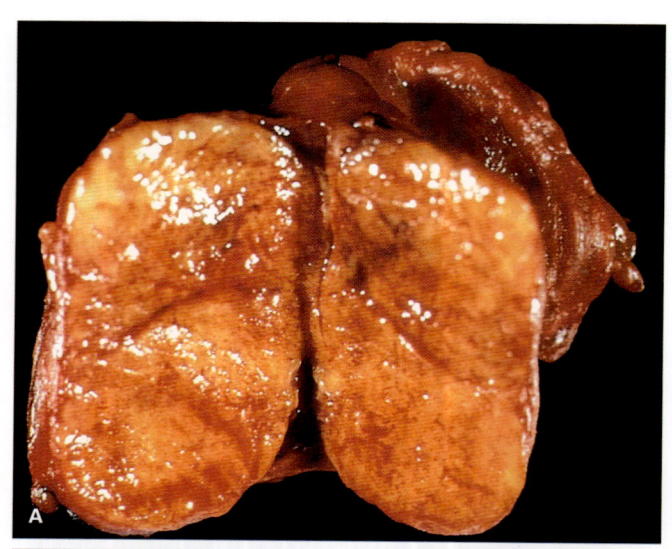

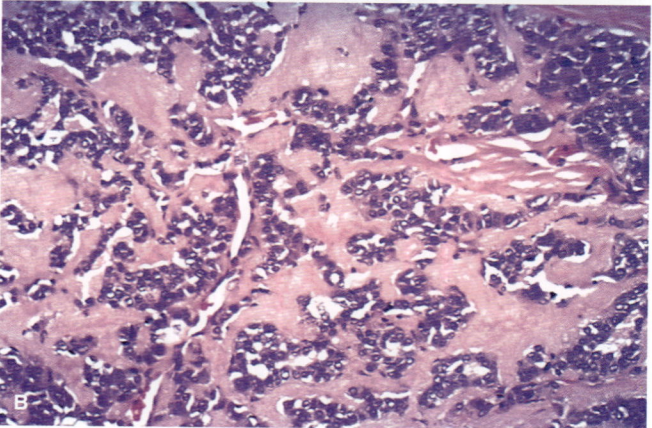

Figura 18.16 Carcinoma medular da tireoide. **A.** Massa sólida sem uma cápsula fibrosa. **B.** Amiloide abundante, visível como um material extracelular rosado homogêneo. (Cortesia do falecido Dr. Joseph Corson, Brigham and Women's Hospital, Boston.)

de cálcio em pacientes hospitalizados. As frequências da ocorrência das várias lesões paratireoidianas subjacentes ao hiperparatireoidismo primário são as seguintes:

- Adenoma: 85 a 95%
- Hiperplasia primária (difusa ou nodular): 5 a 10%
- Carcinoma da paratireoide: 1%.

Patogênese. As anormalidades em dois genes geralmente estão associadas a neoplasias da paratireoide:

- *Rearranjos do gene da ciclina D1*: a ciclina D1 é um regulador positivo do ciclo celular (Capítulo 6). Entre 10 e 20% dos adenomas apresentam uma inversão adquirida no cromossomo 11 que posiciona o gene codificador da ciclina D1 (normalmente em 11q) adjacente aos elementos genômicos que regulam o gene *PTH* (em 11p). Esses elementos impulsionam a expressão anormal da ciclina D1 e a proliferação das células produtoras de PTH. A ciclina D1 também se encontra superexpressa em aproximadamente 40% dos adenomas da paratireoide sem a inversão do gene, o que indica a existência de outros mecanismos que desregulam a ciclina D1
- *Mutações em MEN1*: aproximadamente 30 a 35% das neoplasias esporádicas da paratireoide apresentam mutações em ambas as cópias do gene supressor tumoral *MEN1* (ver adiante). O espectro de mutações de *MEN1* em neoplasias esporádicas é praticamente idêntico ao dos adenomas familiares da paratireoide.

Morfologia

As alterações morfológicas no hiperparatireoidismo primário são observadas nas glândulas paratireoides e nos órgãos afetados por hipercalcemia. Em 75 a 80% dos casos, uma das glândulas paratireoides ancora um **adenoma** solitário. O adenoma típico da paratireoide é um nódulo mole, amarronzado, bem circunscrito e revestido por uma cápsula delicada. **Por definição, os adenomas da paratireoide estão confinados a uma só glândula.** As outras glândulas são de tamanho normal ou um pouco contraídas como resultado da inibição do *feedback* pelo cálcio sérico elevado. A maioria dos adenomas da paratireoide pesa entre 0,5 e 5 g. No exame microscópico, os adenomas da paratireoide são compostos predominantemente de células principais (Figura 18.17). Uma margem de tecido comprimido e não neoplásico da paratireoide, geralmente separado por uma cápsula fibrosa, circunda o adenoma. As células principais do adenoma são maiores e mostram maior variabilidade no tamanho nuclear do que as células principais normais. Geralmente são observadas células com núcleos bizarros e pleomórficos (condição chamada **"atipia endócrina"**), e elas não sinalizam malignidade. As figuras mitóticas são raras. Ao contrário do parênquima normal da paratireoide, o tecido adiposo não é evidente dentro dos adenomas.

    A hiperplasia primária da paratireoide normalmente é um processo multiglandular; entretanto, em alguns casos, apenas uma ou duas glândulas estão aumentadas, o que complica a distinção do adenoma. Microscopicamente, o achado mais comum é a hiperplasia de células principais, que pode envolver as glândulas em um padrão difuso ou multinodular. Como no caso dos adenomas, a gordura estromal não é evidente dentro das glândulas hiperplásicas.

    Os **carcinomas de paratireoide** podem ser lesões circunscritas difíceis de distinguir dos adenomas. Essas neoplasias aumentam uma glândula e consistem em massas irregulares branco-acinzentadas cujo peso por vezes excede 10 g. Suas células normalmente são uniformes e se assemelham às células paratireoidianas normais. Elas estão dispostas em padrões nodulares ou trabeculares. A massa neoplásica geralmente está envolvida por uma densa cápsula fibrosa. Há um consenso de que o **diagnóstico de carcinoma baseado em detalhe citológico não é confiável; a invasão dos tecidos circundantes e a metástase são os únicos critérios definitivos.** A recidiva local ocorre em um terço dos casos, e a disseminação em um outro terço.

No hiperparatireoidismo primário, também são observadas alterações morfológicas em outros órgãos:

- **Alterações esqueléticas**: incluem maior atividade osteoclástica que resulta em erosão da matriz óssea e mobilização dos sais de cálcio, particularmente nas metáfises e nos ossos tubulares longos. A reabsorção óssea é acompanhada de aumento da atividade osteoblástica e da formação de novas trabéculas ósseas. Nos casos mais graves, o córtex está afinado e a medula óssea contém maiores quantidades de tecido fibroso acompanhado de focos de hemorragia e de cistos **(osteíte fibrosa cística)** (Capítulo 19). Os agregados de osteoclastos, células gigantes reativas e resíduos hemorrágicos ocasionalmente formam massas que podem ser confundidas com neoplasias (**tumores marrons** do hiperparatireoidismo)
- **Alterações renais**: a hipercalcemia induzida pelo PTH favorece a formação de cálculos de cálcio no trato urinário **(nefrolitíase)**, assim como calcificação do interstício e dos túbulos renais **(nefrocalcinose)**
- **Calcificação metastática**: ocorrência secundária à hipercalcemia e que pode também ser observada em outros locais, como estômago, pulmões, miocárdio e vasos sanguíneos.

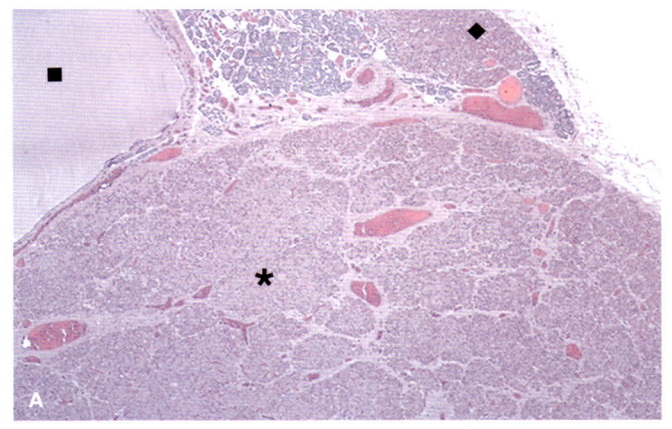

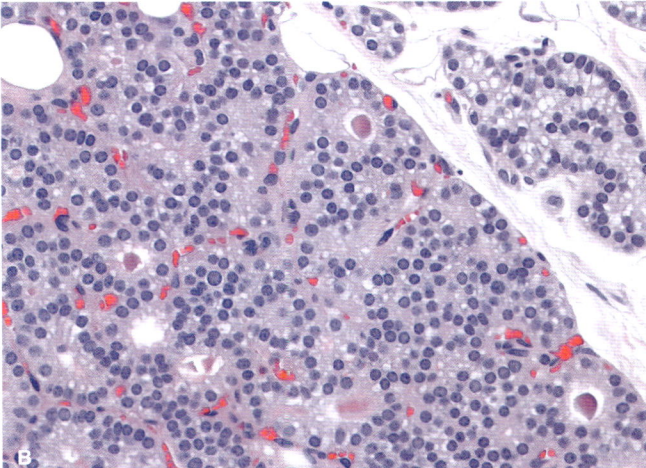

Figura 18.17 Adenoma de paratireoide. **A.** Adjacente a esse adenoma de paratireoide (*asterisco*), encontra-se uma margem de paratireoide normal com um nódulo rosado de células oxífilas (*losango*), na porção superior direita, e um pequeno cisto benigno paratireoidiano (*quadrado*), um achado casual preenchido com líquido proteináceo rosado, na porção superior esquerda. **B.** O detalhe em alta energia mostra mínima variação no tamanho nuclear e formação ocasional de folículos. (**A.** De Klatt EC: *Robbins and Cotran Atlas of Pathology*, ed 4, Figura 15.34, Philadelphia, 2021, Elsevier. **B.** Cortesia da Dra. Nicole Cipriani, Department of Pathology, University of Chicago, Chicago, Illinois.)

Características clínicas. O hiperparatireoidismo primário é normalmente uma doença de adultos, sendo mais frequente em mulheres do que em homens (4:1). A manifestação mais comum é a elevação do cálcio ionizado sérico. De fato, o hiperparatireoidismo primário é a causa mais comum de hipercalcemia clinicamente silenciosa. Outras condições podem também produzir hipercalcemia (Tabela 18.4). A causa mais comum de hipercalcemia clinicamente aparente em adultos é o câncer, que pode ser parte de uma síndrome paraneoplásica causada pela secreção de polipeptídeos semelhantes ao PTH (PTHrP, do inglês *PTH-like polypeptides*) das células neoplásicas ou se originar de metástases ósseas osteolíticas (Capítulo 6). Na sarcoidose, a hipercalcemia resulta de aumento da síntese de 1,25-di-hidroxivitamina D_3 pelos macrófagos. O prognóstico para os pacientes com hipercalcemia associada à malignidade é precário, pois geralmente está relacionado com cânceres avançados. Em indivíduos com hipercalcemia causada por hiperfunção da paratireoide, o PTH sérico está inadequadamente elevado, enquanto o PTH sérico está baixo a indetectável em pacientes com hipercalcemia causada por doenças não paratireoidianas, incluindo malignidade. Outras alterações laboratoriais referentes ao excesso de PTH incluem hipofosfatemia e aumento da excreção urinária de cálcio e fosfato.

Os sintomas de hiperparatireoidismo primário incluem dor secundária à obstrução do trato urinário por cálculos, anteriormente uma apresentação comum, e fraturas de ossos enfraquecidos por osteoporose ou osteíte fibrosa cística. Outros sinais e sintomas que podem ser encontrados em alguns casos são os seguintes:

- *Distúrbios gastrintestinais*, como constipação intestinal, náuseas, úlceras pépticas, pancreatite e cálculos
- *Alterações do sistema nervoso central*, como depressão, letargia e convulsões
- *Anormalidades neuromusculares*, como fraqueza e hipotonia
- *Poliúria* e polidipsia secundárias.

Embora algumas dessas alterações (p. ex., poliúria e fraqueza muscular) estejam claramente relacionadas com a hipercalcemia, a fisiopatologia de muitas outras manifestações do distúrbio permanece pouco conhecida. Como atualmente é realizada a triagem rotineira do cálcio sérico na maioria dos pacientes, o hiperparatireoidismo geralmente é detectado no início de seu curso. Portanto, muitas das manifestações clínicas clássicas, particularmente aquelas referentes à doença óssea e à doença renal, são observadas com uma frequência muito menor.

Hiperparatireoidismo secundário

O hiperparatireoidismo secundário é causado pela diminuição crônica dos níveis de cálcio sérico, normalmente como resultado

Tabela 18.4 Causas de hipercalcemia.

PTH aumentado	PTH diminuído
Hiperparatireoidismo	Hipercalcemia da malignidade
Primário (hiperplasia > adenoma)[a]	Metástases osteolíticas
Secundário[b]	mediadas por PTHrP
Terciário[b]	Toxicidade da vitamina D
Hipercalcemia hipocalciúrica familiar	Imobilização
	Fármacos (diuréticos tiazídicos)
	Doenças granulomatosas (sarcoidose)

[a]O hiperparatireoidismo primário é a causa mais comum de hipercalcemia geral. [b]Os hiperparatireoidismos secundário e terciário estão associados com mais frequência à insuficiência renal progressiva. *PTH*, hormônio da paratireoide; *PTHrP*, proteína relacionada ao PTH.

de insuficiência renal, levando à superatividade compensatória das paratireoides. Os mecanismos pelos quais a insuficiência renal crônica induz o hiperparatireoidismo secundário são complexos e não são completamente conhecidos. A insuficiência renal crônica está associada à redução da excreção de fosfato que, por sua vez, resulta em hiperfosfatemia. Os níveis séricos elevados de fosfato diminuem diretamente os níveis séricos de cálcio. Além disso, a perda de atividade da α_1-hidroxilase renal, que é necessária para a síntese da forma ativa de vitamina D, reduz a absorção intestinal de cálcio (Capítulo 7). Essas alterações causam hipocalcemia crônica que estimula a produção de PTH pelas glândulas paratireoides.

> **Morfologia**
>
> **No hiperparatireoidismo secundário, as glândulas paratireoides estão hiperplásicas.** Como na hiperplasia primária, o grau de aumento glandular não é necessariamente simétrico. No exame microscópico, as glândulas hiperplásicas contêm um número aumentado de células principais, ou células com citoplasma claro e mais abundante (**células transparentes**), em uma distribuição difusa ou multinodular. As células adiposas estão em menor número. Podem estar presentes **alterações ósseas** semelhantes àquelas observadas no hiperparatireoidismo primário. Uma **calcificação metastática** pode ser observada em muitos tecidos.

Características clínicas. As manifestações clínicas predominantes do hiperparatireoidismo secundário geralmente são aquelas relacionadas com a insuficiência renal crônica. As anormalidades ósseas (*osteodistrofia renal*) e outras alterações associadas ao excesso de PTH são, em geral, menos graves do que as observadas no hiperparatireoidismo primário. O cálcio sérico livre permanece quase normal em consequência do aumento compensatório dos níveis de PTH, porém a concomitante elevação dos níveis de fosfato promove a calcificação metastática. A calcificação metastática dos vasos sanguíneos pode, ocasionalmente, resultar em dano isquêmico significativo à pele e a outros órgãos – um processo referido como *calcifilaxia*. Em uma minoria de pacientes, a atividade da paratireoide pode se tornar autônoma e excessiva, com resultante hipercalcemia – um processo por vezes denominado *hiperparatireoidismo terciário*. A paratireoidectomia pode ser necessária para controlar o hiperparatireoidismo nesses pacientes.

HIPOPARATIREOIDISMO

O hipoparatireoidismo é muito menos comum do que o hiperparatireoidismo. As principais causas de hipoparatireoidismo incluem as seguintes:

- *Ablação cirúrgica*: a causa mais comum é a remoção inadvertida das paratireoides durante a tireoidectomia ou outras dissecções cirúrgicas do pescoço
- *Ausência congênita*: esta ocorre em conjunto com a aplasia tímica (síndrome de Di George) e defeitos cardíacos secundários a deleções no cromossomo 22q11.2 (Capítulo 4)
- *Hipoparatireoidismo autoimune*: as paratireoides podem ser afetadas na síndrome poliglandular autoimune, que é causada por mutações no gene regulador autoimune (*AIRE*, do inglês *autoimmune regulator*) e é discutida posteriormente no contexto de adrenalite autoimune.

As principais manifestações clínicas do hipoparatireoidismo são secundárias à hipocalcemia. Os casos agudos (como aqueles após ablação cirúrgica) manifestam-se como aumento da irritabilidade neuromuscular (p. ex., formigamento, espasmos musculares, caretas e espasmo carpopedal sustentado ou tetania), arritmias cardíacas e, por vezes, elevação da pressão intracraniana e convulsões. As manifestações do hipoparatireoidismo crônico incluem cataratas, calcificação dos núcleos basais cerebrais e anormalidades dentais.

PÂNCREAS ENDÓCRINO

O pâncreas endócrino consiste nas ilhotas de Langerhans, que contêm quatro principais tipos celulares.

- A *célula beta produz insulina*, que regula a utilização de glicose em tecidos e reduz os níveis de glicose sanguínea, como será detalhado na discussão sobre o diabetes
- A *célula alfa secreta glucagon*, que eleva os níveis de glicose por meio de sua atividade glicogenolítica no fígado
- A *célula delta secreta somatostatina*, que suprime as liberações de insulina e glucagon
- A *célula PP secreta polipeptídeo pancreático*, que exerce vários efeitos gastrintestinais, como a estimulação da secreção de enzimas gástricas e intestinais, bem como a inibição da motilidade intestinal.

A doença mais importante do pâncreas endócrino é o diabetes, que é causado pela produção ou a ação deficiente da insulina.

DIABETES

O diabetes consiste em um grupo de distúrbios metabólicos caracterizados por hiperglicemia. A hiperglicemia no diabetes se deve a defeitos na secreção de insulina, na ação da insulina, ou, com mais frequência, ambas. A hiperglicemia crônica e as anormalidades metabólicas associadas ao diabetes muitas vezes causam dano a múltiplos sistemas de órgãos, especialmente rins, olhos, nervos e vasos sanguíneos. **Nos EUA, o diabetes é a principal causa de doença renal em estágio terminal, cegueira de início na fase adulta e amputações não traumáticas da extremidade inferior.**

De acordo com a American Diabetes Association (ADA), em 2019 mais de 37 milhões de crianças e adultos, ou 11% da população nos EUA, tinham diabetes, e quase um quarto destes não tinha consciência de terem hiperglicemia. Aproximadamente 1,4 milhão de novos casos de diabetes são diagnosticados a cada ano nos EUA. As duas principais formas da doença são o diabetes tipo 1 (T1D [do inglês *type 1 diabetes*], uma minoria de casos) e o diabetes tipo 2 (T2D [do inglês *type 2 diabetes*], a grande maioria). Estilos de vida cada vez mais sedentários, bem como maus hábitos alimentares, contribuíram para os aumentos do T2D e da obesidade nos últimos anos nos EUA e em outras partes do mundo que adotaram a dieta ocidental.

Diagnóstico

A glicose sanguínea é mantida normalmente em uma estreita variação, geralmente de 70 a 120 mg/dℓ. De acordo com a ADA e a Organização Mundial da Saúde (OMS), **os critérios diagnósticos para diabetes incluem os seguintes**:

- Glicose plasmática de jejum ≥ 126 mg/dℓ ou
- Glicose plasmática aleatória ≥ 200 mg/dℓ (em um paciente com os sinais hiperglicêmicos clássicos, discutidos adiante) ou
- Glicose plasmática em 2 horas ≥ 200 mg/dℓ durante um teste de tolerância à glicose oral com uma dose de ataque de 75 g ou
- Nível de hemoglobina glicada (HbA1c) ≥ 6,5% (a hemoglobina glicada é posteriormente discutida no tópico sobre características clínicas do diabetes).

Todos os testes, com exceção do teste aleatório de glicose sanguínea em um paciente com os sinais clássicos de hiperglicemia, devem ser repetidos e confirmados em dias distintos. Note-se que muitas condições agudas associadas ao estresse, como infecções graves, queimaduras ou trauma, podem levar a uma hiperglicemia transitória em decorrência de secreção de hormônios como as catecolaminas e o cortisol, que se opõem aos efeitos da insulina. O diagnóstico de diabetes, portanto, requer a resolução da hiperglicemia persistente após a doença aguda.

O *pré-diabetes*, um estado de disglicemia que muitas vezes precede o desenvolvimento de T2D, é definido como:

- Glicose plasmática de jejum entre 100 e 125 mg/dℓ ("glicose de jejum comprometida") ou
- Glicose plasmática em 2 horas entre 140 e 199 mg/dℓ durante um teste de tolerância à glicose oral ou
- Nível de HbA1c entre 5,7 e 6,4%.

Até um quarto dos indivíduos com comprometimento da tolerância à glicose desenvolverá T2D manifesta nos 5 anos subsequentes. O risco é maior nos indivíduos com obesidade e um histórico familiar positivo. Além disso, os indivíduos com pré-diabetes estão em alto risco de doença cardiovascular.

Classificação

Embora todas as formas de diabetes compartilhem a hiperglicemia como uma característica comum, as causas subjacentes da hiperglicemia variam amplamente. Os esquemas de classificação anteriores do diabetes eram baseados na idade de início da doença ou no modo de terapia; em contrapartida, a classificação atual é baseada na patogênese (Tabela 18.5). Quase todos os casos de diabetes enquadram-se em uma de duas classes amplas:

- O *diabetes tipo 1* (*T1D*) é uma doença autoimune caracterizada pela destruição imunologicamente mediada de células β pancreáticas e resultante deficiência absoluta de insulina. É responsável por 5 a 10% dos casos de diabetes, e é o tipo mais comumente diagnosticado nos pacientes com menos de 20 anos. Anteriormente, era chamado de diabetes dependente de insulina; entretanto, isso não é mais considerado uma característica distintiva porque o diabetes tipo 2 pode também necessitar de tratamento com insulina
- O *diabetes tipo 2* (*T2D*) é causado pela combinação de resistência periférica à ação da insulina com uma resposta secretora inadequada das células β pancreáticas ("deficiência relativa de insulina"). Cerca de 90 a 95% dos pacientes com diabetes têm T2D e muitos deles apresentam sobrepeso. Essa doença era chamada anteriormente de diabetes de início adulto; porém, por causa da crescente prevalência de T2D em crianças e adolescentes à medida que as taxas de obesidade nessas populações aumentam, esse termo não é mais usado.

As importantes semelhanças e diferenças entre T1D e T2D estão resumidas na Tabela 18.6.

Uma variedade de causas monogênicas e secundárias (ver adiante) é responsável pelos casos remanescentes. Quando combinadas, as formas monogênica e secundária do diabetes são responsáveis por mais de 10% dos casos de diabetes (que em conjunto as tornam mais comuns do que o diabetes tipo 1). Embora os principais tipos de diabetes surjam por meio de diferentes mecanismos patogênicos, as complicações a longo prazo em rins, olhos, nervos e vasos sanguíneos são as mesmas, pois todas estão relacionadas com a hiperglicemia, e esses efeitos a longo prazo são as principais causas de morbidade e morte.

Patogênese do diabetes

Fisiologia normal da insulina e homeostasia da glicose

Antes de discutir a patogênese dos dois principais tipos de diabetes, revisemos de maneira breve a fisiologia normal da insulina e o metabolismo da glicose.

Tabela 18.5 Classificação do diabetes.

Diabetes tipo 1 (destruição das células β, levando geralmente à deficiência absoluta de insulina)
Imunomediado
Idiopático (autoanticorpo negativo)
Diabetes tipo 2 (combinação de resistência à insulina com disfunção das células β)
Outros tipos
Defeitos genéticos da função das células β
Diabetes monogênico (diabetes do jovem com início na maturidade [MODY, do inglês *maturity-onset diabetes of the young*]) causado por mutações em vários genes envolvidos no desenvolvimento e na função das células β
Diabetes neonatal causado por mutações nos genes envolvidos no desenvolvimento das células β e na produção de insulina
Diabetes e surdez de herança materna (MIDD, do inglês *maternally inherited diabetes and deafness*) em virtude de mutações no DNA mitocondrial
Distúrbios do pâncreas exócrino (diabetes "pancreatogênico")
Pancreatite crônica
Pancreatectomia/trauma
Câncer pancreático
Fibrose cística
Hemocromatose
Pancreatopatia fibrocalculosa
Endocrinopatias
Acromegalia
Síndrome de Cushing
Hipertireoidismo
Feocromocitoma
Glucagonoma
Fármacos
Glicocorticoides
Hormônio tireoidiano
Interferona-α
Inibidores da protease
Agonistas β-adrenérgicos
Síndromes genéticas associadas ao diabetes
Síndrome de Down
Síndrome de Klinefelter
Síndrome de Turner
Diabetes melito gestacional

Adaptada de American Diabetes Association: Diagnosis and classification of diabetes mellitus, *Diabetes Care* 37(Suppl 1):S81-S90, 2014.

Tabela 18.6 Características dos diabetes tipo 1 e tipo 2.

Diabetes tipo 1	Diabetes tipo 2
Clínicas	
Início geralmente na infância e na adolescência	Início geralmente na vida adulta; vem aumentando a incidência na infância e na adolescência
Não obeso, pode perder peso antes do diagnóstico	Obeso (80%)
Progressiva diminuição dos níveis de insulina	Aumento da insulina sanguínea (precocemente); diminuição normal ou moderada na insulina em fase tardia
Autoanticorpos das ilhotas circulantes	Sem autoanticorpos das ilhotas
Cetoacidose diabética na ausência de terapia com insulina	Coma hiperosmolar não cetótico
Genéticas	
Principal ligação aos genes do MHC de classes I e II, também ligados aos polimorfismos em *CTLA4* e *PTPN22*	Nenhuma ligação ao HLA; ligação aos genes candidatos diabetogênicos e relacionados à obesidade
Patogênese	
Quebra da autotolerância aos antígenos das ilhotas	Resistência à insulina nos tecidos periféricos, secreção inadequada de insulina pelas células β
	Múltiplos fatores associados à obesidade (ácidos graxos não esterificados circulantes, mediadores inflamatórios, adipocitocinas) ligados à resistência à insulina
Patologia	
"Insulite" autoimune	Deposição de amiloide nas ilhotas (tardia)
Depleção de células β, atrofia das ilhotas	Pequena depleção de células β

HLA, antígeno leucocitário humano (do inglês *human leukocyte antigen*); *MHC*, complexo de histocompatibilidade principal.

A homeostasia normal da glicose é rigorosamente regulada por três processos inter-relacionados: (1) produção de glicose no fígado; (2) captação de glicose e sua utilização pelos tecidos periféricos, principalmente o músculo esquelético; e (3) as ações da insulina e dos hormônios contrarreguladores (especialmente o glucagon).

A principal função da insulina é aumentar a taxa de transporte de glicose para o interior de certas células no corpo (Figura 18.18). Após uma refeição, quando os níveis de glicose sanguínea aumentam, ocorre a elevação dos níveis de insulina e a diminuição dos níveis de glucagon. A insulina promove a captação e a utilização de glicose principalmente dentro do músculo estriado (esquelético). Nas células musculares, a glicose é armazenada como glicogênio, ou oxidada para gerar adenosina trifosfato (ATP, do inglês *adenosine triphosphate*) e os intermediários metabólicos necessários para o crescimento celular.

A insulina também promove a captação de aminoácidos e a síntese de proteínas inibindo ao mesmo tempo a degradação das proteínas. Assim, os efeitos metabólicos da insulina são anabólicos, com aumento da síntese e redução da degradação de glicogênio, lipídios e proteínas. Além desses efeitos metabólicos, a insulina tem várias funções mitogênicas, incluindo a iniciação da síntese de DNA em certas células e a estimulação de seu crescimento e diferenciação. O cérebro e o tecido adiposo, embora menos dependentes de insulina, também extraem uma quantidade significativa de glicose da circulação. No tecido adiposo, a glicose é metabolizada para lipídios, os quais são armazenados como gordura. Além de promover a síntese de lipídios (lipogênese), a insulina também inibe a degradação de lipídios (lipólise) nos adipócitos.

A insulina reduz a produção de glicose do fígado. A insulina e o glucagon possuem efeitos reguladores opostos sobre a homeostasia da glicose. Durante os estados de jejum, os níveis baixos de insulina e elevados de glucagon facilitam a gliconeogênese e a glicogenólise

Tecido adiposo

↑ Captação de glicose
↑ Lipogênese
↓ Lipólise

Insulina

Músculo estriado
↑ Captação de glicose
↑ Síntese de glicogênio
↑ Síntese de proteínas

Fígado
↓ Gliconeogênese
↑ Síntese de glicogênio
↑ Lipogênese

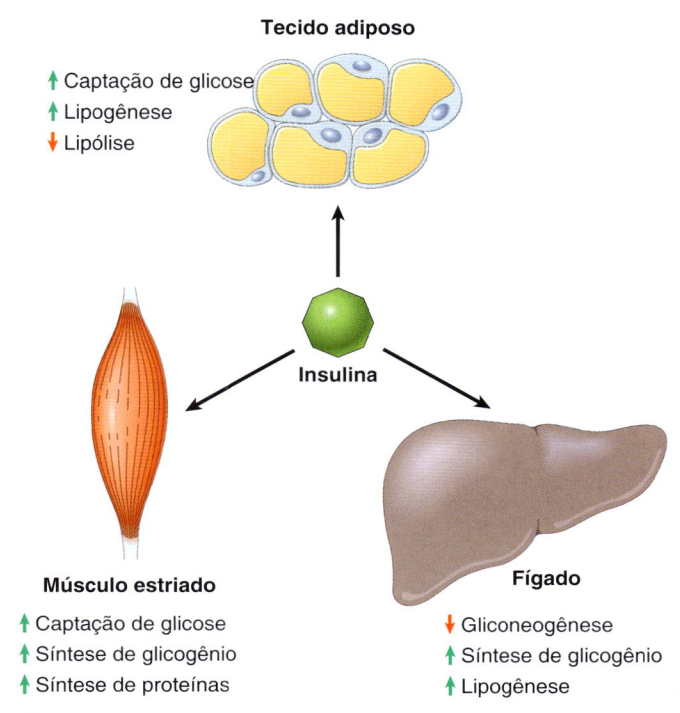

Figura 18.18 Ações metabólicas da insulina no músculo estriado, no tecido adiposo e no fígado.

hepáticas (degradação do glicogênio) e ao mesmo tempo diminuem a síntese de glicogênio, desse modo evitando a hipoglicemia. Portanto, os níveis plasmáticos da glicose em jejum são determinados primariamente pelo débito hepático de glicose.

A glicose é o estímulo mais importante que desencadeia a liberação de insulina das células β pancreáticas. A ingestão oral de alimento aumenta a glicose sanguínea, que é captada dentro das células β e metabolizada para gerar ATP. Há um aumento concomitante de cálcio intracelular, que estimula a liberação de insulina dos grânulos das células β e a síntese de insulina. A ingestão alimentar também leva à secreção de múltiplos hormônios, sobretudo das *incretinas* produzidas pelas células nos intestinos. Esses hormônios estimulam a secreção de insulina das células β pancreáticas, reduzem a secreção de glucagon e retardam o esvaziamento gástrico, o que promove a saciedade. O efeito da incretina está significativamente abrandado nos pacientes com T2D; a restauração da função da incretina pode levar a um melhor controle glicêmico e à perda de peso (por restaurar a saciedade). Essas observações resultaram no desenvolvimento de novas classes de fármacos para os pacientes com T2D, os quais simulam as incretinas ou aumentam os níveis de incretinas endógenas por meio do retardo de sua degradação.

Nos tecidos periféricos (músculo esquelético e tecido adiposo), a insulina secretada liga-se ao *receptor de insulina*, deflagrando várias respostas intracelulares que promovem não apenas a captação de glicose, mas também a sua utilização pós-prandial, o que mantém a homeostasia de glicose. As anormalidades em vários pontos ao longo dessa complexa cascata de sinalização, desde a síntese e a liberação de insulina pelas células β até as interações do receptor de insulina nos tecidos periféricos, podem resultar no fenótipo diabético.

Patogênese do diabetes tipo 1. O diabetes tipo 1 é uma doença **autoimune em que a destruição das ilhotas é causada primariamente pelas células efetoras imunológicas que reagem contra os antígenos das células β.** Embora o início clínico do T1D seja abrupto, o ataque autoimune nas células β normalmente se inicia anos antes de a doença tornar-se evidente (Figura 18.19). As manifestações clássicas da doença ocorrem na fase tardia de seu curso, após mais de 90% das células β terem sido destruídas.

Como em todas as doenças autoimunes, a patogênese do T1D envolve a suscetibilidade genética e os fatores ambientais. Os estudos de associação genômica ampla identificaram mais de 20 *loci* de suscetibilidade ao T1D. Dentre estes, a associação mais forte é com os genes do complexo de histocompatibilidade principal (MHC, do inglês *major histocompatibility complex*) de classe II (HLA-DR). Entre 90 e 95% dos americanos de ascendência europeia com T1D possuem HLA-DR3 ou DR4, ou ambos; em contraste com cerca de 40% dos indivíduos não afetados; cerca de 40 a 50% dos pacientes são

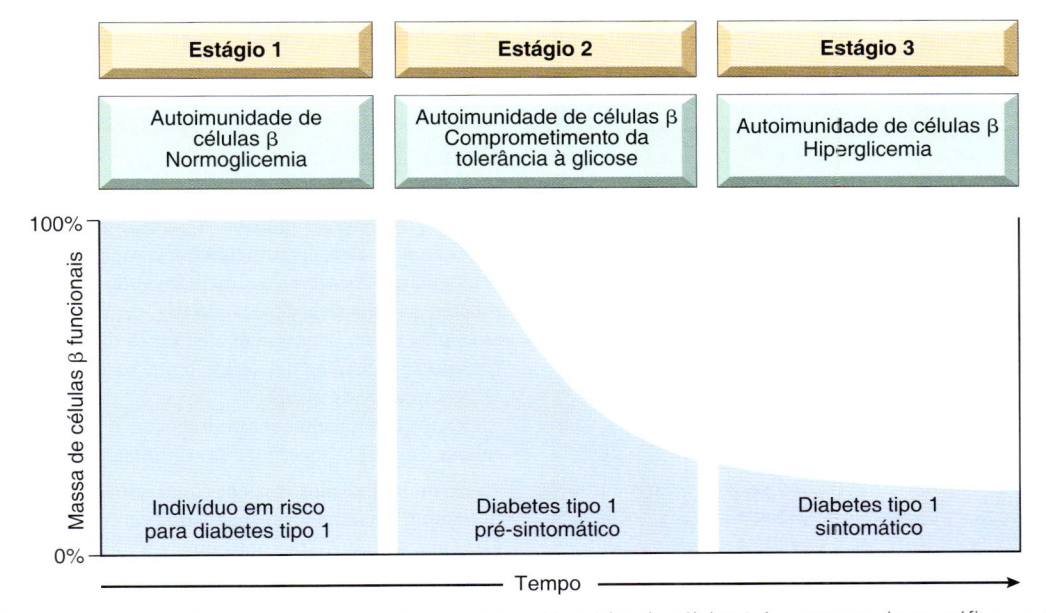

Figura 18.19 Estágios do desenvolvimento de diabetes tipo 1. A massa hipotética de células β é representada no gráfico em função da idade. No estágio 1, a autoimunidade das células β é evidenciada pela presença de dois ou mais autoanticorpos anti-ilhotas. (Adaptada com permissão de Insel RA et al.: Staging presymptomatic type 1 diabetes. *Diabetes Care* 38:1864–1974, 2015.)

heterozigotos DR3/DR4, em contraste com 5% dos indivíduos não afetados. É notável, porém, que a maioria das pessoas que herdaram esses alelos HLA não desenvolveu diabetes, o que indica que, embora esses genes possam predispor à doença, eles não são seus causadores. Vários alelos não HLA também aumentam a suscetibilidade ao T1D, incluindo os polimorfismos dentro do próprio gene codificador de insulina, assim como os de *CTLA4* e *PTPN22*. Como discutido no Capítulo 5, o CTLA-4 é um receptor inibidor de células T e a PTPN-22 é uma proteína tirosina fosfatase; acredita-se que ambos inibam as respostas de células T. Portanto, espera-se que os polimorfismos que diminuem sua atividade funcional promovam uma excessiva ativação de células T. Os polimorfismos associados ao T1D no gene da insulina podem reduzir sua expressão no timo, levando à falha em eliminar as células T em desenvolvimento específicas para essa proteína *self* (Capítulo 5).

Os fatores ambientais, especialmente infecções como a causada pelo vírus Coxsackie no pâncreas, também foram implicados no T1D, assim como as alterações no microbioma, mas seu papel no desenvolvimento de T1D não está claro. Algumas infecções podem também proteger contra a doença por meio de mecanismos ainda indefinidos.

A anormalidade imunológica fundamental no diabetes tipo 1 é uma falha da autotolerância nas células T específicas para os antígenos das células β. Essa falha da tolerância pode resultar de alguma combinação de deleção defeituosa de células T autorreativas no timo com anormalidades das células T reguladoras que normalmente atenuam as respostas das células T efetoras (Capítulo 5). A destruição das células das ilhotas é mediada principalmente pelas células T que reagem contra os antígenos das ilhotas (hipersensibilidade tipo IV, Capítulo 5). Nos raros casos em que as lesões pancreáticas foram examinadas inicialmente no processo patológico, as ilhotas exibem necrose das células β e infiltração linfocítica (a chamada "insulite", descrita adiante). Embora autoanticorpos contra uma variedade de antígenos das células β, incluindo a insulina e a descarboxilase do ácido glutâmico, uma enzima de células β, sejam detectados no sangue de 70 a 80% dos pacientes até mesmo antes do início da doença, não está claro se esses anticorpos contribuem para a destruição das células β.

Patogênese do diabetes tipo 2. O diabetes tipo 2 é uma doença complexa que envolve interações de fatores genéticos e ambientais. Ao contrário do T1D, ele não é uma doença autoimune. **Os dois defeitos que caracterizam o T2D são: (1) diminuição da capacidade dos tecidos periféricos de responder à insulina (resistência à insulina) e (2) disfunção das células β que se manifesta como secreção inadequada de insulina na presença de resistência à insulina e hiperglicemia** (Figura 18.20). Os fatores ambientais, como estilo de vida sedentário e maus hábitos alimentares, inequivocamente têm um papel (ver adiante). Os fatores genéticos também estão envolvidos, como é evidenciado por uma taxa de concordância de 80 a 90% em gêmeos monozigóticos, que é maior do que aquela para o diabetes tipo 1 (taxas de concordância de aproximadamente 50% em gêmeos). Outras evidências de uma base genética surgiram dos recentes estudos de associação genômica em grande escala, os quais identificaram dezenas de *loci* de suscetibilidade chamados de *genes diabetogênicos*. Não está estabelecido claramente como esses genes contribuem para o diabetes. Ao contrário do T1D, porém, a doença não está ligada aos genes envolvidos na tolerância e regulação imunológicas (p. ex., *HLA, CTLA4*).

Resistência à insulina

A resistência à insulina é definida como a falha dos tecidos-alvo em responder normalmente à insulina. O fígado, o músculo esquelético e o tecido adiposo são os principais tecidos onde a resistência à insulina contribui para a hiperglicemia, como segue:

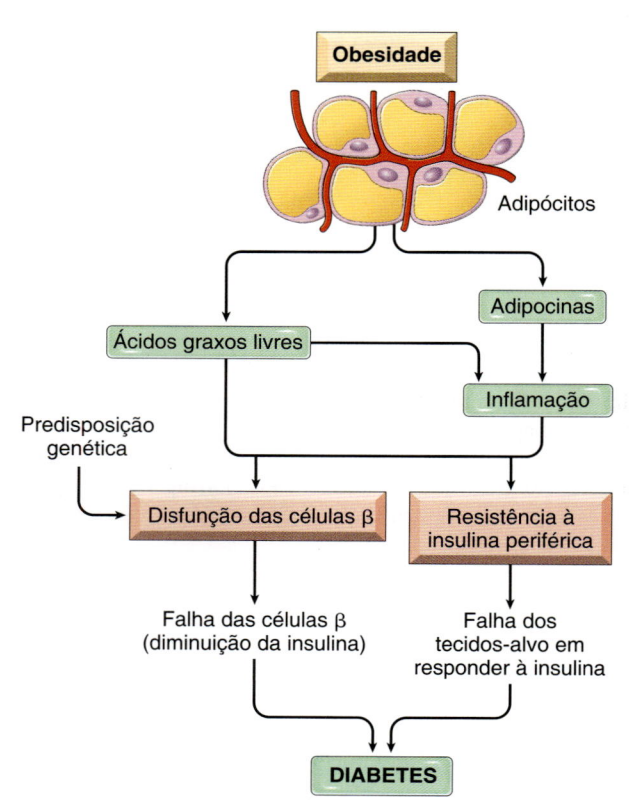

Figura 18.20 Desenvolvimento do diabetes tipo 2. A resistência à insulina associada à obesidade e à falha das células β em conjunto resulta em diabetes. (Adaptada de Kasuga M: Insulin resistance and pancreatic β-cell failure. *J Clin Invest* 116:1756, 2006.)

- Falha em inibir a produção endógena de glicose (gliconeogênese) no fígado, que leva a altos níveis de glicose sanguínea de jejum
- Captação de glicose e síntese de glicogênio anormalmente baixas no músculo esquelético após uma refeição, resultando em um nível elevado de glicose sanguínea pós-prandial
- Falha em inibir a lipase sensível a hormônio no tecido adiposo, levando ao excesso de ácidos graxos livres (AGLs) circulantes, o que, como será discutido, exacerba o estado de resistência à insulina.

Disfunção das células β

A disfunção das células β é um componente essencial no desenvolvimento do diabetes manifesto. Na maioria dos pacientes com T2D, a função das células β aumenta inicialmente no processo patológico, principalmente como uma medida compensatória para combater a resistência à insulina e manter a euglicemia. Eventualmente, porém, as células β não conseguem atender às demandas a longo prazo da resistência à insulina periférica, o que resulta em um estado de deficiência relativa de insulina.

Vários mecanismos foram implicados na causa de disfunção das células β no T2D, incluindo os seguintes:

- Os polimorfismos em genes que controlam a secreção de insulina estão associados ao aumento de risco vitalício de T2D
- O excesso de AGLs compromete a função das células β e atenua a liberação de insulina (*lipotoxicidade*)
- Hiperglicemia crônica (*glicotoxicidade*)
- *Efeito* anormal *da incretina* levando à redução da secreção de hormônios que promovem a liberação de insulina (discutido anteriormente)

- Substituição das ilhotas por amiloide, presente em mais de 90% das ilhotas de diabéticos (descrita adiante). Não está claro se o amiloide realmente causa a perda de células β.

Obesidade

O fator mais importante no desenvolvimento de resistência à insulina é a obesidade. A associação da obesidade com o T2D é reconhecida há décadas. É mais provável que a obesidade central (gordura abdominal) esteja mais associada à resistência à insulina do que a obesidade periférica (glútea/subcutânea). A resistência à insulina está presente mesmo na obesidade simples não acompanhada de hiperglicemia, o que indica uma anormalidade fundamental da sinalização de insulina nos estados de excesso de gordura. O termo *síndrome metabólica* é aplicado a numerosos achados em que predominam a obesidade visceral acompanhada de resistência à insulina, intolerância à glicose e fatores de risco cardiovasculares como hipertensão e perfis lipídicos anormais. Os indivíduos com síndrome metabólica estão em alto risco de desenvolvimento de T2D.

A obesidade pode ter um impacto adverso na sensibilidade à insulina de muitas maneiras (ver Figura 18.20):

- *Ácidos graxos livres* (AGLs): os estudos transversais demonstraram uma correlação inversa entre AGLs plasmáticos de jejum e sensibilidade à insulina. Geralmente, o nível de triglicerídeos intracelulares está acentuadamente aumentado no músculo e no fígado nos indivíduos obesos, presumivelmente pela captação excessiva de AGLs circulantes dentro desses órgãos. O tecido adiposo central é mais "lipolítico" do que o tecido adiposo periférico, o que pode explicar as consequências particularmente deletérias do padrão central de distribuição da gordura. Os triglicerídeos intracelulares e os produtos do metabolismo de ácidos graxos inibem a sinalização da insulina e resultam em um estado adquirido de resistência à insulina
- *Adipocinas*: o tecido adiposo não é simplesmente um depósito de armazenamento passivo de gordura; ele é também um órgão endócrino que libera mediadores solúveis em resposta a alterações do estado metabólico. Foi identificada uma variedade de proteínas secretadas na circulação sistêmica pelo tecido adiposo, que são conhecidas coletivamente como *adipocinas* (ou *citocinas adiposas*). Algumas dessas causam resistência à insulina e outras (como a leptina e a adiponectina) diminuem a glicose sanguínea, em parte por aumentarem a sensibilidade dos tecidos periféricos à insulina (Capítulo 7). Os níveis de adiponectina estão diminuídos na obesidade, o que contribui para a resistência à insulina.

Inflamação

Nos últimos anos, a inflamação emergiu como um importante fator contribuinte para a patogênese do T2D. Sabe-se atualmente que um meio inflamatório permissivo (medido por citocinas pró-inflamatórias secretadas em resposta ao excesso de nutrientes como os AGLs) resulta em resistência à insulina periférica e em disfunção das células β (discutida adiante). O excesso de AGLs dentro de macrófagos e de células β pode ativar o inflamassomo, um complexo citoplasmático multiproteico que leva à secreção da citocina interleucina-1 (IL-1, Capítulo 5). A IL-1 estimula a secreção de citocinas pró-inflamatórias adicionais dos macrófagos e de outras células; e a mesma IL-1, assim como as outras citocinas, promove a resistência à insulina nos tecidos periféricos e pode inibir a função das células β.

Formas monogênicas de diabetes

As formas monogênicas de diabetes (ver Tabela 18.5) são raras e são o resultado de mutações com perda de função em um único gene. O diabetes monogênico pode ser classificado com base na idade de início em *diabetes congênito de início precoce* (que se manifesta nos neonatos) e *diabetes do jovem com início na maturidade* (MODY), que se desenvolve além do período neonatal mas normalmente antes dos 25 anos. Dentre algumas das causas de diabetes congênito, estão as mutações no próprio gene da insulina e as mutações no DNA mitocondrial que levam a uma síndrome diabética de herança materna e à surdez bilateral. As raras mutações no receptor de insulina com perda de função podem causar uma grave resistência à insulina acompanhada de hiperinsulinemia (por falta de inibição do *feedback*) e diabetes congênito. Em contrapartida, o MODY é causado por mutações nos genes codificadores das proteínas envolvidas no desenvolvimento e na função das células β, e se assemelha ao T2D em muitas de suas características clínicas. Portanto, o diagnóstico de MODY geralmente é omitido, e a mutação patogênica subjacente não é identificada.

Outros subtipos de diabetes

Além das formas monogênicas e dos tipos 1 e 2 do diabetes, existem outros subtipos raros da doença. O diabetes secundário associado a várias endocrinopatias (p. ex., síndrome de Cushing ou excesso de hormônio do crescimento) é descrito em partes relevantes deste capítulo. Nesse ponto, são discutidos de maneira breve o diabetes associado à gravidez (gestacional) e o diabetes que surge em consequência de várias doenças pancreáticas exócrinas crônicas (diabetes pancreatogênico).

- *Diabetes gestacional*: aproximadamente 5% das gestações que ocorrem nos EUA são complicados por hiperglicemia. A gravidez é um estado diabetogênico em que o meio hormonal prevalente favorece a resistência à insulina. Em algumas mulheres euglicêmicas que estão grávidas, isso pode dar origem ao diabetes gestacional. As mulheres com diabetes pré-gestacional (nas quais a hiperglicemia já está presente no período periconcepção) estão em maior risco de natimorto e de malformações congênitas no feto (Capítulo 4). Portanto, é necessário um rigoroso controle glicêmico no início da gravidez para evitar os defeitos congênitos e ao longo dos trimestres finais da gravidez para prevenir o supercrescimento fetal (macrossomia). Este último ocorre porque a hiperglicemia materna pode induzir a secreção compensatória de fatores de crescimento semelhantes à insulina no feto. A maioria das mulheres grávidas que desenvolvem diabetes gestacional requer insulina para o controle glicêmico. O diabetes gestacional normalmente se resolve após o parto; entretanto, há um elevado risco de desenvolvimento de diabetes definitivo dentro dos 10 anos subsequentes, risco este que é ainda maior nos primeiros 5 anos após a gravidez. Posteriormente, o risco de diabetes retorna ao nível basal
- O *diabetes pancreatogênico* consiste na hiperglicemia que ocorre em consequência de um dano ao pâncreas exócrino que invade e lesiona as ilhotas (Tabela 18.5). As causas subjacentes incluem fibrose cística, pancreatite crônica e adenocarcinoma pancreático. Aproximadamente 1% do diabetes de início recente nos idosos é, na verdade, manifestação de um adenocarcinoma pancreático oculto (Capítulo 15).

Características clínicas do diabetes

É difícil discutir com brevidade as diversas apresentações clínicas do diabetes. Serão descritas as populações afetadas por cada um dos dois subtipos principais, e em seguida será feita uma discussão sobre as complicações agudas e crônicas, bem como sobre as manifestações clínicas.

O diabetes tipo 1 pode surgir em qualquer idade, com maior frequência na infância ou na fase adulta jovem. Em 1 a 2 anos após o início do T1D, a necessidade de administração de insulina pode ser mínima porque as células β residuais produzem uma quantidade adequada de insulina. Eventualmente, a reserva de células β estará exaurida e a insulina exógena será essencial para controlar a hiperglicemia. Embora a destruição de células β seja um processo gradual, a transição da tolerância comprometida à glicose para o diabetes pode ser abrupta, incitada por um evento que requer o aumento da insulina, como infecção.

O diabetes tipo 2 é observado geralmente nos pacientes obesos acima de 40 anos, mas pode também se desenvolver em adultos jovens e até em crianças, especialmente se forem obesos. É preciso notar, porém, que o T2D pode se desenvolver na ausência de franca obesidade; estima-se que 10% dos pacientes, em países de alta renda, e uma porcentagem até maior, nos países de baixa renda, não sejam obesos com base nos índices de massa corporal. Muitas vezes, o diagnóstico é estabelecido em indivíduos assintomáticos pelos exames de sangue de rotina.

Tríade clássica do diabetes

O início do diabetes é marcado por poliúria, polidipsia, polifagia (conhecidas como a tríade clássica do diabetes), e, nos casos graves de T1D, cetoacidose, todos resultantes de desarranjos metabólicos (Figura 18.21). Como a insulina é um hormônio anabólico, sua deficiência resulta em um estado catabólico que afeta os metabolismos de glicose, gordura e proteína. A assimilação de glicose no músculo e no tecido adiposo está nitidamente reduzida. O armazenamento de glicogênio no fígado e no músculo diminui, e as reservas são esgotadas pela glicogenólise. A resultante *hiperglicemia* excede o limiar de reabsorção renal, e segue-se a glicosúria. A glicosúria induz a diurese osmótica e, portanto, a *poliúria*, o que causa a perda de água e eletrólitos. A perda renal de água, combinada com a hiperosmolaridade decorrente de níveis aumentados de glicose sanguínea, esgota a água intracelular, deflagrando os osmorreceptores no cérebro e produzindo uma sede intensa (*polidipsia*). A deficiência de insulina leva ao catabolismo de proteínas e gorduras. Os aminoácidos gliconeogênicos produzidos por proteólise são captados pelo fígado e usados como blocos de construção para a glicose. O catabolismo de proteínas e gorduras induz o balanço energético negativo, que, por sua vez, leva ao aumento do apetite (*polifagia*), completando, assim, a tríade clássica. Apesar do aumento do apetite, predominam os efeitos catabólicos, o que resulta em perda de peso e fraqueza muscular. A combinação de polifagia e perda de peso é paradoxal e deve sempre levantar a possibilidade de diabetes.

Complicações metabólicas agudas do diabetes

A cetoacidose diabética é uma grave complicação metabólica aguda do diabetes, geralmente do T1D. É causada por grave hiperglicemia (glicose plasmática na faixa de 500 a 700 mg/dℓ) no contexto de deficiência de insulina, geralmente quando o paciente não está tomando insulina. Pode também ser desencadeada por estresses, como alterações significativas da ingestão alimentar normal, falta de atividade física ou infecção. Isso causa a liberação da catecolamina epinefrina, a qual exacerba a deficiência de insulina funcional mediante bloqueio da ação insulínica e estimulação da secreção do hormônio contrarregulador glucagon. A consequente hiperglicemia provoca diurese osmótica e desidratação. A deficiência de insulina também provoca a ativação da lipase sensível a hormônio, que leva a uma degradação excessiva das reservas adiposas e ao aumento dos AGLs. Esses AGLs são oxidados pelo fígado para produzir cetonas. Nos períodos de jejum, a cetogênese é um fenômeno adaptativo que gera uma fonte de energia para os órgãos vitais (p. ex., o cérebro). A taxa de formação das cetonas pode exceder a taxa de seu uso pelos tecidos periféricos, levando à cetonemia e à cetonúria. As cetonas acumuladas diminuem

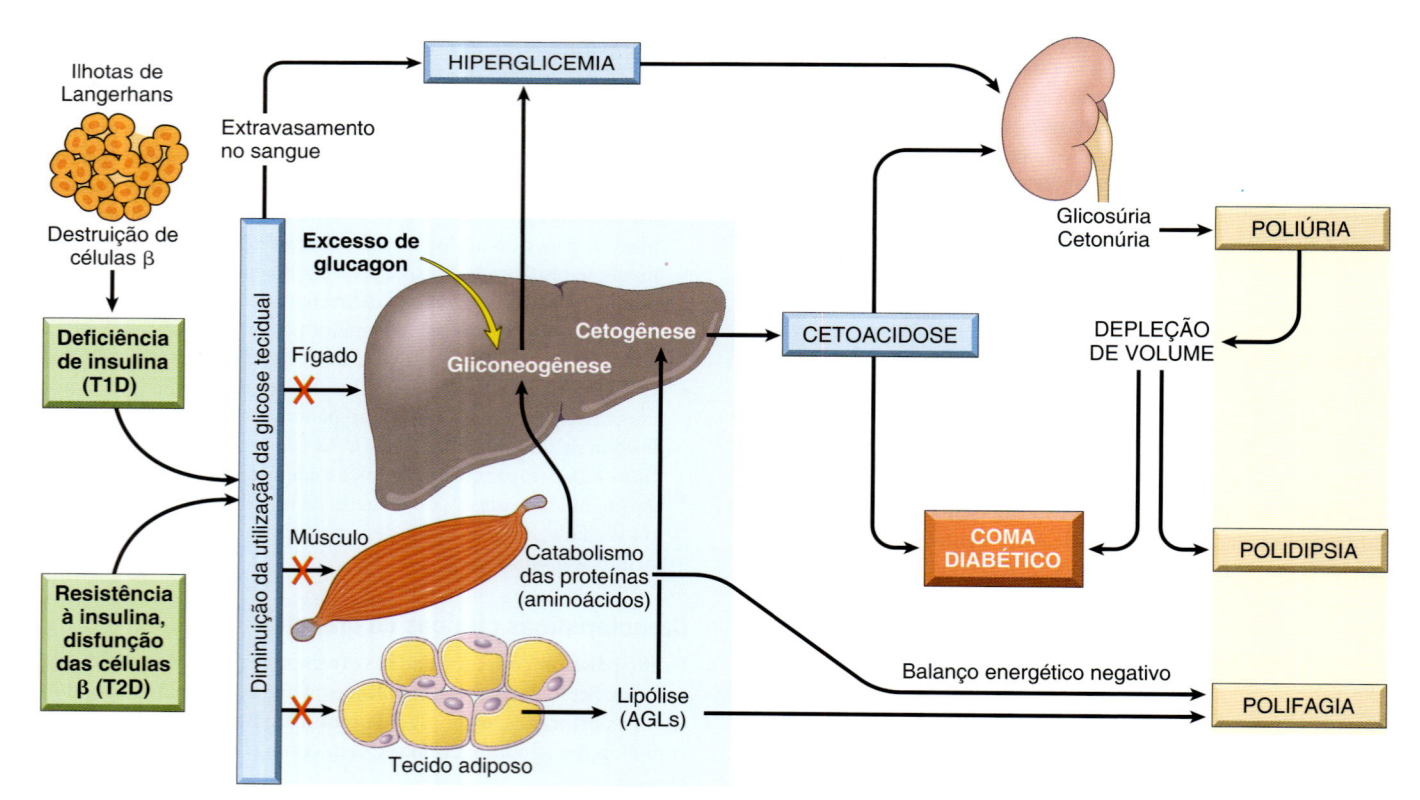

Figura 18.21 Sequência de desarranjos metabólicos levando às manifestações clínicas do diabetes tipo 1. A deficiência absoluta de insulina causa um estado catabólico que resulta em cetoacidose e grave depleção de volume. Se não tratados, esses desarranjos provocam um suficiente comprometimento do sistema nervoso central para causar coma e, finalmente, morte. *AGLs*, ácidos graxos livres.

o pH do sangue, o que resulta em acidose metabólica. Esta será exacerbada se a excreção urinária de cetonas estiver comprometida por desidratação.

As manifestações clínicas da cetoacidose diabética incluem fadiga, náuseas e vômito, dor abdominal intensa, odor frutado característico e respiração profunda trabalhosa (também conhecida como *respiração de Kussmaul*). A persistência do estado cetótico eventualmente leva à perda de consciência e ao coma. A reversão da cetoacidose requer administração de insulina, correção da acidose metabólica e tratamento de quaisquer fatores precipitantes subjacentes, como a infecção.

A síndrome não cetótica hiperosmolar hiperglicêmica é uma condição perigosa resultante de níveis muito elevados de glicose. Ela pode afetar ambos os tipos de diabéticos, mas normalmente ocorre nos indivíduos com T2D. Há uma grave desidratação resultante da diurese osmótica sustentada. Tipicamente, ela se desenvolve nos diabéticos idosos incapazes de manter uma ingestão adequada de água em consequência de acidente vascular cerebral (AVC) ou infecções. Os pacientes não tratados desenvolvem coma. A hiperglicemia em geral é muito grave e a glicose sanguínea varia de 600 a 1.200 mg/dℓ.

Nos pacientes sob tratamento com insulina, a complicação aguda mais comum é a hipoglicemia. As causas incluem a omissão de uma refeição, o esforço físico excessivo, a administração excessiva ou a dosagem inadequada de insulina, e quando são incorporados ao plano de tratamento agentes antidiabéticos como as sulfonilureias. Os sinais e sintomas de hipoglicemia incluem tontura, confusão, sudorese, palpitações e taquicardia; se a hipoglicemia persistir, poderá ocorrer perda de consciência. A rápida reversão da hipoglicemia pela ingestão oral ou intravenosa de glicose é crucial para evitar um dano neurológico permanente.

Complicações crônicas do diabetes

A morbidade associada ao diabetes de longa duração de qualquer tipo resulta principalmente de complicações crônicas da hiperglicemia e consequente dano às artérias musculares de tamanhos grande e médio (doença macrovascular diabética) e aos pequenos vasos (doença microvascular diabética). A doença macrovascular causa aterosclerose acelerada, levando ao aumento de infarto do miocárdio, AVC e isquemia da extremidade inferior. Os efeitos da doença microvascular são mais profundos na retina, nos rins e nos nervos periféricos, resultando em retinopatia diabética, nefropatia e neuropatia, respectivamente (Figura 18.22). No momento de início dessas complicações, há muita variabilidade entre os pacientes em relação à gravidade e aos órgãos específicos envolvidos. O rigoroso controle da hiperglicemia pode retardar ou evitar essa ocorrência.

Patogênese. A hiperglicemia persistente (glicotoxicidade) parece ser responsável pelas complicações a longo prazo do diabetes. A hiperglicemia persistente causa efeitos deletérios em múltiplos tecidos por meio de vários mecanismos.

- *Produtos finais de glicação avançada* (AGEs, do inglês *advanced glycation end products*): os AGEs são formados em consequência de reações não enzimáticas entre os precursores derivados de glicose intracelular (p. ex., glioxal, metilglioxal e 3-desoxiglicosona) e os grupos amino de proteínas. A taxa de formação de AGE é acelerada pela hiperglicemia. Os AGEs ligam-se a um receptor específico (RAGE), que é expresso nas células inflamatórias (macrófagos e células T), no endotélio e no músculo liso vascular.

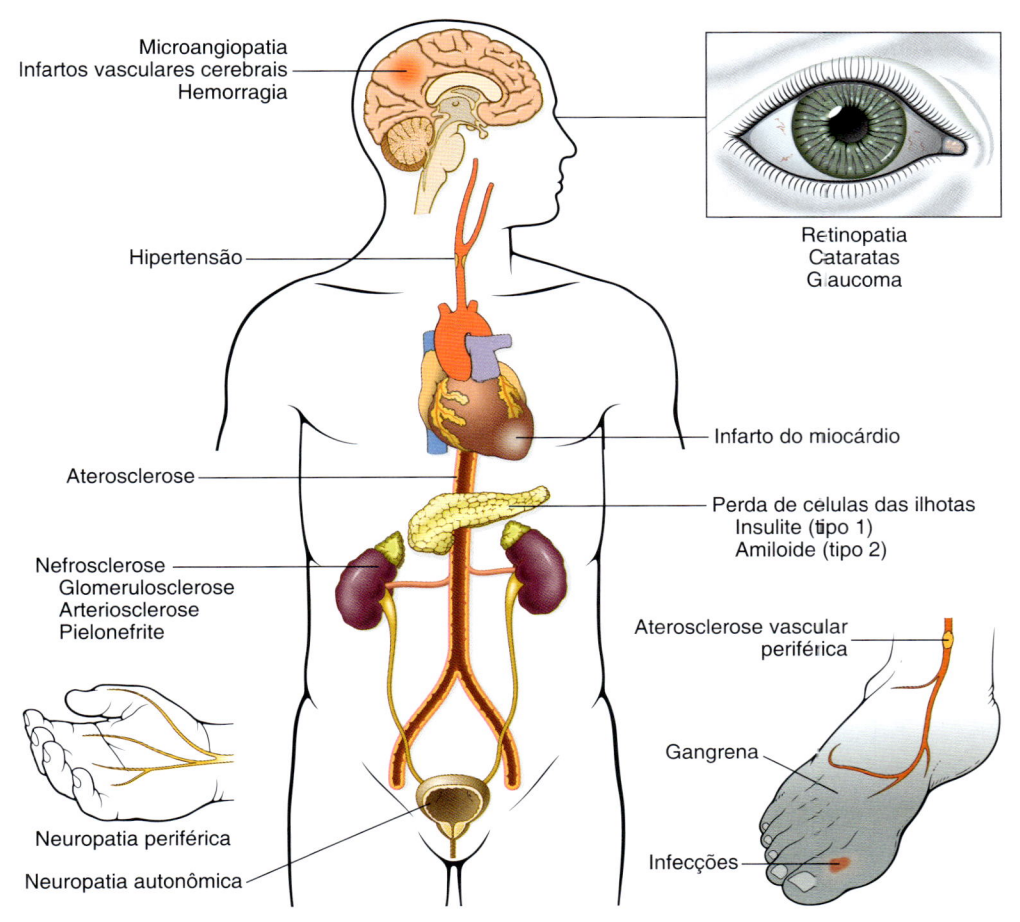

Figura 18.22 Complicações do diabetes a longo prazo.

Os efeitos nocivos da sinalização de AGE dentro do compartimento vascular incluem os seguintes:

- Liberação de *citocinas e fatores de crescimento*, entre os quais o fator de crescimento transformador-β (TGF-β, do inglês *transforming growth factor-β*), que leva a uma deposição excessiva de material da membrana basal e de fator de crescimento endotelial vascular (VEGF, do inglês *vascular endothelial growth factor*), implicado na retinopatia diabética
- Geração de *espécies reativas de oxigênio* (*EROs*) nas células endoteliais
- Aumento da *atividade pró-coagulante* das células endoteliais e dos macrófagos
- Aumento da *proliferação das células do músculo liso vascular e da síntese de matriz extracelular*.

Além dos efeitos mediados por receptor, os AGEs podem realizar diretamente a ligação cruzada das proteínas da matriz extracelular. Essas proteínas reticuladas podem capturar outras proteínas plasmáticas ou intersticiais; por exemplo, a lipoproteína de baixa densidade (LDL, do inglês *low-density lipoprotein*) é capturada dentro das paredes dos grandes vasos modificados por AGEs, acelerando a aterosclerose (Capítulo 8), enquanto a albumina pode ser capturada dentro das paredes dos capilares, e ela em parte é responsável pelo espessamento da membrana basal que é característico da microangiopatia diabética (discutida adiante). Todos esses efeitos contribuem para as lesões vasculares associadas ao diabetes

- *Ativação da proteína quinase C*: a ativação da proteína quinase C (PKC, do inglês *protein kinase C*) por íons cálcio e pelo segundo mensageiro diacilglicerol (DAG) é uma importante via de transdução de sinal. A hiperglicemia intracelular pode estimular a síntese *de novo* de DAG a partir de intermediários glicolíticos e, consequentemente, causar a ativação da PKC. Os efeitos *downstream* (a jusante) da ativação da PKC são numerosos e incluem a produção de moléculas pró-angiogênicas, como o VEGF, implicadas na neovascularização observada na retinopatia diabética, e de moléculas pró-fibrogênicas, como o TGF-β, o que leva a maior deposição de matriz extracelular e material da membrana basal
- *Distúrbios nas vias metabólicas*: em alguns tecidos que não necessitam de insulina para o transporte da glicose (p. ex., nervos, cristalino, rins, vasos sanguíneos), a hiperglicemia leva ao aumento da glicose intracelular que, então, é metabolizada pela enzima aldose redutase para sorbitol, um poliol, e eventualmente para frutose em uma reação que usa a forma reduzida da nicotinamida dinucleotídeo fosfato NADPH (do inglês *nicotinamide dinucleotide phosphate*) como um cofator. A NADPH também é exigida pela enzima glutationa redutase em uma reação que regenera a glutationa reduzida (GSH). Como descrito no Capítulo 1, a GSH é um dos importantes mecanismos antioxidantes na célula, e as reduções de GSH aumentam a suscetibilidade celular ao *estresse oxidativo*. Em face da hiperglicemia sustentada, a depleção progressiva de NADPH intracelular compromete a regeneração da GSH, aumentando o estresse oxidativo.

Morfologia

As alterações morfológicas mais importantes estão relacionadas a muitas complicações crônicas do diabetes. Essas alterações são observadas em T1D e T2D.

Pâncreas

As lesões no pâncreas são variáveis. Pode haver uma ou mais das seguintes alterações:

- **Redução em número e tamanho das ilhotas.** Esta alteração é observada com mais frequência no T1D, em especial na doença que está em rápido avanço. A maioria das ilhotas é pequena, não evidente e de difícil detecção
- **São observados no T1D infiltrados leucocíticos nas ilhotas (insulite)** e eles são compostos principalmente de linfócitos T (Figura 18.23 A)
- **É observada no T2D deposição de amiloide dentro das ilhotas.** Ela começa nos capilares e ao redor deles, assim como entre as células. Nos estágios avançados, as ilhotas podem estar praticamente destruídas (Figura 18.23 B); pode-se também observar fibrose
- Aumento do número e no tamanho das ilhotas, especialmente nos recém-nascidos não diabéticos de mães com diabetes. Presumivelmente, as ilhotas fetais sofrem hiperplasia em resposta à hiperglicemia materna.

Doença macrovascular diabética

A característica da doença macrovascular diabética é uma **aterosclerose acelerada** que afeta a aorta e as artérias de tamanhos grande e médio. Com exceção de seu início precoce e maior gravidade, a aterosclerose em pacientes com e sem diabetes é indistinguível (Capítulo 8). **O infarto do miocárdio decorrente de aterosclerose das artérias coronárias é a causa mais comum de morte dos pacientes com diabetes.** É quase tão comum em mulheres quanto em homens. Em contrapartida, o infarto do miocárdio é raro nas mulheres não diabéticas em idade reprodutiva.

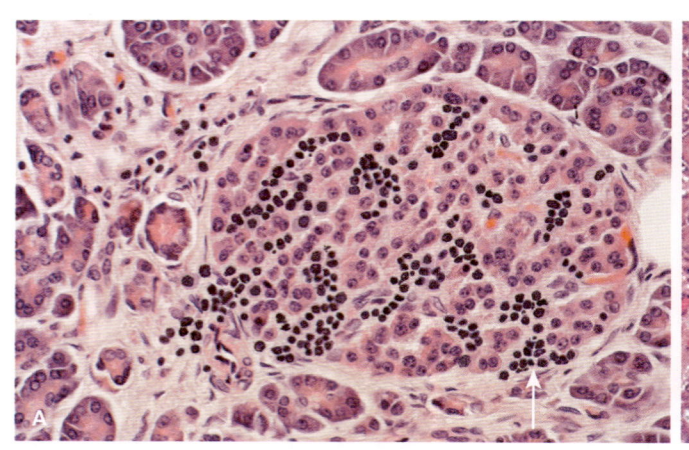

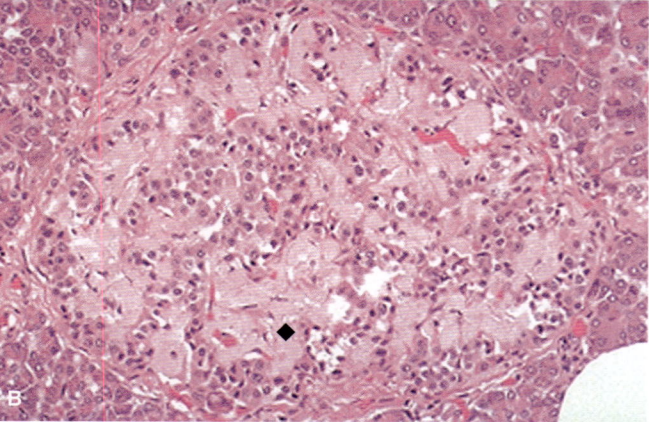

Figura 18.23 Alterações morfológicas nas ilhotas no diabetes. **A.** Insulite autoimune no diabetes tipo 1. A *seta* aponta para a inflamação que envolve a ilhota de Langerhans, enquanto as estruturas acinares circundantes estão normais. **B.** Amiloide nas ilhotas no diabetes tipo 2. Esta ilhota contém depósitos de material (amiloide) hialino rosado (*losango*) em torno de muitas células das ilhotas. (De Klatt EC: *Robbins and Cotran Atlas of Pathology*, ed 4, Figs. 9.18, 9.19, Philadelphia, 2021, Elsevier.)

A **gangrena das extremidades inferiores** em consequência de doença vascular avançada é cerca de 100 vezes mais comum nos indivíduos com diabetes do que na população geral. As grandes artérias renais também estão sujeitas a uma aterosclerose grave, porém o efeito mais nocivo do diabetes nos rins ocorre nos glomérulos e na microcirculação, conforme discutido adiante.

A **arteriolosclerose hialina**, a lesão vascular associada à hipertensão (Capítulos 8 e 12), é mais prevalente e mais grave nos pacientes com diabetes do que nos indivíduos não afetados, mas não é específica do diabetes e pode ser observada em idosos sem diabetes ou hipertensão. Caracteriza-se por um espessamento hialino amorfo da parede das arteríolas que estreita o lúmen (Figura 18.24). Nos pacientes com diabetes, sua gravidade está relacionada com a duração da doença e com a presença ou ausência de hipertensão.

Microangiopatia diabética

Uma das características morfológicas mais consistentes do diabetes é o **espessamento difuso das membranas basais**. O espessamento é mais evidente nos capilares da pele, no músculo esquelético, na retina, nos glomérulos e medula renais. Entretanto, pode também ser observada em estruturas não vasculares, como túbulos renais (Figura 18.25), cápsula de Bowman, nervos periféricos e placenta. Nas microscopias óptica e eletrônica, a lâmina basal que separa as células parenquimatosas ou endoteliais do tecido circundante está acentuadamente espessada por camadas concêntricas de material hialino composto predominantemente de colágeno tipo IV. Apesar do aumento de espessura das membranas basais, os capilares diabéticos estão permeáveis, levando então ao extravasamento de proteínas plasmáticas. **A microangiopatia é subjacente ao desenvolvimento de nefropatia diabética, retinopatia e algumas formas de neuropatia.** Uma microangiopatia similar pode ser encontrada em pacientes idosos não diabéticos, mas raramente é tão grave quanto aquela observada em indivíduos com diabetes por tempo prolongado.

Nefropatia diabética

Os rins são os alvos primários do diabetes (Capítulo 12). As lesões compreendem (1) lesões glomerulares; (2) lesões vasculares renais, principalmente arteriolosclerose; e (3) pielonefrite, incluindo papilite necrosante.

As **lesões glomerulares** mais importantes são o espessamento da membrana basal do capilar, a esclerose mesangial difusa e a glomerulosclerose nodular. As membranas basais glomerulares do capilar estão espessadas ao longo de toda a sua extensão. Esta alteração pode ser detectada por microscopia eletrônica após alguns anos do início do diabetes, algumas vezes precedendo qualquer alteração na função renal (Figura 18.26).

A **esclerose mesangial difusa** refere-se ao aumento da matriz mesangial associada a proliferação de células mesangiais e espessamento da membrana basal. É encontrada na maioria dos indivíduos com doença com duração superior a 10 anos, e é mais comum nos pacientes idosos e naqueles com hipertensão. Quando a glomerulosclerose é grave, os pacientes desenvolvem a síndrome nefrótica, que é caracterizada por proteinúria, hipoalbuminemia e edema (Capítulo 12).

A **glomerulosclerose nodular** (lesão de Kimmelstiel-Wilson) é uma lesão glomerular específica caracterizada por depósitos semelhantes a bolas de matriz laminada na periferia do glomérulo (Figura 18.27). É encontrada em aproximadamente 15 a 30% dos indivíduos com diabetes de longa duração, e é um importante fator contribuinte para a disfunção renal. Diferentemente da esclerose mesangial difusa, a forma nodular de glomerulosclerose é praticamente patognomônica de diabetes.

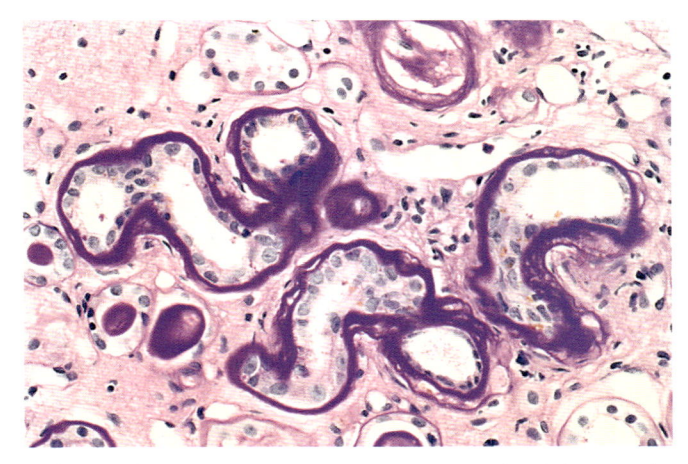

Figura 18.25 Espessamento das membranas basais tubulares no rim de um paciente com diabetes (coloração: ácido periódico de Schiff).

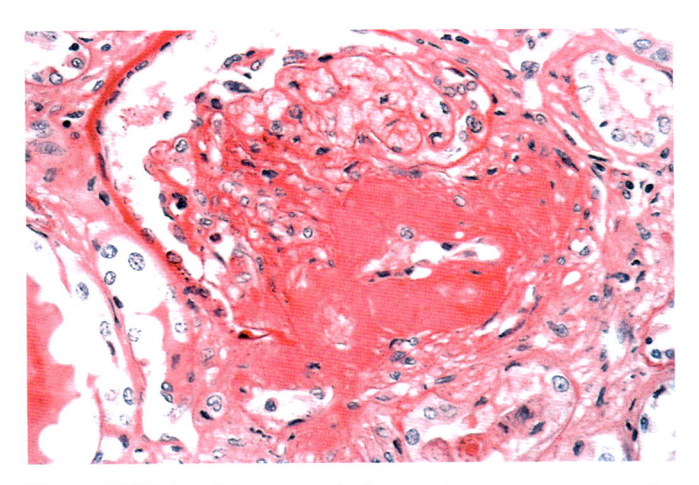

Figura 18.24 Arteriolosclerose hialina renal grave em uma amostra corada com ácido periódico de Schiff. Observe a arteríola aferente acentuadamente espessada e tortuosa. A natureza amorfa da parede vascular espessada é evidente. (Cortesia do Dr. M.A. Venkatachalam, Department of Pathology, University of Texas Health Science Center, San Antonio, Texas.)

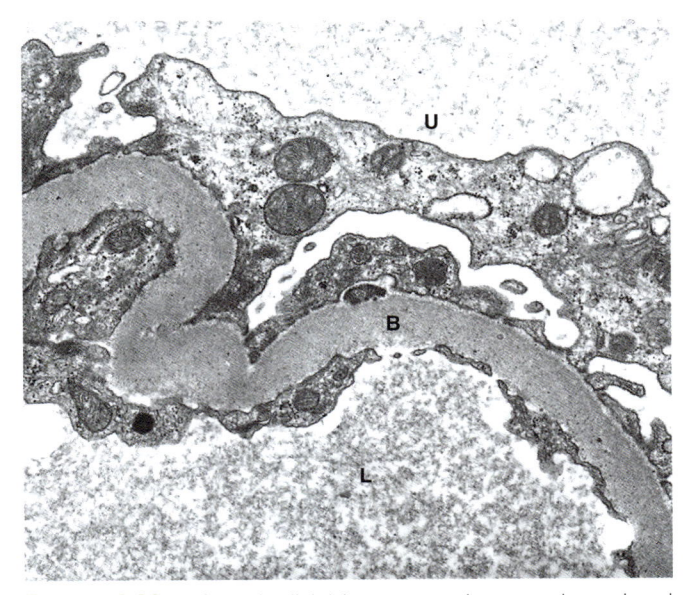

Figura 18.26 Nefropatia diabética mostrando a membrana basal glomerular acentuadamente espessada. B, membrana basal glomerular; L, lúmen do capilar glomerular; U, espaço urinário. (Cortesia do Dr. Michael Kashgarian, Department of Pathology, Yale University School of Medicine, New Haven, Connecticut.)

> **A aterosclerose renal e a arteriolosclerose constituem partes da doença macrovascular observada nos diabéticos.** Os rins estão entre os órgãos afetados com maior gravidade e frequência; as alterações nas artérias e nas arteríolas são similares àquelas encontradas em todo o corpo. A arteriolosclerose hialina afeta não apenas as arteríolas aferentes, mas também as eferentes; a última condição é praticamente exclusiva dos indivíduos com diabetes. O comprometimento vascular e a glomerulosclerose induzem uma isquemia suficiente para causar formação de tecido cicatricial difuso nos rins, que se manifesta por uma superfície cortical finamente granular (nefrosclerose) (Figura 18.28).
>
> **Pielonefrite** é uma inflamação aguda ou crônica dos rins que normalmente se inicia no tecido intersticial e em seguida dissemina-se para envolver os túbulos. Tanto a forma aguda como a crônica dessa doença ocorrem em pacientes não diabéticos assim como em diabéticos, porém são mais graves nessa última população. Um padrão especial de pielonefrite aguda, a **papilite necrosante** (ou necrose papilar, Capítulo 12), é muito mais prevalente em pacientes com diabetes do que em não diabéticos.
>
> ### Complicações oculares do diabetes
> O comprometimento visual, às vezes até a cegueira total, é uma das mais temidas consequências do diabetes de longa duração. A retinopatia diabética é discutida no Capítulo 21, na seção sobre doenças oculares.
>
> ### Neuropatia diabética
> A lesão mais frequente do sistema nervoso causada pelo diabetes é uma neuropatia simétrica periférica das extremidades inferiores que afeta as funções motora e sensitiva, particularmente a última (Capítulo 20). As alterações neurológicas podem ser o resultado de microangiopatia e de maior permeabilidade dos capilares que suprem os nervos, assim como de dano axonal direto.

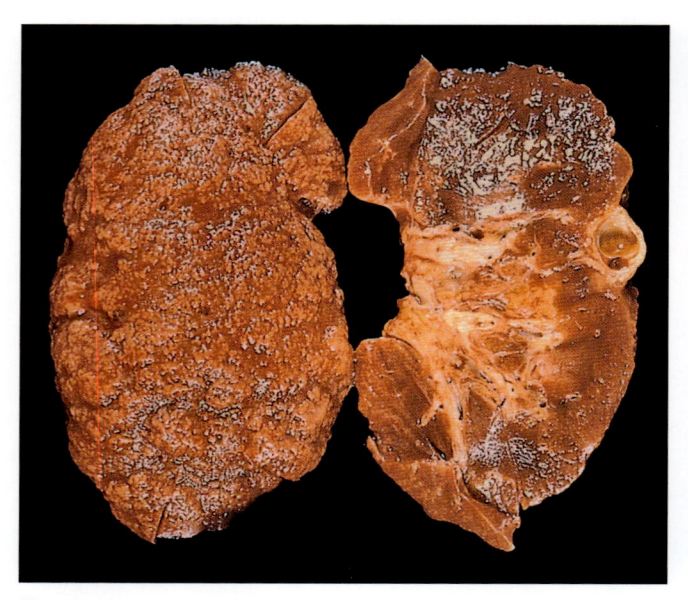

Figura 18.28 Nefrosclerose em um paciente com diabetes de longa duração. O rim bisseccionado mostra transformação granular difusa da superfície (*à esquerda*) e acentuado adelgaçamento do córtex (*à direita*). Outras características são as depressões irregulares, o resultado da pielonefrite, e um cisto cortical incidental (*à direita mais distante*).

Características clínicas do diabetes crônico

Como ressaltado na discussão anterior, T1D e T2D são entidades fisiopatológicas distintas com a manifestação comum de hiperglicemia. A Tabela 18.6 resume algumas características clínicas, genéticas e histopatológicas que distinguem as duas doenças. Entretanto, como mencionado anteriormente, as sequelas a longo prazo de ambos os tipos, que surgem em consequência de hiperglicemia não controlada ou mal controlada, são semelhantes e responsáveis por grande parte da morbidade e da mortalidade nos pacientes com diabetes. Na maioria dos casos, essas complicações ocorrem cerca de 15 a 20 anos após o início da hiperglicemia. As principais complicações crônicas da doença são descritas a seguir.

- As *complicações macrovasculares*, como o infarto do miocárdio, a insuficiência vascular renal e o AVC, são as causas mais comuns de mortalidade no diabetes de longa duração. Os pacientes com diabetes apresentam uma incidência 2 a 4 vezes mais alta de doença arterial coronariana, e um risco quatro vezes maior de morte por complicações cardiovasculares do que os pacientes não diabéticos. O diabetes geralmente é acompanhado de condições subjacentes que favorecem o desenvolvimento de eventos cardiovasculares adversos, o que inclui hipertensão e dislipidemia (ver anteriormente a discussão sobre síndrome metabólica).

- A *nefropatia diabética* é a principal causa de doença renal em estágio terminal nos EUA, e a insuficiência renal é a segunda, perdendo apenas para o infarto do miocárdio, como a causa de morte dos pacientes afetados. A manifestação mais precoce da nefropatia diabética é o aparecimento de pequenas quantidades de albumina na urina (> 30 mg, mas < 3,5 g/dia). Sem tratamento, aproximadamente 80% dos pacientes com T1D e 20 a 40% dos pacientes com T2D desenvolverão uma manifesta síndrome nefrótica (excreção de proteínas > 3,5 g/dia; Capítulo 12) ao longo de 10 a 15 anos, geralmente acompanhada de hipertensão. A progressão de nefropatia manifesta para doença renal em estágio terminal é variável e se evidencia pela queda progressiva na taxa de filtração glomerular. Vinte anos após o diagnóstico, mais de 75% dos indivíduos com T1D e cerca de 20% dos pacientes com T2D com nefropatia manifesta desenvolverão doença renal em estágio terminal, que requer diálise ou transplante renal

- O *comprometimento visual* é uma das consequências mais temidas do diabetes de longa duração. O diabetes é a principal causa de cegueira adquirida em adultos nos EUA. Aproximadamente 60 a 80% dos pacientes desenvolvem alguma forma de retinopatia diabética dentro de 15 a 20 anos após o diagnóstico. Em virtude de a lesão fundamental da retinopatia – a neovascularização – ser

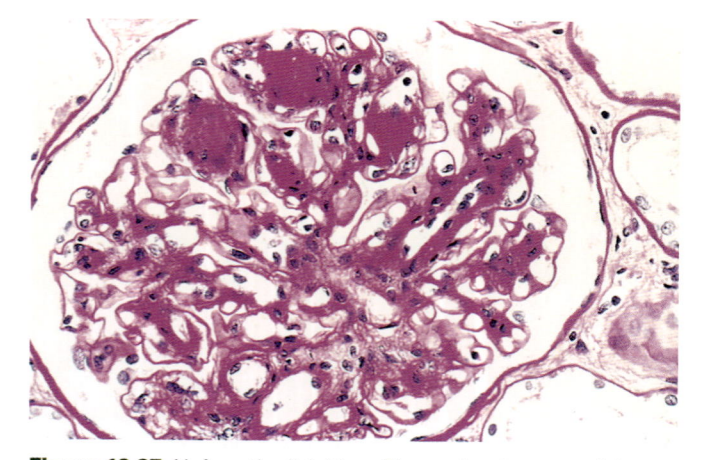

Figura 18.27 Nefropatia diabética. Glomerulosclerose nodular em uma amostra renal (coloração PAS) de um paciente com diabetes de longa duração. (Cortesia da Dra. Lisa Yerian, Department of Pathology, University of Chicago, Chicago, Illinois.)

atribuível à superexpressão de VEGF na retina induzida por hipoxia, o tratamento atual inclui a injeção intravítrea de agentes antiangiogênicos (Capítulo 21)
- A *neuropatia diabética* pode produzir uma variedade de síndromes clínicas que afetam o sistema nervoso central, os nervos sensoriomotores periféricos e o sistema nervoso autônomo. A polineuropatia característica em geral afeta inicialmente as extremidades inferiores; porém, com o tempo, as extremidades superiores podem também ser envolvidas. As outras formas incluem a neuropatia autonômica, que produz distúrbios nas funções intestinal e vesical e, por vezes, impotência sexual e mononeuropatia diabética, que pode se manifestar como pé caído, punho caído ou paralisias de nervo craniano isolado
- Os pacientes com diabetes são mais suscetíveis a infecções cutâneas, tuberculose, pneumonia e pielonefrite. As infecções causam cerca de 5% das mortes relacionadas com o diabetes. Em um indivíduo com neuropatia diabética, uma infecção banal em um dedo do pé pode ser o primeiro evento de uma longa sucessão de complicações (gangrena, bacteriemia, pneumonia) que, finalmente, podem levar à morte.

As complicações crônicas e a morbidade e mortalidade associadas são atenuadas por meio de um estrito controle glicêmico. No caso dos pacientes com T1D, a terapia de reposição de insulina é a base do tratamento; enquanto as abordagens não farmacológicas, como as restrições dietéticas e o exercício físico (que melhora a sensibilidade à insulina) constituem, muitas vezes, o tratamento inicial do T2D. A maioria dos pacientes com T2D eventualmente necessita de intervenção terapêutica para reduzir a hiperglicemia. O controle glicêmico é avaliado clinicamente pela mensuração da porcentagem de hemoglobina glicada, também conhecida como *HbA1C*, que é formada pela adição não enzimática de frações de glicose à hemoglobina em hemácias. A HbA1C é uma mensuração de controle glicêmico durante longos períodos de tempo (2 a 3 meses), e é menos afetada pelas variações diárias do que a glicose sanguínea. A American Diabetes Association recomenda a manutenção dos níveis de HbA1C abaixo de 7% para reduzir o risco de complicações a longo prazo. Além disso, os pacientes com diabetes precisam manter os colesteróis LDL e HDL, bem como os triglicerídeos, em níveis ótimos para reduzir o risco de complicações macrovasculares. A adoção de um estilo de vida saudável e ativo continua a ser uma das melhores defesas contra esse flagelo dos tempos modernos.

TUMORES NEUROENDÓCRINOS PANCREÁTICOS

Os *tumores neuroendócrinos pancreáticos* (PanNETs, do inglês *pancreatic neuroendocrine tumors*), também conhecidos como *tumores das células das ilhotas*, são raros em comparação com as neoplasias do pâncreas exócrino (Capítulo 15), são responsáveis por apenas 2% de todas as neoplasias pancreáticas. Os PanNETs são mais comuns nos adultos e podem ser únicos ou multifocais; quando são malignos, o fígado é o local mais comum de metástases. As neoplasias geralmente secretam hormônios pancreáticos, mas algumas delas não são funcionais. Estas últimas geralmente são maiores no momento do diagnóstico, uma vez que só se tornam objeto de atenção clínica na fase tardia da sua evolução natural, o que não ocorre com os PanNETs funcionais, que geralmente apresentam sintomas relacionados com a produção excessiva de hormônio. Essas neoplasias quase sempre apresentam mutações nos genes supressores tumorais *MEN1* e *PTEN*, ou mutações inativadoras em *ATRX*, cuja perda de função leva à manutenção dos telômeros por meio de um mecanismo referido como alongamento alternativo dos telômeros.

Insulinoma

As neoplasias de células β (insulinomas) são o tipo mais comum de PanNET e elas elaboram insulina suficiente para induzir crises de hipoglicemia grave que se manifestam como confusão, estupor e perda de consciência. Essas crises são precipitadas por jejum ou exercício físico, e são prontamente aliviadas pela alimentação ou administração parenteral de glicose. A maioria dos insulinomas é curada por ressecção cirúrgica.

> **Morfologia**
>
> Em sua maioria, os insulinomas são identificados enquanto ainda pequenos (< 2 cm de diâmetro) e localizados no pâncreas. Frequentemente, são lesões solitárias, embora possam ser encontradas no pâncreas neoplasias multifocais ou neoplasias ectópicas. A malignidade em insulinomas ocorre em menos de 10% dos casos, e é diagnosticada com base em invasão local ou metástases. No exame histológico, as neoplasias benignas assemelham-se notavelmente a ilhotas gigantes, e há preservação dos cordões regulares das células monótonas. As lesões malignas também tendem a ser bem diferenciadas e enganosamente encapsuladas. A **deposição de amiloide** é um traço característico de muitos insulinomas (Figura 18.29).

Gastrinoma

A hipersecreção acentuada de gastrina geralmente é causada por uma neoplasia produtora de gastrina (*gastrinoma*). A *síndrome de Zollinger-Ellison* refere-se à associação dessas neoplasias com a hipersecreção de gastrina, que estimula a secreção de ácido gástrico. Isto, por sua vez, leva ao desenvolvimento de úlceras pépticas, que são observadas em 90 a 95% dos pacientes. As úlceras duodenais e gástricas geralmente são múltiplas; embora sejam idênticas àquelas encontradas na doença da úlcera péptica (Capítulo 13), muitas vezes elas não respondem à terapia usual. Além disso, as úlceras podem ocorrer em localizações incomuns como o jejuno; quando são encontradas úlceras jejunais intratáveis, deve-se suspeitar de síndrome de Zollinger-Ellison. Mais da metade dos pacientes afetados têm diarreia; em 30%, essa é a manifestação de apresentação. Em aproximadamente 25% dos pacientes, os gastrinomas surgem em conjunto com outras neoplasias endócrinas, como na síndrome NEM-1 (discutida adiante).

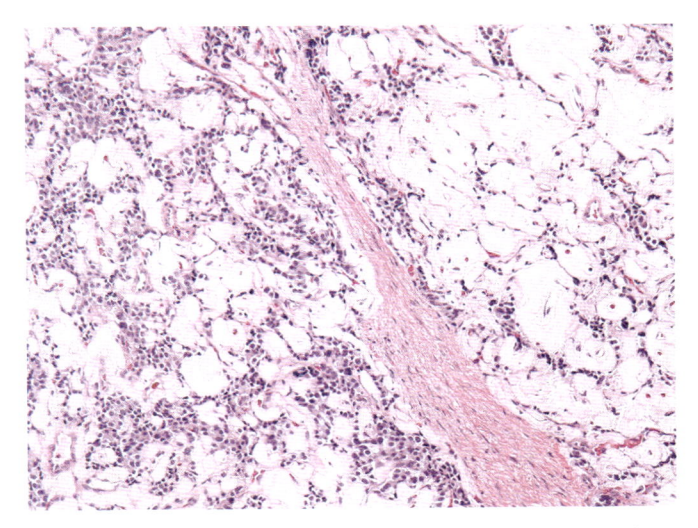

Figura 18.29 Tumor neuroendócrino pancreático (PanNET), também chamado de *tumor das células das ilhotas*. As células neoplásicas estão presentes em agrupamentos, têm aparência monótona e mostram mínimos pleomorfismo ou atividade mitótica. Há uma abundante deposição de amiloide de coloração rosa pálida, uma característica do insulinoma. Observa-se também uma trabécula fibrosa.

> **Morfologia**
>
> Os gastrinomas podem surgir no pâncreas, na região peripancreática, ou na parede do duodeno. **Mais da metade das neoplasias produtoras de gastrina são localmente invasivas ou já emitiram metástase no momento do diagnóstico.** Os gastrinomas associados à NEM-1 geralmente são multifocais, enquanto os gastrinomas esporádicos geralmente são únicos. Assim como nas neoplasias secretoras de insulina do pâncreas, as neoplasias produtoras de gastrina são histologicamente brandas e raramente exibem anaplasia acentuada.

GLÂNDULAS ADRENAIS

As glândulas adrenais são órgãos endócrinos pareados que consistem em duas regiões, o córtex e a medula, que diferem em desenvolvimento, estrutura e função. O *córtex* consiste em três camadas de tipos celulares distintos. Sob a cápsula da glândula adrenal, encontra-se a estreita camada da zona glomerulosa. Uma zona reticular igualmente estreita é contígua à medula. A ampla zona fasciculada encontra-se interposta e compõe cerca de 75% do córtex.

O córtex adrenal sintetiza três diferentes tipos de esteroides:

- *Glicocorticoides* (principalmente cortisol), sintetizados primariamente na zona fasciculada com uma pequena contribuição da zona reticular
- *Mineralocorticoides*, dos quais o mais importante é a aldosterona, produzidos na zona glomerulosa
- *Esteroides sexuais* (estrógenos e androgênios), produzidos principalmente na zona reticular

A *medula* adrenal é composta de células cromafins, assim chamadas por sua coloração marrom enegrecida após exposição ao dicromato de potássio. Elas sintetizam e secretam catecolaminas em resposta aos sinais que partem das fibras nervosas pré-ganglionares no sistema nervoso simpático. Acúmulos semelhantes de células estão distribuídos por todo o corpo no sistema paraganglionar extra-adrenal.

Primeiramente, discutiremos os distúrbios do córtex adrenal e, em seguida, os da medula. As doenças do córtex adrenal podem ser divididas naquelas associadas à hiperfunção ou à hipofunção corticais

HIPERFUNÇÃO ADRENOCORTICAL: HIPERADRENALISMO

Há três síndromes clínicas hiperadrenais distintas, cada qual causada pela produção anormal de um ou mais dos hormônios produzidos pelas três camadas do córtex:

- *Síndrome de Cushing*, caracterizada pelo excesso de cortisol
- *Hiperaldosteronismo*, causado pelo excesso de mineralocorticoides
- *Síndromes adrenogenitais* ou *virilizantes*, causadas pelo excesso de androgênios.

As características clínicas de algumas dessas síndromes se sobrepõem em razão das funções compartilhadas dos esteroides adrenais.

Hipercortisolismo: síndrome de Cushing

O hipercortisolismo (síndrome de Cushing) é causado por níveis elevados de glicocorticoides. Na prática clínica, a maioria dos casos de síndrome de Cushing se deve à administração de glicocorticoides exógenos (iatrogênicos). Os casos restantes são endógenos; os três distúrbios mais comuns são apresentados a seguir (Figura 18.30):

- Doenças hipotalâmico-hipofisárias primárias associadas à hipersecreção de ACTH
- Secreção de ACTH ectópica pelas neoplasias não hipofisárias
- Neoplasias adrenocorticais primárias (adenoma ou carcinoma) e, raramente, hiperplasia cortical primária.

A doença hipotalâmico-hipófisária primária associada à hipersecreção de ACTH, também conhecida como *doença de Cushing*, é responsável por aproximadamente 70% dos casos de hipercortisolismo endógeno. A prevalência desse distúrbio é cerca de quatro vezes maior em mulheres do que em homens, e ocorre com mais frequência no grupo etário de 20 a 40 anos. Em quase todos os casos, a glândula hipófise contém um adenoma produtor de ACTH. Estes são

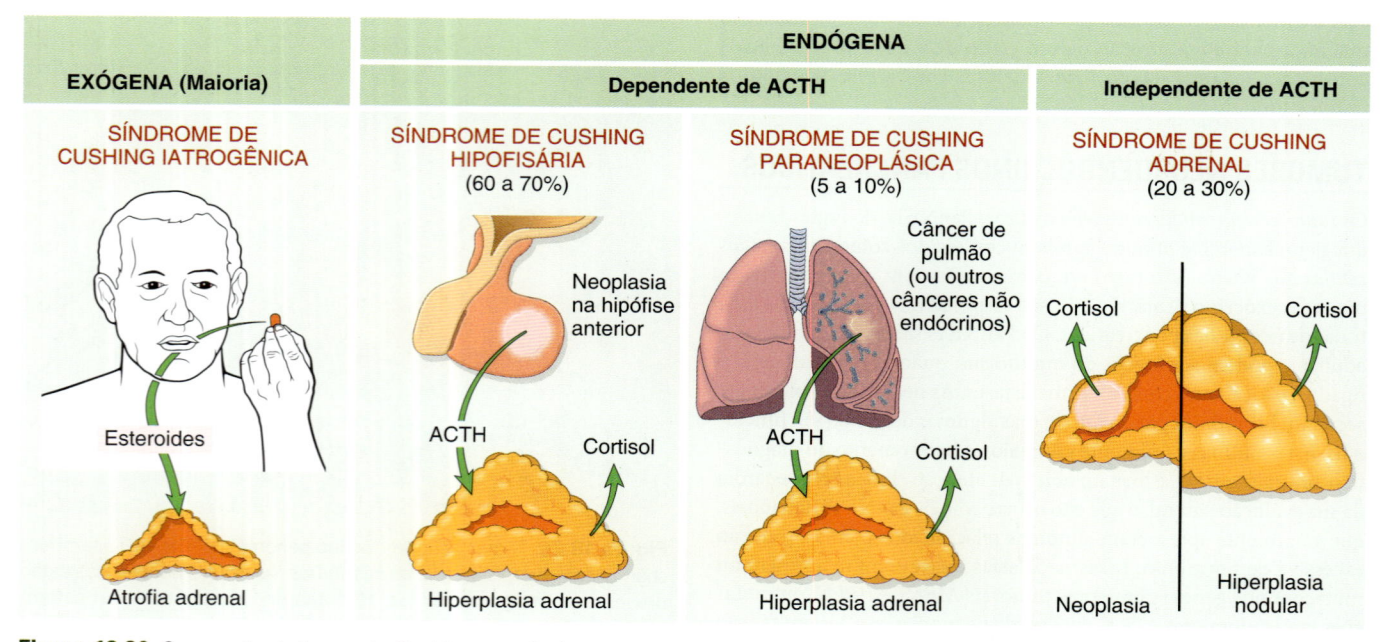

Figura 18.30 Causas da síndrome de Cushing: as três formas endógenas, assim como a forma exógena (iatrogênica) mais comum. *ACTH*, hormônio adrenocorticotrófico.

normalmente muito pequenos para produzir efeitos de massa, mas há exceções. Em alguns poucos casos, a causa é a *hiperplasia de células corticotróficas* sem um adenoma discreto. A hiperplasia de células corticotróficas pode ser primária ou, com menos frequência, secundária à excessiva liberação de ACTH por uma neoplasia hipotalâmica produtora de hormônio liberador de corticotrofina (CRH, do inglês *corticotropin-releasing hormone*). As glândulas adrenais nos pacientes com doença de Cushing mostram graus variáveis de hiperplasia cortical nodular bilateral (discutida adiante) secundária a níveis elevados de ACTH (*síndrome de Cushing dependente de ACTH*), o que leva ao hipercortisolismo.

A *secreção de ACTH ectópico* pelas neoplasias não hipofisárias é responsável por 10 a 15% dos casos de síndrome de Cushing. Em muitos casos, a neoplasia responsável é um *carcinoma de pulmão de pequenas células*, embora neoplasias como carcinoide, carcinoma medular da tireoide e PanNET tenham sido associadas a essa síndrome paraneoplásica. De forma alternativa, as neoplasias neuroendócrinas ocasionais produzem CRH ectópico, que, por sua vez, causa secreção de ACTH e hipercortisolismo. Em ambos os casos, as glândulas adrenais sofrem novamente hiperplasia cortical bilateral secundária a ACTH elevado.

As *neoplasias adrenais primárias*, como o adenoma adrenal e o carcinoma, e, raramente, a *hiperplasia cortical primária*, são responsáveis por 15 a 20% dos casos de síndrome de Cushing endógena, também designada como *síndrome de Cushing independente de ACTH* porque as neoplasias ou as glândulas hiperplásicas funcionam de maneira autônoma. A característica bioquímica da síndrome de Cushing adrenal são os níveis séricos elevados de cortisol e os níveis baixos de ACTH.

> **Morfologia**
>
> As principais lesões de hipercortisolismo são encontradas na hipófise e nas glândulas adrenais. As alterações da **hipófise** variam de acordo com a causa. A alteração mais comum, resultante de altos níveis de glicocorticoides endógenos ou exógenos, é a **alteração hialina de Crooke**, que é marcada pela substituição do citoplasma basofílico granular normal das células produtoras de ACTH na hipófise anterior por um material homogêneo ligeiramente basofílico. Essa alteração é o resultado do acúmulo de filamentos intermediários de queratina no citoplasma. Na doença de Cushing hipofisária, um adenoma também está presente (descrita anteriormente).
>
> As alterações morfológicas nas glândulas adrenais dependem da causa do hipercortisolismo e incluem: (1) atrofia cortical; (2) hiperplasia difusa; (3) hiperplasia macronodular ou micronodular; ou (4) um adenoma ou carcinoma.
>
> Nos pacientes nos quais a síndrome resulta de glicocorticoides exógenos, a supressão de ACTH endógeno resulta em uma **atrofia cortical** bilateral, especificamente da zona fasciculada e da zona reticular (Figura 18.31). Nesses casos, a zona glomerulosa tem espessura normal porque essa porção do córtex não é dependente de ACTH. Em contraste, nos casos de hipercortisolismo endógeno, as adrenais são hiperplásicas ou contêm uma neoplasia cortical.
>
> A **hiperplasia cortical adrenal difusa** é encontrada nos pacientes com a síndrome de Cushing dependente de ACTH (Figura 18.31). De maneira sutil ou acentuada, ambas as glândulas estão aumentadas, cada uma pesando até 30 g. O córtex adrenal está espessado e variavelmente nodular. A cor amarela das glândulas deriva da presença de células ricas em lipídios, que ao microscópio aparecem vacuoladas.
>
> Na **hiperplasia cortical primária**, o córtex é substituído quase inteiramente por **macronódulos** ou **micronódulos** de pigmentação escura de 1 a 3 mm (Figura 18.32). O pigmento é a lipofuscina, um produto do envelhecimento (Capítulo 1).
>
> Os **adenomas ou os carcinomas funcionais** do córtex adrenal não são morfologicamente distintos das neoplasias adrenais não funcionais e são discutidos adiante.

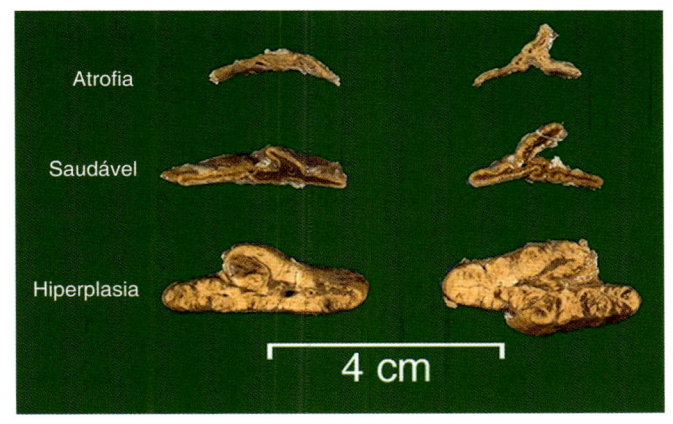

Figura 18.31 Atrofia cortical e hiperplasia adrenais. Na atrofia, as glândulas estão contraídas (*linha superior*) em comparação às glândulas normais (*meio*). Na hiperplasia difusa (linha inferior), o córtex adrenal encontra-se amarelo e espesso, e é evidente uma sutil nodularidade. A glândula atrófica era de um paciente tratado com esteroides por um período prolongado, e a glândula hiperplásica era de um paciente com síndrome de Cushing dependente de ACTH. *ACTH*, hormônio adrenocorticotrófico. (De Klatt EC: *Robbins and Cotran Atlas of Pathology*, ed 4, Figura 15.40, Philadelphia, 2021, Elsevier.)

Características clínicas. Os sinais e sintomas da síndrome de Cushing são um exagero das ações conhecidas dos glicocorticoides. Em geral, a síndrome de Cushing desenvolve-se de maneira gradual e, como muitas outras anormalidades endócrinas, pode ser muito sutil em seus estágios iniciais. Isto é particularmente verdadeiro em relação à síndrome de Cushing associada ao carcinoma de pulmão de pequenas células, pois o rápido curso da doença subjacente impede o desenvolvimento total da síndrome. As manifestações iniciais da síndrome de Cushing incluem hipertensão e ganho de peso. Com o tempo, a redistribuição centrípeta mais característica do tecido adiposo se torna aparente, com resultante obesidade no tronco, fácies arredondada e acúmulo de gordura na parte posterior do pescoço e do dorso. O hipercortisolismo causa uma seletiva atrofia das miofibras de contração rápida (tipo II) com resultante diminuição da massa muscular e fraqueza do membro proximal. Os glicocorticoides induzem a gliconeogênese e inibem a captação de glicose pelas células, resultando em diabetes secundário com hiperglicemia, glicosúria e polidipsia associadas. Os efeitos catabólicos dos glicocorticoides causam a perda de colágeno. Assim, a pele é fina, frágil e contundida com facilidade; na área abdominal, são particularmente comuns as estrias cutâneas (Figura 18.33). O cortisol exerce diversos efeitos no metabolismo de cálcio, incluindo a redução da absorção renal e o aumento de perda urinária que levam à reabsorção óssea, à osteoporose e a maior suscetibilidade a fraturas. Como os glicocorticoides suprimem a resposta imunológica, os pacientes com síndrome de Cushing também estão em maior risco para várias infecções. Dentre outras manifestações, estão o hirsutismo e as anormalidades menstruais, assim como vários sintomas psiquiátricos que incluem alterações de humor, depressão e franca psicose. A síndrome de Cushing extra-adrenal causada pela secreção hipofisária ou ectópica de ACTH normalmente está associada a aumento da pigmentação da pele secundário à secreção concomitante do hormônio estimulador de melanócitos.

Nas síndromes de Cushing hipofisária e ectópica, os níveis de ACTH estão elevados e os níveis de corticosteroides excretados na urina estão diminuídos. Em contraste, os níveis de ACTH estão baixos na síndrome de Cushing secundária a neoplasias adrenais ou causada pela administração de corticosteroides.

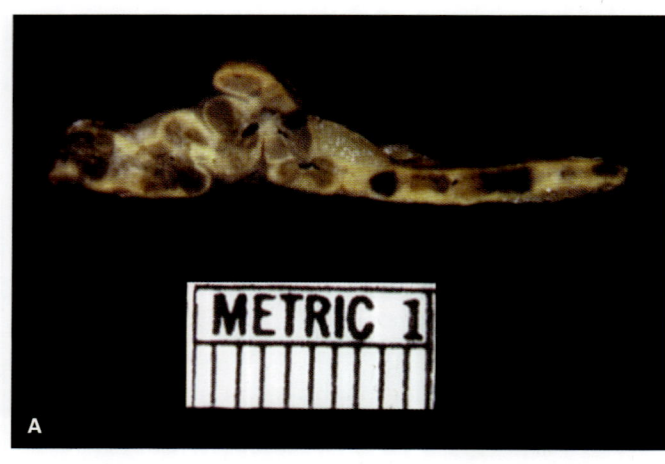

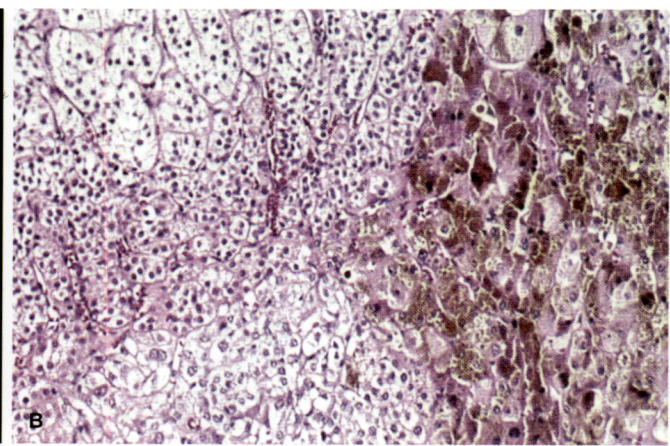

Figura 18.32 Hiperplasia adrenocortical nodular pigmentada primária. **A.** Nódulos pigmentados proeminentes na adrenal aumentada. **B.** No exame histológico, os nódulos são compostos de células contendo o pigmento lipofuscina, o que é observado na parte direita do campo. (As fotografias são uma cortesia do Dr. Aidan Carney, Department of Medicine, Mayo Clinic, Rochester, Minnesota.)

Hiperaldosteronismo

O hiperaldosteronismo é o termo genérico para um grupo de condições estreitamente relacionadas caracterizadas pela secreção crônica excessiva de aldosterona. O hiperaldosteronismo pode ser primário ou secundário a uma causa extra-adrenal.

Hiperaldosteronismo primário refere-se à superprodução autônoma de aldosterona com resultante supressão do sistema renina-angiotensina e diminuição da renina plasmática. Normalmente, a produção de aldosterona é regulada pela renina, mas nessa doença frequentemente ela é independente da renina. As causas de hiperaldosteronismo primário são como segue (Figura 18.34).

- *Hiperaldosteronismo idiopático bilateral*, caracterizado por hiperplasia nodular bilateral das glândulas adrenais de causa desconhecida. Esta é a forma mais comum de hiperaldosteronismo primário, e é responsável por cerca de 60% dos casos
- *Neoplasia adrenocortical*, que com mais frequência é um adenoma produtor de aldosterona ou, em alguns poucos casos, um carcinoma adrenocortical. Em aproximadamente 35% dos casos, o hiperaldosteronismo primário é causado por um adenoma solitário secretor de aldosterona, uma condição referida como *síndrome de Conn*
- *Hiperaldosteronismo familiar*, que resulta de um raro defeito genético que leva à superatividade do *CYP11B2*, o gene da aldosterona sintase.

No *hiperaldosteronismo secundário*, ocorre a liberação de aldosterona em resposta à ativação do sistema renina-angiotensina. Essa condição é caracterizada por níveis aumentados de renina plasmática, e é encontrada em associação com os seguintes:

- *Diminuição da perfusão renal* (p. ex., nefrosclerose arteriolar, estenose da artéria renal)
- *Hipovolemia arterial e edema* (p. ex., insuficiência cardíaca congestiva, cirrose, síndrome nefrótica)
- *Gravidez* (o estrógeno aumenta o substrato da renina plasmática).

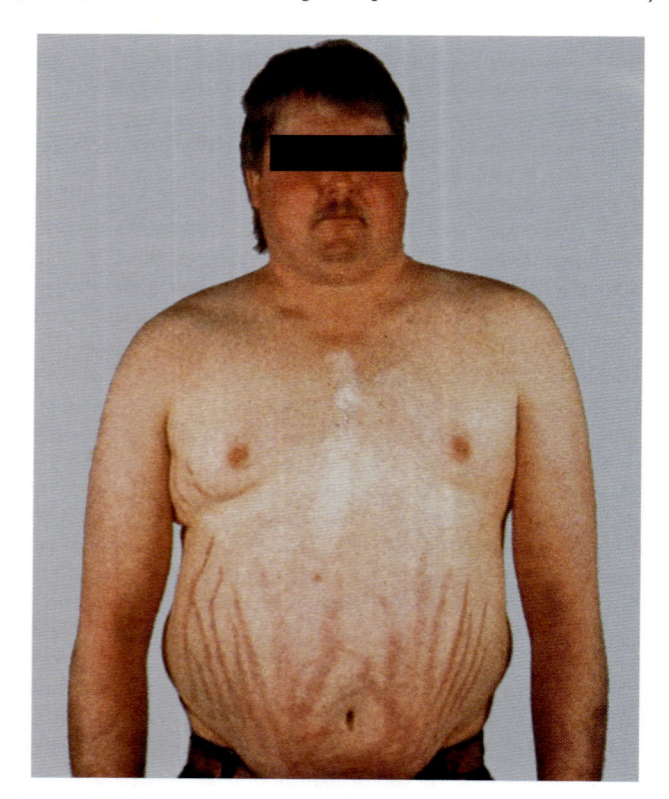

Figura 18.33 Um paciente com síndrome de Cushing. Os traços característicos incluem obesidade central, "fácies de lua" e estrias abdominais. (Reproduzida, com autorização, de Lloyd RV et al.: *Atlas of Nontumor Pathology: Endocrine Diseases*, Washington, DC, 2002, American Registry of Pathology.)

> ### Morfologia
>
> A **hiperplasia idiopática bilateral** é marcada por hiperplasia difusa ou focal de células semelhantes àquelas da zona glomerulosa normal.
>
> Os **adenomas produtores de aldosterona** quase sempre são lesões solitárias, pequenas (< 2 cm de diâmetro) e bem circunscritas. São de coloração amarela brilhante na seção cortada e são compostas de células corticais carregadas de lipídios que se assemelham mais estreitamente com as células da zona fasciculada do que com as células da glomerulosa (a fonte normal de aldosterona). As células tendem a ser de tamanho e formato uniformes; ocasionalmente, há alguns pleomorfismos nuclear e celular. Nos pacientes que foram tratados com o agente anti-hipertensivo espironolactona, pode-se observar inclusões citoplasmáticas laminadas eosinofílicas. Ao contrário dos adenomas corticais associados à síndrome de Cushing, aqueles associados ao hiperaldosteronismo normalmente não suprimem a secreção de ACTH. Portanto, o córtex adrenal adjacente e o da glândula contralateral não são atróficos.

características da síndrome de Cushing. As causas adrenais do excesso de androgênio incluem as *neoplasias adrenocorticais* e a *hiperplasia adrenal congênita*. As neoplasias adrenocorticais com sintomas de excesso de androgênio (*virilização*) mais provavelmente são carcinomas, em vez de adenomas.

A hiperplasia adrenal congênita (HAC) é uma condição autossômica recessiva heterogênea causada por deficiências das enzimas envolvidas na biossíntese de esteroide adrenal, particularmente o cortisol. A diminuição da produção de cortisol resulta em aumento compensatório da secreção de ACTH pela ausência de inibição do *feedback*. Isso induz a hiperplasia adrenal, resultando em maior produção de esteroides precursores do cortisol, que são então canalizados para a síntese de androgênios com atividade virilizante. Certos defeitos enzimáticos podem também comprometer a secreção de aldosterona, o que acrescenta a perda de sal à síndrome virilizante.

O defeito enzimático mais comum na HAC é a deficiência de 21-hidroxilase, que é responsável por mais de 90% dos casos. A deficiência de 21-hidroxilase varia em grau, dependendo da natureza da mutação subjacente. O cortisol adrenal, a aldosterona e os esteroides sexuais são sintetizados a partir do colesterol por meio de vários intermediários. A 21-hidroxilase é necessária para as sínteses de cortisol e de aldosterona, mas não para a de esteroides sexuais. Assim, a deficiência dessa enzima reduz as sínteses de cortisol e de aldosterona, como também desvia os precursores comuns para dentro da via do esteroide sexual.

> ### Morfologia
>
> Em todos os casos de HAC, as adrenais estão **hiperplásicas bilateralmente**, às vezes com 10 a 15 vezes seu peso normal. O córtex adrenal está espessado e nodular; e, na seção cortada, o córtex alargado tem aparência marrom em decorrência da depleção de lipídios. As células em proliferação são principalmente células eosinofílicas compactas, que são entremeadas por células claras carregadas de lipídios. A hiperplasia das células corticotróficas (produtoras de ACTH) está presente na hipófise anterior na maioria dos pacientes.

Características clínicas. As manifestações clínicas da HAC incluem as anormalidades relacionadas com o excesso de androgênio com ou sem deficiência de aldosterona e glicocorticoide. Dependendo da natureza e da gravidade do defeito enzimático, o início dos sintomas pode ocorrer no período perinatal, na fase tardia da infância, ou (com menos frequência) na idade adulta.

Na deficiência de 21-hidroxilase, a excessiva atividade androgênica causa sinais de masculinização nas mulheres, que vão de hipertrofia do clitóris e pseudo-hermafroditismo nas recém-nascidas até oligomenorreia, hirsutismo e acne nas meninas pós-púberes. Nos homens, o excesso de androgênio está associado ao aumento da genitália externa e a outras evidências de puberdade precoce nos pacientes jovens. A maioria dos homens com HAC são férteis, mas alguns apresentam falha no desenvolvimento de células de Leydig e oligospermia. Em aproximadamente um terço dos indivíduos com deficiência de 21-hidroxilase, o defeito enzimático é grave o suficiente para produzir deficiência de aldosterona com a resultante perda de sal (sódio). A deficiência concomitante de cortisol põe os indivíduos com HAC em risco de insuficiência adrenal aguda (discutida adiante).

Deve-se suspeitar de HAC em qualquer neonato com uma genitália ambígua. A deficiência enzimática grave na infância pode ser potencialmente fatal em razão de vômito, desidratação e perda de sal. Nas variantes mais leves, as mulheres podem apresentar atraso na menarca, oligomenorreia ou hirsutismo; em todos os casos, deve ser

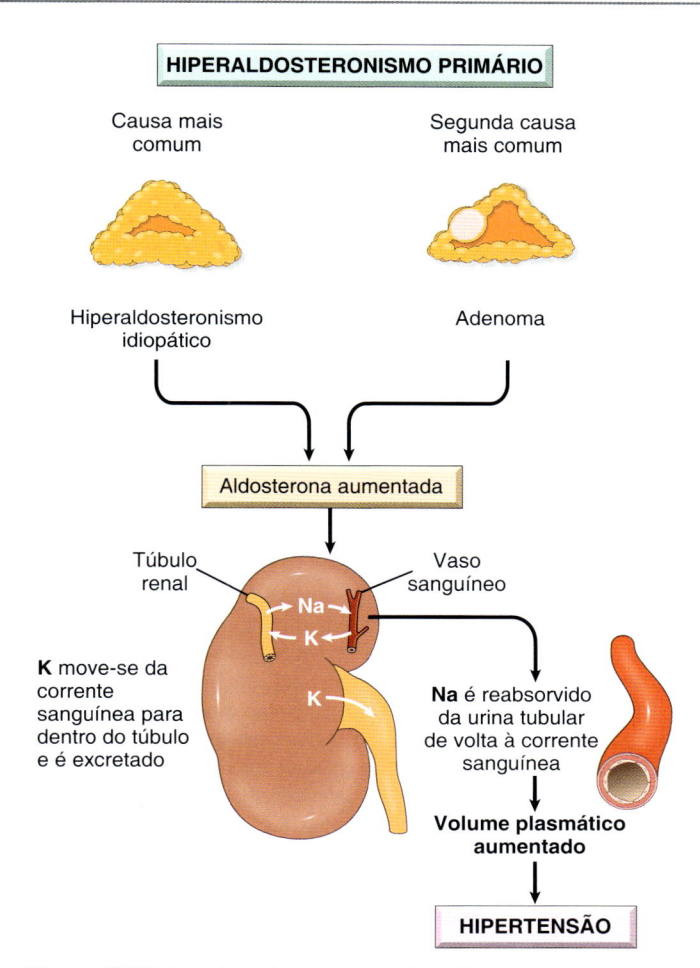

Figura 18.34 As principais causas de hiperaldosteronismo primário e seus efeitos predominantes no rim.

Características clínicas.
A consequência clínica mais importante do hiperaldosteronismo é a *hipertensão*, resultante principalmente da retenção de sódio e do aumento do volume sanguíneo. Com uma taxa de prevalência estimada de 5 a 10% nos indivíduos hipertensos, o hiperaldosteronismo primário é a causa mais comum de hipertensão secundária. Os efeitos a longo prazo da hipertensão induzida pelo hiperaldosteronismo são os mesmos da hipertensão primária (Capítulo 8), e incluem insuficiência cardíaca, infarto do miocárdio, arritmias e AVC. A hipopotassemia resultante da perda de potássio renal pode causar uma variedade de manifestações neuromusculares, como fraqueza, parestesias, distúrbios visuais e tetania. Anteriormente, a hipopotassemia era uma característica importante do hiperaldosteronismo primário, mas agora quase 50% dos pacientes recém-diagnosticados são normocalêmicos, principalmente em razão da detecção precoce.

Síndromes adrenogenitais

As síndromes adrenogenitais são um grupo de distúrbios causados pelo excesso de androgênio, que pode se originar de várias etiologias, incluindo distúrbios gonadais primários e vários distúrbios adrenais primários. O córtex adrenal secreta dois compostos – a desidroepiandrosterona e a androstenediona –, que são convertidos em testosterona nos tecidos periféricos e têm efeitos androgênicos. Diferentemente dos androgênios gonadais, a formação de androgênio adrenal é regulada pelo ACTH; assim, a secreção excessiva pode apresentar-se como uma síndrome isolada ou em combinação com as

excluída uma neoplasia ovariana produtora de androgênio. O tratamento da HAC com glicocorticoides exógenos proporciona níveis adequados de glicocorticoides e também diminui os níveis de ACTH, reduzindo, assim, a síntese do hormônio esteroide responsável por muitos dos achados clínicos. A suplementação de mineralocorticoide é necessária nas variantes da HAC com perda de sal.

INSUFICIÊNCIA ADRENOCORTICAL

A insuficiência, ou hipofunção, adrenocortical pode ser causada por doença adrenal primária (hipoadrenalismo primário) ou deficiência de ACTH (hipoadrenalismo secundário). A insuficiência adrenocortical primária pode ser aguda (*crise adrenal*) ou crônica (*doença de Addison*).

Insuficiência adrenocortical aguda

A insuficiência adrenal aguda é o resultado de vários distúrbios. A *hemorragia adrenal massiva* pode causar insuficiência adrenocortical aguda em razão da extensa destruição cortical. Isso pode ocorrer em pacientes sob terapia anticoagulante, em pacientes pós-operatórios que desenvolvem coagulação intravascular disseminada e em pacientes que apresentam sepse grave; neste último quadro, é conhecida como *síndrome de Waterhouse-Friderichsen* (Figura 18.35). Esta síndrome catastrófica está tradicionalmente associada à septicemia por *Neisseria meningitidis*, mas pode também ser causada por outras infecções. A síndrome de Waterhouse-Friderichsen pode ocorrer em qualquer idade; entretanto, é um pouco mais comum nas crianças. A base para a hemorragia adrenal é incerta, mas pode ser atribuída à semeadura bacteriana direta nos pequenos vasos da adrenal, ao desenvolvimento de coagulação intravascular disseminada (Capítulo 3) ou à lesão endotelial induzida por sepse. Após um estresse, os indivíduos com insuficiência adrenocortical crônica podem desenvolver uma crise aguda que sobrecarrega suas já limitadas reservas fisiológicas. Como as adrenais atróficas desses indivíduos são incapazes de produzir hormônios glicocorticoides, os pacientes mantidos sob corticosteroides exógenos podem sofrer uma crise adrenal similar com a rápida retirada dos esteroides ou por não se conseguir aumentar as doses de esteroides em resposta ao estresse agudo.

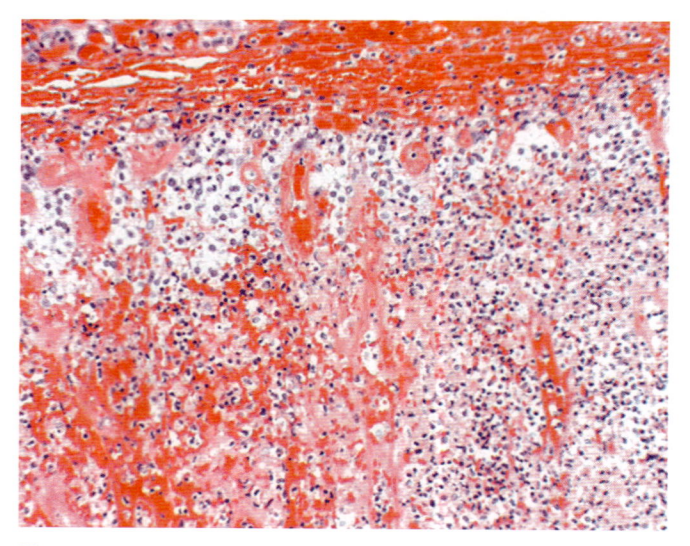

Figura 18.35 Síndrome de Waterhouse-Friderichsen. Hemorragia adrenal bilateral em lactente com sepse grave resultando em insuficiência adrenal aguda. Na necropsia, as glândulas adrenais estavam macroscopicamente hemorrágicas e contraídas; nesta fotomicrografia, a arquitetura cortical residual é precariamente discernível.

Insuficiência adrenocortical crônica: doença de Addison

A doença de Addison, ou insuficiência adrenocortical crônica, é um raro distúrbio resultante da progressiva destruição do córtex adrenal. Mais de 90% dos casos são atribuíveis a um de quatro distúrbios: adrenalite autoimune, tuberculose, síndrome da imunodeficiência adquirida (AIDS, do inglês *acquired immune deficiency syndrome*), ou câncer metastático.

- A *adrenalite autoimune* é responsável por 70 a 90% dos casos nos países onde são raras as causas infecciosas. A adrenalite autoimune pode ser isolada ou estar acompanhada de doença autoimune que também envolve outros órgãos endócrinos. Dentre essas síndromes poliglandulares autoimunes (SPA), a mais bem definida é a SPA1, que é causada por mutações no gene regulador autoimune (*AIRE*) no cromossomo 21. Ela se caracteriza pela destruição autoimune de órgãos endócrinos, principalmente as glândulas adrenais e paratireoides, geralmente com candidíase mucocutânea e anormalidades cutâneas, de esmalte dental e de unhas. A proteína AIRE está envolvida na expressão dos antígenos teciduais no timo e na eliminação das células T específicas para esses antígenos (Capítulo 5). Os indivíduos com SPA1 também desenvolvem autoanticorpos contra IL-17, que é a principal citocina efetora secretada pelas células T Th17 (Capítulo 5). Como essa citocina é crucial para a defesa contra infecções fúngicas, sua depleção mediada por anticorpo ou seu bloqueio levam à candidíase mucocutânea crônica.
- As *infecções*, particularmente a tuberculose e algumas infecções fúngicas, podem causar insuficiência adrenocortical crônica. A adrenalite tuberculosa, que no passado era responsável por até 90% dos casos de doença de Addison, tornou-se menos comum com a melhora na terapia. Com o ressurgimento da tuberculose nos contextos de infecção pelo HIV e de imunodeficiência, essa causa de deficiência adrenal deve ser considerada clinicamente. Quando presente, a adrenalite tuberculosa normalmente está associada à infecção ativa em outros locais, particularmente nos pulmões e no trato geniturinário. No caso de fungos, as infecções disseminadas por *Histoplasma capsulatum* e *Coccidioides immitis* podem envolver as glândulas adrenais e causar insuficiência adrenocortical crônica. Os pacientes com AIDS estão em risco de desenvolvimento de insuficiência adrenal decorrente de várias outras infecções (p. ex., citomegalovírus, *Mycobacterium avium-intracellulare*)
- As *neoplasias metastáticas* envolvendo as adrenais são uma outra causa de insuficiência adrenal. As adrenais são um local muito comum de metástases nos pacientes com carcinomas disseminados, que por vezes destroem o córtex adrenal o suficiente para produzir um grau de insuficiência adrenal. Os carcinomas do pulmão e da mama são a origem da maioria das metástases nas glândulas adrenais.

Insuficiência adrenocortical secundária

Qualquer distúrbio do hipotálamo e da hipófise que reduza o débito de ACTH, como o câncer metastático, a infecção, o infarto ou a irradiação, leva a uma síndrome de hipoadrenalismo que tem muitas semelhanças com a doença de Addison. A deficiência de ACTH pode ocorrer isoladamente ou ser um componente de pan-hipopituitarismo com múltiplas deficiências de hormônio hipofisário. A insuficiência adrenocortical secundária caracteriza-se por baixo ACTH sérico e imediata elevação dos níveis plasmáticos de cortisol em resposta à administração de ACTH. Isso contrasta com os pacientes com doença adrenal primária, nos quais a destruição do córtex adrenal impede a resposta ao ACTH administrado por via exógena.

> **Morfologia**
>
> A aparência das glândulas adrenais varia de acordo com a causa da insuficiência adrenocortical. A **adrenalite autoimune primária** caracteriza-se por glândulas irregularmente contraídas de tal forma que pode ser extremamente difícil a identificação dentro do tecido adiposo adrenal. No exame histológico, o córtex contém apenas células corticais residuais dispersas em uma rede colapsada de tecido conjuntivo. Um variável infiltrado linfoide está presente no córtex e pode se estender para dentro da medula subjacente, a qual, sob outros aspectos, está preservada. Na **tuberculose ou nas doenças fúngicas**, a arquitetura adrenal pode ter sido destruída por uma reação inflamatória granulomatosa idêntica à encontrada em outros locais de infecção. Quando o hipoadrenalismo é causado por **carcinoma metastático**, as adrenais estão aumentadas e sua arquitetura normal é distorcida e substituída por células neoplásicas infiltrativas. No **hipoadrenalismo secundário**, as adrenais estão reduzidas a pequenas estruturas achatadas que normalmente retêm sua coloração amarela em virtude da pequena quantidade de lipídio residual. Uma fina margem uniforme de córtex atrófico amarelo circunda uma medula central normal. A avaliação histológica revela atrofia das células corticais com perda de lipídios citoplasmáticos, particularmente nas zonas fasciculada e reticular.

Características clínicas. As manifestações clínicas da insuficiência adrenocortical em geral só aparecem ao ocorrer um dano de, pelo menos, 90% do córtex adrenal. Os sintomas iniciais normalmente incluem fraqueza progressiva e fadiga fácil, que são passíveis de serem desconsideradas como queixas inespecíficas. Os distúrbios gastrintestinais são comuns e incluem anorexia, náuseas, vômito, perda de peso e diarreia. Existem diferenças clínicas entre os hipoadrenalismos primário e secundário. Nos pacientes com doença adrenal primária, os níveis aumentados de hormônio estimulador de melanócitos, que é derivado do mesmo polipeptídeo precursor como o ACTH, resultam em hiperpigmentação da pele e superfícies mucosas. A face, as axilas, os mamilos, as aréolas e o períneo são locais particularmente comuns de hiperpigmentação. Em contrapartida, não se observa hiperpigmentação nos pacientes com insuficiência adrenocortical secundária porque os níveis de hormônio estimulador de melanócitos não estão aumentados. A diminuição dos níveis de aldosterona nos pacientes com insuficiência adrenal primária resulta em retenção de potássio e perda de sódio com consequente hiperpotassemia, hiponatremia, depleção de volume e hipotensão; já o hipoadrenalismo secundário caracteriza-se por um deficiente débito de cortisol e de androgênio e por níveis normais, ou quase normais, de aldosterona. Algumas vezes, a hipoglicemia pode ocorrer como consequência de deficiência de glicocorticoide e comprometimento da gliconeogênese. É mais comum em lactentes e crianças do que em adultos. Nos pacientes afetados, estresses como infecções, trauma ou procedimentos cirúrgicos podem precipitar uma crise adrenal aguda, que se manifesta com vômito intratável, dor abdominal, hipotensão, coma e colapso vascular. Segue-se a morte rapidamente, a não ser que os corticosteroides sejam repostos de imediato.

NEOPLASIAS ADRENOCORTICAIS

As neoplasias adrenais funcionais podem ser responsáveis por qualquer das várias formas de hiperadrenalismo. Os adenomas geralmente estão associados ao hiperaldosteronismo e à síndrome de Cushing, enquanto a neoplasia causadora de virilização mais provavelmente é um carcinoma. No entanto, nem todas as neoplasias adrenocorticais elaboram hormônios esteroides. A determinação de ser ou não uma neoplasia cortical funcional é baseada em avaliação e mensuração clínicas de hormônios ou de metabólitos de hormônio em laboratório.

> **Morfologia**
>
> Os **adenomas adrenocorticais** são neoplasias amarelas envolvidas por cápsulas finas ou bem desenvolvidas. A maioria tem pequeno tamanho, com 1 a 2 cm de diâmetro, e pesa menos de 30 g (Figura 18.36 A). No exame microscópico, são compostos de células similares àquelas encontradas na zona fasciculada normal (Figura 18.36 B). A maioria não é hiperfuncional e estes são encontrados muitas vezes casualmente no momento da necropsia ou durante aquisição de imagens abdominais por uma causa não relacionada.
>
> Os **carcinomas adrenocorticais** são neoplasias raras que podem ocorrer em qualquer idade, inclusive na infância. Geralmente, são massas grandes e não encapsuladas que quase sempre pesam mais de 200 a 300 g e substituem a glândula adrenal. Na superfície de corte, tipicamente são lesões mal demarcadas e variegadas contendo áreas de necrose, hemorragia e alteração cística (Figura 18.37 A). O exame microscópico geralmente mostra células neoplásicas bem diferenciadas semelhantes àquelas observadas nos adenomas corticais ou, alternativamente, células pleomórficas e bizarras, e pode ser difícil sua distinção daquelas do carcinoma indiferenciado com metástase para a glândula adrenal (Figura 18.37 B). Os cânceres adrenais têm uma acentuada tendência a invadir a veia adrenal, a veia cava e os vasos linfáticos. As metástases para os linfonodos regionais e periaórticos são comuns, como também a disseminação hematogênica a distância para os pulmões e outras vísceras. A sobrevida média dos pacientes é de cerca de 2 anos. É digno de nota que **os carcinomas metastáticos para o córtex adrenal sejam significativamente mais frequentes do que o carcinoma adrenocortical primário**. No caso das neoplasias funcionais, tanto as benignas como as malignas, o córtex adrenal adjacente e aquele da glândula adrenal contralateral apresentam-se atróficos em consequência da supressão do ACTH endógeno pelos altos níveis de cortisol.

NEOPLASIAS DA MEDULA ADRENAL

As doenças mais importantes da medula adrenal são as neoplasias, que incluem aquelas derivadas das células cromafins (feocromocitoma) e as neoplasias neuronais (incluindo o neuroblastoma e o tumor de células ganglionares mais maduro).

Feocromocitoma

Feocromocitomas são neoplasias de células cromafins que, assim como suas contrapartes não neoplásicas, sintetizam e liberam catecolaminas e, em alguns casos, outros hormônios peptídicos. Essas neoplasias têm especial importância porque, apesar de raras, elas (assim como os adenomas secretores de aldosterona) dão origem a uma forma cirurgicamente corrigível de hipertensão.

Os feocromocitomas têm seguido historicamente a "regra dos 10%":

- *Dez por cento são extra-adrenais*: ocorrem em locais como o órgão de Zuckerkandl (localizado na bifurcação da aorta ou na origem da artéria mesentérica inferior) e o corpo carotídeo, onde são chamados de *paragangliomas*
- *Dez por cento são bilaterais*: essa proporção pode se elevar para 50% nos casos associados às síndromes familiares
- *Dez por cento são malignos*: a malignidade é mais comum nas neoplasias que surgem nos locais extra-adrenais (até 20% das neoplasias)
- *Dez por cento não estão associados à hipertensão*: a frequência dessas neoplasias em pacientes normotensos está aumentando, pois podem ser detectados na aquisição de imagens realizada por outras razões.

A regra dos 10% foi modificada para se aplicar somente aos casos familiares.

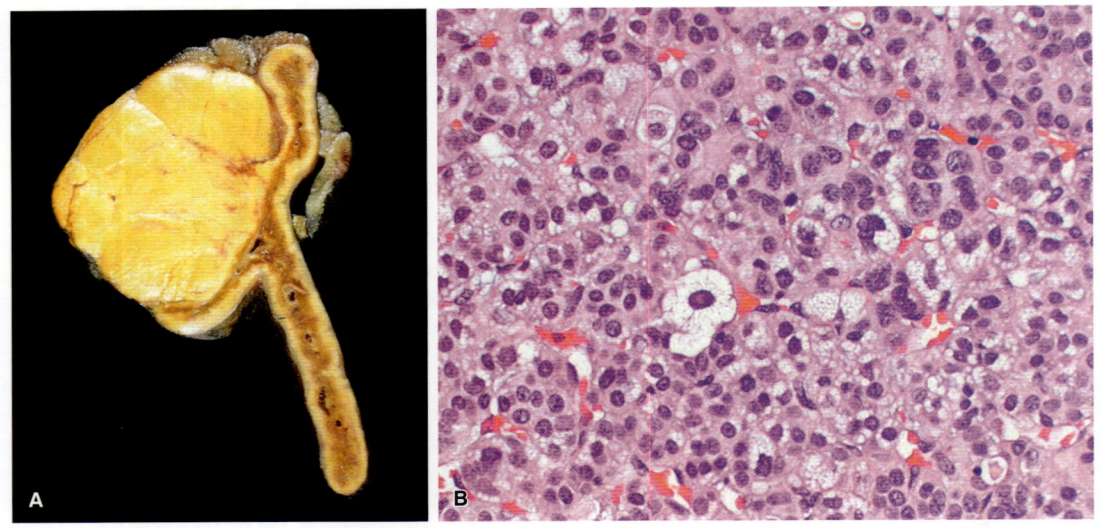

Figura 18.36 Adenoma adrenocortical. **A.** O adenoma é distinguido da hiperplasia nodular por sua natureza circunscrita solitária. Não é possível predizer seu estado funcional por sua aparência macro ou microscópica. **B.** As células neoplásicas são vacuoladas em razão da presença de lipídio intracitoplasmático. Há um leve pleomorfismo nuclear. Não são observadas atividade mitótica e necrose.

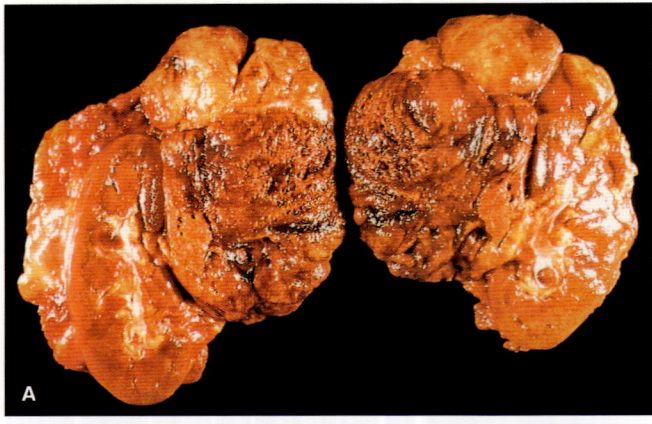

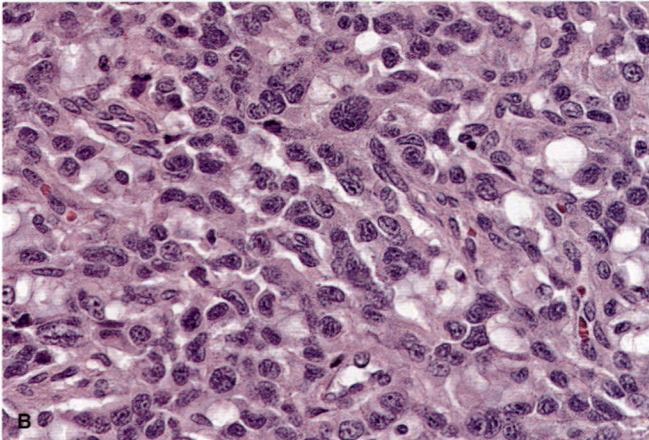

Figura 18.37 Carcinoma adrenal. **A.** A neoplasia está hemorrágica e necrótica; ela impede o desenvolvimento do rim comprimindo o polo superior. **B.** A histologia mostra células pleomórficas anaplásicas. (© 2022 University of Michigan. Usada com permissão.)

Patogênese. Os feocromocitomas e os paragangliomas são geneticamente heterogêneos e apresentam mutações condutoras em pelo menos uma dúzia de genes diferentes. As proteínas codificadoras promovem a carcinogênese por meio de vários mecanismos: RET, que causa as síndromes NEM tipo 2 (descrita adiante) e NF1, que causa neurofibromatose tipo 1 (Capítulo 21) e aumenta a sinalização através das vias do receptor do fator de crescimento; VHL, que causa a doença de von Hippel-Lindau (Capítulos 12 e 21), subunidades do complexo succinato desidrogenase; e EPAS1, que leva todos estes ao aumento da atividade dos fatores induzíveis por hipoxia (HIFs, do inglês *hypoxia-inducible factors*) (Capítulo 6).

> ### Morfologia
>
> O tamanho dos feocromocitomas varia de pequenas lesões circunscritas e confinadas à glândula adrenal até grandes massas hemorrágicas pesando até vários quilogramas. Na superfície de corte, os feocromocitomas menores são lesões bem definidas e amarelo-acastanhadas que comprimem a glândula adrenal adjacente (Figura 18.38 A). As lesões maiores tendem a ser hemorrágicas, necróticas e císticas, e normalmente eliminam a glândula adrenal. A incubação de tecido fresco com solução de dicromato de potássio torna a neoplasia castanho-escura porque ela reage com as catecolaminas.
>
> No exame microscópico, os feocromocitomas são compostos de células cromafins de formato poligonal a fusiforme e por células de apoio compartimentalizadas em pequenos ninhos por uma rica rede vascular (Figura 18.38 B). O citoplasma das células neoplásicas geralmente tem uma aparência finamente granular por causa da presença de grânulos contendo catecolaminas, que podem ser ressaltados por colorações com prata. A microscopia eletrônica revela números variáveis de grânulos densos em elétrons, ligados à membrana, contendo catecolaminas e, às vezes, outros peptídeos. Os núcleos das células neoplásicas às vezes são bem pleomórficos. Tanto a invasão capsular como a vascular, assim como o pleomorfismo celular, podem ser encontrados nas lesões benignas. Portanto, **o diagnóstico definitivo de malignidade em feocromocitomas é baseado na presença de metástases.** Estas podem envolver os linfonodos regionais, assim como locais mais distantes tais como fígado, pulmão e ossos.

Características clínicas. As catecolaminas (dopamina, epinefrina e norepinefrina) são mediadoras das funções do sistema nervoso simpático; portanto, a sua liberação a partir do feocromocitoma simula a hiperatividade nervosa simpática. A manifestação clínica dominante é a *hipertensão*, que é observada na maioria dos pacientes. A maior

de catecolaminas livres e seus metabólitos, tais como o ácido vanililmandélico e as metanefrinas. Os feocromocitomas benignos isolados são tratados com excisão cirúrgica. Quando a excisão não é viável, pode ser necessário o tratamento médico a longo prazo para a hipertensão.

Neuroblastoma e outras neoplasias neuronais

O neuroblastoma é a neoplasia sólida extracraniana mais comum da infância. Essas neoplasias ocorrem com mais frequência durante os primeiros 5 anos de vida e às vezes durante a lactância. A maioria delas surge na medula adrenal ou nos gânglios simpáticos retroperitoneais, mas pode haver ocorrência em qualquer parte do sistema nervoso simpático e, ocasionalmente, dentro do cérebro. A maioria dos neuroblastomas é esporádica, embora também ocorram os casos familiares. Essas neoplasias são discutidas no Capítulo 4 junto com outras neoplasias pediátricas.

SÍNDROMES DAS NEOPLASIAS ENDÓCRINAS MÚLTIPLAS

As síndromes das neoplasias endócrinas múltiplas (NEMs) são distúrbios autossômicos dominantes caracterizados por lesões proliferativas (hiperplasias, adenomas e carcinomas) em múltiplos órgãos endócrinos. Assim como outros distúrbios hereditários de câncer (Capítulo 6), as neoplasias endócrinas surgidas no contexto de síndromes NEMs têm características distintas daquelas de suas contrapartes esporádicas:

- As neoplasias ocorrem em idade menos avançada
- As neoplasias surgem em múltiplos órgãos endócrinos, seja de forma sincrônica (ao mesmo tempo), seja de forma metacrônica (em tempos diferentes)
- Mesmo em um único órgão, as neoplasias geralmente são multifocais
- As neoplasias normalmente são precedidas de um estádio assintomático de hiperplasia endócrina envolvendo a célula de origem (p. ex., em NEM-2, o parênquima adjacente ao carcinoma medular da tireoide praticamente sempre mostra hiperplasia de células C)
- As neoplasias geralmente são mais agressivas e recidivam em maior proporção de casos.

NEOPLASIA ENDÓCRINA MÚLTIPLA TIPO 1

A síndrome NEM-1 é causada por mutações na linhagem germinativa no gene supressor tumoral *MEN1*, que codifica uma proteína chamada menin. A menin é um componente de vários complexos diferentes de fator de transcrição, e a perda da função menin leva à desregulação dos padrões de ligação correspondentes, promovendo atividade transcricional descontrolada e neoplasia. Os órgãos envolvidos com mais frequência são a paratireoide, o pâncreas e a hipófise.

- *Paratireoide*: o *hiperparatireoidismo primário* é a manifestação mais comum da NEM-1 (80 a 95% dos pacientes), é o distúrbio de apresentação na maioria dos pacientes e em quase todos eles surge dos 40 aos 50 anos. Dentre as anormalidades da paratireoide, estão as hiperplasias e os adenomas
- *Pâncreas*: as neoplasias endócrinas do pâncreas são a principal causa de morte na NEM-1. Essas neoplasias geralmente são agressivas e se apresentam com a doença metastática. As neoplasias endócrinas pancreáticas muitas vezes são funcionais (i. e., secretam hormônios). A síndrome de Zollinger-Ellison associada ao gastrinoma e a hipoglicemia associada ao insulinoma são manifestações endócrinas comuns

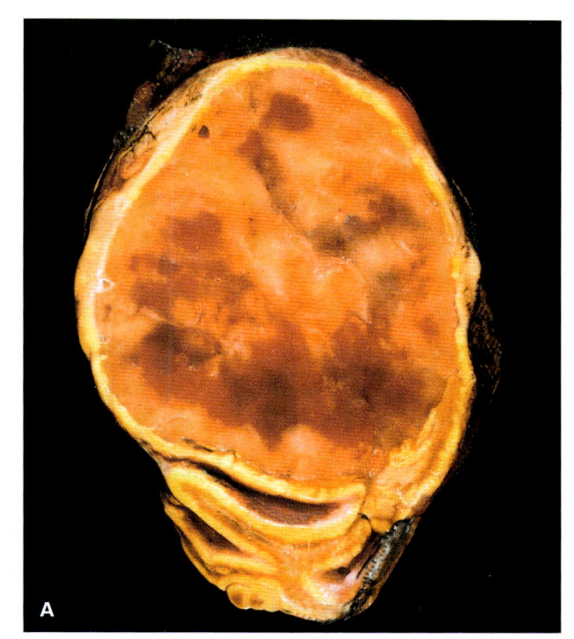

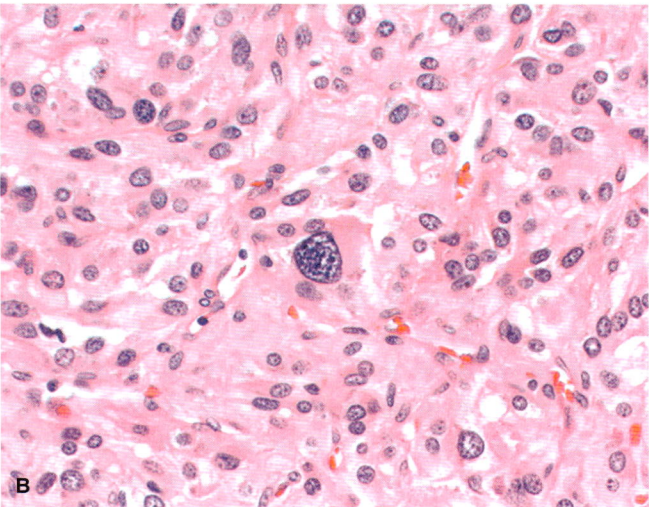

Figura 18.38 Feocromocitoma. **A.** A neoplasia está encerrada no interior de um córtex atenuado e mostra áreas de hemorragia. A glândula adrenal residual é visualizada abaixo. **B.** Fotomicrografia de feocromocitoma mostrando ninhos característicos de células com citoplasma abundante. Nessa preparação, não são visíveis grânulos contendo catecolaminas. É comum encontrar células bizarras (como aquela no centro dessa imagem) mesmo nas neoplasias benignas.

parte deles apresenta uma elevação sustentada crônica na pressão arterial. Aproximadamente dois terços também mostram episódios hipertensivos paroxísticos. Estes consistem em elevações abruptas e vertiginosas na pressão arterial associadas a taquicardia, palpitações, cefaleia, sudorese, tremor e a um senso de apreensão. Pode também haver dor no abdome ou no tórax, náuseas e vômito. Os paroxismos são induzidos pela súbita liberação de catecolaminas e podem precipitar agudamente insuficiência cardíaca congestiva, edema pulmonar, infarto do miocárdio, fibrilação ventricular e AVC. Outros sintomas frequentes são a cefaleia e a sudorese generalizada. Em alguns casos, os feocromocitomas secretam outros hormônios como o ACTH e a somatostatina e, portanto, podem estar associados a características clínicas relacionadas com os efeitos desses hormônios. O diagnóstico laboratorial é baseado na demonstração da maior excreção urinária

- *Hipófise*: a neoplasia hipofisária mais frequente nos pacientes com a síndrome NEM-1 é um macroadenoma secretor de prolactina. Em alguns casos, desenvolve-se acromegalia em associação com neoplasias secretoras de somatotrofina
- Nesses pacientes, outras neoplasias incluem os gastrinomas duodenais, adenomas tireoidianos e adrenocorticais, e lipomas; todos estes ocorrem com mais frequência do que na população geral.

NEOPLASIA ENDÓCRINA MÚLTIPLA TIPO 2

A síndrome NEM-2 abrange dois distúrbios fenotipicamente distintos, NEM-2A e NEM-2B, que compartilham a mesma patogênese molecular: as mutações ativadoras do proto-oncogene *RET*. As diferenças fenotípicas estão relacionadas com diferentes classes de mutações de *RET*, que parecem ser responsáveis pelas características variáveis nos dois subtipos.

Neoplasia endócrina múltipla tipo 2A

Dentre os órgãos geralmente envolvidos pela NEM-2A, estão os seguintes:

- *Tireoide*: o carcinoma medular da tireoide desenvolve-se em praticamente todos os pacientes não tratados, em geral durante as duas primeiras décadas de vida. As neoplasias são geralmente multifocais e a hiperplasia de células C pode ser encontrada na tireoide "normal" adjacente. O *câncer medular da tireoide familiar* é observado em uma variante da NEM-2A, mas sem as outras manifestações características listadas adiante. Com relação à NEM-2A e à NEM-2B, o carcinoma medular familiar ocorre geralmente em idade mais avançada e segue um curso mais indolente
- *Medula adrenal*: os *feocromocitomas* adrenais desenvolvem-se em 50% dos pacientes; até 10% dessas neoplasias são malignas
- *Paratireoide*: aproximadamente 10 a 20% dos pacientes desenvolvem uma *hiperplasia da glândula paratireoide* que leva ao hiperparatireoidismo primário.

Neoplasia endócrina múltipla tipo 2B

Uma mutação específica que resulta na substituição de um único aminoácido em RET, que é distinta das mutações observadas em NEM-2A, é responsável por praticamente todos os casos de NEM-2B (que agora é geralmente referida como NEM-3). Os pacientes desenvolvem *carcinomas medulares da tireoide*, que normalmente são multifocais e mais agressivos do que em NEM-2A, e feocromocitomas. A NEM-2B tem as seguintes características distintivas:

- O hiperparatireoidismo primário não se desenvolve
- As *manifestações extraendócrinas*, que incluem ganglioneuromas de locais mucosos (p. ex., sistema digestório, lábios, língua); e hábito marfanoide, em que os ossos longos do esqueleto axial conferem abertamente ao indivíduo uma aparência semelhante àquela da síndrome de Marfan (Capítulo 4).

Antes do advento dos testes genéticos, a triagem dos parentes dos pacientes com a síndrome NEM-2 era realizada com ensaios bioquímicos anuais para detecção de calcitonina, mas tais ensaios careciam de sensibilidade. Atualmente, os testes genéticos de rotina identificam precocemente os portadores de mutação em *RET* e de forma mais confiável os membros da família com NEM-2. Todos os indivíduos portadores de mutações na linhagem germinativa de *RET* são aconselhados a realizar uma tireoidectomia profilática para evitar o desenvolvimento de carcinomas medulares.

Duas outras síndromes NEMs recentemente descritas são a NEM-4 e a NEM-5. A NEM-4 é caracterizada por mutações inativadoras na linhagem germinativa do gene *CDKN1B*. Fenotipicamente, ela mimetiza a NEM-1. A mutação na linhagem germinativa do gene supressor tumoral *MAX* causa a síndrome NEM-5. Os pacientes com NEM-5 geralmente desenvolvem feocromocitomas bilaterais e outras neoplasias. Ao contrário da NEM-2, os carcinomas medulares da tireoide e a hiperplasia de células C não são observados na NEM-5.

REVISÃO RÁPIDA

Hipófise

Adenoma hipofisário (neoplasia neuroendócrina)

- A causa mais comum do hiperpituitarismo é um adenoma do lobo anterior da hipófise
- Os adenomas hipofisários podem ser macroadenomas (> 1 cm de diâmetro) ou microadenomas (< 1 cm de diâmetro); na avaliação clínica, eles podem ser funcionais ou não funcionais
- Os macroadenomas podem levar a efeitos de massa, incluindo os distúrbios visuais
- Os adenomas funcionais estão associados a sinais e sintomas endócrinos distintos que refletem os hormônios produzidos em excesso
  - *Adenoma lactotrófico* (*produtor de prolactina*): amenorreia, galactorreia, perda de libido, infertilidade
  - *Adenoma somatotrófico* (*produtor de hormônio do crescimento*): gigantismo (nas crianças), acromegalia (nos adultos), comprometimento da tolerância à glicose e diabetes
  - *Adenoma corticotrófico* (*produtor de ACTH e de hormônio estimulador de melanócitos*): síndrome de Cushing, hiperpigmentação
- A mutação do gene *GNAS*, que resulta em ativação constitutiva de uma proteína G estimuladora, é uma das alterações genéticas mais comuns
- As duas características morfológicas distintivas da maioria dos adenomas são o seu monomorfismo celular e a ausência de uma rede de reticulina.

Outros distúrbios hipofisários

- O *hipopituitarismo* (deficiência de hormônios da hipófise anterior) é raro e com mais frequência causado pela invasão por neoplasia ou necrose isquêmica (pós-parto, chamada de *síndrome de Sheehan*)
- O distúrbio mais comum da hipófise posterior é o *diabetes insípido*, que é causado pela deficiência de ADH que leva à perda de água na urina.

Tireoide

Tireoidite

- A tireoidite de Hashimoto (linfocítica crônica) é a causa mais comum de hipotireoidismo nas regiões onde os níveis dietéticos de iodo são suficientes
- A tireoidite de Hashimoto é uma doença autoimune caracterizada pela destruição progressiva do parênquima da tireoide, pela alteração das células de Hürthle, pelos infiltrados linfoplasmocíticos e por centros germinativos com ou sem fibrose extensa
- Os múltiplos mecanismos autoimunes são responsáveis pela lesão tireoidiana na doença de Hashimoto, incluindo citotoxicidade mediada por células T CD8+, citocinas (IFN-γ) e anticorpos antitireoide
- A tireoidite granulomatosa subaguda (de De Quervain) é uma doença autolimitante, provavelmente secundária a uma infecção viral, caracterizada por dor e presença de inflamação granulomatosa na tireoide

- A tireoidite indolor (linfocítica subaguda) é uma doença autolimitante que muitas vezes ocorre após a gravidez (tireoidite pós-parto), tipicamente é indolor e se caracteriza por inflamação linfocítica na tireoide.

Doença de Graves

- A doença de Graves, a causa mais comum do hipertireoidismo endógeno, caracteriza-se pela tríade de tireotoxicose, oftalmopatia e dermopatia
- A doença de Graves é um distúrbio autoimune causado por autoanticorpos para o receptor de TSH que mimetizam o TSH mediante a ativação dos receptores de TSH nas células epiteliais da tireoide
- A tireoide na doença de Graves é caracterizada por hipertrofia difusa, hiperplasia de folículos e infiltrados linfoides; a deposição de glicosaminoglicanos e os infiltrados linfoides são responsáveis pela oftalmopatia e pela dermopatia
- As características laboratoriais incluem elevações em T_3 e T_4 livres séricas e diminuição de TSH sérico.

Neoplasias tireoidianas

- A maioria das neoplasias tireoidianas manifesta-se como *nódulos tireoidianos solitários*, mas apenas 1% dos nódulos tireoidianos é neoplásico
- O *adenoma folicular* é a neoplasia benigna mais comum, enquanto o *carcinoma papilar* é a malignidade mais comum
- Múltiplas vias genéticas estão envolvidas na carcinogênese tireoidiana. Algumas das mutações condutoras que são características dos cânceres de tireoide incluem a fusão *PAX8/PPARG* (no carcinoma folicular), os rearranjos cromossômicos envolvendo o oncogene *RET* (no carcinoma papilar) e as mutações pontuais de *RET* (no carcinoma medular)
- O *adenoma* e o *carcinoma foliculares* são compostos de células epiteliais foliculares bem diferenciadas; a última neoplasia é distinguida pela presença de invasão capsular e/ou vascular
- O *carcinoma papilar* é reconhecido pelas características nucleares (núcleos em vidro fosco, pseudoinclusões), mesmo na ausência de papilas. Essa neoplasia tipicamente emite metástases através dos vasos linfáticos, mas o prognóstico é excelente
- Acredita-se que o *carcinoma anaplásico* surja a partir de um carcinoma folicular ou papilar por meio da perda de função de *TP53*. É altamente agressivo e uniformemente letal
- O *carcinoma medular da tireoide* surge a partir das células C parafoliculares e pode ser esporádico (70%) ou familiar (30%). A multicentricidade e a hiperplasia de células C são as apresentações dos casos familiares. Os depósitos de amiloide compostos de calcitonina são um característico achado histológico.

Glândulas paratireoides

Hiperparatireoidismo

- O hiperparatireoidismo primário é a causa mais comum de hipercalcemia assintomática
- Na maioria dos casos, o hiperparatireoidismo primário é causado por um esporádico adenoma da paratireoide e, com menos frequência, por hiperplasia da paratireoide
- Os adenomas de paratireoide são solitários, enquanto a hiperplasia tipicamente é um processo multiglandular
- As manifestações esqueléticas do hiperparatireoidismo incluem reabsorção óssea, osteíte fibrosa cística e tumores marrons. Dentre as alterações renais, estão a nefrolitíase (cálculos) e a nefrocalcinose
- A maioria dos casos de hiperparatireoidismo é clinicamente silenciosa em razão da detecção precoce de hipercalcemia nos exames de sangue de rotina
- O hiperparatireoidismo secundário é causado por hipocalcemia crônica, geralmente secundária à insuficiência renal, e resultante hiperplasia da glândula paratireoide
- As malignidades são a causa mais importante de hipercalcemia sintomática, que resulta de metástases osteolíticas ou de proteínas relacionadas ao PTH derivado da neoplasia.

Pâncreas endócrino

Diabetes: patogênese e complicações a longo prazo

- O diabetes tipo 1 é uma doença autoimune caracterizada pela destruição progressiva de células β das ilhotas que leva à deficiência absoluta de insulina. Estão envolvidos células T autorreativas e autoanticorpos
- O diabetes tipo 2 é causado por resistência à insulina e disfunção de células β que resultam em uma deficiência relativa de insulina. A autoimunidade não está envolvida
- A obesidade tem importante relação com a resistência à insulina (e, portanto, com o diabetes tipo 2) mediada por vários fatores, incluindo excesso de ácidos graxos livres, níveis aberrantes de adipocinas e um meio inflamatório alterado dentro do tecido adiposo
- As formas monogênicas de diabetes são raras e causadas por defeitos de único gene que resultam em disfunção primária de células β ou levam a anormalidades de sinalização do receptor insulina–insulina
- As complicações a longo prazo do diabetes são semelhantes em todos os tipos e afetam principalmente os vasos sanguíneos, os rins, os nervos e os olhos. O desenvolvimento dessas complicações é atribuído a três mecanismos subjacentes: formação de produtos finais de glicação avançada, ativação de proteína quinase C e distúrbios nas vias do poliol levando ao estresse oxidativo.

Tumores neuroendócrinos pancreáticos (PanNETs)

- O insulinoma é o tipo de PanNET mais comum. Geralmente é benigno, mas elabora insulina suficiente para induzir crises de hipoglicemia
- O gastrinoma pode surgir no pâncreas, na região peripancreática ou na parede do duodeno. Ele produz gastrina, que aumenta a secreção de ácido gástrico e promove úlceras pépticas.

Glândulas adrenais

Hipercortisolismo (síndrome de Cushing)

- A causa mais comum de hipercortisolismo é a administração exógena de esteroides
- O hipercortisolismo endógeno é, geralmente, secundário a um microadenoma hipofisário produtor de ACTH (*doença de Cushing*), que é seguido de neoplasias adrenais primárias (*hipercortisolismo independente de ACTH*) e produção de ACTH paraneoplásica pelas neoplasias (p. ex., câncer de pulmão de pequenas células)
- As características morfológicas na glândula adrenal incluem a atrofia cortical bilateral (na doença induzida por esteroide exógeno), a hiperplasia bilateral difusa ou nodular (o achado mais comum na síndrome de Cushing endógena), ou uma neoplasia adrenocortical.

Síndromes adrenogenitais

- O córtex adrenal pode secretar excessivamente androgênios em qualquer dos dois contextos: neoplasias adrenocorticais (geralmente carcinomas virilizantes) ou hiperplasia adrenal congênita (HAC)
- A HAC engloba um grupo de distúrbios autossômicos recessivos caracterizados por defeitos na biossíntese de esteroides, normalmente o cortisol; o subtipo mais comum é causado pela deficiência da enzima 21-hidroxilase
- A redução na produção de cortisol causa um aumento compensatório na secreção de ACTH, o que, por sua vez, estimula a produção de androgênio. Os androgênios têm efeitos virilizantes, incluindo a masculinização em mulheres (genitália ambígua, oligomenorreia, hirsutismo), puberdade precoce em homens, e, em alguns casos, perda de sal (sódio) e hipotensão
- A hiperplasia bilateral do córtex adrenal é característica.

Insuficiência adrenocortical (hipoadrenalismo)

- A insuficiência adrenocortical primária pode ser aguda (*síndrome de Waterhouse-Friderichsen*) ou crônica (*doença de Addison*)
- A insuficiência adrenal crônica no mundo ocidental é, com mais frequência, secundária à adrenalite autoimune, que pode ocorrer no contexto de síndromes poliendócrinas autoimunes
- A tuberculose e as infecções causadas por patógenos oportunistas associadas ao vírus da imunodeficiência humana e às neoplasias metastáticas para as adrenais são outras importantes causas de hipoadrenalismo crônico
- Os pacientes tipicamente apresentam fadiga, fraqueza e distúrbios gastrintestinais. A insuficiência adrenocortical primária é também caracterizada por níveis elevados de hormônio estimulador de melanócitos que levam à hiperpigmentação da pele.

Medula adrenal

- Feocromocitomas são neoplasias de células produtoras de catecolaminas que causam hipertensão. As neoplasias semelhantes que surgem das adrenais são chamadas de paragangliomas.

Síndromes NEMs

- A NEM-1 é causada por mutações na linhagem germinativa do gene *MEN1*, que codifica um regulador transcricional (menin). Os pacientes desenvolvem neoplasias das paratireoides (adenomas), do pâncreas (neoplasias endócrinas), da hipófise (adenomas lactotróficos) e de outros órgãos endócrinos
- A NEM-2 é causada por mutações no oncogene *RET*. Duas variantes são causadas por diferentes mutações. A NEM-2A apresenta-se com neoplasias de tireoide (carcinoma medular), medula adrenal (feocromocitoma) e paratireoides (adenomas), enquanto a NEM-2B (também chamada de NEM-3) apresenta-se com neoplasias de tireoide e de glândulas adrenais, ganglioneuromas em locais mucosos e transtornos do desenvolvimento do esqueleto.

Exames laboratoriais[a]

Teste	Valores de referência	Fisiopatologia/relevância clínica
Hormônio adrenocorticotrófico (ACTH) plasmático	7,2 a 63 pg/mℓ – amostras de sangue matinais	O hormônio liberador de corticotrofina (CRH) do hipotálamo induz a síntese de ACTH na adeno-hipófise. O ACTH estimula a secreção de cortisol e androgênio pela glândula adrenal. Podem ser observados níveis elevados de cortisol com a administração de corticosteroide exógeno, na doença de Cushing (neoplasia hipofisária secretora de ACTH), na síndrome de Cushing, na neoplasia secretora de ACTH ectópico e na hiperplasia adrenal. Um teste de supressão de dexametasona pode ajudar a distinguir entre doença de Cushing e outras causas de hipercortisolismo. As insuficiências adrenais primária e secundária e a hiperplasia adrenal congênita são importantes causas de hipocortisolismo
Aldosterona sérica	Adultos: ≤ 21 ng/dℓ	A aldosterona é o principal mineralocorticoide produzido pelo córtex adrenal. A aldosterona estimula o transporte de sódio nos túbulos renais distais e é um regulador-chave da pressão arterial e do volume sanguíneo. As condições que aumentam a aldosterona são: adenoma adrenal, hiperplasia adrenal e ativação excessiva do sistema renina-angiotensina-aldosterona (p. ex., neoplasia produtora de renina, estenose da artéria renal, hipovolemia arterial e edema). A deficiência de aldosterona pode ser observada com nível baixo de renina (como na doença renal) ou com nível elevado de renina (decorrente de insuficiência adrenal primária)
Androstenediona sérica	Varia com a idade, o sexo e o desenvolvimento sexual Homens adultos: 40 a 150 ng/dℓ Mulheres adultas: 30 a 200 ng/dℓ	A androstenediona é um hormônio esteroide produzido a partir do colesterol nos testículos, no córtex adrenal e nos ovários. A produção de androstenediona nas glândulas adrenais é controlada pelo hormônio adrenocorticotrófico (ACTH); nas gônadas, ele é controlado pelo hormônio luteinizante (LH) e pelo hormônio foliculoestimulante (FSH). A androstenediona é um precursor da testosterona e está aumentada no hirsutismo, na síndrome dos ovários policísticos (SOP), nas neoplasias adrenais virilizantes, na puberdade precoce, na doença de Cushing, nas neoplasias produtoras de ACTH ectópico e na hiperplasia adrenal congênita

Teste	Valores de referência	Fisiopatologia/relevância clínica
Calcitonina sérica	Homens adultos: ≤ 14,3 pg/mℓ Mulheres adultas: ≤ 7,6 pg/mℓ	A calcitonina é secretada pelas células parafoliculares (células C) da glândula tireoide em resposta à concentração elevada de cálcio ionizado. A calcitonina inibe a ação do hormônio da paratireoide e também inibe a reabsorção óssea pela ligação direta aos osteoclastos. A calcitonina reduz os níveis séricos de cálcio e de fósforo. A calcitonina pode estar elevada em pacientes com carcinoma medular da tireoide
Cálcio sérico	Cálcio ionizado (livre) Adultos: 4,57 a 5,43 mg/dℓ Cálcio total Adultos: 8,6 a 10 mg/dℓ	O cálcio liga-se aos locais com carga negativa nas proteínas e é afetado pelo pH. A alcalose leva ao aumento da carga e da ligação negativas e, portanto, a uma diminuição no cálcio livre. A acidose leva à diminuição da carga e da ligação negativas e, portanto, ao aumento do cálcio livre. Os níveis diminuídos de cálcio ionizado estimulam as glândulas paratireoides a secretarem o hormônio da paratireoide (PTH), que leva as células tubulares renais a aumentar a absorção de cálcio e impulsiona os osteoclastos a liberar cálcio a partir dos ossos. O PTH também aumenta a absorção intestinal de cálcio. A hipercalcemia pode ser observada no hiperparatireoidismo primário (aumento da secreção de PTH) ou na malignidade (secreção de proteínas relacionadas com o PTH ou pela destruição óssea decorrente de metástases). Outras causas de hipercalcemia incluem fármacos/suplementos, distúrbios endócrinos, doenças granulomatosas e doenças sindrômicas (p. ex., neoplasia endócrina múltipla). As causas comuns de hipocalcemia incluem a insuficiência renal crônica e a hipomagnesemia (compromete a secreção de PTH e causa resistência de órgão terminal ao PTH)
Copeptina pró-AVP (arginina vasopressina) plasmática	Sem privação de água, sem jejum Adultos: < 13,1 pmol/ℓ Com privação de água, com jejum Adultos: < 15,2 pmol/ℓ	As células neurossecretoras no hipotálamo secretam um pré-pró-hormônio que é composto de AVP (também conhecido como hormônio antidiurético, ADH), copeptina e neurofisina II e os três componentes são transportados para a hipófise posterior. Em resposta à diminuição do volume intravascular e ao aumento da osmolaridade plasmática/concentração de sódio, a AVP estimula a reabsorção de água nos túbulos renais distais. Quando há uma secreção inadequada de ADH, que com mais frequência decorre de dano ao hipotálamo ou ao pedículo da hipófise, há um resultante diabetes insípido com consequentes poliúria, polidipsia e hipernatremia. A síndrome da secreção inapropriada de hormônio antidiurético (SIADH) ocorre quando há uma liberação inadequada de ADH que leva à hiponatremia. Isso pode ocorrer nos transtornos do SNC, na doença pulmonar, ou em virtude de síndrome paraneoplásica causada pela secreção ectópica de ADH (p. ex., carcinoma de pulmão de pequenas células). A AVP tem meia-vida plasmática curta, o que torna a análise um desafio; porém, a copeptina, que é secretada em quantidades equimolares como a AVP, apresenta meia-vida mais longa e, portanto, é usada como um marcador substituto da AVP
Cortisol (livre) sérico	0,121 a 1,065 μg/dℓ (coleta matinal)	O cortisol é o principal glicocorticoide endógeno e é um regulador-chave da resposta ao estresse e do metabolismo de glicose. Os níveis de cortisol são regulados pelo hormônio adrenocorticotrófico (ACTH) da hipófise em resposta à liberação cíclica de hormônio liberador de corticotrofina (CRH) do hipotálamo. Os níveis de ACTH e de cortisol atingem um pico de manhã e um valor mínimo no final da tarde. As condições que aumentam o cortisol são conhecidas como hipercortisolismo (síndrome de Cushing). Já o hipocortisolismo pode se dever a dano/doença das glândulas adrenais ou da hipófise. O uso de medicamentos glicocorticoides causa a supressão do eixo CRH-ACTH-adrenal, causando então a redução na produção endógena de cortisol até os medicamentos serem retirados

(*continua*)

Teste	Valores de referência	Fisiopatologia/relevância clínica
Sulfato de desidroepiandrosterona (SDHEA) sérico	Varia com a idade	A DHEA é o principal androgênio adrenal e é um precursor dos esteroides sexuais; a maior parte é secretada como um conjugado de sulfato, o SDHEA. Os resultados do teste com DHEA e SDHEA podem ser usados de maneira intercambiável na maioria das situações clínicas. Os níveis elevados de SDHEA podem causar sintomas ou sinais de hiperandrogenismo nas mulheres, enquanto os homens geralmente são assintomáticos. DHEA/SDHEA são tipicamente avaliados em investigações da produção de androgênio adrenal, como a avaliação de (1) hiperplasia, (2) neoplasias adrenais, (3) adrenarca (maturação sexual), (4) atraso na puberdade e (5) hirsutismo
Glicose sérica	> 1 ano: 70 a 140 mg/dℓ	Os níveis fisiológicos de glicose são primariamente mantidos pela insulina e pelo glucagon. A hiperglicemia pode se dever a insulina insuficiente (p. ex., diabetes tipo 1) ou resistência à insulina periférica (p. ex., diabetes tipo 2). A mensuração da glicose sérica é útil no diagnóstico e no tratamento do diabetes. A hemoglobina A1c proporciona uma avaliação a longo prazo do controle da glicose e é, portanto, complementar aos níveis diários de glicose. A hipoglicemia, que geralmente ocorre no contexto de dose excessiva de insulina, pode ser potencialmente fatal
Hormônio do crescimento (GH; somatotrofina) sérico	Homens adultos: 0,01 a 0,97 ng/mℓ Mulheres adultas: 0,01 a 3,61 ng/mℓ	A secreção de GH a partir das células somatotróficas na hipófise anterior é estimulada pela grelina (estômago) e pelo hormônio liberador de GH (GHRH) (hipotálamo), e inibida pela somatostatina (hipotálamo). O GH e o fator de crescimento semelhante à insulina 1 (IGF-1) inibem a secreção de GH. O GH induz o crescimento na maioria dos tecidos e órgãos, mas seu efeito é mais pronunciado na cartilagem e nos ossos. Os níveis de GH aumentam na infância, estão em seu pico durante a puberdade e diminuem com o avanço da idade. Baixos níveis de GH na lactância ou no início da infância podem causar nanismo, enquanto níveis elevados causam gigantismo nas crianças (antes do fechamento da epífise) ou acromegalia depois que a placa de crescimento se fechou. O GH é liberado de maneira pulsátil de tal forma que níveis aleatórios de GH são de pouco valor diagnóstico. Os testes de estimulação com GH usam fármacos (p. ex., L-dopa, clonidina) para estimular a secreção de GH
Hormônio liberador de hormônio de crescimento (GHRH) sérico	Variações basais: 5 a 18 pg/mℓ	O GHRH estimula a síntese e a secreção do hormônio do crescimento (GH) pela hipófise anterior. O GHRH é secretado de maneira pulsátil com um bólus no início do sono. A somatostatina hipotalâmica suprime as liberações de GH e de GHRH. A síntese de GHRH é inibida pelo *feedback* negativo pelo GH e pelo IGF-1. O excesso de GHRH pode se dever a neoplasias hipotalâmicas ou se apresentar como uma síndrome paraneoplásica (p. ex., neoplasias neuroendócrinas bem diferenciadas como os carcinoides brônquicos). O excesso de GHRH pode causar gigantismo ou acromegalia. A diminuição de GHRH pode resultar em nanismo
Hemoglobina A1c (HbA1c, hemoglobina glicada) sanguínea	4 a 5,6%	Quando a glicose se fixa de forma não enzimática à hemoglobina, uma hemoglobina glicada (HbA1c) é formada. Esse processo ocorre continuamente e, portanto, reflete níveis plasmáticos médios de glicose durante o curso do ciclo vital das hemácias de 8 a 12 semanas. Os pacientes com concentrações sanguíneas médias elevadas de glicose (p. ex., no quadro de diabetes) terão níveis mais altos de HbA1c do que aqueles com metabolismo de glicose não comprometido. A HbA1c é o exame laboratorial-chave para monitorar o controle de glicose a longo prazo. A HbA1c também é um teste diagnóstico para o diabetes: HbA1c de 6,5% ou acima em 2 dias diferentes é diagnóstica de diabetes. A HbA1c pode também identificar os pacientes que podem se tornar diabéticos (pré-diabetes): os valores de 5,7 a 6,4% estão associados a aumento de risco de diabetes. A HbA1c pode estar falsamente baixa nas condições associadas à renovação de hemácias (p. ex., hemólise crônica, pacientes tratados com eritropoetina). A HbA1c pode estar falsamente elevada quando a renovação de hemácias é baixa (p. ex., deficiência de vitamina B_{12})

Teste	Valores de referência	Fisiopatologia/relevância clínica

Metanefrinas plasmáticas livres ou urina 24 h	Plasma: < 0,050 nmol/ℓ
	Urina:
	Homens adultos normotensos:
	  261 µg /24 h
	Mulheres adultas normotensas:
	  180 µg /24 h
	Adultos hipertensos:
	  < 400 µg /24 h
		As metanefrinas são os principais metabólitos da norepinefrina e da epinefrina, dois hormônios que são secretados por feocromocitomas e outras neoplasias originárias da crista neural. A mensuração de metanefrinas é mais acurada do que a mensuração direta de epinefrina ou norepinefrina. A mensuração de metanefrinas plasmáticas livres tem sensibilidade muito alta para detecção de feocromocitoma e paraganglioma. Níveis elevados de metanefrina são sugestivos de neoplasias da crista neural, mas devem ser confirmados por um segundo teste (metanefrinas em urina 24 h). A coleta em 24 h é preferida em razão da secreção episódica de catecolaminas

Hormônio da paratireoide (PTH) sérico	15 a 65 pg/mℓ	O PTH é sintetizado e secretado pelas células principais das glândulas paratireoides. Ele tem um papel crucial na manutenção da homeostasia de cálcio mediante ações direta sobre os ossos e os rins e indireta sobre o intestino por meio da 1,25-di-hidroxivitamina D. O PTH promove a reabsorção osteoclástica de osso e cálcio e a liberação de fosfato. No rim, o PTH estimula a reabsorção de cálcio, aumenta a conversão de vitamina D em sua forma ativa di-hidroxi e inibe a reabsorção de fosfato. Essas ações aumentam a concentração plasmática de cálcio livre e diminuem a concentração plasmática de fosfato. A determinação de PTH é útil no diagnóstico diferencial de hipercalcemia e hipocalcemia. Na hipercalcemia decorrente de hiperparatireoidismo primário (adenoma, hiperplasia), os pacientes têm níveis aumentados de PTH. Na hipercalcemia de outras causas (p. ex., PTHrP na malignidade), o PTH tipicamente é baixo. O hiperparatireoidismo secundário é a supersecreção compensatória de PTH decorrente de cálcio sérico anormalmente baixo (p. ex., na insuficiência renal, na má absorção gastrintestinal, na deficiência de vitamina D). As causas mais comuns de hipoparatireoidismo são a paratireoidectomia ou a tireoidectomia com remoção acidental das paratireoides
Peptídeo relacionado ao hormônio da paratireoide (PTHrP) plasmático	≤ 4,2 pmol/ℓ	O PTHrP é secretado por certas neoplasias malignas (p. ex., carcinoma de mama, carcinomas de células escamosas de pulmão e de cabeça e pescoço) e se liga ao receptor de hormônio da paratireoide para estimular a reabsorção de cálcio nos ossos e a reabsorção de cálcio nos rins. Na hipercalcemia paraneoplásica, os níveis de hormônio da paratireoide geralmente são baixos ou indetectáveis em razão de inibição do *feedback*. O tratamento bem-sucedido de malignidade subjacente geralmente resulta em níveis reduzidos de PTHrP e cálcio e aumentos subsequentes dos níveis de hormônio da paratireoide
T_3 (tri-iodotironina) total sérica	80 a 200 ng/dℓ	A T_3 (tri-iodotironina) é a forma mais fisiologicamente ativa de hormônio tireoidiano. Apenas uma pequena porcentagem de hormônio tireoidiano é liberada como T_3; o resto é tiroxina (T_4). Uma vez na circulação, T_4 é desiodada para T_3. Vários testes podem ser usados para avaliar T_3, incluindo T_3 total e livre (mensura a T_3 não ligada). Os níveis de T_3 são avaliados em conjunto com TSH e T_4 total e livre para avaliar a função da tireoide e o tratamento da doença tireoidiana. A T_3 e a T_3 livres não são usadas rotineiramente para essa finalidade, uma vez que a T_4 total e a livre são suficientes na maioria dos casos. A T_3 é usada para avaliar a tireotoxicose
T_4 (tiroxina) livre sérica	0,9 a 1,7 ng/dℓ	A tiroxina (T_4) é sintetizada na glândula tireoide e metabolizada perifericamente para tri-iodotironina (T_3). A maior parte da T_4 liga-se à globulina ligante da tireoide; a T_4 livre é a forma ativa. Embora apenas cerca de 0,05% da T_4 circulante não seja ligada a proteínas ligantes ("livre"), a mensuração de T_4 livre proporciona uma avaliação acurada do estado da tireoide na maioria das populações de pacientes. A T_4 total, a T_4 livre e o TSH geralmente são usados em conjunto para avaliar a função da tireoide. A baixa T_4 livre é observada no hipotireoidismo; a elevada T_4 livre é observada no hipertireoidismo. A T_4 livre deve ser avaliada em conjunto com o TSH. Um algoritmo comum é a mensuração do TSH, que reflete a T_4 livre se a concentração de TSH for anormal

(*continua*)

Teste	Valores de referência	Fisiopatologia/relevância clínica
Anticorpo tireoide peroxidase sérico	< 9 UI/mℓ	A tireoide peroxidase (TPO) catalisa a iodação da tireoglobulina para formar monoiodotirosina e di-iodotirosina, que são precursoras do hormônio tireoidiano. Os anticorpos contra TPO são comuns na doença tireoidiana autoimune, embora também estejam presentes em 5 a 20% da população geral. Os anticorpos anti-TPO são testes sensíveis para a doença tireoidiana autoimune (p. ex., tireoidite de Hashimoto, doença de Graves), mas não são específicos dentro dessa classe de distúrbios. Os níveis anti-TPO mais altos são observados geralmente na tireoidite de Hashimoto
Hormônio tireoestimulante (TSH) sérico	Adultos: 0,3 a 4,2 mUI/ℓ	O TSH (tireotrofina) é produzido pela hipófise anterior com inibição do *feedback* pelos hormônios tireoidianos. Ele interage com receptores celulares nas células foliculares da tireoide para estimular a divisão e a hipertrofia celulares, como também o aumento da síntese de hormônios tireoidianos (tiroxina e tri-iodotironina). O TSH é a principal triagem para hipotireoidismo e hipertireoidismo primários. Se o TSH estiver baixo, são adicionadas T_4 e T_3 livres para determinar a extensão do hipertireoidismo; e, se o TSH estiver elevado, é realizado o teste de T_4 livre para avaliar o grau de hipotireoidismo. Para os pacientes com hipotireoidismo primário que estão sendo tratados com levotiroxina, o TSH isoladamente é um teste de triagem suficiente. Nos pacientes com hipotireoidismo central (hipotireoidismo causado por doença hipotalâmica ou hipofisária), a T_4 livre é baixa ou baixa-normal e o TSH pode estar baixo ou normal
Anticorpo sérico para o receptor de tireotrofina (TSH)	≤ 1,75 UI/ℓ	Na doença de Graves, os anticorpos para o receptor de TSH (também chamados de imunoglobulinas tireoestimulantes) ligam-se ao receptor de TSH e o ativam sem inibição do *feedback*, causando então tireotoxicose. Os anticorpos para o receptor de TSH que bloqueiam o receptor também podem ser observados, e se acredita que o equilíbrio entre anticorpos bloqueadores *versus* ativadores possa contribuir para a gravidade da doença de Graves. O teste de anticorpos para o receptor de TSH é útil quando há suspeita clínica de doença de Graves e os testes de função da tireoide são normais e para os pacientes para os quais o teste com radioisótopo é contraindicado (p. ex., mulheres grávidas). Os anticorpos para o receptor de TSH podem persistir mesmo com o sucesso da terapia (ablação ou cirurgia); como são anticorpos IgG, eles podem atravessar a placenta e causar tireotoxicose neonatal

[a]Agradecemos a assistência de Dra. Katie O'Sullivan, Department of Medicine, University of Chicago, na edição desta tabela. Valores de referência extraídos de https://www.mayocliniclabs.com/ com permissão da Mayo Foundation for Medical Education and Research. Todos os direitos reservados. (Adaptada de Deyrup AT, D'Ambrosio D, Muir J et al. Essential Laboratory Tests for Medical Education. *Acad Pathol*. 2022;9. doi: 10.1016/j.acpath.2022.100046.)

19
Tumores dos Ossos, das Articulações e das Partes Moles

VISÃO GERAL DO CAPÍTULO

Osso, 701
Estrutura e função do osso, 701
  Matriz óssea, 701
  Células ósseas, 702
  Desenvolvimento ósseo, 702
  Homeostasia e remodelação do osso, 703
Transtornos do desenvolvimento de osso e cartilagem, 704
  Acondroplasia, 704
  Displasia tanatofórica, 704
  Osteogênese imperfeita, 704
  Osteopetrose, 704
Distúrbios metabólicos do osso, 704
  Osteopenia e osteoporose, 704
  Raquitismo e osteomalacia, 706
  Hiperparatireoidismo, 706
Doença de Paget do osso (osteíte deformante), 707
Fraturas, 708
  Consolidação de fraturas, 708
Osteonecrose (necrose avascular), 708
Osteomielite, 709
  Osteomielite piogênica, 710
  Osteomielite micobacteriana, 710
Tumores ósseos e lesões semelhantes a tumores, 711
  Tumores formadores de osso, 711
    Osteoma osteoide e osteoblastoma, 711
    Osteossarcoma, 712
  Tumores formadores de cartilagem, 713
    Osteocondroma, 713
    Condroma, 714
    Condrossarcoma, 715
  Tumores de origem desconhecida, 715
    Sarcoma de Ewing, 715
    Tumor de células gigantes, 716
    Cisto ósseo aneurismático, 717

  Lesões que simulam neoplasias primárias, 717
    Defeito cortical fibroso e fibroma não ossificante, 717
    Displasia fibrosa, 719
  Tumores metastáticos, 719
Articulações, 720
Artrite, 720
  Osteoartrite, 720
  Artrite reumatoide, 721
  Artrite idiopática juvenil, 723
  Espondiloartropatias soronegativas, 723
  Artrite infecciosa, 724
    Artrite supurativa, 724
    Artrite de Lyme, 725
  Artrite induzida por cristais, 725
    Gota, 725
    Doença da deposição de cristais de pirofosfato de cálcio (pseudogota), 728
Tumores articulares e condições semelhantes a tumores, 728
  Cistos gangliônicos e sinoviais, 728
  Tumor tenossinovial de células gigantes, 729
Tumores de partes moles, 729
Tumores de tecido adiposo, 730
  Lipoma, 730
  Lipossarcoma, 730
Tumores fibrosos, 730
Tumores de músculo esquelético, 730
  Rabdomiossarcoma, 730
Tumores de músculo liso, 732
  Leiomioma, 732
  Leiomiossarcoma, 733
Tumores de origem incerta, 733
  Sarcoma sinovial, 733
  Sarcoma pleomórfico indiferenciado, 733

As contribuições do Dr. Andrew Horvai, Department of Pathology, University of California, San Francisco, para este capítulo na edição anterior deste livro são reconhecidas com gratidão.

OSSO

ESTRUTURA E FUNÇÃO DO OSSO

O osso proporciona um suporte mecânico para o corpo, transmite forças geradas pelos músculos, protege as vísceras, fornece um nicho para as progenitoras das células sanguíneas e participa intimamente da homeostasia de cálcio e fosfato. É produzido e mantido por células especializadas que elaboram e remodelam a matriz calcificada que integra a maior parte da composição do osso.

Matriz óssea

A matriz óssea consiste em um componente orgânico chamado osteoide (35%) e um componente mineral (65%), em cujo interior está incrustada uma variedade de células que mantêm a homeostasia do osso. O osteoide consiste predominantemente em colágeno tipo I e em menores quantidades de glicosaminoglicanos e outras proteínas. O componente mineral do osso, que é responsável por sua rigidez, é a fração inorgânica chamada *hidroxiapatita*. A matriz óssea

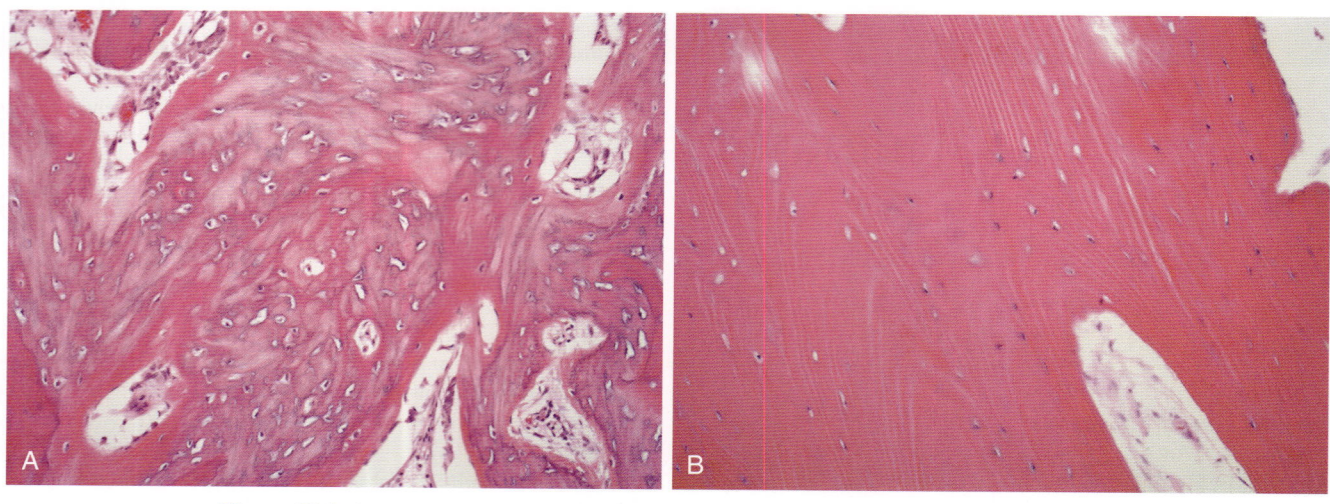

Figura 19.1 O osso não lamelar (**A**) é mais celular e desorganizado do que o osso lamelar (**B**).

é sintetizada em duas formas: osso não lamelar, ou imaturo; e osso lamelar (Figura 19.1). O osso não lamelar é produzido rapidamente durante o desenvolvimento fetal e no reparo de fraturas, mas possui um arranjo aleatório de fibras de colágeno que lhe confere menor estabilidade estrutural do que as fibras de colágeno encontradas no osso lamelar. No adulto, a presença de osso não lamelar é sempre anormal, pois indica reparo em andamento de um osso danificado.

Células ósseas

Incrustadas no interior da matriz óssea, encontra-se uma variedade de células ósseas:

- Os *osteoblastos*, localizados na superfície da matriz, sintetizam e montam a matriz óssea e regulam sua mineralização (Figura 19.2 A). São derivados das células-tronco mesenquimais que estão localizadas sob o periósteo no osso em desenvolvimento e no espaço medular na fase tardia da vida
- Os *osteócitos* são derivados dos osteoblastos e estão localizados dentro do osso; eles estão interconectados por uma intricada rede de túneis (canalículos) contendo processos citoplasmáticos. Os osteócitos ajudam a controlar os níveis de cálcio e fosfato e detectam e respondem às forças mecânicas mediante alteração da remodelação do osso
- Os *osteoclastos*, localizados na superfície do osso, são macrófagos multinucleados especializados derivados dos monócitos circulantes. Os osteoclastos fixam-se às proteínas encontradas na matriz óssea e criam uma depressão extracelular selada (lacuna de reabsorção) na qual eles secretam ácido e proteases neutras (predominantemente metaloproteases da matriz [MPMs]), levando à reabsorção óssea (Figura 19.2 B).

Desenvolvimento ósseo

Durante a embriogênese, os ossos longos desenvolvem-se a partir de precursores de cartilagem por meio do processo de ossificação endocondral. O molde cartilaginoso (*anlage*) é sintetizado pelas células precursoras mesenquimais. Em aproximadamente 8 semanas de gestação, a porção central do molde cartilaginoso é reabsorvida, criando o canal medular. Simultaneamente, na *diáfise*, os osteoblastos começam a depositar o córtex sob o periósteo, produzindo o *centro primário de ossificação* e iniciando o crescimento ósseo radial. Em cada extremidade do osso (*epífise*), a ossificação endocondral prossegue de maneira centrífuga (*centro secundário de ossificação*). Eventualmente, uma placa de cartilagem fica presa entre os dois centros expansores de ossificação, o que forma a *fise* ou *placa de crescimento* (Figura 19.3). Sequencialmente, os condrócitos dentro da placa de crescimento proliferam, hipertrofiam-se e sofrem apoptose. Na região de apoptose, a matriz mineraliza-se e é invadida por capilares, que fornecem os nutrientes para os osteoblastos, que sintetizam o osteoide. Esse processo produz um crescimento ósseo longitudinal.

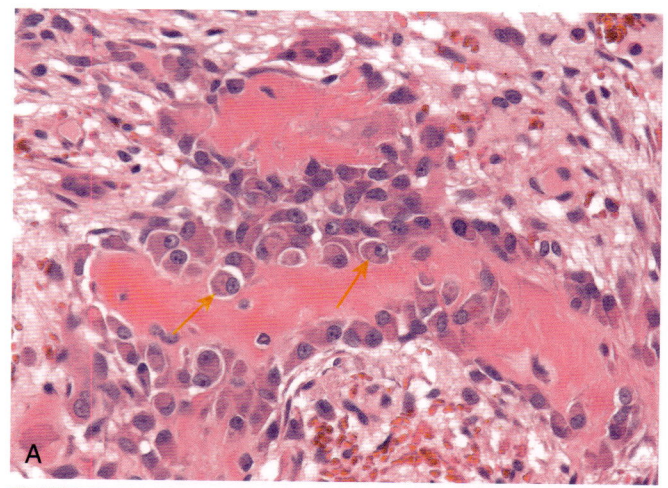

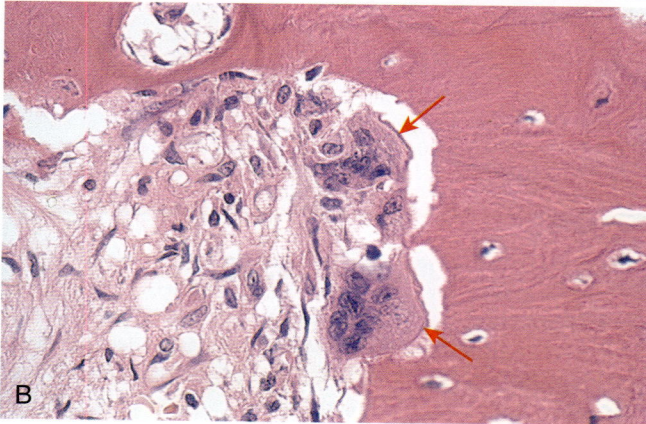

Figura 19.2 A. Osteoblastos ativos (*setas amarelas*) sintetizando a matriz óssea. **B.** Dois osteoclastos (*setas vermelhas*) reabsorvendo osso.

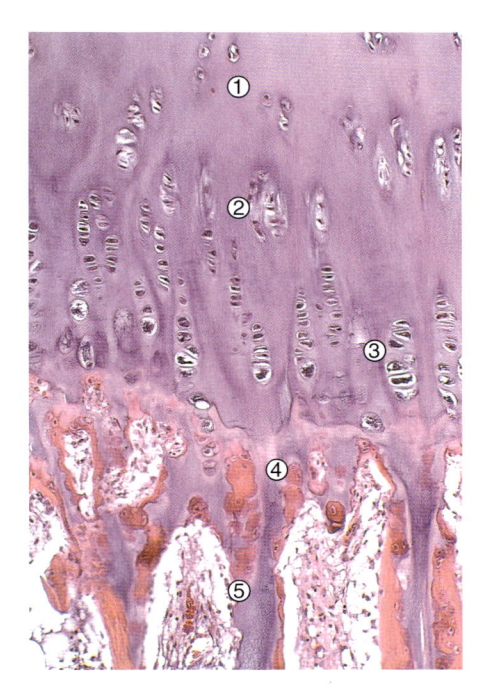

Figura 19.3 Placa de crescimento ativa com ossificação endocondral em andamento. *1*, zona de reserva. *2*, zona de proliferação. *3*, zona de hipertrofia. *4*, zona de apoptose e mineralização. *5*, substância esponjosa (osso esponjoso) primária.

Os ossos achatados se desenvolvem por meio de um processo diferente chamado **ossificação intramembranosa**. Os ossos do crânio, por exemplo, são formados pelos osteoblastos diretamente de uma camada fibrosa de tecido e sem molde cartilaginoso. O aumento dos ossos achatados é alcançado pela deposição de osso novo em uma superfície preexistente.

Homeostasia e remodelação do osso

O esqueleto adulto está em constante renovação em um processo rigorosamente regulado, conhecido como remodelação, por meio da atividade associada de osteoblastos e osteoclastos, os quais, em conjunto, constituem a unidade óssea multicelular (BMU, do inglês *bone multicellular unit*).

A remodelação é regulada pelas interações célula-célula e pelas citocinas (Figura 19.4). Uma importante via de sinalização que controla a remodelação envolve três fatores: (1) o ativador do receptor transmembrana de NF-κB (RANK), que é expresso nos precursores dos osteoclastos; (2) o ligante de RANK (RANKL, do inglês *RANK ligand*), que é expresso nos osteoblastos e nas células estromais da medula; e (3) a osteoprotegerina (OPG), um receptor "chamariz" elaborado e secretado pelos osteoblastos que pode bloquear a interação entre RANK e RANKL. A sinalização de RANK ativa o fator de transcrição NF-κB, essencial para a geração e a sobrevivência dos osteoclastos. Entre outros importantes fatores reguladores da remodelação, está o fator estimulador de colônia de monócitos (M-CSF, do inglês *monocyte colony-stimulating factor*), produzido pelos osteoblastos, e as proteínas WNT, que são produzidas por várias células e desencadeiam a produção de OPG. A importância dessas vias é comprovada por mutações raras, mas informativas, na linhagem germinativa nos genes *OPG*, *RANK* e *RANKL* que causam graves distúrbios do metabolismo ósseo.

O equilíbrio entre formação e reabsorção ósseas é modulado pela sinalização de RANK e WNT. Por exemplo, como OPG e RANKL se opõem entre si, a reabsorção ou a formação óssea é favorecida pelo aumento ou pela diminuição da razão RANK:OPG, respectivamente. Dentre os fatores sistêmicos que influenciam esse equilíbrio, estão hormônios, vitamina D, citocinas inflamatórias (p. ex., interleucina 1 [IL-1]) e fatores de crescimento (p. ex., proteínas morfogenéticas ósseas [PMOs]). Por meio de mecanismos complexos, o hormônio da paratireoide, ou paratormônio (PTH), a IL-1 e os glicocorticoides promovem a diferenciação de osteoclasto e a renovação óssea. Em contrapartida, as PMOs e os hormônios sexuais (estrógeno, testosterona) geralmente bloqueiam a diferenciação ou a atividade dos osteoclastos mediante favorecimento da expressão OPG.

O pico da massa óssea é alcançado no início da vida adulta após o término do crescimento esquelético. Este limite é determinado por muitos fatores, incluindo polimorfismos no gene do receptor de vitamina D, nutrição e atividade física. No início da quarta década de vida, a reabsorção excede a formação, resultando em declínio da massa óssea.

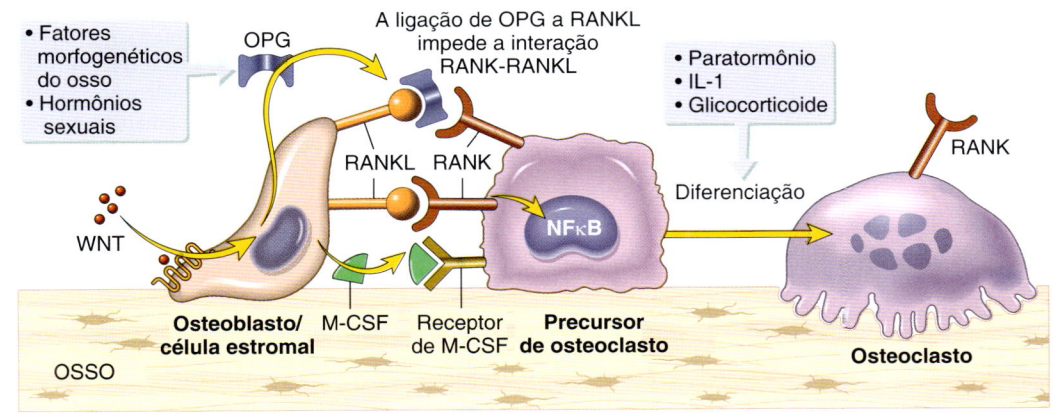

Figura 19.4 Mecanismos parácrinos que regulam a formação e a função do osteoclasto. Os osteoclastos são derivados dos monócitos, as mesmas células que se diferenciam em macrófagos. Osteoblasto/RANKL associado à membrana da célula estromal liga-se a seu receptor RANK localizado na superfície celular dos precursores dos osteoclastos. Os sinais transduzidos por RANK e pelo receptor do fator estimulador de colônia de macrófagos (M-CSF) fazem com que as células precursoras se diferenciem em osteoclastos funcionais. Em contraste, a proteína ligante WNT induz as células estromais/osteoblastos a secretar osteoprotegerina (OPG), um receptor "chamariz" que impede a ligação de RANKL ao receptor de RANK. Consequentemente, a OPG impede a reabsorção óssea mediante inibição da diferenciação de osteoclasto. *IL-1*, interleucina-1; *NFκB*, fator nuclear *kappa*-B; *RANK*, receptor ativador do fator nuclear *kappa*-B; *RANKL*, ligante do receptor ativador do fator nuclear *kappa* B.

TRANSTORNOS DO DESENVOLVIMENTO DE OSSO E CARTILAGEM

As anormalidades de desenvolvimento do esqueleto resultam geralmente de mutações na linhagem germinativa e se tornam aparentes durante os estágios iniciais da formação óssea. O espectro dos transtornos do desenvolvimento do osso é amplo e não existe uma abordagem padrão para sua classificação. Aqui, são categorizadas as principais doenças de acordo com sua patogênese.

Os transtornos do desenvolvimento podem ser causados por anormalidades localizadas na migração e na condensação do mesênquima (disostose) ou por desorganização global do osso e/ou cartilagem (displasia). Mais de 350 disostoses esqueléticas e displasias já foram descritas e a maioria delas é extremamente rara. Dentre as disostoses mais comuns, está a completa ausência de um osso ou de um dedo (aplasia), a existência de ossos ou dedos extras (dedo supernumerário) e a fusão anormal de ossos (p. ex., sindactilia, craniossinostose). As mutações em genes *homeobox*, genes codificadores de citocinas e receptores de citocina são as causas comuns de disostoses. Em contraste, as displasias surgem de mutações em genes que controlam o desenvolvimento ou a remodelação de todo o esqueleto (discutido adiante). É importante notar que o termo displasia, na forma como é usado em biologia do osso, refere-se a um padrão anormal de crescimento, e não a uma lesão pré-maligna (Capítulo 6).

Acondroplasia

A acondroplasia, a displasia esquelética mais comum e a principal causa de nanismo, é um distúrbio autossômico dominante caracterizado por redução no crescimento da cartilagem endocondral. A doença é causada por mutações com ganho de função no receptor do fator de crescimento de fibroblastos 3 (FGFR3, do inglês *fibroblast growth factor receptor 3*). O FGFR3 tipicamente inibe o crescimento endocondral; na acondroplasia, o receptor está constitutivamente ativo, causando a supressão patológica do crescimento. Aproximadamente 90% dos casos originam-se de novas mutações, e quase todas ocorrem no alelo paterno. Os indivíduos afetados apresentam encurtamento das extremidades proximais, tronco com comprimento relativamente normal e cabeça aumentada, com abaulamento da testa e depressão evidente da raiz do nariz. As anormalidades esqueléticas normalmente não estão associadas a alterações em longevidade ou inteligência.

Displasia tanatofórica

A displasia tanatofórica, a forma letal mais comum de nanismo, deve-se à diminuição da proliferação dos condrócitos e à desorganização na zona de proliferação. Assim como a acondroplasia, ela também é causada por mutações com ganho de função em *FGFR3*, mas na displasia tanatofórica as mutações causam até aumentos maiores na atividade de sinalização. A displasia tanatofórica ocorre em cerca de 1 a cada 20 mil nascimentos vivos. Os indivíduos afetados apresentam encurtamento dos membros, bossa frontal, macrocefalia relativa, pequena cavidade torácica e abdome em formato de sino. O subdesenvolvimento da cavidade torácica leva à insuficiência respiratória e os indivíduos afetados geralmente morrem ao nascimento ou logo depois.

Osteogênese imperfeita

A osteogênese imperfeita (OI), o distúrbio hereditário mais comum de tecido conjuntivo, é um distúrbio fenotipicamente diverso causado por mutações que comprometem a síntese de colágeno tipo I. A OI afeta principalmente o osso e outros tecidos ricos em colágeno tipo I (p. ex., articulações, olhos, orelhas, pele e dentes). É geneticamente heterogênea, mas normalmente resulta de uma mutação autossômica dominante nos genes que codificam as cadeias α1 ou α2 do colágeno tipo I. Essas mutações causam dobramento errôneo dos polipeptídeos do colágeno, o que interfere na montagem das cadeias de colágeno tipo selvagem (uma perda de função *dominante negativa*).

A anormalidade fundamental na OI é a baixa síntese óssea que resulta em extrema fragilidade esquelética. São outros achados: escleras azuis, pois o conteúdo diminuído de colágeno das escleras permite a visualização da coroide subjacente, o que confere uma coloração azulada; perda auditiva relacionada a um déficit neurossensorial e impedimento da condução decorrentes de anormalidades nos ossos da orelha média; e dentes pequenos, deformados, azul-amarelados, secundários à deficiência da dentina.

A OI é discriminada em múltiplos subtipos clínicos que apresentam ampla variação em termos de gravidade; embora alguns fenótipos sejam uniformemente fatais no útero ou durante o período perinatal, outras variantes estão associadas a um tempo de vida normal apesar da suscetibilidade a fraturas, particularmente durante a infância.

Osteopetrose

A osteopetrose, também conhecida como doença do osso de mármore, refere-se a um grupo de raras doenças genéticas caracterizadas por reabsorção óssea reduzida e esclerose esquelética simétrica difusa resultantes de comprometimento da formação ou função de osteoclastos. Apesar de o termo *osteopetrose* referir-se à qualidade óssea semelhante à da pedra, os ossos são anormalmente quebradiços e fraturam-se facilmente.

A osteopetrose é classificada em variantes com base tanto no modo de herança como na gravidade dos achados clínicos. A maioria das mutações interfere no processo de acidificação da lacuna de reabsorção do osteoclasto, que é necessária para a dissolução da hidroxiapatita de cálcio.

A osteopetrose autossômica dominante é normalmente o tipo mais leve do distúrbio. Pode não ser detectada até a adolescência ou a vida adulta, quando é descoberta em estudos radiográficos realizados para avaliação de fraturas repetidas. Esses indivíduos também podem apresentar déficits leves de nervos cranianos e anemia. Os ossos envolvidos não possuem um canal medular e as extremidades dos ossos longos são bulbosas (*deformidade em frasco de Erlenmeyer*) e deformadas. Os forames neurais são pequenos e comprimem os nervos de saída. A substância esponjosa primária, que normalmente é removida durante o crescimento, persiste e preenche a cavidade medular, não deixando espaço para a medula hematopoiética, o que resulta em anemia.

A osteopetrose infantil grave é autossômica recessiva e, muitas vezes, é fatal em decorrência de leucopenia, apesar da hematopoiese extramedular extensa que pode levar a uma proeminente hepatoesplenomegalia.

DISTÚRBIOS METABÓLICOS DO OSSO

Osteopenia e osteoporose

A osteopenia refere-se à diminuição da massa óssea, enquanto a osteoporose é definida como osteopenia grave o suficiente para aumentar significativamente o risco de fratura. Radiograficamente, a *osteoporose* é diagnosticada quando a massa óssea se encontra a, pelo menos, 2,5 desvios-padrão abaixo do pico médio da massa óssea, enquanto a *osteopenia* está 1 a 2,5 desvios-padrão abaixo da média. O distúrbio pode estar localizado em um certo osso ou região (p. ex., osteoporose por desuso de um membro) ou ser generalizado, envolvendo o esqueleto inteiro. Embora a osteoporose possa ser secundária a distúrbios endócrinos (p. ex., hipertireoidismo), distúrbios gastrintestinais (p. ex., desnutrição) ou uso de fármacos (p. ex., corticosteroides), a maioria das osteoporoses é primária.

As formas mais comuns de osteoporose são os tipos senil e pós-menopausa. A discussão a seguir relaciona-se principalmente com essas formas de osteoporose.

Patogênese. O pico da massa óssea é alcançado durante a vida adulta jovem. O nível desse pico é influenciado por fatores hereditários, especialmente os polimorfismos nos genes que afetam o metabolismo ósseo (discutido adiante). A atividade física, a força muscular, a dieta e o estado hormonal também contribuem. Após ter sido alcançada a massa esquelética máxima, a renovação óssea leva a uma perda média de 0,7% de massa óssea por ano. Vários fatores estão envolvidos na patogênese da osteoporose (Figura 19.5):

- *Alterações relacionadas com o envelhecimento*: comparados com os indivíduos mais jovens, os osteoblastos de indivíduos idosos apresentam um potencial proliferativo e biossintético reduzido, bem como uma resposta reduzida aos fatores de crescimento, o que resulta em capacidade diminuída de produzir osso. Essa forma de osteoporose, conhecida como *osteoporose senil*, é considerada osteoporose de *baixa renovação*
- *Atividade física reduzida*: a diminuição da atividade física associada ao envelhecimento resulta em massa óssea reduzida. Os osteócitos respondem à carga mecânica por meio de estimulação ou inibição dos osteoblastos e dos osteoclastos para remodelar o osso normal, o que se evidencia por perda óssea localizada em uma extremidade imobilizada ou paralisada, ou aumento da densidade óssea em atletas. O tipo de exercício é importante, uma vez que a magnitude da carga influencia a densidade óssea mais do que o número de ciclos de carga. Assim, os exercícios de resistência, como o treinamento de peso, são estímulos mais eficazes para aumentar a massa óssea do que as atividades repetitivas de resistência como o ciclismo
- *Fatores genéticos*: os defeitos monogênicos são responsáveis apenas por uma pequena fração dos casos de osteoporose. Os polimorfismos em certos genes foram vinculados à osteoporose pelos estudos de associação genômica ampla. Eles incluem as variantes da sequência em *RANK*, *RANKL* e *OPG*, todas elas codificadoras dos principais reguladores de osteoclasto; o *locus* HLA (por motivos desconhecidos); e o gene do receptor de estrógeno
- *Estado nutricional relacionado ao cálcio*: os adolescentes (particularmente as meninas) tendem a ter baixa ingestão de cálcio na dieta, um fator que restringe o pico de massa óssea. A deficiência de cálcio, as concentrações aumentadas de PTH e os níveis reduzidos de vitamina D podem também ter um papel no desenvolvimento de osteoporose senil
- *Influências hormonais*: o estrógeno promove a densidade óssea por meio de uma variedade de mecanismos, que incluem a inibição da apoptose dos osteoblastos, o estímulo à apoptose dos osteoclastos e a supressão da produção de RANKL. Na década após a menopausa, até 2% do osso cortical e 9% do osso esponjoso podem ser perdidos a cada ano. A *deficiência de estrógeno* desempenha o papel principal nesse processo, e quase 40% das mulheres na pós-menopausa são afetadas pela osteoporose. Embora a diminuição do estrógeno aumente a formação e a reabsorção ósseas, a última domina, resultando em osteoporose com *alta renovação*. A perda de estrógeno também induz maior secreção de citocinas inflamatórias, como IL-6, TNF e IL-1, pelas células do sistema imune inato no sangue e na medula por mecanismos desconhecidos (ver Figura 19.5). Essas citocinas aumentam o RANKL e diminuem a OPG, o que estimula o recrutamento e a atividade dos osteoclastos.

> **Morfologia**
>
> **A característica da osteoporose é a diminuição da quantidade de osso histologicamente normal**. O esqueleto inteiro é afetado nas osteoporoses pós-menopausa e senil, mas certos ossos tendem a ser afetados de forma mais grave. Na osteoporose pós-menopausa, o aumento da atividade dos osteoclastos afeta principalmente ossos ou porções de ossos com área de superfície aumentada, como o compartimento esponjoso dos corpos vertebrais (Figura 19.6). As placas trabeculares se tornam perfuradas e afinadas e perdem suas interconexões (Figura 19.7), levando a microfraturas progressivas e eventual colapso vertebral.

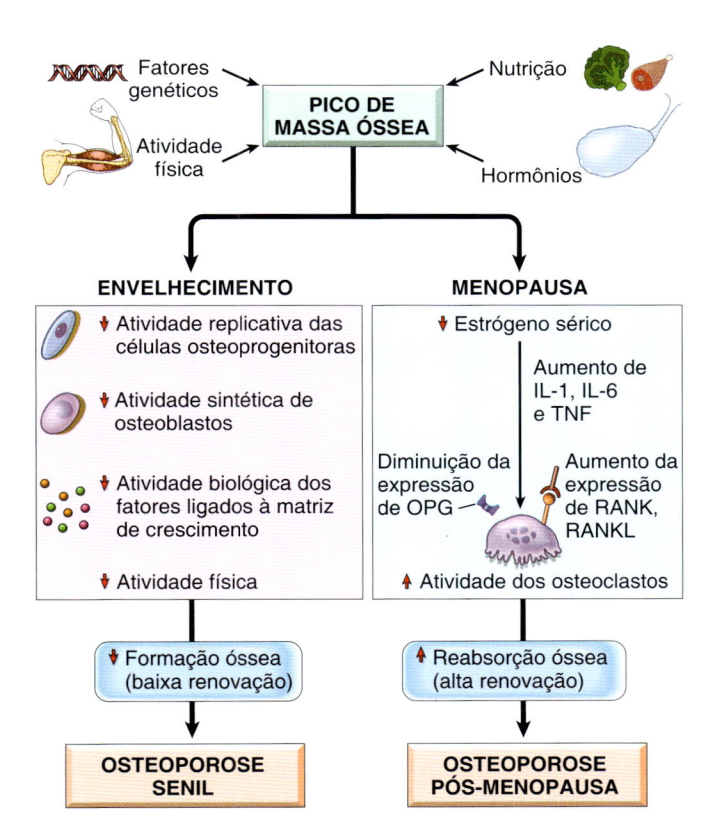

Figura 19.5 Fisiopatologia das osteoporoses pós-menopausa e senil (ver texto). *IL*, interleucina; *OPG*, osteoprotegerina; *RANK*, receptor ativador do fator nuclear *kappa* B; *RANKL*, ligante do receptor ativador do fator nuclear *kappa* B; *TNF*, fator de necrose tumoral.

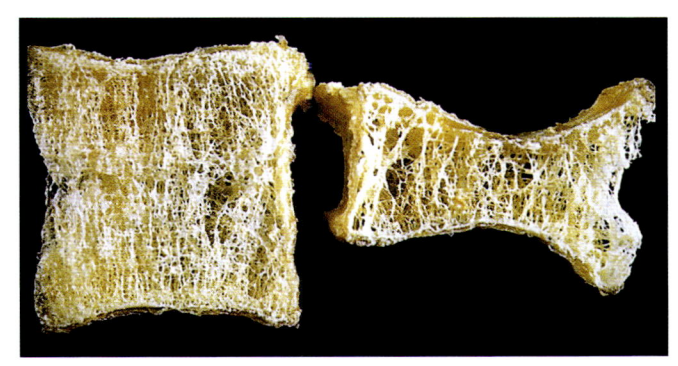

Figura 19.6 Corpo vertebral osteoporótico (à direita) encurtado pelas fraturas de compressão em comparação com um corpo vertebral saudável (à esquerda). Note que as vértebras osteoporóticas apresentam as características perdas de trabéculas horizontais e trabéculas verticais espessadas.

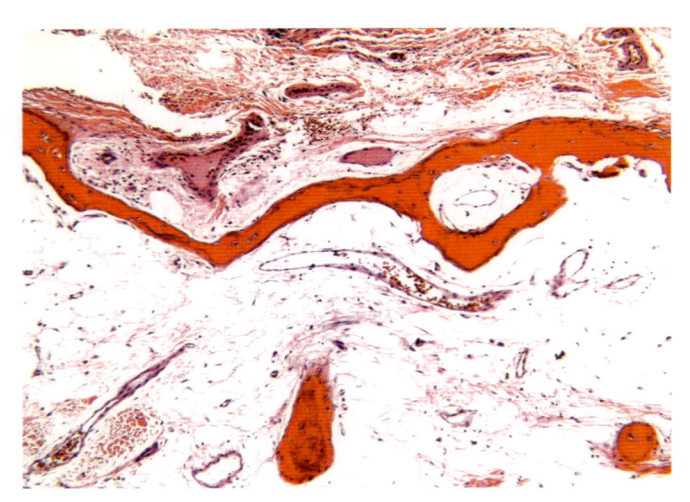

Figura 19.7 Na osteoporose avançada, tanto o osso trabecular da medula (*parte inferior*) como o osso cortical (*parte superior*) estão acentuadamente afinados.

Características clínicas. As manifestações clínicas da osteoporose dependem dos ossos que estão envolvidos. As fraturas vertebrais nas regiões torácica e lombar são dolorosas, e, quando múltiplas, podem causar perda significativa de altura e várias deformidades, como *lordose lombar* e *cifoescoliose*. A imobilidade após fraturas do colo femoral, da pelve ou da coluna vertebral resulta em complicações como embolia pulmonar e pneumonia, responsáveis por 40 mil a 50 mil mortes por ano.

A osteoporose não pode ser detectada de maneira confiável em radiografias até 30 a 40% da massa óssea serem perdidos, e a mensuração dos níveis sanguíneos de cálcio, fósforo e fosfatase alcalina não é diagnóstica. A osteoporose é, portanto, uma difícil condição a ser rastreada em indivíduos assintomáticos. As melhores estimativas de perda óssea são propiciadas por técnicas de imagens radiográficas especializadas, como a absorciometria de raios X de dupla energia e a tomografia computadorizada quantitativa, pois ambas mensuram a densidade óssea.

A prevenção e o tratamento das osteoporoses senil e pós-menopausa incluem exercício físico, ingestão apropriada de cálcio e vitamina D, e uso de agentes farmacológicos que diminuem a reabsorção óssea (p. ex., bifosfonatos). O denosumabe, um anticorpo anti-RANKL que bloqueia a ativação dos osteoclastos, é uma outra terapia eficaz para a osteoporose pós-menopausa. A hormonoterapia para menopausa com agonistas do receptor de estrogênio pode tornar mais lenta a perda óssea; mas as complicações, particularmente a trombose venosa profunda, o acidente vascular cerebral e o aumento do risco de câncer de mama, limitaram o uso de estrógeno no tratamento da osteoporose.

Raquitismo e osteomalacia

Tanto o raquitismo como a osteomalacia são manifestações da deficiência de vitamina D ou de seu metabolismo anormal (Capítulo 7). O *raquitismo* refere-se ao distúrbio em crianças nas quais há interferência na deposição de osso na placa de crescimento. A *osteomalacia* é a contraparte adulta em que o osso formado durante a remodelação é submineralizado, causando predisposição para fraturas. O defeito fundamental é o comprometimento da mineralização e o consequente acúmulo de matriz submineralizada.

Hiperparatireoidismo

A produção e a atividade excessivas de paratormônio (PTH) causam aumento da atividade dos osteoclastos, reabsorção óssea e osteopenia. Embora todo o esqueleto seja afetado, a osteopenia em alguns ossos (p. ex., falanges) é mais evidente radiograficamente. O hiperparatireoidismo isolado atinge um pico na meia-idade e ligeiramente antes, caso se apresente como um componente de síndromes de neoplasia endócrina múltipla (NEM-1 e NEM-2A) (Capítulo 18).

Patogênese. Como discutido no Capítulo 18, o PTH tem um papel central na homeostasia do cálcio por meio dos seguintes efeitos:

- *Ativação dos osteoclastos*, aumento da reabsorção óssea e mobilização de cálcio mediante aumento da expressão RANKL nos osteoblastos
- Aumento da *reabsorção de cálcio* pelos túbulos renais
- Aumento da *excreção urinária de fosfatos*
- Aumento da *síntese de vitamina D ativa*, $1,25(OH)_2$-D pela ação da alfa-1 hidroxilase renal, que, por sua vez, aumenta a absorção de cálcio do intestino e mobiliza o cálcio ósseo pela indução de RANKL nos osteoblastos.

O resultado final dessas ações é a elevação no cálcio sérico, que, sob circunstâncias normais, inibe ainda mais a produção de PTH. Níveis excessivos ou inadequados de PTH podem originar-se da secreção autônoma da paratireoide (*hiperparatireoidismo primário*) ou ocorrer no contexto de doença renal subjacente (*hiperparatireoidismo secundário*) (Capítulo 18). O PTH é diretamente responsável pelas alterações ósseas observadas no hiperparatireoidismo primário. As anormalidades oriundas de insuficiência renal crônica que contribuem para a doença óssea no hiperparatireoidismo secundário incluem síntese inadequada de $1,25(OH)_2$-D, hiperfosfatemia e acidose metabólica.

Morfologia

O hiperparatireoidismo primário sintomático e não tratado manifesta-se com três anormalidades esqueléticas inter-relacionadas: osteoporose, tumores marrons e osteíte fibrosa cística. A **osteoporose** é generalizada, porém é mais grave nas falanges, nas vértebras e no fêmur proximal. Os osteoclastos podem canalizar-se e dissecar centralmente ao longo do comprimento das trabéculas, criando uma aparência em "trilho de ferrovia" referida como *osteíte dissecante* (Figura 19.8), uma designação incorreta, pois esta não é uma lesão inflamatória. Os espaços medulares ao redor das superfícies são substituídos por tecido fibrovascular. As radiografias mostram diminuição da densidade.

A perda óssea predispõe a microfraturas e a hemorragias secundárias que desencadeiam um influxo de macrófagos e um reparativo crescimento do tecido fibroso, criando uma massa de tecido reativo conhecida como **tumor marrom**. A coloração marrom é o resultado de vascularização, hemorragia e deposição de hemossiderina. Essas lesões muitas vezes sofrem uma degeneração cística. A combinação de maior atividade dos osteoclastos, fibrose peritrabecular e tumores marrons císticos é a característica do hiperparatireoidismo grave e é conhecida como **osteíte fibrosa cística generalizada**.

Características clínicas. À medida que a massa óssea diminui, os pacientes afetados se tornam cada vez mais suscetíveis a fraturas, deformação óssea e problemas articulares. Atualmente, a osteíte fibrosa cística é encontrada raramente, pois em geral o hiperparatireoidismo é diagnosticado nos exames de sangue de rotina (que incluem o cálcio sérico) e tratado em um estágio inicial. Nos pacientes sintomáticos, a restauração ao normal dos níveis de PTH por remoção cirúrgica das glândulas paratireoides pode reverter completamente as alterações ósseas. O hiperparatireoidismo secundário geralmente não é tão grave

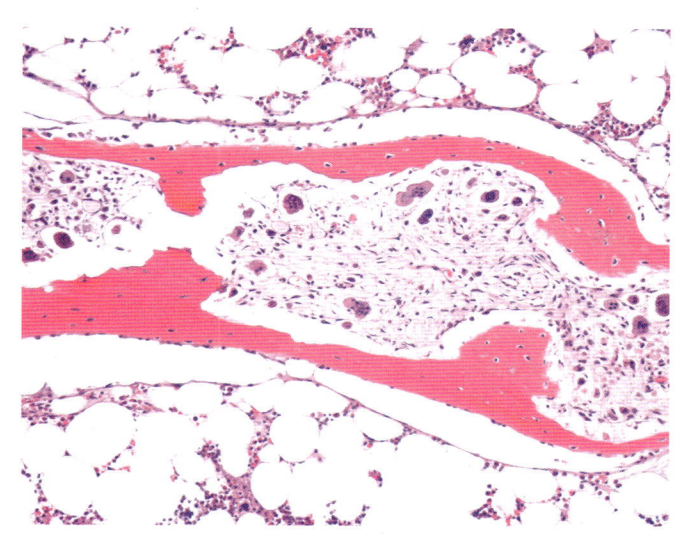

Figura 19.8 Hiperparatireoidismo com osteoclastos canalizando para o centro da trabécula (osteíte dissecante).

ou tão prolongado quanto o hiperparatireoidismo primário; portanto, as anormalidades esqueléticas tendem a ser mais leves. Os casos assintomáticos que são cada vez mais identificados por exames de sangue de rotina são seguidos de mensuração de cálcio sérico, creatinina e densidade mineral óssea.

DOENÇA DE PAGET DO OSSO (OSTEÍTE DEFORMANTE)

A doença de Paget está associada a aumento de formação óssea, porém esta é desordenada e estruturalmente anormal. Essa doença esquelética única aparece em três fases sequenciais: (1) um estágio osteolítico inicial; (2) um estágio osteoclástico/osteoblástico misto, que termina com a predominância da atividade osteoblástica; e (3) um estágio final osteosclerótico quiescente de destruição (Figura 19.9).

A doença de Paget começa geralmente na fase tardia da vida adulta e sua incidência aumenta com o envelhecimento. Estima-se que 1% da população dos EUA com mais de 40 anos seja afetada. A doença de Paget é relativamente comum no Reino Unido, na Europa Central e na Grécia, assim como nas áreas colonizadas por imigrantes europeus (p. ex., EUA, Austrália). Em contraste, a doença é rara nas populações nativas da Escandinávia, da China, do Japão e da África. A incidência exata é difícil para determinar porque muitos indivíduos afetados são assintomáticos.

Patogênese. As evidências atuais sugerem que tanto fatores genéticos como ambientais estão envolvidos na doença de Paget. Aproximadamente 50% dos casos familiares de doença de Paget e 10% dos casos esporádicos apresentam mutações em *SQSTM1*, um gene que codifica uma proteína conhecida como sequestossomo-1. As mutações em *SQSTM1* parecem levar a maior atividade do NF-κB, que, por sua vez, aumenta a atividade dos osteoclastos. As mutações ativadoras em *RANK* e as mutações inativadoras em *OPG* são responsáveis por alguns casos de doença de Paget juvenil. A distribuição geográfica é sugestiva de envolvimento de algum fator ambiental desconhecido. Estudos *in vitro* levantaram a possibilidade de que a infecção crônica de precursores do osteoclasto por sarampo ou por outros vírus do RNA pode também ter um papel.

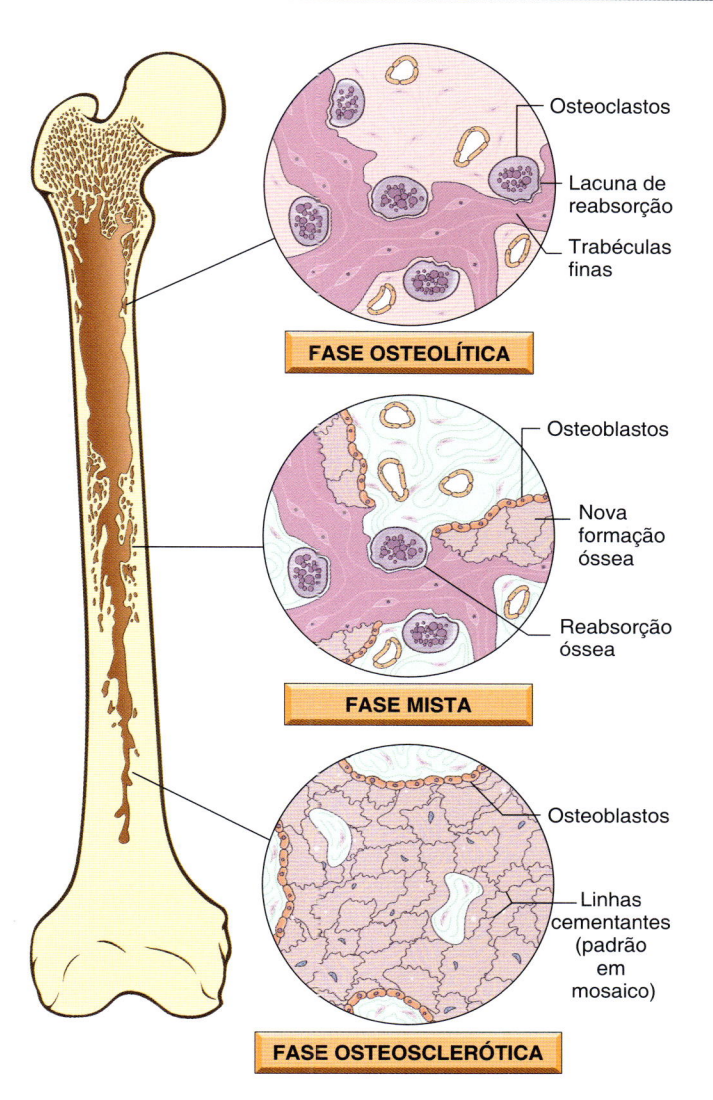

Figura 19.9 Representação diagramática da doença de Paget do osso mostrando as três fases de evolução da doença.

Morfologia

A doença de Paget mostra uma notável variação histológica com o tempo e de local para local. A fase lítica inicial caracteriza-se por osteoclastos grandes e numerosos, assim como por lacunas de reabsorção. Os osteoclastos podem ter 100 ou mais núcleos. Os osteoclastos persistem na fase mista, porém muitas superfícies ósseas também são recobertas por osteoblastos proeminentes. A característica observada na fase esclerótica é um **padrão em mosaico de osso lamelar** (Figura 19.10). A aparência semelhante a um quebra-cabeça é produzida por surpreendentes **linhas cementantes proeminentes**, que se unem aleatoriamente a unidades orientadas de osso lamelar. Na fase esclerótica, o osso está espessado, mas não possui estabilidade estrutural, tornando-o vulnerável à deformação e à fratura.

Características clínicas. A doença de Paget é *monostótica* (cerca de 15% dos casos) ou *poliostótica* (cerca de 85%). O esqueleto axial ou o fêmur proximal está envolvido em até 80% dos casos. A maioria dos casos é assintomática e é descoberta como um achado radiográfico incidental. A dor localizada no osso afetado é um sintoma comum e

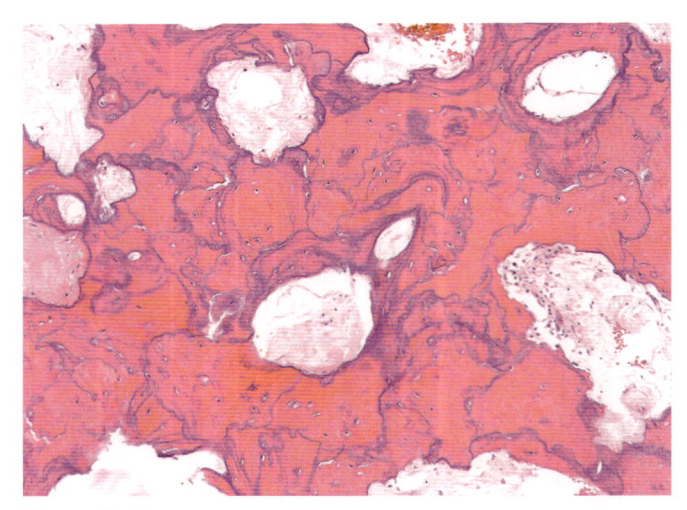

Figura 19.10 Padrão em mosaico do osso lamelar patognomônico de doença de Paget.

pode se dever a microfraturas ou à compressão das raízes nervosas espinais e cranianas pelo excessivo crescimento ósseo. O aumento do esqueleto craniofacial pode produzir *leontíase óssea* (face leonina) e um crânio tão pesado que é difícil para a pessoa manter a cabeça ereta. O osso pagético enfraquecido pode levar à invaginação da base do crânio (*platibasia*) e à compressão da fossa posterior. O efeito do peso corporal causa o arqueamento anterior dos fêmures e das tíbias e distorce as cabeças femorais, resultando no desenvolvimento de *osteoartrite secundária* grave. As *fraturas tipo bastão de giz* são outra complicação frequente e geralmente ocorrem nos ossos longos das extremidades inferiores. As fraturas por compressão da coluna vertebral resultam em cifose e lesão à medula espinal. Em algumas poucas ocasiões, a hipervascularização do osso pagético aquece a pele sobrejacente e, na doença poliostótica grave, o aumento do fluxo sanguíneo pode atuar como um *shunt* arteriovenoso que ocasionalmente leva à insuficiência cardíaca de alto débito ou à exacerbação de doença cardíaca subjacente. Muitos indivíduos afetados apresentam níveis séricos elevados de fosfatase alcalina; os níveis séricos de cálcio e fosfato estão normais.

Uma variedade de tumores desenvolve-se no osso pagético. Ocorre osteossarcoma secundário em menos de 1% de todos os indivíduos com doença de Paget, mas ele afeta de 5 a 10% daqueles com doença poliostótica grave, nos quais é rapidamente fatal. Na ausência de transformação maligna, a doença de Paget em geral não é uma doença séria ou potencialmente fatal. A maioria dos indivíduos afetados tem sintomas leves que são prontamente suprimidos pelo tratamento com agentes antirreabsorção, como a calcitonina e os bifosfonatos, que atuam reduzindo a atividade dos osteoclastos.

FRATURAS

A fratura é definida como a perda de integridade óssea resultante de lesão mecânica e/ou diminuição da força muscular. As fraturas são as condições patológicas mais comuns que afetam o osso. Os seguintes descritores são usados para descrever os tipos de fratura:

- *Simples*: a pele sobrejacente está intacta
- *Exposta*: o osso se comunica com a superfície da pele
- *Cominutiva*: o osso está fragmentado
- *Deslocada/desalinhada*: as extremidades do osso no local da fratura não estão alinhadas
- *Por estresse*: uma fratura que se desenvolve lentamente e se segue após um período de maior atividade física em que o osso é submetido a cargas repetitivas
- *Em galho verde*: que se estende apenas de modo parcial através do osso; é comum em recém-nascidos e crianças pequenas cujos ossos são moles
- *Patológica*: que envolve o osso enfraquecido por um processo patológico subjacente, como um tumor

Consolidação de fraturas

No momento da fratura, a ruptura dos vasos sanguíneos produz um hematoma que preenche a lacuna da fratura e circunda a área de lesão óssea (Figura 19.11). O sangue coagulado sela o local da fratura e cria um suporte de fibrina que guia o influxo de células inflamatórias e o crescimento interno de fibroblastos e novos capilares. Simultaneamente, as plaquetas degranuladas e as células inflamatórias migratórias liberam o fator de crescimento derivado de plaquetas PDGF (do inglês *platelet-derived growth factor*), o fator de crescimento transformador β (TGF-β, do inglês *transforming growth factor*), o fator de crescimento de fibroblastos (FGF, do inglês *fibroblast growth factor*) e outros fatores que ativam as células osteoprogenitoras no periósteo, na cavidade medular, e circundam os tecidos moles e estimulam as atividades osteoclástica e osteoblástica. No final da primeira semana, uma massa de tecido, predominantemente tecido não calcificado – chamado *calo mole* ou *pró-calo* –, une as extremidades dos ossos fraturados. Em aproximadamente 2 semanas, o calo mole é convertido em um *calo ósseo* mediante deposição de osso não lamelar pelos osteoblastos. Em alguns casos, as células mesenquimais ativadas nos tecidos moles e no osso que circunda a linha de fratura também se diferenciam em condrócitos para elaborar a fibrocartilagem e a cartilagem hialina. A cartilagem recém-formada ao longo da linha de fratura submete-se à ossificação endocondral, formando uma rede contígua de osso com trabéculas ósseas recém-depositadas na medula e sob o periósteo. Dessa maneira, as extremidades fraturadas são unidas (ver Figura 19.11).

À medida que o calo amadurece e é submetido a forças de suporte de peso, as porções que não se submetem ao estresse físico são reabsorvidas. Essa remodelação reduz o tamanho do calo até que o formato e o contorno do osso fraturado sejam restabelecidos como *osso lamelar*. O processo de cicatrização está completo com a restauração da cavidade medular.

A cicatrização de uma fratura pode ser impedida por vários fatores:

- As fraturas deslocadas e cominutivas geralmente resultam em alguma deformidade
- A imobilização inadequada resulta em movimento do calo e impede sua maturação normal, causando união retardada ou não união
- Se a não união persistir, o calo malformado sofrerá degeneração cística, e a superfície luminal poderá ser recoberta por células do tipo sinovial, criando uma falsa articulação ou pseudoartrose
- A infecção do local da fratura é um sério obstáculo à cicatrização, e é especialmente comum em fraturas abertas
- Desnutrição, diabetes e displasia esquelética (p. ex., osteoporose) também impedem a cicatrização da fratura; a imobilização cirúrgica pode ser necessária nessas situações

OSTEONECROSE (NECROSE AVASCULAR)

Osteonecrose refere-se a infarto (necrose isquêmica) de osso e medula. Uma série de condições predispõe à isquemia óssea, incluindo lesão vascular (p. ex., trauma, vasculite), fármacos (p. ex., corticosteroides), doença sistêmica (p. ex., crise de falcização na doença falciforme) e radiação. Em cerca de 25% dos casos, a causa é desconhecida. Dentre os mecanismos de desenvolvimento doença, estão a ruptura mecânica de vasos, oclusão trombótica e compressão extravascular. O pico da osteonecrose ocorre na meia-idade e é responsável por cerca de 10% das artroplastias do quadril nos EUA.

> **Morfologia**
>
> Os infartos ósseos podem ser medulares ou subcondrais. Independentemente da etiologia, os infartos medulares envolvem o osso trabecular e a medula, mas poupam o córtex, que é protegido pelo fluxo sanguíneo colateral do periósteo. Nos infartos subcondrais, um segmento de tecido triangular ou cuneiforme, cuja base é constituída pela placa óssea subcondral, sofre necrose. A cartilagem articular sobrejacente permanece viável em virtude dos nutrientes no líquido sinovial. O osso morto é identificado histologicamente pela presença de lacunas vazias sem osteócitos. As trabéculas viáveis remanescentes atuam como suportes para a deposição de osso novo, enquanto os osteoclastos reabsorvem as trabéculas necróticas. Como o ritmo de reparo dos infartos subcondrais é lento, há um colapso de osso necrótico com fratura e esfacelamento da cartilagem articular (Figura 19.12).

Características clínicas. Os sintomas dependem da localização e da extensão do infarto. Tipicamente, os infartos subcondrais causam uma dor que inicialmente está associada somente à atividade física, mas depois se torna constante. Como mencionado anteriormente, os infartos subcondrais muitas vezes sofrem colapso e, portanto, podem levar a osteoartrite secundária grave. O tratamento é variável: desde medidas conservadoras (suporte de peso limitado, imobilização) até cirurgia.

OSTEOMIELITE

Osteomielite é a inflamação de osso e medula que quase sempre é secundária à infecção. A osteomielite pode ser uma complicação de infecção sistêmica, mas geralmente se manifesta como um foco solitário primário. Todos os tipos de microrganismos, incluindo vírus, parasitas, fungos e bactérias, podem produzir osteomielite, porém as infecções causadas por certas bactérias piogênicas e micobactérias são as mais comuns.

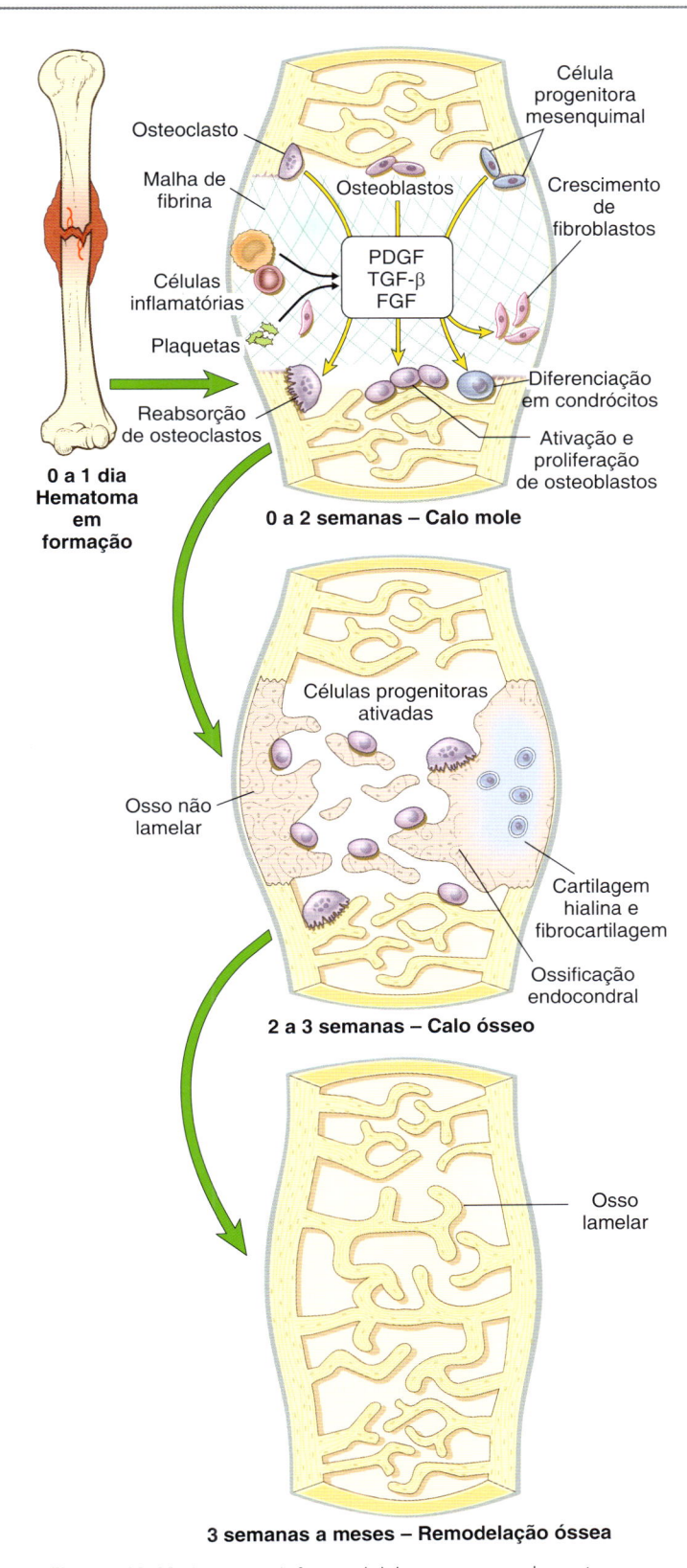

Figura 19.11 A reação à fratura inicia-se com um hematoma em formação. Dentro de 2 semanas, as duas extremidades do osso são unidas por uma malha de fibrina em que osteoclastos, osteoblastos e condrócitos diferenciam-se dos precursores. Essas células produzem cartilagem e matriz óssea, que, com adequada imobilização, remodela-se em osso lamelar normal. *FGF*, fator de crescimento de fibroblastos; *PDGF*, fator de crescimento derivado de plaquetas; *TGF-β*, fator de crescimento transformador β.

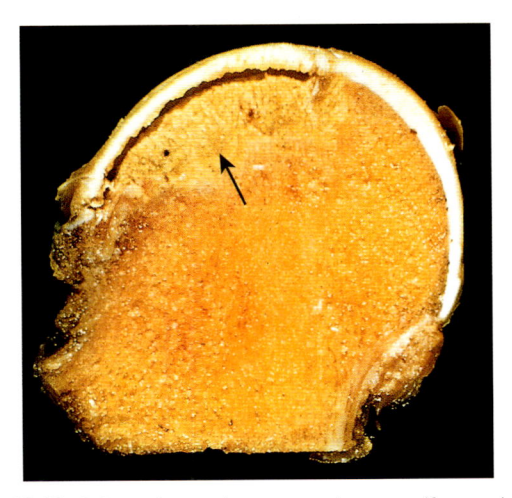

Figura 19.12 Cabeça femoral com uma área cuneiforme de osteonecrose subcondral amarelo-pálida (*seta*). O espaço entre a cartilagem articular sobrejacente e o osso é causado por fraturas por compressão trabecular.

Osteomielite piogênica

A osteomielite piogênica é quase sempre causada pela infecção bacteriana. Os microrganismos podem alcançar o osso por (1) disseminação hematogênica; (2) extensão a partir de um local contíguo; e (3) implante direto após fraturas expostas ou procedimentos ortopédicos. Em crianças sob outros aspectos saudáveis, a maioria das osteomielites é de origem hematogênica e é mais comum nos ossos longos. Nos adultos, com mais frequência a osteomielite é uma complicação de fraturas abertas, procedimentos cirúrgicos ou diabetes, e este último particularmente predispõe a infecções dos pés.

O agente etiológico varia dependendo da localização anatômica e do contexto clínico (p. ex., pé diabético, sítio cirúrgico). Em geral, *Staphylococcus aureus* é o patógeno mais comumente identificado na osteomielite piogênica com cultura positiva. As proteínas da parede celular estafilocócica ligam-se aos componentes da matriz óssea, como o colágeno, o que facilita a aderência ao osso. No período neonatal, os estreptococos do grupo B e a *E. coli* são os patógenos mais prováveis, enquanto, em crianças maiores, microrganismos gram-positivos, como o *S. aureus*, são a causa mais provável. As infecções bacterianas mistas são comuns no quadro de disseminação direta, cirurgia ou fraturas abertas. Nos pacientes com anemia falciforme, a presença de áreas de necrose óssea, que são suscetíveis à semeadura bacteriana, e a perda da função esplênica aumentam o risco de desenvolvimento de osteomielite, e os responsáveis mais frequentes são a *Salmonella* e outros microrganismos gram-negativos. Sempre que possível, devem ser obtidas amostras de ossos para cultura a fim de aumentar as chances de identificação do microrganismo causador. Em quase 50% dos pacientes, nenhum microrganismo específico é identificado.

> ### Morfologia
>
> As alterações associadas à osteomielite dependem do estágio (agudo, subagudo ou crônico) e da localização da infecção. Na fase aguda, as bactérias proliferam e induzem uma reação inflamatória neutrofílica. Dentro das primeiras 48 horas, segue-se necrose das células ósseas e da medula. As bactérias e a inflamação disseminam-se longitudinal e radialmente por todos os sistemas haversianos para alcançar o periósteo. Nas crianças, o periósteo fixa-se frouxamente ao córtex e pode se desprender em virtude do infiltrado inflamatório, levando à formação de um abscesso subperiosteal que pode dissecar ao longo da superfície óssea. O levantamento do periósteo compromete ainda mais o suprimento sanguíneo para a região afetada, o que contribui para a necrose. A ruptura do periósteo pode produzir um abscesso de tecido mole que segue para a pele, criando um seio drenante. A infecção epifisária pode se disseminar através da superfície articular ou ao longo das inserções capsulares e tendoligamentares para o interior de uma articulação, produzindo artrite séptica ou supurativa que pode causar destruição da cartilagem articular e incapacidade permanente.
>
> Após a primeira semana, as células inflamatórias crônicas liberam citocinas que estimulam a reabsorção óssea osteoclástica, o crescimento de tecido fibroso e a deposição de osso reativo na periferia. O osso morto é conhecido como **sequestro**. O osso recém-depositado pode formar uma cápsula de tecido vivo, conhecida como **invólucro**, ao redor do segmento de osso infectado desvitalizado (Figura 19.13). Os achados histológicos de osteomielite crônica são mais variáveis, porém normalmente envolvem fibrose medular, sequestro e um infiltrado inflamatório com linfócitos e plasmócitos.

Características clínicas. A osteomielite hematogênica pode apresentar-se de forma aguda como uma doença sistêmica com mal-estar, febre, calafrios, leucocitose e dor latejante sobre a região afetada. Em outros casos, a apresentação é sutil: apenas febre inexplicável (crianças) ou dor localizada (adultos). As radiografias simples mostram

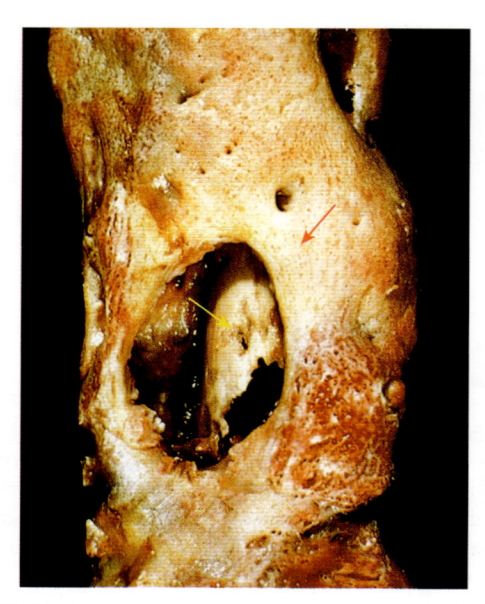

Figura 19.13 Fêmur ressecado em um paciente com osteomielite drenante. O trato de drenagem na cápsula subperiosteal de osso novo viável (invólucro, *seta amarela*) mostra o córtex original (sequestro, *seta vermelha*), que está necrótico.

caracteristicamente um foco lítico de destruição óssea e osso reativo associado; a ressonância magnética (RM) é mais específica e sensível para a identificação das alterações da osteomielite. Na maioria dos casos, são necessárias biopsia e culturas microbianas para identificar o patógeno. A combinação de antibióticos e drenagem cirúrgica normalmente é curativa.

Em 5 a 25% dos casos, a osteomielite aguda não se resolve, particularmente no contexto de diagnóstico tardio, defesas enfraquecidas do hospedeiro, necrose óssea extensa, ou antibioticoterapia ou desbridamento cirúrgico inadequados. O curso dessas infecções crônicas pode ser pontuado por crises agudas espontâneas, algumas vezes após anos de dormência. Dentre as complicações da osteomielite crônica, estão a fratura patológica, a amiloidose secundária (reativa), a endocardite, a sepse e o desenvolvimento de carcinoma de células escamosas no trajeto dos seios drenantes ou sarcoma no osso infectado.

Osteomielite micobacteriana

A incidência de osteomielite micobacteriana, historicamente um problema nos países de baixa renda, aumentou no mundo todo em decorrência de aumentos na imigração e no número de pacientes imunocomprometidos. Em geral, aproximadamente 1 a 3% dos indivíduos com tuberculose pulmonar ou extrapulmonar desenvolvem infecção óssea.

Os microrganismos são transmitidos geralmente pelo sangue e se originam de um foco de doença visceral ativa em outra parte. A extensão direta (p. ex., de um foco pulmonar para uma costela ou de linfonodos traqueobrônquicos para as vértebras adjacentes) também pode ocorrer. A infecção óssea pode persistir por anos antes de ser identificada. Tipicamente, os indivíduos afetados apresentam dor localizada, febre baixa, calafrios e perda de peso. Geralmente, a infecção é unifocal, exceto nos indivíduos imunocomprometidos. A principal característica histológica, a presença de granulomas caseosos, é típica da tuberculose em outros locais. A osteomielite micobacteriana tende a ser mais destrutiva e resistente ao controle do que a osteomielite piogênica.

A coluna vertebral está envolvida em 40% dos casos de osteomielite micobacteriana (*doença de Pott*). A infecção avança para os discos intervertebrais, afetando múltiplas vértebras, e se estende para os tecidos moles, onde pode dar origem a um abscesso no músculo psoas. A destruição de discos e vértebras geralmente resulta em fraturas de compressão permanentes que produzem escoliose ou cifose e déficits neurológicos secundários à compressão de medula e nervos espinhais.

TUMORES ÓSSEOS E LESÕES SEMELHANTES A TUMORES

A raridade dos tumores ósseos primários e a cirurgia desfigurante, esta muitas vezes necessária para tratar as malignidades ósseas, tornam esse grupo de distúrbios especialmente desafiador. Cerca de 2.400 sarcomas ósseos primários são diagnosticados anualmente nos EUA. A terapia visa otimizar a sobrevida mantendo ao mesmo tempo a função das partes corporais afetadas. A predileção de tipos específicos de tumores por certos grupos etários e sítios anatômicos específicos fornece indícios para o diagnóstico diferencial. Por exemplo, o pico do osteossarcoma ocorre durante a adolescência e, com mais frequência, envolve o joelho, enquanto o condrossarcoma afeta os adultos mais velhos e surge em geral na pelve e nas extremidades proximais.

Os tumores ósseos podem apresentar-se de várias maneiras: muitas vezes, as lesões benignas são achados assintomáticos incidentais, enquanto outros tumores causam dor ou são identificados como massas de crescimento lento ou como fratura patológica. As imagens radiográficas definem a localização e a extensão do tumor e podem detectar características que estreitam o diagnóstico diferencial, mas em quase todos os casos a biopsia é necessária para o diagnóstico definitivo.

Os tumores ósseos são classificados de acordo com os tipos celulares normais com os quais se assemelham ou com a matriz que produzem (Tabela 19.1). As lesões que não possuem as contrapartes teciduais normais são agrupadas de acordo com suas características clinicopatológicas. Os tumores benignos são muito mais numerosos que os tumores malignos e ocorrem com mais frequência nas três primeiras décadas da vida. Nos idosos, um tumor ósseo é mais provavelmente maligno.

Tumores formadores de osso

Os tumores dessa categoria produzem osteoide não mineralizado ou osso não lamelar mineralizado.

Osteoma osteoide e osteoblastoma

O osteoma osteoide e o osteoblastoma são tumores benignos produtores de osso com características histológicas similares, mas diferem clínica e radiograficamente. Por definição, os osteomas osteoides têm menos de 2 cm de diâmetro. São mais comuns em homens jovens. Cerca de 50% dos casos envolvem o córtex do fêmur ou da tíbia. Uma borda espessa de osso cortical reativo pode ser o único indício radiográfico. Apesar de seu pequeno tamanho, eles se apresentam com intensa dor noturna, que provavelmente é causada pela prostaglandina E_2 produzida pelos osteoblastos e é aliviada com ácido acetilsalicílico e outros fármacos anti-inflamatórios não esteroides. Os osteoblastomas têm mais de 2 cm e envolvem com mais frequência os componentes posteriores das vértebras (lâminas e pedículos). Qualquer dor associada é irresponsiva ao ácido acetilsalicílico e o tumor geralmente não induz uma reação óssea acentuada. O osteoma osteoide pode ser tratado com ablação por radiofrequência, enquanto o osteoblastoma geralmente é curetado ou removido por excisão em bloco.

Tabela 19.1 Classificação de tumores ósseos primários selecionados.

Categoria	Comportamento	Tipo tumoral	Localizações comuns	Idade (anos)	Morfologia
Formador de cartilagem	Benigno	Osteocondroma	Metáfise de ossos longos	10 a 30	Excrescência óssea com cápsula cartilaginosa
		Condroma	Ossos pequenos das mãos e dos pés	30 a 50	Nódulo circunscrito de cartilagem hialina intramedular
	Maligno	Condrossarcoma (convencional)	Pelve, ombro	40 a 60	Estende-se do canal medular através do córtex para dentro do tecido mole, condrócitos com maior celularidade e atipia
Formador de osso	Benigno	Osteoma osteoide	Metáfise de ossos longos	10 a 20	Microtrabéculas corticais entrelaçadas de osso não lamelar
		Osteoblastoma	Coluna vertebral	10 a 20	Elementos posteriores das vértebras, histologia similar à do osteoma osteoide
	Maligno	Osteossarcoma	Metáfise do fêmur distal, tíbia proximal	10 a 20	Estende-se do canal medular para levantar o periósteo, células malignas produtoras de osso não lamelar
Origem desconhecida	Benigno	Tumor de células gigantes	Epífise de ossos longos	20 a 40	Destrói o canal medular e o córtex, lâminas de osteoclastos
		Cisto ósseo aneurismático	Tíbia proximal, fêmur distal, vértebras	10 a 20	Espaços hemorrágicos separados por septos fibrosos celulares
	Maligno	Sarcoma de Ewing	Diáfise de ossos longos	10 a 20	Lâminas de pequenas células redondas primitivas

Adaptada de Unni KK, Inwards CY: *Dahlin's Bone Tumors*, ed 6, Philadelphia, 2010, Lippincott-Williams & Wilkins; com permissão da Mayo Foundation.

> **Morfologia**
>
> O osteoma osteoide e o osteoblastoma são massas arredondadas a ovais de tecido granulado hemorrágico de coloração marrom. São bem circunscritos e compostos de delicadas trabéculas ósseas não lamelares interconectadas e margeadas com uma camada única de osteoblastos (Figura 19.14). O estroma que circunda o osso neoplásico consiste em tecido conjuntivo frouxo com abundantes capilares dilatados e congestos. O tamanho relativamente pequeno, as margens bem definidas e as características citológicas benignas dos osteoblastos neoplásicos ajudam a distinguir esses tumores do osteossarcoma.

Osteossarcoma

Osteossarcoma é um tumor maligno que produz matriz osteoide ou osso mineralizado. Com exceção dos tumores hematopoiéticos, o osteossarcoma é o tumor ósseo maligno primário mais comum. A idade de distribuição é bimodal, e cerca de 75% ocorrem antes dos 20 anos, enquanto um segundo pico menor ocorre em idosos no contexto de fatores predisponentes (*osteossarcomas secundários*), tais como doença de Paget, infartos ósseos e radiação anterior. Os homens são afetados com mais frequência do que as mulheres (1,6:1). Embora qualquer osso possa estar envolvido, nos adolescentes os tumores geralmente surgem na região metafisária dos ossos longos; quase 50% situam-se próximo ao joelho no fêmur distal ou na tíbia proximal.

Os osteossarcomas apresentam-se como massas dolorosas que aumentam progressivamente. Uma fratura patológica pode ser a primeira manifestação. Tipicamente, as imagens radiológicas revelam uma grande massa lítica e esclerótica destrutiva, mista e com margens infiltrativas (Figura 19.15). O tumor geralmente rompe o córtex e levanta o periósteo, resultando em uma cunha triangular de formação óssea subperiosteal reativa (*triângulo de Codman*). Esse achado é indicativo de um tumor agressivo, mas não é patognomônico de osteossarcoma.

Patogênese. O pico de incidência de osteossarcoma ocorre durante o estirão de crescimento na adolescência. O tumor ocorre com mais frequência próximo à placa de crescimento em ossos que apresentam crescimento rápido, onde o aumento da proliferação pode predispor a mutações impulsionadoras da oncogênese. Os osteossarcomas são caracterizados por cariótipos complexos com numerosas aberrações cromossômicas e mutações em genes supressores tumorais e oncogenes bem conhecidos (Capítulo 6), incluindo os seguintes:

- As mutações de *RB* estão presentes em até 70% dos osteossarcomas esporádicos; as mutações na linhagem germinativa de *RB* aumentam em mil vezes o risco de osteossarcoma
- *TP53* está mutado na linhagem germinativa dos pacientes com a síndrome de Li-Fraumeni, que apresentam uma incidência muito significativa de osteossarcoma. As mutações que afetam o gene *TP53* são comuns em tumores esporádicos
- *MDM2* e *CDK4*, que inibem a função de p53 e de RB, respectivamente, estão superexpressos em muitos osteossarcomas de baixo grau
- *CDKN2A* (também conhecido como *INK4α*), que codifica dois supressores tumorais (p16 e p14), está inativado em muitos osteossarcomas
- A amplificação de *MYC* é observada em até metade dos casos e pode estar associada a um prognóstico particularmente sombrio.

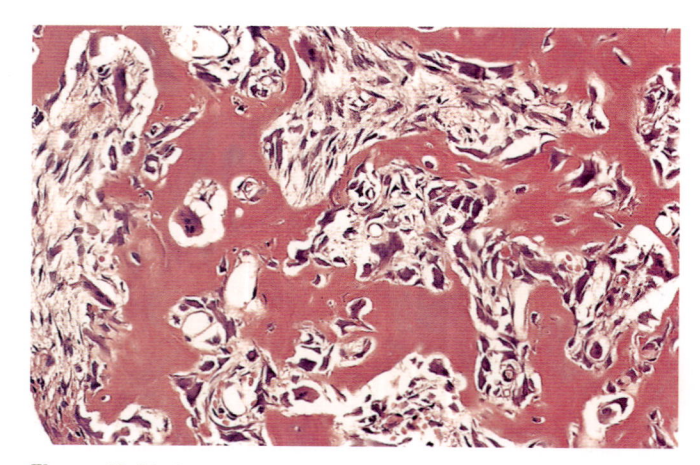

Figura 19.14 Osteoma osteoide composto de trabéculas anastomosadas de osso não lamelar com osteoblastos nas bordas e incrustadas em um estroma de tecido conjuntivo fibrovascular hipocelular. (De Fletcher CD: *Diagnostic Histopathology of Tumors*, ed 5, Figura 25.44 B, Philadelphia, 2021, Elsevier.)

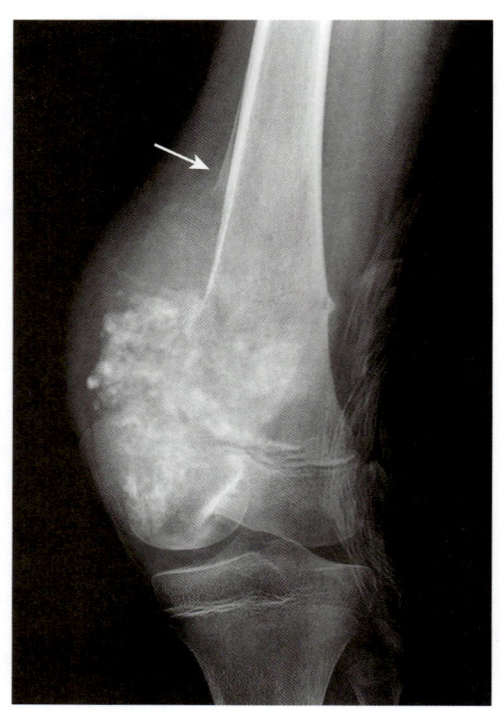

Figura 19.15 Osteossarcoma no fêmur distal com proeminente formação óssea que se estende para dentro do tecido mole. O periósteo, que já foi levantado, dispôs um invólucro triangular de osso reativo conhecido como triângulo de Codman (*seta*). (De Czerniak B: *Dorfman and Czerniak's Bone Tumors*, ed 2, Figura 5.15 A, Philadelphia, 2016, Elsevier.)

> **Morfologia**
>
> Os osteossarcomas são tumores volumosos, granulosos e marrom-esbranquiçados, geralmente com áreas de hemorragia; tendem a destruir o córtex circundante e a invadir o tecido mole (Figura 19.16). Extensas infiltrações intramedulares disseminam-se e substituem a medula. Em algumas poucas ocasiões, o tumor penetra a placa epifisária e entra na articulação adjacente.

As células tumorais demonstram pleomorfismo, grandes núcleos hipercromáticos, células tumorais gigantes bizarras e abundantes mitoses incluindo formas anormais (p. ex., tripolar). Também são comuns extensa necrose e invasão intravascular. **O diagnóstico de osteossarcoma requer a presença de células tumorais malignas que produzem osteoide não mineralizado ou osso mineralizado** (Figura 19.17), que é tipicamente fino e semelhante a um rendilhado mas pode também surgir como lâminas largas ou trabéculas primitivas.

Características clínicas. Presume-se que todos os osteossarcomas tenham metástases ocultas no momento do diagnóstico. Consequentemente, o tratamento em geral inclui quimioterapia neoadjuvante, cirurgia e quimioterapia adjuvante pós-operatória. A quimioterapia melhorou muito o prognóstico do osteossarcoma, e nos indivíduos sem metástases evidentes ao diagnóstico inicial a sobrevida em 5 anos chega a 70%. O osteossarcoma emite metástases hematogênicas para os pulmões, os ossos, o cérebro e outros locais. O resultado para os indivíduos com metástases clinicamente evidentes, doença recorrente ou osteossarcoma secundário permanece reservado, pois a taxa de sobrevida em 5 anos é inferior a 20%.

Tumores formadores de cartilagem

Esses tumores caracterizam-se pela formação de cartilagem hialina. Os tumores cartilaginosos benignos são muito mais comuns do que os malignos.

Osteocondroma

Osteocondroma, ou exostose, é um tumor benigno recoberto por cartilagem que surge da superfície óssea. Pode ser séssil ou pediculado com um pedículo ósseo; cerca de 85% são solitários. O restante é observado como parte da *síndrome de exostose hereditária múltipla*

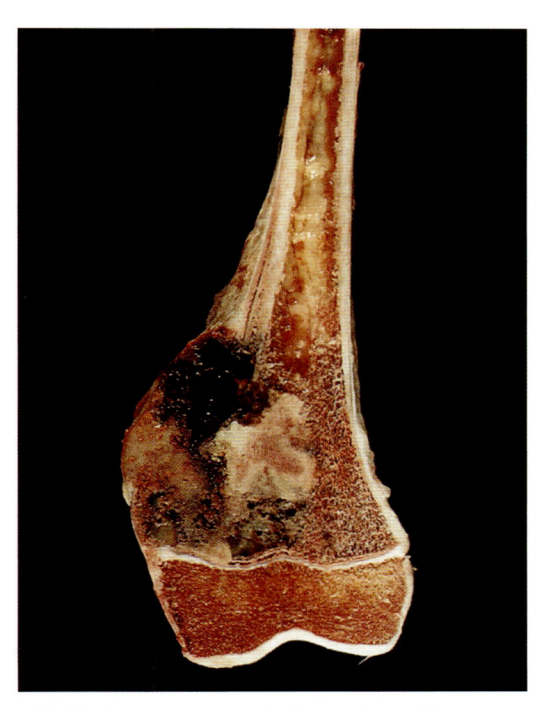

Figura 19.16 Osteossarcoma do fêmur distal. Há extensas ruptura cortical e expansão subperiosteal. O tumor está confinado ao lado metafisário da placa de crescimento cartilaginosa. A área hemorrágica representa o local da biopsia. (De Czerniak B: *Dorfman and Czerniak's Bone Tumors*, ed 2, Figura 5.17 A, Philadelphia, 2016, Elsevier.)

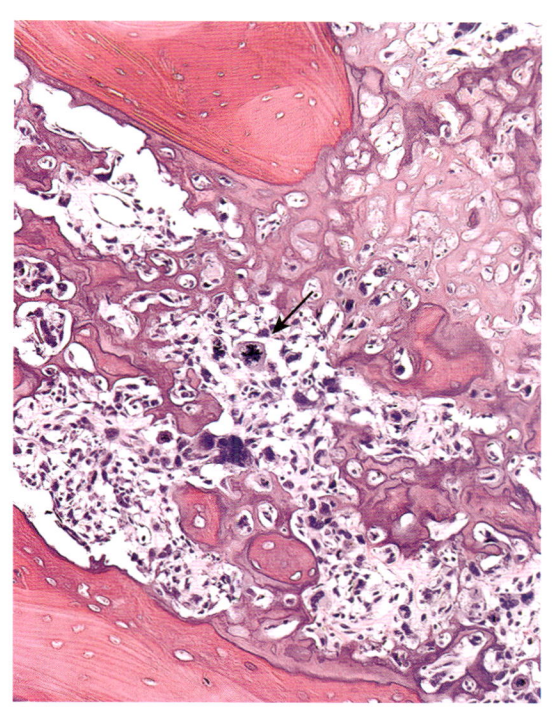

Figura 19.17 O osteoide rencilhado produzido pelas células tumorais malignas pleomórficas une o osso lamelar preexistente em um osteossarcoma. Note a figura mitótica anormal (*seta*). (De Czerniak B: *Dorfman and Czerniak's Bone Tumors*, ed 2, Figura 5.24 D, Philadelphia, 2016, Elsevier.)

(ver adiante). Os osteocondromas solitários normalmente são diagnosticados pela primeira vez no final da adolescência e no início da vida adulta, ao passo que os osteocondromas múltiplos apresentam-se durante a infância. Os homens são afetados com uma frequência três vezes maior do que as mulheres. Os osteocondromas se desenvolvem nos ossos de origem endocondral e surgem da metáfise próxima à placa de crescimento dos ossos tubulares longos, especialmente perto do joelho (Figura 19.18). São massas de crescimento lento, que podem ser dolorosas se comprimirem um nervo ou se o pedículo for fraturado. Em muitos casos, são detectados casualmente. Nas exostoses hereditárias múltiplas, os ossos subjacentes podem estar arqueados e encurtados, o que reflete um distúrbio associado ao crescimento epifisário.

Patogênese. As exostoses hereditárias estão associadas a mutações na linhagem germinativa com perda de função no gene *EXT1* ou *EXT2* e à perda subsequente do alelo restante do tipo selvagem em condrócitos da placa de crescimento. A expressão reduzida de *EXT1* ou *EXT2* também é observada em osteocondromas esporádicos. Esses genes codificam enzimas que sintetizam glicosaminoglicanos heparan sulfato. Os glicosaminoglicanos reduzidos ou anormais podem impedir a difusão normal do *Indian hedgehog*, um regulador local do crescimento da cartilagem, interrompendo, assim, a sinalização *hedgehog* e a diferenciação dos condrócitos.

> **Morfologia**
>
> O tamanho dos osteocondromas varia de 1 a 20 cm. A cápsula é composta de cartilagem hialina (Figura 19.19) coberta por pericôndrio. A cartilagem assemelha-se à placa de crescimento e se submete à ossificação endocondral, e o osso recém-elaborado forma a porção interna da cabeça e do pedículo. O córtex do pedículo fusiona-se com o córtex do osso hospedeiro, criando uma continuidade entre a cavidade medular do osteocondroma e o osso hospedeiro.

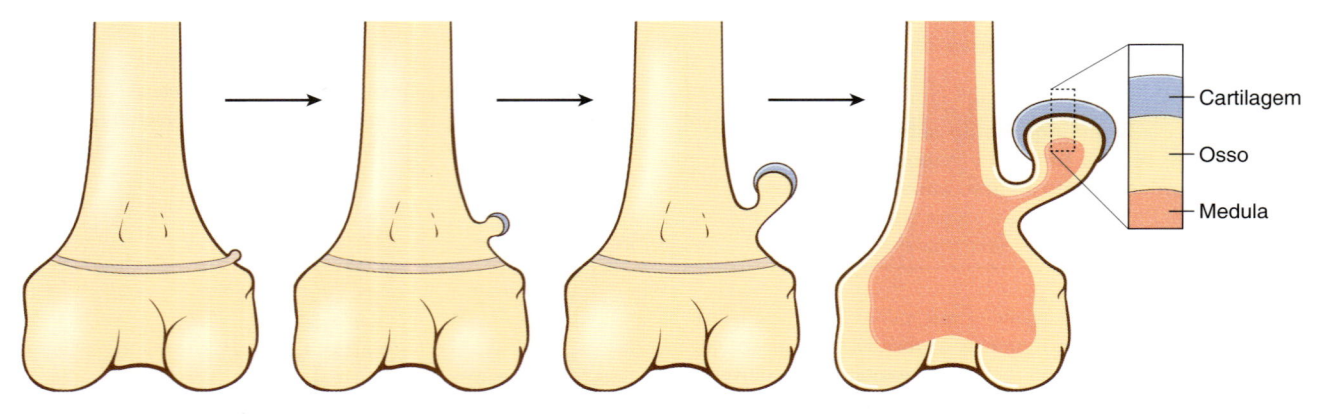

Figura 19.18 Desenvolvimento de um osteocondroma iniciando com crescimento da cartilagem epifisária.

Características clínicas. Os osteocondromas geralmente param de crescer no momento do fechamento da placa de crescimento e, quando sintomáticos, são curados por uma excisão simples. O condrossarcoma secundário desenvolve-se apenas raramente, geralmente aqueles associados com exostoses múltiplas hereditárias.

Condroma

Condromas são tumores benignos de cartilagem hialina que ocorrem nos ossos de origem endocondral. Os tumores podem surgir dentro da cavidade medular (encondromas) ou, em alguns poucos casos, na superfície do osso (condromas justacorticais). Os encondromas geralmente são diagnosticados em indivíduos de 20 a 50 anos. Tipicamente, surgem como lesões metafisárias solitárias dos ossos tubulares das mãos e dos pés. As radiografias mostram radiolucência circunscrita com calcificações centrais irregulares, margem esclerótica e córtex intacto (Figura 19.20). A *doença de Ollier* e a *síndrome de Maffucci*

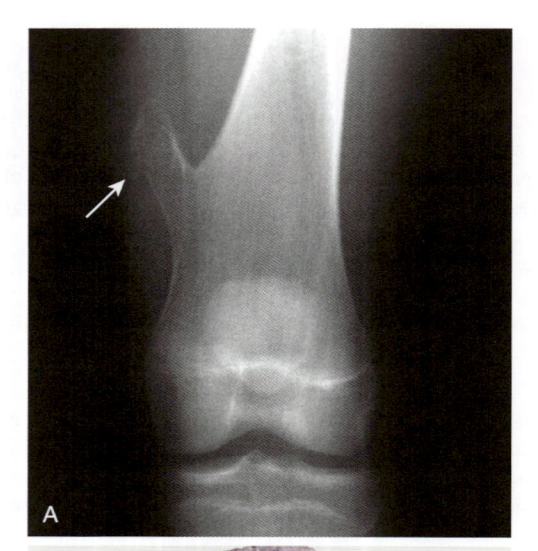

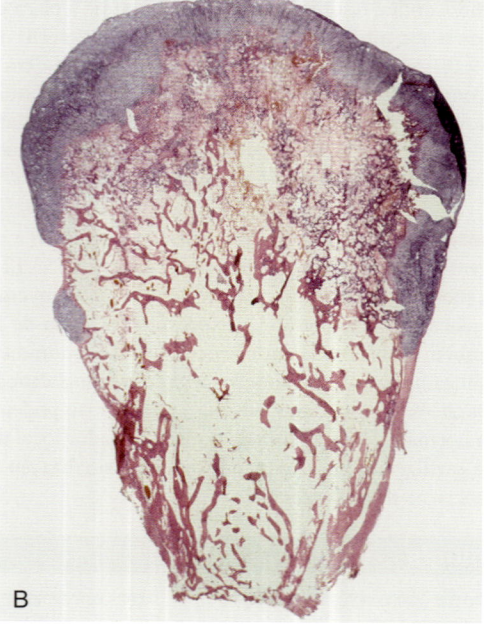

Figura 19.19 Osteocondroma. **A.** Radiografia de um osteocondroma (*seta*) que surge do fêmur distal. **B.** Corte de uma amostra de osteocondroma de pedículo estreito com cápsula de cartilagem na superfície. (De Czerniak B: *Dorfman and Czerniak's Bone Tumors*, ed 2, Figura 6.81 D, Philadelphia, 2016, Elsevier, 2016.)

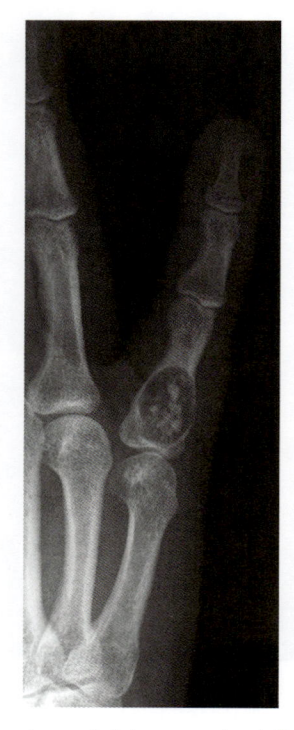

Figura 19.20 Encondroma da falange proximal. O nódulo radiolucente da cartilagem com calcificação central afina-se, mas não penetra no córtex.

são distúrbios caracterizados pelo desenvolvimento de múltiplos encondromas (encondromatose).

A maioria dos encondromas esporádicos dos grandes ossos é assintomática; são detectados casualmente, mas algumas vezes causam fraturas patológicas dolorosas.

Patogênese. Mutações heterozigóticas nos genes *IDH1* e *IDH2*, que codificam duas isoformas de isocitrato desidrogenase, foram identificadas nos condromas sindrômicos e solitários. As mutações conferem uma nova atividade enzimática nas proteínas IDH, levando à síntese de 2-hidroxiglutarato. Como discutido no Capítulo 6, esse "oncometabólito" interfere na regulação da metilação do DNA, um efeito que provavelmente altera a expressão de vários genes associados ao câncer.

> **Morfologia**
>
> Os condromas geralmente têm menos de 3 cm, são cinza-azulados e translúcidos. São compostos de condrócitos de aparência benigna incrustados em nódulos bem circunscritos de cartilagem hialina (Figura 19.21). A porção periférica dos nódulos pode submeter-se à ossificação endocondral, enquanto o centro pode calcificar-se e se tornar infartado. Os encondromas sindrômicos são, às vezes, mais celulares e exibem mais atipia do que os encondromas esporádicos.

Características clínicas. O potencial de crescimento dos encondromas é limitado. O tratamento depende da situação clínica e, normalmente, inclui observação ou curetagem. Os encondromas solitários raramente sofrem transformação sarcomatosa; em contraste, naqueles associados à encondromatose, essa transformação ocorre com mais frequência.

Condrossarcoma

Condrossarcomas são tumores malignos produtores de cartilagem. São o segundo tumor ósseo maligno produtor de matriz mais comum (depois do osteossarcoma). Os condrossarcomas são subclassificados em *convencional* (produtor de cartilagem hialina), *desdiferenciado*, *de células claras* e do tipo *mesenquimal*; aproximadamente 90% são do tipo convencional, por essa razão são o foco de nossa discussão. Os pacientes geralmente estão na década dos 40 anos ou acima, e os homens são afetados com uma frequência duas vezes maior que as mulheres. Cerca de 15% dos condrossarcomas convencionais são secundários, pois surgem de um encondroma ou osteocondroma preexistentes. Os condrossarcomas convencionais têm predileção pelo esqueleto axial, especialmente pelve, ombro e costelas. Em contraste, os osteossarcomas geralmente envolvem a região metafisária de ossos longos como o fêmur e a tíbia. Nas imagens, o tumor pode aparecer destruindo o córtex e formando uma massa de tecido mole; as áreas de cartilagem calcificada aparecem como densidades floculentas.

Patogênese. Os condrossarcomas que surgem na síndrome da osteocondromatose múltipla exibem mutações com perda de função nos genes *EXT1* e *EXT2* que regulam a síntese de proteínas da matriz cartilaginosa. Tanto os condrossarcomas relacionados à condromatose como os esporádicos podem apresentar mutações de *IDH1* ou *IDH2*. O silenciamento do *locus* supressor tumoral *CDKN2A* por metilação do DNA é comum nos tumores esporádicos.

> **Morfologia**
>
> Os **condrossarcomas convencionais** são tumores volumosos compostos de nódulos branco-acinzentados brilhantes de cartilagem translúcida ao longo de áreas gelatinosas ou mixoides (Figura 19.22 A). Tipicamente estão presentes calcificações focais, e a necrose central pode criar espaços císticos. A extensão extracortical é comum. Histologicamente, a cartilagem infiltra-se no espaço da medula e captura as trabéculas ósseas normais (Figura 19.22 B). A celularidade dos tumores, a atipia citológica e a atividade mitótica são variáveis, e se atribui a esses tumores os graus de 1 a 3, que se correlacionam bem com o prognóstico. Os tumores de grau 1 possuem baixa celularidade e contêm condrócitos neoplásicos com núcleos vesiculares volumosos e pequenos nucléolos. Em contraste, os condrossarcomas de grau 3 caracterizam-se por alta celularidade, extremo pleomorfismo com o tumor bizarro de células gigantes e figuras mitóticas frequentes.

Características clínicas. Os condrossarcomas geralmente se apresentam como massas dolorosas em crescimento progressivo. A maioria dos condrossarcomas convencionais são tumores de grau 1, que raramente emitem metástases; as taxas de sobrevida em 5 anos desses tumores são de 80 a 90%. Em contrapartida, 70% dos tumores de grau 3 disseminam-se por via hematogênica (tipicamente para os pulmões) e apresentam uma taxa de sobrevida geral em 5 anos inferior a 50%. O tratamento do condrossarcoma convencional é uma excisão cirúrgica ampla.

Tumores de origem desconhecida

Sarcoma de Ewing

O sarcoma de Ewing é um tumor maligno composto de células pequenas e se caracteriza por translocações envolvendo o gene *EWSR1* no cromossomo 22. O sarcoma de Ewing é responsável por aproximadamente 10% dos tumores ósseos malignos primários, atrás apenas do osteossarcoma como o segundo sarcoma ósseo mais comum em crianças. Oitenta por cento dos pacientes têm menos de 20 anos; há uma leve predominância masculina. O sarcoma de Ewing é muito raro: apenas cerca de 200 casos são diagnosticados nos EUA a cada ano.

Patogênese. Quase todos (> 90%) os sarcomas de Ewing contêm uma translocação equilibrada gerando uma fusão em fase de leitura (*in-frame*) do gene *EWSR1*, no cromossomo 22, e do gene *FLI1*, no cromossomo 11. Esse gene codifica uma proteína quimérica EWS/FLI1 que se liga à cromatina e desregula a transcrição, levando ao crescimento descontrolado e à diferenciação anormal por meio de mecanismos incertos. A célula de origem ainda não está determinada, porém as células-tronco mesenquimais e as células neuroectodérmicas primitivas mais provavelmente são as candidatas.

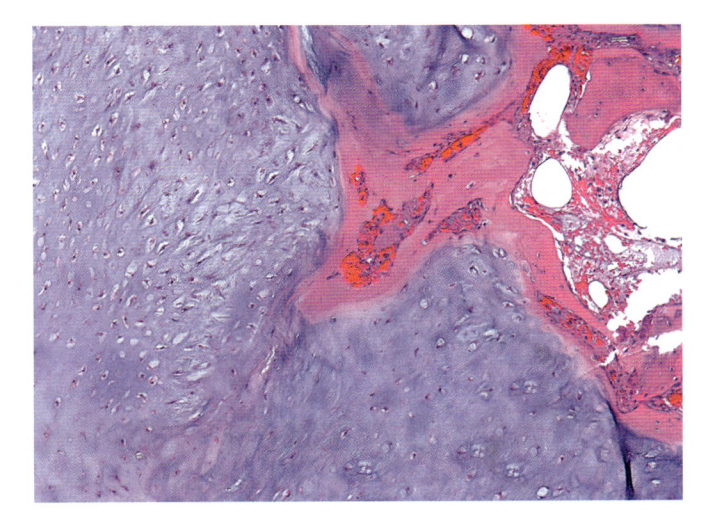

Figura 19.21 Encondroma composto de um nódulo de cartilagem hialina com invólucro de uma fina camada de osso reativo.

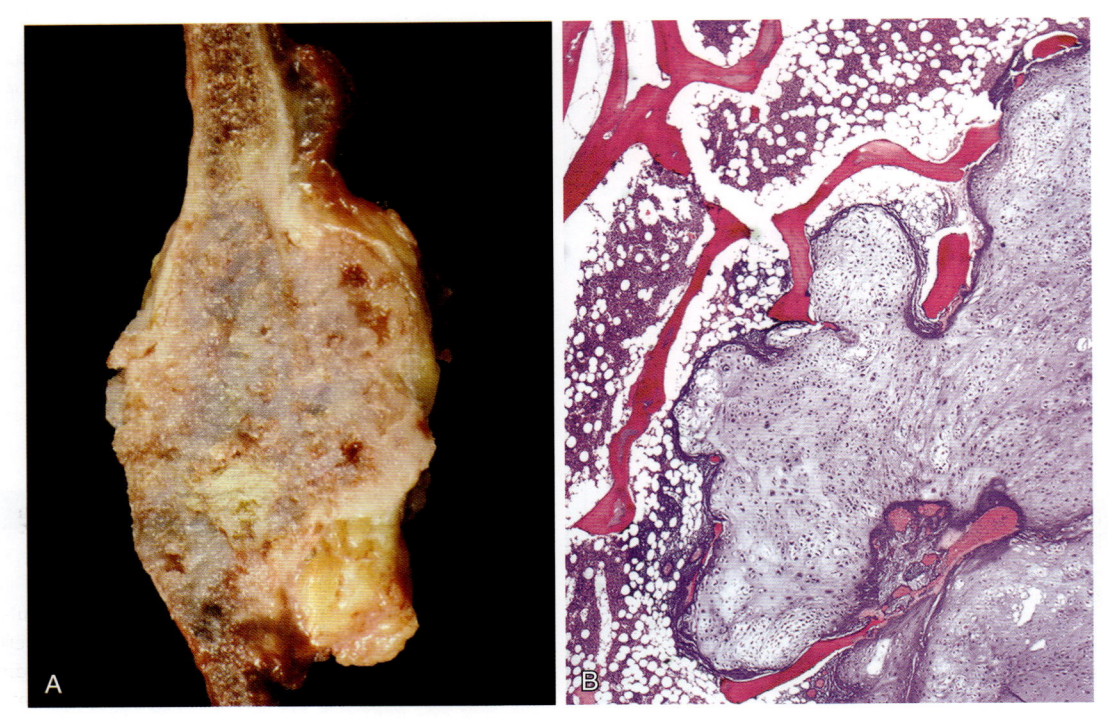

Figura 19.22 Condrossarcoma. **A.** Nódulos de cartilagem hialina permeiam a cavidade medular do esterno, crescem através do córtex e formam massa de tecido mole relativamente bem circunscrita no tecido mole paraesternal. **B.** Condrossarcoma permeando o osso trabecular preexistente. (De Czerniak B: *Dorfman and Czerniak's Bone Tumors*, ed 2, Figuras 7.10 A, 7.14 C, Philadelphia, 2016, Elsevier.)

> ### Morfologia
>
> O sarcoma de Ewing geralmente é diafisário, surge na cavidade medular e invade o córtex, o periósteo e o tecido mole. A reação periosteal ao tumor em avanço produz camadas de osso reativo depositadas com a característica **aparência de casca de cebola**. Macroscopicamente, o tumor é mole e marrom-esbranquiçado, e geralmente exibe áreas de hemorragia e necrose. É um dos tumores de pequenas células redondas azuis que ocorrem em crianças (Capítulo 4). Microscopicamente, há lâminas de pequenas células redondas uniformes ligeiramente maiores e mais coesas do que os linfócitos (Figura 19.23). Podem ter citoplasmas escassos, que podem parecer claros por serem ricos em glicogênio. As **rosetas de Homer-Wright** (agrupamentos circulares de células com um núcleo fibrilar central) podem estar presentes. As células tumorais não produzem osso ou cartilagem.

Características clínicas. Os tumores apresentam-se como massas dolorosas em crescimento que em geral surgem na diáfise de ossos longos tubulares, mas 20% são extraesqueléticos. O local afetado geralmente é sensível, quente e edemaciado. As radiografias mostram um tumor lítico destrutivo com margens permeáveis que se estendem para dentro dos tecidos moles circundantes. Apesar de ser uma malignidade agressiva, o tratamento do sarcoma de Ewing com quimioterapia neoadjuvante seguida de excisão cirúrgica com ou sem radiação alcançou uma taxa de sobrevida em 5 anos de 75% e taxas de cura a longo prazo de 50%.

Tumor de células gigantes

O tumor de células gigantes caracteriza-se pela presença de células gigantes do tipo osteoclastos multinucleados e pela localização em epífises. Embora os tumores de células gigantes sejam benignos, eles podem ser localmente agressivos. Esse raro tumor geralmente surge da terceira à quinta década de vida.

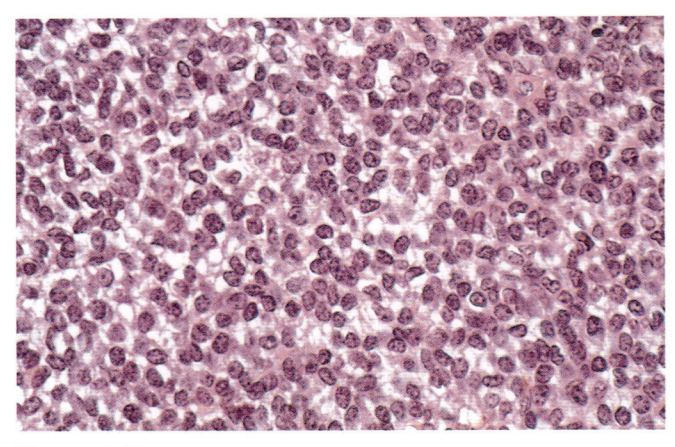

Figura 19.23 Sarcoma de Ewing composto de lâminas de pequenas células redondas com escasso citoplasma claro.

Patogênese. A maioria das células no interior dos tumores de células gigantes são osteoclastos não neoplásicos e seus precursores. As células neoplásicas são precursoras primitivas de osteoblastos que expressam altos níveis de RANKL, que promove a proliferação de precursores de osteoclastos e a sua diferenciação em osteoclastos maduros. A ausência de *feedback* normal entre osteoblastos e osteoclastos resulta em reabsorção óssea localizada e altamente destrutiva.

> ### Morfologia
>
> Os tumores de células gigantes geralmente destroem o córtex sobrejacente, produzindo massa de tecido mole protuberante ligada por um fino invólucro de osso reativo (Figura 19.24). Macroscopicamente, eles são massas marrom-

avermelhadas que em geral sofrem degeneração cística. Microscopicamente, o tumor consiste em numerosas células gigantes reativas do tipo osteoclasto com 100 ou mais núcleos misturadas com células neoplásicas mononucleares ovais uniformes, que são menos evidentes (Figura 19.25).

Características clínicas. Os tumores de células gigantes surgem na epífise de ossos longos, com mais frequência no fêmur distal e na tíbia proximal. Essa localização é distintiva, ou seja, distingue-o da maioria dos outros tumores ósseos. Sua localização próxima à articulação pode causar sintomas semelhantes aos da artrite.

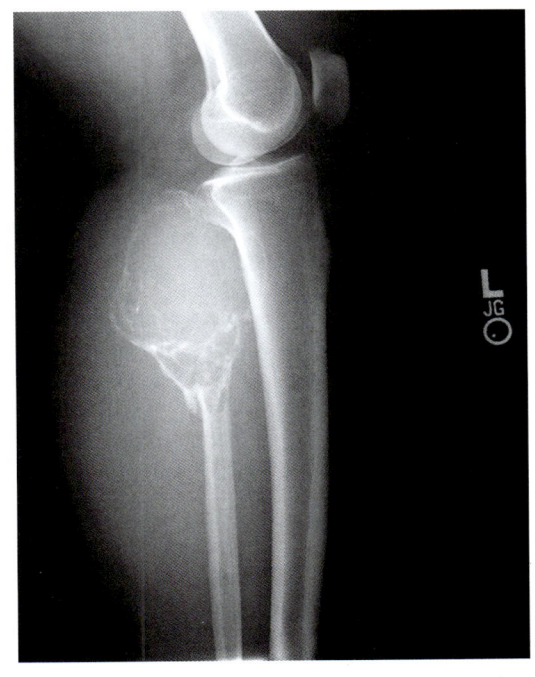

Figura 19.24 Radiograficamente, o tumor de células gigantes da fíbula proximal é predominantemente lítico e expansivo com destruição do córtex. Uma fratura patológica também está presente.

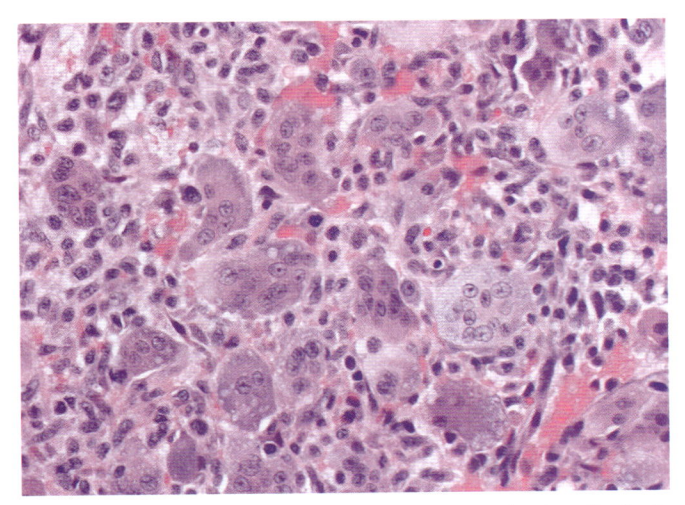

Figura 19.25 Tumor de células gigantes mostrando abundância de células gigantes multinucleadas com um fundo de células estromais mononucleadas.

Ocasionalmente, apresentam-se com fraturas patológicas. Esses tumores são tipicamente tratados com curetagem, mas cerca de 40 a 60% sofrem recidiva local. O inibidor de RANKL, o denosumabe, é uma alternativa eficaz à cirurgia nos casos em que a ressecção seria deformante ou levaria à perda de função. Embora até 4% dos pacientes desenvolvam metástases pulmonares, o comportamento clínico desses focos assemelha-se ao do tumor original e a maioria dos pacientes é curada com a excisão das metástases.

Cisto ósseo aneurismático

O cisto ósseo aneurismático (COA) caracteriza-se por espaços multiloculados repletos de sangue. Todos os grupos etários são afetados, porém a maioria dos casos apresenta-se na adolescência. Desenvolve-se com mais frequência no fêmur, na tíbia e nos elementos posteriores do corpo vertebral.

Patogênese. As células fusiformes do COA são de origem incerta e geralmente mostram rearranjos do cromossomo 17p13 que resultam na fusão da região codificante do gene *USP6* com elementos reguladores, com mais frequência c gene *COL1A1*, o que leva à superexpressão de *USP6*. O gene *USP6* codifica uma enzima desubiquitinadora que regula positivamente a atividade do fator de transcrição NF-κB. Isso, por sua vez, aumenta a expressão dos genes codificadores de proteínas, como as metaloproteases da matriz, que levam à reabsorção óssea cística.

Morfologia

Radiograficamente, o COA geralmente é uma lesão metafisária lítica, excêntrica, expansiva e com margens bem definidas. As imagens de tomografia computadorizada e de ressonância magnética podem mostrar septos internos e níveis líquido-líquido característicos (Figura 19.26 A). Macroscopicamente, consiste em múltiplos espaços císticos repletos de sangue separados por finos septos marrom-esbranquiçados (Figura 19.26 B). Os septos não possuem um revestimento endotelial e são compostos de fibroblastos uniformes e volumosos, células gigantes multinucleadas do tipo osteoclasto e osso reativo não lamelar (Figura 19.27).

Características clínicas. O COA apresenta-se com dor localizada e edema. Apesar de benigno, é localmente agressivo. O tratamento do COA é por meio de curetagem ou excisão. A recidiva ocorre em 10 a 50% dos casos.

Lesões que simulam neoplasias primárias

Defeito cortical fibroso e fibroma não ossificante

Os defeitos corticais fibrosos são anormalidades comuns do desenvolvimento em que o tecido conjuntivo fibroso substitui o osso. Essas lesões estão presentes em até 50% das crianças com menos de 2 anos e geralmente se apresentam como um achado casual em adolescentes. A maioria surge excentricamente na metáfise do fêmur distal e da tíbia proximal; quase metade é bilateral ou múltipla. A maioria tem menos de 0,5 cm de diâmetro, mas aqueles que crescem até 5 ou 6 cm são classificados como *fibromas não ossificantes*. Tanto os defeitos corticais fibrosos como os fibromas não ossificantes são massas radiolucentes nitidamente demarcadas e circundadas por uma fina margem de esclerose (Figura 19.28). Essa aparência é suficientemente específica; por essa razão, a biopsia raramente é necessária.

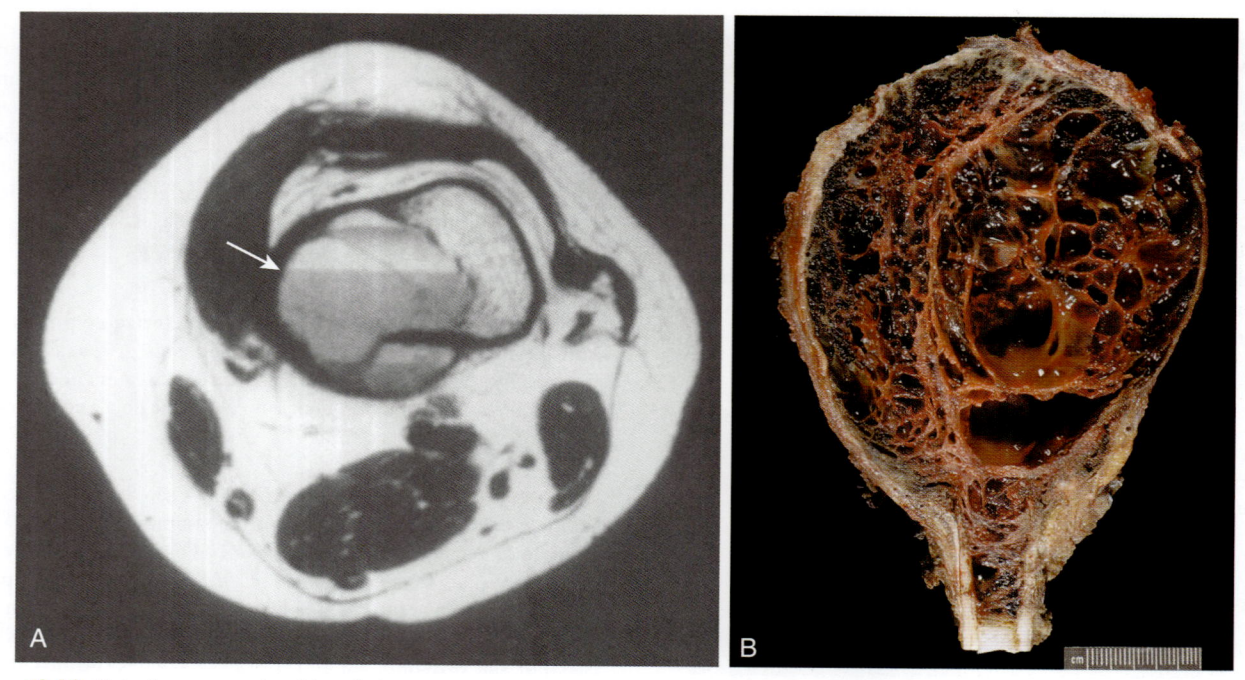

Figura 19.26 Cisto ósseo aneurismático. **A.** Imagem de ressonância magnética axial mostrando níveis de líquido-líquidos característicos (*seta*). **B.** Aparência macroscópica do cisto ósseo aneurismático. A lesão aparece hemorrágica e esponjosa nessa porção bisseccionada da fíbula proximal. (De Czerniak B: *Dorfman and Czerniak's Bone Tumors*, ed 2, Figuras 15.5 C, 5.11 B, Philadelphia, 2016, Elsevier.)

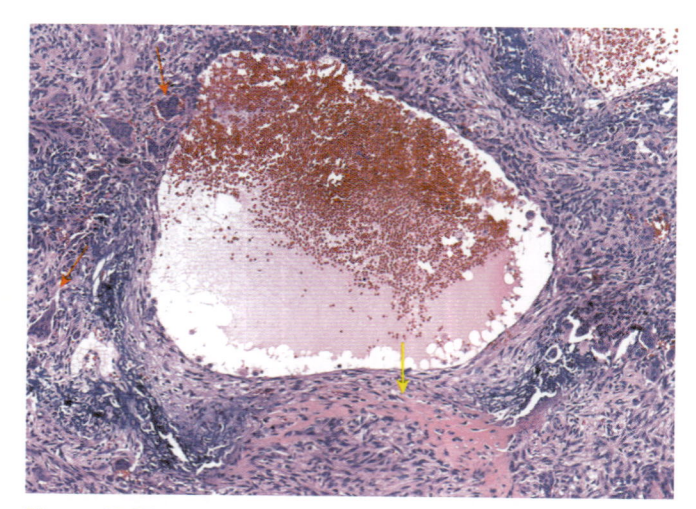

Figura 19.27 Cisto ósseo aneurismático com espaço cístico repleto de sangue circundado por uma parede fibrosa contendo fibroblastos proliferantes, osso não lamelar reativo (*seta amarela*) e células gigantes do tipo osteoclasto (*setas vermelhas*).

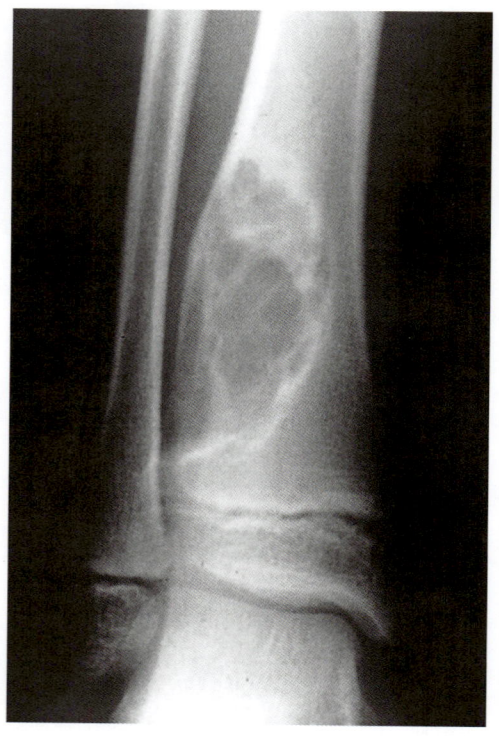

Figura 19.28 Fibroma não ossificante da metáfise da tíbia distal produzindo radiolucência lobulada excêntrica circundada por uma margem esclerótica.

> ### Morfologia
> Os fibromas não ossificantes são lesões celulares de coloração cinzenta a marrom-amarelada contendo fibroblastos e macrófagos. Os fibroblastos citologicamente brandos em geral são arranjados em um padrão estoriforme (cata-vento), e os macrófagos podem assumir a forma de células aglomeradas com citoplasma espumoso ou de células gigantes multinucleadas (Figura 19.29). A hemossiderina geralmente está presente.

Características clínicas. A maioria das lesões pequenas resolve-se espontaneamente dentro de vários anos. As poucas que aumentam progressivamente podem apresentar-se com fratura patológica e necessitam de biopsia para excluir outros tipos de tumores. Elas são tratadas com curetagem e podem necessitar de um enxerto ósseo.

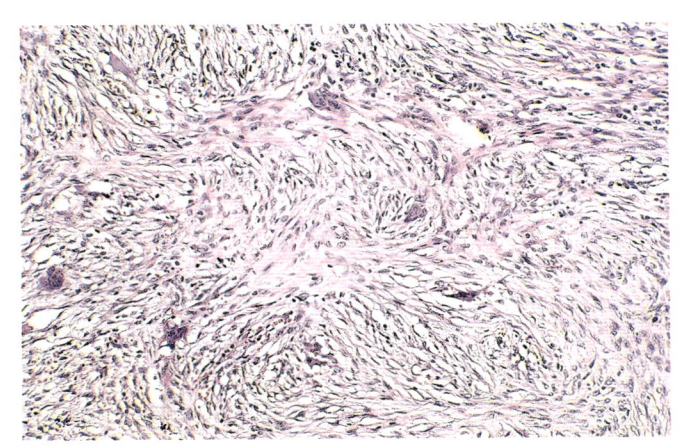

Figura 19.29 Padrão estoriforme criado por células fusiformes benignas com células gigantes do tipo osteoclasto dispersas, características de um defeito cortical fibroso.

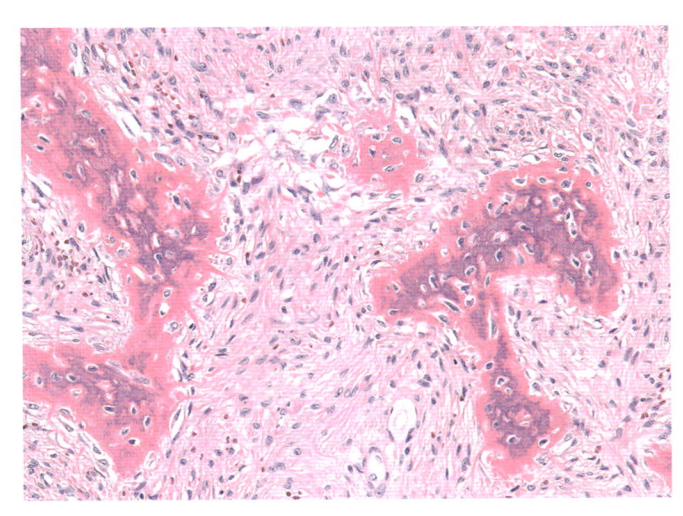

Figura 19.30 Displasia fibrosa composta de trabéculas curvilíneas de osso não lamelar que não possuem bordas osteoblásticas evidentes e surgem em um fundo de tecido fibroso.

Displasia fibrosa

A displasia fibrosa é um tumor benigno resultante de uma interrupção localizada do desenvolvimento; todos os componentes do osso normal estão presentes, mas não se diferenciam em estruturas maduras. As lesões surgem durante o desenvolvimento esquelético, e podem ser esporádicas ou sindrômicas. Podem se apresentar como segue:

- *Monostótica*: envolvimento de um único osso
- *Poliostótica*: envolvimento de múltiplos ossos
- *Síndrome de Mazabraud*: displasia fibrosa e mixoma de tecido mole
- *Síndrome de McCune-Albright*: displasia fibrosa poliostótica, pigmentações cutâneas de coloração café com leite e anormalidades endócrinas, especialmente puberdade precoce.

Patogênese. Todas as formas de displasia fibrosa resultam de mutações somáticas com ganho de função em *GNAS1*, um gene que também está mutado nos adenomas hipofisários (Capítulo 18). As mutações produzem uma proteína G_s constitutivamente ativa que aumenta os níveis celulares de adenosina monofosfato cíclica (AMPc), que promove a proliferação celular e interrompe a diferenciação do osteoblasto. O fenótipo depende do estágio da embriogênese, quando a mutação é adquirida, e da proporção e posição das células mesenquimais que ancoram a mutação.

Morfologia

A displasia fibrosa dá origem a lesões líticas intramedulares que podem se expandir e causar arqueamento e afinamento corticais. A reação periosteal geralmente está ausente. O tecido lesional é marrom-esbranquiçado e granuloso no exame macroscópico, e é composto de trabéculas curvilíneas de osso não lamelar sem borda osteoblástica e circundadas por uma proliferação fibroblástica moderadamente celular (Figura 19.30). Degeneração cística, hemorragia e macrófagos espumosos são outros achados comuns.

Características clínicas. A displasia fibrosa monostótica em geral interrompe seu crescimento no momento do fechamento da placa de crescimento. A lesão é geralmente assintomática, mas pode causar dor e fratura. As lesões sintomáticas são tratadas com curetagem, mas a recidiva é comum.

A displasia fibrosa poliostótica pode causar problemas na vida adulta. O envolvimento da cintura escapular pode causar deformidades extensas e fraturas. Os bifosfonatos podem ser usados para reduzir a intensidade da dor óssea. Uma rara complicação, quase sempre de envolvimento poliostótico, é a transformação maligna para sarcoma.

Tumores metastáticos

Os tumores metastáticos são a forma mais comum de malignidade esquelética, pois superam amplamente o número de cânceres ósseos primários. As vias de disseminação do tumor para o osso incluem (1) extensão direta; (2) disseminação linfática ou hematogênica; e (3) semeadura intraespinal (via plexo de veias de Batson). Qualquer câncer pode se disseminar para o osso, mas nos adultos mais de 75% das metástases esqueléticas originam-se de cânceres da próstata, da mama, do rim e do pulmão. Nas crianças, o neuroblastoma, o tumor de Wilms e o rabdomiossarcoma são as fontes mais comuns de metástases para o osso.

As metástases esqueléticas normalmente são multifocais e envolvem o esqueleto axial, em especial a coluna vertebral. A aparência radiográfica das metástases pode ser puramente *lítica* (destruindo osso), puramente *blástica* (formando osso) ou *mista*. Alguns tumores, como o câncer prostático, tipicamente produzem metástases osteoblásticas; enquanto outros, como os carcinomas de células renais e os cânceres de mama, com mais frequência estão associados a lesões líticas. A ativação cruzada (*crosstalk*) entre as células do câncer metastático e as células ósseas nativas é responsável por essas características variadas. As células tumorais podem secretar algumas substâncias, como prostaglandinas, citocinas e peptídeo semelhante ao PTH, que estimulam a atividade dos osteoclastos; por sua vez, a reabsorção de osso pode liberar fatores de crescimento ligados à matriz que contribuem para o crescimento das células tumorais. As metástases escleróticas podem resultar da secreção pelas células tumorais de proteínas WNT que estimulam os osteoblastos a depositar osso novo.

A presença de metástases ósseas normalmente acarreta um mau prognóstico, mas os cânceres de mama e de próstata metastáticos podem, às vezes, ser mantidos sob controle por muitos anos com hormonoterapia. Para outros cânceres, as opções de tratamento incluem quimioterapia ou imunoterapia sistêmicas, radiação localizada e bifosfonatos. A cirurgia pode ser necessária para estabilizar fraturas patológicas.

ARTICULAÇÕES

As articulações proporcionam o movimento e, ao mesmo tempo, a estabilidade mecânica. Elas são classificadas como sólidas (não sinoviais) e sinoviais. A articulação sólida, também conhecida como *sinartrose*, proporciona estabilidade estrutural e permite apenas um movimento mínimo. Ela possui um espaço articular e inclui sinartroses fibrosas das suturas cranianas e sinartroses cartilaginosas (anfiartroses) entre o esterno e as costelas e entre os ossos da pelve. A articulação sinovial, em contrapartida, possui um espaço articular que permite uma grande amplitude de movimento. As membranas sinoviais envolvem essa articulação. As membranas são revestidas por *sinoviócitos tipo A*, que são macrófagos especializados com atividade fagocítica, e *sinoviócitos tipo B*, que são similares aos fibroblastos e sintetizam ácido hialurônico e várias proteínas. O revestimento sinovial possui uma membrana basal, o que permite uma troca eficiente de nutrientes, resíduos e gases entre o sangue e o líquido sinovial. O líquido sinovial é um filtrado plasmático contendo ácido hialurônico e produzido por células sinoviais que atua como um lubrificante viscoso e fornece nutrição para a cartilagem articular.

A cartilagem hialina é um tecido conjuntivo único que atua como um amortecedor elástico e proporciona uma superfície resistente ao desgaste. É composta de colágeno tipo II, proteoglicanos e condrócitos, e não possui vasos sanguíneos, vasos linfáticos e inervação. O colágeno resiste a estresses tênseis e transmite cargas verticais. A água e os proteoglicanos resistem à compressão e limitam a fricção. Os condrócitos sintetizam a matriz e secretam enzimas que a remodela. Essas enzimas degradadoras são produzidas em formas inativas que normalmente são mantidas sob controle por inibidores que também são elaborados pelos condrócitos.

ARTRITE

A artrite é a inflamação da articulação. As formas de artrite mais comuns são a osteoartrite e a artrite reumatoide, que diferem em sua patogênese e manifestações clínicas e patológicas (Tabela 19.2). Outros tipos de artrite são causados por reações imunológicas, infecções e deposição de cristais.

Osteoartrite

A osteoartrite (OA), também chamada doença articular degenerativa, caracteriza-se pela degeneração da cartilagem que resulta em falhas estrutural e funcional das articulações sinoviais. É a doença mais comum da articulação. Apesar de o termo osteoartrite sugerir uma doença inflamatória; ela é principalmente um distúrbio degenerativo da cartilagem articular em que a inflamação atua como um fator contribuinte secundário.

Na maioria dos casos, a OA aparece insidiosamente, sem causa iniciadora aparente, como um fenômeno do envelhecimento (*osteoartrite idiopática* ou *primária*). Nesses casos, a doença é oligoarticular e afeta algumas poucas articulações, particularmente as articulações de suporte de peso. Em cerca de 5% dos casos, a OA aparece em indivíduos jovens com uma condição predisponente, como deformidade articular, lesão articular anterior ou doença sistêmica subjacente (p. ex., diabetes, obesidade), que põe a articulação em risco. Nesses contextos, a doença é chamada *osteoartrite secundária*. A prevalência de OA aumenta exponencialmente após os 50 anos; cerca de 40% dos indivíduos com mais de 70 anos são afetados.

Patogênese. A OA origina-se da degeneração da cartilagem articular e de seu reparo desordenado. O estresse biomecânico é o principal mecanismo patogênico subjacente ao dano, mas fatores genéticos, incluindo polimorfismos em genes codificadores de componentes da matriz e moléculas de sinalização, podem predispor a lesão aos condrócitos e a alterações da matriz (Figura 19.31). Nos estágios iniciais da OA, os condrócitos proliferam, provavelmente em resposta à perda de matriz, e secretam metaloproteinases da matriz (MPMs) que degradam a rede de colágeno tipo II. Em concomitância, ocorre aumento do conteúdo de água da matriz e diminuição da concentração de proteoglicanos. As fibras de colágeno tipo II, normalmente em arranjo horizontal, são clivadas, produzindo fissuras e fendas na superfície articular (Figura 19.32 A), que se torna granular e mole. Citocinas e fatores de difusão de condrócitos, células sinoviais e macrófagos recrutados em resposta ao dano articular, particularmente TGF-β (que induz a produção de MPMs), interleucina (IL)-1, IL-6, prostaglandinas e óxido nítrico (NO, do inglês *nitric oxide*), também estão implicados na OA, e a inflamação crônica de nível baixo contribui para o dano à cartilagem e para a progressão da doença. As proteínas morfogenéticas ósseas e o TGF-β parecem ter um papel central no desenvolvimento de osteófitos, que são crescimentos ósseos na periferia da superfície articular.

> **Morfologia**
>
> A doença avançada caracteriza-se por perda de condrócitos, degradação grave da matriz e esfacelamento de espessura total de porções da cartilagem. Os fragmentos desalojados de cartilagem e de osso subcondral caem dentro da articulação, formando corpúsculos soltos (**"rato articular"**). A placa óssea subcondral exposta se torna a nova superfície articular, e a fricção

Tabela 19.2 Características comparativas de osteoartrite e artrite reumatoide.

	Osteoartrite	Artrite reumatoide
Anormalidade patogênica primária	Lesão mecânica na cartilagem articular	Autoimunidade
Papel da inflamação	Pode ser secundária; mediadores inflamatórios exacerbam o dano à cartilagem	Primária: a destruição da cartilagem é causada pelas células T e anticorpos reativos a antígenos articulares
Articulações envolvidas	Primariamente suporte de peso (joelhos, quadris)	Geralmente começa nas pequenas articulações dos dedos da mão; a progressão leva ao envolvimento de múltiplas articulações
Patologia	Degeneração e fragmentação da cartilagem, esporões ósseos, cistos subcondrais; inflamação mínima	*Pannus* inflamatório invadindo e destruindo a cartilagem; inflamação crônica grave; fusão articular (anquilose)
Anticorpos séricos	Nenhum	Vários, incluindo ACPA, fator reumatoide
Envolvimento de outros órgãos	Não	Sim (pulmões, coração, outros órgãos)

ACPA, anticorpo para antipeptídeo citrulinado.

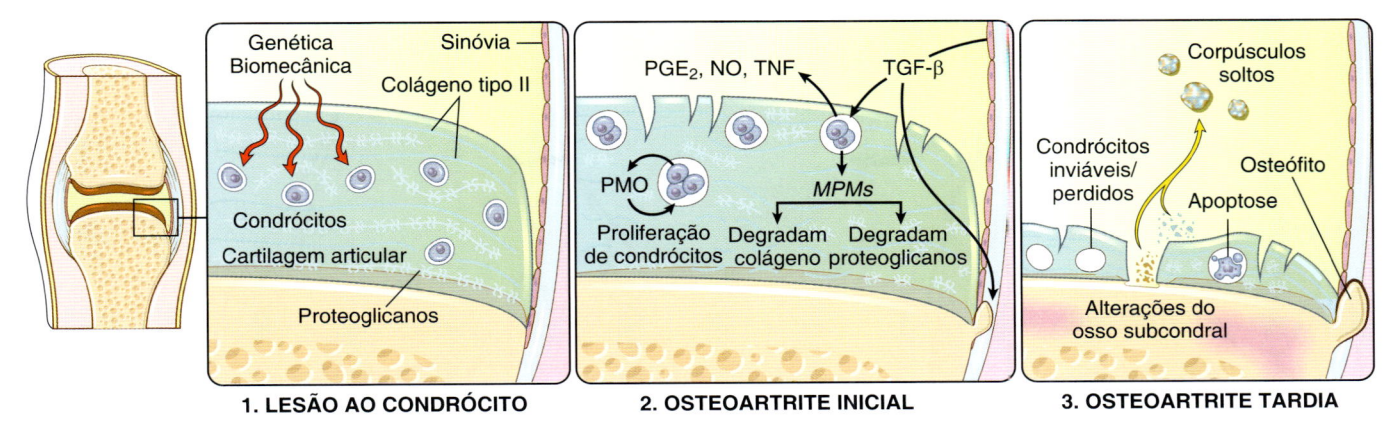

Figura 19.31 Vista esquemática da osteoartrite (OA). Acredita-se que a OA inicie com uma lesão ao condrócito (1) em um paciente geneticamente predisposto, levando a alterações na matriz extracelular. (2) Embora os condrócitos possam proliferar e tentar reparar a matriz danificada, a degradação contínua excede o reparo na OA inicial. (3) A OA tardia é evidenciada por perda de matriz e de condrócitos com dano ao osso subcondral. *MPMs*, metaloproteinases da matriz; *NO*, óxido nítrico; *PGE$_2$*, prostaglandina E$_2$; *PMO*, proteína morfogenética óssea; *TGF-β*, fator de crescimento transformador β; *TNF*, fator de necrose tumoral.

com a superfície oposta dá polimento ao osso exposto, o que lhe confere a aparência de marfim polido **(eburnação do osso)** (Figura 19.32 B). São comuns pequenas fraturas através do osso articulado e o espaço da fratura permite que o líquido sinovial seja forçado para dentro das regiões subcondrais por um mecanismo unidirecional semelhante a uma válvula de esfera, levando à formação de cistos de parede fibrosa. Desenvolvem-se crescimentos **(osteófitos)** nas margens da superfície articular e eles são envolvidos por fibrocartilagem e cartilagem hialina que se ossificam gradualmente. A membrana sinovial em geral está apenas ligeiramente congesta e fibrótica, e pode conter células inflamatórias crônicas dispersas. Essas alterações morfológicas são bem diferentes daquelas da artrite reumatoide (discutida adiante), resumidas adiante na Figura 19.33.

Características clínicas. A OA primária geralmente se apresenta em pacientes em seus 50 anos. Se um indivíduo jovem apresentar manifestações significativas de OA, é justificável a busca por uma causa subjacente. Dentre os sintomas característicos, estão uma dor que se agrava com o uso, rigidez matinal, crepitação e limitação da amplitude de movimento. O impacto sobre os forames espinais pelos osteófitos resulta em compressão das raízes nervosas cervicais e lombares e em dor radicular, espasmos musculares, atrofia muscular e déficits neurológicos. Dentre as articulações geralmente envolvidas, estão as do quadril, as dos joelhos, as lombares inferiores e das vértebras cervicais, as articulações interfalangianas proximais e distais dos dedos da mão, a primeira articulação carpometacarpiana e a primeira articulação tarsometatarsiana. Os *nódulos de Heberden*, que são osteófitos proeminentes na articulação interfalangiana distal, são mais comuns nas mulheres. Com o tempo, pode ocorrer deformidade articular; porém, ao contrário da artrite reumatoide (discutida a seguir), não ocorre a fusão articular. O nível de gravidade da doença detectada radiograficamente não se correlaciona bem com dor e incapacidade. Não existem tratamentos para evitar ou interromper a progressão da OA. As terapias consistem em controle da dor, AINEs (anti-inflamatórios não esteroides) para reduzir a inflamação, corticosteroides intra-articulares, modificação da atividade física e, nos casos graves, substituição da articulação.

Artrite reumatoide

A artrite reumatoide (AR) é um distúrbio autoimune crônico que ataca principalmente as articulações, produzindo uma sinovite proliferativa não supurativa e inflamatória. A AR em geral progride

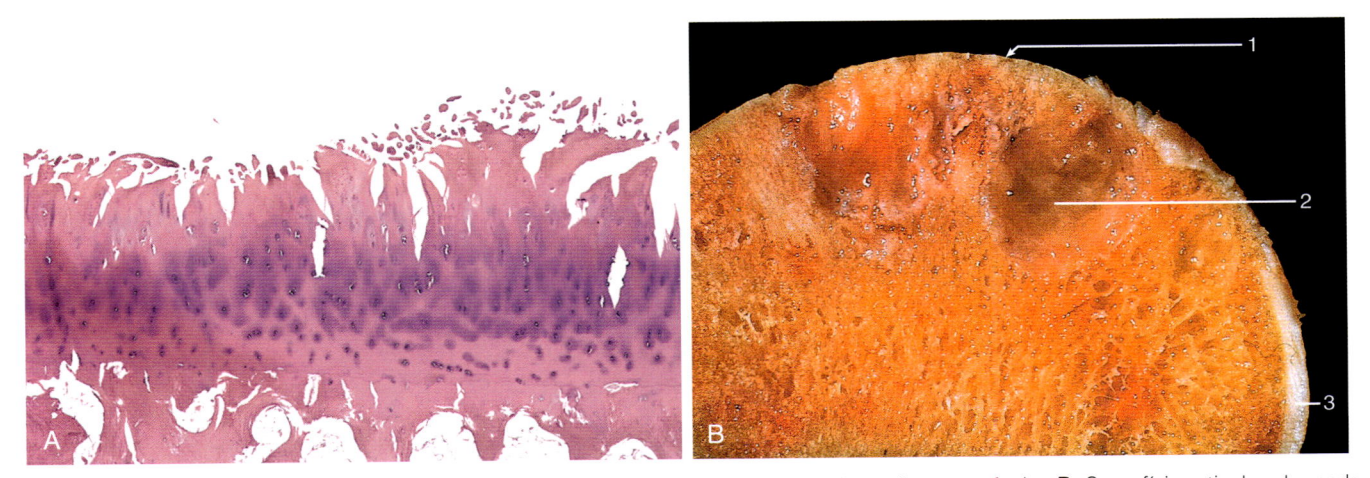

Figura 19.32 Osteoartrite. **A.** Demonstração histológica da fibrilação característica da cartilagem articular. **B.** Superfície articular eburnada expondo o osso subcondral (1), o cisto subcondral (2) e a cartilagem articular residual (3).

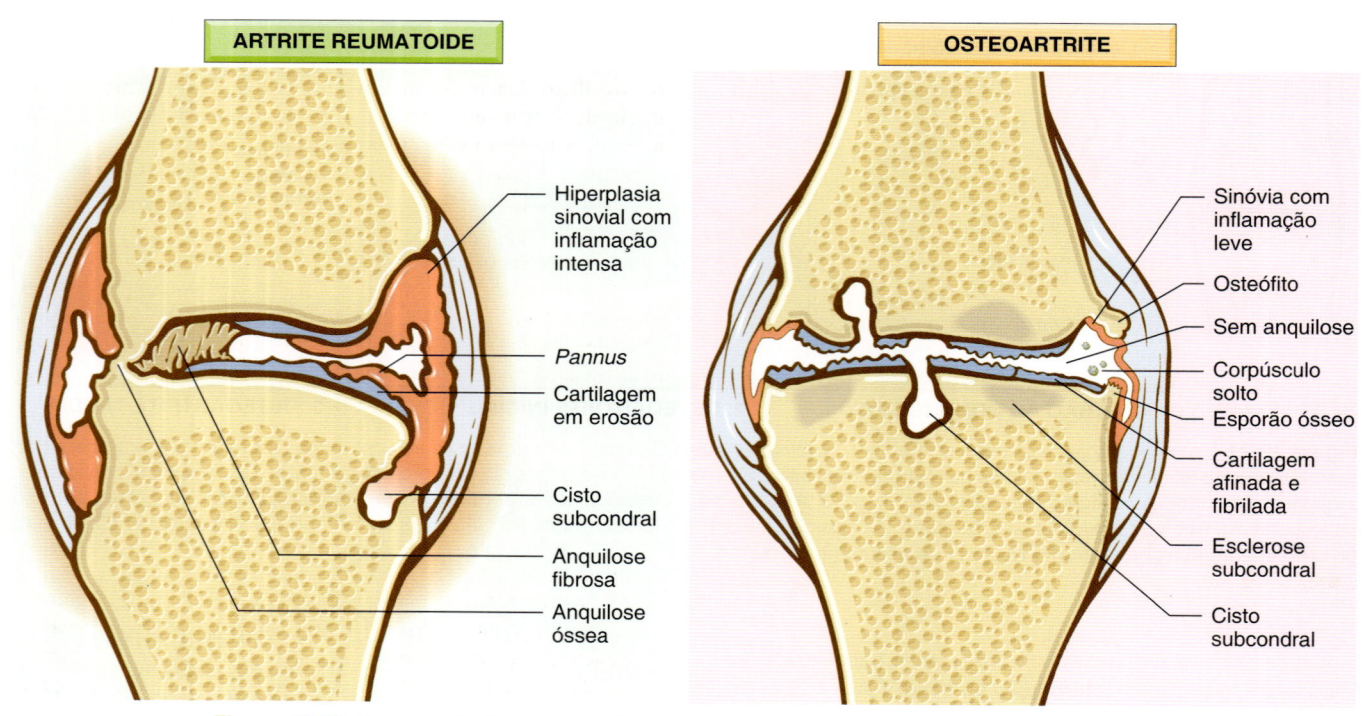

Figura 19.33 Comparação das características morfológicas da artrite reumatoide e da osteoartrite.

para a destruição da cartilagem articular e, em alguns casos, para fusão articular (anquilose). Podem ocorrer lesões extra-articulares na pele, no coração, nos vasos sanguíneos e nos pulmões. A prevalência nos EUA é de 0,25 a 1%, e é três vezes mais comum em mulheres do que em homens. O pico de incidência ocorre da terceira à quinta década de vida.

Patogênese. A resposta autoimune na AR é iniciada pelas células T CD4+ *helper* (auxiliares) que reagem contra um antígeno articular. As alterações patológicas são o resultado de uma inflamação causada pelas células T CD4+ e, possivelmente, anticorpos (Figura 19.34). Numerosos antígenos articulares foram propostos como iniciadores e alvos da resposta imune patológica, incluindo colágeno e peptídeos quimicamente modificados.

Os linfócitos T CD4+ *helper* e outras células produzem múltiplas citocinas que contribuem para a lesão articular, incluindo:

- *TNF, IL-1 e IL-6 dos macrófagos* recrutam e ativam os leucócitos e outras células, além de estimularem a secreção de proteases que destroem a cartilagem hialina. Com base na eficácia terapêutica dos antagonistas do TNF, acredita-se que essa citocina seja o mediador-chave de inflamação e dano articular
- *IL-17 das células Th17* recruta neutrófilos e monócitos
- *RANKL expresso nas células T ativadas* estimula os osteoclastos, que causam reabsorção óssea.

Os anticorpos podem também contribuir para o dano articular. Muitas vezes, a sinóvia na AR contém folículos linfoides com centros germinativos e plasmócitos abundantes. Muitos dos autoanticorpos séricos detectados nos pacientes são específicos para os *peptídeos citrulinados* em que os resíduos de arginina na pós-tradução são convertidos em citrulina. Os epítopos modificados estão presentes em várias proteínas encontradas na articulação, incluindo fibrinogênio, colágeno tipo II, α-enolase e vinculina. O *anticorpo para peptídeo anticitrulinado* (ACPA, do inglês *anticitrullinated peptide antibody*) é um marcador diagnóstico que pode ser detectado no soro de até 70% dos pacientes com AR. Alguns dados sugerem que os ACPAs contribuem para a gravidade e a persistência da doença. Cerca de 80% dos pacientes também têm autoanticorpos séricos IgM ou IgA que se ligam às porções Fc da IgG. Esses autoanticorpos são chamados de *fator reumatoide*; seu papel na progressão da doença não está claro, e eles podem também ser detectados em alguns indivíduos sem AR.

Como em outras doenças autoimunes, a predisposição genética e os fatores ambientais contribuem para o desenvolvimento, a progressão e a cronicidade da doença. Estima-se que 50% do risco de desenvolvimento de AR esteja relacionado à suscetibilidade genética herdada. O alelo HLA-DR4 está associado à AR positiva para ACPA. A evidência sugere que um epítopo em uma proteína citrulinada, a vinculina, mimetize um epítopo em muitos micróbios e pode ser apresentado pela molécula HLA-DR4 de classe II (mimetismo molecular).

Muitos fatores ambientais candidatos foram postulados. Agressões como infecção (incluindo periodontite) e tabagismo podem promover a citrulinação das proteínas *self*, criando novos epítopos que desencadeiam reações autoimunes.

Morfologia

A AR geralmente se manifesta como artrite simétrica que afeta as articulações das mãos e dos pés. A sinóvia se torna edematosa, espessa e hiperplásica, transformando seu contorno suave em um contorno coberto por vilosidades delicadas e bulbosas (Figura 19.35 A e B). Os traços histológicos característicos incluem (1) **hiperplasia** e proliferação de **sinoviócitos**; (2) **infiltrados inflamatórios densos** de células T CD4+ *helper*, células B, plasmócitos e macrófagos (Figura 19.35 C); (3) aumento da vascularização resultante de angiogênese; (4) neutrófilos e agregados de fibrina em formação nas superfícies sinovial e articular; e (5) atividade osteoclástica no osso subjacente, resultando em erosões periarticulares e cistos subcondrais. Em conjunto, essas alterações produzem **pannus**, massa de sinóvia edematosa, células inflamatórias, tecido de granulação e fibroblastos que crescem e causam erosão da cartilagem articular. Nos casos avançados, o *pannus* pode unir os ossos, o que resulta em **anquilose fibrosa**, que posteriormente pode ossificar, dando origem à **anquilose óssea** (ver Figura 19.33).

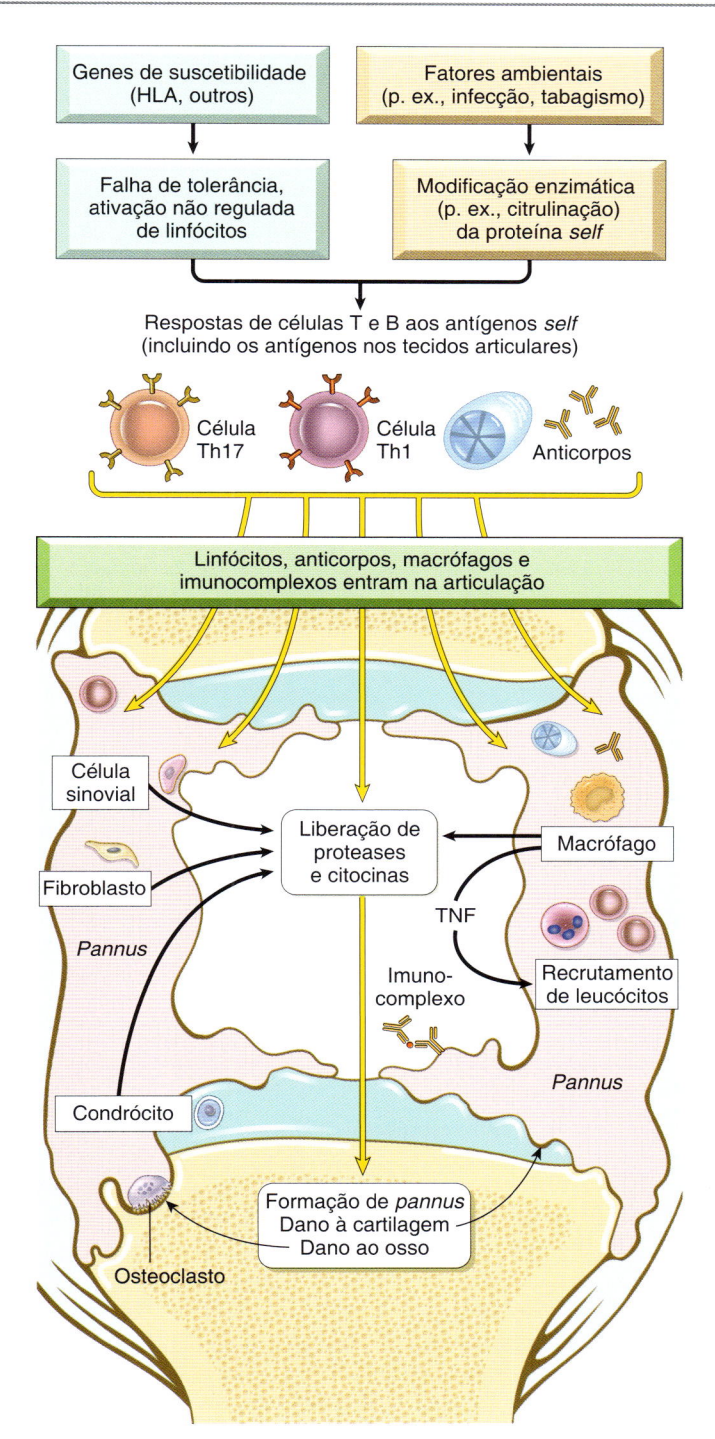

Capítulo 19 Tumores dos Ossos, das Articulações e das Partes Moles

Figura 19.34 Principais processos envolvidos na patogênese da artrite reumatoide. *HLA*, antígeno leucocitário humano; *TNF*, fator de necrose tumoral.

> Os **nódulos reumatoides** são uma manifestação infrequente de AR e tipicamente ocorrem no tecido subcutâneo do antebraço, dos cotovelos, do occipício e da área lombossacral como massas ovais pequenas, firmes e não dolorosas. Microscopicamente, assemelham-se a granulomas necrosantes (Figura 19.36). Em algumas poucas ocasiões, a AR pode envolver os pulmões (nódulos reumatoides, doença pulmonar intersticial).

Características clínicas. A AR pode ser distinguida de outras formas de artrite inflamatória poliarticular pela presença de ACPA e achados radiográficos característicos. Em cerca da metade dos pacientes, a AR inicia de forma lenta e insidiosa com mal-estar, fadiga e dor musculoesquelética generalizada. Após várias semanas a meses, a articulação é envolvida. O padrão de envolvimento geralmente é simétrico, e as mãos e os pés, os punhos, os tornozelos, os cotovelos e os joelhos são afetados com mais frequência. As articulações metacarpofalangiana e interfalangiana proximal geralmente são acometidas (diferentemente da OA; ver anteriormente). Embora os exames laboratoriais para ACPA e fator reumatoide (FR) auxiliem o diagnóstico, cerca de 20% dos pacientes com AR são soronegativos; nesses casos, o diagnóstico é baseado nos achados clínicos.

As articulações envolvidas estão inchadas, quentes e dolorosas. Diferentemente da OA, as articulações estão rígidas quando o paciente levanta-se de manhã ou após inatividade. O caso típico segue um curso cíclico com momentos de melhora e piora, e marcado por aumento progressivo da articulação e diminuição da amplitude de movimento. Em alguns poucos pacientes, especialmente aqueles soronegativos, a doença pode se estabilizar ou até regredir.

Muitas vezes, a inflamação em tendões, ligamentos e ocasionalmente músculo esquelético adjacente acompanha a artrite, levando ao característico desvio ulnar dos dedos da mão e à flexão-hiperextensão dos dedos da mão (produzindo a *deformidade em pescoço de cisne* e a *deformidade em botoeira*, respectivamente) (Figura 19.37 A). As características radiográficas são os derrames articulares, a osteopenia justarticular, a erosão e o estreitamento do espaço articular, e a perda de cartilagem articular (Figura 19.37 B).

O tratamento da AR consiste em corticosteroides, outros imunossupressores como metotrexato e, de forma mais notável, antagonistas do TNF. Entretanto, os agentes anti-TNF não são curativos, e os pacientes devem ser mantidos sob antagonistas do TNF para evitar crises da doença. O tratamento a longo prazo com antagonistas do TNF predispõe os indivíduos a infecções por microrganismos oportunistas como *M. tuberculosis*. Outros agentes biológicos que interferem nas respostas aos linfócitos T e B também foram aprovados para uso terapêutico.

Artrite idiopática juvenil

A artrite idiopática juvenil (AIJ) é um grupo heterogêneo de distúrbios de causa desconhecida, provavelmente autoimune, cujo início ocorre na infância e geralmente manifesta sinais de inflamação sistêmica. Inclui vários subgrupos que não estão bem definidos, mas abrange as formas sistêmica (poliarticular) e oligoarticular; estas são distintivas não apenas pela idade de início, mas também pelo curso clínico.

Espondiloartropatias soronegativas

As espondiloartropatias são um grupo heterogêneo de distúrbios que compartilham as seguintes características:

- *Ausência de fator reumatoide*
- *Alterações patológicas nas inserções ligamentares,* e não na sinóvia
- Envolvimentos articulares sacroilíaco e vertebral
- Associação com HLA-B27
- Proliferação óssea levando à anquilose.

As manifestações são imunomediadas e desencadeadas por uma resposta de células T presumivelmente direcionada contra um antígeno indefinido, possivelmente infeccioso, que pode apresentar reação cruzada com antígenos expressos nas células do sistema musculoesquelético. São descritos a seguir dois distúrbios desse grupo.

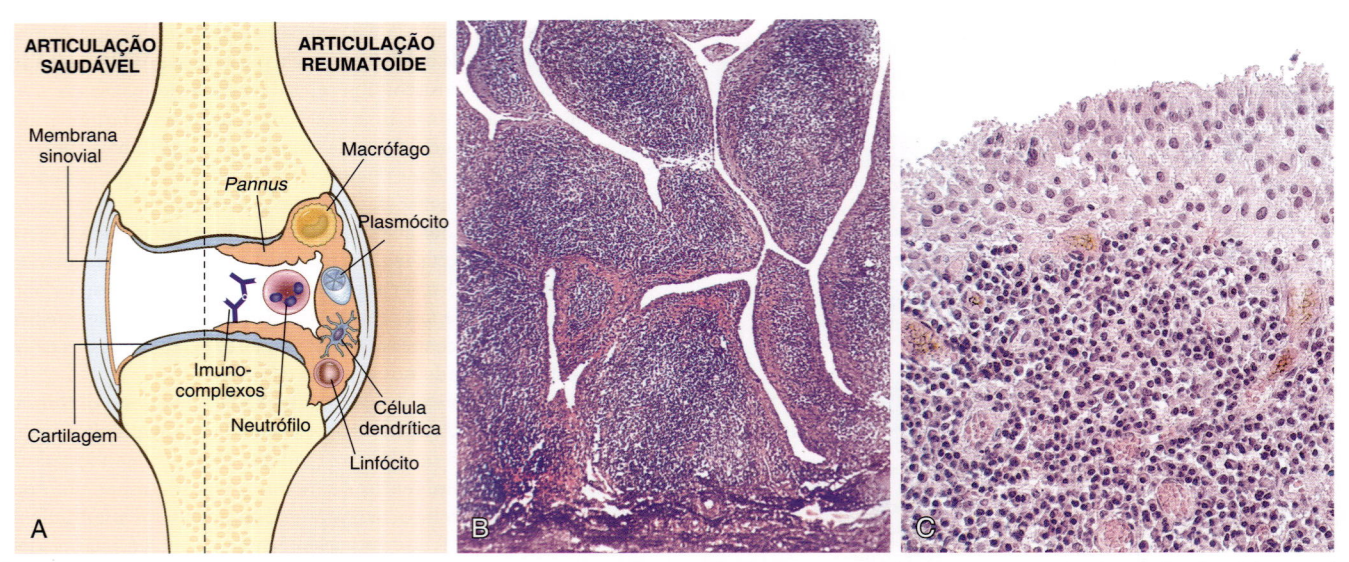

Figura 19.35 Artrite reumatoide. **A.** Vista esquemática da lesão articular. **B.** Em baixa magnificação, é mostrada hipertrofia sinovial marcada com a formação de vilosidades e um infiltrado linfocítico denso. **C.** Em magnificação mais alta, são observados numerosos plasmócitos sob a sinóvia hiperplásica. (**A.** Adaptada de Feldmann M: Development of anti-TNF therapy for reumathoid artrite. *Nat Rev Immunol* 2:364, 2002.)

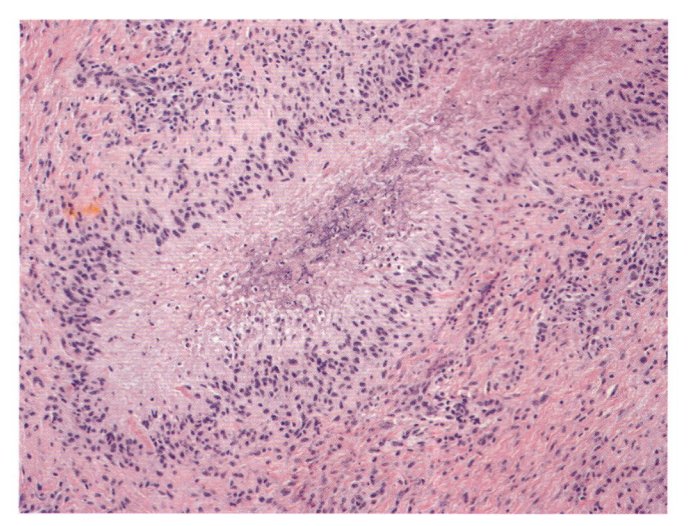

Figura 19.36 Nódulo reumatoide composto de necrose central com bordas de histiócitos em paliçada.

A *espondilite anquilosante*, que é a espondiloartrite prototípica, causa destruição da cartilagem articular e anquilose óssea, especialmente das articulações sacroilíaca e apofisária vertebral. A doença se torna sintomática na segunda e na terceira décadas de vida como lombalgia e imobilidade espinal. O envolvimento das articulações periféricas, tais como quadril, joelhos e ombros, ocorre em pelo menos um terço dos indivíduos afetados. Aproximadamente 90% dos pacientes são positivos para HLA-B27. O papel do HLA-B27 é desconhecido; presumivelmente está relacionado com a capacidade de essa variante do complexo de histocompatibilidade principal (MHC, do inglês *major histocompatibility complex*) apresentar um ou mais antígenos que desencadeiam a doença, mas nem o antígeno nem a célula imunológica patogênica são conhecidos.

A *artrite reativa* é definida como a artrite mono ou oligoarticular que surge dentro de dias a semanas após uma infecção entérica (p. ex., *Shigella, Salmonella, Yersinia, Campylobacter* e *Clostridioides difficile*) ou geniturinária (p. ex., *Chlamydia*). Um subgrupo de pacientes apresenta uma tríade de sintomas: artrite, uretrite ou cervicite e conjuntivite. A cultura de líquido articular é negativa para patógenos. A maioria dos indivíduos afetados são adultos jovens, e a positividade para HLA-B27 é comum. Provavelmente, a doença é causada por uma reação autoimune iniciada pela infecção. Dentro de várias semanas após a infecção inicial, os pacientes apresentam lombalgia. Os tornozelos, os joelhos e os pés são afetados com mais frequência, em geral em um padrão assimétrico. Os pacientes com doença crônica grave apresentam um envolvimento da coluna vertebral que é indistinguível da espondilite anquilosante.

Artrite infecciosa

As articulações podem se tornar infectadas por disseminação hematogênica, inoculação direta através da pele, ou por disseminação contígua a partir de um abscesso de tecido mole ou osteomielite. A artrite é potencialmente séria, pois pode causar uma rápida e permanente destruição da articulação.

Artrite supurativa

As bactérias que causam artrite supurativa aguda geralmente entram na articulação por disseminação hematogênica. Assim como na osteomielite, o agente etiológico depende da localização anatômica e do quadro clínico (p. ex., trauma, uso de droga intravenosa). *Staphylococcus aureus* é o patógeno mais comum em adultos e crianças; em neonatos, *Streptococcus* do grupo B e *Neisseria gonorrhoeae* podem ser os responsáveis. A infecção por bacilos gram-negativos e *Pseudomonas* geralmente é observada em pacientes imunocomprometidos e em usuários de drogas intravenosas. Os indivíduos com deficiências hereditárias dos componentes da membrana do complemento que atacam o complexo (C5-C9) são especialmente suscetíveis a infecções gonocócicas disseminadas e artrite. Outras condições predisponentes incluem imunodeficiências (congênitas e adquiridas), doenças graves, trauma articular, artrite crônica de qualquer causa e uso de substância intravenosa.

A apresentação clássica é o súbito desenvolvimento de uma articulação agudamente dolorosa, quente, edemaciada e com restrição

Capítulo 19 Tumores dos Ossos, das Articulações e das Partes Moles

Lyme é a principal doença transmitida por artrópodes nos EUA. É observada com mais frequência na Nova Inglaterra, em estados do Médio Atlântico e Centro-Oeste superior, mas sua amplitude geográfica está se ampliando. Em sua forma clássica, envolve progressivamente múltiplos sistemas orgânicos em três fases clínicas (Figura 19.38). A infecção inicial da pele, ou *estágio inicial localizado*, é seguido de um *estágio inicial disseminado* que envolve a pele, os nervos cranianos, o coração e as meninges. O *estágio tardio disseminado* pode estar associado à doença crônica refratária a antibióticos.

Atualmente, ocorre artrite em menos de 10% dos casos porque a maioria dos pacientes é tratada e curada em estágio mais precoce; a incidência pode ser maior nos indivíduos com pele mais escura, uma vez que a clássica lesão cutânea, o eritema migratório, é menos aparente nesses pacientes. Quando não tratados, aproximadamente 60 a 80% dos indivíduos desenvolvem uma artrite migratória (*artrite de Lyme*) que dura semanas a meses e afeta com mais frequência os joelhos. Os espiroquetas podem ser identificados em apenas cerca de 25% das articulações artríticas; a identificação sorológica de anticorpos anti-*Borrelia* é diagnóstica. O tratamento da doença de Lyme consiste em antibióticos com atividade contra *Borrelia*, e é curativo em 90% dos casos. Em muitos pacientes com artrite tardia refratária a antibióticos, a *Borrelia* não pode ser detectada no líquido articular nem mesmo por reação em cadeia da polimerase (PCR, do inglês *polymerase chain reaction*). Foi proposto que as respostas celulares (especialmente Th1) e humorais à proteína A da superfície externa da *Borrelia* podem apresentar reação cruzada com algum(ns) autoantígeno(s) desconhecido(s) e iniciar essa artrite autoimune tardia. Além da dor articular, as manifestações crônicas podem incluir os sintomas inespecíficos (fadiga, problemas cognitivos) que são conhecidos coletivamente como a *síndrome de pós-tratamento da doença de Lyme* (PTLDS, do inglês *posttreatment Lyme disease syndrome*).

> **Morfologia**
>
> Histologicamente, a sinóvia exibe uma sinovite crônica marcada por hiperplasia dos sinoviócitos, deposição de fibrina, infiltrados de células mononucleares (especialmente células T $CD4^+$) e espessamento em casca de cebola das paredes arteriais. A morfologia nos casos graves pode se assemelhar à da AR.

Artrite induzida por cristais

Os depósitos articulares de cristais estão associados a uma variedade de distúrbios articulares. Os cristais endógenos que causam doença incluem o urato monossódico (*gota*), o pirofosfato de cálcio desidratado (*pseudogota*) e o fosfato de cálcio básico. Os cristais exógenos, como os biomateriais usados na articulação protética, podem também induzir artrite ao sofrerem erosão e os resíduos resultantes acumularem-se com o desgaste. Todos os tipos de cristais produzem doença por desencadearem reações inflamatórias que destroem a cartilagem.

Gota

A gota é marcada por crises transitórias de artrite aguda iniciadas por cristais de urato depositados dentro e ao redor da articulação. A gota, seja primária (90% dos casos) ou secundária a doença subjacente, caracteriza-se por níveis anormalmente altos de ácido úrico em tecidos e líquidos corporais.

Patogênese. É necessário haver hiperuricemia (nível plasmático de urato acima de 6,8 mg/dℓ, mas isso não é o suficiente para o desenvolvimento de gota. O ácido úrico elevado pode resultar de superprodução, excreção reduzida, ou ambas. Os níveis de ácido úrico são determinados por vários fatores:

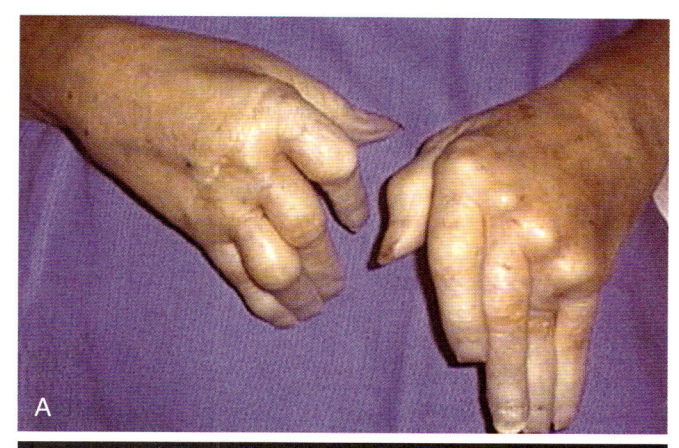

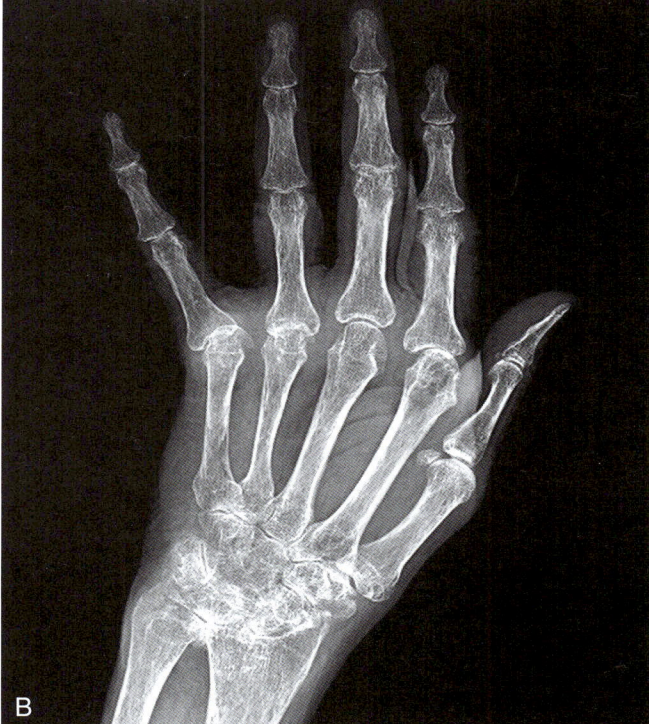

Figura 19.37 Artrite reumatoide da mão. **A.** Desvio ulnar proeminente das mãos e deformidades de flexão-hiperextensão dos dedos da mão. **B.** As características radiológicas incluem osteopenia difusa; perda acentuada dos espaços articulares das articulações carpal, metacarpianas, falangianas e interfalangianas; erosões ósseas periarticulares; e desvio ulnar dos dedos da mão. (**A.** De Klatt EC: *Robbins and Cotran Atlas of Pathology*, ed 4, Figura 17.67, Philadelphia, 2021, Elsevier.)

de amplitude de movimento. São comuns febre, leucocitose e proteína C reativa elevada. A infecção geralmente envolve apenas uma articulação, com mais frequência joelho, quadril, ombro, cotovelo, punho ou articulação esternoclavicular. Nos usuários de drogas injetáveis, é mais frequente o envolvimento das articulações axiais. A aspiração da articulação fecha o diagnóstico caso ela apresente um líquido purulento no qual o agente causador pode ser identificado. A imediata identificação e uma terapia antimicrobiana eficaz podem evitar a destruição da articulação.

Artrite de Lyme

A artrite de Lyme é causada pelo espiroqueta *Borrelia burgdorferi*, que é transmitido pelos carrapatos de cervos *Ixodes*. A doença de

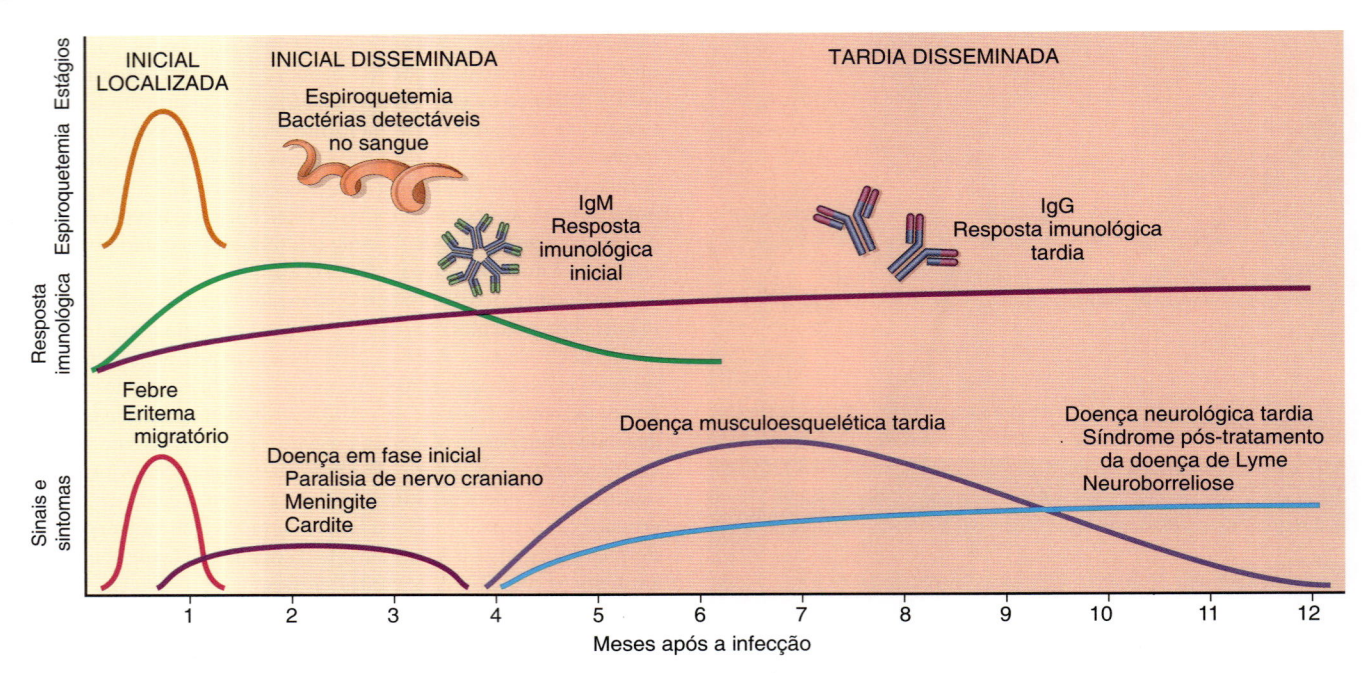

Figura 19.38 A doença de Lyme progride em três fases clinicamente reconhecíveis: inicial localizada, inicial disseminada e tardia disseminada. As manifestações iniciais resultam diretamente da infecção por espiroquetas, enquanto os sinais e os sintomas tardios provavelmente são imunomediados. (Cortesia do Dr. Charles Chiu, University of California San Francisco, San Francisco, California. Adaptada, usada com permissão.)

- *Síntese*: o ácido úrico é o produto final do catabolismo da purina. O aumento da síntese tipicamente reflete alguma anormalidade na produção de purina. As próprias purinas são o produto de duas vias interligadas: a *via de novo*, em que os nucleotídeos de purina são sintetizados a partir dos precursores não purina; e a *via de reaproveitamento*, em que os nucleotídeos de purina são sintetizados a partir de bases purínicas livres na dieta ou daquelas que são geradas durante as degradações de DNA e de RNA
- *Excreção*: o ácido úrico é filtrado da circulação pelo glomérulo e praticamente reabsorvido de forma completa pelo túbulo proximal do rim. Uma pequena fração do ácido úrico reabsorvido é secretada pelo néfron distal e excretada na urina.

Na gota primária, o ácido úrico elevado resulta com mais frequência da excreção reduzida, cuja base é desconhecida na maioria dos pacientes. A gota secundária está associada a medicamentos ou condições que causam hiperuricemia. Em minoria pouco significativa de casos, a gota primária é causada por superprodução de ácido úrico em consequência de defeitos enzimáticos. Por exemplo, a deficiência parcial de hipoxantina-guanina fosforribosil transferase (HGPRT) interrompe a via de reaproveitamento, então os metabólitos da purina não podem ser reciclados e, em vez disso, são degradados em ácido úrico. A completa ausência de HGPRT resulta não apenas em hiperuricemia, mas também em manifestações neurológicas (*síndrome de Lesch-Nyhan*), que dominam o quadro clínico. A síndrome de Lesch-Nyhan é classificada como uma forma de gota secundária. A gota secundária pode também ser causada por aumento da produção (lise rápida das células tumorais destruídas por quimioterapia, a chamada *síndrome da lise tumoral*) ou diminuição da excreção (doença renal crônica).

A artrite na gota é desencadeada pela precipitação de cristais de urato na articulação, estimulando a produção de mediadores que recrutam leucócitos (Figura 19.39). Os macrófagos residentes na sinóvia fagocitam os cristais, ativando, assim, um sensor citosólico, o inflamassomo (Capítulo 5). O inflamassomo ativa a caspase 1, que está envolvida na produção de IL-1β ativa. A IL-1 estimula o recrutamento e o acúmulo de neutrófilos na articulação, e estes neutrófilos liberam outras citocinas, radicais livres e proteases, como ocorre em outras reações inflamatórias agudas. Os cristais ingeridos pelos macrófagos e pelos neutrófilos também danificam as membranas dos fagolisossomos, levando ao extravasamento de enzimas lisossomais. O resultado é uma artrite aguda, que em geral entra em remissão espontânea dentro de dias a semanas. Crises repetidas de artrite aguda eventualmente levam à formação de tofos, agregados de cristais de urato e tecido inflamatório nas membranas sinoviais e no tecido periarticular. Desenvolve-se um dano grave à cartilagem e a função da articulação fica comprometida.

Apenas cerca de 10% dos pacientes com hiperuricemia desenvolvem gota. Outros fatores que contribuem para o desenvolvimento da gota sintomática incluem:

- *Idade* do indivíduo e *duração* da hiperuricemia. A gota aparece geralmente após 20 a 30 anos de hiperuricemia
- *Predisposição genética*: além das bem definidas anormalidades de HGPRT ligadas ao X, estão associados à gota os polimorfismos nos genes envolvidos no transporte de urato ou íons e a inflamação
- Consumo de *álcool*
- *Obesidade*
- *Fármacos* (p. ex., tiazídicos) que reduzem a excreção de urato.

> **Morfologia**
>
> A **artrite gotosa aguda** caracteriza-se por intenso infiltrado inflamatório rico em neutrófilos que permeia a sinóvia e o líquido sinovial. Geralmente, os cristais de urato são encontrados no citoplasma dos neutrófilos no líquido articular aspirado e estão organizados em pequenos agregados na sinóvia. Têm formato de agulha longa e fina, e são negativamente birrefringentes. A sinóvia é edematosa e congesta, e contém neutrófilos e linfócitos dispersos, plasmócitos e macrófagos.

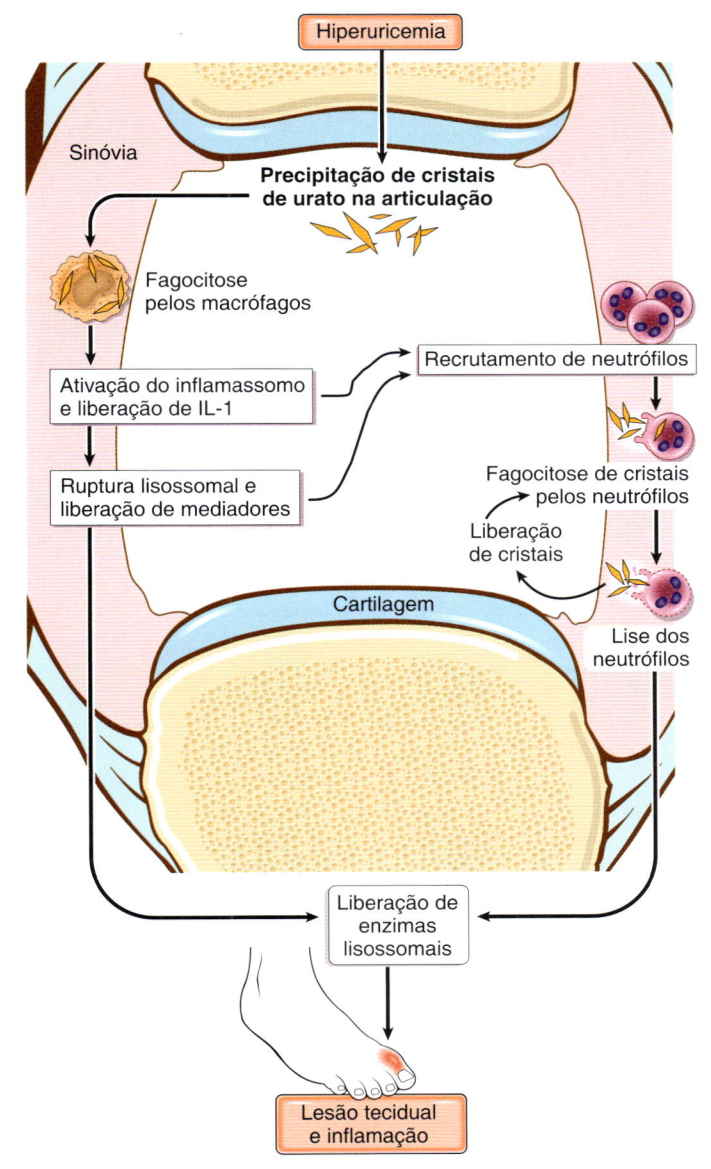

Figura 19.39 Patogênese da artrite gotosa aguda. Os cristais de urato são fagocitados pelos macrófagos e estimulam a produção de vários mediadores inflamatórios que desencadeiam a inflamação característica da gota. Note que a IL-1, uma das principais citocinas pró-inflamatórias, por sua vez estimula a produção de quimiocinas e outras citocinas a partir de uma variedade de células teciduais. *IL-1*, interleucina 1.

A **artrite tofácea crônica** evolui a partir da precipitação repetitiva de cristais de urato durante crises agudas. Os cristais incrustam-se na superfície articular e formam depósitos gredosos na sinóvia (Figura 19.40 A). A sinóvia se torna hiperplásica, fibrótica e espessa pelas células inflamatórias e forma um *pannus* que destrói a cartilagem subjacente.

Tofos na cartilagem articular, nos ligamentos, nos tendões e nas bursas são patognomônicos de gota. São formados por grandes agregados de cristais de urato circundados por uma intensa reação de corpo estranho de células gigantes (Figura 19.40 B e C).

Nefropatia gotosa refere-se a complicações renais (p. ex., nefrolitíase por ácido úrico [cálculos renais], pielonefrite) causadas pela deposição de cristais de urato ou tofos no interstício medular ou nos túbulos renais.

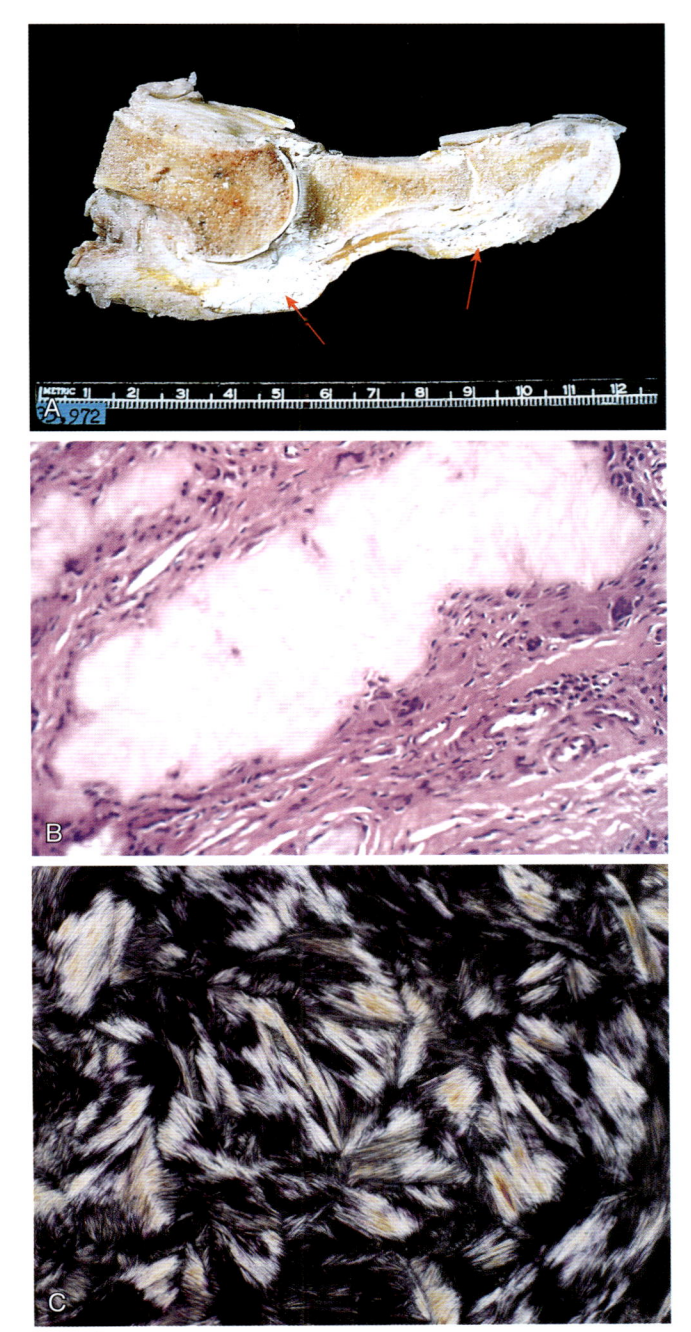

Figura 19.40 Gota. **A.** Hálux amputado com tofos (*setas*) envolvendo a articulação e os tecidos moles. **B.** Tofo gotoso – um agregado de cristais de urato dissolvidos está cercado por fibroblastos reativos, células inflamatórias mononucleares e células gigantes. **C.** Os cristais de urato têm formato de agulha e são negativamente birrefringentes sob luz polarizada.

Características clínicas. Quatro estágios clínicos são reconhecidos:

- A *hiperuricemia assintomática* inicia por volta da puberdade nos homens e após a menopausa nas mulheres
- A *artrite aguda* apresenta-se com início súbito, dor excruciante na articulação, hiperemia localizada e aquecimento. A maioria das primeiras crises é monoarticular e 50% ocorrem na articulação metatarsofalangiana do hálux. Se não tratada, a artrite gotosa aguda pode durar de horas a semanas, mas se resolve gradualmente de forma completa

- O *período intercrítico assintomático* é um intervalo livre de sintomas após a resolução da artrite aguda. Sem terapia apropriada, porém, ocorre quase inevitavelmente a recidiva das crises, e estas se tornam mais espaçadas no tempo e muitas vezes se tornam poliarticulares
- A *gota tofácea crônica* desenvolve-se em média cerca de 10 anos após a crise aguda inicial e se caracteriza por erosão óssea justarticular e perda do espaço articular.

O tratamento de gota tem por objetivo a modificação do estilo de vida (p. ex., perda de peso, redução do consumo de álcool, alterações na dieta para reduzir a ingestão de purina) e o uso de medicamentos para reduzir a inflamação (p. ex., AINEs, colchicina) e para o alcance de níveis séricos mais baixos de urato (p. ex., inibidores de xantina oxidase). Também podem ser usados fármacos uricosúricos que aumentam a excreção renal de ácido úrico. Geralmente, a gota não reduz a expectativa de vida, mas pode afetar de maneira significativa a qualidade de vida.

Doença da deposição de cristais de pirofosfato de cálcio (pseudogota)

A doença da deposição de cristais de pirofosfato de cálcio (DDCPC), também conhecida como *pseudogota*, ocorre geralmente em indivíduos com mais de 50 anos e se torna mais comum com o avanço da idade. A DDCPC é dividida em tipos esporádicos (idiopáticos), hereditários e secundários. Uma variante autossômica dominante causada por mutações na linhagem germinativa no canal de transporte de pirofosfato resulta na deposição de cristais e artrite em fase relativamente precoce na vida. Vários distúrbios, incluindo o dano articular prévio, o hiperparatireoidismo, a hemocromatose, o hipotireoidismo e o diabetes, predispõem à DDCPC secundária. Os estudos sugerem que os proteoglicanos da cartilagem articular, que normalmente inibem a mineralização, são degradados, permitindo a cristalização ao redor dos condrócitos. Como na gota, a inflamação é causada pela ativação do inflamassomo em macrófagos.

> **Morfologia**
>
> Os cristais se desenvolvem primeiramente na cartilagem articular, nos meniscos e nos discos intervertebrais; à medida que os depósitos aumentam, eles podem se romper e semear a articulação. Os cristais formam depósitos brancos, friáveis e gredosos que são observados histologicamente em preparações coradas por hematoxilina e eosina como agregados ovais roxo-azulados (Figura 19.41 A). Os cristais são romboides, têm 0,5 a 5 μm na maior dimensão (Figura 19.41 B), e são positivamente birrefringentes. Geralmente, a inflamação é mais leve do que na gota.

Características clínicas. A DDCPC geralmente é assintomática. Entretanto, ela pode produzir uma artrite aguda, subaguda ou crônica que pode ser confundida clinicamente com OA ou AR. O envolvimento articular pode durar de vários dias a semanas e pode ser monoarticular ou poliarticular; os joelhos, seguidos pelos punhos, cotovelos, ombros e tornozelos, são afetados com mais frequência. Finalmente, cerca de 50% dos indivíduos afetados apresentam um dano articular significativo. A terapia é de suporte: não se conhece um tratamento para evitar ou retardar a formação de cristais.

TUMORES ARTICULARES E CONDIÇÕES SEMELHANTES A TUMORES

As lesões reativas semelhantes a tumores, como gânglions (cistos ganglônicos), cistos sinoviais e fragmentos osteocondrais, geralmente envolvem as articulações e as bainhas tendíneas. Geralmente, resultam de trauma ou processos degenerativos, e são muito mais comuns do que as neoplasias. As neoplasias primárias são raras, geralmente benignas, e tendem a se assemelhar às células e aos tipos teciduais (p. ex., gordura, vasos sanguíneos, tecido fibroso e cartilagem) nativos da articulação e das estruturas relacionadas. O sarcoma sinovial, que no passado se acreditava que estivesse relacionado ou derivado dos tecidos da articulação, é atualmente reconhecido como um sarcoma de origem incerta e é discutido posteriormente com os tumores de tecido mole.

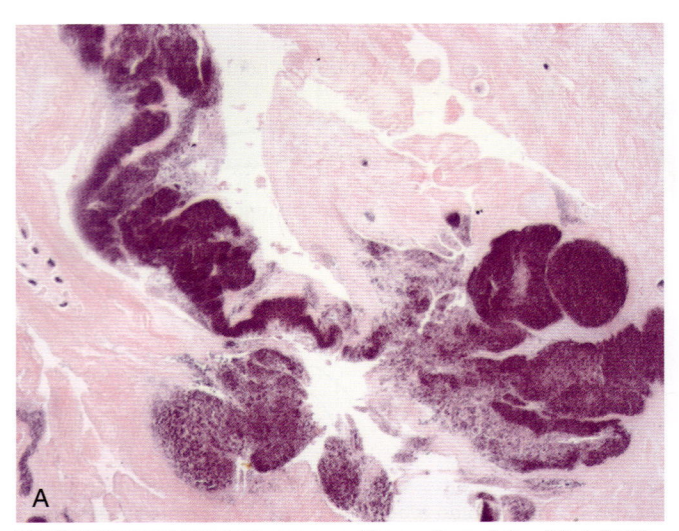

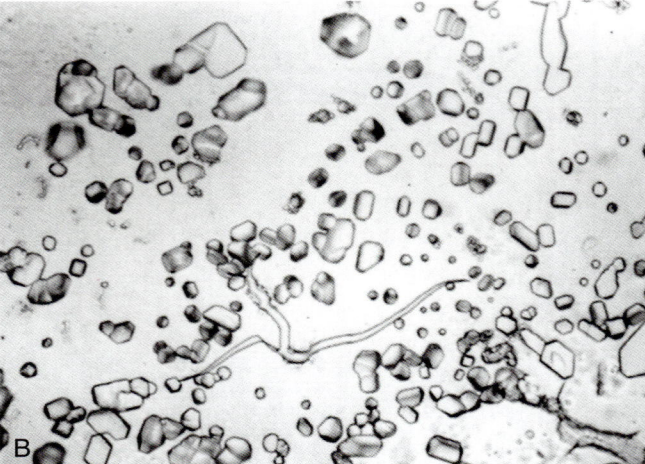

Figura 19.41 Pseudogota. **A.** Estão presentes depósitos na cartilagem e consistem em material basofílico amorfo. **B.** Preparação de esfregaço de cristais de pirofosfato de cálcio.

Cistos gangliônicos e sinoviais

Um *cisto gangliônico* é pequeno (1 a 1,5 cm) e quase sempre está localizado próximo a uma cápsula articular ou bainha tendínea, geralmente em torno da articulação do punho. Surge como um nódulo translúcido firme, flutuante e do tamanho de uma ervilha em consequência de degeneração cística ou mixoide de tecido conjuntivo; portanto, não possui um revestimento celular e não é um cisto verdadeiro. O líquido é similar ao líquido sinovial; porém, não há comunicação com o espaço articular. Apesar do nome, a lesão não está relacionada com os gânglios do sistema nervoso.

A herniação da sinóvia através de uma cápsula articular ou o aumento massivo de uma bursa pode produzir um *cisto sinovial*. Um exemplo bem reconhecido é o cisto sinovial que se forma no espaço poplíteo no quadro de AR ou OA (*cisto de Baker*). O revestimento sinovial pode ser hiperplásico e contém células inflamatórias e fibrina.

Tumor tenossinovial de células gigantes

O *tumor tenossinovial de células gigantes* é um tumor benigno que se desenvolve no revestimento sinovial da articulação, nas bainhas tendíneas e nas bursas. Pode ser difuso (previamente conhecido como *sinovite vilonodular pigmentada*) ou ser localizado. O tipo localizado em geral ocorre como um nódulo discreto fixado a uma bainha tendínea, quase sempre na mão, enquanto o tipo difuso tende a envolver uma grande articulação. Ambas as variantes com mais frequência são diagnosticadas em pacientes de 20 a 40 anos.

Patogênese. Ambos os tipos de tumor, difuso e localizado, possuem uma translocação cromossômica somática recíproca, t(1;2)(p13;q37), que resulta na fusão do *promoter* do gene α-3 do colágeno tipo VI com o gene *CSF1*, que codifica o M-CSF. Consequentemente, as células tumorais secretam grandes quantidades de M-CSF, o que estimula a proliferação de macrófagos de modo semelhante a um tumor de células gigantes (descrito previamente).

Morfologia

Os tumores tenossinoviais de células gigantes são marrom-avermelhados a amarelo-alaranjados. Nos tumores difusos, a sinóvia normalmente é lisa e é convertida em um emaranhado de dobras, projeções digitiformes e nódulos (Figura 19.42 A). Em contraste, os tumores localizados (nodulares) são bem circunscritos. As células neoplásicas, que são responsáveis por apenas uma minoria das células na massa tumoral, são poligonais, de tamanho moderado e semelhantes a sinoviócitos (Figura 19.42 B). Tanto a variante difusa como a localizada podem estar fortemente infiltradas por macrófagos contendo hemossiderina e lipídio (aspecto espumoso), incluindo algumas células multinucleadas.

Características clínicas. O tumor tenossinovial de células gigantes difuso ocorre com mais frequência no joelho (80% dos casos). Os indivíduos afetados tipicamente relatam dor, restrição da amplitude de movimento e um edema recorrente similar ao da artrite monoarticular. Algumas vezes, massa palpável está presente. A variante localizada manifesta-se como massa solitária, indolor e de crescimento lento na mão. Alguns tumores geram erosão em ossos adjacentes e tecidos moles, simulando, assim, outros tipos de neoplasia. A excisão cirúrgica é a base do tratamento; a recorrência é mais comum na forma difusa em comparação com a forma localizada. Os estudos clínicos usando antagonistas da via de sinalização do M-CSF produziram resultados promissores.

TUMORES DE PARTES MOLES

Por convenção, partes moles referem-se ao tecido não epitelial, com exceção do esqueleto, da articulação, do sistema nervoso central e dos tecidos hematopoiético e linfoide. Com exceção das neoplasias do músculo esquelético, os tumores benignos de partes moles são 100 vezes mais frequentes do que suas contrapartes malignas, os sarcomas. Nos EUA, a incidência de sarcomas de partes moles é de aproximadamente 12 mil por ano, o que representa menos de 1% de todos os cânceres. Os sarcomas, porém, causam 2% da mortalidade por câncer, o que reflete seu comportamento agressivo e a falta de tratamentos eficazes. A maioria dos tumores de partes moles surge nas extremidades, especialmente a coxa. Aproximadamente 15% ocorrem em crianças, algumas das quais têm mutações na linhagem germinativa que as colocam em maior risco.

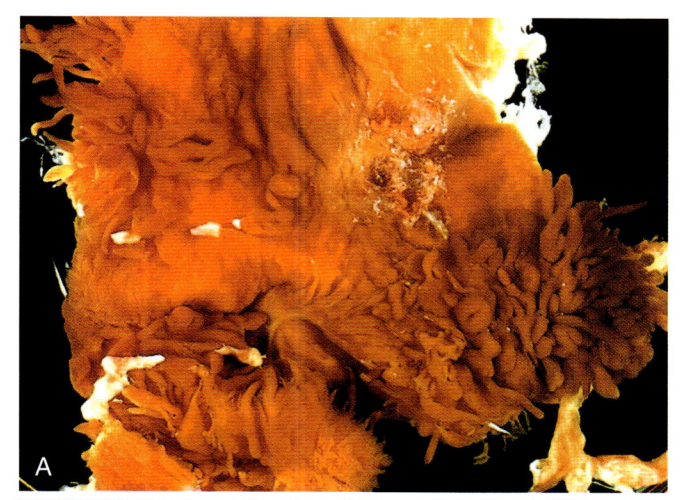

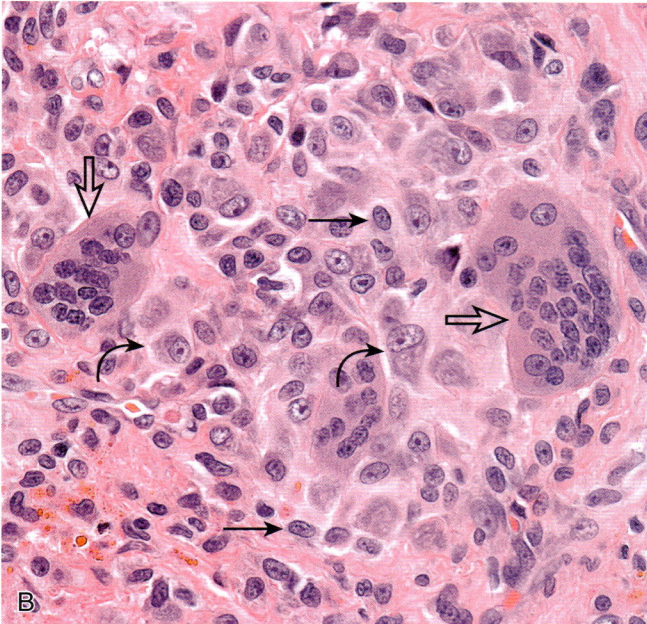

Figura 19.42 Tumor tenossinovial de células gigantes. **A.** Tipo difuso: sinóvia excisada com dobras e nódulos. **B.** Histologicamente, há uma população mista de células incluindo células epitelioides (*setas curvas*), células estromais mononucleares (*setas finas*) e células gigantes como osteoclastos (*setas vazadas*). (B. De ExpertPath. Copyright Elsevier, 2022.)

Patogênese. A maioria dos sarcomas é esporádica e não tem um fator predisponente conhecido. Uma minoria pouco significativa está associada a mutações na linhagem germinativa nos genes supressores tumorais que estão envolvidos em várias síndromes em que se desenvolvem múltiplos tumores (p. ex., neurofibromatose 1, síndrome de Gardner, síndrome de Li-Fraumeni, síndrome de Osler-Weber-Rendu). Outros estão ligados a exposições ambientais, como radiação, queimaduras ou toxinas.

Ao contrário de muitos carcinomas e certas malignidades hematológicas que surgem de células ou lesões precursoras bem reconhecidas, a maioria dos sarcomas de partes moles não tem origem bem definida. Embora alguns sarcomas expressem marcadores de linhagens mesenquimais reconhecíveis (p. ex., músculo esquelético), acredita-se que todos surjam de células-troncos mesenquimais pluripotentes que adquirem mutações somáticas condutoras em oncogenes e genes supressores tumorais.

A genética da tumorigênese é complexa, mas algumas generalizações podem ser feitas com base em anormalidades cariotípicas:

- *Cariótipo simples* (15 a 20% dos sarcomas): como muitas leucemias e linfomas, os sarcomas muitas vezes são tumores euploides com uma única alteração ou algumas alterações cromossômicas que ocorrem inicialmente na tumorigênese e são específicas o suficiente para servir como marcadores diagnósticos. Os tumores com essas características surgem, com mais frequência, nos pacientes mais jovens e tendem a ter uma aparência microscópica monomórfica. Dentre os exemplos, encontram-se o sarcoma de Ewing, descrito anteriormente, e o sarcoma sinovial. Em alguns casos, o efeito oncogênico desses rearranjos é razoavelmente bem compreendido. Em outros, os mecanismos são desconhecidos. As proteínas oncogênicas de fusão específicas de tumores representam potenciais alvos moleculares da terapia.
- *Cariótipo complexo* (80 a 85% dos sarcomas): esses tumores são aneuploides ou poliploides e demonstram múltiplos ganhos e perdas cromossômicas, uma característica que sugere a existência de uma instabilidade genômica subjacente. Os exemplos incluem o leiomiossarcoma e o sarcoma pleomórfico indiferenciado. Esses sarcomas são mais comuns em adultos e tendem a ser compostos de células tumorais pleomórficas.

A classificação dos tumores de partes moles continua a evoluir à medida que novas anormalidades genéticas moleculares são identificadas. Clinicamente, os tumores de partes moles variam de lesões benignas, autolimitantes e que requerem apenas um tratamento mínimo a tumores localmente agressivos de grau intermediário e com mínimo risco metastático até malignidades altamente agressivas com risco significativo de metástase e mortalidade. Todas as malignidades altamente agressivas são classificadas como *sarcomas*, mas esse termo é aplicado de maneira menos consistente às entidades localmente agressivas, que raramente emitem metástases. A classificação patológica é baseada na integração das características morfológicas (p. ex., diferenciação muscular), imuno-histoquímicas e moleculares. Na maioria das entidades, o grau do tumor (grau de diferenciação) e seu estádio (tamanho e profundidade) são importantes indicadores prognósticos.

A próxima seção irá abordar os tumores de partes moles mais representativos (resumidos na Tabela 19.3).

TUMORES DE TECIDO ADIPOSO

Lipoma

O lipoma, um tumor benigno com diferenciação de adipócito, é o tumor de partes moles mais comum em adultos. O lipoma convencional é o subtipo mais comum, do qual raras variantes são distinguidas de acordo com traços morfológicos e/ou genéticos característicos. Essa neoplasia, que consiste em adipócitos maduros, geralmente surge como massa bem circunscrita na área subcutânea das extremidades proximais e do tronco, normalmente durante a meia-idade. Com menos frequência, os lipomas são grandes, intramusculares e pouco circunscritos. A maioria dos lipomas é curada por meio de uma excisão simples.

Lipossarcoma

O lipossarcoma, um tumor maligno com diferenciação adiposa, é o sarcoma mais comum da vida adulta. Ocorre principalmente em indivíduos de 50 a 60 anos, nos tecidos moles profundos e no retroperitônio.

Os três subtipos distintos de lipossarcoma (bem diferenciado, mixoide e pleomórfico) têm diferentes aberrações genéticas. O lipossarcoma bem diferenciado apresenta amplificações da região cromossômica 12q13-q15, que inclui o inibidor *MDM2* de p53. Ele é relativamente indolente e tem excelente prognóstico quando a excisão completa é possível; entretanto, geralmente ocorre a recidiva dos tumores retroperitoneais e eles podem progredir para tumores mais agressivos. No lipossarcoma mixoide, um gene de fusão gerado por uma translocação (12;16) interrompe a diferenciação dos adipócitos, levando a uma proliferação desregulada de células primitivas. Ele é intermediário no comportamento maligno. O lipossarcoma pleomórfico possui um cariótipo complexo sem anormalidades genéticas reproduzíveis. É agressivo e geralmente emite metástases.

> **Morfologia**
>
> Os lipossarcomas são divididos em três subtipos histológicos:
>
> - O *lipossarcoma bem diferenciado* consiste em adipócitos neoplásicos com células estromais atípicas dispersas (Figura 19.43 A)
> - O *lipossarcoma mixoide* revela uma abundante matriz extracelular basofílica, capilares arborizantes e células primitivas bem espaçadas semelhantes às da gordura fetal (Figura 19.43 B). A hipercelularidade do tumor está associada a pior prognóstico
> - O *lipossarcoma pleomórfico* consiste em lâminas de células anaplásicas, núcleos bizarros e quantidades variáveis de adipócitos imaturos (lipoblastos).

TUMORES FIBROSOS

As neoplasias de fibroblastos e miofibroblastos são raras e geralmente benignas. A *fasciite nodular* é uma proliferação autolimitante de fibroblastos e miofibroblastos que surge geralmente nas extremidades superiores de adultos jovens. Apesar de ter sido anteriormente considerada reativa, ela de fato está associada à translocação (17;22) que cria um gene de fusão *MYH9-USP6*, o que indica que é uma proliferação clonal e autolimitante. A fasciite nodular em geral regride espontaneamente e, se excisada, raramente ocorre recidiva. As *fibromatoses* podem ser superficiais e seguem um curso clínico inócuo, ou podem ser profundas (também chamadas de tumores desmoides); as últimas são grandes massas infiltrativas que geralmente apresentam recidiva, mas não emitem metástase. As fibromatoses profundas apresentam mutações nos genes *CTNNB1* (β-catenina) ou *APC*, levando ao aumento da sinalização Wnt. A maioria dos tumores é esporádica, mas os indivíduos com polipose adenomatosa familiar (síndrome de Gardner, Capítulo 13) que apresentam mutações na linhagem germinativa de *APC* são predispostos à fibromatose profunda.

TUMORES DE MÚSCULO ESQUELÉTICO

Ao contrário dos tumores de outras linhagens, quase todos os tumores que mostram diferenciação de músculo esquelético são malignos. Uma exceção benigna, o *rabdomioma*, geralmente está associado à esclerose tuberosa (Capítulo 21). Pode ocorrer no coração ou em partes moles.

Rabdomiossarcoma

O rabdomiossarcoma é um tumor mesenquimal maligno com diferenciação de musculo esquelético. Quatro subtipos são reconhecidos: *alveolar* (20%), *embrionário* (50%), *pleomórfico* (20%) e *de célula fusiforme/esclerosante* (10%). Os subtipos alveolar e embrionário do

Tabela 19.3 Características clínicas dos sarcomas de tecido mole.

Categoria	Comportamento	Tipo de tumor	Localizações comuns	Idade (anos)	Morfologia
Adiposo	Benigno	Lipoma	Extremidade superficial, tronco	40 a 60	Tecido adiposo maduro
	Maligno	Lipossarcoma bem diferenciado	Extremidade profunda, retroperitônio	50 a 60	Tecido adiposo com células estromais atípicas dispersas
		Lipossarcoma mixoide	Coxa, perna	30 a 40	Matriz mixoide, vasos em "tela de galinheiro", células redondas, lipoblastos
Fibroso	Benigno	Fasciite nodular	Braço, antebraço	20 a 30	Células fusiformes a estreladas, hemácias extravasadas
		Fibromatose profunda	Parede abdominal	30 a 40	Fascículos extensos, longos e com colágeno denso
	Maligno	Fibrossarcoma	Extremidades profundas	40 a 60	Células fusiformes monomórficas em fascículos
Músculo esquelético	Benigno	Rabdomioma	Cabeça e pescoço	0 a 60	Rabdomioblastos poligonais, células "aranhas"
	Maligno	Rabdomiossarcoma alveolar	Extremidades	5 a 15	Células redondas, uniformes e não coesas entre os septos
		Rabdomiossarcoma embrionário	Sistema geniturinário, cabeça e pescoço	1 a 5	Células fusiformes primitivas, "em fita"
Músculo liso	Benigno	Leiomioma	Extremidade	20 a 30	Células eosinofílicas volumosas e uniformes em fascículos
	Maligno	Leiomiossarcoma	Coxa, retroperitônio	40 a 60	Células eosinofílicas pleomórficas
Vascular	Benigno	Hemangioma	Cabeça e pescoço	0 a 10	Massa circunscrita de canais capilares ou venosos
	Maligno	Angiossarcoma	Pele, extremidade inferior profunda	50 a 80	Canais capilares infiltrativos
Bainha nervosa	Benigno	Schwannoma	Cabeça e pescoço	20 a 50	Estroma fibrilar nuclear encapsulado em paliçada
		Neurofibroma	Múltiplas áreas, cutâneo, subcutâneo	10 a 20	Colágeno mixoide filamentar, fascículos soltos, mastócitos
	Maligno	Tumor maligno de bainha nervosa periférica	Extremidades, cintura escapular	20 a 50	Fascículos compactos, atipia, atividade mitótica, necrose
Histotipo incerto	Benigno	Tumor fibroso solitário	Pelve, pleura	20 a 70	Vasos ectáticos ramificados
	Maligno	Sarcoma sinovial	Coxa, perna	15 a 40	Fascículos compactos de células fusiformes basofílicas uniformes, estruturas pseudoglandulares
		Sarcoma pleomórfico indiferenciado	Coxa	40 a 70	Células fusiformes ou redondas, poligonais, anaplásicas de alto grau, com núcleos bizarros, mitoses atípicas, necrose

rabdomiossarcoma são os sarcomas de partes moles mais comuns da infância e da adolescência, e normalmente surgem antes dos 20 anos. O rabdomiossarcoma pleomórfico ocorre em adultos e o tipo de célula fusiforme/esclerosante afeta todas as idades. Os rabdomiossarcomas pediátricos surgem geralmente nos seios nasais, na cabeça, no pescoço e no sistema geniturinário, localizações que normalmente não contêm muito músculo esquelético, o que ressalta a noção de que esses sarcomas surgem de células-tronco mesenquimais indiferenciadas.

Os subtipos embrionário e pleomórfico são geneticamente heterogêneos. O rabdomiossarcoma alveolar geralmente contém fusões do gene *FOXO1* com *PAX3* ou *PAX7* decorrentes de translocações (2;13) ou (1;13), respectivamente. PAX3 é um fator de transcrição que inicia a diferenciação de músculo esquelético; a proteína de fusão quimérica PAX3-FOXO1 interfere na diferenciação, que é um mecanismo similar a muitas proteínas de fusão do fator de transcrição encontradas na leucemia aguda.

Morfologia

Macroscopicamente, o **rabdomiossarcoma embrionário** é uma massa infiltrativa mole e acinzentada. As células tumorais assemelham-se ao músculo esquelético em vários estágios de diferenciação e incluem lâminas de células primitivas fusiformes e redondas no estroma mixoide. Podem estar presentes rabdomioblastos com citoplasma com formato semelhante a uma fita e estrias cruzadas visíveis (Figura 19.44 A). O **sarcoma botrioide** é uma variante do rabdomiossarcoma embrionário que se desenvolve nas paredes de vísceras ocas como a bexiga urinária e a vagina.

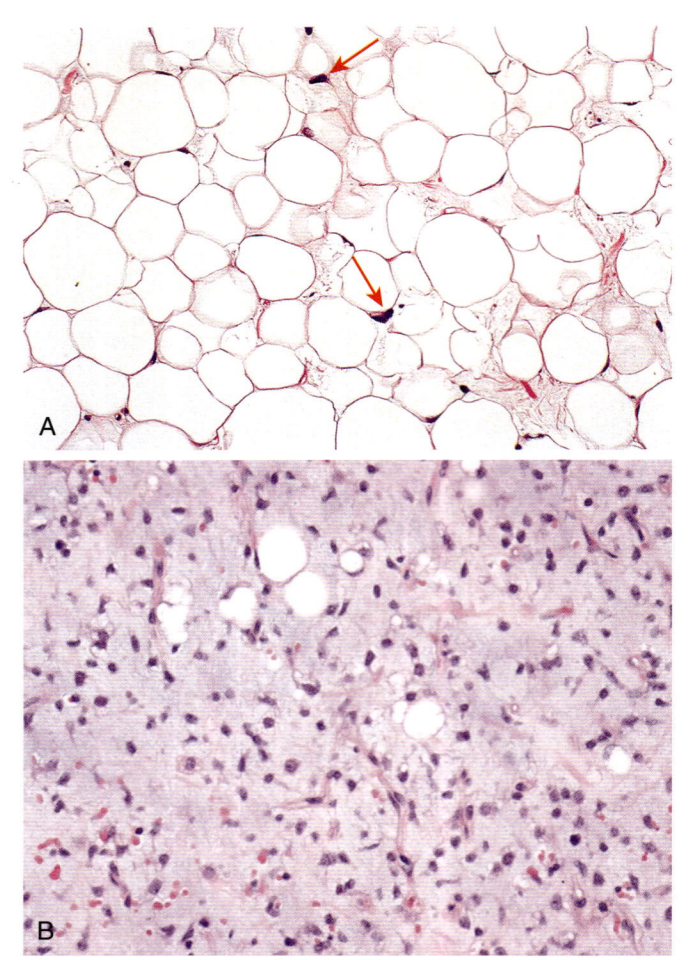

Figura 19.43 Lipossarcoma. **A.** O subtipo bem diferenciado consiste em adipócitos maduros e raros, e células estromais atípicas (*setas vermelhas*) com núcleos hipercromáticos. **B.** Lipossarcoma mixoide com abundante substância fundamental e uma rica rede de capilares em que estão dispersos adipócitos imaturos. (**A.** De Goldblum JR, Folpe AL, Weiss SW: *Enzinger & Weiss's Soft Tissue Tumors*, ed 7, Figura 14.12, Philadelphia, 2020, Elsevier.)

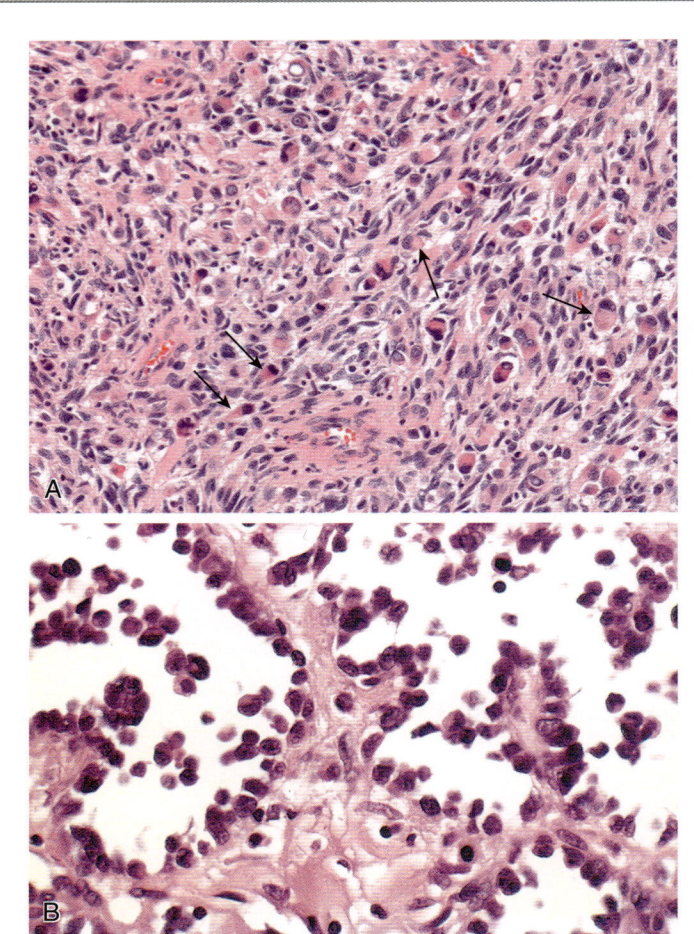

Figura 19.44 Rabdomiossarcoma. **A.** Subtipo embrionário composto de células malignas que variam de células primitivas e redondas até células densamente eosinofílicas com diferenciação de músculo esquelético (*setas*). **B.** Rabdomiossarcoma alveolar com numerosos espaços revestidos por células tumorais redondas, uniformes e não coesas. (**A.** De Goldblum JR, Folpe AL, Weiss SW: *Enzinger & Weiss's Soft Tissue Tumors*, ed 7, Figura 19.6, Philadelphia, 2020, Elsevier.)

> No **rabdomiossarcoma alveolar**, septos fibrosos dividem as células em grupos ou agregados semelhantes aos alvéolos pulmonares. As células tumorais são uniformemente arredondadas, com pouco citoplasma, e apenas minimamente coesas (Figura 19.44 B).
>
> O **rabdomiossarcoma pleomórfico** caracteriza-se por numerosas células tumorais eosinofílicas, bizarras, grandes e algumas vezes multinucleadas que podem assemelhar-se àquelas observadas em outros sarcomas pleomórficos. A identificação imuno-histoquímica de proteínas musculares específicas, como a miogenina, geralmente é necessária para confirmar a diferenciação rabdomioblástica.
>
> Os **rabdomiossarcomas de célula fusiforme/esclerosante** consistem em células fusiformes com cromatina vesicular arranjada em longos fascículos ou em padrão estoriforme. Ocasionalmente, os rabdomioblastos estão presentes. O estroma esclerótico colagenoso e denso pode ser mais comum em adultos.

Características clínicas. Os rabdomiossarcomas são neoplasias agressivas que geralmente são tratadas com cirurgia e quimioterapia com ou sem radioterapia. A variante botrioide do rabdomiossarcoma embrionário tem o melhor prognóstico, enquanto o subtipo pleomórfico muitas vezes é fatal.

TUMORES DE MÚSCULO LISO

Leiomioma

O leiomioma, um tumor benigno de músculo liso, surge com mais frequência no útero, mas pode se originar em qualquer local de tecido mole. Os leiomiomas uterinos (fibroides, Capítulo 17) são comuns e podem causar uma variedade de sintomas, incluindo infertilidade e menorragia. Os leiomiomas podem também surgir dos músculos eretores dos pelos (*leiomiomas pilares*) na pele e em algumas poucas ocasiões em partes moles profundas ou no trato gastrintestinal. Mutações com perda de função na linhagem germinativa do gene da fumarato hidratase (*FH*) são observadas em uma síndrome autossômica marcada pelo desenvolvimento de múltiplos leiomiomas cutâneos, leiomiomas uterinos e carcinoma de células renais. A FH é uma enzima do ciclo de Krebs, um outro exemplo intrigante da ligação entre as anormalidades metabólicas e a neoplasia.

Os leiomiomas de partes moles têm geralmente 1 a 2 cm e são compostos de fascículos de células fusiformes densamente eosinofílicas com mínima atipia e figuras mitóticas extremamente raras. As lesões solitárias são tratadas cirurgicamente.

Leiomiossarcoma

O leiomiossarcoma, um tumor maligno que mostra evidência de diferenciação de músculo liso, com mais frequência desenvolve-se nas partes moles profundas das extremidades e no retroperitônio (além do útero). É responsável por 10 a 20% dos sarcomas de partes moles, ocorre principalmente em idosos, e é mais comum em mulheres do que em homens. Uma forma particularmente fatal surge dos grandes vasos, muitas vezes da veia cava inferior. Os leiomiossarcomas apresentam defeitos subjacentes na estabilidade genômica, o que leva a cariótipos complexos.

Morfologia

Em partes moles profundas, o leiomiossarcoma apresenta-se com massa firme e indolor. Os tumores retroperitoneais podem causar sintomas abdominais em razão de seu tamanho. Variam de fascículos entrelaçados de células fusiformes eosinofílicas até lâminas de células pleomórficas. A detecção por imuno-histoquímica de proteínas de músculo liso pode auxiliar no diagnóstico. A atividade mitótica e a necrose são comuns.

Características clínicas. O tratamento depende do tamanho, da localização e do grau do tumor. Os leiomiossarcomas superficiais geralmente são pequenos e têm bom prognóstico, enquanto aqueles do retroperitônio são difíceis de controlar e causam a morte por extensão local e disseminação metastática, especialmente para os pulmões.

TUMORES DE ORIGEM INCERTA

Apesar de muitos tumores de partes moles serem atribuídos a tipos histológicos reconhecíveis, uma grande proporção deles não se assemelha a qualquer linhagem mesenquimal conhecida. Esse grupo inclui os tumores com cariótipos simples ou complexos; um exemplo de cada um deles é descrito aqui.

Sarcoma sinovial

O *sarcoma sinovial*, assim chamado por ser frequente sua localização próxima à articulação, o que levou à ideia que pode surgir da sinóvia, é um sarcoma associado a translocação que mostra diferenciação epitelial variável. Os sarcomas sinoviais são responsáveis por aproximadamente 10% dos sarcomas de partes moles. A maioria ocorre em adolescentes ou adultos jovens. Muitas vezes, os indivíduos afetados apresentam massa de crescimento lento e assentada profundamente nas extremidades, que está presente há anos. A maioria dos sarcomas sinoviais contém uma translocação (x;18)(p11;q11) característica que produz genes de fusão compostos de porções do gene *SS18* e um dos três genes *SSX*. As fusões codificam as proteínas quiméricas que interferem na remodelação normal na cromatina e, desse modo, desregulam a expressão gênica.

Morfologia

Histologicamente, os sarcomas sinoviais podem ser monofásicos ou bifásicos. O sarcoma sinovial monofásico consiste em células fusiformes uniformes com escasso citoplasma e cromatina densa que cresce em fascículos curtos fortemente comprimidos. O tipo bifásico possui um componente adicional de estruturas semelhantes a glândulas compostas de células epitelioides cuboides a colunares (Figura 19.45). A imuno-histoquímica é útil para identificar esses tumores, uma vez que as células tumorais, especialmente no tipo bifásico, são positivas para antígenos epiteliais (p. ex., queratinas), o que os diferencia de muitos outros sarcomas.

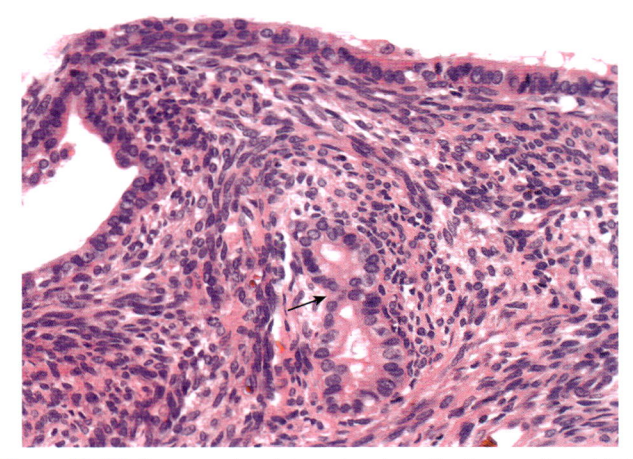

Figura 19.45 Sarcoma sinovial mostrando a clássica aparência histológica bifásica com célula fusiforme e formação glandular (*seta*).

Características clínicas. Os sarcomas sinoviais são tratados de maneira agressiva com cirurgia que poupa o membro e, geralmente, com quimioterapia. A sobrevida em 5 anos varia de 25 a 62%, e está relacionada com o estádio e a idade do paciente. Os locais comuns de metástases são o pulmão e, raramente no caso de sarcomas, os linfonodos regionais.

Sarcoma pleomórfico indiferenciado

O *sarcoma pleomórfico indiferenciado* inclui tumores malignos anaplásicos mesenquimais que não podem ser classificados em outra categoria pela morfologia, pelo imunofenótipo ou pela genética. A maioria surge em partes moles profundas da extremidade, especialmente na coxa de indivíduos de meia-idade e idosos. Esses tumores tipicamente são aneuploides com múltiplas alterações cromossômicas estruturais e numéricas.

Morfologia

Os sarcomas pleomórficos indiferenciados geralmente são massas branco-acinzentadas carnosas que, dependendo do compartimento anatômico, podem alcançar um grande tamanho (10 a 20 cm). Necrose e hemorragia são comuns. Microscopicamente, eles são extremamente pleomórficos e compostos de lâminas de grandes células fusiformes a poligonais com núcleos hipercromáticos irregulares e às vezes bizarros (Figura 19.46). As figuras mitóticas, incluindo as formas assimétricas atípicas, são abundantes. Por definição, as células tumorais não apresentam diferenciação ao longo das linhagens identificadas.

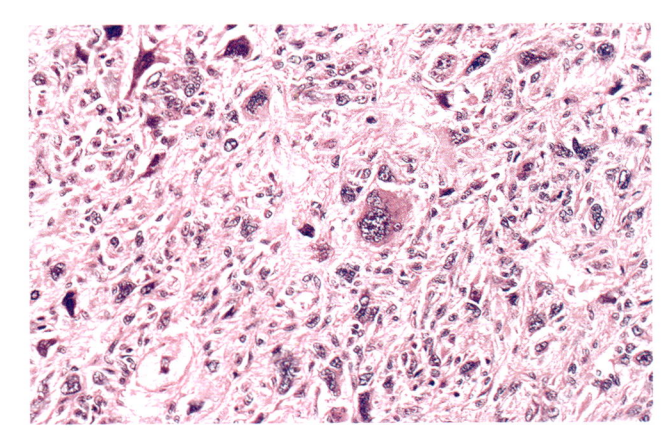

Figura 19.46 Sarcoma pleomórfico indiferenciado mostrando lâminas de células anaplásicas. (**A.** De Goldblum JR, Folpe AL, Weiss SW: Enzinger & Weiss's Soft Tissue Tumors, ed 7 Figura 12.12, Philadelphia, 2020, Elsevier.)

Características clínicas. Os sarcomas pleomórficos indiferenciados são malignidades agressivas que são tratadas com cirurgia e quimioterapia adjuvante e/ou radiação. O prognóstico geralmente é reservado. As metástases ocorrem em 30 a 50% dos casos.

REVISÃO RÁPIDA

Distúrbios congênitos do osso e da cartilagem

- As anormalidades em um único osso ou um grupo localizado de ossos são denominadas disostoses e surgem de defeitos na migração e na condensação do mesênquima. Essas anormalidades se manifestam como ossos ausentes, supernumerários ou anormalmente fusionados. A desorganização global de osso e/ou cartilagem é chamada displasia
- As mutações em FGFR3 são responsáveis por duas displasias: acondroplasia e displasia tanatofórica, as quais se manifestam como nanismo
- As mutações nos genes para o colágeno tipo I estão associadas à maioria dos tipos de osteogênese imperfeita, que é caracterizada por formação óssea defeituosa e fragilidade esquelética.

Distúrbios metabólicos do osso

- A osteopenia e a osteoporose representam uma diminuição da quantidade de ossos histologicamente normais. Na osteoporose, a extensão da perda óssea aumenta significativamente o risco de fratura. A doença é muito comum, e apresenta acentuadas morbidade e mortalidade decorrentes de fraturas. Múltiplos fatores, que incluem o pico de massa óssea, a idade, a atividade física, a genética, a nutrição e influências hormonais, contribuem para sua patogênese
- A osteomalacia caracteriza-se pelo osso que está insuficientemente mineralizado. No esqueleto em desenvolvimento, as manifestações caracterizam-se por uma condição conhecida como raquitismo
- O hiperparatireoidismo surge da hipersecreção autônoma ou compensatória de PTH e pode levar a osteoporose, tumores marrons e osteíte fibrosa cística. Nos países de alta renda, onde o diagnóstico precoce é habitual, raramente essas manifestações são observadas.

Tumores ósseos e lesões semelhantes a tumores

- Os tumores ósseos primários são classificados de acordo com a célula de origem ou a matriz que eles produzem. O restante é agrupado de acordo com as características clinicopatológicas. A maioria dos tumores ósseos primários é benigna. As metástases, especialmente aquelas para o pulmão, a próstata, os rins e a mama, são muito mais comuns do que as neoplasias ósseas primárias.
  As principais categorias de tumores ósseos primários incluem:
  - Formação de osso: o osteoblastoma e o osteoma osteoide consistem em osteoblastos benignos que sintetizam osteoide. O osteossarcoma é um tumor agressivo maligno de osteoblastos que ocorre predominantemente em adolescentes
  - Formação de cartilagem: o osteocondroma é uma exostose com uma cápsula cartilaginosa. As formas esporádicas e sindrômicas surgem de mutações nos genes EXT. Os condromas são tumores benignos produtores de cartilagem hialina que geralmente surgem nos dedos da mão. Os condrossarcomas são tumores malignos de células condroides que envolvem o esqueleto axial em adultos
  - O sarcoma de Ewing é um tumor maligno, agressivo e de pequenas células redondas associado a t(11;22)
  - A displasia fibrosa é a interrupção localizada do desenvolvimento dos constituintes do osso decorrente de mutações com ganho de função em GNAS1.

Artrite

- A osteoartrite (OA, doença articular degenerativa), a doença mais comum da articulação, é um processo degenerativo da cartilagem articular em que ocorre uma desagregação da matriz em virtude de um estresse biomecânico que excede a síntese. A inflamação é mínima e tipicamente secundária. A produção local de citocinas inflamatórias contribui para a progressão da doença
- A artrite reumatoide (AR) é uma doença inflamatória autoimune crônica que afeta principalmente as pequenas articulações de forma simétrica, mas pode envolver outras articulações. A AR é causada por respostas imunológicas celular e humoral contra autoantígenos, particularmente as proteínas citrulinadas. O TNF tem um papel central e os antagonistas contra o TNF são de benefício clínico
- As espondiloartropatias soronegativas são um grupo heterogêneo de artrites provavelmente autoimunes que preferencialmente envolvem as articulações sacroilíaca e vertebral e ocorrem principalmente nos indivíduos com HLA-B27
- A artrite supurativa é causada pela infecção de um espaço articular por microrganismos bacterianos, em geral adquiridos de forma hematogênica
- A doença de Lyme é uma infecção sistêmica por Borrelia burgdorferi que em parte se manifesta como uma artrite infecciosa, possivelmente com um componente autoimune nos estágios crônicos
- A gota e a pseudogota resultam de respostas inflamatórias desencadeadas pela precipitação de urato ou pirofosfato de cálcio, respectivamente, nas articulações.

Tumores de partes moles

- A categoria neoplasia de partes moles descreve os tumores que surgem de tecidos não epiteliais, com exceção do esqueleto, das articulações, do sistema nervoso central e dos tecidos hematopoiético e linfoide. Um sarcoma é um tumor mesenquimal maligno
- Embora todos os tumores de partes moles provavelmente surjam de células-tronco mesenquimais pluripotentes, em vez de células maduras, eles podem ser classificados como:
  - Tumores semelhantes ao tecido mesenquimal maduro (p. ex., gordura). Esses podem, ainda, ser subdivididos em formas benigna e maligna
  - Tumores compostos de células para as quais não há uma contraparte normal (p. ex., sarcoma sinovial, sarcoma pleomórfico indiferenciado)
- Os sarcomas com cariótipos simples mostram anormalidades cromossômicas e moleculares reproduzíveis, que contribuem para a patogênese e são suficientemente específicas para terem uso diagnóstico
- A maioria dos sarcomas em adultos tem cariótipos complexos, tendem a ser pleomórficos, são geneticamente heterogêneos, e têm mau prognóstico.

Exames laboratoriais[a]

Teste	Valores de referência	Fisiopatologia/relevância clínica
Anticorpos para antipeptídeo citrulinado séricos	< 20 U/mℓ	A citrulinação é uma modificação da proteína pós-traducional que está associada à inflamação, particularmente nos tecidos sinoviais. Na artrite reumatoide (AR), os autoanticorpos são induzidos contra vários antígenos citrulinados. Esses anticorpos para antipeptídeo citrulinado (ACPAs) foram identificados no líquido sinovial de alguns pacientes com AR. Os ACPAs são encontrados em 60 a 80% de pacientes com AR, e os testes séricos baseados em ELISA mostram uma especificidade que varia de 85 a 99%. Também há evidência de que os ACPAs precedem o desenvolvimento de AR, pois aparecem anos antes da apresentação da doença. Alguns estudos sugerem que os níveis de ACPAs correlacionam-se com a progressão da doença e com a resposta ao tratamento com anticorpo antifator de necrose tumoral (TNF)
Fator reumatoide (FR) sérico	< 15 UI/mℓ	Fatores reumatoides são anticorpos que reagem com a porção Fc de outros anticorpos imunoglobulina G. Apesar de seu nome, o FR não possui especificidade para AR e pode ser observado também em 40 a 60% dos pacientes com a síndrome de Sjögren. Entretanto, o FR pode ser um indicador prognóstico, pois sua presença correlaciona-se com maior gravidade da AR. O FR tem sensibilidade e especificidade de cerca de 70% e 85% para AR, respectivamente. A combinação de FR e anticorpos para antipeptídeo citrulinado pode ter maior rendimento diagnóstico
Ácido úrico sérico	Homens: < 8 mg/dℓ Mulheres: < 6,1 mg/dℓ	O ácido úrico é gerado pelo metabolismo da purina. As purinas são sintetizadas pelo corpo ou são ingeridas, particularmente em alimentos com abundante material nucleico (p. ex., fígado de animais). Cerca de 75% do ácido úrico do corpo é excretado na urina. A hiperuricemia é necessária, mas não suficiente, para o desenvolvimento de gota. Na maioria dos casos de gota, o defeito que causa a elevação de ácido úrico plasmático é desconhecido, porém mais provavelmente se deve à redução da excreção renal. Em um número muito menor de casos, há uma ausência parcial ou completa da enzima hipoxantina-guanina fosforribosil transferase (HGPRT) que pode resultar na síndrome de Lesch-Nyhan. A hiperuricemia que resulta em gota secundária pode ser observada nos pacientes sob regimes de fármacos citotóxicos (p. ex., quimioterapia para o câncer) e nos contextos de neoplasias agressivas (p. ex., leucemia aguda) e insuficiência renal crônica (diminuição da excreção). A maioria dos pacientes com hiperuricemia não desenvolve gota

[a] A assistência do Dr. Pankti Reid, Department of Medicine, the University of Chicago, é muito apreciada. Valores de referência extraídos de https://www.mayocliniclabs.com/ com permissão da Mayo Foundation for Medical Education and Research. Todos os direitos reservados. (Adaptada de Deyrup AT, D'Ambrosio D, Muir J et al. Essential Laboratory Tests for Medical Education. *Acad Pathol.* 2022;9. doi: 10.1016/j.acpath.2022.100046.)

20 Nervos Periféricos e Músculos Esqueléticos

VISÃO GERAL DO CAPÍTULO

Distúrbios dos nervos periféricos, 736
   Padrões de lesão do nervo periférico, 736
   Distúrbios associados à lesão de nervos periféricos, 738
      Neuropatia periférica diabética, 738
      Síndrome de Guillain-Barré, 738
      Polineuropatia desmielinizante inflamatória crônica, 738
      Formas tóxicas, vasculíticas e hereditárias de neuropatia periférica, 738
      Neuropatia idiopática, 739
Distúrbios da junção neuromuscular, 739
   Miastenia *gravis*, 739
   Síndrome de Lambert-Eaton, 739
   Distúrbios diversos da junção neuromuscular, 740
Distúrbios do músculo esquelético, 740

Padrões de lesão e de atrofia do músculo esquelético, 740
Distúrbios hereditários do músculo esquelético, 740
   Distrofinopatias: distrofias musculares de Duchenne e de Becker, 740
   Outras distrofias musculares ligadas ao X e autossômicas, 742
   Canalopatias, miopatias metabólicas e miopatias mitocondriais, 743
Distúrbios adquiridos do músculo esquelético, 744
   Miopatias inflamatórias, 744
   Miopatias tóxicas, 745
Tumores de músculos esqueléticos, 745
Tumores de nervos periféricos, 745
   Schwannomas e neurofibromatose do tipo 2, 745
   Neurofibromas e neurofibromatose do tipo 1, 745
   Tumores malignos da bainha dos nervos periféricos, 746
   Neuroma traumático, 747

Os nervos periféricos e os músculos esqueléticos permitem movimentos intencionais e fornecem ao cérebro informações sensoriais sobre o que nos rodeia. Tanto a distribuição anatômica das lesões quanto seus sinais e sintomas associados são úteis na classificação das doenças neuromusculares. A discussão a seguir sobre os distúrbios neuromusculares é organizada ao longo das linhas anatômicas desde os nervos periféricos proximais até as junções neuromusculares distais e o músculo esquelético.

DISTÚRBIOS DOS NERVOS PERIFÉRICOS

Os dois principais elementos funcionais dos nervos periféricos são os processos axonais e suas bainhas de mielina, que são produzidas pelas células de Schwann. O diâmetro dos axônios e a espessura da mielina se correlacionam entre si e com a velocidade de condução dos impulsos elétricos ao longo do nervo. Essas características distinguem diferentes tipos de axônios, que medeiam modalidades sensoriais e funções motoras distintas. O toque leve, por exemplo, é transmitido por axônios densamente mielinizados e de grande diâmetro com velocidades de condução rápidas, enquanto a sensação de temperatura é transmitida por axônios delicados, lentos, levemente mielinizados ou amielínicos. No caso dos axônios mielinizados, uma célula de Schwann forma e mantém exatamente um segmento de mielina, ou internodo, ao longo de um único axônio (Figura 20.1 A). Os internodos adjacentes são separados pelos nódulos de Ranvier, ao longo dos quais ocorre a condução saltatória. Qualquer nervo contém axônios de diferentes tamanhos e axônios que desempenham funções diferentes. Eles estão dispostos em fascículos que são envolvidos (embainhados) por uma camada de células perineurais. As células perineurais formam uma barreira entre o endoneuro no interior do fascículo e o epineuro no exterior.

Padrões de lesão do nervo periférico

As neuropatias periféricas muitas vezes são subclassificadas como axonais ou desmielinizantes, embora muitas doenças exibam características mistas. **As neuropatias axonais são causadas por agressões que lesam diretamente o axônio.** A porção distal inteira de um axônio afetado se degenera (*degeneração walleriana*). A degeneração axonal está associada à perda secundária de mielina (Figura 20.1 B). A regeneração ocorre por intermédio de um novo crescimento axonal e subsequente remielinização da região distal do axônio (Figura 20.1 C). A característica morfológica das neuropatias axonais é uma diminuição na densidade dos axônios, o que, nos estudos eletrofisiológicos, se correlaciona com a diminuição na intensidade do sinal ou na amplitude dos impulsos nervosos.

As neuropatias desmielinizantes são caracterizadas por danos às células de Schwann ou à mielina com relativa preservação axonal, o que resulta em velocidades de condução nervosa anormalmente lentas, mas com amplitude preservada. A desmielinização ocorre tipicamente de maneira descontínua, afetando internodos individuais ao longo do comprimento de um axônio em uma distribuição aleatória. Esse processo é denominado *desmielinização segmentar* (ver Figura 20.1 B). Morfologicamente, as neuropatias desmielinizantes mostram uma densidade relativamente normal de axônios e características de desmielinização segmentar e reparo. Isso é reconhecido pela presença de axônios com bainhas de mielina anormalmente delgadas e internodos curtos (ver Figura 20.1 C).

As contribuições do Dr. Peter Pytel, Department of Pathology, University of Chicago, para este capítulo em diversas edições anteriores deste livro são reconhecidas com gratidão.

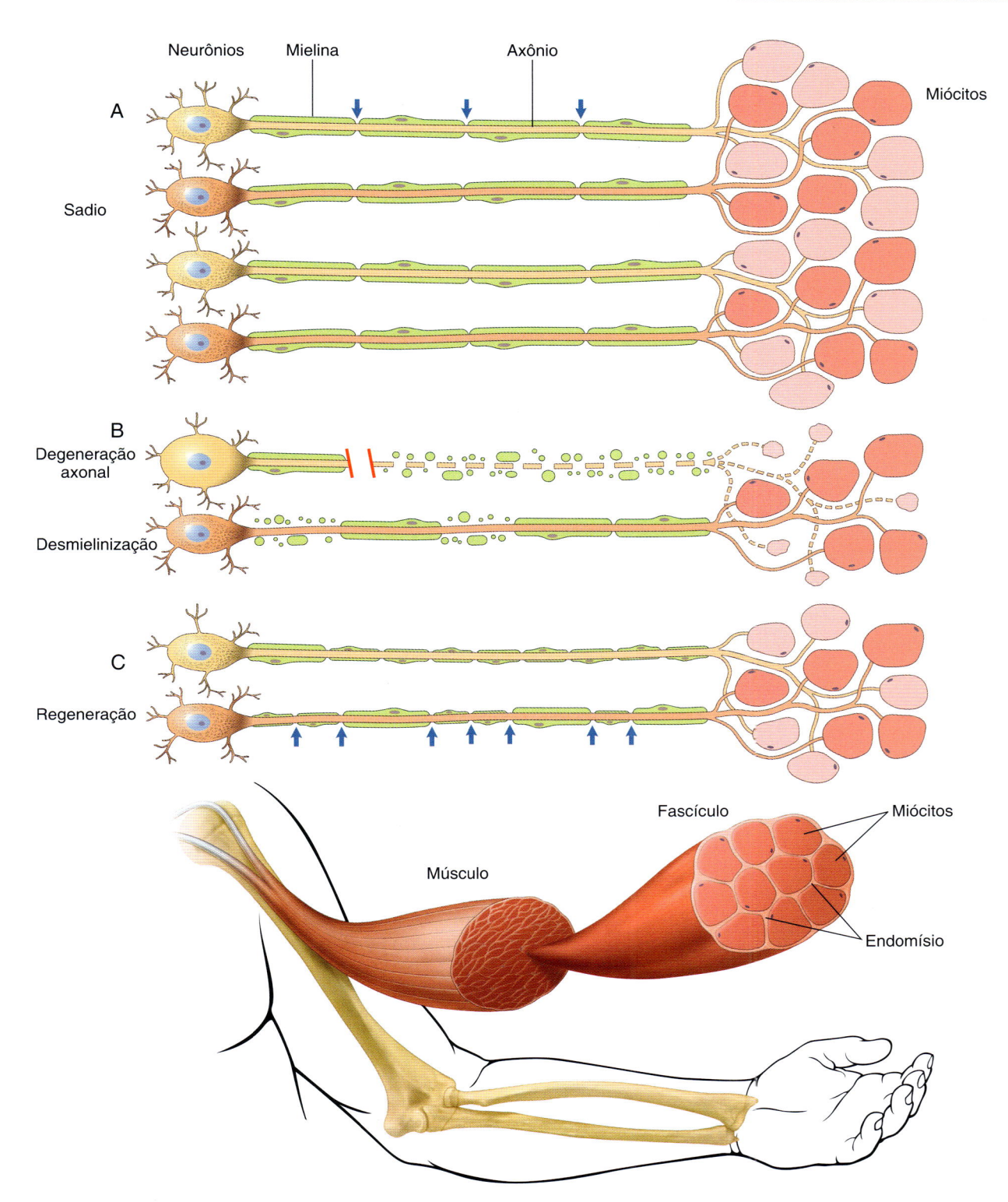

Figura 20.1 Padrões de lesão do nervo periférico. **A.** Nas unidades motoras sadias, as miofibrilas tipo I e tipo II (ver Tabela 20.2 mais adiante) estão dispostas em uma distribuição de "tabuleiro de xadrez". Os internodos separados pelos nódulos de Ranvier (*setas*) ao longo dos axônios motores são uniformes em espessura e comprimento. **B.** A lesão axonal aguda (*axônio superior*) resulta na degeneração do axônio distal e de sua bainha de mielina associada com atrofia das miofibrilas desnervadas. Em contraste, a doença desmielinizante aguda (*axônio inferior*) produz degeneração segmentar aleatória de internodos individuais de mielina, enquanto os axônios são poupados. **C.** A regeneração dos axônios após a lesão (*axônio superior*) permite que as conexões com as miofibrilas se formem novamente. O axônio regenerado é mielinizado pelas células de Schwann, mas os novos internodos são mais curtos e as bainhas de mielina são mais finas que as originais. A remissão da doença desmielinizante (*axônio inferior*) permite que a remielinização ocorra; porém, da mesma maneira que na regeneração de axônios lesionados, os novos internodos são mais curtos e têm bainhas de mielina mais finas do que os internodos adjacentes sadios não danificados (os nódulos de Ranvier estão marcados por *setas*; compare com o painel **A**).

Distúrbios associados à lesão de nervos periféricos

Muitas doenças podem estar associadas a uma neuropatia periférica (Tabela 20.1). Discutiremos a seguir as entidades selecionadas que são prototípicas para um tipo específico de polineuropatia ou são particularmente comuns.

Neuropatia periférica diabética

O diabetes é a causa mais comum de neuropatia periférica e geralmente se desenvolve no contexto de doenças de longa duração. Até 80% dos indivíduos com diabetes há mais de 15 anos apresentam evidências de neuropatia periférica. As neuropatias diabéticas incluem várias formas, que podem ocorrer isoladamente ou em conjunto:

- A *polineuropatia sensoriomotora simétrica distal* é a forma mais comum de neuropatia diabética. Os axônios sensitivos são mais gravemente afetados que os axônios motores, o que resulta em uma apresentação clínica dominada por parestesias e dormência. Esta forma de polineuropatia diabética exibe características de lesão tanto axonal quanto desmielinizante. A patogênese da neuropatia diabética é complexa e não está completamente compreendida; estão envolvidos um acúmulo de produtos finais de glicosilação avançada resultantes de hiperglicemia, níveis aumentados de espécies reativas de oxigênio, alterações microvasculares e alterações no metabolismo axonal. Um controle glicêmico rigoroso é a melhor forma de tratamento
- A *neuropatia autônoma* é caracterizada por hipotensão ortostática e alterações nas funções intestinal, vesical, cardíaca e/ou sexual
- A *radiculopatia lombossacral* (amiotrofia diabética) geralmente se manifesta com dor assimétrica, dormência, fraqueza e atrofia muscular que tipicamente se iniciam em um dos membros inferiores e podem disseminar-se para o outro.

Tabela 20.1 Neuropatias periféricas.

Categoria etiológica	Distúrbios/agentes causadores
Nutricionais e metabólicas	Diabetes
	Uremia
	Deficiências de vitaminas – tiamina, vitamina B_6, vitamina B_{12}
Tóxicas	Fármacos (p. ex., vimblastina, vincristina, paclitaxel, cisplatina, oxaliplatina, bortezomibe, colchicina, isoniazida)
	Toxinas (p. ex., álcool, chumbo, alumínio, arsênico, mercúrio, acrilamida)
Vasculopatias infiltrantes	Vasculite
	Amiloidose, sarcoidose, linfoma
Inflamatórias	Doenças autoimunes como lúpus, síndrome de Sjögren, distúrbio misto do tecido conjuntivo
	Síndrome de Guillain-Barré
	Polineuropatia desmielinizante inflamatória crônica (PDIC)
Infecções	Herpes-zóster
	Hanseníase
	HIV
	Doença de Lyme
Hereditárias	Neuropatias de Charcot-Marie-Tooth tipo I, tipo II e ligada ao X
Outras	Paraneoplásica, algumas leucodistrofias

Síndrome de Guillain-Barré

A síndrome de Guillain-Barré é um distúrbio desmielinizante agudo rapidamente progressivo que afeta os axônios motores e resulta em fraqueza ascendente. Os sintomas geralmente progridem durante um período de 2 semanas, e cerca de 4 semanas após o início, a vasta maioria dos pacientes atinge o nadir da doença. É uma das doenças mais comuns do sistema nervoso periférico com risco à vida. Cerca de dois terços dos casos da síndrome de Guillain-Barré são desencadeados por uma infecção que provoca a geração de células T e anticorpos específicos para microrganismos, que reagem de forma cruzada com antígenos da bainha do nervo. Embora tanto as respostas mediadas por células T quanto por anticorpos estejam envolvidas, acredita-se que os anticorpos tenham um papel dominante. Os agentes infecciosos associados incluem *Campylobacter jejuni*, vírus Epstein-Barr, citomegalovírus, vírus da imunodeficiência humana (HIV, do inglês *human immunodeficiency virus*), vírus Zika e, mais recentemente, SARS-CoV-2. A lesão é mais extensa nas raízes nervosas e nos segmentos proximais do nervo e está associada a infiltrados de células mononucleares ricos em macrófagos. Os tratamentos incluem plasmaférese (para remover os anticorpos agressores), infusões de imunoglobulina intravenosa (que suprimem respostas imunes por intermédio de mecanismos pouco claros) e cuidados de suporte como o suporte ventilatório. Os pacientes que sobrevivem à fase aguda inicial da doença geralmente se recuperam com o passar do tempo.

Polineuropatia desmielinizante inflamatória crônica

A polineuropatia desmielinizante inflamatória crônica (PDIC) é uma neuropatia periférica inflamatória caracterizada por polineuropatia sensoriomotora simétrica mista que persiste por 2 meses ou mais. Tanto as anormalidades motoras quanto as sensitivas são comuns e incluem fraqueza, dificuldade em andar, dormência, dor e sensação de formigamento. Assim como a síndrome de Guillain-Barré, a PDIC é imunomediada. Por outro lado, ela segue uma evolução crônica recorrente-remitente ou progressiva. Ocorre com maior frequência nos pacientes com paraproteinemias, neoplasias linfoides e infecção pelo HIV. Os nervos periféricos mostram segmentos de desmielinização e remielinização.

Formas tóxicas, vasculíticas e hereditárias de neuropatia periférica

Existem diversas outras causas de neuropatia periférica (ver Tabela 20.1) e algumas delas merecem uma breve discussão.

- *Fármacos e toxinas ambientais*, como álcool, vários fármacos usados na quimioterapia do câncer (p. ex., taxanos, compostos de platina) e arsênico, que interferem no transporte axonal ou na função do citoesqueleto e produzem neuropatias periféricas. Os axônios mais longos são os mais suscetíveis; portanto, os sintomas aparecem primeiro e são mais pronunciados nas extremidades distais
- *Vasculite sistêmica*: os nervos periféricos são danificados em diferentes formas de vasculite sistêmica (Capítulo 8), que incluem poliarterite nodosa, crioglobulinemia e granulomatose eosinofílica com poliangiite (síndrome de Churg-Strauss). De forma geral, a lesão do nervo periférico é observada em cerca de um terço de todos os pacientes com vasculite no momento da apresentação. O quadro clínico mais comum é o de uma neuropatia periférica sensoriomotora assimétrica mista e dolorosa que afeta nervos individuais aleatoriamente. O envolvimento irregular também é aparente em nível microscópico, uma vez que os nervos simples podem apresentar considerável variação interfascicular na lesão axonal

- As *doenças hereditárias dos nervos periféricos* constituem um grupo heterogêneo, mas relativamente comum, de distúrbios. As neuropatias motoras e sensoriais hereditárias, algumas vezes incluídas no guarda-chuva da doença de Charcot-Marie-Tooth, são de longe as neuropatias periféricas hereditárias mais comuns, pois afetam até 1 em 2.500 pessoas. Podem ser desmielinizantes ou axonais. Muitas destas disfunções manifestam-se na idade adulta e apresentam uma evolução lenta e progressiva que pode mimetizar as polineuropatias adquiridas. As causas mais comuns são as mutações nos genes que codificam proteínas associadas à mielina

- As *neuropatias amiloides são causadas pela deposição de fibrilas amiloides nos nervos periféricos*. A amiloidose de cadeia leve (no contexto do mieloma múltiplo ou da gamopatia monoclonal de significado indeterminado) e a amiloidose familiar relacionada à transtirretina são os tipos mais comuns de neuropatia amiloide. Elas se apresentam com fraqueza progressiva, dormência e dor neuropática, sendo uma de suas características as manifestações autônomas progressivas, como a hipotensão ortostática, no início do curso da doença. O tratamento da amiloidose de cadeia leve inclui quimioterapia para erradicar os clones de plasmócitos que secretam as cadeias leves patogênicas e, às vezes, transplante de células-tronco autólogas. O transplante de fígado (para erradicar a fonte de transtirretina mutante) foi usado para o tratamento da amiloidose familiar relacionada à transtirretina por três décadas; porém, mais recentemente o silenciamento da expressão gênica da transtirretina por meio de técnicas de terapia genética tornou-se a primeira linha de tratamento modificador da doença. Vários fármacos que estabilizam a transtirretina para evitar a sua agregação também estão disponíveis.

Neuropatia idiopática

Entre 30 e 40% das neuropatias são rotuladas como idiopáticas (ou criptogênicas) após a investigação clínica não revelar uma causa. A maioria ocorre em idosos (com mais de 55 anos) e se apresenta como neuropatia axonal dolorosa lentamente progressiva e dependente de comprimento. Alguns casos de neuropatia idiopática foram atribuídos ao pré-diabetes e à síndrome metabólica (uma constelação de sinais que inclui disglicemia, hipertensão, hiperlipidemia e obesidade). O tratamento consiste principalmente no manejo da dor neuropática com produtos tópicos, antiepilépticos, antidepressivos e analgésicos.

DISTÚRBIOS DA JUNÇÃO NEUROMUSCULAR

A junção neuromuscular é uma estrutura especializada complexa localizada na interface dos axônios do nervo motor e músculo esquelético que serve para controlar a contração muscular. Nesse local, as extremidades distais dos nervos motores periféricos se ramificam em pequenos processos que terminam em botões sinápticos bulbosos. Os impulsos nervosos despolarizam a membrana pré-sináptica, o que estimula o influxo de cálcio e a liberação de acetilcolina na fenda sináptica. A acetilcolina se difunde através da fenda sináptica para se ligar ao seu receptor na membrana pós-sináptica, levando à despolarização da miofibrila e à contração por intermédio de um acoplamento eletromecânico. Os distúrbios da junção neuromuscular geralmente resultam em alterações estruturais na junção neuromuscular, mas também podem produzir anormalidades funcionais na ausência de alterações morfológicas significativas. Abordaremos nesta seção alguns dos distúrbios mais comuns ou patogenicamente interessantes que causam interrupção da transmissão de sinais ao longo da junção neuromuscular.

Miastenia *gravis*

A miastenia *gravis* é uma doença autoimune que cursa com fraqueza muscular flutuante causada por autoanticorpos que têm como alvo a junção neuromuscular. Cerca de 85% dos pacientes com miastenia generalizada apresentam autoanticorpos contra o receptor de acetilcolina (AChR, do inglês *acetylcholine receptor*) pós-sináptico, enquanto a maioria dos pacientes restantes apresenta anticorpos contra a tirosina quinase músculo-específica (MuSK, do inglês *muscle-specific tyrosine kinase*) do sarcolema. Aqui, nos concentramos na forma mais comum, associada a anti-AChR, cuja prevalência é de 150 a 200 casos por milhão de pessoas. Esses casos têm distribuição etária bimodal: início precoce com um pico na segunda e na terceira década de vida (predominância feminina) e início tardio na sexta à oitava década de vida (predominância masculina). As anomalias do timo são comuns e assumem duas formas: (1) hiperplasia tímica, que é na verdade uma condição marcada pela presença de folículos de células B reativas (60 a 70% dos casos); e (2) timoma, uma neoplasia do epitélio tímico (10 a 15% dos casos) (Capítulo 10). Acredita-se que ambas perturbem a tolerância a antígenos próprios, preparando o terreno para a geração de anticorpos anti-AChR que danificam a membrana pós-sináptica. Os autoanticorpos contra AChR são encontrados em 85% dos pacientes com doença generalizada e em 50% daqueles com miastenia *gravis* ocular (ver adiante). Os autoanticorpos para AChR são classificados como ligantes, bloqueadores ou moduladores. Os anticorpos ligantes causam a ativação do complemento, que danifica a junção neuromuscular e destrói o AChR. Os anticorpos bloqueadores impedem a ligação da ACh ao AChR. Os anticorpos moduladores promovem a ligação cruzada das subunidades do receptor, resultando em internalização, e estão associados à miastenia *gravis* em decorrência de timoma.

Clinicamente, a miastenia *gravis* manifesta-se frequentemente com *ptose* (pálpebras caídas) ou *diplopia* (visão dupla) por causa da fraqueza dos músculos extraoculares. Esse padrão de fraqueza é bem diferente daquele exibido na maioria das doenças miopáticas primárias, nas quais existe uma relativa preservação dos músculos faciais e extraoculares. Existem duas formas clínicas de miastenia *gravis*: ocular e generalizada. Em alguns pacientes, os sintomas estão confinados aos músculos oculares, enquanto outros apresentam fraqueza ocular e generalizada, incluindo fraqueza dos músculos bulbares e respiratórios, podendo necessitar de ventilação mecânica. A gravidade da fraqueza geralmente flutua, às vezes ao longo de períodos de alguns minutos. Caracteristicamente, a estimulação nervosa repetitiva resulta em uma redução da amplitude de resposta. Por outro lado, o uso de inibidores da colinesterase melhora a força pelo aumento da concentração de acetilcolina na fenda sináptica. Além dos inibidores da colinesterase, outros tratamentos eficazes incluem esteroides, outros imunossupressores, inibidores das vias do complemento, imunoglobulina intravenosa, plasmaférese e, em determinados pacientes, timectomia. O prognóstico da miastenia *gravis* melhorou significativamente a partir destes avanços no tratamento, pois a maioria dos pacientes apresentou uma expectativa de vida normal. No entanto, cerca de 10% dos casos miastênicos são refratários ao tratamento, e alguns pacientes ainda sucumbem por causa das complicações da doença, como a insuficiência respiratória.

Síndrome de Lambert-Eaton

A síndrome de Lambert-Eaton é causada por autoanticorpos que inibem a função dos canais de cálcio pré-sinápticos, reduzindo, assim, a liberação de acetilcolina na fenda sináptica. Os pacientes com síndrome de Lambert-Eaton experienciam fraqueza dos membros e, às vezes, fraqueza muscular generalizada, sendo observada melhora da fraqueza com contrações musculares breves ou estimulação nervosa repetitiva de alta frequência, que resultam em um acúmulo de cálcio intracelular suficiente para facilitar a liberação de acetilcolina. Em cerca de dois terços dos pacientes, a síndrome de Lambert-Eaton surge como uma doença paraneoplásica, particularmente nos pacientes com carcinoma pulmonar de pequenas células; nos demais, é uma doença autoimune primária. O tratamento dos sintomas da síndrome de Lambert-Eaton inclui os agentes que bloqueiam o canal de potássio pré-sináptico, que estende a duração do potencial de ação na membrana pré-sináptica. Ao contrário do que ocorre na miastenia *gravis*, os inibidores da colinesterase não são eficazes na síndrome de Lambert-Eaton. Outras terapias incluem o tratamento de qualquer câncer subjacente, plasmaférese ou imunossupressão, que reduzem a concentração dos anticorpos causadores. O prognóstico é pior do que o da miastenia *gravis* devido à frequente coexistência de uma doença maligna agressiva.

Distúrbios diversos da junção neuromuscular

Vários outros distúrbios da junção neuromuscular merecem uma breve menção:

- As *síndromes miastênicas congênitas* compreendem um grupo heterogêneo de doenças que resultam de mutações que bloqueiam a função de várias proteínas da junção neuromuscular. As mutações causais podem afetar proteínas pré-sinápticas, sinápticas ou pós-sinápticas. Assim, os pacientes podem apresentar sintomas que mimetizam a síndrome de Lambert-Eaton ou a miastenia *gravis*. Algumas formas respondem ao tratamento com inibidores da acetilcolinesterase
- As *infecções por bactérias produtoras de exotoxinas* podem estar associadas a defeitos de neurotransmissão e contração muscular. *Clostridium tetani* e *Clostridium botulinum* liberam neurotoxinas extremamente potentes que interferem na transmissão neuromuscular. A toxina tetânica bloqueia a ação de neurônios inibitórios, o que leva a uma liberação aumentada de acetilcolina e a uma contração muscular sustentada, além de espasmo (tetania). Em contraste, a toxina botulínica inibe a liberação de acetilcolina, produzindo paralisia flácida. A toxina purificada (Botox®) é notavelmente estável após a injeção, um atributo que tem levado à sua utilização generalizada como tratamento para rugas e para várias outras condições associadas à atividade muscular indesejada (p. ex., blefarospasmo e estrabismo).

DISTÚRBIOS DO MÚSCULO ESQUELÉTICO

Padrões de lesão e de atrofia do músculo esquelético

O componente principal do sistema motor é a *unidade motora*, que é composta por um neurônio motor inferior, suas junções neuromusculares e as fibras musculares esqueléticas que inerva. O músculo esquelético consiste em diferentes tipos de fibras amplamente classificadas como fibras de contração lenta tipo I e de contração rápida tipo II (Tabela 20.2). O tipo de fibra depende da inervação e todas as miofibrilas de uma unidade motora compartilham o mesmo tipo de fibra. Em geral, as fibras de diferentes tipos estão distribuídas em um padrão de "tabuleiro de dama" (ver Figura 20.1 A). Uma série de proteínas e complexos proteicos são cruciais para a estrutura e a função únicas dos músculos esqueléticos. Estas incluem proteínas que compõem os sarcômeros e o complexo distrofina-glicoproteína, bem como enzimas que permitem que o músculo atenda aos seus requisitos metabólicos. Elas serão discutidas mais adiante quando os distúrbios que afetam os músculos forem apresentados.

As doenças musculares primárias ou miopatias devem ser distinguidas das alterações neuropáticas secundárias causadas pelos distúrbios que prejudicam a inervação muscular. Ambas estão associadas à alteração da função e da morfologia muscular, mas cada uma apresenta características distintas, que estão ilustradas na Figura 20.2. As causas adquiridas de lesão muscular também provocam alterações distintas. Por exemplo, o desuso prolongado dos músculos (p. ex., devido a acamação prolongada, imobilização de um osso quebrado) pode levar a lesões focais ou a atrofia muscular generalizada, que tendem a afetar mais as fibras do tipo II do que as fibras do tipo I. Por outro lado, a exposição aos glicocorticoides, seja exógena ou endógena (p. ex., na síndrome de Cushing), pode causar atrofia preferencial dos músculos proximais e das miofibrilas do tipo II.

Tabela 20.2 Tipos de fibra muscular.

	Tipo I	Tipo II
Ação	Força prolongada	Movimento rápido
Tipo de atividade	Exercício aeróbico	Exercício anaeróbico
Energia produzida	Baixa	Alta
Resistência à fadiga	Alta	Baixa
Conteúdo lipídico	Alto	Baixo
Conteúdo de glicogênio	Baixo	Alto
Metabolismo energético	Baixa capacidade glicolítica, alta capacidade oxidativa	Alta capacidade glicolítica, baixa capacidade oxidativa
Densidade mitocondrial	Alta	Baixa
Gene da cadeia pesada da miosina expresso	MYH7	MYH1, MYH2, MYH4
Cor	Vermelha (alto conteúdo de mioglobina)	Vermelha pálida/bronzeada (baixo conteúdo de mioglobina)

Distúrbios hereditários do músculo esquelético

As doenças congênitas dos músculos, chamadas de *distrofias musculares* ou *miopatias*, são causadas por mutações em uma variedade de genes nucleares e mitocondriais e se apresentam com contrações involuntárias (miotonia) ou uma fraqueza progredindo para paralisia. Em alguns destes distúrbios, as anormalidades estão presentes praticamente desde o nascimento; enquanto em outros, os músculos são saudáveis ao nascimento e o distúrbio se desenvolve ao longo do tempo. Clinicamente, são distúrbios heterogêneos: em alguns, o músculo esquelético é o principal local da doença; enquanto em outros, outros órgãos (p. ex., o coração) estão envolvidos. Apenas as mais comuns destas doenças raras são descritas aqui.

Distrofinopatias: distrofias musculares de Duchenne e de Becker

As distrofias musculares mais comuns são distúrbios recessivos ligados ao X causados por mutações que interrompem a função de uma grande proteína estrutural chamada *distrofina* (Figura 20.3). Como resultado, estas doenças são chamadas *distrofinopatias*. A *distrofia muscular de Duchenne* (DMD) e a *distrofia muscular de Becker* (DMB) são as duas doenças mais importantes neste grupo. A DMD apresenta uma incidência de cerca de 1 para 3.500 nascidos vivos do sexo masculino e segue um curso invariavelmente fatal. Ela se torna clinicamente evidente na primeira infância e a maioria dos pacientes está presa a uma cadeira de rodas na adolescência e morre em decorrência da sua doença no início da idade adulta. A distrofia muscular de Becker é menos comum e menos grave.

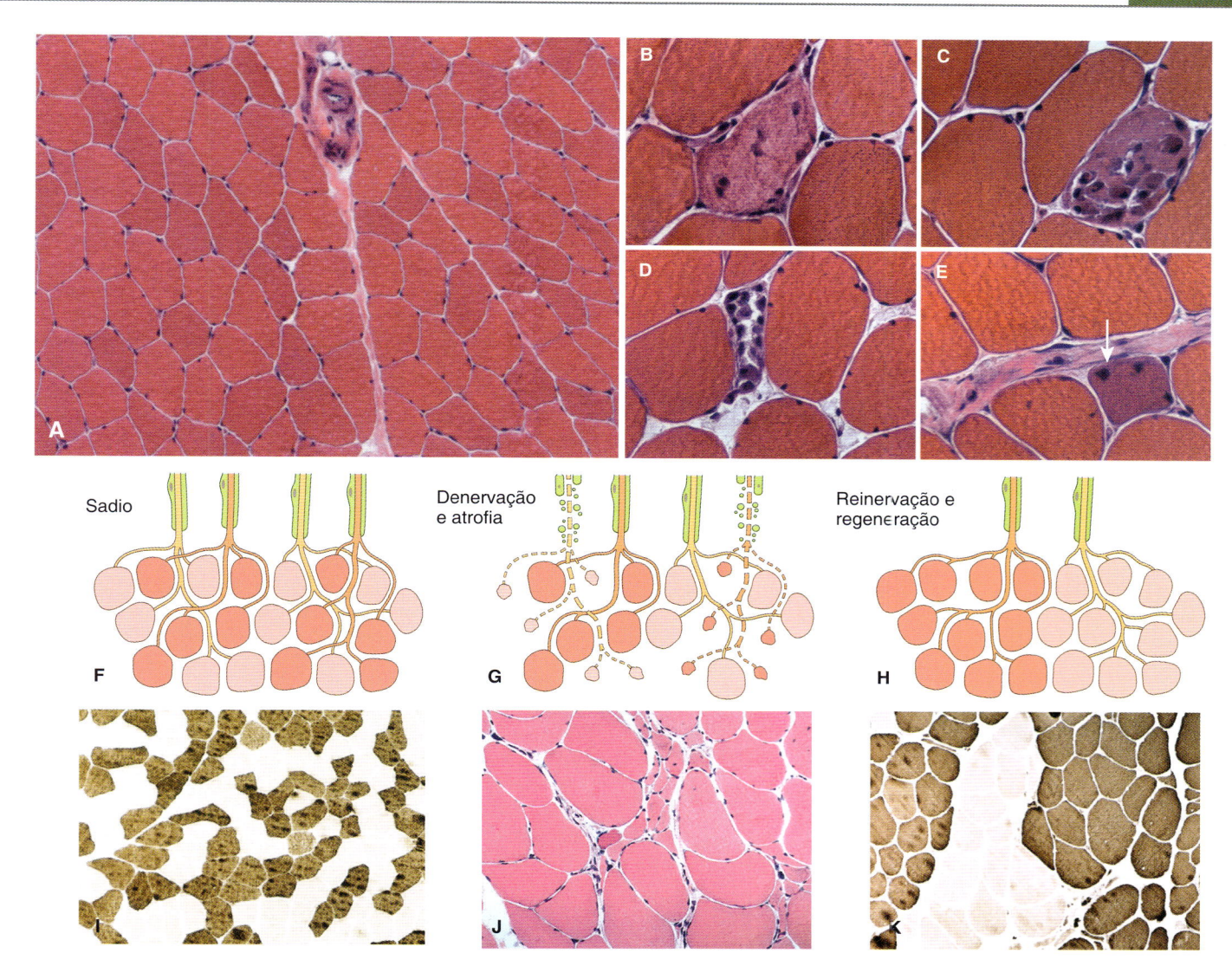

Figura 20.2 Padrões de lesões do músculo esquelético. **A.** O músculo esquelético sadio apresenta miofibrilas poligonais relativamente uniformes com núcleos perifericamente posicionados e que se encontram intimamente compactados em fascículos separados por um escasso tecido conjuntivo. Encontra-se presente um septo interfascicular do perimísio contendo um vaso sanguíneo (*parte superior, no centro*). **B** a **E.** As doenças miopáticas frequentemente estão associadas a necrose segmentar e regeneração das fibras musculares individuais. As células necróticas (**B** a **D**) estão infiltradas por um número variável de células inflamatórias. As miofibrilas regenerativas (**E**, *seta*) são caracterizadas por basofilia citoplasmática e nucléolos aumentados (não visíveis nesse aumento). **F** a **K.** Alterações neuropáticas. **F.** Esta representação diagramática de quatro unidades motoras normais mostra uma mistura de fibras coradas claras (tipo I) e escuras (tipo II) com um padrão do tipo "tabuleiro de damas". **G.** O dano aos axônios de inervação leva à perda de estímulos tróficos e à atrofia das miofibrilas. **H.** A reinervação das miofibrilas pode resultar em uma troca no tipo de fibra e na segregação de fibras do mesmo tipo. Conforme ilustrado aqui, a reinervação também está frequentemente associada a um aumento no tamanho da unidade motora, com mais miofibrilas inervadas por um axônio individual. **I.** O músculo sadio apresenta uma distribuição em "tabuleiro de damas" de fibras tipo I (*claras*) e tipo II (*escuras*) nesta reação de ATPase (pH 9,4), o que corresponde aos achados em (**A**). **J.** O grupo de fibras atróficas, achatadas e "anguladas" (*atrofia agrupada*) constitui um achado típico associado à interrupção da inervação. **K.** No caso de contínuas denervação e reinervação, aparecem grandes grupos de fibras que compartilham o mesmo tipo de fibra (*agrupamento por tipo de fibra*).

Patogênese. A DMD e a DMB são causadas por mutações com perda de função no gene da distrofina localizado no cromossomo X. O gene que codifica a *distrofina* é um dos maiores genes humanos, pois abrange 2,3 milhões de pares de bases e 79 éxons. A distrofina é um componente-chave do complexo distrofina-glicoproteína (Figura 20.3), que consiste em distrofina, distroglicanas e sarcoglicanas. A distrofina atravessa a membrana plasmática e serve como uma ligação entre o citoesqueleto no interior da miofibrila e a membrana basal fora da célula, proporcionando, assim, estabilidade mecânica à miofibrila e à sua membrana celular durante a contração muscular. Defeitos no complexo podem causar pequenas rupturas na membrana que permitem o influxo de cálcio, desencadeando eventos que culminam na degeneração das miofibrilas. A DMD está tipicamente associada a deleções ou mutações de quadro de leitura (*frameshift*) que resultam na ausência total de distrofina. Em contraste, as mutações na DMB normalmente permitem a síntese de uma proteína truncada que retém função parcial, o que explica seu fenótipo menos grave. O complexo distrofina-glicoproteína também é importante para a função muscular cardíaca; como resultado, uma cardiomiopatia eventualmente se desenvolve em muitos pacientes.

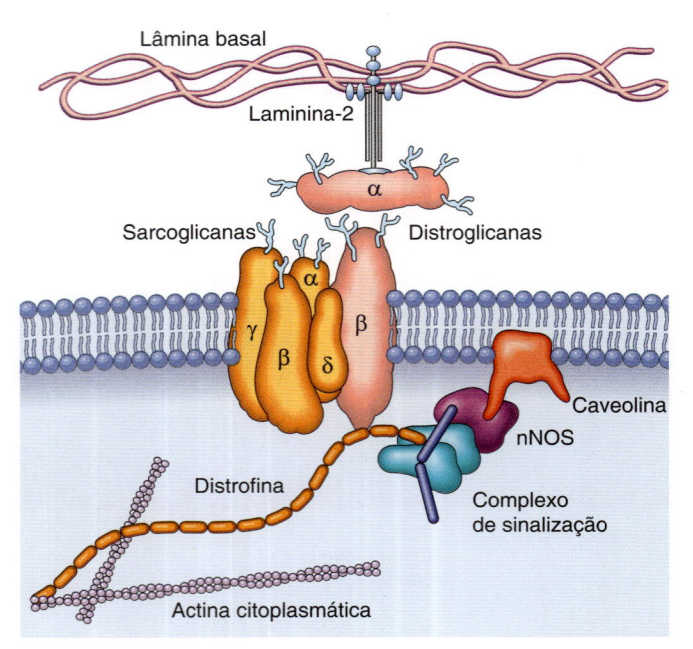

Figura 20.3 Complexo distrofina-glicoproteína (CDG). Esse complexo de glicoproteínas serve para acoplar a membrana celular (o sarcolema) às proteínas da matriz extracelular, como a laminina-2, e ao citoesqueleto intracelular. Um conjunto especial de conexões é feito pela distrofina, uma proteína estrutural (*scaffolding protein*) que conecta o citoesqueleto miofibrilar às distroglicanas e às sarcoglicanas transmembranares, além de ligar complexos de sinalização, óxido nítrico sintase neuronal (nNOS, do inglês *neuronal nitric oxid synthase*) e caveolina. As mutações na distrofina estão associadas às distrofias musculares de Duchenne e de Becker ligadas ao X; as mutações na caveolina e nas proteínas sarcoglicanas estão associadas às distrofias musculares autossômicas do tipo cintura-membros; e as mutações na α₂-laminina (merosina) estão associadas a uma forma de distrofia muscular congênita.

As mutações que afetam outros componentes deste complexo dão origem a outras doenças musculares primárias, como as distrofias musculares cintura-membros (descritas posteriormente).

Morfologia

As alterações histológicas nos músculos esqueléticos afetados pela DMD e pela DMB são semelhantes, exceto pelo fato de as mudanças serem mais leves na DMB (Figura 20.4). Os estudos imuno-histoquímicos para distrofina mostram ausência do padrão de coloração normal do sarcolema na distrofia muscular de Duchenne e coloração reduzida na distrofia muscular de Becker.

As características de ambas, bem como de outras distrofias musculares, são necrose e regeneração contínua das miofibrilas. Se a degeneração ultrapassar o reparo, há substituição de tecido muscular por fibrose e gordura. Devido ao reparo contínuo, os músculos normalmente mostram uma variação acentuada no tamanho das miofibrilas e um posicionamento interno anormal dos núcleos. A DMD e a DMB também afetam o músculo cardíaco, que apresenta graus variáveis de hipertrofia de miócitos e fibrose intersticial.

Características clínicas. Frequentemente, os primeiros sintomas da DMD são descoordenação motora e incapacidade de se manter de pé devido à fraqueza muscular. A fraqueza tipicamente se inicia na cintura pélvica e em seguida envolve a cintura escapular. O aumento das panturrilhas, denominado pseudo-hipertrofia, é um importante achado físico inicial. A maior parte do músculo aumentado inicialmente se origina a partir da hipertrofia das miofibrilas; porém, à medida que as miofibrilas progressivamente se degeneram, o músculo é progressivamente substituído por tecido adiposo e tecido cicatricial endomisial. A lesão e a fibrose no músculo cardíaco podem levar à insuficiência cardíaca e a arritmias, que podem ser fatais. Embora nenhuma anormalidade estrutural no sistema nervoso central tenha sido descrita, também pode ocorrer um dano cognitivo que pode ser grave o suficiente para ser classificado como deficiência intelectual grave. Devido à progressiva degeneração muscular, altos níveis séricos de creatinoquinase estão presentes ao nascimento e persistem ao longo da primeira década de vida, mas então caem à medida que a massa muscular é perdida durante a progressão da doença. A DMB torna-se sintomática mais tarde na infância ou na adolescência e progride em velocidade mais lenta e mais variável. O envolvimento cardíaco pode ser a característica clínica dominante e resultar em morte, mesmo na ausência de uma significativa fraqueza musculoesquelética. A idade média de morte dos pacientes com DMD é de 25 a 30 anos, com a maioria deles sucumbindo a insuficiência respiratória, infecção pulmonar ou insuficiência cardíaca. Isso contrasta com a DMB, que tipicamente se apresenta no final da infância, na adolescência ou na vida adulta; tem progressão mais lenta; e cujos indivíduos afetados podem ter uma expectativa de vida quase normal.

O manejo de pacientes com distrofinopatias é desafiador e consiste atualmente em cuidados de suporte primários. A terapia definitiva exigiria restauração dos níveis de distrofina nas fibras musculares esqueléticas e cardíacas. Diversas abordagens genéticas estão sendo testadas para se conseguir isso, incluindo a administração de moléculas do tipo RNA que alteram o processamento (*splicing*) do RNA de modo a causar o "salto" (*skipping*) de éxons contendo as mutações deletérias, o que permite a expressão de uma proteína distrofina truncada, mas parcialmente funcional. Essa abordagem está clinicamente aprovada, mas parece obter um benefício limitado. Outras estratégias que ainda estão em fase de testes envolvem o uso de fármacos que promovem a "leitura" (*read-through*) ribossômica de códons de parada, outro artifício que pode permitir a expressão de alguma proteína distrofina funcional, além da distribuição de "minigenes" de distrofina usando-se vírus modificados.

Outras distrofias musculares ligadas ao X e autossômicas

Outras formas de distrofia muscular compartilham características com a DMD e a DMB, mas apresentam características clínicas, genéticas e patológicas distintas:

- **Distrofia miotônica. Miotonia, a contração involuntária sustentada de um grupo de músculos, é o sintoma neuromuscular cardinal na distrofia miotônica.** Os pacientes frequentemente se queixam de rigidez e dificuldade de relaxar a mão, por exemplo, após um aperto de mãos. A distrofia miotônica é uma doença de expansão de repetição de trinucleotídios (Capítulo 4) com herança autossômica dominante. Mais de 95% dos pacientes com distrofia miotônica apresentam mutações no gene que codifica a proteinoquinase da distrofia miotônica (DMPK, do inglês *dystrophia myotonica protein kinase*). Nos indivíduos não afetados, esse gene contém entre 5 e 37 repetições da sequência CTG, enquanto os pacientes afetados apresentam de 45 a vários milhares de repetições. Assim como discutido no Capítulo 4, esse distúrbio decorre de um ganho de função "tóxico" causado pela expansão da repetição de trinucleotídios. A distrofia miotônica frequentemente se manifesta ao fim da infância com anormalidades na marcha devido à fraqueza dos músculos flexores dorsais dos pés, e com subsequentes progressão para fraqueza dos músculos intrínsecos das mãos e dos músculos extensores do punho, atrofia dos músculos faciais e ptose.

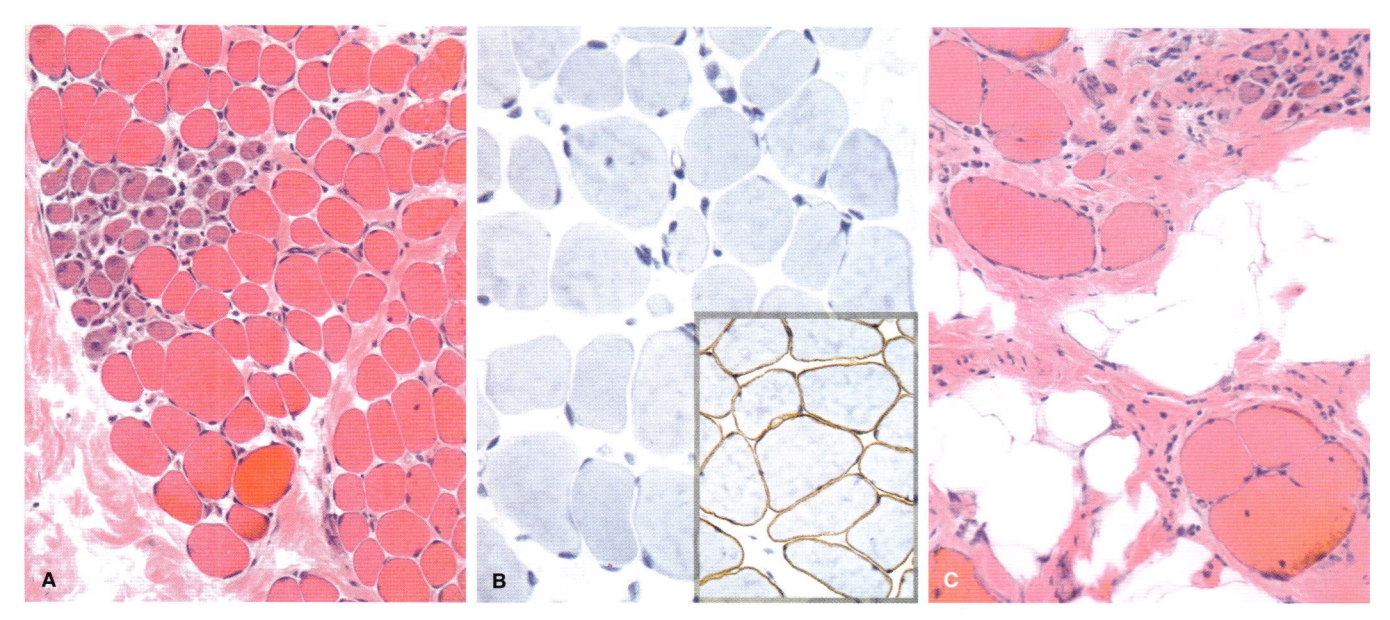

Figura 20.4 Distrofia muscular de Duchenne. Imagens histológicas de amostras de biopsia muscular de dois irmãos. **A** e **B**. Amostras de um menino de 3 anos. **C**. Amostra de seu irmão de 9 anos. Como observado em (**A**), em uma idade menos avançada, a arquitetura fascicular do músculo é mantida, mas as miofibrilas apresentam variação de tamanho. Além disso, há um agrupamento de miofibrilas basofílicas em regeneração (*lado esquerdo*) e uma leve fibrose endomisial, vista como um tecido conjuntivo focal de coloração rosa entre as miofibrilas. Em (**B**), a coloração imuno-histoquímica mostra ausência completa de distrofina associada à membrana, observada como uma coloração marrom no músculo normal (*inserção*). Em (**C**), a amostra de biopsia do irmão mais velho ilustra a progressão da doença, que é marcada por ampla variação no tamanho da miofibrila, reposição gordurosa e fibrose endomisial.

O envolvimento de outros órgãos sistêmicos resulta em arritmias cardíacas potencialmente fatais, cataratas, calvície frontal, endocrinopatias e atrofia testicular

- **Distrofias musculares de cintura. Essas distrofias musculares afetam preferencialmente a musculatura proximal do tronco e dos membros**. A base genética dessas doenças é heterogênea. Algumas das mutações responsáveis afetam componentes do complexo distrofina-glicoproteína diferentes da distrofina. Outras mutações afetam as proteínas envolvidas no transporte vesicular e no reparo das membranas celulares após lesão (p. ex., caveolina, ver Figura 20.3), as proteínas do citoesqueleto ou a modificação pós-traducional da distroglicana, um componente do complexo distrofina-glicoproteína

- **A *distrofia muscular de Emery-Dreifuss* (DMED) é um distúrbio genético heterogêneo causado por mutações que afetam proteínas estruturais encontradas no núcleo**. Uma forma ligada ao X resulta de mutações no gene que codifica a proteína emerina, enquanto uma forma autossômica dominante é causada por mutações no gene que codifica as lâminas A/C. Há uma hipótese de que defeitos nessas proteínas comprometam a integridade estrutural do núcleo em células que estejam sujeitas a estresse mecânico repetitivo (p. ex., músculos esquelético e cardíaco). O quadro clínico é caracterizado por fraqueza e desgaste musculares progressivos, contraturas dos cotovelos e dos tornozelos, além de cardiopatia. O envolvimento cardíaco é grave e está associado a cardiomiopatia e arritmias que levam à morte súbita em até 40% dos pacientes

- **A *distrofia fascioescapuloumeral* é uma forma autossômica dominante de distrofia muscular causada por alterações genéticas que levam à expressão do DUX4, um fator de transcrição que normalmente está reprimido em tecidos maduros**. Acredita-se que a doença seja causada pela superexpressão dos genes-alvo do DUX4, muitos dos quais estão envolvidos na função normal dos músculos esqueléticos. A maioria dos pacientes se torna sintomática por volta dos 20 anos, geralmente em função da fraqueza nos músculos faciais e do ombro. A maioria das pessoas afetadas apresenta uma expectativa de vida normal.

Canalopatias, miopatias metabólicas e miopatias mitocondriais

Outros importantes distúrbios hereditários do músculo esquelético são o resultado de defeitos em canais iônicos (canalopatias), no metabolismo e na função mitocondrial.

- As *miopatias de canais iônicos* são um grupo de distúrbios familiares causados por defeitos hereditários em canais iônicos caracterizados por miotonia, episódios recorrentes de paralisia hipotônica associada a níveis anormais de potássio sérico, ou ambos. As paralisias periódicas hipopotassêmica e hiperpotassêmica resultam em episódios transientes de fraqueza muscular generalizada. A *paralisia periódica hipopotassêmica* é mais comum; os ataques de paralisia podem durar de horas a dias e são precipitados pelo descanso após exercício físico e refeições com alto conteúdo de carboidratos. Mutação em um gene que codifica um canal de cálcio do músculo esquelético é a causa mais comum da paralisia periódica hipopotassêmica. Por outro lado, a *paralisia periódica hiperpotassêmica* resulta de mutações no gene que codifica o canal de sódio do músculo esquelético, que regula a entrada de sódio durante a contração. A *hipertermia maligna* é uma síndrome autossômica dominante rara caracterizada por taquicardia, taquipneia, espasmos musculares e hiperpirexia. É causada por mutações no gene que codifica o receptor de rianodina RYR1, um canal de efluxo de cálcio. Os sintomas são desencadeados quando os pacientes recebem agentes anestésicos halogenados ou succinilcolina durante uma cirurgia. Por meio de mecanismos ainda incertos, a exposição do receptor mutado aos anestésicos leva a um aumento do efluxo de cálcio a partir do retículo sarcoplasmático, causando tetania e produção excessiva de calor

- As *miopatias mitocondriais* podem se originar de mutações nos genomas mitocondrial ou nuclear, já que ambos codificam proteínas e RNAs que são cruciais para o funcionamento mitocondrial. Os distúrbios causados por mutações mitocondriais apresentam herança materna (Capítulo 4). As miopatias mitocondriais geralmente se manifestam no início da vida adulta com fraqueza muscular proximal e algumas vezes com grave envolvimento da musculatura ocular (*oftalmoplegia externa*). Algumas doenças mitocondriais estão associadas à morfologia muscular normal, enquanto outras exibem agregados de mitocôndrias anormais; estas últimas conferem uma aparência vermelha manchada em colorações especiais – daí o nome *fibras vermelhas rasgadas* (*ragged red fibers*). Ao exame ultraestrutural, elas correspondem a agregados de mitocôndrias com tamanho e formato anormais, algumas contendo inclusões cristalinas
- As *miopatias metabólicas incluem diversas doenças de armazenamento de glicogênio*, sendo as mais comuns a doença de McArdle e a doença de Pompe. A *doença de McArdle* é causada por uma deficiência de miofosforilase que resulta na perda da capacidade das miofibrilas de utilizar glicogênio durante exercícios físicos breves e intensos, causando intolerância ao exercício, bem como cãibras musculares induzidas por exercício e mioglobinúria. A *doença de Pompe* é uma doença de armazenamento lisossômico causada pela deficiência de ácido alfaglicosidase (Capítulo 4), que resulta no acúmulo de glicogênio no coração, no fígado e nos músculos (tipo infantil e tipo iniciado na idade adulta). O tipo iniciado na idade adulta causa miopatia proximal com envolvimento predominante dos músculos respiratórios e do diafragma. A terapia de reposição enzimática está disponível para o tratamento da doença de Pompe.

Distúrbios adquiridos do músculo esquelético

Um grupo diverso de distúrbios adquiridos pode se manifestar com fraqueza muscular, cãibras ou dores musculares. Eles incluem as miopatias inflamatórias, as lesões musculares tóxicas, a rabdomiólise pós-infecciosa e o infarto muscular no contexto do diabetes. Na maioria dos casos, são doenças dos adultos com início agudo ou subagudo.

Miopatias inflamatórias

A polimiosite, a dermatomiosite e a miosite por corpúsculos de inclusão representam a tríade tradicional das miopatias inflamatórias. Esta classificação é uma visão simplificada de doenças complexas com fenótipos variados que nem sempre estão bem delineadas. A descrição que se segue descreve os princípios essenciais.

- A *polimiosite* é uma doença autoimune associada na qual linfócitos T citotóxicos CD8+ são ativados por um antígeno indefinido e matam células musculares. Histologicamente, são observadas necrose e regeneração das miofibrilas (Figura 20.5 A). Muitos casos previamente diagnosticados como polimiosite foram reclassificados como miopatia necrosante imunomediada (a qual apresenta inflamação esparsa e alguma evidência de mecanismo imunológico), síndrome antissintetase ou miosite por corpúsculo de inclusão (discutida a seguir). Portanto, é incerto o quanto a polimiosite é realmente uma entidade distinta
- A *dermatomiosite* é a miopatia inflamatória mais comum em crianças, nas quais aparece como uma entidade isolada. Nos adultos, geralmente se manifesta como uma doença paraneoplásica. Em ambos os contextos, acredita-se que tenha uma base autoimune. A doença está tipicamente associada a manifestações cutâneas, como a erupção cutânea na pele exposta ao sol, e também pode ter manifestações sistêmicas (p. ex., doença pulmonar intersticial). Há danos em vasos sanguíneos de pequeno calibre com lesão secundária de músculos e pele. Os danos nas miofibrilas são proeminentes nas regiões parasseptais e perifasciculares, e podem ser acompanhados por um infiltrado celular mononuclear (Figura 20.5 B). Os autoanticorpos anti-Mi-2 são altamente específicos para dermatomiosite, mas sua sensibilidade é baixa
- A *síndrome antissintetase* é um distúrbio autoimune associado a autoanticorpos contra diferentes RNAs de transferência de aminoacil, dos quais o mais comum é o anticorpo anti-Jo1. A doença

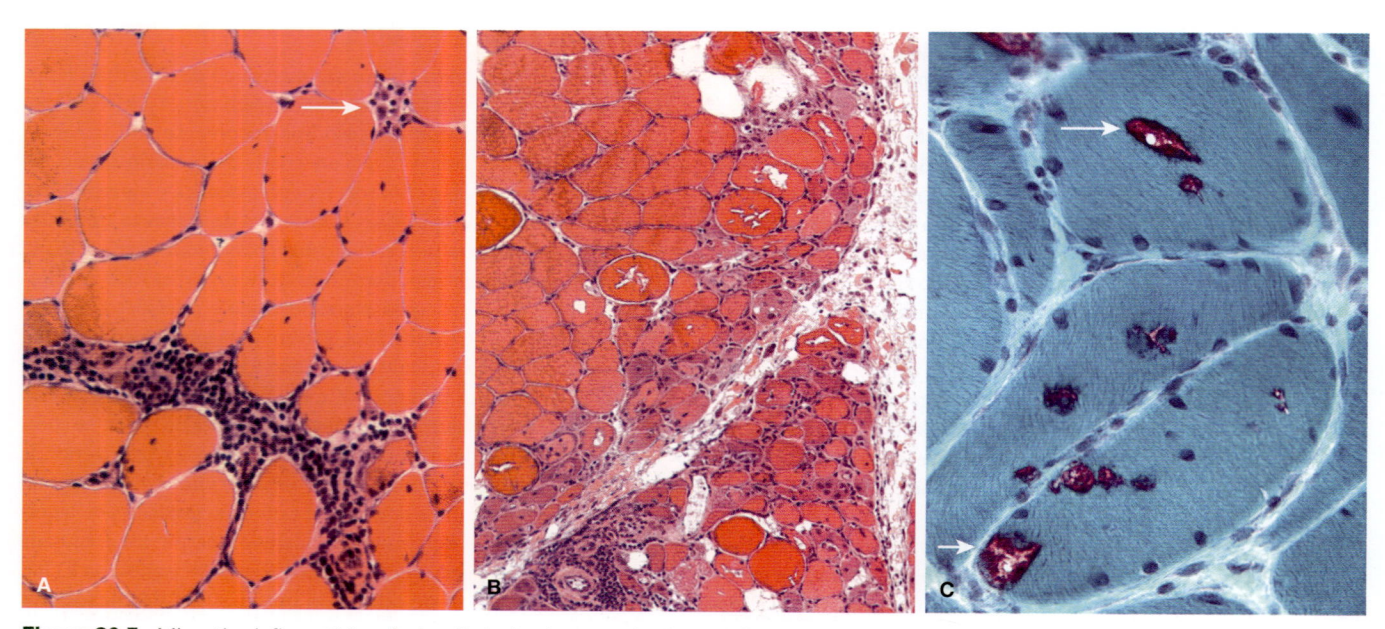

Figura 20.5 Miopatias inflamatórias. **A.** A polimiosite é caracterizada por infiltrados inflamatórios endomisiais e necrose das miofibrilas (*seta*). **B.** A dermatomiosite frequentemente apresenta atrofias perifascicular e parasseptal proeminentes. **C.** Miosite por corpúsculos de inclusão mostrando miofibrilas contendo vacúolos marginados (*setas*). Coloração por tricrômio de Gomori modificado.

apresenta múltiplas manifestações, incluindo miosite (um quadro de polimiosite ou dermatomiosite), febre, doença pulmonar intersticial e artrite não erosiva

- A *miosite por corpúsculos de inclusão* é a miopatia inflamatória mais comum em pacientes com mais de 50 anos. A doença está agrupada a outras formas de miosite, mas ainda permanece a ser determinado se a inflamação é a causa ou o efeito nessa doença. A principal característica morfológica da miosite por corpúsculos de inclusão é a presença de "vacúolos marginados" (Figura 20.5 C) que contêm agregados de tau hiperfosforilada, um amiloide derivado da proteína precursora de β-amiloide, e TDP-43. Estas proteínas também são observadas nos cérebros de pacientes com doenças neurodegenerativas (Capítulo 21), o que levou à especulação de que seja um distúrbio degenerativo do envelhecimento. Outros aspectos típicos das miopatias inflamatórias crônicas também são evidentes, incluindo alterações miopáticas, infiltrados de células mononucleares, fibrose endomisial e substituição por tecido adiposo. A doença segue uma evolução crônica progressiva e geralmente não responde bem aos fármacos imunossupressores, outra característica que sugere que a inflamação seja um evento secundário.

Miopatias tóxicas

Várias toxinas podem causar lesão muscular, que pode ser intrínseca (p. ex., tiroxina) ou extrínseca (p. ex., intoxicação aguda por álcool, vários fármacos/drogas).

- A *miopatia tireotóxica* pode se apresentar como uma fraqueza muscular proximal aguda ou crônica e ser a primeira indicação de tireotoxicose. Os achados histológicos incluem necrose e regeneração das miofibrilas
- A *miopatia por esteroide* ocorre no contexto do tratamento crônico com esteroides ou da alta produção endógena de esteroides. É geralmente uma miopatia proximal com creatinoquinase normal; a biopsia do músculo revela atrofia das miofibrilas do tipo II
- A *miopatia alcoólica* ocorre após um episódio de consumo excessivo de álcool. O grau de rabdomiólise pode ser grave, às vezes levando à insuficiência renal aguda secundária à mioglobinúria. Os pacientes geralmente experenciam dor muscular aguda, que pode ser generalizada ou confinada a um único grupo muscular. Microscopicamente, há tumefação, necrose e regeneração dos miócitos
- A *miopatia por fármacos/drogas* pode ser desencadeada por vários agentes. A miopatia é a complicação mais comum do uso de estatinas (p. ex., atorvastatina, sinvastatina, pravastatina), e ocorre em cerca de 1,5% dos usuários. São reconhecidas duas formas de miopatia associada a estatinas: (1) toxicidade direta do fármaco e (2) miopatia imunomediada, causada por autoanticorpos HMG-CoA redutase induzidos pela estatina.

Tumores de músculos esqueléticos

Os tumores que apresentam evidências de diferenciação do músculo esquelético são discutidos no Capítulo 19 em conjunto com outros tumores de tecidos moles.

TUMORES DE NERVOS PERIFÉRICOS

Vários tumores diferentes se originam a partir da bainha dos nervos periféricos. Esses tumores podem se manifestar como massas de tecido mole, com dor ou perda de função relacionada com a compressão dos nervos ou de outras estruturas circunjacentes. Na maioria dos tumores dos nervos periféricos, as células neoplásicas mostram evidências de diferenciação de células de Schwann. Esses tumores geralmente ocorrem nos adultos e incluem variantes benignas e malignas. Um importante aspecto é sua frequente associação com as síndromes tumorais familiares, como a neurofibromatose do tipo 1 (NF1) e a neurofibromatose do tipo 2 (NF2).

Schwannomas e neurofibromatose do tipo 2

Os schwannomas são tumores benignos encapsulados que podem ocorrer em tecidos moles, órgãos internos ou raízes de nervos espinais. O nervo craniano mais comumente afetado é a porção vestibular do oitavo nervo. Os tumores que se originam a partir de uma raiz nervosa ou do nervo vestibular podem estar associados a sintomas relacionados com a compressão da raiz nervosa, como a perda de audição no caso de schwannomas vestibulares.

A maioria dos schwannomas é esporádica, mas cerca de 10% estão associados à *neurofibromatose familiar do tipo 2 (NF2)*. Os pacientes com NF2 correm o risco de desenvolver schwannomas múltiplos, meningiomas e ependimomas (Capítulo 21). A presença de schwannomas vestibulares bilaterais é uma marca registrada da NF2; apesar do nome, os neurofibromas (descritos mais adiante) não são encontrados nos pacientes com NF2.

A NF2 é uma condição autossômica dominante causada por mutações de perda de função no gene codificador de merlina localizado no cromossomo 22. A merlina interage com o citoesqueleto de actina e participa de diversas vias de sinalização essenciais envolvidas no controle da forma celular, do crescimento celular e da ligação das células umas às outras (adesão celular). É digno de nota que a expressão de merlina também é interrompida por mutações somáticas em schwannomas esporádicos.

> **Morfologia**
>
> A maioria dos schwannomas aparece como massas circunscritas contíguas a um nervo adjacente. Microscopicamente, os tumores apresentam uma proliferação uniforme de células de Schwann, frequentemente com uma mistura de regiões densas e frouxas, que são referidas como áreas Antoni A e B, respectivamente (Figura 20.6 A e B). Nas áreas densas **Antoni A**, delicadas células fusiformes com núcleos proeminentes estão organizadas em fascículos entrecruzados. Essas células frequentemente se alinham e formam paliçadas nucleadas, resultando na formação de faixas alternadas de áreas nucleadas e anucleadas chamadas **corpúsculos de Verocay**. Os axônios estão largamente excluídos do tumor. Nas áreas frouxas e hipocelulares **Antoni B**, as células fusiformes são separadas por uma proeminente matriz extracelular mixoide.

Neurofibromas e neurofibromatose do tipo 1

Neurofibromas são tumores benignos da bainha de nervos periféricos. Três subtipos importantes são reconhecidos:

- Os *neurofibromas cutâneos localizados* surgem como tumores superficiais nodulares ou polipoides. Esses tumores ocorrem como lesões esporádicas solitárias ou como lesões múltiplas no contexto da neurofibromatose 1 (NF1)
- Os *neurofibromas plexiformes* crescem de maneira difusa dentro dos limites de um nervo ou plexo nervoso. A enucleação cirúrgica de tais lesões é, portanto, difícil e está frequentemente associada a déficits neurológicos duradouros. Os neurofibromas plexiformes são virtualmente patognomônicos para NF1 (discutido a seguir). Diferentemente de outros tumores benignos da

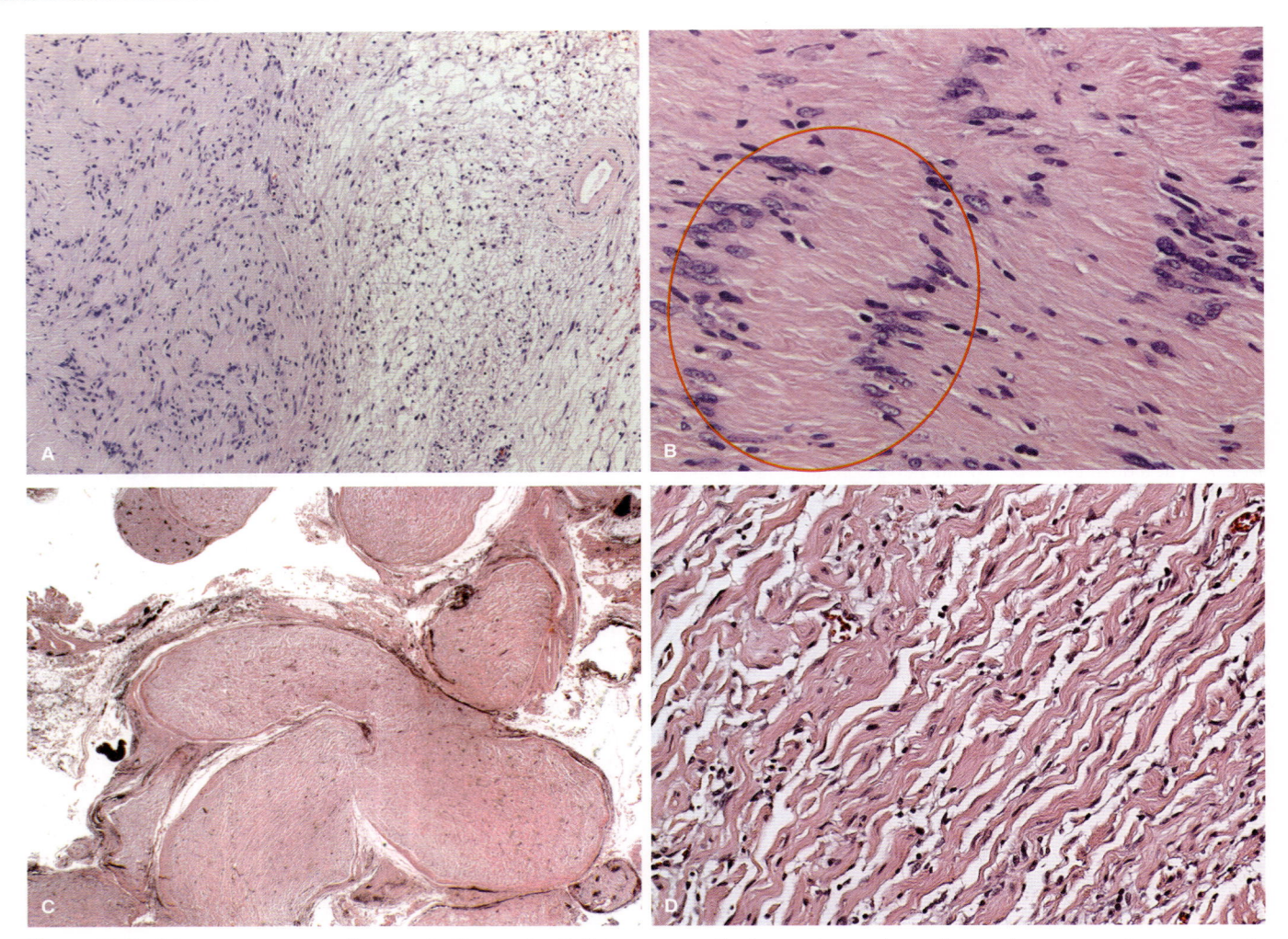

Figura 20.6 Schwannoma e neurofibroma plexiforme. **A** e **B**. Schwannoma. Conforme observado em **A**, os schwannomas frequentemente exibem áreas Antoni A densamente celulares (*esquerda*) e áreas Antoni B frouxas e hipocelulares (*direita*), bem como vasos sanguíneos hialinizados (*direita*). **B**. Área Antoni A com os núcleos de células tumorais alinhados em fileiras em paliçadas formando corpúsculos de Verocay (um destes corpúsculos é apresentado na área marcada). **C** e **D**. Neurofibroma plexiforme. Múltiplos fascículos nervosos estão expandidos por células tumorais infiltrantes (**C**), que em maior aumento (**D**) são observadas como consistindo em células delicadamente fusiformes misturadas a feixes ondulados de colágeno semelhantes a "cenoura ralada".

bainha dos nervos, estes tumores às vezes sofrem transformação maligna

- Os *neurofibromas difusos* são proliferações invasivas que assumem a forma de massas subcutâneas grandes e desfigurantes. Esses neurofibromas também estão frequentemente associados à NF1.

A NF1 é um distúrbio autossômico dominante causado por mutações de perda de função no gene que codifica o supressor tumoral **neurofibromina localizado no braço longo do cromossomo 17 (17q)**. A neurofibromina é um regulador negativo da potente oncoproteína RAS (Capítulo 6). A perda de função da neurofibromina e a resultante hiperatividade da RAS parecem ser um aspecto cardinal dos tumores associados à NF1. Nos tumores que surgem no contexto da NF1, um alelo *NF1* é perdido na linhagem germinativa e o outro está mutado ou silenciado. Estes tumores incluem todos os três tipos de neurofibromas: tumores malignos das bainhas dos nervos periféricos, "gliomas ópticos" e outros tumores gliais. Além disso, os pacientes com NF1 exibem deficiências de aprendizagem, convulsões, anormalidades esqueléticas, anormalidades vasculares com estenoses arteriais, nódulos pigmentados da íris (*nódulos de Lisch*) e lesões cutâneas pigmentadas (sardas axilares e manchas "café com leite") em graus variados.

> **Morfologia**
>
> Diferentemente dos schwannomas, os neurofibromas não são encapsulados. Eles podem aparecer circunscritos, como nos **neurofibromas cutâneos localizados**, ou exibir um padrão difuso de crescimento invasivo. Também em contraste aos schwannomas, as células de Schwann neoplásicas no neurofibroma estão misturadas com outros tipos celulares, como mastócitos, células semelhantes a fibroblastos e células semelhantes a células perineurais. O estroma subjacente frequentemente contém feixes frouxos e ondulados de colágeno, mas também pode ser mixoide ou densamente fibrótico (ver Figura 20.6 D). Os **neurofibromas plexiformes** envolvem múltiplos fascículos de nervos individuais afetados (ver Figura 20.6 C). Os **neurofibromas difusos** exibem um extenso padrão de crescimento invasivo no interior da derme e do tecido subcutâneo da pele.

Tumores malignos da bainha dos nervos periféricos

Os tumores malignos das bainhas dos nervos periféricos surgem nos adultos e exibem evidências de que se originam nas células de Schwann. Em alguns casos, esses tumores claramente surgem a partir de um nervo periférico. Eles podem irromper a partir da transformação de um neurofibroma, geralmente do tipo plexiforme. Cerca de metade desses tumores surge nos pacientes com NF1, e entre 3 e 10% de todos os pacientes com NF1 desenvolvem um tumor maligno da bainha de nervos periféricos ao longo da vida. Histologicamente, esses tumores são altamente celulares e exibem características de malignidade, como anaplasia, necrose, padrão de crescimento invasivo, pleomorfismo e elevada atividade proliferativa.

Neuroma traumático

O neuroma traumático é uma proliferação não neoplásica associada a transecção de um nervo periférico. Essas lesões ativam um programa de regeneração (ver Figura 20.1) caracterizado por brotamento e alongamento de processos do coto axonal proximal. Nas lesões graves que causam ruptura da bainha perineural, esses novos prolongamentos podem "perder" seu alvo: a extremidade distal do nervo seccionado. O alongamento não direcionado dos processos axonais pode induzir uma reação proliferativa das células de Schwann, levando à formação de um nódulo localizado doloroso que consiste em uma mistura desordenada de axônios, células de Schwann e tecido conjuntivo.

REVISÃO RÁPIDA

Neuropatias periféricas

- As neuropatias periféricas podem resultar em fraqueza e/ou deficiências sensoriais em padrões descritos como polineuropatia, mononeurite múltipla e mononeuropatia
- As neuropatias periféricas axonais e desmielinizantes podem ser distinguidas com base em características clínicas, eletromiográficas e patológicas. Alguns distúrbios estão associados a um padrão misto de lesão
- O diabetes é a causa mais comum de neuropatia periférica
- A síndrome de Guillain-Barré e a polineuropatia desmielinizante inflamatória crônica são doenças desmielinizantes imunomediadas que seguem cursos agudo e crônico, respectivamente
- Doenças metabólicas, fármacos, toxinas, doenças do tecido conjuntivo, vasculites e infecções podem todos resultar em neuropatia periférica
- Várias mutações na linhagem germinativa causam neuropatias periféricas. Muitas destas são doenças de início na idade adulta que podem mimetizar as doenças adquiridas.

Distúrbios da junção neuromuscular

- Os distúrbios da junção neuromuscular se manifestam com fraqueza que frequentemente afeta músculos faciais e extraoculares e que pode apresentar flutuação de intensidade
- Miastenia *gravis* e síndrome de Lambert-Eaton, as formas mais comuns, são imunomediadas, sendo causadas por anticorpos que tipicamente têm como alvo receptores de acetilcolina pós-sinápticos e canais de cálcio pré-sinápticos, respectivamente
- Os autoanticorpos contra AChR dificultam a transmissão neuromuscular por dano às placas motoras terminais mediado por anticorpo e por complemento
- A miastenia *gravis* está frequentemente associada a hiperplasia tímica ou timoma. A síndrome de Lambert-Eaton é um distúrbio paraneoplásico na maioria dos casos; a associação mais forte ocorre com câncer pulmonar de pequenas células
- Defeitos genéticos em proteínas da junção neuromuscular e toxinas bacterianas podem também causar alterações sintomáticas na transmissão neuromuscular.

Distúrbios do músculo esquelético

- A função musculoesquelética pode ser prejudicada por uma miopatia primária (herdada ou adquirida) ou secundariamente por perturbação da inervação muscular
- As formas genéticas de miopatias se enquadram em vários fenótipos clínicos bastante distintos, que incluem distrofia muscular, miopatia congênita e distrofia muscular congênita
- As distrofinopatias são distúrbios ligados ao X causados por mutações no gene da distrofina e por ruptura do complexo distrofina-glicoproteína. Dependendo do tipo de mutação, a doença pode ser grave (distrofia muscular de Duchenne) ou branda (distrofia muscular de Becker)
- As miopatias adquiridas têm diversas causas, incluindo inflamação e exposição tóxica. Três tipos de miosites inflamatórias são reconhecidos, polimiosite, dermatomiosite e miosite por corpúsculos de inclusão, cada qual com características distintivas.

Tumores da bainha dos nervos periféricos

- Na maioria dos tumores da bainha dos nervos periféricos, as células neoplásicas apresentam evidência de diferenciação das células de Schwann
- Os tumores da bainha dos nervos periféricos são importantes características das síndromes tumorais familiares NF1 e NF2
- Schwannomas são tumores benignos da bainha dos nervos. São tumores circunscritos que comprimem o nervo de origem e são uma característica da NF2
- Os neurofibromas podem se manifestar como um nódulo subcutâneo esporádico, como uma lesão grande e mal definida de tecidos moles, ou como um crescimento dentro de um nervo. Os neurofibromas estão associados à NF1
- Cerca de 50% dos tumores malignos da bainha dos nervos periféricos ocorrem *de novo* (pela primeira vez) em pessoas outrora sadias, enquanto o restante surge a partir de transformação maligna de um neurofibroma associado à NF1 preexistente.

21

Sistema Nervoso Central e Olho

VISÃO GERAL DO CAPÍTULO

Sistema Nervoso Central, 749
Edema, herniação e hidrocefalia, 749
   Edema cerebral, 750
   Hidrocefalia, 750
   Herniação, 751
Malformações congênitas, 751
   Defeitos do tubo neural, 752
   Malformações do prosencéfalo, 752
   Anomalias da fossa posterior, 752
Doenças metabólicas genéticas, 753
Doenças cerebrovasculares, 753
   Hipoxia, isquemia e infarto, 753
     Isquemia cerebral global, 753
     Isquemia cerebral focal, 754
   Hemorragia intracraniana, 755
     Hemorragia intraparenquimatosa cerebral primária, 755
     Angiopatia amiloide cerebral, 755
     Hemorragia subaracnóidea e aneurismas saculares, 757
     Malformações vasculares, 758
   Outras doenças vasculares, 758
     Doença cerebrovascular hipertensiva, 758
     Vasculite, 759
     Demência vascular, 759
Trauma no sistema nervoso central, 759
   Lesões traumáticas do parênquima, 759
     Encefalopatia traumática crônica, 759
   Lesão vascular traumática, 760
     Hematoma epidural, 760
     Hematoma subdural, 760
   Lesão cerebral perinatal, 761
Infecções do sistema nervoso, 761
   Meningite, 761
     Meningite piogênica aguda (meningite bacteriana), 762
     Meningite asséptica (meningite viral), 763
     Meningite crônica, 763
   Infecções parenquimatosas, 764
     Abscessos cerebrais, 764
     Encefalite viral, 764
     Encefalite fúngica, 766
     Outras meningoencefalites, 767
   Infecções epidurais e subdurais, 767
Distúrbios nutricionais, 767
   Deficiência de tiamina, 768
   Deficiência de vitamina B_{12}, 768

Doenças da mielina, 768
   Esclerose múltipla, 768
   Outras doenças desmielinizantes adquiridas, 769
   Leucodistrofias, 770
Doenças neurodegenerativas, 770
   Doenças priônicas, 771
     Doença de Creutzfeldt-Jakob, 771
     Variante da doença de Creutzfeldt-Jakob, 771
   Doença de Alzheimer, 772
   Degeneração lobar frontotemporal, 774
   Doença de Parkinson, 776
     Síndromes parkinsonianas atípicas, 778
   Doença de Huntington, 778
   Degenerações espinocerebelares, 778
   Esclerose lateral amiotrófica, 779
     Outras doenças do neurônio motor, 779
Neoplasias, 780
   Gliomas, 780
     Astrocitoma com IDH mutado, 780
     Glioblastoma com IDH selvagem, 781
     Oligodendroglioma com IDH mutado e 1p/19q codeletado, 782
     Astrocitoma pilocítico, 783
   Ependimoma, 783
   Neoplasias neuronais, 783
   Neoplasias embrionárias (primitivas), 784
     Meduloblastoma, 784
   Outras neoplasias parenquimatosas, 784
     Linfoma primário do sistema nervoso central, 784
   Meningiomas, 785
   Neoplasias metastáticas e síndromes paraneoplásicas, 785
   Síndromes neoplásicas familiares, 786
     Esclerose tuberosa, 786
     Doença de von Hippel-Lindau, 786
Olho, 786
   Conjuntiva, 786
     Conjuntivite, 786
     Outras lesões conjuntivais, 786
   Córnea, 787
     Ceratite e ulceração, 787
     Ceratocone, 787
     Distrofia endotelial de Fuchs, 788
   Segmento anterior, 788
     Catarata, 788
     Glaucoma, 788

As contribuições do Dr. Matthew P. Frosch, Department of Pathology, Massachusetts General Hospital, Harvard Medical School, Boston, Massachusetts, e do Dr. Robert Folberg para este capítulo em diversas edições anteriores deste livro são reconhecidas com gratidão.

Úvea, 788
 Uveíte, 788
 Neoplasias, 789
Retina, 790
 Descolamento de retina, 790
 Doença vascular da retina, 790

Degenerações da retina, 793
 Neoplasias da retina, 794
Nervo óptico, 795
 Papiledema, 795
 Neurite óptica e neuropatia, 795

O foco principal deste capítulo são as doenças do sistema nervoso central (SNC). No final, descrevemos brevemente alguns distúrbios importantes do olho que estão anatômica e funcionalmente ligados ao SNC.

SISTEMA NERVOSO CENTRAL

Os distúrbios do SNC são algumas das doenças mais graves da humanidade. Essas doenças têm muitas características exclusivas que refletem a estrutura e as funções altamente especializadas do SNC. A principal unidade funcional do SNC é o *neurônio* (substância cinzenta). Neurônios de diferentes tipos e em diferentes locais têm propriedades distintas, inclusive papéis funcionais, distribuição de suas conexões, neurotransmissores utilizados, requisitos metabólicos e níveis de atividade elétrica em determinado momento. Uma população de neurônios pode apresentar uma vulnerabilidade seletiva a agressões variadas porque compartilha uma ou mais dessas propriedades. Como diferentes regiões do cérebro participam de diferentes funções, o padrão de sinais e sintomas clínicos que se seguem à lesão depende tanto da região do cérebro envolvida quanto do processo patológico. Os neurônios maduros são incapazes de realizar divisão celular; portanto, a destruição de até mesmo um pequeno número de neurônios essenciais para uma função específica pode causar um déficit neurológico. Além dos neurônios, o SNC contém outras células, como *astrócitos* e *oligodendrócitos*, que compõem a *glia* (substância branca). Os componentes do SNC são afetados por uma série de distúrbios neurológicos exclusivos e também respondem a agressões comuns (p. ex., isquemia, infecção) de maneira distinta de outros tecidos.

Antes de nos aprofundarmos em distúrbios específicos, revisaremos brevemente as características alterações morfológicas que são frequentemente observadas no SNC no contexto de lesão ou infecção.

Morfologia

Características da lesão neuronal. Em resposta à lesão, ocorrem várias alterações nos neurônios e em seus processos (axônios e dendritos). Dentro de 12 horas após um dano hipóxico-isquêmico irreversível, a lesão neuronal torna-se evidente na coloração de rotina com hematoxilina e eosina (H&E) (Figura 21.1 A). Há retração do corpo celular, picnose do núcleo, desaparecimento do nucléolo, perda da coloração do retículo endoplasmático rugoso citoplasmático (referido como substância de Nissl nos neurônios) e intensa eosinofilia do citoplasma **(neurônios vermelhos)**. A lesão axonal também leva ao aumento e ao arredondamento do corpo celular, ao deslocamento periférico do núcleo, ao aumento do nucléolo e à dispersão periférica da substância de Nissl **(cromatólise central)**. Além disso, as lesões agudas tipicamente resultam na quebra da barreira hematencefálica e em graus variáveis de edema cerebral (discutido posteriormente).

Muitas doenças neurodegenerativas estão associadas ao acúmulo de proteínas anormais (p. ex., placas amiloides na doença de Alzheimer) ou **inclusões intracelulares** específicas (p. ex., corpúsculos de Lewy na doença de Parkinson). Vírus patogênicos podem formar inclusões nos neurônios infectados, assim como em outras células, as quais auxiliam no diagnóstico. Em algumas doenças neurodegenerativas, os processos neuronais tornam-se espessos e tortuosos, e são chamados de **neurites distróficas**.

Lesão e reparo de astrócitos. Os astrócitos são as principais células responsáveis pelo reparo e pela formação de cicatrizes no cérebro, um processo denominado **gliose**. Em resposta à lesão, os astrócitos sofrem hipertrofia e hiperplasia. O núcleo aumenta e se torna vesicular, enquanto o nucléolo se torna proeminente. O citoplasma se expande e assume uma tonalidade rosa brilhante e a célula estende vários processos robustos e ramificados (**astrócito gemistocítico**; Figura 21.1 B). Em contraste com outras partes do corpo, os fibroblastos não contribuem para a cicatrização após a lesão cerebral, exceto em situações específicas (p. ex., trauma cerebral penetrante ou ao redor de abscessos). Na gliose de longa duração, o citoplasma dos astrócitos reativos diminui de tamanho e os processos celulares se tornam mais fortemente entrelaçados **(astrócitos fibrilares)**. As **fibras de Rosenthal** são agregados de proteínas espessas, alongadas e brilhantemente eosinofílicas encontrados nos processos astrocíticos na gliose crônica e em alguns gliomas de baixo grau.

Os **oligodendrócitos**, que produzem a mielina, apresentam um espectro limitado de alterações morfológicas específicas em resposta a várias lesões, como as inclusões virais intranucleares observadas na leucoencefalopatia multifocal progressiva.

As **células microgliais** são células de vida longa derivadas do saco vitelino embrionário que funcionam como fagócitos residentes no SNC. Quando ativadas por lesão tecidual, infecção ou trauma, elas proliferam e se tornam mais histologicamente proeminentes. Nas áreas de desmielinização, infarto em organização ou hemorragia, as células microgliais se assemelham a macrófagos ativados; em outros contextos, como infecções, elas desenvolvem núcleos alongados **(células em bastão)**. Os agregados de células microgliais alongadas em locais de lesão tecidual são denominados **nódulos microgliais** (Figura 21.1 C). Coleções semelhantes podem ser encontradas agrupadas no entorno fagocitando neurônios lesionados **(neuronofagia)**.

As **células ependimárias** revestem o sistema ventricular e o canal central da medula espinal. Certos patógenos, especialmente o citomegalovírus (CMV), podem produzir lesões ependimárias extensas com as típicas inclusões virais. O **plexo coroide** está em continuidade com o epêndima e seu revestimento epitelial especializado é responsável pela secreção do líquido cefalorraquidiano (LCR).

A avaliação clínica de doenças neurológicas geralmente se baseia em sinais localizados (p. ex., fraqueza contralateral após a oclusão de uma artéria cerebral), que indicam o local da anormalidade, e em sinais não localizados (p. ex., estado mental alterado), que indicam a presença de um distúrbio neurológico, mas não seu local.

EDEMA, HERNIAÇÃO E HIDROCEFALIA

O cérebro e a medula espinal estão envoltos pelo crânio e pelo canal medular, e há nervos e vasos sanguíneos passando por diferentes

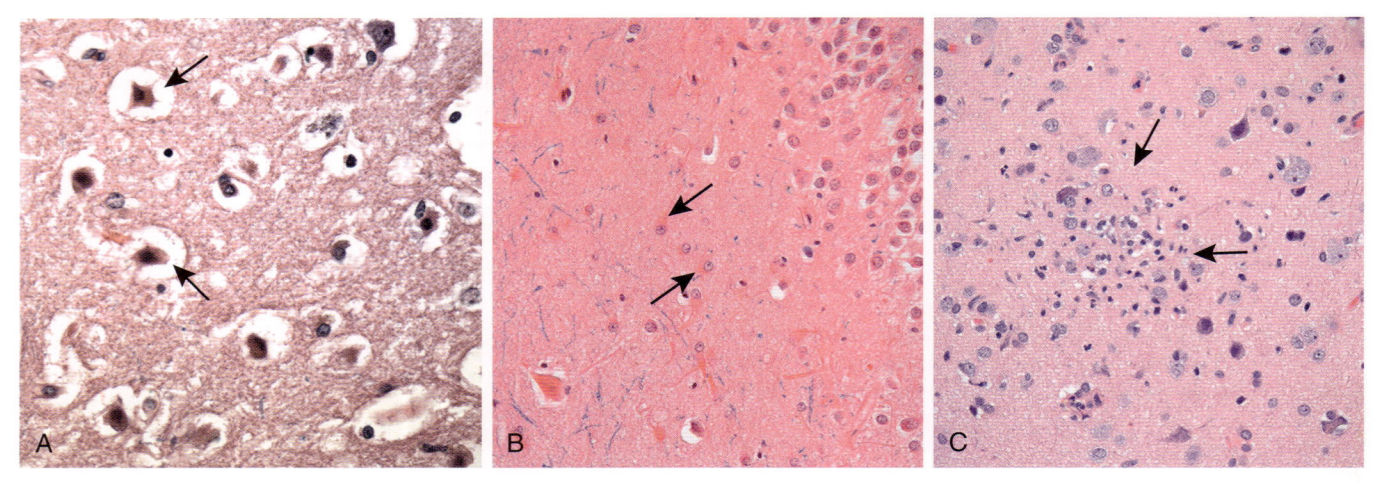

Figura 21.1 Padrões de lesão neuronal. **A.** Lesão hipóxico-isquêmica aguda no córtex cerebral. Os corpos celulares estão encolhidos e eosinofílicos ("neurônios vermelhos", setas), e os núcleos estão picnóticos. **B.** Astrócitos reativos (setas) com citoplasma eosinofílico e múltiplos processos irradiando-se. **C.** Coleção de células microgliais formando um nódulo mal definido (setas), um achado comum em infecções virais.

forames. O alojamento do delicado SNC em estruturas rígidas e duras oferece proteção, mas deixa pouco espaço para a expansão do cérebro ou do líquido circundante em estados de doença. Como resultado, praticamente qualquer expansão do conteúdo do crânio traz consigo um aumento da pressão intracraniana. Aumentos substanciais na pressão intracraniana comprometem a capacidade do sistema cardiovascular de levar sangue ao cérebro, resultando na diminuição da perfusão cerebral, cujas consequências são graves ou fatais. Os distúrbios que podem causar aumentos perigosos no conteúdo intracraniano incluem edema cerebral generalizado, hidrocefalia, hemorragia, isquemia e lesões com efeito de massa, como as neoplasias.

Edema cerebral

Edema cerebral é o acúmulo de excesso de líquido no parênquima cerebral. Há dois tipos, que geralmente ocorrem juntos, principalmente após uma lesão generalizada.

- O *edema vasogênico* ocorre quando a integridade da barreira hematencefálica é rompida, permitindo que o líquido passe do compartimento vascular para os espaços extracelulares do cérebro. O edema vasogênico pode ser localizado (p. ex., o resultado do aumento da permeabilidade vascular devido à inflamação ou a um tumor) ou generalizado
- O *edema citotóxico* é um aumento do líquido intracelular secundário à lesão de células neuronais e gliais, como pode ocorrer após um dano hipóxico ou isquêmico generalizado ou exposição a determinadas toxinas.

O cérebro edemaciado é mais macio do que o normal e frequentemente parece preencher a abóbada craniana. No edema generalizado, os giros se encontram achatados, os sulcos intermediários estão estreitados e as cavidades ventriculares comprimidas (Figura 21.2).

Hidrocefalia

O LCR é produzido pelo plexo coroide dentro dos ventrículos, circula pelo sistema ventricular e flui pelos forames de Luschka e Magendie para o espaço subaracnóideo, onde é absorvido pelas granulações aracnóideas. O equilíbrio entre as taxas de geração e reabsorção regula o volume de LCR.

A hidrocefalia é um aumento no volume de LCR dentro do sistema ventricular. Na maioria das vezes, esse distúrbio é uma consequência do fluxo prejudicado ou da diminuição da reabsorção do LCR. Se houver um obstáculo localizado para o fluxo do LCR dentro do sistema ventricular, uma parte dos ventrículos aumenta, enquanto o restante não aumenta. Esse padrão é chamado de *hidrocefalia não comunicante* e é mais comumente causado por massas (p. ex., tumor, hemorragia ou infecção) que obstruem o forame de Monro ou comprimem o aqueduto cerebral. Na *hidrocefalia comunicante,* todo o sistema ventricular está aumentado, geralmente de maneira secundária à reabsorção reduzida do LCR, por motivos desconhecidos.

Quando a hidrocefalia se desenvolve na infância, antes do fechamento das suturas cranianas, a cabeça sofre um aumento. Depois que as suturas se fundem, a hidrocefalia causa expansão ventricular e aumento da pressão intracraniana, mas nenhuma alteração na circunferência da cabeça (Figura 21.3). Em contraste com esses distúrbios, nos quais o aumento do volume de LCR é o processo primário, pode ocorrer um aumento compensatório do volume de LCR (*hidrocefalia ex vacuo*) secundário a uma perda de volume encefálico por qualquer causa subjacente (p. ex., infarto, doença neurodegenerativa).

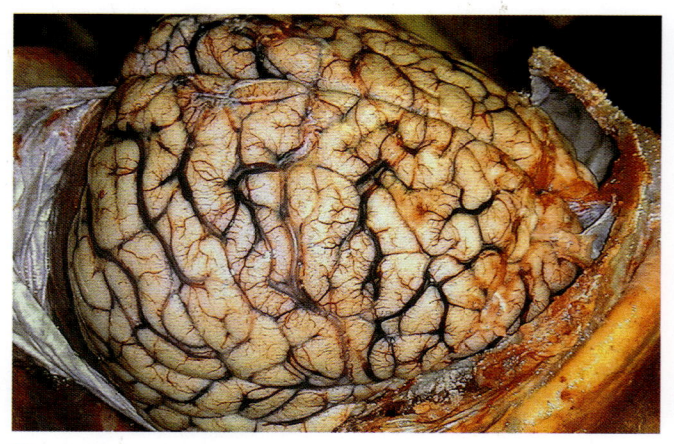

Figura 21.2 Edema cerebral. As superfícies dos giros se encontram achatadas como resultado da compressão do cérebro em expansão pela dura-máter e pela superfície interna do crânio. Tais alterações estão associadas a um aumento perigoso da pressão intracraniana.

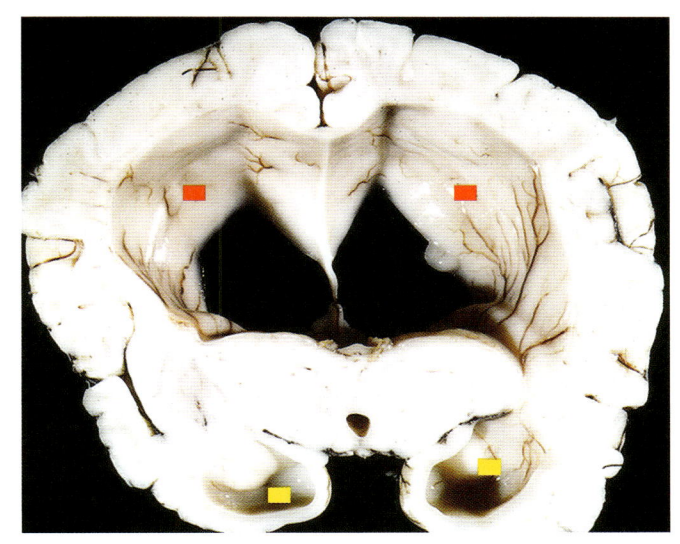

Figura 21.3 Hidrocefalia. Ventrículos laterais dilatados (*caixas vermelhas*, corpos dos ventrículos laterais; *caixas amarelas*, cornos posteriores dos ventrículos laterais) vistos em um corte coronal através do tálamo médio.

Herniação

A herniação é o deslocamento do tecido cerebral para além das dobras durais rígidas (foice e tentório) ou através de aberturas no crânio devido ao aumento da pressão intracraniana. O cérebro sofre herniação quando sua capacidade limitada de acomodar o aumento da pressão é excedida. Na maioria das vezes, a herniação cerebral é causada por um efeito de massa, seja difuso (edema cerebral generalizado), seja focal (tumores, abscessos ou hemorragias). A pressão intracraniana elevada também pode comprimir a vasculatura e reduzir a perfusão do cérebro, causando lesão isquêmica e exacerbando ainda mais o edema cerebral.

> ### Morfologia
>
> O cérebro sofre herniação através de diferentes aberturas e, se a expansão for suficientemente grave, a herniação pode ocorrer simultaneamente em vários locais (Figura 21.4):
>
> - A **herniação subfalcina (do cíngulo)** ocorre quando a expansão unilateral ou assimétrica de um hemisfério cerebral desloca o giro do cíngulo para baixo da borda da foice. Isso pode comprimir a artéria cerebral anterior, resultando em fraqueza da perna contralateral, ou afasia, se a herniação afetar o hemisfério dominante
> - A **herniação transtentorial (uncal)** ocorre quando o aspecto medial do lobo temporal é comprimido contra a margem livre do tentório. Como o lobo temporal é deslocado, o terceiro nervo craniano é comprometido, o que resulta em dilatação pupilar e movimentos oculares prejudicados no lado correspondente da lesão ("pupila dilatada"). A artéria cerebral posterior também pode ser comprimida, causando lesão isquêmica do tecido suprido por esse vaso, incluindo o córtex visual primário. Com o deslocamento adicional do lobo temporal, a pressão sobre o mesencéfalo pode comprimir o pedúnculo cerebral contralateral contra o tentório, o que leva à hemiparesia ipsilateral no lado da herniação. A compressão do pedúnculo cria uma deformação conhecida como **entalhe de Kernohan**. A compressão do mesencéfalo e do sistema ativador reticular ascendente com herniação transtentorial leva à depressão da consciência. A progressão da herniação transtentorial é frequentemente acompanhada pelas hemorragias lineares ou em forma de flâmula no mesencéfalo e na ponte denominadas **hemorragias de Duret** (Figura 21.5). Essas lesões geralmente ocorrem na linha média e nas regiões paramedianas, e se acredita que sejam o resultado do rompimento das veias e artérias penetrantes que suprem o tronco encefálico superior
> - A **herniação tonsilar** refere-se ao deslocamento das tonsilas cerebelares através do forame magno. Esse tipo de herniação causa compressão do tronco encefálico e compromete os centros respiratórios e cardíacos vitais no bulbo, e, em geral, é rapidamente fatal.

MALFORMAÇÕES CONGÊNITAS

A incidência de malformações do SNC, que dão origem a deficiência mental, paralisia cerebral ou defeitos do tubo neural, é estimada em 1 a 2% das gestações. As malformações cerebrais são mais comuns no contexto de anomalias múltiplas. As mutações que afetam os genes

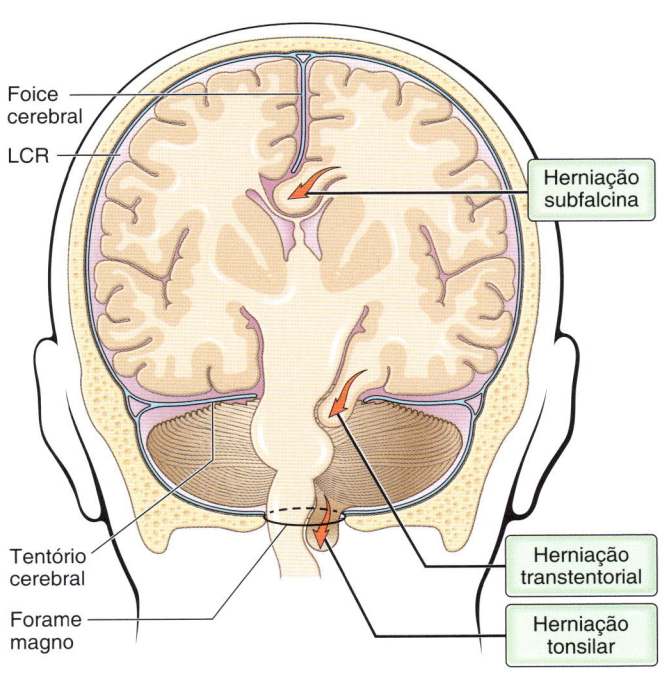

Figura 21.4 Herniação. O deslocamento do parênquima cerebral através de barreiras fixas pode ser subfalcino, transtentorial ou tonsilar (no forame magno). *LCR*, líquido cefalorraquidiano.

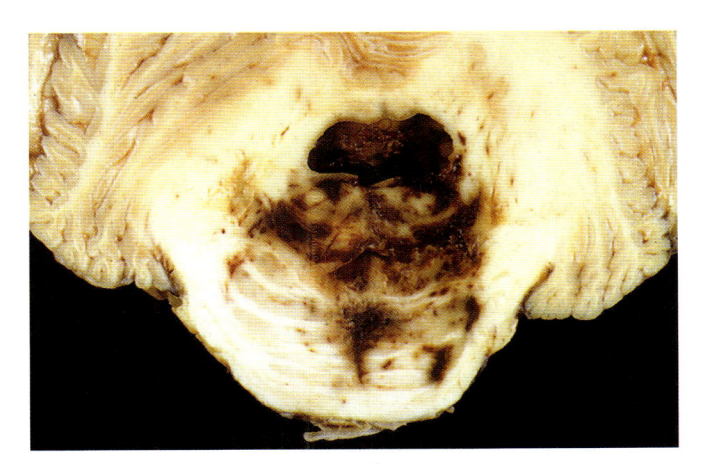

Figura 21.5 Hemorragia de Duret. À medida que o efeito de massa desloca o tronco encefálico para baixo, há a ruptura dos vasos que entram na ponte ao longo da linha média, o que causa hemorragia.

responsáveis por regular a diferenciação, a maturação ou a comunicação intercelular de neurônios ou células gliais podem causar malformação ou disfunção do SNC. Agressões pré-natais ou perinatais, incluindo vários agentes químicos e infecciosos, podem interferir no desenvolvimento normal do SNC ou causar danos aos tecidos. Durante a gestação, o momento da lesão determina o padrão de malformação, e os eventos mais precoces geralmente levam a fenótipos mais graves.

Defeitos do tubo neural

Os defeitos do tubo neural são malformações da linha média que envolvem alguma combinação de tecido neural, meninges e osso ou tecido mole sobrejacente; coletivamente, são as malformações mais comuns do SNC. Dois mecanismos patogênicos distintos contribuem para isso: (1) falha no fechamento do tubo neural, em que os defeitos secundários do tecido mesenquimal resultam da modelagem esquelética aberrante ao redor do tubo malformado (p. ex., anencefalia e mielomeningocele); e (2) defeitos ósseos primários causados pelo desenvolvimento anormal do mesoderma axial e que levam a anormalidades secundárias do SNC (p. ex., encefalocele, meningocele e espinha bífida). A deficiência de folato durante o primeiro trimestre aumenta o risco por mecanismos incertos e representa uma importante oportunidade de prevenção, pois os suplementos de folato nas mulheres em idade fértil reduzem a incidência de defeitos do tubo neural em até 70%. A α-fetoproteína (AFP) sérica está elevada no cenário de defeitos do tubo neural; a triagem materna para AFP combinada com estudos de imagem aumentou a detecção precoce de defeitos do tubo neural.

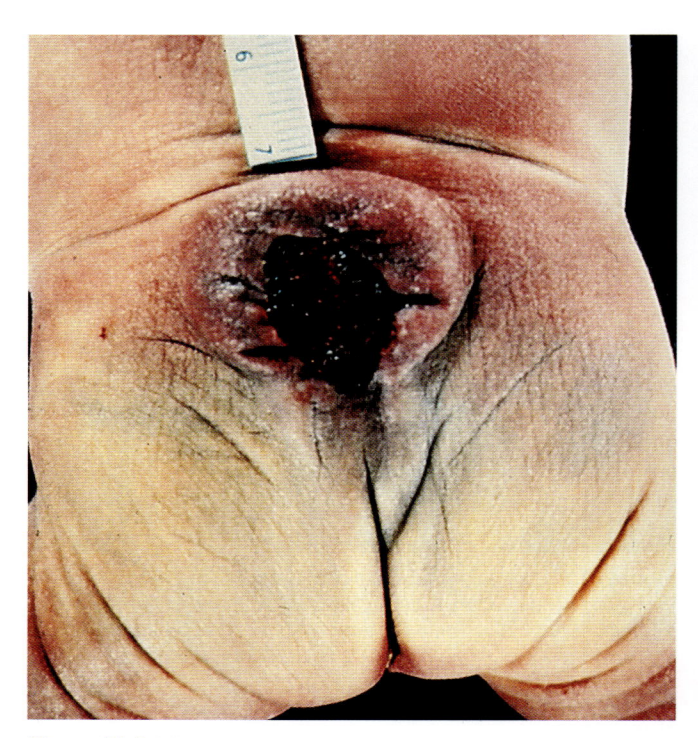

Figura 21.6 Mielomeningocele. Tanto as meninges quanto o parênquima da medula espinal estão incluídos na estrutura semelhante a um cisto visível logo acima das nádegas.

> **Morfologia**
>
> - Os defeitos mais comuns envolvem a extremidade posterior do tubo neural, a partir da qual se forma a medula espinal. Eles podem variar desde defeitos ósseos assintomáticos (**espinha bífida oculta**) até a **espinha bífida**, uma malformação grave que consiste em um segmento desorganizado e plano da medula espinal associado a um afloramento meníngeo sobreposto
> - A **mielomeningocele** é uma extensão do tecido do SNC através de um defeito na coluna vertebral que ocorre mais comumente na região lombossacral (Figura 21.6). Os pacientes apresentam déficits motores e sensoriais nas extremidades inferiores e problemas com o controle do intestino e da bexiga. Os problemas clínicos derivam do segmento anormal da medula espinal, e muitas vezes são agravados por infecções devidas a defeitos na pele fina sobreposta, que é propensa a ulcerações
> - A **anencefalia** é uma malformação da extremidade anterior do tubo neural que leva à ausência do prosencéfalo e da parte superior do crânio. Podem estar presentes quantidades variáveis de estruturas da fossa posterior
> - Uma **encefalocele** é um divertículo de tecido malformado do SNC que se estende por um defeito no crânio. Na maioria das vezes, envolve a região occipital ou a fossa posterior. Quando ocorre anteriormente, o tecido cerebral pode se estender para os seios paranasais.

Malformações do prosencéfalo

A *microencefalia* descreve o grupo de malformações em que o volume do cérebro é anormalmente pequeno; geralmente, está associada também a uma cabeça pequena (*microcefalia*). Há uma ampla gama de associações, incluindo anormalidades cromossômicas, síndrome alcoólica fetal e infecção *in utero* pelo vírus da imunodeficiência humana (HIV, do inglês *human immunodeficiency virus*) e pelo vírus Zika. O mecanismo subjacente é a diminuição da geração de neurônios destinados ao córtex cerebral. Durante os estágios iniciais do desenvolvimento do cérebro, à medida que as células progenitoras proliferam na zona ventricular subependimária, o equilíbrio entre as células que deixam a população progenitora para formar o córtex e as que permanecem no grupo de proliferação afeta o número total de neurônios e células gliais gerados. Se um número excessivo de células deixar o grupo de progenitores prematuramente, haverá uma geração inadequada de neurônios maduros, o que resultará em um cérebro pequeno. A interrupção da migração e da diferenciação neuronais durante o desenvolvimento pode levar a anormalidades nos giros e na arquitetura neocortical, o que muitas vezes termina com os neurônios em uma localização errada. As mutações em vários genes que controlam a migração resultam em uma variedade de malformações. Um exemplo representativo é a *holoprosencefalia*, que é caracterizada pela interrupção do padrão normal da linha média. As formas leves mostram ausência dos bulbos olfatórios e estruturas relacionadas (*arrinencefalia*). Nas formas graves, o cérebro não é dividido em hemisférios ou lobos, e pode haver defeitos na linha média facial, como a ciclopia. As causas genéticas mais conhecidas envolvem as mutações hereditárias de perda de função em componentes da via de sinalização Hedgehog.

Outros exemplos incluem a perda de giros, que pode ser completa (*lissencefalia*) ou parcial, e o aumento do número de giros formados irregularmente (*polimicrogiria*).

Anomalias da fossa posterior

As malformações mais comuns nessa região do cérebro resultam no posicionamento incorreto ou na ausência de partes do cerebelo:

- A *malformação de Arnold-Chiari* (malformação de Chiari tipo II) combina uma fossa posterior pequena com um cerebelo deformado na linha média e uma extensão para baixo do vérmis através do forame magno; também costumam tipicamente estar presentes hidrocefalia e mielomeningocele lombar

- A *malformação de Chiari tipo I*, muito mais branda, tem tonsilas cerebelares baixas que se estendem pelo forame magno. O excesso de tecido no forame magno resulta em obstrução parcial do fluxo de LCR e compressão do bulbo com sintomas de cefaleia ou déficit dos nervos cranianos que geralmente se manifestam apenas na vida adulta. A intervenção cirúrgica pode aliviar os sintomas
- A *malformação de Dandy-Walker* é caracterizada por uma fossa posterior aumentada, ausência do vérmis cerebelar e um grande cisto na linha média.

DOENÇAS METABÓLICAS GENÉTICAS

Várias doenças genéticas interrompem os processos metabólicos nos neurônios e na glia, o que resulta em distúrbios progressivos que se apresentam no início da vida. Essas doenças podem ser agrupadas com base em células ou compartimentos (p. ex., neurônios ou substância branca), organelas (p. ex., lisossomo, peroxissomo ou mitocôndria) ou metabólitos (p. ex., esfingolipidoses, ácidos graxos de cadeia muito longa) afetados. As mutações subjacentes a essas doenças geralmente interrompem vias de síntese ou de degradação específicas do sistema nervoso.

- As *doenças de armazenamento neuronal* são caracterizadas pelo acúmulo de material de armazenamento nos neurônios, tipicamente resultando em morte neuronal. O envolvimento dos neurônios corticais leva à perda da função cognitiva e também pode causar convulsões. Mais comumente, são distúrbios autossômicos recessivos causados pela deficiência de uma enzima específica envolvida no catabolismo de esfingolipídios (incluindo os gangliosídeos), mucopolissacarídeos ou mucolipídios; outros parecem ser causados por defeitos no transporte de proteínas ou lipídios dentro dos neurônios. Vários exemplos dessas doenças, como as doenças de Tay-Sachs e de Niemann-Pick e as mucopolissacaridoses (todos distúrbios do armazenamento lisossômico), são discutidos no Capítulo 4
- As *encefalomiopatias mitocondriais* são distúrbios da fosforilação oxidativa que geralmente afetam vários tecidos, inclusive o músculo esquelético (Capítulo 20). Quando envolvem o cérebro, a substância cinzenta é mais gravemente afetada do que a substância branca devido às maiores exigências metabólicas dos neurônios. Esses distúrbios podem ser causados por mutações em genes mitocondriais ou nucleares. Apresentam-se com fraqueza muscular, convulsões e defeitos visuais isolados ou combinados.

DOENÇAS CEREBROVASCULARES

As doenças cerebrovasculares são distúrbios cerebrais causados por processos patológicos que envolvem os vasos sanguíneos. Elas são uma das principais causas de morte e morbidade em partes do mundo com maior poder aquisitivo. Os três principais mecanismos patogênicos são (1) oclusão trombótica, (2) oclusão embólica e (3) ruptura vascular. *Acidente vascular cerebral* (*AVC*) é a designação clínica aplicada a todas essas condições quando os sintomas começam de forma aguda. A trombose e a embolia têm consequências semelhantes para o cérebro: perda de oxigênio e substratos metabólicos resultando em infarto ou lesão isquêmica das regiões supridas pelo vaso afetado. Lesões semelhantes ocorrem globalmente quando há perda completa da perfusão, hipoxemia grave (p. ex., choque hipovolêmico) ou hipoglicemia profunda. A hemorragia acompanha a ruptura dos vasos e leva a danos diretos ao tecido, bem como a uma secundária lesão isquêmica. A lesão vascular traumática é discutida separadamente no contexto do trauma.

Hipoxia, isquemia e infarto

O cérebro é um tecido altamente dependente de oxigênio que requer um suprimento contínuo de glicose e oxigênio do sangue. Embora não represente mais do que 2% do peso corporal, o cérebro recebe 15% do débito cardíaco em repouso e é responsável por 20% do consumo total de oxigênio do corpo. O fluxo sanguíneo cerebral normalmente permanece estável em uma ampla faixa de pressão arterial e pressão intracraniana devido à autorregulação da resistência vascular. O cérebro pode ser privado de oxigênio por dois mecanismos gerais:

- *Hipoxia funcional*, causada por uma baixa pressão parcial de oxigênio (p. ex., altitude elevada), capacidade prejudicada de transporte de oxigênio (p. ex., anemia grave, envenenamento por monóxido de carbono) ou toxinas que interferem no uso do oxigênio (p. ex., envenenamento por cianeto)
- *Isquemia*, tanto *transitória* quanto *permanente*, decorrente de hipoperfusão tecidual, que pode ser causada por hipotensão, obstrução vascular ou ambas.

Isquemia cerebral global

A hipoxia ou isquemia cerebral global ocorre quando há uma redução generalizada da perfusão cerebral (como na parada cardíaca, no choque e na hipotensão grave) ou diminuição da capacidade de transporte de oxigênio do sangue (p. ex., na intoxicação por monóxido de carbono). O desfecho clínico varia de acordo com a gravidade e a duração da agressão. Quando a agressão é leve, pode haver apenas confusão transitória seguida de recuperação completa. Os neurônios são mais suscetíveis à lesão hipóxica do que as células gliais; e, dentre os neurônios mais suscetíveis, estão as células piramidais do hipocampo e do neocórtex e as células de Purkinje do cerebelo. Em alguns casos, até mesmo agressões isquêmicas globais leves ou transitórias podem causar danos a essas áreas vulneráveis. Na isquemia cerebral global grave, ocorre morte neuronal generalizada independentemente da vulnerabilidade regional. Os pacientes que sobrevivem geralmente permanecem gravemente debilitados do ponto de vista neurológico, às vezes em um estado vegetativo persistente. Outros pacientes atendem aos critérios clínicos da chamada "morte cerebral", na qual todas as funções voluntárias e reflexas do cérebro e do tronco encefálico estão ausentes, inclusive o impulso respiratório. Quando os pacientes com essa forma de lesão irreversível são mantidos em ventilação mecânica, o cérebro pode sofrer autólise gradualmente.

> ### Morfologia
>
> No cenário de isquemia global, o cérebro se encontra inchado com giros alargados e sulcos estreitos. A superfície de corte mostra uma demarcação tênue entre a substância cinzenta e a substância branca. As alterações histopatológicas que acompanham a lesão isquêmica irreversível (infarto) são agrupadas em três categorias. As **alterações iniciais**, que ocorrem 12 a 24 horas após a agressão, incluem as alterações agudas nas células neuronais (neurônios vermelhos) (ver Figura 21.1 A) caracterizadas inicialmente por microvacuolização, seguidas de eosinofilia citoplasmática e, posteriormente, picnose nuclear e cariorrexe. Alterações semelhantes ocorrem um pouco mais tarde em astrócitos e oligodendrócitos. Depois disso, a reação ao dano tecidual começa com a infiltração de neutrófilos. As **alterações subagudas**, que ocorrem entre 24 horas e 2 semanas, incluem necrose do tecido, influxo de macrófagos, proliferação vascular e gliose reativa. O **reparo**, observado após 2 semanas, é caracterizado pela remoção do tecido necrótico e da gliose.

Isquemia cerebral focal

A oclusão arterial cerebral leva primeiro à isquemia e depois ao infarto na região de distribuição do vaso comprometido. O tamanho, a localização e a forma do infarto, bem como a extensão do dano tecidual resultante, podem ser modificados pelo fluxo sanguíneo colateral. Especificamente, o fluxo colateral através do polígono de Willis ou das anastomoses corticoleptomeníngeas pode limitar o dano em algumas regiões. Em contrapartida, há pouco ou nenhum fluxo sanguíneo colateral para estruturas como o tálamo, os núcleos da base e a substância branca profunda, que são supridos por vasos penetrantes profundos.

Os *infartos causados por êmbolos* são mais comuns do que os infartos causados por trombose. Os trombos murais cardíacos são uma fonte frequente de êmbolos; a disfunção miocárdica, a doença valvar e a fibrilação atrial são fatores predisponentes importantes. Os tromboêmbolos também surgem nas artérias, na maioria das vezes a partir de placas ateromatosas nas artérias carótidas ou no arco aórtico. Os êmbolos de origem venosa podem passar para a circulação arterial através de um forame oval patente e se alojar no cérebro (embolia paradoxal; ver Capítulo 9); isso inclui tromboembolias de veias profundas das pernas e êmbolos de gordura, geralmente após um trauma ósseo. O território da artéria cerebral média, uma extensão direta da artéria carótida interna, é mais frequentemente afetado pela oclusão embólica. Os êmbolos tendem a se alojar onde os vasos se ramificam ou em áreas de estenose, estas geralmente causadas por aterosclerose.

As *oclusões trombóticas* que causam infartos cerebrais geralmente se sobrepõem a placas ateroscleróticas; os locais comuns são a bifurcação da carótida, a origem da artéria cerebral média e ambas as extremidades da artéria basilar. Essas oclusões podem ser acompanhadas de extensão anterógrada, bem como de fragmentação do trombo e embolização distal. As oclusões trombóticas que causam pequenos infartos de apenas alguns milímetros de diâmetro, os chamados *infartos lacunares*, ocorrem quando pequenas artérias penetrantes são ocluídas devido a danos crônicos, geralmente decorrentes de hipertensão de longa data (discutida posteriormente).

> ### Morfologia
>
> Os infartos podem ser divididos em dois grandes grupos. Os **infartos não hemorrágicos** resultam de oclusões vasculares agudas e podem evoluir para infartos hemorrágicos quando há reperfusão do tecido isquêmico, seja através de vasos colaterais, seja após a dissolução de êmbolos. Os **infartos hemorrágicos** geralmente se manifestam como hemorragias petequiais múltiplas, às vezes confluentes (Figura 21.7 A e B). O quadro microscópico e a evolução do infarto hemorrágico são semelhantes aos do infarto não hemorrágico, e com a adição de extravasamento e reabsorção de sangue. Nos indivíduos com coagulopatias, os infartos hemorrágicos podem estar associados a grandes hematomas intracerebrais.
>
> A aparência macroscópica de um infarto não hemorrágico evolui com o tempo. Durante as primeiras 6 horas, a aparência do tecido permanece inalterada, mas em 48 horas ele fica pálido, macio e edemaciado. Do 2º ao 10º dia, o cérebro lesionado se torna gelatinoso e friável, e o limite entre o tecido normal e o anormal se torna mais distinto à medida que o edema se resolve no tecido viável adjacente. Do 10º dia à 3ª semana, o tecido se liquefaz e eventualmente deixa uma cavidade cheia de líquido, que gradualmente parece maior à medida que o tecido morto é reabsorvido (Figura 21.7 C).
>
> Microscopicamente, a reação do tecido segue uma sequência característica. Após as primeiras 12 horas, aparecem alterações neuronais isquêmicas (neurônios vermelhos; ver Figura 21.1 A) e edemas citotóxico e vasogênico. As células endoteliais e gliais, principalmente os astrócitos, se tornam edemaciadas e as fibras de mielina começam a se desintegrar. Durante os primeiros dias, os neutrófilos se infiltram na área da lesão (Figura 21.8 A), mas são substituídos por macrófagos nas 2 a 3 semanas seguintes. Os macrófagos que contêm produtos de degradação da mielina ou das hemácias podem persistir na lesão por meses ou anos. À medida que os processos de fagocitose e liquefação prosseguem, os astrócitos nas bordas da lesão aumentam progressivamente, dividem-se e desenvolvem uma rede proeminente de extensões citoplasmáticas (alteração gemistocítica) (Figura 21.8 B).

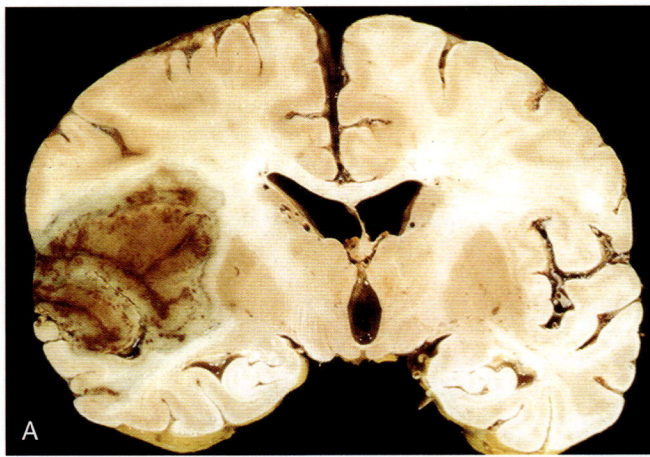

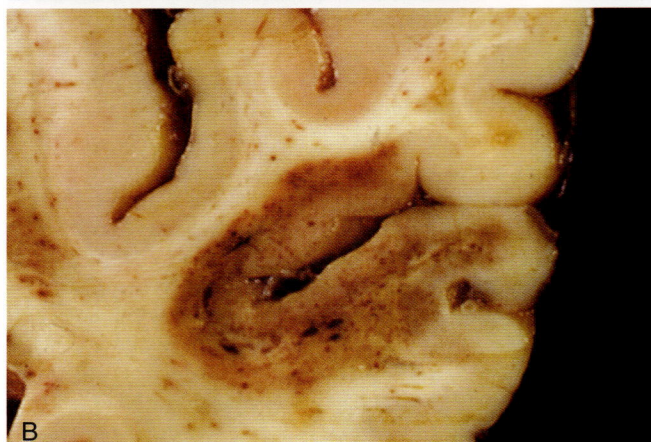

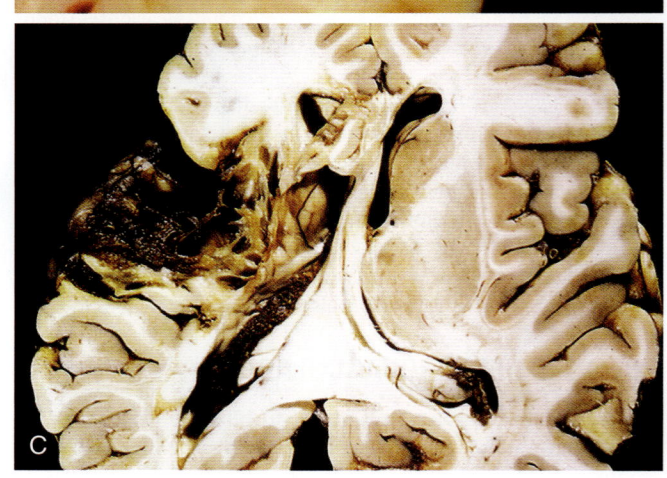

Figura 21.7 Infarto cerebral. **A.** Secção do cérebro mostrando um infarto grande, descolorido e focalmente hemorrágico na distribuição da artéria cerebral média esquerda. **B.** Um infarto com hemorragias pontilhadas, compatível com lesão de isquemia-reperfusão, está presente no lobo temporal. **C.** Infarto cístico antigo mostrando destruição do córtex e gliose circundante.

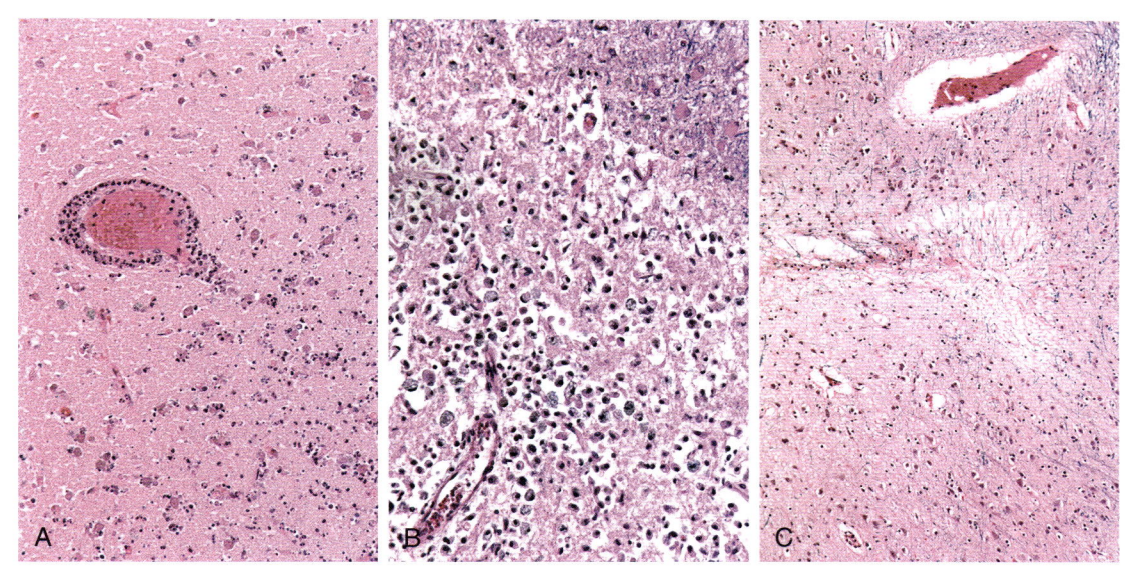

Figura 21.8 Infarto cerebral. **A.** Infiltração de um infarto cerebral por neutrófilos começando nas bordas da lesão, onde o suprimento vascular está intacto. **B.** No 10º dia, uma área de infarto mostra a presença de macrófagos e gliose reativa circundante. **C.** Infartos intracorticais antigos vistos como áreas de perda tecidual e gliose residual.

Após vários meses, os impressionantes aumentos nuclear e citoplasmático dos astrócitos regridem. Na parede da cavidade, os processos astrocitários formam uma densa rede de fibras gliais misturadas com novos capilares e algumas poucas fibras de tecido perivascular (Figura 21.8 C).

Os **infartos em zona de fronteira (*watershed*)** ocorrem nas regiões do cérebro e da medula espinal que se encontram nas porções mais distais dos territórios arteriais. Geralmente, são observados após episódios de hipotensão. Nos hemisférios cerebrais, a zona limítrofe entre as distribuições das artérias cerebrais anterior e média é a de maior risco. O dano a essa região produz uma faixa de necrose em forma de cunha sobre a convexidade cerebral alguns centímetros lateralmente à fissura inter-hemisférica.

Características clínicas. Os infartos se apresentam com combinações de sinais localizados e não localizados que geralmente têm início mais rápido nas oclusões embólicas do que nas tromboses. Os déficits motores e/ou sensoriais (p. ex., nas pernas) predominam nas oclusões da artéria cerebral anterior; afasia, defeitos motores e/ou sensoriais e hemiplegia são predominantes se a artéria cerebral média no hemisfério dominante estiver obstruída; e o defeitos visuais são proeminentes no caso de oclusão da artéria cerebral posterior.

Hemorragia intracraniana

As hemorragias no cérebro são causadas por (1) **hipertensão e outras doenças que levam à lesão da parede vascular;** (2) **lesões estruturais, como malformações arteriovenosas e cavernosas;** (3) **trauma;** e (4) **neoplasias**. As hemorragias podem ocorrer em qualquer local do crânio – fora do cérebro ou dentro dele (intraparenquimatosas) (Tabela 21.1). As hemorragias no espaço peridural ou subdural geralmente estão associadas a trauma e são discutidas mais adiante; em contrapartida, as hemorragias no parênquima cerebral e no espaço subaracnóideo são, mais comumente, uma manifestação de doença cerebrovascular subjacente e são discutidas aqui.

Hemorragia intraparenquimatosa cerebral primária

A hipertensão é o fator de risco mais comum para hemorragias intraparenquimatosas cerebrais profundas, pois é responsável por mais de 50% das hemorragias clinicamente significativas e por cerca de 15% das mortes entre indivíduos com hipertensão crônica. As hemorragias intraparenquimatosas espontâneas (não traumáticas) são mais comuns no meio e no final da vida adulta, e seu pico de incidência ocorre por volta dos 60 anos. A maioria se deve à ruptura de um pequeno vaso intraparenquimatoso. A hemorragia intracerebral pode ser devastadora quando afeta grandes porções do cérebro ou se estende para o sistema ventricular, ou pode ser clinicamente silenciosa se afetar pequenas regiões. As hemorragias intraparenquimatosas hipertensivas tipicamente ocorrem nos núcleos da base, no tálamo, na ponte e no cerebelo, e a localização e o tamanho do sangramento determinam suas manifestações clínicas. Se o indivíduo sobrevive ao evento agudo, ocorre a resolução gradual do hematoma, às vezes com uma considerável melhora clínica.

> **Morfologia**
>
> Na hemorragia intracerebral aguda, o sangue extravasado comprime o parênquima adjacente (Figura 21.9 A). Com o tempo, as hemorragias se transformam em uma cavidade com borda marrom e descolorida. No exame microscópico, as lesões iniciais consistem em sangue coagulado cercado por tecido cerebral edematoso contendo neurônios e glia exibindo as alterações morfológicas típicas da lesão anóxica. Eventualmente, o edema se resolve, macrófagos carregados de pigmentos e lipídios aparecem e uma proliferação reativa de astrócitos torna-se visível na periferia da lesão. Os eventos celulares seguem o mesmo curso de tempo observado após o infarto cerebral. As artérias podem apresentar arteriolosclerose (Figura 21.9 B).

Características clínicas. Assim como nos infartos, os sinais e sintomas da hemorragia intraparenquimatosa são determinados em grande parte por sua localização. Os sintomas geralmente se desenvolvem rapidamente ao longo de vários minutos e podem continuar evoluindo ao longo de horas, geralmente seguidos de melhora gradual. Eles incluem hemiplegia, confusão de início agudo, perda de memória e déficit visual.

Angiopatia amiloide cerebral

A angiopatia amiloide cerebral (AAC) é uma doença em que peptídeos amiloidogênicos, semelhantes aos encontrados na doença de

Tabela 21.1 Padrões de hemorragia no sistema nervoso central.

Localização	Etiologia	Características adicionais
Intraparenquimatosa	Trauma (contusões)	Envolvimento seletivo das cristas dos giros, onde o cérebro está em contato com a superfície interna do crânio (pontas frontal e temporal, superfície orbitofrontal)
	Isquemia (conversão hemorrágica de um infarto isquêmico)	Hemorragias petequiais em uma área do cérebro previamente isquêmica (lesão de reperfusão), geralmente seguindo a faixa cortical
	Angiopatia amiloide cerebral	Hemorragia "lobar" envolvendo substância branca subcortical e muitas vezes estendendo-se para o espaço subaracnóideo
	Hipertensão	Centrada na substância branca profunda, no tálamo, nos núcleos da base ou no tronco encefálico; pode se estender para o sistema ventricular
	Neoplasias (primárias ou metastáticas)	Associada a gliomas de alto grau ou certos tipos de neoplasias metastáticas (melanoma, coriocarcinoma, carcinoma de células renais)
Espaço subaracnóideo	Trauma	Tipicamente associada a lesão parenquimatosa subjacente
	Anormalidade vascular (malformação arteriovenosa ou aneurisma)	Início súbito de dor de cabeça intensa, muitas vezes com rápida deterioração neurológica; pode surgir lesão secundária e ela está associada ao vasospasmo
Espaço epidural	Trauma	Geralmente associada a fratura de crânio (nos adultos); sintomas neurológicos de evolução rápida (muitas vezes após um curto período de lucidez) que requerem intervenção
Espaço subdural	Trauma	Pode ocorrer após um pequeno trauma; sintomas neurológicos de evolução lenta, muitas vezes com um atraso desde o momento da lesão

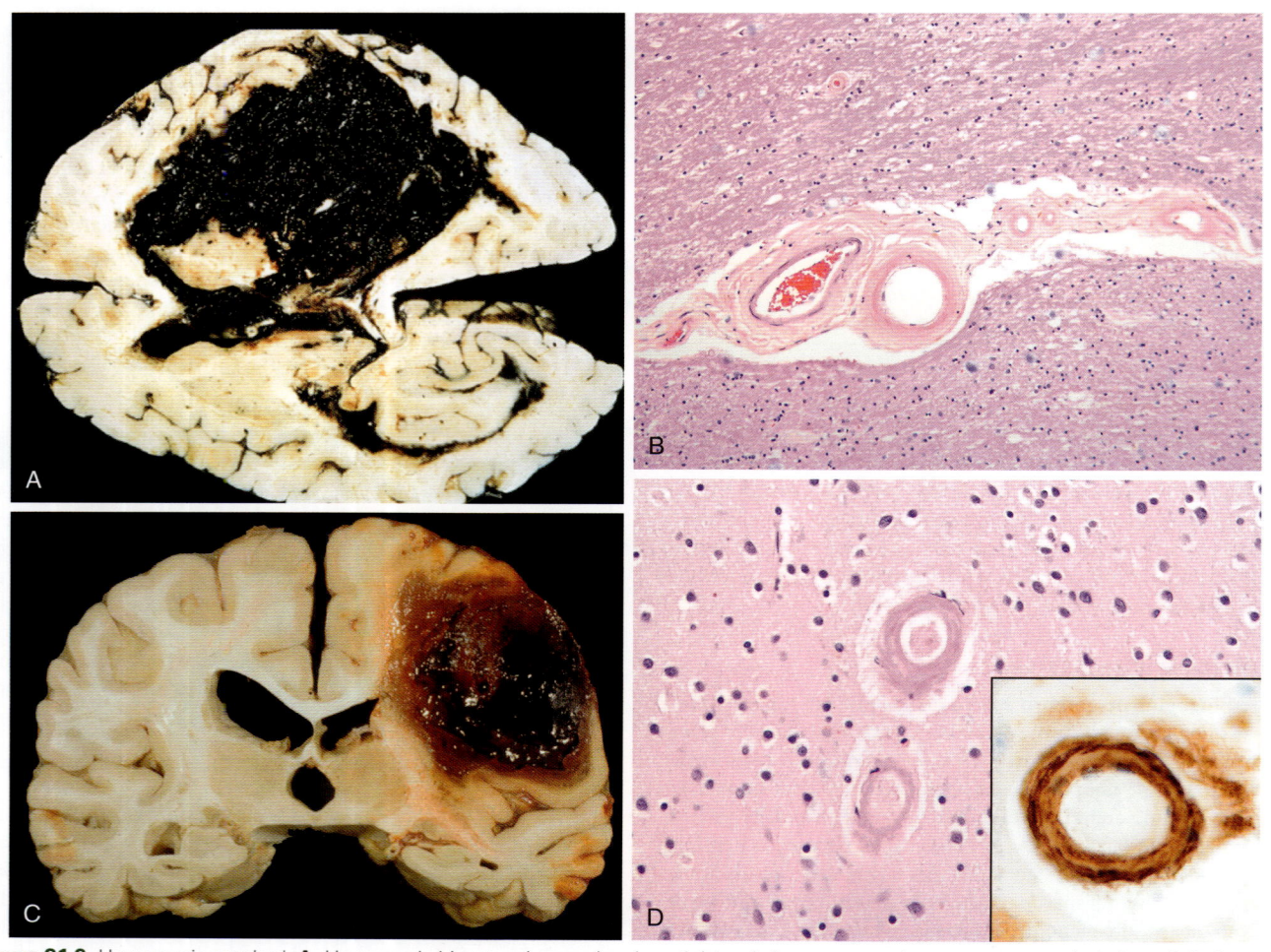

Figura 21.9 Hemorragia cerebral. **A.** Hemorragia hipertensiva maciça dos núcleos da base rompendo-se em um ventrículo lateral. **B.** A arteriolosclerose hialina (fibrose e espessamento das paredes arteriolares) se desenvolve nos núcleos da base e na substância branca subcortical de pacientes com hipertensão de longa data; é um fator de risco para hemorragias hipertensivas e também para infartos lacunares. **C.** Grande hemorragia lobar devida à angiopatia amiloide cerebral. **D.** Deposição de amiloide em arteríolas corticais na angiopatia amiloide cerebral; *no detalhe*, a coloração imuno-histoquímica destaca a proteína Aβ-amiloide depositada na parede do vaso. (**C.** Cortesia do Dr. Dimitri Agamanolis, http://neuropathology-web.org.)

Alzheimer (discutida mais adiante), se depositam nas paredes dos vasos corticais e meníngeos de médio e pequeno calibre. A deposição do amiloide torna as paredes dos vasos rígidas e frágeis, aumentando o risco de hemorragias, que diferem em distribuição daquelas associadas à hipertensão. As hemorragias associadas à AAC geralmente ocorrem nos lobos do córtex cerebral (*hemorragias lobares*) (ver Figura 21.9 C e D). Além dessas hemorragias sintomáticas, a AAC também pode resultar em hemorragias corticais pequenas (< 1 mm) e silenciosas (*micro-hemorragias*).

Hemorragia subaracnóidea e aneurismas saculares

A causa mais frequente de hemorragia subaracnóidea não traumática clinicamente significativa é a ruptura de um aneurisma sacular. A hemorragia no espaço subaracnóideo também pode resultar de malformação vascular, trauma, ruptura de uma hemorragia intracerebral no sistema ventricular, coagulopatias e neoplasias. As hemorragias epidural e subdural são geralmente secundárias ao trauma e são discutidas mais adiante.

Em cerca de um terço dos casos, a ruptura de um aneurisma sacular ocorre devido a um aumento agudo da pressão intracraniana, como ocorre no esforço para defecar ou no orgasmo sexual. O sangue sob pressão arterial é forçado a entrar no espaço subaracnóideo e o paciente sente uma dor de cabeça súbita e excruciante (conhecida como *cefaleia em salvas*, frequentemente descrita como "a pior dor de cabeça que já tive") e perde a consciência rapidamente. Entre 25 e 50% dos indivíduos afetados morrem na primeira hemorragia e sangramentos recorrentes são comuns nos sobreviventes. O prognóstico piora a cada episódio de sangramento.

Cerca de 90% dos aneurismas saculares ocorrem na circulação anterior perto dos principais pontos de ramificação arterial (Figura 21.10); existem aneurismas múltiplos em 20 a 30% dos casos.

Os aneurismas não estão presentes no nascimento, mas se desenvolvem ao longo do tempo devido a defeitos subjacentes na camada média do vaso. Há um risco maior de aneurismas nos pacientes com doença renal policística autossômica dominante (Capítulo 12) e distúrbios genéticos das proteínas da matriz extracelular (p. ex., síndrome de Ehler-Danlos). Em geral, cerca de 1,3% dos aneurismas sangra por ano, e a probabilidade de ruptura aumenta com o tamanho. Por exemplo, aneurismas com mais de 1 cm de diâmetro têm um risco aproximado de 50% de sangramento por ano. No período inicial após uma hemorragia subaracnóidea, há um risco adicional de lesão isquêmica por vasospasmo de outros vasos. A cicatrização e a consequente fibrose meníngea às vezes obstruem o fluxo de LCR ou interrompem a sua reabsorção, levando à hidrocefalia.

> **Morfologia**
>
> Um aneurisma sacular é uma protrusão de parede fina de uma artéria (Figura 21.11). Além do colo do aneurisma, a parede muscular e a lâmina elástica da íntima estão ausentes, de modo que o saco aneurismático é revestido apenas por uma íntima hialinizada e espessada. A adventícia que cobre o saco é contínua com a da artéria principal. A ruptura geralmente ocorre no ápice do saco, liberando sangue no espaço subaracnóideo, no parênquima cerebral ou em ambos.

Os aneurismas intracranianos não saculares podem ser ateroscleróticos, micóticos, traumáticos e dissecantes (Capítulo 8). Os três últimos tipos (como os aneurismas saculares) são mais frequentemente encontrados na circulação anterior, enquanto os aneurismas ateroscleróticos são frequentemente fusiformes e envolvem mais comumente a artéria basilar. Os aneurismas não saculares geralmente se manifestam como infarto cerebral devido à oclusão vascular, em vez de hemorragia subaracnóidea.

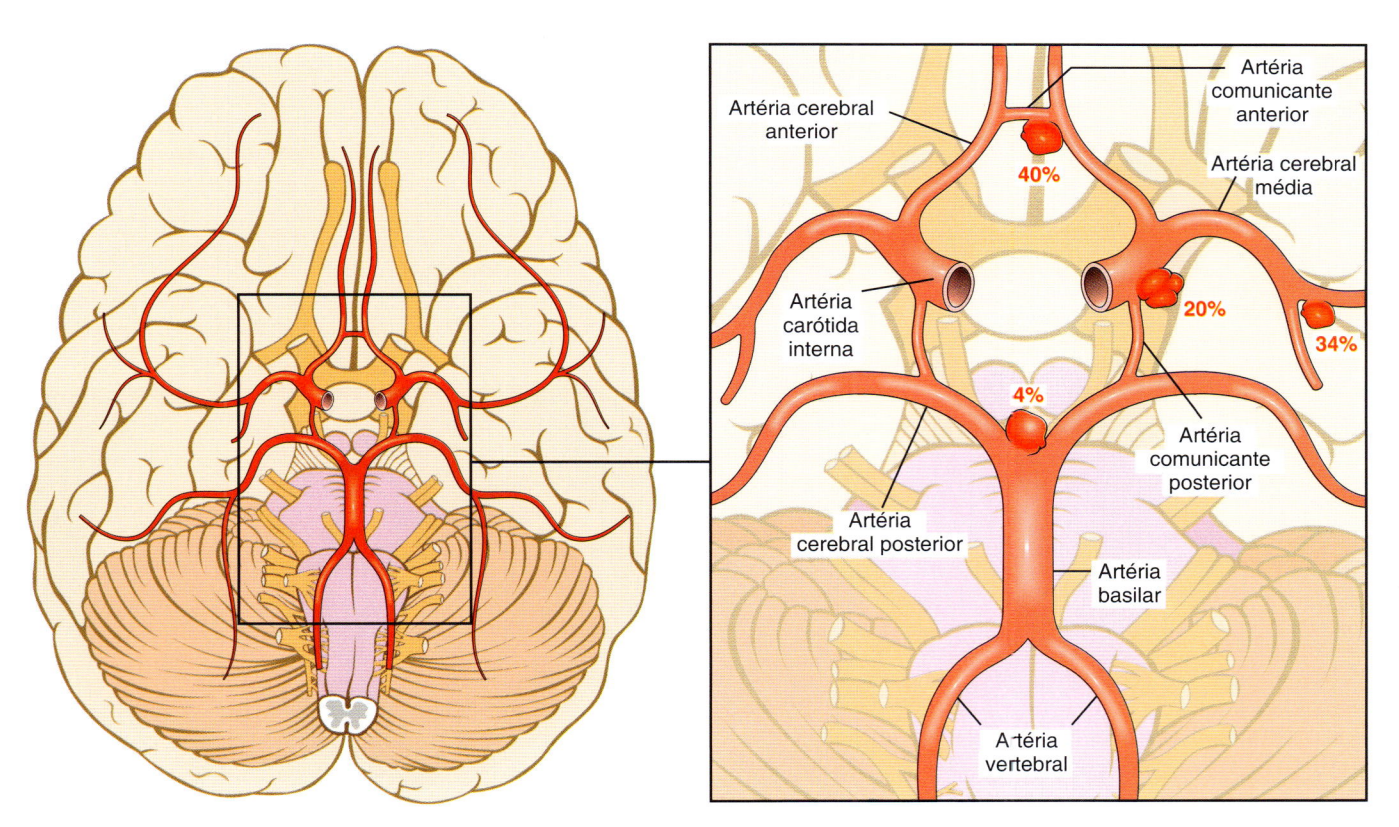

Figura 21.10 Locais comuns e frequência da ocorrência de aneurismas saculares.

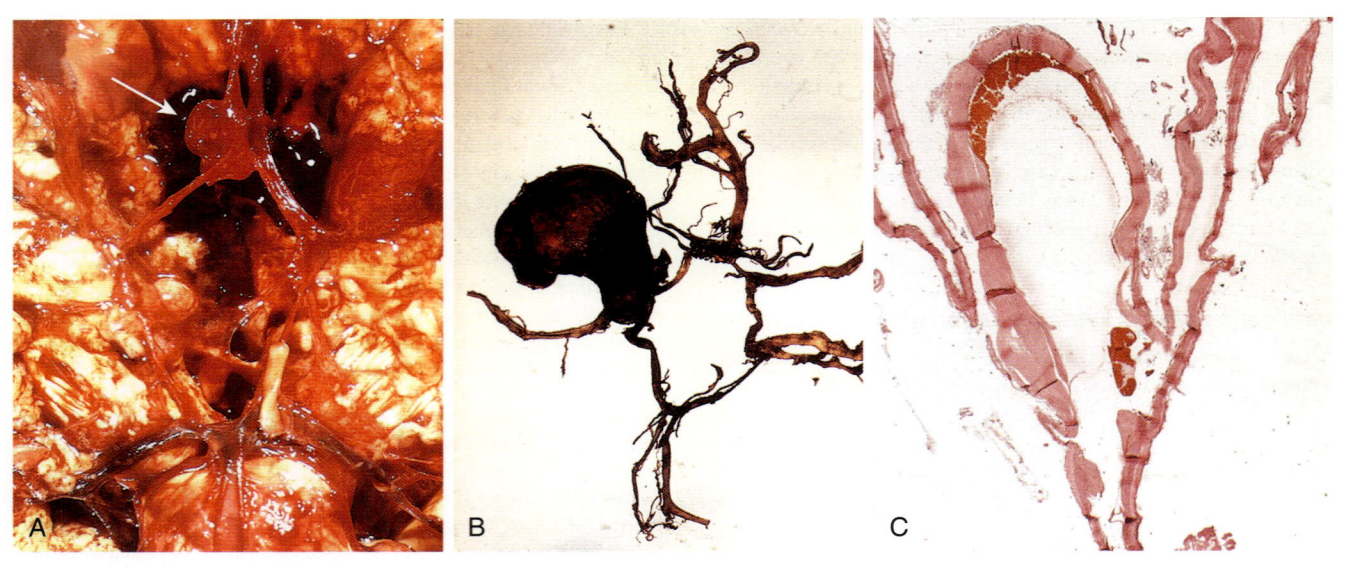

Figura 21.11 Aneurisma sacular. **A.** Vista da base do cérebro, dissecado para mostrar o polígono de Willis com aneurisma da artéria cerebral anterior (*seta*). **B.** O polígono de Willis é dissecado para mostrar um grande aneurisma. **C.** Corte através de um aneurisma sacular mostrando a íntima fibrosa hialinizada formando a parede do vaso. Coloração hematoxilina-eosina.

Malformações vasculares

As malformações vasculares do cérebro são classificadas em quatro tipos principais com base na natureza dos vasos anormais: malformações arteriovenosas (MAVs), malformações cavernosas, telangiectasias capilares e angiomas venosos. As MAVs, a mais comum delas, afetam 2 vezes mais os homens do que as mulheres e se manifestam mais comumente entre 10 e 30 anos com convulsões, hemorragia intracerebral ou hemorragia subaracnóidea. No período neonatal, as MAVs grandes podem levar à insuficiência cardíaca congestiva de alto débito devido ao desvio de sangue das artérias para as veias. O risco de sangramento torna a MAV o tipo mais perigoso de malformação vascular. Podem ser observadas múltiplas MAVs no cenário da telangiectasia hemorrágica hereditária, uma condição autossômica dominante frequentemente associada a mutações que afetam a via do TGF-β (do inglês *transforming growth factor beta* [fator de crescimento transformador beta]).

Morfologia

As **MAVs** podem envolver vasos subaracnóideos que se estendem ao parênquima cerebral ou ocorrer exclusivamente no cérebro. Na inspeção macroscópica, elas se assemelham a uma rede emaranhada de canais vasculares com aparência de vermes (Figura 21.12). O exame microscópico mostra vasos sanguíneos dilatados separados por tecido gliótico, muitas vezes com evidência de hemorragia anterior.

As **malformações cavernosas** consistem em canais vasculares distendidos e frouxamente organizados com paredes delgadas de colágeno e ausência de tecido nervoso interveniente. Elas ocorrem com mais frequência no cerebelo, na ponte e nas regiões subcorticais, e têm um baixo fluxo sanguíneo sem um desvio arteriovenoso significativo. Frequentemente circundam os vasos anormais focos de hemorragia antiga, infarto e calcificação.

As **telangiectasias capilares** são focos microscópicos de canais vasculares dilatados de paredes delgadas separados por um parênquima cerebral relativamente normal e ocorrem com mais frequência na ponte. Os **angiomas venosos** (varizes) consistem em agregados de canais venosos ectasiados. É improvável que esses dois tipos de malformação vascular sangrem ou causem sintomas, e a maioria é um achado acidental.

Outras doenças vasculares

Doença cerebrovascular hipertensiva

A hipertensão causa *esclerose arteriolar hialina* (Capítulo 8) das artérias de pequeno calibre e das arteríolas profundas e penetrantes que suprem os núcleos da base, a substância branca hemisférica e o tronco encefálico. As paredes arteriolares afetadas estão enfraquecidas e são vulneráveis a rupturas. Em alguns casos, formam-se aneurismas minúsculos em vasos com menos de 300 μm de diâmetro. Além da hemorragia intracerebral maciça (discutida anteriormente), vários outros resultados patológicos estão relacionados à hipertensão.

- *Lacunas* ou *infartos lacunares* são pequenos infartos cavitários com apenas alguns milímetros de tamanho que são encontrados mais comumente na substância cinzenta profunda (núcleos da base e tálamo), na cápsula interna, na substância branca profunda e na ponte. Elas são causadas pela oclusão de um único ramo penetrante de uma grande artéria cerebral. Dependendo de sua localização, as lacunas podem ser silenciosas do ponto de vista clínico ou causar um significativo comprometimento neurológico
- Pode ocorrer uma *ruptura dos vasos penetrantes de pequeno calibre*, levando ao desenvolvimento de pequenas hemorragias. Com o

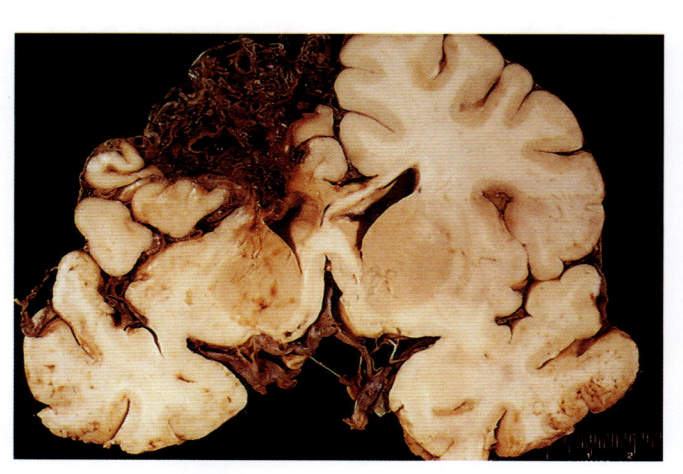

Figura 21.12 Malformação arteriovenosa.

tempo, essas hemorragias são reabsorvidas, deixando para trás uma cavidade semelhante a uma fenda (*hemorragia em fenda*) circundada por uma coloração acastanhada
- A *encefalopatia hipertensiva aguda* está mais frequentemente associada a aumentos repentinos e sustentados da pressão arterial diastólica para mais de 130 mmHg (a chamada hipertensão grave ou maligna; ver Capítulos 8 e 12). Caracteriza-se por aumento da pressão intracraniana e por disfunção cerebral global, manifestando-se como dores de cabeça, confusão, vômitos, convulsões e, às vezes, coma. É essencial uma intervenção terapêutica rápida para reduzir a pressão arterial. O exame *post mortem* pode mostrar edema cerebral com ou sem herniação transtentorial ou tonsilar. Petéquias e necrose fibrinoide de arteríolas na substância cinzenta e na substância branca podem ser vistas microscopicamente, como também em outros tecidos (Capítulos 8 e 12).

Vasculite

A vasculite no SNC é, na maioria das vezes, o resultado de infecções ou doenças autoimunes sistêmicas. Ela pode prejudicar o fluxo sanguíneo e causar disfunção cerebral ou infarto. A arterite associada à infecção de vasos de pequeno e grande calibres era vista no passado principalmente em associação com a sífilis e a tuberculose, mas agora é causada com mais frequência por infecções oportunistas (p. ex., aspergilose, herpes-zóster ou CMV) no contexto de imunocomprometimento. Algumas formas sistêmicas de vasculite, como a poliarterite nodosa, podem envolver vasos cerebrais e causar infartos únicos ou múltiplos.

Demência vascular

Os indivíduos que, ao longo dos anos, sofrem múltiplos infartos bilaterais nas substâncias cinzenta (córtex, tálamo, núcleos da base) e branca podem desenvolver uma síndrome clínica distinta caracterizada por demência, anormalidades da marcha e sinais pseudobulbares (instabilidade emocional), muitas vezes com déficits neurológicos focais sobrepostos. A síndrome, geralmente chamada de *demência vascular*, é causada por vários tipos de doença vascular multifocal, incluindo (1) aterosclerose cerebral; (2) trombose ou embolização de vasos carotídeos ou do coração; e (3) arteriolosclerose cerebral decorrente de hipertensão crônica. Muitos indivíduos com doenças neurodegenerativas que resultam em comprometimento cognitivo ou demência também apresentam evidências de doença cerebrovascular.

TRAUMA NO SISTEMA NERVOSO CENTRAL

As forças físicas associadas ao traumatismo craniano podem resultar em fraturas do crânio, lesões parenquimatosas e lesões vasculares; todas as três podendo coexistir. A localização anatômica da lesão e a capacidade limitada de reparo funcional do cérebro são os principais determinantes das consequências do trauma no SNC. A magnitude e a distribuição de uma lesão cerebral traumática também dependem do formato do objeto que causou o trauma, da força do impacto e do fato de a cabeça estar em movimento no momento da lesão. Um golpe na cabeça pode ser penetrante ou contundente; pode causar uma lesão aberta ou fechada. Uma lesão de vários centímetros cúbicos do parênquima cerebral pode ser clinicamente silenciosa (quando no lobo frontal), gravemente incapacitante (p. ex., na medula espinal) ou fatal (p. ex., no tronco encefálico).

Lesões traumáticas do parênquima

Quando a cabeça bate em um objeto fixo, a lesão cerebral pode ocorrer no local do impacto – uma *lesão por golpe* – ou contralateral ao local do impacto, do outro lado do cérebro, à medida que o cérebro se recupera do impacto inicial – uma *lesão por contragolpe*. Tanto as lesões por golpe quanto as por contragolpe são contusões com aparências macroscópicas e microscópicas comparáveis. Uma *contusão* é causada pelo rápido deslocamento do tecido, pelo rompimento dos canais vasculares e por subsequentes hemorragia, lesão tecidual e edema. Como estão mais próximas do crânio, as cristas dos giros são as partes do cérebro mais suscetíveis a lesões traumáticas. As contusões são comuns nas regiões do cérebro que recobrem superfícies internas ásperas e irregulares do crânio, como as regiões orbitofrontais e as pontas do lobo temporal. A penetração do cérebro por um projétil, como uma bala ou um fragmento de crânio de uma fratura, causa uma laceração com ruptura de tecido, ruptura vascular e hemorragia.

> ### Morfologia
>
> As contusões se apresentam em forma de cunha, ou seja, com a parte mais larga mais próxima do ponto de impacto (Figura 21.13 A). Poucas horas após a lesão, o sangue extravasa pelo tecido envolvido, pela largura do córtex cerebral e para dentro da substância branca e dos espaços subaracnóideos. Embora os efeitos funcionais sejam observados precocemente, a evidência morfológica da lesão neuronal (*i. e.*, picnose nuclear, eosinofilia citoplasmática, desintegração celular) leva cerca de 24 horas para aparecer. A resposta inflamatória ao tecido lesionado segue seu curso normal com neutrófilos precedendo o aparecimento de macrófagos. Em contraste com as lesões isquêmicas, nas quais a camada superficial do córtex pode ser preservada, o trauma afeta as camadas superficiais mais severamente.
>
> Lesões traumáticas antigas aparecem caracteristicamente como manchas marrom-amareladas deprimidas e retraídas (**plaques jaunes**) envolvendo as cristas dos giros (Figura 21.13 B). Essas lesões apresentam gliose e macrófagos residuais carregados de hemossiderina.
>
> O trauma também pode causar lesões mais sutis, porém generalizadas, nos axônios no interior do cérebro (lesão axonal difusa), às vezes com consequências devastadoras. Acredita-se que o movimento de uma região do cérebro em relação a outra perturbe a integridade e a função axonais. Mesmo na ausência de impacto, a aceleração angular pode causar lesão axonal e hemorragia. Acredita-se que até 50% dos pacientes que desenvolvem coma logo após o trauma tenham danos à substância branca e uma lesão axonal difusa que podem ser vistos como inchaços axonais que aparecem horas após o dano.

Concussão descreve a função cerebral reversivelmente alterada, com ou sem perda de consciência, como resultado de uma lesão na cabeça. A característica disfunção neurológica transitória inclui perda de consciência, parada respiratória temporária e perda de reflexos. A recuperação neurológica é a regra, embora a amnésia do evento possa persistir. A patogênese da interrupção súbita da atividade nervosa é desconhecida.

Encefalopatia traumática crônica

A encefalopatia traumática crônica (ETC, anteriormente chamada *demência pugilística*) é uma doença que provoca demência e se desenvolve após traumas repetidos na cabeça, como pode ocorrer em jogadores de rúgbi e boxeadores. Os cérebros afetados são atróficos, com ventrículos aumentados, e apresentam um acúmulo de emaranhados neurofibrilares contendo tau (que também são vistos em algumas doenças neurodegenerativas, discutidas mais adiante) em um padrão característico que envolve as profundidades dos giros e as regiões perivasculares nos córtices dos lobos frontal e temporal. Concussões repetidas predispõem ao desenvolvimento de ETC; no entanto, ainda é incerto quais fatores (p. ex., o número, a frequência e/ou a gravidade de eventos traumáticos individuais ou alguma combinação desses fatores) determinam se a encefalopatia acabará se desenvolvendo.

Lesão vascular traumática

A lesão vascular é um componente frequente do trauma no SNC; ela resulta do rompimento da parede do vaso e leva à hemorragia em diferentes locais anatômicos (ver Tabela 21.1). Dependendo do vaso afetado, a hemorragia pode ser *epidural, subdural, subaracnóidea* ou *intraparenquimatosa* (Figura 21.14 A), que ocorrem isoladamente ou em combinação. As hemorragias subaracnóidea e intraparenquimatosa foram discutidas anteriormente no contexto de aneurismas e hipertensão, respectivamente; quando traumáticas, ocorrem com mais frequência nos locais de contusão e laceração.

Hematoma epidural

Os vasos durais – especialmente a artéria meníngea média – são vulneráveis a lesões traumáticas. Em crianças e adultos, as rupturas envolvendo vasos durais quase sempre decorrem de fraturas cranianas. Por outro lado, nos bebês o deslocamento traumático do crânio facilmente deformável pode romper um vaso, mesmo na ausência de uma fratura craniana. Quando um vaso se rompe, o sangue se acumula sob pressão arterial e separa a dura-máter firmemente aderida à superfície interna do crânio, produzindo um hematoma que comprime a superfície do cérebro (Figura 21.14 B). Clinicamente, os pacientes podem ficar lúcidos por várias horas após o evento traumático antes do aparecimento dos sinais neurológicos. Um hematoma epidural pode se expandir rapidamente e constitui uma emergência neurocirúrgica que exige drenagem e reparo imediatos para evitar a morte.

Hematoma subdural

O movimento rápido do cérebro durante o trauma pode romper as veias de ligação que se estendem dos hemisférios cerebrais através do espaço subaracnóideo e subdural até os seios durais. Seu rompimento produz sangramento no espaço subdural. Como a camada celular interna da dura-máter é muito fina e está muito próxima da camada aracnoide, o sangue parece estar entre a dura-máter e a aracnoide, mas na verdade está entre as duas camadas da dura-máter. Nos pacientes com atrofia cerebral (p. ex., devido a alterações relacionadas à idade), as veias-ponte são esticadas e há um espaço adicional dentro do qual o cérebro pode se mover, o que explica a taxa mais alta de hematomas subdurais nos adultos mais velhos, mesmo com traumas menores. Os bebês também são suscetíveis a hematomas subdurais porque suas veias-ponte têm paredes delgadas.

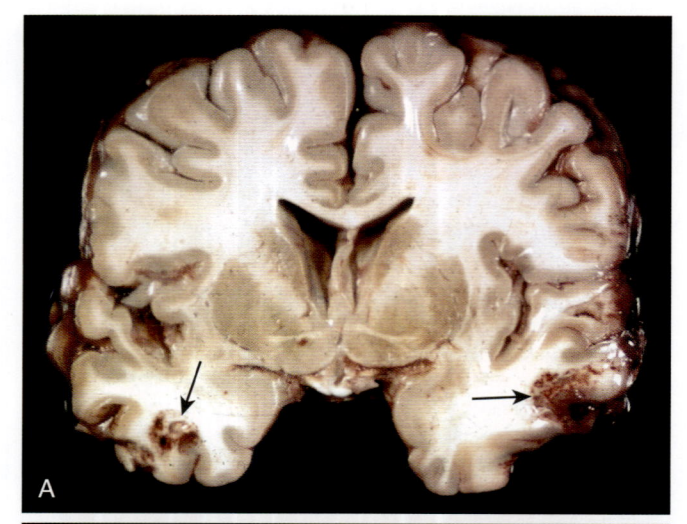

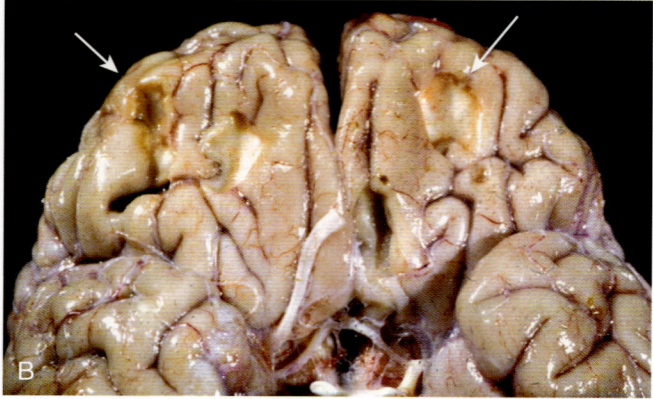

Figura 21.13 Contusões. **A.** Contusões agudas estão presentes em ambos os lobos temporais com áreas de hemorragia e ruptura tecidual (*setas*). **B.** Contusões antigas, observadas como áreas amarelas descoloridas (*setas*), presentes na superfície frontal inferior deste cérebro.

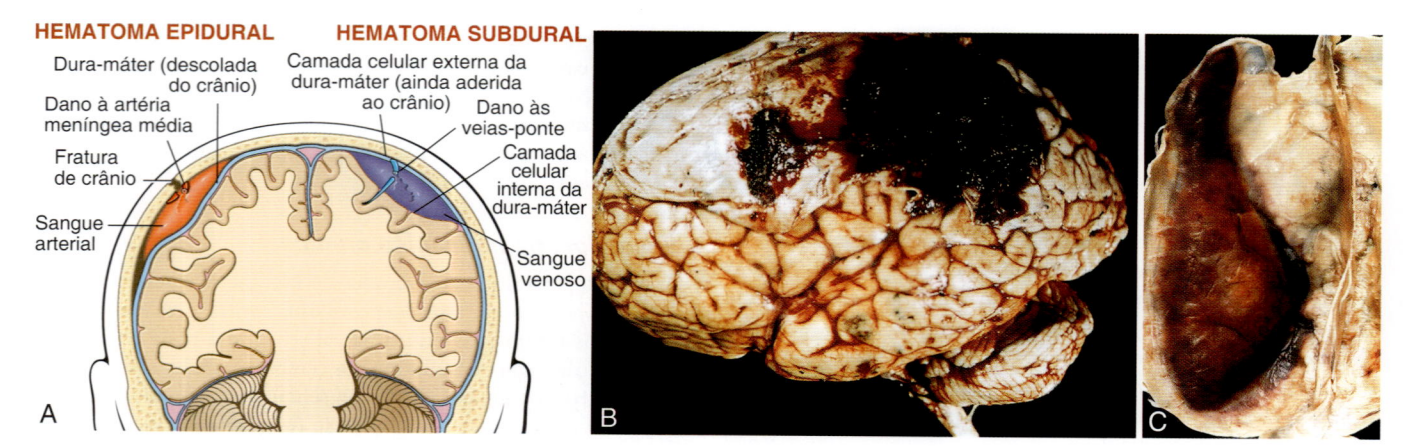

Figura 21.14 Hemorragias intracranianas traumáticas. **A.** O hematoma epidural é causado pela ruptura traumática de uma artéria meníngea, geralmente devido a uma fratura do crânio que leva ao acúmulo de sangue arterial entre a dura-máter e o crânio. O hematoma subdural é causado por danos nas veias que ligam o cérebro e o seio sagital superior, o que leva ao acúmulo de sangue entre as duas camadas da dura-máter. **B.** Hematoma epidural cobrindo uma porção da dura-máter. **C.** Grande hematoma subdural em organização aderido à dura-máter. (**B.** Cortesia do Dr. Raymond D. Adams, Massachusetts General Hospital, Boston, Massachusetts.)

Os hematomas subdurais geralmente se manifestam nas primeiras 48 horas após a lesão. Eles são mais comuns nas faces laterais dos hemisférios cerebrais e são bilaterais em cerca de 10% dos casos. Os sinais neurológicos são atribuídos à pressão exercida sobre o cérebro adjacente. Na maioria das vezes, os sintomas não são localizados, e assumem a forma de dor de cabeça, confusão e deterioração neurológica lentamente progressiva.

Os hematomas subdurais sintomáticos são tratados com a remoção cirúrgica do sangue e do tecido reativo associado.

> **Morfologia**
>
> O hematoma subdural agudo aparece como uma coleção de sangue recém-coagulado aderido ao contorno da superfície do cérebro e sem extensão para as profundezas dos sulcos (ver Figura 21.14 C). O cérebro subjacente é achatado e o espaço subaracnóideo geralmente é claro. Os hematomas subdurais se organizam por meio da lise do coágulo (cerca de 1 semana), do crescimento do tecido de granulação a partir da superfície dural para dentro do hematoma (2 semanas) e de fibrose (1 a 3 meses). Os hematomas subdurais comumente sangram novamente, presumivelmente a partir dos vasos de paredes delgadas do tecido de granulação, o que leva a achados microscópicos compatíveis com hemorragias de idades variadas.

Lesão cerebral perinatal

Paralisia cerebral é um termo para os déficits motores neurológicos não progressivos, que são caracterizados por espasticidade, distonia, ataxia ou atetose e paresia atribuíveis a lesões ocorridas durante os períodos pré-natal e perinatal. Pode não haver deficiência intelectual associada. Os sinais e os sintomas podem não ser aparentes ao nascimento e só se manifestarem mais tarde, muito depois do evento causal.

Os dois principais tipos de lesão que ocorrem no período perinatal são as hemorragias e os infartos. Essas lesões diferem das lesões semelhantes dos adultos em termos de localização e das reações teciduais que geram. Nos bebês prematuros, há um risco maior de *hemorragia intraparenquimatosa* dentro da matriz germinativa, na maioria das vezes adjacente ao corno anterior do ventrículo lateral. As hemorragias podem se estender para o sistema ventricular e de lá para o espaço subaracnóideo, e às vezes causam hidrocefalia. Podem ocorrer infartos isquêmicos na substância branca periventricular supratentorial (*leucomalacia periventricular*), especialmente nos bebês prematuros (Figura 21.15). Os resíduos desses infartos são placas amarelo-giz que consistem em regiões bem delimitadas de necrose da substância branca e calcificação distrófica. Quando suficientemente disseminadas para envolver tanto a substância cinzenta quanto a branca, podem se desenvolver grandes lesões císticas em todos os hemisférios, uma condição denominada *encefalopatia multicística*.

INFECÇÕES DO SISTEMA NERVOSO

As infecções podem danificar o sistema nervoso diretamente por meio da lesão de neurônios ou células da glia causada por um agente infeccioso ou indiretamente por meio de toxinas microbianas ou dos efeitos destrutivos da resposta inflamatória. Há quatro vias principais pelas quais os microrganismos entram no sistema nervoso:

- A *disseminação hematogênica* é a mais comum; os microrganismos normalmente ganham acesso por meio da circulação arterial, mas a disseminação venosa retrógrada pode ocorrer por meio de anastomoses entre as veias da face e os seios venosos do crânio
- A *implantação direta* de microrganismos é quase invariavelmente causada por um trauma aberto ou penetrante, mas às vezes pode estar associada a malformações congênitas (p. ex., meningomielocele) que fornecem acesso imediato aos microrganismos

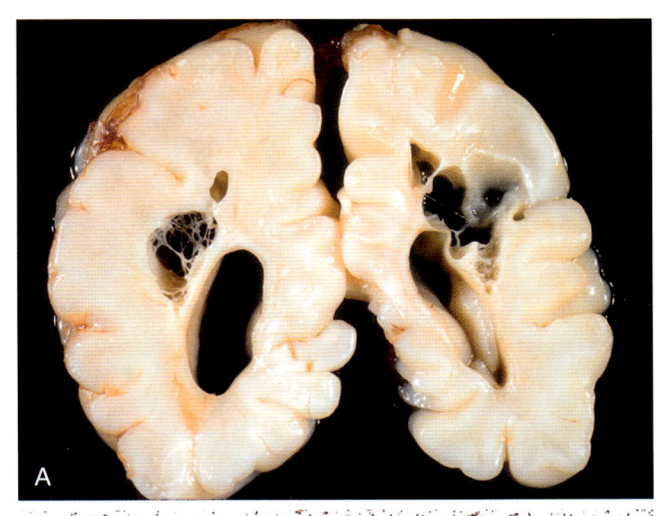

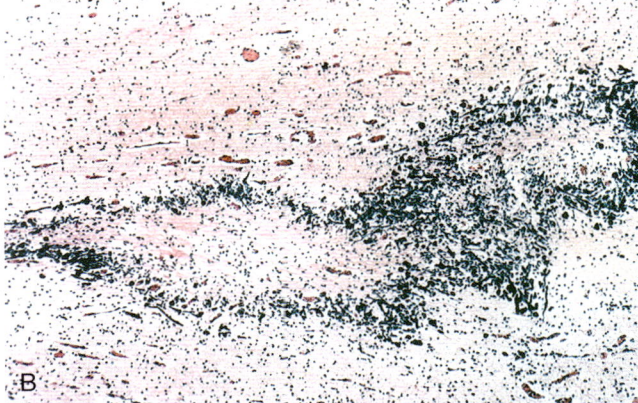

Figura 21.15 Lesão cerebral perinatal. **A.** Estágio crônico de leucomalacia periventricular. Os grandes espaços císticos na substância branca periventricular (observados em ambos os hemisférios do cérebro) são sequelas a longo prazo de lesão isquêmica pré-natal ou perinatal grave. **B.** O corte histológico da leucomalacia periventricular mostra um foco central de necrose da substância branca com uma borda periférica de processos axonais mineralizados.

- *Disseminação transplacentária*. Certas infecções perinatais podem ser adquiridas por via transplacentária ou durante o nascimento, e elas têm a propensão de causar lesões cerebrais destrutivas. Os agentes desse grupo incluem o *Toxoplasma* e o CMV, ambos podendo resultar em calcificações parenquimatosas juntamente com lesão tecidual; esses agentes serão discutidos mais adiante
- A *extensão local* pode se originar de estruturas adjacentes infectadas, como seios aéreos, dentes, crânio ou vértebras
- Os vírus também podem ser transportados pelo *sistema nervoso periférico*, como ocorre com os vírus da raiva e do herpes-zóster.

Nas seções a seguir, discutiremos as infecções que são específicas do sistema nervoso central (Tabela 21.2).

Meningite

A meningite é um processo inflamatório normalmente induzido por uma infecção que envolve as leptomeninges dentro do espaço subaracnóideo; se a infecção se espalhar para o cérebro subjacente, ela é denominada meningoencefalite. O termo também é usado nas situações não infecciosas, como a *meningite química*, uma resposta a um agente irritante, como detritos de um cisto epidermoide rompido, e a *meningite carcinomatosa*, uma inflamação causada por células cancerígenas metastáticas que se espalharam para o espaço subaracnóideo.

Tabela 21.2 Infecções comuns do sistema nervoso central.

Tipo de infecção	Síndrome clínica	Microrganismos causadores comuns
Infecções bacterianas		
Meningite	Meningite piogênica aguda	*Escherichia coli* ou estreptococos do grupo B (bebês)
		Neisseria meningitidis (adultos jovens)
		Streptococcus pneumoniae ou *Listeria monocytogenes* (adultos mais velhos)
	Meningite crônica	*Mycobacterium tuberculosis*
Infecções localizadas	Abscesso	Estreptococos e estafilococos
	Empiema	Polimicrobiana (estafilococos, bactérias anaeróbias gram-negativas)
Infecções virais		
Meningite	Meningite asséptica aguda	Enterovírus
		Sarampo (pan-encefalite esclerosante subaguda)
		Vírus da imunodeficiência humana
		Espécies de influenza
		Vírus da coriomeningite linfocitária
Encefalite	Síndromes encefálicas	Herpes simples (HSV-1, HSV-2)
		Citomegalovírus
		Vírus da imunodeficiência humana
		Poliomavírus JC (leucoencefalopatia multifocal progressiva)
	Encefalite transmitida por artrópodes	Vírus do Nilo ocidental, outros arbovírus
Síndromes do tronco encefálico e da medula espinal	Rombencefalite	Raiva
	Poliomielite espinal	Poliomielite
	Encefalite, meningite	Vírus do Nilo ocidental
Riquétsias, espiroquetas e fungos		
Síndromes meníngeas	Febre maculosa das Montanhas Rochosas	*Rickettsia rickettsii*
	Neurossífilis	*Treponema pallidum*
	Doença de Lyme (neuroborreliose)	*Borrelia burgdorferi*
	Meningite fúngica	*Cryptococcus neoformans*
		Candida albicans
Protozoários e metazoários		
Síndromes meníngeas	Malária cerebral	*Plasmodium falciparum*
	Encefalite amebiana	Espécies de *Naegleria*
Infecções localizadas	Toxoplasmose	*Toxoplasma gondii*
	Cisticercose	*Taenia solium*

A meningite infecciosa pode ser dividida nos subtipos *piogênicos agudos* (geralmente bacterianos), *assépticos* (geralmente virais) e *crônicos* (geralmente tuberculosos e causados por espiroquetas ou fúngicos). O exame do LCR geralmente é útil para identificar a causa da meningite.

Meningite piogênica aguda (meningite bacteriana)

As causas mais prováveis de meningite bacteriana variam de acordo com a idade do paciente. Nos neonatos, os microrganismos comuns são *Escherichia coli* e estreptococos do grupo B. Em adolescentes e adultos jovens, *Neisseria meningitidis* é o patógeno mais comum; em adultos mais velhos, *Streptococcus pneumoniae* e *Listeria monocytogenes* são mais comuns. Em todas as idades, os pacientes tipicamente apresentam sinais sistêmicos de infecção juntamente com irritação meníngea e comprometimento neurológico, incluindo cefaleia, fotofobia, irritabilidade, turvação da consciência e rigidez no pescoço.

A punção lombar revela um aumento da pressão; o exame do LCR mostra neutrófilos abundantes, proteína elevada e glicose reduzida. A meningite piogênica não tratada geralmente é fatal, mas com o diagnóstico imediato e a administração de antibióticos a maioria dos pacientes pode ser curada.

> **Morfologia**
>
> Na meningite aguda, é evidente um exsudato dentro das leptomeninges na superfície do cérebro (Figura 21.16). Os vasos meníngeos estão ingurgitados e proeminentes, e as extensões de pus podem se estender ao longo dos vasos sanguíneos. No exame microscópico, os neutrófilos podem preencher todo o espaço subaracnóideo ou, nos casos menos graves, podem estar confinados a regiões adjacentes aos vasos sanguíneos leptomeníngeos. Particularmente na meningite não tratada, a coloração de Gram revela números variáveis do microrganismo causador. Na meningite fulminante, as células

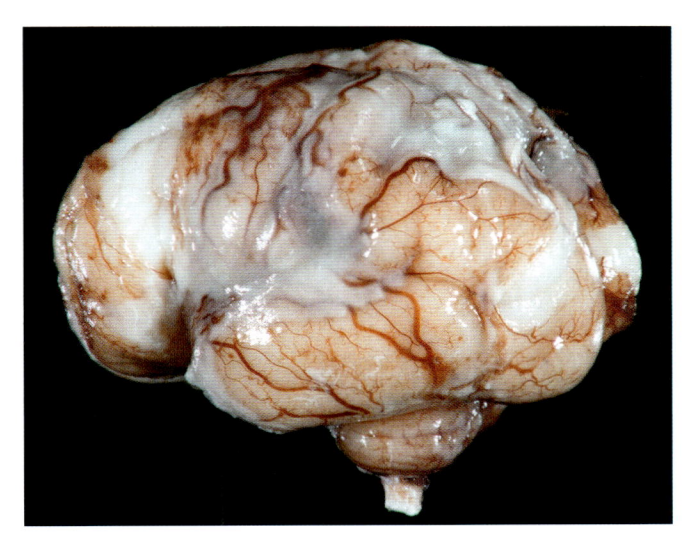

Figura 21.16 Meningite piogênica. Uma espessa camada de exsudato supurativo cobre o tronco encefálico e o cerebelo e engrossa as leptomeninges.

---

inflamatórias se infiltram nas paredes das veias leptomeníngeas e podem se estender focalmente para o parênquima do cérebro (encefalite); a vasculite secundária e a trombose venosa podem levar ao acidente vascular cerebral hemorrágico. A fibrose leptomeníngea pode acompanhar a meningite piogênica e causar hidrocefalia; é mais comum como uma complicação da meningite tuberculosa (discutida posteriormente).

Meningite asséptica (meningite viral)

A meningite asséptica é um termo clínico usado para manifestações de meningite como irritação meníngea, febre e alterações de consciência de início relativamente agudo na ausência de microrganismos detectáveis por cultura bacteriana. A doença geralmente é de etiologia viral, mas pode ter origem riquetsial ou autoimune (ver Tabela 21.2). O curso clínico é menos fulminante do que o da meningite piogênica e os achados no LCR também diferem: na meningite asséptica, há pleocitose linfocitária, a elevação de proteínas é apenas moderada e o teor de glicose é quase sempre normal. As meningites assépticas virais geralmente são autolimitantes e tratadas de acordo com os sintomas. O agente etiológico é identificado em apenas uma minoria dos casos; no entanto, isso pode mudar com o uso de técnicas de detecção mais sensíveis e específicas (como o sequenciamento de DNA). Quando os agentes patogênicos são identificados, os enterovírus são a etiologia mais comum, pois representam 80% dos casos.

Meningite crônica

Vários patógenos, incluindo micobactérias, alguns espiroquetas e fungos, causam meningite crônica; as infecções por esses microrganismos também podem envolver o parênquima cerebral.

Meningite tuberculosa. A meningite tuberculosa geralmente se manifesta com sinais e sintomas generalizados de dor de cabeça, mal-estar, confusão mental e vômitos. Há apenas um aumento moderado na celularidade do LCR com células mononucleares ou uma mistura de células polimorfonucleares e mononucleares; o nível de proteínas é elevado, muitas vezes de forma marcante, e o teor de glicose é típica e moderadamente reduzido ou normal. A infecção pelo *Mycobacterium tuberculosis* também pode resultar em massa intraparenquimatosa bem circunscrita (*tuberculoma*), que pode estar associada à meningite. A meningite tuberculosa crônica leva à fibrose aracnoide, principalmente na base do cérebro, e à hidrocefalia devido à interferência na reabsorção do LCR.

Infecções por espiroquetas. A *neurossífilis,* um estágio terciário da sífilis, ocorre em cerca de 10% dos indivíduos com infecção pelo *Treponema pallidum* não tratada. A coinfecção com o HIV aumenta o risco de desenvolver neurossífilis e a doença costuma ser mais agressiva nesse cenário. Há vários padrões de envolvimento do SNC pela sífilis, que podem estar presentes isoladamente ou em combinação.

- A *neurossífilis meningovascular* é uma meningite crônica geralmente envolvendo a base do cérebro e muitas vezes com uma endarterite obliterativa rica em plasmócitos e linfócitos
- A *neurossífilis parética* decorre do envolvimento do parênquima por espiroquetas e está associada à perda neuronal e a uma acentuada proliferação de células microgliais. Clinicamente, essa forma da doença causa uma perda progressiva e insidiosa das funções mentais e físicas, alterações de humor (incluindo delírios de grandeza) e, por fim, demência grave
- A *tabes dorsalis* resulta de danos aos nervos sensoriais nas raízes dorsais. As consequências incluem comprometimento do senso de posição das articulações e ataxia; perda da sensação de dor, que leva a danos na pele e nas articulações (*articulações de Charcot*); outros distúrbios sensoriais, particularmente as características pontadas de dor súbitas, breves e graves ("dores lancinantes"); e ausência de reflexos profundos nos tendões.

A *neuroborreliose* refere-se ao envolvimento do sistema nervoso pelo espiroqueta *Borrelia burgdorferi,* o agente causador da doença de Lyme. Os sinais e os sintomas neurológicos são altamente variáveis e incluem meningite asséptica, paralisia do nervo facial, encefalopatia leve e polineuropatias.

Meningite fúngica. A infecção fúngica do sistema nervoso pode dar origem à meningite crônica e, como ocorre com outros patógenos, pode estar associada à infecção do parênquima. O imunocomprometimento aumenta o risco dessas doenças. Vários patógenos fúngicos causam doenças do SNC:

- Tanto o *Cryptococcus neoformans* quanto o *Cryptococcus gattii* podem causar meningite e meningoencefalite. O *C. neoformans* causa doença principalmente no contexto de imunocomprometimento, enquanto o *C. gattii* frequentemente causa doença nos indivíduos imunocompetentes, em geral acompanhada de envolvimento pulmonar (Capítulo 11). O envolvimento do SNC por ambos os microrganismos pode ser fulminante e fatal em apenas 2 semanas ou pode ser indolente, evoluindo ao longo de meses ou anos. O LCR pode ter poucas células, mas proteínas elevadas. As leveduras mucoides encapsuladas podem ser visualizadas nas preparações de tinta nanquim ou detectadas por meio de testes de antígeno criptocócico. A extensão para o cérebro segue os vasos nos espaços de Virchow-Robin. À medida que os microrganismos proliferam, esses espaços se expandem, dando origem a uma aparência de "bolha de sabão"
- O *Histoplasma capsulatum* comumente envolve o sistema nervoso no contexto de infecção disseminada. Há um risco maior de doença no contexto da infecção pelo HIV. A histoplasmose (assim como a tuberculose) tipicamente causa uma meningite de base do crânio com proteínas elevadas no LCR, glicose levemente diminuída e uma leve pleocitose linfocitária. Podem ocorrer lesões parenquimatosas, principalmente devido ao rastreamento de microrganismos ao longo dos espaços de Virchow-Robin
- O *Coccidioides immitis,* um fungo endêmico das regiões desérticas do sudoeste americano, causa mais comumente meningite no

contexto de infecção disseminada. O diagnóstico pode ser feito por meio do exame do LCR para detecção de anticorpos específicos ou por detecção de antígenos. Sem tratamento, a meningite coccidioide tem uma alta taxa de mortalidade.

Infecções parenquimatosas

Todo o espectro de patógenos infecciosos (de vírus a parasitas) pode infectar o cérebro, muitas vezes produzindo lesões características. Em geral, as infecções virais são difusas, as infecções bacterianas (quando não associadas à meningite) são mais localizadas e outros microrganismos produzem padrões mistos. Nos indivíduos imunocomprometidos, o envolvimento generalizado com qualquer agente é típico.

Abscessos cerebrais

Abscesso cerebral é um foco localizado de tecido cerebral necrótico com inflamação associada, geralmente causado por uma infecção bacteriana. Os abscessos podem surgir por implantação direta de microrganismos, extensão local de focos adjacentes (p. ex., mastoidite, sinusite paranasal) ou disseminação hematogênica (geralmente de um local primário no coração, nos pulmões ou nos ossos distais). As condições predisponentes incluem a endocardite bacteriana aguda, da qual são liberados êmbolos sépticos que podem produzir múltiplos abscessos; a cardiopatia congênita cianótica, que está associada a um desvio da direita para a esquerda e à perda da filtração pulmonar de microrganismos; e infecções pulmonares crônicas, como na bronquiectasia, que fornecem uma fonte de microrganismos que se espalham por via hematogênica.

Os abscessos são lesões destrutivas discretas com uma necrose liquefativa central circundada por edema (Figura 21.17). Na margem externa da lesão necrótica, há um exuberante tecido de granulação com neovascularização. Os vasos recém-formados são anormalmente permeáveis, o que explica o edema acentuado no tecido cerebral adjacente. Os pacientes geralmente apresentam progressivos déficits neurológicos focais; também podem surgir sinais e sintomas relacionados ao aumento da pressão intracraniana. Tipicamente, o LCR tem uma contagem alta de leucócitos e uma concentração aumentada de proteínas, mas o teor de glicose é normal. A fonte de infecção pode ser aparente ou pode ser rastreada até um pequeno foco (extracraniano) não sintomático. O aumento da pressão intracraniana pode levar a uma herniação fatal; outras complicações incluem ruptura de abscesso com ventriculite ou meningite, e trombose do seio venoso. Com a cirurgia e o tratamento com antibióticos, a alta taxa de mortalidade pode ser reduzida para menos de 10%.

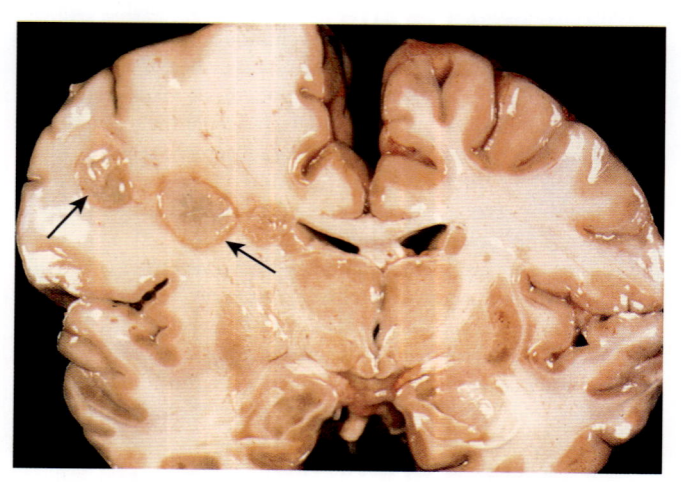

Figura 21.17 Abscessos cerebrais na substância branca do lobo frontal (setas).

Encefalite viral

A encefalite viral é uma infecção parenquimatosa do cérebro que está quase invariavelmente associada à inflamação meníngea (*meningoencefalite*). Embora diferentes infecções virais apresentem padrões variados de lesão, os aspectos histológicos mais característicos são os infiltrados de células mononucleares perivasculares e parenquimatosas (Figura 21.18 A), os nódulos microgliais (Figura 21.18 B) e a neuronofagia. Alguns vírus também formam os característicos corpúsculos de inclusão. O exame do LCR ajuda a distinguir as infecções virais das bacterianas do SNC. O LCR geralmente mostra uma pressão ligeiramente elevada e uma inicial pleocitose neutrofílica que se converte rapidamente em linfocitose; a concentração de proteínas está elevada, mas a glicose está normal.

O sistema nervoso é particularmente suscetível a determinados vírus, como o vírus da raiva e o poliovírus. Alguns vírus infectam tipos específicos de células do SNC, enquanto outros envolvem preferencialmente determinadas regiões do cérebro (p. ex., lobos temporais mediais, sistema límbico) que se encontram ao longo da rota de entrada viral. A infecção viral intrauterina após a disseminação transplacentária da rubéola e do CMV pode causar lesões destrutivas, enquanto o vírus Zika causa anormalidades no desenvolvimento do cérebro. Além da infecção direta do sistema nervoso, o SNC também pode ser lesado por mecanismos imunológicos após infecções virais sistêmicas.

Arbovírus. Os *arbovírus* (vírus transmitidos por artrópodes) são uma causa importante de encefalite epidêmica, especialmente nas regiões tropicais do planeta, e podem causar morbidade grave e alta mortalidade. Entre os tipos mais comumente encontrados, estão a encefalite equina ocidental e oriental e a infecção pelo vírus do Nilo ocidental. Os pacientes desenvolvem sintomas neurológicos generalizados, como convulsões, confusão, delírio e estupor ou coma, bem como sinais focais, como assimetria do reflexo e paralisias oculares.

Herpes-vírus. A encefalite por HSV-1 pode ocorrer em qualquer faixa etária, porém é mais comum em crianças e adultos jovens. Tipicamente, ela se manifesta com alterações de humor, de memória e do comportamento, o que reflete o envolvimento dos lobos frontal e temporal. A encefalite recorrente por HSV-1 às vezes está associada a mutações hereditárias que interferem na sinalização dos receptores do tipo *Toll* (especialmente o TLR-3), que têm um papel importante na defesa antiviral.

> **Morfologia**
>
> As encefalites por arbovírus produzem um quadro histopatológico semelhante. Caracteristicamente, há uma meningoencefalite linfocitária perivascular (às vezes com neutrófilos). Observa-se necrose multifocal da substância cinzenta e da substância branca, frequentemente associada à neuronofagia e à fagocitose de detritos neuronais, assim como **nódulos microgliais** (ver Figura 21.1 C). Nos casos graves, pode haver uma vasculite necrosante com hemorragias focais associadas.

> **Morfologia**
>
> A encefalite por herpes se inicia e afeta mais gravemente as regiões inferior e medial dos lobos temporais e os giros orbitais dos lobos frontais (ver Figura 21.18 C). A infecção é necrosante e frequentemente hemorrágica nas regiões gravemente afetadas. Geralmente, estão presentes infiltrados inflamatórios perivasculares (ver Figura 21.18 D), e **grandes inclusões virais intranucleares eosinofílicas** (corpúsculos de Cowdry tipo A) podem ser encontradas tanto em neurônios quanto em células da glia.

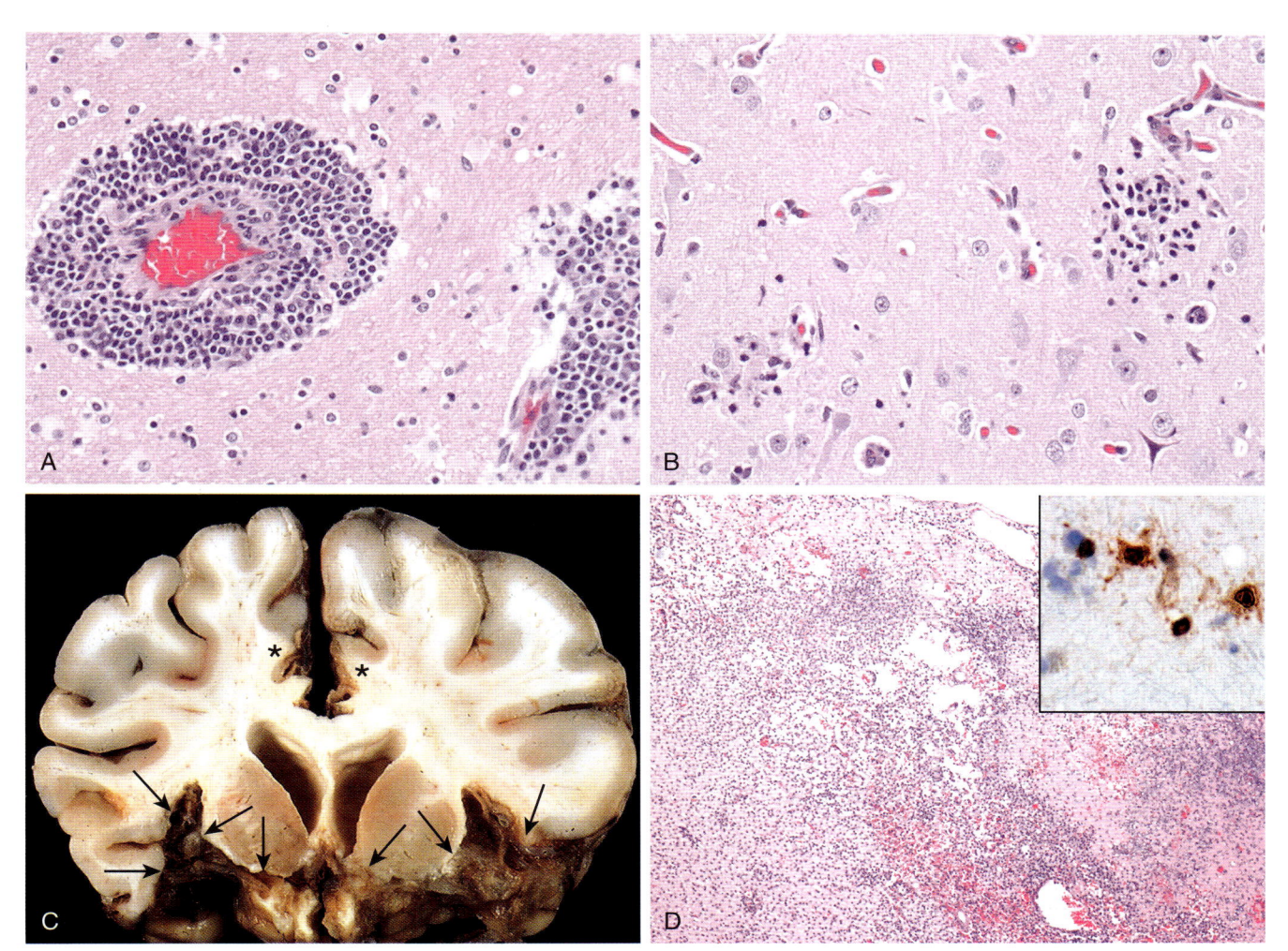

Figura 21.18 Infecções virais. **A** e **B.** Os achados característicos nas muitas formas de encefalite viral incluem manguitos perivasculares de linfócitos (**A**) e nódulos microgliais (**B**). **C.** Encefalite herpética mostrando extensa destruição dos lobos frontal inferior e temporal anterior (*setas*) e dos giros do cíngulo (*asteriscos*). **D.** Um processo inflamatório necrosante caracteriza a encefalite herpética aguda; as inclusões virais nucleares podem ser destacadas por coloração específica (*detalhe*). (**C.** Cortesia do Dr. T. W. Smith, University of Massachusetts Medical School, Worcester, Massachusetts.)

O HSV-2 também afeta o sistema nervoso. Isso geralmente ocorre na forma de meningite em adultos, enquanto a encefalite grave disseminada pode ocorrer em recém-nascidos de parto vaginal cujas mães apresentem infecções genitais primárias ativas por HSV.

O *vírus varicela-zóster* (*VVZ*) causa varicela durante a infecção primária, geralmente sem nenhuma evidência de envolvimento neurológico. O vírus estabelece uma infecção latente nos neurônios dos gânglios da raiz dorsal. A reativação em adultos resulta em inflamação e dano neuronal nos gânglios sensoriais. Ela se manifesta como dor neuropática e uma dolorosa erupção cutânea vesicular ao longo de um ou de alguns dermátomos (*herpes-zóster*). Em geral, esse é um processo autolimitante, mas pode haver uma síndrome de dor persistente na região afetada (*neuralgia pós-herpética*). O VVZ também pode causar uma arterite granulomatosa que pode levar a infartos teciduais. Nos pacientes imunocomprometidos, pode ocorrer encefalite aguda por herpes-zóster. Podem ser encontrados corpúsculos de inclusão nas células gliais e nos neurônios.

***Citomegalovírus* (*CMV*).** O *CMV* infecta o sistema nervoso de fetos e indivíduos imunocomprometidos. Todas as células do SNC (neurônios, células gliais, epêndima e endotélio) são suscetíveis à infecção. A infecção intrauterina causa necrose periventricular, que é seguida posteriormente por microcefalia com calcificação periventricular. Quando os adultos são infectados, o CMV produz uma encefalite subaguda, que também costuma ser mais grave na região periventricular. As lesões podem ser hemorrágicas e conter células com inclusões virais típicas.

Poliovírus. O *poliovírus* é um enterovírus que, na maioria das vezes, causa uma gastrenterite subclínica ou leve; em um pequeno número de casos, o vírus invade secundariamente o sistema nervoso e danifica os neurônios motores na medula espinal e no tronco encefálico (*poliomielite paralítica*). A perda de neurônios motores resulta em uma paralisia flácida com perda de massa muscular e hiporreflexia na região correspondente do corpo. Na doença aguda, a morte pode ocorrer devido à paralisia dos músculos respiratórios. Muito tempo após a resolução da infecção, normalmente 25 a 35 anos após a doença inicial, pode aparecer a ainda mal compreendida *síndrome pós-pólio,* que é caracterizada por uma fraqueza progressiva associada à diminuição do volume muscular e à dor. A fraqueza ressurgente tem a mesma distribuição da infecção anterior da pólio. Com a vacinação mundial, a poliomielite foi praticamente erradicada, mas ainda persiste em partes do Paquistão e do Afeganistão que têm menos recursos. Além disso, nas partes do mundo em que a poliomielite endêmica foi eliminada, como a África, a reversão da mutação do vírus atenuado nas vacinas orais produziu um pequeno número de casos de poliomielite paralítica adquirida por meio de água potável contaminada.

Vírus da raiva. A raiva é uma encefalite grave geralmente transmitida aos seres humanos pela saliva de um animal com a doença, o que inclui cães, morcegos ou vários mamíferos selvagens que são reservatórios naturais. De acordo com a Organização Mundial da Saúde (OMS), cerca de 60 mil pessoas morrem de raiva canina em todo o mundo a cada ano. O vírus entra no SNC subindo pelos nervos periféricos a partir do local da ferida, de modo que o período de incubação (geralmente de 1 a 3 meses) depende da distância entre a ferida e o cérebro. A doença se manifesta inicialmente com sintomas não específicos de mal-estar, dor de cabeça e febre. À medida que a infecção avança, o paciente apresenta uma extraordinária excitabilidade do SNC; o menor toque é doloroso, e com respostas motoras violentas que progridem para convulsões. A contratura da musculatura da faringe pode criar uma aversão até mesmo a engolir água (*hidrofobia*). Em praticamente todos os casos, os períodos de mania e estupor evoluem para o coma e, por fim, para a morte, esta geralmente por insuficiência respiratória.

Vírus da imunodeficiência humana. Antes da disponibilidade da eficaz terapia antirretroviral, as alterações neuropatológicas eram demonstradas no exame *post mortem* em 80 a 90% dos casos de AIDS. Essas alterações resultam de efeitos diretos do vírus no sistema nervoso, infecções oportunistas e linfoma primário do SNC, mais comumente uma neoplasia de células B positiva para o vírus de Epstein-Barr (EBV, do inglês *Epstein-Barr virus*). Houve uma diminuição na frequência desses efeitos secundários da infecção por HIV devido à eficácia da terapia antirretroviral. No entanto, o *distúrbio neurocognitivo associado ao HIV* (*HAND*, do inglês *HIV-associated neurocognitive disorder*), uma disfunção cognitiva que varia de leve a demência completa, continua a ser uma fonte de morbidade. Acredita-se que essa síndrome seja decorrente da infecção de células microgliais no cérebro pelo HIV e da ativação de respostas imunes inatas. A lesão neuronal provavelmente decorre de uma combinação de inflamação induzida por citocinas com efeitos tóxicos de proteínas derivadas do HIV.

A meningite asséptica ocorre dentro de 1 a 2 semanas após o início da infecção primária pelo HIV em cerca de 10% dos pacientes; os anticorpos contra o HIV podem ser demonstrados e o vírus pode ser isolado do LCR. Os poucos estudos neuropatológicos das fases iniciais e agudas da invasão sintomática ou assintomática do HIV no sistema nervoso mostraram meningite linfocitária leve, inflamação perivascular e alguma perda de mielina nos hemisférios.

Quando a terapia anti-HIV eficaz é iniciada no contexto de uma infecção estabelecida, existe o risco de um distúrbio neurológico chamado *síndrome inflamatória da reconstituição imune* (*SIRI*). As manifestações neurológicas incluem um rápido desenvolvimento de comprometimento cognitivo e edema cerebral. A patogênese da SIRI não está clara, mas se acredita que ela se deva à ativação de uma resposta inflamatória previamente suprimida provocada pelo tratamento eficaz da infecção por HIV. A SIRI está frequentemente associada à presença de uma infecção oportunista micobacteriana, fúngica ou viral do SNC, embora também possa ocorrer na ausência de qualquer outra doença incitante.

> ### Morfologia
>
> A encefalite por HIV é um processo inflamatório crônico com **nódulos microgliais** amplamente distribuídos, às vezes com focos associados de necrose tecidual e gliose reativa. Os nódulos microgliais também são encontrados nas proximidades de pequenos vasos sanguíneos, que apresentam células endoteliais anormalmente proeminentes e macrófagos perivasculares espumosos ou carregados de pigmentos. Essas alterações são especialmente proeminentes na substância branca subcortical, no diencéfalo e no tronco encefálico. Um componente importante dos nódulos microgliais são as **células multinucleadas** derivadas de macrófagos. Em alguns casos, há também um distúrbio da substância branca caracterizado por áreas multifocais ou difusas de perda de mielina, tumefação axonal e gliose. O HIV está presente nas CD4+, nos macrófagos mononucleares e multinucleados e na micróglia.
>
> Diferentemente da encefalite pelo HIV, as lesões cerebrais da SIRI podem estar associadas a um infiltrado de células T CD8+ tanto ao redor dos vasos sanguíneos quanto de forma difusa no parênquima na ausência de uma carga significativa de HIV ou de células multinucleadas.

Poliomavírus e leucoencefalopatia multifocal progressiva. A *leucoencefalopatia multifocal progressiva* (*LMP*) é causada pelo vírus JC, um poliomavírus que infecta preferencialmente os oligodendrócitos, resultando em desmielinização à medida que as células lesadas morrem. A maioria das pessoas apresenta evidência sorológica de exposição ao vírus JC durante a infância e se acredita que a LMP resulte da reativação do vírus, pois a doença é restrita aos indivíduos imunocomprometidos. Os pacientes desenvolvem sinais e sintomas neurológicos incessantemente progressivos, e os exames de imagem mostram lesões extensas, muitas vezes multifocais, nas substâncias brancas hemisférica ou cerebelar. Não há tratamento específico e a doença geralmente é fatal em menos de 1 ano.

> ### Morfologia
>
> As lesões são caracterizadas por áreas desordenadas, irregulares e mal definidas de destruição da substância branca que aumentam à medida que a doença progride (Figura 21.19). Cada lesão é uma área de desmielinização, no centro da qual estão espalhados macrófagos carregados de lipídios e um número reduzido de axônios. Nas bordas da lesão, há núcleos de oligodendrócitos muito aumentados, cuja cromatina é substituída por inclusões virais anfofílicas e vítreas. O vírus também infecta os astrócitos, levando a bizarras formas gigantes com núcleos irregulares, hipercromáticos e às vezes múltiplos que podem ser confundidos com uma neoplasia.

Encefalite fúngica

As infecções fúngicas geralmente produzem granulomas parenquimatosos ou abscessos, que estão frequentemente associados à meningite. As infecções fúngicas mais comuns têm os seguintes padrões distintos:

- A *Candida albicans* geralmente produz múltiplos microabscessos com ou sem formação de granuloma
- A *mucormicose,* que é causada por vários fungos pertencentes à ordem *Mucorales,* tipicamente se apresenta como uma infecção da cavidade nasal ou dos seios paranasais em um paciente com diabetes e cetoacidose. Ela pode se espalhar para o cérebro por meio de invasão vascular ou por extensão direta através da placa cribriforme. A propensão do *Mucor* de invadir o cérebro diretamente o diferencia de outros fungos, que chegam ao cérebro por disseminação hematogênica a partir de locais distantes
- O *Aspergillus fumigatus* tende a causar um padrão distinto de infartos hemorrágicos sépticos generalizados devido à sua acentuada predileção pela invasão da parede dos vasos sanguíneos com subsequente trombose.

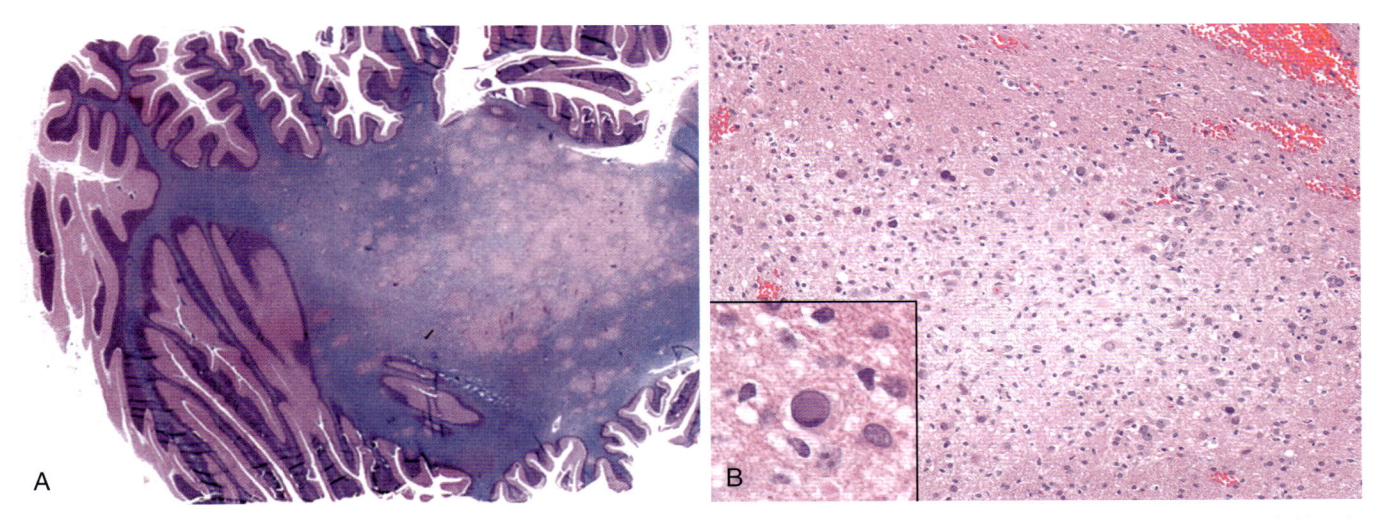

Figura 21.19 Leucoencefalopatia multifocal progressiva. **A.** Seção corada para mielina mostrando áreas pálidas irregulares e mal definidas de perda de mielina que se tornam confluentes em alguns pontos. **B.** Microscopicamente, as lesões consistem em áreas de desmielinização. *No detalhe*, Núcleos de oligodendrócitos aumentados contendo a característica inclusão viral de células infectadas por vírus.

Outras meningoencefalites

Embora uma grande variedade de outros microrganismos possa infectar o sistema nervoso e seu revestimento, apenas três das entidades mais comuns são consideradas aqui.

Toxoplasmose cerebral. A infecção cerebral pelo protozoário *Toxoplasma gondii* pode ocorrer nos adultos imunocomprometidos ou nos recém-nascidos que adquirem o microrganismo por via transplacentária da mãe com infecção ativa. As consequências incluem a tríade *coriorretinite*, *hidrocefalia* e *calcificações intracranianas*. Nos adultos, os sintomas clínicos são subagudos, evoluem ao longo de semanas e podem ser tanto localizados quanto difusos. Devido à inflamação e à quebra da barreira hematencefálica nos locais de infecção, os exames de imagem geralmente mostram um edema associado a lesões com realce anelar.

> **Morfologia**
>
> Quando a infecção é adquirida nos adultos imunocomprometidos, o cérebro apresenta abscessos, que são frequentemente múltiplos e na maioria das vezes envolvem o córtex cerebral (próximo à junção das substâncias cinzenta e branca) e os núcleos cinzentos profundos. As lesões agudas consistem em focos centrais de necrose cercados por inflamações aguda e crônica, infiltrado de macrófagos e proliferação vascular. Tanto os taquizoítos livres quanto os bradizoítos encistados podem ser encontrados na periferia dos focos necróticos.

Cisticercose. A cisticercose é a consequência da infecção em estágio final pela *Taenia solium*. As larvas ingeridas deixam o lúmen do sistema gastrintestinal, onde, de outra forma, se desenvolveriam em tênias maduras, alojam-se em outros tecidos e encistam. Os cistos podem ser encontrados em todo o corpo e são comuns no cérebro e no espaço subaracnóideo. A cisticercose cerebral tipicamente se manifesta como uma lesão em massa e pode causar convulsões.

O microrganismo é encontrado dentro de um cisto com um revestimento liso. São mais comumente reconhecidos a parede do corpo e os ganchos de partes da boca. A morte do microrganismo encistado, o que ocorre após a terapia, pode induzir uma reação inflamatória intensa no cérebro, que é marcada por infiltração por eosinófilos e gliose, alterações que podem ser acompanhadas por uma piora dos sintomas.

Amebíase. Dependendo do patógeno responsável, a *meningoencefalite amebiana* se manifesta com diferentes síndromes clínicas. A *Naegleria fowleri*, que está associada à natação em água doce, quente e estagnada, causa uma encefalite necrosante rapidamente fatal. A *Entamoeba histolytica* pode se disseminar hematogenicamente a partir do cólon; a amebíase cerebral é caracterizada pelo início abrupto dos sintomas e pela rápida progressão até a morte. Várias espécies de *Acanthamoeba* causam meningoencefalite granulomatosa crônica.

Infecções epidurais e subdurais

Os espaços epidural e subdural podem ser envolvidos por infecções bacterianas ou fúngicas, geralmente como consequência de uma disseminação local direta. Os *abscessos epidurais* surgem a partir de um foco de infecção adjacente, como sinusite ou osteomielite. Quando os abscessos ocorrem no espaço epidural da coluna vertebral, eles podem causar compressão da medula espinal e constituir uma emergência neurocirúrgica. As infecções do crânio ou dos seios aéreos também podem se espalhar para o espaço subdural, produzindo *empiema subdural*. Os espaços aracnoide e subaracnóideo subjacentes geralmente não são afetados, mas um grande empiema subdural pode produzir um efeito de massa. Além disso, pode ocorrer tromboflebite nas veias que cruzam o espaço subdural, resultando em oclusão venosa e infarto do cérebro. A maioria dos pacientes apresenta-se febril, com cefaleia e rigidez no pescoço que, quando não tratadas podem evoluir para sinais neurológicos focais referentes ao local da infecção, letargia e coma. Com o tratamento, que inclui drenagem cirúrgica, a resolução do empiema ocorre a partir do lado dural; se a resolução for completa, uma dura-máter espessada pode ser o único achado residual. Com o tratamento imediato, a recuperação completa é comum.

DISTÚRBIOS NUTRICIONAIS

Devido às suas altas demandas metabólicas, o cérebro é particularmente vulnerável a desequilíbrios nutricionais e alterações no estado metabólico do corpo. As doenças metabólicas e tóxicas adquiridas, como a encefalopatia hepática (Capítulo 14) e a intoxicação alcoólica (Capítulo 7), são causas relativamente comuns de doenças neurológicas. São discutidos aqui alguns dos distúrbios nutricionais mais comuns que afetam o SNC.

Deficiência de tiamina

Além dos efeitos sistêmicos da deficiência de tiamina (*beribéri*), ela também pode causar psicose aguda, anormalidades no movimento dos olhos e ataxia, características de uma síndrome denominada *encefalopatia de Wernicke*. O tratamento com tiamina reverte esses déficits; mas, se o tratamento for retardado, a deficiência de tiamina produz um distúrbio da memória profundo e irreversível chamado *síndrome de Korsakoff*. Como as duas síndromes estão intimamente ligadas, o termo *síndrome de Wernicke-Korsakoff* é usado com frequência. Esta entidade é particularmente comum no contexto do transtorno de uso crônico de álcool, mas também pode ser encontrada nos pacientes com uma deficiência de tiamina resultante de distúrbios gástricos, cirurgia de *bypass* gástrico (gastroplastia com derivação intestinal) ou vômitos persistentes (p. ex., hiperêmese gravídica, bulimia nervosa).

> **Morfologia**
>
> A encefalopatia de Wernicke é caracterizada por focos de hemorragia e necrose nos corpos mamilares adjacentes aos ventrículos (especialmente no terceiro e quarto ventrículos) e no hipotálamo. A resolução das áreas de necrose produz espaços císticos associados a macrófagos carregados de hemossiderina. As lesões no núcleo dorsal medial do tálamo parecem se correlacionar melhor com o distúrbio de memória na síndrome de Korsakoff.

Deficiência de vitamina B_{12}

Além de causar anemia, a deficiência de vitamina B_{12} pode causar desmielinização difusa e perda axonal, principalmente na substância branca da medula espinal, resultando em uma síndrome chamada *degeneração combinada subaguda da medula espinal*. Tanto os sistemas ascendentes quanto os descendentes da medula espinal são afetados. Os sintomas se desenvolvem ao longo de semanas. Os sinais clínicos iniciais geralmente incluem ataxia leve e dormência e formigamento nas extremidades inferiores, que podem progredir para fraqueza espástica das extremidades inferiores; às vezes, ocorre uma paraplegia completa. A terapia de reposição vitamínica imediata produz melhora clínica; entretanto, se houver paraplegia, a recuperação é limitada.

DOENÇAS DA MIELINA

No SNC, os axônios são fortemente revestidos pela mielina, um isolante elétrico que permite a rápida propagação dos impulsos neurais. A mielina é composta de várias camadas de membranas plasmáticas altamente especializadas e estreitamente sobrepostas que são montadas pelos oligodendrócitos. Embora os axônios mielinizados estejam presentes em todas as áreas do cérebro, eles são o componente dominante na substância branca; portanto, a maioria das doenças da mielina são distúrbios da substância branca. A mielina nos nervos periféricos é semelhante à mielina no SNC, mas com várias diferenças importantes: (1) a mielina periférica é produzida pelas células de Schwann, não pelos oligodendrócitos; (2) cada célula de Schwann em um nervo periférico fornece mielina para apenas um internodo (Capítulo 20), enquanto no SNC cada oligodendrócito envia processos que criam vários internodos; e (3) as proteínas e os lipídios especializados são diferentes. A maioria das doenças da mielina do SNC não envolve os nervos periféricos em uma extensão significativa e vice-versa.

Em geral, as doenças do SNC que envolvem a mielina são divididas em dois grandes grupos:

- As *doenças desmielinizantes* são condições adquiridas caracterizadas por danos à mielina previamente saudável. As doenças mais comuns desse grupo resultam de lesões imunomediadas, como a esclerose múltipla (EM) e distúrbios relacionados. Outros processos que podem causar doenças desmielinizantes incluem infecção viral de oligodendrócitos, como na leucoencefalopatia multifocal progressiva (ver anteriormente), e na lesão causada por fármacos e outros agentes tóxicos.
- Na *leucodistrofia* ou nas doenças desmielinizantes, a mielina não é formada adequadamente ou tem uma cinética de renovação anormal. A maioria dessas doenças é causada por mutações que interrompem a função das proteínas necessárias para a formação de bainhas de mielina normais.

Esclerose múltipla

A esclerose múltipla (EM) é um distúrbio desmielinizante autoimune caracterizado por episódios intermitentes de atividade da doença que produzem lesões na substância branca espacialmente separadas. É o distúrbio desmielinizante mais comum, pois apresenta uma prevalência de aproximadamente um por mil indivíduos nos EUA e na Europa e sua incidência parece estar aumentando. A doença pode surgir em qualquer idade, mas o início na infância ou após os 50 anos é raro. As mulheres são afetadas duas vezes mais do que os homens.

Patogênese. **As lesões da EM são causadas por uma resposta autoimune dirigida contra componentes da bainha de mielina nos indivíduos geneticamente predispostos.** Como em outras doenças autoimunes (Capítulo 5), o desenvolvimento da EM está relacionado à suscetibilidade genética e a fatores ambientais indefinidos.

- *Fatores genéticos.* A incidência de EM é 15 vezes maior quando a doença está presente em um parente de primeiro grau e cerca de 150 vezes maior se houver um gêmeo monozigoto afetado. Apenas uma parte da base genética da doença foi explicada e muitos dos *loci* identificados estão associados a outras doenças autoimunes. Há um forte efeito do complexo principal de histocompatibilidade; cada cópia do alelo *HLA-DRB1*1501* que um indivíduo herda traz consigo um aumento de aproximadamente três vezes no risco de EM. Outros *loci* genéticos associados à EM incluem os genes dos receptores IL-2 e IL-7, bem como outros envolvidos nas respostas imunológicas
- *Autoimunidade.* **A doença é iniciada pelas células Th1 e Th17 e pelas células B que reagem contra os antígenos da mielina e secretam citocinas.** As células Th1 secretam interferon-γ (IFN-γ), que ativa os macrófagos, e as células Th17 promovem o recrutamento de leucócitos. A desmielinização é causada por leucócitos ativados e seus produtos nocivos. O infiltrado nas placas e nas regiões circundantes do cérebro consiste em células T (principalmente $CD4^+$ e algumas $CD8^+$) e macrófagos. Os linfócitos B e os anticorpos também desempenham um papel importante na doença, conforme indicado pelo sucesso das terapias de depleção de células B. Foi relatada uma associação com a infecção por EBV, mas não está claro se, ou como, isso está relacionado à resposta autoimune às proteínas da mielina.

> **Morfologia**
>
> A EM é uma doença multifocal da substância branca. Em termos gerais, as lesões características, denominadas **placas**, são discretas, ligeiramente deprimidas, de aparência vítrea e de cor cinza-acastanhada (Figura 21.20 A). As placas são comuns perto dos ventrículos e também ocorrem com frequência nos nervos e no quiasma ópticos, no tronco encefálico, nos sistemas fibrosos ascendentes e descendentes, no cerebelo e na medula espinal. As lesões têm bordas bem definidas (Figura 21.20 B). As **placas ativas** contêm abundantes macrófagos repletos de resíduos de mielina, uma evidência da degradação contínua da mielina (Figura 21.21). Os linfócitos também estão presentes, em sua maioria formando manguitos perivasculares. As pequenas lesões ativas geralmente estão centradas nas veias pequenas. Os axônios estão relativamente preservados, mas podem estar em número reduzido. Quando as placas se tornam quiescentes **(placas inativas)**, a inflamação praticamente se resolve, deixando para trás a gliose, a proliferação astrocítica e pouca ou nenhuma mielina.

e episódios de *remissão*; tipicamente, a recuperação durante as remissões não é completa. Com o tempo, geralmente há um acúmulo gradual, muitas vezes em etapas, de déficits neurológicos
- A *EM secundária progressiva* tem uma fase inicial de recidiva-remissão que é seguida, em 10 a 20 anos, por uma piora progressiva sem remissões
- A *EM primária progressiva* apresenta uma progressiva incapacidade desde o início com episódios de remissão mínimos ou inexistentes.

Síndrome clinicamente isolada (CIS, do inglês *clinically isolated syndrome*) é um termo que descreve as primeiras manifestações clínicas da EM. A deficiência visual unilateral devido ao envolvimento do nervo óptico (*neurite óptica*) e uma manifestação inicial frequente. No entanto, apenas uma minoria de indivíduos (dependendo da população estudada, 10 a 50%) com um episódio de neurite óptica acaba desenvolvendo EM (que, por definição, é um distúrbio remitente/recorrente ou progressivo). O envolvimento do tronco encefálico produz sinais nos nervos cranianos (ataxia, nistagmo e oftalmoplegia internuclear). As lesões na medula espinal causam comprometimentos motor e sensorial do tronco e dos membros, espasticidade e perda do controle da bexiga. Os estudos de imagem demonstraram que, com frequência, há mais lesões no cérebro dos pacientes com EM do que se poderia esperar no exame clínico, e essas lesões podem aparecer e desaparecer com muito mais frequência do que se suspeitava anteriormente. Podem estar presentes alterações na função cognitiva, mas elas geralmente são mais brandas do que os outros déficits. Em qualquer paciente individual, é difícil prever quando ocorrerá a próxima recaída; a maioria dos tratamentos atuais, que se destinam a controlar a resposta imunológica, tem como objetivo diminuir a taxa e a gravidade das recaídas.

O LCR nos pacientes com EM mostra um nível de proteínas levemente elevado com uma proporção maior de imunoglobulina; em um terço dos casos, há pleocitose moderada. Quando as imunoglobulinas são examinadas mais detalhadamente, é possível identificar *bandas oligoclonais*, cada uma correspondendo a uma imunoglobulina específica. A contribuição desses anticorpos para o processo da doença não está clara.

Outras doenças desmielinizantes adquiridas

A desmielinização imunomediada pode ocorrer após várias doenças infecciosas sistêmicas, inclusive doenças virais relativamente leves. Imagina-se que essas doenças não estejam relacionadas à disseminação direta dos agentes infecciosos para o sistema nervoso. Em vez disso, acredita-se que as células imunológicas que respondem a antígenos associados a patógenos apresentem uma reação cruzada com antígenos da mielina, resultando em danos à mielina.

Há dois padrões gerais de reações autoimunes pós-infecciosas à mielina; diferentemente da EM, ambos os padrões estão associados a doenças monofásicas de início agudo. Na *encefalomielite disseminada aguda* (ADEM, do inglês *acute disseminated encephalomyelitis*), os sintomas geralmente se desenvolvem 1 ou 2 semanas após uma infecção anterior; em contraste com os achados focais da EM, os sintomas da ADEM são não localizados (dor de cabeça, letargia e coma). Os sintomas progridem rapidamente e a doença é fatal em até 20% dos casos; nos demais pacientes, há uma recuperação completa. A *encefalomielite hemorrágica necrosante aguda* é um distúrbio relacionado que tipicamente afeta adultos jovens e crianças.

Outras doenças adquiridas da mielina incluem a *neuromielite óptica (NMO)*, uma doença desmielinizante mediada por anticorpos centrada nos nervos ópticos e na medula espinal, e a *síndrome da desmielinização osmótica* causada por danos não imunes aos oligodendrócitos, tipicamente após a correção súbita da hiponatremia, que pode resultar em uma quadriplegia de evolução rápida.

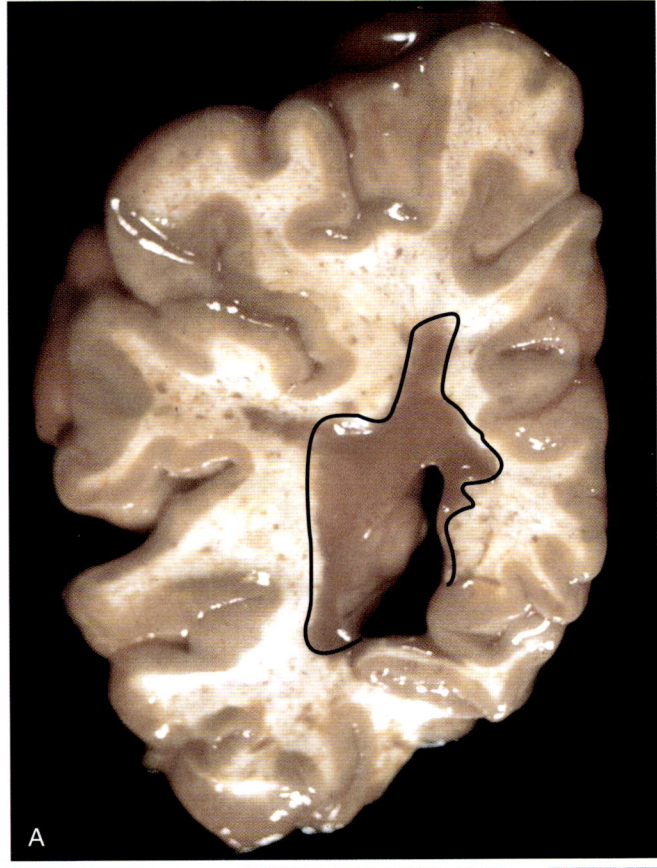

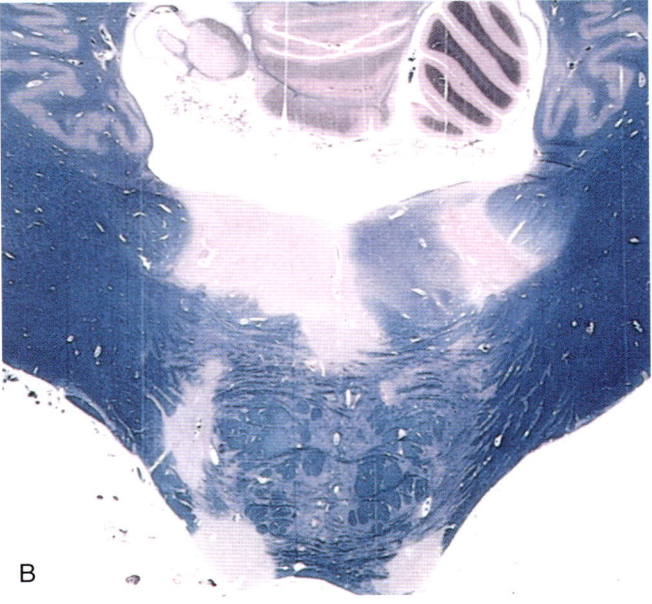

Figura 21.20 Esclerose múltipla (EM). **A.** Secção de cérebro fresco mostrando uma placa marrom-acinzentada ao redor do corno occipital do ventrículo lateral (*contornado*). **B.** Regiões não coradas de desmielinização (placas de EM) ao redor do quarto ventrículo. Coloração com azul rápido de Luxol e ácido periódico de Schiff para mielina.

Características clínicas. O curso da EM é variável. Há três tipos clínicos da doença.

- A *EM recorrente-remitente* é a forma mais comum, pois é responsável por 85 a 90% dos casos. Caracteriza-se por múltiplas *recidivas*

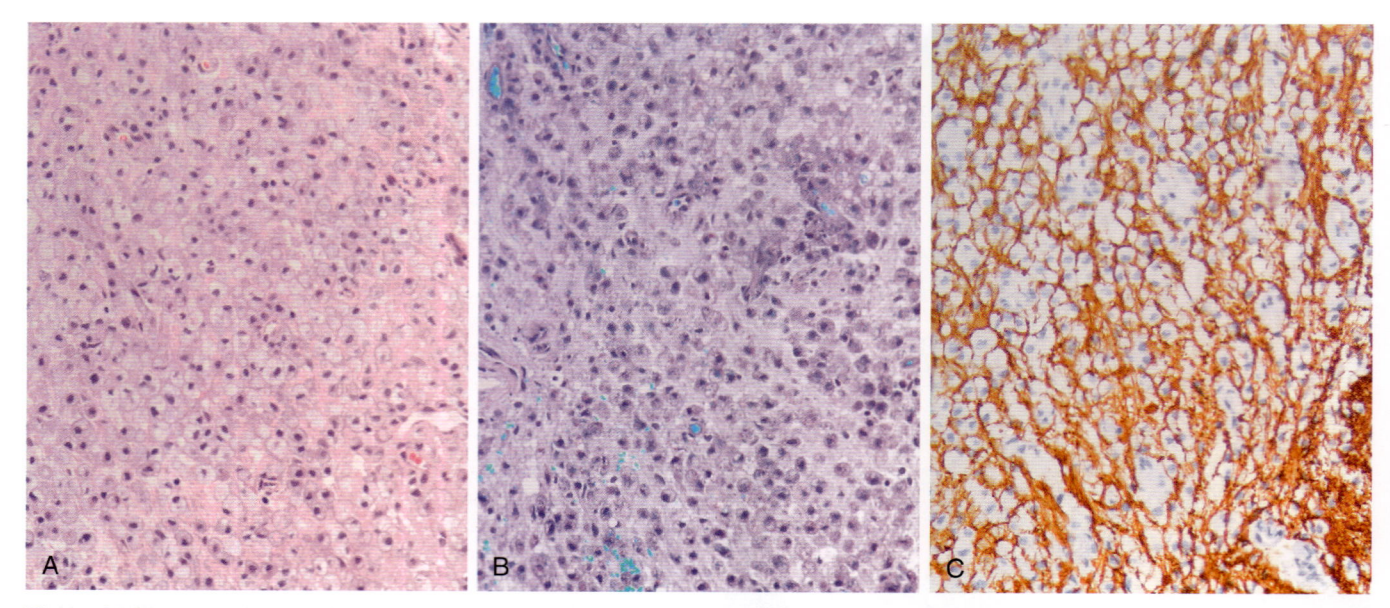

Figura 21.21 Esclerose múltipla. **A.** As placas desmielinizantes ativas parecem muito celularizadas devido à presença de numerosos macrófagos carregados de lipídios. **B.** A mesma lesão, corada com azul rápido de Luxol e ácido periódico de Schiff, mostra ausência completa de mielina. **C.** A relativa preservação dos axônios é observada na imunocoloração do neurofilamento (*marrom*).

Conforme discutido anteriormente, a *leucoencefalopatia multifocal progressiva* (*LMP*) é uma doença desmielinizante que ocorre após a reativação do vírus JC nos pacientes imunocomprometidos.

Leucodistrofias

As leucodistrofias são doenças desmielinizantes hereditárias caracterizadas pela síntese ou pela renovação anormal da mielina. Em contraste com a EM, os defeitos neurológicos se apresentam em uma idade precoce e são progressivos. Os exames de imagem revelam perda difusa e simétrica de mielina.

Três leucodistrofias raras merecem ser mencionadas:

- A *doença de Krabbe*, uma leucodistrofia autossômica recessiva resultante de deficiência da *galactosilceramidase*, apresenta-se entre 3 e 6 meses de vida. O galactosilcerebrosídeo é metabolizado por uma via alternativa que gera um composto citotóxico, a galactosilesfingosina. Há perda de mielina no cérebro e nos nervos periféricos, como também perda de oligodendrócitos no SNC. A sobrevida além de 2 anos é rara
- A *leucodistrofia metacromática* é uma doença autossômica recessiva que resulta da deficiência da enzima lisossômica *arilsulfatase A* que causa um acúmulo de sulfatídeos nos macrófagos. Os sulfatídeos têm uma série de ações biológicas e, quando corados com determinados corantes, como o azul de toluidina, mudam o espectro de absorção do corante, uma propriedade chamada metacromasia. O prognóstico depende da idade do diagnóstico e, quanto mais precoce a idade de início associada, mais rápida é a progressão
- A *adrenoleucodistrofia* é uma doença recessiva ligada ao X associada a mutações em um membro da família de proteínas do transportador de cassete de ligação de ATP (ABCD1, do inglês *ATP-binding cassette transporter*), que está envolvido no transporte de moléculas para o peroxissomo. Os ácidos graxos de cadeia muito longa (VLCFAs, do inglês *very-long-chain fatty acids*) não podem ser catabolizados, o que resulta em níveis elevados de VLCFAs no soro. Os meninos pequenos apresentam alterações comportamentais e insuficiência adrenal. A morte tipicamente ocorre em 1 a 10 anos após o diagnóstico.

O transplante de células-tronco hematopoiéticas, que pode permitir o repovoamento do SNC com macrófagos enzimaticamente competentes, demonstrou algum benefício na doença de Krabbe e na leucodistrofia metacromática.

DOENÇAS NEURODEGENERATIVAS

As doenças neurodegenerativas são caracterizadas pela perda progressiva de neurônios, geralmente afetando grupos de neurônios com funções compartilhadas. Diferentes doenças tendem a afetar sistemas neurais específicos e os sinais e os sintomas apresentados refletem o local de envolvimento (Tabela 21.3):

- *Doenças que envolvem o hipocampo e os córtices associados presentes em alterações cognitivas*, muitas vezes incluindo distúrbios de memória, comportamento e linguagem. Com o tempo, essas alterações evoluem para demência, como ocorre na doença de Alzheimer
- *As doenças que afetam os núcleos da base se manifestam como distúrbios de movimento;* eles podem ser hipocinéticos, como na doença de Parkinson, ou hipercinéticos, como na doença de Huntington
- *As doenças que afetam o cerebelo ou seus circuitos de entrada e saída resultam em ataxia*, como observado nas ataxias espinocerebelares
- *Quando o sistema motor é o principal afetado, a fraqueza e a dificuldade de deglutição e respiração são frequentemente observadas primeiro*, como ocorre na esclerose lateral amiotrófica.

O processo patológico comum à maioria das doenças neurodegenerativas é o acúmulo de agregados proteicos (ver Tabela 21.3). Os agregados proteicos podem surgir devido a mutações que alteram a conformação das proteínas ou que interrompem as vias envolvidas no processamento ou na depuração de proteínas. Em outras situações, pode haver um desequilíbrio sutil entre a síntese e a eliminação de proteínas (devido a fatores genéticos, ambientais ou desconhecidos) que permite o acúmulo gradual de proteínas. Os agregados geralmente são resistentes à degradação por proteases celulares normais, acumulam-se dentro das células ou no espaço extracelular, provocam uma resposta inflamatória e podem ser diretamente tóxicos para os

Tabela 21.3 Características das principais doenças neurodegenerativas.

Doença	Padrão clínico	Inclusões/depósitos de proteínas
Doença por príon (p. ex., doença de Creutzfeldt-Jakob)	Demência	Alteração espongiforme; proteína PrP^{sc}
Doença de Alzheimer (DA)	Demência	Aβ (placas)
		Tau (emaranhados)
Degeneração lobar frontotemporal (DLFT)	Mudanças comportamentais, distúrbios de linguagem	Tau
		TDP43
		Outros (raro)
Doença de Parkinson (DP)	Distúrbio do movimento hipocinético	α-sinucleína
Doença de Huntington (DH)	Distúrbio do movimento hipercinético	Huntingtina (expansões repetidas de poliglutamina)
Ataxias espinocerebelares	Ataxia cerebelar	Várias proteínas (expansões repetidas de poliglutamina)
Esclerose lateral amiotrófica (ELA)	Fraqueza com sinais de neurônios motores superiores e inferiores	Superóxido dismutase (SOD)1
		TDP-43

neurônios. As evidências atuais sugerem que os agregados proteicos grandes (i. e., microscopicamente visíveis) não são tóxicos para as células e que o dano celular pode ser causado por agregados menores (oligoméricos). Entretanto, à medida que quantidades cada vez maiores de proteínas são desviadas para os agregados, a função normal das proteínas é reduzida, e isso também pode contribuir para a lesão celular. Como está evidente na Tabela 21.3, as mesmas proteínas podem estar presentes como agregados em várias doenças. Os agregados proteicos intracelulares são reconhecidos histologicamente como inclusões e as coleções extracelulares como depósitos, ambos servindo como marcas registradas de diagnóstico.

Duas outras características são comuns a muitas doenças neurodegenerativas:

- Há evidências experimentais de que muitos dos agregados proteicos que se acumulam nos neurônios nessas doenças podem ser capazes de se espalhar de um local do cérebro para neurônios saudáveis em outro local. Assim, os agregados podem semear o desenvolvimento de mais agregados, e o processo da doença pode se espalhar, como os príons (descritos mais adiante). Entretanto, a propagação de uma pessoa afetada para uma pessoa saudável é observada somente nas doenças clássicas causadas por príons
- A ativação do sistema imunológico inato é uma característica comum das doenças neurodegenerativas. Alguns genes que conferem risco de doenças codificam componentes das vias de regulação imunológica. Não está claro se o sistema imunológico contribui para esses distúrbios ao desencadear a inflamação crônica mediada por citocinas, por complementos ou por algum outro mecanismo.

Doenças priônicas

As doenças priônicas são distúrbios neurodegenerativos rapidamente progressivos causados por agregação e disseminação intercelulares de uma proteína priônica mal dobrada. Elas incluem formas esporádicas, familiares, iatrogênicas e variantes da doença de Creutzfeldt-Jakob (DCJ), bem como doenças animais, como o *scrapie* (ou paraplexia enzoótica) em ovelhas e a encefalopatia espongiforme bovina (doença da vaca louca).

Patogênese. A proteína causadora, denominada *proteína priônica* (*PrP*) ou *príon*, é capaz de sofrer uma mudança conformacional de sua forma normal (PrP^c) para uma conformação anormal denominada PrP^{sc} (*sc* proveniente do termo *scrapie*). A PrP^c é rica em α-hélices, mas a PrP^{sc} tem um alto teor de folhas β, uma característica que a torna resistente à proteólise. Quando a PrP^{sc} interage fisicamente com as moléculas de PrP^c, ela faz com que elas adotem a conformação PrP^{sc} (Figura 21.22), uma propriedade que explica a natureza "infecciosa" da PrP^{sc}. Com o tempo, esse processo de autoamplificação leva ao acúmulo de moléculas PrP^{sc} patogênicas no cérebro. Certas mutações no gene que codifica a PrP^c (*PRNP*) aceleram a taxa de mudança conformacional espontânea; essas variantes estão associadas a formas familiares de início precoce da doença priônica (doença de Creutzfeldt-Jakob familiar). A PrP^c também pode mudar sua conformação espontaneamente (mas a uma taxa extremamente baixa), e é responsável pelos casos esporádicos de doença priônica (doença de Creutzfeldt-Jakob esporádica). O acúmulo de PrP^{sc} no tecido neural parece ser a causa da lesão celular, mas os mecanismos subjacentes às alterações citopáticas e à eventual morte neuronal ainda são desconhecidos. Um fator contribuinte pode ser a morte celular causada por proteínas priônicas mal dobradas.

Doença de Creutzfeldt-Jakob

A doença de Creutzfeldt-Jakob (DCJ) é um distúrbio que promove uma demência rapidamente progressiva com típica duração de menos de 1 ano do início das mudanças sutis na memória e no comportamento até a morte. Ela é esporádica em aproximadamente 85% dos casos e tem uma incidência anual mundial de cerca de um por milhão. Embora comumente afete indivíduos com mais de 70 anos, as formas familiares causadas por mutações em *PRNP* podem se apresentar nos mais jovens. De acordo com a natureza infecciosa da PrP^{sc}, há casos raros, mas bem estabelecidos, de transmissão iatrogênica por eletrodos de implantação profunda contaminados, administração de preparações de hormônio de crescimento humano e outros procedimentos.

Variante da doença de Creutzfeldt-Jakob

Em 1995, surgiram no Reino Unido casos de uma doença semelhante à DCJ. Os achados neuropatológicos e as características moleculares desses novos casos eram semelhantes aos da DCJ, o que sugeriu uma relação próxima entre as duas doenças, mas esse novo distúrbio diferia da DCJ típica em vários aspectos importantes: a doença afetava adultos jovens; os distúrbios comportamentais apareciam com destaque nos estágios iniciais da doença; e a síndrome neurológica progredia mais lentamente do que a DCJ típica. Várias linhas de evidência indicam que essa nova doença, denominada *variante da doença de Creutzfeldt-Jakob* (*vDCJ*), é uma consequência da exposição à cepa de príon

o achado patognomônico é uma **transformação espongiforme do córtex cerebral e das estruturas profundas da substância cinzenta** (núcleo caudado, putâmen); esse processo multifocal resulta na formação irregular de pequenos vacúolos microscópicos aparentemente vazios e de tamanhos variados dentro do neurópilo (as regiões eosinofílicas na substância cinzenta que contêm dendritos, axônios e sinapses) e, às vezes, no pericário dos neurônios (Figura 21.23 A). Nos casos avançados, há uma grave perda neuronal, gliose reativa e expansão das áreas vacuoladas em espaços semelhantes a cistos (estado esponjoso). As **placas de kuru** são depósitos extracelulares de PrP^{sc} anormal agregado. Elas são positivas para vermelho do Congo e ácido periódico de Schiff (PAS, do inglês *periodic acid-Schiff*), geralmente ocorrem no cerebelo (Figura 21.23 B) e são abundantes no córtex cerebral nos casos de vDCJ (Figura 21.23 C). Em todas as formas de doença priônica, a coloração imuno-histoquímica demonstra a presença de PrP^{sc} resistente à proteinase K no tecido.

Doença de Alzheimer

A doença de Alzheimer (DA) é a causa mais comum de demência nos adultos mais velhos, e sua incidência é crescente em função da idade. As incidências são de cerca de 3% nos indivíduos de 65 a 74 anos, de 19% naqueles de 75 a 84 anos e de 47% naqueles com mais de 84 anos. A maioria dos casos de DA é esporádica, mas pelo menos 5 a 10% são familiares. Os casos esporádicos raramente se apresentam antes dos 50 anos, mas é observado um início precoce em algumas formas hereditárias.

Patogênese. A principal anormalidade na DA é o acúmulo de duas proteínas, Aβ e tau, nas formas de placas e de emaranhados, respectivamente, em regiões específicas do cérebro; essas alterações resultam em efeitos secundários, que incluem disfunção neuronal, morte de neurônios e reações inflamatórias. As placas são depósitos de peptídeos Aβ agregados no neurópilo, enquanto os emaranhados são agregados da proteína de ligação de microtúbulos tau, que se desenvolvem intracelularmente e depois persistem extracelularmente após a morte de neurônios. Tanto as placas quanto os emaranhados parecem contribuir para a disfunção neural. Os depósitos de Aβ e os emaranhados começam a aparecer no cérebro bem antes do comprometimento cognitivo, e a presença de uma grande quantidade de placas e emaranhados está fortemente associada à disfunção cognitiva grave. O número de emaranhados neurofibrilares se correlaciona melhor com o grau de demência do que o número de placas neuríticas. Os detalhes da interação dos processos que levam ao acúmulo desses agregados anormais e como os agregados causam lesão neuronal são questões fundamentais que ainda precisam ser respondidas.

Papel do Aβ. A geração de uma forma patogênica de Aβ, um peptídeo de 42 aminoácidos, é o significativo evento inicial para o desenvolvimento da DA. A geração de peptídeo Aβ pode ser aumentada pelo processamento enzimático anormal ou pelo aumento da produção. O Aβ42 é produzido quando a proteína precursora de amiloide (APP, do inglês *amyloid precursor protein*) transmembrana é sequencialmente clivada pelas enzimas β-secretase (enzima conversora de β-amiloide [BACE, do inglês *β-amyloid-converting enzyme*]) e γ-secretase (Figura 21.24). A APP também pode ser clivada pela α-secretase e pela γ-secretase, liberando um peptídeo diferente que não é patogênico. Mutações na *APP* ou nos genes que codificam dois componentes da γ-secretase, a presenilina-1 ou a presenilina-2, levam à DA familiar caracterizada por um aumento na taxa de geração de Aβ42. Mutações ou aumentos no número de cópias do gene que codifica a APP, que está localizado no cromossomo 21, também estão associados a um risco elevado de DA. Isso ocorre nos pacientes com trissomia do cromossomo 21 (síndrome de Down) e nos indivíduos

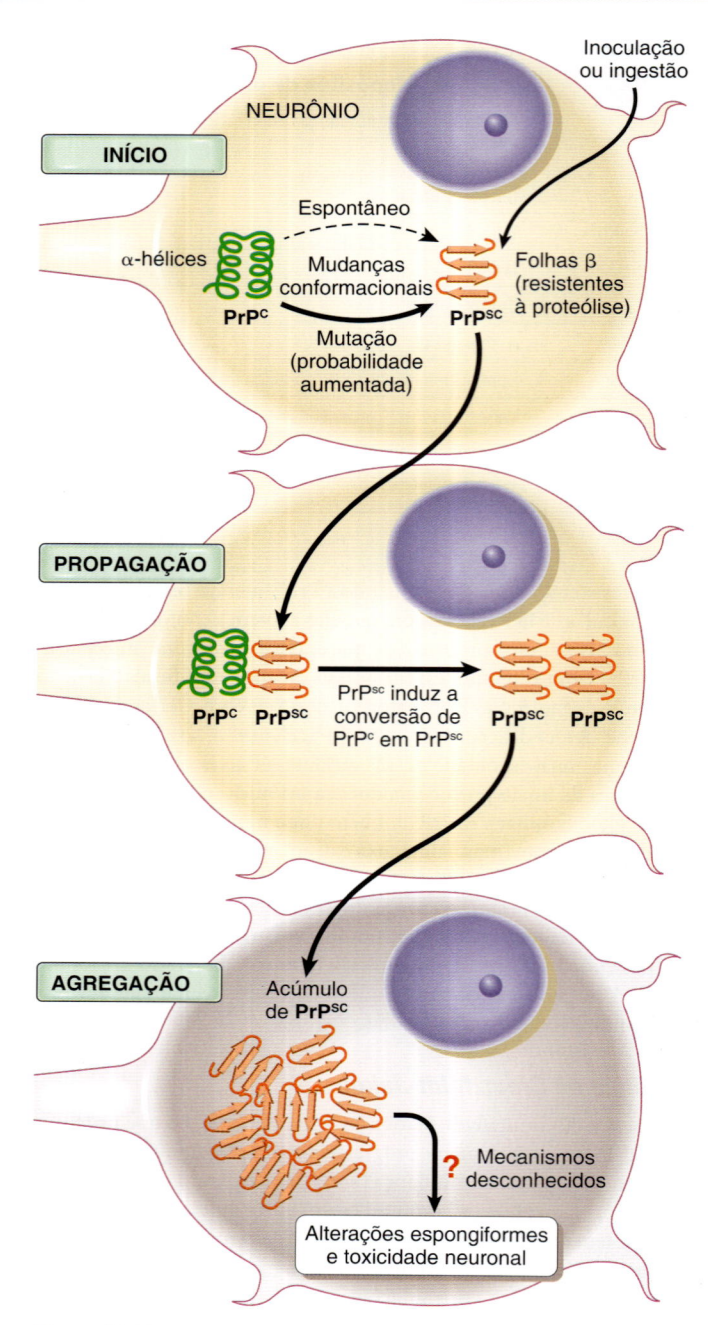

Figura 21.22 Patogênese da doença priônica. A PrP^c α-helicoidal pode mudar espontaneamente para a conformação PrP^{sc} de folha β, uma alteração que ocorre a uma taxa muito mais elevada nas doenças familiares associadas a mutações de PrP. A PrP^{sc} também pode ser adquirida de fontes exógenas, como alimentos contaminados, instrumentos médicos ou fármacos. Uma vez presente, a PrP^{sc} converte moléculas adicionais de PrP^c em PrP^{sc} por meio de uma interação física, o que eventualmente leva à formação de agregados patogênicos de PrP^{sc}.

bovino que causa a doença priônica do gado, a chamada *encefalopatia espongiforme bovina*. A transmissão por transfusão de sangue também foi documentada em alguns poucos casos.

Morfologia

A progressão da demência na DCJ geralmente é tão rápida que há pouca ou nenhuma atrofia cerebral macroscópica evidente. No exame microscópico,

Figura 21.23 Doença priônica. **A.** Alteração espongiforme no córtex cerebral. *No detalhe*, Grande ampliação de neurônio com vacúolos. **B.** Córtex cerebelar mostrando placas de kuru (coloração por ácido periódico de Schiff) que consistem em PrP^{sc} agregada. **C.** Placas de kuru corticais rodeadas por alterações espongiformes na variante da doença de Creutzfeldt-Jakob.

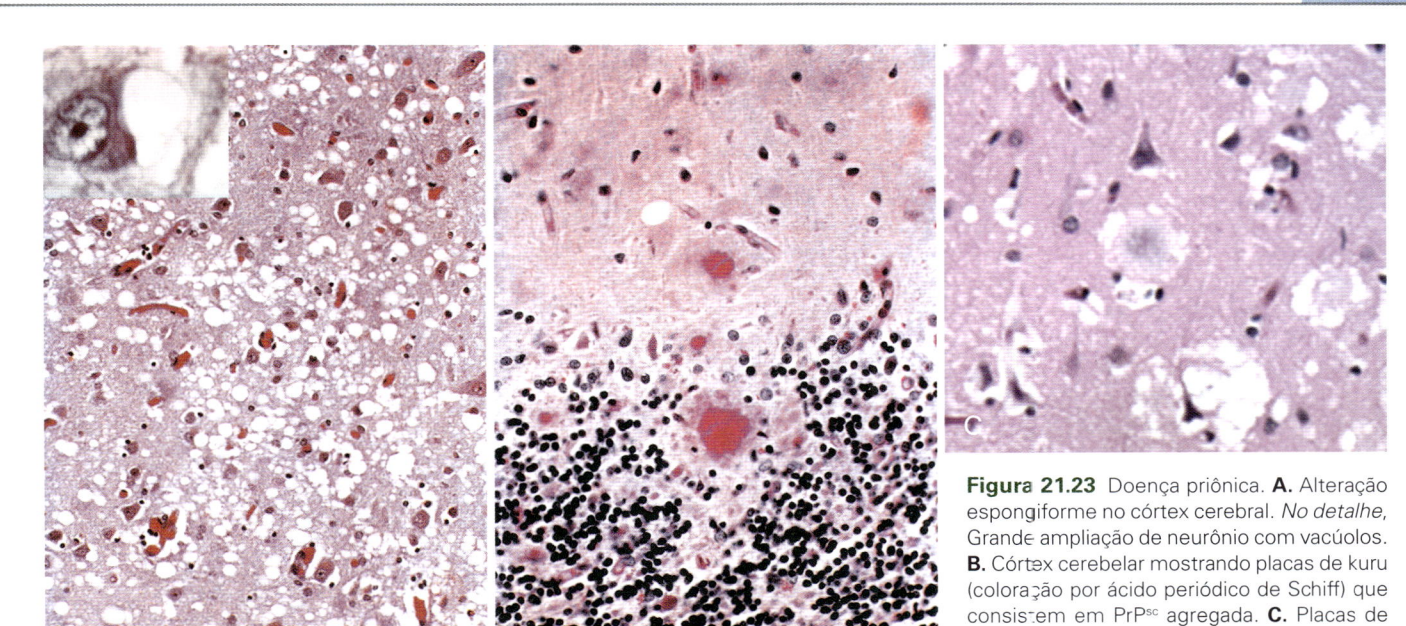

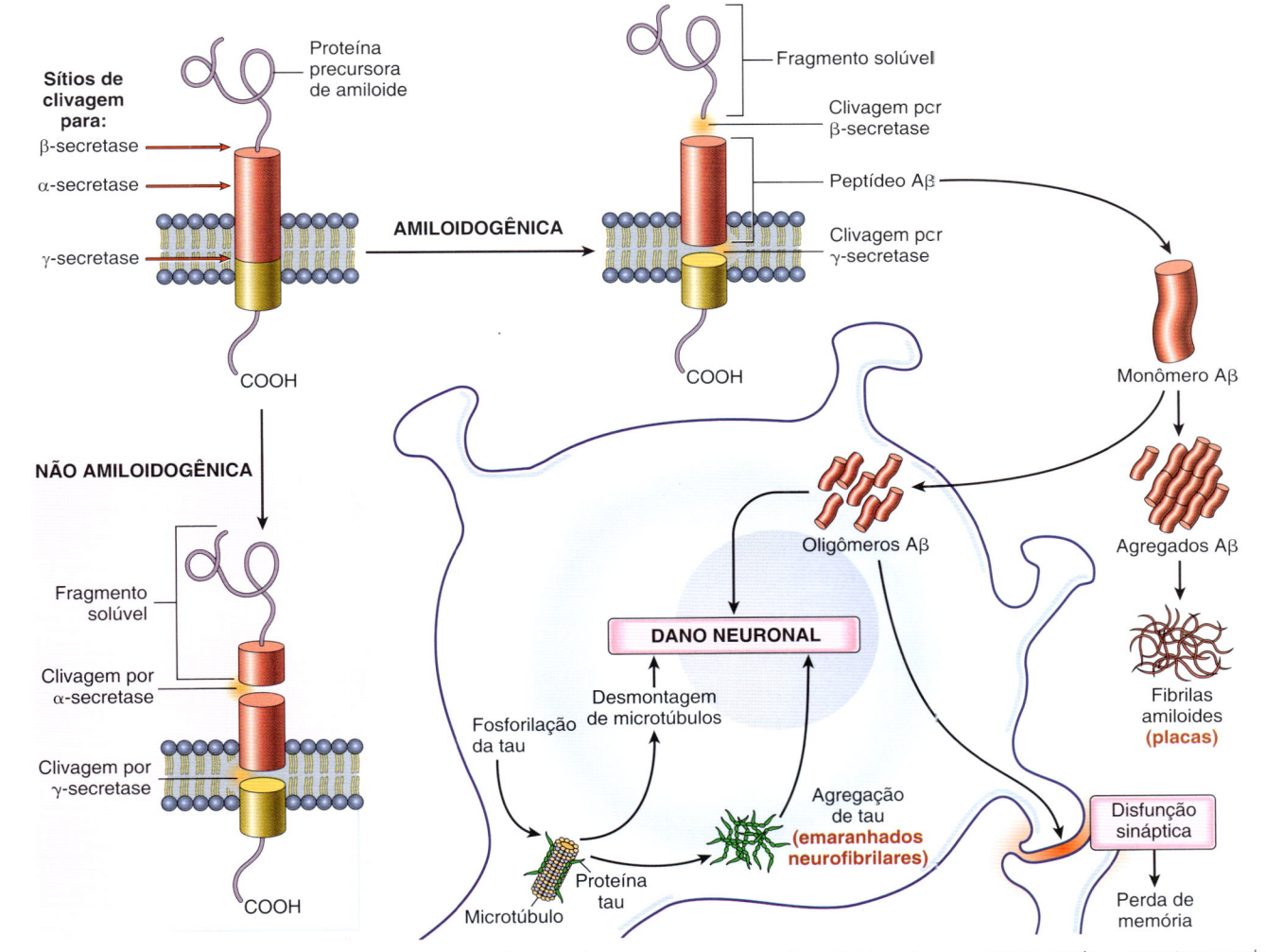

Figura 21.24 Patogênese da doença de Alzheimer. A clivagem da proteína precursora de amiloide pela α-secretase e pela γ-secretase produz um peptídeo solúvel inofensivo, enquanto a clivagem da proteína precursora de amiloide pela β-secretase e pela γ-secretase libera peptídeos Aβ, que formam oligômeros patogênicos que danificam os neurônios e agregados maiores que formam placas extracelulares características. O mecanismo de hiperfosforilação da tau não está claro.

com duplicações intersticiais do gene *APP*, provavelmente porque o resultante aumento do número de cópias do gene *APP* leva a maior geração de Aβ.

Uma vez gerada, a Aβ é altamente propensa à agregação; primeiramente, forma pequenos oligômeros, que finalmente acabam se propagando em grandes agregados e fibrilas. Os grandes agregados são visíveis como placas, uma das marcas patológicas da doença, mas os oligômeros menores podem ser a forma mais patogênica. Os oligômeros são formados dentro das células ou retirados do espaço extracelular. Esses oligômeros podem prejudicar os neurônios, interferindo nas funções das mitocôndrias e de outras organelas, além de diminuir o número de sinapses presentes e comprometer a função das que permanecem. Acredita-se que a disfunção sináptica esteja por trás do declínio da memória, que é uma característica clássica da doença.

Papel da tau. Em decorrência dos emaranhados neurofibrilares, a segunda característica patológica da doença de Alzheimer, a retenção da proteína tau, tem havido muito interesse no papel dessa proteína na DA. A tau é uma proteína associada a microtúbulos presente nos axônios. Na DA, a tau é hiperfosforilada, o que leva à perda de sua capacidade de se ligar aos microtúbulos e de sua função normal de estabilização dos microtúbulos, como também à sua agregação para formar emaranhados neurofibrilares. O mecanismo da lesão dos neurônios mediada por emaranhados ainda é pouco conhecido. Duas vias foram sugeridas: (1) os agregados de tau provocam uma resposta ao estresse que persiste e, por fim, leva à morte celular; e (2) a perda da função estabilizadora de microtúbulos da tau leva à toxicidade e à morte neuronal.

Outros fatores genéticos de risco. O *locus* genético no cromossomo 19 que codifica a apolipoproteína E (ApoE) tem uma forte influência no risco de desenvolver a DA. Três alelos do gene *ApoE* foram identificados (ε2, ε3 e ε4) com base em dois polimorfismos de aminoácidos. A dosagem do alelo ε4 aumenta o risco de DA. Essa isoforma da ApoE promove a geração e a deposição de Aβ e parece exacerbar a neurodegeneração mediada por tau e independente de Aβ. Em geral, estima-se que esse *locus* transmita cerca de um quarto do risco de desenvolvimento de DA de início tardio. Os estudos de associação ampla do genoma identificaram vários outros *loci* que contribuem para o risco de DA, mas as funções das proteínas codificadas na patogênese da doença ainda não estão estabelecidas.

Papel da inflamação. Tanto os pequenos agregados quanto os depósitos maiores de Aβ provocam uma resposta inflamatória de micróglias e astrócitos. Essa resposta provavelmente auxilia na eliminação do peptídeo agregado, mas também pode estimular a secreção de mediadores que causam danos. Outras consequências da ativação dessas cascatas inflamatórias podem incluir alterações na fosforilação da tau, lesão oxidativa dos neurônios e uma aberrante poda sináptica.

> **Morfologia**
>
> Os cérebros afetados pela DA apresentam uma variável atrofia cortical que é mais pronunciada nos lobos frontal, temporal e parietal. Esta atrofia resulta em alargamento dos sulcos cerebrais e a perda de tecido pode produzir um aumento dos ventrículos (hidrocefalia *ex vacuo*). Em nível microscópico, a DA é diagnosticada pela presença de placas neuríticas e emaranhados neurofibrilares.
>
> As **placas neuríticas** são coleções focais e esféricas de processos dilatados e tortuosos derivados de neuritos distróficos, geralmente centrados em torno de um núcleo amiloide (Figura 21.25 A e B). As placas neuríticas variam em tamanho de 20 a 200 μm de diâmetro; estão presentes em sua periferia células microgliais e astrócitos reativos. As placas podem ser encontradas no hipocampo e na amígdala, bem como no neocórtex, embora haja uma relativa preservação dos córtices sensoriais e motores primários até o final do curso da doença. Os depósitos de Aβ que não apresentam a reação neurítica circundante são chamados de **placas difusas**; elas são encontradas no córtex cerebral superficial, nos núcleos da base e no córtex cerebelar, e podem representar um estágio inicial do desenvolvimento da placa.
>
> Os **emaranhados neurofibrilares** são feixes de filamentos helicoidais emparelhados visíveis como estruturas fibrilares basofílicas no citoplasma dos neurônios que deslocam ou circundam o núcleo (Figura 21.25 C e D); os emaranhados podem persistir após a morte dos neurônios, tornando-se uma forma de patologia extracelular. Eles são comumente encontrados nos neurônios corticais, bem como nas células piramidais do hipocampo, da amígdala, do prosencéfalo basal e dos núcleos da rafe. Um componente importante dos filamentos helicoidais emparelhados é a **tau hiperfosforilada** (Figura 21.25).
>
> Outros achados patológicos incluem a **angiopatia amiloide cerebral (AAC)**, um acompanhamento quase invariável da DA que também pode ser encontrado no cérebro de indivíduos sem DA.

Características clínicas. A progressão da DA é lenta, mas implacável, e apresenta um curso sintomático que geralmente dura mais de 10 anos. Os sintomas iniciais são esquecimento e outros distúrbios de memória; com a progressão, surgem outros sintomas, como déficit de linguagem e perda das habilidades matemáticas e motoras aprendidas. Nos estágios finais, os indivíduos afetados podem se tornar incontinentes, mudos e incapazes de andar; uma doença intercorrente, geralmente pneumonia, costuma ser o evento terminal. Os ensaios clínicos atuais concentram-se no tratamento de indivíduos nos estágios iniciais e pré-clínicos da doença usando anticorpos ou fármacos projetados para eliminar a Aβ do cérebro ou evitar alterações na tau que levam à formação de emaranhados. Um desenvolvimento importante que está possibilitando ensaios de intervenção precoce é a identificação de biomarcadores da DA. Atualmente, antes do início dos sintomas é possível demonstrar a deposição de Aβ no cérebro por meio de métodos de imagem. Outros marcadores de DA incluem a presença de tau fosforilada e a redução de Aβ no LCR. Espera-se que as intervenções terapêuticas que afetam positivamente esses biomarcadores acabem por evitar ou retardar o início ou a progressão da DA, uma hipótese que levará muitos anos para ser testada com rigor.

Degeneração lobar frontotemporal

A degeneração lobar frontotemporal (DLFT) é um grupo heterogêneo de distúrbios associados à degeneração focal dos lobos frontal e/ou temporal. O termo *degeneração* é usado para as alterações patológicas; clinicamente, essas síndromes são comumente chamadas de *demências frontotemporais*. Dependendo da distribuição da doença (frontal ou temporal), podem predominar alterações comportamentais ou problemas de linguagem. A DLFT difere da DA de duas maneiras: (1) os problemas comportamentais e de linguagem precedem os distúrbios de memória e (2) o início dos sintomas ocorre em uma idade menos avançada. Essas diferenças ajudam na discriminação clínica entre essas duas formas de demência.

Patogênese. Como a maioria das doenças neurodegenerativas, a DLFT está associada a inclusões celulares compostas de proteínas específicas; os dois tipos mais comuns são aqueles associados a inclusões de tau (DLFT-tau) e inclusões de TDP43 (DLFT-TDP). Em cada um desses grupos, há formas hereditárias e esporádicas. Não há uma relação clara entre os subtipos clínicos de DLFT e o tipo de inclusão neuronal.

- *DLFT-tau.* As mutações da tau associadas à DLFT afetam sua fosforilação ou seu processamento; ambos podem alterar a

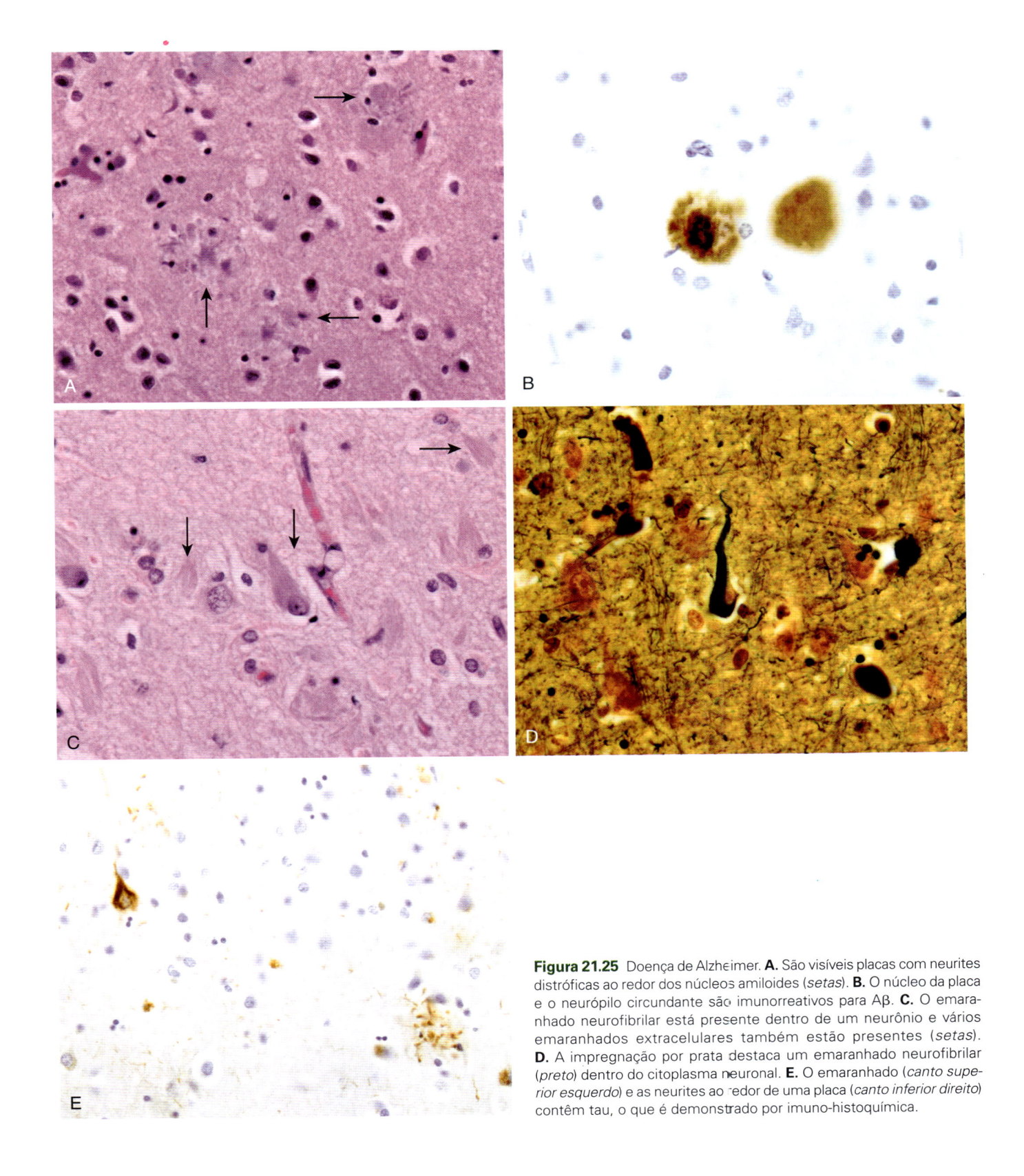

Figura 21.25 Doença de Alzheimer. **A.** São visíveis placas com neurites distróficas ao redor dos núcleos amiloides (*setas*). **B.** O núcleo da placa e o neurópilo circundante são imunorreativos para Aβ. **C.** O emaranhado neurofibrilar está presente dentro de um neurônio e vários emaranhados extracelulares também estão presentes (*setas*). **D.** A impregnação por prata destaca um emaranhado neurofibrilar (*preto*) dentro do citoplasma neuronal. **E.** O emaranhado (*canto superior esquerdo*) e as neurites ao redor de uma placa (*canto inferior direito*) contêm tau, o que é demonstrado por imuno-histoquímica.

proporção normal de diferentes isoformas da tau, resultando em aumento da agregação da tau e disfunção neuronal. Conforme mencionado anteriormente, ainda não está claro como a tau anormal prejudica os neurônios, embora pareça haver um componente de perda de função, já que a agregação esgota a tau dos neurônios, e um componente tóxico de ganho de função devido à presença de proteína agregada aberrantemente hiperfosforilada

- *DLFT-TDP.* A TDP43 é uma proteína de ligação ao RNA envolvida no seu processamento. A anormalidade genética mais comum nessa forma de DLFT é uma expansão da repetição hexanucleotídica em um gene de função desconhecida chamado *C9orf72* (quadro de leitura aberta [*open reading frame*] nº 72 do cromossomo 9), que causa a agregação de TDP43. Menos comumente, as mutações são observadas no próprio gene que codifica a TDP43 ou no gene da progranulina, uma proteína secretada de função desconhecida; não se sabe como essa última induz a agregação da TDP43. Assim como ocorre com a tau, tanto a perda da atividade da TDP43 quanto um ganho tóxico de função relacionado aos agregados proteicos podem estar envolvidos na doença. As inclusões neuronais de TDP43 também são encontradas em uma grande proporção de casos de esclerose lateral amiotrófica (ELA). Essa sobreposição é observada clinicamente, pois alguns indivíduos com ELA também apresentam evidências de DLFT
- Existem formas raras de DLFT que não apresentam inclusões contendo tau e TDP. Notavelmente, esses subtipos incomuns também mostram evidências de conexões com vias que foram envolvidas na DLFT-TDP.

> **Morfologia**
>
> Os aspectos morfológicos característicos de ambos os tipos de DLFT incluem uma atrofia dos lobos frontal e temporal de extensão e gravidade variáveis acompanhada microscopicamente por perda neuronal e gliose. Na DLFT-tau, estão presentes emaranhados neurofibrilares contendo tau semelhantes aos emaranhados encontrados na DA (Figura 21.26 A). A DLFT tem vários subtipos patológicos. Em um dos subtipos, chamado de **doença de Pick,** o cérebro mostra uma atrofia pronunciada e frequentemente assimétrica dos lobos frontal e temporal com uma preservação conspícua dos dois terços posteriores do giro temporal superior e apenas um raro envolvimento dos lobos parietal e occipital. A atrofia pode ser grave, o que reduz os giros a uma aparência fina ("ponta de faca"). A perda neuronal é mais grave nas três camadas externas do córtex. Alguns dos neurônios sobreviventes apresentam um inchaço característico (**células de Pick**), e outros contêm **corpúsculos de Pick**, que são inclusões citoplasmáticas redondas a ovais e filamentosas que se coram fortemente com impregnação por prata (Figura 21.26 B). Na DLFT-TDP, há perda da coloração imuno-histoquímica nuclear para TDP43 associada ao aparecimento de inclusões positivas para TDP43 (Figura 21.26 C e D).

Doença de Parkinson

A doença de Parkinson (DP) é uma doença neurodegenerativa marcada por um distúrbio de movimento hipocinético devido à perda de neurônios dopaminérgicos da substância negra. Os neurônios dopaminérgicos projetam-se da substância negra para o corpo estriado e estão envolvidos no controle da atividade motora. O *parkinsonismo* é uma síndrome clínica caracterizada por tremor, rigidez, bradicinesia e instabilidade. Esses tipos de distúrbios motores podem ser observados em uma série de doenças que danificam os neurônios dopaminérgicos. O parkinsonismo também pode ser induzido por fármacos como os antagonistas da dopamina ou toxinas que lesam seletivamente esses neurônios. As toxinas implicadas incluem as substâncias químicas encontradas na heroína "sintética" e nos pesticidas. Entre as doenças neurodegenerativas, a maioria dos casos de parkinsonismo é causada pela DP.

Patogênese. **A DP está associada ao acúmulo e à agregação de proteínas, às anormalidades mitocondriais e à perda neuronal na substância negra.** Uma característica diagnóstica da doença e uma pista para sua patogênese é o corpúsculo de Lewy, uma característica inclusão que contém α-sinucleína, que normalmente está presente nos neurônios. Com base na genética da DP, parece que a depuração anormal de proteínas e organelas devido a defeitos na autofagia e na degradação lisossômica tem um papel patogênico. Os agregados de sinucleína são eliminados por autofagia (Capítulo 1) e várias mutações associadas à DP estão em genes cujos produtos (Parkin, outros) parecem ter funções nas vias de transporte endossômico implicadas na autofagia e na função mitocondrial. Embora a DP seja esporádica na maioria dos casos, as mutações pontuais e as duplicações do gene que codifica a α-sinucleína causam a DP autossômica dominante. A heterozigosidade para a mutação na glicocerebrosidase causadora da doença de Gaucher também é um fator de risco para DP (Capítulo 4). A glicocerebrosidase é uma enzima lisossômica, o que novamente sugere que a renovação anormal dos constituintes celulares prepara o cenário para o desenvolvimento da DP. As mutações de ganho de função no gene que codifica a quinase LRRK2 são a causa mais comum da DP autossômica dominante; não se sabe como essa anormalidade leva à doença.

> **Morfologia**
>
> Um achado macroscópico típico é a **palidez da substância negra** (Figura 21.27 A e B) e do **locus ceruleus.** As características microscópicas incluem a perda dos neurônios catecolaminérgicos pigmentados nessas regiões associada à gliose. Os neurônios remanescentes podem conter **corpúsculos de Lewy,** inclusões citoplasmáticas únicas ou múltiplas, eosinofílicas, e redondas a alongadas (Figura 21.27 C). No exame ultraestrutural, os corpúsculos de Lewy consistem em filamentos finos compostos de α-sinucleína e outras proteínas, incluindo neurofilamentos e ubiquitina. Além disso, pode haver neuritos distróficos, que são chamados de **neuritos de Lewy,** que também contêm α-sinucleína agregada.

Características clínicas. A DP geralmente se manifesta como um distúrbio de movimento na ausência de uma exposição tóxica ou outra etiologia subjacente conhecida. Os sintomas característicos são tremor, bradicinesia e rigidez. O tremor que ocorre em repouso é normalmente descrito como "rolar de pílulas". Em geral, a doença progride ao longo de 10 a 15 anos, produzindo, por fim, uma grave lentidão motora até o ponto de quase imobilidade. A morte geralmente resulta de pneumonia por aspiração ou um trauma por quedas causadas por instabilidade postural.

Os sintomas motores da DP respondem inicialmente à L-di-hidroxifenilalanina (L-DOPA), mas esse tratamento não retarda a progressão da doença. Com o tempo, a L-DOPA se torna menos eficaz e começa a causar flutuações problemáticas na função motora. Outro tratamento para os sintomas motores da DP é a estimulação cerebral profunda na qual eletrodos são implantados no globo pálido ou no núcleo subtalâmico para modular os circuitos dos núcleos da base, o que permite uma redução significativa da dose de L-DOPA em alguns pacientes.

Embora o distúrbio de movimento associado à perda da via dopaminérgica nigroestriatal seja uma característica dominante da DP, a doença tem outras manifestações clínicas e patológicas. A perda de neurônios no tronco encefálico (no núcleo motor dorsal do vago e na

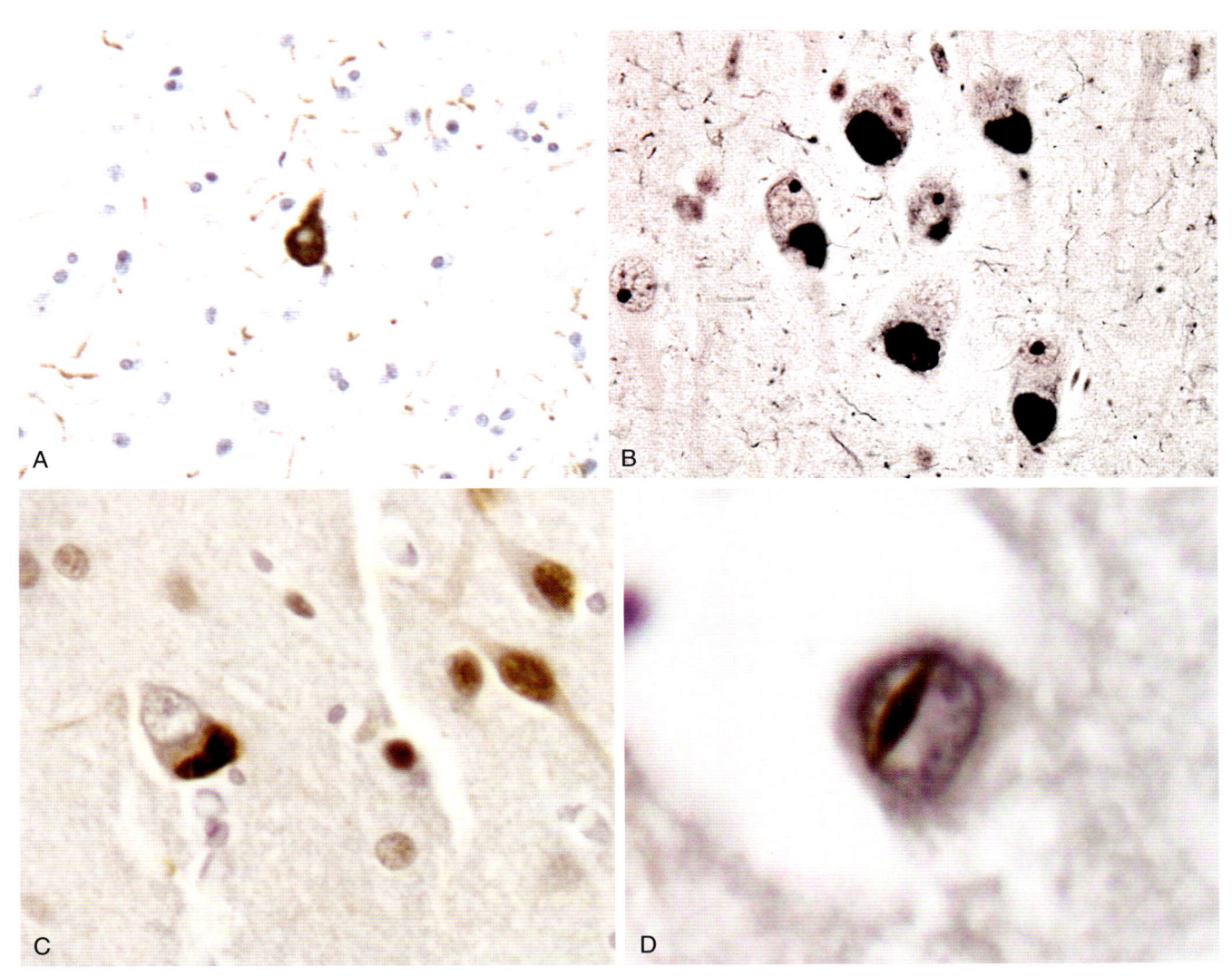

Figura 21.26 Degenerações lobares frontotemporais (DLFTs). **A.** DLFT-tau. Um emaranhado está presente junto com numerosos neuritos contendo tau (coloração imuno-histoquímica para tau). **B.** Doença de Pick. Os corpúsculos de Pick são inclusões citoplasmáticas neuronais homogêneas e redondas que se coram intensamente com impregnação por prata. **C.** DLFT-TDP. São observadas inclusões citoplasmáticas contendo TDP43 em associação com perda de imunorreatividade nuclear normal (coloração imuno-histoquímica para TDP43). **D.** DLFT-TDP. Com mutações na progranulina, as inclusões contendo TDP43 são comumente intranucleares.

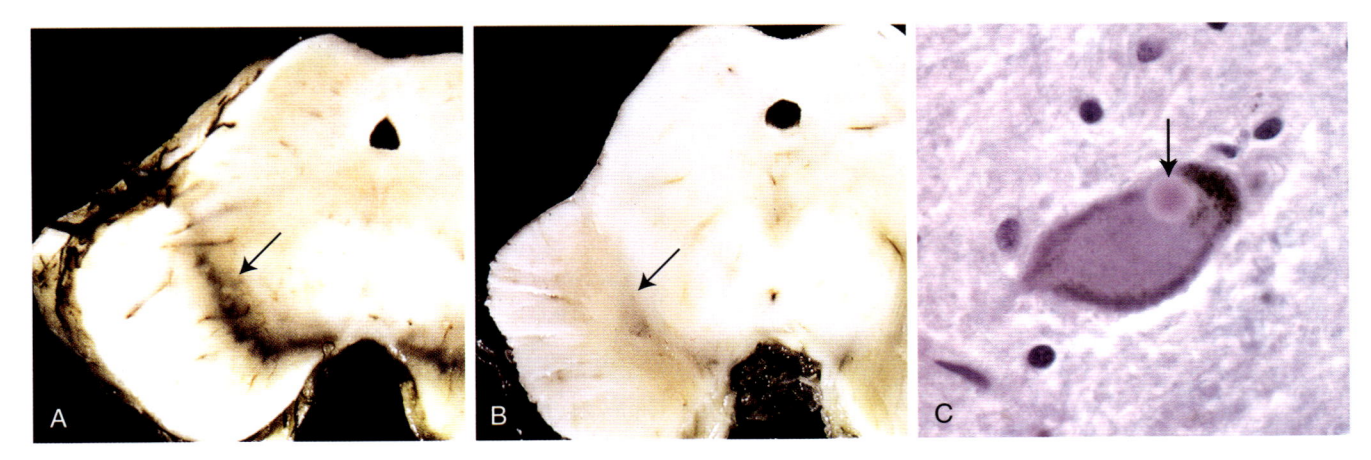

Figura 21.27 Doença de Parkinson. **A.** Substância negra saudável (seta). **B.** Substância negra despigmentada (seta) na doença de Parkinson idiopática. **C.** Corpúsculo de Lewy em um neurônio da substância negra corado em rosa (seta).

formação reticular), no avanço do envolvimento da substância negra, pode dar origem a um distúrbio do sono muitas vezes antes do surgimento dos problemas motores. A demência, geralmente com um curso levemente flutuante e alucinações, surge em muitos indivíduos com DP e é atribuída ao envolvimento do córtex cerebral. Quando a demência surge dentro de 1 ano após o início dos sintomas motores, ela é chamada de *demência com corpúsculos de Lewy* (DCL).

Síndromes parkinsonianas atípicas

Esses distúrbios apresentam, juntamente com outros sintomas, características de parkinsonismo (bradicinesia e rigidez) como componentes de suas manifestações clínicas, e são minimamente responsivos à L-DOPA.

- *Paralisia supranuclear progressiva*. Os pacientes desenvolvem uma progressiva rigidez troncular, desequilíbrio com quedas frequentes e dificuldade com os movimentos voluntários dos olhos. Outros sintomas comuns incluem distonia cervical, paralisia pseudobulbar e uma leve demência progressiva. A característica patológica é a presença de inclusões contendo tau em neurônios e glia no tronco encefálico e na substância cinzenta
- *Degeneração corticobasal*. Essa doença é mais frequentemente caracterizada por rigidez extrapiramidal, distúrbios motores assimétricos (movimentos bruscos dos membros) e função cortical superior prejudicada (geralmente na forma de apraxia). São observadas no córtex cerebral inclusões contendo tau
- *Atrofia multissistêmica* (AMS). Esse distúrbio esporádico afeta vários sistemas funcionais do cérebro e é marcado por inclusões de α-sinucleína no citoplasma dos oligodendrócitos. As manifestações clínicas decorrem do envolvimento de diferentes circuitos neurais: o circuito estriatonigral (levando ao parkinsonismo), o circuito olivopontocerebelar (levando à ataxia) e o sistema nervoso autônomo com inclusão de seus elementos centrais (levando à disfunção autonômica com hipotensão ortostática como um componente proeminente). Em determinado indivíduo, um desses componentes pode predominar no início da doença; mas, em geral, os outros sistemas são afetados à medida que a AMS progride.

Doença de Huntington

A doença de Huntington (DH) é um distúrbio de movimento autossômico dominante associado à degeneração do corpo estriado (núcleo caudado e putâmen). O distúrbio é caracterizado por movimentos bruscos involuntários de todas as partes do corpo; os movimentos de contorção das extremidades são típicos. A doença é implacavelmente progressiva, e resulta em morte após um curso médio de cerca de 15 anos. Os primeiros sintomas cognitivos incluem esquecimento, distúrbios de pensamento e afetivos, e pode haver uma progressão para demência grave.

Patogênese. A DH é causada por expansões repetidas de um trinucleotídio CAG (que codifica a glutamina) em um gene que codifica a proteína huntingtina. O gene do tipo selvagem contém 11 a 34 cópias da repetição; nos alelos causadores da doença, o número de repetições CAG aumenta, às vezes chegando a centenas. Há uma forte correlação entre genótipo e fenótipo, e um número maior de repetições resulta em uma doença de início mais precoce. Entretanto, quando os sintomas aparecem, o curso da doença não é afetado pelo comprimento das repetições. Outras expansões das repetições CAG ocorrem durante a espermatogênese, de modo que a transmissão paterna pode estar associada a um início mais precoce na próxima geração, um fenômeno conhecido como *antecipação* (Capítulo 4).

A DH parece ser causada por um tóxico ganho de função relacionado ao sistema de poliglutamina expandido na huntingtina, mas a função normal dessa proteína e como as formas anormais causam a doença são desconhecidas. A proteína mutante está sujeita a ubiquitinação e proteólise, produzindo fragmentos que podem formar grandes agregados intranucleares. Como nas outras doenças neurodegenerativas, suspeita-se que os agregados menores de fragmentos anormais da proteína sejam tóxicos. Esses agregados podem ter uma série de ações potencialmente prejudiciais, o que inclui o sequestro de fatores de transcrição, a interrupção das vias de degradação de proteínas e a perturbação da função mitocondrial.

> ### Morfologia
>
> No exame macroscópico, o cérebro é pequeno e mostra marcante atrofia do núcleo caudado, e, em alguns casos e em menor grau, do putâmen (Figura 21.28). O globo pálido pode estar atrofiado secundariamente e o ventrículo lateral e o terceiro ventrículo estão dilatados. Muitas vezes a atrofia também é observada no lobo frontal, menos frequentemente no lobo parietal e, ocasionalmente, em todo o córtex.
>
> O exame microscópico revela uma grave perda de neurônios das regiões afetadas do corpo estriado juntamente com gliose. Os neurônios espinhosos de tamanho médio que liberam os neurotransmissores ácido γ-aminobutírico (GABA, do inglês γ [*gamma*] *amynobutiric acid*), encefalina, dinorfina e substância P são especialmente vulneráveis, pois desaparecem já no início da doença. Há uma forte correlação entre o grau de degeneração no estriado e a gravidade dos sintomas motores; há também uma associação entre a perda neuronal cortical e a demência. Nos neurônios estriatais remanescentes e no córtex, há inclusões intranucleares que contêm agregados de huntingtina ubiquitinada (Figura 21.28, *no destaque*).

Degenerações espinocerebelares

As ataxias espinocerebelares (AECs) são um grupo heterogêneo de várias dezenas de doenças autossômicas dominantes com achados clínicos que incluem uma combinação de ataxias cerebelar e sensorial, espasticidade e neuropatia periférica sensoriomotora. Elas se distinguem umas das outras com base em diferentes mutações causadoras, padrões de herança, idade de início e sinais e sintomas. Em uma extensão variável, esse grupo de doenças afeta o córtex cerebelar, a medula espinal, outras regiões do cérebro e os nervos periféricos.

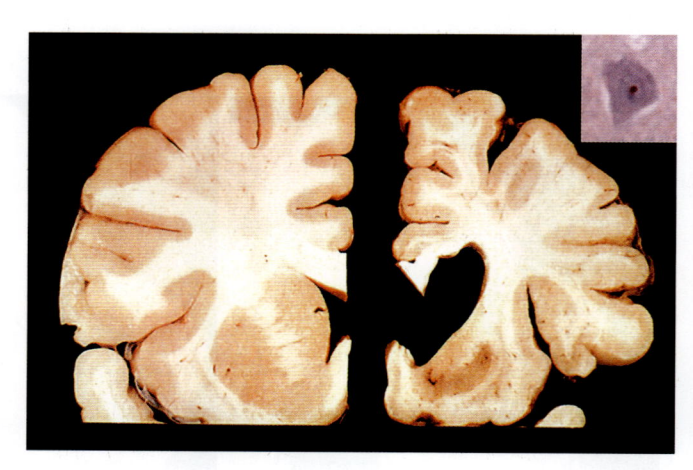

Figura 21.28 Doença de Huntington. Hemisfério saudável (*esquerda*) comparado a um hemisfério com doença de Huntington (*direita*) mostrando atrofia do corpo estriado e dilatação ventricular. *No detalhe*, uma inclusão intranuclear em um neurônio cortical é fortemente imunorreativa à ubiquitina. (Fotografia macroscópica cortesia do Dr. Vonsattel, Columbia University, New York.)

A degeneração dos neurônios, geralmente sem outras alterações histopatológicas distintas, ocorre nas áreas afetadas em associação com uma leve gliose. Os sintomas clínicos adicionais que acompanham a ataxia podem ajudar a distinguir entre subtipos bem caracterizados. Embora quase 45 tipos genéticos distintos de AEC tenham sido identificados, ainda há muitos casos que não se enquadram em uma das formas já caracterizadas.

Assim como na DH, várias formas de AEC são causadas por expansões de repetições CAG que codificam sistemas de poliglutamina em vários genes. Nesses tipos de AEC, assim como na DH, estão presentes inclusões intranucleares neuronais contendo a proteína anormal, e a idade de início diminui à medida que o número de repetições aumenta.

A ataxia de Friedreich é um distúrbio autossômico recessivo que geralmente se manifesta na primeira década de vida com marcha atáxica seguida por falta de coordenação nas mãos e disartria. A maioria dos pacientes desenvolve pés cavos e cifoescoliose, e há uma alta incidência de doença cardíaca e diabetes. A doença geralmente é causada por uma expansão da repetição de trinucleotídios GAA no gene que codifica a frataxina, uma proteína que regula os níveis de ferro celular, principalmente na mitocôndria. A expansão da repetição resulta no silenciamento da transcrição e na diminuição dos níveis de frataxina, o que leva à disfunção mitocondrial e ao dano oxidativo.

Esclerose lateral amiotrófica

A esclerose lateral amiotrófica (ELA) resulta da morte dos neurônios motores inferiores na medula espinal e no tronco encefálico e dos neurônios motores superiores no córtex cerebral. A perda dos neurônios motores inferiores leva à denervação dos músculos, à atrofia muscular ("amiotrofia"), à fraqueza e às fasciculações, enquanto a perda dos neurônios motores superiores resulta em paresia, hiperreflexia e espasticidade juntamente com um sinal de Babinski. Uma consequência adicional da perda dos neurônios motores superiores é a degeneração dos sistemas corticospinais na porção lateral da medula espinal ("esclerose lateral"). Geralmente, a sensibilidade não é afetada, mas pode ocorrer um comprometimento cognitivo.

A doença afeta os homens com um pouco mais de frequência do que as mulheres e, em geral, manifesta-se clinicamente na quinta década de vida ou mais tarde. Geralmente, começa com uma fraqueza sutil e assimétrica das extremidades distais. À medida que a doença progride, a força e o volume musculares diminuem e ocorrem contrações involuntárias de unidades motoras individuais, que são denominadas *fasciculações*. Por fim, a doença envolve os músculos respiratórios, levando a surtos recorrentes de infecção pulmonar, que é a causa usual de morte. O grau relativo de envolvimento dos neurônios motores superiores e inferiores pode variar, embora a maioria dos pacientes apresente ambos. Em alguns casos, a degeneração dos núcleos motores cranianos inferiores do tronco encefálico ocorre precocemente e progride rapidamente, um padrão da doença conhecido como *esclerose lateral amiotrófica bulbar*. Nesse padrão da doença, predominam as anormalidades da deglutição e da fala.

Patogênese. Embora a maioria dos casos seja esporádica, cerca de 10% são familiares, principalmente com herança autossômica dominante. A doença familiar começa mais cedo na vida do que a esporádica; mas, quando os sintomas aparecem, o curso clínico é semelhante em ambas as formas. As mutações no gene da superóxido dismutase, *SOD1*, no cromossomo 21, foram a primeira causa genética identificada da ELA e são responsáveis por cerca de 20% das formas familiares. Acredita-se que essas mutações gerem formas anormais de dobragem incorreta da proteína SOD1, que podem desencadear a resposta da proteína desdobrada e causar a morte apoptótica dos neurônios.

Vários outros *loci* genéticos estão associados à ELA. A causa mais comum da ELA familiar é uma expansão de repetição hexanucleotídica no gene *C9orf72*, que, como mencionado anteriormente, também é frequentemente afetado na degeneração lobar frontotemporal. A proteína codificada pelo *C9orf72* associa-se a proteínas de ligação ao RNA; notavelmente, as mutações que afetam as duas outras proteínas de ligação ao RNA, a TDP43 (também associada à DLFT) e a FUS, podem causar ELA. Essa convergência sugere que uma anormalidade do processamento de RNA contribui direta ou indiretamente para a patogênese da ELA, mas não se sabe ao certo como as mutações em *SOD1* se encaixam nesse quadro e ainda há muito a ser descoberto. Como esperado pela sobreposição genética, há alguma sobreposição clínica entre a ELA e a DLFT, como o comprometimento cognitivo.

> **Morfologia**
>
> As alterações macroscópicas mais marcantes são encontradas nas raízes anteriores da medula espinal, que são finas e cinzentas (Figura 21.29 A). Nos casos especialmente graves, o giro pré-central (córtex motor) é levemente atrófico devido à morte dos neurônios motores superiores. O exame microscópico demonstra uma **redução no número de neurônios das células do corno anterior** em toda a medula espinal associada à gliose reativa e à perda de fibras mielinizadas da raiz anterior (Figura 21.29 B). Achados semelhantes são encontrados com o envolvimento dos núcleos motores dos nervos cranianos, exceto aqueles que suprem os músculos extraoculares, que são poupados em sobreviventes a longo prazo, com exceção de alguns. Em um subconjunto de casos, podem ser observadas inclusões citoplasmáticas que contêm TDP43. Com a perda da inervação decorrente da morte das células do corno anterior, os músculos esqueléticos apresentam uma atrofia neurogênica.

Outras doenças do neurônio motor

Os neurônios motores são o alvo primário em algumas outras doenças semelhantes à ELA.

- A *atrofia muscular bulboespinal* (*doença de Kennedy*) é um distúrbio ligado ao cromossomo X caracterizado por amiotrofia distal dos membros e sinais bulbares, como atrofia e fasciculações da língua e disfagia, que estão associados à degeneração dos neurônios motores inferiores na medula espinal e no tronco encefálico. É uma das doenças de expansão de trinucleotídios. A repetição expandida ocorre no primeiro éxon do gene do receptor de androgênio no cromossomo X, prejudicando a função do receptor de androgênio codificado; isso leva à insensibilidade ao androgênio, à ginecomastia, à atrofia testicular e à oligospermia. Em sua maioria, as mulheres portadoras não são afetadas. A base para o envolvimento seletivo dos neurônios motores não está clara; mas, como em outras doenças de expansão de poliglutamina, como a DH e algumas formas de atrofia espinocerebelar, há inclusões intranucleares que contêm a proteína anormal. A progressão da doença é lenta e a maioria dos indivíduos afetados permanece em situação ambulatorial até o final do curso da doença. A expectativa de vida é normal
- A *atrofia muscular espinal* (*AME*) inclui um grupo de distúrbios da infância geneticamente ligados e caracterizados por uma acentuada perda de neurônios motores inferiores que resulta em fraqueza progressiva. A doença é causada por mutações de perda de função no gene que codifica a SMN1, uma proteína envolvida na montagem do spliceossomo. Foram desenvolvidas terapias genéticas que produzem benefícios terapêuticos ao aumentar a expressão da SMN funcional nos neurônios motores.

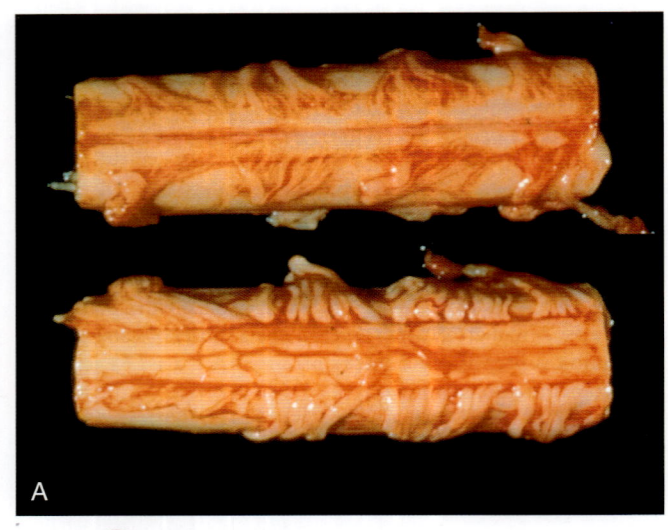

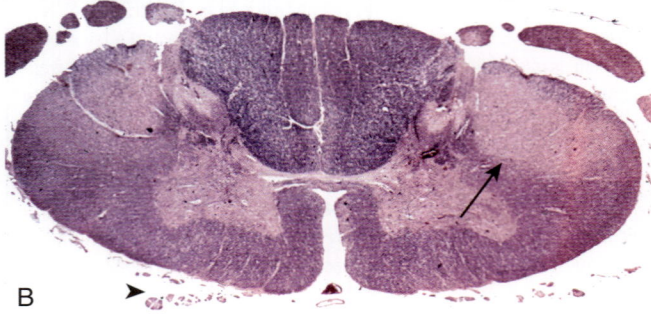

Figura 21.29 Esclerose lateral amiotrófica. **A.** Segmento da medula espinal visto das superfícies anterior (*superior*) e posterior (*inferior*) mostrando atenuação das raízes anteriores (motoras) em comparação com as raízes posteriores (sensoriais). **B.** Medula espinal mostrando perda de fibras mielinizadas (ausência de coloração) nos sistema corticospinais (mais bem visualizado no lado direito desta amostra; *seta*), bem como degeneração das raízes anteriores (*ponta de seta*).

NEOPLASIAS

A incidência anual de neoplasias do SNC em adultos nos EUA é de cerca de 24 por 100 mil indivíduos para as neoplasias intracranianas, cerca de um terço das quais é maligno, e de um a dois por 100 mil indivíduos para as neoplasias intraespinais. As metástases são mais comuns do que as neoplasias cerebrais primárias. As neoplasias do SNC constituem uma proporção maior dos cânceres infantis, pois representam até 20% de todas as neoplasias pediátricas e substituíram a leucemia linfoblástica aguda como as formas mais letais de câncer nas crianças. As neoplasias do SNC nas crianças diferem daquelas dos adultos no subtipo histológico, no perfil de mutação e na localização. Na infância, é provável que as neoplasias surjam na fossa posterior, enquanto as neoplasias nos adultos são, em sua maioria, supratentoriais.

As neoplasias do sistema nervoso têm características únicas que as diferenciam das neoplasias de outras partes do corpo.

- As neoplasias do SNC não apresentam lesões pré-malignas ou *in situ* morfologicamente evidentes comparáveis às dos carcinomas
- Mesmo lesões de baixo grau podem se infiltrar nas grandes regiões do cérebro, levando a sérios déficits clínicos, impossibilidade de ressecção e prognóstico negativo
- O local anatômico da neoplasia pode influenciar o desfecho independentemente do seu tipo e do grau devido aos efeitos locais (p. ex., um meningioma benigno pode causar parada cardiorrespiratória em decorrência da compressão do bulbo)
- As neoplasias do SNC, mesmo os gliomas mais altamente malignos, raramente se espalham para fora do SNC.

Gliomas

Os gliomas são neoplasias do parênquima cerebral. A classificação de 2021 da OMS para as neoplasias do sistema nervoso central incorporou características moleculares, especificamente mutações no gene *IDH* e deleção dos segmentos cromossômicos 1p e 19q, à classificação anterior baseada na histologia. **Com base na nova classificação, os gliomas difusos são agrupados em gliomas difusos do tipo adulto e do tipo pediátrico.** Os protocolos de tratamento e os estudos clínicos agora se baseiam nessa nova classificação da OMS, que discrimina ainda mais as neoplasias em um de quatro graus de acordo com seu comportamento biológico, variando de grau 1 a grau 4. Como a maioria dos cânceres, as neoplasias cerebrais de grau mais baixo tendem a progredir e a se tornar mais agressivas com o tempo devido à evolução clonal, uma alteração de comportamento que geralmente é refletida em uma mudança para um grau de neoplasia mais elevado.

Os gliomas difusos do tipo adulto incluem três tipos distintos: astrocitoma com *IDH* mutado; glioblastoma com *IDH* selvagem; e oligodendroglioma com *IDH* mutado e 1p/19q codeletado. Esses são responsáveis pela maioria dos tumores malignos do sistema nervoso central de adultos.

Os gliomas pediátricos são muito mais heterogêneos e incluem subtipos difusos e circunscritos, e os tipos circunscritos geralmente têm um prognóstico muito melhor. Os gliomas difusos do tipo pediátrico são ainda subdivididos em baixo e alto grau; diferentemente do tipo adulto, eles não apresentam mutações em *IDH* e codeleção de 1p/19q. Essa distinção molecular tem implicações no prognóstico; por exemplo, os gliomas difusos do tipo pediátrico são, em sua maioria, indolentes em comparação com seus homólogos adultos. A discussão a seguir se concentra no glioma do tipo adulto.

Astrocitoma com IDH *mutado*

Os astrocitomas com *IDH* mutado são neoplasias que surgem dos astrócitos, geralmente nos hemisférios cerebrais. Eles são mais frequentes entre a quarta e a sexta décadas de vida. Os sinais e os sintomas de apresentação mais comuns são convulsões, dores de cabeça e déficits neurológicos focais relacionados ao local anatômico de envolvimento. Com base nas características histológicas e moleculares, eles são classificados como graus 2 a 4 da OMS. O grau 1 não é usado porque, por convenção, implica um comportamento benigno e todos os gliomas difusos são considerados malignos. As características moleculares também são incorporadas à classificação. Por exemplo, a deleção homozigótica de *CDKN2A* e/ou *CDKN2B* leva à designação de astrocitoma com *IDH* mutado de grau 4 da OMS, mesmo que a histologia sugira um grau mais baixo.

Patogênese. Como o próprio nome indica, essas neoplasias estão caracteristicamente associadas a mutações condutoras do gene da isocitrato desidrogenase 1 (*IDH1*) ou (menos frequentemente) de seu homólogo *IDH2* (ver Capítulo 6 para acessar uma discussão sobre esses genes e sua função na tumorigênese). Além disso, elas frequentemente apresentam mutações inativadoras nos genes *TP53* e *ATRX*.

Morfologia

Os astrocitomas de graus 2 e 3 são neoplasias mal definidas, cinzentas e infiltrativas que se expandem e distorcem a área envolvida do cérebro sem formar massa distinta (Figura 21.30 A). Os astrocitomas de grau 4 se infiltram difusamente no parênquima cerebral sem bordas delineadas e, ao contrário dos glioblastomas do tipo *IDH* selvagem, geralmente não apresentam grandes áreas de necrose central e hemorragia.

Microscopicamente, os astrocitomas de grau 2 são bem diferenciados e caracterizados por um aumento leve a moderado no número de núcleos de células gliais, pleomorfismo nuclear um pouco variável e uma rede intermediária de processos celulares astrocíticos positivos para a proteína glial fibrilar ácida (GFAP, do inglês *glial fibrillary acidic protein*) que dão ao fundo uma aparência fibrilar (Figura 21.30 B). A transição entre o tecido neoplásico e o normal é indistinta, e as células tumorais podem ser vistas infiltradas em tecido saudável a muitos centímetros da lesão principal. Os astrocitomas de grau 3 mostram regiões mais densamente celulares e com maior pleomorfismo nuclear; estão presentes figuras mitóticas. As neoplasias de grau 4 apresentam maior aglomeração celular, atipia citológica e aumento da atividade proliferativa; além disso, apresentam proliferação microvascular e/ou necrose.

Características clínicas. Os astrocitomas difusos podem permanecer estáticos por vários anos, mas em algum momento eles progridem; a mediana de sobrevivência é de mais de 5 anos. Eventualmente, há uma rápida deterioração clínica que está correlacionada com o aparecimento de características histológicas de alto grau e um crescimento mais rápido da neoplasia. As sobrevidas globais médias dos pacientes com astrocitomas com *IDH* mutado são de mais de 10 anos para as neoplasias de grau 2, de 5 a 10 anos para as neoplasias de grau 3, e de 3 anos para as neoplasias de grau 4.

Glioblastoma com IDH *selvagem*

Os glioblastomas constituem o segundo tipo de gliomas difusos. O glioblastoma do tipo *IDH* selvagem (grau 4 da OMS) é proveniente de astrócitos e é o glioma maligno mais comum, pois é responsável por cerca de 50% de todas as neoplasias cerebrais malignas primárias nos adultos. Essas neoplasias são sempre consideradas lesões de grau 4 (elas não têm precursores de grau inferior) e têm um prognóstico muito ruim.

Patogênese. Os glioblastomas do tipo *IDH* selvagem abrigam várias alterações genéticas que contribuem para a aquisição das marcas registradas deste câncer (Capítulo 6). Por exemplo, a maioria dos glioblastomas tem aberrações genéticas que levam à evasão da senescência (mutações da telomerase ou mutações que levam ao alongamento alternativo dos telômeros), à fuga dos controles normais de crescimento (deleção bialélica de *CDKN2A*, que codifica o inibidor da quinase dependente de ciclina p16), à ativação das vias de sinalização do fator de crescimento (ampliação do gene *EGFR* ou *PDGFR*), e à resistência à apoptose (mutação em *TP53*). Outra alteração genética é a metilação do promotor do gene *MGMT*, que codifica uma enzima de reparo do DNA e influencia na sensibilidade aos agentes quimioterápicos.

Morfologia

No glioblastoma, a variação na aparência macroscópica da neoplasia de região para região é característica. Algumas áreas são firmes e brancas, outras são macias e amarelas (devido à necrose tecidual), enquanto outras mostram regiões de degeneração cística e hemorragia (Figura 21.31 A). A aparência histológica é semelhante à de um astrocitoma de grau 4, e apresenta alta celularidade, células pleiomórficas pouco diferenciadas com atipia nuclear, atividade mitótica rápida e necrose (comumente presente como faixas serpiginosas de necrose com células tumorais "em paliçada" ao longo da borda) ou proliferação microvascular (Figura 21.31 B). As características moleculares também são incorporadas à classificação. Por exemplo, uma mutação no promotor *TERT*, uma ampliação do gene *EGFR* ou alterações no número de cópias do DNA (+7/−10 alterações no número de cópias do cromossomo) levam à designação de glioblastoma grau 4, mesmo na ausência de necrose ou proliferação microvascular.

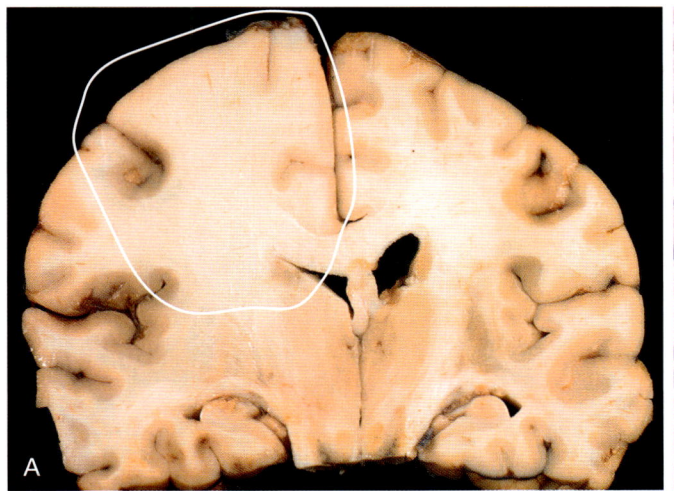

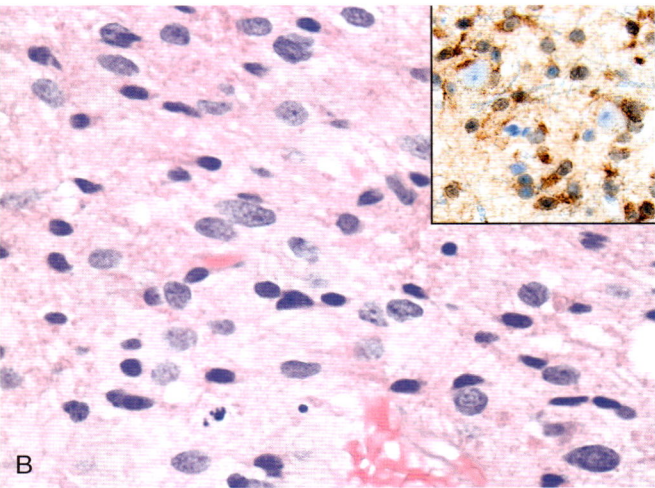

Figura 21.30 Astrocitoma com *IDH* mutado de grau 2. **A.** No corte coronal, a substância branca frontal esquerda está expandida e há perda de definição da junção corticobulbar devido à neoplasia infiltrativa (*região circulada*). **B.** Uma secção histológica da neoplasia mostra núcleos grandes, aumentados, irregulares e incorporados na matriz fibrilar nativa do cérebro; os núcleos redondos e ovais menores são oligodendrócitos benignos e astrócitos reativos, respectivamente. *No detalhe*, imunocoloração para o IDH1 mutado é positiva em células neoplásicas, algumas das quais circundam neurônios corticais não corados.

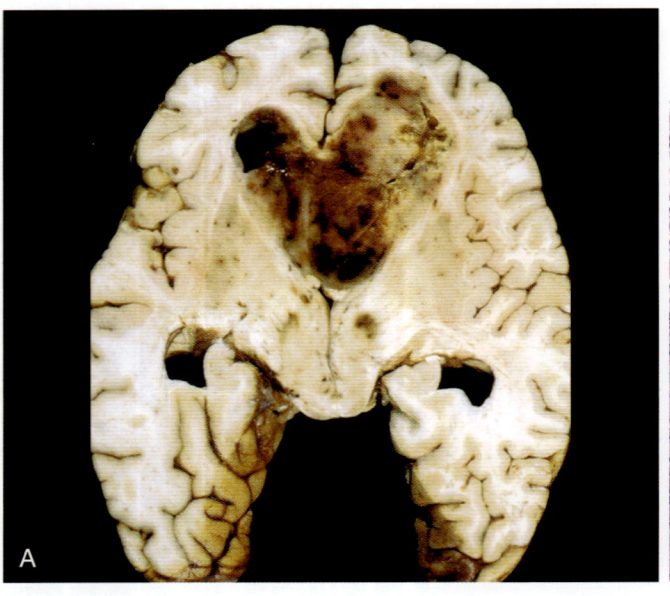

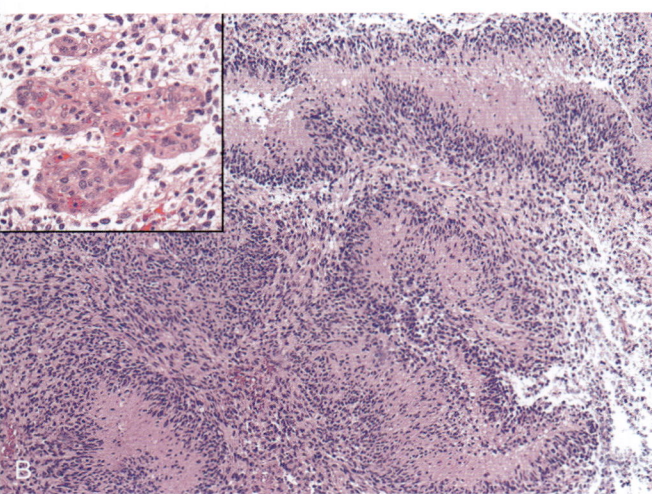

Figura 21.31 Glioblastoma. **A.** A neoplasia forma massa necrótica, hemorrágica e infiltrante. **B.** Focos serpiginosos de necrose "em paliçada" (núcleos neoplásicos alinhados ao redor das zonas vermelhas anucleadas de necrose). *No detalhe*, Proliferação microvascular.

Características clínicas. O glioblastoma do tipo *IDH* selvagem afeta preferencialmente os pacientes mais velhos, aqueles entre a sexta e a oitava décadas de vida. Os locais frequentemente afetados incluem os hemisférios cerebrais (lobos temporal, parietal e frontal; núcleos da base; e tálamo). As neoplasias se desenvolvem rapidamente, e a maioria dos pacientes apresenta convulsões, deficiências neurocognitivas, náuseas, vômitos e, ocasionalmente, uma intensa cefaleia pulsátil. A rápida infiltração do corpo caloso com subsequente crescimento no hemisfério contralateral leva a uma lesão bilateral e simétrica (glioma "em asa de borboleta"). Os exames de imagem geralmente revelam uma lesão com realce anelar. O prognóstico é muito ruim; mesmo com tratamento (ressecção, radioterapia e quimioterapia), a sobrevida média é de apenas 15 a 18 meses.

Oligodendroglioma com IDH mutado e 1p/19q codeletado

O terceiro maior subtipo de glioma difuso é composto de células que se assemelham a oligodendrócitos. Quando corrigidos para o grau da neoplasia, os oligodendrogliomas (graus 2 e 3 da OMS) têm o melhor prognóstico entre as neoplasias gliais difusas; assim como suas contrapartes astrocíticas, eles agora são definidos usando-se características morfológicas e genéticas. Os oligodendrogliomas representam de 5 a 15% dos gliomas e são mais comumente detectados na quarta e na quinta década de vida. Os pacientes podem ter tido vários anos de problemas neurológicos anteriores, muitas vezes incluindo convulsões. As lesões são encontradas principalmente nos hemisférios cerebrais, sobretudo nos lobos frontal ou temporal. A combinação de cirurgia, quimioterapia e radioterapia resulta em sobrevidas médias de 10 a 20 anos para os oligodendrogliomas de grau 2 e de 5 a 10 anos para os oligodendrogliomas de grau 3.

Patogênese. Essas neoplasias apresentam codeleção dos cromossomos 1p e 19q, sempre em associação com mutações em *IDH1* ou *IDH2*. A maioria dos oligodendrogliomas também apresenta mutações no promotor do gene *TERT* que resultam em aumento da atividade da telomerase.

> **Morfologia**
>
> Os oligodendrogliomas bem diferenciados (grau 2 da OMS) são neoplasias infiltrantes que formam massas cinzentas gelatinosas e podem apresentar cistos, hemorragia focal e calcificação. No exame microscópico, a neoplasia é composta de camadas de células regulares com núcleos esféricos contendo uma cromatina finamente granular (semelhante à dos oligodendrócitos normais) cercados por um halo claro de citoplasma que dá a aparência de "ovo frito" (Figura 21.32). O tumor tipicamente contém uma delicada rede de capilares anastomosados semelhantes a "tela de galinheiro". A calcificação, presente em até 90% dessas neoplasias, varia em extensão de focos microscópicos a depósitos maciços. A atividade mitótica geralmente é baixa. O oligodendroglioma de grau 3 é um subtipo mais agressivo, e apresenta maior densidade celular, anaplasia nuclear, aumento da atividade mitótica e, com frequência, proliferação microvascular e/ou necrose.

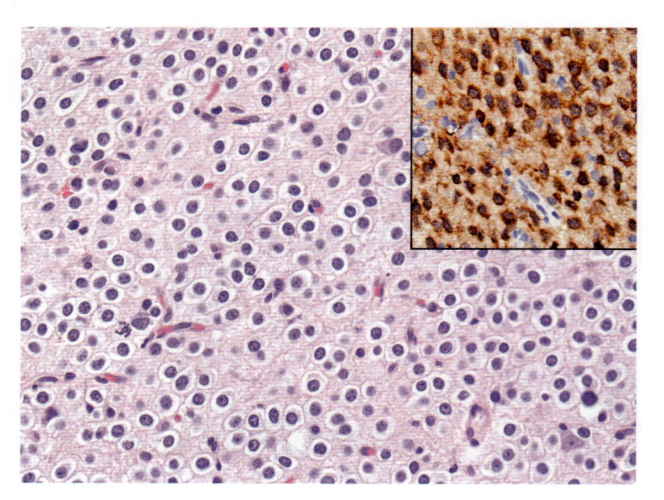

Figura 21.32 Oligodendroglioma. As células neoplásicas têm núcleos redondos, muitas vezes com um halo citoplasmático claro. Os vasos sanguíneos no fundo são finos e podem formar um padrão entrelaçado. *No detalhe*, as células neoplásicas, semelhante aos astrocitomas difusos, são positivas para o *IDH1* mutado.

Astrocitoma pilocítico

Astrocitomas pilocíticos são neoplasias relativamente benignas que costumam afetar crianças e adultos jovens. São neoplasias circunscritas que frequentemente se originam no cerebelo e se apresentam com sinais e sintomas de efeito de massa, hidrocefalia obstrutiva e aumento da pressão intracraniana. Embora estejam mais comumente localizados no cerebelo, também podem envolver o terceiro ventrículo, as vias ópticas, a medula espinal e, ocasionalmente, os hemisférios cerebrais. Há com frequência um cisto associado à neoplasia; os sintomas que aparecem após a ressecção incompleta das lesões podem estar associados ao aumento do cisto, em vez de ao crescimento do componente sólido. Como estas neoplasias estão bem circunscritas, normalmente são curáveis com a ressecção completa.

Uma alta proporção de astrocitomas pilocíticos tem mutações ou translocações ativadoras envolvendo o gene que codifica a serina-treonina quinase BRAF que resultam na ativação da via de sinalização da proteinoquinase ativada por mitógeno (MAPK, do inglês *mitogen-activated protein quinase*). Os astrocitomas pilocíticos não apresentam mutações em IDH1 e IDH2.

Morfologia

O astrocitoma pilocítico geralmente é cístico e apresenta um nódulo mural na parede do cisto; se for sólido, geralmente está bem circunscrito. A neoplasia é composta de células bipolares com processos "semelhantes a fios de cabelos" longos e finos que são positivos para GFAP. Estão frequentemente presentes **fibras de Rosenthal**, corpos granulares eosinofílicos e microcistos, enquanto a necrose e as mitoses são raras.

Ependimoma

Os ependimomas (graus 2 e 3 da OMS) surgem com mais frequência ao lado do sistema ventricular revestido pelo epêndima, incluindo o canal central da medula espinal. Nas primeiras duas décadas de vida, eles geralmente ocorrem perto do quarto ventrículo e constituem 5 a 10% das neoplasias cerebrais primárias nessa faixa etária. Nos adultos, a medula espinal é a localização mais comum; as neoplasias nesse local são particularmente frequentes nos pacientes com neurofibromatose tipo 2 (Capítulo 20). A recente classificação do ependimoma incorporou características histopatológicas, locais anatômicos (*i. e.*, supratentorial, fossa posterior e espinal) e alterações moleculares (p. ex., fusão ZFTA, fusão YAP1, amplificação MYCN etc.). O desfecho clínico para os ependimomas supratentoriais e espinais completamente ressecados é melhor do que para aqueles na fossa posterior. Outras neoplasias ependimárias incluem o subependimoma (grau 1 da OMS) e o ependimoma mixopapilar (grau 2 da OMS).

Morfologia

No quarto ventrículo, os ependimomas são tipicamente massas sólidas ou papilares que se estendem a partir do assoalho ventricular (Figura 21.33 A). As células neoplásicas têm núcleos regulares, redondos a ovais e abundante cromatina granular. Entre os núcleos, há um fundo fibrilar variavelmente denso. As células neoplásicas podem formar estruturas redondas ou alongadas (**rosetas, canais**) que se assemelham ao canal ependimário embrionário, e apresentam processos longos e delicados que se estendem para o lúmen (Figura 21.33 B); mais frequentemente, estão presentes **pseudorrosetas perivasculares** nas quais as células neoplásicas estão dispostas em torno de vasos com uma zona intermediária contendo processos ependimários finos. Os ependimomas anaplásicos apresentam densidade celular aumentada, altas taxas mitóticas, necrose, proliferação microvascular e mínima diferenciação ependimal.

Neoplasias neuronais

Muito menos frequentes do que os gliomas, as neoplasias compostas por células com características neuronais são tipicamente lesões de baixo grau que, geralmente, se apresentam com convulsões e ocorrem com mais frequência na primeira e na segunda década de vida. As lesões desse grupo são compostas principalmente de células que expressam marcadores neuronais, como a sinaptofisina, a proteína de neurofilamento e o antígeno nuclear neuronal NeuN.

- Os *gangliogliomas* (grau 1 da OMS) são neoplasias compostas de células neoplásicas ganglionares e gliais. A maioria deles tem crescimento lento e geralmente se manifesta com convulsões. Cerca de 20 a 50% dos gangliogliomas apresentam mutações pontuais no gene BRAF. Eles são mais comumente encontrados no lobo temporal
- O *tumor neuroepitelial disembrioplásico* (grau 1 da OMS) é uma neoplasia rara, de baixo grau em crianças e adultos jovens, cresce

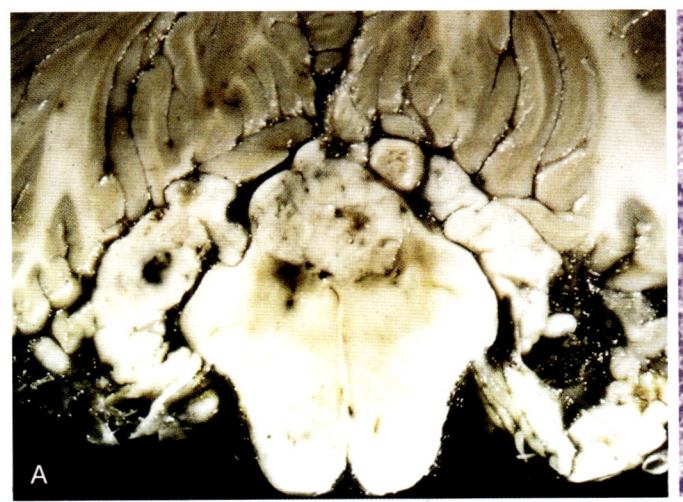

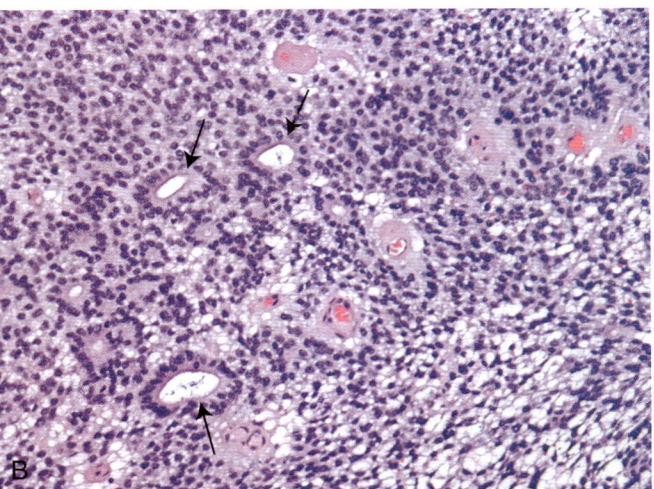

Figura 21.33 Ependimoma. **A.** Neoplasia do quarto ventrículo distorcendo, comprimindo e se infiltrando nas estruturas vizinhas. **B.** A aparência microscópica inclui rosetas verdadeiras (com um lúmen central semelhante a uma glândula, *setas*) e pseudorrosetas perivasculares (zona livre de núcleo composta por processos fibrilares que irradiam em direção a um vaso sanguíneo central).

lentamente, muitas vezes se manifesta como um distúrbio convulsivo e tem um prognóstico favorável após a ressecção. Tipicamente, está localizado no lobo temporal superficial e consiste em células neuronais pequenas e redondas dispostas em colunas e em torno dos núcleos centrais dos processos.

Neoplasias embrionárias (primitivas)

Algumas neoplasias de origem neuroectodérmica têm uma aparência primitiva de "pequenas células arredondadas" que lembra as células progenitoras encontradas no desenvolvimento do SNC. A diferenciação geralmente é limitada, mas pode progredir ao longo de várias linhagens. A mais comum delas é o *meduloblastoma*, responsável por 20% dos tumores cerebrais pediátricos.

Meduloblastoma

O meduloblastoma ocorre predominantemente nas crianças e exclusivamente no cerebelo. Os marcadores neuronais são quase sempre expressos, enquanto os marcadores gliais são expressos em alguns poucos casos. É altamente maligno e o prognóstico para os pacientes não tratados é muito ruim; entretanto, o meduloblastoma é extremamente radiossensível. Com excisão total, quimioterapia e irradiação, a taxa de sobrevida global em 5 anos pode chegar a 75%.

Vários subtipos moleculares de meduloblastoma já foram identificados, incluindo um associado a mutações de ganho de função na via Sonic Hedgehog (SHH), que desempenha um papel importante no desenvolvimento cerebelar normal e na via de sinalização WNT/β-catenina. Notavelmente, os indivíduos com mutações na linha germinativa do gene *PTCH1*, que codifica um regulador negativo da sinalização Hedgehog, têm alto risco de desenvolver meduloblastoma e carcinoma basocelular da pele, uma segunda neoplasia associada à sinalização Hedgehog não regulada (Capítulo 22). Com base nas alterações moleculares (ativação de WNT, ativação de SHH e *TP53* mutado), o meduloblastoma foi dividido em quatro grupos principais. O subtipo molecular e histológico influencia drasticamente o desfecho, e os meduloblastomas com WNT ativado estão associados a uma sobrevida de quase 100% em 5 anos com as abordagens terapêuticas-padrão, enquanto a maioria dos meduloblastomas com SHH ativado e *TP53* mutado têm um prognóstico muito ruim.

> ### Morfologia
>
> Nas crianças, os meduloblastomas estão localizados na linha média do cerebelo; as neoplasias laterais ocorrem com mais frequência nos adultos. A neoplasia geralmente está bem circunscrita, é cinza e friável, e pode ser vista estendendo-se até a superfície das folhas cerebelares e envolvendo as leptomeninges (Figura 21.34 A). Os meduloblastomas são uma das várias neoplasias de "pequenas células azuis" da infância. Esses tumores são densamente celulares e apresentam camadas de células monomórficas (Figura 21.34 B). As células neoplásicas individuais são pequenas, têm pouco citoplasma e núcleos hipercromáticos; as mitoses são abundantes. Frequentemente, a diferenciação neuronal focal é observada na forma de rosetas, que se assemelham às rosetas encontradas nos neuroblastomas; elas são caracterizadas por células neoplásicas primitivas que circundam o neurópilo central (um material rosa delicado formado por processos neuronais). Pode ocorrer disseminação pelo LCR (metástases em gota).

Outras neoplasias parenquimatosas

Linfoma primário do sistema nervoso central

O linfoma primário do SNC é responsável por 2% dos linfomas extranodais e por 1% das neoplasias intracranianas. É a neoplasia mais comum do SNC nos indivíduos imunocomprometidos. Nas populações que não estão imunocomprometidas, o espectro etário é relativamente amplo, mas a frequência aumenta após os 60 anos.

O termo *primário* enfatiza a distinção entre essas lesões e o envolvimento secundário do SNC pelo linfoma que surge em outra parte do corpo (Capítulo 10). O linfoma cerebral primário geralmente demonstra um envolvimento multifocal do parênquima cerebral e também pode envolver o olho, mas a disseminação para fora do SNC (para linfonodos ou medula óssea) é uma complicação rara e tardia. Por outro lado, o linfoma que surge fora do SNC raramente se dissemina para o parênquima cerebral; nessa situação, o envolvimento secundário geralmente ocorre nas meninges ou no LCR, onde o tumor às vezes é diagnosticado com base na presença de células malignas em uma amostra de punção lombar.

A vasta maioria dos linfomas primários do SNC são linfomas difusos de grandes células B; são agressivos e, em geral, têm prognósticos piores do que os linfomas difusos de grandes células B que ocorrem nos locais não relacionados ao SNC (Capítulo 10). No cenário de imunocomprometimento, as células B malignas geralmente são infectadas de forma latente pelo EBV.

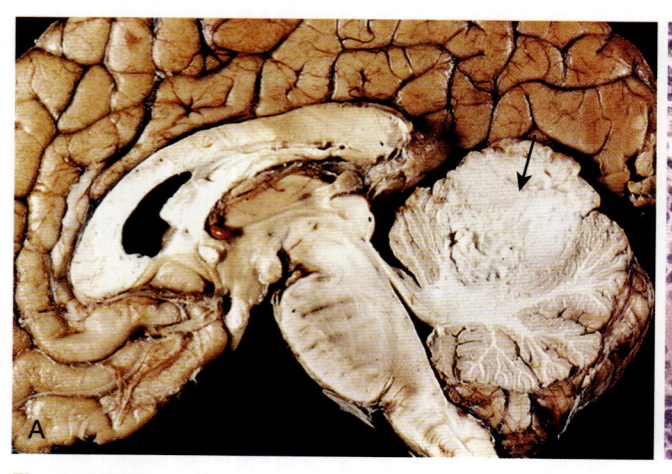

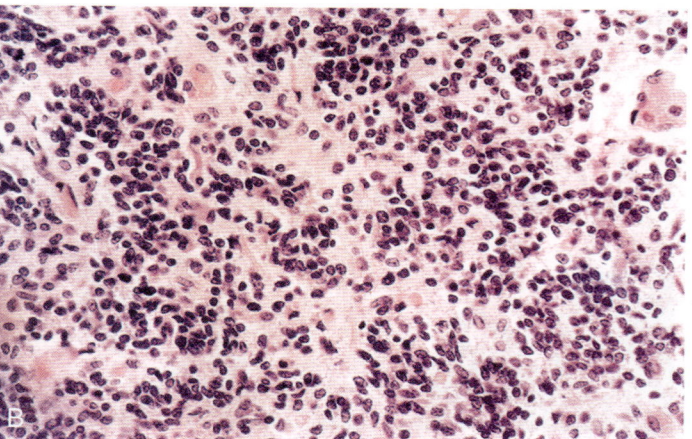

Figura 21.34 Meduloblastoma. **A.** Corte sagital de cérebro mostrando um meduloblastoma envolvendo o vérmis superior do cerebelo (*seta*). **B.** Aparência microscópica do meduloblastoma mostrando principalmente células neoplásicas pequenas, azuis e de aparência primitiva.

> **Morfologia**
>
> As lesões geralmente envolvem estruturas cinzentas profundas, bem como a substância branca e o córtex. A disseminação periventricular é comum. As neoplasias são relativamente bem definidas em comparação com as neoplasias gliais, mas não são tão bem definidas quanto as metástases. As neoplasias associadas ao EBV geralmente apresentam áreas extensas de necrose. Microscopicamente, as células linfoides malignas se acumulam ao redor dos vasos sanguíneos e se infiltram no parênquima cerebral circundante. O diagnóstico do subtipo mais comum de linfoma primário do SNC, o linfoma difuso de grandes células B, é confirmado pela coloração imuno-histoquímica para antígenos de células B, como o CD20.

Meningiomas

Os meningiomas (graus 1 a 3 da OMS) são neoplasias tipicamente benignas que se originam das células meningoteliais da aracnoide e geralmente estão ligadas à dura-máter; geralmente surgem nos adultos. Os meningiomas podem ser encontrados ao longo de qualquer uma das superfícies externas do cérebro, bem como no sistema ventricular, onde surgem a partir das células aracnoides estromais do plexo coroide. Eles geralmente chamam a atenção devido aos sintomas vagos e não localizados, ou em decorrência de achados focais referentes à compressão do cérebro adjacente. A maioria dos meningiomas é facilmente separável do cérebro subjacente, mas alguns tumores são infiltrativos, uma característica associada a um risco maior de recorrência. O prognóstico geral é determinado pelo tamanho e pela localização da lesão, pela acessibilidade cirúrgica e pelo grau histológico.

Patogênese. Quando um indivíduo tem múltiplos meningiomas, especialmente em associação com schwannomas do oitavo nervo ou neoplasias gliais, deve ser considerado o diagnóstico de neurofibromatose tipo 2 (NF2) (Capítulo 20). Cerca de metade dos meningiomas não associados à NF2 tem mutações somáticas de perda de função no gene supressor de tumor *NF2*. Essas mutações são encontradas em todos os graus de meningioma, o que sugere que estão envolvidas na iniciação da neoplasia. Entre as neoplasias esporádicas que não apresentam mutações em *NF2*, foram identificadas várias outras mutações condutoras, inclusive em genes que regulam a via Hedgehog, bem como em várias moléculas de sinalização e fatores de transcrição. A classificação da OMS de 2021 para as neoplasias do SNC introduziu biomarcadores moleculares na classificação e na graduação de meningiomas (p. ex., mutação em *BAP1* nos subtipos "rabdoide" e "papilar"; mutação no promotor *TERT*; e/ou deleção homozigótica de *CDKN2A/B* nos meningiomas de grau 3).

> **Morfologia**
>
> Os **meningiomas** (grau 1 da OMS) crescem como massas bem delimitadas na base da dura-máter que podem comprimir o cérebro, mas tipicamente não o invadem (Figura 21.35 A). Pode haver extensão para o osso sobrejacente. Alguns dos 15 subtipos histológicos incluem o **meningotelial**, nomeado em função dos lóbulos de células semelhantes a sincícios sem membranas celulares visíveis; o **fibroblástico**, que apresenta células alongadas e abundante deposição de colágeno; o **transicional**, que tem características dos tipos meningotelial e fibroblástico; o **psamomatoso** com seus numerosos corpúsculos de psamoma (Figura 21.35 B); e o **secretor**, que exibe espaços semelhantes a glândulas contendo material eosinofílico positivo para PAS.
>
> Os **meningiomas de grau 2** são reconhecidos pela presença de uma taxa mitótica aumentada; inequívoca invasão cerebral; subtipo cordoide ou de células claras; ou determinadas características microscópicas, como nucléolos proeminentes ou focos de necrose. Essas neoplasias demonstram um crescimento local mais agressivo e uma taxa mais alta de recorrência, e podem exigir terapia além de cirurgia.
>
> Os **meningiomas de grau 3** são neoplasias raras e altamente agressivas que se assemelham morfologicamente a um sarcoma, carcinoma de alto grau ou melanoma. As taxas mitóticas são geralmente muito mais altas do que as dos outros tipos de meningiomas.

Neoplasias metastáticas e síndromes paraneoplásicas

As lesões metastáticas são responsáveis por mais da metade das neoplasias intracranianas. As neoplasias com maior probabilidade de causar metástase cerebral são os carcinomas de pulmão, mama, rim e cólon, e o melanoma cutâneo, que juntos representam cerca de 80% dos casos. As metástases formam massas bem demarcadas, geralmente na junção da substância cinzenta e branca, e provocam edema local e gliose reativa.

Além dos efeitos diretos e localizados das metástases no SNC, *as síndromes paraneoplásicas* podem envolver os sistemas nervosos periférico e central, às vezes até mesmo antes do reconhecimento clínico da neoplasia maligna. Muitos pacientes com síndromes

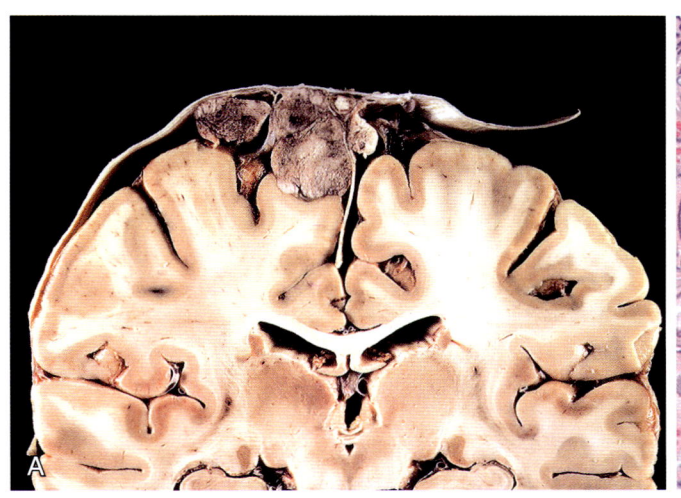

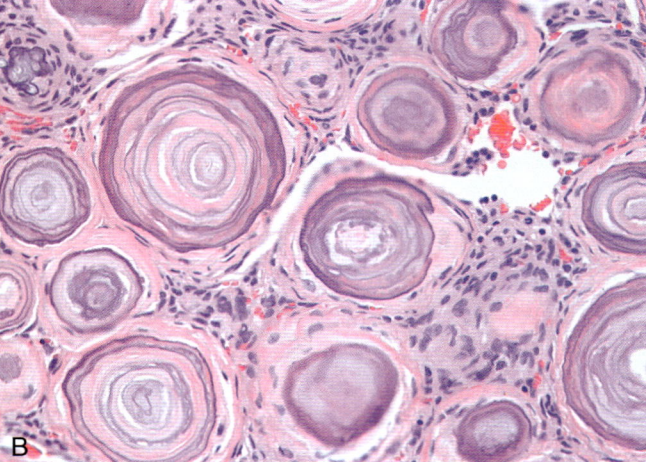

Figura 21.35 Meningioma. **A.** Meningioma multilobular parassagital aderido à dura-máter com compressão do cérebro subjacente. **B.** Meningioma com padrão de crescimento celular espiralado e corpúsculos de psamoma (calcificações com anéis concêntricos).

paraneoplásicas têm anticorpos contra antígenos tumorais. Alguns dos padrões mais comuns de envolvimento do sistema nervoso incluem degeneração cerebelar (produzindo ataxia), encefalite límbica (causando demência) e neuropatia sensitiva.

Síndromes neoplásicas familiares

Várias síndromes hereditárias causadas por mutações em vários genes supressores de tumor estão associadas a um risco maior de determinados tipos de câncer. Aquelas com envolvimento do SNC são discutidas aqui; as síndromes familiares associadas a neoplasias do sistema nervoso periférico são abordadas no Capítulo 20.

Esclerose tuberosa

A esclerose tuberosa é um distúrbio autossômico dominante caracterizado pelo desenvolvimento de hamartomas e neoplasias benignas que envolvem o cérebro e outros tecidos. Os hamartomas do SNC consistem em hamartomas glioneuronais e hamartomas subependimários, incluindo uma forma conhecida como *astrocitoma subependimário de células gigantes* (SEGA, do inglês *subependymal giant cell astrocytoma*). Sua incidência é de aproximadamente 1 em 5 mil a 10 mil nascidos vivos. Devido à sua proximidade com o forame de Monro, o SEGA geralmente se apresenta de forma aguda com hidrocefalia obstrutiva, o que requer intervenção cirúrgica e/ou terapia com um inibidor da mTOR (ver mais adiante). As convulsões estão associadas aos tubérculos corticais e podem ser difíceis de controlar com fármacos antiepilépticos. As lesões extracerebrais incluem angiomiolipomas renais (Capítulo 12), hamartomas gliais da retina, linfangiomiomatose pulmonar e rabdomiomas cardíacos (Capítulo 9). Os cistos podem ser encontrados em vários locais, como o fígado, os rins e o pâncreas. As lesões cutâneas incluem angiofibromas, espessamentos coriáceos em manchas localizadas (*manchas de chagrém*), áreas hipopigmentadas (*manchas em forma de folha*) e fibromas subungueais.

A esclerose tuberosa resulta da disrupção do gene *TSC1*, que codifica a hamartina, ou do *TSC2*, que codifica a tuberina. A hamartina e a tuberina formam um complexo dimérico que regula negativamente a mTOR, uma quinase que "detecta" o estado nutricional das células e regula o metabolismo celular. A perda de qualquer uma das proteínas regula positivamente a atividade da mTOR, o que interrompe os mecanismos normais de *feedback* que restringem a absorção de nutrientes, levando ao aumento do crescimento celular.

Doença de von Hippel-Lindau

Nessa doença autossômica dominante, os indivíduos afetados desenvolvem hemangioblastomas nos hemisférios cerebelares, na retina e, menos comumente, no tronco encefálico, na medula espinal e nas raízes nervosas. Os pacientes também podem ter cistos envolvendo o pâncreas, o fígado e os rins e maior propensão a desenvolver carcinoma de células renais (Capítulo 12). A frequência da doença é de um em 30 mil a 40 mil. A terapia é direcionada para as neoplasias sintomáticas, e inclui a ressecção cirúrgica dos tumores cerebelares e a ablação a *laser* dos tumores da retina.

O gene afetado, o supressor de tumor *VHL*, codifica uma proteína que faz parte de um complexo ubiquitina-ligase que degrada o fator de transcrição chamado fator induzível por hipoxia (HIF, do inglês *hypoxia-inducible factor*). As neoplasias que surgem nos pacientes com a doença de von Hippel-Lindau geralmente perderam toda a função da proteína VHL. Como resultado, as neoplasias expressam altos níveis de HIF, o que controla a expressão de VEGF (do inglês *vascular endothelial growth factor*), de vários fatores que promovem o crescimento e, às vezes, da eritropoetina; esse último efeito pode produzir uma forma paraneoplásica de policitemia.

> **Morfologia**
>
> O **hemangioblastoma**, a principal manifestação neurológica da doença, é uma neoplasia altamente vascular que ocorre como um nódulo mural associado a um cisto grande e cheio de líquido. No exame microscópico, a lesão consiste em numerosos vasos de paredes delgadas do tamanho de capilares ou um pouco maiores separados por células estromais intervenientes com um citoplasma vacuolado levemente positivo para PAS e rico em lipídios. Essas células estromais expressam inibina, um membro da família TGF-β que serve como um marcador diagnóstico útil.

OLHO

A visão é uma questão importante de qualidade de vida. Embora existam condições que são exclusivas do olho (p. ex., catarata, glaucoma), muitas condições oculares compartilham semelhanças com processos de doenças em outras partes do corpo que são modificadas pela estrutura e pela função exclusivas do olho (Figura 21.36). Nos últimos anos, a elucidação da patogênese molecular da doença ocular foi rapidamente traduzida em aplicações terapêuticas. Por exemplo, condições como a neovascularização da córnea, a retinopatia diabética e certas formas de neovascularização relacionadas à idade que resultam da angiogênese patológica são agora tratadas com sucesso com antagonistas do VEGF, o que vem salvando a visão de pacientes que, poucos anos antes, poderiam ter ficado cegos.

Esta seção do capítulo está organizada com base na anatomia ocular e se concentra em algumas das doenças mais comuns do olho. Os distúrbios oculares podem envolver o olho propriamente dito (o globo) ou seus anexos (pálpebras, órbita, conjuntiva, glândulas lacrimais e nervo óptico).

Conjuntiva

A conjuntiva é a membrana mucosa que reveste a parte interna das pálpebras e a superfície externa do olho. Ela consiste em um epitélio escamoso estratificado não queratinizante e uma fina camada de tecido conjuntivo subjacente.

Conjuntivite

As infecções bacterianas e virais frequentemente causam conjuntivite, que geralmente é curada sem sequelas, mas a infecção pela bactéria intracelular gram-negativa *Chlamydia trachomatis* (*tracoma*) pode produzir significativas cicatrizes conjuntivais. Essa bactéria é altamente contagiosa, por isso o tracoma é endêmico em muitos países de baixa renda e é a principal causa infecciosa de cegueira em todo o mundo. A infecção começa inicialmente com uma leve conjuntivite folicular; episódios repetidos levam a cicatrizes que podem inverter as pálpebras superiores, fazendo com que os cílios se voltem para dentro (triquíase). A fricção repetida dos cílios contra o olho acaba resultando em ulceração da córnea, cicatrizes e opacificação.

Outras lesões conjuntivais

O dano actínico às regiões da conjuntiva expostas ao sol pode resultar nas lesões submucosas chamadas pterígio e pinguécula. Ambas são benignas e não representam ameaça à visão. Pode ser necessária uma biopsia para excluir uma neoplasia induzida pela radiação UV.

As *neoplasias* que se desenvolvem na conjuntiva incluem o carcinoma de células escamosas, que pode ser precedido por alterações displásicas intraepiteliais e lesões melanocíticas. Os nevos conjuntivais são comuns, mas raramente invadem a córnea e são benignos.

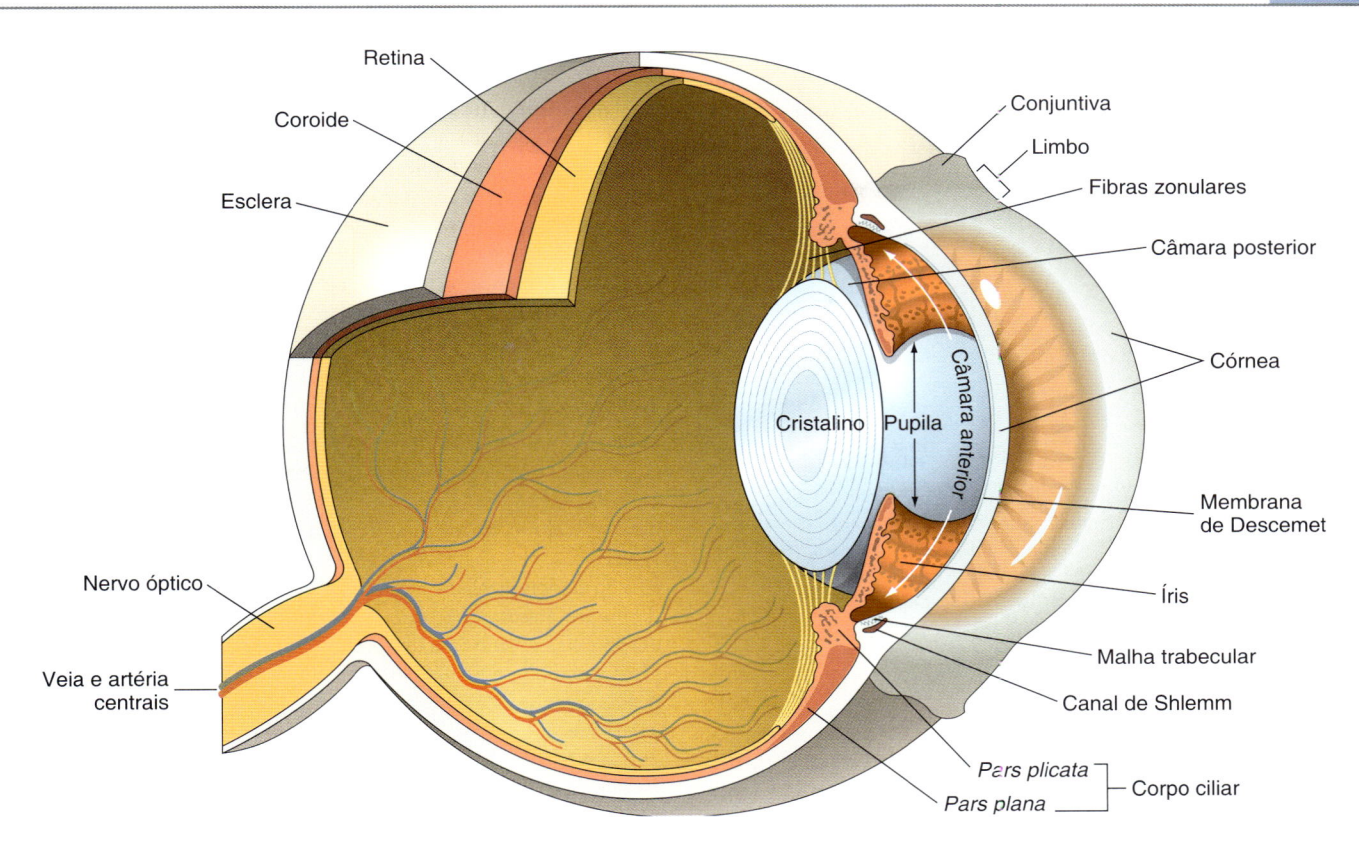

Figura 21.36 Anatomia do olho.

Os melanomas conjuntivais são unilaterais, geralmente apresentam mutações adquiridas em *BRAF* e podem se espalhar para os linfonodos parotídeos ou submandibulares.

Córnea

A córnea e seu filme lacrimal sobreposto constituem a principal superfície refrativa do olho. O formato da córnea tem uma influência significativa no poder de refração do olho, conforme evidenciado pelo sucesso de procedimentos como a *ceratomileuse* assistida por *laser in situ* (LASIK, do inglês *laser-assisted in situ keratomileusis*) para tratar a *miopia* (quando o olho é muito longo para seu poder de refração) e a *hipermetropia* (quando o olho é muito curto).

Anteriormente, a córnea é coberta por epitélio que se apoia em uma membrana basal. A *camada de Bowman*, situada logo abaixo da membrana basal epitelial, é acelular. O estroma da córnea não possui vasos sanguíneos e linfáticos, uma característica que contribui não apenas para a transparência da córnea, mas também para a alta taxa de sucesso do transplante de córnea. O endotélio da córnea é derivado da crista neural e não está relacionado ao endotélio vascular. Ele reveste a face posterior da membrana basal especializada, a *membrana de Descemet*.

Ceratite e ulceração

Vários patógenos – bacterianos, fúngicos, virais (especialmente herpes simples e herpes-zóster) e protozoários (*Acanthamoeba*) – podem causar inflamação e ulceração da córnea. Em todas as formas de ceratite, a dissolução do estroma da córnea pode ser acelerada pela ativação de colagenases no epitélio da córnea e nos fibroblastos do estroma (também conhecidos como ceratócitos). O exsudato e as células que extravasam dos vasos da íris e do corpo ciliar para a câmara anterior podem ser visíveis em um exame com lâmpada de fenda e podem se acumular em quantidade suficiente para se tornarem visíveis até mesmo em um exame com lanterna pupilar (*hipópio*). Embora a associada úlcera de córnea possa ser infecciosa, o hipópio raramente contém microrganismos e representa uma resposta vascular à inflamação aguda. As formas específicas de ceratite podem ter certas características distintas. Por exemplo, a ceratite crônica por herpes simples pode estar associada a uma reação granulomatosa que envolve a membrana de Descemet.

Ceratocone

Com uma incidência de um em 2 mil, o ceratocone é um distúrbio bastante comum caracterizado pelo afinamento progressivo da córnea sem evidência de inflamação ou vascularização. Esse afinamento resulta em uma córnea com formato cônico em vez de esférico, o que causa um astigmatismo irregular de difícil correção. Os pacientes cuja visão não pode ser corrigida com óculos ou lentes de contato são candidatos ao transplante de córnea. Diferentemente de muitos outros tipos de degeneração, o ceratocone é tipicamente bilateral. Seu desenvolvimento pode resultar de uma predisposição genética sobreposta a uma agressão ambiental, como a fricção dos olhos em resposta a condições atópicas.

> **Morfologia**
>
> **O afinamento da córnea com rupturas na camada de Bowman são as marcas histológicas do ceratocone** (Figura 21.37). Em alguns pacientes, a membrana de Descemet pode se romper precipitadamente, permitindo que o humor aquoso na câmara anterior tenha acesso ao estroma da córnea. A efusão súbita de humor aquoso através de uma lacuna na membrana de Descemet – **hidropisia** da córnea – pode causar uma repentina piora da visão. Um episódio de hidropisia pode ser seguido de cicatrização da córnea, o que também pode contribuir para a perda visual.

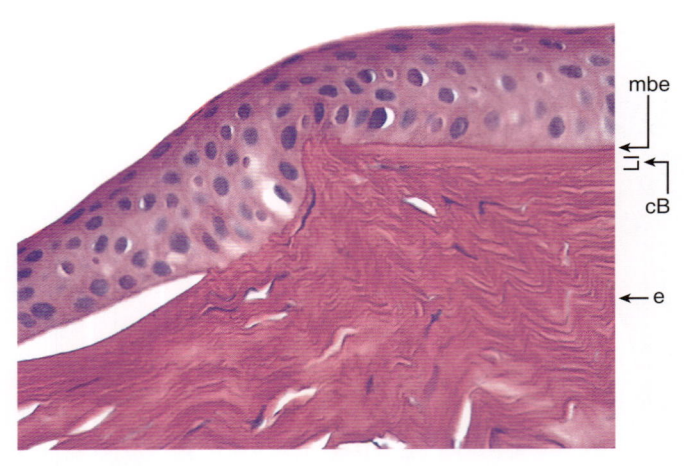

Figura 21.37 Ceratocone. A secção de tecido é corada com ácido periódico de Schiff para destacar a membrana basal epitelial (*mbe*), que está intacta; a camada de Bowman (*cB*), situada entre a membrana basal epitelial; e o estroma (*e*). Seguindo a camada de Bowman, do *lado direito* da fotomicrografia em direção ao *centro*, há uma descontinuidade, um diagnóstico de ceratocone.

Distrofia endotelial de Fuchs

A distrofia endotelial de Fuchs, uma dentre diversas distrofias, resulta da perda de células endoteliais da córnea que leva a edema e espessamento do estroma. É uma das principais indicações de transplante de córnea nos EUA. As principais manifestações clínicas da distrofia endotelial de Fuchs – *edema do estroma* e *ceratopatia bolhosa* – estão ambas relacionadas à perda primária de células endoteliais. No início da doença, as células endoteliais produzem depósitos em forma de gota de material anormal da membrana basal (*córnea guttata*) que podem ser visualizados clinicamente pelo exame com lâmpada de fenda. Com a progressão da doença, há uma diminuição no número total de células endoteliais e as células residuais são incapazes de manter a deturgescência do estroma (uma desidratação relativa que mantém a transparência da córnea). Consequentemente, o estroma se torna edematoso e espesso, adquire uma aparência de vidro fosco e a visão fica embaçada. Devido ao edema crônico, o estroma pode eventualmente se tornar vascularizado. Ocasionalmente, o número de células endoteliais pode diminuir após a cirurgia de catarata, mesmo nos indivíduos que não apresentam formas iniciais da distrofia de Fuchs. Essa condição, conhecida como *ceratopatia bolhosa pseudofácica,* também é uma indicação comum para o transplante de córnea.

Segmento anterior

A câmara anterior é delimitada anteriormente pela córnea, lateralmente pela malha trabecular e posteriormente pela íris. A câmara posterior fica atrás da íris e na frente do cristalino. O humor aquoso, formado pela *pars plicata* do corpo ciliar, entra na câmara posterior, banha o cristalino e circula pela pupila para ter acesso à câmara anterior. O cristalino é um sistema epitelial fechado; a membrana basal do epitélio do cristalino (conhecida como cápsula do cristalino) envolve totalmente o cristalino. Portanto, o epitélio do cristalino não libera células mortas como a epiderme ou o epitélio da mucosa e, com o envelhecimento, essas células se acumulam no centro do cristalino e se tornam menos transparentes.

Catarata

As cataratas são opacidades do cristalino que podem ser congênitas ou adquiridas. A catarata relacionada à idade, que representa a maioria dos casos, geralmente resulta da opacificação do núcleo do cristalino (*esclerose nuclear*), presumivelmente como resultado da degeneração celular associada ao envelhecimento. Doenças sistêmicas (p. ex., galactosemia, diabetes, doença de Wilson e dermatite atópica), fármacos (especialmente corticosteroides), radiação, trauma e muitos distúrbios intraoculares podem acelerar a formação da catarata. Menos frequentemente, as cataratas resultam do acúmulo de pigmento urocromo e da liquefação do córtex do cristalino. A técnica mais comumente usada para remover cristalinos opacificados extrai o conteúdo do cristalino deixando a cápsula intacta. Uma lente intraocular protética é então inserida no olho.

Glaucoma

O termo *glaucoma* se refere a um conjunto de doenças nas quais a neuropatia óptica geralmente está associada à pressão intraocular elevada. Alguns indivíduos com pressão intraocular normal podem desenvolver alterações características no nervo óptico e no campo visual (*glaucoma de pressão normal* ou *de baixa pressão*). Para entender a fisiopatologia do glaucoma, é útil considerar a formação e a drenagem do humor aquoso (Figura 21.38). O humor aquoso é produzido no corpo ciliar e, através da pupila, passa da câmara posterior para a câmara anterior. A maior parte do humor aquoso é drenada pela malha trabecular, que está situada no ângulo formado pela interseção entre a periferia da córnea e a superfície anterior da íris.

Com base no mecanismo de drenagem prejudicada, o glaucoma pode ser classificado em duas categorias principais, que podem ser primárias ou secundárias.

- O *glaucoma de ângulo aberto* geralmente está associado ao aumento da pressão intraocular. Ele pode ser causado pelo aumento da produção de humor aquoso ou pela resistência ao efluxo aquoso no ângulo aberto. O glaucoma primário de ângulo aberto é a forma mais comum de glaucoma. O glaucoma secundário de ângulo aberto pode ser causado pela deposição de material particulado, como hemácias, após um trauma ou um tumor necrótico
- No *glaucoma de ângulo fechado,* o ângulo da câmara anterior é estreitado ou fechado, o que impede fisicamente a saída do humor aquoso do olho e resulta em aumento da pressão intraocular. O glaucoma primário de ângulo fechado é mais comum nos pacientes com hipermetropia, nos quais a câmara anterior é bastante rasa. O glaucoma secundário de ângulo fechado pode ser causado por membranas patológicas que se formam sobre a íris, como no glaucoma neovascular, o que se deve à regulação positiva do VEGF no contexto de isquemia crônica da retina.

Ambos os tipos de glaucoma causam uma neuropatia óptica com defeitos no campo visual que afeta inicialmente a visão periférica. Caracteristicamente, há uma perda difusa de células ganglionares e adelgaçamento da camada de fibras nervosas da retina e, nos casos avançados, o nervo óptico se encontra tanto com alteração de forma quanto atrófico.

Úvea

A úvea consiste na íris, na coroide e no corpo ciliar. A coroide está entre os tecidos mais ricamente vascularizados do corpo.

Uveíte

A uveíte é uma inflamação em um ou mais tecidos que compõem a úvea. Na prática clínica, o termo *uveíte* é restrito a doenças inflamatórias crônicas que podem ser componentes de um processo sistêmico ou localizadas no olho. A uveíte pode ser causada por agentes infecciosos (p. ex., *Pneumocystis jirovecii*), pode ser idiopática (p. ex.,

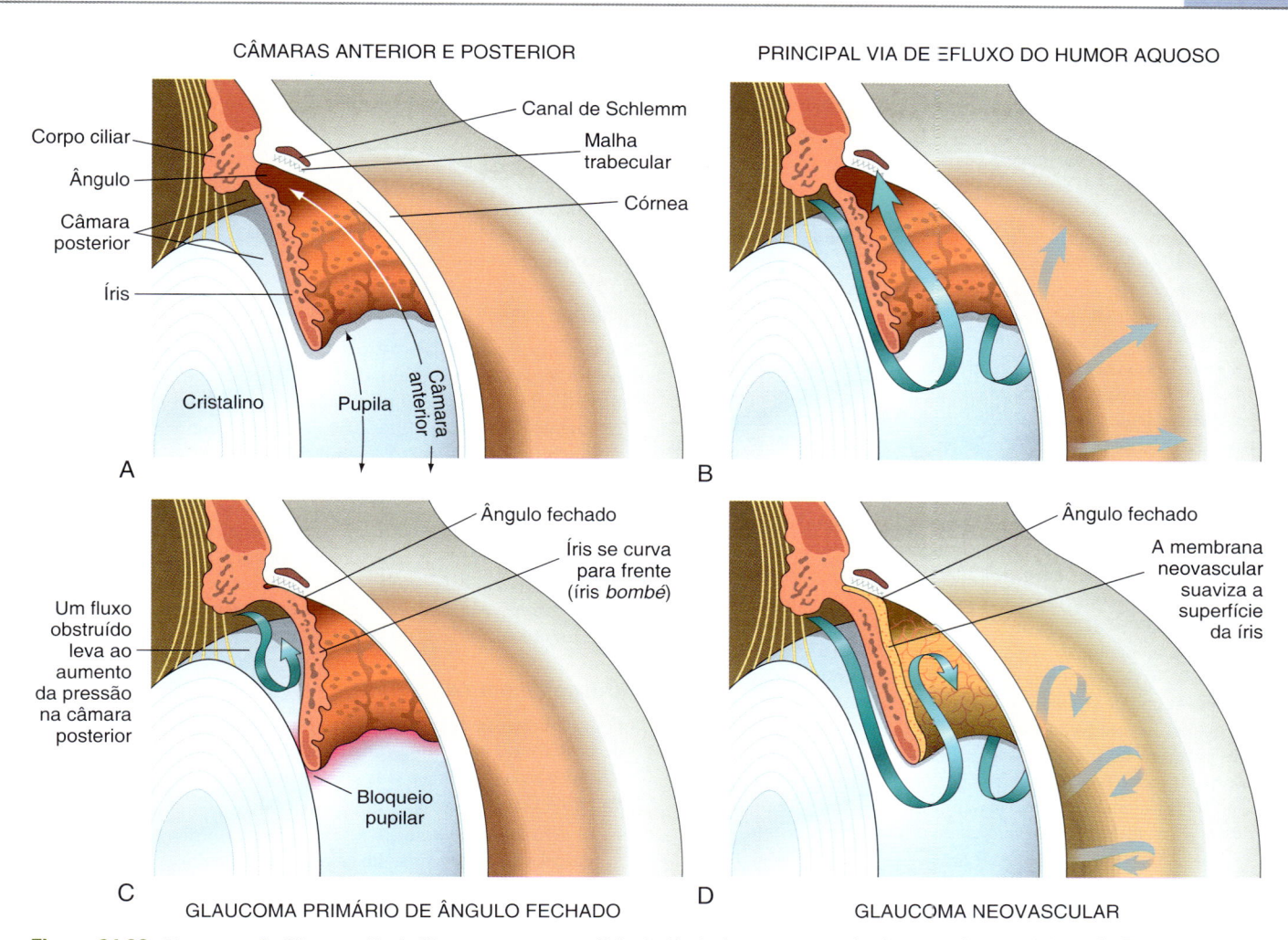

Figura 21.38 Glaucoma. A. Olho saudável. Observe que a superfície da íris é altamente texturizada com criptas e dobras. **B.** Fluxo normal do humor aquoso. O humor aquoso, produzido na câmara posterior, flui através da pupila para a câmara anterior. A principal via de saída do humor aquoso é através da malha trabecular para o canal de Schlemm. **C.** Glaucoma primário de ângulo fechado. Nos olhos anatomicamente predispostos, a transitória aposição da íris na margem pupilar ao cristalino bloqueia a passagem do humor aquoso da câmara posterior para a câmara anterior. A pressão aumenta na câmara posterior, curvando a íris para frente (íris *bombé*) e ocluindo a malha trabecular. **D.** Glaucoma neovascular. Uma membrana neovascular cresceu sobre a superfície da íris, suavizando as dobras e as criptas da íris. Os miofibroblastos dentro da membrana neovascular fazem com que a membrana se contraia e se aponha à malha trabecular (sinequias anteriores periféricas). A saída do humor aquoso é bloqueada e a pressão intraocular aumenta.

sarcoidose) ou pode ter origem autoimune (p. ex., oftalmia simpática). Ela pode afetar principalmente o segmento anterior (p. ex., na *artrite idiopática juvenil*) ou os segmentos anterior e posterior. A uveíte é frequentemente acompanhada de patologia da retina.

A *uveíte granulomatosa* é uma complicação comum da sarcoidose (Capítulo 11). No segmento anterior, ela dá origem a um exsudato que evolui para precipitados ceráticos. No segmento posterior, podem ser vistos granulomas sarcoides na coroide. A biopsia conjuntival pode ser usada para detectar inflamação granulomatosa e confirmar o diagnóstico de sarcoidose ocular.

Diversos processos infecciosos podem afetar a coroide ou a retina. A inflamação em um compartimento tipicamente está associada à inflamação no outro. A *toxoplasmose* retiniana geralmente é acompanhada de uveíte e até esclerite. Os indivíduos com AIDS, especialmente quando não tratados, podem desenvolver retinite por citomegalovírus e infecção da coroide por *Pneumocystis* ou micobactérias.

A *oftalmia simpática* é um exemplo de uveíte não infecciosa limitada ao olho. Essa condição é caracterizada por uma inflamação granulomatosa bilateral que geralmente afeta todos os componentes da úvea. A oftalmia simpática, que cegou o jovem Louis Braille, pode complicar uma lesão penetrante no olho. No olho lesionado, os antígenos da retina sequestrados pelo sistema imunológico podem ter acesso aos vasos linfáticos na conjuntiva e, assim, desencadear uma reação de hipersensibilidade retardada que afeta não apenas o olho lesionado, mas também o olho contralateral não lesionado. A condição pode se desenvolver de 2 semanas a muitos anos após a lesão. É caracterizada por uma inflamação granulomatosa difusa da úvea, às vezes associada a eosinófilos infiltrados. A oftalmia simpática é tratada com agentes imunossupressores sistêmicos.

Neoplasias

As neoplasias intraoculares podem ser primárias ou metastáticas; a mais comum delas nos adultos é a metástase para a úvea, tipicamente para a coroide. A ocorrência de metástases no olho está associada a uma sobrevida extremamente curta, e o tratamento das metástases oculares, geralmente por radioterapia, é apenas paliativo.

Melanoma uveal. **O melanoma uveal é a malignidade intraocular primária mais comum nos adultos.** Nos EUA, essas neoplasias são responsáveis por aproximadamente 5% dos melanomas e têm uma incidência ajustada por idade de cinco por 1 milhão ao ano. Os nevos uveais benignos, especialmente os nevos coroidais, são mais comuns e afetam cerca de 2% dos indivíduos.

Patogênese. Ao contrário do melanoma cutâneo, a ocorrência do melanoma uveal permaneceu estável por muitos anos e não há uma ligação clara entre a exposição à luz UV e o risco. De acordo com isso, o sequenciamento do genoma tumoral revelou que a patogênese molecular do melanoma uveal é diferente da do melanoma cutâneo. Diferentemente dos melanomas cutâneos e conjuntivais, as mutações em *BRAF* não desempenham um papel importante nos melanomas uveais. Em contrapartida, cerca de 85% dos melanomas uveais apresentam uma mutação de ganho de função em *GNAQ* ou em *GNA11*; ambos codificam receptores acoplados à proteína G que ativam vias que promovem a proliferação, como a via MAPK (Capítulo 6). Notavelmente, os nevos uveais também estão associados a mutações em *GNAQ* e em *GNA11*, mas raramente se transformam em melanoma, o que indica que outros eventos genéticos são necessários para o desenvolvimento do melanoma uveal. Um evento comum é a perda do cromossomo 3 que leva à deleção de *BAP1*, um gene supressor de tumor que codifica uma enzima desubiquitinadora. O BAP1 é um componente de complexos proteicos que colocam marcas repressivas na cromatina que levam ao silenciamento de genes; assim, o melanoma uveal se juntou à crescente lista de cânceres nos quais as alterações epigenéticas parecem ter um papel central na patogênese do tumor (Capítulo 6). As mutações de linhagem germinativa em *BAP1* predispõem os pacientes ao melanoma uveal e a várias outras neoplasias, incluindo mesotelioma maligno e carcinoma de células renais.

> **Morfologia**
>
> Histologicamente, os melanomas uveais contêm dois tipos de células, as fusiformes e as epitelioides, em várias proporções (Figura 21.39). As **células fusiformes** têm formato alongado, enquanto as **células epitelioides** são esféricas e têm maior atipia citológica. Como nos melanomas cutâneos, abundantes linfócitos tumorais infiltrantes são observados em alguns casos. Uma característica incomum normalmente observada são os espaços em forma de fenda revestidos por laminina que circundam pacotes de células neoplásicas. Esses espaços (que não são vasos sanguíneos) conectam-se aos vasos sanguíneos e servem como condutos extravasculares para o transporte de plasma e, possivelmente, de sangue.
>
> Com raras exceções, os melanomas uveais disseminam-se por via hematogênica. A maioria das neoplasias inicialmente apresenta metástase para o fígado, um exemplo fundamental do tropismo específico de uma neoplasia para determinado órgão.

Características clínicas. A maioria dos melanomas uveais são achados incidentais ou se apresenta com sintomas visuais relacionados a descolamento de retina ou glaucoma. O prognóstico dos melanomas coroidal e do corpo ciliar está relacionado a (1) tamanho; (2) tipo de célula (os tumores contendo células epitelioides têm pior prognóstico do que aqueles contendo exclusivamente células fusiformes); (3) e índice proliferativo.

Os melanomas uveais são tratados com a remoção do olho (enucleação) ou radioterapia. Parece não haver diferença na sobrevida entre as neoplasias tratadas com essas duas modalidades. A radioterapia é o tratamento preferido. Os melanomas situados exclusivamente na íris tendem a seguir um curso relativamente indolente, enquanto os melanomas coroidal e do corpo ciliar são mais agressivos.

Embora a taxa de sobrevivência em 5 anos seja de aproximadamente 80%, a taxa de mortalidade cumulativa do melanoma é de 40% em 10 anos, e aumenta 1% ao ano depois disso. As metástases podem aparecer muitos anos após o tratamento, geralmente no fígado, um exemplo notável da tendência dos tumores específicos de se espalharem para órgãos específicos. As terapias direcionadas, como os inibidores da MAPK, mostraram algumas respostas encorajadoras em estudos clínicos, mas atualmente não há tratamento eficaz para o melanoma uveal metastático.

Retina

A retina neurossensorial, assim como o nervo óptico, é um derivado embriológico do diencéfalo. Portanto, a retina responde à lesão por meio da gliose. O epitélio pigmentar da retina é derivado embriologicamente da vesícula óptica primária, uma evaginação do cérebro. A arquitetura da retina é responsável pela aparência oftalmoscópica de uma variedade de distúrbios oculares. Os exsudatos tendem a se acumular na camada plexiforme externa da retina, especialmente na mácula. Com a idade, o humor vítreo pode se liquefazer e entrar em colapso, criando a sensação visual conhecida como "moscas volantes". Além disso, com o envelhecimento, a face posterior do humor vítreo – a hialoide posterior – pode se separar da retina neurossensorial (*descolamento do vítreo posterior*).

Descolamento de retina

O descolamento de retina é a separação da retina neurossensorial do epitélio pigmentar da retina (EPR). Há dois tipos, que são classificados pela etiologia e pela presença ou ausência de uma ruptura na retina (Figura 21.40).

- O *descolamento de retina regmatogênico*, o tipo mais comum de descolamento de retina (em grego *rhegma* significa "uma ruptura"), está associado a um defeito retiniano de espessura total. As lacerações da retina podem se desenvolver após o colapso estrutural do vítreo e a hialoide posterior exercer tração em pontos de forte adesão à membrana limitante interna da retina. O humor vítreo liquefeito então se infiltra através da laceração e ganha acesso ao espaço potencial entre a retina neurossensorial e o EPR, produzindo o descolamento do vítreo. Este cenário pode se complicar pela *vitreorretinopatia proliferativa*, que é a formação de membranas epirretinianas ou sub-retinianas por células gliais da retina ou células do EPR
- O *descolamento de retina não regmatogênico* (descolamento de retina sem sua ruptura) pode complicar os distúrbios vasculares da retina associados a uma exsudação significativa e a qualquer condição que danifique o EPR e permita o extravasamento de líquido da circulação coroidal sob a retina. Os descolamentos de retina associados a tumores coroidais e hipertensão maligna são exemplos de descolamento de retina não regmatogênico.

Doença vascular da retina

Normalmente, as paredes finas das arteríolas da retina permitem a visualização direta do sangue circulante por oftalmoscopia. Duas doenças sistêmicas, a hipertensão e o diabetes, prejudicam a circulação e têm efeitos importantes sobre a função da retina.

Hipertensão. Na arteriolosclerose da retina associada à hipertensão de longa data, a arteríola espessada pode comprimir a veia nos pontos em que os vasos se cruzam porque as arteríolas e as veias da retina compartilham uma bainha adventícia comum (Figura 21.41 A). A estase venosa distal ao cruzamento arteriolovenoso pode precipitar oclusões dos ramos das veias da retina. A parede arteriolar espessada altera a percepção oftálmica do sangue circulante: os vasos podem

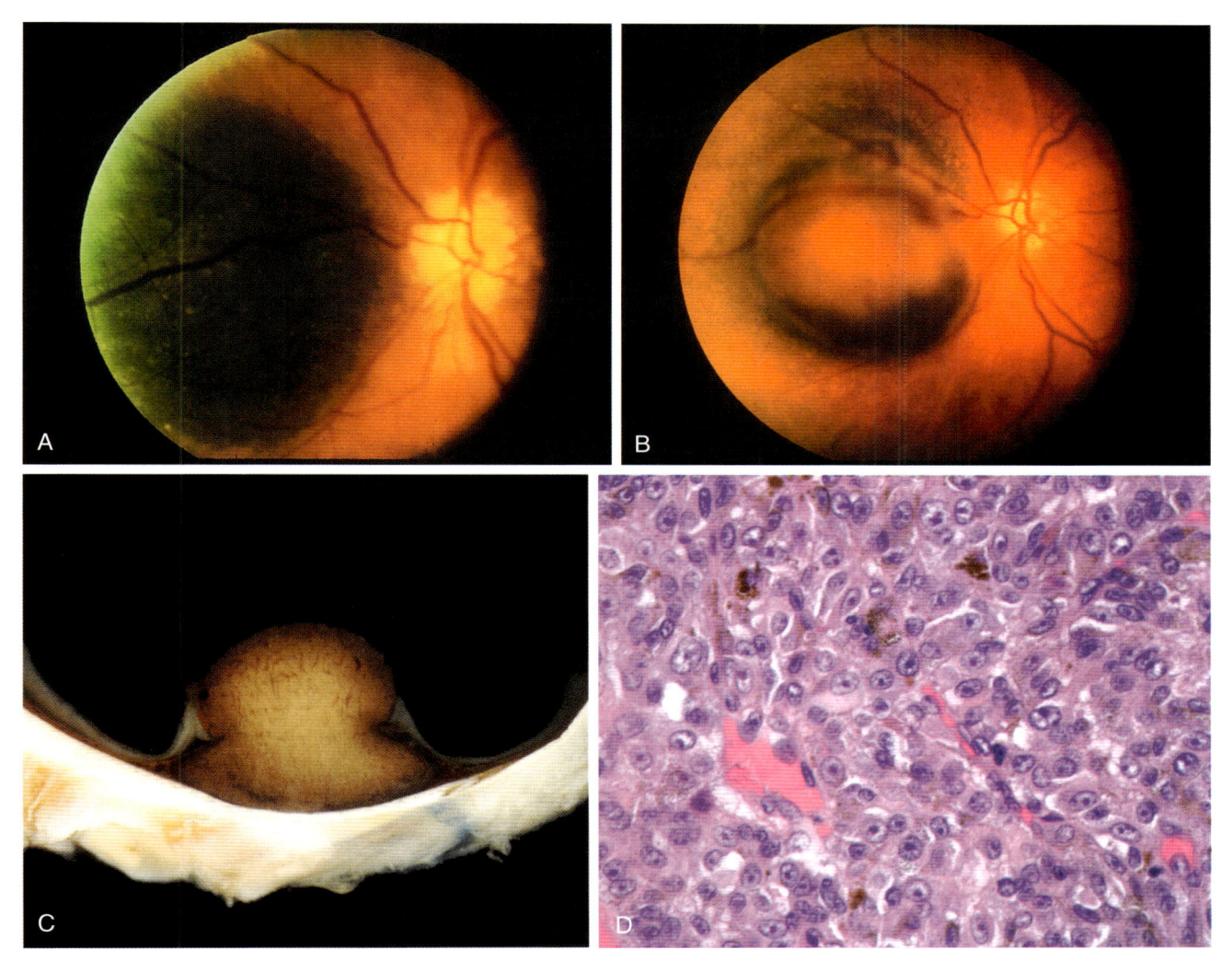

Figura 21.39 Melanoma uveal. **A.** Fotografia de fundo de olho de um indivíduo com uma lesão pigmentada relativamente plana da coroide próxima ao disco óptico. **B.** Fotografia de fundo de olho do mesmo indivíduo vários anos depois; a neoplasia cresceu e rompeu a membrana de Bruch. **C.** Fotografia macroscópica de um melanoma coroidal que rompeu a membrana de Bruch. A retina sobrejacente está descolada. **D.** Células de melanoma epitelioide. (**A** a **C.** De Folberg R.: *Pathology of the Eye–An Interactive CD-ROM Program*, Philadelphia, 1996, Mosby.)

parecer estreitos e, dependendo do grau de espessura da parede vascular, a cor da coluna sanguínea pode mudar de vermelho vivo para cobre e para prata.

Na hipertensão grave, os vasos da retina e da coroide podem ser danificados, produzindo infartos focais da coroide. O dano à coriocapilar, a camada interna da vasculatura coroidal, pode, por sua vez, danificar o EPR sobreposto e permitir o acúmulo de exsudatos no espaço potencial entre a retina neurossensorial e o EPR, o que leva a um descolamento de retina. O exsudato das arteríolas retinianas danificadas geralmente se acumula na camada plexiforme externa da retina (Figura 21.41 B).

A oclusão das arteríolas da retina pode produzir infartos da camada de fibras nervosas da retina (os axônios da camada de células ganglionares da retina povoam a camada de fibras nervosas). O transporte axoplasmático na camada de fibras nervosas é interrompido no ponto de dano axonal e o acúmulo de mitocôndrias nas extremidades edemaciadas dos axônios danificados cria a ilusão histológica de células (*corpos citoides*). Coleções de corpos citoides povoam o infarto da camada de fibras nervosas, que é descrito oftalmoscopicamente como uma "mancha de algodão".

Diabetes. O diabetes é a principal causa de cegueira nos adultos nos EUA. **O envolvimento ocular no diabetes pode assumir a forma de retinopatia, formação de catarata ou glaucoma.** A retinopatia, o padrão mais comum, consiste em uma constelação de alterações que, juntas, são praticamente diagnósticas de diabetes. A lesão na retina assume duas formas: retinopatia não proliferativa e retinopatia proliferativa.

- A *retinopatia diabética não proliferativa* inclui um espectro de alterações resultantes de anormalidades estruturais e funcionais dos vasos da retina, inclusive hemorragias intrarretinianas ou pré-retinianas, exsudatos retinianos, microaneurismas, dilatações venosas, edema e, o mais importante, espessamento dos capilares da retina (microangiopatia). Assim como na microangiopatia diabética em geral (Capítulo 18), a membrana basal dos vasos sanguíneos da retina está espessada. Além disso, o número de pericitos em relação às células endoteliais está diminuído. Os microaneurismas são dilatações saculares discretas dos capilares coroidais da retina que aparecem no oftalmoscópio como pequenos pontos vermelhos e são uma manifestação importante da microangiopatia diabética. A microcirculação da retina nos pacientes

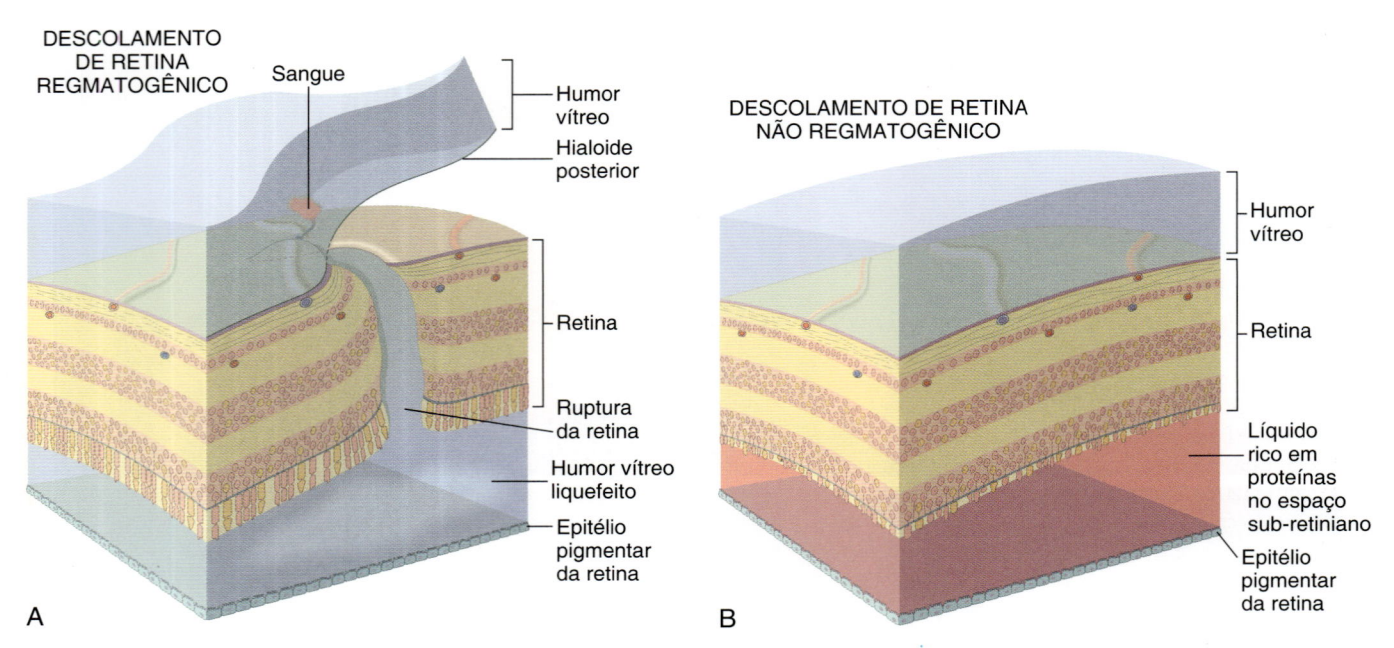

Figura 21.40 Descolamento de retina. **A.** No descolamento de retina regmatogênico, se a hialoide posterior não se separar claramente da membrana limitante interna da retina, o humor vítreo exercerá tração na retina, que será rompida neste ponto. O humor vítreo liquefeito penetra através do defeito retiniano e a retina é separada do epitélio pigmentar da retina. **B.** No descolamento de retina não regmatogênico, o espaço sub-retiniano é preenchido com um exsudato rico em proteínas.

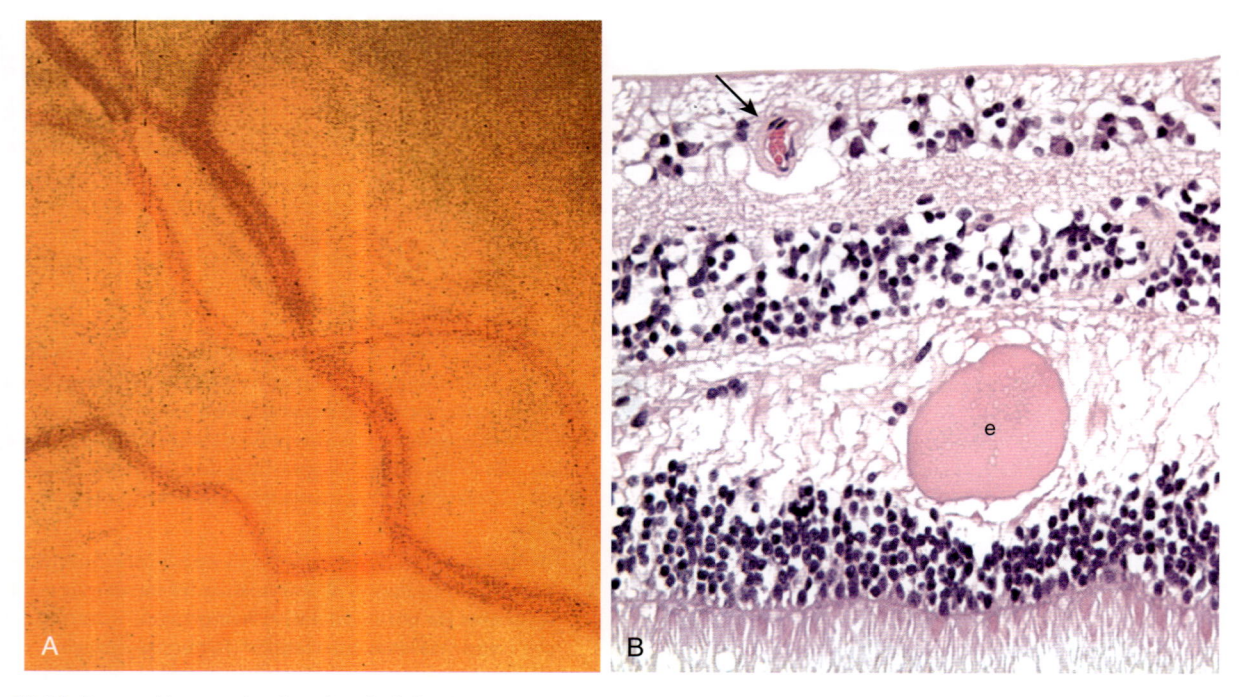

Figura 21.41 Doença hipertensiva da retina. **A.** O fundo do olho na hipertensão. O diâmetro das arteríolas é reduzido e a cor da coluna sanguínea parece menos saturada (semelhante a fios de cobre). Se a parede do vaso fosse ainda mais espessa, o grau de cor vermelha diminuiria de tal forma que os vasos poderiam parecer ter uma aparência de "fios de prata". Nesta fotografia do fundo do olho, observe que a veia está comprimida onde a arteríola esclerótica a atravessa. **B.** A parede da arteríola retiniana (*seta*) está espessa. Observe o exsudato (*e*) na camada plexiforme externa da retina. (**A.** Cortesia do Dr. Thomas A. Weingeist, Department of Ophthalmology and Visual Science, University of Iowa, Iowa City, Iowa.)

com diabetes pode ser excepcionalmente permeável, dando origem ao edema macular, uma causa comum de perda visual nesses pacientes. As alterações vasculares também podem produzir exsudatos "moles" (microinfartos) ou "duros" (depósitos de proteínas plasmáticas e lipídios) que se acumulam na camada plexiforme externa e produzem "manchas de algodão" que são visíveis ao oftalmoscópio. Embora a microcirculação da retina seja frequentemente hiperpermeável, ela também está sujeita aos efeitos da micro-oclusão. Tanto a incompetência vascular quanto as micro-oclusões vasculares podem ser visualizadas clinicamente após a injeção intravenosa de fluoresceína. A não perfusão da retina devido às alterações microcirculatórias está associada à regulação positiva do VEGF e à angiogênese intrarretiniana (localizada abaixo da membrana limitante interna da retina)

- A *retinopatia diabética proliferativa* é um processo de neovascularização e fibrose definido pelo aparecimento de novos vasos que brotam na superfície da cabeça do nervo óptico ou da retina (Figura 21.42 A). Essa lesão leva a consequências graves, incluindo cegueira, especialmente se envolver a mácula. O termo "neovascularização da retina" é usado somente quando os vasos recém-formados rompem a membrana limitante interna da retina. A rede de vasos recém-formados, chamada de membrana neovascular, é composta de vasos angiogênicos com ou sem estroma fibroso ou glial de suporte (Figura 21.42 B). A neovascularização também afeta a superfície da íris e pode causar glaucoma neovascular. Se o humor vítreo não tiver se descolado e a hialoide posterior estiver intacta, as membranas neovasculares se estendem ao longo do plano potencial entre a membrana limitante interna da retina e a hialoide posterior. Se o humor vítreo se separar posteriormente da membrana limitadora interna da retina (descolamento do vítreo posterior), pode haver uma hemorragia maciça da membrana neovascular rompida. Além disso, as cicatrizes associadas à organização da membrana neovascular da retina podem enrugar a retina, o que interrompe a orientação dos fotorreceptores da retina e produz uma distorção visual, e podem também exercer tração sobre a retina, levando ao descolamento da retina. A neovascularização da retina pode levar a aderências entre a íris e a malha trabecular, o que causa glaucoma.

A injeção de inibidores do VEGF no vítreo tem sido usada para tratar o edema macular diabético e a neovascularização da retina, um exemplo bem-sucedido de como o conhecimento da patogênese molecular de uma doença pode evoluir para uma estratégia terapêutica bem-sucedida.

Degenerações da retina

Degeneração macular relacionada à idade (DMRI). **A DMRI resulta de danos à mácula, que é necessária para a visão central.** Ela ocorre em duas formas, seca e úmida, que se distinguem pela presença de neoangiogênese na forma úmida e sua ausência na forma seca. Como o nome desse distúrbio indica, o avanço da idade é um fator de risco. A incidência cumulativa de DMRI nos indivíduos com 75 anos ou mais é de 8% e, com o aumento da longevidade, a DMRI está se tornando um grande problema de saúde. Para entender a patogênese da DMRI, é importante compreender a existência de uma unidade estrutural e funcional composta pelo EPR, pela membrana de Bruch (que contém a membrana basal do EPR) e pela camada mais interna da vasculatura coroidal, a coriocapilar. O distúrbio em qualquer componente dessa unidade afeta a saúde dos fotorreceptores sobrepostos, produzindo perda visual.

- A *DMRI seca (atrófica)* é caracterizada oftalmoscopicamente por depósitos difusos ou discretos na membrana de Bruch e por atrofia

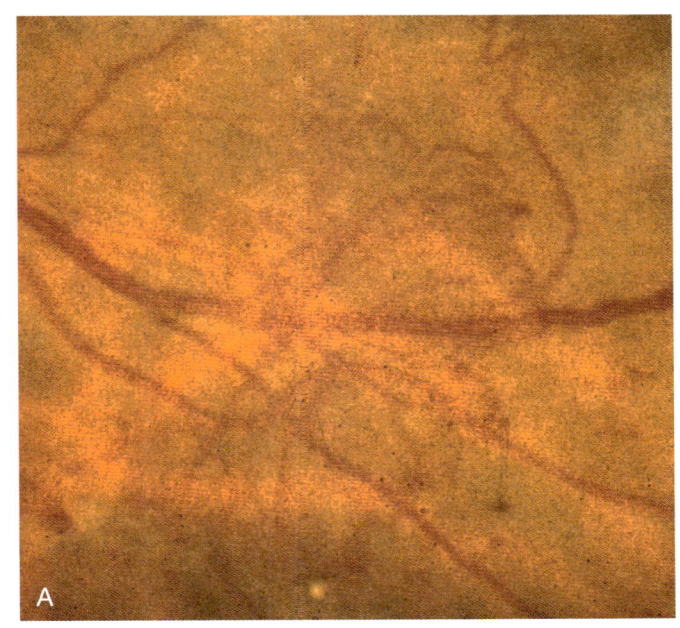

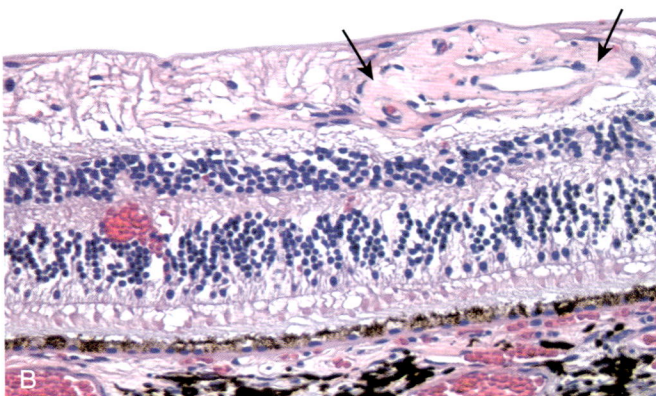

Figura 21.42 Retinopatia diabética. **A.** Visão oftalmoscópica da neovascularização da retina criando uma membrana neovascular. **B.** Na metade direita da fotomicrografia (*entre setas*), um emaranhado de vasos anormais encontra-se logo abaixo da membrana limitante interna da retina. Observe a hemorragia retiniana na camada plexiforme externa na metade esquerda.

geográfica do EPR. Nos indivíduos afetados, a perda de visão pode ser grave. O consumo oral de zinco e de vitaminas com propriedades antioxidantes pode retardar a progressão da DMRI. Atualmente, não há um tratamento eficaz para a DMRI seca

- A *DMRI úmida (neovascular)* é caracterizada pela neovascularização coroidal, que é definida pela presença de vasos que penetram na membrana de Bruch abaixo do EPR. Essa membrana neovascular também pode penetrar no EPR e ficar situada diretamente abaixo da retina neurossensorial. Os vasos dessa membrana podem extravasar e o sangue exsudado pode se organizar em cicatrizes maculares. Ocasionalmente, esses vasos são a fonte de uma hemorragia que leva à sufusão localizada de sangue que pode ser confundida clinicamente com uma neoplasia intraocular ou dar origem a uma difusa hemorragia vítrea. Atualmente, a base do tratamento da DMRI neovascular é a injeção de antagonistas do VEGF no vítreo do olho afetado para reduzir a angiogênese.

Patogênese. Para entender a patogênese da DMRI, é importante compreender a existência de uma unidade estrutural e funcional composta pelo EPR, pela membrana de Bruch (que contém a membrana basal do EPR) e pela camada mais interna da vasculatura coroidal, a coriocapilar. O distúrbio em qualquer componente dessa unidade afeta a saúde dos fotorreceptores sobrepostos, produzindo perda visual. Atualmente, a atenção está voltada para as funções de vários genes, especialmente o *CFH* (fator H do complemento) e outros genes reguladores do complemento na patogênese dessa condição. Todas as variantes do gene regulador do complemento associadas à DMRI parecem diminuir sua função, o que implica que a DMRI pode se originar de uma atividade excessiva do complemento. Exposições ambientais, como o tabagismo, também podem aumentar o risco de DMRI, especialmente nos indivíduos geneticamente predispostos.

Retinite pigmentosa. **A retinite pigmentosa (ou retinose pigmentar) é uma doença hereditária caracterizada pela degeneração progressiva ou pela disfunção dos bastonetes e cones ou do epitélio pigmentar da retina.** Ela pode causar vários graus de deficiência visual, inclusive cegueira total em alguns casos. O termo *retinite* é uma relíquia da época em que se presumia, incorretamente, que esses distúrbios eram inflamatórios. Pode ocorrer isoladamente (retinite pigmentosa não sindrômica em cerca de 65% dos casos) ou como parte de uma síndrome familiar, como a *síndrome de Bardet-Biedl*.

Várias mutações e padrões de herança foram descritos para a retinite pigmentosa não sindrômica, todos eles regulando as funções das células fotorreceptoras ou do EPR. Tipicamente, tanto os bastonetes quanto os cones são perdidos por apoptose, possivelmente como resultado do acúmulo de proteínas mal dobradas. A perda de bastonetes pode levar à cegueira noturna precoce e à constrição dos campos visuais. À medida que os cones são perdidos, a acuidade visual central pode ser afetada. Clinicamente, a atrofia da retina é acompanhada pela constrição dos vasos da retina, pela atrofia da cabeça do nervo óptico ("palidez cerosa" do disco óptico), e pelo acúmulo de pigmento da retina ao redor dos vasos sanguíneos, o que explica o "pigmentosa" no nome da doença.

Neoplasias da retina

Retinoblastoma. **O retinoblastoma é a malignidade intraocular primária mais comum nas crianças.** A genética molecular do retinoblastoma é discutida em detalhes no Capítulo 6. Embora o nome retinoblastoma possa sugerir a origem de uma célula capaz de se diferenciar em células gliais e neuronais, agora está claro que a célula de origem é um progenitor neuronal. Lembre-se de que, em aproximadamente 40% dos casos, o retinoblastoma ocorre nos indivíduos que herdam uma mutação germinativa de um alelo *RB*. O retinoblastoma surge quando uma segunda mutação somática ocorre no progenitor da retina e a função do gene *RB* é perdida. Em casos esporádicos, ambos os alelos *RB* são perdidos por mutações somáticas. Os retinoblastomas que surgem nas pessoas com mutações germinativas geralmente são bilaterais. Além disso, eles podem estar associados ao pineoblastoma (retinoblastoma "trilateral"), que tem um prognóstico muito ruim.

O retinoblastoma tende a se espalhar para o cérebro, o crânio e a medula óssea, e raramente se dissemina para os pulmões. O prognóstico é afetado negativamente por extensão e invasão extraoculares ao longo do nervo óptico e pela invasão da coroide. Em um esforço para preservar a visão e erradicar a neoplasia, muitos oncologistas oftálmicos agora tentam reduzir a carga tumoral por meio da administração de quimioterapia, incluindo a entrega seletiva do fármaco ao olho por meio da artéria oftálmica; após a quimiorredução, as neoplasias podem ser obliteradas por tratamento a *laser* ou criopexia.

> ### Morfologia
>
> A patologia dos retinoblastomas hereditário e esporádico é idêntica. As neoplasias geralmente são massas nodulares, normalmente na retina posterior, e às vezes com semeaduras de satélites. Elas podem conter tanto elementos indiferenciados quanto diferenciados. Os primeiros aparecem como coleções de células pequenas e redondas com núcleos hipercromáticos que lembram os retinoblastos, o que coloca as neoplasias no grupo de tumores de "pequenas células redondas azuis". Nas neoplasias bem diferenciadas, há **rosetas de Flexner-Wintersteiner** e "floretes" que refletem a diferenciação do fotorreceptor, que consistem em grupos de células cuboidais ou colunares curtas em torno de um lúmen central. As células neoplásicas viáveis são encontradas circundando os vasos sanguíneos com zonas de necrose tipicamente encontradas nas áreas relativamente avasculares, o que ilustra a dependência do retinoblastoma de seu suprimento sanguíneo (Figura 21.43). Zonas focais de calcificação distrófica são características.

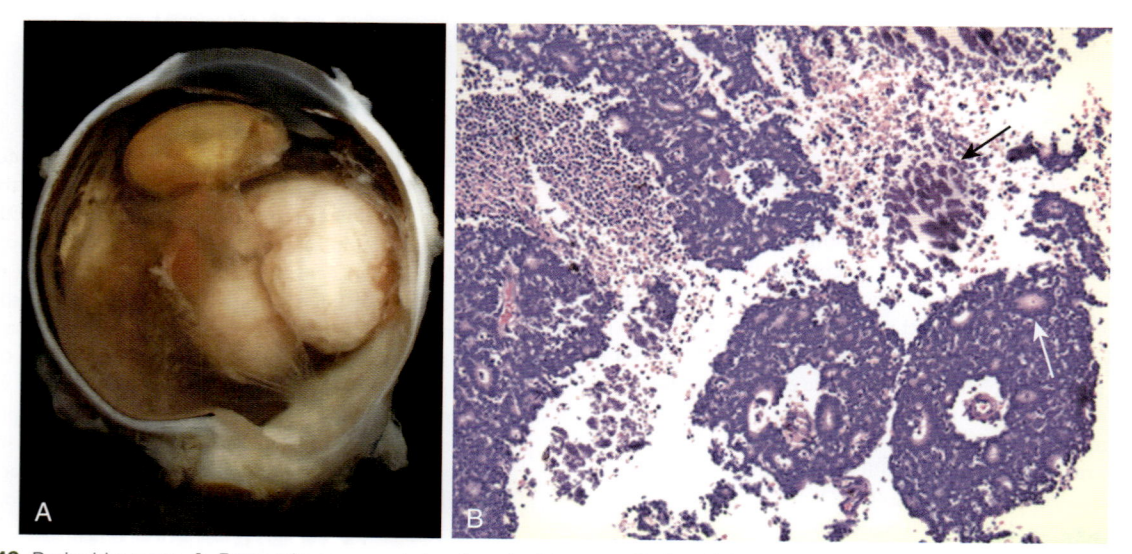

Figura 21.43 Retinoblastoma. **A.** Fotografia macroscópica de retinoblastoma. **B.** As células neoplásicas parecem viáveis quando próximas aos vasos sanguíneos, mas a necrose é observada à medida que a distância do vaso aumenta. A calcificação distrófica (*seta preta*) está presente nas zonas de necrose tumoral. Rosetas de Flexner-Wintersteiner – arranjos de camada única de células neoplásicas em torno de um lúmen aparente – são vistas em toda a neoplasia, e uma dessas rosetas é indicada pela *seta branca*.

Nervo óptico

Como um sistema sensorial do sistema nervoso central, o nervo óptico é cercado por meninges e o LCR circula ao redor do nervo. A patologia do nervo óptico é semelhante à patologia do cérebro. Por exemplo, as neoplasias primárias mais comuns do nervo óptico são os gliomas (tipicamente astrocitoma pilocítico nos indivíduos jovens e glioma difuso nos adultos mais velhos) e o meningioma da bainha do nervo óptico.

Papiledema

O papiledema refere-se ao inchaço bilateral da cabeça do nervo óptico como resultado da pressão intracraniana elevada. O edema da cabeça do nervo óptico também pode se desenvolver como consequência da compressão do nervo (como em uma neoplasia primária do nervo óptico, quando o inchaço da cabeça do nervo produz um edema unilateral do disco). O aumento da pressão ao redor do nervo contribui para a estase venosa e interfere no transporte axoplasmático, levando ao inchaço da cabeça do nervo. Tipicamente, o papiledema agudo decorrente do aumento da pressão intracraniana não está associado à perda visual. Oftalmoscopicamente, a cabeça do nervo óptico está edemaciada e hiperêmica (Figura 21.44). Ela pode permanecer congestionada por um período de tempo prolongado.

Neurite óptica e neuropatia

Muitas condições não relacionadas foram historicamente agrupadas sob o título de neurite óptica; mas, no uso clínico comum, o termo *neurite óptica* é usado para descrever uma perda de visão secundária à desmielinização do nervo óptico. Uma das causas mais importantes de neurite óptica é a esclerose múltipla (discutida anteriormente). De fato, a neurite óptica pode ser a primeira manifestação dessa doença. Os indivíduos com um único episódio de desmielinização do nervo óptico podem recuperar a visão e permanecer livres da doença.

As formas não isquêmicas de *neuropatia óptica* podem ser hereditárias ou secundárias a deficiências nutricionais ou toxinas, como o metanol. Os indivíduos podem apresentar um grave comprometimento visual.

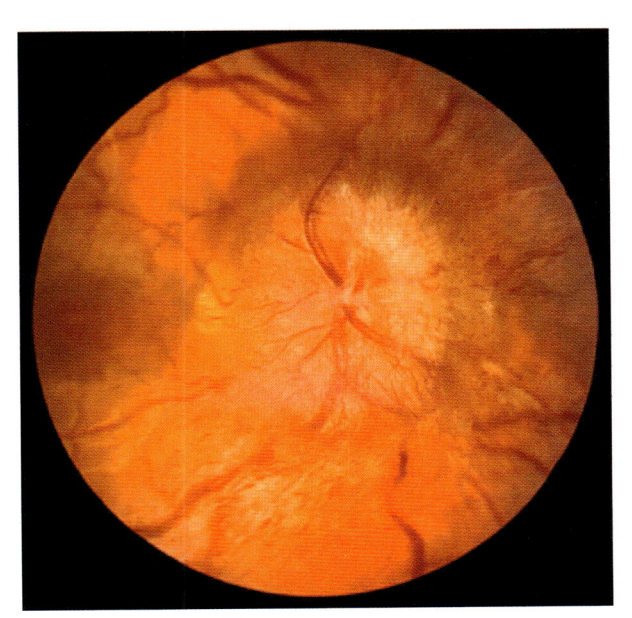

Figura 21.44 Papiledema. No papiledema secundário ao aumento da pressão intracraniana, o nervo óptico tipicamente fica edemaciado e hiperêmico. (Cortesia do Dr. Sohan S. Hayreh, Department of Ophthalmology and Visual Science, University of Iowa, Iowa City, Iowa.)

REVISÃO RÁPIDA

Sistema nervoso central

Edema, herniação e hidrocefalia

- O edema cerebral é o acúmulo de excesso de líquido no parênquima cerebral. A hidrocefalia é um aumento no volume de LCR dentro do sistema ventricular
- O aumento do volume cerebral (como resultado do aumento do volume de LCR, de edema, de hemorragia ou de tumor) eleva a pressão dentro da capacidade fixa do crânio, o que pode danificar o cérebro diminuindo a perfusão ou deslocando o tecido através de partições durais dentro do crânio ou através de aberturas no crânio (herniações).

Malformações congênitas

- As malformações cerebrais podem ocorrer devido a fatores genéticos ou agressões externas
- Várias malformações decorrem de falhas no fechamento do tubo neural (espinha bífida, mielomeningocele), formação inadequada de estruturas neurais, migração neuronal alterada (p. ex., microcefalia) e desenvolvimento anormal do cerebelo (p. ex., malformação de Arnold-Chiari).

Doenças metabólicas genéticas

- As doenças sistêmicas hereditárias que afetam os neurônios ou a substância branca incluem doenças de armazenamento neuronal (p. ex., doença de Tay-Sachs, doença de Niemann-Pick) e distúrbios causados por anormalidades mitocondriais.

Doenças cerebrovasculares

- Acidente vascular cerebral é o termo clínico para os déficits neurológicos de início agudo resultantes de lesões vasculares hemorrágicas ou obstrutivas
- O infarto cerebral ocorre após a perda do suprimento sanguíneo e pode ser generalizado ou focal, ou afetar as regiões com um suprimento vascular menos robusto (infartos *watershed*)
- Os infartos cerebrais focais são mais comumente embólicos; com a dissolução subsequente do êmbolo e a reperfusão, um infarto não hemorrágico pode se tornar hemorrágico
- As hemorragias intraparenquimatosas primárias geralmente são causadas por hipertensão (mais comumente na substância branca, na substância cinzenta profunda ou no conteúdo da fossa posterior) ou angiopatia amiloide cerebral (córtex cerebral)
- A hemorragia subaracnóidea espontânea geralmente é causada por uma anormalidade vascular estrutural, como um aneurisma ou uma malformação arteriovenosa.

Trauma no sistema nervoso central

- A lesão física do cérebro pode ocorrer quando a parte interna do crânio entra em contato forçado com o cérebro
- No trauma por contusão, pode haver lesão cerebral tanto no ponto original de contato (lesão por golpe) quanto no lado oposto do cérebro (lesão por contragolpe) devida a impactos com o crânio
- O deslocamento rápido da cabeça e do cérebro pode romper os axônios (lesão axonal difusa), muitas vezes causando déficits neurológicos graves e irreversíveis
- Dependendo da sua localização, um rompimento traumático dos vasos sanguíneos leva a hematoma epidural, subdural ou intraparenquimatoso, bem como a hemorragia subaracnóidea

- A lesão cerebral perinatal pode causar (1) hemorragia, geralmente na região da matriz germinativa, mas com risco de extensão para o sistema ventricular; e (2) infartos isquêmicos que levam à leucomalacia periventricular.

Infecções do sistema nervoso
- Diferentes patógenos usam rotas distintas para chegar ao cérebro e causam diferentes padrões de doença
- As infecções bacterianas podem causar meningite, abscessos cerebrais ou meningoencefalite crônica
- As infecções virais podem causar meningite ou meningoencefalite
- Fungos e protozoários parasitas causam diversas lesões.

Doenças metabólicas e tóxicas adquiridas
- Distúrbios nutricionais: a deficiência de tiamina causa hemorragia focal e necrose (síndrome de Wernicke-Korsakoff); a deficiência de vitamina B_{12} causa degeneração combinada subaguda da medula espinal
- Distúrbios metabólicos: a hipoglicemia causa lesão neuronal, a hiperglicemia causa estupor e coma, e a amônia elevada na doença hepática afeta os astrócitos (encefalopatia hepática)
- Distúrbios tóxicos: metais (p. ex., chumbo), agentes químicos industriais e poluentes ambientais (p. ex., monóxido de carbono) causam lesões em diferentes estruturas, e o etanol pode causar edema cerebral e anormalidades cerebelares.

Doenças da mielina
- A esclerose múltipla, uma doença desmielinizante autoimune, é o distúrbio mais comum da mielina que afeta adultos jovens. Ela geralmente segue um curso de recidiva-remissão com um eventual acúmulo progressivo de déficits neurológicos
- Outras formas menos comuns de desmielinização imunomediada geralmente ocorrem após infecções e são doenças mais agudas
- As leucodistrofias são doenças genéticas nas quais a produção ou a renovação da mielina é anormal.

Doenças neurodegenerativas
- As doenças neurodegenerativas causam sintomas que dependem do padrão de envolvimento cerebral. A doença cortical geralmente se manifesta como mudança cognitiva, alterações na personalidade e distúrbios de memória; os distúrbios dos núcleos da base geralmente se manifestam como desordens de movimento
- Muitas doenças neurodegenerativas estão associadas a vários agregados de proteínas, que servem como marcas registradas patológicas. As formas familiares dessas doenças estão associadas a mutações nos genes que codificam essas proteínas ou que controlam seu metabolismo
- As doenças por príons são causadas por uma forma alterada de uma proteína celular normal, a PrP. Elas podem ser esporádicas, transmitidas ou hereditárias
- Entre as demências, a doença de Alzheimer (com placas de Aβ e emaranhados de tau) é a mais comum; outras doenças predominantemente demenciais incluem as várias formas de DLFTs (ambas as formas com lesões contendo tau e com outros tipos de inclusões) e a demência com corpúsculos de Lewy (com lesões contendo α-sinucleína)
- Entre os distúrbios hipocinéticos do movimento, a doença de Parkinson é a mais comum, e apresenta inclusões contendo α-sinucleína

- A esclerose lateral amiotrófica (ELA) é a forma mais comum de doença do neurônio motor, e tem diversas causas genéticas e formas esporádicas.

Neoplasias do sistema nervoso central
- As neoplasias primárias do SNC geralmente surgem das células das coberturas (meningiomas) ou do parênquima cerebral (gliomas, tumores neuronais, tumores do plexo coroide)
- Dependendo de onde ocorrem no cérebro, mesmo as neoplasias de baixo grau ou benignas podem ter desfechos clínicos negativos
- Tipos distintos de neoplasias afetam regiões cerebrais específicas (p. ex., o cerebelo para o meduloblastoma) e determinadas populações etárias (meduloblastoma e astrocitomas pilocíticos nos grupos etários pediátricos e glioblastoma e linfoma nos pacientes mais velhos)
- As neoplasias gliais são amplamente classificadas em astrocitoma, glioblastoma, oligodendroglioma e ependimoma. O aumento da malignidade do tumor está associado à anaplasia, ao aumento da densidade celular, à necrose e à atividade mitótica.

Olho
Conjuntiva
- A conjuntivite é causada por uma variedade de infecções bacterianas e virais e geralmente é autolimitante. O tracoma, que é causado pela *Chlamydia trachomatis*, é comum nos países de renda mais baixa, e geralmente é uma infecção crônica que pode distorcer as pálpebras e resultar em cicatrizes na córnea e cegueira.

Córnea
- As inflamações da córnea podem ser acompanhadas por um processo exsudativo não infeccioso na câmara anterior que pode se organizar para distorcer a anatomia do segmento anterior e contribuir para o glaucoma secundário e a catarata
- O ceratocone é um exemplo de condição que distorce o contorno da córnea e altera sua superfície refrativa, produzindo uma forma irregular de astigmatismo.

Segmento anterior
- As cataratas são opacidades do cristalino que podem ser congênitas ou adquiridas
- O termo glaucoma descreve um grupo de condições caracterizadas por neuropatia óptica com alterações distintas no campo visual e no tamanho e na forma da membrana do nervo óptico, geralmente um resultado da elevação da pressão intraocular
- O glaucoma pode ser resultante do aumento da produção do humor aquoso ou de seu efluxo defeituoso, e é classificado nos tipos de ângulo aberto e de ângulo fechado.

Úvea
- A uveíte se restringe a um grupo diversificado de doenças crônicas que podem ser componentes de um processo sistêmico ou localizado no olho
- A sarcoidose é um exemplo de doença sistêmica que pode produzir uveíte granulomatosa e a oftalmia simpática pode produzir inflamação granulomatosa bilateral como possível consequência de uma lesão penetrante em um olho
- A neoplasia intraocular mais comum nos adultos é a metástase para o olho

- A neoplasia intraocular primária mais comum nos adultos é o melanoma uveal. A genética do melanoma uveal é diferente da do melanoma cutâneo. O melanoma uveal dissemina-se de forma hematogênica e as primeiras metástases são geralmente para o fígado.

Retina

- O descolamento de retina, uma separação da retina neurossensorial do EPR, pode ser consequência de uma ruptura na retina (descolamento de retina regmatogênico) ou pode se desenvolver sem uma ruptura na retina devido a uma patologia dentro ou abaixo da retina (descolamento de retina não regmatogênico)
- Várias causas importantes de cegueira resultam da angiogênese intraocular patológica, o que inclui a retinopatia diabética proliferativa e a degeneração macular exsudativa (úmida) relacionada à idade. Os antagonistas do VEGF podem evitar a perda visual em muitas dessas condições. A hipertensão também causa lesões vasculares na retina
- O retinoblastoma é a neoplasia intraocular primária mais comum nas crianças.

Nervo óptico

- O inchaço bilateral da cabeça do nervo óptico, conhecido como papiledema, pode se desenvolver como consequência da pressão elevada do líquido cefalorraquidiano e da estase do transporte axoplasmático dentro do nervo óptico. O edema unilateral do disco pode resultar da compressão por um tumor local
- A neuropatia óptica pode ser hereditária (como na neuropatia óptica hereditária de Leber) ou pode resultar de condições adquiridas, entre as quais a esclerose múltipla é uma causa importante.

22

Pele

VISÃO GERAL DO CAPÍTULO

Dermatoses inflamatórias agudas, 798
 Urticária, 798
 Dermatite eczematosa, 799
 Eritema multiforme, 800
Dermatoses inflamatórias crônicas, 801
 Psoríase, 801
 Líquen plano, 802
 Líquen simples crônico, 803
Dermatoses infecciosas, 803
 Infecções bacterianas, 803
 Infecções fúngicas, 804
 Verrugas, 804
Distúrbios bolhosos (bolhas), 804
 Pênfigo vulgar e pênfigo foliáceo, 805

 Penfigoide bolhoso, 807
 Dermatite herpetiforme, 807
Tumores da pele, 808
 Lesões epiteliais benignas e pré-malignas, 808
  Queratose seborreica, 808
  Queratose actínica, 809
 Tumores epidérmicos malignos, 809
  Carcinoma de células escamosas (espinocelular), 809
  Carcinoma de células basais (basocelular), 810
 Proliferações melanocíticas, 811
  Nevos melanocíticos, 811
  Nevos displásicos, 812
  Melanoma, 813

As doenças da pele são comuns e diversas, e variam de uma coceira irritante a um melanoma com risco de morte. Muitas dessas condições estão relacionadas com a pele, mas outras são manifestações de doenças sistêmicas ou de múltiplos órgãos, como o lúpus eritematoso sistêmico ou a neurofibromatose. Nesses casos, as alterações patológicas que envolvem a pele geralmente oferecem a primeira pista para o diagnóstico subjacente.

A pele representa a maior interface do corpo com o ambiente externo, sendo por isso o local de importantes respostas imunológicas. Ela é constantemente exposta a antígenos microbianos e não microbianos do ambiente, que são capturados e processados pelas células de Langerhans epidérmicas e pelas células dendríticas dérmicas, que transportam sua carga antigênica para os linfonodos regionais e iniciam as respostas imunes. As células escamosas (*queratinócitos*) que compõem a epiderme ajudam a manter a homeostase da pele, fornecendo uma barreira física às agressões ambientais e secretando citocinas que influenciam os microambientes epidérmico e dérmico. A derme subjacente contém populações residentes de linfócitos T CD4+ auxiliares e CD8+ citotóxicos, células T reguladoras (Tregs) e algumas poucas células B. A epiderme normalmente contém uma população de células T γδ, enquanto a derme contém mastócitos perivasculares e macrófagos dispersos, ambos componentes do sistema imune inato. As respostas que envolvem essas células imunes e as citocinas liberadas localmente são responsáveis pelos padrões morfológicos e pelas manifestações clínicas das doenças inflamatórias e infecciosas da pele.

Este capítulo se concentra nas doenças de pele mais comuns e ilustrativas do ponto de vista patogênico. Ao abordar essas condições, é importante entender que a prática da dermatopatologia depende de interações próximas com os clínicos, especialmente os dermatologistas, uma vez que a história clínica, a aparência macroscópica e a distribuição das lesões são, muitas vezes, tão importantes quanto os achados microscópicos para se chegar a um diagnóstico específico. As doenças da pele podem ser confusas para o estudante, em parte porque os dermatologistas e dermatopatologistas se comunicam usando um léxico "específico da pele" com o qual é preciso se familiarizar para entender essas doenças. Os termos e as definições mais importantes estão listados na Tabela 22.1.

DERMATOSES INFLAMATÓRIAS AGUDAS

Existem milhares de dermatoses inflamatórias que desafiam a perspicácia diagnóstica até mesmo de médicos experientes. Em geral, as lesões agudas, definidas como aquelas que duram de dias a várias semanas, são caracterizadas por inflamação, edema e lesões epidérmicas, vasculares ou subcutâneas variáveis. As dermatoses agudas geralmente são caracterizadas por infiltrados constituídos por células mononucleares, em vez de neutrófilos, o que as difere dos distúrbios inflamatórios agudos na maioria dos outros locais. Algumas lesões agudas podem persistir, passando para uma fase crônica, enquanto outras são autolimitadas.

Urticária

A urticária é um distúrbio comum mediado pela degranulação localizada de mastócitos e que leva a um aumento da permeabilidade microvascular dérmica. As placas eritematosas, edematosas e pruriginosas resultantes são denominadas *urticárias* ou *vergões*.

Patogênese. Na maioria dos casos, a urticária decorre de uma reação imediata de hipersensibilidade (tipo I) (Capítulo 5), na qual os antígenos ambientais desencadeiam a degranulação dos mastócitos ao

---

As contribuições do Dr. Alexander J. Lazar, Department of Pathology, MD Anderson Cancer Center, Houston, Texas, para este capítulo em diversas edições anteriores deste livro são reconhecidas com gratidão.

Tabela 22.1 Nomenclatura das lesões de pele.

Lesões macroscópicas	Definição
Escoriação	Lesão traumática que rompe a epiderme e provoca uma área linear crua (*i. e.*, um arranhão profundo); muitas vezes é autoinfligida
Liquenificação	Pele espessa e áspera (semelhante ao líquen em uma rocha); geralmente resultado de fricção repetida
Mácula, mancha	Lesão circunscrita e plana que se distingue da pele adjacente pela cor. As máculas têm 5 mm de diâmetro ou menos, enquanto as manchas têm mais de 5 mm de tamanho
Pápula, nódulo	Lesão elevada em forma de cúpula ou de topo plano. As pápulas têm 5 mm de diâmetro ou menos, enquanto os nódulos têm mais de 5 mm de tamanho
Placa	Lesão elevada de topo plano, geralmente com mais de 5 mm de diâmetro (pode ser formada pela coalescência de pápulas)
Pústula	Lesão discreta cheia de pus e elevada
Escama	Excrescência seca e córnea semelhante a uma escama de peixe; resultado do espessamento da camada córnea
Vesícula, bolha	Lesão elevada cheia de líquido com 5 mm ou menos de diâmetro (vesícula) ou com mais de 5 mm de diâmetro (bolha). O termo bolha é usado para ambas as lesões
Urticária	Lesão elevada, transitória e pruriginosa com branqueamento variável e eritema formado como resultado de edema dérmico

Lesões microscópicas	Definição
Acantose	Hiperplasia epidérmica difusa
Disqueratose	Queratinização anormal e prematura nas células abaixo do estrato granuloso
Hiperqueratose	Espessamento do estrato córneo, geralmente associado a uma anormalidade qualitativa da queratina
Papilomatose	Elevação da superfície causada por hiperplasia e aumento das papilas dérmicas contíguas
Paraqueratose	Retenção de núcleos no estrato córneo do epitélio escamoso. Nas membranas de mucosas, a paraqueratose é normal
Espongiose	Edema intercelular da epiderme

se ligarem aos anticorpos imunoglobulina E (IgE), que, por sua vez, estão ligados à superfície dos mastócitos por meio do receptor Fc específico para a IgE. Os antígenos responsáveis podem ter diversas fontes, o que inclui vírus, polens, alimentos, fármacos e venenos de insetos. A urticária independente de IgE também pode resultar da exposição a substâncias que incitam diretamente a degranulação dos mastócitos, como opiáceos e certos antibióticos. Na maioria dos casos, nenhuma causa é descoberta, mesmo com extensa investigação.

> ### Morfologia
>
> As características histológicas da urticária são sutis. Geralmente, há um esparso infiltrado perivenular superficial de células mononucleares, alguns poucos neutrófilos e, às vezes, eosinófilos. O edema dérmico superficial causa o espalhamento dos feixes de colágeno, tornando-os mais espaçados do que o normal. Os mastócitos, que residem ao redor das vênulas dérmicas superficiais, podem ser difíceis de observar com as colorações de hematoxilina e eosina (H&E) de rotina, mas são facilmente visualizados com colorações de Giemsa.

Características clínicas. A urticária afeta mais comumente os indivíduos entre 20 e 40 anos. As lesões individuais geralmente se desenvolvem e desaparecem em poucas horas, mas os episódios podem persistir por dias ou até meses. As lesões variam de pápulas pequenas e pruriginosas a placas grandes, edematosas e eritematosas. Elas podem estar localizadas em uma parte específica do corpo ou podem ser generalizadas. Em um tipo específico de urticária denominado *urticária de pressão*, as lesões são encontradas apenas nas áreas expostas à pressão (como os pés ou as nádegas). Embora não seja uma ameaça à vida, o prurido grave pode comprometer a qualidade de vida. A maioria dos casos responde aos anti-histamínicos, mas a doença grave e refratária pode exigir tratamento com antagonistas de leucotrienos, anticorpos monoclonais que bloqueiam a ação da IgE ou fármacos imunossupressores.

Dermatite eczematosa

Eczema (literalmente, "ferver") é um termo clínico que abrange várias condições com etiologias subjacentes variadas. As novas lesões assumem a forma de pápulas eritematosas, muitas vezes com vesículas sobrepostas que exsudam e formam crostas. O prurido é característico. No caso de persistência, as lesões coalescem em placas elevadas e descamativas. A natureza e o grau dessas alterações variam entre os subtipos clínicos, que incluem os seguintes:

- A *dermatite atópica* é uma resposta imune a antígenos ambientais que parece resultar de defeitos na função da barreira epidérmica que aumentam a permeabilidade da pele aos antígenos
- A *dermatite alérgica de contato* decorre da exposição tópica a um alérgeno e é causada por reações tardias de hipersensibilidade
- A *dermatite eczematosa relacionada a fármacos* é causada por uma reação de hipersensibilidade a fármacos
- A *dermatite fotoeczematosa* é uma reação anormal à luz UV ou visível
- A *dermatite irritante primária* resulta da exposição a substâncias que danificam a pele de maneira química, física ou mecânica.

Embora o defeito na barreira subjacente à dermatite atópica seja decorrente de uma predisposição genética e possa persistir por anos ou décadas, outras formas de dermatite eczematosa desaparecem completamente quando o estímulo agressor é removido ou a exposição é limitada, o que enfatiza a importância de investigar a causa subjacente. Apenas as formas mais comuns, a dermatite atópica e a dermatite de contato, são abordadas aqui.

A *dermatite atópica* apresenta-se com mais frequência durante a infância e é comum, pois afeta 5 a 20% das crianças em todo o mundo. Ela está associada a níveis elevados de IgE e faz parte da chamada *tríade atópica*, que também inclui asma e alergias alimentares. Os indivíduos afetados geralmente têm um histórico familiar de atopia e frequentemente carregam variantes genéticas que bloqueiam a função da filagrina, uma proteína estrutural essencial para a criação da barreira epidérmica.

A *dermatite alérgica de contato* (também chamada de *sensibilidade de contato*) é desencadeada pela exposição a um agente ambiental que reage quimicamente com as autoproteínas criando neoantígenos que são reconhecidos pelas células T, que são parte do sistema imune adaptativo. Um exemplo clássico é o *urushiol*, uma substância reativa encontrada na hera venenosa, no carvalho e no sumagre. As autoproteínas modificadas pelo agente são processadas pelas células dendríticas epidérmicas e dérmicas, que migram para os linfonodos drenantes e apresentam o antígeno às células T *naïve*. Esse evento de sensibilização leva à aquisição de memória imunológica; na reexposição ao antígeno, os linfócitos T CD4+ de memória ativados migram para os locais afetados da pele. Lá eles liberam citocinas que recrutam células inflamatórias adicionais e também medeiam o dano à epiderme, como em qualquer reação de hipersensibilidade do tipo tardio (Capítulo 5).

> Histologicamente, a **espongiose** (edema epidérmico) caracteriza todas as formas de dermatite eczematosa aguda — daí o sinônimo **dermatite espongiótica**. O líquido do edema penetra na epiderme, onde separa os queratinócitos (Figura 22.1 C). As pontes intercelulares são esticadas e se tornam mais proeminentes e fáceis de visualizar. Essa alteração é acompanhada por um infiltrado linfocitário perivascular superficial, edema das papilas dérmicas e degranulação de mastócitos. Os eosinófilos podem estar presentes e são especialmente proeminentes nas erupções espongióticas provocadas por fármacos, mas em geral as características histológicas são semelhantes independentemente da causa, o que enfatiza a necessidade de uma correlação clínica cuidadosa.

Morfologia

Como o nome indica, o envolvimento da pele na dermatite de contato é limitado aos locais de contato direto com o agente desencadeador (Figura 22.1 A), enquanto nas outras formas de eczema as lesões podem estar amplamente distribuídas (Figura 22.1 B). Macroscopicamente, dependendo do tipo de pele, as lesões podem parecer eritematosas, hiper ou hipopigmentadas. As lesões agudas são placas pruriginosas, edematosas e exsudativas, muitas vezes contendo vesículas e bolhas. No caso de exposição persistente ao antígeno, a epiderme pode se tornar escamosa (hiperqueratosa) e espessa (acantótica). Algumas alterações são produzidas ou exacerbadas pelo ato de coçar a lesão (ver "líquen simples crônico", discutido posteriormente).

Características clínicas. O tratamento da dermatite alérgica de contato envolve a eliminação da exposição ao alérgeno causador e o tratamento tópico com agentes anti-inflamatórios. A dermatite atópica geralmente regride espontaneamente nos adultos, mas, às vezes, pode ser crônica e grave. As opções de tratamento variam de agentes anti-inflamatórios tópicos e anti-histamínicos (para controlar o prurido) à terapia sistêmica com anticorpos que bloqueiam a interleucina (IL)-4 e a IL-13, citocinas com papéis importantes nas respostas imunológicas Th2.

Eritema multiforme

O eritema multiforme é caracterizado por lesão epitelial mediada por linfócitos T CD8+ citotóxicos residentes na pele. É um distúrbio incomum, geralmente autolimitado, que parece ser uma resposta de

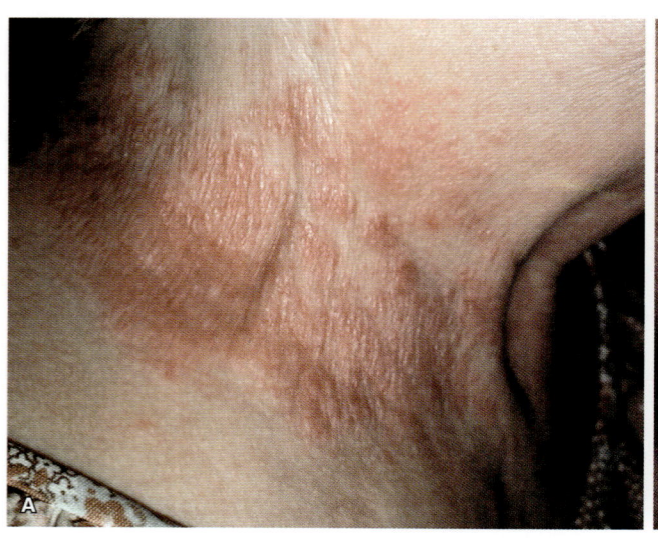

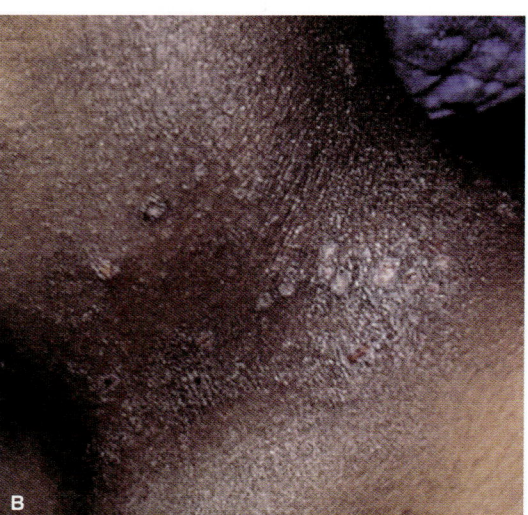

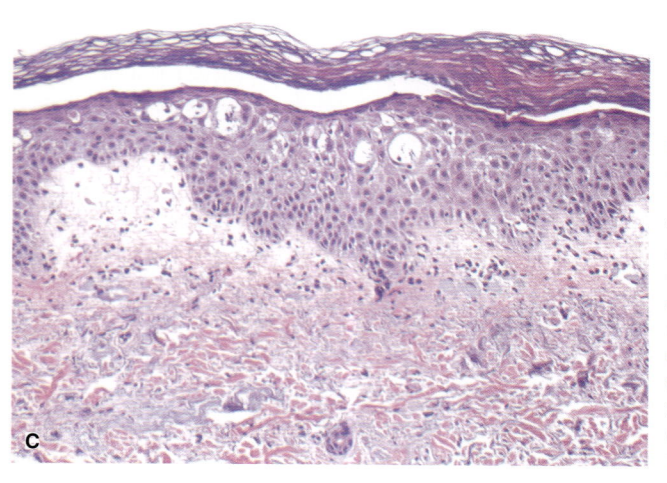

Figura 22.1 Dermatite eczematosa. **A.** Padrões de eritema e escamas decorrentes de dermatite de contato induzida por níquel e produzida por um colar em um indivíduo de pele mais clara. **B.** Por outro lado, a dermatite eczematosa pode apresentar-se hiperpigmentada nos indivíduos de pele mais escura, como neste caso de dermatite atópica. Em outros casos, pode ser observada uma hipopigmentação pós-inflamatória nas peles mais escuras (não mostrado). **C.** Microscopicamente, há um acúmulo de líquido (espongiose) entre as células epidérmicas que pode evoluir para formação de bolhas. (**B.** Reimpressa com permissão de Cutis. 2019;104:164-168. ©2019, Frontline Medical Communications Inc.)

hipersensibilidade a determinadas infecções e fármacos. As infecções antecedentes incluem aquelas causadas por herpes simples, micoplasma e alguns fungos, enquanto os fármacos associados incluem sulfonamidas, penicilina, salicilatos, hidantoínas e antimaláricos. O ataque das células T se concentra nas células basais dos epitélios cutâneo e de mucosa, presumivelmente devido ao reconhecimento de antígenos ainda desconhecidos. Certos haplótipos de antígeno leucocitário humano (HLA, do inglês *human leukocyte antigen*) estão associados à doença.

> ### Morfologia
>
> Os indivíduos afetados apresentam uma ampla variedade de lesões, que podem incluir máculas, pápulas, vesículas e bolhas (daí o termo multiforme). As lesões bem desenvolvidas têm uma característica aparência **"em forma de alvo"** (Figura 22.2 A), que pode ser menos aparente em peles mais escuras (Figura 22.2 B). As lesões iniciais mostram um infiltrado linfocitário perivascular superficial associado a edema dérmico e marginação de linfócitos ao longo da junção dermoepidérmica e em íntima associação com queratinócitos apoptóticos (Figura 22.2 C). Com o tempo, aparecem zonas discretas e confluentes de necrose epidérmica basal que leva à formação de bolhas.

Características clínicas. O fator desencadeante mais comum do eritema multiforme é a infecção recente pelo herpes-vírus simples, geralmente 1 semana ou mais antes do aparecimento das erupções cutâneas características. O eritema multiforme tem uma ampla faixa de gravidade. As formas associadas a infecção (p. ex., herpes-vírus) são as menos graves.

DERMATOSES INFLAMATÓRIAS CRÔNICAS

As dermatoses inflamatórias crônicas são condições persistentes da pele que exibem suas características mais marcantes ao longo de muitos meses ou anos, embora possam começar com uma fase aguda. Em algumas dermatoses inflamatórias crônicas, a superfície da pele fica áspera como resultado de formação e esfoliação excessivas ou anormais de escamas (*descamação*).

Psoríase

A psoríase é uma dermatose inflamatória crônica comum que afeta de 1 a 2% dos indivíduos residentes nos EUA. Os estudos epidemiológicos demonstraram que os pacientes com psoríase têm maior risco de morte por doença cardiovascular, possivelmente porque a psoríase cria um estado inflamatório crônico.

Patogênese. A psoríase é uma doença inflamatória mediada por células T que se presume ser de origem autoimune, embora os antígenos iniciadores não estejam definidos. Fatores genéticos (tipos de HLA e outros *loci* de suscetibilidade) e ambientais contribuem para o risco. Não está claro se os antígenos desencadeantes são autoantígenos, antígenos ambientais ou alguma combinação dos dois. Residem na pele populações de células T sensibilizadas, principalmente células CD4+ Th1 e Th17, e se acumulam na epiderme. Essas células secretam citocinas e fatores de crescimento que induzem a hiperproliferação dos queratinócitos, resultando nas lesões características. As lesões psoriáticas podem ser provocadas nos indivíduos suscetíveis por trauma local (*fenômeno de Koebner*), que pode induzir uma resposta inflamatória local que promove o desenvolvimento da lesão. Os estudos de associação ampla do genoma relacionaram o aumento do risco de

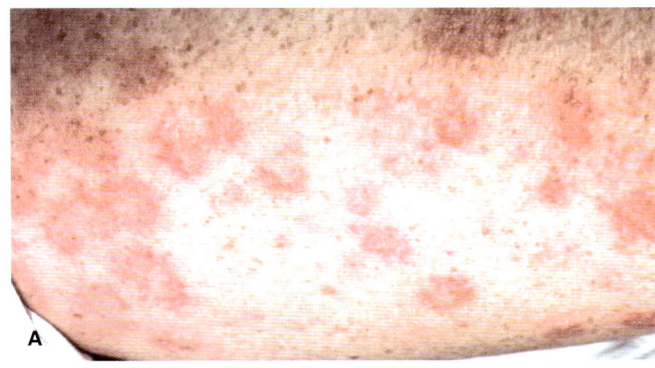

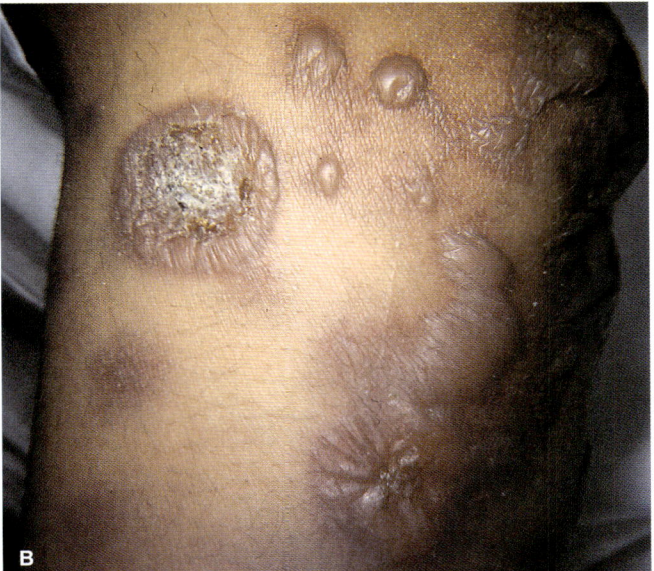

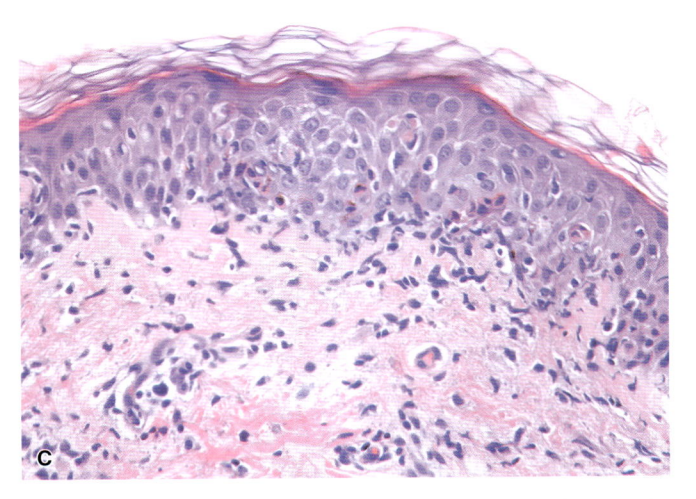

Figura 22.2 Eritema multiforme. **A.** Na pele menos pigmentada, placas eritematosas "em forma de alvo" e bem demarcadas são a marca registrada do eritema multiforme. **B.** Na pele com pigmentação mais escura, as lesões podem parecer hiperpigmentadas e apresentar áreas centrais cinza-prateadas. **C.** As lesões iniciais mostram linfócitos ao longo da junção dermoepidérmica (dermatite de interface) associados a queratinócitos apoptóticos dispersos, marcados por núcleos escuros e contraídos e citoplasma eosinofílico. (**B.** De Immunity and Immunologic Oral Lesions, in Oral Pathology for the Dental Hygienists, with General Pathology Introductions, Peters SM e Ibsen OAC, eds., Elsevier, 2023.)

psoríase a polimorfismos em *loci* de HLA e genes que codificam as proteínas envolvidas na imunidade adaptativa, na sinalização do TNF e na função de barreira da pele. Vários *loci* também estão associados ao desenvolvimento de artrite psoriática, uma complicação mais grave dessa doença observada em até 10% dos pacientes.

Morfologia

Nos indivíduos de pele clara, a lesão típica é uma **placa de coloração rosa a salmão coberta por escamas branco-prateadas pouco aderentes** bem demarcada (Figura 22.3 A). Nos pacientes de pele mais escura, as placas variam de **coloração salmão a hiperpigmentadas e demonstram escamas acinzentadas** (Figura 22.3 B). Há um acentuado espessamento epidérmico **(acantose)** com alongamento regular descendente das cristas interpapilares (Figura 22.3 C). O padrão desse crescimento descendente foi comparado a **"tubos de ensaio em uma prateleira".** O aumento da renovação das células epidérmicas e a falta de maturação resultam na **perda do estrato granuloso** e em **extensas escamas paraqueratóticas**. Também são observados o afinamento da camada de células epidérmicas sobre as pontas das papilas dérmicas e vasos sanguíneos dilatados e tortuosos dentro das papilas. Esses vasos sangram quando a escama é removida, dando origem a várias regiões de sangramento pontuais **(sinal de Auspitz)**. Os neutrófilos formam pequenos agregados tanto na epiderme superficial espongiótica **(pústula espongiforme de Kogoj)** quanto no estrato córneo paraqueratótico **(microabscessos de Munro)**. Alterações semelhantes podem ser observadas nas infecções fúngicas superficiais, que devem ser excluídas com colorações especiais apropriadas.

Características clínicas. A psoríase afeta mais frequentemente a pele dos cotovelos, dos joelhos, do couro cabeludo posterior, das áreas lombossacrais, da fenda interglútea, da glande do pênis e da vulva. As alterações nas unhas dos dedos das mãos e dos pés ocorrem em 30% dos casos. Na maioria dos casos, a psoríase é leve e limitada em sua distribuição, mas em outros é generalizada e grave. O objetivo do tratamento é evitar a liberação ou a ação de mediadores inflamatórios. A doença leve é tratada topicamente com pomadas contendo corticosteroides ou outros agentes imunomoduladores, enquanto a doença mais grave é tratada com fototerapia (que tem efeitos imunossupressores) e agentes imunossupressores que bloqueiam a função do TNF ou as respostas imunes Th17.

Líquen plano

"Pápulas e placas pruriginosas, arroxeadas, poligonais e planas" são os termos que descrevem esse distúrbio da pele e da mucosa escamosa. As lesões podem resultar de uma resposta citotóxica mediada por células T CD8+ a antígenos desconhecidos expressos por queratinócitos basais ou depositados na junção dermoepidérmica.

Morfologia

As lesões cutâneas do líquen plano consistem em **pápulas pruriginosas, arroxeadas e de topo plano** que podem coalescer focalmente para formar placas (Figura 22.4 A). Essas pápulas são destacadas por pontos ou linhas brancas denominadas **estrias de Wickham**. A hiperpigmentação pode resultar da perda de melanina na derme a partir de queratinócitos danificados. Microscopicamente, o líquen plano é uma **dermatite de interface** prototípica, assim chamada porque a inflamação e as lesões estão concentradas na interface do epitélio escamoso com a derme papilar. Há um infiltrado denso e contínuo de linfócitos ao longo da junção dermoepidérmica (Figura 22.4 B). Os linfócitos estão intimamente associados aos queratinócitos basais, que frequentemente se atrofiam ou se tornam necróticos. Talvez como

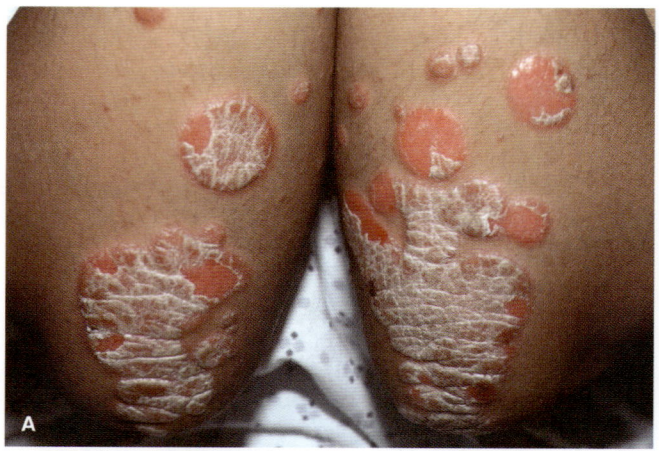

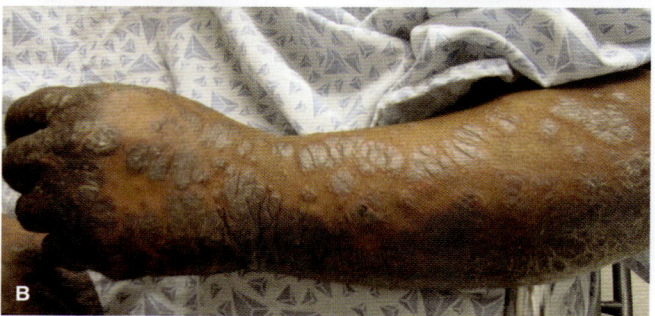

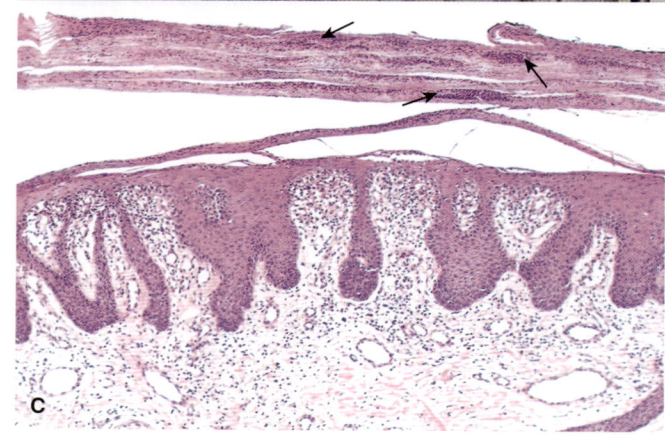

Figura 22.3 Psoríase crônica. **A.** Placas psoriáticas eritematosas cobertas por escamas branco-prateadas em indivíduo de pele mais clara. **B.** Nos pacientes de pele mais escura, as placas variam de coloração salmão a hiperpigmentadas, e geralmente apresentam escamas acinzentadas. **C.** O exame microscópico mostra acentuada hiperplasia epidérmica, extensão descendente das cristas interpapilares (hiperplasia psoriasiforme) e proeminentes escamas paraqueratóticas com neutrófilos infiltrantes (*microabscessos de Munro, setas*). (**B.** Cortesia da Dra. Sarah Wolfe, Department of Dermatology, Duke University Medical Center, Durham, Carolina do Norte.)

uma resposta ao dano, as células basais assumem a aparência das células mais maduras do estrato espinhoso ("escamação"). Esse padrão de inflamação faz com que a interface dermoepidérmica assuma um contorno angulado e em zigue-zague **(dente de serra)**. São vistas na derme papilar inflamada células basais anucleadas e necróticas, que são chamadas corpos coloides ou **corpos de Civatte**. Embora essas alterações tenham algumas semelhanças com as do eritema multiforme (outro tipo de dermatite de interface, discutido anteriormente), o líquen plano apresenta alterações bem desenvolvidas de cronicidade, incluindo hiperplasia epidérmica, hipergranulose e hiperqueratose.

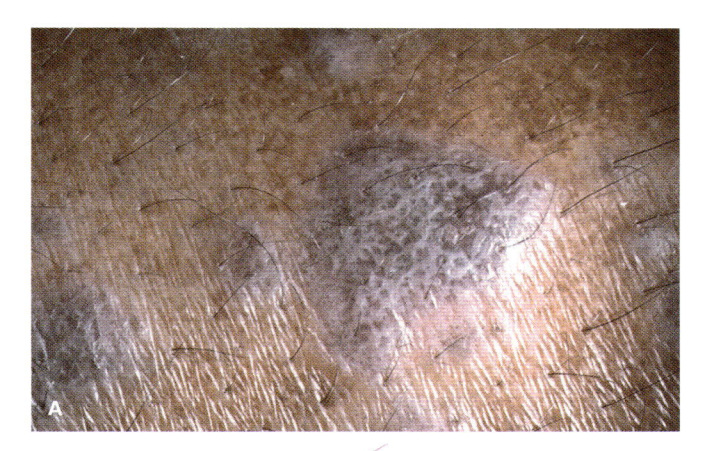

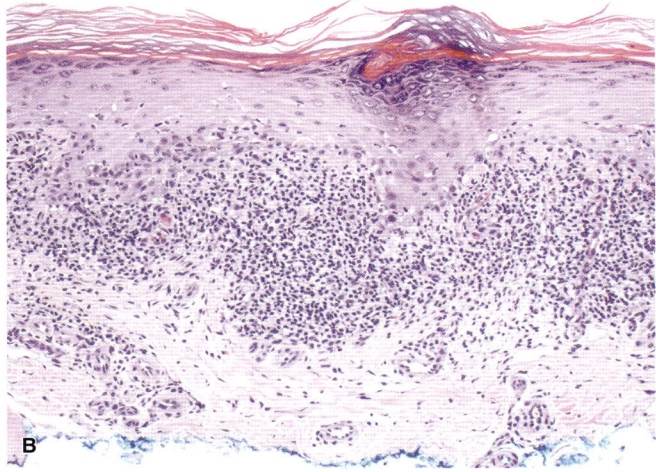

Figura 22.4 Líquen plano. **A.** Pápulas poligonais rosa-arroxeadas de topo plano com marcas brancas semelhantes a rendas, conhecidas como *estrias de Wickham*. **B.** O exame microscópico mostra um infiltrado de linfócitos em forma de faixa ao longo da junção dermoepidérmica, hiperqueratose, hipergranulose e cristas interpapilares pontiagudas ("dentes de serra"), que resultam de lesão crônica da camada de células basais.

Características clínicas. O líquen plano é um distúrbio incomum que geralmente se apresenta nos adultos de meia-idade. As lesões cutâneas são múltiplas e geralmente distribuídas simetricamente, principalmente nas extremidades, e ocorrem com frequência ao redor dos punhos e dos cotovelos, na vulva e na glande do pênis. Aproximadamente 70% dos casos também envolvem a mucosa oral, onde as lesões se manifestam como pápulas brancas com uma aparência reticulada ou de rede. As lesões cutâneas do líquen plano geralmente desaparecem espontaneamente dentro de 1 a 2 anos, mas as lesões orais podem persistir e ser de gravidade suficiente para interferir na ingestão de alimentos.

Líquen simples crônico

O líquen simples crônico se manifesta como aspereza da pele, que assume uma aparência que lembra liquens em uma árvore. Essa alteração é uma resposta a um trauma local repetitivo, geralmente o causado por fricção ou arranhões. Existem formas nodulares que são denominadas *prurigo nodular*. A patogênese do líquen simples crônico não está compreendida, mas o trauma induz a hiperplasia epitelial e eventual cicatrização dérmica.

> **Morfologia**
>
> O líquen simples crônico é caracterizado por **acantose, hiperqueratose** e **hipergranulose**. Também são observados alongamento das cristas interpapilares, fibrose da derme papilar e um infiltrado inflamatório dérmico crônico (Figura 22.5). É interessante notar que essas lesões são semelhantes em aparência à pele volar normal (palmas das mãos e plantas dos pés), na qual o espessamento da pele atua como uma adaptação ao repetitivo estresse mecânico.

Características clínicas. As lesões geralmente são placas escamosas elevadas, eritematosas ou hiperpigmentadas, e podem ser confundidas com neoplasias de queratinócitos. O líquen simples crônico pode se sobrepor e mascarar outra dermatose (geralmente pruriginosa). Portanto, é importante descartar uma causa subjacente e, ao mesmo tempo, reconhecer que a lesão pode estar totalmente relacionada com o trauma.

DERMATOSES INFECCIOSAS

Infecções bacterianas

Diversas infecções bacterianas ocorrem na pele. Elas variam de infecções superficiais, conhecidas como *impetigo*, até abscessos dérmicos mais profundos causados por bactérias como *Pseudomonas aeruginosa* que infectam ferimentos por punção. A patogênese é semelhante à das infecções microbianas em outros locais. Somente o impetigo será discutido aqui.

> **Morfologia**
>
> O impetigo é caracterizado por um acúmulo de neutrófilos sob o estrato córneo que frequentemente produz uma pústula subcorneana. Acompanham esses achados alterações epidérmicas reativas não específicas e inflamação dérmica superficial. Os cocos bacterianos na epiderme superficial podem ser demonstrados pela coloração de Gram.

Características clínicas. O *impetigo*, uma das infecções bacterianas mais comuns da pele, é observado principalmente nas crianças. O microrganismo causador, geralmente *Staphylococcus aureus* ou, menos

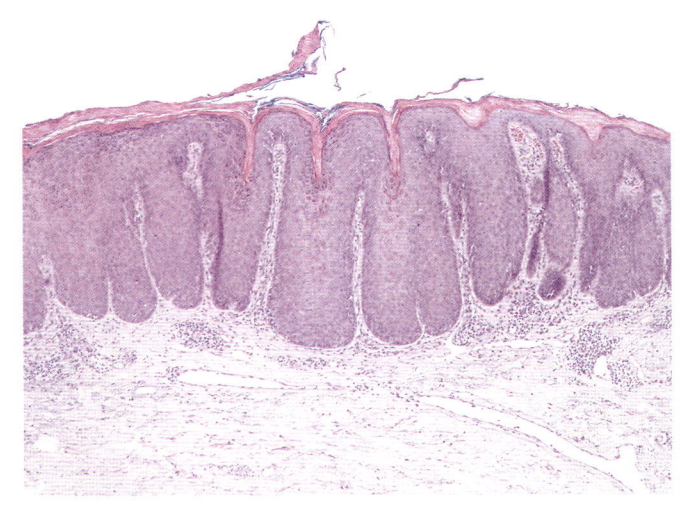

Figura 22.5 Líquen simples crônico. Observe as características acantose, hiperqueratose e hipergranulose. Fibrose dérmica superficial e ectasia vascular, ambas características comuns, também estão presentes.

comumente, *Streptococcus pyogenes*, é tipicamente adquirido por meio de contato direto com uma fonte. O impetigo muitas vezes se inicia como uma única mácula pequena, geralmente nas extremidades ou na face próximo ao nariz ou à boca, que rapidamente evolui para uma placa circular maior (Figura 22.6), geralmente com uma crosta de soro ressecado com coloração de mel. Os indivíduos colonizados por *S. aureus* ou *S. pyogenes* (geralmente nasal ou anal) têm maior probabilidade de serem afetados. Uma forma bolhosa menos comum de impetigo infantil pode imitar um distúrbio bolhoso autoimune.

Infecções fúngicas

As infecções fúngicas variam de infecções superficiais com *Tinea* ou *Candida* spp. até infecções potencialmente fatais por *Aspergillus* spp. em indivíduos imunocomprometidos. As infecções fúngicas podem ser superficiais (estrato córneo, cabelo e unhas), profundas (derme ou tecido subcutâneo) ou sistêmicas, sendo que o último tipo ocorre por disseminação hematogênica, geralmente em um paciente imunocomprometido.

> **Morfologia**
>
> A aparência histológica varia de acordo com o microrganismo e a resposta do hospedeiro. As infecções superficiais estão normalmente associadas a um infiltrado neutrofílico na epiderme. As infecções fúngicas profundas produzem maior dano tecidual e tendem a provocar uma resposta granulomatosa. O *Aspergillus* é frequentemente angioinvasivo. A coloração por ácido periódico de Schiff (PAS, do inglês *periodic acid-Schiff*) e a impregnação por prata metenamina de Gomori são úteis para identificar os microrganismos fúngicos.

Características clínicas. As infecções superficiais geralmente produzem máculas eritematosas a marrom-acinzentadas (dependendo do tipo de pele do paciente) com escamas superficiais e que podem ser pruriginosas. As infecções fúngicas superficiais às vezes têm uma aparência anular. No entanto, elas também podem induzir lesões que mimetizam dermatoses psoriasiformes ou eczematosas, de modo que é importante considerar a possibilidade de infecção fúngica quando essas condições estiverem no diagnóstico diferencial. As infecções mais profundas, como as observadas com *Aspergillus* spp., podem aparecer como nódulos ou placas eritematosas, arroxeadas ou hiperpigmentadas. Às vezes, essas lesões estão associadas a hemorragia ou ulceração local.

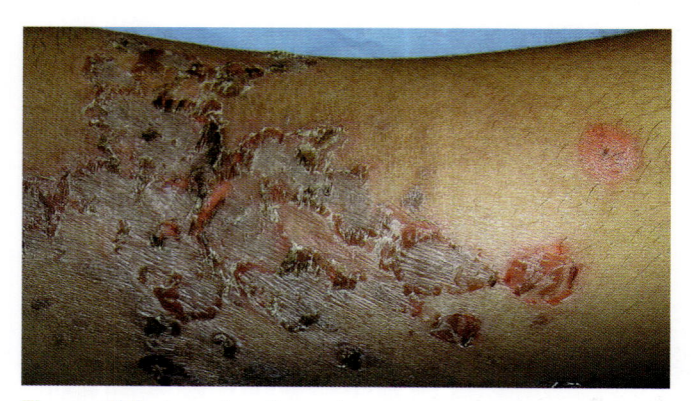

Figura 22.6 Impetigo. Braço de uma criança envolvido por uma infecção bacteriana superficial mostrando lesões eritematosas características com crostas de soro ressecado. (Cortesia da Dra. Angela Wyatt, Bellaire, Texas.)

Verrugas

As verrugas são lesões proliferativas de células epiteliais escamosas causadas pelo papilomavírus humano (HPV, do inglês *human papillomavirus*). Elas são mais comuns nas crianças e nos adolescentes, mas podem ser encontradas em qualquer faixa etária. A infecção pelo HPV geralmente decorre do contato direto com um indivíduo infectado. As verrugas geralmente são autolimitantes e, na maioria das vezes, regridem espontaneamente em um período de 6 meses a 2 anos.

Patogênese. Enquanto alguns membros da família do HPV estão associados a cânceres pré-neoplásicos e invasivos da orofaringe e da região anogenital (Capítulos 6, 13, 16 e 17), as verrugas cutâneas são causadas principalmente por subtipos de HPV de baixo risco que não têm potencial de transformação. Assim como o HPV de alto risco, os vírus de baixo risco expressam as oncoproteínas virais E6 e E7 que levam ao crescimento desregulado das células epidérmicas e ao aumento da sobrevivência. A variação estrutural nas proteínas E6 e E7 que afetam suas interações com as proteínas do hospedeiro explica por que os vírus de baixo risco causam verrugas em vez de câncer. Como o crescimento das verrugas normalmente é interrompido pela resposta imunológica, a imunodeficiência está associada a verrugas maiores e mais numerosas.

> **Morfologia**
>
> As verrugas são diferenciadas com base em sua aparência macroscópica e localização, e geralmente são causadas por subtipos distintos de HPV. A **verruga vulgar** (Figura 22.7 A), o tipo mais comum, pode ocorrer em qualquer local, mas é encontrada com mais frequência nas mãos, principalmente nas superfícies dorsais e nas áreas periungueais. Nas peles mais claras, aparece como uma pápula branco-acinzentada a cinza-acastanhada, plana a convexa de 0,1 a 1 cm e com uma superfície áspera e semelhante a seixos. Já nas peles mais escuras, pode parecer hiperpigmentada (Figura 22.7 B). A **verruga plana** é comum na face ou na superfície dorsal das mãos, onde aparece como máculas planas, lisas, bronzeadas ou marrom-escuras. A **verruga plantar** e a **verruga palmar** ocorrem nas plantas dos pés e nas palmas das mãos, respectivamente. Essas lesões ásperas e escamosas podem atingir de 1 a 2 cm de diâmetro e podem coalescer para formar uma superfície que pode ser confundida com calos comuns. O **condiloma acuminado** (verruga genital) ocorre no pênis, na genitália feminina, na uretra e nas áreas perianais (Capítulos 16 e 17). As características histológicas comuns às verrugas incluem hiperplasia epidérmica (a chamada **hiperplasia epidérmica verrucosa** ou **papilomatosa**) (Figura 22.7 C) e vacuolização citoplasmática **(coilocitose)**, que envolve preferencialmente as camadas epidérmicas mais superficiais e produz halos pálidos circunjacentes aos núcleos das células infectadas. As células da lesão também contêm proeminentes grânulos de querato-hialina e agregados de proteína citoplasmática eosinofílica como resultado da maturação escamosa prejudicada (Figura 22.7 D).

DISTÚRBIOS BOLHOSOS (BOLHAS)

Embora vesículas e bolhas ocorram como fenômenos secundários em várias condições não relacionadas (p. ex., infecção por herpes-vírus, dermatite espongiótica), há um grupo de distúrbios em que as bolhas são a característica principal e mais distintiva. A formação de bolhas nessas doenças tende a ocorrer em níveis específicos dentro da pele, uma distinção morfológica que é fundamental para o diagnóstico (Figura 22.8).

Pênfigo vulgar e pênfigo foliáceo

O pênfigo é um distúrbio autoimune raro de formação de bolhas resultante da perda de junções intercelulares normais na epiderme e no epitélio escamoso da mucosa. Há três variantes principais:

- Pênfigo vulgar (o tipo mais comum)
- Pênfigo foliáceo
- Pênfigo paraneoplásico.

A última entidade está associada à malignidade interna e não será discutida aqui.

Patogênese. O pênfigo vulgar e o pênfigo foliáceo são doenças autoimunes causadas por reações de hipersensibilidade mediadas por anticorpos (tipo II) (Capítulo 5). Os anticorpos patogênicos são autoanticorpos IgG que se ligam às proteínas desmossômicas intercelulares (desmogleína tipos 1 e 3) encontradas na pele e nas membranas mucosas. Os anticorpos comprometem a função adesiva intercelular dos desmossomos e também podem ativar proteases intercelulares. A localização das bolhas na epiderme é determinada em parte pela distribuição das proteínas desmogleínas (DSG) e pela especificidade dos autoanticorpos, embora outros fatores desconhecidos também pareçam influenciar os fenótipos clínicos. Por imunofluorescência direta, as lesões mostram um característico *padrão em forma de rede de pesca* de depósitos intercelulares de IgG (Figura 22.9). Como em muitas outras doenças autoimunes, o pênfigo está associado a alelos HLA específicos.

> ### Morfologia
>
> O denominador histológico comum em todas as formas de pênfigo é a **acantólise**, a perda das junções adesivas intercelulares que normalmente unem as células epiteliais escamosas vizinhas. O **pênfigo vulgar**, que é causado por anticorpos contra DSG1 e DSG3, envolve tanto a mucosa quanto a pele, especialmente no couro cabeludo, na face, na axila, na virilha, no tronco e nos pontos de pressão. As lesões consistem em vesículas e bolhas flácidas superficiais que se rompem facilmente, deixando erosões profundas e muitas vezes extensas cobertas por uma crosta de soro (Figura 22.10 A). No pênfigo vulgar, a acantólise envolve seletivamente a camada de células imediatamente acima da camada de células basais, dando origem a uma bolha acantolítica suprabasal (Figura 22.10 B). O **pênfigo foliáceo**, que é causado por anticorpos contra DSG1 apenas, é uma forma rara e mais branda de pênfigo. Resulta em bolhas que se limitam principalmente à pele com envolvimento pouco frequente das membranas mucosas. As bolhas nesse distúrbio são superficiais e o eritema e a formação de crostas nas bolhas rompidas são mais limitados (Figura 22.11 A). No pênfigo foliáceo, a acantólise envolve seletivamente a epiderme superficial no nível do estrato granuloso, resultando em bolhas subcórneas (Figura 22.11 B).

Características clínicas. O pênfigo vulgar é uma doença rara que ocorre mais comumente nos adultos mais velhos e mais frequentemente nas mulheres do que nos homens. As lesões são dolorosas, principalmente quando rompidas, e frequentemente causam infecções secundárias. A maioria dos pacientes afetados apresenta envolvimento orofaríngeo em algum momento de seu curso. A base do tratamento é a terapia imunossupressora, às vezes por toda a vida.

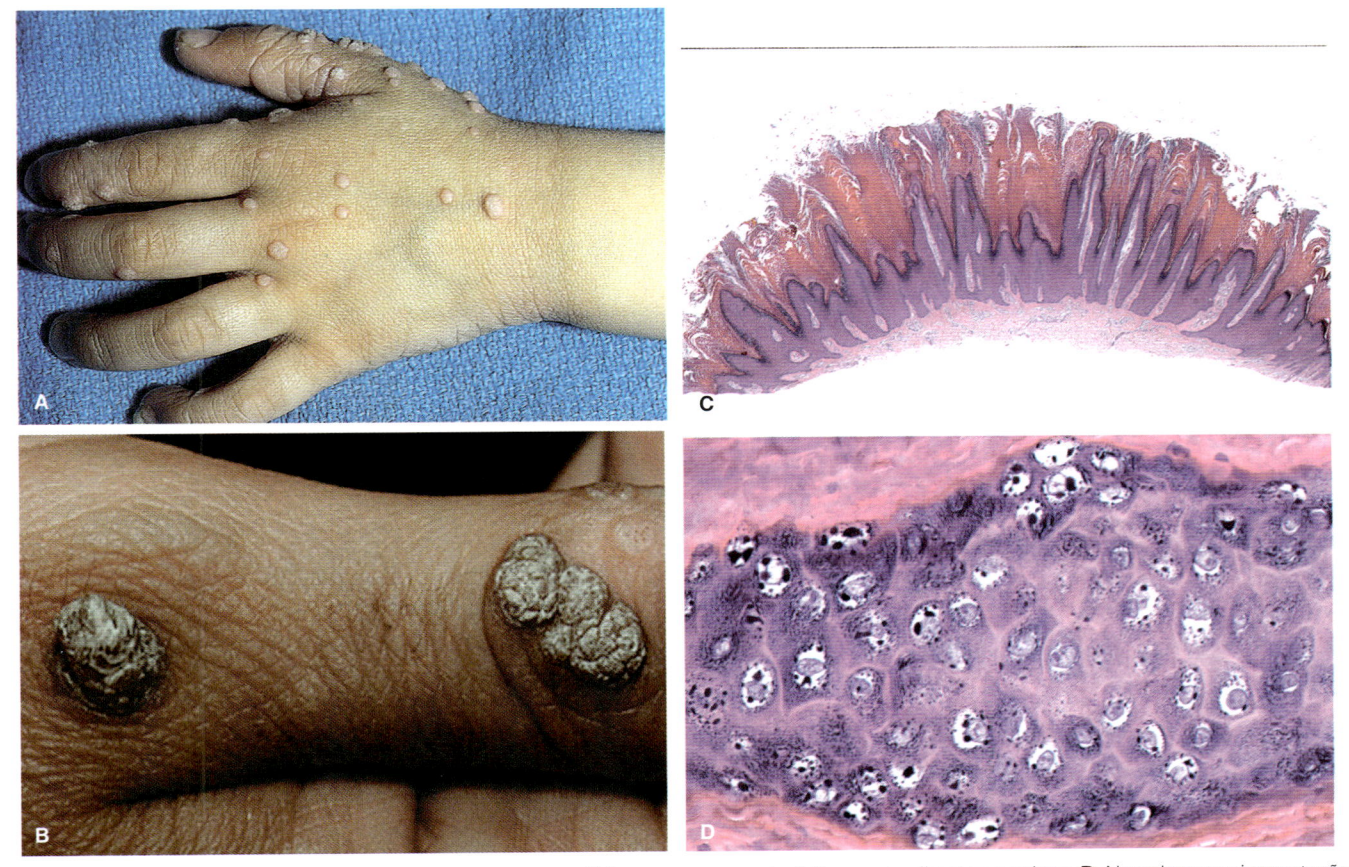

Figura 22.7 Verruga vulgar. **A.** Múltiplas verrugas com superfícies rugosas características, semelhantes a seixos. **B.** Na pele com pigmentação mais escura, as verrugas geralmente parecem hiperpigmentadas. **C.** Microscopicamente, as verrugas comuns contêm zonas de proliferação epidérmica papilar que, frequentemente, irradiam simetricamente como as pontas de uma coroa. **D.** Em maior aumento, são observados palidez ou halos ao redor dos núcleos, grânulos de querato-hialina proeminentes e alterações citopáticas relacionadas. (B. De Plastic Surgery Key, https://plasticsurgerykey.com/27-viral-diseases-of-skin-and-mucosa/.)

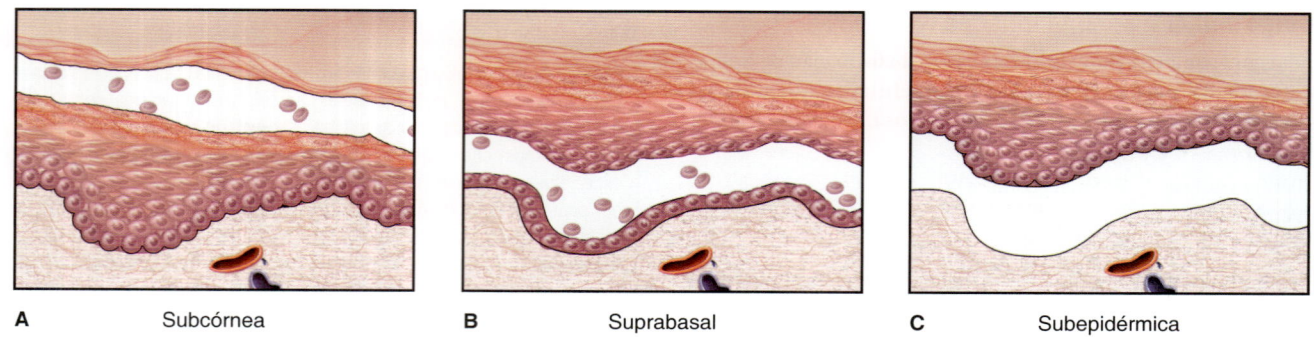

Figura 22.8 Níveis de formação de bolhas. **A.** Bolha subcórnea (como no pênfigo foliáceo). **B.** Bolha suprabasal (como no pênfigo vulgar). **C.** Bolha subepidérmica (como no penfigoide bolhoso ou na dermatite herpetiforme).

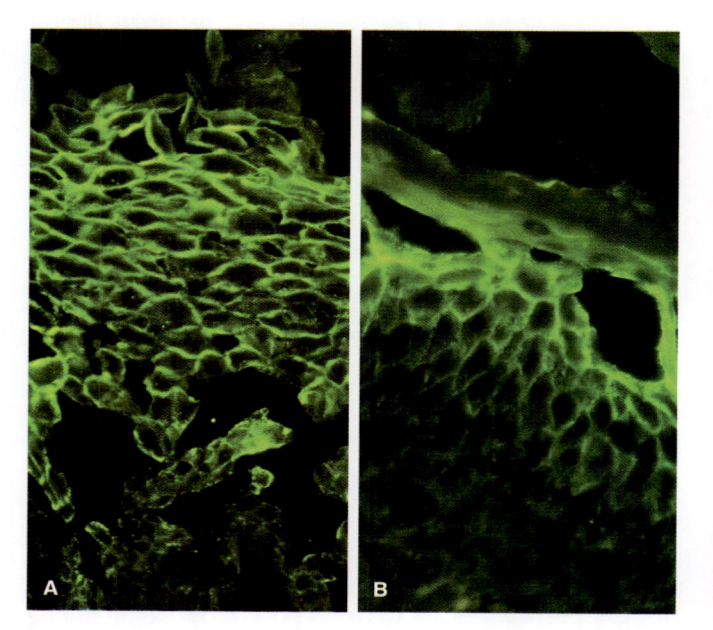

Figura 22.9 Achados de imunofluorescência direta no pênfigo. **A.** Pênfigo vulgar. Observe a deposição uniforme de imunoglobulina (*verde*) ao longo das membranas celulares dos queratinócitos em um padrão característico de "rede de pesca". **B.** Pênfigo foliáceo. Os depósitos de imunoglobulina estão confinados às camadas superficiais da epiderme.

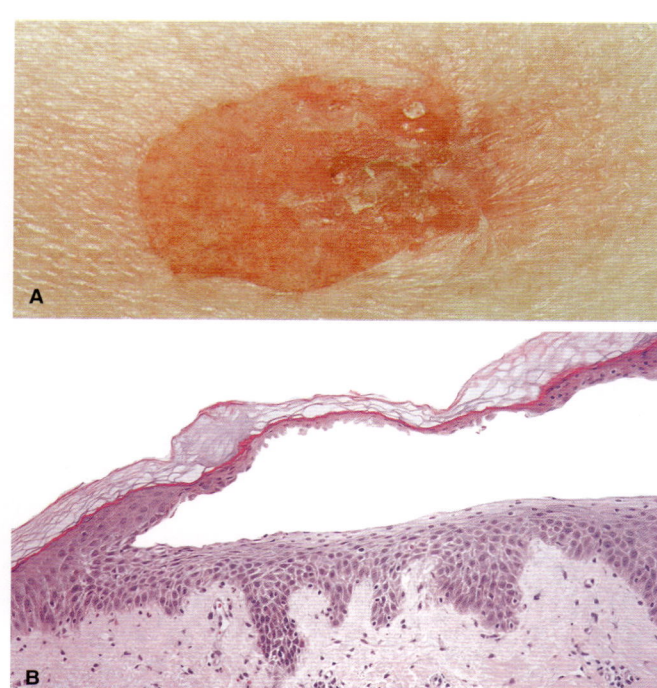

Figura 22.11 Pênfigo foliáceo. **A.** Uma bolha típica, mais superficial que as observadas no pênfigo vulgar. **B.** Aparência microscópica de uma bolha subcórnea característica.

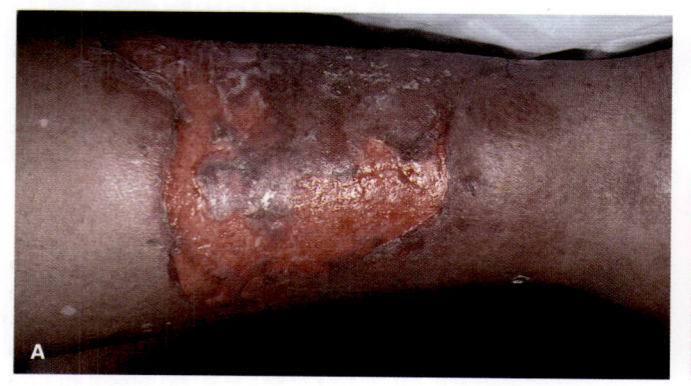

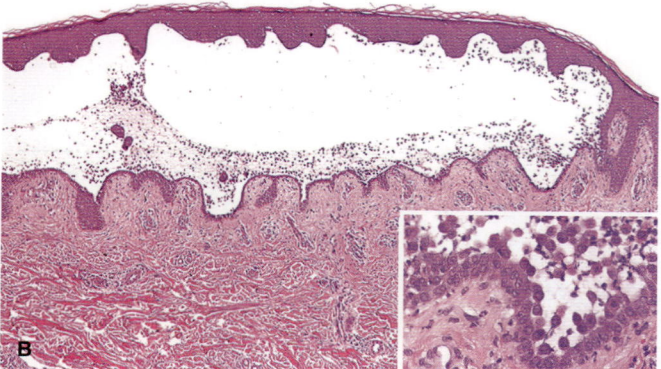

Figura 22.10 Pênfigo vulgar. **A.** Uma erosão na perna decorrente da coalescência de um grupo de bolhas "rompidas". **B.** Bolha intraepidérmica suprabasal na cual os queratinócitos arredondados e dissociados (acantolíticos) são abundantes (*detalhe*).

Penfigoide bolhoso

O penfigoide bolhoso é outra doença bolhosa adquirida bem característica com base autoimune.

Patogênese. **A formação de bolhas no penfigoide bolhoso é desencadeada pela deposição de anticorpos IgG autorreativos e sistema complemento na membrana basal epidérmica** (Figura 22.12 A). O penfigoide bolhoso é causado por autoanticorpos que se ligam às proteínas necessárias para a adesão dos queratinócitos basais à membrana basal. A maior parte da deposição de anticorpos ocorre em um padrão linear contínuo na junção dermoepidérmica (Figura 22.12 A), onde estruturas especializadas chamadas hemidesmossomos ligam os queratinócitos basais à membrana basal subjacente. Os chamados antígenos do penfigoide bolhoso (BPAGs, do inglês *bullous pemphigoid antigens*) são componentes dos hemidesmossomos. Foi comprovado que os anticorpos contra um desses componentes, chamado BPAG2 (colágeno tipo XVII), causam formação de bolhas (Figura 22.12 B). A ligação de anticorpos patogênicos também leva ao recrutamento de neutrófilos e eosinófilos (Figura 22.12 C). O penfigoide bolhoso e o pênfigo vulgar são, portanto, causados por mecanismos patogênicos semelhantes, mas diferem em sua apresentação clínica e seu curso devido às diferenças na localização do antígeno-alvo (hemidesmossomos no penfigoide bolhoso, desmossomos no pênfigo).

> ### Morfologia
>
> O penfigoide bolhoso está associado a **bolhas subepidérmicas** tensas e preenchidas com um líquido claro (Figura 22.12 B). A epiderme sobrejacente caracteristicamente não apresenta acantólise. As lesões iniciais mostram um número variável de eosinófilos na junção dermoepidérmica, alguns poucos neutrófilos, edema dérmico superficial e vacuolização da camada de células basais. A camada de células basais vacuolizadas eventualmente dá origem a uma bolha cheia de líquido (Figura 22.12 C). A superfície da bolha consiste em epiderme de espessura total com junções intercelulares intactas, uma distinção fundamental das bolhas observadas no pênfigo.

Características clínicas. As lesões do penfigoide bolhoso não se rompem tão prontamente quanto no pênfigo e, se não forem complicadas por infecção, se curam sem deixar cicatrizes. O prurido é uma característica proeminente. A doença tende a seguir um curso de remissão e recidiva e responde a agentes imunossupressores tópicos ou sistêmicos. O penfigoide gestacional (também conhecido como *herpes gestacional*, um termo equivocado, pois não há etiologia viral) é um subtipo clinicamente distinto que aparece repentinamente durante o segundo ou o terceiro trimestre da gravidez. O penfigoide gestacional tipicamente se resolve após o parto, mas pode reaparecer em gestações subsequentes.

Dermatite herpetiforme

A dermatite herpetiforme é um distúrbio autoimune com formação de bolhas associado à sensibilidade ao glúten e caracterizado por vesículas e pápulas agrupadas extremamente pruriginosas. A doença afeta predominantemente os homens, geralmente na terceira e na quarta décadas de vida. Até 80% dos casos estão associados à doença celíaca, mas apenas uma pequena fração dos pacientes com doença celíaca desenvolve dermatite herpetiforme. Assim como a doença celíaca, a dermatite herpetiforme responde a uma dieta sem glúten.

Patogênese. **Na dermatite herpetiforme, os indivíduos geneticamente predispostos desenvolvem anticorpos IgA contra a gliadina da dieta (uma proteína derivada do glúten do trigo), bem como**

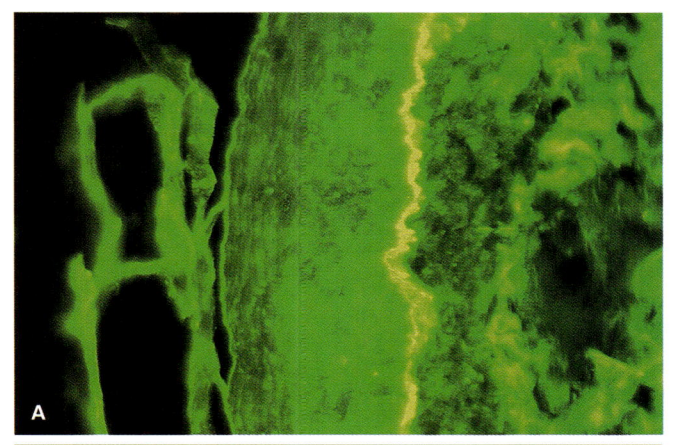

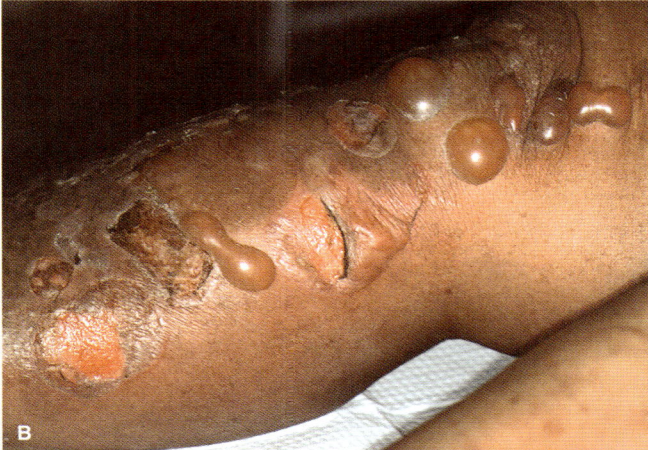

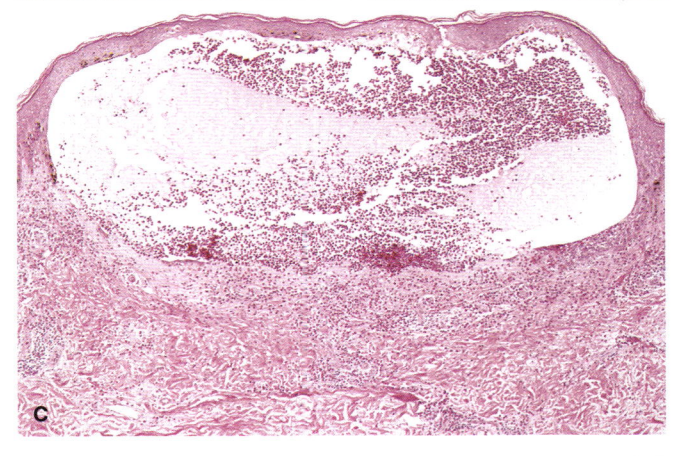

Figura 22.12 Penfigoide bolhoso. **A.** Deposição de anticorpo IgG (detectado por imunofluorescência direta) na membrana basal subepidérmica (a epiderme está no ado esquerdo da banda fluorescente). **B.** Aparência macroscópica das características bolhas tensas e cheias de líquido. **C.** Vesícula subepicérmica com infiltrado inflamatório rico em eosinófilos. (**C.** Cortesia do Dr. Victor G. Prieto, Houston, Texas.)

autoanticorpos IgA que reagem de forma cruzada com o endomísio e as transglutaminases teciduais, incluindo a transglutaminase epidérmica expressa pelos queratinócitos (Capítulo 13). Por imunofluorescência direta, a pele mostra depósitos descontínuos e granulares de IgA localizados seletivamente nas pontas das papilas dérmicas (Figura 22.13 A) devido à ligação dos anticorpos IgA às fibrilas que conectam os hemidesmossomos à derme. A lesão e a inflamação resultantes produzem uma bolha subepidérmica.

> **Morfologia**
>
> As vesículas e as erosões da dermatite herpetiforme são bilaterais, simétricas e agrupadas, eritematosas ou hiperpigmentadas, e envolvem preferencialmente as superfícies extensoras, os cotovelos, os joelhos, o dorso superior e as nádegas (Figura 22.13 B e C). Dependendo da cor da pele do paciente, as lesões podem ser eritematosas ou hiperpigmentadas e neutrófilos se acumulam seletivamente nas pontas das papilas dérmicas, formando pequenos **microabscessos** (Figura 22.13 D). As células basais sobrepostas a esses microabscessos apresentam vacuolização e acabam se dissociando da membrana basal, o que permite a formação de **bolhas subepidérmicas**.

TUMORES DA PELE

Lesões epiteliais benignas e pré-malignas

As neoplasias epiteliais benignas são comuns e surgem de células-tronco que residem na epiderme e nos folículos capilares. Esses tumores apresentam crescimento limitado e geralmente não sofrem transformação maligna.

Queratose seborreica

Esse tumor epidérmico pigmentado comum ocorre mais frequentemente em indivíduos de meia-idade ou mais velhos. Envolve preferencialmente o tronco, embora as extremidades, a cabeça e o pescoço também possam ser locais atingidos. Nos indivíduos de pele mais escura, uma variante da queratose seborreica chamada *dermatose papulosa nigra* manifesta-se como múltiplas pequenas pápulas hiperpigmentadas, que tipicamente ocorrem na face e no pescoço.

As queratoses seborreicas são causadas por mutações ativadoras adquiridas em vias de sinalização de fatores de crescimento. Uma fração significativa desses tumores abriga mutações ativadoras no receptor 3 do fator de crescimento de fibroblastos (FGFR3, do inglês *fibroblast growth factor receptor 3*), que exerce atividade de tirosina quinase que estimula o RAS e a via PI3K/AKT, enquanto outros tumores apresentam mutações ativadoras em componentes da via a jusante, como RAS e PI3K. Com exceção das preocupações estéticas, as queratoses seborreicas e a dermatose papulosa nigra geralmente têm pouca importância clínica. Entretanto, em alguns poucos pacientes centenas de queratoses seborreicas aparecem repentinamente como uma síndrome paraneoplásica (*sinal de Leser-Trelat*). Os indivíduos com essa apresentação podem abrigar malignidades internas, mais comumente carcinomas do sistema gastrintestinal, que produzem fatores de crescimento que estimulam a proliferação de queratoses seborreicas.

Figura 22.13 Dermatite herpetiforme. **A.** Característica deposição seletiva de autoanticorpo IgA nas pontas das papilas dérmicas. **B** e **C.** As lesões consistem em bolhas eritematosas (**B**) ou hiperpigmentadas (**C**) intactas, erodidas (geralmente arranhadas) e frequentemente agrupadas (vistas aqui nos cotovelos e nos braços). **D.** Bolhas associadas à lesão da camada basal, causadas inicialmente pelo acúmulo de neutrófilos (microabscessos) nas pontas das papilas dérmicas. (**A.** Cortesia do Dr. Victor G. Prieto, Houston, Texas. **C.** De Dermatitis herpetiformis – Machona MS, Gupta M, Mudenda V, Ngalamika O. Dermatitis herpetiformis in an African woman. *Pan Afr Med J*. 2018 12 de junho;30:119. doi: 10.11604/pamj.2018.30.119.14012. PMID: 30364361; PMCID: PMC6195247.)

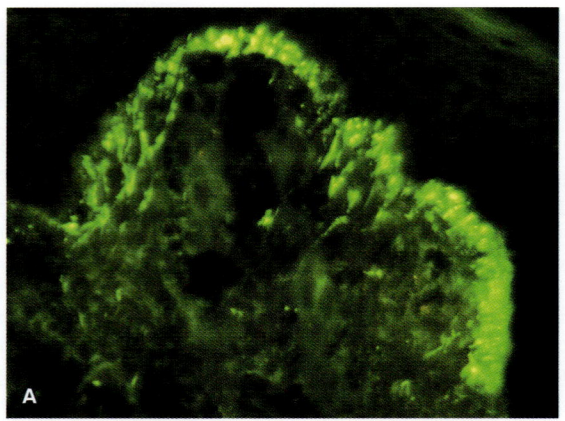

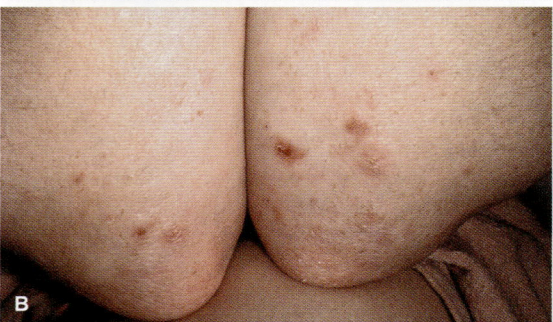

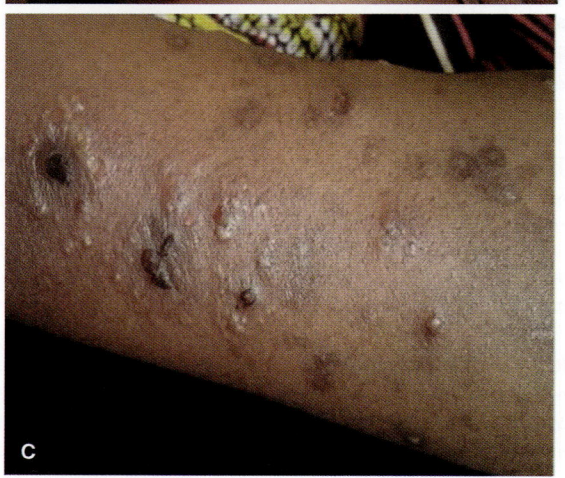

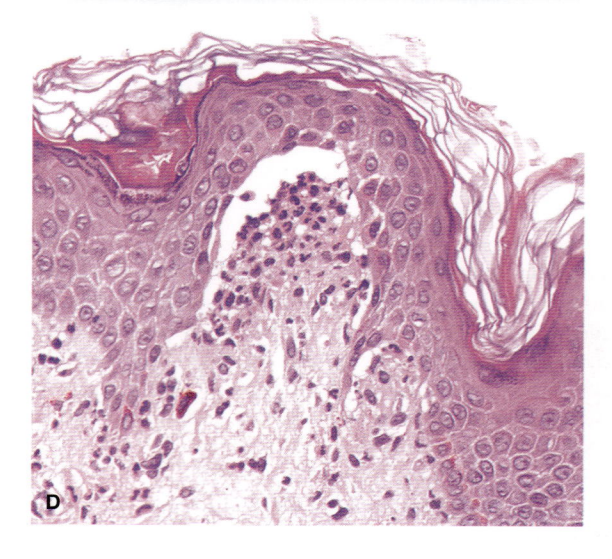

Morfologia

As queratoses seborreicas são **placas exofíticas semelhantes a moedas** que variam em diâmetro de milímetros a centímetros e aparentam estar **"grudadas"** (Figura 22.14, detalhe). Elas têm uma coloração que varia do acastanhado ao marrom-escuro e superfície de aparência aveludada a granular. Ocasionalmente, sua cor escura ou irregular é sugestiva de melanoma, o que leva à biopsia para uma avaliação posterior.

Microscopicamente, as queratoses seborreicas são compostas por placas monótonas de células pequenas que se assemelham às células basais da epiderme normal (ver Figura 22.14). A pigmentação variável de melanina está presente nessas células basaloides, o que explica a coloração marrom observada macroscopicamente. A hiperqueratose ocorre na superfície, e a presença de pequenos cistos preenchidos com queratina **(cistos córneos)** e o desdobramento dos queratinócitos da superfície na massa tumoral principal **(pseudocistos córneos)** são características marcantes. A dermatose papulosa nigra apresenta características semelhantes.

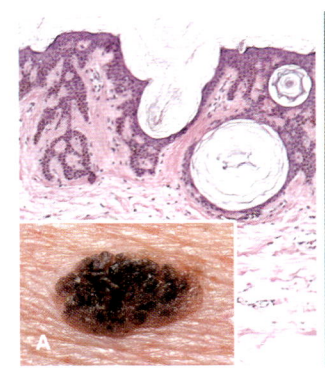

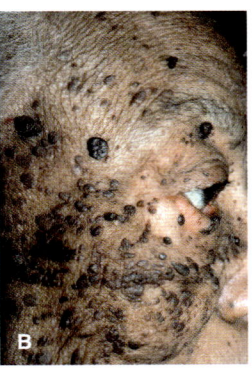

Figura 22.14 Queratose seborreica. **A.** Uma lesão característica, rugosa, marrom e cerosa que parece estar "grudada" na pele (detalhe). O exame microscópico mostra uma proliferação ordenada de queratinócitos basaloides uniformes que tendem a formar microcistos de queratina (cistos córneos). **B.** Nos indivíduos de pele mais escura, frequentemente as lesões são hiperpigmentadas e podem agrupar-se na face e no pescoço (dermatose papulosa nigra). (**B.** De Andrews' Diseases of the Skin, 13e, Elsevier, 2020, Figura 29.7.)

Queratose actínica

A queratose actínica é uma lesão pré-maligna causada por danos ao DNA induzidos por raios ultravioleta (UV) que está associada a mutações em *TP53* e em outros genes que estão frequentemente mutados no carcinoma de células escamosas da pele. Como essas lesões geralmente são resultado da exposição crônica à luz solar e estão associadas à hiperqueratose, elas são chamadas *actínicas* (relacionadas ao sol). A taxa de progressão para o carcinoma de células escamosas é pequena, pois varia de apenas 0,1 a 2,6% ao ano. A maioria regride ou permanece estável.

Características clínicas. As queratoses actínicas são muito comuns nos indivíduos de pele clara e sua incidência aumenta com a idade e a exposição ao sol. Como seria de se esperar, há uma predileção pela pele exposta ao sol como a região da face, dos braços e do dorso das mãos. Apesar do baixo risco de progressão maligna, as queratoses actínicas são frequentemente tratadas, seja para evitar a progressão ou por motivos estéticos. A erradicação local com crioterapia (congelamento superficial) ou agentes tópicos é eficaz e segura.

Tumores epidérmicos malignos

Carcinoma de células escamosas (espinocelular)

O carcinoma de células escamosas, também chamado carcinoma espinocelular, é um tumor comum que tipicamente surge em locais expostos ao sol nos adultos mais velhos e de pele mais clara. Esses tumores têm uma incidência maior nos homens do que nas mulheres.

Patogênese. **O carcinoma cutâneo de células escamosas é causado principalmente pela exposição à luz UV que causa danos generalizados ao DNA e cargas mutacionais extremamente altas**

Morfologia

As queratoses actínicas geralmente têm menos de 1 cm de diâmetro, são marrom-amareladas ou vermelhas e ásperas ao toque (Figura 22.15 A). Microscopicamente, as porções inferiores da epiderme apresentam **atipia citológica**, muitas vezes associada à hiperplasia basocelular (Figura 22.15 B) ou à atrofia e ao afinamento difuso da superfície epidérmica. A derme contém fibras elásticas azul-acinzentadas e espessadas (elastose solar), um resultado dos danos crônicos causados pelo sol. O estrato córneo está espessado e apresenta retenção anormal de núcleos (paraqueratose). Raramente, observa-se atipia epidérmica de espessura total; essas lesões são consideradas carcinomas de células escamosas (espinocelular) *in situ* (Figura 22.15 C).

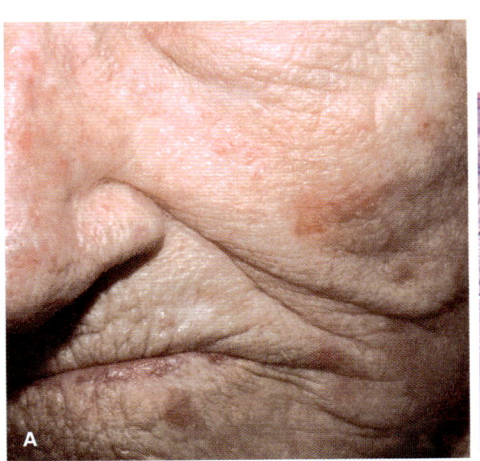

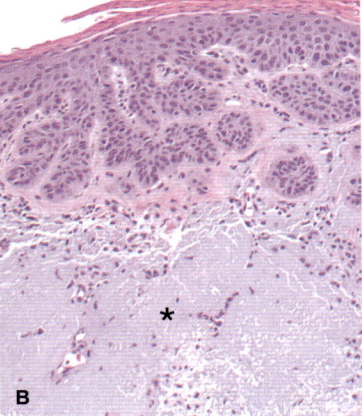

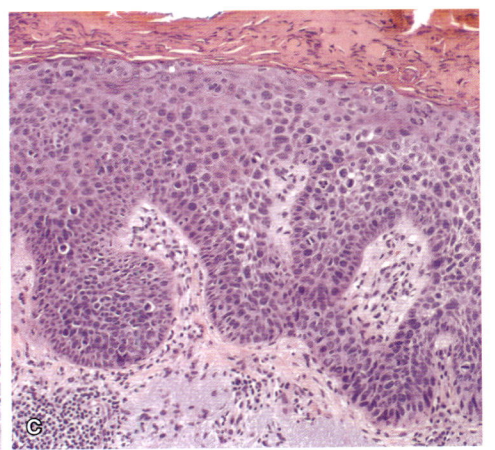

Figura 22.15 Queratose actínica. **A.** Lesões vermelhas e ásperas (semelhantes a uma lixa) devido ao excesso de escamas estão presentes na bochecha e no nariz. **B.** Atipia da camada basal (displasia) com botões epiteliais associados a acentuadas hiperqueratose, paraqueratose e elastose solar dérmica (asterisco). **C.** Lesão de carcinoma de células escamosas (espinocelular) *in situ* mostrando atipia epitelial de espessura total.

(Capítulo 6). Os pacientes com o raro distúrbio *xeroderma pigmentoso*, que bloqueia o reparo dos danos ao DNA induzidos pela luz UV, têm um risco excepcionalmente alto de desenvolver a doença. As mutações em *TP53* são comuns, assim como as mutações ativadoras em *RAS* e as mutações de perda de função nos genes que codificam os receptores Notch, os quais transmitem sinais que regulam a diferenciação ordenada dos epitélios escamosos normais.

A imunossupressão, principalmente nos receptores de transplante de órgãos, está associada a um aumento na incidência de carcinomas cutâneos de células escamosas, o que indica que a vigilância imunológica provavelmente tem um papel importante na limitação do desenvolvimento desse tumor. Outros fatores predisponentes incluem vírus oncogênicos do papiloma humano (na pele genital), carcinógenos industriais (alcatrões e óleos), úlceras crônicas que não cicatrizam, cicatrizes de queimaduras antigas, ingestão de arsênicos e radiação ionizante.

Morfologia

Os carcinomas de células escamosas *in situ* aparecem como **placas ou nódulos hiperqueratóticos** nitidamente definidos que variam de eritematosos a cor da pele; algumas lesões parecem surgir em associação com queratoses actínicas anteriores. Microscopicamente, o carcinoma de células escamosas *in situ* é caracterizado pela presença de células altamente atípicas em todos os níveis da epiderme e com aglomeração e desorganização nucleares. Os carcinomas de células escamosas invasivos mais avançados são lesões nodulares, geralmente escamosas, que podem ulcerar (Figura 22.16 A). Esses tumores apresentam graus variáveis de diferenciação, desde tumores com células dispostas em lóbulos ordenados que exibem extensa queratinização até neoplasias que consistem em células altamente anaplásicas com focos de necrose e queratinização defeituosa apenas de células individuais (disqueratose) (Figura 22.16 B).

Características clínicas. Os carcinomas cutâneos de células escamosas invasivos geralmente são descobertos enquanto são pequenos e facilmente ressecados. Aproximadamente 4% sofrerão metástase para os linfonodos regionais no momento do diagnóstico. A probabilidade de metástase está relacionada à espessura da lesão, ao grau de invasão subcutânea e à localização, e há maior risco associado às lesões próximas à orelha ou aos lábios. Os tumores que surgem de queratoses actínicas podem ser localmente agressivos, mas geralmente apresentam metástase somente após longos períodos de tempo, enquanto aqueles que surgem em cicatrizes de queimaduras, úlceras e pele não exposta ao sol geralmente se comportam de forma mais agressiva. Provavelmente devido à sua alta carga mutacional, os carcinomas cutâneos de células escamosas metastáticos são altamente responsivos à terapia com inibidores do ponto de controle imunológico, o que oferece esperança aos poucos pacientes que desenvolvem doença metastática.

Carcinoma de células basais (basocelular)

O carcinoma de células basais (ou basocelular) é um câncer comum, de crescimento lento, que raramente sofre metástase. Ele tende a ocorrer em locais de exposição crônica ao sol e nos indivíduos de pele mais clara.

Patogênese. A marca molecular do carcinoma de células basais são as mutações de perda de função em *PTCH1*, um gene supressor de tumor que regula negativamente a sinalização Hedgehog; portanto, os tumores apresentam uma ativação constitutiva da via Hedgehog. A ativação excessiva de Hedgehog, por sua vez, ativa uma série de genes a jusante implicados no crescimento e na sobrevivência

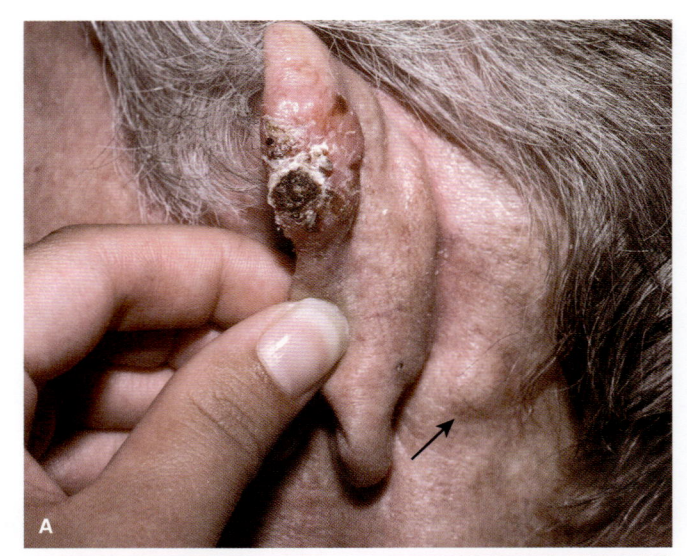

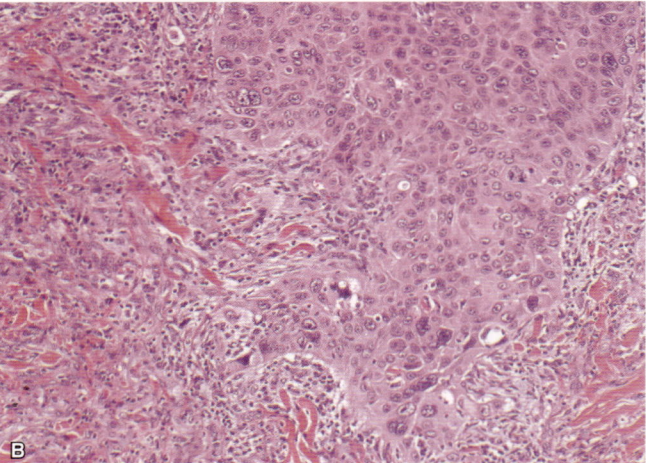

Figura 22.16 Carcinoma de células escamosas invasivo. **A.** Lesão nodular hiperqueratósica ocorrendo na orelha e associada a metástase para um linfonodo pós-auricular proeminente (*seta*). **B.** Tumor que invade o tecido dérmico frouxo como projeções irregulares de células escamosas atípicas exibindo acantólise.

das células e em outros fenótipos ligados à transformação maligna. No carcinoma basocelular esporádico, as mutações em *PTCH1* apresentam os sinais reveladores de danos ao DNA induzidos pela luz UV. O papel central do aumento da sinalização Hedgehog no carcinoma de células basais é enfatizado pela *síndrome de Gorlin*, um distúrbio autossômico dominante causado por defeitos hereditários em *PTCH1* que está associado ao carcinoma de células basais familiar, bem como ao aumento do risco de tumores odontogênicos queratocísticos (Capítulo 13) e de meduloblastoma (Capítulo 21). A via Hedgehog é um importante regulador do desenvolvimento embrionário e os pacientes com a síndrome de Gorlin também costumam apresentar anomalias de desenvolvimento sutis. As mutações adquiridas em *TP53* causadas por danos induzidos pela luz UV são comuns em tumores familiares e esporádicos.

Morfologia

Os carcinomas de células basais se manifestam como um nódulo ou uma pápula elevada com bordas irregulares ou enroladas, às vezes ulceradas, frequentemente com vasos sanguíneos subepidérmicos proeminentes e dilatados (**telangiectasia**) (Figura 22.17 A). Embora tipicamente eritematosos nos indivíduos de pele mais clara, alguns tumores, particularmente aqueles nos indivíduos de pele mais escura, contêm pigmento de melanina e podem ter uma aparência semelhante a nevos melanocíticos ou melanomas (Figura 22.17 B). Microscopicamente, as células tumorais se assemelham à camada de células basais epidérmicas normais ou aos elementos germinativos dos folículos pilosos. Como surgem apenas da epiderme ou do epitélio folicular, elas não são encontradas em superfícies mucosas. Dois padrões comuns são observados: **crescimentos multifocais superficiais** originados da epiderme; e **lesões nodulares**, que crescem de forma descendente na derme como cordões e ilhas de células variavelmente basofílicas com núcleos hipercromáticos embutidos em uma matriz estromal fibrótica ou mucinosa (Figura 22.17 C). Os núcleos das células tumorais se alinham na camada mais externa dos ninhos de células tumorais (padrão em "paliçada"), que tendem a se separar artificialmente do estroma subjacente em seções de tecido, criando uma fenda característica (Figura 22.17 D).

Características clínicas. Estima-se que mais de 1 milhão de carcinomas de células basais sejam tratados anualmente nos EUA. De longe, o fator de risco mais importante é a exposição cumulativa ao sol. O carcinoma de células basais é mais comum nas regiões quentes do sul dos EUA e sua incidência é 40 vezes maior em climas ensolarados próximos ao equador, como a Austrália, do que em locais do norte da Europa, por exemplo. Os tumores individuais geralmente são curados por excisão local, mas aproximadamente 40% dos pacientes desenvolvem um novo carcinoma de células basais dentro de 5 anos. As lesões avançadas podem ulcerar e, se o tumor for negligenciado, pode ocorrer uma extensa invasão local dos ossos ou dos seios faciais. As metástases são raras. Os inibidores da via Hedgehog são usados para tratar tumores localmente avançados ou metastáticos.

Proliferações melanocíticas

Nevos melanocíticos

Estritamente falando, o termo *nevo* denota qualquer lesão congênita da pele. O *nevo melanocítico*, entretanto, refere-se a uma neoplasia benigna congênita ou adquirida de melanócitos. Os nevos melanocíticos são mais comuns nos indivíduos de pele mais clara.

Patogênese. Os nevos melanocíticos são neoplasias benignas causadas por mutações somáticas de ganho de função em *BRAF* ou *RAS*. Os nevos são derivados de melanócitos, que são células produtoras de pigmento com projeções dendríticas que normalmente estão intercaladas entre os queratinócitos basais. Como discutido anteriormente, *BRAF* codifica uma serina/treonina quinase que se situa a jusante de RAS na via da quinase regulada extracelular (ERK, do inglês *extracellular regulated kinase*) (Capítulo 6). As evidências experimentais sugerem que a sinalização BRAF/RAS irrestrita inicialmente induz proliferação melanocítica seguida de senescência. Não está claro como esses efeitos opostos são coordenados, mas se acredita que o "freio" à proliferação proporcionado pela senescência explique por que pouquíssimos nevos se transformam em melanomas malignos. De fato, o crescimento e a migração das células do nevo da junção dermoepidérmica para a derme subjacente são acompanhados por alterações morfológicas que são compatíveis com a senescência celular (Figura 22.18). As células superficiais do nevo são maiores, tendem a produzir pigmento de melanina e crescem em ninhos; as células mais profundas do nevo são menores, produzem pouco ou nenhum pigmento e crescem em cordões ou células individuais. As células mais profundas do nevo têm contornos fusiformes e crescem em fascículos. Essa sequência de alterações morfológicas é de importância diagnóstica, pois está ausente nos melanomas.

> **Morfologia**
>
> Os nevos melanocíticos comuns são pápulas pequenas (5 mm ou menos de diâmetro) de cor castanho-amarelada, uniformemente pigmentadas, com bordas arredondadas e bem definidas (Figura 22.19 A). As lesões iniciais são compostas de células com núcleos redondos e uniformes, nucléolos discretos e pouca ou nenhuma atividade mitótica que crescem em "ninhos" na junção dermoepidérmica. Essas lesões em estágio inicial são chamadas de **nevos juncionais** (ver Figura 22.18). Eventualmente, a maioria dos nevos juncionais cresce na derme subjacente como ninhos ou cordões de células (**nevos compostos**), enquanto nas lesões mais antigas os ninhos epidérmicos podem se perder completamente, criando **nevos intradérmicos** (Figura 22.19 B).

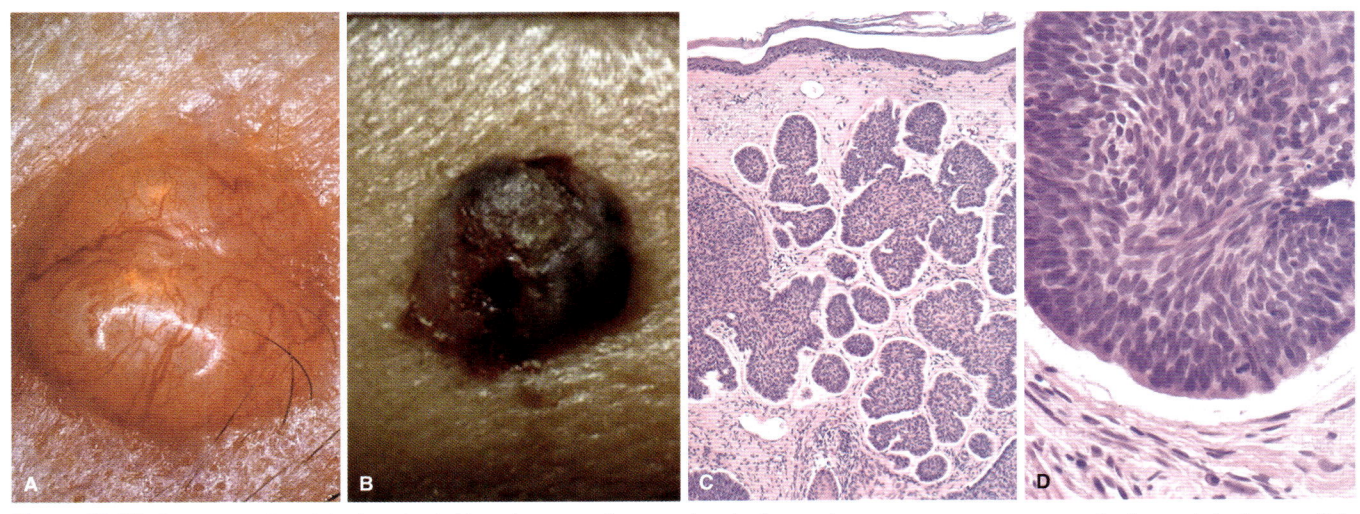

Figura 22.17 Carcinoma de células basais. **A.** Na pele pouco pigmentada, a lesão geralmente aparece como uma pápula perolada de superfície lisa com vasos telangiectásicos. **B.** Na pele mais pigmentada, a lesão geralmente aparece hiperpigmentada. **C.** O tumor é composto por ninhos de células basaloides infiltrando um estroma fibrótico. **D.** Células tumorais com citoplasma escasso e pequenos núcleos hipercromáticos que formam uma "paliçada" na parte externa do ninho. A fenda entre as células tumorais e o estroma é um artefato altamente característico do corte histológico. (**B.** Reproduzida com autorização de ©DermNet NZ www.dermnetnz.org 2022.)

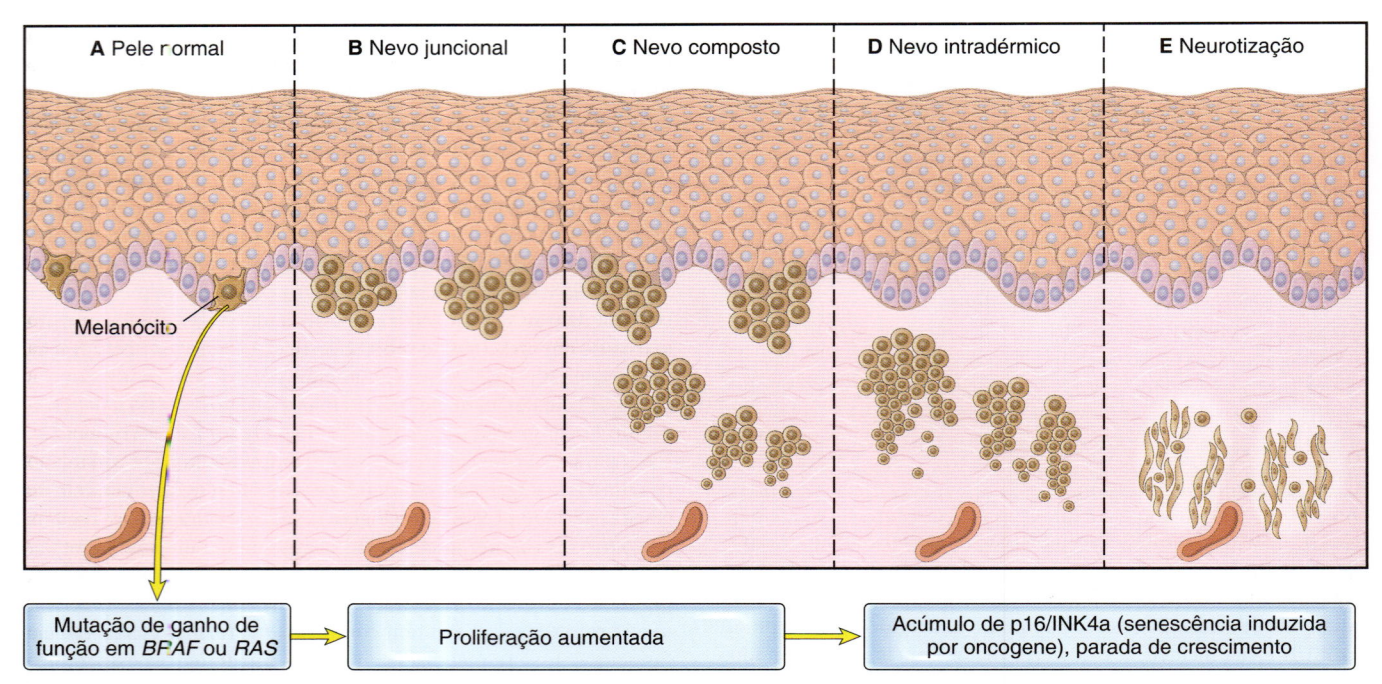

Figura 22.18 Etapas morfológicas e moleculares do desenvolvimento de nevos melanocíticos. **A.** A pele normal não envolvida por nevos mostra apenas melanócitos dispersos. **B.** Uma mutação ativadora em *BRAF* ou *RAS* impulsiona a proliferação de melanócitos juncionais, levando à formação de um nevo. **C.** Com o tempo, ninhos de melanócitos podem penetrar na derme e produzir um nevo composto. **D** e **E.** O acúmulo subsequente de moléculas supressoras de tumor p16 (também conhecida como INK4a) parece induzir a senescência, levando à parada permanente do crescimento e à "maturação" das células nevoides intradérmicas, um processo conhecido como "neurotização".

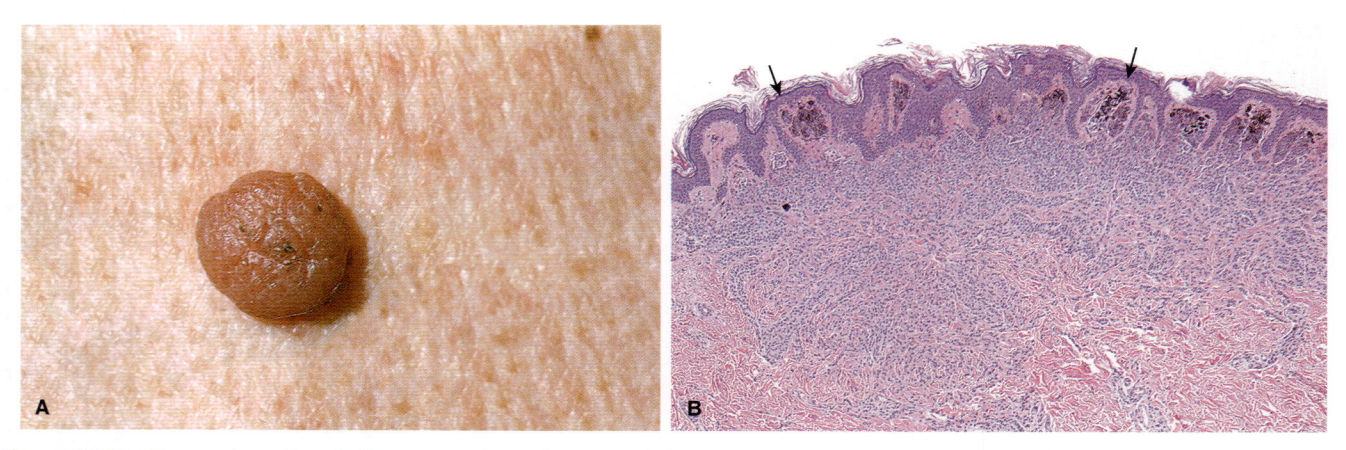

Figura 22.19 Nevo melanocítico. **A.** Os nevos melanocíticos são relativamente pequenos, simétricos e uniformemente pigmentados. **B.** Nevo composto contendo ninhos de melanócitos superficiais fortemente pigmentados (*setas*) e melanócitos dérmicos com pouco ou nenhum pigmento.

Características clínicas. Há vários tipos de nevos melanocíticos com aparências distintas. Embora essas lesões geralmente sejam apenas de interesse estético, elas podem causar irritação ou imitar um melanoma, o que exige sua remoção cirúrgica. Os nevos compostos e intradérmicos geralmente são mais elevados do que os nevos juncionais.

Nevos displásicos

Os nevos displásicos são mais comuns nos indivíduos de pele mais clara e podem ser esporádicos ou familiares. Esses últimos são importantes do ponto de vista clínico, pois identificam os indivíduos que têm um risco aumentado de desenvolverem melanoma. Assim como nos nevos melanocíticos convencionais, as mutações ativadoras em *RAS* ou *BRAF* são comumente encontradas nos nevos displásicos e se acredita que tenham um papel patogênico.

> **Morfologia**
>
> Os nevos displásicos são maiores do que a maioria dos nevos adquiridos (geralmente mais de 5 mm de diâmetro) e também são numerosos, podendo chegar a centenas (Figura 22.20 A). São máculas planas a placas levemente elevadas com uma superfície de "seixos". Em geral, apresentam pigmentação variável (variegação) e bordas irregulares (Figura 22.20 A, *detalhe*).
>
> Microscopicamente, os nevos displásicos são, em sua maioria, nevos compostos que apresentam evidências arquitetônicas e citológicas de crescimento anormal. Os ninhos de células do nevo dentro da epiderme podem estar aumentados e apresentar fusão ou coalescência anormais com ninhos adjacentes (pontes). Como parte desse processo, células individuais do nevo começam a substituir a camada normal de células basais ao longo da junção dermoepidérmica, produzindo a chamada **"hiperplasia lentiginosa"**.

É frequentemente observada uma atipia citológica que consiste em contornos nucleares irregulares e muitas vezes angulados e em hipercromasia. Também ocorrem alterações associadas na derme superficial. Elas consistem em um infiltrado linfocitário esparso, liberação de pigmento de melanina que é fagocitado por macrófagos dérmicos (incontinência pigmentar) e fibrose linear ao redor de ninhos epidérmicos de melanócitos (Figura 22.20 B). Essas alterações dérmicas são elementos da resposta do hospedeiro a essas lesões.

Características clínicas. Diferentemente dos nevos comuns, os nevos displásicos tendem a ocorrer tanto nas superfícies do corpo não expostas, como nos locais expostos ao sol. A *síndrome do nevo displásico familiar* está fortemente associada ao melanoma, pois o risco de desenvolvimento de melanoma ao longo da vida nos indivíduos afetados é próximo de 100%. Em casos esporádicos, apenas os indivíduos com 10 ou mais nevos displásicos parecem ter um risco maior de melanoma. A transformação de nevos displásicos em melanoma já foi documentada tanto clínica quanto histologicamente. Entretanto, esses casos são exceção, pois a maioria dos melanomas parece surgir *de novo*, e não de um nevo preexistente. Portanto, a probabilidade de que qualquer nevo específico, displásico ou não, se transforme em melanoma é baixa e essas lesões são mais bem vistas como marcadores de risco de melanoma.

Melanoma

O melanoma é menos comum, mas muito mais letal do que o carcinoma de células basais ou de células escamosas. A incidência relatada de melanoma aumentou drasticamente nas últimas décadas, em parte devido ao aumento da exposição dos indivíduos em risco à luz UV e em parte devido ao aumento da detecção de lesões precoces pela vigilância vigorosa. Hoje, como resultado da maior conscientização do público sobre os primeiros sinais de melanomas cutâneos, a maioria dos melanomas é curada cirurgicamente.

Patogênese. **Assim como em outras malignidades cutâneas, o melanoma é causado principalmente por danos ao DNA induzidos pela luz UV que levam à aquisição gradual de mutações condutoras**. A incidência é maior na pele exposta ao sol e em localizações geográficas como a Austrália, onde a exposição ao sol é alta e grande parte da população tem pele clara. A exposição intensa e intermitente ao sol em uma idade pouco avançada parece ser a causa de maior risco.

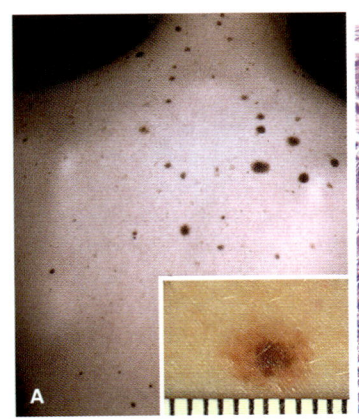

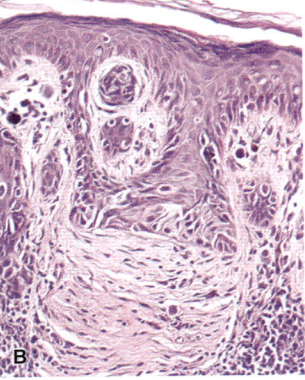

Figura 22.20 Nevo displásico. **A.** Numerosos nevos irregulares nas costas de um paciente com síndrome do nevo displásico. As lesões geralmente têm um diâmetro superior a 5 mm, bordas irregulares e pigmentação variável (*detalhe*). **B.** Uma característica é a presença de bandas paralelas de fibrose na derme superficial.

A predisposição hereditária também desempenha um papel em cerca de 5 a 10% dos casos, conforme já discutido na síndrome do nevo displásico familiar. Por exemplo, mutações de linhagem germinativa no *locus CDKN2A* são encontradas em até 40% dos poucos indivíduos que sofrem de melanoma familiar. Esse *locus* complexo codifica dois supressores de tumor: p16, um inibidor de quinase dependente de ciclina que regula a transição G_1-S do ciclo celular ao manter a proteína supressora de tumor retinoblastoma em seu estado ativo; e p14, que aumenta a atividade do supressor de tumor p53 ao impedir sua degradação (Capítulo 6).

As principais fases do desenvolvimento do melanoma são marcadas por crescimento radial e vertical. Propõe-se que a primeira fase reconhecível do desenvolvimento do melanoma consista na expansão lateral dos melanócitos ao longo da junção dermoepidérmica (hiperplasia lentiginosa e nevo juncional; Figura 22.21 A a C). Em seguida, há progressão para o melanoma inicial, que é marcado por uma *fase de crescimento radial* dentro da epiderme, geralmente por um período prolongado (Figura 22.21 D). Durante esse estágio, as células do melanoma não têm a capacidade de invadir e sofrer metástase. Com o tempo, sobrevém uma *fase de crescimento vertical*, na qual há um avanço descendente do tumor em direção às camadas dérmicas mais profundas como uma massa expansiva sem maturação celular (Figura 22.21 E). Esse evento é frequentemente marcado pelo desenvolvimento de um nódulo em uma lesão previamente plana e está correlacionado com o surgimento do potencial metastático.

O sequenciamento do DNA dos casos familiares e esporádicos, incluindo os casos que parecem ter surgido de nevos benignos, proporcionou importantes percepções sobre a patogênese molecular do melanoma (ver Figura 22.21). O evento inicial parece ser uma mutação ativadora em *BRAF* ou (menos comumente) em *RAS*. Na maioria dos casos, isso produz apenas um nevo benigno, a menos que outras mutações estejam sobrepostas. O sequenciamento de nevos com características morfológicas "atípicas" sugestivas de melanoma, bem como de melanomas na fase de crescimento radial, demonstrou que eles geralmente abrigam mutações que ativam a expressão da telomerase, cuja função proposta é de interromper a senescência (o destino usual dos nevos benignos). Na presença de mutações adicionais ou aberrações epigenéticas que levam à perda de *CDNK2A* e de seu supressor de tumor codificado p16, o tumor passa para a fase de crescimento vertical invasiva. Durante toda essa fase cutânea da evolução do tumor, a exposição à luz UV aumenta a carga mutacional e aumenta as chances de progressão do tumor. Por fim, com mutações adicionais nos genes supressores de tumor, como *TP53* e *PTEN*, o tumor adquire a capacidade de sofrer metástase. Essa fase é marcada pelo aparecimento de aneuploidia e alterações no número de cópias genômicas, o que aumenta a heterogeneidade genética do tumor em evolução.

Por outro lado, os melanomas menos comuns, que surgem nas regiões acrais e de mucosa não expostas ao sol, seguem cursos moleculares diferentes. Um evento inicial comum nesses tumores é uma mutação de ganho de função no gene da tirosina quinase receptora KIT. Da mesma forma, os melanomas que surgem na úvea do olho também têm um conjunto distinto de mutações em genes condutores, em especial mutações mutuamente exclusivas que ativam as proteínas GNAQ ou GNA11 de ligação a GTP.

Os melanomas que se desenvolvem em locais expostos ao sol têm uma alta carga de mutações induzidas pela luz UV, algumas das quais criam neoantígenos. Portanto, para que o melanoma se desenvolva, as células tumorais devem adquirir a capacidade de suprimir ou evadir a resposta imune do hospedeiro. **A importância da evasão imunológica foi comprovada pela resposta de muitos melanomas avançados aos inibidores do ponto de controle imunológico, que são agentes que induzem a resposta de células T específicas para o melanoma, o que permite que elas ataquem o tumor** (descrito posteriormente).

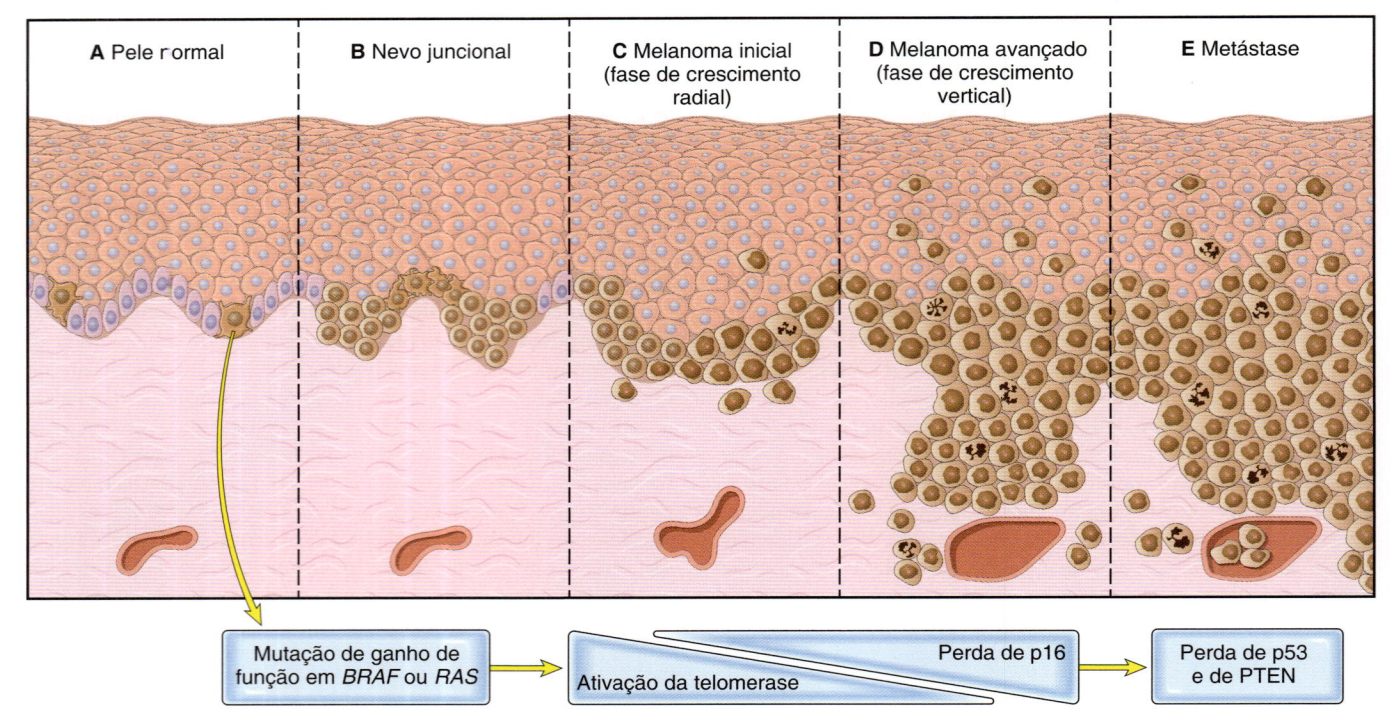

Figura 22.21 Etapas morfológicas e moleculares do desenvolvimento do melanoma. **A.** A pele normal apresenta apenas melanócitos dispersos. **B.** Uma mutação ativadora em *BRAF* ou *RAS* impulsiona a proliferação de melanócitos juncionais, uma lesão que pode assumir a forma de um nevo. **C.** Mutações adicionais, particularmente mutações que ativam a expressão da telomerase, levam à transformação e ao desenvolvimento do melanoma inicial, que se espalha lateralmente (fase de crescimento radial). **D.** Eventos adicionais, como a perda do supressor tumoral p16, produzem um crescimento mais invasivo (fase de crescimento vertical). **E.** A disseminação metastática está associada à aquisição de mutações que levam à perda de função dos supressores tumorais PTEN e p53.

> ### Morfologia
>
> Diferentemente dos nevos benignos, os melanomas geralmente apresentam **variações marcantes na pigmentação** que incluem tons de preto, marrom, vermelho, azul-escuro e cinza (Figura 22.22 A). **As bordas são irregulares** e frequentemente "entalhadas". Microscopicamente, as células malignas crescem como ninhos malformados ou como células individuais em todos os níveis da epiderme (espalhamento pagetoide) e em nódulos dérmicos expansivos; essas constituem as fases de crescimento radial e vertical, respectivamente (Figura 22.22 B e C). É importante observar que os melanomas de disseminação superficial estão frequentemente associados a um intenso infiltrado linfocitário (Figura 22.22 B), uma característica que pode refletir uma resposta do hospedeiro a antígenos específicos do tumor. **O aumento da espessura está fortemente correlacionado com pior comportamento biológico.** Ao se registrarem e usar essas e outras variáveis de forma agregada, é possível fazer um prognóstico preciso.
>
> As células individuais do melanoma geralmente são consideravelmente maiores do que as células do nevo. Tipicamente, elas têm núcleos grandes com contornos irregulares, cromatina que está caracteristicamente agregada na periferia da membrana nuclear e proeminentes nucléolos eosinofílicos "vermelho-cereja" (Figura 22.22 D). As colorações imuno-histoquímicas podem ser úteis na identificação de focos metastáticos (Figura 22.22 D, detalhe).

Características clínicas. Embora a maioria dessas lesões surja na pele, elas também podem ocorrer nas superfícies das mucosas oral e anogenital, no esôfago, nas meninges e no olho. A incidência de melanoma cutâneo está inversamente relacionada à extensão da pigmentação da pele. Embora o melanoma seja mais comum nos indivíduos de pele mais clara, ele surge também nos indivíduos de pele mais escura, mais comumente na sola do pé (o chamado melanoma acral), na palma da mão ou no leito ungueal.

O melanoma cutâneo geralmente é assintomático; ocasionalmente, o prurido é uma manifestação inicial. O sinal clínico mais importante é uma mudança na cor ou no tamanho de uma lesão pigmentada. Os principais sinais clínicos de alerta são os seguintes:

- Aumento rápido de um nevo preexistente
- Coceira ou dor em uma lesão
- Desenvolvimento de uma nova lesão pigmentada durante a vida adulta
- Irregularidade das bordas de uma lesão pigmentada
- Variegação de coloração em uma lesão pigmentada

Esses princípios são expressos no chamado "ABCDE" do melanoma: *a*ssimetria, *b*orda, *c*or, *d*iâmetro e *e*volução (mudança de um nevo existente). É fundamental reconhecer os melanomas e intervir o mais rápido possível. A maioria das lesões superficiais é curável cirurgicamente, enquanto o melanoma metastático costuma ser fatal.

A probabilidade de metástase é prevista medindo-se em milímetros a profundidade de invasão do nódulo da fase de crescimento vertical a partir do topo da camada de células granulares da epiderme sobrejacente (denominada *espessura de Breslow*). O risco de metástase também aumenta nos tumores com alta taxa mitótica e naqueles que não conseguem induzir uma resposta imunológica local. Quando ocorrem metástases, elas podem envolver não apenas os linfonodos regionais, mas também o fígado, os pulmões, o cérebro e virtualmente qualquer outro local. A biópsia do linfonodo sentinela (do[s] primeiro[s] linfonodo[s] drenante[s] de um melanoma primário) no momento da cirurgia fornece informações adicionais sobre a agressividade biológica.

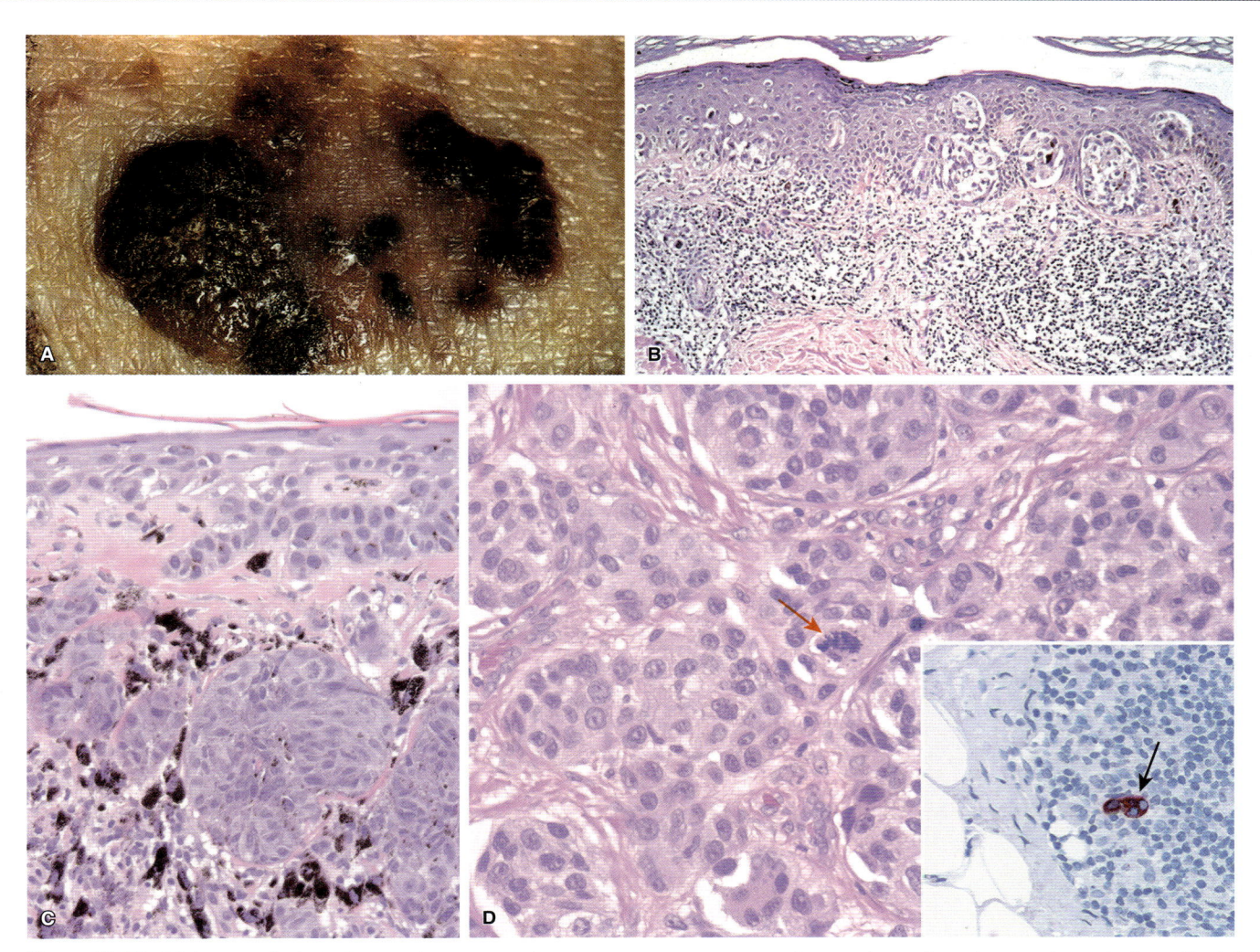

Figura 22.22 Melanoma. A. As lesões tendem a ser maiores que os nevos, e apresentam contornos irregulares e pigmentação variável. As áreas maculares indicam um crescimento superficial (radial), enquanto as áreas elevadas indicam uma invasão dérmica (crescimento vertical). **B.** Fase de crescimento radial com disseminação de células de melanoma aninhadas e únicas na epiderme. **C.** Fase de crescimento vertical com agregados nodulares de células tumorais infiltrantes na derme. **D.** Células de melanoma com núcleos hipercromáticos irregulares de tamanhos variados e nucléolos proeminentes. Uma atípica figura mitótica está presente no centro do campo (*seta vermelha*). O *detalhe* mostra um linfonodo sentinela contendo um pequeno aglomerado de melanoma metastático (*seta*), detectado pela coloração para o marcador melanocítico HMB-45.

Os agentes que inibem seletivamente BRAF e KIT produziram respostas significativas nos pacientes com tumores metastáticos com mutações em *BRAF* e *KIT*, respectivamente, embora muitos tumores acabem recidivando devido ao desenvolvimento de resistência aos fármacos. Mais recentemente, os inibidores de ponto de controle imunológico que aumentam as respostas das células T citotóxicas antitumorais do hospedeiro (Capítulo 6) demonstraram ser eficazes na estabilização da doença metastática e, em alguns casos, causaram uma regressão notável do tumor e até mesmo remissões clínicas. O tratamento atual da doença avançada envolve o uso combinado de diferentes inibidores de pontos de controle e terapias direcionadas, como os inibidores de BRAF.

REVISÃO RÁPIDA

Dermatoses inflamatórias

- Existem muitas dermatoses inflamatórias específicas que são mediadas por anticorpos IgE (*urticária*), células T antígeno-específicas (*eczema, eritema multiforme* e *psoríase*) ou trauma (líquen simples crônico)
- A suscetibilidade genética subjacente desempenha um papel na dermatite atópica e na psoríase
- Esses distúrbios podem ser agrupados com base em padrões de inflamação (p. ex., dermatite de interface em líquen plano e eritema multiforme)
- A correlação clínica é essencial para o diagnóstico de doenças cutâneas específicas, pois muitas apresentam características histológicas não específicas que se sobrepõem.

Distúrbios bolhosos

- Os distúrbios de formação de bolhas são classificados com base no nível da epiderme que é afetado
- Esses distúrbios geralmente são causados por autoanticorpos específicos para proteínas epiteliais ou da membrana basal que levam ao afastamento dos queratinócitos (acantólise)

- O *pênfigo* está associado a autoanticorpos IgG para várias desmogleínas intercelulares (parte do desmossomo), resultando em bolhas subcórneas (pênfigo foliáceo) ou suprabasais (pênfigo vulgar)
- O *penfigoide bolhoso* está associado a autoanticorpos IgG para proteínas da membrana basal (parte do hemidesmossomo) e produz uma bolha subepidérmica
- A *dermatite herpetiforme* está associada a autoanticorpos IgA para transglutaminase (como na doença celíaca) e é caracterizada por bolhas subepidérmicas.

Lesões epiteliais benignas e pré-malignas

- *Queratose seborreica*: placas redondas e planas compostas de células basais epidérmicas monótonas em proliferação que às vezes contêm melanina. A hiperqueratose e os cistos cheios de queratina são característicos
- *Queratose actínica*: presentes na pele exposta ao sol, essas lesões apresentam atipia citológica nas partes inferiores da epiderme e raramente evoluem para carcinoma *in situ*
- Embora essas duas lesões estejam associadas a mutações oncogênicas, a transformação maligna é extremamente rara nas queratoses seborreicas e ocorre apenas em um pequeno subconjunto de queratoses actínicas.

Tumores epidérmicos malignos

- A incidência de carcinoma de células basais (basocelular) e de carcinoma de células escamosas (espinocelular) está fortemente correlacionada com o aumento da exposição solar ao longo da vida
- Os fatores de risco para o carcinoma cutâneo de células escamosas incluem pele clara, exposição à luz UV, papilomavírus humano oncogênico, exposição a agentes químicos carcinogênicos, inflamação cutânea crônica, cicatrizes e imunossupressão
- O carcinoma cutâneo de células escamosas tem potencial para sofrer metástase, mas geralmente é reconhecido e excisado antes que isso aconteça
- O carcinoma de células basais, a neoplasia maligna mais comum em todo o mundo, é um tumor localmente agressivo associado a mutações na via Hedgehog. As metástases são muito raras.

Proliferações melanocíticas benignas e malignas

- A maioria dos *nevos melanocíticos* tem mutações ativadoras em *BRAF* ou, menos frequentemente, em *RAS*, mas a maioria não sofre transformação maligna
- A maioria dos *nevos displásicos esporádicos* é mais bem considerada como marcadores de risco de melanoma do que como lesões pré-malignas. Eles são caracterizados por distúrbio arquitetônico e atipia citológica
- O *melanoma* é uma doença maligna altamente agressiva; tumores com apenas alguns milímetros de espessura podem dar origem a metástases letais
- Na maioria dos casos, o melanoma progride de uma forma intraepitelial (*in situ*) para uma forma invasiva (dérmica). As características do tumor dérmico, como a profundidade da invasão e a atividade mitótica, estão correlacionadas com a sobrevivência
- O melanoma que ocorre na pele exposta ao sol está frequentemente associado a mutações ativadoras na serina-treonina quinase BRAF e responde ao tratamento com inibidores de BRAF e inibidores de ponto de controle imunológico. Como em outros tumores malignos, os melanomas se desenvolvem pelo acúmulo de mutações em vários oncogenes (*BRAF* e *RAS*) e genes supressores de tumor (*p16*, *TP53* e *PTEN*).

Exames laboratoriais

Exame	Valores de referência	Fisiopatologia/relevância clínica
Anticorpos séricos BP180 (BPAG2), BP230 (BPAG1)	< 20 RU/mℓ	BPAG1 e BPAG2 são moléculas nos hemidesmossomos que ancoram as células epiteliais basais à lâmina basal. Elas são os alvos antigênicos no penfigoide bolhoso. Embora os anticorpos para BPAG1 e BPAG2 estejam presentes na maioria dos pacientes com penfigoide bolhoso, um teste negativo não exclui a doença. Se a suspeita clínica for alta mas o teste for negativo, recomenda-se um teste de imunofluorescência cutânea. Em alguns pacientes, o título de anticorpos se correlaciona com a gravidade da doença
Anticorpos séricos IgG e IgA para gliadina desamidada	Negativo: < 20 U Fracamente positivo: 20 a 30 U Positivo: > 30 U	O teste para o anticorpo IgA contra transglutaminase tecidual (ver adiante) é a avaliação sorológica de primeira linha para os pacientes com doença celíaca e dermatite herpetiforme. Entretanto, aproximadamente 2% dos pacientes com doença celíaca (e uma pequena fração daqueles com dermatite herpetiforme) são deficientes em IgA. Nesse contexto, um teste alternativo para o anticorpo IgG contra gliadina desamidada é usado para identificar os pacientes com doença celíaca e dermatite herpetiforme. A sensibilidade desse teste é reduzida se os pacientes estiverem previamente em uma dieta sem glúten

(continua)

Exame	Valores de referência	Fisiopatologia/relevância clínica
Anticorpo sérico IgG para desmogleínas 1 e 3	< 20 RU/mℓ	A desmogleína 1 (DSG1) e a desmogleína 3 (DSG3) são moléculas de adesão aos desmossomos da superfície celular. A DSG1 está distribuída do estrato córneo até a membrana basal, enquanto a DSG3 está limitada à porção mais profunda da epiderme. Os autoanticorpos para essas proteínas são observados no pênfigo foliáceo (DSG1) e no pênfigo vulgar (DSG3 e DSG1); eles bloqueiam as adesões intercelulares, levando à formação de bolhas
Anticorpo sérico IgA para endomísio	Negativo	Os autoanticorpos IgA contra o endomísio (tecido conjuntivo que envolve as células musculares) estão elevados em 70 a 80% dos pacientes com doença celíaca ou dermatite herpetiforme. Em comparação, os autoanticorpos antitransglutaminase tecidual (TTG) têm sensibilidade e especificidade de 90 a 98% e de 95 a 97%, respectivamente; portanto, o teste de anticorpos antiendomísio não é uma avaliação de primeira linha. Ele também não é útil nos pacientes com deficiência de IgA. O título geralmente se correlaciona com a gravidade da doença e diminui com a adesão estrita a uma dieta sem glúten
Anticorpo sérico IgA para transglutaminase tecidual (TTG)	< 4 U/mℓ (negativo) 4 a 10 U/mℓ (fracamente positivo) > 10 U/mℓ (positivo)	O TTG desamida a gliadina, que se liga com maior afinidade às moléculas HLA-DQ2 e DQ8 nas células apresentadoras de antígenos, levando então a uma resposta das células T CD4$^+$. O ensaio de imunoabsorção enzimática (ELISA, do inglês *enzyme-linked immunoabsorbant assay*) para autoanticorpos IgA anti-TTG é um teste sensível e específico para dermatite herpetiforme (DH). Como ele avalia a presença de anticorpos IgA, é negativo nos pacientes com deficiência de IgA (cerca de 2% dos indivíduos com doença celíaca; menos comumente naqueles com DH). O teste pode ser negativo quando os pacientes estão em uma dieta livre de glúten e é útil para monitorar a adesão a uma dieta sem glúten

A revisão desta tabela pelo Dr. Angad Chadha, Department of Medicine, University of Chicago, é reconhecida com gratidão. Valores de referência de https://www.mayocliniclabs.com/ com permissão da Mayo Foundation for Medical Education and Research. Todos os direitos reservados. (Adaptada de Deyrup AT, D'Ambrosio D, Muir J et al. Essential Laboratory Tests for Medical Education. *Acad Pathol*. 2022;9. doi: 10.1016/j.acpath.2022.100046.)

ÍNDICE ALFABÉTICO

A

Aberrações genéticas adquiridas, 606
Abetalipoproteinemia, 524
ABL, 206
Ablação cirúrgica, 674
Abrasão, 260
Abscesso(s), 5, 40
- cerebrais, 764
- em anel, 340
- epidurais, 767
- estrelados, 615
- na cripta, 526, 533
- pulmonar, 439
Acalasia, 504
Acantose, 799, 803
- hiperqueratose, 803
Acetaldeído, 563
Acetaminofeno, 257, 280
- plasmático, 280
Acidente
- automobilístico, 260
- vascular cerebral, 360, 753
Ácido(s)
- acetilsalicílico, 257
- *all-trans*-retinoico, 113
- araquidônico, 34
- ascórbico, 273
- graxos livres, 679
- pantotênico, 274
- periódico de Schiff, 659
- valproico, 113
Acidose metabólica, 257
Acondroplasia, 704
Acromegalia, 659
Acúmulo intracelular de proteínas, 13
Acúmulos intracelulares, 19
Adaptação(ões), 1
- celulares ao estresse, 16
- fisiológicas, 16
- patológicas, 16
Adenocarcinoma(s), 192, 451
- da próstata, 606
- de intestino delgado, 523
- do cólon, 539
- ductal infiltrativo do pâncreas, 595
- esofágico, 508
- gástrico, 515
- *in situ*, 452
- moderadamente diferenciados, 606
- primários da tuba uterina, 632
Adeno-hipófise, 656
Adenoma(s), 191
- adrenocorticais, 691
- colônicos, 536

- corticotróficos, 659
- da tireoide, 667
- foliculares não funcionais, 667
- funcionantes, 658, 687
- gástrico, 515
- gonadotróficos, 660
- hepático, 257, 579
- hepatocelular, 577
- hiperfuncional, 661
- hipofisário(s)
-- classificação dos, 658
-- funcionantes, 657
-- macroadenomas, 657
-- microadenomas, 657
-- não funcionantes, 657, 660
-- silenciosos, 657
-- típico, 658
- lactotróficos, 658
- pleomórfico, 192, 502
- produtores de aldosterona, 688
- sésseis serrilhados, 537
- somatotróficos, 659
- tireotróficos, 660
- tóxicos, 667
- viloso do cólon, 200
Adenomiose, 627
Adenose, 642
Adenosina
- difosfatase, 65
- trifosfato, 676
Adesão plaquetária, 62
Adesinas, 512
Adição (vício) do oncogene, 206
Adipocinas, 679
Adiponectina, 277, 278
Adjuvante, 140
Adrenalite autoimune, 690, 691
- primária, 691
Adrenoleucodistrofia, 770
Adventícia, 283
Aerossóis ácidos, 247
Aflatoxina, 227, 278
- B$_1$, 227
Afta, 448, 498
Agamaglobulinemia ligada ao X, 170
Agenesia, 112
Agentes
- carcinogênicos, 226
- de ação direta, 227
- de ação indireta, 227
- físicos, 2
- infecciosos, 2, 198
Agranulocitose, 372
Agregação
- de leucócitos, 330

- plaquetária, 63
AINEs, 510
Alanina aminotransferase, 564
Albumina, 59
Alcaloides da vinca, 348
Alcalose respiratória, 257
Álcool, 113, 561, 563
- sanguíneo, 254
Aldosterona, 286
Alergênio, 144
Alergias, 27, 144, 147
- alimentares, 147
Aloenxertos, 164
Alongamento alternativo dos telômeros, 217
Alteração(ões)
- aguda da placa, 295, 325
- citoplasmáticas, 5
- coilocitóticas, 625
- da fixação das células neoplásicas às proteínas da MEC, 220
- da homeostasia proteica, 23
- epigenéticas, 82
- esqueléticas, 88
- estruturais do miocárdio, 317
- gordurosa, 3, 19
- hialina de Crooke, 687
- hidrópica, 3
- morfológicas no infarto do miocárdio, 330
- na sequência de DNA, 82
- não proliferativas da mama, 641
- nos genes codificantes de proteínas além de mutações, 85
- nucleares, 5
- ocular, 88, 661
- pró-coagulantes, 66
- pulmonares, 92
Alternância angiogênica, 218
Alucinógenos, 260
Alveolite
- alérgica, 428
- em organização criptogênica, 422
Amebíase, 767
Ameloblastoma, 504
Amenorreia, 267
Amiloide(s), 180
- AA, 181
- AL, 180
- do envelhecimento, 183
- endócrino, 183
Amiloidose, 47, 180, 182, 346
- associada a imunócitos, 390
- cardíaca, 184
-- senil, 183
- de cadeia leve, 391
- do baço, 184

- hereditária, 182
- heredofamiliar, 182
- localizada, 182
- primária, 181, 390
- renal, 183
- sistêmica, 182

Aminas
- aromáticas, 227
- vasoativas, 33, 145

Amiodarona, 426
Amplificação(ões), 85
- do oncogene *MYCN*, 123
- genéticas, 202

Amplitude de distribuição eritrocitária, 355
Anafilatoxinas, 34, 38
Anafilaxia, 147
Análise(s)
- epidemiológicas, 292
- genética, 125

Anaplasia, 124, 192, 193
Anasarca, 58
Anatomia do suprimento vascular, 72
Ancestralidade geográfica, 243
Ancylostoma duodenale, 529
Androgênios, 606
Anéis de Kayser-Fleischer, 568
Anemia(s), 47, 85, 119, 225
- aplásica, 264, 370
- da inflamação crônica, 225
- falciforme, 85, 358
- ferropriva, 366
- fetais, 119
- hemolítica, 356, 366
-- autoimune, 147, 363
--- por anticorpos frios, 364
--- por anticorpos quentes, 364
-- microangiopática, 364, 396
-- megaloblásticas, 368
- mielotísica, 371
- perniciosa, 147, 369, 513
- por deficiência
-- de folato (ácido fólico), 369
-- de vitamina B_{12} (cobalamina), 369
- por eritropoese diminuída, 366
- por inflamação crônica, 368
- por perda de sangue, 356

Anencefalia, 752
Aneuploide, 101
Aneuploidia, 202
Aneurisma(s), 296
- da aorta, 293, 297-299
-- abdominal, 297, 298
-- inflamatórios, 298
--- micóticos, 298
-- torácica, 299
- fusiformes, 296
- intracranianos não saculares, 757
- micóticos, 297, 307, 340
- sacular, 284, 296, 757
- ventricular, 333

Angina
- de Prinzmetal, 324, 326
- do peito, 324

- instável, 326
- *pectoris*, 324, 326, 330
- típica, ou estável, 326
- vasospástica, 324

Angiodisplasia, 520
Angioedema hereditário, 39, 173
Angiogênese, 43, 49, 50, 218, 219, 226
- sustentada, 218

Angiomas
- aracneiformes, 553
- venosos, 758

Angiomatose bacilar, 309, 311
Angiomiolipoma, 494
Angiopatia amiloide cerebral, 755, 774
Angiossarcomas, 312, 313, 578
- hepáticos, 313

Angiotensina, 285
- II, 285

Anisocitose, 361
Anomalias
- congênitas, 110, 284, 589
-- do pâncreas, 589
-- dos vasos sanguíneos, 284
- da fossa posterior, 752

Anorexia nervosa, 267
Anormalidades
- eletrocardiográficas, 330
- estruturais, 101
-- uterinas, cervicais e placentárias, 114
- fetais, 114
- genéticas, 2, 85
- metabólicas, 75
- numéricas, 101
- pancreáticas, 92
- placentárias, 114

Anquilose
- fibrosa, 722
- óssea, 722

Antagonistas
- do TNF, 37
- dos receptores de leucotrienos, 36

Antecipação, 108
Anticorpo(s)
- anticélulas endoteliais, 302
- anticitoplasma de neutrófilos, 301
- antifosfolípide, 156
- antimitocondriais, 573
- antinucleares, 155
- antitireoidianos, 662
- contra o receptor de tireotrofina (TSH), 664
- IgE, 144
- para peptídeo anticitrulinado, 722

Antígeno(s)
- 125 do câncer, 234
- câncer-testículo, 222
- carcinoembrionário, 234
- específico da próstata, 234
- leucocitário humano, 303
- prostático específico, 608
- tumorais, 222

Antimieloperoxidase (MPO-ANCA), 302
Antioxidantes endógenos ou exógenos, 13
Antiproteinase-3 (PR3-ANCA), 302

Antraciclinas, 348
Antracose
- assintomática, 424
- pulmonar, 424

Anúria, 464
Aortite de células gigantes, 302
APC, 213
Apêndice, 542
Apendicite
- aguda, 542
- gangrenosa aguda, 543
- supurativa aguda, 543

Aplasia, 704
- medular, 264

Apneia obstrutiva do sono, 277, 431
Apoptose, 4, 7, 211
- em condições patológicas, 7
- fisiológica, 7
- induzida por P53, 211

Arbovírus, 764
Arilsulfatase, 770
Armadilhas extracelulares de neutrófilos, 33
Armazenamento lisossomal, 96
Arrinencefalia, 752
Arritmia cardíaca, 267, 332, 333
Arsênico, 199, 250
Artérias
- de pequeno calibre, 283
- elásticas de grande calibre, 283
- musculares de médio calibre, 283

Arteríolas, 282
Arteriolosclerose, 287, 683, 684, 790
- da retina associada à hipertensão, 790
- hialina, 287, 683
- hiperplásica, 287

Arteriopatia do aloenxerto, 351
Arteriosclerose, 166, 287, 484
- do enxerto, 166
- hialina, 484
- hiperplásica, 484

Arterite
- de células gigantes, 301-303
- de Takayasu, 301, 303, 304
- temporal, 302

Articulações, 158, 701, 720
Artrite, 26, 149, 720
- aguda, 727
- de Lyme, 725
- gotosa aguda, 726
- idiopática juvenil, 723, 789
- induzida por cristais, 725
- infecciosa, 724
- reativa, 149, 724
- reumatoide, 26, 150, 156, 160, 374, 721
- supurativa, 724
- tofácea crônica, 727

Asbestos, 199, 425, 426
Ascaris lumbricoides, 529
Ascite, 58, 551, 552
Asma, 26, 147, 414, 418, 420
- atópica, 418
- brônquica, 147
- induzida por fármacos, 420

- não atópica, 420
- ocupacional, 420
Aspartato aminotransferase, 564
Aspergillus fumigatus, 766
Aspergiloma, 450
Aspergilose
- broncopulmonar alérgica, 450
- invasiva, 450
Aspiração
- de conteúdo gástrico, 439
- de material infectante, 439
- por agulha fina, 233
Assincronia núcleo-citoplasmática, 368
Assistolia, 334
Associação
- com o HLA, 157
- familiar, 157
Astrócito gemistocítico, 749
Astrocitoma
- com IDH mutado, 780
- pilocítico, 783
- subependimário de células gigantes, 786
Astrócitos fibrilares, 749
Ataque cardíaco, 293
Ataxia(s)
- espinocerebelares, 778
- telangiectasia, 171
Atelectasia, 412
- por compressão, 412
- por contração, 412
- por obstrução, 412
Ateroembolia, 295
Ateromas, 288
Aterosclerose, 42, 70, 253, 288, 293, 684
- renal, 684
Atipia endócrina, 673
Ativação
- alternativa dos macrófagos, 44
- clássica dos macrófagos, 44
- da proteína quinase C, 682
- de complemento, 330
- de fibroblastos e deposição de tecido conjuntivo, 50
- de leucócitos e outras células, 36
- de linfócitos
-- B, 141
-- e das respostas imunes adaptativas, 140
-- T, 140
- de macrófagos mediada por células T e morte das bactérias, 441
- de mastócitos e liberação de mediadores, 145
- de plaquetas, 64
- desregulada do complemento, 467
- dos osteoclastos, 706
- e lesão endoteliais, 75
- endotelial e recrutamento de leucócitos, 36
- plaquetária, 62
Ativador do plasminogênio tecidual, 65
Atividade
- física, 705
- osteoclástica, 672
- pró-coagulante, 682

Atopia, 146
Atresia, 112
- biliar, 572
Atrofia, 18, 687
- cortical, 687
- da mucosa, 514, 534
-- e metaplasia intestinal, 514
- marrom, 20
- multissistêmica, 778
- muscular
-- bulboespinal, 779
-- espinal, 779
- testicular, 600
Aumento
- da destruição de granulócitos, 372
- na produção de ERO, 15
Ausência bilateral de duto deferente, 92
Autodirecionamento das células neoplásicas, 221
Autoesplenectomia, 360
Autofagia, 9, 215
Autoimunidade, 143, 152, 153, 161, 768
Autossuficiência nos sinais de crescimento, 204
Autotolerância, 143
AVC, 293
Azoospermia, 92
Azotemia, 464

B

Bacilo de Calmette-Guérin, 610
Baço, 139, 184, 373
Bactérias piogênicas, 40
Balanite, 449, 599
Balanopostite, 599
Balonização dos hepatócitos, 561
Bandas
- de colágeno, 389
- oligoclonais, 769
Bartonella
- *henselae*, 311, 374
- *quintana*, 311
Bastonetes de Auer, 376
Benzeno, 199
Beribéri, 768
Bevacizumabe, 219
Bexiga urinária, 608
Bilirrubina, 356, 569
- não conjugada, 356
Bioaerossóis, 247
Biomassa, 247
Biopsia
- do linfonodo sentinela, 649
- líquida, 127
Biotina, 274
Bisfenol A, 251
Blastomyces dermatitidis, 446
Bleomicina, 426
Bloqueio
- cardíaco
-- de primeiro grau, 334
-- de segundo grau, 334
-- de terceiro grau, 334

- da ativação de linfócitos por receptores de inibição, 153
Bócio
- difuso, 666
- disormonogênico, 666
- endêmico, 666
- esporádico, 666
- multinodular, 661, 666
-- hiperfuncional, 661
-- tóxico, 666
Bolhas, 799, 804, 807
- subepidérmicas, 807
Bolsa escrotal, 600
Borrelia burgdorferi, 725
Bossa frontal, 272
Bradicardia, 333
Bradicinina, 27, 39
Broncopneumonia, 435
Bronquiectasia, 414, 420, 421
Bronquiolite
- crônica, 417
- obliterante, 417
- respiratória, 429
Bronquíolos, 411, 412
- respiratórios, 412
- terminais, 412
Brônquios, 411
Bronquite crônica, 414, 416
Bulimia nervosa, 267
Burkholderia cepacia, 92, 93

C

C3 convertase, 38
Cádmio, 199, 250
Cãibras pelo calor, 261
Calcificação(ões), 336
- distrófica, 5, 21
- intracranianas, 767
- metastática, 21, 391, 673
- patológica, 20
Calcifilaxia, 674
Cálculo(s)
- biliares, 277, 580, 583
-- pigmentados, 360
-- ricos em bilirrubina, 356
- coraliformes, 490
- de ácido úrico e cistina, 490
- de cálcio, 490
- de colesterol, 580, 581
- de magnésio, 490
- pigmentados, 580, 581
- renais, 489, 490
Calicreínas, 39
Camada de Bowman, 787
Campylobacter, 526
- *jejuni*, 526
- spp., 525
Canal(is)
- arterial, 322
- atrioventricular comum, 321
- de sódio epitelial, 285
- intralobulares de Hering, 549
Canalículos biliares, 549

Canalopatias, 743
Câncer(es), 190, 538
- características do, 204
- cervical, 257
- colorretal não poliposo hereditário, 538
- condições predisponentes adquiridas, 199
- de bexiga, 609
- de mama, 643, 644
- de ovário, 257
- do tipo intestinal, 516
- endometrial, 257
- envelhecimento e, 198
- epidemiologia, 197
- etiologia do, 226
- fatores ambientais, 198
- gástricos difusos, 516
- graduação e estadiamento do, 232
- incidência do, 197
- interações de fatores ambientais e genéticos, 200
- medular da tireoide familiar, 694
- ocupacionais, 199
- pancreático, 597
Cancro mole, 615
Cancroide, 615
Candida albicans, 623, 766
Candidíase, 178
- invasiva, 449
- mucocutânea crônica, 449
- oral, 499
Cannabis, 260
Capacidade vital forçada, 414
Capilares, 282, 284
Capilarite pulmonar, 305
Captura e apresentação de antígenos, 140
Caquexia, 37, 231, 361
- do câncer, 231
Características clínicas da AIDS, 177
Carbono, 20
Carcinogênese, 203, 252, 255
- por radiação, 228
Carcinógenos, 253
- químicos, 226, 227
Carcinoide(s)
- atípicos, 455
- ovariano, 637
- típicos, 455
Carcinoma(s), 192
- adrenocorticais, 691
- anaplásico (indiferenciado) da tireoide, 668, 671
- basaloide, 622
- cromófobo de células renais, 492, 493
- da bexiga, 609
- da próstata, 606
- da vesícula biliar, 583
- da vulva, 621
- de célula(s)
-- basais (basocelular), 810
-- claras, 492, 635
-- de Merkel, 229
-- escamosas, 192, 451, 500, 508, 509, 600, 623

--- espinocelular, 809
--- queratinizado, 622
-- renais, 492
- de grandes células, 451
- de laringe, 458, 459
- de mama, 257, 642, 646, 647
-- *in situ*, 646
-- invasivo, 647
- de paratireoide, 673
- de pequenas células, 451, 453
- de pulmão de pequenas células, 687
- de tireoide, 668
- do colo do útero invasivo, 625
- do pulmão, 451
- ductal, 646, 647
- embrionário, 602
- endometrial, 629
-- do tipo seroso, 630
- endometrioides, 630
- folicular da tireoide, 668, 670
- hepatocelular, 553, 578
- hipofisários, 658, 660
- *in situ*, 194
- inflamatório, 648
- intraepitelial endometrial seroso, 630
- invasivo de células escamosas, 599
- lobular
-- *in situ*, 646
-- invasivo, 648
- medular da tireoide, 668, 671, 694
- metastático, 691
- mucinoso, 648
- mucoepidermoide, 503
- nasofaríngeo, 230, 458
- neuroendócrino, 451, 517
- ovariano
-- tipo I, 633
-- tipo II, 633
- pancreático, 595
- papilífero
-- da tireoide, 668, 669
-- de células renais, 492
- pouco diferenciado ou indiferenciado, 192
- serosos, 630
- tubular, 648
- vaginal, 623
- verrucoso, 599
Cardiomiopatia, 342
- dilatada, 342
- hipertrófica, 345
- padrões funcionais e causas, 344
- periparto, 343
- relacionada ao álcool, 255
- restritiva, 346
- ventricular arritmogênica direita, 345
Carfentanila, 259
Cárie, 498
Cariólise, 5
Cariorrexe, 5
Cariótipo, 101, 730
- complexo, 730
- simples, 730
Cartilagem hialina, 720

Cascata(s)
- de coagulação, 63
- fibrinolítica, 65
Caspases, 8
Catalase, 13
Catarata, 788
Catecolaminas, 348
Cavalgamento da aorta, 322
Cavidade
- oral, 497, 498
- serosa, 158
CDK (quinases dependentes de ciclina), 207
Ceco, 533
Cefaleia em salvas, 757
Célula(s)
- acinares, 589
- alfa, 675
- apresentadoras de antígenos, 138
- B na infecção pelo HIV, 176
- beta, 675
- borradas, 383
- caliciformes, 518
- da insuficiência cardíaca, 318
- de Anitschkow, 338
- de Hürthle, 663
- de insuficiência cardíaca, 58
- de Kupffer, 549
- de memória, 143
- de Pick, 776
- de Reed-Sternberg, 387-389
- de Schwann, 736
- delta, 675
- dendrítica(s), 138, 176
-- folicular, 138
- do sistema imune, 135
- e mediadores da inflamação crônica, 43
- em anel de sinete, 516
- em bastão, 749
- em forma de lágrima, 380
- endoteliais, 49, 62, 464
- ependimárias, 749
- epiteliais, 49
-- colunares, 634
- epitelioides, 46, 518
- espumosas, 293
- estrelada hepática, 549
- ganglionares, 123
- gigantes, 46
- irreversivelmente falciformes, 359
- lacunares, 388
- mesangiais, 466, 467
- microgliais, 749
- mordidas, 363
- multinucleadas, 766
- na inflamação crônica, 45
- *natural killer*, 138, 222
- ósseas, 702
- oxifílicas, 663, 672
- PP, 675
- principais, 672
- recrutadas ou intrínsecas, 467
- semelhantes a sinciciotrofoblastos, 603
- supressoras derivadas de mieloide, 226

- T
-- autorreativas, 302
-- auxiliares, 142, 157
--- CD4+, 157
-- CD4+, 135, 151
-- CD8+, 152, 662
--- citotóxicas, 662
- Th1, 45, 141
- Th2, 45, 141, 144, 146
- Th17, 45, 141
- tumorais gigantes, 194
Células-tronco
- broncoalveolares, 452
- embrionárias, 48
- hematopoiéticas, 167
- teciduais, 48
Centro
- germinativo, 140
- primário de ossificação, 702
- secundário de ossificação, 702
Centroblastos, 384
Centrócitos, 384
Centrômeros, 82
Centros de proliferação, 383
Ceratite, 787
Ceratocisto odontogênico, 503
Ceratocone, 787
Ceratoconjuntivite seca, 160
Ceratomalacia, 269
Ceratomileuse assistida por *laser in situ*, 787
Ceratopatia bolhosa, 788
- pseudofácica, 788
Cérvice, 623
Cervicite(s), 623
- não gonocócicas, 614
Cetoacidose diabética, 680
Chlamydia trachomatis, 613, 786
Choque, 57
- anafilático, 74
- cardiogênico, 73, 332
- hipovolêmico, 74
- neurogênico, 74
- séptico, 26, 47
-- patogênese do, 74
Chumbo, 248
Cianose, 57, 320
Cicatriz, 43, 49, 52
Cicatrização
- excessiva, 53
- por primeira intenção, 49
- por segunda intenção, 50
- via substituição por tecido conjuntivo, 41
Ciclinas, 207
Ciclo(s)
- anovulatórios, 628
- de vida do HIV, 174
Ciclofosfamida, 348
Cicloxigenases, 34
Cilindros
- coloidais, 480
- proteicos obstrutivos, 391
Cininas, 34, 39
Cininase, 39

Cininogênios, 39
Cintilografia óssea com radionuclídeos, 608
Cirrose, 550, 552, 567
- biliar secundária ou obstrutiva, 571
- cardíaca, 319
- criptogênica, 562
- micronodular, 562
Cistadenocarcinoma mucinoso, 543
Cistadenoma(s), 191
- mucinoso, 543
- serosos, 594
Cisticercose, 767
Cistite
- bacteriana, 608
- hemorrágica, 608
Cisto(s)
- congênitos, 590
- córneos, 809
- de Baker, 729
- de Bartholin, 621
- de chocolate, 628
- dentígeros, 503
- dermoides, 636
- do duto de Gartner, 622
- foliculares e lúteos, 632
- ganglônico, 728
- hepáticos, 489
- odontogênicos, 503
- ósseo aneurismático, 717
- periapical, 504
- simples, 487, 488
- sinovial, 728
Citocinas, 34, 36, 140, 145, 157
- na inflamação aguda, 37
Citogenética, 377, 383
Citomegalovírus, 178, 447, 765
Citometria de fluxo, 234
Citosina desaminase induzida
 por ativação, 225
Citotoxicidade mediada por
 células T CD8+, 152
Claudicação do dorso do pé, 307
Cloreto de vinila, 199, 251
Clostridium
- *botulinum*, 740
- *tetani*, 740
Coagulação intravascular disseminada, 70,
 75, 394, 395, 551
Coagulopatia, 70, 394, 395, 551
- de consumo, 70, 394, 395
Coágulos *post mortem*, 68
Coarctação
- da aorta, 323
- pós-ductal, 324
- pré-ductal, 324
Cobre, 274
Coccidioides immitis, 446, 690, 763
Coestimuladores, 140
Coilocitose, 804
Coinfecção, 558
Colágeno, 51
Colangiocarcinoma, 580
Colangiopatias autoimunes, 573

Colangite
- ascendente, 571
- biliar primária, 573
- esclerosante primária, 574
- supurativa, 571
Colapso, 412
Colecistite, 582, 583
- aguda, 582, 583
-- acalculosa (alitiásica), 582, 583
-- calculosa, 582, 583
- crônica, 582, 583
- gangrenosa, 583
Colelitíase, 277, 356, 357, 580
Cólera, 245, 524, 525
Colestase, 571, 572
- intra-hepática, 571
- neonatal, 572
Colesterol, 19, 89, 289
- de lipoproteína de alta densidade, 289
- de lipoproteína de baixa densidade, 289
Colite
- aguda autolimitante, 526
- colagenosa, 524
- linfocítica, 524
- microscópica, 524
- pseudomembranosa, 525, 528
- ulcerativa, 530, 534
Colo do útero, 623
- em forma de barril, 626
Coloide, 661
Coloração vermelho Congo, 183
Complemento, 34
Complexo
- antígeno leucocitário humano (HLA), 136
- de Ghon, 442
- de histocompatibilidade principal, 222
- de Ranke, 442
- de silenciamento induzido pelo RNA, 83
- nefronoftise-doença cística medular, 489
- principal de histocompatibilidade, 135
Complicações
- crônicas do diabetes, 681
- infecciosas, 400
- macrovasculares, 684
- metabólicas agudas do diabetes, 680
- oculares do diabetes, 684
- transfusionais, 399
Componentes do complemento, 172
Comprometimento
- da artéria hepática, 575
- visual, 392, 684
Compulsão alimentar, 267
Comunicação
- interatrial, 321
- interventricular, 321
Concentração
- de hemoglobina corpuscular média, 355
- intracelular de HbS, 359
Concussão, 759
Condiloma(s)
- acuminado, 616, 621, 804
- *lata*, 621
- plano(s), 612, 621

- vulvares, 621
Condroma, 714
Condrossarcoma, 192, 715
Congênito, 85
Congestão, 57, 435
- hepática
-- aguda, 58
-- passiva crônica, 58
- passiva, 319, 576
- pulmonar
-- aguda, 58
-- crônica, 58
- vascular, 28, 360
Conjuntiva, 786
Conjuntivite, 786
Consolidação de fraturas, 708
Consumo de álcool, 198, 578, 592
Contagem
- de plaquetas, 394
- de reticulócitos, 356
Conteúdo dos grânulos dos leucócitos, 33
Contração das plaquetas, 63
Contracepção hormonal combinada, 256
Controle
- da proliferação celular, 51
- do ciclo celular, 207
Contusão, 260, 759
Conversão de fibrinogênio em fibrina reticulada, 64
Cor pulmonale, 319, 335
- agudo, 336
- crônico, 336
Coração, 162, 184, 316, 318
Corantes azo, 227
Coriocarcinoma, 603, 636
- gestacional, 639
Coriorretinite, 767
Coristoma, 120, 192
Córnea, 787, 788
- *guttata*, 788
Coroidite, 427
Coronavírus, 437
Corpos
- citoides, 791
- de Civatte, 802
- de psamoma, 634
- estranhos, 27, 53
Corpúsculos
- asteroides, 427
- de asbesto, 425
- de Aschoff, 338
- de Dutcher, 392
- de Heinz, 363
- de Lewy, 776
- de Michaelis-Gutman, 609
- de Pick, 776
- de Russell, 391, 392
- de Schaumann, 427
- de Schiller-Duval, 603
- de Verocay, 745
- hialinos de Mallory, 562, 571
Corticosteroides, 36
Corticotrofos, 656, 658

Corynebacterium diphtheriae, 458
Covid-19, 436
Craniossinostose, 704
Craniotabes, 272
Crescimento derivado de plaquetas, fator de, 380
Crioglobulinemia, 392
Criptite, 526
Criptococomas, 450
Criptococose, 178, 449
Criptorquidia, 600
Crise
- adrenal, 690
- aplásica, 358, 360
Cristais de Charcot-Leyden, 420
Cromatólise central, 749
Cromo, 199
Cromossomo
- em anel, 102
- Filadélfia, 85, 201
Crupe, 458
Cryptococcus
- *gattii*, 763
- *neoformans*, 763
Cryptosporidium, 178, 530
- *hominis*, 178
Cubilina, 369
Curvatura das pernas, 272

D

Dano
- à membrana, 13
- à mucosa oxíntica, 513
- alveolar difuso, 412
- ao DNA, 13, 14, 21
-- e carcinogênese, 263
- às células endoteliais, 262
- vascular, 161
Daunorrubicina, 348
Débito cardíaco, 285
Declínio das respostas imunes, 142
Dedo supernumerário, 704
Defeito(s)
- cortical fibroso, 717
- da fase lútea, 629
- de TLR, 172
- do tubo neural, 752
- epiteliais, 532
- na ativação de linfócitos, 171
- na cicatrização, 53
- na função leucocitária, 172
- na imunidade inata, 172
- nas citocinas, 172
- no metabolismo hepatocelular da bilirrubina, 570
Defesa antiviral, 134
Deficiência(s)
- adquirida de lactase, 524
- congênita
-- de iodo, 662
-- de lactase, 524
- da enzima lisil hidroxilase, 89
- de 21-hidroxilase, 689

- de α1-antitripsina, 15, 415, 568
- de adesão leucocitária, 172
-- 1, 172
-- 2, 172
- de ADH, 660
- de C2, C4, 172
- de C3, 172
- de fator IX, 399
- de fator VIII, 398, 399
- de ferro, 366, 367
- de folato, 369
- de glicose-6-fosfato desidrogenase, 362, 363
- de iodo, 668
- de lactase (dissacaridase), 524
- de mieloperoxidase, 172
- de plaquetas, 394
- de proteínas reguladoras do complemento, 172
- de tiamina, 768
- de vitamina
-- A, 269
-- B_{12}, 370, 768
-- C, 273
-- D, 270
- e toxicidade por vitaminas, 267
- endêmica de iodo na dieta, 661
- isolada de IgA, 171
- que afetam o sistema complemento, 172
- transitória de lactase, 524
Deformações, 111
Deformidade(s)
- em botoeira, 723
- em frasco de Erlenmeyer, 704
- em pescoço de cisne, 723
- esqueléticas, 361
Degeneração(ões)
- aórtica calcificada, 336
- cística da média, 297, 300
- combinada subaguda, 370, 768
- corticobasal, 778
- da retina, 793
- espinocerebelares, 778
- lobar frontotemporal, 774
- macular relacionada à idade, 793
-- seca (atrófica), 793
-- úmida (neovascular), 793
- mixomatosa, 336
- plumosa de hepatócitos periportais, 571
- vacuolar, 3
- walleriana, 736
Degradação local da membrana basal e do tecido conjuntivo intersticial, 220
Deleções, 85, 102, 152, 202
Demência(s)
- com corpúsculos de Lewy, 778
- frontotemporais, 774
- vascular, 759
Densidade óssea, 267
Depleção lipídica das células corticais adrenais, 76
Deposição(ões)
- de amiloide, 180, 685
- de anticorpo antimembrana basal glomerular, 467

- de cadeias leves, 391
- de fibrina, 62
- de imunocomplexos, 149
-- circulantes, 466
- de material mixomatoso, 338
- intracelulares e extracelulares, 19
- mesangial de IgA, 478
- tecidual de hemossiderina, 567
Depósitos
- amiloides, 672
- extracelulares, 20
Dermatite
- alérgica, 620
-- de contato, 799, 800
- atópica, 147, 799
- de contato, 152, 620
- de interface, 802
- eczematosa, 799
-- relacionada a fármacos, 799
- espongiótica, 800
- fotoeczematosa, 799
- herpetiforme, 807
- irritante primária, 799
Dermatomiosite, 744
Dermatose(s)
- infecciosas, 803
- inflamatórias
-- agudas, 798
-- crônicas, 801
- papulosa nigra, 808
Desaminase induzida por ativação, 171
Desarranjo aleatório dos miócitos, 346
Descamação, 801
Descolamento
- de retina, 790
-- não regmatogênico, 790
-- regmatogênico, 790
- do vítreo posterior, 790
Desenvolvimento
- de alergias, 146
- ósseo, 702
Desequilíbrio(s)
- de ligação, 82
- hemodinâmico, 292
- hormonais, 18
- nutricionais, 2
- protease-antiprotease, 416
Deslocamento bilateral, 88
Desmielinização segmentar, 736
Desmoplasia, 192
Desnutrição, 245, 255, 265, 267
- aguda grave, 265
- secundária, 267
Desoxinucleotidil transferase terminal, 377
Desregulação do ciclo celular em células
   cancerosas, 207
Destino
- das células necróticas, 5
- dos trombos, 69
Destoxificação, 245
Destruição
- intracelular de microrganismos
   e detritos, 32

- tecidual, 43
Desvio
- à esquerda, 47
- de fluxo, 317
Detecção de doença residual mínima, 235
Diabetes, 52, 290
- congênito de início precoce, 679
- crônico, 684
- do jovem com início na maturidade, 679
- e cegueira, 791
- gestacional, 679
- pancreatogênico, 679
- tipo 1, 150, 675-677, 679
- tipo 2, 675, 676, 678, 680
Diáfise, 702
Diafragma de fenda, 466
Diagnóstico
- de malignidade, 234
- de predisposição hereditária ao câncer, 235
- laboratorial do câncer, 232
- molecular, 234
-- de distúrbios genéticos, 125
Diapedese, 30
Diarreia, 178, 521
- exsudativa, 521
- osmótica, 521
- persistente, 178
- por má absorção, 521
- secretória, 521
Diáteses hemorrágicas, 60
Dieta, 198, 278, 522
- e câncer, 278
- e doenças sistêmicas, 278
- livre de glúten, 522
Diferenciação, 192
Digestão
- intraluminal, 521
- terminal, 521
Dilatação
- arteriolar, 58
- da câmara, 333
- fisiológica do útero, 16
Dímeros D, 65
Diminuição
- da perfusão renal, 688
- da produção de granulócitos, 372
- da replicação celular, 21
Dióxido
- de enxofre, 246, 247
- de nitrogênio, 247
Diplopia, 739
Discinesia ciliar primária, 421
Disfunção
- celular mediada por anticorpos, 148
- contrátil, 332
- das células B, 678
- diastólica, 316
- do músculo papilar, 332
- e dano mitocondriais, 11
- endotelial, 66
- entérica ambiental, 524
- mitocondrial, 329
- orgânica, 75

- renal, 391
- sistólica, 316
Disgerminomas, 601, 636
Dislipoproteinemias, 292
Dismotilidade esofágica, 504
Disostose, 704
Disparidades na saúde, 243
Displasia, 194, 514
- broncopulmonar, 116
- epitelial, 537
- escamosa, 509
- fibromuscular, 284
- fibrosa, 719
- renal multicística, 489
- tanatofórica, 704
Dispneia, 318, 319, 417
- paroxística noturna, 319
Disproteinemia, 390
Disqueratose, 799
Disrupções, 111
Dissecção(ões), 296, 300
- da aorta, 299
- distais, 300
- proximais, 300
Disseminação
- bacteriana hematogênica, 439
- hematogênica, 196, 197, 761
- linfática, 196
- por semeadura, 196
- transplacentária, 761
- vascular, 221
Dissolução de trombos, 69
Dissomia uniparental, 110
Distrofia(s)
- endotelial de Fuchs, 788
- fascioescapuloumeral, 743
- miotônica, 742
- muscular(es), 740
-- de Becker, 740
-- de cintura, 743
-- de Duchenne, 740
-- de Emery-Dreifuss, 743
-- ligadas ao X e autossômicas, 742
Distrofina, 740, 741
Distrofinopatias, 740
Distúrbio(s)
- adquiridos do músculo esquelético, 744
- associados à lesão de nervos periféricos, 738
- autoimunes, 423
- bolhosos, 804
- circulatórios hepáticos, 575
- citogenéticos, 101
-- que envolvem cromossomos sexuais, 105
-- que envolvem os autossomos, 103
- colestáticos, 569
- cromossômicos, 102
- da coagulação, 398
- da condução cardíaca, 317
- da hipófise posterior, 660
- da junção neuromuscular, 739
- de herança autossômica
-- dominante, 86
-- recessiva, 87

- de hiper-reatividade dos vasos
    sanguíneos, 307
- diversos da junção neuromuscular, 740
- do baço e do timo, 400
- do estômago, 510
- do músculo esquelético, 740
- do timo, 401
- dos eritrócitos, 355
- dos leucócitos, 371
- dos nervos periféricos, 736
- endócrinos, 628
- epiteliais não neoplásicos, 621
- hemodinâmicos, 57
- hemorrágicos, 394
- hereditários, 85, 578
-- do músculo esquelético, 740
- infecciosos, 553
- ligados ao X, 87
- mediados
-- por anticorpos, 144
-- por célula T, 144
-- por imunocomplexos, 144
- mendelianos, 87
-- resultantes de mutações em genes
    únicos, 85
- metabólicos
-- do osso, 704
-- generalizados, 629
- monogênicos com padrões de
    herança atípicos, 107
- multigênicos complexos, 100
- na homeostasia de cálcio, 13
- não neoplásicos de leucócitos, 371
- nas vias metabólicas, 682
- neurocognitivo associado ao HIV, 179, 766
- nutricionais, 767
- que se manifestam com a síndrome
-- nefrítica, 474
-- nefrótica, 468
- vasculares
-- do intestino, 519
-- testiculares, 600
Diverticulite do sigmoide, 530
Divertículo de Meckel, 504
Diverticulose, 530
DNAs codificante e não codificante
    de proteína, 81
Doença(s)
- agudas e crônicas, 265
- alérgicas, 42, 146
- ambiental, 242
- autoimunes, 27, 42, 143, 152, 431
- cardíaca, 316, 325, 333, 342
-- adquirida ou congênita, 431
-- carcinoide, 350
-- congênita, 320
-- hipertensiva, 335
--- pulmonar, 335
--- sistêmica, 335
-- isquêmica, 21, 286, 325
--- crônica, 333
---- com ICC, 324
-- por disfunção miocárdica intrínseca, 342

-- reumática crônica, 339
- cardiovascular, 257
- causadas por
-- alterações de regiões *imprinted*, 109
-- mutações em genes
--- codificadores
---- de enzimas, 94
---- de proteínas estruturais, 88
---- de proteínas receptoras ou canais, 89
--- mitocondriais, 109
-- proteínas mal enoveladas, 15
- celíaca, 369, 521-523
- cerebrovascular(es), 753
-- hipertensiva, 758
- císticas do rim, 487
- da arranhadura do gato, 46, 374
- da deposição de cristais de pirofosfato de
    cálcio, 728
- da descompressão, 72
- da gravidez, 637
- da hipófise, 656
- da mama, 640
- da medula espinal, 370
- da membrana basal fina, 478
- da mielina, 768
- da mucosa relacionada com estresse, 511
- da pele, 798
- das glândulas salivares, 501
- das membranas hialinas, 114
- de Addison, 690
- de Alzheimer, 21, 96, 770, 772, 775
- de armazenamento neuronal, 753
- de Bruton, 170
- de Buerger, 307
- de Chagas, 504
- de Charcot-Marie-Tooth, 739
- de Creutzfeldt-Jakob, 15, 771
- de Crohn, 46, 530
- de Cushing, 659, 686
- de depósito denso, 472, 473
- de Gaucher, 95, 97, 98
-- forma não neuronopática crônica, 98
-- forma neuronopática
--- crônica, 98
--- infantil aguda, 98
- de Goodpasture, 467
- de Graves, 147, 661, 664-666
- de hipersensibilidade, 42, 143
- de Hirschsprung, 519
- de Huntington, 86, 770, 778
- de inclusão citomegálica, 447
- de Kawasaki, 301, 305
- de Kennedy, 779
- de Krabbe, 770
- de lesões mínimas, 468
- de Letterer-Siwe, 393
- de Lyme, 347
- de McArdle, 100, 744
- de Niemann-Pick
-- tipo A e B, 97
-- tipo C, 95, 97
- de Ollier, 714
- de origem nutricional, 242

- de Osler-Weber-Rendu, 309
- de Paget
-- do mamilo, 646
-- do osso, 707
-- extramamária, 622
-- monostótica, 707
-- poliostótica, 707
- de Park, 95, 770, 776
- de Parkinson, 770, 776
- de Pick, 776
- de Pompe, 99, 100, 744
- de Pott, 444, 711
- de Tay-sachs, 15, 96
- de von Gierke, 99
- de von Hippel-Lindau, 310, 786
- de von Willebrand, 398
- de Whipple, 525
- de Wilson, 567
- descompressiva, 72
- desmielinizantes, 768, 769
-- adquiridas, 769
- diarreica, 521
- do armazenamento
-- de glicogênio, 99
-- lisossomal, 95, 96
- do enxerto contra o hospedeiro, 167,
    168, 524
-- aguda, 168
-- crônica, 168
- do neurônio motor, 779
- do refluxo gastresofágico, 506
- do sistema
-- imune, 132
-- nervoso central, 179
- do soro, 149
- do tecido conjuntivo, 152
- dos dentes e das estruturas de apoio, 498
- dos glomérulos, 464
- dos vasos pulmonares, 429
- fibrosantes, 422, 423
- fúngicas, 691
- genéticas, 80, 85
-- e pediátricas, 80
- glomerulares, 476
- granulomatosa(s), 426
-- crônica, 32, 172
--- ligada ao X, 172
- hemolítica ABO, 119
- hepática, 549
-- crônica, 552
-- gordurosa não alcoólica, 561, 564
-- metabólicas hereditárias, 566
-- relacionada ao álcool, 561, 562
- hereditárias dos nervos periféricos, 739
- hipotalâmico-hipofisária, 686
- humanas associadas a exposições
    ocupacionais, 251
- infecciosas transmitidas por vetores, 245
- inflamatória
-- da mama, 641
-- intestinal, 530
-- pélvica, 614

- intersticiais relacionadas com o tabagismo, 429
- intestinal isquêmica, 519
- macrovascular diabética, 682
- mediadas
-- por anticorpos, 147
-- por célula T, 150
-- por imunocomplexos, 149
- medulares com cistos, 489
- metabólicas genéticas, 753
- micobacteriana não tuberculosa, 445
- mistas do tecido conjuntivo, 163
- neurodegenerativas, 770
- nutricionais, 265
- obstrutivas e vasculares, 504
- parasitária, 529
- pediátricas, 110
- pericárdica, 349
- policística, 590
- por imunocomplexos locais, 150
- priônicas, 771
- proliferativa com atipia, 641, 642
- pulmonar, 259
-- induzida por fármacos ou radiação, 426
-- intersticiais crônicas, 421, 431
-- miliar, 443
-- na infecção pelo vírus da imunodeficiência humana, 450
-- obstrutiva(s), 414
--- crônica, 415, 417, 431
-- restritivas, 414
- que afetam os túbulos e o interstício, 478
- que envolvem os vasos sanguíneos, 483
- relacionada
-- à IgG4, 163
-- à imunoglobulina, 298
-- com o asbesto, 425
- renal, 259, 464, 483, 487-489
-- cística adquirida, 488
-- crônica, 464, 487
-- em estágio terminal, 464
-- hipertensiva, 483
-- policística autossômica
--- dominante (do adulto), 488
--- recessiva (da infância), 489
- sexualmente transmissíveis, 611
- sistêmica por imunocomplexos, 150
- tireoidiana autoimune, 661, 662
- trofoblástica gestacional, 638
- ulcerosa péptica, 513
- unifocal, 394
- unissistêmica multifocal, 394
- valvar
-- cardíaca, 336
-- degenerativa, 336
-- reumática, 338
-- vascular(es), 282
-- da retina, 790
-- do colágeno, 152
-- hipertensiva, 286
-- periférica, 293
Dor, 26, 377, 592
- abdominal, 592

- óssea, 377
Dose de antígeno imunizante, 119
Doxorrubicina, 348
Dúctulos biliares, 549
Duto(s)
- alveolares, 412
- biliares interlobulares, 573
- biliares terminais, 549
- de Santorini, 589
- de Wirsung, 589

E

Eburnação do osso, 721
E-caderina, 213
Eclâmpsia, 638
Ectasias vasculares, 309
Ectopia, 88, 504
- *lentis*, 88
Eczema, 799
Edema, 27, 58, 749, 800
- cerebral, 60, 750
- citotóxico, 750
- dependente, 60, 267
- do estroma, 788
- epidérmico, 800
- generalizado, 267, 464
- periorbital, 60
- pulmonar, 60, 118
- subcutâneo, 60
- vasogênico, 750
Edição de gene, 83
Efeito(s)
- anticoagulantes, 64, 66
- antifibrinolíticos, 66
- biológicos da radiação ionizante, 262
- cardíacos das neoplasias não cardíacas, 350
- da catecolamina, 349
- da neoplasia no hospedeiro, 231
- das mudanças climáticas na saúde, 244
- de Warburg, 213
- do álcool, 254
- do pedículo, 659
- do tabaco, 251
- fibrinolíticos, 66
- inibidor de RB, 209
- inibitórios das plaquetas, 65
- irritante direto na mucosa traqueobrônquica, 252
- sistêmicos da inflamação, 46
Efusão, 40, 319, 349, 444, 455
- pericárdica, 349
- pleural, 444, 455
Eicosanoides, 34
Elastina, 51
Elementos genéticos móveis, 82
Eletroforese de hemoglobina, 356
Eliminação de microrganismos extracelulares, 141
Emaranhados neurofibrilares, 774
Embolia
- arterial, 72
- de líquido amniótico, 71
- gasosa, 71

- gordurosa, 71
- paradoxal, 70, 321
- pulmonar, 429
- séptica, 439
Embolismo, 57
Embolização de trombos, 69
Êmbolo, 68
- em sela, 70, 429
Empiema, 439, 456
- da vesícula biliar, 583
- subdural, 767
- tuberculoso, 444
Encefalite
- fúngica, 766
- límbica, 636
- por HSV-1, 764
- viral, 764
Encefalocele, 752
Encefalomielite
- disseminada aguda, 769
- hemorrágica necrosante aguda, 769
Encefalomiopatias mitocondriais, 753
Encefalopatia
- de Wernicke, 768
- espongiforme bovina, 772
- hepática, 551
- hipertensiva aguda, 759
- multicística, 761
- traumática crônica, 759
Endarterite obliterante, 297
Endocardite
- aguda, 340
- de Libman-Sacks, 68, 342
- infecciosa, 68, 340
- no lúpus eritematoso sistêmico, 342
- subaguda, 340
- trombótica não bacteriana, 68, 232, 341
- valvular, 158
- verrucosa, 68
Endométrio funcional, 628
Endometriomas, 628
Endometriose, 627
Endometrite, 627
- aguda, 627
- crônica, 627
- grave, 627
Endomiocardite de Loeffler, 347
Endotelina, 61
Endotélio, 65
- capilar, 412
Endotelite ou arterite da íntima, 165
Enfisema, 414
- acinar distal, 415
- bolhoso, 418
- centroacinar, 415, 416
- centrolobular, 424
- compensatório, 417
- irregular, 415
- mediastínico, 418
- pan-acinar, 415, 416
- subcutâneo, 418
Enolase específica de neurônio, 122

Enovelamento ruim de proteínas, 14
Ensaios
- bioquímicos, 126
- citogenéticos, 126
- genéticos, 126
Entalhe de Kernohan, 751
Entamoeba histolytica, 530, 559, 767
Enterocolite
- infecciosa, 524
- necrosante, 116, 520
- por *Campylobacter*, 526
- por radiação, 520
Enteropatia
- ambiental, 369
- intestinal, 150, 530
- sensível ao glúten, 521
- tropical, 524
Entrada nos macrófagos, 440
Envelhecimento
- celular, 21
- e câncer, 198
Envolvimento
- do nervo óptico, 427
- hepático, 92
Eosinofilia, 47, 429
- pulmonar, 429
Eosinófilos, 45
Ependimoma, 783
Epididimite, 600
Epidídimo, 600
Epífise, 702
Epiglotite bacteriana aguda, 457
Epinefrina, 655
Epispadia, 599
Epitélio alveolar, 412
Equimoses, 61, 397
Eritema, 27, 427, 553, 800
- multiforme, 800
- nodoso, 427
- palmar, 553
Eritroblastose fetal, 119
Eritrócitos irreversivelmente falciformes, 359
Eritrocitose, 355
Eritroferrona, 362, 366
Eritroplasia, 500
Eritropoese ineficaz, 361
Eritropoetina, 355
Erosão da placa, 325
Erupção cutânea em forma de borboleta, 158
Escama, 799
Escherichia coli, 95, 478, 527
- enteroagregativa, 525, 527
- êntero-hemorrágica, 525, 527
- enteroinvasiva, 525, 527
- enteropatogênica, 525, 527
- enterotoxigênica, 525, 527
Esclerodermia, 161
Esclerose
- arteriolar hialina, 758
- cardíaca, 576
- da veia central, 562
- lateral amiotrófica, 770
-- bulbar, 779

- medial de Mönckeberg, 288
- mesangial difusa, 683
- múltipla, 150, 768, 769
-- primária progressiva, 769
-- recorrente-remitente, 769
-- secundária progressiva, 769
- nuclear, 788
- sistêmica, 156, 161
-- difusa, 161
-- limitada, 161
- tuberosa, 786
Escorbuto, 51, 273
Escoriação, 799
Esferócitos, 357
Esferocitose hereditária, 357
Esfingolipidoses, 96
Esfingomielinase ácida, 97
Esmegma, 599
Esofagite, 449, 505-507
- de refluxo, 506
- eosinofílica, 507
- infecciosa, 506
- medicamentosa ou induzida por pílulas, 506
- química, 506
Esôfago, 504, 507
- de Barrett, 507
Espaço(s)
- de Disse, 549
- epidural e subdural, 767
- pleural, pericárdico e peritoneal, 319
Espalhamento de epítopos, 155
Espécies reativas de oxigênio (ERO), 11, 32, 563, 682
Espectro de autoanticorpos no LES, 155
Espessura de Breslow, 814
Espinha bífida, 752
- oculta, 752
Espirais de Curschmann, 420
Esplenomegalia, 356, 357, 361, 377, 381, 400
- congestiva, 319, 553
- intensa, 366
- moderada, 359
Espondilite anquilosante, 724
Espondiloartropatias soronegativas, 723
Espongiose, 799, 800
Esporozoítos, 365
Espru
- celíaco, 521
- refratário, 523
- tropical, 524
Esquistocitose, 364
Esquistossomose, 431, 559
Esquizontes, 365
Estabilização do coágulo, 62
Estadiamento, 123, 232
Estado(s)
- de imunodeficiência, 421
- de portador, 559
- de sobrecarga
-- de pressão, 317
-- de volume, 317
- inflamatórios crônicos e câncer, 199
- nutricional, 52

-- relacionado ao cálcio, 705
- pró-inflamatório, 278
Estágios do choque, 76
Estase, 28
Estatinas, 290
Esteatofibrose, 562
Esteato-hepatite, 561
- não alcoólica, 565
- secundária ao álcool, 563
Esteatose, 19, 559
- hepática, 92, 255, 277
-- não alcoólica, 277
- hepatocelular, 561, 563
Estenose
- aórtica calcificada, 336
- aterosclerótica, 295
- esofágica, 504
- subpulmonar, 322
Ésteres de colesterol, 19
Esteroides sexuais, 686
Estímulos nocivos, 1
Estômago, 510
Estresse, 1
- no retículo endoplasmático, 13
- oxidativo, 11, 416, 682
Estrias
- de Wickham, 802
- gordurosas, 293
Estrogênios, 645
Estrutura(s)
- cromatínicas, 82
- do HIV, 174
Estruturais de cromossomos, anormalidades, 126
Estudos de associação genômica ampla (GWAS), 154
Etanol, 254
Etiologia, 1
Euploide, 101
Evasão
- da destruição imunológica, 226
- da morte celular, 216
- da vigilância imunológica, 221
- imunológica dos cânceres, 222
Evolução natural e curso da infecção pelo HIV, 176
Exames citológicos (Papanicolaou), 234
Exaustão pelo calor, 261
Exercício, 290
Exoftalmia, 665
Explosão
- oxidativa, 12
- respiratória, 12, 32
Exposição(ões)
- à radiação e desenvolvimento do câncer, 264
- ambientais a carcinógenos, 606
- industriais e agrícolas, 250
- ocupacionais, 251
- prolongada a agentes potencialmente tóxicos, 42
Expressão dos receptores de estrogênio e progesterona, 649
Exsudação, 27

Exsudato, 27, 59
- purulento, 27
Extravasamento de proteínas intracelulares, 6

F

Fagocitose, 30, 38, 148
Fagolisossomo, 31
Fagossomo, 31
Falcização dos eritrócitos, 358, 359
Falência de órgãos terminais, 638
Falha da bomba, 316
Faringite aguda, 457
Fármacos cardiotóxicos, 348
Fasciculações, 779
Fasciite nodular, 730
Fasciola hepatica, 560
Fase terminal da apoptose, 8
Fator(es)
- ambientais, 154, 157
- ativador de plaquetas, 39
- da coagulação, 39
- de aceleração de degradação, 39
- de ativação plaquetária, 34
- de coagulação, 63
- de crescimento
-- de ceratinócitos, 48
-- de fibroblastos, 48
--- 3, 704
-- de hepatócitos, 48, 220
-- derivado de plaquetas, 48, 62, 205
-- endotelial vascular, 14, 48, 50, 116, 219, 627, 682
-- epidérmico, 48, 205, 451
-- semelhantes à insulina, 218, 659
-- transformador alfa, 48
-- transformador-β, 48, 52, 62, 380, 423, 682
- de necrose tumoral, 30, 36, 140, 255, 292, 412, 608
- de permeabilidade, 469
- de processamento (*splicing*) de RNA, 378
- de transcrição, 378
-- da família do fator induzível por hipoxia, 14
-- nuclear, 207
-- STATs, 380
- de von Willebrand, 398
- epigenéticos, 378
- estimuladores de colônias, 47, 140
-- de monócitos, 703
- genéticos na autoimunidade, 154
- II, 64
- imunológicos, 157
- induzível por hipoxia, 50, 311, 786
- IX, 64, 398
- IXa, 64
- mecânicos, 53
- nefrítico C3, 473
- que limitam a coagulação, 64
- V de Leiden, 67
- VIII, 64, 398
- VIIIa, 64
- X, 64, 398
- Xa, 64

Febre, 46, 341
- do feno, 147
- familiar do mediterrâneo, 182
- reumática, 340
-- aguda, 147, 338
- tifoide, 525, 528
Fecálito, 543
Fenilalanina hidroxilase, 94
Fenilcetonúria, 94
Fenômeno
- de Koebner, 801
- de Raynaud, 307, 308, 364
-- primário, 308
-- secundário, 308
Fenótipo de hipermetilação de ilhas de CPG, 541
Fentanila, 259
Feocromocitoma(s), 691
- adrenais, 694
Ferida(s)
- crônicas, 53
- incisa, 260
- penetrante, 260
- por pressão, 53
- punctória, 260
Ferro, 274
- hereditário, 566
Ferroptose, 9
Fibras
- de Rosenthal, 749, 783
- vermelhas rasgadas, 744
Fibrilação
- atrial, 334
- ventricular, 334
Fibrilina, 297
Fibrina, 62
Fibroadenomas, 641
Fibroblastos, 49
Fibromas, 499, 718
- não ossificantes, 717, 718
Fibromatoses, 730
Fibronectina, 52
Fibrose
- circunferencial, 574
- cística, 15, 91, 421, 521
- em favos de mel, 423
- em órgãos parenquimatosos, 53
- endomiocárdica, 347
- intersticial, 422
-- difusa, 427
-- irregular, 423
- maciça progressiva, 424
- pancreática, 567
- pulmonar, 26, 422, 425
-- idiopática, 422
-- intersticial difusa, 425
- retroperitoneal, 164, 608
-- idiopática, 164
- septal portal-portal, 573
Fígado, 184, 255, 548
- em noz-moscada, 58, 319, 576
Figuras mielínicas, 3
Filariose, 59

Fise, 702
Fisiologia normal da insulina e homeostasia da glicose, 675
Fístulas arteriovenosas, 284
Flagelos, 512
Flebite obliterante, 163
Flebotrombose, 68, 308
Fluoreto, 274
Fluoruracila, 348
Fluxo
- regurgitante, 317
- sanguíneo
-- anormal, 66
-- comprometido através do fígado, 576
-- comprometido para o fígado, 575
- vascular, 320
Foco(s)
- de Ghon, 442
- fibroblásticos, 423
Folato, 274, 356
Foliculite, 449
Folículos, 140
Forame oval, 321
- patente, 321
Formação
- de abscessos, 435
- de bile, 569
- de cicatriz, 48
- de imunocomplexos, 149
-- *in situ*, 467
- de tecido cicatricial, 550
- do tampão plaquetário, 61
Formas
- monogênicas de diabetes, 679
- tóxicas, vasculíticas e hereditárias de neuropatia periférica, 738
Fosfatidilinositol glicano, 363
Fosfato, 672
Fosfolipídios carregados negativamente, 62
Fosforilação oxidativa, 11
Fragilidade vascular, 394
Fratura(s), 708
- cominutiva, 708
- deslocada/desalinhada, 708
- em galho verde, 708
- exposta, 708
- patológica, 708
- por estresse, 708
- simples, 708
- tipo bastão de giz, 708
Fumaça da queima de materiais orgânicos, 247
Functio laesa, 26

G

Galactosemia, 94
Galactosilceramidase, 770
Gametócitos, 365
Gamopatia monoclonal, 390
- de significado indeterminado, 390
Gangliogliomas, 783
Ganglioneuroblastoma, 123

Ganglioneuroma, 123
Gangrena, 5, 72
- das extremidades, 293
-- inferiores, 683
- úmida, 5
Gardnerella vaginalis, 623
Gastrenterite, 245
Gastrinomas, 517, 685
Gastrite
- aguda, 510
- atrófica crônica, 369
- autoimune, 512
- crônica, 511, 513
-- complicações da, 513
- hemorrágica erosiva aguda, 510
- por *Helicobacter pylori*, 512
Gastropatia, 510
- hipertrófica, 510
Gene(s)
- *CFTR*, 91
- *COL3A1*, 89
- *COL4A5*, 478
- de fusão BCR-ABL, 379
- diabetogênicos, 678
- do câncer, 200
- do retardo mental familiar 1 (*FMR1*), 85, 107
- *HLA*, 137
- homeobox, 106
- *KMT2A*, 377
- *MUC5B*, 422
- *MYC*, 386
- *MYD88*, 392
- *PIGA*, 363
- *PKD2*, 488
- *PRSS1*, 591
- que regulam a apoptose, 200
- receptor 4 de melanocortina (*MC4R*), 276
- *SRY*, 87
- supressor tumoral, 200, 208, 209, 213
-- *NF2*, 213
-- *TP53*, 209, 212
- *TERT*, 217
Genética molecular, 377
Gengivite, 498
Genoma, 81, 83, 109
- humano, 83
- mitocondrial, 109
Geração e remoção de espécies reativas de oxigênio, 11, 255
Germinomas, 601
Giardia
- *duodenalis*, 529
- *intestinalis*, 529
- *lamblia*, 170, 529
Gigantismo, 659
Ginecomastia, 641
Glândula(s), 655
- adrenais, 686
- de Bartholin, 621
- lacrimais e salivares, 160
- paratireoides, 672
- pituitária, 656

- tireoide, 660
Glaucoma, 788
- de ângulo
-- aberto, 788
-- fechado, 788
- de pressão normal ou de baixa pressão, 788
Glia, 749
Glicocorticoides, 52, 686
Glicogênio, 20
Glicogenose(s)
- tipo hepático, 99
- tipo I, 99, 100
- tipo II, 100
- tipo miopático, 99
- tipo V, 100
- tipo VII, 100
Glicogenoses, 99
Glicólise aeróbica, 213
Glicoproteína(s)
- adesivas, 51
- do envelope viral, 555
- IIb/IIIa, 62
Glicose, 677
Glicotoxicidade, 678
Glioblastoma com *IDH* selvagem, 781
Gliomas, 780
Gliose, 749
Glomangiomas, 311
Glomérulo, 464
Glomerulonefrite, 26, 150
- membranoproliferativa, 468, 471
- necrosante
-- focal, 306
-- segmentar, 306
- por C3, 473
- pós-estreptocócica, 149
- pós-infecciosa aguda, 468, 474
- rapidamente progressiva, 306, 464, 468, 475
- vasculite, 26
Glomerulopatia
- colapsante, 470
- por C3, 468, 473
Glomérulos, 124, 463
Glomerulosclerose, 467-470, 683
- nodular, 683
- segmentar focal, 468-470
Glucagon, 675
Glutationa peroxidases, 13
Gomas, 612
Gonadotrofinas coriônicas humanas, 638
Gonadotrofos, 656, 658
Gonorreia, 613
Gordura mesentérica ao redor da parede intestinal, 533
Gota, 725
- tofácea crônica, 728
Graduação, 232
Granuloma(s), 5, 45
- eosinofílico, 393
- epitelioide não necrosante, 427
- malformados, 428
- não caseosos, 533

- necrosantes, 306
- piogênico, 310, 499
Granulomatose, 301, 306, 307, 432
- com poliangiite, 306
- de Wegener, 306, 432
- eosinofílica com poliangiite, 301, 307
Grânulos
-- α, 62
- azurófilos, 33
- de Birbeck, 393
- de zimogênio, 589
- densos, 62
- específicos, 33
Gravidez, 637, 688
- ectópica, 637
Gray (Gy), 262
Grupo HACEK, 340

H

Haemophilus influenzae, 170, 434
Halogenação, 32
Hamartoma, 120, 192, 451
Hanseníase, 46
Haplótipo de HLA, 137
Haptocorrina, 369
Haptoglobina, 356, 357
Hashitoxicose, 663
HAV, 553
HbA1c, 685
HBV, 554
HCV, 556
HDV, 558
Helicobacter pylori, 231, 511, 516
Hemangioblastoma, 786
Hemangioma(s), 121, 309
- capilares, 309
- cavernoso(s), 310, 577
- juvenis, 309
Hemartrose, 60, 399
Hematina, 366
Hematocele, 600
Hematoma, 60, 637, 760, 761
- epidural, 760
- intratubário, 637
- subdural, 760, 761
Hematopoiese
- clonal, 291, 378
-- de prognóstico indeterminado, 378
- extramedular, 355, 379
- ineficaz, 368
Hematossalpinge, 637
Hematúria, 464, 609
- assintomática, 464
- indolor, 609
Hemianopsia bitemporal, 656
Hemocromatose, 362, 566
- hereditária, 566
- secundária, 362, 566
Hemoderivados, 399
Hemofilia
- A, 398, 399
- B, 399
Hemoglobina

- corpuscular média, 355
- falciforme, 358
Hemoglobinemia, 357
Hemoglobinopatias, 358
Hemoglobinúria, 39, 173, 357, 363
- paroxística noturna, 39, 173, 363
Hemólise
- extravascular, 356
- intravascular, 357
- mecânica, 364
- traumática, 364
Hemopericárdio, 60, 349
Hemoperitônio, 60
Hemorragia(s), 57, 60, 356, 429, 431
- alveolar, 432
- cerebral, 756
- de Duret, 751
- em fenda, 759
- em uma placa, 295
- intracerebral aguda, 755
- intracraniana, 755
- intraparenquimatosa, 755, 761
-- cerebral primária, 755
- intraperitoneal, 637
- intraventricular, 116
- lobares, 757
- petequiais pontilhadas, 484
- pulmonar, 429, 431
- subaracnóidea, 757
Hemorroidas, 308, 521
Hemossiderina, 20, 432
Hemossiderinúria, 357
Hemossiderose, 361
Hemostasia, 57, 61, 62
- primária, 61
- secundária, 62
Hemotórax, 60, 456
Hepatite
- aguda, fulminante, 568
- autoimune, 561
-- tipo 1, 561
-- tipo 2, 561
- crônica, 559, 568
- neonatal, 572
- viral, 553, 559
-- aguda, 559
-- crônica, 559
Hepatização
- cinzenta, 435
- vermelha, 435
Hepatoblastoma, 578
Hepatócitos
- centrilobulares, 548
- em "roseta", 561
- em vidro fosco, 559
- periportais, 548
Hepatoma, 578
Hepatomegalia, 319, 377, 381
- congestiva, 319
Hepcidina, 47
Herança
- autossômica
-- dominante, 87

-- recessiva, 87
- multifatorial, 113
- recessiva ligada ao X, 87
Hereditariedade, 606
Hérnia
- abdominal, 519
- de hiato, 507
Herniação, 519, 749, 751
- externa, 519
- subfalcina (do cíngulo), 751
- tonsilar, 751
- transtentorial (uncal), 751
Heroína, 259
Herpes simples genital, 616
Herpes-vírus, 386, 499, 764
- humano tipo 8, 386
- simples, 499
Herpes-zóster, 765
Heterogeneidade genética, 86
Heterotopia, 120, 504
- gástrica, 504
HEV, 558
Hexosaminidase A, 96
Hialuronato, 51
Hibridização fluorescente *in situ*, 127, 235
Hidrocarbonetos policíclicos, 227, 250
Hidrocefalia, 749, 750, 767
- comunicante, 750
- *ex vacuo*, 750
- não comunicante, 750
Hidrocele, 600
Hidrofobia, 766
Hidronefrose, 491
Hidropericárdio, 58
Hidropisia
- da córnea, 787
- fetal, 118, 119
- imune, 119
- não imune, 119
Hidropneumotórax, 456
Hidrotórax, 58, 456
Hidroureter, 491
Hidroxiapatita, 701
Higromas císticos, 118, 119, 310
Hiperadrenalismo, 686
Hiperaldosteronismo, 59, 688
- familiar, 688
- idiopático bilateral, 688
- primário, 688
- secundário, 59, 688
Hiperbilirrubinemia(s), 356
- hereditárias, 570
Hipercalcemia, 232
Hipercoagulabilidade, 67, 638
- secundária, 67
Hipercolesterolemia, 15, 89, 289
- familiar, 15, 89
Hipercontratura dos miócitos, 329
Hipercortisolismo, 686
Hiperemia, 57
Hiperesplenismo, 400, 553
Hiperestrogenemia, 553

Hiperfunção adrenocortical, 686
Hiperglicemia, 680
- persistente, 681
Hipergranulose, 803
Hiperinsuflação obstrutiva, 417
Hiperlipidemia, 289, 293, 464
- crônica, 293
Hiperparatireoidismo, 672, 674, 693, 706
- primário, 672, 674, 693, 706
- secundário, 674, 706
- terciário, 674
Hiperpituitarismo, 657, 658
Hiperplasia
- adenomatosa atípica, 452
- adrenal congênita, 689
- compensatória, 17, 359
-- dos progenitores eritroides, 359
- cortical
-- adrenal difusa, 687
-- primária, 687
- da cripta, atrofia das vilosidades, 522
- da glândula paratireoide, 694
- de células
-- corticotróficas, 687
-- escamosas, 621
- dos folículos de células B, 180
- ductal atípica, 642
- e displasia endometriais, 200
- endometrial, 629
- epidérmica verrucosa ou papilomatosa, 804
- fibromuscular da íntima, 288
- folicular, 374, 666
- hormonal, 17
- idiopática bilateral, 688
- lentiginosa, 812
- lobular atípica, 642
- multicêntrica de células C, 672
- nodular focal, 577
- paracortical, 374
- patológica, 18
- primária da paratireoide, 673
- prostática benigna, 605
- tímica, 401
Hiperqueratose, 799
Hipersecreção de muco, 581
Hipersensibilidade, 27, 143
- do tipo tardio, 151
- imediata, 144
- tipo I, 144, 147, 149, 150
- tipo II, 144, 147, 149
- tipo III, 144, 149
- tipo IV, 144, 150
Hipertensão, 284, 290, 299, 464, 483, 638, 689, 692
- arterial pulmonar idiopática, 431
- crônica, 114
- epidemiologia da, 286
- maligna, 484
- patogênese da, 287
- portal, 319, 551-553
- primária, 483
- pulmonar, 417, 430, 431
-- primária, 431

-- secundária, 417
Hipertermia, 261, 743
- maligna, 261, 743
Hipertireoidismo, 147, 661
Hipertrofia
- compensatória, 317
- concêntrica, 317
- do miócitos com fibrose intersticial, 318
- miocárdica, 334
- patológica do coração, 16
- septal assimétrica, 346
- ventricular
-- direita, 322
-- esquerda, 318, 335
Hiperuricemia assintomática, 727
Hipoadrenalismo secundário, 691
Hipoalbuminemia, 464
Hipocromia, 361
Hipófise, 656, 694
- anterior, 656
Hipogamaglobulinemia, 383
Hipomotilidade da vesícula biliar, 581
Hipoparatireoidismo, 674
- autoimune, 674
Hipoperfusão, 76
Hipópio, 787
Hipopituitarismo, 657, 660
Hipoplasia
- do núcleo arqueado, 118
- tímica, 170
Hipoproteinemia, 58
Hipospadia, 599
Hipostenúria, 480
Hipotensão, 284
Hipotermia, 261
Hipótese
- da higiene, 146, 418
- de Lyon, 105
- de resposta à lesão, 291
Hipotireoidismo, 661, 662, 666
- com bócio, 666
- iatrogênico, 662
Hipovolemia arterial e edema, 688
Hipoxia, 2, 14, 247, 753
- e isquemia, 2
- funcional, 753
Histamina, 27, 33, 34, 145
Histiocitose
- de células de Langerhans, 393
-- multissistêmica, 393
-- unissistêmica, 393
- sinusal, 374
Histologia, 123
Histoplasma capsulatum, 445, 690, 763
História reprodutiva, 198
Holoprosencefalia, 752
Homeostase de sódio, 285
Homeostasia, 1, 703
Homocistinúria, 291
Hormônio(s), 655
- adrenocorticotrófico, 194
- antidiurético, 656, 660
- da paratireoide, 672

- do crescimento, 655
- ectópicos, 194
- esteroides, 278
- foliculoestimulante, 628, 660
- intestinais, 277
- liberador
-- de corticotrofina, 687
-- de gonadotrofina, 628
-- de hormônio
--- do crescimento, 657
--- luteinizante, 608
- luteinizante, 628, 660
- peptídicos, 656
- tireoidiano, 267, 661
Hormonoterapia na menopausa, 255
HPV, 624
HTLV-1, 228
Humor aquoso, 788

I

Icterícia, 551, 569, 570, 597
- neonatal, 570
- obstrutiva, 597
IDH, 216
IFN-γ, 36
IgA, 142
IgE, 142
IgG, 142
IgM, 142
Ignorância, 265
IL-1, 36
IL-6, 36
IL-12, 36
IL-17, 36
Ileíte por contracorrente, 534
Íleo
- de cálculo biliar, 582
- meconial, 92
- terminal, 533
Imortalidade, 217
Impetigo, 803
Imprinting genômico, 82, 85
Imunidade
- adaptativa, 135, 136
- humoral, 141
- inata, 133
- mediada por células, 140, 440
Imunocomplexos, 149
Imunodeficiência(s)
- associadas a doenças sistêmicas, 171
- combinada grave, 169
-- autossômica recessiva, 169
-- ligada ao X, 169
- comum variável, 171
- primárias, 168
- secundárias, 168, 173
Imunoedição do câncer, 223
Imunofenotipagem, 377
Imunofenótipo, 383, 384
Imuno-histoquímica, 234
Imunologia dos transplantes, 164
Imunossupressão do receptor, 167
Inalação da fumaça de cigarro, 253, 416

Inclusão(ões)
- de Cowdry tipo A, 616
- globulares, 568
- intracelulares, 749
Incompatibilidade ABO, 119
Incompetência da válvula vesicoureteral, 479
Incretinas, 677
Índices de ferro sérico, 356
Indução de um estado pró-coagulante, 75
Infarto(s), 57
- assépticos, 72
- biliares, 571
- brancos, 72
- causados por êmbolos, 754
- da mucosa e mural, 520
- de Zahn, 576
- do miocárdio, 293, 324, 326, 329, 330, 332, 682
-- com supradesnivelamento de ST (IMCSST), 330
-- consequências e complicações do, 332
-- sem supradesnivelamento de ST (IMSSST), 330
- do ventrículo direito, 332
- em zona de fronteira (*watershed*), 755
- encefálico, 293
- esplênicos, 379
- hemorrágicos, 754
- intestinal, 72
- lacunares, 754
- microscópicos, 329
- não hemorrágicos, 754
- placentário, 638
- pulmonar, 72, 429, 430
- sépticos, 72, 340
- subcapsulares, 381
- subendocárdico, 325, 328
- transmurais, 328, 520
- vermelhos, 72
Infecção(ões), 27, 154, 259
- aguda
-- assintomática com recuperação, 558
-- do sistema respiratório, 457
-- sintomática com recuperação, 559
- ascendente, 559
- bacterianas, 803
- comuns do sistema nervoso central, 762
- cutânea, 449
- da caxumba, 600
- das vias respiratórias, 416
- de células pelo HIV, 174
- do sistema nervoso, 761
- epidurais e subdurais, 767
- equinocócicas, 560
- fúngicas, 804
-- oportunistas, 450
- intrauterina, 114
- micobacteriana, 525, 529
- neonatal por herpes, 616
- oportunistas, 178
- parenquimatosas, 764
- pelo herpes-vírus simples, 178, 499
- pelo HIV em células imunes não T, 176

- pelo parvovírus B19, 358
- pelo SARS-CoV-2, 438
- perinatais, 113
- persistentes, 42
- placentárias, 637
- por *Aspergillus*, 450
- por bactérias produtoras de exotoxinas, 740
- por citomegalovírus, 520
- por espiroquetas, 763
- por HAV, 553
- por papilomavírus humano, 599, 616
- por verme trematódeo hepático, 560
- precoce pelo HIV, 374
- protozoarianas, 529
- pulmonares, 432
- sexualmente transmissíveis, 610
- superficial da cavidade oral, 448
- transcervicais, 113
- transplacentária, 114, 119

Infiltração
- de neutrófilos, 562
- na pele e nas gengivas, 377
- por células mononucleares, 43

Infiltrado celular inflamatório, 388

Inflamação(ões), 4, 23, 38, 49, 58, 134, 148, 204, 225, 291, 293, 679
- aguda, 25, 26, 27, 41
- crônica, 25, 26, 41, 42, 293
- das tubas uterinas, 632
- e lesão tecidual, 149
- estéril, 27
- fibrinosa, 40
- granulomatosa, 45, 152, 303
-- e lesão tecidual, 441
- mediada por células T CD4, 151
- persistente, 23
- placentárias, 637
- promotora de neoplasia, 225
- purulenta, 40
- que promove o câncer, 204
- rica em neutrófilos, 479
- serosa, 40

Inflamassomo, 27, 134
Influxo de cálcio, 15
Inibição por *feedback*, 655
Inibidor(es)
- da cicloxigenase, 35
- da lipo-oxigenase, 36
- da quinase dependente de ciclina, 207
- da tripsina secretora pancreática, 589
- da via do fator tecidual, 66
- das proteínas da apoptose, 216
- de C1, 39
- de CDK, 207
- do ativador do plasminogênio, 66
- do crescimento, 213
- farmacológicos de prostaglandinas e leucotrienos, 35
- teciduais de metaloproteinases, 52

Iniciação da replicação do DNA, 209
Iniciador, 227
Insensibilidade aos sinais inibidores do crescimento, 208

Insolação, 261
Instabilidade
- de microssatélite, 225, 540
- genômica, 204, 224, 225
-- causada por mutações na DNA polimerase, 225
-- como um facilitador da malignidade, 224
-- regulada nas células linfoides, 225

Insuficiência
- adrenocortical, 690
-- aguda, 690
-- crônica, 690
-- secundária, 690
-- anterógrada, 317
- cardíaca, 119, 286, 317, 319, 333
-- compensada, 317
-- congestiva, 286, 317
-- descompensada, 317
-- direita, 319
-- esquerda, 317
-- progressiva, 333
- de alto débito, 317
- hepática, 550, 551, 553, 559
-- aguda, 550, 553, 559
--- sobre crônica ou crônica agudizada, 553
-- crônica e cirrose, 551
- ovariana primária associada ao X frágil, 108
- retrógrada, 317

Insulina, 278, 655, 675, 676
Insulinoma, 685
Integrinas, 30
Interferons tipo I, 157
Interleucina-1, 36, 412
Interleucinas, 140
Interrupção do ciclo celular, 211
Interstício, 463
- pulmonar, 412
Intertrigo, 449
Íntima, 283
Intoxicação
- aguda por CO, 247
- crônica por CO, 247
- por acetaminofeno, 16
Intussuscepção, 518
Invasão
- da matriz extracelular, 219
- direta, 559
- e metástase, 219, 226
- local, 194
Inversões, 102
Involução linfoide, 180
Iodo, 274
Iridociclite, 427
Irite, 427
Irradiação corporal total, 265
Isocromossomos, 102
Isotipo do anticorpo, 119
Isquemia, 14, 27, 520, 753, 754
- cerebral
-- focal, 754
-- global, 753
- crônica, 520

J
Junção neuromuscular, 739

K
Kernicterus, 119
Klebsiella pneumoniae, 434
KSHV (HHV8), 312
Kwashiorkor, 266

L
Lacerações, 260
- de Mallory-Weiss, 505
- esofágicas, 505
Lactato desidrogenase, 356
Lactogênio placentário humano, 640
Lactotrofos, 656, 658
Lacunas ou infartos lacunares, 758
Lâmina elástica
- externa, 283
- interna, 283
Laminina, 52
Langerina, 393
Laringite
- aguda, 458
- diftérica, 458
- tuberculosa, 458
L-DOPA, 776
Lectina 2 ligante de manose (MBL2), 91
Lectina ligadora de manose, 38
Legionella pneumophila, 435
Leiomioma, 195, 517, 631, 732
- uterino, 195, 631
Leiomiossarcoma, 517, 631, 733
Leontíase óssea, 708
Leptina, 275
Lesão(ões)
- ao podócito, 467, 470
- causada por radiação ionizante, 262
- celular, 1, 10
-- causada por espécies reativas de oxigênio, 13
-- causada por toxinas, 15
-- reversível, 3
- cerebral perinatal, 761
- conjuntivais, 786
- cutâneas, 259, 427
- de Janeway, 341
- de Kimmelstiel-Wilson, 683
- de pele, 799
- decorrente de uso não terapêutico de substâncias, 257
- do sistema respiratório superior, 457
- e reparo de astrócitos, 749
- em bolha de sabão, 450
- em botão de colarinho, 455
- endotelial, 66, 291, 484
- epiteliais
-- benignas, 641, 808
-- pré-malignas, 808
- esofágica iatrogênica, 506
- florida do duto, 573
- genéticas no câncer, 200

- glomerular, 467, 683
- hepática induzida por medicamentos e toxinas, 561
- inflamatórias
-- do pênis, 599
-- do testículo, 600
-- orais, 498
- intraepitelial escamosa, 624
- irreversível, 2
- isquêmica, 334
- linfoepiteliais, 385
- não malignas, 458
- necrosantes transmurais focais, 305
- neuronal, 749
- ovarianas, 629
- penetrante, 559
- pleurais, 455
- plexiforme, 431
- por agentes físicos, 260
- por contragolpe, 759
- por eletricidade, 262
- por fármacos terapêuticos, 255
- por golpe, 759
- por inalação, 261
- por isquemia-reperfusão, 14, 15
- por reperfusão, 520
- precursoras, 199
-- de carcinoma urotelial invasivo, 609
- primária à célula acinar, 592
- proliferativas
-- da mama, 641
-- do endométrio e do miométrio, 629
-- e neoplásicas da cavidade oral, 499
-- estromais, 499
-- sem atipia, 642
- pulmonar aguda, 400, 412, 413
-- relacionada à transfusão, 400
- que simulam neoplasias primárias, 717
- renal(is), 306
-- aguda, 464, 481
- reversível, 1
- segmentares, 533
- semelhantes a tumores, 711
- tecidual, 154
-- imunologicamente mediada, 143
-- mediada por leucócitos, 33
- térmica, 260
- traumáticas do parênquima, 759
- tubular aguda, 481, 483
-- isquêmica, 481, 483
-- nefrotóxica, 481, 483
- vascular traumática, 760
Leucemia(s), 192
- agudas, 375
- de células pilosas, 387
- linfocítica crônica, 382, 383
- linfoides crônicas, 381
- mieloide crônica, 85, 378, 379
- promielocítica aguda, 376
Leucemia/linfoma de células T do adulto, 228, 387
Leucócitos, 28, 33
Leucocitose, 47, 372, 373

- reativa, 372
Leucodistrofia, 768
- metacromática, 770
Leucodistrofias, 770
Leucoencefalopatia multifocal progressiva, 766, 770
Leucoeritroblastose, 371, 380
Leucomalacia periventricular, 761
Leucopenia, 47, 371
Leucoplasia, 200, 500, 621, 622
- da cavidade oral, da vulva e do pênis, 200
Leucotrienos, 27, 34
Liberação de endotoxina, 255
Ligações cruzadas, 13
Ligamento arterial, 322
Linfadenite, 28, 196, 374, 444
- inespecífica
-- aguda, 374
-- crônica, 374
- inflamatória, 28
- reativa, 28, 374
Linfadenopatia, 373, 377
Linfangiomas, 121, 310
- cavernosos, 310
- simples, 310
Linfangite, 28, 308
Linfedema, 60, 308, 615
Linfócitos
- autorreativos, 152
- B, 45, 138
- grandes atípicos, 373
- T, 45, 135, 136, 141, 222, 467
-- CD4+, 45
-- CD8+, 141
-- citotóxicos, 136
--- específicos para antígenos, 222
-- reguladores, 136
Linfocitose, 47, 383
Linfogranuloma venéreo, 615
Linfoistiocitose hemofágica, 374
Linfoma(s), 179, 192, 264, 381, 382, 384, 392, 516
- de Burkitt, 201, 229, 230, 383, 386
- de células
-- do manto, 383, 385
-- T
--- associado à enteropatia, 523
--- periféricas, 387
- de grandes células B do mediastino, 386
- de Hodgkin, 179, 264, 387-389
-- clássico, 387
-- do subtipo
--- celularidade mista, 389
--- esclerose nodular, 388
--- nodular com predomínio de linfócitos, 389
--- rico em linfócitos e do subtipo com depleção de linfócitos, 389
- de zona marginal extranodal, 385
- difuso(s) de grandes células B, 383, 385
-- associados ao EBV, 386
- folicular, 201, 383, 384
- gástrico, 516

- linfocítico de pequenas células, 382, 383
- linfoplasmocitário, 392
- não Hodgkin, 381, 382
- primário do sistema nervoso central, 784
Linfonodo(s), 139
- hilares e paratraqueais, 427
- sentinela, 196
Linha(s)
- de Burton, 248
- de chumbo radiodenso, 248
- de Zahn, 68
Linite plástica, 516
Lipídios, 292
Lipidúria, 464
Lipofuscina, 20
Lipoma, 730
Lipoproteína
- de baixa densidade, 682
- de densidade intermediária, 89
- de muito baixa densidade, 89
Lipossarcoma, 192, 730
- bem diferenciado, 730
- mixoide, 730
- pleomórfico, 730
Lipotoxicidade, 678
Lipoxinas, 35
Líquen
- escleroso, 621
- plano, 802
- simples crônico, 803
Liquenificação, 799
Lise celular, 38
Lisossomos, 95
Lissencefalia, 752
Litíase biliar, 580
Locomoção, 220
Locus ceruleus, 776
Lordose lombar, 272, 706
- cifoescoliose, 706
Lúpus eritematoso
- cutâneo subagudo, 159
- discoide crônico, 159
- induzido por fármacos, 159
- sistêmico, 149, 155, 156, 476

M

Má perfusão, 53
Macrófago(s)
- alveolar dos pulmões, 424
- do fumante, 429
Macrófagos, 30, 31, 43, 138, 176
Macroglobulinemia de Waldenström, 390, 392
Macronódulos, 687
Macro-orquidismo, 107
Macro-ovalócitos, 369
Mácula(s), 799
- de carvão, 424
Malacoplaquia, 609
Malária, 364
- *falciparum*, 365
Malformação(ões), 111
- associadas

Índice Alfabético

-- a lesões obstrutivas, 323
-- a *shunts*
--- da direita para a esquerda, 322
--- da esquerda para a direita, 320
- cavernosas, 121, 758
- congênitas do SNC, 751
- de Arnold-Chiari, 752
- de Chiari tipo I, 753
- de Dandy-Walker, 753
- do pênis, 599
- do prosencéfalo, 752
- vasculares, 758
Mama, 620, 640
Mamossomatotrofos, 656, 658
Mancha(s), 799
- de Bitot, 269
- de chagrém, 786
- de Roth, 341
- em forma de folha, 786
- vinho do Porto, 309
Manutenção
- da arquitetura tecidual, 37
- do equilíbrio iônico, 463
Marasmo, 266
Marcadores tumorais, 234, 604
Marcha atópica, 147
Margens cirúrgicas limpas, 195
Marginação, 28
Massas palpáveis, 641
Mastalgia, 640
Mastodinia, 640
Material particulado, 247
Matriz
- intersticial, 51
- óssea, 701
Maturação, 123
- de afinidade, 142
Mecanismo(s)
- da apoptose, 8
- da depleção de células T na infecção pelo HIV, 175
- da formação amiloide, 181
- da lesão
-- celular e morte celular, 10
-- e reparo, 549
-- tecidual, 158
- de desenvolvimento de lesão e doença glomerulares, 466
- de Frank-Starling, 317
- de rejeição do enxerto, 164
Média, 283
Mediadores, 277
- da inflamação, 33, 34, 39
- derivados
-- de células, 33
-- do ácido araquidônico, 35
-- do plasma, 33
- inflamatórios, 27
- lipídicos, 145
- químicos, 27
Medicina de precisão, 1
Medionecrose cística, 88
Medula adrenal, 122, 686, 694

Meduloblastoma, 784
Megacólon
- aganglionar congênito, 519
- tóxico, 533, 534
Megaloblastos, 368
Melanina, 20
Melanoma, 192, 813
- uveal, 790
Membrana(s)
- basal, 51, 412, 464
-- glomerular, 464
- de Descemet, 787
- hialinas eosinofílicas, 115
Memória imunológica, 142
Meningiomas, 785
- de grau 2, 785
- de grau 3, 785
Meningite, 761-763, 766
- asséptica, 763, 766
- bacteriana, 762
- carcinomatosa, 761
- crônica, 763
- fúngica, 763
- piogênica aguda, 762
- química, 761
- tuberculosa, 763
- viral, 763
Meningoencefalite, 764, 767
- amebiana, 767
Mercúrio, 249
Merozoítos, 365
Mesotelioma, 192, 456
- maligno, 456
Metabolismo
- celular alterado, 213
- de Warburg, 213
- normal de colesterol, 89
Metabólitos do ácido araquidônico, 34
Metais como poluentes ambientais, 248
Metaloproteinases da matriz, 52, 220, 627
Metamielócitos gigantes, 369
Metaplasia, 18, 200, 512, 513, 533
- das células de Paneth, 533
- e displasia escamosas da mucosa brônquica, 200
- epitelial, 18
- intestinal, 512, 513
Metástase, 195, 221
Métodos
- de aumento da sobrevida do enxerto, 166
- morfológicos, 232
MHC
- de classe I, 136, 137
- de classe II, 137
Miastenia gravis, 147, 739
Micose fungoide, 387
Microabscessos de Munro, 802
Microangiopatia(s)
- diabética, 683
- trombótica(s), 397, 484, 486
-- mediada pelo complemento, 486
Microbioma, 154, 277
- intestinal, 277

Microcarcinomas medulares, 672
Microcefalia, 752
Microcitose, 361
Microencefalia, 752
Micro-hemorragias, 757
Micronódulos, 687
Microrganismos intracelulares, 140
Micro-RNA, 82
- e câncer, 203
Microtrombos, 396
Mielina, 768
Mielofibrose primária, 378, 380, 381
Mieloma
- latente, 390
- múltiplo, 390
Mielomeningocele, 752
Mieloperoxidase, 32
Mimetismo molecular, 154
Mineralocorticoides, 686
Miocardite, 347, 348
- de células gigantes, 347
- de Chagas, 348
- por hipersensibilidade, 347
Miofibroblastos, 52
Miopatia(s)
- alcoólica, 745
- de canais iônicos, 743
- inflamatórias, 162, 744
- metabólicas, 743, 744
- mitocondriais, 743, 744
- por esteroide, 745
- por fármacos/drogas, 745
- tireoidiana, 661
- tireotóxica, 745
- tóxicas, 745
Miosite
- autoimune, 156
- por corpúsculos de inclusão, 745
Mitoses atípicas, 194
Mixedema, 662, 665
- pré-tibial, 665
Mixoma, 350
Modificação(ões)
- do infarto por reperfusão, 329
- epigenéticas, 82, 203
-- e câncer, 203
Mola
- hidatidiforme, 638, 639
-- completa, 639
- invasiva, 639
Molde cartilaginoso, 702
Molécula(s)
- de adesão
-- celular endotelial plaquetária (PECAM-1), 30
-- endoteliais e leucocitárias, 29
- do complexo principal de histocompatibilidade, 136
- semelhantes à heparina, 66
Monócitos, 43
Monofosfato de desoxitimidina, 369
Monomorfismo celular, 658
Mononucleose infecciosa, 372, 457

Monóxido de carbono, 246
Moraxella catarrhalis, 434
Morte
- celular, 2, 3, 4, 13, 226, 662
-- mediada por citocinas, 662
-- por apoptose, 13
-- programada, 4
- de linfócitos autorreativos, 153
- súbita, 259, 267, 324, 334
-- cardíaca, 324, 334
Mucocele, 501, 543
Mucolipidoses, 96
Mucopolissacaridoses, 96, 98
- tipo I, 99
- tipo II, 99
Mucormicose, 450, 766
- aspergilose, 450
- rinocerebral, 450
Mucosa gástrica heterotópica, 504
Mudanças climáticas, 244
Músculos esqueléticos, 736
Mutação(ões)
- com ganho de função envolvendo ciclinas CDK4 ou D, 208
- com perda de função envolvendo CDKIs, 208
- condutoras e passageiras, 201
- de Leiden, 67
- de repetição de trinucleotídeos, 107
- em genes codificadores de proteínas, 85
- em *IDH1* e *IDH2* na LMA, 376
- em *MEN1*, 673
- monogênicas, 85, 127
- na isocitrato desidrogenase, 215
- no fator V, 67
- passageiras, 201
- pontuais, 85, 201
- por mudança da matriz de leitura, 85
- repetidas de trinucleotídeos, 85
MYC, 207, 214
Mycobacterium
- *avium-intracellulare*, 690
- *tuberculosis*, 143, 151, 178, 427, 440
Mycoplasma
- *genitalium*, 614
- *pneumoniae*, 435

N

NADPH, 682
Naegleria fowleri, 767
Necator americanus, 529
Necroptose, 9
Necrose, 3, 4, 27, 287, 319, 481, 592
- avascular, 708
- caseosa, 5, 46
- centrilobular, 319, 576
- coagulativa, 5, 72
-- isquêmica, 72
- em banda de contração, 330
- fibrinoide, 6, 287, 304, 484
- gangrenosa, 5
- gordurosa, 5, 592
- hemorrágica centrilobular, 576
- hepática
-- centrilobular, 257
-- massiva, 550
- hipofisária pós-parto, 396
- isquêmica
-- da hipófise anterior, 660
-- de extremidades distais, 72
- liquefativa, 5, 72
- papilar, 479
- tecidual, 27
- tubular, 481
Nefrite
- hereditária, 478
- lúpica, 476
-- difusa, 476
-- esclerosante avançada, 476
-- focal, 476
-- membranosa, 476
-- mesangial
--- mínima, 476
--- proliferativa, 476
- tubulointersticial, 480
-- induzida por medicamentos, 480
Nefrolitíase, 673
Nefropatia
- diabética, 683
- gotosa, 727
- membranosa, 468, 470
-- primária, 471
- por IgA, 468, 476
Nefrosclerose, 287, 484
Neisseria gonorrhoeae, 613
Neoantígenos, 222
Neoplasia(s)
- adrenais primárias, 687
- adrenocorticais, 688, 689, 691
- associada à colite, 535
- benignas, 121, 191, 192
- císticas, 594, 595
-- mucinosas, 595
- da bexiga, 609
- da glândula salivar, 502
- da hipófise anterior, 657, 660
- da medula adrenal, 691
- da retina, 794
- da superfície epitelial, 633
- da vagina malignas, 623
- de células germinativas *in situ*, 600, 601
- de plasmócitos, 390
- do apêndice, 543
- do colo do útero, 623
- do ovário, 632
- do pênis, 599
- do rim, 491
- do SNC, 780
- embrionárias (primitivas), 784
- endócrina múltipla
-- tipo 1, 693
-- tipo 2, 668, 694
-- tipo 2A, 694
-- tipo 2B, 694
- esofágicas, 508
- estromais, 641
- gástricas, 515
- hepáticas
-- benignas, 577
-- malignas, 578
- histiocíticas, 393
- intraepitelial
-- cervical, 624
-- endometrial, 629
-- pancreática, 596
-- prostática de alto grau, 606
-- vulvar, 622
- intraoculares, 789
- laríngeas, 458
- linfoides, 382, 387
-- diversas, 387
- malignas, 122, 191, 192, 196
- metastáticas, 690, 785
- mieloproliferativas, 378
- mucinosa papilar intraductal, 594, 595
- não seminomatosas de células germinativas, 604
- neuroendócrinas da pituitária, 657
- neuronais, 693, 783
- ovarianas, 636
- pancreáticas exócrinas, 594
- parenquimatosas, 784
- pulmonares, 450
- renais, 493
- testiculares, 601
- tireoidianas, 667
Neovascularização, 293
Nervo(s)
- óptico, 795
- periféricos, 736
Neuralgia pós-herpética, 765
Neurite(s)
- distróficas, 749
- óptica, 769
-- e neuropatia, 795
Neuritos de Lewy, 776
Neuroblastoma, 122, 693
Neuroborreliose, 763
Neurofibromas, 745, 746
- cutâneos localizados, 745, 746
- difusos, 746
- plexiformes, 745, 746
Neurofibromatose
- do tipo 1, 745
- do tipo 2, 213, 745
Neuro-hipófise, 656
Neuroma traumático, 747
Neuromielite óptica, 769
Neurônio(s), 749
- vermelhos, 749
Neuronofagia, 749
Neuropatia(s)
- amiloides, 739
- autônoma, 738
- desmielinizante(s), 736
-- periférica, 249
- diabética, 684, 685
- idiopática, 739
- óptica hereditária de Leber, 109

- periférica diabética, 738
Neuropeptídeos, 39
Neurossífilis, 612, 763
- meningovascular, 763
- parética, 763
Neutrofilia, 47
Neutrófilos, 30, 31, 45, 369
- hipersegmentados, 369
Neutropenia, 264, 372
Nevo(s)
- compostos, 811
- displásicos, 812
- flâmeo, 309
- intradérmicos, 811
- juncionais, 811
- melanocíticos, 811
NF2, 213
Niacina, 274
Níquel, 199
Nitrosaminas, 278
Níveis de lipoproteína(a), 291
Níveis de oxigênio, 262
Nodularidade difusa, 640
Nódulos
- de carvão, 424
- de Heberden, 721
- de Lisch, 746
- de Osler, 341
- de pregas (ou cordas) vocais, 458
- de Ranvier, 736
- displásicos
-- de alto grau, 579
-- de baixo grau, 579
- frios, 668
- hiperplásicos, 605
- microgliais, 749, 764, 766
- mornos ou quentes, 668
- reumatoides, 723
- silicóticos, 425
Norovírus, 529

O

Obesidade, 273, 275, 277, 278, 679
- consequências clínicas da, 277
- e câncer, 278
Obstrução
- ao fluxo, 316
- biliar crônica, 571
- brônquica, 421, 439
- da junção ureteropélvica, 608
- do duto
-- biliar, 571
-- pancreático, 591
- do efluxo venoso do fígado, 576
- do trato urinário, 489
- dos ramos da veia porta intra-hepática, 576
- funcional, 504
- intestinal, 518
- linfática, 58, 59
- mecânica, 504
- não relacionada com cálculos biliares, 591
Ocitocina, 656
Oclusão(ões)

- arterial cerebral, 754
- da artéria coronária, 327
- trombóticas, 754
- vascular crônica, 325
Odontoma, 504
Oftalmia simpática, 789
Oftalmopatia infiltrativa, 664
Oftalmoplegia externa, 744
Olho, 748, 786
Oligodendrócitos, 749
Oligodendroglioma com *IDH* mutado e 1p/19q codeletado, 782
Oligoidrâmnio, 111
Oligúria, 464
Oncocitoma, 493
Oncogenes, 200
Oncogêneses viral e microbiana, 228
Oncometabolismo, 215
Oncometabólitos, 215
Oncomirs, 203
Oncoproteínas, 204
Onicomicose, 449
Opioides, 258
Opsoninas, 31
Opsonização, 38, 148
Organização
- do DNA nuclear, 81
- e recanalização de trombos, 69
Organoclorados, 250
- não pesticidas, 250
Órgãos linfoides
- geradores, 139
- secundários, 139
- terciários, 45
Orquite, 600
Ortopneia, 318
Ossos, 701
Osteíte
- deformante, 707
- fibrosa cística, 673, 706
-- generalizada, 706
Osteoartrite, 708, 720
- idiopática ou primária, 720
- secundária, 708, 720
Osteoblastoma, 711, 712
Osteoblastos, 702
Osteócitos, 702
Osteoclastos, 702
Osteocondroma, 713
Osteodistrofia renal, 674
Osteófitos, 721
Osteogênese imperfeita, 704
Osteoma osteoide, 711, 712
Osteomalacia, 270-272, 706
Osteomielite, 709, 710
- hematogênica, 710
- micobacteriana, 710
- piogênica, 710
Osteonecrose, 708
Osteopenia, 704
Osteopetrose, 704
- autossômica dominante, 704
- infantil grave, 704

Osteoporose, 704, 706
- tipos senil e pós-menopausa, 705
Osteossarcoma(s), 712
- secundários, 712
Ostium secundum, 321
Ovários, 106, 632
- estriados, 106
Oxidação
- de proteínas e lipídios, 32
- do álcool, 255
Óxido nítrico, 32, 65, 441
Ozônio, 246, 247

P

Padrão(ões)
- de lesão
-- do nervo periférico, 736
-- e de atrofia do músculo esquelético, 740
- de transmissão de distúrbios monogênicos, 86
- do infarto, 328
- dos microvasos intestinais, 520
- linear de deposição de imunoglobulina, 432
- moleculares associados a patógenos (PAMPs), 75
- morfológicos
-- da inflamação aguda, 39
-- da necrose tecidual, 5
- tubulointersticial, 165
- vascular, 165
Pancolite, 534
Pâncreas, 567, 589, 590, 675, 682, 693
- anular, 590
- *divisum*, 589
- ectópico, 590
- endócrino, 675
- exócrino, 589
Pancreatite, 255
- aguda, 590
- autoimune, 164
- calculosa biliar, 590
- crônica, 590, 593
- hemorrágica, 592
- idiopática, 591
- necrosante aguda, 592
Papiledema, 795
Papilite necrosante, 684
Papiloma, 191, 458
- de laringe, 458
- escamoso de laringe, 458
Papilomatose, 458, 799
- respiratória recorrente, 458
Papilomavírus humano, 222, 229
Pápula, nódulo, 799
Paralisia
- cerebral, 761
- periódica
-- hiperpotassêmica, 743
-- hipopotassêmica, 743
- supranuclear progressiva, 778
Paraproteinemia, 390
Paraqueratose, 799
Paratireoide, 693, 694

Parênquima, 191
Parkinsonismo, 776
Paroníquia, 449
Parotidite, 427, 501
- uni ou bilateral, 427
Partes moles, 701
Parvovírus B19, 119
Patogênese, 1, 174, 176
- da infecção pelo HIV e AIDS, 174
- do envolvimento do sistema nervoso central, 176
Peau d'orange (casca de laranja), 59
Pele, 158, 161, 798
Penetrância reduzida, 86
Pênfigo
- foliáceo, 805
- vulgar, 147, 805
Penfigoide bolhoso, 807
Pênis, 599
Peptídeos
- citrulinados, 722
- natriuréticos, 286
Pequenos RNAs de interferência, 83
Perda
- da função de p53, 216
- de ferro, 357
- de néfrons, 467
- de polaridade, 194
Perfil
- da expressão gênica, 649
- molecular das neoplasias, 235
Perfusão colateral, 325
Pericardite, 158, 332, 349
- constritiva, 349
- crônica, 349
- quilosa, 349
Periodontite, 498
Peroxidação de lipídio, 13, 566
Persistência do canal arterial, 116, 322
Petéquias, 60, 118, 397
Picnose, 5
Pielonefrite, 391, 478, 480, 684
- aguda, 478
- bacteriana, 391
- crônica, 480
Pigmentos, 20
Pionefrose, 479
Piopneumotórax, 456
Pirógenos, 46
Piroptose, 9
Placa(s)
- aterosclerótica(s), 288, 293
- de crescimento, 702
- de kuru, 772
- difusas, 774
- instáveis, 296
- neuríticas, 774
- pleurais, 426
Plaquetas, 62, 330, 467
Plasmina, 65
Plasminogénio, 65
Plasmocitoma solitário, 390
Plasmocitoma/mieloma múltiplo, 383

Plasmodium
- *falciparum*, 364, 365
- *knowlesi*, 365
- *malariae*, 365
- *ovale*, 365
- *vivax*, 365
Platibasia, 708
Pleiotropia, 86
Pleomorfismos celular e nuclear, 193
Pleura
- apical, 443
- parietal, 426
Pleurite, 435, 444, 455, 456
- fibrosa obliterante, 444
- hemorrágica, 456
- supurativa, 456
Plexo
- coroide, 749
- mientérico de Auerbach, 519
- submucoso de Meissner, 519
Ploidia de DNA, 123
Pneumocistose, 448
Pneumoconioses, 251, 423, 424
- de trabalhadores do carvão, 424
-- complicada, 424
-- simples, 424
Pneumonia(s)
- adquiridas no hospital, 439
- bacterianas, 432, 434
-- adquiridas na comunidade, 434
- em organização criptogênica, 423
- fúngicas, 445
- intersticial
-- descamativa, 429
-- não específica, 423
-- usual, 422
- lobar, 435
- necrosante ou supurativa, 421
- no hospedeiro imunocomprometido, 447
- por aspiração, 439
- virais adquiridas na comunidade, 436
Pneumonite
- aguda por radiação, 426
- crônica por radiação, 426
- por hipersensibilidade, 428
- por radiação, 426
Pneumotórax, 439, 456
- de tensão, 456
- primário ou espontâneo, 456
- secundário, 456
Pobreza, 265
Podócitos, 466, 469
Poiquilócitos, 380
Poiquilocitose, 361
Poliangiite, 432
- com granulomatose, 301, 302
- microscópica, 301, 302, 305
Poliarterite nodosa, 149, 163, 301, 304
Policistina 1, 488
Policitemia, 355, 371, 378, 379
- vera, 378, 379
Polimerase, 555
Polimicrogiria, 752

Polimiosite, 744
Polimorfismos, 82, 100
- de nucleotídeo único (SNPs), 82
Polineuropatia
- desmielinizante inflamatória crônica, 738
- sensoriomotora simétrica distal, 738
Poliomavírus e leucoencefalopatia multifocal progressiva, 766
Poliomielite paralítica, 765
Poliovírus, 765
Polipeptídeo pancreático, 675
Poliploides, 101
Pólipo(s), 191
- colônicos, 535
- de glândula fúndica, 515
- endocervical, 623
- endometriais, 631
- gástricos, 515
- hamartomatosos, 535
- hiperplásicos, 512, 536
- inflamatórios, 512, 515, 535
-- e hiperplásicos, 515
- juvenis, 535
Polipose
- adenomatosa familiar, 538
- juvenil, 535
- linfomatoide, 385
Poliúria, 680
Poluição
- ambiental, 246
- do ar, 246, 247
-- externo, 246
-- interno, 247
Ponto(s)
- de controle imunológicos, 223
- de McBurney, 543
Porta hepática, 548
Potencial replicativo ilimitado, 217
Precursor(es)
- do carcinoma de células escamosas do pênis, 599
- eritroides megaloblastoides, 378
Pré-diabetes, 675
Predisposição hereditária ao câncer, 201
Pré-eclâmpsia, 114, 638
Prematuridade, 114
Pressão
- arterial, 284
- hidrostática aumentada, 58, 59
- osmótica plasmática reduzida, 58, 59
Príon, 771
Problemas neurológicos, 392
Processo de regeneração, 48
Proctite ulcerativa, 534
Proctossigmoidite ulcerativa, 534
Produção ectópica de hormônio adrenocorticotrófico, 232
Produtores de hormônio estimulador da tireoide, 660
Produtos finais de glicação avançada, 681
Proenzimas, 589
Progestina, 629
Prognatismo, 659

Índice Alfabético

Prognóstico e comportamento, 235
Progressão do tumor, 191, 203
Prolapso da valva mitral, 337
- primário, 337
- secundário, 337
Proliferação(ões), 649
- celular, 48, 49
- de CMLs, 293
- dos hepatócitos após hepatectomia parcial, 49
- melanocíticas, 811
- neoplásicas de leucócitos, 375
- nodular, 384
Promotores, 227
Propagação de trombos, 69
Propriedades do HIV, 173
Prostaciclina, 65
Prostaglandinas, 34
Próstata, 604
Prostatite, 604
- bacteriana
-- aguda, 604
-- crônica, 604
- granulomatosa, 604
-- não específica, 604
- não bacteriana crônica, 604
Protease 8 específica de ubiquitina, 658
Proteína(s), 19, 222
- A plasmática associada à gravidez, 103
- AA, 182
- amiloide sérica, 47
- β-amiloide, 181
- básica principal, 45
- C, 66, 555
- *core* do nucleocapsídio, 555
- de Bence Jones, 181, 390
- do retardo mental familiar (FMRP), 108
- G, 62
- HBX, 555
- histonas, 82
- M, 390
- não mutadas, 222
- PD-L1, 223
- plasmáticas, 27
- precursora de amiloide, 181
- priônica, 771
- quinase C, 682
- reguladoras do complemento, 173
- relacionada ao hormônio paratireóideo, 232
- transdutoras de sinal a jusante, 205
Proteinoquinase da distrofia miotônica, 742
Proteinúria, 464
Proteoglicanos, 51
Proto-oncogenes, 200, 202
Prurido, 552
Prurigo nodular, 803
Pseudocistos
- córneos, 809
- pancreáticos, 593, 594
Pseudogota, 725, 728
Pseudomembranas, 528
Pseudomixoma peritoneal, 543, 635

Pseudomonas aeruginosa, 92, 93, 434
Pseudopólipos, 534
Pseudorrosetas de Homer-Wright, 122
Pseudotumores inflamatórios da órbita, 164
Psicoestimulantes, 257
Psoríase, 150, 801
Ptose, 739
Pulmão, 76, 162, 411
- de choque, 76
Punho e pé caídos, 249
Púrpura(s), 61
- trombocitopênica
-- autoimune, 147
-- imunológica, 397
-- trombótica, 397, 484, 486
Pus, 5, 27
Pústula, 799, 802
- espongiforme de Kogoj, 802

Q

Queimadura(s)
- em espessura
-- parcial, 261
-- total, 261
-- térmicas, 260
Queloide, 53
Queratinócitos, 798
Queratose
- actínica, 809
- seborreica, 808
Quilocele, 600
Quilomícrons, 89
Quilotórax, 456
Quimiocinas, 30, 34, 36, 37
- homeostáticas, 37
- inflamatórias, 37
Quimiotaxia, 30
Quimioterapia neoadjuvante, 649
Quinases dependentes de ciclina, 207

R

Rabdomiomas cardíacos, 350
Rabdomiossarcoma, 623, 730-732
- alveolar, 732
- de célula fusiforme/esclerosante, 732
- embrionário, 623, 731
- pleomórfico, 732
Raça(s)
- biológica, 243
- socialmente definidas, 243
Radiação, 154, 228, 262
- ionizante, 262
- ultravioleta, 154
Radicais livres, 12, 329
Radiculopatia lombossacral, 738
Radônio, 199, 247
Raiva, 766
Raquitismo, 270, 271, 706
RAS, 205
Rato articular, 720
Razão de chances, 154
Reabsorção óssea, 392
Reação(ões)

- adversas a medicamentos, 255, 256
- alérgicas, 399
- contra antígenos ambientais, 143
- contra microrganismos, 143
- da imunidade inata, 134
- de Arthus, 149, 150
- de células B do centro germinativo, 179
- de fase
-- inicial, 418
-- tardia, 146, 420
- de hipersensibilidade, 143
-- imediata, 144, 146
- de liberação, 62
- desmoplásica, 516
- ductulares, 550, 571, 573
- em cadeia da polimerase, 127
- febril não hemolítica, 399
- folicular, 374
- hemolíticas, 399, 400
-- agudas, 399
-- tardias, 400
- imunes, 27
- imunológicas, 2
- inflamatórias mediadas por células T CD4$^+$, 151
- leucemoides, 47, 372
- medicamentosas, 152
- tuberculínica, 151
- vasculares na inflamação aguda, 27
Rearranjos
- do gene da ciclina D1, 673
- geneticos, 201
-- oncogênicos, 201
- gênicos dos receptores de antígenos, 381
Receptor(es)
- acoplados à proteína G, 75
- ativado(s)
-- por proliferadores de peroxissomo, 269
-- por protease, 39, 62, 64
- citosólicos do tipo NOD, 27
- da imunidade inata, 134
- de adesão, 51
- de antígenos quiméricos, 223
- de células T, 136
- de insulina, 677
- de lectina tipo C, 75
- do fator de crescimento, 205
-- epidérmico, 658
- do retinoide X, 269
- do tipo NOD, 134
- do tipo *Toll*, 27, 75, 134
- endotelial da proteína C, 66
- quiméricos do antígeno, 377
- *scavenger*, 31
Reconhecimento
- de aloantígenos do enxerto, 164
- de microrganismos e células danificadas, 27
- e rejeição de aloenxertos, 164
Recrutamento, 28, 62
- de leucócitos para o local da inflamação, 28
Redução
- da excreção renal de sódio, 287

- do colesterol sérico, 292
Regeneração, 47-49, 549
- de células e tecidos, 48
- do fígado, 49
-- a partir de células-tronco, 49
Região(ões)
- coradas homogeneamente, 202
- do ponto de quebra, 206
- promotoras e potencializadoras, 81
Regressão da fibrose, 552
Regulação da pressão arterial, 284, 463
Regulador
- autoimune, 152
- de condutância transmembrana da fibrose cística (CFTR), 91 589
- do ciclo celular, 209
Rejeição, 164-166, 351
- aguda, 165, 166
-- mediada por anticorpos, 165, 166
- celular aguda, 165
- crônica, 166
- do enxerto, 164
- hiperaguda, 164, 165
Remoção
- das células apoptóticas, 8
- do agente agressor, 30
- dos supressores de crescimento, 226
Remodelação do osso, 703
Remodelamento, 49, 52, 420
- das vias respiratórias, 420
- do tecido conjuntivo, 52
Renina, 285
Reparo, 25, 27, 47, 49, 52
- por cicatrização, 49
- tecidual, 27, 47, 52
-- fatores que interferem no, 52
Repetições palindrômicas curtas regularmente espaçadas (CRISPRs), 83
Replicação
- nos macrófagos, 440
- viral, 174
Reprogramação metabólica, 214
Resistência
- à insulina, 678
- a múltiplos fármacos, 444
- do órgão terminal, 656
- periférica, 285
Resolução completa, 41
Respiração de Kussmaul, 681
Resposta(s)
- à proteína não enovelada, 13
- adaptativa ruim à perda de néfrons, 470
- celular(es), 1, 10
-- ao estresse e aos estímulos nocivos, 1
- de fase aguda, 47
- do miocárdio à isquemia, 327
- imediata, 146
- imune normal, 133
- imunológicas
-- anormais da mucosa, 532
-- eficazes aos antígenos tumorais, 222
- inflamatórias e contrainflamatórias, 75
- sistêmica de fase aguda, 36

Restos nefrogênicos, 124
Restrição
- de crescimento fetal, 114
- dietética autoimposta, 265
Retenção de sódio, 58, 60
Retículo endoplasmático, 3
Reticulócitos, 355
Retina neurossensorial, 790
Retinite, 15, 427, 794
- pigmentosa, 15, 794
Retinoblastoma, 124, 209, 794
Retinoides, 269
Retinopatia
- da prematuridade, 116
- diabética
-- não proliferativa, 791
-- proliferativa, 793
- proliferativa, 360
Retorno venoso prejudicado, 58
Rim, 158, 161, 183, 391, 463, 489
- de mieloma, 391
- em esponja medular, 489
Rinite alérgica, 147
Risco relativo, 154
Ritmos aberrantes, 333
RNA
- não codificante longo, 82-84
- reguladores não codificantes, 82
Rolamento, 28
Rosetas
- de Flexner-Wintersteiner, 794
- de Homer-Wright, 716
Rotavírus, 529
Rubor, 26
Ruptura
- da placa, 325
- do coração ou de um vaso importante, 317
- do miocárdio, 332
- dos vasos penetrantes de pequeno calibre, 758
- prematura de membranas pré-termo, 114

S

Saco herniário, 519
Salmonella typhi, 559
Salmonelose, 525, 527
Salpingite supurativa, 632
Sangramento, 392, 628
- uterino
-- anormal, 628
-- disfuncional, 628
Sapinho, 499
Sarcoidose, 46, 426, 428
Sarcoma
- botrioide, 623, 731
- de Ewing, 715
- de Kaposi, 179, 229, 311, 312
-- africano endêmico, 311
-- associado à AIDS, 312
-- associado a um transplante, 311
-- clássico, 311
- pleomórfico indiferenciado, 733
- sinovial, 733

Sarcomas, 192
Schwannomas, 517, 745
Scrapie, 771
Secreção
- de ACTH ectópico, 687
- de hormônio, 463
- do conteúdo dos grânulos, 62
- do mamilo, 640
Sedimentação de eritrócitos, 47
Segmento anterior, 788
Seios de Rokitansky-Aschoff, 583
Seleção negativa, 152
Selectinas, 28
Selênio, 274
Semeadura vascular, 559
Seminoma, 192, 601, 604
- espermatocítico, 602
Senescência
- induzida por p53, 211
- replicativa, 21
Sensibilidade de contato, 150, 800
Sensibilização de mastócitos por anticorpos IgE, 145
Septos fibrosos portocentrais, 562
Septum
- *primum*, 321
- *secundum*, 321
Sequência, 2, 81, 111, 540
- adenoma-carcinoma, 540
- de DNA não codificante de proteínas, 81
- de eventos em lesão e morte celulares, 2
Sequenciamento
- de nova geração, 128
- de próxima geração, 236
- do genoma humano, 81
Sequestro, 400, 710
Serotonina, 33, 34
Shigelose, 525, 526
Shunt(s)
- da direita para a esquerda, 320
- da esquerda para a direita, 320
- portossistêmicos, 552
SIADH, 660
Sialadenite, 501
- bacteriana, 502
Sideroblastos em anel, 378
Sievert (Sv), 262
Sífilis, 46, 611-613
- congênita, 611
-- precoce, 613
-- tardia, 613
- primária, 611
- secundária, 611
- terciária, 611, 612
Silenciamento pós-transcricional da expressão genética, 83
Silicose, 42, 424
Sinal(is)
- de Auspitz, 802
- de cacifo, 60
- de Leser-Trelat, 808
- de McBurney, 543
- TLR, 157

Índice Alfabético

Sinalização
- de RAS, 214
- do fator de crescimento transformante, 213
- do receptor de fator do crescimento, 214
- Jak-Stat, 380

Sincícios multinucleados, 616

Sindactilia, 704

Síndrome(s)
- adrenogenitais, 686, 689
- antissintetase, 744
- carcinoide, 350, 455, 517, 637
- clinicopatológicas da hepatite viral, 558
- coronariana aguda, 295, 324, 325
- CREST, 161
- da angústia respiratória, 114
- da ativação macrofágica, 374
- da deleção 22q11.2, 103
- da desmielinização osmótica, 769
- da dor pélvica, 604
- da hiper-IgM, 170
- da hipertensão maligna, 484
- da imunodeficiência adquirida, 173
- da lise tumoral, 726
- da morte súbita
-- do recém-nascido, 117
-- infantil, 113
- da neoplasia
-- colônica familiar, 538
-- endócrina múltipla, 671
- da obstrução sinusoidal, 576
- da resposta inflamatória sistêmica, 36, 47, 74, 374
- da secreção inapropriada de ADH, 660
- da trombocitopenia induzida por heparina, 68
- da úlcera retal solitária, 535
- da valva flácida, 88
- da veia cava
-- inferior, 308
-- superior, 308
- das neoplasias endócrinas múltiplas, 693
- de Alport, 478
- de Angelman, 109
- de Bardet-Biedl, 794
- de Bloom, 225
- de Boerhaave, 506
- de Budd-Chiari, 380, 576
- de Chédiak-Higashi, 172
- de Churg-Strauss, 302, 307, 738
- de Conn, 688
- de Cowden, 630
- de Crigler-Najjar tipo 1, 570
- de Cushing, 232, 455, 659, 686, 687
-- dependente de ACTH, 687
-- independente de ACTH, 687
- de DiGeorge, 170
- de Down, 103, 112
- de Dressler, 349
- de Dubin-Johnson, 570
- de Ehlers-Danlos, 88
- de Eisenmenger, 321
- de exostose hereditária múltipla, 713
- de Gilbert, 570
- de Goodpasture, 147, 431
- de Gorlin, 810
- de Guillain-Barré, 738
- de hiperviscosidade, 392
- de Hunter, 99
- de Hurler, 99
- de imunodeficiências, 168
- de Jó, 449
- de Klinefelter, 105, 112
- de Korsakoff, 768
- de Lambert-Eaton, 739
- de Lesch-Nyhan, 726
- de Li-Fraumeni, 213, 712
- de Loeys-Dietz, 299
- de Lynch, 225, 538, 630
- de Maffucci, 714
- de malformação, 112
- de Marfan, 88, 297
- de Mikulicz, 164, 427
- de Nelson, 659
- de Pancoast, 453
- de Peutz-Jeghers, 536
- de Prader-Willi, 109
- de Sézary, 387
- de Sheehan, 396, 660
- de Sjögren, 156, 160, 501
- de Steward-Treves, 313
- de Sturge-Weber, 309
- de Trousseau, 70, 597
- de Turner, 105, 106, 112, 119
- de Waterhouse-Friderichsen, 75, 396, 690
- de Werner, 21
- de Wernicke-Korsakoff, 768
- de Wiskott-Aldrich, 171
- de Zollinger-Ellison, 685, 693
- do anticorpo antifosfolípide, 68, 158
-- primária, 158
-- secundária, 158
- do câncer colorretal sem polipose hereditária, 224
- do carcinoma basocelular nevoide, 503
- do choque tóxico, 75
- do desconforto respiratório agudo, 26, 75, 412
- do ovário policístico, 632
- do QT longo, 334
- do seio doente, 334
- do tremor/ataxia associada ao X frágil, 108
- do X frágil, 107
- dos cílios imóveis, 421
- dos linfonodos mucocutâneos, 305
- HELLP, 638
- hemolítico-urêmica, 173, 397, 484
-- mediada pela toxina Shiga, 486
- hepatorrenal, 551
- inflamatória da reconstituição imune, 766
- linfoproliferativa
-- autoimune, 153
-- ligada ao X, 373
- mão-pé, 360
- metabólica, 291, 578
- miastênicas congênitas, 740
- mielodisplásicas, 378
- não cetótica hiperosmolar hiperglicêmica, 681
- nefrítica, 464
- nefrótica, 59, 464
- NEM-1, 693
- neoplásicas familiares, 786
- paraneoplásica(s), 232, 233, 455, 785
- parkinsonianas atípicas, 778
- poliglandular autoimune, 152
- pós-pólio, 765
- pulmonares hemorrágicas difusas, 431
- seca, 160, 427
- *sicca*, 427
- torácica aguda, 360
- virilizantes, 686

Sinoviócitos
- tipo A, 720
- tipo B, 720

Sinovite vilonodular pigmentada, 729

Síntese
- deficiente do colágeno tipo III, 89
- deficiente do colágeno tipo V, 89
- endógena, 278

Sinusite, 147, 306
- granulomatosa, 306

Sinusoides vasculares, 549

Sistema(s)
- cardiovascular, 158
- complemento, 37, 172
- de apresentação de peptídeos da imunidade adaptativa, 136
- de processamento central, 275
- digestório, 161
- do citocromo P450, 245
- eferente, 275
- endócrino, 655
- genital
-- feminino, 620
-- masculino, 599
- hematopoiético e linfoide, 354
- imune, 140
- linfoides cutâneo e de mucosa, 139
- mononuclear fagocítico, 43
- musculoesquelético, 161
- nervoso central, 158, 748, 749
- periférico ou aferente, 275
- portais, 548

Sobrecarga
- circulatória associada à transfusão, 400
- de ferro, 343, 361

Solventes orgânicos, 250

Somatostatina, 675

Somatotrofos, 656, 658

Staphylococcus aureus, 92, 170, 259, 421, 434, 559, 710, 803

Streptococcus
- *pneumoniae*, 170, 434
- *viridans*, 340

Strongyloides, 529

Struma ovarii, 637

Subluxação do cristalino, 88

Substâncias geralmente de uso abusivo, 258
Sulco de Harrison, 272
Sulfatidoses, 96
Superantígenos, 75
Superexpressão dos membros antiapoptóticos da família BCL2, 217
Superinfecção, 558
Superóxido dismutases, 12
Suporte
- mecânico, 51
- para renovação tecidual, 51
Supressão por células T reguladoras, 153
Surfactante, 115
Suscetibilidade mendeliana à doença micobacteriana, 172

T

Tabaco, 251
Tabagismo, 198, 251, 253, 290
- materno, 253
Tabes dorsalis, 763
Taenia solium, 767
Talassemia, 360
α-talassemia, 361
β-talassemia, 360
Tamanho do campo, 262
Tampão(ões)
- de muco, 420
- hemostático, 62, 63
-- secundário, 63
- permanente, 62
Taquicardia, 333
Tau hiperfosforilada, 774
Taxa
- de divisão celular, 262
- de liberação, 262
- de oclusão, 72
Tecido(s)
- adiposo, 277
- de granulação, 49, 52
- linfoide(s), 139
-- associado à mucosa, 512
- subcutâneos, 319
Tecnologia *knockdown*, 83
Tecoma-fibroma, 636
Telangiectasia(s), 811
- capilares, 758
- em aranha, 309
- hemorrágica hereditária, 309
Telomerase, 22
Telômeros, 22, 82
Tempestade tireoidiana, 661
Tempo
- de protrombina, 63, 394
- de tromboplastina parcial ativada, 63, 394
Tentativas de cicatrização, 43
Teoria
- da higiene, 146
- da metástase benigna, 627
- da regurgitação, 627
- das células-tronco/progenitoras extrauterinas, 627
- metaplásica, 627

Terapia
- com fármacos antirretrovirais, 179
- de redução de substrato, 98
- de reposição da enzima, 98
Teratoma(s), 121, 192
- com malignidade do tipo somático, 603
- especializados, 637
- imaturos (malignos), 636
- maduros (benignos), 636
Teste(s)
- cutâneo de PPD, 151
- de aglutinação plaquetária induzida por ristocetina, 398
- de Coombs, 356, 364
-- direto, 364
-- indireto, 364
- de função plaquetária, 394
- de triagem mais sensível, 662
- moleculares, 126
- para distúrbios genéticos, 126
- que detectam
-- anormalidades, 126
-- mutações monogênicas, 127
Testículos, 600
Tetania hipocalcêmica, 270
Tetracloreto de carbono, 16
Tetralogia de Fallot, 322
TGF-β, 140
Timo, 170
Timoma, 401
Tireoide, 660, 694
Tireoidite
- de Hashimoto, 662, 663, 665, 666
- de Riedel, 164, 663, 664
- granulomatosa subaguda (de De Quervain), 663, 664
- indolor, 663, 664
- pós-parto, 664
Tireotoxicose, 661
Tireotrofina, 661
Tireotrofos, 656, 658
Tirosinase, 222
Tirosinoquinase de Bruton, 170, 383
Tiroxina, 661
TNF, 36
Tolerância imunológica, 152
Tomada de decisão terapêutica, 235
Torção testicular
- adulta, 601
- neonatal, 601
Toxicidade
- aguda por vitamina A, 269
- crônica pelo AAS, 257
- dos agentes químicos e físicos, 245
- miocárdica, 348
- por acetaldeído, 255
Tóxico, 245
Toxicologia, 245
Toxinas, 2, 15, 16, 512
- de ação direta, 15
- latentes, 16
Toxoplasma gondii, 178, 347
Toxoplasmose, 374, 767, 789

- cerebral, 767
- retiniana, 789
Traço falciforme, 359
Tracoma, 786
Transcrição reversa, 127
Transformação
- de Richter, 384
- gigantocelular dos hepatócitos, 572
Translocação, 85, 102
- do tipo fusão cêntrica, ou robertsoniana, 102
- recíproca equilibrada, 102
Transmigração, 30
Transmissão do HIV
- de mãe para filho, 173
- parenteral, 173
- sexual, 173
Transplante
- cardíaco, 351
- de células-tronco hematopoiéticas, 167
Transporte
- linfático, 521
- transepitelial, 521
Transposição das grandes artérias, 323
Transpósons, 82
Transtirretina, 182
Transtorno(s)
- alimentar restritivo evitativo, 267
- da compulsão alimentar, 267
- do desenvolvimento de osso e cartilagem, 704
Transudato, 27, 59
Traqueia, 411
Trato
- gastrintestinal, 497
- urinário inferior, 599, 608
Trauma
- mecânico, 260
- no sistema nervoso central, 759
Treponema pallidum, 559, 611
Tríade
- atópica, 147, 799
- clássica do diabetes, 680
- de Hand-Schüller-Christian, 394
- de Virchow, 66
Triagem mamográfica, 641
Triângulo de Codman, 712
Trichomonas vaginalis, 614, 615, 623
Tricomoníase, 615
Tri-iodotironina, 661
Tripsina, 589
Triquiníase, 347
Trissomia do 21, 103
Troca de classe (isótipo) de cadeia pesada, 142
Trofoblastos placentários, 603
Trofozoítos, 365
Trombastenia de Glanzmann, 63
Trombina, 62
Trombo mural, 333
Tromboangiite obliterante, 307
Trombocitemia essencial, 378
Trombocitopenia, 264, 394, 396

- induzida por heparina, 397
Tromboembolia recorrente, 431
Tromboembolismo, 57, 257
- do lado esquerdo, 333
- pulmonar, 70
- sistêmico, 70
Tromboflebite, 70, 308, 597
- migratória, 70, 597
Trombomodulina, 66
Trombos, 68, 76, 343, 486
- arteriais, 68
- de estase, 68
- de fibrina, 76
- murais, 68, 343
- venosos, 68
- vermelhos, 68
Trombose, 57, 59, 61, 66, 360, 576
- arterial, 72
- da veia hepática, 576
- e obstrução da veia porta, 575
- microvascular, 76
- mural, 333
- parcial ou total associada à ruptura de placa, 295
- venosa profunda, 59, 308
-- da perna, 308
Tromboxano A_2, 62
Trypanosoma cruzi, 347, 504
Tubas uterinas, 632
Tuberculina, 151
Tuberculoma, 763
Tuberculose, 46, 440, 691
- de órgão isolado, 444
- de reativação, 442
- endobrônquica, endotraqueal ou laríngea, 444
- intestinal, 444
- miliar sistêmica, 444
- primária, 442
- pulmonar progressiva, 443
- secundária, 442
- testicular, 600
Túbulos, 463
- abortivos, 124
Tumefação celular, 3
Tumor(es)
- articulares, 728
- carcinoides, 455
- cardíacos, 349
- da lactância e da infância, 120
- da pele, 808
- da vulva, 621
- de células
-- B e T, 381
-- da granulosa, 636
-- das ilhotas, 685
-- de Sertoli-Leydig, 636
-- gigantes, 716
- de grau intermediário (limítrofes), 311
- de Krukenberg, 635
- de músculo
-- esquelético, 730, 745
-- liso, 732

- de nervos periféricos, 745
- de origem
-- desconhecida, 715
-- incerta, 733
- de Pancoast, 453
- de partes moles, 729
- de tecido adiposo, 730
- de vasos sanguíneos e linfáticos, 309
- de Wilms, 124, 494
- do cordão sexual, 636
- do saco vitelínico, 602
- dos ossos, das articulações e das partes moles, 701
- em pacientes com AIDS, 178
- endometrioides, 635
- epidérmicos malignos, 809
- espermatocítico, 602
- estromal gastrintestinal, 517
- fibrosos, 730
- filoides, 641
- formadores
-- de cartilagem, 713
-- de osso, 711
- glômicos, 311, 517
- induzidos por vírus oncogênicos, 179
- limítrofes, 634
- malignos
-- da bainha dos nervos periféricos, 746
-- do ureter, 608
- marrom, 706
-- do hiperparatireoidismo, 673
- metastáticos, 719
- misto da glândula parótida, 192
- mucinosos, 635
- neuroendócrino(s) (carcinoide), 517
-- do intestino anterior, 517
-- do intestino médio, 517
-- do intestino posterior, 517
-- pancreáticos, 685
- neuroepitelial disembrioplásico, 783
- odontogênicos, 503, 504
- ósseos, 711
-- primários, 711
- papilares superficiais, 609
- serosos, 633
- tenossinovial de células gigantes, 729
- testiculares, 601
- trofoblástico do sítio placentário, 640
Turbilhonamento, 66

U

Ulceração da córnea, 787
Úlcera(s), 40, 53, 498, 511, 533, 534
- aftosa, 498, 533
- arteriais, 53
- de base ampla, 534
- de Curling, 511
- de Cushing, 511
- de estresse, 511
- diabéticas, 53
- venosas nas pernas, 53
Unidade
- motora, 740
- óssea multicelular, 703

Ureaplasma urealyticum, 614
Urease, 512
Ureia nitrogenada no sangue, 464
Uremia, 349
Ureter, 608
Uretrite não gonocócica, 614
Urolitíase, 489
Urticária, 798
- de pressão, 799
Urushiol, 800
Uso crônico excessivo de álcool, 265
Útero, 627
Úvea, 788
Uveíte, 788, 789
- granulomatosa, 789

V

Vacina contra o papilomavírus humano, 198
Vacinação de mRNA contra covid-19, 347
Vacuolização do miócitos, 329
Vagina, 622
Vaginite, 449, 623
Vaginose bacteriana, 623
Valva
- aórtica bicúspide, 336
- mitral mixomatosa, 337
Válvula ileocecal, 533
Variações no número de cópias (CNVs), 82
Variante da doença de Creutzfeldt-Jakob, 771
Varicosidades em outros locais, 308
Varizes
- esofágicas, 308, 504
- esofagogástricas, 552
Vasa vasorum, 283
Vasculite(s), 147, 163
- aguda, 150
- associada
-- à hipersensibilidade medicamentosa, 301
-- a imunocomplexos, 300
-- aos ANCAs, 147, 301
- de vasos
-- de grande calibre, 301, 302
-- de médio calibre, 301, 304
-- de pequeno calibre, 301, 305
- granulomatosa, 306
- infecciosa, 307
- leucocitoclástica, 305
- não infecciosa, 300
- necrosante ou granulomatosa, 306
- no SNC, 759
- por hipersensibilidade, 305
- por imunocomplexos, 301
- secundária a infecções, 301
- sistêmica, 738
Vasoconstrição, 61, 325, 483
- arteriolar, 61
- intrarrenal, 483
Vasodilatação, 27
Vasodilatadores, 286
Vasos sanguíneos, 158, 282, 283, 463
Vegetações, 68
- não infectadas, 341
Veias, 282, 284, 308

- e vasos linfáticos, 308
- varicosas das extremidades, 308
Veneno, 245
Veno-oclusiva, 576
Venopatia portal obliterativa, 576
Vergões, 798
Verrucoso, 622
Verruga(s), 804
- anogenitais, 616
- palmar, 804
- plana, 804
- plantar, 804
- vulgar, 804
Vesícula, 799
- biliar, 543, 580
Via(s)
- alternativa, 38
- APC/β-catenina, 540
- clássica, 38
- das lectinas, 38
- de instabilidade de microssatélite, 540
- de sinalização bioquímicas, 23
- do receptor de morte celular (extrínseca) da apoptose, 8
- extrínseca, 63
- intrínseca, 63
- mitocondrial (intrínseca), 8

Vibrio cholerae, 524
Viés de gênero, 154
Vigilância imunológica, 221
Virilização, 689
Vírus
- da hepatite, 231, 553, 554, 556, 558
-- A, 553
-- B, 231, 554
-- B e da hepatite C, 231
-- C, 556
-- D, 558
-- E, 558
- da imunodeficiência humana, 766
- da raiva, 766
- do DNA oncogênicos, 229
- do RNA oncogênicos, 228
- Epstein-Barr, 222, 229, 312, 372, 516, 766
- influenza, 437
- Jc, 178
- Norwalk, 529
- varicela-zóster, 765
- Zika, 113
Vitamina
- A, 268, 274
- B_1, 274, 356, 370
- B_2, 274
- B_6, 274
- B_{12}, 274, 356, 370
- C, 273, 274
- D, 270, 274, 672
- E, 274
- K, 274
Vitreorretinopatia proliferativa, 790
Volume corpuscular médio, 355
Vulnerabilidade do tecido à hipoxia, 73
Vulva, 620
Vulvite, 620

X

Xenobióticos, 245
Xeroderma pigmentoso, 225, 810
Xerose da conjuntiva, 269
Xerostomia, 160, 501

Y

Yersinia spp., 525

Z

Zileutona, 36
Zinco, 274
Zona(s)
- de oclusão, 75
- de transformação, 623, 626
- de transição, 520